最新栄養学

第10版

—専門領域の最新情報—

翻訳監修
木村修一・古野純典

翻訳編集
小川佳宏・桑田有・駒井三千夫・
武田英二・徳留信寛・伏木亨・渡邊敏明

建帛社
KENPAKUSHA

PRESENT KNOWLEDGE IN NUTRITION

TENTH EDITION

John W. Erdman Jr., Ian A. Macdonald, and Steven H. Zeisel

This Japanese translation was commissioned by the International Life Sciences Institute Japan and published by Kenpakusha Co., Ltd with the exclusive permission of John Wiley & Sons Ltd., on behalf of the copyright holder, the International Life Sciences Institute (ILSI).

ISBN 978-0-4709-5917-6 (English)
ISBN 978-4-7679-6175-0 (Japanese)

Published by
KENPAKUSHA Co., Ltd.
2-15, Sengoku 4-chome, Bunkyo-ku Tokyo, Japan 112-0011

序　　文

我々は,「最新栄養学」第10版の編集を依頼され,誇りに思う。1953年に初版が出版されて以来の歴史の中で,栄養科学の錚々たる方々が執筆者となっており,本版も例外ではない。本版では,栄養学,生理学,健康と疾病,公衆衛生への適用に関する情報が全て一つの論文に集約された形で提供されるよう,博識で著書が多く高名な執筆者を見出そうとした。この野心的な目標は,一つの目的即ち栄養学の広い分野を網羅する最新の総合的な情報を読者に提供することに設定された。栄養学の国際的な関連性を反映して,執筆者の出身地は多国にわたる。本版が国際的視野から活気ある科学の現況を捉えることを期待する。

本版では,エピジェネティクス,メタボロミクス,運動栄養学など近年著しく発展した分野について,新たに章を起こした。他の章についても前版からの進展を反映してすべて全面的に改訂した。特定の対象分野について更に深掘りしたい読者のために,推奨文献リストが掲載される。

本版が可能な限り利用し易く継続的な妥当性を保つために,印刷物および電子データいずれをも利用可能とした(英語版のみ)。ウェブサイト(www.pkn10.org)では,本の購入者は,執筆者がいずれ掲載する改訂版同様に,図表の画像バンクにもアクセス可能である(英語版のみ)。

本書が,研究者,医療専門家,政策専門家に価値ある文献となり,また,教育関係者,栄養学の上級学生に有用な教材となることを祈念する。

John W. Erdman Jr.(イリノイ州ウルバナ)
Ian A. Macdonald(イングランド　ノッティンガム)
Steven H. Zeisel(ノースカロライナ州チャペルヒル)

謝　　　辞

この大部の書籍を作成するに当って，膨大な労力と専心が払われた。まず第一に，膨大な知見と文献を概観し凝縮した73章の執筆者の方々に感謝する。彼らの功績は多大であり，彼らの献身に対する感謝の念は言い尽くせない。第9版の編集者である Barbara Bowman 氏と Rob Russell 氏には，著者の選定並びに本版の構想を固めるに当たって重要な助言を頂き感謝する。本版の全ての章は，各対象分野のリーダーによる外部査読を受けた。彼らの惜しみない無償の援助は計り知れない。International Life Sciences Institute が『Present Knowledge in Nutrition』を継続して育成していることに対し感謝する。特に，Allison Worden 氏には，助言や何百時間にも及ぶ作業，そして全てを軌道に乗せてくれたことに対して感謝する。

日本語版序

International Life Sciences Institute（ILSI）から出版されている『Present Knowledge in Nutrition：10th Edition』，いわゆる「PKN10」の日本語版を『最新栄養学〔第10版〕―専門領域の最新情報―』として皆様にお届けすることが出来て，ほっとしているところです。

本書は，世界の栄養学研究者に最も読まれている月刊雑誌とされる「Nutrition Reviews」を補完する目的で4～5年に一度出版されている書籍で，「Nutrition Reviews」とともに，アメリカだけでなく世界の栄養学関連の研究者の間で，人気の高い書籍に数えられています。ILSIから出版されているこの「Nutrition Reviews」についても20年ほど前から季刊「栄養学レビュー」としてILSI Japanから日本語版を編集・出版して参りましたが，この両者は，日本の栄養学に関わっている皆様に必ずや役立つものと考えております。

「PKN」は第5版から日本語版の編集・出版を開始し，第6版，7版，8版，9版と出版をして参りました。したがって，これで6冊目となりましたが，4～5年毎に出版されたので，最初に日本語版を刊行してからすでに25年になったわけです。版を重ねるごとに頁数が目に見えて増加し，章立てのテーマも増えて，持ち歩くのも大変といった分厚い書物になってしまいました。しかし，これも栄養学の領域の研究がそれだけ発展し，深く掘り下げられてきた結果であり，それだけ「栄養学も進化を遂げていること」を示すものと思います。編集に携わっていると，ことさらにそれを強く感じさせられます。皆様も栄養学の果たすべき領域が著しく変化し，世界の人々の健康に対する責務も重くなりつつあることを感じておられることと思います。

さて，今回の第10版の内容を見て強く感じるのは，第9版のときに新たな潮流として出てきたゲノミクス，プロテオミクス，メタボロミクスおよびシステム生物学が，さまざまな研究分野で実践され，それぞれの章に研究成果として出ていることです。今回「システム生物学」だけでなく，「メタボロミクス」としての章立ても新たに加わっていますが，すでに栄養学研究のさまざまな分野で，もはや必須の研究方法になりつつあることを示していることを物語っているのだと思います。栄養学の領域にニュートリゲノミクスの視点が色濃く入ってきたことです。これからの栄養学の発展にとっても，重要な役割を果たすであろうことを示唆していると思います。

なるべく早く出版できるようにと，多忙な編集委員の方々には大変ご苦労をいただきましたことに，心から感謝の意を表したいと思います。また，この本を刊行できたのは翻訳者の先生方のお陰であり，厚く御礼申し上げます。早く完成させたい思いで，何度も催促をお願いしたこともあり，先生方にストレスがかかったことと思いますが何卒ご容赦ください。翻訳者と編集委員からいただきました特別な専門用語の註釈はできるだけ取りいれました。原典の明らかな誤りについては，読みやすさを重視して，註釈なしで修正しました。この点もご容赦ください。

最後になりましたが，第５版以来ずっと『最新栄養学』の出版をしていただいている建帛社に深く感謝いたします。第10版の編集に多大な労を惜しまず協力していただいた建帛社編集部，また ILSI Japan の編集担当の方々にご苦労をいただきました。御礼申し上げます。

2014年４月

『最新栄養学〔第10版〕』翻訳監修
ILSI Japan 会長　木村修一
国立健康・栄養研究所理事長　古野純典

目　　次

翻訳編集分担（項目順）

小川　佳宏	1～4，45～49
木村　修一	5～10，22，36，37
駒井三千夫	11，15，33～35
渡邊　敏明	12～14，16～18，20，21，23，24
伏木　　亨	19，31，32，38，43，58，60～62
武田　英二	25，26，28～30，39～42，57
桑田　　有	27，44，67～73
古野　純典	50，52～56
徳留　信寛	51，59，63～66

1

栄養学へのシステムバイオロジーのアプローチ

James C. Fleet

要　約

システムバイオロジーは生物学研究を統合するアプローチである。そして還元主義的な実験によって集められた情報とさまざまな高密度なプロファイルツールの情報を統合し，システムのパーツが食事のような外的因子とどのように相互作用するかを理解する。栄養科学はシステムバイオロジーのアプローチによく適している。システムバイオロジーのツールは栄養に関連する事柄に適用できる。栄養状態の変化が生理学や慢性疾患のリスクに及ぼす影響の幅と深さのよりよい理解につながる。しかしながら，栄養科学へシステムバイオロジーを適切に適応させるためには，多くの課題がある。その課題とは，費用，研究デザイン，統計解析，データの可視化，データの統合，モデル設計である。

はじめに

還元主義とシステムバイオロジー：変化する命題

栄養学には生理学，細胞生物学，化学，生化学，分子生物学などの原理の理解が必要である。この広範な観点と対照に，特定の栄養機能の理解を進めるために，われわれは還元主義者(reductionist)による実験的なアプローチを適用する。しかしながら，これらのアプローチは有用であったが，多くの事象がその有用性に限界を与えている。例えば，メカニズムに焦点を当てた細胞での研究を，生体全体での複雑な生理学に当てはめるのは難しいであろう。その結果，還元主義的な実験から得られた生物学的なモデルでは，しばしば，なぜ遺伝子ノックアウトマウスの研究で期待される表現型を得られないのかを説明できない。例として，小腸のカルシウム吸収を説明するのに用いられている促進拡散モデルは，カルビンディン D_9k と TRPV6 ノックアウトマウスから得られた結果によって異議が唱えられている(Benn *et al*., 2008, Kutuzova *et al*., 2008)。還元主義的なアプローチの問題を詳しく検討した後でさえ，われわれの理解にはギャップがあることがしばしば判明する。栄養学的な問題への検討に用いられてきた伝統的なアプローチを再適用することが，これまでと異なった結果を生むとは考えにくいのは明らかである。そのため，われわれは伝統的な還元主義的アプローチを補完する新しいアプローチを必要とし，その新しいアプローチの結果，栄養素がヒトの生物学にどのように影響を与えるかということに関して，より広い観点を得ることができる。システムバイオロジーはそのようなアプローチなのである。

システムバイオロジーは生物学研究のアプローチであり，還元主義的な技術と“統合主義的な”アプローチを結びつけ，システムの構成成分を同定し特徴づけ，そして，それぞれの成分が，どのように相互に，また環境と相互作用するかを評価する。システムバイオロジーのアプローチのゴールはさまざまな種類の情報を統合し，システムのより完全な視点を得ることである(Kohl *et al*., 2010)。この定義はフレキシブルであり，栄養学にとって魅力的である。“システム”の概念は狭義には細胞のことであり，そのパーツは個々の生化学的シグナル経路であり，“環境”はそれらの経路を制御する成長因子とホルモンである。しかしながら，広義にはヒトに当てはめることも可能である。人体では，同化は生理学的なシステムに関連し，“環境”とは食物のようなライフスタイルの変数のことである。例えば，カルシウムは骨代謝に影響することが知られている。一方，それは，小腸のカルシウム吸収と腎臓のカルシウム排出，さらにさまざ

表1.1　システムバイオロジーに関連する定義

用語	記述
ゲノミクス	生物体のゲノムの研究であり，生物学における DNA 配列の変異の影響と，DNA 機能への DNA とヒストン修飾の影響（エピゲノミクス）を含む
トランスクリプトミクス	mRNA およびマイクロ RNA のような非コード RNA を含むゲノムからの転写産物の研究
プロテオミクス	生物学システムでのタンパク質の研究。その発現，局在，物理的特性，翻訳後修飾，構造，機能を含む
メタボロミクス	細胞のプロセスの結果により産出される特有の化学物質（代謝産物），すなわち脂質のような小分子や，中間代謝産物などの研究
イオノミクス	生物体のミネラル栄養と微量元素成分の研究
次世代シーケンス	ハイスループット DNA シーケンス技術であり，シーケンス過程を平行して行うことにより同時に数百万のシーケンスを解読することができる
クラスター	データの密度の相同性や，変化に基づいたデータ間の関係のグラフ表示
パスウェイ	既知の関係性（例えば，解糖系，インスリン受容体を介するシグナル，リポタンパク質輸送）などに基づき組織化された生物学データのグラフ表示
ネットワーク	実験データに基づく生物学データの複雑なグラフ表示。これは既知の関係（パスウェイ）とパスウェイをつなぐ新しい関係を含む

まな場所で産生されるホルモン〔副甲状腺での PTH，腎臓での活性型ビタミン D（1,25−ジヒドロキシビタミン D_3）〕に依存することも判明している。このように食事性のカルシウムの摂取がどのように骨に影響するかというわれわれの理解は，骨だけに注目するのではなく，多くの組織の相互作用を調べることによってより深まる。

発見のためのツールとしてのシステムバイオロジー

システムバイオロジーの解析を成功させるためには，3種類の新しいツールが必要である。第一は，生物学的構成成分の全種類を同時に測定することを可能にする高密度な表現型のプラットフォーム，すなわち，ゲノミクス，トランスクリプトミクス，プロテオミクス，メタボロミクス，イオノミクスのようなオミックス解析である（表1.1）。第二に，それらのプラットフォームからの情報は，ある処理の結果から得られた重要な変化を同定するために解析しなければならない。そのためには洗練された統計アプリケーションを必要とする。第三は，その情報は注釈をつけられ，それまでに得られた知識と統合されなければならない。これがバイオインフォマティクスの分野である。

バイオマーカー発見のためのシステムバイオロジーとオミックスツール

オミックス解析は生物学的な状態をプロファイルするために用いられ，そしてそのプロファイルの主要な点がバイオマーカーとして用いられる。理論的には，バイオマーカーにより多くの独立した形質を加えると，そのバイオマーカーは外的交絡因子によって影響されにくくなると考えられる。このポイントをわかりやすく説明するために，鉄代謝の分野をみることができる。栄養学的な鉄の状態は血清中のフェリチンの測定によって評価できる（フェリチン濃度が高い＝鉄分の高い状態である）。しかし，このパラメータは慢性的な炎症による交絡がある（炎症状態が高い＝フェリチン濃度が高い）ため，鉄欠乏が見えなくなっている可能性がある（Wang *et al*., 2010）。他のタンパク質の血清レベルも鉄の状態の変化に影響される。すなわちヘプシジン（濃度が高い＝鉄の状態が高い）と，可溶性のトランスフェリン受容体（濃度が低い＝鉄の状態が高い）ということである。ヘプシジンは炎症によって負に影響される（Nemeth and Ganz, 2009）が，トランスフェリン受容体は影響されない（Beguin, 2003）。このため，血清中のフェリチン，トランスフェリン受容体，慢性炎症の血清中のマーカー（C 反応性タンパク質）を同時に測定すると，鉄の状態を理解でき，急性または慢性疾患と相関する炎症による交絡を取り除くことができる。測定法を同定するためにオミックスを用いるアプローチは，効果的なバイオマーカーと組み合わせることで，ある種の癌を検出するために応用されており（Sikaroodi *et al*., 2010），このアプローチはある1つのマーカーを用いた方法では妨害されてしまう栄養状態や栄養に関連した健康状態の測定（例えば Zn のような微量元素）に有用かもしれないと議論されている（Lowe *et al*., 2009）。

栄養素や代謝状態による新しい制御の様式を定義するためにシステムバイオロジーを使用する

システムバイオロジーを用いる第二の方法としては，特定の条件で協調して制御される遺伝子・転写産物・タンパク質・代謝産物のグループの同定がある。これらの群は既知の生物学的な経路または統計学的な相関から導き出されるランダムなグループとして組織され，伝統的な還元主義的な研究からは，これまでに認識されなかった新しい関係のネットワークを明らかにするものである。

システムバイオロジーのアプローチの理解

システムバイオロジー研究を行うのにはひとつの方法しかないというのは単純化しすぎであるが，本項では，システムバイオロジーの観点から栄養学的な研究の問題にアプローチする枠組みを提供する（図1.1参照）。

実験デザイン

これはいくつかの理由から，システムバイオロジー研究プロジェクトのための最も重要なステップである（Allison *et al*., 2006）。第一に，研究に焦点を当て，リソース（資源）を効率的に用いるために，適切な実験プランが必要である。複数の表現型のデータを集めるためには複数の時点が必要であろう。例えば，直接の転写制御を測定するために早い時点だとより情報量が多いであろう（トランスクリプトミクスやChIPシーケンス）。しかしながら，タンパク質の産生や代謝の変化を評価する際にはより遅いタイムポイントのほうが，情報量が多いであろう。第二に，より広く，より代表的な制御の視点を決定するために複数の条件を使用して実験されるべきである。酵母のようなモデルシステムの研究，これは6,700の酵母の遺伝子のノックアウトの系統が存在するが，すべての系統についてのトランスクリプトーム解析とあわせて，新しい生物学的な関係と制御プロセスの協調を明らかにするコンピュータモデリングが可能となるとわかるだろう（Beer and Tavazoie, 2004）。第三に，複数回のサンプリングが必要である。その結果，処理による生物学的に重要な違いを検出するのに十分な統計学的検出力を持つことになる。最後に，その実験プランはすべての無関係な変数をコントロールすべきである。そうすれば，何らかの変化は，興味ある処理によって起こったものであるということができる。

高密度な表現型解析プラットフォーム

ゲノミクス

遺伝子プロモーター解析　遺伝子の制御では，プロモーターの転写因子結合サイトを介して協調的に分子制御される〔例えば，コレステロールと脂質代謝の分子制御（Desvergne *et al*., 2006）〕。哺乳動物の遺伝子プロモーターにおいて転写因子結合サイトをみつけるためのコンピュータを使った方法は数多くある（Elnitski *et al*., 2006）。残念なことに，転写因子結合サイトはシーケンスが均一でないため，これらのコンピュータを用いた方法は偽陽性を多く検出する（Tompa *et al*., 2005）。

最近，ゲノム全体の転写因子結合サイトを直接決定する方法が開発された。このアプローチはクロマチン免疫沈降（ChIP）法を用いており，転写因子をその結合サイトでDNAとクロスリンクし，その転写因子に対する抗体でそのサイトの複合体を単離する（Collas, 2010）。ChIPアッセイからのDNAはゲノムワイドDNAタイリングアレイ（ChIP on chip）または，次世代シーケンサーによる直接のシーケンス（ChIP-seq）に供する（Park, 2009）。このアプローチは，最近，活性型ビタミンD処理後のリンパ芽球系細胞で，ビタミンD受容体（VDR）によって占有される2,776のゲノム領域の同定に用いら

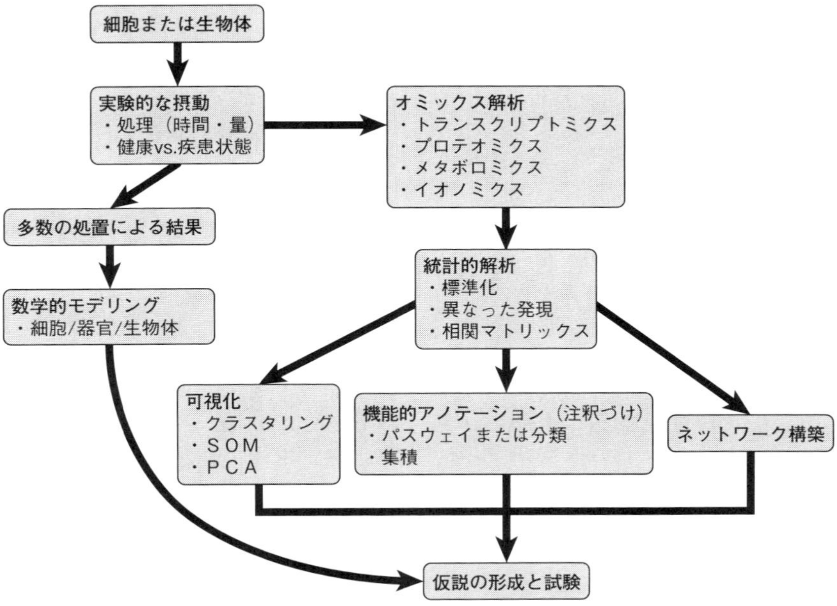

図1.1　システムバイオロジー解析のステップの概略

れた。そのVDR結合サイトはGWAS（ゲノムワイド相関研究）解析から同定された自己免疫疾患や癌関連遺伝子の近傍に有意に集まっていた（Ramagopalan *et al*., 2010）。この情報は，転写調節とさまざまな疾患状態の関係の理解に役立つであろう。

遺伝的マッピングとフォワード遺伝学（順遺伝学） 表現型を測定し，遺伝型の変異との相関を決定するフォワード遺伝学というものは，栄養素の代謝と機能の研究に対してこれまで使われてこなかった重要なアプローチである。このアプローチの基礎的な概念は，自然のシーケンスの変異がゲノム内に存在する〔すなわち一塩基多型（SNP）やコピー数変異（CNV）〕という事実に端を発している。そしてこの変異は遺伝する。フォワード遺伝学を有用なものとするために，組織のミネラルレベルや脂肪酸酸化の割合などのように，これらの遺伝学的変異は表現型に影響を与えるものでなければならない。最後に，さまざまな遺伝疾患にあるまれな変異で，極端な表現型を起こすものとは異なり（例えば，銅輸送ATPaseの変異がウイルソン病やメンケス病を引き起こすように），フォワード遺伝学によって同定された自然の遺伝子変異から起こった表現型の変化は，致死的ではないが個体間で極端な違いをもたらしうる。目標は，制御された交配戦略から得られた表現型の違いを用い，表現型を制御する自然の遺伝子の変異の位置を系統立ててマップすることである。そのフォワード遺伝学のアプローチは，形質に影響を与える遺伝子について仮定していない。むしろ，表現型の違いが，重要な生物学的なインパクトを持つ遺伝学的違いを含むゲノム領域にわれわれを導いている。フォワード遺伝学は，遺伝子ノックアウトやトランスジェニックマウスの作製（リバース遺伝学の使用）を正当化するために，ある栄養素の代謝についてわれわれが十分に知らないような場面で特に有用である。あるいは，候補遺伝子が欠損していても，生物学的に正常さを持ち続けている表現型がみられるマウス（システムの重複が示唆され，明らかにすべきである）において有用である。

栄養学的に重要な表現型と関連して，自然の変異を見いだす方法は2つある。大きな家族でのリンケージ解析と，遺伝的によく明らかになっている近交系マウスのコントロールされた交配でマッピングされた定量的な形質ローカス（QTL）であり，ゲノムのシーケンス変異への表現型の違いと関連づける方法が伝統的に使われてきた（Flint *et al*., 2005）。より最近の研究者は，GWAS（ゲノムワイド相関研究）アプローチを行い始めており，個々の変異の多さ，あるいは変異のハプロタイプ（半数体）について，通常通りに生活している人々の大集団の栄養的に関連する形質との関連が調べられている（Manolio, 2010）。しかしながら，GWASアプローチは疑陽性が問題であり，GWASで得られた知見は再現することが難しい。どのようなアプローチをとるにせよ，いったん遺伝学的な領域や候補となる多型が同定されたら，その形質をコントロールする変異を含む遺伝子を同定する追加研究を行うべきであり，伝統的な還元主義的な研究が，その形質を制御する遺伝子がどのように働いているかを明らかにすべきである。なぜなら，フォワード遺伝学のアプローチはバイアスを持っておらず，仮説を立てているわけではない。そのため，遺伝子とその産物の新たな生物学的な役割を同定することができる（Flint *et al*., 2005）。

栄養学におけるフォワード遺伝学の役割は，鉄代謝で最近示された（Wang *et al*., 2007）。すなわち，近交系マウスラインの間で脾臓の鉄レベルの変動の30％を規定する遺伝子が，9番染色体にマッピングされた。そのローカスにおいて，Mon1a遺伝子に変異が同定され，この情報はMon1aタンパク質が脾臓の鉄取込みに必須な成分であり，マクロファージ内の赤血球細胞の鉄の再利用を行うことを決定づけるのに利用された。このように，われわれは伝統的なアプローチでこの15年以上にわたって鉄代謝について数多くのことを学んできたが（Andrews, 2008），フォワード遺伝学は，すでに複雑であるこの図に，新たなピースを付け加えることを許した。

エピゲノミクス DNAシーケンスを介した制御に加えて，DNAやヒストンは修飾を受け，転写に影響する（Mathers, 2008）（第2章参照）。ヒトにおいて，DNAは4つのヒストンタンパク質（H2A，H2B，H3，H4）とヌクレオソーム複合体を形成している。ヒストンのN末端部はさまざまに翻訳後修飾を受ける。ヒストンアセチル化はヒストンとDNAの結合を緩め，転写が起こりやすくなる。一方，ヒストンのメチル化は転写抑制と活性化の両方に関連する。DNAはCpGアイランドと呼ばれる領域で，シトシンの5位がメチル化を受ける。哺乳動物の遺伝子の約50％にはコーディング領域の近くにシトシンとグアニンの豊富な配列が存在する。CpGアイランドがメチル化を受けると，それらの領域はよりコンパクトになり，転写が起こりにくくなる（Attwood *et al*., 2002）。DNAメチル化はX染色体の不活性化，ゲノムインプリンティング，細胞分化に伴う組織特異的遺伝子転写などに役割を果たしている。

遺伝子発現抑制へのその重要性のため，DNAマイクロアレイと次世代DNAシーケンス技術が，ヒトゲノムのCpGアイランドのエピジェネティックなプロファイリングに開発された（Fouse *et al*., 2010）。葉酸や他の微量栄養素はメチル基供与体の*S*-アデノシルメチオニンの産生に関与しており，そのため，食事から十分に葉酸を摂っていないとゲノム全体のDNAメチル化に影響するかもしれない（Oommen *et al*., 2005）。しかし，この食事誘導性の調節パラダイム（理論的枠組み）に関してはまだはっきりした証拠はない。

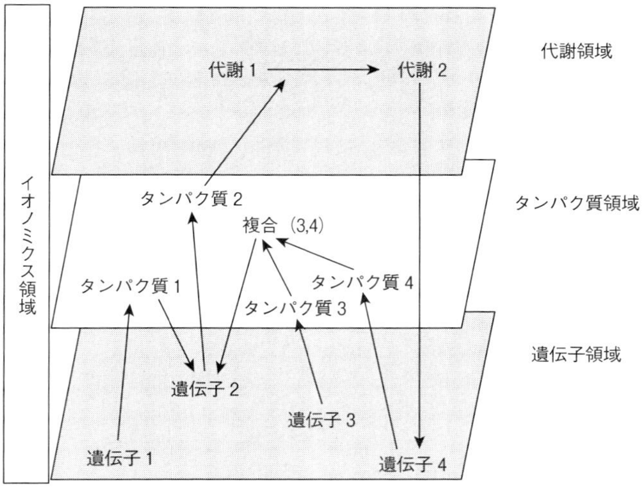

図1.2　細胞内制御のさまざまなレベル間の相互作用の模式図

制御のイベントは，転写レベル（遺伝子領域），RNA 翻訳（タンパク質領域），タンパク質の安定性や相互作用（タンパク質領域），そしてタンパク質機能（遺伝子領域，代謝領域）にて起こっている。無機元素はそれらのプロセスのすべてに含まれ（イオノミクス領域），1つの制御領域で起こったイベントは他の制御領域で起こるイベントに影響しうる（例えば，PPARγのような亜鉛フィンガー型 DNA 結合領域を持つ転写因子タンパク質に脂質代謝産物が結合し，そしてこの相互作用が遺伝子発現を制御する）。システムバイオロジーはこれらの複雑な相互作用をモデル化することを試みる。推測されるオミックスの表現型（遺伝子領域または代謝領域のみにあるもの）をそれまでに報告された研究結果と合わせて，それらのレベルの間の制御の相互作用を推測するために用いることができる。

トランスクリプトミクス

現在，ヒトやいくつかのモデル動物のゲノムにおいて，それぞれの遺伝子から産生される主要な転写産物および選択的スプライシング転写産物を同時に測定することが可能となっている（トランスクリプトーム）。転写産物のレベルは，ある処置による初期の調節と，それに引き続く二次的な調節の両方を反映する（図1.2）。cDNA アレイ，オリゴヌクレオチドタイリングアレイ，RNA のダイレクトシーケンスを含むトランスクリプトームを評価する高品質な方法がある（Kirby *et al*., 2007：Forrest and Carninci, 2009）。費用，結果の再現性，転写産物をカバーする広さ，そして利用しやすさといった多くの因子が転写産物プロファイリングのプラットフォームを選択する際に影響する。さまざまなアレイプラットフォームの長所と短所についてさらに議論された他の総説についても参照されたい（Hoheisel, 2006；Kawasaki, 2006）。

いくつかの栄養素は，核内受容体の活性化を介して遺伝子転写に直接影響することが知られており〔例：ビタミン D と VDR，レチノイン酸とレチノイン酸受容体（RAR）の生理活性脂質とペルオキシソーム増殖剤応答性受容体（PPAR）〕，トランスクリプトミクスは栄養素が生物学に及ぼすインパクトを理解するエンドポイントである。脂質代謝の領域からトランスクリプトミクスの価値を示すわかりやすい例が報告されている。脂肪酸とコレステロールの合成は SREBP1a，1c，2 によって制御される。Horton ら（2003）は，それぞれの SREBP アイソフォームを過剰発現したトランスジェニックマウスと，核内型 SREBP を欠損させたマウス（SREBP を切断する SCAP を欠損させた）についてトランスクリプトミクスを用いた研究を行った。その結果，肝臓で変化した数百の転写産物がみつかり，このデータから20の新たな SREBP 標的遺伝子を含む33の遺伝子が SREBP 標的遺伝子として同定された。このように，端的にいうと，彼らは一連の実験によって脂質代謝がどのように制御されているかについてのわれわれの理解を劇的に拡大させた。

プロテオミクス

プロテオームは，ある系で発現し機能するタンパク質のすべてに適応することができる。残念ながら，プロテオーム法は同時に全範囲を測定することはできない。その結果，実験ではたいてい1つかそれ以上の部分的なプロテオームが行われる。すなわち，プロテインキナーゼを標的とするタンパク質を反映するリン酸化プロテオーム，細胞内画分（ミトコンドリアプロテオーム），特異的組織内のタンパク質（血清プロテオーム），特異的な物理的特性を持つタンパク質（膜タンパク質プロテオーム）などである。

プロテオミクスには2つのアプローチがある。ひとつはトップダウン式のアプローチであり，二次元電気泳動（等電点と分子サイズで分離）やタンデム質量分析などで（Reid and McLuckey, 2002）多次元的に分離する技術を用いてすべてのタンパク質を検出するものである。トップダウン式アプローチにおいてタンパク質は分離され，フラグメント化され（トリプシン消化），生成したペプチドフラグメントがタンパク質を同定するためのデータベースと比較される。一方，ボトムアップ式のアプローチは初めにタンパク質を全体として消化し，単離し，質量分析法で同定する。そして，複合体のタンパク質から既知のデータベースのペプチドフラグメントとの相関を比較する。

プロテオミクスの大きな課題は質量分析の方法が標準化されていないということである。これは研究室間での再現性の問題に結びつく。加えて，ノイズからシグナルを分離することが課題であり，これはピークの検出と定量化という問題である。最後に，いくつかのプロテオミクス的な方法はそれほど鋭敏ではない。特に，二次元電気泳動は血清プロテオミクスとバイオマーカーの発見にしばしば用いられる。しかしながら，ラジオイムノアッセイにおいて血清中のタンパク質を同定する方法は，二次元電気泳動の100～1,000倍も感度が高い。この弱点があっても，二次元電気泳動は栄養状態の血清のバイオマーカーを同定するのに有用である。例えば，Fuchs ら（2007）は，この方法を閉経後女性の末梢の単球細胞中で，イソフラボン添加によって心疾患を予防するバイオマーカーの同定に用いている。

メタボロミクス

メタボロームの評価は，生物学的な特定の場所で（第４章参照）代謝産物のレベルを同時に測定することによって，細胞や生物体の生理学のスナップショットを与える。プロテオミクスのように，メタボロームは分離技術（電気泳動，クロマトグラフィー）と洗練された検出システム〔質量分析，核電磁気共鳴イメージング（NMR）〕を組み合わせることによって評価される。これには，プロテオミクスと同様な問題がある。すなわち，方法の標準化と再現性の欠如である。また，プロテオミクスと同様，全体的なメタボロームは，すべての代謝産物を同時に測定する方法にとって複雑すぎるため，細胞内の場所や，化学的な特徴に基づく部分的なメタボロームを測定することが一般に行われる。メタボロミクスはバイオマーカーの発見に用いられることが多いが，このアプローチは，特定の代謝経路の情報の流れに対する生理的な状態の影響の理解を得ることに使われる。例えば，食事誘導性のインスリン抵抗性の研究で Li ら（2010）は，サフラワーオイルを与えた野生型マウスとグリセロール-3-リン酸アシルトランスフェラーゼ欠損マウスの間で，血清と肝臓の代謝産物に多くの差異を検出した。それらの代謝産物の多くは，それまでにインスリン抵抗性との関連は指摘されておらず，彼らは，糖尿病の病態生理学の理解において重要な生化学的な経路の同定にメタボロミクス解析の使用を指摘している。代謝産物の定常状態レベルの変化を測定する標準的なメタボロミクスのアプローチに加えて，放射性同位体，安定同位体を用いて化合物を標識し，それらの代謝上の運命を追跡する方法もある。これは，生理学的な状態や処置がどのように特定の代謝経路を通る化合物の流れに影響するのかについて描き出してくれる，よりダイナミックなアプローチである（Hellerstein, 2004）。

イオノミクス

ミネラル元素は，生物学的制御のすべてのレベルに関与している。例えば，転写因子（亜鉛），酵素（亜鉛，鉄，銅，カルシウム），細胞内の電気化学的勾配の確立（カルシウム，ナトリウム，カリウム）などである。また，ミネラルの間で直接的あるいは間接的に相互作用することにより生物に影響を及ぼすことがよく知られている（Hill and Matrone, 1970）。ミネラル元素は，細胞の全体の生物学に統合されているため（すなわち，メタボローム，プロテオーム，トランスクリプトーム，そして究極的にはゲノム：図1.2），ある系における完全な元素のプロファイル（イオノーム）の説明はより広く，生物学的に関連のある障害を反映し，異なった環境と物理的条件にある生物体の機能的な状態の情報を捉える可能性があるかもしれない（Salt *et al*., 2008）。イオノームの評価は，ハイスループットな元素解析技術によって達成される。すなわち，ICP-AES や ICP 質量分析である。

イオノミクスの初期の例は出芽酵母の遺伝子欠損がイオノームの変化にどのようにリンクしているかを調べている Eide ら（2005）によって報告されている。その研究では酵母の4,385の遺伝子欠損変異体について13元素のプロファイルを行い，212の変異体について少なくとも１つのイオノームの異常を検出している。212変異体のリストのなかで機能的に関連する遺伝子のクラスターを同定するためのバイオインフォマティックツールを用いて，特定の生物学的機能を反映するイオノームのシフトが検出された。例えば，212の遺伝子欠損変異体のうち27について，ミトコンドリア機能に影響し，その変異体は Se（セレニウム）と Ni（ニッケル）の蓄積が低いことが特徴づけられた。イオノームの変化は，重要な生物学的な機能の変化を反映することを示すという点を，ここでは強調する。生物学のイオノミクスについて書かれたいくつかの重要な総説を参照されたい（Salt *et al*., 2008；Baxter, 2009）。

高密度オミックスツールから得られた結果の評価はどのように重要か

正しく実施されたオミックス実験は確実で再現性があるものでなければならない。一方，異なって発現している転写産物やタンパク質の一群の変化を伝統的な道具で確認するのは標準的に行われることである。オミックスプラットフォームからの結果の質が信頼できても，総合的な評価には適しておらず，また望ましくない。オミッ

表1.2 データマイニングに利用可能なオミックスデータの代表的なデータベース

名称	ウェブサイト	説明
Gene Expression Omnibus（GEO）	www.ncbi.nlm.nih.gov/projects/geo/	マイクロアレイ実験のNCBI（アメリカ，バイオテクノロジー情報に関する国家センター）のデータベース
ArrayExpress	www.ebi.ac.uk/arrayexpress	マイクロアレイ実験に関する，ヨーロッパバイオインフォマティクス研究所のEMBLデータベース
Human Metabolome Database（HMDB）	www.hmdb.ca/	人体で検出される小分子の代謝産物に関する詳細な情報を含むデータベース
Cancer Biomedical Informatics Grid（caBIG）	cabig.nci.nih.gov/	癌研究に関するアメリカ癌研究所のサイト，ゲノミクス，トランスクリプトミクス，プロテオミクス，イメージング解析のデータセットを含む
Expert Protein Analysis System（ExPASy）Server	ca.expasy.org/	タンパク質シーケンスと構造の解析と同様2D PAGEに専用のデータベース
Database of Genotype and Phenotype（dbGaP）	www.ncbi.nlm.nih.gov/sites/entrez?Db=gap	遺伝子型と表現型の相互作用の研究に関するNIHのデータベース
WebQTL	www.genenetwork.org/	マウスと他のいくつかのモデル動物のシステム遺伝学におけるリンクされたリソースと解析ツール

クス解析で検出された変化の広範囲な再評価はシステムバイオロジーと概念的に反対のアプローチであり，ひとつの特定の変化と同様に全体的な変化（全貌）が重要である。

費用と内容のバランス　システムバイオロジーの実験のためのデータの理想的な収集には費用がかかることは明白である。これはシステムバイオロジーアプローチの避けられない現実である。細胞，動物，あるいはヒトにおいて，時間・容量応答性の研究は通常ではないが，多数のオミックスツールを特に多数の組織に適用するコストは天文学的になる。この理由から，多くの科学者はコストの抑制に2つのストラテジーを用いる。1つ目は，個々の研究者は，彼らの生物学的な疑問に最も関係のあるオミックスツールに焦点を置く。ビタミンAやビタミンDの研究者はトランスクリプトームを選択するであろう。なぜなら，それらの化合物の代謝産物は遺伝子発現の直接の制御因子であることがよく知られているからである。分枝鎖アミノ酸が身体活動に及ぼす効果を調べる研究者は筋肉のプロテオームを選択するであろう。なぜなら，その同化作用はmTORシグナルを介したタンパク質レベルのものであるからである。あるいは，栄養成分を改変した食事を与え，血清のメタボロームを解析するかもしれない。これらの方法で，システムのひとつの観点について多くの洞察が得られるであろう。しかし，システムバイオロジーアプローチの全能力を利用するには，それらのシステムをさまざまなオミックスの観点からつなぎあわせる必要があるため，時間がかかる。2つ目のアプローチは，それらの実験においてコストを下げることはせず，多くの研究グループに分散させることである。この場合，研究者は，個々の研究室というよりはチームとして仕事をすることになる。個々のチームのメンバーは，その興味と専門知識が最大になるようなシステムの異なった観点に責任を負う。これに関して，研究者には相補的な実験から関連するデータが蓄積される。これは，多くの総合的な科学プロジェクトにとって有用であるため，多くの研究財団がデータを分け合う計画には必要となる。そのため，興味を持った人は統合されたデータにアクセスすることが可能となる（データベースの一部は表1.2参照）。

ある攪乱の後のシステムの有意な変化の同定

統計解析はシステムバイオロジーにおいて正当に評価されない観点のひとつである。マイクロアレイ実験における統計解析の重要性と，システムバイオロジーの他の観点は別の研究者によってレビューされているので（Nadon and Shoemaker, 2002；Allison *et al*., 2006），著者らはここではいくつかの主要なポイントを簡単に要約する。

第一に，統計解析なしに以下の点に関して信頼性を評価できない：処理のグループ間で観察される違い，関連する表現型と遺伝子変異の相関，ある処理または食事介入後の特定の経路または制御ネットワークの集積である。統計解析がない場合，グループ間の違いにおける“重要性”を解析するために，何倍増えたかということ（fold change）だけが利用可能である。大きな倍率変化は生物学的に重要であろうが，ある経路の多くの構成遺伝子や生物学的プロセスにおける転写レベルの小さな倍率変化の集積もまた重要である。

2つ目に，単純なt検定でp値が0.05以下である場合，統計的有意差を調べるには適当ではない。なぜなら，タイプIエラーの割合（偽陽性）の重要性を無視しているからである。例えば，$p<0.05$において，t検定のうち

5％が偽陽性であると予想される（すなわち，20,000の転写産物アレイのうち1,000の標的，100万の SNP のチップにおいて50,000の SNP が偽陽性となる）。しかしながら，Bonforroni のような多重検定の補正の方法（p 値を検定回数で除す方法，すなわち，$0.05/20,000 = 2.5 \times 10^{-6}$ を有意水準とする方法）は保守的すぎである。なぜなら，それらはタイプⅡエラーの割合（偽陰性）を高くしてしまうからである。その結果，統計学者は FDR（偽を発見する割合）アプローチのような発展した方法を開発し，多数の独立した比較が行われた時に内在する問題であるタイプⅠとⅡのエラーの割合のバランスをとる（Pounds and Cheng, 2006）。多重比較の問題を少なくする他の方法は，検出方法のノイズをフィルターで除くことである。例えば，マイクロアレイは人体で発現するすべての転写産物を測定することができるが，全転写産物がどの細胞や組織にも発現しているわけではない。“発現していない”とされる転写産物をデータセットから取り除くことにより，独立した比較の数を下げることができ，タイプⅠエラーを高率に引き起こす多重比較を減少させ，処理群間の違いを検出する感度を増加させる。

最後に，有意差を検出する能力はサンプリングを何回か繰り返すことにより改善できる。サンプリングの繰り返しは，タンパク質，代謝産物，転写レベルの生物学的な変動が大きい時に特に有用である。

バイオインフォマティクス

バイオインフォマティクスの基本的な目的は，高密度なオミックス解析法から得られた複雑なデータからパターンをみつけることである。多くの場合で，可視化が問題である（Gehlenborg *et al*., 2010）。次のいくつかの項において，オミックスデータの複雑性を減少させるバイオインフォマティクスのアプローチを議論する。

クラスタリング

オミックス実験で解析されるエンドポイントの数が大きい（20,000以上の転写産物）場合，フィルタリングや統計解析をしても重要なパターンを見いだすことは難しくなる（Tamayo *et al*., 1999）。多くのクラスタリングの方法が，この問題を解決するために開発された。最も一般的な方法は，ツリーに基づく方法で，階層的クラスタリングや，セルフオーガナイズマップ（SOM）に基づいたグラフィックな視点である。これらの方法は，追加の標準化が必要であり，さもなくば，スケールの問題により重要なパターンが失われる（すなわち，代謝産物の量が高・低レベルにあるものを合わせたデータの場合など）。加えて，平均値が使われる場合，そのためには，フォールドチェンジが低いもの，または有意差のない変化のものは前もって取り除く必要がある。遺伝子の究極の機能は，クラスタリング（集合すること）によって同定されたパターンから推察されうる（すなわち，転写産物のクラスターが一緒に動いたものは，同様の機能を持っているかもしれない）（Iyer *et al*., 1999）。

パスウェイマッピング

機能的アノテーション（注釈づけ）とパスウェイマッピングは，これまでに実験的に決定された生物学的な関係性の変化を同定するものである。遺伝子のオントロジー分類すなわち GSEA（遺伝子存在量解析）（Subramanian *et al*., 2005）に基づきオミックスデータをグループ化するためにプログラムが開発された。または，既知の生物学的経路のタンパク質/転写産物において，あるいはまた，特定の生理学的，疾患のプロセスに重要な生物学的因子のグループにおいて（Werner, 2008），変化が蓄積するかどうかということに基づいてオミックスデータをグループ化するためにプログラムが開発された。この種のグループ化により，グラフやパスウェイの図に簡単に表すことができる。これらの方法で得られた情報と，実験結果からのオミックスデータの関連づけにより，生物学における，ある処置の重要性を記載するテーマを簡単にみつけることができる。

ネットワーク解析

システムバイオロジーが望むことは，生物学的制御の複雑さを理解する新しい経路を表す分子間の関係をみつけることである（Huang *et al*., 2007）。これらの関係はタンパク質間（例えば複合体を活性化する二量体化，他のタンパク質をリン酸化するキナーゼ），タンパク質と DNA（転写因子の結合），核酸（特定の mRNA の発現を制御する micro RNA），またタンパク質と代謝産物（生理活性脂質による受容体の制御）などである。これらの関係のいくつかは，伝統的なパスウェイ構造に示される。しかしながら，その他の関係はパスウェイ間でリンクしている。その結果，ネットワークが相互作用するモジュールであることがわかる。そして，そのモジュールは制御経路または科学者集団によって認識されるプロセスであることがわかる。これは，概念的に，生化学の初期に起こったことと同様である。すなわち，代謝経路が独立して研究され，後日，１つの経路の代謝産物が他の経路の基質となることが認識された（アセチル CoA は解糖系，クエン酸回路，ステロイド合成，脂肪酸生合成のネットワークに入る）。これらのネットワークの発見は，コネクション（つながり）の同定，その強さの理解，それらの可視化の問題となる。アルゴリズムを構築する多くのネットワークは，オミックスデータに用いられる。これらのネットワークのタンパク質または代謝産物はノード（点）として可視化され，タンパク質と代謝産物の相互作用はライン・線（エッジ）として可視化される（Aittokallio and Schwikowski, 2006）。ネットワークを作成する方法に興味がある場合，このトピックのより掘り下げられたいくつかの総説を参照されたい（Alvarez-Buylla *et al*., 2006；Li *et al*., 2008）。

代謝と生理学プロセスの数学的モデル

生物学的システムの変数間の関係は，数学的モデルで表すことが可能である。単純な理解として，容量依存性のグラフを描く時に，容量と結果を回帰分析の線として表す。しかしながら，システムの複雑性が増加すると，2つのパラメータ間の単純なグラフの関係は，生物学を表すためには不十分である。このような状況の下で，システムの単純化したモデルを作り出すために，実験的な観察に応用する高度な数学が利用される。このアプローチは栄養素代謝のキネティクスモデルの大事な部分であり（カルシウム代謝，Weaver, 1998），Baldwin らによって栄養学のパイオニア的な研究として，栄養がどのようにエネルギー代謝と反芻動物のパフォーマンスを制御するかが調べられた（Baldwin *et al*., 1994）。

効果的な数学的モデルのバリアのひとつは，モデルを構築するために利用できるデータの質と深さである（Klipp and Liebermeister, 2006）。オミックスの時代となり，データを生み出す能力が進化したため，研究者は，広範囲にわたる生物学的システムの数学的モデル化は可能であると考え始めた。しかしながら，信頼性のある定量化モデルを開発するのは困難である。その結果として，そのプロセスの最初のステップは，存在する実験知識を用いて生のモデルを作成することである。しかしながら，このプロセスは，システムのすべての部分を単純に再生産するのではなく，モデルにおいてギャップが存在する領域に研究者を導くことにより，さらなる研究が可能となるものである。いい換えると，その生のモデルは追加の実験を行うことにより改良される。理論的には，開発中・テスト中のモデル化を繰り返し行い，新しい仮説に基づいた実験を行うことにより，われわれはシステムのよりよい理解を得て，予測した目的のモデルと使うことができる。

公共データベースの威力

オミックスツールを使ったシステムバイオロジー実験を行うための費用は，多くの研究者を萎縮させるであろう。第一段階の実験を行う別の選択肢として，公共データベースで利用可能なデータの再解析実験があげられる。データを掘り起こすことができる有用なデータベースは表1.2に示している。例えば，ゲノムと転写産物のデータベースを保管するものとして，NCBI の GEO（遺伝子発現オムニバス）がある。2010年の時点で，“小腸”というキーワードを単純に検索すると，81のデータベースセットと440のデータシリーズが検出された（いくつかはリストのなかでオーバーラップしているが）。“葉酸”を検索すると，7のデータベースセットと34のデータシリーズが検出された。もちろん，公共データベースからのデータの価値は多様である。すなわち，GEO において，いくつかのデータセットは繰り返し実験されたものであり，そうでないものもある。加えて，それらのデータセットを理解させるバイオインフォマティックツールをどのように使うかを学ぶことは，研究者の実質的な責任であるかもしれない（表1.3参照，オミックスデータの解析に用いることができるいくつかのツールのリスト）。しかしながら，それらのデータセットの解析により，研究者は付加的な研究の基礎や補助金申請のための予備データとして使うことのできる仮説に対する，準備段階のデータを生み出すことができるかもしれない。

表1.3 システムバイオロジーの公共利用できる解析ツールの抜粋*

名称	ウェブサイト	説明
Bioconductor	www.bioconductor.org/	オミックスデータの解析と理解のための公用ソースと開放された開発ソフトウェア計画（R プログラミング言語に基づく）
Significance Analysis of Microarrays（SAM）	www-stat.stanford.edu/~tibs/SAM/	オミックスデータの統計解析のためのエクセルを基本としたツール
GenePattern	www.broad.mit.edu/tools/software.html	オミックスデータ解析のための125以上のアクセス権を持つゲノム解析プラットフォーム
Gene Set Enrichment Analysis（GSEA）	www.broad.mit.edu/tools/software.html	共通の機能を持つ遺伝子セット（例えば脂質代謝）が処理/条件によって優位に変化するのかどうかを決定するコンピュータの手法
GenMAPP	www.GenMAPP.org	遺伝子の生物学的経路やグループ化を示したマップ上にオミックスデータを可視化するためのツール。マップにおける変化量の統計学的解析を決定することができる
Cytoscape	www.cytoscape.org/	ネットワーク解析を行い，結果を可視化するためのツール

*：さまざまなオミックス解析ツールの総合的なリストは Gehlenborg ら（2010）を参照。

将来の方向性

コンピュータのインフラ

システムバイオロジーアプローチのステップの多くには，コンピュータの処理能力が必要である（Heath and Kavraki, 2009）。小さい研究に関してはデスクトップコンピュータでも解析可能であるが，それらにおいても，RAMや運用システム，プロセッサのスピードを適切にセットアップしないとコンピュータはうまく動かない。より洗練された解析のため，解析のスピードアップには高性能のコンピュータが必要であろう。最後に，コンピュータの記憶装置は，巨大な複合的なシステムバイオロジープロジェクトにおいて問題になるであろう。画像成分（組織学や核磁気共鳴イメージング）を含むプロジェクトには特に当てはまる。

データタイプの統合

システムバイオロジーの究極のゴールは，システムの予測モデルを作成することである。多くの研究者は1種類のデータについてのみ研究する（メタボロームまたはトランスクリプトーム）。しかし理想的にはすべての種類のデータを同時に用いることである。これは，さまざまなオミックスのデータタイプを含むばかりでなく，患者の臨床データ，生物学サンプルの画像データ，論文からの文字ベースの情報なども含まれる。いくつかの方法では，すでに複数のデータタイプの統合が行われている。例えば主成分分析法（principal components analysis：PCA）は数学的な方法であり，これは数多くの関連した変数を，主要成分と呼ばれる無関係の小さい数に変換する。Jonesら（2007）は，QTL解析で用いられた多数の鉄関連表現型からの情報の統合にPCAを用いた。そして，ヘモグロビン，ヘマトクリット，血漿総鉄結合能の組み合わせは個々の特性よりもマッピングに有用であることをみつけた。ベイズ流の統計解析は，実験の解析にこれまでの知識を取り込み（下記参照），解析に多数のデータタイプを取り込むときにも使われている。しかしながら，それらの方法をもってしても，研究者ができると信じている表面を引っ掻いているにすぎない。このデータタイプの統合は，未来のシステムバイオロジーの研究の活発な領域であると予見できる（Sullivan *et al*., 2010）。

解析に既存の知識を取り込むベイズ流解析アプローチの応用

システムバイオロジー研究への適用に，伝統的な“頻度を重視する”統計学的アプローチの利用を制限するいくつかの問題がある。すなわち，多重比較の問題により高い偽陽性を検出すること，遺伝学的マーカーの間の独立性の仮定を侵害すること，モデルと解析に環境変数と関連した多数の特性を取り込むことができないことなどである。頻度を重視する統計学に対して，ベイズ流の推論は，仮説の検証に影響する既存の知識があるという現実を受け入れるものである（Shoemaker *et al*., 1999；Beaumont and Rannala, 2004）。観察された証拠への適合性を持つ仮説のもっともらしさを組み合わせることにより，ある特定の仮説が確からしいかどうかをより評価することができる。仮説を検証するために，ベイズ流のアプローチを用いる多くの統計学者がいる。しかし，ほとんどの生物学者は頻度を重視する統計学を学んだので，ベイズ流の解析をするには，さらなるトレーニングが必要である。加えて，ベイズ流の統計学が加味されたプログラムは少なく，ベイズ流のコンピュータの需要はほとんどの生物学者にとって障壁となりうるであろう。

（亀井康富訳）

推奨文献

De Graaf, A.A., Freidig, A.P., De Roos, B., *et al.* (2009) Nutritional systems biology modeling: from molecular mechanisms to physiology. *PLoS Comput Biol* **5**, e1000554.

Fu, W.J., Stromberg, A.J., Viele, K., *et al.* (2010) Statistics and bioinformatics in nutritional sciences: analysis of complex data in the era of systems biology. *J. Nutr Biochem* **21**, 561–572.

Gehlenborg, N., O'Donoghue, S.I., Baliga, N.S., *et al.* (2010) Visualization of omics data for systems biology. *Nat Methods* **7**, S56–S68.

Kohl, P., Crampin, E.J., Quinn, T.A., *et al.* (2010) Systems biology: an approach. *Clin Pharmacol Ther* **88**, 25–33.

［文　献］

Aittokallio, T. and Schwikowski, B. (2006) Graph-based methods for analysing networks in cell biology. *Brief Bioinform* **7**, 243–255.

Allison, D.B., Cui, X., Page, G.P., and Sabripour, M. (2006) Microarray data analysis: from disarray to consolidation and consensus. *Nat Rev Genet* **7**, 55–65.

Alvarez-Buylla, E.R., Benitez, M., Davila, E.B., *et al.* (2006) Gene regulatory network models for plant development. *Curr Opin Plant Biol* **10**, 83–91.

Andrews, N.C. (2008) Forging a field: the golden age of iron biology. *Blood* **112**, 219–230.

Attwood, J.T., Yung, R.L., and Richardson, B.C. (2002) DNA methylation and the regulation of gene transcription. *Cell Mol Life Sci* **59**, 241–257.

Baldwin, R.L., Emery, R.S., and McNamara, J.P. (1994) Metabolic relationships in the supply of nutrients for milk protein synthesis: integrative modeling. *J Dairy Sci* **77**,

2821–2836.

Baxter, I. (2009) Ionomics: studying the social network of mineral nutrients. *Curr Opin Plant Biol* **12,** 381–386.

Beaumont, M.A. and Rannala, B. (2004) The Bayesian revolution in genetics. *Nat Rev Genet* **5,** 251–261.

Beer, M.A. and Tavazoie, S. (2004) Predicting gene expression from sequence. *Cell* **117,** 185–198.

Beguin, Y. (2003) Soluble transferrin receptor for the evaluation of erythropoiesis and iron status. *Clin Chim Acta* **329,** 9–22.

Benn, B.S., Ajibade, D., Porta, A., *et al.* (2008) Active intestinal calcium transport in the absence of transient receptor potential vanilloid type 6 and calbindin-D9k. *Endocrinology* **149,** 3196–3205.

Collas, P. (2010) The current state of chromatin immunoprecipitation. *Mol Biotechnol* **45,** 87–100.

Desvergne, B., Michalik, L., and Wahli, W. (2006) Transcriptional regulation of metabolism. *Physiol Rev* **86,** 465–514.

Eide, D.J., Clark, S., Nair, T.M., *et al.* (2005) Characterization of the yeast ionome: a genome-wide analysis of nutrient mineral and trace element homeostasis in *Saccharomyces cerevisiae*. *Genome Biol* **6** (9), R77.

Elnitski, L., Jin, V.X., Farnham, P.J., *et al.* (2006) Locating mammalian transcription factor binding sites: a survey of computational and experimental techniques. *Genome Res* **16,** 1455–1464.

Flint, J., Valdar, W., Shifman, S., *et al.* (2005) Strategies for mapping and cloning quantitative trait genes in rodents. *Nat Rev Genet* **6,** 271–286.

Forrest, A.R. and Carninci, P. (2009) Whole genome transcriptome analysis. *RNA Biol* **6,** 107–112.

Fouse, S.D., Nagarajan, R.P., and Costello, J.F. (2010) Genome-scale DNA methylation analysis. *Epigenomics* **2,** 105–117.

Fuchs, D., Vafeiadou, K., Hall, W.L., *et al.* (2007) Proteomic biomarkers of peripheral blood mononuclear cells obtained from postmenopausal women undergoing an intervention with soy isoflavones. *Am J Clin Nutr* **86,** 1369–1375.

Gehlenborg, N., O'Donoghue, S.I., Baliga, N.S., *et al.* (2010) Visualization of omics data for systems biology. *Nat Methods* **7,** S56–S68.

Heath, A.P. and Kavraki, L.E. (2009) Computational challenges in systems biology. *Comput Sci Rev* **3,** 1–17.

Hellerstein, M.K. (2004) New stable isotope–mass spectrometric techniques for measuring fluxes through intact metabolic pathways in mammalian systems: introduction of moving pictures into functional genomics and biochemical phenotyping. *Metab Eng* **6,** 85–100.

Hill, C.H. and Matrone, G. (1970) Chemical parameters in the study of in vivo and in vitro interactions of transition elements. *Fed Proc* **29,** 1474–1481.

Hoheisel, J.D. (2006) Microarray technology: beyond transcript profiling and genotype analysis. *Nat Rev Genet* **7,** 200–210.

Horton, J.D., Shah, N.A., Warrington, J.A., *et al.* (2003) Combined analysis of oligonucleotide microarray data from transgenic and knockout mice identifies direct SREBP target genes. *Proc Natl Acad Sci USA* **100,** 12027–12032.

Huang, Z., Li, J., Su, H., *et al.* (2007). Large-scale regulatory network analysis from microarray data: modified Bayesian network learning and association rule mining. *Decis Supp Syst* **43,** 1207–1225.

Iyer, V.R., Eisen, M.B., Ross, D.T., *et al.* (1999) The transcriptional program in the response of human fibroblasts to serum. *Science* **283,** 83–87.

Jones, B.C., Beard, J.L., Gibson, J.N., *et al.* (2007) Systems genetic analysis of peripheral iron parameters in the mouse. *Am J Physiol Regul Integr Comp Physiol* **293,** R116–R124.

Kawasaki, E.S. (2006) The end of the microarray Tower of Babel: will universal standards lead the way? *J Biomol Tech* **17,** 200–206.

Kirby, J., Heath, P.R., Shaw, P.J., *et al.* (2007) Gene expression assays. *Adv Clin Chem* **44,** 247–292.

Klipp, E. and Liebermeister, W. (2006) Mathematical modeling of intracellular signaling pathways. *BMC Neurosci* **7** Suppl 1, S10.

Kohl, P., Crampin, E.J., Quinn, T.A., *et al.* (2010) Systems biology: an approach. *Clin Pharmacol Ther* **88,** 25–33.

Kutuzova, G.D., Sundersingh, F., Vaughan, J., *et al.* (2008) TRPV6 is not required for 1alpha,25-dihydroxyvitamin D3-induced intestinal calcium absorption in vivo. *Proc Natl Acad Sci USA* **105,** 19655–19659.

Li, H., Xuan, J., Wang, Y., *et al.* (2008) Inferring regulatory networks. *Front Biosci* **13,** 263–275.

Li, L.O., Hu, Y.F., Wang, L., *et al.* (2010) Early hepatic insulin resistance in mice: a metabolomics analysis. *Mol Endocrinol* **24,** 657–666.

Lowe, N.M., Fekete, K., and Decsi, T. (2009) Methods of assessment of zinc status in humans: a systematic review. *Am J Clin Nutr* **89,** 2040S–2051S.

Manolio, T.A. (2010) Genomewide association studies and assessment of the risk of disease. *N Engl J Med* **363,** 166–176.

Mathers, J.C. (2008) Session 2: Personalised nutrition. Epigenomics: a basis for understanding individual differences? *Proc Nutr Soc* **67,** 390–394.

Nadon, R. and Shoemaker, J. (2002) Statistical issue with microarrays: processing and analysis. *Trends Genet* **18,** 265–271.

Nemeth, E. and Ganz, T. (2009) The role of hepcidin in iron metabolism. *Acta Haematol* **122,** 78–86.

Oommen, A.M., Griffin, J.B., Sarath, G., *et al.* (2005) Roles for nutrients in epigenetic events. *J Nutr Biochem* **16,** 74–77.

Park, P.J. (2009) ChIP-seq: advantages and challenges of a maturing technology. *Nat Rev Genet* **10,** 669–680.

Pounds, S. and Cheng, C. (2006) Robust estimation of the false discovery rate. *Bioinformatics* **22,** 1979–1987.

Ramagopalan, S.V., Heger, A., Berlanga, A.J., *et al.* (2010) A ChIP-seq defined genome-wide map of vitamin D receptor binding: associations with disease and evolution. *Genome Res* **20,** 1352–1360.

Reid, G.E. and McLuckey, S.A. (2002) "Top down" protein characterization via tandem mass spectrometry. *J Mass Spectrom* **37,** 663–675.

Salt, D.E., Baxter, I., and Lahner, B. (2008) Ionomics and the study of the plant ionome. *Annu Rev Plant Biol* **59,** 709–733.

Shoemaker, J.S., Painter, I.S., and Weir, B.S. (1999) Bayesian statistics in genetics: a guide for the uninitiated. *Trends Genet* **15,** 354–358.

Sikaroodi, M., Galachiantz, Y., and Baranova, A. (2010) Tumor markers: the potential of "omics" approach. *Curr Mol Med* **10,** 249–257.

Subramanian, A., Tamayo, P., Mootha, V.K., *et al.* (2005) Gene set enrichment analysis: a knowledge-based approach for interpreting genome-wide expression profiles. *Proc Natl Acad Sci USA* **102,** 15545–15550.

Sullivan, D.E., Gabbard, J.L., Jr, Shukla, M., *et al.* (2010) Data integration for dynamic and sustainable systems biology resources: challenges and lessons learned. *Chem Biodivers* **7,** 1124–1141.

Tamayo, P., Slonim, D., Mesirov, J., *et al.* (1999) Interpreting patterns of gene expression with self-organizing maps: methods and application to hematopoietic differentiation. *Proc Natl Acad Sci USA* **96,** 2907–2912.

Tompa, M., Li, N., Bailey, T.L., *et al.* (2005) Assessing computational tools for the discovery of transcription factor binding sites. *Nat Biotechnol* **23,** 137–144.

Wang, F., Paradkar, P.N., Custodio, A.O., *et al.* (2007) Genetic variation in Mon1a affects protein trafficking and modifies macrophage iron loading in mice. *Nat Genet* **39,** 1025–1032.

Wang, W., Knovich, M.A., Coffman, L.G., *et al.* (2010) Serum ferritin: past, present and future. *Biochim Biophys Acta* **1800,** 760–769.

Weaver, C.M. (1998) Use of calcium tracers and biomarkers to determine calcium kinetics and bone turnover. *Bone* **22** (5 Suppl), 103S–104S.

Werner, T. (2008) Bioinformatics applications for pathway analysis of microarray data. *Curr Opin Biotechnol* **19,** 50–54.

2
栄養エピジェネティクス

Robert A. Waterland

要　　約

本章では，栄養とエピジェネティクスに関する現在までの研究のオーバービューを示すことを目的としている。まず，エピジェネティクスとは何か，そしてエピジェネティクス制御の分子メカニズムについて述べ，それからエピジェネティクス変化を引き起こす可能性が最近研究され始めている4つの栄養環境に着目する。すなわち，①メチル基代謝の食事性の攪乱，②出生前のエネルギー制限と成長遅延，③体外受精などの不妊治療技術，④ヒストン脱アセチル化阻害剤，である。そして，当該分野の重要な問題に対する議論と，栄養科学者にとって利用可能なエピジェネティクスの手法に関する詳細な記述で締めくくる。

はじめに

栄養ゲノミクスの科学は，食事成分がどのようにゲノムと相互作用し，どのように個人の遺伝的不均一性がそれらの相互作用に影響するかを理解することによって，ヒトの健康を改善することを追求している（Stover and Garza, 2002；Kaput, 2007）。栄養が，急性的な遺伝子調節への影響に加え，エピジェネティクスの過程に影響し，そのため転写制御と表現型に持続的な変化とそれに関連する表現型を引き起こしうるという認識が進むことによって，この分野はさらに複雑になっている（Waterland and Jirtle, 2004；Jirtle and Skinner, 2007）（図2.1）。癌やさまざまな発育障害の発生にかかわっていると認識されてきたエピジェネティクスの制御異常（Egger *et al*., 2004）は，広い範囲のヒトの疾患の原因と考えうる因子としてますます研究がなされている（Feinberg, 2008；Gluckman *et al*., 2009）。エピジェネティクスのメカニズムは発生の変化において環境の乱れに感受性が高いことを考えると（Waterland and Michels, 2007），エピジェネティクスの過程における栄養の影響は，発生の観点から考えなくてはならない。そのため，栄養学のエピジェネティクスの主要なゴールは，ヒトの栄養が発生段階のエピジェネティクスにどの程度影響し，疾患感受性において持続的な変化を引き起こすかを理解することである（図2.1の経路g–e）。本章では，エピジェネティクスの研究分野を紹介し，エピジェネティクス制御における栄養の影響を示すデータをレビューする。最後に，この分野の重要な疑問点と研究の進展の重要な問題点を議論し，栄養科学者に対しエピジェネティックな影響についての調査を計画することを提案する。

エピジェネティクスの機序

“エピジェネティクス”という言葉は，数十年前にConrad Waddingtonによる，「遺伝子とその産物が生物の表現型に及ぼす因果関係」の研究のなかで提唱された（Waddington, 1968）。このようにWaddingtonは，発生生物学の異なった原理を広く統一する“両義語”を作り出した。元来の定義であるように，エピジェネティクスは後生説（epigenesis，1つの細胞から，動物が発生し，異なった細胞や組織といった複雑に統合された系へと増殖する過程）の研究である。さらに，“エピジェネティクス”は文字通り「遺伝学を超えたもの（epi-genetics）」であるが，DNA配列情報の上層の遺伝子調節機構のシステムをも意味する。後者の言外の意味は，現在受け入れられている定義により一致するものである。エピジェネティクスは，DNA配列の変化によらず，遺伝子発現能が，細胞分裂後も継続して変化することに関する研究である（Jaenisch and Bird, 2003）。このように，現代のエピジェネティクスは，発生生物学のすべてを網羅するというよりは，細胞の記憶を運ぶ特定の分子機構の理

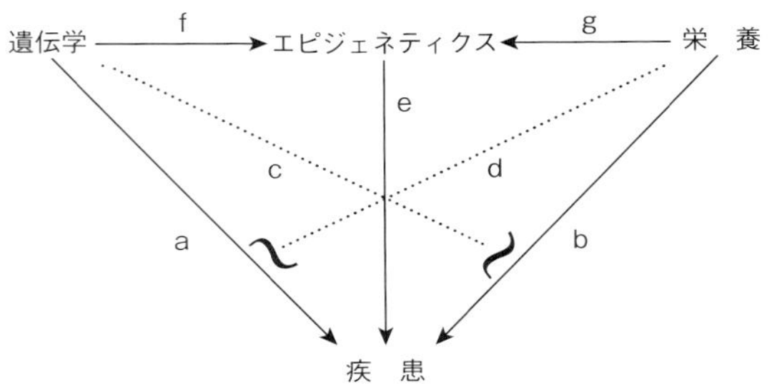

図2.1　遺伝学，栄養，エピジェネティクス，疾患を結ぶ概念的なフレームワーク

栄養ゲノム学（ニュートリゲノミクス）は伝統的に，疾患のリスクを決定する遺伝的な感受性と栄養の間の相互作用に焦点を置いている（経路a，b，c，d）。エピジェネティクスのメカニズムは，遺伝子と栄養が，疾患のリスクに影響する別の経路を提供する。エピジェネティクス経路に遺伝的多様性の影響の可能性を認識しつつ，栄養学的エピジェネティクスは，栄養がどのようにエピジェネティックなメカニズムに影響し疾患のリスクを変えるかを理解することを求める（経路 g–e）。

解に焦点が置かれている。

核内において，哺乳動物のゲノムはヌクレオソームがまわりを覆っており，それぞれヒストンタンパク質の八量体から構成されている。この DNA とヌクレオソームの複合体はクロマチンと呼ばれる。特定のゲノム領域の全体のクロマチン構造は，ゆるやかに開いている転写活性型，あるいは濃縮された転写不活型であるが，エピジェネティクスのメカニズムと相互作用して転写制御される（Cedar and Bergman, 2009；Margueron and Reinberg, 2010）。DNA の CpG 配列のシトシンのメチル化は，最も安定なエピジェネティックな機序のようである。発生時期に一度確立されると，CpG のメチル化の細胞に特異的なパターンは，維持 DNA メチル化酵素（Dnmt1）の作用によって細胞分裂を経ても維持される。CpG メチル化の領域特異的なパターンは，メチル化感受性 DNA 結合タンパク質の親和性に影響を与えることにより，クロマチン構造と遺伝子発現を調節する。ヌクレオソームから突き出したヒストンタンパク質の N 末端尾部はアセチル化，メチル化，リン酸化，ユビキチン化などのさまざまな翻訳後調節を受ける（Margueron and Reinberg, 2010）。特定のヒストン修飾の領域特異的パターンは転写活性化と関連し，クロマチン構造形成を助けるかもしれない。DNA メチル化とヒストン修飾のクロストークはエピジェネティックな状態を精度高く作り出し，維持するものである。例えば，発生の間，ヒストン修飾は領域特異的な新規の CpG メチル化を引き起こすようである（Cedar and Bergman, 2009）。しかしながら，複製の間，DNA はヌクレオソームから完全にはがれると信じられているため，ヒストン修飾が，細胞分裂の間のローカス特異的な情報になりうるかどうか（すなわち，それらは実際にエピジェネティックな情報かどうか）は，不明なままである（Ptashne, 2007）。このように，ヒストン修飾はダイナミックで，エピジェネティックな状態の確立と修飾に関連する。一方，CpG メチル化は細胞分裂の記憶を与えることができる安定した刻印（マーク）である（Cedar and Bergman, 2009）。エピジェネティックな制御における non-coding RNA の役割は，酵母のような下等生物においてよく研究されており，哺乳動物のクロマチン状態の調節においても役割を持つようである（Aravin *et al*., 2008）。

有糸分裂間の交互の細胞状態を永続化することができるタンパク質による feed-forward 自動制御は，エピジェネティクス制御のもうひとつのレベルを構成する。そのような“安定したフィードバックループ”は15年前には，主要なエピジェネティクス機構として広くリストアップされていたが（Tilghman and Willard, 1995；Riggs and Porter, 1996），現在ではあまり注目されていない。大腸菌は安定なフィードバックループを介して lac オペロンの交互の，そして細胞分裂的に遺伝的な誘導状態を維持できることが数十年前に示されている（Novick, 1957）。バクテリオファージラムダの溶菌/溶原化のスイッチは，同様な双安定性のエピジェネティックのスイッチである（Riggs and Porter, 1996）。エピジェネティックな feed-forward 自動制御は，哺乳動物の発生の間に確立された転写状態の維持に重要な役割を果たしている。例えば，筋分化にかかわる遺伝子の制御に加え，筋原性転写因子 MyoD と myogenin は自身の転写を促進し，当該された筋細胞におけるそれらの転写を永続化する（Olson and Klein, 1994）。

栄養学のエピジェネティクスに関するこれまでの研究のほとんどは，DNA メチル化に焦点を当てている。これは安定性が高く，ほんの少量の DNA のみでメチル化の測定が行える。特定のゲノム領域の DNA メチル化は一般的にヒストン修飾のような他のエピジェネティックな目印と相関し，遺伝子発現との関係の理解は進みつつある。そのため，エピジェネティック制御に栄養条件変化が与える総合的影響としての DNA メチル化を扱うことは多くの場合論理的であろう。

エピジェネティクスにおける栄養の影響

メチル基代謝の食事による撹乱

DNA（そしてヒストン）のメチル化は主として栄養に依存する。DNA に取り込まれるメチル基は，食事由来である。例えば，メチオニン，コリン，ベタイン，葉酸，ビタミン B_{12}，ビタミン B_6 のような多くの栄養素は，メチル基代謝の重要な補因子である（図2.2）。そのため，栄養学のエピジェネティクスにおいて，食事がどのよう

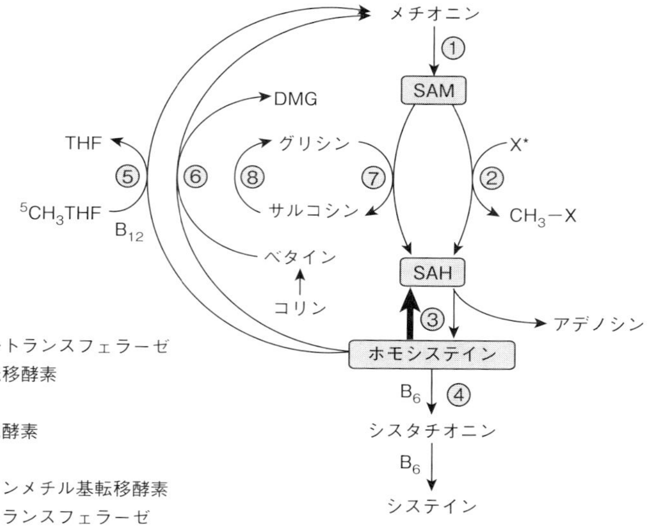

① メチオニンアデノシルトランスフェラーゼ
② さまざまなメチル基転移酵素
③ SAH 加水分解酵素
④ シスタチオニンβ合成酵素
⑤ メチオニン合成酵素
⑥ ベタインホモシステインメチル基転移酵素
⑦ グリシン-*N*-メチルトランスフェラーゼ
⑧ サルコシンデヒドロゲナーゼ
* メチル化のさまざまな標的

図2.2 哺乳動物のメチル基転移経路

葉酸（図中では5-メチルテトラヒドロ葉酸），ビタミンB_{12}，ビタミンB_6，コリン，ベタイン，メチオニンを含むいくつかの栄養素はメチル基転移経路においてメチル基供与体または補因子となっている。DNAは，メチル基転移酵素反応の多くの生物学的基質のひとつである（図中ではXと示されている）。これは*S*-アデノシルメチオニン（SAM）からメチル基が転移する。グリシン-*N*-メチルトランスフェラーゼ（反応7）は他のメチル基転移酵素から区別され，細胞内のSAM濃度を調節する明確な役割が強調される。

にメチル基代謝およびDNAメチル化に影響を与えるかの理解に研究の焦点が当てられている（Van den Veyver, 2002；Ulrey *et al*., 2005）。アグーチ生存黄色マウス（A^{vy}）の研究により，個体発生の重要な時期に一過性の栄養刺激を与えることにより，エピジェネティックな機構を介して恒久的な表現型の変化を引き起こすことが示された。マウスのアグーチ遺伝子は，体毛の黄色い色素の産生を制御する。A^{vy}の変異ではアグーチ遺伝子のエピジェネティックな制御がうまくなされず，遺伝的に同一のA^{vy}/aマウスの間で，体毛色に個体差を引き起こす。妊娠前と妊娠中の雌マウスに葉酸，ビタミンB_{12}，ベタイン，そしてコリンを与えると，A^{vy}の産仔の体毛色の割合に恒久的な変化が起こるが（Wolff *et al*., 1998），これはA^{vy}のDNAメチル化の増加によるものである（Waterland and Jirtle, 2003）。

DNAメチル化能にどの食事成分が最も強い影響を与えるかは不明であるが，エピジェネティック制御における葉酸（folateおよびfolic acid）の効果はよく研究されている。“葉酸（folate）”はポリグルタミン化されたプテリジン-*p*-アミノ安息香酸であり，そのうちのいくつかは（例えば5-メチルテトラヒドロ葉酸）はメチル基供与体である。一方，“folic acid”はfolateの人工合成型であり，食事性のメチル基供与体ではない（Smith *et al*., 2008）。経口摂取したfolic acidは，メチオニン合成反応の補因子として機能する前に，（おそらく肝臓で）還元されメチル化されなければならない（図2.2）（第21章参照）。個体間の遺伝的違いによってDNAメチル化状態が決定されるという初期の報告がある。健常人において，血漿中の葉酸濃度と末梢の血液の全体的DNAメチル化，そして*MTHFR*遺伝子のC677T多型について調べられた。血漿の葉酸は全体的なメチル化と正に相関した。しかし，これは*MTHFR*遺伝子のT変異をホモに持つ個体（酵素活性が低下している）でのみみられた（Friso *et al*., 2002）。この，遺伝子と栄養とエピゲノムの相互作用は，その後の葉酸欠乏実験によって確認された（Shelnutt *et al*., 2004）。最近の研究は，妊娠前および妊娠中の母親への葉酸の添加は産仔のエピジェネティックな制御に影響するかもしれないことを示している。母親が葉酸サプリメントを摂った場合に子供では，出産時の臍帯血のLINE1領域のメチル化（普遍的なDNAメチル化の指標）がわずかに増加している（Steegers-Theunissen *et al*., 2009）。

葉酸はメチル基代謝において必須な補因子であるため，DNAメチル化は葉酸状態と正に相関することが一般的に期待される。しかしながら，必ずしもそうではない。大規模な疫学研究により，食事性の葉酸の摂取は大腸の上皮でLINE1のメチル化と逆相関した（Figueiredo *et al*., 2009）。この相関は上行結腸のDNAで特に強かった。同様に，ラットモデルで，21～56日齢の間，葉酸欠乏の合成食を与えると，肝臓の全体的DNAメチル化が持続的に増加した（Kotsopoulos *et al*., 2008）。この予期せぬ結果に対するひとつの考えうる説明としては，食事性のメチル基の欠損が，ラットの肝臓におけるDNAメチルトランスフェラーゼであるDnmt1とDnmt3aの顕著な発現増加を誘導することであろう（Ghoshal *et al*., 2006）。

血漿中ホモシステインの増加は栄養因子と遺伝因子の両方に関連し，血管疾患の危険因子である（Selhub, 2006）。ホモシステインは生物学的なメチル化反応の二次的な産物であるので（図2.2），ホモシステインの増加はDNAメチル化を阻害する。実際，20人程度の新生児を用いた小規模な研究では，臍帯血DNAのLINE1のメチル化は，臍帯血の血漿ホモシステインと逆相関した（Fryer *et al*., 2009）。シスタチオンβ合成酵素（Cbs）の片アレル欠損による，食事性・遺伝性の高ホモシステイン血症の促進効果が，マウス肝臓，腎臓，脳，精巣で報告された（図2.2参照）（Caudill *et al*., 2001）。血漿中の総ホモシステイン濃度には大きな変化がみられたが，多くの組織の全体的DNAメチル化は野生型とCbsヘテロ欠損マウス（$Cbs^{+/-}$）との間で差はみられなかった。同様に，*CBS*欠損のヒト患者では，血漿ホモシステイン濃度は増加していたにもかかわらず，全体的またはローカス特異的なDNAメチル化の変化はなかった（Heil *et al*., 2007）。高ホモシステイン血症と尿毒症の男性患者を用いた小規模な研究では，対照に比べて患者におけるDNAメチル化が減少していた（Ingrosso *et al*., 2003）。また，その患者は，末梢血液の単核細胞で*H19*の両アレルでの発現が示された〔*H19*は遺伝的にインプリントされた遺伝子で，片アレル発現が異なってメチル化される領域（DMR）におけるアレル特異的メチル化によって通常制御される〕。特記すべきこととして，当初は強い両アレルからの*H19*の発現が認められた3人の患者において，60日間の経口による5-メチルテトラヒドロ葉酸（15mg/日）の投与により，正常な片アレルの発現に回復した（Ingrosso *et al*., 2003）。*H19*のエピジェネティック制御への高ホモシステイン血症の効果は，後にマウスモデルで検討された。*Cbs*の片アレルの欠損と高ホモシステイン食の組み合わせにより，成獣で血漿中の総ホモシステイン濃度が20倍上昇した（Devlin *et al*., 2005）。期待されたように，*H19* DMRのDNAメチル化は対照に比べて高ホモシステイン血症マウスの肝臓において有意に減少した。逆説的であるが，動脈と脳において，*H19*のDNAメチル化は有意に増加した（特に脳で顕著であった）。

コリンはホスファチジルコリンとアセチルコリンの合成に必要であり，また重要なメチル基供与体である（Zeisel, 2006）（第26章参照）。コリンは脳の発生にとりわけ重要なようである（Zeisel, 2006）。ラットへの出生前のコリンの添加は，成長後の認知機能を強化する（Meck and Williams, 2003）。マウスにおいて，妊娠中期の母獣へのコリンの欠損は，胎仔発生の17日目の海馬の特定の遺伝子のDNAメチル化を低下させる（Niculescu *et al*., 2006）。しかしながら，コリンの添加が長期の認知能力へどの程度よい効果を示すかということが，DNAメチル化のようなエピジェネティックな機構に起因するものであるかどうかは明らかではない。胎仔の発生期のコリンの添加に続いて，成獣ラットにおいて海馬の神経形成が増加することがわかった（Glenn *et al*., 2007）。このことは，初期のコリン添加は持続的なエピジェネティックな変化を誘導し，神経幹細胞の割合を変化させるかもしれない。

クレアチンとホスホクレアチンの身体への蓄積は，エネルギー代謝に中心的な役割を果たし，クレアチン量の低下は，継続的な合成によって補わなければならない（Brosnan and Brosnan, 2007）。クレアチン合成は若年者においてすべての*S*-アデノシルメチオニンの約40%を消費し，メチル基の量が低下する。クレアチンを投与することは，*S*-アデノシルメチオニン量を補うことによりDNAメチル化を促進する可能性がある。しかしながら，成獣ラットを用いた最近の研究では，逆の報告がなされている。クレアチン1水和物　（2％wt/wt食事）を14日間与えたところ，末梢血の全体的DNAメチル化は有意に低下した（Taes *et al*., 2007）。

胎児期のエネルギー制限・成長遅延

幼少期に飢餓を経験した人々に関するレトロスペクティブな（過去にさかのぼってデータを集める）研究は，栄養が発達の重要な時期にヒトの代謝と疾患リスクにおける持続的な変化を誘導するという広範囲な洞察を提供した。1944～1945年のオランダ飢饉の生存者についての最近の研究では，母親の飢餓は子孫に持続的なエピジェネティックな刻印を残すという仮説を検証した（Heijmans *et al*., 2008）。60歳近い被験者から採取した末梢血で，インプリンティング遺伝子*IGF2*のDMRのDNAメチル化がビスルフィトシーケンスにより測定された。エピジェネティックな遺伝的な多様性の存在を認識しつつ，受精前後に飢餓におかれた被験者と，そうでない対照の個体の*IGF2*のDNAメチル化を比較した。*IGF2*のDMRはわずかに，しかし有意に，受精前後で飢餓におかれた被験者ではそうでない対照と比べてDNAメチル化が低下していた。このことは，初期の発生段階における環境変化がヒトのエピジェネティックな変化を起こしうるという最初の確固とした証拠となった（Heijmans *et al*., 2008）。胎児発生の後期に飢餓にさらされた場合には，*IGF2*のDNAメチル化とは相関しなかった。このことは，初期の胎発生の間に感受性の高い時期があることを示している。同じグループは代謝と心血管疾患に関連する15遺伝子についても調べている（Tobi *et al*.,

2009)。受精前後に飢餓に置かれた場合，測定した15遺伝子のうち6遺伝子のメチル化変化と有意に相関した。多くの場合，DNA メチル化は飢餓にさらされた個体において高かった（Tobi *et al*., 2009)。

妊娠前～妊娠後の母親の低栄養の効果はげっ歯類において多く研究されている。低タンパク質食（対照食ではタンパク質18％に対して9％）を妊娠前～妊娠後の母親に与えると，産仔に持続的な生理的変化が生じた。母親への低タンパク質食が産仔のエピジェネティックな制御に及ぼす影響については，現在検討されている。受精後21日目のラット胎仔の肝臓の全体的DNAメチル化は(心臓や腎臓ではみられない)，母親の低タンパク質食によって増加した（Rees *et al*., 2000)。PPARα 遺伝子プロモーターに着目すると，肝臓 DNA の特異的な CpG サイトにおいて低タンパク質食を与えた母親ラットの産仔のメチル化が低下した（Lillycrop *et al*., 2008)。この領域の平均的なメチル化は10％以下であったが，母親の食事のエピジェネティックな結果は，持続的であった。その CpG サイトは，低タンパク質食の産仔の34日齢および80日齢において，どちらの場合も DNA メチル化が低下していた。妊娠期の低栄養のエピジェネティックな作用はヒツジでも調べられている（Stevens *et al*., 2010)。母ヒツジを妊娠した最初の月だけ低栄養に置き，その後胎仔が130日になるまで十分に摂食させた。100日間の回復期間があるにもかかわらず，発生初期に栄養不良だった胎仔は視床下部においてグルココルチコイド受容体の発現が増加し，同時にグルココルチコイド受容体遺伝子プロモーターの DNA メチル化が低下し，ヒストン H3K9 のアセチル化が増加した。

ラットのモデルにおいて，子宮動脈結紮による胎仔期の発育遅延は糖耐性の持続的な悪化を引き起こした。子宮内発育遅延によるエピジェネティックな変化は，膵島での Pdx1 遺伝子プロモーターで解析されている（Park *et al*., 2008)。Pdx1 はホメオボックス転写因子であり，膵臓の発生とβ細胞の分化を調節する。子宮内での発育が制限された14日齢ラットの膵島において，*Pdx1* 遺伝子プロモーターのいくつかのヒストン修飾が低下し，遺伝子発現が低下した。一方，その DNA メチル化には変化はみられなかった。6か月齢までに，成長遅延したラットにおいて，膵島で *Pdx1* 遺伝子プロモーターの高い DNA メチル化が観察された（Park *et al*., 2008)。この結果から，*Pdx1* 遺伝子の異常なエピジェネティックな発現サイレンシングはヒストン修飾によって引き起こされ，DNA メチル化によって安定化されると提唱された。子宮内発育遅延に伴うエピジェネティックな変化はヒトでも調べられている。ゲノムワイドな DNA メチル化のプロファイリングにより，子宮内発育遅延と相関するエピジェネティックな変化が造血幹細胞と前駆細胞でみつかっている（Einstein *et al*., 2010)。

補助的な生殖技術

補助的な生殖技術(assisted reproductive technologies：ART）によって出産された子供はインプリンティング遺伝子の制御異常を含むまれな発達の疾患のリスクが高まる（Hansen *et al*., 2002；Debaum *et al*., 2003)。培養した胚を合成培地に浸すことは，栄養条件変化にさらすことを意味している。人工受精とその後の胚の培養は，初期胚のエピジェネティックなリプログラミングを阻害しているかもしれない。実際，マウスの研究において，胚の培養はインプリンティング遺伝子(Rivera *et al*., 2008)および非インプリンティング遺伝子（Morgan *et al*., 2008）の両方でエピジェネティックな調節に影響を与えることが示されている。最近，ART によって出生した個体の臍帯血と胎盤から単離された DNA と自然に受精して出産した個体の DNA を比較し，DNA メチル化プロファイリング技術により700以上の遺伝子の DNA メチル化が調べられた（Katari *et al*., 2009)。1,536の CpG サイトを解析したところ，数百の遺伝子について，自然に受精した子供と比べて，人工受精の子供の臍帯血または胎盤においてメチル化が異なっていることが示された（Katari *et al*., 2009)。メチル化に差がみられた遺伝子は多数ではあったが，差の程度はわずかであった。*In vitro* での受精と DNA メチル化の間の関係は，エピジェネティックなプログラムの初期の環境の影響によってだけでなく，遺伝学的あるいはエピジェネティックな欠陥の遺伝によって説明されるかもしれない。例えば，精子や卵子にエピジェネティックな異常があれば不妊症になるであろうし，そのために ART を受けた次世代へ引き継がれるかもしれない（Maher, 2005)。この代替の説明は ART の受精卵と父親の精子の DNA メチル化のプロファイルを比較した最近の研究によって支持される(Kobayashi *et al*., 2009)。17件のうち半分が ART を受けた子供において異常な DNA メチル化を示した。そして，父親の精子で同じエピジェネティックな変異が検出された。

ヒストン脱アセチル化酵素阻害剤

ローカス特異的なヒストンアセチル化はヒストンアセチル化酵素（ヒストンをアセチル化する）とヒストン脱アセチル化酵素（HDAC）によってダイナミックに制御されている。いくつかの食事由来の化合物は強力な HDAC の阻害剤であり，そのためエピジェネティックな制御に影響しうる。ひとつの例は短鎖脂肪酸の酪酸である。食事中にも存在するが（ミルクの脂肪に多く含まれる)，ヒトにおける酪酸の主要な源は大腸における食物繊維の微生物消化によるものである（Wachtershauser and Stein, 2000)。酪酸は大腸粘膜上皮細胞の主要なエネルギー源である。さまざまな小麦のふすまを2週間与えたラットにおいて，大腸上皮細胞の全体的ヒストン H4

アセチル化は大腸内腔の酪酸の濃度と直接相関していた（Boffa *et al*., 1992）。このことは，食物繊維の摂取と大腸癌のリスクの間にエピジェネティックな関係がある可能性を示す。この他に，食事由来のHDAC阻害剤にはスルホラファンがあり，これはアブラナ科の野菜に含まれるイソチオシアネートであるが，癌の抑制効果があるとされている（Ho *et al*., 2009）。最近の *in vitro* の研究において，スルホラファンは乳癌細胞の増殖を抑制し，正常な乳腺細胞の増殖は抑制されないことが示された（Meeran *et al*., 2010）。さらに，スルホラファンは用量依存的に，テロメラーゼ逆転写酵素の遺伝子のDNAメチル化と遺伝子発現抑制を引き起こし，スルホラファンが癌細胞にどのように特異的に影響を与えるかの説明となっている。

この分野での重要な疑問点

先に述べた要約は，栄養学におけるエピジェネティクスの現在までの研究課題について余すことなく述べたわけではなく，むしろその幅広さを提示するものである（Feinberg, 2008；Gluckman *et al*., 2009）。食事はエピジェネティックな機序に重要な影響を与え，エピジェネティックな制御の破綻は幅広くヒトの疾患に関連していると考えられる。しかしながら，具体的に，栄養条件の変化によりエピジェネティックな変化が生じ，その結果，ヒトの疾患に至ったという例は知られていない（経路 g–e，図2.1）。そのような原因と結果の経路の詳述には多くの課題があろう。本項では，この分野の重要な問題点を要約し，エピジェネティックな効果を調べたい栄養学研究者にガイダンスを提供する。

エピジェネティックな制御に栄養が影響を与えるメカニズムとはどのようなものか

エピジェネティクスにおける栄養の影響は，メチル基代謝の食事性の攪乱の観点からよく研究されている。メチル基代謝に影響する栄養的な操作によってDNAメチル化を促進または抑制する試みはわかりやすい。しかし，さまざまなアプローチをした多くの研究から，矛盾する結果が得られている（Devlin *et al*., 2005；Ulrey *et al*., 2005；Taes *et al*., 2007）。これはいくつかの説明が可能である。多くの生化学的機能において重要なことに，哺乳動物のメチル基代謝は多重のレベルで制御されていることがあげられる。例えば，*S*–アデノシルメチオニンの供給により食事性にメチル化を増加させる試みは，細胞内の*S*–アデノシルメチオニン濃度を調節する主要な酵素であるグリシン–*N*–メチルトランスフェラーゼの発現調節によって打ち消されるかもしれない（Luka *et al*., 2009）（図2.2）。また，食事性の操作が，メチル化転移の量を変えたとしても，DNAメチル化の割合は生物学的なメチル化反応のごくわずかなものであり，DNAメチル化に与える正味の効果はごくわずかであるか，あるいは予測できないであろう。例えば，プロモーター領域のDNAメチル化は一般的に遺伝子発現抑制に関与するとされるが，ヒストンテイルの特定のリジン残基のメチル化は転写活性化と相関する（Margueron and Reinberg, 2010）。このように，メチル基転移の食事性の活性化は特定のローカスでのヒストンのメチル化を促進し，二次的な効果としてある領域のDNAメチル化を阻害するかもしれない。

エピジェネティック制御に重要な発生や成熟の期間に転写制御に影響しうるような食事刺激は，二次的にエピジェネティック制御に影響するかもしれない（Waterland and Michels, 2007）。具体的な例としてはiPS細胞の発見によって示されている。多能性に関連する4つの転写因子の過剰発現だけで，分化した細胞はゲノムスケールのエピジェネティックなリプログラムにより脱分化する（Takahashi and Yamanaka, 2006）。エピジェネティックな制御への多くの栄養的な影響は，メチル基代謝に関係ないものも多いが，これは発生においてエピジェネティックにクリティカルな時期に転写活性化のレベルで起こりうるのであろう。

エピジェネティックなメカニズムにおいて栄養に最も感受性のあるのは，発生のどの段階であるか

ヒトと動物モデルのデータにより，成長後でも，エピジェネティック制御は栄養による影響を受けることが示されている。転写制御の他の形態とエピジェネティックな変化との違いはその安定性である。エピジェネティック機構が有糸分裂的に安定であることは，一過性の環境刺激が，転写制御において長く続く効果を与えうることを可能にする。このような持続性のエピジェネティックな効果は，エピジェネティックなプロセスが発達あるいは成熟しているような発生段階においてのみ誘導されるようである。これはそれほど狭いポイントではない。エピジェネティックな発達は，ライフステージの広い範囲で生じている。発生初期と配偶子形成時に起こるエピジェネティックなリプログラミングはよく知られている（Santos and Dean, 2004；Reik, 2007）。実際，A^{vy}/aマウスの母親の栄養の産仔の表現型への持続的な効果は，初期の胚発生の間のA^{vy}エピゲノタイプによって生じる（Waterland and Jirtle, 2003）。加えて，しかしながら，エピジェネティックな発生は胚から（Song *et al*., 2009），初期の新生児の発達まで（Waterland *et al*., 2009；Kellermayer *et al*., 2010）の多くの細胞種において持続し，また，環境によって影響を受けるかもしれない。例えば，母親がよく世話をすると，産仔の特定の脳の領域が出生後の発達のエピジェネティクスに影響することが示された（Weaver *et al*., 2004；Champagne *et al*., 2006）。こ

れは，初期の出生後の環境とふるまいのプログラミングとのリンクであろう。マウスの研究により，配偶子のエピジェネティックな成熟が若年期（思春期前）において起こることが示されており（Janca *et al*., 1986），発達のエピジェネティクスに対して栄養が効果を与える別のライフステージがあることを示唆する。環境によって誘導されるエピジェネティックな情報はある範囲で世代を超えて遺伝しうる（Whitelaw and Whitelaw, 2008）。これは若年期の栄養状態が次の世代の死亡率に影響するというヒトの疫学的な観察結果を説明している（Pembrey *et al*., 2006）。最後に，老齢化でさえ，発達のプロセスとみることができる。老化において，広くエピジェネティックな変化が起こる（Issa *et al*., 1994）。これは食事によって影響されるかもしれない。いずれにせよ，一過性の栄養状態の変化が持続的なエピジェネティックな効果を誘導するということを示す場合，特異的なエピジェネティックな変化が栄養状態の変化のすぐ後と，その後の時期の両方に存在することを示す必要がある（Waterland and Garza, 1999）。

ゲノムのどの領域がエピジェネティカルに栄養に応答するか

A^{vy} ローカスは，“メタステーブル（準安定）なエピアレル”として特徴づけられる。すなわち，それぞれの個体においてエピジェネティックな状態は発生の初期に確率論的に確立され，その後，生涯にわたってすべての組織の系譜で維持されることを意味する（Rakyan *et al*., 2002）。発生初期の栄養が A^{vy} マウスのエピジェネティックな制御に持続的に影響することが示された後（Waterland and Jirtle, 2003），$Axin^{Fused}$ と $Cabp^{IAP}$ のマウスのメタステーブルなエピアレルにおいて，DNA メチル化の確立に初期の環境の効果があることが研究された。妊娠前と妊娠中の雌マウスへの食事性のメチル基供与体供給は妊娠期の $Axin^{Fused}$ の DNA メチル化を増加させ，$Axin^{Fused}/+$ の産仔の尾のねじれの表現型の割合が減少した（Waterland *et al*., 2006）。逆に，母親に環境ホルモンであるビスフェノール A（ポリカーボネートプラスチックの主要な成分）を与えたところ，$Cabp^{IAP}$ の DNA メチル化が減少した（Dolinoy *et al*., 2007）。考え合わせると，これらのデータは，メタステーブルなエピアレルにおける DNA メチル化の確率論的な発生段階での確立は，一般的に母親の環境に対して変化を受けやすい。重要なことに，最近の研究は，マウスでみられるようにヒトでもメタステーブルなエピアレルは存在し，母親の妊娠前後の環境によってエピジェネティカルに不安定である（Waterland *et al*., 2010）。

メタステーブルなエピアレルは，発生の間，栄養刺激に対してエピジェネティカルに不安定なゲノム領域の一部分であるだけかもしれない。10年以上前，モノアレル（単一対立遺伝子）の発現にユニークなゲノムインプリンティング遺伝子は，エピジェネティックな制御不全に感受性があるかもしれないと考えられた（Pembrey, 1996）。これを基盤にして，ゲノムインプリンティング遺伝子は環境のエピジェネティクスの研究に主要な候補遺伝子となった（Biniszkiewicz *et al*., 2002；Ingrosso *et al*., 2003, Waterland *et al*., 2006b）。妊娠前後に飢饉にさらされたヒト（Tobi *et al*., 2009）や，ART を受けたヒト（Turan *et al*., 2010）の最近のデータは，しかしながら，早い時期の環境はゲノムインプリンティング遺伝子のエピジェネティック調節に影響しうるが，ゲノムインプリンティング遺伝子がとりわけエピジェネティックな制御不全に感受性が高いという仮説は支持しない。

エピジェネティックな修飾が転写調節にリンクする多くの研究は，遺伝子プロモーターに焦点が置かれている。特に，多くの研究は，発生時期，または組織特異的遺伝子発現変化と遺伝子プロモーターの CpG が豊富な領域（CpG アイランド）での DNA メチル化の相関を調べている（Ehrlich, 2003）。現在，エピゲノム研究が洗練化され，エピジェネティックマークをマップし，さまざまな細胞や組織種において転写産物のレベルを比較できるようになった。そのため，CpG アイランドプロモーターに焦点を置くことは必ずしも正しくないということがわかってきた。CpG アイランドプロモーターの大部分は，組織特異的な発現の有無にかかわらず，すべての組織で非メチル化状態にあり，CpG アイランドプロモーターの約 4 %のみが組織特異的なメチル化によって転写制御されている（Shen *et al*., 2007）。CpG アイランドは発現制御にかかわる DNA メチル化の唯一の領域ではない。CpG の割合が少ないプロモーターにおいて，発生時期の DNA メチル化の変化は遺伝子発現の変化と相関する（Waterland *et al*., 2009）。CpG アイランドから 2kb 離れたゲノム領域〔CpG アイランド（島）の海辺・岸（shore）と名づけられた〕は，癌と正常な発生の両方で重要な役割を果たすことが，ヒトの研究から示された（Irizarry *et al*., 2009）。最近のエピジェネティックな研究により，遺伝子間の CpG アイランドの DNA メチル化は（通常のプロモーターとは別の）代替プロモーターの発現を調節することにより組織特異的な発現に影響することが示された（Maunakea *et al*., 2010）。さまざまなヒト細胞種を用いた *in vitro* のエンハンサー領域の研究は，組織特異的遺伝子発現を調節する複雑なエピジェネティックマークの分布に対する広い展望を与えた（Heintzman *et al*., 2009）。遺伝子プロモーターの場合では，ヒストン修飾は異なった細胞種で不変であったが，エンハンサー領域では，異なった細胞種でヒストン修飾は明らかに違ったヒストン修飾サインを持っていた（Heintzman *et al*., 2009）。エンハンサーは組織特異的に，遺伝子から200kb 離れた場所で働きうる。それは遺伝子発現変化と相関して栄養的に誘導されるエピジェネティックな変化とのリンクに大きな問題を与える。

エピジェネティックなメカニズムは，環境からの影響の感受性が発生や成熟の間で特に高いと推測されている。もしこれが本当であれば，特定の環境に対して感受性の高いゲノム領域は，その環境に多くさらされているはずである。さまざまな組織や細胞におけるエピジェネティックな個体発生に関しては，現在，限定された情報しかない。しかし，そのような情報は急速に増加しつつある。例えば，NIH のロードマップである，エピゲノミクスマッピングコンソーシアムは，現在，さまざまな健康な細胞，組織種，発生ステージでのヒトエピゲノムデータの公共リソースとして作製されている（Bernstein *et al*., 2010）。栄養によるエピジェネティックな効果を研究したいが，エピゲノム解析を行うためのリソースと専門知識を持っていない研究者は，ゲノム領域の同定のために，候補となる遺伝子領域を，公共の利用できるデータセットから探索することによって選別し，栄養条件変化にさらす期間について，ある特定の組織で，どのエピジェネティックマークが変化するか調べることができるであろう。

疾患におけるエピジェネティック制御不全の役割に対するわれわれの理解をどのように改善するか

エピジェネティック制御の生来備わった組織特異性は，エピジェネティクスとヒト疾患の研究の最も大きな障害となる。遺伝疫学研究において，末梢血由来の DNA は，身体中にある遺伝的変異のアッセイに使用可能である。逆に，エピジェネティックな調節（あるいは破綻）はしばしば，組織・細胞種特異的である（Waterland and Michels, 2007；Gluckman *et al*., 2009）。このため，多くの場合において，簡単に入手することができる組織の生検標本で得られるエピジェネティックな情報は，疾患のエピジェネティックな病因学に洞察を与えない。たとえ同じ組織内であっても，異なった細胞は劇的に異なったエピゲノムであるかもしれない。この複雑性のレベルは，脳におけるメチル CpG 結合タンパク質 MeCP2 のゲノムワイドな結合に関する最近の研究によって示された。脳組織は一般的に 2 つの細胞から成り立っている。すなわち神経とグリアである。神経核の表面マーカーである NeuN を用いて，FACS により，マウス脳より神経核とグリア核を分離した（Skene *et al*., 2010）。MeCP2 タンパク質は，グリア DNA に比べて神経核に多くみられ，ニューロンにおけるクロマチン構造の特異性の制御に重要な役割を果たしているようである。エピジェネティック制御における栄養の役割の研究において，分離された細胞の解析は意味ある知見を得るのに必要であろう。ヒトの疾患に対する動物モデルの栄養エピジェネティクス研究は，目的の組織や細胞種が簡便に得られることにおいて有利であろう。ヒトにおける準安定のエピアレルの同定は，エピジェネティックな組織特異性の問題を回避できるであろう（Waterland *et al*., 2010）。マウスの準安定なエピアレルでみられるように，ヒトの準安定なエピアレルの劇的なエピジェネティックな個体差は，全身で（全身の組織で）起こるであろう（Waterland and Jirtle, 2003；Waterland *et al*., 2006a）。このため，そのようなローカスでは，病態生理学的な関連における細胞と組織内でのエピジェネティックな制御は，末梢の血液 DNA サンプルで得られるかもしれないと推測される（Waterland *et al*., 2010）。ヒトのエピジェネティックな準安定性が，ヒト疾患で示される遺伝子発現に影響する程度において，現在までに得られている末梢血 DNA サンプルは，栄養・エピジェネティック制御・ヒト疾患の間の相関の評価に用いることができるかもしれない（Waterland and Michels, 2007）。

栄養学研究者にとって，どのような新しいエピジェネティクスの技術が利用可能か

研究者にとって，全体的なシトシンのメチル化とヒストン修飾の栄養の影響を評価することは共通した項目である。全体的な測定は解釈が難しく，重要なローカス特異的なエピジェネティックな変化を見落とす可能性がある。今後の研究として，候補遺伝子領域に焦点を置くか，ゲノムスケールで興味のある領域をスクリーニングする方法をとるべきである。特定のゲノム領域のヒストン修飾はクロマチン免疫沈降法（ChIP）により解析される。クロマチン（ゲノム DNA はヌクレオソームに結合している）が小さいフラグメントに切断され，特異的なヒストン修飾が多い部分を単離するために抗体が用いられる。このフラクションから DNA が単離され，興味あるゲノム領域の定量的 PCR によって，異なったサンプル間でヒストン修飾の相対的な量を決定する。ヒストン修飾のゲノムスケールの研究は一般的になってきている。ChIP プルダウンして，ラベル後，タイリングアレイとハイブリダイズするか（ChIP マイクロアレイ）（Van Steensel and Henikoff, 2003），ショットガンシーケンスをする（ChIP-seq）（Park, 2009）。ショットガンシーケンスは，“ショートリード”または“次世代シーケンシング”とも呼ばれ，マイクロアレイを超えたいくつかの利点を持つ。非線形の領域のハイブリダイゼーションと関連したアーティファクトを避けることができる。シーケンス鎖を数えることはバイアスがかからず，非常に感度がよく定量的である。さらに，繰り返し配列を含まないマイクロアレイと異なり，ショットガンシーケンスは“アンカー”特異的な繰り返し配列を解析することができるので，構成するゲノムの半分近くを解析することが可能である。

DNA メチル化解析の最も定量的な方法はビスルフィ

ト修飾に依存している。ビスルフィト修飾に続くPCRにより，非メチル化シトシンがチミンに変換し，一方，メチル化したシトシンはシトシンのまま残ることから，エピジェネティックな情報を遺伝子情報に変換・解析する（Frommer *et al*., 1992）。これによりエピジェネティックな情報を遺伝学的な情報に変換する。ビスルフィト処理後のPCR産物についてさまざまな方法によってシーケンスを行う。ビスルフィト変換とともにパイロシーケンス（Shen and Waterland, 2007）を行うことは，領域特異的CpGメチル化の定量的測定の定番となっている。この古典的な方法によって得られた分子特異的なデータは，細胞の混合物からのDNAの解析などに，例えば，ゲノムインプリンティングの研究などに有用である。それぞれのサンプルから十分な数のクローン（20以上）がシーケンスされたのであれば，定量的な結果が得られる。DNAメチル化のゲノムスケールのデータはいくつかの方法によって得られる。メチル化DNA免疫沈降（MeDIP）は5−メチルシトシンに対する抗体を用いて，ChIPのように行われる。MeDIPのプルダウンはタイリングアレイ（Weber *et al*., 2005）やショットガンシーケンス（Maunakea *et al*., 2010）によって解析される。ひとつの重要な注意点は，MeDIPはCpG密度が低いゲノム領域（すなわちゲノムの大部分）では十分にできないということである。メチル化感受性制限酵素を用いたさまざまな方法により，メチル化・非メチル化ゲノム領域のライブラリーが作られる。さらにマイクロアレイやショットガンシーケンスを組み合わせてゲノムスケールデータが得られる（Khulan *et al*., 2006, Shen *et al*., 2007；Irizarry *et al*., 2008）。この方法は感受性は高いが，ゲノム領域のカバーできる範囲が小さい。メチル化情報は制限酵素サイトのなかにあるCpGに限られるからである。真の意味において，サイト特異的CpGメチル化のゲノムワイドな情報は，ビスルフィト処理後のゲノムDNAのショットガンシーケンスである（Lister *et al*., 2009；Harris *et al*., 2010）。現時点では，多くの解析において高価であるが，ビスルフィトシーケンスはより一般化し，シーケンスのコストは下がるであろう。これらのエピゲノム方法を計画している研究者は，バイオインフォマティクスの専門研究者とともに莫大で複雑なデータ解析をする必要があるであろう。

将来の方向性

栄養学のエピジェネティクスの分野はたいへん困難な問題に直面している。さまざまな栄養状態は，多様なゲノム領域のエピジェネティック制御に影響する可能性がある。それは組織特異的・細胞特異的かもしれない。しかし，この分野はヒトの健康改善の機会が期待されるものである。短い期間の栄養的介入が，感受性の高い時期において，発生のエピジェネティクスを最適化し，その後の人生における健康上の利益を与えるかもしれない。さらに，エピジェネティックなメカニズムは安定であると考えられているが，本質的には影響を受けやすく，病的なエピジェネティックな制御不全を治すことを目的とする栄養学的な治療法が考えられるかもしれない。このような野心的目標が現実的になっている。しかし，そのためには，われわれは食事がエピジェネティックなメカニズムの確立と維持にどのように効果を与えるか，またエピジェネティックな制御不全がヒトの疾患にどのように影響するかをよりよく理解しなければならない。よくデザインされた動物モデルの実験により，エピジェネティックな変化が代謝過程や疾患感受性を引き起こす時期や，細胞，ゲノムローカスを決定することは必須な課題である。

（亀井康富訳）

推奨文献

Jaenisch, R. and Bird, A. (2003) Epigenetic regulation of gene expression: how the genome integrates intrinsic and environmental signals. *Nat Genet* **33** Suppl, 245–254.

Jirtle, R.L. and Skinner, M.K. (2007) Environmental epigenomics and disease susceptibility. *Nat Rev Genet* **8**, 253–262.

Ptashne, M. (2007) On the use of the word "epigenetic". *Curr Biol* **17**, R233–236.

Ulrey, C.L., Liu, L., Andrews, L.G., and Tollefsbol, T.O. 2005. The impact of metabolism on DNA methylation. *Hum Mol Genet* **14** Spec No. 1, R139–147.

Waterland, R.A. and Michels, K.B. (2007) Epigenetic epidemiology of the developmental origins hypothesis. *Annu Rev Nutr* **27**, 363–388.

［文　献］

Aravin, A.A., Sachidanandam, R., Bourc'his, D., *et al.* (2008) A piRNA pathway primed by individual transposons is linked to de novo DNA methylation in mice. *Mol Cell* **31,** 785–799.

Bernstein, B.E., Stamatoyannopoulos, J.A., Costello, J.F., *et al.* (2010) The NIH Roadmap Epigenomics Mapping Consortium. *Nat Biotechnol* **28,** 1045–1048.

Bestor, T. and Hannon, G.J. (2008) A piRNA pathway primed by individual transposons is linked to de novo DNA methylation in mice. *Mol Cell* **31,** 785–799.

Biniszkiewicz, D., Gribnau, J., Ramsahoye, B., *et al.* (2002) Dnmt1 overexpression causes genomic hypermethylation, loss of imprinting, and embryonic lethality. *Mol Cell Biol* **22,** 2124–2135.

Boffa, L.C., Lupton, J.R., Mariani, M.R., *et al.* (1992) Modulation of colonic epithelial cell proliferation, histone acetylation, and luminal short chain fatty acids by variation of dietary fiber (wheat bran) in rats. *Cancer Res* **52,** 5906–5912.

Brosnan, J.T. and Brosnan, M.E. (2007) Creatine: endogenous

metabolite, dietary, and therapeutic supplement. *Annu Rev Nutr* **27,** 241–261.

Caudill, M.A., Wang, J.C., Melnyk, S., *et al.* (2001) Intracellular S-adenosylhomocysteine concentrations predict global DNA hypomethylation in tissues of methyl-deficient cystathionine beta-synthase heterozygous mice. *J Nutr* **131,** 2811–2818.

Cedar, H. and Bergman, Y. (2009) Linking DNA methylation and histone modification: patterns and paradigms. *Nat Rev Genet* **10,** 295–304.

Champagne, F.A., Weaver, I.C., Diorio, J., *et al.* (2006) Maternal care associated with methylation of the estrogen receptor-alpha1b promoter and estrogen receptor-alpha expression in the medial preoptic area of female offspring. *Endocrinology* **147,** 2909–2915.

Debaun, M.R., Niemitz, E.L., and Feinberg, A.P. (2003) Association of in vitro fertilization with Beckwith-Wiedemann syndrome and epigenetic alterations of LIT1 and H19. *Am J Hum Genet* **72,** 156–160.

Devlin, A.M., Bottiglieri, T., Domann, F.E., *et al.* (2005) Tissue-specific changes in H19 methylation and expression in mice with hyperhomocysteinemia. *J Biol Chem* **280,** 25506–25511.

Dolinoy, D.C., Huang, D., and Jirtle, R.L. (2007) Maternal nutrient supplementation counteracts bisphenol A-induced DNA hypomethylation in early development. *Proc Natl Acad Sci USA* **104,** 13056–13061.

Egger, G., Liang, G., Aparicio, A. *et al.* (2004) Epigenetics in human disease and prospects for epigenetic therapy. *Nature* **429,** 457–463.

Ehrlich, M. (2003) Expression of various genes is controlled by DNA methylation during mammalian development. *J Cell Biochem* **88,** 899–910.

Einstein, F., Thompson, R.F., Bhagat, T.D., *et al.* (2010) Cytosine methylation dysregulation in neonates following intrauterine growth restriction. *PLoS One* **5,** e8887.

Feinberg, A.P. (2008) Epigenetics at the epicenter of modern medicine. *JAMA* **299,** 1345–1350.

Figueiredo, J.C., Grau, M.V., Wallace, K., *et al.* (2009) Global DNA hypomethylation (LINE-1) in the normal colon and lifestyle characteristics and dietary and genetic factors. *Cancer Epidemiol Biomarkers Prev* **18,** 1041–1049.

Friso, S., Choi, S.W., Girelli, D., *et al.* (2002) A common mutation in the 5,10-methylenetetrahydrofolate reductase gene affects genomic DNA methylation through an interaction with folate status. *Proc Natl Acad Sci USA* **99,** 5606–5611.

Frommer, M., McDonald, L.E., Millar, D.S., *et al.* (1992) A genomic sequencing protocol that yields a positive display of 5-methylcytosine residues in individual DNA strands. *Proc Natl Acad Sci USA* **89,** 1827–1831.

Fryer, A.A., Nafee, T.M., Ismail, K.M., *et al.* (2009) LINE-1 DNA methylation is inversely correlated with cord plasma homocysteine in man: a preliminary study. *Epigenetics* **4,** 394–398.

Ghoshal, K., Li, X., Datta, J., *et al.* (2006) A folate- and methyl-deficient diet alters the expression of DNA methyltransferases and methyl CpG binding proteins involved in epigenetic gene silencing in livers of F344 rats. *J Nutr* **136,** 1522–1527.

Glenn, M.J., Gibson, E.M., Kirby, E.D., *et al.* (2007) Prenatal choline availability modulates hippocampal neurogenesis and neurogenic responses to enriching experiences in adult female rats. *Eur J Neurosci* **25,** 2473–2482.

Gluckman, P.D., Hanson, M.A., Buklijas, T., *et al.* (2009) Epigenetic mechanisms that underpin metabolic and cardiovascular diseases. *Nat Rev Endocrinol* **5,** 401–408.

Hansen, M., Kurinczuk, J.J., Bower, C., *et al.* (2002) The risk of major birth defects after intracytoplasmic sperm injection and in vitro fertilization. *N Engl J Med* **346,** 725–730.

Harris, R.A., Wang, T., Coarfa, C., *et al.* (2010) Comparison of sequencing-based methods to profile DNA methylation and identification of monoallelic epigenetic modifications. *Nat Biotechnol* **28,** 1097–1105.

Heijmans, B.T., Tobi, E.W., Stein, A.D., *et al.* (2008) Persistent epigenetic differences associated with prenatal exposure to famine in humans. *Proc Natl Acad Sci USA* **105,** 17046–17049.

Heil, S.G., Riksen, N.P., Boers, G.H., *et al.* (2007) DNA methylation status is not impaired in treated cystathionine beta-synthase (CBS) deficient patients. *Mol Genet Metab* **91,** 55–60.

Heintzman, N.D., Hon, G.C., Hawkins, R.D., *et al.* (2009) Histone modifications at human enhancers reflect global cell-type-specific gene expression. *Nature* **459,** 108–112.

Ho, E., Clarke, J.D., and Dashwood, R.H. (2009) Dietary sulforaphane, a histone deacetylase inhibitor for cancer prevention. *J Nutr* **139,** 2393–2396.

Ingrosso, D., Cimmino, A., Perna, A.F., *et al.* (2003) Folate treatment and unbalanced methylation and changes of allelic expression induced by hyperhomocysteinaemia in patients with uraemia. *Lancet* **361,** 1693–1699.

Irizarry, R.A., Ladd-Acosta, C., Carvalho, B., *et al.* (2008) Comprehensive high-throughput arrays for relative methylation (CHARM). *Genome Res* **18,** 780–790.

Irizarry, R.A., Ladd-Acosta, C., Wen, B., *et al.* (2009) The human colon cancer methylome shows similar hypo- and hypermethylation at conserved tissue-specific CpG island shores. *Nat Genet* **41,** 178–186.

Issa, J.P., Ottaviano, Y.L., Celano, P., *et al.* (1994) Methylation of the oestrogen receptor CpG island links ageing and neoplasia in human colon. *Nat Genet* **7,** 536–540.

Jaenisch, R. and Bird, A. (2003) Epigenetic regulation of gene expression: how the genome integrates intrinsic and environmental signals. *Nat Genet* **33** Suppl, 245–254.

Janca, F.C., Jost, L.K., and Evenson, D.P. (1986) Mouse testicular and sperm cell development characterized from birth to adulthood by dual parameter flow cytometry. *Biol Reprod* **34,** 613–623.

Jirtle, R.L. and Skinner, M.K. (2007) Environmental epigenomics and disease susceptibility. *Nat Rev Genet* **8,** 253–262.

Kaput, J. (2007) Developing the promise of nutrigenomics through complete science and international collaborations. *Forum Nutr* **60,** 209–223.

Katari, S., Turan, N., Bibikova, M., *et al.* (2009) DNA methylation and gene expression differences in children conceived in vitro or in vivo. *Hum Mol Genet* **18,** 3769–3778.

Kellermayer, R., Balasa, A., Zhang, W., *et al.* (2010) Epigenetic maturation in colonic mucosa continues beyond infancy in mice. *Hum Mol Genet* **19,** 2168–2176.

Khulan, B., Thompson, R.F., Ye, K., *et al.* (2006) Comparative isoschizomer profiling of cytosine methylation: the HELP assay. *Genome Res* **16,** 1046–1055.

Kobayashi, H., Hiura, H., John, R.M., *et al.* (2009) DNA methylation errors at imprinted loci after assisted conception originate in the parental sperm. *Eur J Hum Genet* **17,** 1582–1591.

Kotsopoulos, J., Sohn, K.J., and Kim, Y.I. (2008) Postweaning dietary folate deficiency provided through childhood to puberty permanently increases genomic DNA methylation in adult rat liver. *J Nutr* **138,** 703–709.

Lillycrop, K.A., Phillips, E.S., Torrens, C., *et al.* (2008) Feeding pregnant rats a protein-restricted diet persistently alters the methylation of specific cytosines in the hepatic PPAR alpha promoter of the offspring. *Br J Nutr* **100,** 278–282.

Lister, R., Pelizzola, M., Dowen, R.H., *et al.* (2009) Human DNA methylomes at base resolution show widespread epigenomic differences. *Nature* **462,** 315–322.

Luka, Z., Mudd, S.H., and Wagner, C. (2009) Glycine N-methyltransferase and regulation of S-adenosylmethionine levels. *J Biol Chem* **284,** 22507–22511.

Maher, E.R. (2005) Imprinting and assisted reproductive technology. *Hum Mol Genet* **14,** Spec No. 1, R133–138.

Margueron, R. and Reinberg, D. (2010) Chromatin structure and the inheritance of epigenetic information. *Nat Rev Genet* **11,** 285–296.

Maunakea, A.K., Nagarajan, R.P., Bilenky, M., *et al.* (2010) Conserved role of intragenic DNA methylation in regulating alternative promoters. *Nature* **466,** 253–257.

Meck, W.H. and Williams, C.L. (2003) Metabolic imprinting of choline by its availability during gestation: implications for memory and attentional processing across the lifespan. *Neurosci Biobehav Rev* **27,** 385–399.

Meeran, S.M., Patel, S.N., and Tollefsbol, T.O. (2010) Sulforaphane causes epigenetic repression of hTERT expression in human breast cancer cell lines. *PLoS One* **5,** e11457.

Morgan, H.D., Jin, X.L., Li, A., *et al.* (2008) The culture of zygotes to the blastocyst stage changes the postnatal expression of an epigenetically labile allele, agouti viable yellow, in mice. *Biol Reprod* **79,** 618–623.

Niculescu, M.D., Craciunescu, C.N., and Zeisel, S.H. (2006) Dietary choline deficiency alters global and gene-specific DNA methylation in the developing hippocampus of mouse fetal brains. *FASEB J* **20,** 43–49.

Novick A.W.M. (1957) Enzyme induction as an all-or-none phenomenon. *Proc Natl Acad Sci USA* **43,** 553–566.

Olson, E.N. and Klein, W.H. (1994) bHLH factors in muscle development: dead lines and commitments, what to leave in and what to leave out. *Genes Dev* **8,** 1–8.

Park, J.H., Stoffers, D.A., Nicholls, R.D., *et al.* (2008) Development of type 2 diabetes following intrauterine growth retardation in rats is associated with progressive epigenetic silencing of Pdx1. *J Clin Invest* **118,** 2316–2324.

Park, P.J. (2009) ChIP-seq: advantages and challenges of a maturing technology. *Nat Rev Genet* **10,** 669–680.

Pembrey, M. (1996) Imprinting and transgenerational modulation of gene expression; human growth as a model. *Acta Genet Med Gemellol (Roma)* **45,** 111–125.

Pembrey, M.E., Bygren, L.O., Kaati, G., *et al.* (2006) Sex-specific, male-line transgenerational responses in humans. *Eur J Hum Genet* **14,** 159–166.

Ptashne, M. (2007) On the use of the word "epigenetic". *Curr Biol* **17,** R233–236.

Rakyan, V.K., Blewitt, M.E., Druker, R., *et al.* (2002) Metastable epialleles in mammals. *Trends Genet* **18,** 348–351.

Rees, W.D., Hay, S.M., Brown, D.S., *et al.* (2000) Maternal protein deficiency causes hypermethylation of DNA in the livers of rat fetuses. *J Nutr* **130,** 1821–1826.

Reik, W. (2007) Stability and flexibility of epigenetic gene regulation in mammalian development. *Nature* **447,** 425–432.

Riggs, A.D. and Porter, T.N. (1996) Overview of epigenetic mechanisms. In V.E. Russo, R.A. Martienssen, R.A. and A.D. Riggs (eds), *Epigenetic Mechanisms of Gene Regulation.* Cold Spring Harbor Laboratory Press, Plainview, pp. 29–46.

Rivera, R.M., Stein, P., Weaver, J.R., *et al.* (2008) Manipulations of mouse embryos prior to implantation result in aberrant expression of imprinted genes on day 9.5 of development. *Hum Mol Genet* **17,** 1–14.

Santos, F. and Dean, W. (2004) Epigenetic reprogramming during early development in mammals. *Reproduction* **127,** 643–651.

Sasaki, H. and Matsui, Y. (2008) Epigenetic events in mammalian germ-cell development: reprogramming and beyond. *Nat Rev Genet* **9,** 129–140.

Selhub, J. (2006) The many facets of hyperhomocysteinemia: studies from the Framingham cohorts. *J Nutr* **136,** 1726S–1730S.

Shelnutt, K.P., Kauwell, G.P., Gregory, J.F., 3rd, *et al.* (2004) Methylenetetrahydrofolate reductase 677C→T polymorphism affects DNA methylation in response to controlled folate intake in young women. *J Nutr Biochem* **15,** 554–560.

Shen, L., Kondo, Y., Guo, Y., *et al.* (2007) Genome-wide profiling of DNA methylation reveals a class of normally methylated CpG island promoters. *PLoS Genet* **3,** 2023–2036.

Shen, L. and Waterland, R.A. (2007) Methods of DNA methylation analysis. *Curr Opin Clin Nutr Metab Care* **10,** 576–581.

Skene, P.J., Illingworth, R.S., Webb, S., *et al.* (2010) Neuronal MeCP2 is expressed at near histone-octamer levels and globally alters the chromatin state. *Mol Cell* **37,** 457–468.

Smith, A.D., Kim, Y.I., and Refsum, H. (2008) Is folic acid good for everyone? *Am J Clin Nutr* **87,** 517–533.

Song, F., Mahmood, S., Ghosh, S., *et al.* (2009) Tissue specific differentially methylated regions (TDMR): changes in DNA methylation during development. *Genomics* **93,** 130–139.

Steegers-Theunissen, R.P., Obermann-Borst, S.A., Kremer, D., *et al.* (2009) Periconceptional maternal folic acid use of 400 microg per day is related to increased methylation of the IGF2 gene in the very young child. *PLoS One* **4,** e7845.

Stevens, A., Begum, G., Cook, A., *et al.* (2010) Epigenetic changes in the hypothalamic proopiomelanocortin and glucocorticoid receptor genes in the ovine fetus after periconceptional undernutrition. *Endocrinology* **151,** 3652–3664.

Stover, P.J. and Garza, C. (2002) Bringing individuality to public health recommendations. *J Nutr* **132,** 2476S–2480S.

Taes, Y.E., Bruggeman, E., Bleys, J., *et al.* (2007) Lowering methylation demand by creatine supplementation paradoxically decreases DNA methylation. *Mol Genet Metab* **92,** 283–284.

Takahashi, K. and Yamanaka, S. (2006) Induction of pluripotent stem cells from mouse embryonic and adult fibroblast cultures by defined factors. *Cell* **126,** 663–676.

Tilghman, S.M. and Willard, H.F. (1995) Epigenetic regulation in mammals. In S.C. Elgin (ed.), *Chromatin Structure and Gene Expression.* IRL Press, Oxford, pp. 197–222.

Tobi, E.W., Lumey, L.H., Talens, R.P., *et al.* (2009) DNA methylation differences after exposure to prenatal famine are common and timing- and sex-specific. *Hum Mol Genet* **18,** 4046–4053.

Turan, N., Katari, S., Gerson, L.F., *et al.* (2010) Inter- and intra-individual variation in allele-specific DNA methylation and gene expression in children conceived using assisted reproductive technology. *PLoS Genet* **6,** e1001033.

Ulrey, C.L., Liu, L., Andrews, L.G., *et al.* (2005) The impact of metabolism on DNA methylation. *Hum Mol Genet* **14,** Spec No. 1, R139–147.

Van Den Veyver, I. (2002) Genetic effects of methylation diets. *Annu Rev Nutr* **22,** 255–282.

Van Steensel, B. and Henikoff, S. (2003) Epigenomic profiling using microarrays. *Biotechniques* **35,** 346–350, 352–354, 356–357.

Wachtershauser, A. and Stein, J. (2000) Rationale for the luminal provision of butyrate in intestinal diseases. *Eur J Nutr* **39,** 164–171.

Waddington, C.H. (1968) The basic ideas of biology. In C.H. Waddington (ed.), *Towards a Theoretical Biology*. Edinburgh University Press, Edinburgh, pp. 1–32.

Waterland, R.A. and Garza, C. (1999) Potential mechanisms of metabolic imprinting that lead to chronic disease. *Am J Clin Nutr* **69,** 179–197.

Waterland, R.A. and Jirtle, R.L. (2003) Transposable elements: targets for early nutritional effects on epigenetic gene regulation. *Mol Cell Biol* **23,** 5293–5300.

Waterland, R.A. and Jirtle, R.L. (2004) Early nutrition, epigenetic changes at transposons and imprinted genes, and enhanced susceptibility to adult chronic diseases. *Nutrition* **20,** 63–68.

Waterland, R.A. and Michels, K.B. (2007) Epigenetic epidemiology of the developmental origins hypothesis. *Annu Rev Nutr* **27,** 363–388.

Waterland, R.A., Dolinoy, D.C., Lin, J.R., *et al.* (2006a) Maternal methyl supplements increase offspring DNA methylation at Axin fused. *Genesis* **44,** 401–406.

Waterland, R.A., Kellermayer, R., Laritsky, E., *et al.* (2010) Season of conception in rural Gambia affects DNA methylation at putative human metastable epialleles. *PLoS Genet* **6,** e1001252.

Waterland, R.A., Kellermayer, R., Rached, M.T., *et al.* (2009) Epigenomic profiling indicates a role for DNA methylation in early postnatal liver development. *Hum Mol Genet* **18,** 3026–3038.

Waterland, R.A., Lin, J.R., Smith, C.A., *et al.* (2006b) Post-weaning diet affects genomic imprinting at the insulin-like growth factor 2 (Igf2) locus. *Hum Mol Genet* **15,** 705–716.

Weaver, I.C., Cervoni, N., Champagne, F.A., *et al.* (2004) Epigenetic programming by maternal behavior. *Nat Neurosci* **7,** 847–854.

Weber, M., Davies, J.J., Wittig, D., *et al.* (2005) Chromosome-wide and promoter-specific analyses identify sites of differential DNA methylation in normal and transformed human cells. *Nat Genet* **37,** 853–862.

Whitelaw, N.C. and Whitelaw, E. (2008) Transgenerational epigenetic inheritance in health and disease. *Curr Opin Genet Dev* **18,** 273–279.

Wolff, G.L., Kodell, R.L., Moore, S.R., *et al.* (1998) Maternal epigenetics and methyl supplements affect agouti gene expression in Avy/a mice. *FASEB J* **12,** 949–957.

Zeisel, S.H. (2006) Choline: critical role during fetal development and dietary requirements in adults. *Annu Rev Nutr* **26,** 229–250.

3

遺伝的変異と栄養素代謝

Leah E. Cahill and Ahmed El-Sohemy

要　　約

摂取した栄養素や生物活性物質に対する反応の違いは，栄養学研究の継続的な課題のひとつである。反応とは，栄養素や生化学マーカーの血中レベル，または疾病などを表現形とするものである。個人により大きく異なる栄養素摂取による反応への対処，および予測をするために，ゲノム情報を利用することについて，研究者や医療従事者の間で関心が高まりつつある。ヒトのゲノム研究における最近の進歩は，栄養素代謝に影響を及ぼす遺伝子には，膨大な数の変異があることを明らかにしてきた。しかし栄養所要量にすべてを反映するには未解明な部分がある。ハイスループット（高速評価）技術の発展は，迅速かつコストをかけずに遺伝子の変異を判定することを可能にし，栄養に関する観察研究や臨床研究への応用に弾みをつけている。吸収，拡散，取込み，利用，生体内変換，排泄などの効率の差が，ターゲットとなる組織などにおける栄養素レベルに最終的には影響を及ぼす。受容体，酵素，輸送体，イオンチャネルのような，ターゲットとなるタンパク質をコードしている遺伝子変異もまた栄養素に対する反応に影響を及ぼしている。すべての制御レベルで，遺伝子と相互作用をする栄養素について研究するために，ハイスループット“オミクス（omics）”（包括的に生命情報を扱う学問）技術の利用をすることをニュートリゲノミクス（nutrigenomics）といい，ニュートリジェネティクス（nutrigenetics）は栄養素に対する反応で，遺伝的変異により影響を受けるものについてのみを表す単語として使用される場合がある。本章の目的は，栄養素代謝におけるヒトの遺伝的変異の役割に関する最近の知見を紹介することである。そしてこの分野における特筆すべき進展を解説するために注目すべき例をいくつか示した。遺伝的変異のマーカーを栄養や健康を目的とした研究に取り入れることは，待望の個別化食事指導に役立ち，科学的に確立された食事と健康の相互関係は，公の健康指針を作成するにあたり改革をもたらすであろう。

はじめに

ニュートリゲノミクス（またはニュートリショナル・ゲノミクス）は，さまざまな健康状態に影響を及ぼす膨大な遺伝情報と，栄養素がどのように相互作用するかについて明らかにするため，システム生物学とバイオ情報科学ツールを用いたハイスループット“オミクス（omics）”技術のことを指す（Ordovas *et al.*, 2007；Ordovas, 2008）。遺伝子と栄養素の相互作用は表裏一体といえる。なぜなら一方では栄養素は遺伝子の発現や機能を変化させることができる（エピジェネティックな修飾も含み，これに関しては本書の第2章で述べる）。また一方ではニュートリジェネティクスと称されている遺伝子多型は，栄養素に対する反応を変化させることもできる（El-Sohemy, 2007）。このニュートリジェネティクスも遺伝的変異が，どのように食物摂取と食行動に影響を及ぼすかという研究の側面を持っている（Garcia-Bailo *et al.*, 2009；Eny and El-Sohemy, 2010）。しかし，これについては本章では詳しく述べない。栄養素摂取によるさまざまな反応において，遺伝学は重要な役割を持つが，例えば年齢，性別，身体活動，喫煙，栄養状態などの他の要因を考慮することも重要である。

約10年前に完了した最初のヒトゲノム配列解読は，栄養素や他の食事成分への応答性における個人差について，明らかにすることにさらに重点を置き始めるという栄養研究の新しい時代の幕を開いた。一塩基多型(single nucleotide polymorphisms：SNPs)は最も一般的な遺伝的変異のひとつで，1,000万以上の一塩基多型が dbSNPs のような公共データベースに納められている（Thorisson and Stein, 2003)。他のタイプの遺伝的変異には，塩基の反復・挿入・欠失およびコピー数変異体(copy number variants：CNVs）などがある。多型が起こるゲノムの領域により，栄養素代謝へ及ぼす影響は大きく異なっている。遺伝的変異がどのように栄養素に対する反応に大きな影響を及ぼすかという初期の例には，フェニルケトン尿症（phenylketonuria：PKU）のような先天性代謝異常がある。これは通常，単一遺伝子の単一変異により，ある特定の栄養素の摂取により特異的な症状を呈する(Levy, 1989)。フェニルアラニンのような必須アミノ酸が，一部の人には有害であることが明らかになったことにより，一部の国ではアスパルテームを含んでいるダイエット用飲料に，フェニルアラニン含有の表示を義務づけている。これは基本的には特定の遺伝子型の人のために表示義務を行っている食品の例である。乳糖(lactose)不耐症は遺伝子と栄養素の相互作用としては有名な例であり，乳糖フリー食品があるように，特定の遺伝子型を持つ人のための食品が開発される理由でもある（Swallow, 2003)。乳糖不耐症の人は，乳製品中の乳糖を効率的に分解することができない。したがって，乳糖を含む食品を制限するか，ラクターゼのサプリメントを服用するか，急性の胃腸障害を起こさないように乳糖フリーの乳製品を摂取することが勧められている（Swagerty *et al*., 2002)。しかし，こういった例とは異なって，栄養に関係する慢性疾患は多くの遺伝子が関与し，複雑な病因を有するために，しばしば発症するまでに数十年かかることもある。糖尿病，骨粗鬆症，癌そして心血管疾患(cardiovascular disease：CVD）のような複雑な慢性疾患の発症において，特定の食事性因子と遺伝子変異の関係を明らかにすることは大きな課題となっている。

栄養素や食物由来の生理活性物質の日常的な摂取，吸収，消化，輸送，取込み，利用，生体内変換，排出には，酵素，受容体，輸送体，イオンチャネル，ホルモンといったさまざまなタンパク質が関与している。これらのタンパク質をコードしている遺伝子変異は，タンパク質が効率的に機能するようにしたり，タンパク質の量を変化させたりしている。遺伝的多様性が栄養素の代謝に関与するタンパク質の量や,機能の変化につながるのであれば,栄養状態にも影響を及ぼすこととなる。ヒトの遺伝的変異マーカーを取り入れた研究は，従来から候補遺伝子を利用した取組みに頼っていた。これには目的とする栄養素に作用するさまざまな代謝経路についての既存の知識が必要である。多数の SNPs や，コピー数変異体(CNVs)(通常10万から200万に及ぶマーカーがゲノム全体に分布している）による影響を調べることによって，栄養素への応答を左右する遺伝的変異を検出するというゲノムワイド関連解析（genome-wide association study：GWAS)は，最新技術を利用した偏りのない取組みである。シーケンス技術の急速な進歩は，引き続き遺伝子タイピングのコストを削減し，実際に多数の人の全ゲノム解読を可能とするであろう（Levy *et al*., 2007)。しかし，栄養学と遺伝学両方の手法を用いた大部分の研究は，候補遺伝子を利用してしばらくは行われるであろう。候補として選ばれる遺伝子の多くは，栄養素や食物由来の生理活性物質のターゲット，または生理活性化合物の代謝経路の中間物質の遺伝子である傾向が強い（El-Sohemy, 2007)。いくつかの SNPs は一連のかたまりとして遺伝するため（ハプロタイプという)，“タグ”SNPs は目的の遺伝子について多くの変異を検出するのによく用いられる。これまでの研究では，単一遺伝子における単一の SNPs に着目する傾向があったが，栄養素の代謝経路に沿った複数の遺伝子の変異を探査することに関心が向けられてきている（van Ommen, *et al*., 2010)。なお，候補遺伝子による候補遺伝子変異を検出するための情報サイトをいくつか記載した（表3.1)。

大部分の栄養素について，健康と関連づけて検討している栄養疫学研究は，しばしば一貫性のない結果を示してきた。これは交絡因子を持つ適切でないコントロールや，栄養条件への曝露の誤分類といった実験研究デザインに問題があることが一因でもあるが，研究間による対象者の遺伝的変異も一貫性のない結果の原因となっている。よって，栄養研究への遺伝学導入は，一貫性のある結果を導くものである（図3.1)。遺伝子変異により出された結果は，栄養条件の違いにより出された結果より，ずっと信頼性と正確性があると評価されているが，遺伝子変異と健康を結びつける遺伝子関連研究もまた矛盾する結果を示してきた(Ioannidis *et al*., 2001)。したがって，遺伝的データを導入することは，栄養研究における一貫性のない結果を再検討できるだけでなく，食事のような環境因子の評価を取り入れることにより，矛盾している遺伝子関連研究の結果も説明できるものとなるであろう（Luan *et al*., 2001)。遺伝子と食事の相互作用に関する研究は，わずか数か所の研究室でしか行われていない比較的新しい分野であるため，過去のデータを再現して確認する研究が十分ではなかった。ある相互作用について，多くの集団において再現できるといったデータが集まり始めているが，集団による遺伝子の有意性や環境，生理的な違いがあるため，いまだ再現されていない相互作用も多い（Helgadottir *et al*., 2006)。

食事性脂肪

この分野における最も初期の研究のいくつかは，Jose Ordovas らにより始められ，食事性脂肪やコレステロー

表3.1 有用なデータベースおよびヒト遺伝子に関する情報サイト

情報元	ウェブサイト
dbSNP	http：//www.ncbi.nlm.nih.gov/projects/SNP/index.html
HapMap	www.hapmap.org
The Human Variome Project	http：//www.humanvariomeproject.org/index.php/about
The Human Phenotype Ontology Website	http://www.human-phenotype-ontology.org/PhenExplorer/PhenExplorer.html
UCSC Genome Bioinformatics	http：//genome.ucsc.edu/
P³G Observatory	http：//www.p3gobservatory.org/
The Pharmacogenomics Knowledge Base	http：//www.pharmgkb.org/index.jsp
HUGO Gene Nomenclature Committee	http：//www.genenames.org/
The Gene Ontology	http：//www.geneontology.org/
The Human Gene Compendium	http：//www.genecards.org/
Online Mendelian Inheritance in Man	http：//www.ncbi.nlm.nih.gov/omim
Broad Institute Software Page	http：//www.broadinstitute.org//scientific-community/software
Reactome	http：//www.reactome.org/ReactomeGWT/entrypoint.html
NHGRI	www.genome.gov
GWASCentral	www.gwascentral.org
The Centre for Applied Genomics	http：//projects.tcag.ca/variation/

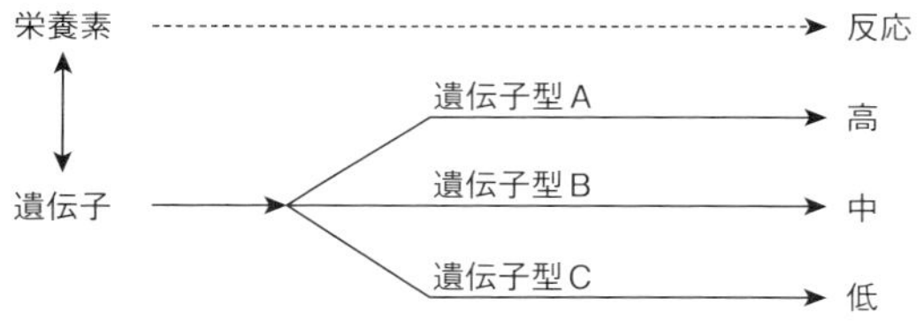

図3.1 遺伝的変異は栄養素摂取による反応を変化させる

ルに対する，血中脂質の反応にかかわる遺伝子の変異を明らかにすることに集中していた（Ordovas, 2008）。食事性脂肪による脂質代謝に関係する遺伝子については，遺伝子–食事の相互作用に関する研究のなかでは，最も広く研究されているものであろう（第9章および第10章を参照）。アポリポタンパク質(apo)A-ⅠとA-Ⅱ(*APOA1*と*APOA2*遺伝子によってコードされる）は，それぞれ脂質代謝で重要な役割を演じている。一般的な機能にかかわる*APOA2*の一塩基多型（－265T>C：開始コドンより－265番目のTがCに置換，rs5082：データベース上の番号）で，飽和脂肪酸の摂取量とBMIの相互作用について，フラミンガム第2世代コホート（白人1,454人），脂質低下薬と食事ネットワークの遺伝学的研究（白人1,078人）やボストンプエルトリコセンターによる集団の健康と健康格差の研究(カリブ出身のヒスパニック930人）といったアメリカにおける3集団についての調査がある（Corella *et al*., 2009）。3集団においてCC遺伝子型を持つ人は，およそ10%から16%であり，BMIに関しては，*APOA2*の－265T>C一塩基多型と飽和脂肪酸の摂取量は，有意な相互作用があることがすべての3集団において示されている。飽和脂肪酸の摂取量が多くCC遺伝子型を持つ人は，対立遺伝子Tを保有する人と比較して，肥満になるリスクが約2倍高いが，飽和脂肪酸の摂取量が少ないグループではこの傾向は観察されなかった。3つの独立した集団において，食事–遺伝子の相互作用が肥満のリスクに大きな影響を及ぼすことと，再現性のある結果であることを示した最初の研究である。研究の再現がなされることにより，データが確実になることに加え，食事–遺伝子の相互作用の研究結果を再現するということは，以前ほとんどなかったために着目されている。食事–*APOA2*遺伝子相互作用の多型は，遺伝的に種々な集団（すなわちヨーロッパ系アメリカ人とヒスパニック系アメリカ人)で，同様の研究結果が得られ，異なった集団においても飽和脂肪酸の摂取量が，エネルギーバランスにこの遺伝子多型は直接影響を及ぼすかもしれないことを示唆している（Corella *et al*., 2009)。同じ研究グループが，この遺伝子–食事の相互作用について新たな2つの集団における再試を行い，さらにこの遺伝子–食事の相互作用について実証をした(Corella *et al*., 2011)。

食事性脂肪に関する，よく知られている他の例としては，ペルオキシソーム増殖剤応答性受容体（PPARγ）遺伝子との相互作用がある。PPARγは脂質代謝に影響を及ぼし，一般的な変異は代謝性疾患との関連があるとされている。PPARγは核内受容体で脂質代謝や脂肪分化といったさまざまな過程において関与している。PPARγの内因性リガンドは多価不飽和脂肪酸（PUFA）であることから，*PPARγ*のPro12Ala(12番目のアミノ酸がプロリンからアラニンに置換）変異により，食事性脂肪の種類，特に飽和脂肪酸の比率によって受ける影響の大きさが異なるとされている。以前の研究では，食事性の飽和脂肪酸に対する多価不飽和脂肪酸の比率が低い場合，アラニンの対立遺伝子を保有する人は，保有しない人と比較してBMIが高いが，比率が高い場合は逆の傾向があることが示されている（Luan *et al*., 2001)。*PPARγ*と心臓代謝疾患との関係を示した研究を含む遺伝子関連研究は，集団により異なる結果が得られることが明らかとなってきたころに，この研究は発表された。食事性脂肪のタイプにより，*PPAR*γ遺伝子型の与える影響は大きく異なるという結果は，遺伝子関連研究は集団における食事習慣についての考慮も必要であることを示唆しているが，こういった見解は遺伝疫学者らには，まだ完全には受け入れられてはいない。

食事性多価不飽和脂肪酸は，ヒトではHDLコレステロール値に影響を及ぼすが(Wijendran and Hayes, 2004)，n−3とn−6 PUFAの影響は一貫した結果が得られていない（Russo, 2009）。例えば，*APOA1*遺伝子（−74G>A）の遺伝子多型は，フラミンガム第2世代コホート研究において，女性では食事性PUFA摂取量と血中HDLコレステロール値に関連が認められている（Ordovas *et al*., 2002）。食事性PUFAはまた，HDLコレステロール値に影響を及ぼしている他の遺伝子とも相互作用があることも明らかとなっている。核内因子κB（NF−κB）*NFKB1*遺伝子の多型（−94Ins/Del ATTG：開始コドンより−94番目の位置にATTGの挿入あるいは欠失）は，PUFAの摂取量とHDLコレステロール値との相互作用に関与している（Fontaine−Bisson *et al*., 2009）。Ins/Ins遺伝子型を持つ人は，PUFAからのエネルギー摂取量が増加するのに伴いHDLコレステロール値の増加が認められ，Del/Del遺伝子型では逆の関係が認められている。ただ，この結果は一方は若年の健常な成人で異なる民族集団と，他方はで2型糖尿病を持つ高齢者の集団といった2つの異なった集団を対象としたものから得られたものである（Fontaine−Bisson *et al*., 2009）。

潜在的な遺伝子−食事の相互作用に関するほとんどの研究は，観察研究であったが，遺伝子型別の食事に対する反応性の違いを調べるといった臨床研究が実施され始めている。これらは，観察研究から得た結果をしばしば応用している。例えば，ω−3脂肪酸サプリメントに対する血中ω−3脂肪酸への反応は*PPAR*−αの162番のロイシンからバリンへの多型(*PPAR*−α L162V)ではなく，apoE ε4対立遺伝子により調整されていることが明らかとなっている（Plourde *et al*., 2009）。すなわちサプリメント投与後，ε4対立遺伝子を持つ人においてのみ，血中ω−3濃度が上昇していた（Plourde *et al*., 2009）。1日当たり3.6gのω−3脂肪酸，またはオリーブ油のプラセボを3か月投与した後の，両グループにおける血中コレステロール値は，*PPAR*−αL162Vの遺伝子型の人においても変化はなかった（Lindi *et al*., 2003）。観察研究により得られた遺伝子−食事の相互作用を臨床研究で明確にすることは，個々人の栄養を考慮するために重要なステップである。

ビタミンB_{12}

ビタミンB_{12}は，細胞分裂時のDNA合成，赤血球形成，神経細胞のミエリン鞘の保持といった重要な機能のために必要である（第22章参照）。臨床的に，ビタミンB_{12}欠乏症は悪性貧血，CVD，癌，神経障害などを引き起こす。ビタミンB_{12}欠乏症は，ビタミンの摂取不足というよりもむしろ腸におけるビタミンB_{12}の吸収障害に起因している（Watanabe, 2007）。さらにまた，極めて重度のビタミンB_{12}欠乏のケースにおいては，ビタミンB_{12}の消化・吸収・利用に関与するまれな遺伝子突然変異により，若年性巨赤芽球性貧血を引き起こす（Tanner *et al*., 2004）。このように，一般の集団において，一般的な多型がビタミンB_{12}の消化・吸収・利用に影響を及ぼすかどうかといった研究に興味が持たれてきた。

Hazraらは，栄養素代謝に影響を及ぼす遺伝子変異を確認するため，ゲノムワイド関連解析（GWAS）を初めて利用したグループである（Hazra *et al*., 2008）。血漿ビタミンB_{12}濃度に影響を及ぼす遺伝子座を確認するために，女性1,658人のデータを用いてGWASを行った。すなわち50万以上の一塩基多型と，血漿ビタミンB_{12}濃度との関連について調べられた。この調査によりフコシル基転移酵素2をコードする遺伝子，*FUT2*遺伝子の一塩基多型（rs492602）と血漿ビタミンB_{12}レベルは強い関係があることが明らかとなった。それはG対立遺伝子のホモ接合体を保有する女性は，A対立遺伝子を保有する女性よりビタミンB_{12}レベルが高いということである。rs492602 一塩基多型は，*FUT2*分泌型を左右し，他の*FUT2*遺伝子変異と強い連鎖不平衡にあり，これによりビタミンB_{12}の吸収と血漿濃度が変わるという機序を示した。ビタミンB_{12}の吸収には，胃細胞から分泌される内因子グリコプロテインの分泌と，ビタミンB_{12}に内因子が結合する必要がある。*FUT2*分泌型はヘリコバクターピロリ感染症と胃炎の両者と関係し，内因子分泌の低下を引き起こす（Carmel *et al*., 1987）。血漿ビタミンB_{12}のGWASから明らかになったことは，癌や心疾患のような複雑な疾病によるビタミンB_{12}欠乏に関する今後の研究に影響を及ぼすであろう。ビタミンの摂取量がわからない場合において，関与が疑われるビタミンをみつけ出すような研究にとって，ビタミンの作用を遺伝的に決定する因子を明らかにすることは有用である。（遺伝疫学手法である）メンデル無作為化は，曝露因子が明らかでない場合，特定の栄養素などの曝露因子と関連する遺伝的変異をその曝露因子の代理として利用する概念である（Davey Smith, 2011）。これは大規模なバイオバンクや遺伝疫学研究にみられるケースであろう。よく行われている，ある一時点においてのみの摂取量に対する評価より，このような遺伝マーカーは有用であると考えられるし，一方では遺伝子変異は生涯にわたって曝露因子に影響を及ぼす可能性がある。

葉　　酸

葉酸（ビタミン B_9）はさまざまな生物学的経路に重要で，不足は慢性疾患の発症に関与する（Jiang *et al*., 2003）（第21章参照）。例えば葉酸の低値は，血中ホモシステイン濃度の上昇と関係があり，CVD 発症リスクの増加につながる可能性がある（Boushey *et al*., 1995）。葉酸欠乏は DNA の合成，メチル化，修復異常を引き起こし，ある種の癌のリスクを高くする可能性がある（Blount *et al*., 1997）。葉酸の多量摂取と結腸直腸癌のような，いくつかの癌発症のリスクは逆相関するが（Bailey, 2003），葉酸は腫瘍形成を実際には増加させる可能性もある（Smith *et al*., 2008）。したがって，摂取不足を防止するだけでなく，過剰摂取の弊害をも最小にするため，食事摂取基準を確立することは重要である。

メチレンテトラヒドロ葉酸リダクターゼ（MTHFR）は，葉酸の代謝に関与する重要な酵素である。非同義置換一塩基多型である *MTHFR* 677C/T（rs1801133）の多型は，酵素活性障害や，ある種の癌発症リスク低下に関与している（Frosst *et al*., 1995）。しかし，この葉酸に関連する多型の予防効果は，適切な葉酸量に依存している（Bailey, 2003）。したがって，*MTHFR* 677C/T 多型のホモ接合体を持つ人でも，葉酸などのメチル基を供与する栄養素のレベルが低い場合は，癌のリスクが高くなる可能性がある（Bailey, 2003）。現在の人種や民族性別のアメリカ人成人の葉酸摂取基準量（400μg/日）を策定するにあたり，*MTHFR* 677C/T 多型の関与を考慮した研究が用いられたように，モデル分析は遺伝子型に基づく栄養素の摂取基準（RDA）策定用に最近になって開発されたものである（Robitaille *et al*., 2009）。葉酸代謝に影響を及ぼす最も広く研究されている遺伝子型である *MTHFR* 677C/T 変異は，個々の所要量に必ずしも影響を及ぼすわけではないと，この評価は結論づけている。なぜなら，各遺伝子型に対応する所要量が，現在の所要量と同じであったからである（Robitaille *et al*., 2009）。遺伝的変異は毒性につながるような栄養素レベルにも影響を与えるため，他の栄養素の摂取上限を決定するためにも同様の分析がされるであろう。

コ　リ　ン

すべての細胞の正常な機能維持にコリンは必要で，特に脳の発達や記憶にとって重要である（第26章参照）。コリンの所要量は，栄養素の欠乏と過剰に関する古典的な研究に，候補遺伝子の遺伝的多型を取り入れて策定された初めてのケースである。食事由来に加えて，コリンは内因性にも合成される。低コリン食を摂取したとき一部の人では，他の人より速く欠乏状態となるが，これは内因性のコリン産生量に差があるためと考えられている。成人男性と女性において，適切なコリン量の食事摂取に続き，彼らが臨床的にコリン欠乏症になるまで，ほとんどコリンを含まない食事を摂取するという研究デザインで，一連の研究を実施した結果，コリン欠乏の徴候である臓器機能不全は，男性は77％，閉経後の女性では80％であったが，閉経前の女性ではわずか44％しか発症しなかった（Fischer *et al*., 2007）。エストロゲン濃度が高い閉経前の女性においては，エストロゲンが内在性コリン合成に関与するホスファチジルエタノールアミン *N*-メチルトランスフェラーゼ（PEMT）遺伝子発現を誘導するため，このグループで欠乏に伴う症状の発症が，軽微であったと考えられている。*MTHFD1* 遺伝子（訳注：メチレンテトラヒドロ葉酸デヒドロゲナーゼをコードする）の多型ではメチルテトラヒドロ葉酸の利用が制限されるため，メチル基供与体としてのコリンの利用が増えることが示されている。一般的な5, 10-メチレンテトラヒドロ葉酸デヒドロゲナーゼの－1958A 対立遺伝子の保有者は，非保有者と比較してコリン欠乏の徴候を示す割合が7倍も高く（Kohlmeier *et al*., 2005），さらに，この対立遺伝子を保有する閉経前の女性は，低コリン食による臓器機能不全発症のリスクが15倍も高いことが示されている（Kohlmeier *et al*., 2005）。これらの知見は，栄養所要量は個人によって大きく異なり，遺伝子変異は年齢や性別により，異なった影響を及ぼすのかもしれないことを示している。

ビタミンC

ビタミン C（アスコルビン酸）は，カルニチン，コラーゲン，ノルエピネフリン，エピネフリンの合成に必要である（第16章参照）。ビタミン C は，酸化障害の減少，他の抗酸化物質の再生，鉄の吸収促進，コレステロールの胆汁酸への転換に関与している。血清アスコルビン酸濃度と，心血管障害（CVD）（Jacob and Sotoudeh, 2002；Boekholdt *et al*., 2006）や糖尿病（Paolisso *et al*., 1994；Sinclair *et al*., 1994）といった慢性疾患のリスクとの間で逆相関が観察されてきた。しかし，いまだに研究結果は一致していない（Loira *et al*., 1998）。食事中のビタミン C と血清アスコルビン酸の用量反応曲線が多様であることより，研究結果の矛盾は，血清アスコルビン酸濃度の個人差に起因している可能性がある（Levine *et al*., 1996；Loira *et al*., 1998）。血清アスコルビン酸に影響を及ぼす，遺伝子とは関係のない因子が明らかとなっているが，こういった因子は大きな個人差の一部を説明するにすぎない（Block *et al*., 1999）。

血清アスコルビン酸の遺伝的な決定要因の研究の例として，至適量ではない摂取量において，どのように遺伝子変異の影響が最も著しく認められるかを明らかにする研究がある。食事中のアスコルビン酸とグルタチオン*S*-トランスフェラーゼ（GST）（シータとミュー・クラス）遺伝子型による血中アスコルビン酸濃度との間には，食事–遺伝子の著しい相互作用が認められている（Cahill *et al*., 2009）。GSTsは，人体でグルタチオン・アスコルビン抗酸化サイクルに寄与する解毒作用を担う酵素ファミリーである。オメガクラスGSTはデヒドロアスコルビン酸をアスコルビン酸へ直接還元するが，他のクラスのGSTが同様にこの機能を持つかどうかはわかっていない。ミューとシータ・クラスGSTには，それぞれ多型により不活性型酵素となる一般的な遺伝子多型がある。GST遺伝子型と血清アスコルビン酸濃度の関係は，摂取する食事中ビタミンC量に依存しているようである。不活性型酵素を持つミューとシータ・クラスGST遺伝子型の人は，ビタミンCの食事摂取基準量を摂取しない場合に，血清アスコルビン酸欠乏のリスクが増加することが明らかとなっている（Cahill *et al*., 2009）。例えば，血清アスコルビン酸欠乏（<11μmol/L）のオッズ比（95%信頼区間）は，酵素活性がある*GSTT1**1*対立遺伝子の保有者で，食事摂取基準量を摂取しなかった人は，摂取した人と比較した場合2.17（1.10，4.28）であった。しかし，酵素活性がない*GSTT1**0/*0*遺伝子型の保有者では，オッズ比（95%信頼区間）は12.28（4.26，33.42）であった。また，酵素活性がある*GSTM1**1*対立遺伝子の保有者ではオッズ比（95%信頼区間）は2.29（0.96，5.45）と酵素活性のない*GSTM1**0/*0*遺伝子型保有者で4.03（2.01，8.09）であった。この研究は，ビタミンCの摂取基準量は遺伝子型とは関係なく血清アスコルビン酸欠乏を予防することを証明した。しかし，ビタミンC摂取量が基準量に達していない場合，一部の人は欠乏症に陥りやすいと考えられる。さらに機能的な遺伝子を保有する場合は欠乏を引き起こさないようなので，デヒドロアスコルビン酸からアスコルビン酸への還元を抑制し，血中アスコルビン酸を温存することが，GSTシータとミュー酵素の重要な生物的役割であることをこれらの知見は示している。ビタミンC輸送体（Cahill and El-Sohemy, 2009）や利用（Cahill and El-Sohemy, 2010）に影響を及ぼしている他の遺伝子における変異も血中アスコルビン酸濃度に影響を及ぼしており，アスコルビン酸代謝に影響を与えている他の経路も，摂取量と血漿中濃度の調整をしていることが明らかとなっている。しかしながら，これまでに同定された多型では，血清アスコルビン酸濃度のばらつきの大半を説明することができないため，他の遺伝子の同定がさらに必要である。

ビタミンD

ビタミンDは筋肉や骨格の維持にとって不可欠であるが，ビタミンD不足はさまざまな慢性疾患を増加させることにも関与している（第13章参照）。ビタミンDは主に生体では25-ヒドロキシビタミンD［25(OH)D］として存在し，日光を浴びることと食事の双方により影響を受ける。遺伝的背景が同じ双子を用いた研究より，遺伝要因は血中25(OH)Dの重要な決定因子として推測されている。ビタミンDについてもGWASを利用した研究があり，複数のグループにより研究されている。ヨーロッパ系の約4,500人を評価したある研究より，次に記載する遺伝子について25(OH)D濃度と一塩基多型は有意な関係があることが示されている。：*GC*（ビタミン結合タンパク質をコードする）；*NADSYN1*（ニコチンアミドアデニンジヌクレオチド合成酵素をコードする），そして，*CYP2R1*（チトクロームP450ファミリー2，サブファミリーR，ポリペプチド1というコレカルシフェロールを活性型ビタミンD受容体リガンドに変えるC-25ヒドロキシラーゼをコードする）（Ahn *et al*., 2010）。別の研究では，ヨーロッパ系の約34,000人において血清25（OH）D量と遺伝的変異の間に関連があることが示されている（Wang *et al*., 2010）。その研究も，*CYP24A1*遺伝子（チトクロームp450ヒドロキシラーゼをコードする）同様，25(OH)D量とGCと*CYP2R1*遺伝子内あるいは周辺の変異との間に有意な関係があることを明らかにしている（Wang *et al*., 2010）。これらの遺伝子のいくつかについては，一般的な変異と25(OH)D量には関連のあることが候補遺伝子研究からも明らかとなっている（Fu *et al*., 2009；Sinotte *et al*., 2009）。すなわち，ビタミンD量のGWASにより，さまざまな遺伝子変異が栄養素代謝における異なった側面に作用し，個人の栄養状態に影響を及ぼしていることが明らかとなった。

カフェイン

カフェインは世界で最も多く消費されている覚醒成分で，主にコーヒー，茶，コーラ飲料と栄養ドリンクに含まれている。広範囲にわたって使用されているため，カフェインの健康効果にはかなりの関心がよせられてきた。さまざまな植物由来成分を含有するコーヒーや茶のようなカフェインの主な日常的摂取源について，他の生物活性物質と区別することが，カフェインの効果に関する研究の課題のひとつである（Cornelis and El-Sohemy, 2007）。さらに大量のカフェインを消費する人は，適度にあるいはまったくカフェインを摂取しない人と比較して，しばしば異なるライフスタイルや特質がある。カフェイン作用の主なターゲットであるアデノシンA_{2a}レセプターの多型は，習慣的な消費に影響を及ぼすというデータもある（Cornelis *et al*., 2007）。このように，すべての潜在的な交絡因子を明らかにすることは難しく，どのような関連も交絡因子のひとつである可能性がある。

遺伝子変異が研究に取り入れられる前は，コーヒーの摂取量とCVDリスクとの関係は議論の的であった。コーヒーに含まれるカフェインによるのか，他成分によるのか，またはコーヒーを摂取する他の環境要因が，コーヒーの摂取量と高血圧や心筋梗塞を含むCVDとの関連の要因であるのかどうか明らかではなかった。多くの集団において，カフェインとコーヒー摂取量の関係には強い相関があるため，コーヒーに含まれるカフェインと他の成分による影響を区別することは難しい。カフェインはチトクロームP450 1A2（CYP1A2）酵素によって主に代謝され，*CYP1A2*遺伝子の多型はカフェイン代謝率に影響を及ぼす。*CYP1A2*遺伝子の一塩基多型（rs762551）では，カフェインの代謝が“早い”人（−163A対立遺伝子のホモ接合体保有者）とカフェインの代謝が“遅い”人（−163C対立遺伝子の保有者）に分類される。カフェイン代謝の遺伝的差異についてのデータは，カフェインがCVDの発症に関与しているとすれば，*CYP1A2*遺伝子型がコーヒーによるカフェイン摂取量と，CVDリスクとの関連に影響を及ぼすと考えられた。実際に，カフェイン代謝が遅い人においてのみ，コーヒー摂取量が心筋梗塞（MI）のリスクの増加と関連していることが明らかとなっている（Cornelis *et al*., 2006）。コーヒーに含まれるカフェインは，CYP1A2によって解毒されることが知られている唯一の主な成分であるため，カフェインがMIのリスクを上げることをこの研究は示唆している。さらにまた，適度なコーヒー摂取量による予防効果は，カフェイン代謝が早い人において認められている。このことはカフェインを効率よく除去できる人においては，コーヒーの他の成分による予防効果が表れやすいことを示している。このコーヒー-*CYP1A2*遺伝子型とCVDリスクの相互作用は，高血圧におけるコーヒー摂取量の影響を観察した前向き研究で再検討されている（Palatini *et al*., 2009）。その研究より，高血圧のリスクとコーヒーの摂取量との関係は*CYP1A2*の遺伝子型により異なることが明らかとなっている。カフェインの代謝が“遅い”人は，コーヒーを摂取することにより高血圧のリスクが増加していたのに対し，カフェインの代謝が“早い”遺伝子型の人は，リスクが増加することはなかった（Palatini *et al*., 2009）。ヒトではカフェイン摂取後に，カテコールアミンが増加することが示されているため，この研究では対象者の尿中エピネフリンとノルエピネフリンも測定されている。まったくコーヒーを飲まない人と比較し，カフェインの代謝が“遅い”コーヒーを摂取する人でのみ，尿中エピネフリンが有意に高い。神経系の活性化を増大させるのは，カフェインによる血圧上昇作用が主な機序と考えられるため，このデータは特に興味深い。

コーヒーと乳癌の観察研究において，カフェイン代謝における遺伝的変異を導入した同様のアプローチが適用されている（Kotsopoulos *et al*., 2007）。コーヒーと乳癌リスクの間で従来観察されてきた予防効果が，コーヒーに含まれるカフェイン成分によるものか，*CYP1A2*遺伝子型へのグループ分けによって明らかにしようとするものであった（（Baker *et al*., 2006；Nkondjock *et al*., 2006）。実際に遺伝子-食事間の相互作用は観察されたが，カフェイン代謝の“遅い”人でコーヒーを飲むことによりリスクが上昇したMIと高血圧のリスク研究とは異なり，この研究においてはカフェイン代謝の“遅い”人で，コーヒー飲用が乳癌リスクの低下と関係があることが認められた（Kotsopoulos *et al*., 2007）。カフェイン代謝の“早い”人では予防効果がないことが観察されたということは，おそらくカフェインがコーヒーの予防効果をもたらす成分であることが考えられる。これは，カフェインがげっ歯動物で乳腺腫の発症を妨げるという動物実験の結果とも一致している（Wolfrom *et al*., 1991；Yang *et al*., 2004）。

将来の方向性

ヒトの遺伝的変異の複雑さは今後も解明され続け，栄養素摂取によるさまざまな反応についての知見を深めるためには，遺伝子タイピングや解読についての最先端の技術や，さまざまなデータベースやバイオインフォマティクスなどのツールについて，栄養を研究するものは習熟する必要があるであろう。また，栄養分野の専門家は，どのようにそれらの調査結果が臨床治療に最適な応用ができるかを理解する必要があるであろう（Zeisel, 2007）。栄養や健康にかかわる研究に，遺伝的変異を取り入れることにより得られた知見は，個々人の食事指導を行う時には，より確かな情報の基礎となっている。一方で，特定の疾病予防のためには，集団を基礎とした食事摂取基準作成のために引用されるエビデンスの質の改善につながっている。しかし，複雑な慢性疾患の予防や治療のために，ニュートリゲノミクスを医療従事者が適用することはいまだ一般的にはなっていない。大きな集団を対象とした場合，このような試みが近い将来に実現可能であるかはわからない。しかし，ニュートリゲノミクスの原理やツールは，現存する技術よりも迅速かつ的確な介入ができると期待される日は近い（DeBusk, 2009）。ニュートリゲノミクスにおける現在の研究は，疾病の予測バイオマーカーである表現型と遺伝子-食事の関係はどのように相互作用するかということにしばしば焦点が当てられている（Kaput *et al*., 2007）。研究から応用へは，慢性疾患のこれらのマーカーを判定指標として，臨床治療で使用するという形で進んでいくであろう。

遺伝子-食事間の相互作用の現在におけるデータの再検討と，遺伝子特異的な栄養介入研究の研究方法について，さらなる検討が必要である。ヒトの遺伝的変異を取

ボックス3.1　栄養疫学における遺伝的変異マーカー使用の利点

- 残存交絡因子の最小限化
- リコールバイアスの排除
- 相反する原因への対応
- 食品や飲料中の特定の栄養素や生物活性物質の同定
- 栄養素の生物学的な有効量の評価の改善
- 分子機序の解明
- 応答性の有無の判定

り入れた今後の研究は，生物学的機能と食事に対する個々人の反応についてさらに多くのことが明らかとなるであろう。GWASと全ゲノム配列解読はより手軽となり，栄養に関連する表現型とともに研究に取り入れられるようになれば，今日まで行われてきたGWASを用いた研究では限界とされている食事摂取量レベルの違いについても考慮するという試みが必要となるであろう。異なる遺伝子座が，食事摂取量に応じて栄養素の血中濃度などの栄養に関連する表現型に影響を及ぼす可能性はある。栄養研究への遺伝的変異の応用は，健康や疾病に影響を及ぼすであろう特殊な栄養素や，食物中の生物活性物質の役割を明確にするであろう。そして，栄養疫学において，しばしば限界とされていた項目について対処することは，観察研究から得られたエビデンスの質を向上させるであろう（ボックス3.1）。現在のいわゆる"フリーサイズ"適用の食事指導を改善し，最終的には個人特有の遺伝情報に応じた"テーラーメイド"の食事指導を行う，個々人に対応した栄養への道をこの分野の研究は開きつつある。

（高橋真由美訳）

推奨文献

Davey Smith, G. (2011) Use of genetic markers and gene–diet interactions for interrogating population-level causal influences of diet on health. *Genes Nutr* **6,** 27–43.

Jenab, M., Slimani, N., Bictash, M., *et al.* (2009) Biomarkers in nutritional epidemiology: applications, needs and new horizons. *Hum Genet* **125,** 507–525.

Kaput, J., Noble, J., Hatipoglu, B., *et al.* (2007) Application of nutrigenomic concepts to type 2 diabetes mellitus. *Nutr Metab Cardiovasc Dis* **17,** 89–103.

Ordovas, J.M., Kaput, J., and Corella, D. (2007) Nutrition in the genomics era: cardiovascular disease risk and the Mediterranean diet. *Mol Nutr Food Res* **51,** 1293–1299.

van Ommen, B., El-Sohemy, A., Hesketh, J., *et al.* (2010) The Micronutrient Genomics Project: a community-driven knowledge base for micronutrient research. *Genes Nutr* **5,** 285–296.

［文　献］

Ahn, J., Yu, K., Stolzenberg-Solomon, R., *et al.* (2010) Genome-wide association study of circulating vitamin D levels. *Hum Mol Genet* **19,** 2739–2745.

Bailey, L.B. (2003) Folate, methyl-related nutrients, alcohol, and the MTHFR 677C→T polymorphism affect cancer risk: intake recommendations. *J Nutr* **133**(11 Suppl 1), 3748S–3753S.

Baker, J.A., Beehler, G.P., Sawant, A.C., *et al.* (2006) Consumption of coffee, but not black tea, is associated with decreased risk of premenopausal breast cancer. *J Nutr* **136,** 166–171.

Block, G., Mangels, A.R., Patterson, B.H., *et al.* (1999) Body weight and prior depletion affect plasma ascorbate levels attained on identical vitamin C intake: a controlled-diet study. *J Am Coll Nutr* **18,** 628–637.

Blount, B.C., Mack, M.M., Wehr, C.M., *et al.* (1997) Folate deficiency causes uracil misincorporation into human DNA and chromosome breakage: implications for cancer and neuronal damage. *Proc Natl Acad Sci USA* **94,** 3290–3295.

Boekholdt, S.M., Meuwese, M.C., Day, N.E., *et al.* (2006) Plasma concentrations of ascorbic acid and C-reactive protein, and risk of future coronary artery disease, in apparently healthy men and women: the EPIC-Norfolk prospective population study. *Br J Nutr* **96,** 516–522.

Boushey, C.J., Beresford, S.A., Omenn, G.S., *et al.* (1995) A quantitative assessment of plasma homocysteine as a risk factor for vascular disease. Probable benefits of increasing folic acid intakes. *JAMA* **274,** 1049–1057.

Cahill, L.E. and El-Sohemy, A. (2009) Vitamin C transporter gene polymorphisms, dietary vitamin C and serum ascorbic acid. *J Nutrigenet Nutrigenomics* **2,** 292–301.

Cahill, L.E. and El-Sohemy, A. (2010) Haptoglobin genotype modifies the association between dietary vitamin C and serum ascorbic acid deficiency. *Am J Clin Nutr* **92,** 1494–1500.

Cahill, L.E., Fontaine-Bisson, B., El-Sohemy, A., *et al.* (2009) Functional genetic variants of glutathione S-transferase protect against serum ascorbic acid deficiency. *Am J Clin Nutr* **90,** 1411–1417.

Carmel, R., Sinow, R.M., and Carnaze, D.S. (1987) Atypical cobalamin deficiency. Subtle biochemical evidence of deficiency is commonly demonstrable in patients without megaloblastic anemia and is often associated with protein-bound cobalamin malabsorption. *J Lab Clin Med* **109,** 454–463.

Corella, D., Peloso, G., Arnett, D.K., *et al.* (2009) APOA2, dietary fat, and body mass index: replication of a gene-diet interaction in 3 independent populations. *Arch Intern Med* **169,** 1897–1906.

Corella, D., Tai, E.S., Sorlí, J.V., *et al.* (2011) Association between the APOA2 promoter polymorphism and body weight in Mediterranean and Asian populations: replication of a gene-saturated fat interaction. *Int J Obes (Lond)* **35,** 666–675.

Cornelis, M.C. and El-Sohemy, A. (2007) Coffee, caffeine, and coronary heart disease. *Curr Opin Lipidol* **18,** 13–19.

Cornelis, M.C., El-Sohemy, A., and Campos, H. (2007) Genetic polymorphism of the adenosine A2A receptor is associated with habitual caffeine consumption. *Am J Clin Nutr* **86,** 240–244.

Cornelis, M.C., El-Sohemy, A., Kabagambe, E.K., *et al.* (2006) Coffee, CYP1A2 genotype, and risk of myocardial infarction.

JAMA **295,** 1135–1141.

Davey Smith, G. (2011) Use of genetic markers and gene–diet interactions for interrogating population-level causal influences of diet on health. *Genes Nutr* **6,** 27–43.

DeBusk, R. (2009) Diet-related disease, nutritional genomics, and food and nutrition professionals. *J Am Diet Assoc* **109,** 410–413.

El-Sohemy, A. (2007) Nutrigenetics. *Forum Nutr* **60,** 25–30.

Eny, K.M. and El-Sohemy, A. (2010) Genetic determinants of ingestive behaviour: sensory, energy homeostasis and food reward aspects of ingestive behaviour. In L. Dube, A. Bechara, A. Dagher, *et al.* (eds), *Obesity Prevention: The Role of Brain and Society on Individual Behavior*. Elsevier, New York, pp. 149–160.

Fischer, L.M., daCosta, K.A., Kwock, L., *et al.* (2007) Sex and menopausal status influence human dietary requirements for the nutrient choline. *Am J Clin Nutr* **85,** 1275–1285.

Fontaine-Bisson, B., Wolever, T.M., Connelly, P.W., *et al.* (2009) NF-kappaB -94Ins/Del ATTG polymorphism modifies the association between dietary polyunsaturated fatty acids and HDL-cholesterol in two distinct populations. *Atherosclerosis* **204,** 465–470.

Frosst, P., Blom, H.J., Milos, R., *et al.* (1995) A candidate genetic risk factor for vascular disease: a common mutation in methylenetetrahydrofolate reductase. *Nat Genet* **10,** 111–113.

Fu, L., Yun, F., Oczak, M., *et al.* (2009) Common genetic variants of the vitamin D binding protein (DBP) predict differences in response of serum 25-hydroxyvitamin D [25(OH)D] to vitamin D supplementation. *Clin Biochem* **42,** 1174–1177.

Garcia-Bailo, B., Toguri, C., Eny, K.M., *et al.* (2009) Genetic variation in taste and its influence on food selection. *OMICS* **13,** 69–80.

Hazra, A., Kraft, P., Selhub, J., *et al.* (2008) Common variants of FUT2 are associated with plasma vitamin B12 levels. *Nat Genet* **40,** 1160–1162.

Helgadottir, A., Manolescu, A., Helgason, A., *et al.* (2006) A variant of the gene encoding leukotriene A4 hydrolase confers ethnicity-specific risk of myocardial infarction. *Nat Genet* **38,** 68–74.

Ioannidis, J.P., Ntzani, E.E., Trikalinos, T.K., *et al.* (2001) Replication validity of genetic association studies. *Nat Genet* **29,** 306–309.

Jacob, R.A. and Sotoudeh, G. (2002) Vitamin C function and status in chronic disease. *Nutr Clin Care* **5,** 66–74.

Jiang, R., Hu, F.B., Giovannucci, E.L., *et al.* (2003) Joint association of alcohol and folate intake with risk of major chronic disease in women. *Am J Epidemiol* **158,** 760–771.

Kaput, J., Noble, J., Hatipoglu, B., *et al.* (2007) Application of nutrigenomic concepts to type 2 diabetes mellitus. *Nutr Metab Cardiovasc Dis* **17,** 89–103.

Kohlmeier, M., da Costa, K.A., Fischer, L.M., *et al.* (2005) Genetic variation of folate-mediated one-carbon transfer pathway predicts susceptibility to choline deficiency in humans. *Proc Natl Acad Sci USA* **102,** 16025–16030.

Kotsopoulos, J., Ghadirian, P., El Sohemy, A., *et al.* (2007) The CYP1A2 genotype modifies the association between coffee consumption and breast cancer risk among BRCA1 mutation carriers. *Cancer Epidemiol Biomarkers Prev* **16,** 912–916.

Levine, M., Conry-Cantilena, C.,Wang, Y., *et al.* (1996) Vitamin C pharmacokinetics in healthy volunteers: evidence for a recommended dietary allowance. *Proc Natl Acad Sci USA* **93,** 3704–3709.

Levy, H.L. (1989) Nutritional therapy for selected inborn errors of metabolism. *J Am Coll Nutr* **8,** 54S–60S.

Levy, S., Sutton, G., Ng, P.C., *et al.* (2007) The diploid genome sequence of an individual human. *PLoS Biol* **5,** e254.

Lindi, V., Schwab, U., Louheranta, A., *et al.* (2003) Impact of the Pro12Ala polymorphism of the PPAR-gamma2 gene on serum triacylglycerol response to n-3 fatty acid supplementation. *Mol Genet Metab* **79,** 52–60.

Loria, C.M., Whelton, P.K., Caulfield, L.E., *et al.* (1998) Agreement among indicators of vitamin C status. *Am J Epidemiol* **147,** 587–596.

Luan, J., Browne, P.O., Harding, A.H., *et al.* (2001) Evidence for gene-nutrient interaction at the PPARgamma locus. *Diabetes* **50,** 686–689.

Nkondjock, A., Ghadirian, P., Kotsopoulos, J., *et al.* (2006) Coffee consumption and breast cancer risk among BRCA1 and BRCA2 mutation carriers. *Int J Cancer* **118,** 103–107.

Ordovas, J.M. (2008) Genotype–phenotype associations: modulation by diet and obesity. *Obesity (Silver Spring)* **16** Suppl 3, S40–46.

Ordovas, J.M., Corella, D., Cupples, L.A., *et al.* (2002) Polyunsaturated fatty acids modulate the effects of the APOA1 G-A polymorphism on HDL-cholesterol concentrations in a sex-specific manner: the Framingham Study. *Am J Clin Nutr* **75,** 38–46.

Ordovas, J.M., Kaput, J., and Corella, D. (2007) Nutrition in the genomics era: cardiovascular disease risk and the Mediterranean diet. *Mol Nutr Food Res* **51,** 1293–1299.

Palatini, P., Ceolotto, G., Ragazzo, F., *et al.* (2009) CYP1A2 genotype modifies the association between coffee intake and the risk of hypertension. *J Hypertens* **27,** 1594–1601.

Paolisso, G., D'Amore, A., Balbi, V., *et al.* (1994) Plasma vitamin C affects glucose homeostasis in healthy subjects and in non-insulin-dependent diabetics. *Am J Physiol* **266,** E261–E268.

Plourde, M., Vohl, M.C., Vandal, M., *et al.* (2009) Plasma n-3 fatty acid response to an n-3 fatty acid supplement is modulated by apoE epsilon4 but not by the common PPAR-alpha L162V polymorphism in men. *Br J Nutr* **102,** 1121–1124.

Robitaille, J., Hamner, H.C., Cogswell, M.E., *et al.* (2009) Does the MTHFR 677C→T variant affect the Recommended Dietary Allowance for folate in the US population? *Am J Clin Nutr* **89,** 1269–1273.

Russo, G.L. (2009) Dietary n-6 and n-3 polyunsaturated fatty acids: from biochemistry to clinical implications in cardiovascular prevention. *Biochem Pharmacol* **77,** 937–946.

Sinclair, A.J., Taylor, P.B., Lunec, J., *et al.* (1994) Low plasma ascorbate levels in patients with type 2 diabetes mellitus consuming adequate dietary vitamin C. *Diabet Med* **11,** 893–898.

Sinotte, M., Diorio, C., Bérubé, S., *et al.* (2009) Genetic polymorphisms of the vitamin D binding protein and plasma concentrations of 25-hydroxyvitamin D in premenopausal women. *Am J Clin Nutr* **89,** 634–640.

Smith, A.D., Kim, Y.I., and Refsum, H. (2008) Is folic acid good for everyone? *Am J Clin Nutr* **87,** 517–533.

Swagerty, D.L., Jr, Walling, A.D., and Klein, R.M. (2002) Lactose intolerance. *Am Fam Physician* **65,** 1845–1850.

Swallow, D.M. (2003) Genetics of lactase persistence and lactose intolerance. *Annu Rev Genet* **37,** 197–219.

Tanner, S.M., Li, Z., Bisson, R., *et al.* (2004) Genetically heterogeneous selective intestinal malabsorption of vitamin B12:

founder effects, consanguinity, and high clinical awareness explain aggregations in Scandinavia and the Middle East. *Hum Mutat* **23,** 327–333.

Thorisson, G.A. and Stein, L.D. (2003) The SNP Consortium website: past, present and future. *Nucleic Acids Res* **31,** 124–127.

van Ommen, B., El-Sohemy, A., Hesketh, J., *et al.* (2010) The Micronutrient Genomics Project: a community-driven knowledge base for micronutrient research. *Genes Nutr* **5,** 285–296.

Wang, T.J., Zhang, F., Richards, J.B., *et al.* (2010) Common genetic determinants of vitamin D insufficiency: a genome-wide association study. *Lancet* **376,** 180–188.

Watanabe, F. (2007) Vitamin B12 sources and bioavailability. *Exp Biol Med (Maywood)* **232,** 1266–1274.

Wijendran, V. and Hayes, K.C. (2004) Dietary n-6 and n-3 fatty acid balance and cardiovascular health. *Annu Rev Nutr* **24,** 597–615.

Wolfrom, D.M., Rao, A.R., and Welsch, C.W. (1991) Caffeine inhibits development of benign mammary gland tumors in carcinogen-treated female Sprague-Dawley rats. *Breast Cancer Res Treat* **19,** 269–275.

Yang, H., Rouse, J., Lukes, L., *et al.* (2004) Caffeine suppresses metastasis in a transgenic mouse model: a prototype molecule for prophylaxis of metastasis. *Clin Exp Metastasis* **21,** 719–735.

Zeisel, S.H. (2007) Nutrigenomics and metabolomics will change clinical nutrition and public health practice: insights from studies on dietary requirements for choline. *Am J Clin Nutr* **86,** 542–548.

4

メタボロミクス

Thomas M. O'Connell, and Wei Jia

要　約

ゲノミクスのゴールがわれわれの遺伝子のすべてを研究することであるように，メタボロミクスのゴールはシグナル伝達から転写，タンパク質合成からエネルギーの産生・輸送までといったプロセスに関与する小分子すべてを網羅したプロフィールを作成することである。本章では栄養学におけるメタボロミクスの課題について，最近の動向，すなわち栄養学者がこれら課題を克服し，栄養が下流の代謝経路に与える影響について，より重要な知見を得ることが可能であることを中心に紹介する。栄養学の研究において，メタボロミクスのアプリケーションは急速に発展しているが，これは第一にはメタボロミクスと栄養学が，代謝・代謝異常・酸化・炎症分野において，これらをヒトの健康維持の主要なプロセスとして捉え，同じ課題に取り組んでいることによる。メタボロミクスの分析・プロファイリング技術もまた急速に発展している。本章では，最近のメタボロミクス研究に用いられている分析プラットフォームを，必要なデータ処理ソフトとともにまとめている。本章であげたように，メタボロミクスは栄養研究において，食事評価ツール，栄養による影響の予測ツール（ニュートリメタボロミクス），疫学研究のプロファイリングツール，これらツールにより示される腸内菌叢と宿主の共代謝の知見などを提供することにより，その重要性を増し続けている。

はじめに

ゲノムはしばしば，生体内で起こりうる出来事の青写真と表現される。これにならうと，プロテオームはそれら出来事を実行する作業者たちを表現するものであり，メタボロームはそれら作業の成果物であろう。これら3つの要素の関連性について図4.1にまとめてある。メタボロームを構成する小分子は生体内において，転写のシグナルからタンパク質合成，エネルギーの産生と輸送に至るまで，さまざまな働きを担っている。ゲノミクスのゴールがわれわれの遺伝子のすべてを研究することであるように，メタボロミクスのゴールはわれわれの体内の小分子代謝産物すべてを網羅したプロフィールを作成することである。メタボロミクスの定義は多くの出版物内でみかけるが，最も単純明快な定義は「包括的・定量的な全代謝産物の解析」(Fiehn, 2001）である。この分野の研究は時として“メタボノミクス（metabonomics)”とも呼ばれ，どちらの単語も使用可能となっている。同様に，何を代謝産物とするかについても多くの定義が存在する。最も広義なもの，すなわち全代謝産物プールもしくはメタボロームは，内在性の全代謝産物に加えて食事，薬物，環境曝露，腸内菌叢などに由来する代謝産物をすべて含む（Dunn, 2008)。メタボロームのサイズの概算もまた議論の対象であり，食事由来のものや，組み合わせ上ありうるすべての長鎖脂肪酸を考慮すると，10,000を超えると見積もられている。ヒトメタボロームデータベース（The Human Metabolome Database）は，ヒトゲノム計画にならうように，ヒトのメタボロームの青写真とされてきた（Wishart *et al*., 2009)。現在このデータベースは，7,900種類以上の化合物についての豊富な臨床データおよび化学的データにより構成されている（HMBD version 2.5)。

最新のポストゲノムの技術として，メタボロミクスは急速に発展している。図4.2（A）は過去10年間におけるゲノミクス，プロテオミクス，メタボロミクス分野の論文数を示している。初期のメタボロミクス研究では，特に毒物学に重点が置かれていた。この領域におけるメ

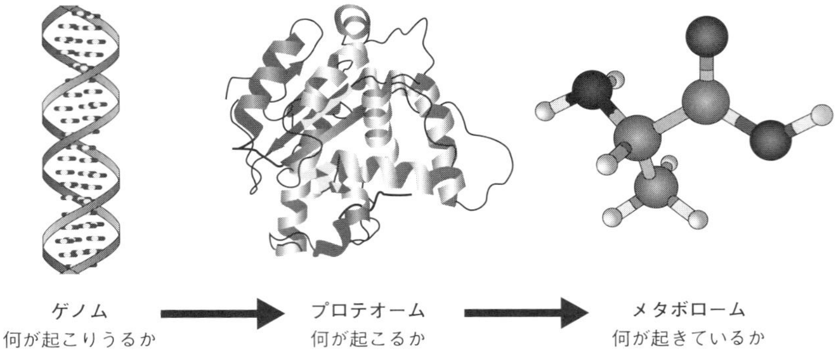

図4.1　ゲノム，プロテオーム，メタボロームの関係

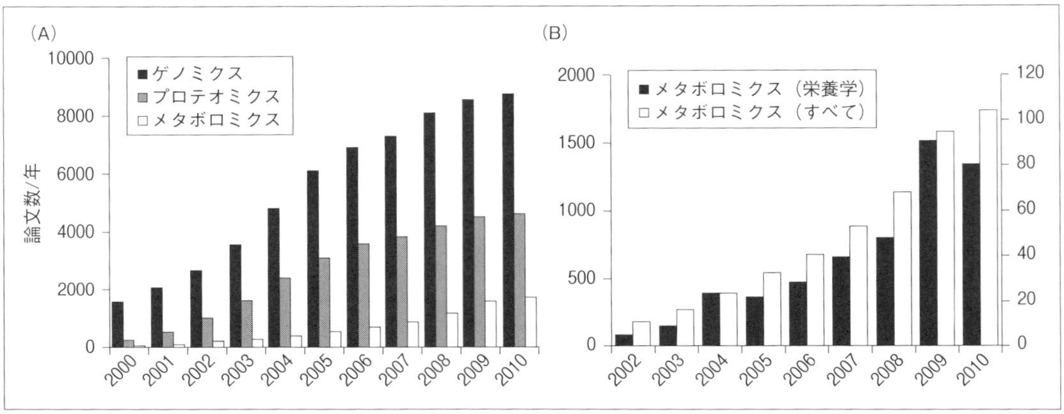

図4.2　オミックス分野の論文数の推移

A：過去10年間のゲノミクス，プロテオミクス，メタボロミクスの論文数の推移，B：メタボロミクスの論文数の推移と，そのなかで栄養にフォーカスした論文数の推移の比較。データはPubMed検索により得た。(A) は “genomics” “proteomics” “metabolomics OR metabonomics OR metabolic profiling” のキーワードで，(B) は (A) のキーワードの最後に “AND nutrition” を加えて検索を行った。

タボロミクスの発展についてはRobertsonらの優れたレビュー(Robertson *et al*., 2011)で取り上げられている。栄養学者がメタボロミクスの可能性を認識したのはそれから少し遅れてのことである。図4.2 (B) はメタボロミクス全領域の論文数の推移と，メタボロミクスの栄養学領域のアプリケーションに関する論文数の推移を比較したものである。この遅れの原因のひとつとして，栄養による介入は，薬物による介入と比較して概して微力なものであり，生じる代謝の変化も小さいことが考えられる。メタボロームのプロファイリング技術が成熟するに伴い，人口集団内で生じうるばらつきを上回る変化について，より微細なものを検出する技術力が向上してきている。本章では，栄養学におけるメタボロミクスの課題について，最近の動向，すなわち栄養学者がこれら課題を克服し，栄養が下流の代謝経路に与える影響について，より詳細な知見を得ることが可能であることを中心に紹介する。

メタボロームの測定

メタボロームの化学的性質の多様性は，全代謝産物をバイアスなく定量的に測定することを目的とする場合に大きな障壁となる。代謝産物の濃度範囲は，血中グルコース（mMレンジ）のような化合物とある種のイコサノイド（fMレンジ以下）のような化合物においては，10^{12}以上にわたっている。分子サイズや極性の違いもまた，各種の分析プラットフォームに対して障壁となる。1つの分析プラットフォームでは全代謝産物の測定はできないため，メタボロミクス研究においては，代謝産物の測定可能範囲が最大となる最適な技術あるいは技術の組合わせを選択することが求められる。

メタボロミクスへのアプローチは，フィンガープリンティング，非ターゲット解析，ターゲット解析の大きく3つに分類される。アプローチの選択は研究課題の性質や研究の目的に依存する。メタボリックフィンガープリンティングの目的は，あるグループを他のグループと区別する分光学的な特徴を探索することであり，疾患や毒性のメカニズムへの洞察は求められない。この手法はしばしばメタボロミクス研究の最初のステップで用いられ，研究対象の生物学的マトリックス（例えば血漿，尿，唾液など）がグループ間を区別するのに十分な情報を含んでいることを確かめることができる。

非ターゲットメタボロミクスはしばしばグローバルメタボロミクスとも呼ばれる。これは可能な限り多量のメタボロームの包括的なスナップショットを得ようとするものであり，生化学的メカニズムに関する新しい仮説を探し出すためのアプローチである。非ターゲットメタボロミクスでは，その研究対象で変動する代謝産物を実際に見いだすことが重要であり，したがって得られたスペクトルに対して特定の代謝産物名を付与することに重点が置かれる。代謝産物の変動は代謝経路の変動に置き換えることができるため，非ターゲットメタボロミクスにより特定の代謝経路の関与を確認したり，新たな代謝経路の関与を示唆することが可能である。

ターゲットメタボロミクスの解析は，ある代謝経路が関与するという仮説に基づき，定量的なプロファイリングがなされた特定の代謝産物群に焦点が当てられる。概して，ターゲットメタボロミクス解析は，アミノ酸，アシルカルニチン，脂肪酸など，選択された化学種の代謝産物に対するパネルで構成されており，これらは関与が疑われる生化学的パスウェイの変動を明らかにするためにデザインされている。例えば，アシルカルニチンのパネルはβ酸化の変化と相関することが報告されており（Van Hove *et al.*, 1993），有機酸のパネルはTCAサイクル機能の特定の変化を反映しうる。これまで述べてきたメタボロミクスのアプローチはそれぞれに価値があり，図4.3で示すようにそれぞれのアプローチを経て研究を進展させることができる。

メタボロミクス研究のワークフローは以下のように表せる。最初のステップは，群間（対照群と処置群など）を分光学的な特徴に基づいて区別可能であることを確認することである。次のステップは，その特徴に対して特定の代謝産物をアノテートすることである。この過程で特定の代謝経路の関与が示唆され，新たな仮説が生み出される。この非ターゲットアプローチでは，特定の代謝経路の関与を明確に結論づけるのに十分なほど詳細な情報はおそらく得られないが，特定の代謝産物群の変動が提示されることにより，さらなる解析が促される。そして次のステップとして，非ターゲットアプローチで得られた仮説を検証するために，特定の代謝産物群のターゲットパネルを用いた測定がなされる。もし仮説が実証されれば，メカニズムに基づいたバイオマーカー群が見いだされるであろう。そうでなかった場合は非ターゲット解析に戻り，データの再解析や，メタボロームのカバー範囲を広げるための異なる分析プラットフォームを用いた解析が行われる。

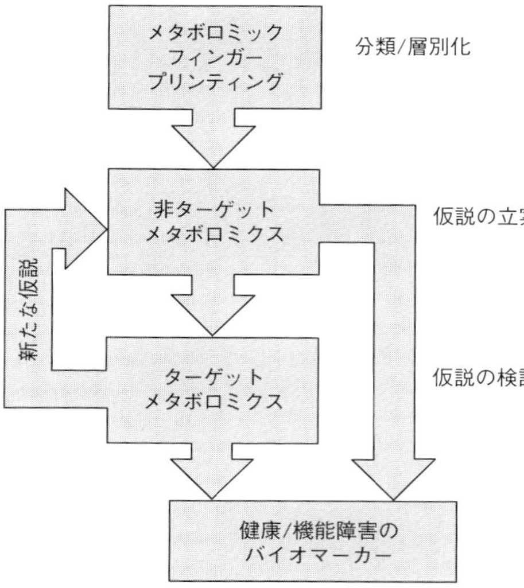

図4.3 メタボロミクス研究のプロセス

フィンガープリンティングにより代謝への影響が検出可能であることを確認した後，新たな仮説を立てるために非ターゲットメタボロミクスのアプローチを行う。その結果，仮説を確かめられるか，あるいはターゲットメタボロミクスを試みるような新たな仮説が提案される。ターゲットメタボロミクスの結果，仮説が確かめられるか，もしくは非ターゲットメタボロミクスのプロセスに立ち戻る。

分析技術

赤外（IR）分光法，核磁気共鳴（NMR）分光法，種々のクロマトグラフィーと組み合わせた質量分析法（MS）など，さまざまな分光学的プラットフォームがメタボロミクス研究に用いられている。これらの実験方法の詳細は多くの総説や書籍で紹介されている（Robertson *et al.*, 2005；Vaidyanathan *et al.*, 2005）。この分野の成熟に伴い，今日ではNMRとMSの2つの分光学的技術が主流となりつつある。これらのプラットフォームには感度，特異性，再現性，定量性，情報量などについて互いに長所と短所があり，その特徴を表4.1にまとめてある。

核磁気共鳴（NMR）分光法

初期のメタボロミクス研究の多くは核磁気共鳴（nuclear magnetic resonance：NMR）によるもので，これら

表4.1　メタボロミクスにおけるNMRとMSの特徴

	NMR	MS
サンプル処理	必要なし。非破壊的	抽出，脱タンパク質。誘導体化（GC–MS）
所要時間	^{1}H スペクトルは5～20分。磁場強度とサンプルサイズによる	UPLC–MSでは数分。標準的なHPLC–MS法では1時間程度まで
感度	mM～μM	pM～fM
サンプル必要量	標準的なプローブではおおむね100μL マイクロコイルプローブでは10μL以下	サンプル処理や反復測定を行うためにはおおむね100μLかそれ以上必要
定量性	シグナルは元来定量的で，内部標準を要さない 異なる研究室間でも再現性が高い	定量には内部標準を要する 精密で再現性のある定量測定にはアイソトープラベルした内部標準を要する
メタボロームのカバー範囲	数千の代謝産物シグナルが検出される 化合物のバイアスは特にないが，長鎖脂肪族化合物（脂肪酸など）の分解能は低い ターゲット解析により高濃度の代謝産物は内部標準なしに検出/定量できる	数千の代謝産物シグナルが検出される 高い極性，イオン化効率の違い，不揮発性の性質などは多くの化合物の検出を妨げる ターゲット解析により，特定の代謝産物セットを内部標準存在下で検出/定量できる
構造決定	スペクトルはその化合物の構造に関する詳細な情報を含んでいる 数百の化合物のスペクトルライブラリーが利用可能である	構造決定のために大規模なGC–MSライブラリー（数千の化合物）が利用可能である フラグメントパターンは構造決定の一助となる

は多くの優れた総説にまとめられている（Reily and Lindon, 2005；Daykin and Wulfert, 2006；Ala–Korpela, 2008）。NMRは長らく有機化合物の構造解析法における第一選択肢であった。複雑な混合物を対象とした際の，得られる情報量の多さ，シグナル強度の定量性，広いダイナミックレンジ（$>10^5$）などはグローバルメタボロミクス研究に申し分ない。また，研究室内あるいは研究室間においても高い再現性があることから，大規模なメタボロミクス研究に適している（Dumas *et al*., 2006）。NMRの装置は非常に安定で，測定間隔が長期間空いても装置に由来する影響なくスペクトルを得られる。また，非ターゲットNMR解析は最小限のサンプル処理で実施できる。尿や血清サンプルの処理はおおむね化学シフトの基準物質と定量用スタンダードを含む少量のバッファーを加えるだけでよく（Beckonert *et al*., 2007），代謝産物のロスや解析のばらつきの原因となるクロマトグラフィーによる分画は必要ない。さらに，サンプルを破壊しない特性から，NMRに供してスペクトルを得た後に，質量分析法によるターゲットもしくは非ターゲット解析に供することが可能である。

NMRの最大の欠点は，その検出感度の低さである。構造決定と定量を行うに足るシグナルを検出するには，少なくともμMオーダーの代謝産物濃度が必要である。この点は，以下に示すようないくつかの方法により改善がみられている。磁場強度の上昇により感度は向上し，2010年には1–GHzの壁を突破した（Bhattacharya, 2010）。NMRに携わる研究者は，NMRの磁石の強さを実際の磁場強度の単位であるTeslaではなく，プロトン共鳴周波数で表す点には注意が必要である。14–Teslaの磁石のプロトン共鳴周波数は600–MHzとされている。強磁場のシステムにすることで分解能は直線的に増加するが，検出感度は$B_0^{3/2}$（B_0＝磁場強度）の比率で増加する。したがって，900–MHzの磁石を使用すると，検出感度はより一般的な600–MHzの磁石の2倍弱増加するが，ただしシステムコストはワンオーダー増加する。また，超低温下での検出が可能なクライオプローブを使用することにより，電子回路から発生するノイズが抑えられ，検出感度は3～4倍増加する（Logan *et al*., 1999）。サンプル容量の少ないマイクロコイルプローブを用いると，サンプルを10μL以下まで濃縮可能なため，検出感度の向上に繋がる（Grimes and O'Connell, 2011）。

一般的に，代謝産物中には水素原子が普遍的に存在することと，高感度であることから，プロトン（^{1}H）NMRスペクトルはメタボロミクス研究に多く用いられている。

健常人の尿および血清のプロトンNMRスペクトルの例を図4.4に示す。これらは代表的な“馬車馬”である600–MHzのNMRにより10分以内に得られたものである。各ピークが代謝産物そのものや代謝産物の付加物といった単一の化学成分を表す質量分析法とは異なり，NMRスペクトルでは各ピークはメチル基や芳香族環上のプロトンといった，代謝産物のある一部分を表す。ほとんどの代謝産物はいくつかのピークから構成されており，これらを統合することで化学構造の情報を得，その物質を同定する根拠をつかむ。欠点として，それぞれが多数のピー

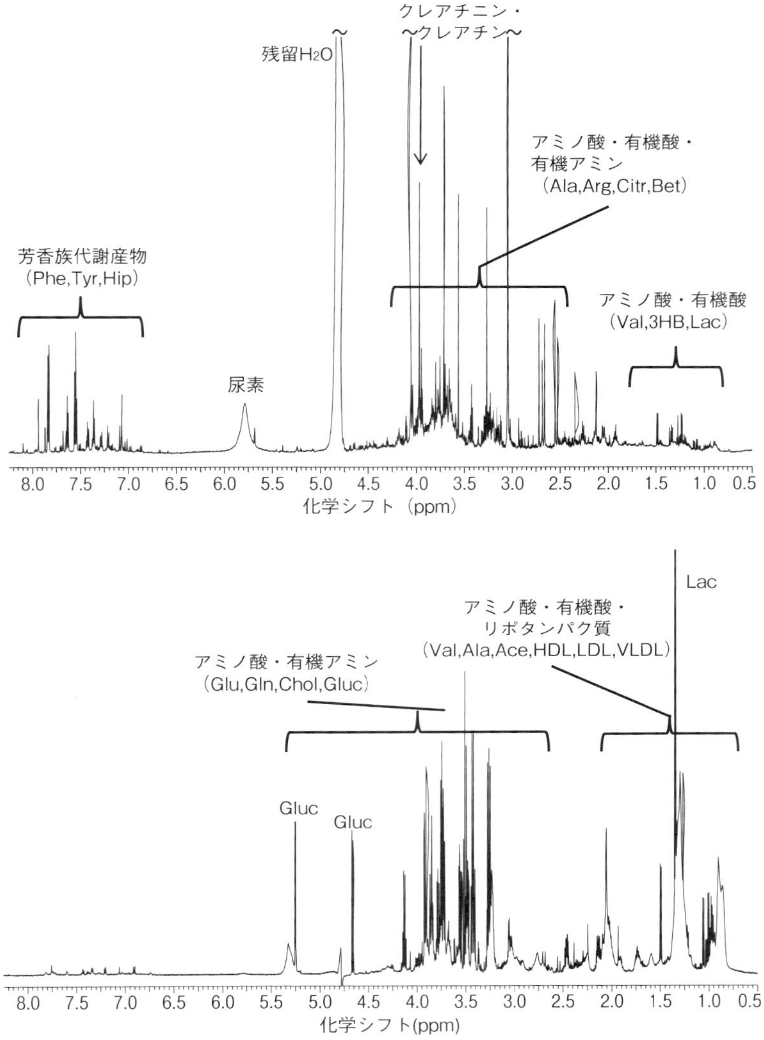

図4.4　ヒトの尿（上図）と血清（下図）の600-MHz NMR スペクトル

異なるスペクトル領域に現れる代謝産物をいくつかアノテーションした。

クを有する数百の代謝産物を解析するため，スペクトルが非常に混み合い，かつ重なり合い，データの解釈の妨げとなることがあげられる。上述したように，強力な磁石を用いることでスペクトルの重なり合いは減らせるが，この解決方法は高価なため利用できないことが多い。また，二次元 NMR，多核 NMR などの高度な実験系により，ピークを^{1}H や^{13}C の化学シフトに基づいて二次元展開する方法もある（Gronwald *et al*., 2008；Xi *et al*., 2008；Rai *et al*., 2009；Ludwig and Viant, 2010）。これはシグナルを二次元クロマトグラフィーと同様に直交軸に分離するものである。これらの実験は時間がかかるため，選抜したサンプルに対して，代謝産物の同定の一助として行われることが多い。

質量分析法

メタボロミクス領域において，質量分析法（mass spectrometry：MS）はここ10年間で急速に普及した。質量分析法は，荷電した粒子の質量-電荷比を測定し，代謝産物の定性的・定量的な分析を高選択性，高感度で行うものである。極微量（フェムトモル以下）の化合物を測定可能で，機器と実験方法が適切であれば，化学構造の詳細を得ることができる（Want *et al*., 2005）。メタボロミクス研究においては複雑な混合物を直接 MS に供することもあるが，種々のクロマトグラフィーの技術と組み合わせることが一般的である（Bedair and Sumner, 2008）。キャピラリー電気泳動（capillary electrophoresis：

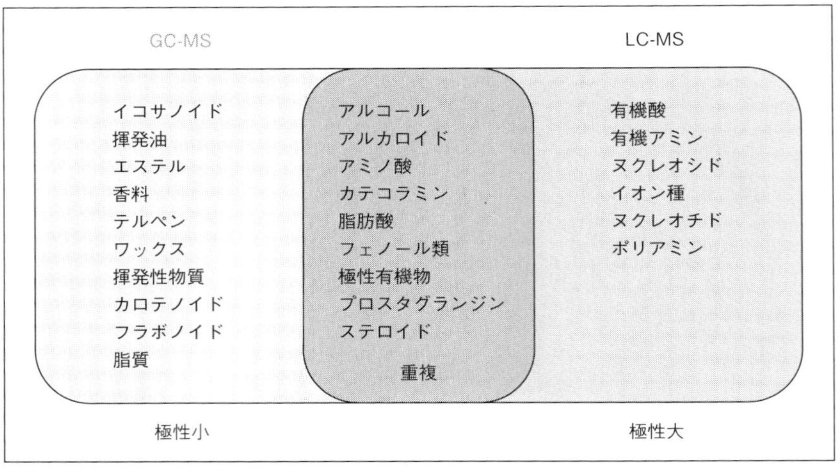

図4.5　化学種と分析技術の適合性（Agilent application note 5989–6328EN, 2007）

CE），ガスクロマトグラフィー（gas chromatography：GC），液体クロマトグラフィー（liquid chromatography：LC）さらには高速液体クロマトグラフィー（high-performance liquid chromatography：HPLC）や超高速液体クロマトグラフィー（ultra-performance liquid chromatography：UPLC）などの高分解能を有する分離技術と組み合わせることで，分析可能なメタボロームの範囲を拡大させることができる。

イオン抑制が生じるため，質量分析法で完全な定量分析を行うことは難しい。ある分子の荷電効率は，そのとき同時に存在する他の化合物の影響を受けるためである。そこで，上述したクロマトグラフィーによる分離技術を組み合わせることで，同時に存在する化合物が限定され，イオン抑制の問題は大幅に改善される。この方法により，大規模なサンプルセットにおいても化合物のイオン化効率のばらつきを抑えることができる。Rychlik と Asam のレビュー（2008）にあるように，完全な定量分析は標準物質を放射性ラベルすることにより実施可能である。

GC–MS はメタボロミクス領域において最もよく利用される分析技術である（Dettmer *et al*., 2007）。メタボロミクスで用いられる代表的な GC–MS プラットフォームは非常に高い再現性を有し，NMR や他の MS と比べて低コストである。GC–MS は揮発性物質や，一般的な方法により揮発性の誘導体に変換可能な物質の分析に用いられる。GC–MS においては，被検物質が十分な蒸気圧と熱安定性を有することが必要であり，極性物質を解析する場合，極性を減じ，熱安定性と揮発性を増加させるための官能基の誘導体化を必要とすることが多い。GC は四重極 MS と組み合わせることが多く，これは高感度かつ広いダイナミックレンジを有するが，スキャンスピードは比較的遅い。最近では，GC 飛行時間型質量分析法（time-of-flight MS：TOF–MS）や GC×GC TOF–MS などが，その正確さや高分解能から，よりポピュラーとなりつつある（Pasikanti *et al*., 2008）。GC–MS には一般的な電子イオン化（electron ionization：EI）がよく用いられており，これにより特徴的で再現性のある代謝産物マーカーの同定のためのプラットフォームが得られる。

メタボロミクスにおける LC–MS のアプリケーションはここ数年で急速に発展している。LC は非ターゲットもしくは特定の代謝産物群に対するターゲット解析に利用可能な，より一般的な分離技術である。前述したように，LC を用いることで，共存化合物により生じるイオン抑制を減じることができる。クロマトグラフィーにおける保持時間はその化合物の極性に依存し，さらに化学構造に関する有益な情報を提供してくれる。例えば，同一の分子量（分子式が同じ）の異種化合物はそれぞれ固有のスペクトルを生じるが，その際に保持時間はどのピークがどの化合物に属するかを決定するための一助となりうる。

MS を基盤としたメタボロミクスはサンプルの前処理を要することが多いが，これは労を要し，また代謝産物のロスに繋がる（Bruce *et al*., 2009）。異なる化学種に属する代謝産物は，使用した分析プラットフォームに従って分離される（図4.5）。例として，健常なヒトの尿の GC–TOF–MS と UPLC–QTOF–MS による分析スペクトルを図4.6に示した。

統 計 解 析

メタボロミクスのデータセットは概して非常に複雑なスペクトルから成るため，そこから有益な情報を抽出するための最初のステップとしてパターン認識と多変量統計解析が用いられる。最も単純でよく用いられる統計解

(A)

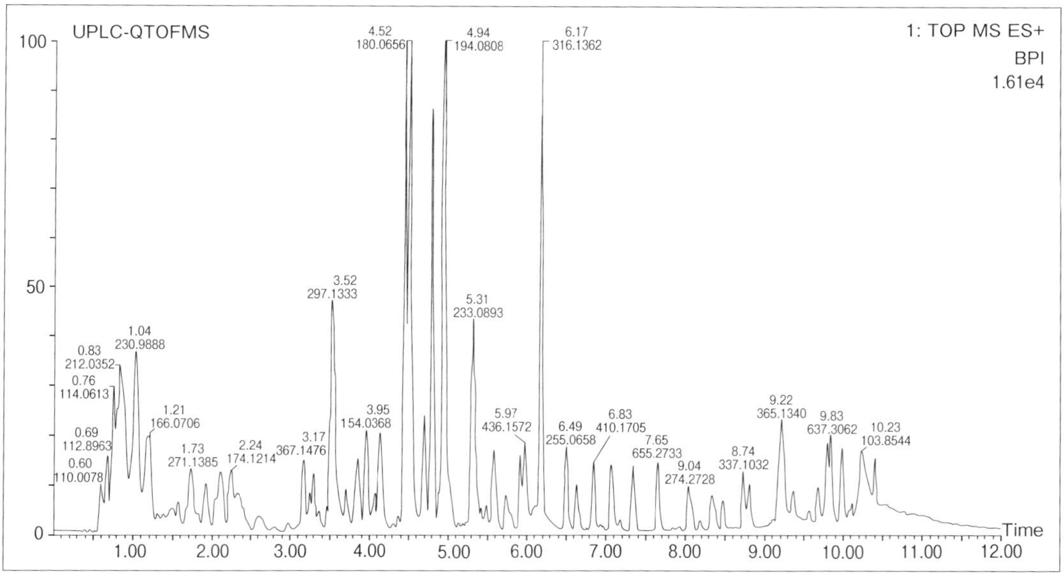

(B)

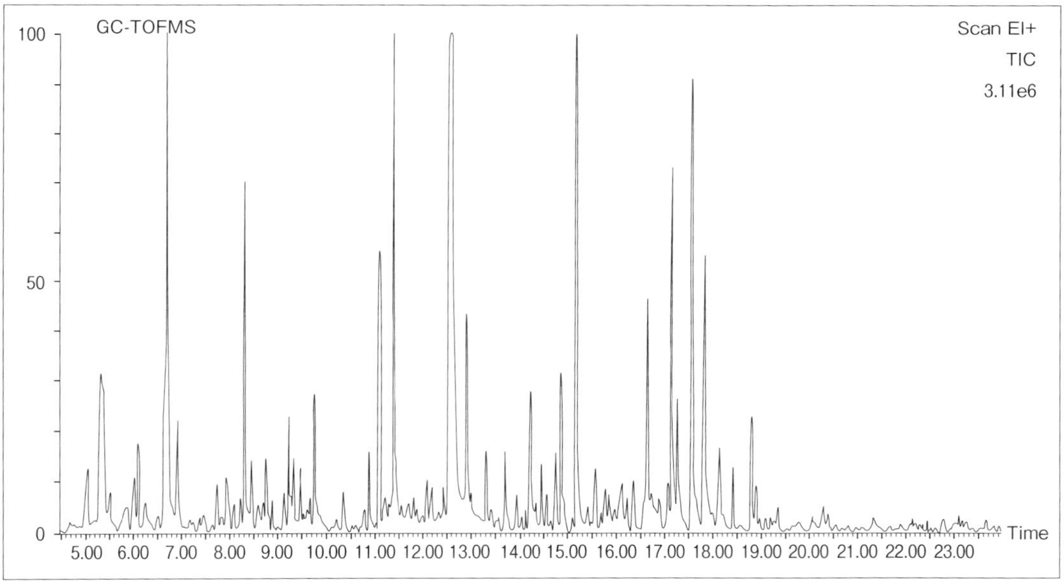

図4.6　ヒト尿の GC-TOF-MS および UPLC-QTOF-MS スペクトル

A：UPLC-QTOF-MS のベースピーク強度(BPI)クロマトグラム。Waters ACQUITY 超高速液体クロマトグラフを Waters QTOF micro MS と組み合わせて12分間のランで得られたクロマトグラム。

B：Agilent 6890N ガスクロマトグラフを Leco Pegasus HT 飛行時間型質量分析計と組み合わせた GC-TOF-MSの全イオン電流(TIC) クロマトグラム。24分間のランで検出された質量の全レンジ（m/z 30〜600）における合計ピーク強度。

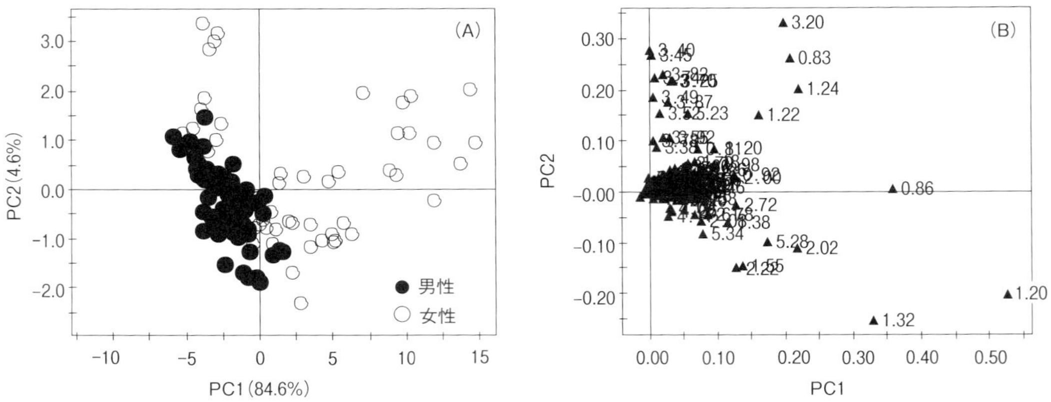

図4.7　健常な男性と女性の血清の主成分分析

A：各被験者のスペクトルをマップしたスコアプロット。男性と女性を区別する主軸はデータ中の84.6%の変動を説明可能な第一主成分に沿っている。第二主成分は残りの変動のなかの4.6%のみを表現し，年齢，民族，BMI などと関連づけられる。

B：それぞれの主成分に最も影響を及ぼすスペクトル変数を表すためのローディングプロット。ゼロ点付近のプロットは性差の違いとは無関係であるが，ゼロ点から離れた右側にある1.20，1.323，0.86などのピークは男女の区別に大きな影響を及ぼす。これらのピークは血清中のいくつかの主要な脂質/リポタンパク質成分と一致する。

析手法は主成分分析(principal components analysis：PCA)である。この手法は，データの次元数を減じるために変数（NMR や MS のスペクトルピークなど）を線型結合することで，データセットを単純化するものである。最終的にデータセットを，数千のスペクトル構成成分から，データの大部分を表現可能な，少数（10以下）の線型結合した合成変数まで減じることになる。

図4.7は，食事を標準化したコントロールスタディにおいて，健常男性を女性と区別した PCA を示している。図4.7(A)はスコアプロットで，1つのポイントは1人の被験者（実際には1人の被験者の血清の NMR スペクトル）を表している。代謝的な特徴の全体像に基づいて男性と女性が区別されている。図4.7(B)は，男性と女性の差異に大きく寄与するスペクトルの成分を抽出したローディングプロットである。ゼロ点付近に集まっている成分は男女間で大きな差はないが，離れたところに位置する要素，すなわち寄与の大きい成分は男女間で大きく異なる。これらの成分は男性と女性を各々特徴づける分光学的特長を生み出す。一般的なメタボロミクス研究では，PCA の次のステップは，スペクトルに立ち戻って寄与の大きい成分と一致する代謝産物を同定することである。

PCA は，サンプルを区別する情報をモデルにインプットしないことから“教師なし”の手法と呼ばれる。この方法では，データに含まれるすべての変量が加味された結果が描き出される。変量の主要な供給源は研究の焦点（栄養介入など）とは無関係な年齢，性差，その他の混在する要素であることが多い。PCA は生物学的あるいは分析上の誤差から生じる外れ値を検出する貴重な手法であり，ほとんどのメタボロミクス研究においてルーチンに最初に行う解析である。

豊富なメタボロミクスデータセットから情報を抽出するための，より先進的な解析手法が発展してきている（Waterman *et al*., 2009；Madsen *et al*., 2010）。部分的最小二乗法（partial least squares：PLS），直交 PLS 判別分析(OPLS-DA)などの手法は PCA の次のステップとしてよく用いられる。PLS は “Projection to Latent Structure”とも呼ばれる。これらは“教師あり”の手法であり，その集団の分類（対照群 対 処置群など）がモデルにインプットされる。PCA とは異なり，すべての変量を加味した結果を描くことを目的とせず，“教師あり”の解析ではある分類に対して相関する変量のみを表現することを目的とする。この分類は対照群と処置群などの2値化した変数であることが多いが，肥満指数(body mass index：BMI)，年齢といった連続的な変数や，食品や毒への曝露を変数とすることも可能である。

多変量解析法の引き出しは常に増え続けており，線形判別分析，サポートベクターマシーン，ランダムフォレストといった解析技術が多くの役割を果たしている。最近これらの手法と PLS の性能が，非ターゲット GC-MS データセットの解析において比較された。正確性，予測力，安定性，過剰適合への陥りやすさ，変数のランキングの一貫性などについて性能が評価された。この検討においては，ランダムフォレスト法の性能が優れているという結果であった。現在のところ，メタボロミクス研究にどの統計解析ツールを用いるかについては，プロジェクトに参加するバイオインフォマティクスグループの見識や，統計解析ソフトウェアパッケージの利用可能性や利便性などが影響している。前述のような性能の比較検討から考えると，ソフトウェアパッケージが成熟することにより，ルーチン利用が可能な統計解析手法はこれからも増加を続けるだろう。

ヒトメタボロームの安定性

栄養による介入の微弱な影響について研究する際には，ヒトメタボロームの安定性について考慮しなければならない。遺伝，食事，年齢，腸内菌叢，環境因子などの素因はすべて，ヒトメタボロームに対して，長期的な安定性への寄与と同様に日々の状態にも寄与している（Bictash *et al*., 2010）。これらの混在する素因の影響と関連づけられる代謝的特徴を見いだそうと，多くの研究が行われてきた。Bollard と共同研究者たちのレビューでは，内因性の素因（種，系統，年齢，ホルモンの影響など）と外因性の素因（日周期の影響，食事，ストレス，腸内菌叢）の尿中メタボローム組成に与える影響が動物モデルを用いて評価されている（Bollard *et al*., 2005）。また，健常人を対象とした研究では，Kochhar ら（2006）が被験者を年齢，性差，BMI に基づいて区別できる明確な代謝的特徴を示している。

個人ごとにメタボロームが異なることは驚くに値しないが，それはどのような差異なのであろうか。Assfalg ら（2008）は，大規模な縦断的研究において，ヒト尿サンプルの緻密な統計解析により，メタボロームには同一個人内で変動しない，個人の特徴となる一部分が含まれることを示した。同じグループからの続報では，これらの個人の代謝的特徴はその後数年間安定であったことが示されている（Bernini *et al*., 2009）。このような代謝における表現型は，腸内菌叢と宿主の代謝表現型の双方により影響されるメタゲノミックな産物であろうと考察された。

ヒトメタボロームの食事による標準化

メタボロームには，上述した変動しないコアの部分に加えて，さらに多くの大きく変動する成分が存在する。臨床研究においては，これら変動を最小とする方法を見いだすことに挑戦している。被験者のメタボロームを標準化する目的で，標準食の適用が検討されている。Walsh らの研究（2006）では，健常人の尿，血清，唾液が週に１度，計４回，４週間にわたり採取された。２回目の採取までは前日に自由な食事が許され，３回目の採取は２回目を再現する形，すなわち採取の前日は２回目の採取前日と同じ食事を摂ることが指示された。最後の採取前日はすべての被験者が同じ標準食を摂取した。この結果，被験者内および被験者間の少なからぬばらつきを上回り，標準食は尿サンプルのばらつきを減少させることが見いだされた。血漿と唾液においては標準化の効果は認められなかった。尿は１日の初尿と夜間に採取されたものであった。この研究より，尿のメタボロームは食事摂取の急性的な影響を感度よく反映するが，血漿と唾液のメタボロームはその影響は受けないことが示唆された。

急性的な食事介入の影響を検討した他の研究として，Lenz ら（2003）は14日の間隔を空けて被験者の尿および血漿のメタボロームを試験した。この研究では初尿，０～12時間，12～24時間の尿サンプルと同様に血清サンプルが採取された。被験者は採取日に標準食を摂取した。血漿は被験者あるいは試験日によらずわずかな変動であった。尿サンプルは被験者間でかなりの変動がみられたが，被験者内の試験日の違いによる変動はわずかであった。これは尿のメタボロームが個人的特徴を有することと一致する。この研究で最も重要な発見は，初尿が０～12時間および12～24時間の尿サンプルと比較してより多様性を有していた点である。初尿のメタボロームは食事やライフスタイルの違いにより生じる変量により鋭敏に反応するのであろう。

急性的な食事介入は尿のメタボロームにある程度の標準化効果を与えるようであるが，この効果は介入期間を延長することでより顕著になるのであろうか。Winnike らの検討（2009）では，10人の健常被験者が臨床研究センターに２週間入院し，標準化された食事を摂取した。尿を24時間分プールしたものを，試験期間中，毎日採取した。一晩絶食後の血清も毎日採取し，試験２週間後の血清も同様に採取した。尿のメタボロームはすべての被験者間でかなりのばらつきがあり，これは Walsh ら（2006），Lenz ら（2003）の研究と同様であった。一方で，試験期間を通して標準食による尿メタボロームの標準化効果は認められなかった。２週間，被験者はそれぞれの“代謝スペース（metabolic space）”に留まり続けた。標準食による負荷が効果を示さなかった理由として，尿サンプルが24時間分をプールしたものであった点が考えられる。このことは，急性的な食事介入の効果は初尿のような単回採取のサンプルでは検出できるが，24時間分をプールした場合にはその差異は完全に希釈されてしまうことを示唆している。

急性的な介入試験では，血清のメタボロームに対する検出可能な標準化効果は認められなかった。一方，標準食摂取期間を延長したこの試験では，約半数の被験者で試験初日もしくは２週間のフォローアップ後の血清に他のタイムポイントとの明確な差異が観察された。他の試験では観察されなかった理由として２つの可能性が考えられる。１つ目は，標準食摂取の延長により各被験者の“代謝スペース”のより明瞭な実像を得られ，それゆえ外れ値のタイムポイントがよりはっきりと区別された可能性である。２つ目は，入院下におけるより厳密な食事と環境の管理により，血清メタボロームに新たなホメオスタシスが生じ，自由生活下におけるメタボロームとの差異として検出された可能性である。以上をまとめると，試験前に食事を標準化することにより，尿および血清のメタボロームのばらつきを減じられる可能性があるが，標準化の期間を延長してもさらなる減少効果は認められないと考えられる。

食事アセスメントツールとしてのメタボロミクス

食事の摂取量を正確に測定することは，食事と疾患発症・予防の関連性を知るためには必須である。食事摂取の定量的な情報を得るための従来の手法として，食事摂取頻度調査票（food frequency questionnaires：FFQ），思い出し法，食事日記などがある。これらの方法は重大な無作為あるいは系統的エラーを生じやすい。Binghamら（1994, 1997）は，食事重量記録，FFQ，24時間思い出し法，7日間食事日記について，それぞれを比較することで食事アセスメント法の正確性について検討した。その結果，FFQはほとんどすべての食事摂取を過大に見積もる傾向があり，24時間思い出し法は炭水化物，ビタミンC，アルコール摂取を過小に評価し，食事日記は脂質摂取を過大に，炭水化物とカルシウム摂取を過小に評価することが示された。これらのエラーが，異なる方法で行われた栄養研究より得られた結果を比較する際に，混乱を生むことは明らかである。

自己申告法による問題を解決するために，特定の食物や食物グループの摂取量を反映する多くのバイオマーカーが開発されてきた。例として，ナトリウム摂取量の測定のための尿中ナトリウムがあげられる（Bingham, 2002）。ナトリウムの摂取と排出における相関係数は少なくとも0.7であることが示されているが，24時間にわたり採尿することが必要であり，医療施設以外では困難である。総タンパク質摂取量は尿中の窒素排出量と相関するが，同様に24時間の採尿が必要である。ペンタデカン酸の血清濃度は乳や食事由来の脂質の摂取量と強い相関を示す（Smedman *et al*., 1999）。特定の食事成分に対するこれらの個々のマーカーは非常に有用であるが，食事の影響を評価するためには，より客観的で包括的なツールが求められている。

メタボロミクスはヒトの食事摂取の包括的なアセスメントツールとして大きな期待を寄せられている。食物を摂取すると，食物中の化学成分すなわち食物メタボロームは，直接あるいは消化を経て吸収され，消化管（腸内菌叢を含む）や肝臓での生体内変換を経た後，血清や尿中で検出される。この宿主，微生物，そして食物メタボロミクスの関係性について，図4.8に示した。バイオマーカー候補の探索は，食物メタボローム中の特定成分を体液中において探索することを指して“トップダウン”と表現されている（Mennen *et al*., 2006；Jenab *et al*., 2009）。このターゲットを絞ったアプローチは多くの食物にうまく適用されているが，ある特定のバイオマーカーは，生物学的プロセッシングと排出における動態の影響で，より

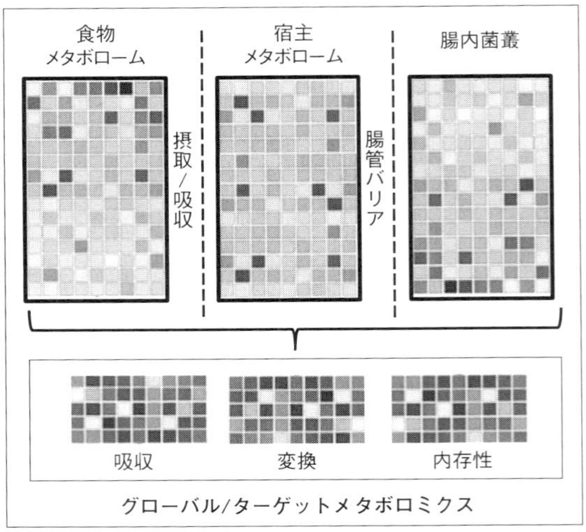

図4.8　食物摂取，吸収，変換，代謝のプロセスで新たな代謝産物を生む宿主–食物–微生物のメタボロミクスの関係

検出が困難になる可能性がある（Fave *et al*., 2009；Manach *et al*., 2009；Scalbert *et al*., 2009；Primrose *et al*., 2011）。他方，“ボトムアップ”と表現される，グローバルなメタボリックプロファイリングのアプリケーションを用いたアプローチがある。後者のアプローチの利点は，食物メタボロームが生体内で受けるプロセッシングを考慮する必要がないことにある。食物メタボロームやその吸収，生体内変換に関する知見が不完全であることから，ボトムアップにより発見されるバイオマーカーはしばしば予想外のものである。

食物曝露に対するバイオマーカーを見いだすためのグローバルメタボロミクスの可能性について，“MEtabolomics to characterize Dietary Exposure（MEDE）”スタディによる大規模研究が行われている（Primrose *et al*., 2011）。この研究では，それぞれの被験者は標準化した夕食を摂取した後，2種類の状況下で朝食を摂取した。試験朝食群では，標準朝食群のメニューの1つ（コーンフレーク＋牛乳）を，以下のいずれかと置き換えたものを摂取した：ブロッコリー（アブラナ科の野菜）・スモークサーモン（油の多い魚）・ラズベリー（ベリー類の果実）・全粒粉ビスケット（全粒のシリアル）。その結果，絶食時および食後の尿中メタボロームの変化がすべての被験者で観察された。試験食摂取3時間後の尿と血清から，直近の食事摂取に関する情報が最も多く得られた。特定の代謝産物のセットが標準朝食摂取後のメタボロームで常に上位にランクされたことから，これらの代謝産物をデータから除外することで，試験食と相関する代謝産物の容易な検出が可能となった。この研究の結果から，オレンジジュース，ラズベリー，スモークサーモン，ブロッコリーなどの朝食食材に対するバイオマーカー候補が同定された。

この研究における興味深い発見のひとつは，被験者がコーンフレークと全粒ビスケットのどちらを摂取したかを区別することに関してであった。すべての被験者を一緒に解析した場合は，これら2つの食事成分に由来する明確な差異を見いだすことはできなかった。一方，類似した代謝産物プロフィールを有する被験者のサブセットを解析した場合は，これら2つの朝食成分に由来する良好な分類を成し遂げられた。このことから，当初は被験者間の個体差が食事の微弱な影響を覆い隠してしまっていたが，各々の代謝タイプに基づいて，より同質な被験者のサブセットを検討することで，食事による差異が明らかになったと考えられる。

食事に対するバイオマーカーの探索は急性曝露の研究に限るものではなく，習慣的な食事摂取パターンの重要性を示すようなバイオマーカーの探索も行われている。O'Sullivan らの研究（2011）では，125人の自由生活を送る被験者の尿および血清のメタボロームが解析された。食事摂取は3日間食事記録法により算出し，3週間の試験期間のうち2週目までの記録で完成させた。個々の食物や原材料は，アイルランド人の食事パターンのクラスター解析（Hearty and Gibney, 2009）に基づいて33グループに分類した。卵，ポテト，アルコールなどいくつかのグループは単一の食材で構成された。他のグループは野菜，鶏肉料理，菓子類など，より大雑把な分類であった。データのクラスター解析結果より，総エネルギー摂取に明らかに影響を及ぼす3種類の食事摂取パターンが見いだされた。1つ目（クラスター1）は全粒粉のパン，全脂乳，魚，菓子類，アイスクリーム，デザートからのエネルギーの寄与が大きいことが特徴のクラスターであった。このクラスターは低カロリー飲料（水，茶，無糖のソフトドリンク）の寄与が小さかった。2つ目のクラスター（クラスター2）は，低脂肪乳，ヨーグルト，フルーツ，鶏肉，ソース由来のエネルギーの寄与が大きく，高カロリー飲料（フルーツベースの濃縮飲料，ソフトドリンクなど）の寄与は小さかった。3つ目のクラスター（クラスター3）は最も不健康と思われ，白パン，赤身肉と赤身肉料理，食肉加工品，アルコールの寄与が大きく，野菜の寄与が小さかった。どのクラスターに属するかは性別による影響が大きかったが，年齢やBMIによる影響は認められなかった。

これらのクラスター間に特徴的な代謝的差異を見いだす目的で，PLS-DA モデルがそれぞれのクラスター間で作製された。最も大きな代謝的差異はクラスター1とクラスター3の間でみられた。3つのクラスターのなかで，この2つのクラスター間において9つの食物グループが最大および最小の摂取量であった。グリシン，フェニルアセチルグルタミン，アセト酢酸の濃度がクラスター1で高く，トリメチルアミン *N*-オキシド（TMAO），*O*-アシルカルニチン，n, n-ジメチルグリシンがクラスター3で高かった。線形回帰分析により，フェニルアセチルグルタミンと野菜の摂取，および*O*-アシルカルニチンと赤身肉摂取の間に正の相関が見いだされた。この研究結果から，メタボロミクスが自由生活を送る成人の食事パターンの違いを区別でき，さらにその食事パターン中の重要な成分に対するバイオマーカーを見いだすのに有用であることが示された。

臨床現場での管理により，研究を非常に洞察的にすることが可能であるが，このような厳密な管理条件下で観察される代謝変動は，おそらく自由生活の環境下では検出されない。すなわち，自由生活下での食事の多様性が多くの重要な変動をマスクしてしまうと考えられる。そこで長期的な研究の要件を満たし，かつ自由生活の状況を模すという，両者の中間をとるような巧妙な研究デザインが1つある。“スーパーマーケットモデル”である（Skov *et al*., 1997；Rasmussen *et al*., 2007；Bladbjerg *et al*., 2010）。これらの研究においてすべての参加者は，研究のために建てられた，彼らの栄養に必要なすべてがそろっている店で食材を購入した。参加者は試験の食事設計の範囲内で自由に食材を選択し，各個人が何を購入したかは特別にデザインされたコンピュータシステムに記録された。スーパーマーケットモデルは多くの長期的な栄養介入試験で用いられており，種々の脂質や炭水化物の体重減少や心血管疾患，糖尿病に与える影響が調べられている（Due *et al*., 2008a, b）。このモデルは大規模・長期的なメタボロミクス研究において，臨床現場と自由生活の中間の管理レベルをもたらすポテンシャルを持っている。

疫学的な規模のメタボロミクス

メタボロミクスは，人口集団の将来の健康と幸福に関する課題に応えるものとして，ますます重要な役割を担っていくであろう。これら疫学的なメタボロミクス研究は，最小のサンプル容量および前処理で済むハイスループット，高感度手法の登場により今日実施可能である。集団にまたがるメタボロミクスにおいて重要な課題のひとつは，文化や環境因子により生じる代謝の型の違いを把握することである。最初期の研究として，Zuppi ら（1998）は，異なる国の間におけるベースラインのメタボロームの差異を調べるために行った非ターゲットメタボロミクス解析を報告した。この研究では，ローマ在住の健常被験者25人の尿サンプルが，年齢と性別をマッチさせたノルウェー北部の北極圏に位置するスヴァールバル諸島在住の集団と比較された。ローマの集団は，炭水化物50～55%，脂質25～30%，タンパク質20%で構成されるおおよそ3, 000kcal/日の典型的な地中海沿岸地方の食事内容であった。スヴァールバル諸島の集団は炭水化物30～33%，脂質47～50%，タンパク質20%で構成されるおおよそ4,500kcal/日の食事内容であった。スヴァールバル諸島の集団において尿中のアラニン，乳酸，クエン酸の濃度が低かったが，これは食事中の炭水化物量が少ないことに起因すると考えられた。TMAOは魚の摂取の確立されたマーカーであるが，スヴァールバル諸島の集団で高値であった。この集団では食事中における保存料の増加により，安息香酸の曝露が高まっていた。グリシンが安息香酸を抱合した結果生じる馬尿酸が高値であったことと一致して，グリシン濃度の低値もまた観察された。異なる地域の文化的・地理的嗜好性を模倣したこの種のコントロールスタディにより，疫学的なメタボロミクス研究においてはベースラインのメタボロームを考慮しなければならないことが実証された。

自由生活下におけるベースラインのメタボロームの文化に由来する差異を見いだすために，イギリス人とスウェーデン人被験者のメタボロミックな比較が，いかなる食事的制限も行わない条件下で実施された（Lenz *et al*., 2004）。この研究では健常な20人のスウェーデン人と10人のイギリス人が参加し，それぞれ21～65歳の男女で構成された。主成分分析により，2国間には主に馬尿酸，TMAO，クレアチニン濃度に基づくいくらかの差異が認められた。スウェーデン人におけるTMAOの高値はZuppiらの報告（1998）と一致し，スカンジナビアの食事は魚の摂取量が多いことを示している（Svensson *et al*., 1994）。

興味深いことに，この研究では1人のイギリス人被験者が異常に高いタウリン濃度を示した。タウリンは肝障害のマーカーとして知られている。臨床のフォローアップではこの被験者の肝機能は正常だったが，食事記録法より，彼女は肉類を多量に摂取する“アトキンスダイエット（Atkins diet）”を実施していることが示された。この多量の肉類の摂取は尿中のタウリンレベルの上昇を引き起こしうる（Rana and Sanders, 1986；Laidlaw *et al*., 1988）。このことは外れ値の検証から何を学べるか，また食事のバイオマーカーと生体の機能障害を見分けるためにどのように食事を考慮すべきかについてのよい具体例である。

ベースラインのメタボロームの違いを理解したうえで，メタボロミクス研究を疾患リスクのバイオマーカー探索に組み込むことが可能となる。INTERSALTスタディは塩分摂取と血圧の関係を調査した大規模スタディの一例である（ICRG, 1988, 1989）。この研究では32か国52地域より20～59歳の男女計10,000人以上が参加し，血圧に対して塩分摂取が果たす役割が評価された。この規模のスタディでは塩分摂取量や関連するアルコール，カリウム摂取，BMIなどのデータのアセスメントはもとより，血圧測定方法の標準化も含む厳密なプロトコールが求められる。測定誤差を最小にするために，すべての分析は1つの研究室内で行われた。この研究の結果，塩分，アルコールおよびBMIと血圧上昇の間に正の相関が初めて認められた。

INTERSALTスタディから派生した研究がINTERMAPスタディで，複合的な食事要素が血圧の個人差に果たす役割を見いだすためにデザインされた（Beevers and Stamler, 2003；Stamler *et al*., 2003）。この研究では食品の栄養組成の包括的で高度なデータベースを要するため，INTERSALTスタディが実施された32か国のうち4か国のみが対象となった。これらの国ではデータベースが利用可能か，あるいは既存の国民データからデータベースを構築可能であった。中国（$n=832$），日本（$n=1,138$），アメリカ（$n=2,164$），イギリス（$n=496$）の17の人口集中地域からの被験者が対象となった。世界的に増加している心血管疾患の発症メカニズムの解明に向けて，代謝の表現型からアプローチする目的でメタボロミクスが用いられた。4回の24時間思い出し法と2回の24時間採尿が行われ，個体や人口集団を超えて血圧と相関する尿中の代謝産物セットを見いだすことが試みられた。

この結果，異なる人口集団を区別するユニークな代謝パターンが認められた。地域による代謝パターンの違いは性差による違い以上であった。東アジアと欧米の代謝のタイプは大きく異なっていた。中国の南部（広西自治区）と北部（北京，上海）の代謝タイプもアメリカとイギリスのように容易に区別できた。これらを区別する代謝産物は国をまたいだ対比較により同定された。最も有意に異なっていた代謝産物にはアミノ酸，クレアチニン，TMAOなど，その大部分が食事由来である物質がいくつか含まれていた。エネルギー代謝における代謝中間体では，アセチルカルニチン，トリカルボン酸中間体，ジカルボン酸などが大きく異なっていた。馬尿酸，フェニルアセチルグルタミン，メチルアミンなどの腸内菌叢–宿主の共代謝産物もまた，異なっていた。以前の報告では中国人とアメリカ人の腸内菌叢が異なる結果，メタボロームの差異が生じることが示されている（Li *et al*., 2008）。

この研究では収縮期（SBP）および拡張期血圧（DBP）と相関する4つの代謝産物が見いだされ，これらはアラニン，ギ酸，馬尿酸，*N*–メチルニコチン酸であった。年齢，性別，サプリメントの使用，心血管疾患や糖尿病，その他の混在する要素に対して種々の修正を施すために複数の重回帰モデルが作成された。ギ酸はSBPとDBPに対して，8つのモデルすべてにおいて負の相関が認められ，馬尿酸も6つのモデルにおいて同様の負の相関が認められた。アラニンについては，5つのモデルにおいて正の相関が認められた。

これらバイオマーカー候補の代謝上の供給源は，異なる人口集団にも共通する冠動脈疾患リスクとして，疾患発症機序に関する重要な見識を与えてくれる。ギ酸は主に，ワンカーボンメタボリズムにおけるセリンヒドロキシメチルトランスフェラーゼ活性とテトラヒドロ葉酸経路により生じる。ギ酸はまた，腸内菌叢による食物繊維の発酵によっても産生される。また，ギ酸と尿中Na^+排泄との相関から，腎臓の塩素再吸収の関与も指摘されている。

馬尿酸で認められた負の相関は，腸内菌叢の血圧調節における役割をさらに示唆するものである。紅茶や緑茶などの多くの植物性の食品に含まれるポリフェノールは腸内細菌により馬尿酸に変換されうる（Mulder *et al*., 2005）。安息香酸は多くのベリー類に含まれるが，食品の保存料としてもよく用いられる。腸内菌叢はほかにも，食事からのカロリー利用性を調節するが，これは血圧と密接に関連する肥満の進展に影響を与えうる（ICRG, 1988, 1989）。

尿中のアラニンと血圧の正相関は，摂取タンパク質の違いに関連すると考えられた。食事からのアラニン摂取量は，植物性タンパク質を摂取するよりも動物性タンパク質を多く摂取した場合のほうが高くなる。植物性タンパク質の摂取量が多いことは，高血圧と逆相関することが示されている。また，アラニンは血中のカテコラミンに対する心血管系の反応を調節し，血圧を上昇させる（Conlay *et al*., 1990）。

INTERMAPスタディによる人口集団横断的な代謝的差異の発見は，メタボロミクスが疫学規模の研究に果たすことができる役割を確証させてくれるものである。非ターゲットメタボロミクスのデータは文化的背景に基づいた食習慣の違いと疾患リスクの関連性を探るために効果的に利用された。包括的な代謝産物プロフィールは食生活に関する勧告を推し進めるのみならず，疫学的なリスクアセスメントの重要なデータ要素となるであろう。

ニュートリメタボロミクスと栄養学的な介入の効果

予測ツールとしてのメタボロミックプロファイリング

個人のベースラインのメタボロームが，何らかの生理的な介入に対する反応を予測するための情報を含んでいるというアイデアは，まずアセトアミノフェンによる薬物療法の領域で提唱された。Claytonら（2006）は，毒性発現における閾値量のアセトアミノフェンを投与したラットにおいて，投与24時間前に採取した尿中のメタボロームが，投与後に中程度の肝障害に進行したラットと軽い肝障害のみを発症したラットを区別できることを示した。ファーマコメタボロミクスと称されるこのアプローチは，その後ヒト臨床試験に用いられ，いくつかの成功を収めてきた。被験者の投薬前の代謝産物プロフィールと抗凝固剤キシメラガトラン（Andersson *et al*., 2009）や免疫抑制剤タクロリムス（Phapale *et al*., 2010）の代謝が有意に相関することが見いだされた。

ニュートリメタボロミクスのアプローチは，食事の嗜好性と代謝の表現型との関連性を見いだすことに用いられてきた。Rezziら（2007）は個人のチョコレートの好みと相関する代謝のタイプを発見した。ベースラインの尿および血漿の代謝表現型は“チョコレートを欲求する”，“チョコレートに無関心”といったその個人の嗜好性の分類と有意に相関した。この分類において，血漿の代謝的な差異は，主としてリポタンパク質の違いによるのに対して，尿のメタボロームは主に腸内菌叢に関連する代謝産物により区別された。個人とおそらく集団に対しても食事嗜好性を分類可能なことから，メタボロミクスは食生活に関する勧告の立案に大きなインパクトを与えるであろう。

ニュートリメタボロミックなアプローチを食事由来コリンの欠乏により生じる表現型の予測に用いた報告がある（Sha *et al*., 2010）。コリンは必須な栄養素であり，欠乏は肝臓と筋肉の機能障害を引き起こす。この研究では53人の被験者が10日間のコリン含有標準食摂取の後，コリン欠乏食を42日間摂取した。その間，被験者の臓器障害の徴候がモニターされた。最後に被験者はコリン補充食を3日間摂取した。ベースラインのメタボロームの非ターゲット解析が実施され，これがコリン欠乏時の表現型を強力に予測可能であることが見いだされた。肝機能障害を発症した被験者としなかった被験者では，異なる代謝的特徴がみられた。コリン欠乏は完全静脈栄養（total parenteral nutrition：TPN）の患者に共通する副作用であり，肝機能障害のリスクとなる（Buchman *et al*., 2001）。このニュートリメタボロミックなアプローチは，TPN下にある患者の肝機能障害発症の可能性を予測し，より個別的な医療を展開するうえで有用であろう。

栄養的な負荷に対する応答の代謝プロファイリング

いくつかの代謝疾患は，ベースラインのメタボロームが内包するノイズ上に検出するのは困難と思われる。このような疾患を検出するためには食事負荷を行う必要があろう。例えば，経口糖負荷試験（oGTT）は糖代謝の恒常性維持に働く代謝プロセスを刺激するための共通のツールである。一晩絶食する間，グルコースレベルは解糖系と糖新生系の働きを通して維持されている。oGTTにより大量に摂取されたグルコースは速やかなインスリン分泌を引き起こし，グルコース取込みを促進すると同時に異化から同化へと代謝状態をシフトさせる。一般に，グルコースとインスリン値の経時的変化はインスリン感受性の評価に用いられている。絶食期からの移行はまた，多くの代謝経路の変動を引き起こす。メタボロミクスは，インスリン抵抗性の発症プロセスに関する重要な生化学的知見をもたらす多くの想定内あるいは想定外の変動を検出する手段となりうる。

oGTTによる代謝の変動を調べる目的で，Zhaoら（2009）により非ターゲットメタボロミクススタディが実施された。この研究では，耐糖能が正常の16人にoGTTが施された。その後2時間にわたり，すべての被験者から血漿が採取された。その結果，4種類の代謝産物グループ〔遊離脂肪酸（FFA），アシルカルニチン，胆汁酸，リゾホスファチジルコリン（Lyso-PC）〕の変動が観察された。この研究で用いられたLC-MSのプラットフォームは逆相クロマトグラフィーを用いるため，極性分子（グルコースなど）の検出は十分ではなかった。Lyso-PCと胆汁酸の変動は明確ではなかったため，今後のさらなる検証が求められる。血漿中の遊離脂肪酸の減少は，インスリンによるホルモン感受性リパーゼ活性の阻害に起因する脂肪分解の減少と一致する。アシルカルニチンの減少はエネルギー代謝の大きなシフトを意味するものである。アシルカルニチンはアシルCoA中間体から合成され，ミトコンドリアにおけるβ酸化の副産物でもある。アシルカルニチンは効率的にミトコンドリアから細胞質へ移動し，さらに血流へと移行するため，血漿中のアシルカルニチンはβ酸化の基質の流れを示す確かな代弁者となる。したがって，血漿中のアシルカルニチンの減少は，グルコース負荷後にβ酸化が確実に減少することを示している。この非ターゲットメタボロミクス研究により，oGTT後の代謝恒常性の回復能をモニターするためのバイオマーカーセットが生み出された。

その後の研究では，非ターゲットメタボロミクスのアプローチが耐糖能異常を有する被験者のoGTTに対する応答を調べるために用いられた（Shaham *et al*., 2008）。この研究では，耐糖能異常による機能不全のための，メカニズム解明および診断用のバイオマーカーが探索された。ここでもLC-MSの解析プラットフォームが用いられたが，クロマトグラフィーの違いからグルコース，アミノ酸，有機酸など，より多くの極性分子の検出が可能であった。この結果，4つの異なるインスリンの作用軸と関連づけられる，18種類の代謝産物が同定された。すなわち，これらの代謝産物マーカーにより，oGTT後の解糖の上昇，および脂肪分解・ケトン体産生・タンパク質分解の低下という4つのインスリン作用が示された。統計解析により，分枝アミノ酸の変動とグリセロールの変動がともに損なわれることが，インスリン抵抗性に特徴的な代謝プロフィールを生み出すことが明らかとなった。分枝鎖アミノ酸レベルの変化はタンパク質の異化作用の変動を反映し，グリセロールレベルの変化は脂肪分解の変動を示すものである。この結果は，同程度のインスリン抵抗性を示す個人間でも，これら2つのインスリン感受性経路のバランスは異なることがあることを示唆している。メタボロミクスから得られたこれら詳細な情報により，インスリン抵抗性の個別治療の進歩のための有益な知見が得られるであろう。

代謝プロフィールにおける腸内菌叢の重要性

微生物と哺乳類あるいは植物宿主との共生関係は，われわれの世界を形作るうえで重要な要素である。腸内菌叢の存在により，宿主が利用できる代謝経路の多様性は著しく増加し，これにより宿主だけでは代謝できない多くの物質を代謝することが可能となっている。結果として腸内細菌は，栄養素や薬物を処理するための腸内菌叢-宿主の共代謝ネットワークを介して，ヒトの種々の重要な生物学的機能にかかわるようになり，多様な臓器システムの複合的なパスウェイを調節しているのである（Martin *et al*., 2007, 2009；Claus *et al*., 2008）。Nicholsonと共同研究者によるこれらの研究では，十二指腸，空腸，回腸などの消化器官や，腎臓や肝臓などの臓器，血液や尿などの体液における代謝的多様性が，腸内菌叢の活動と直接関連することが示されている（Martin *et al*., 2008）。おそらく最も重要なことは，腸内細菌が地球上で最も大きな単一のエネルギー源であるセルロースをわれわれにも消化できるようにし，低栄養，高毒性の食事環境下でも生存可能としていることであろう。例として，腸内細菌は未消化の炭水化物を大腸内で短鎖脂肪酸（SCFA），CO_2，H_2に代謝する。SCFAは酢酸，プロピオン酸，酪酸，イソ吉草酸，吉草酸，イソカプロン酸，カプロン酸など炭素数6までの炭素鎖のモノカルボン酸である。SCFAはエネルギー源としてもシグナル伝達分子としても機能し，その量と種類は腸内菌叢の構成やその共生関係と直接関連づけられる。SCFA受容体のGPR43を介するようなシグナル経路も同様に宿主のエネルギーバランスと関連し，異なる菌叢においてはこれらの分子との関係も異なる（Ley *et al*., 2008）。ほとんどの哺乳類はリジンなどの必須アミノ酸を食事から摂取可能であるが，一方でこれらを腸内菌叢からも得ていることが明らかとなっている（Metges *et al*., 2006）。多くのアミノ酸とおそらく他の窒素含有化合物も宿主と腸内菌叢の間を循環しており，これらの栄養素の食事からの必要量を減じるプロセスとなっていると考えられる（Metges *et al*., 2006）。しかしながら，腸内菌叢と宿主の間にあるこれらのアミノ酸や他の必須栄養素の循環量が，必要な栄養摂取に大きく貢献するに十分な量かどうかは不明である。

腸内菌叢とその機能の多様性は，異なる栄養環境，消化物の保持時間，消化管の温度などを形成し，多様な微生物環境を生み出す。メタゲノミクスやメタボロミクスなど近年の分子プロファイリング技術の進歩とともに，代謝のグローバルな変化と腸内菌叢の直接的な相互作用は，宿主と微生物の共生関係や栄養・薬物介入のメカニズムの解明においてますます重要となってきている。腸内菌叢の多様性の詳細を解明するために，また栄養や疾患治療の改善のために代謝と菌叢の複雑な相互作用を制御することを目的として，異なる分野の科学者たちによる共同研究が行われている（Pang *et al*., 2007；Li *et al*., 2008；Wei *et al*., 2010）。

将来の方向性

個人と人口集団の栄養状態についてより深い理解を得ることは，将来のメタボロミクスの主要な到達点である。代謝タイプのデータベースの作成により，個人や集団の疾患リスクの徴候となる変動を検出する手段がもたらされるであろう。分析プラットフォームは急速に進歩しており，より高感度かつ包括的な範囲のメタボロームが生み出されている。生物統計学的なツールもまた発展を続けており，重要な代謝的特徴が文化，年齢，BMIなどの混在する要素に由来するノイズの上にも検出されるはずである。将来，栄養学者は分析化学者，植物学者，生物統計学者，臨床医などを含む科学者のネットワークを統合し，宿主–微生物の代謝と食物の相互作用の全体像を得るための研究をデザインし，実施するようになるであろう。これらの研究により，疾患や機能障害のバイオマーカーのみならず，食物摂取に対する代謝マーカーも含むライブラリーの開発が可能となるはずである。メタボロミクス研究から得られる診断上およびメカニズム上の知見は将来，個別化された保健医療の発展に莫大なインパクトを与えるであろう。

（江原達弥訳）

推奨文献

Kumar, M., Mohania, D., and Kumar, A. (2009) Metabolomics: an emerging tool for nutrition research. *Current Topics Nutr Res* **7**, 97–104.

Oresic, M. (2009) Metabolomics, a novel tool for studies of nutrition, metabolism and lipid dysfunction. *Nutr Metab Cardiovasc Dis* **19**, 816–824

[文　献]

Ala-Korpela, M. (2008) Critical evaluation of 1H NMR metabonomics of serum as a methodology for disease risk assessment and diagnostics. *Clin Chem Lab Med* **46,** 27–42.

Andersson, U., Lindberg, J., Wang, S., *et al.* (2009) A systems biology approach to understanding elevated serum alanine transaminase levels in a clinical trial with ximelagatran. *Biomarkers* **14,** 572–586.

Assfalg, M., Bertini, I., Colangiuli, D., *et al.* (2008) Evidence of different metabolic phenotypes in humans. *Proc Natl Acad Sci USA* **105,** 1420–1424.

Beckonert, O., Keun, H.C., Ebbels, T.M., *et al.* (2007) Metabolic profiling, metabolomic and metabonomic procedures for NMR spectroscopy of urine, plasma, serum and tissue extracts. *Nat Protoc* **2,** 2692–2703.

Bedair, M. and Sumner, L.W. (2008) Current and emerging mass-spectrometry technologies for metabolomics. *Trends Anal Chem* **27,** 238–248.

Beevers, D.G. and Stamler, J. (2003) Background to the INTERMAP study of nutrients and blood pressure. *J Hum Hypertens* **17,** 589–590.

Bernini, P., Bertini, I., Luchinat, C., *et al.* (2009) Individual human phenotypes in metabolic space and time. *J Proteome Res* **8,** 4264–4271.

Bhattacharya, A. (2010) Chemistry: Breaking the billion-Hertz barrier. *Nature* **463,** 605–606.

Bictash, M., Ebbels, T.M., Chan, Q., *et al.* (2010) Opening up the "Black Box": metabolic phenotyping and metabolome-wide association studies in epidemiology. *J Clin Epidemiol* **63,** 970–979.

Bingham, S.A. (2002) Biomarkers in nutritional epidemiology. *Public Health Nutr* **5,** 821–827.

Bingham, S.A., Gill, C., Welch, A., *et al.* (1994) Comparison of dietary assessment methods in nutritional epidemiology: weighed records v. 24 h recalls, food-frequency questionnaires and estimated-diet records. *Br J Nutr* **72,** 619–643.

Bingham, S.A., Gill, C., Welch, A., *et al.* (1997) Validation of dietary assessment methods in the UK arm of EPIC using weighed records, and 24-hour urinary nitrogen and potassium and serum vitamin C and carotenoids as biomarkers. *Int J Epidemiol* **26** Suppl **1,** S137–151.

Bladbjerg, E.M., Larsen, T.M., Due, A., *et al.* (2010) Long-term effects on haemostatic variables of three ad libitum diets differing in type and amount of fat and carbohydrate: a 6-month randomised study in obese individuals. *Br J Nutr* **104,** 1824–1830.

Bollard, M.E., Stanley, E.G., Lindon, J.C., *et al.* (2005) NMR-based metabonomic approaches for evaluating physiological influences on biofluid composition. *NMR Biomed* **18,** 143–162.

Bruce, S.J., Tavazzi, I., Parisod, V., *et al.* (2009) Investigation of human blood plasma sample preparation for performing metabolomics using ultrahigh performance liquid chromatography/mass spectrometry. *Anal Chem* **81,** 3285–3296.

Buchman, A.L., Ament, M.E., Sohel, M., *et al.* (2001) Choline deficiency causes reversible hepatic abnormalities in patients receiving parenteral nutrition: proof of a human choline requirement: a placebo-controlled trial. *JPEN J Parenter Enteral Nutr* **25,** 260–268.

Claus, S.P., Tsang, T.M., Wang, Y., *et al.* (2008) Systemic multicompartmental effects of the gut microbiome on mouse metabolic phenotypes. *Mol Syst Biol* **4,** 219.

Clayton, T.A., Lindon, J.C., Cloarec, O., *et al.* (2006) Pharmacometabonomic phenotyping and personalized drug treatment. *Nature* **440,** 1073–1077.

Conlay, L.A., Maher, T.J., and Wurtman, R.J. (1990) Alanine increases blood pressure during hypotension. *Pharmacol Toxicol* **66,** 415–416.

Daykin, C.A. and Wulfert, F. (2006) NMR spectroscopy based metabonomics: current technology and applications. In *Frontiers in Drug Design and Discovery*, Vol. 2. Bentham Science Publishers, Oak Park, IL, pp. 151–173.

Dettmer, K., Aronov, P.A., and Hammock, B.D. (2007) Mass spectrometry-based metabolomics. *Mass Spectrom Rev* **26,** 51–78.

Due, A., Larsen, T.M., Hermansen, K., *et al.* (2008a) Comparison of the effects on insulin resistance and glucose tolerance of 6-mo high-monounsaturated-fat, low-fat, and control diets. *Am J Clin Nutr* **87,** 855–862.

Due, A., Larsen, T.M., Mu, H., *et al.* (2008b) Comparison of 3 ad libitum diets for weight-loss maintenance, risk of cardiovascular disease, and diabetes: a 6-mo randomized, controlled trial. *Am J Clin Nutr* **88,** 1232–1241.

Dumas, M.E., Maibaum, E.C., Teague, C., *et al.* (2006) Assessment of analytical reproducibility of 1H NMR spectroscopy based metabonomics for large-scale epidemiological research: the INTERMAP Study. *Anal Chem* **78,** 2199–2208.

Dunn, W.B. (2008) Current trends and future requirements for the mass spectrometric investigation of microbial, mammalian and plant metabolomes. *Phys Biol* **5,** 011001.

Fave, G., Beckmann, M.E., Draper, J.H., *et al.* (2009) Measurement of dietary exposure: a challenging problem which may be overcome thanks to metabolomics? *Genes Nutr* **4,** 135–141.

Fiehn, O. (2001) Combining genomics, metabolome analysis, and biochemical modelling to understand metabolic networks. *Comp Funct Genomics* **2,** 155–168.

Grimes, J.H. and O'Connell, T.M. (2011) The application of micro-coil NMR probe technology to metabolomics of urine and serum. *J Biomol NMR* **49,** 297–305.

Gronwald, W., Klein, M.S., Kaspar, H., *et al.* (2008) Urinary metabolite quantification employing 2D NMR spectroscopy. *Anal Chem* **80,** 9288–9297.

Hearty, A.P. and Gibney, M.J. (2009) Comparison of cluster and principal component analysis techniques to derive dietary patterns in Irish adults. *Br J Nutr* **101,** 598–608.

ICRG (1988) Intersalt: an international study of electrolyte excretion and blood pressure. Results for 24 hour urinary sodium and potassium excretion. *BMJ* **297,** 319–328.

ICRG (1989) The INTERSALT study. An international co-operative study of electrolyte excretion and blood pressure: further results. *J Hum Hypertens* **3,** 279–407.

Jenab, M., Slimani, N., Bictash, M., *et al.* (2009) Biomarkers in nutritional epidemiology: applications, needs and new horizons. *Hum Genet* **125,** 507–525.

Kochhar, S., Jacobs, D.M., Ramadan, Z., *et al.* (2006) Probing gender-specific metabolism differences in humans by nuclear magnetic resonance-based metabonomics. *Anal Biochem* **352,** 274–281.

Laidlaw, S.A., Shultz, T.D., Cecchino, J.T., *et al.* (1988) Plasma and urine taurine levels in vegans. *Am J Clin Nutr* **47,** 660–663.

Lenz, E.M., Bright, J., Wilson, I.D., *et al.* (2003) A 1H NMR-based metabonomic study of urine and plasma samples obtained from healthy human subjects. *J Pharm Biomed Anal* **33,** 1103–1115.

Lenz, E.M., Bright, J., Wilson, I.D., *et al.* (2004) Metabonomics, dietary influences and cultural differences: a 1H NMR-based study of urine samples obtained from healthy British and Swedish subjects. *J Pharm Biomed Anal* **36,** 841–849.

Ley, R.E., Hamady, M., Lozupone, C., *et al.* (2008) Evolution of mammals and their gut microbes. *Science* **320,** 1647–1651.

Li, M., Wang, B., Zhang, M., *et al.* (2008) Symbiotic gut microbes modulate human metabolic phenotypes. *Proc Natl Acad Sci USA* **105,** 2117–2122.

Logan, T.M., Murali, N., Wang, G., *et al.* (1999) Application of a high-resolution superconducting NMR probe in natural product structure determination. *Magn Res Chem* **37,** 762–765.

Ludwig, C. and Viant, M.R. (2010) Two-dimensional J-resolved NMR spectroscopy: review of a key methodology in the metabolomics toolbox. *Phytochem Anal* **21,** 22–32.

Madsen, R., Lundstedt, T., and Trygg, J. (2010) Chemometrics in metabolomics – a review in human disease diagnosis. *Anal Chim Acta* **659,** 23–33.

Manach, C., Hubert, J., Llorach, R., *et al.* (2009) The complex links between dietary phytochemicals and human health deciphered by metabolomics. *Mol Nutr Food Res* **53,** 1303–1315.

Martin, F.P., Dumas, M.E., Wang, Y., *et al.* (2007) A top-down systems biology view of microbiome–mammalian metabolic interactions in a mouse model. *Mol Syst Biol* **3,** 112.

Martin, F.P., Wang, Y., Sprenger, N., *et al.* (2008) Top-down systems biology integration of conditional prebiotic modulated transgenomic interactions in a humanized microbiome mouse model. *Mol Syst Biol* **4,** 205.

Martin, F.P., Wang, Y., Yap, I.K., *et al.* (2009) Topographical variation in murine intestinal metabolic profiles in relation to microbiome speciation and functional ecological activity. *J Proteome Res* **8,** 3464–3474.

Mennen, L.I., Sapinho, D., Ito, H., *et al.* (2006) Urinary flavonoids and phenolic acids as biomarkers of intake for polyphenol-rich foods. *Br J Nutr* **96,** 191–198.

Metges, C.C., Eberhard, M., and Petzke, K.J. (2006) Synthesis and absorption of intestinal microbial lysine in humans and non-ruminant animals and impact on human estimated average requirement of dietary lysine. *Curr Opin Clin Nutr Metab Care* **9,** 37–41.

Mulder, T.P., Rietveld, A.G., and Van Amelsvoort, J.M. (2005) Consumption of both black tea and green tea results in an increase in the excretion of hippuric acid into urine. *Am J Clin Nutr* **81,** 256S–260S.

O'Sullivan, A., Gibney, M.J., and Brennan, L. (2011) Dietary intake patterns are reflected in metabolomic profiles: potential role in dietary assessment studies. *Am J Clin Nutr* **93,** 314–321.

Pang, X., Hua, X., Yang, Q., *et al.* (2007) Inter-species transplantation of gut microbiota from humans to pigs. *ISME J* **1,** 156–162.

Pasikanti, K.K., Ho, P.C., and Chan, E.C. (2008) Gas chromatography/mass spectrometry in metabolic profiling of biological fluids. *J Chromatogr B Analyt Technol Biomed Life Sci* **871,** 202–211.

Phapale, P.B., Kim, S.D., Lee, H.W., *et al.* (2010) An integrative approach for identifying a metabolic phenotype predictive of individualized pharmacokinetics of tacrolimus. *Clin Pharmacol Ther* **87,** 426–446.

Primrose, S., Draper, J., Elsom, R., *et al.* (2011) Metabolomics and human nutrition. *Br J Nutr* **105,** 1277–1283.

Rai, R.K., Tripathi, P., and Sinha, N. (2009) Quantification of metabolites from two-dimensional nuclear magnetic resonance spectroscopy: application to human urine samples. *Anal Chem* **81,** 10232–10238.

Rana, S.K. and Sanders, T.A. (1986) Taurine concentrations in the diet, plasma, urine and breast milk of vegans compared with omnivores. *Br J Nutr* **56,** 17–27.

Rasmussen, L.G., Larsen, T.M., Mortensen, P.K., *et al.* (2007) Effect on 24-h energy expenditure of a moderate-fat diet high in monounsaturated fatty acids compared with that of a low-fat, carbohydrate-rich diet: a 6-mo controlled dietary intervention trial. *Am J Clin Nutr* **85,** 1014–1022.

Reily, M.D. and Lindon, J.C. (2005) *NMR Spectroscopy: Principles and Instrumentation.* Taylor and Francis, New York.

Rezzi, S., Ramadan, Z., Martin, F.P., *et al.* (2007) Human metabolic phenotypes link directly to specific dietary preferences in healthy individuals. *J Proteome Res* **6,** 4469–4477.

Robertson, D., Lindon, J., Nicholson, J.K., *et al.* (2005) *Metabonomics in Toxicity Assessment.* CRC Press, Boca Raton, FL.

Robertson, D.G., Watkins, P.B., and Reily, M.D. (2011) Metabolomics in toxicology: preclinical and clinical applications. *Toxicol Sci* **120** Suppl 1, S146–170.

Rychlik, M. and Asam, S. (2008) Stable isotope dilution assays in mycotoxin analysis. *Anal Bioanal Chem* **390,** 617–628.

Scalbert, A., Brennan, L., Fiehn, O., *et al.* (2009) Mass-spectrometry-based metabolomics: limitations and recommendations for future progress with particular focus on nutrition research. *Metabolomics* **5,** 435–458.

Sha, W., Da Costa, K.A., Fischer, L.M., *et al.* (2010) Metabolomic profiling can predict which humans will develop liver dysfunction when deprived of dietary choline. *FASEB J* **24,** 2962–2975.

Shaham, O., Wei, R., Wang, T.J., *et al.* (2008) Metabolic profiling of the human response to a glucose challenge reveals distinct axes of insulin sensitivity. *Mol Syst Biol* **4,** 214.

Skov, A.R., Toubro, S., Raben, A., *et al.* (1997) A method to achieve control of dietary macronutrient composition in ad libitum diets consumed by free-living subjects. *Eur J Clin Nutr* **51,** 667–672.

Smedman, A.E., Gustafsson, I.B., Berglund, L.G., *et al.* (1999). Pentadecanoic acid in serum as a marker for intake of milk fat: relations between intake of milk fat and metabolic risk factors. *Am J Clin Nutr* **69,** 22–29.

Stamler, J., Elliott, P., Dennis, B., *et al.* (2003) INTERMAP: background, aims, design, methods, and descriptive statistics (nondietary). *J Hum Hypertens* **17,** 591–608.

Svensson, B.G., Akesson, B., Nilsson, A., *et al.* (1994) Urinary excretion of methylamines in men with varying intake of fish from the Baltic Sea. *J Toxicol Environ Health* **41,** 411–420.

Vaidyanathan, S., Harrigan, G.G., and Goodacre, R. (2005) *Metabolome Analyses: Strategies for Systems Biology.* Springer, New York.

Van Hove, J.L., Zhang, W., Kahler, S.G., *et al.* (1993) Medium-chain acyl-CoA dehydrogenase (MCAD) deficiency: diagnosis by acylcarnitine analysis in blood. *Am J Hum Genet* **52,** 958–966.

Walsh, M.C., Brennan, L., Malthouse, J.P., *et al.* (2006) Effect of acute dietary standardization on the urinary, plasma, and salivary metabolomic profiles of healthy humans. *Am J Clin Nutr* **84,** 531–539.

Want, E.J., Cravatt, B.F., and Siuzdak, G. (2005) The expanding role of mass spectrometry in metabolite profiling and characterization. *Chembiochem* **6,** 1941–1951.

Waterman, D.S., Bonner, F.W., and Lindon, J.C. (2009) Spectroscopic and statistical methods in metabonomics. *Bioanalysis* **1,** 1559–1578.

Wei, H., Dong, L., Wang, T., *et al.* (2010) Structural shifts of gut microbiota as surrogate endpoints for monitoring host health changes induced by carcinogen exposure. *FEMS Microbiol Ecol* **73,** 577–586.

Winnike, J.H., Busby, M.G., Watkins, P.B., *et al.* (2009) Effects of a prolonged standardized diet on normalizing the human metabolome. *Am J Clin Nutr* **90,** 1496–1501.

Wishart, D.S., Knox, C., Guo, A.C., *et al.* (2009) HMDB: a knowledgebase for the human metabolome. *Nucleic Acids Res* **37,** D603–610.

Xi, Y., De Ropp, J.S., Viant, M.R., *et al.* (2008) Improved identification of metabolites in complex mixtures using HSQC NMR spectroscopy. *Anal Chim Acta* **614,** 127–133.

Zhao, X., Peter, A., Fritsche, J., *et al.* (2009) Changes of the plasma metabolome during an oral glucose tolerance test: is there more than glucose to look at? *Am J Physiol Endocrinol Metab* **296,** E384–393.

Zuppi, C., Messana, I., Forni, F., *et al.* (1998) Influence of feeding on metabolite excretion evidenced by urine 1H NMR spectral profiles: a comparison between subjects living in Rome and subjects living at arctic latitudes (Svaldbard). *Clin Chim Acta* **278,** 75–79.

5

絶食，摂食，運動および栄養補給状況下におけるエネルギー代謝

Sai Krupa Das and Susan B. Roberts

要　　約

エネルギーバランスは，エネルギー摂取がエネルギー消費と等しい場合に成立する。この恒常的な生理的様式の乱れが，体重調節に影響を及ぼすことになる。エネルギー過剰は体重増加や肥満を導き，エネルギー不足は体重減少や低体重の原因となる。絶食状態におけるエネルギー代謝は絶食時間，絶食前に摂取した食事の内容および利用可能な体内エネルギーの備蓄などに依存する。摂食状態のエネルギー代謝は食事すなわち食事のサイズ，食事内容，食物の形や硬さ，食事組成などに対する頭相反応（訳注：動物が生まれながら持っている，味とにおいで食べられるものを識別する最低限の機能）によって介在され，その代謝過程では消化・吸収，さらに摂取エネルギーの貯蔵が求められる。エネルギー摂取と体内エネルギー貯蔵は，活動・運動にかかわるエネルギー消費に影響を及ぼすことになる。ヒト，特に成人では，１日でエネルギーバランスを取るというよりは，数日間以上のエネルギー摂取による強力な調節方法によって，エネルギーバランスを維持しているのである。

はじめに

エネルギーは生体内の電気化学的勾配を維持するため，分子を輸送するため，物質の生合成過程を促すため，呼吸および血液循環に必要とされる仕事を行うため，そして筋収縮を生み出すためなどに消費される。これらの生物学的プロセスのほとんどは，エネルギー基質（主に食物由来の炭水化物と脂肪および体の貯蔵エネルギー）の酸化から直接的にエネルギーを動力化することはできない。その代わりに代謝燃料の酸化から得た高エネルギー結合様式にあるアデノシン三リン酸（ATP）によってそれが確保されることにもなる。ATP は生体内の主なエネルギー運搬体であり，化学的・機械的な仕事に必要とされるエネルギーを放出する。そのエネルギーの利用は，熱や二酸化炭素および水を生成し，それらは体からすべて除去される。エネルギー代謝における定義，そして酸素消費，二酸化炭素産生およびエネルギー消費の関連性，異なる栄養素の酸化についてのストイシオメトリ（化学量論）についてはボックス5.1と表5.1，5.2に示す。

栄養素の分解経路（クレブス回路と脂肪酸のβ酸化も含む）はアデノシン二リン酸（ADP）と無機リン酸（Pi）からの ATP 合成と連携している。そして時に，ATP 合成経路もしくはエネルギー合成経路として言及されるのである。同様にエネルギー消費という言葉は，ATP の ADP と Pi への分解を表現するために用いられている。休息時の成人では，およそ25～35g の ATP が生命を維持するために毎分使われている。これはどのような場合でも生体に含まれるおおよその総量である。休息時の ATP の代謝回転は相対的に高いが，生体における酵素的仕組みは，最大能力以下で機能している。そして ATP/ADP の高い比率を効率的に維持することを支えているのである。激しい運動の間，数100g の ATP が毎分当たり必要とされる場合，ATP レベルは利用が増えることで減少し，ATP の産生速度は ATP 利用に合わせるべく速やかに調節され，ATP 合成は加速化する。

ATP 産生に求められるエネルギー基質の循環系のレベルは，インスリンおよびその拮抗ホルモンであるグルカゴン，グルココルチコイド，アドレナリン，および成長ホルモンなどのバランスによって保たれている。消化

ボックス5.1　エネルギー代謝における諸定義

カロリーとジュール：1 cal は 1 g の水の温度を14.5℃から15.5℃に上昇させるために必要とする熱量である。1キロカロリー（1 kcal）は1カロリー（1 cal）の1,000倍である。1 cal は4.184ジュール（J）および 1 kcal は4.184キロジュール（kJ）に相当する。

エネルギーバランス：エネルギー摂取量が総エネルギー消費量（TEE）に等しいときに達成され，そこで体内エネルギー貯蔵は安定する。生体はエネルギー摂取量が TEE を超える時，正のエネルギーバランスの状態にあるといわれている（その結果として体内エネルギー貯蔵は増加するのである）。負のエネルギーバランスはエネルギー摂取が TEE よりも少ないときに生起し，体内エネルギー貯蔵は減少する。

エネルギー消費：体によって使われたエネルギーの総量であり，それはアデノシン三リン酸（ATP）からアデノシン二リン酸（ADP）もしくはアデノシン一リン酸（AMP）および無機リン酸（Pi）への加水分解によって放出された熱エネルギーに相当する。

エネルギー代謝：ATP の産生・利用，ATP と等価の物質の減少に関する生化学的経路をひとまとめに表現する時に用いられる一般的な用語である。

エネルギー調節：エネルギー摂取とエネルギー消費のバランスがうまく取られている際の過程である。

栄養障害：低栄養および過剰栄養の双方を示す一般的な用語である。

過剰栄養：エネルギー摂取量がエネルギー消費量を上回り，結果として過剰な体脂肪蓄積をもたらす時に生じる。過剰栄養のレベルは成人において体格指数（BMI）を用いて決められている（BMI，kg で表した体重を m で表した身長の高さの二乗の値で除した指数，kg/m^2）（FAO, 2001）：過体重 BMI＝25～29.9，クラスⅠ肥満 BMI＝30～34.9,，クラスⅡ肥満 BMI＝35～39.9，クラスⅢ肥満 BMI≧40.0kg/m^2。小児の BMI は発育発達とともに変動する。異なる年齢での過体重および肥満を規定する BMI 値が現在使われている（Cole *et al*., 2000の資料および Roberts and Dallal, 2001の資料を参照）。

低栄養：エネルギー摂取量が TEE（総エネルギー消費量）を相当な期間にわたって下回り，臨床的に重篤な体重減少を引き起こしている状況。成人における低栄養は BMI（WHO, 1995）を用いて分類されている。BMI 18.5～24.9はまったく正常，17～18.49は軽度の低栄養，16～16.99は中等度の低栄養，16以下は重度の低栄養である。小児に関しては，世界保健機関のデータから得られた基準値をもとに，低栄養は身長に対する体重の指数および年齢に対する身長の指数を用いて分類されている（FAO, USA, 2001）。

消耗性疾患：NCHS（National Center for Health Statistics）および WHO では身長に対する低体重として定義されているが，それは－1SD よりも小さい場合は軽度，－2SD よりも小さい場合は中等度，－3SD よりも小さい場合は重度の消耗性疾患として定義されている。同様に**発育不全**は年齢に対する低身長として示され，－1SD より小さい場合は軽度，－2SD よりも小さい場合は中等度，－3SD よりも小さい場合は重度の発育障害として，基準値を用いて示されている。

表5.1　基質の酸化パラメータ。脂肪，タンパク質および炭水化物[a]における VO_2，VCO_2，およびエネルギー消費量の相互関係

1 g の酸化	O_2 要求量（L）	CO_2 産生（L）	呼吸商	エネルギー量 kJ（kcal）/g	エネルギー当量 L O_2，kJ（kcal）/L
炭水化物	827.7	827.7	1.000	17.5（4.18）	21.1（5.048）
タンパク質	1010.3	843.6	0.835	19.7（4.70）	19.48（4.655）
脂肪	2018.9	1435.4	0.710	39.5（9.45）	19.6（5.682）
エタノール	1459.4	977.8	0.670	29.7（7.09）	20.3（4.86）

[a]：炭水化物はでんぷんとして見積もっている；タンパク質および脂肪は典型的な人の食事に認められる混合された値として見積もられている。

データ：Livesey and Elia（1988）。

表5.2　特別な栄養素に関する酸化反応と高エネルギー結合リン酸化合物生成の化学量論的関係

$C_{16}H_{32}O_2 + 23O_2$	→	$16CO_2 + 16H_2O$ + 10,033kJ（2,398kcal）	[＋131－2ATP＝129ATP]（パルミチン酸）
$C_{4.6}H_{8.4}O_{1.8}N_{1.25} + 9.6O_2$	→	0.6UREA + $4.0CO_2 + 2.9H_2O$ + 2,176kJ（520kcal）	[29－6ATP＝＋23ATP]（タンパク質）
$C_6H_{12}O_6 + 6.0O_2$	→	$6.0CO_2 + 6.0H_2O$ + 2,803kJ（670kcal）	[＋38－2＝＋36ATP]（ブドウ糖）

産生値は mol で示している。

データ：Kinney and Tucker（1992）。

管からの栄養素の極めて広範で多様な利用があるにもかかわらず，かなり一定に保たれている。これらのホルモンは，消化管から入り込む栄養素の速やかな貯蔵を促すために(肝臓や筋肉でのグリコーゲンとしての炭水化物，および脂肪組織でのトリアシルグリセロールとしての脂肪)，協調的に役割を果たしている。かくして，生体貯蔵物質の動員によって，絶食時の循環系のレベルは維持されることになる。

エネルギー代謝と酸素消費との間の密接な関係は，酸素は食物を利用可能なエネルギー源へと変えるために必要とされるという事実に由来するものである。1Lの酸素を消費するとおよそ5kcal（20.92kJ）の熱量を産生する。VO_2とATP合成の間に比例関係が成立するとすれば，合成されたATP分子は一定の熱量を伴うために，VO_2分析のみで熱産生を計算できるものと思われる。しかしながら，1Lの酸素の利用によって産生された熱は，消費した食材によってある程度の変動がある（表5.1, 5.2)。脂肪酸化では，酸素1Lの燃焼は4.682kcal（19.60kJ）を産生する一方で，タンパク質単独では4.655kcal（19.48kJ)，そして炭水化物のでんぷん単独では5.048kcal（21.12kJ）を産生する（Livesey and Elia, 1988)。さらに，産生される二酸化炭素量もまた栄養素のタイプで変動があり，脂肪，タンパク質，および炭水化物の酸化において，消費される酸素1分子当たり産生される量はそれぞれ，0.710，0.835，および1.00molである。かくして，酸素の利用がエネルギー消費へそのまま転換されることを見極めるためには，酸化される代謝燃料のバランスあるいは二酸化炭素の産生についてしっかりと理解する必要がある。

消費された酸素に対する産生された二酸化炭素の割合(呼吸商）は栄養素のタイプによって異なるので，例えば尿中窒素排泄に関する付加的な情報も利用できるならば，それを酸化される代謝燃料の割合を予見するために用いることができるのである。この計算の第一段階は，タンパク質の酸化を決定することである。尿中窒素はタンパク質の酸化を反映し，1gの尿中窒素は6.25gのタンパク質量に相当すると見積もられている。タンパク質を除いたVO_2およびVCO_2（非タンパク質性のVO_2およびVCO_2）は，表5.1の数値を用いてタンパク質の酸化に相当する酸素と二酸化炭素量を差し引くことで求められる。かくして非タンパク質呼吸商は，炭水化物および脂肪の呼吸商を用いることによって炭水化物と脂肪との燃焼比率を計算するために利用される。

酸素消費と二酸化炭素の産生からエネルギー消費を予見するために簡明な式も用いられているが，おそらくde Weirのものが今日最も広範に使われているようである(de Weir, 1949)。VO_2およびVCO_2測定時，24時間尿が採取された場合，タンパク質の酸化にかかわるエネルギー消費を算出することを含めて，正式なde Weirの式が用いられる。しかしながら，正確な24時間尿中窒素の分析が難しいことと，尿中窒素量の補正を行った場合とそうでない場合の相違が2％以下であることから，簡便化されたde Weirの式がしばしば用いられる。正式なde Weirの式は以下に示すとおりである。

$$RMR\ (kcal/日) = 1.44\ (3.941 \cdot VO_2 + 1.106 \cdot VCO_2) - 2.17 \cdot UN$$

簡便化されたde Weirの式は以下のとおりである。

$$RMR\ (kcal/日) = 1.44\ (3.941 \cdot VO_2 + 1.106 \cdot VCO_2)$$

安静時代謝量（RMR)；VO_2およびVCO_2は1分当たりのmLで測定し，尿中窒素は1日当たりのgで測定している。

次のセクションは，以下の項目との関連で総エネルギー消費の諸要素について論を進めることとする。その項目は以下に示すとおりである。絶食状態，すなわち，基礎代謝量（basal metabolic rate：BMR）あるいは安静時代謝量（resting metabolic rate：RMR)；摂食状態あるいは摂食に伴う産熱効果（thermic effect of feeding：TEF)；活動および運動によるエネルギー消費，これは活動時エネルギー消費(activity energy expenditure：AEE）あるいは身体活動時エネルギー消費（physical activity energy expenditure：PAEE）などの語句で示されるものである。3つの要素が統合されたものが，総エネルギー消費（total energy expenditure：TEE）に該当する。それは，成長期を過ぎた生体の食事のエネルギー必要量に該当するものである。さらに，エネルギーバランスに及ぼすエネルギー消費の影響についても考察しよう。

絶食状態におけるエネルギー消費

絶食状態において分析されるエネルギー消費量は，基本的な身体のエネルギー必要量，すなわち生体における電気化学的勾配の維持や，分子の輸送，あるいは生合成過程のような基本的な機能にかかわるエネルギーの利用を反映しており，平均的にはTEEのおよそ60〜70％を示すことになるので，エネルギー消費にかかわる研究においては重要な測定となる。基礎代謝量の測定には，絶食状態におけるエネルギー消費に関する標準化された測定法がある。最後の食事が済んだ後に（すなわち，吸収が完了した状態で）温度環境が中等度の状態，12〜14時間の身体的および精神的に休息している状態，ベッドに仰向けに横たわった状態でのエネルギー消費量と定義されている。休息時の代謝量にはもうひとつの標準化された測定法がある。基礎代謝量測定と同じようなものであるが，厳密な一晩の絶食ではなく，姿勢も固定されたものではなく（仰向けの状態というよりは半ば腰かけた状態で測定分析が行われている)，そして中等度の温度環境が保たれているとは限らないことなどが特徴である。BMR と RMR（エネルギー代謝量）とは換算できる。BMR と RMR の双方は，fat-free mass（FFM）として一般的によく知られている除脂肪量と相関性が高く，やや低いながら体脂肪量とも相関性がある。しかし，BMR/RMR と FFM との間の相関性については強い反論がある。それは諸器官が高い代謝率を保っていることや，その大きさが成人の間では比較的一定であるという事実に基づくものである。それほど積極的ではない反論のひとつには，高レベルな FFM のほうが低レベルなものよりも kg FFM 当たりの BMR は低いということがある。かくして，集団間の BMR に関する評価には，除脂肪量と体脂肪量を含むモデル集団に関する回帰分析結果を考慮に入れるべきであろう。そうしなければ，肥満のような過体重の生体で，体の大きさの割には BMR が低く表示される可能性がある。

年齢によって BMR に若干の変動がある〔若年者と高齢者との間で FFM の差異を調整すると，高齢者では BMR がもっと低くなる（Roberts *et al*., 1995)〕。そして，調整された BMR 値は，女性のほうが男性よりも低くなるように思われる（Ferraro *et al*., 1992)。若い女性では，月経周期の過程で BMR に 6 ～10％の変動の生じることが報告されている。すなわち，黄体期における値が卵胞期よりも高い傾向にある（Solomon *et al*., 1982)。運動のような要因および甲状腺機能亢進症，カテコールアミンの放出，熱，ストレス，寒冷曝露，および火傷のような生体条件は，BMR を上昇させる。BMR については遺伝的な要素もある。なぜなら，調整された FFM の代謝量の変動は，他人同士の比較よりも同じ家族内の比較のほうが小さいという事実があるからである（Bogardus *et al*., 1986)。

体重，身長，および他の簡単な測定基準などから BMR を推定するためにいくつかの式が改良されてきた。Schofield の式（Schofield *et al*., 1985）は BMR に関する世界の文献資料の分析から導かれたものである。それらは体重のみか，もしくは体重と身長から導いた異なる性および異なる年齢に関して BMR を推定する一連の簡単な回帰直線式から成り立っている。これらの式は，個人については± 7 ～10％程度のばらつきがあるが，広く用いられている。この式は，極端な肥満や超高齢者のような特異な集団には合わないと思われるが，一般的な集団のエネルギー必要量を推定するための基準を提供することに役割を果たしている（表5. 3）。

表5. 3 体重から BMR を推定する式

年齢階層別（歳）	基礎代謝量	
	kcal/日	MJ/日
男性		
0～3	60. 9W－54	0. 255W－0. 226
3～10	22. 7W＋495	0. 0949W＋2. 07
10～18	17. 5W＋651	0. 0732W＋2. 72
18～30	15. 3W＋679	0. 0640W＋2. 84
30～60	11. 6W＋879	0. 0485W＋3. 67
>60	13. 5W＋487	0. 0565W＋2. 04
女性		
0～3	61. 0W－51	0. 255W－0. 214
3～10	22. 5W＋499	0. 0941W＋2. 09
10～18	12. 2W＋746	0. 0510W＋3. 12
18～30	14. 7W＋496	0. 0615W＋2. 08
30～60	8. 7W＋829	0. 0364W＋3. 47
>60	10. 5W＋596	0. 0439W＋2. 49

W：体重を kg で表示。
データ：WHO（1985）。

摂食状態におけるエネルギー消費

これまで特異動的作用として知られてきた摂食時の産熱効果は，食物を摂取・消化し，そして同化することと関連する極めて基本的なエネルギー消費の増大と結びついている。摂食とかかわりのあるエネルギー消費増大の一部は，摂食・消化そしてそれとかかわりのある過程の代謝上のエネルギー消費に直接起因するものである（他律的熱産生：obligatory thermogenesis と呼ばれている）。一方，その増大のもうひとつの要素は，交感神経系が同時に活性化されることによるものであろう（自律的熱産生：facultative thermogenesis と呼ばれている）（Murgatroyd, 1984)。TEF の重要な要素（50～75％程度見積もられるのであるが）は，強制的な熱産生に向けられ，それは摂取された栄養素の処理および貯蔵において使われる ATP を再生産するような仕事に関して用いられる（Flatt, 1978)。任意的な熱産生（Major *et al*., 2007）は食物に由来する感覚上および代謝上の刺激と，その刺激に起因する交感神経系の増幅した活性のような要因もかかわりがあるように思われる。TEF は摂食後 4 時間にわたってエネルギー摂取の 7 ～13％が基本的には関与し，消費された食事の量に直接比例することになる（Schutz *et al*., 1984；Melanson *et al*., 1998)。TEF は肥満した生体では少なくなるように思われる（Segal *et al*., 1990）が，このことが過剰な体重増加の原因あるいは結果なのかどうかについては明らかにされていない（Golay *et al*., 1989；Segal *et al*., 1990)。TEF に関して必要なエネルギー量の推定は，エネルギー必要量の予測に必ずしも示されているわけではない。というのは，総エネルギー消費量の測定では TEF に由来するエネルギー消費を含んでいるからである。

活動エネルギー消費あるいは身体活動エネルギー消費

TEEの最後の要素はAEEおよびPAEEであり，それは一般的にはTEEの2番目に大きな要素であり，それはかなり自発的なコントロール下にあるため，最も多様な変化に満ちたものである。この要素は，個人がより身体的に活性が高ければ高いほどTEEに占める割合は高くなるものと思われる。座業に従事している人においては，AEEとPAEEはTEEの15～20％程度であろうと思われるが，一方で極めて高い身体活性を持つ個人ではそれが50～60％ぐらいまで上昇するように思われる。ある個人においては，AEEとPAEEのひとつの重要な要素は半ば無意識的な身体の動きであり（例えば，いらいら・もじもじの動作であり，姿勢の維持であったりするのだが），自発的な体の動き（SPA）として言及されるものである（Levine *et al*., 1999）。エネルギー消費量を決定するためにこれまで使われてきた常法を用いてAEEとPAEEを測定することは難しく，TEEの要素を正確に測定することを阻んできた。異なる身体活性のエネルギー消費量は多様であり，表5.4に典型的な値をまとめている。これらの値は，運動の一過性の効果に関するものであるが，継続的な運動は，運動の期間を超えてRMRとTEEに影響を及ぼすようなエネルギー消費効果を持つことが認められている（Van Zant, 1992）。

エネルギー必要量

TEEは成熟した人に関するエネルギー必要量に該当するものであり，エネルギー必要量は次のように規定されている（WHO, 1985）：

> それは，人がある身体の大きさと組成を有し，長期間の良好な健康状態とある身体活性のレベルを有するときに，エネルギー消費とバランスを取るであろうエネルギー摂取レベル；そして，余計な負担をかけずに必要エネルギーを維持し，社会的に望まれる身体活動の維持を可能とするエネルギー摂取レベル。小児および妊娠中の女性や授乳中の女性におけるエネルギー必要量は，組織の備蓄や母乳分泌とかかわりあるエネルギー必要量を含み，それによって良好な健康状態が維持されるレベルである。

エネルギー必要量は，ある一定期間の習慣的な，あるいは通常の摂取量を反映している。というのは，多くの人は（特に成人では），ある1日のエネルギーバランスを維持していなくとも，数日あるいは数週間にわたってエネルギーバランスを維持するものである。人が“エネルギーバランス”が取れているということは，体脂肪を

表5.4　ヒトの身体活動に関するおおよそのエネルギー消費量（安静時代謝量の倍数で示している）[a]

活動の分類と事例	身体活動×（RMR）
安静時 睡眠，横たわり	1.0
極めて軽い活動 座位および立位での活動 ペンキ塗りの仕事，ドライブ 実験室での仕事，タイプを打つ仕事 縫い物，アイロンかけ，料理 カード遊び，楽器演奏	1.5
軽い活動 1時間当たり2.5～3マイルの速さの平坦な道の歩行，ガレージでの仕事 電気関連の熟練を要する仕事，大工仕事 レストランでの仕事，家屋清掃，子供の世話 ゴルフ，ヨット遊び，卓球遊び	2.5
中等度の活動 1時間当たり3.5～4マイルの歩行，草取りおよびクワで土を耕すこと，荷物の運搬，サイクリング，スキー滑走，テニス，ダンス	5.0
重度の活動 きつい上り坂の歩行，木の伐採，手を使ったきつい採掘，バスケットボール，登山，フットボール，サッカー	7.0

[a]：基礎的なエネルギー必要量の倍数として報告されているので，男女のエネルギー消費量は同じである。

データ：Durnin and Passamore（1967），WHO（1985）。

得るわけでもなく失うわけでもない状態にあるときで，エネルギー必要量はTEEに該当する。そしてこの場合，総エネルギー摂取量は“代謝可能なエネルギー摂取量”に相当するものであろうし，尿や糞便に自動的に排泄された後，残存したものが生体にとって代謝上利用可能なエネルギーとなるのである。脂肪，タンパク質，および炭水化物のおおよその代謝可能なエネルギー含量は，それぞれ9 kcal/g（37.66kJ/g），4 kcal/g（16.74kJ/g），および4 kcal/g（16.74kJ/g）である。

最近，エネルギー必要量のほとんどの概算値は，世界的に要因分析（factorial）法で求められている。すなわち，要因ごとのエネルギー消費量を合計して，24時間値を推定する方法である（WHO, 1985）。要因分析法は比較的不正確なものとして考えられているが，体重が安定している間のエネルギー摂取量の推定には向いている。その理由は，エネルギー摂取量は変動が大きく，ほとんどの人は習慣的摂取量を25～50％低く報告したりするからである（Schoeller, 1990）。

要因分析法の欠陥を避けるために，実質的な努力が二

重標識水分析法の開発に向けられてきた。長期間の，そしてより正確なTEEの測定に関する技術である。この方法は小動物を実験に供することで開発されてきた（Lifson *et al.*, 1955；Lifson and McClintock, 1966）が，次のような原理に基づく。すなわち，水に含まれた2種類のアイソトープ（$H_2{}^{18}O$および^2H_2O）が投与され，尿などの体液から消失する速度が追跡される。^2H_2Oの消失速度は水分子の消長を反映し，$H_2{}^{18}O$の消失速度は水分子の消長と二酸化炭素の産生速度の両者を反映する（Lifson *et al.*, 1949）という原理に基づく。この2つの消失速度の違いは，1～2週間にわたる二酸化炭素の産生速度を計算することによって知ることができる。その際の呼吸商（respiratory quotient：RQ）がわかれば，総エネルギー消費量を計算することができる（Surrao *et al.*, 1998）。二重標識水分析法の実証研究は，異なる年齢の小児と成人を対象として行われてきた（Schoeller, 1988；Roberts, 1989）。二重標識水分析法によって実測された総エネルギー消費量は，呼気ガス分析法やエネルギー摂取量推定による総エネルギー消費量等との間に密接な相関性を示し，変動係数は2～6％であった。したがって，二重標識水分析法は，いまや被験者の総エネルギー消費量の評価に関して極めて正確な方法として広く認識されている。そして，要因分析法と比較できる結果を与えるものとして，近年評価されてきた（Shetty, 2005）。二重標識水分析法は，エネルギー消費量というよりもむしろ二酸化炭素産生量を算出するものであり，二酸化炭素の産生量は酸化される基質で異なる（Schoeller, 1988；Roberts, 1989）。したがって，測定期間の被験者のRQの分析評価を行う必要がある。通常，RQは被験者の食事摂取に関する情報から推定されている。それはマクロ栄養素摂取量もしくは一般的な調査などから得られた標準的なデータであるが，避けられないいい加減さや食事記録等における間違いはわずかであり，通常2％以下とみなされている（Surrao *et al.*, 1998）。

二重標識水分析法の重要なデータがこれまで蓄積されてきたが，それはTEEおよび身体活動に要するエネルギー消費量における変化に関する評価を可能にしている（総エネルギー消費量と，食事誘発性熱産生と基礎代謝量とを加えた量の相違を算出したり，基礎代謝量に対する総エネルギー消費量の比率として算出される身体活動レベルを明らかにできる）。一生を通してヒトのエネルギー必要量を推定する式は，二重標識水分析法のデータに基づいて医学研究所（Institute of Medicine, 2002）によって研究されてきた。それは表5.5に要約されている。図5.1は医学研究所が式を考案するために使ったライフサイクルを通してのTEEに関するデータを示したものである（Institute of Medicine, 2002）。

図5.1の注目すべき特徴は次のようなものである。すなわち，子供時代を通してTEEの目を見張る増加があ

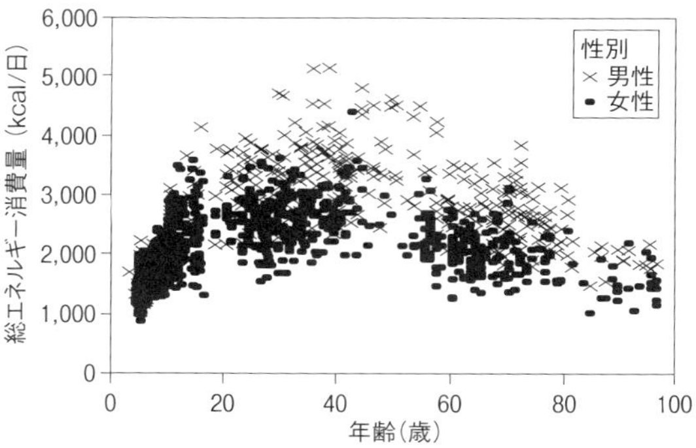

図5.1　ライフサイクルを通しての総エネルギー消費量

エネルギー，炭水化物，食物繊維，脂肪，酸，コレステロール，タンパク質，およびアミノ酸の食事での参考摂取量について許可を得て転載（National Academy of Sciences, Courtesy of the National Academies Press, Washington, DC, 2005）。

り，成熟後は年齢とともに総エネルギー消費量における実質的な減衰が続き，そのことはRMRにおける穏やかな減少とPAEEにおけるかなり大きな減衰に反映されている。年齢とともに身体活性を減退させることの原因は十分に理解されてはいない（Roberts and Dallal, 2005）。年齢に伴う減退は，体脂肪の増加とパラレルな関係にあることが報告されているが，これは体組成の変化が重要であることを示唆しているのであろう（Roberts and Dallal, 1998）。しかしながら，Westerterpとその共同研究者ら（Meijer *et al.*, 2000；Westerterp and Meijer, 2001）は，年齢とともにエネルギー必要量が減退することは体組成それ自体によってではなく，年齢それ自体によって極めて強力に予見され，それは脂肪の少ない組織や脂肪の塊の量とは関係なく，加齢がエネルギー消費量に影響を及ぼすことを示しているのである。最大酸素消費量は年齢とともに徐々に減衰することが認められ，極めて活動的な人は20歳と80歳との間にはおよそ50％の減衰があり（かなり高いレベルの値であったとしても），非活動的な人と同等のレベルになることは注目すべきことである（DHHS, 1996）。これらの観察は次のことを示唆している。すなわち，年齢に伴う身体活動にかかわる体力，エネルギー消費量，および体組成におけるいくつかのパラレルな変化は，エイジング過程の避けがたい結果である。おそらく，長期間の鈍化した活動の蓄積の結果というよりも，骨格筋や心臓血管系における内分泌的および生化学的変化がそのバックグラウンドにあるのであろう。一般的な高齢者において可能な身体活動のためのエネルギー消費量を明らかにする必要があり，そのためのさらなる研究が求められるところである。なぜなら，運動強度が弱いか強いかにかかわりなく，意識的な運動がエネルギーバランスに対して持つ潜在的で特別な効果は，運動時間以外の身体活動のあり方に依存するであろうと思われるからである。この話題は現在議論されている（Mei-

表5.5　ヒトのライフサイクルを通してのエネルギー必要量（ER）

	男性	女性
年齢	ER	ER
0～3か月	（89W－100）＋175	（同）
4～6か月	（89W－100）＋56	（同）
7～12か月	（89W－100）＋22	（同）
13～25か月	（89W－100）＋20	（同）
Wは体重kg，係数20，22，56，175は，これらの年齢でのエネルギーの備蓄に必要と見積もられた値。		
3～8歳	88.5－61.9A＋PA（26.7W＋903H）＋20	135.3－30.8A＝PA（10.0W＋934H）＋20
	1.00（PALは≥1<1.4）活動レベルが座業	1.00（PALは≥1<1.4）活動レベルが座業
	1.13（PALは≥1.4<1.6）活動レベルが低い	1.16（PALは≥1.4<1.6）活動レベルが低い
	1.26（PALは≥1.6<1.9）活動レベルが適度	1.31（PALは≥1.6<1.9）活動レベルが適度
	1.42（PALは≥1.9<2.5）活動レベルが高い	1.56（PALは≥1.9<2.5）活動レベルが高い
9～18歳	88.5－61.9A＋PA（26.7W＋903H）＋25	135.3－30.8A＝PA（10.0W＋934H）＋25
	1.00（PALは≥1<1.4）活動レベルが座業	1.00（PALは≥1<1.4）活動レベルが座業
	1.13（PALは≥1.4<1.6）活動レベルが低い	1.16（PALは≥1.4<1.6）活動レベルが低い
	1.26（PALは≥1.6<1.9）活動レベルが適度	1.31（PALは≥1.6<1.9）活動レベルが適度
	1.42（PALは≥1.9<2.5）活動レベルが高い	1.56（PALは≥1.9<2.5）活動レベルが高い
19歳以上	662－9.53A＋PA（15.91W＋539.6H）	354－6.91A＋PA（9.36W＋726H）
	1.00（PALは≥1.0<1.4）活動レベルが座業	1.00（PALは≥1.0<1.4）活動レベルが座業
	1.11（PALは≥1.4<1.6）活動レベルが低い	1.12（PALは≥1.4<1.6）活動レベルが低い
	1.25（PALは≥1.6<1.9）活動レベルが適度	1.27（PALは≥1.6<1.9）活動レベルが適度
	1.48（PALは≥1.9<2.5）活動レベルが高い	1.45（PALは≥1.9<2.5）活動レベルは高い

PAL：1日の基礎代謝量あるいは安静時のエネルギー消費量に対する総エネルギー消費量の比率として表された身体活動レベル。

W：体重（kg），H：身長（inches），A：年齢（歳）。係数20および25はこれらの年齢（3～8歳，9～18歳）でのエネルギーの備蓄に対する推定エネルギー必要量である。

jer *et al*., 2000；Westerterp and Meijer, 2001；Westerterp, 2003；McLaughlin *et al*., 2006)。エネルギーバランスに対する運動の効果はわずかであっても，運動の付加的な効果は，心臓血管系および骨の健康，そして落ち込みや精神的な弱さに対しても認められるのである（DiPietro, 2001)。

再摂食とエネルギー不均衡中のエネルギー消費量

エネルギーバランスにおける混乱は，最も一般的な公衆衛生上の今日的栄養問題として存在する。アメリカにおいては，成人の68％および小児の35％が今や過体重もしくは肥満である（Flegal *et al*., 2010；Ogden *et al*., 2006)。肥満が広く行きわたる状況は，発展途上国においても同様に増加しているが，そこでは低栄養が伝統的に本来の栄養課題として残されたままになっている（Kurpad *et al*., 2005)。例えば，肥満の広がりはブラジルおよび中国の特に都市部において増してきている，しかし，貧民街で生活をするような極貧の低所得者層においても同様である（Sawaya *et al*., 1995, 1998；Popkin *et al*., 1996)。2型糖尿病，骨関節炎，扁桃周囲炎，および高血圧がリスクの増大に関連することに加えて，肥満もまた早死や医療費の増大とも関連がある（Uauy and Diaz, 2005)。肥満が原因となり死亡した数はアメリカだけで1年でおよそ30万人にも達するのである。

肥満で蓄積する過剰な体重増加は，相当な期間にわたってエネルギー消費量を超えるエネルギー摂取を行ってきた結果であり，遺伝的および環境的因子を持っている。エネルギー消費量が低いか，エネルギー摂取量が高いか，もしくはこの2つの因子の組合わせかによって，この過剰なエネルギーバランスが引き起こされるのである。エネルギー消費量の重要性はいくつかの将来を期待される研究によって示唆されている（Ravussin *et al*., 1988；Roberts *et al*., 1988；Delany, 1998；Goran *et al*., 1998）が，必ずしもすべてとはいえない（Stunkard *et al*., 1999)。それは次のような知見を示している。すなわち低いエネルギー消費量は過剰な体重増加のひとつのリスクファクターであり，機構的にはエネルギー必要量とインスリン感受性の双方に及ぼすエネルギー消費量の影響と結果に起因するのであろう（Ravussin *et al*., 1988；Sigal *et al*., 1997)。加えて，過剰なエネルギー摂取が重要であるという事実は，少なくともアメリカでは，国家的調査統計によって示唆されている。すなわち，調査統計は（破壊と消耗に適応して）1人当たりが利用できるエネルギー量は，過去20年にわたって増加してきたことを示している（Putnam, 1999；Economic Research Service, 2010）。

いくつかの研究は次のことを示唆している。すなわち，ヒトは過剰摂取の間（RMR および TEF に関する）エネルギー消費量を増加させる相当な能力を持っていることを示唆しているが，ある人ではエネルギー摂取の大きさのわりには体重増加が少ない結果になることもあるのである。このように，人によって異なる多様性は，体重増加に対する遺伝的感受性や抵抗性によって影響されるのかもしれない（Bouchard *et al*., 1990；Levine *et al*., 1999）。しかしながら，過食の間にエネルギー浪費にかかわる重要な能力を示したといういくつかの研究ですらも，体重増加は依然として起こっていたのである。さらに，他の過食に関する研究では，健常なボランティアの被験者においてはエネルギー浪費の能力は実質より低いものであったことを示唆している（Ravussin *et al*., 1985；Roberts *et al*., 1990）。かくして，過食の間に増大するエネルギーの浪費が起こったとしても，エネルギー消費量を上回るエネルギー摂取（positive energy balance）が同時に起こっているわけで，ほとんどの人においては体重増加を必ずしも完全に防ぐことは難しい。

食事を十分に与えない負のエネルギーバランスに関する研究では，体重減少（脂肪と FFM の減少）の間にエネルギー消費量の減少を示しているが，それは失われた体重に対して不釣合いなほど少ない。エネルギー消費量に対する多様な順応・適応能力は，過食に対してよりも少食に対する反応においてより大きいように思われるが，これは特筆すべき重要なことである（Saltzman and Roberts, 1995）。これは体重増加を防ぐことよりも体重減少を防ぐことに大きな代謝上の優先性を与えていることを意味するものであり，これは人類進化の過程では，食物が豊富にあったというよりも食物の不足が一般的であったことを裏づけるものであろう。仮に体重がより低い状態で安定しているとすれば，エネルギー消費量は抑えられたままであったかどうかの疑問については，議論がなされているところであり（Leibel *et al*., 1995；Saltzman and Roberts, 1995；Das *et al*., 2003；Rosenbaum *et al*., 2008），異なった研究方法がさまざまな実験的知見をもたらしている。しかしながらこの問題は，食事，薬剤，あるいは外科手術などによる体重減少に対する維持管理において重要である。また，肥満が進むリスクを抱えながらもカロリー負荷に代謝上適応できない高カロリー・低栄養素の食物に曝されている栄養不良の人たちに対して，栄養補給のエネルギー必要量を公式化することの重要性を示唆している。

将来の方向性

安静時の代謝，食物摂取時の産熱効果，そして身体活動および覚醒にかかわるエネルギー消費量は，エネルギーバランスを維持する人においてはエネルギー摂取とのバランスを取ることになるであろうし，肥満状態におけるエネルギー調節不全に対する改善因子となる。エネルギー消費量の決定要因は重要な研究課題であるが，肥満の予防・進行および治療に対する遺伝的な体質，幼少期の影響，現在の環境因子等の相対的な重要性を正確に定量化するさらなる研究の必要がある。

（屋代正範，屋代彰子訳）

推奨文献

Brooks, S.P.J. (2001) Fasting and refeeding: models of changes in metabolic efficiency. In K.B. Storey and J.M. Storey (eds), *Cell and Molecular Response to Stress*. Elsevier, Amsterdam, pp. 111–127.

Felber, J.-P. and Golay, A. (1995) Regulation of nutrient metabolism and energy expenditure. *Metabolism* **44,** 4–9.

Flatt, J.P. (1987) Dietary fat, carbohydrate balance, and weight maintenance: effects of exercise. *Am J Clin Nutr* **45,** 296–306.

Maughan, R.J., Fallah, J., and Coyle, E.F. (2010) The effects of fasting on metabolism and performance. *Br J Sports Med* **44,** 490–494.

[文　献]

Bogardus, C., Lillioja, S., Ravussin, E., *et al.* (1986) Familial dependence of the resting metabolic rate. *N Engl J Med* **315,** 96–100.

Bouchard, C., Tremblay, A., Despres, J.P., *et al.* (1990) The response to long-term overfeeding in identical twins. *N Engl J Med* **322,** 1477–1482.

Cole, T.J., Bellizzi, M.C., Flegal, K.M. and Dietz, W.H. (2000) Establishing a standard definition for child overweight and obesity worldwide: international survey. *Br Med J* **320,** 1240–1243.

Das, S.K., Roberts, S.B., McCrory, M.A., *et al.* (2003) Long-term changes in energy expenditure and body composition after massive weight loss induced by gastric bypass surgery. *Am J Clin Nutr* **78,** 22–30.

Delany, J.P. (1998) Role of energy expenditure in the development of pediatric obesity. *Am J Clin Nutr* **68,** 950S–955S.

de Weir, J.B. (1949) New methods for calculating metabolic rate with special reference to protein metabolism. *J Physiol* **109,** 1–9.

DHHS (1996) *Department of Health and Human Services. Physical Activity and Health: A Report of the Surgeon General.* USDHAA, Center for Disease Control and Prevention, Atlanta, GA.

DiPietro, L. (2001) Physical activity in aging: changes in patterns and their relationship to health and function. *J Gerontol A Biol Sci Med Sci* **56** Spec No 2, 13–22.

Durnin, J. and Passamore, R. (1967) *Energy, Work and Leisure*. Heinemann Educational Books, London.

Economic Research Service. U.S. per capita loss-adjusted food availability: Total calories. http://www.ers.usda.gov/Data/FoodConsumption/app/reports/displayCommodities.aspx?reportName=TotalCalories&id=36#startForm. Accessed June 30, 2010.

Ferraro, R., Lillioja, S., Fontvieille, A.M., *et al.* (1992) Lower sedentary metabolic rate in women compared with men. *J Clin Invest* **90,** 780–784.

Flatt, J. (1978) The biochemistry of energy expenditure. In G.A. Bray (ed.), *Recent Advances in Obesity Research. II. Proceedings of the 2nd International Congress on Obesity*. Food and Nutrition Press, Westport, CT, pp. 211–228.

Flegal, K.M., Carroll, M.D., Ogden, C.L., *et al.* (2010) Prevalence and trends in obesity among US adults, 1999–2008. *JAMA* **303** (3), 235–241.

Food and Agriculture Organization of the United Nations, WHO, and United Nations University (2001) *Report of a Joint FAO/WHO/UNU Expert Consultation. Human Energy Requirements*. World Health Organization, Geneva.

Golay, A., Schutz, Y., Felber, J.P., *et al.* (1989) Blunted glucose-induced thermogenesis in "overweight" patients: a factor contributing to relapse of obesity. *Int J Obes* **13,** 767–775.

Goran, M.I., Shewchuk, R., Gower, B.A., *et al.* (1998) Longitudinal changes in fatness in white children: no effect of childhood energy expenditure. *Am J Clin Nutr* **67,** 309–316.

Institute of Medicine (2002) *Dietary Reference Intakes for Macronutrients*. National Academy Press, Washington, DC.

Kinney, J. and Tucker, H. (1992) *Energy Metabolism: Tissue Determinants and Cellular Corollaries*. Raven Press, New York.

Kurpad, A.V., Muthayya, S., and Vaz, M. (2005) Consequences of inadequate food energy and negative energy balance in humans. *Public Health Nutr* **8,** 1053–1076.

Leibel, R.L., Rosenbaum, M., and Hirsch, J. (1995) Changes in energy expenditure resulting from altered body weight. *N Engl J Med* **332,** 621–628. [Erratum appears in *N Engl J Med* 1995; **333**, 399.]

Levine, J., Eberhardt, N., and Jensen, M. (1999) Role of non-exercise activity thermogenesis in resistance to fat gain in humans. *Science* **283,** 212–214.

Lifson, N. and McClintock, R. (1966) Theory of use of the turnover rates of body water for measuring energy and material balance. *J Theoret Biol* **12,** 46–74.

Lifson, N., Gordon, G.B., and McClintock, R. (1955) Measurement of total carbon dioxide production by means of D2O18. *J Appl Physiol* **7,** 704–710.

Lifson, N., Gordon, G.B., Visscher, M.B., *et al.* (1949) The fate of utilized molecular oxygen and the source of the oxygen of respiratory carbon dioxide, studied with the aid of heavy oxygen. *J Biol Chem* **180,** 803–811.

Livesey, G. and Elia, M. (1988) Estimation of energy expenditure, net carbohydrate utilization, and net fat oxidation and synthesis by indirect calorimetry: evaluation of errors with special reference to the detailed composition of fuels. *Am J Clin Nutr* **47,** 608–628.

Major, G.C., Doucet, E., Trayhurn, P., *et al.* (2007) Clinical significance of adaptive thermogenesis. *Int J Obesity* **31,** 204–212.

McLaughlin, R., Malkova, D., and Nimmo, M.A. (2006) Spontaneous activity responses to exercise in males and females. *Eur J Clin Nutr* **60,** 1055–1061.

Meijer, E.P., Westerterp, K.R., and Verstappen, F.T. (2000) Effect of exercise training on physical activity and substrate utilization in the elderly. *Int J Sports Med* **21,** 499–504.

Melanson, K.J., Saltzman, E., Vinken, A.G., *et al.* (1998) The effects of age on postprandial thermogenesis at four graded energetic challenges: findings in young and older women. *J Gerontol A Biol Sci Med Sci* **53A**, B409–B414.

Murgatroyd, P. (1984) A 30 m^3 direct and indirect calorimeter. In A.J.H. Van Es (ed.), *Human Energy Metabolism: Physical Activity and Energy Expenditure Measurements in Epidemiological Research Based upon Direct and Indirect Calorimetry*. Euro-Nut, Wageningen, pp. 126–128.

Ogden, C.L., Carroll, M.D., Curtin, L.R., *et al.* (2006) Prevalence of overweight and obesity in the United States, 1999–2004. *JAMA* **295,** 1549–1555.

Popkin, B.M., Richards, M.K., and Montiero, C.A. (1996) Stunting is associated with overweight in children of four nations that are undergoing the nutrition transition. *J Nutr* **126,** 3009–3016.

Putnam, J. (1999) US food supply providing more food and calories. *Food Rev* **22,** 2–12.

Ravussin, E., Lillioja, S., Knowler, W.C., *et al.* (1988) Reduced rate of energy expenditure as a risk factor for body-weight gain. *N Engl J Med* **318,** 467–472.

Ravussin, E., Schutz, Y., Acheson, K.J., *et al.* (1985) Short-term, mixed-diet overfeeding in man: no evidence for "luxuskonsumption". *Am J Physiol Endocrinol Metab* **249**, E470–477.

Roberts, S.B. (1989) Use of the doubly labeled water method for measurement of energy expenditure, total body water, water intake, and metabolizable energy intake in humans and small animals. *Can J Physiol Pharmacol* **67,** 1190–1198.

Roberts, S.B. and Dallal, G.E. (1998) Effects of age on energy balance. *Am J Clin Nutr* **68,** 975S–979S.

Roberts, S.B. and Dallal, G.E. (2001) The new childhood growth charts. *Nutr Rev* **59,** 31–36.

Roberts, S.B. and Dallal, G.E. (2005) Energy requirements and aging. *Public Health Nutr* **8,** 1028–1036.

Roberts, S.B., Fuss, P., Heyman, M.B., *et al.* (1995) Influence of age on energy requirements. *Am J Clin Nutr* **62,** 1053S–1058S.

Roberts, S.B., Savage, J., Coward, W.A., *et al.* (1988) Energy expenditure and intake in infants born to lean and overweight mothers. *N Engl J Med* **318,** 461–466.

Roberts, S.B., Young, V.R., Fuss, P., *et al.* (1990) Energy expenditure and subsequent nutrient intakes in overfed young men. *Am J Physiol Regul Integr Comp Physiol* **259,** R461–469.

Rosenbaum, M., Hirsch, J., Gallagher, D.A., *et al.* (2008) Long-term persistence of adaptive thermogenesis in subjects who have maintained a reduced body weight. *Am J Clin Nutr* **88,** 906–912.

Saltzman, E. and Roberts, S.B. (1995) The role of energy expenditure in energy regulation: findings from a decade of research. *Nutr Rev* **53,** 209–220.

Sawaya, A.L., Dallal, G., Solymos, G., *et al.* (1995) Obesity and malnutrition in a shantytown population in the city of Sao Paulo, Brazil. *Obes Res* **3** Suppl 2, 107S–115S.

Sawaya, A.L., Grillo, L.P., Verreschi, I., *et al.* (1998) Mild stunting is associated with higher susceptibility to the effects of high fat diets: studies in a shantytown population in Sao Paulo, Brazil. *J Nutr* **128,** 415S–420S.

Schoeller, D.A. (1988) Measurement of energy expenditure in free-living humans by using doubly labeled water. *J Nutr* **118,** 1278–1289.

Schoeller, D.A. (1990) How accurate is self-reported dietary energy intake? *Nutr Rev* **48,** 373–379.

Schofield, W., Schofield, E., and James, W. (1985) Basal metabolic rate-review and prediction, together with an annotated bibliography of source material. *Hum Nutr Clin Nutr* **39C,** 1–96.

Schutz, Y., Bessard, T., and Jequier, E. (1984) Diet-induced thermogenesis measured over a whole day in obese and non-obese women. *Am J Clin Nutr* **40,** 542–552.

Segal, K.R., Edano, A., Blando, L., *et al.* (1990) Comparison of thermic effects of constant and relative caloric loads in lean and obese men. *Am J Clin Nutr* **51,** 14–21.

Shetty, P. (2005) Energy requirements of adults. *Public Health Nutr* **8,** 994–1009.

Sigal, R.J., El-Hashimy, M., Martin, B.C., *et al.* (1997) Acute postchallenge hyperinsulinemia predicts weight gain: a prospective study. *Diabetes* **46,** 1025–1029.

Solomon, S.J., Kurzer, M.S., and Calloway, D.H. (1982) Menstrual cycle and basal metabolic rate in women. *Am J Clin Nutr* **36,** 611–616.

Stunkard, A.J., Berkowitz, R.I., Stallings, V.A., *et al.* (1999) Energy intake, not energy output, is a determinant of body size in infants. *Am J Clin Nutr* **69,** 524–530.

Surrao, J., Sawaya, A.L., Dallal, G.E., *et al.* (1998) Use of food quotients in human doubly labeled water studies: comparable results obtained with four widely used food intake methods. *J Am Diet Assoc* **98,** 1015–1020.

Uauy, R. and Diaz, E. (2005) Consequences of food energy excess and positive energy balance. *Public Health Nutr* **8,** 1077–1099.

Van Zant, R.S. (1992) Influence of diet and exercise on energy expenditure–a review. *Int J Sport Nutr* **2,** 1–19.

Westerterp, K.R. (2003) Impacts of vigorous and non-vigorous activity on daily energy expenditure. *Proc Nutr Soc* **62,** 645–650.

Westerterp, K.R. and Meijer, E.P. (2001) Physical activity and parameters of aging: a physiological perspective. *J Gerontol A Biol Sci Med Sci* **56** Spec No 2, 7–12.

WHO (1985) *Energy and Protein Requirements. Report of a Joint FAO/WHO/UNU Expert* Consultation. WHO, Geneva.

WHO (1995) *Physical Status: The Use and Interpretation of Anthropometry. Report of a WHO Expert Committee*. Geneva, WHO.

6

タンパク質とアミノ酸

Paul B. Pencharz

要　　約

本章では，摂食時および食後のタンパク質およびアミノ酸の利用，アミノ酸の機能に関する最新情報について扱うことにする。全身のアミノ酸代謝の調節における消化管と内臓の重要性が明らかになってきた。アミノ酸栄養の定量的な側面では不明な点が残されているが（特に健常成人），成人に対する現在の国際的な推奨量は，低すぎるとのコンセンサスに至っている。これは，食事タンパク質の質の評価とさまざまな集団に対するタンパク質供給量に関する食事計画（現在および将来）において，潜在的で重要な意味を持つ。分子および細胞の技術を加味した生体代謝解明ツールが改良された。今まで，生体機能や成長，健康の維持に最適の質的・量的な食事性タンパク質やアミノ酸組成について，正確に把握することに限界があったが，この技術により，未解決であった問題を明らかにする見込みができた。

はじめに

Jac Berzelius が“protein（タンパク質）”という用語を創出し，この“タンパク質”という用語をオランダ人の科学者であるGerardus J. Mulderが1838年に『*Bulletin des Sciences Physiques et Naturelles en Neerlande*』のなかで最初に用いた（Korpes, 1970）。タンパク質とアミノ酸栄養の研究史についてはCarpenter（1994）によりわかりやすく記された解説書がある。また，実践的なタンパク質摂取推奨量については，Munro（1985）によってまとめられている。本章では，ヒトのタンパク質とアミノ酸栄養に焦点を当て，タンパク質とアミノ酸の代謝とその栄養学に関する最近の動向を選んで論じることにする。

タンパク質代謝とタンパク質栄養の通貨——アミノ酸の機能

タンパク質はDNA，RNA，多糖類と脂質とともに細胞や組織に存在する5種類の生体分子のなかの一種である。タンパク質を構成する単位はアミノ酸であり，タンパク質栄養およびタンパク質代謝における，いわば“通貨”といえる。

自然界に存在するアミノ酸は数百種類にものぼるが，mRNA上のコドンをtRNAsが認識することによってもたらされるアミノ酸は20種類にすぎない。グルタチオンペルオキシダーゼや2型ヨウ素トレオニン5′-脱ヨウ素酵素のような特定のセレノプロテインは特殊なケースとなる。これらのタンパク質にはセレノシステインが組み込まれており，これはUGAコドンにより認識されるseryl-tRNAからselenocysteinyl-tRNAへの変換といった複雑な過程を含んでいる（Burke and Hill, 1993）。セレノメチオニンもまた，体タンパク質に存在するが，これは植物性食品や，酵母などのサプリメントに含まれるアミノ酸摂取に由来する（Schrauzer, 2000）。ヒドロキシプロリンまたは*N*-メチルヒスチジンのようなアミノ酸も，タンパク質中に存在する。これらのアミノ酸は，特定のアミノ酸残基の翻訳後修飾により生じており，このタンパク質の構造的および機能的特性をもたらしている。同様の例に，血液凝固や骨マトリックス沈着に関与する多くのタンパク質中のグルタミン酸残基のビタミンK依存性のカルボキシル化がある（Ferland, 1998）。しかし，普通の20種類のアミノ酸とペプチド結合をしていないオルニチン，シトルリン，タウリンのような数種のアミノ酸が，ヒトの窒素効率やタンパク質・アミノ酸栄養状態に対する議論の対象成分である。

ポリペプチド鎖形成の基質としての役割に加えて，アミノ酸は複数の多様な役割を果たしている。この役割の

表6.1 アミノ酸の機能

機能	例[a]
タンパク質合成の基質	コドンへの対応
タンパク質代謝回転の調節	ロイシン，グルタミン
酵素活性の調節	アルギニンと*N*-アセチルグルタミン酸の合成
	フェニルアラニンとフェニルアラニンデヒドロキシラーゼの活性化
シグナル伝達物質の前駆体	アルギニン，一酸化窒素
神経伝達物質	トリプトファン，グルタミン酸
イオン流入	タウリン，グルタミン酸，オキソプロリン
窒素化合物の前駆体	核酸，クレアチニン
窒素輸送	グルタミン，アラニン，ロイシン（脳）
翻訳調節因子	ロイシン（MTOR 依存系を通した〔4E-BP1 と P70（s6k）〕）
転写調節因子	ロイシン制限が CHOP 発現を誘導

[a]MTOR：哺乳類リパマイシン標的タンパク質，CHOP：CCAAT/エンハンサー結合タンパク質（C/EBP）ホモログタンパク質。

一部を表6.1に示す。これらのうちの多くは以前から認識されていたが，最近の重要な知見はアミノ酸によるタンパク質合成刺激に関する機構解明である。アミノ酸，とりわけ分枝鎖アミノ酸のロイシンはmRNAの転写開始に影響することが解明された（Pain, 1996；Jousse *et al*., 1999；Vishwannath *et al*., 1999；Anthony *et al*., 2000；Lynch *et al*., 2000）。

組織および臓器のタンパク質含有量は，タンパク質の分解速度によって決まる。このタンパク質分解あるいは崩壊の過程は，生物の機能に多くの重要な役割である細胞増殖，異なる生理的条件への適応，異常あるいは損傷タンパク質の除去，免疫などにかかわっている（Lecker *et al*., 1999）。すべての細胞に複数のタンパク質分解経路があるが，その多くはエネルギー依存性ユビキチン-プロテアソーム経路であり，この経路を介して細胞内タンパク質は分解される。分解される標的となるタンパク質はマルチサブユニットである20Sプロテアソーム内で小さなペプチドとアミノ酸にまで消化される。このプロテアソームは大きな19Sの調節分子と結合し，26S複合体を形成している。このプロテアソームは細胞内タンパク質の1％程度と見積もられている。この強力なタンパク質分解酵素系は，規則正しい管状構造で独特な噛み付き-噛み砕き（bite-chew）機構によりタンパク質のペプチド結合を開裂させる。このユビキチン-プロテアソーム経路は，絶食を含む数多くの状況下で活性化される（Lecker *et al*., 1999）。体タンパク質の代謝回転の研究により，タンパク質の異化は摂食とタンパク質摂取量増加により阻害されることが示されている（Waterlow, 1995）。しかし，この阻害にどの組織や器官がかかわっているかは明らかではなく，また，アミノ酸に対する炭水化物や他のエネルギー源の相対的な影響もまだ完全に解明されたわけではない。例えば，アミノ酸の経口摂取だけでは外側広筋タンパク質の分解は変わらなかったが（Volpi *et al*., 1999），混合食では前腕筋のタンパク質分解の阻害が示された（Tessari *et al*., 1996）。したがって，少なくとも筋肉では，炭水化物によって誘発されたインスリンの利用を高めることを背景に，摂取したアミノ酸がタンパク質分解を阻害することはありうる（Flakoll *et al*., 1989）。いい換えれば，インスリンはおそらくユビキチン-プロテアソーム活性を減少させ，タンパク質分解を低下させるのであろう（Bennett *et al*., 2000）。食事誘発による全身のタンパク質分解低下は，消化管が主要部位かもしれない（Tessari, 2000）。加えて，アミノ酸バランス，あるいはタンパク質の質が全身のタンパク質分解に影響するのであろう。低出生体重児において，質の高いアミノ酸混合物はタンパク質合成を促進させるわけではなく，全身のタンパク質分解を低下させることで，成長およびアミノ窒素利用を高めることが示されている（Duffy *et al*., 1981）。

アミノ酸が有する他の機能とその推定される作用機作は，別の文献（Cynober, 1995；Fürst and Young, 2000）が利用可能なので，扱わないことにする。ここでは2つのポイントに焦点を当てる。まず，第一のポイントとしてアミノ酸の機能は，グルタミンで示されているように，多様かつ広範囲に及ぶ（ボックス6.1）ことである。タンパク質合成基質以外の機能を表6.2に示したが，Reeds（2000）が主張するように，これらの機能は食事量や推奨量に密接に影響する。いくつかの最終産物合成系は実質的にアミノ酸前駆体の利用に影響する（例：クレアチニン合成，グリシンあるいはグルタチオン合成，システ

ボックス6.1　グルタミンの機能

タンパク質合成の基質（コドン；CAA，CAG）
筋肉，小腸に対する同化および栄養物質（機能的因子）
酸–塩基平衡の調節（腎臓におけるアンモニア生成）
肝臓における尿素合成の基質
腸細胞のエネルギー源
免疫担当細胞のエネルギー源と核酸前駆体，細胞毒性物質産生の役割
アンモニアスカベンジャー
シトルリンおよびアルギニン合成の基質の可能性。*in vivo* ではグルタミン/グルタミン酸の代わりに使われているようにみえる
窒素供与体（ヌクレオチド，アミノ糖，補酵素）
窒素輸送（循環している窒素の1/3）（筋肉，肺）
γアミノ酪酸の前駆体（グルタミン酸由来）
グルタミン酸シャトル（中枢神経系）
グルタチオンペルオキシダーゼ産生に対する選択的基質？
タンパク質合成調節における浸透圧シグナル機構？
グリコーゲン合成の刺激物質
L-アルギニン–一酸化窒素の代謝

インあるいはグリシンの利用）。第二のポイントは栄養学的観点であるが，タンパク質合成における基質としての役割を果たす際に，アミノ酸は代謝され（例：神経伝達物質シグナリングおよび解毒機能），アミノ酸の窒素と炭素の一部は異化および排泄経路を通して失われる。したがって，適切に体タンパク質およびアミノ酸状態を維持するには，他のアミノ酸合成と生理的に重要な含窒素化合物合成に必要な窒素源とともに，特定のアミノ酸を十分に摂取する必要がある。

アミノ酸の栄養学的推論

成人男性を対象とし，定性的ではあるが今では古典的といえる窒素出納試験をRose（1948）が行い，アミノ酸は不可欠（必須）アミノ酸あるいは可欠（非必須）アミノ酸の2グループに分類されたが，現在，この分類は有用ではない。今では，この分類に代わり，アミノ酸は3つのグループに分けられている。今までの2つの分類に加えて，3つ目の分類は“条件つき必須アミノ酸”と呼ばれている（表6.3）（Pencharz *et al*., 1996）。トリプトファン，ロイシン，イソロイシン，バリン，フェニルアラニン，メチオニン，リジン，トレオニン，およびヒスチジンが必須アミノ酸である。特に最初の5つはケト原性アミノ酸で食事要求性がある。後ろの3種のアミノ酸はアミノ基転移により産生されないので，摂取する必要がある。タンパク質を構成するその他のアミノ酸は，炭素および窒素供与体から合成される。すなわちグルタミン酸，アスパラギン酸，およびアラニンは，それぞれαケトグルタル酸，オキサロ酢酸，およびピルビン酸のアミノ基転移によってできる。グリシンはセリンからヒドロキシメチルトランスフェラーゼを介して，セリンはピルビン酸から，アルギニンとプロリンはグルタミン酸から，そしてアスパラギンはグルタミンとアスパラギン酸から合成される。チロシンとシスチン（システイン）はその前駆体となる必須アミノ酸であるフェニルアラニンあるいはメチオニンからそれぞれ合成される。後者の2つのアミノ酸であるチロシンとシステインは，グルタミンとアルギニンとともに条件つき必須アミノ酸グループに分類される。おそらくグリシンとプロリンも条件つき必須アミノ酸であろう。その理由は，これらのアミノ酸が生理学的あるいは病理学的条件下で細胞の要求量に答えるのに十分な速度で合成されないからである（Jaksic *et al*., 1991；Reeds *et al*., 2000a）。例えば，重症熱傷患者を対象とした代謝研究で，アルギニンの食事供給が患者のアルギニン恒常性を維持するのに必要であることが示唆され，また低出生体重児を対象とした研究では，システイン，プロリン，おそらくグリシンも十分に合成できないことが示されている（Pencharz *et al*., 1996）。

表6.2　成人におけるアミノ酸要求に対して機能的重要性にかかわる最終産物合成の潜在的寄与 [a]

	グルタミン酸（μmol/kg/日）	グリシン（μmol/kg/日）	システイン（μmol/kg/日）	アルギニン（μmol/kg/日）	メチオニン（μmol/kg/日）
前駆体動力学					
血漿流動	4,200	3,960	1,320	1,800	528
正味の合成	358	2,730	96	180	168
最終産物産生					
クレアチン		170		170	170
タウリン			7		
一酸化窒素				15	
グルタチオン	550	550	550		

[a]：Reeds（2000）の表7より改変，原論文の値を参照した。

表6.3 食事性アミノ酸の分類[a]

可欠（必須）	条件つき可欠（条件つき必須）	不可欠（非必須）
ヒスチジン	アルギニン	アラニン
イソロイシン	システイン	アスパラギン酸
ロイシン	グルタミン	アスパラギン
リジン	グリシン	グルタミン酸
メチオニン	プロリン	セリン
フェニルアラニン	チロシン	
トレオニン		
トリプトファン		
バリン		

[a]：Pencharz ら（1996）より改変。

さらに最近の研究により，αアミノ窒素を供与するアミノ酸の供給源が懸念されている。以前は，必須アミノ酸の摂取が十分であれば，補足的に必要なのは非特異的な窒素供給源，例えば尿素とクエン酸二アンモニウムのような単純な混合物と考えられていた（Williams *et al*., 1974）。しかし，この非特異的な窒素供給源は，いくつかの理由から適切なタンパク質栄養状態を維持するのに実際に必要であるとはいえないであろう。まず，尿素窒素利用に関する点である。消化管腔で尿素窒素の加水分解は重要な役割（主に大腸内に存在する腸内細菌叢の働きによるものと考えられる）を果たし，遊離した窒素は宿主の窒素恒常性に大きく影響している（Jackson, 2000）と主張されていたが，この考え方は疑問視されている（Young *et al*., 2000a）。それは，他の研究により尿素産生がタンパク質摂取の増加とともに直線的に増加することが示され，また加水分解により尿素から遊離した窒素は尿素合成系へと再流入しているらしいからである。したがって，低タンパク質摂取状態においてさえも，尿素窒素が正味の利用可能な窒素供給源かどうかは不明であり，Waterlow（1999）によって概説された，尿素産生の短期および長期の調節に関与する *in vivo* の機構および体内タンパク質出納の維持に関与する機構についても，いまだに不明な点が多く残されている。

グルタミン酸は，哺乳類が利用可能なアミノ窒素を作るうえで大事なアミノ酸であるといわれている。このグルタミン酸は基本的に植物タンパク質由来である（Young and Ajami, 2000；Pencharz and Young, 2006）。窒素源としての重要な役割がグルタミン酸にはあるが，αアミノ窒素（例えば，アラニン，アスパラギン酸）が十分に供給された時に，グルタミン酸摂取の必要性があるのかについてはわかっていない。現時点でこの疑問を明快に説明することはできないが，必須アミノ酸だけ，あるいは非必須アミノ酸と比べて相対的に高濃度の必須アミノ酸の給与では，実験動物の成長を適切に維持できないことは明らかである。つまり，必須アミノ酸やグリシン以外のαアミノ窒素供給源となるアミノ酸が必要とされているように思えるのであるが，グルタミン酸が特別に要求されるのか，あるいはその類縁物質よりも効果的なαアミノ窒素供給源であるのかは，まだ明らかになっていない（Young and Ajami, 2000）。Reeds（2000）は，グルタミン酸やグルタミンの完全欠乏食で飼育したラットやブタに成長遅延が生じるといった多くの知見をまとめており，グルタミン酸の特異的必要性の可能性を主張している。この考えが正しければ，総タンパク質必要量に対する非特異的窒素成分について新たな視点をもたらすことになる。1965年に，国連食糧農業機関と世界保健機関（FAO/WHO）の専門家会議は次のように声明を出している。

> 必須アミノ酸窒素の割合〔食事中のE/T比（窒素総量に対する必須アミノ酸グラム総量）〕が明らかに必須アミノ酸必要量に影響している。流通している食物を最大限活用するためには，さまざまな生理状態における最小のE/T比を見極める必要がある。最後に，非必須アミノ酸に適切なパターンが存在するのかという疑問が生じている。

今でもこの声明は繰り返されているが，最近の研究成果から，ヒトの非特異的窒素必要性の本質が解明されつつある。上述したように，最適なE/T比があるだけでなく，非特異的窒素供給においても望ましい質的特徴があるように思える。これは，経腸栄養剤におけるαアミノ窒素の最適な供給源は何か，供給量はどのくらいなのかといった課題をもたらすことになる。例えば，グルタミン酸–プロリン–アルギニンの相互関係（Wu and Morris, 1998）が，宿主の窒素収支という観点だけでなく，免疫系の維持や刺激，外傷と組織の修復促進といった特有の機能，また非特異的窒素がポリアミンおよびホルモンのバランスに対して持つ影響も考えなければならない。アルギニン–シトルリン–オルニチンの反応速度論（Beaumier *et al*., 1995）について，健常な被験者を対象に，比較的高用量のアルギニン摂取の影響が調べられている。全身のL-アルギニン–一酸化窒素系の活性変化は検討されていなかったが，アルギニンの多量摂取により尿素産生と排泄速度は遅延し，血中インスリン濃度は高まった。アルギニンの多量摂取により，どのような機構でみかけのタンパク質同化作用が引き起こされるのか（おそらくインスリン作用によって促進される），また，それが免疫系にとってどのような意味があるのかは不明である。アルギニンの免疫増強食や腎臓障害の悪化もしくは緩和（Narita *et al*., 1995；Reckelhoff *et al*., 1997）における役割に対して興味が高まる一方，宿主のタンパク質代謝と機能を維持するうえで非特異的窒素供給源として，量的にどれほどの役割をアルギニンが果たしているのかについては不明な点が多く残されている。

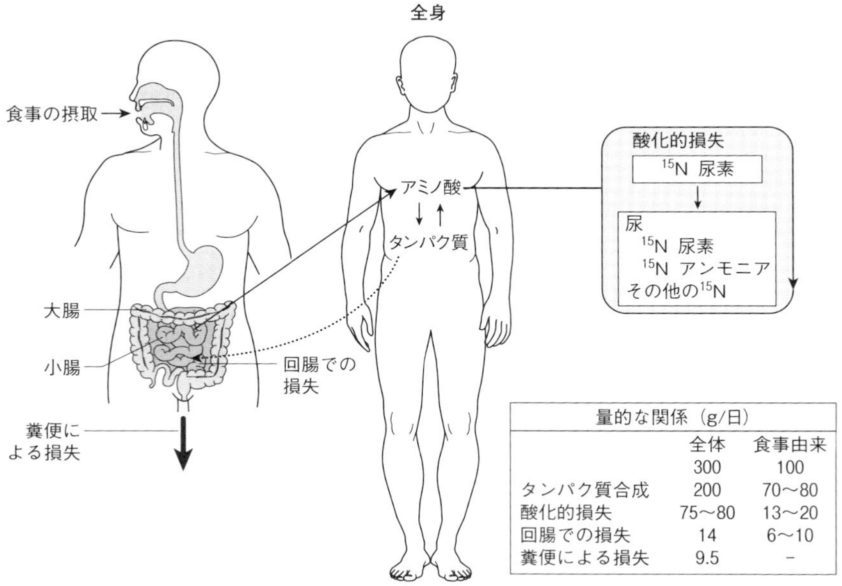

量的な関係（g/日）	全体	食事由来
	300	100
タンパク質合成	200	70～80
酸化的損失	75～80	13～20
回腸での損失	14	6～10
糞便による損失	9.5	-

図6.1　タンパク質代謝の主要経路に対する食事性タンパク質の寄与

食後の窒素とアミノ酸の利用

体タンパク質量は，1日24時間，吸収時，食事中，食後といったそれぞれのタイミングで，全身のタンパク質代謝回転，アミノ酸酸化，尿素産生や窒素排泄などの速度が複雑かつ統合された変化をして，日常的に維持されている（Millward and Pacy, 1995）。多かれ少なかれ，体タンパク質は1日の食事と空腹のサイクルのなかで食事組成に依存して増減している。通常，アミノ酸と窒素の必要量は，食事タンパク質摂取とその後の一連の代謝および生理的な過程に対応する。消化管における消化，ペプチドとアミノ酸の吸収，アミノ酸の各器官への輸送と臓器間の輸送，およびアミノ酸代謝系への流入などの過程である。われわれはこの全過程を“食事性アミノ酸の代謝的利用能”と呼ぶことにしたが，この方法はブタ（Moehn *et al*., 2005）ならびにヒト（Humayun *et al*., 2007b；Elango *et al*., 2009）におけるタンパク質の代謝的利用能の研究でなされたものである。

タンパク質摂取後の食事タンパク質態窒素の分布

［^{15}N］で標識したタンパク質が，タンパク質摂取後の食事由来窒素の代謝的運命を研究するために用いられており，これらの研究についてはTomé と Bos（2000）がまとめている。図6.1にまとめたが，成人が約100gのバランスの取れたタンパク質を摂取すると，食事中窒素の約30～40%は直接同化に利用され，17～25%は酸化的代謝により失われる。Fouillet ら（2000）は，ヒトを対象に［^{15}N］で標識した乳タンパク質を給与し，給与後の小腸血および尿の［^{15}N］動態を検討するといった，詳細な研究モデルを構築し，食後8時間において，この窒素の約28%は遊離アミノ酸に，72%はタンパク質として保持されることを推定した。このタンパク質としての保持は，内臓に30%，末梢組織に70%の割合であった。このようなタンパク質そのものを標識する研究手法は，食事タンパク質利用に影響する要因・機構，それらの量的側面の研究において，現在も有用である。

食後のタンパク質利用の程度やその調節については，［^{13}C］ロイシンを用いた短期間の出納試験によっても研究されている（Millward, 2000）。食後のタンパク質利用は健常成人では年齢の影響はないが，タンパク質の質と食事量が影響する（Millward, 2000）。このトレーサーを用いた手法は，施設入居者や患者の栄養サポートといった経腸栄養剤組成の有効性評価にも活用可能である。

食後のタンパク質利用に影響を与える因子には，ペプチドとアミノ酸の遊離や吸収における時間的な要因もある。［^{13}C］ロイシン標識の乳清やカゼインを用いた研究に基づき，“速い食事性タンパク質”と“遅い食事性タンパク質”という概念がもたらされた。Beaufrere ら（2000）は，タンパク質中のロイシン含量が同等であるにもかかわらず，食後7時間にわたる全身性ロイシンの酸化が，乳清タンパク質よりもカゼインのほうが低いこと，いい換えれば食後のタンパク質利用はカゼインが乳清タンパク質よりも高いことを示した。これら両タンパク質源はヒト成人にとって高い栄養価を有している。したがって，ある状況における食後のタンパク質利用の違いは，異なる組成物の栄養価を比較する際に，誤った評価を導いてしまう可能性がある。この新しいトレーサーを用いた代謝測定法は，定義を整え，標準化する必要はあるものの，一般的にはタンパク質とアミノ酸の必要量の基礎となるタンパク質代謝の理解に有効な手法となることは明らかである。

アミノ酸供給の時間や食事の摂り方は，窒素とアミノ酸の利用率に影響する。24時間［1-^{13}C］ロイシントレーサー出納を検討した研究により，1日3食のほうが12時間にわたって10回に分けて食事した場合より，1日当たりのロイシン酸化量が低いということがわかった（EL-Khoury *et al*., 1995）。この知見は，ロイシン摂取量が少なくても当てはまり，食事回数が少ないほうが，食事性アミノ酸の保持に有効であることが示唆されている。この現象をいわゆるアミノ酸の同化作用（Millward and Pacy, 1995）で説明ができるかどうかはまだわからないが，タンパク質とアミノ酸の摂取の仕方は食後のアミノ酸利用の効率に影響する因子であることは明らかである。さらに，Arnalら（1999）は，高齢者を対象とした研究で，1日のタンパク質摂取量のうち，80％を日中に摂取した場合，12時間にわたって4回摂食するよりもタンパク質保持が高いことを示している。

内臓と消化管におけるアミノ酸の利用

腸と肝臓は，腸管内腔から吸収されて門脈血，末梢血に入るアミノ酸の量とバランスを調節している。このことはすでに知られてはいたが，近年，ヒトおよび動物試験に異なる同位体トレーサーが利用され，消化管や血管内腔からの内臓へのアミノ酸取込み，その後の内臓内でのアミノ酸代謝が定量的に明らかにされている。例えば，異なる同位体トレーサーの経口投与と静脈投与とを組み合わせた研究により，成人では，消化管および血液から内臓がアミノ酸を取り込む程度はアミノ酸によって異なること（表6.4）（Young *et al*., 2000b），またこの程度が，アミノ酸摂取量にも依存するかもしれないことなどが示されている。シスチンの吸収は非常に高く，ブタの知見（Rerat *et al*., 1992）と一致する。このシスチンの内臓への吸収が高いという知見は，シスチン摂取量の幅が広くても血中システイン濃度がほとんど食後変わらないこと（Raguso *et al*., 1997）を説明するであろう。

内臓のアミノ酸代謝に関するこの包括的な知見から，2点の重要な課題が生じる。つまり，肝臓に対する相対的な消化管の意義と，これらの臓器におけるアミノ酸の代謝的運命である。この課題は，以下の理由で栄養的に重要なポイントとなる。まず，例えばBertoloら（1998）は，新生仔期ブタの経管栄養のトレオニン必要量は，経口平均必要量の45％にすぎないと論じている。これは，静脈投与時のトレオニンの腸組織における酸化速度が低いことや，トレオニンを豊富に含む糖タンパク質であるムチンなどの産生の減少に伴い，腸管においてトレオニン喪失が減少していることなどが理由として考えられる。

表6.4 二重同位体トレーサーモデルによるアミノ酸の内臓への取込みの評価（健常成人摂食状態）[a]

アミノ酸（摂取）	取込み（％摂取量）
ロイシン（適量）	21 ± 6
ロイシン（低摂取）	37 ± 5
ロイシン（適量）	10 ± 6
フェニルアラニン（適量）	25
フェニルアラニン（低摂取）	58 ± 4
チロシン（適量）	37
アルギニン（適量）	34 ± 8
メチオニン（適量）	23 ± 2
シスチン	＞50

a：Youngら（2000b）より改変，数値は現文献より引用。

ここで示した理由のひとつまたは複数の要因の組合わせの結果かもしれない。次に，Boirieら（1997）は，全身でのロイシン酸化速度は，高齢者と若年者で類似しているが，内臓中の食事由来のロイシン濃度は，高齢男性（50±11％）において，若年男性（23±3％）より2倍高いことを報告している。彼らは，こうした内臓における取込みの違いは，末梢組織で代謝されるロイシン利用を規定しているかもしれないと結論づけている。一方，Volpiら（1999）は，内臓中の経口由来のフェニルアラニン値が，高齢男性（47±3％）が若齢男性（29±5％）よりも有意に高濃度であったが，アミノ酸混合物摂取後の筋タンパク質合成をみると，若齢男性，高齢男性とも同様に刺激されることも見いだしている。

内臓の構成器官としての消化管と肝臓に対するわれわれの理解は，Reedsら（2000b）とBruntonら（2000）の研究室の成果によりさらに深まった。この研究は，小腸細胞がアミノ酸代謝においてアルギニン生合成を初めとするアミノ酸代謝に重要な役割を持っていることを明らかにした（Wilkinson *et al*., 2004）。最近では，動静脈差やトレーサー研究の手法を用い，吸収されたアミノ酸が短時間にどのように代謝されるのかに焦点が当てられている（Wu and Morris, 1998；Reeds *et al*., 2000b）。Reedsら（2000b）は，ブタを用いてアミノ酸の門脈への取込みを検討した。門脈への取込みはアミノ酸の種類で大きく異なり，スレオニンの門脈バランスが他の必須アミノ酸より一貫して低いこと，栄養素として相当量のグルタミン酸とアスパラギン酸を摂取しているにもかかわらず，グルタミン酸とアスパラギン酸は門脈血にほとんどみられないこと（グルタミンは逆に血液から腸に取り込まれ，門脈バランスが負となる。生体内のグルタミン酸，アスパラギン酸，グルタミンのほとんどすべては，生体内で生合成される），そしていくつかのアミノ酸はタンパク質として摂取した量とほぼ同量であるか（アルギニンとチロシン），あるいは大きく摂取した量を上回っている（アラニン）との知見を得た。

さらに，Reedsら（2000b）は，小腸で利用されるアミノ酸が，動脈血からの取込みに由来するのか，食事由来なのか，各々の相対的な寄与について詳細に検討している。そのなかでも重要な知見として消化管などの門脈に血液を供給する諸臓器においてリジン，ロイシン，およびフェニルアラニンの利用が，体全体の40%以上を占めるということ，消化管における食事性グルタミン酸，アスパラギン酸，およびグルタミンの利用はかなりの量に達し，これらのアミノ酸が小腸でのエネルギー変換に大きく貢献していること，授乳中仔ブタの消化管におけるロイシンやリジンの酸化は，体全体の1/5～1/3に達すること，低タンパク質食を摂取しても消化管は相対的に大量の必須アミノ酸を消費し続けること（Van Goudoever *et al*., 2000），消化管がシトルリン合成に重要な部位であり（Wu, 1998），このシトルリンは特に腎臓においてアルギニン合成に利用されていること（Young and El-Khoury, 1995），消化管粘膜のグルタチオンは主に腸の前駆アミノ酸を基質として合成されること（Reeds *et al*., 2000b），があげられる。

まとめると，小腸は個体のアミノ酸要求量の決定および個体の生理系と臓器系の維持のためのアミノ酸利用において，量的かつ質的に重要な役割を演じていることは疑う余地がない。

腸内のアミノ酸合成

最近Metges（2000）によって概説されたように，腸内細菌叢は宿主における窒素代謝に大きくかかわっている。動物およびヒトにおけるトレーサー実験により非特異的窒素（アンモニア，尿素窒素，グルタミン酸など）の必須および非必須アミノ酸への転移が示されている（Metges *et al*., 1999b）。ほとんどのアミノ酸の場合，この尿素からの^{15}Nの取込みは窒素変換あるいは可逆的アミノ基転移を反映していると思われる。しかし，哺乳類の組織ではリジンおよびトレオニンのアミノ基は転移されないので，体内タンパク質や血漿アミノ酸中の^{15}N標識リジンもしくはトレオニンは，腸内細菌叢によるリジンとトレオニンの*de novo*合成とそのリジンとトレオニンの消化管からの吸収による反映に違いない。無菌ラットを用いた比較実験から，消化管におけるリジンの*de novo*合成が定着した腸内細菌叢によることが確認されている。しかし，慎重に結論する必要がある。血漿遊離アミノ酸プールにおける微生物由来のリジンやトレオニンの存在（Metges *et al*., 1999a）は認められているが，量的意義はわからない。さらに，これらの新しい研究により，さまざまな臨床状態や病気が，腸内細菌叢と宿主組織のアミノ酸収支における栄養および代謝の相互関係にどのような影響を与えるかという新たな疑問がもたらされている。

窒素（タンパク質）必要量

タンパク質（アミノ酸）の必要量は，段階的なタンパク質あるいはアミノ酸摂取量に対する生理学的応答の変化で決定されている（Pencharz and Ball, 2003）（図6.2）。Pencharz と Ball（2003）および Elango ら（2008a）が論じているように，タンパク質あるいはアミノ酸を必要量に満たない量から十分に高い量まで，広い範囲にわたって研究対象者に給与する研究をすることが重要である。この手法は，われわれの研究グループ（Pencharz and Ball, 2003；Elango *et al*., 2008a）が紹介したのであるが，他の研究者（Kurpad *et al*., 2003, 2005, 2006）もこの手法を採用している。さらに，この応答は非線形回帰で解析されなければならない。実際には，二相線形回帰分析が平均集団必要量を決定するのに最良の方法であることをわれわれは見いだした（Pencharz and Ball, 2003；Elango *et al*., 2008b）。最近まで，タンパク質必要量決定の手法は段階的なタンパク質摂取量に対する窒素出納を観察することに基づいていた（Institute of Medicine, 2002/2005；FAO/WHO, 2007；Humayun *et al*., 2007a）。アメリカ科学アカデミー（Institute of Medicine, 2002/2005）とアメリカFDAとWHO（FAO/WHO, 2007）の専門家会議は，タンパク質摂取と窒素出納との関係について単回帰を用いて解析したと報告している。著者は両専門家会議の委員であるが，このデータを精査するにつれ，疑問が生じた。そのため，最近になって著者と共同研究者は，非直線回帰を用いてこのデータを再解析し，成人のタンパク質必要量は30%程低く見積もられていると報告した（Humayun *et al*., 2007a；Elango *et al*., 2010）。この窒素出納のデータの再解析に加え，ヒトのタンパク質必要量の決定に酸化指標を用いることを紹介した（Humayun *et al*., 2007a）。この2種類の別々の手

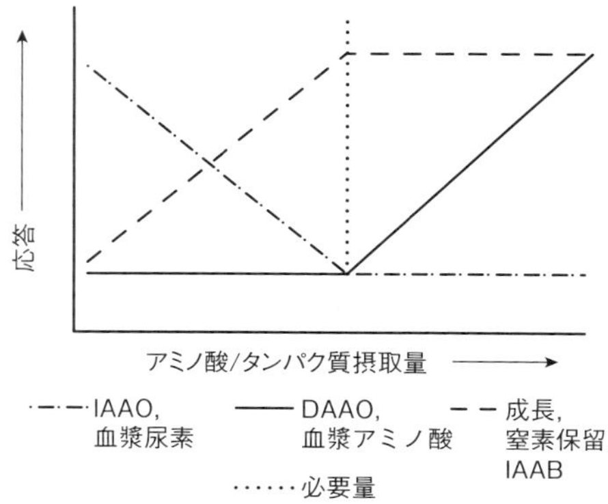

図6.2　アミノ酸(タンパク質)必要量の決定――応答のパターン
DAAO：直接的なアミノ酸の酸化，IAAB：アミノ酸バランスの指標，IAAO：アミノ酸酸化の指標。

法とも，成人集団の平均タンパク質必要量は専門家会議（Institute of Medicine, 2002/2005；Campbell *et al.*, 2008）が示した0.66g/kg/日ではなく，約0.91g/kg/日となった。著者らの観察結果は他の研究グループから支持される必要があるが，この２つの固有の方法による共通の応答は，現在のタンパク質推奨量に誤りがあることを強く物語っている。

また，この知見は，異なる年齢集団におけるタンパク質必要量についても誤りがあるかもしれないという疑問も投げかけている。母乳を摂取している６か月齢児までを除けば，タンパク質必要量は窒素出納研究に基づいてきた。成人と比べ，子供のデータは非常に限られている（Institute of Medicine, 2002/2005；Campbell *et al.*, 2008）。このように不明な点が残っているため，著者らは以前の版の本章（Pencharz and Young, 2006）で示したタンパク質必要量の表を省くことにした。しかし，DRI と FAO で採用されている12％という偏差を用いると，0.91g/kg/日という平均値は1.0g/kg/日といったRDA あるいは安全量を示すことになる。FAO/WHO (2007)の推定によると，乳からのタンパク質摂取量は，１か月齢の1.77g/kg/日から６か月齢の1.14g/kg/日の範囲であると報告されている。

高齢者のタンパク質必要量は若齢成人と比較して高い1g/kg/日と推察している研究者がいる（Millward and Roberts, 1996；Millward *et al.*, 1997；Campbell *et al.*, 2008）。しかし，若齢成人と高齢者を対象とした窒素出納手法を用いた研究では，差が認められていない（Campbell *et al.*, 2008）。したがって，著者らが再評価した若齢成人の平均必要量0.91g/kg/日という値は，研究を進めれば高齢者においても同じ量になるかもしれないと期待している。

必須アミノ酸の必要量

アメリカ科学アカデミー（Institute of Medicine, 2002/2005）と国際連合（FAO/WHO, 2007）の専門家会議は指標アミノ酸酸化（IAAO）手法（図6.2）が標準法として用いられるべきであり，窒素出納によって得られた古いデータは用いるべきではないと結論した。同時に，摂食時の IAAO においては IAAO の改変手法（“24時間の酸化指標とバランス”）を用いるべきである。その主な理由は，24時間研究では，被験アミノ酸摂取に対する適応に１週間を要するからである。それに対し，摂食状態の適応は数時間にすぎず，摂食状態の IAAO モデルは妥当であることが次のことにより示された（Elango *et al.*, 2008a, 2009）。これは子供への IAAO モデルの応用に扉を開いた（Kurpad *et al.*, 2003；Elango *et al.*, 2007；Hsu *et al.*, 2007；Pillai *et al.*, 2010）。表6.5に成人の必須アミノ酸必要量をまとめた。現在，高齢者のアミノ

表6.5 健常成人のアミノ酸必要量

アミノ酸[a]	アミノ酸の酸化を指標として[b]	食事摂取基準 (2002/2005)	FAO/WHO/UNU (2007)
ヒスチジン	—	11	10
イソロイシン	42	15	20
ロイシン	55	34	39
リジン	35	31	30
メチオニン＋シスチン	13	15	15
フェニルアラニン＋チロシン	42	27	25
トレオニン	19	16	15
トリプトファン	4	4	4
バリン	47	19	26

[a]：値は mg/kg/日で示した，[b]：Elango ら（2008b）より改変。

酸必要量を決定した研究はない。明らかにこの点は注意しなければならない。IAAO を用いる以前は，子供のアミノ酸必要量を定める研究は窒素出納を用いた研究であった。専門家会議の報告書にまとめられている（Institute of Medicine, 2002/2005；FAO/WHO, 2007）。この報告でみられるように，データは限られており，窒素出納データは用いられておらず，代わりに成人の必要量に成長要因を加味した要因加算法が採用されている。著者らは子供に対するリジン（Elango *et al.*, 2007；Pillai *et al.*, 2010），分枝鎖アミノ酸（Mager *et al.*, 2003）とメチオニン（システインを除く）（Turner *et al.*, 2006）の研究でこの要因加算法を確かめることにした。このタンパク質必要量の項の初めに述べたように，二相線形回帰分析を適用させるには十分量のタンパク質量を試験しなければならない。表6.5に示したように，24時間 IAAO 研究の何例かは十分な量ではなかった。また，DRI と FAO/WHO/UNU の値は明らかに，摂取範囲を広くした摂食状態の IAAO によって得られた値より低値である。アミノ酸必要量の成長にかかわる部分は小さく，幼児を除けば維持量が支配している（Mager *et al.*, 2003；FAO/WHO, 2007）。

タンパク質およびアミノ酸の過剰摂取

成人のタンパク質摂取上限は，総エネルギー摂取量の30％を超えないものと設定されている（Institute of Medicine, 2002/2005，読者は詳細を参照できる）。簡単に説明すると，最大に尿素合成を見積もった場合，また，基本的に動物の肉以外を食べずに生きた探検家の観察知見の２つがこの推奨値の基礎にある。一例として，かつてアメリカを冬季に探検し，“ウサギ飢餓”に陥った例がある。脂肪をほとんど含有しないウサギの肉で食をつなぎ，結果としてタンパク質摂取量が総エネルギー摂取

量の30％を超えた例である（Institute of Medicine, 2002/2005）。

個々のアミノ酸過剰摂取に関するデータは，フェニルアラニンを除いて限られている。フェニルアラニンに関するデータのほとんどは，フェニルケトン尿症の患者における脳障害に集中している。過剰摂取にかかわる体系化された最近の利用可能な情報は，Institute of Medicine（2002/2005）の報告書で探索することができる。アミノ酸摂取の上限に関する研究手法についてはPencharzら（2008）が示している。

タンパク質栄養不良

タンパク質は細胞や臓器の機能にとって欠かせない構成成分である（Institute of Medicine, 2002/2005）。食事には，タンパク質やアミノ酸だけでなく，食事タンパク質の最適な利用を可能とするために非タンパク質エネルギー源が含まれていなければならない（Duffy *et al*., 1981）。タンパク質・エネルギー栄養失調（protein energy malnutrition：PEM）は，世界全体を見渡せば一般的にみられ，2000年のFAO報告書では，600万人の小児の死因とされている（FAO, 2000）。先進国では，PEMは主に病院において，疾患との関連でみられる（Bistrian, 1990；Wilson and Pencharz, 1997；Institute of Medicine, 2002/2005）。

タンパク質欠乏はすべての臓器に対して悪影響を及ぼし（Cornish and Kennedy, 2000），とりわけ乳幼児や小児で懸念される。PEMを呈する患者は長期間にわたり脳機能に悪影響を及ぼされる可能性がある（Pollitt, 2000）。PEMを呈する患者は免疫機能が低下しているため，感染しやすい（Bistrian, 1990）。標準的な体重の成人が完全な絶食をした場合，70日で死亡した（Allison, 1992）。体内には脂肪が残っていたので，死因はタンパク質の枯渇によると考えられる。対照的に，体重が極めて低い未熟児ではタンパク質とエネルギー蓄積がはるかに少なく，体重1,000gの未熟児の完全な飢餓における生存期間は5日間と推定されている（Heird *et al*., 1972）。

結　　論

哺乳動物のタンパク質・アミノ酸代謝の生理学に関する知見，特にヒトのタンパク質・アミノ酸栄養の知見は増え続けている。本章では，食事中および食後のアミノ酸代謝におけるアミノ酸の機能，およびタンパク質・アミノ酸の利用に関する近年の知見に焦点を当てた。消化管および肝臓を含めた内臓器官の，全身のアミノ酸代謝調節における重要性が評価され，理解されつつある。ポストゲノム時代が始まっており，アミノ酸の生理的機能と代謝，つまり異化・同化および細胞膜透過などの代謝過程の根底にある機構が，さらに完全な形で近い将来，明らかにされるであろう。アミノ酸栄養の量的な側面，とりわけ健常成人において不明な点は依然残っているが，現在の成人におけるアミノ酸必要量の国際基準は低すぎるという共通認識はある。食事タンパク質の質の評価と現代および将来の集団を対象とした食事タンパク質の供給計画が，重要な課題である。食事タンパク質とアミノ酸成分の機能的側面，成長と健康の維持に最適な摂取の量的・質的側面を正確に予測する域にわれわれは達していないが，*in vivo*での研究手法を改良し，分子レベル・細胞レベルの研究手法と組み合わせれば，上記の未解決の課題を解明することにつながるであろう。

将来の方向性

タンパク質必要量の過小評価は，発展途上国における子供たちの発育遅延に対するキーファクターかもしれないので，タンパク質必要量が実際に過小評価されているかどうかという論点はとても重要である。この過小評価は，一般的に共通認識はあるものの，世界的には許容されておらず，確証するにはさらなる研究が必要である。妊娠や加齢を含むさまざまな状況でのタンパク質必要量を評価することが必要であり，その場合には新たなアミノ酸摂取量への適応期間を考えなければならない。

もうひとつの興味ある分野は，食事性タンパク質由来のアミノ酸の代謝における有用性である。これは2011年の初めに行われたFAO専門家会議の焦点であった。なぜ，この点に関心が集まったかといえば，アミノ酸のタンパク質合成の代謝的利用能を加味せず，結晶アミノ酸を用いて求められたタンパク質必要量を，食事性タンパク質必要量として用いることは適当ではないと考えられたからである。

最後に，健康食品店は大量のアミノ酸サプリメントを販売したり，大量摂取を勧めているため，アミノ酸必要量の安全上限値を定めることが重要であるといえる。

謝　辞：著者らを鼓舞し激励してくださった故Vemon Young博士（本章の前著者）の業績に謝意を表す。また，タンパク質・アミノ酸の代謝および要求量の分野でわれわれの研究をご支援いただいたカナダ衛生研究所に謝意を表す。

（正木恭介訳）

推奨文献

Ball, R.O., Courtney-Martin, G., and Pencharz, P.B. (2006) The in vivo sparing effect of cysteine on methionine requirements in animal models and adult humans. *J Nutr* **136,** 1682S–1693S.

Elango, R., Ball, R.O., and Pencharz, P.B. (2008) Indicator amino acid oxidation: concept and application. *J Nutr* **138,** 243–246.

Elango, R., Ball, R.O., and Pencharz, P.B. (2008) Individual amino acid requirements in humans: an update. *Curr Opin Nutr Metab Care* **11,** 34–39.

Elango, R., Ball, R.O., and Pencharz, P.B. (2009) Amino acid requirements in humans: with a special emphasis on the metabolic availability of amino acids. *Amino Acids* **37,** 19–27.

Elango, R., Humayun, M.A., Ball, R.O., *et al.* (2010) Evidence that protein requirements have been significantly underestimated. *Curr Opin Clin Nutr* **13,** 52–57.

Pencharz, P.B., Elango, R., and Ball, R.O. (2008) An approach to defining the upper safe limits of amino acid intake. *J Nutr* **138,** 1996S–2002S.

[文　献]

Allison, S.P. (1992) The uses and limitations of nutrition support. *Clin Nutr* **11,** 319–330.

Anthony, J.C., Anthony, T.G., Kimball, S.R., *et al.* (2000) Orally administered leucine stimulates protein synthesis in skeletal muscle of postabsorptive rats in association with increased eIF4F formation. *J Nutr* **130,** 139–145.

Arnal, M.A., Mosoni, L., Boirie, Y., *et al.* (1999) Protein pulse feeding improves protein retention in elderly women. *Am J Clin Nutr* **69,** 1202–1208.

Ball, R.O., Courtney-Martin, G., and Pencharz, P.B. (2006) The in vivo sparing effect of cysteine on methionine requirements in animal models and adult humans. *J Nutr* **136,** 1682S–1693S.

Beaufrere, B., Dangin, M., and Boirie, Y. (2000) The "fast" and "slow" protein concept. In P. Fürst and V.R. Young (eds), *Proteins, Peptides and Amino Acids in Enteral Nutrition.* Nestec Ltd/Vevey and S. Karger AG, Basel, pp. 121–133.

Beaumier, L., Castillo, L., Ajami, A.M., *et al.* (1995) Urea cycle intermediate kinetics and nitrate excretion at normal and "therapeutic" intakes of arginine in humans. *Am J Physiol* **269,** E884–896.

Bennett, R.G., Hamel, F.G., and Duckworth, W.C. (2000) Insulin inhibits the ubiquitin-dependent degrading activity of the 26S proteasome. *Endocrinology* **141,** 2508–2517.

Bertolo, R.F.P., Chen, C.A.L., Law, G., *et al.* (1998) Threonine requirement of neonatal piglets receiving an identical diet intragastrically. *J Nutr* **122,** 1752–1759.

Bistrian, B.R. (1990) Recent advances in parenteral and enteral nutrition. A personal perspective. *JPEN J Parenter Enteral Nutr* **14,** 329–334.

Boirie, Y., Gachon, P., and Beaufrére, B. (1997) Splanchnic and whole body leucine kinetics in young and elderly men. *Am J Clin Nutr* **65,** 489–495.

Brunton, J.A., Ball, R.O., and Pencharz, P.B. (2000) Current total parenteral nutrition solutions for the neonate are inadequate. *Curr Opin Clin Nutr Metab Care* **3,** 299–304.

Burke, R.F. and Hill, K.E. (1993) Regulation of selenoproteins. *Annu Rev Nutr* **13,** 65–81.

Campbell, W.W., Johnson, C.A., McCabe, G.P., *et al.* (2008) Dietary protein requirements of younger and older adults. *Am J Clin Nutr* **88,** 1187–1188.

Carpenter, K.J. (1994) *Protein and Energy. A Study of Changing Ideas of Nutrition.* Cambridge University Press, Cambridge.

Cornish, C.A. and Kennedy, N.P. (2000) Protein-energy undernutrition in hospital in-patients. *Br J Nutr* **83,** 575–591.

Cynober, L.A. (1995) (ed.) *Amino Acid Metabolism and Therapy in Health and Nutritional Disease.* CRC Press, Boca Raton, FL.

Duffy, B., Gunn, T., Collinge, J., *et al.* (1981) The effect of varying protein quality and energy intake on the nitrogen metabolism of parenterally fed very low birthweight (<1600 g) infants. *Pediatr Res* **15,** 1040–1044.

Elango, R., Ball, R.O., and Pencharz, P.B. (2008a) Indicator amino acid oxidation: concept and application. *J Nutr* **138,** 243–246.

Elango, R., Ball, R.O., and Pencharz, P.B. (2008b) Individual amino acid requirements in humans: an update. *Curr Opin Nutr Metab Care* **11,** 34–39.

Elango, R., Ball, R.O., and Pencharz, P.B. (2009) Amino acid requirements in humans: with a special emphasis on the metabolic availability of amino acids. *Amino Acids* **37,** 19–27.

Elango, R., Humayun, M.A., Ball, R.O., *et al.* (2007) Lysine requirement of healthy school-age children determined by indicator amino acid oxidation method. *Am J Clin Nutr* **86,** 360–365.

Elango, R., Humayun, M.A., Ball, R.O., *et al.* (2009) Indicator amino acid oxidation is not affected by period of adaptation in response to a wide range of lysine intake in healthy young men. *J Nutr* **139,** 1082–1087.

Elango, R., Humayun, M.A., Ball, R.O., *et al.* (2010) Evidence that protein requirements have been significantly underestimated. *Curr Opin Clin Nutr* **13,** 52–57.

El-Khoury, A.E., Sánchez, M., Fukagawa, N.K., *et al.* (1995) The 24 hour kinetics of leucine oxidation in healthy adults receiving a generous leucine intake via three discrete meals. *Am J Clin Nutr* **62,** 579–590.

FAO (2000) *The State of Food and Agriculture.* Food and Agriculture Organization, Rome.

FAO/WHO (1965) *FAO/WHO Protein Requirements.* FAO Nutritional Studies No. 16. FAO, Rome.

FAO/WHO (2007) United Nations University. Protein and Amino Acid Requirements in Human Nutrition. Report of a Joint Expert Consultation. WHO Technical Report Series No. 935. WHO, Geneva.

Ferland, G. (1998) The vitamin K-dependent proteins: an update. *Nutr Rev* **56,** 223–230.

Flakoll, P.J., Kulaylot, M., Frexes-Steed, M., *et al.* (1989) Amino acids augment insulin's suppression of whole body proteolysis. *Am J Physiol* **257,** E839–847.

Fouillet, H., Gaudichon, C., Mariotti, F., *et al.* (2000) Compartmental modeling of postprandial dietary nitrogen distribution in humans. *Am J Physiol* **279,** E161–175.

Fürst, P. and Young, V. R. (2000) (eds) *Proteins, Peptides and Amino Acids in Enteral Nutrition.* Nestec Ltd/Vevey and S Karger AG, Basel.

Heird, W.C., Driscoll, J.M., Schullinger, J.N., *et al.* (1972) Intravenous alimentation in pediatric patients. *J Pediatr* **80,** 351–372.

Hsu, J.W.C., Ball, R.O., and Pencharz, P.B. (2007) Evidence that phenylalanine may not provide the full needs for aromatic amino acid needs in children. *Pediatr Res* **61,** 361–365.

Humayun, M.A., Elango, R., Ball, R.O., *et al.* (2007a) A re-evaluation of protein requirement in young men using the indicator amino acid oxidation technique. *Am J Clin Nutr* **86,** 995–1002.

Humayun, M.A., Elango, R., Moehn, S., *et al.* (2007b) Application of the indicator amino acid oxidation technique for the determination of metabolic availability of sulphur amino acids from casein versus soy protein isolate in adult men. *J Nutr* **137,** 1874–1879.

Institute of Medicine (2002/2005) Panel on Macronutrients. *Dietary Reference Intakes for Energy, Carbohydrate, Fiber, Fat, Fatty Acids, Cholesterol, Protein and Amino Acids.* National Academies Press, Washington, DC.

Jackson, A.A. (2000) Nitrogen trafficking and recycling through the human bowel. In P. Fürst and V.R. Young (eds), *Proteins, Peptides and Amino Acids in Enteral Nutrition.* Nestec Ltd/ Vevey and S. Karger AG, Basel, pp. 89–108.

Jaksic, T., Wagner, D.A., Burke, J.F., *et al.* (1991) Proline metabolism in adult male burned patients and healthy control subjects. *Am J Clin Nutr* **54,** 408–413.

Jousse, C., Bruhat, A., and Fafournoux, P. (1999) Amino acid regulation of gene expression. *Curr Opin Clin Nutr Metab Care* **2,** 297–301.

Korpes, J.E. (1970) *Jac Berzelius. His Life and Work.* Almqvist & Wiksell, Stockholm.

Kurpad, A.V., Regan, M.M., Varalkshmi, S., *et al.* (2003) Daily methionine requirements of healthy Indian men measured by 24-h indicator amino acid oxidation and balance technique. *Am J Clin Nutr* **77,** 1196–1205.

Kurpad, A.V., Regan, M.M., Raj, T.D., *et al.* (2005) The daily valine requirement of healthy adult Indians determined by 24-h indicator amino acid balance approach. *Am J Clin Nutr* **82,** 373–379.

Kurpad, A.V., Regan, M.M., Raj, T.D., *et al.* (2006) The daily phenylalanine requirement of healthy Indian adults. *Am J Clin Nutr* **83,** 1331–1336.

Law, G.K., Bertolo, R.F., Adiri-Awere, A., *et al.* (2007) Adequate oral threonine is critical for mucin production and gut function in neonatal piglets. *Am J Physiol* **292,** G1293–1301.

Lecker, S.H., Solomon, V., Mitch, W.E., *et al.* (1999) Muscle protein breakdown and the critical role of the ubiquitin–proteasome pathway in normal and diseased states. *J Nutr* **129,** 227S–237S.

Lynch, C.J., Fox, H.L., Vary, T.C., *et al.* (2000) Regulation of amino acid-sensitive TOR signaling by leucine analogues in adipocytes. *J Cell Biochem* **77,** 235–251.

Mager, D.R., Wykes, L.J., Ball, R.O., *et al.* (2003) Branched chain amino acid requirements in school aged children determined by Indicator Amino Acid Oxidation (IAAO). *J Nutr* **133,** 3540–3545.

Metges, C.C. (2000) Contribution of microbial amino acids to amino acid homeostasis of the host. *J Nutr* **130,** 1857S–1864S.

Metges, C.C., El-Khoury, A.E., Henneman, L., *et al.* (1999a) Availability of intestinal microbial lysine for whole-body lysine homeostasis in human subjects. *Am J Physiol* **277,** E597–607.

Metges, C.C., Petzke, K.J., El-Khoury, A.E., *et al.* (1999b) Incorporation of urea and ammonia nitrogen into ileal and fecal microbial proteins and plasma free amino acids in normal men and ileostomates. *Am J Clin Nutr* **70,** 1046–1058.

Millward, D.J. (2000) Postprandial protein utilization: implications for clinical nutrition. In P. Fürst and V.R. Young (eds), *Proteins, Peptides and Amino Acids in Enteral Nutrition.* Nestec Ltd/ Vevey and S. Karger AG, Basel, pp. 135–155.

Millward, D.J. and Pacy, P.J. (1995) Postprandial protein utilization and protein quality assessment in man. *Clin Sci* **88,** 597–606.

Millward, D.J. and Roberts, S.B. (1996) Protein requirements of older individuals. *Nutr Res Rev* **9,** 67–87.

Millward, D.J., Fereday, A., Gibson, N., *et al.* (1997) Aging protein requirements and protein turnover. *Am J Clin Nutr* **66,** 774–786.

Moehn, S., Bertolo, R.F.P., Pencharz, P.B., *et al.* (2005) Development of the indicator amino acid oxidation technique to determine the availability of amino acids from dietary protein in pigs. *J Nutr* **135,** 2866–2870.

Munro, H.N. (1985) Historical perspective on protein requirements: objectives for the future. In K. Blaxter and J.C. Waterlow (eds), *Nutritional Adaptation in Man.* John Libbey, London, pp. 155–167.

Narita, I., Border, W.A., Ketteler, M., *et al.* (1995) L-Arginine may mediate the therapeutic effects of low protein diets. *Proc Natl Acad Sci USA* **92,** 4552–4556.

Pain, V.M. (1996) Initiation of protein synthesis in eukaryotic cells. *Eur J Biochem* **236,** 747–771.

Pencharz, P.B. and Ball, R.O. (2003) Different approaches to define individual amino acid requirements. *Annu Rev Nutr* **23,** 101–116.

Pencharz, P.B. and Young, V.R. (2006) Protein and amino acids. In B.A. Bowman and R.M. Russell (eds), *Present Knowledge in Nutrition*, 9th Edn. ILSI Press, Washington, DC, pp. 59–77.

Pencharz, P.B., Elango, R., and Ball, R.O. (2008) An approach to defining the upper safe limits of amino acid intake. *J Nutr* **138,** 1996S–2002S.

Pencharz, P.B., House, J.D., Wykes, L.J., *et al.* (1996) What are the essential amino acids for the preterm and term infant? *10th Nutricia Symposium, vol. 21.* Kluwer Academic Publishers, Dordrecht, pp. 278–296.

Pillai, R.R., Elango, R., Muthayya, S., *et al.* (2010) Lysine requirement of healthy Indian school-aged children determined by the indicator amino acid oxidation technique. *J Nutr* **140,** 54–59.

Pollitt, E. (2000) Developmental sequel from early nutritional deficiencies: Conclusive and probability judgments. *J Nutr* **130,** 350S–353S.

Raguso, C.A., Ajami, A.M., Gleason, R., *et al.* (1997) Effect of cystine intake on methionine kinetics and oxidation determined with oral tracers of methionine and cysteine in healthy adults. *Am J Clin Nutr* **66,** 283–292.

Reckelhoff, J.F., Kellum, J.A., Racusen, I., *et al.* (1997) Long-term dietary supplementation with L-arginine prevents age-related reduction in renal function. *Am J Physiol* **27,** R1768–1774.

Reeds, P.J. (2000) Dispensable and indispensable amino acids for humans. *J Nutr* **130,** 1835S–1840.

Reeds, P.J., Burrin, D.G., Davis, T.A., *et al.* (2000a) Protein nutrition of the neonate. *Proc Nutr Soc* **59,** 87–97.

Reeds, P.J., Burrin, D.G., Stoll, B., *et al.* (2000b) Role of the gut in the amino acid economy of the host. In P. Fürst and V.R. Young (eds), *Proteins, Peptides and Amino Acids in Enteral Nutrition*. Nestec Ltd/Vevey and S. Karger AG, Basel, pp. 25–46,

Rerat, A., Simoes-Nunes, C., Mendy, F., *et al.* (1992) Splanchnic fluxes of amino acids after duodenal infusion of carbohydrate solutions containing free amino acids or oligopeptides in the non-anaesthetized pig. *Br J Nutr* **68,** 111–138.

Rose, W.C. (1948) Amino acid requirements of man. *Fed Proc* **8,** 546–552.

Schrauzer, G.N. (2000) Selenomethionine: a review of its nutritional significance, metabolism and toxicity. *J Nutr* **130,** 1653–1656.

Tessari, P. (2000) Regulation of splanchnic protein synthesis by enteral feeding. In P. Fürst and V.R. Young (eds), *Proteins, Peptides and Amino Acids in Enteral Nutrition*. Nestec Ltd/Vevey and S. Karger AG, Basel, pp. 47–61.

Tessari, P., Zanetti, M., Barazzoni, R. *et al.* (1996) Mechanisms of postprandial protein accretion in human skeletal muscle. Insight from leucine and phenylalanine forearm kinetics. *J Clin Invest* **98,** 1361–1372.

Tomé, D. and Bos, C. (2000) Dietary protein and nitrogen utilization. *J Nutr* **130,** 18682–18673.

Turner, J.M., Humayun, A., Elango, R., *et al.* (2006). Total sulfur amino acid requirement of healthy school-aged children as determined by indicator amino acid oxidation technique. *Am J Clin Nutr* **83,** 619–623.

Van Goudoever, J.B., Stoll, B., Henry, J.F., *et al.* (2000) Adaptive regulation of intestinal lysine metabolism. *Proc Natl Acad Sci USA* **97,** 11620–11625.

Vishwannath, R.I., Eisen, M.B., Ross, D.T., *et al.* (1999) The transcriptional program in the response of human fibroblasts to serum. *Science* **283,** 83–87.

Volpi, E., Mittendorfer, B., Wolf, S.E., *et al.* (1999) Oral amino acids stimulate muscle protein anabolism in the elderly despite higher first-pass splanchnic extraction. *Am J Physiol* **277,** E513–520.

Waterlow, J.C. (1995) Whole-body protein turnover in humans – past, present and future. *Annu Rev Nutr* **15,** 57–92.

Waterlow, J.C. (1999) The mysteries of nitrogen balance. *Nutr Res Rev* **12,** 25–54.

Wilkinson, D.L., Bertolo, R.F.P., Brunton, J.A., *et al.* (2004) Arginine synthesis is regulated by dietary arginine intake in the enterally fed neonatal piglet. *Am J Physiol* **287,** E454–462.

Williams, H.H., Harper, A.E., Hegsted, D.M., *et al.* (1974) Nitrogen and amino acid requirements. In: *National Research Council. Improvement Protein Nutriture*. National Academy of Sciences, Washington, DC, pp. 23–63.

Wilson, D.C. and Pencharz, P.B. (1997) Nutritional care of the chronically ill. In R.C. Tsang, S.H. Zlotkin, B.L. Nichols, *et al.* (eds), *Nutrition During Infancy: Birth to 2 Years*. Digital Educational Publishing, Cincinnati, pp. 37–56.

Wu, G. (1998) Intestinal mucosal amino acid catabolism. *J Nutr* **128,** 1249–1252.

Wu, G. and Morris, S.M. (1998) Arginine metabolism: nitric oxide and beyond. *Biochem J* **336,** 1–17.

Young, V.R. and Ajami, A.M. (2000) Glutamate: an amino acid of particular distinction. *J Nutr* **130,** 892S–900S.

Young, V.R. and El-Khoury, A.E. (1995) The notion of the nutritional essentiality of amino acids, revisited, with a note on the indispensable amino acid requirements in adults. In L.A. Cynober (ed.), *Amino Acid Metabolism and Therapy in Health and Nutritional Disease*. CRC Press, Boca Raton, FL, pp. 191–232.

Young, V.R., El-Khoury, A.E., Raguso, C.A., *et al.* (2000a) Rates of urea production and hydrolysis and leucine oxidation change linearly over widely varying protein intakes in healthy adults. *J Nutr* **130,** 761–766.

Young, V.R., Yu, Y-M., and Borgonha, S. (2000b) Proteins, peptides and amino acids in enteral nutrition: overview and some research challenges. In P. Fürst and V.R. Young (eds), *Proteins, Peptides and Amino Acids in Enteral Nutrition*. Nestec Ltd/Vevey and S. Karger AG, Basel, pp. 1–23.

7

炭水化物

Lisa M. Sanders and Joanne R. Lupton

要　　約

炭水化物は，世界中のほとんどの人々にとって主要なエネルギー源である。そのため，カロリー摂取の非常に少ない人々は栄養素密度の高い炭水化物源を必要とし，炭水化物の“質”が重要な問題となっている。また，カロリー摂取の非常に多い人々は，栄養素源が少ないとカロリーを消費できないので，高品質な炭水化物を必要としている。本章では，炭水化物の第一義的な分類（単糖類，二糖類，オリゴ糖類，多糖類，糖質，非糖質，内因性あるいは添加糖類）をレビューする。それらの消化・吸収・代謝について述べ，炭水化物の生化学から生理学的効果へつなぎ，炭水化物の摂取量についての最新の推奨値やその推奨値の背景にある科学について，そして最後に，炭水化物の摂取量と肥満，糖尿病，心臓血管疾患，癌を含む疾患との関連について述べる。

はじめに

炭水化物は果実類，野菜類，穀物類，乳製品に見いだされ，人類の多くにとって主要なエネルギー供給源となっている。しかしながら，ヒトの健康における炭水化物の役割は，単にエネルギー供給源としての重要性を超えた広がりをみせている。炭水化物は，その構造や生理機能において驚くほどの多様性があり，最近の炭水化物分野の研究の多くが，その多様性と糖尿病と心臓疾患のような生活習慣病に対する影響に関するものに焦点が集まっている。過去数年の間に，これらの研究が最適な健康生活を目指した炭水化物摂取に関する公衆栄養上の政策に寄与したことは，意義深いことである。

食糧供給における炭水化物

炭水化物は，伝統的に炭素，水素，酸素が1：2：1のモル比で含まれている化合物として受け入れられてきた。この定義は，すべての炭水化物（例えば，糖アルコールやいくつかの多糖類）に共通していないので，炭水化物を単量体あるいは，多量体として存在するポリヒドロキシアルデヒド類，ケトン類，アルコール類，そして酸類として定義することがより的確である。重合の程度は，しばしば炭水化物をそれによって，単糖類や二糖類（一般的に糖類），オリゴ糖類，多糖類の主要なクラスに分類する方法として利用されている。

糖　　類

単　糖　類

国際連合食糧農業機関・世界保健機関（FAO/WHO, 1998）によると，“糖類（sugars）”とは，単糖類，二糖類，および糖アルコールの総称である。単糖類はグルコース，フルクトース，ガラクトースであり，天然には果実類，野菜類，蜂蜜に少量含まれる。しかしながら，過去30年の間に，コーンシロップや高フルクトースコーンシロップ（異性化糖；high-fructose corn syrup：HFCS）が，低価格を武器にして食品工業に浸透したため，これらが（ショ糖のような）精製された砂糖類に取って代わってアメリカ人の食事においては単糖類の主流となった（White, 1992）。コーンシロップには，グルコースのみが含まれている。“高フルクトースコーンシロップ”という用語自体に間違いはないが，この用語は時として誤解を受けやすく，通常のテーブルシュガー（ショ糖）に含まれる量よりも多量のフルクトースを含んでいる甘味料であると，多くの人が解釈している。この用語に，“高（high）”が付されているのは，グルコースのみでできているコーンシロップよりも多量のフルクトースを含むためである。しかしながら，50%グルコースと50%のフルクトースからできているショ糖に比較してフルクトース含量が高いためではない。HFCSは，コーンスターチ（トウモロコシでんぷん）を加水分解してグルコース単位にまで分解した後，そのグルコースを酵素作用によりフルクトースに変換したものである。最終製品であるコーンシロップの組成は，フルクトースが42％または55％で，残りはグルコースまたはグルコースから成るやや重合度の高い物質である。果糖ブドウ糖液糖（HFCS-55）は，炭酸飲料に多く用いられ，ブドウ糖果糖液糖（HFCS-42）は，果実缶詰，焼成品，フレーバー乳飲料，ヨーグルト，アイスクリームに多く用いられている（White, 1992；Hanover and White, 1993）。

二糖類

二糖類は，2個の単糖類がグリコシド結合により共有結合し，生じたものである。食事として摂取されている二糖類には，主としてショ糖（グルコース＋フルクトース）と乳糖（グルコース＋ガラクトース）がある。ショ糖は天然にはさまざまな植物に含まれるが，消費頻度の高いのは，サトウキビやテンサイの抽出物である。ショ糖は甘味料・保存料として広く用いられている。牛乳や他の乳製品だけが，乳糖の供給源である。マルトースやトレハロースはグルコースのみから成る二糖類（グリコシド結合の結合様式がそれぞれ異なっている）で，食品中に少量含まれている。マルトースは小麦や大麦に含まれ，でんぷんの加水分解物にも含まれている。トレハロースは酵母を用いた製品やきのこ類，甲殻類，海産物に見いだされる。

糖アルコール

糖アルコールは一般にはポリオールに属するものであり，単糖類，二糖類の水素添加で合成され，ソルビトール，マンニトール，キシリトール，イソマルト，ラクチトール，マルチトール，エリスリトールがある。ポリオールは他の糖類のように容易に消化・吸収を受けないため，血糖応答が低く，エネルギー値も低い。加えて，他の炭水化物に比べて低う蝕性である（FDA, 1997）。このため，食品産業では糖アルコールをカロリーが低い，あるいはシュガーフリーのキャンディ，ガム，焼成品，ソース，ジャム，ゼリー，飲料，冷凍デザートなどを製造する際の甘味料として用いることが多い。

オリゴ糖

重合度3～9（構成単糖類数が3～9個）の糖質は，オリゴ糖に分類されている。オリゴ糖のあるものは天然界で植物中に存在し，大豆や糖類にはラフィノースやスタキオースが，果実，野菜，穀類（例：小麦，ライ麦，タマネギ，バナナ，ニンニク）にはフラクトオリゴ糖が存在する。しかしながら，食品素材としての利用価値や健康面での有用性に期待が持てるため，ショ糖などの糖類を原材料として合成されたオリゴ糖や，植物から抽出されたオリゴ糖，さらにまた，植物起源のさまざまな多糖類の結合鎖を部分的に加水分解することによって得られたオリゴ糖が年々増加してきている。これら工業的に作られたオリゴ糖，例えば，チコリの根の抽出物イヌリンは，乳製品（例：ヨーグルト），パン，飲料，各種デザート類などさまざまな食品に見いだすことができる。小腸内でほとんど消化を受けないため，オリゴ糖は食物繊維と同様の生理的効果を示し，あるものは，ある種の有用な腸内細菌の生育を促進するようである。加えて，食品添加物として，製品の食感や味に顕著な変化を与えないため，味や食感を損なうことなくより健康的な製品とするのにうってつけのものとなっている（Meyer, 2004）。

多糖類

食糧供給でみると，炭水化物消費量の大部分を占めているのは多糖類である。名称が意味するように，これらの炭水化物は重合度が大きく，構成する単糖類が10から数千にも及ぶ多糖類がある。多糖類には，大別してでんぷんと非でんぷん性多糖類とがある。

でんぷん

でんぷんは，グルコースがα-(1,4)，またはα-(1,6)結合で共有結合したポリマーである。アミロースはα-(1,4)結合のみを含み，一定の直鎖構造を取っている。アミロペクチンはα-(1,4)結合とα-(1,6)結合とを持つことにより，高度に枝分かれした構造を取る。でんぷんは植物における炭水化物の主要な貯蔵形態であり，穀類やそれを用いた食品（例：シリアル，トウモロコシ，小麦粉，米），ある種のイモ類や根菜（例：ジャガイモ，テンサイ），および豆類では主成分である。それ以外の野菜類や果実類ではでんぷんをほとんど含まない。

難消化性でんぷん（レジスタントスターチ）　でんぷんの多くが消化され小腸で吸収されるのに対して，消化酵素の作用を逃れて大腸に流れ込み，そこで発酵を受ける少量のでんぷんがある。これが難消化性でんぷん（レジスタントスターチ）と呼ばれるものである。難消化性でんぷんには，4つのタイプがあり，自然に生じるものや食品の調理加工で生じるものがある。レジスタントスターチ1（RS1）は細胞壁のなかに存在し，αアミラーゼなどの消化酵素に対して物理的な障壁で守られている。これらは，全粒穀物や全粒穀物を用いた食品（例：パンやシリアル），種実類，豆類に最もよく見いだされるものである。食品中のRS1の含量は，製粉や精製といった加工技術によって減少する。生でんぷん粒は，その結晶構造や大きさにより消化酵素の作用を受けにくいためRS2と分類されている。これらは，生のジャガイモや未熟なバナナに見いだされる。食品加工，特に糊化（加水，加熱処理や酵素処理によりでんぷんをより可溶化すること をいう）工程はでんぷんの消化性を高め，RS2の量を減らすこととなる。RS1やRS2は自然と植物中にできるものであるため，これらを食物繊維と捉える考え方もある。RS3とRS4は食品加工過程で生じるもので，自然には存在しない。RS3は老化でんぷんとも呼ばれ，各種のイモや米，シリアルにみられるように，調理と冷却，またはでんぷん質食品のエクストルーダー（押出成形）処理の過程で生じる。RS4は化学的に修飾したでんぷんで，エステル型でんぷん，エーテル型でんぷん，架橋でんぷんがあり，色，温度安定性，粘度など好みの特性を食品に付与できるよう，食品加工メーカーによって製造されたものである（Tungland and Meyer, 2002）。

非でんぷん質多糖類

難消化性でんぷんと同様に，非でんぷん性多糖類もまた消化酵素の作用を逃れ，小腸における吸収を受けずに大腸に到達し，発酵を受ける。しかしながら，これらの難消化性は，消化酵素に対する物理的・構造的障壁によって生じたものではなく，これらの多糖類を形成するグリコシド結合を切断できる消化酵素の欠如によるものである。非でんぷん性多糖類は，難消化性であるため食物繊維であると考えられており，セルロース，ヘミセルロース（例：βグルカン），ガム質，粘質物，ペクチンが含まれる。さらに詳しくは，本書の第8章「食物繊維」を参照されたい。

炭水化物のその他の分類

炭水化物の分類に際して困難な事柄のひとつに，化学構造と生理活性との折り合いをつけることがあげられる。これまで述べてきた化学分類上のそれぞれにおいて，さまざまな生理的効果があり，あるものは，カテゴリー間相互に重複している（例：オリゴ糖と非でんぷん質多糖類には，それぞれ難消化性と大腸内発酵がある）。このことが，消費者や食品産業の間に食事基準，表示基準，健康強調表示に関する混乱を生み出す原因ともなりうることから，食品の炭水化物に関する新たな用語や分類が生まれてきているのである。

添加糖類

添加糖類とは，調理加工過程で食品中に添加された糖類やシロップをいう（USDA, 2005）。これには，牛乳中の乳糖や果実中のフルクトースのように，食品中に自然に含まれている糖類は含まれていない。添加糖類の典型は，白砂糖，黒砂糖，コーンシロップ，異性化糖（HFCS），糖蜜，蜂蜜，パンケーキシロップ，濃縮果汁，ブドウ糖である。これら添加糖類を主に含む食品には，ソフトドリンク，果汁飲料，デザート類，キャンディがある。実際これらは，アメリカにおける添加糖類の72%を占める（図7.1）（Marriott *et al*., 2010）。アメリカ人が摂取している添加糖類のうち，その33%はダイエットタイプでないソフトドリンクに由来する（Marriott *et al*., 2010）また，こういった食品の多くは，素材のなかに自然に含まれていた糖類を利用した食品に比べて，微量栄養素の密度が低い。したがって，2000年に始まったアメリカ人向けの食事指針には，"添加糖類"という用語が記されており，消費者が"添加糖類"含量の高い食品を見分ける手助けとなっていた。現在では，アメリカの食品表示では，食品中に自然に含まれる糖類と調理加工中に新たに添加された糖類との区別を求めていないのが現状である。これは，自然に生じた糖類と添加された糖類を識別する手法がないためである。そのため，消費者が食品中に含まれる添加糖類の量を見分けることが困難となっているのである。

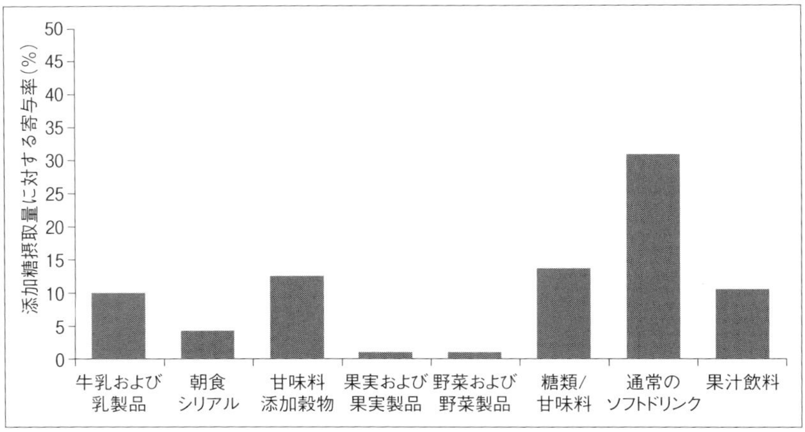

図7.1　異なる食品群の添加糖類摂取量に対する寄与率
データ：Marriott *et al*.（2010）

血糖応答性炭水化物と非血糖応答性炭水化物

この分類法は，炭水化物の消化性と体内で代謝を受けるグルコースの供給能に基づくものである。血糖応答性炭水化物は消化され，小腸で吸収を受けて末梢の代謝に必要な血糖値を上昇させるが，非血糖応答性炭水化物は未消化のままで大腸に到達し，そこで発酵を受ける。非血糖応答性炭水化物も発酵を介してエネルギーを供給するが，これは血糖値の変化を伴うような炭水化物と同様な方法で行われるのではない。主な血糖応答性炭水化物として糖類やでんぷん類があるが，オリゴ糖，難消化性でんぷん，非消化性多糖類（食物繊維）は非血糖応答性炭水化物に属する。さまざまな血糖応答性炭水化物の吸収率を測定することができるが，このことについては次節に譲ることとする。

炭水化物の消化と吸収

消　　化

食品が口腔内に入った直後から，直ちに炭水化物の酵素消化が開始される。唾液αアミラーゼは，でんぷんを構成するグルコース間のグリコシド結合を切断し，グルコース，マルトース，その他のでんぷんの断片（デキストリン）を生成する。一度，食物が胃に流入すると，唾液アミラーゼは不活性化され，炭水化物消化はいったん停止する。小腸では膵αアミラーゼによってでんぷんは完全に分解され，グルコース，マルトース，マルトトリオース（一種の三糖類）とデキストリン，α-1,6結合を1個または2個以上含むオリゴ糖を生じる。吸収が可能となるには，すべての炭水化物はそれを構成する単糖類にまで分解される必要がある。デキストリン，三糖類，二糖類を吸収するため，それらを構成する単糖類にまで加水分解することができる酵素が，小腸刷子縁に結合した状態で存在する。これらの酵素には，デキストリン，マルトース，乳糖，ショ糖をそれぞれ分解するグルコアミラーゼ，マルターゼ，ラクターゼ，スクラーゼがある。スクラーゼ-マルターゼ欠損症，乳糖分解酵素欠損症（ラクターゼの欠損）のような二糖類水解酵素の欠損症が，まれに遺伝病で発症する。これらの欠損症では，ショ糖，乳糖を摂取すると，下痢，腹痛，もしくは腹部膨満感を典型的に発症するが，その症状は一般的に，食事中の非消化性糖類の除去や，市販酵素（例：ラクターゼ）による事前の分解処理で調節可能である。さらに離乳後，ラクターゼの発現が減少すると，乳糖が未消化のまま大腸に到達するようになり，そこで発酵を受ける。この発酵過程でガスが発生し，腹部の不快感やおそらくは下痢にもつながっているのであろう。しかしながら，乳糖不耐症と健康に関する国立衛生研究所（National Institute of Health：NIH）コンセンサス開発会議によると，乳糖不耐症にみられるように，すべてのラクターゼが失われるのではなく，摂取する乳製品が少量であれば，その影響を副作用もなく緩和することも可能である（Suchy *et al*., 2010）。

消化を受けない炭水化物は，それが何であれ（例：難消化性でんぷんや食物繊維），未消化のまま大腸に到達し，腸内細菌によって発酵を受け，短鎖脂肪酸や，水素，二酸化炭素，メタンのようなガスを生成する。この過程について，詳しくは第8章「食物繊維」を参照されたい。

吸　　収

小腸における単糖類の吸収は2つの機構，すなわち能動輸送と促進拡散のいずれかで起こっている。刷子縁表層では，グルコースやガラクトースは管腔側から小腸吸収細胞に向かって，ナトリウム/グルコース共輸送体であるSGLT1によって能動的に輸送される。この過程で，グルコースやガラクトースはその濃度勾配に逆らって移動し，ナトリウムイオンは濃度勾配に従って移動する。ナトリウム濃度勾配は，基底膜側で小腸吸収細胞からナトリウムを汲み出すことによって維持され，この過程にはATPによるエネルギー供給を必要とする。刷子縁でのフルクトースの吸収は受動的であり，グルコース輸送担体であるGLUTファミリーの一員であるGLUT5によって促進される。GLUT5担体はフルクトースに高い親和性を持ち，グルコースの輸送能は小さいように思われる。単糖類が小腸吸収細胞に入ってから基底膜側を通り，血流に入っていく動きは受動輸送で，GLUT2やGLUT5担体によって促進される（Wright *et al*., 2003）。GLUT2はグルコース，ガラクトース，フルクトースのすべてについて血流への移動を促進するが，GLUT5はフルクトースに特異的のようである。

このような単糖類輸送担体の変異はまれであるが，グルコース-ガラクトース吸収不良症候群やファンコーニ・ビッケル症候群のような臨床疾患に結びつくことがある。グルコース-ガラクトース吸収不良症候群はある種の先天性疾患で，SGLT1輸送担体の欠損がグルコースとガラクトースの吸収を阻害し，これら単糖類を含む糖類やでんぷんを摂取すると重篤な下痢を生じる。この症状の治療には，食事からグルコースとガラクトースを除去することが必要であるが，この疾患ではフルクトースの吸収は正常であるので，フルクトースの摂取を続けられる。ファンコーニ・ビッケル症候群は，GLUT2輸送担体の先天的欠損症である。GLUT2は小腸に加えて肝臓，腎臓，膵臓でも発現している。したがって，この輸送担体機能が失われると，単糖類吸収不良のみならず，尿細管腎症，肝腫脹，くる病のような全身的影響を及ぼす（Wright *et al*., 2003）。

グリセミックインデックスと血糖応答

前述のとおり，血糖応答性炭水化物は消化・吸収に伴って血糖値の上昇を促す炭水化物である。経時的な血糖値のこの変化は“血糖応答”と呼ばれている。食品の摂取に伴って血糖応答に影響を及ぼす因子としては，摂取された炭水化物の性質，消化・吸収速度，血流からの除去速度，炭水化物以外の食品成分（例：食物繊維，脂質，タンパク質）などさまざまな因子がありうる。Jenkinsら（1981）は，血糖応答に及ぼすさまざまな食品の影響をよりよく理解するために，個々の食品中に含まれる炭水化物の血糖応答性の相対的な指標として，グリセミックインデックス（GI）の活用を提案した。GIは，一定量の消化性炭水化物を含む被験食の血糖応答（血糖応答曲線下面積）を，被験食と同量の炭水化物を含む標準食の血糖応答と比較することにより得られる値である。被験食の血糖応答は，標準食の血糖応答に対する百分率で示され，この値をGI値としている。もともとは，グルコースや白パンが伝統的な標準食であったが，時がたつにつれ，ご飯やジャガイモのような他の標準食が用いられてきている。これらの食品の多くは，用いられる粒子や調理条件の多様性を含め，影響を及ぼす因子が異なるために，血糖応答も異なっている。したがって，GI値はどの標準食を使用したかによって異なるGI値を同じ食品が有するので，解釈や比較がより難しくなってきた。

食品は，その血糖応答に基づいて“高”GI食品と“低”GI食品に分類されることもある。高GI食品には，一般に消化を受けやすいでんぷん類（例：精製された穀類，イモ類），遊離のグルコース，すばやく消化されグルコースに成る二糖類を多量に含む素材から作られたものがある。一方，低GI食品（例：未精製の穀類や，非でんぷん性炭水化物を含む果実類や野菜類）は，消化性がより遅く，難消化性のでんぷんを含んでいたり，食物繊維含量が高かったり，あるいは遊離のフルクトース含量に富むものを含んでいる。低GI食品には，炭水化物の消化・吸収を遅らせる脂質含量が高いこともありうる。GIによる食品の分類の限界は，同じ食品に対して対象者によって非常にさまざまな血糖応答を示しうることである。同じ人でさえ，日によって血糖応答はさまざまになりうる（FAO/WHO, 1998）。この変動は，しばしば異なる人々で試験をした場合や同じ人でも異なる日に試験をした場合に，ひとつの食品が“低”GI食品から“高”GI食品へと変わってしまうほどに十分大きなものである。

GIの測定におけるいくつかの限界に鑑み，炭水化物の質の指標としてのGI値の有用性や正確性について，大いに議論されている。それにもかかわらず，GI値は多くの食品について測定されており（Atkinson *et al*., 2008；表7.1参照），本章の後半で議論されるように，限定的な成果ではあるが，炭水化物の摂取と生活習慣病に関する多くの試験研究にGIが頻繁に利用されるようになっている。

表7.1　グルコースを標準食としたグリセミックインデックス

食品	グリセミックインデックス	グリセミックロード
リンゴ	36±3	5
バナナ	48±3	11
チョコレートケーキ	38±3	20
ニンジン	92±20	6
インゲン豆	34±6	9
レンズ豆	26±4	5
マカロニチーズ	64	33
オートミール	55±7	14
オレンジジュース	50±2	12
モモ（シロップ入り缶詰）	52	9
ピーナッツ	7±4	0
ポップコーン（プレーン）	65±5	7
ジャガイモ（焼き）	76	23
レーズンブラン	61±5	12
米（長粒）	75±7	28
ソーダ（非ダイエット飲料）	63	16
スパゲッティ	38±3	18
白パン	70	10
牛乳（全乳）	40	4

グリセミックロードはグリセミックインデックスに1サービング当たりの炭水化物（g）を乗じて得られた値を100で割ったものである。

データ：Atkinson *et al*.（2008）

炭水化物の代謝

炭水化物のエネルギー値

もともと炭水化物には，4 kcal/g（17kJ/g）のエネルギー値があるとされてきた。この値は，Atwaterがさまざまな食品に含まれている炭水化物の燃焼熱を計算したことから導き出されたものである（Merrill and Watt, 1973）。しかしながら，実際の炭水化物のエネルギー値は，ある種の食物繊維（例：ガム質やセルロース）のように，実質的にゼロから，大部分の消化性でんぷんのように4.2kcal/gに至るまで，さまざまな値を取りうるものである。糖類の多くは3.75～3.95kcal/gと，でんぷん類よりも低いエネルギー値を持つ。非消化性多糖類やオリゴ糖は主として大腸で発酵を受けるため，エネルギー値を確定するのが最も困難な炭水化物である。発酵によって生成した短鎖脂肪酸（酢酸，プロピオン酸，酪酸）はすばやく代謝を受け，エネルギー源となる。しかしながら，その炭水化物のエネルギー値は，それがどの程度発酵を受けるかによってさまざまである。Smithら

(1998) は，いくつかの非でんぷん質多糖類について代謝可能なエネルギー値を測定し，その値が0～2.3kcal/gの範囲にあるとした。FAO/WHO炭水化物会議（consultation on carbohydrate）は，大腸に到達する炭水化物のエネルギー値を2 kcal/gとすることを勧告した（FAO/WHO, 1998）。ポリオール類もまた吸収が不完全で，大部分の消化性炭水化物のエネルギー値よりも低い値となる。ポリオール類のエネルギー値は，0.2～3 kcal/gの範囲にある（Warshaw and Powers, 1999）が，表示目的のために欧州連合（EU）は，糖アルコール類の標準値を2.3 kcal/gと定め，アメリカでは，個々のケースごとに，その値を指定している（Zumbe *et al*., 2001）。アメリカ糖尿病協会（American Diabetes Association, 2000）は，健康に携わる専門家に対して，糖アルコール類のエネルギー換算係数を2 kcal/gとすることを推奨している。

吸収された単糖類の動態

吸収された単糖類は，血流に乗って組織にまで運搬され，そこでエネルギー源として利用される。細胞への取込みは，GLUT輸送担体により行われる。3種類すべての単糖類は非インスリン依存性のGLUT2輸送担体によって，肝臓に取り込まれる（Scheepers *et al*., 2004）。肝臓ではガラクトースはリン酸化され，グリコーゲン合成の前駆体であるグルコース-1-リン酸に変換される。フルクトースはリン酸化を受け，解糖系の中間体であるフルクトース-1-リン酸となる。やがて解糖系の途中で開裂され，ジヒドロキシアセトリン酸とグリセルアルデヒドとなる。これらの中間体は解糖系でさらに代謝を受けていくが，条件によっては，グリコーゲンやトリグリセリド合成の前駆物質ともなる。グルコースは，体内の細胞の多くでエネルギー源として利用される。数多くの組織特異的なGLUT輸送担体がグルコースの取込みに機能しているが，そのなかには，肝臓，膵臓，腎臓，小腸に特異的なGLUT2，主として脳で機能しているGLUT3，脂肪組織や骨格筋のようなインスリン感受性組織で作用するGLUT4，そして，その発現は広範ではあるが，赤血球や脳で主流であるGLUT1がある。その他のグルコース輸送担体も数多く同定されており，詳細はScheepersら（2004）の報告に詳しい。

解 糖 系

グルコース代謝の第一段階は，すべての細胞の細胞質で起こり，解糖系と呼ばれ，ATPと炭素数3のピルビン酸2分子を生成する。細胞が嫌気的条件下にあれば（もしくは，赤血球のようにミトコンドリアがなければ）ピルビン酸は還元されて乳酸となり，糖新生の原料として肝臓に輸送される（Cori回路）。好気的条件下では，ピルビン酸はミトコンドリアに輸送され，脱炭酸を受けてアセチルCoAとなり，クエン酸回路に入っていく。この回路でグルコースは完全に異化され，二酸化炭素と水を生じ，その後，補酵素（NAD^+とFAD）の酸化，つまり電子伝達系における伝達過程を経て多量のATPを生成する。

糖 新 生

グルコースは身体にとって，主要なエネルギー源であるため，組織に必要な燃料を供給するために血糖値を一定のレベル（70～100mg/dLまたは3.9～5.5mmol/L）に保っておくことが非常に重要である。グルコースは多数の前駆物質から合成可能であるが，それら前駆物質にはピルビン酸，乳酸，グリセリン，大多数のアミノ酸があげられる。グルコースの生成は，基本的には解糖系の逆反応であり，多くの解糖系にある同じ酵素が使用される。しかしながら，糖新生は肝臓と腎臓に特異的である。そこで合成されたグルコースは，血流へと放出され，すべての組織で利用される。

解糖系と糖新生の調節

解糖系や糖新生系には多くの調節機構があり，細胞に十分なエネルギーを供給し，血糖値が維持されている。これらの調節機構には，鍵となる酵素のアロステリックな，または共有結合的な修飾，酵素の発現量の変動，ホルモンによる調節がある。解糖系には調節にかかわる重要な酵素が3つあり，それらはグルコキナーゼ/ヘキソキナーゼ系，ホスホフルクトキナーゼ-1，そして，ピルビン酸キナーゼである。解糖系でこれらの酵素が関与する反応は不可逆的であるため，糖新生回路では，これらに対応する4つの酵素（グルコース-6-ホスファターゼ，フルクトース-1,6-ビスホスファターゼ，ホスホエノールピルビン酸カルボキシキナーゼ-1，ピルビン酸カルボキシラーゼ）が使われているが，これらの酵素もグルコース合成系では不可逆的である。これらの“一対の”酵素は，他方が阻害される状態では，一方が促進されるように調節されている（図7.2）。例えば，血糖値が上昇すると，解糖系の酵素であるグルコキナーゼ/ヘキソキナーゼの働きを前向きに進め，同時に，その一方で，それに対応した糖新生系の酵素であるグルコース-6-ホスファターゼの働きを阻害する。

これらの酵素系はまたインスリン，グルカゴン，エピネフリン，グルココルチコイドによるホルモン調節を受けている。同化ホルモンであるインスリンは，炭水化物を含む食事の摂取に伴う血糖値の上昇に応じて，膵臓のβ細胞によって分泌される。インスリンは組織のグルコースの取込みを増加させ，肝臓における糖新生を減らすことにより，血糖値を低下させる。組織におけるグルコースの取込みを増加させるため，インスリンは骨格筋や脂肪組織におけるGLUT4受容体が細胞表層へ移動するための引き金となる。インスリンはまた，解糖系の調

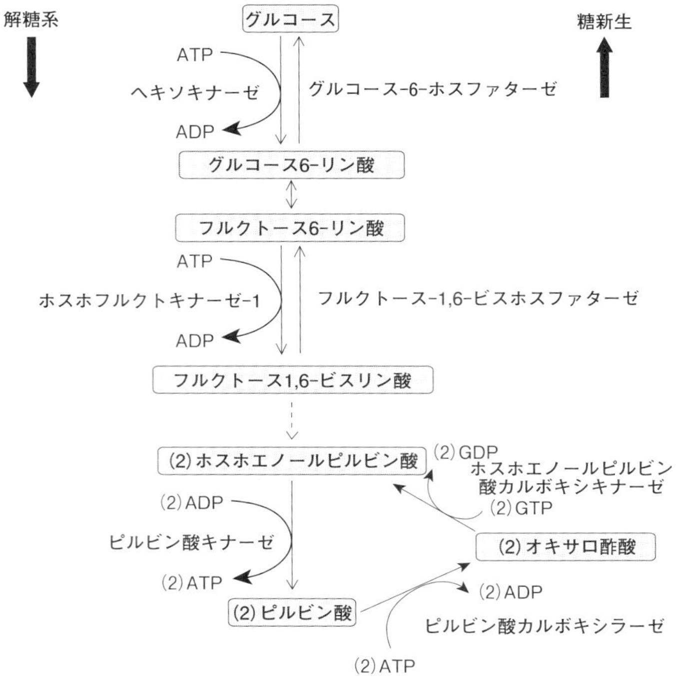

図7. 2　解糖系と糖新生回路

図の左側は解糖系を表し，右側は糖新生回路を示す。点線の矢印は，図の左側にある反応過程を代表して示してある。

節酵素のそれぞれを刺激する一方，糖新生系の鍵となる酵素の働きを阻害する。グリコーゲンの形でのグルコースの貯蔵増加もまたインスリンによって促進される。グルカゴン，エピネフリン，グルココルチコイドはインスリンとは逆の作用を有するホルモンで，空腹時や飢餓状態のように血糖値が低い時に放出される。グルカゴンは膵臓のα細胞で生成され，また，エピネフリン，グルココルチコイドは副腎で生成されて糖新生やグリコーゲン分解（貯蔵体のグリコーゲンからのグルコースの遊離）を促進し，解糖を阻害する。エピネフリンはまた，空腹時の脂肪分解も促進する（McGrane, 2000）。

グルコースの貯蔵

肝臓と骨格筋は，過剰のグルコースを枝分かれのあるグルコースの重合体であるグリコーゲンとして貯蔵できる。肝臓はその重量の10％をグリコーゲンとして蓄えることができる。それに対して，骨格筋は約１％を貯蔵することができる（McGrane, 2000）。血糖値が低下すると，グリコーゲンの分解の引き金が引かれ，放出されたグルコースが血糖値を維持する。絶食が続くと，24時間以内に肝臓のグリコーゲンは底をつく。骨格筋のグリコーゲンも分解され，骨格筋の燃料として使用されるが，これは，主として運動時に起こる。骨格筋グリコーゲンは，肝臓グリコーゲンほど絶食時の正常な血糖値維持に有効ではないが，筋肉中に生成した乳酸は血流に乗って肝臓に到達し，糖新生に利用されうる。グリコーゲンの合成と分解は，前項で述べたようにホルモンの調節を受ける。

アミノ酸とトリグリセリド生合成における役割

ピルビン酸，TCA回路の中間体など，グルコースの代謝産物はアミノ酸の生合成に利用できる。加えて，脂肪酸もオキサロ酢酸やアセチルCoA（TCA回路の中間体であるクエン酸の分解産物）から生成できる。解糖系の中間体は変換を受け，トリグリセリドの骨格であるグリセロールとなり利用される。

先天的代謝異常

病状のいくつかは，炭水化物代謝における鍵となる酵素とその遺伝子の欠損に伴って起こっていることが特定されている。フルクトースやガラクトース代謝のケースで示されたように，ある代謝上のエラーが早くから発見され，これらの単糖類を食事から除去することにより容易に治療がなされている。しかしながら，糖新生や糖生成に関与する酵素の遺伝的欠損は，この病気を持つ人が頻繁に低血糖，肝腫脹，アシドーシスに悩まされる状況を考えれば，より生命にかかわるものである。標準的な治療法には，炭水化物を少量・頻回投与し，低血糖やアシドーシスを防ぐ方法がある。

炭水化物の要求量と推奨量

2002年，アメリカ医学研究所は，脳におけるグルコースの最小消費量の平均値に基づき，成人と子供における炭水化物の推奨量を130g/日とした（Institute of Medicine, 2002）。この推奨量はヒトによる試験研究結果に基づくもので，脳の血流量の推定とともに，動静脈のグルコース濃度勾配を実測している。脳はエネルギー源としてケトン体（主に脂質代謝由来の）も利用できるため，絶対的なグルコース要求量ではないが，130g/日という量は，脳がケトン体の助けによらずにエネルギーを確保できるような推奨量である。この推奨量は，全身に必要な炭水化物摂取に関するものではなく，むしろ脳に必要とされる炭水化物の推奨量である。多くの人は，この推奨量以上の炭水化物を十分に消費しているのである。

炭水化物に関する第二の推奨量は，主要栄養素許容分布範囲（acceptable macronutrient distribution range：AMDR）値であり，炭水化物の摂取量を総カロリーの45～65%の範囲とするというものである（Institute of Medicine, 2002）。範囲の下限は，十分な食物繊維摂取量を確保しておくために設定されたもので，食物繊維のすべて（リグニンを除く）が炭水化物であるため，炭水化物としての摂取カロリーが45%以下になると，食物から必要な食物繊維を摂取することが非常に難しくなるためである。また，主要栄養素のひとつの摂取量が低すぎると，他の栄養素（ここでは脂質やタンパク質）の摂取量が多くなりすぎるということも理由のひとつであった。炭水化物由来の摂取カロリーが45%以下になると脂質の摂取が過剰となり，かえって肥満の原因となってしまうのではないかという懸念もあった。範囲の上限（炭水化物由来の摂取カロリー65%）においては，高脂血症や脂肪，タンパク質摂取量が低くなりすぎるという懸念があった。

また，総食物繊維の目安量（adequate intake：AI）は，14g/1,000kcalであり，この値は50歳未満の男性で38g/日，50歳未満の女性で25g/日に相当する量である。食物繊維の推奨量は，食物繊維含量の高い食事を摂取すると冠状動脈性心臓病のリスクが低減されることに基づいている。

添加糖類推奨量

食事摂取基準（dietary reference intake：DRI）の主要栄養素報告（Institute of Medicine, 2002）では，食品中に加えられた添加糖類の摂取が総カロリー摂取量の25%を超えるべきではないとされている。この推奨は，添加糖類由来のカロリーの割合が増加すると微量栄養素の摂取量が低下するということに基づいている。微量栄養素の摂取が各年齢，性別グループにおいて，添加糖類を25%摂取した場合に常に有意に著しく低下したわけではないが，全体的なパターンとして，25%摂取レベルで低下が示された。2002年の主要栄養素報告の発表依頼，2010年アメリカ食事指針諮問委員会（Dietary Guidelines Advisory Committee：DGAC）は，添加糖類，特に砂糖入り飲料の摂取量，エネルギー摂取量と体重との関係に関するヒト研究のエビデンスベースのレビューを完結した（DGAC, 2010）。砂糖入り飲料は，数多くの研究において対象とされ（Block, 2004；Wang *et al*., 2008；Bleich *et al*., 2009；Nelson *et al*., 2009；Duffey *et al*., 2010），砂糖入り飲料はアメリカにおいてエネルギーの最も大きな寄与因子であり，その摂取量は1970年代以降，著しく増加していることが示された。同じように肥満の有病率もまた1970年代以降，増加してきた。2010年版DGACは，1990年以降に発表された14の科学論文（システマティックレビュー，無作為対照化試験，前向き観察研究を含む）をレビューし，砂糖入り飲料の摂取量とエネルギー摂取量および体重について評価した。委員会は，以下のように結論づけた（DGAC, 2010）。

> 砂糖入り飲料の摂取量は，成人において高いエネルギー摂取量と関連していることが，限定的な根拠ではあるが示されている。疫学的な根拠の適度な主部は，成人において砂糖入り飲料の消費量が多くなると体重増加につながることを示唆している。等カロリーの管理された条件下において，砂糖入り飲料を含む添加糖は，他の供給源よりももはや体重増加の原因となるというわけではないようであるということも示唆されている。

2010年版DGACは，いくつかの研究は砂糖入り飲料由来の添加糖類と体重増加との関連を示していると認識したが，その関係が特に添加糖類のためであるのか，それともただ単に摂取カロリーの増加の結果なのかは判断できないと結論づけた。さらに，添加糖類由来の増加したカロリーは，食事中の他のエネルギー源からのカロリーと差がないとした。DGACは，アメリカ人におけるカロリー摂取量を減少させる戦略として，さまざまな供給源由来の添加糖類の摂取量を低減させることを推奨した（DGAC, 2010）。

全粒穀物の推奨

2005年版の食事指針において，精製された穀物の摂取を控えて，全粒穀物の摂取を1日当たり3サービングに増やすことが推奨された（USDA, 2005）ことに続き，2010年版DGACは，2004年6月以来に発表された文献を調べ，全粒穀物摂取量と心臓血管疾患，2型糖尿病，体重との関係についてレビューした（DGAC, 2010）。精製された穀物と比べて，全粒穀物とはどのような成分で構成されているのであろうか。全粒穀物は，穀粒のすべて，または，穀物の種子であり，果皮・種皮（食物繊維の多くがここに含まれる），胚乳（主としてでんぷんが含まれる），胚（油脂，その他の栄養素が含まれる）といった3つの要素から成っている。全粒穀物が精製されると，糠や胚がほとんど失われ，胚乳が残る。精製穀物にチアミン，リボフラビン，鉄およびナイアシン含量が増強され，また葉酸が強化されると，“強化穀物”と呼ばれるものとなる。全粒穀物が“全粒穀物”と呼ばれるために食品中でそれが必ずしももとあった状態そのままである必要はないが，完全な穀粒であった時と同様の果皮・種皮と胚の比率を保持していなければならない。彼らがレビューした新しいデータに基づき，以下のように結論づけた（DGAC, 2010）。

> 大規模な前向きコホート研究から得られた根拠からのおおよその情報は，シリアルの食物繊維を含む全粒穀物の摂取量は，心臓血管疾患を予防することを示している。大規模な前向きコホート研究において，限定的な根拠ながら全粒穀物の消費は2型糖尿病の発症リスクを低下させることが示されている。全粒穀物と穀物の食物繊維の摂取量は，低体重と関連があることがある程度の根拠で示された。

ほとんどのアメリカ人が主に精製された穀物を大量に消費している（Lin and Yen, 2007）ことを考えて，食事中の精製された穀物を食物繊維が多く含まれている全粒穀物に置き換えることが推奨されている。すべての全粒穀物や全粒穀物食品が食物繊維含量が高いわけではないので，全粒穀物のなかでも食物繊維が豊富に含まれている全粒穀物が強調されている。例えば，玄米やトウモロコシはともに全粒穀物であるが，典型的な半カップのサービングサイズには食物繊維が2g未満しか含まれていない。餅やコーンチップスのような全粒穀物食品もまた，しばしば食物繊維含量は低い。食物繊維とは独立して，全粒穀物は健康に有用な作用を有するという根拠もあるが，DGACは，穀物のふすまや胚成分に関する研究が全粒穀物の根拠に含まれると，健康有用性（例：心臓血管疾患）の科学的な支持は，より強まるとしている。

摂取の現状

FAO/WHO（1998）の統計によれば，世界の炭水化物摂取は，摂取エネルギーの40～80%の範囲内にある。先進国の多くで，摂取状況はこの範囲における低位にあり，発展途上国では高位付近にある。炭水化物の約50%がでんぷんから摂取され，でんぷん質の食品（イモ類）や穀類を主食とする国々では，この値はより高くなる。先進国では，糖類の摂取が摂取カロリーの20～25%にまで増加をみせており，かなりの量がコーンシロップやショ糖のような添加糖類に由来している。アメリカでは，人口の13%が，現在摂取カロリーの25%を添加糖類から摂取している（Marriott *et al*., 2010）。

世界でみると，全粒穀物の消費は多様である。USDAによる食糧消費データでは，ほとんどのアメリカ人は全粒穀物を1日当たり約1サービングしか摂取しておらず，人口の7%が1日当たり3サービングの推奨量を満たしているのみである（Lin and Yen, 2007）。ほとんどのアメリカ人は総穀物摂取量が推奨量よりも多く，精製された穀物の過剰摂取が示されている（図7.3）。スカンジナビアのヒト研究では，全粒穀物食品の摂取量は，アメリカ人の摂取量の約4倍である（Lang and Jebb, 2003）。

生活習慣病における炭水化物

エネルギーバランスと肥満

根拠は限定的であるが，多くの疫学研究では，添加糖類の摂取量が増えると全体としてエネルギー摂取量や体

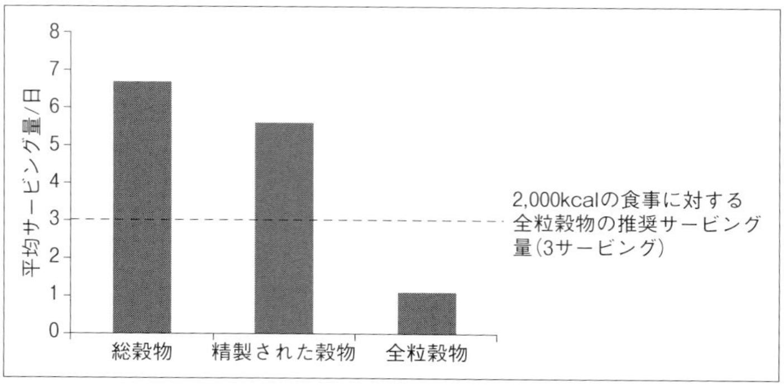

図7.3　穀物摂取量に関するUSDA報告書に基づく総穀物，全粒穀物，精製された穀物の典型的なアメリカ人の摂取量（Gibson, 2008）

2,000kcal/日を摂取している人に対して，2005年版の食事指針では，穀物の摂取推奨量を1日当たり6サービングとし，少なくともその半分を全粒穀物由来にすることを推奨している。典型的なアメリカの消費者は，推奨量よりも多くの穀物を摂取しており，その多くは精製された穀物由来である。

重が増加することが示されている（DGAC, 2010）。いくつかの研究において，成人の砂糖入り飲料の摂取量は，1日当たり約200～275 kcalもの過剰なカロリーを増やしていることが算出された（Reid *et al*., 2007；Stookey *et al*., 2007；Duffey *et al*., 2010）。しかしながら，添加糖類由来のカロリーが他のエネルギー源（例：脂質）と比較して，体重増加の原因となるとは限らないようである（Vartanian *et al*., 2007；Gibson, 2008）。アメリカにおいて，ダイエットタイプでないソフトドリンクは添加糖類の最も大きな供給源であり，摂取量が増加している（Block, 2004）ので，最近の研究の多くは，この分野に焦点を当てている。Vartanianら（2007）は，砂糖入り飲料の摂取量のエネルギー摂取量と体重に及ぼす影響についてのシステマテッィクレビューと88の研究のメタアナリシスを行った。効果のサイズは小さかったが，添加糖類とエネルギー摂取量や体重との間には有意な相関が認められた。一方，Ruxtonら（2010）の最近のレビューは，添加糖類の摂取量とBMIとの間には相関がなかったと結論づけている。これらの異なる報告の相違の多くは，どのようにレビューされたのかという違いや，それぞれの研究において摂取量や体重の測定方法が異なることによる。限定的な根拠ではあるが，DGACは食事中のすべての供給源由来の添加糖類の低減がカロリー摂取量の管理に望ましいと推奨している（DGAC, 2010）。

近年，食事中の添加糖類の異なる供給源（例：異性化糖，ショ糖，フルクトース，グルコースなど）が注目されている。最近の学会では，この分野の科学研究がレビューされ，さらなる研究が必要である鍵となる分野であることが決定された。研究成果が発表され，異性化糖とショ糖の代謝作用は同等であることが科学的同意を得られた。しかしながら，エネルギー代謝や生活習慣病のエンドポイントに関して，フルクトースの影響と他の甘味料の影響を直接比較する必要があることもまた決定された。フルクトースはグルコースとは代謝経路が異なるので，いくつかの研究は，フルクトースは他の甘味料よりも体重増加や2型糖尿病のような他の生活習慣病に寄与するかもしれないと示唆しているが，異なる単糖類を直接的に比較するさらなる研究が必要である（Murphy, 2009）。

いくつかの短期間実施された研究で，低GI食品と体重減少とを関連づけているが，長期的に管理された研究では，他のカロリー制限食（例：低脂肪食）や高GI食と比較して体重減少とは関係がないことが示されている（DGAC, 2010）。これらのデータに基づいて，DGACは「グリセミックインデックスやグリセミックロードは，体重と関連がなく，大きな体重減少をもたらしたり，よりよい体重管理をもたらしたりすることはない」と結論づけている（DGAC, 2010）。

満腹感に関する炭水化物の効果もまたエネルギー摂取量の管理法として研究されてきた。1950年代に紹介されたグルコース理論は，血糖値が食欲に影響を及ぼすことを示唆した。血糖値が高い時は満腹感は高くなり，血糖値が低下すると空腹感の引き金を引く。食事の前に炭水化物を摂取すると満腹感が高まり，次の食事の摂取カロリーを制限させることが示された。しかしながら，この同じ効果は，タンパク質や脂質を食事の前に与えた場合にも観察され，グリセミック作用とは独立したものである。さらに，高GI食品と低GI食品を比較すると，満腹感，エネルギー摂取量，体重減少に対して差がないことが示された（DGAC, 2010）。

糖尿病とインスリン感受性

糖尿病は炭水化物代謝疾患であり，組織によるグルコースの取込みが機能していないために生じた高血糖を主な特徴としている。1型糖尿病は一種の自己免疫疾患であり，生涯のうち早期に起こり，インスリン合成が失われることによるが，2型糖尿病は組織のインスリン抵抗性が進み，膵臓からのインスリンの放出がゆっくりと失われるにつれて進行する。すべての主要栄養素のなかで，炭水化物が血糖に最も大きな影響を及ぼすことから，糖尿病の進行における炭水化物の働きが詳しく調べられてきた。16年間にも及ぶ追跡期間のある前向き研究の知見では，食事中の炭水化物の量と2型糖尿病の進行には，なんら相関がないことが示されている。しかしながら，最近の研究では，2型糖尿病の発症における添加糖類，特に砂糖入り飲料由来の摂取量が評価されたが，結果は混在している。特に砂糖入り飲料に注目したいくつかの研究では，摂取量と2型糖尿病の進行に正の相関が見いだされた（Schulze *et al*., 2004；Ruxton *et al*., 2010）。しかしながら，すべての炭水化物や精製された穀物の摂取量と同様にすべての糖類の摂取量を調べた研究では，2型糖尿病と関連は見いだされなかった（Meyer *et al*., 2000；Janket *et al*., 2003）。ほとんどの研究では，糖類摂取量と糖尿病との正の相関は，総エネルギー摂取量を占める場合に強くなり，このことは，主要な寄与因子かもしれない添加糖類の摂取によって過剰なカロリーが供給されることを示唆している。

多くの疫学的研究で，全粒穀物や食物繊維，特に穀物の食物繊維には，2型糖尿病のリスクとの間に逆相関があることが示されてきた（de Munter *et al*., 2007）。実際，全粒穀物の2型糖尿病リスク低減効果は，その食物繊維やふすま含量によるもののようにみえる（de Munter *et al*., 2007）。総対象者286,125人の6つの異なる疫学的研究のシステマティックレビューは，1日当たり2サービングの全粒穀物摂取量の増加によって2型糖尿病のリスクが21%低減したことを明らかにした（de Munter *et al*., 2007）。

多くの最近の前向き研究は，グリセミックインデックスと2型糖尿病の関係（DGAC, 2010）と同様に，結果が一致していない。いくつかの研究では，グリセミックインデックスと2型糖尿病の正の相関を示したが（Schulz *et al*., 2006；Villegas *et al*., 2007；Halton *et al*., 2008），同数の研究で，関係がないか，負の相関が示された（Stevens *et al*., 2002；Hodge *et al*., 2004；Barclay *et al*., 2007；Mosdøl *et al*., 2007；Sahyoun *et al*., 2008）。同様に，グリセミックロードは，2型糖尿病の発症に関して一貫性のない相関が示されている。

心血管疾患と血中脂質

いくつかの疫学的研究で，全粒穀物摂取量の増加と心血管心疾患（cardiovascular disease：CVD）のリスク低減との間に一致した結果が見いだされている（DGAC, 2010）。加えて，添加されたふすま/胚に関する研究が含まれると，これらの逆相関は強まり，全粒穀物中の食物摂取含量がCVDの予防に重要な役割を果たすことを示唆している。しかしながら，全粒穀物のさらなる生理活性成分が，CVDの予防に食物繊維とともに相乗的に作用している可能性が示唆されている（Liu *et al*., 1999；De Moura *et al*., 2009）。全粒穀物が血中脂質を低下させ，血圧を低下させることにより，CVDに影響を及ぼす主要な機構が示されている。亢進された抗酸化作用の生化学指標や炎症の低減が，CVDに対する全粒穀物の防御機構の一部であることを示唆しているが，まだ確認は取れていない（Brownlee *et al*., 2010, DGAC, 2010）。

糖類の摂取とCVDについては，これまでに明確な関連性が得られていないが，いくつかの前向き研究では，砂糖入り飲料の摂取量とCVDのある指標の間に正の相関があることが示された（Malik *et al*., 2010）。これらの研究のほとんどは，砂糖入り飲料の摂取量が増加すると高血圧や高脂血症の発症が増加することを報告している。ひとつの研究だけが，女性において砂糖入り飲料の摂取量とCVDとの間に正の相関を見いだしているが，エネルギー摂取量を補正するとこの相関は減弱する。このことは糖類摂取量増加に伴うエネルギー摂取量の増加の寄与を示している（Fung *et al*., 2009）。

癌

大腸癌の場合を除き，炭水化物の摂取が癌の発症と強く結びついているという証明はない。一般的には，精製された穀物や糖類を多く含む食事は大腸癌の発症を増やし，全粒穀物を多く含む食事では予防するようである（USDA, 2005）。過去5年間の数多くの研究は，グリセミックインデックスと胃癌，子宮癌，乳癌，膵臓癌，大腸癌との関係を評価してきた。2010年版DGACによるこの文献のレビューでは，「相関の根拠は，圧倒的に否定的である」（DGAC, 2010）。

将来の方向性

過去10年間，炭水化物の健康に及ぼす影響に関する分野において，数多くの科学研究や多くの規定の変化が生じてきた。しかし，研究や規定の明確化がさらに必要な分野が残っている。重要な分野は，世界的に認められる全粒穀物の定義の確立である。現状では，全粒穀物食品はどのように定義されているのか一致しておらず，全粒穀物食品を構成するものについて異なる対象基準を用いて，異なる研究が行われた場合，健康に対する真の全粒穀物効果を評価することを困難にしている。さらに，全粒穀物の受け入れ可能な定義は，消費者の理解を助け，食事推奨量にみあうようにすることを助けるであろう。将来の研究では，全粒穀物で観察されるいくつかの健康有用性に寄与しているかもしれない食物繊維成分を超えて，全粒穀物中の他の生理活性成分（フェノール類など）の役割を研究すべきである。加えて，多くの最近の研究では，砂糖入り飲料のような液体カロリーに注目されており，市場にある飲料の多様性は，近年著しく増加している。2010年版DGACは，炭水化物甘味料がエネルギー摂取量や健康のエンドポイントに対する寄与度を正確に測定するために，疫学的研究における液体カロリーを報告する方法をよりよいものに発展させるべきであるとしている。解決すべき重要な課題は，飽和脂肪酸の置換炭水化物であり，その置換が，血中脂質プロファイルの改善やその結果としてのCVDのリスクを低減させるかどうかということである。メタボロミクスのような高処理能力技術が急速に発展してきており，健康や疾患に関する新しい生化学指標や炭水化物が疾患や疾患をもたらすかもしれない代謝経路にどのように影響するのかの，よりよい指標の発見をもたらすかもしれない。

（中西由季子訳）

推奨文献

De Moura, F.F., Lewis, K.D., and Falk, M.C. (2009) Applying the FDA definition of whole grains to the evidence for cardiovascular disease health claims. *J Nutr* **139,** 2220S–2226S.

DGAC (2010) Report of the Dietary Guidelines Advisory Committee on the Dietary Guidelines for Americans. http://www.cnpp.usda.gov/DGAs2010-DGACReport.htm

Gibson, S. (2008) Sugar-sweetened soft drinks and obesity: a systematic review of the evidence from observational studies and interventions. *Nutr Res Rev* **21,** 134–147.

Murphy, S.P. (2009) The state of science on dietary sweeteners containing fructose: summary and issues to be resolved. *J Nutr* **139,** 1269S–1270S.

[文　献]

American Diabetes Association (2000) Nutrition recommendations and principles for people with diabetes mellitus. *Diabetes Care* **23,** S43–S46.

Atkinson, F.S., Foster-Powell, K., and Brand-Miller, J.C. (2008) International tables of glycemic index and glycemic load values: 2008. *Diabetes Care* **31,** 2281–2283.

Barclay, A.W., Flood, V.M., Rochtchina, E., *et al.* (2007) Glycemic index, dietary fiber, and risk of type 2 diabetes in a cohort of older Australians. *Diabetes Care* **30,** 2811–2813.

Bleich, S.N., Wang, Y.C., Wang, Y., *et al.* (2009) Increasing consumption of sugar-sweetened beverages among US adults: 1988–1994 to 1999–2004. *Am J Clin Nutr* **89,** 372–381.

Block, G. (2004) Foods contributing to energy intake in the US: data from NHANES III and NHANES 1999–2000. *J Food Comp Anal* **17,** 439–447.

Brannon, P.M., Carpenter, T.O., Fernandez, J.R., *et al.* (2010) NIH Consensus Development Conference Statement: Lactose intolerance and health. *NIH Consens State Sci Statements* **27,** 1–27.

Brownlee, I.A., Moore, C., Chatfield, M., *et al.* (2010) Markers of cardiovascular risk are not changed by increased whole-grain intake: the WHOLEheart study, a randomised, controlled dietary intervention. *Br J Nutr* **104,** 125–134.

De Moura, F.F., Lewis, K.D., and Falk, M.C. (2009) Applying the FDA definition of whole grains to the evidence for cardiovascular disease health claims. *J Nutr* **139,** 2220S–2226S.

de Munter, J.S., Hu, F.B., Spiegelman, D., *et al.* (2007) Whole grain, bran, and germ intake and risk of type 2 diabetes: a prospective cohort study and systematic review. *PLoS Med* **4,** e261.

DGAC (2010) Report of the Dietary Guidelines Advisory Committee on the Dietary Guidelines for Americans. http://www.cnpp.usda.gov/dgas2010-dgacreport.htm.

Duffey, K.J., Gordon-Larsen, P., Steffen, L.M., *et al.* (2010) Drinking caloric beverages increases the risk of adverse cardiometabolic outcomes in the Coronary Artery Risk Development in Young Adults (CARDIA) Study. *Am J Clin Nutr* **92,** 954–959.

FAO/WHO (1998) Food and Agriculture Organization/World Health Organization Expert Consultation on Carbohydrates in Human Nutrition. *Carbohydrates in Human Nutrition: A Report of a Joint FAO/WHO Expert Consultation.* FAO Food and Nutrition Paper no. 66. FAO, Rome.

FDA (1997) Food and Drug Administration, HHS. Rules and regulations – food labeling: health claims, dietary sugar alcohols and dental caries. *Federal Register* 63653–63655.

Fung, T.T., Malik, V., Rexrode, K.M., *et al.* (2009) Sweetened beverage consumption and risk of coronary heart disease in women. *Am J Clin Nutr* **89,** 1037–1342.

Gibson, S. (2008) Sugar-sweetened soft drinks and obesity: a systematic review of the evidence from observational studies and interventions. *Nutr Res Rev* **21,** 134–147.

Halton, T. L., Liu, S., Manson, J.E., *et al.* (2008) Low-carbohydrate-diet score and risk of type 2 diabetes in women. *Am J Clin Nutr* **87,** 339–346.

Hanover, L. and White, J. (1993) Manufacturing, composition, and applications of fructose. *Am J Clin Nutr* **58,** 724S–732S.

Hodge, A.M., English, D.R., O'Dea, K., *et al.* (2004) Glycemic index and dietary fiber and the risk of type 2 diabetes. *Diabetes Care* **27,** 2701–2706.

Hu, F.B. and Malik, V.S. (2010) Sugar-sweetened beverages and risk of obesity and type 2 diabetes: epidemiologic evidence. *Physiol Behav* **100,** 47–54.

Institute of Medicine (2002) *Dietary Reference Intakes for Energy, Carbohydrate, Fiber, Fat, Fatty Acids, Cholesterol, Protein, and Amino Acids.* National Academies Press, Washington, DC.

Janket, S.J., Manson, J.E., Sesso, H., *et al.* (2003) A prospective study of sugar intake and risk of type 2 diabetes in women. *Diabetes Care* **26,** 1008–1015.

Jenkins, D.J., Wolever, T.M., Taylor, R.H., *et al.* (1981) Glycemic index of foods: a physiological basis for carbohydrate exchange. *Am J Clin Nutr* **34,** 362–366.

Lang, R. and Jebb, S.A. (2003) Who consumes whole grains, and how much? *Proc Nutr Soc* **62,** 123–127.

Lin, B.H. and Yen, S.T. (2007) The US Grain Consumption Landscape: Who Eats Grain, in What Form, Where, and How Much? ERR-50. US Department of Agriculture, Economic Research Service, Washington, DC.

Liu, S., Stampfer, M.J., Hu, F.B., *et al.* (1999) Whole-grain consumption and risk of coronary heart disease: results from the Nurses' Health Study. *Am J Clin Nutr* **70,** 412–419.

Malik, V.S., Popkin, B.M., Bray, G.A., *et al.* (2010) Sugar-sweetened beverages, obesity, type 2 diabetes mellitus, and cardiovascular disease risk. *Circulation* **121,** 1356–1364.

Marriott, B.P., Olsho, L., Haddon, L., *et al.* (2010) Intake of added sugars and selected nutrients in the United States, National Health and Nutrition Examination Survey (NHANES) 2003–2006. *Crit Rev Food Sci Nutr* **50,** 228–258.

McGrane, M.M. (2000) Carbohydrate metabolism – synthesis and oxidation. In M.H. Stipanuk (ed.), *Biochemical and Physiological Aspects of Human Nutrition.* WB Saunders, Philadelphia, pp. 158–205.

Merrill, A.L. and Watt, B.K. (1973) *Energy Value of Foods: Basis and Derivation. Agriculture Handbook No. 74.* US Government Printing Office; Washington, DC, pp. 2–3.

Meyer, K.A., Kushi, L.H., Jacobs, D.R. Jr, *et al.* (2000) Carbohydrates, dietary fiber, and incident type 2 diabetes in older women. *Am J Clin Nutr* **71,** 921–929.

Meyer, P.D. (2004) Nondigestible oligosaccharides as dietary fiber. *J AOAC Int* **87,** 718–726.

Mosdøl, A., Witte, D.R., Frost, G., *et al.* (2007) Dietary glycemic index and glycemic load are associated with high-density-lipoprotein cholesterol at baseline but not with increased risk of diabetes in the Whitehall II study. *Am J Clin Nutr* **86,** 988–994.

Murphy, S.P. (2009) The state of science on dietary sweeteners containing fructose: summary and issues to be resolved. *J Nutr* **139,** 1269S–1270S.

Nelson, M.C., Neumark-Sztainer, D., Hannan, P.J., *et al.* (2009) Five-year longitudinal and secular shifts in adolescent beverage intake: findings from project EAT (Eating Among Teens) – II. *J Am Diet Assoc* **109,** 308–312.

Reid, M., Hammersley, R., Hill, A.J., *et al.* (2007) Long-term dietary compensation for added sugar: effects of supplementary sucrose drinks over a 4-week period. *Br J Nutr* **97,** 193–203.

Ruxton, C.H., Gardner, E.J., and McNulty, H.M. (2010) Is sugar consumption detrimental to health? A review of the evidence 1995–2006. *Crit Rev Food Sci Nutr* **50,** 1–19.

Sahyoun, N.R., Anderson, A.L., Tylavsky, F.A., *et al.* (2008) Dietary glycemic index and glycemic load and the risk of type 2 diabetes in older adults. *Am J Clin Nutr* **87,** 126–131.

Scheepers, A., Joost, H.G., and Schurmann, A. (2004) The glucose transporter families SGLT and GLUT: molecular basis of normal and aberrant function. *JPEN J Parenter Enteral Nutr* **28,** 364–371.

Schulz, M., Liese, A.D., Fanq, F., *et al.* (2006) Is the association between dietary glycemic index and type 2 diabetes modified by waist circumference? *Diabetes Care* **29,** 1102–1104.

Schulze, M.B., Manson, J.E., and Ludwig, D.S. (2004) Sugar-sweetened beverages, weight gain, and incidence of type 2 diabetes in young and middle-aged women. *JAMA* **292,** 927–934.

Smith, T., Brown, J.C., and Livesey, G. (1998) Energy balance and thermogenesis in rats consuming nonstarch polysaccharides of various fermentabilities. *Am J Clin Nutr* **68,** 802–819.

Stevens, J., Ahn, K., Juhaeri, J., *et al.* (2002) Dietary fiber intake and glycemic index and incidence of diabetes in African-American and white adults: the ARIC study. *Diabetes Care* **25,** 1715–1721.

Stookey, J.D., Constant, F., Gardner, C.D., *et al.* (2007) Replacing sweetened caloric beverages with drinking water is associated with lower energy intake. *Obesity (Silver Spring)* **15,** 3013–3022.

Tungland, B.C. and Meyer, D. (2002) Nondigestible oligo- and polysaccharides (dietary fiber): their physiology and role in human health and food. *Comp Rev Food Sci Food Safety* **1,** 73–92.

USDA (2005) Dietary Guidelines Advisory Committee. *Dietary Guidelines Advisory Committee Report.* Available at: http://www.health.gov/dietaryguidelines/dga2005/report. Accessed February 22, 2006.

Vartanian, L.R., Schwartz, M.B., and Brownell, K.D. (2007) Effects of soft drink consumption on nutrition and health: a systematic review and meta-analysis. *Am J Publ Health* **97,** 667–675.

Villegas, R., Liu, S., Gao, Y.T., *et al.* (2007) Prospective study of dietary carbohydrates, glycemic index, glycemic load, and incidence of type 2 diabetes mellitus in middle-aged Chinese women. *Arch Intern Med* **167,** 2310–2316.

Wang, Y.C., Bleich, S.N., and Gortmaker, S.L. (2008) Increasing caloric contribution from sugar-sweetened beverages and 100% fruit juices among US children and adolescents, 1988–2004. *Pediatrics* **121,** e1604–1614.

Warshaw, H.S. and Powers, M.A. (1999) A search for answers about foods with polyols (sugar alcohols). *Diabetes Educ* **25,** 307–321.

White, J. (1992) Fructose syrup: production, properties and applications. In F. Shenck and R. Hebeda (eds), *Starch Hydrolysis Products – Worldwide Technology, Production, and Applications.* VCH Publishers, New York, pp. 177–200.

Wright, E.M., Martin, M.G., and Turk, E. (2003) Intestinal absorption in health and disease – sugars. *Best Pract Res Clin Gastroenterol* **17,** 943–956.

Zumbe, A., Lee, A., and Storey, D. (2001) Polyols in confectionery: the route to sugar-free, reduced sugar and reduced calorie confectionery. *Br J Nutr* **85,** S31–S45.

8
食物繊維

Ian T. Johnson

要　約

食物繊維とは，ヒト消化酵素による加水分解を免れて大腸に入り，大腸に入った食物繊維そのものが，または腸内細菌によって発酵を受けた後に，糞便の嵩を増す効果を発揮する多くの炭水化物重合体の総称である。部分的に消化された管腔内の食品成分中の食物繊維の存在は，消化過程のそれぞれの段階で消化管機能を修飾するが，食物繊維複合体の異なる成分の生理的影響は，それらの物理的特性と消化管内での化学的相互作用によって異なる。栄養素の吸収率と吸収部位を変えることによって糞便量を増やし，発酵産物を循環血中に流入させることによって，食物繊維複合体のさまざまな成分はヒトの代謝を大いに変化させることができ，そしてそれは健康に対して重要な意義を持つ。食物繊維は正常な消化管機能の維持に寄与し，また，食物繊維の高い摂取量は，2型糖尿病，冠動脈心疾患，メタボリックシンドロームにおけるいくつかの異常などの主な症状として発症するさまざまな脂質異常症の発症率の低下に関与していることが，疫学的なエビデンスによって支持されている。食物繊維を高レベルで摂取することが公衆衛生機関で推奨されているにもかかわらず，ほとんどの先進工業国の平均摂取量は低いままである。ヒトの消化と代謝の健康に大きく関連する食物繊維の作用機序を明らかにし，すべての年齢で食物繊維摂取量の増加を促進するために，公衆衛生機関によって，そして食物繊維の新しい供給源と製品開発を通して継続的な研究が必要である。

はじめに

古代の医術者はヒトの消化管運動が食べた食品によって影響されることをよく知っていた。そして，食事のなかのいくつかの成分が消化管内で消化されずに残っていることも知っていた。紀元前4世紀にヒポクラテスは未精製の小麦粉で作ったパンの摂取を勧めていたといわれている。19世紀にアメリカで，J. H. Kellogg と W. K. Kellogg 兄弟が有益性が認知されていた全粒穀類をもとにした食品を開発したが，ヒトの食事中の炭水化物の種々の異なった成分の正式な科学的研究は McCance と Lawrence の仕事から実際に始まったという。彼らは，でんぷんではない，ヒトの消化酵素によって加水分解されない炭水化物重合体を意味する植物性食品の成分を“非利用性炭水化物”と名づけ，初めて定量した（McCance and Lawrence, 1929）。現代の“食物繊維”の概念は，1970年代初期に現れた。2人の植民地の軍医，Denis Burkitt と Hugh Trowell は Cleave（1974），Walker（1949）やその他の研究者の考えや意見に基づき，西洋社会の多くの慢性非感染性疾患はヒトの食品として用いられている植物の細胞壁から供給される多糖類の含量が不足している食事を摂取することによって引き起こされるという仮説を普及させた（Burkitt and Trowell, 1975）。この仮説は当初，生理機能や消化管の健康に焦点が当てられていたが，まもなくその他の代謝的疾患や全身疾患の予防に関連するメカニズムを含む研究範囲に広げられた。過去35年間で，集団レベルで食物繊維の仮説を試すために多くの疫学研究が行われ，そして，食物繊維の生理学的特性と代謝への影響を探究するためにヒトや動物モデルで膨大な量の研究が行われている。本章では，食物繊維の定義，組成と分析法，消化管内と吸収された後の両方における食物繊維の生理的影響について，われわれの現在の理解でヒトの健康維持のために重要と思われるものについて述べる。疾病の治療のために食物繊維を使用することについては，これらの全体的な目的に関連している場合にのみ考察した。

食物繊維の定義，および組成と分析

“食物繊維”はヒトの小腸で消化されない種々の炭水化物の総称である。この概念は実に単純であると思うが，食物繊維が予想外に複雑であるため，40年以上経ても，いまだに正式な定義が合意されずにいる。食物繊維という言葉は，おそらくHipsleyによって，妊娠中毒症（妊娠高血圧症候群）の初期の論文（Hipsley, 1953）において最初に用いられたが，食物繊維の概念とその大まかな意義は，憩室症の原因に関するPainterとBurkittの論文（Painter and Burkitt, 1971）と食物繊維と虚血性心疾患に関するTrowellの論文（Trowell, 1972b）によってより広く認識されるようになった。Trowellは論文のなかで食物繊維を単純に「植物細胞壁の成分で，ヒトによって非常に消化されにくい食品の一部分」と定義したが，植物細胞壁の化学的情報が明らかになるにつれて，「哺乳動物の消化管の内因性分泌物によって消化されないリグニンと植物多糖類の合計」というように，より詳細な定義づけが1976年にTrowellとその共同研究者によって発表された（Trowell *et al*., 1976）。

でんぷんとは別に，組織や細胞壁の機械的・支持的要素として機能する植物多糖類は，ヒトの食品として用いられている植物の主要な貯蔵多糖類である。それらは植物の種類によって，そして同じ植物でも組織によって組成と構造が大きく異なるが，主にグルコース，ガラクトース，アラビノース，キシロース，ウロン酸の重合体から成る。セルロースは，グルコース分子がβ結合した直線的な重合体である。百万ダルトン以上の分子量に達する個々の重合体は，セルロース繊維を形成するために水素結合によって重合している。果実や野菜の未分化柔軟細胞由来の，典型的で比較的薄い植物細胞壁はガラクトースとアラビノースの水溶性重合体と種々の分岐キシロース重合体のマトリックス中のセルロース繊維から構成されている。支持組織の細胞の機械的強度は補助的なセルロースの蓄積と多糖類マトリックスによって増強し，維管束組織の細胞壁はフェノール化合物の高分子化合物であるリグニンの蓄積によって堅くなる。ヒトの食事で，炭水化物を非常に高い割合で供給する穀類やその他の種子類において，穀類のふすまを形どっている外側の多糖類層はしばしばリグニンやその他のフェノール化合物によって，厚く強固になっている。小麦穀粒の主な組織内の非でんぷん性多糖類とでんぷん顆粒の分布の簡単な模式図を図8.1に示した。

種々の多糖類の物理的特性は大きく異なるが，それらはすべて糖がβ結合した重合体で構成されており，ヒトの消化酵素による加水分解に対して完全な抵抗性を持つ。食物繊維の主な組成とヒトの食事中の供給源の概要を表8.1に示した。リグニンは多糖類というよりむしろフェニルプロパンを単位とした分岐重合体であるが，たいていの分析で細胞壁多糖類から分離することが難しいために，大部分の食物繊維の定義に含まれている。リグニンの食品中の食物繊維の総量に対する割合は比較的小さいが，その存在はそれが結合している多糖類の物理的特性に影響するためにとても重要である。

食品中の食物繊維の分析方法が開発されると間もなく，食品中の無視できない割合のでんぷんが膵アミラーゼによる加水分解に対して抵抗性があるという事実が注目された。その後の研究では，いくらかのでんぷんが小腸での消化を免れて，消化されない細胞壁多糖類と一緒に結腸に流入するということが確認された。でんぷんはアミロースとアミロペクチンという2つのグルコース重合体から構成されており，そのどちらもα結合のみで，ヒトの消化酵素によって速やかに，そして完全に加水分解されるため，細胞壁多糖類とは化学的にまったく異なる。しかし実際には，ヒトの小腸におけるでんぷんの消化はしばしば不完全である（Asp *et al*., 1996）。EnglystとCummings（1988）は分析中に細胞壁多糖類からでんぷんを完全に除去する技術を開発し，食物繊維はすべて非でんぷん性多糖類（non-starch polysaccharides：NSP）として定義されるべきであり，レジスタントスターチ（resistant starch）とは別々に定量され報告されるべきであると提唱した。消化管内でレジスタントスターチは細胞壁多糖類の作用と生理学的に同じであるため，食物繊維としてみなし，定義に含めるべきであるというもうひとつの別の見解がある（Asp, 1987）。

食物繊維を定義する仕事は，1980年代に分離精製された非でんぷん性多糖類が研究材料としてだけではなく，その後に食品成分としても幅広く用いられたことでますます複雑になった。例えば，ガラクトマンナン重合体，グアーガム，ローカストビーン（バッタマメ）ガムやイナゴマメガムは，長い間，食品中の増粘剤として少量で使用されてきたマメ科種子由来の貯蔵多糖類である。植物細胞壁の構造多糖類と物理的特性が非常に異なるが，水溶性で多くの場合，粘性を持つ多糖類であるこれらもまた，小腸で消化されずに残り，消化管生理に重要な影響をもたらすことができる。食物繊維の概念が最初に提唱されて以来，食品成分としての重要性が増してきているもうひとつの炭水化物のグループに，3つ以上の糖鎖長を持ちβ結合しているオリゴ糖がある。 これらには，イヌリンのような自然食品成分や結腸細菌叢中で有益な細菌の増殖を刺激する（プレバイオティクス）ことで用いられている精製または合成されたガラクトースとフルクトースのオリゴ糖を含む。また，これらの炭水化物は小腸で消化されにくく結腸細菌によって容易に発酵されるので，食物繊維の総体的な定義に含めるべきである（Flamm *et al*., 2001）ということが多く議論されている

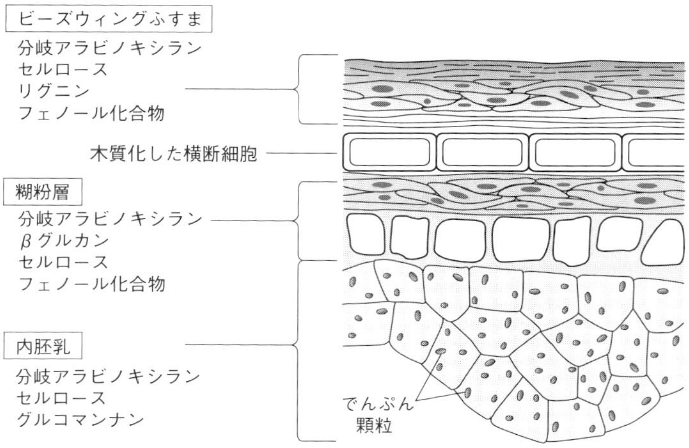

図8.1　典型的な小麦穀粒の主要な細胞内の主な非でんぷん性多糖類とでんぷん顆粒の分布

Waldron and Selvendran, 1990より改変。

表8.1　ヒトの食事の主な食物繊維の供給源と組成

食品源	非でんぷん性多糖類	関連物質
穀物	セルロース，分岐アラビノキシラン，キシログルカン，βグルカン，グルコマンナン	リグニン，フェノールエステル
マメ科種子	セルロース，キシログルカン，マンナン，ガラクトマンナン，ペクチン質	オリゴ糖
野菜と果実	セルロース，キシログルカン，ペクチン質多糖類	リグニン，コルク質，糖タンパク質
加工食品	ガラクトマンナンガム（グアー，ローストビーン），βグルカン，ペクチン，アルギン酸，カラギーナン，修飾セルロースガム（カルボキシメチルセルロース，メチルセルロース）	

一方，他方では，これらは低分子量で一般的に植物細胞壁の構造多糖類との類似性が少ないので，除外すべきであるということが主張されている（Englyst *et al*., 2007）。

現在の食物繊維の定義は，ヒトの消化酵素によって消化されず，有益な生理学的影響を発揮する炭水化物のすべての範囲を考慮するように立案されている。アメリカの全米科学アカデミーの医学研究所が発表した定義は，「植物に内在する無傷な非消化性炭水化物とリグニン」と定義された食物繊維（dietary fiber）とヒトに有効な生理的効果を持っている，分離された非消化性炭水化物成分から成る機能性繊維（functional fiber）を区別している（Institute of Medicine, 2005）。天然由来であろうと合成したものであろうと，オリゴ糖は最初に定義されたカテゴリーから除外されたが，二番目のカテゴリーには含められた。この分類に基づいて，総食物繊維（total dietary fiber）は食物繊維と機能性繊維の合計として定義された。欧州食品安全機関の科学委員会は，2007年に食物繊維に関する声明を発表した。それは，それらが食物製品中に混合物として存在し，実際的な分析方法がない場合には，食物繊維と機能性繊維の間に分類することは有効であると報告し，食物繊維について，「ヒトの小腸で消化されない食品中に存在するすべての炭水化物」という単純な定義を提唱した（European Food Safety Agency, 2007）。世界保健機関（WHO）の食品規格機関であるコーデックス委員会の栄養・特殊用途食品部会は，2009年にコーデックス委員会独自の法律を公式化する時，国際的な政府間機関のガイダンスのために食物繊維の新しい定義を採用した。その定義（FAO/WHO Food Standards Programme Codex Committee, 2010）は以下のようなものである：

食物繊維はヒトの小腸で内因性酵素によって加水分解されず，以下のカテゴリーに属する構成単糖が10以上の炭水化物重合体を意味する。

・摂取される食品中にもともと存在する可食性の炭水化物重合体。
・物理的・酵素的，または化学的手法によって食品原料から得られた炭水化物重合体で，権威ある当局に一般的に受け入れられた科学的証拠によって証明された健康に対して有益な生理的効果を持っている炭水化物重合体。
・権威ある当局に一般的に受け入れられた科学的証拠によって証明された健康に対して有益な生理的効果を持っている合成炭水化物重合体。

この定義は，レジスタントスターチと純粋な多糖類添加物の両方を含んでいるが，重合度（DP）が3～9のすべてのオリゴ糖が除外された。しかし，定義のための実用的な脚注には，「重合度が3～9の炭水化物を含めるかどうかの決定は国家当局に委ねる」とある。

食品中の食物繊維の定量

繊維の明確な定義と食品中の繊維を定量するための分析方法のデザインは，密接に関連している問題である。繊維分析の最も初期の方法は，動物飼料の非消化性画分を測定するために開発された（Goering and Van Soest, 1970）。その方法のなかでも，中性界面活性剤による繊維定量法はヒトの食品の分析のために最も頻繁に用いられた（Van Soest *et al*., 1991）が，ペクチンを含む可溶性繊維が分析に含まれていないという欠点を持っていた。このような問題を解決するために，Southgateは食品中の非利用性炭水化物を分析するために，多糖類の酵素的加水分解と遊離した糖の比色分析による方法を開発した。そしてこれは，公式な第4訂イギリス食品分析表であるThe Composition of Foods（食品成分）の値を分析するために用いられ，1978年に公表された（Paul and Southgate, 1978）。でんぷん除去後に残った非でんぷん性多糖類（NSP）のより信頼できる分析結果を得るために，ガス液体クロマトグラフィー（GLC）による炭水化物分析法を用いた方法にEnglystとその共同研究者によって改良された（Englyst *et al*., 1982）。この食物繊維の定義は上述のより最近の定義よりもかなり厳密で，イギリス食品成分表の後の版で使用された。Aspら（1983）とProskyら（1984）は，酵素によって加水分解し，タンパク質と灰分含量を補正した後の未消化炭水化物残渣の重量分析（すなわち重さ）による方法を発表した。この手法は総食物繊維（TDF）を測定するための公式分析科学者協会（the Association of Official Analytical Chemists：AOAC）法（Prosky *et al*., 1988）の基礎となった。AOAC法の標準化されたバージョンはアメリカで使用され，今では他の場所でも広く受け入れられ，日常的な方法として公式に承認されるようになった（FAO, 2010）。NSP変法もTDF変法もまた全体の分離構成要素としての水溶性繊維の分析をサポートする。しかし，この分画の妥当性には問題がある。なぜならば，その他の情報がなく，水への可溶性による分画は生理的な活性を予想する因子に乏しく，*in vitro*で水溶性繊維と定義づけられた画分が消化管内で食物の消化中に実際に可溶化しているのかどうかよくわかっていないためである。1998年にFAO/WHOによって公表された炭水化物についての報告では，不溶性繊維と水溶性繊維の区別は廃止されるべきであると示唆されているが，その用語は食品表や研究論文の両方において，今でも広く使われている。

食物繊維を分析するための2つの主要な方法の重要な特徴を図8.2に要約した。実施するにあたって，食物繊維の重量測定に基づいた方法は，糖の分析を必要とする方法よりも迅速で安価であり，商業的応用により適している。TDF法では，主としてレジスタントスターチが含まれるために，NSP法よりも高い分析値が得られる（表8.2，8.3，8.4）。これは，コーデックス栄養委員会やその他の団体によって現在，推奨されている食物繊維の広義の定義と一致するが，生理学的文献や疫学的文献を読む時は，引用された繊維値がどの方法によって分析されたものかを考慮することが重要である。いずれにせよ，組成がわからない炭水化物残渣の重量を測定しただけでは，いかなる特別な食品の生理的効果も予測することができない。ガス液体クロマトグラフィーによる炭水化物の完全分析を組み合わせたNSP法は，技術的により労力を要し，費用もかかるが，食品試料の個々の多糖類成分についてより多くの情報が得られるため，食物繊維の生理学的効果を研究するためによりふさわしい。繊維分析のためにコーデックス栄養委員会が推奨している手法の大部分はTDFを測定するAOAC法であるが，NSP法もまた研究の目的のためにその重要性が認められている（FAO, 2010）。

食物繊維の生理作用

消化の間，食物は厳密に調整された一連の物理的変化と化学反応を受けながら消化管内を徐々に運搬されていく。部分的に消化された消化管腔内マトリックス中に消化されていない炭水化物重合体が存在すると，各段階の消化過程を変化させるが，繊維複合体の異なる成分の生理作用はそれらの物理的特性，その他の食品成分と消化液との化学的な相互作用，そして大腸における腸内細菌による発酵されやすさに左右される。

口腔咽頭内における影響

消化の最初のステージは，潤滑剤でもあり唾液アミラーゼの供給源でもある唾液の添加と，咀嚼している間の機械的な破壊で始まる。未処理または軽く加工された植物性食品は通常，比較的多くの量の細胞壁多糖類を含み，そしてしばしばもとの植物細胞の三次元的細胞構造の多くを残している。無傷の細胞壁多糖類の存在は，胃に到達する前の食物の物理的破壊を阻害する傾向があり，極めて早い段階でのでんぷんの消化率を抑制する。硬い食物は軟らかいものに比べてよりしっかりと噛む必要があり，幼少期に摂取した食物の物理的特性が頭蓋顔面の発達に影響するという動物実験からのエビデンスがある。食物繊維に富む食物の摂取がヒトの乳幼児の発育に影響するかどうかは明らかではないが，高齢期で高齢者の貧弱な歯の状態は食物繊維の低い摂取と関連があることが示されており，このことが消化器疾患のリスクを増大さ

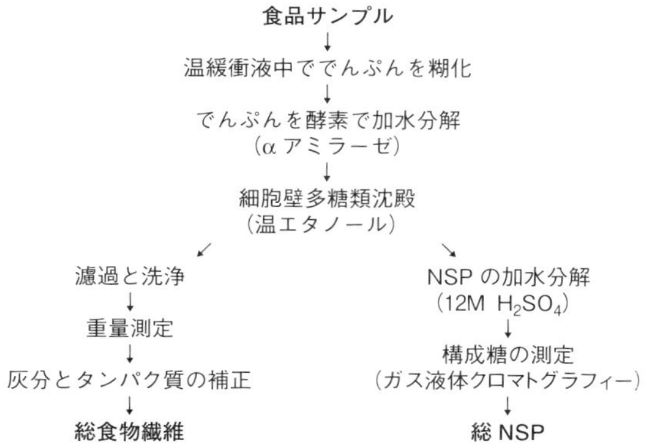

図8.2　重量測定（総食物繊維）と非でんぷん性多糖類の両方の食物繊維分析方法の重要なステップの概要

表8.2　NSPおよび総食物繊維として測定したいくつかの代表的食品中の食物繊維量

食品源	非でんぷん性多糖類（Englyst 法）	総食物繊維（AOAC 法）
全粒小麦粉パン	5.0	7.0
黒パン	3.5	5.0
白パン	2.1	2.9
緑野菜	2.7	3.3
新鮮な果実	1.4	1.9
ジャガイモ	1.9	2.4

データ：Food Standards Agency, 2002。

せることが示唆されている（Moynihan *et al*., 1994）。

胃における影響

消化管を通る食物の輸送は胃内で留まり，食物断片の残渣は塩酸とタンパク質分解酵素の存在下で強健な筋肉の動きによってさらに分解される。胃からの排出率は粒子のサイズによって部分的に調整されていて，時間をかけた分解と消化されにくい食品粒子の分散が消化過程を有意に遅延させることができる。例えば，微細に分散させたものではなく粗い小麦ふすまがヒトの胃排出速度を遅延させること（Vincent *et al*., 1995），調理されたポテトキューブからのでんぷんの消化・吸収速度は，普通に噛んだ時よりもそのまま飲み込んだ時のほうがよりゆっくりであることが示されている（Read *et al*., 1986）。このように，単純な物理的要因が炭水化物食品からグルコースが循環血に入る速度を制限（Bjorck *et al*., 1994）する。しかし，食物中の無傷な細胞壁の保持に関連するこれらの可能性のある重要な効果を，食物繊維の単一の分析値から予測することができないということを強調することが重要である。

小腸における影響

胃内で食物小片が物理的に破壊され，そして高分子が部分的に加水分解された後，胃での消化で産生された半流動体は十二指腸に間欠的に放出される。でんぷん，タンパク質やトリアシルグリセロールは，空腸の上部で膵酵素によってさらに低重合体へと加水分解される。消化の最後の段階は，上皮細胞の刷子縁加水分解酵素が存在する粘膜表面で行われ，新たに遊離した単糖，脂肪酸，ペプチドやアミノ酸は水や電解質と一緒に上皮細胞を通過して循環血へと吸収される。小腸の消化管筋肉組織の蠕動波と絨毛の周期的な収縮によって部分的に消化された消化粥がよく混合される。成人において，食物繊維を含む食事から消化されずに残った多糖類は，摂食から約4.5時間後に最初に盲腸に流入する。グアーガムや燕麦由来のβグルカンのような水溶性多糖類は，低濃度で水中で極度の粘性を形成する特質を持っている。このような多糖類を含む試験食は胃からの排出を遅らせ，小腸の蠕動の流れに対する抵抗性を増すので，口から盲腸までの通過時間を増大させる。一方，細挽きのふすまではなく粗挽きの不溶性小麦ふすまは小腸の通過を促進することが報告されている（Vincent *et al*., 1995）。

小腸での食物繊維の機能的有意性の主なものに，グルコースの吸収速度を遅延させることによって食事に対する代謝的応答を変化させるという作用が見いだされている。グルコースの吸収と代謝を探究する研究の多くは，天然の食物繊維含有量が高い食事やサプリメントとして食物繊維を加えた液体か固形の試験食のどちらかで，グ

表8.3　総NSP，不溶性NSP，水溶性NSPとして測定したいくつかの穀類製品中の食物繊維量

食品源	非でんぷん性多糖類（g/100g 生重量）		
	総NSP	不溶性NSP	水溶性NSP
全粒小麦粉パン	4.8	3.2	1.6
黒パン	3.6	2.5	1.1
白パン	1.5	0.6	0.9
コーンフレーク	0.9	0.5	0.4
クランチィオートシリアル	6.0	2.7	3.3

データ：Englyst *et al*., 1989。

表8.4　総NSP，不溶性NSP，水溶性NSPとして測定したいくつかの果実，野菜そしてナッツの食物繊維量

食品源	非でんぷん性多糖類（g/100g 生重量）		
	総NSP	不溶性NSP	水溶性NSP
リンゴ	1.7	1.0	0.7
オレンジ	2.1	0.7	1.4
バナナ	1.1	0.4	0.7
トマト	1.1	0.7	0.4
芽キャベツ	4.8	2.3	2.5
ベニバナインゲン	2.3	1.4	0.9
セロリ	1.3	0.7	0.6
ジャガイモ	1.1	0.5	0.6
ブラジルナッツ	4.3	3.0	1.3
クルミ	3.5	2.0	1.5
ピーナッツ	6.2	4.3	1.9

データ：Englyst *et al*., 1989。

リセミックインデックス（GI）の測定を行っている。食品のGIは，標準とする試料を摂取した後の血糖応答曲線下の増加面積として定義され，標準試料とグルコースとして当量の炭水化物を摂取した時の応答の標準に対するパーセンテージとして示されている（Jenkins *et al*., 1981）。食物繊維の研究は通常，一晩絶食した健常人を対象に行われている。この技術は，近年，数多くの改良がなされていて，注意深くコントロールされた時，この方法はGIに従って食品を分類することができるほど一貫した結果が得られることが示されている（Wolever *et al*., 2008）。繊維に富む複合炭水化物のGIは100%より低い傾向にあり，純粋なグルコースに比べてグルコースの吸収率が低いことが示されているが，作用機序は食物繊維の種類によって異なる。小腸でまったく消化されない細胞壁の場合，その存在はでんぷんに膵アミラーゼが接触することを妨げ，グルコースの遊離を緩慢なものとし，しばしば摂取したでんぷんの意味ある一部分を大腸に到達させる。これは消化の間，ほとんど完全な状態で細胞が維持されていることが示されているマメやその他のマメ科種子の場合にも極めて重要である（Wursch *et al*., 1986）。一般的に，小麦ふすまやその他の不溶性食物繊維がグルコースやでんぷんの試験食に添加された場合，グルコース代謝にほとんど影響を及ぼさないが，胃と小腸で粘液を形成する水溶性多糖類はグルコースの吸収を遅延させる（Jenkins and Jenkins, 1985）。これらの作用の主要メカニズムは，粘膜表面で上皮細胞に接する液層の粘性を増すためと思われる。高い流入率を維持するために，グルコースやその他の能動輸送される基質の濃度は，対流混合か，または非常に遅い拡散作用によって境界層内に維持されなければならない。もし高粘性によって腸管運動による物理的攪拌作用が阻害された場合，その影響により境界層の抵抗性が増して全体的な輸送率が遅延する（Johnson and Gee, 1981）。同様なメカニズムによってコレステロールの取込みも阻害され（Gee *et al*., 1983），そして，おそらく遠位回腸における胆汁酸の再吸収も阻害される。

多量栄養素の輸送と代謝に及ぼす食物繊維の影響とは別に興味深いのは，細胞壁の多糖類とフェノール複合体成分の両者が，胃や小腸内容物中のミネラル微量栄養素からイオン化したものや腸管内微量物質と結合することによって，それらの吸収利用性が減少する可能性があることである（Torre *et al*., 1991）。重金属や有機発癌性物質との消化管内での結合は，毒性に対して有益な防御機構であるかもしれないが，微量栄養素との結合は，栄養状態を非常に損なうことになるであろう。このタイプの相互作用は *in vitro* での実験や動物，ヒトでの研究によって示されていて，ペクチンのような電荷した多糖類が小腸管腔内で無機陽イオンを結合し，実験的条件下でそれらを結腸へと移動するが，ヒトのミネラル代謝において食物繊維自体が有害な影響を多く持つという客観的な証拠は少ない。しかし，フィチン酸塩（ミオ-イノシトール6リン酸塩）の多くは，未処理のマメ科植物種子，燕麦やその他の穀類の細胞壁多糖類と一緒に存在し，ミネラルに対して強い結合能を発揮して，ヒトでマグネシウム，亜鉛やカルシウムの吸収に影響して有意に利用性を減少させることが示されている（Hurrell *et al*., 2003）。食物中のフィチン酸含量は植物細胞内の内因性フィチン酸分解酵素の活性や外因性フィチン酸分解酵素による加水分解によって減少させることができる。このような処置は，ミネラル欠乏のリスクがある集団が摂取する食品の加工に利用することができるかもしれない（Troesch *et al*., 2009）。

食物繊維の代謝的影響

粘性多糖類グアーガムの長期間投与は，インスリン非依存性の真性糖尿病患者の血糖調整を改善する（Groop *et al*., 1993）。そして，これと同じような効果が低グリセミックインデックスになるようにデザインされた食事によっても得ることができる（Jenkins *et al*., 2008）。炭水化物摂取に対する血糖応答は，インスリン分泌が主たる決定因子である。グルコースの取込みは，インクレチン，グルカゴン様ペプチド1（GLP-1），胃抑制ペプチド（GIP）の放出を制御する。そしてこれらは，膵臓β細胞からのインスリン放出を促進し，膵臓α細胞からのグルカゴンの分泌を減少させ，上部消化管の運動を抑制するように働く。食物中の食物繊維の存在がこのシステムを変化させるという証拠はあるが，その作用機構も因果関係もよくわかっていない。例えば，ライ麦パンを食べた後のほうが，同量の白パン試験食を食べた後よりもインスリン，GLP-1，GIPの放出が低いことが示されているが，この影響は食物繊維レベルのためというよりも，むしろパンの物理的構造の違いに起因していることは明らかであった（Juntunen *et al*., 2002）。水溶性食物繊維を扱ったもうひとつの別の研究では，燕麦からの粘性多糖類であるβグルカンを試験飲料に添加するとグルコースの吸収が抑制され，インスリン，コレシストキニン，GLP-1，ペプチドYY（PYY）の放出を抑制することを示している。この例では，βグルカンを加水分解することによって，飲料中の総食物繊維含量に変化がないにもかかわらずこの効果が消失したという事実から，多糖類の粘性が重要であるということが確認された（Juvonen *et al*., 2009）。

遠位小腸には，消化管内のシグナルに応答してエンテログルカゴン，GLP-1やPYYを含めた制御ペプチドを循環血中に分泌する内分泌細胞が豊富にある。水溶性で粘性タイプの食物繊維は，おそらく十二指腸でのグルコースと脂質の吸収を遅延させることによって，遠位小腸のグルコースや脂質濃度を高くして，粘膜分泌細胞との相互作用によって，これらのホルモンの分泌を変化させることができる。ひとつの研究で，ヒトボランティアは異なる量の燕麦βグルカンが含まれる穀類製品を摂取した。その結果，対照食に比べて4～6gのβグルカンを含む食事を摂取した後に血漿PYYレベルが用量依存的に増加することが証明された（Beck *et al*., 2009）。そのような内分泌への影響の意義は，腸管運動や食欲に関係するPYYやその他の腸管ペプチドの調節的役割にある。特にPYYは実験動物の食餌摂取量の調節に影響するが，そのヒトにおける正確な役割は明らかではない（Neary and Batterham, 2009）。

ヒトにおいて，脂質代謝もまた食物繊維の摂取によって変化を受けるが，そのメカニズムもまたよくわかっていない。コレステロール代謝に及ぼす影響は，冠動脈心疾患の病因に対する食物繊維の役割であるため，特に興味深いので，以下により詳細に記述した。燕麦βグルカン，グアーガムやペクチンなどの水溶性多糖類は，ヒトにおいて低コレステロール血症効果を発揮することがよく推測されている。Brownら（1999）は無作為コントロール介入試験のメタアナリシスを実施した。そして限られた範囲ではあるが，介入試験に最も一般的に用いられている水溶性多糖類のすべてが1日に3gの水溶性繊維の摂取で約0.13mmol/Lの総コレステロールを減少させた燕麦βグルカンの場合と等しい量で同じように血漿コレステロールレベルを変化させたと結論づけた。これは比較的わずかな減少ではあるが，5.2mmol/Lという一般的に望ましいレベルと認められている血漿総コレステロールレベルの範囲にあることから，潜在的な有意性のひとつであろう。この最も可能性のあるメカニズムは，遠位小腸管腔内でこれらの多糖類の粘性が胆汁酸の再吸収を抑制し，糞便への胆汁排泄を増やすことである。この補充のために肝臓では血漿コレステロールプールからコレステロールを取り込んで胆汁酸塩の合成を増加する。実験的な試みで，種々のタイプの食物繊維が脂肪試験食を摂取した後，小腸から循環血に入るカイロミクロンの脂質組成を変化させることも示されている（Cara *et al*., 1992）が，混合食を摂取している自由に生活しているヒトにおいて，食物繊維の代謝的意義は明らかではない。

結腸直腸における影響

小腸を通過した後，食物繊維のすべての成分は回盲弁経由で近位結腸に流入する。最小限に維持されている細菌数で生理的に適応する数を守っている健康なヒトの上部消化管とは対照的に，結腸と直腸は細菌が棲みつきやすいように適応した。ヒトは草食動物に特徴的な大きな盲腸は持ってはいないが，近位結腸には約200gの細菌が入っていて，半流動状態の食物残渣，粘液やその他の消化管分泌物が発酵されている。ヒトの結腸に存在する異なる細菌種の数の推定値は異なるが，最も豊かな細菌の生態系のひとつとして知られている。存在している最も大きな単一グループはグラム陰性嫌気性のバクテロイデス（*Bacteroides*）属とビフィドバクテリア（bifidobacteria），エウバクテリア（eubacteria），ラクトバチルス（lactobacilli）やクロストリジウム（clostridia）などのグラム陽性菌である。この種の大部分を古典的な方法を用いて *in vitro* で培養することができないために，この複雑なものを完全に理解することは難しいが，新しい遺伝子技術は急速にこの状況を変えている（Streit and Schmitz, 2004）。

腸内細菌叢と宿主のヒトとは，ヒト生態学のあらゆる側面と同じように何千年以上もかけて進化してきた共生関係にある。食事中炭水化物のα結合だけを加水分解する内因性消化酵素とは違って，腸内細菌叢は，植物細胞壁成分のほとんどを分解することができるさまざまな配列の酵素を出している。宿主の利点は，食物繊維複合体の難消化性オリゴ糖や多糖類を酢酸，プロピオン酸，酪酸のような，その一部を代謝エネルギー源として再吸収して利用することができる短鎖脂肪酸へと消化できる細菌の作用にある。プロピオン酸は肝臓で代謝される。一方，酢酸は循環血に入り，種々の末梢組織のエネルギー源として利用される。結腸直腸の上皮細胞は酪酸を第一エネルギー源として利用するように適応されている（Roediger, 1980）。ヒトの体が食物繊維の発酵によってエネルギーを供給されていることは疑いのないことではあるが，総エネルギー必要量に対するエネルギーの正確な貢献度を測定することは難しい。食事中のエネルギー量は，タンパク質，脂質，炭水化物成分に個別に適用されたエネルギー変換係数を用いて計算され，それらを合計することによって食品や食事の総エネルギーを算出している。炭水化物のエネルギー換算係数は，一般にAtwaterの実験（Atwater and Benedict, 1902）に基づいた16.7kJ/g（4kcal/g）が用いられ，すべての炭水化物がグルコースとして吸収されて代謝されることを想定している。もし，食物繊維を食品や食事中の総炭水化物に含めた場合，エネルギー量は過大評価されることになり，一方，食物繊維がエネルギー量ゼロと仮定し，総炭水化物から差し引いた場合，エネルギー量は過小評価されることになる（Livesey, 1995）。植物性食品に含まれている非でんぷん性多糖類もさまざまなタイプの難消化性でんぷんも，それぞれ発酵されやすさが有意に異なるが，利用される。しかし，個々の多糖類に分別して測定をしない場合，特に繊維を重量分析のみで測定した場合は計算が困難である。実際には，8.4kJ/g（2.0kcal/g）の数字が混合食から供給される繊維のエネルギー量として現実的な近似値と考えられていて（Livesey, 1992），そしてこの数字は国際連合食糧農業機関（FAO, 2003）によって支持されている。しかしながら，これはあくまでも近似値であり，炭水化物が発酵されることによって得られるエネルギーは，おそらく結腸細菌叢組成や糞便の結腸通過時間が違うため個々人で異なるということを認識することが重要である（Wisker and Feldheim, 1990）。さらに複雑なことは，食事中の高レベルの食物繊維は，脂質やタンパク質からの代謝エネルギーの利用を減少させることが示されている（Baer *et al*., 1997）。

ヒト結腸内の細菌のほとんどは，炭水化物を利用することができるとはいえ，多糖類をすべて直接分解できるわけではなく，多くは腸内細菌コミュニティーのなかで，他の細菌種が初期分解した生成物を利用するように適応している。毎日ヒトの結腸に到達している発酵性炭水化物の量を定量することは難しいが，ヒトの食事は幅広いバリエーションがあるので，個人や集団の間で大きく異なっているということは明らかである（Stephen *et al*., 1995）。主に精製した炭水化物を摂取している西欧の人々の総食物繊維摂取量は少なくとも約20g と推定される（Cust *et al*., 2009）。発展途上国の人々の難消化性でんぷん摂取量は30〜40g 以上に及ぶと推定されているが（Stephen *et al*., 1995），これらの大部分は *in vitro* の実験による難消化性でんぷんの推定に基づいている。アイソトープトレーサー法を用いたヒトボランティアの試験で，Wang ら（2008）は，いくつかの精製されていない穀類食品中のでんぷんの25%ほどが，小腸内の加水分解を免れると報告した。こうして，ヒトの結腸に到達する発酵性炭水化物の50g を超える上限は，トウモロコシ粥（牛乳や水で煮た粥）を主食にしている南アフリカの農村部や都市部のような場所の人々にとっては可能であるように思われる（Ahmed *et al*., 2000）。

腸内細菌についてまだ解明されていないことがたくさんあるけれども，ヒトの代謝的健康のすべてにおいて腸内細菌叢が有用であることが認識されるようになり，正常な腸管機能を適切に維持するために腸内細菌叢が重要であることは疑いがない。摂取した食物繊維の量とタイプが糞便の嵩と通過頻度の決定要因であることも疑いがない（Stephen *et al*., 1986）。食物繊維の便通を促す効果の大きさは，摂取した多糖類のタイプによる。極端な例で，ペクチンのような水溶性の細胞壁多糖類は，細菌によって速やかに発酵される。もう一方の極端な例では，小麦ふすまのような木質化した植物細胞は細菌の酵素に耐性があり，少なくとも一部分はそのまま排泄されるであろう。食物繊維のすべての成分は，糞便の嵩をある程度増加するが，この便通を促す効果の大きさは，食品源によって明らかに異なる（表8.5）。ペクチンに比べて小麦ふすまの糞便嵩効果が5倍以上違うのは，小麦ふすまによる糞便量の増加が主に糞便マトリックス中にそのまま残ったふすまによる保水性に依存するものであり，一方，ペクチンのような発酵性多糖類による糞便量の増加が主に細菌細胞量の増加によるものであるという事実を反映している（Stephen and Cummings, 1980）。糞便嵩効果と同じように，食品中の食物繊維のその他の生理効果も，その他の情報なしに食品中の総食物繊維含量の単一の分析結果からだけでは予測することができない。

表8.5　ヒトボランティアが摂取した異なるタイプの食物繊維への応答として測定した糞便増加量の平均値と範囲

繊維のタイプまたは食品源	糞便重量の増加（g/g 摂取繊維）
小麦ふすま	7.2（3.0〜14.4）
果実と野菜	6.0（1.4〜19.6）
燕麦	3.4（1〜5.5）
豆果	1.5（0.3〜3.1）
ペクチン	1.3（0〜3.6）

データ：Elia and Cummings, 2007。

結腸に到達する難消化性炭水化物の組成は，そこに棲息する細菌の量だけではなく，ある程度，細菌叢の組成をも決定する。健康な場合，個々の腸内細菌叢は長期間にわたって比較的安定している。ほとんどの食物繊維のタイプは，現存する異なる細菌種の相対的割合に対する影響は少なく，細菌数の総体的増加を刺激するようである。しかしながら，特定のオリゴ糖は，ビフィズス菌種の増殖に対して選択的な刺激を与え，健康に対して有益であると考えられている。そして，このことがガラクトースやフルクトースのオリゴ糖を食事へ添加する基礎となり，そして，それらがプレバイオティクス（prebiotics）として知られるようになった（Gibson and Roberfroid, 1995）。

発酵は，多糖類の便通を促す効果を減少する傾向があるが，結腸内の発酵産物は非常に重要な効果を持っている。酪酸は結腸直腸の上皮細胞の代謝エネルギーを供給するだけではなく（Roediger, 1980），腫瘍細胞の分化を引き起こし，細胞分裂を抑制して，プログラムされた細胞死（アポトーシス）を誘導する。これらの現象のすべては *in vitro* で広範囲に研究されている。同じ現象が健全なヒトの消化管で発現しているとしたら，それらは消化管上皮から前癌細胞を除去する有益な効果であるかもしれないが（Johnson, 2001），これは推測の域を出ない。*in vitro* で脱アセチル化酵素を阻害することによって発現するこれらの効果は，酪酸の抗発癌作用と一致するが，健全なヒトの消化管でも生じている現象かどうかはまだ明らかではない。前述したように，粘性のある繊維による栄養素の吸収阻害は，初めのうちはGLP–1の放出を抑制するけれども，炭水化物の発酵によって産生される酪酸や酢酸は，結腸粘膜の内分泌細胞からのGLP–1やPYYの放出を刺激する。そして，このことがヒトの代謝へ影響するもうひとつのメカニズムかもしれない。酪酸や酢酸の刺激によって分泌されたGLP–1は，ヒトのインスリン感受性を増加させる可能性が示唆されているが，このメカニズムの生理的重要性を十分に評価するためには，ヒトボランティアによるさらなる研究が必要である（Freeland and Wolever, 2010）。ヒトの健康において，食物繊維の発酵によって産生される酪酸やその他の短鎖脂肪酸の生理的重要性に関する研究は継続されている。

炭水化物の発酵によるその他の主な分解産物には放屁ガスに含まれる水素，メタンや二酸化炭素がある。グアーガムのようなサプリメントを摂取したり（Bianchi and Capurso, 2002），あまりにも急激に食物繊維摂取量を増やそうと試みたりして，過剰にガスが産生されると，あるヒトには膨満感や苦痛を引き起こすかもしれない。しかしながら，多くの場合，細胞壁由来の長鎖多糖類の発酵よりもむしろ，主にマメ科植物種子に見いだされているスタキオースやベルバスコースのようなオリゴ糖の発酵によって，より極度の放屁が引き起こされる（Suarez *et al*., 1999）。

疾病の管理と予防における食物繊維

食物繊維仮説の創設者は，西欧の工業社会の人々が複合的な炭水化物食品由来の食物繊維が不足しているために慢性的な栄養不良になっており，そのような食事にうまく適応することに対するヒトの無力さが，さまざまな消化器系疾患や代謝性疾患の有病率を説明していると信じていた。Burkittは「われわれが変えた環境的歯車は，変化させることができないわれわれの遺伝子構造ともはや調和的に噛みあわない」と述べている（Kritchevsky and Bonfield, 1997）。現代のライフスタイルのさまざまな状況に対する先進社会の人々の不適応を表すこの一般的なパラダイムは，生物医学科学者の間で発展し続け，そして，信頼性を増し続けているが，この文脈のなかで食物繊維の明確な役割は不確実なままである。この項では，非感染性疾患の主なタイプの決定要因に対する食物繊維の重要性のエビデンスを簡単に論評する。

糖尿病とメタボリックシンドローム

食物繊維の不足が２型糖尿病の病因となっているかもしれない可能性への関心は，Trowellらの研究による食物繊維仮説の進展の極めて初期から始まった（Trowell, 1972a）。われわれがみてきたように，腸管から循環血へのグルコースの輸送率は未消化の細胞壁の存在と小腸管腔内に分散する特定の水溶性多糖類によって変化を受ける。食物繊維の有益性に関する初期の理論的議論のいくつかを支持する疫学的研究が近年報告され，そして，たとえこれらの効果が不確かでメカニズムがわからないとしても，実験的条件下で明らかになった生理的効果を集団レベルで明らかにした重要な結果を有する強力な証拠を提供している。２型糖尿病はしばしば，インスリン抵抗性による耐糖能異常，血漿LDLコレステロールの上昇，血圧の上昇，軽度の全身性炎症が増加している徴候など，メタボリックシンドロームと総称される肥満に関連する臨床的異常の組合わせによって先行されるということがますます明らかになってきた。驚くべきことに，食物繊維の摂取は，これらの異常のすべてに対する予防と関連があるというエビデンスが次々と報告されている。

Salmerónらは，男性（Salmerón *et al*., 1997a）および女性（Salmerón *et al*., 1997b）で，グリセミックインデックスおよび日常の食事中の食物繊維含量と２型糖尿病発症リスクとの関係を調査するために６年間を追跡調査する前向き研究を行った。男女ともに，発症リスクに対して高グリセミックインデックスは悪影響，穀類繊維の摂取は予防効果があった。高グリセミックインデックスと穀類繊維の低摂取量が合併した影響は疾病のリスクを倍増させた。ごく最近，de Munterら（2007）は，看護師健康調査ⅠとⅡに参加した161,737人の健常なアメリカ人女性のコホート研究で，全粒穀類，ふすまや穀類胚芽の摂取量を調査したところ，12～19年の追跡調査で6,486例の２型糖尿病を確認した。交絡因子と体格指数（body mass index：BMI）で調整後，全粒穀類高摂取者の２型糖尿病の相対発症リスクは，NHS1コホートで0.75（95% CI 0.68–0.83），NHS2コホートで0.86（95% CI 0.72–1.02）であった。保護効果は穀類ふすまで同様であったが，穀類胚芽では有意ではなかった。以前に報告された他の４つの研究とメタアナリシスでこれらのデータを結合することによって，著者らは，全粒穀類成分を１日２回16g投与することによる全粒穀類摂取の増加が２型糖尿病リスクの21%（95% CI 13%–28%）減少と関連があると結論づけた。もちろん，ふすま摂取との相関関係に矛盾はないが，“全粒穀類”には食物繊維以外の多くの成分が含まれるので，細胞壁多糖類の直接的保護効果を証明するものではないということを注意すべきである。

最近の前向き研究では，癌と栄養のthe European Prospective Investigation of Cancer and Nutrition（EPIC）でSluijsらが37,846人のオランダ人を対象に炭水化物摂取と糖尿病リスクとの関係を調査した（Sluijs *et al*., 2010）。食物摂取量データは，総炭水化物，総でんぷん，グリセミックインデックス（GI）やグリセミックロード（炭水化物製品摂取と平均GI）を計算するために用いられた。追跡調査の10年後，915例の２型糖尿病が確認された。総炭水化物摂取量，でんぷん，そしてグリセミックロードのすべては糖尿病リスクと正の相関関係にあったが，それらは総食物繊維摂取量とは逆の関係にあった（危険率＝0.92；95% CI：0.85，0.99）。

概して疫学的データは，精製した炭水化物に富む食事は，高いGIと低い食物繊維含量をもたらし，２型糖尿病のリスクを増加させ，逆に，食物繊維の高摂取は保護的であるという概念を支持している。しかしながら，短期間の実験的研究では，最も効果的にグルコース吸収とインスリン応答を減弱させるのが粘性水溶性繊維であるのに対し，疫学的データは不溶性の穀類繊維の日常的摂取が最も強く２型糖尿病リスクを減少するという解明していかなければならないひとつのパラドックスがある（Schulze *et al*., 2007）。おそらく疫学的研究において，食物繊維の摂取量は単に食事中の何か他の保護的成分や特性を表す代理的な指標となっているにすぎない。これらは不溶性食物繊維投与による短期的な介入試験でも過体重の被験者のインスリン感受性を改善できることを示す実験的データ（Weickert *et al*., 2006）であるが，使用した食物繊維そのものが与える効果は，小腸でのグルコース吸収におけるどの直接的影響とも独立しているように思う。

１つの興味深い可能性は，集団レベルで食物繊維摂取が２型糖尿病の危険因子となっている軽度の全身性炎症を減少させることによって作用しているのかもしれないということである（Kolb and Mandrup-Poulsen, 2010）。この仮説の直接的な証拠として，食物繊維摂取とＣ反応性タンパク質（CRP）との相互関係に関する研究がある。CRP は，腹部肥満に関連して慢性炎症に感染したさまざまな病状に応答して肝臓で合成される血液タンパク質である。CRP は感染に対する免疫応答のなかで特別な機能的役割を持っていて，一般的な炎症状態の臨床指標として幅広く利用されている。CRP の慢性的な高値は，糖尿病や心血管疾患の危険要因である。一般の人々を対象にした疫学的研究で，食物繊維摂取量が血清 CRP 値と逆相関関係にあることを明らかにしている。例えば，Ajaniら（2004）は，アメリカの国民健康栄養調査1999～2000（NHANES）のデータを用いて，食物繊維摂取量が五分位最低のヒトに比べて五分位最高のヒトではCRP が異常な高値（＞3.0mg/L）であるオッズ比が0.49（95% CI 0.37-0.65）であったことを示した。フィンランド糖尿病予防研究で Herder ら（2009）は，さまざまなライフスタイルの側面を調査して，体重減少で調整後，食物繊維摂取量と身体活動の両方で，独立的に CRP の減少と関連あることを推測した。食物繊維摂取と CRP の間の因果関係の信頼性は，食物繊維による介入研究で強化された。North ら（2009）は，系統的レビューのなかで，食物繊維を毎日3.3～7.8g/MJ エネルギーの用量で摂取させて統計的に有意に CRP 濃度が25～54%減少したと報告した６～７の介入試験を明らかにした。しかし，全身性炎症を改善する食物繊維の作用メカニズムはわからないが，現時点で，食物繊維と体重との間の関係を切り離して考えることは難しい。

肥　　満

一般に，疫学的研究は，食物繊維摂取量は成人の BMI と逆の関係にあることを支持する傾向にあるが，因果関係の実験的証拠は曖昧なままである。集団研究において，BMI が正常範囲の個々人の食物繊維の平均一日摂取量が過体重または臨床的肥満者よりも有意に低いことを示している（Alfieri *et al*., 1995；van de Vijver *et al*., 2009）が，これは必ずしも食物繊維の摂取が体重増加に対して直接的影響を持っていることではない。因果関係を調査するために前向き研究の使用は部分的に成功している。Koh-Banerjee ら（2004）は，８年以上にわたり，40～75歳の27,082人のアメリカ人男性の食事摂取量と自己申告の体重増加量を調査した。多変量解析の結果は，全粒穀類の摂取量が40g/日，増加するごとに体重増加量が0.49kg 低くなるというように，全粒穀類と体重増加の間に統計的に有意な逆相関関係を示した。20g/日，摂取量が増加するごとに体重増加が約0.36kg 減少するというように，食事中の穀類ふすまの存在を独立的に関連づけた体重増加量の減少も明らかにされた。それゆえに，著者らは，体重における全粒穀類の影響は，食物繊維と穀類粒のその他の同定されていない構成要素の両方によるものと推定した。Liu（2003）は，看護師健康研究に登録されたアメリカ人女性の大規模なコホート研究で全粒穀類と食物繊維摂取量を研究し，同様な結論に達した。それとは対照的に，大規模なデンマークのコホート研究では，共変量で調整後に，体重増加と食物繊維摂取量との間の相関関係を明らかにすることができなかった（Iqbal *et al*., 2006）。

食物繊維の摂取量増加が直接的にヒトの体重減少を引き起こすという仮説を試験するための介入試験が設計され，いろいろな発見があった。公表された研究のレビューのなかで，Howarth ら（2001）は，エネルギー摂取量が一定に維持されたほとんどの介入研究において，水溶性食物繊維か不溶性食物繊維のどちらか一方の摂取の増加が食後の満腹感を増大させ，このことが体重減少につながったと結論づけた。エネルギー摂取量がコントロールされなかった研究では，平均摂取量４g/日の繊維の付加がエネルギー摂取量を減少させ，3.8か月以上で1.9kg の体重の減少につながった。胃排出と満腹感に対する効果に最もよく効くことが示されている水溶性繊維タイプであることが明確なサプリメントによる介入研究であるにもかかわらず，これはいつも成功していない。Howarth ら（2003）は，水溶性で，発酵性の非でんぷん性多糖類であるペクチンとβグルカン，または，水溶性であるが，非発酵性の多糖類であるメチルセルロースのいずれか一方を含んでいるサプリメント27g を３週間，11人の男性と女性に与え，その影響を調査した。彼らは，エネルギー摂取量，体重，または体脂肪に対して有意な影響がなかったと報告した。Pittler と Ernst（2001）は，水溶性で粘性があり，そして発酵性多糖類であるグアーガムでの介入研究のメタアナリシスを行い，詳細な統計解析のために適切であると判断された11の試験のデータをもとにして，ヒトの体重減少における効果の全般的な証拠がなかったと結論づけた。彼らは，不快な消化管への副作用の相当数がこのような研究に用いられているレベルでのグアーガムサプリメントの定期的な摂取に関連していることも報告した。

全般的に，疫学的なエビデンスは，欧米諸国で比較的繊維が豊富な食事の摂取が成人の低いBMIと関係していることを示しているが，エネルギーの摂取や代謝に対する食物繊維の直接的な影響に帰することができるかどうかは明らかでない。食物繊維や食物繊維を高レベルに含んでいる食品はエネルギー密度が低く，精製された炭水化物食品よりもたいてい嵩がある。これは，比較的少ないエネルギーの摂取で満腹感を感じさせる結果につながるかもしれない。そして，繊維の高摂取が大きな食後満腹感に関係するという一般的な概念がもっともらしく思う。しかし，調査のなかで，自分で選択したヒトの食事は複雑であり，すべての変動要因を補正することが難しいため，この一般的な仮説を試験することが非常に困難である（Elia and Cummings, 2007）。いずれにせよ，実験条件下でヒトの食欲調整に及ぼす食物繊維の直接的な影響を一貫して説明することが難しいことが判明した。

高 血 圧

いくつかの無作為化介入試験は，食物繊維の補充がヒトの血圧を低下させる効果的な手段であるという仮説を検討した。独立した2つのメタアナリシスはこの問題を調査し，高血圧の被験者と非高血圧の被験者において，食物繊維サプリメントが血圧を低下させる手段として有効であると結論づけた。Wheltonら（2005）は，全般的に食物繊維サプリメントは，拡張期血圧を有意に−1.65mmHg（95% CI −2.70〜−0.61）低下させ，収縮期血圧を有意ではないが−1.15mmHg（95% CI −2.68〜−0.39）低下させると推定した。Streppelら（2005）は，1日当たり11.5gの食物繊維の平均投与量で収縮期血圧を約−1.13mmHg（95% CI −2.49〜−0.23），拡張期血圧を約−1.26mmHg（95% CI −2.04〜−0.48）低下させると結論づけた。この効果は，高齢期高血圧被験者で，より長い試験期間で大きかったが，作用メカニズムについてはほとんど調査されないままである。これらの血圧低下は小さいように思うけれども，アメリカの人々の平均収縮期血圧のわずか2.0mmHgの低下が冠動脈心疾患による年間死亡率を4％，脳卒中の死亡率を6％減少させると推定されている（Stamler *et al*., 1989）。

心血管疾患

実験的条件下で，ヒトの心臓血管生理にリンクしていくつかの代謝的要因を変化させる食物繊維の能力は，食物繊維の豊富な食事が冠動脈心疾患（CHD）のリスクを減少させるかもしれないという可能性として注目され続けている。この問題と取り組んでいるほとんどの大規模な前向き研究では，保護的効果に対するよいエビデンスを得ている。Pereiraらは10の系統的解析研究からのデータをまとめた（Pereira *et al*., 2004）。これらの研究には，91,058人の男性と245,186人の女性を含み，CHDの症例が総計5,249例，そして追跡期間中に2,011人が死亡したという事例が含まれる。分析した研究のそれぞれにおいて，食事摂取量は質問票を用いて測定し，総繊維摂取量および穀類，果実そして野菜からの繊維摂取量を推定した。交絡因子の調整後，それぞれ総食物繊維摂取量の10gの増加は，冠動脈疾患発症リスクの14％減少，CHDによる死亡リスクの27％減少と関係があることが見いだされた。穀類繊維と果実繊維は同じ程度の予防効果があったが，野菜からの繊維に明らかな予防効果がなかった。プールされたデータによる大規模研究の調査結果は穀類と果実由来の食物繊維摂取量が最も高い五分位の人たちは，最も低い五分位の人たちに比べて心血管疾患による死亡リスクが低かったというごく最近の日本のコホート研究（Eshak *et al*., 2010）を含めて，その他の小さいスケールの研究の調査結果とおおよそ矛盾がない。CHDによる死亡に対する穀類繊維の予防効果は，2型糖尿病と推定されたことによってすでに心血管疾患のリスクが高い患者に対しても広げられると思われる。看護師健康調査に登録されたなかで，アメリカの7,822人の糖尿病女性に対する前向き研究でHeら（2010）は，全粒穀類摂取とCHDによる死亡との関係を調査した。全粒穀類，穀類繊維，ふすまや胚芽の摂取量が最低五分位の対象者に対して最高五分位の対象者を比較すると，高摂取者はすべての原因による31％に及ぶ低い死亡率であった。交絡因子の調整後，すべての病因やCHD死亡率の両方に対するふすま摂取による統計的に有意な予防効果が確認された。CHDに対する食物繊維の保護的効果を支持するコホート研究からの一貫したエビデンスは強い印象を与えるが，そのようなデータを解釈する時には，相互関係は因果関係を証明するものではないということを意識しておかなければならない。食物繊維摂取量は集団レベルの精度で測定することが難しく，摂取量は長年の追跡調査の間に変化するかもしれない。そして，繊維は単にそれが関係づけられているその他の食事や環境要因の指標として使われるだけかもしれない。そのような交絡因子を統計学的に調整することは難しく，そして，異なる食事源からの繊維の有効性が実際に異なるかどうかを評価することは特に困難である。理想的にいえば，無作為化介入試験は，繊維がCHDを予防するという仮説を試験するために使用されるべきであるが，そのような実験は極めて難しく，実施したとしても結論が出ないであろう。この問題に対するひとつの提案は，すでに心疾患で治療を受けている患者の梗塞形成の再発を測定することである。CHD歴のある2,033人の男性のグループを食事に対するアドバイスを受けないグループと魚，食事性油脂や穀類繊維の食事摂取量に対してアドバイスを受けるグループのどちらかに割り当てた“食事と再梗塞の試み（the Diet and Reinfarction Trial：DART）”はひとつの例である。2年後，さらに穀類繊維を摂取するようにというアドバイスの順守は，アドバイスを与えられたヒトの平均一日摂取量がアドバイスなしのヒトの9gに比較して15gであったことはよかったが，心血管の再梗塞のリスクを低減しなかった（Burr, 2007）。疫学が正しく，食物繊維がCHDに対して確かに保護的であると仮定して，保護メカニズムはおそらく長い期間にわたって作用し，病状が完全に定着する前に容易に始められるということがこれから得られた唯一の結論である。

便秘と関連する疾患

食物繊維が健常な被験者の糞便頻度と嵩を増加するということはよく確認されているので，便秘の症状と合併症を治療するために有効である可能性があると結論づけることは自然である。広く受け入れられている診断基準に従うと，便秘は排便が週3回未満で，硬い便，残便感，過度のいきみを日常的に体験している患者の病的状態としてみなすことができる（Drossman, 2006）。このような患者は通常，食物繊維の摂取を増やすことをアドバイスされ，そして，オオバコ属オオバコ（*Plantago psyllium*）種子から得られたオオバコ種子殻をもとにして作られた製剤を処方されるであろう（Lennard–Jones, 1993）。そして，それは有意に症状を改善させることが示されている（Fenn *et al*., 1986）。疫学的なエビデンスでは，自分で選択した食事で食物繊維をたくさん摂取することは一般の人々の便秘の発症率の低減と関係している（Dukas *et al*., 2003）という結論を支持するが，フィールドは最も効果がある繊維のタイプとそれらの作用メカニズムを明らかにするために，さらに無作為化介入試験を必要としている。

憩室症とは，血管の貫入部位で結腸の筋肉壁を貫く憩室隆起と呼ばれる小さな突出で，よくある状態である。それは，Burkittらによって最初に調査された田舎のアフリカ人集団よりも西欧の集団ではるかに一般的であり，加齢に強く関係している。これは食事中の繊維の慢性的不足に起因する主要な疾患のひとつであり（Painter and Burkitt, 1971），それは便秘に関係して結腸内圧の増加によって引き起こされると長い間考えられてきた。食物繊維をたくさん摂取することによってアメリカ人男性集団の憩室症を予防するという仮説を支持するよい疫学的エビデンスがある（Aldoori *et al*., 1998）。しかし，それらは，食物繊維の摂取量を増やすことが，診断された疾病の管理にいくらかの価値があるという程度のわずかなエビデンスであると思われる（Tursi and Papagrigoriadis, 2009）。

過敏性腸症候群

“過敏性腸症候群（irritable bowel syndrome：IBS）”という用語は，多彩な症状を持っている，よく起こる機能性腸疾患に使用されている。その一番の特徴は，臓器に原因をみつけることができず，排便習慣の変化に伴った腹痛である。ヨーロッパと北アメリカでの有病率は一般的に成人人口の約10%である。しかし，診断基準は不確実である。それは研究と健康管理プロバイダーから報告された半数の人との間で異なるからである（Hungin *et al*., 2005）。IBSの疝痛と便秘の頻繁な発症の両方が腸管運動の混乱を触発するが，IBSが食物繊維不足の疾病であるという説得力のあるエビデンスがなく，そしてその状況を引き起こす原因もわからない。それにもかかわらず，多くの一般の開業医/家庭医はこの症状の治療のために食事のアドバイスを与え，IBSに対する臨床的な基礎がよく確立されていないにもかかわらず，高繊維食品やサプリメントから食物繊維摂取量の増加をしばしば処方されている。

IBSの治療にはさまざまなタイプの食物繊維が用いられるが，最も一般的なものに，われわれが認めているように，不溶性で発酵されにくいが，よい緩下剤の特性を持っている小麦ふすまと，可溶性が大きく，部分的に発酵されるオオバコ種子殻がある。オオバコ種子殻は，病院の処方で膨張性緩下薬として使用され，また機能性食品の構成成分としても使用されているが，伝統的な飲食物にはみられない。系統的レビューのなかでBijkerkら（2004）は17の無作為化試験を分析し，これらは特に便秘を伴う患者のIBSの全体的な症状に対して統計学的に有意に食物繊維の有益な効果の根拠であるが，苦痛軽減に対しては根拠とならないと結論づけた。有益な効果は水溶性繊維に限られた。小麦ふすまは統計的に有益な効果を有しておらず，いくつかの研究のなかでは，以前に報告されていた影響（Lewis and Whorwell, 1998）であるが，わずかな症状悪化がみられた。より最近のプラセボ対照介入試験の分析で，Fordら（2008）は，オオバコ種子殻にはプラセボよりも有意な効果があったが，小麦ふすまにはなかったと結論づけた。これらの結論は，現在さらなる無作為化プラセボ対照試験で確認されている（Bijkerk *et al*., 2009）。

消化管の癌とその他の部位の癌

Burkittによって提案された結腸直腸癌に対する食物繊維の推定的な予防効果のメカニズムは，主に未消化多糖類の緩下剤的特性による物理学的なものであった。Burkittは，伝統的な食事を摂取している田舎のアフリカ人の正常な排便習慣はイギリスやその他の工業国で観察されている排便習慣と非常に異なるということを述べている。彼はヒトにとって正常な排便習慣は軟らかい嵩のある便が頻繁に通過することであり，西欧の食事パターンは慢性便秘になりやすく，それゆえに糞便の流れのなかの発癌物質に結腸を長いことさらすことになると述べた。われわれが観察してきたように，食物繊維を多く摂取すると嵩のある糞便になり，より頻繁な排便になる。Cummings らによる影響力のある論文（Cummimgs *et al*., 1992）は，多くの集団群にわたって糞便重量と結腸直腸癌発症率との間に逆相関があるという証拠を提供したが，われわれはこれらの相関関係が原因となるメカニズムを反映しているか，確信することができない。

食物繊維仮説が提唱されて以来，長年にわたり，結腸直腸癌の病因についてたくさんのことがわかってきた。この疾病は現在，正常な細胞の増殖と分化に進行性の混乱を導く複合的な突然変異と増殖中の結腸直腸上皮細胞の遺伝子発現の長期間にわたる変化に起因していることが知られている。糞便の流れのなかの変異原性物質によって部分的にもたらされるこれらの変化は数十年にわたって生じ，肥満，インスリン感受性や身体活動に関係する代謝的リスク要因へと繋がっていくと考えられている（Johnson and Lund, 2007）。繊維の嵩効果と緩下剤効果は別として，繊維は肥満，インスリン抵抗性，そして，メタボリックシンドロームの他の側面のリスクを減少することによって，保護的効果を発揮しているのかもしれない。もうひとつの可能性は，糞便の流れのなかに結腸直腸上皮細胞の増殖・分化，そしてアポトーシスを調節する酪酸を供給することであり，西欧の食事は，上皮のホメオスタシスを維持するために十分量の酪酸が産生されるに足るだけの量の発酵性炭水化物が不足しているので，最適以下であるのかもしれない（Scharlau *et al*., 2009）。

食物繊維仮説が正式に認識されて以来，繊維が結腸直腸癌のリスクを減少できるメカニズムに対するわれわれの理解は年々深まってきているとはいえ，仮説を支持する疫学的なエビデンスが確立されないというパラドックスのようなものがある。例えば，88,757人の中年北アメリカ女性の大規模前向き研究のなかで，Fuchs ら（1999）は繊維の保護的効果はないと述べている。同様に，Pietinen ら（1999）と Terry ら（2001）はそれぞれ，フィンランド人男性とスウェーデン人女性を対象にした前向き研究で，繊維摂取によるどの予防効果も検出できなかった。それに対して，非常に大規模な癌と栄養のヨーロッパ前向き調査（European Prospective Investigation of Cancer and Nutrition：EPIC）プロジェクトは，はるかに多い確実性を持っている。EPIC は，同じ食事を摂取している比較的小さい集団グループで実施されている前向き研究の限界を克服するために計画された。519,978人のコホートはそれぞれ地理的にも文化的にも別個な西欧諸国から抽出し，それはいろいろな供給源からの繊維摂取量が非常に幅広い範囲を包含している。Bingham ら（2003）は，食物繊維摂取量が五分位最下位（平均15g/日）に比べて五分位最高位（平均35g/日）は，結腸直腸癌の相対リスクが0.58（95％ CI 0.41–0.85）であったと推定した。例数を増したその後の分析で，これらの結果が確認された（Bingham, 2006）。EPIC コホートにおいて，著者らは繊維摂取の五分位のそれぞれが増加するたびに結腸直腸癌が約９％有意に減少した（$p<0.001$）と結論づけ，そしてその保護的効果は植物食品からの葉酸摂取の交絡効果のためであったかもしれないという可能性が確かめられて除外された（Bingham, 2006）。EPIC 研究は，相互作用のメカニズムは明らかではないが，赤肉摂取に関係して増加した結腸直腸癌のリスクは，比較的大量の食物繊維も摂取した被験者においておおよそ減少したというエビデンスも提供した。

系統的レビューにおいて，大規模コホート研究の結果は，研究した被験者の数を最大にするためにプールされたもので，実質的に全体的な分析の統計的検出力を高める。Park ら（2005）は，この分析が EPIC 研究を含んでいなかったとはいえ，総合725,628人の参加者と8,081例数を得るために13のコホートをプールした。この分析は，繊維摂取の五分位最下位と比較して五分位最高位ではリスクが統計学的有意に16％減少したが，データをその他の危険因子で調節した時，この差は６％だけの減少となり，統計的有意差がなくなった。総人口の11％の１日当たりの繊維摂取量が10g 以下の人はその他の人々よりも統計的に大きなリスクが示されたとはいえ，これらが用量依存的相関関係にあるとする全体的な証拠はなかった。ごく最近の食物繊維と結腸直腸癌の系統的レビューに，EPIC を含む８つの研究の正式なメタアナリシスに基づく2007年癌研究基金（World Cancer Research Fund/American Institute for Cancer Research, 2007）がある。結果は１日当たり10g の繊維摂取量が増加するごとに約10％リスクが減少するというように，用量依存性の保護効果を示した。調査員団の全体的評価は，その他の危険因子を完全に除外することができなかったため，交絡効果があるとはいえ，食物繊維を含む食品は“おそらく結腸癌から保護する”というものであった。

結腸直腸癌は，結腸直腸粘膜の比較的一般的な前癌性病変である腺腫様ポリープから発達する。内視鏡による小さな前癌性ポリープの除去はルーチンの予防策であり，ポリープの再発リスクを低減することを目的として，ポリープ切除後にいろいろなタイプの食物繊維をサプリメントとして与えている数多くの介入試験がある。これらの研究は，女性よりも男性のほうにより効果があったとか，いくつかの研究では小さい保護効果が隠されたかもしれないというように，いくつかのエビデンスがあったが，繊維サプリメントの保護効果の明確なエビデンスを出した研究はない（Jacobs *et al*., 2006）。続発した腺腫癌の末期という限られた時間枠だけに的をしぼった研究のように，すでに結腸直腸癌の発病が確定した中年の人に焦点を当てていたり，また寿命の延長という食物繊維の高摂取の大きな保護効果を排除していない研究であったりと，議論の余地がある。

食物繊維の悪影響

ヒトにおいて，食物繊維の悪影響がいくつか認証されている。食物繊維の摂取量が増加すると腹部不快感や膨満感を引き起こすかもしれないということがいわれているが，その影響はほとんどの人で軽度で一時的に発生する。発酵性のフルクトース多糖類（Bruhwyler *et al*., 2008）や難消化性マルトデキストリン（Storey *et al*., 2007）を用いたよくコントロールされた研究では，健常な被験者によって比較的軽度な症状のみ報告されている。ミネラルの状態に対する高繊維食で起こりうる悪影響は以前に言及されているが，いくつかの食品で密接に関係している多糖類というよりもむしろ，ほとんどフィチン酸のためであると考えられる。小麦ふすまを尋常でないほど多量に摂取したために腸閉塞を発症したという随時報告がある。これらは通常，もともと存在している消化管異常に関係しているが，随時報告は，他の正常な消化管に閉塞を引き起こすには，かなり多量のふすまを摂取することで起こりうるかもしれないと示唆している（Harries *et al*., 1998）。“体重減量ピル”の形で市販されているグアーガムのような他のタイプの食物繊維を摂取したことによる食道閉塞もまた，随時報告にある（Seidner *et al*., 1990）。

急速な発酵を受ける多糖類やオリゴ糖を含む食物繊維の定義の拡張に対するひとつの興味深い議論が，GoodladとEnglystによって進められている。彼らはゆっくり発酵される細胞壁多糖類からの酪酸の供給は有効であるかもしれないが，急速に発酵される基質からの酪酸の非常に多量の産生は，癌の発生を抑制するというよりもむしろ促進してしまう程度に結腸の粘膜細胞増殖を亢進するかもしれないということを示唆した（Goodlad and Englyst, 2001）。この議論は，実験動物を用いた研究によってある程度裏づけられているが，発酵性炭水化物がヒトに対してもそのような脅威を引き起こすという証拠はない。

将来の方向性

定義や測定の多くの問題はさておいて，食物繊維仮説のすべての創始者が共有化している本質的な認識は，豊かな工業社会の人々の食物繊維摂取量があまりにも低すぎるということである。これは，公衆衛生機関による40年にわたる研究・議論・広告や社会的運動が行われた後の今日にもほぼ同じことがいえるという印象的な事実である。2002年に，アメリカ科学アカデミー医学研究所（Institute of Medicine, 2002）はアメリカの総食物繊維食事摂取基準を発表した。12か月齢以上の健常な人の目安量（adequate intake：AI）は14g/1000kcal/日と見積もられ，これは中年男性で約38g/日，女性で25g/日に相当する。それに対して，食物繊維の実際の平均摂取量は，アメリカ人の成人で15g/日と推定される。イギリスでは，保健省によって設定された食物繊維（NSPとして定義）の推奨量は18g/日（DoH, 1991）で，この量はAOAC法によって測定した約24gと同等である。それに対して，2003年の国民栄養調査結果によれば，成人の毎日の推定摂取量は男性で15.2g/日，女性で12.6g/日だけであった（Henderson *et al*., 2003）。食物繊維摂取の高い平均摂取量は，ヨーロッパのいくつかの国にみられるが，工業国のほとんど全域にわたって，推奨レベル以下に有意に低下しているのが食物繊維の一般的な傾向である（Buttriss and Stokes, 2008）。加工食品，乳製品や肉が豊富な西洋型の食事では，果実，野菜や加工度の低い穀類食品からの繊維が少なくなる傾向にあることは，おそらく避けられないことであろう。食物繊維摂取推奨量を達成するために，消費者は繊維が豊富な加工食品やいろいろな種類のサプリメントを頼りにする必要があるだろう。コーデックス委員会の勧告によれば，3g/100g含んでいれば繊維源として認められ，6g/100gまたはそれ以上含んでいる場合には高繊維として表示することができる（FAO, 2010）。これらの基準を満たす，または基準を上回るおいしい食品の創出はかなりのチャレンジであり，食品技術者はますます新しい炭水化物重合体を使用するであろう。しかし，繊維の単純な分析値を超えた要求と食物繊維のコーデックス委員会の定義が求めているように，そのような新しい炭水化物重合体が“健康に有益な生理的影響を持つ”ことを証明するには，さらに大きな課題がある。繊維の高摂取がメタボリックシンドロームの危険因子の減少と関連していることを示している疫学的研究から発展しているエビデンスは，肥満やその共存症への懸念が高まってきている工業国にとって特に意味のあることである。それゆえに，いかにして食物繊維が消化管を超えてヒトの代謝と相互に作用しているかという生理的メカニズムをより詳細に探究することと，ヒトの食物連鎖のなかで現在利用されている食物繊維の多くの新しい組成を分析することは，ヒトの健康にとって最も有益なことであり，実験的研究を継続する必要がある。

（星　清子訳）

推奨文献

Asp, N.G., van Amelsvoort, J.M.M., and Hautvast, J.G.A.J. (1996) Nutritional implications of resistant starch. *Nutr Res Rev* **9,** 1–31.

Elia, M. and Cummings, J.H. (2007) Physiological aspects of energy metabolism and gastrointestinal effects of carbohydrates. *Eur J Clin Nutr* **61** (Suppl 1), S40–S74.

McCleary, B.V. and Prosky, L. (2001) *Advanced Dietary Fiber Technology*. Blackwell Science, Oxford.

Selvendran, R.R. (1984) The plant cell wall as a source of dietary fiber: chemistry and structure. *Am J Clin Nutr* **39,** 320–337.

Spiller, G.A. (2001) (ed.) *CRC Handbook of Dietary Fiber in Human Nutrition*, 3rd edition. CRC Press, Boca Raton, FL.

[文　献]

Ahmed, R., Segal, I., and Hassan, H. (2000) Fermentation of dietary starch in humans. *Am J Gastroenterol* **95,** 1017–1020.

Ajani, U.A., Ford, E.S., and Mokdad, A.H. (2004) Dietary fiber and C-reactive protein: findings from national health and nutrition examination survey data. *J Nutr* **134,** 1181–1185.

Aldoori, W.H., Giovannucci, E.L., Rockett, H.R., *et al.* (1998) A prospective study of dietary fiber types and symptomatic diverticular disease in men. *J Nutr* **128,** 714–719.

Alfieri, M.A., Pomerleau, J., Grace, D.M., *et al.* (1995) Fiber intake of normal weight, moderately obese and severely obese subjects. *Obes Res* **3,** 541–547.

Asp, N.G. (1987) Dietary fibre – definition, chemistry and analytical determination. *Mol Aspects Med* **9,** 17–29.

Asp, N.G., Johansson, C.G., Hallmer, H., *et al.* (1983) Rapid enzymatic assay of insoluble and soluble dietary fiber. *J Agric Food Chem* **31,** 476–482.

Asp, N.G., van Amelsvoort, J.M., and Hautvast, J.G. (1996) Nutritional implications of resistant starch. *Nutr Res Rev* **9,** 1–31.

Atwater, W.O. and Benedict, F.G. (1902) Experiments on the metabolism of matter and energy in the human body, 1898–1900. *US Office of Experiment Stations Bulletin* No. 109, Government Printing Office, Washington, DC.

Baer, D.J., Rumpler, W.V., Miles, C.W., *et al.* (1997) Dietary fiber decreases the metabolizable energy content and nutrient digestibility of mixed diets fed to humans. *J Nutr* **127,** 579–586.

Beck, E.J., Tosh, S.M., Batterham, M.J., *et al.* (2009) Oat beta-glucan increases postprandial cholecystokinin levels, decreases insulin response and extends subjective satiety in overweight subjects. *Mol Nutr Food Res* **53,** 1343–1351.

Bianchi, M. and Capurso, L. (2002) Effects of guar gum, ispaghula and microcrystalline cellulose on abdominal symptoms, gastric emptying, orocaecal transit time and gas production in healthy volunteers. *Dig Liver Dis* **34** Suppl 2, S129–133.

Bijkerk, C.J., de Wit, N.J., Muris, J.W., *et al.* (2009) Soluble or insoluble fibre in irritable bowel syndrome in primary care? Randomised placebo controlled trial. *BMJ* **339,** b3154.

Bijkerk, C.J., Muris, J.W., Knottnerus, J.A., *et al.* (2004) Systematic review: the role of different types of fibre in the treatment of irritable bowel syndrome. *Aliment Pharmacol Ther* **19,** 245–251.

Bingham, S. (2006) The fibre–folate debate in colo-rectal cancer. *Proc Nutr Soc* **65,** 19–23.

Bingham, S.A., Day, N.E., Luben, R., *et al.* (2003) Dietary fibre in food and protection against colorectal cancer in the European Prospective Investigation into Cancer and Nutrition (EPIC): an observational study. *Lancet* **361,** 1496–1501.

Bjorck, I., Granfeldt, Y., Liljeberg, H., *et al.* (1994) Food properties affecting the digestion and absorption of carbohydrates. *Am J Clin Nutr* **59,** 699S–705S.

Brown, L., Rosner, B., Willett, W.W., *et al.* (1999) Cholesterol-lowering effects of dietary fiber: a meta-analysis. *Am J Clin Nutr* **69,** 30–42.

Bruhwyler, J., Carreer, F., Demanet, E., *et al.* (2008) Digestive tolerance of inulin-type fructans: a double-blind, placebo-controlled, cross-over, dose-ranging, randomized study in healthy volunteers. *Int J Food Sci Nutr* 1–11. PMID18608562.

Burkitt, D.P. and Trowell, H.C. (1975) *Refined Carbohydrate Foods: Some Implications of Dietary Fibre*. Academic Press, London.

Burr, M.L. (2007) Secondary prevention of CHD in UK men: the Diet and Reinfarction Trial and its sequel. *Proc Nutr Soc* **66,** 9–15.

Buttriss, J.L. and Stokes, C.S. (2008) Dietary fibre and health: an overview. *Nutr Bull* **33,** 186–200.

Cara, L., Dubois, C., Borel, P., *et al.* (1992) Effects of oat bran, rice bran, wheat fiber, and wheat germ on postprandial lipemia in healthy adults. *Am J Clin Nutr* **55,** 81–88.

Cleave, T.L. (1974) The saccharine disease. *Nurs Times* **70,** 1274–1275.

Cummings, J.H., Bingham, S.A., Heaton, K.W., *et al.* (1992) Fecal weight, colon cancer risk, and dietary intake of nonstarch polysaccharides (dietary fiber). *Gastroenterology* **103,** 1783–1789.

Cust, A.E., Skilton, M.R., van Bakel, M.M., *et al.* (2009) Total dietary carbohydrate, sugar, starch and fibre intakes in the European Prospective Investigation into Cancer and Nutrition. *Eur J Clin Nutr* **63** Suppl 4, S37–60.

de Munter, J.S., Hu, F.B., Spiegelman, D., *et al.* (2007) Whole grain, bran, and germ intake and risk of type 2 diabetes: a prospective cohort study and systematic review. *PLoS Med* **4,** e261.

Department of Health (1991) *Dietary Reference Values for Food Energy and Nutrients for the United Kingdom. Reports on Public Health and Medical Subjects*, No. 41. HMSO, London.

Drossman, D.A. (2006) The functional gastrointestinal disorders and the Rome III process. *Gastroenterology* **130,** 1377–1390.

Dukas, L., Willett, W.C., and Giovannucci, E.L. (2003) Association between physical activity, fiber intake, and other lifestyle variables and constipation in a study of women. *Am J Gastroenterol* **98,** 1790–1796.

Elia, M. and Cummings, J.H. (2007) Physiological aspects of energy metabolism and gastrointestinal effects of carbohydrates. *Eur J Clin Nutr* **61** Suppl 1, S40–74.

Englyst, H., Wiggins, H.S., and Cummings, J.H. (1982) Determination of the non-starch polysaccharides in plant foods by gas-liquid chromatography of constituent sugars as alditol acetates. *Analyst* **107,** 307–318.

Englyst, H.N. and Cummings, J.H. (1988) Improved method for measurement of dietary fiber as non-starch polysaccharides in plant foods. *J Assoc Off Anal Chem* **71,** 808–814.
Englyst, H.N., Bingham, S.A., Runswick, S.S., *et al.* (1989) Dietary fiber (non-starch polysaccharides) in cereal products. *J Hum Nutr Diet* **2,** 253–271.
Englyst, K.N., Liu, S., and Englyst, H.N. (2007) Nutritional characterization and measurement of dietary carbohydrates. *Eur J Clin Nutr* **61** Suppl 1, S19–39.
Eshak, E.S., Iso, H., Date, C., *et al.* (2010) Dietary fiber intake is associated with reduced risk of mortality from cardiovascular disease among Japanese men and women. *J Nutr* **140,** 1445–1453.
European Food Safety Agency (2007*) Statement of the Scientific Panel on Dietetic Products, Nutrition and Allergies on a Request from the Commission Related to Dietary Fibre* (Request No. EFSA-Q-2007-121). EFSA, Parma.
Fenn, G.C., Wilkinson, P.D., Lee, C.E., *et al.* (1986) A general practice study of the efficacy of Regulan in functional constipation. *Br J Clin Pract* **40,** 192–197.
Flamm, G., Glinsmann, W., Kritchevsky, D., *et al.* (2001) Inulin and oligofructose as dietary fiber: a review of the evidence. *Crit Rev Food Sci Nutr* **41,** 353–362.
Food and Agriculture Organization of the United Nations (1998) *Carbohydrates in Human Nutrition.* (FAO Food and Nutrition Paper 66). Report of a Joint FAO/WHO Expert Consultation, Rome, April 14–18, 1997. FAO, Rome.
Food and Agriculture Organization of the United Nations (2003) *Food Energy – Methods of Analysis and Conversion Factors* (FAO Food and Nutrition Paper 77). Report of a Technical Workshop, Rome, December 3–6, 2002. FAO, Rome.
Food and Agriculture Organization of the United Nations/World Health Organization Food Standards Programme Codex Committee on Methods of Analysis and Sampling (2010) Thirty-first Session, Budapest, Hungary, March 8–12, 2010. Agenda Item 5. CX/MAS 10/31/5. *Endorsement of Methods of Analysis Provisions in Codex Standards 1.* FAO, Rome.
Food Standards Agency (2002) *McCance and Widdowson's The Composition of Foods*, 6th Edn. Cambridge, Royal Society of Chemistry.
Ford, A.C., Talley, N.J., Spiegel, B.M., *et al.* (2008) Effect of fibre, antispasmodics, and peppermint oil in the treatment of irritable bowel syndrome: systematic review and meta-analysis. *BMJ* **337,** a2313.
Freeland, K.R. and Wolever, T.M. (2010) Acute effects of intravenous and rectal acetate on glucagon-like peptide-1, peptide YY, ghrelin, adiponectin and tumour necrosis factor-alpha. *Br J Nutr* **103,** 460–466.
Fuchs, C.S., Giovannucci, E.L., Colditz, G.A., *et al.* (1999) Dietary fiber and the risk of colorectal cancer and adenoma in women. *N Engl J Med* **340,** 169–176.
Gee, J.M., Blackburn, N.A., and Johnson, I.T. (1983) The influence of guar gum on intestinal cholesterol transport in the rat. *Br J Nutr* **50,** 215–224.
Gibson, G.R. and Roberfroid, M.B. (1995) Dietary modulation of the human colonic microbiota: introducing the concept of prebiotics. *J Nutr* **125,** 1401–1412.
Goering, H.K. and Van Soest, P.J. (1970) Forage fiber analyses (apparatus, reagents, procedures, and some applications). ARS/USDA Handbook No. 379, Superintendent of Documents, US Government Printing Office, Washington, DC.
Goodlad, R.A. and Englyst, H.N. (2001) Redefining dietary fibre: potentially a recipe for disaster. *Lancet* **358,** 1833–1834.
Groop, P.H., Aro, A., Stenman, S., *et al.* (1993) Long-term effects of guar gum in subjects with non-insulin-dependent diabetes mellitus. *Am J Clin Nutr* **58,** 513–518.
Harries, K., Edwards, D., and Shute, K. (1998) Hazards of a "healthy" diet. *Ann R Coll Surg Engl* **80,** 72.
He, M., van Dam, R.M., Rimm, E., *et al.* (2010) Whole-grain, cereal fiber, bran, and germ intake and the risks of all-cause and cardiovascular disease-specific mortality among women with type 2 diabetes mellitus. *Circulation* **121,** 2162–2168.
Henderson, L., Gregory, J., K., Irving, K., *et al.* (2003), *The National Diet and Nutrition Survey: Adults Aged 19 to 64 Years: Vol. 2: Energy, Protein, Carbohydrate, Fat and Alcohol Intake.* TSO, London.
Herder, C., Peltonen, M., Koenig, W., *et al.* (2009) Anti-inflammatory effect of lifestyle changes in the Finnish Diabetes Prevention Study. *Diabetologia* **52,** 433–442.
Hipsley, E.H. (1953) Dietary "fibre" and pregnancy toxaemia. *Br Med J* **2,** 420–422.
Howarth, N.C., Saltzman, E., McCrory, M.A., *et al.* (2003) Fermentable and nonfermentable fiber supplements did not alter hunger, satiety or body weight in a pilot study of men and women consuming self-selected diets. *J Nutr* **133,** 3141–3144.
Howarth, N.C., Saltzman, E., and Roberts, S.B. (2001) Dietary fiber and weight regulation. *Nutr Rev* **59,** 129–139.
Hungin, A.P., Chang, L., Locke, G.R., *et al.* (2005) Irritable bowel syndrome in the United States: prevalence, symptom patterns and impact. *Aliment Pharmacol Ther* **21,** 1365–1375.
Hurrell, R.F., Reddy, M.B., Juillerat, M.A., *et al.* (2003) Degradation of phytic acid in cereal porridges improves iron absorption by human subjects. *Am J Clin Nutr* **77,** 1213–1219.
Institute of Medicine (2002) *Dietary Reference Intakes for Energy, Carbohydrate, Fiber, Fat, Fatty Acids, Cholesterol, Protein, and Amino Acids.* National Academies Press, Washington, DC.
Institute of Medicine (2005) *Dietary Reference Intakes for Energy, Carbohydrate, Fiber, Fat, Fatty Acids, Cholesterol, Protein, and Amino Acids (Macronutrients).* National Academies Press, Washington, DC.
Iqbal, S.I., Helge, J.W., and Heitmann, B.L. (2006) Do energy density and dietary fiber influence subsequent 5-year weight changes in adult men and women? *Obesity (Silver Spring)* **14,** 106–114.
Jacobs, E.T., Lanza, E., Alberts, D.S., *et al.* (2006) Fiber, sex, and colorectal adenoma: results of a pooled analysis. *Am J Clin Nutr* **83,** 343–349.
Jenkins, D.J. and Jenkins, A.L. (1985) Dietary fiber and the glycemic response. *Proc Soc Exp Biol Med* **180,** 422–431.
Jenkins, D.J., Kendall, C.W., McKeown-Eyssen, G., *et al.* (2008) Effect of a low-glycemic index or a high-cereal fiber diet on type 2 diabetes: a randomized trial. *JAMA* **300,** 2742–2753.
Jenkins, D.J., Wolever, T.M., Taylor, R.H., *et al.* (1981) Glycemic index of foods: a physiological basis for carbohydrate exchange. *Am J Clin Nutr* **34,** 362–366.
Johnson, I.T. (2001) Mechanisms and anticarcinogenic effects of diet-related apoptosis in the intestinal mucosa. *Nutr Res Rev* **14,** 229–256.
Johnson, I.T. and Gee, J.M. (1981) Effect of gel-forming gums on

the intestinal unstirred layer and sugar transport in vitro. *Gut* **22,** 398–403.

Johnson, I.T. and Lund, E.K. (2007) Review article: nutrition, obesity and colorectal cancer. *Aliment Pharmacol Ther* **26,** 161–181.

Juntunen, K.S., Niskanen, L.K., Liukkonen, K.H., *et al.* (2002) Postprandial glucose, insulin, and incretin responses to grain products in healthy subjects. *Am J Clin Nutr* **75,** 254–262.

Juvonen, K.R., Purhonen, A.K., Salmenkallio-Marttila, M., *et al.* (2009) Viscosity of oat bran-enriched beverages influences gastrointestinal hormonal responses in healthy humans. *J Nutr* **139,** 461–466.

Koh-Banerjee, P., Franz, M., Sampson, L., *et al.* (2004) Changes in whole-grain, bran, and cereal fiber consumption in relation to 8-y weight gain among men. *Am J Clin Nutr* **80,** 1237–1245.

Kolb, H. and Mandrup-Poulsen, T. (2010) The global diabetes epidemic as a consequence of lifestyle-induced low-grade inflammation. *Diabetologia* **53,** 10–20.

Kritchevsky, D. and Bonfield, C. (1997) (eds) *Dietary Fibre in Health and Disease.* Plenum Publishing, New York.

Lennard-Jones, J.E. (1993) Clinical management of constipation. *Pharmacology* **47** Suppl 1, 216–223.

Lewis, M.J. and Whorwell, P.J. (1998) Bran: may irritate irritable bowel. *Nutrition* **14,** 470–471.

Liu, S. (2003) Whole-grain foods, dietary fiber, and type 2 diabetes: searching for a kernel of truth. *Am J Clin Nutr* **77,** 527–529.

Livesey, G. (1992) The energy values of dietary fibre and sugar alcohols for man. *Nutr Res Rev* **5,** 61–84.

Livesey, G. (1995) Metabolizable energy of macronutrients. *Am J Clin Nutr* **62,** 1135S–1142S.

McCance, R.A. and Lawrence, R.D. (1929) The carbohydrate content of foods. Special Report No. 135. Medical Research Council, London.

Moynihan, P.J., Snow, S., Jepson, N.J., *et al.* (1994) Intake of non-starch polysaccharide (dietary fibre) in edentulous and dentate persons: an observational study. *Br Dent J* **177,** 243–247.

Neary, M.T. and Batterham, R.L. (2009) Peptide YY: food for thought. *Physiol Behav* **97,** 616–619.

North, C.J., Venter, C.S., and Jerling, J.C. (2009) The effects of dietary fibre on C-reactive protein, an inflammation marker predicting cardiovascular disease. *Eur J Clin Nutr* **63,** 921–933.

Painter, N.S. and Burkitt, D.P. (1971) Diverticular disease of the colon: a deficiency disease of Western civilization. *Br Med J* **2,** 450–454.

Park, Y., Hunter, D.J., Spiegelman, D., *et al.* (2005) Dietary fiber intake and risk of colorectal cancer: a pooled analysis of prospective cohort studies. *JAMA* **294,** 2849–2857.

Paul, A.A. and Southgate, D.A.T. (1978) (eds) *McCance and Widdowson's The Composition of Foods.* HMSO, London.

Pereira, M.A., O'Reilly, E., Augustsson, K., *et al.* (2004) Dietary fiber and risk of coronary heart disease: a pooled analysis of cohort studies. *Arch Intern Med* **164,** 370–376.

Pietinen, P., Malila, N., Virtanen, M., *et al.* (1999) Diet and risk of colorectal cancer in a cohort of Finnish men. *Cancer Causes Control* **10,** 387–396.

Pittler, M.H. and Ernst, E. (2001) Guar gum for body weight reduction: meta-analysis of randomized trials. *Am J Med* **110,** 724–730.

Prosky, L., Asp, N.G., Furda, I., *et al.* (1984) Determination of total dietary fiber in foods, food products and total diets: interlaboratory study. *J Assoc Off Anal Chem* **67,** 1044–1052.

Prosky, L., Asp, N.G., Schweizer, T.F., *et al.* (1988) Determination of insoluble, soluble, and total dietary fiber in foods and food products: interlaboratory study. *J Assoc Off Anal Chem* **71,** 1017–1023.

Read, N.W., Welch, I.M., Austen, C.J., *et al.* (1986) Swallowing food without chewing; a simple way to reduce postprandial glycaemia. *Br J Nutr* **55,** 43–47.

Roediger, W.E. (1980) Role of anaerobic bacteria in the metabolic welfare of the colonic mucosa in man. *Gut* **21,** 793–798.

Salmerón, J., Ascherio, A., Rimm, E.B., *et al.* (1997a) Dietary fiber, glycemic load, and risk of NIDDM in men. *Diabetes Care* **20,** 545–550.

Salmerón, J., Manson, J.E., Stampfer, M.J., *et al.* (1997b) Dietary fiber, glycemic load, and risk of non-insulin-dependent diabetes mellitus in women. *JAMA* **277,** 472–477.

Scharlau, D., Borowicki, A., Habermann, N., *et al.* (2009) Mechanisms of primary cancer prevention by butyrate and other products formed during gut flora-mediated fermentation of dietary fibre. *Mutat Res* **682,** 39–53.

Schulze, M.B., Schulz, M., Heidemann, C., *et al.* (2007) Fiber and magnesium intake and incidence of type 2 diabetes: a prospective study and meta-analysis. *Arch Intern Med* **167,** 956–965.

Seidner, D.L., Roberts, I.M., and Smith, M.S. (1990) Esophageal obstruction after ingestion of a fiber-containing diet pill. *Gastroenterology* **99,** 1820–1822.

Sluijs, I., van der Schouw, Y.T., van der A, D.L., *et al.* (2010) Carbohydrate quantity and quality and risk of type 2 diabetes in the European Prospective Investigation into Cancer and Nutrition-Netherlands (EPIC-NL) study. *Am J Clin Nutr* **92,** 905–911.

Southgate, D.A. (1969) Determination of carbohydrates in foods. II. Unavailable carbohydrates. *J Sci Food Agric* **20,** 331–335.

Stamler, J., Rose, G., Stamler, R., *et al.* (1989) INTERSALT study findings. Public health and medical care implications. *Hypertension* **14,** 570–577.

Stephen, A.M. and Cummings, J.H. (1980) Mechanism of action of dietary fibre in the human colon. *Nature* **284,** 283–284.

Stephen, A.M., Sieber, G.M., Gerster, Y.A., *et al.* (1995) Intake of carbohydrate and its components – international comparisons, trends over time, and effects of changing to low-fat diets. *Am J Clin Nutr* **62,** 851S–867S.

Stephen, A.M., Wiggins, H.S., Englyst, H.N., *et al.* (1986) The effect of age, sex and level of intake of dietary fibre from wheat on large-bowel function in thirty healthy subjects. *Br J Nutr* **56,** 349–361.

Storey, D., Lee, A., Bornet, F., *et al.* (2007) Gastrointestinal responses following acute and medium term intake of retrograded resistant maltodextrins, classified as type 3 resistant starch. *Eur J Clin Nutr* **61,** 1262–1270.

Streit, W.R. and Schmitz, R.A. (2004) Metagenomics – the key to the uncultured microbes. *Curr Opin Microbiol* **7,** 492–498.

Streppel, M.T., Arends, L.R., van 't Veer, P., *et al.* (2005) Dietary fiber and blood pressure: a meta-analysis of randomized placebo-controlled trials. *Arch Intern Med* **165,** 150–156.

Suarez, F.L., Springfield, J., Furne, J.K., *et al.* (1999) Gas production in human ingesting a soybean flour derived from beans naturally low in oligosaccharides. *Am J Clin Nutr* **69,** 135–139.

Terry, P., Giovannucci, E., Michels, K.B., *et al.* (2001) Fruit, vegetables, dietary fiber, and risk of colorectal cancer. *J Natl Cancer Inst* **93,** 525–533.

Torre, M., Rodriguez, A.R., and Saura-Calixto, F. (1991) Effects of dietary fiber and phytic acid on mineral availability. *Crit Rev Food Sci Nutr* **30,** 1–22.

Troesch, B., Egli, I., Zeder, C., *et al.* (2009) Optimization of a phytase-containing micronutrient powder with low amounts of highly bioavailable iron for in-home fortification of complementary foods. *Am J Clin Nutr* **89,** 539–544.

Trowell, H. (1972a) Fiber: a natural hypocholesteremic agent. *Am J Clin Nutr* **25,** 464–465.

Trowell, H. (1972b) Ischemic heart disease and dietary fiber. *Am J Clin Nutr* **25,** 926–932.

Trowell, H., Southgate, D.A., Wolever, T.M., *et al.* (1976) Letter: Dietary fibre redefined. *Lancet* **1,** 967.

Tursi, A. and Papagrigoriadis, S. (2009) Review article: the current and evolving treatment of colonic diverticular disease. *Aliment Pharmacol Ther* **30,** 532–546.

van de Vijver, L.P., van den Bosch, L.M., van den Brandt, P.A., *et al.* (2009) Whole-grain consumption, dietary fibre intake and body mass index in the Netherlands cohort study. *Eur J Clin Nutr* **63,** 31–38.

Van Soest, P.J., Robertson, J.B., and Lewis, B.A. (1991) Methods for dietary fiber, neutral detergent fiber, and nonstarch polysaccharides in relation to animal nutrition. *J Dairy Sci* **74,** 3583–3597.

Vincent, R., Roberts, A., Frier, M., *et al.* (1995) Effect of bran particle size on gastric emptying and small bowel transit in humans: a scintigraphic study. *Gut* **37,** 216–219.

Waldron, K. and Selvendran, R. (1990) Changes in dietary fibre polymers during storage and cooking In D.A.T. Southgate, K. Waldron, and I.T. Johnson, *et al.* (eds), *Dietary Fiber: Chemical and Biological Aspects*. Royal Society of Chemistry, Cambridge.

Walker, A.R.P. (1949) Effect of low fat intakes of crude fibre on the absorption of fat. *Nature* **164,** 825–827.

Wang, H., Weening, D., Jonkers, E., *et al.* (2008) A curve fitting approach to estimate the extent of fermentation of indigestible carbohydrates. *Eur J Clin Invest* **38,** 863–868.

Weickert, M.O., Mohlig, M., Schofl, C., *et al.* (2006) Cereal fiber improves whole-body insulin sensitivity in overweight and obese women. *Diabetes Care* **29,** 775–780.

Whelton, S.P., Hyre, A.D., Pedersen, B., *et al.* (2005) Effect of dietary fiber intake on blood pressure: a meta-analysis of randomized, controlled clinical trials. *J Hypertens* **23,** 475–481.

Wisker, E. and Feldheim, W. (1990) Metabolizable energy of diets low or high in dietary fiber from fruits and vegetables when consumed by humans. *J Nutr* **120,** 1331–1337.

Wolever, T.M., Brand-Miller, J.C., Abernethy, J., *et al.* (2008) Measuring the glycemic index of foods: interlaboratory study. *Am J Clin Nutr* **87,** 247S–257S.

World Cancer Research Fund/American Institute for Cancer Research (2007) *Food, Nutrition, Physical Activity, and the Prevention of Cancer: A Global Perspective*. AICR, Washington, DC.

Wursch, P., Del Vedovo, S., and Koellreutter, B. (1986) Cell structure and starch nature as key determinants of the digestion rate of starch in legume. *Am J Clin Nutr* **43,** 25–29.

Zimmet, P., Boyko, E.J., Collier, G.R., *et al.* (1999) Etiology of the metabolic syndrome: potential role of insulin resistance, leptin resistance, and other players. *Ann NY Acad Sci* **892,** 25–44.

9

脂質：吸収と輸送

Alice H. Lichtenstein and Peter J. H. Jones

要　　約

脂質は疎水性のため，食事の脂肪の消化・吸収は，タンパク質や糖質と異なる。食事の脂肪は消化器系全体を通して分解される。特有の一群の酵素やコファクターが脂肪の消化・吸収がうまく進むように働いている。脂質を分解し，脂質が消化管からUW層（unstirred layer of water：非攪乱水層）を通り抜けて腸の細胞に輸送するための見事なシステムがある。複合脂質は小腸の細胞の中で，再合成され，リポタンパク質粒子につめこまれた後，リンパ系に放出され，末梢の組織で代謝される。脂質は疎水性であるため，体内ではタンパク質や糖質と比較して，特有の多様な複合輸送系が必要である。血漿の酵素，コファクター，細胞表面の受容体，そして細胞内の輸送分子などの多数のファクターの協力により，食事性脂肪は最終的に，それらの標的部位に搬送される。

はじめに

脂質は食事の重要な成分である。食事の脂質（脂肪）は代謝性エネルギーの重要な供給源，代謝的に活性である化合物（必須脂肪酸）の合成のための物質，そして遺伝子発現の制御因子であり，胃腸管や血漿において，脂溶性ビタミンのビタミンA，D，E，Kのような他の栄養素の輸送担体やビタミンの前駆体でもある。食事中の脂溶性の物質の生体利用効率は脂肪の吸収に依存している。ヒトは糖質とタンパク質から，必須脂肪酸，フィトステロール，脂溶性ビタミンを除く脂質を合成することができる。体内で，脂質は細胞膜の重要な構成要素，リポタンパク質粒子の構造成分，さまざまな生物学的機能，そしてある場合には遺伝子発現の調節因子のような生理活性物質の前駆体として働く。

化　　学

脂　肪　酸

脂肪酸は，炭化水素（アシル）鎖の両側にメチル基とカルボキシル基を持つ化合物で，大部分の脂肪酸は，直鎖構造の偶数の炭素原子を持っている（表9.1）。食事中の脂肪酸の多くは，炭素数が4～22の範囲である（表9.1）。代謝的に最も活性が高いわけではないが，食事とヒトの体の中の両方で，炭素数16と18の脂肪酸が大部分を占めている。個々の脂肪酸はそれぞれ鎖長，飽和の程度，そして二重結合の数と立体配座，二重結合の位置によって区別される。二重結合を持たない脂肪酸は飽和脂肪酸，1個の二重結合を有するものは1価の不飽和脂肪酸，2個あるいはそれ以上の二重結合を持つものは多価不飽和脂肪酸と呼ばれる（図9.1A）。不飽和脂肪酸の中の二重結合には水素原子が炭素原子と同じ側にあるシス型（天然では大部分がこの結合）と水素原子が炭素原子の反対側にあるトランス型がある（図9.1B）。大部分の二重結合は非共役配列，すなわち単純な炭素–炭素結合を持つ炭素原子によって隔てられて存在している。いくつかは共役型として，すなわち介在する炭素が二重結合を形成する炭素を分断しない形で存在する（図9.1C）。二重結合数，位置，立体配座の違いにより，脂肪酸は複数の異性体（炭素，水素，酸素の数が同じであるが，異なる構造）を持つことができる。

脂肪酸の幾何異性体は二重結合の立体構造（空間的定位）の違いの結果生じる。トランス二重結合と比較して，シス二重結合が存在するとアシル鎖の曲がりやねじれは，より大きくなる。このよじれによって，脂肪酸は近くにある脂質と並んだり，近くに詰め込まれるのを妨げられ，その結果，脂肪の生理学的特性は変化する。トランス型の二重結合が存在すると，炭素原子の内部の運動回転性

表9.1　食品や体の中の一般的な脂肪酸

略号	慣用名	化学式
飽和脂肪酸		
4：0	酪酸	$CH_3(CH_2)_2COOH$
6：0	カプロン酸	$CH_3(CH_2)_4COOH$
8：0	カプリル酸	$CH_3(CH_2)_6COOH$
10：0	カプリン酸	$CH_3(CH_2)_8COOH$
12：0	ラウリン酸	$CH_3(CH_2)_{10}COOH$
14：0	ミリスチン酸	$CH_3(CH_2)_{12}COOH$
16：0	パルミチン酸	$CH_3(CH_2)_{14}COOH$
18：0	ステアリン酸	$CH_3(CH_2)_{16}COOH$
1価不飽和脂肪酸		
16：1n-7 *cis*	パルミトオレイン酸	$CH_3(CH_2)_5CH=(c)CH(CH_2)_7COOH^a$
18：1n-9 *cis*	オレイン酸	$CH_3(CH_2)_7CH=(c)CH(CH_2)_7COOH$
18：1n-9 *trans*	エライジン酸	$CH_3(CH_2)_7CH=(t)CH(CH_2)_7COOH$
多価不飽和脂肪酸		
18：2n-6, 9 all *cis*	リノール酸	$CH_3(CH_2)_4CH=(c)CHCH_2CH=(c)CH(CH_2)_7COOH$
18：3n-3, 6, 9 all *cis*	αリノレン酸	$CH_3CH_2CH=(c)CHCH_2CH=(c)CHCH_2CH=(c)CH(CH_2)_7COOH$
18：3n-6, 9, 12 all *cis*	γリノレン酸	$CH_3(CH_2)_4CH=(c)CHCH_2CH=(c)CHCH_2CH=(c)CH(CH_2)_4COOH$
20：4n-6, 9, 12, 15 all *cis*	アラキドン酸	$CH_3(CH_2)_4CH=(c)CHCH_2CH=(c)CHCH_2CH=(c)CHCH_2CH$ $=(c)CH(CH_2)_3COOH$
20：5n-3, 6, 9, 12, 15 all *cis*	イコサペンタエン酸	$CH_3(CH_2CH=(c)CH)_5(CH_2)_3COOH$
22：6n-3, 6, 9, 12, 15, 18 all *cis*	ドコサヘキサエン酸	$CH_3(CH_2CH=(c)CH)_6(CH_2)_2COOH$

[a] c：*cis*，t：*trans*

は減少し，シス型二重結合よりも化学変化に対する反応性は低くなる。

脂肪酸の位置異性体は，アシル鎖の二重結合の位置の差により決まる。これらの差により，脂肪酸の生理学的特性はわずかに変化し，脂肪酸の代謝的運命は大きく変化する。位置異性体での最も一般的な違いは，アシル鎖のメチル基末端からの最初の二重結合の位置である。最初の二重結合がメチル基側から3番目に存在する脂肪酸は，オメガ-3脂肪酸と呼ばれ，ω-3あるいはn-3系脂肪酸と表示される。最初の二重結合がメチル基側から数えて6番目にある脂肪酸は，ω-6またはn-6系脂肪酸と呼ばれる（Leonard *et al*., 2004；Dupont, 2005)。

共役二重結合を持つ脂肪酸は非共役二重結合より化学的に反応性が高い（Bretillon *et al*., 1999)。病気の進行における脂肪酸の役割に関しては，かなり多くの憶測があるが，しっかりした結論を下すだけの知識は現時点では不十分である（Plourde *et al*., 2008)。

脂肪酸を代謝する酵素は，異性体を見分けている。代謝産物は異なり，時には反対の生物学的影響を持つ（Wijendran and Hayes, 2004)。例えば，オメガ-3系の高度不飽和脂肪酸は血管拡張作用を持つイコサノイドになるが，オメガ-6系の高度不飽和脂肪酸は血管収縮作用を持つイコサノイドになる。

トリアシルグリセロール

一般にトリグリセリド（中性脂肪）と呼ばれているトリアシルグリセロールは，グリセロール分子に3つの脂肪酸がエステル結合した構造である。グリセロール分子を構成する3つの炭素のそれぞれの位置は，立体化学的に異なる脂肪酸結合の位置；sn-1，sn-2，sn-3として区別される。トリアシルグリセロール分子の脂肪酸分子は構成脂肪酸の長さによるが，重量の約90%以上を占める。トリアシルグリセロールの物理的な性状はグリセロール部分にエステル結合している脂肪酸の鎖長，数，二重結合の位置と立体配座，各々の脂肪酸の立体化学的結合位置により決まる。生体内でのトリアシルグリセロールはエネルギーの貯蔵物質と生理活性物質を合成する物質の貯蔵所としての役割を持つ。

リン脂質

リン脂質はグリセロール部に2個の脂肪酸がエステル結合し，さらにリン酸結合によって結合した1個の極性の頭部を持つ。リン脂質分子は両親媒性である。脂肪酸がリン脂質に疎水性の性質を与え，極性の頭部は親水性の性質を与える。長鎖の脂肪酸はグリセロールのsn-2の位置に優先的にエステル結合をする。最も主要な極性の頭部はコリン，セリン，イノシトール，エタノールアミンである。

リン脂質は，生体内では両親媒性の性質により，細胞膜とリポタンパクの構成成分として働いている。細胞膜の流動性は，ある程度，リン脂質を構成している脂肪酸の性質によって決まる。膜のリン脂質は生理活性物質の

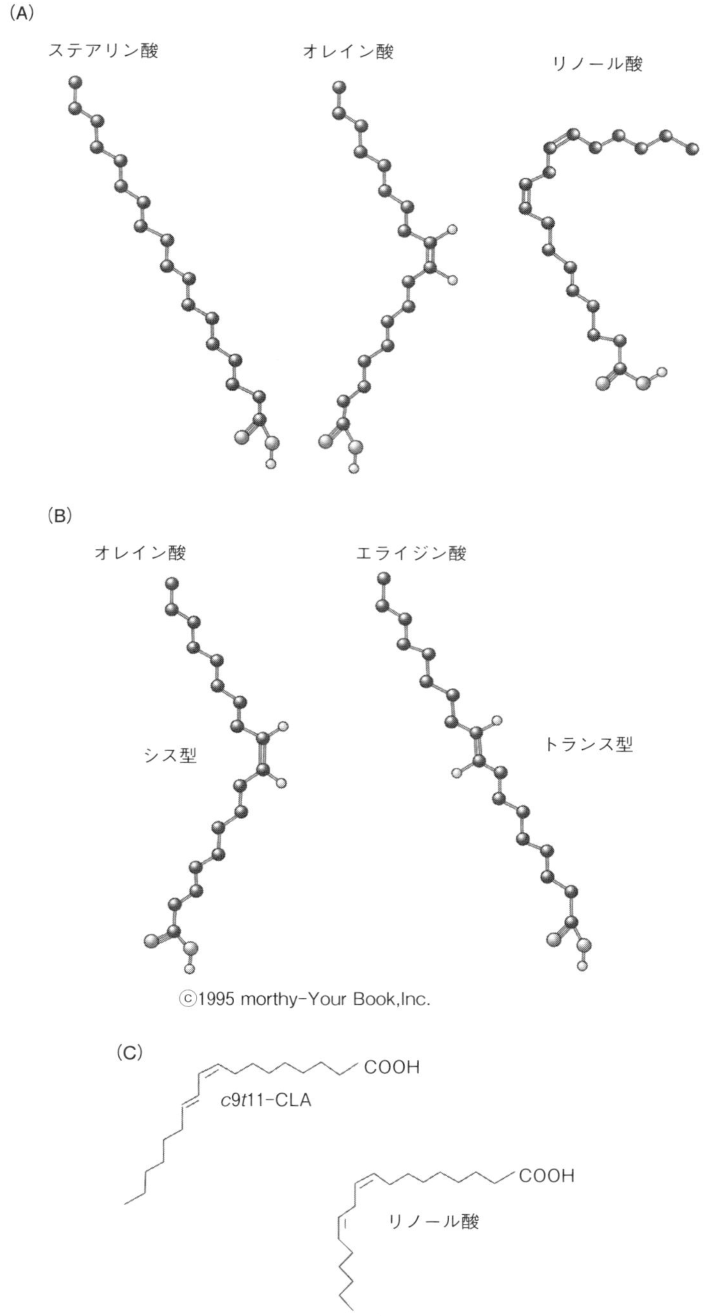

図9. 1　(A) 脂肪酸の例：飽和脂肪酸（ステアリン酸），シス二重結合を持つ1価不飽和脂肪酸（オレイン酸）とシス二重結合を持つ多価不飽和脂肪酸（リノール酸），(B) 脂肪酸に含まれるシス（オレイン酸）とトランス（エライジン酸）の構造変化，(C) c9t11-共役リノール酸（CLA）とリノール酸（18：2 [n-6]）。
Belury, 2002より改変。

合成に必要な脂肪酸の貯蔵所として働いている。例えば，細胞膜に存在するホスファチジルイノシトールはアラキドン酸の主な供給源である。アラキドン酸はプロスタグランジンを生成するシクロオキシゲナーゼと5−リポキシゲナーゼの基質である。さらに，ホスファチジルイノシトールに由来する化合物，イノシトール三リン酸とジアシルグリセロールは細胞のシグナル伝達系で重要な役割を果たしている。

コレステロールとコレステロールエステル

コレステロールはステロイド核と枝分かれの炭化水素の尾部を持つ両親媒性物質である。食品中のコレステロールの供給は大部分動物由来の脂肪に限られる。3位の炭素に脂肪酸がエステル結合しているかいないかの2つの形がある。遊離コレステロールは細胞膜の構成成分であり，リン脂質の脂肪酸特性とともに，膜の流動性に影響を与える（Jaureguiberry *et al*., 2010）。細胞内の遊離コレステロールは，以下に示す3つの方法でコレステロールの恒常性を調節している（Lillis *et al*., 2008）。①遊離コレステロールはコレステロールの *de novo* 合成の律速酵素である3−ヒドロキシ−3−メチルグルタリルCoA（HMG CoA）リダクターゼ活性を阻害する，②遊離コレステロールは，遊離コレステロールをエステル化し，細胞内濃度を下げる細胞内酵素であるアシルCoAアシルトランスフェラーゼ（ACAT）活性を増大する，③遊離コレステロールは低密度リポタンパク質（LDL）細胞表面受容体の合成を減少し，そのため，血漿からのコレステロールの取込みを減少させる。これらの3つの因子によって，細胞内コレステロールが過剰になることはない。このことはたいへん重要である。なぜなら，細胞内の遊離のコレステロール濃度が高いと，界面活性剤の特性を持つミセルを形成するので，細胞毒性を示すからである。

コレステロールエステルは遊離のコレステロールより極性が低い。そのため，遊離コレステロールは表面に，コレステロールエスルはリポタンパク質粒子の中心に位置する。血漿のコレステロールの大部分（2/3）はLDLによって運ばれる。血漿では，コレステロールエステルはレシチンコレステロールアシルトランスフェラーゼ（LCAT）が働いて作られる。細胞内では，コレステロールエステルはACATが働いて作られ，脂肪滴に蓄えられる（Chang *et al*., 1997；Buhman *et al*., 2000；Rudel *et al*., 2001）。コレステロールエステルは動脈硬化性プラークの中心部を形成する（Degirolamo *et al*., 2009）。長鎖飽和脂肪酸はLDL受容体の活性を抑制することが報告されている（Knopp, 2000）。

植物ステロール

植物性の素材に由来する脂肪は構造的にコレステロールと関連する物質で，通常植物ステロールと呼ばれているフィトステロールを持っている。コレステロールとフィトステロールは，その側鎖の構造とステロイド環の結合様式が化学的に異なる。最も一般的な食事由来のフィトステロールはβシトステロール，カンペステロール，スティグマステロールである（Abumweis *et al*., 2008；Demonty *et al*., 2009）。コレステロールと異なり，フィトステロールは吸収が悪く，血漿中のレベルは低い傾向にある。フィトステロールは小腸のミセルにコレステロールが取り込まれるのを妨げるため，コレステロールの吸収効率を下げ，循環LDLレベルを低くすることができる。

消　　化

典型的な食事の脂肪の摂取量はエネルギーの25～35％の範囲である。2,000kcalの食事では56～78gの脂肪，3,000kcalの食事では83～117gの脂肪を含むことになる。脂肪は消化管の水性環境となじまないので，食事中の脂肪を消化・吸収するために，食事中の糖質やタンパク質の消化とは異なるシステムが存在する。

トリアシルグリセロール

口，食道，胃

唾液分泌と咀嚼が行われる口腔に脂肪が入った時点で消化が始まる（図9.2）。唾液とともに舌のエブネル（漿液）腺から放出される舌リパーゼはトリアシルグリセロールから少量の脂肪酸を遊離することができる（Lohse *et al*., 1997；Kawai and Fushiki, 2003）。舌リパーゼはトリアシルグリセロール分子のsn−3位を加水分解するが，脂肪酸の鎖長がより短い脂肪酸をより高い効率で分解する。したがって，短鎖脂肪酸の割合が高い乳脂肪を摂取する乳児で，影響が大きい。舌のリパーゼは活発な時，食物が食道を通って，胃の中に届くまで働く。胃の中では胃リパーゼが胃粘膜から放出される（Canaan *et al*., 1999a；Pafumi *et al*., 2002；Mu and Hoy, 2004）。この酵素はトリアシルグリセロールのsn−3位を加水分解する。咀嚼された食物塊が小腸に入る前に，脂質の10～30％が分解されると見積もられている（Mu and Hoy, 2004）。食物塊が小腸に入ってpHが増すと，舌と胃のリパーゼ活性は減少する。

小　　腸

大部分のトリアシルグリセロールの消化と吸収は小腸で行われる（Mu and Hoy, 2004）。このプロセスは膵液リパーゼと肝臓由来の胆汁酸塩の作用の両方に依存する。胆汁は十二指腸に脂肪が存在すると，それに呼応して，胆嚢あるいは直接肝臓から分泌される。胆汁は胆汁酸塩，リン脂質，コレステロールから構成されている。胆汁の

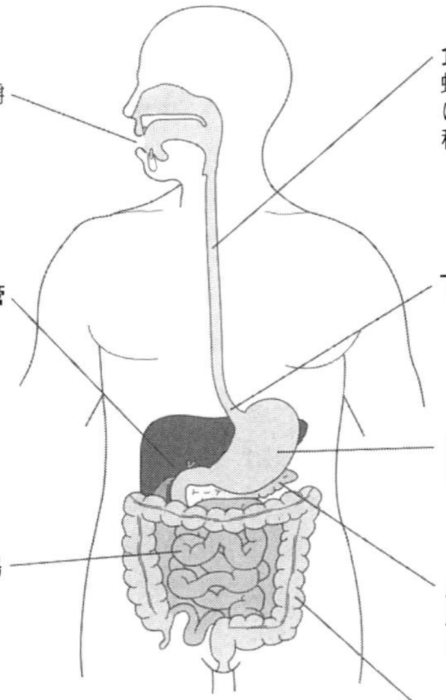

図9. 2　消化のしくみ

主な機能は，糜粥とよばれる腸の内容物を乳化することである。乳化により，親水性の塊の表面積が増す。胆汁酸塩はステロイド核とアミド結合でタウリンあるいはグリシンと抱合した脂肪族側鎖を持つ（Canaan *et al*., 1999b；Chiang, 2004）。胆汁酸は肝臓でコレステロールから合成される。この過程の律速酵素は7α–ヒドロキシラーゼである（Davis *et al*., 2002；Hofmann, 2009）。抱合体の水酸基とイオン化されたスルホン酸基あるいはカルボキシル基が胆汁酸塩を水に溶けやすくしている。一次胆汁酸塩は直接コレステロールから合成されるコール酸とケノデオキシコール酸（それぞれトリ–，およびジヒドロキシ胆汁酸塩）である。二次胆汁酸塩のデオキシコール酸とリトコール酸は腸の細菌叢に普通に存在するバクテリアによって一次胆汁酸塩（それぞれ，コール酸とケノデオキシコール酸）から合成される。二次胆汁酸は肝細胞あるいはバクテリアによってさらに変化を受ける。生成物はリトコール酸とウルソデジコール酸の硫酸エステルである。

十二指腸に脂肪が入ると，胆嚢の収縮が活性化されるだけでなく，コレシストキニンの分泌と膵液リパーゼとコリパーゼの放出を引き起こす。常に十二指腸に入る脂肪の量によって，膵液のリパーゼの遺伝子発現は調節を受ける。小腸では膵液リパーゼが大部分のトリアシルグリセロールの加水分解を行う（Canaan *et al*., 1999a, b； Whitcomb and Lowe, 2007）。膵液リパーゼはトリグリセリドのsn–1とsn–3位を加水分解する。グリセロールのsn–2（中央）の位置はリパーゼによって加水分解されにくい。膵液リパーゼは脂肪滴から追い出される結果，胆汁酸塩によって阻害される。膵臓で合成されたコリパーゼは膵液リパーゼと結合し，脂肪滴に酵素が付着するのを促進する。トリアシルグリセロールの加水分解産物（2–モノアシルグリセロールと遊離脂肪酸）は胆汁酸塩，リン脂質，コレステロールや他の脂溶性物質とともに小腸でミセルを形成する。ミセルは胆汁の臨界ミセル濃度が約 2 mM に達したとき形成される。モノアシルグリセロールの存在は，遊離脂肪酸やコレステロールを取り込むミセルの能力を増加してくれる。膵液リパーゼや胆汁酸の十分な量を利用できない場合は，脂肪便（便中の未消化の脂肪の存在）になる可能性がある。

リン脂質

小腸の大部分のリン脂質は胆汁由来であり，食事由来のリン脂質はわずかである。胆汁に分泌される膵液の酵素，ホスホリパーゼ A_2 がリン脂質の消化を行う。この酵素はリン脂質の2位のエステル結合を加水分解し，その結果遊離の脂肪酸とリゾリン脂質が生成される。これらの生成物はミセルに取り込まれ，続いて吸収される。

コレステロールとコレステロールエステル

小腸の内容物のコレステロールは，胆汁と食事やはがれた腸の細胞に由来する。食事やはがれた腸の細胞からのコレステロールの量は胆汁由来より少ないが，その量はかなり変化する。胆汁と腸細胞由来のコレステロールは遊離型である。食事由来のコレステロールは遊離コレ

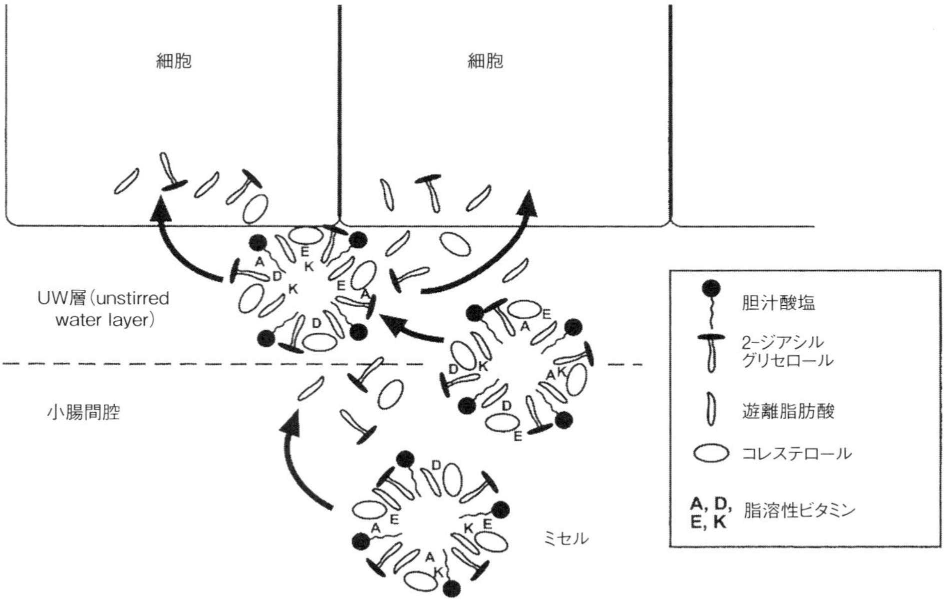

図9.3　小腸からの脂肪の吸収

ステロールとコレステロールエステルである。吸収に先立って，コレステロールエステル加水分解酵素がコレステロールエステルを遊離コレステロールと脂肪酸に加水分解する。

吸　　収

トリアシルグリセロール

トリアシルグリセロールの吸収効率は成人で約95%，乳児で85〜90%であり，この効率は総脂肪摂取量がかなり変化しても同じである。12あるいはそれ以上の炭素原子を持つ脂肪酸は，カイロミクロンとしてリンパ系に入る（「小腸由来の粒子」の項参照）。10あるいはそれ以下の炭素原子を持つ脂肪酸は，しばしば短あるいは中鎖脂肪酸と呼ばれているが，これらは直接門脈循環に入る。

腸の粘膜細胞へのミセルの成分の吸収はミセルが小腸の刷子縁と腸の内容物を分け隔てているUW層（unstirred water layer：非撹乱水層）に入り込むかどうかに依存する（Nordskog *et al*., 2001；Iqbal and Hussain, 2009）(図9.3)。通常の状況下ではミセルの構成要素は周囲の環境と動的平衡を保って存在し，ミセルの粒子の間で自然に成分の交換が起こる。この過程は小腸の蠕動活動によって促進される。ミセルは粒子の大きさが小さく(30〜100Å)，胆汁酸塩とリン脂質の存在により親水性の性質を持つために，UW層を横切って移動する。UW層と細胞内の成分の濃度が周囲の環境より低いので，加水分解産物は濃度勾配に従って流れ，いわゆる受動拡散により細胞内に吸収される。ミセルの成分が最終的に消失し，親水性の加水分解生成物は小腸の内腔からUW層のミセルへ，そしてUW層から腸細胞へと推移していく。

ミセル状の胆汁酸塩は高い効率で再利用される。すなわち，小腸と大腸で再吸収され十二指腸で胆汁から再び分泌される。胆汁酸塩は単独で受動および能動機構で吸収される。非抱合型胆汁酸塩の受動吸収は小腸と大腸の全領域にわたって起こる。能動輸送は回腸で起こり，刷子縁膜受容体，細胞質胆汁酸結合タンパク質そして基底側の（basolateral）陰イオン交換タンパク質が関与する。約97〜98%の胆汁酸が吸収される（Chiang, 2004；Keating and Keely, 2009)。胆汁酸の再吸収が妨げられると，胆汁酸を合成するために肝臓は無理してコレステロールを使う。胆汁酸抑制剤や植物ステロールが胆汁酸の再吸収を妨げる目的で，高コレステロール血症患者の治療のために利用されてきた。

長鎖脂肪酸がカイロミクロンに取り込まれるのに対し，短鎖脂肪酸は直接門脈循環に吸収され，アルブミンと結合し，末梢循環を通って運ばれる。短鎖脂肪酸の多くは直接エネルギー源として酸化されるか，あるいは，肝細胞の中で他の代謝産物に変換される。したがって，短鎖脂肪酸は長鎖脂肪酸よりもより大きい産熱作用を持っているとみなされている。

リン脂質

リン脂質消化の産物である遊離脂肪酸とリゾホスホグリセリドは小腸のミセルに取り込まれ，トリアシルグリセロールの加水分解産物と同様の過程をたどって吸収される。

コレステロールとコレステロールエステル

遊離およびコレステロールエステルの吸収効率は同じであり，約40～60％である。コレステロールエステルの加水分解で生じた遊離コレステロールと遊離脂肪酸は小腸のミセルに取り込まれる。吸収効率は新しく合成されたカイロミクロンへのコレステロールの取込みと腸細胞からの小腸へのコレステロールの輸送のバランスで決められる（Sehayek, 2003；Wilund *et al*., 2004）。これらのプロセスはATP結合カセット（ABC）G5およびG8輸送体とニーマンピックC1-様1（NPC1L1）コレステロール受容体によって制御されている（Altmann *et al*., 2004；Davis et al., 2004；Wang *et al*., 2004；Rudkowska and Jones, 2008）。

植物ステロールとステロールエステル

植物ステロールの吸収効率は比較的低く，約1～10％であるが，この値は植物ステロールの種類に依存する。化合物の飽和型であるスタノールの吸収効率はやや低い（Katan *et al*., 2003）。吸収効率が悪い理由として，複数のファクターが考えられる。それらのファクターとは，ATP結合カセットタンパク質G5とG8は腸細胞から植物のステロールを運ぶが，コレステロールは運ばない（Sehayek, 2003），ミセルにおけるステロールの溶解度が低い，そして腸細胞は一度吸収されたステロールを再エステル化することができないなどである。ミセルでの低い溶解性にもかかわらず，植物ステロールは腸の粒子へのコレステロールの取込みを阻害し，コレステロールの吸収効率を下げる（Meijer *et al*., 2003；Sudhop *et el*., 2003；Talati *et al*., 2010）。コレステロール吸収効率が低下した結果，ほとんどの人で血漿LDLコレステロール濃度が10％減少した（Talati *et al*., 2010）。

輸送と代謝

リポタンパク質粒子は構造上の共通の特徴を持つ。球形粒子の中心部は主として疎水性の成分であるトリアシルグリセロールとコレステロールエステルで構成されている。粒子の表面は，より親水性の成分，すなわちリン脂質の単層，アポリポタンパク質，遊離コレステロールなどで構成されている（Babin and Gibbons, 2009）。脂溶性ビタミンはカイロミクロン粒子の中心部に押し込められている。

小腸由来の粒子

カイロミクロンは腸に由来するリポタンパク質で，脂肪を摂取した後に作られ，分泌される。カイロミクロンの主な機能は，食事中のトリアシルグリセロール，コレステロールそして他の脂溶性の物質を吸収された場所である腸から，次に続く取込み，代謝あるいは貯蔵のために，体の他の部分に運ぶことである（Redgrave, 2004；Williams *et al*., 2004）。

カイロミクロン粒子生成の最初のステップは，脂肪酸とグリセロール，sn-2モノアシルグリセリド，あるいはリゾリン脂質から，トリアシルグリセロールとリン脂質をそれぞれ再合成することである（Gordon *et al*., 1994；White *et al*., 2004）。この過程は滑面小胞体で行われる。カイロミクロントリアシルグリセロールの脂肪酸の組成は，食事の脂肪酸組成を反映する（Hussain, 2000）。腸の細胞に入った大部分のコレステロールは，カイロミクロン粒子に取り込まれる前にACATの作用で再エステル化される（Chang *et al*., 1997；Buhman *et al*., 2000；Rudel *et al*., 2001）。再エステル化のプロセスは，脂肪酸結合タンパク質によって促進される（Joyce *et al*., 1999）。カイロミクロン粒子はリポタンパク質サブクラスのなかで一番大きい（表9.2）。

ヒトにおいて，小腸由来のアポリポタンパク質は（apo）B-48であり，肝臓由来のカイロミクロン粒子のアポタンパク質はアポB-100であるので，両者を区別できる。アポB-48は滑面小胞体で合成される大きな疎水性のタンパク質である。（apo）B-48はmRNAの編集によって作られ，アポB-100の約49％の分子量である。血液循環系に放出された後すぐに，アポA-Ⅰ，アポA-Ⅳ，アポC，アポEなどのアポタンパク質がカイロミクロン粒子の表面に付加される（Brown, 2007）。食事中の脂肪によりアポA-Ⅳの放出が促進され，上部胃の機能や満腹感の制御に関与することが示唆されている（Tso and Liu, 2004）。さらに，アポA-Ⅳは長期の食事摂取の制御に関与しており，高脂肪食を長期にわたって摂取した時に，食事の脂肪に対する腸のアポA-Ⅳのレスポンスが鈍くなり，その結果肥満になりやすくなることが示唆されている（Tso and Liu, 2004）。

カイロミクロンは滑面小胞体で蓄積したアポB-48とトリアシルグルセロールから作られる。ミクロソームのトリアシルグリセロール移送タンパク質（MTP）はトリアシルグリセロールを未成熟カイロミクロンの中心部に運び，挿入する役目をしている。カイロミクロン粒子はそれから小胞体の内腔に移送される（White *et al*., 1998）。分泌される前に，アポB-48を持つ小さな粒子が，大きくて独立して作られるトリアシルグリセロールアポB-48を持たない粒子と融合することがいくつかのデータで示唆されている（Mu and Hoy, 2004；Kindel *et al*., 2010）。ゴルジ装置から分泌される直前に，糖が未成熟カイロミクロン粒子に付加される。

カイロミクロンは腸細胞からリンパ管に放出され，胸管を経て鎖骨下静脈に入る。カイロミクロン粒子と相互作用するアポタンパク質のいくつかは，リポタンパク質

表9.2　リポタンパク質の特性

リポタンパク質	密度 (g/dL)	分子量 (daltons)	直径 (nm)	脂質（%）[a]		
				トリアシルグリセロール	コレステロール	リン脂質
カイロミクロン	0.95	$1,400\times10^6$	75～1,200	80～95	2～7	3～9
VLDL	0.95～1.006	$10～80\times10^6$	30～80	55～80	5～15	10～20
IDL	1.006～1.019	$5～10\times10^6$	25～35	20～50	20～40	15～25
LDL	1.019～1.063	2.3×10^6	18～25	5～15	40～50	20～25
HDL	1.063～1.21	$1.7～3.6\times10^5$	5～12	5～10	15～25	20～30

Ginsberg（1994）の許可を得て複製，著作権 Elsevier.

[a]：脂質の%組成；残りがアポリポタンパク質である。VLDL：超低密度リポタンパク質，IDL：中密度リポタンパク質，LDL：低密度リポタンパク質，HDL：高密度リポタンパク質。

が血流に放出された後に輸送によって得られる。循環系に入るとすぐに，カイロミクロン粒子のトリアシルグリセロールはリポタンパク質リパーゼで加水分解される。このプロセス中に，アポリポタンパク質は他のリポタンパク粒子に移送される。リポタンパク質リパーゼは脂肪組織，心臓，骨格筋で合成され，毛細血管に移動してトリグリセリドを加水分解する（Merkel *et al*., 2002；Stein and Stein, 2003）。アポC-Ⅱは，反応に必須の因子であるが，アポC-Ⅰとアポ C-Ⅲは反応を阻害する（Shachter, 2001；Merkel *et al*., 2002；Saito *et al*., 2004）。循環系のカイロミクロントリアシルグリセロールが加水分解される。この結果，生成された脂肪酸が消化器系から酸化・代謝・貯蔵の場である末梢組織へ輸送される。トリアシルグリセロール成分が取り除かれたカイロミクロン粒子は，LDL 受容体あるいは LDL 受容体様タンパク質受容体によって，肝臓に取り込まれる（Cooper, 1997；Havel, 2000）。カイロミクロン粒子の構成成分は直接肝臓で使われるか，あるいは新しく合成された肝臓由来のリポタンパク質粒子に取り込まれる。

リポタンパク質粒子

超低密度リポタンパク質（VLDL）と中密度リポタンパク質（IDL）

VLDL は肝臓から末梢組織へ脂肪を輸送する働きをする肝臓由来の粒子である（Frost and Havel, 1998；Karpe, 1999）。VLDL 中のトリアシルグリセロールは *de novo* の脂肪合成（基質として単糖類を使って），細胞質のトリアシルグリセロール，肝臓によって直接集められたリポタンパク質と外因性の遊離の脂肪酸から合成される。VLDL 中の主なアポタンパク質はアポ B-100 である（Tessari *et al*., 2009）。アポ B-100 は粗面小胞体上で合成され，ゴルジ装置に運ばれ，そこで，MTP の関与で未成熟 VLDL 粒子に取り込まれる。十分なトリアシルグリセロールや MTP がないと肝臓内でアポ B-100 の破壊が起こる（Olofsson *et al*., 2007）。この破壊は未成熟アポ B と細胞内シャペロンタンパク質である熱ショックプロテイン70の相互作用により促進される（Ginsberg, 1997）。血漿中では，VLDL もアポ E とアポ C を持つ。これらは肝臓からの分泌の時点で存在するか，または循環系に入った後に結合する（Frost and Havel, 1998；Karpe, 1999）。粒子の脂質の組成はカイロミクロンの組成と似ているが，トリアシルグリセロールの割合はカイロミクロンより低い（表9.2）。そのため，粒子はより小さくなり，比重の高い粒子になる。循環系での VLDL 代謝の最初の段階はカイロミクロンの代謝の段階と似ている。リポタンパク質リパーゼが中心部のトリアシルグリセロールを加水分解する（Choi *et al*., 2002；Cilingiroglu and Ballantyne, 2004）。その結果生じた脂肪酸は，細胞に局所的に取り込まれ，エネルギーを得るために酸化されたり，構成成分（リン脂質）や生理活性物質（ロイコトリエン，トロンボキサン）の合成に用いられたり，あるいは貯蔵（トリアシルグリセロールとして）される。トリアシルグリセロールが激減した粒子である VLDL レムナントは，直接肝臓に受容体を介して取り入れられるか循環系に留まり，そこで，徐々にトリアシルグリセロールが減少する。VLDL から脂肪が抜け落ちると，リポタンパク質粒子の成分は，VLDL として定義されたものから IDL そして最終的に LDL 粒子へと変わっていく（Choi *et al*, 2002；Cilingiroglu and Ballantyne, 2004）。このプロセスはリポタンパク質リパーゼのみならず肝臓リパーゼによっても促進される（Choi *et al*., 2002；Zambon *et al*., 2003；Cilingiroglu and Ballantyne, 2004）。肝臓のリパーゼは肝臓に局在し，トリアシルグリセロールとリン脂質の両方を加水分解することができる。リポタンパク粒子からトリアシルグリセロール量が次第に低下すると，コレステロールの相対的な比率が著しく増加する。循環系において，VLDL のトリアシルグリセロールが消失するにつれて，アポ B-100 以外のすべてのアポリポタンパク質は他のリポタンパク質粒子に移送される。その結果，最終の生産物である LDL は主としてアポ B-100 を持ち，コレステロールに富む粒子となる。

低密度リポタンパク質（LDL）

LDL粒子はアポリポタンパク質受容体（LDL受容体ファミリー）を介して，あるいはスカベンジャー受容体によって肝臓に取り込まれる（Van Berkel *et al*., 2000；Linton and Fazio, 2001）。いくつかのLDL受容体ファミリーメンバーが存在する。それらはLDL受容体，LDL受容体関連タンパク質（LRP），アポE受容体2タンパク質，複数の上皮細胞増殖因子–containingタンパク7（multiple epidermal growth factor–containing protein 7），VLDL受容体，LRP1B，メガリン，LRP5とLRP6などである（May *et al*., 2007；Lillis *et al*., 2008；Goldstein and Brown, 2009）。LDL受容体は肝臓，平滑筋細胞，繊維芽細胞，中枢神経系ニューロン，アストロサイト，消化管の上皮細胞，精巣ライディッヒ細胞，卵巣の顆粒膜細胞と腎臓樹状間質細胞のような組織に多く存在する（Moestrup *et al*., 1992）。LDL受容体はアポB-100あるいはアポEを持つリポタンパク質を認識する。一方，LDL受容体ファミリーの他のメンバーは他の多様な生物学的役割を果たすだけでなく，複数のアポリポタンパク質，プロテアーゼ，プロテアーゼ/インヒビター複合体，そしてさらなるシグナル分子を認識する（Bajari *et al*., 2005）。LDL粒子が細胞に取り込まれるとすぐに，LDL粒子は受容体から離れ，受容体は次々に再利用できるようになる。それからLDL粒子はリソソームと融合し，続いて分解される。このステップは体全体のコレステロールの恒常性にとって決定的な意味を持つ。なぜなら，循環系から取り込まれ，リソソームから放出されたコレステロールは「コレステロールとコレステロールエステル」の項で前に議論したように，3つの異なる効果を持つ。また，LDLはさまざまな組織においてマクロファージ上のスカベンジャー受容体によって捕まえられる。スカベンジャー受容体はマクロファージに多く存在する。LDL粒子が血漿中で循環中に，変性あるいは酸化を受けた後，このシステムが優勢となる（Van Berkel *et al*., 2000；Linton and Fazio, 2001）。遊離コレステロールが新しい受容体の合成を阻害する能力により，LDL受容体を介する取り込みの速度は制限されるが，スカベンジャー受容体の取込みは循環しているLDLコレステロール濃度に比例する。

リポタンパク質（a）（Lp[a]）

リポタンパク質（Lp[a]）はLDL様粒子とアポ（a）のシングルコピー（単一配列）を持ち，アポ（a）はLDL様粒子上でアポBと共有結合している。血液のLp（a）濃度は遺伝的素因で決まっていると考えられ，染色体6q26–27上に位置するアポ（a）遺伝子（LPA）に影響される。アポ（a）タンパク質は大きさの異なるタンパク質のファミリーから成る。アポ（a）の大きさはクリングルⅣの繰り返しの数によって決まる。この繰り返しはLPA遺伝子サイズポリモルフィズム［KIV-2 VNTR］の機能としてタンパク質に取り入れられている。Lp（a）の正確な機能は確立されていないが，血液中のLp（a）濃度と冠状動脈心疾患と脳卒中のリスクの増加が相関する（Tziomalos *et al*., 2009；Spence, 2010）。

高密度リポタンパク質（HDL）

HDL粒子は肝臓と小腸に由来する。さらに，末梢でカイロミクロンから脂質が失われる間，粒子の表面にある過剰のリン脂質とアポリポタンパク質はHDLの供給源となる（Merkel *et al*., 2002）。末梢組織から肝臓へコレステロールを転送することにより“コレステロール逆輸送”に関与することがHDL粒子の主な役割である。肝臓はコレステロールを排出・代謝・貯蔵する。このプロセスに不可欠の要素はスカベンジャー受容体（SR）–B1である。この肝臓のHDL受容体は選択的にHDLのコレステロールエステル成分を取り込む。そしてさらなるコレステロールを末梢組織から連続的に取り込み，それを肝臓に転送することを可能にする（Tall, 1998；Marcil *et al*., 2004）。

HDLはアポリポタンパク質の組成とサイズの両方が異なる異種のグループの粒子である。すべてのHDL粒子はアポA-1を持つ。HDLと結びついている他のアポリポタンパク質（apo）はアポA–Ⅱ，アポA–Ⅳ，Csである（Brown, 2007）。HDL粒子は他のリポタンパク質を酸化変性から守っているらしい。この活性はアポA–Ⅰ，パラオキソナーゼ，血小板活性因子アセチルヒドラーゼの存在に関係しているようである（Ji *et al*., 1999；Navab *et al*., 2004, 2007）。血漿HDLレベルはトリグリセリドと冠状動脈心疾患を誘発するリスクと逆相関している（Taskinen, 2003；Szapary and Rader, 2004）。

タンジール病はHDLコレステロールの実質上の欠乏によって特徴づけられる常染色体劣性遺伝疾患である。タンジール病患者の繊維芽細胞では，HDLを介するコレステロール流出，細胞内脂質輸送とターンオーバーが異常である。ATP結合カセッテトランスポーターファミリーのメンバーをコードしている遺伝子の欠損がこれらの人々で同定されている（Burris *et al*., 2002；Oram, 2002；Kolovou *et al*., 2006）。ABCトランスポーターはコレステロール逆輸送のプロセスにおいて不可欠である。ABCトランスポーターの変異を持つ人々はHDLコレステロールのレベルがたいへん低く，早い時期に動脈硬化を生じる。

脂質が抜けるだけではなく，リポタンパク質は循環中に変化する（Borggreve *et al*., 2003；Miller *et al*., 2003；Wirtz, 2006；Masson *et al*., 2009）。リポタンパク質の構成成分の交換と変性の両方の変化が生じる。LCATがHDL粒子の表面の遊離コレステロールをエステル化する。アポA–Ⅰはコファクターとして働き，HDLと結合しているホスファチジルコリンは脂肪酸の供給源として働く（Miiler *et al*., 2003；Masson *et al*., 2009）。コレステロールエステルが作られ，続いてHDL粒子の中心部へ移動すると，周辺部の組織からより多くの遊離コレステロールの追加を受け入れやすくなる環境が作られ，HDL粒子上のコレステロールは末梢組織に戻れなくなる。コレステロールエステル移送タンパク質（CETP）はHDLからVLDLあるいはトリアシルグリセロールのためのカイロミクロンへのコレステロールエステルの交換を促進する（Borggreve *et al*., 2003；Masson *et al*., 2009）。リン脂質移送タンパク質が活性化されるとリン脂質の交換が起こり，HDLがリモデリングされる（Wirtz, 2006）。これらのプロセスは逆コレステロール輸送を促進する。

将来の方向性

脂質栄養のいくつかの領域は研究の最前線にある。第一に，脂質の細胞内調節遺伝子が脂肪の合成と分解過程に影響することが近年確認されている。特に，腸細胞で食事中の脂肪から一連の酵素的ステップを経由して，一連のエタノールアミドができることが確認されている。オレイン酸由来のオレオイルエタノールアミドはおそらく食欲に影響する他，脂肪合成を抑制すると思われる（Capasso and Izzo, 2008）。トランスエステル化された脂肪の分野がもうひとつの将来性のある発見である。グリセロール分子に結合している3つの脂肪酸を再配置すると，トリアシルグリセロールの吸収や代謝の方法を大きく変えることができる（Berry, 2009）。エステル化交換反応を行ったトリアシルグリセロールが脂質の消化や利用にどのような影響を与えるのかを完全に明確にするために，さらなる研究が必要である。

従来の脂肪酸とは異なる植物油を生産するために植物の遺伝子変異を行うことが，現在の研究課題である。例えば，遺伝子を増強することでステアリドン酸あるいはドコサヘキサエン酸に富む植物を基本とした油は，現在，食事として摂取することができる（Damude and Kinney, 2007）。同様に，トランス脂肪の代用品として十分に機能するオレイン酸に富む脂肪は食品工業で利用できる。このような油の健康に対する影響を明確にする必要がある。

（山田恵子訳）

推奨文献

Betters, J.L. and Yu, L. (2010) NPC1L1 and cholesterol transport. *FEBS Lett* **584,** 2740–2747.

Caesar, R., Fåk, F., and Bäckhed, F. (2010) Effects of gut microbiota on obesity and atherosclerosis via modulation of inflammation and lipid metabolism. *J Intern Med* **268,** 320–328.

Rothblat, G.H. and Phillips, M.C. (2010) High-density lipoprotein heterogeneity and function in reverse cholesterol transport. *Curr Opin Lipidol* **21,** 229–238.

Van der Velde, A.E., Brufau, G., and Groen, A.K. (2010) Transintestinal cholesterol efflux. *Curr Opin Lipidol* **21,** 167–171.

[文　献]

Abumweis, S.S., Barake, R., and Jones, P.J. (2008) Plant sterols/stanols as cholesterol lowering agents: a meta-analysis of randomized controlled trials. *Food Nutr Res* **52,** 1811–1820.

Aloulou, A., Rodriguez, J.A., Fernandez, S., *et al.* (2006) Exploring the specific features of interfacial enzymology based on lipase studies. *Biochim Biophys Acta* **1761,** 995–1013.

Altmann, S.W., Davis, H.R., Jr, Zhu, L.J., *et al.* (2004) Niemann-Pick C1 Like 1 protein is critical for intestinal cholesterol absorption. *Science* **303,** 1201–1204.

Babin, P.J. and Gibbons, G.F. (2009) The evolution of plasma cholesterol: direct utility or a "spandrel" of hepatic lipid metabolism? *Progr Lipid Res* **48,** 73–91.

Bajari, T.M., Strasser, V., Nimpf, J., *et al.* (2005) LDL receptor family: isolation, production, and ligand binding analysis. *Methods* **36,** 109–116.

Belury, M.A. (2002) Inhibition of carcinogenesis by conjugated linoleic acid: potential mechanisms of action. *J Nutr* **132,** 2995–2998.

Berry, S.E.E. (2009) Triacylglycerol structure and interesterification of palmitic and stearic acid-rich fats: an overview and implications for cardiovascular disease. *Nutr Res Rev* **22,** 3–17.

Borggreve, S.E., De Vries, R., and Dullaart, R.P. (2003) Alterations in high-density lipoprotein metabolism and reverse cholesterol transport in insulin resistance and type 2 diabetes mellitus: role of lipolytic enzymes, lecithin:cholesterol acyltransferase and lipid transfer proteins. *Eur J Clin Invest* **33,** 1051–1069.

Bretillon, L., Chardigny, J.M., Gregoire, S., *et al.* (1999) Effects of conjugated linoleic acid isomers on the hepatic microsomal desaturation activities in vitro. *Lipids* **34,** 965–969.

Brown, W.V. (2007) High-density lipoprotein and transport of cholesterol and triglyceride in blood. *J Clin Lipidol* **1,** 7–19.

Buhman, K.F., Accad, M., and Farese, R.V. (2000) Mammalian acyl-CoA:cholesterol acyltransferases. *Biochim Biophys Acta* **1529,** 142–154.

Burris, T.P., Eacho, P.I., and Cao, G. (2002) Genetic disorders associated with ATP binding cassette cholesterol transporters. *Mol Genet Metab* **77,** 13–20.

Canaan, S., Riviere, M., Verger, R., *et al.* (1999a) The cysteine residues of recombinant human gastric lipase. *Biochem Biophys Research Commun* **257,** 851–854.

Canaan, S., Roussel, A., Verger, R., *et al.* (1999b) Gastric lipase: crystal structure and activity. *Biochim Biophys Acta* **1441,** 197–204.

Capasso, R. and Izzo, A.A. (2008) Gastrointestinal regulation of food intake: general aspects and focus on anandamide and oleoylethanolamide. *J Neuroendocrinol* **20** Suppl 1, 39–46.

Chang, T.Y., Chang, C.C., and Cheng, D. (1997) Acyl-coenzyme A:cholesterol acyltransferase. *Annu Rev Biochem* **66,** 613–

638.

Chiang, J.Y. (2004) Regulation of bile acid synthesis: pathways, nuclear receptors, and mechanisms. *J Hepatol* **40,** 539–551.

Choi, S.Y., Hirata, K., Ishida, T., *et al.* (2002) Endothelial lipase: a new lipase on the block. *J Lipid Res* **43,** 1763–1769.

Cilingiroglu, M. and Ballantyne, C. (2004) Endothelial lipase and cholesterol metabolism. *Curr Atheroscler Rep* **6,** 126–130.

Cooper, A.D. (1997) Hepatic uptake of chylomicron remnants. *J Lipid Res* **38,** 2173–2192.

Damude, H.G. and Kinney, A.J. (2007) Engineering oilseed plants for a sustainable, land-based source of long chain polyunsaturated fatty acids. *Lipids* **42,** 179–185.

Davis, H.R., Jr, Zhu, L.J., Hoos, L.M., *et al.* (2004) Niemann-Pick C1 Like 1 (NPC1L1) is the intestinal phytosterol and cholesterol transporter and a key modulator of whole-body cholesterol homeostasis. *J Biol Chem* **279,** 33586–33592.

Davis, R.A., Miyake, J.H., Hui, T.Y., *et al.* (2002) Regulation of cholesterol-7alpha-hydroxylase: BAREly missing a SHP. *J Lipid Res* **43,** 533–543.

Degirolamo, C., Shelness, G.S., and Rudel, L.L. (2009) LDL cholesteryl oleate as a predictor for atherosclerosis: evidence from human and animal studies on dietary fat. *J Lipid Res* **50** Suppl, S434–439.

Demonty, I., Ras, R.T., Van der Knaap, H.C.M., *et al.* (2009) Continuous dose–response relationship of the LDL-cholesterol-lowering effect of phytosterol intake. *J Nutr* **139,** 271–284.

Dupont, J.L. (2005) Lipids: chemistry and classification. In B. Caballero, L. Allen, and A Prentice (eds), *Encyclopedia of Human Nutrition.* Academic Press, New York, pp. 126–132.

Field, F.J. and Mathur, S.N. (1983) Beta-sitosterol: esterification by intestinal acylcoenzyme A: cholesterol acyltransferase (ACAT) and its effect on cholesterol esterification. *J Lipid Res* **24,** 409–417.

Frost, P.H. and Havel, R.J. (1998) Rationale for use of non-high-density lipoprotein cholesterol rather than low-density lipoprotein cholesterol as a tool for lipoprotein cholesterol screening and assessment of risk and therapy. *Am J Cardiol* **81,** 26B–31B.

Ginsberg, H.N. (1994) Lipoprotein metabolism and its relationship to atherosclerosis. *Med Clin North Am* **78,** 1–20.

Ginsberg, H.N. (1997) Role of lipid synthesis, chaperone proteins and proteasomes in the assembly and secretion of apoprotein B-containing lipoproteins from cultured liver cells. *Clin Exp Pharmacol Physiol* **24,** A29–32.

Goldstein, J.L. and Brown, M.S. (2009) The LDL receptor. *Arterioscler Thromb Vasc Biol* **29,** 431–438.

Gordon, D.A., Jamil, H., Sharp, D., *et al.* (1994) Secretion of apolipoprotein B-containing lipoproteins from HeLa cells is dependent on expression of the microsomal triglyceride transfer protein and is regulated by lipid availability. *Proc Natl Acad Sci USA* **91,** 7628–7632.

Havel, R.J. (2000) Remnant lipoproteins as therapeutic targets. *Curr Opin Lipidol* **11,** 615–620.

Hofmann, A. F. (2009) Bile acids: trying to understand their chemistry and biology with the hope of helping patients. *Hepatology* **49,** 1403–1418.

Hussain, M.M. (2000) A proposed model for the assembly of chylomicrons. *Atherosclerosis* **148,** 1–15.

Iqbal, J. and Hussain, M.M. (2009) Intestinal lipid absorption. *Am J Physiol Endocrinol Metab* **296,** E1183–1194.

Jaureguiberry, M.S., Tricerri, M.A., Sanchez, S.A., *et al.* (2010) Membrane organization and regulation of cellular cholesterol homeostasis. *J Membr Biol* **234,** 183–194.

Ji, Y., Wang, N., Ramakrishnan, R., *et al.* (1999) Hepatic scavenger receptor BI promotes rapid clearance of high density lipoprotein free cholesterol and its transport into bile. *J Biological Chem* **274,** 33398–33402.

Joyce, C., Skinner, K., Anderson, R A., *et al.* (1999) Acyl-coenzyme A:cholesteryl acyltransferase 2. *Curr Opin Lipidol* **10,** 89–95.

Karpe, F. (1999) Postprandial lipoprotein metabolism and atherosclerosis. *J Intern Med* **246,** 341–355.

Katan, M.B., Grundy, S.M., Jones, P., *et al.* (2003) Efficacy and safety of plant stanols and sterols in the management of blood cholesterol levels. *Mayo Clin Proc* **78,** 965–978.

Kawai, T. and Fushiki, T. (2003) Importance of lipolysis in oral cavity for orosensory detection of fat. *Am J Physiol Regul Integr Comp Physiol* **285,** R447–454.

Keating, N. and Keely, S.J. (2009) Bile acids in regulation of intestinal physiology. *Curr Gastroenterol Rep* **11,** 375–382.

Kindel, T., Lee, D.M., and Tso, P. (2010) The mechanism of the formation and secretion of chylomicrons. *Atheroscler Suppl* **11,** 11–16.

Knopp, R.H. (2000) Introduction: low-saturated fat, high-carbohydrate diets: effects on triglyceride and LDL synthesis, the LDL receptor, and cardiovascular disease risk. *Proc Soc Exp Biol Med* **225,** 175–177.

Kolovou, G.D., Mikhailidis, D.P., Anagnostopoulou, K.K., *et al.* (2006) Tangier disease four decades of research: a reflection of the importance of HDL. *Curr Med Chem* **13,** 771–782.

Leonard, A.E., Pereira, S.L., Sprecher, H., *et al.* (2004) Elongation of long-chain fatty acids. *Progr Lipid Res* **43,** 36–54.

Lillis, A.P., Van Duyn, L.B., Murphy-Ullrich, J.E., *et al.* (2008) LDL receptor-related protein 1: unique tissue-specific functions revealed by selective gene knockout studies. *Physiol Rev* **88,** 887–918.

Linton, M.F. and Fazio, S. (2001) Class A scavenger receptors, macrophages, and atherosclerosis. *Curr Opin Lipidol* **12,** 489–495.

Lohse, P., Chahrokh-Zadeh, S., and Seidel, D. (1997) Human lysosomal acid lipase/cholesteryl ester hydrolase and human gastric lipase: site-directed mutagenesis of Cys227 and Cys236 results in substrate-dependent reduction of enzymatic activity. *J Lipid Res* **38,** 1896–1905.

Marcil, M., O'Connell, B., Krimbou, L., *et al.* (2004) High-density lipoproteins: multifunctional vanguards of the cardiovascular system. *Exp Rev Cardiovasc Ther* **2,** 417–430.

Masson, D., Jiang, X.-C., Lagrost, L., *et al.* (2009) The role of plasma lipid transfer proteins in lipoprotein metabolism and atherogenesis. *J Lipid Res* **50** Suppl, S201–206.

May, P., Woldt, E., Matz, R.L., *et al.* (2007) The LDL receptor-related protein (LRP) family: an old family of proteins with new physiological functions. *Ann Med* **39,** 219–228.

Meagher, E.A. (2004) Addressing cardiovascular risk beyond low-density lipoprotein cholesterol: the high-density lipoprotein cholesterol story. *Curr Cardiol Rep* **6,** 457–463.

Meijer, G.W., Bressers, M.A., De Groot, W.A., *et al.* (2003) Effect of structure and form on the ability of plant sterols to inhibit cholesterol absorption in hamsters. *Lipids* **38,**

713–721.

Merkel, M., Eckel, R.H., and Goldberg, I.J. (2002) Lipoprotein lipase: genetics, lipid uptake, and regulation. *J Lipid Res* **43,** 1997–2006.

Miller, M., Rhyne, J., Hamlette, S., *et al.* (2003) Genetics of HDL regulation in humans. *Curr Opin Lipidol* **14,** 273–279.

Moestrup, S.K., Gliemann, J., and Pallesen, G. (1992) Distribution of the alpha 2-macroglobulin receptor/low density lipoprotein receptor-related protein in human tissues. *Cell Tissue Res* **269,** 375–382.

Morgan, J., Carey, C., Lincoff, A., *et al.* (2004) High-density lipoprotein subfractions and risk of coronary artery disease. *Curr Atheroscler Rep* **6,** 359–365.

Mu, H. and Hoy, C.E. (2004) The digestion of dietary triacylglycerols. *Progr Lipid Res* **43,** 105–133.

Navab, M., Ananthramaiah, G.M., Reddy, S.T., *et al.* (2004) The oxidation hypothesis of atherogenesis: the role of oxidized phospholipids and HDL. *J Lipid Res* **45,** 993–1007.

Navab, M., Yu, R., Gharavi, N., *et al.* (2007) High-density lipoprotein: antioxidant and anti-inflammatory properties. *Curr Atheroscler Rep* **9,** 244–248.

Nordskog, B.K., Phan, C.T., Nutting, D.F., *et al.* (2001) An examination of the factors affecting intestinal lymphatic transport of dietary lipids. *Adv Drug Deliv Rev* **50,** 21–44.

Olofsson, S.-O., Wiklund, O., and Boren, J. (2007) Apolipoproteins A-I and B: biosynthesis, role in the development of atherosclerosis and targets for intervention against cardiovascular disease. *Vasc Health Risk Manag* **3,** 491–502.

Oram, J.F. (2002) ATP-binding cassette transporter A1 and cholesterol trafficking. *Curr Opin Lipidol* **13,** 373–381.

Pafumi, Y., Lairon, D., De la Porte, P.L., *et al.* (2002) Mechanisms of inhibition of triacylglycerol hydrolysis by human gastric lipase. *J Biol Chem* **277,** 28070–28079.

Plourde, M., Jew, S., Cunnane, S.C., *et al.* (2008) Conjugated linoleic acids: why the discrepancy between animal and human studies? *Nutr Rev* **66,** 415–421.

Redgrave, T.G. (2004) Chylomicron metabolism. *Biochem Soc Trans* **32,** 79–82.

Rudel, L.L., Lee, R.G., and Cockman, T.L. (2001) Acyl coenzyme A: cholesterol acyltransferase types 1 and 2: structure and function in atherosclerosis. *Curr Opin Lipidol* **12,** 121–127.

Rudkowska, I. and Jones, P.J.H. (2008) Polymorphisms in ABCG5/G8 transporters linked to hypercholesterolemia and gallstone disease. *Nutr Rev* **66,** 343–348.

Saito, H., Lund-Katz, S., and Phillips, M.C. (2004) Contributions of domain structure and lipid interaction to the functionality of exchangeable human apolipoproteins. *Progr Lipid Res* **43,** 350–380.

Sehayek, E. (2003) Genetic regulation of cholesterol absorption and plasma plant sterol levels: commonalities and differences. *J Lipid Res* **44,** 2030–2038.

Shachter, N.S. (2001) Apolipoproteins C-I and C-III as important modulators of lipoprotein metabolism. *Curr Opin Lipidol* **12,** 297–304.

Spence, J.D. (2010) The role of lipoprotein(a) in the formation of arterial plaques, stenoses and occlusions. *Can J Cardiol* **26** Suppl A, 37A–40A.

Stein, Y. and Stein, O. (2003) Lipoprotein lipase and atherosclerosis. *Atherosclerosis* **170,** 1–9.

Sudhop, T., Lutjohann, D., Agna, M., *et al.* (2003) Comparison of the effects of sitostanol, sitostanol acetate, and sitostanol oleate on the inhibition of cholesterol absorption in normolipemic healthy male volunteers. A placebo controlled randomized cross-over study. *Arzneimittel-Forsch* **53,** 708–713.

Szapary, P.O. and Rader, D.J. (2004) The triglyceride-high-density lipoprotein axis: an important target of therapy? *Am Heart J* **148,** 211–221.

Talati, R., Sobieraj, D.M., Makanji, S.S., *et al.* (2010) The comparative efficacy of plant sterols and stanols on serum lipids: a systematic review and meta-analysis. *J Am Diet Assoc* **110,** 719–726.

Tall, A.R. (1998) An overview of reverse cholesterol transport. *Eur Heart J* **19** Suppl A, A31–35.

Taskinen, M.R. (2003) LDL-cholesterol, HDL-cholesterol or triglycerides–which is the culprit? *Diabetes Res Clin Pract* **61** Suppl 1, S19–26.

Tessari, P., Coracina, A., Cosma, A., *et al.* (2009) Hepatic lipid metabolism and non-alcoholic fatty liver disease. *Nutr Metab Cardiovasc Dis* **19,** 291–302.

Tso, P. and Liu, M. (2004) Ingested fat and satiety. *Physiol Behav* **81,** 275–287.

Tziomalos, K., Athyros, V.G., Wierzbicki, A.S., *et al.* (2009) Lipoprotein a: where are we now? *Curr Opin Cardiol* **24,** 351–357.

Van Berkel, T.J., Van Eck, M., Herijgers, N., *et al.* (2000) Scavenger receptor classes A and B. Their roles in atherogenesis and the metabolism of modified LDL and HDL. *Ann NY Acad Sci* **902,** 113–126; discussion 126–127.

Wang, J., Williams, C.M., and Hegele, R.A. (2004) Compound heterozygosity for two non-synonymous polymorphisms in NPC1L1 in a non-responder to ezetimibe. *Clin Genet* **67,** 175–177.

Whitcomb, D.C. and Lowe, M.E. (2007) Human pancreatic digestive enzymes. *Digestive Dis Sci* **52,** 1–17.

White, D.A., Bennett, A.J., Billett, M.A., *et al.* (1998) The assembly of triacylglycerol-rich lipoproteins: an essential role for the microsomal triacylglycerol transfer protein. *Br J Nutr* **80,** 219–229.

White, D.A., Morris, A.J., Burgess, L., *et al.* (2004) Facilitators and barriers to improving the quality of referrals for potential oral cancer. *Br Dental J* **197,** 537–540.

White, M.D., Papamandjaris, A.A., and Jones, P.J. (1999) Enhanced postprandial energy expenditure with medium-chain fatty acid feeding is attenuated after 14 d in premenopausal women. *Am J Clin Nutr* **69,** 883–889.

Wijendran, V. and Hayes, K.C. (2004) Dietary n-6 and n-3 fatty acid balance and cardiovascular health. *Annu Rev Nutr* **24,** 597–615.

Williams, C.M., Bateman, P.A., Jackson, K.G., *et al.* (2004) Dietary fatty acids and chylomicron synthesis and secretion. *Biochem Soc Trans* **32,** 55–58.

Wilund, K.R., Yu, L., Xu, F., *et al.* (2004) High-level expression of ABCG5 and ABCG8 attenuates diet-induced hypercholesterolemia and atherosclerosis in Ldlr-/- mice. *J Lipid Res* **45,** 1429–1436.

Wirtz, K.W.A. (2006) Phospholipid transfer proteins in perspective. *FEBS Lett* **580,** 5436–5441.

Zambon, A., Bertocco, S., Vitturi, N., *et al.* (2003) Relevance of hepatic lipase to the metabolism of triacylglycerol-rich lipoproteins. *Biochem Soc Trans* **31,** 1070–1074.

10
脂質：細胞代謝

Peter J. H. Jones and Andrea A. Papamandjaris

要　　約

脂肪酸とその他脂質の生物学と必須性はこれまでに十分に確立されている。同様に，脂質の構造的役割と細胞内代謝経路も明確にされている。食用油中の脂肪酸の多様化を受け，食事で選択した脂肪酸の摂取後の細胞の構造と機能に果たす役割，さらに病気のリスクの軽減とのかかわりについての認識がますます深まってきている。近年，必須脂肪酸や他の脂質を含む食事を摂取した人に健康上の利益をもたらす機能性食品の開発に関心が集まっている。概して，食事脂質の選択がいくつかの重大な慢性疾患の予防と進行に中心的な役割を果たしていることが研究によって示されている。

はじめに

本章の目的は，脂質代謝の食事による調節の概観を，細胞の制御プロセスと食事性脂肪酸の必要性に力点を置きつつ，提示することである。健全な栄養にとっての脂質の重要性の発見は，20世紀を通してなされてきた。1920年代以前は，十分なビタミンとミネラルを食事で摂っていれば，脂質には必須栄養素としての役割はないと信じられていた。しかし，1927年にEvansとBurrが粗精製の無脂肪食を食べさせた動物は成長障害と生殖障害を起こすことを報告した。この脂肪が健康維持に必要であるという発見から，この研究者たちは脂肪が新しい必須栄養素を含んでいるということを提唱し，彼らはそれをビタミンFと呼称した。それに続いて，BurrとBurr（1929）は特定の脂肪の構成成分であるリノール酸（C18:2 n–6）の栄養上の必須性を報告した。この栄養素がないと，皮膚の魚鱗癬，体内への水分貯留，繁殖障害や成長遅延などの症状が現れる（Evans and Burr, 1927；Burr and Burr, 1929, 1930）。このようにして，哺乳類では体内で合成されず食事により摂取することが必要な脂肪酸を示す，“必須”脂肪酸の概念がもたらされた。

脂肪酸はアシル鎖のメチル末端からの最初の二重結合の位置に基づいて必須性が分類される。哺乳類は脂肪酸の炭素鎖のn–6およびn–3の位置に二重結合を作る酵素を持っていない。したがって，ヒトは必須脂肪酸であるリノール酸とリノレン酸（C18:3 n–3）およびそれらの炭素鎖の延長した誘導体を食事から摂取しなければならない。適正な成長と発達に必要な必須脂肪酸の具体的な量については，本章の後半で述べる。

必須脂肪酸の重要性が動物で発見された後に，ヒトでもその重要性が確認された。1958年の初めに，スキムミルクベースの無脂肪食を用いた乳児での研究で，リノール酸を食事に加えることで皮膚症状が緩和されることから，ヒトでの必須脂肪酸の必要性が示された（Hansen *et al*., 1958）。成人では，グルコース，アミノ酸その他微量栄養素のみを含む無脂肪の非経口溶液の使用が脂肪酸欠乏の臨床症状をもたらし，リノール酸を溶液に加えることでそれが回復した。1970年代に，動物で食事中のn–3系脂肪酸の欠乏が，網膜造影の異常と関係することが報じられた（Futterman *et al*., 1971；Wheeler *et al*., 1975）。ヒトでのn–3系脂肪酸の必須性は，神経疾患等の欠乏症状がn–3系脂肪酸を含まない非経口溶液の摂取で起こるという若年女性での知見で1982年に示された（Holman *et al*., 1982）。その症状は溶液へのn–3系脂肪酸の添加で回復した。

現在の必須脂肪酸の研究は，特に疾病の進行と関連があることから，リノール酸とαリノレン酸の摂取量比に焦点が当てられている（Stanley *et al*., 2007；Simopoulos, 2009；Harris, 2010）。個々の長鎖多価不飽和脂肪酸，すなわちアラキドン酸（ARA）（C20:4 n–6），ドコサヘキサエン酸（DHA）（C22:6 n–3）およびイコサペンタエン酸（EPA）（C20:5 n–3）の食事での必要性の評価が，特に小児の母集団を対象に進められている（Koletzko *et al*., 2008；Ramakrishnan *et al*., 2009；Makrides *et al*., 2010）。加えて，ヒト脳の発達におけるDHAの進化上の重要性が強調されている（Cunnane and Crawford, 2003）。

現在の研究はいくつかの多価不飽和脂肪酸が脂質とエネルギー代謝における遺伝子発現の制御に役割を担っていることを示している。αリノレン酸はペルオキシソーム増殖因子活性化受容体（PPARs）のような転写因子を制御している。この転写因子は全身および個々の組織の両方で脂質の恒常性と膜の組成を調節する遺伝子群の発現の制御に重要である（Sampath and Ntambi, 2005）。

多価不飽和脂肪酸は，膜のリン脂質およびエネルギー源としての重要な役割に加えて，イコサノイドと呼ばれる代謝調節因子の生成に必要である。イコサノイドと呼ばれる一連の広範な化合物群は循環・呼吸・免疫・分泌および種々の調節系で機能を発揮している。イコサノイドのユニークな性質の発見は1930年代，精液の子宮弛緩作用が報じられた時に遡る。その後の研究で，Von Euler（1967）は脂溶性の活性物質を明らかにし，それにプロスタグランジンと名づけた。1960年代に，プロスタグランジンE_1とプロスタグランジン$F_{1\alpha}$がヒツジの前立腺から単離された（Bergstrom and Sjovall, 1960a，b）。その後，他のプロスタグランジンも明らかにされた（Baker, 1990）。炭素数20の不飽和脂肪酸に由来する生物活性を有する化合物は，1979年にイコサノイドと分類された（Baker, 1990）。イコサノイドの健康・疾病における作用とその機構の研究は活発に行われている。このイコサノイドとさらなる必須脂肪酸研究の展開がヒトの栄養と健康におけるそれらの役割の理解をより進めている。

脂質を含む食品

脂質はたくさんの種類の食品に含まれている（表10.1，脂肪酸の配合率については第9章「脂質：吸収と輸送」の表9.1も参照）。バターは短鎖脂肪酸の供給源である。中鎖脂肪酸はココナッツ油に含まれている。肉類は長鎖脂肪酸と1価不飽和脂肪酸を含むのに対し，植物油は必須脂肪酸と他の多価不飽和脂肪酸を供給する主たる食品である。植物油ごとの脂肪酸組成はさまざまであり，油が違えばリノール酸とαリノレン酸の含まれる割合も異なる。ベニバナ油，ヒマワリ油，トウモロコシ油および大豆油はリノール酸が多く，これらのなかでは大豆油だけがαリノレン酸の有力な供給源になる。亜麻仁油，亜麻油，キャノーラ油もまたαリノレン酸を多く含むが，リノール酸は比較的少ない。オリーブ油とキャノーラ油は1価不飽和のオレイン酸が多い。したがって，脂質の供給源として特定の植物油を使い続けることは必須脂肪酸欠乏を起こす恐れがある。長鎖ポリエン脂肪酸は細胞内での必須脂肪酸の鎖長延長と不飽和化による産物で，植物油中にはないが，いくつかの動物性食品や藻類に含まれている。特に，脂肪の多い魚や海棲哺乳類は長鎖n-3系脂肪酸EPAとDHAを大量に含んでいる。アラキドン酸のような長鎖n-6系脂肪酸は動物性食品（内臓肉を含む）にみられる。極長鎖の脂肪酸（VLCFAs）とアルコール（炭素数24以上）は植物由来の食品にみられる。コレステロールは動物由来の産物にのみみられ，フィトステロール（植物ステロール）は植物油にのみみられる。

近年，必須脂肪酸と健康に寄与する他の脂質を含む機能性食品の開発に消費者の関心が集まっている。例としては，亜麻仁油で作られたベーカリー製品，魚のn-3系脂肪酸を含む卵やフィトステロールや，その飽和誘導体であるフィトスタノールを含むスプレッドなどがある。それに，製造の際に油脂を必要とする食品は，現在は動物性の油脂よりもオレイン酸を多く含む植物油のような植物由来の油で作られており，それによって食品中に含まれる飽和脂肪酸やトランス脂肪酸量を減らしている。

脂質の細胞での役割

脂質は細胞の構造，機能やエネルギー関連の役割など多種多様な細胞内プロセスに必要とされる。ポリエン脂肪酸はリン脂質の疎水性領域を作り，それは膜の構造と細胞の働きを調節するイコサノイドの前駆体の供給に重要である。脂肪酸はまた，アデノシン三リン酸（ATP）のためのエネルギーの供給と体熱産生による等エネルギー消費の反応を行う，重要な役割を担っている。脂肪は炭水化物やタンパク質（4 kcal/g）よりも1g当たり2倍以上のエネルギー（9 kcal/g）を含有しており，このことがなぜヒトは脂肪を主たるエネルギー貯蔵体にしているかを説明している。食事中の脂質は脂溶性ビタミンやステロールの供給源でもある。コレステロールは必須栄養素ではないが，膜に含有される物質として膜の流動性を増すのに必要とされる。コレステロールはまた，肝臓での水酸化と抱合を経て胆汁酸塩に変換される。胆汁酸塩は食事中の脂質の消化と吸収に必要である。加えて，コレステロールは性ホルモンや副腎皮質ホルモンといったステロイドホルモンの前駆体となる。コレステロールは7-デヒドロコレステロールとして，皮膚表面で紫外線の作用を経て生成されるビタミンDの前駆体となる。およそ50mgのコレステロールが毎日ステロイドホルモンに変換される。

通常の細胞機能を確保するために，精巧な調節システムが脂質の生合成，酸化や細胞内輸送を制御している。この恒常性制御システムが脂質の同化と異化の経路と他の多量栄養素の代謝との調和を保証している。いくつかの主要な代謝系を調整して，この制御システムを支配することが食事中の脂質の選択によりできる。例えば，食

表10.1　さまざまな食品と油脂のトリアシルグリセロールの平均脂肪酸組成

食品	平均脂肪%	脂肪酸組成の平均値(%)						
		飽和			1価および多価不飽和			
		総量[a]	16:0	18:0	18:1 n-9	18:2 n-6	18:3 n-3	20:4 n-6
アーモンド油	100	8	6	1	65	23	痕跡	—
アボカド油	100	11	10	1	67	15	—	—
牛脂	100	53	29	20	42	2	痕跡	—
バター	81	53	22	10	20	3	0.3	—
キャノーラ	100	7	4	2	62	19	9	—
カシューナッツ	68	24	14	10	30	35	痕跡	—
ココナッツ油	100	88[a]	10	3	6	2	—	—
コーン油	100	13	11	2	25	55	痕跡	—
綿実油	100	30	25	3	18	51	痕跡	—
亜麻仁油	100	9	5	4	20	13	53	—
ブドウ種子油	100	11	7	4	20	68	痕跡	—
落花生油	100	19[†]	11	3	40～55[b]	20～43[b]	—	—
ヘーゼルナッツ油	100	7	5	2	80	11	痕跡	—
大麻油	100	9	6	3	13	55	16[c]	—
ニシン（メンハーデン）	16～25	30	19	4	13	1	1[d]	—
サバ	25	25	17	5	18	1	—	—
牛乳	3.5	65[a]	25	11	26	1～3	2	痕跡
オリーブ油	100	17	14	3	71	10	痕跡	—
パーム核油	100	80[a]	7	2	14	1	—	—
パーム油	100	52	45	5	38	10	—	—
豚脂（ラード）	100	42	28	13	46	6～8	2	2
ナタネ油	100	7	5	2	53	22	10[e]	—
ベニバナ油	100	10	7	3	15[f]	75[f]	痕跡	—
サケ	13	3	2	0.5	3	0.2	痕跡	痕跡
ゴマ油	100	15	9	5	39	40	1	—
大豆油	100	15	11	4	23	51	7	—
ヒマワリ油	100	12	6	4	24	60～70	痕跡	—
カツオ	5	1	0.1	0.3	1	痕跡	—	痕跡
クルミ	63	10	7	2	15	60	10	—
小麦胚芽油	100	18	17	痕跡	17	55	6	—

注：気候，種，飼料組成などにより変動が生じるため，記した％は概数である。

痕跡：1％未満。

—：検出限界以下。

[a]：飽和脂肪酸の割合には鎖長12未満の脂肪酸（バターで14％）および鎖長12と14の脂肪酸（バターで16％，ココナッツ油およびパーム核油で65～70％）が含まれる。

[b]：4％の C20:0 と C22:0 を含む。アルゼンチン産の落花生は比較的 C18:1 が低く C18:2 が高い。

[c]：18：3 n-6 も含む。

[d]：メンハーデンニシン油は C20:5 n-3 を11％，C22:6 n-3 を9％含むが，ノルウェー産のニシン油は C20:1 n-9 を13％，C22:1 n-11 を21％，C20:5 n-3 を7％，C22:6 n-3 を7％含む。サケ油は漁場によって，組成がメンハーデンニシン油に近い時もノルウェー/北海産ニシン油に近い時もある。

[e]：キャノーラや低エルカ酸ナタネ(LEAR)のような新種のナタネと比べて，従来種のナタネ油はカラシ油同様 C20:1 n-9 を10％，C22:1 n-9 を30～50％含む。

[f]：C18:1/C18:2 比が逆転しているベニバナ油もある。

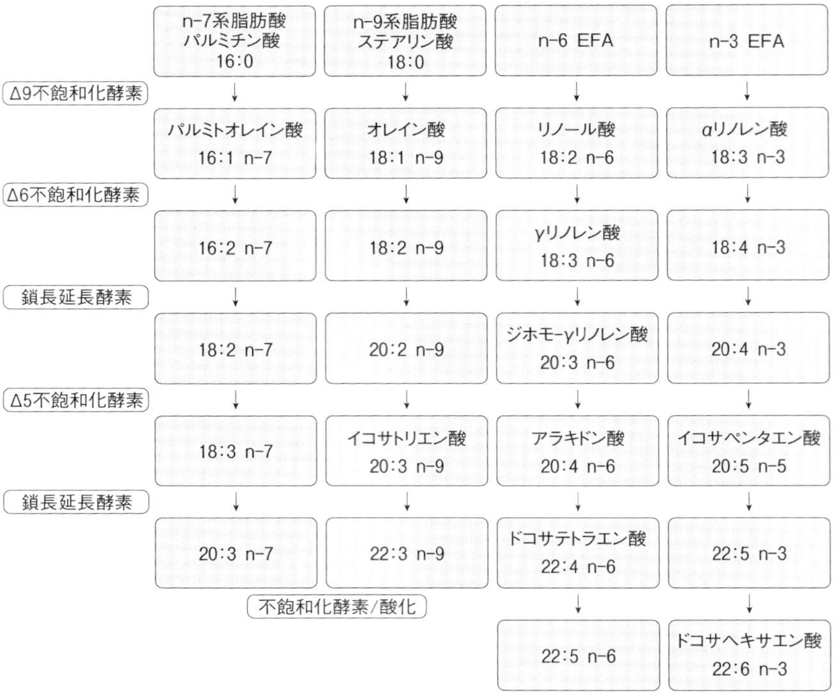

図10.1　非必須脂肪酸および必須脂肪酸の相互変換

EFA：必須脂肪酸。

事中の脂肪酸組成が膜のリン脂質組成を変化させ，その結果，膜の機能を変化させる。同様に，食事中の脂肪酸の配合が脂肪組織中の脂肪酸組成を大いに変化させる（Field *et al*., 1985）。食事中の脂肪酸の選択はまた，制御物質であるイコサノイドの細胞での合成を調整し，一連の生理的応答に影響を及ぼす。同様に，コレステロールやフィトステロールの摂取量の変化はコレステロールの合成・吸収とその後の代謝を調整する。したがって，脂肪酸，ステロールとその誘導体の代謝は多くの重要な経路で食事からの脂質摂取の操作に反応する。食事からの脂質の摂取量を適切にし，病気のリスクの緩和するためには，細胞での脂質代謝の基本的なプロセスを個々に考慮することが重要である。

脂質生合成

脂肪酸生合成

脂肪酸はミトコンドリアの外で脂肪酸合成酵素に分類される一連の酵素群により，アセチル CoA から *de novo* 合成される。脂肪酸の合成はアセチル CoA をマロニル CoA に変換する酵素，アセチル CoA カルボキシラーゼに支配されている。マロニル CoA 単位が繋ぎ合わせられ脂肪酸鎖を形成し，最終的にパルミチン酸（C16:0）に到達する。ここから鎖長延長，不飽和化を経てより複雑な脂質が生成されるが，ヒトは n-6 系および n-3 系の必須脂肪酸（脂肪酸の命名については第 9 章「脂質：吸収と輸送」を参照）を作るための n-7 以降の炭素に不飽和結合を入れる酵素を持っていない。不飽和化酵素は膜結合性でいくつかの組織の小胞体にある。不飽和化酵素は炭素鎖の特異的な位置に二重結合を入れ，シトクロム b5に触媒作用を受けるニコチンアミドアデニンジヌクレオチド（NADH），またはニコチンアミドアデニンジヌクレオチドリン酸（NADPH）による電子供与を必要とする。

C16:0，C18:0，C18:2 n-6 および C18:3 n-3より別な不飽和化と鎖長延長を交互に受け，より長鎖の脂肪酸が合成される。C18:2 n-6 脂肪酸からの C20:4 n-6 の合成と C18:3 n-3 からの C20:5 n-3 の合成は D6 不飽和化とそれに続く D5 不飽和化によって行われる（図10.1）。C20:5 n-3 からの C22:6 n-3 の合成は，鎖長延長，不飽和化と部分的な α 酸化を経て行われる（Catalá, 2010）。最近，脂肪酸の鎖長延長は炭素数18の前駆体から始まらなくてもよいことが明らかになった。n-6 系脂肪酸が必要になった場合，リノール酸の代わりに植物由来の C16:2 n-6 を利用することができ，その結果リノール酸の必要量がかなり減る（Cunnane, 2003）。この経路による量が体内のリノール酸量に十分足りるものなのかはまだ検討中である。

長鎖の脂肪酸の合成が D6 不飽和化酵素により制御さ

れているがこの反応は次々とホルモンや食事成分に影響されることが明らかにされている。D6不飽和化酵素は最も不飽和度の高い脂肪酸を優先的にターゲットにする。不飽和化の優先順位はC18:3 n-3>C18:2 n-6>C18:1 n-9である。3つのクラスの脂肪酸間での競争的に起こる脂肪酸不飽和化と鎖長延長（図10.1）は，栄養学的な意味がある。n-6系脂肪酸を多く含む食事の摂取はC18:3 n-3のC20:5 n-3やC22:6 n-3への鎖長延長と不飽和化の抑制をもたらしうる。この状態の例は乳児用調製粉乳ではC18:2 n-6のC18:3 n-3に対する比が高く，神経系の発達に重要なn-3系ポリエン酸の生成が抑制される恐れがある。また，魚や魚油からのEPAやDHAのようなn-3系脂肪酸の摂取量を増やしてプロスタグランジンのプロファイルを変えることで，血液の凝固能を下げることができる。ホルモン状態の変化も不飽和化酵素の活性を乱す。インスリンは酵素活性を上昇させるが，グルカゴンやエピネフリンは活性を低下させる（El-Badry *et al*., 2007）。

鎖長延長や不飽和化の過程の逆戻りも細胞内で起こりうる。極長鎖および長鎖のn-3およびn-6脂肪酸はリバイバル転換を経由して，鎖長短縮と飽和化が起こり，他のより短い脂肪酸になることもある（Mebarek *et al*., 2009）。このプロセスはペルオキシソームで起こり，動物でのDHA合成の少なくとも一部に不可欠なのであろう（Catalá, 2010）。

コレステロール生合成

コレステロールはほとんどすべてのヒトの組織で20以上ものステップを経て合成される。その合成経路は細胞内で合成される脂質のなかで最長のもののひとつである。ヒトはかつて細胞の要求に応じて合成される内因性のコレステロールにほとんど依存して生きていた。なぜなら，祖先のコレステロールの毎日の摂取量は50mg程度と推定されているからである。しかし今日，ほとんどの人はコレステロールと脂肪を含む食事の摂取が増えたので，その結果，コレステロール合成は細胞のコレステロールのニーズをまかなうのにあまり必要とされなくなった。動物と違って，ヒトはほとんどのコレステロールを肝臓以外の組織で合成しているようである。コレステロールの総体内プールは75gと推定されている。1日当たり1,200mgのコレステロールのターンオーバーのうち，300〜500mgが食事から吸収されたもので，*de novo* 合成されたものが700〜900mgを占める（Dietschy, 1984）。組織を超えて合成がどう調整されているのかはまだわかっていない。

脂肪酸と同様に，コレステロール合成のプロセスはピルビン酸の酸化的脱炭酸や脂肪酸のβ酸化で作られたアセチルCoAから始まる。経路の最初の過程で，アセチルCoA分子同士が結合してメバロン酸を生成する。この最初の過程の最後の酵素，ヒドロキシメチルグルタリル（HMG）CoA還元酵素がコレステロール合成カスケードの全段階を律速していると考えられていて，経路の調節との関連で広範に研究されてきた。実際，スタチン系薬剤は現在のところコレステロール値を下げるための最も広く用いられる薬理的介入治療であるが，これはHMG-CoA還元酵素の阻害を介して作用する。コレステロール生合成の後の過程にはリン酸化，異性化とゲラニル-Bおよびファルネシルリン酸への変換の段階があり，結果としてスクワレンが生成される（図10.2）。スクワレンの段階から3つのメチル基がはずれ，側鎖が飽和化され，結合の再編成がされた後コレステロールができあがる。

食事はコレステロール合成をいくつかの方法で調節する。奇妙なことに，食事中のコレステロール量が多いと血中コレステロール値が上昇すると一般に誤解されている。しかし，食事中のコレステロールがかなり増えても，総コレステロールおよび低密度リポタンパク質（LDL）コレステロールもコレステロール生合成もほとんど影響を受けない（Jones *et al*., 1996；Greene *et al*., 2005）。かえって食事中の脂肪の質のほうがコレステロール生合成速度や血中脂質値により影響する。特に，多価不飽和脂肪の食事摂取がコレステロース合成を促進し（Jones, 1997），トランス脂肪酸摂取が抑制する（Matthan *et al*., 2000）。コレステロール合成に関するトランス脂肪酸のこの知見にもかかわらず，これらの脂肪はHDLコレステロール値を下げ，LDLコレステロール値を上げる（Mo-

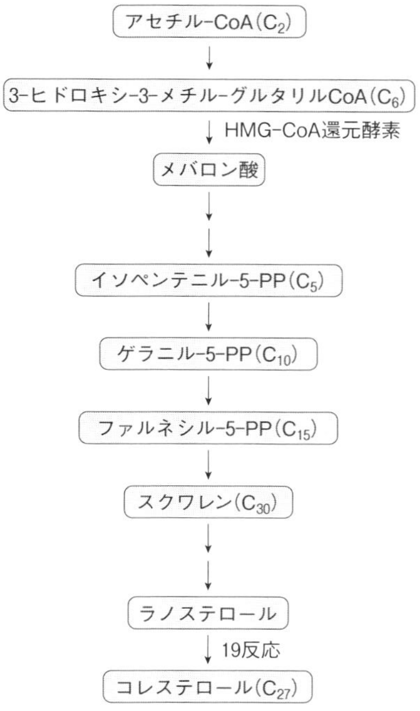

図10.2 コレステロール生合成の各段階

zaffarian *et al*, 2006)。カロリー摂取量が同じなら，1日に食べる食事の回数が多いほどコレステロール生合成速度を減少させるようである（Jones, 1997)。コレステロール合成を変えることができる食事性のもののなかでは，エネルギー制限が最も効果が大きい。24時間絶食したヒトではコレステロール生合成は完全に停止する（Jones, 1997)。合成がエネルギーの不均衡状態にどのように応答するのかはまだわかっていない。しかし，穏やかなエネルギー制限と体重減少の時でさえも，ヒトの*de novo*のコレステロール合成はかなり抑制される（Di Buono *et al*., 1999)。

脂肪酸酸化

脂肪酸の酸化は主にミトコンドリアのβ酸化を介して起こり，アセチルCoAを生成する。このプロセスで脂肪酸のアシル鎖は4つの段階，すなわち，脱水素（水素の除去），加水（水の添加），脱水素および開裂より成る分解過程を繰り返す。アシル鎖内の不飽和の部分では，最初の脱水素の段階が起こらない。鎖の短縮されたn–3またはn–6脂肪酸は細胞内にも血流中にもみられないことで示されるように，4段階の分解過程は脂肪酸が完全にアセチルCoAに分解されるまで繰り返される。炭素数18かそれ以下の脂肪酸はカルニチンによる輸送を介して，脂肪酸アシルCoAとしてミトコンドリアに入る。短鎖および中鎖の脂肪酸は酸化されるためミトコンドリアに入るのにカルニチンシャトルの存在を必要としない。

β酸化はペルオキシソームでも同様に起こるが，まったく同じではなく，そのプロセスは炭素数18以上の長鎖脂肪酸の酸化に適合したものである。また，最初の不飽和化の反応はペルオキシソームでの酸化では脂肪酸アシルCoA酸化酵素によって起こるが，ミトコンドリアの経路ではアシルCoA脱水素酵素が最初の酵素である。さらに，ペルオキシソームのβ酸化は電子伝達系に厳密にはつながっていない。したがって，ペルオキシソームでは，酸化の最初の段階で生じた電子は分子状酸素に直接渡される。この酸素は過酸化水素を生じ，それはカタラーゼにより分解されて水になる。2番目の酸化段階で生じるエネルギーは，NADHの高エネルギーレベルの電子の形態で保存される。ペルオキシソームでのβ酸化が起こらないと，血漿と他の組織に極長鎖脂肪酸の異常な蓄積が起こり，Zellweger症候群や副腎白質ジストロフィーのようなペルオキシソーム病を引き起こす（Fidaleo, 2010)。

脂肪酸酸化の速度はすべての鎖長と不飽和の度合いにより同じではなく，構造特異性を示すことが明らかになっている。短鎖および中鎖の飽和脂肪酸は，おそらくアルブミンとの結合体が優先的に門脈循環を介して輸送されることと，ミトコンドリアに入るのにカルニチンが必要ないことから，何十年もの間，長鎖脂肪酸と比べてより速くエネルギーとして燃焼されるとされてきた（Papamandjaris *et al*., 1998)。

加えて，より不飽和度の高い長鎖脂肪酸が優先的に酸化されるという考えもまた支持されているのであるが（DeLany *et al*., 2000)，この考えは高度不飽和脂肪酸の必須性から導かれた逆説的なものである。興味深いことに，酸化されたリノール酸およびリノレン酸からの炭素は長鎖脂肪酸やコレステロールの*de novo*合成など広範に再利用されている。この経路は発達初期の脳で特に顕著であるが（Cunnane *et al*., 2003)，これらのもとになる多価不飽和脂肪酸の摂取が極度に不足している時でも量的に重要である（Cunnane *et al*., 2006)。

消費される脂肪酸酸化は脂肪酸の種類により影響を受けることに加え，代謝状態の変動も脂肪酸化の速度に影響する。絶食や穏やかな運動のような条件は脂肪分解と酸化の増大をもたらす（Achten and Jeukendurp, 2004；Solomon *et al*., 2008)。代謝基質やホルモンについていえば，グルコースやインスリンレベルの上昇は脂肪酸酸化を抑制する（Wolfe, 1998)。

イコサノイドの生成と制御

構造的に，n–3系およびn–6系の脂肪酸からの炭素数20の酸素付加された誘導体であるイコサノイドの種類には，プロスタグランジン，トロンボキサン，ロイコトリエン，ヒドロキシ酸およびリポキシンがある。イコサノイドと称される化合物の生成は迅速に活性化され，すぐに不活化される酵素系に支配されている。プロスタグランジンとトロンボキサンはシクロオキシゲナーゼ（COX）経由で生成される一方で，ロイコトリエン，ヒドロキシ酸とリポキシンはリポキシゲナーゼ（LOX）の作用で生成される。イコサノイド合成の主要経路は図10.3に記した。この過程は細胞膜のリン脂質に対するホスホリパーゼA2の作用に始まり，この酵素がリン脂質分子のsn–2位の脂肪酸を切り離す。すべての種類の膜のリン脂質はこの解裂反応の基質となり，切り出された脂肪酸はシクロオキシゲナーゼおよびリポキシゲナーゼカスケードを経るイコサノイド生成の直接の基質となる。n–6系についてみると，切り出されたアラキドン酸はプロスタグランジンH合成酵素1（PGHSB1）とプロスタグランジンH合成酵素2（PGHSB2）によりプロスタグランジンに変換される。これらの酵素がシクロオキシゲナーゼ反応を経由してのアラキドン酸のプロスタグランジンG_2（PGG_2）への変換を触媒し，さらにPGG_2はペルオキシダーゼ反応を経由してPGH_2に還元される。この後者の中間代謝物が他の活性型のプロスタグランジン，トロンボキサンやプロスタサイクリンへ迅速に変換される。別経路として，アラキドン酸が一連のLOX酵素群を経由して酸化され，一連の活性型イコサノイドを生成する。

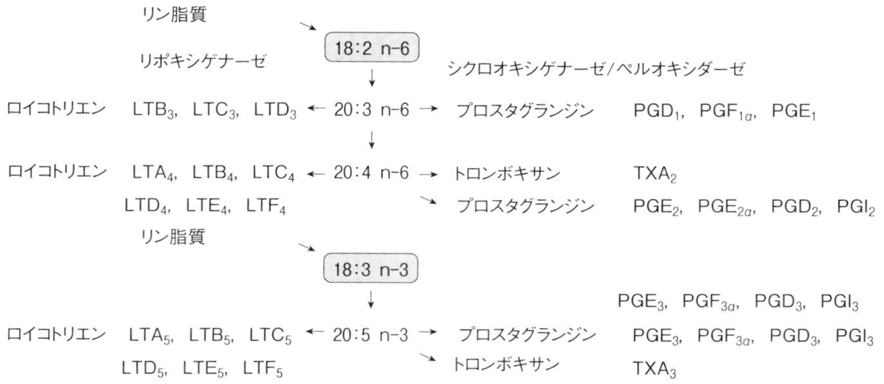

図10.3　n-6系およびn-3系脂肪酸からの主なイコサノイドの合成

5-LOX経路はロイコトリエンB_4，C_4およびD_4（LTB_4，LTC_4，およびLTD_4）を生成し，これらは免疫応答のメディエーターとして働くと考えられている。12-LOX経路は12-L-ヒドロキシイコサテトラエン酸（12-HETE）と12-ヒドロペルオキシイコサテトラエン酸（12-HPETE）を生成し，これらも炎症反応に関与する。3番目のLOX反応系である15-LOX経路は15-ヒドロイコサテトラエン酸（15-HETE）を生成し，これは抗炎症作用を持ち，5-LOXと12-LOX両方の活性を阻害するようである。このように，細胞内ではいくつかのイコサノイドのサブタイプがアラキドン酸から生成されるようである。

イコサノイドはまた，膜のリン脂質から切り出されたn-3系脂肪酸からも生成される。n-3系脂肪酸由来のイコサノイドはn-6系由来のイコサノイドよりも応答反応が弱い。したがって，EPAから生成されるPGE_3はアラキドン酸から生成されるPGE_2よりも炎症作用が弱い。同様に，EPA由来のLTB_5はアラキドン酸から生成されるLTB_4よりも炎症誘発作用が弱い。このように，2種類のイコサノイド群が拮抗して，相反する生物作用を惹起している。

食事の脂肪酸組成がイコサノイドを介する機能に重要な役割を果たすことが示されてきている。n-3系脂肪の多い食事を摂ることがリン脂質中のn-3系脂肪酸量を高める。これらの脂肪酸はリン脂質から切り離された時にアラキドン酸とイコサノイドへの反応で拮抗する。n-3系脂肪酸を含む魚を多く摂取するイヌイットにみられる出血時間の延長はイコサノイドがn-6系脂肪酸由来のものからn-3系 脂肪酸由来のものへ変わっていることを反映している。PGI_3はEPAから生成されるが，抗血液凝固作用を持つ。n-3系脂肪酸を含む魚加工品を多く摂取する人でみられる出血時間の延長はn-3系脂肪酸由来のイコサノイドの抗血液凝固作用を介して起こると考えられている。反対に，n-3系脂肪酸の乏しい食事摂取によって起こる，アラキドン酸由来のイコサノイドの過剰産生は，血栓症，関節炎，狼瘡や癌（「食事中の脂肪酸と疾病のリスク」の項参照）といった炎症や免疫系と関連する多くの疾患を引き起こすようである。例えば，関節炎の患者に魚油の摂取を増やすことは有効なようで（Calder, 2009a），炎症誘発性イコサノイドであるLTB_4とPGE_2の産生のn-3系脂肪酸による阻害によるものであろう。食事の脂肪酸の選択がイコサノイド生成を介して生理機能を調節する可能性のあることは，疾病の予防と治療における食品選択の重要性を強調するものである。

脂肪酸の栄養必要量

USDAは1日の食事摂取量の20～35％を脂肪から摂ることを推奨している。現在のところ，n-3脂肪酸の推奨摂取量は男性1.6g/日，女性1.1g/日で，n-6脂肪酸の推奨摂取量は男性17g/日，女性12g/日である（Institute of Medicine 2002/2005）。これらの値は，必須脂肪酸欠乏症を予防ないし緩和するのに必要な脂肪酸量に基づいて設定された。欠乏症の症状は1960年代に，必須脂肪酸を除いた完全非経口栄養溶液を与えた患者について記録されている。患者にリノール酸を含む溶液を投与すると，無脂肪食を摂取している間に進行した皮膚のかぶれが改善された（Hansen *et al.*, 1958）。近年の知見は，以前からの分類の一般的な不飽和脂肪酸欠乏と違って，純粋なリノール酸欠乏は摂取エネルギーの2％程度のリノール酸の投与で回復しうることをラットで示している（Cunnane, 2003）。αリノレン酸については，関連した欠乏症がリノール酸の場合のそれと比べてより微妙なので，欠乏症の症状の分類は困難である。また，DHAがあると症状が出てこないので，純粋な欠乏症状は誘導しがたい。

必須脂肪酸代謝に基づいて，必須脂肪酸欠乏の指標はトリエン/テトラエン比で，C20:3 n-9のC20:4 n-6に対する比を評価する。トリエンであるC20:3 n-9はC18:1 n-9のC20:3 n-9への不飽和化の産物である（図10.1）。D6不飽和化酵素の炭素数16より長鎖の必須脂肪酸に対する親和性が高いため，C16:0とC18:1 n–9が主な基質として存在し，必須脂肪酸が欠乏した時だけ，トリエン濃度が上昇する。トリエン/テトラエン比0.4以上で必須脂肪酸欠乏と判定される。しかし，その比だけがリノール酸ないしαリノレン酸欠乏の指標ではない。欠乏を評価するために，DPA(n–6)/DHA比が有効な指標になりうる。なぜなら，n–3系脂肪酸がないとn–6系の鎖長延長産物および不飽和化産物の生成が増えるからである。

適正な健康の達成と維持における必須脂肪酸とその誘導体の役割が研究を通してさらに明らかになると，栄養推奨量は欠乏症の回避よりも健康増進をもとに設定されるであろう。健康な必須脂肪酸プロファイルに対する食事中のリノール酸/αリノレン酸比の貢献を知ることがその一例である。D6不飽和化酵素によるn–3，n–6，およびn–9系脂肪酸に対する競争的な不飽和化が重要な根拠である。もし，αリノレン酸が食事中に含まれないか，または大量のリノール酸が含まれているとEPA産生が上昇し，DHAはほとんど産生されないであろう。もし，両方の必須脂肪酸がなければ，C20:3 n–9が蓄積するであろう。多量のリノール酸摂取または必須脂肪酸欠乏によって引き起こされるアラキドン酸とDHA産生の阻害は，疾病の発症と進行におけるこれら化合物の代謝的役割に基づくと，望ましからざることであろう(以下参照)。

1920年代の初めに，欧米型食事中のリノール酸量が増加し，αリノレン酸量が減ってきた(Uauy *et al*., 1999., Simopoulos, 2009)。現在の北米でのリノール酸：αリノレン酸比の推定値は9.8：1～15：1ないし9.8：1～30：1の範囲である。世界保健機関（WHO, 1994）の推奨値は5：1～10：1であったが，現在は2：1～5：1が推奨されている(Holman, 1998；Kris–Etherton *et al*., 2000；Simopoulos, 2008)。この推奨比を達成するには，現在の脂肪酸消費の傾向を覆して植物油や魚油からのn–3系脂肪酸摂取を大幅に増やし，同時に種実油からのn–6系脂肪酸の摂取を減らすことが必要であろう。長期にわたる高いn–6：n–3脂肪酸比の摂取の影響が現在研究されており，健康的な必須脂肪酸摂取量がさらに明らかになるであろう。現在のところ，アラキドン酸とDHAは，必須脂肪酸の不飽和化と鎖長延長の能力が十分である限り，健常な成人の食事には必須と考えられていない。

乳幼児の不飽和脂肪酸の必要摂取量は，必須脂肪酸だけでなくアラキドン酸とDHAも与える必要がありそうなので，広範に研究されている。早産児は，生まれた週数にもよるが，在胎中に十分量のアラキドン酸とDHAを供給されていない恐れがあり（Lapillonne and Jensen, 2009），さらに，調製粉乳を摂っていると炭素数18の必須脂肪酸ばかりでアラキドン酸とDHAを摂取できない恐れもある。最近，通常の調製粉乳にDHAとアラキドン酸を加えて製造するようになった。DHAとアラキドン酸はたいていWHO（1994）のガイドラインに合わせた量で添加されており，この量は国際的な母乳中のDHAとアラキドン酸量調査に基づいている（Innis, 2007）。脳と網膜の両方が高レベルのDHAを含有しているので，母乳中のDHAは正期産児と未熟児両方で，発達を助けているのではないかという仮説が提唱されている(Lucas *et al*., 1994；Michaelsen *et at*., 2009)。これらの知見は，臨床的な介入試験の結果によってある程度支持されている。その試験では調製粉乳へのn–3系脂肪酸の直接添加が発達関連の指標の改善をもたらしていた(Neuringer *et al*., 2000；Uauy *et al*., 2003；Fleith and Clandinin, 2005)。アラキドン酸とDHAの添加なしでは，脳と視覚機能にとっての必要量にみあうだけ必須脂肪酸をアラキドン酸や特にDHAに変換する十分な能力がないようである（Cunnane *et al*., 2000)。DHA添加が視力と発達に有効であるという根拠を未熟児での結果が示しているが（Lapillonne *et al*., 2000；Uauy *et al*., 2000；Agostoni, 2008；Henriksen *et al*., 2008)，すべての研究が有効性を示しているわけではない（Simmer and Patole, 2004)。未熟児に対してのこれまでに報じられた臨床試験をまとめた最近の総説では，DHAとアラキドン酸の調製粉乳への添加が長期にわたり有益であるとはまだいえないと結論づけてている(Simmer *et al*., 2008b)。正期産児に対する調製粉乳へのDHA添加の発達への影響はあるようであるとする報告(Larque *et al*., 2002；Hoffman *et al*., 2003, 2009；Birch *et al*., 2005, 2010；Eilander *et al*., 2007）も，ないようであるとする報告（Simmer *et al*., 2008a；Beyerlein *et al*., 2010）も，いくつか効果はあるが時間がたてば消えてしまうという報告（Agostoni *et al*., 1995, 1997）もある。39か月齢の幼児での研究では，母乳哺乳でも，調製粉乳哺乳でDHAとアラキドン酸添加の有無にもかかわらず，年齢に応じた理解，言語表現，IQ，視覚ないし運動機能，視力に違いはみられなかった（Uauy *et al*., 2003)。この領域の正期産児と未熟児の両方を対象とした，よく計画された，サンプルサイズの大きな研究の継続によって，視覚および認知の発達に対するアラキドン酸とDHA添加の長期および短期の効果に迫ることができるだろう。

食事の脂肪酸と疾病のリスク

科学者も一般の人々も，健康と長寿のためにはどの脂肪酸を選択して摂ることが重要かということに等しく関心を持っている。疾病リスクの管理における摂取脂肪の質的役割に関するコンセンサスが出始めている。欧米社会で一般的ないくつかの疾病については，一定の脂肪摂取の仕方をすることでリスクを低減できるという根拠が納得できるレベルになっているが，他の病気についてはまだ明らかでない。この急速に進展している分野は，疑いなくこれからも発展するであろう。脂肪の摂取量については，健康を保つのに必要な毎日の脂肪からのエネルギー摂取割合についての科学者たちの議論があり，新たに精査されているところである。

脂肪摂取量については総脂肪量と飽和脂肪量を減らすことが現在のところ推奨されている（National Cholesterol Education Program, 2002；Lichtenstein *et al*., 2006；Hall, 2009）。そのような推奨は，体重は脂肪摂取量と正の相関を示し，炭水化物量とは相関を示さないという疫学的根拠に基づいている（Astrup, 2005；Acheson, 2010）。加えて，食事中の脂肪含量の増加は脂肪の酸化よりも脂肪組織への蓄積を進めることが研究で明らかになっている（Jequier, 1993；Fernández–Quintela *et al*., 2007）（第45，61，62，および68章参照）。しかし，脂肪摂取量と肥満の関連性がすっかり解明されたわけではない。Willett（1998）は，摂取エネルギー中の脂肪の割合を減らしても，過体重と肥満の低下にはつながらないことを示している。実際，摂取脂肪のエネルギー割合と肥満との関連は十分な根拠がない（Astrup, 2005）。摂取エネルギーを減らすことの推奨と合わせて，摂取脂肪の質—特に，飽和脂肪を減らして不飽和脂肪を増やすこと—に目を向けることがより有効であろう（Lichtenstein, 2003；Purnell, 2009）。そのようなアプローチが食事中のすべての脂肪酸の代謝作用の総体的な重要性を認めることになり，実際，それが脂肪酸研究の主眼になってきている。このアプローチはまた，脂肪の割合とカロリー密度との関連，さらに総カロリー摂取への影響を知ることになるであろう（French and Robinson, 2003；Prentice and Jebh, 2003）。

ボックス10.1に多価不飽和脂肪酸と他の脂肪酸との関係が関連する疾患をあげている。これらの疾患のなかで冠動脈性心疾患が摂取脂肪の質に最も強く関係するものである。n–9系およびn–6系脂肪酸を好んで摂取すると血中の総コレステロールおよびLDLコレステロールを減らすことが十分証明されているが，最近はn–3系脂肪酸がより注目を集めている（Lichtenstein, 2003；McCowen and Bistrian, 2005；Erkkilä *et al*., 2008；Harris *et al*., 2008；Wall *et al*., 2010）。EPAやDHAを多く含む伝統的な食事をしているアラスカ先住民の心血管疾患による死亡率の驚異的な低さは，総脂質摂取量が増えてもn–3系脂肪酸が疾患リスクを減らすのに有効であるという事実に研究者たちの目を向けさせた。心血管疾患に対する魚油の影響にはいくつかの要因がある。魚油は超低密度リポタンパク質（VLDL）の分泌を減らし，トリアシルグリセロールの輸送を低下させ，さらにVLDLクリアランスを高めるようである（McEwen *et al*., 2010）。正味の効果は血中トリアシルグリセロール値の低下である。LDLコレステロールについては，そのデータはn–9系脂肪酸およびn–6系脂肪酸では明確で，これらの脂肪酸の摂取は明らかに血中レベルを低下させる。しかし，n–3系脂肪酸については，そのデータはまだ議論の余地があり，魚油を摂取したヒトではLDLコレステロールはわずかに上昇するようである。同様に，魚油を摂取した動物では*in vitro*での血漿脂質の酸化性が上昇する。n–6系脂肪酸を多く含む食事の摂取は一般にHDLコレステロール値の低下をもたらすが，n–9系脂肪酸の摂取は値に影響しない。n–3系脂肪酸を含む魚油の血中脂質への効果をみた数々の研究は，魚油の摂取によりHDLコレステロール値は維持されるか上昇することを示している。

n–3系脂肪酸の冠動脈性心疾患リスクを減少させる作用は，単に血中脂質への影響だけでは説明できない。魚油由来の脂肪酸はまた内皮依存性の動脈拡張を亢進するようで，これが動脈硬化のリスク低下に有益と考えられている。さらに，n–3系のポリエン脂肪酸は抗炎症作用物質候補としてかなり注目されている（Calder, 2004；Flickinger and Huth, 2004；Singer *et al*., 2008）。いろいろな長鎖多価不飽和脂肪酸の内皮組織活性化の作用を酵素免疫測定やフローサイトメトリで調べた*in vitro*の研究では，効果はみられなかった。しかし，１価不飽和脂肪酸からn–3系ポリエン不飽和脂肪酸にかけて脂肪酸の不飽和の度合が進むにつれて，サイトカイン誘導性の接着分子の発現の抑制が徐々に増加することが認められた。内皮の活性化はn–6系，n–9系脂肪酸よりもn–3系脂肪酸で最も強く阻害された。

加えて，冠動脈性心疾患のリスクに対するn–3系脂肪酸摂取の有益な効果は，血栓生成を減少させるプロスタグランジンやロイコトリエン生成の適正な調節ばかりでなく，不整脈，特に心室頻脈と細動の予防を介して発揮されると考えられている（Gerber *et al*., 2000；Renaud, 2001）。心血管疾患のリスクを最も減らすことのできる摂取脂肪の選択は，飽和脂肪を減らし，魚油からのEPAとDHAをたくさん摂ることに行き着くと推測できる。現在の知見に基づくと，このアプローチは疾患の一次および二次予防に適しているといえよう。

食事で摂取する脂肪酸の選択に関しての２番目に重要

ボックス10.1　ヒトで摂取する多価不飽和脂肪酸の質により影響を受ける疾患

冠動脈性心疾患と脳卒中
成長期の必須脂肪酸欠乏症
自己免疫疾患（狼瘡や腎症を含む）
２型糖尿病
炎症性腸疾患
乳癌，大腸癌，前立腺癌
関節リウマチ

な健康にかかわる問題は，胎児期と出生直後における適切な必須脂肪酸摂取の必要性である。上記のように，不飽和ポリエン脂肪酸は神経構造膜リン脂質の重要な構成成分である。脳と網膜の主要リン脂質はDHA含量が高い。DHAはヒトの適切な成長に対し，条件によっては必須の栄養素と考えられている（Saldanha *et al*., 2009）。食事からのn-6系およびn-3系脂肪酸の長期にわたる不足は，リン脂質のポリエン脂肪酸の減少をもたらす。とりわけ興味の対象となるのは，十分な食事からのn-3系脂肪酸量を明確化することである。n-3系 脂肪を欠乏させた動物では神経組織のDHAレベルは正常動物の1/5にまで低下する（Neuringer *et al*., 1986）。構造的な変化に加えて，n-3系脂肪酸の欠乏はまた明らかな行動変化をもたらす。アカゲザルでは周産期のn-3系脂肪酸の欠乏が，仔の視力低下，網膜電図の異常，多飲症におそらく認知障害といった，機能の変化をもたらした（Reisbick *et al*., 1996）。n-3系脂肪酸の欠乏した動物での行動変化は直接的には神経細胞機能の障害によるものであろうが，二次的にはn-3系脂肪酸欠乏から生じる神経伝達物質関連の作用によるものであろう。n-3系脂肪酸欠乏ラットでは，行動障害が脳の側坐核領域のドーパミン作動性神経伝達の変化を伴って観察された（Zimmer *et al*., 2000）。

拡大解釈すれば，乳児用調製粉乳のn-3系脂肪酸の量と組成がヒトの健康にかかわる重要な問題である。おそらくヒトの母乳に比べて乳児用調製粉乳中の長鎖ポリエン脂肪酸量が少ないため，調製粉乳を飲ませている乳児の脳のDHA量は少ない（Makrides *et al*., 1994）。初期の調製乳ではn-3系脂肪酸とn-6系脂肪酸の比がひどく悪かったが，現在の調製乳では大豆油の使用でその比は顕著に改善されている。しかし，n-3系脂肪酸は主にαリノレン酸で供給されているので，成長途中の乳児では十分にDHAに変換されないであろう。現在の議論は乳児用調製乳へのn-6系とn-3系の両方の種類の高度不飽和脂肪酸の直接添加が有益かどうかという点が焦点である。現在の製造工程では酸化による劣化を防ぐために特定の酸化防止剤を添加しており，それが長鎖多価不飽和脂肪酸を恒常的に添加することを可能にしている。現時点でも結論はあいまいであるが，食用単細胞油のような信頼性のあるDHAとアラキドン酸の給源を用いた研究の継続と標準化された発達検査で，近い将来のコンセンサスの確立を可能にすべきである。

食事中の脂肪組成と炎症性腸疾患の関係が徐々に明らかになっている（Calder, 2009b；Uchiyama *et al*., 2010）。オリーブ油とn-6系脂肪酸を含む油が有効である可能性が提唱されてきたが，クローン病の寛解率を改善し，潰瘍性大腸炎の出現とその症状を抑制するために魚油を用いることに一番の関心が集まっている。最近の研究からの結論は明瞭ではないが，とりわけ魚油でのn-3系脂肪酸の摂取が炎症性腸疾患の臨床管理を改善していることが示唆されている（Turner *et al*., 2007）。考えられる理由としては，n-3系脂肪酸によるLTB$_4$とトロンボキサンA$_2$生成の抑制で，それらは両方ともアラキドン酸由来で粘膜の炎症に関係している。

癌のリスクに関する食事中の脂肪組成の役割にはまだ議論の余地がある。乳癌発症に関する特定の脂肪酸の作用は*in vitro*と*in vivo*の動物モデルとで異なり，飽和脂肪酸と比べるとリノール酸に促進的な作用があることがこれまでに報じられている（Rose *et al*., 1995；Rose, 1997）。その機構としては，n-6系脂肪酸由来のシクロオキシゲナーゼとリポキシゲナーゼ生成物は発癌促進に関係する成長因子や癌遺伝子を刺激するようである。また，細胞内にEPAとDHAが高濃度で存在すると，細胞内シグナリングや細胞増殖にかかわるカルシウム動員が阻害されるようである（Calviello *et al*., 2000）。n-6系脂肪酸摂取と前立腺癌の関連はあまりない。しかし，n-3系脂肪酸が他の脂肪酸に比べて乳癌や前立腺癌の抑制に有効な作用を示す根拠が増えている（Rose *et al*., 1995；Judé *et al*., 2006；Berquin *et al*., 2008；Giacosa and Rondanelli, 2008；Hurst *et al*., 2010；Shaikh *et al*., 2010）。

n-3系脂肪酸のサプリメントを使用した研究のメタアナリシスで圧痛関節と関節硬直の頻度の改善が報じられているが，n-3系脂肪酸の摂取が関節炎の症状の緩和にかかわる根拠にはまだ議論の余地がある。その効果はおそらくイコサノイド代謝とインターロイキン-1量の変化による。一般に，関節炎への効果を得るためには3～6 g/日のn-3系脂肪酸の摂取が患者に推奨されているが，この関連についてのさらなる確証が必要である。

ある種の脂肪酸摂取が2型糖尿病（T2DM）の進行のリスクを低減しうる可能性を示す研究がいくつか報じられている。その研究はn-3系長鎖多価不飽和脂肪酸の摂取量の増加が，これらの脂肪酸が膜の機能，酵素活性や遺伝子発現にかかわり，これらはすべてグルコース代謝に影響するため，T2DMを緩和する可能性を示している（Risérus *et al*., 2009）。また，n-3系脂肪酸の摂取増がインスリン感受性を増大させ，血中TGレベルを下げ，HDL濃度を上昇させることが示されている。さらに，脂肪酸は脂肪細胞数や内臓脂肪蓄積の抑制にも関係している（Fruchart, 2009）。これらの作用はT2DMの進行を抑制するのみならず，肥満や心血管疾患のリスクを減らしている。

これまでに論じた，疾病状態に対する必須脂肪酸と長鎖多価不飽和脂肪酸のさまざまな可能性のある効果を示したモデルを図10.4に示してある（Okuyama *et al*., 1996；Uauy *et al*., 1999；Steinberg, 2007；Simopoulos, 2008）。そのモデルはさまざまな食事中の脂質成分が疾患の転帰に影響する相互に関係する仕方を示してお

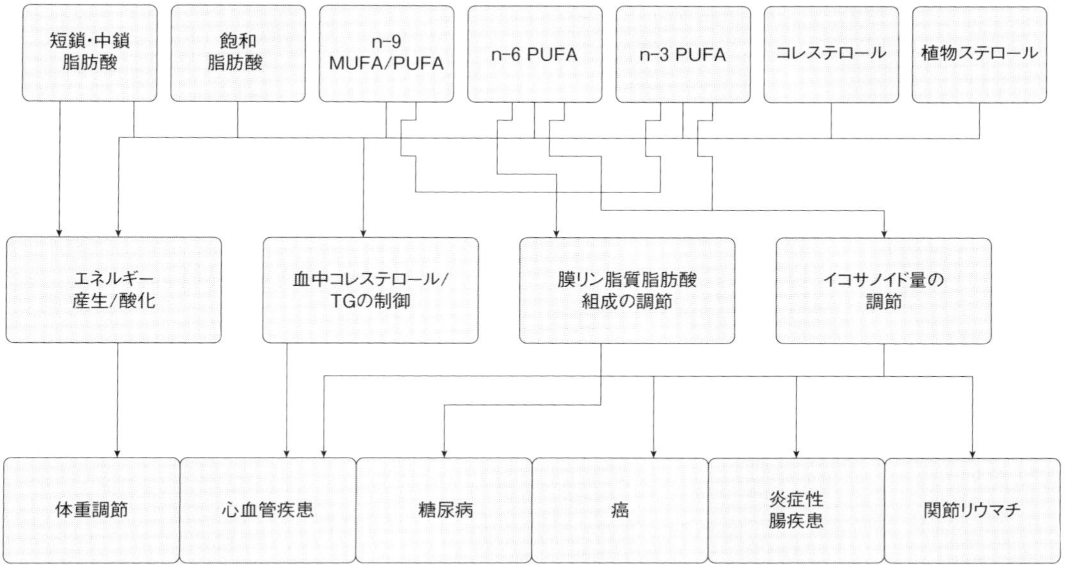

図10. 4　食事性の脂質組成，代謝系と疾病/健康状態の相互作用

り，食事中の脂質成分の多様性を強調している。図には摂取脂肪酸のn-3/n-6比の増加による可能性のある有益な作用を示しているが，摂取する脂肪の不飽和度の上昇が過酸化状態を増大させるリスクについても考慮されなければならない。

総じて，食事で摂る脂質の選択がいくつかの重大な慢性疾患の予防と進行に中心的な役割を果たすことが示唆されている（McCowen and Bistrian, 2005）。明らかになった結論は，リノール酸/αリノレン酸比がいくつかの病的状態の病因に重要である，ということである。その比を下げることは疾病の防護になることが示されている。欧米型の食事では18:2 n-6の18:3 n-3に対する比が高いが（Simopoulos. 2008），n-3系脂肪酸をより多く含む食事の推奨が疾病の予防に価値あるようである（Holman, 1998；Uauy *et al*., 1999；Harris, 2006：Simopoulos, 2008：Calder, 2009a）。しかし，摂取する脂肪の不飽和度が増すほど過酸化状態が進行することは無視できないので（Catalá, 2010），n-3系脂肪酸の摂取増にかかわる安全問題も十分に調査される必要がある。疾病リスクに関して摂取する脂肪酸の質の効果を明確に解明するために，よく管理された将来の臨床試験が必要である。

将来の方向性

レゾルビンとプロテクチン：新規の脂質メディエーター

炭素数20の多価不飽和脂肪酸由来のイコサノイドは食事中のn-6系およびn-3系多価不飽和脂肪酸のバランスとそれらの炎症性疾患の進行とのかかわりを結びつける中心的存在である。最近，急性炎症の収束を強く促進する新規の脂質メディエーターが同定され，レゾルビン（resolvin；resolution phase interaction products）とプロテクチン（protectin）と名づけられた（Serhan *et al*., 2008）。これらの抗炎症物質はEPAとDHAの酸素付加により合成される。5-LOX経路を介する一連の反応がEPA EシリーズのレゾルビンE（RvEI, RvE2）とDHA Dシリーズのレゾルビン（RvD1～RvD6），ニューロプロテクチンD1を生成する（Serhan *et al*., 2008）。DHAは神経組織に高度に集積しているため，プロテクチンはDHA代謝物であるドコサトリエンとDシリーズレゾルビンを含んでおり，特異的に神経保護と抗炎症作用を発揮する（Serhan, 2005）。レゾルビンとプロテクチンは局所性に作用して多形核白血球の浸潤と炎症誘発性遺伝子の発現を抑制し，TNF-αやIL-1のような炎症性サイトカインをブロックし，アポトーシス細胞のマクロファージによる取込みを誘導する。単離したヒト細胞を用いて予備的な *in vitro* での研究がなされているが，レゾルビンとプロテクチンの *in vivo* での機能と慢性疾患の改善におけるそれらの役割を解析するには，さらなる研究が必要である。

PPARs

ペルオキシソーム増殖因子活性化受容体（PPARs）には，PPARα，PPARγやPPARδといったアイソフォームがあるが，それらは脂質とリポタンパク質の代謝，炎症や血管機能にかかわる遺伝子の発現を制御するリガンド依存性核内転写因子である（Fruchart, 2009）。EPAとDHAはPPARsに高い親和性を持つことから，最近の研究は多価不飽和脂肪酸による転写因子の調節にかかわる代謝作用と慢性疾患におけるかかわりあいに関心が深まっている。

謝　辞：本章の執筆準備における Stephanie Jew, Meriam Mohammed および Leah Gillingham の助力に感謝する。

（鈴木裕行訳）

推奨文献

Adkins, Y. and Kelley, D.S. (2010) Mechanisms underlying the cardioprotective effects of omega-3 polyunsaturated fatty acids. *J Nutr Biochem* **21,** 781–792.

Burdge, G.C. and Calder, P.C. (2007) Conversion of α-linolenic acid to longer-chain polyunsaturated fatty acids in human adults. *Reprod Nutr Devel* **45,** 581–597.

Calder, P.C. (2006) Long-chain polyunsaturated fatty acids and inflammation. *Scand J Food Nutr* **50** (Suppl 2), 54–61.

Plourde, M. and Cunnane, S.C. (2007) Extremely limited synthesis of long chain polyunsaturates in adults: implications for their dietary essentiality and use as supplements. *Appl Physiol Nutr Metab* **32,** 619–634.

[文　献]

Acheson, K.J. (2010) Carbohydrate for weight and metabolic control: where do we stand? *Nutrition* **26,** 141–145.

Achten, J. and Jeukendrup, A.E. (2004) Optimizing fat oxidation through exercise and diet. *Nutrition* **20,** 716–727.

Agostoni, C. (2008) Role of long-chain polyunsaturated fatty acids in the first year of life. *J Pediatr Gastroenterol Nutr* **47** (Suppl 2), S41–44.

Agostoni, C., Trojan, S., Bellù, R., *et al.* (1995) Neurodevelopmental quotient of healthy term infants at 4 months and feeding practice: the role of long-chain polyunsaturated fatty acids. *Pediatr Res* **38,** 262–266

Agostoni, C., Trojan, S., Bellù, R., *et al.* (1997) Developmental quotient at 24 months and fatty acid composition of diet in early infancy: a follow up study. *Arch Dis Child* **76,** 421–424.

Astrup, A. (2005) The role of dietary fat in obesity. *Semin Vasc Med* **5,** 40–47.

Baker, R.R. (1990) The eicosanoids: a historical overview. *Clin Biochem* **23,** 455–458.

Bergstrom, S. and Sjovall, J.(1960a) The isolation of prostaglandin F from sheep prostate glands. *Acta Chem Scand* **14,** 1693–1700.

Bergstrom, S. and Sjovall, J. (1960b) The isolation of prostaglandin E from sheep prostate glands. *Acta Chem Scand* **14,** 1701–1705.

Berquin, I.M., Edwards, I.J., and Chen, Y.Q. (2008) Multi-targeted therapy of cancer by omega-3 fatty acids. *Cancer Lett* **269,** 363–377.

Beyerlein, A., Hadders-Algra, M., Kennedy, K., *et al.* (2010) Infant formula supplementation with long-chain polyunsaturated fatty acids has no effect on Bayley developmental scores at 18 months of age – IPD meta-analysis of four large clinical trials. *J Pediatr Gastroenterol Nutr* **50,** 79–84.

Birch, E.E., Carlson, S.E., Hoffman, D.R., *et al.* (2010) The DIAMOND (DHA Intake And Measurement Of Neural Development) Study: a double-masked, randomized controlled clinical trial of the maturation of infant visual acuity as a function of the dietary level of docosahexaenoic acid. *Am J Clin Nutr* **91,** 848–859.

Birch, E.E., Castañeda,Y.S., Wheaton, H.D., *et al.* (2005) Visual maturation of term infants fed long-chain polyunsaturated fatty acid–supplemented or control formula for 12 months. *Am J Clin Nutr* **81,** 871–879.

Burr, G.O. and Burr, M.M. (1929) A new deficiency disease produced by the rigid exclusion of fat from the diet. *J Biol Chem* **82,** 345–367.

Burr, G.O. and Burr, M.M. (1930) On the nature and the role of fatty acids essential in nutrition. *J Biol Chem* **86,** 587–621.

Calder, P.C. (2004) n-3 Fatty acids and cardiovascular disease: evidence explained and mechanisms explored. *Clin Sci* **107,** 1–11.

Calder, P.C. (2009a) Polyunsaturated fatty acids and inflammation: therapeutic potential in rheumatoid arthritis. *Curr Rheumatol Rev* **5,** 214–225.

Calder, P.C. (2009b) Fatty acids and immune function: relevance to inflammatory bowel diseases. *Int Rev Immunol* **28,** 506–534.

Calviello, G., Palozza, P., Di Nicuolo, F., *et al.* (2000) n-3 PUFA dietary supplementation inhibits proliferation and store-operated calcium influx in thymoma cells growing in Balb/c mice. *J Lipid Res* **41,** 182–188.

Catalá, A. (2010) A synopsis of the process of lipid peroxidation since the discovery of the essential fatty acids. *Biochem Biophys Res Commun* **399,** 318–323.

Cunnane, S.C. (2003) Problems with essential fatty acids: time for a new paradigm? *Prog Lipid Res* **42,** 544–568.

Cunnane, S.C. and Crawford, M.A. (2003) Survival of the fattest: fat babies were the key to evolution of the large human brain. *Comp Biochem Physiol A Mol Integr Physiol* **136,** 17–26.

Cunnane, S.C., Francescutti, V., Brenna, J.T., *et al.* (2000) Breast-fed infants achieve a higher rate of brain and whole body docosahexaenoate accumulation than formula-fed infants not consuming dietary docosahexaenoate. *Lipids* **35,** 105–111.

Cunnane, S.C., Ryan, M.A., Nadeau, C.R., *et al.* (2003) Why is lipid synthesis an integral target of β-oxidized and recycled carbon from polyunsaturates in neonates? *Lipids* **38,** 477–484.

Cunnane, S.C., Ryan, M.A., Yu, H.L., *et al.* (2006) Suckling rats actively recycle carbon from α-linolenate into newly synthesized lipids even during extreme dietary deficiency of n-3 polyunsaturates. *Pediatr Res* **59,** 107–110.

DeLany, J.P., Windhauser, M.M., Champagne, C.M., *et al.* (2000) Differential oxidation of individual dietary fatty acids in humans. *Am J Clin Nutr* **72,** 905–911.

Di Buono, M., Hannah, J.S., Katzel, L.I., *et al.* (1999) Weight loss due to energy restriction suppresses cholesterol biosynthesis in overweight, mildly hypercholesterolemic men. *J Nutr* **129,** 1545–1548.

Dietschy, J.M. (1984) Regulation of cholesterol metabolism in man and in other species. *Klin Wochenschr* **62,** 338–345.

Eilander, A., Hundscheid, D.C., Osendarp, S.J., *et al.* (2007)

Effects of n-3 long chain polyunsaturated fatty acid supplementation on visual and cognitive development throughout childhood: a review of human studies. *Prostaglandins Leukot Essent Fatty Acids* **76,** 189–203.

El-Badry, A.M., Graf, R., and Clavien, P. (2007) Omega 3–omega 6: what is right for the liver? *J Hepatol* **47,** 718–725.

Erkkilä, A., de Mello, V.D.F., Risérus, U., *et al.* (2008) Dietary fatty acids and cardiovascular disease: an epidemiological approach. *Prog Lipid Res* **47,** 172–187.

Evans, H.M. and Burr, G.O. (1927) New dietary deficiency with highly purified diets. *Proc Soc Exp Biol Med* **24,** 740–743.

Fernández-Quintela, A., Churruca, I., and Portillo, M.P. (2007) The role of dietary fat in adipose tissue metabolism. *Public Health Nutr* **10,** 1126–1131.

Fidaleo, M (2010) Peroxisomes and peroxisomal disorders: the main facts. *Exp Toxicol Pathol* **62,** 615–625.

Field, C.J., Angel, A., and Clandinin, M.T. (1985) Relationship of diet to the fatty acid composition of human adipose tissue structural and stored lipids. *Am J Clin Nutr* **42,** 1206–1220.

Fleith, M. and Clandinin, M.T. (2005) Dietary PUFA for preterm and term infants: review of clinical studies. *Crit Rev Food Sci Nutr* **45,** 205–229.

Flickinger, B.D. and Huth, P.J. (2004) Dietary fats and oils: technologies for improving cardiovascular health. *Curr Atheroscleros Rep* **6,** 468–476.

French, S. and Robinson, T. (2003) Fats and food intake. *Curr Opin Clin Nutr Metab Care* **6,** 629–634.

Fruchart, J. (2009) Peroxisome proliferator-activated receptor-alpha (PPARα): at the crossroads of obesity, diabetes and cardiovascular disease. *Atherosclerosis* **205,** 1–8.

Futterman, S., Downer, J.L., and Hendrickson, A. (1971) Effect of essential fatty acid deficiency on the fatty acid composition, morphology, and electroretinographic response of the retina. *Invest Ophthalmol* **10,** 151–156.

Gerber, M.J., Scali, J.D., Michaud, A., *et al.* (2000) Profiles of a healthful diet and its relationship to biomarkers in a population sample from Mediterranean southern France. *J Am Diet Assoc* **100,** 1164–1171.

Giacosa, A. and Rondanelli, M. (2008) Fish oil and treatment of cancer cachexia. *Genes Nutr* **3,** 25–28.

Greene, C.M., Zern, T.L., Wood, R.J., *et al.* (2005) Maintenance of the LDL cholesterol : HDL cholesterol ratio in an elderly population given a dietary cholesterol challenge. *J Nutr* **135,** 2793–2798.

Hall, W.L. (2009) Dietary saturated and unsaturated fats as determinants of blood pressure and vascular function. *Nutr Res Rev* **22,** 18–38.

Hansen, A.E., Haggard, M.E., Boelsche, A.N., *et al.* (1958). Essential fatty acids in infant nutrition. III. Clinical manifestations of linoleic acid deficiency. *J Nutr* **66,** 565–576.

Harris, W.S. (2006) The omega-6/omega-3 ratio and cardiovascular disease risk: uses and abuses. *Curr Atheroscler Rep* **8,** 453–459.

Harris, W.S. (2010) Omega-6 and omega-3 fatty acids: partners in prevention. *Curr Opin Clin Nutr Metab Care* **13,** 125–129.

Harris, W.S., Miller, M., Tighe, A.P., *et al.* (2008) Omega-3 fatty acids and coronary heart disease risk: clinical and mechanistic perspectives. *Atherosclerosis* **197,** 12–24.

Henriksen, C., Haugholt, K., Lindgren, M., *et al.* (2008) Improved cognitive development among preterm infants attributable to early supplementation of human milk with docosahexaenoic acid and arachidonic acid. *Pediatrics* **121,** 1137–1145.

Hoffman, D.R., Birch, E.E., Castañeda, Y.S., *et al.* (2003) Visual function in breast-fed term infants weaned to formula with or without long-chain polyunsaturates at 4 to 6 months: a randomized clinical trial. *J Pediatr* **142,** 669–677.

Hoffman, D.R., Boettcher, J.A., and Diersen-Schade, D.A. (2009) Toward optimizing vision and cognition in term infants by dietary docosahexaenoic and arachidonic acid supplementation: a review of randomized controlled trials. *Prostaglandins Leukot Essent Fatty Acids* **81,** 151–158.

Holman, R.T. (1998) The slow discovery of the importance of ω3 essential fatty acids in human health. *J Nutr* **128** (2 Suppl), 427S–433S.

Holman, R.T., Johnson, S.B., and Hatch, T.F. (1982) A case of human linolenic acid deficiency involving neurological abnormalities. *Am J Clin Nutr* **35,** 617–623.

Hurst, S., Zainal, Z., Caterson, B., *et al.* (2010) Dietary fatty acids and arthritis. *Prostaglandins Leukot Essent Fatty Acids* **82,** 315–318.

Innis, S.M. (2007) Human milk: maternal dietary lipids and infant development. *Proc Nutr Soc* **66,** 397–404.

Institute of Medicine (2002/2005) *Dietary Reference Intakes for Energy, Carbohydrate, Fiber, Fat, Fatty Acids, Cholesterol, Protein, and Amino Acids (Macronutrients.* National Academies Press, Washington, DC. Available online at: http://www.nap.edu/openbook.php?isbn=0309085373; *record_id=10490.* Accessed July 15, 2010.

Jequier, E. (1993) Body weight regulation in humans: the importance of nutrient balance. *News Physiol Sci* **8,** 273–276.

Jones, P.J. (1997) Regulation of cholesterol biosynthesis by diet in humans. *Am J Clin Nutr* **66,** 438–446.

Jones, P.J., Pappu, A.S., Hatcher, L., *et al.* (1996). Dietary cholesterol feeding suppresses human cholesterol synthesis measured by deuterium incorporation and urinary mevalonic acid levels. *Arterioscler Thromb Vasc Biol* **16,** 1222–1228.

Judé, S., Roger, S., Martel, E., *et al.* (2006) Dietary long-chain omega-3 fatty acids of marine origin: a comparison of their protective effects on coronary heart disease and breast cancers. *Prog Biophys Mol Biol* **90,** 299–325.

Koletzko, B., Lien, E., Agostoni, C., *et al.* (2008) The roles of long-chain polyunsaturated fatty acids in pregnancy, lactation and infancy: review of current knowledge and consensus recommendations. *J Perinat Med* **36,** 5–14.

Kris-Etherton, P.M., Taylor, D.S., Yu-Poth, S., *et al.* (2000) Polyunsaturated fatty acids in the food chain in the United States. *Am J Clin Nutr* **71** (1 Suppl.), 179S–188S.

Lapillonne, A. and Jensen, C.L. (2009) Reevaluation of the DHA requirement for the premature infant. *Prostaglandins Leukot Essent Fatty Acids* **81,** 143–150.

Lapillonne, A., Picaud, J., Chirouze, V., *et al.* (2000) The use of low-EPA fish oil for long-chain polyunsaturated fatty acid supplementation of preterm infants. *Pediatr Res* **48,** 835–841.

Larque, E., Demmelmair, H., and Koletzko, B. (2002) Perinatal supply and metabolism of long-chain polyunsaturated fatty acids: importance for the early development of the nervous system. *Ann NY Acad Sci* **967,** 299–310.

Lichtenstein, A.H. (2003) Dietary fat and cardiovascular disease risk: quantity or quality? *J Womens Health (Larchmt)* **12,** 109–114.

Lichtenstein, A.H., Appel, L.J., Brands, M., *et al.* (2006) Diet and lifestyle recommendations revision 2006: a scientific statement from the American Heart Association Nutrition Committee. *Circulation* **114,** 82–96.

Lucas, A., Morley, R., Cole, T.J., *et al.* (1994) A randomised multicentre study of human milk versus formula and later development in preterm infants. *Arch Dis Child* **70** (2 Suppl.), F141–F146.

Makrides, M., Neumann, M.A., Byard, R.W., *et al.* (1994) Fatty acid composition of brain, retina, and erythrocytes in breast- and formula-fed infants. *Am J Clin Nutr* **60,** 189–194.

Makrides, M., Smithers, L.G., and Gibson, R.A. (2010) Role of long-chain polyunsaturated fatty acids in neurodevelopment and growth. *Nestlé Nutr Workshop Ser Pediatr Program* **65,** 123–136.

Matthan, N.R., Ausman, L.M., Lichtenstein, A.H., *et al.* (2000) Hydrogenated fat consumption affects cholesterol synthesis in moderately hypercholesterolemic women. *J Lipid Res* **41,** 834–839.

McCowen, K.C. and Bistrian, B.R. (2005) Essential fatty acids and their derivatives. *Curr Opin Gastroenterol* **21,** 207–215.

McEwen, B., Morel-Kopp, M.C., Tofler, G., *et al.* (2010). Effect of omega-3 fish oil on cardiovascular risk in diabetes. *Diabetes Educ* **36,** 565–584.

Mebarek, S., Ermak, N., Benzaria, A., *et al.* (2009) Effects of increasing docosahexaenoic acid intake in human healthy volunteers on lymphocyte activation and monocyte apoptosis. *Br J Nutr* **101,** 852–858.

Michaelsen K.F., Lauritzen, L., and Mortensen, E.L. (2009) Effects of breast-feeding on cognitive function. *Adv Exp Med Biol* **639,** 199–215.

Mozaffarian, D., Katan M.B., Ascherio A., *et al.* (2006) Trans fatty acids and cardiovascular disease. *New Engl J Med* **354,** 1601–1613.

National Cholesterol Education Program (2002) Third Report of the National Cholesterol Education Program (NCEP) Expert Panel on Detection, Evaluation, and Treatment of High Blood Cholesterol in Adults (Adult Treatment Panel III) final report. *Circulation* **106,** 3143–3421.

Neuringer, M., Adamkin, D., Auestad, N., *et al.* (2000) Efficacy of dietary long-chain polyunsaturated fatty acids (LCP) for preterm (PT) infants. *FASEB J* **14,** LB179.

Neuringer, M., Connor, W.E., Lin, D.S., *et al.* (1986) Biochemical and functional effects of prenatal and postnatal omega-3 fatty acid deficiency on retina and brain in rhesus monkeys. *Proc Natl Acad Sci USA* **83,** 40021–40025.

Okuyama, H., Kobayashi, T., and Watanabe, S. (1996) Dietary fatty acids – the N-6/N-3 balance and chronic elderly diseases. Excess linoleic acid and relative N-3 deficiency syndrome seen in Japan. *Prog Lipid Res* **35,** 409–457.

Papamandjaris, A.A., Macdougall, D.E., and Jones, P.J.H. (1998) Medium chain fatty acid metabolism and energy expenditure: obesity treatment implications. *Life Sci* **62,** 1203–1215.

Prentice, A.M. and Jebb, S.A. (2003) Fast foods, energy density and obesity: a possible mechanistic link. *Obesity Rev* **4,** 187–194.

Purnell, J.Q. (2009) Obesity: calories or content: what is the best weight-loss diet? *Nat Rev Endocrinol* **5,** 419–420.

Ramakrishnan, U., Imhoff-Kunsch, B., and Digirolamo, A.M. (2009) Role of docosahexaenoic acid in maternal and child mental health. *Am J Clin Nutr* **89,** 958S–962S.

Reisbick, S., Neuringer, M., and Connor, W.E. (1996) Effects of n-3 fatty acid deficiency in non-human primates. In J.G. Bindels, A.C. Goedhardt, and H.K.A. Visser (eds), *Nutrica Symposium.* Kluwer Academic, Lancaster, pp. 157–172.

Renaud, S.C. (2001) Diet and stroke. *J Nutr Health Aging* **5,** 167–172.

Risérus, U., Willett, W., and Hu, F. (2009) Dietary fats and prevention of type 2 diabetes. *Prog Lipid Res* **48,** 44–51.

Rose, D.P., Connolly, J.M., Rayburn, J., *et al.* (1995) Influence of diets containing eicosapentaenoic or docosahexaenoic acid on growth and metastasis of breast cancer cells in nude mice. *J Natl Cancer Inst* **87,** 587–592.

Saldanha, L.G., Salem, N., Jr, and Brenna, J.T. (2009) Workshop on DHA as a required nutrient: overview. *Prostaglandins Leukot Essent Fatty Acids* **81,** 233–236.

Sampath, H. and Ntambi, J.M. (2005) Polyunsaturated fatty acid regulation of genes of lipid metabolism. *Annu Rev Nutr* **25,** 317–340.

Serhan, C.N. (2005) Novel eicosanoid and docosanoid mediators: resolvins, docosatrienes, and neuroprotectins. *Curr Opin Clin Nutr Metab Care* **8,** 115–121.

Serhan, C.N., Yacoubian, S., and Yang, R. (2008) Anti-inflammatory and proresolving lipid mediators. *Annu Rev Pathol Mech Dis* **3,** 279–312.

Shaikh, I.A., Brown, I., Wahle, K.W.J., *et al.* (2010) Enhancing cytotoxic therapies for breast and prostate cancers with polyunsaturated fatty acids. *Nutr Cancer* **62,** 284–296.

Simmer, K. and Patole, S. (2004) Long chain polyunsaturated fatty acid supplementation in preterm infants. *Cochrane Database Syst Rev* CD000375.

Simmer, K., Patole, S.K., and Rao, S.C. (2008a) Longchain polyunsaturated fatty acid supplementation in infants born at term. *Cochrane Database Syst Rev* CD000376.

Simmer, K., Schulzke, S.M., and Patole, S. (2008b). Longchain polyunsaturated fatty acid supplementation in preterm infants. *Cochrane Database Syst Rev* CD000375.

Simopoulos, A.P. (2008) The importance of the omega-6/omega-3 fatty acid ratio in cardiovascular disease and other chronic diseases. *Exp Biol Med* **233,** 674–688.

Simopoulos, A.P. (2009) Evolutionary aspects of the dietary omega-6:omega-3 fatty acid ratio: medical implications. *World Rev Nutr Diet* **100,** 1–21.

Singer, P., Shapiro, H., Theilla, M., *et al.* (2008) Anti-inflammatory properties of omega-3 fatty acids in critical illness: novel mechanisms and an integrative perspective. *Intensive Care Med* **34,** 1580–1592.

Solomon, T.P.J., Sistrun, S.N., Krishnan, R.K., *et al.* (2008) Exercise and diet enhance fat oxidation and reduce insulin resistance in older obese adults. *J Appl Physiol* **104,** 1313–1319.

Stanley, J.C., Elsom, R.L., Calder, P.C., *et al.* (2007) UK Food Standards Agency Workshop Report: The effects of the dietary. *Br J Nutr* **98,** 1305–1310.

Steinberg, G.R. (2007) Inflammation in obesity is the common link between defects in fatty acid metabolism and insulin resistance. *Cell Cycle* **6,** 888–894.

Turner, D., Zlotkin, S.H., Shah, P.S., *et al.* (2007) Omega 3 fatty acids (fish oil) for maintenance of remission in Crohn's disease. *Cochrane Database Syst Rev* CD006320.

Uauy, R., Hoffman, D.R., Mena, P., *et al.* (2003) Term infant studies of DHA and ARA supplementation on neurodevelopment: results of randomized controlled trials. *J Pediatr* **143** (4 Suppl)**,** S17–S25.

Uauy, R., Mena, P., and Rojas, C. (2000) Essential fatty acids in early life: structural and functional role. *Proc Nutr Soc* **59,** 3–15.

Uauy, R., Mena, P., and Valenzuela, A. (1999) Essential fatty acids as determinants of lipid requirements in infants, children and adults. *Eur J Clin Nutr* **53** (Suppl 1)**,** S66–S77.

Uchiyama, K., Nakamura, M., Odahara, S., *et al.* (2010) N-3 polyunsaturated fatty acid diet therapy for patients with inflammatory bowel disease. *Inflamm Bowel Diseases* **16,** 1696–1707.

Von Euler, U.S. (1967) Welcoming address. In S. Bergstrom and B. Samuelsson (eds), *Prostaglandins: Proceedings of the Second Nobel Symposium*. Interscience Publishers, New York, pp. 17–21.

Wall, R., Ross, R.P., Fitzgerald, G.F., *et al.* (2010) Fatty acids from fish: the anti-inflammatory potential of long-chain omega-3 fatty acids. *Nutr Rev* **68,** 280–289.

Wheeler, T.G., Benolken, R.M., and Anderson, R.E. (1975) Visual membranes: specificity of fatty acid precursors for the electrical response to illumination. *Science* **188,** 1312–1314.

Willett, W.C. (1998) Is dietary fat a major determinant of body fat? *Am J Clin Nutr* **67** (3 Suppl.)**,** 556S–562S.

Wolfe, R.R. (1998) Metabolic interactions between glucose and fatty acids in human subjects. *Am J Clin Nutr* **67,** 519S–526S.

World Health Organization (1994) Fats and oils in human nutrition. Report of a Joint Expert Consultation. Food and Agriculture Organization of the United Nations and the World Health Organization. FAO Food and Nutrition Paper 57, pp. i–xix, 1–147.

Zimmer, L., Delion-Vancassel, S., Durand, G., *et al.* (2000) Modification of dopamine neurotransmission in the nucleus accumbens of rats deficient in n-3 polyunsaturated fatty acids. *J Lipid Res* **41,** 32–40.

11
ビタミンA

Noel W. Solomons

要　　約

ビタミンAは脂溶性の化合物であり，視覚に必要な網膜色素の機能やコネキシン機構を介した細胞間情報伝達，および細胞の増殖・分化に関係している核内受容体結合を介した遺伝子転写の制御に不可欠なビタミンである。ビタミンAには，増殖性疾患に対するレチノイド類縁物質による抗増殖作用があり，さらには食品中鉄の生体利用能を向上させる作用があると推定されている。ビタミンAは，内臓肉や魚油，乳製品といった動物由来食品からはビタミン（レチノイド）の形態で，緑黄色野菜や果物などの植物由来食品からはプロビタミンA（カロテン）として摂取可能である。プロビタミンAは，酵素により酸化されることで活性型ビタミンに変換されるが，腸や食事に関する要因や遺伝的要因により，プロビタミンAの活性型への生物変換の効率性は影響を受ける。ビタミンA源の摂取の限界や腸の吸収障害，さらに炎症性疾患がビタミンA欠乏症の一般的な素因条件となる。ビタミンA欠乏症の症状としては，機能的・解剖学的な眼の変性，上皮組織のさまざまな変化，免疫不全などがあり，小児疾患における高死亡率などの原因にもなっている。肝臓のビタミンA濃度が，栄養状態を正確に反映した指標となる。個人のビタミンAの状態を評価するための理想的な診断バイオマーカーは，まだ考案されていない。レチノールの血中濃度は，個人のビタミンAの栄養状態を反映させるうえでは大きな限界があり，集団のビタミンAの栄養状態を評価する調査では，解釈が容易ではない。ビタミンAが食事から十分に供給されない時は，定期的なビタミン補給と食品栄養強化が，公衆衛生上の一般的な介入戦略となる。栄養強化の分野では，家庭内の補助食品や，植物中のプロビタミンAの含有量の増加（生物学的栄養強化）といった栄養強化法が近年開発されている。ビタミンAの補給には，重度のビタミンA欠乏症の治療から，麻疹やタンパク質エネルギー栄養障害からの回復補助まで，臨床医学上多様な応用法がある。ビタミンAの過剰摂取は，先天性奇形や，場合によっては骨密度の低下を引き起こす恐れがある。ビタミンAの重度の過剰服用は肝臓や神経系に損傷を与え，致命的な結果を招く可能性がある。

はじめに

1913年にMcCollumと彼の共同研究者らは，ビタミンAを1番目のビタミンであると認識した。1929年までには，ムーアがカロテノイドファミリー（プロビタミンA化合物）の酸化がそのビタミンのレチノイド型を得るための酸化であることを証明した。ビタミンA欠乏症は公衆衛生上の問題である。南アジアとサハラ以南のアフリカにおいて，妊娠女性と幼児に低ビタミンA症がかなりの高頻度で出現している（Ramakrishnan, 2002）。特に，常に就学前の児童の約1億2,700万人がビタミンA欠乏症と推定されており，440万人は眼球乾燥症に罹患している（West, 2002）。毎年，発展途上国の600万人以上の女性が妊娠中に夜盲症を発症する。ビタミンAやそれ以外のレチノイドには，栄養という役割以上に重要な健康関連の作用がある。

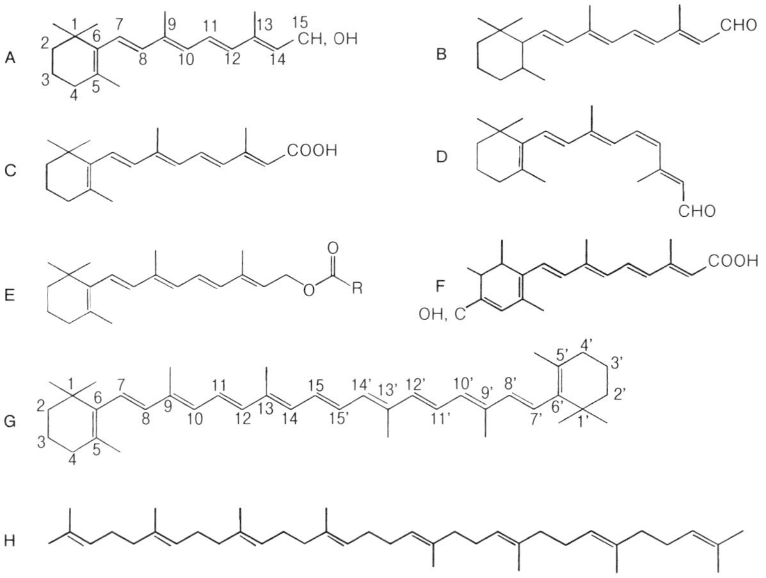

図11.1　ビタミンA

A：全トランス–レチノール，B：全トランス–レチナール，C：全トランス–レチノイン酸，D：11–シス–レチナール，E：レチニルエステル，主にレチニルパルミテート，F：トリメチルメトキシフェノールレチノイン酸（エトリン，アシトレチン），G：全トランスβカロテン，H：リコペン。

分類と化学的性質

ビタミンAとは，全トランス–レチノール（all–*trans*–retinol）の生理活性を有するレチノイドのひとつである。レチノールは分子量286.5kDaであり，4個のイソプレンを有し，二重結合を5個含んだ構造を持っている。図11.1に全トランス–レチノールやカロテノイド類の構造を示した。レチノール炭素の番号付与は，図11.1Aに示した。レチノールは可逆的にレチナールに酸化され（図11.1B），あるいは，さらにレチノイン酸（図11.1C）に酸化されることでレチノールの生理活性のすべてを発揮する。視覚と生殖において外因性のレチノイン酸では不十分である。視覚にかかわるビタミンAは，11–シス–レチナールであるが（図11.1D），第一次的な貯蔵型はレチニルパルミテート（図11.1E）である（Blomhoff *et al*., 1994）。栄養学的機能を越えて，皮膚疾患や癌のいくつかはレチノイドの治療標的である（Dawson and Okamura, 1990）。アシトレチン（図11.1F）は，毒性がより低いにもかかわらず高い活性を有する合成レチノイドのひとつである。“プロビタミンA”とは，βカロテン（図11.1G）のようなカロテノイドのことを指し，分子量は536.9kDa，開裂されることでレチノイドの活性が得られる。この機能には非置換されたβヨノン環が必要である。それとは対照的に，リコペン（図11.1H）は，プロビタミンA化合物の特性を持たないカロテンの例である。700種以上のカロテノイドが自然界から単離されているが，50種のみがビタミンA活性を有している。

レチノイドとカロテノイドは，光，酸素，金属，熱に曝露されると酸化および異性化を起こしやすい。両方とも不溶性であるが，多くの有機溶媒に可溶である。理想的な保存条件下において，血清・組織中あるいは結晶物としてレチノイドとカロテノイドの両者とも長期間安定である（Comstock *et al*., 1993）。

分析方法

レチノイドとカロテノイドの共役ポリエン構造は，特徴的な吸収スペクトルやモル吸光係数，UVあるいは可視吸光スペクトルを示し，分析において役立つ物理的性質を構成している（Furr, 2004）。エタノール溶液中の最大モル吸光係数は，全トランス–レチノールは325nm（約52,480），全トランス–レチナールは381nm（約43,400），全トランス–レチノイン酸は350nm（約45,200）である。レチノールを325nmで励起すると，470nmの螢光を発する。無水クロロホルム中におけるルイス酸の青色発光能は，何十年間も定量の基礎として用いられている。石油エーテル中に溶解した9個の共役二重結合を持つβカロテンは，450nm（約138,900）に最大吸収を持つ。

吸光度や螢光を用いたレチノイドやカロテノイドを定

量するこれまでの方法は，逆相の高速液体クロマトグラフィー(HPLC)に移行している(Furr, 2004)。逆相HPLC法（C18カラム）は，可視光検出（約450nm）によるカロテノイドやUV検出によるレチノイドの分析に代わる最も一般的な分析手法となっている。多くの場合，シス-トランス異性体は，順相HPLC（シリカやアルミナ）を使用することでよく分離できる。サンプル調製や分析中は，サンプルを熱，光，酸化性物質から保護しなければならない。ガスクロマトグラフィー（GC）や質量分析法（GCまたはHPLCを統合した方法），免疫測定法，超臨界流体クロマトグラフィー，およびキャピラリー電気泳動などの分析方法は，一部のアプリケーションで有効であることが証明されている（Furr, 2004)。血清レチノールを分析するためには，レチノール結合タンパク質（retinol binding protein：RBP）を分析前にアルコールかアセトニトリルの有機溶媒抽出により変性させレチノールを遊離させる。

病理学分析と食品成分分析との関連性は，実は細胞内のビタミンAがレチニルエステル，主にレチニルパルミテートとして貯蔵されていることである。レチニルエステルは，直接有機溶媒に抽出できるが，細胞内タンパク質は通常，遊離型レチノールを放出するエステル加水分解前に沈殿する。古くから使われているオープンカラム法とHPLC法の両方を用いた食品中プロビタミンA分析方法はすでに発表されている（Rodriguez-Amaya, 1999；Blake, 2007)。

既成型ビタミンAとプロビタミンAの腸管吸収

栄養素を摂るための第一の必要条件は吸収されることである。宿主側のビタミン栄養状態は，ビタミンA供給源の消化，既成型ビタミンA（preformed vitamin A；以下，ビタミンAとする）やカロテノイドの小腸細胞への取込みと細胞内での変換という順序である。

吸収のメカニズム

食物を咀嚼と胃の作用で食物塊にすることから，ビタミンAの利用は始まる。緑葉野菜において，カロテンは葉緑体に存在する，一方，オレンジ・野菜・有色塊茎内では部分的な有色体を形成する(West *et al*., 2002)。食物由来の脂質において，消化がカロテンやビタミンAの取込みの基礎となる。これには，腸管内腔での混合ミセルの形成と合わせて，最適pH範囲内での胆汁酸塩や膵リパーゼの一連の作用を含む。特に脂肪分を含む果物などの日常食品において，カロテノイドは食品内の油性環境で分散・乳化をしている。他の栄養素とこれらの吸収には共通性があり，プロビタミンAであるカロテンは，摂取があまりない場合でも活性型ビタミンに効率よく変換される（Novotny *et al*., 2010)。

一度，腸細胞に取り込まれると，細胞内のビタミンA輸送システムは末梢の輸送システムとは異なり（図11.2)，細胞内輸送タンパク質の補体を経由する。ビタミンA吸収の細胞内メカニズムについては，Harrisonらによる総説がある。輸送の特定経路と輸送タンパク質の役割と機能は図11.2に示した（Harrison, 2005)。

プロビタミンAであるカロテンに関しては，リンパ循環を経てレチノイドに開裂変換され，不活性型に代謝あるいは細胞が剥離するまでレチノイドのまま保持される。プロビタミンA発見の歴史やレチノールに生物変換されるメカニズムは総説が出されている（Krinsky *et al*., 1993；Yuem and Russell, 2002；Lietz *et al*., 2010)。βカロテンからレチニルアルデヒドへの変換メカニズムは，腸管酵素であるカロテンモノオキシゲナーゼ1（CMO1，EC1. 13. 1　1. 21，以前は15, 15′モノオキシゲナーゼ）によりβカロテンの中央で酸化開裂する。

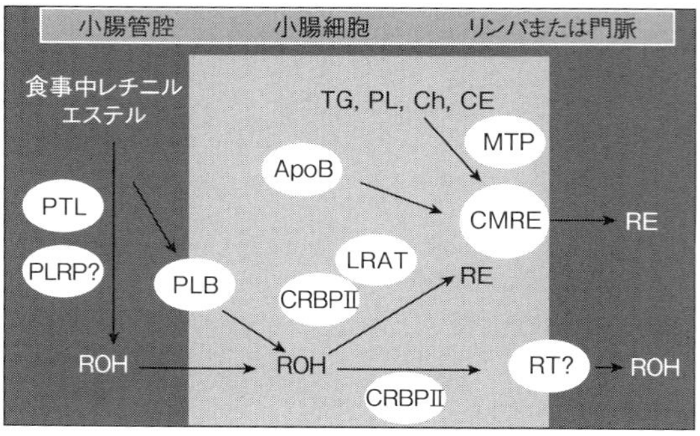

図11.2　ビタミンAの消化と吸収経路の概要

食事中のレチニルエステル（REs）は腸内で膵酵素であるトリグリセリドリパーゼ（PTL）や刷子縁酵素であるホスホリパーゼB(PLB)により加水分解される。カルボキシルエステルリパーゼ（CEL）ノックアウトマウスの研究によると，CELは食事性RE消化には関与していないことが示唆されている。膵リパーゼ関連タンパク質（PLRPs）1や2や他の酵素の機能の解明にはさらなる研究が必要である。非エステル化レチノール（ROH）は腸細胞に取り込まれ，おそらく未同定のレチノールトランスポーターにより促進される。いったん細胞に取り込まれると，レチノールは細胞内RBPタイプ2（CRBP Ⅱ：RBP-2）と複合体を形成し，その複合体はレチノールアシルトランスフェラーゼ（LRAT）によりレチノールの再エステル化の基質となる。REsは，カイロミクロンやトリグリセリド(TGs)，リン脂質(PLs)，コレステロール（Ch），コレステロールエステル（CEs）やアポリポタンパク質B（ApoB）のような腸管リポタンパク質に取り込まれる。脂質の取込みは，ミクロソームのトリグリセリド輸送タンパク質（MTP）の活性に依存している。新たに吸収されたレチニルエステル（CMREs）を含むカイロミクロンは，リンパ液中に分泌される。非エステル化レチノールも部分循環で吸収され，側底膜細胞からの流出もレチノール輸送タンパク質(RT)によって促進される。

Harrison（2005）より許可を得て作成。

この中央開裂によりそれぞれのカロテノイド部分から2個のレチナール分子が生成される。すでに，カロテンモノオキシゲナーゼ1はクローニングされている（Lindqvist and Andersson, 2002）。早くから，PPAR-αがこのモノオキシゲナーゼ発現における転写調節因子であると考えられていたが（Boulanger *et al*., 2003），その後，CMO1発現におけるPPAR-γの役割が証明された（Gong *et al*., 2006）。プロビタミンA，βカロテンの腸での処理調節機構の複雑で精巧な過程の解明は過去5年間重点的に進んでおり，Von Lintig（2010）により総説が出されている。CMO1に加え，膜タンパク質であるスカベンジャー受容体クラスBタイプ（SR-B1）は，負のフィードバックホメオスタシス調節機構の一部に関与している。レチノイド受容体かPPAR転写因子より，腸特異的転写因子ISXが独立した方法でSR-B1とCMO1発現の両方を抑制している。十分な食事性ビタミンAを摂取できる場合には，ビタミンA産生が過剰にならないようβカロテンの酸化開裂は抑制される（Von Lintig, 2010）。

また，βカロテンの非中央開裂はβカロテンからβアポカロテナールへの変換を介するものであり，最終的にレチノイドへと変換する。この反応は，自然な酸化状態の場合には起こらず，少なくとも4種の哺乳動物に存在し，カロテンモノオキシゲナーゼ2（CMO2）の作用によって生じる（Biesalski *et al*., 2007）。

生体利用率の問題とプロビタミンAの生物変換

プロビタミンAカロテノイド類が，世界中の人々のビタミンA栄養状態に重要な寄与をしているということは，ビタミンA分野の研究者たちの共通認識である（Grune *et al*., 2010）。プロビタミンAカロテノイドから得られるビタミンAの収率には，身体以外の外的要因（例えば，ビタミンA供給食）や宿主側の内的要因（例えば，一連の消化吸収能）が影響する。これらの因子は，ビタミンAやプロビタミンAの取込みやプロビタミンAを活性型に変換する過程を促進あるいは阻害する。このトピックスは包括的に総説されている（Grune *et al*., 2010）。

外的要因

食物中のプロビタミンA変換効率に影響する因子に関しては，同位体トレーサー法と数学的モデルの急速な進歩により理解が進んだ（van Lieshout *et al*., 2003；Furr *et al*., 2005）。例えば，ニンジンのビタミンA効率は一般的に低いことが知られており，ジュース，ピューレ，おろしにしたりする処理や，熱調理によりかなり変化する（Edwards *et al*., 2002；Thurmann *et al*., 2002）。植物の葉や茎のプロビタミンAの生体利用効率は，活性型と比較し1/6と，はるかに下回る（Haskell *et al*., 2004；Tang *et al*., 2005）。また，ペクチンは食事性カロテンの利用を妨げるが難消化性多糖類である。ウエイトコントロールを行うための医薬品のうち，脂肪吸収を抑えるものはビタミンAの状態に影響しないが，コレステロール低下作用のある植物ステロールは，βカロテンの取込みを阻害しうる。

カロテンを油脂に分散または乳化することは，ビタミンAの生体利用率を増加させる（West *et al*., 2002）。つまり，食事中の油と混合することでビタミンAやプロビタミンA効率が促進する。脂質の存在はビタミンAの吸収を確実なものにするが，最低でも3～5gのプロビタミンA摂取が生体内での変換には必要である（Ribaya-Mercado, 2002）。脂質摂取が習慣的に低い2つのアジア地域では，食事への脂質添加によってレチノールの血中レベルが改善したり（Alam *et al*., 2010），体内貯蔵量が増加した（Maramag *et al*., 2010）。また，脂質がCMO1の作用を調節していることをNagao（2004）は示唆している。

内的要因

腸への取込みの内的要因はビタミンAの組織要求性から始まり，腸内ホメオスタシスによってプロビタミンAカロテノイド類からのビタミンA変換が調節される。すなわち，健常人では，組織要求性はビタミンA栄養状態に適度に依存している。十分ビタミンAが蓄積されている健常人では，生体内変換が低く（Hickenbottom *et al*., 2002），加齢によりさらに変換効率が減少するかもしれない（Wang *et al*., 2004）。消化管が健康であることがビタミンAとプロビタミンA両方にとっての追加因子であり，油脂の消化不良，外傷，腸細胞の機能不全に陥ると，食品からのビタミンAの遊離や腸管内腔からの輸送が悪くなる。

遺伝的因子

遺伝子多型と生物変換効率の適格さに関する話題は何十年も疑問視されてきた（Solomons and Bulux, 1994）が，近年証明された。カロテン-開裂酵素，CMO1にはA379VとR267Sという2種類の異型対立遺伝子多型が存在している（Leung *et al*., 2009）。非変異型とA379V変異型の組合わせはカロテンの生体変換効率が32%まで減少し，両方の変異型対立遺伝子（ホモ）の組合わせになると69%減少する。人種による比較では，ヨーロッパ人には高頻度で変異型対立遺伝子が出現することが示されているため，アジア人やアフリカ人よりプロビタミンA変換効率が低い。以上のことより，地域によるビタミンA生成量に選択性があるのは，食事由来の植物源に歴史的に依存していることを示唆している。

プロビタミンAカロテンの腸管後の生体内変換

長い間，カロテンの酸化開裂を中央と非中央方向に行う酵素は，肝臓，肺，腎臓を含む腸管外の末梢組織で特定されていた(Wyss *et al*., 2001；Leung *et al*., 2009)。また，Wyssら（2001）はβカロテン15, 15′-ジオキシゲナーゼが上皮組織に発現し，しかも特異的にビタミンAを供給している。上皮に発現している酵素のうち，今までのところBCMO1はビタミンAの局所合成に重要である可能性が示唆されている。つまり，LindqvistとAndersson（2004）はビタミンA摂取が不十分な期間のビタミンA合成のバックアップとなっていると述べている。しかし，現在までに栄養学的に重要な腸管以外での酵素の生物変換の定量的な推定は今までのところ確かめられていない。

既成型ビタミンAとプロビタミンAの代謝

吸収された栄養素の適切な運命は，生理学的・構造学的に重要な部分の反応を行うか，必要になるまで貯蔵されるかになる。

貯蔵と輸送

体内ビタミンAの大部分（90%まで）は貯蔵され，残りは末梢の細胞組織やビタミンA依存性の機能を担っている。

細胞内への取込みと細胞内代謝

腸細胞および肝細胞内代謝経路を図11.3（Napoli, 2000）に示した。代謝経路における重要な立役者は，血液中を循環しているRBP-4（訳注：RBPの表記については近年，細胞内RBP（CRBPⅠ，CRBPⅡ）を含め，血中RBPをRBP-4と表記するようになってきているため，原書はRBPであるが，本書ではRBP-4と表記する），細胞内RBPs（CRBPⅠ：RBP-1とCRBPⅡ：RBP-2），細胞内レチノイン酸結合タンパク質（CRABPⅠとCRABPⅡ），レチニルアルデヒドデヒドロゲナーゼtype2（RALDH-2）や他の酵素群，レチノイン酸受容体(RARs)，レチノイドX受容体（RXRs）である。図の構成上，チトクロームP450を加えている。RARsは，レチノイン酸やそれらのアナログに活性化され，刺激される一方で，RXRsはビタミンA代謝物の9-シス-レチノイン酸の受容体である（Glass *et al*., 1997；Rowe, 1997；Troen *et al*., 1999)。頬の粘膜や膣上皮のような特定の組織条件下では，レチニルエステルは直接的に細胞に取り込まれる。

レチノイドの細胞内輸送は，レチノール結合タンパク質が担っている。レチノールは最初にCRBP輸送タンパク質に結合し，運ばれて酵素的にエステル化あるいは酸化される（Troen *et al*., 1999)。全トランス-レチノイン酸から4-ヒドロキシレチノイン酸へのステップの代謝変換は，主にチトクロームP450によって行われるようである（Gidlof *et al*., 2006；Heise *et al*., 2006)。アルデヒドや酸に酸化された後，CRABPにはさらに調節的役割が考えられる（Rowe, 1997；Napoli, 2000)。これらの細胞内結合タンパク質は，特定のレチノイドに対して特異性や親和性が高く，レチノイド代謝を量的・質的に制御している。質的な面ではレチノイド結合タンパク質がレチノイドを非特異的な相互作用から保護し，量的な側面では代謝酵素はレチノイドから“シャペロン”アクセスを受けている（Napoli, 1999)。

肝臓での貯蔵

肝臓には体内にあるビタミンAの80%が貯蔵されており，その50～80%が星細胞（ビタミンA貯蔵細胞）に局在している（Senoo *et al*., 2010)。図11.3に示したように，新たに吸収されたレチニルエステルはカイロミクロンに取り込まれ，腸間膜リンパ液を介して体循環し，最終的に肝臓（肝細胞）に取り込まれる（Napoli, 2000)。肝臓に取り込まれた後に代謝を受け，カイロミクロンからカイロミクロンレムナントへと分解される。加齢により体循環のレチニルエステルのクリアランス率は大幅に低下する。

血中輸送

上皮組織へのビタミンA輸送は，主にレチノール-RBP-4-トランスサイレチン（TTR）複合体の一部として肝臓から組織へ直近で吸収されたビタミンのシャトルを通して生じる。肝細胞内で，レチノールはRBP-4（アミノ酸183残基，21～23kDaペプチド）と複合体を形成し，レチノール輸送が可能になるまで小胞体に蓄積される(Gaetani *et al*., 2002)。血液循環に分泌された後，TTRの結合部位に結合する。レチノールに対するRBP-4の結合安定性は，TTRによって高められ，RBP-4のレチノールへの結合親和性が上昇する（Zanotti and Berni, 2004)。この現象は，さほど大きくないRBP-4分子が糸球体濾過や尿中排泄によって失われないようにTTRが55kDaのホモテトラマーTTRへと変化するによっている（Raghu and Sivakumar, 2004)。

ビタミンA供給が十分な状態では，RBP-4合成と蓄積は適切に行われ，新たに吸収されたビタミンAが肝臓外に移行することはほとんどない。ビタミンA欠乏状態では，レチノールと結合していないRBP-4が肝細胞内で増大する。ビタミンAの不足した末梢組織へとRBP-4結合型レチノールを補給するためには，ビタミンAの豊富な食事を摂取することが主要な方法である。これは，用量反応試験における生物学的基盤である（Loerch *et al*., 1979)。

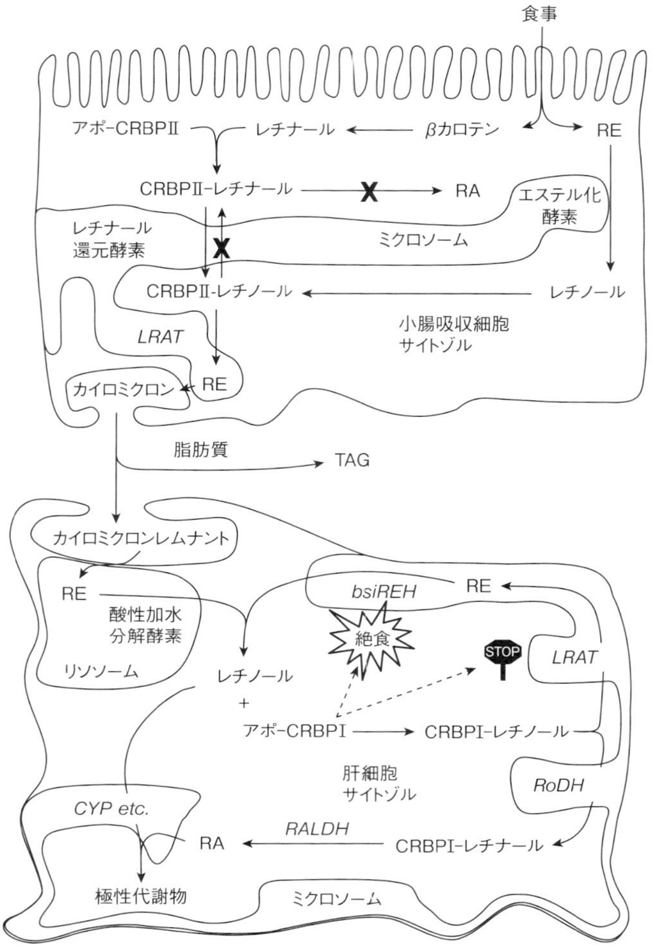

図11.3　細胞内レチノール結合タンパク質（CRBP Ⅰ）とCRBP Ⅱ間の相互関係やレチノール代謝を触媒する酵素をまとめたレチノール代謝とレチノイン酸合成モデル

上図：食事性カロテノイドがレチナールに開裂しCRBP Ⅱと結合する。ミクロソームのレチナールレダクターゼがCRBP Ⅱと結合しているレチナールを認識し，レチノールに変換する。食事性レチノールエステル（RE）はレチノールへの加水分解を受ける。レシチンレチノールアシルトランスフェラーゼ（LRAT）はCRBP Ⅱ-レチノール複合体を認識し，REを合成する。CRBP Ⅱはレチナールやレチノールの酸化を防ぎ，RE生成を最適化している。カイロミクロンは，REをトリアシルグリセロールの加水分解（TAG）後に形成されたカイロミクロンレムナントとして肝臓へ取り込み運んでいる。

下図：カイロミクロンレムナントはREを肝臓へ運ぶ一方，リソソームで貪食され，CRBP Ⅰと結合するために酸加水分解によりレチノールを放出する。ホロCRBP ⅠはLRATにより触媒されるレチノールエステル化の基質として働く。中性の胆汁酸塩非依存的なRE加水分解酵素（bsiREH）はREに変換する。アポCRBP ⅠはLRATを阻害し，bsiREHを介した加水分解率を増加させることでレチノール代謝をコントロールしている。レチナールデヒドロゲナーゼ（RALDH）異性化酵素はレチナールからRAへの不可逆的かつ律速変換を触媒している。CRBP Ⅰが欠乏すると，LRATやRoDHに加え多くの酵素がレチノール代謝に関与すると考えられる，そのなかには，おそらく中鎖アルコールデヒドロゲナーゼ，チトクロームP450（CYP），オキシドレダクターゼなどが含まれる。活性酸素種，求核剤や他の細胞内反応性分子もCRBP Ⅰ欠乏下ではレチノールを利用するであろう。酵素や反応性小分子の亢進は，レチノール代謝やRE欠乏を加速させるであろう。

Napoli（2000）より許可を得て作成。

胎 盤 輸 送

細胞増殖と分化におけるレチノイドの重要な役割とレチノールとその類縁体の催奇形性を考えるとき，ビタミンAの胎盤通過に関する知見に対して研究の関心が低いことに驚かされる。RBP-4から遊離したレチノールは絨毛間腔から拡散し，胎児の羊膜絨毛膜に存在するRBPに結合する（Artacho *et al*., 1993）という説が最も有力である。胎児のビタミンA栄養の謎には2つの仮説が考えられている。①子宮内で日常的に消化されている15mLの羊水に由来しているという説と，②腸管外部位として胎盤においてβカロテンから活性型ビタミンへの生体内変換が行われているという説である（Dimenstein *et al*., 1996）。

授乳期の分泌輸送

授乳で供給されるビタミンAは，生後6か月を通して成長する幼児の必要量を満たすために十分である（Dewey *et al*., 2004）。各国との共同研究（オーストラリア，カナダ，中国，チリ，日本，メキシコ，フィリピン，イギリス）によって，一般に牛乳中のレチノールは十分量であったが，国によって2倍の差が認められた（Canfield *et al*., 2003）。ビタミンAが泌乳のために乳腺に動員されるメカニズムは，畜産科学や動物実験により推論されており，ビタミンA摂取直後は，肝臓への蓄積と比べ，優先的に乳に移行することがげっ歯類(Valentine and Tanumihardjo, 2005)や仔ブタ(Akohoue *et al*., 2006）を用いた研究から示唆されている。しかし，ヒトの文献では，食事からのビタミンA摂取がビタミンA含量に及ぼす決定的な因子について一貫したデータが得られていない(Olafsdottir *et al*., 2001；Menses *et al*., 2004；Menses and Trugo, 2005)。どの程度の用量のレチニルパルミテートサプリメントを経口的に授乳婦に与えれば，ビタミンA濃度を改善したり，児の血中レチノールを上げるかについては，食事因子の文献でなお一貫性のあるデータはない(Oliveira-Menegozzo and Bergamaschi, 2010)。

幼児のビタミンA供給源としてカロテノイドに関する知見は，もっと興味深い。全体的に，乳中の総カロテノイドの50%はプロビタミンAである。上述の多国間研究において（Canfield *et al*., 2003)，母乳中の総カロテノイドは日本人の母乳サンプルで最も高く，最も低値を示したのはフィリピンであった。その一方で，母乳中のβカロテン量はチリで最も高くフィリピンで最も低かった。ブラジル人の母親において，βカロテンの血漿から母乳への移行比は，17：1であり，中程度に相互関連が認められた(Menses and Trugo, 2005)。初乳と成熟乳のカロテノイドパターンを比較した知見では，人乳のプロビタミンA分布について推察されることがいくつかある。初乳のカロテノイドパターンがLDLリポタンパク質と類似している一方，19日乳(成熟乳)では，HDLに反映していた。このことから，人乳へのカロテノイド移行は，授乳期の違いにより異なるリポタンパク質に含まれることを示唆している（Schweigert *et al*., 2004)。

排　　泄

体内におけるビタミンAの第一の排泄経路は，胆汁である。げっ歯類を用いた研究において（Skare and DeLuca, 1983；Hicks *et al*., 1984)，ビタミンAは胆汁量に依存した純損失として胆汁中に一定濃度で排泄される。肝細胞への蓄積が増加するとともに，それに反応して排泄も増加する（Skare and DeLuca, 1983)。通常，尿中へのビタミンAの損失は非常に小さいが，子癇（しかん），急性腎不全，多発性骨髄腫，および熱性感染症の病的状態では，過度の尿損失を引き起こす。子供の場合，肝臓に蓄積している20～40%が下痢発症時に尿中に失われるとされている（Mitra *et al*., 2002)。

ビタミンAの生理学：機能と作用

故ジェームズ・A・オルソン教授は，食品成分の“機能”を「成長，発達，および成熟過程において，栄養素が果たす必須の役割」と定義し，それとは対照的に，その“作用”を「一般的な生理学的意義を持つ場合もあればそうではない場合もある，さまざまな生態系における実証可能な効果」と定義した（Olson, 1998)。

ビタミンAの生理的機能

一部のレチノイドは，体内のすべての細胞の機能にかかわっている。視覚，細胞間情報伝達，ムチン産生，胚形成，細胞増殖，および細胞分化は，ビタミンAが関係するすべての機能のなかでも特に重要なものである。

視覚サイクルにおけるレチナール異性体と視物質

ビタミンAについて古くから知られている機能に，視覚サイクル内の機能がある。ビタミンAの代謝産物であるレチンアルデヒド（レチナール）は，網膜の桿体細胞と錐体細胞の中にある視物質の活性成分である。暗順応眼を用いた薄明視（暗所視）では，視覚サイクルではロドプシン色素の再生と11-シス-レチナールの挿入が行われる。George Wald (1968)が最初に記述したように，低光度の光子により，色素レチノイド複合体が開裂し，解離した全トランス-レチナールが遊離して，神経伝達が活性化される。レチノールをアルデヒド型から再生させることが主な特徴であったが，この視覚路の分子生物学は後に解明された。日光のもとでの高解像度の色覚(明所視）では，類似しているがより解明の遅れている機構である，光子の活性化による興奮と神経シグナル伝達に，網膜上皮の網膜錐体がかかわっている。全トランス-レチノールから11-シス-レチナールという経路を経て11-シス-レチナールが再生することは，明所視サイクルにおいて顕著であることが示された（Wolf, 2004）。

レチノイドと細胞間情報伝達

組織の構築と機能に資する，マクロレベルの機能のひとつに，隣接する細胞間での情報伝達がある。この機能は，さまざまなシグナル伝達機構により起こりうるものであり，そのなかで最も解明が進んでいるのが，細胞間隙をつなぐ，いわゆる“ギャップ結合（gap junctions）”でのコネキシン36という構造である。全トランス-レチナールとレチノイン酸は，コネキシン36を介したギャップ結合による情報伝達の強力な阻害剤であることが証明された（Pulukuri and Sitaramayya, 2004）。一方，細胞核内においては，細胞間接着や肝細胞間の情報伝達に必要な接着タンパク質と膜複合体は，レチノイン酸が誘導している（Ara *et al*., 2004）。

核ホルモンとしての作用機序

天然レチノイドの機能・代謝，そして核内受容体との関係の総説が出されてきた（Ziouzenkova and Plutzky, 2008；Rochette-Egly and Germain, 2009；Lefebvre *et al*., 2010；Amman *et al*., 2011）。以前から列挙されてきた，ビタミンAの多様な機能の多くは，レチノイドの複雑なシグナル伝達系に由来するもので，その伝達系では，レチノイン酸のさまざまな異性体が核内ホルモンとして機能している（Evans, 2005）。それら異性体のなかの主なものに，全トランス-レチノイン酸と9-シス-レチノイン酸があり，さらに13-シス-レチノイン酸も関与している。また，以下に示唆するように，多種多様な合成レチノイド類縁体も薬理学的状況下でシグナル伝達系に関与することがある。

これらのレチノイドは転写因子として機能しており，細胞核内でのmRNA形成の活性化，または抑制を調節・制御している（Lefebvre *et al*., 2010）。このことは，これらのレチノイドが核内受容体複合体において結合リガンドとして機能していることにより可能となっている。遺伝的シグナル伝達経路の基本的要素は，核内受容体である。レチノイン酸受容体（RAR）とその9-シス異性体受容体（RXR）には，それぞれα，β，γの3つのサブタイプがある。RARは，レチノイン酸とその異性体の両方に結合して反応できるのに対して，RXRは，異性体（9-シス-レチノイン酸）にのみ特異的である。これらの受容体は，ホモダイマー（RAR-RAR, RXR-RXR）またはヘテロダイマー（RAR-RXR）を形成して二量体化することで機能し，同時に前述したα，β，γのサブタイプに応じてさまざまな置換を行う。RXRリガンドがホルモン応答配列に協働的に結合することで，標的遺伝子の発現を調節する。さらに，転写調節により，RXR受容体と甲状腺ホルモン受容体もしくはγ型ペルオキシソーム増殖因子活性化受容体（PPAR-γ）の間のヘテロダイマー形成が行われることがある（Higgins and Depaoli, 2010）。

レチノイド受容体システムの最もよく知られた役割のひとつに，細胞分裂と細胞分化の調節がある。RXRに関連するシグナルが細胞分裂を抑制し，プログラム化された細胞死（アポトーシス）を活性化させる（Nohara *et al*., 2009）。細胞分化における，RARを介した細胞内レチノイドの調節的役割の重要な作用のひとつに，細胞周期タンパク質への影響がある（Chen and Ross, 2004）。

遺伝子発現に影響する別のメカニズムに，DNAのらせん状核酸鎖のクロマチン骨格の立体構造レベルでの，エピジェネティックな調節がある。HIV-1ウイルスにおける，ヒストンアセチル化の脱共役が哺乳類へ反映されるものと仮定されている（Kiefer *et al*., 2004）。興味深いことに，アルコール型であるレチノールは，セリン/トレオニンキナーゼ発現遺伝子のジンクフィンガードメインのクロマチン構造を，エピジェネティックに修飾する可能性があることが示されてきた（Hoyos *et al*., 2005）。

レチノイン酸により結膜や気道のムチンタンパク質を合成するためのmRNAの発現が上昇することは，細胞内タンパク質合成に関するシグナル伝達の典型例である（Hori *et al*., 2004）。レチノイドシグナル伝達系は，鰓弓（Mark *et al*., 2004）や，肺胞膜（Maden and Hind, 2004）などの胚形成において中心的役割を果たしている。

レチノイン酸は，血中をnmol濃度で循環しており，その大部分が脳と肝臓へ供給されるが，局所的に他の組織でも産生されている（Ross, 2004）。レチノールの連続的な酸化の後に，組織や細胞レベルで，レチノイドの供給源としてカロテノイドが体内で変換される（Tang *et al*., 2003）。

ビタミンAの作用

ビタミンAは，健康状態での代謝における基本的（訳注：進化的に獲得した）な機能のほかにも，さまざまな病的状態からの回復に役立つ一連の作用を示す。

抗増殖作用

ビタミンAとその異性体が持つ，最終分化の促進・増殖抑制・アポトーシスの促進といった作用は，癌でその効果を発揮し始めている。以下に述べるように，体外のさまざまな癌細胞株で，高用量のレチノイドが抗腫瘍作用を示した（Dawson and Zhang, 2002；Abu *et al*., 2005；Evans, 2005）。

食事からの鉄分摂取の改善

鉄は極めて重要であるが，一般に生体利用能に乏しい食事性微量元素である。鉄の生体利用能の向上に関しては，意見の対立が続いている。プロビタミンAを含むビタミンA投与は鉄の吸収を改善したが，おそらくはフィチン酸塩による干渉を無効化したことよるものであろう（Layrisse *et al*., 1997, 1998；Garcia–Casal *et al*., 1998）。スイスの研究者たちが，ビタミンA欠乏症のアフリカの小児たちで，レチニルパルミテート投与の有無に分けて，鉄分を強化したトウモロコシ粥からの鉄の吸収効率について研究をしたところ，一切改善がみられなかった（Davidsson *et al*., 2003）。しかし，ベネズエラとアフリカで行われた研究は，環境もシステムもまったく異なるので，ビタミンAが持っているのかもしれない鉄分摂取の改善作用に関しては，いまだに最終的な結論が得られていない。

ビタミンA欠乏症の症状とその影響，ビタミンAの栄養状態の変動性

ビタミンA欠乏症は，臨床症状および機能的症状を伴う。しかし，ビタミンAの栄養状態の明白な変化は，適切であると考えられる範囲内であっても，ヒトの健康に影響を及ぼし，生理機能を変化させる可能性がある。

眼症状の発現

眼球乾燥症（文字通り，眼が乾燥すること）は，ビタミンA欠乏症の特徴的な臨床像である。眼球乾燥症は，特徴的な眼症状により，ステージ別に分類されてきた。最初期であるステージXNでは，暗順応障害による夜盲症がみられる。ステージX1Aでは，杯細胞粘液の減少による網膜乾燥症が発症し，続くステージX1Bでは，結膜の側頭面に泡沫性の沈着物であるビトー斑が現れる。進行期になると角膜乾燥症が発症し，ステージX2では単純な角膜の乾燥，さらに角膜表面の1/3未満（ステージX3A）または1/3より広い範囲（X3B）で潰瘍化または角膜の融解がみられるようになる。一度発症すると角膜瘢痕（ステージXS）が残り，さらに進行した角膜軟化症による損傷を受けた眼球は，眼球乾燥症眼底を呈する。

その他の上皮機能障害の症候群

その他の上皮組織は，ビタミンA欠乏症による影響を受ける。毛嚢の肥厚（毛嚢過角化症）は，ビタミンA欠乏症の皮膚症状である。扁桃咽頭路，気管支，肺組織から消化管に至るまでの粘膜におけるムチン産生の減少は，症候性粘膜障害を起こし，微生物侵入の感受性を高める。最近では顕性食道炎が，ビタミンAの栄養状態の悪化による粘膜の変調の結果であると認識されている（Herring *et al*., 2010）。

過剰な死亡率

1980年代のインドネシアのアチェ地方におけるSommerら（1983）による先駆的な疫学的な観察記録により，潜在性の低ビタミンAの栄養状態が，小児期感染症による過剰死亡と関連していることが初めて明らかにされた。このことは，同じ集団におけるビタミンAの介入研究によって初めて裏づけられ（Sommer *et al*., 1986），その後，6か所にまたがるメタアナリシスによっても確認された（Beaton *et al*., 1993）。確認のための追加的な介入研究は続けられており，そのなかには，インド南部で新生児の死亡率が22％減少した例（Rahmathullah *et al*., 2003）や，ウガンダでHIV感染小児が46％減少した例（Semba *et al*., 2005）がある。

先進国においては，乳児突然死症候群（sudden infant death syndrome：SIDS）と，ビタミンAの栄養状態の違いとの間に何らかの関係がある可能性がある。スウェーデンの観察結果では，SIDSと生後1年以内にビタミンAのサプリメントを与えられなかった乳児との間に高い相関性があることが示唆されている（Alm *et al*., 2003）。

過度の感染症罹患率

小児期感染症が原因による死亡は低所得社会においてより一般的であり，かつ免疫防御の欠損は潜在性ビタミンA欠乏症に起因しているにもかかわらず，地域の介入試験からは，感染症発症数（新規の発症）の減少を示す証拠はほとんど収集されてこなかった。あるメタアナリシスにおいて，急性呼吸器感染症に対するビタミンAの予防的補給の効果を示すオッズ比は1.08であり（Grotto *et al*., 2003），一方，有効性に関する同様の分析においても，有効性は示されなかった（Brown and Roberts, 2004）。ウガンダのHIVに感染した小児たちの間では，ビタミンAの補給は咳を止めるのに有効であった（Semba *et al*., 2005）。下痢の防止は，また別の分野のことであり，メタアナリシスでは有効性は示されなかった（Grotto *et al*., 2003）。ただし，HIVの場合には急性および慢性の下痢の発現率の低下が認められた（Semba *et al*., 2005）。死亡率と罹患率のこの一見矛盾した結果に対する暫定的な答えとして，ビタミンAの栄養状態が潜在的欠乏症（訳注：軽度の欠乏症；marginal deficiency）の小児たちでは，特定の感染症で感染強度と死亡率が悪化するものと主張されている。

血液学的なサポート

鉄分の吸収を増強するという食事性ビタミンAの直接的な作用の他に，ビタミンAの栄養状態と血液学的適切性との間に独立した関連性があることが観察研究で実証されてきた（Kafwembe, 2001；Gamble *et al*., 2004；Osório *et al*., 2004）。歴史的にみて，ビタミンAによ

る介入は，複合的な欠乏性貧血患者のヘモグロビン値またはヘマトクリットを改善させることで証明されてきた。SembaとBloem（2002）は，ビタミンAの投与量とその栄養状態を調節することで，赤血球の状態に影響を及ぼすような代謝機構をいくつか提唱している。すなわち，前駆細胞を刺激して感染に対する抵抗性を高め，鉄を赤血球系へと動員する。レチノイドが，胚内の卵黄嚢の段階から，胎内での胎児肝形成や骨髄での造血を調節していることを示す証拠が，基礎研究で示されている（Oren *et al*., 2003）。

赤血球産生系の骨髄の増殖にビタミンAが関係しているのみならず，血小板の産生もまたレチノイドの状態に影響される。日本の腫瘍学者たちが観察したところでは，急性骨髄性白血病の治療のために全トランス–レチノイン酸を投与された患者で，血小板増加症が増加し，トロンボポエチン値が上昇した。その後の骨髄間質細胞株に関する *in vitro* 研究では，全トランス–レチノイン酸によりトロンボポエチンのmRNAの発現が3倍に上昇した（Kinjo *et al*., 2004）。

その他の要因（考察）

地域固有のビタミンA欠乏症，およびビタミンAの補給による介入への反応の比較観察が，観察研究と介入研究の点で非常に多くの関心を集めたため，ビタミンA欠乏症の一部ではないと思われる結果についての論評は，具体的な注目を集めないのかもしれない。初期の欠乏症とは無関係の，ビタミンAから得られる2つの改善された状況は興味深い。例えば，HIVに感染した未就学児童の状況では，タンザニアの欠乏症ではない女性にビタミンAを補給すると，小児の出生後の成長を改善し（Viilamor *et al*., 2005），一方，小児に対して直接補給した場合も，同様の環境において成長を改善した（Villamor *et al*., 2002）。まだ不確定であるが，重要性を秘めた最近の血液透析患者における研究結果のひとつに，レチノールの血中レベルの低下が，血液透析患者における全心臓血管死亡率の独立した予測因子となる，というものがある（Kalousová *et al*., 2010）。

ビタミンAの栄養状態の変動の原因とビタミンA欠乏症の疫学

二次性ビタミンA欠乏症は，ビタミンAの吸収の低下，排出の増加，分解の亢進，利用の阻害，あるいはビタミンAが過度に要求されるようないかなる状況，臨床状態，疾患においても起こりうる。

ビタミンAの栄養状態の悪化を招きやすい状況

ビタミンA欠乏症の原因の標準的リストは，数十年にわたって認められてきた。そのなかには，食事性ビタミンAの摂取量や生物転換能の低下を伴う無数の状況が含まれるが，さらに，小腸での吸収低下，ビタミンAの利用阻害，そしてビタミンAの分解または消耗の増進などがある。最近では新たな状況下で，あるいは新興および非新興の疾患に罹患中にビタミンAの栄養状態が悪化することに懸念が集中している。それらのなかには，体重減少のための肥満外科手術法（Slater *et al*., 2004；Mason *et al*., 2005），悪性腫瘍による膵十二指腸吻合切除術（Armstrong *et al*., 2002），腹膜透析（Aguilera *et al*., 2002），造血幹細胞移植（High *et al*., 2002），急性呼吸器症候群（Schmidt *et al*., 2004），肺結核（van Lettow *et al*., 2004），喫煙（Tiboni *et al*., 2004），HIV/エイズ（AIDS）（Visser *et al*., 2003；Vorster *et al*., 2004），そしてぜん息（Arora *et al*., 2002）などが含まれる。

低ビタミンA症の疫学

世界的ベースにおける低ビタミンA症の現状推計では，それが2番目に多い一般的な微量栄養素欠乏であることを示唆している。SinghとWest（2004）は，東南アジアの国の5～15歳の年齢の間の23％の子供がビタミンA欠乏状態であると推計している。メキシコ（Villalpando *et al*., 2003）の全土を代表する被験者のなかでは，南部の原住民の共同体において最も高い割合として低レチノールレベルの被験者が1/4も見いだされた。さまざまな最新調査では，イヌイットとファースト・ネーションの新生児（Dallaire *et al*., 2003），イスラエルのベドウィンの幼児（Coles *et al*., 2004），南アフリカ西ケープの黒人の幼児（Oelofse *et al*., 2002），チャドの遊牧民的な牧夫女性（Zinsstag *et al*., 2002），およびナイジェリアの都市の妊娠女性（Ajose *et al*., 2004）に悪いビタミンA状態の状況が見いだされた。低ビタミンA症地方まん延性のサイトの裏にみつけられたさまざまな危険因子は，男性の性（Semba *et al*., 2004）子供の若い年齢，（Villalpando *et al*., 2003；Semba *et al*., 2004），低いBMI値（BMI）（Villalpando *et al*., 2003），発育障害（Semba *et al*., 2004），家族性眼球乾燥症歴（Semba *et al*., 2004），母の下痢の経歴（Semba *et al*., 2004），畜産業者のミルクの栄養の品質（Zinsstag *et al*., 2002），および暖候期（Semba *et al*., 2004）であった。

ビタミンのAの必要量と食事推奨量

食事ビタミンA活性量の定量的表し方

食品と医薬品におけるビタミンA活性の単位には紆余曲折があり，消費者や専門家も混乱している。長い間われわれは，早い段階から食品科学の文献に登場する国際単位（IU），1967年に国際連合食糧農業機関/世界保健機関（FAO/WHO, 1967）委員会によって採用されたレチノール当量（RE）とレチノール活性当量（RAE），アメリカ医学研究所が2001年に策定した食事摂取基準（DRIs）（Institute of Medicine, 2001）を使用している。これらを調和させ矛盾しないよう，ある一定の基準が取られる必要がある。

国際単位(IU)表現は，食品成分表に採用されており，いまだ薬品関係で広く使われている。IU の変換は，1IU＝3.3レチノール（1レチノール＝0.3IU）であるビタミンA においてのみ有効である。食品やサプリメントにおけるビタミン A と関係しており，RE と RAE は完全に相互変換が可能である。IU とプロビタミン A の相互変換は，一般に無効で，RE や RAE の混合食におけるビタミン A 活性は，真のビタミン量より全体的に過剰評価されるであろう。

RE は以下の方法でビタミン A 化合物に重量単位（g）と関連させることができる：

1 RE＝ 1 μg のレチノール
1 RE＝ 6 μg の全トランス β カロテン
1 RE＝12μg の他のプロビタミン A カロテン

DRI（Institute of Medicine, 2001）に示された RAEs のための当量の定義は以下の通りであった：

1 RAE＝ 1 μg のレチノール
1 RAE＝ 2 μg のサプリメントとして全トランス β カロテン
1 RAE＝12μg の食品中の全トランス β カロテン
1 RAE＝24μg の食品中の他のプロビタミン A カロテン

前述したように，油脂中のカロテンは生物変換が優れており，植物中のカロテンは生物変換が低いという知見があったため，RAE が創られた。明確にするために，“他”のプロビタミン A カロテンとは，α カロテンや β クリプトキサンチンなどの化合物と同様，β カロテンの立体異性体を含んでいる。そのうえ，単独あるいは油滴中の他のプロビタミン A カロテノイド 4 μg も 1 RAE と等量であると分類されることであろう。そして，いまだ RAE 当量で解決していないことは，植物の細胞質中にはないが，比較的脂溶性環境に含まれるカロテンには適切な値がないことである。これは，鶏卵同様，ミルクとチーズに含まれるプロビタミン A と同じ扱いになるであろう。

ヒトの推定必要量と推奨摂取量

策定と評価において，ビタミン A の 1 日の必要量を知る必要がある。2001年のアメリカとカナダの DRIs（Institute of Medicine, 2001），および2004年の WHO と FAO によるヒトのビタミンとミネラルの必要量（FAO/WHO, 2004）に基づくビタミン A の推奨摂取量を表11.1に示した。DRIs は年齢別，性別，身体状態に応じて推定平均必要量（EAR）に基づいている。個人の推奨量を考えるとき，健常人におけるビタミン A 要求性の90％の確率でカバーするような摂取レベルにするために，DRIs は推奨量（RDA）を策定しており，国際連合は基準栄養素摂取量（RNI）を提供している。EAR に戻ると，その第一の目的は，集団のなかで罹患リスクのある個人に対して，確率的推定を考慮することである（Murphy and Poos, 2002）。もともと EARs は，2004年（FAO/WHO, 2004）の公表時点では国際連合の一部ではなかったが，食物の栄養価強化（Allen *et al*., 2006）に関する WHO の書類にはこれらの母平均から逆解析モデルが提供されている。

DRI（Institute of Medicine, 2001）の RAE と国際連合（FAO/WHO, 2004）の RE のような食事のビタミン A 活性の単位間が乖離しているのは，国際フォーラムにおけるビタミン A の推奨摂取量に関する議論を複雑化している。それにもかかわらず，表11.1中の WHO/FAO と DRIs の間には，ある程度の推奨摂取量の一致がみられる。国際連合機関の推奨摂取量は，DRIs と比べ乳幼児期はわずかに低く，小児期では高く，青年期と成人期ではまた低くなっている。この 2 つの推奨量における主な乖離は，授乳期の推定必要量における不均衡に由来している。

ビタミン A の供給源と食事摂取

魚油，肝臓，他の内臓肉，クリーム，バター，強化ミルクは，ビタミン A を最も豊富に含む動物性食品である。ある熱帯の脂肪性果実は，プロビタミン A の優れた供給源である。

推定平均食事摂取量とビタミン消費の目安

さまざまな集団において，ビタミン A 摂取に関する食事と栄養を調べた文献は多数存在する。それにもかかわらず，補正方法やモデリング法が異なるとともに，食事調査方法，食品構成や単位の使用，表し方（中間値　対　平均）が文献ごとで異なっており，そのなかで統一や比較をしている。例えば，RAE 単位は，アメリカやカナダ以外では十分に普及・活用されておらず，RAE ができてから10年間で発表されたもののなかに RAE に関するものはほとんど見当たらない。RAE を創った Harley らが2005年にメキシコ系アメリカ人の妊婦を対象に調査した論文が 1 件ある。調査のうちアメリカで行われた調査（Harley *et al*., 2005）には，食品や飲料から摂取するビタミン A は1,035RAE であったが，出生前ビタミン供給量が合計に含まれた場合は2,156RAE となった。驚いたことに，これらの合計は，同様の研究でメキシコ人対象の調査より約300RAE 低い結果であった。メキシコ人対象の調査における RAE が高い理由は，食事面でより多くのビタミン A を消費していることに起因していると考えられる。

表11.1 アメリカ医学研究所と世界保健機関（WHO）が提唱する食事からのビタミンA推奨摂取量

	国連策定基準（WHO/FAO）(RE/日)		アメリカとカナダの食事摂取基準（RE/日）	
	再算定された推定平均必要量[a]	栄養素基準摂取量	推定平均必要量	摂取推奨量
年齢別				
0～6か月	—	375	—	400AI
7～12か月	—	400	—	500AI
0～1歳	290	400	—	—
1～3歳	320	450	210	300
4～6歳	320	450	—	—
4～8歳	—	—	275	400
7～9歳	360	500	—	—
9～13歳	—	—	445[b]；420[c]	600
10～18歳	430	600	—	—
14～18歳(男子)	—	—	630	900
14～18歳(女子)	—	—	485	700
成人男性	430	600	625	900
成人女性	360	500	500	750
妊婦	570	800	550	770
授乳婦	610	850	900	1,300

AI：目安量，RE：レチノール当量，RAE：レチノール活性当量。
[a]：Allen ら（2006）の292ページで提供されているモデルとほとんどゼロに近い値は丸め処理を行った。1歳からのみ適用した。
[b]：男性，[c]：女性。

Erwin ら（2004）は，1999～2000年にかけて，アメリカ人男女におけるビタミンAの平均分布を分類した。まだREで推定されており，平均ビタミンAは1,484RE，植物の450REをプロビタミンAとすると，合計1,934REと推定された。REを使用するとカロテン分布を過剰評価する傾向があり，RAE当量は，Erwin ら（2004）の修正データ（合計1,610RE，カロテン225RE）に対していくぶん低くなるであろう。上記のアメリカ人男女のデータは，オランダ人女性の900RE（Goldbohm *et al*., 1998）；イギリス人女性の549RE（Henderson *et al*., 2003）というREを基にしたヨーロッパ人における平均ビタミンA摂取調査と比べ非常にすばらしい結果である。調査において幅広く選択されたデータと熱帯地域の低所得者階級におけるデータを用いREとして推定すると，女性の推定摂取量はイギリス人のREと同じか低くなる。

子供はビタミンA欠乏症の病気に対して最も影響を受けやすい。プロビタミンA分布が2倍に過剰評価される年代である若年期のビタミンA摂取の傾向は，インド（Venkaiah *et al*., 2002）よりヨーロッパ（Serra-Majem *et al*., 2001；Sichert-Hellert *et al*., 2001a；Watt *et al*., 2001）においてより高い摂取傾向を示す。

摂取の目安に関して，ビタミンAレベルは，アメリカの南部地方の田舎の2つの町（Lewis *et al*., 2003）のすべての人種の成人女性と通常のメキシコ系アメリカ人妊婦（Harley *et al*., 2005）においてEARよりも上回っていた。ヨーロッパにおける成人を対象とした研究から，スペイン人の10%以上がビタミンA摂取基準の2/3を下回っていることが判明し（Aranceta *et al*., 2001），ポルトガル人高齢者では，男性の78%，女性の73%がヨーロッパ人の推奨摂取レベルを下回る摂取しかなかった（Martins *et al*., 2002）。

食品のビタミンA供給源

さまざまな食品や飲料が，ビタミンA摂取にどれくらい寄与しているかを比較することは，推定量にはあまり影響しない。アメリカとオランダにおける代表的な国際食事調査を参考にする。アメリカの食事中のビタミンAの累積摂取のうち，REとして計算すると，67%がニンジン，内臓肉，シリアル，チーズ，マーガリン，トマト，卵に由来していた（Cotton *et al*., 2004）。ニンジンはすべての推定摂取量の27%を占めている。オランダと比較すると，REとして計算して，食品グループを用いた分類がされているが，肉類（35%），油脂類（24%），野菜（16%），日常食品（16%）と全ビタミンAの91%であった（Goldbohm *et al*., 1998）。

カナダのイヌイットでは，ビタミンAの50%は，アザラシ，カリブー，および魚の肝臓より供給され，残りの50%は市場に流通している食品によって供給されている（Egeland *et al*., 2004）。スペインでは，強化食品がRDAの39％に寄与していると見積もられている（Herrero *et al*., 2002）。ジャワ島中心部の83％の妊婦が妊娠の第１三半期に700RE未満とビタミンA摂取が低く，植物が総ビタミンAの64～79％に寄与している（Persson *et al*., 2002）。上述したとおり，栄養補助食品はビタミンA摂取には重要である。1987～1992年，2000年にかけてアメリカで行われた調査では，栄養補助食品の使用はそれぞれ23.2％，23.7％，33.9％と着実に年代ごとに増加していた（Millen *et al*., 2004）。サプリメントの使用により，標準以下のビタミンA摂取をしているアイルランド成人数は20％から５％に減少し，信用されている（Kiely *et al*., 2001）。

若齢者に関しては，ドイツの小児と青年は非強化食品から推奨摂取量の50～60％，強化食品から10～20％のビタミンAを摂取している（Sichert-Hellert *et al*., 2001a, b）。このコホートは，それ以前の15年間に強化された飲料により，ビタミンの摂取量が５～15％の増加を示した（Sichert-Hellert *et al*., 2001b）。南太平洋のグアム島では，フルーツ飲料，牛乳，強化シリアルがグアム島民の子供たちのビタミンA摂取量の大部分に寄与していた。ビタミンA摂取の中央値は年齢補正したRDAの76％である（Pobocic and Richer, 2002）。しかし，アメリカ本土に住む子供たちにおいては，牛乳が極端に甘い飲み物に置き換えられたことが，毎日の高エネルギー摂取と体重増加に関与していることが懸念されている（Mrdjenovic and Levitsky, 2003）。

母乳は，生後１年間であるが，比較的重要なビタミンA供給源である。ケニアにおける研究にでは，母乳は補助食品に勝るビタミンAを供給し，何物にも代えられない脂肪源とビタミンA供給源となる（Onyango *et al*., 2002）。若年期におけるビタミンA源を補給する役割は，生後２年間でさえ，現在評価が現れ始めている。アメリカのアイオワ州における２～４歳児を追跡したコホート研究では，32％が２歳になるまでビタミンAを含む補助食品を１日に40～60％摂取していた（Eichenberger-Gilmore *et al*., 2005）。

ビタミンA消費に影響する因子

文化的・行動学的・身体的要素がビタミンA摂取に影響することについて，さまざまな成人を対象に研究されてきた。アメリカの妊婦を対象とした研究において，メキシコ生まれの妊婦のほうがアメリカ生まれのメキシコ系アメリカ人妊婦より，より多くのビタミンAを摂取していた（Cotton *et al*., 2004）。アメリカ人白人で歯のない高齢者は，ビタミンAやカロテン摂取において，十分に歯のあるアメリカ人白人高齢者より少ない摂取であった。しかし，アフリカ系アメリカ人を対象に咀嚼能に関して類似の方法で比べたが，差異はみられなかった。ビタミンA摂取とシカゴ居住者の喫煙行動（喫煙者，もと喫煙者，または禁煙者）に何ら関連はなかった（Dyer *et al*., 2003）。アメリカ農務省（USDA）の調査データの分析では，推定されるビタミンA摂取は，炭水化物から摂る大部分のエネルギーより高い（Bowman and Spence, 2002）。カナダの北極圏の先住民における伝統的な食事は，そうではない食事より多くのビタミンAが含まれている（Kuhnlein *et al*., 2004）。

子供は，小さいほどビタミンA必要量が減少する（Serra-Majem *et al*., 2001；Lytle *et al*., 2002）。さらに，性差は時間とともに現れ，少女の摂取量より少年の摂取量がよりよく維持される（Lytle *et al*., 2002）。ビタミンA消費には人種差が影響し，黒人の子供と人種に関係なく女子は，RDAの２/３以上摂取不足になると，欠乏リスクがより高まるという食事摂取の継続調査がある（Ganji *et al*., 2003）。

イギリスの北部地域におけるRNIを充足していない保育園児は，肉体労働者の娘や息子たちであった（Thane *et al*., 2002）。マニラ中心部では，高所得者の親を持つ児童のほうが低所得者の親を持つ児童よりビタミンAを摂取していた（Florentino *et al*., 2002）。イギリス人の若者では，ビタミンA摂取量の低さと日常食品の消費量は逆相関関係であった（Thane *et al*., 2004）。最後に，“地中海”料理をより多く摂取しても，ビタミンA摂取の相対的適切性には影響しなかった（Serra-Majem *et al*., 2003）。

ビタミンAの栄養状態の診断評価

成長のための栄養バイオマーカー（BOND）プロジェクトは，現在の栄養バイオマーカーの適用法と解釈にいくつかある明白な矛盾点や欠点を指摘することにより，栄養状態の診断評価の再検討を推し進めている（Raiten *et al*., 2011）。しばらくの活動休止期間をおいた後の権威ある学会において，エビデンスに基づいた意思決定を行うこと，および臨床および疫学における栄養素と代謝物を測定するために科学技術やロジスティックな能力の応用範囲を拡げること，より客観的でわかりやすく，そして確固たる証拠による裏づけと分析を行うことへの意欲が新たにされた。

BONDのバイオマーカーパラダイムは，栄養素の関心分野別に３つのレベルに分けられる。①栄養素への曝露量，②栄養素（栄養）の状態，③曝露による機能的な変化。このパラダイムでは，第１に物質的(化学)マーカーが求められ，第２レベルのマーカーとして，より物質的ではない(行動を示すような)指標が求められる。また，このパラダイムでは，ビタミンAのような栄養素に関して，当該栄養素が実際にどのくらい提供され消費されたかが，健康問題や政策課題の中心となっていると認識されている。消費と取込み，保持，利用との間には化学量論的な関係はないので，曝露量の定量化である第1レベルは，栄養素状態とは多少別のものになっている；後者は，貯蔵や機能的経路内の栄養素の量を表している。最後に，栄養素が機能と作用を有する限り，すでに述べたように，パラダイムの第3の要素では，与えられた栄養素の曝露の程度に起因しうる機能的影響の具体的な測定値を探す必要がある。大略すると，前述の要素は3つともすべて個人（特定の診断）または集団（有病率や割合として）について適用可能である。

表11.2には，多くの診断上の選択肢が表示されている。合理的な選択をするための手がかりのひとつとして，その試験などを臨床的状況で個人のために利用するのか，あるいは疫学・公衆衛生上の目的で集団のために利用するのか，ということがある。前者の場合には，基礎疾患の診断や栄養補給治療の意思決定のために，個人の患者について正確な測定値を得ることは，われわれの利益となる。集団の場合には，集団的または対象を限定した介入プログラムが必要になる程度まで，相当数の個人のビタミンAの栄養状態が最適以下となっている恐れがあることが問題となる。一般に，診療における診断法の限界は，臨床症状による日々の変化または歪み，もしくはその両方に由来しており，さらにその両者が組み合わさることにより，個人の基礎状態を映し出す際に不正確さが生じる。公衆衛生や集団レベルで行われる評価試験の限界は，費用，利便性，認容性の制約，そしてその他の点では健常な人々に対する倫理適用上の制限に由来する。

ビタミンA評価の進化

評価方法の創出を刺激したのは，ビタミンAと小児期の死亡率（Sommer *et al*., 1983）に対する関心が高まったことであったが，そこでは症状発現前の（“潜在性”）ビタミンA欠乏症が危険因子であった。1993年，国際ビタミンA対策グループが発表したガイドラインブックのなかで，UnderwoodとOlson（1993）が同グループの任務を明記した：すなわちその任務とは，「ビタミンA欠乏症の地域的分布と規模を評価する」ためのツールを提供することであった。そこでは，13の評価領域がカバーされていたが，そのうちの10項目がバイオマーカーとみなされるようになった。1996年，これに続いたのが，大部分が前例踏襲的な，WHOの公式刊行物であった（WHO, 1996）が，そのなかでは，ビタミンA欠乏症（VAD）サーベイランスのための生物学的指標の使用を決定する原則を提供すること，ならびに公衆衛生上の観点から解釈する目的で，各指標の理論的根拠およびその限界とカットオフ値を提示することが宣言されていた。およそ10年後，Tanumihardjo（2004）が，公開された議事録のなかで以下のようにコメントした。「ビタミンAの評価方法には選択肢が多く，研究技術の高度化，そして利用可能な情報源が，通常，どの方法が選ばれるかに影響を与えるであろう」。BONDプロジェクトの一員として，Tanumihardjoは新たな意見を述べた。「ビタミンA欠乏症のリスクにさらされている集団をさらに具体的に特定するため，そして，さまざまな介入やプログラムの有効性を評価するために，今後しばらくはビタミンAの栄養状態のバイオマーカーは必要とされる（Tanumihardjo, 2011）」。

表11.2　ビタミンA栄養状態の臨床的評価とビタミンA欠乏症の集団リスクに関する推定法

食事摂取評価	試験様式
体液マーカー	血中レチノール レチノール結合タンパク質（RBP-4） RBP-4/トランスサイレチン（TTR）の比率 母乳中レチノール
同位元素希釈試験	重水素を含むレチノール希釈試験（DRD）
組織生検マーカー	観血的手法： 　肝臓の生検分析評価 非観血的手法： 　頬細胞中ビタミンA
機能的試験	観血的手法： 　相対用量反応試験（RDR） 　改訂RDR 　30日のRDR 穏やかな観血的手法： 　結膜の痕跡 　細胞学 非観血手法： 　暗順応テスト 　自己報告された夜盲症

バイオマーカーを参考にしたビタミンAの栄養状態評価のゴールデンスタンダード

死体検屍の化学的な解釈が，最も信頼できるゴールデンスタンダードであるが，臨床的には妥当ではない。貯蔵されたビタミンの80%が肝臓にあるため，経皮的肝生検の化学的分析が二番目に信頼できる方法であり（図11.4，11.5），肝臓内貯蔵の反映こそが，他のバイオマーカーの測定基準になる（WHO, 1996；Tanumihardjo, 2004, 2011）。UnderwoodとOlson（1993）は，肝組織1gにつき1.05μmolのビタミンA（重量単位の30μg/gに相当）を，ビタミンAの正常な栄養状態の低いほうの閾値とみなしている。全身のビタミンAの評価について，最も安全な代用“ゴールデンスタンダード”は，重水素化レチノールという安定同位体の希釈技術を用いた方法である（Tang *et al*., 2002；Ribaya-Mercado *et al*., 2003, 2004a，b）。重水素化レチノールは，枯渇から中

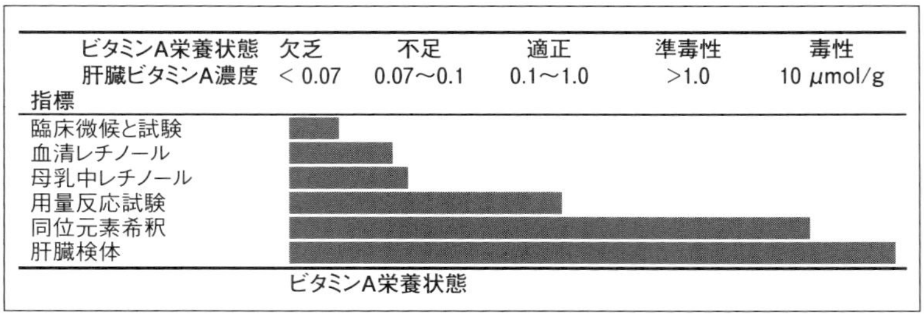

図11. 4

横軸は，肝臓ビタミンA濃度をμmol/gで表したスケールを示し，同時に，ある特定のビタミンAの栄養状態ごとに分類された範囲に対応するよう区分けしてある。6つの手法（1つの臨床的手法と5つのバイオマーカー）のそれぞれについて，異常な結果が診断上妥当であるといえる肝臓内濃度の範囲を，それぞれの行の単一色の横棒で示してある。

Tanumihardjo（2011）の許可を得て複製。

毒までの広範囲にわたり，肝臓ビタミンA濃度を反映する（図11. 4）。

診療における患者管理のためのバイオマーカー

ビタミンAが重度に不足している場合，診察での臨床的眼力が，ビタミンA欠乏症の疑いを医師に抱かせる可能性がある。一般に，表11. 2に掲載されているスクリーニング試験の多くは，臨床診療や病院診療とは関連性がない。ただし，血中レチノールは日常業務の応用，組織生検は特殊な使用法であるという点で，おおいに関連がある。しかし，前者に関しては，臨床的評価という点でレチノールには広く認められているいくつかの限界がある。多くの場合，レチノールは不足している状況では低値を示す。ビタミンの摂取直後，脱水症，高タンパク質血症といった状況下では誤って正常値を示すことがあり，低タンパク質血症，感染症，炎症状態，肥満，ホルモン補充，経口避妊といった状況では誤って低値を示すことがある。レチノールは，血中濃度が10μg/dL(0. 35 μmol）を下回った時だけ，ビタミンA不足に関する強固な診断上の意義を有するとされてきた（Underwood and Olson, 1993）が，臨床検査で記録された血中レチノール値に関して，確立された正常範囲によって導かれたほうが，おそらくより賢明であろう。限界値より低い（または高い）値が出た場合，医師は個々の症例においてそれぞれ異なった診断を追求するように指導されなければならない。

調査と疫学における集団評価のためのバイオマーカー

“潜在性”ビタミンA欠乏症，およびそれが風土病として懸念がある集団に関しては，バイオマーカーの妥当性は，公衆衛生のための活動と関連がある（Underwood and Olson, 1993；WHO, 1996；Tanumihardjo, 2004, 2011）。表11. 2にリストされている選ばれたバイオマーカーのなかでも，侵襲性，複雑性，そして費用が最も安いものが，実地調査が行われる環境で利用されるのに第一の候補となる。最近行われたTanumihardjo（2011）による再調査によると，4つのバイオマーカーのみ（血清レチノール，乳汁レチノール，用量反応試験，同位体希釈）が，肝臓中のビタミンA濃度のグレードと交差測定されており，そのうちの最初の3つのバイオマーカーのみが，ある集団の最低限のビタミンAの栄養状態を実地評価するのに適しているとされた。血清レチノールと乳汁レチノールはともに，低所得者層に蔓延する炎症や感染症による歪みの影響を受けやすいと思われる。すなわち，この2つのバイオマーカーは，肝臓ビタミン貯蔵の“最低限”域から“適切”域まではカバーしていないので，介入による改善を示すモニタリング指標

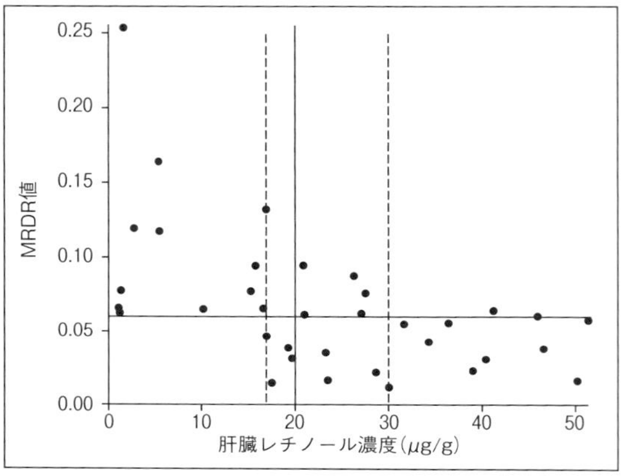

図11. 5　仔ブタにおける修正相対用量反応値と肝臓レチノール濃度の関係

肝臓レチノール濃度が17μg/g未満の場合，MRDR値は常に陽性，すなわち0. 060を上回る。17〜29μg/gの場合，反応は分かれている。そして，29μg/gを上回る場合，MRDR値は通常0. 060未満を示す。

Tanumihardjo（2011）の許可を得て複製。

としては限界と思われる。

相対用量反応試験（RDR）（Stephensen *et al*., 2002；Verhoef and West, 2005）や改変RDR（Tanumihardjo and Olson, 1988；Tanumihardjo *et al*., 1990a, b）といった用量反応試験群は，特に注目に値する。なぜなら，それらの試験群は，ビタミンAの栄養状態に関してより広い範囲までカバーし，公衆衛生と最も関連がある全領域をカバーすることができるとされているからである（図11.4）。両試験とも，同じ生理学上の原理―ビタミンAが欠乏している間に肝臓でアポRBP-4（レチノール結合タンパク質）が増加する―に基づいている。よって，レチノールを急激に経口摂取すると，ビタミンAの過剰な排出が誘導されることになる。この反応は，標準的RDRでは投与後の定量的なレチノール濃度の上昇として追跡することが可能で，その場合は5時間の間隔で採取した2つの経時的血液サンプルが必要となる（Verhoef and West, 2005）。また，改変RDRでは，変種のビタミンA変異体（3, 4-ジデヒドロレチノール）の増加として追跡可能で，そこでは血液サンプルは1つだけ（投与後4時間後）必要となる（Tanumihardjo *et al*., 1990b；Tanumihardjo, 2011）。ビタミンAの栄養状態の“最低限”域と“適切”域を分けるカットオフ値を，肝臓中ビタミンA濃度を30μg/g（1.05μmol/g）と仮定した時の，改変RDR（MRDR）の感度と特異性（Underwood and Olson, 1993）は，Tanumihardjo（2011）が独自に作成した図11.5のなかで解説されている。肝臓ビタミンAが“適切”域のうちの1例を除いた全例でMRDRの比率値は0.06未満の正常値を示し，ビタミンAの状態が適切な個人を検出するのに，ほぼ100％の診断特異性を示した。異常な比率値は，肝臓の臨界値を下回ると現れ始めたが，本試験では肝臓中ビタミンA濃度が18μg/g（0.63μmol/g）未満の場合に限り，欠乏症と分類するのに100％の感度を示す。適用にあたっては，医療介入からある集団を除外したり，あるいはビタミンAの栄養状態が適切な状態に改善（矯正）されたかどうかをモニターする，などがなされなければ，MRDRは非常に将来性のある，最も侵襲性の低いバイオマーカーである。

しかし，われわれは1980年代や1990年代の，試験を開発するためのブレインストーミングで考案された，他の創造性に富んだ―そしてさらに侵襲性が低く，間違いなくより低コストの―評価ツールを無視あるいは廃棄するべきはない。それらのなかには，眼反応試験（Wondmikun, 2002；Taren *et al*., 2004），結膜組織検査（Courtright *et al*., 2002），頬側検体採取（Sobeck *et al*., 2002）などがあるが，それらはいまだに肝臓貯蔵量の計算がなされる必要がある。しかし，介入のための客観的な閾値を満たすことが確認されている集団で，試験結果の異常値の比率を相互調整することで，ビタミンA欠乏症の地域的流行の診断のための，集団ベースの基準が開発されるかもしれない。注意点は以下の2つである。①試験の正常値と異常値を評価するための適切な基準を選択すること，②試験での反応について，人種，環境，その他の交絡因子を考慮した適切な調整を行うこと。政策行動とプログラムによる介入の標的が集団そのものであるため，ビタミンAのバイオマーカーの選別は，個々の構成員よりもむしろ集団の状態の見地から解釈したほうがうまくいくように思われる。BONDを推進していく過程（Raiten *et al*., 2011）では，微妙な概念的な問題―集団評価は，本質的に利害のある集団においてビタミンAの貯蔵が本当にわずかな個人の罹患率を測定することに基づく必要があるのか，それとも，単にスクリーニング試験の異常事象の割合を示す指標に基づくべきなのか―に取り組まなければならない。

ビタミンA過剰の評価

曝露や栄養状態の評価に対する関心は，連続するビタミンA量の低層や中央層だけに存在するのではない。個々の栄養状態が上限に近い場合や全体の曝露量が高い場合は，胎児や過度に被曝した個人に悪影響を及ぼすことがある。中毒性被曝の初期段階では，血中レチノール値が300μg/dL（10.5μmol）を超えることがあり，空腹時レチニルエステルの上昇を伴う（Underwood and Olson, 1993）。臨床的背景において重度のビタミン過剰症が疑われる場合は，肝生検が医学的に正当となる。発育中の胎児に障害を与えるリスクは，食事摂取量の基準に基づく（Institue of Medicine, 2001）。個人の慢性被曝のバイオマーカーである唾液・尿・糞便中の代謝産物が差し迫って検出される可能性がない場合には，食物選択，食物中のビタミンA含有量，栄養強化の程度（Dary, 2006）に関するデータを用いた数学モデルが共同体でのリスクを特定し，公衆教育または食品規制レベル，もしくはその双方で改善措置を取るのに，最も大きな役割を提供してくれるであろう。

予防医学と公衆衛生におけるビタミンAによる介入試験

世界に行動を起こすよう促す運動の一環として，2002年に開かれた「国連子ども特別総会」は，ビタミンA欠乏症とその影響を2010年までに廃絶することをその目標のひとつに設定した。ビタミンA摂取が不十分な地域に住む幼児たちが，授乳，食事の改善，食品の栄養強化，栄養補助を組み合わせることで，ビタミンAを確実に摂取できるようにすることが，当該目標を達成するための戦略である。

一般的健康介入試験

健常人は，障害のある個人に比べて，ビタミンAをよりよく吸収・保持・利用することができる。下痢を減少させ，腸内の寄生生物を制御するような公衆衛生や衛生対策により，腸内健康，および食事からビタミンAを吸収する能力が最適化される。炎症や発熱によりビタミンAの尿からの排泄が促進されるので，発熱発作を予防することでビタミンAの損失は制限されるであろう。定期的に予防接種を受け，全身性の寄生生物をコントロールすることで，ビタミンAなどの微量栄養素の異化作用による損失が制限される可能性がある。

食品選択のアプローチ

食事の多様化は，ビタミンA欠乏症を予防するのに最も重要で持続可能な対応法であり，最近では理想的なアプローチとして称賛されている（Latham, 2010）。このアプローチは，普段の摂取量を推奨摂取量の範囲内に持ってくるよう，ビタミンA活性の豊富な食品の選択の幅と消費量を増やすことが土台となっている。しかし，文化・調理法・家庭の経済状態による制約により，低所得社会ではしばしば十分な摂取量への到達が妨げられる。食事によるアプローチを成功させるには，内在する可能性やその環境が持つ限界に合った戦略が考案される必要がある。

既成型ビタミンAは，より利用しやすい形態である。バングラデシュでは，当地固有の小型の魚の消費が広まり，適切な摂取が促進されている（Roos *et al*., 2003a, b）。ケニアでは，学校で提供される軽食（野菜シチュー）に牛乳または肉が追加されて，全体的なビタミンA摂取量が改善された（Murphy *et al*., 2003）。動物性食品がより安価となり，集団のなかの脆弱な層に向けられる時は，それらの食品は，食品を土台にした戦略にとって最も強力な基盤となる。

植物をビタミンA供給源とする場合は，植物マトリックスの生物変換の問題を考慮すると，十分な量を確保するための戦略としては，より多くの問題をはらんでいる。それにもかかわらず，南アフリカ（Faber *et al*., 2002a）とタイ（Schipani *et al*., 2002）での家庭園芸介入が，ビタミンAのよりよい栄養状態をサポートしていることが証明された。プロビタミンAのカロテンが並はずれて豊富である，さまざまな種類のバナナが太平洋のミクロネシアの島々全域で栽培されており，当該地域で補助食品として推奨されてきた（Englberger *et al*., 2003）。マンゴーに含まれるプロビタミンAの生物学的効率を高める目的で，ガンビアではマンゴーを脂肪とともに消費することが推進されてきた（Drammeh *et al*., 2002）。

ビタミンAは脂質含有量の豊富な何種類かの果物から入手可能だが，十分に活用されていない。ベトナム産のナンバンカラスウリ（学名 *Momordica cochinchinensis*）（Vuong and King, 2003）と，アマゾン川流域産のテングサケヤシ，別名ミリチ（学名 *Mauritia vinifera Mart*）（Mariath *et al*., 1989）は，最も高濃度のプロビタミンAを含んだ2種類の熱帯性の含油果実である。レッドパームオイルのようなヤシ果実（アブラヤシ属）からの派生物が3番目になるが，それらはオイル100gにつき50mgを超えるプロビタミンA混合物を含んでいる（Nagendran *et al*., 2000）。インド（Sivan *et al*., 2002；Radhika *et al*., 2003）やブルキナファソ（Zagre *et al*., 2003）での介入試験では，レッドパームオイルを用いた調理が，ビタミンAの栄養状態の改善に有効であることが証明されている。レッドパームオイルを使用して製造されたショートニング（Benade, 2003）や郷土料理（Solomons and Orozco, 2003）は，含油果実の派生物を用いた栄養強化の，最も発展した手法の好例である。一定の種類の飽和脂肪酸による健康被害の可能性に注意は必要だが，油マトリックスに含まれるプロビタミンAは，カロテンの栄養面での可能性を最大限に引き出す（Instute of Medicine, 2001）。

ビタミンAとプロビタミンAによる食品栄養強化

食品へのビタミンAの添加は，1930年代にマーガリンの栄養強化により始まったが，その目的は，マーガリンが天然のバターと同様の方法でビタミン栄養素をサポートできるようにすることであった。均質化された低脂肪乳もまたビタミンAが強化されており，スキムミルクや低脂肪牛乳，さらにそれらを粉状にした製品も同じくビタミンAが強化されている。天然のビタミンA供給源ではない食品を栄養強化するという考えは，1970年代に起こり，公衆衛生的な思想のなかで注目されるようになっていった（Dary and Mora, 2002；Mora, 2003）。このような考えが拡大・発展し，そして微量栄養素を用いた栄養強化のまとめ，およびそのためのガイドラインが，この戦略を理解・実行するための指針としての役割を果たしている（Allen *et al*., 2006）。

一般向けの栄養強化に使う媒体の選択にあたっては，最も危険にさらされている階層にその媒体が届くことが重要となるが，そのような階層には，最低所得者層，若者，妊婦や授乳婦が含まれるであろう（Allen and Haskell, 2002）。主食を対象にした公衆衛生的な栄養強化という観点では，砂糖と調理用油という2つの食品が現在最も重要である。中央アメリカの5つの共和国の中の4か国，およびザンビアでは，砂糖がレチニルパルミテートによって強化されている。ある調査によると，ウガンダの89％の家庭で砂糖は毎週消費されており，このアフリカの国でも，砂糖は現実に利用できそうな媒体となっている（Kawuma, 2002）。油脂は，もうひとつの利用しやすい媒体候補である。フィリピンでヤシ油を試験的に栄養強化したところ，ビタミンAの単独の供給源としては最良であるという結果が得られ，食事性ビタミンAの1／3を供給し，国民全体のレチノールの栄養状態を改善した（Candelária *et al*., 2005）。塩も近い将来，第三の主食媒体となる可能性がある。なぜなら，マイクロカプセル化を伴う，三重の栄養強化計画（ヨウ素や鉄分を取り除くことなく，食卓塩にビタミンAを添加する計画）が考案されたからである（Zimmermann *et al*., 2004）。

栄養強化のテーマの修飾型として，特定製品の栄養強化がある。公衆衛生レベルでは，ビタミンAによる栄養強化はまた，集団内の特定の階層をターゲットにすることがあり，その例として，南アフリカで行われた乳幼児向けの低価格補助食品を用いた予備試験がある（Oelofse *et al*., 2003）。公衆衛生プログラム以外では，商業的食品の産業的栄養強化が顕著になってきている―このタイプの栄養強化は，"市場主導型"栄養強化と呼ばれている（Allen *et al*., 2006；Dary, 2006）。ビタミンAが添加された商業的食品のなかには，朝食用シリアルや果実風味のドリンクなどがある。このような取組みは，国の食料供給に，より多くのビタミンAを添加することになるが，評論家たちは，商業的食品に含まれるビタミンAは，コストが原因で社会の低階層者のもとには届かず，代わりに，より裕福な消費者たちが，さらに不必要なビタミンを摂取することになるであろう，と示唆している（Dary, 2006）。

家庭での栄養強化とその変法

離乳食の非母乳成分に微量栄養素の調整品を添える，またはこれらを混ぜ合わせることは，家庭での栄養強化と呼ばれ，乳児期後期や幼児期における欠乏症を防止するうえで，期待の持てる栄養強化法である（Nestel *et al*., 2003）。補完食の家庭での栄養強化は，本来は貧血への対処法として登場したが，ビタミンAを含む複数の微量栄養素が，それぞれの一般的なフォーマットに加えられている―微量栄養素の脂質スプレッド（Briend, 2001；Adu-Afarwuah *et al*., 2008），小袋入り微量栄養素の混合物（Sprinkles™, MixMe™）（Lundeen *et al*., 2010），砕くことが可能な，食品ベースの錠剤（foodLETs）（Smuts *et al*., 2003, 2005）。以上にあげた，家庭での栄養強化の選択肢はそれぞれ，貧血を減少させるのに効果があることが証明されてきたが，foodLETsについてのみ，ビタミンA欠乏症への有効性について明示する分析がなされた。ペルー，南アフリカ，インドネシア，そしてベトナムで実施された，4つのレジメンを用いた多施設ランダム化試験（Smuts *et al*., 2005）において，複数の栄養素を含むfoodLETsの調整品を毎日または毎週6か月間補給した場合，血中レチノール濃度が0.7 μmol/L（20μg/dL）未満のレチノール値の出現率は有意に低下し，プラセボまたは鉄のみを用いたレジメンでは効果はみられなかった。インドでは学童を対象にして類似のアプローチが採用されている。すなわち，ヒマラヤの学童に，学校がある8か月間，RDA（推奨量）の75%に相当するビタミンAを学校給食で栄養強化したところ，血中ビタミンA濃度が改善された（Osei *et al*., 2010）。

食品供給面からの強化

生物学的栄養強化は，食品ベースでビタミンAの栄養状態を改善する手法のひとつであり，そこでは食事性ビタミンAの含有量を通常よりも高めるため，食料源に修正が加えられている。この手法は一般に，野菜起源の食品に応用されてきており，当該食品に含まれるプロビタミンAの含有量が，交雑によるハイブリッド形成，または遺伝子組換えのどちらかの遺伝学的方法により高められている（Welch, 2005）。プロビタミンAで生物学的に栄養強化された食品の例として，ニンジン（Mills *et al*., 2008）などの野菜類，ジャガイモ（Diretto *et al*., 2010），サツマイモ（Low *et al*., 2007；Failla *et al*., 2009），キャッサバ（Thakkar *et al*., 2009；Welsch *et al*., 2010）などの根菜類や塊茎類，トウモロコシ（Naqvi *et al*., 2009；Vallabhaneni *et al*., 2009；Yan *et al*., 2010）やコメ（Beyer, 2010）などの主食穀物類がある。なかには，自然にまたは伝統的なハイブリッド形成による交雑育種により強化されるものもある（Low *et al*., 2007；Thakkar *et al*., 2009；Mills *et al*., 2008；Failla *et al*., 2009；Diretto *et al*., 2010；Yan *et al*., 2010）が，一方では，遺伝子挿入による遺伝子組換えにより強化されるものもある（Naqvi *et al*., 2009；Vallabhaneni *et al*., 2009；Beyer, 2010；Diretto *et al*., 2010；Welsch *et al*., 2010）。プロビタミンAが貢献している可能性があるとされるもうひとつの遺伝子組換え植物に，カラシナ（学名*Brassica juncea*）（Chow *et al*., 2010）がある。カラシナ種子から抽出された油は広く分布しており，インドでは，ビタミンA欠乏症に対して大きな効果をあげてきた。

人は初めに，果実や野菜のカロテン含有量を増やすことを考えるかもしれない。その最初の例として，ニンジンの雑種がある（Mills *et al*., 2008）。ニンジンに含まれるプロビタミンAの生物学的利用能は高くなく，摂取頻度も低く，そして消費量も限られている。プロビタミンAは，実際はトウモロコシや米など，低所得者層に頼りにされる主要作物に含まれており，生物学的栄養強化の公衆衛生上の役割に対する希望も，それらの作物に託されてきた（Nestel *et al*., 2006；Hotz and McClafferty, 2007）。これら2つの穀物は，キャッサバ，ジャガイモ，そしてサツマイモとともに，発展途上国のカロリー上のニーズの多くを満たしている。

活性型ビタミンを供給するためのプロビタミンAは，主要作物のマトリックスからはあまり入手できないだろうと一般に考えられていた。予測とはまったく対照的に，少なくとも新種のゴールデンライスに関しては，同位体標識された水耕栽培品種を用いた独創的な試験において，健常成人において4：1の割合でカロテン-レチノール変換因子が発見された(Tang *et al*., 2009)。同様に，カロテンが豊富なオレンジ色の果肉のサツマイモの自然雑種を用いた東アフリカでの実地試験では，栄養補助食による血清レチノール値の有意な上昇が認められた(Low *et al*., 2007)。

結局のところ，通常は果肉の白いコメ，キャッサバ，ジャガイモまたはカリフラワーなどの食品が黄色やオレンジ色をしていること，さらには，より色彩が濃いトウモロコシやサツマイモなどの有色素食物に対する一般市民の受容性が，大規模な消費者試験において評価される必要がある。もうひとつの受容性（そして安全性）の問題が，特に発展途上国において，食用の遺伝子組換え生物の登場とともに浮上してきている。熱帯地域の政府や市民社会のなかで，懐疑的な見方がだんだんと強まっており，これらの植物を消費・栽培することのヒトの健康や環境安全に対する懸念は，完全には緩和されていない。

ビタミンAの補給による介入試験

Sommerら（1986）による先駆的な実地試験以来，不健康の予防に関して，非常に数多くのビタミンA補給試験が実施されてきた。評価やメタアナリシスが進行中であるため，目標集団に関する勧告および地域固有のビタミンA欠乏症を予防するための，公衆衛生上のビタミンA補給の計画は，依然流動的である。

予防的ビタミンA補給に関する現在の勧告

長年にわたり勧告のエビデンスになってきたものは，1つまたは複数の試験，表11.3に列挙された全グループに対する定期的な予防的投与を示す一時的な証拠，およびWHO，アメリカ疾病予防管理センター，または国際ビタミンA対策グループが単独で，もしくは共同で認可した計画であった。しかし，2011年8月11日，目標グループごとに特定された改訂版の最新ガイドライン集がWHOにより発表された（http://www.who.int/nutrition/publications/micronutrients/guidelinesを参照）。このガイドライン集は，コクラン式システマティックレビューの成果であり，目標グループを専門とする専門家委員会により評価された。これら現代のガイドラインは，表11.3の第2列に要約されている。ビタミンAの予防的“高用量”経口補給は，定期的なものは，生後6～59か月の乳幼児のみに推奨され，母親に夜盲症を示す証拠がみつかった場合は，妊婦の補給が推奨される場合があるとの注意書きがある。これらの定期的な投与は，乳幼児の免疫付与計画とも関連している。

補給に際しての注意事項が，HIVが流行している地域において出されているのは，血清反応陽性の母親にビタミンAを補給したところ，母親や児の健康状態およびウイルスの進行に関して，有害作用が認められたからである（Mehta *et al*., 2007）。前述のとおり，新生児の服用に関する初期の推奨は，大部分廃棄されている。事実，西アフリカのギニアビサウにおいては，低出生体重および通常出生体重の新生女児において，健康上の有害作用と過度の死亡率が認められるが，男児に関しては安全である（Benn *et al*., 2010）。ただし，HIV感染児の特定の事例では，HIV陽性の母親が産んだ新生児に，出産後2日以内に年齢に適した用量（約50,000IU）のビタミンAを補給したところ，生存が改善された（Sommer, 2005；Humphreys *et al*., 2010）。

ビタミンA補給方法に関するプログラム上および実際的な挑戦

年齢に適した高用量のビタミンAを6か月おきに投与し続けるという世界的な運動は，1990年代初めに快調に滑り出したが，その後障害にぶつかった。その運動は，ポリオ根絶とも関連したキャンペーンスタイルのワクチン接種運動から，より型にはまったヘルスポストを拠点とする計画への変更を強いられ，社会全体に浸透したものからはほど遠いものとなっている。また，インドネシア(Pangaribuan *et al*., 2004)，フィリピン(Choi *et al*., 2005)，そしてバングラデシュ（Semba *et al*., 2010）では，貧しい（そして理論上は社会的に脆弱な）標的家族が，ビタミンAの分配システムを利用する機会がさらに少なくなったことが明らかとなった。

この方法の安全性に関する評判は，2002年にインドのアッサム州で起きた事件が大々的に報道された結果，地に落ちた。その事件とは，伝えられるところによると，地域でのキャンペーン中に，不注意によりビタミンAのシロップが過剰に投与された結果，死者が発生したというものであった（Kapil, 2002）。しかし，浮上した懸念は医学的に管理され，保健部門とも関連した手段の信頼性への問題へと変わっていった。Latham（2010）は，乳幼児のビタミンAのニーズを満たすための唯一の持続可能な方法は，食品ベースの戦略であると主張している。すなわち，政策で高用量による予防策の維持に固執することは，世界の低所得社会でビタミンA欠乏症のリスクにさらされている子供たち（と母親たち）が口にする補助食品や家庭での食事中ビタミンA含有量を改善することを保護者に負担移行させるための真剣で熱心な努力を先延ばしすることに等しい，としている。

臨床医学と治療学におけるビタミンA

ビタミンAおよびプロビタミンAの用途

高用量および低用量のビタミンAサプリメントの研究がなされており，治療的補給は複数の疾患で適応できる可能性があり，また他の複数の疾患でも推奨されることになろう。

表11.3 ビタミンA補給における世界保健機関（WHO）のガイドライン （2011）

集団の種類	ビタミンAの補給のためのガイドライン
新生児	WHOは新生児のために公衆衛生上の介入としてビタミンAの補給を推奨しない
1～5か月の幼児	WHOは1～5か月の幼児についても公衆衛生上の介入としてビタミンAの補給を推奨しない。母親は，最適な成長，健康，および発達を獲得するために，最初の6か月は幼児を専ら母乳で育てるよう奨励され続けるべきである
6～59か月の幼児と小児	WHOは6～59か月齢の幼児と子供に対して小児疾病率と小児死亡率とを減少させるための公衆衛生上の介入として4～6か月ごとに多量のビタミンAの補給を推奨する
妊娠中の女性	WHOは妊娠中に通常の妊婦管理の一部としてビタミンAの補給を推奨しない。しかしながら，ビタミンA欠乏症の厳しい公衆衛生上の問題がある地域では，WHOが妊娠中の夜盲症防止のためのビタミンAの補給を与えることを勧める
産後の女性	WHOは産後の女性のために，そして小児疾病率と死亡率の防止のための公衆衛生上の介入としてビタミンAの補給を推奨しない
HIVの母子感染リスク低減のための妊娠期間	現在，WHOは，HIVの母子感染の防止のための公衆衛生上の介入としてHIV陽性の女性へのビタミンAの補給を推奨しない

“大量投与”ビタミンA補給に関するWHO規格は，1回につき6～12か月の幼児について100,000IU（30,303RE），成人を含む1歳以上の幼児については，200,000IU（60,606RE）と述べている。また，これらはビタミンAの経口補給のための特定の治療指針としての年齢特有の用量である。WHOの定期予防接種に関するガイドラインより改訂。
（http://www.who.int/nutrition/publications/micronutrients/guidelines/en/index.html.）

眼球乾燥症

眼球乾燥症は医学的な緊急事態といえる。眼組織の急激な悪化の危険に対処するため，200,000IU（60,606RE）のビタミンAの速やかな投与が必要であり，その翌日に2回目の投与が必要である。

麻　　疹

このウイルス性発疹の世界的な発生率は，予防接種により著しく低下している。麻疹による合併症は，ビタミンAが不足している集団でより一般的にみられる（Perry and Halsey, 2004）。アフリカにおける麻疹合併症の入院小児患者を対象にした有効な介入試験が初めに示されており，システマティックレビューにより，内部感染に対するビタミンA補給が，麻疹による死亡率を低下させるのに有効であることが裏づけられた（D'Souza and D'Souza, 2002；Sudfeld *et al*., 2010）。WHOが予防的投与のために定めた（表11.3脚注），年齢に適した“高用量”を2日続けて摂取することが推奨される。

臨床上のタンパク質・エネルギー栄養障害

重度かつ風土性のタンパク質・エネルギー栄養障害は，この数十年間減少しており，その結果，散発例に対処するのに必要な臨床的眼力は失われている。しかし，近年の飢饉，天災，内戦，そして難民を取り巻く環境により，臨床上のタンパク質・エネルギー栄養障害（PEM）は再燃傾向にある。長い間，ビタミンAを含む多くの微量栄養素欠乏症は，これらの患者の間で一般的であると理解されてきた。タンパク質・エネルギー栄養障害の治療改善を目的としたWHOの新政策（Ashworth *et al*., 2004）には，表11.3の脚注に示された“高用量”と同じ用量のビタミンAを投与するための準備も含まれている。

その他の疾患および病態におけるビタミンA補給の効能

上述した3つの主要な公衆衛生上の状況のほかに，ビタミンA補給の有効性を示すエビデンスは，少なくとも6つの重要な分野で報告されてきた（ボックス11.1）。複数の治療試験において，レチニルパルミテートを毎日投与した場合，網膜色素変性症患者の眼の障害の進行が遅くなることが証明された（Hartong *et al*., 2006）。ビタミンAは，全トランス-レチノールから11-シス-レチナールへの変換を伴いながら，網膜色素上皮から神経網膜の光受容体へと循環している。これらの経路における遺伝子突然変異が，一連の網膜ジストロフィーの原因を説明している（Thompson and Gal, 2003）。

ビタミンAに反応する別の病態に，早産に伴う合併症がある。肝臓のビタミンA貯蔵は，妊娠後期に貯えられるため，出産予定日よりも早く生まれた乳児は，著しくビタミンAが不足している（Mactier and Weaver, 2005）。さらに，未熟児にとっては一般的な苦痛の原因である，肺の未成熟や気管支肺異形成症も，血中レチノール濃度が低いほど発症しやすくなる（Spears *et al*., 2004）。ビタミンAは，動物モデルにおいて胎児肺形成

ボックス11.1　ビタミンA補給の効力に関する証拠が報告された追加状況

網膜色素変性症
早産に伴う合併症
マラリア
結核
放射線直腸炎
胞状奇胎の悪性形質転換の防止

に必要な遺伝子の発現を上昇させ，界面活性剤の産生を増進させることが判明した。超低出生体重児（1,000g未満）を対象に，出生後最初の4週間，5,000IU（1,515 RAE）のレチニルパルミテートを週3回筋肉内投与した大規模多施設共同ランダム化臨床試験が1990年代にアメリカの新生児集中治療施設で実施された（Tyson *et al*., 1999）。その試験では，36週時の死亡と慢性肺疾患の数を合わせた評価項目で，わずかだが有意な11%の減少を認めた。DarlowとGraham（2007）は，そのシステマティックレビューのなかで次のように論評している。

> 超低出生体重児へのビタミンAの補給と，生後1か月時の死亡数または酸素需要量の減少，および月経後36週時の生存者における酸素需要量の減少との間には関連性が認められるが，後者の項目に関しては，出生時体重が1,000g未満の乳児に限定される。

感染症に関しては，ビタミンAの補給は，マラリアと結核で有益な効果を示した。マラリアの場合，ビタミンAの投与が発作の程度を和らげることで，好ましい効果を示した。Shankarら（1999）は，熱帯熱マラリアの流行が活発なパプアニューギニアで，定期的に高用量のビタミンAを補給することにより，この寄生虫症の罹患率が低下することを証明した。SerghidesとKain（2002）は，そのメカニズムが食細胞による原虫除去が活性化すること，および腫瘍壊死因子αの反応を抑制することにあると推測している。ビタミンAの補給はまた，C反応性タンパク質を減少させる（Cusick *et al*., 2005）。さらにタンザニアでは，ビタミンAの補給によりマラリア感染小児でみられる成長への有害効果が改善された（Sazawal *et al*., 2006）。結核に関しては，結核患者を対象に，ビタミンAと亜鉛の補給についての二重盲検プラセボ対照試験が，インドネシアの中部ジャワ島で実施された（Karyadi *et al*., 2002）。治療中の結核患者に対して，ビタミンAを5,000IU（1,515RAE）と亜鉛15mgを毎日投与した結果，より早期に痰およびレントゲン写真の異常が消失した。著者らは，微量栄養素のこの組合わせを，結核の補助的療法として推奨した。

腫瘍学における複数の適用法において，ビタミンA補給は役割を担っている。骨盤領域の放射線治療が原因の直腸炎に関して，腫瘍患者に90日間，レチニルパルミテートを10,000IU（3,030RAE）投与したランダム化臨床試験における有望な予備的調査結果によると，照射6か月後の時点で直腸の症状は軽減していた（Ehrenpreis *et al*., 2005）。インドネシアのある予備観察では，200,000 IUのビタミンAを短期間毎日補給することで，胞状奇胎（水疱性胎盤を引き起こす成育不能の受胎産物で，妊娠100例中1例で発現する）の癌化が1／5に減少したと報告された（Andrijono and Muhilal, 2010）。

こうした補給については，慎重に実施された試験によっても調べられたが，有効性は認められなかった。急性下痢の発作中のビタミンA補給の有効性を調べた臨床試験では，恣意的選択も可能なほどさまざまな結果を示し，一般に，症状軽減に関してプラセボと比較してより大きな有効性を示すことはなかった（Biswas *et al*., 1994；Bhandari *et al*., 1997；Andreozzi *et al*., 2006）。HIV感染中における単純ヘルペスウイルスの膣からの排出の減少についても，以上のことが当てはまる（Baeten *et al*., 2004）。

レチノイドの用途

レチノイン酸と各種異性体および合成類縁体は，ますます増加している治療目的に，薬理学的用量で利用されている。

重度の尋常性座瘡

局所的および全身へのレチノイドの投与は，ともに尋常性座瘡の重症例の治療に適用され，好ましい結果を生んできた。レチノイドは，微小面皰が本格的な面皰になる前に，微小面皰を消散させるために利用される（Chivot, 2005）。全トランス-レチノイン酸（トレチノイン）と13-シス-レチノイン酸（イソトレチノイン）はともに，座瘡治療の分野ですばらしい実績をあげている。

悪性腫瘍

レチノイドはまた，固形腫瘍と血液系腫瘍の両方の治療に応用されてきた。レチノイドが癌の治療に使われてきた理由のひとつに，レチノイドが分化を誘導し，増殖を阻止する能力を持っているということがある（Bushue and Wan, 2010；Tang and Gudas, 2011）。レチノイドはさらに，新たな脈管構造の組織を奪うことで，新血管増生を阻害する（Siddikuzzaman *et al*., 2011）。

まず初めに，全トランス-レチノイン酸（ATRA）の全身投与が，慢性骨髄性白血病の長期寛解をもたらした可能性があることが発見され，その後，ATRAの慢性前骨髄球性白血病に対する有効性が示された。この2つの疾患では，ATRAが骨髄性細胞の最終分化を誘導する

(Oren *et al*., 2003)。ATRAはまた，ウイルムス腫瘍の治療にも有効である(Johanning and Piyathilake, 2003)。さらに，ATRAが治療上の価値を示すヒトの腫瘍のなかには，カポジ肉腫，頭頸部扁平上皮癌，卵巣癌，膀胱癌，そして神経芽細胞腫がある(Siddikuzzaman *et al*., 2011)。問題点としては，急速な代謝と耐性があり，エピゲノムを調節するような，DNAメチルトランスフェラーゼやヒストン脱アセチル化酵素阻害剤といった薬剤との併用療法が必要となる（Tang and Gudas, 2011)。

C型肝炎治療における補助的療法

1型インターフェロンによる抗C型肝炎ウイルス治療の補助的療法の進歩の可能性について理解が深まったのは，9-シス-レチノイン酸を用いた肝細胞についての *in vitro* 試験が始まりである。9-シス-レチノイン酸は，1型インターフェロン受容体の発現を上昇させることで，その薬剤の抗ウイルス効果を高める（Hamamoto *et al*., 2003)。

ビタミンAおよびレチノイドへの曝露による悪影響と毒性

その化学的性質と体内への残留性のため，レチノイドの曝露では悪影響，さらには毒性効果さえ認められ，特定の状況下では致死性を示すこともある（Fenaux *et al*., 2001, 2007)。少なくとも2つの組織が，栄養上の妥当性の考慮事項とともに，既成ビタミンAの習慣的な食事による1日の摂取量の耐容上限量（UL）について，系統的なアドバイスを提供している。①アメリカ医学研究所食品栄養委員会 （Institute of Medicine, 2001）と，②欧州食品科学委員会（European Union Commission, 2002）の2つの組織である。それぞれの推定の許容量は，表11.4で示されている。両者の数字はおおむね一致しており，既成ビタミンAの日常的摂取量3,000μgが，両者に共通するULである。

ビタミンAの全身毒性

肝臓内のビタミンA濃度が300mg/gを超えると過剰とみなされ，臨床上の中毒症状を伴うことがある。ビタミンAを急激に過剰摂取した場合の徴候には，重度の発疹，頭痛，複視，および偽脳腫瘍が原因の昏睡があり，急死を招くこともある（Khasru *et al*., 2010)。より慢性的に，しかも大量に過剰摂取した場合，肝線維症と腹水と皮膚病変とが，中枢神経障害とともに症候群を構成する。最近認められた中毒症状のなかには，ビタミンA過剰症の乳幼児における骨髄抑制（Perrotta *et al*., 2002)，および，長期にわたり市販経腸栄養剤を摂取してきた成人における高カルシウム血症（Bhalia *et al*., 2005）がある。

表11.4　ビタミンAとしての既成型ビタミンA補給の1日当たり平均消費のための推定耐容上限量についてのまとめ

集団群	推定耐容上限量（μg）[a]
欧州連合委員会，食品に関する科学委員会[b]	
1～3歳	800
4～6歳	1,100
7～10歳	1,500
11～14歳	2,000
15～17歳	2,600
成　人	3,000
高齢者	不明
食事摂取基準[c]	
1～3歳	600
4～6歳	600
7～10歳	900
11～14歳	1,700
15～17歳	2,800
成　人	3,000
妊産婦	3,000
授乳をしている女性	3,000

[a]：既成型ビタミンAのμgであると仮定する。
[b]：欧州連合委員会，食に関する科学委員会，ビタミンとミネラルのための上限量の特別委員会（2002）のデータ。
[c]：医薬品研究所（2001）のデータ。

薬理学と毒物学の境界上のある興味深い観察において，Myhreら（2003）は，油ベースのビタミンAと肝臓の毒性は，水混和性で乳化した固形のレチノール補助剤と比べて1/10であったと報告した。近年，健常成人ボランティアを対象とした2つの介入研究で，油ベースのレチニルエステル補助剤の1日の摂取量を，25,000IU（7,575RAE)，50,000IU(15,152RAE)，および，ULの7.5倍に相当する75,000IU（23,727RAE）に設定して，12か月間（Alberts *et al*., 2004）と16か月間（Sedjo *et al*., 2004）比較検討した。それぞれの期間にわたり，毒性または悪影響を示すエビデンスは検出されなかった。

Allen と Haskell（2002）は，公衆衛生の視点に立って，2002年時点で通用している補給レジメンを調査し，そのうえで，高用量補給の計画は，単一用量または期間ベースでも乳幼児，小児，そして分娩後の女性にとって安全であると結論づけた。日割り単位では1日のULを超えた者もいたが，無毒性量を上回った者はいなかったのである。

レチノイン酸および異性体の全身毒性

白血病やその他の悪性疾患に対する全身的なレチノイン酸の高用量治療の登場以来，“レチノイン酸症候群”

として知られる病態が認知されてきた。その特徴として，体重増加，低血圧症の発症，急性腎不全，原因不明発熱，および胸部X線で認められる間質性肺浸潤と胸水・心膜液を伴う呼吸困難があげられる（Larson and Tallman, 2003）。高用量のレチノイド類縁体はまた，頭蓋内圧を上昇させることがある（Friedman, 2005）。

催奇形性

先天性出生時欠損は，ビタミンA欠乏症およびビタミンA過剰症により誘発されることがある。ビタミンAのUL（Institute of Medicine, 2001）は，奇形発生のリスク上昇に基づいて設定されており，そのリスクは，日常的な既成ビタミンA摂取量が10,000IU（3,030RAE）を超えると上昇し始めると推測されている。その悪影響は，妊娠期間内の胚形成期に発生する。ビタミンA過剰症の症状には，眼，肺，心血管，および泌尿生殖器の欠陥を含むさまざまな奇形が含まれる（Lefebvre *et al*., 2010）。これらの先天性欠損は，座瘡を治療するための皮膚科での医療行為において，レチノイド類縁体が全身に投与された時に起こりうる（Miller *et al*., 1998）。しかし，妊娠早期にこれらの類縁体を局所的に使用した場合，奇形発生の危険はほとんど，あるいはまったくないことが暫定的なエビデンスにより示唆されている（Loureiro *et al*., 2005）。

他の悪影響

HIV感染症，骨ミネラル化，心血管上のリスク，およびヨウ素欠乏集団における多血症とビタミンAとの間の相互作用における悪影響について，関心が集まっている。

HIV感染との相互作用

HIVに感染した母親と児において，ビタミンAの一連の有害効果が確認されている（Mehta *et al*., 2007）。血清反応陽性のタンザニアの授乳婦たちにビタミンAを補給したところ，HIV感染女性の間では一般的な不顕性乳腺炎の発現率が悪化した（Arsenault *et al*., 2010）。

骨の無機成分減少と骨粗鬆症性骨折のリスク

最近の毒性学上の懸念される領域のひとつに，骨石灰化および構造構築に対する，ビタミンAの悪影響の懸念がある。動物にビタミンAを過剰に与えた場合の一般的な徴候に，自然骨折があり（Genaro and Martini, 2004），またビタミンAが骨吸収を刺激し，骨形成を阻害することは広く認められている（Kawahara *et al*., 2002）。スウェーデンの女性を対象にした試験（Melhus *et al*., 1998）でヒトに対する懸念が浮上したが，当該試験では，断面解析により既成ビタミンAの摂取量と骨密度の間に逆相関の関係があることが報告され，さらに，UL値の1/2に相当する1,500μgを超える量のビタミンAを日常的に摂取することにより，悪影響が引き起こされることも報告された（Institute of Medicine, 2001）。その後，推定上のビタミンA摂取量または血中レチノールに基づいた多くの研究発表では，一貫性のない結果が示された（Crandall, 2004；Ribaya-Mercado and Blumberg, 2007；Morgan, 2009）。特に注目に値するのが，プロビタミンA（カロテン）の摂取に関して，骨石灰化に対する悪影響は一切疑われていないということである。また，ビタミンA類縁体レチノイドと骨減少に関して，デンマークの全国的な登録記録による調査では，いかなる箇所の骨折とレチノイドによる治療歴との間には一切関連性が認められなかった（Vestergaard *et al*., 2010）。

これら一群の観察結果の，公衆衛生上の重要性は，いまだ明らかにされていない。しかし，賢明で暫定的な結論がCrandall（2004）によってもたらされている―「骨の健康が損なわれるような，レチノール摂取量の下限値を設定することはいまだ不可能である。さらに調査が進められるまで，骨の健康を改善するという特定の目的で，ビタミンA補助剤を利用すべきではない」。

将来の方向性

ビタミンAの未来にとっては，基本に立ち返ること，および過去数十年間取り組まれてきた問題を再検討することが必要となる。ビタミンAの栄養状態の評価にバイオマーカーを用いる従来の手法は，政策決定のための指針を提供してこなかった，という意見が登場してきている。BOND活動は，今後世界保健機関により再発行されるガイダンスとともに，低価格・非侵襲性・および被験者への配慮といった特徴を維持しつつ，バイオマーカーが評価に利用される方法を合理化する必要がある。近年，バイオマーカーの解釈が再評価されたことにより，ビタミンAの健康状態を評価するための従来のアプローチをいったん棚上げにすることが求められ，より限定的で，なおかつBONDのプロセスやWHOの再評価に対してより注意を払うようになる必要性が指摘されている。

1980年代の別の遺産である，高用量のレチニルパルミテートの集団レベルでの補給は，常設プログラムとして詳細な調査を受けてきた。批判者たちは，補給に依存することに問題があるかもしれない多くの微量栄養素のなかの1つだけに関心を集中させ，さらに，食品ベースのアプローチを開発するための多くの努力の結集を阻害している，と考えている（Allen *et al*., 2006）。補給の代わりとなるためには，あらゆる食品ベースのアプローチは，集団内で最も脆弱な層である5歳未満の小児に消費される食品をカバーする必要がある。市販食品の自主的な栄養強化による，常食へのビタミンAの添加は拡大しつつある（Allen *et al*., 2006）。ただし，そのような食品が，地域社会の最貧困層の幼児の食事に貢献しているかどうかは疑わしい。しかし，より裕福な，それらの製品の消費者層については，市販の加工食品にレチニルパルミテートを添加することが可能になったことが，公衆衛生プログラムとともに，ビタミンAへの過剰な曝露に関して，重大な健康上の懸念としての安全性の問題を提起している。脆弱な立場にある集団については，生物学的栄養強化，およびカロテンの栄養強化により，介入の機会の可能性が与えられている。プロビタミンAの植物源や添加されたカロテンは，安全性に関してまったく問題ないが，有効性に関しては食品マトリックスの要因や付随する脂肪によって変動する。さらに，公衆衛生当局が植物源による介入の効果がより期待できる，またはできない集団を選別する際に，プロビタミンA源の生物変換を左右する酵素の多型に関して新たに得られた知見（Allen *et al*., 2006）が指針となる可能性がある。

（古庄　律訳）

推奨文献

Allen, L.H., de Benoist, B., Dary, O., *et al.* (2006) *Guidelines on Food Fortification with Micronutrients*. WHO, Geneva.

Grune, T., Lietz, G., Palou, A., *et al.* (2010) β-Carotene is an important vitamin A source for humans. *J Nutr* **140,** 2268S–2285S.

Harrison, E.H. (2005) Mechanisms of digestion and absorption of dietary vitamin A. *Annu Rev Nutr* **25,** 87–103.

Raiten, D.J., Namasté, S., Brabin, B., *et al.* (2011) Executive summary: Biomarkers of Nutrition for Development (BOND): Building a consensus. *Am J Clin Nutr* (Suppl) **94,** 633S–650S.

Vitamin A supplementation: http://www.who.int/vaccines/en/vitamina.shtml [accessed on October 29, 2010].

[文　献]

Abu, J., Batuwangala, M., Herbert, K., *et al.* (2005) Retinoic acid and retinoid receptors: potential chemopreventive and therapeutic role in cervical cancer. *Lancet Oncol* **6,** 712–720.

Adu-Afarwuah, S., Lartey, A., Brown,K.H., *et al.* (2008) Home fortification of complementary foods with micronutrient supplements is well accepted and has positive effects on infant iron status in Ghana. *Am J Clin Nutr* **87,** 929–938.

Aguilera, A., Bajo, M.A., del Peso, G., *et al.* (2002) True deficiency of antioxidant vitamins E and A in dialysis patients. Relationship with clinical patterns of atherosclerosis. *Adv Perit Dial* **18,** 206–211.

Ajose, O.A., Adelekan, D.A., and Ajewole, E.O. (2004) Vitamin A status of pregnant Nigerian women: relationship to dietary habits and morbidity. *Nutr Health* **17,** 325–333.

Akohoue, S.A., Green, J.B., and Green, M.H. (2006) Dietary vitamin A has both chronic and acute effects on vitamin A indices in lactating rats and their offspring. *J Nutr* **136,** 128–132.

Alam, D.S., van Raaij, J.M., Hautvast, J.G., *et al.* (2010) Effect of dietary fat supplementation during late pregnancy and first six months of lactation on maternal and infant vitamin A status in rural Bangladesh. *J Health Popul Nutr* **28,** 333–342.

Alberts, D., Ranger-Moore, J., Einspahr, J., *et al.* (2004) Safety and efficacy of dose-intensive oral vitamin A in subjects with sun-damaged skin. *Clin Cancer Res* **10,** 1875–1880.

Allen, L.H. and Haskell, M. (2002) Estimating the potential for vitamin A toxicity in women and young children. *J Nutr* **132** (9 Suppl), 2907S–2919S.

Allen, L.H., de Benoist, B., Dary, O., *et al.* (2006) *Guidelines on Food Fortification with Micronutrients*. WHO, Geneva.

Alm, B., Wennergren, G., Norvenius, S.G., *et al.* (2003) Nordic Epidemiological SIDS Study. Vitamin A and sudden infant death syndrome in Scandinavia 1992–1995. *Acta Pediatr* **92,** 162–164.

Amann, P.M., Eichmüller, S.B., Schmidt. J., *et al.* (2011) Regulation of gene expression by retinoids. *Curr Med Chem* **18,** 1405–1412.

American Institute of Nutrition (1990) Nomenclature policy: generic descriptions and trivial names for vitamins and related compounds. *J Nutr* **120,** 12–19.

Andreozzi, V.L., Bailey, T.C., Nobre, F.F., *et al.* (2006) Random-effects models in investigating the effect of vitamin A in childhood diarrhea. *Ann Epidemiol* **16,** 241–247.

Andrijono, A. and Muhilal, M. (2010) Prevention of post-mole malignant trophoblastic disease with vitamin A. *Asian Pac J Cancer Prev* **11,** 567–570.

Ara, C., Devirgiliis, L.C., and Massimi, M. (2004) Influences of retinoic acid on adhesion complexes in human hepatoma cells: a clue to its antiproliferative effects. *Cell Commun Adhes* **11,** 13–23.

Aranceta, J., Serra-Majem, L., Perez-Rodrigo, C., *et al.* (2001) Vitamins in Spanish food patterns: the eVe Study. *Public Health Nutr* **4,** 1317–1323.

Armstrong, T., Walters, E., Varshney, S., *et al.* (2002) Deficiencies of micronutrients, altered bowel function, and quality of life during late follow-up after pancreaticoduodenectomy for malignancy. *Pancreatology* **2,** 528–534.

Arora, P., Kumar, V., and Batra, S. (2002) Vitamin A status in children with asthma. *Pediatr Allergy Immunol* **13,** 223–226.

Arsenault, J.E., Aboud, S., Manji, K.P., *et al.* (2010) Vitamin supplementation increases risk of subclinical mastitis in HIV-infected women. *J Nutr* **140,** 1788–1792.

Artacho, C.A., Piantedosi, R., and Blaner, W.S. (1993) Placental transfer of vitamin A. *Sight and Life Newsletter* **3,** 23–28.

Ashworth, A., Chopra, M., McCoy, D., *et al.* (2004) WHO guidelines for management of severe malnutrition in rural South African hospitals: effect on case fatality and the influence of operational factors. *Lancet* **363,** 1110–1115.

Baeten, J.M., McClelland, R.S., Corey, L., *et al.* (2004) Vitamin A supplementation and genital shedding of herpes simplex virus among HIV-1-infected women: a randomized clinical trial. *J Infect Dis* **189,** 1466–1471.

Beaton, G.H., Martorell, R., Aronson, K.J., *et al.* (1993) Effectiveness of vitamin A supplementation in the control of young child morbidity and mortality in developing countries.

ACC/SCN State-of-the-art Series Nutrition Policy Discussion Paper No.13. SubCommittee on Nutrition, Geneva.

Benade, A.J. (2003) A place for palm fruit oil to eliminate vitamin A deficiency. *Asia Pacific J Clin Nutr* **12,** 369–372.

Benn, C.S., Fisker, A.B., Napirna, B.M., *et al.* (2010) Vitamin A supplementation and BCG vaccination at birth in low birthweight neonates: two by two factorial randomised controlled trial. *Br Med J* **340,** c1101.

Beyer, P. (2010) Golden rice and "Golden" crops for human nutrition. *Biotechnology* **27,** 478–481.

Bhalia, K., Ennis. D.M., and Ennis, E.D. (2005) Hypercalcemia caused by iatrogenic hypervitaminosis A. *J Am Diet Assoc* **105,** 119–121.

Bhandari, N., Bahl, R., Sazawal, S., *et al.* (1997) Breast-feeding status alters the effect of vitamin A treatment during acute diarrhea in children. *J Nutr* **127,** 59–63.

Biesalski, H.K. and Nohr, D. (2004) New aspects in vitamin A metabolism: the role of retinyl esters as systemic and local sources for retinol in mucous epithelia. *J Nutr* **134** (12 Suppl), 3453S–3457S.

Biesalski, H.K., Chichili, G.R., Frank, J., *et al.* (2007) Conversion of beta-carotene to retinal pigment. *Vitam Horm* **75,** 117–130.

Biswas, R., Biswas, A.B., Manna, B., *et al.* (1994) Effect of vitamin A supplementation on diarrhea and acute respiratory tract infection in children. A double blind placebo controlled trial in a Calcutta slum community. *Eur J Epidemiol* **10,** 57–61.

Blake, C.J. (2007) Status of methodology for the determination of fat-soluble vitamins in foods, dietary supplements, and vitamin premixes. *J AOAC Int* **90,** 897–910.

Blomhoff, R., Green, M.H., Berg, T., *et al.* (1994) Transport and storage of vitamin A. *Science* **250,** 399–404.

Boulanger, A., McLemore, P., Copeland, N.G., *et al.* (2003) Identification of beta-carotene 15,15′-monooxygenase as a peroxisome proliferator-activated receptor target gene. *FASEB J* **17,** 1304–1306.

Bowman, S.A. and Spence, J.T. (2002) A comparison of low-carbohydrate vs. high-carbohydrate diets: energy restriction, nutrient quality and correlation to body mass index. *J Am Coll Nutr* **21,** 268–274.

Briend, A. (2001) Highly nutrient-dense spreads: a new approach to delivering multiple micronutrients to high-risk groups. *Br J Nutr* **85** (Suppl 2), S175–S179.

Brown, N. and Roberts, C. (2004) Vitamin A for acute respiratory infection in developing countries: a meta-analysis. *Acta Pediatrica* **93,** 437–442.

Bushue, N. and Wan, Y.J. (2010) Retinoid pathway and cancer therapeutics. *Adv Drug Deliv Res* **62,** 1285–1298.

Candelária, L.V., Magsadia, C.R., Velasco, R.E., *et al.* (2005) The effect of vitamin A-fortified coconut cooking oil on the serum retinol concentration of Filipino children 4–7 years old. *Asia Pac J Clin Nutr* **14,** 43–53.

Canfield, L.M., Clandinin, M.T., Davies, D.P., *et al.* (2003) Multinational study of major breast milk carotenoids of healthy mothers. *Eur J Nutr* **42,** 133–141.

Chen, Q. and Ross, A.C. (2004) Retinoic acid regulates cell cycle progression and cell differentiation in human monocytic THP-1 cells. *Exp Cell Res* **297,** 68–81.

Chivot, M. (2005) Retinoid therapy for acne. A comparative review. *Am J Clin Dermatol* **6,** 13–19.

Choi, Y., Bishai, D., and Hill, K. (2005) Socioeconomic differentials in supplementation of vitamin A: evidence from the Philippines. *J Health Popul Nutr* **23,** 156–164.

Chow, J., Klein, E.Y., and Laxminarayan, R. (2010) Cost-effectiveness of "golden mustard" for treating vitamin A deficiency in India. *PLoS One* **5,** e12046.

Coles, C.L., Levy, A., Gorodischer, R., *et al.* (2004) Subclinical vitamin A deficiency in Israeli-Bedouin toddlers. *Eur J Clin Nutr* **58,** 796–802.

Comstock, G.W., Alberg, A.J., and Helzlsouer, K.J. (1993) Reported effects of long-term freezer storage on concentrations of retinol, beta-carotene, and alpha-tocopherol in serum or plasma summarized. *Clin Chem* **39,** 1075–1078.

Cotton, P.A., Subar, A.F., Friday, J.E., *et al.* (2004) Dietary sources of nutrients among US adults. 1994 to 1996. *J Am Diet Assoc* **104,** 921–930.

Courtright, P., Fine, D., Broadhead, R.L., *et al.* (2002) Abnormal vitamin A cytology and mortality in infants aged 9 months and less with measles. *Ann Trop Pediatr* **22,** 239–243.

Crandall, C. (2004) Vitamin A intake and osteoporosis: a clinical review. *J Women's Health (Larchmont)* **13,** 939–953.

Cusick, S.E., Tielsch, J.M., Ramsan, M., *et al.* (2005) Short-term effects of vitamin A and antimalarial treatment on erythropoiesis in severely anemic Zanzibari preschool children. *Am J Clin Nutr* **82,** 406–412.

Dallaire, F., Dewailly, E., Shademani, R., *et al.* (2003) Vitamin A concentration in umbilical cord blood of infants from three separate regions of the province of Quebec (Canada). *Can J Public Health* **94,** 386–390.

Darlow, B.A. and Graham, P.J. (2007) Vitamin A supplementation to prevent mortality and short- and long-term morbidity in very low birthweight infants. *Cochrane Database Syst Rev* CD000501.

Dary, O. (2006) The importance and limitations of food fortification for the management of nutritional deficiencies. In K. Kraemer (ed.), *Nutritional Anemia.* Sight and Life Press, Basel, pp. 315–336.

Dary, O. and Mora, J.O., International Vitamin A Consultative Group (2002) Food fortification to reduce vitamin A deficiency: International Vitamin A Consultative Group recommendations. *J Nutr* **132** (9 Suppl), 2927S–2933S.

Davidsson, L., Adou, P., Zeder, C., *et al.* (2003) The effect of retinyl palmitate added to iron-fortified maize porridge on erythrocyte incorporation of iron in African children with vitamin A deficiency. *Br J Nutr* **90,** 337–343.

Dawson, M.I. and Okamura, W.H. (1990) *Chemistry and Biology of Synthetic Retinoids.* CRC Press, Boca Raton, FL.

Dawson, M.I. and Zhang, X.K. (2002) Discovery and design of retinoic acid receptor and retinoid X receptor class- and subtype-selective synthetic analogs of all-*trans*-retinoic acid and 9-*cis*-retinoic acid. *Curr Med Chem* **9,** 623–637.

Dewey, K.G., Cohen, R.J., and Brown, K.H. (2004) Exclusive breast-feeding for 6 months, with iron supplementation, maintains adequate micronutrient status among term, low-birthweight, breast-fed infants in Honduras. *J Nutr* **134,** 1091–1098.

Dimenstein, R., Trugo, N.M.F., Donangelo, C.M., *et al.* (1996) Effect of subadequate maternal vitamin A status on placental transfer of retinol and β-carotene to the human fetus. *Biol Neonate* **69,** 230–234.

Diretto, G., Al-Babili, S., Tavazza, R., *et al.* (2010) Transcriptionalmetabolic networks in beta-carotene-enriched potato tubers: the long and winding road to the Golden phenotype. *Plant Physiol* **54,** 899–912.

Drammeh, B.S., Marquis, G.S., Funkhouser, E., *et al.* (2002) A randomized, 4-month mango and fat supplementation trial improved vitamin A status among young Gambian children. *J Nutr* **132,** 3693–3699.

D'Souza, R.M. and D'Souza, R. (2002) Vitamin A for treating measles in children. *Cochrane Database Syst Rev* CD001479.

Dyer, A.R., Elliot, P., Stamler, J., *et al.* (2003) Dietary intake in male and female smokers, ex-smokers, and never smokers: the INTERMAP study. *J Hum Hypertens* **17,** 641–654.

Edwards, A.J., Nguyen, C.H., You, C.S., *et al.* (2002) Alpha- and beta-carotene from a commercial purée are more bioavailable to humans than from boiled-mashed carrots, as determined using an extrinsic stable isotope reference method. *J Nutr* **132,** 159–167.

Egeland, G.M., Berti, P., Soueida, R., *et al.* (2004) Age differences in vitamin A intake among Canadian Inuit. *Can J Public Health* **95,** 465–469.

Ehrenpreis, E.D., Jani, A., Levitsky, J., *et al.* (2005) A prospective, randomized, double-blind, placebo-controlled trial of retinol palmitate (vitamin A) for symptomatic chronic radiation proctopathy. *Dis Colon Rectum* **48,** 1–8.

Eichenberger-Gilmore, J.M., Hong, L., Broffit, B., *et al.* (2005) Longitudinal patterns of vitamin and mineral supplement use in young white children. *J Am Diet Assoc* **105,** 763–772.

Englberger, L., Darnton-Hill, I., Coyne, T., *et al.* (2003) Carotenoid-rich bananas: a potential food source for alleviating vitamin A deficiency. *Food Nutr Bull* **24,** 303–318.

European Union Commission, Scientific Committee on Food, Task-Force on Upper Levels for Vitamins and Minerals (2002) *Draft Opinion of the Scientific Committee on Food on the Tolerable Upper Intake Level of Preformed Vitamin A (Retinol and Retinyl Esters).* European Commission, Brussels.

Evans, T. (2005) Regulation of hematopoiesis by retinoid signaling. *Exp Hematol* **33,** 1055–1561.

Faber, M., Phungula, M.A., Venter, S.L., *et al.* (2002a) Home gardens focusing on the production of yellow and dark green leafy vegetables increase the serum retinol concentrations of 2-5-y-old children in South Africa. *Am J Clin Nutr* **76,** 1048–1054.

Failla, M.L., Thakkar, S.K., and Kim, J.Y. (2009) In vitro bioaccessibility of beta-carotene in orange fleshed sweet potato (*Ipomoea batatas*, Lam.). *J Agric Food Chem* **57,** 10922–10927.

Fenaux, P., Chomienne, C., and Degos, L. (2001) Treatment of acute promyelocytic leukaemia. *Best Pract Res Clin Haematol* **14,** 153–174.

Fenaux, P., Wang, Z.Z., and Degos, L. (2007) Treatment of acute promyelocytic leukemia by retinoids. *Current Topics Microbiol Immunol* **313,** 101–128.

FAO/WHO (Food and Agricultural Organization/World Health Organization) (1967) *Requirement of Vitamin A, Thiamine, Riboflavin and Niacin.* FAO Food and Nutrition Series B. FAO, Rome.

FAO/WHO (Food and Agricultural Organization/World Health Organization) (2004) *Vitamin and Mineral Requirements in Human Nutrition.* WHO, Geneva.

Florentino, R.F., Villavieja, G.M., and Lana, R.D. (2002) Dietary and physical activity patterns of 8- to 10-years-old urban school children in Metro Manila, Philippines. *Food Nutr Bull* **23,** 267–273.

Friedman, D.I. (2005) Medication-induced intracranial hypertension in dermatology. *Am J Clin Dermatol* **6,** 29–37.

Furr, H.C. (2004) Analysis of retinoids and carotenoids: problems resolved and unsolved. *J Nutr* **134,** 281S–285S.

Furr, H.C., Green, M.H., Haskell, M., *et al.* (2005) Stable isotope dilution techniques for assessing vitamin A status and bioefficacy of provitamin A carotenoids in humans. *Public Health Nutr* **8,** 596–607.

Gaetani, S., Bellovino, D., Apreda, M., *et al.* (2002) Hepatic synthesis, maturation and complex formation between retinol-binding protein and transthyretin. *Clin Chem Lab Med* **40,** 1211–1220.

Gamble, M.V., Palafox, N.A., Dancheck, B., *et al.* (2004) Relationship of vitamin A deficiency, iron deficiency, and inflammation to anemia among preschool children in the Republic of the Marshall Islands. *EurJ ClinNutr* **58,** 1396–1401.

Ganji, V., Hampl, J.S., and Betts, N.M. (2003) Race-, gender- and age-specific differences in dietary micronutrient intakes of US children. *Int J Food Sci Nutr* **54,** 485–490.

Garcia-Casal, M.N., Layrisse, M., Solano, L., *et al.* (1998) A new property of vitamin A and β-carotene on human non-heme iron absorption in rice, wheat and corn. *J Nutr* **128,** 646–650.

Genaro, P. de S. and Martini, L.A. (2004) Vitamin A supplementation and risk of skeletal fracture. *Nutr Rev* **62,** 65–67.

Gidlof, A.C., Ocaya, P., Olofsson, P.S., *et al.* (2006) Differences in retinol metabolism and proliferative response between neointimal and medial smooth muscle cells. *J Vasc Res* **43,** 392–398.

Glass, C.K., Rosenfeld, M.G., Rose, D.W., *et al.* (1997) Mechanisms of transcriptional activation by retinoic acid receptors. *Biochem Soc Trans* **25,** 602–605.

Goldbohm, R.A., Brants, H.A., Hulshof, K.F., *et al.* (1998) The contribution of various foods to intake of vitamin A and carotenes in the Netherlands. *Int J Vitam Nutr Res* **68,** 378–383.

Gong, X., Tsai, S.W., Yan, B., *et al.* (2006) Cooperation between MEF2 and PPARgamma in human intestinal beta,beta-carotene 15,15′-monooxygenase gene expression. *BMC Mol Biol* **7,** 7.

Grotto, I., Mimouni, M., Gdalevich, M., *et al.* (2003) Vitamin A supplementation and childhood morbidity from diarrhea and respiratory infections: a meta-analysis. *J Pediatrics* **142,** 297–304.

Grune, T., Lietz, G., Palou, A., *et al.* (2010) Beta-carotene is an important vitamin A source for humans. *J Nutr* **140,** 2268S–2285S.

Hamamoto, S., Fukuda, R., Ishimura, N., *et al.* (2003) 9-*cis* retinoic acid enhances the antiviral effect of interferon on hepatitis C virus replication through increased expression of type I interferon receptor. *J Lab Clin Med* **141,** 58–66.

Harley, K., Eskenazi, B., and Block, G. (2005) The association of time in the US and diet during pregnancy in low income women of Mexican descent. *Pediatr Perinat Epidemiol* **19,** 125–134.

Harrison, E.H. (2005) Mechanisms of digestion and absorption of dietary vitamin A. *Annu Rev Nutr* **25,** 87–103.

Hartong, D.T., Berson, E.L., and Dryja, T.P. (2006) Retinitis pigmentosa. *Lancet* **368,** 1795–1809.

Haskell, M.J., Jamil, K.M., Hassan. F., *et al.* (2004) Daily consumption of Indian spinach (*Basella alba*) or sweet potatoes has a positive effect on total-body vitamin A stores in Bangladeshi men. *Am J Clin Nutr* **80,** 705–714.

Heise, R., Mey, J., Neis, M.M., *et al.* (2006) Skin retinoid concentrations are modulated by CYP26AI expression restricted to basal keratinocytes in normal human skin and differentiated 3D skin models. *J Invest Dermatol* **126,** 2473–2480.

Henderson, L., Irving, K., Bates, C., *et al.* (2003) Vitamin and mineral intake and urinary analytes. In *The National Diet and Nutrition Survey, Adults Aged 19 to 64 Years*, Vol. 3. Office for National Statistics, Food.

Herrero, C., Granado, F., Blanco, I., *et al.* (2002) Vitamin A and E content in dairy products: their contribution to the recommended dietary allowances (RDA) for elderly people. *J Nutr Health Aging* **6,** 57–59.

Herring, W., Nowicki, M.J., and Jones, J.K. (2010) An uncommon cause of esophagitis. *Gastroenterology* **139,** e6–7.

Hickenbottom, S.J., Follet, J.R., Lin, Y., *et al.* (2002) Variability in conversion of beta-carotene to vitamin A in men as measured by using a double-tracer study design. *Am J Clinical Nutr* **75,** 900–907.

Hicks, V.A., Gunning, D.B., and Olson, J.A. (1984) Metabolism, plasma transport and biliary excretion of radioactive vitamin A and its metabolites as a function of liver reserves of vitamin A in the rat. *J Nutr* **114,** 1327–1333.

Higgins, L.S. and Depaoli, A.M. (2010) Selective peroxisome proliferator-activated receptor gamma (PPARgamma) modulation as a strategy for safer therapeutic PPARgamma activation. *Am J Clin Nutr* **91,** 267S–272S.

High, K.P., Legault, C., Sinclair, J.A., *et al.* (2002) Low plasma concentrations of retinol and alpha-tocopherol in hematopoietic stem cell transplant recipients: the effect of mucositis and the risk of infection *Am J Clin Nutr* **76,** 1358–1366.

Hori, Y., Spurr-Michaud, S., Russo, C.L., *et al.* (2004) Differential regulation of membrane-associated mucins in the human ocular surface epithelium. *Invest Ophthalmol Vis Sci* **45,** 114–122.

Hotz, C. and McClafferty, B. (2007) From harvest to health: challenges for developing biofortified staple foods and determining their impact on micronutrient status. *Food Nutr Bull* **28** (2 Suppl), S271–S279.

Hoyos, B., Jiang, S., and Hammerling, U. (2005) Location and functional significance of retinol-binding sites on the serine/theorine kinase, c-Raf. *J Biol Chem* **280,** 6872–6878.

Humphreys, E.H., Smith, N.A., Azman, H., *et al.* (2010) Prevention of diarrhoea in children with HIV infection or exposure to maternal HIV infection. *Cochrane Database Syst Rev* CD008563.

Institute of Medicine (2001) Food and Nutrition Board. *Dietary Reference Intakes for Vitamin A, Vitamin K, Arsenic, Boron, Chromium, Copper, Iodine, Iron, Manganese, Molybdenum, Nickel, Silicon, Vanadium and Zinc.* National Academy Press, Washington, DC.

Johanning, G.L. and Piyathilake, C.J. (2003) Retinoids and epigenetic silencing in cancer. *Nutr Rev* **61,** 284–289.

Kafwembe, E.M. (2001) Iron and vitamin A status of breastfeeding mothers in Zambia. *East Afr Med J* **78,** 454–457.

Kalousová, M., Kubena, A.A., Kostírová, M., *et al.* (2010) Lower retinol levels as an independent predictor of mortality in long-term hemodialysis patients: a prospective observational cohort study. *Am J Kidney Dis* **56,** 513–521.

Kapil, U. (2002) Deaths in Assam during vitamin A pulse distribution: the needle of suspicion is on the new measuring cup. *Indian Pediatr* **39,** 114–115.

Karyadi, E., West, C.E., Schultink, W., *et al.* (2002) A double-blind, placebo-controlled study of vitamin A and zinc supplementation in persons with tuberculosis in Indonesia: effects on clinical response and nutritional status. *Am J Clin Nutr* **75,** 720–727.

Kawahara, T.N., Krueger, D.C., Engelke, J.A., *et al.* (2002) Short-term vitamin A supplementation does not affect bone turnover in men. *J Nutr* **132,** 1169–1172.

Kawuma, M. (2002) Sugar as a potential vehicle for vitamin A fortification: experience from Kamuli district in Uganda. *Afr Health Sci* **2,** 11–15.

Khasru, M.R., Yasmin, R., Salek, A.K., *et al.* (2010) Acute hypervitaminosis A in a young lady. *Mymensingh Med J* **19,** 294–298.

Kiefer, H.L., Hanley, T.M., Marcello, J.E., *et al.* (2004) Retinoic acid inhibition of chromatin remodeling at the human immunodeficiency virus type 1 promoter. Uncoupling of histone acetylation and chromatin remodeling. *J Biol Chem* **279,** 43604–43613.

Kiely, M., Flynn, A., Harrington, K.E., *et al.* (2001) The efficacy and safety of nutritional supplement use in a representative sample of adults in the North/South Ireland Food Consumption Survey. *Public Health Nutr* **4,** 1089–1097.

Kinjo, K., Miyakawa, Y., Uchida, H., *et al.* (2004) All-*trans* retinoic acid directly upregulates thrombopoietin transcription in human bone marrow stromal cells. *Exp Hematol* **32,** 45–51.

Krinsky, N.I., Wang, X.-D., Tang, G., *et al.* (1993) Mechanism of carotenoid cleavage to retinoids. *Ann NY Acad Sci* **681,** 167–176.

Kuhnlein, H.V., Receveur, O., Soueida, R., *et al.* (2004) Arctic indigenous peoples experience the nutrition transition with changing dietary patterns and obesity. *J Nutr* **134,** 1447–1453.

Larson, R.S. and Tallman, M.S. (2003) Retinoic acid syndrome: manifestations, pathogenesis, and treatment. *Best Pract Rest Clin Haematol* **16,** 453–461.

Latham, M. (2010) The great vitamin A fiasco. *World Nutr* **1,** 12–15.

Layrisse, M., Garcia-Casal, M.N., Solano, L., *et al.* (1997) The role of vitamin A on the inhibition of nonheme iron absorption: preliminary results. *J Nutr Biochem* **8,** 61–67.

Layrisse, M., Garcia-Casal, M.N., Solano, L., *et al.* (1998) Vitamin A reduces the inhibition of iron absorption by phytates and polyphenols. *Food Nutr Bull* **19,** 3–5.

Lefebvre, P., Benomar, Y., and Staels, B. (2010) Retinoid X receptors: common heterodimerization partners with distinct functions. *Trends Endocrinol Metab* **21,** 676–683.

Leung, W.C., Hessel, S., Méplan, C., *et al.* (2009) Two common single nucleotide polymorphisms in the gene encoding beta-carotene 15,15′-monoxygenase alter beta-carotene metabolism in female volunteers. *FASEB J* **23,** 1041–1053.

Lewis, S.M., Mayhugh, M.A., Freni, S.C., *et al.* (2003) Assessment of antioxidant nutrient intake of a population of southern US African-American and Caucasian women of various ages when compared to dietary reference intakes. *J Nutr Health Aging* **7,** 121–128.

Lietz, G., Lange, J., and Rimbach, G. (2010) Molecular and dietary regulation of beta-carotene 15,15′-monooxygenase 1 (BCMO1). *Arch Biochem Biophys* **502,** 8–16.

Lindqvist, A. and Andersson, S. (2002) Biochemical properties of purified recombinant human beta-carotene 15,15′-monoxygenase. *J Biol Chem* **277,** 23942–23948.

Lindqvist, A. and Andersson, S. (2004) Cell type-specific expression of beta-carotene 15,15′-mono-oxygenase in human tissues. *J Histochem Cytochem* **52,** 491–499.

Loerch, J.D., Underwood, B.A., and Lewis, K.C. (1979) Response of plasma levels of vitamin A to a dose of vitamin A as an indicator of hepatic vitamin A reserves in rats. *J Nutr* **109,** 778–788.

Loureiro, K.D., Kao, K.K., Jones, K.L., *et al.* (2005) Minor malformations characteristic of the retinoic acid embryopathy and other birth outcomes in children of women exposed to topical tretinoin during early pregnancy. *Am J Med Genet* **136,** 117–121.

Low, J.W., Arimond, M., Osman, N., *et al.* (2007) A food-based approach introducing orange-fleshed sweet potatoes increased vitamin A intake and serum retinol concentrations in young children in rural Mozambique. *J Nutr* **137,** 1320–1327.

Lundeen, E., Schueth, T., Toktobaev, N., *et al.* (2010) Daily use of Sprinkles micronutrient powder for 2 months reduces anemia among children 6 to 36 months of age in the Kyrgyz Republic: a cluster-randomized trial. *Food Nutr Bull* **31,** 446–460.

Lytle, L.A., Himes, J.H., Feldman, H., *et al.* (2002) Nutrient intake over time in a multi-ethnic sample of youth. *Public Health Nutr* **5,** 319–328.

Mactier, H. and Weaver, L.T. (2005) Vitamin A and preterm infants: what we know, what we don't know, and what we need to know. *Arch Dis Child Fetal Neonatal Ed* **90,** F103–F108.

Maden, M. and Hind, M. (2004) Retinoic acid in alveolar development, maintenance and regeneration. *Philos Trans R Soc Lond B Biol Sci* **359,** 799–780.

Maramag, C.C., Ribaya-Mercado, J.D., Rayco-Solon, P., *et al.* (2010) Influence of carotene-rich vegetable meals on the prevalence of anaemia and iron deficiency in Filipino schoolchildren. *Eur J Clin Nutr* **64,** 468–474.

Mariath, J.G.R., Lima, M.C.C., and Santos, L.M.P. (1989) Vitamin A activity of buriti (*Maurita vinifera* Mart) and its effectiveness in the treatment and prevention of xerophthalmia. *Am J Clin Nutr* **49,** 849–853.

Mark, M., Ghyselinck, N.B., and Chambon, P. (2004) Retinoic acid signaling in the development of branchial arches. *Curr Opin Genet Devel* **14,** 591–598.

Martins, I., Dantas, A., Guiomar, S., *et al.* (2002) Vitamin and mineral intakes in elderly. *J Nutr Health Aging* **6,** 63–65.

Mason, M.E., Jalagani, H., and Vinik, A.I. (2005) Metabolic complications of bariatric surgery: diagnosis and management issues. *Gastroenterol Clin North Am* **34,** 25–33.

Mehta, S., Finkelstein, J.L., and Fawzi, W.W. (2007) Nutritional interventions in HIV-infected breastfeeding women. *Annales Nestlé* [English version] **65,** 39–48.

Melhus, H., Michaelsson, K., Kindmark, A., *et al.* (1998) Excessive dietary intake of vitamin A is associated with reduced bone mineral density and increased risk for hip fracture. *Ann Intern Med* **129,** 770–778.

Menses, F. and Trugo, N.M.F. (2005) Retinol, β-carotene, and lutein + zeaxanthin in the milk of Brazilian nursing women: associations with plasma concentrations and influences of maternal characteristics. *Nutr Res* **25,** 443–451.

Menses, F., Torres, A.C., and Trugo, N.M.F. (2004) Influence of recent dietary intake on plasma and human milk levels of carotenoids and retinol in Brazilian nursing women. *Adv Exp Med Biol* **554,** 351–354.

Millen, A.E., Dodd, K.W., and Subar, A.F. (2004) Use of vitamin, mineral, nonvitamin and nonmineral supplements in the United States: The 1987, 1992, and 2000 National Health Interview Survey results. *J Am Diet Assoc* **104,** 942–950.

Miller, R.K., Hendrickx, A.G., Mills, J.L., *et al.* (1998) Periconceptional vitamin A use: how much is teratogenic? *Reprod Toxicol* **8,** 75–88.

Mills, J.P., Simon, P.W., and Tanumihardjo, S.A. (2008) Biofortified carrot intake enhances liver antioxidant capacity and vitamin A status in Mongolian gerbils. *J Nutr* **138,** 1692–1698.

Mitra, A.K., Wahed, M.A., Chowdhury, A.K., *et al.* (2002) Urinary retinol excretion in children with acute watery diarrhea. *J Health Popul Nutr* **20,** 12–17.

Mora, J.O. (2003) Proposed vitamin A fortification levels. *J Nutr* **133,** 2990S–2993S.

Morgan, S.L. (2009) Nutrition and bone: it is more than calcium and vitamin D. *Women's Health (Lond Engl)* **5,** 727–737.

Mrdjenovic, G. and Levitsky, D.A. (2003) Nutritional and energetic consequences of sweetened drink consumption in 6- to 13-year-old children. *J Pediatrics* **142,** 604–610.

Murphy, S.P. and Poos, M.I. (2002) Dietary Reference Intakes: summary of applications in dietary assessment. *Public Health Nutr* **5,** 843–849.

Murphy, S.P., Gewa, C., Liang, L.J., *et al.* (2003) School snacks containing animal source foods improve dietary quality for children in rural Kenya. *J Nutr* **133** (11 Suppl 2), 3950S–3956S.

Myhre, A.M., Carlsen, M.H., Bohn, S.K., *et al.* (2003) Water-miscible, emulsified, and solid forms of retinol supplements are more than oil-based preparations. *Am J Clin Nutr* **78,** 1152–1159.

Nagao, A. (2004) Oxidative conversion of carotenoids to retinoids and other products. *J Nutr* **134,** 237S–240S.

Nagendran, B., Unnithan, U.R., Choo, Y.M., *et al.* (2000) Characteristics of red palm oil, a carotene- and vitamin E-rich refined oil for food uses. *Food Nutr Bull* **21,** 189–194.

Napoli, J.L. (1999) Interactions of retinoid binding proteins and enzymes in retinoid metabolism. *Biochim Biophys Acta* **1440,** 139–162.

Napoli, J.L. (2000) A gene knockout corroborates the integral function of cellular retinol-binding protein in retinoid metabolism. *Nutr Rev* **58,** 230–235.

Naqvi, S., Zhu, C., Farre, G., *et al.* (2009) Transgenic multivitamin corn through biofortification of endosperm with three vitamins representing three distinct metabolic pathways. *Proc Natl Acad Sci USA* **106,** 7762–7767.

Nestel, P., Bouis, H.E., Meenakshi, J.V., *et al.* (2006) Biofortification of staple food crops. *J Nutr* **136,** 1064–1067.

Nestel, P., Briend, A., de Benoist, B., *et al.* (2003) Complementary food supplements to achieve micronutrient adequacy for infants and young children. *J Pediatr Gastroenterol Nutr* **36,** 316–328.

Nohara, A., Kobayashi, J., and Mabuchi, H. (2009) Retinoid X receptor heterodimer variants and cardiovascular risk factors. *J Atheroscler Thromb* **16,** 303–318.

Novotny, J.A., Harrison, D.J., Pawlosky, R., *et al.* (2010) Beta-carotene conversion to vitamin A decreases as the dietary dose increases in humans. *J Nutr* **140,** 915–918.

Oelofse, A., Van Raaij, J.M., Benade, A.J., *et al.* (2002) Disadvantaged black and coloured infants in two urban communities in the Western Cape, South Africa differ in micronutrient status. *Public Health Nutr* **5,** 289–294.

Oelofse, A., Van Raaij, J.M., Benade, A.J., *et al.* (2003) The effect of a micronutrient-fortified complementary food on micronutrient status, growth and development of 6- to12-month-old disadvantaged urban South African infants. *Int J Food Sci Nutr* **54,** 399–407.

Olafsdottir, A.S., Wagner, K.H., Thorsdottir, I., *et al.* (2001) Fat-soluble vitamins in the maternal diet, influence of cod liver oil supplementation and impact of the maternal diet on human milk composition. *Ann Nutr Metab* **45,** 265–272.

Oliveira-Menegozzo, J.M. and Bergamaschi, D.P. (2010) Vitamin A supplementation for postpartum women. *Cochrane Database Syst Rev* CD005944.

Olson, J.A. (1998) Carotenoids. In M.E. Shils, J.A. Olson, A.C. Ross, *et al.* (eds), *Modern Nutrition in Health and Disease,* 9th Edn. W.B. Saunders, Philadelphia, pp. 525–541.

Onyango, A.W., Receveur, O., and Esrey, S.A. (2002) The contribution of breast milk to toddler diets in western Kenya. *Bull World Health Organ* **80,** 292–299.

Oren, T., Sher, J.A., and Evans, T. (2003) Hematopoiesis and retinoids: development and disease. *Leuk Lymphoma* **44,** 1881–1891.

Osei, A.K., Rosenberg, I.H., Houser, R.F., *et al.* (2010) Community-level micronutrient fortification of school lunch meals improved vitamin A, folate, and iron status of schoolchildren in Himalayan villages in India. *J Nutr* **140,** 1146–1154.

Osório, M.M., Lira, P.I., and Ashworth, A. (2004) Factors associated with Hb concentration in children aged 6–59 months in the state of Pernambuco, Brazil. *Br J Nutr* **91,** 307–315.

Pangaribuan, R., Scherbaum, V., Erhardt, J.G., *et al.* (2004) Socioeconomic and familial characteristics influence caretakers' adherence to the periodic vitamin A capsule supplementation program in Central Java, Indonesia. *J Trop Pediatr* **50,** 143–148.

Perrotta, S., Nobili, B., Rossi, F., *et al.* (2002) Infant hypervitaminosis A causes severe anemia and thrombocytopenia evidence of a retinol-dependent bone marrow cell growth inhibition. *Blood* **99,** 2017–2022.

Perry, R.T. and Halsey, N.A. (2004) The clinical significance of measles: a review. *J Infect Dis* **189** (Suppl 1), S4–S16.

Persson, V., Hartini, T.N., Greiner. T., *et al.* (2002) Vitamin A intake is low among pregnant women in central Java, Indonesia. *Int J Vit Nutr Res* **72,** 124–132.

Pobocic, R.S. and Richer, J.J. (2002) Estimated intake and food sources of vitamin A, folate, vitamin C, vitamin E, calcium, iron, and zinc for Guamanian children aged 9 to 12. *Pac Health Dialog* **9,** 193–202.

Pulukuri, S. and Sitaramayya, A. (2004) Retinaldehyde, a potent inhibitor of gap junctional intercellular communication. *Cell Commun Adhes* **11,** 25–33.

Radhika, M.S., Bhaskaram, P., Balakrishna, N., *et al.* (2003). Red palm oil supplementation: a feasible diet-based approach to improve the vitamin A status of pregnant women and their infants. *Food Nutr Bull* **24,** 208–217.

Raghu, P. and Sivakumar, B. (2004) Interactions amongst plasma retinol-binding protein, transthyretin and their ligands: implications in vitamin A homeostasis and transthyretin amyloidosis. *Biochim Biophys Acta* **1703,** 1–9.

Rahmathullah, L., Tielsch, J.M., Thulasiraj, R.D., *et al.* (2003) Impact of supplementing newborn infants with vitamin A on early infant mortality: community based randomized trial in southern India. *Br Med J* **327,** 254.

Raiten, D.J., Namasté, S., Brabin, B., *et al.* (2011) Executive summary: Biomarkers of Nutrition for Development (BOND): building a consensus. *Am J Clin Nutr* (Suppl) **94,** 633S–650S.

Ramakrishnan, U. (2002) Prevalence of micronutrient malnutrition worldwide. *Nutr Rev* **60,** S46–S52.

Ribaya-Mercado, J.D. (2002) Influence of dietary fat on beta-carotene absorption and bioconversion into vitamin A. *Nutr Rev* **60,** 104–110.

Ribaya-Mercado, J.D. and Blumberg, J.B. (2007) Vitamin A: is it a risk factor for osteoporosis and bone fracture? *Nutr Rev* **65,** 425–438.

Ribaya-Mercado, J.D., Solomons, N.W., Medrano,Y., *et al.* (2004a) Use of the deuterated-retinol-dilution technique to monitor the vitamin A status of Nicaraguan schoolchildren 1 y after initiation of the Nicaraguan national program of sugar fortification with vitamin A. *Am J Clin Nutr* **80,** 1291–1298.

Ribaya-Mercado, J.D., Solon, F.S., Dallal, G.E., *et al.* (2003) Quantitative assessment of total body stores of vitamin A in adults with the use of a 3-d deuterated-retinol-dilution procedure. *Am J Clin Nutr* **77,** 694–699.

Ribaya-Mercado, J.D., Solon, F.S., Fermin, L.S., *et al.* (2004b) Dietary vitamin A intakes of Filipino elders with adequate or low liver vitamin A concentrations as assessed by the deuterated-retinol-dilution method: implications for dietary requirements. *Am J Clin Nutr* **79,** 633–641.

Rochette-Egly, C. and Germain, P. (2009) Dynamic and combinatorial control of gene expression by nuclear retinoic acid receptors (RARs). *Nucl Recept Signal* **6,** e005.

Rodriguez-Amaya, D.B. (1999) *A Guide to Carotenoid Analysis in Foods.* ILSI Press, Washington, DC.

Roos, N., Islam, M.M., and Thilsted, S.H. (2003a) Small indigenous fish species in Bangladesh: contribution to vitamin A, calcium and iron intakes. *J Nutr* **133** (11 Suppl 2), 4021S–4026S.

Roos, N., Islam, M., and Thilsted, S.H. (2003b) Small fish is an important dietary source of vitamin A and calcium in rural Bangladesh. *Int J Food Sci Nutr* **54,** 329–339.

Ross, A.C. (2004) On the sources of retinoic acid in the lung: understanding the local conversion of retinol to retinoic acid. *Am J Physiol Lung Cell Mol Physiol* **286,** L247–L248.

Rowe, A. (1997) Retinoid X receptors. *Biochem Cell Biol* **29,** 275–278.

Sazawal, S., Black, R.E., Ramsan, M., *et al.* (2006) Effects of routine prophylactic supplementation with iron and folic acid on admission to hospital and mortality in preschool children in a high malaria transmission setting: community-based, randomised, placebo-controlled trial. *Lancet* **367,** 133–143.

Schipani, S., van der Haar, F., Sinawar, S., *et al.* (2002) Dietary intake and nutritional status of young children in families practicing mixed home gardening in northeast Thailand. *Food Nutr Bull* **23,** 175–180.

Schmidt, R., Luboeinski, T., Markart, P., *et al.* (2004) Alveolar antioxidant status in patients with acute respiratory distress syndrome. *Eur Resp J* **24,** 994–999.

Schweigert, F.J., Bathe, K., Chen, F., *et al.* (2004) Effect of the stage of lactation in humans on carotenoid levels in milk, blood plasma and plasma lipoprotein fractions. *Eur J Nutr* **43,** 39–44.

Sedjo, R.L., Ranger-Moore, J., Foote, J., *et al.* (2004) Circulating endogenous retinoic acid concentrations among participants enrolled in a randomized placebo-controlled clinical trial of retinyl palmitate. *Cancer Epidemiol Biomarkers Prev* **13,** 1687–1692.

Semba, R.D. and Bloem, M.W. (2002) The anemia of vitamin A deficiency: epidemiology and pathogenesis. *Eur J Clin Nutr* **56,** 271–281.

Semba, R.D., de Pee, S., Panagides, D., *et al.* (2004) Risk factors for xerophthalmia among mothers and their children and for mother–child pairs with xerophthalmia in Cambodia. *Arch Ophthalmol* **122,** 517–523.

Semba, R.D, de Pee, S., Sun, K., *et al.* (2010) Coverage of vitamin A capsule programme in Bangladesh and risk factors associated with non-receipt of vitamin A. *J Health Popul Nutr* **28,** 143–148.

Semba, R.D., Ndugwa, C., Perry, R.T., *et al.* (2005) Effect of periodic vitamin A supplementation on mortality and morbidity of human immunodeficiency virus-infected children in Uganda: a controlled clinical trial. *Nutrition* **21,** 25–31.

Senoo, H., Yoshikawa, K., Morii, M., *et al.* (2010) Hepatic stellate cell (vitamin A-storing cell) and its relative – past, present and future. *Cell Biol Int* **34,** 1247–1272.

Serghides, L. and Kain, K.C. (2002) Mechanism of protection induced by vitamin A in falciparum malaria. *Lancet* **359,** 1404–1406.

Serra-Majem, L., Ribas, L., Garcia, A., *et al.* (2003) Nutrient adequacy and Mediterranean diet in Spanish school children and adolescents. *Eur J Clin Nutr* **57**(Suppl 1), S35–S39.

Serra-Majem, L., Ribas, L., Ngo, J., *et al.* (2001) Risk of inadequate intakes of vitamin A, B1, B6, C, E, folate, iron and calcium in the Spanish population aged 4 to 18. *Int J Vitam Nutr Res* **71,** 325–331.

Shankar, A.H., Genton, B., Semba, R.D., *et al.* (1999) Effect of vitamin A supplementation on morbidity due to *Plasmodium falciparum* in young children in Papua New Guinea: a randomized trial. *Lancet* **354,** 203–209.

Sichert-Hellert, W., Kersting, M., Dortmund Nutritional and Anthropometric Longitudinally Designed Study (2001a) Significance of fortified beverages in the long-term diet of German children and adolescents: 15-year results of the DONALD Study. *Int J Vitam Nutr Res* **71,** 356–363.

Sichert-Hellert, W., Kersting, M., and Manz, F. (2001b) Changes in time-trends of nutrient intake from fortified and non-fortified food in German children and adolescents – 15 year results of the DONALD study. Dortmund Nutritional and Anthropometric Longitudinally Designed Study. *Eur J Nutr* **40,** 49–55.

Siddikuzzaman, Guruvayoorappan, C. and Berlin Grace, V.M. (2011) All-*trans* retinoic acid and cancer. *Immunopharmacol Immunotoxicol* **33,** 241–249.

Singh, V. and West, K.P., Jr (2004) Vitamin A deficiency and xerophthalmia among school-aged children in southeastern Asia. *Eur J Clin Nutr* **58,** 1342–1349.

Sivan, Y.S., Alwin Jayakumar, Y., Arumughan, C., *et al.* (2002) Impact of vitamin A supplementation through different dosages of red palm oil and retinol palmitate on preschool children. *J Trop Pediatr* **48,** 24–28.

Skare, K.L. and DeLuca, H.F. (1983) Biliary metabolites of all-*trans*-retinoic acid in the rat. *Arch Biochem Biophys* **224,** 13–18.

Slater, G.H., Ren, C.J., Siegel, N., *et al.* (2004) Serum fat-soluble vitamin deficiency and abnormal calcium metabolism after malabsorptive bariatric surgery. *J Gastrointest Surg* **8,** 48–55.

Smuts, C.M., Benadé, A.J., Berger, J., *et al.* (2003) IRIS I: a FOODlet-based multiple-micronutrient intervention in 6- to 12-month-old infants at high risk of micronutrient malnutrition in four contrasting populations: description of a multicenter field trial. *Food Nutr Bull* **24** (3 Suppl), S27–S33.

Smuts, C.M., Lombard, C.J., Benadé, A.J., *et al.* (2005) Efficacy of a foodlet-based multiple micronutrient supplement for preventing growth faltering, anemia, and micronutrient deficiency of infants: the four country IRIS trial pooled data analysis. *J Nutr* **135,** 631S–638S.

Sobeck, U., Fischer, A., and Bieslaski, H.K. (2002) Determination of vitamin A palmitate in buccal mucosal cells: a pilot study. *Eur J Med Res* **7,** 287–289.

Solomons, N.W. and Bulux, J. (1994) Plant sources of vitamin A and human nutrition revisited: recent evidence from developing countries. *Nutr Rev* **52,** 62–64.

Solomons, N.W. and Orozco, M. (2003) Alleviation of vitamin A deficiency with palm fruit and its products. *Asia Pac J Clin Nutr* **12,** 373–384.

Sommer, A. (2005) Innocenti Micronutrient Report No.1. *Sight and Life Newsletter* **3,** 13–18.

Sommer, A., Tarwotjo, I., Djunaedi, E., *et al.* (1986) The impact of vitamin A supplementation on childhood mortality. A randomized controlled community trial. *Lancet* **1,** 1169–1173.

Sommer, A., Tarwojto, I., and Hussaini, G. (1983) Increased mortality in children with mild vitamin A deficiency. *Lancet* **2,** 585–588.

Spears, K., Cheney, C., and Zerzan, J. (2004) Low plasma retinol concentrations increase the risk of developing bronchopulmonary dysplasia and long-term respiratory disability in very-low-birth-weight infants. *Am J Clin Nutr* **80,** 1589–1594.

Stephensen, C.B., Franchi, L.M., Hernandez, H., *et al.* (2002) Assessment of vitamin A status with the relative-dose-response test in Peruvian children recovering from pneumonia. *Am J Clin Nutr* **76,** 1351–1357.

Sudfeld, C.R., Navar, A.M., and Halsey, N.A. (2010) Effectiveness of measles vaccination and vitamin A treatment. *Int J Epidemiol* **39** (Suppl 1), 1148–1155.

Tang, H.S. and Gudas, L.J. (2011) Retinoids, retinoic acid receptors, and cancer. *Annu Rev Pathol* **6,** 345–364.

Tang, G., Qin, J., Dolnikowski, G.G., *et al.* (2003) Short-term (intestinal) and long-term (postintestinal) conversion of beta-carotene to retinol in adults as assessed by a stable-isotope reference method. *Am J Clin Nutr* **78,** 259–266.

Tang, G., Qin, J, Dolnikowski, G.G., *et al.* (2005) Spinach or carrots can supply significant amounts of vitamin A as assessed by feeding with intrinsically deuterated vegetables. *Am J Clin Nutr* **82,** 821–828.

Tang, G., Qin, J., Dolnikowski, G.G., *et al.* (2009) Golden Rice is an effective source of vitamin A. *Am J Clin Nutr* **89,** 1776–1783.

Tang. G., Qin, J., Hao, L.Y., *et al.* (2002) Use of a short-term isotope-dilution method for determining the vitamin A status of children. *Am J Clin Nutr* **76,** 413–418.

Tanumihardjo, S.A. (2004) Assessing vitamin A status: past, present and future. *J Nutr* **134,** 290S–293S.

Tanumihardjo, S.A. (2011) Vitamin A: biomarkers of nutrition for development. *Am J Clin Nutr* **94,** 658S–665S.

Tanumihardjo, S.A. and Olson, J.A. (1988) A modified relative dose–response assay employing 3,4-didehydroretinol (vitamin A2) in rats. *J Nutr* **118,** 598–603.

Tanumihardjo, S.A., Furr, H.C., Erdman, J.W., Jr, *et al.* (1990a) Use of the modified relative dose response (MRDR) assay in rats and its application to humans for the measurement of vitamin A status. *Eur J Clin Nutr* **44,** 219–224.

Tanumihardjo, S.A., Koellner, P.G., and Olson, J.A. (1990b) The modified relative-dose-response assay as an indicator of vitamin A status in a population of well-nourished American children. *Am J Clin Nutr* **52,** 1064–1067.

Taren, D.L., Duncan, B., Shrestha, K., *et al.* (2004) The night vision threshold test is a better predictor of low serum vitamin A concentration than self-reported night blindness in pregnant urban Nepalese women. *J Nutr* **134,** 2573–2578.

Thakkar, S.K., Huo, T., Maziya-Dixon, B., *et al.* (2009) Impact of style of processing on retention and bioaccessibility of beta-carotene in cassava (*Manihot esculenta* Crantz). *J Agric Food Chem* **57,** 1344–1348.

Thane, C.W., Bates, C.W., and Prentice, A. (2002) Zinc and vitamin A intake and status in a national sample of British young people aged 4–18 y. *Eur J Clin Nutr* **58,** 363–375.

Thompson, D.A. and Gal, A. (2003) Vitamin A metabolism in the retinal pigment epithelium: genes, mutations, and diseases. *Prog Retin Eye Res* **22,** 683–703.

Thurmann, P.A., Steffen, J., Zwernemann, C., *et al.* (2002) Plasma concentration response to drinks containing beta-carotene as carrot juice or formulated as a water dispersible powder. *Eur J Nutr* **41,** 228–235.

Tiboni, G.M., Bucciarelli, T., Giampietro. F., *et al.* (2004) Influence of cigarette smoking on vitamin E, vitamin A, beta-carotene and lycopene concentrations in human pre-ovulatory folicular fluid. *Int J Immunopathol Pharmacol* **17,** 389–393.

Troen, G., Eskild, W., Fromm, S.H., *et al.* (1999) Vitamin A-sensitive tissues in transgenic mice expressing high levels of human cellular retinol-binding protein type I are not altered phenotypically. *J Nutr* **129,** 1621–1627.

Tyson, J.E., Wright, L.L., Oh, W., *et al.* (1999) Vitamin A supplementation for extremely-low-birth-weight infants. National Institute of Child Health and Human Development Neonatal Research Network. *N Engl J Med* **340,** 1962–1968.

Underwood, B.A. and Olson, J.A. (1993) *A Brief Guide to Current Methods of Assessing Vitamin A Status*. The Nutrition Foundation, Washington, DC.

Valentine, A.R. and Tanumihardjo, S.A. (2005) One-time vitamin A supplementation of lactating sows enhances hepatic retinol in their offspring independent of dose size. *Am J Clin Nutr* **81,** 427–433.

Vallabhaneni, R., Gallagher, C.E., Licciardello, N., *et al.* (2009) Metabolite sorting of a germplasm collection reveals the hydroxylase3 locus as a new target for maize provitamin A biofortification. *Plant Physiol* **151,** 1635–1645.

van Lettow, M., Harries, A.D., Kumwenda, J.J., *et al.* (2004) Micronutrient malnutrition and wasting in adults with pulmonary tuberculosis with and without HIV co-infection in Malawi. *BMC Infect Dis* **4,** 61.

van Lieshout, M., West, C.E., and van Breemen, R.B. (2003) Isotopic tracer techniques for studying the bioavailability and bioefficacy of dietary carotenoids, particularly beta-carotene, in humans: a review. *Am J Clin Nutr* **77,** 12–28.

Venkaiah, K., Damayanti, K., Nayak, M.U., *et al.* (2002) Diet and nutritional status of rural adolescents in India. *Eur J Clin Nutr* **56,** 1119–1125.

Verhoef, H. and West, C.E. (2005) Validity of the relative-dose–response test and the modified-relative-dose–response test as indicators of vitamin A stores in liver. *Am J Clin Nutr* **81,** 835–839.

Vestergaard, P., Rejnmark, L., and Mosekilde, L. (2010) High-dose treatment with vitamin A analogues and risk of fractures. *Arch Dermatol* **146,** 478–482.

Villalpando, S., Montalvo-Velarde, I., Zambrano, N., *et al.* (2003) Vitamins A and C and folate status in Mexican children under 12 years and women 12–49 years: a probabilistic national survey. *Salud Publica (Mexico)* **45** (Suppl 4), S508–S519.

Villamor, E., Mbise, R., Spiegelman, D., *et al.* (2002) Vitamin A supplements ameliorate the adverse effect of HIV-1, malaria, and diarrheal infections on child growth. *Pediatrics* **109,** E6.

Villamor, E., Saathoff, E., Bosch, R.J., *et al.* (2005) Vitamin supplementation of HIV-infected women improves postnatal child growth. *Am J Clin Nutr* **81,** 880–888.

Visser, M.E., Maartens, G., Kossew, G., *et al.* (2003) Plasma vitamin A and zinc levels in HIV-infected adults in Cape Town, South Africa. *Br J Nutr* **89,** 475–482.

Von Lintig, J. (2010) Colors with functions: elucidating the biochemical and molecular basis of carotenoid metabolism. *Annu Rev Nutr* **30,** 35–56.

Vorster, H.H., Kruger, A., Margetts, B.M., *et al.* (2004) The nutritional status of asymptomatic HIV-infected Africans: directions for dietary intervention. *Public Health Nutr* **7,** 1055–1064.

Vuong, L.T. and King, J. C. (2003) A method of preserving and testing the acceptibility of gac fruit oil, a good source of β-carotene and essential fatty acids. *Food Nutr Bull* **24,** 224–230.

Wald, G. (1968) Molecular basis of visual excitation. *Science* **162,** 230–239.

Wang, Z., Yin, S., Zhao, X., *et al.* (2004) Beta-carotene–vitamin A equivalence in Chinese adults assessed by an isotope dilution technique. *Br J Nutr* **91,** 121–131.

Watt, R.G., Dykes, J., and Shelham, A. (2001) Socio-economic determinants of selected dietary indicators in British pre-school children. *Public Health Nutr* **4,** 1229–1233.

Welch, R.M. (2005) Biotechnology, biofortification, and global health. *Food Nutr Bull* **26,** 419–421.

Welsch, R., Arango, J., Bär, C., *et al.* (2010) Provitamin A accumulation in cassava (*Manihot esculenta*) roots driven by a single nucleotide polymorphism in a phytoene synthase gene. *Plant Cell* **22,** 3348–3356.

West, C.E., Eilander, A., and van Lieshout, M. (2002) Consequences of revised estimates of carotenoid bioefficacy for dietary control of vitamin A deficiency in developing countries. *J Nutr* **132** (9 Suppl), 2920S–2926S.

West, K.P., Jr (2002) Extent of vitamin A deficiency among pre-school children and women of reproductive age. *J Nutr* **132**

(9 Suppl), 2857S–2866S.

Wolf, G. (2004) The visual cycle of the cone photoreceptors of the retina. *Nutr Rev* **62,** 283–286.

Wondmikun, Y. (2002) Dark adaptation pattern of pregnant women as an indicator of functional disturbance at acceptable serum vitamin A levels. *Eur J Clin Nutr* **56,** 462–466.

World Health Organization (1996) *Indicators for Assessing Vitamin A Deficiency and their Application in Monitoring and Evaluating Intervention Programmes.* WHO/NUT/96.10. WHO, Geneva.

Wyss, A., Wirtz, G.M., Woggon, W.D., *et al.* (2001) Expression pattern and localization of beta-carotene 15,15′-dioxygenase in different tissues. *Biochem J* **354,** 521–529.

Yan, J., Kandianis, C.B., Harjes, C.E., *et al.* (2010) Rare genetic variation at *Zea mays* crtRB1 increases beta-carotene in maize grain. *Nature Genet* **42,** 322–327.

Yeum, K.J. and Russell, R.M. (2002) Carotenoid bioavailability and bioconversion. *Annu Rev Nutr* **22,** 483–504.

Zagre, N.M., Delpeuch, F., Traissac, P., *et al.* (2003) Red palm oil as a source of vitamin A for mothers and children: impact of a pilot project in Burkina Faso. *Public Health Nutr* **6,** 733–742.

Zanotti, G. and Berni, R. (2004) Plasma retinol-binding protein: structure and interactions with retinol, retinoids, and transthyretin. *Vitam Horm* **69,** 271–295.

Zimmermann, M.B., Wegmueller, R., Zeder, C., *et al.* (2004) Triple fortification of salt with microcapsules of iodine, iron, and vitamin A. *Am J Clin Nutr* **80,** 1283–1290.

Zinsstag, J., Schelling, E., Daoud, S., *et al.* (2002) Serum retinol of Chadian nomadic pastoralist women in relation to their livestocks' milk retinol and beta-carotene content. *Int J Vitam Nutr Res* **72,** 221–228.

Ziouzenkova, O. and Plutzky, J. (2008) Retinoid metabolism and nuclear receptor responses: new insights into coordinated regulation of the PPAR–RXR complex. *FEBS Lett* **582,** 32–38.

Zulet, M.A., Puchau, B., Hermsdorff, H.H., *et al.* (2008) Vitamin A intake is inversely related with adiposity in healthy young adults. *J Nutr Sci Vitaminol (Tokyo)* **54,** 347–352.

12
カロテノイド

Brian L. Lindshield

要　　約

カロテノイドは40個の炭素から成る脂溶性の化合物である。多くのカロテノイドには色がついている。体内に摂取され見いだされる主要な6種のカロテノイドは，βカロテン，αカロテン，βクリプトキサンチン，ルテイン，ゼアキサンチン，リコペンである。βカロテン，αカロテンとβクリプトキサンチンはプロビタミンAカロテノイドであり，それらがカロテノイド開裂酵素であるカロテノイドモノオキシゲナーゼ1（CMO1）によって主にレチナールに開裂されることを意味している。レチノール活性当量（RAEs）はプロビタミンAカロテノイドがビタミンAにどのくらい変換されるかを推定するために食事摂取基準委員会（Dietary Reference Intakes Committee）によって定められた。これまでのエビデンスから，第二の開裂酵素であるカロテノイドモノオキシゲナーゼ2（CMO2）が非プロビタミンAカロテノイドを開裂することが示唆されている。多くの要因がカロテノイドの生体利用率と生物学的変換量に影響を及ぼしている。それらを覚えるために“SLAMENGHI”（Species＝動物種，Linkage＝分子結合，Amount＝摂取量，Matrix＝マトリックス，Effectors＝エフェクター，Nutrients status＝栄養状態，Genetic factors＝遺伝因子，Host-related factors＝宿主関連要因，Interactions＝相互作用）という造語がつくられた。カロテノイドと慢性疾患との関係についての研究分野はいまだに活発である。最も研究されている3つの領域は，βカロテンと肺癌，リコペンと前立腺癌，ルテイン/ゼアキサンチンと黄斑変性である。βカロテンを強化するように遺伝子操作されたゴールデンライスは，米を主食として消費する国においてビタミンA不足に立ち向かうために考案された。10年以上も前に開発されたにもかかわらず，それはいまだに上市されるまでに至らない調査のハードルに直面している。

はじめに

カロテノイドは，自然界に見いだされる炭素原子40個から成る非極性のポリイソプレノイド化合物である。約600種類の既知カロテノイドのうち，ヒトに摂取されるカロテノイドは一般的に40種類のみであり，通常そのうちのわずか20種類がヒト組織から見いだされている（Young *et al*., 2004）。食物，血液，組織にみられる代表的な6種類のカロテノイドは，βカロテン，αカロテン，βクリプトキサンチン，ルテイン，ゼアキサンチン，リコペンである。このうちリコペンは，アメリカにおいて食物や血液中にみられる主要なカロテノイドである（Holden *et al*., 1999）（図12.1，表12.1）。カロテノイドは2つの方法により分類される。ひとつは，ビタミンAへの変換が可能かどうかという観点（プロビタミンA活性）に基づいた分類，もうひとつは，構造の違いと極性に基づいた分類である。酸素原子を持つカロテノイドはキサントフィル，炭化水素のみのカロテノイドはカロテンと呼ばれている。

カロテノイドの構造は多数の共役二重結合を有し，フリーラジカルを効率的に消去するのに寄与している（つまり抗酸化剤として作用する）とともに，可視領域の光を吸収する。この光吸収は，カロテノイドがそれぞれの固有の色を反映する原因となっている。二重結合の数の違いにより，カロテノイドは無色（共役二重結合数の不足によるもの）から鮮赤色まで存在する（Deming *et al*., 2001）（図12.1，表12.1）。この不飽和構造はまた，カロ

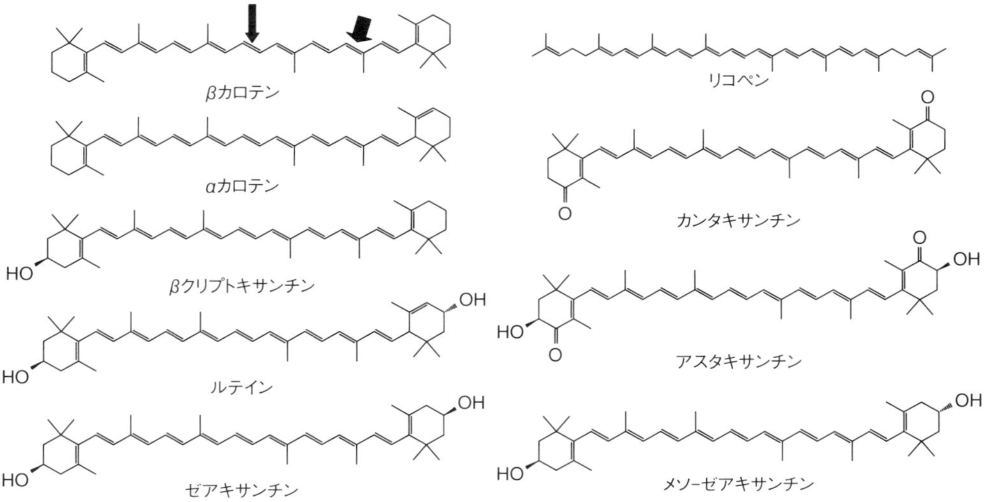

図12.1　一般的なカロテノイドの all-*trans* 型構造

β-カロテン上の細い矢印（↓）は，15,15′-カロテノイドモノオキシゲナーゼ（CMO1）の中央開裂位置を示し，太い矢印（⬇）は，9′,10′-COM2の中心からはずれた開裂位置を示す。

表12.1　代表的なカロテノイドの色調，キサントフィル/カロテンの分類，レチノール変換係数（アメリカでの平均血清値，平均摂取量および食品源）

カロテノイド	色調	キサントフィルまたはカロテン	RE	RAE	平均血清値（アメリカ）[a]		食品からの平均摂取量（アメリカ）[a]		食品源[b]
					M	F	M	F	
					(μg/dL)		(mg/d)		
リコペン	赤	カロテン	—	—	26.4	23.9	11.27	6.71	トマト，スイカ，グアバ，ピンクグレープフルーツ
βカロテン	黄橙	カロテン	6	12	14.6	18.4	2.22	1.87	ニンジン，サツマイモ，カボチャ，ホウレンソウ，アプリコット
αカロテン	淡黄	カロテン	12	24	3.8	4.4	0.44	0.36	ニンジン，カボチャ
βクリプトキサンチン	橙	キサントフィル	12	24	8.6	8.1	0.13	0.10	甘味赤ピーマン，タンジェリン，パパイア，カキ
ルテイン	黄	キサントフィル	—	—	20.1[c]	18.2[c]	2.11	1.86	ケール，ホウレンソウ，トウモロコシ，コラード
ゼアキサンチン	黄	キサントフィル	—	—					ブロッコリー，卵黄
カンタキサンチン	赤〜橙	キサントフィル	—	—	—	—	—	—	ほとんど摂取せず
アスタキサンチン	赤	キサントフィル	—	—	—	—	—	—	ほとんど摂取せず

RE：retinol equivalent（レチノール当量），RAE：retinol activity equivalent（レチノール活性当量），M：男性，F：女性。

[a]：アメリカでの平均血清値および平均摂取量は19〜30歳群と30〜51歳群の値を用いて計算（ORI 2000, DRI 2001）。

[b]：食品は Holden ら（1999）より。

[c]：血清値および摂取量はルテインとゼアキサンチンの総量として示している。

テノイドの酸素や光，熱に対して不安定な要因となる。

植物中では，カロテノイドは光合成における光捕集複合体の一部となっている。カロテノイドはまた，細菌，酵母，カビ，トリの羽毛，甲殻類にも見いだされる。哺乳類はカロテノイドを合成できないため，食物から摂取しなければならない。カロテノイドのアスタキサンチンやルテイン，ゼアキサンチンは通常，動物用飼料のサプリメントとして使用されている。アスタキサンチンは，サケ（鮭）のピンク色の呈色に関与している。一方，ルテインやゼアキサンチンは，家禽類の卵黄色素を増やすために用いられる（図12.1，表12.1）。

本章では，まずカロテノイドの生体利用率（実際に吸収されるカロテノイド量）や生物学的変換量（ビタミンAに変換されるカロテノイド量）に影響する因子について述べ，プロビタミンAであるカロテノイドの酵素的変換についてまとめる。続いて，カロテノイドの輸送と蓄積，循環血清中の濃度に影響する要因，欠乏症および毒性について述べる。さらに，カロテノイドの開裂酵素，βカロテンと肺癌，リコペンと前立腺癌，ルテイン/ゼアキサンチンと黄斑変性と白内障形成，カロテノイドと皮膚およびカロテノイドと心臓血管疾患について記述し，最後に，カロテノイド研究の今後の方向性について考察する。

生体利用率と生物学的変換量

カロテノイドの吸収やプロビタミンAカロテノイドからビタミンAへの変換に影響する要因は多様である。これらの要因を覚える言葉として，SLAMENGHI（Species＝動物種，Linkage＝分子結合，Amount＝摂取量，Matrix＝マトリックス，Effectors＝エフェクター，Nutrient status＝栄養状態，Genetic factors＝遺伝因子，Host related factors＝宿主関連要因，Interactions＝相互作用）という造語がClive Westらによって造られた（Castenmiller and West, 1998）。以下に，カロテノイドの生体利用率と生物学的変換量に与えるSLAMENGHIのうちの主たる要因について記述する。

動　物　種

カロテノイドのうち，一般的にキサントフィル類はカロテン類より吸収されやすい。これはキサントフィル類の親水性により，消化管内において脂質ミセル外側部に取り込まれやすくなっているからと考えられている（Yeum and Russell, 2002）。自然界では通常，カロテノイド類は，全トランス（all-*trans*）型で存在しているが，熱や光の曝露により容易に異性化しシス（*cis*）型となる。*cis*型異性体の相対的な吸収率は，カロテノイドの種類により明らかに異なっている。例えば，all-*trans*型と比較してβカロテンの*cis*異性体の吸収は減少するが，リコペンの*cis*異性体の吸収は増加する（Castenmiller and West, 1998）。

分　子　結　合

さまざまな果実や野菜中で，キサントフィル類の水酸基は，脂肪酸とエステル結合している。エステル化されたキサントフィルが吸収されるためには，消化管内において脂肪酸部分が切断され，遊離したキサントフィル類にならなければならない。キサントフィルエステルの加水分解は，非常に効率的に行われると予想される。なぜなら，ルテインやβクリプトキサンチンのエステル化合物の吸収性は，それぞれ遊離したカロテノイドの吸収性と類似していること（Breithaupt *et al*., 2003；Chung *et al*., 2004），また，ゼアキサンチンのエステル化合物の吸収は，遊離したゼアキサンチンよりもより優れていることが予想されているからである（Breithaupt *et al*., 2004）。

マトリックス

カロテノイドが供給される状況，あるいはマトリックスは，生体利用率に影響する最も大きな要因である。例えば，パパイアやマンゴー，スクワッシュのようなオレンジ色の果実やカボチャは，黄緑色野菜やニンジンに比べて，ビタミンA活性では2倍，血清βカロテン値では4倍と高くなる（Boileau and Erdman, 2004）。これらの果実と野菜の相違点は，果実中ではカロテノイドが油滴中に溶解しているのに対し，野菜中ではカロテノイドが結晶として存在したり，葉緑体中に結合していたり，あるいは食物繊維やタンパク質などの巨大分子と会合していたりすることがあげられる。結晶あるいは結合したカロテノイドは，消化管のミセル中に可溶化されにくいため，吸収が阻害されている。緩やかに加熱したり食品を加工したりすると，植物細胞壁やタンパク質との結合あるいはオルガネラが破壊されてカロテノイドが遊離し吸収されるようになるため，カロテノイドの生体利用率が上昇する。さらに，油中に含まれているカロテノイド（例：赤ヤシ油）や，市販されている水溶性顆粒中のカロテノイドは，果実や野菜に比べてカロテノイドの放出を阻害するマトリックスがないため，優れた生体利用率を有している（Boileau and Erdman, 2004）。しかしラットでは，トマト粒子由来のリコペンが水溶性顆粒の場合よりも高い生体利用率を示している（Canene-Adams *et al*., 2007）。

エフェクター

カロテノイド吸収には，多数のエフェクターが関与する。サラダに適量のドレッシングをかけて食事するような脂質の摂取は混合ミセルの形成を促進し，カロテノイドの取込みを増加させる。混合ミセルは，脂溶性のカロテノイドが攪拌されにくい水層から取り込まれる腸管細胞へ通過するのに不可欠である。食物繊維やオレストラ（カロリーゼロの合成脂肪），植物ステロールとスタノールエステルは食事由来の化合物であり，カロテノイドの吸収を減少させる。また，あるカロテノイドが1つだけ高濃度で供給された場合，他のカロテノイドの吸収を減少させる。これは，カロテノイド類がそれぞれ類似した取込みと輸送経路を共有しているためと考えられている（Yeum and Russell, 2002）。これとは対照的に，同時に他の抗酸化剤をサプリメントとして与えると，カロテノイドの生体利用率を向上させる可能性がある。ビタミンCやEのような抗酸化剤は，消化管中でのカロテノイドの安定性を向上させ，吸収を促進させる（Tanumihardjo *et al*., 2005）。

宿主の栄養状態

高ビタミンA状態は，カロテノイドの生物学的変換を減少させるといわれている（Yeum and Russell, 2002）。一方で低ビタミンA状態は，生体の必要に応じてビタミンAへの変換を増加させる。さらに，ラットでは低タンパク質状態では，カロテノイドの中央開裂酵素レベルを減少させる（Barua, 2004；Tang and Russell, 2004）。加えて，中央開裂酵素は補助因子として第一鉄を必要とするため，宿主における鉄の状態も活性に重要となっている（von Lintig *et al*., 2005）。

宿主関連要因

加齢により胃酸分泌が減少するような萎縮性胃炎は，混合ミセルの形成と吸収を妨害するため，カロテノイドの取込みを減少させる（Yeum and Russel, 2002）。ビタミンA欠乏集団に流行している寄生虫感染もまた，カロテノイド吸収に対しては大きなネガティブ要因となっている（Barua 2002）。

カロテノイドのレチノール当量とレチノール活性当量

1989年，アメリカ科学アカデミーの食品栄養委員会（Food and Nutrition Board of Science：FNBNAS）は，サプリメント中から精製されたall-*trans* βカロテン2 μgを1レチノール当量（1 RE＝1 μg all-*trans* レチノール相当量）として設定した。また，生体利用率が低下するため，食品由来のall-*trans* βカロテン3 μgが，油から精製されたall-*trans* βカロテン1 μgに相当するとした。したがって，食品中のall-*trans* βカロテン6 μgが1 REと相当することになる。他の食品由来のプロビタミンAとなるカロテノイド（主にαカロテンとβクリプトキサンチン）については，all-*trans* βカロテンの半分のビタミンA活性であるとみなされ，これらのカロテノイドは12 μgで1 REとされた（表12.1）。しかし，2001年にFNBNASは，ヒト試験よりall-*trans* βカロテンの生体利用率がこれまでの半分であることが明らかにされたことを受け，これらの変換値を改訂した。このような変化に伴う混乱を軽減するために，新しく1レチノール活性当量（1 RAE＝1 μg all-*trans* レチノール活性相当量）という新しい単位を提唱した。油中の精製したall-*trans* βカロテン，食品中のall-*trans* β-カロテン，その他の食品中プロビタミンAカロテノイドのRAE比は，それぞれ2：1，12：1，24：1と設定された（表12.1）（Institute of Medicine, 2001）。しかしながら，最近のモンゴル産アレチネズミの研究では，食品中のプロビタミンAカロテノイドの生体利用率は，RAEでの設定値よりもより効率的であることが示唆されている（Howe and Tanumihardjo, 2006；Davis *et al*., 2008；Howe *et al*., 2009；Arscott *et al*., 2010；Ejoh *et al*., 2010）。最近の研究では，βクリプトキサンチンやαカロテンの相対的な生体利用率は，βカロテンよりも高いことが証明され，これらのカロテノイドが効率よく生物学的変換されていることの部分的な証明となっている（Burri *et al*., 2011）。

輸送と蓄積

小腸内腔において，カロテノイドは最初に混合ミセルに取り込まれ，いまだに解明されていない機構によって吸収が促進される。これらの吸収は，単純拡散やスカベンジャー受容体B型I（SR-B1）のようなトランスポーターによることが明らかにされている（Nagao, 2009）。吸収されたカロテノドは，まずカイロミクロンに取り込まれて全身循環系に入る前にリンパに放出される。部分的には，カイロミクロンレムナントが肝臓に取り込まれる前に，末梢組織に取り込まれるのかもしれない（Deming *et al*., 2001）。肝臓では，カロテノイドは小腸由来の超低密度リポタンパク質（VLDL）に再び取り込まれ，血液中に分泌される。

カロテノイドは，リポタンパク質中に均一に分布しているわけではない。疎水性のカロテン類は，主に低密度リポタンパク質（LDL）中に見いだされるのに対して，親水性の高いキサントフィル類は，高密度タンパク質（HDL）中に多く見いだされる（Furr and Clark, 2004）。カロテノイドの取込みは，組織間によっても異なる。表12.2は，特定なヒト組織中での6種類の主要なカロテノイドの濃度を示したものである。カロテノイドは，量的には肝臓と脂肪組織で最も多くなっているが，濃度的には肝臓，副腎および前立腺のような生殖組織などで最も高くなっている。組織部位により蓄積が異なる理由は不明であるが，この異なる取込みは，組織でのLDL受容体の存在量が多いことによるものか，いまだ確認されて

表12.2　ヒト組織中でのカロテノイド濃度

組織	リコペン	βカロテン	αカロテン	βクリプトキサンチン	ルテイン	ゼアキサンチン
	ng/g　組織					
結腸	534	256	128	35	452	32
肝臓	352	470	67	363	1,701	591
肺	300	226	47	121	212	90
前立腺	374	163	50	—	128	35
皮膚	69	26	8	—	26	6
網膜色素上皮[a]	8.64	10.80	2.97	—	18.27	4.85

[a]：集めた網膜色素上皮約0.2g中の濃度。
データ：Furr and Clark (2004)，Khachik *et al*. (2002)。

いない特定のカロテノイド結合タンパク質あるいはトランスポーターによるものと推測されている（Deming *et al*., 2001）。最近，ルテインケトカロテノイド代謝物は，肝臓や脂肪中でルテインよりも高濃度に蓄積されていることが判明し，カロテノイドは体内において活発に代謝されていることが示唆されている（Yonekura *et al*., 2011）。ルテインやゼアキサンチンの類似の代謝物が，CMO2ノックアウトマウスで高濃度に蓄積されている（Amengual *et al*., 2011）。これらの代謝物の機能や，βクリプトキサンチンが類似の代謝物を形成するかどうかについてはまだ明らかとなっていない。

循環濃度に影響する要因

カロテノイドの循環量に影響を与える主な要因は，体組成である。体格指数（body mass index：BMI）と血漿カロテノイド濃度が逆相関することは，多くの研究で報告されている。この相関についてのさらなる詳細な解析により，血漿カロテノイド濃度は，体脂肪量だけでなく，除脂肪体重にも関連することが示唆されている。このことは，筋肉のような脂肪を含まない組織がカロテノイドを蓄積できることを示している（Furr and Clark, 2004）。したがって，拒食症者の血漿カロテノイド値が非常に高いのは，この高度な異化作用が動員されたためであるとするのが最も妥当と思われる（Curran-Celentano and Erdman, 1993）。

一般に，血液中に循環しているカロテノイドの濃度は，血清中の中性脂肪とコレステロール濃度に相関している。また，加齢に伴う血清中のカロテノイド濃度上昇は，高齢者の特性である血清脂質の上昇と相関があると報告されている。女性では，さまざまなカロテノイドの濃度は，月経周期と異なったピークを示す。その理由や意義については不明だが，男性でも血中アンドロゲンとリコペンの濃度に相互作用がみられる（Furr and Clark, 2004）。喫煙はカロテノイド濃度を低下させることに関連しており，おそらく酸化ストレスが増大するためと思われる。アルコール摂取は，βカロテン濃度と逆相関することが知られている。しかし，喫煙とアルコール摂取の両方が，食事からのカロテノイドの摂取の減少と関連している。このような血清カロテノイド濃度の減少が，食事もしくは代謝の変化によるものなのかどうかはいまだ明らかにされていない（Institute of Medicine, 2000）。

毒性と欠乏症

ビタミンAと異なり，カロテノイドの毒性や欠乏症については知られていない。カロテノイド濃度の低下は，特定の慢性状態のリスクを増大させるかもしれないが，古典的な意味での欠乏症については言及されていない。βカロテンやリコペンを高用量摂取すると，それぞれ高カロテン血症（carotenodermia）や高リコペン血症（lycopinodermia）が誘導される。高カロテン血症は，βカロテンが皮膚に高濃度蓄積されることにより，黄色くなる状態である。この症状は，被験者がニンジンやβカロテンが含まれるサプリメントをβカロテン量で30mg/日かそれ以上，長期間にわたり摂取し続けることにより発現すると報告されている。高カロテン血症は，黄疸により引き起こされる眼球の強膜の着色とは異なるので，疾患ではない。同様に高リコペン血症では，トマトやリコペンを大用量摂取することにより皮膚がオレンジ色になる（Institute of Medicine, 2000）。これらの症状は，カロテノイド摂取を数日から数週間減らすことにより回復される。カロテノイドをサプリメントで高用量摂取した場合の副作用として，喫煙者における肺癌リスクとβカロテン摂取およびカンタキサンチンによって引き起こされる網膜症の2例が議論されている。

カロテノイド開裂酵素

小腸といくつかの他の組織には，2種類のカロテノイド開裂酵素（カロテノイドモノオキシゲナーゼ：CMO1とカロテノイドモノオキシゲナーゼ２：CMO2）が高濃度に含まれている。これらの両酵素は，プロビタミンAカロテノイドを開裂させ,異なるレチノイドを生成する。CMO1は，主にβカロテンの15，15′結合の中央開裂を触媒し，２分子のレチナールを生成するし，他のプロビタミンAカロテノイドも同様に開裂する（図12.1）。（訳注：遺伝子に）変異を持つヒトやCMO1ノックアウトマウスの研究では，その酵素の機能から予測されるように，βカロテン濃度の増加とビタミンA濃度の減少がみられる。(Hessel *et al*., 2007；Lindqvist *et al*., 2007)。さらに，CMO1ノックアウトマウスでは，肥満症や脂肪症のリスクの上昇が報告されており，これは脂質代謝の変化によるものと考えられている。(Hessel *et al*., 2007)。しかし，CMO1ノックアウトマウスの他の研究では，このような脂質変化はみられていない(Lindshield *et al*., 2008)。CMO1酵素の共通する一塩基多型(SNPs)が２例同定されており，女性でβカロテン開裂が減少し，βカロテンからレチナールの変換が効率的になされていないことが示されている（Leung *et al*., 2009)。CMO1酵素が，非プロビタミンAカロテノイドをどの程度開裂するかについては，はっきりしていない。

CMO2酵素は，βカロテンの9′，10′結合の開裂を触媒し，引き続き脂肪酸のβ酸化と類似した機構によって炭素鎖を短縮し，1分子のレチノイン酸を生成する(図12.1)。CMO1とは異なり，CMO2は非プロビタミンAカロテノイドを開裂する。リコペンでは，下記のような証拠があげられている。

・COM2を発現させた大腸菌はリコペンが開裂されるため，リコペンのみを産生する大腸菌と異なる色調を示す（Kiefer *et al*., 2001)。
・昆虫組織におけるCOM2は，*cis*型のリコペンを開裂するが，all-*trans*型は開裂しない(Hu *et al*., 2006)。
・COM2発現の増加したCOM1ノックアウトマウスは，リコペンの組織中の分布を変える（Lindshield *et al*., 2008)。
・COM2ノックアウトマウスは，血清や組織中でのリコペン濃度を増加する（Ford *et al*., 2010)。

そのうえ，*in vitro*実験でフェレットのCMO2は，主にゼアキサンチンやルテインを開裂し（Mein *et al*., 2011)，CMO2ノックアウトマウスでは，ゼアキサンチンやルテインの誘導体である3,3′-ジデヒドロゼアキサンチンや3-ジヒドロルテインが蓄積することが知られている。また，ルテインやゼアキサンチンを与えたCMO2ノックアウトマウスでは，キサントフィルの蓄積における開裂の変化だけでなく，ミトコンドリアの機能障害と酸化ストレスの増加もみられることが報告されている(Amengual *et al*., 2011)。

表12.3には，マウスとヒトにおけるCMO1の組織中の相対濃度と，マウスでのCMO2発現を示した。発現は組織間で大きく異なり，２つの異なるカロテノド開裂酵素が，同じ組織でも異なって発現している。この異なる組織中での発現の意義に関して現在研究が行われている。

カロテノイドが関連する健康と病態

βカロテンと肺癌

肺癌は，アメリカにおいて男女いずれにおいても致死性が高く，喫煙が主たる危険因子である(American Cancer Society, 2010)。1990年初頭において，βカロテンの豊富な果実や野菜の摂取と肺癌リスクにおいて逆相関性を示す有力な疫学的エビデンスが示された。すなわち，高用量のβカロテン摂取が肺癌発生リスクの高い集団において肺癌発症を軽減するかどうかを決定するために，２種類の大規模無作為化プラセボ対照介入試験が実施された。

これら２つの研究からは，残念なことにβカロテンの摂取は肺癌リスクを増加させることが判明した(Lindshield and Erdman, 2010)。最近の系統的レビューによれば，高用量のβカロテン摂取（20～30mg/日）は，喫煙者やアスベスト労働者において肺癌リスクを増加させることが明らかにされた（Druesne-Pecollo *et al*., 2010)。しかし，少用量のβカロテン摂取あるいは食事性摂取は，肺癌発生を促進するというよりも抑制的である（Gallicchio *et al*., 2008；Druesne-Pecollo *et al*., 2010)。

これらのβカロテン用量依存的な効果は，ヒトと同様なβカロテンの代謝や蓄積をする小動物であるフェレットを喫煙状態にした時にもみられている（Lee *et al*., 1999)。喫煙者における高用量βカロテン摂取による有害効果のメカニズムは明らかとなっていないが，酸化ストレスの増加，レチノイン酸シグナリングの変化，あるいはチトクロームP450の誘導など，多くの仮説が立てられている（Goralczyk, 2009)。これらのメカニズムは，*in vitro*実験や動物実験でなされているだけであり，βカロテンの臨床試験で肺癌を発症したヒトの場合には，そのメカニズムは明らかとなっていない（Liu *et al*., 2009；Wright *et al*., 2010)。

これらのことを総合して，アメリカ癌協会（AICR）は，通常に食事に含まれる量のβカロテンを摂取する場合には肺癌予防に働くが，サプリメントとしてのβカロテン摂取は，現喫煙者において肺癌を引き起こすとしている（AICR, 2007)。

表12.3　マウスにおけるカロテノイドモノオキシダーゼ1（CMO1）とモノオキシゲナーゼ2（CMO2）の組織 mRNA 発現量と CMO1 ヒト mRNA およびタンパク質量の相対発現量

組織	マウス mRNA		ヒト CMO1	
	CMO1[a]	CMO2[b]	mRNA[c]	タンパク質[d]
結腸	−	−	+	+++
肝臓	++	+++	++	+++
肺	−	+	−	nm
前立腺	nm	nm	++	+
網膜色素上皮	nm	nm	+++	nm
皮膚	nm	nm	nm	+++
副腎	nm	nm	nm	++
脳	−	++	nm	nm
子宮内膜	nm	nm	nm	+++
心臓	−	+	−	nm
腎臓	+++	+++	+++	++
卵巣	nm	nm	++	+
膵臓	+	nm	nm	+++
網膜	+	nm	−	nm
骨格筋	nm	nm	+	+
小腸	+++	+++	+++	+++
脾臓	−	+	−	nm
胃	−	−	+	+++
睾丸	++	++	++	++
胸腺	+	nm	nm	nm

−：未検出，＋：低，＋＋：中，＋＋＋：高，nm：未測定。
[a]：データは Kiefer *et al*.（2001）および Wyss（2004）。
[b]：Kiefer *et al*.（2001）。
[c]：Lindqvist and Andersson（2002）および Yan *et al*.（2001）。
[d]：Lindqvist and Andersson（2004）。

リコペンと前立腺癌

前立腺は，アメリカの男性において最も癌が発生する部位であり，2010年ではすべての癌診断のほぼ1／3を占めると見積もられている（American Cancer Society, 2010）。1995年にアメリカで行われた Health Professional Follow-up Study（医療従事者追跡調査）のアメリカ国内男性を対象にした前向きコホート（疫学調査）では，生のトマト，トマトソースあるいはピザの消費に伴うリコペン摂取は，すべての前立腺癌のリスク軽減に関連性があることが見いだされた（Giovannucci *et al*., 1995）。近年の研究成果（Lindshield and Erdman, 2010）およびその報告についての出版物（Karppi *et al*., 2009；Beilby *et al*., 2010；Kristal *et al*., 2010）によれば，疫学的な証拠より，トマトやリコペンの食事摂取量や血清中濃度が増加すると前立腺癌のリスクが軽減するものと予想されている。最近の総説では，多くの小規模な臨床研究や介入試験の結果がまとめられている（Lindshield and Erdman, 2010）。これらにまとめられた成果には，それ以前の総説（Barber *et al*., 2006；Schwenke *et al*., 2009）のことが含まれていないものの，男性によるトマトやリコペンの摂取は，前立腺癌に有効であることが示唆されている。しかしながら，男性におけるリコペンやトマトの摂取が男性の前立腺癌予防に効果があるかどうかを決定するためには，より大きな長期間にわたる研究が必要である（Haseen *et al*., 2009）。これまでのところ，このことを反証するような研究はみられない。

なぜリコペンと前立腺癌に関連性があるのだろうか。

理由はわからないが，リコペンは優先的に前立腺に蓄積される。前立腺ではアンドロゲンであるテストステロンやジヒドロテストステロンが前立腺癌の亢進に重要な役割を果たしている。去勢した雄ラットの肝臓リコペン濃度は2倍となったが，テストステロンの投与により元に戻ったことから，アンドロゲンとリコペン値の間には相互作用があると思われている（Boileau *et al*., 2001）。さらに，いくつかの動物実験では，リコペンはアンドロゲンシグナル遺伝子の発現を減少させることが見いだされるという報告（Wertz, 2009）とともに，このような結果を見いだせないという報告（Lindshield *et al*., 2010）もある。ほかにもたくさんの提唱されたメカニズム（Wertz, 2009）があるが，作用発現のための初期の作用として，抗酸化作用があることには疑いがなさそうであることが証明されている（Erdman *et al*., 2009）。

一般的な疑問として，トマト消費と前立腺癌の間の逆の相関関係において，リコペンが関与しているかどうか，また，トマト中に抗癌作用を有している他の化合物があるかどうかということがあげられる。これはヒトにおける研究，あるいは疫学的研究においても難しい問題であるが，最近報告された動物実験（Lindshield and Erdman, 2010）やある出版物（Lindshield *et al*., 2010）によれば，リコペンは丸ごとのトマト摂取ほどの効果はないことが示唆されている。しかし，一方では，動物実験における前立腺癌の発病阻害において，リコペンはトマトペースト摂取よりも効果が優れているという報告がなされていることにも注意しなければならない（Konijeti *et al*., 2010）。

2004年，FDAはトマトとリコペンおよび前立腺癌に関するヘルスクレーム（栄養強調表示）の作成に着手した。さまざまなエビデンスを検証後，FDAはトマトと前立腺癌との健康について「非常に限定的で予備的な科学的研究であるが，1週間に1/2～1個（カップ）のトマトあるいはトマトソースを摂取すると前立腺癌のリスクを軽減するかもしれない」というヘルスクレームを通達した（Kavanaugh *et al*., 2007）。リコペンと前立腺癌について，FDAは，「食物成分や食品サプリメントからのリコペンの摂取が関与しているとする信頼できるエビデンスはなく，評価された癌もないこと」を結論づけた（Kavanaugh *et al*., 2007）。一方，アメリカ癌協会（AICR）は，FDAよりも多くの研究を考察し，「リコペン単独での摂取での証拠は低いものの，リコペンを含有する食品（特にトマト成分より作られる食品）の摂取は，前立腺癌に対して抑制的に働く」とする見解を取っている（AICR, 2007）。

ルテイン/ゼアキサンチンと黄斑変性

アメリカおよび西欧諸国では，加齢黄斑変性症（age-related macular degeneration：AMD）が60歳以上での失明の主たる原因となっている（Barker, 2010）。AMDは，酸化脂質とタンパク質より成るドルーゼンの形成が特徴であり，これにより光受容細胞（視細胞）への栄養や酸素の供給が絶たれてしまう（Bernstein, 2009）。そしてその後，光受容細胞は死滅し，恒久的な失明につながる。

ヒトの眼球の後ろに位置する網膜には，中心窩として知られるくぼみがあり，レンズを通過した光が集められる（図12.2）。この領域には，ヒトがよりきれいにかつ鮮明に見るための働きをしている色覚（訳注：色を区別する）感受性細胞である錐体が高濃度に存在している。中心窩は，ラテン語で“黄色い点”という意味の黄斑の中央に位置する。この黄色は，この部分に多量に存在するルテインやゼアキサンチンに由来し，まとめて黄斑色素と呼ばれる。網膜中のカロテノイド量は，体の他のどこよりも高くなっている。ルテインやゼアキサンチンは網膜全体に分布し，中心窩では，ゼアキサンチンやその異性体であるメソ-ゼアキサンチン濃度がルテインと同程度みられる。しかし，中心窩から遠くなるにつれてルテイン量が増加し，網膜末梢ではルテインが主たるカロテノイドとなっている（Bhosale *et al*., 2009）。

メソ-ゼアキサンチンはどの食品にもみられないことから，中心窩においてルテインが二重結合のシフトを経由して形成されていると考えられている（図12.1）（Jhonson *et al*., 2005）。この二重結合のシフトがどのようにして起こるかはいまだ不明であるが，グルタチオン-*S*-トランスフェラーゼPiアイソフォームがゼアキサンチン結合タンパク質として，中心窩近くでは高濃度に，それ以外の部分からは低濃度で見いだされている。グルタチオン-*S*-トランスフェラーゼは，以前よりルテインからメソ-ゼアキサンチンへの変換と類似した二重結合シフト反応を触媒することが明らかにされており，このタンパク質が，酵素的に関与していると考えられている（Bhosale *et al*., 2004）。ルテイン結合タンパク質は，網膜末梢より単離されたタンパク質であり，steroidogenic acute regulatory（StAR）タンパク質ファミリーの一員とみられている。これらの結合タンパク質の網膜中における存在位置は，カロテノイドの分布に対応している（Bhosale *et al*., 2009）。

ルテインやゼアキサンチンとAMDの関連については，解剖によりAMD患者における網膜では健常人の網膜に比べて色素量が低減していることより判明した。斑点色素は，青色の光吸収か抗酸化剤として機能するかの2つの方法で保護的に作用していると考えられている（Bernstein, 2009）。カロテノイドを抜いた食事を摂取させたサルでは，斑点色素は不足し，ドルーゼンを形成しAMDの初期症状を示す（Landrum and Bone, 2004）。食事やサプリメント研究と同様に疫学的研究より，斑点色素は，ルテインやゼアキサンチンの摂取により増加することが

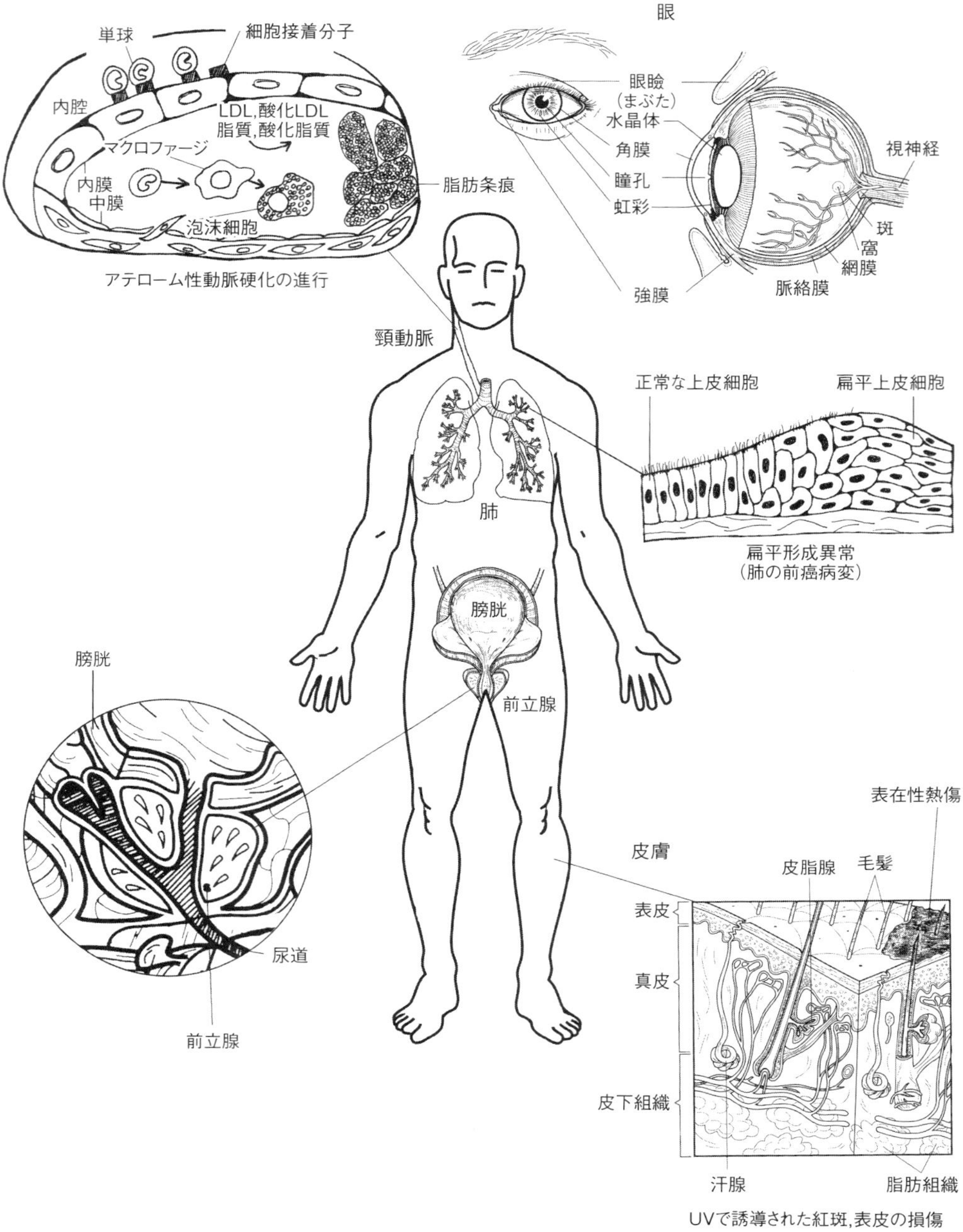

図12.2　カロテノイドに関連する健康と疾患状態，酸化

示唆されている（Barker, 2010）。

すべてではないがいくつかの疫学的研究によれば，ルテインやゼアキサンチンの摂取や血清濃度は，AMD リスクの軽減に関係していることが明らかにされている（Barker, 2010）。ルテインやゼアキサンチンの供給が，ω-3 脂肪酸と同様に AMD 症状の亢進阻止に関係しているかどうかを決定するために，Age-Related Eye Disease Study 2（AREDS2）（訳注：加齢黄斑変性症や白内障などの加齢性眼疾患の大規模研究）が現在進められている。AREDS2 研究は，2008年 6 月に登録された無作為化臨床研究である。5～6 年にわたって追跡され，この結果は2013～2014年に出ることが予定されている（AREDS2, 2010）。

AMD に加えて，ルテインやゼアキサンチンの摂取および血中濃度レベルは，白内障の軽減にも関連している。水晶体に存在することが確認できるカロテノイドは，ルテインとゼアキサンチンのみであるが，網膜中よりもその機能が低くなっている。白内障は，光による酸化や水晶体タンパク質の凝固によって引き起こされると考えられている。ルテインやゼアキサンチンは，白内障の亢進を決定づけるタンパク質の酸化を防ぐことにより，白内障のリスクを軽減しているとされている（Barker, 2010）。AREDS2 は，白内障形成を観察していることから，その結果はルテインやゼアキサンチンが白内障予防に効果があるかどうかの強いエビデンスを提供することになると思われる（AREDS2, 2010）。

皮　膚

過度の太陽光は，紫外線（UV）により誘起される紅斑，一般に日焼けと呼ばれる皮膚障害を誘起する。カロテノイドは，皮膚の保護を適度に行うことが明らかにされている。研究によれば，この効果を期待するには少なくとも10週間のカロテノイド補給が必要と予想されている。例えば，β カロテンの補給を10週間以上続けることで，日焼けが著しく減少したという研究解析が知られている（Kopcke and Krutmann, 2008）。カロテノイドとフラボノイドのような他の食品成分との相互作用もまた重要である。すなわち，これらの成分の豊富な食品の摂取は，UV 照射による皮膚障害への保護作用において，それぞれの成分を単独摂取する場合よりもより有効だからである（Stahl and Sies, 2007；Shapira, 2010）。

赤橙色のカロテノイドであるカンタキサンチンは，高濃度のものが自然の日焼け剤として市販されており，摂取すると皮膚脂肪層に蓄積し，皮膚は赤銅色となる。しかし，皮膚の色が変わるようになるために必要な長期間にわたり大量摂取すると，網膜内で結晶化するカンタキサンチンによる網膜症の発症が惹起される可能性がある。幸いにも，この症状は可逆的であり，失明には至らない（Goralczyk *et al*., 2000；Sujak, 2009）。

心血管疾患

疫学的研究により，カロテノイド類が豊富に含まれる食品と心血管疾患の発症リスクの減少の間には相関性があることが示されている。カロテノイド消費と，内皮機能の維持やアテローム性動脈硬化症を予防できる数多くの機構が存在する。最もよく引用されているのは，カロテノイドの抗酸化作用を通しての脂質や LDL の酸化抑制機構である。脂質や LDL が酸化されると，マクロファージによってその取込み量が増加する。マクロファージがこれらの酸化した脂質を高濃度に蓄積すると，泡沫細胞となる。そして泡沫細胞は，凝集して繊維性斑点を形成し，脂肪腺条やアテローム性動脈硬化症を引き起こす（図12. 2）。しかしながら，カロテノイドが抗酸化剤として機能し，心臓血管障害を阻害するという研究報告は極めて限られている（Erdman *et al*., 2009；Riccioni, 2009）。

将来の方向性

これまで，カロテノイド研究の初期段階として β カロテンについて調べられたが，ヒトの食事や組織から通常見いだされる他のカロテノイドに関しては，ほとんど知られていない。このなかには，非プロビタミン A カロテノイドが CMO2 によって開裂される可能性についても含まれている。もし，カロテノイドが開裂されるとすると，生成する化合物とその生物活性には非常に興味が持たれる。CMO2 によって生成するリコペン代謝物は，リコペノイドと呼ばれるが，レチノイドと同様に代謝物として生物活性を示すことが予想される（Lindshield *et al*., 2007）。同様な仮説は，他の非プロビタミン A カロテノイドでも成り立つが，この分野での研究はほとんどなされていない。脂質代謝におけるカロテノイド開裂酵素である CMO1 と CMO2 の役割については，いまだに明らかにされていない部分が多く残っている。これらの酵素は，カロテノイドの開裂だけでなく，他の代謝的機能の役割を担っているものと予想される。カロテノイドや脂質代謝における CMO1 と CMO2 SNPs の役割についても，これから研究する余地が残されている。

組織によってカロテノイド濃度が異なる理由については，眼球におけるルテインとゼアキサンチンの蓄積の場合を除いて，いまだに明らかにされていない。例えば，前立腺においてなぜリコペンがその前駆体であるカロテノイドであるフィトエン，フィトフルエンおよび ζ カロテンに比べて，構造はよく似ているにもかかわらず優先的に蓄積するかは，明らかとなっていない（Campbell *et al*., 2007）。また，組織におけるカロテノイドの貯蔵と分解を制御する要因についても明確にする必要がある。組織中のカロテノイドレベルに影響を与える因子を特定することは，個々のカロテノイドの役割を明らかにするための端緒となるばかりでなく，健康や疾病予防にとって大きな貢献をする可能性が秘められている。

植物の遺伝子組換えによりカロテノイド量を増加させることについても，活発な研究領域となっている。遺伝子組換えにより作られたβカロテンを含有する“ゴールデンライス”は，発展途上国におけるビタミンA欠乏症を解消するため作製された。しかし，この米に含まれるβカロテン量は，現実的に欠乏症を改善するにはあまりにも少ないと考えられている。この懸念事項に応じて，“ゴールデンライス2”ではトウモロコシ由来の酵素が導入され，βカロテン産量が20倍増加するようになった。新しく開発されたこの米に含まれるβ-カロテン量は，ビタミンA欠乏症を予防できる濃度に迫っている（Grusak, 2005；Paine *et al*., 2005）。最近，ゴールデンライス2で産生されたβカロテンが生物学的に利用されることが明らかとなり，また10年以上かけて規制条件を克服してきたことから，2012年には市場に出回ることになろう（Tang *et al*., 2009；Potrykus, 2010）。今後は，ゴールデンライス2が，必要な人口に応じて生産されるかどうかや，その消費が伸びるかどうかが問題となるであろう。

（和田昭盛訳）

推奨文献

Castenmiller, J.J. and West, C.E. (1998) Bioavailability and bioconversion of carotenoids. *Annu Rev Nutr* **18,** 19–38.

Institute of Medicine (2000) Beta-carotene and other carotenoids. In *Dietary Reference Intakes for Vitamin C, Vitamin E, Selenium, and Carotenoids*. National Academies Press, Washington, DC, pp. 325–382.

Kiefer, C., Hessel, S., Lampert, J.M., *et al.* (2001) Identification and characterization of a mammalian enzyme catalyzing the asymmetric oxidative cleavage of provitamin A. *J Biol Chem* **276,** 14110–14116.

Lindshield, B.L. and Erdman, J.W., Jr (2010) Carotenoids. In J.A. Milner and D.F. Romagnolo (eds), *Bioactive Compounds and Cancer*. Humana Press, New York, pp. 311–333.

［文　献］

AICR (2007) *Food, Nutrition, Physical Activity, and the Prevention of Cancer: a Global Perspective*. World Cancer Research Fund/ American Institute for Cancer Research, Washington, DC.

Amengual, J., Lobo, G., Golczak, M., *et al.* (2011) A mitochondrial enzyme degrades carotenoids and protects against oxidative stress. *FASEB J* **25,** 948–959.

American Cancer Society (2010) *Cancer Facts and Figures 2010*. American Cancer Society, Atlanta, GA.

AREDS2 (2010) *Age-Related Eye Disease Study 2 (AREDS2)* Homepage of National Eye Institute: https://web.emmes.com/study/areds2/index.htm.

Arscott, S., Howe, J., Davis, C., *et al.* (2010) Carotenoid profiles in provitamin A-containing fruits and vegetables affect the bioefficacy in Mongolian gerbils. *Exp Biol Med* **235,** 839–848.

Barber, N.J., Zhang, X., Zhu, G., *et al.* (2006) Lycopene inhibits DNA synthesis in primary prostate epithelial cells in vitro and its administration is associated with a reduced prostate-specific antigen velocity in a phase II clinical study. *Prostate Cancer Prostatic Dis* **9,** 407–413.

Barker, F. (2010) Dietary supplementation: effects on visual performance and occurrence of AMD and cataracts. *Curr Med Res Opin* **26,** 2011–2023.

Barua, A.B. (2004) Bioconversion of provitamin A carotenoids. In N.I. Krinsky, S.T. Mayne, and H. Sies (eds), *Carotenoids in Health and Disease*. Marcel Dekker, New York, pp. 295–312.

Beilby, J., Ambrosini, G.L., Rossi, E., *et al.* (2010) Serum levels of folate, lycopene, β-carotene, retinol and vitamin E and prostate cancer risk. *Eur J Clin Nutr* **64,** 1235–1238.

Bernstein, P.S. (2009) Nutritional interventions against age-related macular degeneration. *Acta Hort* **841,** 103–112.

Bhosale, P., Larson, A.J., Frederick, J.M., *et al.* (2004) Identification and characterization of a Pi isoform of glutathione S-transferase (GSTP1) as a zeaxanthin-binding protein in the macula of the human eye. *J Biol Chem* **279,** 49447–49454.

Bhosale, P., Li, B., Sharifzadeh, M., *et al.* (2009) Purification and partial characterization of a lutein-binding protein from human retina. *Biochemistry* **48,** 4798–4807.

Boileau, A.C. and Erdman, J.W., Jr (2004) Impact of food processing on content and bioavailability of carotenoids. In N.I. Krinsky, S.T. Mayne, and H. Sies (eds), *Carotenoids in Health and Disease*. Marcel Dekker, New York, pp. 209–228.

Boileau, T.W., Clinton, S.K., Zaripheh, S., *et al.* (2001) Testosterone and food restriction modulate hepatic lycopene isomer concentrations in male F344 rats. *J Nutr* **131,** 1746–1752.

Breithaupt, D.E., Weller, P., Wolters, M., *et al.* (2003) Plasma response to a single dose of dietary beta-cryptoxanthin esters from papaya (*Carica papaya* L.) or non-esterified beta-cryptoxanthin in adult human subjects: a comparative study. *Br J Nutr* **90,** 795–801.

Breithaupt, D.E., Weller, P., Wolters, M., *et al.* (2004) Comparison of plasma responses in human subjects after the ingestion of 3R,3R′-zeaxanthin dipalmitate from wolfberry (*Lycium barbarum*) and non-esterified 3R,3R′-zeaxanthin using chiral high-performance liquid chromatography. *Br J Nutr* **91,** 707–713.

Burri, B.J., Chang, J.S.T., and Neidlinger, T.R. (2011) β-Cryptoxanthin- and α-carotene-rich foods have greater apparent bioavailability than β-carotene-rich foods in Western diets. *Br J Nutr* **105,** 212–219.

Campbell, J.K., Engelmann, N.J., Lila, M.A., *et al.* (2007) Phytoene, phytofluene, and lycopene from tomato powder differentially accumulate in tissues of male Fisher 344 rats. *Nutr Res* **27,** 794–801.

Canene-Adams, K., Lindshield, B.L., Wang, S., *et al.* (2007) Combinations of tomato and broccoli enhance antitumor activity in dunning R3327-H prostate adenocarcinomas.

Cancer Res **67,** 836–843.

Castenmiller, J.J. and West, C.E. (1998) Bioavailability and bioconversion of carotenoids. *Annu Rev Nutr* **18,** 19–38.

Chung, H.Y., Rasmussen, H.M., and Johnson, E.J. (2004) Lutein bioavailability is higher from lutein-enriched eggs than from supplements and spinach in men. *J Nutr* **134,** 1887–1893.

Curran-Celentano, J. and Erdman, J.W., Jr (1993) A case study of carotenemia in anorexia nervosa may support the interrelationship of vitamin A and thyroid hormone. *Nutr Res* **13,** 379.

Davis, C., Jing, H., Howe, J., *et al.* (2008) Beta-cryptoxanthin from supplements or carotenoid-enhanced maize maintains liver vitamin A in Mongolian gerbils (*Meriones unguiculatus*) better than or equal to beta-carotene supplements. *Br J Nutr* **100,** 786–793.

Deming, D.M., Boileau, T.W., Heintz, K.H., *et al.* (2001) Carotenoids: linking chemistry, absorption, and metabolism to potential roles in human health and disease. In E. Cadenas and L. Packer (eds), *Handbook of Antioxidants*, 2nd Edn. Marcel Dekker, New York, pp. 189–221.

Druesne-Pecollo, N., Latino-Martel, P., Norat, T., *et al.* (2010) Beta-carotene supplementation and cancer risk: a systematic review and metaanalysis of randomized controlled trials. *Int J Cancer* **127,** 172–184.

Ejoh, R., Dever, J., Mills, J., *et al.* (2010) Small quantities of carotenoid-rich tropical green leafy vegetables indigenous to Africa maintain vitamin A status in Mongolian gerbils (*Meriones unguiculatus*). *Br J Nutr* **103,** 1594–1601.

Erdman, J., Ford, N., and Lindshield, B. (2009) Are the health attributes of lycopene related to its antioxidant function? *Arch Biochem Biophys* **483,** 229–235.

Ford, N., Clinton, S., von Lintig, J., *et al.* (2010) Loss of carotene-9′,10′-monooxygenase expression increases serum and tissue lycopene concentrations in lycopene-fed mice. *J Nutr* **140,** 2134–2138.

Furr, H.C. and Clark, R.M. (2004) Transport, uptake, and target tissue storage of carotenoids. In N.I. Krinsky, S.T. Mayne, and H. Sies (eds), *Carotenoids in Health and Disease*. Marcel Dekker, New York, pp. 229–278.

Gallicchio, L., Boyd, K., Matanoski, G., *et al.* (2008) Carotenoids and the risk of developing lung cancer: a systematic review. *Am J Clin Nutr* **88,** 372–383.

Giovannucci, E., Ascherio, A., Rimm, E.B., *et al.* (1995) Intake of carotenoids and retinol in relation to risk of prostate cancer. *J Natl Cancer Inst* **87,** 1767–1776.

Goralczyk, R. (2009) Beta-carotene and lung cancer in smokers: review of hypotheses and status of research. *Nutr Cancer* **61,** 767–774.

Goralczyk, R., Barker, F.M., Buser, S., *et al.* (2000) Dose dependency of canthaxanthin crystals in monkey retina and spatial distribution of its metabolites. *Invest Ophthalmol Vis Sci* **41,** 1513–1522.

Grusak, M.A. (2005) Golden rice gets a boost from maize. *Nature Biotechnol* **23,** 429–430.

Haseen, F., Cantwell, M.M., O'Sullivan, J.M., *et al.* (2009) Is there a benefit from lycopene supplementation in men with prostate cancer? A systematic review. *Prostate Cancer Prostatic Dis* **12,** 325–332.

Hessel, S., Eichinger, A., Isken, A., *et al.* (2007) CMO1 deficiency abolishes vitamin A production from beta-carotene and alters lipid metabolism in mice. *J Biol Chem* **282,** 33553–33561.

Holden, J.M., Eldridge, A.L., Beecher, G.R., *et al.* (1999) Carotenoid content of food: an update of the database. *J Food Comp Anal* **12,** 169–196.

Howe, J. and Tanumihardjo, S. (2006) Carotenoid-biofortified maize maintains adequate vitamin A status in Mongolian gerbils. *J Nutr* **136,** 2562–2567.

Howe, J., Maziya-Dixon, B., and Tanumihardjo, S. (2009) Cassava with enhanced beta-carotene maintains adequate vitamin A status in Mongolian gerbils (*Meriones unguiculatus*) despite substantial cis-isomer content. *Br J Nutr* **102,** 342–349.

Hu, K.Q., Liu, C., Ernst, H., *et al.* (2006) The biochemical characterization of ferret carotene-9′,10′-monooxygenase catalyzing cleavage of carotenoids in vitro and in vivo. *J Biol Chem* **281,** 19327–19338.

Institute of Medicine (2000) Beta-carotene and other carotenoids. In *Dietary Reference Intakes for Vitamin C, Vitamin E, Selenium, and Carotenoids*. National Academies Press, Washington, DC, pp. 325–382.

Institute of Medicine (2001) *Dietary Reference Intakes for Vitamin A, Vitamin K, Arsenic, Boron, Chromium, Copper, Iodine, Iron, Manganese, Molybdenum, Nickel, Silicon, Vanadium, and Zinc.* National Academies Press, Washington, DC.

Johnson, E.J., Neuringer, M., Russell, R.M., *et al.* (2005) Nutritional manipulation of primate retinas, III: Effects of lutein or zeaxanthin supplementation on adipose tissue and retina of xanthophyll-free monkeys. *Invest Ophthalmol Vis Sci* **46,** 692–702.

Karppi, J., Kurl, S., Nurmi, T., *et al.* (2009) Serum lycopene and the risk of cancer: the Kuopio Ischaemic Heart Disease Risk Factor (KIHD) study. *Ann Epidemiol* **19,** 512–518.

Kavanaugh, C.J., Trumbo, P.R., and Ellwood, K.C. (2007) The US Food and Drug Administration's evidence-based review for qualified health claims: tomatoes, lycopene, and cancer. *J Natl Cancer Inst* **99,** 1074–1085.

Khachik, F., Carvalho, L., Bernstein, P.S., *et al.* (2002) Chemistry, distribution, and metabolism of tomato carotenoids and their impact on human health. *Exp Biol Med (Maywood)* **227,** 845–851.

Kiefer, C., Hessel, S., Lampert, J.M., *et al.* (2001) Identification and characterization of a mammalian enzyme catalyzing the asymmetric oxidative cleavage of provitamin A. *J Biol Chem* **276,** 14110–14116.

Konijeti, R., Henning, S., Moro, A., *et al.* (2010) Chemoprevention of prostate cancer with lycopene in the TRAMP model. *Prostate* **70,** 1547–1554.

Kopcke, W. and Krutmann, J. (2008) Protection from sunburn with beta-carotene – a meta-analysis. *Photochem Photobiol* **84,** 284–288.

Kristal, A., Arnold, K., Neuhouser, M.L., *et al.* (2010) Diet, supplement use, and prostate cancer risk: results from the prostate cancer prevention trial. *Am J Epidemiol* **172,** 566–577.

Landrum, J.T. and Bone, R.A. (2004) Mechanistic evidence for eye disease and carotenoids. In N.I. Krinsky, S.T. Mayne, and H. Sies (eds), *Carotenoids in Health and Disease*. Marcel Dekker, New York, pp. 445–472.

Lee, C.M., Boileau, A.C., Boileau, T.W., *et al.* (1999) Review of animal models in carotenoid research. *J Nutr* **129,** 2271–2277.

Leung, W.C., Hessel, S., Meplan, C., *et al.* (2009) Two common single nucleotide polymorphisms in the gene encoding beta-carotene 15,15′-monoxygenase alter beta-carotene metabolism in female volunteers. *FASEB J* **23,** 1041–1053.

Lindqvist, A. and Andersson, S. (2002) Biochemical properties of purified recombinant human beta-carotene 15,15′-monooxygenase. *J Biol Chem* **277,** 23942–23948.

Lindqvist, A. and Andersson, S. (2004) Cell type-specific expression of beta-carotene 15,15′-mono-oxygenase in human tissues.. *J Histochem Cytochem* **52,** 491–499.

Lindqvist, A., Sharvill, J., Sharvill, D.E., *et al.* (2007) Loss-of-function mutation in carotenoid 15,15′-monooxygenase identified in a patient with hypercarotenemia and hypovitaminosis A. *J Nutr* **137,** 2346–2350.

Lindshield, B.L. and Erdman, J.W., Jr (2010) Carotenoids. In J.A. Milner and D.F. Romagnolo (eds), *Bioactive Compounds and Cancer*. Humana Press, New York, pp. 311–333.

Lindshield, B.L., Canene-Adams, K., and Erdman, J.W., Jr (2007) Lycopenoids: are lycopene metabolites bioactive? *Arch Biochem Biophys* **458,** 136–140.

Lindshield, B.L., Ford, N.A., Canene-Adams, K., *et al.* (2010) Selenium, but not lycopene or vitamin E, decreases growth of transplantable dunning R3327-H rat prostate tumors. *PLoS One* **5,** e10423–e10423.

Lindshield, B.L., King, J.L., Wyss, A., *et al.* (2008) Lycopene biodistribution is altered in 15,15′-carotenoid monooxygenase knockout mice. *J Nutr* **138,** 2367–2371.

Liu, C., Wang, X., Mucci, L., *et al.* (2009) Modulation of lung molecular biomarkers by beta-carotene in the Physicians' Health Study. *Cancer* **115,** 1049–1058.

Mein, J., Dolnikowski, G., Ernst, H., *et al.* (2011) Enzymatic formation of apo-carotenoids from the xanthophyll carotenoids lutein, zeaxanthin and β-cryptoxanthin by ferret carotene-9′,10′-monooxygenase. *Arch Biochem Biophys* **506,** 109–121.

Nagao, A. (2009) Absorption and function of dietary carotenoids. *Forum Nutr* **61,** 55–63.

Paine, J.A., Shipton, C.A., Chaggar, S., *et al.* (2005) Improving the nutritional value of golden rice through increased pro-vitamin A content. *Nature Biotechnol* **23,** 482–487.

Potrykus, I. (2010) Regulation must be revolutionized. *Nature* **466,** 561–561.

Riccioni, G. (2009) Carotenoids and cardiovascular disease. *Curr Atheroscler Rep* **11,** 434–439.

Schwenke, C., Ubrig, B., Thürmann, P., *et al.* (2009) Lycopene for advanced hormone refractory prostate cancer: a prospective, open phase II pilot study. *J Urology* **181,** 1098–1103.

Shapira, N. (2010) Nutritional approach to sun protection: a suggested complement to external strategies. *Nutr Rev* **68,** 75–86.

Stahl, W. and Sies, H. (2007) Carotenoids and flavonoids contribute to nutritional protection against skin damage from sunlight. *Molec Biotechnol* **37,** 26–30.

Sujak, A. (2009) Interactions between canthaxanthin and lipid membranes – possible mechanisms of canthaxanthin toxicity. *Cell Mol Biol Lett* **14,** 395–410.

Tang, G. and Russell, R.M. (2004) Bioequivalence of provitamin A carotenoids. In N.I. Krinsky, S.T. Mayne, and H. Sies (eds), *Carotenoids in Health and Disease*, Marcel Dekker, New York, pp. 279–294.

Tang, G., Qin, J., Dolnikowski, G., *et al.* (2009) Golden rice is an effective source of vitamin A. *Am J Clin Nutr* **89,** 1776–1783.

Tanumihardjo, S.A., Li, J., and Dosti, M.P. (2005) Lutein absorption is facilitated with cosupplementation of ascorbic acid in young adults. *J Am Diet Assoc* **105,** 114–118.

von Lintig, J., Hessel, S., Isken, A., *et al.* (2005) Towards a better understanding of carotenoid metabolism in animals. *Biochim Biophys Acta* **1740,** 122–131.

Wertz, K. (2009) Lycopene effects contributing to prostate health. *Nutr Cancer* **61,** 775–783.

Wright, M., Groshong, S., Husgafvel-Pursiainen, K., *et al.* (2010) Effects of beta-carotene supplementation on molecular markers of lung carcinogenesis in male smokers. *Cancer Prev Res (Phila)* **3,** 745–752.

Wyss, A. (2004) Carotene oxygenases: a new family of double bond cleavage enzymes. *J Nutr* **134,** 246S–250S.

Yan, W., Jang, G.F., Haeseleer, F., *et al.* (2001)Cloning and characterization of a human beta,beta-carotene-15,15′-dioxygenase that is highly expressed in the retinal pigment epithelium. *Genomics* **72,** 193–202.

Yeum, K.J. and Russell, R.M. (2002) Carotenoid bioavailability and bioconversion. *Annu Rev Nutr* **22,** 483–504.

Yonekura, L., Kobayashi, M., Terasaki, M., *et al.* (2011) Keto-carotenoids are the major metabolites of dietary lutein and fucoxanthin in mouse tissues. *J Nutr* **140,** 1824–1831.

Young, A.J., Phillip, D.M., and Lowe, G.M. (2004) Carotenoid antioxidant activity. In N.I. Krinsky, S.T. Mayne, and H. Sies (eds), *Carotenoids in Health and Disease*. Marcel Dekker, New York, pp. 105–126.

13
ビタミンD

Anthony W. Norman and Helen L. Henry

要　　約

カルシウムの恒常性を維持するという，栄養学的に重要なビタミンDの古典的な生理作用は，1α,25(OH)$_2$D$_3$と24R,25(OH)$_2$D$_3$を含むビタミンDの代謝の調節という複雑なビタミンDの内分泌システムによって支えられている。生物学的に不活性であるビタミンD$_3$は，ビタミンD受容体（VDR）と結合し遺伝子的作用と迅速な作用（非遺伝子的作用）を発揮することができる娘代謝物であるステロイドホルモンの1α,25(OH)$_2$D$_3$に変換されなければならない。ビタミンDの内分泌システムに関する最新の理解には，単にカルシウム恒常性に関与する腸，骨，腎臓および副甲状腺だけでなく多くの標的組織があげられる。これらには心血管系，免疫系（自然免疫と獲得免疫），筋肉，膵臓および代謝恒常性，そして脳が含まれる。多くの国のビタミンD栄養学者と科学者は，西ヨーロッパと北アメリカの高齢者の約半数と，世界のそれ以外の国のうち2/3の国では，骨の健康に必要な十分量のビタミンDを得ることができていないと認識している。個々のビタミンD栄養状態を知る最もよいマーカーは，血中の25(OH)Dである。25(OH)Dレベルが20ng/mL（50nmol/L）以下は，ビタミンDが欠乏あるいは不良であることを表す。25(OH)Dの循環レベルが30mg/mL（75nmol/L）を超えていれば，ビタミンDは充足状態であるといえる。このことは，重要な生理的システムのなかで最近認識された重要な事実である。世界の至る所で非常に多くの人々の25(OH)Dレベルがはるかに低いという事実は，人々の健康において非常に大きな問題である。

はじめに

背　　景

ビタミンDは高等動物の生命に必須である。古典的な意味において，ビタミンDはカルシウム恒常性の最も重要な生物学的調節因子のひとつであることが知られている。これらの重要な生物学的作用は，腎臓で産生される2つの主要な代謝物である1α,25(OH)$_2$-ビタミンD$_3$[1α,25(OH)$_2$D$_3$]と24R,25(OH)$_2$-ビタミンD$_3$[24R,25(OH)$_2$D$_3$]を含めて，ビタミンDが一群の娘代謝物へ代謝されることによって発揮されることが明らかとなっている（図13.2参照）。1α,25(OH)$_2$D$_3$はステロイドホルモンのひとつであると考えられており，24R,25(OH)$_2$D$_3$も同様にステロイドホルモンとみなせる証拠がある(Feldman *et al*., 2005)。

1980年代以降，1α,25(OH)$_2$D$_3$は，造血系細胞ケラチノサイト，副甲状腺ホルモンやインスリンなどの分泌細胞を含めて，本来，無機質代謝に関係しないと思われるさまざまな細胞や組織で細胞の分化や増殖に重要な役割を果たすことがしだいに明らかになってきた。また，乳癌や前立腺癌を含む多くの種類の癌細胞は，ビタミンD受容体（VDR）が発現しており，1α,25(OH)$_2$D$_3$作用の標的細胞である。そして，この最近10年の間に1α,25(OH)$_2$D$_3$の果たす5つの新たな生理的役割が明らかにされ，それは応答性のリストに付け加えられた。

本章の目的は，重要な栄養物質であるビタミンDとその活性代謝物であるステロイドホルモンである1α,25(OH)$_2$D$_3$が生物反応を伝え，いくつかの重要なヒトの疾患において役割を果たすメカニズムについて，われわれの最新の理解を簡潔に概説することである。加えて，ビタミンDの栄養学的な面に関して，世界各国で広範囲にビタミンD欠乏状態が存在することを示す。

これまでの経緯

1645年に Daniel Whistler 博士によって，また，1650年に Francis Glisson 教授によって，くる病が典型的なビタミン D 欠乏症であることが科学論文に初めて発表された（Norman, 1979）。くる病の発症因子を理解するうえで，最も大きな原動力となったのは，実験科学としての栄養学の発展とビタミンの存在が受け入れられたことである。歴史的には，ビタミン D が偶然にビタミンに分類されたという経緯があるものの，現在ではその生物学的な活性型がステロイドホルモンであることは広く受け入れられている。1919～1920年ごろ，Edward Mellanby 卿は，実験飼料を与えたイヌを徹底的に室内（日光も紫外線もまったく当たらない）で飼育し，くる病が飼料中に痕跡程度しか含まれない成分の欠乏によって起こることを明確に証明した。1921年に，彼は「くる病における脂肪の作用は，ビタミンあるいはおそらく脂溶性ビタミンと同一のもので，脂肪に含まれる補助的な食物因子によるものである」と記述している。さらに，彼はタラ肝油が優れた抗くる病薬となることを証明した。これによって，最終的に抗くる病因子がビタミンに分類されることになった（Norman, 1979）。

D 群ビタミンの化学構造は，Göttingen 大学の A. Windaus 教授の研究室で1930年代に決定された。ビタミン D_2 は，エルゴステロール（植物や酵母から得られる）の紫外線照射によって生成するものであることが1932年に化学的に同定された（Norman, 1979）。ビタミン D_3 は，脊椎動物の皮膚で生成するものであるが，化学的には同定されず，1936年になって，7–デヒドロコレステロールの紫外線照射によって生成することが明らかにされた（Norman, 1979）。ほぼ同時期に，タラ肝油に含まれ，強い抗くる病活性を有する成分が，新たに同定されたビタミン D_3 と同一の物質であることが判明した（Norman, 1979）。これらの結果から，抗くる病活性を持つ物質，すなわちビタミン D が化学的にはステロイド，もっと厳密にいうならば，セコステロイド（これについては次項で述べる）であることが明らかとなった。

ビタミン D の新時代は，1965～1970年の間の $1\alpha,25(OH)_2D_3$ とその核内受容体 VDR の発見（Hausslar *et al*., 1968）と化学的性質の解明（Norman *et al*., 1971）により始まったといえる（Haussler and Norman, 1969）。

ビタミン D の化学

ビタミン D_3（コレカルシフェロール）とそのプロビタミンである7–デヒドロコレステロールの構造を図13. 1に示す。ビタミン D は総称であり，これは環 A，B，C および側鎖の部分を異にする環 D で示される一般構造を持つ分子を指す。A，B，C および D 環構造は，ステロイドのシクロペンタノペルヒドロフェナンスレン環構造に由来する。専門的には，ビタミン D はセコステロイドに分類される。セコステロイドとは，環の 1 つが開裂しているもの，すなわち，ビタミン D は B 環の 9 位と10位の炭素間の結合が開裂しており，公式命名法では“9，10–セコ”の文字を名称に挿入して示される。ビタミン D が取りうる立体的な形についての議論は，図13. 1の脚注に述べられている。

ビタミン D（同義語カルシフェロール）は，IUPAC（国際純粋応用化学者連合）（the International Union of Pure and Applied Chemists：IUPAC, 1960）の改定則に基づいて名づけられている。ビタミン D はステロイドに由来するので，構造には母体化合物であるコレステロールの番号がそのまま付けられる（図13. 1）。不斉中心には R，S の呼び名が用いられ（Norman and Litwack 1987），二重結合の立体配座に関しては，*trans* を E で示し，*cis* の配位を Z で示す。したがって，ビタミン D_3 の公式名称は 9，10–セコ（5Z, 7E）–5，7，10(19)コレスタトリエン–3β–オールである。1940年から1960年ごろまで，ビタミン D_2 がビタミン D 供給のために用いられたが，今日のアメリカでは，ビタミン D_3 はサプリメントに通常用いられるカルシフェロールの形である（Norman, 1979）。

ビタミン D_3 は，ほとんどの高等動物の表皮において，日照あるいは人工的な紫外線の作用により，その前駆体である7–デヒドロコレステロールから光化学的に生成する。環 B（図13. 1）中の共役二重結合が，280～310nm の紫外部領域にある波長の光量子を吸収すると，複雑な一連のプロビタミン D の形状変化が起こり，最終的にビタミン D が生成する（図13. 1）。このように，動物（あるいはヒト）が普通に適度の日照を受けることは重要であり，ビタミン D_3 は生体内で生成することができるため，このビタミンを食事から摂る必要はないかもしれない。

ビタミン D の生理学と生化学

ビタミン D の内分泌系

ビタミン D_3 自体が何らかの内因的な生物活性を有しているかについては知られておらず，まず肝臓で $25(OH)D_3$ に代謝され，次いで腎臓で $1\alpha,25(OH)_2D_3$ または $24R,25(OH)_2D_3$ に代謝されなければならない。これまでに，全部で37種類のビタミン D 代謝物が単離され，化学的に同定されている（Bouillon *et al*., 1995）。

ビタミン D 内分泌系（Bouillon *et al*., 1995）は以下の要素から構成される。

(a) 皮膚における7–デヒドロコレステロールからビタミン D_3 への光転換，あるいは食事からのビタミン D_3

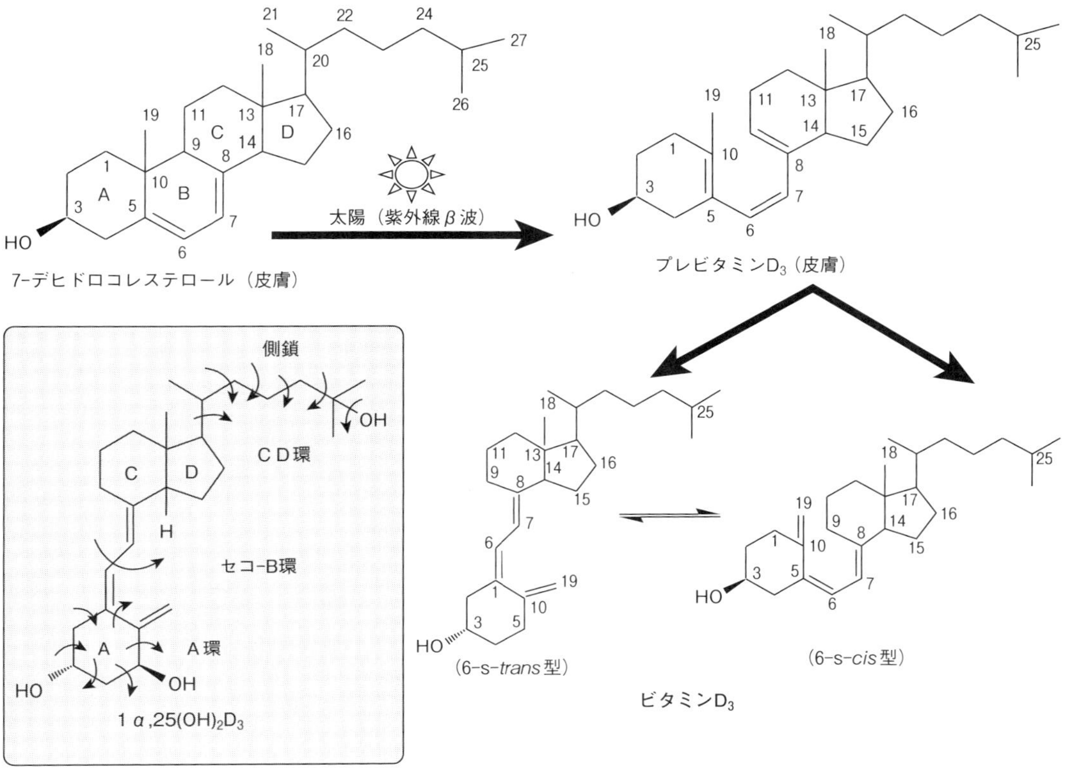

図13.1　ビタミンD_3の生成における化学と光照射反応経路

プロビタミンである7-デヒドロコレステロール（皮膚中）は，B環の5位と7位の炭素に共役二重結合を持つことが特徴であり，9位と10位の炭素間で開裂しセコ-B-プレビタミンD_3に変化する。続いて，このプレビタミンD_3は紫外線光を必要とせず，熱によってビタミン型へ異性化する。このビタミン型は，6位と7位の炭素間，8位と9位の炭素間および10位と19位の炭素間に共役二重結合系を持つことが特徴である。

ビタミンD代謝物はすべて非常に柔軟性の高い立体構造を取ることができることを，基本的な代謝物である1α, 25(OH)$_2$D$_3$を例にとり，四角に囲んだ箱の中に例示した。それぞれの矢印は炭素-炭素単結合（側鎖，セコB環およびA環の中の）の周りを完全に360度自由回転できることを示している。このため，溶液中でも生物系でも，さまざまなビタミンD分子は数多くの立体的に異なる形を取ることができる（Bouillon *et al*., 1995）。この図に描かれているなかで重要な点は，この分子が2つの基本的な立体構造を取りうることであり，また，それぞれがセコB環の6,7炭素-炭素間の単結合の周りを回転することができることである。これらは，図に描かれている6-s-*cis*型の立体異性体（ステロイド様の型）と6-s-*trans*型の立体異性体（伸びた型）である。

の摂取（図13.1）。

(b)　肝臓におけるビタミンD_3から25(OH)D_3への代謝。この25(OH)D_3は血中を循環するビタミンDの主要な形である（図13.2）。

(c)　腎臓（内分泌腺として働く）における25(OH)D_3から2つの主要なジヒドロキシ（水酸基が2個入った）代謝物，1α, 25(OH)$_2$D$_3$および24R, 25(OH)$_2$D$_3$への転換。

(d)　ジヒドロキシ代謝物1α, 25(OH)$_2$D$_3$および24R, 25(OH)$_2$D$_3$の遠位標的器官への循環系を介した輸送（図13.2）。

(e)　ジヒドロキシ代謝物，特に1α, 25(OH)$_2$D$_3$の標的器官におけるビタミンD受容体（VDR）との結合とこれに伴う適切な生物反応の発生（図13.3）。

ビタミンD内分泌系が作動するうえでもうひとつ重要な要素となるのは，血漿ビタミンD結合タンパク質（DBP）であり，これはビタミンD_3やその代謝物のすべてを代謝組織やさまざまな標的器官へ運ぶ働きをする（Laing and Cooke, 2005）。

ビタミンD代謝

ビタミンD_3が2つの主要な娘代謝物へ転換する際に関与する3つの酵素は，肝臓に存在するvitamin D_3-25-hydroxylase（ビタミンD_3-25-水酸化酵素）（Feldman *et al*., 2005）と，腎臓に存在する25(OH)D_3-1α-hydroxylase（Henry, 2005）と25(OH)D_3-24R-hydroxylaseである（Feld-

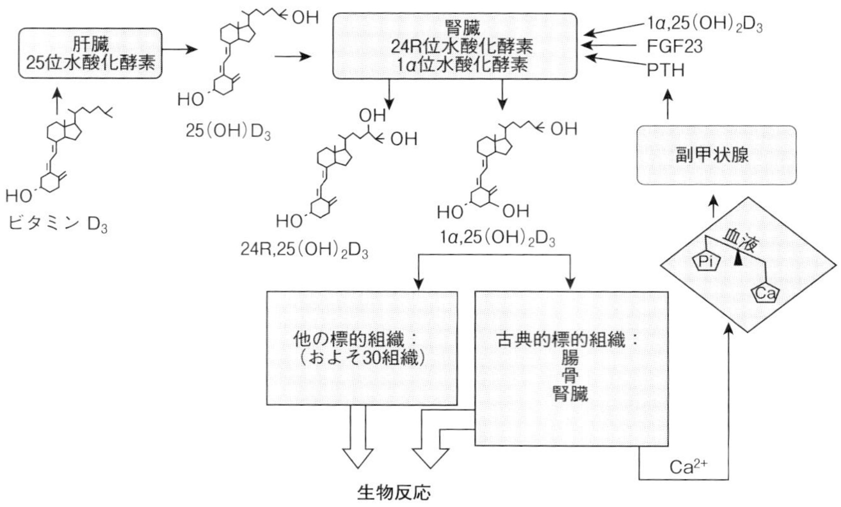

図13.2　ビタミンDの内分泌系のまとめ

生物学的に不活性なビタミン D_3 は，まず肝臓で側鎖の25位が水酸化されてビタミンDの主要な循環型である 25(OH)D_3 となる。25(OH)D_3 は腎臓で２つの水酸化酵素の基質となり，24R, 25(OH)$_2D_3$ または親化合物であるビタミンの最も生物活性が高いステロイドホルモン型である 1α, 25(OH)$_2D_3$ となる。これら２つの水酸化酵素の調節は，血中カルシウムのレベル，ステロイドホルモンである 1α, 25(OH)$_2D_3$ 自体，および血中のリン酸レベルに相当しているフィードバック調節因子 FGF23 などを反映して，副甲状腺ホルモンにより行われている。ビタミンDの２つの水酸化酵素の生物活性は，この概要や本文中に述べている。

man *et al*., 2005)。3つの酵素すべてがチトクローム P450混合機能酸化酵素であることが証明されている (Henry, 2000)。腎臓の両酵素は，腎近位尿細管のミトコンドリアに局在する。3つのチトクローム P450分子すべての遺伝子がクローニングされている (Feldman *et al*., 2005)。ビタミンD抵抗性くる病Ⅰ型 (VDRR-Ⅰ) の原因となる 25(OH)D_3-1α-hydroxylase の変異の特定部位が同定されている (Kitanaka *et al*., 1998)。

ビタミンDの内分泌系調節の最も重要なポイントは，腎臓の 25(OH)D_3-1α-hydroxylase (1α-hydroxylase) の活性が厳密なコントロールの下で起こることである。このように，ホルモンである 1α, 25(OH)$_2D_3$ の産生は，カルシウムやその他の生体の内分泌要求性に従って調節されている (Henry, 2005)。腎臓の 1α-hydroxylase の活性の主要な決定因子が，動物体内のビタミンD量であることはよく知られており，その活性はビタミンDが欠乏すると上昇し，充足されると抑えられる。これは，自らの産生を遺伝子レベルで抑制する1α, 25(OH)$_2D_3$ 自体のネガティブフィードバック作用である。血中の低カルシウム状態に応答して分泌される副甲状腺ホルモン (PTH) は，血中のカルシウム濃度を正常化させるために，腎臓での 1α, 25(OH)$_2D_3$ の産生を刺激する (Henry *et al*., 1992)。ビタミンD代謝の調節を介して，血中のカルシウムとリンのバランスを維持するために寄与するその他の内分泌因子としては，線維芽細胞増殖因子23 (FGF23) がある。この因子は，血清リン濃度の変動に応答して骨の細胞から分泌され，腎臓における 1α-hydroxylase の活性を減少させる作用を持っている。

腎臓の 25(OH)D_3-24R-hydroxylase は，循環する24R, 25(OH)$_2D_3$（この生物学的意義については後述する）を産生する (Norman and Henry, 2003)。腎臓において，24R-hydroxylase は，ビタミンDの量（すなわち循環する 1α, 25(OH)$_2D_3$ 濃度）感受性であり，また副甲状腺ホルモンによっても調節されている。24R-hydroxylase の重要な機能は，1α, 25(OH)$_2D_3$ のすべての標的細胞ではないが，その大多数の細胞における，このステロイドホルモンの不活性化や分解である。1α, 25(OH)$_2D_3$ で処理された標的細胞では，24R-hydroxylase はほとんど検出されないレベルから，数桁以上高い発現レベルまで速やかに増加する。その酵素は，1α, 24R, 25(OH)$_3D_3$ の形に代謝するだけでなく，これに続いて起こる側鎖の酸化ステップにも関与し，不活性代謝物である 1α(OH)-23-OH-24, 25, 26, 27-tetranor-vitamin D_3 を生成する。このように，24-hydroxylase は，腎臓で循環する 24R, 25(OH)$_2D_3$ を産生することと，全身の標的細胞において 1α, 25(OH)$_2D_3$ を不活性化することであり，その局在場所に応じた２つの働きを担うと考えることができる (Henry, 2001)。

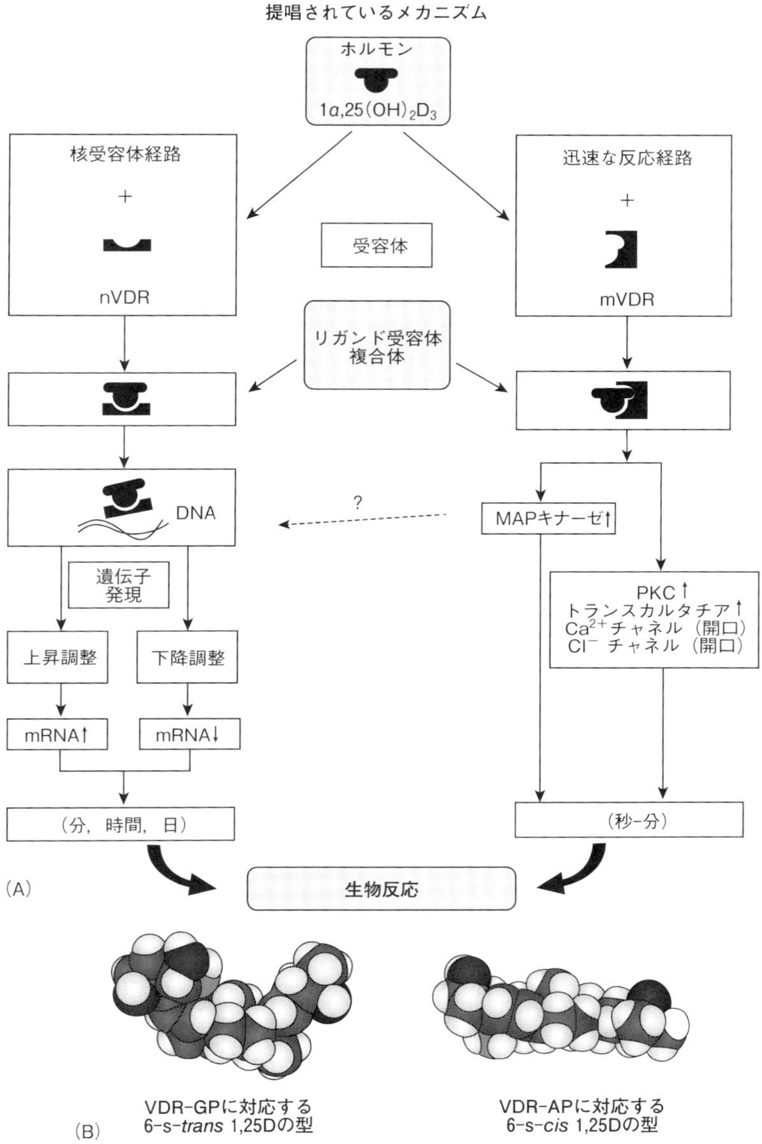

図13.3　1α, 25(OH)$_2$D$_3$がどのように生物反応を引き起こすのかを説明するモデル

A：1α, 25(OH)$_2$D$_3$に対する生物反応は，古典的ビタミンD受容体（VDR）の2つのリガンド結合ドメイン（遺伝子的ポケットであるVDR-GPと別のポケットであるVDR-AP）に結合する際の立体構造的に適応できる1α, 25(OH)$_2$D$_3$の型の違いによって起こる。遺伝子的な経路では，6-s-*trans* 型の1α, 25(OH)$_2$D$_3$がVDR-GPに占有され，細胞の核に局在して（帽子型の絵），ホルモンの調節を受ける遺伝子発現の増減調節が起こる。迅速な反応の経路では，6-s-*cis* 型（半帽子の絵）の1α, 25(OH)$_2$D$_3$によって細胞膜/カベオラに局在するVDR-APに占有されることによって，細胞種によって異なる多彩で迅速な反応が生まれる。これらの反応には，プロテインキナーゼC（PKC），電位関門型カルシウムイオン（Ca^{2+}）あるいは塩素イオン（Cl^-）チャネルの開口，あるいはMAP-キナーゼの活性化があり，これらは生物的応答の発生に繋がっている。

B：6-s-*trans* および6-s-*cis* 型の1α, 25(OH)$_2$D$_3$の空間充填モデル構造を示す。

1α, 25(OH)$_2$D$_3$ の作用メカニズム

ステロイドホルモンである 1α, 25(OH)$_2$D$_3$ は，多くの他のステロイドホルモン（すなわちエストラジオール，プロゲステロン，テストステロン，コルチゾールおよびアルドステロン）と同様に，遺伝子転写調節（古典的な遺伝子を介する反応）と細胞膜上あるいはその近傍でのさまざまな情報伝達経路の迅速な活性化（迅速あるいは遺伝子産物を介さない反応と呼ばれる）を介して，生物反応を生み出す（Mizwicki *et al*., 2004；Norman *et al*., 2004）。

1α, 25(OH)$_2$D$_3$ に対する遺伝子応答は，核受容体である VDR（ビタミン D 受容体）との立体特異的な相互作用によって起こる（図13. 3）。VDR は，1α, 25(OH)$_2$D$_3$ と高い親和性（K_d は約0. 5nM）を持って結合する 50kDa のタンパク質である。25(OH)D$_3$ や 1α(OH)D$_3$ は，1α, 25(OH)$_2$D$_3$ に比べて約0. 1～0. 3％程度の VDR 結合性しか示さず，これらの親化合物であるビタミン D はまったく結合しない。VDR の一次アミノ酸配列は，すべての核ステロイドホルモン受容体の場合と同様に，5つの機能ドメインに分かれる。これらのドメインは，核局在部位（A/B ドメイン），DNA 結合部位（C ドメイン），ヘテロ２量体形成部位，リガンド結合部位（E ドメイン），転写活性化部位（F ドメイン）である（Pike and Shevde, 2005）。VDR およびその遺伝子転写調節への関与について詳細に考察した文献がある（Whitfield *et al*., 2005）。

すべての古典的なステロイドホルモンの受容体および 1α, 25(OH)$_2$D$_3$，レチノイン酸，甲状腺ホルモンの核受容体は，同じ遺伝子スーパーファミリーのメンバーである（Mangelsdorf *et al*., 1995）。それゆえ，それらのアミノ酸配列，特に DNA 結合ドメインは事実上保存されている。リガンド結合ドメイン（LBDs）のアミノ酸配列はそれほど保存されているとはいえないが，多くのリガンド結合ドメインの X 線結晶構造解析は全体として同じ二次および三次構造を示している（Weatherman *et al*., 1999）。VDR を含めてこれらの LBD の構造は，3層から成るサンドイッチ構造を形成するように配置した12個の α ヘリックスから成り，これによってリガンドである 1α, 25(OH)$_2$D$_3$ が疎水性コアの中に完全に包含されるようになる。

核受容体による遺伝子転写の制御は，一般に転写活性がないとされる空の受容体とそのリガンドとの間の構造的な関係性に精巧に依存している。リガンドと受容体の複合体形成は，受容体タンパク質の立体構造を変化させ，転写装置との相互作用を引き起こす。核 VDR の受容体結合ドメインの内部表面とリガンドの形との相補性は詳細に理解されており，これはヘテロ二量体形成や転写共役因子との相互作用の構造的基礎を理解する鍵となっている（図13. 4）。このような理解は，1α, 25(OH)$_2$D$_3$ を含めてステロイドホルモンの新しい薬剤の構造をデザインするための基礎となっている。

VDR 遺伝子が，その DNA 結合ドメインの第１あるいは第２ジンクフィンガー（zinc finger）をコードしている DNA の標的破壊（target disruption）によって，欠失または機能喪失（VDR-KO）しているマウスでは，ビタミン D 依存性くる病 II 型（VDDR-II）の表現型がみられる。生後７週目ごろに現れる脱毛症（alopecia）を除いて，この表現型のほとんどの特徴は高カルシウム・高ラクトース飼料をこのマウスに与えることにより“レスキュー”される。さらに，VDR が幅広い組織に分布しているにもかかわらず，このマウスの出生時の表現型は正常である。このことは，VDR の機能のほとんどが生物学的に不可欠なものではないことを示唆している。興味あることに，VDR ノックアウト（KO）マウスでは，インスリン分泌能力に障害がみられ（Zeitz *et al*., 2003），このことから，血糖の恒常性維持にビタミン D 栄養状態の関与があることが予想される。

1α, 25(OH)$_2$D$_3$ の“迅速”あるいは非遺伝子的応答は，さまざまな細胞の細胞膜に存在するカベオラ（小窩）と結合した古典的な VDR との相互作用を介して制御されている（Huhtakangas *et al*., 2004）。例えば，VDR-KO マウスの研究では，1α, 25(OH)$_2$D$_3$ による骨芽細胞でのイオンチャネル応答の迅速な制御には，機能的なビタミン D 核受容体/カベオラ受容体の存在が必要であることが明らかになっている（Zanello and Norman, 2004）。

1α, 25(OH)$_2$D$_3$ あるいは 1α, 25(OH)$_2$D$_3$ の6-s-*cis* に固定したアナログ（下記参照）が VDR を介して作用し，刺激が伝達される迅速な反応としては次のようなものがある。1α, 25(OH)$_2$D$_3$ による小腸カルシウム吸収の迅速な刺激（transcaltachia）（Norman *et al*., 1993）；電位関門型 Ca^{2+} と Cl^- RM チャネルの開口（Zanello and Norman, 2004）；ホスホリパーゼ C，プロテインキナーゼ C，チロシンキナーゼによって調節されるような骨格筋細胞における貯蔵-調節型 Ca^{2+} 流入（Vazquez *et al*., 1998）；プロテインキナーゼ C（PKC）の活性化（Schwarz *et al*., 2002）；Src，ホスファチジルイノシトール 3′-キナーゼや JNK キナーゼの迅速な活性化を介する骨芽細胞におけるアポトーシスの活性化の抑制（Vertino *et al*., 2005）である。

1α, 25(OH)$_2$D$_3$ の構造類似体を用いた詳細な研究により，この立体的にフレキシブルなステロイドホルモンに対する遺伝子的および非遺伝子的応答は，リガンド構造によって異なる要求性を持つことがわかった（Mizwicki *et al*., 2004, 2010）。これらの結果は，古典的な核 VDR が遺伝子的応答と非遺伝子的応答の両方を指示することができることを示している（図13. 3A）。これらの異なる２つの機能を引き起こすことができる妥当なメカニズムは，VDR の特異な構造的特徴（図13. 3）が VDR-GP

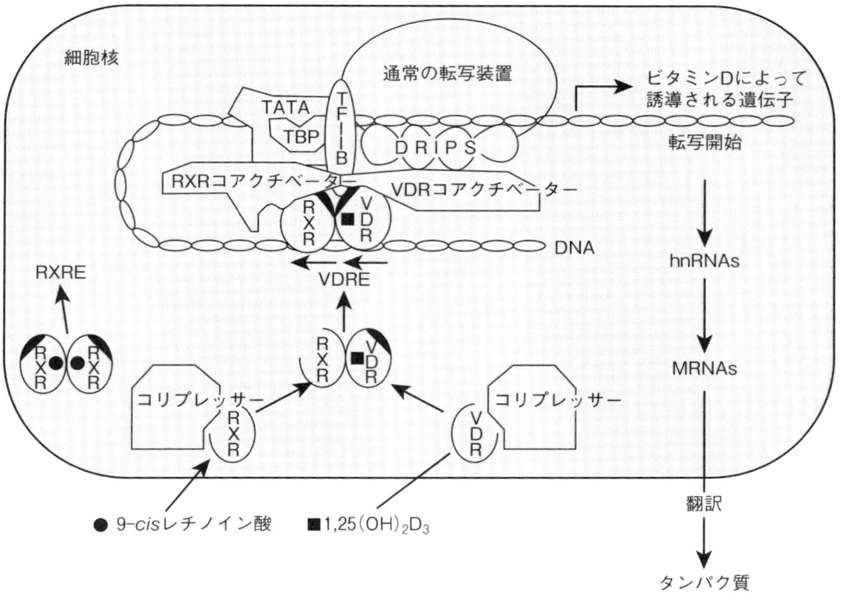

図13.4　1α, 25(OH)$_2$D$_3$ と VDR による転写活性化のモデル

共役リガンドである 1α, 25(OH)$_2$D$_3$ と結合した後で，VDR はレチノイド X 受容体（RXR）異種二量体を形成する。この二量体は次に，活性が上下の方向に調節される遺伝子プロモーター（特異的な標的細胞の）上の適当なビタミン D 応答エレメントと相互作用する。異種二量体–DNA 複合体は，次いでメッセンジャー RNA 産生を十分に調節できる能力を有する転写複合体を形成するに必要な共役因子タンパク質（TATA，TBP，TFIIB と他のタンパク質）を取り込む。詳細な考察は Whitfield らの2005年の文献に記載されている。

（遺伝子的ポケット）あるいは VDR–AP（別のポケット）を介して，異なる構造のリガンドを認識し，異なる種類の生物反応を引き起こすことであるといえる。

例えば，6-s-*cis* にも 6-s-*trans* にもなれる 6, 7 炭素–炭素の単結合周囲の回転性の位置が，重要な鍵となると考えられている（図13.1）。リガンドと結合した VDR–GP の X 線結晶構造解析から決められた VDR に対するリガンドの優先的な形は，C/D 環の平面上で A 環が30度曲がった 6-s-*trans* 型の球状のものである。これに比べて，1α, 25(OH)$_2$D$_3$ やその誘導体の迅速で非遺伝子的な作用に関与する構造–機能研究では，VDR–AP が 6-s-*cis* 型のリガンドに選択性を持つことが示されている（Mizwicki and Norman, 2009）。

24R, 25(OH)$_2$D$_3$ の生物学的性質

1α, 25(OH)$_2$D$_3$ と比較して，24R, 25(OH)$_2$D$_3$ の生物学的作用についてはほとんど研究されていない。興味を引く重要な質問に次のようなものがある。すなわち，1α, 25(OH)$_2$D$_3$ だけで親化合物であるビタミン D$_3$ に基づく生学的物反応のすべてを生み出せるのか，また，ある種の反応には第二のビタミン D$_3$ 代謝物が必要となるのではないか，ということである。次のような考え方を支持するエビデンスが出されつつある。すなわち，母体となるビタミン D$_3$ に基づく生物学的反応の完全なスペクトルを生み出すためには，1α, 25(OH)$_2$D$_3$ と24R, 25(OH)$_2$D$_3$ が同時に存在しなければならない，ということである（Norman *et al*., 1980）。これについては，次のような重要な実験が報告されている。それは，雌のニワトリに孵化から性成熟するまでビタミン D 源として唯一 1α, 25(OH)$_2$D$_3$ だけを与えて成長させると，受精卵は正常にみえるが孵化は起こらない，一方，雌のニワトリに 1α, 25(OH)$_2$D$_3$ と 24R, 25(OH)$_2$D$_3$ を同時に与えると，ビタミン D$_3$ を与えた雌のニワトリの場合と同様に正常に孵化するというものである（Henry and Norman, 1978；Norman *et al*., 1983）。

骨折治癒過程における 24R, 25(OH)$_2$D$_3$ の生物学的重要性に関する証拠が，ニワトリのモデル系を用いた実験でも得られている（Seo *et al*., 1997）。最近の 24R–hydroxylase を欠損したマウスを用いた研究では，これらのマウスが野生型マウスに比べて化骨の石灰化が遅くなることから，哺乳動物における骨折治癒過程に 24R, 25(OH)$_2$D$_3$ が重要な役割を担っていることを示している（St–Arnaud, 2010）。

ビタミンDに関連するヒトにおける疾患状態

新たに認識されたビタミンDの標的組織とその関連疾患

過去十数年の間に，ビタミンD内分泌系がカルシウムの恒常性だけに制限されないこと，少なくとも38の組織でVDRが発現していることが明らかになってきた（Norman and Bouillon, 2010）。過去10年間で，さまざまな方向性の研究により，ビタミンDの新たな役割に対する新しい見識が浮かび上がった。それは次のような研究手法である。

(a) 幅広い細胞種における $1\alpha,25(OH)_2D_3$ の細胞および分子レベルでの作用に関する研究（Norman, 2006）。

(b) VDR KOマウスモデルに関する実験研究（Bouillon *et al*., 2006）。

(c) さまざまなレベルのビタミンD栄養状態であるヒトを対象としたいくつかの大規模な観察的疫学研究（Thacher and Clarke, 2011）。

図13.5に，新たに広がったビタミンDの内分泌系についてまとめた。ビタミンDの影響を受けることが知られるようになった5つの新しい生理学的システムは，免疫系（自然免疫と獲得免疫），膵臓と糖および脂肪の代謝，心血管系，筋肉，脳機能である。脳以外の各新しい系では，疾患の状態がビタミンDの不足と関連性があると同様に，生物学的反応も実証されている（図13.5の説明文参照）。さらなる詳細な説明や考察はNormanおよびBouillonによって述べられている（Norman and Bouillon, 2010）。

典型的なビタミンD欠乏性疾患（くる病，骨軟化症，骨粗鬆症）

食事性ビタミンDの欠乏あるいは紫外線（日光）照射量の不足によって起こる古典的なビタミンD欠乏状態は，小児ではくる病，成人では骨軟化症で，これらの臨床的特徴は発症年齢によって異なる。くる病の古典的な骨格障害には，骨，特に膝，肘，腕の変形があるが，これに伴って，時にくる病性念珠（訳注：ビーズ細工様の列）と呼ばれてきた肋軟骨接合部の変化が起こる。もし，くる病が出生後の最初の半年で起こった場合，血中カルシウムレベルが低いため（通常7mg/100mL未満），乳児は痙れんやテタニーを起こしやすい。しかし，この場合には骨格の変化はわずかしか起こらないようである。6か月を過ぎると，骨の痛みやテタニーが起こるようになる。骨軟化症は骨格の成長や発達が完成した後に起こるので，主な症状は筋肉の衰えと骨の変形をほとんど伴わない骨痛である（Norman and Litwack, 1987）。

骨軟化症と骨粗鬆症の違いは，わずかであるが重要である。骨軟化症は，骨構造が形成される際の障害が原因であり，骨粗鬆症は日々起こる骨のリモデリング過程において骨のカルシウムが広範に失われることにより，成熟した骨が弱くなることに起因する。

骨粗鬆症は，最も一般的な全身性の骨の障害であり，アメリカでは3,000万人，女性の約80%が骨粗鬆症とされている。高齢女性（70歳以上）の慢性的なビタミンD欠乏は，骨のリモデリング比率を不均衡にし，骨量減少を悪化させている。

ビタミンDの栄養面

ビタミンD欠乏

多くの国のビタミンDを専門とする栄養士や学者は，西ヨーロッパや北アメリカの高齢者の約半数と残りの国の約2/3では，骨の健康を維持するために必要な十分な量のビタミンDを摂取しておらず，このことは人々の健康において非常に大きな問題であるとの同一の見解を示している（Norman *et al*., 2007；Henry *et al*., 2010）。世界中で10億人以上の人がビタミンD欠乏である可能性がある。ビタミンD欠乏が世界的に流行していることを示すデータがある。これは，世界の各国の栄養と健康に関する機関に対する大きな問題提起である。

アメリカとカナダの国民の大半は，特に冬期の間，最適下限レベルの日照しか浴びていない。このような状況下では，ビタミンDは真のビタミンとして，定期的に食事から摂取しなければならないことが指示されている。ある報告では，冬期のビタミンDの不足は，カナダの若年女性に共通しており，食事中のビタミンDのレベルではビタミンDの欠乏を防ぐことができなかったことが示されている（Vieth *et al*., 2001）。他の報告では，世界のすべての大陸，すべての地域におけるビタミンDの大幅な欠乏が論じられている（Lips, 2007）。これらの知見から，ビタミンDの最適な必要量は，公的に勧められている量よりも多くするべきなのではないかという疑問が導き出される（Vieth, 2004）。

ビタミンDの栄養学的な有効性は，新生児や幼児と高齢者で特に重要である。季節変動（冬）を通して日照を受けにくい環境（Harris and Dawson-Hughes, 1998），アフリカ人（Thacher *et al*., 1999）やアフリカ系アメリカ人（Kreiter *et al*., 2000）での皮膚色素形成，モスレムの人々のようなある種の文化団体や着衣習慣（Mawer *et al*., 1986），このようなことすべてが低血清 $25(OH)D_3$ レベルを特徴とするくる病あるいは骨軟化症を引き起こす原因となる。もし着衣が乳児を覆っていて，母親がビタミンD欠乏であれば，その子はくる病の危険性があると思われる。

臨床診断でビタミンD欠乏症に遭遇したとき（高齢者や病人，あるいは新生児），医師は当然，代替用ある

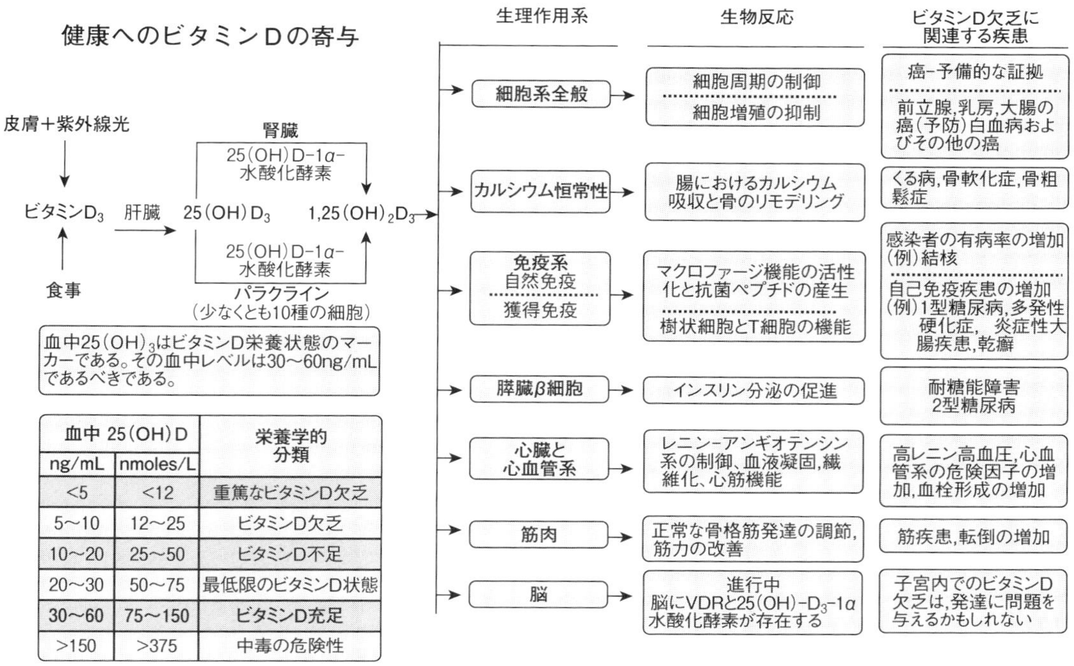

血中 25(OH)D		栄養学的分類
ng/mL	nmoles/L	
<5	<12	重篤なビタミンD欠乏
5～10	12～25	ビタミンD欠乏
10～20	25～50	ビタミンD不足
20～30	50～75	最低限のビタミンD状態
30～60	75～150	ビタミンD充足
>150	>375	中毒の危険性

図13.5　健康へのビタミンDの寄与

右側の3つの枠は，ⓐ適切なビタミンDの栄養状態に依存する6つの生理機能系，ⓑVDRとの相互作用を介した1α, 25(OH)$_2D_3$による生物反応，ⓒビタミンD欠乏に関連する疾患をまとめた。これらの6つの生理作用系は，特にビタミンD_3とその代謝物である25(OH)D_3，そしてステロイドホルモンである1α, 25(OH)$_2D_3$の有効性に依存している。図の中にある表（左下）は，ビタミンD栄養状態を反映する血中25(OH)D濃度をまとめたものである。これらは，重篤なビタミンD欠乏からビタミンDの充足までの範囲と，中毒の危険性がある25(OH)D濃度を示している。新たな系（脳を除く）においてビタミンD欠乏が関連することが見いだされた疾患に関する引用文献は次のとおりである。自然免疫系はWilliamsら（2008）とTalatら（2010），獲得免疫系–炎症はMungerら（2006），膵臓–メタボリックシンドローム，肥満症は，Pittasら（2007）とOchs–Balcomら（2011），心血管系はSheaら（2008）とBouillon（2009），筋肉はBischoff–Ferrariら（2009）。また血中25(OH)Dの低値（20ng/mLまたは50nmol/mL）が消化器系の癌の高い発生率と相関することも報告されている（Giovannucci *et al*., 2006；Garland *et al*., 2007）。

いはサプリメント用のビタミンDを投与したがるであろう。この場合，ビタミンD_3あるいはビタミンD_2の形での服用となる。過去70年間で教えられたことは，ヒトにおいてビタミンD_3とビタミンD_2は等しい生物学的効果を持つということである。しかし，血清25(OH)D_3の臨床検査がビタミンD栄養状態の最良の評価を与えてくれると考えると（図13.5の表），血清25(OH)Dレベルを上昇させるという点において，ビタミンD_2がビタミンD_3と同じくらい効果的であるかどうかは検討すべき問題である。血清25(OH)Dを調節するビタミンD_2とビタミンD_3の相互の有効性を比較した4つのヒト試験の研究報告がある。そのうち3つの研究（Trang *et al*., 1998；Armas *et al*., 2004；Heaney *et al*., 2011）では，ビタミンD_3がビタミンD_2よりも有意に効果的であると報告しているが，1日1,000IUを服用させたもうひとつの報告では（Holick *et al*., 2008），ビタミンD_3とビタミンD_2は同等であることが示されている。

残念ながら，現在のところビタミンD栄養状態の乏しい患者にとって，臨床での使用がアメリカFDAで承認されている高用量のビタミンD_3の処方はない。同様に，アメリカでは25(OH)D_3製剤も承認されていない。

ビタミンDの推奨される食事摂取基準（DRI）

1997年にアメリカ医学研究所（IOM）の特別委員会により推奨されたビタミンDの食事摂取基準（DRI：1日の平均必要量）は，幼児，小児と51歳未満の男性および女性（妊娠中および授乳中の女性も含む）では，1日当たり200IU（1日当たり5μg）である。51～70歳の男性および女性では，十分な摂取量は1日当たり400IU（10μg），70歳以上では1日当たり600IU（15μg）である（Institute of Medicine, 1997）。

これらの1997年に策定されたDRIガイドラインは，2010年11月30日に新たに招集された13人のメンバーから成るIOM専門委員会により改訂された（Institute of

Medicine, 2011)。アメリカとカナダの政府は，IOM 委員会にビタミン D とカルシウムに関連する健康への影響についての最新のデータを評価するように依頼した（訳注：アメリカで）。ビタミン D における推奨量（RDA）は，現在は妊娠中や授乳中にかかわらず 1 ～70歳で 1 日600IU であり，70歳以上では 1 日800IU である。幼児（ 0 ～12か月）の RDA は 1 日800IU である。

ビタミンD：安全性, 血中 25(OH)D レベルと毒性

安　全　性

1997年の IOM 委員会は，（アメリカにおいて）耐容上限量（TULI）を幼児では 1 日1,000IU，それ以外の年齢の者はすべて 1 日2,000IU と設定した。2010年の IOM 委員会では，9 歳と高齢者では上限値を 1 日4,000IU に上げた。また，0 ～ 6 か月の乳児の TULI を 1 日1,000IU に，6 ～12か月の乳幼児では 1 日1,500IU に，1 ～ 3 歳の幼児では 1 日2,500IU に，4 ～ 8 歳の小児では3,000IU とした。一方では，いくつかのヒト臨床試験では毒性が認められていないことから，TULI を 1 日10,000IU にすべきとの意見もある（Hathcock *et al*., 2007）。

25(OH)D レベル

アメリカ医学研究所（IOM）の委員会は，20ng/mL の血中 25(OH)D レベルが骨の健康を保証するための十分量であるが，骨格以外での有用性に対する推奨量を策定するための十分なエビデンスがないと強調している。本章の著者らもビタミン D の分野の数多くの科学者と同様に，血中 25(OH)D 濃度（ビタミン D 摂取量に依存した）と健康に寄与する最適な機能との間に明らかに強い正の相関性を有する，少なくとも 4 つの新しい生理作用（免疫系，膵臓および代謝恒常性，心血管系，筋肉）があると信じている（図13.5，右側）。また，5 番目の生理作用系である脳に関しては，ちょうど今明らかになりつつある。

図13.5の差し込み表では，相対的なビタミン D の栄養状態の基準として，その代替となる血中 25(OH)D レベルに関するガイドラインが示されている。それは 6 つのカテゴリーに分けられ，重篤なビタミン D 欠乏，ビタミン D 欠乏，ビタミン D 不足，最低のビタミン D 状態，ビタミン D 充足，毒性の危険性となっている。最初の 3 つのカテゴリーである，重篤なビタミン D 欠乏，ビタミン D 欠乏，ビタミン D 不足に定義される血中 25(OH)D レベルは，IOM 委員会によって推奨されている。IOM 委員会から逸脱しているが，著者らやその他の多くの科学者は，20～30ng/mL の範囲がビタミン D 栄養状態の最低ラインであり，4 つの新しい生理作用と同様にカルシウム恒常性に十分な反応性を示しうるレベルであると信じている。また，“ビタミン D の充足”となる血中 25(OH)D 濃度に到達するには30～60ng/mL（75～150nmol/L）の範囲が必要である。Heaney と Holick は，血中 25(OH)D 濃度を約 1 ng/mL 上昇させるのに，“経験則”としてビタミン D の摂取量は 1 日当たり100IU 増加させなければいけないと述べている。つまり，血中 25(OH)D を30ng/mL に上昇させるには，ビタミン D の毎日の摂取量としては3,000IU が必要となる。

25(OH)D レベルの50～70ng/mL（125～175nmol/mL）の間における安全性への懸念を払拭するものとして，屋外での建築作業者や監視員では有害事象がなく，常に夏の血中25(OH)D濃度が50～65ng/mL(125～160nmol/mL）であることが知られている（Barger-Lux and Heaney, 2002）。

毒　　性

ビタミン D の過剰量は普通，通常の食事から摂取されることはまずありえないため，ビタミン D 中毒に関する報告は非常にまれである。しかしながら，ビタミン D 中毒は，常にビタミンのサプリメントを過剰量摂取するヒトに起こる可能性がある。ある報告では，高用量のビタミン D_3（ 1 L 当たり5.1mg または230,000IU/L）が不適切に強化された牛乳を飲んで引き起こされたことが述べられている（Jacobus *et al*., 1992）。ここでは，8 人の対象者の平均血中 25(OH)D 濃度は300ng/mL または750nmol/mL となり，そのうち 7 人にビタミン D 中毒による高カルシウム血症が認められている。

ビタミン D 中毒の症状には，高カルシウム血症，高カルシウム尿症，食欲不振，吐き気，嘔吐，口渇，多尿，筋無力症，関節痛，骨の広範な石灰化および一般的なふらつきなどがある。これらの状態が見すごされれば，おそらく致命的となるであろう。ビタミン D の毒性の範囲は，いくつかの実例のなかで食事から摂取するカルシウムの量に影響されることが示されている（Beckman *et al*., 1995）。

将来の方向性

ビタミン D の摂取量に関する新しい考え方

ビタミンDの充足状態が長寿に寄与することを示す新しいエビデンスがある。1 つ目の例として，血液透析患者での報告がある（Wolf *et al*., 2008）。2 つ目の例としては，低い血中 25(OH)D 濃度（17ng/mL あるいは42 nmol/L 以下）が高い死亡率に関連するというものである（Melamed *et al*., 2008）。最後に，25(OH)D の欠乏は，少なくとも心血管系の死亡率の増加に関連するとされる高血圧，肥満，耐糖能異常，メタボリックシンドロームに関連することが見いだされている（Michos and Blumenthal, 2007)。

ビタミンD応答性の生理作用に関するデータは，エビデンスに基づいた医療（適切な対象集団における無作為化臨床試験）あるいは観察的アプローチに由来するのであろうか。重要なことは，一生にわたって何百万人ものヒトにビタミンDのサプリメントが与えられた場合にどのような頻度でどのような重篤なビタミンD中毒が起こるのか，ということである。

方策：栄養補助食品と一日摂取量

正しい状況下で日光のUVBを浴びることで，ビタミンDの量を有意に上昇させることができる。しかし，日光の照射は非致死性の皮膚へのダメージと同様に皮膚癌の原因となるため，ビタミンD源としてUVBを使うことは奨励されていない。2009年の世界人口は68億人で（Wright, 2010），北緯40度と90度の間に住む国民のおよそ1/3（23億人）は，1年のかなりの時期において，UVBのレベルが制限されるため，ビタミンD欠乏のリスクがある。

世界的にビタミンDの不足が広まっており，世界各国の健康と栄養に関係する政府機関の主たるゴールは，各民族団体に対してビタミンD欠乏の深刻性を説明し，かつ食事習慣を実証することである。これは，食物強化あるいは個々の補給が最良の取り組み方かどうかを決定することを容易にするかもしれない。これは，本章の範囲外の複雑な公衆衛生および政策の問題である。

アメリカでは，FDAは牛乳や乳製品，朝食のシリアル，オレンジジュース，パスタ，乳児用調製粉乳やマーガリンへの栄養強化を認可している。発展途上国では，ビタミンDを豊富に含む食物の明確な供給源はない。

（中川公恵訳）

推奨文献

興味のある読者は，異なる考え方や詳細な推敲が記載されている最近の科学論文の中の次の5つを参照されたい。それは次のものである。

- VDR and 1α,25(OH)$_2$D$_3$ mediated genomic and rapid responses (Mizwicki *et al.*, 2010);
- Vitamin D nutritional policy (Norman and Bouillon, 2010);
- Use of vitamin D deficient mice to make new observations (Bouillon *et al.*, 2006);
- 25(OH)D levels and the risk of mortality in the general population (Melamed *et al.*, 2008);
- Vitamin D and human health – lessons from vitamin D receptor null mice (Bouillon *et al.*, 2008).

［文　献］

Armas, L.A.G., Hollis, B.W., and Heaney, R.P. (2004) Vitamin D$_2$ is much less effective than vitamin D$_3$ in humans. *J Clin Endocrinol Metab* **89,** 5387–5391.

Barger-Lux, M.J. and Heaney, R.P. (2002) Effects of above average summer sun exposure on serum 25-hydroxyvitamin D and calcium absorption. *J Clin Endocrinol Metab* **87,** 4952–4956.

Beckman, M.J., Johnson, J.A., Goff, J.P., *et al.* (1995) The role of dietary calcium in the physiology of vitamin D toxicity: excess dietary vitamin D$_3$ blunts parathyroid hormone induction of kidney 1-hydroxylase. *Arch Biochem Biophys* **319,** 535–539.

Bischoff-Ferrari, H.A., Dawson-Hughes, B., Staehelin, H.B., *et al.* (2009) Fall prevention with supplemental and active forms of vitamin D: a meta-analysis of randomised controlled trials. *Br Med J* **339,** b3692.

Bouillon, R. (2009) Vitamin D as potential baseline therapy for blood pressure control. *Am J Hypertens* **22,** 867–870.

Bouillon, R., Carmeliet, G., Verlinden, L., *et al.* (2008) Vitamin D and human health: lessons from vitamin D receptor null mice. *Endocrinol Rev* **29,** 726–776.

Bouillon, R., Okamura, W.H., and Norman, A.W. (1995) Structure–function relationships in the vitamin D endocrine system. *Endocrinol Rev* **16,** 200–257.

Bouillon, R., Verstuyf, A., Mathieu, C., *et al.* (2006) Vitamin D resistance. *Best Pract Res Clin Endocrinol Metab* **20,** 627–645.

Bula, C.M., Huhtakangas, J., Olivera, C.J., *et al.* (2005) Presence of a truncated form of the vitamin D receptor (VDR) in a strain of VDR-knockout mice. *Endocrinology* **146,** 5581–5586.

Feldman, D., Pike, J.W., and Glorieux, F.H. (2005) (eds) *Vitamin D*, 2nd Edn. Elsevier Academic Press, San Diego.

Garland, C.F., Gorham, E.D., Mohr, S.B., *et al.* (2007) Vitamin D and prevention of breast cancer: pooled analysis. *J Steroid Biochem Mol Biol* **103,** 708–711.

Giovannucci, E., Liu, Y., Rimm, E.B., *et al.* (2006) Prospective study of predictors of vitamin D status and cancer incidence and mortality in men. *J Natl Cancer Inst* **98,** 451–459.

Harris, S.S. and Dawson-Hughes, B. (1998) Seasonal changes in plasma 25-hydroxyvitamin D concentrations of young American black and white women. *Am J Clin Nutr* **67,** 1232–1236.

Hathcock, J.N., Shao, A., Vieth, R., *et al.* (2007) Risk assessment for vitamin D. *Am J Clin Nutr* **85,** 6–18.

Haussler, M.R. and Norman, A.W. (1969) Chromosomal receptor for a vitamin D metabolite. *Proc Natl Acad Sci USA* **62,** 155–162.

Haussler, M.R., Myrtle, J.F., and Norman, A.W. (1968) The association of a metabolite of vitamin D$_3$ with intestinal mucosa chromatin, *in vivo*. *J Biol Chem* **243,** 4055–4064.

Heaney, R.P. and Holick, M.F. (2011) Why the IOM recommendations for vitamin D are deficient. *J Bone Miner Res* PMID 21207378.

Heaney, R.P., Recker, R.R., Grote, J., *et al.* (2011) Vitamin D$_3$ is more potent than vitamin D$_2$ in humans. *J Clin Endocrinol Metab* **96,** E447–452. PMID 21177785.

Henry, H.L. (2000)Vitamin D. In H.M. Goodman (ed.), *Handbook of Physiology, Section 7: The Endocrine System*. Oxford University Press, New York, pp. 699–718.

Henry, H.L. (2001) The 25(OH)D_3/1α,25$(OH)_2D_3$-24R-hydroxylase: a catabolic or biosynthetic enzyme? *Steroids* **66,** 391–398.

Henry, H.L. (2005) The 25-hydroxyvitamin D3 -1a-hydroxylase in vitamin D. In D. Feldman, F.H. Glorieux, and J.W. Pike (eds), *Vitamin D,* 2nd Edn. Academic Press, San Diego, pp. 69–83.

Henry, H.L. and Norman, A.W. (1978) Vitamin D: two dihydroxylated metabolites are required for normal chicken egg hatchability. *Science* **201,** 835–837.

Henry, H.L., Bouillon, R., Norman, A.W., *et al.* (2010) 14th Vitamin D Workshop consensus on vitamin D nutritional guidelines. *J Steroid Biochem Mol Biol* **121,** 4–6.

Henry, H.L., Dutta, C., Cunningham, N., *et al.* (1992) The cellular and molecular regulation of 1,25$(OH)_2D_3$ production. *J Steroid Biochem Mol Biol* **41,** 401–407.

Holick, M.F., Biancuzzo, R.M., Chen, T.C., *et al.* (2008) Vitamin D_2 is as effective as vitamin D_3 in maintaining circulating concentrations of 25-hydroxyvitamin D. *J Clin Endocrinol Metab* **93,** 677–681.

Huhtakangas, J.A., Olivera, C.J., Bishop, J.E., *et al.* (2004) The vitamin D receptor is present in caveolae-enriched plasma membranes and binds 1α,25$(OH)_2$-vitamin D_3 *in vivo* and *in vitro*. *Mol Endocrinol* **18,** 2660–2671.

Institute of Medicine (1997) *Dietary Reference Intakes for Calcium, Magnesium, Phosphorus, Vitamin D, and Fluoride.* National Academies Press, pp. 250–287.

Institute of Medicine (2011) *Dietary Reference Intakes for Calcium and Vitamin D.* National Academies Press, Washington, DC. http://books.nap.edu/openbook.php?record_id=13050.

IUPAC (1960) Definitive rules for the nomenclature of amino acids, steroids, vitamins, and carotenoids. *J Am Chem Soc* **82,** 5575–5586.

Jacobus, C.H., Holick, M.F., Shao, Q., *et al.* (1992) Hypervitaminosis D associated with drinking milk. *New Engl J Med* **326,** 1173–1177.

Kitanaka, S., Takeyama, K., Murayama, A., *et al.* (1998) Inactivating mutations in the 25-hydroxyvitamin D_3 1α-hydroxylase gene in patients with pseudovitamin D-deficiency rickets. *N Engl J Med* **338,** 653–661.

Kreiter, S.R., Schwartz, R.P., Kirkman, H.N., Jr, *et al.* (2000) Nutritional rickets in African American breast-fed infants. *J Pediatr* **137,** 153–157.

Laing, C.J. and Cooke, N.E. (2005) Vitamin D binding protein. In D. Feldman, F.H. Glorieux, and J.W. Pike (eds), *Vitamin D,* 2nd Edn. Elsevier Academic Press, San Diego, pp. 117–134.

Lips, P. (2007) Vitamin D status and nutrition in Europe and Asia. *J Steroid Biochem Mol Biol* **103,** 620–625.

Mangelsdorf, D.J., Thummel, C., Beato, M., *et al.* (1995) The nuclear receptor superfamily: the second decade. *Cell* **83,** 835–839.

Mawer, E.B., Stanbury, S.W., Robinson, M.J., *et al.* (1986) Vitamin D nutrition and vitamin D metabolism in the premature human neonate. *Clin Endocrinol (Oxf)* **25,** 641–649.

Melamed, M.L., Michos, E.D., Post, W., *et al.* (2008) 25-hydroxyvitamin D levels and the risk of mortality in the general population. *Arch Intern Med* **168,** 1629–1637.

Michos, E.D. and Blumenthal, R.S. (2007) Vitamin D supplementation and cardiovascular disease risk. *Circulation* **115,** 827–828.

Mizwicki, M. and Norman, A.W. (2009) The vitamin D sterol–vitamin D receptor ensemble model offers unique insights into both genomic and rapid-response signaling. *Sci Signal* **2,** re4. PMID 19531804.

Mizwicki, M.T., Keidel, D., Bula, C.M., *et al.* (2004) Identification of an alternative ligand-binding pocket in the nuclear vitamin D receptor and its functional importance in 1α,25$(OH)_2$-vitamin D_3 signaling. *Proc Natl Acad Sci USA* **101,** 12876–12881.

Mizwicki, M.T., Menegaz, D., Yaghmaei, S., *et al.* (2010) A molecular description of ligand binding to the two overlapping binding pockets of the nuclear vitamin D receptor (VDR): structure–function implications. *J Steroid Biochem Mol Biol* **121,** 98–105.

Munger, K.L., Levin, L.I., Hollis, B.W., *et al.* (2006) Serum 25-hydroxyvitamin D levels and risk of multiple sclerosis. *JAMA* **296,** 2832–2838.

Norman, A.W. (1979) *Vitamin D: The Calcium Homeostatic Steroid Hormone,* 1st Edn. Academic Press, New York.

Norman, A.W. (2006) Minireview: vitamin D receptor: new assignments for an already busy receptor. *Endocrinology* **147,** 5542–5548.

Norman, A.W.and Bouillon, R. (2010) Vitamin D nutritional policy needs a vision for the future. *Exp Biol Med* **235,** 1034–1045.

Norman, A.W. and Henry, H.L. (2003) Vitamin D: 24,25-dihydroxy vitamin D. In H.L. Henry and A.W. Norman (eds), *Encyclopedia of Hormones.* Academic Press, San Diego, pp. 635–638.

Norman, A.W. and Litwack, G. (1987) *Hormones.* Academic Press, Orlando, FL.

Norman, A.W., Bouillon, R., Whiting, S.J., *et al.* (2007) 13th Workshop consensus for vitamin D nutritional guidelines. *J Steroid Biochem Mol Biol* **103,** 204–205.

Norman, A.W., Henry, H.L., and Malluche, H.H. (1980) 24R,25-dihydroxyvitamin D_3 and 1α,25-dihydroxyvitamin D_3 are both indispensable for calcium and phosphorus homeostasis. *Life Sci* **27,** 229–237.

Norman, A.W., Leathers, V.L., and Bishop, J.E. (1983) Studies on the mode of action of calciferol. XLVIII. Normal egg hatchability requires the simultaneous administration to the hen of 1α,25-dihydroxyvitamin D_3 and 24R,25-dihydroxyvitamin D_3. *J Nutr* **113,** 2505–2515.

Norman, A.W., Mizwicki, M.T., and Norman, D.P.G. (2004) Steroid hormone rapid actions, membrane receptors and a conformational ensemble model. *Nat Rev Drug Discov* **3,** 27–41.

Norman, A.W., Myrtle, J.F., Midgett, R.J., *et al.* (1971) 1,25-Dihydr oxycholecalciferol: identification of the proposed active form of vitamin D_3 in the intestine. *Science* **173,** 51–54

Norman, A.W., Okamura, W.H., Farach-Carson, M.C., *et al.* (1993) Structure–function studies of 1,25-dihydroxyvitamin D_3 and the vitamin D endocrine system. 1,25-dihydroxy-pentadeuterio-previtamin D_3 (as a 6-s-*cis* analog) stimulates nongenomic but not genomic biological responses. *J Biol Chem* **268,** 13811–13819.

Ochs-Balcom, H.M., Chennamaneni, R., Millen, A.E., *et al.* (2011) Vitamin D receptor gene polymorphisms are associated with adiposity phenotypes. *Am J Clin Nutr* **93,** 5–10.

Pike, J.W. and Shevde, N.K. (2005) The vitamin D receptor. In D. Feldman, F.H. Glorieux, and J.W. Pike (eds), *Vitamin D,* 2nd

Edn. Academic Press, San Diego, pp. 167–191.

Pittas, A.G., Lau, J., Hu, F.B., *et al.* (2007) The role of vitamin D and calcium in type 2 diabetes. A systematic review and meta-analysis. *J Clin Endocrinol Metab* **92,** 2017–2029.

Schwartz, Z., Sylvia, V.L., Larsson, D., *et al.* (2002) 1α,25$(OH)_2D_3$ regulates chondrocyte matrix vesicle protein kinase D (PKC) directly via G protein-dependent mechanisms and indirectly via incorporation of PKC during matrix vexicle biogenesis. *J Biol Chem* **277,** 11828–11837.

Seo, E-G., Einhorn, T.A., and Norman, A.W. (1997) 24R,25-Dihydroxyvitamin D_3: an essential vitamin D_3 metabolite for both normal bone integrity and healing of tibial fracture in chicks. *Endocrinology* **138,** 3864–3872.

Shea, M.K., Booth, S.L., Massaro, J.M., *et al.* (2008) Vitamin K and vitamin D status: associations with inflammatory markers in the Framingham Offspring Study. *Am J Epidemiol* **167,** 313–320.

St-Arnaud, R. (2010) CYP24A1-deficient mice as a tool to uncover a biological activity for vitamin D metabolites hydroxylated at position 24. *J Steroid Biochem Mol Biol* **121,** 254–256.

Talat, N., Perry, S., Parsonnet, J., *et al.* (2010) Vitamin D deficiency and tuberculosis progression. *Emerg Infect Dis* **16,** 853–855.

Thacher, T.D. and Clarke, B.L. (2011) Vitamin D insufficiency. *Mayo Clin Proc* **86,** 50–60.

Thacher, T.D., Fischer, P.R., Petitfor, J.M., *et al.* (1999) A comparison of calcium, vitamin D, or both for nutritional rickets in Nigerian children. *N Engl J Med* **341,** 563–568.

Trang, H., Cole, D.E., Rubin, L.A., *et al.* (1998) Evidence that vitamin D_3 increases serum 25-hydroxyvitamin D more efficiently than does vitamin D_3. *Am J Clin Nutr* **68,** 854–858.

Vazquez, G., De Boland, A.R., and Boland, R.L. (1998) 1α,25-Dihydroxy-vitamin-D_3-induced store-operated Ca^{2+} influx in skeletal muscle cells – modulation by phospholipase C, protein kinase C, and tyrosine kinases. *J Biol Chem* **273,** 33954–33960.

Vertino, A.M., Bula, C.M., Chen, J-R., *et al.* (2005) Nongenotropic, and anti-apoptotic signaling of vitamin D analogs through the ligand binding domain (LBD) of the vitamin D receptor (VDR) in osteoblasts and osteocytes: mediation by Src, P13 and JNK kinases. *J Biol Chem* **280,** 14130–14137.

Vieth, R. (2004) Why the optimal requirement for vitamin D_3 is probably much higher than what is officially recommended for adults. *J Steroid Biochem Mol Biol* **89–90,** 575–579.

Vieth, R., Cole, D.E., Hawker, G.A., *et al.* (2001) Wintertime vitamin D insufficiency is common in young Canadian women, and their vitamin D intake does not prevent it. *Eur J Clin Nutr* **55,** 1091–1097.

Weatherman, R.V., Fletterick, R.J., and Scanlon, T.S. (1999) Nuclear receptor ligands and ligand-binding domains. *Annu Rev Biochem* **68,** 559–582.

Webb, A.R. and Holick, M.F. (1988) The role of sunlight in the cutaneous production of vitamin D_3. *Annu Rev Nutr* **8,** 375–399.

Whitfield, G.K., Jurutka, P.W., Haussler, C.A., *et al.* (2005) Nuclear vitamin D receptor: structure–function, molecular control of gene transcription and novel bioactions. In D. Feldman, F.H. Glorieux, and J.W. Pike (eds), *Vitamin D*, 2nd Edn. Academic Press, San Diego, pp. 219–328.

Williams, B., Williams, A.J., and Anderson, S.T. (2008) Vitamin D deficiency and insufficiency in children with tuberculosis. *Pediatr Infect Dis J* **27,** 941–942.

Wolf, M., Betancourt, J., Chang, Y., *et al.* (2008) Impact of activated vitamin D and race on survival among hemodialysis patients. *J Am Soc Nephrol* **19,** 1379–1388.

Wright, J.W. (ed.) (2010) World population. *New York Times 2010 Almanac*. Penguin Books, London, pp. 484–486.

Zanello, L.P. and Norman, A.W. (1997) Stimulation by 1α, 25$(OH)_2$-vitamin D_3 of whole cell chloride currents in osteoblastic ROS 17/2.8 cells: a structure–function study. *J Biol Chem* **272,** 22617–22622.

Zanello, L.P. and Norman, A.W. (2004) Rapid modulation of osteoblast ion channel responses by 1α,25$(OH)_2$-vitamin D_3 requires the presence of a functional vitamin D nuclear receptor. *Proc Natl Acad Sci USA* **101,** 1589–1594.

Zeitz, U., Weber, K., Soegiarto, D.W., *et al.* (2003) Impaired insulin secretory capacity in mice lacking a functional vitamin D receptor. *FASEB J* **17,** 509–511.

14
ビタミンE

Maret G. Traber

要　　約

αトコフェロールは，脂質環境下でペルオキシラジカルやアルコキシルラジカルの捕捉剤として作用するため，リポタンパク質や生体膜において脂質過酸化反応の進行を停止させる。ヒトの神経組織はビタミンEの欠乏による影響を特に受けやすく，その結果，進行性の末梢感覚神経障害を引き起こす。フリーラジカルを介した反応だけでなく炎症反応もまた，心臓病や糖尿病，神経変性疾患などの慢性疾患における重要な原因となることが相次いで報告されている。疫学研究では，一生涯，食事由来のビタミンEをより多く摂取することで，慢性疾患のリスクを減少できることが示唆されている。しかしながら，アメリカ人の90%以上が（アメリカの）食品栄養委員会によって推奨されている1日当たりのαトコフェロール量15mg（22IU）の40%未満しか摂取していない。1日6mgという摂取量は十分なのかという問いに答えるために必要なエビデンスに基づいたデータは，現在のところ得られていない。標準的な健常女性を対象に10年にわたる予防試験として行われている，（アメリカでの）Women's Health Studyでは，600IUのビタミンEを隔日で摂取することで心血管死亡率が全体では24%減少し，65歳以上の女性では49%減少することが明らかとなった。一方で，心臓病治療におけるビタミンEの治療的効果をみたさまざまな無作為化臨床試験は，ビタミンEが心臓病治療のための医薬品による利益以上の効果をもたらすという期待と同様に，1つのビタミンが乏しい食習慣やほとんど運動しないような生活を改善するという期待はあまりにも楽観的であった。このように，ビタミンEの発見から100年近く経つが，われわれはいまだに，「なぜαトコフェロールはヒトに必要なのか？」という問いに対する答えを探し続けている。

はじめに

ビタミンEはヒトの栄養においてユニークなものである。それは，唯一とまではいわないにしても主要な機能が抗酸化機能であるためで，それゆえ，補助因子であったり，あるいは特異的な代謝機能を持つような大部分のビタミンとは異なるからである（Traber and Atkinson, 2007）。結果として，標的組織におけるビタミンE欠乏症状は，組織中のビタミンE濃度だけではなく，酸化ストレスの程度，他の抗酸化物質や抗酸化酵素の濃度によっても影響される（Macevilly and Muller, 1996）。脂質過酸化により誘導された神経変性が，適量のビタミンEにより改善される可能性がある（Butterfield *et al.*, 2010）。本章では，ビタミンEの構造と抗酸化特性，食品分布，リポタンパク質輸送，組織への供給および代謝，そして安全性と慢性疾患予防における役割について述べることとする。

定義，構造，抗酸化活性

ビタミンEは，αトコフェロールの抗酸化活性を示す，植物によって合成される分子の総称である。ビタミンEは胎児の吸収を予防するために妊娠ラットにαトコフェロールを必要とすることが明らかにされた1922年に発見された（Evans and Bishop, 1922）。少なくとも8つの異なる分子（トコフェロール類とトコトリエノール類）がαトコフェロール抗酸化活性を有する（Institute of Medicine, 2000）。これらの構造は，クロマン環上のメチル基の数によって異なり，トリメチル（α），ジメチル（βまたはγ），そしてモノメチル（δ）がある。トコフェロール類はクロマン環にフィチル側鎖が結合しており，一方，トコトリエノール類には不飽和側鎖が結合している。

ヒトに必要とされるビタミンEの種類：αトコフェロール

植物によって合成されるαトコフェロールは*RRR*-αトコフェロールである（Institute of Medicine, 2000）。この命名は，不斉炭素が2，4，8位において*R*配置であることを意味している。他の多くのビタミン類とは異なり，工業的に化学合成されたαトコフェロールは天然に存在する形とは同一ではない。合成型αトコフェロールは，*all-rac*-αトコフェロール（*all* ラセミ体，あるいは*dl*）と呼ばれ，8つの異なる立体異性体（*RRR*，*RSR*，*RRS*，*RSS*，*SRR*，*SSR*，*SRS*，*SSS*）の等量混合物であり，これらは側鎖の立体構造が異なっている。したがって，すべての立体異性体は*in vitro*では等しい抗酸化能を有するが，生物活性は異なる。近年の研究成果より，ラセミ体から2*R*-ならびに2*S*-αトコフェロールを分離するキラル体分離カラムを用いた精製法が報告されている（Netscher, 2007）。*RRR*-αトコフェロール合成のための酵素法についてもいくつか報告があるが（Nozawa *et al*., 2000），これらは工業生産の段階ではない。

αトコフェロールの2位（環と側鎖の結合部位）は，αトコフェロールの生物活性において重要である。2*R*-αトコフェロールのみがヒトのビタミンE必要量を満たす（Institute of Medicine, 2000）。*SRR*-αトコフェロールは，2*S*型の原型であり，合成型ビタミンEの動態の研究に利用されている。

ビタミンEサプリメントには，しばしばαトコフェロール酢酸エステル，コハク酸エステル，ニコチン酸エステルのようなエステル体が含有されている。エステル体はビタミンEの酸化を防止するため，その有効期間を延長することができる。経口で服用されると，このようなエステル体は速やかに加水分解され，αトコフェロール（非エステル体）として吸収される（Cheeseman *et al*., 1995）。

抗酸化活性

潜在的なペルオキシラジカルスカベンジャーであるビタミンEは，生体膜や血漿リポタンパク質においてフリーラジカルの産生を抑制する，連鎖反応を断ち切る抗酸化剤である（Traber and Atkinson, 2007）。ペルオキシラジカル（ROO•）が形成されると，ペルオキシラジカルは多価不飽和脂肪酸（PUFAあるいは図14.1中のRH）と反応するよりも1,000倍の速度でビタミンE（Vit E-OH）と反応する（Buettner, 1993）。トコフェロールのヒドロキシ基がペルオキシラジカルと反応し，それに付随してヒドロペルオキシドとトコフェロキシラジカル（Vit E-O•）を形成する。

ビタミンE存在下：

ROO• + Vit E-OH → ROOH + Vit E-O•

ビタミンE非存在下：

ROO• + RH → ROOH + R•

R• + O_2 → ROO

トコフェロキシラジカル（Vit E-O•）はビタミンC（あるいは他の水素供与体AH）と反応し，その結果，後者を酸化してビタミンEを還元状態に戻す。

Vit E-O• + AH → Vit E-OH + A

この現象は，“ビタミンEの再利用”という考えにより導き出され，この場合，酸化されたビタミンEの抗酸化能は他の抗酸化剤によって連続的に回復される。この“抗酸化ネットワーク”は水溶性の抗酸化剤の供給と細胞の代謝活性に依存する。鉄や銅などの遊離金属はROOHと反応することで脂質過酸化を再開し，アルコキシルラジカルを形成しうることに留意すべきである。また，他の抗酸化剤が存在しない場合，Vit E-O•は脂質過酸化を再開する可能性がある（Thomas and Stocker, 2000）。

ビタミンEとビタミンCの相互作用は酸化ストレス下のヒトにおいて証明されている。特に，血中アスコルビン酸濃度が最も低い群の喫煙者はビタミンEの消失が最も速かった（Bruno *et al*., 2005）。さらに，喫煙者にビタミンCを補給したところ，ビタミンE消失率は健常人と同等のレベルに回復した（Bruno *et al*., 2006a）。さらに，げっ歯類を用いた研究では，ビタミンE，ビタミンCの両方が欠乏すると，モルモットにおいて重篤な神経損傷を引き起こすこと（Burk *et al*., 2006），また，ビタミンC合成能がない感受性マウスにおいてはアテローム性動脈硬化の重症化を増強すること（Babaev *et al*., 2010）が示された。

トコフェロキシラジカルはアスコルビン酸や他の還元剤によってトコフェロールに還元されるため，酸化されたトコフェロールは通常では生体内でみつからない。αトコフェロールから生成された生物学的に関連した酸化生成物には4a,5-エポキシ-8a（ヒドロキシ）-トコフェロン，7,8-エポキシ-8a（ヒドロキシ）-トコフェロンと，それらに関連する加水分解物，2,3-エポキシ-トコフェロールキノンと5,6-エポキシ-αトコフェロールキノンが含まれる（Liebler *et al*., 1996）。しかしながら，これらの生成物は*in vitro*での酸化において形成されており，*in vivo*における重要性は知られていない（Brigelius-Flohé and Traber, 1999）。

特定のビタミンE機能についての研究はビタミンEの発見以来続けられている。何人かの研究者が非抗酸化

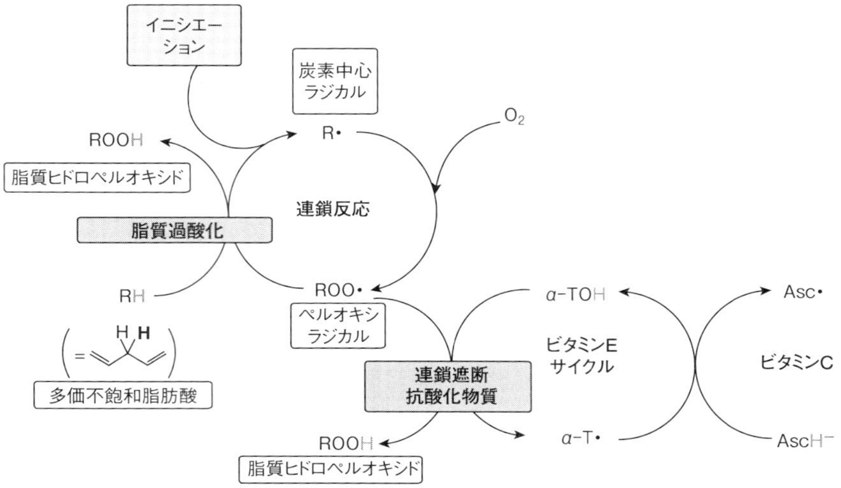

図14.1　ビタミンEの抗酸化活性

ペルオキシラジカル（ROO•）が形成されると，ペルオキシラジカルは多価不飽和脂肪酸（RH）と反応するよりも1,000倍速い速度でビタミンE（Vit E–OH）と反応する。このように，細胞膜やリポタンパク質はビタミンEによって脂質過酸化連鎖反応から保護されている。トコフェロールのヒドロキシ基がペルオキシラジカルと反応し，それに付随してヒドロペルオキシド（ROOH）とトコフェロキシラジカル（Vit E–O•）を形成する。トコフェロキシラジカルはビタミンC（あるいは他の水素供与体，AH）と反応し，後者を酸化してビタミンEは還元状態に戻る。鉄や銅などの遊離金属はROOHと反応することで脂質過酸化を再開し，アルコキシラジカルを形成することは留意すべきである。さらに，他の抗酸化剤が存在しない場合，Vit E–O•は脂質過酸化を再開する可能性がある（Thomas and Stocker, 2000）。

的作用，あるいはさまざまなシグナル伝達機能があることを主張している。しかしながら，ビタミンであるαトコフェロールの*in vivo*における作用機序に関する報告のすべては，脂溶性抗酸化物質としての働きによるものである（Traber and Atkinson, 2007）。この機能の重要性は，細胞膜中の長鎖多価不飽和脂肪酸の完全性を維持し，それゆえこれらの生理活性を維持することである。このように，生理活性脂質は重要なシグナル伝達分子であり，αトコフェロールの量や酸化状態ではなく，生理活性脂質の量的変化あるいは酸化による損失が細胞応答における重要な事象となる（Traber and Atkinson, 2007）。この根拠は，*in vivo*実験でグルタミン酸により誘導された神経毒性に対する保護効果をαトコフェロールとαトコトリエノールで比較することでうまく検討することができた。Saitoら（2010）は，両トコール類が細胞内に同様の濃度で供給されると，αトコフェロールのほうがより強く抗酸化作用を示し，グルタミン酸により誘導された酸化ストレスに対する保護効果を発揮することを証明した。

何人かの研究者らもまた，培養細胞へビタミンEを供給したり，遺伝子調節の研究を行うためにαトコフェロールのエステル体を用いている。この研究方法により，αトコフェロールコハク酸エステル（Neuzil *et al*., 2001；Yu *et al*., 2003；Li *et al*., 2010；Saito *et al*., 2010；Wang *et al*., 2010），あるいはαトコフェロールに酢酸が結合したエステル体のような他の加水分解していない誘導体に潜在的な抗癌物質としての可能性があることを示している。しかし，これらはビタミンEの機能ではなく，αトコフェロールエステルの機能である。αトコフェロールではなくαトコフェロールコハク酸エステルが使用されており，その濃度が*in vivo*において到達する濃度と比較して高いことを確認するためには，実験手順を注意深く読むことが誤った結論を避けるために不可欠である。

食品中の含量

γトコフェロールはアメリカの食事において最も豊富に含まれるトコフェロールである（Eitenmiller and Lee, 2004）。しかし，γトコフェロールではなくαトコフェロール，特に2*R*体のαトコフェロールのみが，ヒトのビタミンE必要量として適用されると（アメリカの）食品栄養委員会によって定義されている（Institute of Medicine, 2000）。2000年に発表された（アメリカの）推定平均必要量（estimated average requirement：EAR, 12mg αトコフェロール/日）（Institute of Medicine, 2000）を満たすビタミンEを食事から摂取していたのは，アメリカでは男性は8％，女性は2％のみであった

表14.1　食品中の2*R*-αトコフェロール含量

食品	重量(g)	測定単位	mg/測定単位
シリアル（調理済，栄養強化）	30	3/4カップ	13.50
トマトペースト（缶詰）	262	1カップ	11.27
ヒマワリの種（炒り）	32	1/4カップ	8.35
アーモンド	28	1オンス（24粒）	7.43
ホウレンソウ（調理済）	190	1カップ	6.73
トマトパスタソース（インスタント）	250	1カップ	6.00
ヒマワリ油	14	大さじ1	5.59
トマトピューレ	250	1カップ	4.93
サフラワー油	14	大さじ1	4.63
カブラ菜（調理済）	164	1カップ	4.36
ヘーゼルナッツ	28	1オンス	4.26
トマトソース	245	1カップ	3.48
ポテトチップス	28	1オンス	3.23
ニンジンジュース	236	1カップ	2.74
テーブルビート（調理済）	144	1カップ	2.61
メカジキ（調理済）	106	1切	2.56
サツマイモ（缶詰）	255	1カップ	2.55
ワタリガニ（缶詰）	135	1カップ	2.48
ナタネ油	14	大さじ1	2.44
ブロッコリー（調理済）	184	1カップ	2.43
赤ピーマン（調理済）	136	1カップ	2.24
ピーナッツ（炒り）	28	1オンス（約28粒）	2.21
マーガリン（レギュラー）	14	大さじ1	2.19
アスパラガス（調理済）	180	1カップ	2.16

USDA National Nutrient Database for Standard Reference, Release 23, http://www.nal.usda.gov/fnic/foodcomp/search/. より改変。

(Maras *et al*., 2004)。さらに，ほとんどの人がそれほどαトコフェロールが多くない高エネルギー・高脂肪食から食事由来のビタミンEを摂取している（Maras *et al*., 2004）。ビタミンEの食物供給源のいくつかの例を表14.1に示した。以上のことから，脂質摂取量の制限を試みたUSDA（アメリカ農務省）による食事ガイドライン（Dietary Guidance 2010）においてビタミンE摂取量を最適化しようとしなかったのは驚くべきことではない（http://www.cnpp.usda.gov/DGAs2010-DGACReport.htm）。

食事摂取基準

α-トコフェロールの推奨量

2000年に，（アメリカの）食品栄養委員会はビタミンC，ビタミンE，セレン，カロテノイド類の食事摂取基準を公表した(Institute of Medicine, 2000)。推奨量(recommended dietary allowances：RDAs）とは，母集団の95〜97.5%において十分な栄養状態を保証されるために必要な1日のαトコフェロール摂取量を表しており，いずれの年齢層あるいは性別におけるほとんどの人にとって，必要とされる量よりも過大に推定された値である（Institute of Medicine, 2000）。表14.2を参照されたい。

ビタミンEの必要量は，αトコフェロールを含むサプリメントのみがヒトにおけるビタミンE欠乏症を回復させることを示した研究に基づいている。αトコフェロール量は主として，実験的なビタミンE欠乏食を5〜7年間摂取した肉体的に健常な被験者において，異常な赤血球溶血を改善するために必要な量に基づいて策定された（Institute of Medicine, 2000）。*in vitro* における過酸化誘導による赤血球溶血を予防した血清中の濃度（既知量のビタミンEサプリメント摂取に応じて）が，EARを決定するために用いられた。*RRR*-あるいは *all rac*-αトコフェロールのどちらかを含むサプリメントは，ビタミンE欠乏による異常な赤血球溶血を正常にするために用いられたため，IU（international unit，国際単位）から2*R*-αトコフェロールのmgへ変換するための補正係数が考案された。

IUからmgに変換するための係数は，*all rac*-αトコフェロールの場合はIUを0.45倍にし，*RRR*-αトコフェロールの場合はIUを0.67倍にする（Institute of Medicine, 2000，表6.1参照)。例えば，もしビタミンEのサ

表14.2　ライフステージ別のビタミンＥの基準と食事摂取基準の値[a]

ライフステージ	基準	EAR[b]（mg/日）	RDA[c]（mg/日）	AI[d]（mg/日）	UL[e]（mg/日）
早産児					21
0～6か月	母乳からの平均ビタミンＥ摂取量			4	
7～12か月	0～6か月のAIから外挿			5	
1～3歳	成人のEARから外挿	5	6		200
4～8歳	成人のEARから外挿	6	7		300
9～13歳	成人のEARから外挿	9	11		600
14～18歳	成人のEARから外挿	12	15		800
>19歳	*in vitro*において過酸化水素誘導赤血球溶血の抑制に十分な摂取量	12	15		1,000
妊娠期					
≦18歳	思春期のEAR	12	15		800
19～50歳	成人のEAR	12	15		1,000
授乳期					
≦18歳	思春期のERA＋母乳へ分泌されるビタミンＥ量の平均	16	19		800
19～50歳	思春期のERA＋母乳へ分泌されるビタミンＥ量の平均	16	19		1,000

[a]：Institute of Medicine（2000）より改変。
[b]：EAR（推定平均必要量），母集団の半数が栄養必要量を満たすと推定された摂取量。
[c]：RDA（推奨量），母集団のほとんど（97～98％）が栄養必要量を満たす摂取量。
[d]：AI（目安量），ある一定の栄養状態を維持している特定の集団または下位集団を根拠に決定された平均的あるいは試験的な摂取量。母乳を与えられている健康的な乳幼児に対してはAIが平均摂取量である。
[e]：UL（耐容上限量），ほとんどの人に対して健康被害のリスクをもたらさないと考えられる日常的な栄養摂取量の上限値。

プリメントで400IUの*dl*-αトコフェロール酢酸エステルと表記されている場合，400×0.45すなわち180mgの2*R*-αトコフェロールに相当する。しかし，もし400IUの*d*-αトコフェロール酢酸エステルと表記されている場合は400×0.67すなわち268mgの2*R*-αトコフェロールに相当することになる。これらの変換は，摂取量をRDAと関連づけて推定する際にのみ使用される。摂取量を耐容上限量（upper limits：UL）（訳注：日本の厚生労働省の表示では，tolerable upper intake level：UL）と関連づけて推定する際には，異なる変換係数が使われる。表示に関しては，ビタミンＥの１日量(daily value：DV）は30IUであり，これはFDA（アメリカ食品医薬品局）規則の連邦規則集第21編101.9(c)(9)において推定された一日基準量（Daily Reference Value）に基づいている（Food and Drug Administration, 2009)。

１日の摂取量と推奨するビタミンＥ量については意見の分かれるところであり，さまざまな機関で異なる値が提唱されている。例えば，FAO(Food and Agriculture Organization of the United Nations, 2004）では次のように提唱されている：

> 現段階では，乳幼児期を除いて異なる年齢層のビタミンＥ摂取量の推奨を策定するためのデータが不十分である…。それゆえ，母乳を850mL摂取している乳児では2.7mgのαトコフェロール当量を摂取することになる。粉ミルクは，溶解したミルク100mL当たりαトコフェロール当量で0.3mg未満であってはならず，また多価不飽和脂肪酸1g当たりで0.4mg未満であってはならないということは理に適っていると考えられる。

ここで留意すべきは，αトコフェロール当量という単位には，食品中のビタミンＥの多様な形態によってラットでの胎仔吸収試験により求められた生物活性が異なることが考慮されているということである。この試験は疑問視されており，なぜなら，胎盤と子宮はαトコフェロール輸送タンパク質が発現しており，それゆえαトコフェロールは胎児と胎盤のユニットに必要とされることが示唆されているからである（Kaempf-Rotzoll *et al*., 2002, 2003；Muller-Schmehl *et al*., 2004；Rotzoll *et al*., 2008）。

安全性と耐容上限量

（アメリカの）食品栄養委員会によると，αトコフェロールを含むサプリメントのULは，成人で1,000mgと推奨されている（Institute of Medicine, 2000）。ヒトにおけるビタミンEサプリメントによる副作用の報告は非常にまれであり，数年にわたり高用量のビタミンEを含有した飼料を与えたラットの研究がULを設定するために用いられた（Institute of Medicine, 2000）。幼児のULについては，幼児はビタミンE源として食物のみが推奨されているため，設定されていない。しかしながら，出生時体重が1.5kgの早産児に対しては，成人のULに基づいて21mg/日という上限量が提唱されている。ULについては表14.2にも示してある。

ULは食品に対しては設定されておらず，ビタミンEのサプリメントに対してのみ設定されている。なぜなら，1,000mgのαトコフェロールを長期にわたり日常的に食品から摂取することはほとんど不可能なためである。*all rac*-αトコフェロールのすべての立体異性体は吸収されて肝臓へ輸送されるため，ULは2*R*-および2*S*-αトコフェロールの両方について規定されている。適切な変換係数は，*all rac*-αトコフェロールについては上述とは異なる。IUをmgへ変換する係数は，*all rac*-αトコフェロールではIUを0.9倍し，*RRR*-αトコフェロールではIUを0.67倍する。IUに換算した際の耐容上限量は，*all rac*-αトコフェロールで1,100IUであり，*RRR*-αトコフェロールで1,500IUとなる。一見したところ*RRR*-αトコフェロールのULのほうが高いのは，*RRR*αトコフェロールのカプセル中のαトコフェロール含量（mg）が*all rac*-αトコフェロールのカプセル中よりも少ないためである。

イギリスでは，ビタミンとミネラルに関する専門家グループ（Expert Group on Vitamins and Minerals）を設立し，このグループは2003年にビタミンEの毒性データについての評価を報告した（Expert Group of Vitamins and Minerals, 2003）。彼らは，生涯にわたり日常的に摂取する際のサプリメントの安全な上限量は800IU（1日当たり*d*-αトコフェロール540mgに相当）であるべきであると勧告した。この推定値は60kgの成人において，1日当たり9.0mg/kg体重と等しい。2010年の10月1日の時点で，イギリス食品管理局（Food Standards Agency）からイギリス保健省とウェールズ議会政府に栄養に関する政策の責任が移転されたことを留意しなくてはならない（web accessed 2011. Jan 6, 2011, http://www.food.gov.uk/healthiereating/）。

ビタミンEの安全性に関する文献の総括が出版された（Hathcock *et al*., 2005）。しかし，3つの臨床研究による論文では，特殊な環境下でのヒトにおけるビタミンEによる副作用が示唆された（Biesalski *et al*., 2010）。ひとつは，シンバスタチン・ナイアシン療法を受けている160人の被験者における抗酸化物質（ビタミンE, C, βカロテン，セレン）の3年間にわたる二重盲検試験であった（Brown *et al*., 2001）。抗酸化物質を摂取していた被験者では，HDLコレステロールを増加させる薬物による効果が期待していたよりも低く，臨床的なエンドポイント〔冠動脈狭窄症の造影所見，あるいは心血管系疾患の発生（死亡，心筋梗塞，脳卒中，血管再建）〕が増加した（Brown *et al*., 2001）。Women's Angiographic Vitamin and Estrogen（WAVE）試験（訳注：抗酸化ビタミンの効果を調べた臨床試験）は，ベースラインの血管造影において少なくとも冠動脈狭窄を1つ有する423人の閉経後の女性を対象にした無作為化二重盲検試験であった。ホルモン補充療法をしている閉経後の女性における全死因死亡率はプラセボ群と比較して抗酸化ビタミン群の女性で増加した（HR＝2.8, CI＝1.1～7.2, p＝0.047）（Waters *et al*., 2002）。さらに，HopeToo試験（訳注：Hope-The Ongoing Outcomes, 大規模臨床試験）では，冠動脈心疾患のリスクが高い患者がビタミンEを摂取すると，左心室機能障害のリスクが増加した（Lonn *et al*., 2005）。興味深いことに，これらの試験ではビタミンEによる同様の副作用はみられなかった。さらに，ビタミンEサプリメントと全死因死亡率との関係を評価したメタアナリシスでは，ビタミンEの特異的なメカニズムと副作用との関連性はみられなかった（Miller *et al*., 2005）。臨床研究を評価するためにメタアナリシスを使った研究は，抗酸化物質のサプリメントによって“死亡リスクの増加”から“事実上リスクなし”へと著しく異なる結論へと帰納している（Miller *et al*., 2005；Bjelakovic *et al*., 2007；Berry *et al*., 2009；Biesalski *et al*., 2010）。実際，栄養状態への効果を評価するための無作為化臨床研究をみてみると，ヒトにおける栄養面で知られている副作用がその欠乏によるものであるということや，プラセボ群の対象者が不十分な量しか摂取していないということが出てきて疑問視されている（Blumberg *et al*., 2010）。Biesalskiら（2010）は，有害性とともに有益性についても評価し，その結果，リスク対効果比をビタミンEの効果を評価するために用いることを提案した。

臨床研究でみられた副作用の他の可能性は，被験者がさまざまな医薬品を服用しているようであったということである。一般的に，栄養素と薬物代謝との相互作用については考慮されていなかったが，栄養素は薬物と一緒に摂取される可能性がある（Traber, 2004）。潜在的には，サプリメントに応じたビタミンE代謝の増加は，薬物代謝と体内動態を変えうるため，医薬品の効果を低減させる可能性がある。しかし，チトクローム P450 3A（CYP3A）によって代謝されるスタチン系薬剤を服薬している患者にビタミン E サプリメントを与えた場合，コレステロール値への影響はみられなかった（Leonard *et al*., 2007）。その一方，スタチン系薬剤を投与した際にはγトコフェロール値が増加した（Werba *et al*., 2007）ことから，トコフェロール濃度はヒトにおいて薬物代謝によって影響を受ける可能性が示唆された。

高用量のビタミン E 摂取は，出血の増加傾向と関連がある（Institute of Medicine, 2000）。出血の増加はαトコフェロールによるプロテインキナーゼ C の阻害に起因する血小板凝集抑制（Freedman *et al*., 2000）の結果であるのか，他の血小板関連メカニズム（Steiner and Anastasi, 1976；Steiner, 1981）によるものか，あるいはビタミン K とビタミン E との相互作用（Glynn *et al*., 2007）による凝固抑制によって血液凝固異常が引き起こされたのか（Institute of Medicine, 2000）については明らかにされていない。重要なことに，（アメリカで実施された）Women's Health Study において，ビタミン E サプリメント（600IU を隔日で10年間）によって血栓塞栓症の発症が減少した（Glynn *et al*., 2007）。以上のことから，ビタミン E サプリメントにより血液凝固を変化させることで副作用と同様に有益性が得られるかもしれない。

トコフェロール類の生物活性

腸管吸収

すべてのビタミン E は脂質とともに腸細胞へ吸収され，カイロミクロンに組み込まれてリンパ液へ分泌される（Traber, 1999）。ミセルへの取込みから腸細胞への輸送，そしてカイロミクロンへの組込みといった主要な段階についてはほとんど知られていない。他のトランスポーターとともに，Niemann-Pick C1-like 1（NPC1L1）は腸細胞へのコレステロール吸収を促進する（Hui *et al*., 2008）。同様に，ビタミン E の吸収も NPC1L1 によって促進される（Nirushima *et al*., 2008）。しかし，小腸粘膜を介した詳細な輸送機構はいまだ解明されていない。

脂質吸収不良症候群（例えば，胆汁うっ滞性肝疾患）はビタミン E 吸収不良を引き起こし，リポタンパク質合成（例えば，無βリポタンパク質血症）あるいはαトコフェロール輸送タンパク質（例えば，ビタミン E 欠乏性運動失調症）のいずれかの遺伝子異常は，血漿αトコフェロール輸送の異常な低下を引き起こす（Traber, 1999）。

サプリメントからのビタミン E の吸収は脂質が伴わないと低く，ビタミン E の錠剤は食事を伴っていないと吸収量は低い（Leonard *et al*., 2004）。さらに，ビタミン E の生体利用率は食事の状況により大きく影響を受ける（Iuliano *et al*., 2001）実際に，重水素標識化ビタミン E が強化されたリンゴを用いた研究では，食事中の脂質が増加するとビタミン E の吸収が増加することが示された（Bruno *et al*., 2006b）。食品中に存在するビタミン E，食品の栄養強化として存在するビタミン E，あるいはサプリメントとして摂取されるビタミン E は食事中の脂質含量に依存して，その生体利用率は異なるのかもしれない。

リポタンパク質輸送

特異的な血漿輸送タンパク質を有する他の脂溶性ビタミンとは異なり，ビタミン E はすべての血漿リポタンパク質によって非特異的に輸送される（図14.2）。食事由来のビタミン E を含むカイロミクロンレムナントが肝臓に到達すると，ビタミン E のひとつ，αトコフェロールのみが超低密度リポタンパク質（VLDL）に組み込まれて肝臓から血漿へと優先的に分泌される（Traber, 1999）。血液循環中に，VLDL は脂質が引き抜かれて LDL へと変わる。この過程でビタミン E は HDL に輸送されるため，循環しているすべてのリポタンパク質にビタミン E が輸送される（Traber, 1999）。このように，小腸ではなく肝臓においてトコフェロール類が識別される。すべてのリポタンパク質はビタミン E を輸送し，すべてのリポタンパク質から組織への脂質輸送機構（例えば，受容体）によってリポタンパク質構成成分とともにビタミン E が輸送される。この現象は，ブタの血液-脳関門モデルで実証されており，SR-B1 受容体とリポタンパク質リパーゼの両方がαトコフェロールを細胞に輸送することが証明された（Goti *et al*., 2002）。

すべてのビタミン E は，カイロミクロンによって吸収ならびに輸送され，組織へと供給される。すなわち，αトコフェロールを含む同族体は組織中で検出することができる（Burton *et al*., 1998）。しかし，非αトコフェロールの代謝および排泄をみると，結果的には体内から比較的速く消失するということに留意すべきである。このような迅速な排泄は，αトコトリエノールを与えたラットにおいて（Patel *et al*., 2006），またヒトにおいて重水素標識したγトコフェロールの代謝が増加したこと（Leonard *et al*., 2005a）によって証明された。さらに，γトコフェロールの代謝を阻害するゴマ油は，血漿中γトコフェロールの消失を遅延する（Frank *et al*., 2008）。これらの発見により，生体は食品中に非αトコフェロールが存在するにもかかわらず，αトコフェロールを選択することが強調された。

αトコフェロール輸送タンパク質

肝臓に存在するαトコフェロール輸送タンパク質（α-

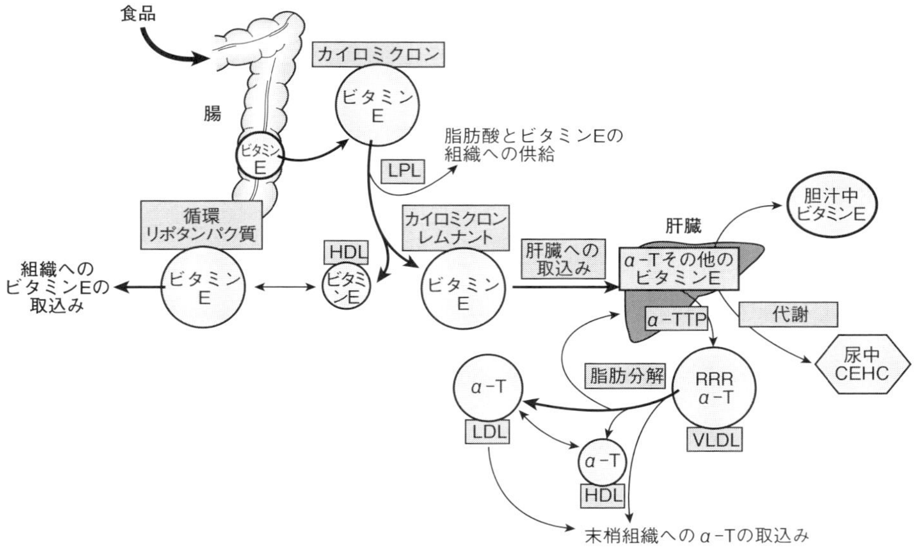

図14.2　ビタミンEの生物活性の決定

食事由来のさまざまな形態のビタミンEは小腸から吸収され，カイロミクロンに組み込まれて分泌される。カイロミクロンが異化される過程でビタミンEは循環リポタンパク質へと輸送され，その残りは肝臓へと供給される。肝臓中のα-TTPは血漿へ再分泌するためにαトコフェロールを選択する。一方で，過剰なαトコフェロールや他の食事由来のビタミンE同族体は代謝されCEHCとして排泄される。このように，代謝過程が血漿中ビタミンE濃度の主要な決定要因である。

TTP）の制御下で，肝臓はαトコフェロールを優先的に血漿中へ分泌する。このことは，α-TTP遺伝子欠損の患者（Traber *et al*., 1990b, 1993）やα-TTP欠損マウスで（Terasawa *et al*., 2000）実証された。

肝臓のα-TTPは単離され，そのcDNA配列が明らかとなった。また，α-TTPを結晶化することで，αトコフェロールとの結合ポケットが同定された(Meier *et al*., 2003；Min *et al*., 2003)。興味深いことに，このポケットは2位の位置がポケットに結合するために重要であるかのようにαトコフェロールを囲むようになっている。2*R*-αトコフェロール立体異性体に対するこのα-TTPの選択性は，ビタミンEにとって，2*R*-αトコフェロール（*RRR*，*RSR*，*RSS*，*RRS*）のみがヒトにおいて必要である（Institute of Medicine, 2000）という見解の根拠となっている。

α-TTPは，*cis*-レチナール結合モチーフ配列を含む疎水性のリガンド結合タンパク質ファミリーに属する(CRAL_TRIO)。これらはすべてαトコフェロールに結合することができるが，α-TTPのみがαトコフェロール輸送の生理的なメディエーターとなるのに十分な結合能を有している（Panagabko *et al*., 2003)。αトコフェロールの選択的輸送は，*in vivo*において，*RRR*-αトコフェロールとともに分泌される新生VLDLを増加させるためのα-TTPの作用に関与するかもしれない(Traber *et al*., 1990a)。しかし，直接的な実験では，α-TTPによって媒介されたαトコフェロールの分泌はVLDL分泌と一体ではなかった（Arita *et al*., 1997)。α-TTPがαトコフェロールの血中への分泌を促進するメカニズムを評価する研究には，輸送を追跡するために蛍光標識したαトコフェロール誘導体（West *et al*., 2010）や，野生型あるいは自然発症したα-TTPヒト突然変異型によるリガンドへの結合能の評価が用いられている（Morley *et al*., 2008)。現段階では，α-TTPによってαトコフェロールが血中へ供給されるメカニズムは明らかにされておらず，調査中である。

血漿中ビタミンEのカイネティクス

血漿中ビタミンE輸送の動態モデルが報告された(Traber *et al*., 1994)。健常な被験者において，*RRR*-αトコフェロールの血中消失率（0.4±0.1pools/日）は*SRR*-αトコフェロール（1.2±0.6）よりも有意に（$p<0.01$）遅かった。*RRR*-αトコフェロールのみかけの半減期は約48時間で，*SRR*-αトコフェロールの半減期は約13時間であった（Traber *et al*., 1994)。

αならびにγトコフェロールのビタミンE動態も研究されている（Leonard *et al*., 2005b)。血漿中のγトコフェロールの指数消失率（exponential disappearance rates)(1.39±0.44pools/日)は，αトコフェロール(0.33±0.11pools/日，$p<0.001$)の3倍であった。γトコフェロールの半減期は13±4時間で，αトコフェロールの半

減期は57±19時間であった。このように，*RRR*-αトコフェロールは*SRR*-αトコフェロールやγトコフェロールよりも約4倍長く血漿中にとどまる。γトコフェロールと*SRR*-αトコフェロールの消失率の類似性は，α-TTPによって血漿中へ活発に再分泌されないビタミンEは排泄および代謝されるという考えを強く支持するものである。

胆汁排泄

ビタミンEは“有毒”なレベルまでは肝臓に蓄積しないことから，排泄と代謝がビタミンEの過剰症を予防するのに重要であることを示唆している。しかし，肝臓中ビタミンE濃度の調節については，ほとんど研究されていない。αトコフェロールは，胆汁へのリン脂質排泄を促進するATP結合カセットトランスポーターのひとつであるmulti-drug resistance gene 2（MDR2, ABC B4, p-glycoprotein）を介して胆汁中へ排泄される（Mustacich *et al*., 1998）。

ATP結合カセットトランスポーター（ABCA1）は，“コレステロール逆輸送”と同様にαトコフェロールの細胞からHDLへの流出を媒介する（Oram *et al*., 2001）。HDLはスカベンジャー受容体（SR-B1）を介してαトコフェロールを肝臓へ供給することが示唆されている（Mardones *et al*., 2001）。SR-B1欠損マウスでは野生型のマウスと比較して，血漿中のαトコフェロール濃度は増加し，胆汁中のαトコフェロールは減少したが，肝臓中のαトコフェロール量は変わらなかった（Mardones *et al*., 2002）。したがって，SR-B1により媒介される肝臓中のαトコフェロールの取込みは，その胆汁排泄に連動すると考えられる（Mardones *et al*., 2002）。重要なことに，SR-B1タンパク質はビタミンE欠乏ラットにおいて増加することから，肝臓では，肝臓αトコフェロール供給を増加させるためにSR-B1を増加できることが示唆されている（Witt *et al*., 2000）。正常状態において，HDLを介したαトコフェロールの肝臓への輸送は，肝臓プールへのαトコフェロールの取込みを促し，胆汁排泄，あるいはおそらく代謝へと行きつくことになる。

ビタミンE代謝

ビタミンEの代謝物〔α-CEHCならびにγ-CEHC（carboxyethyl hydroxychromans）〕はα，γトコフェロール（あるいはα，γトコトリエノール）からそれぞれ派生され，尿中，胆汁中，血漿中（Brigelius-Flohé and Traber, 1999），肝臓ホモジネート中（Leonard *et al*., 2005 a）で検出されている。等モル量の標識化トコフェロール（50mg以下のd_6-α，d_2-γトコフェロール酢酸エステル）を健常人に投与したところ（Leonard *et al*., 2005b），血漿中のd_6-α-CEHC濃度は全対象者ですべての時点において検出限界以下であった。血漿中γ-CEHCとγトコフェロールの消失率はそれぞれ差がなく，αトコフェロールの消失よりは速かった（Leonard *et al*., 2005b）。これらの研究により，ビタミンEの代謝には種々のトコフェロールならびにトコトリエノール間での識別が重要であり，ビタミンEの生体利用率の主要な調節因子であることが裏づけられた。

ビタミンEの代謝はチトクロームP450s（CYPs）によって調節されており，トコフェロールとトコトリエノールはまず初めにCYPsによってω酸化を受け，続いてβ酸化を受けて硫酸塩あるいはグルクロニドと抱合され，尿中や胆汁中へ排泄される（Brigelius-Flohé and Traber, 1999）。CYP4F2はビタミンEのω酸化に関与する主要なP450酵素であることが証明された（Sontag and Parker, 2002, 2007）。しかし，P450酵素間でのクロストークが存在し，肝臓中のビタミン濃度が特に高いときには，CYP3Aも役割を担うかもしれない（Traber 2010）。続いて代謝物のβ酸化はミトコンドリアに局在する（Mustacich *et al*., 2010）。硫酸抱合化は，ビタミンE代謝あるいは少なくともγトコフェロール代謝を誘導するために，細胞内輸送における重要な初期段階であると考えられる。γ-CEHC硫酸抱合体はラットならびにヒトの培養細胞の両方において主要なCEHC抱合体であり，そして硫酸抱合した中間体が13′-OH-γトコフェロールとγ-CEHCとの間でみつかっている（Jiang *et al*., 2007；Freiser and Jiang, 2009a,b）。9-COOH, 11-COOH，13-COOH，13-OH-γトコフェロールを含むγトコフェロール代謝の中間体は，新規の質量分析法を用いて同定された（Yang *et al*., 2010）。

経口投与されたγトコフェロールとトコトリエノールは素早く代謝されるため，血漿中や組織中の濃度上昇はほとんどみられない（Khanna *et al*., 2005；Patel *et al*., 2006）。Wiserら（2008）はヒトに対して高濃度γトコフェロール製剤（1カプセル中に623mg γトコフェロール，61. 1mg αトコフェロール，11. 1mg βトコフェロール，231mg δトコフェロールを含む）を用いた。この製剤を2週間毎日摂取したところ，血漿中γトコフェロール濃度がαトコフェロール濃度近くにまで上昇したが，摂取を中断して1週間以内にγトコフェロール濃度は基準値に戻った。したがって，γトコフェロールが活性窒素種を捕捉するという可能性を利用して噴霧状態にしたトコフェロール類が肺の研究で利用された（Hamahata *et al*., 2008）。

欠乏症

まれではあるが，α-TTPあるいはリポタンパク質合成の遺伝子異常の結果，あるいは種々の脂質吸収不良症候群の結果，ヒトにおいて明らかなビタミンE欠乏症が発症する（Traber, 1999）。ビタミンEの吸収は胆汁ならびに膵臓の分泌物を必要とするため，ビタミンE欠乏症は脂質吸収不良に伴って発症する（Traber, 1999）。

末梢感覚神経の大径有髄軸索は，ヒトにおけるビタミンE欠乏症の主要な標的組織である。進行性の末梢神経障害では，感覚神経の大径軸索の後部の死滅が観察される（Sokol, 1993）。ビタミンEが欠乏しているヒトにおいては，脱髄よりもむしろ軸索変性が初期の感覚神経異常としてみられる（Traber *et al*., 1987；Sokol *et al*., 1988）。したがって，最初に軸索変性が生じ，その後に脱髄が起こる。

α-TTPの遺伝子欠損は特徴的な症候群である，ビタミンE欠乏症を伴う運動失調症（AVED）と関連している（Ben Hamida, C. *et al*., 1993；Ben Hamida, M. *et al*., 1993；Doerflinger *et al*., 1995；Ouahchi *et al*., 1995）。このような患者にみられる運動失調症は，α-TTP欠損マウスにおいても同様にみられる（Yokota *et al*., 2001）。

AVED患者は血漿ビタミンE濃度が異常に低い（正常の1/100）が，彼らにビタミンEサプリメントを投与すると数時間のうちに血漿濃度が正常値に達する（Sokol *et al*., 1988）。1日当たり800～1,200mgの服用は神経機能のさらなる低下を防ぐためには通常ならば十分であり，改善がみられている症例もある（Sokol, 1993；Gabsi *et al*., 2001）。AVED患者の剖検の結果，ビタミンEの補充は脳へのビタミンE蓄積とプルキンエ細胞の消失抑制に貢献したことが示された（Yokota *et al*., 2000）。もし補充を中断したら，血漿中ビタミンE濃度は数日以内に欠乏レベルにまで低下する。AVED患者における生化学的欠損については，重水素化トコフェロールを用いて検討され，肝臓中のα-TTPはVLDL分泌を介して血漿中の*RRR*-αトコフェロール濃度を維持するために必要であることが示された（Traber *et al*., 1990b, 1993）。AVED患者では20種類を超える変異が確認されている（Di Donato *et al*., 2010）。

慢性疾患の予防と公衆衛生との関連

ビタミンEの欠乏症は非常にまれであることと，ほとんどのアメリカ人のビタミンE摂取量が推定必要量よりもはるかに少ないことから，食事由来αトコフェロールの推奨量は高すぎるのではないかという疑問が浮上している。逆に，副作用の可能性を考慮するとビタミンE補充に利点はあるのだろうか。わずかな欠乏症しか明らかにされていないようなビタミンEに特異的な代謝経路が存在していたなら，この疑問に答えるのは簡単であろう。確かに，αトコフェロール濃度の増減によって影響を受けるシグナル伝達経路や特異的遺伝子が確認されている（Azzi *et al*., 2004）が，そのような“分子的”効果に関して意見は一致しておらず，これらの効果を酸化ストレス依存的な作用機序における変化と区別することは難しい（Saito *et al*., 2010）。特に重要な部分のひとつは，高齢者における免疫機能障害であり，これはビタミンEの補充によって改善する可能性がある（Meydani *et al*., 2004）。また一方で，高齢者が長期間ビタミンE摂取不足によって酸化ストレスが増加し，T細胞の機能を変化させるような例については明らかにされていない。同様に，眼疾患（黄斑変性）を有する高齢患者はビタミンEを含むサプリメント混合物によって改善効果を得た（Age-Related Eye Disease Study Research Group, 2001）。眼は神経系の延長であり，ビタミンEは正常な神経機能を維持するために特に必要である。それゆえ，ビタミンE補充が筋萎縮性側索硬化症のリスクの軽減と関連していること（Ascherio *et al*., 2005），またビタミンE補充がアルツハイマー病の進行を遅延させることが報告されている（Sano *et al*., 1997）ことは興味深い。しかし，アルツハイマー病に対するビタミンEの介入試験のメタアナリシスを行った結果，アルツハイマー病発症予防においてはビタミンE補充の効果はみられなかった（Isaac *et al*., 2008）。

持久力運動時（Mastaloudis *et al*., 2001），ならびに喫煙時（Bruno *et al*., 2005）に発生する酸化ストレスは，血漿中ビタミンEの消失を増加させる。このように酸化ストレスの増加は慢性疾患のリスクを増加させる恐れがある。しかし，酸化ストレスの測定値はほとんど得られていない。ビタミンE補充は明らかに抗酸化保護が不十分な対象者の心臓発作のリスクを減少させた。例えば，ハプトグロビン2-2型の遺伝子では，機能不全タンパク質が現れ，遊離ヘムによる酸化促進が誘導される（Levy *et al*., 2010）。ハプトグロビン2-2型の遺伝子を有する糖尿病患者を対象としたプラセボ対照試験において，毎日400IUのビタミンEサプリメントを摂取したところ，心血管系疾患が減少した（Milman *et al*., 2008）。さらに，ハプトグロビン2-2型の対象者は，ハプトグロビンの抗酸化機能障害の結果，ビタミンCの欠乏に対する感受性がさらに高くなる（Cahill and El-Sohemy, 2010）。低ビタミンC状況下においては，ビタミンEの消費も進行する可能性がある（Bruno *et al*., 2005, 2006a）。

これらの研究結果より，長期間にわたるビタミンE摂取不足は酸化障害の蓄積を確実に促すであろうことが示唆される。確かに，慢性疾患が酸化障害の増加や蓄積と関連していることは一般的に認められている（Institute of Medicine, 2000）。1日の摂取量を超えるビタミンE補充が慢性疾患のリスクを軽減するかどうかは，まだ議論の余地がある。さまざまな種類の慢性疾患患者に対して行われたビタミンE補充研究では効果を示さなかったが，これらの研究は従来の疾病を回復するために主として試みられている。ビタミンE摂取不足の結果として増加した酸化ストレスが慢性疾患のリスクを増加させるかどうかという疑問に対する答えはまだ出ていない。しかし，Alpha-Tocopherol Beta-Carotene Cancer Prevention trial（ATBC 癌予防研究）の結果（Wright *et al*., 2006），血漿 α トコフェロール量の高い集団の男性は，これが最も低い集団の男性よりも，総死亡率ならびに死因別死亡率のリスクが有意に低かった（総死亡率：[RR]＝0.82 [95% CI：0.78, 0.86]，死因別死亡率：癌 0.79 [0.72, 0.86]，心血管疾患0.81 [0.75, 0.88]，その他0.70 [0.63, 0.79]，$p<0.0001$）。

重要なことに，これらの効果は毎日12mg の α トコフェロールを摂取している人にみられ，この量はビタミン E の EAR と等しい（Institute of Medicine, 2000）。

将来の方向性

ヒトにおける酸化ストレスにより血漿中のビタミン E はより素早く消費され（Bruno *et al*., 2005, 2006a），十分量のビタミン C 摂取によりビタミン E の枯渇促進が抑制される（Bruno *et al*., 2006a）。酸化ストレスに反応して，ビタミン E は脂質過酸化のバイオマーカーを減少させ，そして自身が酸化されると，最も効果的に機能するために最適なビタミン C 状態が必要となる。このように，適度のビタミン E 摂取は明らかに必要であるが，どのくらいが適度であるか，あるいは何の働きのために必要であるかについてはまだ解明されていない。なぜヒトはビタミン E を必要とするのか，どのくらいの量を必要とするのかを決定するためには，さらなる研究が必要とされる。ビタミン E の動態研究は，ビタミン E の状態（吸収率，組織への供給率，全身からの流出など）における主要基準値の決定に貢献するであろう。仮に，アスコルビン酸量が制限されるか，ある組織における酸化ストレスが高い場合，α トコフェロールの標的組織への供給が増加するであろう。

さらに，ビタミン E の必要量を増加させるような特定の遺伝的異常があることもわれわれは示している。個々の“ニュートリゲノミクス”が栄養必要量の重要な結論を握っているかもしれないということが次々に明らかになっている。個々の栄養を考えるうえで，必要量を変える要因を認識することが求められる。ビタミン E の状態を把握するためのバイオマーカーはまだみつかっていない。さらにいえば，われわれが健康あるいは病気の時に変化するかもしれないビタミン E 機能の特異的指標もまだ発見されていない。

謝　辞：この研究は MGT（NIHDK081761）助成金によって一部支援していただいた。

（武藤知衣，清瀬千佳子訳）

推奨文献

Biesalski, H.K., Grune, T., Tinz, J., *et al.* (2010) Reexamination of a meta-analysis of the effect of antioxidant supplementation on mortality and health in randomized trials. *Nutrients* **2,** 929–949.

Di Donato, I., Bianchi, S., and Federico, A. (2010) Ataxia with vitamin E deficiency: update of molecular diagnosis. *Neurol Sci* **31,** 511–515.

Morley, S., Cecchini, M., Zhang, W., *et al.* (2008) Mechanisms of ligand transfer by the hepatic tocopherol transfer protein. *J Biol Chem* **283,** 17797–17804.

Traber, M.G. (2010) Regulation of xenobiotic metabolism, the only signaling function of alpha-tocopherol? *Mol Nutr Food Res* **54,** 661–668.

［文　献］

Age-Related Eye Disease Study Research Group (2001) A randomized, placebo-controlled, clinical trial of high-dose supplementation with vitamins C and E, beta carotene, and zinc for age-related macular degeneration and vision loss: AREDS Report No. 8. *Arch Ophthalmol* **119,** 1417–1436.

Arita, M., Nomura, K., Arai, H., *et al.* (1997) Alpha-tocopherol transfer protein stimulates the secretion of alpha-tocopherol from a cultured liver cell line through a brefeldin A-insensitive pathway. *Proc Natl Acad Sci USA* **94,** 12437–12441.

Ascherio, A., Weisskopf, M.G., O'Reilly E, J., *et al.* (2005) Vitamin E intake and risk of amyotrophic lateral sclerosis. *Ann Neurol* **57,** 104–110.

Azzi, A., Gysin, R., Kempna, P., *et al.* (2004) Regulation of gene expression by alpha-tocopherol. *Biol Chem* **385,** 585–591.

Babaev, V.R., Li, L., Shah, S., *et al.* (2010) Combined vitamin C and vitamin E deficiency worsens early atherosclerosis in apolipoprotein E-deficient mice. *Arterioscler Thromb Vasc Biol* **30,** 1751–1757.

Ben Hamida, C., Doerflinger, N., Belal, S., *et al.* (1993) Localization of Friedreich ataxia phenotype with selective vitamin E deficiency to chromosome 8q by homozygosity mapping. *Nature Genet* **5,** 195–200.

Ben Hamida, M., Bilal, S., Sirugo, G., *et al.* (1993) Friedreich's ataxia phenotype not linked to chromosome 9 and associated with selective autosomal recessive vitamin E deficiency in two inbred Tunisian families. *Neurology* **43,** 2179–2183.

Berry, D., Wathen, J.K., and Newell, M. (2009) Bayesian model averaging in meta-analysis: vitamin E supplementation and mortality. *Clin Trials* **6,** 28–41.

Biesalski, H.K., Grune, T., Tinz, J., *et al.* (2010) Reexamination of a meta-analysis of the effect of antioxidant supplementation on mortality and health in randomized trials. *Nutrients* **2,** 929–949.

Bjelakovic, G., Nikolova, D., Gluud, L.L., *et al.* (2007) Mortality in randomized trials of antioxidant supplements for primary and secondary prevention: systematic review and meta-analysis. *JAMA* **297,** 842–857.

Blumberg, J., Heaney, R.P., Huncharek, M., *et al.* (2010) Evidence-based criteria in the nutritional context. *Nutr Rev* **68,** 478–484.

Brigelius-Flohé, R. and Traber, M.G. (1999) Vitamin E: function and metabolism. *FASEB J* **13,** 1145–1155.

Brown, B.G., Zhao, X.Q., Chait, A., *et al.* (2001) Simvastatin and niacin, antioxidant vitamins, or the combination for the prevention of coronary disease. *N Engl J Med* **345,** 1583–1592.

Bruno, R.S., Leonard, S.W., Atkinson, J.K., *et al.* (2006a) Faster vitamin E disappearance in smokers is normalized by vitamin C supplementation. *Free Radic Biol Med* **40,** 689–697.

Bruno, R.S., Leonard, S.W., Park, S.-I., *et al.* (2006b) Human vitamin E requirements assessed with the use of apples fortified with deuterium-labeled α-tocopheryl acetate. *Am J Clin Nutr* **83,** 299–304.

Bruno, R.S., Ramakrishnan, R., Montine, T.J., *et al.* (2005) α-Tocopherol disappearance is faster in cigarette smokers and is inversely related to their ascorbic acid status. *Am J Clin Nutr* **81,** 95–103.

Buettner, G.R. (1993) The pecking order of free radicals and antioxidants: lipid peroxidation, alpha-tocopherol, and ascorbate. *Arch Biochem Biophys* **300,** 535–543.

Burk, R.F., Christensen, J.M., Maguire, M.J., *et al.* (2006) A combined deficiency of vitamins E and C causes severe central nervous system damage in guinea pigs. *J Nutr* **136,** 1576–1581.

Burton, G.W., Traber, M.G., Acuff, R.V., *et al.* (1998) Human plasma and tissue alpha-tocopherol concentrations in response to supplementation with deuterated natural and synthetic vitamin E. *Am J Clin Nutr* **67,** 669–684.

Butterfield, D.A., Bader Lange, M.L., and Sultana, R. (2010) Involvements of the lipid peroxidation product, HNE, in the pathogenesis and progression of Alzheimer's disease. *Biochim Biophys Acta* **1801,** 924–929.

Cahill, L.E. and El-Sohemy, A. (2010) Haptoglobin genotype modifies the association between dietary vitamin C and serum ascorbic acid deficiency. *Am J Clin Nutr* **92,** 1494–1500.

Cheeseman, K.H., Holley, A.E., Kelly, F.J., *et al.* (1995) Biokinetics in humans of RRR-alpha-tocopherol: the free phenol, acetate ester, and succinate ester forms of vitamin E. *Free Radic Biol Med* **19,** 591–598.

Di Donato, I., Bianchi, S., and Federico, A. (2010) Ataxia with vitamin E deficiency: update of molecular diagnosis. *Neurol Sci* **31,** 511–515.

Doerflinger, N., Linder, C., Ouahchi, K., *et al.* (1995) Ataxia with vitamin E deficiency: refinement of genetic localization and analysis of linkage disequilibrium by using new markers in 14 families. *Am J Hum Genet* **56,** 1116–1124.

Eitenmiller, R. and Lee, J. (2004) *Vitamin E: Food Chemistry, Composition, and Analysis.* Marcel Dekker, New York.

Evans, H.M. and Bishop, K.S. (1922) On the existence of a hitherto unrecognized dietary factor essential for reproduction. *Science* **56,** 650–651.

Expert Group on Vitamins and Minerals (2003) Risk assessment: vitamin E. In M.J.S. Langman (ed.), *Safe Upper Levels for Vitamins and Minerals.* Food Standards Agency, London. www.food.gov.uk/multimedia/pdfs/vitmin2003.pdf

FAO (2004) Vitamin E. In K. Tontisirin and G. Clugston (eds), *Vitamin and Mineral Requirements in Human Nutrition,* 2nd Edn. World Health Organization, Geneva, pp. 94–107.

Food and Drug Administration (2009) 14, Appendix F: Calculate the Percent Daily Value for the Appropriate Nutrients. Guidance for Industry; A Food Labeling Guide. http://www.fda.gov/Food/GuidanceComplianceRegulatoryInformation/GuidanceDocuments/FoodLabelingNutrition/FoodLabelingGuide/ucm064928.htm. Jan 2, 2011.

Frank, J., Lee, S., Leonard, S.W., *et al.* (2008) Sex differences in the inhibition of γ-tocopherol metabolism by a single dose of dietary sesame oil in healthy subjects *Am J Clin Nutr* **87,** 1723–1729.

Freedman, J.E., Li, L., Sauter, R., *et al.* (2000) Alpha-tocopherol and protein kinase C inhibition enhance platelet-derived nitric oxide release. *FASEB J* **14,** 2377–2379.

Freiser, H. and Jiang, Q. (2009a) Gamma-tocotrienol and gamma-tocopherol are primarily metabolized to conjugated 2-(beta-carboxyethyl)-6-hydroxy-2,7,8-trimethylchroman and sulfated long-chain carboxychromanols in rats. *J Nutr,* **139,** 884–889.

Freiser, H. and Jiang, Q. (2009b) Optimization of the enzymatic hydrolysis and analysis of plasma conjugated gamma-CEHC and sulfated long-chain carboxychromanols, metabolites of vitamin E. *Anal Biochem* **388,** 260–265.

Gabsi, S., Gouider-Khouja, N., Belal, S., *et al.* (2001) Effect of vitamin E supplementation in patients with ataxia with vitamin E deficiency. *Eur J Neurol* **8,** 477–481.

Glynn, R.J., Ridker, P.M., Goldhaber, S.Z., *et al.* (2007) Effects of random allocation to vitamin E supplementation on the occurrence of venous thromboembolism: report from the Women's Health Study. *Circulation* **116,** 1497–1503.

Goti, D., Balazs, Z., Panzenboeck, U., *et al.* (2002) Effects of lipoprotein lipase on uptake and transcytosis of low density lipoprotein (LDL) and LDL-associated alpha-tocopherol in a porcine in vitro blood–brain barrier model. *J Biol Chem* **277,** 28537–28544.

Hamahata, A., Enkhbaatar, P., Kraft, E.R., *et al.* (2008) gamma-Tocopherol nebulization by a lipid aerosolization device improves pulmonary function in sheep with burn and smoke inhalation injury. *Free Radic Biol Med* **45,** 425–433.

Hathcock, J.N., Azzi, A., Blumberg, J., *et al.* (2005) Vitamins E and C are safe across a broad range of intakes. *Am J Clin Nutr* **81,** 736–745.

Hui, D.Y., Labonte, E.D., and Howles, P.N. (2008) Development and physiological regulation of intestinal lipid absorption. III. Intestinal transporters and cholesterol absorption. *Am J Physiol Gastrointest Liver Physiol* **294,** G839–843.

Institute of Medicine (2000) *Dietary Reference Intakes for Vitamin C, Vitamin E, Selenium, and Carotenoids.* Food and Nutrition Board and Institute of Medicine. National Academy Press, Washington, DC.

Isaac, M.G., Quinn, R., and Tabet, N. (2008) Vitamin E for Alzheimer's disease and mild cognitive impairment. *Cochrane Database Syst Rev* CD002854.

Iuliano, L., Micheletta, F., Maranghi, M., *et al.* (2001) Bioavailability of vitamin E as function of food intake in healthy subjects: effects on plasma peroxide-scavenging activity and cholesterol-oxidation products. *Arterioscler Thromb Vasc Biol* **21,** E34–37.

Jiang, Q., Freiser, H., Wood, K.V., *et al.* (2007) Identification and quantitation of novel vitamin E metabolites, sulfated long-chain carboxychromanols, in human A549 cells and in rats. *J Lipid Res* **48,** 1221–1230.

Kaempf-Rotzoll, D.E., Horiguchi, M., Hashiguchi, K., *et al.* (2003)

Human placental trophoblast cells express alpha-tocopherol transfer protein. *Placenta* **24,** 439–444.
Kaempf-Rotzoll, D.E., Igarashi, K., Aoki, J., *et al.* (2002) Alpha-tocopherol transfer protein is specifically localized at the implantation site of pregnant mouse uterus. *Biol Reprod* **67,** 599–604.
Khanna, S., Patel, V., Rink, C., *et al.* (2005) Delivery of orally supplemented alpha-tocotrienol to vital organs of rats and tocopherol-transport protein deficient mice. *Free Radic Biol Med* **39,** 1310–1319.
Leonard, S.W., Good, C.K., Gugger, E.T., *et al.* (2004) Vitamin E bioavailability from fortified breakfast cereal is greater than that from encapsulated supplements. *Am J Clin Nutr* **79,** 86–92.
Leonard, S.W., Gumpricht, E., Devereaux, M.W., *et al.* (2005a) Quantitation of rat liver vitamin E metabolites by LC-MS during high-dose vitamin E administration. *J Lipid Res* **46,** 1068–1075.
Leonard, S.W., Joss, J.D., Mustacich, D.J., *et al.* (2007) Effects of vitamin E on cholesterol levels of hypercholesterolemic patients receiving statins. *Am J Health-System Pharm* **64,** 2257–2266.
Leonard, S.W., Paterson, E., Atkinson, J.K., *et al.* (2005b) Studies in humans using deuterium-labeled alpha- and gamma-tocopherol demonstrate faster plasma gamma-tocopherol disappearance and greater gamma-metabolite production. *Free Radic Biol Med* **38,** 857–866.
Levy, A.P., Asleh, R., Blum, S., *et al.* (2010) Haptoglobin: basic and clinical aspects. *Antioxid Redox Signal* **12,** 293–304.
Li, C.J., Li, R.W., and Elsasser, T.H. (2010) Alpha-tocopherol modulates transcriptional activities that affect essential biological processes in bovine cells. *Gene Regul Syst Biol* **4,** 109–124.
Liebler, D.C., Burr, J.A., Philips, L., *et al.* (1996) Gas chromatography–mass spectrometry analysis of vitamin E and its oxidation products. *Anal Biochem* **236,** 27–34.
Lonn, E., Bosch, J., Yusuf, S., *et al.* (2005) Effects of long-term vitamin E supplementation on cardiovascular events and cancer: a randomized controlled trial. *JAMA* **293,** 1338–1347.
Macevilly, C.J. and Muller, D.P. (1996) Lipid peroxidation in neural tissues and fractions from vitamin E-deficient rats. *Free Radic Biol Med* **20,** 639–648.
Maras, J.E., Bermudez, O.I., Qiao, N., *et al.* (2004) Intake of alpha-tocopherol is limited among US adults. *J Am Diet Assoc* **104,** 567–575.
Mardones, P., Quinones, V., Amigo, L., *et al.* (2001) Hepatic cholesterol and bile acid metabolism and intestinal cholesterol absorption in scavenger receptor class B type I-deficient mice. *J Lipid Res* **42,** 170–180.
Mardones, P., Strobel, P., Miranda, S., *et al.* (2002) Alpha-tocopherol metabolism is abnormal in scavenger receptor class B type I (SR-BI)-deficient mice. *J Nutr* **132,** 443–449.
Mastaloudis, A., Leonard, S.W., and Traber, M.G. (2001) Oxidative stress in athletes during extreme endurance exercise. *Free Radic Biol Med* **31,** 911–922.
Meier, R., Tomizaki, T., Schulze-Briese, C., *et al.* (2003) The molecular basis of vitamin E retention: structure of human alpha-tocopherol transfer protein. *J Mol Biol* **331,** 725–734.
Meydani, S.N., Leka, L.S., Fine, B.C., *et al.* (2004) Vitamin E and respiratory tract infections in elderly nursing home residents: a randomized controlled trial. *JAMA* **292,** 828–836.
Miller, E.R., 3rd, Paston-Barriuso, R., Dalal, D., *et al.* (2005) Meta-analysis: high-dosage vitamin E supplementation may increase all-cause mortality. *Ann Intern Med* **142,** 37–46.
Milman, U., Blum, S., Shapira, C., *et al.* (2008) Vitamin E supplementation reduces cardiovascular events in a subgroup of middle-aged individuals with both Type 2 diabetes mellitus and the haptoglobin 2-2 genotype. A prospective double-blinded clinical trial. *Arterioscler Thromb Vasc Biol* **28,** 1–7.
Min, K.C., Kovall, R.A., and Hendrickson, W.A. (2003) Crystal structure of human alpha-tocopherol transfer protein bound to its ligand: implications for ataxia with vitamin E deficiency. *Proc Natl Acad Sci USA* **100,** 14713–14718.
Morley, S., Cecchini, M., Zhang, W., *et al.* (2008) Mechanisms of ligand transfer by the hepatic tocopherol transfer protein. *J Biol Chem* **283,** 17797–17804.
Muller-Schmehl, K., Beninde, J., Finckh, B., *et al.* (2004) Localization of alpha-tocopherol transfer protein in trophoblast, fetal capillaries' endothelium and amnion epithelium of human term placenta. *Free Radic Res* **38,** 413–420.
Mustacich, D.J., Shields, J., Horton, R.A., *et al.* (1998) Biliary secretion of alpha-tocopherol and the role of the mdr2 P-glycoprotein in rats and mice. *Arch Biochem Biophys* **350,** 183–192.
Mustacich, D.J., Leonard, S.W., Patel, N.K., *et al.* (2010) Alpha-tocopherol beta-oxidation localized to rat liver mitochondria. *Free Radic Biol Med* **48,** 73–81.
Narushima, K., Takada, T., Yamanashi, Y., *et al.* (2008) Niemann-Pick C1-like 1 mediates alpha-tocopherol transport. *Mol Pharmacol* **74,** 42–49.
Netscher, T. (2007) Synthesis of vitamin E. *Vitam Horm* **76,** 155–202.
Neuzil, J., Weber, T., Schroder, A., *et al.* (2001) Induction of cancer cell apoptosis by alpha-tocopheryl succinate: molecular pathways and structural requirements. *FASEB J* **15,** 403–415.
Nozawa, M., Takahashi, K., Kato, K., *et al.* (2000) Enantioselective synthesis of (2R,4′R,8′R)-alpha-tocopherol (vitamin E) based on enzymatic function. *Chem Pharm Bull (Tokyo)* **48,** 272–277.
Oram, J.F., Vaughan, A.M., and Stocker, R. (2001) ATP-binding cassette transporter A1 mediates cellular secretion of alpha-tocopherol. *J Biol Chem* **276,** 39898–39902.
Ouahchi, K., Arita, M., Kayden, H., *et al.* (1995) Ataxia with isolated vitamin E deficiency is caused by mutations in the alpha-tocopherol transfer protein. *Nature Genet* **9,** 141–145.
Panagabko, C., Morley, S., Hernandez, M., *et al.* (2003) Ligand specificity in the CRAL-TRIO protein family. *Biochemistry* **42,** 6467–6474.
Patel, V., Khanna, S., Roy, S., *et al.* (2006) Natural vitamin E alpha-tocotrienol: retention in vital organs in response to long-term oral supplementation and withdrawal. *Free Radic Res* **40,** 763–771.
Rotzoll, D.E., Scherling, R., Etzl, R., *et al.* (2008) Immunohistochemical localization of alpha-tocopherol transfer protein and lipoperoxidation products in human first-trimester and term placenta. *Eur J Obstet Gynecol Reprod Biol* **140,** 183–191.
Saito, Y., Nishio, K., Akazawa, Y.O., *et al.* (2010) Cytoprotective effect of vitamin E homologues against glutamate-induced cell death in immature primary cortical neuron cultures: tocopherols and tocotrienols exert similar effects by antioxidant func-

tion. *Free Radic Biol Med* **49,** 1542–1549.

Sano, M., Ernesto, C., Thomas, R.G., *et al.* (1997) A controlled trial of selegiline, alpha-tocopherol, or both as treatment for Alzheimer's disease. The Alzheimer's Disease Cooperative Study. *N Engl J Med* **336,** 1216–1222.

Sokol, R.J. (1993) Vitamin E deficiency and neurological disorders. In L. Packer and J. Fuchs (eds), *Vitamin E in Health and Disease*. Marcel Dekker, New York, pp. 815–849.

Sokol, R.J., Kayden, H.J., Bettis, D.B., *et al.* (1988) Isolated vitamin E deficiency in the absence of fat malabsorption – familial and sporadic cases: characterization and investigation of causes. *J Lab Clin Med* **111,** 548–559.

Sontag, T.J. and Parker, R.S. (2002) Cytochrome P450 omega-hydroxylase pathway of tocopherol catabolism: Novel mechanism of regulation of vitamin E status. *J Biol Chem* **277,** 25290–25296.

Sontag, T.J. and Parker, R.S. (2007) Influence of major structural features of tocopherols and tocotrienols on their omega-oxidation by tocopherol-omega-hydroxylase. *J Lipid Res* **48,** 1090–1098.

Steiner, M. (1981) Vitamin E changes the membrane fluidity of human platelets. *Biochim Biophys Acta* **640,** 100–105.

Steiner, M. and Anastasi, J. (1976) Vitamin E. An inhibitor of the platelet release reaction. *J Clin Invest* **57,** 732–737.

Terasawa, Y., Ladha, Z., Leonard, S.W., *et al.* (2000) Increased atherosclerosis in hyperlipidemic mice deficient in alpha-tocopherol transfer protein and vitamin E. *Proc Natl Acad Sci USA* **97,** 13830–13834.

Thomas, S.R. and Stocker, R. (2000) Molecular action of vitamin E in lipoprotein oxidation: implications for atherosclerosis. *Free Radic Biol Med* **28,** 1795–1805.

Tiwary, R., Yu, W., Sanders, B.G., *et al.* (2010) Alpha-TEA cooperates with MEK or mTOR inhibitors to induce apoptosis via targeting IRS/PI3K pathways. *Br J Cancer* **104,** 101–109.

Traber, M.G. (1999) Vitamin E. In M.E. Shils, J.A. Olson, M. Shike *et al.* (eds), *Modern Nutrition in Health and Disease*. Williams and Wilkins, Baltimore, pp. 347–362.

Traber, M.G. (2004) Vitamin E, nuclear receptors and xenobiotic metabolism. *Arch Biochem Biophys* **423,** 6–11.

Traber, M.G. (2010) Regulation of xenobiotic metabolism, the only signaling function of alpha-tocopherol? *Mol Nutr Food Res* **54,** 661–668.

Traber, M.G. and Atkinson, J. (2007) Vitamin E, antioxidant and nothing more. *Free Radic Biol Med*, **43,** 4–15.

Traber, M.G., Ramakrishnan, R., and Kayden, H.J. (1994) Human plasma vitamin E kinetics demonstrate rapid recycling of plasma *RRR*-α-tocopherol. *Proc Natl Acad Sci USA* **91,** 10005–10008.

Traber, M.G., Rudel, L.L., Burton, G.W., *et al.* (1990a) Nascent VLDL from liver perfusions of cynomolgus monkeys are preferentially enriched in *RRR*- compared with *SRR*-α tocopherol: studies using deuterated tocopherols. *J Lipid Res* **31,** 687–694.

Traber, M.G., Sokol, R.J., Burton, G.W., *et al.* (1990b) Impaired ability of patients with familial isolated vitamin E deficiency to incorporate alpha-tocopherol into lipoproteins secreted by the liver. *J Clin Invest* **85,** 397–407.

Traber, M.G., Sokol, R.J., Kohlschütter, A., *et al.* (1993) Impaired discrimination between stereoisomers of α-tocopherol in patients with familial isolated vitamin E deficiency. *J Lipid Res* **34,** 201–210.

Traber, M.G., Sokol, R.J., Ringel, S.P., *et al.* (1987) Lack of tocopherol in peripheral nerves of vitamin E-deficient patients with peripheral neuropathy. *N Engl J Med* **317,** 262–265.

Wang, X.F., Xie, Y., Wang, H.G., *et al.* (2010) Alpha-tocopheryl succinate induces apoptosis in erbB2-expressing breast cancer cell via NF-kappaB pathway. *Acta Pharmacol Sin* **31,** 1604–1610.

Waters, D.D., Alderman, E.L., Hsia, J., *et al.* (2002) Effects of hormone replacement therapy and antioxidant vitamin supplements on coronary atherosclerosis in postmenopausal women: a randomized controlled trial. *JAMA* **288,** 2432–2440.

Werba, J.P., Cavalca, V., Veglia, F., *et al.* (2007) A new compound-specific pleiotropic effect of statins: modification of plasma gamma-tocopherol levels. *Atherosclerosis* **193,** 229–233.

West, R., Panagabko, C., and Atkinson, J. (2010) Synthesis and characterization of BODIPY-alpha-tocopherol: a fluorescent form of vitamin E. *J Org Chem* **75,** 2883–2892.

Wiser, J., Alexis, N.E., Jiang, Q., *et al.* (2008) In vivo gamma-tocopherol supplementation decreases systemic oxidative stress and cytokine responses of human monocytes in normal and asthmatic subjects. *Free Radic Biol Med* **45,** 40–49.

Witt, W., Kolleck, I., Fechner, H., *et al.* (2000) Regulation by vitamin E of the scavenger receptor BI in rat liver and HepG2 cells. *J Lipid Res* **41,** 2009–2016.

Wright, M.E., Lawson, K.A., Weinstein, S.J., *et al.* (2006) Higher baseline serum concentrations of vitamin E are associated with lower total and cause-specific mortality in the Alpha-Tocopherol, Beta-Carotene Cancer Prevention Study. *Am J Clin Nutr* **84,** 1200–1207.

Yang, W.C., Regnier, F.E., Jiang, Q., *et al.* (2010) In vitro stable isotope labeling for discovery of novel metabolites by liquid chromatography-mass spectrometry: confirmation of gamma-tocopherol metabolism in human A549 cell. *J Chromatogr A*, **1217,** 667–675.

Yokota, T., Uchihara, T., Kumagai, J., *et al.* (2000) Postmortem study of ataxia with retinitis pigmentosa by mutation of the alpha-tocopherol transfer protein gene. *J Neurol Neurosurg Psychiatry* **68,** 521–525.

Yokota, T., Igarashi, K., Uchihara, T., *et al.* (2001) Delayed-onset ataxia in mice lacking alpha-tocopherol transfer protein: model for neuronal degeneration caused by chronic oxidative stress. *Proc Natl Acad Sci USA* **98,** 15185–15190.

Yu, W., Sanders, B.G., and Kline, K. (2003) RRR-alpha-tocopheryl succinate-induced apoptosis of human breast cancer cells involves Bax translocation to mitochondria. *Cancer Res* **63,** 2483–2491.

15

ビタミンK

Guylaine Ferland

要　約

ビタミンKは，歴史的に血液凝固においてその役割が見いだされたが，広範な生理機能を持つビタミンとして認識されてきている。ビタミンK依存性タンパク質ファミリーや特定のビタミンK同族体を通じて，ビタミンKが今では骨や心血管系代謝，細胞増殖，脳機能，エネルギー代謝に関与していることが知られている。本章において，著者らはビタミンKに関連するごく最近の科学文献を調査し，現在行われている研究と今後行われる研究についてまとめる。

はじめに

ビタミンKの歴史は，Henrik Damがステロール代謝研究の一環として，ニワトリに無脂肪食を与えた時に皮下出血と貧血を観察した1929年にまで遡る。その後のDamによる研究によって，抗出血性物質が脂溶性で肝臓やさまざまな植物の抽出物中に存在することが見いだされた。1935年にDamはこの新しい物質をビタミンKと名づけた。1939年までに2種類の天然型ビタミン，ビタミンK_1とビタミンK_2がそれぞれアルファルファと腐敗した魚粉から単離された（Suttie, 2009）。1920年代にアメリカやカナダ西部においてウシの出血症を起こすことが知られていた腐敗したムラサキウマゴヤシ（sweet clover）の干し草から1941年に新しい物質が同定され，これが最初のビタミンK拮抗体の発見となった。この物質は3, 3′-メチル-ビス-（4-ヒドロキシクマリン）であり，後にジクマロールとして知られるようになった。ジクマロールの発見後に，抗凝固治療において臨床薬として使用するために数種類のクマリン誘導体が合成された。これらのうちのひとつであるワルファリン（3-[a-アセトニル-ベンジル]-4-ヒドロキシクマリン）が1941年以来臨床薬として使われて好成果をあげている。ビタミンK拮抗体を利用することによってビタミンKの血液凝固における役割が明確になり，ビタミンK研究に計りしれない貢献をもたらした。

Damによって報告された出血状態は，本来プロトロンビン（第Ⅱ因子）活性の低下を伴うものであるが，後に他の3つの凝固因子タンパク質（第Ⅶ，Ⅸ，Ⅹ因子）もまたビタミンK欠乏状態で低下することが明らかになった。何年もの間，これらの因子が血液凝固に関与していることがビタミンKの唯一の生理的役割であると考えられてきた。しかし，1970年代初頭に，すべてのビタミンK依存性タンパク質に共通の新しいアミノ酸であるγカルボキシグルタミン酸（Gla）が発見された後に，止血と関係しない新たなビタミンK依存性タンパク質が発見され，今日のビタミンKの分子レベルでの作用を理解することに大きく貢献した。今日においてもなお，Gla合成におけるビタミンKの関与は，唯一このビタミンのよく解明された機能である（Berkner and Runge, 2004）。

化学と命名法

ビタミンK活性を持つ化合物は共通して2-methyl-1, 4-naphthoquinone環を持っているが，その3位の構造が異なる。ビタミンKは，天然には2つの形態で存在する。フィロキノン（2-メチル-3-フィチル-1, 4-ナフトキノン，ビタミンK_1とも呼ばれる）は植物体で合成され，欧米諸国における食事由来のビタミンKの主たる供給源となっている（Institute of Medicine, 2001）。メナキノン（2-メチル-3-マルチプレニル-1, 4-ナフトキノン，ビタミンK_2とも呼ばれる）は微生物によって作られ，3位のさまざまな長さの不飽和イソプレン側鎖を持つ化合物ファミリーである。メナキノン類の主たる同族体はイソプレン単位が6～10単位のものであるが，イソプレン単位が13までのメナキノンが単離されている（Suttie, 1995）。メナキノン類のひとつであるMK-4は微生物によって作られる一般的な生成物ではなく，メナジオンを中間体としてフィロキノンからも生成される（本章で後述）。すべてのビタミンKの母骨格である2-メチル-1,4-ナフトキノンはメナジオン，またはビタミンK_3とも呼ばれ，天然には存在せず，鳥類や哺乳類の組織でMK-4へとアルキル化される。この合成型は動物用飼料のビタミンK供給源として広く使われてきた（Suttie, 2009）。ビタミンKの構造上の違いを，図15.1に示す。

血漿，組織および食品中のビタミンKの測定に用いられている現在の手法は，高速液体クロマトグラフィー（HPLC）に基づいている。まず試料から有機溶媒でビタミンKを抽出し，固相クロマトグラフィーにかけ，その後選択的に分離できるHPLCに供する。定量は通常，蛍光検出法によって行われ，この方法の開発によってフィロキノンとメナキノン類が同時に定量できるようになり，信頼性が高く用いられている（Davidson and Sadowski, 1997；Wang *et al*., 2004）。クロマトグラフィーと質量分析機を用いた方法も開発され，標識したフィロキノンを用いた研究に使用されている（Ducros *et al*., 2010）。ビタミンK外部品質管理プログラム（KEQAS）が近年立ち上げられ，世界中の研究室間のフィロキノン分析結果の適合性を助成し，臨床研究と栄養学研究の比較に貢献している（Card *et al*., 2009）。最後に，HPLCを用いた方法で，最近，尿中のメナジオンの測定結果が報告された（Al Rajabi *et al*., 2010）。

吸収，輸送，代謝回転，貯蔵

吸収/生体利用率

ビタミンKは小腸上部から吸収されてリンパ系に移るが，その過程には胆汁と膵液が必要とされる（Shearer *et al*., 1974）。その結果，このような機能が阻害されたり，脂肪の吸収不良があるとビタミンKの吸収は悪くなる（Savage and Lindenbaum, 1983）。フィロキノンの吸収は，健常人ではそれが遊離の形で与えられた場合，約80%であろうと見積もられているが，食品からの場合だとそれよりかなり低くなる（Shearer *et al*., 1974）。吸収の曲線下面積により算出した場合，ホウレンソウからのフィロキノンの吸収は懸濁液や錠剤の形に比べて4～17%であった（Gijsbers *et al*., 1996；Garber *et al*., 1999）。最近，ケールからのフィロキノンの吸収について，コンパートメントモデリングを用いて同様の結果が示されている（Novotny *et al*., 2010）。野菜類からのフィロキノンの吸収は脂肪と一緒に摂取した場合に改善されるが（Gijsbers *et al*., 1996），油状の形で摂取された場合よりも吸収効率は低い（Booth *et al*., 2002）。さらに，安定同位体を用いた最近の研究ではフィロキノンの吸収が食事成分の影響を受けることが示唆された（Jones *et al*., 2009）。メナキノン類のデータはかなり少ないが，MK-4がバター（Gijsbers *et al*., 1996）や日本の食品である納豆のMK-7（Schurgers and Vermeer, 2000）とともに摂取された場合，これら2つのビタミンの生体利用率がホウレンソウからのフィロキノンよりも高いことが示されている。

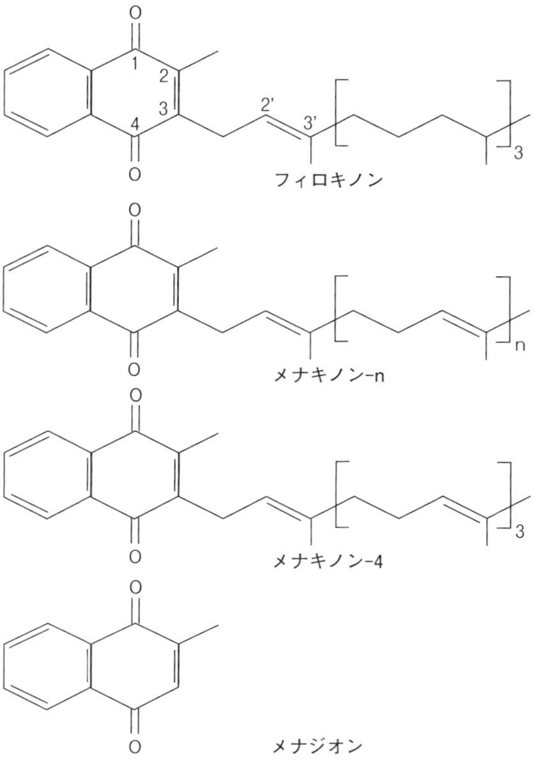

図15.1　フィロキノン，メナキノン類，メナキノン-4，メナジオンの化学構造

輸送と細胞内への取込み

吸収されたフィロキノンはカイロミクロンに取り込まれ，肝臓に運ばれる。そこでアポリポタンパク質E（apoE）レセプターを介してカイロミクロンレムナントから離れる。他の脂溶性ビタミンと異なり，ビタミンKのキャリアタンパク質は知られていない。血中ではフィロキノンは主にトリアシルグリセロールに富むリポタンパク質（TGRLP：50%以上）に組み込まれて運ばれ，LDLおよびHDL画分には血中ビタミンKの15%以下しか存在していない（Lamon-Fava *et al*., 1998；Erkkila *et al*., 2004）。このことから，血中フィロキノンとトリアシルグリセロールの間に強い正の相関があることが説明できる可能性がある(Sadowski *et al*., 1989；Azharuddin *et al*., 2007)。摂取されたメナキノン類のリポタンパク質画分への分布に関するデータは限られたものしかない。等モル数量のフィロキノン，MK-4，MK-9を摂取させた比較研究によって，メナキノン類はTGRLPやLDL画分の両方に結合し，MK-4はHDL画分にも存在していることがわかった（Schurgers and Vermeer, 2002)。この研究では血中のMK-9の半減期がフィロキノンよりもかなり長いことも強調しており，同様の結果がMK-7でもみられた(Schurgers *et al*., 2007)。他の脂溶性ビタミン類と比べて，フィロキノンは血中を非常に低濃度で循環し，Sadowskiらによって正常濃度は0.25～2.7nmol/Lの範囲であるとされている。空腹時の血漿フィロキノン濃度はアポリポタンパク質E（apoE）の遺伝子多型にリンクしているが，健常人とある種の患者の間でも異なっており，結果は一致していない(Kohlmeier *et al*., 1995；Yan *et al*., 2005)。メナキノン類の正常濃度はまだ決定されていない。骨を含めた組織へのフィロキノンの取込みはapoEによるカイロミクロンレムナントの取込みを介すると考えられている。さらに，骨芽細胞へのフィロキノンの取込みはapoEの遺伝子型依存性がみられる(Newman *et al*., 2002)。メナキノン類の細胞への取込みは明確には行われていないが，最近の研究において長鎖のメナキノンがLDL画分への結合と照らし合わせて，LDLレセプターを介して骨芽細胞へ取り込まれることが示唆されている（Shearer and Newman, 2008)。

異化と代謝回転

薬理量のプロトコルで行われた初期の研究において，フィロキノンは急速に代謝され，その20%が尿中に，40～50%が胆汁を介して糞中に排泄されることが示された。尿中のビタミンKの代謝物は主にフィチル側鎖が酸化され，切断された化合物のグルクロン酸抱合体である。胆汁中の代謝物は明確に同定されていない。フィロキノンの2つの主な尿中代謝物である5C-および7C-アグリコンの測定法がHPLCの電気化学検出法の還元モードで報告され（Harrington *et al*., 2005)，代謝研究で使用された（Harrington *et al*., 2010)。

生理的量を摂取した場合，食後の血漿フィロキノン濃度は6時間後にピークに達し，24時間後までにはベースラインに戻る（Erkkila *et al*., 2004)。このことは，同じ量で食べた場合に血中により長く留まっている長鎖のメナキノン類（MK-7の場合には72時間以上，Schurgers and Vermeer, 2000）とは対照的である。さまざまなアプローチによって，静脈内に投与した後のフィロキノンの消失速度について，半減期が約0.3時間までの速いフェーズと半減期が約2.5時間までとする遅いフェーズからなる二相性の消失プロファイルであることが示された（Shearer *et al*., 1974；Jones *et al*., 2008)。他の研究で，より遅い消失速度が報告され(Olson *et al*., 2002；Novotny *et al*., 2010)，ビタミンKの他の臓器での貯蔵量，例えば脂肪組織や骨では，より遅い速度で代謝回転していることが示唆された。ビタミンK代謝の詳細なレビューが発表されている(Shearer and Newman, 2008)。

組織での貯蔵とMK-4の生成

凝固因子タンパク質の合成の場であると同様に，肝臓は主たる貯蔵器官であると歴史的にみなされており，その貯蔵量はメナキノン類約90%，MK-10とMK-11が特に多く，フィロキノンの約10%である（Suttie, 2009)。しかし，フィロキノンとメナキノン類は肝臓以外の組織においても存在している。死後の検体では，心臓と膵臓のフィロキノン濃度は肝臓と同じ程度であるが，肺や腎臓，脳ではより低い濃度であった。MK-4も広く組織に分布しており，濃度も多様である。例えば，脳や腎臓においては，MK-4はフィロキノンよりもはるかに高い濃度で存在しているが，膵臓ではMK-4とフィロキノンが同じ程度に存在している(Thijssen and Drittij-Reijnders, 1996)。ビタミンKはまた，骨中にも存在し，メナキノン類（MK-4～MK-8）よりも，フィロキノンが高濃度である（Shearer and Newman, 2008)。

組織におけるMK-4の存在は50年以上にわたる研究のテーマであった。しかしながら，ほんの最近まで，このメナキノンの由来が明らかではなかった。現在では，微生物の主要な生成物ではないMK-4はメナジオンを中間体としてフィロキノンから生成することがわかっている(Thijssen *et al*., 2006)。マウスを用いた一連の実験において，大脳のMK-4は2つの物質から由来している。①消化管においてフィロキノンからメナジオンが生成し，続いて大脳においてメナジオンがプレニル化される，②標的細胞内でフィロキノンが分解され，メナジオンが生成し，続いてプレニル化される(Okano *et al*., 2008)。ごく最近，この研究チームはヒトのUbiA prenyltransferase domain containing protein 1（UBIAD1）酵素がMK-4生成に関与することを明らかにした。この酵素は小胞体に存在し，マウスにおいてさまざまな組織で発現がみられる（Nakagawa *et al*., 2010)。

生化学的および生理学的機能

ビタミンK依存性カルボキシル化

発見から40年以上たって，ビタミンKは前駆体タンパク質のグルタミン酸残基（Glu）からGlaの翻訳後修飾の補因子として作用することが示された。γカルボキシグルタミン酸はすべてのビタミンK依存性タンパク質（VKDP）に共通のものであり，これらタンパク質のカルシウムに対する親和性を高めるものである(Berkner

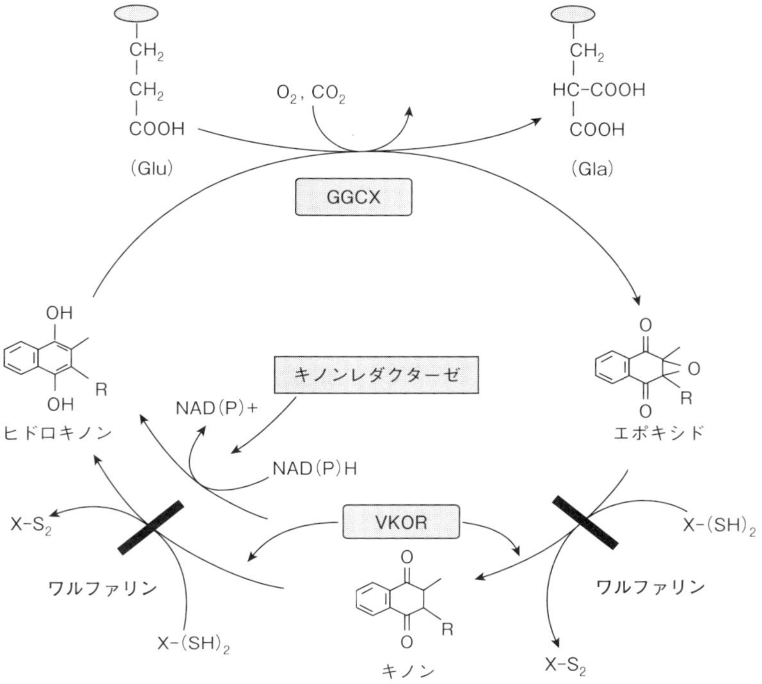

図15.2 ビタミンKサイクル

GGCXは，γグルタミルカルボキシラーゼ，VKORはビタミンKエポキシドレダクターゼを示す。X-(SH)$_2$，X-S$_2$はそれぞれ還元型，酸化型ジチオールを示す。ジチオール依存性レダクターゼはワルファリンなどのクマリン系薬剤で阻害される。一方，NAD(P)H依存性レダクターゼは阻害されない。

and Runge, 2004)。図15.2に示すように，グルタミン酸残基のγカルボキシル化は，γグルタミルカルボキシラーゼ（GGCX）と呼ばれるミクロソーム酵素によって触媒され，この酵素は小胞体の内腔面に存在し，その反応に還元型ビタミンK，すなわちヒドロキノンと二酸化炭素，酸素を必要とする。ビタミンKヒドロキノン型と酸素が反応して強塩基を形成し，これがGlu残基のγ位の炭素からプロトンを引き抜くことによりカルバニオン中間体を形成し，これがさらにカルボキシル化を行ってGla残基が生じる（Dowd *et al*., 1995)。カルボキシラーゼはそれゆえ，ビタミンKヒドロキノンの酸素化のエネルギーを使ってVKDPのGlu残基をGla残基に変えている。Glu残基のカルボキシル化は段階的な機構によって進み，Glu残基を酵素に結合させるカルボキシラーゼ認識シグナルプロペプチドによって促進される(Berkner, 2008)。

同時に生成する，ビタミンK-2,3-エポキシドがビタミンKエポキシド還元酵素（VKOR）の触媒反応を受けて，キノン型とヒドロキノン型に段階的にリサイクルされる。VKORの活性はジチオール補因子に依存しており，ワルファリンのような4-ヒドロキシクマリン誘導体によって阻害される。この酵素に対するクマリン様物質の阻害作用は，抗凝固剤としての薬理作用の根拠となっている。しかし，少なくとも肝臓では，ビタミンKキノンのヒドロキノン型への還元はNAD(P)H依存性のキノンレダクターゼによっても行われ，これはクマリン誘導体による阻害は受けない。しかし，ビタミンKエポキシドをキノン型に還元することはできない。この酵素は組織内で高濃度のビタミンKに作用するので，クマリン誘導体の存在下でも肝臓のVKDPのカルボキシル化を支えることができる(Berkner and Runge, 2004；Suttie, 2009)。まとめると，これらの反応は，ビタミンKサイクルを形成する（図15.2)。

ビタミンKの欠乏やビタミンK拮抗物質が存在する場合には，前駆体タンパク質のカルボキシル化が不完全となり，それが低カルボキシル化体として血漿中に分泌される。これらのタンパク質はPIVKA（protein induced by vitamin K absence or antagonists）と呼ばれ，本来の生理活性を示さないため，この値がビタミンKの栄養状態を評価するのに使われてきた。プロトロンビン，オステオカルシン，そしてマトリックスGlaタンパク質の低カルボキシル化型タンパク質の特異的抗体が開発され，これらが血中や組織中に存在する場合は，低ビタミンK状態にあると通常は判定される（下記参照)。

ビタミンK依存性タンパク質

γカルボキシグルタミン酸残基は脊椎動物と無脊椎動物の両方でみられるが，ここでは哺乳類起源のタンパク質についてのみ議論する。

血液凝固因子タンパク質

血液凝固に関与するビタミンK依存性タンパク質は7つある。すなわちプロトロンビン（第Ⅱ因子），第Ⅶ因子，第Ⅸ因子，第Ⅹ因子，プロテインC，プロテインS，プロテインZである。すべてのビタミンK依存性の凝固タンパク質（46,000～72,000Da）は肝臓で合成され，Gla残基は10～12個含まれる。Gla残基は，損傷部位において血小板や内皮細胞の負に帯電したリン脂質表面にこれらのタンパク質をCa^{2+}を介して結合させる。プロテインS，プロテインZを除くGla含有血液タンパク質はセリンプロテアーゼのチモーゲン型であり，互いに構造的相同性が高い。プロトロンビンは血液凝固カスケード中のタンパク質として19世紀半ばに報告された。第Ⅶ因子，第Ⅸ因子，第Ⅹ因子の同定はそれよりもかなり遅れ，遺伝性の出血症患者の研究を通じて，またプロテインC，プロテインS，プロテインZは1970年代半ばに発見された（Davie, 2003；Suttie, 2009）。プロトロンビン，第Ⅶ，第Ⅸおよび第Ⅹ因子は，古典的なビタミンK依存性血漿凝固因子であり，フィブリン凝集形成を行う際のカスケード反応に関与する。フィブリン生成の際の鍵となる段階は，活性型第Ⅹ因子によるプロトロンビンからトロンビンの生成である。ビタミンK依存性の第Ⅶ因子および第Ⅸ因子は，それぞれ外因的および内因的経路によって第Ⅹ因子を活性化する。これとは反対に，プロテインC，プロテインS，およびプロテインZは，凝固促進系の阻害因子である。プロテインCは，活性型第Ⅴ因子と活性型第Ⅷ因子を不活性化することによって阻害活性を示し，プロテインSを補因子としてフィブリン溶解を高める。プロテインZは，プロテインZ依存性プロテアーゼインヒビターによる活性型第Ⅹ因子の阻害において補因子として作用する（Berkner and Runge, 2004）。血液凝固カスケードの概略を図15.3に示す。

細胞表面におけるこれらの止血作用に加えて，いまや凝固因子タンパク質の多くは細胞シグナル活性を有していることが知られており，幅広い細胞現象に影響を及ぼしている。トロンビンはプロテアーゼ活性型レセプター（PAR）との相互作用を通じて血小板凝集を促進し，癌の増殖と転移，血管新生，アテローム性動脈硬化症と炎症，グリア細胞やニューロンおよび筋芽細胞の生存，好中球と単球の走化性など，さまざまな現象にかかわっている（Sokolova and Reiser, 2008；Chen and Dorling, 2009）。第Ⅶ因子および活性型第Ⅹ因子は，組織因子と複合体を形成するとPAR-1およびPAR-2レセプターを活性化して，炎症前段階の細胞シグナルに関与する（Levi and Van der Poll, 2010）。これとは反対に，プロテインC（PC）とその活性型（APC）は抗炎症性と抗アポトーシス活性を有することが示されているが，その機構には膜上の内皮細胞PCレセプター（EPCR）とPAR-1との相互作用が関与すると考えられている。臨床的にPCシステムの変化は敗血症，ぜん息，炎症性腸疾患，アテローム性動脈硬化症，肺および心臓における炎症と関連している（Danese *et al*., 2010）。多くのビタミンK依存性血液凝固因子が主に肝臓で発現していることとは異なり，プロテインS（PS）は異なるタイプの細胞で生合成される〔例えば，巨核球，内皮細胞，血管平滑筋細胞（vascular smooth muscle cells：VSMC）および骨芽細胞〕。そして，脳，精巣，脾臓，心臓，内皮組織，および骨など多くの肝外組織で検出される。プロテインSは，ビタミンK依存性タンパク質であるGas6（本章で後述）と同様に，受容体型チロシンキナーゼAxl，Sky，Merのリガンドとして働き，重要な細胞機能に関与している。特に，プロテインSは抗炎症作用，アポトーシス細胞の貪食作用の仲介，VSMCの増殖活性やニューロンの保護作用を示す（Hafizi and Dahlback, 2006）。

骨タンパク質

骨にはオステオカルシン，マトリックスGlaタンパク質，プロテインSの3種類のGlaタンパク質が存在する。最近発見された2つのVKDP（Gla-rich protein，ペリオスチン，下記参照）もおそらく同じカテゴリーに含まれると考えられる。オステオカルシンはbone Gla proteinとしても知られ，骨芽細胞や歯骨芽細胞において生合成され，ほとんどの脊椎動物で非コラーゲン骨タンパク質の15～20％を占めている。オステオカルシン（OC）は分子量が約5.7kDaであり，3つのGla残基を持つ。これによって，骨のヒドロキシアパタイト結晶と結合することが可能となる。骨芽細胞によるOCの生合成は，活性型ビタミンDである$1,25(OH)_2D_3$によって促進される。新たに生合成されたタンパク質の約20％が血中に放出されるが，これが骨形成の指標として用いられる。食事制限の状態，あるいはビタミンK拮抗体処方時においては，部分的にしかカルボキシル化されていないオステオカルシン（ucOC）が血中に出現してくる。その発見以来，オステオカルシンには多くの関心が持たれてきたにもかかわらず，この生理的機能はいまだ明確ではない。ラットにワルファリンを投与してOC欠乏状態にすると，過剰な骨の石灰化や成長板が未熟のままでの閉鎖（Price, 1988），さらにオステオカルシン遺伝子を欠損したマウスで骨量が増大し，機能的特性が改善するという表現型がみられる（Ducy *et al*., 1996）ことが報告さ

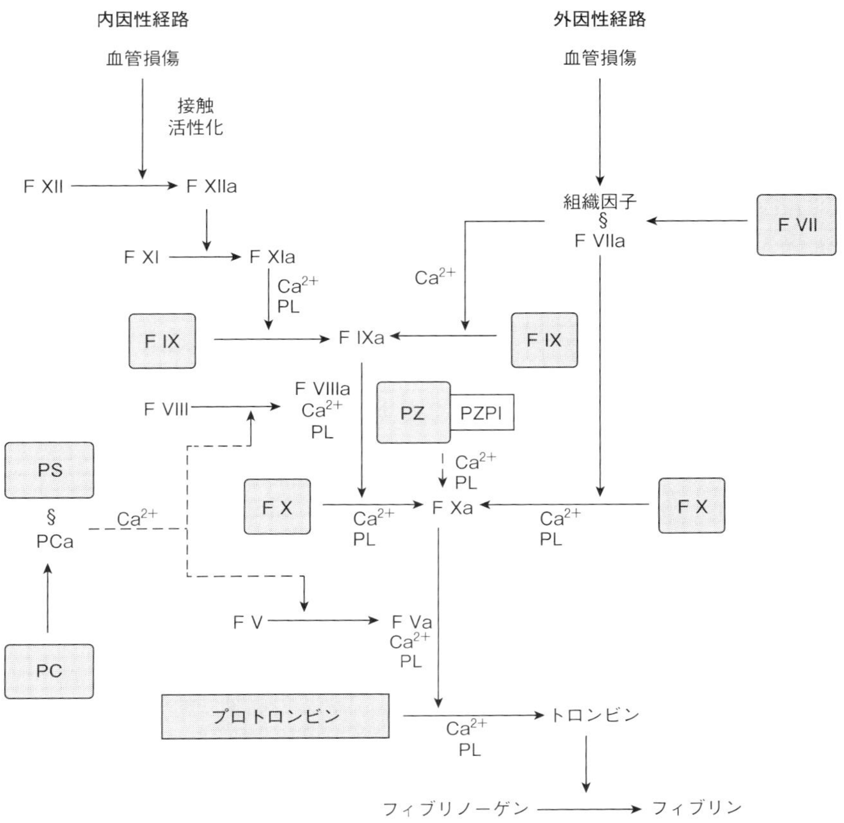

図15.3　血液凝固カスケード

ボックス中の因子やタンパク質はビタミンK依存性タンパク質である。番号のつく因子はF Ⅶ，F Ⅸなどのように略した。PCとPSは，プロテインC，プロテインSを示す。活性型タンパク質には“a”を付している。PZPIはプロテインZ依存性プロテアーゼインヒビター，PLはリン脂質。凝固促進反応は実線で，阻害反応は点線で表した。

れている。以上のデータをまとめると，OCの役割として骨形成の負の調節因子として働くことが示唆される。発見された2つ目のビタミンK依存性骨タンパク質はマトリックスGlaタンパク質（MGP）で，分子量が約9.6 kDaであり，5つのGla残基を持つ。石灰化組織と密接に関係しているオステオカルシンと比較すると，MGPは多くの軟組織や血管平滑筋細胞などで発現しているが，タンパク質それ自体は石灰化した組織に蓄積するのみである。MGP遺伝子の欠損マウスでは，動脈壁のカルシウム沈着が起こり，2か月以内に血管の破裂によって出血死する（Luo *et al*., 1997）ことから，MGPの生理機能はカルシウム沈着の阻害である。障害の程度はこれほどではないが，類似の表現型，例えば，動脈と動脈弁の石灰化がワルファリン処理を受けたMGP欠乏ラットにおいて観察された（Price *et al*., 1998）。MGPの作用機序は十分には明らかになっていない（Proudfoot and Shanahan, 2006）が，このタンパク質はカルシウムイオンに結合し，結晶の成長を阻害すること（Roy and Nishimoto, 2002），骨形成タンパク質-2（Zebboudj *et al*., 2003）や骨形成タンパク質-4（Yao *et al*., 2006）の作用を制御することが示されている。最後に，プロテインSも骨に存在する。このタンパク質は骨芽細胞で生合成・分泌され（Maillard *et al*., 1992），成熟破骨細胞の骨吸収活性を増加させることが示されており，その作用は受容体型チロシンキナーゼとの結合による（Nakamura *et al*., 1998）。

他のVKDP

Gas6

1993年に発見され，growth-arrest-specific gene 6の産物として見いだされた後に命名されたGas6は，高分子量のタンパク質（75kDa）であり，Gla残基を11～12個持つ。その構造はプロテインSと相同性があり（アミノ酸配列44％の相同性），さまざまな組織において発現している（Manfioletti *et al*., 1993）。Gas6はTAMファミリー（Tyro3，Axl，Mer）の受容体型チロシンキナーゼに結合・活性化させ，その活性はGla残基に依存する。Gas6は発見以来，細胞の分化・増殖や活性化，細胞接着，および走化性，貪食，アポトーシス防御など，さまざまな細胞機能への関与が示された。Gas6は，生理学的には神経系や網膜，血小板代謝，止血，血管の石灰化，骨形成原細胞の分化，破骨細胞の機能に関与している。これらの機能から考えると，Gas6は炎症，血栓形成，アテローム性動脈硬化，糸球体腎障害，癌などと関連している。以上のGas6の多機能性は最近レビューされている（Bellido-Martín and de Frutos, 2008；Benzakour, 2008；Tjwa *et al*., 2009）。

1回膜貫通Glaタンパク質

同定されているVKDPのなかには，1回膜貫通Glaファミリー（transmembrane Gla family；TMG）があり，これは4つのタンパク質，proline rich Gla protein 1と2（PRPG1，PRPG2；Kulman *et al*., 1997），および1回膜貫通Glaタンパク質3と4（TMG3，TMG4：Kulman *et al*., 2001）である。これまで述べてきたVKDPと比較すると，これらは分泌タンパク質でなく，1回貫通型の膜タンパク質である。しかしTMGは，Gas6のように組織に広く分布している。これらの*in vivo*での役割についてはいまのところ明確でないが，それらの化学的コンフォメーションから推測すると，細胞のシグナル伝達に働いている可能性があり，幅広い生理活性を有していることが示唆される。

Glaリッチタンパク質

2008年に，新しくGlaリッチタンパク質（GRP）が石灰化した軟骨から分離された。この10.2kDaタンパク質は16個のGla残基を有し，VKDPのなかで最もGla含量が高い（Viegas *et al*., 2008）。その発現は広く分布し，軟骨細胞，軟骨芽細胞，骨細胞で最も高い。最近の報告では，GRPは病理的な石灰化部位に蓄積していることが示された（Viegas *et al*., 2009）。GRPの正確な機能は現在まで明らかではないが，細胞外のカルシウムを制御する可能性がある。

ペリオスチン

ペリオスチンは最近VKDPとして同定され，細胞移動や血管新生を促進させることが知られている細胞外マトリックスと相互作用している（Coutu *et al*., 2008）。特に間葉系間質細胞から分泌され，石灰化した骨小結節に存在する。判明している機能に加えて，このタンパク質は細胞外マトリックスの石灰化において役割を果たしている可能性がある。

トランスサイレチン

甲状腺ホルモンやレチノール結合タンパク質と結合することが知られているトランスサイレチンは，近年，Gla残基を有していることが見いだされた（Ruggeberg *et al*., 2008）。このビタミンK依存性の修飾の役割については，現在のところ不明である。VKDPとそれらの機能について，表15.1にまとめて示した。

ビタミンKと健康

骨の健康

オステオカルシンの発見やこれに含まれるグルタミン酸残基が骨における機能発現のためにカルボキシル化されることが必要であるという事実は，急速に骨の健康へのビタミンK栄養の役割に対する興味を増大させた。数年にわたる観察研究が数多く行われ，ちょうど最近になり結果が利用できるようになって，ビタミンKを与えた無作為化対照試験への道筋を開いた。観察研究のほとんどでフィロキノン摂取量と骨密度（BMD）との相関が比較され，フィロキノンの高用量摂取が大腿骨頸部骨折のリスク低下と関連していることが示された。日本からの報告では，MK-7を多量に含む食品を多く摂取している被験者ではBMDが高く，大腿骨頸部骨折のリスクも低いことが示された。ビタミンKの栄養状態に関して調査した場合，高齢者や低BMDの成人と子供の両方において，低いビタミンKレベルを反映したucOCの増加が，大腿骨頸部骨折リスクの増加と相関していた。しかし，Gundbergら（1998）が詳細にレビューしているが，ucOCの測定方法自体に測定結果を変える多くの要因が含まれており，また，測定法の適切な標準化が行われていないことから，報告されているucOC値は信頼性に乏しいとされている。

血漿フィロキノン，メナキノン類と骨の健康との相関は，さらに不安定である。これらの研究は最近レビューされている（Shea and Booth, 2008；Booth, 2009）。食品成分間の相互作用は，食品に含まれている他の栄養素の役割からビタミンKの特定の役割を明確にすることを難しくしている。ビタミンKを豊富に含む食品は果物や野菜であり，これら自体は骨の健康に有益である（Tucker, 2009）。ビタミンKを与えた大規模無作為抽出試験について著者らが最近行った評価は，この問題解決に有用である。フィロキノンについての5つの試験（Braam *et al*., 2003；Bolton-Smith *et al*., 2007；Booth *et al*., 2008；Cheung *et al*., 2008；Binkley *et al*., 2009），MK-4の4つの試験（Shiraki *et al*., 2000；Knapen *et al*., 2007；Binkley *et al*., 2009；Inoue *et al*., 2009）の1～3年間のデータは，現在利用することができる。研究のほとんどは閉経女性（骨粗鬆症罹患者，非罹患者両方）を対象にしており，フィロキノン200μg/日から5mg/日，MK-4 45mg/日投与試験であった。ほ

表15.1　ビタミンK依存性タンパク質と機能の概略

タンパク質分類	生理機能	
血液凝固	止血	細胞シグナル関連作用
プロトロンビン	凝固促進	トロンビン
第Ⅶ因子	凝固促進	血小板凝集 腫瘍増殖，転移 血管新生 アテローム性動脈硬化，炎症 細胞生存 走化性
第Ⅸ因子	凝固促進	第Ⅶ因子−第Ⅸ因子−組織因子複合体
第X因子	凝固促進	炎症促進作用
プロテインC	凝固阻害	プロテインC
プロテインS	凝固阻害	抗炎症作用 抗アポトーシス作用
プロテインZ	凝固阻害	プロテインS 抗炎症作用，抗アポトーシス作用 アポトーシス細胞の貪食 細胞分裂促進（血管平滑筋細胞） 神経保護
骨		
オステオカルシン	骨形成の抑制因子 内分泌機能	
マトリックスGlaタンパク質	石灰化阻害*	
プロテインS	不明	
その他の因子		
Gas6	細胞分化，増殖，接着，走化性 貪食，アポトーシス保護	
TMGs	不明	
Gla rich protein	不明	
ペリオスチン	細胞移動，血管新生	
トランスサイレチン	甲状腺ホルモンやレチノール結合タンパク質のリガンド	

TMGs：transmembrane Gla, VSMC：vascular smooth muscle cells.
*：この石灰化阻害の機能は骨と軟組織でみられる。

とんどの試験で，カルシウムとビタミンDがビタミンKとともに与えられた。最近のレビューにまとめられているが（Booth, 2009；Iwamoto *et al*., 2009），投与によって血中のビタミンKが増加し，ucOCが減少したが，骨吸収マーカーはほとんど変化しなかった。骨への影響について，股関節などでBMDを測定したがほとんど効果がなかったが，200μg/日のフィロキノンを2年間投与した1つの治験において，橈骨遠位部のBMDの増加がみられた（大腿骨頸部と橈骨中位部では効果なし）（Bolton-Smith *et al*., 2007）。他に，フィロキノン5mgを2年間女性に与えた治験では，臨床骨折の減少がみられた。しかし，その著者らは指摘しているが，この研究は骨折を調べる目的で行われてはおらず，対象者数も少ないことから，この結果の解釈には注意を要する（Cheung *et al*., 2008）。最近のMK-4の治験の結果は，以前に行われた少数を対象とした試験結果と異なっている。

評価がなされている2つの治験において，MK-4の投与は，骨吸収マーカーに影響しなかった。さらに，骨への影響については限定的なもので，1つの治験では，骨塩量と大腿骨頸部幅の改善がみられたが，BMDには影響しなかった（Knapen *et al*., 2007）。また，他の治験では，事後解析において，少なくとも5か所の脊椎骨折を持つ患者の脊椎骨折発生を低下させたが，グループ全体（$n = 2,000$）では効果がみられなかった（Inoue *et al*., 2009）。これら以外の治験では，高用量のフィロキノン，またはMK-4の摂取が骨にはいかなる有益な効果も与えていなかった。明確であるが，これらのよく計画された治験の結果は，過去の観察研究や少数のフィロキノンやMK-4投与試験の結果を支持できていない（Cockayne *et al*., 2006）。しかし，骨でのビタミンKの役割は複雑であり，さらなる研究が必要である。*in vitro* 研究では，MK-4は核内受容体SXRのアゴニストとなり，コラーゲンの蓄積に関与する細胞外マトリックスなど，さまざまな骨関連遺伝子の転写を制御することが示されている（Horie-Inoue and Inoue, 2008）。最後に，ワルファリン治療を受けている患者は慢性的なビタミンK欠乏状態であると考えられるので，それら患者の骨の状態が研究されている。メタアナリシスが数年前に行われ，ワルファリン治療と橈骨BMDの若干の減少が相関したが，他の部位ではみられなかった（Caraballo *et al*., 1999a）。ワルファリン治療と骨折リスクについての研究では，一致した結果が得られていない。ある報告では骨折リスクを上昇させ（Caraballo *et al*., 1999b），ある報告では影響がみられていない（Woo *et al*., 2008）。ワルファリンは広範囲にわたって臨床に使用されているが，このことが現在の文献間の矛盾を生じているのかもしれない。

心血管系の健康

先に説明した動物試験に加えて，石灰化におけるビタミンKの役割は，遺伝的疾患の報告により明確となった。Keutel症候群の患者は，異常な軟骨の石灰化を引き起こすが機能を持たないMGPタンパク質をコードする変異MGP遺伝子を有している（Munroe *et al*., 1999）。同様に，軟結合組織のジストロフィー性石灰化による多機能障害である弾性線維性偽性黄色腫の患者は健常人と比べて総MGP量が少ない（Hendig *et al*., 2008）。健常人と免疫組織化学的に比較すると，アテローム性動脈硬化症患者では，石灰化に従って血管壁やアテローム性動脈硬化巣でのMGPの恒常的な発現が観察される（Erkkila and Booth, 2008）。しかしながら，血中のMGPと石灰化との関連は一定していない。ある研究では，総MGP量は冠動脈の石灰化と負の相関があることが示された（Jono *et al*., 2004）。一方，他の研究では，アテローム性動脈硬化のリスク要因と正の相関がみられたが，冠動脈疾患との関連性はみられなかった（O'Donnell *et al*., 2006）。近年，不活性な低カルボキシル化MGP（ucMGP）を指標とした解析法が開発された（Schurgers *et al*., 2005, 2010）。しかし，抗体が異なる特異性を持つために，この解析方法を用いた報告は解釈することが難しい。将来，血中のucMGP濃度が石灰化過程での有効な代用マーカーであるかどうかを示す研究が必要である。さらに，心血管系の健康におけるビタミンKの役割は，今のところMGPを介していると想定されているが，他のVKDP，すなわちGas6，GRP，ペリオスチンが石灰化過程に関与していることを念頭に置かなければならない。今後行われる研究では，これらのタンパク質の解析が含まれるべきである。

心血管系の健康における食事由来のビタミンKの影響について，疫学調査においても研究されている。他のリスク要因で標準化すると，多くのケースでフィロキノン摂取量は心血管疾患（CVD）と相関していない。一方，3つの研究において，高用量のメナキノン摂取でCVDの発症と冠動脈の石灰化を低下させた（Erkkila and Booth, 2008；Booth, 2009；Rees *et al*., 2010）。フィロキノンの高摂取は心臓によいとされる食事パターンと相関していることから（Braam *et al*., 2004a），フィロキノン摂取量とCVDの間に相関がないことは驚くべきことではない。メナキノン摂取とCVDの間の報告されている相関は確かに興味深いものであるが，これらの研究で用いた食物頻度アンケート（FFQ）の相対的な有効性について問題があったことから，今後，さらに繰り返した研究が必要である。フィロキノンと比較して（Presse *et al*., 2009），FFQはメナキノン試験のために特に有効ではなかった。さらに，日本のある食品のMK-7を除いて，メナキノンは食品中に低濃度で含まれていることから，血中のMKsは現在の評価方法では通常検出できない。これらのことを考慮するとともに，心血管系の健康に対する食事由来のMKsの影響を従来よりも理解するためには，今後の研究が最先端の食事評価ツールを用いて行われる必要がある。フィロキノンの血管の健康への影響を評価する目的で行われた2つの無作為抽出試験が今日に至るまで行われている。ビタミンDを添加したフィロキノン1 mgとミネラル混合物を3年間投与すると，閉経後の女性グループで頸動脈の弾性や伸展性の改善がみられた（Braam *et al*., 2004b）。より最近では，高齢男性と女性に3年間，マルチビタミン剤とともに500 μgのフィロキノンを与えた場合，冠動脈の石灰化（CAC）の進展が抑制された。この研究では，フィロキノンの有益な効果は血清MGPの変化に依存しなかった（Shea *et al*., 2009a）。食事由来のビタミンKが臨床的に有意に心血管系の健康に影響するかどうかは不明であるが，さらなる介入試験，特にメナキノンの投与に関する試験を行う必要がある。最後に，ワルファリン治療が血管石灰化に及ぼす影響に関するいくつかの研究がある。利用できる横断的研究では，ワルファリン治療は大動脈弁（Koos *et al*., 2009）や外冠動脈（Rennenberg *et al*., 2010）の石灰化と関連していることを示した。一方，Warfarin and Coronary Calcificaion Studyへの参加者のうち，明確な冠動脈心疾患を持たない患者における冠動脈の石灰化は，ワルファリンの服用と相関しなかった（Villines *et al*., 2009）。ワルファリン治療が血管の健康に重要な臨床的影響を及ぼすかどうかを決定するために，大規模な前向き研究が必要である。

ビタミンKの新たな機能

スフィンゴ脂質の合成

脳細胞の細胞膜に存在する複合脂質であり，重要な細胞シグナル活性を持つスフィンゴ脂質の生合成にビタミンKが関与している。ビタミンK拮抗剤であるワルファリンを成長期のラットに投与すると，脳におけるスフィンゴ脂質の減少とその合成に重要な酵素活性が低下する（Denisova and Booth, 2005）。ラット脳において総ビタミンKの98％以上を占めるMK-4は脳の有髄部分に有意に高い濃度で存在し，スフィンゴ脂質，スルファチド，スフィンゴミエリン，ガングリオシドと強い相関がみられる（Carrié *et al*., 2004）。最近の報告では，高齢ラットにおいて，スフィンゴ脂質のプロファイルの変化は認知機能の低下と相関することが示されている（Carrié *et al*., 2011）。スフィンゴ脂質の代謝におけるビタミンKの作用を通じて，ビタミンKはアルツハイマー病などの神経変性疾患に役割を持つかどうかについて（Presse *et al*., 2008），解析する必要がある。

炎　　症

メナキノン-4は*in vitro*でインターロイキン-6（IL-6）やプロスタグランジンの生成を，脳脊髄炎モデルでは炎症を抑制することが示されている。同様にフィロキノンはリポポリサッカライド誘発の炎症反応を抑制することが報告されている（Shearer and Newman, 2008）。さらに最近の疫学的コホート研究では，ビタミンKの栄養状態と，炎症マーカーであるIL-6，細胞接着因子-1，腫瘍壊死因子受容体2，C-反応性タンパク質レベルが逆相関することが示された（Booth, 2009）。炎症過程に及ぼすビタミンKの役割については，大きく研究意欲を湧かせるテーマである。

内分泌機能

メナキノン-4は膵液中に含まれており（Thomas *et al*., 2004），20年以上前に行われた研究で，フィロキノンとMK-4がインスリン抵抗性を予防できることが示唆されている（Booth, 2009）。より最近では，インスリン抵抗性指数（HOMA-IR）によって判断した場合，フィロキノンの高用量摂取が健常な男性や女性のインスリン抵抗性に有効な影響を与えることが報告された（Yoshida *et al*., 2008a, b）。VKDPのオステオカルシンがホルモンとして作用することが示唆された。遺伝子組換えマウスを用いた一連の報告によれば，オステオカルシン，特に低カルボキシル化オステオカルシン（ucOC）が糖代謝や体脂肪量を調節することが示された（Lee *et al*., 2007；Ferron *et al*., 2008）。これらの研究において，ucOCだけがオステオカルシンの内分泌機能を示すという事実は最近の疫学的コホート研究では確認できなかった。コホート研究では高用量のフィロキノン摂取によるインスリン抵抗性の予防効果はカルボキシル化オステオカルシンと相関していた（Shea *et al*., 2009b）。エネルギー代謝におけるビタミンKの作用機序を解明する研究は現在進行中である。

抗 癌 作 用

ビタミンK，特にMK-4の抗癌作用は，多くの*in vitro*試験，いくつかの*in vivo*試験によって示されている。このビタミンKの保護的役割は，ビタミンKが示す細胞の分化やアポトーシスへの影響と関連している（Shearer and Newman, 2008）。最近の大規模なEPIC-Heidelberg調査において，フィロキノンではなく，メナキノン類の摂取において癌リスクと死亡率の低下との相関がみられた（Nimptsch *et al*., 2008）。抗癌活性は，ビタミンKの他の作用と同様に，厳密な介入試験によって解析する必要がある。

欠　　乏

臨床的に顕著なビタミンK欠乏は，プロトロンビン時間の延長と，より重症なケースでは出血症を伴う。しかし，成人では明白なビタミンK欠乏症はまれであり，主に脂肪吸収不全に関係する胃腸疾患（例えば，胆管うっ滞，炎症性腸炎，慢性膵炎，嚢胞性繊維症）や肝疾患と関連する（Savage and Lindenbaum, 1983）。食事摂取量が少なく，栄養状態が不良の入院患者においても，ビタミンK欠乏の危険性が高まり，特に抗生物質あるいは他のビタミンK代謝を妨害する薬剤を投与されている場合，リスクは顕著に増大する。抗生剤投与患者において出血が認められるのは，大体はビタミンK欠乏に起因しているとされており，これは腸内でメナキノン類を合成する微生物の働きの抑制によるといわれるが，この仮説を支持するデータは乏しい。さらにこうした報告の解釈は，通常は調査中の患者が栄養不良の可能性が考えられ，複雑なものになっている（Institue of Medicine, 2001）。しかし，新生児はビタミンK欠乏のリスクがよく知られている臨床集団である。この状態に寄与する因子は，胎盤輸送が劣っていること，肝臓の機能が未熟であることに起因する血漿凝固因子の濃度の低さ，そして母乳中のビタミンK含量が低いことである。これらの因子は，個別にあるいは互いに協調的に働き，生後第1週目における乳児の出血リスクを増大させる。これがビタミンK欠乏出血症（vitamin K deficiency bleeding：VKDB）として知られている状態である（Shearer, 2009）。VKDBは，ビタミンKの投与によって効果的に予防できるために，アメリカ小児科学会はすべての新生児に生後6時間以内に0.5～1 mg，1回のフィロキノン筋肉内投与をすることを推奨している（American Academy of Pediatrics Committee on Fetus and Newborn, 2003）。同様に，WHO/FAOは各国で認められたガイドライン，ビタミンK製剤や，国家間で異なる予防体制に従って，すべての母乳新生児が出生時にビタミンK投与を受けることを推奨している（WHO/FAO, 2004）。未熟児の場合，新生児期間の予防には0.2mg（または0.3mg/kg）のボーラス投与で十分である（Clarke, 2010）。出生時にビタミンKを筋肉注射された子供に白血病や他のタイプの癌の発症リスクが増えるという1990年代初期の報告は，その後の研究では確認されておらず，この予防処置は無害であることが確かめられている。

ビタミンEを高用量で与えるとビタミンKに影響を与え，欠乏状態を引き起こすことが示されており，特にビタミンKレベルが低い被験者で認められる。ある研究で，抗凝固剤治療を受けていない成人に対して1日当たり1,000IUの*RRR*-αトコフェロールを12週間投与したところ，PIVKAプロトロンビン（PIVKA-Ⅱ）が増大したとの報告がある。一方，血漿フィロキノンやucOCはビタミンE補給による有意な影響を受けなかった（Booth *et al*., 2004）。この研究で観察されたPIVKA-Ⅱの変化の臨床的な意義についてはなお詳細な研究が必要と考えられるが，高用量のビタミンE補給はビタミンKレベルに影響を及ぼす可能性があることを示している。ビタミンKとビタミンEの相互作用は近年レビューされている（Traber, 2008）。

ワルファリンは，ビタミンKエポキシドレダクターゼ活性を阻害し，ビタミンKサイクルをブロックするため，クマリン誘導体を投与された患者は特定の薬物-栄養素相互作用を強いられる。この密接な関係から明らかにいえることは，ビタミンKの摂取量が変化するとワルファリンの効果に影響を与えるということであり，これは多くの症例で報告されている。アメリカ医学研究所は，いったんワルファリンの投与量が決定されると，各患者は通常の食事パターンを続けることによるビタミンK摂取量の変動に起因するいかなる障害をも回避できると述べている（Institute of Medicine, 2001）。しかし最近の研究では，抗凝固剤を処方された患者のうち，食事からのビタミンK摂取量が低い患者は，より不安定な抗凝固状態を示すようである（Rombouts *et al*., 2010）。実際，凝固阻害の制御において，ビタミンK摂取量が高い場合の有益な効果（Kim *et al*., 2010）や，少量のフィロキノンを摂取させた患者での有益性（Sconce *et al*., 2007）を示す報告の数が増加している。最新の研究では，食事で摂取するビタミンK量が高い場合のほうが，ビタミンK摂取量の相対的な変動を小さくすることができ，このことから，抗凝固治療において食事から多量のビタミンK摂取の有益な効果の一部を説明することができる（Presse *et al*., 2011）。

所　要　量

Food and Nutrition Board of the National Academy of Science（アメリカ科学アカデミー食品栄養委員会）は，2001年にビタミンKの推奨量を更新した（Institute of Medicine, 2001）。ビタミンKの推奨する目安量（AI）は男性が120μg/日，女性は90μg/日である。乳幼児のAIは，生後最初の6か月は2μg/日，7～12か月では2.5μg/日である。1～3歳の幼児では30μg/日，4～8歳は55μg/日，9～13歳では60μg/日，そして14～18歳では75μg/日となっている。妊娠中および授乳中における推奨量は，妊娠していない女性と同じ量である（90μg/日）。ビタミンKの上限量は設定されていない。

イギリスにおいては，体重1kg当たり，フィロキノン1μg/日がビタミンKの公式なガイドラインとして使用されている。これはビタミンKの血液凝固作用から平均一日所要量を推定したものである（Department of Health, 1991）。この量は，WHO/FAOによる基準栄養素摂取量（RNI）にも用いられている。年齢などカテゴリーごとの値は，0～6か月の乳児は5μg/日，7～12か月の乳児は10μg/日，1～3歳の幼児は15μg/日，4～6歳では20μg/日，7～9歳では25μg/日，10～18歳では35～55μg/日，19歳以上の成人女性では55μg/日，19歳以上の男性では65μg/日である。妊娠中および授乳中の推奨量は，同年齢の妊娠していない女性と同じである（55μg/日）（WHO/FAO, 2004）。

ビタミンKの供給源と食事からの摂取量

高速液体クロマトグラフィーのビタミンK分析への応用と比較的簡便な分析操作の開発によって，この10年間でアメリカとヨーロッパの両方において，多くの食品の分析が可能になった。ビタミンKは，限定された食品中に含まれており，総摂取量の40～50％が緑色野菜から，次いである種の油脂からの摂取となっている。調理された料理では，総摂取量の15％が調理で添加した油から供給されると報告されている。フダンソウ，ホウレンソウ，そしてケールのような野菜類には300μg/100g以上，ブロッコリー，芽キャベツ，キャベツには100～200 μg/100gのフィロキノンが含まれている（Booth and Suttie, 1998）。油脂類中のフィロキノン含量はさまざまであり，大豆油とキャノーラ油が最も豊富に含まれる供給源（それぞれ100および200μg/100g）で，次がオリーブ油であるが，若干含量が低い（50～100μg/100g）。トウモロコシやヒマワリ種子由来の油脂はフィロキノンのよい供給源とはならない（10μg/100g以下）。植物油脂に水素添加して固形のショートニングを作る際に，フィロキノンの一部が2′,3′-ジヒドロフィロキノンに変化する。このビタミンKはマーガリンや加工食品中に最も多く含まれており，アメリカにおける総フィロキノン摂取量中の15～30%を占めていると報告されている。ジヒドロフィロキノンの生体利用性や相対的な生物活性は，フィロキノンのそれと比べて低いことが示されている（Booth *et al*., 2001）。メナキノン類は，普通に消費している食品中には広く分布していないが，動物性食品（ニワトリ,肉類など）やチーズ類には見いだされる（Schurgers and Vermeer, 2000；Elder *et al*., 2006）。日本の伝統的食品で大豆の発酵物である納豆は，MK-7の豊富な供給源となっている（Kamao *et al*., 2007）。

信頼できる食品中のビタミンK含量のデータが利用できるようになったため，北米，ヨーロッパおよびアジア地域での食事由来のフィロキノン類の適正な推定摂取量を求めることができるようになった。多くの研究成果に基づいたフィロキノン摂取量は，BoothとSuttieによってまとめられている（1998）。これらのデータ値には変動があるが，報告された平均フィロキノン摂取量は，中高年男女（55歳以上）で150μg/日，若年の男女で80μg/日であった。イギリスやアイルランドでのフィロキノン摂取量は，これらの値に近いが少し低い値となっており，オランダや中国では，これよりも高い値であることが報告されている（Shearer and Newman, 2008）。イギリスでの子供のフィロキノン摂取量とその供給源についての報告もある（Prynne *et al*., 2005）。メナキノン類について，食事摂取量のデータはかなり限定されたものであるが，メナキノン類は総ビタミンK摂取量の10%を超えないと示唆されている（Shurgers and Vermeer, 2000）。

毒　　性

天然型のビタミンK_1とK_2は，大量に投与されたとしても毒性は報告されていない（Institute of Medicine, 2001）。しかし，合成型のメナジオンは，幼児に5 mg/日以上の量で投与された場合に溶血性貧血，高ビリルビン血症，および核黄疸が発症することが示されている。その結果，メナジオンはもはや治療薬としては使われていない。

将来の方向性

ビタミンKの発見以来，研究が大いに進んでいる。厳密に血液凝固に関与していると考えられた栄養素から，多くの生理現象にかかわる栄養素として認識されるようになってきた。ビタミンK依存性タンパク質ファミリーは，骨リモデリング，石灰化，内分泌機能，細胞のシグナル伝達に関与するタンパク質を含んでいる。いまだに解決されなければならない点が残っている。例えば，最新の臨床試験では，骨の健全性に対するビタミンKの関与は明確ではなかったが，骨におけるビタミンKの役割を明らかにする研究を進める必要がある。同様に，心血管系の健全性へのビタミンKの役割について，ランダム化臨床試験によって，ビタミンKの栄養状態が心血管疾患リスクに有意に影響するかどうかを明らかにする必要がある。最後に，研究を尽くすべきところは，ビタミンK同族体の持つ新たな作用に焦点を当てるべきである。例えば，スフィンゴ脂質代謝，炎症，内分泌作用や抗癌作用であり，公衆衛生上，重要なインパクトを持つ。この研究課題を考慮すれば，ビタミンKの研究領域は，次世代に対して刺激的なものであり続けるであろう。

（白川　仁訳）

推奨文献

Booth, S.L. (2009) Roles for vitamin K beyond coagulation. *Annu Rev Nutr* **29,** 89–110.

Shearer, M.J. and Newman, P. (2008) Metabolism and cell biology of vitamin K. *Thromb Haemost* **100,** 530–547.

Suttie, J.W. (2009) *Vitamin K in Health and Disease*. CRC Press, Boca Raton, FL.

［文　献］

Al Rajabi, A., Peterson, J., Choi, S.W., *et al.* (2010) Measurement of menadione in urine by HPLC. *J Chromatogr B* **878,** 2457–2460.

American Academy of Pediatrics Committee on Fetus and Newborn (2003) Controversies concerning vitamin K and the newborn. *Pediatrics* **112,** 191–192.

Azharuddin, M.K., O'Reilly, D.S., Gray, A., *et al.* (2007) HPLC method for plasma vitamin K1: effect of plasma triglyceride and acute-phase response on circulating concentrations. *Clin Chem* **53,** 1706–1713.

Bellido-Martín, L. and de Frutos, P.G. (2008) Vitamin K-dependent actions of Gas6. *Vitam Horm* **78,** 185–209.

Benzakour, O. (2008) Vitamin K-dependent proteins: functions in blood coagulation and beyond. *Thromb Haemost* **100,** 527–529.

Berkner, K.L. (2008) Vitamin K-dependent carboxylation. *Vitam Horm* **78,** 131–156.

Berkner, K.L. and Runge, K.W. (2004) The physiology of vitamin K nutriture and vitamin K-dependent protein function in atherosclerosis. *J Thromb Haemost* **2,** 2118–2132.

Binkley, N., Harke, J., Krueger, D., *et al.* (2009) Vitamin K treatment reduces undercarboxylated osteocalcin but does not alter bone turnover, density, or geometry in healthy postmenopausal North American women. *J Bone Min Res* **24,** 983–991.

Bolton-Smith, C., McMurdo, M.E., Paterson, C.R., *et al.* (2007) Two-year randomized controlled trial of vitamin K1 (phylloquinone) and vitamin D3 plus calcium on the bone health of older women. *J Bone Min Res* **22,** 509–519.

Booth, S.L. (2009) Roles for vitamin K beyond coagulation. *Annu Rev Nutr* **29,** 89–110.

Booth, S.L. and Suttie, J.W. (1998) Dietary intake and adequacy of vitamin K. *J Nutr* **128,** 785–788.

Booth, S.L., Dallal, G., Shea, M.K., *et al.* (2008) Effect of vitamin K supplementation on bone loss in elderly men and women. *J Clin Endocrinol Metab* **93,** 1217–1223.

Booth, S.L., Golly, I., Sacheck, J.M., *et al.* (2004) Effect of vitamin E supplementation on vitamin K status in adults with normal coagulation status. *Am J Clin Nutr* **80,** 143–148.

Booth, S.L., Lichtenstein, A.H., and Dallal, G.E. (2002) Phylloquinone absorption from phylloquinone-fortified oil is greater than from a vegetable in younger and older men and women. *J Nutr* **132,** 2609–2612.

Booth, S.L., Lichtenstein, A.H., O'Brien-Morse, M., *et al.* (2001) Effects of a hydrogenated form of vitamin K on bone formation and resorption. *Am J Clin Nutr* **74,** 783–790.

Braam, L.A., Knapen, M.H., Geusens, P., *et al.* (2003) Vitamin K1 supplementation retards bone loss in postmenopausal women between 50 and 60 years of age. *Calcif Tissue Int* **73,** 21–26.

Braam, L., McKeown, N., Jacques, P., *et al.* (2004a) Dietary phylloquinone intake as a potential marker for a heart-healthy dietary pattern in the Framingham Offspring cohort. *J Am Diet Assoc* **104,** 1410–1414.

Braam, L.A., Hoeks, A.P., Brouns, F., *et al.* (2004b) Beneficial effects of vitamins D and K on the elastic properties of the vessel wall in postmenopausal women: a follow-up study. *Thromb Haemost* **91,** 373–380.

Caraballo, P.J., Gabriel, S.E., Castro, M.R., *et al.* (1999a) Changes in bone density after exposure to oral anticoagulants: a meta-analysis. *Osteoporos Int* **9,** 441–448.

Caraballo, P.J., Heit, J.A., Atkinson, E.J., *et al.* (1999b) Long-term use of oral anticoagulants and the risk of fracture. *Arch Int Med* **159,** 1750–1756.

Card, D.J., Shearer, M.J., Schurgers, L.J., *et al.* (2009) The external quality assurance of phylloquinone (vitamin K(1)) analysis in human serum. *Biomed Chromatogr* **23,** 1276–1282.

Carrié, I., Bélanger, E., Portoukalian, J., *et al.* (2011) Life-long low phylloquinone intake is associated with cognitive impairments in old rats. *J Nutr* **141,** 1495–1501.

Carrié, I., Portoukalian, J., Vicaretti, R., *et al.* (2004) Menaquinone-4 concentration is correlated with sphingolipid concentrations in rat brain. *J Nutr* **134,** 167–172.

Chen, D. and Dorling, A. (2009) Critical roles for thrombin in acute and chronic inflammation. *J Thromb Haemost* **7** (Suppl 1), 122–126.

Cheung, A.M., Tile, L., Lee, Y., *et al.* (2008) Vitamin K supplementation in postmenopausal women with osteopenia (ECKO trial): a randomized controlled trial. *PLoS Med* **5,** e196.

Clarke, P. (2010) Vitamin K prophylaxis for preterm infants. *Early Hum Dev* **86** (Suppl 1), 17–20.

Cockayne, S., Adamson, J., Lanham-New, S., *et al.* (2006) Vitamin K and the prevention of fractures: systematic review and meta-analysis of randomized controlled trials. *Arch Int Med* **166,** 1256–1261.

Coutu, D.L., Wu, J.H., Monette, A., *et al.* (2008) Periostin, a member of a novel family of vitamin K-dependent proteins, is expressed by mesenchymal stromal cells. *J Biol Chem* **283,** 17991–18001.

Danese, S., Vetrano, S., Zhang, L., *et al.* (2010) The protein C pathway in tissue inflammation and injury: pathogenic role and therapeutic implications. *Blood* **115,** 1121–1130.

Danziger, J. (2008) Vitamin K-dependent proteins, warfarin, and vascular calcification. *Clin J Am Soc Nephrol* **3,** 1504–1510.

Davidson, K.W. and Sadowski, J.A. (1997) Determination of vitamin K compounds in plasma or serum by high-performance liquid chromatography using postcolumn chemical reduction and fluorimetric detection. *Methods Enzymol* **282,** 408–421.

Davie, E.W. (2003) A brief historical review of the waterfall/cascade of blood coagulation. *J Biol Chem* **278,** 50819–50832.

Denisova, N.A. and Booth, S.L. (2005) Vitamin K and sphingolipid metabolism: evidence to date. *Nutr Rev* **63,** 111–121.

Department of Health (1991) *Dietary Reference Values for Food Energy and Nutrients for the United Kingdom.* Report on Health and Social Subjects No. 41. HMSO, London.

Dowd, P., Hershline, R., Ham, S.W., *et al.* (1995) Vitamin K and energy transduction: a base strength amplification mechanism. *Science* **269,** 1684–1691.

Ducros, V., Pollicand, M., Laporte, F., *et al.* (2010) Quantitative determination of plasma vitamin K1 by high-performance liquid chromatography coupled to isotope dilution tandem mass spectrometry. *Anal Biochem* **401,** 7–14.

Ducy, P., Desbois, C., Boyce, B., *et al.* (1996) Increased bone formation in osteocalcin-deficient mice. *Nature* **382,** 448–452.

Elder, S.J., Haytowitz, D.B., Howe, J., *et al.* (2006) Vitamin K contents of meat, dairy, and fast food in the US diet. *J Agric Food Chem* **54,** 463–467.

Erkkila, A.T. and Booth, S.L. (2008) Vitamin K intake and atherosclerosis. *Curr Opin Lipidol* **19,** 39–42.

Erkkila, A.T., Lichtenstein, A.H., Dolnikowski, G.G., *et al.* (2004) Plasma transport of vitamin K in men using deuterium-labeled collard greens. *Metabolism* **53,** 215–221.

Ferron, M., Hinoi, E., Karsenty, G., *et al.* (2008) Osteocalcin differentially regulates beta cell and adipocyte gene expression and affects the development of metabolic diseases in wild-type mice. *Proc Natl Acad Sci USA* **105,** 5266–5270.

Garber, A.K., Binkley, N.C., Krueger, D.C., *et al.* (1999) Comparison of phylloquinone bioavailability from food sources or a supplement in human subjects. *J Nutr* **129,** 1201–1203.

Gijsbers, B.L., Jie, K.S., and Vermeer, C. (1996) Effect of food composition on vitamin K absorption in human volunteers. *Br J Nutr* **76,** 223–229.

Gundberg, C.M., Nieman, S.D., Abrams, S., *et al.* (1998) Vitamin K status and bone health: an analysis of methods for determination of undercarboxylated osteocalcin. *J Clin Endocrinol*

Metab **83,** 3258–3266.

Hafizi, S. and Dahlback, B. (2006) Gas6 and protein S. Vitamin K-dependent ligands for the Axl receptor tyrosine kinase subfamily. *FEBS J* **273,** 5231–5244.

Harrington, D.J., Clarke, P., Card, D.J., *et al.* (2010) Urinary excretion of vitamin K metabolites in term and preterm infants: relationship to vitamin K status and prophylaxis. *Pediatr Res* **68,** 508–512.

Harrington, D.J., Soper, R., Edwards, C., *et al.* (2005) Determination of the urinary aglycone metabolites of vitamin K by HPLC with redox-mode electrochemical detection. *J Lipid Res* **46,** 1053–1060.

Hendig, D., Zarbock, R., Szliska, C., *et al.* (2008) The local calcification inhibitor matrix Gla protein in pseudoxanthoma elasticum. *Clin Biochem* **41,** 407–412.

Horie-Inoue, K. and Inoue, S. (2008) Steroid and xenobiotic receptor mediates a novel vitamin K2 signaling pathway in osteoblastic cells. *J Bone Min Metab* **26,** 9–12.

Inoue, T., Fujita, T., Kishimoto, H., *et al.* (2009) Randomized controlled study on the prevention of osteoporotic fractures (OF study): a phase IV clinical study of 15-mg menatetrenone capsules. *J Bone Min Metab* **27,** 66–75.

Institute of Medicine (2001) *Dietary Reference Intakes for Vitamin A, Vitamin K, Arsenic, Boron, Chromium, Copper, Iodine, Iron, Manganese, Molybdenum, Nickel, Silicon, Vanadium, and Zinc.* National Academy Press, Washington, DC.

Iwamoto, J., Sato, Y., Takeda, T., *et al.* (2009) High-dose vitamin K supplementation reduces fracture incidence in postmenopausal women: a review of the literature. *Nutr Res* **29,** 221–228.

Jones, K.S., Bluck, L.J., Wang, L.Y., *et al.* (2008) A stable isotope method for the simultaneous measurement of vitamin K1 (phylloquinone) kinetics and absorption. *Eur J Clin Nutr* **62,** 1273–1281.

Jones, K.S., Bluck, L.J., Wang, L.Y., *et al.* (2009) The effect of different meals on the absorption of stable isotope-labelled phylloquinone. *Br J Nutr* **102,** 1195–1202.

Jono, S., Ikari, Y., Vermeer, C., *et al.* (2004) Matrix Gla protein is associated with coronary artery calcification as assessed by electron-beam computed tomography. *Thromb Haemost* **91,** 790–794.

Kamao, M., Suhara, Y., Tsugawa, N., *et al.* (2007) Vitamin K content of foods and dietary vitamin K intake in Japanese young women. *J Nutr Sci Vitaminol* **53,** 464–470.

Kim, K.H., Choi, W.S., Lee, J.H., *et al.* (2010) Relationship between dietary vitamin K intake and the stability of anticoagulation effect in patients taking long-term warfarin. *Thromb Haemost* **104,** 755--759.

Knapen, M.H., Schurgers, L.J., and Vermeer, C. (2007) Vitamin K2 supplementation improves hip bone geometry and bone strength indices in postmenopausal women. *Osteoporos Int* **18,** 963–972.

Kohlmeier, M., Saupe, J., Drossel, H.J., *et al.* (1995) Variation of phylloquinone (vitamin K1) concentrations in hemodialysis patients. *Thromb Haemost* **74,** 1252–1254.

Koos, R., Krueger, T., Westenfeld, R., *et al.* (2009) Relation of circulating matrix Gla-protein and anticoagulation status in patients with aortic valve calcification. *J Thromb Haemost* **101,** 706–713.

Kulman, J.D., Harris, J.E., Haldeman, B.A., *et al.* (1997) Primary structure and tissue distribution of two novel proline-rich gamma-carboxyglutamic acid proteins. *Proc Natl Acad Sci USA* **94,** 9058–9062.

Kulman, J.D., Harris, J.E., Xie, L., *et al.* (2001) Identification of two novel transmembrane gamma-carboxyglutamic acid proteins expressed broadly in fetal and adult tissues. *Proc Natl Acad Sci USA* **98,** 1370–1375.

Lamon-Fava, S., Sadowski, J.A., Davidson, K.W., *et al.* (1998) Plasma lipoproteins as carriers of phylloquinone (vitamin K1) in humans. *Am J Clin Nutr* **67,** 1226–1231.

Lee, N.K., Sowa, H., Hinoi, E., *et al.* (2007) Endocrine regulation of energy metabolism by the skeleton. *Cell* **130,** 456–469.

Levi, M. and Van Der Poll, T. (2010) Inflammation and coagulation. *Crit Care Med* **38,** (2 suppl) S26–34.

Luo, G., Ducy, P., McKee, M.D., *et al.* (1997) Spontaneous calcification of arteries and cartilage in mice lacking matrix GLA protein. *Nature* **386,** 78–81.

Maillard, C., Berruyer, M., Serre, C.M., *et al.* (1992) Protein-S, a vitamin K-dependent protein, is a bone matrix component synthesized and secreted by osteoblasts. *Endocrinology* **130,** 1599–1604.

Manfioletti, G., Brancolini, C., Avanzi, G., *et al.* (1993) The protein encoded by a growth arrest-specific gene (gas6) is a new member of the vitamin K-dependent proteins related to protein S, a negative coregulator in the blood coagulation cascade. *Mol Cell Biol* **13,** 4976–4985.

Munroe, P.B., Olgunturk, R.O., Fryns, J.P., *et al.* (1999) Mutations in the gene encoding the human matrix Gla protein cause Keutel syndrome. *Nature Genet* **21,** 142–144.

Nakagawa, K., Hirota, Y., Sawada, N., *et al.* (2010) Identification of UBIAD1 as a novel human menaquinone-4 biosynthetic enzyme. *Nature* **468,** 117–121.

Nakamura, Y.S., Hakeda, Y., Takakura, N., *et al.* (1998) Tyro 3 receptor tyrosine kinase and its ligand, Gas6, stimulate the function of osteoclasts. *Stem Cells* **16,** 229–238.

Newman, P., Bonello, F., Wierzbicki, A.S., *et al.* (2002) The uptake of lipoprotein-borne phylloquinone (vitamin K1) by osteoblasts and osteoblast-like cells: role of heparan sulfate proteoglycans and apolipoprotein E. *J Bone Min Res* **17,** 426–433.

Nimptsch, K., Rohrmann, S., Kaaks, R., *et al.* (2010) Dietary vitamin K intake in relation to cancer incidence and mortality: results from the Heidelberg cohort of the European Prospective Investigation into Cancer and Nutrition (EPIC-Heidelberg). *Am J Clin Nutr* **91,** 1348–1358.

Nimptsch, K., Rohrmann, S., and Linseisen, J. (2008) Dietary intake of vitamin K and risk of prostate cancer in the Heidelberg cohort of the European Prospective Investigation into Cancer and Nutrition (EPIC-Heidelberg). *Am J Clin Nutr* **87,** 985–992.

Novotny, J.A., Kurilich, A.C., Britz, S.J., *et al.* (2010) Vitamin K absorption and kinetics in human subjects after consumption of 13C-labelled phylloquinone from kale. *Br J Nutr* **104,** 858–862.

O'Donnell, C.J., Shea, M.K., Price, P.A., *et al.* (2006) Matrix Gla protein is associated with risk factors for atherosclerosis but not with coronary artery calcification. *Arterioscler Thromb Vasc Biol* **26** (12), 2769–2774.

Okano, T., Shimomura, Y., Yamane, M., *et al.* (2008) Conversion of phylloquinone (vitamin K1) into menaquinone-4 (vitamin K2) in mice: two possible routes for menaquinone-4 accumulation in cerebra of mice. *J Biol Chem* **283,** 11270–11279.

Olson, R.E., Chao, J., Graham, D., *et al.* (2002) Total body phylloquinone and its turnover in human subjects at two levels of vitamin K intake. *Br J Nutr* **87,** 543–553.

Presse, N., Kergoat, M.J., and Ferland, G. (2011) High usual dietary vitamin K intake is associated with low relative variability in vitamin K intake: implications for anticoagulant therapy. *Br J Haematol* **153,** 129–130.

Presse, N., Shatenstein, B., Kergoat, M.J., *et al.* (2008) Low vitamin K intakes in community-dwelling elders at an early stage of Alzheimer's disease. *J Am Diet Assoc* **108,** 2095–2099.

Presse, N., Shatenstein, B., Kergoat, M.J., *et al.* (2009) Validation of a semiquantitative food-frequency questionnaire measuring dietary vitamin K intake in elderly people. *J Am Diet Assoc* **109,** 1251–1255.

Price, P.A. (1988) Role of vitamin-K-dependent proteins in bone metabolism. *Annu Rev Nutr* **8,** 565–583.

Price, P.A., Faus, S.A., and Williamson, M.K. (1998) Warfarin causes rapid calcification of the elastic lamellae in rat arteries and heart valves. *Arterioscler Thromb Vasc Biol* **18,** 1400–1407.

Proudfoot, D. and Shanahan, C.M. (2006) Molecular mechanisms mediating vascular calcification: role of matrix Gla protein. *Nephrology* **11,** 455–461.

Prynne, C.J., Thane, C.W., Prentice, A., *et al.* (2005) Intake and sources of phylloquinone (vitamin K(1)) in 4-year-old British children: comparison between 1950 and the 1990s. *Public Health Nutr* **8,** 171–180.

Rees, K., Guraewal, S., Wong, Y.L., *et al.* (2010) Is vitamin K consumption associated with cardio-metabolic disorders? A systematic review. *Maturitas* **67,** 121–128.

Rennenberg, R.J., Van Varik, B.J., Schurgers, L.J., *et al.* (2010) Chronic coumarin treatment is associated with increased extracoronary arterial calcification in humans. *Blood* **115,** 5121–5123.

Rombouts, E.K., Rosendaal, F.R., and Van Der Meer, F.J. (2010) Influence of dietary vitamin K intake on subtherapeutic oral anticoagulant therapy. *Br J Haematol* **149,** 598–605.

Roy, M.E. and Nishimoto, S.K. (2002) Matrix Gla protein binding to hydroxyapatite is dependent on the ionic environment: calcium enhances binding affinity but phosphate and magnesium decrease affinity. *Bone* **31,** 296–302.

Ruggeberg, S., Horn, P., Li, X., *et al.* (2008) Detection of a gamma-carboxy-glutamate as novel post-translational modification of human transthyretin. *Protein Pept Lett* **15,** 43–46.

Sadowski, J.A., Hood, S.J., Dallal, G.E., *et al.* (1989) Phylloquinone in plasma from elderly and young adults: factors influencing its concentration. *Am J Clin Nutr* **50,** 100–108.

Savage, D. and Lindenbaum, J. (1983) Clinical and experimental human vitamin K deficiency. In J Lindenbaum (ed.), *Nutrition in Hematology*. Churchill Livingstone, New York, pp. 271–320.

Schurgers, L.J. and Vermeer, C. (2000) Determination of phylloquinone and menaquinones in food. Effect of food matrix on circulating vitamin K concentrations. *Haemostasis* **30,** 298–307.

Schurgers, L.J. and Vermeer, C. (2002) Differential lipoprotein transport pathways of K-vitamins in healthy subjects. *Biochim Biophys Acta* **1570,** 27–32.

Schurgers, L.J., Barreto, D.V., Barreto, F.C., *et al.* (2010) The circulating inactive form of matrix gla protein is a surrogate marker for vascular calcification in chronic kidney disease: a preliminary report. *Clin J Am Soc Nephrol* **5,** 568–575.

Schurgers, L.J., Teunissen, K.J., Hamulyak, K., *et al.* (2007) Vitamin K-containing dietary supplements: comparison of synthetic vitamin K1 and natto-derived menaquinone-7. *Blood* **109,** 3279–3283.

Schurgers, L.J., Teunissen, K.J., Knapen, M.H., *et al.* (2005) Novel conformation-specific antibodies against matrix gamma-carboxyglutamic acid (Gla) protein: undercarboxylated matrix Gla protein as marker for vascular calcification. *Arterioscler Thromb Vasc Biol* **25,** 1629–1633.

Sconce, E., Avery, P., Wynne, H., *et al.* (2007) Vitamin K supplementation can improve stability of anticoagulation for patients with unexplained variability in response to warfarin. *Blood* **109,** 2419–2423.

Shea, M.K. and Booth, S.L. (2008) Update on the role of vitamin K in skeletal health. *Nutr Rev* **66,** 549–557.

Shea, M.K., Gundberg, C.M., Meigs, J.B., *et al.* (2009b) Gamma-carboxylation of osteocalcin and insulin resistance in older men and women. *Am J Clin Nutr* **90,** 1230–1235.

Shea, M.K., O'Donnell, C.J., Hoffmann, U., *et al.* (2009a) Vitamin K supplementation and progression of coronary artery calcium in older men and women. *Am J Clin Nutr* **89,** 1799–1807.

Shearer, M.J. (2009) Vitamin K deficiency bleeding (VKDB) in early infancy. *Blood Rev* **23,** 49–59.

Shearer, M.J. and Newman, P. (2008) Metabolism and cell biology of vitamin K. *Thromb Haemost* **100,** 530–547.

Shearer, M.J., McBurney, A., and Barkhan, P. (1974) Studies on the absorption and metabolism of phylloquinone (vitamin K1) in man. *Vitam Horm* **32,** 513–542.

Shiraki, M., Shiraki, Y., Aoki, C., *et al.* (2000) Vitamin K2 (menatetrenone) effectively prevents fractures and sustains lumbar bone mineral density in osteoporosis. *J Bone Min Res* **15,** 515–521.

Sokolova, E. and Reiser, G. (2008) Prothrombin/thrombin and the thrombin receptors PAR-1 and PAR-4 in the brain: localization, expression and participation in neurodegenerative diseases. *Thromb Haemost* **100,** 576–581.

Suttie, J.W. (1995) The importance of menaquinones in human nutrition. *Annu Rev Nutr* **15,** 399–417.

Suttie, J.W. (2009) *Vitamin K in Health and Disease.* CRC Press, Boca Raton, FL.

Thijssen, H.H. and Drittij-Reijnders, M.J. (1996) Vitamin K status in human tissues: tissue-specific accumulation of phylloquinone and menaquinone-4. *Br J Nutr* **75,** 121–127.

Thijssen, H.H., Vervoort, L.M., Schurgers, L.J., *et al.* (2006) Menadione is a metabolite of oral vitamin K. *Br J Nutr* **95,** 260–266.

Thomas, D.D., Krzykowski, K.J., Engelke, J.A., *et al.* (2004) Exocrine pancreatic secretion of phospholipid, menaquinone-4, and calveolin-1 in vivo. *Biochem Biophys Res Commun* **319,** 974–979.

Tjwa, M., Moons, L., and Lutgens, E. (2009) Pleiotropic role of growth arrest-specific gene 6 in atherosclerosis. *Curr Opin Lipidol* **20,** 386–392.

Traber, M.G. (2008) Vitamin E and K interactions – a 50-year-old problem. *Nutr Rev* **66,** 624–629.

Tucker, K.L. (2009) Osteoporosis prevention and nutrition. *Curr*

Osteopor Rep **7,** 111–117.
Viegas, C.S., Cavaco, S., Neves, P.L., *et al.* (2009) Gla-rich protein is a novel vitamin K-dependent protein present in serum that accumulates at sites of pathological calcifications. *Am J Pathol* **175,** 2288–2298.
Viegas, C.S., Simes, D.C., Laize, V., *et al.* (2008) Gla-rich protein (GRP), a new vitamin K-dependent protein identified from sturgeon cartilage and highly conserved in vertebrates. *J Biol Chem* **283,** 36655–36664.
Villines, T.C., O'Malley, P.G., Feuerstein, I.M., *et al.* (2009) Does prolonged warfarin exposure potentiate coronary calcification in humans? Results of the warfarin and coronary calcification study. *Calcif Tissue Int* **85,** 494–500.
Wang, L., Bates, C.J., Yan, L., *et al.* (2004) Determination of phylloquinone (vitamin K1) in plasma and serum by HPLC with fluorescence detection. *Clin Chim Acta* **347,** 199–207.
WHO/FAO (World Health Organization, Food and Agricultural Organization of the United Nations) (2004) *Vitamin and Mineral Requirements in Human Nutrition*, 2nd Edn. WHO, Geneva, Chapter 10
Woo, C., Chang, L.L., Ewing, S.K., *et al.* (2008) Single-point assessment of warfarin use and risk of osteoporosis in elderly men. *J Am Geriatr Soc* **56,** 1171–1176.
Yan, L., Zhou, B., Nigdikar, S., *et al.* (2005) Effect of apolipoprotein E genotype on vitamin K status in healthy older adults from China and the UK. *Br J Nutr* **94,** 956–961.
Yao, Y., Zebboudj, A.F., Shao, E., *et al.* (2006) Regulation of bone morphogenetic protein-4 by matrix GLA protein in vascular endothelial cells involves activin-like kinase receptor 1. *J Biol Chem* **281,** 33921–33930.
Yoshida, M., Booth, S.L., Meigs, J.B., *et al.* (2008a) Phylloquinone intake, insulin sensitivity, and glycemic status in men and women. *Am J Clin Nutr* **88,** 210–215.
Yoshida, M., Jacques, P.F., Meigs, J.B., *et al.* (2008b) Effect of vitamin K supplementation on insulin resistance in older men and women. *Diabetes Care* **31,** 2092–2096.
Zebboudj, A.F., Shin, V., and Bostrom, K. (2003) Matrix GLA protein and BMP-2 regulate osteoinduction in calcifying vascular cells. *J Cell Biochem* **90,** 756–765.

16
ビタミンC

Carol S. Johnston

要　　約

ビタミンＣは陸上のいろいろな動物や植物にとって，強力な還元物質，すなわち抗酸化物質である。ヒトはコラーゲン，カルニチン，アドレナリン合成にかかわる酵素の活性化のために，ビタミンＣを必要としており，ビタミンＣの栄養状態が不適切であると，感染，循環器疾患，癌のリスクなどの健康状態に大きな影響を与えるかもしれない。（アメリカの）ビタミンＣの推奨量は，成人男性で90mg/日，成人女性で75mg/日であり，上限量は2,000mg/日である。ビタミンＣをサプリメントから補給することで，いろいろな果物や野菜をたくさん摂取することに代替すべきではないが，ある特定の状況にある人々の健康には有効であろう。食物の選択が悪かったり，食糧難だったりして，新鮮な果物や野菜の摂取量が少ないと，ビタミンＣ欠乏症である壊血病の発症リスクが増大する。隔離された地域の人々，避難民，癌患者，重篤患者，高齢者のような人々に関してはそれが懸念される。他にも，ビタミンＣの栄養状態が不適切で壊血病の発症リスクのある人々には，喫煙者，糖尿病患者，独居成人（特に男性）が考えられる。先進国での最近のビタミンＣの欠乏割合は８～19％である。特に，腎臓結石の病歴や鉄過剰の状態にある患者では，ビタミンＣの補給には注意が必要である。

はじめに

ビタミンＣ（L-アスコルビン酸）は哺乳動物において種々の酵素の補酵素として用いられるずっと以前から，陸上植物にとっての重要な構成成分であった。藻類や陸上植物ではビタミンＣの合成経路が２つも存在していることから，高等植物の進化にビタミンＣが重要な役割を果たしたことがうかがえる（Wolucka and Van Montagu, 2007）。動物界では，無脊椎動物や海川の主要な魚である硬骨魚類はビタミンＣを合成することができないが，原始魚，両生類，爬虫類は，ほとんどの動物と同じようにビタミンＣを合成できる。昔，高酸素状態，乾いた空気による乾燥，太陽光の熱さなど当時の陸上生活に伴う極端な高ストレスの状態によって，ビタミンＣ合成の可能な動物種となる選択を余儀なくされたものと考えられる（Chatterjee, 1973）。しかしながら，高度に進化した哺乳動物種（コウモリ，モルモット，サル，ヒト）は，アスコルビン酸合成経路の最終酵素が欠損しているため，ビタミンＣ合成能を失った。しかし，これらビタミンＣの摂取を必要とする動物では，ビタミンＣを合成できる両生類・爬虫類と比較して，銅および亜鉛スーパーオキシドジスムターゼの顕著な上昇が認められ，酸素毒に対する強力な防御系を維持している（Nandi *et al*., 1977）。

Chatterjee（1973）は，哺乳小動物におけるビタミンＣ合成速度は150mg/kg体重/日（ラット）から約275mg/kg体重/日（ウサギやマウス）の範囲であると計算した。これらの動物種では，ビタミンＣの体内貯蔵量は30～100mg/kgであり，血中ビタミンＣ濃度は0.5～1.0mg/dL（28～57μmol/L）である（Dash *et al*., 1984）。対照的に，ビタミンＣの摂取を必要とするヒトでは，わずか１mg/kg体重/日のビタミンＣを消費して，約20mg/kgのビタミンＣ体内貯蔵量と0.5～0.7mg/dL（28～40μmol/L）の血漿中ビタミンＣ濃度を維持している（Bluck *et al*., 1996）トレーサー実験により，ヒトにおけるビタミンＣの半減期（14～40日）は，ラットやモルモット（３～６日）よりも長い（Blanchard, 1991）。しかしながら，アスコルビン酸の体内貯蔵量や代謝回転を異種間で比較することは，ビタミンＣ容量の変動，ベースラインとなるビタミンC濃度，対象のストレス程度，ビタミンC測定方法の違いにより無意味である（Levine, 1986）。ヒトはビタミンCを合成できないが，ビタミンCの特別な保持能力がある。それは，他のビタミンC依存性の種（1日当たり3～6 mg/kg）に比べて，ヒトでは少量のビタミンC摂取（1日当たり約1 mg/kg）により適切な血中ビタミンC濃度を維持できる（Tillotson and O'Connor, 1980）。

霊長類と同様にモルモットやラットでは，ビタミンCの二酸化炭素への多量な変換がみられる。モルモットでは，非経口的投与量の65％以上が10日以内に二酸化炭素として排出され，投与後初めの24時間以内で投与量の20％が二酸化炭素に異化された（Burns *et al*., 1951）。ヒトでは，非経口的投与後10日間で，二酸化炭素として投与量の5％以下しか排出されなかった。ヒトにおけるビタミンCの主要な排泄経路は尿であり，その代謝物は主にシュウ酸と代謝されなかったアスコルビン酸である。ヒトでは，10日でアスコルビン酸の非経口投与量の約40％が尿中に排出されるが，モルモットでは10％にすぎない（Hellman and Burns, 1958）。

化学的性質と代謝

ビタミンCは，1928年にウシの副腎から初めて単離され，ハンガリーの科学者，Albert Szent-Györgyiにより“ヘキスロ酸（hexuronic acid）”と名づけられた。1932年までにヘキスロ酸が抗壊血病作用を持つことがSzent-Györgiとピッツバーグ大学のC.G. King教授により別々に明らかにされ，この化合物は“アスコルビン酸（ascorbic acid）”と新たに命名された。イギリスのバーミンガムでSzent-Györgiと共同研究を行っていた化学者Norman Haworthが，1933年にアスコルビン酸の構造を明らかにした。2人はビタミンCの発見と構造に至る研究業績により，1937年にノーベル賞を受賞した。

ビタミンCは，L-アスコルビン酸，モノデヒドロ-L-アスコルビン酸フリーラジカル（AFR），デヒドロ-L-アスコルビン酸（酸化型アスコルビン酸）（DHA）から成る酸化還元系を構成している（図16.1）。酸化還元対であるアスコルビン酸ラジカル/アスコルビン酸間の1電子還元電位は，ほとんどの生体酸化還元系の還元電位よりも低い。したがって，ビタミンCはαトコフェロールフリーラジカル，グルタチオンラジカル，ペルオキシラジカル，ヒドロキシラジカル，スーパーオキシドラジカル，尿酸フリーラジカルを含めて多くの系で抗酸化剤として作用する（Buettner and Jurkiewicz, 1993）。AFRは電子スピン共鳴分光法により直接検出することができるため，生命システムや血漿中でのラジカル形成の測定に有用である（Stefansson *et al*., 2008）。

アスコルビン酸は6つの炭素から成る水溶性（溶解度；33g/100cm^3，20℃）のγラクトンである（分子量は176.14）。その酸としての性質は3位の炭素のエノール性OH基の解離（pK_a 4.25）に起因し，生理的pHにおいて，アスコルビン酸は一価陰イオンとして存在する。生体試料中のアスコルビン酸の測定には高速液体クロマトグラフィー（HPLC）と電気化学検出器を組み合わせた方法が最も高感度で優れている。この方法は，酸化型アスコルビン酸であるDHAを直接的に測定できないため，還元剤により，DHAをアスコルビン酸に還元して差し引きにより間接的にDHAを測定する（Li and Franke, 2009）。アスコルビン酸は，抽出した血漿中では分解されやすい。そのため，検体を注意深く扱い，迅速に凍結保存しなければならない。分解の速さは用いる保存剤により変わる。トリクロロ酢酸を用いて保存する血漿試料は，EDTA（訳注：エデト酸，キレート剤として用いられる）入りの試験管で血液を採取し，その遠心上清（血漿）を採取してから1.5時間以内に－70℃に凍結保存すべきである（Salminen and Alfthan, 2008）。この調製と保存方法は，アスコルビン酸を10年以上も安定に保存できる。もし，メタリン酸を用いるならば，ヘパリン入りの採血管を用いるべきである。そして，血漿試料は80日以内にアスコルビン酸を解析すべきである（Karlsen *et al*., 2007）。

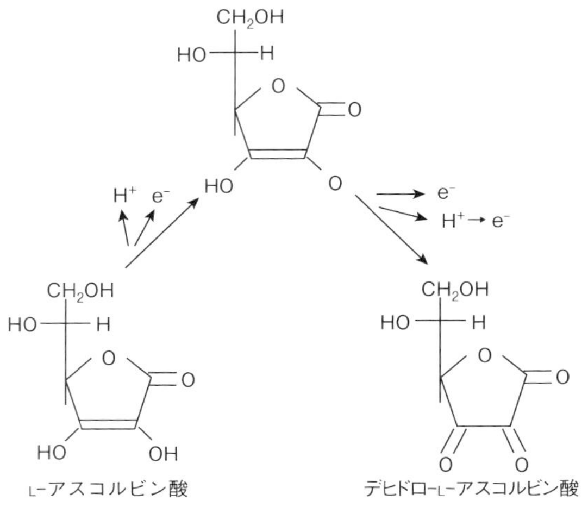

図16.1　アスコルビン酸の酸化

アスコルビン酸オキシダーゼと*o*-フェニレンジアミンを用いた簡便で迅速な酵素法は，最近臨床でのアスコルビン酸のルーチンの分析で用いられるようになった。この方法は自動化されており，標準のHPLC法とは相関も高い（Ihara *et al*., 2000）。アスコルビン酸の還元力を用いた比色法もまたHPLC法から得られた結果と同様のアスコルビン酸量を示す（Chung *et al*., 2001）。Schausら（1986）は，2,4-ジニトロフェニルヒドラジン比色法を用いて測定した白血球中の総アスコルビン酸（アスコルビン酸＋DHA）量は，HPLC法により得られた値とほとんど同じであったと報告している。

知られているすべての植物種で，アスコルビン酸はL-ガラクトース経路によりGDP-D-マンノースから合成される。ほとんどの動物種では，ビタミンCは肝臓あるいは腎臓のグルクロン酸経路でグルコースから合成される。ヒトでは，アスコルビン酸合成のための最終段階の酵素，L-グロノラクトンオキシダーゼに遺伝子欠損がある。そのため，L-グロン酸はペントースリン酸経路に入り，再び糖代謝に戻る（Linster and Van Schaftingen, 2006）。

アスコルビン酸は上皮細胞に発現しているナトリウム依存性ビタミンCトランスポーターのSVCT1を介して細胞内へ輸送される。また，ナトリウムおよびCa^{2+}/Mg^{2+}-依存性トランスポーターのSVCT2は代謝の活発な脳，眼，胎盤，骨芽細胞，副腎，内皮細胞などの組織に発現し，代謝の活発な細胞にアスコルビン酸を輸送している（Godoy *et al*., 2007）。そのため，SVCT2は組織におけるアスコルビン酸代謝を制御しており，一方，SVCT1は体全体のホメオスタシスを制御している。酸化ストレスは，SVCT2 mRNAの発現を亢進し，老化はSVCT1 mRNAの発現を減少させる（Rivas *et al*., 2008）。

アスコルビン酸トランスポーターSVCT1をコードする遺伝子*SLC23A1*の変異は，大規模な集団研究において循環血液中のアスコルビン酸濃度の変動と関連性があることが示された（Cahill and El-Sohemy, 2009；Timpson *et al*., 2010）。また，グルタチオン*S*-トランスフェラーゼの遺伝子型は，血清ビタミンC欠乏のリスクと関連性がある（Cahill *et al*., 2009）。これらの結果は，この輸送システムがビタミンCのホメオスタシスにとって重要な役割を果たしていることを示している。SVCT2トランスポーターの遺伝子変異は，癌（Wright *et al*., 2009），早産（Erichsen *et al*., 2006）のリスクとも関連性がある。これらは，ビタミンCの機能性にこのトランスポーターが重要な役割を果たしていることを示している。

代謝により，アスコルビン酸は血液中や組織中において容易にAFRに酸化される。このAFRラジカルは生体内でフリーラジカル連鎖反応にかかわることはない。なぜならば，AFRはNADPH依存性のチオレドキシンリダクターゼによる還元反応，あるいはNADH依存性のミクロソームまたはミトコンドリアのAFRリダクターゼによる還元反応により，アスコルビン酸へと迅速に再生されるからである（Kennett and Kuchel, 2006）。顕著な酸化ストレスが起こっている場においては，2分子のAFRからDHAとアスコルビン酸が生成する不均化反応が起こるだろう。DHAは2分以下の短い半減期で不可逆的な加水分解を受けるが，DHAは特異的促進拡散型グルコーストランスポーターのアイソフォーム：GLUT1（至る所に分布），GLUT3（神経組織に分布），GLUT4（筋肉や脂肪組織に分布）を介して細胞に取り込まれる（Corti *et al*., 2010）。その後，数種の機構（グルタチオン依存性の反応系，チオレドキシンリダクターゼや3αヒドロキシステロイドデヒドロゲナーゼを介したNADPH依存性の反応系）により速やかにDHAからアスコルビン酸への2電子還元を受ける。このことは，ビタミンCの再還元と回収に効果的なシステムが存在することを示唆している（Nualart *et al*., 2003）。

この，いわば"第三者的な効果（バイスタンダー効果）"は，細胞外からの酸化ストレスを受ける場において細胞内の抗酸化防御を確実に高めるであろう。正常な生理的条件下では，DHA濃度は極めて低いため，このリサイクル経路でグルコースとDHAがGLUTとトランスポーターを競合するのは最小限に抑えられている（Corti *et al*., 2010）。さらに，SVCT2ノックアウトマウスを用いた研究から明らかなように，このリサイクル経路は細胞内への直接的なアスコルビン酸の輸送がない時には十分ではない。SVCT2遺伝子を欠損したノックアウトマウスでは，出生直後に呼吸困難と致命的な脳出血を起こすことから，SVCT2によるアスコルビン酸輸送が生存に重要な役割を果たすことを示している（Sotiriou *et al*., 2002）。

もしアスコルビン酸に再還元されなければ，DHAは不可逆的なラクトン環開裂によって2,3-ジケトグロン酸を生成し，さらに続いてシュウ酸へと分解される。これがビタミンCをサプリメントから摂取していないヒトにおけるビタミンCの主要な異化経路であろう。この他のビタミンC異化生成物にはL-スレオン酸，L-キシロン酸，L-リキソン酸，L-キシロースがある（図16.2）。健常ボランティアによるビタミンC欠乏-補充の薬物動態解析によると，経口摂取したビタミンCの生体利用率は，200mgで100%，500mgで73%，1,250mgで49%であった（Levine *et al*., 1996）。この時，24時間までに代謝されずに排泄されたアスコルビン酸量は，およそ

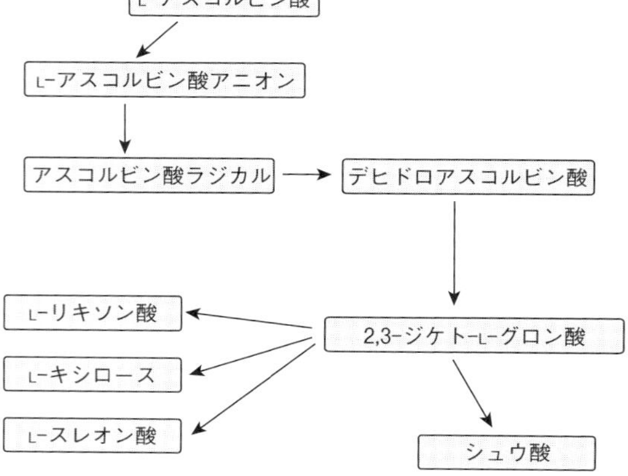

図16.2 ビタミンCの異化代謝

50%であった。また，24時間までに排泄されたシュウ酸は，それぞれのビタミンC量でおよそ30，35，40mgであった。

アスコルビン酸（1.5g/kgあるいは約100g）を静脈投与された被験者は，6時間以内に投与量の約80%が代謝されず，そのまま尿中に排泄された。また，投与量の0.5%以下がシュウ酸（シュウ酸80mg）として排泄された（Robitaille *et al*., 2009）。健常な成人のシュウ酸排泄量は平均約25mg/日であり，正常なシュウ酸排泄量は40mg/日以下であると考えられている。高濃度ビタミンC療法を行う開業医は，高シュウ酸尿症の可能性も考慮する必要がある。

生化学的機能

複合機能を有するオキシダーゼ類の補因子として，ビタミンCはコラーゲン，カルニチン，ノルアドレナリンなどの合成に関与している。これらの反応の多くで，ビタミンCは金属イオンを還元型に保持することで，酵素活性を高めている。コラーゲンとカルニチンの合成において，αケトグルタル酸依存性のジオキシゲナーゼが2価鉄存在下で，酸素分子の1つの原子をコハク酸に，もう1つを基質の酸化生成物に結合させる。3つのアスコルビン酸依存性のジオキシゲナーゼが結合組織タンパク質であるコラーゲンの合成に必要とされる。すなわち，プロリル-4-ヒドロキシラーゼ，プロリル-3-ヒドロキシラーゼ，リシルヒドロキシラーゼである。そして，2つのジオキシゲナーゼがカルニチン合成に必要とされる。すなわち，6-*N*-トリメチル-L-リシンヒドロキシラーゼとγブチロベタインヒドロキシラーゼである。ビタミンC欠乏症である壊血病の多くの症状は，脆弱化したコラーゲン構造と不十分な組織カルニチン含量に起因している。すなわち，疲労や倦怠感，出血や歯肉の悪化，傷の治癒の遅れ，骨の異常などである。経口ビタミンC摂取（10〜15mg/kg/日）は，壊血病の出血や骨異常の早期治療に有効である（Karthiga *et al*., 2008；Vitale *et al*., 2009）。

Hughesら（1980）は，筋肉のカルニチン濃度の低下は，ビタミンC欠乏や初期の壊血病の特徴的な症状である著しい疲労と倦怠感の原因となることを初めて推定した。カルニチンは長鎖脂肪酸が酸化を受けるためにミトコンドリアマトリックスへ輸送されるのに必要である。そして，エネルギー代謝に重要な役割を果たしている。カルニチン欠損のある筋障害の患者では，初期に筋肉脆弱や疲労を伴うことが報告されている（Vielhaber *et al*., 2004）。しかしながら，ヒトの壊血病における筋肉のカルニチン濃度の解析はまだ行われていない。モルモットの肝細胞培養系では，ビタミンCを添加するとカルニチン合成が上昇し，β酸化も活性化される（Ha *et al*., 1994）。

さらに，ビタミンCは2つの銅依存性酵素の優れた還元剤であると考えられている。すなわち，ドーパミンβヒドロキシラーゼ（副腎髄質でドーパミンからノルエピネフリンへの合成に関与）とペプチジルグリシンαアミド化モノオキシゲナーゼ（さまざまなホルモンや神経伝達物質のアミド化反応とそれによる活性化に関与）である（Bornstein *et al*., 2003；Bousquet-Moore *et al*., 2010）。ビタミンCがこれらの反応にかかわっていることにより，ビタミンCが副腎や脳下垂体で高濃度であることが説明できるかもしれない。すなわち，副腎や脳下垂体では，ビタミンC含量が30〜40mg/100gであるのに対し，ほとんどの組織では10〜15mg/100gである。目覚めの制御やストレス適応におけるノルエピネフリンの働きや神経ペプチドの半分以上の産生をαアミド化モノオキシゲナーゼが制御している。これらを考慮すると，ビタミンCのこれらの過程への関与は，神経内分泌生物学におけるビタミンCのまだ解明されていない重要な役割を示唆していると思われる。

細胞培養の培地へのアスコルビン酸の効果については解釈が難しい（Osiecki *et al*., 2010）。しかし，cDNAマイクロアレイを用いた最近の研究によると，ビタミンCはヒト皮膚線維芽細胞（DNA複製や修復に関与する遺伝子の発現が増加）やラットのCNS前駆細胞（プロコラーゲンI型α2，トランスフェリン，チロシンヒドロキシラーゼ，インターフェロンα誘導タンパク質の発現が増加）の遺伝子発現に影響を与えることが示されている（Yu *et al*., 2004；Duarte *et al*., 2009）。ビタミンCで誘導される細胞分化は，ビタミンCの新しい分子メカニズムであり，細胞内情報伝達カスケードにビタミンCが重要な働きがあることを示唆している。他の報告でも，ビタミンCが体細胞から多機能性幹細胞への再プログラム過程にヒストンデメチラーゼのようなエピジェネティクス制御因子の活性を増加させる可能性が示されている（Esteban *et al*., 2010）。

生理学的機能

ビタミンCの補充は，病気の人々の免疫機能を高める。敗血症やChediak-Higashi症候群での好中球の活性化，地中海貧血症でのナチュラルキラー細胞の活性化，フルンケル症での好中球の遊走性亢進などが報告されている（Weening *et al*., 1981；Vohra *et al*., 1990；Levy *et al*., 1996；Atasever *et al*., 2006）。しかし，これらの報告は，有益性を示さない多くの報告から効果のある一部を取り上げたものであり，免疫応答におけるビタミンCの確固たる働きを断定するものではない。活性酸素種の効果的な消去剤として，ビタミンCは活性化白血球の貪食による呼吸バーストに伴う酸化ストレスを軽減し，それにより免疫応答による炎症と組織障害を制御するように機能している（Wintergerst *et al*., 2006）。さらにビタミンCは*in vivo*でNF–κBの活性化を直接阻害し，単球の炎症性サイトカイン産生に影響を与える。このことは，炎症性応答の制御に関して，ビタミンCには抗酸化によらない作用があることを示している（Bowie and O'Neil, 2000；Härtel *et al*., 2004）。

ウイルス感染した培養細胞へのアスコルビン酸添加は，ウイルスの増殖を減少させる。しかし，抗ウイルス活性はDHAやヒドロキシラジカルなどのアスコルビン酸由来の酸化産物の特異性による（Furuya *et al*., 2008）。単純ヘルペスウイルスに感染した患者に，アスコルビン酸が局所塗布すると，症状が早く治まり，ウイルスの感染が軽減した（Hamuy and Berman, 1998）。帯状疱疹後神経痛の治療におけるアスコルビン酸の静脈投与は，2人の患者で10日以内に神経障害性の痛みや皮膚障害を緩和した（Schencking *et al*., 2010）。無作為化臨床試験で，1週間のアスコルビン酸の静脈投与は生食を投与した対照者に比べて帯状疱疹後神経痛患者の神経痛を軽減した。しかし，アスコルビン酸療法はこれらの患者で，ブラシにより引き起こされる機械的な痛みは改善しなかった（Chen *et al*., 2009）。手関節骨折が治った患者でビタミンCの経口摂取（200～1,500mg/日）は複合性局所疼痛症候群の発症を350日まで減少させた（Zollinger *et al*., 2007）。これらの報告は，ビタミンC療法が痛みの治療に有効である可能性を示唆している。

アメリカでの大規模な人口統計に基づいた研究において，血清中のビタミンC量は抗ヘリコバクターピロリ抗体の血清有病率と負の相関が認められている（Simon *et al*., 2003）。無作為化対照試験（ヘリコバクターピロリ感染者312人）で標準的なヘリコバクターピロリ治療におけるビタミンC（500mg/日）の投与は，ヘリコバクターピロリの根絶率をほぼ60%（49～78%）にまで向上させた（Zojaji *et al*., 2009）。他にも，無作為化臨床試験でヘリコバクターピロリ治療にビタミンC投与を組み合わせた効果の有用性が示されている（Kaboli *et al*., 2009；Sezikli *et al*., 2009）。しかしながら，根絶率の向上は抗生物質耐性の減少，遺伝組成や位置的な局在性の違いによるのかもしれないし，あるいはビタミンCの直接的な抗ウイルス効果なのかもしれない（Filik, 2010）。

風邪の予防に対するビタミンC摂取の有効性は長い間議論されてきた。無作為化臨床試験で，風邪の罹患率や病気の期間を減少させるビタミンCの効果は得られていないが，注目すべき例外もいくつかある。30の比較対照試験のメタアナリシスでは，ビタミンC補給が不健康な，または極寒環境のようなストレス条件下で人々の風邪の罹患率を減少させた。しかし，健常またはストレスのない人々では変わらなかった（Douglas *et al*., 2007）。5年間の無作為化した，二重盲検プラセボ対照試験により，ビタミンC補給（500mg/日）は20%も風邪の発症頻度を下げた。また，プラセボ投与（50mgビタミンC/日）に比べて3年間で2回以上の風邪罹患を66%も引き下げた（Sasazuki *et al*., 2006）。

無作為化対照試験で，ビタミンC（1,500mg/日で2週間）はぜん息患者で運動により引き起こされる気道狭窄に対して保護作用がある。これは，気管支修飾による炎症促進性のイコサノイドの減少による可能性がある（Tecklenburg *et al*., 2007）。また，健常な男性被験者において6週間にわたる250mg/日のビタミンC補給は，単球ICAM–1のmRNA発現を50%まで有意に低下させた（Rayment *et al*., 2003）。ICAM–1は気道過敏症に関与する接着性分子である。すなわち風邪，アレルギー性ぜん息，季節性のアレルギー性鼻炎の症状などの軽減である。また，低ビタミンC状態は，肺の感染，特に肺炎と関連性がある（Hemilä and Louhiala, 2007）。

最近の知見で，一般的な抗酸化剤としての働き以上に血管の状態維持・向上に対するビタミンCの働きが示唆されている（Frikke–Schmidt and Lykkesfeldt, 2009）。冠動脈性心疾患（CHD）で酸化ストレスは，血管拡張作用のある一酸化窒素（NO）の細胞内濃度を減少させ，血管の細胞接着分子や炎症誘発性物質を増加させる。ビタミンCは血管内皮細胞にあるNO合成酵素の補因子として必須なテトラヒドロビオプテリンの酸化分解を減弱化することにより，血管内皮細胞のNO合成を促進する（Kim *et al*., 2006）。さらに，ビタミンCは細胞接着分子Pセレクチン，局所的な炎症や血管障害のメディエーターである炎症性サイトカイン，IL–6の血漿濃度を減少させる（Tahir *et al*., 2005；Böhm *et al*., 2007）。ビタミンC投与は，高血圧，糖尿病，安定狭心症の患者で内皮障害を好転させることや（Anderson *et al*., 2006；Holowatz and Kenney, 2007），健常人，末梢動脈疾患の患者，喫煙者では虚血–再環流誘導した内皮障害を好転させることが示された（de Sousa *et al*., 2005；Pleiner *et al*., 2008）。

いくつかの大規模な無作為化臨床試験ではCHDのリスク軽減または患者集団での臨床症状改善にビタミンC補給が有益であるという証拠がはっきり示されてはいないが（Hasnain and Mooradian, 2004；Willcox *et al*., 2008），他のエビデンスではビタミンC療法が臨床的価値があるかもしれないことを示唆している。無作為化対照試験で，ビタミンC（500mg/日）は再狭窄を26%減らし，冠動脈再建術から回復した患者で最小内腔径が30%も増加した（Tomoda *et al*., 1996）。いくつかの臨床試験を集めた解析（$n = 156,949$）では，1日に700mg以上のビタミンCを摂取する被験者はビタミンCを摂らない被験者に比べて，CHDのリスクが有意に25%も低かった。この知見は，健康的な生活で補正した後も有意差が認められた（Knekt *et al*., 2004）。しかしながら，ビタミンCを補給していない被験者では，毎日のビタミンC摂取とCHDリスクとの相関は認められなかった。無作為抽出した1,605人の男性（42～60歳）を対象とした５年間の前向き試験では，ビタミンC不足者（血漿中ビタミンC濃度<0.2mg/dL）は，交絡因子の調整後，心筋梗塞のリスクが有意に高くなっていた（Nyyssonen *et al*., 1997）。心臓カテーテル治療を受けている患者では，血漿中ビタミンC濃度が低いと，アテローム性動脈硬化病巣の活性指標でわかるように，不安定冠動脈症候群の発症が予見される（Vita *et al*., 1998）。

多くの大規模前向き試験は，特に男性において，ビタミンC状態と癌の罹患率や寿命との間に中程度の逆相関があることを示している。そして，最近のメタアナリシスはビタミンCが肺癌，乳癌，食道癌を予防できる可能性を示唆している（Cho *et al*., 2006；Kubo and Corley, 2007）。しかしながら，短期間の前向き介入試験では，ビタミンC投与（食道癌，胃癌，または結腸癌の患者に120mg/日を５年間，または前立腺，全身の男性癌患者で500mg/日を８年間）による抗癌作用は認められなかった（Blot *et al*., 1993；Gaziano *et al*., 2009）。しかし，ヘリコバクターピロリ感染による胃異形成症や胃癌への進行は，血清ビタミンC状態（>0.55 mg/dL）が正常な場合，正常レベル以下と比べると80％低下した（You *et al*., 2000）。

多くの研究は，ビタミンC投与とDNAやタンパク質の酸化障害の軽減を*in vivo*において関連づけようとしてきたが，ビタミンCの抗癌作用の合理的な機構の説明はできていない。しかし，最近は癌治療への高濃度ビタミンC点滴療法に注目が集まっている（Frei and Lawson, 2008）。生物学的システムにおける薬物濃度で，ビタミンCはH_2O_2を産生するプロオキシダントとして働く。H_2O_2は正常細胞には障害を与えず，癌細胞のみを殺す。症例研究で高濃度ビタミンC点滴療法の成功が報告されているが（Padayatty *et al*., 2006），24人の末期癌患者を対象とした第Ⅰ相臨床試験では，多くの患者でビタミンC（0.4～1.5g/kgの定用量を１週間に３回）の静脈投与による客観的な抗癌作用は認められなかった（Hoffer *et al*., 2008）。ビタミンCは癌の転移を防ぐことにより抗癌作用を発揮するのかもしれない。しかしながら，この効果のメカニズムは，まだわかっていない（Pollard *et al*., 2010）。

白内障，黄斑変性症，アルツハイマー病，関節リウマチなど，多くの酸化ストレスや反応性の高いラジカルにより悪影響を受ける疾患では，組織の総酸化能が重要な予防手段となる。ビタミンCは抗酸化ポリフェノールと同様にビタミンEを再生し，これらの抗酸化物質と相乗的に働いている。そして，グルタチオンやセレンと一緒に最大限の抗酸化防御能を発揮する（Cuddihy *et al*., 2008；Iglesias *et al*., 2009）。

ビタミンCの高用量摂取は，高齢者の高い骨密度と関連性がある（Sahni *et al*., 2008）。最近の研究で，ビタミンCは骨芽細胞の分化を制御するいくつかの転写・酵素反応で補因子的役割を持っていることが示唆されている（Gabbay *et al*., 2010）。ビタミンC状態はまた，成人で肥満症と逆相関がある（Johnston *et al*., 2007）。すなわち，肥満誘導性炎症は，*in vivo*でビタミンCの代謝を促進しているかもしれない。結果的に血漿のビタミンC濃度が減少しているかもしれない。しかしながら，ビタミンCが運動行動やカフェテリアダイエット（高脂肪食）を食べたラットで脂肪分解能を促進し（García-Díaz *et al*., 2009），肥満によりスイッチが入る遺伝子発現を阻害する証拠がいくつか示されている（García-Díaz *et al*., 2007）。

25～70mgのビタミンCを含有する試験食を摂ると，非ヘム鉄の吸収は２～３倍に増加した。これはおそらく，アスコルビン酸がフィチン酸と不溶性の複合体を形成する３価鉄を，複合体を形成しにくい２価鉄に還元していることに起因するのであろう。また，最近の知見で，ビタミンCは鉄の過剰患者ではなく鉄の不足患者において，十二指腸における２価鉄への還元活性を促進することが示されている（Atanasova *et al*., 2005）。動物実験では，ビタミンC欠乏は肝臓のコレステロール7αヒドロキシラーゼの活性を低下させ，コレステロールから胆汁酸への異化，および胆嚢の疾患リスクに影響を及ぼしている。そして，尿酸排泄促進効果により血清中の尿酸濃度を下げる。成人集団の前向き試験で，ビタミンCは胆石や痛風のリスクを下げる防御効果が示されている（Choi *et al*., 2009；Walcher *et al*., 2009）。

ビタミンC欠乏あるいは境界型欠乏状態

ビタミンCの栄養状態を知るための確固たる機能的評価方法がないので，一般的には血漿あるいは白血球中のビタミンC濃度に基づいて評価される。白血球中のビタミンC濃度の測定方法は技術的に複雑であり，結果の説明も難しい。そのため，血漿中ビタミンC濃度の測定はビタミンCの栄養状態を評価するのに現在最もよく実施され，広く適用されている方法である。血漿中濃度が0.2mg/dL（11μmol/L）以下の場合，ビタミンC欠乏を示し，0.2～0.5mg/dL（11～28μmol/L）の濃度の場合，ビタミンCの境界型欠乏状態を意味する。この境界型欠乏状態は，組織中のビタミンC貯蔵量が十分でないことにより，ビタミンC欠乏へと進行する中等度のリスクと定義される。ビタミンC摂取量が推奨レベル（75～90mg/日）であると，ほぼ0.8mg/dL（45 μmol/L）の血漿中ビタミンC濃度となり，また，組織中ビタミンCは100～200mg/日の摂取量で飽和され，これはほぼ1.0mg/dL（約60μmol/L）の血漿中ビタミンC濃度に相当する（Levine *et al*., 1996）。

皮下と筋肉の出血，下肢の浮腫，神経障害，脳の出血はビタミンC欠乏症，すなわち壊血病の特徴であり，これらの症状はコラーゲンの構造の弱体化に起因している。もし治療を受けなければ，最終的には死に至る。文明化の過程で，壊血病は新鮮な果物や野菜を入手できない人々をすべて苦しめてきた。しかし，壊血病は先進国においても時折認められ，特にアルコール依存症者，高齢の施設入所者，一人暮らしの男性，果物や野菜をわずかか，あるいはまったく含まない食事を摂っている人々にみられる。壊血病患者は倦怠感，脱力感，漠然とした筋肉痛を訴え，皮膚の発疹あるいは下肢の浮腫が現れると医師に相談するようになる。

アメリカで1976～1980年に実施された第2回全国健康栄養調査（NHANES Ⅱ）の結果によると，ビタミンC欠乏症の罹患率は3～5歳の子供で0.1%，25～44歳の女性で3%，45～64歳の男性では7%であった(Fulwood *et al*., 1982)。ビタミンC境界型欠乏状態の罹患率は，成人女性で17%，成人男性で24%であった。最新のNHANESデータ解析（2003～2004）の結果では，ビタミンC欠乏の割合は，女性（20～39歳）と男性（20～59歳）で8～11%であった（Schleicher *et al*., 2009）。成人でのビタミンC境界型欠乏状態の罹患率は，過去25年間ほぼ一定の割合（20～23%）を保っている（Hampl *et al*., 2004）。カナダ人と低収入のヨーロッパ市民のビタミンC欠乏割合についても，それぞれ14%と19%であることが最近報告されている（Mosdøl *et al*., 2008；Cahill *et al*., 2009）。

食事必要量

2000年にアメリカ医学研究所食品栄養審議会食事性抗酸化および関連化合物委員会は，ビタミンCの食事摂取基準（DRI）を発表した（表16.1）（Institute of Medicine, 2000）。成人男性では，ビタミンCの推定平均必要量（EAR），すなわちある年齢や性別のグループに属する健常な人々の半数が必要量を満たす摂取量は，組織中のビタミンC濃度をほぼ最大限に維持し，抗酸化による防護作用を発揮することができるように，75mg/日に設定された。成人女性の推定平均必要量は60mg/日であり，これは男性のEARから体重差に基づいて外挿して求められた。

推奨量（RDA）はEARの120%として計算され，あるグループに属する人々の97～98%の必要量を充当することができると考えられている（成人男性で90mg/日，成人女性で75mg/日）。中高年グループ（50歳以上）では，若年者と比較して除脂肪体重が減少しているが，中高年グループの男女のDRIは若年成人より増加していない。それはビタミンCの必要量を高める酸化ストレスが年齢とともに増加するからである。喫煙者は酸化ストレスの増大により，毎日35mgのビタミンCを余分に消費するので，合計で男性では125mg/日，女性では110mg/日となる。

さらに高いビタミンC摂取量が妊娠中および授乳中の女性で推奨されており，これは母胎の体内貯蔵量からの損失を補うためである（表16.1）。子供のRDAについては，小児では15～25mg/日，学童期（思春期直前）および思春期の子供では45～75mg/日である。乳児のビタミンC栄養状態の判定基準がないので，この年齢でのビタミンCの推奨摂取量は主に母乳を飲んでいる乳児のビタミンC摂取量を反映する目安量（AI）に基づいて算定された（表16.1）。

世界保健機関と国際連合食糧農業機関（WHO/FAO, 2002）は，喫煙者を含む成人や高齢者のビタミンCの栄養推奨摂取量を45mg/日と設定した。この値は，人口の97.5%で組織中ビタミンC濃度が50%に達するものとして見積もられている。妊娠中や授乳中の女性にはさらに毎日10～20mgの付加量が設けられている。推奨値は乳児で25mg/日に任意に設定され，思春期から40mg/日に次第に引き上げられている（表16.1）。イギリスの環境食糧省はビタミンCの推奨値を成人で40mg/日，そして妊娠中や授乳中の女性は50mg/日，70mg/日にそれぞれ設定されている（COMA, 1991）。日本の厚生労働省は，ビタミンCの食事摂取基準を乳児と2歳までの幼児で40mg/日に設定した。推奨量は10～11歳で80mg/日に引き上げられ，12歳以上のすべての年齢では100mgに設定されている（Sasaki, 2008）。また，妊娠中や授乳中の女性は，推奨量をそれぞれ110mg/日，150mg/日としている（表16.1）。

ビタミンCの多量摂取は（2g/日程度）は，健常な人々によくみられる。消化管障害についてのみの報告に基づいて，ビタミンCの耐容上限量は成人で2,000mg/日に設定された（Institute of Medicine, 2000）。許容上限量とは，生物学的に影響のまったくない摂取量であり，毎日サプリメントを摂取している人たちへの目安を示している。高用量ビタミンC摂取が，壊血病のリバウンド，アスコルビン酸の鉄触媒酸化，赤血球の溶血，ビタミンB_{12}欠乏に至るかもしれないという主張に対しては科学的精査がなされていない。

食事中にビタミンCを摂取すると鉄の吸収を促進するので，ビタミンCの多量投与は，鉄の吸収と貯蔵が増大している状態，すなわち血色素症を悪化させることも考えられる。血色素症の*HFE*遺伝子変異に関して，アメリカの人口の約0.5%がホモ接合体であり，10%がヘテロ接合体である。食事にビタミンCを強化したオレンジジュースを追加した場合，ホモ接合体の患者では野生型の対照と比較して非ヘム鉄の吸収を増大させた

表16.1　各健康機関が設定したビタミンCの年齢・性別での推奨値

年齢（性別）	ビタミンC/日（mg）			
	RDA IOM	RNI WHO/FAO	RNI UK	RDA NIHN
0～6か月	40[a]	25	25	40[b]
7～12か月	50[a]	30	25	40[b]
1～3歳	15	30	30	40～45
4～8歳	25	30～35	30	45～70
9～13歳（少年）	45	35～40	30～35	70～100
14～18歳（少年）	75	40	35～40	100
9～13歳（少女）	45	35～40	30～35	70～100
14～18歳（少女）	65	40	35～40	100
＞19歳（男性）	90	45	40	100
＞19歳（女性）	75	45	40	100
14～18歳（妊婦）	80	55	50	110
19～50歳（妊婦）	85	55	50	110
14～18歳（授乳婦）	115	70	70	150
19～50歳（授乳婦）	120	70	70	150

RDA：推奨量，RNI：栄養素基準摂取量，IOM：アメリカ医学研究所，WHO/FAO：世界保健機関/国際連合食糧農業機関，UK：イギリス，NIHN：健康・栄養研究所（日本）。
[a]：推定平均必要量，[b]：適正摂取量。

(Lynch *et al*., 1989)。しかし，ヘテロ接合体の患者では鉄の吸収増大は観察されなかった。1976～1980年のNHANESデータ解析により，血清中のビタミンCが高濃度（＞2.1mg/dLまたは＞116μmol/L）で，血清中フェリチン濃度が増加している女性は2倍に増加していた(Simon and Hudes, 1999)。

さらに，ビタミンC補給は重症型サラセミア（グロビン鎖合成不全，血球形成不全，および貧血が特徴的な鉄過剰症）に対して悪影響を及ぼす可能性がある。これらの症例は通常，生後1年以内に診断を受け，生存のために時には輸血が必要である。キレート療法を受けないと，鉄の実質組織への蓄積は心臓，肝臓，および内分泌腺において進行性の機能障害を引き起こす。患者にビタミンCを投与することは貯蔵鉄を動員し，血漿の鉄過剰状態を引き起こし，酸化ストレスを増大させる危険性を生み出すかもしれない（Diav-Citrin *et al*., 1999)。これらの患者へのビタミンC補給はキレート療法と併用すべきである。

ビタミンCの多量投与は，腎臓結石の構成成分であるシュウ酸や尿酸の尿中排泄を増大させ，理論的には腎臓結石の形成を促進するかもしれない。疫学研究により，ビタミンCの摂取と腎臓結石の発生との間の直接的な関連性については，関連ありという結果と関連なしという結果が混在している。1つの大規模前向き試験（男性51,529人）では，1日当たり90mg以上のビタミンCを摂取している人が腎臓結石を発症する年間の増加数は，1,000人につき0.84人であった（Taylor *et al*., 2004)。

将来の方向性

ビタミンCの不足が，罹患率や死亡率にどのように影響しているかを調べる研究は，とても大切である。なぜなら，北米やヨーロッパの8～19%の人々がこのカテゴリーに属するからである。また，食事–遺伝子の相互作用は，ビタミンC摂取と病気リスクとの関連性を調べるうえで考慮すべき重要な点である。さらに，ビタミンCは高価ではなく，比較的毒性も少ないので，ビタミンCの薬理学的摂取量の有効性に関する研究も継続されるべきである。

（石神昭人訳）

推奨文献

Li, Y. and Schellhorn, H.E. (2007) New developments and novel therapeutic perspectives for vitamin C. *J Nutr* **137,** 2171–2184.

Mandl, J., Szarka, A., and Banhegyi, G. (2009) Vitamin C: update on physiology and pharmacology. *Br J Pharmacol* **157,** 1097–1110.

[文　献]

Anderson, R.A., Evans, L.M., Ellis, G.R., *et al.* (2006) Prolonged deterioration of endothelial dysfunction in response to postprandial lipaemia is attenuated by vitamin C in Type 2 diabetes. *Diabet Med* **23,** 258–264.

Atanasova, B.D., Li, A.C., Bjarnason, I., *et al.* (2005) Duodenal ascorbate and ferric reductase in human iron deficiency. *Am J Clin Nutr* **81,** 130–133.

Atasever, B., Ertan, N.Z., Erdem-Kuruca, S., *et al.* (2006) In vitro effects of vitamin C and selenium on NK activity of patients with beta-thalassemia major. *Pediatr Hematol Oncol* **23,** 187–197.

Blanchard, J. (1991) Depletion and repletion kinetics of vitamin C in humans. *J Nutr* **121,** 170–176.

Blot, W.J., Li, J.Y., Taylor, P.R., *et al.* (1993) Nutrition intervention trials in Linxian, China: supplementation with specific vitamin/mineral combinations, cancer incidence, and disease-specific mortality in the general population. *J Natl Cancer Inst* **85,** 1483–1492.

Bluck, L.J., Izzard, A.P., and Bates, C.J. (1996) Measurement of ascorbic acid kinetics in man using stable isotopes and gas chromatography/mass spectrometry. *J Mass Spectrom* **31,** 741–748.

Böhm, F., Settergren, M., and Pernow, J. (2007) Vitamin C blocks vascular dysfunction and release of interleukin-6 induced by endothelin-1 in humans in vivo. *Atherosclerosis* **190,** 408–415.

Bornstein, S.R., Yoshida-Hiroi, M., Sotiriou, S., *et al.* (2003) Impaired adrenal catecholamine system function in mice with deficiency of the ascorbic acid transporter (SVCT2). *FASEB J* **17,** 1928–1930.

Bousquet-Moore, D., Mains, R.E., and Eipper, B.A. (2010) Peptidylglycine alpha-amidating monooxygenase and copper: a gene–nutrient interaction critical to nervous system function. *J Neurosci Res* **88,** 2535–2545.

Bowie, A.G. and O'Neill, L.A. (2000) Vitamin C inhibits NF-κB activation by TNF via the activation of p38 mitogen-activated protein kinase. *J Immunol* **165,** 7180–7188.

Buettner, G.R. and Jurkiewicz, B.A. (1993) Ascorbate free radical as a marker of oxidative stress: an EPR study. *Free Radic Biol Med* **14,** 49–55.

Burns, J.J., Burch, H.B., and King, C.G. (1951) The metabolism of 1-C14-L-ascorbic acid in guinea pigs. *J Biol Chem* **191,** 501–514.

Cahill, L., Corey, P.N., and El-Sohemy, A. (2009) Vitamin C deficiency in a population of young Canadian adults. *Am J Epidemiol* **170,** 464–471.

Cahill, L.E. and El-Sohemy, A. (2009) Vitamin C transporter gene polymorphisms, dietary vitamin C and serum ascorbic acid. *J Nutrigenet Nutrigenomics* **2,** 292–301.

Cahill, L.E., Fontaine-Bisson, B., and El-Sohemy, A. (2009) Functional genetic variants of glutathione S-transferase protect against serum ascorbic acid deficiency. *Am J Clin Nutr* **90,** 1411–1417.

Chatterjee, I.B. (1973) Evolution and the biosynthesis of ascorbic acid. *Nature* **182,** 1271–1272.

Chen, J.Y., Chang, C.Y., Feng, P.H., *et al.* (2009) Plasma vitamin C is lower in postherpetic neuralgia patients and administration of vitamin C reduces spontaneous pain but not brush-evoked pain. *Clin J Pain* **25,** 562–569.

Cho, E., Hunter, D.J., Spiegelman, D., *et al.* (2006) Intakes of vitamins A, C and E and folate and multivitamins and lung cancer: a pooled analysis of 8 prospective studies. *Int J Cancer* **118,** 970–978.

Choi, H.K., Gao, X., and Curhan, G. (2009) Vitamin C intake and the risk of gout in men: a prospective study. *Arch Intern Med* **169,** 502–507.

Chung, W.Y., Chung, J.K., Szeto, Y.T., *et al.* (2001) Plasma ascorbic acid: measurement, stability and clinical utility revisited. *Clin Biochem* **34,** 623–627.

COMA (1991) Dietary Reference Values for Food Energy and Nutrients for the United Kingdom. Report of the Panel on Dietary Reference Values of the Committee on the Medical Aspects of Food Policy (COMA). Department of Health RHSS 41. HMSO, London.

Corti, A., Casini, A.F., and Pompell, A. (2010) Cellular pathways for transport and efflux of ascorbate and dehydroascorbate. *Arch Biochem Biophys* **500,** 107–115.

Cuddihy, S.L., Parker, A., Harwood, D.T., *et al.* (2008) Ascorbate interacts with reduced glutathione to scavenge phenoxyl radicals in HL60 cells. *Free Radic Biol Med* **44,** 1637–1644.

Dash, J.A., Jenness, R., and Hume, I.D. (1984) Ascorbic acid turnover and excretion in two arboreal marsupials and in laboratory rabbits. *Comp Biochem Physiol B* **77,** 391–397.

de Sousa, M.G., Yugar-Toledo, J.C., Rubira, M., *et al.* (2005) Ascorbic acid improves impaired venous and arterial endothelium-dependent dilation in smokers. *Acta Pharmacol Sin* **26,** 447–452.

Diav-Citrin, O., Atanackovic, G., and Koren, G. (1999) An investigation into variability in the therapeutic response to deferiprone in patients with thalassemia major. *Ther Drug Monit* **21,** 74–81.

Douglas, R.M., Hemilä, H., Chalker, E., *et al.* (2007) Vitamin C for preventing and treating the common cold. *Cochrane Database Syst Rev* CD000980.

Duarte, T.L., Cooke, M.S., and Jones, G.D. (2009) Gene expression profiling reveals new protective roles for vitamin C in human skin cells. *Free Radic Biol Med* **46,** 78–87.

Erichsen, H.C., Engel, S.A., Eck, P.K., *et al.* (2006) Genetic variation in the sodium-dependent vitamin C transporters, SLC23A1, and SLC23A2 and risk for preterm delivery. *Am J Epidemiol* **163,** 245–254.

Esteban, M.A., Wang, T., Qin, B., *et al.* (2010) Vitamin C enhances the generation of mouse and human induced pluripotent stem cells. *Cell Stem Cell* **6,** 71–79.

Filik, L. (2010) Comment to "The efficacy of *Helicobacter pylori* eradication regimen with and without vitamin C supplementation". *Dig Liver Dis* **42,** 596.

Frei, B. and Lawson, S. (2008) Vitamin C and cancer revisited. *Proc Natl Acad Sci USA* **105,** 11037–11038.

Frikke-Schmidt, H. and Lykkesfeldt, J. (2009) Role of marginal vitamin C deficiency in atherogenesis: in vivo models and clinical studies. *Basic Clin Pharmacol Toxicol* **104,** 419–433.

Fulwood, R., Johnson, C.L., Bryner, J.D., *et al.* (1982) Hematological and nutritional biochemistry reference data for persons 6 months–74 years of age: United States, 1976–1980. DHHS Publication No. (PHS) 83-1682. US Department of Health and Human Services, Public Health Service, National Center for Health Statistics, Hyattsville, MD.

Furuya, A., Uozaki, M., Yamasaki, H., *et al.* (2008) Antiviral effects of ascorbic and dehydroascorbic acids in vitro. *Int J Mol Med* **22,** 541–545.

Gabbay, K.H., Bohren, K.M., Morello, R., *et al.* (2010) Ascorbate synthesis pathway: dual role of ascorbate in bone homeostasis. *J Biol Chem* **285,** 19510–19520.

García-Díaz, D.F., Campión, J., Milagro, F.I., *et al.* (2007) Adiposity dependent apelin gene expression: relationships with oxidative and inflammation markers. *Mol Cell Biochem* **305,** 87–94.

García-Díaz, D.F., Campion, J., Milagro, F.I., *et al.* (2009) Ascorbic acid oral treatment modifies lipolytic response and behavioural activity but not glucocorticoid metabolism in cafeteria diet-fed rats. *Acta Physiol* **195,** 449–457.

Gaziano, J.M., Glynn, R.J., Christen, W.G., *et al.* (2009) Vitamins E and C in the prevention of prostate and total cancer in men: the Physicians' Health Study II randomized controlled trial. *J Am Med Assoc* **301,** 52–62.

Godoy, A., Ormazabal, V., Moraga-Cid, G., *et al.* (2007) Mechanistic insights and functional determinants of the transport cycle of the ascorbic acid transporter SVCT2. Activation by sodium and absolute dependence on bivalent cations. *J Biol Chem* **282,** 615–624.

Ha, T.Y., Otsuka, M., and Arakawa, N. (1994) Ascorbate indirectly stimulates fatty acid utilization in primary cultured guinea pig hepatocytes by enhancing carnitine synthesis. *J Nutr* **124,** 732–737.

Hampl, J.S., Taylor, C.A., and Johnston, C.S. (2004) Vitamin C deficiency and depletion in the United States: the Third National Health and Nutrition Examination Survey, 1988 to 1994. *Am J Public Health* **94,** 870–875.

Hamuy, R. and Berman, B. (1998) Treatment of herpes simplex virus infections with topical antiviral agents. *Eur J Dermatol* **8,** 310–319.

Härtel, C., Strunk, T., Bucsky, P., *et al.* (2004) Effects of vitamin C on intracytoplasmic cytokine production in human whole blood monocytes and lymphocytes. *Cytokine* **27,** 101–106.

Hasnain, B.I. and Mooradian, A.D. (2004) Recent trials of antioxidant therapy: what should we be telling our patients? *Cleve Clin J Med* **71,** 327–334.

Hellman, L. and Burns, J.J. (1958) Metabolism of L-ascorbic acid-1-C14 in man. *J Biol Chem* **230,** 923–930.

Hemilä, H. and Louhiala, P. (2007) Vitamin C for preventing and treating pneumonia. *Cochrane Database Syst Rev* CD005532.

Hoffer, L.J., Levine, M., Assouline, S., *et al.* (2008) Phase I clinical trial of i.v. ascorbic acid in advanced malignancy. *Ann Oncol* **19,** 1969–1974.

Holowatz, L.A. and Kenney, W.L. (2007) Local ascorbate administration augments NO- and non-NO-dependent reflex cutaneous vasodilation in hypertensive humans. *Am J Physiol Heart Circ Physiol* **293,** H1090–1096.

Hughes, R.E., Hurley, R.J., and Jones, E. (1980) Dietary ascorbic acid and muscle carnitine (β-OH-γ-(trimethyl amino) butyric acid) in guinea pigs. *Br J Nutr* **43,** 385–387.

Hunt, J.R. and Zeng, H. (2004)Iron absorption by heterozygous carriers of the HFE C282Y mutation associated with hemochromatosis. *Am J Clin Nutr* **80,** 924–931.

Iglesias, J., Pazos, M., Andersen, M.L., *et al.* (2009) Caffeic acid as antioxidant in fish muscle: mechanism of synergism with endogenous ascorbic acid and alpha-tocopherol. *J Agric Food Chem* **57,** 675–681.

Ihara, H., Shino, Y., Aoki, Y., *et al.* (2000) A simple and rapid method for the routine assay of total ascorbic acid in serum and plasma using ascorbate oxidase and o-phenylenediamine. *J Nutr Sci Vitaminol* **46,** 321–324.

Institute of Medicine (2000) *Dietary Reference Intakes for Vitamin C, Vitamin E, Selenium, and Carotenoids.* National Academies Press, Washington, DC. Available online at: http://www.nap.edu/openbook/0309069351/html/index.html. Accessed August 27, 2010.

Johnston, C.S., Beezhold, B.L., Mostow, B., *et al.* (2007) Plasma vitamin C is inversely related to body mass index and waist circumference but not to plasma adiponectin in nonsmoking adults. *J Nutr* **137,** 1757–1762.

Kaboli, S.A., Zojaji, H., Mirsattari, D., *et al.* (2009) Effect of addition of vitamin C to clarithromycin–amoxicillin–omeprazol triple regimen on *Helicobacter pylori* eradication. *Acta Gastroenterol Belg* **72,** 222–224.

Karlsen, A., Blomhoff, R., and Gundersen, T.E. (2007) Stability of whole blood and plasma ascorbic acid. *Eur J Clin Nutr* **61,** 1233–1236.

Karthiga, S., Dubey, S., Garber, S., *et al.* (2008) Scurvy: MRI appearances. *Rheumatology* **47,** 1109.

Kennett, E.C. and Kuchel, P.W. (2006) Plasma membrane oxidoreductases: effects on erythrocyte metabolism and redox homeostasis. *Antioxid Redox Signal* **8,** 1241–1247.

Kim, H.J., Lee, S.I., Lee, D.H., *et al.* (2006) Ascorbic acid synthesis due to L-gulono-1,4-lactone oxidase expression enhances NO production in endothelial cells. *Biochem Biophys Res Commun* **345,** 1657–1662.

Knekt, P., Ritz, J., Pereira, M.A., *et al.* (2004) Antioxidant vitamins and coronary heart disease risk: a pooled analysis of nine cohorts. *Am J Clin Nutr* **80,** 1508–1520.

Kubo, A. and Corley, D.A. (2007) Meta-analysis of antioxidant intake and the risk of esophageal and gastric cardia adenocarcinoma. *Am J Gastroenterol* **102,** 2323–2330.

Levine, M. (1986) New concepts in the biology and biochemistry of ascorbic acid. *N Engl J Med* **314,** 892–902.

Levine, M., Conry-Cantilena, C., Wang, Y., *et al.* (1996) Vitamin C pharmacokinetics in healthy volunteers: evidence for a recommended dietary allowance. *Proc Natl Acad Sci USA* **93,** 3704–3709.

Levy, R., Shriker, O., Porath, A., *et al.* (1996) Vitamin C for the treatment of recurrent furunculosis in patients with impaired neutrophil functions. *J Infect Dis* **173,** 1502–1505.

Li, X. and Franke, A.A. (2009) Fast HPLC–ECD analysis of ascorbic acid, dehydroascorbic acid and uric acid. *J Chromatogr B Analyt Technol Biomed Life Sci* **877,** 853–856.

Linster, C.L. and Van Schaftingen, E. (2006) Vitamin C. Biosynthesis, recycling and degradation in mammals. *FEBS J* **274,** 1–22.

Lynch, S.R., Skikne, B.S., and Cook, J.D. (1989) Food iron absorption in idiopathic hemochromatosis. *Blood* **74,** 2187–

2193.

Mosdøl, A., Erens, B., and Brunner, E.J. (2008) Estimated prevalence and predictors of vitamin C deficiency within UK's low-income population. *J Public Health* **30,** 456–460.

Nandi, A., Mukhopadhyay, C.K., Ghosh, M.K., *et al.* (1997) Evolutionary significance of vitamin C biosynthesis in terrestrial vertebrates. *Free Radic Biol Med* **22,** 1047–-1054.

Nualart, F.J., Rivas, C.I., Montecinos, V.P., *et al.* (2003) Recycling of vitamin C by a bystander effect. *J Biol Chem* **278,** 10128–-10133.

Nyyssonen, K., Parviainen, M.T., Salonen, R., *et al.* (1997) Vitamin C deficiency and risk of myocardial infarction: prospective population study of men from Eastern Finland. *Br Med J* **314,** 634–-638.

Osiecki, M., Ghanavi, P., Atkinson, K., *et al.* (2010) The ascorbic acid paradox. *Biochem Biophys Res Commun* **400,** 466–470.

Padayatty, S.J., Riordan, H.D., Hewitt, S.M., *et al.* (2006) Intravenously administered vitamin C as cancer therapy: three cases. *CMAJ* **174,** 937–942.

Pleiner, J., Schaller, G., Mittermayer, F., *et al.* (2008) Intra-arterial vitamin C prevents endothelial dysfunction caused by ischemia-reperfusion. *Atherosclerosis* **197,** 383–391.

Pollard, H.B., Levine, M.A., Eidelman, O., *et al.* (2010) Pharmacological ascorbic acid suppresses syngeneic tumor growth and metastases in hormone-refractory prostate cancer. *In Vivo* **24,** 249–255.

Rayment, S.J., Shaw, J., Woollard, K.J., *et al.* (2003) Vitamin C supplementation in normal subjects reduces constitutive ICAM-1 expression. *Biochem Biophys Res Commun* **308,** 339–-345.

Rivas, C.I., Zuniga, F.A., Salas-Burgos, A., *et al.* (2008) Vitamin C transporters. *J Physiol Biochem* **64,** 357–376.

Robitaille, L., Mamer, O.A., Miller, W.H., *et al.* (2009) Oxalic acid excretion after intravenous ascorbic acid administration. *Metabolism* **58,** 263–269.

Sahni, S., Hannan, M.T., Gagnon, D., *et al.* (2008) High vitamin C intake is associated with lower 4-year bone loss in elderly men. *J Nutr* **138,** 1931–1938.

Salminen, I. and Alfthan, G. (2008) Plasma ascorbic acid preparation and storage for epidemiological studies using TCA precipitation. *Clin Biochem* **41,** 723–727.

Sasaki, S. (2008) Dietary Reference Intakes (DRIs) in Japan. *Asia Pac J Clin Nutr* **17**(Suppl 2)**,** 420–444.

Sasazuki, S., Sasaki, S., Tsubono, Y., *et al.* (2006) Effect of vitamin C on common cold: randomized controlled trial. *Eur J Clin Nutr* **60,** 9–17.

Schaus, E.E., Kutnink, M.A., O'Conner, D.K., *et al.* (1986) A comparison of leukocyte ascorbate levels measured by the 2,4-dinitrophenylhydrazine method with high-performance liquid chromatography using electrochemical detection. *Biochem Med Metab Biol* **36,** 369–-376.

Schencking, M., Sandholzer, H., and Frese, T. (2010) Intravenous administration of vitamin C in the treatment of herpetic neuralgia: two case reports. *Med Sci Monit* **28,** CS58–61.

Schleicher, R.L., Carroll, M.D., Ford, E.S., *et al.* (2009) Serum vitamin C and the prevalence of vitamin C deficiency in the United States: 2003–2004 National Health and Nutrition Examination Survey (NHANES). *Am J Clin Nutr* **90,** 1252–1263.

Sezikli, M., Cetinkaya, Z.A., Sezikli, H., *et al.* (2009) Oxidative stress in *Helicobacter pylori* infection: does supplementation with vitamins C and E increase the eradication rate? *Helicobacter* **14,** 280–285.

Simon, J.A. and Hudes, E.S. (1999) Relation of serum ascorbic acid to serum vitamin B12, serum ferritin, and kidney stones in US adults. *Arch Intern Med* **159,** 619–624.

Simon, J.A., Hudes, E.S., and Perez-Perez, G.I. (2003) Relation of serum ascorbic acid to *Helicobacter pylori* serology in US adults: the Third National Health and Nutrition Examination Survey. *J Am Coll Nutr* **22,** 283–-289.

Sotiriou, S., Gispert, S., Cheng, J., *et al.* (2002) Ascorbic-acid transporter Slc23a1 is essential for vitamin C transport into the brain and for perinatal survival. *Nat Med* **8,** 514–517.

Stefansson, B.V., Haraldsson, B., and Nilsson, U. (2008) Ascorbyl free radical reflects catalytically active iron after intravenous iron saccharate injection. *Free Rad Biol Med* **45,** 1302–1307.

Tahir, M., Foley, B., Pate, G., *et al.* (2005) Impact of vitamin E and C supplementation on serum adhesion molecules in chronic degenerative aortic stenosis: a randomized controlled trial. *Am Heart J* **150,** 302–306.

Taylor, E.N., Stampfer, M.J., and Curhan, G.C. (2004) Dietary factors and the risk of incident kidney stones in men: new insights after 14 years of follow-up. *J Am Soc Nephrol* **15,** 3225–3232.

Tecklenburg, S.L., Mickleborough, T.D., Fly, A.D., *et al.* (2007) Ascorbic acid supplementation attenuates exercise-induced bronchoconstriction in patients with asthma. *Respir Med* **101,** 1770–1778.

Tillotson, J.A. and O'Connor, R. (1980) Ascorbic acid requirements of the trained monkey as determined by blood ascorbate levels. *Int J Vitam Nutr Res* **50,** 171–178.

Timpson, N.J., Forouhi, N.G., Brion, M.J., *et al.* (2010) Genetic variation at the SLC23A1 locus is associated with circulating concentrations of L-ascorbic acid (vitamin C): evidence from five independent studies with >15,000 participants. *Am J Clin Nutr* **92**, 375–382.

Tomoda, H., Yoshitake, M., Morimoto, K., *et al.* (1996) Possible prevention of postangioplasty restenosis by ascorbic acid. *Am J Cardiol* **78,** 1284–1286.

Vielhaber, S., Feistner, H., Weis, J., *et al.* (2004) Primary carnitine deficiency: adult onset lipid storage myopathy with a mild clinical course. *J Clin Neurosci* **11,** 919–924.

Vita, J.A., Keaney, J.F., Raby, K.E., *et al.* (1998) Low plasma ascorbic acid independently predicts the presence of an unstable coronary syndrome. *J Am Coll Cardiol* **31,** 980–-986.

Vitale, A., La Torre, F., Martini, G., *et al.* (2009) Arthritis and gum bleeding in two children. *J Paediatr Child Health* **45,** 158–160.

Vohra, K., Khan, A.J., Telang, V., *et al.* (1990) Improvement of neutrophil migration by systemic vitamin C in neonates. *J Perinatol* **10,** 134–136.

Walcher, T., Haenle, M.M., Kron, M., *et al.* (2009) Vitamin supplement use may protect against gallstones: an observational study on a randomly selected population. *BMC Gastroenterol* **9,** 74.

Weening, R.S., Schoorel, E.P., Roos, D., *et al.* (1981) Effect of ascorbate on abnormal neutrophil, platelet and lymphocytic function in a patient with the Chediak-Higashi syndrome. *Blood* **57,** 856–865.

Willcox, B.J., Curb, J.D., and Rodriguez, B.L. (2008) Antioxidants in cardiovascular health and disease: key lessons from epidemiologic studies. *Am J Cardiol* **101,** 75D–86D.

WHO/FAO (World Health Organization and Food and Agriculture Organization of the United Nations) (2002) Human Vitamin and Mineral Requirements. Rome. Available online at: http://www.fao.org/docrep/004/y2809e/y2809e0c.htm#bm12. Accessed January 22, 2011.

Wintergerst, E.S., Maggini, S., and Hornig, D.H. (2006) Immune-enhancing role of vitamin C and zinc and effect on clinical conditions. *Ann Nutr Metab* **50,** 85–94.

Wolucka, B.A. and Van Montagu, M. (2007) The VTC2 cycle and the de novo biosynthesis pathways for vitamin C in plants: an opinion. *Phytochemistry* **68,** 2602–2613.

Wright, M.E., Andreotti, G., Lissowska, J., *et al.* (2009) Genetic variation in sodium-dependent ascorbic acid transporters and risk of gastric cancer in Poland. *Eur J Cancer* **45,** 1824–1830.

You, W.C., Zhang, L., Gail, M.H., *et al.* (2000) Gastric dysplasia and gastric cancer: *Helicobacter pylori*, serum vitamin C, and other risk factors. *J Natl Cancer Inst* **92,** 1607–1612.

Yu, D.H., Lee, K.H., Lee, J.Y., *et al.* (2004) Changes of gene expression profiles during neuronal differentiation of central nervous system precursors treated with ascorbic acid. *J Neurosci Res* **78,** 29–37.

Zojaji, H., Talaie, R., and Mirsattari, D. (2009) The efficacy of *Helicobacter pylori* eradication regimen with and without vitamin C supplementation. *Dig Liver Dis* **41,** 644–647.

Zollinger, P.E., Tuinebreijer, W.E., Breederveld, R.S., *et al.* (2007) Can vitamin C prevent complex regional pain syndrome in patients with wrist fractures? A randomized, controlled, multicenter dose–response study. *J Bone Joint Surg Am* **89,** 1424–1431.

17
チアミン

Lucien Bettendorff

要　　約

チアミン（ビタミンB_1）はその性質が解明された最初のビタミンであり，ビタミンという概念はチアミンの発見に由来するものである。チアミンの欠乏は，主に神経系に影響を及ぼし，脚気（多発性神経炎）とウェルニッケ-コルサコフ症候群（アルコール依存者の脳病変から生じる前向性健忘）という分類上２つの疾患を引き起こす。細胞膜におけるチアミンの輸送には特殊な担体が必要である。この過程は遅いので，生体利用率にすぐれた，さまざまな脂溶性チアミン前駆物質が開発された。細胞質では，チアミンはピロリン酸化されてチアミン二リン酸（ThDP）を生じる。このチアミン二リン酸は細胞中でエネルギー代謝に重要な補因子である。したがって，チアミン欠乏症は補因子機能を減少させ，神経死をもたらす。さらに，チアミン三リン酸とアデノシンチアミン三リン酸の非補因子的な役割として，代謝調節やチアミン欠乏性脳症の病理に関与している可能性がある。現在，研究の関心は，（特にThDP前駆物質依存性酵素による触媒作用における）チアミン誘導体の代謝と役割，およびチアミン欠乏症に誘発される特定の脳領域の生化学的・病理学的メカニズムに集中している。これらはアルツハイマー病や糖尿病のような他の疾患にも関係すると考えられている。

はじめに

チアミン〔図17.1（A）〕は水溶性のビタミンB群（ビタミンB_1，アノイリン）に属する。多くのバクテリア，カビ，植物はチアミンを生体内で生合成（*de novo* 合成）できるが，動物は外界から摂取するチアミンのみに依存している。チアミンが栄養上欠乏すると，脚気や多発性神経炎が発症する。特に19世紀アジアでは主に精製した白米（チアミンが少ない）を主食としていたため，脚気は公衆衛生上の重要な問題であった。うっ血性心不全を引き起こす循環器系の脚気（湿性脚気，衝心脚気）は，まれではあるが時々観察される。もうひとつの比較的一般的なチアミン欠乏症は，ウェルニッケ-コルサコフ症候群で，中枢神経系に影響を及ぼし，一般的に慢性アルコール依存症と関連がある。

遊離チアミンの生理学的な役割は知られていないが，チアミン二リン酸〔ThDP，図17.1（A）〕は，以前はチアミンピロリン酸またはコカルボキシラーゼと呼ばれており，エネルギー代謝に必須の補因子である。チアミンと同様に，リボフラビン（B_2），ナイアシン（B_3），パントテン酸（B_5）などのビタミンB群も，ミトコンドリアのエネルギー生成に要求される補因子の前駆物質である（Depeint *et al*., 2006）。ThDPに加えて，他にも２つのリン酸誘導体としてチアミン一リン酸（ThMP）とチアミン三リン酸（ThTP）が以前から知られている（Makarchikov *et al*., 2003）。ごく最近，アデニル化されたチアミン誘導体，アデノシンチアミン三リン酸　（AThTP）とアデノシンチアミン二リン酸（AThDP）についても報告されている（Bettendorff *et al*., 2007；Frédérich *et al*., 2009）。ThDP以外の誘導体の生物学的な役割は，特に真核生物ではまだ明らかにされていない。

ビタミンの発見：チアミンと生化学的障害

チアミンの発見はよく知られた話で（Carpenter, 2000），その発見を端緒としてビタミンとその他の食品補助因子（food accessory factors）という概念が生まれた。脚気は，中国の医学書に4,000年も前から記述されている。日本における脚気の最初の詳細な記録は９世紀であるが，

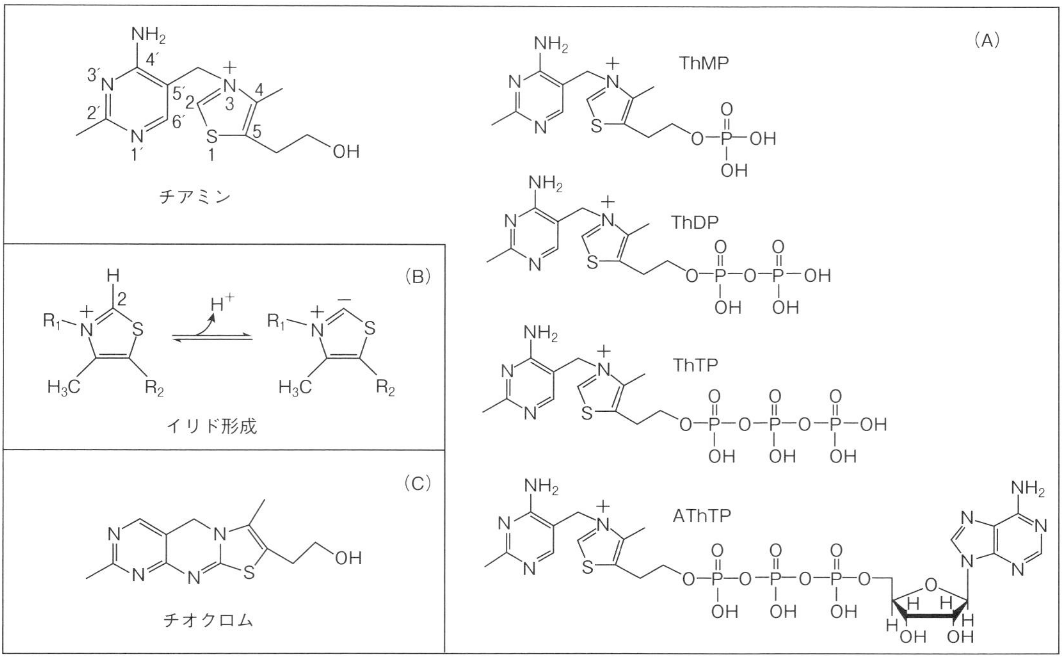

図17.1　チアミン誘導体の構造

A：天然誘導体，B：触媒反応におけるイリド中間体の形成，C：三員環蛍光性チオクロム。

食品との関連性については19世紀の終わりまで推測されなかった。1884年に日本の海軍医である高木兼寛は，海軍兵士の食事を白米による基本的な食品に加えて，コンデンスミルク，パン，肉を補った場合，兵士が脚気にならないことに気づいた（Takaki, 1885）。1890年にドイツの内科医 Christiaan Eijkman はバタビア（現在のジャカルタ）の微生物・生理学研究室で働いていたが，ニワトリを白米で飼うとすぐに麻痺で死ぬという重要な知見を得た。ニワトリの末梢神経は，ヒトの脚気と類似した組織学的な徴候を示した（Eijkman, 1990）。ニワトリは，白米を胚芽米に置き換えることにより初期症状が回復した。

Gerrit Grijns は，バタビアでの Eijkman の後継者であったが，多発性神経炎は，米の胚乳には実質的には存在しないが，米ぬかには存在する必須の物質の欠損によって生じることを正確に認識した（Grijns, 1901）。同じころ，ビタミンの概念がイギリスの生化学者 Frederick Hopkins によって発展され始めた。彼は，食品はよく知られた基本的な要素，つまり，タンパク質，糖質そして脂質に加えて，ごくわずかな量しか存在しないが，生物が正常に機能するために不可欠の“補助因子”を含むことを最初に推論した。抗脚気因子はそれがアミノ基を持っていたため“ビタミン（vitamine）”と呼ばれたが，すべての補助因子がアミンとは限らないことが明らかになり最後の“e”は削除された。抗脚気因子を単離するには長い年月が必要であった。それは最後には純粋な結晶として B.C.P. Jansen と W.F. Donath によって，これもまたバタビアで1926年に単離された（Jansen and Donath, 1926）。アメリカの化学者 R.R. Williams はその構造を1934年に決定し，最初にビタミンを合成した（Williams and Cline, 1936）。それは，初期には抗神経炎ビタミン（*an*ti-*neur*itic vitam*in*）として aneurin と呼ばれたが，後に“イオウを含むビタミン（sulfur-containing vitamin）”として“チアミン（thiamin）”と命名され，それは世界的に認められた。しかしながら，その正確な性質と役割は不明であった。

炭水化物の代謝におけるチアミンの基本的な役割を考察する最初のてがかりは，1929年から1940年にかけて Peters とその同僚らによって行われたチアミン欠乏ハトをモデルとした古典的な研究によって得られた。チアミン欠乏ハト（精白米で飼育）は後弓反張（opisthotonos）と呼ばれる典型的な頭部後退行動を示した。特筆すべきことに，欠乏の初期段階ではチアミン投与により30分以内に完全に回復した。チアミン治療の前でも後でも，脳領域の形態学的な変化は認められなかったので，それらの観察は“生化学的障害（biochemical lesion）”という概念に結びついた。

この生化学的障害の本質は何であるのかについては，1937年に Lohman と Schuster は，ThDP が解糖系の最終産物であるピルビン酸の酸化的脱炭酸に不可欠の補因子であることを証明した。引き続き，ThDP は 2-オキソグルタール酸や他の 2-オキソ酸の酸化的脱炭酸反応の補因子でもあることが証明された。1950年から1960年にかけて，Breslowらは酵母のピルビン酸デカルボキシラーゼによって触媒されるピルビン酸の脱炭酸反応におけるThDPのチアミン部分のメカニズムについて実験した（Breslow, 1958）。同じメカニズムがミトコンドリアのピルビン酸デヒドロゲナーゼ複合体とオキソグルタル酸デヒドロゲナーゼ複合体による2–オキソ酸の酸化的脱炭酸の最初の段階に関与している。これらの研究は，ThDPの機能がチアゾリン環の2位の炭素の水素イオンの置換によって発揮されていることを明らかにした〔図17.1（B）〕。

チアミンとチアミンリン酸誘導体の化学的性質

チアミン〔3–［(4–アミノ–2–メチル–5–ピリミジル）メチル］–5–（2–ヒドロキシエチル）–4–メチルチアゾール〕は，メチレン橋を介して結合したピリミジン部とチアゾール部を持つ。ピリミジン環はピリミジンヌクレオチドなど多くの天然化合物に含まれるが，チアミンはチアゾール環を含む唯一の一次代謝の補酵素である。チアミンは，一般的に二塩化物塩（$C_{12}H_{17}N_4OSCl \cdot HCl$，分子量337.28）として得られ，水に極めて溶けやすいが，アルコールや他の有機溶剤には難溶である。したがってチアミンは脂質膜を拡散できず，生細胞による取込みには特定のトランスポーターが必要である。この担体輸送は相対的に遅いので，生体利用率の高い脂溶性チアミン前駆物質が合成された。それらの化合物の特性については本章で後述する。

チアミンは反応性が高く，OH^-と他の求核試薬〔チアゾリウム環の開裂，図17.1（B）〕あるいは酸化剤〔チオクロム形成，図17.1（C）〕の存在下でさまざまに変形する。チアミンは酸性pH（2～4）では安定で，アルカリ性pHと高温下では不安定である。$N_{1'}$と$N_{3'}$は塩基性の性質を持ちプロトン化されるが，1級アミン$C_{4'}$–NH_2は決してプロトン化されない。リン酸無水結合を持つリン酸誘導体（特にThDPとThTP）は，水溶液中で特にpHが高い場合や低い場合，自然に加水分解されてThMPになる。生理的な温度とpHでは，ThDPは数時間安定である。

チアミンは多くの原核生物，植物，カビで生合成される。これは複雑な過程で，リン酸化されたチアゾール部とピリミジン部が別々に生合成された後，縮合してThMPが生合成される（Jurgenson *et al*., 2009）。腸内細菌では，ThMPはThMPキナーゼによりリン酸化されてThDPになる。一方，真核生物ではThMPは脱リン酸化され，チアミンがチアミンピロリン酸キナーゼ（EC 2.7.6.2）によりピロリン酸化されてThDPを生じる。多くの細胞で，補因子ThDPは主要なチアミン誘導体である（総チアミンの80％以上）。遊離のチアミンと他のリン酸誘導体の量はさまざまである（Makarchikov *et al*., 2003；Frédérich *et al*., 2009；Gangolf *et al*., 2010a）。

生物試料と食品中のチアミンの定量

チアミン誘導体の定量のためにさまざまな方法が報告されている（Kawasaki, 1992）。検出のため多くの場合，チアミン誘導体は対応する三環チオクロム誘導体に変換される〔図17.1（C）〕。定量的誘導体化は高アルカリ溶液中で酸化（例えば，フェリシアン化カリウムまたはブロムシアン）して行われる。チオクロム誘導体はpH8以上で，励起波長370nm，最大蛍光波長433nmの強い蛍光を持つ。

薄層クロマトグラフィーや電気泳動，低圧の液体クロマトグラフィーが1970年代までチアミン誘導体の分離に使用されていた。しかしそれ以降はHPLCが組織や食品，あるいは医薬品中のチアミンの分離と定量に用いられている。多くの方法は，逆相カラムでイオンペアー試薬の使用・不使用によって行われる（Kawasaki, 1992；Fayol, 1997）。HPLCはプレカラムまたはポストカラム誘導体化法で行われる。われわれの経験によれば，プレカラム法はいくつかの理由から好ましい。まず，チオクロムは，チアゾール環と三員環に正電荷がないため，対応するチアミン化合物より疎水性である（結果的にクロマトグラフィーのパラメータがよい）。2つ目に，ポストカラム誘導体化では，反応コイルが必要であるため，後からボイド（間隙）ボリュームが増え，分解能が低くなる。しかし，チオクロムはアルカリ性pHのみで蛍光を持つため，その条件下ではシリカゲルカラムは不安定になる。この欠点はポストカラム誘導体化を用いることで避けることができる。もうひとつの選択肢としては，ポリスチレン–ジビニルベンゼン樹脂のようなアルカリ性pHに対して抵抗性の固定相を用いることである（Bettendorff *et al*., 1991）。これらの方法の大部分は感度が高く，全量で数フェムトモル程度の少量で検出でき，濃度としてはnmol/Lのチアミンまたはその誘導体を検出できる。

栄養学的要求量と毒性

チアミンは多くの食物中に存在するが，全粒穀類，肉，魚，そして酵母は特にチアミンが豊富で，およそ湿重量にして3 mg/kgが含まれている（Davis and Icke, 1983）。野菜のチアミン含量は少なく，単位重量当たり，肉の1/2～1/3である。チアミンは保存に対して安定であるが，食品の調理が最終チアミン含量に強く影響を与える。チアミンは熱に弱く，また多くのビタミンは過熱やミルクの滅菌あるいは缶詰にするための加熱調理のような工程で失われると思われる。

そのため，シリアル，パン，乳製品，調製粉乳など多くの加工食品では，チアミンはナイアシン，リボフラビンあるいは葉酸などの他のビタミンとともに添加されている。（アメリカでの）推奨量（RDA）は，成人男性が1.2mg/日，成人女性は1.1mg/日である。RDAは，妊婦には1.4mg/日，授乳婦には1.5mg/日と増えている。小児では，１～３歳では0.5mg/日，４～８歳では0.6mg/日そして９～13歳では0.9mg/日と年齢によって上昇している。

アルコール依存症者やしばしば高齢者では，いずれも腸管からのチアミン吸収が少なくなっているためチアミンの補充が勧められる。多量のチアミン摂取（100mg/日の経口または静脈内投与）はウェルニッケ脳症のようなまれな状態や，いくつかのまれな遺伝病，例えばチアミン反応性巨赤芽球性貧血やチアミン反応性メープルシロップ尿症などに必要である。その場合，チアミンより生体利用率が高いチアミン誘導体（ベンフォチアミン，スルブチアミンまたはフルスルチアミン，後述）が優れている。

治療量は一般的に10～100mg/日である。例えば，心臓脚気はチアミン100mgを静脈に数日間投与する。グルコースはチアミン欠乏症を悪化させるため，静脈内へのチアミンの投与はグルコースより先に行わなければならないことに注意すべきである。実際に，炭化水素の摂取が高い場合，チアミン要求量は，他のビタミンの要求量とは対照的に，増加することが一貫して観察されていた。これはグルコースの異化反応における補因子ThDPの役割と関連している。最近の研究で，触媒反応を行っている間，酵素に結合したThDPが不安定であることが示唆された（McCourt *et al*., 2006）。したがって，グルコース摂取が増加すると，その結果，チアミンの状態が悪化し，ThDP依存性酵素の流動性の増加と，ThDPの脱落を招く。

大量の経口摂取では，一般的に副作用は知られていない。しかし，静脈内への大量投与（125mg/kg マウス）は呼吸能を抑制し，神経筋遮断を起こす。イヌでは，10μg/100mL（300μmol/L）の血中チアミンレベルは常に致命的である（Davis and Icke, 1983）。ヒトでは，静脈内投与によってまれにアレルギー反応（アナフィラキシーショック）が起こることがある。

チアミン輸送と恒常性（ホメオスタシス）

腸管吸収

チアミンの恒常性は腸管吸収と腎臓からの排泄によって維持されている。チアミンリン酸エステルは食品から吸収され，腸内アルカリホスファターゼによってチアミンまたはThMPに加水分解され，刷子縁膜を通して門脈系に輸送される。濃度が低い場合（＜1μM），チアミンは能動的な過程により吸収される。一方，管腔内の濃度が高い場合には受動的な過程が優勢である。その結果，チアミンを少量投与すると，その濃度が低い場合には，吸収される割合はより大きくなる。

腸細胞の刷子縁膜を通した高親和性の輸送過程（K_m＝0.1－1μM）には電気的に中性のチアミン/H^+逆輸送が関与し，それは外向きに選択的なH^+勾配によって推進される（Casirola *et al*., 1988）。

したがって，pHの勾配（腸管腔内でよりアルカリ性）は，おそらく腸内チアミン輸送の推進力となるであろう。慢性的なアルコール中毒ではチアミン輸送が減少していることが示された（Balaghi and Neal, 1977；Gastaldi *et al*., 1989；Subramanya *et al*., 2010）。さらに，腸内チアミン輸送は年齢に影響を受けるようである。加齢により低親和性輸送は減少し，高親和性チアミン輸送の割合が増加するが，親和性は減少する（Gastaldi *et al*., 1992）。

他の組織におけるチアミン誘導体の輸送と分布

ほとんどの細胞種で，腸管内と同様に，能動的で高親和性のチアミン取込機構と受動的で低親和性の機構の２種類が存在する。能動輸送については，異なる機構が存在することが明らかにされている。すなわち，腸管内で観察されるものと類似したpH依存性の取込機構がヒト由来肝細胞（Said *et al*., 2002），ラットの腎臓刷子縁膜（Gastaldi *et al*., 2000），ヒト由来腎上皮細胞（Ashokkumar *et al*., 2006）で証明された。しかし，Na^+–チアミン共輸送機構が肝細胞で報告されている（Lumeng *et al*., 1979；Yoshioka, 1984）。細胞内のチアミンのピロリン酸化と，その後に起こるミトコンドリアへのThDPの取込み，アポ酵素への結合は，チアミン誘導体の細胞内蓄積を促進する補助的な要因である。

ラットでは，脳内のチアミン量は総チアミン量のわずか1.5％であったが，肝臓では22％であった（Balaghi and Pearson, 1966；Ishii *et al*., 1979；Sanemori *et al*., 1980）。しかしチアミン欠乏状態の間に，チアミンは脳内では肝臓ほど激しく減少しなかった（De Caro *et al*., 1961；Balaghi and Pearson, 1966）。高用量のチアミン（または生体利用率が高いチアミン前駆物質）を投与すると，血中と肝臓中の総チアミン量は大きく増加したが，脳内ではそれほど大きな変化はなかった（下記参照）。それらの結果は，血液–脳関門を介したチアミン輸送が肝臓による取込み速度より低いと考えれば説明できる。多くの研究では異なる単位が用いられているため，さまざまな試料中の輸送相対速度を比較することは困難である。しかし，放射性標識チアミンをラットに投与した研究で，放射性標識が脳よりも血中や肝臓中に，より早く取り込まれ，より高濃度で蓄積されることは明白である（Rindi *et al*., 1980）。この事実は，チアミンは脈絡叢を除いて（Spector and Johanson, 2007），血液–脳関門を通過して能動的に輸送されないという結果（Greenwood *et al*., 1982, 1986）と一致している。脳細胞では，チアミンはおそらくH^+と交換されたり，Na^+と共輸送されたりしないであろう。むしろ，チアミン取込みの推進力はThDPへのピロリン酸化とそれに引き続いて起こるトランケトラーゼやオキソグルタル酸デヒドロゲナーゼ複合体のようなアポ酵素との強い結合である（Bettendorff and Wins., 1994）。ThDPのミトコンドリアへの積極的な蓄積はもうひとつの推進力である。（下記参照）

血液–脳関門を介したチアミンの流出はトランス刺激（trans–stimulation）によって相当促進され，脳内への実質的なチアミンの蓄積に影響を与える（Lockman *et al*., 2003）。ラットの培養神経芽細胞では，チアミンの流出は，細胞外チアミンによっても刺激される。この流出は，おそらく自己交換（self–exchange）機構と考えられる（Bettendorff, 1995）。このようなチアミンの流出によるトランス刺激は，脳内にチアミンが過剰に取り込まれるのを制限している。血中のチアミン濃度が対照より数桁高い場合でも，肝臓や赤血球のチアミン量が非常に増加するのに対して，脳内のチアミン量はほとんど変化しないことが異なる研究グループから報告されている（Sanemori and Kawasaki, 1982；Bettendolff *et al*., 1990；Volvert *et al*., 2008）。

結論として，血流に入ったチアミンは大部分が肝臓（ビタミンを貯蔵する主要器官）に，そして少量がチアミン緩衝剤として働く赤血球に捕捉され，リン酸化されるというスキームである。対照的に，脳内のチアミン量は，チアミンとチアミンリン酸の変化が最小になるように非常によく調節されている。調節機構はチアミンの流入と流出の両方を制御している。同様の考察が他のビタミンに対しても行われている（Spector and Johanson, 2007）。例えば，ビタミンB_3（ナイアシン）とB_6（ピリドキシン/ピリドキサール）は高い親和性を持つトランスポーターを介して脳内に取り込まれるが，パントテン酸とビオチンは能動輸送により取り込まれる。ホメオスタシスの調節機構は血漿中の濃度，そしてそれ以上に脳内濃度を一定に維持している。

チアミンの排泄

チアミンと代謝物のいくつか（2–メチル–4–アミノ–5–ピリミジンカルボン酸と4–メチル–チアゾール–5–酢酸）は尿中に排泄される。尿からのチアミン排泄は飢餓状態では減少する（Fukuwatari *et al*., 2010）。ヒトの尿中チアミン濃度は約0.5μg/mLまたは1.5μMである（Roser *et al*., 1978）。ラットで，^{14}C–ピリミジン標識チアミンを腹腔内投与したところ，取り込まれたチアミンの約30%が尿から，そして13%が糞から排泄された（Pearson *et al*., 1966）。しかし，排泄された放射能の約6%が純粋なチアミンで，残りは少なくとも22の分解産物として検出された（Neal and Pearson, 1964）。おそらくそれらの大部分は肝臓と腎臓に存在する解毒酵素の産物である。これらの酵素はいずれもチアミンに対して特異的ではない。

チアミン輸送タンパク質

チアミン反応性巨赤芽球性貧血は糖尿病と感音性難聴を伴う。この遺伝病を持つ患者は，赤血球の高親和性チアミントランスポーターを欠損している（Poggi *et al*., 1984；Rindi *et al*., 1992, 1994；Stagg *et al*., 1999）。低親和性チアミントランスポーターは存在するため，患者は少なくとも部分的に，高用量のチアミンには反応する。遺伝子の場所は，染色体1q23.3領域に限定され，この領域の遺伝子の同定は還元型葉酸キャリアータンパク質（RFC–1）としてコードされている*SLC19A1*と相同の新しい遺伝子（*SLC19A2*溶質輸送体ファミリー19メンバー2）の同定に結びついた（Fleming *et al*., 1999）。ヒトでは骨格筋，心臓，胎盤で高度に発現しているが，マウスでは肝臓，腎臓，脳に最も発現し，骨格筋ではほとんど発現していないことが観察されている（Fleming *et al*., 2001；Oishi *et al*., 2001）。これらの組織は患者に影響を及ぼさず，また彼らの血漿チアミン濃度は正常であるため（Oishi *et al*., 2002），チアミン反応性巨赤芽球性貧血で影響を受ける組織；つまり骨髄（血球細胞が形成される）やランゲルハンス島のβ細胞と内耳を除く多くの細胞では，チアミン輸送のための別の経路が存在することが推定される。もうひとつのトランスポーターはまだ同定されていないが，RFC–1はThMPとThDPを輸送できるがチアミンはできないことが明らかにされた（Zhao *et al*., 2001, 2002）。ThDPは生理学的に細胞外液には存在せず，ThMPは血漿中と脊髄液中に存在するので，RFC–1は細胞がチアミンを捕捉するための，もうひとつの経路なのかもしれない。脈絡叢は脳のチアミン恒常性に重要な役割を果たしているが，能動的過程によってビタミンを蓄積し，頂端側（CSF）にチアミンとThMPを放出している（Spector and Johanson, 2007）。RFC–1は脈絡叢の頂端側に高度に発現しており（Wang *et al*., 2001），ThMPのCSF中への放出に役割を果たしているかもしれない。

*SLC19A3*は同じ遺伝子ファミリーの3番目のメンバーで，染色体2q37に位置し，RFC–1と56%の相同性と，ThTR1と64%の同一性を持つ55.6kDaのタンパク質をコードしている（Eudy *et al*., 2000）。*SLC19A3*の遺伝子産物であるThTR2は，チアミンに対してとても高い明白な親和性を持ち（$K_m = 27 \pm 8$nM）（Said *et al*., 2004），チアミンを運搬することが報告されている（Rajgopal *et al*., 2001）。対照的に，ThTR1のK_mは2.5 ± 0.6 μMである（Dutta, 1999）。

ThTR2は胎盤，肝臓，腎臓そして心臓に最も高いレベルでかなり広範囲に発現しており，このことは，チアミン応答性巨赤芽球性貧血で，これらの組織が損傷を免れていることの説明になるかもしれない。さらに，その発現は骨髄では低い。ThTR2はヒトの消化管すべてに発現しているが，チアミンに対して最も吸収能力の高い腸の近位（十二指腸，小腸部位）に最も発現している（Rindi and Ferrari, 1977；Laforenza *et al.*, 1997）。しかしながら，そのトランスポーターは結腸細胞にも存在し，腸内細菌叢によって産生されるチアミンを吸収する役割を持つかもしれない（Said *et al.*, 2001）。腸上皮細胞の分化は，*SLC19A2*と*SLC19A3*の両遺伝子の転写制御にかかわる過程において，チアミン輸送のアップレギュレーションに関係している（Nabokina *et al.*, 2005, Reidling and Said, 2005）。

*SLC19A2*の変異がチアミン反応性巨赤芽球性貧血の原因であることがマウスの標的遺伝子の破壊により証明された（Oishi *et al.*, 2002）。このマウスは，チアミン欠乏飼料にした時，巨赤芽球症，糖尿病，感音性難聴の特徴を示した（Oishi *et al.*, 2002）。遺伝子の破壊だけではこれらの症状を起こさない事実は，チアミン代謝とチアミントランスポーターの組織分布がヒトとマウスで異なることを示している。これは*SLC19A3*に対しても証明された（Eudy *et al.*, 2000）。*SLC19A3*の変異は，ビオチン反応性大脳基底核症の原因であるとの最近の報告は興味深い（Zeng *et al.*, 2005）。これはまれな劣性遺伝子病で，小児期に発症し，尾状核と被殻の両側性領域に脳特異的な病理を持つ。初期の段階では亜急性脳症を示し，急性脳症に進行する。その症状はビオチン（ビタミンB_7）の多量投与により回復する。多くのトランスポーターは，例えばRFC-1が還元型葉酸とThMP，ThDPを運搬できるように基質特異性が重複している。したがって，ThTR2はビオチンを運ぶかもしれないとの仮説は非常に魅力的である。しかし，ビオチン反応性大脳基底核症患者の*SLC19A3*で同定された変異により，ThTR2のチアミン輸送能は阻害されたが，正常なタンパク質も変異タンパク質も，すべてビオチンを輸送できないということが示された（Subramanian *et al.*, 2006）。

チアミン二リン酸の合成とミトコンドリアへの輸送

動物細胞では，細胞内に取り込まれたチアミンはチアミンピロリン酸キナーゼによって触媒され，次のような反応：チアミン＋ATP⇆ThDP＋AMP，により直ちにThDPにリン酸化される。この反応の平衡は反応物質側に傾いている（Peterson *et al.*, 1975）。しかし，細胞内ではThDPの細胞質トランスケトラーゼとの結合およびミトコンドリアへの輸送のため，平衡は右に移動する。

ミトコンドリアのThDPトランスポーター（*SLC25A19*）は近年酵母（Marobbio *et al.*, 2002）と動物細胞（Lindhurst *et al.*, 2006）で特性が明らかにされた。*SLC25A19*の変異は，常染色体の劣性遺伝子病で極度の小頭症と重篤な2-オキソグルタル酸による酸性尿症，1年以内の致死的な転帰という特徴を持つアーミッシュ（Amish）致死性小頭症の原因である。*SLC25A19*はミトコンドリア内のヌクレオチドに対してミトコンドリア外のThDPを交換している逆輸送体として働いているようである。遊離型ThDPの濃度はおそらく，細胞質中よりミトコンドリアのマトリックス内のほうが高い。しかし，ミトコンドリア内でのThDPの能動輸送の正確なメカニズムは（存在したとしても）まだ明らかにされていない。

チアミンリン酸誘導体の組織含有量と代謝反応

チアミンリン酸誘導体は，すべての生物種においてみつかっている。ほとんどの場合，補因子として機能するチアミン二リン酸（ThDP）が主なチアミン化合物として存在する。動物細胞の場合，ThDPが，総チアミン量の約70～90％を占めており，脳内においては，その大部分がアポ酵素に結合しているとされる。しかしながら，肝細胞，腸細胞や骨格筋線維などでは，そのほとんどが遊離型ThDPとして存在している。ThDPは，細胞質内でチアミンとATPから合成される。そして，チアミンジホスファターゼによる加水分解反応によりThMPへと変換され，さらにチアミンへと代謝される。ThDPを加水分解するいくつかの酵素が報告されているが，今まで研究されてきたすべてのチアミンジホスファターゼは，ヌクレオチド二リン酸も加水分解することが知られている。同様に，ThMPに対する特異的酵素はみつかっておらず，アルカリホスファターゼ，酸ホスファターゼやエクト-5′ヌクレオチダーゼなどが加水分解に関与していると示唆されている。通常，ThMPや遊離型チアミン含量は，動物細胞において総チアミン量の15％以下とされる。さらに，三リン酸化体であるThTPは，微量に存在する化合物であるにもかかわらず（総チアミン量の1％以下である），ヒトを含むほとんどの生物でみつかっている（Makarchikov *et al.*, 2003；Gangolf *et al.*, 2010a）。アミノ酸が豊富な培地から低アミノ酸培地に置き換えて大腸菌（*E. coli*）を培養すると，ThTPが一過性に合成されるため，ThTPはアミノ酸の枯渇に順応するためのシグナルに関与しているかもしれない。動物組織では，ThTPは神経組織および骨格筋で見いだされている。これまでに，ThTPを加水分解する2種類のチアミントリホスファターゼの存在が知られている。1つ目は，分子量25kDaの可溶型酵素（EC 3.6.1.28）であり，分子レベルでの解明が進んでいる（Lakaye *et al.*, 2002；Song *et al.*, 2008）。この酵素はThTPに対して非常に特異的であり，かつ，哺乳動物の各組織において普遍的に発現している。また脳においては，主に神経系に局在してい

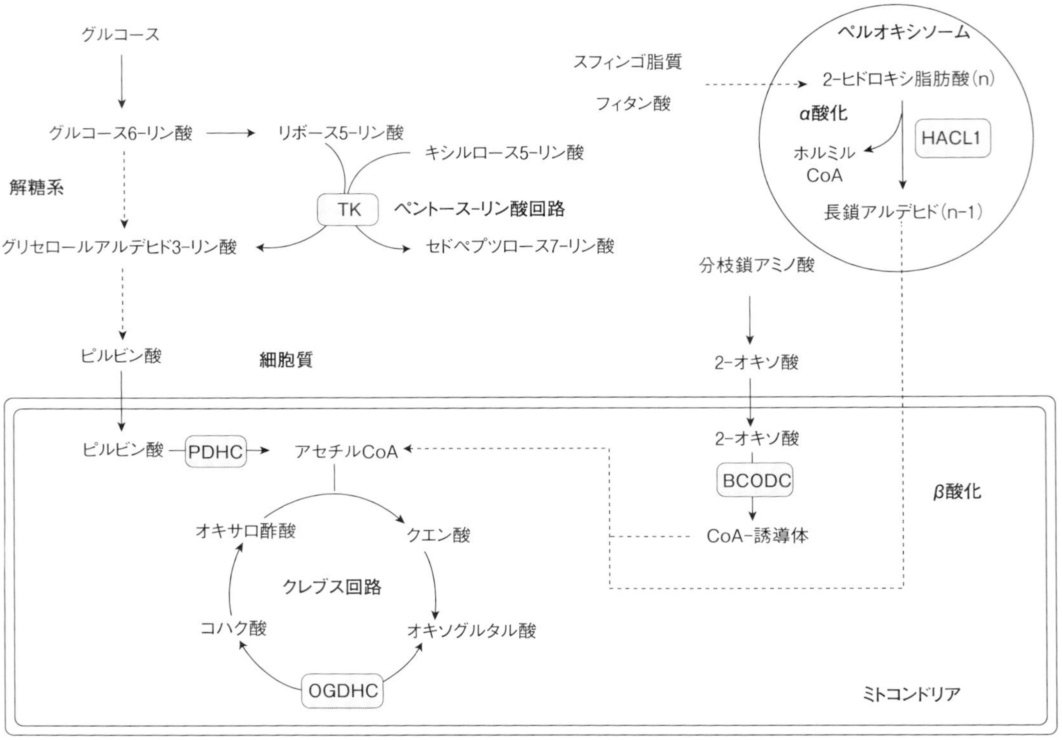

図17. 2　哺乳動物細胞におけるチアミン二リン酸依存性酵素

TK：トランスケトラーゼ，PDHC：ピルビン酸デヒドロゲナーゼ複合体，OGDHC：オキソグルタル酸デヒドロゲナーゼ複合体，BCODC：分枝鎖２-オキソ酸デヒドロゲナーゼ，HACL：２-ヒドロキシアシル CoA リアーゼ。

るようである（Czerniecki *et al*., 2004）。２つ目は，膜結合型酵素であり，動物組織において存在していることが示唆されているが，この酵素はまだ精製されておらず，またその特異性に関しても明らかになっていない（Barchi and Braun, 1972；Bettendorff *et al*., 1987, 1988）。ThTP 合成の機序については議論の余地がある。ThDP ＋ ADP⇆ThTP＋AMP となる反応を考慮すると，アデニル酸キナーゼ１（EC 2.7.4.3；AK1）が，ThTP 合成に関与する可能性が考えられるが，この反応は，通常 AK1 の関与する 2ADP⇆ATP＋AMP の反応速度よりも，６～７オーダー以上緩やかである（Shikata *et al*., 1989a, b；Gigliobianco *et al*., 2008）。それにもかかわらず，特に AK1 活性が高い骨格筋のような組織では，AK1 が細胞質への ThTP の蓄積に影響を与えているのかもしれない。脳内では，ThTP はミトコンドリア内に局在していることから，ATP 合成に類似した化学浸透圧機構によって合成されている可能性がある（Gangolf *et al*., 2010b）。

最近，大腸菌において，急性のエネルギーストレス時に蓄積する物質として，アデノシン-チアミン三リン酸（AThTP）が発見された（Bettendorff *et al*., 2007；Gigliobianco *et al*., 2010）。これは ThDP アデニル酸転移酵素によって合成されているのかもしれない（Makarchikov *et al*., 2007）。この酵素は植物の根や動物細胞においても発見されているが，その潜在的役割については何ひとつ示されていない。アデノシンチアミン二リン酸のような二リン酸類似体は，細菌やげっ歯類の肝臓に微量に存在している（Frédérich *et al*., 2009）。

チアミン二リン酸の補因子としての役割

ビタミン B 群やその誘導体は，多くの基本的な酵素触媒反応において必須の補因子である。チアミンの場合，ThDP は主要な代謝経路に関連するいくつかの酵素の補因子である（図17. 2）。ThDP はオキソグルタル酸デヒドロゲナーゼ複合体やトランスケトラーゼよりもピルビン酸デヒドロゲナーゼからのほうが速く解離し，異なる補因子-アポ酵素複合体の安定性はさまざまであるが，アポ酵素に結合した ThDP は“代謝回転の遅い ThDP プール”として考えられている（Bettendorff, 1994a；Bettendorff *et al*., 1994）。脳細胞や神経芽細胞において，緩徐な ThDP プールは細胞内 ThDP 全体の90～95％を示しており，その代謝回転は６～20時間であると見積もられている。さらに少量の貯蔵では，代謝回転は１～３時間のオーダーであるとされる。肝細胞や赤血球細胞のような別の細胞では，特にチアミン摂取後における，遊離型の細胞質内 ThDP プールは，非常に重要かもしれない。

ThDP 依存性酵素とその役割

哺乳動物細胞において ThDP は，細胞質に存在するトランスケトラーゼ（EC 2.2.1.1）の補因子であり，また，ミトコンドリア内での ThDP は，ピルビン酸デヒドロゲナーゼの E1 サブユニット（EC 1.2.4.1），オキソグルタル酸デヒドロゲナーゼ複合体（EC 1.2.4.2），分枝鎖 2–オキソ酸デヒドロゲナーゼ（EC 1.2.4.4）の補因子である。最近，2–ヒドロキシアシル CoA リアーゼ（EC 4.1.–.–）が，ペルオキシソームにおいて 3–メチル分枝鎖と 2–ヒドロキシル長鎖脂肪酸の分解に関与していることが示された（Foulon *et al.*, 1999）。

酵母において，ピルビン酸デカルボキシラーゼ（EC 4.1.1.1）による，ピルビン酸からアセトアルデヒドへの非酸化的脱カルボキシル化の触媒反応は，アルコール発酵に関与するステップである。この触媒反応は，ビールやワインなどのアルコール飲料の製造において重要である。

ピルビン酸とオキソグルタル酸デヒドロゲナーゼ複合体は，ミトコンドリアにおける酸化的代謝反応において必須の酵素であり，特に神経細胞においてはその生存に重要である。ピルビン酸デヒドロゲナーゼ（ミトコンドリアのエネルギー代謝にかかわる他の酵素のなかで）の変異は，亜急性壊死性脳脊髄症〔リー（Leigh）疾患〕に関連している（Barnerias *et al.*, 2010）。この疾患は，まれに幼児期にみられる，局所的で対称性壊死性脳病変と，通常 5 歳までに死に至るという特徴を持つ，異種性神経変性疾患である。これらの患者へのチアミン投与は，発症を遅らせることしかできず，必ずしも根治させることはできない。オキソグルタル酸デヒドロゲナーゼ複合体は，脳におけるクレブス回路における律速酵素であるが，この酵素活性はアルツハイマー病患者の脳内で低下している（Mastrogiacomo *et al.*, 1996b）。

トランスケトラーゼは細胞質に存在し，還元的生合成反応（例えば，脂質合成）における NADPH やリボース（核酸合成）の主な供給源であるペントースリン酸回路の重要な酵素である。ThDP に対する親和性が減弱した変異体の存在が，ウェルニッケ–コルサコフ症候群の発症につながるかもしれないが，非ウェルニッケ–コルサコフの患者と比較した場合，この低親和性変異体タンパク質の翻訳領域における変異箇所はみつかっていない（Mukherjee *et al.*, 1987；McCool *et al.*, 1993；Alexander–Kaufman and Harper, 2009）。ヒトにおいて，トランスケトラーゼ，トランスケトラーゼ様 1（transketolase–like 1）およびトランスケトラーゼ様 2（transketolase–like 2）の 3 種類の酵素が明らかにされている（Coy *et al.*, 1996, 2005；Xu *et al.*, 2009）。トランスケトラーゼ様 1 酵素は，さまざまな癌において高発現しているため，この酵素の阻害剤は抗腫瘍効果を持つことが示唆される（Cascante *et al.*, 2000）。

分枝鎖 2–オキソ酸デヒドロゲナーゼ複合体は，ロイシン，イソロイシン，バリンなどの分枝鎖アミノ酸の分解に関与する主要な酵素である。変異による酵素活性の欠損は，毒性を有する 2–オキソ酸産物の蓄積を引き起こし，メープルシロップ尿症，別名，分枝鎖ケト酸尿症へと導く。この常染色体劣性代謝異常症は，罹患した小児の尿がメープルシロップ様の匂いを発することに由来している。治療しなかった場合，早い段階で昏睡などの重篤な脳障害を起こし死につながる。患者には，原因となる 3 種のアミノ酸が低含有である制限食を与え，経過を観察していかなければならない。これらのアミノ酸は必須アミノ酸でもあるため，そのレベルをそれぞれ注意深く適切に調節し，最小必要量を日々の食事に配合していかなければならない。分枝鎖 2–オキソ酸デヒドロゲナーゼ複合体の E1 成分が影響している場合は，患者に対して高用量のチアミン投与が必要とされるかもしれない。

2–ヒドロキシアシル–CoA リアーゼは，ペルオキシソーム内で発見された最初の ThDP 依存性酵素である（Foulon *et al.*, 1999）。肝臓において，この酵素はクロロフィルの分解産物でもあり，ヒトの食事にも含まれるフィタン酸（3,7,11,15–テトラメチルヘキサデカン酸）のような，3–メチル分枝鎖脂肪酸の分解に関与している。血液や組織へのフィタン酸の蓄積は，神経障害，小脳変性症または末梢神経障害などを呈する，常染色体劣性および進行性代謝異常症であるレフサム病を引き起こす。

原核生物において，その他の ThDP 依存性酵素の性質について明らかにされているが，本章では割愛する。

ThDP 依存性触媒反応の機序

ThDP を介した酵素反応のほとんどすべてにおいて，ThDP が，2–オキソ酸の脱炭酸反応〔反応例(1)　2–オキソ酸デヒドロゲナーゼ，ピルビン酸デヒドロゲナーゼ，2–ヒドロキシアシル CoA リアーゼ〕または，α ヒドロキシケトン〔反応例(2)　トランスケトラーゼ〕のような，カルボニルグループ（α 切断または α 縮合）に隣接する炭素–炭素結合の切断を触媒する。

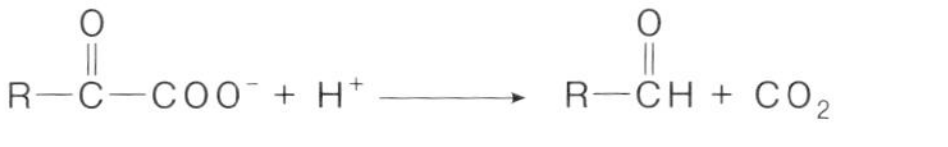
(1)

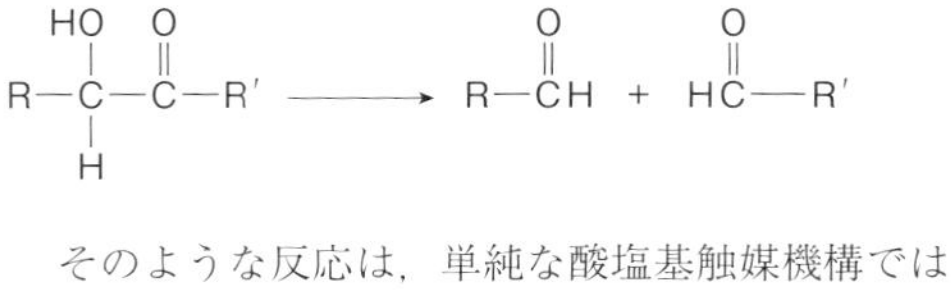
(2)

そのような反応は，単純な酸塩基触媒機構ではなく，特別な触媒機構が必要である。ThDP の触媒作用は，そのチアゾリウム環から，チアゾリウム環の2位の炭素の脱水素化によるイリド（カルバニオン）中間体形成に関連している〔図17.1（B)〕。そして，その結果生じたカルバニオンが基質のカルボニル基を攻撃する。ThDPの二リン酸基は，それ自体は触媒作用を示さず，単純にThDPとアポ酵素との結合維持に関与している。チアゾリウム環の炭素がアニオン化すると，共有結合を形成するカルボニル基の付加反応によって容易に基質と反応することができ，ピルビン酸の酸化的脱炭酸反応は，結果的にアセチルCoAを形成する。

動物における非補因子としてのチアミンリン酸誘導体の役割

チアミンあるいはそのリン酸誘導体の非補因子としての役割が，1940年代以降より推定されてきた(Bettendorff, 1994b)。仮説として，チアミン欠乏において，特に神経系の感受性についてはよく知られており，さらに特異的な知見として，例えば，神経標本を電気刺激することで，おそらくThDPとThTPの脱リン酸化が生じて，チアミンが遊離するというものである。この結果は，神経活動によるThTPの消費，例えばタンパク質のリン酸化への関与と解釈されている。実際に，シビレエイやげっ歯類の脳の電気器官において，ThTPはタンパク質をリン酸化できることが示されている（Nghiêm *et al*., 2000)。さらに，おそらくリン酸化依存的機構として，ThTPは，高透過性クロライドチャネルを活性化する(Bettendorff *et al*., 1993)。しかしながら，これらの現象の生理学的意義の解明には研究の余地が残されている。ThTPの合成が肝臓のミトコンドリアではなく，脳内で行われるという最近の知見は，この化合物が神経のエネルギー代謝に関与することを示唆している（Gangolf *et al*., 2010b)。いくつかの研究では，神経接合部位において遊離型チアミンの複雑な作用が認められているが(Eder *et al*., 1976；Romanenko, 1990)，比較的高用量（>0.1mM）の場合がほとんどであり，これらの結果の生理学的意義は疑問視されている。アデニル化チアミン誘導体も，少量ではあるが動物内に存在している（Bettendorff *et al*., 2007；Frédérich *et al*., 2009)。そのため，チアミンの生化学は，他のビタミンB群よりも複雑である。一-，二-，三-リン酸の存在は，ビタミンというより，核酸を連想させるものである。

チアミン欠乏症に関連する特異的疾患

ヒトにおけるチアミンの状態の評価

体内におけるチアミンの定量には，HPLC法が選択されてきた。血液中のチアミンの定量は，ほとんどが直接的測定法である（Korner *et al*., 2009)。この方法は，直接的で迅速で，小児診断に適しており，高感度で標準化しやすい。しかしながら，一般的にこの方法は，ほとんどの医学実験室において日常的に利用できるものではない。一方，赤血球トランスケトラーゼ活性測定法は，ヒトにおけるチアミンの状態を評価するために広く使われている方法である。この方法は，ThDPの負荷後に，赤血球トランスケトラーゼ活性が増加することに基づいており，異常に大きいThDP効果は，チアミン欠乏の結果として，補因子によるトランスケトラーゼの飽和が低下していると解釈される。したがって，直接的な赤血球ThDPの定量とThDP効果との間には良好な相関関係が得られるのである。しかしながら，後者の方法は間接的にチアミンの状態を定量しているため，チアミン欠乏以外の因子の影響を受けている可能性があり，低感度である。

乾性脚気と湿性脚気

脚気は典型的な食事性チアミン欠乏の症状である。19世紀の間，東南アジアにおいて脚気は主な健康障害であった。それは，これらの国々の人が白米を主食としていたからである。このような慢性欠乏（アルコール依存症とは無関係に）は乾性脚気の主な原因であり，対称性末梢神経炎を生じる。主に下肢に影響するとされ，両脚の脆弱性や筋痙れんなどを起こし，後期には知覚過敏や深部筋痛などが起こる。治療を施さない場合は死を招く可能性があり，チアミンの投与が早期治癒に繋がる。湿性（衝心）脚気は疾患としてまれであるが，診断が難しく，致命的なうっ血性心不全を招く。うっ血性心不全は浮腫，肺高血圧症，乳酸アシドーシスなどによって特徴づけられている。これらはチアミンの治療により迅速に，そして劇的に改善される。神経系と同様に，心筋は酸化的代謝に大きく頼っており，これはチアミン欠乏に対して高い感受性を示すことから説明できる。

ウェルニッケ-コルサコフ症候群

現在，先進国において脚気は実質的には存在していないが，慢性アルコール依存症に関連したチアミン欠乏により，ウェルニッケ-コルサコフ症候群として知られる重篤な脳機能障害が誘発される。ウェルニッケ-コルサコフ症候群は，アルツハイマー病による認知症や，認知症のうち10～24％にみられる脳血管性認知症と並んで，三大認知症の原因のひとつである(Victor *et al*., 1989；Butterworth, 2003；Harper, 2009；Kopelman *et al*., 2009)。アルコールは，特に小腸におけるThTR1の発現を減少させることによって，チアミンの吸収を阻害しているようである（Subramanya *et al*., 2010)。また，チアミンからThDPへのリン酸化の阻害にも関与しているとされる(Rindi *et al*., 1986；Laforenza *et al*., 1990)。

ウェルニッケ脳症の臨床学的特徴（初期の急性段階）は，眼筋麻痺，錯乱状態や運動失調などである。コルサコフ精神障害は，しばしば，ウェルニッケ脳症発症後のアルコール依存性患者の慢性的チアミン欠乏によってあらわれることがある。臨床的症状としては，前向性健忘症，見当識障害，作話症や学習障害などがあり，不可逆的な間脳破壊が原因とされる。ウェルニッケ脳症の早期段階におけるチアミン摂取により，速やかな改善作用が認められるが，高用量のチアミンを早期段階で十分に投与できなければ，コルサコフ精神障害の特徴でもある運動失調症や水平眼振，学習障害，記憶喪失，人格変化などの不可逆的な後遺症が残る。この症状は，ある程度特異的に，視床や乳頭体の不可逆的な脳障害と関連しており，まれに小脳や大脳皮質の広範囲にわたって見受けられる。この障害は，おそらく内皮細胞や神経細胞のエネルギー代謝障害による2-オキソグルタル酸デヒドロゲナーゼの活性低下に起因しているとされる（Heroux and Butterworth, 1995）。実際に神経活動の低下は，興奮毒性，炎症，酸化的ストレスなどの複合的要因によってもたらされる（Hazell and Butterworth, 2009）。一定の脳領域における選択的脆弱性の理由には，まだ不明な点が多く，活発な研究領域となっている。最近の仮説では，脈絡叢表面での血液-脳脊髄関門の障害による病変を起源としているのではないかと考えられている（Nixon *et al*., 2008）。

すべてのアルコール依存症患者がウェルニッケ-コルサコフ症候群に罹患するわけではなく，環境や遺伝的因子などもかかわっているようである。トランスケトラーゼのいくつかの変異体（Alexander-Kaufman and Harper, 2009）やThTR1（Guerrini *et al*., 2005）はウェルニッケ-コルサコフ症候群と関連しているが，それらの因果関係についてはまだ証明されていない。さらに，ウェルニッケ-コルサコフ症候群は，アルコール依存症と深くかかわっていると同時に，胃摘出後の患者（Shimomura *et al*., 1998），増殖能が高い血液系悪性腫瘍を患った患者（van Zaanen and van der Lelie, 1992），麻薬乱用者やエイズ患者（Butterworth *et al*., 1991）において，一般的な栄養障害の結果としても起こりうる。偶発的に起きたチアミン欠乏のエピソードとして，2003年のイスラエルで発生した，大豆をベースとして作られたチアミン欠乏の人工乳を与えた結果による乳児の脳症があげられる（Fattal-Valevski *et al*., 2005）。

潜在的チアミン欠乏症

ヒトにおける潜在的（無症候性）チアミン欠乏症は，当初考えられていたよりも先進国において広がっているようである（Smidt *et al*., 1991；Chen *et al*., 1996；Thurman and Mooradian, 1997；Wilkinson *et al*., 1997；Vognar and Stoukides, 2009）。特に高齢者，加えて幼児，妊婦，授乳中の母親などもリスク集団としてあげられる（Butterworth, 1987）。母性チアミン欠乏症は，チアミン摂取不足またはチアミナーゼ含有食の摂取のどちらか一方が生じた場合でも，避難民では問題となるかもしれない（McGready *et al*., 2001）。アルツハイマー病患者では，血中チアミンレベルが低下していること（Gold *et al*., 1995；Molina *et al*., 2002），また，ThDPレベルがアルツハイマー病患者（Heroux *et al*., 1996；Mastrogiacomo *et al*., 1996a）と前頭葉変性が認められる非アルツハイマー型患者（Bettendorff *et al*., 1997）の死後脳において減少していることが観察されている。ヒトの血中と脳内チアミンのレベルは，げっ歯類よりも低いことを強調しておくことは重要である（Bettendorff *et al*., 1996；Gangolf *et al*., 2010a）。ヒトがげっ歯類や他の動物よりもチアミン欠乏症になりやすい傾向にある理由のひとつであるかもしれない。心疾患の患者に対するループ利尿薬を用いた治療は，腎臓でのチアミンの損失を増加させるため，これらの患者ではチアミン欠乏症を引き起こす危険性が高い（Sica, 2007）。

栄養学的，アルコール依存的，遺伝的に誘発されるチアミン欠乏症は症状が異なる

チアミン欠乏症の関連疾患のさまざまな病態について解説する価値がある。純粋に栄養学的チアミン欠乏は，主に多発性神経炎（乾性脚気），うっ血性心不全（湿性脚気）といった末梢神経症状である。一方，アルコール誘発チアミン欠乏症は，多くの場合で多発性神経炎も併発するが，主に中枢神経系（ウェルニッケ-コルサコフ症候群）に影響を与える。何人かの著者によって議論されているように，観察される症状にアルコール毒性が寄与しているかもしれない（Harper, 1998）。一方で，ThTR1（*SLC19A2*）の変異によるチアミントランスポーターの欠損は，チアミン応答性巨赤芽球性貧血：貧血症，糖尿病，難聴などの末梢神経障害（脚気とは無関係）を誘発する。このことは，ThTR2が脳内における主なトランスポーターであることからも示唆される。実際に，ThTR2の機能喪失型変異を持つ患者は脳損傷を患い，チアミン投与に反応する（Kono *et al*., 2009）。しかしながら，ThTR2のいくつかの変異は，基底核壊死の結果として致死性家族性脳症をもたらす（Vlasova, *et al*., 2005；Zeng *et al*., 2005；Debs *et al*., 2010）。奇妙なことに，この疾患はビオチン投与，あるいは，ビオチンとチアミンの混合投与に反応する。それは，ビオチンがThTR2によって輸送されないためと考えられている。ThTR2のノックアウトマウスは，相対的に正常マウスより小腸でのチアミン取込みが低下しており，1歳くらいで原因不明の死に至る（脳部位の損傷は認められない）（Reidling *et al*., 2010）。これは，ThTR1の代償作用によって生じるものではなく，ヒトとマウスにおけるチア

ミントランスポーターの発現パターンの差異によるものかもしれない。最後に，ミトコンドリアにおけるThDP欠乏が，チアミン欠乏誘発脳障害に重要な役割を果たしている事実は，ミトコンドリアThDPトランスポーター*SLC25A19*（アーミッシュ致死性小頭症）の変異で観察される極めて重篤な表現型で説明される（Lindhurst *et al*., 2006）。

チアミン前駆体と脂溶性チアミン化合物

他のビタミンB群と異なって，チアミンの経口投与により血漿ビタミンレベルを有意に増加させることは難しい（Davis and Icke, 1983）。おそらく，特にヒトの場合は，小腸におけるチアミン吸収が相対的にゆっくりとした過程によるものであるからかもしれない。これは，ヒトでのわずかなチアミン欠乏症が，当初考えられていたよりも一般的に起こっている事実に寄与している。この問題を克服するために，高い生体利用率を持つチアミン前駆物質が開発されてきた（図17.3）。

1950年代，京都（訳注：原書は東京とあるが，京都の誤り）の藤原と共同研究者らは，粉砕したニンニク球（*Allium sativum*）から，チアミンとアリシンに植物酵素が作用して生じる高い生体利用率を持つチアミン誘導体を発見した（Fujiwara *et al*., 1954）。彼らは，この化合物をアリチアミンと名づけ，その後，チアミンアリルジスルフィドとして同定した。スルブチアミン（*O*-イソブチルチアミンスルフィド）やフルスルチアミン（チアミンテトラヒドロフルフリルジスルフィド）のような，他の合成チアミンジスルフィドが開発された。すべての化合物はチアミンよりも高い生体利用率を有しており，おそらく，化合物の疎水的特性がトランスポーターを介さず，小腸粘膜から容易に吸収されるのであろう。血流中において，これらのジスルフィド化合物は，システインやグルタチオンの存在により容易にチアミンへと還元される。ラットへのスルブチアミンの腹腔内投与は，脳内でのチアミンリン酸エステルの有意な増加を示し，向精神薬としての中枢神経作用を実証した（Bizot *et al*., 2005）。フルスルチアミンは，エネルギー代謝と，ラットに身体的疲労を負荷した際の身体的活動能を改善した（Nozaki *et al*., 2009）。フルスルチアミンの中枢神経系に及ぼす影響についてはあまり知見はないが，自閉症の子供たちの発話，行動や睡眠に対して有益な作用を持つことが示された（Lonsdale *et al*., 2002）。

もうひとつのチアミン前駆物質であるベンフォチアミン（*S*-ベンゾイルチアミン *O*-モノリン酸塩）は広範囲にわたり研究されている。脂溶性チアミンジスルフィドとは対照的に，チオエステルであるベンフォチアミンは，親水性リン酸基を持つために，脂溶性ではない。そして，弱アルカリ性のpH条件下で水溶系溶媒に溶ける。

アリチアミン
（チアミンアリルジスルフィド）

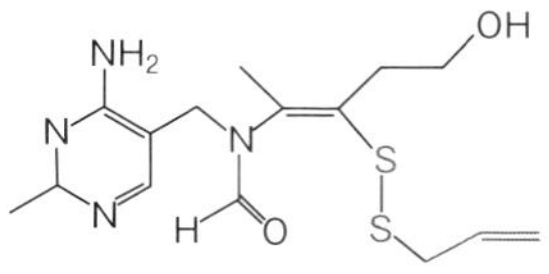

フルスルチアミン
（チアミンテトラヒドロフルフリルジスルフィド）

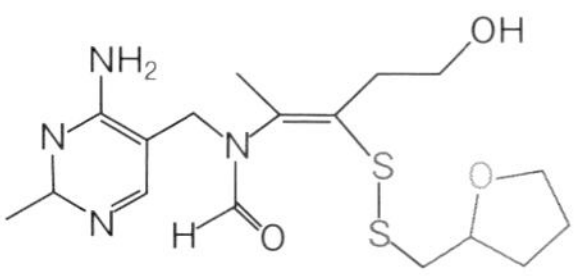

スルブチアミン
（*O*-イソブチリルチアミンジスルフィド）

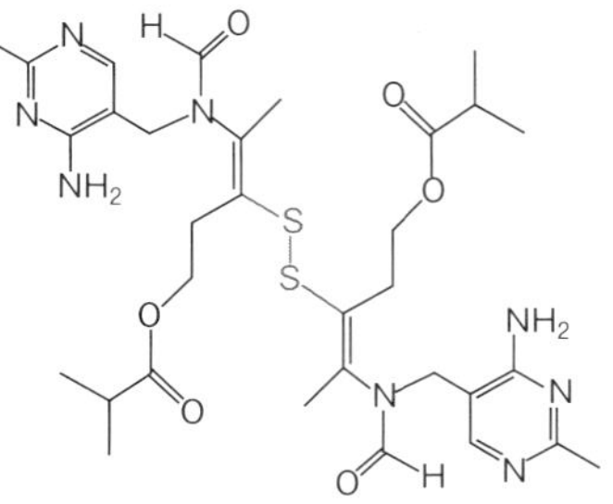

ベンフォチアミン
（*S*-ベンゾイルチアミン *O*-モノリン酸）

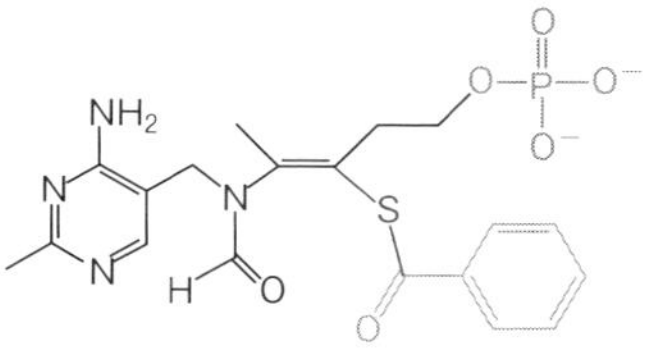

図17.3　高生体利用率を有するチアミン前駆物質

ベンフォチアミンのチオエステル結合は，他の化合物のジスルフィド結合と比較して，リン酸基を有するため，脂質に難溶性である。スルブチアミンは，他の3種類の化合物と比較して，対称性二量体である。Volvert *et al*.（2008）より改変。

ベンフォチアミンは，腸管粘膜に存在するエクト-アルカリホスファターゼによって，*S*-ベンゾイルチアミンへと脱リン酸化されてから吸収される（Volvert *et al*., 2008）。さらに親油性の*S*-ベンゾイルチアミンは刷子縁膜を通り，肝臓に存在するチオエステラーゼによって，チアミンへと加水分解される。これら3つの化合物は，輸送や分解の様式が異なるため，それぞれ作用に違いがあるが，いずれも等量のチアミンを投与した場合より血中チアミン濃度が高くなる。ベンフォチアミンは，主にトランスケトラーゼ活性の増強によって末梢組織で作用し，網膜症などの糖尿病合併症を予防する効果を持っている（Hammes *et al*., 2003）。しかしながら，ベンフォチアミンはげっ歯類の脳におけるチアミンリン酸誘導体の濃度を有意に増加させることはなかった。それは，これまで中枢神経作用に関する知見がなかったからである。しかし，ごく最近になって，ベンフォチアミンはアルツハイマー病のモデルマウスにおいて，認知機能の改善，アミロイド斑や神経原線維変化の劇的な抑制作用を有することが示された（Pan *et al*., 2010）。

抗チアミン物質

いくつかの合成チアミン拮抗薬が開発されている。最も強力なのものはピリチアミンであり，チアミン輸送とチアミンピロホスホキナーゼに対して高い競合的阻害作用を示す。オキシチアミン，アンプロリウム，および化学的に類似性がなく利尿作用のあるアミロライドもまた，チアミン輸送を阻害する（Bettendorff and Wins, 1994）。ピリチアミンは，チアミンピロホスホキナーゼに対して，チアミンに匹敵する親和性（$K_{m,\ app} < 1\ \mu M$）を持つ一方で，オキシチアミンの親和性は1,000倍も低い。両化合物は，チアミンピロホスホキナーゼによってリン酸化されるかもしれない。オキシチアミン二リン酸は，チアミン依存性酵素の強力な阻害剤であるが，ピリチアミン二リン酸は阻害しない。ピリチアミンは，チアミン欠乏飼料との併用により，げっ歯類を用いたウェルニッケ–コルサコフ症候群のモデルとして使われていた（Desjardins and Butterworth, 2005）。実際に，チアミン単独の栄養学的欠乏飼料では，チアミン欠乏症状が現れるまでに，少なくとも 4 週間を必要としていた。チアミン欠乏飼料にピリチアミンを加えて投与することで，10日間ほど，発症までの期間が短縮された。ピリチアミンは，オキシチアミンとは対照的に血液–脳関門を通過し，病変部位はヒトのウェルニッケ–コルサコフ症候群と非常に類似している。対照的に，オキシチアミンを投与した動物では神経学的症状は認められず，オキシチアミン二リン酸による ThDP 依存性酵素の阻害結果として，体重減少，食欲不振や心肥大などが生じるのであろう。

食物の保存料として加えられる亜硫酸塩は，ピリミジン部とチアゾール部を結合するメチレン橋部位でチアミンを切断することが知られており，亜硫酸塩が添加された肉で飼育されたイヌがチアミン欠乏となったケースがある（Singh *et al*., 2005）。早期の研究においては，3, 4–ジヒドロキシケイ皮酸（カフェイン酸）と類似物質が抗チアミン活性を有することが示唆されたが，その後，抗チアミン活性はないという反証する結果が示された（Horman and Brambilla, 1982）。

食料品のなかには，チアミナーゼ（チアミン分解酵素）が含まれているものがある。魚（例えば，コイ，バルト海ニシン，ナマズ）や甲殻類には，ピリミジントランスフェラーゼ（EC 2. 5. 1. 2）に分類される熱に不安定なチアミナーゼⅠが含有されている。これはシダ類（*Pteris aquilina*）による症例ではあるが，放牧されたウシやウマがシダ類を消費したとき，重篤なチアミン欠乏症になることがある。チアミナーゼは調理によって破壊されるが，チアミナーゼを含む食物を未加工のまま消費した場合は，ヒトでは脚気になるかもしれない。もうひとつのチアミナーゼであるチアミナーゼⅡ（EC 3. 5. 99. 2）は，微生物から発見され，チアミンをピリミジン部とチアゾール部に加水分解する。最近の結果では，この酵素は，チアミン分解経路よりもむしろチアミン再利用に関与することが示唆されている（Jenkins *et al*., 2007）。実際に，土壌中でチアミンはアミノピリミジンに分解され，いくつかの細菌ではチアミナーゼⅡが，アミノピリミジンからチアミン生合成に必要な基本単位であるヒドロキシピリミジンへの変換を触媒する。

将来の方向性

チアミンは，特徴を明らかにされた最初のビタミンであり，その発見からビタミンの概念が生じた。ほぼ 1 世紀経つが，まだ多くの問題が残されている。いくつかのチアミンリン酸誘導体は，現実にすべての細胞種において存在しているが，補因子としての役割が明らかに証明され，広く研究されているのは ThDP だけである。今後の研究では，すべてのリン酸誘導体の生物学的役割の研究にあてていくべきで，ThDP よりも，特に三リン酸誘導体は，チアミン欠乏時に観察される症状に関与する可能性がある。われわれは細胞の生存においてチアミン欠乏の影響に関する多くのことを学んできたが，まだ多くの疑問が残っている。特に，われわれはチアミン欠乏に対する特定の脳領域の選択的脆弱性につながる機序を明らかにする必要がある。しかしまた，糖尿病やアルツハイマー病におけるベンフォチアミンの有益な効果もまた，チアミン研究における刺激的な新しい分野を開いていくことになる。

謝　辞：LB は，科学研究助成財団（FRS–FNRS，ベルギー）の研究理事である。著者は，この原稿を査読頂いた Dr Pierre Wins に深く感謝する。

（田鶴谷（村山）惠子，廣村　信，山元誉子訳）

推奨文献

Bettendorff, L. (1994) Thiamine in excitable tissues: reflections on a non-cofactor role. *Metab Brain Dis* **9,** 183–209.

Bettendorff, L. and Wins, P. (2009) Thiamin diphosphate in biological chemistry: new aspects of thiamin metabolism, especially triphosphate derivatives acting other than as cofactors. *FEBS J* **276,** 2917–2925.

Bettendorff, L., Wirtzfeld, B., Makarchikov, A.F., *et al.* (2007) Discovery of a natural thiamine adenine nucleotide. *Nature Chem Biol* **3,** 211–212.

Carpenter, K.J. (2000) *Beriberi, White Rice, and Vitamin B: a Disease, a Cause, and a Cure.* University of California Press, Berkeley, CA.

Harper, C. (2009) The neuropathology of alcohol-related brain damage. *Alcohol Alcohol* **44,** 136–140.

Jordan, J. and Patel, M.S. (2004) *Thiamine. Catalytic Mechanisms in Normal and Disease States.* Marcel Dekker, New York.

Jurgenson, C.T., Begley, T.P., and Ealick, S.E. (2009) The structural and biochemical foundations of thiamin biosynthesis. *Annu Rev Biochem* **78,** 569–603.

Kawasaki, T. (1992) Vitamin B1: thiamine. In A.P. De Leenheer, W.E. Lambert, and H.J. Nelis (eds), *Modern Chromatographic Analysis of Vitamins*, Vol. 60. Marcel Dekker, New York, pp. 319–354.

Kluger, R. and Tittmann, K. (2008) Thiamin diphosphate catalysis: enzymic and nonenzymic covalent intermediates. *Chem Rev* **108,** 1797–1833.

McCandless, D.W. (2010) *Thiamine Deficiency and Associated Clinical Disorders.* Humana Press, New York.

[文　献]

Alexander-Kaufman, K. and Harper, C. (2009) Transketolase: observations in alcohol-related brain damage research. *Int J Biochem Cell Biol* **41,** 717–720.

Ashokkumar, B., Vaziri, N.D., and Said, H.M. (2006) Thiamin uptake by the human-derived renal epithelial (HEK-293) cells: cellular and molecular mechanisms. *Am J Physiol Renal Physiol* **291,** F796–805.

Balaghi, M. and Neal, R.A. (1977) Effect of chronic ethanol administration on thiamin metabolism in the rat. *J Nutr* **107,** 2144–2152.

Balaghi, M. and Pearson, W.N. (1966) Tissue and intracellular distribution of radioactive thiamine in normal and thiamine-deficient rats. *J Nutr* **89,** 127–132.

Barchi, R.L. and Braun, P.E. (1972) A membrane-associated thiamine triphosphatase from rat brain. Properties of the enzyme. *J Biol Chem* **247,** 7668–7673.

Barnerias, C., Saudubray, J.M., Touati, G., *et al.* (2010) Pyruvate dehydrogenase complex deficiency: four neurological phenotypes with differing pathogenesis. *Dev Med Child Neurol* **52,** e1–9.

Bettendorff, L. (1994a) Thiamine in excitable tissues: reflections on a non-cofactor role. *Metab Brain Dis* **9,** 183–209.

Bettendorff, L. (1994b) The compartmentation of phosphorylated thiamine derivatives in cultured neuroblastoma cells. *Biochim Biophys Acta* **1222,** 7–14.

Bettendorff, L. (1995) Thiamine homeostasis in neuroblastoma cells. *Neurochem Int* **26,** 295–302.

Bettendorff, L. and Wins, P. (1994) Mechanism of thiamine transport in neuroblastoma cells. Inhibition of a high affinity carrier by sodium channel activators and dependence of thiamine uptake on membrane potential and intracellular ATP. *J Biol Chem* **269,** 14379–14385.

Bettendorff, L., Kolb, H.A., and Schoffeniels, E. (1993) Thiamine triphosphate activates an anion channel of large unit conductance in neuroblastoma cells. *J Mem Biol* **136,** 281–288.

Bettendorff, L., Mastrogiacomo, F., Kish, S.J., *et al.* (1996) Thiamine, thiamine phosphates, and their metabolizing enzymes in human brain. *J Neurochem* **66,** 250–258.

Bettendorff, L., Mastrogiacomo, F., Wins, P., *et al.* (1997) Low thiamine diphosphate levels in brains of patients with frontal lobe degeneration of the non-Alzheimer's type. *J Neurochem* **69,** 2005–2010.

Bettendorff, L., Michel-Cahay, C., Grandfils, C., *et al.* (1987) Thiamine triphosphate and membrane-associated thiamine phosphatases in the electric organ of *Electrophorus electricus. J Neurochem* **49,** 495–502.

Bettendorff, L., Peeters, M., Jouan, C., *et al.* (1991) Determination of thiamin and its phosphate esters in cultured neurons and astrocytes using an ion-pair reversed-phase high-performance liquid chromatographic method. *Anal Biochem* **198,** 52–59.

Bettendorff, L., Weekers, L., Wins, P., *et al.* (1990) Injection of sulbutiamine induces an increase in thiamine triphosphate in rat tissues. *Biochem Pharmacol* **40,** 2557–2560.

Bettendorff, L., Wins, P., and Lesourd, M. (1994) Subcellular localization and compartmentation of thiamine derivatives in rat brain. *Biochim Biophys Acta* **1222,** 1–6.

Bettendorff, L., Wins, P., and Schoffeniels, E. (1988) Thiamine triphosphatase from *Electrophorus* electric organ is anion-dependent and irreversibly inhibited by 4,4′-diisothiocyanostilbene-2,2′disulfonic acid. *Biochem Biophys Res Commun* **154,** 942–947.

Bettendorff, L., Wirtzfeld, B., Makarchikov, A.F., *et al.* (2007) Discovery of a natural thiamine adenine nucleotide. *Nature Chem Biol* **3,** 211–212.

Bizot, J.C., Herpin, A., Pothion, S., *et al.* (2005) Chronic treatment with sulbutiamine improves memory in an object recognition task and reduces some amnesic effects of dizocilpine in a spatial delayed-non-match-to-sample task. *Prog Neuro-Psychopharmacol Biol Psychiatr* **29,** 928–935.

Breslow, R. (1958) On the mechanism of thiamine action. IV.1 Evidence from studies on model systems. *J Am Chem Soc* **80,** 3719–3726.

Butterworth, R.F. (1987) Thiamin malnutrition and brain development. In Rassin, D.K., Haber, B., and Drujan, B. (eds)., *Basic and Clinical Aspects of Nutrition and Brain Development*, Vol. 16. Alan R Liss, New York, pp. 287–304.

Butterworth, R.F. (2003) Thiamin deficiency and brain disorders. *Nutr Res Rev* **16,** 277–284.

Butterworth, R.F., Gaudreau, C., Vincelette, J., *et al.* (1991) Thiamine deficiency and Wernicke's encephalopathy in AIDS. *Metab Brain Dis* **6,** 207–212.

Carpenter, K.J. (2000) *Beriberi, White Rice, and Vitamin B: a Disease, a Cause, and a Cure.* University of California Press, Berkeley, CA.

Cascante, M., Centelles, J.J., Veech, R.L., *et al.* (2000) Role of thiamin (vitamin B-1) and transketolase in tumor cell proliferation. *Nutr Cancer* **36,** 150–154.

Casirola, D., Ferrari, G., Gastaldi, G., *et al.* (1988) Transport of thiamine by brush-border membrane vesicles from rat small intestine. *J Physiol* **398,** 329–339.

Chen, M.F., Chen, L.T., Gold, M., *et al.* (1996) Plasma and erythrocyte thiamin concentrations in geriatric outpatients. *J Am Coll Nutr* **15,** 231–236.

Coy, J.F., Dressler, D., Wilde, J., *et al.* (2005) Mutations in the transketolase-like gene TKTL1: clinical implications for neurodegenerative diseases, diabetes and cancer. *Clin Lab* **51,** 257–273.

Coy, J.F., Dubel, S., Kioschis, P., *et al.* (1996) Molecular cloning of tissue-specific transcripts of a transketolase-related gene: implications for the evolution of new vertebrate genes. *Genomics* **32,** 309–316.

Czerniecki, J., Chanas, G., Verlaet, M., *et al.* (2004) Neuronal localization of the 25-kDa specific thiamine triphosphatase in rodent brain. *Neuroscience* **125,** 833–840.

Davis, R.E. and Icke, G.C. (1983) Clinical chemistry of thiamin. *Adv Clin Chem* **23,** 93–140.

Debs, R., Depienne, C., Rastetter, A., *et al.* (2010) Biotin-responsive basal ganglia disease in ethnic Europeans with novel SLC19A3 mutations. *Arch Neurol* **67,** 126–130.

De Caro, L., Rindi, G., and De Giuseppe, L. (1961) Contents in rat tissue of thiamine and its phosphates during dietary thiamine deficiency. *Int Z Vitaminforsch* **31,** 333–340.

Depeint, F., Bruce, W.R., Shangari, N., *et al.* (2006) Mitochondrial function and toxicity: role of the B vitamin family on mitochondrial energy metabolism. *Chem Biol Interact* **163,** 94–112.

Desjardins, P. and Butterworth, R.F. (2005) Role of mitochondrial dysfunction and oxidative stress in the pathogenesis of selective neuronal loss in Wernicke's encephalopathy. *Mol Neurobiol* **31,** 17–26.

Dutta, B., Huang, W., Molero, M., *et al.* (1999) Cloning of the human thiamine transporter, a member of the folate transporter family. *J Biol Chem* **274,** 31925–31929.

Eder, L., Hirt, L., and Dunant, Y. (1976) Possible involvement of thiamine in acetylcholine release. *Nature* **264,** 186–188.

Eijkman, C. (1990) Report of the investigations carried out in the laboratory of pathology and bacteriology, Weltevreden, during the year 1895. VI. Polyneuritis in chickens. New contributions to the etiology of the disease. 1896. *Nutr Rev* **48,** 243–246.

Eudy, J.D., Spiegelstein, O., Barber, R.C., *et al.* (2000) Identification and characterization of the human and mouse SLC19A3 gene: a novel member of the reduced folate family of micronutrient transporter genes. *Mol Genet Metab* **71,** 581–590.

Fattal-Valevski, A., Kesler, A., Sela, B.A., *et al.* (2005) Outbreak of life-threatening thiamine deficiency in infants in Israel caused by a defective soy-based formula. *Pediatrics* **115,** e233–e238.

Fayol, V. (1997) High-performance liquid chromatography determination of total thiamin in biological and food products. *Methods Enzymol* **279,** 57–66.

Fleming, J.C., Steinkamp, M.P., Kawatsuji, R., *et al.* (2001) Characterization of a murine high-affinity thiamine transporter, Slc19a2. *Mol Genet Metab* **74,** 273–280.

Fleming, J.C., Tartaglini, E., Steinkamp, M.P., *et al.* (1999) The gene mutated in thiamine-responsive anaemia with diabetes and deafness (TRMA) encodes a functional thiamine transporter. *Nature Genet* **22,** 305–308.

Foulon, V., Antonenkov, V.D., Croes, K., *et al.* (1999) Purification, molecular cloning, and expression of 2-hydroxyphytanoyl-CoA lyase, a peroxisomal thiamine pyrophosphate-dependent enzyme that catalyzes the carbon–carbon bond cleavage during alpha-oxidation of 3-methyl-branched fatty acids. *Proc Natl Acad Sci* **96,** 10039–10044.

Frédérich, M., Delvaux, D., Gigliobianco, T., *et al.* (2009) Thiaminylated adenine nucleotides. Chemical synthesis, structural characterization and natural occurrence *FEBS J* **276,** 3256–3268.

Fujiwara, M., Watanabe, H., and Katsui, K. (1954) Allithiamine, a newly found derivative of vitamin B1. *J Biochem* **41,** 29–39.

Fukuwatari, T., Yoshida, E., Takahashi, K., *et al.* (2010) Effect of fasting on the urinary excretion of water-soluble vitamins in humans and rats. *J Nutr Sci Vitaminol (Tokyo)* **56,** 19–26.

Gangolf, M., Czerniecki, J., Radermecker, M., *et al.* (2010a) Thiamine status in humans and content of phosphorylated thiamine derivatives in biopsies and cultured cells. *PLoS One* **5,** e13616.

Gangolf, M., Wins, P., Thiry, M., *et al.* (2010b) Thiamine triphosphate synthesis in rat brain occurs in mitochondria and is coupled to the respiratory chain. *J Biol Chem* **285,** 583–594.

Gastaldi, G., Casirola, D., Ferrari, G., *et al.* (1989) Effect of chronic ethanol administration on thiamine transport in microvillous vesicles of rat small intestine. *Alcohol Alcohol* **24,** 83–89.

Gastaldi, G., Cova, E., Verri, A., *et al.* (2000) Transport of thiamin in rat renal brush border membrane vesicles. *Kidney Int* **57,** 2043–2054.

Gastaldi, G., Laforenza, U., Ferrari, G., *et al.* (1992) Age-related thiamin transport by small intestinal microvillous vesicles of rat. *Biochim Biophys Acta* **1105,** 271–277.

Gigliobianco, T., Lakaye, B., Makarchikov, A.F., *et al.* (2008) Adenylate kinase-independent thiamine triphosphate accumulation under severe energy stress in *Escherichia coli*. *BMC Microbiol* **8,** 16.

Gigliobianco, T., Lakaye, B., Wins, P., *et al.* (2010) Adenosine thiamine triphosphate accumulates in *Escherichia coli* cells in response to specific conditions of metabolic stress. *BMC Microbiol* **10,** 148.

Gold, M., Chen, M.F., and Johnson, K. (1995) Plasma and red blood cell thiamine deficiency in patients with dementia of the Alzheimer's type. *Arch Neurol* **52,** 1081–1086.

Greenwood, J., Love, E.R., and Pratt, O.E. (1982) Kinetics of thiamine transport across the blood–brain barrier in the rat. *J Physiol* **327,** 95–103.

Greenwood, J., Luthert, P.J., Pratt, O.E., *et al.* (1986) Transport of thiamin across the blood–brain barrier of the rat in the absence of aerobic metabolism. *Brain Res* **399,** 148–151.

Grijns, G. (1901) Over polyneuritis gallinarum. I. *Geneeskundig Tijdschr Nederlandsch Indië* **41,** 3–110.

Guerrini, I., Thomson, A.D., Cook, C.C., *et al.* (2005) Direct genomic PCR sequencing of the high affinity thiamine transporter (SLC19A2) gene identifies three genetic variants in Wernicke Korsakoff syndrome (WKS). *Am J Med Genet B Neuropsychiatr Genet* **137B,** 17–19.

Hammes, H.P., Du, X., Edelstein, D., *et al.* (2003) Benfotiamine blocks three major pathways of hyperglycemic damage and prevents experimental diabetic retinopathy. *Nature Med* **9,**

294–299.

Harper, C. (1998) The neuropathology of alcohol-specific brain damage, or does alcohol damage the brain? *J Neuropathol Exp Neurol* **57,** 101–110.

Harper, C. (2009) The neuropathology of alcohol-related brain damage. *Alcohol Alcohol* **44,** 136–140.

Hazell, A.S. and Butterworth, R.F. (2009) Update of cell damage mechanisms in thiamine deficiency: focus on oxidative stress, excitotoxicity and inflammation. *Alcohol Alcohol* **44,** 141–147.

Heroux, M. and Butterworth, R.F. (1995) Regional alterations of thiamine phosphate esters and of thiamine diphosphate-dependent enzymes in relation to function in experimental Wernicke's encephalopathy. *Neurochem Res* **20,** 87–93.

Heroux, M., Raghavendra Rao, V.L., Lavoie, J., *et al.* (1996) Alterations of thiamine phosphorylation and of thiamine-dependent enzymes in Alzheimer's disease. *Metab Brain Dis* **11,** 81–88.

Horman, I. and Brambilla, E. (1982) The alleged antithiamine activity of o-diphenols: an artefact of oxygen in the thiochrome method? *Int J Vitaminol Nutr Res* **52,** 134–142.

Ishii, K., Sarai, K., Sanemori, H., *et al.* (1979) Concentrations of thiamine and its phosphate esters in rat tissues determined by high-performance liquid chromatography. *J Nutr Sci Vitaminol (Tokyo)* **25,** 517–523.

Jansen, B.C.P. and Donath, W.F. (1926) On the isolation of anti-beriberi vitamin. *Proc Koninklijke Ned Akad Wetensch* **29,** 1390–1400.

Jenkins, A.H., Schyns, G., Potot, S., *et al.* (2007) A new thiamin salvage pathway. *Nat Chem Biol* **3,** 492–497.

Jurgenson, C.T., Begley, T.P., and Ealick, S.E. (2009) The structural and biochemical foundations of thiamin biosynthesis. *Annu Rev Biochem* **78,** 569–603.

Kawasaki, T. (1992) Vitamin B1: Thiamine. In A.P. De Leenheer, W.E. Lambert, and H.J. Nelis (eds), *Modern Chromatographic Analysis of Vitamins*, Vol. 60. Marcel Dekker, New York, pp. 319–354.

Kono, S., Miyajima, H., Yoshida, K., *et al.* (2009) Mutations in a thiamine-transporter gene and Wernicke's-like encephalopathy. *New Engl J Med* **360,** 1792–1794.

Kopelman, M.D., Thomson, A.D., Guerrini, I., *et al.* (2009) The Korsakoff syndrome: clinical aspects, psychology and treatment. *Alcohol Alcohol* **44,** 148–154.

Korner, R.W., Vierzig, A., Roth, B., *et al.* (2009) Determination of thiamin diphosphate in whole blood samples by high-performance liquid chromatography – a method suitable for pediatric diagnostics. *J Chromatogr B* **877,** 1882–1886.

Laforenza, U., Patrini, C., Alvisi, C., *et al.* (1997) Thiamine uptake in human intestinal biopsy specimens, including observations from a patient with acute thiamine deficiency. *Am J Clin Nutr* **66,** 320–326.

Laforenza, U., Patrini, C., Gastaldi, G., *et al.* (1990) Effects of acute and chronic ethanol administration on thiamine metabolizing enzymes in some brain areas and in other organs of the rat. *Alcohol Alcohol* **25,** 591–603.

Lakaye, B., Makarchikov, A.F., Antunes, A.F., *et al.* (2002) Molecular characterization of a specific thiamine triphosphatase widely expressed in mammalian tissues. *J Biol Chem* **277,** 13771–13777.

Lakaye, B., Wirtzfeld, B., Wins, P., *et al.* (2004) Thiamine triphosphate, a new signal required for optimal growth of *Escherichia coli* during amino acid starvation. *J Biol Chem* **279,** 17142–17147.

Lindhurst, M.J., Fiermonte, G., Song, S., *et al.* (2006) Knockout of Slc25a19 causes mitochondrial thiamine pyrophosphate depletion, embryonic lethality, CNS malformations, and anemia. *Proc Natl Acad Sci USA* **103,** 15927–15932.

Lockman, P.R., Mumper, R.J., and Allen, D.D. (2003) Evaluation of blood–brain barrier thiamine efflux using the in situ rat brain perfusion method. *J Neurochem* **86,** 627–634.

Lonsdale, D., Shamberger, R.J., and Audhya, T. (2002) Treatment of autism spectrum children with thiamine tetrahydrofurfuryl disulfide: a pilot study. *Neuroendocrinol Lett* **23,** 303–308.

Lumeng, L., Edmondson, J.W., Schenker, S., *et al.* (1979) Transport and metabolism of thiamin in isolated rat hepatocytes. *J Biol Chem* **254,** 7265–7268.

Makarchikov, A.F., Brans, A., and Bettendorff, L. (2007) Thiamine diphosphate adenylyl transferase from *E. coli*: functional characterization of the enzyme synthesizing adenosine thiamine triphosphate *BMC Biochemistry* **8,** 17.

Makarchikov, A.F., Lakaye, B., Gulyai, I.E., *et al.* (2003) Thiamine triphosphate and thiamine triphosphatase activities: from bacteria to mammals. *Cell Mol Life Sci* **60,** 1477–1488.

Marobbio, C.M., Vozza, A., Harding, M., *et al.* (2002) Identification and reconstitution of the yeast mitochondrial transporter for thiamine pyrophosphate. *EMBO J* **21,** 5653–5661.

Mastrogiacomo, F., Bettendorff, L., Grisar, T., *et al.* (1996a) Brain thiamine, its phosphate esters, and its metabolizing enzymes in Alzheimer's disease. *Ann Neurol* **39,** 585–591.

Mastrogiacomo, F., Lindsay, J.G., Bettendorff, L., *et al.* (1996b) Brain protein and alpha-ketoglutarate dehydrogenase complex activity in Alzheimer's disease. *Ann Neurol* **39,** 592–598.

McCool, B.A., Plonk, S.G., Martin, P.R., *et al.* (1993) Cloning of human transketolase cDNAs and comparison of the nucleotide sequence of the coding region in Wernicke–Korsakoff and non-Wernicke–Korsakoff individuals. *J Biol Chem* **268,** 1397–1404.

McCourt, J.A., Nixon, P.F., and Duggleby, R.G. (2006) Thiamin nutrition and catalysis-induced instability of thiamin diphosphate. *Br J Nutr* **96,** 636–638.

McGready, R., Simpson, J.A., Cho, T., *et al.* (2001) Postpartum thiamine deficiency in a Karen displaced population. *Am J Clin Nutr*, **74,** 808–813.

Molina, J.A., Jimenez-Jimenez, F.J., Hernanz, A., *et al.* (2002) Cerebrospinal fluid levels of thiamine in patients with Alzheimer's disease. *J Neural Transm* **109,** 1035–1044.

Mukherjee, A.B., Svoronos, S., Ghazanfari, A., *et al.* (1987) Transketolase abnormality in cultured fibroblasts from familial chronic alcoholic men and their male offspring. *J Clin Invest* **79,** 1039–1043.

Nabokina, S.M., Reidling, J.C., and Said, H.M. (2005) Differentiation-dependent up-regulation of intestinal thiamin uptake: cellular and molecular mechanisms. *J Biol Chem* **280,** 32676–32682.

Neal, R.A. and Pearson, W.N. (1964) Studies of thiamine metabolism in the rat. I. Metabolic products found in urine. *J Nutr* **83,** 343–350.

Nghiêm, H.O., Bettendorff, L., and Changeux, J.P. (2000) Specific phosphorylation of *Torpedo* 43K rapsyn by endogenous kinase(s) with thiamine triphosphate as the phosphate donor.

FASEB J **14,** 543–554.

Nixon, P.F., Jordan, L., Zimitat, C., *et al.* (2008) Choroid plexus dysfunction: the initial event in the pathogenesis of Wernicke's encephalopathy and ethanol intoxication. *Alcohol Clin Exp Res* **32,** 1513–1523.

Nozaki, S., Mizuma, H., Tanaka, M., *et al.* (2009) Thiamine tetrahydrofurfuryl disulfide improves energy metabolism and physical performance during physical-fatigue loading in rats. *Nutr Res,* **29,** 867–872.

Oishi, K., Hirai, T., Gelb, B.D., *et al.* (2001) Slc19a2: cloning and characterization of the murine thiamin transporter cDNA and genomic sequence, the orthologue of the human TRMA gene. *Mol Genet Metab* **73,** 149–159.

Oishi, K., Hofmann, S., Diaz, G.A., *et al.* (2002) Targeted disruption of Slc19a2, the gene encoding the high-affinity thiamin transporter Thtr-1, causes diabetes mellitus, sensorineural deafness and megaloblastosis in mice. *Hum Mol Genet* **11,** 2951–2960.

Pan, X., Gong, N., Zhao, J., *et al.* (2010) Powerful beneficial effects of benfotiamine on cognitive impairment and beta-amyloid deposition in amyloid precursor protein/presenilin-1 transgenic mice. *Brain* **133,** 1342–1351.

Pearson, W.N., Hung, E., Darby, W.J.J., *et al.* (1966) Excretion of metabolites of 14C-pyrimidine-labeled thimine by the rat at different levels of thiamine intake. *J Nutr* **89,** 133–142.

Peterson, J.W., Gubler, C.J., and Kuby, S.A. (1975) Partial purification and properties of thiamine pyrophosphokinase from pig brain. *Biochim Biophys Acta* **397,** 377–394.

Poggi, V., Longo, G., DeVizia, B., *et al.* (1984) Thiamin-responsive megaloblastic anaemia: a disorder of thiamin transport? *J Inher Metab Dis* **7**(Suppl 2)**,** 153–154.

Rajgopal, A., Edmondson, A., Goldman, I.D., *et al.* (2001) SLC19A3 encodes a second thiamine transporter ThTr2. *Biochim Biophys Acta* **1537,** 175–178.

Reidling, J.C. and Said, H.M. (2005) Adaptive regulation of intestinal thiamin uptake: molecular mechanism using wild-type and transgenic mice carrying hTHTR-1 and -2 promoters. *Am J Physiol Gastrointest Liver Physiol* **288,** G1127–1134.

Reidling, J.C., Lambrecht, N., Kassir, M., *et al.* (2010) Impaired intestinal vitamin B1 (thiamin) uptake in thiamin transporter-2-deficient mice. *Gastroenterology* **138,** 1802–1809.

Rindi, G. and Ferrari, G. (1977) Thiamine transport by human intestine in vitro. *Experientia* **33,** 211–213.

Rindi, G., Casirola, D., Poggi, V., *et al.* (1992) Thiamine transport by erythrocytes and ghosts in thiamine-responsive megaloblastic anaemia. *J Inherit Metab Dis* **15,** 231–242.

Rindi, G., Imarisio, L., and Patrini, C. (1986) Effects of acute and chronic ethanol administration on regional thiamin pyrophosphokinase activity of the rat brain. *Biochem Pharmacol* **35,** 3903–3908.

Rindi, G., Patrini, C., Comincioli, V., *et al.* (1980) Thiamine content and turnover rates of some rat nervous regions, using labeled thiamine as a tracer. *Brain Res* **181,** 369–380.

Rindi, G., Patrini, C., Laforenza, U., *et al.* (1994) Further studies on erythrocyte thiamin transport and phosphorylation in seven patients with thiamin-responsive megaloblastic anaemia. *J Inherit Metab Dis* **17,** 667–677.

Romanenko, A.V. (1990) A new way of muscle activity regulation: thiamine participation in neuromuscular transmission. *Muscle Motil* **2,** 151–153.

Roser, R.L., Andrist, A.H., Harrington, W.H., *et al.* (1978) Determination of urinary thiamine by high-pressure liquid chromatography utilizing the thiochrome fluorescent method. *J Chromatogr* **146,** 43–53.

Said, H.M., Balamurugan, K., Subramanian, V.S., *et al.* (2004) Expression and functional contribution of hTHTR-2 in thiamin absorption in human intestine. *Am J Physiol Gastrointest Liver Physiol* **286,** G491–498.

Said, H.M., Ortiz, A., Subramanian, V.S., *et al.* (2001) Mechanism of thiamine uptake by human colonocytes: studies with cultured colonic epithelial cell line NCM460. *Am J Physiol Gastrointest Liver Physiol* **281,** G144–150.

Said, H.M., Reidling, J.C., and Ortiz, A. (2002) Cellular and molecular aspects of thiamin uptake by human liver cells: studies with cultured HepG2 cells. *Biochim Biophys Acta* **1567,** 106–112.

Sanemori, H. and Kawasaki, T. (1982) Thiamine triphosphate metabolism and its turnover in the rat liver. *Experientia* **38,** 1044–1045.

Sanemori, H., Ueki, H., and Kawasaki, T. (1980) Reversed-phase high-performance liquid chromatographic analysis of thiamine phosphate esters at subpicomole levels. *Anal Biochem* **107,** 451–455.

Shikata, H., Egi, Y., Koyama, S., *et al.* (1989a) Properties of the thiamin triphosphate-synthesizing activity catalyzed by adenylate kinase (isoenzyme 1). *Biochem Int* **18,** 943–949.

Shikata, H., Koyama, S., Egi, Y., *et al.* (1989b) Cytosolic adenylate kinase catalyzes the synthesis of thiamin triphosphate from thiamin diphosphate. *Biochem Int* **18,** 933–941.

Shimomura, T., Mori, E., Hirono, N., *et al.* (1998) Development of Wernicke–Korsakoff syndrome after long intervals following gastrectomy. *Arch Neurol* **55,** 1242–1245.

Sica, D.A. (2007) Loop diuretic therapy, thiamine balance, and heart failure. *Congestive Heart Failure* **13,** 244–247.

Singh, M., Thompson, M., Sullivan, N., *et al.* (2005) Thiamine deficiency in dogs due to the feeding of sulphite preserved meat. *Aust Vet J* **83,** 412–417.

Smidt, L.J., Cremin, F.M., Grivetti, L.E., *et al.* (1991) Influence of thiamin supplementation on the health and general well-being of an elderly Irish population with marginal thiamin deficiency. *J Gerontol* **46,** M16–22.

Song, J., Bettendorff, L., Tonelli, M., *et al.* (2008) Structural basis for the catalytic mechanism of mammalian 25-kDa thiamine triphosphatase. *J Biol Chem* **283,** 10939–10948.

Spector, R. and Johanson, C.E. (2007) Vitamin transport and homeostasis in mammalian brain: focus on vitamins B and E. *J Neurochem* **103,** 425–438.

Stagg, A.R., Fleming, J.C., Baker, M.A., *et al.* (1999) Defective high-affinity thiamine transporter leads to cell death in thiamine-responsive megaloblastic anemia syndrome fibroblasts. *J Clin Invest* **103,** 723–729.

Subramanian, V.S., Marchant, J.S., and Said, H.M. (2006) Biotin-responsive basal ganglia disease-linked mutations inhibit thiamine transport via the human thiamine transporter-2 (hTHTR2): biotin is not a substrate for hTHTR2. *Am J Physiol Cell Physiol* **291,** C851–C859.

Subramanya, S.B., Subramanian, V.S., and Said, H.M. (2010) Chronic alcohol consumption and intestinal thiamin absorption: effects on physiological and molecular parameters of the uptake process. *Am J Physiol Gastrointest Liver Physiol* **299,** G23–31.

Takaki, K. (1885) On the cause and prevention of Kak'ke. *Sei-i-kai Medical J* **4** (Suppl 4), 29–37.

Thurman, J.E. and Mooradian, A.D. (1997) Vitamin supplementation therapy in the elderly. *Drugs Aging* **11,** 433–449.

van Zaanen, H.C. and van der Lelie, J. (1992) Thiamine deficiency in hematologic malignant tumors. *Cancer* **69,** 1710–1713.

Victor, M., Adams, R.D., and Collins, G.H. (1989) *The Wernicke-Korsakoff Syndrome and Related Neurological Disorders due to Alcoholism and Malnutrition.* F.A. Davies, Philadelphia.

Vlasova, T.I., Stratton, S.L., Wells, A.M., *et al.* (2005) Biotin deficiency reduces expression of SLC19A3, a potential biotin transporter, in leukocytes from human blood. *J Nutr* **135,** 42–47.

Vognar, L. and Stoukides, J. (2009) The role of low plasma thiamin levels in cognitively impaired elderly patients presenting with acute behavioral disturbances. *J Am Geriatr Soc* **57,** 2166–2168.

Volvert, M.L., Seyen, S., Piette, M., *et al.* (2008) Benfotiamine, a synthetic S-acyl thiamine derivative, has different mechanisms of action and a different pharmacological profile than lipid-soluble thiamine disulfide derivatives. *BMC Pharmacol* **8,** 10.

Wang, Y., Zhao, R., Russell, R.G., *et al.* (2001) Localization of the murine reduced folate carrier as assessed by immunohistochemical analysis. *Biochim Biophys Acta* **1513,** 49–54.

Wilkinson, T.J., Hanger, H.C., Elmslie, J., *et al.* (1997) The response to treatment of subclinical thiamine deficiency in the elderly. *Am J Clin Nutr* **66,** 925–928.

Williams, R.R. and Cline, J.K. (1936) Synthesis of vitamin B1. *J Am Chem Soc* **58,** 1504–1505.

Xu, X., Zur Hausen, A., Coy, J.F., *et al.* (2009) Transketolase-like protein 1 (TKTL1) is required for rapid cell growth and full viability of human tumor cells. *Int J Cancer* **124,** 1330–1337.

Yoshioka, K. (1984) Some properties of the thiamine uptake system in isolated rat hepatocytes. *Biochim Biophys Acta* **778,** 201–209.

Zeng, W.Q., Al-Yamani, E., Acierno, J.S., Jr, *et al.* (2005) Biotin-responsive basal ganglia disease maps to 2q36.3 and is due to mutations in SLC19A3. *Am J Human Genet* **77,** 16–26.

Zhao, R., Gao, F., and Goldman, I.D. (2002) Reduced folate carrier transports thiamine monophosphate: an alternative route for thiamine delivery into mammalian cells. *Am J Physiol Cell Physiol* **282,** C1512–C1517.

Zhao, R., Gao, F., Wang, Y., *et al.* (2001) Impact of the reduced folate carrier on the accumulation of active thiamin metabolites in murine leukemia cells. *J Biol Chem* **276,** 1114–1118.

18
リボフラビン

Donald B. McCormick

要　約

リボフラビン（ビタミンB_2）は一連の天然イソアロキサジン誘導体（フラビン）のなかで，最も主要なものである。さまざまな細菌，酵母，高等植物はこれらを生合成できる。しかし，ほとんどの動物はフラビンを生合成できず，そのため，遊離のリボフラビンあるいはフラビン補酵素として食物から摂取しなければならない。フラビン補酵素として摂取されたフラビンは，消化管で加水分解され，遊離のリボフラビンとなる。特異的かつ促進的な機構や受動拡散により細胞内に取り込まれた後，リボフラビンはキナーゼやシンテターゼにより，補酵素であるフラビンモノヌクレオチド（flavin mononucleotide：FMN）やフラビンアデニンジヌクレオチド（flavin adenine dinucleotide：FAD）に変換される。これらの補酵素は，多くの酸化還元酵素に組み込まれて作用する。このような酵素の例として，FAD依存性グルタチオンレダクターゼやFMN依存性ピリドキシン（ピリドキサミン）リン酸オキシダーゼがある。この2つの酵素は，ヒトのリボフラビン栄養状態を反映する赤血球生化学指標として有用である。フラビン補酵素がポリペプチド骨格に共有結合したフラビン酵素も散見される。例として，哺乳類ミトコンドリアに存在するモノアミンオキシダーゼ（8α-*S*-システイニル-FADを持つ）やコハク酸デヒドロゲナーゼ・サルコシンデヒドロゲナーゼ（8α-N^3-ヒスチジル-FADを持つ）がある。

リボフラビンは多くの食品に含有されている。特に，腎臓・肝臓・チーズ・卵・牛乳に豊富である。大部分は補酵素の形で存在し，消化管で加水分解を受け，遊離リボフラビンとなる。リボフラビンの可溶性は高くないため，組織への過剰負荷や潜在的毒性は抑えられる。リボフラビン吸収は，特異的・飽和型吸収機構で，細胞レベルで行われ，その後，アルブミンや，それより結合の強い免疫グロブリンにより，哺乳類の血漿中を運ばれる。ヒトなどの哺乳類では，リボフラビンとそれから生じる生成物のかなりの割合が尿中に排泄され，母乳中に分泌される。体内での加水分解や酸化反応の結果として，尿中には多種類のフラビン分解産物が排泄される。このような反応として，組織における混合機能酸化による遊離フラビンのメチル基の酸素添加や，消化管微生物叢の働きや皮膚の光線曝露を主因とするリビチル側鎖の切断がある。

栄養不足の原因には，摂取量の不足とともに，頻度は低いが，体内代謝動態の異常がある。近年，機能性フラビンタンパク質の形成不全をきたす遺伝的障害に関する知見が増えている。例えば，ミトコンドリアにおける電子伝達や脂肪酸アシルCoAのβ酸化に関与するフラビンタンパク質の異常がある。これらの比較的まれな疾病のなかには，サプリメントが奏功するものがある。しかし健常人は，リボフラビン強化した食物も含め，種類豊富な食事をすることにより十分な量のリボフラビンを摂取している。

はじめに

リボフラビン（riboflavin）は，リボース（ribose）に似た部分構造を持つことと黄色いこと（ラテン語の*flavus*）から名づけられた。また，歴史的に水溶性ビタミンB複合体の2番目のビタミンとしてビタミンB_2とも呼ばれている。このビタミンの研究初期の歴史は，1940年代のSebrellとHarrisの編集による一連の書籍に詳しく載っており，また，より新しい書籍の章にも要約されている（McCormick, 1988；Combs, 1998）。フラビンの単離・合成，特性解析，定量に関する方法論のほとんどは，McCormickら（1970〜1997）の編集による，『*Vitamins and Coenzymes*』のシリーズに掲載されている。新規のフラビンやフラビンタンパク質，およびそれらが関与する酸化還元（レドックス）反応に関する知見は，日々増加しており，1960年以来3年ごとに開催されるシンポジウムで発表されている。直近の第16回シンポジウムの論文集は2008年に出版されている（Frago *et al*., 2008a）。フラビン酵素関連の最近の論文をみると，生化学的知見が増えていることがわかる（Gadda, 2010参照）。ヒトが要求するすべてのビタミンを対象に書かれた本（McCormick, 2006；Rivlin, 2007）に，リボフラビンと補酵素の化学的性質を含めた研究史についての，比較的新しい総説がある。本章では，本書『*Present Knowledge in Nutrition*（日本語訳：『最新栄養学』建帛社刊）』（McCormick, 1990；Rivlin, 2006）の既報以降の新情報を記載している。

天然フラビン

5-デアザフラビン以外の天然フラビンは，どれもイソアロキサジンである。イソアロキサジンは，1，3，5位に窒素原子を持つ三環性化合物であるアロキサジンの10位置換誘導体である（訳注：ここの記述は不正確と思われる。通常，図18.3のルミクロムの7, 8-メチル基が水素に置換されたものをアロキサジン，その1-水素が10-水素に移動した互変異性体をイソアロキサジンといい，7, 8-ジメチルイソアロキサジンの誘導体をフラビンと総称する）。天然フラビンの構造の多様性を図18.1にまとめた。1位から5位にかけての破線は，酸化型（キノイド），1電子還元型（セミキノイドまたはラジカル），完全還元型（ヒドロキノイド）のすべてに対応するためのものである。約35種類のフラボキノンが天然物から単離されている。

リボフラビン（7, 8-ジメチル-10-[1′-D-リビチル]イソアロキサジン）は黄色の蛍光性化合物で，動物界・植物界に広く分布している。細菌類や菌類，特にリボフラビンを大量に生合成する*Ashbya gossypii*と*Eremothecium*

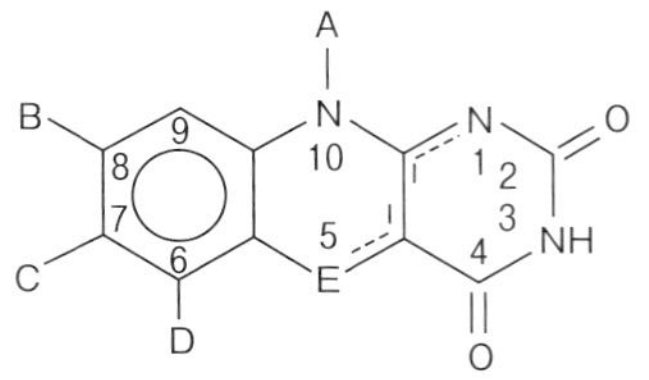

図18.1　天然のフラビンとその誘導体の構造
種々のフラビンの置換された部位は本文や表に示した。

*ashbyii*を用いた研究により，グアノシン三リン酸（GTP）を起点とする経路がみつかった。この経路のほとんどの中間体や酵素の性質は，この半世紀あまりの間に解明が進み，さらに近年，分子レベルで詳細が明らかになっている（Bacher *et al*., 2000, 2001）。*Bacillus subtilis*の2つの機能を持つ酵素（訳注：これはリボフラビンの生合成に関与する）の結晶構造の研究から，N末端のデアミナーゼドメインはシチジンデアミナーゼスーパーファミリーに属し，C末端のレダクターゼドメインは，ジヒドロ葉酸レダクターゼに似ていることが示された（Chen *et al*., 2006）。リボフラビンと葉酸の生合成に関与するこれら2つの還元酵素は，おそらくひとつの祖先遺伝子から進化したものである。このことは，GTPを起点とし，シクロヒドロラーゼを要求するという点でイソアロキサジン系とプテリン系の生合成の初期段階が類似していることを再認識させる。古細菌（*Methanococcus jannaschii*）と非古細菌（*Escherichia coli*）のリボフラビンシンターゼにより5-アミノ-6-リビチルアミノ-2, 4(1H, 3H)-ピリミジンジオンとリボフラビンが生じるが，これらの酵素の中では，6, 7-ジメチル-8-リビチルルマジンの不均化によりジアステレオマーの五環性中間体が生じている（Illarionov *et al*., 2005）。ほとんどのフラビン類はリボフラビンから生じるが，少なくとも2つの例外がある。*Streptomyces davawensis*によって作られるロゼオフラビン（8-ジメチルアミノ基を持つ）と*Methanobacterium* sp. により作られる補酵素F_{420}（5-カルバー5-デアザ核を持つ）は，通常のフラビン生合成とは異なる経路で合成される。天然フラビンの構造を表18.1にまとめた（A〜Eは図18.1の置換基に対応する）。高等生物，とりわけヒトやその他の哺乳類は，イソアロキサジン系を生合成できない。そのため，これらの種にとってリボフラビンは水溶性ビタミン，すなわち必須栄養素に

表18.1　微生物が作る天然のフラビン

名称	置換基				
	A	B	C	D	E
リボフラビン	1′-D-リビチル	CH_3	CH_3	H	N
ロゼオフラビン	1′-D-リビチル	$(CH_3)_2N$	CH_3	H	N
5-デアザフラビン	1′-D-リビチル	HO	H	H	CH

表18.2 フラビン酵素に見いだされたフラビン補酵素

名称	置換基				
	A	B	C	D	E
FMN	1′-D-リビチル-5′-リン酸	CH_3	CH_3	H	N
6-ヒドロキシ-FMN	1′-D-リビチル-5′-リン酸	CH_3	CH_3	HO	N
6-*S*-システイニル-FMN	1′-D-リビチル-5′-リン酸	CH_3	CH_3	*S*-Cys	N
補酵素 F_{420}	1′-D-リビチル-5′-ホスホラクチルジグルタミン酸	HO	H	H	CH
FAD	1′-D-リビチル-5′-ADP	CH_3	CH_3	H	N
6-ヒドロキシ-FAD	1′-D-リビチル-5′-ADP	CH_3	CH_3	HO	N
8-ヒドロキシ-FAD	1′-D-リビチル-5′-ADP	HO	CH_3	H	N
8α-*O*-チロシル-FAD	1′-D-リビチル-5′-ADP	CH_2-*O*-Tyr	CH_3	H	N
8α-*S*-システイニル-FAD	1′-D-リビチル-5′-ADP	CH_2-*S*-Cys	CH_3	H	N
8α-N^1-ヒスチジル-FAD	1′-D-リビチル-5′-ADP	CH_2-N^1-His	CH_3	H	N
8α-N^3-ヒスチジル-FAD	1′-D-リビチル-5′-ADP	CH_2-N^3-His	CH_3	H	N
6-*S*-システイニル-8α-N^3-ヒスチジル-FAD	1′-D-リビチル-5′-ADP	CH_2-N^3-His	CH_3	*S*-Cys	N

位置づけられる。

フラビン補酵素の種類と機能

フラビン酵素は多様な酸化還元反応を触媒し，しばしば重要な1電子および2電子酸化還元反応に関与する。補酵素型フラビンは，さまざまなフラビン酵素の補欠分子として機能する。フラビンの生理学的に可能な5つの酸化還元/イオン状態の構造が総説に詳述されている（McCormick, 1988)。フラビンモノヌクレオチド(FMN, リボフラビン5′-リン酸ともいう）はさまざまな細胞において総フラビンの10%程度を占め，フラビンアデニンジヌクレオチド（FAD）はそれより多く，ほぼ90%を占める。また，オルガネラや生物によっては，6，8，または8α位が修飾されたFMN・FADが，少量ではあるが有意な量（FADの5～10%）生じるものがある。補酵素レベルのフラビンの構造を図18.1および表18.2にまとめている。

補酵素レベルのフラビンの種類と，それが存在する生物種については総説にまとめられている（Merrill *et al*., 1981a)。FMNとFADの6-ヒドロキシ誘導体は，補酵素として機能するときの酸化的代謝回転により生じる可能性がある。6-*S*-システイニル-FMN，8-ヒドロキシフラビン，それと8α-*O*-チロシル-FADは，一部の細菌で見いだされている。一方，8α-*S*-システイニル-，8α-N^1-ヒスチジル-，8α-N^3-ヒスチジル-FADはいくつかの下等生物や高等生物で見いだされている。植物のアルカロイド生合成に関与する酵素であるベルベリン架橋酵素は，カリフォルニアポピー（*Eschscholzia californica*）から分離され，メチロトローフ酵母（*Pischia pastoris*）で大量発現された。この酵素に含まれるFADは8α位でヒスチジン残基に結合し，6位でシステインのチオール基に結合している（Winkler *et al*., 2006)。2か所で共有結合しているこのFADは，フラビンタンパク質のこれまでに知られている酸化還元電位のなかで最も高い値を示し，これによって酵素中で基質からFADへの水素化物イオン（H^-）移動が促進しているのかもしれない（Winkler *et al*., 2007)。ベルベリン架橋酵素の野生型およびFADの片方の共有結合を欠いた変異型の結晶構造解析により，どちらの共有結合も酸化還元電位の上昇に関与していること，さらにどちらの共有結合も活性部位の立体構造を微調整して基質結合を最適化していることが明らかになった（Winkler *et al*., 2009)。ミトコンドリアのモノアミンオキシダーゼ（A，B両方）では，FADが8α位を介してシステイン残基と共有結合しており，ミトコンドリアのコハク酸デヒドロゲナーゼとサルコシンデヒドロゲナーゼでは，ヒスチジンのイミダゾールのN^3と共有結合しているが，これらは，ヒトの体における重要な例である。また，ヒスチジン残基のN^1との共有結合がL-グロノラクトンオキシダーゼでみられるが，この酵素によって，ラットを含むいくつかの動物は，L-アスコルビン酸を生合成できる。

吸収・輸送・取込み

食物に含まれるリボフラビンの生体利用率の評価方法

は現在も改良されている。安定同位体標識と動態モデリングによる研究から明らかなように（Dainty *et al*., 2007），体内に吸収されたリボフラビンは，肝臓の“初回通過効果”により，かなりの部分が除去される。そのため血漿濃度に基づくと生体利用率が過小評価されてしまう。尿のモニタリングから，ホウレンソウのリボフラビンの生体利用率は牛乳と同程度であることが示唆された。種々の天然フラビン（補酵素と微量のフラビニルペプチドが大部分）を経口摂取した後，消化管における非特異的加水分解によりリボフラビンが遊離する。ヒトのリボフラビン吸収に関する研究は，消化管切片（Daniel *et al*., 1983）や他の哺乳類の単離細胞（Hegazy and Schwenk, 1983）を用いた研究によって進展した。リボフラビンは，ヒトでは主に近位小腸において飽和型の取込み機構により吸収される。この吸収は，成人では投与量約 25 mg で横ばい状態となるまでは非常に急速で，投与量に比例している（Zempleni *et al*., 1996a）。胆汁酸塩はリボフラビンの取込みを促進し，少量のリボフラビンが腸肝循環している。低濃度における能動輸送は，Na^+依存性でリン酸化が関与している可能性がある。しかし，空腸や回腸領域での取込みに関しては，近年研究されている pH 感受性・Na^+非依存性輸送タンパク質も関与しているかもしれない（Yamamoto *et al*., 2009）。つい最近，複数のヒトリボフラビントランスポーター（hRFT）が同定され，組織によって発現量に差があることが見いだされた（Fujimura *et al*., 2010；Yao *et al*., 2010）。hRFT1 と 2 の mRNA はどちらも小腸で強く発現しているのに対し，hRFT3 は脳で発現している。これまでに報告されているように，腸における吸収は，加齢・食物繊維の摂取・制酸剤・尿毒症の状態に影響されるようである（McCormick, 1990）。一般に，まず補酵素へと変換することによる代謝性捕獲（トラッピング）が起こり，その後ピロホスファターゼやホスファターゼの活性により，このビタミンが循環系に放出される。

血漿によるフラビンの輸送には，アルブミンとの弱い結合と，一部のグロブリンとの強い結合が関与していることが知られている。後者については，健常人の血清（Merrill *et al*., 1981b；Innis *et al*., 1985）およびある種の癌患者の血清（Innis *et al*., 1986；Zhu *et al*., 2006）において，免疫グロブリンがリボフラビンを結合する主たるタンパク質であると同定された。フラビンを固定化したアフィニティクロマトグラフィーを用いて，IgG，IgM，IgA の異なるサブクラスの免疫グロブリンが分離され，これらは κ と λ の両 L 鎖を持っていることが示された（Merrill *et al*., 1987）。免疫グロブリンのパパイン処理により生じる Fab 断片にも，リボフラビン結合能が残存していた。したがって，抗原結合部位の少なくとも一部がリボフラビン結合に関与していると考えられる。これに関連して，リボフラビン抗体がハプテンチャレンジによって生じたというのは興味深い事実である（Barber *et al*., 1987）。

リボフラビン結合タンパク質には，妊娠に特異的なものがある。典型的な例として，エストロゲンで誘導される卵白タンパク質があげられる。この話題については，単独の総説（Kozik, 1985；White and Merrill, 1988）やリボフラビンに関する一般的な総説の一部（McCormick, 1990, 2006）で述べられている。例として，妊娠したウシ，ラット，ボンネットモンキー，そしてヒトの結合タンパク質がある。これらのタンパク質は鳥類のリボフラビン結合タンパク質と似ているようである。なぜなら，これらのエピトープも，抗ニワトリリボフラビン結合タンパク質抗体に認識されるからである。ニワトリのタンパク質で免疫したり，ニワトリのタンパク質に対する抗体を注射したりすると，ラット，マウス，ボンネットモンキーで妊娠が中絶することから，リボフラビン結合タンパク質は胎仔の成長に不可欠であることがわかる。胎仔変性は，胎仔の FAD レベルの低下に伴って起こる。フラビン補酵素の量に影響する要因はわかっていないが，幼鶏の肝フラボキナーゼとリボフラビン結合タンパク質との相互作用が関与することが示されている（Kozik, 1985；White and Merrill, 1988；McCormick, 1990, 2006）。リボフラビンの経胎盤移行には，ビタミンを胎児へ誘導し，供給を増強する一連の結合タンパク質が関与している。ヒトの還流胎盤では，母体面と胎児面とでリボフラビンの取込み速度が異なることが観察されている（McCormick, 2006）。ヒトでは母体血と臍帯血でリボフラビン濃度が異なる。両方の血液から運搬タンパク質が単離され，フラビンを結合した胎盤タンパク質も単離されている（McCormick, 2006）。

哺乳類の細胞でのフラビンの取込みにはいくつかの共通点もあるが，細胞の種類による量的・質的な相違点もある（Bowman *et al*., 1989；McCormick, 1990, 2006）。肝細胞は最初，急速な特異的取込みを行い，その後緩速な受動拡散でリボフラビンを取り込む。取り込まれたリボフラビンは，フラボキナーゼによるリン酸化を受け代謝捕獲される（Aw *et al*., 1983）。この取込みは，Na^+やウアバインへの感受性が比較的低く，これはおそらくキャリアが介在する促進的メカニズムの存在を反映している。ラットの肝細胞の形質膜にはリボフラビン結合タンパク質が存在する（Nokubo *et al*., 1989）。ラット腎の近位尿細管上皮細胞では，フラビン取込みのより高速な促進相はNa^+依存性で（小腸と同じで肝臓と異なる），ウアバイン非依存性（肝臓と同じで小腸と異なる）である（Bowers-Komro and McCormick, 1987）。他の細胞における ATP 要求性は，リン酸化によるリボフラビンの代謝捕獲を反映したものである。この反応は，他のフラビン基質やフラボキナーゼの阻害剤により阻害される。

補酵素形成と相互変換

フラビンが補酵素型の間で相互変換する経路を図18. 2に要約した。

短い総説（McCormick *et al*., 1987）に記述されているように，比較的高純度のフラボキナーゼ（現在ではリボフラビンキナーゼとも呼ばれる）が，最初にラット肝（Merrill and McCormick, 1980），続いてやえなり（りょくとう）（Sobhanaditya and Appaji Rao, 1981），さらにある種の細菌から（Manstein and Pai, 1986）精製された。哺乳類（28, 000 MW）と植物（30, 000～35, 000 MW）のフラボキナーゼは，分子的な性質は異なる部分もあるが，どちらもFMNからFADへの変換は触媒しない点では一致している。一方，細菌の酵素（38, 000 MW）はフラボキナーゼとFADシンテターゼの両方の活性を持っている。このような2つの機能を持つ酵素は，多くの原核生物にみられ，その酵素のN末端とC末端が，それぞれヌクレオチド転移酵素とリボフラビンキナーゼに関連している（Frago *et al*., 2008b）。肝臓のFADシンテターゼは，より大きな酵素（100, 000 MW 二量体）であるが，フラボキナーゼ活性を持たない（Oka and McCormick, 1987）。一見したところ，Zn^{2+}はキナーゼ活性と，またMg^{2+}はシンテターゼ活性と関係性が強い。細胞質に存在するいろいろなフラボキナーゼやFADシンテターゼの間の系統発生的差異は興味深い。なぜなら，高等生物においては，別々の酵素がおそらく相互作用してフラビン補酵素を作っているのであるが，その系統発生学的差異がフラビン補酵素の濃度の調節機構と関係があるかもしれないからである。ラット肝のキナーゼ/シンテターゼ系の基質・生成物との相互作用に関する速度論的研究がある（Yamada *et al*., 1990）。FADは，抑制性の最終産物として，自身の生成を調節しているのかもしれない。哺乳類のフラビン補酵素の量に対する重要な内分泌調節機構が存在する。甲状腺ホルモンによる生合成の増加は最も典型的な例である（Rivlin, 2001）。ラットではトリヨードチロニンの増加により，肝臓のフラボキナーゼの高活性型が増加し，同時に低活性型が減少する（Lee and McCormick, 1985）。最近の研究により，腫瘍壊死因子がフラボキナーゼの活性化を介して，NADPHオキシダーゼのFAD取込みを促進することが示唆されている（Yazdanpanah *et al*., 2009）。

FMNやFADに作用する非特異的加水分解酵素がさまざまな天然物抽出液中に見いだされている（McCormick, 1975）。FMNをリボフラビンと無機リン酸に加水分解する哺乳類ホスファターゼには，弱酸性側に至適pHを持つもの（McCormick and Russell, 1962）（例えば，リソソームに局在するもの）と，アルカリ性側に至適pHを持つもの（Akiyama *et al*., 1982）（例えば，腸の刷子縁に

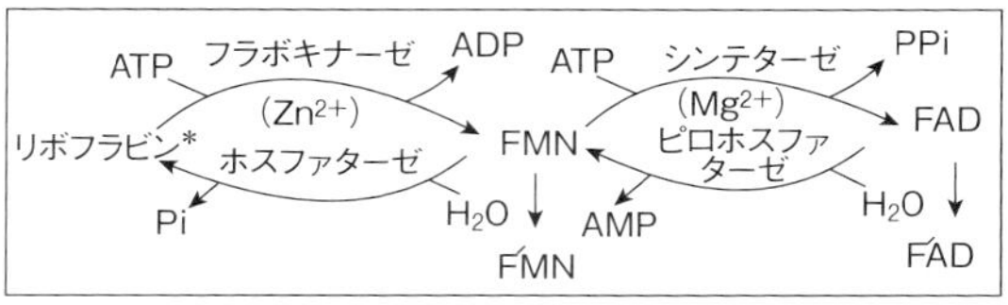

図18. 2　リボフラビン*とフラビン補酵素の相互変換

*訳注：原書ではフラビンと記載されているが，リボフラビンのほうが正確であると思われる。

局在するもの）とがある。肝臓と腸のFADピロホスファターゼは，どちらもアルカリ性の至適pHを持っている。肝臓ではFMNとFADに対する加水分解活性は，どちらも加齢に伴って低下する（Lee and McCormick, 1983）。最近，植物（*Arabidopsis thaliana*）のC末端フラボキナーゼ相同タンパク質がFMNヒドロラーゼと融合していることがわかった（Sandoval and Roje, 2005）。これらの酵素と色素体FADシンテターゼ活性の細胞内局在についても調べられている（Sandoval *et al*., 2008）。

フラビン補酵素がさらにどのようにして化学修飾を受けるかについては，完全にはわかっていない。しかし，FMNや（より一般的には）FADが先に合成されて，それらの一部が特定のアポタンパク質と共有結合するのは確かである（訳注：図18. 2における下向き矢印の反応）。ラット肝ミトコンドリア酵素の共有結合FADへの^{14}C-リボフラビン取込みに関する研究により，共有結合形成の前にFAD合成が起こることが示された（Yagi *et al*., 1976；Addison and McCormick, 1978；Sato *et al*., 1984）。化学合成された8α-置換リボフラビン（*S*-システイニル誘導体やN^3-ヒスチジル誘導体）はフラボキナーゼによって対応するFMNに変換しない（Merrill and McCormick, 1979, 1980）。さらに，化学合成した8α-イミダゾールFMNはFADシンテターゼの基質とならない（Bowers-Komro *et al*. 1989）。もし，モノアミンオキシダーゼやコハク酸デヒドロゲナーゼなどの系でFADができる前に共有結合が形成されているとすると，上記の2つの実験結果と矛盾することになる。

*Anthrobacter oxidans*の6-ヒドロキシ-D-ニコチンオキシダーゼは8α-N^3-ヒスチジルFADを持っている。この酵素の無細胞タンパク質合成の研究により，リボソームにおける翻訳中に，修飾されていないFADが新生ポリペプチド鎖に取り込まれることが実証された（Hamm and Decker, 1978, 1980）。さらに同様の結果が，細菌のコハク酸デヒドロゲナーゼやフマル酸デヒドロゲナーゼ（この2つもFADを共有結合している）でも得られた（Brandsch and Bichler, 1985, 1986）。6-ヒドロキシ-D-ニコチンオキシダーゼのアポ酵素は，FAD, ATP, ホスホエノールピルビン酸，ピルビン酸キナーゼの存在下でホロ酵素に変換される（Brandsh and Bichler, 1987）。このことは，フラビン化（flavinylation：共有結合フラ

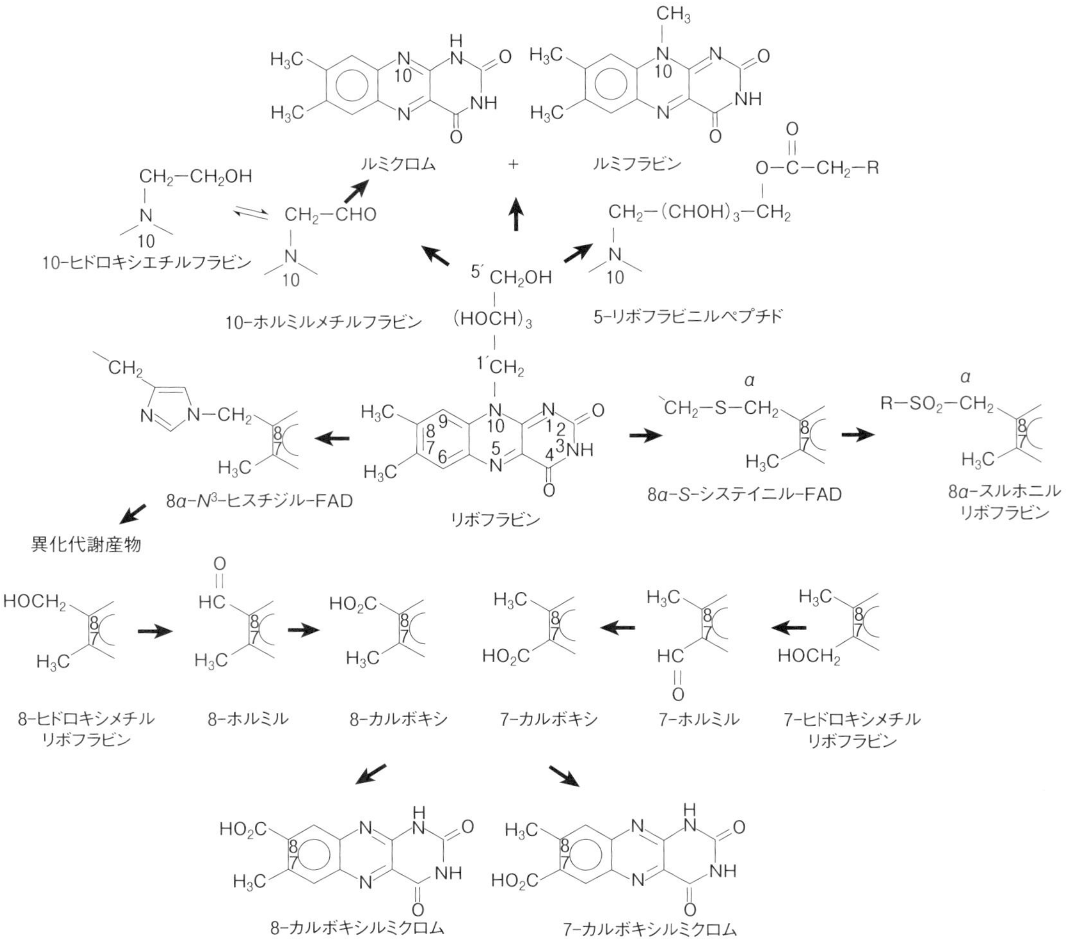

図18. 3　哺乳類の尿中フラビンを生じるリボフラビンの異化と光分解

訳注：原書中のいくつかの小さな誤りを修正した。

ビン化反応）は酵素によって触媒されることを示しており，このとき，リン酸化中間体を経由している可能性がある。ミトコンドリアマトリックスのあるタンパク質分画が，ジメチルグリシンデヒドロゲナーゼ（訳注：これもFADを共有結合している）のフラビン取込みを促進することが報告されている（Brizio *et al*., 2000）。

異化，排泄，および分泌

Pseudomonas 属のある種の細菌は，フラビンの環系（Tsai and Stadtman, 1971）および側鎖（Yanagita and Forster, 1956；Yang and McCormick, 1976）ともに強力に分解できるが，哺乳類のフラビン異化能力は限定的である（McCormick, 1975；McCormick *et al*., 1984, 1987）。にもかかわらず，哺乳類の尿中にはフラビン由来の多様な生成物が存在する。このことは，体細胞に加えて腸内微生物で起こる代謝を反映しており，皮膚における光化学反応によってさらに多様性が増大する。この多様な生成物とその関係性について図18. 3にまとめた。

10位についた側鎖の切断は，大部分が腸内細菌叢と光によるものである。細菌叢ではリボフラビンは部分的に断片化し，反芻動物の尿中にみられる10-ホルミルメチルフラビンを生じる（Owen and West, 1971a）。この生成物は，反芻動物の組織のピリジンヌクレオチド依存性デヒドロゲナーゼにより10-ヒドロキシエチルフラビンと相互変換する（Owen and West, 1971b）。ラット（Chastain and McCormick, 1987a）やヒト（Chastain and McCormick, 1987b）の尿中には，10-ヒドロキシメチルフラビンもみつかっている。ルミクロムレベルの化合物は，抗生剤投与により減少することから（Yang and McCormick, 1978；Chastain and McCormick, 1987a），細菌叢による側鎖の完全除去の結果生じるのかもしれないし，皮膚組織におけるフラビンの光分解産物として，ルミフラビンとともに生じるのかもしれない（Yang and McCormick, 1978；Chastain and McCormick, 1987a, b）。[2-^{14}C] リボフラビンを投与したラットの糞便中に含まれる放射性物質のかなりの部分が，クロロホルム可溶性でルミクロムレベルの化合物であることもわかった（Yang and McCormick, 1978）。ホルミルメチルフラビンの一部は，反芻動物やヒトの消化管細菌によって酸化され，10-カルボキシメチルフラビンになる（West and Owen, 1973）。

このような側鎖を短縮する酵素活性は組織には見いだされていない（Oka and McCormick, 1985）。むしろ，組織で最初に生じるリボフラビン異化生成物は，酸化生成物である7-および8-ヒドロキシメチルリボフラビン（7α-および8α-ヒドロキシリボフラビン）であり，特にヒトの尿中にみられる（Ohkawa *et al*., 1983a；Chastain and McCormick, 1987b）。この7α-化合物は，リボフラビンを経口投与したヒト血漿中に現れる主要異化生成物でもある（Zempleni *et al*., 1996b）。7-および8-カルボキシルミクロムはラット尿中に大量に現れる（Ohkawa *et al*., 1983b；Chastain and McCormick, 1987a）。これらメチル基酸化生成物はミクロソームにおける混合機能酸化酵素活性（訳注：オキシゲナーゼ活性）を反映している（Ohkawa *et al*., 1983c）。その他のフラビン異化生成物として，共有結合FADから遊離した8α-(アミノ酸）リボフラビン由来のものがある（Chia *et al*., 1978）。ヒト尿中にみられる8α-スルホニルリボフラビンはモノアミンオキシダーゼの8α-システイニルFADに由来するのかもしれない（Chastain and McCormick, 1987b）。ヒト尿中にはリボフラビンのペプチドエステルも見いだされている（Chastain and McCormick, 1988）。われわれは，ヒト尿中に排泄されるフラビンの95%以上について説明できる。多様な食物を摂取する健常成人では，リボフラビンが約2/3，7-ヒドロキシメチルリボフラビンが10～15%，8-ヒドロキシメチルおよび8α-スルホニルリボフラビンが数%である。またこれより少量のリボフラビンのペプチドエステルや，側鎖が修飾された化合物（10-ヒドロキシエチルおよび10-ホルミルメチル化合物など）があり，カルボキシメチルフラビン類とルミフラビンはごく少量である。ホウ酸やクロルプロマジンといった化合物が，リボフラビンの尿中排泄を増大させるという報告がある（Rivlin, 2006）。

フラビンの母乳への分泌に関しては総説が書かれている（McCormick, 2006）。尿中フラビンと同様に，母乳への分泌も母体の食事状況を反映する。牛乳（Roughead and McCormick, 1990a）とヒト母乳（Roughead and McCormick, 1990b）では，遊離のリボフラビン以外で最も多いフラビンはFADであり，総フラビンの1/3以上を占める。FADの大部分は低温殺菌（pasteurization）の間に加水分解される。かなりの量の10-(2′-ヒドロキシエチル）フラビンが存在することは注目に値する。なぜなら，この異化生成物はリボフラビンの細胞への取込み（Aw *et al*., 1983）やそれに続くフラボキナーゼによるリン酸化（McCormick, 1962）における競争阻害剤としての抗ビタミン作用を持つからである。つまり，この異化生成物はミルクの生物活性をいくぶんか減弱させる。7-および8-ヒドロキシメチルリボフラビンはどちらも数%存在するが，前者のほうが多い。残りの大部分は，10-ホルミルメチルフラビンやルミクロムなどの，より少量の異化生成物で説明できる（Roughead and McCormick, 1990a, b）。

天然に生じるフラビン異化生成物が，他にも知られている。例えば，リビチル側鎖の種々の配糖体（Whitby, 1971）および環状ホスホジエステル（Tachibana, 1967），さらに5′-ヒドロキシメチル末端の酸化により生じる（Kekelidze *et al*., 1994；Chen and McCormick, 1997a, b）シゾフラビン類などである。またリボフラビニル5′-マロン酸が，*Avena*（カラスムギ属）の子葉鞘から得られている（Ghisla *et al*., 1984）。しかしながら，これらの化合物は一般に細菌類・菌類・植物と関係があり，通常ヒトでは重要ではない。リボフラビニル α-D-配糖体はラット尿中に見いだされ（Ohkawa *et al*., 1983d），ラット肝細胞における取込みと代謝について研究されている（Joseph and McCormick, 1995）。

栄養状態と欠乏

ヒトのリボフラビン必要量，この生化学的指標，必要量に影響する因子については以前の総説に網羅されており（Sauberlich, 1984；Bates, 1987），アメリカ医学研究所（Institute of Medicine）の報告にまとめられている（1998）。現在，（アメリカの）成人の推奨量（recommended dietary allowances：RDAs）は女性1.1 mg，男性1.3mgである。アメリカにおける食物からの摂取量の中央値は，サプリメントからの摂取も含め，推奨量をかなり上回っている。過去のリスト（Ensminger *et al*., 1994；Rivlin, 2007）に示されるように，生物的に利用可能なリボフラビンを特に豊富に含む食品は，酵母，腎臓，肝臓，チーズ，卵，牛乳である。緑色野菜はそこそこよい供給源である。天然の穀物やシリアル食品は供給源としては比較的劣っているが，栄養素の強化・濃縮により，これらの食品からのリボフラビン摂取が増加している。アメリカ国民のビタミン B_2 平均摂取量は，推定必要量を十分に上回っている。多くの人が，市販の微量栄養素のサプリメントを摂取している。これらのサプリメントは通常錠剤やドリンクの形で摂取され，リボフラビンや他のビタミン，微量必須元素などを含んでいる。しかしながら，サプリメントを摂っても恩恵を受ける者はほとんどいない。限定的にしか吸収されないリボフラビンに関しては特にそうである（McCormick, 2010）。推奨量に影響を与える因子として，生体利用率（食物中フラビンの95%以上），栄養素間の相互作用があげられ，おそらくエネルギー摂取量と身体活動量も含まれる。また，クロルプロマジンなどの薬剤服用やホウ酸溶液の誤飲により，尿中へのフラビン損失量がいくぶん増加する（Rivlin, 2006）。

リボフラビン所要量の推定やフラビン栄養状態の評価のための生化学的指標として，赤血球および尿中フラビン量の分析（どちらもHPLCと蛍光法により高精度になっている）と赤血球のグルタチオンレダクターゼ（±FAD）およびピリドキシン（ピリドキサミン）リン酸オキシダーゼ（±FMN）の活性測定があげられる。広く用いられているが，新鮮溶血赤血球を用いたグルタチオンレダクターゼアッセイには限界のあることが知られている（Sauberlich *et al*., 1972；McCormick and Green, 1999）。この検査は，アフリカ系アメリカ人の10%にみられるグルコース-6-リン酸デヒドロゲナーゼ欠損症の人には適用できない。なぜなら，この病気ではグルタチオンレダクターゼとFADの親和性が高まっているからである（Nichoalds, 1981）。サウジアラビア人におけるグルタチオンレダクターゼの遺伝子変異に関する研究により，遺伝的要因とフラビン欠乏のどちらによってもレダクターゼ活性の低下が起こることが示されている（Warsy and El-Hazmi, 1999）。また，血液の *in vitro* におけるイノシンやアデニンによる処理は，活性係数を上昇させる（Trout, 1989）（訳注：活性係数とは，*in vitro* におけるFAD非添加時の活性に対する添加時の活性の比）。仔ブタの研究によると，赤血球グルタチオンレダクターゼの活性係数は，循環血や肝臓のビタミンB_2代謝生成物の総量と有意の相関がなかった（Giguère *et al*., 2002）。つまり，この検査法は，この動物種の栄養状態の評価には使えないのかもしれない。しかしながら，ラットでは，リボフラビン欠乏を誘導すると，赤血球のレダクターゼ活性係数は上昇し，同時に肝臓のフラビンは減少した（Yates *et al*., 2001）。最近では，FMN依存性ピリドキシン（ピリドキサミン）リン酸オキシダーゼアッセイが用いられており，これはグルコース-6-リン酸の状況に影響されない。このオキシダーゼは，リボフラビンとビタミンB_6の両方に関与している（McCormick, 1989）。酵素活性には，FMNと精製したアポタンパク質を必要とすることが示された（Kazarinoff and McCormick, 1975）。このオキシダーゼがリボフラビン栄養状態に感受性を持つことは，その後ラットで示された（Rasmussen *et al*., 1979, 1980）。このオキシダーゼアッセイを，ヒトのフラビン栄養状態の指標として応用することも検討されている（Mushtaq *et al*., 2009）。赤血球でFMNが欠乏することによるオキシダーゼ活性の低下（このことは，リボフラビンの経口摂取量に対する応答として確認できる）は，グルコース-6-リン酸デヒドロゲナーゼ欠損症のほとんどの被験者でみられる（Powers and Bates, 1985；Anderson *et al*., 1987）。このような症例では，FMNからFADへの変換が促進されているようで，この結果，グルタチオンレダクターゼはFADで飽和している。この状況は，ヘテロ接合βサラセミアの状況と対照的である。ヘテロ接合βサラセミアでは，生まれつき赤血球内でのリボフラビンからFMNへの変換が遅く，そのためにFADが減少している。したがって，外来性のFADの添加によりグルタチオンレダクターゼ活性は著しく上昇する（Anderson *et al*., 1984, 1987）。

リボフラビン欠乏症の臨床症状については総説が書かれている（Wilson, 1983；Institute of Medicine, 1998；Rivlin, 2006）。すべての動物で成長遅延がみられ，さらに，脱毛，皮膚障害などの徴候も現れる。ヒトにおける症状としては，咽頭痛，喉頭および口腔粘膜の充血・浮腫，口唇症（cheilosis），口角炎（angular stomatitis），舌炎（マゼンタ舌：magenta tongue），脂漏性皮膚炎，骨髄における純粋な赤血球造血に関連した正色素性正赤血球性貧血がある。リボフラビン欠乏はしばしば他のビタミンB複合体の欠乏と合併するので，上記の症状にはこの複雑な要因も関与している可能性がある。アフリカの一部のように，過度に不足した量の食物しか摂取できない所では，リボフラビンや他のビタミンの欠乏症がいまだにみられる。しかしヨーロッパにも，明確な臨床症状を示さないが，生化学的検査により潜在性（subclinical）欠乏のヒトが検出されている。最近の一例として，若いアイルランド人女性のなかに，赤血球グルタチオンレダクターゼ活性係数の高い集団のあることがあげられる（Powers *et al*., 2011）。

遺伝子異常による機能性フラビンタンパク質の形成障害（訳注：何らかの遺伝子異常が原因で，アポタンパク質とフラビンの結合が障害されている状態）の結果として起こる先天性代謝異常症に関する知見が増えている（Bartlett, 1983；Gregersen, 1985；Vianey-Liaud *et al*., 1987）。例えば筋委縮性側索硬化症（Lin *et al*., 2009）やミオパチー型補酵素Q10欠損症（Gempel *et al*., 2007）の場合，ミトコンドリア電子伝達に関与するさまざまな酵素の障害がある。また，脂肪酸アシルCoAのβ酸化に関与する酵素の異常もある（Chiong *et al*., 2007；Henriques *et al*., 2009）。多くの場合，治療レベルのリボフラビン投与が有効である。

以前投稿されているように，他にもリボフラビン栄養状態に影響する疾患がある（McCormick, 1990）。慢性腎不全に対する透析治療や，核黄疸の疑われる新生児に対する光線療法のように，疾患の治療が影響する場合もある。このような場合のサプリメント使用は当然のことである。ある種の薬剤投与の際に同時にサプリメントを投与することも妥当なことである。このような薬剤として，抗マラリア剤があげられる。これらの一部はフラビン誘導体である（Cowden *et al*., 1988）。これと関連して，リボフラビンの相対的欠乏がヒトのマラリア原虫感染に防御的に働くという知見（Thumham *et al*., 1983）は興味深い。

将来の方向性

今後さらに研究が必要なポイントが，前版の『*Present Knowledge in Nutrition*（日本語訳：『最新栄養学』）』（Rivlin, 2006）に提起されている。分子・細胞レベルの研究によって，これらをより深く解明できるであろう。数多くのフラビン依存性酵素について，（訳注：フラビン栄養状態への）相対的感受性をより明確にし，またフラビン酵素形成の臨界性の解明も必要である。さまざまな臨床症状は，結局のところ，これらのパラメータの反映なのである。ビタミン取込みの異常，補酵素の形成異常，ホロタンパク質の形成異常・機能異常などによる，フラビン酵素利用の低下によって，どのような系が強く影響されるかを解明することが理想的である。間違いなく生化学的・遺伝学的研究法は，フラビン栄養学の進展に今後も有用であろう。年齢，性，疾病とリボフラビン要求性との関係についての知見を増やすことも必要である。

（二科安三，佐藤恭介訳）

推奨文献

「はじめに」で述べたように，リボフラビンや他の天然フラビンの発見の歴史や，単離法・化学的性質についての詳細が載った書物がいくつも出版されている。フラビン類の生物学的作用に関する文献も多数存在し，さらに増え続けている。特に，次の3つのシリーズを読めば，この領域に関する現時点での知見がどのようにして得られたか，詳細にわかる。

Present Knowledge in Nutrition, editions from the first to the current (10th) published by the International Life Sciences Institute.

Modern Nutrition in Health and Disease, editions from first to current (10th) published by Lippincott Williams & Wilkins.

Vitamins and Coenzymes, 12 volumes intermittent from Vol. 18 to Vol. 282 spanning 1970–1997 in the *Methods in Enzymology* series published by Academic Press.

[文　献]

Addison, R. and McCormick, D.B. (1978) Biogenesis of flavoprotein and cytochrome components in hepatic mitochondria from riboflavin-deficient rats. *Biochem Biophys Commun* **81,** 133–138.

Akiyama, T., Selhub, J., Rosenberg, I.H., *et al.* (1982) FMN phosphatase and FAD pyrophosphatase in rat intestinal brush borders: role in intestinal absorption of dietary riboflavin. *J Nutr* **112,** 263–268.

Anderson, B.B., Clements, J.E., Perry, G.M., *et al.* (1987) Glutathione reductase activity in GPDH deficiency. *Eur J Haematol* **38,** 12–20.

Anderson, B.B., Perry, G.M., and Clements, J.E. (1984) Red cell enzyme activities in thalassaemia. *Br J Haematol* **57,** 711–714.

Aw, T.Y., Jones, D.W., and McCormick, D.B. (1983) Uptake of riboflavin by isolated rat liver cells. *J Nutr* **113,** 1249–1254.

Bacher, A., Eberhardt, S., Eisenreich, W., *et al.* (2001) Biosynthesis of riboflavin. *Vitam Horm* **61,** 1–49.

Bacher, A., Eberhardt, S., Fischer, M., *et al.* (2000) Biosynthesis of vitamin B_2 (riboflavin). *Annu Rev Nutr* **20,** 153–167.

Barber, M.J., Eichler, D.C., Solomonson, L.P., *et al.* (1987) Anti-flavin antibodies. *Biochem J* **242,** 89–95.

Bartlett, K. (1983) Vitamin-responsive inborn errors of metabolism. *Adv Clin Chem* **23,** 141–198.

Bates, C.J. (1987) Human riboflavin requirements, and metabolic consequences of deficiency in man and animals. *World Rev Nutr Diet* **50,** 215–265.

Bowers-Komro, D.M. and McCormick, D.B. (1987) Riboflavin uptake by isolated rat kidney cells. In D.E. Edmondson and D.B. McCormick (eds) *Flavins and Flavoproteins.* de Gruyter, Berlin, pp. 449–453.

Bowers-Komro, D.M., Yamada, Y., and McCormick, D.B. (1989) Substrate specificity and variables affecting efficiency of mammalian flavin adenine dinucleotide synthetase. *Biochemistry* **28,** 8439–8446.

Bowman, B.B., McCormick, D.B., and Rosenberg, I.H. (1989) Epithelial transport of water-soluble vitamins. *Annu Rev Nutr* **9,** 187–199.

Brandsch, R. and Bichler, V. (1985) In vivo and in vitro expression of the 6-hydroxy-D-nicotine oxidase gene of *Arthrobacter oxidans*, cloned into *Escherichia coli*, as an enzymatically active, covalently flavinylated polypeptide. *FEBS Lett* **192,** 204–208.

Brandsch, R. and Bichler, V. (1986) Studies in vivo on the flavinylation of 6-hydroxy-D-nicotine oxidase. *Eur J Biochem* **160,** 285–289.

Brandsch, R. and Bichler, V. (1987) Covalent flavinylation of 6-hydroxy-D-nicotine oxidase involves an energy-requiring process. *FEBS Lett* **224,** 121–124.

Brizio, C., Otto, A., Brandsch, R., *et al.* (2000) A protein factor of rat liver mitochondrial matrix involved in flavinylation of dimethylglycine dehydrogenase. *Eur J Biochem* **267,** 4346–4354.

Chastain, J.L. and McCormick, D.B. (1987a) Clarification and quantitation of primary (tissue) and secondary (microbial) catabolites of riboflavin that are excreted in mammalian (rat) urine. *J Nutr* **117,** 468–475.

Chastain, J.L. and McCormick, D.B. (1987b) Flavin catabolites: identification and quantitation in human urine. *Am J Clin Nutr* **46,** 830–834.

Chastain, J.L. and McCormick, D.B. (1988) Characterization of a new flavin metabolite from human urine. *Biochim Biophys Acta* **967,** 131–134.

Chen, H. and McCormick, D.B. (1997a) Riboflavin 5′-hydroxymethyl oxidation: molecular cloning, expression, and glycoprotein nature of the 5′-aldehyde-forming enzyme from

Schizophyllum commune. *J Biol Chem* **272,** 20077–20081.

Chen, H. and McCormick, D.B. (1997b) Fungal riboflavin 5′-hydroxymethyl dehydrogenase catalyzes formation of both the aldehyde (riboflavinal) and the acid (riboflavoic acid). *Biochim Biophys Acta* **1342,** 116–118.

Chen, S-C., Chang, Y-C., Lin, C-H., *et al.* (2006) Crystal structure of a bifunctional deaminase and reductase from *Bacillus subtilis* involved in riboflavin biosynthesis. *J Biol Chem* **281,** 7605–7613.

Chia, C.P., Addison, R., and McCormick, D.B. (1978) Absorption, metabolism, and excretion of 8α-(amino acid)riboflavins in the rat. *J Nutr* **108,** 373–381.

Chiong, M.A., Sim, K.G., Carpenter, K., *et al.* (2007) Transient multiple acyl-CoA dehydrogenation deficiency in a newborn female caused by maternal riboflavin deficiency. *Mol Genet Metab* **92,** 109–114.

Combs, G.F., Jr (1998) Riboflavin. In *The Vitamins. Fundamental Aspects in Nutrition and Health* 2nd Edn. Academic Press, San Diego, pp. 295–510..

Cowden, W.B., Clark, I.A., and Hunt, N.H. (1988) Flavins as potential antimalarials. 1. 10-(Halophenyl)-3-methylflavins. *J Med Chem* **31,** 799–801.

Dainty, J.R., Bullock, N.R., Hart, D.J., *et al.* (2007) Quantification of the bioavailability of riboflavin from foods by use of stable-isotope labels and kinetic modeling. *Am J Clin* **85,** 1557–1564.

Daniel, H., Wille, U., and Rehner, G. (1983) In vitro kinetics of the intestinal transport of riboflavin in rats. *J Nutr* **113,** 636–643.

Ensminger, A.M., Ensminger, M.E., Konlande, J.E., *et al.* (1994) *Food and Nutrition Encyclopedia*, CRC Press, Boca Raton, FL, p. 1927

Frago, S., Gomez-Moreno, C., and Medina, M. (2008a) (eds) *Flavins and Flavoproteins*, 16th Edn. International Symposium of Flavins and Flavoproteins. Prensas Universitarias de Zaragoza, Spain.

Frago, S., Martinez-Julvez, M., Serrano, A., *et al.* (2008b) Structural analysis of FAD synthetase from *Corynebacterium ammoniagenes*. *MBC Microbiol* **8,** 160.

Fujimura, M., Yamamoto, S., Murata, T., *et al.* (2010) Functional characteristics of the human ortholog of riboflavin transporter 2 and riboflavin-responsive expression of its rat ortholog in the small intestine indicate its involvement in riboflavin absorption. *J Nutr* **140,** 1722–1727.

Gadda, G. (2010) (ed.) Oxidative enzymes. *Arch Biochem Biophys* **493,** 1–124.

Gempel, K., Topaloglu, H., Talim, B., *et al.* (2007) The myopathic form of coenzyme Q10 deficiency is caused by mutations in the electron-transferring-flavoprotein dehydrogenase (ETFDH) gene. *Brain* **130,** 2037–2044.

Ghisla, S., Mack, R., Blankenhorn, G., *et al.* (1984) Structure of a novel flavin chromophore from avena coleoptiles, the possible "blue light" photoreceptor. *Eur J. Biochem* **138,** 339–344.

Giguère, A., Girard, C.L., and Matte, J.G. (2002) Erythrocyte glutathione reductase activity and riboflavin status in early-weaned piglets. *Int J Vitam Nutr Res* **72,** 383–387.

Gregersen, N. (1985) Riboflavin-responsive defects of beta-oxidation. *J. Inherit Metab Dis* **1**(Suppl 8), 65–69.

Hamm, H.H. and Decker, K. (1978) FAD is covalently attached to peptidyl-tRNA during cell-free synthesis of 6-hydroxy-D-nicotine oxidase. *Eur J Biochem* **92,** 449–454.

Hamm, H.H. and Decker, K. (1980) Cell-free synthesis of a flavoprotein containing the 8α-(N^3-histidyl)-riboflavin linkage. *Eur J Biochem* **104,** 391–395.

Hegazy, E. and Schwenk, M. (1983) Riboflavin uptake by isolated enterocytes of guinea pigs. *J Nutr* **113,** 1702–1707.

Henriques, B.J., Rodrigues, J.V., Olsen, R.K., *et al.* (2009) Role of flavinylation in a mild variant of multiple acyl-CoA dehydrogenation deficiency: a molecular rationale for the effects of riboflavin supplementation. *J Biol Chem* **284,** 4222–4229.

Illarionov, B., Eisenreich, W., Schramek, N., *et al.* (2005) Biosynthesis of vitamin B_2. Diasteromeric reaction intermediates of archaeal and non-archaeal riboflavin synthases. *J Biol Chem* **280,** 28541–28546.

Innis, W.S.A., McCormick, D.B., and Merrill, A.H., Jr (1985) Variations in riboflavin binding by human plasma: identification of immunoglobulins as the major proteins responsible. *Biochem Med* **34,** 151–165.

Innis, W.S.A., Nixson, D.W., Murray, D.R., *et al.* (1986) Immunoglobulins associated with elevated riboflavin binding by plasma from cancer patients. *Proc Soc Exp Biol Med* **181,** 237–231.

Institute of Medicine (1998) *Dietary Reference Intakes.. Thiamin, Riboflavin, Niacin, Vitamin B_6, Folate, Vitamin B_{12}, Pantothenic Acid, .Biotin, and Choline*. National Academy Press, Washington, DC.

Joseph, T. and McCormick, D.B. (1995) Uptake and metabolism of riboflavin-5′-α-D-glucoside by rat and isolated liver cells. *J Nutr* **125,** 2194–2198.

Kazarinoff, M.N. and McCormick, D.B. (1975) Rabbit liver pyridoxamine (pyridoxine) 5′-phosphate oxidase: purification and properties. *J Biol Chem* **250,** 3436–3442.

Kekelidze, T.N., Edmondson, D.E., and McCormick, D.B. (1994) Flavin substrate specificity of the vitamin B_2-aldehyde-forming enzyme from *Schizophyllum commune*. *Arch Biochem Biophys* **315,** 100–103.

Kozik, A. (1985) Riboflavin binding proteins. *Postepy Biochem* **31,** 263–281.

Lee, S.S. and McCormick, D.B. (1983) Effect of riboflavin status on hepatic activities of flavin-metabolizing enzymes in rats. *J Nutr* **113,** 2274–2279.

Lee, S.S. and McCormick, D.B. (1985) Thyroid hormone regulation of flavocoenzyme biosynthesis. *Arch Biochem Biophys* **237,** 197–201.

Lin, J., Diamanduos, A., Chowdhury, S.A., *et al.* (2009) Specific electron transport chain abnormalities in amyotropic lateral sclerosis. *J Neurol* **256,** 774–782.

Manstein, D.J. and Pai, E.F. (1986) Purification and characterization of FAD synthetase from *Brevebacterium ammoniagenes*. *J Biol Chem* **261,** 16169–16173.

McCormick, D.B. (1962) The intracellular localization, partial purification, and properties of flavokinase from rat liver. *J Biol Chem* **237,** 959–962.

McCormick, D.B. (1975) Metabolism of riboflavin. In R.S. Rivlin (ed.), *Riboflavin*. Plenum Press, New York, pp. 153–198.

McCormick, D.B. (1988) Riboflavin. In M.E. Shils and V.R. Young (eds), *Modern Nutrition in Health and Disease*, 7th Edn. Lea and Febiger, Philadelphia, pp. 362–382.

McCormick, D.B. (1989) Two interconnected B vitamins: riboflavin and pyridoxine. *Physiol Rev* **69,** 1170–1198.

McCormick, D.B. (1990) Riboflavin. In M.L. Brown (ed.), *Present Knowledge in Nutrition*, 6th Edn, ILSI Press, Washington, DC, pp. 146–154.

McCormick, D.B. (2006) Riboflavin. In M.E. Shils, M. Shike, A.C. Ross, *et al.* (eds), *Modern Nutrition in Health and Disease*, 10th Edn. Lippincott Williams and Wilkins, Philadelphia, pp. 434–441.

McCormick, D.B. (2010) Vitamin/mineral supplements: of questionable benefit for the general population. *Nutr Rev* **68,** 207–213.

McCormick, D.B. and Green, H.L. (1999) Vitamins. In C.A. Burtis and E.R. Ashwood (eds), *Tietz Textbook on Clinical Chemistry*. WB Saunders, Philadelphia, pp. 999–1028.

McCormick, D.B. and Russell, M. (1962) Hydrolysis of flavin mononucleotide by acid phosphatases from animal tissues. *Comp Biochem Physiol* **5,** 113–121.

McCormick, D.B. *et al.* (1970–1997) (eds) *Vitamins and Coenzymes*, Methods in Enzymology series, intermittent volumes from 18 to 282. Academic Press, New York, and Orlando, FL.

McCormick, D.B., Innis, W.S.A., Merrill, A.H., Jr, *et al.* (1984) Mammalian metabolism of flavins. In R.C. Bray, P.C. Engel, and S.G. Mayhew (eds), *Flavins and Flavoproteins*. de Gruyter, Berlin, pp. 833–846:

McCormick, D.B., Innis, W.S.A., Merrill, A.H., Jr, *et al.* (1987) An update on flavin metabolism in rats and humans. In E. Edmondson and D.B. McCormick (eds), *Flavins and Flavoproteins*. de Gruyter, Berlin, pp. 459–471.

Merrill, A.H., Jr, and McCormick, D.B. (1979) Preparation and properties of immobilized flavokinase. *Biotechnol Bioeng* **21,** 1629–1638.

Merrill, A.H., Jr, and McCormick, D.B. (1980) Affinity chromatographic purification and properties of flavokinase (ATP: riboflavin 5′-phosphotransferase) from rat liver. *J Biol Chem* **255,** 1335–1338.

Merrill, A.H., Jr, Froelich, J.A., and McCormick, D.B.(1981b) Isolation and identification of alternative riboflavin-binding proteins from human plasma. *Biochem Med* **25,** 198–206.

Merrill, A.H., Jr, Innis-Whitehouse, W.S.A., and McCormick, D.B. (1987) Characterization of human riboflavin-binding immunoglobulins. In D.E. Edmondson and D.B. McCormick (eds), *Flavins and Flavoproteins*. de Gruyter, Berlin, pp. 445–448.

Merrill, A.H., Jr, Lambeth, J.D., Edmondson, D.E., *et al.* (1981a) Formation and mode of action of flavoproteins. *Annu Rev Nutr* **1,** 281–317.

Mushtaq, S., Su, H., Marilyn, M.H.E., *et al.* (2009) Erythrocyte pyridoxamine phosphate oxidase activity: a potential biomarker of riboflavin status. *Am J Clin Nutr* **90,** 1151–1159.

Nichoalds, G.E. (1981) Riboflavin. Symposium in Laboratory Medicine. In R.F. Labbae (ed.), *Symposium on Laboratory Assessment of Nutritional Status*, Clinics in Laboratory Medicine Series, Vol. 1, WB Saunders, Philadelphia, pp. 685–698.

Nokubo, M., Ohta, M., and Kitani, K. (1989) Identification of protein bound riboflavin in rat hepatocyte plasma membrane as a source of autofluorescence. *Biochim Biophys Acta* **981,** 303–308.

Ohkawa, H., Ohishi, N., and Yagi, K. (1983a) New metabolites of riboflavin appear in human urine. *J Biol Chem* **258,** 5623–5628.

Ohkawa, H., Ohishi, N., and Yagi, K. (1983b) New metabolites of riboflavin appeared in rat urine. *Biochem Int* **6,** 239–247.

Ohkawa, H., Ohishi, N., and Yagi, K. (1983c) Hydroxylation of the 7- and 8-methyl groups of riboflavin by the microsomal electron transfer system of rat liver. *J Biol Chem* **258,** 5629–5633.

Ohkawa, H., Ohishi, N., and Yagi, K. (1983d) Occurrence of riboflavinyl glucoside in rat urine. *J Nutr Sci Vitaminol (Tokyo)* **29,** 515–522.

Oka, M. and McCormick, D.B. (1985) Urinary lumichrome-level catabolites of riboflavin are due to microbial and photochemical events and not tissue enzymic cleavage of the ribityl chain. *J Nutr* **115,** 496–499.

Oka, M. and McCormick, D.B. (1987) Complete purification and general characterization of FAD synthetase from rat liver. *J Biol Chem* **262,** 7418–7422.

Owen, E.C. and West, D.W. (1971a) Isolation and identification of 7,8-dimethyl-10–formylmethylisoalloxazine as a product of the bacterial degradation of riboflavin. In D.B. McCormick and L.D. Wright (eds), *Vitamins and Coenzymes, Methods in Enzymology*, Vol. 18B. Academic Press, New York, pp. 579–581.

Owen, E.C. and West, D.W. (1971b) Isolation and identification of 7,8-dimethyl-10-(2-′-hydroxyethyl)isoalloxazine from natural sources. In D.B. McCormick and L.D. Wright (eds), *Vitamins and Coenzymes*, Methods in Enzymology series, Vol. 18B. Academic Press, New York, pp. 574–579.

Powers, H.J. and Bates, C.J. (1985) A simple fluorimetric assay for pyridoxamine phosphate oxidase in erythrocyte haemolysates: effects of riboflavin supplementation and of glucose 6-phosphate dehydrogenase deficiency. *Hum Nutr Clin Nutr* **39,** 107–115.

Powers, H.J., Hill, M.H., Mushtaq, S., *et al.* (2011) Correcting a marginal riboflavin deficiency improves hematologic status in young women in the United Kingdom (RIBOFEM). *Am J Clin Nutr* **93,** 1274–1284.

Rasmussen, K.M., Barsa, P.M., and McCormick, D.B. (1979) Pyridoxamine (pyridoxine)-5′- phosphate oxidase activity in rat tissues during development of riboflavin or pyridoxine deficiency. *Proc Soc Exp Biol Med* **161,** 527–530.

Rasmussen, K.M, Barsa, P.M., McCormick, D.B., *et al.* (1980) Effect of strain, sex, and dietary riboflavin on pyridoxamine (pyridoxine)-5′-phosphate oxidase activity in rat tissues. *J Nutr* **110,** 1940–1946.

Rivlin, R.S. (2001) Riboflavin. In B.A. Bowman and R.M. Russell (eds), *Present Knowledge in Nutrition*, 8th Edn. ILSI Press, Washington, DC, pp. 191–198.

Rivlin, R.S. (2006) Riboflavin. In R. Russell and B.B. Bowman (eds), *Present Knowledge in Nutrition*, 9th Edn. ILSI Press, Washington, DC, pp. 250–259.

Rivlin, R.S. (2007) Riboflavin. In J. Zempleni, R.B. Rucker, D.B. McCormick, *et al.* (eds), *Handbook of Vitamins*, 4th Edn. CRC Press, Boca Raton, FL, pp. 233–251.

Roughead, Z.K. and McCormick, D.B. (1990a) A qualitative and quantitative assessment of flavins in cow's milk. *J Nutr* **120,** 382–388.

Roughead, Z.K. and McCormick, D.B. (1990b) Flavin composition of human milk. *Am. J. Clin. Nutr* **52,** 854–857.

Sandoval, F.J. and Roje, S. (2005) An FMN hydrolase is fused to ribokinase homolog in plants. *J Biol Chem* **280,**

38337–38345.

Sandoval, F.J., Zhang, Y., and Roje, S. (2008) Flavin nucleotide metabolism in plants: monofunctional enzymes synthesize FAD in plastids. *J Biol Chem* **283,** 30890–30900.

Sato, M., Ohishi, O., and Yagi, K. (1984) Localization and identification of covalently bound flavoproteins in rat liver mitochondria by prelabeling of their flavin moiety. *J Biochem* **96,** 553–562.

Sauberlich, H.E. (1984) Implications of nutritional status on human biochemistry, physiology, and health. *Clin Chem* **17,** 132–142.

Sauberlich, H.E., Judd, J.H., Jr, Nichoalds, G.E., *et al.* (1972) Application of the erythrocyte glutathione reductase assay in evaluating riboflavin nutritional status in a high school student population. *Am J Clin Nutr* **25,** 756–762.

Sobhanaditya, J. and Appaji Rao, N. (1981) Plant flavokinase. Affinity-chromatographic procedure for the purification of the enzyme from mung-bean (*Phaseolus aureus*) seeds and conformational changes in its interaction with orthophosphate. *Biochem J* **197,** 227–232.

Tachibana, S. (1967) The formation of new flavin phosphates by molds. *J Vitaminol (Kyoto)* **13,** 70–79.

Tachibana, S. and Murakami, T. (1980) Isolation and identification of schizoflavins. In D.B. McCormick and L.D. Wright (eds), *Vitamins and Coenzymes*, Methods in Enzymology Series, Vol. 66. Academic Press, New York,. pp. 333–338.

Thumham, D.I., Oppenheimer, S.J., and Bull, R. (1983) Riboflavin status and malaria in infants in Papua, New Guinea. *Trans R Soc Trop Med Hyg* **77,** 423–424.

Trout, G.E. (1989) Elevated glutathione reductase activity coefficients in erythrocytes after treatment in vitro with inosine and adenine. *Proc Soc Exp Biol Med* **191,** 12–17.

Tsai, L. and Stadtman, E.R. (1971) Riboflavin degradation. In D.B. McCormick and L.D. Wright (eds), *Vitamins and Coenzymes, Vol. 18B*, Methods in Enzymology series. Academic Press, New York, pp. 557–571.

Vianey-Liaud, C., Divry, P., Gregersen, N., *et al.* (1987) The inborn errors of mitochondrial fatty acid oxidation. *J. Inher Metab Dis* **1**(Suppl. 10), 159–200.

Warsy, A.S. and El-Hazmi, M.A. (1999) Glutathione reductase deficiency in Saudi Arabia. *East Mediterr Health J* **5,** 1208–1212.

West, D.W. and Owen, E.C. (1973) Degradation of riboflavin by alimentary bacteria of the .ruminant and man: production of 7,8-dimethyl-10-carboxymethylisoalloxazine. *Br J Nutr* **29,** 33–41.

Whitby, L.G. (1971) Glycosides of riboflavin. In D.B. McCormick and L.D. Wright (eds), *Vitamins and Coenzymes*, Methods in Enzymology Series, Vol. 18B. Academic Press, New York, pp. 404–413.

White, H.B., III, and Merrill, A.H. Jr (1988) Riboflavin-binding proteins. *Annu Rev Nutr* **8,** 279–299.

Wilson, J.A. (1983) Disorders of vitamins. In R.G. Petersdorf and T.R. Harrison (eds), *Harrison's Principles of Internal Medicine*, 10th Edn. McGraw-Hill, New York, pp. 461–470.

Winkler, A., Hartner, F., Kutchan, T.M., *et al.* (2006) Biochemical evidence that berberine bridge enzyme belongs to a novel family of flavoproteins containing a bi-covalently attached FAD cofactor. *J Biol Chem* **281,** 21276–21285.

Winkler, A., Kutchan, T.M., and Macheroux, P. (2007) 6-S-Cysteinylation of bi-valently attached FAD in berberine bridge enzyme tunes the redox potential for optimal activity. *J Biol Chem* **282,** 24437–24443.

Winkler, A., Motz, K., Riedl, S., *et al.* (2009) Hold on to that flavin. *J Biol Chem* **284,** 19993–20001.

Yagi, K., Nakagawa, Y., Suzuki, O., *et al.* (1976) Incorporation of riboflavin into covalently-bound flavins in rat liver. *J. Biochem* **79,** 841–843.

Yamada, Y., Merrill, A.H., Jr, and McCormick, D.B. (1990) Probable reaction mechanisms of flavokinase and FAD synthetase from rat liver. *Arch Biochem Biophys* **278,** 125–130.

Yamamoto, S., Katsuhisa, I., Ohta, K-Y., *et al.* (2009) Identification and functional characterization of rat riboflavin transporter 2. *J Biochem* **145,** 437–443.

Yanagita, T. and Forster, J.W. (1956) A bacterial riboflavin hydrolase. *J Biol Chem* **221,** 593–607.

Yang, C.S. and McCormick, D.B. (1967) Substrate specificity of a riboflavin hydrolase from *Pseudomonas riboflavina. Biochim Biophys Acta* **132,** 511–513.

Yang, C.S. and McCormick, D.B. (1978) Degradation and excretion of riboflavin in the rat. *J Nutr* **93,** 445–453.

Yao, Y., Yonezawa, A., Yoshimatsu, H., *et al.* (2010) Identification and comparative functional characterization of a new human riboflavin transporter hRFT3 expressed in the brain. *J Nutr* **140,** 1220–1226.

Yates, C.A., Evans, G.S., and Powers, H.J. (2001) Riboflavin deficiency: early effects on post-weaning development of the duodenum in rats. *Br J Nutr* **86,** 593–599.

Yazdanpanah, B., Wiegmann, K., Tchikov, V., *et al.* (2009) Riboflavin kinase couples TNF receptor 1 to NADPH oxidase. *Nature* **460,** 1159–1163.

Zempleni, J., Galloway, J.R., and McCormick, D.B. (1996a) Pharmacokinetics of orally and intravenously administered riboflavin in healthy humans. *Am J Clin Nutr* **63,** 54–66.

Zempleni, J., Galloway, J.R., and McCormick, D.B. (1996b) The identification and kinetics of 7α-hydroxyriboflavin (7-hydroxymethylriboflavin) in blood plasma from humans following oral administration of riboflavin supplements. *Int J Vit Nutr Res* **66,** 151–157.

Zhu, X., Wentworth, P., Jr, Kyle, R.A., *et al.* (2006) Cofactor-containing antibodies: crystal structure of the original yellow antibody. *Proc Natl Acad Sci* **103,** 3581–3585.

19

ナイアシン*

W. Todd Penberthy and James B. Kirkland

要　約

現代アメリカ史において，ナイアシン欠乏症であるペラグラは最も深刻な栄養疾患であった。精製食品に満ちた今日においてさえ，ナイアシン欠乏は貧しい食習慣によって起こりうる。摂取したナイアシンは体内でピリジンヌクレオチドであるニコチンアミドアデニンジヌクレオチド（NAD［P］）に変換される。NAD［P］は少なくとも470のタンパク質に利用され，NAD［P］が関与する反応の数は他のどのビタミンよりも多い。ニコチン酸はGPR109受容体を活性化する作用も有しており，GPR109受容体は脂質異常症の改善につながる多くの作用を調節する。最新の治療研究によって，ニコチンアミドアデニンジヌクレオチド（NAD）を増加させるとサーチュイン（sirtuin）が活性化され，多くの疾病の発症や進行の抑制に有効であることが明らかとなってきた。NADレベルを保ちつつゲノムDNAの安定性を低下させることができるポリADP-リボースポリメラーゼ阻害剤が開発されていることも，特に癌研究の分野では，大きな関心を集めている。ニコチン酸，ニコチンアミド，ニコチンアミドリボシド，トリプトファン，そして最近注目を集めているニコチンアミドモノヌクレオチドのいずれも，NAD前駆体として特徴的な性質を有している。NAD代謝に影響を及ぼす栄養素が存在し，その組合せによってはナイアシン栄養状態を調節する因子となる可能性がある。これには，グルタミン，チアミンのほか，トリプトファンからの*de novo*合成経路に必要なアスコルビン酸，リボフラビン，ピリドキサールリン酸などがある。NAD代謝に関する研究がさらに進むことによって，研究者と臨床医は奮起し，健康の改善がもたらされるであろう。

はじめに

ナイアシン欠乏症は1762年にヨーロッパでカザールによって初めて記録され，その症状は極度の衰弱と表面の堅くなった皮膚とされた（Carpenter, 1981）。それにちなみ，カザールは荒い皮膚という意味の“ペラグラ”とその病気を名づけた。そのわずか100年後にペラグラがアメリカ南部で大発生することになったのは，1870年代に製粉機が工業的に発明され，流通したためであった。アメリカの大衆は，精製食品である小麦粉と精白米を急に利用できるようになった。それ以来，さまざまな独自の食事スタイルが生まれ，そのためにペラグラと脚気が広がってきた。ペラグラは精神医学的にさまざまな影響を及ぼし，1907年には精神病院における第一の死因であった。1920年代には，ペラグラはアメリカ史上最も危険な欠乏症となった。アメリカでは，20世紀初頭の20年間にペラグラの流行によって12万人以上が死亡した（Etheridge, 1972；Carpenter, 1981）。

疫学研究者Joseph Goldberger博士の尽力により，ついに1930年代にペラグラが解明された。トウモロコシ毒や貧弱な衛生設備がペラグラの原因であると考えられていたため，ペラグラは食事性欠乏症であるというGold-

*訳注：日本では教科書的にナイアシンはニコチン酸とニコチンアミドの総称として使われている。しかし，ナイアシンは総称ではなくニコチン酸を指すべきであるという主張を著者は持っており，原書ではナイアシン＝ニコチン酸として記述された箇所が所々にある。翻訳するにあたり，ニコチン酸を指してナイアシンを用いているときは，ナイアシンの代わりにニコチン酸と訳した。国内の教科書的定義に従って翻訳した。

berger博士の仮説は初めは受け入れられなかった。1937年にElvjehamはペラグラ予防因子としてニコチン酸分子を同定した。まず初めに食事性欠乏症モデルとしてイヌに黒舌病を発症させ，黒舌病を予防する成分を肝臓から単離し〔訳注：原文ではrice-polishing component（米糠）成分からペラグラ予防因子を単離したとあるが，肝臓の間違いのため，肝臓から単離と記述した〕，ペラグラ予防因子と名づけた。1942年，アメリカ政府は小麦粉にナイアシンを強化することを法的に命じた。本来は，ナイアシンとはニコチン酸，ナイアシンアミドとはニコチンアミドを指す。しかし，現在では，ナイアシンはニコチン酸とニコチンアミドのどちらも指す言葉として広く使われている。

ペラグラ性痴呆症が統合失調症と多くの点で類似していることにヒントを得た医師たちは，統合失調症は大量のナイアシンを必要とする遺伝性疾患であるという仮説を立てた。1950年代に実施された実験では，統合失調症患者にグラム単位のナイアシンを摂取させると，副作用なしに治療効果が認められることがあった（Hoffer *et al*., 1957）。しかし今日では，このアプローチには異論が唱えられている。これは，化学療法の効果が認められないステージに統合失調症が到達することがあるという事実にもよる。同じ研究者たちによって，ニコチンアミドではなく，ニコチン酸が血中コレステロールを効果的に低下させることが発見された（Altschul *et al*., 1955）。今日では高用量のニコチン酸には，他の薬剤よりも効果的にHDL（善玉コレステロール）を増加させるとされている。このアプローチにはトリグリセリドと超低密度リポタンパク質（悪玉コレステロール）を低下させる作用もある。驚くべきことに，高用量のナイアシンは異常に低いコレステロール値を上昇させる。臨床研究では，ニコチンアミドアデニンジヌクレオチド（nicotinamide adenine dinucleotide：NAD）前駆体であるニコチン酸，ニコチンアミド，ニコチンアミドリボシドなどの高用量摂取が実施されている。

ナイアシンの構造と名称

ナイアシンは，一般にニコチン酸とニコチンアミドの総称を指しており，ビタミンB_3とも呼ばれる。ニコチン酸はニコチンアミドとは異なる多くの作用を有している。ニコチン酸と結合するケトン体受容体が存在し，フラッシング（紅潮）にかかわるためである。ニコチン酸はピリジン-3-カルボン酸としても知られており，ニコチンアミドはピリジン-3-カルボキサミドとしても知られている。ニコチン酸，ニコチンアミドともにビタミンB_3である。ビタミンB_3は食事性のNAD前駆体と定義されており，アミノ酸であるトリプトファンは含まれない。最近，第三のビタミンB_3としてニコチンアミドリボシドが発見された（Bieganowski and Brenner, 2004）。3種類の分子の構造を図19.1に示した。

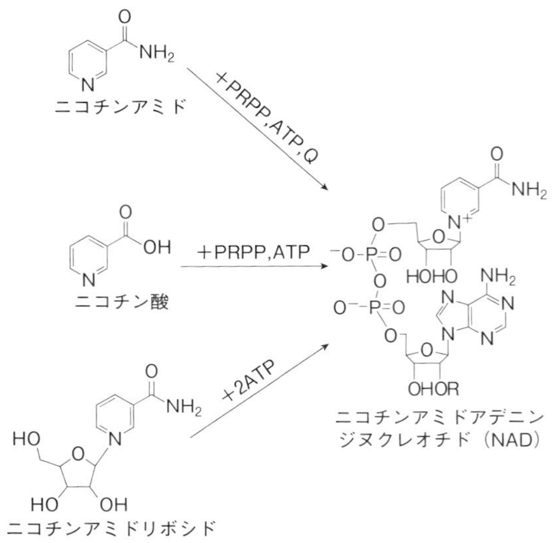

図19.1　ビタミンB_3の形態

さまざまな食事由来の前駆体から必須分子ニコチンアミドアデニンジヌクレオチド（NAD）が合成される。ビタミンB_3前駆体からNADへの変換に必要な補因子をそれぞれ示した。PRPP：5-ホスホリルリボシル-1-二リン酸，Q：グルタミン。

ナイアシン栄養状態のアセスメントと維持

ナイアシン栄養状態の生化学的判定

理論上は，組織中のNAD濃度を調べれば，ナイアシン栄養状態を生化学的に知ることができる（Jacobson *et al*., 1999；Shah *et al*., 2005）。ナイアシン栄養状態を間接的に知る指標としては，尿中に排泄される代謝産物N^1-メチルニコチンアミドおよびN^1-メチル-2-ピリドン-5-カルボキサミドを測定する方法がよく使われる（McCormick and Greene, 1999）。全血中のNAD濃度は高用量のナイアシン摂取によって41nmol/mLから約4倍に上昇し，低ナイアシン食によって約50%に低下する（Jacobson *et al*., 1999）。ほかによく用いられる方法としてはナイアシンナンバーがある。これは全血中のNADPに対するNAD比を示したものである（Fu *et al*., 1989；Jacobson and Jacobson, 1997）。ナイアシン欠乏時には血中NAD濃度は低下するが，血中NADP濃度は比較的安定であることから（Tang *et al*., 2008），ナイアシンナンバーはナイアシン栄養状態を簡便に知ることができる方法である。スウェーデンで1,000名以上の女性を対象とした1980年代の調査では，先進国で暮らす人々の15～20%がナイアシン欠乏であることがこの方法によって明らかとなった（Jacobson, 1993）。

“ナイアシン”という用語はNADに変換されるビタミン前駆体として定義されている。一方，“ナイアシン当量”として非ビタミンNAD前駆体であるトリプトファンを考慮する必要がある。トリプトファンからNADへの転換係数は，1mgのNADに対して約60mgのトリプトファンである。したがって，60mgのトリプトファン摂取を1ナイアシン当量（NE）としてカウントする。タンパク質のトリプトファン含量は約1％であるため，約100gのタンパク質を含む食事では，約16mgのナイアシンを摂取することになる。この量は，ビタミン型のナイアシンを摂取しなくても，NADの推奨量を満たすものである。

推奨量と供給源

推奨量（RDA）は，そもそも第二次世界大戦中の救援食糧の最小基準に由来しており，そこから発展したものである。RDAとは，集団の97.5％が必要量を満たすことのできるビタミンの量のことである。ナイアシン摂取量をRDAの50％に制限すると，5週間以内に血中NAD濃度は70％に低下するが，血中NADP濃度は変動しない（Fu *et al*., 1989）。この血中NAD濃度の低下はペラグラ発症に先立つものであり，カルチノイド症候群患者にもよく観察される（Shah *et al*., 2005）。最も重要なことは，妊娠時と授乳中にナイアシンの推奨量が増加することである（表19.1）（Otten *et al*., 2006）。トリプトファンもニコチン酸モノヌクレオチドに変換される（図19.2）。しかし，その効力はニコチン酸の1/60であるため，60mgのトリプトファンは1ナイアシン当量に相当する。

単純な構造ではあるが必須栄養素であるナイアシン分子は植物で作られ，食物連鎖によって分配される（表19.2）（USDA/ARS, 2005）。例えば，牧草はナイアシンを生合成し，ウシは牧草を食べる。微生物がさらにナイアシンを合成する。最終的に，ナイアシンは牛乳や肉の消費を介してヒトに運ばれる。

NADの生理機能

分子生物学者は，遺伝子の機能を決定するために遺伝子欠損という方法を用いる。同様に，栄養素の機能を決定するためには，栄養素欠乏によって失われた機能を解析すればよい。より重要なことは，機能を失うことによる症状が現れても，ビタミンを投与することで薬理学的に容易に症状を回復させることができることである。ヒトを対象としたビタミン欠乏に関する実験を実施できるのは，短期間だけである（Fu *et al*., 1989）。しかし，われわれはペラグラの歴史やナイアシン欠乏モデル動物を用いた実験からも多くのことを学ぶことができる。

表19.1　ライフステージにおけるナイアシンの推奨量（RDA）

区分	NE/日[a]
乳児	
0～0.5歳	2
0.5～1.0歳	4
小児	
1～3歳	6
4～8歳	8
9～13歳	12
男性	
14歳以上	16
女性	
14歳以上	14
妊婦	18
授乳婦	17

[a]：NE（ナイアシン当量）＝ナイアシン（mg）＋1/60トリプトファン（mg）

Otten *et al*.（2006）の許可を得て改変。

表19.2　ナイアシンの供給源

供給源	ナイアシン含量
酪農製品	0.2mg：牛乳1カップ当たり
	0.05mg：卵1個当たり
肉類	14mg：ウシ肝臓
（85g当たり）	10～11mg：マグロ，オヒョウ，メカジキ
	7mg：ニジマス
	2～6mg：牛肉，羊肉，豚肉，鶏肉，他の魚肉
穀類	2～10mg：シリアル食品1カップ当たり
	3mg：調理した米，麦1カップ当たり
	3～4mg：ベーグル85g当たり
	2mg：ロールパン56g当たり
	2mg：麺類1カップ当たり
野菜	4mg：トマト缶
（1カップ当たり）	3mg：マッシュルーム
	2mg：トウモロコシ
	2mg：ポテト
	0.5mg：グリーンマスタード
その他	4mg：ピーナッツ28g当たり

データはUSDA/ARSが2005年12月23日に発表したUSDA/ARS（2005）USDAアメリカ栄養データベース18版の値であり，www.ars.usda.gov/ba/bhnrc/ndlにて閲覧できる。

食事性欠乏症

ペラグラの古典的な“3D”とは，下痢（diarrhea），皮膚炎（dermatitis），痴呆（dementia）を指す。これらの症状が現れる順番や組合わせは予測不能であり，遺伝的背景，生活様式，感染症の状態などに起因する可能性がある。患者の食事が改善されなければ，これらの症状の後に最終的に死が訪れる。顔，首，手，足，肘など体の一部が日光，熱，外傷のいずれかでも受けると，その

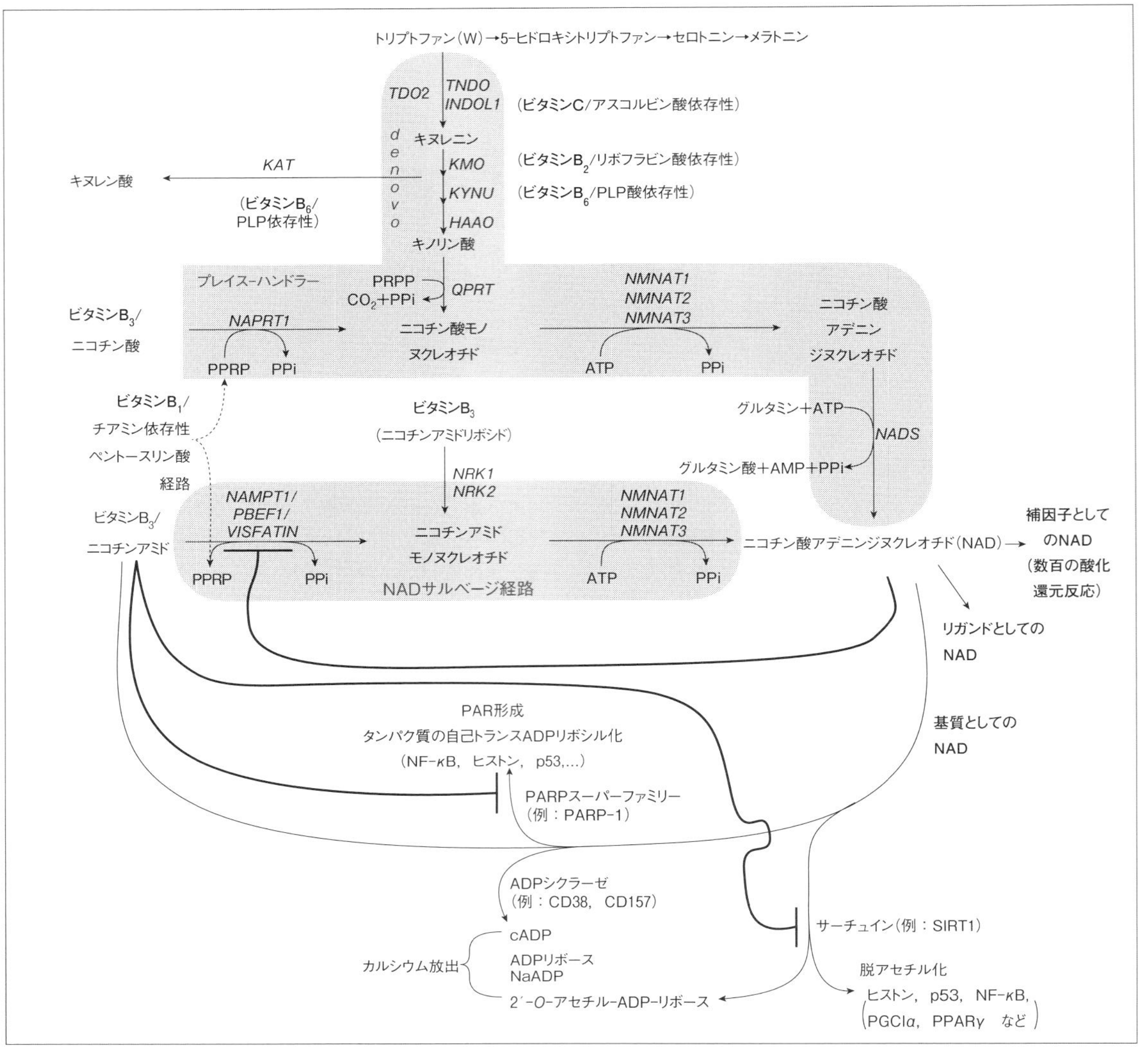

図19.2　NAD を合成および利用する経路

de novo 経路，プレイス–ハンドラー経路，サルベージ経路の3つの経路は網掛部として示した。トリプトファンから始まる *de novo* 合成経路で NAD を合成するためには，ビタミン B_2（リボフラビン），ビタミン B_6（ピリドキサールリン酸），ビタミン C（アスコルビン酸）が必要である。ほかには，ペントースリン酸経路でホスホリボシル二リン酸（PRPP）を合成するためにビタミン B_1（チアミン）が必要である。NAD が補因子，リガンド，基質のいずれとして利用されるのかについては，右側に示した。遺伝子名は斜体で示した。

部分にペラグラ皮膚炎という特徴的な外観が現れる。その病変部は頭を中心として左右対称に現れる。そのため，ペラグラ皮膚炎は初めは“カザールの首飾り”と呼ばれた。精神症状には，短気，頭痛，不眠，物忘れ，情緒不安定が含まれる。ペラグラの流行時には，女性は自暴自棄に，男性は暴力的になった。慢性アルコール依存症およびカルチノイド症候群においてもペラグラ様の症状が認められる（Dreizen *et al*., 1990）。

ナイアシンに応答する遺伝性疾患

ナイアシンは NAD に変換され，NAD は他のどのビタミン補酵素よりも多くの反応に利用される。400以上のタンパク質が化学反応に NAD を用いる。タンパク質の補酵素結合ドメインにアミノ酸残基の多型が存在すると，酵素キネティクスの低下（K_m の上昇）に伴って結合親和性が低下する。ビタミン補酵素型のサプリメントの摂取によって，変異に由来する酵素活性の低下がもたらす症状を緩和できる例が知られている（Ames *et al*., 2002）。ナイアシンに応答する遺伝性疾患として知られているものには，SLC6A19 遺伝子にコードされる中性アミノ酸トランスポーター，ALDH2 遺伝子にコードされるアルデヒド脱水素酵素，グルコース–6–リン酸–1–

脱水素酵素遺伝子の変異がある。変異によってSLC6A19の機能を失うと，ハートナップ病を発症する。ハートナップ病はペラグラに類似しており，初期に処置をしないと死につながる。トリプトファンが細胞内に輸送されないことによってハートナップ病が生じる。ナイアシンの摂取によって症状を緩和させることができるが，これはトリプトファンがNAD前駆体として重要であることを支持するものである（Nozaki *et al*., 2001）。酵素をコードする遺伝子の変異のうち1／3では，補酵素との結合親和性が変わったために酵素活性が低下する（Ames *et al*., 2002）。他のビタミン補酵素と比べてNAD結合タンパク質は多く存在し，そのほとんどがまだ調べられていないことを考慮すると，高用量のNAD前駆体摂取に応答する未知の変異が多く存在することが予想される。

NAD代謝

ヒトは食物連鎖を介して，植物や微生物が合成したナイアシンを摂取している。NADはあらゆる生物にとって必要な形態であり，ヒトは代謝経路を用いてナイアシンをNADに変換する。

訳注：「ヒトはトリプトファンからナイアシンを生合成できる」という記述があるにもかかわらず，「ヒトはナイアシンを生合成できないので食物連鎖を介して植物や微生物が生合成したナイアシンを摂取する」という誤った記述があるため，該当する記述“Humans cannot specifically synthesize nicotinic acid or nicotinamide endogenously”を削除した。

NADへの経路，NADからの経路

NAD前駆体（ニコチン酸，ニコチンアミド，ニコチンアミドリボシド，トリプトファン）は，それぞれ細胞内で異なる経路によってNADに変換される。いずれの経路であっても，必ずニコチンアミドモノヌクレオチドホスホリボシルトランスフェラーゼ（NMNAT）の作用を受ける。NMNATには細胞内局在の異なる3種類のアイソフォーム（それぞれ*NMNAT1*，*NMNAT2*，*NMNAT3*によってコードされる）が存在する。いずれのアイソフォームであっても，この酵素を過剰発現させると，致死性となるはずのストレスを与えてもNAD濃度は保たれ，細胞の生存率は著しく上昇する（Sasaki *et al*., 2006；Feng *et al*., 2010；Gilley and Coleman, 2010；Mayer *et al*., 2010；Yan *et al*., 2010）。本項では，図19.2に示したNAD合成経路について概説する。

NADグリコヒドロラーゼによって産生したニコチンアミドは，NADサルベージ経路を介してNADとして再利用される（図19.2）。NADサルベージ経路の初発酵素であるニコチンアミドホスホリボシルトランスフェラーゼは，NAD合成を調節する律速酵素である（Revollo *et al*., 2004）。ストレスがあるときは，NMNAT1レベルの変動はNAD合成の調節に非常に重要である。ストレス時には，NAMPTの発現が高度に誘導されることが知られている。NADサルベージ経路の効率が高まると，致死性となるはずのショックをさまざまなタイプの細胞に与えても防御されることが繰り返し示されている。

ニコチン酸はニコチン酸ホスホリボシルトランスフェラーゼ（*NPT1*遺伝子にコードされる）で始まるプレイス-ハンドラー経路を介してNADに変換される。この酵素はニコチンアミドによる阻害を受けない。一方，ニコチンアミドをモノヌクレオチド化する酵素（*NAMPT*遺伝子にコードされる）はニコチンアミドによって阻害される。このため，高用量のニコチン酸はニコチンアミドよりも細胞内のNAD濃度を著しく増加させることが知られている。このニコチン酸による細胞内NAD濃度の著しい増加がアテローム性動脈硬化症の予防効果の一因であるかについては，あまりわかっていない。ニコチン酸モノヌクレオチドはNMNATによってニコチン酸アデニンジヌクレオチドに変換される。最後に，NAD合成酵素がグルタミン酸を用いてカルボキシル基をアミドにすることでNADが合成される。

ニコチンアミドリボシドは2004年に第三のビタミンB_3として発見された（Bieganowski and Brenner, 2004）。一方，ニコチン酸とニコチンアミドは発見以来60年以上に渡って研究されている。ニコチンアミドリボシドはニコチンアミドリボシドキナーゼで始まる2段階の反応経路によってNADに変換される（図19.2）。ニコチンアミドリボシドは牛乳に含まれることが知られているが，それ以外については不明な点が多い。それでも，ニコチンアミドリボシドはNADレベルの上昇，Sir2の活性化，酵母の寿命延長といった作用を持っており，ヒトの健康に役立つ可能性が高い（Belenky *et al*., 2007）。ニコチンアミドリボシドはNADを供給することによって筋肉の発達に寄与することが報告されている（Goody *et al*., 2010）。

NADの*de novo*合成経路はトリプトファンから始まる。この経路は7つの化学反応を必要としており，最も長いNAD合成経路である。中間代謝産物のひとつである2-アミノ-3-カルボキシムコン酸-6-セミアルデヒド（ACMS）は非酵素的にNAD合成経路に入る。ACMSをアセチルCoAに向かって代謝する酵素は，トリプトファンからナイアシンへの転換効率を低下させる（Fukuwatari *et al*., 2002）。トリプトファンには2つの異なる性質がある。NADの生合成に必要な内因性化合物であるにもかかわらず，平常時における血中トリプトファン濃度は他のどのアミノ酸よりも低い。トリプトファンがNAD前駆体として重要であることは，ハートナップ病から明らかである。ハートナップ病は，トラン

スポーターに変異があるためにトリプトファンを細胞内に取り込むことができないことによって発症する。ハートナップ病の多くの症状はペラグラに類似しており，その多くはニコチン酸かニコチンアミドの投与によって改善できる（Oakley and Wallace, 1994；Symula *et al*., 1997；Patel and Prabhu, 2008）。NADの*de novo*合成経路はリボフラビン（ビタミンB_2），ピリドキサールリン酸（ビタミンB_6），アスコルビン酸（ビタミンC），グルタミンを必要とする（図19.2）。トリプトファンからNADへの合成のほとんどは，肝臓のトリプトファンジオキシゲナーゼ（TDO）が触媒する経路によって行われる。しかし，この*de novo*合成経路は免疫系細胞によっても調節される。律速酵素インドールアミン-2，3-ジオキシゲナーゼ（IDO）はインターフェロンγによって活性化される。キヌレニンやキヌレン酸といったNAD生合成経路の中間代謝産物は重要な生理作用を持つ。IDOは上皮細胞でも発現しており，免疫細胞が過剰に血漿トリプトファンを消去すると脆弱性が増す（Ni-inisalo *et al*., 2010）。慢性的なIDOの活性化は多くの自己免疫疾患や癌に観察されるものであり，血清トリプトファン濃度の低下は予後がよくないことを示す診断の指標となる。臨床研究，動物モデルのいずれにおいても，高用量のNAD前駆体を摂取することによって，この発病プロセスを改善することができる（Penberthy, 2007）。

NADを利用するタンパク質

他のどのビタミンよりもNADは多くの反応に関与する。補足表のNAD-Utilizing Protein（http://web.me.com/wtpenber/NAD-Utilizing_Enzymes/1.html）に示したように，少なくとも470のタンパク質がNAD(P(H))を利用する。NADは，“補因子”として数百の酸化還元反応に，“基質”として数十の反応に，“リガンド”として数種類のタンパク質に利用される。生化学者によって，NAD(P(H))がかかわる活性には多くのタンパク質が直接関与することが発見されている。これらのさまざまな過程を調節するうえでNAD濃度は重要であり，常に臨床研究の興味を大いにそそる分野である。

酸化還元反応における補因子としてのNAD

通常，酸化還元酵素は異化反応にNAD(H)を用い，同化反応（生合成反応）にNADP(H)を用いる。例えば，脂質およびステロイド合成においてNADPHは重要な還元剤として用いられ，NAD^+はTCA回路における酸化基質として必要とされる。

すべての細胞の呼吸鎖において，NADとNADPのいずれもがエネルギー産生に重要な役割を果たす。NADはエネルギー基質から電子をチトクロームへ段階的に運搬する。ATP産生を行うミトコンドリア電子伝達系において，NADHはフラビン補酵素への電子供与体として働く。リンゴ酸-アスパラギン酸シャトルあるいはグリセロールリン酸-ジヒドロキシアセトンシャトルによって，還元当量はミトコンドリアへ運ばれる。ヒトはさまざまな代謝の過程で約57種のチトクロムP450モノオキシゲナーゼタンパク質を使う。そこには，薬剤，プロスタグランジン，ロイコトリエン，レチノイン酸，ビタミンD，コレステロール，胆汁，ステロイドなどの合成や代謝が含まれている（Nebert and Russell, 2002）。ピリジンヌクレオチドとフラビン補酵素は還元当量をミトコンドリアの呼吸鎖に送る。

基質としてのNADとNAD枯渇

NADレベルを調節する役割を持つ主要な酵素は4つに分類される。これらの酵素はDNA損傷，免疫賦活，他の刺激に応答する。本項では，これらNADを調節する酵素として，ポリ（ADP-リボース）ポリメラーゼ（PARPs 1-18），NAD依存性脱アセチル化酵素（サーチュイン1-7），ADPシクラーゼ（CD38とCD157），インドールアミン2,3-ジオキシゲナーゼ（IDO）について概説する。初めの3つのカテゴリーに属する酵素は，図19.2に示したNADサルベージ経路を介して副産物としてニコチンアミドを合成する。

PARP1とPARP2がNADを消費する活性は，あらゆるDNA損傷によって強く誘導される（Schraufstatter *et al*., 1986）。陽イオンポリマーであるポリ（ADP）リボースを産生するために，これらの酵素はNADを用いる。また，p53，NF-κBなどの重要なタンパク質やヒストンにADP-リボースを直接転移させる。ゲノム配列に基づくと，これまでに18種類のADP-リボース転移酵素が同定されている。PARPが活性化される程度は，DNAの損傷度を直接反映する。この応答はDNA損傷後の細胞分裂を停止させることから，変異した癌細胞の拡大を最小限にとどめ，DNA修復を可能にする。しかし，過剰にPARPが活性化されると，細胞内のNADとATPが枯渇し，制御不能な細胞壊死を招く。実際，PARPを阻害すると，哺乳動物にとって致死性となるはずのさまざまなショックから防御することができる。しかし，腫瘍形成もわずかに増加するようである（Shall and de Murcia, 2000）。

一生の間に遺伝子を劇的に変えることは不可能である。しかし，エピジェネティクスは栄養状態に応答する。NADレベルの上昇によってSIRT1が活性化され，ヒストン脱アセチル化（HDAC）を介してクロマチン構造が変わる。カロリー制限によって寿命が延長する現象のメカニズムに関与すると考えられているため，SIRT1の活性化には非常に強い興味が寄せられている。他のヒストン脱アセチル化酵素は一定の活性しか持たない一方で，サーチュインはNAD濃度の上昇によって活性化される。

NADレベルを変えることでクロマチン構造を変えることができるため，このサーチュインのNAD依存性HDAC活性は極めて独特なものである。NAD依存性PARP1活性もまたクロマチン構造を緩めることができる。しかし，ナイアシン栄養状態によって影響を受けるこの2つの活性が組み合わさると，クロマチン構造にどのような影響を及ぼすのかについては，あまり調べられていない（Kirkland, 2009a）。

活性化されたNAD依存性サーチュインは，ヒストン，p53，NF-κBなど多くの重要なタンパク質を脱アセチル化する。サーチュインは脱アセチル化によってPARP活性を負に調節する（Gupta *et al*., 2008）。極めて膨大な研究がサーチュイン研究につぎ込まれ，その大部分はカロリー制限によってSIRT1を介する寿命延長に関するものであった（Howitz *et al*., 2003）。動物実験によって，サーチュインの活性化は糖尿病（Ramsey *et al*., 2008）および神経変性疾患（Araki *et al*., 2004；Qin *et al*., 2006）の治療に効果的であることが明らかとなった。

ADPシクラーゼであるCD38は，細胞内カルシウムを放出するためにNADを基質として利用する（De Flora *et al*., 2004）。このメカニズムは多くのタイプの免疫細胞の走化性に必要なものである。CD38欠損マウスはNADレベルの上昇とエネルギー消費の増加を示し，高脂肪食を与えても肥満にはならない（Barbosa *et al*., 2007）。しかし，CD38欠損マウスは感染しやすい性質も持つ（Partida-Sanchez *et al*., 2007）。CD38の発現量と活性は主に転写レベルで調節される。腫瘍壊死因子α（TNF-α）は特にCD38の発現量を増加させる。CD157はもうひとつのNAD依存性ADPシクラーゼである。CD157は重要な機能を有するものの，あまり研究がなされていない。CD38は脳で発現しており，その神経学的役割が研究対象となっている（Young and Kirkland, 2008）。

インドールアミン2,3-ジオキシゲナーゼ（IDO）は免疫応答によって調節される（Mellor and Munn, 2004）。血漿トリプトファン濃度を低下させ，ハートナップ病のようにNAD濃度を制御するという点において，IDOは重要な役割を果たす。トリプトファンは平常時では全アミノ酸のなかで最も低い血中濃度を示し，*de novo*経路でNADに生合成される。妊娠中には，成長中の胎児の周囲に存在する栄養膜細胞でIDOは発現する。これによって局所的に免疫細胞を枯渇させ，胎児の免疫寛容を招き，免疫系による胎児の拒絶を防ぐ。感染時および自己免疫疾患においては，特異的な抗原提示免疫細胞（樹状細胞，マクロファージ，B細胞）から分泌されるインターフェロンによってIDOは活性化される。IDO活性化は，特に細胞内における抗微生物作用および抗ウイルス作用を発揮する。自己免疫疾患や癌によって，IDOは慢性的に活性化される（Uyttenhove *et al*., 2003）。自己免疫疾患あるいは癌によって慢性あるいは急性にIDOが過剰に活性化されると，過度に血清トリプトファン濃度が低下するために周辺の細胞が脆弱化する。*de novo*経路のNAD前駆体トリプトファンが欠乏するため，ハートナップ病で観察されるようなペラグラ様症状を高用量のビタミンB_3によって防ぐことができる（Penberthy, 2007）。

リガンドとしてのNAD

NADはP2Y1（結腸細胞）あるいはP2Y11（単球と顆粒細胞）という受容体と結合し，神経伝達物質として機能する（Mutafova-Yambolieva *et al*., 2007；Klein *et al*., 2009）。NADは結腸の筋収縮を抑制する抑制性神経伝達物質として機能する。これは，細胞内カルシウムの増加を介するものである。NAD作用のなかには，P2Y受容体とGタンパク質共役型受容体との協調によるものもある。

NAD前駆体の生理的濃度

平常時における血清ニコチン酸濃度は数nmol/Lの範囲である。ニコチンアミド濃度はもっと高く，食事による影響を受ける。脂質異常症の治療のため，3～5g/日という薬理学的な量のニコチン酸を摂取すると，血清ニコチン酸濃度は10μmol/L以上になる。速放性ニコチン酸を用いるか徐放性ニコチン酸を用いるかによるが，最高240μmol/Lにまで上昇する（Kirkland, 2009b）。この高濃度のニコチン酸には，HDL濃度の増加およびトリグリセリド，LDL，VLDL濃度の低下など，心血管系疾患を予防するさまざまな治療的効果が認められる。これに対して，高用量のニコチンアミドを摂取しても血中脂質に対する効果は認められない。

ニコチン酸が脂質代謝に対して有効な作用を示すのは，ニコチン酸に対して高い親和性（平衡結合量100nmol/L）を示すGタンパク質共役型受容体GPR109aおよびGPR109bを介するためである（Gille *et al*., 2008）。ニコチンアミドはこれらの受容体には結合しない。ニコチン酸が非生理的濃度で結合するということは，これらの受容体はケトン体の受容体であることを意味する。ニコチン酸-GPR109シグナルはフラッシングを引き起こす。フラッシングとは，血管拡張，皮膚の発赤，ほてり，痒みを伴う反応である。フラッシングは最小で35mgのニコチン酸摂取によって生じ，ほとんどの人にとっては不快に感じる。しかし，組織の損傷等は一切知られていない。ニコチン酸によるフラッシングは脂質異常症の改善に有効であるが，ニコチンアミドにはこの脂質代謝に関する有効な作用は認められない。

ナイアシンと疾病

薬理学的に使用する場合，どのNAD前駆体が最も有効であるのか，どの疾病に対してNAD前駆体を用いた治療が有効であるのか，といった疑問は，今日の分子レベルでの治療を行う臨床研究において最も興味深いことである。ここでは，いくつかの病気を例にあげて，NAD，トリプトファン，ポリ（ADP）リボース，他の関連化合物の濃度が病態におよぼす影響について概説する。

薬理学的ナイアシン

グラムレベルでの速放性あるいは徐放性のニコチン酸は，副作用もほとんどなく，多くの高脂血症患者に処方されている。しかし，徐放性ニコチン酸には薬物性肝炎の報告がある（Carlson, 2005；Guyton and Bays, 2007）。他のまれな副作用としては，嚢胞様黄斑浮腫がある。イノシトールヘキサニコチン酸も（フラッシングの起こらない）ナイアシンとして処方される。しかし，ニコチン酸がイノシトールから遊離しにくく，高脂血症改善効果が弱いという課題がある。

心血管系疾患

他の疾患と比べて多くの人々が心血管系疾患によって死亡している。高用量のニコチン酸は，アテローム性動脈硬化症による心筋梗塞や心臓発作を予防できる最も有効な薬剤のひとつとしてよく知られている（Carlson, 2005）。ニコチン酸はどの薬剤よりも高脂血症患者のHDL（善玉コレステロール）濃度を増加させ，コレステロール，VLDL，トリグリセリド濃度を低下させる。15年間追跡したコホート研究により，3 g/日のニコチン酸投与によって15％の死亡率低下が示された（Canner *et al*., 1986）。同様の死亡率低下は心筋梗塞を経験した患者にも認められている（Carlson and Rosenhamer, 1988）。医療ジャーナリストが執筆した書籍『8週間で安全にコレステロールを下げる法（The Eight-Week Cure for Cholesterol）』には，重度の高脂血症に対してニコチン酸を用いた闘病生活が記録されている（Kowalski, 2001）。

高脂血症を改善するニコチン酸作用のメカニズムについては，心血管系研究の疑問であり続けている。このメカニズムには，ニコチン酸に対して高親和性を示すGタンパク質共役型受容体GPR109aおよびGPR109bが主要な役割を果たしている。この受容体は脂肪組織で豊富に発現しており，それ以外にも好中球，抗原提示細胞（樹状細胞，マクロファージ，B細胞），小腸，網膜，中枢神経系でも発現する。脂肪細胞では，GPR109を介したニコチン酸のシグナルによってcAMP濃度が低下し，ホルモン感受性リパーゼ活性が低下する（Karpe and Frayn, 2004）。他の細胞では，さまざまなプロスタグランジンが高濃度に産生され，末梢循環にとって有益な効果を導く。糖尿病治療薬チアゾリジン，高脂血症薬クロフィブレートがPPARを活性化するのと同様に，内因性プロスタグランジン PGJ_2 は PPARγと他のPPARを活性化する。サーチュイン-PPAR経路を介して働くNADも脂質改善作用に関与する。高用量のニコチン酸の効果には，膜結合型ATP合成酵素やジアシルグリセロールアシルトランスフェラーゼの調節など，他の経路も関与している（Kamanna and Kashyap, 2008）。

癌

過去50年間で心血管系疾患による死亡率が60％以上も低下した一方で，癌の死亡率はほとんど変わらず，年齢および人口による調整を行った値としてわずかに5％低下しただけである（Kolata, 2009）。修復されなかったDNA損傷が，癌のきっかけとなる。健康な状態では，多大なDNA損傷を被った細胞はアポトーシスを誘導する。NADはゲノムDNAの安定性および細胞死のプロセスのどちらにも重要な役割を果たす。さらに，癌が進行した状態では，NADは代謝をターゲットとした化学療法における主要なテーマとなりうる。

癌化した細胞におけるNADの代謝回転速度は，通常の細胞よりも高くなる。これは，解糖系がNADを要求することに加え，ゲノムDNAが不安定になってPARP1/2活性が上昇したことによるものである。癌細胞は酸化的リン酸化よりも解糖系を用いてATP産生を亢進する。腫瘍細胞では，一般に，通常の細胞の30倍もの解糖を行う（Ganapathy *et al*., 2009）。さらには，細胞内グルコースを保つために，癌細胞がグルコースを取り込む速度は非癌細胞の20～30倍にも及ぶ。嫌気的解糖によるATP産生には，乳酸脱水素酵素を利用するためにNADが要求される。興味深いことに，化学療法によってペラグラが観察されることがある（Dreizen *et al*., 1990）。

今日では，NAMPTやIDOを阻害することによってNADを減少させる化学療法が発展している（Yang *et al*., 2010）。ナイアシンと癌に関する研究において，GPR109aが結腸の腫瘍化抑制作用を持つということも興味深い（Thangaraju *et al*., 2009）。ニコチン酸摂取が結腸癌を防ぐかについては不明である。しかし，ナイアシンは皮膚癌モデルに有効な作用を示すことが知られている（Gensler *et al*., 1999；Jacobson *et al*., 1999；Benavente *et al*., 2009）。

神経変性疾患

エネルギーを要求する興奮性細胞であるため，神経系細胞（ニューロンとグリア）におけるNAD要求性は他の細胞とは異なっている。腫瘍細胞と同様に，ニューロンはATP産生を解糖系に大きく依存している。グルコースは解糖系およびペントースリン酸経路によって酸化されるため，ミトコンドリアをあまり利用せず，酸化ストレスも小さい。グリア細胞の機能は，ニューロンの支持，ニューロンに供給するためのコレステロールと乳酸の合成である。培養細胞および実験動物を用いた研究により，平常時のNAD濃度やNADサルベージ経路効率の上昇によって，致死性となるはずのストレス誘導性神経変性が予防されることはよく知られている。したがって，NAD濃度の変化が神経変性疾患に何を起こすのかを理解する必要がある。その神経変性疾患には，認知症/アルツハイマー病（AD），パーキンソン病（PD），ハンチントン病（HD），筋萎縮性側索硬化症，多発性硬化症，統合失調症が含まれる。今日では，アルツハイマー病は最も知れ渡った認知症であり，脳血管性認知症がそれに続く。NAD欠乏症であるペラグラは認知症としての性質も持ち，ナイアシンは認知症を予防する数少ない分子のひとつである。

不溶性タンパク質の蓄積によるプラーク形成を起こす疾病には，アルツハイマー病（アミロイドタンパク質：タウタンパク質），ハンチントン病（ハンチンチンタンパク質），パーキンソン病（αシヌクレイン；レビー小体）がある。将来，手術や幹細胞を用いた治療法が確立されるであろうが，これらの疾病の進行がある時点を過ぎると不可逆性の疾病になってしまう。重要なことは，疾病を予防する，あるいは疾病の進行を抑えることである。65歳以上の患者6,158人を調べた研究によると，食事からのナイアシン摂取量が15mg/日から40mg/日に増えると，アルツハイマー病の70％が減少する可能性がある（Morris *et al*., 2004）。アルツハイマー病トランスジェニックマウスモデルでは，NADはプラークを形成するアミロイド前駆体タンパク質を減少させる（Qin *et al*., 2006）。アポリポタンパク質A-1（apoA-1）の増加はアルツハイマー病のリスクを下げ（Scarmeas, 2007），高用量のナイアシンにはHDLを含むapoA-1を増やす効果があることが研究によって示されていることから，脳障害の進行を遅らせる効果が示唆されている。一方，ApoEの増加はアルツハイマー病のリスク増加に関与しており（Corder *et al*., 1993, 1994），ApoEはカイロミクロン，VLDL，LDLに存在する。ApoEの変異は家族性アルツハイマー病および脂質異常症を起こしうる。ApoE欠損マウスは脂質異常症モデルとして利用されており，コレステリルエステル輸送タンパク質を過剰発現させなければ，ナイアシン摂取によってHDL濃度を下げずにコレステロールおよびトリグリセリド濃度の上昇を改善することができる（van der Hoorn *et al*., 2008）。ナイアシン栄養とナイアシンの薬理学的利用がアルツハイマー病，ApoE，血管性痴呆症にどのようにかかわっているのかということを解明するためには，ナイアシンをどのようにして治療に最適に有効利用できるのかということと同様に，さらなる研究を要する。中脳の黒質に存在するドーパミン産生ニューロンの欠落によってパーキンソン病が発症する。パーキンソン病の発症メカニズムについては，あまりよく解明されていない。しかし，過剰のメチルニコチンアミド（MN）がパーキンソン病発症の原因のひとつであると提唱されている（Ying, 2007）。パーキンソン病患者では，尿中MN排泄量が増加する。MNはナイアシン代謝の副産物であることから，NAD代謝が何らかの形で関与することが示唆されている。NADH摂取の効果がパーキンソン病患者に対して調べられ，ドーパミン産生の増加が発見された。さまざまなNADの前駆体と代謝産物が脳における代謝に及ぼす影響について明らかにするためには，さらなる研究が必要である。

多発性硬化症（MS）は中枢神経系の疾患として最もよく知られている疾病である。多発性硬化症モデル動物を用いた研究により，NAD前駆体は多発性硬化症の発病と進行を抑制できることが示されている。発病部でポリ（ADP-リボース）（PAR）形成が増加することから，その部位のNAD濃度を維持することが手がかりとなる（Penberthy and Tsunoda, 2009）。

進行中の神経生物学の研究として，ウォーラー変性遅延（Wld^s）マウスがある。ウォーラー変性遅延とは，ストレスによるニューロン死から回復することである。野生型マウスのニューロンを切断すると，24時間以内に神経変性が始まる。Wld^sマウスのニューロンは2週間まで生き延び，さらには脱分極まで可能である（Adalbert *et al*., 2005）。この効果に関与する遺伝子はNAD合成酵素であるニコチンアミドアデニンモノヌクレオチドアデニリルトランスフェラーゼ1（Ube4b/NMNAT1）である（Mack *et al*., 2001）。その後の研究により，NMNAT1，NMNAT2，NMNAT3に強い神経保護作用があり，NAD自体にも同様の生存効果が認められた（Araki *et al*., 2004；Sasaki *et al*., 2009；Gilley and Coleman, 2010；Yan *et al*., 2010）。NADによる神経保護作用はサーチュイン活性の増加によるものであろう（Araki *et al*., 2004）。しかし，NMNATがNAD-シャペロン活性を持つという報告もある（Zhai *et al*., 2008）。

自己免疫疾患

自己免疫疾患として知られているものには，甲状腺機能低下症，関節リウマチ，甲状腺機能亢進症，1型糖尿病，全身性エリテマトーデス，心筋炎，多発性硬化症，炎症性腸疾患がある。自己免疫疾患に共通することは，自己反応性T細胞の過度の増殖が原因となっていることである。増殖を制御するメカニズムのうち最も解明されていることは，トリプトファンを貯蔵する抗原提示細胞（樹状細胞，マクロファージ，B細胞，ミクログリア）と相互作用させることによってT細胞へのトリプトファン供給を枯渇させることである（Mellor and Munn,

2004)。自己免疫疾患では，過度の増殖を制御するために免疫系が働き，IDO が活性化されることがよくある。これによって細胞外トリプトファンが減少する。トリプトファンレベルの低下は特徴的なものであり，予後の悪さと強く相関する（Schrocksnadel *et al*., 2006)。活性化された免疫系は PARP-1 を活性化し，それによってさらに NAD が減少する可能性がある。この状況を改善するために NAD 前駆体を摂取することは理にかなうことである。動物実験や臨床試験によって，NAD 前駆体の摂取には病状の進行を遅らせたり，治療効果があることが示されている（Penberthy, 2007)。

将来の方向性

ナイアシン研究には，行うべき事項が多く残されている。エネルギー代謝に及ぼすナイアシン栄養状態の影響はあまり理解されておらず，メタボロミクスなど最先端の技術を応用すべき分野である。サーチュイン活性の維持と同様に，ポリ-，モノ-，サイクリック-ADP-リボースを合成するための基質として NAD が使われることから，ADP-リボシル化反応を介した制御と中間代謝が複雑に相互作用していることが示唆される。ADP-リボシルトランスフェラーゼ，サーチュイン，代謝ファミリーの酵素のいずれもが，癌，自己免疫疾患，神経変性疾患に重要な役割を果たしており，研究すべきことが多く残されている。ある条件（虚血-再灌流，ある種の癌の治療）においては ADP-リボース代謝を抑制することがよい効果をもたらすが，ADP-リボース代謝を臨床的に制御することはリスクを伴うものであり，まだ難しい段階である。代謝に関与するナイアシン依存性タンパク質が数多く存在していることから，ナイアシン必要量に関する多型や個人差をカタログ化することも長期的な目標となる。

（福渡　努訳）

推奨文献

Expanded coverage of basic niacin and ADP-ribose metabolism: Kirkland, J.B. (2009) Niacin status, NAD distribution and ADP-ribose metabolism. *Curr Pharm Des* **15,** 3–11.

Health benefits versus risks of PARP activation in various disease states: Kirkland, J.B. (2010) Poly ADP-ribose polymerase-1 and health. *Exp Biol Med* **235,** 561–568.

Historical perspective on niacin in the treatment of dyslipidemia: Carlson, L.A. (2005) Nicotinic acid: the broad-spectrum lipid drug. A 50th anniversary review. *J Intern Med* **258,** 94–114.

Further readings on the sirtuins: Imai, S. and Guarente, L. (2010) Ten years of NAD-dependent SIR2 family deacetylases: implications for metabolic diseases. *Trends Pharmacol Sci* **31,** 212–220.

A review of the exciting area of niacin and skin health: Benavente, C.A., Jacobson, M.K., and Jacobson, E.L. (2009) NAD in skin: therapeutic approaches for niacin. *Curr Pharm Des* **15,** 29–38.

A review of known polymorphisms that cause altered vitamin requirements: Ames, B.N., Elson-Schwab, I., and Silver, E.A. (2002) High-dose vitamin therapy stimulates variant enzymes with decreased coenzyme binding affinity (increased K(m)): relevance to genetic disease and polymorphisms. *Am J Clin Nutr* **75,** 616–658.

[文　献]

Adalbert, R., Gillingwater, T.H., Haley, J.E., *et al.* (2005) A rat model of slow Wallerian degeneration (WldS) with improved preservation of neuromuscular synapses. *Eur J Neurosci* **21,** 271–277.

Altschul, R., Hoffer, A., and Stephen, J.D. (1955) Influence of nicotinic acid on serum cholesterol in man. *Arch Biochem* **54,** 558–559.

Ames, B.N., Elson-Schwab, I., and Silver, E.A. (2002) High-dose vitamin therapy stimulates variant enzymes with decreased coenzyme binding affinity (increased K(m)): relevance to genetic disease and polymorphisms. *Am J Clin Nutr* **75,** 616–658.

Araki, T., Sasaki, Y., and Milbrandt, J. (2004) Increased nuclear NAD biosynthesis and SIRT1 activation prevent axonal degeneration. *Science* **305,** 1010–1013.

Barbosa, M.T., Soares, S.M., Novak, C.M., *et al.* (2007) The enzyme CD38 (a NAD glycohydrolase, EC 3.2.2.5) is necessary for the development of diet-induced obesity. *FASEB J* **21,** 3629–3639.

Belenky, P., Racette, F.G., Bogan, K.L., *et al.* (2007) Nicotinamide riboside promotes Sir2 silencing and extends lifespan via Nrk and Urh1/Pnp1/Meu1 pathways to NAD+. *Cell* **129,** 473–484.

Benavente, C.A., Jacobson, M.K., and Jacobson, E.L. (2009) NAD in skin: therapeutic approaches for niacin. *Curr Pharm Des* **15,** 29–38.

Bieganowski, P. and Brenner, C. (2004) Discoveries of nicotinamide riboside as a nutrient and conserved NRK genes establish a Preiss-Handler independent route to NAD+ in fungi and humans. *Cell* **117,** 495–502.

Canner, P.L., Berge, K.G., Wenger, N.K., *et al.* (1986) Fifteen year mortality in Coronary Drug Project patients: long-term benefit with niacin. *J Am Coll Cardiol* **8,** 1245–1255.

Carlson, L.A. (2005) Nicotinic acid: the broad-spectrum lipid drug. A 50th anniversary review. *J Intern Med* **258,** 94–114.

Carlson, L.A. and Rosenhamer, G. (1988) Reduction of mortality in the Stockholm Ischaemic Heart Disease Secondary Prevention Study by combined treatment with clofibrate and nicotinic acid. *Acta Med Scand* **223,** 405–418.

Carpenter, K.J. (1981) Effects of different methods of processing maize on its pellagragenic activity. *Fed Proc* **40,** 1531–1535.

Corder, E.H., Saunders, A.M., Risch, N.J., *et al.* (1994) Protective effect of apolipoprotein E type 2 allele for late onset Alzheimer disease. *Nat Genet* **7,** 180–184.

Corder, E.H., Saunders, A.M., Strittmatter, W.J., *et al.* (1993) Gene dose of apolipoprotein E type 4 allele and the risk of Alzheimer's disease in late onset families. *Science* **261,** 921–923.

De Flora, A., Zocchi, E., Guida, L., *et al.* (2004) Autocrine and paracrine calcium signaling by the CD38/NAD+/cyclic ADP-ribose system. *Ann N Y Acad Sci* **1028,** 176–191.

Dreizen, S., McCredie, K.B., Keating, M.J., *et al.* (1990) Nutritional deficiencies in patients receiving cancer chemotherapy. *Postgrad Med* **87,** 163–167, 170.

Etheridge, E.W. (1972) *The Butterfly Caste: A Social History of Pellagra in the South.* Greenwood Publishing, Westport, Conn.

Feng, Y., Yan, T., Zheng, J., *et al.* (2010) Overexpression of Wld(S) or Nmnat2 in mauthner cells by single-cell electroporation delays axon degeneration in live zebrafish. *J Neurosci Res* **88,** 3319–3327.

Fu, C.S., Swendseid, M.E., Jacob, R.A., *et al.* (1989) Biochemical markers for assessment of niacin status in young men: levels of erythrocyte niacin coenzymes and plasma tryptophan. *J Nutr* **119,** 1949–1955.

Fukuwatari, T., Sugimoto, E., and Shibata, K. (2002) Growth-promoting activity of pyrazinoic acid, a putative active compound of antituberculosis drug pyrazinamide, in niacin-deficient rats through the inhibition of ACMSD activity. *Biosci Biotechnol Biochem* **66,** 1435–1441.

Ganapathy, V., Thangaraju, M., and Prasad, P.D. (2009) Nutrient transporters in cancer: relevance to Warburg hypothesis and beyond. *Pharmacol Ther* **121,** 29–40.

Gensler, H.L., Williams, T., Huang, A.C., *et al.* (1999) Oral niacin prevents photocarcinogenesis and photoimmunosuppression in mice. *Nutr Cancer* **34,** 36–41.

Gille, A., Bodor, E.T., Ahmed, K., *et al.* (2008) Nicotinic acid: pharmacological effects and mechanisms of action. *Annu Rev Pharmacol Toxicol* **48,** 79–106.

Gilley, J. and Coleman, M.P. (2010) Endogenous Nmnat2 is an essential survival factor for maintenance of healthy axons. *PLoS Biol* **8,** e1000300.

Goody, M.F., Kelly, M.W., Lessard, K.N., *et al.* (2010) Nrk2b-mediated NAD+ production regulates cell adhesion and is required for muscle morphogenesis in vivo: Nrk2b and NAD+ in muscle morphogenesis. *Dev Biol* **344,** 809–826.

Gupta, M.P., Rajamohan, S.B., Sundarasean, N.R., *et al.* (2008) SIRT1 prevents cell death by deacetylating PARP1 and suppressing its enzymatic activity. Paper presented at: PARP 2008 (Tucson, Arizona).

Guyton, J.R. and Bays, H.E. (2007) Safety considerations with niacin therapy. *Am J Cardiol* **99,** 22C–31C.

Hoffer, A., Osmond, H., Callbeck, M.J., *et al.* (1957) Treatment of schizophrenia with nicotinic acid and nicotinamide. *J Clin Exp Psychopathol* **18,** 131–158.

Howitz, K.T., Bitterman, K.J., Cohen, H.Y., *et al.* (2003) Small molecule activators of sirtuins extend *Saccharomyces cerevisiae* lifespan. *Nature* **425,** 191–196.

Jacobson, E.L. (1993) Niacin deficiency and cancer in women. *J Am Coll Nutr* **12,** 412–416.

Jacobson, E.L. and Jacobson, M.K. (1997) Tissue NAD as a biochemical measure of niacin status in humans. *Methods Enzymol* **280,** 221–230.

Jacobson, E.L., Shieh, W.M., and Huang, A.C. (1999) Mapping the role of NAD metabolism in prevention and treatment of carcinogenesis. *Mol Cell Biochem* **193,** 69–74.

Kamanna, V.S. and Kashyap, M.L. (2008) Mechanism of action of niacin. *Am J Cardiol* **101,** 20B–26B.

Karpe, F. and Frayn, K.N. (2004) The nicotinic acid receptor – a new mechanism for an old drug. *Lancet* **363,** 1892–1894.

Kirkland, J.B. (2009a) Niacin status impacts chromatin structure. *J Nutr* **139,** 2397–2401.

Kirkland, J.B. (2009b) Niacin status, NAD distribution and ADP-ribose metabolism. *Curr Pharm Des* **15,** 3–11.

Klein, C., Grahnert, A., Abdelrahman, A., *et al.* (2009) Extracellular NAD(+) induces a rise in [Ca(2+)](i) in activated human monocytes via engagement of P2Y(1) and P2Y(11) receptors. *Cell Calcium* **46,** 263–272.

Kolata, G. (2009) Advances elusive in the drive to cure cancer. *New York Times.* http://www.nytimes.com/2009/04/24/health/policy/24cancer.html?pagewanted=all

Kowalski, R.E. (2001) *The New 8-Week Cholesterol Cure: The Ultimate Program for Preventing Heart Disease.* Harper Collins, New York.

Mack, T.G., Reiner, M., Beirowski, B., *et al.* (2001) Wallerian degeneration of injured axons and synapses is delayed by a Ube4b/Nmnat chimeric gene. *Nat Neurosci* **4,** 1199–1206.

Mayer, P.R., Huang, N., Dewey, C.M., *et al.* (2010) Expression, localization and biochemical characterization of NMN adenylyltransferase 2. *J Biol Chem* **285,** 40387–40396.

McCormick, D.B. and Greene, H.L. (1999) Vitamins. In C.A. Burtis and E.R. Ashwood (eds), *Textbook of Clinical Chemistry.* WH Saunders, Philadelphia, pp. 999–1029.

Mellor, A.L. and Munn, D.H. (2004) IDO expression by dendritic cells: tolerance and tryptophan catabolism. *Nat Rev Immunol* **4,** 762–774.

Morris, M.C., Evans, D.A., Bienias, J.L., *et al.* (2004) Dietary niacin and the risk of incident Alzheimer's disease and of cognitive decline. *J Neurol Neurosurg Psychiatr* **75,** 1093–1099.

Mutafova-Yambolieva, V.N., Hwang, S.J., Hao, X., *et al.* (2007) Beta-nicotinamide adenine dinucleotide is an inhibitory neurotransmitter in visceral smooth muscle. *Proc Natl Acad Sci USA* **104,** 16359–16364.

Nebert, D.W. and Russell, D.W. (2002) Clinical importance of the cytochromes P450. *Lancet* **360,** 1155–1162.

Niinisalo, P., Oksala, N., Levula, M., *et al.* (2010). Activation of indoleamine 2,3-dioxygenase-induced tryptophan degradation in advanced atherosclerotic plaques: Tampere vascular study. *Ann Med* **42,** 55–63.

Nozaki, J., Dakeishi, M., Ohura, T., *et al.* (2001) Homozygosity mapping to chromosome 5p15 of a gene responsible for Hartnup disorder. *Biochem Biophys Res Commun* **284,** 255–260.

Oakley, A. and Wallace, J. (1994) Hartnup disease presenting in an adult. *Clin Exp Dermatol* **19,** 407–408.

Otten, J.J., Hellwig, J.P., and Meyers, L.D. (eds) (2006) *Dietary Reference Intakes: The Essential Guide to Nutrient Requirements.* National Academies Press, Washington, DC.

Partida-Sanchez, S., Rivero-Nava, L., Shi, G., *et al.* (2007) CD38: an ecto-enzyme at the crossroads of innate and adaptive immune responses. *Adv Exp Med Biol* **590,** 171–183.

Patel, A.B. and Prabhu, A.S. (2008) Hartnup disease. *Indian J Dermatol* **53,** 31–32.

Penberthy, W.T. (2007) Pharmacological targeting of IDO-mediated tolerance for treating autoimmune disease. *Curr Drug Metab*

8, 245–266.

Penberthy, W.T. and Tsunoda, I. (2009) The importance of NAD in multiple sclerosis. *Curr Pharm Des* **15,** 64–99.

Qin, W., Yang, T., Ho, L., *et al.* (2006) Neuronal SIRT1 activation as a novel mechanism underlying the prevention of Alzheimer disease amyloid neuropathology by calorie restriction. *J Biol Chem* **281,** 21745–21754.

Ramsey, K.M., Mills, K.F., Satoh, A., *et al.* (2008) Age-associated loss of Sirt1-mediated enhancement of glucose-stimulated insulin secretion in beta cell-specific Sirt1-overexpressing (BESTO) mice. *Aging Cell* **7,** 78–88.

Revollo, J.R., Grimm, A.A., and Imai, S. (2004). The NAD biosynthesis pathway mediated by nicotinamide phosphoribosyltransferase regulates Sir2 activity in mammalian cells. *J Biol Chem* **279,** 50754–50763.

Sasaki, Y., Araki, T., and Milbrandt, J. (2006) Stimulation of nicotinamide adenine dinucleotide biosynthetic pathways delays axonal degeneration after axotomy. *J Neurosci* **26,** 8484–8491.

Sasaki, Y., Vohra, B.P., Baloh, R.H., *et al.* (2009) Transgenic mice expressing the Nmnat1 protein manifest robust delay in axonal degeneration in vivo. *J Neurosci* **29,** 6526–6534.

Scarmeas, N. (2007) Invited commentary: lipoproteins and dementia – is it the apolipoprotein A-I? *Am J Epidemiol* **165,** 993–997.

Schraufstatter, I.U., Hinshaw, D.B., Hyslop, P.A., *et al.* (1986) Oxidant injury of cells. DNA strand-breaks activate polyadenosine diphosphate-ribose polymerase and lead to depletion of nicotinamide adenine dinucleotide. *J Clin Invest* **77,** 1312–1320.

Schrocksnadel, K., Wirleitner, B., Winkler, C., *et al.* (2006) Monitoring tryptophan metabolism in chronic immune activation. *Clin Chim Acta* **364,** 82–90.

Shah, G.M., Shah, R.G., Veillette, H., *et al.* (2005) Biochemical assessment of niacin deficiency among carcinoid cancer patients. *Am J Gastroenterol* **100,** 2307–2314.

Shall, S. and de Murcia, G. (2000) Poly(ADP-ribose) polymerase-1: what have we learned from the deficient mouse model? *Mutat Res* **460,** 1–15.

Symula, D.J., Shedlovsky, A., Guillery, E.N., *et al.* (1997) A candidate mouse model for Hartnup disorder deficient in neutral amino acid transport. *Mamm Genome* **8,** 102–107.

Tang, K., Sham, H., Hui, E., *et al.* (2008) Niacin deficiency causes oxidative stress in rat bone marrow cells but not through decreased NADPH or glutathione status. *J Nutr Biochem* **19,** 746–753.

Thangaraju, M., Cresci, G.A., Liu, K., *et al.* (2009) GPR109A is a G-protein-coupled receptor for the bacterial fermentation product butyrate and functions as a tumor suppressor in colon. *Cancer Res* **69,** 2826–2832.

USDA/ARS (2005) USDA National Nutrient Standard Database, Release 18. US Department of Agriculture/Agricultural Research Service, Washington, DC. Retrieved December 23, 2005, from www.ars.usda.gov/ba/bhnrc/ndl.

Uyttenhove, C., Pilotte, L., Theate, I., *et al.* (2003) Evidence for a tumoral immune resistance mechanism based on tryptophan degradation by indoleamine 2,3-dioxygenase. *Nat Med* **9,** 1269–1274.

van der Hoorn, J.W., de Haan, W., Berbee, J.F., *et al.* (2008) Niacin increases HDL by reducing hepatic expression and plasma levels of cholesteryl ester transfer protein in APOE*3Leiden. CETP mice. *Arterioscler Thromb Vasc Biol* **28,** 2016–2022.

Yan, T., Feng, Y., Zheng, J., *et al.* (2010) Nmnat2 delays axon degeneration in superior cervical ganglia dependent on its NAD synthesis activity. *Neurochem Int* **56,** 101–106.

Yang, H.J., Yen, M.C., Lin, C.C., *et al.* (2010) A combination of the metabolic enzyme inhibitor APO866 and the immune adjuvant L-1-methyl tryptophan induces additive antitumor activity. *Exp Biol Med (Maywood)* **235,** 869–876.

Ying, W. (2007) NAD+ and NADH in brain functions, brain diseases and brain aging. *Front Biosci* **12,** 1863–1888.

Young, G.S. and Kirkland, J.B. (2008) The role of dietary niacin intake and the adenosine-5′-diphosphate-ribosyl cyclase enzyme CD38 in spatial learning ability: is cyclic adenosine diphosphate ribose the link between diet and behaviour? *Nutr Res Rev* **21,** 42–55.

Zhai, R.G., Zhang, F., Hiesinger, P.R., *et al.* (2008) NAD synthase NMNAT acts as a chaperone to protect against neurodegeneration. *Nature* **452,** 887–891.

20
ビタミン B_6

Vanessa R. da Silva, Katelyn A. Russell, and Jesse F. Gregory III

要　約

ビタミン B_6 は，ピリドキシン（PN），ピリドキサール（PL），ピリドキサミン（PM）に加えて，それらのリン酸エステルとグルコシドから成る一連の化合物である。ビタミン B_6 の主要な補酵素型であるピリドキサール5′-リン酸は，主としてアミノ酸代謝において140以上の酵素反応に必須の補因子であるばかりでなく，炭水化物や脂質の代謝においても必須の補因子である。ビタミン B_6 は，さらに細胞内におけるメチル化のプロセス，メチオニンリサイクル，ホモシステイン濃度調節およびシステイン合成にかかわるC1代謝（一炭素単位の代謝）に重要な役割を果たす。栄養学の最近の知見は，少なくともある階層集団においては潜在的ビタミン B_6 欠乏状態が懸念されることが示唆されている。潜在的ビタミン B_6 欠乏状態との因果関係は解明されていないが，心血管疾患や脳卒中および特定の癌の発症リスクと低ビタミン B_6 栄養状態との関係という観点から，潜在的ビタミン B_6 欠乏状態が懸念材料とされている。本章は，ビタミン B_6 の生体利用率の概要と代謝機能，栄養状態およびその評価，そしてヒトの健康および疾病における役割について述べる。

はじめに

歴史的背景，化学構造，供給源，および生物学的利用

後にビタミン B_6 と命名された未知の水溶性因子の存在を示すエビデンスは，1920年代後半に初めてもたらされ，そして，1930年代に，その精製，化学構造の同定と化学合成が立て続けに達成された（歴史レビューについては，Gyorgy，1956参照）。その後，1940年代に天然型ビタミンとしてピリドキサール（PL）とピリドキサミン（PM）が同定され，続いてPLのリン酸化体が確認された（最終的にピリドキサール5′-リン酸と同定された）〔レビュー，Snell（1990参照）〕。この仕事の多くはラットの生育阻害や肢端疼痛症（acrodynia）と名づけられた特徴的な皮膚炎の予防（Beaton *et al.*, 1952；Gyorgy, 1956）とビタミン B_6 要求性細菌（Snell, 1990）に関するバイオアッセイから発展した。われわれは，現代の分析ツールがまだなかった時代の初期の研究者の生化学的な創意，洞察および実験技術の恩恵を受けているのである。

ビタミン B_6 は，2-メチル-3-ヒドロキシ-5-ヒドロキシメチル-ピリジン（2-methyl-3-hydroxy-5-hydroxymethyl-pyridine）（図20. 1）の基本構造を持つ一群の水溶性ビタミンの名称である。ビタミン B_6 は，その補酵素機能を通じて，アミノ酸代謝，C1代謝およびヌクレオチド合成，神経伝達物質代謝，ヘム合成，糖新生およびグリコーゲン分解などの代謝機能と細胞の恒常性維持機能のほぼすべてに影響する。ビタミン B_6 のさまざまな分子種はC4位の置換基の性質によって区別される。すなわち，ピリドキサール（PL，アルデヒド，-CHO），ピリドキシン（PN，アルコール，$-CH_2OH$）およびピリドキサミン（PM，アミン，$-CH_2NH_2$）である。PL，PN，PMがリン酸エステルとして存在できる（ピリドキサール5′-リン酸塩，ピリドキシン5′-リン酸塩，およびピリドキサミン5′-リン酸塩をそれぞれPLP，PNP，PMPと表す）ために，また配糖体（PNG）としてのピリドキシンも含めるとさらに多様な分子種が存在する。4-ピリドキシン酸（4-PA）は，主要な異化代謝物（排泄型）である。PN塩酸塩は優れた安定性を有し，主に食品強化と栄養補助食品に使用される化学合成型ビタミン B_6 である。

PLP（および程度は劣るがPL）がアミンやアミノ酸

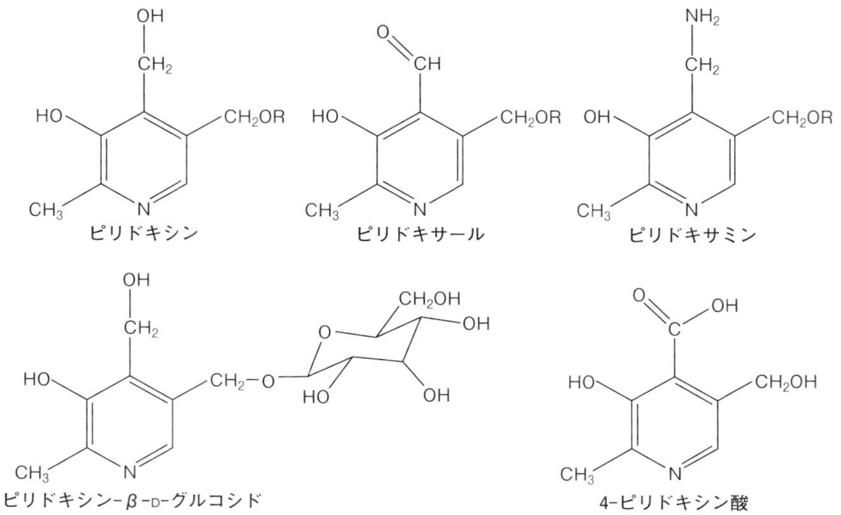

図20.1　ビタミン B_6 の化学構造

非リン酸化型ピリドキシン，ピリドキサール，ピリドキサミンでは　R＝-H であり，5′-リン化体では　R＝$-PO_3H$ である。

のアミノ基と縮合してシッフ（Schiff）塩基（アルジミン）や関連する複合体を形成する能力はよく知られており，ビタミン B_6 の補酵素機能のエビデンスとなっている。このアミンとアルデヒドの反応性は食品加工工程におけるPLP–PMP間やPL–PM間の非酵素的な相互変換の原因となっている（Gregory, 2007）。さらに，PLPは非常に光酸化（photochemical oxidation）に対して敏感であり，4-ピリドキシン酸リン酸を形成する。そして他のビタミン B_6 化合物もある程度の光化学的不安定性を示す。したがって，ビタミン B_6 の分析や他の実験操作に際しては，光への露出を最小限にするために注意を払わなくてはならない。アミンに対するPLPの高い反応性は，リン酸基の存在によるものである。このリン酸基は，PLにおいて進行しやすいC5位ヒドロキシメチル基とC4位アルデヒド間の分子内ヘミアセタール架橋の形成を抑制する。また，PLとPLPはタンパク質のリシン残基側鎖のεアミノ基と還元的結合を形成することもでき，食品の加熱処理工程でピリドキシルリシンを生成する。このビタミン誘導体は不可解なことに，通常のビタミン B_6 測定系では検出されない。そして部分的ではあるがビタミン B_6 活性を示すだけでなく，他のビタミン B_6 分子種の細胞への取込みと競合する（Gregory, 1997）。

ビタミン B_6 は，広範な植物性・動物性食品に分布する。ウシ，ブタ，ニワトリおよび魚などの骨格筋由来の肉類は良質のビタミン B_6 供給源であり，内臓肉は特に豊富にビタミン B_6 を含む。植物中のビタミン B_6 の分布はやや複雑であるが，以下のようにある程度一般化することができる。全粒粉は，バナナやジャガイモ（やや含量が劣る）とともに良質のビタミン B_6 供給源である。全粒小麦粉も良質のビタミン B_6 源であるが，精白小麦粉では胚乳中に含まれるビタミン B_6 の損失のため，その含量は低くなっている。植物においては，特にPNGの形でのPN配糖体の存在がそれらの栄養的評価を難しくしている。これは，ヒトにおいては食品に含まれるPNGがおよそ50％の生体利用率しか示さないことに加えて，それが配糖体でないPNの利用に対して弱いアンタゴニスト効果(拮抗作用)を及ぼすためである(Nakano *et al*., 1997；Gregory, 1998)。植物性食品中のPNG含量には多様性があり，例えば，総ビタミン B_6 画分としてみてもバナナ中５％からニンジン中75％まで差がある。混合食中におけるビタミン B_6 の全体としての生体利用率はおよそ75％であることが報告されている（Tarr *et al*., 1981）。一般的な植物性食品においては，ビタミン B_6 配糖体の存在と繊維質や細胞構造の潜在的影響のために，ビタミン B_6 の生体利用率が低い状態にある。しかし，菜食主義者であっても，十分に多様性のある食事とビタミン総計を摂取しているならば，ビタミン B_6 欠乏状態のリスクが特に高まることはない（Shultz and Leklem, 1987）。しかしながら，ビタミン B_6 総量として偏った摂取状況にあるヒトは，この低い生体利用率のために，より栄養不足な状態にあるはずである。

アメリカにおける食事中のビタミン B_6 源は広範囲の食品に分布しているが，PNで栄養強化された朝食用シリアルは重要なビタミン B_6 供給源となっている。さらにさまざまな栄養強化されたスポーツバー（訳注：固形食）や食品代替製品および飲料もまた，多くの人々の主要なビタミン B_6 摂取源となっているが，PN は強力粉や他の栄養強化穀物製品には添加されておらず，この点がチアミン，ナイアシン，リボフラビンおよび葉酸とは異なる。

ビタミン B_6 相互変換および代謝機能

ビタミン B_6 の生体内分布は McCormick（2006）より改変したものを図20.2に示す。

取　込　み

消化管におけるビタミン B_6 の吸収は，食事からの小腸での吸収と腸内細菌による産生によってなされる。食物中のビタミン B_6 は，主に空腸において，B_6 分子種に依存した吸収速度で取り込まれる（Hamm *et al*., 1979；Mehansho *et al*., 1979；Buss *et al*., 1980）。植物性食品でみられるビタミン B_6 配糖体は，吸収に先立って刷子縁ラクターゼ–フロリジン加水分解酵素によって部分的に加水分解される（Mackey *et al*., 2004）。〔訳注：刷子縁（さっしえん）（brush border）とは小腸の吸収上皮細胞および腎臓の近位尿細管細胞の上部に存在する微絨毛が密に形成される領域。腸細胞においては頂端膜と同義語である〕。いくぶんかは配糖体のままでも吸収される。吸収後に腎臓の β グルコシダーゼによって部分的に加水分解されるか，尿中に排泄されると考えられている（Ink *et al*., 1986；Gregory *et al*., 1991；Nakano *et al*.；1997）。一般的には，PMP と PLP は動物性食品の主なビタミン B_6 分子種であり，植物性食品ではその割合は低い。すべてのリン酸化ビタマー（vitamer）は吸収に先立ってアルカリホスファターゼや他のホスファターゼによって脱リン酸化される必要がある。ビタミン B_6 の体内動態に関する多くの研究は，PL，PM，PN の腸内吸収が単純な非飽和性拡散（non-saturable diffusion）によるものであると，一致して報告している。しかしながら，pH 依存性および飽和性のキャリアーを介したビタミンの腸管吸収の証拠も示されている（Kozik and McCormick, 1984；Said *et al*., 2008）。ヒト大腸において腸内細菌が合成するビタミン B_6 は，腸管から吸収することができる食事に次ぐ第二の外来性供給源である。マウスおよびヒトの結腸細胞を利用した研究から，ビタミン B_6 の結腸での吸収のエビデンスが示されている（Said *et al*., 2008）。腸内細菌によって生成されたビタミン B_6 のヒトの栄養状態に対する寄与については，さらなる研究が必要であるが，食事からの摂取がビタミン B_6 栄養の主な供給源であることは確かである。

小腸粘膜上皮細胞中のピリドキサルキナーゼが触媒するリン酸化は，新しく吸収された PL，PM，PN の代謝捕捉（metabolic trapping，リン酸化された後は代謝されず細胞内にとどまること）を可能にする（Mehansho *et*

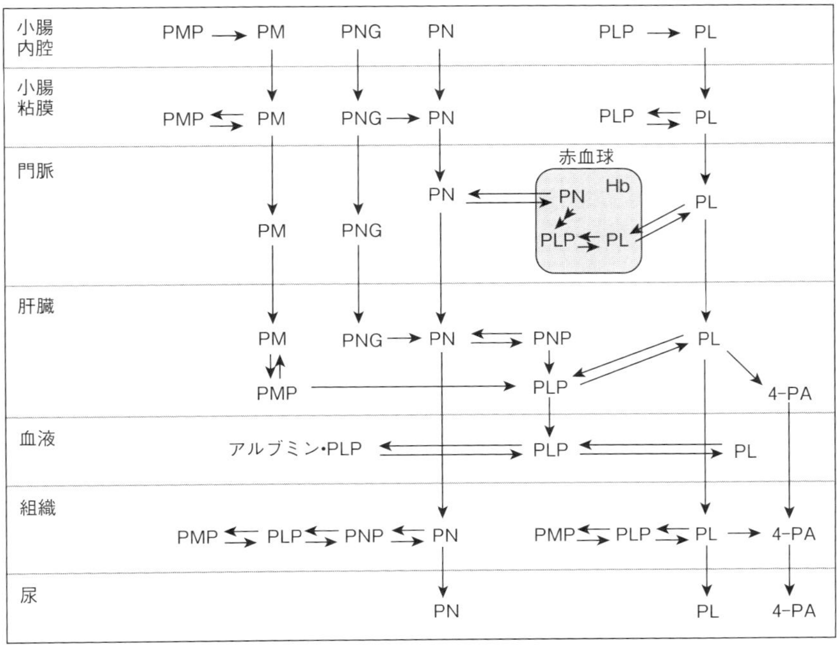

図20.2　ビタミン B_6 の摂取後の体内動態

PL：ピリドキサール，PM：ピリドキサミン，PN：ピリドキシン，PLP，PMP，PNP：それぞれのリン酸化体，PNG：ピリドキシン-β-D-グルコシド，4-PA：4-ピリドキシン酸，Hb：ヘモグロビン。

al., 1979)。リン酸基部分の負電荷は拡散によるビタミンの細胞膜透過を抑制し，タンパク質への結合を促進する。PNP，PMP，PLPは脱リン酸化を受けた後，基底側面膜を通過し，門脈循環に入る(Mehansho *et al*., 1979)。肝臓におけるビタミンB_6の取込みは代謝捕捉により促進される。

肝臓はビタミンB_6代謝の中心臓器である。ほとんどの組織ではPL，PN，PMはリン酸化を受けるが，肝臓においてはさまざまなビタミンB_6分子種が相互転換され，PLPを生成する。PLPはビタミンB_6の主要な補酵素型であり，生体内のビタミンB_6の主形態である。肝臓への吸収過程でビタミンB_6（非リン酸化体）は，第一段階として亜鉛とATPを補因子とするピリドキサルキナーゼによってリン酸化される(Merrill *et al*., 1984)。肝臓におけるピリドキサルキナーゼ活性はホスファターゼ活性の10倍であり，これによりビタミンB_6のリン酸化体は量的に優位になる（Merrill *et al*., 1984)。セリンヒドロキシルメチル転移酵素，アミノ基転移酵素およびグリコーゲンホスホリラーゼのような豊富に存在するPLP依存性酵素にPLPが結合することも，ホスファターゼによるPLP脱リン酸化を抑制する効果がある。フラビンモノヌクレオチド依存性のピリドキシンリン酸/ピリドキサミンリン酸酸化酵素（PNP/PMP酸化酵素）の作用によって，PNPとPMPからPLPが生成する。

輸　　送

ビタミンB_6は主として血漿を介して器官や組織に運搬される。血漿中では，大部分がPLP，次がPLの形で，アルブミンに結合して存在している。(Lumeng *et al*., 1974a)。赤血球では，PLPとPLはヘモグロビンに結合している（Mehansho and Henderson, 1980；Coburn *et al*., 1988b)。血漿中を循環しているPLがすぐに利用可能な状態にあるにもかかわらず，そのPLPを各組織へ取り込むためには，前もって5′-リン酸基が除かれなければならない。ビタミンB_6代謝におけるアルカリホスファターゼの重要性は，ビタミンB_6の最初の取込みと同様に輸送においても明らかである。組織への取込みや細胞間の輸送に先立って，細胞膜ホスファターゼがPLPをPLに変換する（Van Hoof and de Broe, 1994)。腸管上皮細胞でみられたように，組織においてもビタミンを細胞内に保持するためにリン酸化による代謝捕捉が起こっている。

ビタミンB_6代謝と補酵素機能

生体内で最も大きなビタミンB_6貯蔵部位は骨格筋であり，全身のビタミンの70～80％を占めている。ビタミンB_6は主にPLP型としてグリコーゲンホスホリラーゼに結合して存在している(Krebs and Fischer, 1964；Coburn, 1990)。生検によるヒト筋肉のビタミンB_6含量の分析結果から，成人におけるB_6貯蔵量はおよそ1,000 μmol(170mg)と見積もられている(Coburn *et al*., 1988a)。筋肉中のビタミンB_6濃度は食事制限や栄養補充の影響を受けにくいが，血漿中ビタミンB_6濃度は同様の処方によって顕著に変動することが判明している（Coburn *et al*., 1991)。ラットを用いた研究から，筋肉中のPLP濃度とグリコーゲンホスホリラーゼ活性はカロリー不足に反応して減少するが，食事中のビタミンB_6欠乏によっては減少しないことが示されている（Black *et al*.,；1978)。しかし，これらの現象に対する機能的意義は明らかになっていない。

PLP分子はタンパク質の遊離アミノ基や低分子化合物と容易に反応し，シッフ塩基を形成する。PLPのピリジン環とC-4カルボニル基が，アミノ基転移酵素をはじめとするPLP依存性酵素の補酵素として，PLPとアミノ酸基質を含む多様な化合物との反応を触媒できるようにしている。基質がない状態では，PLPは特定のリシン残基のεアミノ基に結合する。アミノ基転移酵素の場合には，ホロ酵素への基質アミノ酸の結合によって，PLPとアミノ酸との間で新しいシッフ塩基が形成される。続いて起こるこの複合体の電荷のシフトがα炭素での結合の不安定化を引き起こし，複合体の加水分解が進行してケト酸の遊離とそれに伴うPMPの生成を可能にする。あるいは別のケト酸とのシッフ塩基生成によっても同様のプロセスが進行する，つまり，電荷移動，結合不安定化，PMPからアミノ基（もとは最初の基質アミノ酸のアミノ基）をケト酸へ移し，新しいアミノ酸を生成する。シッフ塩基形成がアミノ酸のα炭素結合を不安定にする反応機構については，図20.3を参照されたい。

PLP依存性酵素のリシン残基や基質アミノ酸のαアミノ基とPLPの反応性がPLPの補酵素としての基本的な作用機構によって説明できる。一方で，高濃度PLPがさまざまな化合物とシッフ塩基を形成してしまうことは，細胞内PLPの過剰蓄積が悪影響を及ぼす理由にもなる。ホスファターゼとオキシダーゼの複合作用によってビタミンB_6の取込みが亢進した時，身体は過剰なPLPによる危険性を最小限に抑えるように反応する。PNP/PMPオキシダーゼの反応生成物であるPLPによる強力な生成物阻害はPLPの蓄積を抑制する（Merrill *et al*., 1978)。また，PLPの脱リン酸化は，ビタミンB_6の代謝回転促進による細胞内PLP恒常性維持に寄与しており，PLの4-ピリドキシン酸（4-PA）への変換を促進する。4-PAはC4′-カルボキシル基を持ち，生物学的に不活性である（Huff and Perlzweig, 1944)。この不可逆的な変換反応は肝臓で起こることが知られているが，他の組織についてはよく調べられていない。単離ラット腎臓を用いた灌流実験から，腎臓も4-PA産生部位であることが示唆されている（Hamm *et al*., 1980)。4-PAは主なビ

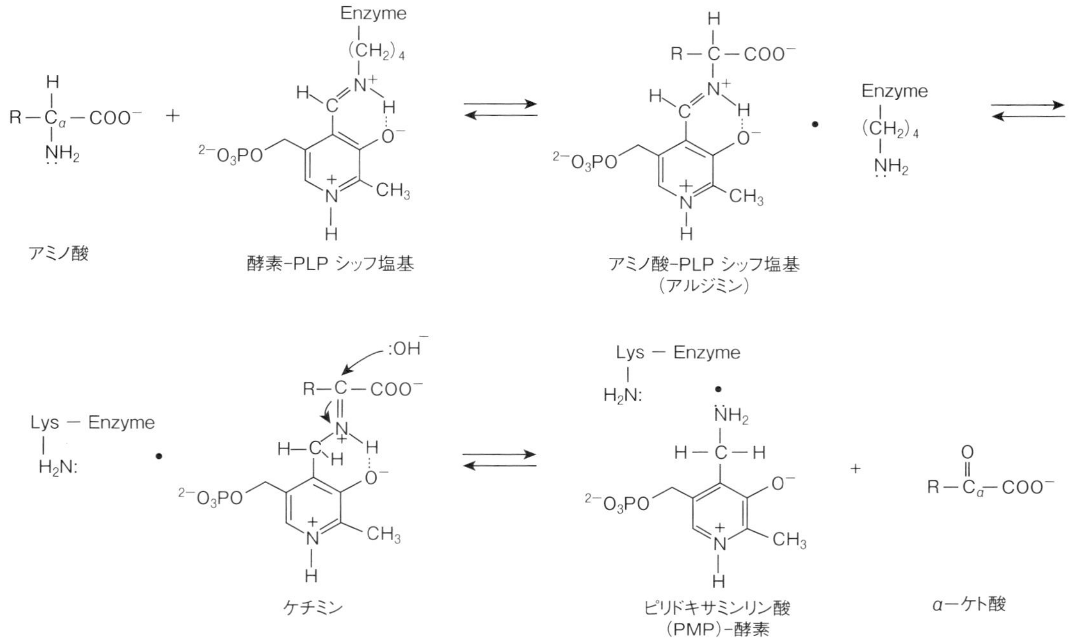

図20. 3　PLP 依存的なアミノ基転移反応の機構

タミン B_6 異化代謝産物であり，その後尿中に排泄される。

PLP 依存性の反応は直接・間接的にほとんどすべての代謝過程に関係し，多くのアミノ酸の相互変換および異化過程に PLP 依存性酵素が関与する。アミノ酸代謝に重要な役割を果たすことに加え，α ケト酸の生成は，代謝中間体を生成して相互変換する重要なアナプレロティック（補充）経路（anapleurotic process）を構成する。n–3 および n–6 脂肪酸の代謝における PLP の間接的役割は，ビタミン B_6 欠乏時における脂肪酸組成の変化に関する報告（Tsuge *et al*., 2000）から推測されるが，その生化学的機序は明らかになっていない。

PLP 依存性酵素のもうひとつの重要な役割は，葉酸代謝およびメチオニン代謝を構成する C1 代謝にある。それは *S*–アデノシルメチオニンとしてメチル基を生成し，メチオニン再利用を促進し，ホモシステイン濃度を調節し，一炭素単位をチミジル酸およびプリン合成に取り込み，システインの合成を可能にする。図20. 4は，C1 代謝経路における PLP 依存性の反応を示す。セリンヒドロキシメチル転移酵素（SHMT）は，アイソザイムが細胞質とミトコンドリアの両方に存在し，下記の可逆反応を触媒する：グリシン＋5, 10–メチレンテトラヒドロ葉酸⇄セリン＋テトラヒドロ葉酸。この反応は，5, 10–メチレンテトラヒドロ葉酸の生成により葉酸の一炭素単位の供給源を提供すると同様に，セリンとグリシンの相互変換により細胞内 C1 代謝における不可欠な構成要素を仲介している。ミトコンドリアのグリシン開裂代謝系は PLP 依存性グリシン脱炭酸酵素を含む 4 つの酵素から成る複合体である。このグリシン開裂系は，メチル化反応に必要とされる量よりも少なくとも20倍も多くの 5, 10–メチレンテトラヒドロ葉酸を生成し，SHMT の反応速度をはるかに上回るグリシン開裂速度を維持していることが示されている（Lamers *et al*., 2009b）。ヒトでのビタミン B_6 摂取制限の前後について安定同位体トレーサー実験は，C1 代謝の維持におけるこれらの重要な過程は栄養制限の影響を受けにくいことを示した（Davis *et al*., 2005, 2006；Lamers *et al*., 2009b）。

PLP はホモシステインの異化にかかわる硫黄転移経路（trans sulfration pathway）とシステイン合成経路を構成する酵素の補酵素としても働く。第 1 の酵素である，シスタチオニン β シンターゼ（CBS）は *S*–アデノシルメチオニン（SAM）によってアロステリックに制御され，ビタミン B_6 欠乏による活性変化をほとんど示さない。第 2 の酵素であるシスタチオニン γ リアーゼ（CGL）は，シスタチオニンの開裂反応を触媒し，システインと α ケト酪酸を生成する。CGL は CBS と異なり，ビタミン B_6 欠乏時においては，補酵素としての PLP の不足に対してはるかに大きな感受性を示す。意外なことに，さまざまな程度でビタミン B_6 が制限されても，組織や血漿中のシステイン合成量やシステイン濃度は維持される（Davis *et al*., 2006；Lima *et al*., 2006；Nijhout *et al*., 2009）。おそらくこれは，ビタミン B_6 制限によるシスタチオニン濃度上昇のために CGL への基質供給も高い状態に維持されるためではないかと考えられる（Davis

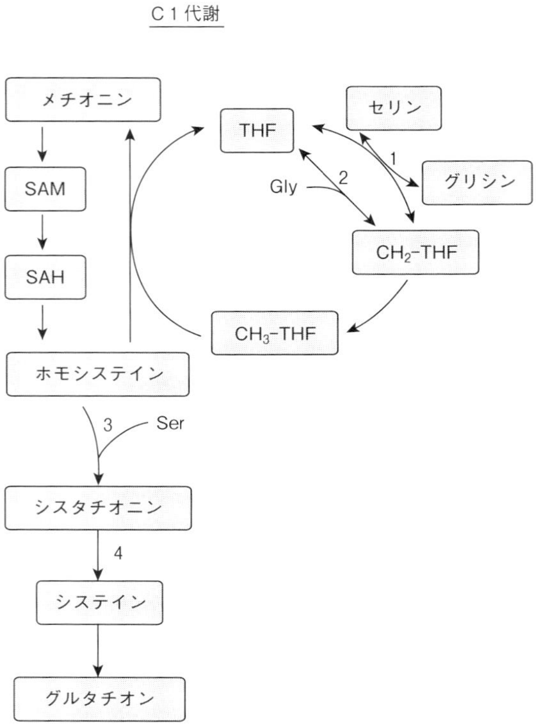

図20.4　C1代謝経路における PLP 依存性反応

1：セリンヒドロキシメチルトランスフェラーゼ，2：グリシン・デカルボキシラーゼ，3：シスタチオニン β シンターゼ，4：シスタチオニン γ リアーゼ，SAH：*S*–アデノシルホモシステイン，SAM：アデノシルメチオニン，THF：テトラヒドロ葉酸。

セリン，グリシン，およびシステインの PLP 依存的な代謝は示していない。

et al., 2006)。

ビタミン B_6 栄養状態の評価

方　　法

ビタミン B_6 の栄養状態は，直接的，間接的な方法で測定することができる。最も一般的に用いられる直接的な指標は血漿中 PLP 濃度であり，主としてチロシン脱炭酸酵素の活性測定や，HPLC によって測定される。ラットにおいては，血漿中 PLP は組織中の貯蔵量とよく相関することが示されており（Lui *et al*., 1985），長期にわたるビタミン B_6 栄養状態のよい指標とされる。

広範な実用性にもかかわらず，血漿中 PLP はビタミン B_6 摂取以外の要因によっても影響を受け，栄養状態指標としての解釈を複雑にする可能性がある。これらの要因としては，妊娠（Lumeng *et al*., 1974b），年齢（Lee and Leklem, 1985），運動量（Manore *et al*., 1987），性（Manore *et al*., 1989；Morris *et al*., 2008），炎症（Morris *et al*., 2010），喫煙（Ulvik *et al*., 2010），およびアルコール摂取（Lumeng and Li, 1974）が該当する。血漿中 PLP 測定とともに別の指標を使用すれば，ビタミン B_6 栄養状態を最も厳密に評価することができるが，実際には二度手間であるため，ほとんど行われない。いずれにせよ，血漿中 PLP のデータ解釈の難しさを認識しておかなければならない。

ビタミン B_6 栄養状態の他の直接測定には，血漿中総ビタミン B_6 量，赤血球中 PLP 量，尿中 4–ピリドキシン酸（4–PA）と尿中総ビタミン B_6 排泄が利用可能であり，いずれも栄養評価において広く使われている。摂取した総ビタミン B_6 のおよそ50％は，尿中 4–PA として排出される。尿中 4–PA の測定量は，組織中のビタミン B_6 貯蔵量と短時間の食事摂取により影響を受けるため，栄養的指標としては完全なものではない。一般に尿中 4–PA を用いる評価には厄介な24時間蓄尿が必要であるのに対し，随時蓄尿の試料の 4–PN/クレアチニン比率に基づく分析の有効性が報告されており，この問題が改善されるかもしれない（Schuster *et al*., 1984）。ビタミン B_6 状態評価における血漿中 4–PA 測定値は，さらなる検討を必要とする。

ビタミン B_6 状態の間接的な方法は，代謝物の濃度測定または PLP 依存性酵素の活性測定である。血漿中 PLP の測定がビタミン B_6 状態評価の定法になる前には，トリプトファン負荷試験がビタミン B_6 の栄養状態の実用的な指標として広く使われていた（Leklem, 1990）。トリプトファンの異化にかかわる PLP 酵素であるキヌレニナーゼの活性は，ビタミン B_6 欠乏によって低下し，代謝経路の流れを変える（Yess *et al*., 1964）。トリプトファン 2 g を経口投与した後に尿中代謝物を測定することによってビタミン B_6 栄養状態を評価することが可能であり，ビタミン B_6 欠乏状態ではキサンツレン酸および他のトリプトファン代謝物の尿中排泄量が増加する（Yess *et al*., 1964）。しかしながら，トリプトファン代謝は特定の医薬品を含むさまざまな因子によって影響されるため，トリプトファン負荷試験は高い特異性を備えたビタミン B_6 測定法であるとはいえない。

メチオニン 3 g の経口摂取によるメチオニン負荷試験は，ビタミンの B_6 依存性の代謝経路の機能を測定するという点でトリプトファン負荷試験に類似している（Ubbink *et al*., 1996）。実際には，メチオニン負荷試験は経口摂取したメチオニン由来のホモシステイン産生とその代謝クリアランスの能力のバランスを評価する（Selhub, 1999）。本法においては，ホモシステイン産生が亢進している間はホモシステインの再メチル化が抑制される。そのため，ビタミン B_6 測定に応用されているメチオニン負荷試験は，ホモシステイン異化代謝における硫黄転移経路の実用的な評価である。前述したように，シスタチオニンβシンターゼとシスタチオニンγリアーゼはともにPLP依存性酵素であり，後者はビタミン B_6 欠乏状態に関して感受性が高い（Davis *et al*., 2006；Lima *et al*., 2006）。ビタミン B_6 栄養状態の診断基準としてのメチオニン負荷後の血漿中ホモシステイン濃度の測定とは異なり，絶食条件における血漿中ホモシステイン濃度はビタミン B_6 栄養状態との相関は極めて低い（Selhub, 1999）。絶食条件における血漿中シスタチオニンは，ビタミン B_6 の不足状態を示すバイオマーカーとして利用される。ビタミン B_6 欠乏状態にあるラット肝臓あるいはヒト血漿中のシスタチオニン量は，境界領域から重篤なビタミン B_6 欠乏状態の広域な範囲の指標となる（Stabler *et al*., 1997；Davis *et al*., 2006；Lima *et al*., 2006）。栄養指数としてのシスタチオニンの使用に関しては，さらなる詳細な研究や標準化が必要である。通常，ビタミン B_6 欠乏時には血漿中グリシンが増加するが，その程度はシスタチオニンより低い。

赤血球アラニンアミノトランスフェラーゼ（EALT）およびアスパラギン酸アミノトランスフェラーゼ（EAST）の活性や刺激もまた，ビタミン B_6 状態を間接的に測定するために利用される。ビタミン B_6 欠乏が赤血球中のホロ酵素に対するアポ酵素の割合を増加させるように，*in vitro* ではPLP添加による補酵素の供給は酵素活性を増加させる。EALTとEASTは長期的なビタミン B_6 栄養状態の指標としてみなされる（Leklem, 1990）。原則的にこれらの補酵素活性化測定法（coenzyme stimulation assay）が赤血球PLP濃度と密接に関連することが期待される。

欠　乏　症

PLPが多くの代謝過程で重要な役割を果たすことから，ビタミン B_6 欠乏は健康上の悪影響を及ぼす。顕著なビタミン B_6 欠乏は先進国においてはまれであるが，小球性貧血，痙れん，および皮膚炎のような臨床症状が含まれる。PLPはヘム生合成の律速酵素であるδアミノレブリン酸シンターゼの補酵素である。ビタミン B_6 欠乏状態においては，ヘム生合成が抑制され，そのことがヘモグロビン合成を制限し，小球性貧血として知られている正常より小さい赤血球産生を引き起こす（Verloop and Rademaker, 1960）。さらに，PLPはまたδアミノ酪酸やセロトニンのような神経伝達物質の合成にも関与する。ビタミン B_6 欠乏状態の動物において，神経伝達物質濃度の低下が観察されている（Paulose *et al*., 1988）。神経伝達物質産生におけるPLPの役割は，ビタミン B_6 欠乏に陥った幼児で観察される痙れん発作の症状がPN投与によって改善することから説明されるかもしれない（Nelson, 1956）。ビタミン B_6 欠乏によるすべての障害リスクは，必要量に対するビタミン B_6 摂取量は（ビタミン B_6 貯蔵量が摂取量の急激な変化と連動する場合には），ビタミン B_6 の減少速度，そして慢性的欠乏症の期間と程度によって，間違いなく影響を受けているはずである。

ビタミン B_6 欠乏は，ビタミンの摂取不足，吸収阻害および吸収したビタミンのPLPへの非効率的変換によってもたらされる（Merrill *et al*., 1984）。イソニアジド（Cilliers *et al*., 2010），フェネルジン（Stewart *et al*., 1984），ドーパミン（Weir *et al*., 1991）およびゲンタマイシン（Weir *et al*., 1990）のような特定の薬物は，PLPまたはPLのカルボニル基と結合し，活性型ビタミン B_6 の欠乏を引き起こす。ぜん息薬であるテオフィリンはPLキナーゼを阻害し，PLP合成を抑制する（Ubbink *et al*., 1990）。ビタミン B_6 栄養状態に対する経口避妊薬の影響が議論されてきたが（Miller *et al*., 1975；Leklem, 1986；Miller, 1986），いくつかの研究において，経口避妊薬服用者は，非服用者と比較して血漿中PLP濃度が著しく低下していることが報告されている（Lumeng *et al*., 1974b；Lussana *et al*., 2003；Morris *et al*., 2008）。

先進国においてより重要視されるのは，ビタミン B_6 の潜在的欠乏状態の問題であり，血漿中PLP濃度20～30 nmol/Lとされる。欠乏症の臨床症状を伴わないが，潜在的欠乏状態は癌や心血管疾患のような慢性疾患のリスクを高めるかもしれない。健常成人におけるビタミン制限に関する研究は，血漿中アミノ酸，特にグリシンの若干の濃度上昇およびシスタチオニン濃度の倍増（Davis *et al*., 2006；Lamers *et al*., 2009b），ならびにある種の被験者においてはグルタチオン合成が影響を受けることを示している（Lamers *et al*., 2009a）。ビタミン B_6 制限状態は，空腹時血漿ホモシステイン濃度にほとんどあるいはまったく影響しない一方で，ホモシステイン濃度については摂食後に一過性の濃度上昇が起こる。これらの代謝の変化と病気の進行との関係は解明されていない。

血漿中PLP濃度が平均9.8nmol/Lになるような1日当たり0.05mg未満というビタミン B_6 制限食を与えられている女性において異常な脳波が観察された（Kretsch *et al*., 1991）。この生理的基準に基づく栄養適性の下限として，少なくとも血漿中PLP濃度10nmol/Lが提示された。

毒　　性

1日当たり500mg以上のピリドキシンサプリメントの摂取は，感覚神経障害を引き起こすことが報告され（Berger *et al*., 1992），このリスクを最小限にするために，（アメリカでは）ビタミン B_6 の耐容上限量は成人について100mg/日に定められている（Institute of Medicine, 1998）。この範囲は，一般的なマルチビタミンサプリメント製剤による摂取量（1日当たり2mgを供給する）をはるかに上回る。

ある種の遺伝的障害はビタミンB_6反応性であり，症状管理のために治療的ビタミンB_6補充が用いられる。これらの状態は，例えば，ピリドキシン感受性貧血，シスタチオニン尿症およびホモシステイン尿症のような先天性代謝異常症を含み，ビタミンB_6分子種の相互変換に関与する酵素に影響し，ビタミンB_6の吸収を低下させ，PLP依存性酵素に影響する（Clayton, 2006）。さらに，ある種の先天性代謝異常症においてはPLPを不活化するような代謝物が生成する。ビタミンB_6の大量摂取による毒性の危険性は認識していなければならないが，ピリドキシン反応性疾患に対して毒性作用の報告なしにピリドキシン大量投与が治療的に用いられている（Clayton, 2006）。

必　要　性

多くの摂食に関する研究から，血漿中PLP濃度の最も顕著な決定因子はビタミンB_6摂取量とタンパク質性食品の摂取量であると結論された（Miller *et al*., 1985；Hansen *et al*., 1996）。ビタミンB_6摂取量が1 mg/日ずつ増えるごとに血漿中PLP濃度は12nmol/L増加するのに対して（Morris *et al*., 2008），高タンパク質食の摂取は血漿中PLP濃度を低下させる（Pannemans *et al*., 1994；Hansen *et al*., 1996）。ビタミンB_6摂取とビタミンB_6の栄養状態を示す他の指標，例えば，尿中総ビタミンB_6，尿中4-PA，EALTおよびEAST酵素活性との関連，そして，PLP濃度調節，血漿中総ビタミンB_6，血漿中4-PA，血漿中PLP，メチオニンあるいはトリプトファン負荷試験との関連に関する数多くの論文がある。しかしながら，いずれも生化学や生理的基盤に裏づけられた真に役に立つ情報を提供していない。先に述べたように，血漿中PLP濃度が10nmol/L以下になるようなビタミンB_6欠乏実験で現れた脳波像に関する観察は，この非常に低く，明らかに不十分なビタミンB_6濃度においては，ビタミンB_6が機能的に不十分な状態に陥っている証拠を示している。

アメリカ医学研究所（The Institute of Medicine）のまとめによれば，血漿中PLP値の正常範囲である20～30 nmol/Lにおいては明らかな健康面での効果と関係しないことが多くの研究から示されている（Institute of Medicine, 1998）。Leklem（1990）は，ビタミンB_6栄養状態の基準値の下限として血漿中PLP 30nmol/Lを推奨し，血漿中PLP濃度20～30nmol/Lは潜在的B_6欠乏状態であるとしている（Leklem, 1999；Gregory, 2001）。アメリカ医学研究所は推定平均必要量（estimated average requirement：EAR）に基づく20nmol/Lのカットオフ値を使用しており，健康管理の観点からこの旧来の基準でも人口の半数についての実際の必要量を過剰評価している可能性があるとコメントしている。現在の推奨量

表20.1　現在，推奨されているビタミンB_6の栄養所要量（アメリカ）

ライフステージと年齢		量（mg/日）	
		女性	男性
乳児	0～5か月	0.1	0.1
	6～11か月	0.3	0.3
小児	1～3歳	0.5	0.5
	4～6歳	0.6	0.6
	7～9歳	1.0	1.0
	10～18歳	1.2	1.3
成人	19～50歳	1.3	1.3
	＞50歳	1.5	1.7
妊娠期		1.9	
授乳期		2.0	

（recommended dietary allowances：RDA）はこの保守的な見解に準拠する一方で，ビタミンB_6と健康の因果関係が未解明な状態のもとでどのようにして必要量を定めるのかというジレンマが残される。限界域の栄養状態の生化学的影響や潜在的B_6欠乏状態と慢性疾患との相関に関する知見が増えてきていることから，血漿中PLP濃度30nmol/Lのカットオフ値に基づくRDAの改訂が妥当とされるかもしれない。（アメリカでの）年齢ごとのビタミンB_6の現在のRDAを表20.1に示す。

最近の全国健康栄養調査（National Health and Nutrition Examination Survey：NHANES）データは，アメリカにおける平均ビタミンB_6摂取量を栄養補助食品の非使用者については1日当たり1.86mg，補助食品ユーザーについては1日当たり1.94mgであると見積もっている（Morris *et al*., 2008）。成人の1日当たりのビタミンB_6のRDA 1.3mgと比較すると，低いパーセンタイルを除き，人口の大部分が十分な摂取量を維持していることを示唆している。しかし，調査したすべてのサブグループにおいて血漿中PLP濃度は20nmol/L以下であり，これは現在のRDAが不十分であることを示唆している。これらのデータは高齢者，黒人および経口避妊薬服用者などのリスク曝露集団は，十分な血漿中PLP濃度を維持するためには1日当たり3～4.9mg以上の摂取が必要であることを示している（Morris *et al*., 2008）。これら観察と比較食事研究の間の大きな矛盾の原因は未解明である。

健康と疾病におけるビタミンB_6

特に女性においてビタミンB_6摂取量は推奨レベルを下回っており，潜在的欠乏状態は心血管疾患，脳卒中および血栓症発症の危険性上昇と関係している。また最近，

ビタミンB_6摂取量の低い集団における特定の癌の発病率との関連性が報告されている。現段階では“関連（の有無）”が正にキーワードであり，低ビタミンB_6状態と慢性疾患との間に関連があるとしても，その機序は明らかになっていない。

慢性的なビタミンB_6不足状態はC1代謝異常と健康に関係するとされる。サルを用いた研究では，ビタミンB_6が充足していない栄養状態は血管病と関連あるとされ，ヒトに関する疫学的研究においてその相関性が確認されている（Rinehart and Greenberg, 1949）。Verhoefら（1996）は，心筋梗塞の頻度が葉酸とビタミンB_6の両方の栄養状態と負の相関があることを報告している。Rimmら（1998）は，看護師健康調査（Nurse's Health Study）の（アメリカでの看護師を対象とした大規模疫学研究）においてこれらの知見を検証した。つまり，ビタミンB_6，葉酸またはビタミンB_6を加えた葉酸の摂取量の上位五分位群の女性は，各々の摂取量カテゴリーの下位五分位群の女性より冠動脈心疾患の罹患率が低いことを示している。イタリアのグループによる研究においても，低い血漿中PLP濃度と冠動脈疾患のリスクとの関連が別々に報告されている（Friso *et al*., 2004）。Daleryら（1995）による血漿中PLP濃度と血管疾患発症のリスクを調べた大規模調査では，健常な対照被験者においてさえ，低葉酸あるいは低ビタミンB_6状態は血管疾患のリスクを増加させ，低ビタミンB_6状態における血管疾患のリスクは血漿中ホモシステイン濃度に依存しなかったと報告されている。Kelyらは，血漿中PLP濃度が30nmol/L以下である低ビタミンB_6状態では，葉酸や血漿中総ホモシステイン濃度（tHcy）に対して非依存的に，脳卒中や一過性脳虚血発作のリスクを2倍以上増加させることを見いだしている（Kelly *et al*., 2003, 2004）。さらに，ある前向き研究は，血漿中PLP濃度が23.3nmol/Lより低い値である人々は，より高値である人々より1.8倍高い静脈血栓塞栓症再発のリスクを有することを示している（Hron *et al*., 2007）。これらの相関の強さにもかかわらず，混合ビタミンと比較して，葉酸，ビタミンB_{12}，ビタミンB_6の混合物（Albert *et al*., 2008；Hankey *et al*., 2010）またはピリドキシンのみ（Ebbing *et al*., 2008, 2010）による即効性の栄養補助トライアルは，心血管疾患の再発を防止する二次予防に対して否定的な結果ばかりをもたらしている。

低いビタミンB_6摂取が心血管疾患リスクと関連する機構は不明である。ビタミンB_6欠乏は絶食時血漿中総ホモシステイン濃度を増加させることはほとんどなく，主にメチオニン負荷の後に増加させるため，低ビタミンB_6栄養状態は食事摂取後に一過性軽度の高ホモシステイン血症を繰り返している可能性がある。

血漿C反応性タンパク質（CRP）の上昇と低ビタミンB_6状態との関連についての報告から，全身性炎症がビタミンB_6欠乏時に起こりやすいことや低ビタミンB_6状態に関与するという仮説が出された（Friso *et al*., 2001；Morris *et al*., 2010）。健常な成人に対する制限食を用いたビタミンB_6摂取制限はCRPの変化を引き起こさないため，この関連の背後にある機構は未解明である（Davis *et al*., 2006）。NHANESのような観察研究におけるCRPと血管疾患および低ビタミンB_6状態の関係についての報告を考慮すると，ビタミンB_6欠乏だけが炎症を引き起こす条件ではないようである。しかし，ビタミンB_6欠乏状態では他の炎症性反応が起こりやすくするのかもしれない（Morris *et al*., 2010）。あるいは，炎症がビタミンB_6の細胞内代謝や輸送に影響することによって，組織特異的なビタミンB_6欠乏状態が作り出されているのかもしれない（Chiang *et al*., 2005）。グルタチオン代謝に現れる変化は，障害されたビタミンB_6の栄養状態と炎症反応の間の代謝的関連の一例であるかもしれない（Lima *et al*., 2006；Lamers *et al*., 2009a）。これらの疑問は，低ビタミンB_6状態，炎症状態と疾病リスクで生じている代謝の変化について，より正しい科学的知見の必要性を示すものである。

ビタミンB_6の栄養状態と発癌リスクとの関連性も報告され，例えば，メタアナリシスは前向き研究を評価し，血漿中PLP濃度と結腸直腸癌リスクの有意な逆相関を見いだした（Larsson *et al*., 2010）。この研究においては，おそらくビタミンB_6摂取パターンの評価に際し，より不確実性が増してしまった結果なのであろうが，ビタミンB_6摂取量とリスクを関連づけるエビデンスはあまり決定的ではなかった。肺癌リスクも，血漿中PLP濃度と逆相関関係があることが示されている（Johansson *et al*., 2010）。ビタミンB_6と癌の他の関連性についての矛盾のないエビデンスは報告されておらず，さらなる研究が必要である。

将来の方向性

ビタミンB_6は，ピリドキシン，ピリドキサール，ピリドキサミンとそれらの5′-リン酸塩から成る一連の化合物である。果物や野菜においては，さまざまな含量，時には相当な量のピリドキシンβ-D-グルコシドを含む。食品中のさまざまなビタミン分子種間の生体利用率の違いを明らかにし，より完全な食品成分表を作成することが食事の評価を改善するであろう。

ビタミンB_6の栄養的状態と疾患感受性の関連はより詳細に解析される必要がある。網羅的な代謝物解析，食事摂取量，遺伝学と生体内動態との関連性に関する小規模の反応機構研究は，より大規模な疫学的研究で使用するための診断ツールやバイオマーカーの開発に役立つであろう。

個体レベルのビタミンB_6の栄養学的理解は，最適摂取量と欠乏症の因果関係の評価に際して重要になる。例えば，遺伝学的および栄養学的因子がどのように相互作用して，個人の健康と慢性疾患に対する感受性を規定するのであろうか。

炎症反応の過程とビタミン B_6 状態との関連をより詳細に解析することは，最適な栄養状態を決定し，血漿中の PLP や CRP のようなバイオマーカーを解釈するうえで重要な鍵となるであろう。ヒトの健康，特に心血管疾患や他の慢性疾患の一次予防において，ビタミンサプリメントや食物強化によるビタミン摂取の役割を解明することもまた今後の重要な課題である。

（生城浩子訳）

推奨文献

Clarke, R., Halsey, J., Bennett, D., *et al.* (2011) Homocysteine and vascular disease: review of published results of the homocysteine-lowering trials. *J Inher Metab Dis* **34,** 83–91.

Coburn, S.P. (1996) Modeling vitamin B6 metabolism. *Adv Food Nutr Res* **40,** 107–132.

Ebbing, M., Bønaa, K.H., and Arnesen, E. (2010) Combined analyses and extended follow-up of two randomized controlled homocysteine-lowering B-vitamin trials. *J Int Med* **268,** 367–382.

Gregory, J.F. (1997) Bioavailability of vitamin B-6. *Eur J Clin Nutr* **51,** S43–S48.

Gregory, J.F. (1998) Nutritional properties and significance of vitamin glycosides. *Annu Rev Nutr* **18,** 277–296.

Gyorgy, P. (1956) The history of vitamin B6. *Am J Clin Nutr* **4,** 313–317.

Institute of Medicine (1998) *DRI Reference Intakes for Thiamin, Riboflavin, Niacin, Vitamin B_6, Folate, Vitamin B_{12}, Pantothenic Acid, Biotin, and Choline*. National Academy Press, Washington, DC.

Morris, M.S., Picciano, M.F., Jacques, P.F., *et al.* (2008) Plasma pyridoxal 5′-phosphate in the US population: the National Health and Nutrition Examination Survey, 2003–2004. *Am J Clin Nutr* **87,** 1446–1454.

Nijhout, H.F., Reed, M.C., and Ulrich, C.M. (2008) Mathematical models of folate-mediated one-carbon metabolism. *Vitam Horm* **79,** 45–82.

Snell, E.E. (1990). Vitamin-B6 and decarboxylation of histidine. *Ann NY Acad Sci* **585,** 1–12.

［文　献］

Albert, C.M., Cook, N.R., Gaziano, J.M., *et al.* (2008) Effect of folic acid and B vitamins on risk of cardiovascular events and total mortality among women at high risk for cardiovascular disease – a randomized trial. *JAMA* **299,** 2027–2036.

Beaton, J.R., Beare, J.L., and McHenry, E.W. (1952) Factors affecting the development of acrodynia in pyridoxine-deficient rats. *J Nutr* **48,** 325–334.

Berger, A.R., Schaumburg, H.H., Schroeder, C., *et al.* (1992) Dose response, coasting, and differential fiber vulnerability in human toxic neuropathy: a prospective study of pyridoxine neurotoxicity. *Neurology* **42,** 1367–1370.

Black, A.L., Guirard, B.M., and Snell, E.E. (1978) Behavior of muscle phosphorylase as a reservoir for vitamin-B6 in rat. *J Nutr* **108,** 670–677.

Buss, D.D., Hamm, M.W., Mehansho, H., *et al.* (1980) Transport and metabolism of pyridoxine in the perfused small-intestine and the hindlimb of the rat. *J Nutr* **110,** 1665–1663.

Chiang, E.P., Smith, D.E., Selhub, J., *et al.* (2005) Inflammation causes tissue-specific depletion of vitamin B6. *Arthritis Res Ther* **7,** R1254–1262.

Cilliers, K., Labadarios, D., Schaaf, H.S., *et al.* (2010) Pyridoxal-5-phosphate plasma concentrations in children receiving tuberculosis chemotherapy including isoniazid. *Acta Paediatr* **99,** 705–710.

Clayton, P.T. (2006) B6-responsive disorders: a model of vitamin dependency. *J Inher Metab Dis* **29,** 317–326.

Coburn, S.P. (1990) Location and turnover of vitamin B6 pools and vitamin B6 requirements of humans. *Ann NY Acad Sci* **585,** 76–85.

Coburn, S.P., Lewis, D.L.N., Fink, W.J., *et al.* (1988a) Human vitamin-B-6 pools estimated through muscle biopsies. *Am J Clin Nutr* **48,** 291–294.

Coburn, S.P., Mahuren, J.D., Kennedy, M.S., *et al.* (1988b) B6 vitamer content of rat tissues measured by isotope tracer and chromatographic methods. *Biofactors* **1,** 307–312.

Coburn, S.P., Ziegler, P.J., Costill, D.L., *et al.* (1991) Response of vitamin-B6 content of muscle to changes in vitamin-B6 intake in men. *Am J Clin Nutr* **53,** 1436–1442.

Dalery, K., Lussiercacan, S., Selhub, J., *et al.* (1995) Homocysteine and coronary-artery disease in French-Canadian subjects – relation with vitamins B-12, B-6, pyridoxal-phosphate, and folate. *Am J Cardiol* **75,** 1107–1111.

Davis, S.R., Quinlivan, E.P., Stacpoole, P.W., *et al.* (2006) Plasma glutathione and cystathionine concentrations are elevated but cysteine flux is unchanged by dietary vitamin B-6 restriction in young men and women. *J Nutr* **136,** 373–378.

Davis, S.R., Scheer, J.B., Quinlivan, E.P., *et al.* (2005) Dietary vitamin B-6 restriction does not alter rates of homocysteine remethylation or synthesis in healthy young women and men. *Am J Clin Nutr* **81,** 648–655.

Ebbing, M., Bleie, O., Ueland, P.M., *et al.* (2008) Mortality and cardiovascular events in patients treated with homocysteine-lowering B vitamins after coronary angiography – a randomized controlled trial. *JAMA* **300,** 795–804.

Ebbing, M., Bonaa, K.H., Arnesen, E., *et al.* (2010) Combined analyses and extended follow-up of two randomized controlled homocysteine-lowering B-vitamin trials. *J Intern Med* **268,** 367–382.

Friso, S., Girelli, D., Martinelli, N., *et al.* (2004) Low plasma vitamin B-6 concentrations and modulation of coronary artery disease risk. *Am J Clin Nutr* **79,** 992–998.

Friso, S., Jacques, P.F., Wilson, P.W.F., *et al.* (2001) Low circulating vitamin B-6 is associated with elevation of the inflammation marker C-reactive protein independently of plasma homocysteine levels. *Circulation* **103,** 2788–2791.

Gregory, J.F. (1997) Bioavailability of vitamin B-6. *Eur J Clin Nutr* **51,** S43–S48.

Gregory, J.F. (1998) Nutritional properties and significance of vitamin glycosides. *Annu Rev Nutr* **18,** 277–296.

Gregory, J.F. (2001) Vitamin B6 deficiency. In R. Carmel and D.W.

Jacobsen (eds), *Homocysteine in Health and Disease*. Cambridge University Press, Cambridge, pp. 307–320.

Gregory, J.F. (2007) Vitamins. In S.P.K. Damodaran, K.L. Parkin, and O.R. Fennema (eds), *Fennema's Food Chemistry*, 4th Edn. CRC Press, Boca Raton, FL.

Gregory, J.F., Trumbo, P.R., Bailey, L.B., *et al.* (1991) Bioavailability of pyridoxine-5′-beta-d-glucoside determined in humans by stable-isotopic methods. *J Nutr* **121,** 177–186.

Gyorgy, P. (1956) The history of vitamin B6. *Am J Clin Nutr* **4,** 313–317.

Hamm, M.W., Mehansho, H., and Henderson, L.M. (1979) Transport and metabolism of pyridoxamine and pyridoxamine phosphate in the small-intestine of the rat. *J Nutr* **109,** 1552–1559.

Hamm, M.W., Mehansho, H., and Henderson, L.M. (1980) Management of pyridoxine and pyridoxal in the isolated kidney of the rat. *J Nutr* **110,** 1597–1609.

Hankey, G.J., Eikelboom, J.W., Baker, R.I., *et al.* (2010) B vitamins in patients with recent transient ischaemic attack or stroke in the VITAmins TO Prevent Stroke (VITATOPS) trial: a randomised, double-blind, parallel, placebo-controlled trial. *Lancet Neurol* **9,** 855–865.

Hansen, C.M., Leklem, J.E., and Miller, L.T. (1996) Vitamin B-6 status of women with a constant intake of vitamin B-6 changes with three levels of dietary protein. *J Nutr* **126,** 1891–1901.

Hron, G., Lombardi, R., Eichinger, S., *et al.* (2007) Low vitamin B6 levels and the risk of recurrent venous thromboembolism. *Haematologica* **92,** 1250–1253.

Huff, J.W. and Perlzweig, W.A. (1944) A product of oxidative metabolism of pyridoxine, 2-methyl-3-hydroxy-4-carboxy-5-hydroxymethylpyridine (4-pyridoxic acid) I. Isolation from urine, structure, and synthesis. *J Biol Chem* **155,** 345–355.

Ink, S.L., Gregory, J.F., and Sartain, D.B. (1986) Determination of vitamin-B6 bioavailability in animal-tissues using intrinsic and extrinsic labeling in the rat. *J Agric Food Chem* **34,** 998–1004.

Institute of Medicine (1998) Vitamin B6. *Dietary Reference Intakes for Thiamin, Riboflavin, Niacin, Vitamin B_6, Folate, Vitamin B_{12}, Pantothenic Acid, Biotin, and Choline*. National Academy Press, Washington, DC.

Johansson, M., Relton, C., Ueland, P.M., *et al.* (2010) Serum B vitamin levels and risk of lung cancer. *JAMA* **303,** 2377–2385.

Johansson, S., Lindsted, S., and Tiselius, H.G. (1974) Metabolic interconversions of different forms of vitamin-B6. *J Biol Chem* **249,** 6040–6046.

Kazarinoff, M.N. and McCormick, D.B. (1975) Rabbit liver pyridoxamine (pyridoxine) 5′-phosphate oxidase – purification and properties. *J Biol Chem* **250,** 3436–3442.

Kelly, P.J., Kistler, J.P., Shih, V.E., *et al.* (2004) Inflammation, homocysteine, and vitamin B6 status after ischemic stroke. *Stroke* **35,** 12–15.

Kelly, P.J., Shih, V.E., Kistler, J.P., *et al.* (2003) Low vitamin B6 but not homocyst(e)ine is associated with increased risk of stroke and transient ischemic attack in the era of folic acid grain fortification. *Stroke* **34,** E51–E54.

Kozik, A. and McCormick, D.B. (1984) Mechanism of pyridoxine uptake by isolated rat-liver cells. *Arch Biochem Biophys* **229,** 187–193.

Krebs, E.G. and Fischer, E.H. (1964) Phosphorylase and related enzymes of glycogen metabolism. *Vitam Horm* **22,** 399–410.

Kretsch, M.J., Sauberlich, H.E., and Newbrun, E. (1991) Electroencephalographic changes and periodontal status during short-term vitamin B-6 depletion of young, nonpregnant women. *Am J Clin Nutr* **53,** 1266–1274.

Lamers, Y., O'Rourke, B., Gilbert, L.R., *et al.* (2009a) Vitamin B-6 restriction tends to reduce the red blood cell glutathione synthesis rate without affecting red blood cell or plasma glutathione concentrations in healthy men and women. *Am J Clin Nutr* **90,** 336–343.

Lamers, Y., Williamson, J., Ralat, M., *et al.* (2009b) Moderate dietary vitamin B-6 restriction raises plasma glycine and cystathionine concentrations while minimally affecting the rates of glycine turnover and glycine cleavage in healthy men and women. *J Nutr* **139,** 452–460.

Larsson, S.C., Orsini, N., and Wolk, A. (2010) Vitamin B-6 and risk of colorectal cancer a meta-analysis of prospective studies. *JAMA* **303,** 1077–1083.

Lee, C.M. and Leklem, J.E. (1985) Differences in vitamin B6 status indicator responses between young and middle-aged women fed constant diets with two levels of vitamin B6. *Am J Clin Nutr* **42,** 226–234.

Leklem, J.E. (1986) Vitamin B-6 requirement and oral contraceptive use – a concern? *J Nutr* **116,** 475–477.

Leklem, J.E. (1990) Vitamin-B6 – a status report. *J Nutr* **120,** 1503–1507.

Leklem, J.E. (1999) Vitamin B6. In M. Shils, J. Olson, and M. Shike (eds), *Modern Nutrition in Health and Disease*, 9th Edn. Lea and Febinger, Philadelphia.

Lima, C.P., Davis, S.R., Mackey, A.D., *et al.* (2006) Vitamin B-6 deficiency suppresses the hepatic transsulfuration pathway but increases glutathione concentration in rats fed AIN-76a or AIN-93g diets. *J Nutr* **136,** 2141–2147.

Lui, A., Lumeng, L., Aronoff, G.R., *et al.* (1985) Relationship between body store of vitamin-B6 and plasma pyridoxal-p clearance – metabolic balance studies in humans. *J Lab Clin Med* **106,** 491–497.

Lumeng, L. and Li, T.K. (1974) Vitamin B6 metabolism in chronic alcohol abuse. Pyridoxal phosphate levels in plasma and the effects of acetaldehyde on pyridoxal phosphate synthesis and degradation in human erythrocytes. *J Clin Invest* **53,** 693–704.

Lumeng, L., Brashear, R.E., and Li, T.K. (1974a) Pyridoxal 5′-phosphate in plasma – source, protein-binding, and cellular transport. *J Lab Clin Med* **84,** 334–343.

Lumeng, L., Cleary, R.E., and Li, T.K. (1974b) Effect of oral contraceptives on the plasma concentration of pyridoxal phosphate. *Am J Clin Nutr* **27,** 326–333.

Lussana, F., Zighetti, M.L., Bucciarelli, P., *et al.* (2003) Blood levels of homocysteine, folate, vitamin B-6 and B-12 in women using oral contraceptives compared to non-users. *Thromb Res* **112,** 37–41.

Mackey, A.D., McMahon, R.J., Townsend, J.H., *et al.* (2004) Uptake, hydrolysis, and metabolism of pyridoxine-5′-beta-D-glucoside in Caco-2 cells. *J Nutr* **134,** 842–846.

Manore, M., Leklem, J., and Walter, M. (1987) Vitamin B-6 metabolism as affected by exercise in trained and untrained women fed diets differing in carbohydrate and vitamin B-6 content. *Am J Clin Nutr* **46,** 995–1004.

Manore, M.M., Vaughan, L.A., Carroll, S.S., *et al.* (1989) Plasma pyridoxal 5′-phosphate concentration and dietary vitamin B-6 intake in free-living, low-income elderly people. *Am J Clin*

Nutr **50,** 339–345.

McCormick, D.B. (2006) Vitamin B6. In B.A. Bowman and R.M. Russell (eds), *Present Knowledge in Nutrition*, 7th Edn. ILSI Press, International Life Sciences Institute, Washington, DC.

McCormick, D.B. and Chen, H.Y. (1999) Update on interconversions of vitamin B-6 with its coenzyme. *J Nutr* **129,** 325–327.

Mehansho, H. and Henderson, L.M. (1980) Transport and accumulation of pyridoxine and pyridoxal by erythrocytes. *J Biol Chem* **255,** 1901–1907.

Mehansho, H., Hamm, M.W., and Henderson, L.V.M. (1979) Transport and metabolism of pyridoxal and pyridoxal-phosphate in the small-intestine of the rat. *J Nutr* **109,** 1542–1551.

Merrill, A.H., Henderson, J.M., Wang, E., *et al.* (1984) Metabolism of vitamin-B-6 by human liver. *J Nutr* **114,** 1664–1674.

Merrill, A.H., Horiike, K., and McCormick, D.B. (1978) Evidence for regulation of pyridoxal 5′-phosphate formation in liver by pyridoxamine (pyridoxine) 5′-phosphate oxidase. *Biochem Biophys Res Commun* **83,** 984–990.

Miller, L.T. (1986) Do oral contraceptive agents affect nutrient requirements – vitamin B-6? *J Nutr* **116,** 1344–1345.

Miller, L.T., Johnson, A., Benson, E.M., *et al.* (1975) Effect of oral contraceptives and pyridoxine on the metabolism of vitamin B6 and on plasma tryptophan and alpha-amino nitrogen. *Am J Clin Nutr* **28,** 846–853.

Miller, L.T., Leklem, J.E., and Shultz, E.D. (1985) The effect of dietary protein on the metabolism of vitamin B-6 in humans. *J Nutr* **83,** 1663–1672.

Morris, M.S., Picciano, M.F., Jacques, P.F., *et al.* (2008) Plasma pyridoxal 5′-phosphate in the US population: the National Health and Nutrition Examination Survey, 2003–2004. *Am J Clin Nutr* **87,** 1446–1454.

Morris, M.S., Sakakeeny, L., Jacques, P.F., *et al.* (2010) Vitamin B-6 intake is inversely related to, and the requirement is affected by, inflammation status. *J Nutr* **140,** 103–110.

Nakano, H., McMahon, L.G., and Gregory, J.F. (1997) Pyridoxine-5′-beta-D-glucoside exhibits incomplete bioavailability as a source of vitamin B-6 and partially inhibits the utilization of co-ingested pyridoxine in humans. *J Nutr* **127,** 1508–1513.

Nelson, E.M. (1956) Association of vitamin B6 deficiency with convulsions in infants. *Public Health Rep* **71,** 445–448.

Nijhout, H.F., Gregory, J.F., Fitzpatrick, C., *et al.* (2009) A mathematical model gives insights into the effects of vitamin B-6 deficiency on 1-carbon and glutathione metabolism. *J Nutr* **139,** 784–791.

Pannemans, D.L., Van Den Berg, H., and Westerterp, K.R. (1994) The influence of protein intake on vitamin B-6 metabolism differs in young and elderly humans. *J Nutr* **124,** 1207–1214.

Paulose, C., Dakshinamurti, K., Packer, S., *et al.* (1988) Sympathetic stimulation and hypertension in the pyridoxine-deficient adult rat. *Hypertension* **11,** 387–391.

Rimm, E.B., Willett, W.C., Hu, F.B., *et al.* (1998) Folate and vitamin B-6 from diet and supplements in relation to risk of coronary heart disease among women. *JAMA* **279,** 359–364.

Rinehart, J.F. and Greenberg, L.D. (1949) Arteriosclerotic lesions in pyridoxine-deficient monkeys. *Am J Pathol* **25,** 481–491.

Said, Z.M., Subramanian, V.S., Vaziri, N.D., *et al.* (2008) Pyridoxine uptake by colonocytes: a specific and regulated carrier-mediated process. *Am J Physiol Cell Physiol* **294,** C1192–C1197.

Schuster, K., Bailey, L., Cerda, J., *et al.* (1984) Urinary 4-pyridoxic acid excretion in 24-hour versus random urine samples as a measurement of vitamin B6 status in humans. *Am J Clin Nutr* **39,** 466–470.

Selhub, J. (1999) Homocysteine metabolism. *Annu Rev Nutr* **19,** 217–246.

Shultz, T.D. and Leklem, J.E. (1987) Vitamin-B6 status and bioavailability in vegetarian women *Am J Clin Nutr* **46,** 647–651.

Snell, E.E. (1990) Vitamin-B6 and decarboxylation of histidine. *Ann NY Acad Sci* **585,** 1–12.

Stabler, S.P., Sampson, D.A., Wang, L.P., *et al.* (1997) Elevations of serum cystathionine and total homocysteine in pyridoxine-, folate-, and cobalamin-deficient rats. *J Nutr Biochem* **8,** 279–289.

Stewart, J.W., Harrison, W., Quitkin, F., *et al.* (1984) Phenelzine-induced pyridoxine deficiency. *J Clin Psychopharmacol* **4,** 225–226.

Tarr, J.B., Tamura, T., and Stokstad, E.L.R. (1981) Availability of vitamin-B6 and pantothenate in an average American diet in man. *Am J Clin Nutr* **34,** 1328–1337.

Tsuge, H., Hotta, N., and Hayakawa, T. (2000) Effects of vitamin B-6 on (n-3) polyunsaturated fatty acid metabolism. *J Nutr* **130,** 333S–334S.

Ubbink, J.B., Delport, R., Bissbort, S., *et al.* (1990) Relationship between vitamin B-6 status and elevated pyridoxal kinase levels induced by theophylline therapy in humans. *J Nutr* **120,** 1352–1359.

Ubbink, J.B., Van Der Merwe, A., Delport, R., *et al.* (1996) The effect of a subnormal vitamin B-6 status on homocysteine metabolism. *J Clin Invest* **98,** 177–184.

Ulvik, A., Ebbing, M., Hustad, S., *et al.* (2010) Long- and short-term effects of tobacco smoking on circulating concentrations of B vitamins. *Clin Chem* **56,** 755–763.

Van Hoof, V.O. and De Broe, M.E. (1994) Interpretation and clinical significance of alkaline-phosphatase isoenzyme patterns. *Crit Rev Clin Lab Sci* **31,** 197–293.

Verhoef, P., Stampfer, M.J., Buring, J.F., *et al.* (1996) Homocysteine metabolism and risk of myocardial infarction: relation with vitamins B6, B12, and folate. *Am J Epidemiol* **143,** 845–859.

Verloop, M.C. and Rademaker, W. (1960) Anaemia due to pyridoxine deficiency in man. *Br J Haematol* **6,** 66–80.

Weir, M.R., Keniston, R.C., Enriquez, J.I., Sr, *et al.* (1990) Depression of vitamin B6 levels due to gentamicin. *Vet Hum Toxicol* **32,** 235–238.

Weir, M.R., Keniston, R.C., Enriquez, J.I., Sr, *et al.* (1991) Depression of vitamin B6 levels due to dopamine. *Vet Hum Toxicol* **33,** 118–121.

Yess, N., Price, J.M., Brown, R.R., *et al.* (1964) Vitamin B6 depletion in man: urinary excretion of tryptophan metabolites. *J Nutr* **84,** 229–236.

21
葉　　　酸

Lynn B. Bailey, and Marie A. Caudill

要　　約

一炭素の転移と受容に関与する鍵となる代謝反応は，食品中のポリグルタミン酸型の葉酸塩（folate），あるいは栄養強化食品やサプリメント中のモノグルタミン酸型の葉酸（folic acid）に依存している。葉酸の腸管吸収は，もしポリグルタミン酸型であれば脱抱合を伴い，続いてモノグルタミン酸型の吸収が起こるが，これは主にプロトン結合葉酸トランスポーター（proton-coupled folate transporter：PCFT）による。循環血中の葉酸は，特異的なトランスポーターによって細胞に取り込まれる前は遊離で存在しているかタンパク質と結合して存在している。細胞内の葉酸は一連の補酵素に変換され，ヌクレオチドやアミノ酸の合成，および多くの調節化合物や構造的化合物にとって重要な一炭素（1-C）の受容と供与に働く。葉酸代謝の合成や調節に関与する遺伝子の変異体は，特に最適以下の葉酸状態の場合，ある種の疾病や先天異常のリスクにつながる代謝異常をもたらすかもしれない。アルコールや特定の薬は葉酸代謝を阻害し，葉酸欠乏のリスクが高まることが認められている。葉酸の摂取推奨量は，供給源〔天然に存在している食品中の葉酸塩（folate）もしくは栄養強化食品中の葉酸（folic acid）〕によって変化する葉酸の生体利用率の違いを考慮している。アメリカでの葉酸強化と関連した特別な葉酸の摂取の推奨は，神経管閉鎖障害（neural tube defects：NTDs）のリスクを低減するために特別に策定された。進行している調査研究は，葉酸の状態/代謝を，鍵となる先天的な疾患や慢性的な疾患と関連づけ，未解決の問題に取り組むために挑戦すべき研究課題を明確にしている。

はじめに

葉酸とはこの水溶性ビタミンの総称で，自然界に存在している食品中の葉酸塩（folate）と，サプリメントや栄養強化食品中の合成葉酸（folic acid）を含む。葉酸補酵素はヌクレオチド，アミノ酸，その他の細胞成分の合成・相互変換・修飾にかかわる1-C 部分の受容と転移に働いている。本章では葉酸が関与する1-C 代謝の最近の知見をレビューする。葉酸が関与する1-C 代謝の異常を引き起こす要因，つまり不十分な葉酸の摂取，葉酸の不完全な生体利用率，葉酸関連遺伝子の多型について議論する。また，発生異常や慢性疾患をはじめヒトの健康状態の推定に加えて，葉酸代謝の生理学的・生化学的・遺伝学的側面の相互関係について概説する。さらに，葉酸とアルコール/薬の相互作用，食事性葉酸の摂取推奨量，葉酸状態の評価，現在の葉酸摂取量と血中濃度の推定値，葉酸（folic acid）の安全性に関する問題についても焦点を当てる。

化学と供給源

葉酸ファミリーの共通の構造的特徴は，プテリジン二環リング，p-アミノ安息香酸，そして，1つかそれ以上のグルタミン酸残基を含むことである（図21.1）。自然界に存在する食品中の葉酸塩は，還元されたテトラヒドロ葉酸（tetrahydrofolate：THF）型であり，5～8個のグルタミン酸残基がγペプチド結合した側鎖を典型的に持つ。葉酸（folic acid）とは，このビタミンが完全に酸化された型で，モノグルタミン酸合成型であり，栄養強化食品やサプリメント中に存在するが，自然界にはほとんど存在しない。葉酸が，細胞の1-C 代謝に関与するために必要なことは，ジヒドロ葉酸（dihydrofolate：DHF）やTHF へのプテリジン部の還元，グルタミン鎖

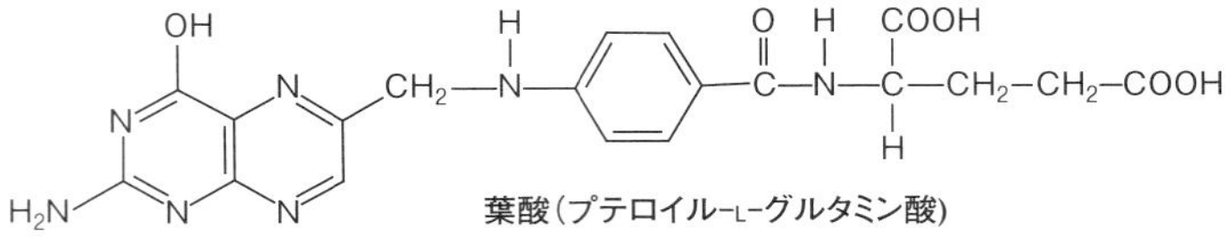

葉酸（プテロイル-L-グルタミン酸）

ポリグルタミルテトラヒドロ葉酸

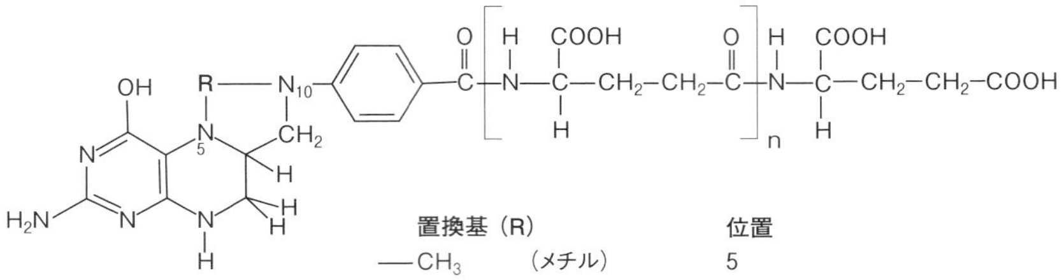

置換基（R）		位置
—CH_3	（メチル）	5
—CHO	（ホルミル）	5 or 10
—CH=NH	（ホルムイミノ）	5
—CH_2—	（メチレン）	5 and 10
—CH═	（メテニル）	5 and 10

図21. 1　葉酸の構造

葉酸は，*p*-アミノ安息香酸分子の一方にプテリジン環が結合し，もう一方にグルタミン酸分子が結合した構造をしている。食品中の葉酸塩（folate）にはさまざまな化合物が存在し，１番目のグルタミン酸にさらにグルタミン酸残基が結合し，２～10個のグルタミン酸残基を含んでいる。葉酸塩/葉酸の構造は，ジヒドロ葉酸とテトラヒドロ葉酸（THF）を形成するプテリジン部の還元，グルタミン酸鎖の伸長，そしてN-5，N-10あるいは両部位の1-Cユニットの置換によって変化する。葉酸補酵素は，THF分子のポリグルタミン酸型に，メチル（CH_3），メチレン（$-CH_2-$），メテニル（-CH＝），ホルミル（-CH＝O），ホルムイミノ（-CH＝NH）基を含む1-C単位の結合によって形成される。

の伸長，そしてN-5，N-10または両部位における一炭素の獲得である（Shane, 2009）。1-Cが置換された葉酸塩には，THFのポリグルタミン酸型に，メチル（CH_3），メチレン（$-CH_2-$），メテニル（-CH＝），ホルミル（-CH＝O），あるいはホルムイミノ（-CH＝NH）基が主に結合している。

自然界に存在している食品中の葉酸塩は，オレンジジュース，緑黄色の葉物野菜，アスパラガス，イチゴ，ピーナッツ，一部の豆類（例えば，黒豆，インゲン）のような食品に多く存在している（Kauwell *et al*., 2009）。

1998年１月１日の時点において，アメリカのすべての穀物製品に“enriched”とラベルされており（すなわち，パン，パスタ，小麦粉，朝食用シリアル，米），これらの穀物を含む混合食品には，アメリカ食品医薬品局（FDA）によって葉酸（folic acid）で栄養強化されることが求められた（Department of Health and Human Services Food and Drug Administration, 1996）。現在，アメリカだけでなく50か国以上の国々で，強制的な葉酸強化政策が実施されている（Berry *et al*., 2009）。

生理と代謝

吸　　収

自然に存在している食品中の葉酸塩は，主にポリグルタミル型で存在し，これは吸収前にモノグルタミル型に変換されなければならない。ポリグルタミル葉酸の加水分解は，空腸近位部で主に行われ，刷子縁酵素であるグルタミン酸カルボキシペプチダーゼⅡ（glutamate carboxypeptidase Ⅱ：GCPII；EC 3. 4. 17. 21）が関与している。この酵素は以前より葉酸ヒドロラーゼ，フォリルポリグルタメートヒドロラーゼ，プテロイルポリグルタメートヒドロラーゼあるいはプテロイルγグルタメートカルボキシペプチダーゼとして知られている酵素のことである。この酵素はエキソペプチダーゼとして働き，ポリグルタミル葉酸から，末端のγ結合しているグルタミン酸残基を分解する（Chandler *et al*., 1986；Gregory *et al*., 1987）。GCP Ⅱの最適pHは6.5であり（Chandler *et al*., 1986），最適pHを保つことが，空腸においてポリグルタミル葉酸を完全に脱抱合するのに重要であることが示されている（Tamura *et al*., 1976；Chandler *et al*., 1986）。

葉酸の腸管細胞への膜輸送については次の項で述べるが，促進性のキャリアー，タンパク質共役葉酸トランスポーター（protein–coupled folate transporter：PCFT）によって主に媒介される。薬理学的な量（>10μM）の葉酸が摂取された時，吸収は非飽和の拡散様プロセスで起こるが，拡散されたビタミンのほとんどは門脈循環では変化しないようである（Shane, 2009）。

大腸においてもうひとつ可能性のある葉酸供給源は，微生物によって産生されている葉酸である。大腸を介して葉酸が吸収されているという証拠が，大腸内視鏡検査中に生理学的な量の安定同位体でラベルした葉酸を注入した研究で示された（Aufreiter *et al*., 2009）。

輸　送

葉酸の輸送システムは，膜貫通型のキャリアーもしくは葉酸結合タンパク質（すなわち葉酸レセプター）を介するシステムに分類される（Shane, 2009）。還元型葉酸キャリアー（reduced folate carrier：RFC）は双方向性の膜貫通型タンパク質で，飽和性であり，還元型葉酸に対してK_m値がμM程度（約1～3μM）と低く，かなり高い親和性を持つ（Zhao *et al*., 2002；Matherly and Goldman, 2003）。しかし，葉酸（folic acid）に対しては，その親和性は大きく低下する（K_m 約200μM）。PCFTは最近確認された一方向性の膜貫通型輸送タンパク質で，プロトンのカップリングが酸性条件下での葉酸の集中的な輸送を可能にする（Qiu *et al*., 2006；Zhao *et al*., 2009）。RFCとは違って，このキャリアーは還元型葉酸と葉酸（folic acid）に対して類似した親和性を持っている（K_m値0.5～0.8μM，pH5.5）。PCFTは小腸の吸収において主要な役割を持つようである。なぜなら，十二指腸と空腸（RFCでは）の頂端側の刷子縁に発現し，小腸の葉酸輸送の必要条件に特徴的に一致するからである（酸性側にある最適pH，葉酸（folic acid）と還元型葉酸の両方に対する高い親和性）（Subramanian *et al*., 2008；Zhao *et al*., 2009）。小腸の基底膜側の輸送は，多剤耐性関連タンパク質（multidrug resistance–associated proteins）を介して行われている（Mutch *et al*., 2004）。

さまざまな葉酸の化学形態は小腸粘膜から門脈循環へ流れる間に5–メチルTHFに代謝されるので，合成葉酸（folic acid）を摂取した場合，ほとんどの天然に存在している食事性葉酸と通常の輸送機構と代謝を共有する（Pietrzik *et al*., 2010）。葉酸（folic acid）は，末梢循環へ5–メチルTHFとして放出される前に，この代謝は肝臓でも一部行われているが，粘膜細胞中でDHFレダクターゼにより，はじめDHFに，次いでTHFに還元される（Whitehead and Cooper, 1967；Melikian *et al*., 1971）。DHFレダクターゼの代謝能力を超えた時，代謝されない葉酸（folic acid）が循環血液中に出てくるかもしれない（Kelly *et al*., 1997；Sweeney *et al*., 2006）。

いったん葉酸化合物が門脈循環に入ると，いくつかのトランスポーターのうちの1つによって肝臓へ輸送され（Matherly and Goldman, 2003），ここでは，ポリグルタミル型に代謝され，細胞内に貯蔵されるか，（モノグルタミル型へ再度転換された後で）血液中か胆汁中に放出される。循環血液中の葉酸の主要な型は，5–メチルTHFのモノグルタミル型である。低親和性と高親和性のタンパク質が，循環血液中で葉酸と結合し，アルブミンと最も高い割合（約50%）でゆるく結合している（Ratnam and Freisheim, 1990）。

PCFTは広く発現し，腎臓，肝臓，脳では顕著であるが（Yuasa *et al*., 2009；Zhao *et al*., 2009），末梢組織での細胞の取込みには主にRFCが利用される（Herbert and Das, 1994）。葉酸受容体（folate receptors：FRα），高親和性結合タンパク質が，中枢神経系において（エンドサイトーシスプロセスを介して）葉酸の取込みを媒介しており（Matherly and Goldman, 2003），腎近位尿細管からの葉酸の再吸収にも関与している（Matherly and Goldman, 2003；Matherly and Hou, 2008）。葉酸の取込みに加えて，PCFTは酸性エンドソームから葉酸の放出経路に働くことにより，FRα介在エンドサイトーシスの役割を持っている（Zhao *et al*., 2009）。

細胞貯蔵

細胞内に入ると5–メチルTHFはメチオニンシンターゼ（EC 1.16.1.8）の働きによって脱メチル化され，フォリルポリグルタメートシンテターゼ（EC 6.3.2.17）によってポリグルタミル型に変換される（Shane, 1989）。葉酸ポリグルタメートは，その電荷により細胞膜を通過できないので，ポリグルタミル化は細胞内に葉酸を隔離する機能がある（Shane, 1989）。組織から放出される前には，葉酸ポリグルタメートはγグルタミルヒドロラーゼ（EC 3.4.19.9）によってモノグルタミン酸型に再変換される（Shane, 2009）。組織は代謝に必要な量を超えた葉酸の貯蔵に限界がある。ヒトの体内の総葉酸量は約15～30mgと推定されている。この推定値は，肝臓中濃度の測定（Whitehead, 1973；Hoppner and Lampi, 1980），肝重量の推定（約1,400g），相対的葉酸量（すなわち総生体内葉酸の約50%）に基づいている（Herbert and Zalusky, 1962）。*in vivo*カイネティクス研究に基づいた計算でも，体内の葉酸プールについての同様の推定をしている（Gregory *et al*., 1998, 2001）。しかし相反するデータも報告されている（Lin *et al*., 2004）。

排　泄

タンパク質と結合していない血漿中葉酸画分は，糸球体で自由に濾過され，ほとんどの葉酸は近位尿細管で再吸収される（Shane, 2009）。葉酸は効率的に腎近位尿細管で再吸収されるので，通常の葉酸摂取で尿中に失われることはほとんど，あるいはまったくない。尿中排泄は葉酸の分解物として主に生じ，葉酸（folic acid）強化食および/または葉酸（folic acid）を含むマルチビタミンを摂取している集団を除けば，摂取したままの葉酸（folates）の尿中排泄は食事性葉酸のわずかな割合のみである（Caudill *et al*., 1998；Shane, 2009）。葉酸の胆汁分泌は100μg/日と推定され，葉酸の腸肝循環に関与している（Shane, 2009）。糞便中への葉酸の損失は，腸内細菌による合成の寄与があり，評価することが難しい。糞便中の葉酸の排泄は，放射性葉酸を用いた研究データに基づき，摂取したままの葉酸の総尿中排泄と分解物と同じであると評価されている（Krumdieck *et al*., 1978）。

in vivo キネティクス

in vivo におけるキネティクス（代謝速度の研究）の知識は，ある栄養素の要求量を理解することを助け，栄養状態を変えるための介入試験において実験デザインへの洞察力を与える（Gregory *et al*., 2009）。非放射性あるいは放射性の葉酸を利用したヒトの葉酸代謝におけるキネティクス研究のほとんどが，１つ以上の代謝回転の速いプールと，より大きな代謝回転の遅いプールがあることを示している（Krumdieck *et al*., 1978；Stites *et al*., 1997；Clifford *et al*., 1998；Gregory *et al*., 1998）。全身のキネティクス研究において，代謝回転の速いことを示す葉酸プールは，典型的に半減期が数時間あるいはそれ以下で，血漿中で主にモノグルタミル型として存在しているようである。一方，代謝回転の遅い葉酸プールの半減期は数か月単位で，組織中で主にポリグルタミル葉酸として存在している（Gregory *et al*., 2009）。

生体利用率

葉酸の生体利用率という概念は，全体的な利用効率のことで，腸での吸収，輸送，代謝，排泄を含めた生理学的・生化学的プロセスを包含している（McNulty and Pentieva, 2009；Caudill, 2010）。サプリメントの葉酸（folic aci）とは違って，自然に存在している食品中の葉酸塩は変化しやすく，しばしば不完全な生体利用率を示す。多くの食事性変数，生理学的状態，薬剤が，食品中の葉酸塩の生体利用率に影響を与えるかもしれない。これらには，ⓐ自然に存在する葉酸塩の細胞構造中やある食品中の不溶性マトリックス中への捕捉，ⓑ胃通過中の壊れやすいテトラヒドロ葉酸の不安定性，ⓒ食品成分によるポリグルタミル葉酸の腸における脱抱合の阻害，ⓓ空腸のpHの変化による葉酸の脱抱合と吸収の間接的な阻害，が含まれる。葉酸の消化・吸収・代謝は個人によって異なるので，食品中の葉酸塩の生体利用率が変化しやすいことは一般に認識されており，公表された研究のなかには不一致がある（Tamura and Stockstad, 1973；Babu and Srikantia, 1976；Prinz-Langenohl *et al*., 1999）。本章で後述するように，食品中の葉酸塩に比べて栄養強化食品中の葉酸（folic acid）の生体利用率が高いことが，現在の食事性葉酸の摂取推奨量で使用されている食事性葉酸当量（dietary folate equivalents：DFEs）という言葉の理論的根拠である。

生化学的機能

葉酸補酵素は1-Cユニットの獲得と供与に働いており，３つの細胞区画：サイトゾル，核，ミトコンドリアに局在している。サイトゾルの1-C代謝には，アミノ酸代謝，プリンとチミジル酸の生合成，そして主要なメチル化物質，*S*-アデノシルメチオニン（SAM）の生成がある。ピリミジン，チミジル酸はDNAの複製と修復の間，核でも生成される。サイトゾルの葉酸関連1-C代謝で使われる1-Cは，セリン，グリシン，コリンのミトコンドリアにおける異化作用によってできたギ酸塩型から主に生じている（Stover, 2009）。

サイトゾルの葉酸代謝

サイトゾルにおける葉酸関連1-C代謝には，３つの相互に関連した生合成経路が含まれている。つまり，プリンとチミジル酸の *de novo* 生合成と，ホモシステインからメチオニンへの再メチル化反応である（図21.2，表21.1）。３つの機能を持つサイトゾル酵素 C_1-THFシンターゼは，*MTHFD1* によってコードされているが（図21.2，反応１，４，５）（Christensen and MacKenzie, 2008），10-ホルミルTHFシンテターゼ活性（反応１）を持つことで，サイトゾルへミトコンドリアの1-Csが入ることを可能にし，5,10-メテニルTHFシクロヒドロラーゼ（MTHFC）と5,10-メチレンTHFデヒドロゲナーゼ（MTHFD）（図21.2，反応４，５）の活性によって，10-ホルミルTHF，5,10-メテニルTHF，5,10-メチレンTHFの相互転換を促進する。ミトコンドリアはこれら生合成反応の１炭素の主な供給源であるが，1-Csはサイトゾルのセリンヒドロキシメチルトランスフェラーゼ（cSHMT）の作用によってセリンからサイトゾル中でも作られる（図21.2，反応８）。同様にヒスチジンとプリンからも作られるが，これらは5-10メテニルTHFとしてサイトゾルプールに入る（Stover, 2009）。

プリン生合成

10-ホルミルTHFはプリン，アデニン，グアニンの *de novo* 合成にとって必要とされる葉酸補酵素である。10-ホルミルTHFのホルミル基は，グリシンアミドリボヌクレオチドホルミルトランスフェラーゼ（GARFT）とアミノイミダゾールカルボキシアミドリボヌクレオチドホルミルトランスフェラーゼ（AICARFT）による *de novo* プリン生合成中に，プリン環のC-2とC-8位に組

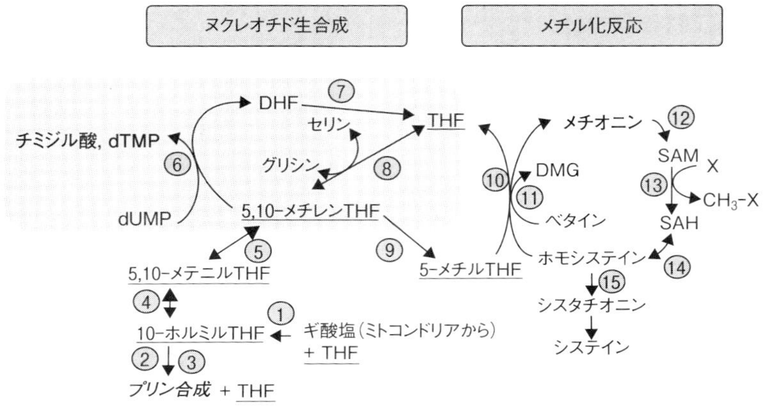

図21.2　サイトゾルの葉酸関連生合成反応と葉酸（ポリグルタメート）の相互変換

4と5の反応の1-Cユニットの流れはほとんど一方向性であることを強調して示している。灰色の背景で示したチミジル酸サイクルは核内でも起こる。各反応はTHF＋生成物で示し，THFはミトコンドリアから別のギ酸塩を取り入れて再利用される。酵素名と反応名は表21.1に示した。

DHF：ジヒドロ葉酸，DMG：ジメチルグリシン，SAM：*S*-アデノシルメチオニン，SAH：*S*-アデノシルホモシステイン，THF：テトラヒドロ葉酸，X：メチル基受容体。

表21.1　葉酸が関与する主要なサイトゾルの代謝反応（図21.2に示す）

反応[a]	酵素（略語）	EC番号
1	10-ホルミルTHFシンテターゼ	6.3.4.3
2	グリシンアミドリボヌクレオチドホルミルトランスフェラーゼ（GARFT）	2.1.2.2
3	アミノイミダゾールカルボキシアミドリボヌクレオチドホルミルトランスフェラーゼ（AICARFT）	2.1.2.3
4	5,10-メテニルTHFシクロヒドロラーゼ（MTHFC）	3.5.4.9
5	5,10-メチレンTHFデヒドロゲナーゼ（MTHFD）	1.5.1.5
6	チミジル酸シンターゼ（TS）	2.1.1.45
7	ジヒドロ葉酸レダクターゼ（DHFR）	1.5.1.3
8	セリンヒドロキシメチルトランスフェラーゼ（SHMT）	2.1.2.1
9	5,10-メチレンTHFレダクターゼ（MTHFR）	1.5.1.20
10	メチオニンシンターゼ	2.1.1.13
11	ベタイン：ホモシステインメチルトランスフェラーゼ（BHMT）	2.1.1.5
12	*S*-アデノシルメチオニンシンターゼ	2.5.1.6
13	細胞のメチルトランスフェラーゼ	各種
14	*S*-アデノシルホモシステインヒドロラーゼ	3.3.1.1
15	シスタチオニンβシンターゼ（CBS）	4.2.1.22

[a]：酵素1，4，5は，三頭酵素C1-THFシンターゼに関連した3つの活性を示す。

み込まれる（図21.2，反応2，3）。10-ホルミルTHFは，C_1-THF三頭酵素の10-ホルミルTHFシンテターゼ活性によってTHFへのギ酸塩の結合によって生成される（図21.2，反応1）。5,10-メチレンTHFは10-ホルミルTHFの生成に十分に寄与しているとは思われていない。なぜなら，サイトゾル中の還元的環境では，C_1-THFシンテターゼ三頭酵素のMTHFCとMTHFD活性による反応で，10-ホルミルTHFから5,10メチレンTHFへの転換のほうに傾いているからである（Christensen and MacKenzie, 2008）（図21.2，反応4，5）。

チミジル酸生合成

ピリミジン，チミジル酸の合成は，チミジル酸シンターゼ（TS）の補酵素として必要とされる5,10-メチレンTHFの利用率に依存している。TSは，細胞周期の律速段階を触媒する酵素であり，これによってDNAの複製を進めることができる。5,10-メチレンTHFは，cSHMTによるセリンのグリシンへの転換とともにTHFから産生されるか（図21.2，反応８），あるいは三頭酵素の C_1–THF シンターゼによって10–ホルミル THF から産生される（図21.2，反応４，５）。チミジル酸の生合成は，5,10–メチレン THF が 1–C 基をデオキシウリジン一リン酸（dUMP）に提供して，デオキシチミジン一リン酸（dTMP）が形成される（図21.2，反応６）。この反応は葉酸の 1–C 転移のなかでユニークであり，メチルレベルに 1–C ユニットを還元するために電子が使われるとともに，THF キャリアーが DHF に酸化される反応である。THF はその後ジヒドロ葉酸レダクターゼ（DHFR）によって再合成される（図21.2，反応７）。

de novo でのチミジル酸の生合成は核でも起こっている。細胞分裂の間にチミジル酸サイクルを構成するサイトゾル酵素（SHMT，TS，DHFR）が，低分子ユビキチン様修飾によって核へ移動している（Anderson *et al*., 2007；Woeller *et al*., 2007）。

メチル化反応

5,10–メチレン THF は，メチレンテトラヒドロ葉酸レダクターゼ（MTHFR）によって触媒される一方向性の反応で，メチル基供与体である 5–メチル THF へも還元される（図21.2，反応９）。MTHFR による 5–メチル THF の産生は重要な機能であり，ホモシステインからメチオニンを再産生する調節段階である。葉酸依存の再メチル化過程は，メチオニンシンターゼによって触媒され，コバラミンと 5–メチル THF を必要とする（図21.2，反応10）。ホモシステインの再メチル化は，5–メチル THF を伴う反応だけが知られている。メチオニンシンターゼ反応は，メチル基が 5–メチル THF からコバラミンに移動し，その後ホモシステインに連続して移動しメチオニンを形成する。メチオニンシンターゼが葉酸とコバラミンの両方に依存しているので，どちらのビタミンが欠乏しても骨髄や細胞分裂が盛んな組織において同じ巨赤芽球性の変化が起こるという生化学的説明ができる。コバラミン欠乏では，葉酸は 5–メチル THF に“トラップ（捕捉）され”，THF はチミジル酸，つまり DNA の合成に必要とされる 5,10–メチレン THF に再産生されない。

食事タンパク質から，またはホモシステインから合成されたメチオニンは，SAM に活性化され，これはすべての細胞において主要なメチル化剤である（図21.2，反応12）。SAM は DNA，RNA，ヒストン，神経伝達物質，リン脂質などのメチル化を含め100以上のメチル基転移反応を担うメチル供与体である。SAM を主に消費するのは，ホスファチジルエタノールアミン *N*–メチルトランスフェラーゼ，グアニジノ酢酸メチルトランスフェラーゼ，グリシン *N*–メチルトランスフェラーゼ（GNMT）であり，それぞれホスファチジルコリン，クレアチン，サルコシンを合成する。後述するが，サルコシンはミトコンドリアで分解された後，1–C ユニットの供給源となる。さまざまなメチルトランスフェラーゼによってメチル基が転移した結果，SAM は *S*–アデノシルホモシステイン（SAH）に転換され（図21.2，反応13），その後 SAH ヒドロラーゼによりホモシステインとアデノシンに加水分解される（図21.2，反応14）。この反応は可逆的であるが，平衡が SAH 合成のほうに傾いており（Melnyk *et al*., 2000），アデノシンの利用とホモシステインの再メチル化が，この反応をホモシステイン形成の方向へ向かわせるキネティックな推進力となる。

ホモシステインは，最終的にシステインへと導く硫黄転移経路を介してメチオニン回路から不可逆的に除去されうる。シスタチオニン β シンターゼ（CBS）（図21.2，反応15）が硫黄転移反応を触媒する。この反応は SAM によって活性化されるピリドキサールリン酸依存性の反応で，ホモシステインとセリンがシスタチオニンを形成するために結合する。SAM は CBS を活性化し，メチオニンが十分にある条件下でイオウ転移反応に傾く。

ミトコンドリアでの葉酸代謝

ミトコンドリアは，サイトゾルの葉酸関連 1–C 代謝のためにギ酸塩型の 1–C ユニットを生成している（図21.3，表21.2）。食事由来，解糖系中間体由来，あるいは cSHMT によって生成されたセリンの C3 位の炭素は，1–C ユニットの主要な供給源であり，ミトコンドリアの SHMT の反応によって 5,10–メチレン THF が形成される（図21.3，反応１）。5,10–メチレン THF は，MTHFD と MTHFC 活性を有する二頭酵素によって10–ホルミル THF に変換される（図21.3，それぞれ反応２と３）。この酵素は *MTHFD2*（胎児）または推定 *MTHFD2L*（成人）によってコードされている（Christensen and MacKenzie, 2006；Tibbetts and Appling, 2010）。最終ステップは，10–ホルミル THF が，ミトコンドリアの10–ホルミル THF シンテターゼによって，ギ酸塩と THF に加水分解される反応であり（図21.3，反応４），この酵素は *MTHFD1L* によってコードされる単頭酵素である（Christensen *et al*., 2005）。ギ酸塩はその後サイトゾルに運ばれ，プリン合成のために10–ホルミル THF に転換されるか（図21.2，反応１），細胞のメチル化反応（図21.2，反応９）やチミジル酸の生合成（図21.2，反応６）に利用するために 5,10–メチレン THF に還元される。あるいは，10–ホルミル THF の 1–C ユニットは，過剰の 1–C 基を除去するために，10–ホルミル THF デヒドロゲナーゼによって CO_2 に酸化される可能性がある（図21.3，反応８）。

特定の組織（例えば肝臓）における 1–C ユニットのさらなる供給源は，ミトコンドリアのグリシン開裂系やコリンの酸化的異化代謝である。グリシン開裂系は多酵素複合体で，グリシンを分解して，CO_2，アンモニア，5,10–メチレン THF を生成し（図21.3，反応７），

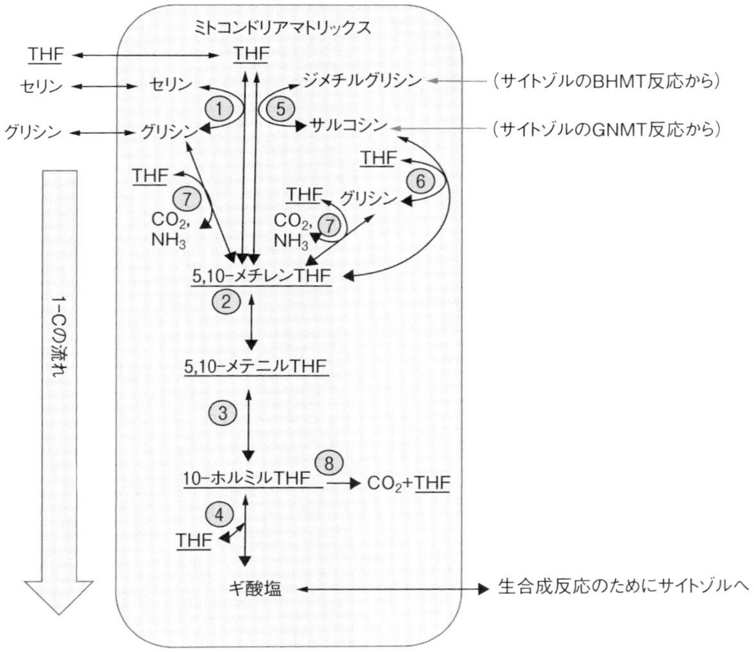

図21.3　ミトコンドリアの葉酸関連 1-C 代謝

セリン，コリン，グリシンの異化代謝からギ酸塩の生成を強調して示している。セリンとグリシンとジメチルグリシン（酸化的なコリンの異化作用による）はミトコンドリアの内膜を通過することができ，サイトゾルから入ってギ酸塩への転換が可能である。図中の酵素名と反応名は表21.2に示した。

表21.2　主要なミトコンドリアの酵素と反応（図21.3に示す）

反応[a]	酵素（略語）	EC 番号
1	セリンヒドロキシメチルトランスフェラーゼ（SHMT）	2.1.2.1
2	5,10-メチレン THF デヒドロゲナーゼ（MTHFD）	1.5.1.5
3	5,10-メテニル THF シクロヒドロラーゼ（MTHFC）	3.5.4.9
4	10-ホルミル THF シンテターゼ	6.3.4.3
5	ジメチルグリシンデヒドロゲナーゼ	1.5.99.2
6	サルコシンデヒドロゲナーゼ	1.5.99.1
7	グリシン開裂系（GCS）	2.1.2.10
8	10-ホルミル THF デヒドロゲナーゼ	1.5.1.6

[a]：酵素２，３は，二頭酵素 C1-THF シンターゼに関連した２つの活性を示す。

その後 1-C ユニットを再生するために10-ホルミル THF に酸化される。コリンの異化代謝はベタインへの酸化を伴い，5-メチル THF と同じようにホモシステインのメチオニンへの再メチル化に使われ，この反応はサイトゾルのベタイン-ホモシステインメチルトランスフェラーゼ（BHMT）（図21.2，反応11）で触媒される反応である（第26章参照）。この反応の他の産物はジメチルグリシンであり，これはその後２つ連続してミトコンドリアの酸化を受ける。すなわち，ジメチルグリシンデヒドロゲナーゼとサルコシンデヒドロゲナーゼによってグリシンと２分子の5,10-メチレン THF を形成する（図21.3，それぞれ反応５と６）。

サイトゾルとミトコンドリアコンパートメントの間で起こる遊離型葉酸の移動は限られている。しかし，これらのコンパートメントはミトコンドリア膜を介した1C供与体（セリン，グリシン，ギ酸塩）の移動によって代謝的につながっている。すなわち，セリンからギ酸塩（ミトコンドリア）へ，あるいはメチオニン（サイトゾル）への流れがほとんど一方向性であることにより裏づけられている（Tibbetts and Appling, 2010）。

サイトゾルの一炭素単位代謝の調節

メチル化反応

SAMとSAHはメチル基の利用における主要な調節因子であり，いくつかの調節ポイントを制御している。

SAMによる調節

過剰のSAMはMTHFRの調節ドメインに結合して活性を阻害し，メチオニンシンターゼ反応のホモシステインの再利用に必要な5–メチルTHFの生成を減少させる。MTHFRによる5–メチルTHFの産生が減少すると，通常5–メチルTHFによって阻害されるGNMTが活性化される。GNMTはSAM依存のグリシンからサルコシンへのメチル化を触媒し（Ogawa *et al*., 1998），それゆえ過剰のSAMを代謝している。サルコシンはミトコンドリアへ輸送された後，サルコシンデヒドロゲナーゼを介して，グリシンと5,10–メチレンTHFに戻される（図21.3，反応6）。これは1–Cユニットの保持を可能にしている。SAMはCBS（図21.2，反応15）を活性化し，この反応は硫黄転移経路の初発反応で，ホモシステインの異化代謝を開始する経路で，メチオニンサイクルから永久的に除去する経路である。不十分なSAM濃度の条件下では，メチオニンは，MTHFRの活性化とCBSの阻害によりホモシステインからメチオニンが再利用されることによって維持される。さらに，MTHFR活性が高くなり5–メチルTHFがより産生される結果，GNMTは阻害されメチル化反応に不可欠なSAMを節約している。

SAHによる調節

SAHは，ほとんどのメチルトランスフェラーゼの強力な阻害剤である（Melnyk *et al*., 1999, 2000）。SAHの蓄積とその関連するメチルトランスフェラーゼの阻害は，ホモシステインやアデノシンの除去を妨害するような代謝状況下で起こるであろう（Melnyk *et al*., 2000）。サイトゾル中のSAH濃度の増加は，組織によってはCBS活性をアップレギュレートし，BHMT活性を低下させ，MTHFR活性を低下させることが報告されている（Melnyk *et al*., 2000）。

プリンとチミジル酸の生合成

10–ホルミルTHFはプリン生合成に不可欠で，チミジル酸生合成に必要な5,10–メチレンTHFの主要な供給源でもある。*de novo*のヌクレオチド合成のための10–ホルミルTHFの利用率は，複数の箇所で調節されている（Stover, 2009）。*MTHFD1*は三頭酵素であるC_1–THFシンターゼをコードしており，この酵素は10–ホルミルTHFシンテターゼ，MTHFD，MTHFC活性を持っており，したがって，平衡状態で存在している10–ホルミルTHFと5,10–メチレンTHFの利用率を支配している（Pelletier and MacKenzie, 1995）。線維芽細胞において，*MTHFD1*の転写レベルは成長因子により調節されないが，mRNAは成長因子により転写後レベルで安定化され，すなわちmRNAの代謝回転による損失が減少する（Peri and MacKenzie, 1991）。調節機能を持つ酵素は他にもある。10–ホルミルTHFデヒドロゲナーゼは，10–ホルミルTHFプールを枯渇することによって，ヌクレオチド生合成のための葉酸補酵素の利用率を調節している（Anguera *et al*., 2006）。MTHFRは，チミジル酸の生合成とメチル化反応の間の1–Cユニットの流れの間に位置し仲介している。cSHMTは，メチル化反応を犠牲にしてチミジル酸生合成のためにcSHMT由来の5,10–メチレンTHFを優先的に割り当てている（Herbig *et al*., 2002）。

ミトコンドリアの1–炭素代謝

図21.3で示しているように，ミトコンドリアを通る1–Cユニットの流れ，すなわち5,10–メチレンTHFから10–ホルミルTHFやギ酸塩へと向かう酸化的な流れを，酸化還元の平衡状態が支えている（Tibbets and Appling, 2010）。しかし成人の肝細胞では，ミトコンドリアは糖新生に利用するためにセリンを生成する方向に一時的に傾いているかもしれない（Christensen and MacKenzie, 2008）。*MTHFD1L*はミトコンドリア10–ホルミルTHFシンテターゼをコードしているが，DNA合成の増加を必要としている条件ではアップレギュレートされるが（Christensen and MacKenzie, 2006），ミトコンドリアを通る1–Cの流れの制御に関しては，多くの疑問が残されている。

遺伝子多型

正常な葉酸代謝は，代謝や輸送に直接的あるいは間接的に関与する約150のタンパク質をコードする遺伝子の働きによる。非常に多くの一塩基多型（SNPs）がこれらの遺伝子の中に同定されている。これらの遺伝的変異あるいは多型は，酵素の活性・調節，遺伝子発現に影響を与え，重要な代謝物の濃度変化が起こりうるか，あるいは何も起こらない場合もある（Chirstensen and Rozen, 2009）。代謝的変化を起こし，疾患や先天異常のリスクの増加を伴うSNPsの例を以下に示し説明する。葉酸に関連した遺伝的変異，先天異常や慢性疾患との関連性についてより詳しい解説は他で入手することができる（Christensen and Rozen, 2009；Molloy *et al*., 2009；Shaw *et al*., 2009）。

葉酸に関連した遺伝子多型のなかで最も広く研究されているのは，MTHFRをコードする遺伝子の677番目の塩基のCからTへの置換である。MTHFRは5,10–メチレンTHFから5–メチルTHFへ還元する酵素で，5–メチル THF はホモシステインのメチオニンへの再メチル化反応におけるメチル基供与体である（Frosst *et al*., 1995）。*MTHFR* C677T（rs1801133）変異体のホモ接合の人（つまり TT 遺伝子型）は，MTHFR 活性が特異的に低く，*in vitro* では酵素の安定性が低下している（Frosst *et al*., 1995）。

677TT 遺伝子型の罹患率は地域や民族で大きく異なる（Chirstensen and Rozen, 2009）。北アメリカの白人では 8 ～14％と報告されている。ヨーロッパの人々では，北から南にかけて増加するようで，北ヨーロッパでは 6 ～14％，南ヨーロッパでは15～24％である。メキシコ人と他のラテンアメリカ系の人々のその遺伝子型は15～35％で特に共通しており，一方，アフリカ人やアフリカ系アメリカ人の集団では変異型のホモ接合は 2 ％以下である。アジアでは，報告されている頻度は～15％から39％の範囲であり，かなり高いかもしれない（Chirstensen and Rozen, 2009；Crider *et al*., 2011）。

C677→T の変異は，MTHFR 活性の低下を導き，ホモシステインをメチル化するために必要な 5–メチル THF の減少によって，ホモシステイン濃度を増加させる。677 TT 遺伝子型を持つ人は，677CC 遺伝子型の人に比べてホモシステインが高いことが多くの研究で報告されている。しかし，TT 遺伝子型を持つ人は，葉酸が不足している時にホモシステインが上昇するだけかもしれない（Jacques *et al*., 1996；Hustad *et al*., 2007）。

MTHFR 活性が低下すると，5, 10–メチレン THF が増加し，葉酸類縁体の分布が変化する。5, 10–メチレン THF はその後，dTMP の合成に使われるか，10–ホルミル THF のような他の葉酸型に転換される。5–メチル THF は葉酸の主な輸送形態であるので，MTHFR 活性が低下すると，循環している葉酸の量が減少すると予想され，代謝を悪化させる可能性がある（Chirstensen and Rozen, 2009）。葉酸化合物の分布が変化すると，信頼できる検査法による総 RBC 葉酸の測定を混乱させるようであり（Molloy *et al*., 1998b），*MTHFR* 変異型と RBC 葉酸の関連性の点で結果が矛盾する。しかし，血漿/血清中の葉酸の測定は，技術的な難しさがあっても影響されず，TT 遺伝子型では循環血液中の葉酸がいつも10～35％の減少を伴っている（Gueant–Rodriguez *et al*., 2006；Yang *et al*., 2008）。

メチオニンシンターゼレダクターゼ（遺伝子*MTRR*）は，コバルト（Ⅱ）に酸化された時，メチオニンシンターゼ（遺伝子 *MTR*）のコバラミンコファクターを再活性化する（Olteanu *et al*., 2002）。*MTRR* A66G（rs1801394）の遺伝子多型は，白人で比較的高い頻度（20～38％）であるが，他の民族では低い（Chirstensen and Rozen, 2009）。*MTRR* A66G（rs1801394）の変異は，他の遺伝子の変異や低ビタミン B_{12} 濃度と組み合わさった時，ホモシステイン濃度を変化させるかもしれない（Chirstensen and Rozen, 2009）。

RFC は葉酸（folic acid）に比べて循環血液中の 5–メチル THF と高い親和性がある。したがって，よくみられる遺伝子変異 *RFC* A80G（rs1051266）は，理論上 1–C 供与体の細胞内プールを減少させることで葉酸代謝を攪乱するかもしれない。しかし，このことを支持するエビデンスは限られている（Chirstensen and Rozen, 2009）。他の葉酸トランスポーターが RFC 活性の低下を補っているかもしれない。したがって，その変異は限られた条件下においてのみ葉酸代謝に影響を与えるのかもしれない（Chirstensen and Rozen, 2009）。

重篤な臨床的欠乏，妊娠合併症，胎児発育

重篤な臨床的欠乏

慢性的で重篤な葉酸欠乏は，DNA 合成の低下を伴い，赤血球新生の前駆細胞の成熟を阻害し，平均赤血球容積は徐々に増加する。結果として生じる巨赤芽球性貧血は，大きくて異常な核を持つ赤血球が骨髄中に蓄積するのが特徴的である（Lindenbaum and Allen, 1995；Stabler, 2009）。核酸合成における葉酸の役割に関連して，細胞分裂が全般的に障害され，白血球や血小板の数も減少する（Lindenbaum and Allen, 1995；Stabler, 2009）。小腸粘膜は絶え間なく再生を繰り返し，上皮細胞は 3 日ごとに再生されるので，葉酸の要求量は他の組織に比べて高い（Lindenbaum and Allen, 1995；Stabler, 2009）。消化器系の症状はしばしば重度の葉酸欠乏に起因し，多くの場合吸収不良を伴う（Lindenbaum and Allen, 1995；Stabler, 2009）。アルコールの過剰摂取が葉酸欠乏性貧血のほとんどの原因であるようである。これは，よく実証されているように葉酸代謝に対するアルコールのネガティブ効果であり葉酸の体内貯蔵の枯渇を引き起こす（Halsted *et al*., 2009）。

妊娠合併症と胎児発育

妊娠女性は DNA 合成や他の 1–C 転移反応に必要な葉酸の需要が加速することにより，葉酸欠乏を発症するリスクが増加する（Tamura and Picciano, 2006）。胎盤早期剥離，妊娠高血圧腎症，自然流産，死産，胎児発育の制限を含む多数の妊娠合併症は，葉酸状態の障害と高ホモシステイン血症が関連している。しかしデータは不確定で，決定的な結論が引き出せていない（最近のレビュー：Tamura *et al*., 2009）。

乳児の出生体重は，葉酸（folic acid）の補充に対し正の応答をするといくつかの研究で報告されているが，そうでないとする報告もある（Tamura *et al*., 2009）。葉酸（folic acid）の補充によって改善された出生体重は，正常でない母親の葉酸状態と関連があるようである

(Tamura *et al*., 2009)。カリフォルニアの500万人以上の出産データの解析から，葉酸強化プログラムを開始した後，早期分娩の割合だけでなく，低出生体重や超低出生体重の発生の割合が有意に低下していることが示された（Shaw *et al*., 2004）。

神経管閉鎖障害

中枢神経系における発生学的な形成異常は一般にNTDsとされ，発育中の胚芽の神経ヒダの融合不全によって生じる（Botto *et al*., 1999）。妊娠前後の葉酸（folic acid）の摂取はNTDsのリスクを有意に減少させることが，無作為化比較対照介入試験（randomized controlled intervention trials：RCT）による決定的なエビデンスに基づいて結論づけられ，観察研究によって支持されている（Hobbs *et al*., 2009）。強制的な葉酸（folic acid）強化プログラムの実施は，強化後の時期においてNTDsが確実に減少し，NTDのリスク低下に対するこの栄養素の有効性についてさらなる証拠を提示した（Berry *et al*., 2009）。

葉酸（folic acid）がNTDのリスクの減少を促進するメカニズムはわかっておらず，世界中の数多くの研究グループによって継続的に研究努力されている課題である。葉酸（folic acid）摂取が，遺伝子異常につながる代謝の効率の悪さを改善することによって，NTDsのリスクを減少させているという仮説が立てられている（Wallis *et al*., 2009）。いくつかのケースで母親/胎児の葉酸代謝が乱れており，この代謝の攪乱が葉酸の取込みや代謝に影響を与え，正常な胚形成にとって重要な遺伝子の発現に悪影響を順次与える可能性があるというデータが研究で示されている。

MTHFR 677T変異型は，母親でも子供でも，NTDリスクの増加と関連がある（Botto and Yang, 2000；Amorim *et al*,. 2007；Molloy *et al*., 2009；Shaw *et al*., 2009）。*MTHFR* C677T変異型とNTDsの関連は，いつも観察されているわけではなく，これはおそらくビタミンの利用や葉酸の状態などのさまざまな修飾因子による（Molly *et al*., 1998a, 2009；Shaw *et al*., 1998）。母親の*MTRR* A66R変異型がNTDのリスクを有意に増加するということが，すべてではないがいくつかの研究で見いだされ（O'Leary *et al*., 2005），低ビタミンB_{12}と高MMAがそのリスクを著しく増大させる（Wilson *et al*., 1999；van der Linden *et al*., 2006）。変異型RFC 80G遺伝子のホモ接合体は，NTDのリスクの有意な増加と関連があることが報告されている（De Marco *et al*., 2003；Pei *et al*., 2005）が，否定的な報告もある（O'Leary *et al*., 2006）。この不一致は，母親の遺伝子型と葉酸摂取量との間の相互作用によるかもしれない。なぜなら，低葉酸摂取量と母親のGG遺伝子型の組合わせにおいて，NTDのリスクの増加と関連があることが多数の研究者によって報告されているからである（Shaw *et al*., 2002；Pei *et al*., 2005）。

先天性心疾患

先天性心疾患はよくみられる先天異常で，死産や流産のなかで最も高い有病率である（Tennstedt *et al*., 1999；Botto *et al*., 2003）。妊娠初期における葉酸（folic acid）を含むサプリメントの利用は，いくつかの心疾患のリスクを有意に減少させることが，多くの研究によって示されている（Botto *et al*., 2003；Hobbs *et al*., 2009）。Finnelとその共同研究者ら（Wallis *et al*., 2009）は，先天性心疾患を増加させる可能性がある特定の代謝的・遺伝子的異常にどのようにして葉酸が効果を示すのか詳述した。興味深いことは，神経管と心臓の両方の発生は神経堤細胞に依存しており，この細胞は分化・成長・遊走を維持するために葉酸の要求量が高いという事実である（Wallis *et al*., 2009）。

先天性心疾患のリスクは*MTHFR* C677T変異型とも少し関連がある（van Beynum *et al*., 2007；Verkleij-Hagoort *et al*., 2007）。Shawら（2009）は，円錐動脈幹異常のリスクは，この研究グループによって見いだされた118個の葉酸関連SNPs中のどのSNPsとも強く関連しないことを報告した。リスクに対する遺伝子変異の潜在的な影響を調査する時には，欠損タイプの不均質性と同様に，母親の葉酸状態を考えるべきである。

血管疾患

数多くの疫学的研究および機構的（mechanistic）研究が，ホモシステインの上昇は血管疾患のリスクの増加につながるという“ホモシステイン仮説”に関する証拠を示している。したがって，血管疾患のリスクに関連したホモシステインを低下させるための葉酸介入計画と比較対照試験の実施を性急に準備した（Hannibal *et al*., 2009；Kalin and Rimm, 2009）。最近，心血管疾患の再発予防のために，高濃度の葉酸（folic acid），ビタミンB_6，ビタミンB_{12}の補給を行った無作為化比較試験の結果が報告されている（Baker *et al*., 2002；Toole *et al*., 2004；Bønaa *et al*., 2006；Lonn *et al*., 2006；Jamison *et al*., 2007；Albert *et al*., 2008；Ebbing *et al*., 2008）。これら比較対照介入試験から得たエビデンスの大部分は，葉酸（folic acid）単独，あるいは他のビタミンB群との併用はCVDの再発予防に効果がないという結果を支持している。

これらの二次的な介入試験は，葉酸（folic acid）補給の利点を見いだせなかった一方で，1998年から実施されているアメリカとカナダでの強制的な葉酸（folic acid）強化によって，これらの研究のいくつかの解釈が複雑になっている。最新のデータでは，葉酸（folic acid）の強化後，アメリカの平均ホモシステイン濃度は約10%

減少したと示され（Pfeiffer *et al*., 2008），付加的な葉酸（folic acid）の補給によるいかなる利点をも不明確にされてしまう可能性が十分ある。加えて，介入試験は実際には二次的で，健常人における適切な葉酸状態と血管疾患のリスク減少に関する正常なホモシステイン濃度を確かにする予防効果を示していないかもしれない。

癌

疫学的研究によって，不適切な葉酸状態は結腸直腸癌のリスクを高めるという確かなエビデンスが提示されている（Giovannucci, 2002；Sanjoaquin *et al*., 2005；Chen *et al*., 2009）。また，乳房（Beilby *et al*., 2004；Ericson *et al*., 2007），肺（Voorrips *et al*., 2000），膵臓（Larsson *et al*., 2006），食道（Larsson *et al*., 2006）などの部位における癌のリスクと葉酸の状態が逆相関するという報告も限定的である。葉酸状態を高めることによって，発癌のリスクを減少させることを示すエビデンスはますます増え続けているが，いったん前癌性の病巣が形成されれば，葉酸摂取量の増加は癌のリスクを増大させる可能性も認識されている（Stolzenberg-Solomon *et al*., 2006；Cole *et al*., 2007；Ciappio and Mason, 2009）。

不適切な葉酸状態が，発癌性を始動あるいは進行させる可能性を示すメカニズムが多数提示されている（Ciappio and Mason, 2009）。有力な仮説のひとつは，低葉酸状態下ではウラシルの“misincorporation（取込みミス）”が高まり，変異原性のDNA鎖切断のリスクが増加するものである（Dianov *et al*., 1991；Elliott and Jasin, 2002；Ciappio and Mason, 2009）。葉酸状態が発癌を調節するメカニズムの第2番目は，癌で一般的にみられるDNAメチル化の異常（低メチル化と高メチル化）との関連である（Gronbaek *et al*., 2007）。一方で，過剰の葉酸摂取が前癌細胞や株化された癌細胞の成長を促進する可能性は広く受け入れられている。なぜなら，急速に増殖している細胞は，DNA合成が増加し葉酸の要求量が高まっているからである（Voeller *et al*., 2004；Ciappio and Mason, 2009）。

MTHFR 677TT遺伝子型で葉酸状態の高い人は，結腸直腸の癌のリスクが低いが，もし葉酸濃度が低ければ，予防作用は失われTT遺伝子型はリスク因子になるかもしれないエビデンスが示されている（Sharp and Little, 2004）。この変異型の予防効果とは，dUMPからdTMPへ転換するための5,10-メチレンTHFが増加し，DNAへのウラシルの取込みミスに起因するDNA損傷が減少することによるかもしれない（Chen *et al*., 1996；Blount *et al*., 1997）。

認知機能

Morrisと Jacques（2009）は，葉酸状態と多数の神経学的機能を結びつける疫学的エビデンスを徹底的に調べた。脳梗塞を伴うアルツハイマー病の患者において，低葉酸状態が神経病理学的な指標と認知障害に関連がある（Morris and Jacques, 2009）。葉酸状態が認知障害の原因でありうるとして提示されたメカニズムには，低葉酸状態に伴って増加したホモシステインの直接的な神経毒性の影響が含まれている。同様に，生体アミンの代謝や，前述したSAMの合成における葉酸の役割に起因するホモシステインの間接的なメカニズムも含まれている（Bottiglieri and Reynolds, 2009）。葉酸状態と認知機能の潜在的な関連に関する論文には多くの不一致が存在する。結果の違いは，多様で潜在的な交絡因子を考慮し調整することを含め，神経学的機能を評価する複雑さにあるようである（Morris and Jacques, 2009）。

薬とアルコールによる葉酸代謝障害

抗葉酸薬

葉酸代謝にかかわる酵素は，1940年代以来，腫瘍性疾患の治療上のターゲットである。抗葉酸剤は，プリンとチミジル酸の生合成を妨げ，DNAの複製を阻害し，細胞死へと至らせる（Assaraf, 2007）。メトトレキセート（MTX）はアミノプテリンの誘導体で主要な抗葉酸剤である。これは葉酸（folic acid）の構造類似体で，プテリジン環の4-ヒドロキシル基がアミノ基に変化し，N-10位にメチル基が結合している。これらの修飾によってMTXにはターゲットであるDHFRに対して，天然の葉酸化合物よりも高い親和性が付与されている（Priest and Bunni, 1995）。MTXとMTXポリグルタメートはDHFRと強固に結合し阻害するため，DHFが蓄積し，チミジル酸合成酵素（thymidylate synthase：TS）の基質の不足を招く。新しい抗葉酸薬ペメトレキセドは，葉酸代謝にかかわるさまざまな酵素をターゲットとして阻害する。その酵素とはTS，DHFR，C1-THFシンターゼ，プリン生合成の葉酸依存の最終段階を触媒する酵素，GARFTとAICARFTである（Exinger *et al*., 2003）。

MTXは，低用量の服用でいくつかの炎症性疾患，特に関節リウマチや乾癬に対する標準的な治療薬である。MTXが抗炎症効果を発揮する正確なメカニズムは不明であるが，炎症作用に関与するリンパ球細胞の増殖の阻害，抗炎症分子アデノシンの細胞内への放出の促進などのさまざまな薬理学的作用が寄与しているようである（Whittle and Hughes, 2004；Wessels *et al*., 2008）。

高用量または低用量のMTXを服用している患者において，葉酸状態は低下しており（Hellman *et al*., 1964），葉酸欠乏はMTX毒性のリスクを増加させる（Hellman *et al*., 1964）。フォリン酸は，ロイコボリンと名づけられた薬で，MTXの毒性作用から“レスキュー（救う）”する，あるいは無効にすることができる葉酸型（5-ホルミル-THF）である。葉酸（folic acid）とフォリン酸は関節リウマチを持つ患者に対して等しい効果があり，アメリカでは通常，葉酸（folic acid）はMTXと一緒に処方されており，これは毒性を抑えるためと薬剤を長期間使用するためである（Whittle and Hughes, 2004）。しかし薬物療法と補助剤である葉酸（folic acid）補給は，薬の効果と重度の葉酸欠乏を防ぐことを確実にするために，そのバランスは慎重に維持されなければならない（van Ede *et al*., 2001）。

抗痙れん剤

抗痙れん剤ジフェニルヒダントイン（一般名：フェニトイン，商品名：Dilantin®）とフェノベルビタールの慢性的な使用によって，葉酸の状態が損なわれるという報告が多数ある。しかし，薬物-栄養間の相互作用のメカニズムは解明されていない。

スルフォンアミド

サリチルアゾスルファピリジン（一般名：スルファサラジン，商品名：Aztilfidine®）は，抗葉酸という特徴を持つ抗炎症剤であり（Selhub *et al*., 1978），潰瘍性大腸炎の治療に広く用いられている。スルファサラジンはPCFTの強力な阻害剤で（Yuasa *et al*., 2009），葉酸とともに補給することがしばしば勧められる（Jansen *et al*., 2004）。

アルコール

Halstedら（2009）によって概説されているように，慢性的なアルコールの大量摂取は，葉酸吸収の阻害，肝臓での葉酸取込みの低下，尿中葉酸排泄量の増加によって，葉酸欠乏の一因となることが示されている。葉酸欠乏の食事と慢性的なアルコール摂取の組合わせは，肝臓のメチオニン代謝の異常が顕著となり，アルコール性肝障害の発症を早める（Halsted *et al*., 2009）。

アメリカにおける葉酸塩/葉酸摂取の推奨量と推定量，および葉酸強化の影響

食事摂取基準

アメリカ医学研究所（Institute of Medicine：IOM）は食事摂取基準（dietary reference intakes：DRIs）を定め，このなかには葉酸摂取量の一連の基準値である推定平均必要量（estimated average requirement：EAR），推奨量（recommended dietary allowance：RDA），目安量（adequate intake：AI），耐容上限量（tolerable upper intake level：UL）が含まれる（表21.3）（IOM, 1998）。EARは，集団の50%の人が必要量を満たすのに必要とされる通常の葉酸摂取量の平均値として定義される。

表21.3　葉酸の食事摂取基準（μg DEF/日）

グループ	目安量	推奨量
乳児		
0～6か月	65	
6～11か月	80	
小児および青少年		
1～3歳		150
4～8歳		200
9～13歳		300
14～18歳		400
成人		
19歳以上		400
妊婦		
全年齢		600
授乳婦		
全年齢		500

RDAは，母分散を補正することによってEARから推定され，おおよそ98%の人の栄養素必要量を充足する1日の食事摂取量を表している（表21.3）。AIはEARを導き出すためのデータが十分にない時に推定され，葉酸不足のエビデンスがない集団によって摂取された葉酸の量として定義される（表21.3）。ULは（食品中の葉酸塩というよりむしろ）葉酸（folic acid）と特に関係があり，健康障害をもたらす危険がないとみなされる習慣的な摂取量の1日の上限として定義される（IOM, 1998）。

食事性葉酸当量（dietary folate equivalents：DFEs）としてDRIsを表す場合，強化食品中の合成された葉酸（folic acid）と，天然に存在する食品中の葉酸塩の間には生体利用率に違いがあるということをIOMは考慮している（IOM, 1998）。食事性葉酸の摂取量のDFEへの転換は，栄養強化食品中の葉酸（folic acid）を含め食事性葉酸のすべての型を，天然の食品中の葉酸塩に相当する量に変換する方法である。DFEsは天然に存在する食品中の葉酸塩のμg量＋1.7×合成葉酸のμg量と定義されている。葉酸（folic acid）をDFEへ変換するために1.7倍するのは，付加された葉酸（folic acid）（サプリメントや栄養強化食品として消費されている）が約85%の利用率であり（Pfeiffer *et al*., 1997），食品中の葉酸塩は約50%の利用率である（Sauberlich *et al*., 1987）という仮定に基づいている。したがって，DFEを計算するうえで85/50の比である1.7の乗数が算出されたのである。

ULは葉酸（folic acid）（1,000μg/日）として見積もられており（IOM, 1998），天然の食品中の葉酸塩に関してULは定められていない。葉酸（folic acid）のULは，ビタミンB_{12}欠乏患者の貧血が葉酸（folic acid）単

独で効果を示すという症例報告に主に基づいており，これは“マスキング（隠蔽）”と呼ばれている（IOM, 1998）。さらにIOM委員会は，過剰の葉酸（folic acid）はビタミンB_{12}欠乏患者における神経障害を誘発するか，あるいは悪化させる可能性があるというエビデンスを考慮に入れている（IOM, 1998）。ULの設定されている他の栄養素とは異なり，立証された副作用はなく，ULの根拠となったマスキングとの用量反応関係もない（IOM, 1998）。

神経管閉鎖障害（NTD）のリスク低減のための葉酸（folic acid）摂取の推奨

NTDリスクの低減のためのIOMの勧告は，RDAと同じではない。これはよくある誤解であるが，さまざまな食事中の葉酸塩に加えて，このビタミンのサプリメント型葉酸（folic acid）（400µg/日）を摂取するよう（あるいは栄養強化食品として消費するよう）勧告では明確に述べている。この勧告はアメリカ公衆衛生局と一致している（CDC, 1992）。

アメリカの葉酸摂取量と栄養状態および神経管閉鎖障害に対する葉酸（folic acid）強化の効果

アメリカでは，食事性葉酸の総摂取量は，食品中の葉酸塩に加えて，豊富な穀物製品（140µg/100g粉末）や栄養強化RTEシリアル，これらは400µg/サービングを上限に含んでいるが，これらの葉酸（folic acid）を加えた量である（FDA, 1996）。食事性葉酸の摂取量（µg/日）の評価は次のように決定され分類されている。①天然に存在する食品中の葉酸塩，②葉酸（folic acid），③µg/日として表した総葉酸，そして，④µg/日DFEsとして表した総葉酸で，これはアメリカ農務省（US Department of Agriculture：USDA）の食事研究のための食品と栄養のデータベース（Food and Nutrient Databases for Dietary Studies）で用いられている（USDA, 2009）。アメリカでの総葉酸摂取量（µg/日DFEs）は，男性813（µg/日DFEs），女性724（µg/日DFEs）と推定されている。

Yangら（2010）は，アメリカの19歳以上の非妊娠女性において，通常の葉酸（folic acid）摂取量の中央値は，葉酸（folic acid）摂取グループ間で異なるということを，アメリカ農務省（US Department of Agriculture：USDA）の食事研究のための食品と栄養のデータベース（Food and Nutrient Databases for Dietary Studies）で使用されているアメリカの全国健康栄養調査（National Health and Nutrition Examination Surveys：NHANES）の2003～2004年と2005～2006年から推定している。通常の葉酸（folic acid）摂取量の中央値（µg/日）は，栄養を強化された穀物製品（enriched cereal grain products：ECGP）のみ，ECGP＋シリアルの即席食品（ready-to-eat cereals：RTE），ECGP＋サプリメント（SUPP），ECGP＋RTE＋SUPPにおいて，それぞれ138, 274, 479, 635（µg/日）であった（Yang *et al*., 2010）。

強化後の最初の調査期間（1999～2000年）における，集団の血清葉酸濃度の中央値は，強化前の期間（1998～1994）に比べて約3倍に増加していた（Pfeiffer *et al*., 2007）。1988～2006年の血中葉酸濃度の包括的な評価によると，4歳以上のアメリカ住民の血清とRBC葉酸濃度の中央値は，1988～2006年の間，有意に増加しているということが証明された（McDowell *et al*., 2008）。1988～1994年と1999～2000年の間で起こった大きな増加の後に，1999年から2006年にかけて小さな変動が続いた。

強制的な小麦粉への葉酸（folic acid）の強化は，NTDsの疾病率と死亡率を防ぐことにより，最も成功した公衆衛生上の介入のひとつであることが実証された。NTDsの出生時有病率の低下は，強制的な強化を実施したすべての国々において，事実上，全体的には19～55％の範囲で減少した。

分析方法

葉酸の栄養に関連したすべての研究において，生体試料中と食品成分中の葉酸の信頼できる測定法が不可欠であると断言できる。Pfeifferら（2009）により詳述されているように，生体試料中と食品あるいは食事サンプル中の葉酸の主要な測定方法には，微生物学的増殖法，タンパク質リガンド結合法，クロマトグラフィー法と質量分析法がある。

葉酸分析法のベストな選択は，測定法を利用する条件と必要とされるデータの種類に依存する。長期にわたってある集団の葉酸濃度の動向を観察したい場合は，微生物学的定量法（低リソースの条件）か，ID-LC-MS/MS（専門の研究機関）が適している。市販の測定法は，時間が経てば変わることあるので，あまり適さない（Preiffer *et al*., 2009）。一方，臨床の場では，処理能力と低コストが測定法の精度や継続性よりも勝るので，市販の測定法が答えとなるかもしれない。最後に，研究現場では，さまざまなタイプのクロマトグラフ法が，特定の葉酸化合物の分析に最も適切であろう（Preiffer *et al*., 2009）。

栄養状態の評価

先に述べたように，研究や集団調査における葉酸状態の評価には，血中葉酸濃度と代謝機能を表すいくつかの指標が通常含まれている（IOM, 1998）。大赤血球性貧血のような血液学的な所見は葉酸欠乏が進行してから遅れて起こるので，栄養状態評価のほうが臨床的指標よりも上位で強調されているという状況には変化が起こっている（IOM, 1998）。

通常の指標

葉酸状態を評価する時，血清葉酸濃度が一般に測定されている。しかし，一時的な葉酸摂取の減少によって変化する可能性があり，体内貯蔵量を表していないかもしれない（IOM, 1998）。血清中葉酸はつい最近の食事性葉酸の摂取量の感度のよい指標と考えられ，長期間の状態を反映するためには，同じ個人を経時的に繰り返し測定することが必要かもしれない（IOM, 1998）。不十分な葉酸状態と診断するために，これまで日常的に使用されている血清葉酸濃度の基準値は＜7 nmol/L（3 ng/mL）である（IOM, 1998）。

血清葉酸濃度とは対照的に，赤血球（RBC）葉酸濃度が長期間の栄養状態を表す指標と考えられている。葉酸は，循環血液中の成熟赤血球によって取り込まれないので，RBC 葉酸濃度は，赤血球の寿命約120日の初期の発達中の網状赤血球で取り込まれた葉酸を表している。RBC 葉酸濃度は，生検により決定された肝臓の葉酸濃度との関連に基づき，組織中の葉酸貯蔵量を代表する値であると考えられる（IOM, 1998）。カットオフ値，＜305 nmol/L（＜140ng/mL）は不十分な葉酸状態であると定義され，一般に使われている基準値である（IOM, 1998）。

機能的指標

赤血球中葉酸濃度に加えて，代謝機能の変化を表しているかもしれない葉酸状態の指標を検討することも重要であると考えられている。“機能的な”指標のひとつとして血漿総ホモシステイン濃度があり，これはホモシステインからメチオニンに転換する時に必要な5-メチル THF が欠乏した時に増加する。血中葉酸濃度と血漿中総ホモシステイン濃度の間には，負の相関関係があることがはっきりと認められている（IOM, 1998）。血漿中ホモシステイン濃度は鋭敏な機能的指標と考えられるが，多くの他の栄養素の欠乏，遺伝子異常，腎不全によって影響を受ける可能性があるので，葉酸状態に特異的ではない（IOM, 1998）。正常の葉酸状態を定義するために，上昇したホモシステインのさまざまなカットオフ値が報告されており，その多くは＞10～＞16μmol/L の範囲である（IOM, 1998）。

閉経後女性の研究で，食事性葉酸の欠乏の作用として，全体的な DNA メチル化の減少が示されている（Jacob *et al.*, 1998；Rampersaud *et al.*, 2000）。DNA メチル化は SAM 合成のための5-メチル THF の十分な供給に依存している。しかし，ホモシステインと同様に全体的なメチル化は葉酸に特異的ではなく，他の栄養素や環境因子によって修飾される。

DNA へのウラシル取込みミスの評価が，葉酸状態の機能的指標として役立つかもしれない（Blount *et al.*, 1997；Jacob *et al.*, 1998）。5, 10-メチレン THF は，チミジル酸シンターゼによる dUMP から dTMP へ変換に必要である（図21. 2，反応 6）。この反応が不十分な葉酸状態によって阻害されると，デオキシウリジル酸が蓄積し，デオキシヌクレオチドプールのバランスが崩れ，dUMP：dTTP 比が増加する可能性がある。結果として，通常は RNA だけに存在するウラシルが，チミンの代わりに DNA に取り込まれ，DNA 鎖切断や染色体損傷の原因となるかもしれない除去修復サイクルを惹起する可能性がある（Blount *et al.*, 1997）。

葉酸（folic acid）の安全性

葉酸（folic acid）の安全性の懸念として，代謝的に還元された葉酸型に対して葉酸（folic acid）が循環血中に検出されていること，高葉酸（folic acid）摂取と認知機能障害との関連性が報告されていること，葉酸（folic acid）の摂取が定着腫瘍（established tumors）の成長を促進している可能性があることがあげられる。ジヒドロ葉酸レダクターゼの処理能力を超えれば，代謝されない葉酸（folic acid）が血液中に循環することが認められるであろう。循環血液中に葉酸（folic acid）が出現する可能性のある急速投与量（bolus dose）は，＞200μg であると報告されている（Sweeney *et al.*, 2007）。この閾値を超える摂取量はアメリカではよくある。なぜならサプリメント中の葉酸（folic acid）の平均服用量は400μg であり，栄養価を高めた穀物や栄養強化された朝食シリアルから摂取した葉酸（folic acid）以外にこの量が摂取されているからである（Rock, 2007）。代謝されない葉酸（folic acid）の存在を，アメリカの高齢者（Bailey *et al.*, 2010）や新生児（Obeid *et al.*, 2010）を含め多くの集団で認めている。高葉酸（folic acid）摂取が，高齢者における認知障害と関連のあるという仮説がある（Morris *et al.*, 2010）。けれどもその発見は，ビタミン B_{12} 欠乏性悪性貧血や関連した神経機能低下が存在するので，区別できなくなっているかもしれない。Ciappio と Mason（2009）が詳述しているように，葉酸欠乏は癌のリスク増加と関連がある。しかし，懸念事項としてあげているように，すでに存在しているかもしれない腫瘍の成長を葉酸（folic acid）が促進している可能性がある。このことは現在も焦点が当てられ研究中である（Ciappio and Mason, 2009）。補給された葉酸（folic acid）による癌のリスク増加の可能性について，心血管疾患のエンドポイントを評価するためにデザインされたビタミン D 介入試験に参加した37, 000人以上を含めた最近のメタアナリシスによって評価された（Clarke *et al.*, 2010）。これらの大規模な介入試験では，癌のリスク増加と補給された葉酸（folic acid）の摂取量との間には関連がなかった。

将来の方向性

1-C 代謝とその調節に関するわれわれの知識のなかには，まだ基本的なところに空白部分がある。ミトコンドリアとサイトゾルと核の 1-C 代謝の相互作用や，遺伝子発現とゲノムの安定性に対するそれらの役割について，今なお学ぶべきことが多くある。加えて，セリンからギ酸塩とグリシンへの葉酸依存性の転換に関する完全な代謝経路はまだ確定しておらず，今後も中心となる研究課題である。一炭素代謝は，栄養状態（例えば，葉酸，コリン，ベタイン）によって調節されるとともに，葉酸関連の遺伝子多型により影響を受ける。遺伝子改変マウスを用いた今後の研究が，遺伝子–栄養素相互作用と，1-C 代謝を変化させ，葉酸関連疾患のリスクを増加させるメカニズムを解明するために必要なモデルとなるであろう。

NTD のリスクが葉酸摂取量の増加に応じて有意に減少するということは立証されている。しかし，このビタミンがこれを防いでいる生物学的なメカニズムは完全には理解されていない。葉酸は，多くの代謝物，酵素，その他の微量栄養素から成る複雑な代謝経路を構成している唯一の化合物であり，したがって，科学者が探究すべき重要な問題がそこにはある。葉酸と NTDs との関係や，その他の葉酸応答性の可能性のある先天異常との複雑な関係についてもっと理解するためには，バイオマーカー，遺伝的変異，そしてエピジェネティックな現象を詳しく調べるための新しい技術と戦略が不可欠であろう。

“酸化され還元されていない”葉酸（folic acid）が循環血液中に存在しているとする報告は，このビタミンの合成型の供給源の含量と総数が増えるとともに増加するようである。“代謝されない”葉酸（folic acid）の潜在的な生理学的意義を今後の研究で詳しく調べるのは当然のことである。

葉酸の摂取量，癌，心血管疾患の関係の複雑さが，今後の研究で挑戦すべき課題を与えている。比較対照介入試験の決定的なデータが，健康である集団に関して説明することは多くの場合難しい。なぜなら，その研究が既定の病歴を持つ患者で実施されているからである。基礎的な予防試験は実施されていないようなので，この問題に取り組むための他の方法が検討される必要があるであろう。ゲノムワイド関連解析からネットワーク分析の登場により，心血管疾患や癌の原因となる最も重要な生物学的経路が，葉酸応答性であるのかどうかを決定するための調査ができる。

葉酸代謝にかかわる遺伝子に存在する多くのさらなる遺伝子多型が依然として同定されていない。ゲノムワイドな技術が，世界中のさまざまな人々の健康に対する遺伝的変異の影響を評価するための数多くの関連研究をつなげ，円滑にするであろう。

（榎原周平，渡邊敏明訳）

推奨文献

代謝的背景に伴って起こる健康や疾病における葉酸の役割について，著者も寄稿し50人以上の専門家によって執筆された最近の書籍のなかで強調して記載されている（Bailey, 2009）。葉酸が関与する 1-C 代謝経路のコンパートメント化に関する最近の知見は，網羅的なレビューのなかで詳しく述べられている（Tibbetts and Appling, 2010）。

現在の葉酸の食事摂取基準の根拠となる部分は，葉酸分野の科学専門家によって書かれ，そのレポート（IOM, 1998）には，NTD リスク低減のための葉酸（folic acid）摂取推奨量を含め，その由来について基本的な概要が示されている（IOM, 1998）。

［文　献］

Albert, C.M., Cook, N.R., Gaziano, J.M., *et al.* (2008) Effect of folic acid and B vitamins on risk of cardiovascular events and total mortality among women at high risk for cardiovascular disease: a randomized trial. *JAMA* **299,** 2027–2036.

Amorim, M.R., Lima, M.A., Castilla, E.E., *et al.* (2007) Non-Latin European descent could be a requirement for association of NTDs and MTHFR variant 677C > T: a meta-analysis. *Am J Med Genet A* **143A,** 1726–1732.

Anderson, D.D., Woeller, C.F., and Stover, P.J. (2007) Small ubiquitin-like modifier-1 (SUMO-1) modification of thymidylate synthase and dihydrofolate reductase. *Clin Chem Lab Med* **45,** 1760–1763.

Anguera, M.C., Field, M.S., Perry, C., *et al.* (2006) Regulation of folate-mediated one-carbon metabolism by 10-formyltetrahydrofolate dehydrogenase. *J Biol Chem* **281,** 18335–18342.

Assaraf, Y.G. (2007) Molecular basis of antifolate resistance. *Cancer Metastasis Rev* **26,** 153–181.

Aufreiter, S., Gregory, J.F., 3rd, Pfeiffer, C.M., *et al.* (2009) Folate is absorbed across the colon of adults: evidence from cecal infusion of (13)C-labeled [6S]-5-formyltetrahydrofolic acid. *Am J Clin Nutr* **90,** 116–123.

Babu, S. and Srikantia, S.G. (1976) Availability of folates from some foods. *Am J Clin Nutr* **29,** 376–379.

Bailey, L.B. (ed.) (2009) *Folate in Health and Disease*, 2nd Edn. CRC Press, Boca Raton, FL.

Bailey, R.L., Dodd, K.W., Gahche, J.J., *et al.* (2010) Total folate and folic acid intake from foods and dietary supplements in the United States: 2003–2006. *Am J Clin Nutr* **91,** 231–237.

Baker, F., Picton, D., Blackwood, S., *et al.* (2002) Blinded comparison of folic acid and placebo in patients with ischemic heart disease: an outcome trial. *Circulation* **106,** 3642 (abstract).

Beilby, J., Ingram, D., Hahnel, R., *et al.* (2004) Reduced breast cancer risk with increasing serum folate in a case-control study of the C677T genotype of the methylenetetrahydrofolate reductase gene. *Eur J Cancer* **40,** 1250–1254.

Berry, R., Mullinare, J., and Hamner HC. (2009) Folic acid fortification: Neural tube defect risk reduction – global perspective. In L. Bailey (ed.), *Folate in Health and Disease*, 2nd Edn, CRC Press, Boca Raton, FL, pp. 179–204.

Blount, B.C., Mack, M.M., Wehr, C.M., *et al.* (1997) Folate deficiency causes uracil misincorporation into human DNA and chromosome breakage: implications for cancer and neuronal damage. *Proc Natl Acad Sci USA* **94,** 3290–3295.

Bønaa, K.H., Njølstad, I., Ueland, P.M., *et al.* (2006). Homocysteine lowering and cardiovascular events after acute myocardial infarction. *N Engl J Med* **354,** 1578–1588.

Bottiglieri, T. and Reynolds, E. (2009) Folate and neurological disease. Basic mechanisms. In L.B. Bailey (ed.), *Folate in Health and Disease*, 2nd Edn. CRC Press, Boca Raton, FL, pp. 355–380.

Botto, L. and Yang, Q. (2000) 5,10-Methylenetetrahydrofolate reductase gene variants and congenital anomalies: a HuGE review. *Am J Epidemiol* **151,** 862–877.

Botto, L.D., Moore, C.A., Khoury, M.J., *et al.* (1999) Neural-tube defects. *N Engl J Med* **341,** 1509–1519.

Botto, L.D., Mulinare, J., and Erickson, J.D. (2003) Do multivitamin or folic acid supplements reduce the risk for congenital heart defects? Evidence and gaps. *Am J Med Genet* **121A,** 95–101.

Caudill, M.A. (2010) Folate bioavailability: implications for establishing dietary recommendations and optimizing status. *Am J Clin Nutr* **91,** 1455S–1460S.

Caudill, M.A., Gregory, J.F., Hutson, A.D., *et al.* (1998) Folate catabolism in pregnant and nonpregnant women with controlled folate intakes. *J Nutr* **128,** 204–208.

CDC (1992) Recommendations for the use of folic acid to reduce the number of cases of spina bifida and other neural tube defects. *MMWR Recomm Rep* **41,** 1–7.

Chandler, C.J., Wang, T.T., and Halsted, C.H. (1986) Pteroylpolyglutamate hydrolase from human jejunal brush borders. Purification and characterization. *J Biol Chem* **261,** 928–933.

Chen, J., Giovannucci, E., Kelsey, K., *et al.* (1996) A methylenetetrahydrofolate reductase polymorphism and the risk of colorectal cancer. *Cancer Res* **56,** 4862–4864.

Chen, J., Xu, X., Liu, A., *et al.* (2009) Folate and cancer: epidemiological perspective. In L.B. Bailey (ed.), *Folate in Health and Disease*, 2nd Edn. CRC Press, Boca Raton, FL, pp. 205–233.

Christensen, K.E. and MacKenzie, R.E. (2006) Mitochondrial one-carbon metabolism is adapted to the specific needs of yeast, plants and mammals. *Bioessays* **28,** 595–605.

Christensen, K.E. and MacKenzie, R.E. (2008) Mitochondrial methylenetetrahydrofolate dehydrogenase, methenyltetrahydrofolate cyclohydrolase, and formyltetrahydrofolate synthetases. *Vitam Horm* **79,** 393–410.

Christensen, K.E. and Rozen, R. (2009) Genetic variation: effect on folate metabolism and health. In L.B. Bailey (ed.), *Folate in Health and Disease*, 2nd Edn. CRC Press, Boca Raton, pp. 75–110.

Christensen, K.E., Patel, H., Kuzmanov, U., *et al.* (2005) Disruption of the mthfd1 gene reveals a monofunctional 10-formyltetrahydrofolate synthetase in mammalian mitochondria. *J Biol Chem* **280,** 7597–7602.

Ciappio, E. and Mason, J.B. (2009) Folate and carcinogenesis: basic mechanisms. In L.B. Bailey (ed.), *Folate in Health and Disease*, 2nd Edn. CRC Press, Boca Raton, FL, pp. 205–233.

Clarke, R., Halsey, J., Lewington, S., *et al.* (2010) Effects of lowering homocysteine levels with B vitamins on cardiovascular disease, cancer, and cause-specific mortality: meta-analysis of 8 randomized trials involving 37,485 individuals. *Arch Intern Med* **170,** 1622–1631.

Clifford, A.J., Arjomand, A., Dueker, S.R., *et al.* (1998). The dynamics of folic acid metabolism in an adult given a small tracer dose of 14C-folic acid. *Adv Exp Med Biol* **445,** 239–251.

Cole, B.F., Baron, J.A., Sandler, R.S., *et al.* (2007). Folic acid for the prevention of colorectal adenomas: a randomized clinical trial. *JAMA* **297,** 2351–2359.

Crider, K.S., Zhu, J., Hao, L., *et al.* (2011) MTHFR 677C→T genotype is associated with folate and homocysteine concentrations in a large, population-based, double-blind trial of folic acid supplementation. *Am J Clin Nutr* **93,** 1365–1372.

De Marco, P., Calevo, M.G., Moroni, A., *et al.* (2003). Reduced folate carrier polymorphism (80A→G) and neural tube defects. *Eur J Hum Genet* **11,** 245–252.

Department of Health and Human Services, Food and Drug Administration (1996) Food standards: amendment of standards of identity for enriched grain products to require addition of folic acid. *Fed Reg* **61,** 8781–8797.

Dianov, G.L., Timchenko, T.V., Sinitsina, O.I., *et al.* (1991) Repair of uracil residues closely spaced on the opposite strands of plasmid DNA results in double-strand break and deletion formation. *Mol Gen Genet* **225,** 448–452.

Ebbing, M., Bleie, O., Ueland, P.M., *et al.* (2008). Mortality and cardiovascular events in patients treated with homocysteine-lowering B vitamins after coronary angiography: a randomized controlled trial. *JAMA* **300,** 795–804.

Elliott, B. and Jasin, M. (2002) Double-strand breaks and translocations in cancer. *Cell Mol Life Sci* **59,** 373–385.

Ericson, U., Sonestedt, E., Gullberg, B., *et al.* (2007). High folate intake is associated with lower breast cancer incidence in postmenopausal women in the Malmo Diet and Cancer cohort. *Am J Clin Nutr* **86,** 434–443.

Exinger, D., Exinger, F., Mennecier, B., *et al.* (2003) Multitargeted antifolate (pemetrexed): a comprehensive review of its mechanisms of action, recent results and future prospects. *Cancer Therapy* **1,** 315–322.

FDA (1996) Food standards: amendment of standards of identity for enriched grain products to require addition of folic acid, Final Rule, 21. CFR Parts 136, 137, and 139. *Fed Reg* **64,** 8781–8789).

Frosst, P., Blom, H. J., Milos, R., *et al.* (1995) A candidate genetic risk factor for vascular disease: a common mutation in methylenetetrahydrofolate reductase. *Nat Genet* **10,** 111–113.

Giovannucci, E. (2002) Epidemiologic studies of folate and colorectal neoplasia: a review. *J Nutr* **132** (8 Suppl), 2350S–2355S.

Gregory, I.J., DaSilva, V., and Lamers, Y. (2009) Kinetics of folate and one-carbon metabolism. In L.B. Bailey (ed.), *Folate in Health and Disease*, 2nd Edn. CRC Press, Boca Raton, FL, pp. 491–519

Gregory, J.F., 3rd, Caudill, M.A., Opalko, F.J., *et al.* (2001) Kinetics of folate turnover in pregnant women (second trimester) and nonpregnant controls during folic acid supplementation:

stable-isotopic labeling of plasma folate, urinary folate and folate catabolites shows subtle effects of pregnancy on turnover of folate pools. *J Nutr* **131,** 1928–1937.

Gregory, J.F., 3rd, Ink, S.L., and Cerda, J.J. (1987) Comparison of pteroylpolyglutamate hydrolase (folate conjugase) from porcine and human intestinal brush border membrane. *Comp Biochem Physiol B* **88,** 1135–1141.

Gregory, J.F., 3rd, Williamson, J., Liao, J.F., *et al.* (1998) Kinetic model of folate metabolism in nonpregnant women consuming [$^2H_2$]folic acid: isotopic labeling of urinary folate and the catabolite para-acetamidobenzoylglutamate indicates slow, intake-dependent, turnover of folate pools. *J Nutr* **128,** 1896–1906.

Gronbaek, K., Hother, C., and Jones, P.A. (2007) Epigenetic changes in cancer. *APMIS* **115,** 1039–1059.

Gueant-Rodriguez, R.-M., Gueant, J.-L., Debard, R., *et al.* (2006) Prevalence of methylenetetrahydrofolate reductase 677T and 1298C alleles and folate status: a comparative study in Mexican, West African, and European populations. *Am J Clin Nutr* **83,** 701–707.

Halsted, C.H., Medici, V., and Esfandiari, F. (2009) Influence of alcohol on folate status and methionine metabolism in relation to alcoholic liver disease. In L.B. Bailey (ed.), *Folate in Health and Disease*, 2nd Edn. CRC Press, Boca Raton, FL, pp. 429–448.

Hannibal, L., Glushchenko, A.V., and Jacobsen, D.W. (2009) (ed.), *Folate in Health and Disease*, 2nd Edn. CRC Press, Boca Raton, FL, pp. 291–323.

Hellman, S., Iannotti, A.T., and Bertino, J.R. (1964) Determinations of the levels of serum folate in patients with carcinoma of the head and neck treated with methotrexate. *Cancer Res* **24,** 105–113.

Herbert, V. and Das, K.C. (1994) Folic acid and vitamin B12. In M. Shils, J.A. Olson, and M. Shike (eds), *Modern Nutrition in Health and Disease*, 8th Edn. Lea and Fabiger, Philadelphia, pp. 402–425

Herbert, V. and Zalusky, R. (1962) Interrelations of vitamin B12 and folic acid metabolism: folic acid clearance studies. *J Clin Invest* **41,** 1263–1276.

Herbig, K., Chiang, E.-P., Lee, L.-R., *et al.* (2002) Cytoplasmic serine hydroxymethyltransferase mediates competition between folate-dependent deoxyribonucleotide and S-adenosylmethionine biosyntheses. *J Biol Chem* **277,** 38381–38389.

Hobbs, C.A., Shaw, G.M., Werler, M.M., *et al.* (2009) Folate status and birth defect risk. In L.B. Bailey (ed.), *Folate in Health and Disease*, 2nd Edn. CRC Press, Boca Raton, FL, pp. 133–153.

Hoppner, K. and Lampi, B. (1980) Folate levels in human liver from autopsies in Canada. *Am J Clin Nutr* **33,** 862–864.

Hustad, S., Midttun, O., Schneede, J., *et al.* (2007) The methylenetetrahydrofolate reductase 677C→T polymorphism as a modulator of a B vitamin network with major effects on homocysteine metabolism. *Am J Hum Genet* **80,** 846–855.

Institute of Medicine (1998) Folate. In *Dietary Reference Intakes for Thiamin, Riboflavin, Niacin, Vitamin B6, Folate, Vitamin B12, Pantothenic Acid, Biotin, and Choline*. National Academies Press, Washington, DC, pp. 196–305.

Jacob, R.A., Gretz, D.M., Taylor, P.C., *et al.* (1998) Moderate folate depletion increases plasma homocysteine and decreases lymphocyte DNA methylation in postmenopausal women. *J Nutr* **128,** 1204–1212.

Jacques, P.F., Bostom, A.G., Williams, R.R., *et al.* (1996) Relation between folate status, a common mutation in methylenetetrahydrofolate reductase, and plasma homocysteine concentrations. *Circulation* **93,** 7–9.

Jamison, R.L., Hartigan, P., Kaufman, J.S., *et al.* (2007) Effect of homocysteine lowering on mortality and vascular disease in advanced chronic kidney disease and end-stage renal disease: a randomized controlled trial. *JAMA* **298,** 1163–1170.

Jansen, G., van der Heijden, J., Oerlemans, R., *et al.* (2004) Sulfasalazine is a potent inhibitor of the reduced folate carrier: implications for combination therapies with methotrexate in rheumatoid arthritis. *Arthritis Rheum* **50,** 2130–2139.

Kalin, S.R. and Rimm, E.B. (2009) Folate and vascular disease: epidemiological perspective. In L.B. Bailey (ed.), *Folate in Health and Disease*, 2nd Edn. CRC Press, Boca Raton, FL, pp. 263–290.

Kauwell, P., Diaz, M.L., Yang, Q., *et al.* (2009). Folate: recommended intakes, consumption, and status. In L.B. Bailey (ed.), *Folate in Health and Disease*, 2nd Edn. CRC Press, Boca Raton, FL, pp. 467–490

Kelly, P., McPartlin, J., Goggins, M., *et al.* (1997). Unmetabolized folic acid in serum: Acute studies in subjects consuming fortified food supplements. *Am J Clin Nutr* **65,** 1790–1795.

Krumdieck, C.L., Fukushima, K., Fukushima, T., *et al.* (1978) A long-term study of the excretion of folate and pterins in a human subject after ingestion of 14C folic acid, with observations on the effect of diphenylhydantoin administration. *Am J Clin Nutr* **31,** 88–93.

Larsson, S.C., Giovannucci, E., and Wolk, A. (2006) Folate intake, MTHFR polymorphisms, and risk of esophageal, gastric, and pancreatic cancer: a meta-analysis. *Gastroenterology* **131,** 1271–1283.

Lin, Y., Dueker, S.R., Follett, J.R., *et al.* (2004) Quantitation of in vivo human folate metabolism. *Am J Clin Nutr* **80,** 680–691.

Lindenbaum, J. and Allen, R. (1995) Clinical spectrum and diagnosis of folate deficiency. In L.B. Bailey (ed.), *Folate in Health and Disease*. Marcel Decker, New York, pp. 43–73.

Lonn, E., Yusuf, S., Arnold, M.J., *et al.* (2006) Homocysteine lowering with folic acid and B vitamins in vascular disease. *N Engl J Med* **354,** 1567–1577.

Matherly, L.H. and Goldman, D.I. (2003) Membrane transport of folates. *Vitam Horm* **66,** 403–456.

Matherly, L.H. and Hou, Z. (2008) Structure and function of the reduced folate carrier a paradigm of a major facilitator superfamily mammalian nutrient transporter. *Vitam Horm* **79,** 145–184.

McDowell, M.A., Lacher, D.A., Pfeiffer, C.M., *et al.* (2008) Blood folate levels: the latest NHANES results. *NCHS Data Brief* (6), 1–8.

McNulty, H. and Pentieva, K. (2009) Folate bioavailability. In L.B. Bailey (ed.), *Folate in Health and Disease*, 2nd Edn. CRC Press, Boca Raton, FL, pp. 25–47.

Melikian, V., Paton, A., and Leeming, R.J., *et al.* (1971). Site of reduction and methylation of folic acid in man. *Lancet* **2,** 955–957.

Melnyk, S., Pogribna, M., Pogribny, I., *et al.* (1999) A new HPLC method for the simultaneous determination of oxidized and reduced plasma aminothiols using coulometric electrochemical detection. *J Nutr Biochem* **10,** 490–497.

Melnyk, S., Pogribna, M., Pogribny, I.P., *et al.* (2000) Measurement of plasma and intracellular S-adenosylmethionine and S-adenosylhomocysteine utilizing coulometric electrochemical detection: alterations with plasma homocysteine and pyridoxal 5′-phosphate concentrations. *Clin Chem* **46,** 265–272.

Molloy, A.M., Mills, J.L., Kirke, P.N., *et al.* (1998a) Low blood folates in NTD pregnancies are only partly explained by thermolabile 5,10-methylenetetrahydrofolate reductase: low folate status alone may be the critical factor. *Am J Med Genet* **78,** 155–159.

Molloy, A.M., Mills, J.L., Kirke, P.N., *et al.* (1998b) Whole-blood folate values in subjects with different methylenetetrahydrofolate reductase genotypes: differences between the radioassay and microbiological assays. *Clin Chem* **44,** 186–188.

Molloy, A.M., Brody, L.C., Mills, J.L., *et al.* (2009) The search for genetic polymorphisms in the homocysteine/folate pathway that contribute to the etiology of human neural tube defects. *Birth Defects Res A Clin Mol Teratol* **85,** 285–294.

Morris, M.S. and Jacques, P.F.E. (2009) Folate and neurological disease. Epidemiological perspective. In L.B. Bailey (ed.), *Folate in Health and Disease*, 2nd Edn. CRC Press, Boca Raton, FL, pp. 325–353.

Morris, M.S., Jacques, P.F., Rosenberg, I.H., *et al.* (2010) Circulating unmetabolized folic acid and 5-methyltetrahydrofolate in relation to anemia, macrocytosis, and cognitive test performance in American seniors. *Am J Clin Nutr* **91,** 1733–1744.

Mutch, D.M., Anderle, P., Fiaux, M., *et al.* (2004) Regional variations in ABC transporter expression along the mouse intestinal tract. *Physiol Genomics* **17,** 11–20.

Obeid, R., Kasoha, M., Kirsch, S.H., *et al.* (2010) Concentrations of unmetabolized folic acid and primary folate forms in pregnant women at delivery and in umbilical cord blood. *Am J Clin Nutr* **92,** 1416–1422.

Ogawa, H., Gomi, T., Takusagawa, F., *et al.* (1998) Structure, function and physiological role of glycine N-methyltransferase. *Int J Biochem Cell Biol* **30,** 13–26.

O'Leary, V.B., Mills, J.L., Pangilinan, F., *et al.* (2005) Analysis of methionine synthase reductase polymorphisms of neural tube defects risk association. *Mol Genet Metab* **85,** 220–227.

O'Leary, V.B., Pangilinan, F., Cox, C., *et al.* (2006) Reduced folate carrier polymorphisms and neural tube defect risk. *Mol Genet Metab* **87,** 364–369.

Olteanu, H., Munson, T., and Banerjee, R. (2002) Differences in the efficiency of reductive activation of methionine synthase and exogenous electron acceptors between the common polymorphic variants of human methionine synthase reductase. *Biochemistry* **41,** 13378–13385.

Pei, L., Zhu, H., Ren, A., *et al.* (2005) Reduced folate carrier gene is a risk factor for neural tube defects in a Chinese population. *Birth Defects Res A Clin Mol Teratol* **73,** 430–433.

Pelletier, J.N. and MacKenzie, R.E. (1995) Binding and interconversion of tetrahydrofolates at a single site in the bifunctional methylenetetrahydrofolate dehydrogenase/cyclohydrolase. *Biochemistry* **34,** 12673–12680.

Peri, K.G. and MacKenzie, R.E. (1991) Transcriptional regulation of murine NADP(+)-dependent methylenetetrahydrofolate dehydrogenase-cyclohydrolase-synthetase. *FEBS Lett* **294,** 113–115.

Pfeiffer, C.M., Fazili, Z., and Zhang, M. (2009) Folate analytical methodology. In L.B. Bailey (ed.), *Folate in Health and Disease*, 2nd Edn. CRC Press, Boca Raton, FL, pp. 517–574.

Pfeiffer, C.M., Johnson, C.L., Jain, R.B., *et al.* (2007) Trends in blood folate and vitamin B-12 concentrations in the United States, 1988–2004. *Am J Clin Nutr* **86,** 718–727.

Pfeiffer, C.M., Osterloh, J.D., Kennedy-Stephenson, J., *et al.* (2008) Trends in circulating concentrations of total homocysteine among US adolescents and adults: findings from the 1991–1994 and 1999–2004 National Health and Nutrition Examination Surveys. *Clin Chem* **54,** 801–813.

Pfeiffer, C.M., Rogers, L.M., Bailey, L.B., *et al.* (1997) Absorption of folate from fortified cereal-grain products and of supplemental folate consumed with or without food determined by using a dual-label stable-isotope protocol. *Am J Clin Nutr* **66,** 1388–1397.

Pietrzik, K., Bailey, L., and Shane, B. (2010) Folic acid and L-5-methyltetrahydrofolate. *Clin Pharmacokinet* **49,** 535–548.

Priest, D.G. and Bunni, M.A. (1995) Folates and folate antagonists in cancer chemotherapy. In L.B. Bailey (ed.), *Folate in Health and Disease.* Marcel Dekker, New York, pp. 379–404.

Prinz-Langenohl, R., Bronstrup, A., Thorand, B., *et al.* (1999) Availability of food folate in humans. *J Nutr* **129,** 913–916.

Qiu, A., Jansen, M., Sakaris, A., *et al.* (2006). Identification of an intestinal folate transporter and the molecular basis for hereditary folate malabsorption. *Cell* **127,** 917–928.

Rampersaud, G.C., Kauwell, G.P., Hutson, A.D., *et al.* (2000) Genomic DNA methylation decreases in response to moderate folate depletion in elderly women. *Am J Clin Nutr* **72,** 998–1003.

Ratnam, M. and Freisheim, J.H. (1990). Proteins involved in the transport of folates and antifolates by normal and neoplastic cells. In M.F. Picciano, E.L.R. Stokstad, and J.F. Gregory (eds), *Contemporary Issues in Clinical Nutrition*, Vol. 13. Wiley-Liss, New York, pp. 91–120.

Rock, C.L. (2007) Multivitamin–multimineral supplements: who uses them? *Am J Clin Nutr* **85,** 277S–279S.

Sanjoaquin, M.A., Allen, N., Couto, E., *et al.* (2005) Folate intake and colorectal cancer risk: a meta-analytical approach. *Int J Cancer* **113,** 825–828.

Sauberlich, H.E., Kretsch, M.J., Skala, J.H., *et al.* (1987) Folate requirement and metabolism in nonpregnant women. *Am J Clin Nutr* **46,** 1016–1028.

Selhub, J., Dhar, G.J., and Rosenberg, I.H. (1978) Inhibition of folate enzymes by sulfasalazine. *J Clin Invest* **61,** 221–224.

Shane, B. (1989) Folylpolyglutamate synthesis and role in the regulation of one-carbon metabolism. *Vitam Horm* **45,** 263–335.

Shane, B. (2009) Folate chemistry and metabolism. In L.B. Bailey (ed.), *Folate in Health and Disease*, 2nd Edn. CRC Press, Boca Raton, FL, pp. 1–24.

Sharp, L. and Little, J. (2004) Polymorphisms in genes involved in folate metabolism and colorectal neoplasia: A HuGE Review. *Am J Epidemiol* **159,** 423–443.

Shaw, G.M., Carmichael, S.L., Nelson, V., *et al.* (2004) Occurrence of low birthweight and preterm delivery among California infants before and after compulsory food fortification with folic acid. *Public Health Rep* **119,** 170–173.

Shaw, G.M., Lammer, E.J., Zhu, H., *et al.* (2002) Maternal periconceptional vitamin use, genetic variation of infant reduced folate carrier (A80G), and risk of spina bifida. *Am J Med Genet*

108, 1–6.

Shaw, G.M., Lu, W., Zhu, H., *et al.* (2009) 118 SNPs of folate-related genes and risk of spina bifida and conotruncal heart defects. *BMC Med Genet* **10,** 49.

Shaw, G.M., Rozen, R., Finnell, R.H., *et al.* (1998) Maternal vitamin use, genetic variation of infant methylenetetrahydrofolate reductase, and risk for spina bifida. *Am J Epidemiol* **148,** 30–37.

Stabler, S.S. (2009) Clinical folate deficiency. In L.B. Bailey (ed.) *Folate in Health and Disease*, 2nd Edn. CRC Press, Boca Raton, FL, pp. 409–448.

Stites, T.E., Bailey, L.B., Scott, K.C., *et al.* (1997) Kinetic modeling of folate metabolism through use of chronic administration of deuterium-labeled folic acid in men. *Am J Clin Nutr* **65,** 53–60.

Stolzenberg-Solomon, R.Z., Chang, S.C., Leitzmann, M.F., *et al.* (2006) Folate intake, alcohol use, and postmenopausal breast cancer risk in the Prostate, Lung, Colorectal, and Ovarian Cancer Screening Trial. *Am J Clin Nutr* **83,** 895–904.

Stover, P. (2009) Folate biochemical pathways and their regulation. In L.B. Bailey (ed.), *Folate in Health and Disease*, 2nd Edn. CRC Press, Boca Raton, FL, pp. 49–74

Subramanian, V.S., Marchant, J.S., and Said, H.M. (2008) Apical membrane targeting and trafficking of the human proton-coupled transporter in polarized epithelia. *Am J Physiol Cell Physiol* **294,** C233–240.

Sweeney, M., McPartlin, J., and Scott, J. (2007) Folic acid fortification and public health: Report on threshold doses above which unmetabolised folic acid appears in serum. *BMC Public Health* **7,** 41.

Sweeney, M.R., McPartlin, J., Weir, D.G., *et al.* (2006) Postprandial serum folic acid response to multiple doses of folic acid in fortified bread. *Br J Nutr* **95,** 5–51.

Tamura, T. and Picciano, M.F. (2006) Folate and human reproduction. *Am J Clin Nutr* **83,** 993–1016.

Tamura, T. and Stokstad, E.L. (1973) The availability of food folate in man. *Br J Haematol* **25,** 513–532.

Tamura, T., Picciano, M.F., and McGuire, M.K. (2009) Folate in pregnancy and lactation. In L.B. Bailey (ed.), *Folate in Health and Disease*, 2nd Edn. CRC Press, Boca Raton, FL, pp. 111–131.

Tamura, T., Shin, Y.S., Buehring, K.U., *et al.* (1976) The availability of folates in man: effect of orange juice supplement on intestinal conjugase. *Br J Haematol* **32,** 123–133.

Tennstedt, C., Chaoui, R., Korner, H., *et al.* (1999) Spectrum of congenital heart defects and extracardiac malformations associated with chromosomal abnormalities: results of a seven year necropsy study. *Heart* **82,** 34–39.

Tibbetts, A.S. and Appling, D.R. (2010) Compartmentalization of mammalian folate-mediated one-carbon metabolism. *Annu Rev Nutr* **30,** 57–81.

Toole, J.F., Malinow, M.R., Chambless, L.E., *et al.* (2004) Lowering homocysteine in patients with ischemic stroke to prevent recurrent stroke, myocardial infarction, and death: the Vitamin Intervention for Stroke Prevention (VISP) randomized controlled trial. *JAMA* **291,** 565–575.

USDA (2009) Food and Nutrient Database for Dietary Studies Version 1.0. [internet database].: US Department of Agriculture and Agricultural Research Service, Food Surveys Research Group;. c 2004. Beltsville, MD Available from: http://www.ars.usda.gov/services/docs.htm?docid=7673.

van Beynum, I.M., den Heijer, M., Blom, H.J., *et al.* (2007) The MTHFR 677C→T polymorphism and the risk of congenital heart defects: a literature review and meta-analysis. *QJM* **100,** 743–753.

van der Linden, I.J., den Heijer, M., Afman, L.A., *et al.* (2006) The methionine synthase reductase 66A>G polymorphism is a maternal risk factor for spina bifida. *J Mol Med* **84,** 1047–1054.

van Ede, A.E., Laan, R.F., Rood, M.J., *et al.* (2001) Effect of folic or folinic acid supplementation on the toxicity and efficacy of methotrexate in rheumatoid arthritis: a forty-eight week, multicenter, randomized, double-blind, placebo-controlled study. *Arthritis Rheum* **44,** 1515–1524.

Verkleij-Hagoort, A., Bliek, J., Sayed-Tabatabaei, F., *et al.* (2007) Hyperhomocysteinemia and MTHFR polymorphisms in association with orofacial clefts and congenital heart defects: a meta-analysis. *Am J Med Genet A* **143A,** 952–960.

Voeller, D., Rahman, L., and Zajac-Kaye, M. (2004) Elevated levels of thymidylate synthase linked to neoplastic transformation of mammalian cells. *Cell Cycle* **3,** 1005–1007.

Voorrips, L.E., Goldbohm, R.A., Brants, H.A., *et al.* (2000) A prospective cohort study on antioxidant and folate intake and male lung cancer risk. *Cancer Epidemiol Biomarkers Prev* **9,** 357–365.

Wallis, D., Ballard, J.L., Shaw, G.M., *et al.* (2009) Folate-related birth defects: embryonic consequences of abnormal folate transport and metabolism. In L.B. Bailey (ed.), *Folate in Health and Disease*, 2nd Edn. CRC Press, Boca Raton, FL, pp. 155–178.

Wessels, J.A., Huizinga, T.W., and Guchelaar, H.J. (2008) Recent insights in the pharmacological actions of methotrexate in the treatment of rheumatoid arthritis. *Rheumatology (Oxford)* **47,** 249–255.

Whitehead, V.M. (1973) Polygammaglutamyl metabolites of folic acid in human liver. *Lancet* **1,** 743–745.

Whitehead, V.M. and Cooper, B.A. (1967) Absorption of unaltered folic acid from the gastrointestinal tract in man. *Br J Haematol* **13,** 679–686.

Whittle, S.L. and Hughes, R.A. (2004) Folate supplementation and methotrexate treatment in rheumatoid arthritis: a review. *Rheumatology (Oxford)* **43,** 267–271.

Wilson, A., Platt, R., Wu, Q., *et al.* (1999) A common variant in methionine synthase reductase combined with low cobalamin (vitamin B12) increases risk for spina bifida. *Mol Genet Metab* **67,** 317–323.

Woeller, C.F., Anderson, D.D., Szebenyi, D.M., and Stover, P.J. (2007) Evidence for small ubiquitin-like modifier-dependent nuclear import of the thymidylate biosynthesis pathway. *J Biol Chem* **282,** 17623–17631.

Yang, Q., Cogswell, M.E., Hamner, H.C., *et al.* (2010) Folic acid source, usual intake, and folate and vitamin B-12 status in US adults: National Health and Nutrition Examination Survey (NHANES) 2003–2006. *Am J Clin Nutr* **91,** 64–72.

Yang, Q.H., Botto, L.D., Gallagher, M., *et al.* (2008) Prevalence and effects of gene–gene and gene–nutrient interactions on serum folate and serum total homocysteine concentrations in the United States: findings from the third National Health and Nutrition Examination Survey DNA Bank. *Am J Clin Nutr* **88,** 232–246.

Yuasa, H., Inoue, K., and Hayashi, Y. (2009) Molecular and functional characteristics of proton-coupled folate transporter.

J Pharm Sci **98,** 1608–1616.

Zhao, R., Gao, F., and Goldman, I.D. (2002) Reduced folate carrier transports thiamine monophosphate: an alternative route for thiamine delivery into mammalian cells. *Am J Physiol Cell Physiol* **282,** C1512–1517.

Zhao, R., Matherly, L.H., and Goldman, I.D. (2009) Membrane transporters and folate homeostasis: intestinal absorption and transport into systemic compartments and tissues. *Expert Rev Mol Med* **11,** e4.

Zhao, R., Min, S.H., Wang, Y., *et al.* (2009) A role for the proton-coupled folate transporter (PCFT-SLC46A1) in folate receptor-mediated endocytosis. *J Biol Chem* **284,** 4267–4274.

22
ビタミン B_{12}

Sally P. Stabler

要　約

ビタミン B_{12}（コバラミン）は高等動物においてメチオニンシンターゼとL-メチルマロニル-CoA ムターゼの２つの酵素に必要な，コバルトを含むコリン環（corrin ring）を持つ補因子である。それは微生物による合成の産物であり，それゆえにこの希少な栄養素の供給を高等動物において保証するために，取込みと輸送の精緻なメカニズムが進化してきた。摂取された食物中のビタミン B_{12} は内因子と結合し，小腸末端においてキュバン受容体によって取り込まれる。それは結合タンパク質のひとつであるトランスコバラミンによって体中のすべての細胞へ送達される。ヒトにおけるビタミン B_{12} 欠乏は，動物起源の食物の不足，自己免疫疾患である悪性貧血による内因子欠如，そして他の吸収不良症候群によって引き起こされる。ヒトのビタミン B_{12} 欠乏は巨赤芽球性貧血と脱ミエリン神経症候群の両方またはいずれか一方を引き起こす。ビタミン B_{12} 欠乏はメチルマロン酸とホモシステインの蓄積を引き起こすので，それらはビタミン B_{12} 欠乏の診断目的に測定される。非経口的または高用量の経口的ビタミン B_{12} で治療することは吸収不良症候群では有効であり，巨赤芽球性貧血から完全に回復させるであろう。ビタミン B_{12} 欠乏による神経学的な異常は不完全にしか回復しない。特に幼児においてはそうである。世界的規模でみるとビタミン B_{12} 欠乏の発生率は高いので，動物起源の食物を食べることを嫌う人々や，買うことができない人々によって受け入れられるような安価なビタミン B_{12} 含有食物を開発することが有益である。

はじめに

ビタミン B_{12}（コバラミン，cobalamin：Cbl）はヒトの栄養の科学においてユニークな地位を占めている。それは，ビタミン治療が発達する前には，最終的には死に至るビタミン B_{12} の選択的吸収不良を起こす特異的な疾病（悪性貧血）が存在していたからである。巨赤芽球性貧血と中枢神経系の脱ミエリン障害という，このユニークな症候群は Thomas Addison によって1855年という早い時期に気づかれ，記述されている（Castle, 1975）。悪性貧血には特異的な徴候があり，ビタミン B_{12} 補給に対して劇的に応答するので，患者の応答がビタミン B_{12} の実用的な生物学的検定法となるぐらいである。1926年に Minot と Murphy（Minot and Murphy, 1926）は大量の肝臓を含む食事が悪性貧血患者の赤血球産生を促進することを示した。彼らのこの初期の研究が，1948年に Merck, Sharp & Dohme 社の Folkers, および，同じ年に Glaxo 研究所の Smith と Parker によって肝臓からビタミン B_{12} が精製されることに最終的につながったのである（Folkers, 1982）。次の50年間には構造，X 線結晶解析，補酵素型の合成，そしてコバミドの化学および生化学が明らかにされた（Hogenkamp, 1999）。物質代謝におけるビタミン B_{12} の役割やビタミン B_{12} 欠乏状態の病態生理学についてわれわれが知っていることの多くは，悪性貧血の患者を研究することによって確立された。というのは，この疾病はタンパク質-エネルギー低栄養や複数のビタミン，無機質の欠乏を併発することなしに，選択性の非常に高い欠乏症のモデルになるからである。

ビタミン B_{12} の構造

ビタミン B_{12}（ヒドロキソコバラミン，OH-Cbl）の構造を図22. 1に示す。それはコリン環（それはコバルト原

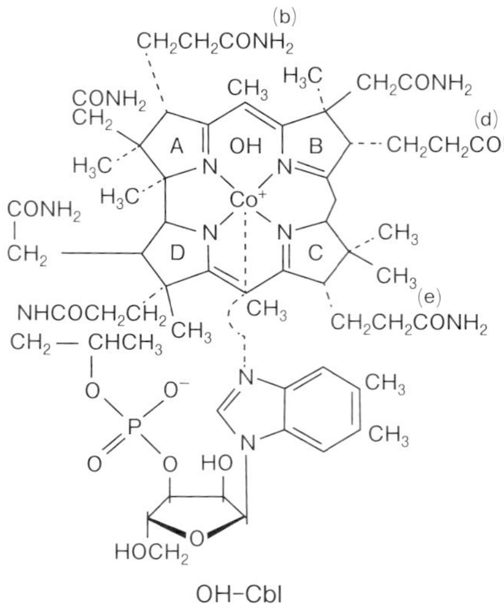

図22.1　OH–コバラミンの構造

子と配位結合をしている)，5,6–ジメチルベンズイミダゾール，糖，アミノプロパノール基を有しているたいへんに複雑な分子である。上方軸配位子はコバルトと結合しており，その配位子は水酸基，シアン，グルタチオンであり，補酵素型ではメチル基（CH_3）やアデノシル基である（Banerjee and Ragsdale, 2003)。補酵素型にみられる炭素–コバルト結合の化学はユニークであって徹底的に研究されている（Ludwig and Matthews, 1997；Randaccio *et al*., 2010)。微生物だけがコバラミンを合成する能力を保持していて，微生物における合成経路が一連の洗練された研究によって最近解明された（Martens *et al*., 2002)。植物は Cbl を利用しないのですべての高等動物にみられる Cbl の起源は微生物による合成産物である。5,6–ジメチルベンズイミダゾール以外の塩基を持っている Cbl の類似体がヒトの腸管内など自然界に広くみられる（Allen and Stabler, 2008）が，それらは種々の微生物によって利用されるものの，高等動物では補酵素活性がない。

ビタミン B_{12} 依存の酵素反応

微生物は種々の型のビタミン B_{12} をメチオニン合成，炭素骨格変化，消去反応，アミノ基転移，酢酸やメタン合成など，多くの反応に使用する（Randaccio *et al*., 2010)。高等動物はコバラミンを L–メチルマロニル CoA ムターゼおよびメチオニンシンターゼというただ２つの酵素の補酵素として必要とする（Banerjee and Ragsdale, 2003)。これら２つの酵素への補酵素型ビタミン B_{12} の結合様式が X 線結晶解析によって研究されてきた（Drennan *et al*., 1994；Mancia *et al*., 1996；Randaccio *et al*., 2010)。コバルトからジメチルベンズイミダゾールが外れ，酵素のヒスチジン残基がその位置に配位結合するようである。これら両方の酵素ともビタミン B_{12} を利用するが，それらは非常に異なるタイプの化学反応を行う。メチオニン合成反応および他のメチル基転移反応中にはメチル基–コバルト間の結合はヘテロ開裂を受けるが，一方でムターゼのほうはアデノシル Cbl のホモ開裂が起こるので反応基が生成する。メチオニンシンターゼは再活性化されなければならない。なぜならコバラミン補酵素は時々（2,000サイクルごとに）酸化されるからである（Koutmos *et al*., 2009)。その補酵素におけるコバルト–炭素結合の構造と機能の関連，およびその特異的な反応において結合開裂が果たす役割について述べている最近の総説がある（Randaccio *et al*., 2010)。

L–メチルマロニル CoA ムターゼ

プロピオニル CoA の代謝経路を図22.2に示す。バリンやイソロイシンのようなアミノ酸，奇数鎖の脂肪酸が代謝されるとプロピオニル CoA が生成し，プロピオニル CoA はさらにカルボキシル化されて D–メチルマロニル CoA になる。ラセマーゼが２つの異性体を相互変換し，生じた L–メチルマロニル CoA はアデノシルコバラミンを補酵素とする酵素 L–メチルマロニル CoA ムターゼの基質となる（Fenton *et al*., 2001)。D–メチルマロニル CoA は加水分解されるとメチルマロン酸（MMA）になる。このムターゼはミトコンドリア基質酵素である。ムターゼはヒト（Kolhouse *et al*., 1980）や他の生物由来の試料から精製され，その遺伝子はやはりヒト（Jansen *et al*., 1989）や細菌からクローン化され配列が決定されている。その酵素はホモ二量体であり，二量体当たり 2mol のアデノシル Cbl を結合する。その反応機構はこの10年間に徹底的に研究された（Randaccio *et al*., 2010)。

生体内ではそのムターゼ全量がアデノシル Cbl で飽和されているのではない（Kondo *et al*., 1981)。ラットに14日間以上にわたって OH–Cbl を注入するとホロ L–メチルマロニル CoA ムターゼ活性が上昇し，血清の MMA が減少した（Stabler *et al*., 1991c)。血清の基準濃度が 240nmol/L 以上の健常な被験者においても，大量のビタミン B_{12} を経口投与すると，平均 MMA 濃度が低下した（Rasmussen *et al*., 1996)。

この代謝経路は反すう動物において特別に重要なエネルギー源である。なぜなら前胃内で細菌による発酵が大量のプロピオン酸を産生するからである。しかしながら，この代謝経路はまたヒトにとっても重要である。というのは，このムターゼあるいはアデノシル Cbl 合成能力の先天的な欠損は生命を脅かすメチルマロン酸尿症になるからで，それは重篤な代謝性のケトアシドーシスを併発する（Fenton *et al*., 2001)。血清，尿あるいは脳脊髄液中の MMA 濃度は，B_{12} 欠乏状態（Cox and White, 1962；

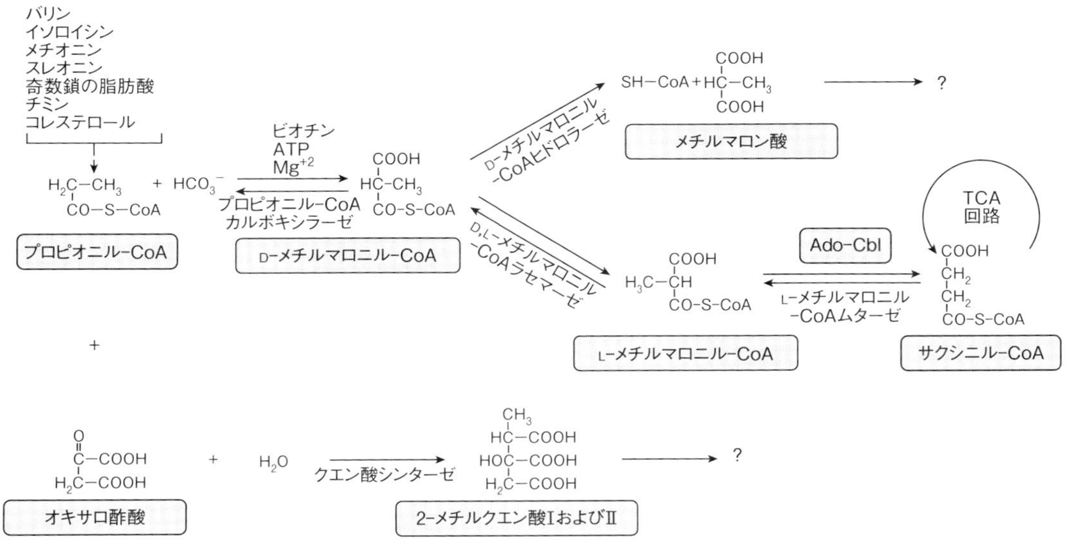

図22. 2 プロピオニル-CoA およびメチルマロニル-CoA の代謝経路

Lindenbaum *et al*., 1990；Savage *et al*., 1994b)，ヒトや動物の亜酸化窒素によるコバラミン不活性化（Stabler *et al*., 1991b, c)，動物における実験的欠乏（Stabler *et al*., 1991c)，コバルト欠乏の反すう動物（Rice *et al*., 1989）および組織培養細胞（Kolhouse *et al*., 1993）において常に上昇している。

メチオニンシンターゼ

メチオニンの代謝経路を図22. 3に示す（Allen *et al*., 1993a)。メチオニンはタンパク質合成に必要な必須アミノ酸であるばかりでなく，活性化されて*S*-アデノシルメチオニン（SAM）に変化してから重要なメチル基供与体となる。SAM はクレアチンおよびリン脂質（これらがともに量的には最も重要）の合成のため，そしてまた，神経刺激伝達物質，DNA，RNA のため，およびタンパク質のメチル化のためのメチル基の起源である（Mudd *et al*., 2007)。メチル基を供与すると SAM は *S*-アデノシルホモシステイン(SAH)に変わり，さらに SAH 加水分解酵素によってホモシステインとアデノシンに開裂する。生成したホモシステインは再メチル化されてメチオニンになるか，ビタミン B_6 を補酵素とする酵素であるシスタチオニン β シンターゼによってセリンと縮合してシスタチオニンになる。シスタチオニンはビタミン B_6 を補酵素とするもうひとつの酵素である γ シスタチオナーゼによってさらに代謝されて，システインと α ケト酪酸になる（Mudd *et al*., 2007)。

メチオニンは 2 つの異なった酵素によって合成される。すなわち，コバラミンを補酵素とするメチオニンシンターゼと，ベタイン-ホモシステインメチルトランスフェラーゼである（Erickson, 1960；Matthews *et al*., 2008)。メチオニンシンターゼは 1 個のメチル基を 5-メチルテトラヒドロ葉酸からホモシステインに転移する。メチオニンシンターゼに結合したメチル Cbl はホモシステインとの反応で脱メチル化され，その後，5-メチルテトラヒドロ葉酸との反応で再メチル化される。時折 Cbl の活性型である cob(I)alamin が酸化され，そして SAM からメチル基を受け取ることによって還元される必要があるので，SAM もまた不可欠である（Koutmos *et al*., 2009)。最近の研究により，フラボプロテインであるヒトのメチオニンシンターゼ還元酵素も存在することが示されている（Leclerc *et al*., 1998)。メチオニンシンターゼは細胞質酵素で，1mol のタンパク質当たり 1mol の Cbl を含んでいる。メチオニンシンターゼの反応機構は徹底的に研究されてきた（Matthews *et al*., 2008)。

メチオニン代謝のバランスが 3 種類のビタミン，すなわち，ビタミン B_{12}，葉酸，そしてビタミン B_6 に依存していることは図22. 3から容易に理解できる。メチオニンシンターゼ，メチオニンシンターゼ還元酵素，あるいはメチル Cbl 合成の先天的な欠損についても述べられており，それらも重篤な高ホモシステイン血症を起こす（Rosenblatt and Fenton, 2001)。ビタミン B_{12} か葉酸のどちらが不足しても高ホモシステイン血症になる（Stabler *et al*., 1988；Savage *et al*., 1994a)。血清の総ホモシステイン（tHcy）が上昇すると急激な動脈疾患や血栓症を起こす。これらのことから，先天的および後天的欠損症の分野に対する関心が最近高まっている（Fowler, 2005)。

ホモシステインは，再メチル化されてメチオニンになる経路と，イオウ転移反応と呼ばれるシスタチオニンを生成する反応の分岐点に位置している。イオウ転移反応

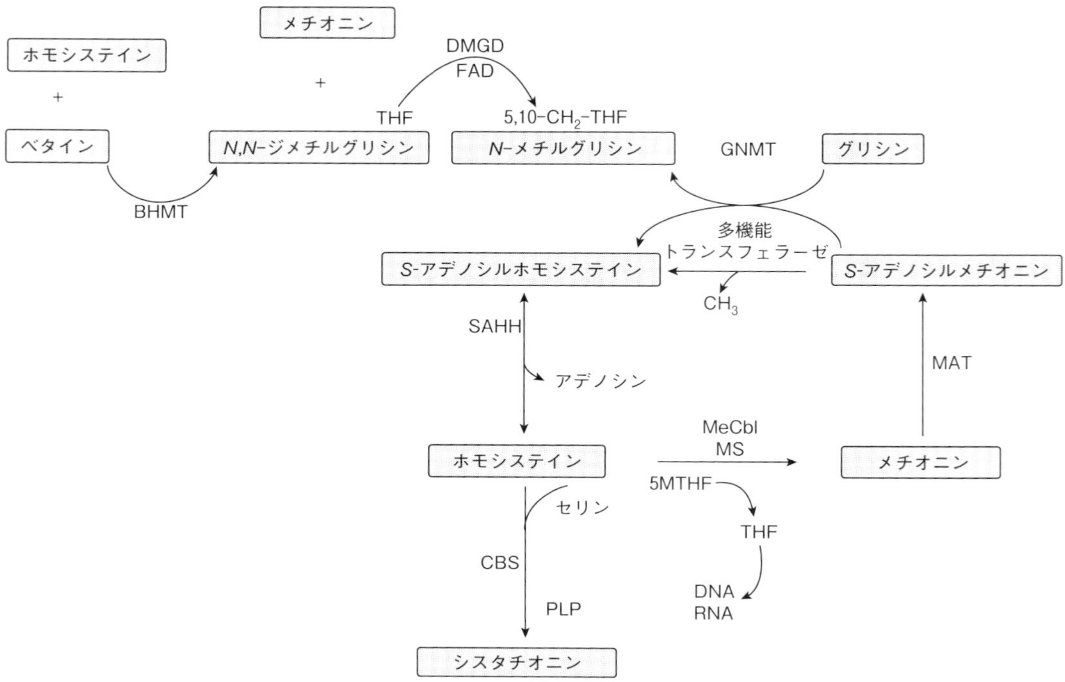

図22. 3　メチオニン代謝経路

は可逆的でなく，最終的にはSH基の脱離に終わる。シスタチオニンβシンターゼはSAMによって活性化され，それゆえにメチオニン摂取量が多い時にはイオウ転移反応が促進され，ホモシステインが消去される（Finkelstein, 1990）。SAM濃度は，肝臓に高濃度に存在する酵素であるグリシン*N*−メチルトランスフェラーゼによるグリシンのメチル化反応によって調節されている（Cook and Wagner, 1984）。この反応は，ビタミンB_{12}欠乏の時にメチオニンシンターゼの活性が減少することにより増加する葉酸のひとつの型である5−メチルテトラヒドロ葉酸によって阻害される。

もうひとつの興味ある領域は，シスタチオニン濃度の調節のことである。というのは，このような状態のもとではSAMの不足はイオウ転移反応とシスタチオニン生成の減少につながると信じるに足る実験的証拠と理論的理由づけがあるにもかかわらず，ビタミンB_{12}と葉酸がともに欠乏すると血清のシスタチオニンが著しく上昇するからである（Stabler *et al*., 1993）。

ビタミンB_{12}欠乏における代謝異常

ボックス22. 1は，悪性貧血と他のタイプのビタミンB_{12}欠乏の両方を伴うヒトや，ビタミンB_{12}欠乏の実験的モデルにおいてもまた体液（血清，尿，脳脊髄液）や組織で濃度が上昇するMMA，ホモシステイン，*S*−アデノシルホモシステイン，シスタチオニン，および2−メチルクエン酸および*N*, *N*−ジメチルグリシンといった代謝産物を示している。1962年にCoxとWhiteはビタミンB_{12}欠乏の徴候のあるヒトの95%は尿中のMMA濃度が上昇しており，ビタミンB_{12}治療に応答することを示した。彼らの研究結果は繰り返し確認され，現在では，ビタミンB_{12}治療に応答する臨床的に異常のある患者の事実上すべてでMMAが上昇していることが十分に認められている（Stabler *et al*., 1986, 1990；Moelby *et al*., 1990；Savage *et al*., 1994a）。MMAの上昇はCbl代謝に非常に特異的である。例外は慢性的な腎不全にみられる中等度の上昇である（Rasmussen *et al*., 1990；Allen *et al*., 1993b）。このようにMMAを監視することは，診断・治療に対する応答の研究，また動物や細胞モデルでビタミンB_{12}欠乏を実証するために特に有用である。

図22. 2はプロピオニルCoAがオキサロ酢酸と縮合して2−メチルクエン酸になることを示している。先天的ムターゼ異常の患者や重篤なビタミンB_{12}欠乏患者において2−メチルクエン酸濃度の上昇がみられる（Allen *et al*., 1993a）。

tHcyが悪性貧血（Stabler *et al*., 1988；Savage, 1994a）やその他の型のビタミンB_{12}欠乏のヒト，そしてまたビタミンB_{12}欠乏動物モデル（Stabler *et al*., 1991a）の血清においてしばしば上昇している。ホモシステイン濃度上昇はMMAとは対照的にビタミンB_{12}欠乏に特異的ではなく，葉酸欠乏やシスタチオニンβシンターゼ，メチオニンアデノシルトランスフェラーゼ，5, 10−メチ

ボックス22.1 ビタミン B_{12} 欠乏における検査所見の異常

代謝産物

メチルマロン酸上昇
総ホモシステイン上昇
シスタチオニン上昇
2-メチルクエン酸上昇
N,N-ジメチルグリシン上昇
S-アデノシルホモシステイン上昇

巨赤芽球性貧血

末梢血
　赤血球数減少
　ヘモグロビンおよびヘマトクリット値減少
　白血球数減少
　血小板減少
　平均血球容積上昇
　赤血球分布幅増加
　顆粒球過分葉
骨髄
　細胞過多
　核-細胞質同期異常
　開放性未成熟核染色質パターン
　巨大後骨髄球および染色帯
　髄内細胞死

血液化学

　非抱合ビリルビン上昇
　乳酸脱水素酵素上昇
　ハプトグロビン減少

レンテトラヒドロ葉酸レダクターゼ，メチオニンシンターゼあるいはメチル Cbl 還元反応経路の欠損においてもみられる（Fowler, 2005）。

ホモシステイン濃度は血清のクレアチニンと高い相関関係にある。というのは，少なくともある程度はクレアチニンの前駆体であるクレアチンの生成における SAM の役割に関係しているからである（Soria *et al*., 1990）。ある集団の平均ホモシステイン値は食事から摂取するか，あるいはサプリメントから摂取する葉酸とビタミン B_{12} 量に高く依存している。このように付加的な影響があるので tHcy の上昇はビタミン B_{12} 欠乏を診断するための指標としては特異性が低い。しかしながら，ビタミン B_{12} 欠乏によって引き起こされた tHcy 上昇は葉酸治療によっては治すことはできないことが示されている（Allen *et al*., 1990）。

血清のシスタチオニン濃度は重篤なビタミン B_{12} 欠乏の被験者のほとんどにおいて上昇している（Stabler *et al*., 1993）。tHcy と同様に，それもビタミン B_{12} 欠乏に特異的なのものではない。というのは，葉酸欠乏，そして特にビタミン B_6 欠乏もまた血清シスタチオニン濃度上昇を引き起こすからである。

図22.4に示してあるように，症状を伴うビタミン B_{12} 欠乏では血清の MMA とホモシステインの濃度がともに極端に高いレベルに達することがある。確証のあるビタミン B_{12} 欠乏の巨赤芽球性貧血の313人中で，両代謝産物濃度が正常だったのは3人だけだった（Savage *et al*., 1994a）。同じ報告中で，ビタミン B_{12} 欠乏の神経症候群があって貧血ではない121人において MMA とホモシステインが上昇しており，そして図22.4にみられるように，これら両方の代謝産物がどのレベルにあってもヘマトクリット値が正常な患者がいた。

ビタミン B_{12} 欠乏の動物モデルにおいて，メチルマロニル-CoA が蓄積する結果として，総 CoA プールとカルニチン代謝の変化が起こる（Brass *et al*., 1990a, b）。プロピオニル-CoA が増加すると，先天的なムターゼ欠損症および重篤なビタミン B_{12} 欠乏の両方において分枝鎖脂肪酸および奇数鎖脂肪酸の生成増加に至るようである（Frenkel, 1973；Coker *et al*., 1996）。

図22.3は，ビタミン B_{12} と葉酸の代謝の間に相互関係があることを示したものである。5-メチルテトラヒドロ葉酸を生成する不可逆的な反応は，もしメチオニンシンターゼによって脱メチル化されることがない限り代謝上不活性な形である葉酸の型をもたらす。5-メチルテトラヒドロ葉酸はホリルポリグルタメートシンターゼにとっては好ましくない基質なので，細胞内に保持されないで尿中に排泄される（Cichowicz and Shane, 1987）。このようにして，重篤なビタミン B_{12} 欠乏では葉酸が5-メチルテトラヒドロ葉酸として“トラップ”され，このことにより二次的に葉酸欠乏になるかもしれない（Savage and Lindenbaum, 1995；Smulders *et al*., 2006）。*N*-メチルグリシンは葉酸欠乏患者では上昇するが，ビタミン B_{12} 欠乏患者では上昇しなかった。このことは，ビタミン B_{12} 欠乏では“トラップ”されたメチル葉酸がグリシン *N*-メチルトランスフェラーゼと結合してそれを阻害し（Allen *et al*., 1993a）さらに SAM 濃度を減らさないで SAH 濃度を減らすかもしれないことを示唆している（Guerra-Shinohara *et al*., 2007）。他の型の葉酸がチミジンやプリンの合成に必要なので，巨赤芽球症を引き起こしうる DNA 合成障害が起こる（「巨赤芽球性貧血」の項を参照）。ビタミン B_{12} 欠乏では，おそらく二次的な葉酸欠乏のための1炭素単位の代謝異常も起こる（Deacon *et al*., 1990）。

臨床症状の発現

ビタミン B_{12} 欠乏の臨床症状の発現については，悪性貧血のヒトで最もよく研究されてきた。コバルトが不足している土地に放牧された反すう動物（Rice *et al*.,

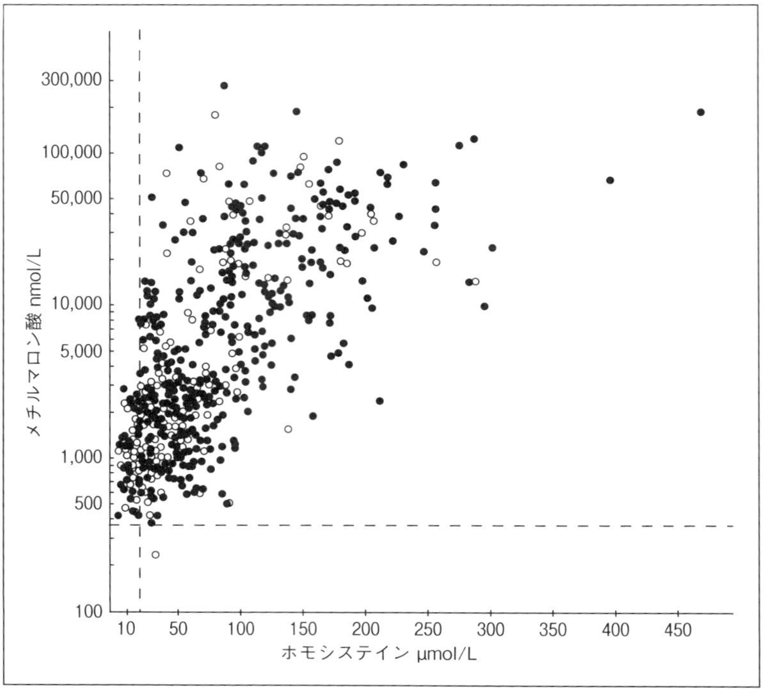

図22.4　ビタミン B12 欠乏症状のある491人における血清メチルマロン酸および総ホモシステイン濃度

黒丸はヘマトクリット値が38％未満を，白丸は38％以上を示している。患者の数値は次の文献を照合した：Lindenbaum *et al*., 1988, 1990, 1994；Stabler *et al*., 1988, 1990, 1997, 1999；Pennypacker *et al*., 1992；Savage *et al*., 1994a, b；Kuzminski *et al*., 1998；Sekhar and Stabler, 2007；Guerra-Shinohara *et al*., 2007。破線は健常な対照者の平均値，すなわち MMA については376nmol/L，総ホモシステインについては21.3μmol/L に，標準偏差値の３倍を加えた値を示している。

1989）および選択的ビタミン B12 吸収不良のイヌ（Fyfe *et al*., 1989）のような自然発生のビタミン B12 欠乏の動物モデルがあるものの，これらの動物はヒトと同じ症候群を示さない。ある研究ではミニブタに Cbl 類似体を投与すると，脊髄の病変と軽度の貧血を引き起こし，平均赤血球容積の増加や骨髄の形態学的変化はヒトで予期されるのに比べるとずっと軽微ではあったものの，白血球減少症も起こした（Stabler *et al*., 1991c）。手ごろな動物モデルがないことがビタミン B12 の病態生理学の研究にとっては確かに不利なことであった。

巨赤芽球性貧血

ヒトではビタミン B12 と葉酸欠乏は同じ型の巨赤芽球性貧血を引き起こす（Koury and Ponka, 2004；Wickramasinghe, 2006）。このように，ビタミン B12 欠乏により二次的に葉酸代謝が遮断されることがその障害の原因の基礎にあると考えられる。この一群の形態変化と臨床的および検査結果の異常は，DNA 合成が減少するにもかかわらず RNA は十分に合成されるという不均衡の結果である。メチルトランスフェラーゼを阻害する SAH の増加によるメチル化の障害もまた重要かもしれない（Guerra-Shinohara *et al*., 2007）。骨髄で生育しつつある造血前駆細胞の核は，細胞質に比較して未成熟なままである。形態学的な結末は開放染色質パターンを持つ大赤血球性の赤血球前駆体（大きな平均細胞容積）である。白血球は巨大化し，顆粒球の核の過分葉を示す。多くの細胞はおそらくアポトーシスにより骨髄中で死滅し（無効赤血球生成），細胞からビリルビンと乳酸脱水素酵素が放出されることになる。巨赤芽球性の核は，DNA 合成が減少していること，S 相にある前駆体が増加していること，DNA へのウラシルの誤取込み，DNA メチル化減少，染色体の破損とプリンおよびチミジンの両方による救済の証拠がほとんどないことが証明されている（Koury and Ponka, 2004）。非常に未成熟にみえる赤芽球がいっぱいに詰まった細胞性骨髄が急性白血病と誤診される原因になってきた。赤血球の断片化もまた溶血や血栓性の細小血管障害と誤診することにつながるかもしれない（Sekhar and Stabler, 2007）。巨赤芽球性貧血は

ビタミン B_{12} 治療により完全に治癒し，葉酸治療によって部分的に治るので，Savage と Lindenbaum（1995）によって徹底的に論評されているように，診断の誤りにつながる。最終的には，このように誤った治療をされた患者の多くは貧血と神経症の片方または両方を再発して死亡した。

上記の巨赤芽球性貧血は重篤なビタミン B_{12} 欠乏性貧血の古典的な像を示すものである。ごく最近，血球と骨髄には軽い異常があるだけなのに神経系には重篤な異常がある多くの患者がいることに言及されている（Lindenbaum *et al*., 1988）。図22.4はヘマトクリット値が正常あるいはそれに近い患者（白丸）の多くが MMA とホモシステインの片方または両方が著しく上昇していることを証明している。個々の患者によって巨赤芽球性貧血と神経学的異常の，どちらに罹りやすいかが異なる理由は現在説明できていない。選別試験として MMA およびホモシステイン値を利用するようになってから，生化学的には重篤なビタミン B_{12} 欠乏のかなり多くの人において巨赤芽球性貧血や神経学的異常の徴候がないことが認識されるに至った。

神経学的異常

自然発生であろうと，亜酸化窒素（これはメチオニンシンターゼを不活性化する）によって引き起こされたものであろうと，ビタミン B_{12} 欠乏はヒト（Healton *et al*., 1991；Stabler *et al*., 1991a；Singer *et al*., 2008），ヒト以外の霊長類（Scott *et al*., 1981），オオコウモリ（Metz, 1992），およびブタ（Weir *et al*., 1988；Stabler *et al*., 1991c）において中枢神経系の脱ミエリン障害を引き起こすが，他の動物種ではそうはならない。この病変はその根底にあるビタミン B_{12} 依存性が知られるよりずっと前から記述されている。それは“亜急性連合変性”または“連合系統病”と呼ばれていた。その病理学的変化は脊椎のスポンジ状変性を伴うミエリン鞘の膨潤とミエリンの不規則な空胞化であり，胸部および頸部の背面柱に始まり，側柱へと進行していく。病変はまた脳や視神経にもみられ，そしておそらく末梢神経にもみられるであろう（Stabler, 2006）。徴候や症状は人によってかなり異なる。十分に実証されている症例についての大規模な総説にみられる最も共通した症状は，四肢の痛みを伴う知覚異常である（Healton *et al*., 1991）。最も普通の徴候は位置感覚および親指やくるぶしの振動感覚の喪失である。最も興味をそそる発見のひとつは，血液学的な重篤さと神経学的異常の重篤さの間に逆の関係があることである（Healton *et al*., 1991；Savage *et al*., 1994a）。悪性貧血患者の約 1／3 だけに神経学的異常がみられ，その25％は血液学的指標がほぼ完全に正常なので，過去には診断をたいへん困難にしていた（Lindenbaum *et al*., 1988）。血清の MMA とホモシステインおよび他のすべての代謝上の変化は，神経系だけが影響を受けている被験者と血液学的な影響だけを受けている被験者で同じである（Allen *et al*., 1993c）。もし敏速にビタミン B_{12} 治療を開始すれば，病変はある程度，あるいは完全に治るだろう（Healton *et al*., 1991）。

中枢神経系の脱ミエリン症状を起こす基礎になっている生化学的な異常はまだ理解されていない。ムターゼ欠損によって引き起こされたメチルマロン酸尿症を呈するものの，ビタミン B_{12} 欠乏にみられる脊髄の脱ミエリン症状を発症していない人における観察から得られた，興味をそそる否定的なデータがある（Fenton *et al*., 2001）。同様に，重篤な葉酸欠乏で，ビタミン B_{12} 欠乏にみられるようなレベルにまで tHcy が上昇している患者でも，骨髄障害は発症しない（Savage and Lindenbaum, 1995）。しかしながら，併合した欠損（Cbl–C，D，F）はビタミン B_{12} 欠乏時にみられるものとたいへんよく似た中枢神経系症状を引き起こす。メチオニンシンターゼ欠損は例外かもしれないが，脱ミエリン症状を引き起こすには両方の Cbl 依存酵素活性が阻害されることが必要なようである（Rosenblatt and Fenton, 2001）。また，なぜほとんどの動物種が骨髄損傷に対して抵抗力があるのかは説明されていない。胃摘出ラットのモデルが神経系におけるサイトカインと成長因子（Scalabrino and Peracchi, 2006）の異常を示してきた。脳と脊髄の核磁気共鳴イメージ技法が脱ミエリンの領域を示し，そして驚くべきことにしばしば徴候や症候が弱まるずっと前に改善をみせる（Singer *et al*., 2008）。機能的研究は脳のコリン枯渇を示し，特に幼児においてそうである（Horstmann *et al*., 2003；Dror and Allen, 2008）。

ビタミン B_{12} 欠乏の臨床スペクトル

ビタミン B_{12} 欠乏の重篤さや徴候は，種々さまざまである（Stabler, 2006）。貧血と神経学的病変の片方あるいは両方に加えて，一部の被験者では舌炎，巨赤芽球性の消化管，体重減少，精神的変調，不妊のような症候が加わるかもしれない。幼児における臨床スペクトルはまた成人の場合と著しく異なり（Whitehead, 2006；Dror and Allen, 2008），発育不全，興奮性，運動障害，そしていくらかの症例では生涯にわたる発達遅延につながる脳の発育不全を発症する（Graham *et al*., 1992）。

ビタミン B_{12} 欠乏の原因

すべての動物はビタミン B_{12} を必要とするが，結局は微生物が合成したビタミン B_{12} を得ているのである。反すう動物は前胃にコバラミンを合成する細菌を持っている（Girard *et al*., 2009）。ヒトは肉，魚，貝，乳製品，卵など動物由来の製品からビタミン B_{12} を得ている（Watanabe, 2007）。コリノイド分析の方法が改良され，発酵野菜食品，ある種の海藻や他の植物製品はB_{12}を含むことが示されている（Watanabe, 2007）。西側世界では合成ビタミンB_{12}が穀物やその他の栄養補足食品に添加されてきている。

ビタミンB_{12}の吸収と細胞内代謝

食物中ではビタミンB_{12}はふつう2種類の酵素のうちのひとつ，あるいは他の担送タンパク質に結合しているので，吸収される前にそれらから切り離されなければならない。この過程は食物を噛み，Cbl結合タンパク質であるハプトコリン（R–タンパク質）を含んでいる唾液と混合する時に始まる。タンパク質に結合しているCblはさらに進んで，ペプシンによるタンパク質の消化が始まる胃の酸性環境中で切り離される。切り離されたビタミンB_{12}はハプトコリンと結合して十二指腸へと運ばれる。特異的なCbl結合タンパク質である内因子（IF）は胃の壁細胞から分泌されるが，Cblを結合するのは十二指腸で胃酸が中和され，消化酵素がハプトコリンをビタミンB_{12}から取り去ってからである（Quadrosにより論評されている，2010）。IFの結合はCblに対して非常に特異的なので，食物中に存在するCbl類似体の結合ならびに吸収を防止する。IF–Cblは回腸に運ばれ，そこでキュバン受容体〔それは，キュブリンと膜貫通タンパク質であるamnionless（Fyfe *et al*., 2004；Anderson *et al*., 2010）によって形成されている〕によって取り込まれる。IF–Cblはそれからリソソームへ行き，そして最終的にはトランスコバラミンに結合する。IF，キュブリン，あるいはamnionlessの先天的欠損は若年性巨赤芽球性貧血およびImmerslund–Gräsbeck症候群を引き起す（Tanner *et al*., 2004, 2005）。Cbl F欠損は今ではリソソーム膜輸送体の欠損であることが示されている（Rutsch *et al*., 2011）。

吸収されたCblがその後どのようにして処理され，トランスコバラミン–Cbl（TC–Cbl）複合体が門脈血内に分泌され肝臓へ，そして最終的にはすべての組織に送達されるのかについては正確にはわかっていない。TCは血清中のビタミンB_{12}の主要な担送タンパク質である。TC–Cblは最近精製されたTCblR（Quadros, 2010）により受容体介在性の貧食作用によって取り込まれ，リソソームと融合し，そこでCblは解放される。最近得られた証拠により，細胞からのCblの移出はATP結合カセット薬物輸送体，ABCC1によって仲立ちされているかもしれないと示唆されている（Beedholm–Ebssen *et al*., 2010）。血液循環中のコバラミンはハプトコリン（R–binder, TC ⅠおよびⅢ）に70～90％，そしてトランスコバラミンに10～30％が結合している。ハプトコリンの機能は不明であるが，身体を保護することかもしれない。というのは，それはまたコバラミン以外のコリノイドと結合して肝臓へ送達することができるからである（Alpers, 2005）。TC欠損は生後2～3か月で重篤な巨赤芽球性貧血，MMAとtHcyの上昇，神経学的疾患，および免疫不全を引き起こす（Whitehead, 2006）。ハプトコリン欠損は比較的普通であり，そして低血清ビタミンB_{12}レベルの“偽陽性”の原因のひとつとなる。

Cblがリソソームから放出された後，補酵素型が合成されなければならない。細胞内Cbl代謝の数多くの欠損が解説されているが，それらは一般的に類似している3つの臨床的症候を呈する8つの相補群を形成している（Whitehead, 2006）。仮にメチオニン合成またはCH_3–Cblの再生に欠陥がある（MS，cblE，cblG）なら，患者は高ホモシステイン血症だけを呈する。他の相補群は$_L$–メチルマロニルCoAムターゼまたはアデノシルCbl生成に欠損があり（mut^0，mut^-，cblA，cblB），これらの患者はメチルマロン酸血症のみを呈する。しかしながら，前述したように，Cblをリソソームで解放することに障害がある患者（cblF），あるいは両方の補酵素の合成に共通の還元反応に障害がある患者（cblC，cblD）があり，これらの患者は高ホモシステイン血症とメチルマロン酸尿症の両方を呈する（Lerner–Ellis *et al*., 2009）。最近，cblDは高ホモシステイン血症あるいはメチルマロン酸血症のどちらか一方だけとも関連があることが示されている（Miousse *et al*., 2009）。

後天的ビタミンB_{12}欠乏

後天的なビタミンB_{12}欠乏になる主要な原因をボックス22.2に示す。間違いなく最も一般的なビタミンB_{12}欠乏の原因は後天的な吸収不良と関連している。

動物由来の食物を摂取しないと食事性ビタミンB_{12}欠乏が発症する（Stabler and Allen, 2004；Gilsing *et al*., 2010）。ビタミンB_{12}の生体利用率は食物ごとに異なるかもしれない。アメリカでは肉の代用食品の多くにはビタミンB_{12}を補足してあるので，このような製品を食べていればビタミンB_{12}欠乏はまれである。治療を受けていない悪性貧血の母親や菜食主義の母親の母乳だけを授乳されている乳児は欠乏の危険がある。というのは，母親が無症状の時でも母乳にはビタミンB_{12}が不足しているかもしれないからである（Dror and Allen, 2008）。

自己免疫疾患である悪性貧血は最も普通の重篤なビタミンB_{12}吸収不良の原因である。自己免疫性の慢性萎縮性胃炎（A型慢性胃炎）は胃の壁細胞に対する抗体を伴って発現し，患者の50％はIFに対する抗体を持っている（Toh *et al*., 1997；Lahner and Annibale, 2009）。胃の壁細胞抗体が標的とする抗原は胃の壁細胞のH^+/K^+–ATPaseであることが示されている。IFの完全な欠損が起こり，その結果としてビタミンB_{12}吸収不良が起こる。その疾病は世界中のすべての人種および民族にみられ（Savage *et al*., 1994a,b；Chui *et al*., 2001；Stabler and Allen, 2004），発生率は年齢とともに増加し，女性

ボックス22.2 ビタミン B_{12} 欠乏の原因

動物
コバルト不足土壌—反すう動物のみ
先天性回腸吸収不良—イヌおよびネコ

ヒト
食事性
- 動物性食物不足
- ビタミン B_{12} 欠乏の母乳

吸収不良
- 悪性貧血
- タンパク質結合 B_{12} 吸収不良
- 膵不全
- 空腸の細菌異常増殖
- 魚のサナダムシ
- 熱帯性スプルー
- 胃の全摘出または部分摘出およびバイパス
- 回腸の病変または摘出
- 回腸尿路導管

薬物
- 亜酸化窒素
- メトホルミン
- 胃酸遮断剤

先天性
- 内因子欠損
- トランスコバラミン欠損
- Immerslund–Gräsbeck 症候群
- CblA–CblG 欠損

で高い（Stabler, 2006）。まれではあるが悪性貧血は若い人々においてさえみられ，そしてアフリカ出身の人々は若いうちから発症する危険が高いようである（Carmel, 1992）。ある研究では65歳以上の人々における発生率は1.9％であった（Carmel, 1996）。悪性貧血の患者では Cbl の腸肝循環が損なわれている。なぜなら胆汁中に分泌された Cbl が IF に結合されないで糞便中に排泄されてしまうからである。したがって，治療が中止されると急速に Cbl が枯渇する（Lindenbaum *et al*., 1990）。

胃の全摘出や部分摘出，胃のバイパス手術，回腸摘出，回腸の尿導管造設術などの胃腸管の外科的処置により，しばしばビタミン B_{12} 吸収不良が生じる（Sumner *et al*., 1996；Lahner and Annibale, 2009）。魚からのサナダムシ感染，空腸内微生物の異常増殖，クローン病や熱帯性スプルーのような慢性の回腸の炎症性疾患あるいは切除がビタミン B_{12} 欠乏を引き起こすことが示されてきた。ピロリ菌もまた萎縮性胃炎の原因のひとつかもしれない（Lahner and Annibale, 2009）。

高齢被験者の15％という高い割合で MMA やホモシステイン濃度の上昇および血清 Cbl レベルの減少によって証明される軽～中等度のビタミン B_{12} 欠乏が見いだされている（Pennypacker *et al*., 1992；Lindenbaumu *et al*., 1994；Johnson *et al*., 2010）。スクリーニング検査で発見された被検者のうちの少数だけが本当の悪性貧血に罹患している；他の被検者たちには食物からビタミン B_{12} を切り離す段階に異常があったり，種々の程度の萎縮性胃炎や無酸症がある（Carmel, 1997）。

最近の報告では，ビタミン B_{12} 欠乏のボーダーライン上にいる患者が亜酸化窒素麻酔をされると，術後数週間から数か月で脱ミエリン症候群を急性に発症することがあると示唆されている（Singer *et al*., 2008）。ヒスタミン遮断剤やプロトン・ポンプ阻害剤のような胃酸分泌遮断剤を広範に使用すると，タンパク質結合ビタミン B_{12} の吸収不良症に類似した症候群になるかもしれない。メトホルミン（糖尿病の治療に広範に使用される）はビタミン B_{12} 欠乏を誘発するかもしれない（de Jager *et al*., 2010）。

診　　断

検査室の排除値により特異性および感度が多様であるとはいえ，ビタミン B_{12} 欠乏の診断法の主力は血清 Cbl レベルが低いことであった（Hvas and Nexo, 2006；Stabler, 2006）。血清の総 Cbl を測定するためには，*Lactobacillus leichimanii* を用いる微生物学的測定法や，ラジオアイソトープ，化学発光，または酵素結合検出法を利用する IF への競合的結合測定法およびクロマトグラフィー法など多くの方法が用いられる（Kumar *et al*., 2010）。測定方法間の標準化は解決が難しい問題である（Carmel *et al*., 2000；Thorpe *et al*., 2007）。診断に血清 Cbl 測定値を用いることは，TC（細胞への担送タンパク質）に結合しているのは総血清 Cbl の約20％だけであり，そして Cbl の既知の役割はすべて細胞内にあるので，組織の Cbl レベルは必ずしも血漿のレベルを反映していないかもしれないという事実によって問題が複雑になっている。一般的に，極端に低濃度であれば臨床的な欠乏を意味し，ある人口集団の平均値以上の値であれば充足していると解釈される程度に，おおまかな相関関係がある（Lindenbaumu *et al*., 1990, 1994）。ホロ–TC と呼ばれる，TC に結合している Cbl を測定することには理論的な長所があるが，MMA 上昇の代わりとしての診断上の正確さは，総 Cbl とホロ–TC の間でほぼ同じである（Hvas and Nexo, 2005；Miller *et al*., 2006）。

Cbl 欠乏の結果である巨赤芽球性貧血と葉酸欠乏の結果である巨赤芽球性貧血を区別するために，しばしば血清の Cbl 濃度と血清あるいは赤血球の葉酸濃度の比較が行われる。これも問題を含んでいる。なぜなら，赤血球の葉酸濃度はビタミン B_{12} 欠乏被験者と葉酸欠乏被験者の両方において低く，血清の葉酸濃度はビタミン B_{12} 欠乏において時々低いことがあるからである（Savage and

Lindenbaum, 1995)。しかしながら，MMAの濃度はビタミンB_{12}欠乏によってのみ上昇するので，一部の症例では葉酸欠乏が共存していても，ある巨赤芽球性貧血患者が少なくともビタミンB_{12}欠乏であると断定することは可能である（Savage *et al*., 1994a）。神経学的な疾患がある患者において血液学的な異常がない場合でも，決してCblの状態の評価を拒むべきではない。なぜなら，神経学的症状と血液学的症状の重篤さには反比例関係があることが強く示されているからである。

一部の症例においては，ビタミンB_{12}欠乏の原因を特定することは臨床上有用であろう。というのは，治療しなければならない胃腸の病変があるかもしれないからである。結合阻止型の抗-IF抗体が存在すれば，悪性貧血と診断できる。しかしそのテストは非常に感度がよいというわけではない（Carmel, 1992；Khan *et al*., 2009）。Schilling試験は結晶のCblをIFとともに，あるいは単独で経口投与した後，尿中に排泄される放射性Cblの量を測定するが，日常的に利用できるものではない（Carmel, 2007）。経口的にCblを負荷した後，ホロ-TCの上昇が現れることに基づいた新しい吸収試験法が提唱されている（Hvas *et al*., 2007）。代謝異常によるCbl欠乏があることがわかった小児は，いうまでもなく代謝の先天的な欠陥あるいは先天的な吸収不良という欠陥があるかどうかを評価してもらうべきであり，そしてもし欠陥があれば一生監視して治療することが必要であり，また兄弟中に同症例をみつけだすことも同様に必要である。

ビタミンB_{12}欠乏の治療

生命を維持するために必要なビタミンB_{12}の最少量は知られていないが，0.5μg/日より少ないようである。そして，その量では生化学的な正常値を維持できない。アメリカではRDAを2.4μgとしているが（Institute of Medicine, 1998），6μg未満しか摂取していないヒトにおいてはMMAが高いので，サプリメントを摂取する場合はこの値を考慮すべきである（Bor *et al*., 2010）。菜食主義者は経口で少量のビタミンB_{12}を補足することにより治療できる。アメリカでは悪性貧血や他の型の吸収不良によるビタミンB_{12}欠乏の治療にビタミンB_{12}注射が主として使われてきた。標準的な治療計画では週に1回，1,000μgのCN-Cblを臨床上の応答が明白になるまで4～8週間にわたって筋肉注射し，その後は生涯月に1回注射する。月に1回の注射では血清のMMAレベルが正常範囲以上になるので，もっと頻繁に注射することが必要な患者が時に存在する（Kuzminski *et al*., 1998）。ヨーロッパではヒドロキシ-Cblが使用され，必要な投与頻度は少なくてもよいと主張されているが，そのことはまだ証明されてはいない（Hvas and Nexo, 2006）。毎日大量を経口投与する治療法は時々注射する方法に十分代わりうるものである。IF介在のCbl取込みには限界があるが，40年前の研究で悪性貧血の被験者も，そうでない被験者も放射能ラベルした経口投与量の約1％が吸収されることが示されている（Berlin *et al*., 1978）。悪性貧血の被験者に500μg/日以上を経口投与すれば状態を維持することが（Waife *et al*., 1963）可能で，2,000μgを毎日経口投与すれば，月に1回Cblを注射するよりも血清Cbl濃度がずっと高く，MMA濃度が低くなることが最近の研究結果によって示されている（Kuzminski *et al*., 1998）。患者は経口大量投与対注射治療の選択を提案されるべきである（Andrès *et al*., 2010）。アメリカで高齢者向けに売られている一部の製品には100μgという大量が含まれているものがあるが，普通に手に入る総合ビタミン剤には通例6～9μgというごく少量のビタミンB_{12}しか含まれていない。総合ビタミン剤を服用している高齢者において血清Cbl濃度は高いにもかかわらず，血清MMA濃度が正常でない人が多い（Stabler *et al*., 1999）。また，悪性貧血や他のタイプの吸収不良症候群の被検者は，少量のビタミンB_{12}しか含んでいない標準的な総合ビタミン剤では治すことができない。ほとんどの症例でビタミンB_{12}治療は一生続けなければならない。そのため治療前に欠乏を十分に実証し，治療を中断することなく継続することが不可欠であることを患者に納得させることが絶対に必要である。

将来の方向性

アメリカでは1998年1月以来（そして他の多くの国々においても）葉酸が強化穀物産物に添加されてきた。それ以来，血清の葉酸濃度が低い人はアメリカからは事実上姿を消した（Pfeiffer *et al*., 2007）。その一方で，Cblの状況は概して不変であった。悪性貧血や他の型の重篤なCbl欠乏患者は巨赤芽球性貧血が隠ぺいされるリスクがある。賛否両論があるものの，認知障害があるビタミンB_{12}欠乏の高齢者が葉酸の大量摂取によって悪影響を受けてきたという新しい懸案事項が表面に出てきた。ビタミンB_{12}欠乏の高齢者は，巨赤芽球性貧血の証拠がないにもかかわらず認知障害および神経生理学的検査結果異常があるかもしれない（Carmel *et al*., 1995）。高齢者において軽度の欠乏に関して臨床上の利点を証明することが難しかったので，スクリーニングと治療の利点に関しては論争がある（Stanger *et al*., 2009；Werder, 2010）。もうひとつの取組みは，食物補足を葉酸と同様にビタミンB_{12}でも強化することであろう。十分な投与量，調理と貯蔵後のビタミンB_{12}の安定性（というのはビタミンB_{12}類似体は有毒かもしれない）および意図された標的集団についての疑問はすべて未解決である（Allen *et al*., 2010；Carmel, 2011）。ビタミンB_{12}欠乏が先天性欠損症および不良な妊娠転帰と関係しているかもしれないという認識は，これらの勧告を活発にする推進力の一部である（Li *et al*., 2009）。微生物を利用した，あるいは発酵を利用したビタミンB_{12}源となる安価な菜食主義者用食物を評価することは，動物起源の食物を提供することができない，あるいは消費しないことを選択する世界人口にとって大きな反響となるかもしれない（Stabler and Allen, 2004；Watanabe, 2007）。ビタミンB_{12}類似体を真のビタミンB_{12}から区別できる新しい分析方法が，この試みに必要となるであろう。最後に，ビタミンB_{12}欠乏の神経系脱ミエリンの実際の生化学的障害をわれわれは理解できないままである。これまでにわかってきた基礎的なメカニズムが，他の脱ミエリン症候群においても重要かもしれないので，さらなる研究をこれらの過程におけるビタミンB_{12}の役割に向けるべきである。

（山田正二訳）

推奨文献

Savage, D.G., Lindenbaum, J., Stabler, S.P., *et al.* (1994) Sensitivity of serum methylmalonic acid and total homocysteine determinations for diagnosing cobalamin deficiency and folate deficiencies. *Am J Med* **96,** 239–246.

Stabler, S.P. and Allen, R.H. (2004) Vitamin B12 deficiency as a worldwide problem. *Ann Rev Nutr* **24,** 299–326.

Watanabe, F. (2007) Vitamin B12 sources and bioavailability. *Exp Biol Med* **232,** 1266–1274.

Whitehead, V.M. (2006) Acquired and inherited disorders of cobalamin and folate in children. *Br J Haematol* **134,** 125–136.

［文　献］

Allen, R.H. and Stabler, S.P. (2008) Identification and quantitation of cobalamin and cobalamin analogues in human feces. *Am J Clin Nutr* **87,** 1324–1335.

Allen, L.H., Rosenberg, I.H., Oakley, G.P., *et al.* (2010) Considering the case for vitamin B12 fortification of flour. *Food Nutr Bull* **31,** S36–S46.

Allen, R.H., Stabler, S.P., and Lindenbaum, J. (1993a) Serum betaine, *N-N*-dimethylglycine and *N*-methylglycine levels in patients with cobalamin and folate deficiency and related inborn errors of metabolism. *Metabolism* **42,** 1448–1460.

Allen, R.H., Stabler, S.P., Savage, D.G., *et al.* (1990) Diagnosis of cobalamin deficiency I: usefulness of serum methylmalonic acid and total homocysteine concentrations. *Am J Hematol* **34,** 90–98.

Allen, R.H., Stabler, S.P., Savage, D.G., *et al.* (1993b) Elevation of 2-methylcitric acid I and II levels in serum, urine and cerebrospinal fluid of patients with cobalamin deficiency. *Metabolism* **42,** 978–988.

Allen, R.H., Stabler, S.P., Savage, D.G., *et al.* (1993c) Metabolic abnormalities in cobalamin (vitamin B12) and folate deficiency. *FASEB J* **7,** 1344–1353.

Alpers, D.H. (2005) What is new in vitamin B(12)? *Curr Opin Gastroenterol* **21,** 183–186.

Andersen, C.B., Madsen, M., Storm, T., *et al.* (2010) Structural basis for receptor recognition of vitamin B(12)-intrinsic factor complexes. *Nature* **464,** 445–448.

Andrès, E., Fothergill, H., and Mecili, M. (2010) Efficacy of oral cobalamin (vitamin B12) therapy. *Expert Opin Pharmacother* **11,** 249–256.

Banerjee, R. and Ragsdale, S.W. (2003) The many faces of vitamin B12: catalysis by cobalamin-dependent enzymes. *Annu Rev Biochem* **72,** 209–247.

Beedholm-Ebsen, R., van de Wetering, K., Hardlei, T., *et al.* (2010) Identification of multidrug resistance protein 1 (MRP1/ABCC1) as a molecular gate for cellular export of cobalamin. *Blood* **115,** 1632–1639.

Berlin, R., Berlin, H., Bronte, G., *et al.* (1978) Vitamin B_{12} body stores during oral and parenteral treatment of pernicious anemia. *Acta Med Scand* **204,** 81–84.

Bor, M.V., von Castel-Roberts, K.M., Kauwell, G.P., *et al.* (2010) Daily intake of 4 to 7 microg dietary vitamin B12 is associated with steady concentrations of vitamin B12-related biomarkers in a healthy young population. *Am J Clin Nutr* **91,** 571–577.

Brass, E.P., Allen, R.H., Arung, T., *et al.* (1990a) Coenzyme-A metabolism in vitamin B_{12} deficient rats. *J Nutr* **120,** 290–297.

Brass, E.P., Allen, R.H., Ruff, L.J., *et al.* (1990b) Effect of hydroxy-cobalamin [c-lactam] on propionate and carnitine metabolism in the rat. *Biochem J* **266,** 809–815.

Carmel, R. (1992) Reassessment of the relative prevalences of antibodies to gastric parietal cell and to intrinsic factor in patients with pernicious anaemia: influence of patient age and race. *Clin Exp Immunol* **89,** 74–77.

Carmel, R. (1996) Prevalence of undiagnosed pernicious anemia in the elderly. *Arch Intern Med* **156,** 1097–1100.

Carmel, R. (1997) Cobalamin, the stomach and aging. *Am J Clin Nutr* **66,** 750–759.

Carmel, R. (2007) The disappearance of cobalamin absorption testing: a critical diagnostic loss. *J Nutr* **137,** 2481–2484.

Carmel, R. (2011) Mandatory fortification of the food supply with cobalamin: an idea whose time has not yet come. *J Inherit Metab Dis* **34,** 67–73.

Carmel, R., Brar, S., Agrawal. A., *et al.* (2000) Failure of assay to identify low cobalamin concentrations. *Clin Chem* **46,** 2017–2018.

Carmel, R., Gott, P.S., Waters, C.H., *et al.* (1995) The frequently low cobalamin levels in dementia usually signify treatable metabolic, neurologic and electrophysiologic abnormalities. *Eur J Haematol* **54,** 245–253.

Castle, W.B. (1975) The history of corrinoids. In B.M. Babior (ed.), *Cobalamin Biochemistry and Pathophysiology*, 20th Edn. Wiley-Interscience, New York, pp. 1–17.

Chui, C.H., Lau, F.Y., Wong, R., *et al.* (2001) Vitamin B12 deficiency – need for a new guideline. *Nutrition* **17,** 917–920.

Cichowicz, D.J. and Shane, B. (1987) Mammalian folylpoly-γ-glutamate synthase 2. Substrate specificity and kinetic properties. *Biochemistry* **26,** 513–521.

Coker, M., de Klerk, J.B., Poll-The, B.T., *et al.* (1996) Plasma total odd-chain fatty acids in the monitoring of disorders of propionate, methylmalonate and biotin metabolism. *J Inherit Metab Dis* **19,** 743–751.

Cook, R.J. and Wagner, C. (1984) Glycine N-methyltransferase is a folate binding protein of rat liver cytosol. *Proc Natl Acad Sci USA* **81,** 3631–3634.

Cox, E.M. and White, A.M. (1962) Methylmalonic acid excretion: an index of vitamin B_{12} deficiency. *Lancet* **ii,** 853–856.

Deacon, R., Perry, J., Lumb, M., *et al.* (1990) Formate metabolism in the cobalamin-inactivated rat. *Br J Haematol* **74,** 354–359.

de Jager, J., Kooy, A., Lehert, P., *et al.* (2010) Long term treatment with metformin in patients with type 2 diabetes and risk of vitamin B-12 deficiency: randomised placebo controlled trial. *Br Med J* **340,** c2181.

Drennan, C.L., Haang, S., Drummond, J.T., *et al.* (1994) How a protein binds B_{12}: A 3.0 x-ray structure of B_{12}-binding domains of methionine synthase. *Science* **266,** 1669–1674.

Dror, D.K. and Allen, L.H. (2008) Effect of vitamin B12 deficiency on neurodevelopment in infants: current knowledge and possible mechanisms. *Nutr Rev* **66,** 250–255.

Erickson, L.E. (1960) Betaine-homocysteine-methyl-transferases. *Acta Chem Scand* **14,** 2102–2112.

Fenton, W.A., Gravel, R.A., and Rosenblatt, D.S. (2001) Disorders of propionate and methylmalonate metabolism. In C.R. Scriver, A.L. Beaudet, W.S. Sly, *et al.* (eds), *The Metabolic and Molecular Bases of Inherited Disease*, Vol. 2, 8th Edn. McGraw-Hill, New York, pp. 2165–2193.

Finkelstein, J.D. (1990) Methionine metabolism in mammals. *J Nutr Biochem* **1,** 228–237.

Folkers, K. (1982) History of B_{12}: pernicious anemia to crystalline cyanocobalamin. In D. Dolphin (ed.), *B_{12}*, Vol. 1. Wiley-Interscience, New York, pp. 1–5.

Fowler, B. (2005) Homocysteine: overview of biochemistry, molecular biology, and role in disease processes. *Semin Vasc Med* **5,** 77–86.

Frenkel, E.P. (1973) Abnormal fatty acid metabolism in peripheral nerves of patients with pernicious anemia. *J Clin Invest* **52,** 1237–1245.

Fyfe, J.C., Jezyk, P.F., Giger, U., *et al.* (1989) Inherited selective malabsorption of vitamin B_{12} in giant schnauzers. *J Am Animal Hosp Assoc* **25,** 533–539.

Fyfe, J.C., Madsen, M., Højrup, P., *et al.* (2004) The functional cobalamin (vitamin B12)-intrinsic factor receptor is a novel complex of cubilin and amnionless. *Blood* **103,** 1573–1579.

Gilsing, A.M., Crowe, F.L., Lloyd-Wright, Z., *et al.* (2010) Serum concentrations of vitamin B12 and folate in British male omnivores, vegetarians and vegans: results from a cross-sectional analysis of the EPIC-Oxford cohort study. *Eur J Clin Nutr* **64,** 933–939

Girard, C.L., Berthiaume, R., Stabler, S.P., *et al.* (2009) Identification of cobalamin and cobalamin analogues along the gastrointestinal tract of dairy cows. *Arch Anim Nutr* **63,** 379–388.

Graham, S.H., Arvela, O.M., and Wise, G.A. (1992) Long term neurologic consequences of nutritional vitamin B_{12} deficiency in infants. *J Pediatr* **121,** 710–714.

Guerra-Shinohara, E.M., Morita, O.E., Pagliusi, R.A., *et al.* (2007) Elevated serum S-adenosylhomocysteine in cobalamin-deficient megaloblastic anemia. *Metabolism* **56,** 339–347.

Healton, E.B., Savage, D.G., Brust, J.C.M., *et al.* (1991) Neurological aspects of cobalamin deficiency. *Medicine* **70,** 229–245.

Hogenkamp, H.P.C. (1999) B_{12}: 1948–1998. In R. Banerjee (ed.), *Chemistry and Biochemistry of B_{12}*, Vol. 1. Wiley-Interscience, New York, pp. 3–8. .

Horstmann, M., Neumaier-Probst, E., Lukacs, Z., *et al.* (2003) Infantile cobalamin deficiency with cerebral lactate accumulation and sustained choline depletion. *Neuropediatrics* **34,** 261–264.

Hvas, A.M. and Nexo, E. (2005) Holotranscobalamin–a first choice assay for diagnosing early vitamin B deficiency? *J Intern Med* **257,** 289–298.

Hvas, A.M. and Nexo, E. (2006) Diagnosis and treatment of vitamin B12 deficiency–an update. *Haematologica* **91,** 1506–1512.

Hvas, A.M., Morkbak, A.L., and Nexo, E. (2007) Plasma holotranscobalamin compared with plasma cobalamins for assessment of vitamin B12 absorption; optimisation of a non-radioactive vitamin B12 absorption test (CobaSorb). *Clin Chim Acta* **376,** 150–154.

Institute of Medicine (1998) *Dietary Reference Intakes: Thiamin, Riboflavin, Niacin, Vitamin B6, Folate, Vitamin B12, Pantothenic Acid, Biotin, and Choline*. National Academy Press, Washington, DC.

Jansen, R., Kalousek, F., Fenton, W.A., *et al.* (1989) Cloning of full-length methylmalonyl-CoA mutase from a cDNA library using the polymerase chain reaction. *Genomics* **4,** 198–205.

Johnson, M.A., Hausman, D.B., Davey, A., *et al.* (2010) Vitamin B12 deficiency in African-American and white octogenarians and centenarians in Georgia. *J Nutr Health Aging* **14,** 339–345.

Khan, S., Del-Duca, C., Fenton, E., *et al.* (2009) Limited value of testing for intrinsic factor antibodies with negative gastric parietal cell antibodies in pernicious anaemia. *J Clin Pathol* **62,** 439–441.

Kolhouse, J.F., Stabler, S.P., and Allen, R.H. (1993) Identification and perturbation of mutant human fibroblasts based on measurements of methylmalonic acid and total homocysteine in the culture media. *Arch Biochem Biophys* **303,** 355–360.

Kolhouse, J.F., Utley, C., and Allen, R.H. (1980) Isolation and characterization of methylmalonyl-CoA mutase from human placenta. *J Biol Chem* **255,** 2708–2712.

Kondo, H., Osborne, M.L., Kolhouse, J.F., *et al.* (1981) Nitrous oxide has multiple deleterious effects on cobalamin metabolism and causes decreases in activities of both mammalian cobalamin-dependent enzymes in rats. *J Clin Invest* **67,** 1270–1283.

Koury, M.J. and Ponka, P. (2004) New insights into erythropoiesis: the roles of folate, vitamin B12, and iron. *Ann Rev Nutr* **24,** 105–131.

Koutmos, M., Datta, S., Pattridge, K.A., *et al.* (2009) Insights of cobalamin-dependent methionine synthase. *Proc Natl Acad Sci USA* **44,** 18527–18532.

Kumar, S.S., Chouhan R.S., and Thakur, M.S. (2010) Trends in analysis of vitamin B12. *Anal Biochem* **398,** 139–149.

Kuzminski, A.M., Del Giacco, E.J., Allen, R.H., *et al.* (1998) Effective treatment of cobalamin deficiency with oral cobalamin. *Blood* **92,** 1191–1198.

Lahner, E. and Annibale, B. (2009) Pernicious anemia: new insights from a gastroenterological point of view. *World J Gastroenterol* **15,** 5121–5128.

Leclerc, D., Wilson, A., Dumas, R., *et al.* (1998) Cloning and mapping of a cDNA for methionine synthase reductase, a flavoprotein defective in patients with homocystinuria. *Proc Natl Acad Sci USA* **95,** 3059–3064.

Lerner-Ellis, J.P., Anastasio, N., Liu, J., *et al.* (2009) Spectrum of mutations in MMACHC, allelic expression, and evidence for genotype–phenotype correlations. *Hum Mutat* **30,** 1072–1081.

Li, F., Watkins, D., and Rosenblatt, D.S. (2009) Vitamin B(12) and birth defects. *Mol Genet Metab* **98,** 166–172.

Lindenbaum, J., Healton, E.B., Savage, D.G., *et al.* (1988) Neuropsychiatric disorders caused by cobalamin deficiency in the absence of anemia or macrocytosis. *New Engl J Med* **318,** 1720–1728.

Lindenbaum, J., Rosenberg, I., Wilson, P., *et al.* (1994) Prevalence of cobalamin deficiency in the Framingham elderly population. *Am J Clin Nutr* **60,** 2–11.

Lindenbaum, J., Stabler, S.P., and Allen, R.H. (1990) Diagnosis of cobalamin deficiency. II Relative sensitivities of serum cobalamin, methylmalonic acid and total homocysteine concentrations. *Am J Hematol* **34,** 99–107.

Ludwig, M.L. and Matthews, R.G. (1997) Structure-based perspectives on B_{12}-dependent enzymes. *Annu Rev Biochem* **66,** 269–313.

Mancia, F., Keep, N.H., Nakagawa, A., *et al.* (1996) How coenzyme B_{12} radicals are generated: the crystal structure of methylmalonyl-coenzyme A mutase at 2 A resolution. *Structure* **4,** 339–350.

Martens, J.H., Barg, H., Warren, M.J., *et al.* (2002) Microbial production of vitamin B12. *Appl Microbiol Biotechnol* **58,** 275–285.

Matthews, R.G., Koutmos, M., and Datta, S. (2008) Cobalamin-dependent and cobamide-dependent methyltransferases. *Curr Opin Struct Biol* **18,** 658–666.

Metz, J. (1992) Cobalamin deficiency and the pathogenesis of nervous system disease. *Ann Rev Nutr* **12,** 59–79.

Miller, J.W., Garrod, M.G., Rockwood, A.L., *et al.* (2006) Measurement of total vitamin B12 and holotranscobalamin, singly and in combination, in screening for metabolic vitamin B12 deficiency. *Clin Chem* **52,** 278–285.

Minot, G.R. and Murphy, W.P. (1926) Treatment of pernicious anemia by a special diet. *J Am Med Assoc* **87,** 470–476.

Miousse, I.R., Watkins, D., Coelho, D., *et al.* (2009) Clinical and molecular heterogeneity in patients with the *Cbl*D inborn error of cobalamin metabolism. *J Pediatr* **154,** 551–556.

Moelby, L., Rasmussen, K., Jensen, M.K., *et al.* (1990) The relationship between clinically confirmed cobalamin deficiency and serum methylmalonic acid. *J Intern Med* **228,** 373–378.

Mudd, S.H., Brosnan, J.T., Brosnan, M.E., *et al.* (2007) Methyl balance and transmethylation fluxes in humans. *Am J Clin Nutr* **85,** 19–25.

Pennypacker, L.C., Allen, R.H., Kelly, J.P., *et al.* (1992) High prevalence of cobalamin deficiency in elderly outpatients. *J Am Geriatr Soc* **40,** 1197–1204.

Pfeiffer, C.M., Johnson, C.L., Jain, R.B., *et al.* (2007) Trends in blood folate and vitamin B-12 concentrations in the United States, 1988 2004. *Am J Clin Nutr* **86,** 718–727.

Quadros, E.V. (2010) Advances in the understanding of cobalamin assimilation and metabolism. *Br J Haematol* **148,** 195–204.

Randaccio, L., Geremia, S., Demitri, N., *et al.* (2010) Vitamin B12: unique metalorganic compounds and the most complex vitamins. *Molecules* **15,** 3228–3259.

Rasmussen, K., Moller, J., Lyngbak, M., *et al.* (1996) Age-and-gender-specific reference intervals for total homocysteine and methylmalonic acid in plasma before and after vitamin supplementation. *Clin Chem* **42,** 630–636.

Rasmussen, K., Vyberg, B., Pedersen, K.O., *et al.* (1990) Methylmalonic acid in renal insufficiency: evidence of accumulation and implications for diagnosis of cobalamin deficiency. *Clin Chem* **36,** 1523–1524.

Rice, D.A., McLoughlin, M., Blanchflower, W.J., *et al.* (1989) Sequential changes in plasma methylmalonic acid and vitamin B12 in sheep eating cobalt-deficient grass. *Biol Trace Elem Res* **22,** 153–163.

Rosenblatt, D.A. and Fenton, W.A. (2001) Inherited disorders of cobalamin transport and metabolism. In C.R. Scriver, A.L. Beaudet, W.S. Sly, *et al.* (eds), *The Metabolic and Molecular Bases of Inherited Disease*, Vol. 3, 8th Edn. pp. 3897–3933. McGraw-Hill, New York.

Rutsch, F., Gailus, S., Suormala, T., *et al.* (2011) LMBRD1: the gene for the cblF defect of vitamin B(12) metabolism. *J Inherit Metab Dis* **34,** 121–126.

Savage, D.G. and Lindenbaum, J. (1995) Folate–cobalamin interactions. In L.B. Bailey (ed.), *Folate in Health and Disease*, Vol. 1. Marcel-Dekker, New York, pp. 237–285.

Savage, D., Gangaidzo, I., Lindenbaum, J, *et al.* (1994a) Vitamin B12 deficiency is the primary cause of megaloblastic anaemia in Zimbabwe. *Br J Haematol* **86,** 844–850.

Savage, D.G., Lindenbaum, J., Stabler, S.P., *et al.* (1994b) Sensitivity of serum methylmalonic acid and total homocysteine determinations for diagnosing cobalamin deficiency and folate deficiencies. *Am J Med* **96,** 239–246.

Scalabrino, G. and Peracchi, M. (2006) New insights into the pathophysiology of cobalamin deficiency. *Trends Molec Med* **12,** 247–254.

Scalabrino, G., Carpo, M., Bamonti, F., *et al.* (2004) High tumor necrosis factor-alpha [corrected] levels in cerebrospinal fluid of cobalamin-deficient patients. *Ann Neurol* **56,** 886–890.

Scott, J.M., Wilson, P., Dinn, J.J., *et al.* (1981) Pathogenesis of subacute combined degeneration: a result of methyl group deficiency. *Lancet* **2,** 334–337.

Sekhar, J. and Stabler, S.P. (2007) Life-threatening megaloblastic pancytopenia with normal mean cell volume: case series. *Eur J Int Med* **18,** 548–550.

Singer, M.A., Lazaridis, C., Nations, S.P., *et al.* (2008) Reversible nitrous oxide-induced myeloneuropathy with pernicious anemia: case report and literature review. *Muscle Nerve* **37,** 125–129.

Smulders, Y.M., Smith, D.E., Kok, R.M., *et al.* (2006) Cellular folate vitamer distribution during and after correction of vitamin B12 deficiency: a case for the methylfolate trap. *Br J Haematol* **132,** 623–629.

Soria, C., Chadefaux, B., Coude, M., *et al.* (1990) Concentrations of total homocysteine in plasma in chronic renal failure. *Clin Chem* **36,** 2137–2138.

Stabler, S.P. (2006) Megaloblastic anemias: pernicious anemia and folate deficiency. In N.S. Young, S.L. Gerson, and K.A. High (eds), *Clinical Hematology*, Vol. 1. Mosby, Philadelphia, pp.

242–251

Stabler, S.P. and Allen, R.H. (2004) Vitamin B12 deficiency as a worldwide problem. *Annu Rev Nutr* **24,** 299–326.

Stabler, S.P., Allen, R.H., Barrett, R.E., *et al.* (1991a) Cerebrospinal fluid methylmalonic acid levels in normal subjects and patients with cobalamin deficiency. *Neurology* **41,** 1627–1632.

Stabler, S.P., Allen, R.H., Fried, L.P., *et al.* (1999) Racial differences in prevalence of cobalamin and folate deficiencies in disabled elderly women. *Am J Clin Nutr* **70,** 911–919.

Stabler, S.P., Allen, R.H., Savage, D.G., *et al.* (1990) Clinical spectrum and diagnosis of cobalamin deficiency. *Blood* **76,** 871–881.

Stabler, S.P., Brass, E.P., Allen, R.H., *et al.* (1991b) Inhibition of cobalamin-dependent enzymes by cobalamin analogues in rats. *J Clin Invest* **87,** 1422–1430.

Stabler, S.P., DeMasters, B.K., and Allen, R.H. (1991c) Cobalamin (Cbl) analogue-induced Cbl deficiency in pigs – a new model for human disease. *Blood* **78,** 253a.

Stabler, S.P., Lindenbaum, J., and Allen, R.H. (1997) Vitamin B12 deficiency in the elderly: current dilemmas. *Am J Clin Nutr* **66,** 741–749.

Stabler, S.P., Lindenbaum, J., Savage, D.G., *et al.* (1993) Elevation of serum cystathionine levels in patients with cobalamin and folate deficiency. *Blood* **81,** 3104–3113.

Stabler, S.P., Marcell, P.D., Podell, E.R., *et al.* (1986) Assay of methylmalonic acid in the serum of patients with cobalamin deficiency using capillary gas chromatography–mass spectrometry. *J Clin Invest* **77,** 1606–1612.

Stabler, S.P., Marcell, P.D., Podell, E.R., *et al.* (1988) Elevation of total homocysteine in the serum of patients with cobalamin or folate deficiency detected by capillary gas chromatography–mass spectometry. *J Clin Invest* **81,** 466–474.

Stanger, O., Fowler, B., Piertzik, K., *et al.* (2009) Homocysteine, folate and vitamin B12 in neuropsychiatric diseases: review and treatment recommendations. *Exp Rev Neurother* **9,** 1393–1412.

Sumner, A.E., Chin, M.M., Abrahm, J.L., *et al.* (1996) Elevated methylmalonic acid and total homocysteine levels show high prevalence of vitamin B_{12} deficiency after gastric surgery. *Ann Int Med* **124,** 469–476.

Tanner, S.M., Li, Z., Bisson, R., *et al.* (2004) Genetically heterogeneous selective intestinal malabsorption of vitamin B12: founder effects, consanguinity, and high clinical awareness explain aggregations in Scandinavia and the Middle East. *Hum Mutat* **23,** 327–333.

Tanner, S.M., Li, Z., Perko, J.D., *et al.* (2005) Hereditary juvenile cobalamin deficiency caused by mutations in the intrinsic factor gene. *Proc Natl Acad Sci USA* **102,** 4130–4133.

Thorpe, S.J., Heath, A., Blackmore, S., *et al.* (2007) International Standard for serum vitamin B(12) and serum folate: international collaborative study to evaluate a batch of lyophilised serum for B(12) and folate content. *Clin Chem Lab Med* **45,** 380–386.

Toh, B.H., van Driel, I.R., and Gleeson, P.A. (1997) Pernicious anemia. *New Engl J Med* **337,** 1441–1448.

Waife, S.O., Jansen, C.J., Crabtree, R.E., *et al.* (1963) Oral vitamin B_{12} without intrinsic factor in the treatment of pernicious anemia. *Ann Intern Med* **58,** 810–817.

Watanabe, F. (2007) Vitamin B12 sources and bioavailability. *Exp Biol Med* **232,** 1266–1274.

Weir, D.G., Keating, S., Molloy, A., *et al.* (1988) Methylation deficiency causes vitamin B_{12} associated neuropathy in the pig. *J Neurochem* **51,** 1949–1952.

Werder, S.F. (2010) Cobalamin deficiency, hyperhomocysteinemia, and dementia. *Neuropsychiatr Dis Treat* **6,** 159–195.

Whitehead, V.M. (2006) Acquired and inherited disorders of cobalamin and folate in children. *Br J Haematol* **134,** 125–136.

Wickramasinghe, S.N. (2006) Diagnosis of megaloblastic anaemias. *Blood Rev* **20,** 299–318.

23 ビオチン

Janos Zempleni, Subhashinee S. K. Wijeratne, and Toshinobu Kuroishi

要　約

水溶性ビタミンであるビオチンは，ヒトにおいて，5つのカルボキシラーゼの補酵素として，脂肪酸，グルコース，アミノ酸の代謝における重要な役割を担っている。また，ビオチンは遺伝子発現の調節にも関与しており，ヒストンH2A，H3，H4のリジン残基のビオチン化や，さまざまな転写因子によって媒介されている。ホロカルボキシラーゼ合成酵素，ビオチニダーゼ，ビオチントランスポーターであるナトリウム依存性マルチビタミントランスポーター（SMVT）およびモノカルボン酸トランスポーター1（MCT-1）は，哺乳動物におけるビオチンの恒常性に重要な役割を果たしている。ヒトにおけるビオチンの必要量は不明であり，食事摂取における基準値は，健常な集団におけるビオチンの摂取量に基づいて算定されている（目安量）。ホロカルボキシラーゼ合成酵素やビオチニダーゼをコードする遺伝子の変異を保有する個体は，生涯にわたる薬理量のビオチン投与が必要となる。ビオチン栄養状態を診断するための信頼性の高いマーカーとして，リンパ球におけるプロピオニルCoAカルボキシラーゼ活性，ビオチンの尿中排泄量，代謝物である3-ヒドロキシイソ吉草酸の尿中排泄量があげられる。抗痙れん薬やリポ酸はビオチンの代謝を妨害するため，ビオチンの必要量が増加する。さらに，動物実験において，重篤なビオチン欠乏症は，先天異常や免疫機能障害に関連していることが示されている。しかし，ヒトにおいて自然発症する軽度のビオチン欠乏の影響については明らかではない。

はじめに

ヒトおよび他の後生動物は，水溶性ビタミンであるビオチンを合成することができないため，ビオチンの摂取は植物や微生物を由来とする食事からの摂取に依存する(Zempleni *et al*., 2009)。過去10年の大きな進歩は，中間代謝のさまざまな岐路や遺伝子発現において重要な調節因子としてのビオチンの機能の解明が，より完全なものとなったことである。現在，主要栄養素の代謝，ヒストン修飾，およびさまざまなシグナル伝達経路におけるビオチンの重要な役割が明らかとなっている。また近年，ライフステージ（妊娠期など）や生活習慣要因（喫煙など）がビオチンの必要量に与える影響について臨床的なエビデンスが示されていることも重要である。本章では，ヒトを中心に，他の生物において，現在までに解明されているビオチン栄養の知見を概説する。

歴　史

80年以上前に，Boasは哺乳動物において水溶性ビタミンであるビオチンの必要性を明らかにした（Boas, 1927）。ビオチンはKöglとTönnis（1932）によって最初に単離され，その化学構造はDu Vigneaudらによって決定された（1942）。また，Harrisらによって初めてビオチンが化学的に合成された（1943）。

生合成

哺乳動物や他の後生生物は，ビオチンを合成することができない。そのため，微生物や植物によって合成されたビオチンを摂取する必要があり，ビオチンの摂取は食事からの摂取に依存する。Eisenbergらによって行われた大腸菌の研究によって，ビオチンの生合成経路が明らかにされた(Rolfe and Eisenberg, 1968；Eisenberg *et al*., 1975)。ビオチンの生合成経路では，ピメリルCoA（オ

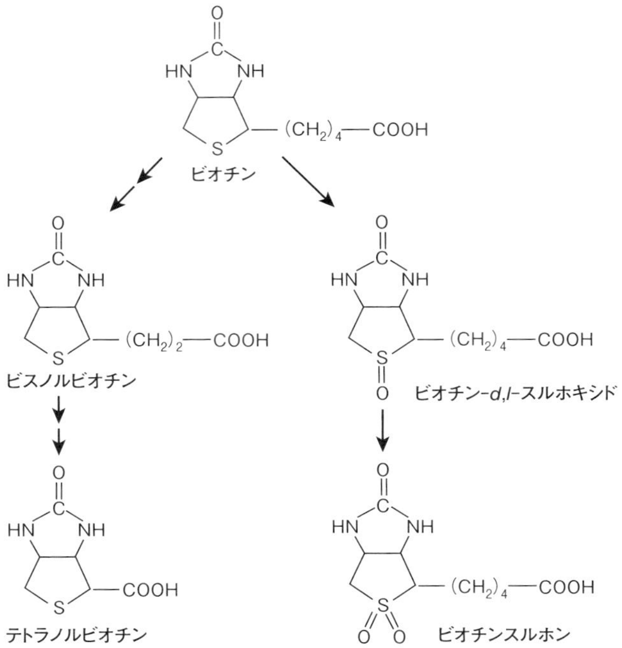

図23. 1　ビオチンの異化代謝経路（McCormick and Wright, 1971のデータより）

レイン酸から合成される）とカルバミルリン酸からデチオビオチンが合成される（Hatakeyama *et al*., 1997）。さらに，シンターゼ依存性の反応において，イオウがデチオビオチンに取り込まれることにより，ビオチンが生成される（Flint and Allen, 1997）。

ビオチンの異化代謝

McCormick とその共同研究者は，微生物および哺乳動物における2つのビオチン異化代謝経路を同定した（図23. 1）。第1の経路は，吉草酸の側鎖のβ酸化によってビオチンが異化される（McCormick and Wright, 1971）。この経路では，2炭素単位での開裂が繰り返されることにより，ビスノルビオチン，テトラノルビオチンおよび脂肪酸のβ酸化によって生じる関連代謝物（すなわちα, βデヒドロ-，βヒドロキシ，βケトの中間体）が生成される。βケトビオチンおよびβケトビスノルビオチンは不安定であるため，カルボキシル基が自然と除去されて，ビスノルビオチンメチルケトンやテトラノルビオチンメチルケトンが生成される（McCormick and Wright, 1971）。吉草酸の側鎖が1炭素に分解された後（テトラノルビオチン），微生物では複素環が開裂され，分解される（McCormick and Wright, 1971）。哺乳動物における複素環の分解は微量である（Lee *et al*., 1972）。ビオチン異化代謝の第2の経路は，複素環のイオウが酸化され，ビオチン-*l*-スルホキシド，ビオチン-*d*-スルホキシドおよびビオチンスルホンが生成される（McCormick and Wright, 1971）。ビオチン分子中のイオウの酸化は，ニコチンアミドアデニンジヌクレオチドリン酸に依存する反応によって，滑面小胞体で起こっていると考えられる（Lee *et al*., 1970）。最終的に，ビオチンはβ酸化とイオウの酸化の両方が組み合わさることによって異化代謝され，ビスノルビオチンスルホンなどの化合物が生成される。

ビオチンの生物学的機能

ビオチンは，ヒトにおいて5つのカルボキシラーゼに共有結合し，補酵素として働いている（Zempleni *et al*., 2009）。また，ビオチンは，遺伝子発現の調節においても特有の役割を果たしており，ヒストンのビオチン化と"古典的"なシグナル伝達経路の両方によって媒介される（Zempleni *et al*., 2009）。

ビオチン依存性カルボキシラーゼ

哺乳動物において，ビオチンはアセチルCoAカルボキシラーゼ（ACC）1と2，ピルビン酸カルボキシラーゼ（PC），プロピオニルCoAカルボキシラーゼ（PCC）および3-メチルクロトニルCoAカルボキシラーゼ（MCC）と共有結合することで補酵素として働いている（Zempleni *et al*., 2009）。ホロカルボキシラーゼの特定のリジン残基のεアミノ基へのビオチンの結合は，ホロカルボキシラーゼ合成酵素（HCS）によって触媒される。カルボキシラーゼのビオチン化にはATPを必要とし，

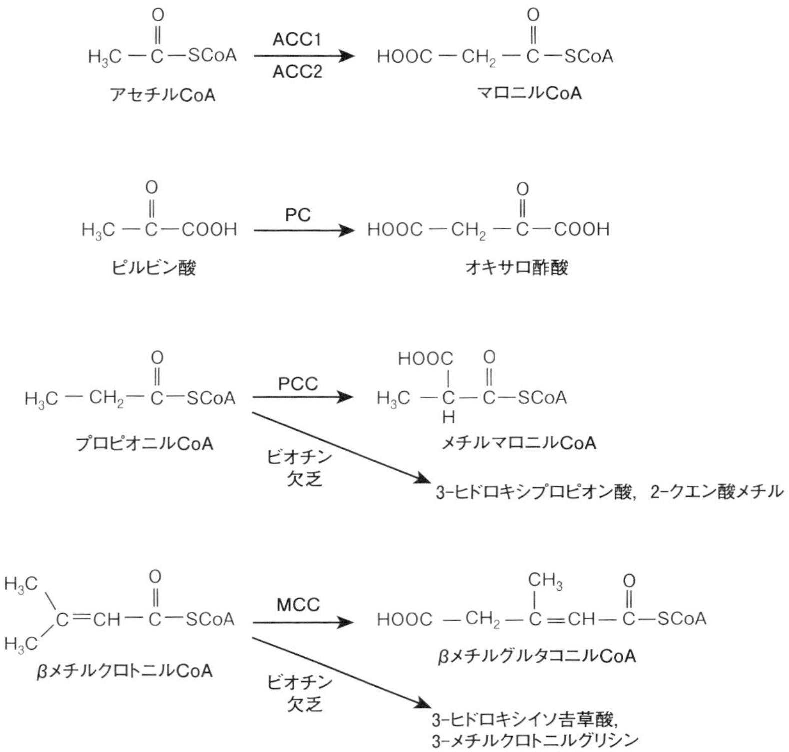

図23.2　ビオチン依存性カルボキシラーゼ（Zempleni *et al*., 2009のデータより）

ACC：アセチルCoAカルボキシラーゼ，MCC：3-メチルクロトニルCoAカルボキシラーゼ，PC：ピルビン酸カルボキシラーゼ，PCC：プロピオニルCoAカルボキシラーゼ。

以下に示す2段階の反応で進行する。

1. ATP＋ビオチン＋HCS→ビオチニル-5′-AMP-HCS＋ピロリン酸
2. ビオチニル-5′-AMP-HCS＋アポカルボキシラーゼ→ホロカルボキシラーゼ＋AMP＋HCS

この全反応は，

ATP＋ビオチン＋アポカルボキシラーゼ→ホロカルボキシラーゼ＋AMP＋ピロリン酸　となる。

HCSのNおよびC末端は，カルボキシラーゼの認識に重要である（Hassan *et al*., 2009）。ホロカルボキシラーゼは，1′-*N*-カルボキシビオチニルをHCS結合型のカルボキシル基供与体として利用し，炭酸水素塩（二酸化炭素ではない）との共有結合を媒介する（Knowles, 1989）。

細胞質のACC1およびミトコンドリアのACC2は，アセチルCoAへの炭酸水素塩の結合を触媒し，マロニルCoAを生成する。しかし，これら2つのアイソフォームは，中間代謝において異なる役割を果たしている（Kim *et al*., 1997）。ACC1は細胞質において脂肪酸合成のためのマロニルCoAを生成しており，ACC2はミトコンドリアにおいて脂肪酸の酸化の重要な調節因子である。ACC2によって生成されたマロニルCoAは，β酸化に用いられる脂肪酸のミトコンドリアへの取込みを阻害している。

PC，PCCおよびMCCはミトコンドリアに局在している。PCは糖新生における重要な酵素である。PCCはプロピオニルCoAの代謝における重要な反応を触媒しており，プロピオニルCoAはいくつかのアミノ酸，コレステロールの側鎖および奇数鎖脂肪酸の代謝において生成される。MCCはロイシン代謝における重要な反応を触媒している（図23.2）。PCCおよびMCCは，同一でないサブユニットから構成されており（ビオチン化されたαサブユニットとビオチン化されていないβサブユニット），それらのサブユニットは異なる遺伝子によってコードされている。

ホロカルボキシラーゼのタンパク質分解により，ビオチニルペプチドとビオシチン（ビオチン-ε-リジン）が生成される。これらの化合物は，ビオチニダーゼによってさらに分解されて遊離のビオチンが生じ，遊離ビオチンはその後，ホロカルボキシラーゼの合成に再利用される（Wolf *et al*., 1985）。

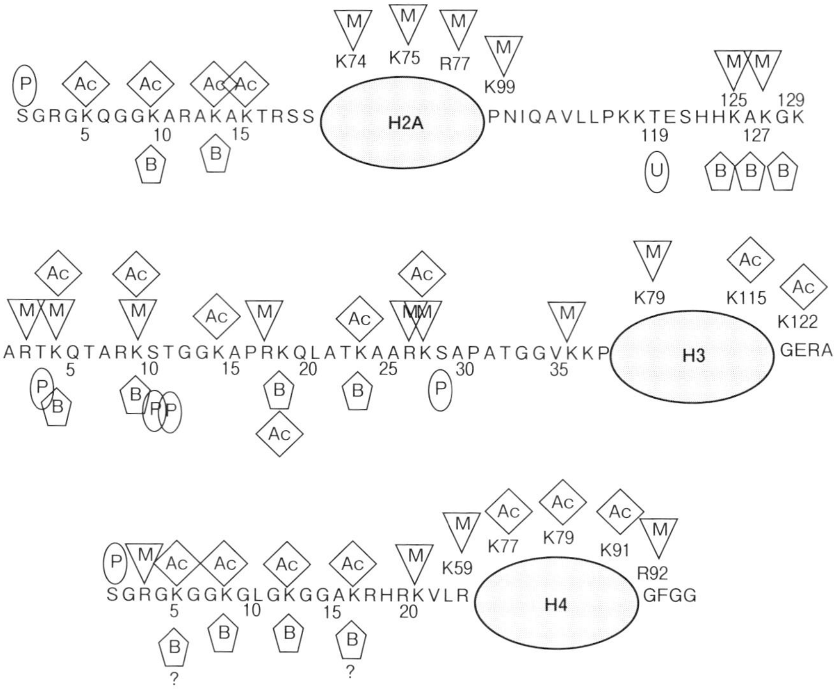

図23.3　ヒストン H2A，H3，H4 の修飾部位（Kouzarides and Berger, 2007；Zempleni *et al*., 2009のデータより）
Ac：酢酸，B：ビオチン，M：メチル基，P：リン酸，U：ユビキチン。

ヒストンのビオチン化

ヒストンはクロマチンにおいて最も重要なタンパク質であり，DNA のパッケージング，修復，複製，および遺伝子発現の調節などの過程において重要な役割を果たしている（Wolffe, 1998）。哺乳動物は，リンカーヒストンである H1と，コアヒストンである H2A，H2B，H3，H4 の５種類のヒストンを発現している。ヒストンは，球状ドメインと可動性の N 末端テールから構成されている。クロマチンは，核タンパク質の複合体である“ヌクレオソーム”の繰り返しによって作られている。各ヌクレオソーム（ヌクレオソームコア粒子）は，コアヒストンの八量体（１つの H3/H3/H4/H4 テトラマー，２つの H2A/H2B ダイマー）に巻きついた146塩基対の DNA から構成されている。コアヒストンの N 末端テールはヌクレオソームの表面から突出しており，これらのテールの共有結合修飾がクロマチン構造に影響を与え，遺伝子発現の調節に重要な役割を果たしている。また，球状ドメインや C 末端領域においても，いくつかの修飾が存在していることが報告されている（Kouzarides and Berger, 2007；Zempleni *et al*., 2009）（図23.3）。

ヒストンの修飾において，異なるリジン（K）残基のビオチン化が報告されている（Hymes *et al*., 1995；Stanley *et al*., 2001）。現在までに，ヒストン H2A，H3 および H4 における11～13のビオチン化部位が同定されている（Zempleni *et al*., 2009）。当初は，ビオチニダーゼによってヒストンのビオチン化が触媒されていると考えられていたが（Hymes *et al*., 1995），その後の研究により，生体内においてビオチニダーゼよりも HCS のほうがヒストンのビオチン化に重要であることが明らかとなった（Camporeale *et al*., 2006；Bao *et al*., 2010）。一方，*in vitro* でビオチニダーゼがヒストンビオチン化転移酵素としての活性を有していることが確認されている（Camporeale *et al*., 2004）。HCS は核および核外の両方の分画において検出されている（Narang *et al*., 2004；Chew *et al*., 2006）。核の HCS はクロマチンタンパク質であり（Camporeale *et al*., 2006），クロマチンへの結合はヒストン H3および H4との物理的相互作用によって媒介されていると考えられる（Bao *et al*., 2010）。ショウジョウバエにおける HCS ノックダウンの表現型は，寿命や熱耐性が減少した（Camporeale *et al*., 2006）。

ヒストン H4 の K12 のビオチン化（H4K12bio）の生物学的機能が明らかとなった一方で，他のビオチン化に関する情報は不足している。H4K12bio は，ヘテロクロマチンの反復配列（テロメア，長鎖末端反復配列，動原体周囲の α サテライト反復配列）に濃縮されており，遺伝子の転写を抑制している（Zempleni *et al*., 2009）。H4K12bio は，ビオチントランスポーターの発現制御や長鎖末端反復配列の抑制を行っている（Chew *et al*., 2008；Gralla *et al*., 2008）。重要なことに，ヒストンのビオチン化の量はビオチンの供給量に依存している（Chew *et al*., 2008）。ビオチン欠乏細胞およびビオチン欠乏モデル生物におけるヒストンのビオチン化の減少は，レトロ転位の頻度の増加と関連しており，ヒストンのビオチン化が染色体の安定性に関与していることが示唆される（Chew *et al*., 2008）。ヒストンH4のK12以外のリジンのビオチン化も，H4K12bioと同様の生物学的機能を有している可能性が考えられる（Pestinger *et al*., 2010）。

遺伝子発現

Dakshinamurtiとその共同研究者の先駆的研究により，グルコキナーゼ遺伝子の調節におけるビオチンの機能が明らかとなった（Dakshinamurti and Cheah-Tan, 1968）。その後，ビオチンがcGMP，NF-κB，Sp1，Sp3，一酸化窒素，受容体型チロシンキナーゼなどの古典的なシグナル伝達経路や，中間体であるビオチニル5-AMPによる遺伝子発現の調節に関与していることが示された（Solorzano-Vargas *et al*., 2002；Zempleni *et al*., 2009）。また，ビオチンが転写後の遺伝子発現調節にも関与していることが報告されている（Collins *et al*., 1988）。

ビオチン分析法

微生物増殖法

ビオチンの分析にはビオチン要求性微生物が用いられるが，これらの微生物は化学的特異性がなく，ビオチンやビオチン前駆物質，異化代謝物，類似物質に対してさまざまな成長応答を示す（Zempleni and Mock, 2000a）。また，ビオチンとタンパク質の結合は，微生物増殖法における重要な交絡因子となりうる。

（ストレプト）アビジン結合法

タンパク質であるアビジンとストレプトアビジンはビオチンと非常に強固に，かつ特異的に結合することから，ビオチン分析に広く用いられている。アビジン-ビオチン複合体の解離定数は1.3×10^{-15}Mである（Green, 1975）。アビジンとストレプトアビジンは，それぞれ卵白とストレプトミセス属（*Streptomyces* sp.）から精製された。ストレプトアビジンはアビジンよりも特異的にビオチンと結合し，アビジン結合法における最適なプローブである。わが（訳注：著者らの）研究室では現在，Kuroishiら（2008）によって開発された分析法を用いている。

ビオチン異化代謝物やビオチンと構造の似ている化合物もアビジンと結合することから，次に示すようなビオチン分析における潜在的なピットホールを作り出している。第一に，アビジンとビオチン異化代謝物との結合は，ビオチンほど強固ではない（Zempleni and Mock, 2000a）。そのため，アビジン結合法は，ビオチンを用いて校正した場合にはビオチンおよび異化代謝物の真の濃度を過小評価してしまう可能性がある。第二に，ビオチンや異化代謝物以外の化合物がアビジンと結合し，“見かけのビオチン”を人為的に過大に読み取る可能性がある。それゆえに，生体試料中のアビジン結合化合物は，他で概説したように，真の標準物質を対照としたクロマトグラフィー画分の分析前に，クロマトグラフィーによって分離する必要がある（Zempleni and Mock, 2000a）。

4′-ヒドロキシアゾベンゼン-2-カルボン酸

4′-ヒドロキシアゾベンゼン-2-カルボン酸は通常，生体試料に含まれる量を超える濃度で，医薬品などの化学的に純正なビオチンを定量するために用いられる，頑強なプローブである（Zempleni and Mock, 2000a）。

ビオチン類似物質

合成ビオチン類似物質（イミノビオチンなど）といくつかの天然のビオチン代謝物（ビオシチンなど）が市販されている。同様に，アミン，スルフヒドリル基，カルボキシル基，核酸などを化学的にビオチン化した化合物も数多く市販されている。

吸収，輸送タンパク質，貯蔵および排泄

消　　化

食品中のビオチンの大部分がタンパク質と結合している（Wolf *et at*., 1985）。消化管のプロテアーゼが，ビオチン含有タンパク質を加水分解し，ビオチニルペプチドを生成する。ビオチニルペプチドは，腸のビオチニダーゼによってさらに加水分解され，ビオチンが遊離する。腸のビオチニダーゼは，膵液，腸腺の分泌液，細菌叢，刷子縁膜に存在している。十二指腸，空腸，回腸の粘膜におけるビオチニダーゼ活性は同等である。ビオチニルペプチドの加水分解の第一部位は不明である。少量のビオチニルペプチドは，加水分解されることなく吸収されると考えられる（Said *et al*., 1993）。

腸管輸送と生体利用率

ラット空腸を用いたビオチン輸送に関する初期の研究によって，腸管におけるビオチンの取込みは，飽和および不飽和の成分によって媒介されることが示されている（Bowman *et al*., 1986）。5μmol/L以下の濃度のビオチンは，飽和プロセスによって吸収が進行し，25μmol/L以上の濃度のビオチンは，不飽和プロセスによる吸収が

主となる（Bowman *et al*., 1986）。ビオチン輸送の飽和メカニズムは，ナトリウム依存性である（Said and Redha, 1987）。ビオチンの輸送は，回腸よりも空腸のほうが速く，結腸で最も遅くなる（それぞれ，85，36，2.8pmol/g組織湿重量/25分）。ラット空腸におけるビオチン輸送のみかけのK_m（ミカエリス–メンテン定数）は，3.7μmol/Lである。ビオチントランスポーターをクローン化し，哺乳動物細胞で過剰発現させた場合，ビオチン，パントテン酸，リポ酸への親和性は同等であった（Prasad *et al*., 1998）。以上の結果から，このトランスポーターはナトリウム依存性マルチビタミントランスポーター（SMVT）と名づけられた（Prasad *et al*., 1998）。ラットにおいて，SMVT転写物の4つのスプライシングバリアントが同定された（Said, 2004）。SMVTの発現は，プロテインキナーゼCとヒストンのビオチン化によって調節されている（Said, 2004；Gralla *et al*., 2008）。

ラットおよびヒトにおけるSMVT遺伝子の5′-調節領域がクローン化され，特性が明らかとなった（Dey *et al*., 2002）。ラットおよびヒトのSMVT遺伝子は，それぞれ3つもしくは2つの異なるプロモーターを持っている。ヒトのSMVT遺伝子の2つのプロモーターの配列は，TATA配列およびCAAT配列を持たず，GCリッチな部位を多く含んでいる。また，複数の推定上の調節*cis*エレメント（AP-1，AP-2，C/EBP，SP1，NF1，GATAなど）を持っている（Dey *et al*., 2002）。ヒトのSMVTプロモーターの基礎活性に必要な最小領域は，プロモーター1の−5846～−5313と，翻訳開始コドンと関連のあるプロモーター2の−4417～−4244の配列によってコードされている。ラットSMVT遺伝子の3つのプロモーターは，ヒトのSMVTプロモーターと同様の*cis*エレメントを持っており，ラットの5′-調節領域は2つのTATA様領域も含んでいる（Chatterjee *et al*., 2001）。

通常の食事摂取量の600倍を摂取したとしても，化学的に純正なビオチンの生体利用率は約100%である（Zempleni and Mock, 1999a）。ビオチンは，担体輸送によって腸細胞の基底膜から放出されるが，このプロセスはナトリウム非依存性であり，濃度勾配に逆らってビオチンを蓄積しない（Said *et al*., 1988）。

血漿中タンパク質との結合

ヒトのアルブミン，αグロブリン，βグロブリンはビオチンと結合するが，その結合は非特異的である（Dakshinamurti and Chauhan, 1994）。ビオチニダーゼは，ビオチンに対して親和性の高い1つの結合部位（解離定数，K_d＝0.5nmol/L）と，親和性の低い1つの結合部位（解離定数，K_d＝50nmol/L）を持っており，健常な成人の血漿中では，ビオチンの輸送タンパク質として機能している（Chauhan and Dakshinamurti, 1988）。ビオチン結合糖タンパク質（MW 66,000）は，妊娠ラットおよびエストロゲン処理をした雌ラットの血清中に存在しており，胎仔の生存に必須であると考えられる（Seshagiri and Adiga, 1987）。血漿中のビオチン結合タンパク質についてはいくぶん議論の余地があり，アルブミンなどの低親和性で大容量のシステムの重要性が示されている（Mock and Malik, 1992）。

肝臓および末梢組織へのビオチンの取込み

SMVTは，肝臓や主要な末梢組織へのビオチンの取込みを媒介する，最も重要なトランスポーターである（Said, 2004）。一方，モノカルボン酸トランスポーター1は，リンパ球や角化細胞へのビオチンの取込みに重要である（Daberkow *et al*., 2003）。

細胞分画

ビオチンは細胞分画全体に不均等に分布している（Petrelli *et al*., 1979）。例えば，ラット肝臓におけるビオチンの大部分はミトコンドリアと細胞質に局在しており，ごく一部はミクロソームに局在している。ミトコンドリアおよび細胞質中にビオチンが多く存在していることは，これらの分画におけるカルボキシラーゼの補酵素としてのビオチンの役割と一致している。量的には少ないが，細胞核に存在するビオチンは重要であり，ヒトリンパ球細胞において，全体のビオチンの約0.7%が核分画から回収できる（Stanley *et al*., 2001）。核のビオチン量は，細胞増殖に応答して総ビオチンの約1%まで増加し，これはビオチン化ヒストンが細胞増殖に関与していることと一致している。

貯　　蔵

ラットに静脈投与されたビオチンの大部分は，肝臓に蓄積しており，これはビオチン貯蔵における肝臓の役割と一致している（Petrelli *et al*., 1979）。ラット肝臓におけるビオチン依存性カルボキシラーゼの欠乏および添加実験によって，ACC2がビオチンの貯蔵庫として働いていることが示されている（Shriver *et al*., 1993）。しかし，著者らの研究結果では，ビオチンの貯蔵庫としてのホロカルボキシラーゼの役割を示すことができなかった（Kaur Mall *et al*., 2010）。

尿排泄

健常な成人のビオチンおよび異化代謝物の尿中排泄量は，約100nmol/日である（Zempleni *et al*., 1997b）。ビオチンは総排泄量の約半分であり，ビスノルビオチン，ビオチン-*d*, *l*-スルホキシド，ビスノルビオチンメチルケトン，ビオチンスルホン，テトラノルビオチン-*l*-スルホキシドが残りを占める。生理的もしくは薬理的な量のビオチンを，ヒト，ラットあるいはブタに非経口的に投与した場合，投与量の43～75%が尿中に排泄される

(Lee *et al*., 1972；Zempleni and Mock, 1999a)。残りは不明であるが，アビジン法で検出できない代謝物の排泄や，ヒストンまたはカルボキシラーゼなどへのビオチンの取込み，非腎臓経路での排泄などといった可能性が考えられる。腎上皮では，SMVT を介したプロセスによって，糸球体で濾過されたビオチンを再利用している (Nabokina *et al*., 2003)。

胆汁排泄

ビオチンおよび異化代謝物の胆汁排泄は，量的には微量であり，[^{14}C] ビオチンを静脈内に投与すると，投与量の2％未満が胆汁に排泄される (Zempleni *et al*., 1997a)。ブタにおけるビオチン，ビスノルビオチン，ビオチン-*d*,*l*-スルホキシドの量比（胆汁 対 血清）は，親胆汁性化合物であるビリルビンの測定比に比べて1/10以下であった。

表23.1 ビオチンおよび異化代謝物の血清濃度と尿中排泄量

化合物	血清（pmol/L）	尿（nmol/24時間）
ビオチン	244±61	35±14
ビスノルビオチン	189±135	68±48
BSO[a]	15±33	5±6
BNBMK[a]	ND[a]	9±9
ビオチンスルホン	ND[a]	5±5
総ビオチン化合物	464±178[b]	122±66

平均値±SD（被験者数：血清15名，尿6名）。

[a] BSO：ビオチン-*d*,*l*-スルホキシド，BNBMK：ビスノルビオチンメチルケトン，ND：検出限界以下（BNBMK とビオチンスルホンは，血清の分析を行った時には同定されていなかった。それゆえに，これらの未知物質の定量は，ビオチンを標準物質として使用した）。

[b] 3つの未同定のビオチン異化代謝物を含む。

データ：Zempleni *et al*., 2009

薬物動態

ヒトリンパ球からの [^{3}H] ビオチンの流出は，3つのコンパートメントモデルを用いて示されている。3つの排出相の半減期は，約0.2時間，1.2時間，22時間である (Zempleni and Mock, 1999c)。同様に，終末の緩速相における [^{3}H] ビオチンの半減期は，ビオチン依存性カルボキシラーゼの分解によって決められ，遊離の[^{3}H] ビオチンを放出し，リンパ球からビオチンが流出する。流出の終末相における [^{3}H] ビオチンの半減期（22時間）は，ピルビン酸カルボキシラーゼ（28時間）やアセチル CoA カルボキシラーゼ（4.6日）と類似している。また，ブタにおける実験によって，ビオチンの薬物動態についての貴重な知見が報告されている (Mock *et al*., 1997c)。

ビオチン状態

直接的な測定

ビオチンおよび異化代謝物の血清中濃度や尿中排泄量は，ビオチン栄養状態の潜在的なマーカーである。ヒトにおいて，尿中および血清中のすべてのビオチン化合物の約半分をビオチンが占めている (Zempleni *et al*., 2009)（表23.1）。テトラノルビオチン-*l*-スルホキシドは，ヒトの尿中で検出されるが，アビジンとの親和性が低く，定量は難しい。

ビオチンおよび異化代謝物の尿中排泄量は，ビオチン欠乏個体において，急速かつ大幅に減少する (Mock *et al*., 1997d)。これは，尿中排泄量がビオチン欠乏の早期かつ鋭敏な指標であることを示している。一方，ビオチン，ビスノルビオチン，ビオチン-*d*,*l*-スルホキシドの血清中濃度は，観察期間内において，ビオチン欠乏個体においても，ビオチン無添加完全非経口栄養患者においても (Velazquez *et al*., 1990) 減少しなかった。したがって，血清中濃度は，軽度のビオチン欠乏のよい指標とはならない。

間接的な測定

リンパ球の PCC とビオチンによる *ex vivo* での PCC の活性化は，ヒトのビオチン栄養状態を評価するのに信頼性の高いマーカーである (Stratton *et al*., 2006)。カルボキシラーゼの活性指標は，ビオチンの過剰添加もしくは無添加で培養したリンパ球における PCC の活性比と同等である (Velazquez *et al*., 1990)。活性指標が高い場合は，総 PCC のうち大部分がアポ PCC として存在しており，すなわちビオチン欠乏であることを示している。

ビオチン欠乏によるカルボキシラーゼ活性の低下は，中間代謝の阻害を引き起こす（図23.2）。MCC 活性の低下は，ロイシンの異化代謝を阻害する。その結果，3-メチルクロトニル CoA が他の経路に流れ，3-ヒドロキシイソ吉草酸および3-メチルクロトニルグリシンの生成が増加する。3-ヒドロキシイソ吉草酸の尿中排泄量は，ビオチン状態の早期かつ鋭敏な指標である (Mock *et al*., 2002a)。また，派生物であるカルニチル-3-ヒドロキシイソ吉草酸も，ビオチン栄養状態の確固たる指標となりうると考えられる (Stratton *et al*., 2010)。

PCC 活性の低下は，プロピオン酸代謝の阻害を引き起こす。その結果，プロピオン酸は別の代謝経路に流れ，3-ヒドロキシプロピオン酸と 2-メチルクエン酸が生成される。3-ヒドロキシプロピオン酸と 2-メチルクエン酸の尿中排泄量は，軽度のビオチン欠乏のよい指標とはならないことが示されている (Mock *et al*., 2004)。プロピオニルCoAの蓄積は，脂肪酸の伸長における3炭素の取込み（アセチル基の代わりに）を導くと考えられ，その結果，血漿のリン脂質，トリグリセリドおよびRBC膜リン脂質中の奇数鎖脂肪酸の蓄積が起こると考えられる（Mock *et al*., 1988）。

ACC活性とPC活性もまた，ビオチン欠乏によって低下すると考えられるが，ビオチン欠乏に対するこれらの経路の応答については，まだ十分に調べられていない。ビオチン欠乏のショウジョウバエでは，対照群と比較して乳酸が増加することが示されており，これはPC活性の低下が原因であると考えられている（Smith *et al*., 2007）。この結果は，先天性ビオチントランスポーター欠乏個体において観察される，乳酸およびピルビン酸に対するビオチンの応答と一致している（Mardach *et al*., 2002）。

ビオチン欠乏

ビオチン欠乏の明確な臨床所見

明確なビオチン欠乏の徴候は，ビオチン供給が行われていない非経口栄養患者や（Zempleni and Mock, 1999 b），ビオチニダーゼ欠損症の患者（Wolf and Heard, 1991）で報告されている。また，未変性のアビジンを含む生卵白を多量に摂取した場合においても，明確なビオチン欠乏が観察されている。消化管におけるアビジンへのビオチンの結合は，ビオチンの吸収を阻害する（Spencer and Brody, 1964）。

ビオチン欠乏の明確な臨床所見として，開口周囲の皮膚炎，結膜炎，脱毛症，運動失調，筋緊張低下，ケト乳酸アシドーシス，有機酸尿症，痙れん，皮膚の感染症および乳幼児の発育遅延があげられる（Wolf and Heard, 1991）。また，卵白を摂取した成人および青少年において次のような徴候が観察されている，

・薄毛，しばしば毛髪の退色。
・落屑性（脂漏性）および紅斑性（湿疹性）の皮膚湿疹–数症例においては，湿疹が眼，鼻，口の周囲に分布。
・うつ病，嗜眠，幻覚および四肢の感覚異常。

免疫系

ビオチン欠乏は，細胞性および液性の免疫機能に有害な影響を与える。例えば，先天性のビオチン代謝異常児において，カンジダ皮膚炎が観察される。これらの幼児は，遅延型過敏性皮膚テストにおいて反応が出ず，IgA欠乏や，末梢血のTリンパ球の割合が正常よりも少ないことが報告されている（Cowan *et al*., 1979）。ビオチン欠乏ラットでは，抗体の産生が減少し（Kumar and Axelrod, 1978），ビオチン欠乏マウスでは，脾臓細胞数や脾臓のBリンパ球の割合が減少する（Báez-Saldaña *et al*., 1998）。さらに，胸腺の成熟の阻害や（Báez-Saldaña and Ortega, 2004），炎症促進性サイトカインの産生が増加することが示されている（Kuroishi *et al*., 2009）。

細胞増殖

ビオチン欠乏は，Hela細胞や繊毛癌細胞において，細胞増殖の低下や細胞周期の停止を引き起こす（Zempleni *et al*., 2009）。ヒトのリンパ球細胞では，静止期の細胞と比較して，ビオチンの取込みが200〜600％増加することで分裂促進因子による細胞増殖に応答する。これは，ビオチントランスポーターの親和性の増加によるものではなく，ビオチントランスポーターの発現量の増加によるものである（Zempleni and Mock, 1999d；Stanley *et al*., 2002）。増殖性細胞におけるビオチンの取込みの増加は，MCCの活性増加（静止期の細胞と比較して180％増加）やPCCの活性増加（同50％増加），そしてヒストンのビオチン化の増加（同400％増加）と対応している（Stanley *et al*., 2001, 2002）。これらの発見は，細胞増殖がビオチンの要求を増加させることを示唆している。

細胞ストレスと生存

HCS欠損はビオチン欠乏とよく似た症状を呈する。HCSをノックダウンしたハエでは，野生型と比較して，熱ストレスに応答して生存率が低下する（Camporeale *et al*., 2006）。一方，ビオチン欠乏は，転写因子であるNF-κBの核転座の増加によって，細胞死シグナルおよび抗腫瘍剤で処理したヒトリンパ球細胞の生存率を上昇させる（Rodriguez-Melendez *et al*., 2004）。また，ショウジョウバエでは，ビオチン欠乏食を11日間与えると，ビオチンを与えた対照群と比較して，ストレスに対する生存率が上昇する（Landenberger *et al*., 2004）。HCS欠損生物とビオチン欠乏生物との結果の違いの原因については，明らかではない。

脂質代謝

3つのビオチン依存性カルボキシラーゼは，脂質代謝に直接的に関与している。ACC1および2は，脂質合成およびβ酸化に関与しており，PCCは奇数鎖脂肪酸の代謝に関与している。ビオチン欠乏は，数種の動物の肝臓，皮膚および血清中の脂肪酸組成の変化を引き起こし，それらはカルボキシラーゼ活性が80％未満に低下することと関連している（Zempleni and Mock, 2000b）。ビオチン欠乏による奇数鎖脂肪酸の増加は，奇数鎖脂肪酸の蓄積がビオチン欠乏個体におけるPCC活性の低下のマーカーとなりうるかもしれないことを示唆している。非経口栄養期間中にビオチン欠乏を発症した患者では，血清中の奇数鎖脂肪酸の割合（15：0，17：0）が，コレステロールエステル，リン脂質，トリグリセリド，遊離

脂肪酸の4つの主要な脂質類においてそれぞれ増加したが，これらの脂質の相対的変化については，研究間で一致が得られていない（Zempleni and Mock, 2000b）。いくつかの組織は他の組織よりも影響を受けやすい可能性が高い。例えば，ビオチン欠乏において，肝臓は脳組織よりも極めて大きな影響を受け，肝臓の脂肪酸組成が変化する（Zempleni and Mock, 2000b）。

ビオチン欠乏の催奇形性作用

重篤なビオチン欠乏は数種の動物において催奇形性を示し，ラットやマウスにおいて口蓋裂，小顎症，短肢症が報告されている（訳注：ラットでは明確でない）（Mock, 2005）。アメリカの妊婦の約半数は，食事からのビオチン摂取量が正常であるにもかかわらず，軽度のビオチン欠乏である（Mock *et al*., 2002b）。これは，3-ヒドロキシイソ吉草酸の尿中排泄量の増加とビオチンの尿中排泄量の減少，リンパ球のPCC活性の低下から診断される。妊婦における軽度のビオチン欠乏は，ビオチンの異化代謝の亢進と胎児へのビオチンの蓄積によるものであると考えられる（Mock and Stadler, 1997；Mock *et al*., 1997a）。胎児と母体のビオチンおよび異化代謝物の濃度比は約6：1であり，胎児におけるビオチンの蓄積が母体のビオチン欠乏を引き起こしている可能性が示唆される（Mantagos *et al*., 1998）。にもかかわらず，マウスに母体における肝臓のPCC活性を50％しか減少させない卵白食を与えた場合，満期の胎仔におけるPCC活性は約90％まで減少していることから，実際には胎仔は効率的なビオチンの寄生体ではないかもしれない（Sealey *et al*., 2005）。もし妊婦において，量的に重要な割合で，軽度なビオチン欠乏による先天異常の決定的なエビデンスが示された場合には，この一連の研究が医療の専門家や政策立案者にとって重要な意味を持つことになるであろう。

中枢神経系（CNS）におけるビオチン恒常性

CNSにおけるビオチン恒常性の攪乱は，脳障害を引き起こす（Ozand *et al*., 1998）。CNSにおいてビオチンの不均衡を引き起こす要因は，ビオチニダーゼ欠損やHCS欠損，ビオチントランスポーターの欠損である。罹患者は通常，ビオチンの大量投与による治療が有効であり，ビオチン投与によって，正常な神経機能を維持することができる。読者は，Ozandら（1998）によって観察されたビオチン応答性の欠陥が，後にチアミントランスポーターの欠陥であると判明したこと（Subramanian *et al*., 2006）について留意すべきである。ビオチンとチアミントランスポーターとの関連については，まだ解明されていない。

中等度の食事性ビオチン欠乏は，概して神経症状と関連していない。なぜなら，CNSは他の組織を犠牲にして，正常なビオチン濃度を維持しているからである。ビオチン欠乏がラット肝臓のホロカルボキシラーゼの90％以上の減少を引き起こす一方で，脳のカルボキシラーゼは変化しないことが示されている（Pacheco-Alvarez *et al*., 2005）。ビオチン欠乏はラット肝臓のSMVT発現を減少させるが，脳のSMVT発現量は正常に維持されている。

ビオチン代謝の障害

ビオチニダーゼ欠損症

ビオチニダーゼ活性が低下すると，ビオシチンからビオチンを遊離することができなくなるため，分解したカルボキシラーゼからビオチンを再利用することができなくなる（Wolf and Heard, 1991）。その結果，大量のビオシチンが尿中に排泄され（Suormala *et al*., 1988），最終的にビオチン欠乏症が起こる。そのため，ビオチニダーゼ欠損症の幼児における臨床的および生化学的特徴は，ビオチン欠乏症の特徴と類似している（Wolf and Heard, 1991）。

一般的に，ビオチニダーゼ欠損症の徴候は，生後1週間から1年の間に現れる（Wolf and Heard, 1991）。Wolfは，ビオチニダーゼ完全欠損患者（血清中ビオチニダーゼ活性が正常の10％未満）と，部分欠損患者（血清中ビオチニダーゼ活性が正常の10～30％）とを区別することを提唱した。ビオチニダーゼ完全欠損患者の推定発生率は，112, 000人に1人であり，部分欠損患者の推定発生率は129, 000人に1人である。完全欠損と部分欠損を合わせた発生率は，出生児60, 000人に1人であり，123人に1人は，ヘテロ接合体である。ビオチニダーゼ欠損症児のほとんどは白人である。ビオチニダーゼ遺伝子の変異は，分子レベルで特性が明らかにされている（Neto *et al*., 2004）。ビオチニダーゼ完全欠損患者は，ビオチンの尿中への損失を補うために，1日に5～20mgのビオチンが投与されている（Wolf and Heard, 1991）。ビオチニダーゼ欠損症が早期に同定された場合，生涯にわたるビオチン投与が開始された後，症候性患者の症状は速やかに改善される。

培養した羊水細胞におけるビオチニダーゼ活性を測定する出生前診断法と，血液を用いた新生児スクリーニング法が提唱されている（Wolf and Heard, 1991）。ビオチニダーゼ活性は，*N*-ビオチニル-*p*-アミノ安息香酸から遊離した*p*-アミノ安息香酸を定量することによって測定される（Wolf *et al*., 1983）。正常なビオチニダーゼ活性は，5. 8±0. 9nmol遊離*p*-アミノ安息香酸/分/mL血清（平均値±SD）である（Wolf *et al*., 1983）。*in vitro*でのビオチニダーゼの研究には，合成阻害剤が用いられている（Kobza *et al*., 2008）。

カルボキシラーゼ欠損症

単一のカルボキシラーゼの欠損，もしくは複数のカルボキシラーゼの欠損（マルチプルカルボキシラーゼ欠損症，MCD）を有する患者が存在する（Wolf and Feldman, 1982）。MCD は，*HCS* 遺伝子の変異（カルボキシラーゼへのビオチンの結合が減少），またはビオチントランスポーター遺伝子の変異（細胞内のビオチン濃度が低下）によって起こる。MCD 患者は，5つのすべてのビオチン依存性カルボキシラーゼの活性が低下するという特徴がある。*HCS* 遺伝子の変異（Suzuki *et al*., 1994）は，分子レベルでの特性が明らかとなっている（Suzuki *et al*., 2005）。日本における HCS 欠損症の発生率は，出生児100,000人に1人以下である（Suzuki *et al*., 2005）。罹患者は，一般的に薬理量のビオチン投与が有効であり，特にタンパク質のビオチン結合領域に遺伝子の変異がある場合に有効である。ヒト *HCS* 遺伝子の30以下の変異が報告されているのに加え，2,200個の SNP が *HCS* 遺伝子座において位置づけられている（National Center for Biotechnology Information, 2008）。しかし，HCS 活性およびヒトの健康におけるそれらの SNP の重要性については，明らかではない。

PCC 欠損症は稀有な疾患であり，推定発症率は350,000人に1人とされている（Wolf and Feldman, 1982）。罹患者には，乳児期初期に嘔吐，嗜眠，筋緊張低下といった症状が現れる（Wolf and Feldman, 1982）。PCC 欠損症には，ビオチンの経口投与による治療が有効である。PCC 欠損症は，培養した羊水細胞における酵素活性の低下，もしくは羊水中のメチルクエン酸の増加を測定することにより，出生前診断が可能である。PCC の α サブユニットと β サブユニットの両方をコードする遺伝子の変異が同定されている（Perez *et al*., 2003）。

PC 欠損症の患者が少数報告されている（1982年までに21症例）（Wolf and Feldman, 1982）。症候は乳児期初期に現れ，ビオチン投与は有効な治療法ではない。PC 欠損症には北米表現型（乳酸血症，高アラニン血症，高プロリン血症）と，フランス表現型（アンモニア，シトルリン，プロリン，リジンの血中濃度が上昇）が存在する（Robinson *et al*., 1987）。MCC と ACC をコードする遺伝子の変異に関する情報はわずかである（Wolf and Feldman, 1982；Desviat *et al*., 2003, Baumgartner *et al*., 2004）。

ビオチントランスポーターの欠損

最近，先天性のビオチントランスポーター欠損の症例が確認されている（Mardach *et al*., 2002）。注目すべきことに，ビオチントランスポーターの欠損患者は，ビオチン欠乏症である皮膚症状を発症しない。それどころか，マルチプルカルボキシラーゼ欠損症患者の臨床像と同様に，中枢神経系の症状や重篤な代謝障害が起こる。これらの症状はすべて，ビオチン投与により改善される。ビオチントランスポーターの欠損は，異常な SMVT によって引き起こされるのではないことが示されているが，罹患者のトランスポーターについてはまだ同定されていない。

ビオチン–薬物相互作用

抗痙れん薬

抗痙れん薬による治療中は，ビオチンの必要量が増加する。抗痙れん薬であるプリミドンやカルバマゼピンは，ヒトの腸管から刷子縁膜小胞へのビオチンの取込みを阻害する（Zempleni and Mock, 1999b）。抗痙れん薬による長期の治療は，ビオチンの異化代謝および3–ヒドロキシイソ吉草酸の尿中排泄を増加させる。フェノバルビタール，フェニトイン，カルバマゼピンは，ビオチニダーゼからビオチンを置換し，ビオチンの血漿中での輸送，腎臓での処理，細胞への取込みに影響を与える可能性があり，その結果，ビオチンの血漿中濃度が低下する。

リポ酸（チオクト酸）

リポ酸は，重金属中毒の治療や，糖尿病性神経障害の軽減，インスリン非依存性糖尿病患者のグルコース処理能力の増強のために投与されている（Zempleni *et al*., 1997c）。リポ酸は SMVT との結合においてビオチンと競合し（Prasad *et al*., 1998），細胞内へのビオチンの取込みを減少させる。実際に，薬理量のリポ酸を慢性的に投与すると，ラット肝臓の PC および MCC 活性が対照群の64～72％に低下することが示されている（Zempleni *et al*., 1997c）。

必要量と推奨摂取量

目安量

アメリカ学術研究会議の食品栄養委員会は，ビオチンの目安量を勧告した（表23.2）（Institute of Medicine, 1998）。これらのデータは，健常な集団におけるビオチンの推定摂取量（必要量と混同しないように）をもとに策定されている。目安量は，個人の栄養摂取量の目標として役立てることができる。また，ビオチンサプリメントは，ビオチンの摂取に大いに役立つと考えられる。アメリカでは，15～20％の人が，ビオチンを含む栄養補助食品を摂取していると報告されている（Institute of Medicine, 1998）。

表23.2 ビオチンの目安量

年齢区分	目安量(μg/日)
乳児	
0〜6か月	5
7〜12か月	6
小児	
1〜3歳	8
4〜8歳	12
成人	
9〜13歳	20
14〜18歳	25
19歳以上	30
妊婦	30
授乳婦	35

データ:Institute of Medicine, 1998

ビオチン必要量に影響するライフステージと生活習慣の因子

ビオチンの必要量は妊娠や薬の服用によって増加する。女性の喫煙は,ビオチンの異化代謝を亢進させる可能性があり(Sealey *et al*., 2004),アルコール摂取は胎盤におけるビオチン輸送を阻害する(Schenker *et al*., 1993)。

授乳はビオチン要求量を増加させる。生後8日目には母乳中のビオチン濃度は約8 nmol/L となり,ビオチンおよび異化代謝物の44%を占める。ビスノルビオチンおよびビオチン-*d,l*-スルホキシドは,それぞれ48%,8%である(Mock *et al*., 1997b)。生後6週までにビオチン濃度は約30nmol/L まで増加し,ビオチンおよび異化代謝物の約70%となる。ビスノルビオチンは約20%,ビオチン-*d,l*-スルホキシドは10%以下となる。

ビオチン摂取と食品源

肉類や穀類中のビオチンの大部分がタンパク質と結合している(Zempleni and Mock. 1999b)。食品中のビオチン含量に関する研究のほとんどが,微生物学的定量法を用いている。微生物学的定量法は,内因性化合物の干渉,タンパク質との結合,ビオチンの化学的特異性の欠如といった分析の限界があるにもかかわらず,発表された論文間で,ある程度一致した結果が得られている。ビオチンは自然食品中に幅広く含まれている。ビオチンを比較的多く含む食品には,卵黄,レバー,野菜類があげられる。西洋人の食事からのビオチン摂取量は,35〜70 μg/日(143〜287nmol/日)である。1日に800mL の成熟母乳を飲んでいる乳児は,ビオチンを約6 μg(24 nmol)摂取していることになる。腸内細菌によるビオチンの合成が,吸収されたビオチンの総量に大きく寄与しているかどうかは不明である(Zempleni and Mock, 1999b)。

過剰症と毒性

経験的に,薬理量のビオチンの摂取は安全であると考えられてきた。例えば,ビオチニダーゼ欠損症の患者に,健常人が摂取する量の300倍以上のビオチンを生涯にわたって投与しても,毒性の明確な徴候はみられない(Wolf and Heard, 1991)。同様に,通常のビオチン摂取量の600倍以上のビオチンを経口あるいは静脈内投与によって急性投与しても,何の徴候もみられないことが報告されている(Zempleni and Mock, 1999a)。ただし,前述のようにビオチンの補給は健常成人やヒト培養細胞モデルにおいて,遺伝子発現の変化に関与していることを留意しなくてはならない(Rodriguez-Melendez and Zempleni, 2003)。これらの遺伝子発現の変化のなかには,細胞生物学的に好ましくない効果を有するものもあるかもしれない。例えば,ヒトリンパ球細胞におけるビオチン添加は,筋小胞体の ATPase 3をコードする遺伝子の発現を減少させ,このカルシウムトランスポーターの発現減少によって,小胞体におけるタンパク質のフォールディング(折りたたみ)が阻害され,細胞ストレスが引き起こされる(Griffin *et al*., 2006)。

将来の方向性

当面の間,ビオチン研究は以下に示す領域に重点が置かれるであろう。

1. 遺伝子発現の調節およびゲノム安定性における,ヒストンのビオチン化の複雑な機能の解明。
2. トランスジェニック動物モデルを用いた,ビオチン恒常性およびヒストンのビオチン化における HCS,ビオチニダーゼ,ビオチントランスポーターの機能の解明。
3. ヒトにおける,軽度のビオチン欠乏による先天異常の発生に関する究明。
4. ヒトのビオチン必要量の定量化および集団内の脆弱な集団における真のビオチン欠乏罹患率の究明。
5. HCS, ビオチニダーゼ,およびビオチントランスポーターをコードする遺伝子の多型がビオチン必要量に与える影響についての解明。
6. 軽度のビオチン欠乏による生物学的効果の解明。

謝 辞:本研究は,ハッチ法によって配分されたネブラスカ大学農業研究部の研究費の一部と,NIH 科学研究費 DK063945,DK077816,DK082476,ES015206,USDA-CSREES 助成金2006-35200-17138,および NSF 助成金 MCB0615831,EPS0701892によって行われた。

(澤村弘美,渡邊敏明訳)

推奨文献

Camporeale, G., Shubert, E.E., Sarath, G., *et al.* (2004) K8 and K12 are biotinylated in human histone H4. *Eur J Biochem* **271,** 2257–2263.

McCormick, D.B. and Wright, L.D. (1971) The metabolism of biotin and analogues. In Florkin, M. and Stotz, E.H. (eds), *Metabolism of Vitamins and Trace Elements*. Elsevier, Amsterdam, pp. 81–110.

Said, H.M. (2004) Recent advances in carrier-mediated intestinal absorption of water-soluble vitamins. *Annu. Rev Physiol* **66,** 419–446.

Suzuki, Y., Yang, X., Aoki, Y., *et al.* (2005) Mutations in the holocarboxylase synthetase gene HLCS. *Hum Mutat* **26,** 285–290.

[文　献]

Baez-Saldaña, A. and Ortega, E. (2004) Biotin deficiency blocks thymocyte maturation, accelerates thymus involution, and decreases nose–rump length in mice. *J Nutr* **134,** 1970–1977.

Báez-Saldaña, A., Díaz, G., Espinoza, B., *et al.* (1998) Biotin deficiency induces changes in subpopulations of spleen lymphocytes in mice. *Am J Clin Nutr* **67,** 431–437.

Bao, B., Pestinger, V., Hassan, Y.I., *et al.* (2010) Holocarboxylase synthetase is a chromatin protein and interacts directly with histone H3 to mediate biotinylation of K9 and K18. *J Nutr Biochem* **22,** 470–475.

Baumgartner, M.R., Dantas, M.F., Suormala, T., *et al.* (2004) Isolated 3-methylcrotonyl-CoA carboxylase deficiency: evidence for an allele-specific dominant negative effect and responsiveness to biotin therapy. *Am J Hum Genet* **75,** 790–800.

Boas, M.A. (1927) The effect of desiccation upon the nutritive properties of egg-white. *Biochem J* **21,** 712–724.

Bowman, B.B., Selhub, J., and Rosenberg, I.H. (1986) Intestinal absorption of biotin in the rat. *J Nutr* **116,** 1266–1271.

Camporeale, G., Giordano, E., Rendina, R., *et al.* (2006) *Drosophila* holocarboxylase synthetase is a chromosomal protein required for normal histone biotinylation, gene transcription patterns, lifespan and heat tolerance. *J Nutr* **136,** 2735–2742.

Camporeale, G., Shubert, E.E., Sarath, G., *et al.* (2004) K8 and K12 are biotinylated in human histone H4. *Eur J Biochem* **271,** 2257–2263.

Chatterjee, N.S., Rubin, S.A., and Said, H.M. (2001) Molecular characterization of the 5′ regulatory region of rat sodium-dependent multivitamin transporter gene. *Am J Physiol Cell Physiol* **280,** C548–C555.

Chauhan, J. and Dakshinamurti, K. (1988) Role of human serum biotinidase as biotin-binding protein. *Biochem J* **256,** 265–270.

Chew, Y.C., Camporeale, G., Kothapalli, N., *et al.* (2006) Lysine residues in N- and C-terminal regions of human histone H2A are targets for biotinylation by biotinidase. *J Nutr Biochem* **17,** 225–233.

Chew, Y.C., West, J.T., Kratzer, S.J., *et al.* (2008) Biotinylation of histones represses transposable elements in human and mouse cells and cell lines, and in *Drosophila melanogaster*. *J Nutr* **138,** 2316–2322.

Collins, J.C., Paietta, E., Green, R., *et al.* (1988) Biotin-dependent expression of the asialoglycoprotein receptor in HepG2. *J Biol Chem* **263,** 11280–11283.

Cowan, M.J., Wara, D.W., Packman, S., *et al.* (1979) Multiple biotin-dependent carboxylase deficiencies associated with defects in T-cell and B-cell immunity. *Lancet* **2,** 115–118.

Daberkow, R.L., White, B.R., Cederberg, R.A., *et al.* (2003) Monocarboxylate transporter 1 mediates biotin uptake in human peripheral blood mononuclear cells. *J Nutr* **133,** 2703–2706.

Dakshinamurti, K. and Chauhan, J. (1994) Biotin-binding proteins. In K. Dakshinamurti (ed.), *Vitamin Receptors: Vitamins as Ligands in Cell Communication*. Cambridge University Press, Cambridge, pp. 200–249.

Dakshinamurti, K. and Cheah-Tan, C. (1968) Liver glucokinase of the biotin deficient rat. *Can J Biochem* **46,** 75–80.

Desviat, L.R., Perez-Cerda, C., Perez, B., *et al.* (2003) Functional analysis of MCCA and MCCB mutations causing methylcrotonylglycinuria. *Mol Genet Metab* **80,** 315–320.

Dey, S., Subramanian, V.S., Chatterjee, N.S., *et al.* (2002) Characterization of the 5′ regulatory region of the human sodium-dependent multivitamin transporter, hSMVT. *Biochim Biophys Acta* **1574,** 187–192.

Du Vigneaud, V., Melville, D.B., Folkers, K., *et al.* (1942) The structure of biotin: a study of desthiobiotin. *J Biol Chem* **146,** 475–485.

Eisenberg, M.A., Mee, M., Prakash, O., *et al.* (1975) Properties of alpha-dehydrobiotin-resistant mutants of Escherichia coli K-12. *J Bacteriol* **122,** 66–72.

Flint, D.H. and Allen, R.M. (1997) Purification and characterization of biotin synthases. In D.M. McCormick, J.W. Suttie, and C. Wagner, (eds), *Vitamins and Coenzymes, Part I*. Academic Press, San Diego, pp. 349–356.

Gralla, M., Camporeale, G., and Zempleni, J. (2008) Holocarboxylase synthetase regulates expression of biotin transporters by chromatin remodeling events at the SMVT locus. *J Nutr Biochem* **19,** 400–408.

Green, N.M. (1975) Avidin. *Adv Protein Chem* **29,** 85–133.

Griffin, J.B., Rodriguez-Melendez, R., Dode, L., *et al.* (2006) Biotin supplementation decreases the expression of the *SERCA3* gene (*ATP2A3*) in Jurkat cells, thus, triggering unfolded protein response. *J Nutr Biochem* **17,** 272–281.

Harris, S.A., Wolf, D.E., Mozingo, R., *et al.* (1943) Synthetic biotin. *Science* **97,** 447–448.

Hassan, Y.I., Moriyama, H., Olsen, L.J., *et al.* (2009) N- and C-terminal domains in human holocarboxylase synthetase participate in substrate recognition. *Mol Genet Metab* **96,** 183–188.

Hatakeyama, K., Kobayashi, M., and Yukawa, H. (1997) Analysis of biotin biosynthesis pathway in coryneform bacteria: *Brevibacterium flavum*. In D.B. McCormick, J.W. Suttie, and C. Wagner (eds), *Vitamins and Coenzymes, Part I*. Academic Press, San Diego, pp. 349–356 .

Hymes, J., Fleischhauer, K., and Wolf, B. (1995) Biotinylation of histones by human serum biotinidase: assessment of biotinyl-transferase activity in sera from normal individuals and children with biotinidase deficiency. *Biochem Mol Med* **56,** 76–83.

Institute of Medicine (1998) *Dietary Reference Intakes for Thiamin, Riboflavin, Niacin, Vitamin B6, Folate, Vitamin B12,*

Pantothenic Acid, Biotin, and Choline. National Academies Press, Washington, DC.

Kaur Mall, G., Chew, Y.C., and Zempleni, J. (2010) Biotin requirements are lower in human Jurkat lymphoid cells but homeostatic mechanisms are similar to those of HepG2 liver cells. *J Nutr* **140,** 1086–1092.

Kim, K.-H., McCormick, D.B., Bier, D.M., *et al.* (1997) Regulation of mammalian acetyl-coenzyme A carboxylase. *Ann Rev Nutr* **17,** 77–99.

Knowles, J.R. (1989) The mechanism of biotin-dependent enzymes. *Ann Rev Biochem* **58,** 195–221.

Kobza, K.A., Chaiseeda, K., Sarath, G., *et al.* (2008) Biotinylmethyl 4-(amidomethyl) benzoate is a competitive inhibitor of human biotinidase. *J Nutr Biochem* **19,** 826–832.

Kögl, F. and Tönnis, B. (1932) Über das Bios-Problem. Darstellung von krystallisiertem Biotin aus Eigelb. *Z Physiol Chem* **242,** 43–73.

Kouzarides, T. and Berger, S.L. (2007) Chromatin modifications and their mechanism of action. In C.D. Allis, T. Jenuwein, and D. Reinberg (eds), *Epigenetics*. Cold Spring Harbor Press, Cold Spring Harbor, pp. 191–209.

Kumar, M. and Axelrod, A.E. (1978) Cellular antibody synthesis in thiamin, riboflavin, biotin and folic acid-deficient rats. *Proc Soc Exp Biol Med* **157,** 421–423.

Kuroishi, T., Endo, Y., Muramoto, K., *et al.* (2008) Biotin deficiency up-regulates TNF-alpha production in murine macrophages. *J Leukoc Biol* **83,** 912–920.

Kuroishi, T., Kinbara, M., Sato, N., *et al.* (2009) Biotin status affects nickel allergy via regulation of interleukin-1beta production in mice. *J Nutr* **139,** 1031–1036.

Landenberger, A., Kabil, H., Harshman, L.G., *et al.* (2004) Biotin deficiency decreases life span and fertility but increases stress resistance in *Drosophila melanogaster*. *J Nutr Biochem* **15,** 591–600.

Lee, H.M., Wright, L.D., and McCormick, D.B. (1972) Metabolism of carbonyl-labeled [^{14}C] biotin in the rat. *J Nutr* **102,** 1453–1464.

Lee, Y.C., Joiner-Hayes, M.G., and McCormick, D.B. (1970) Microsomal oxidation of α-thiocarboxylic acids to sulfoxides. *Biochem Pharmacol* **19,** 2825–2832.

Mantagos, S., Malamitsi-Puchner, A., Antsaklis, A., *et al.* (1998) Biotin plasma levels of the human fetus. *Biol Neonate* **74,** 72–74.

Mardach, R., Zempleni, J., Wolf, B., *et al.* (2002) Biotin dependency due to a defect in biotin transport. *J Clin Invest* **109,** 1617–1623.

McCormick, D.B. and Wright, L.D. (1971) The metabolism of biotin and analogues. In M. Florkin and E.H. Stotz (eds), *Metabolism of Vitamins and Trace Elements*. Elsevier, Amsterdam, pp. 81–110.

Mock, D.M. (2005) Marginal biotin deficiency is teratogenic in mice and perhaps humans: a review of biotin deficiency during human pregnancy and effects of biotin deficiency on gene expression and enzyme activities in mouse dam and fetus. *J Nutr Biochem* **16,** 435–437.

Mock, D.M. and Malik, M.I. (1992) Distribution of biotin in human plasma: most of the biotin is not bound to protein. *Am J Clin Nutr* **56,** 427–432.

Mock, D.M. and Stadler, D.D. (1997) Conflicting indicators of biotin status from a cross-sectional study of normal pregnancy. *J Am Coll Nutr* **16,** 252–257.

Mock, D.M., Henrich, C.L., Carnell, N. *et al.* (2002a) Indicators of marginal biotin deficiency and repletion in humans: validation of 3-hydroxyisovaleric acid excretion and a leucine challenge. *Am J Clin Nutr* **76,** 1061–1068.

Mock, D.M., Henrich-Shell, C.L., Carnell, N., *et al.* (2004) 3-Hydroxypropionic acid and methylcitric acid are not reliable indicators of marginal biotin deficiency in humans. *J Nutr* **134,** 317–320.

Mock, D.M., Johnson, S.B. and Holman, R.T. (1988) Effects of biotin deficiency on serum fatty acid composition: evidence for abnormalities in humans. *J Nutr* **118,** 342–348.

Mock, N., Malik, M., Stumbo, P., *et al.* (1997d) Increased urinary excretion of 3-hydroxyisovaleric acid and decreased urinary excretion of biotin are sensitive early indicators of decreased status in experimental biotin deficiency. *Am J Clin Nutr* **65,** 951–958.

Mock, D.M., Quirk, J.G., and Mock, N.I. (2002b) Marginal biotin deficiency during normal pregnancy. *Am J Clin Nutr* **75,** 295–259.

Mock, D.M., Stadler, D., Stratton, S., *et al.* (1997a) Biotin status assessed longitudinally in pregnant women. *J Nutr* **127,** 710–716.

Mock, D.M., Stratton, S.L., and Mock, N.I. (1997b) Concentrations of biotin metabolites in human milk. *J Pediatr* **131,** 456–458.

Mock, D.M., Wang, K.-S., and Kearns, G.L. (1997c) The pig is an appropriate model for human biotin catabolism as judged by the urinary metabolite profile of radioisotope-labeled biotin. *J Nutr* **127,** 365–369.

Nabokina, S.M., Subramanian, V.S., and Said, H.M. (2003) Comparative analysis of ontogenic changes in renal and intestinal biotin transport in the rat. *Am J Physiol Renal Physiol* **284,** F737–742.

Narang, M.A., Dumas, R., Ayer, L.M., *et al.* (2004) Reduced histone biotinylation in multiple carboxylase deficiency patients: a nuclear role for holocarboxylase synthetase. *Hum Mol Genet* **13,** 15–23.

National Center for Biotechnology Information (2008) Entrez SNP. National Institutes for Health. http://www.ncbi.nlm.nih.gov (accessed November 23, 2008).

Neto, E.C., Schulte, J., Rubim, R., *et al.* (2004) Newborn screening for biotinidase deficiency in Brazil: biochemical and molecular characterizations. *Braz J Med Biol Res* **37,** 295–299.

Ozand, P.T., Gascon, G.G., Essa, M.A., *et al.* (1998) Biotin-responsive basal ganglia disease: a novel entity. *Brain* **121,** 1267–1279.

Pacheco-Alvarez, D., Solorzano-Vargas, R.S., Gravel, R.A., *et al.* (2005) Paradoxical regulation of biotin utilization in brain and liver and implications for inherited multiple carboxylase deficiencies. *J Biol Chem* **279,** 52312–52318.

Perez, B., Desviat, L.R., Rodriguez-Pombo, P., *et al.* (2003) Propionic acidemia: identification of twenty-four novel mutations in Europe and North America. *Mol Genet Metab* **78,** 59–67.

Pestinger, V., Wijeratne, S.S.K., Rodriguez-Melendez, R., *et al.* (2010) Novel histone biotinylation marks are enriched in repeat regions and participate in repression of transcriptionally competent genes. *J Nutr Biochem* **22,** 328–333.

Petrelli, F., Moretti, P., and Paparelli, M. (1979) Intracellular distribution of biotin-14C COOH in rat liver. *Mol Biol Rep* **4,**

247–252.

Prasad, P.D., Wang, H., Kekuda, R., *et al.* (1998) Cloning and functional expression of a cDNA encoding a mammalian sodium-dependent vitamin transporter mediating the uptake of pantothenate, biotin, and lipoate. *J Biol Chem* **273,** 7501–7506.

Robinson, B.H., Oei, J., Saudubray, J.M., *et al.* (1987) The French and North American phenotypes of pyruvate carboxylase deficiency, correlation with biotin-containing protein by ^{3}H-biotin incorporation, ^{35}S-streptavidin labeling, and northern blotting with a cloned cDNA probe. *Am J Hum Genet* **40,** 50–59.

Rodriguez-Melendez, R. and Zempleni, J. (2003) Regulation of gene expression by biotin. *J Nutr Biochem* **14,** 680–690.

Rodriguez-Melendez, R., Schwab, L.D., and Zempleni, J. (2004) Jurkat cells respond to biotin deficiency with increased nuclear translocation of NF-?B, mediating cell survival. *Int J Vitam Nutr Res* **74,** 209–216.

Rolfe, B. and Eisenberg, M.A. (1968) Genetic and biochemical analysis of the biotin loci of Escherichia coli K-12. *J Bacteriol* **96,** 515–524.

Said, H.M. (2004) Recent advances in carrier-mediated intestinal absorption of water-soluble vitamins. *Annu. Rev Physiol* **66,** 419–446.

Said, H.M. and Redha, R. (1987) A carrier-mediated system for transport of biotin in rat intestine in vitro. *Am J Physiol* **252,** G52–G55.

Said, H.M., Redha, R., and Nylander, W. (1988) Biotin transport in basolateral membrane vesicles of human intestine. *Gastroenterology* **94,** 1157–1163.

Said, H.M., Thuy, L.P., Sweetman, L., *et al.* (1993) Transport of the biotin dietary derivative biocytin (N-Biotinyl-L-lysine) in rat small intestine. *Gastroenterology* **104,** 75–80.

Schenker, S., Hu, Z., Johnson, R.F., *et al.* (1993) Human placental biotin transport: normal characteristics and effect of ethanol. *Alcohol Clin Exp Res* **17,** 566–575.

Sealey, W.M., Stratton, S.L., Mock, D.M., *et al.* (2005) Marginal maternal biotin deficiency in CD-1 mice reduces fetal mass of biotin-dependent carboxylases. *J Nutr* **135,** 973–977.

Sealey, W.M., Teague, A.M., Stratton, S.L., *et al.* (2004) Smoking accelerates biotin catabolism in women. *Am J Clin Nutr* **80,** 932–935.

Seshagiri, P.B. and Adiga, P.R. (1987) Isolation and characterisation of a biotin-binding protein from the pregnant-rat serum and comparison with that from the chicken egg-yolk. *Biochim Biophys Acta* **916,** 474–481.

Shriver, B.J., Roman-Shriver, C., and Allred, J.B. (1993) Depletion and repletion of biotinyl enzymes in liver of biotin-deficient rats: evidence of a biotin storage system. *J Nutr* **123,** 1140–1149.

Smith, E.M., Hoi, J.T., Eissenberg, J.C., *et al.* (2007) Feeding *Drosophila* a biotin-deficient diet for multiple generations increases stress resistance and lifespan and alters gene expression and histone biotinylation patterns. *J Nutr* **137,** 2006–2012.

Solorzano-Vargas, R.S., Pacheco-Alvarez, D., and Leon-Del Rio, A. (2002) Holocarboxylase synthetase is an obligate participant in biotin-mediated regulation of its own expression and of biotin-dependent carboxylases mRNA levels in human cells. *Proc Natl Acad Sci USA* **99,** 5325–5330.

Spencer, R.P. and Brody, K.R. (1964) Biotin transport by small intestine of rat, hamster, and other species. *Am J Physiol* **206,** 653–657.

Stanley, J.S., Griffin, J.B., Mock, D.M., *et al.* (2002) Biotin uptake into human peripheral blood mononuclear cells increases early in the cell cycle, increasing carboxylase activities. *J Nutr* **132,** 1854–1859.

Stanley, J.S., Griffin, J.B., and Zempleni, J. (2001) Biotinylation of histones in human cells: effects of cell proliferation. *Eur J Biochem* **268,** 5424–5429.

Stratton, S.L., Bogusiewicz, A., Mock, M.M., *et al.* (2006) Lymphocyte propionyl-CoA carboxylase and its activation by biotin are sensitive indicators of marginal biotin deficiency in humans. *Am J Clin Nutr* **84,** 384–388.

Stratton, S.L., Horvath, T.D., and Bogusiewicz, A. (2010) Plasma concentration of 3-hydroxyisovaleryl carnitine is an early and sensitive indicator of marginal biotin deficiency in humans. *Am J Clin Nutr* **92,** 1399–1405.

Subramanian, V.S., Marchant, J.S., and Said, H.M. (2006) Biotin-responsive basal ganglia disease-linked mutations inhibit thiamine transport via hTHTR2: biotin is not a substrate for hTHTR2. *Am J Physiol Cell Physiol* **291,** C851–C859.

Suormala, T., Baumgartner, E.R., Bausch, J., *et al.* (1988) Quantitative determination of biocytin in urine of patients with biotinidase deficiency using high-performance liquid chromatography (HPLC). *Clin Chim Acta* **177,** 253–270.

Suzuki, Y., Aoki, Y., Ishida, Y., *et al.* (1994) Isolation and characterization of mutations in the human holocarboxylase synthetase cDNA. *Nat Genet* **8,** 122–128.

Suzuki, Y., Yang, X., Aoki, Y., *et al.* (2005) Mutations in the holocarboxylase synthetase gene HLCS. *Hum Mutat* **26,** 285–290.

Velazquez, A., Zamudio, S., Baez, A., *et al.* (1990) Indicators of biotin status: a study of patients on prolonged total parenteral nutrition. *Eur J Clin Nutr* **44,** 11–16.

Wolf, B. and Feldman, G.L. (1982) The biotin-dependent carboxylase deficiencies. *Am J Hum Genet* **34,** 699–716.

Wolf, B. and Heard, G.S. (1991) Biotinidase deficiency. In L. Barness and F. Oski (eds), *Advances in Pediatrics*. Medical Book Publishers, Chicago, pp. 1–21.

Wolf, B., Grier, R.E., Allen, R.J., *et al.* (1983) Biotinidase deficiency: an enzymatic defect in late-onset multiple carboxylase deficiency. *Clin Chim Acta* **131,** 273–281.

Wolf, B., Heard, G.S., McVoy, J.R.S., *et al.* (1985) Biotinidase deficiency. *Ann NY Acad Sci* **447,** 252–262.

Wolffe, A. (1998) *Chromatin*. Academic Press, San Diego.

Zempleni, J. and Mock, D.M. (1999a) Bioavailability of biotin given orally to humans in pharmacologic doses. *Am J Clin Nutr* **69,** 504–508.

Zempleni, J. and Mock, D.M. (1999b) Biotin biochemistry and human requirements. *J Nutr Biochem* **10,** 128–138.

Zempleni, J. and Mock, D.M. (1999c) The efflux of biotin from human peripheral blood mononuclear cells. *J Nutr Biochem* **10,** 105–109.

Zempleni, J. and Mock, D.M. (1999d) Mitogen-induced proliferation increases biotin uptake into human peripheral blood mononuclear cells. *Am J Physiol Cell Physiol* **276,** C1079–1084.

Zempleni, J. and Mock, D.M. (2000a) Biotin. In W.O. Song and G.R. Beecher (eds), *Modern Analytical Methodologies on Fat and Water-Soluble Vitamins*. Wiley, New York, pp. 389–409.

Zempleni, J. and Mock, D.M. (2000b) Marginal biotin deficiency is teratogenic. *Proc Soc Exp Biol Med* **223,** 14–21.

Zempleni, J., Green, G.M., Spannagel, A.U., *et al.* (1997a) Biliary excretion of biotin and biotin metabolites is quantitatively minor in rats and pigs. *J Nutr* **127,** 1496–1500.

Zempleni, J., McCormick, D.B., and Mock, D.M. (1997b) Identification of biotin sulfone, bisnorbiotin methyl ketone, and tetranorbiotin-*l*-sulfoxide in human urine. *Am J Clin Nutr* **65,** 508–511.

Zempleni, J., Trusty, T.A., and Mock, D.M. (1997c) Lipoic acid reduces the activities of biotin-dependent carboxylases in rat liver. *J Nutr* **127,** 1776–1781.

Zempleni, J., Wijeratne, S.S., and Hassan, Y.I. (2009) Biotin. *Biofactors* **35,** 36–46.

24

パントテン酸

Joshua W. Miller and Robert B. Rucker

要　約

パントテン酸はほぼ60年前に同定された，コエンザイムＡの代謝前駆体として働く必須ビタミンである。コエンザイムＡの形で，アシルキャリアータンパク質の構成成分として，パントテン酸は脂質，タンパク質および炭水化物を含む多種多様な代謝反応に関与している。パントテン酸は必須ビタミンであるが，動・植物に由来する食物に普遍的に含まれているため，ヒトにおいてパントテン酸欠乏はほとんど生じない。パントテン酸の補給にはいくつかの効果があると考えられるが，特定の効果を推奨する前に，さまざまな保健機能に関するさらなる研究が必要である。

はじめに

パントテン酸の発見は，他の水溶性ビタミンの発見を導いた方法，すなわちバクテリアや単細胞真核生物（例えば酵母）を利用した研究，動物モデルおよび化学分析と同様の方法によりなされた。R.J. Williams, C.A. Elvehjem および T.H. Jukes らの研究グループの多大な功績により，必須の食事性成分としてパントテン酸が同定された。Williams ら（1933）は，パントテン酸がある種のバクテリアや酵母の成育に必要であることを立証した。続いて，Elvehjem（Wooley *et al*., 1939）および Jukes（Jukes., 1939；Spies *et al*., 1940）と彼らの共同研究者は，パントテン酸がニワトリの成長および“抗皮膚炎”因子であることを実証した。Williams は食料品中でのその存在の普遍性を示すために，“至る所から”を意味するギリシャ語からパントテン酸と命名した（Williams *et al*., 1933；Williams and Majors, 1940）。Williams によるパントテン酸の最終的な特徴づけは，種々の食品からの酸抽出物に存在する抗皮膚炎因子，すなわちパントテン酸が酸性条件下ではフラー土（訳注：酸性白土）に結合しないという結果を利用して行われた。1930年代の典型的なクロマトグラフィーおよび分画の手法（溶媒依存的化学分配）を用いて，Williams は出発物質として250kg の肝臓から構造決定のための数 g のパントテン酸を単離した（Williams and Majors, 1940）。この情報とともに，数多くの研究グループが，パントテン酸の化学合成や商業的製法に寄与した。

1950年代に，パントテン酸の機能型のひとつであるコエンザイム A（coenzyme A：CoA）がスルホンアミドとコリンのアセチル化に必須の補酵素として発見された（Plesofsky-Vig and Brambi, 1988）。1960年代の中ごろに，パントテン酸は脂肪酸合成酵素複合体中のアシルキャリアータンパク質（ACP）の構成成分のひとつとして同定された（Wakil, 1989）。これらの研究の進展が，ヒトやその他の動物のパントテン酸欠乏の影響に関するこの期間を通した一連の着実な観察に加えて，本ビタミンについての現在の理解の基礎となっている。

化学的性質および命名

パントテン酸の化学構造はパント酸とβアラニンのアミド結合から成る（図24. 1A）。パントテン酸の代謝過程の詳細については後述するが，本分子の末端のカルボキシル基とアミド結合したβメルカプトエチルアミン（システアミン）を含む重要な中間体である，4′-ホスホパンテテインが生成される（図24. 1B）。4′-ホスホパンテテインは ACP に共有結合した補欠分子族として働く（図24. 1C）。アデニンとリボース3′-リン酸の付加を伴うさらなる代謝過程により，必須の補酵素であるコエンザイム A（CoA）が生成される（図24. 1D）。純粋なパントテン酸は水溶性で粘性があり，黄色の油である。中性 pH では安定であるが，酸，アルカリおよび熱により容易に分解される。パントテン酸カルシウムは，白色

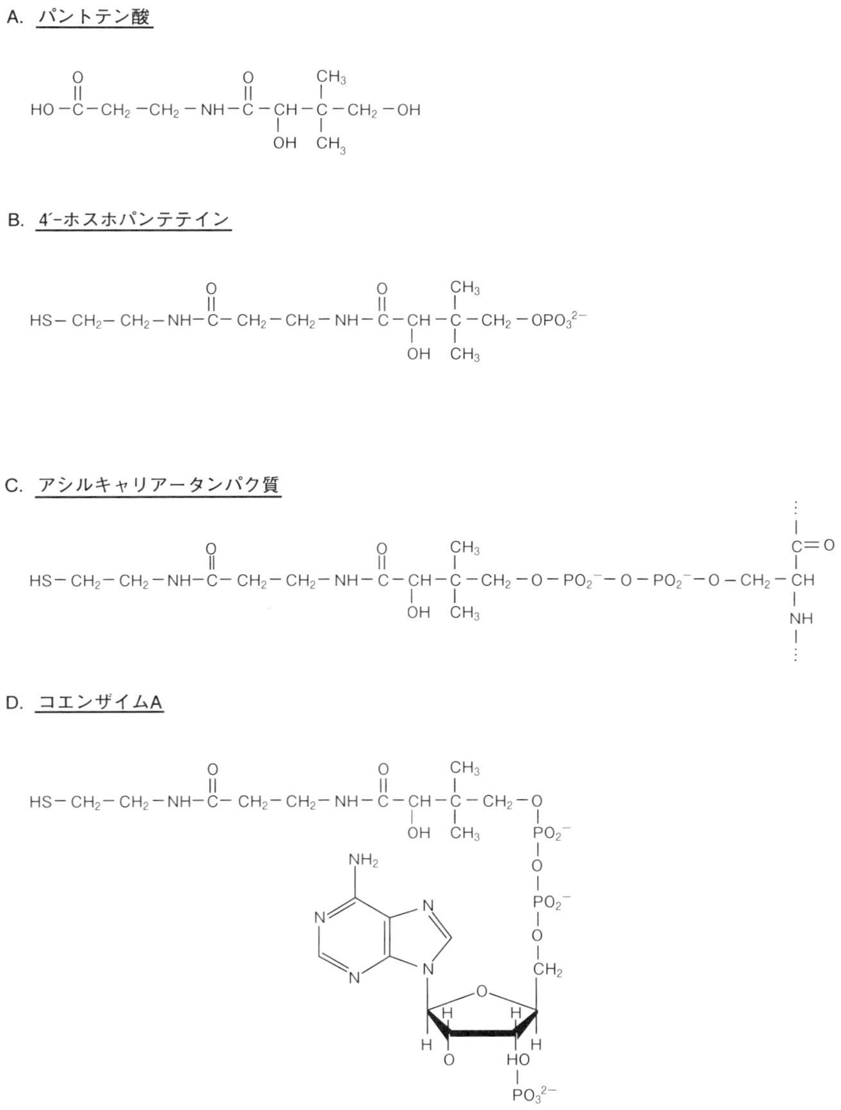

A. パントテン酸

$$\text{HO-}\overset{\overset{\displaystyle O}{\|}}{C}\text{-CH}_2\text{-CH}_2\text{-NH-}\overset{\overset{\displaystyle O}{\|}}{C}\text{-}\underset{\underset{\displaystyle OH}{|}}{C}\text{H-}\underset{\underset{\displaystyle CH_3}{|}}{\overset{\overset{\displaystyle CH_3}{|}}{C}}\text{-CH}_2\text{-OH}$$

B. 4′-ホスホパンテテイン

$$\text{HS-CH}_2\text{-CH}_2\text{-NH-}\overset{\overset{\displaystyle O}{\|}}{C}\text{-CH}_2\text{-CH}_2\text{-NH-}\overset{\overset{\displaystyle O}{\|}}{C}\text{-}\underset{\underset{\displaystyle OH}{|}}{C}\text{H-}\underset{\underset{\displaystyle CH_3}{|}}{\overset{\overset{\displaystyle CH_3}{|}}{C}}\text{-CH}_2\text{-OPO}_3^{2-}$$

C. アシルキャリアータンパク質

D. コエンザイムA

図24.1 パントテン酸，4′-ホスホパンテテイン，アシルキャリアータンパク質およびコエンザイムAの化学構造

で無臭の結晶性物質であり，純粋な酸の形状より非常に安定であるため，通常市販のビタミンサプリメントにみられるパントテン酸の形状である(Bird and Thompson, 1967)。初期の文献では，パントテン酸はニワトリの抗皮膚炎因子，濾過因子およびビタミン B$_3$ と呼ばれていた。今日では，名称の起源ははっきりしないものの，しばしばビタミン B$_5$ と呼ばれている。

腸管での吸収，細胞の取込みと排出，血漿輸送および排泄

食物中のパントテン酸の大部分は CoA の構成成分もしくは 4′-ホスホパンテテインとして存在している。これらの物質が吸収されるためには，まず最初に加水分解されなければならない(Shibata et al., 1983)。これは，生成物としてパンテテインを生じる2つの加水分解酵素，ピロホスファターゼとホスファターゼの連続的な活性により腸管内腔で行われる。パンテテインはそのまま吸収されるか，第3の腸管加水分解酵素，パンテテイナーゼによりパントテン酸へとさらに代謝される。ラットにおいて，当初パントテン酸の吸収は単純拡散により小腸の全域で行われていると考えられていた(Shibata et al., 1983)。しかしながら，その後のラットやニワトリを用いた研究により，低濃度でビタミン飽和性，時にナトリ

ウム依存性マルチビタミントランスポーター（sodium-dependent multivitamin transporter：SMVT）と呼ばれ，ビオチンと共通のナトリウム依存性輸送機構（Fenstermacher and Rose, 1986）により吸収されることが示された。腸管での吸収のモデルとしてCaco-2細胞単層を用いた*in vitro*実験により，パントテン酸の取込みはビオチンにより競合的に阻害され，またその逆も生じることが立証された（Said, 1999）。

吸収された後に，パントテン酸は循環系へ入り，腸管吸収と同様の様式で細胞に取り込まれる（Spector and Mock, 1987；Beinlich *et al*., 1990；Grassl, 1992）。パントテン酸の細胞への取込み過程は，みかけのK_m値15〜20μMを示す飽和性であるようにみえる。細胞膜を通る輸送はキャリアーを介するナトリウム濃度勾配依存性で，電気的中性の機構により行われる（Smith and Milner, 1985；Lopaschukf *et al*., 1987；Beinlich *et al*., 1989, 1990；Said *et al*., 1998）。パントテン酸の細胞への取込みはプロテインキナーゼC（PKC）やカルモジュリン依存性制御/シグナル経路とも関連している（Lopaschukf *et al*., 1987）。PKCへの依存性は，ホルボール12-ミリステート13-アセテート（PMA）もしくは1,2-ジオクタノイル-グリセロールのようなPKC活性化剤での細胞の前処理がパントテン酸の取込みを有意に阻害するという結果に基づいている。内向きのナトリウム勾配がかけられた場合，パントテン酸の迅速な取込みが観察される。パントテン酸の取込みは，ナトリウムをカリウムに置換した際，もしくは外部のナトリウム濃度が40mM未満になった際に減少する。ウアバイン，グラミシジンD，シアン化物，アジ化物および2,4-ジニトロフェノールも阻害剤として働く。

細胞からの流出に関しては取込みとは異なっており，パントテン酸の排出は外部培養液中へのパントテン酸，ナトリウム，ウアバイン，グラミシジンDもしくは2,4-ジニトロフェノールの添加により影響を受けない。さらに，その代謝状態は取込みにも影響を及ぼしている。例えば，灌流心臓におけるパントテン酸の輸送は，エネルギー源の添加により心臓が灌流され，“働いている”心臓として作用している時に有意に増加する（Lopaschukf *et al*., 1987）。遊離パントテン酸の濃度には細胞内と血漿中で差があることから，パントテン酸の能動的な取込みの重要性は高い。肝臓における遊離パントテン酸の細胞内濃度は10〜15μM，心臓では約100μMであるのに対し，血漿中では1〜5μMである。同様に，大脳毛細管（血液-脳関門）を通したパントテン酸の一方向性の流入は，血漿中のパントテン酸濃度の約10倍の半飽和濃度で，低容量で飽和性の輸送システムによりなされている（Spector, 1986, 1987）。比較として，CoAおよびACPの濃度は，典型的な細胞の細胞質においてそれぞれ50〜100μMおよび10μMである。ミトコンドリアにおいて，CoAの濃度は10〜20倍高く，細胞の総CoA含量の70〜90%を占める。

本ビタミンは主にパントテン酸として尿中に排出される。これは，リン酸とβメルカプトエチルアミン部分を切断する一連の加水分解反応により，CoAからパントテン酸が遊離した後に生じる。

細胞での制御と機能

CoAおよびACPの合成

パントテン酸は，動物細胞が本ビタミンのパント酸部分を合成できないため，栄養学的に必須である。パントテン酸の主要な機能はCoAやACPの合成のための基質としての役割である（図24.2）。最初の段階はパントテン酸キナーゼによるパントテン酸から4′-ホスホパントテン酸へのリン酸化である（Fisher *et al*., 1985；Rock *et al*., 2000）。3つの異なる種類のパントテン酸キナーゼ（PanK）が同定されている。PanK-ⅠとⅢはバクテリアに認められる。PanK-Ⅱは主に真核生物に認められ，4つの異なるアイソフォーム（PanK1，PanK2，PanK3およびPanK4）が存在する（Leonardi *et al*., 2005）。パントテン酸キナーゼは，パントテン酸に対するK_m値が約20μMで，幅広い至適pH（pH6から9の間）を有する。Mg-ATPはK_m値約0.6mMで，このリン酸化反応のヌクレオチド基質として用いられる。

パントテン酸キナーゼの反応はCoAやACP合成の主要な調節ポイントとしての役割も果たしている。本反応はさまざまな陰イオン（例えば，チアゾリジンジオン，スルホニル尿素およびステロイドは阻害物質であり，脂肪酸アシルアミドおよびタモキシフェンは活性化物質である）により非特異的に活性化や阻害を受ける（Leonardi *et al*., 2010）。細胞において，CoAもしくはCoA誘導体による本キナーゼのフィードバック阻害は，CoA合成経路における次のステップへの流れを抑制し，補酵素としての細胞内CoAレベルの上限の閾値を決定している。アシルCoAによる阻害は遊離のCoAより大きい。遊離CoAによる阻害はパントテン酸濃度に対して非拮抗的であり，K_i値0.2μMを示す。基質は先行基質としてのATPとともに，連続してパントテン酸キナーゼに付加される。アシルCoAの阻害の原因となるアロステリック制御ドメインは，基質であるパントテン酸や，パンテテインおよびパントテン酸キナーゼ活性に影響する種々の低分子阻害物質や活性化物質とも結合する。したがって，基質レベルでのパントテン酸キナーゼにかかわる特徴の説明はしばしば複雑である。

興味深いことに，ミトコンドリア内への脂肪酸の輸送に重要なL-カルニチンはパントテン酸キナーゼの非必須の活性化物質である。カルニチンはそれ自体では影響

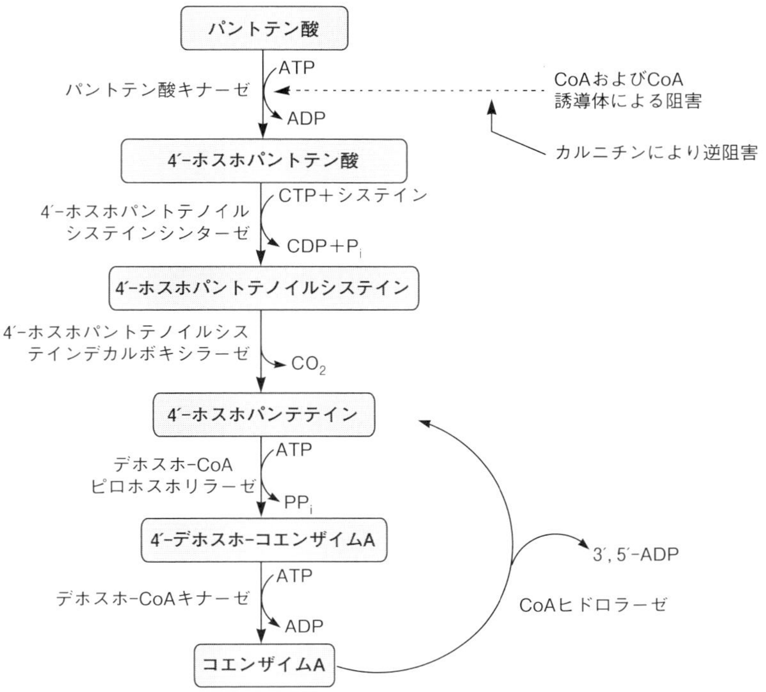

図24.2　パントテン酸からコエンザイムAへの代謝変換

しないが，CoAによる阻害を特異的に回復させる。心臓において，遊離カルニチン含量はパントテン酸のリン酸化を直接的に変化させる。したがって，本キナーゼのこれらの特性は，CoA合成の調節や細胞内パントテン酸含量の制御の潜在的な機構を担っている。すなわち，遊離カルニチン濃度の変化により回復するCoAや，そのアシルエステルによるフィードバック阻害である。しかしながら，アシル誘導体の大部分はタンパク質に結合しているため，細胞の遊離アシルCoA濃度は低く，変化しやすいことは強調すべき重要な点である。さらに，CoAと同様に，カルニチンは遊離およびアシル化された形で存在しており，CoAによるキナーゼの阻害の回復は，カルニチンがアシル化されている場合では生じない（Fisher *et al*., 1985）。アシル化型に対する遊離型カルニチンの割合は摂食やホルモン作用（インスリンが特に重要）に依存してかなり変化する。絶食や1型糖尿病（低インスリン状態）は，パントテン酸キナーゼ活性やCoAの総量を増加させる（Reibel *et al*., 1981；Robishaw *et al*., 1982；Kirschbaum *et al*., 1990）。それに加えて，心臓標本の灌流や肝細胞のグルコース，ピルビン酸もしくはパルミチン酸処理は，遊離カルニチンの減少や遊離およびアシル化型のCoAの増加に起因して，パントテン酸キナーゼのリン酸化を顕著に阻害する。

4′-ホスホパントテン酸の生成に続くCoA合成の次の段階は，多機能性の触媒部位を有するタンパク質複合体（約400,000Da）により行われる。この複合体の重要な酵素学的特性は，4′-デホスホCoAを生成するために4′-ホスホパンテテインとATPとの反応を触媒するデホスホCoAピロホスホリラーゼ活性，ATP依存的にCoA合成の最終段階を触媒するデホスホCoAキナーゼ活性，およびCoAの3′,5′-ADPと4′-ホスホパンテテインへの加水分解を触媒するCoAヒドロラーゼ活性を有することである。この反応の連続はCoA/4′ホスホパンテテインサイクルと呼ばれ，4′-ホスホパンテテインをCoA生成のために再利用する機構となっている。本サイクルの1回転ごとに2分子のATPが利用され，1分子のADP，1分子のピロリン酸および1分子の3′,5′-ADPが生成する（図24.2）（Bucovaz *et al*., 1998）。

ACPはバクテリア，酵母および植物において，4′-ホスホパンテテインが結合したポリペプチド鎖（分子量約8,500–8,700Da）で構成されるため，時には“マクロ補因子”と呼ばれる。しかしながら，高等動物におけるACPはほとんどの場合，2つの非常に大きなタンパク質サブユニット（それぞれ分子量約250,000Da）から成る脂肪酸合成酵素複合体と結合している。脂肪酸合成酵素複合体のキャリアー部位もしくはドメイン，すなわち脂肪酸合成酵素を構成する2つのサブユニットのそれぞれにおける7つの機能的もしくは触媒ドメインのうちの1つはアシルキャリアータンパク質とも呼ばれる。不活性型ACPアポポリペプチド（もしくはドメイン）は，ACP

表24.1　CoA および ACP の主要な機能

機能	重要性
炭水化物関連	
クエン酸回路での転移反応	酸化的代謝
糖のアセチル化（例：*N*–アセチルグルコサミン）	細胞構造に重要な炭水化物の生成
脂質関連	
リン脂質生合成	細胞膜の形成と構造
イソプレノイド生合成	ステロールおよび胆汁酸塩の生成
ステロイド生合成	ステロイドホルモンの生成
脂肪酸の伸長	細胞膜流動性の改変能
アシル（脂肪酸）およびトリアシルグリセリド合成	エネルギーの貯蔵
タンパク質関連	
タンパク質のアセチル化	タンパク質立体構造の変化； ある種のホルモンや酵素の活性化 （例：アドレノコルチコトロピン） 転写（例：ヒストンのアセチル化）
タンパク質のアシル化（ミリスチン酸やパルミチン酸の付加）およびプレニル化	ホルモンや転写因子の区画化および活性化

の活性中心におけるセリン残基側鎖の水酸基への4′–ホスホパンテテイン部分の翻訳後転移により，活性を有するホロ型（もしくはドメイン）に変換される。この反応は，4′–ホスホパンテテインの基質としてCoAを用いる，4′–ホスホパンテテイントランスフェラーゼにより触媒される。ホロACPペプチドもしくはドメインの形成の制御に関するデータはわずかであるが，4′–ホスホパンテテイントランスフェラーゼ遺伝子はヒトからクローン化されている（Praphanphoj *et al*., 2001）。動物におけるホスホパンテテイントランスフェラーゼやACPの制御に関するデータは限られているが，植物において無傷葉緑体への外因性のCoAの添加はアポACPからホロACPへの変換を促進する。脂肪酸合成に加え，ホスホパンテテイントランスフェラーゼはCoAから他のタンパク質への4′–ホスホパンテテインの転移を触媒することも認識すべきである。例えば，ヒトの細胞株において葉酸代謝の酵素群のうちのひとつ，10–ホルミルテトラヒドロ葉酸デヒドロゲナーゼ（FDH）は10–ホルミルテトラヒドロ葉酸のテトラヒドロ葉酸とCO_2への変換を補助するために，4′–ホスホパンテテインを補欠分子族として必要とする（Strickland *et al*., 2010）。

追加のポイントとして，脂肪酸異化代謝の種々のアゴニストはCoAに関連した代謝に影響する。PPARαのようなペルオキシソーム増殖因子活性化受容体の活性化はしばしば脂肪酸のβ酸化の増加と関連している。PPARαの標的はPanKや，アシルカルニチンの輸送や合成に必要なタンパク質をコードする遺伝子にも影響する。最新のメタボロミック法（例えば，高分解能NMRや質量分析技術）を用いて，尿中の代謝物質の分析をもとに，ヒトにおいてパントテン酸（5倍程度）とアセチルカルニチン（20倍程度）の両方の著しい欠乏が，フェノフィブラートのようなPPARアゴニストに応答して生じることが見いだされている（Patterson *et al*., 2009）。PPARαは転写制御因子として，パントテン酸キナーゼや，アシルカルニチンの輸送および合成に関与するタンパク質をコードする遺伝子に影響する。

CoA と ACP の主要な機能

CoAおよびACPの重要な機能を表24.1に列挙した。CoAは主にアセチル基およびアシル基転移反応や，酸化的代謝や異化に関連した過程に関与しているのに対し，ACPは主に合成反応に関与している。CoAのアデノシル部分はCoAに関連した酵素群への強固な結合のための部位であり，ホスホパンテテイン部分が，基質をある触媒中心から他へ移動させるためのフレキシブルアームとしての役割を果たすことを可能としている。同様に，ACPのパントテン酸（4′–ホスホパンテテインとして）が脂肪酸合成過程に関連した転移反応に利用される際に，4′–ホスホパンテテインは脂肪酸合成酵素複合体の各活性中心へアシル誘導体を順次，規則的に位置させることを可能とするフレキシブルアームとしても機能する。脂肪酸合成酵素複合体の触媒部位やそれらの機能の概要については表24.2にまとめている。脂肪酸合成に加え，オリゴ糖が結合したアシルキャリアータンパク質がブタ肝臓のメチル基転移反応阻害剤として作用するという結果から，ACP様因子がヒトや動物においてその他の機能を発揮しているかもしれないことが示唆された（Seo *et al*., 2002）。ACPはリボソームタンパク質P2などの

表24.2　脂質合成酵素複合体に関連した触媒部位

酵素	触媒機能
1．アセチルトランスフェラーゼ	CoA の活性化アセチル基の4′-ホスホパンテテイン（ACP ドメイン）のスルフヒドリル基への転移の触媒。その後に続く段階で，アセチル基は3-オキソアシルシンターゼの活性部位近傍の第二のシステインに由来するスルフヒドリル基へ転移し，第2段階のために4′-ホスホパンテテインのスルフヒドリル基をフリーの状態に保つ
2．マロニルトランスフェラーゼ	次に入るマロニル基の4′-ホスホパンテテインへの転移の触媒
3．3-オキソアシルシンセターゼ	3-オキソアシルシンターゼにより触媒される本過程の最初の縮合反応。ここで，3-オキソブチリル（アセトアセチル）誘導体を生成するために，アセチル部分によるマロニル-ACP の攻撃が脱炭素反応および縮合とともに生じる第2から第7サイクルにおいて，各サイクルで付加されたマロニル基を攻撃するアシル部分が新たに形成される（第6段階を参照）
4．オキソアシルレダクターゼ	アセトアセチルもしくは3-オキソアシル中間体の還元にはNADPH が関与する。この反応の最初のサイクルではD-ヒドロキシ酪酸が，その後に続くサイクルではヒドロキシ脂肪酸が生成する
5．3-ヒドロキシアシルデヒドラターゼ	エノイル誘導体を形成するために，第4段階で生成した3-ヒドロキシアシル誘導体からの水分子の除去を触媒
6．エノイルレダクターゼ	2つ目のNADPH 分子によるエノイル誘導体（第5段階）の還元により脂肪酸が生成する。このアシル基はまた，16の炭素数のパルミトイル基が形成されるまで，第1段階で示したように，3-オキソアシルシンターゼに近接するスルフヒドリル基へ転移される。4′-ホスホパンテテインのアームに結合したままのこの基は，複合体の残りの酵素，チオエステルヒドロラーゼの高度に特異的な基質である
7．チオエステルヒドロラーゼ	4′-ホスホパンテテインアームからのパルミチン酸（第6段階）の遊離

酸性リボソーム構造タンパク質とも構造的に相同性がある（Raychaudhuri and Rajasekharan, 2003）。さらに，バクテリアや植物において，ACP はアミノ酸合成およびポリケチドの生成や，エリスロマイシンのような抗生物質，ロバスタチンのようなコレステロール低下薬，およびレスベラトロールのようなアンチエイジング化合物を含む非常に多様な二次代謝産物の経路において重要である（Khosla and Tang, 2005）。

CoA や ACP における4′-ホスホパンテテインにより触媒される転移反応に起因する中間体が“高エネルギー”化合物とみなされうることを認識することも重要である。CoA や ACP はチオエステルを生成するためにアセチル基もしくはアシル基と反応する。チオエステル（-S-CO-R）は典型的なエステル（-O-CO-R）もしくはアミド（-N-CO-R）よりも熱力学的に不安定である。-S-CO-R における C-O 結合の二重結合の特性は C-S 結合には大きく影響しない。これは，チオエステルが比較的高いエネルギーポテンシャルを有する原因となり，CoA や ACP が関与するほとんどの反応において，例えばアセチル基もしくはアシル基の転移は ATP の加水分解のような付加的なエネルギーを必要としない。例えば，pH7.0での加水分解反応の$-\Delta G$は，ATP から AMP とピロリン酸，もしくは ADP とリン酸への反応では7～8 kcal に対して，アセチル CoA では約7.5kcal，アセトアセチル CoA では10.5kcal である。CoA および ACP の末端のチオール基は活性化カルボン酸やαおよびβカルボニル官能基が関与する求核置換反応（訳注：電子の豊富な求核試薬が電子不足の炭素原子と化学結合して，結びつきの弱い原子，原子団と置換する反応）にも理想的に適している（Nicholis and Ferguson, 2002）。

食物由来の供給源および必要量

パントテン酸は20～50μg/g の範囲のレベルで植物および動物の両方に由来するさまざまな食物に含まれている。パントテン酸の特に豊富な供給源は鶏肉，牛肉，肝臓およびその他の内臓肉，全粒穀物，ジャガイモ，トマト製品である（Walsh *et al*., 1981）。ローヤルゼリーや，マグロおよびタラの卵巣にもこのビタミンは高濃度で含まれている（Robinson, 1966）。その熱不安定性と酸化に対する感受性のため，かなりの量のパントテン酸が，精白された穀物や調理もしくは缶詰にされた肉や野菜を含む高度な加工食品から失われている。全粒穀物の加工や精白では37～47%のパントテン酸を損失することになり，一方，肉，魚および乳製品の缶詰加工では20～35%の損失をもたらしている（Schroeder, 1971）。このビタミンのより多くの損失は野菜の缶詰加工（46～78%）や冷凍（37～57%）で生じる。パントテン酸は腸内細菌に

表24.3 パントテン酸の目安量（AI）

年齢層	AI（mg/日）
乳児	
0～5か月	1.7
6～12か月	1.8
小児	
1～3歳	2.0
4～8歳	3.0
9～13歳	4.0
青年	
14～18歳	5.0
成人	
19～50歳	5.0
50歳以上	5.0
妊婦	6.0
授乳婦	7.0

データ：Institute of Medicine, 1988。

よっても合成されるが（Stein and Diamond, 1989），それによる生成量や有効性は不明である。

食物におけるパントテン酸の主要な供給源はCoAである。腸のホスファターゼやヌクレオチダーゼは，CoAの非常に効率的な加水分解が可能であり，パントテン酸のほぼ定量的な放出が通常の消化の段階で生じる。さらに，パントテン酸の腸での取込みの全体的なK_m値は10～20μMである。典型的な食事におけるCoA量である約10～15mgのCoAを摂取した際，腔液のパントテン酸濃度は約1～2μMになるであろう。この濃度のパントテン酸は輸送システムを飽和させず，結果として効率的および能動的に吸収されるはずである（Said, 1999）。

パントテン酸の食事摂取基準はまだ確定されていない。ライフサイクルを通した男女の目安量（adequate intake：AI）は，観察された平均摂取量と尿中基礎排泄量の概算に基づいて提唱されている（表24.3）（Institute of Medicine, 1988）。パントテン酸の尿中排泄量は，摂取量が若年成人男性で4mg/日を超えた時にのみ，基準レベルを上回る。したがって，4mg/日の摂取が体内貯蔵の飽和が生じるレベルを反映しているようである（Tarr *et al*., 1981）。健常な成人の食事摂取量の推定値は4～7mg/日の範囲である（Srinivasan *et al*., 1981；Tarr *et al*., 1981；Bull and Buss, 1982；Kathman and Kies, 1984）。この範囲の摂取量が不適切であることを示唆するエビデンスはなく，（アメリカでは）5mg/日が成人のAIとして設定されている。今のところ高齢者個人における必要量の増加に関する根拠がないため，51歳以上の成人に対するAIは同じ（5mg/日）である。妊娠期では，AIは5.3mg/日の通常摂取量（Song *et al*., 1985）に基づき，端数を切り上げて6mg/日に増加している。授乳期では，母乳中への本ビタミンの分泌（1.7mg/日），および摂取量が約5～6mg/日である時に母体の血中濃度の低下が報告されているため（Deodhar and Ramakrishnan, 1961；Cohenour and Calloway, 1972；Song *et al*., 1985），AIはさらに7mg/日に増加する。これは，頻繁な授乳の期間に消費される1mgのパントテン酸当たり，0.4mgと推定される母乳への本ビタミンの効率的な移行に起因するようである（Song *et al*., 1984）。

幼児のAIは主に母乳を与えた幼児の平均摂取量を反映している。母乳は100kcal当たり約5～6mgのパントテン酸を含んでいる。児童や若年者の値は成人の値から概ね推測されている。これらの値は未就学児童の本ビタミンの摂取量と尿中排泄量を比較した研究により支持されている（Kerrey *et al*., 1968）。パントテン酸の食事摂取量は高所得および低所得層の児童でそれぞれ3.8および5mg/日，尿中排泄量はそれぞれ3.36および1.74mg/日であった。別の研究において，7～9歳の35人の健常な少女に制限食を与え，尿中排泄量が測定された（Pace *et al*., 1961）。摂取量が2.79mg/日の時，1日の平均排泄量は1.3mg/日，摂取量が4.45mg/日の時，排泄量は2.7mg/日であった。それゆえ，2.8～4.5mg/日の本ビタミンの摂取で排泄量を超えることになる。健常な若年者（13～19歳）の4日間の食事記録から，パントテン酸の平均摂取量は男性で6.3mg/日，女性で4.1mg/日であることが示された（Eissenstat *et al*., 1986）。この後者の研究での平均尿中排泄量は男性および女性でそれぞれ3.3mg/日および4.5mg/日であったのに対し，全血中のパントテン酸濃度の平均値はそれぞれ1.86μmol/Lおよび1.57μmol/Lであった。健常人の本ビタミンの通常の血中濃度は1.6から2.7μmol/Lの範囲と報告されている（Wittwer *et al*., 1989）。総括すると，これらのデータは4mg/日の摂取が若年者の正常な血中濃度を維持するのに十分であることを示している。

食用の動物および植物組織に典型的に認められる20～50μg/gのパントテン酸を推定値に用いると，成人のAIはわずか100～200gの固形食（すなわち，600～1,200kcalもしくは2.4～4.8MJ分の混合食に相当する）を含む混合食で満たすことが可能である。典型的な欧米の食事は6mgもしくはそれ以上の利用可能なパントテン酸を含んでいる（Tarr *et al*., 1981）。パントテン酸のAIについてのより詳細な総説は，Institute of Medicine（1988）を参照されたい。

欠乏症および毒性

パントテン酸の必須性は幅広い動物種で証明されてきている。欠乏症の典型的な症状は，ニワトリにおいてElvehjem，Jukesおよび彼らの同僚により最初に認識された成長遅延と皮膚炎が含まれる（Jukes, 1939；Wooley

表24.4　抜粋した特定の動物種におけるパントテン酸欠乏の影響

動物種	症状
ニワトリ	クチバシ，脚および眼の周辺の皮膚炎；痩せた羽毛；脊髄ミエリン鞘の変質；胸腺の退縮；肝臓の脂肪変性（Jukes, 1939；Wooley *et al*., 1939；Spies *et al*., 1940；Kratzer and Williams, 1948；Milligan and Briggs, 1949；Gries and Scott, 1972）
ラット	皮膚炎；毛の退色；眼の周辺の脱毛；肝臓の出血性壊死；十二指腸潰瘍；痙れん性歩行；貧血；白血球減少；抗体生成障害；不妊を伴う生殖腺萎縮（Subba Row and Hitchings, 1939；Sullivan and Nicholls, 1942；Axelrod, 1971；Eida *et al*., 1975；Pietrzik *et al*., 1975）
イヌ	食欲不振；下痢；急性脳障害；昏睡；低血糖；白血球増加；高アンモニア血症；高乳酸血症；脂肪肝；ミトコンドリア肥大（Schaefer *et al*., 1942；Noda *et al*., 1991）
ブタ	皮膚炎；脱毛；ナトリウム，カリウムおよびグルコース吸収の障害を伴う下痢；流涙；潰瘍性大腸炎；痙れん性歩行を伴う脊髄および末梢神経の障害（Wintrobe *et al*., 1943；Nelson, 1968）
ヒト	足や手のしびれおよび灼熱感；頭痛；疲労；不眠；胃の障害を伴う食欲不振；インスリン感受性の増加；アドレノコルチコトロピンホルモンに応答した好酸球減少（ACTH）；抗体生成障害（Glusman, 1947；Hodges *et al*., 1958, 1959）

et al., 1939；Spies *et al*., 1940）。CoAやACPが関与する代謝機能の多様性のために，多くの他の生理システムがパントテン酸欠乏により影響を受ける。神経学的・免疫学的・血液学的，生殖および消化器系の症状が報告されている。異なる種でのパントテン酸欠乏の影響を表24.4にまとめた（Subba Row and Hitchings, 1939；Schaefer *et al*., 1942；Sullivan and Nicholls, 1942；Wintrobe *et al*., 1943；Glusman, 1947；Kratzer and Williams, 1948；Milligan and Briggs, 1949；Hodges *et al*., 1958, 1959；Nelson, 1968；Axelrod, 1971；Gries and Scott, 1972；Eida *et al*., 1975；Pietrzik *et al*., 1975；Noda *et al*., 1991）。

パントテン酸のヒト成人の必要量が約5 mg/日であると仮定すると，欠乏の明確な症状が観察されるまでに重度の食事性欠乏状態が5～6週間必要であると予想される。これは，5 mgの日々の排泄がパントテン酸の総体内貯蔵量の1～2％の損失に相当するという推定に基づいている。この推定と矛盾せず，ヒトでは限られた研究ではあるが，尿中のパントテン酸が基準排泄レベルまで減少するのに約6週間の重度の欠乏が必要であることが示されている（Fox and Linkswiler, 1961；Fry *et al*., 1976；Annous and Song, 1985）。

パントテン酸は動植物両方の食品に遍在している成分であるため，ヒトにおける本ビタミンの欠乏は非常にまれである。もし存在するとしても，パントテン酸欠乏症は通常複合的な栄養欠乏症を伴うため，特異的なパントテン酸欠乏の影響をみ分けることを困難にしている。ヒトにおけるパントテン酸欠乏症についての知見は主に2つの情報源からきている。第二次世界大戦中に，日本，ビルマおよびフィリピンにおいて不十分な質と量の栄養が与えられた捕虜が足にしびれと灼熱感を体験した。これらの人々は複合的な欠乏症に罹患していたが，この特徴的な症状はパントテン酸の補給によってのみ回復した（Glusman, 1947）。実験的なパントテン酸欠乏症は，パントテン酸低含有食と組み合わせたパントテン酸キナーゼの阻害剤，ωメチルパントテン酸の投与により動物やヒトにおいても引き起こされる（Drell and Dunn, 1951；Hodges *et al*., 1958, 1959）。ヒトにおいて観察された症状には，表24.4に記載された多種多様な他の症状と同様に，第二次世界大戦中の捕虜が体験したものと同様の足のしびれと灼熱感が含まれていた。同様の症状のいくつかは，パントテン酸が実質的に取り除かれ，ωメチルパントテン酸を添加していない半合成食をヒトに与えた時にもたらされた（Fry *et al*., 1976）。他のパントテン酸アンタゴニスト，ホパンテン酸カルシウムは，イヌとヒトの両方において脂肪肝やライ様症候群を伴う脳障害を引き起こすことが示されている（Noda *et al*., 1988, 1991）。

パントテン酸代謝の必須性のさらなる証拠は当初，ハラーフォルデン-シュパッツ症候群と呼ばれ，その後パントテン酸キナーゼ関連神経変性症もしくはbrain-iron accumulation-1がかかわる神経変性（訳注：脳内鉄沈着神経変性症）と呼ばれた常染色体劣性遺伝病として示されている（Zhou *et al*., 2001；Hayflick *et al*., 2003；Johnson *et al*., 2004；Gregory *et al*., 2009）。この疾患はPANK2をコードする遺伝子（遺伝子地図上の位置：20p13-p12.3）の変異によるもので，脳での鉄の蓄積，進行性神経変性および早期死亡により特徴づけられる。この病因はミトコンドリアでのCoA欠乏，脂肪酸β酸化および酸化ストレスに関連があると思われている。さらに，パントテン酸合成の欠失はパントテン酸代謝の第二段階，すなわちホスホパントテノイルシステインの合成に必要な基質である，システインの蓄積を招く（図24.2）。蓄積したシステインは遊離鉄の存在下で速やかに自動酸化され，フリーラジカルの生成やさらなる酸化ストレスの原因となる（Zhou *et al*., 2001；Johnson *et al*., 2004）。

パントテン酸の経口摂取は10～20g/日ほどの多量でさえ，十分許容される（Ralli and Dumm, 1953；Tahiliani and Beinlich, 1991）。しばしば軽い下痢が生じる。

栄養状態の判定

パントテン酸の体内状態は全血中の濃度と尿中排泄量に反映される。前文に引用したように，全血中濃度は一般的に1.6～2.7μmol/Lの範囲であり（Wittwer *et al* 1989），1μmol/L未満は低値とみなされる。尿中排泄量はさらに密接に食物摂取量と関係するため，より信頼性のある体内状態の指標と考えられる（Hodges *et al*., 1958, 1959；Fry *et al*., 1976；Tarr *et al*., 1981；Eissenstat *et al*., 1986）。尿中における1日当たり＜1mgのパントテン酸の排泄量は低いとみなされる。本ビタミンの血漿中のレベルは摂取量や体内状態の変化と高い相関を示さないため，栄養状態の適切な指標ではない（Cohenour and Calloway, 1972；Sauberlich, 1999）。

全血，血漿および尿中のパントテン酸濃度は，*Lactobacillus plantarum* を用いた微生物学的定量法により測定される。全血中の測定には，*L. plantarum* がCoAに反応しないため，CoAを遊離のパントテン酸へ変換するために酵素による前処理が必要である。パントテン酸の体内状態を評価するために用いられている他の方法には，ラジオイムノアッセイ，ELISAおよびガスクロマトグラフィーがある。パントテン酸の体内状態評価の話題は総説で概説されている（Sauberlich, 1999）。

ヘルスクレーム（健康強調表示）

インターネットの急速な発展とともに，栄養補給剤（サプリメント）や，それらの推定される健康への有益性に関する情報が容易に，以前では不可能であったペースで一般大衆に広まっている。しかしながら，サプリメントに関する多くの保健機能は科学的根拠が乏しいか，もしくはないものである。パントテン酸の明白な欠乏はヒトでは極めてまれであるにもかかわらず，“パントテン酸”をインターネットで検索すると，背景の情報，保健機能，そしてもちろん経口摂取用の本ビタミンの購買に関する多数のウェブサイトが表示される。これらのウェブサイトに示された多くの主張はすべて完全には保証されていないものである。例えば，白髪の予防や治療へのパントテン酸の使用は，げっ歯動物でのパントテン酸の欠乏が体毛を灰色に変化させる原因となるという結果に基づいている（Sullivan and Nicholls, 1942）。ヒトの毛髪の白化とパントテン酸の体内状態との関連性は実証されていない。さらに，パントテン酸の他の効能はより信頼できる科学的根拠を有しており，以下に要約しているが，これらの多くの効能は1940，1950および1960年代に行われた研究に基づいており，いまだに検証が待たれていることに注意すべきである。

コレステロールの低下

パントテン酸は血清コレステロールレベルの低下に特に効果的ではない。むしろ，その代謝物質であるパンテテインもしくは，より明確なものとしてそのダイマーであるパンテチンの経口投与が血清コレステロール濃度に有益な効果をもたらす。いくつかの研究では，概して500～1,200mg/日の範囲でのパンテチンの投与によって，糖尿病に関連した脂質代謝異常症，高コレステロール血症および高リポタンパク血症の人々の血清総コレステロール，低密度リポタンパク質およびトリアシルグリセロールを低減し，高密度リポタンパク質コレステロールを増加させることが示された（Avogaro *et al*., 1983；Gaddi *et al*., 1984；Miccoli *et al*., 1984；Arsenio *et al*., 1986；Bertolini *et al*., 1986；Binaghi *et al*., 1990）。副作用や肝臓への毒性をもたらすロバスタチンのような，より一般的な脂質低下剤の効果と比べ，その効果は有効である。高用量パンテチン療法と関連した有害な副作用はないことが明らかになっている。さらに，パンテチン療法は食事制限よりも，血清中のコレステロールや脂質濃度の低減に，より効果的であるというエビデンスがある（Avogaro *et al*., 1983）。パントテン酸が脂質低下性の効果を発揮するためのメカニズムは不明である。仮定されている作用部位は肝臓のステロール生合成の制御である。パントテン酸は補酵素の前駆体であるため，活性酢酸をステロール合成からミトコンドリアでの酸化的および呼吸経路へ分岐させるのかもしれない（Kameda and Abiko, 1980）。さらに，パンテチンはヒドロキシメチルグルタリルCoAレダクターゼの阻害を介したコレステロール合成の低下と同様に，トリアシルグリセロールや低密度リポタンパク質コレステロールの異化の改善を促進するものとみられている（Cighetti *et al*., 1986, 1987, 1988）。

運動能力の向上

パントテン酸補給の運動能力に及ぼす影響の科学的な裏づけも限られている。最近までに，その潜在的な有益性の大部分が動物実験から推測されてきている。パントテン酸溶液に浸したカエルの筋肉が，コントロールの筋肉より疲労するまで2倍よく働くことが60年以上前に示され（Shock and Sebrell, 1944），30年（訳註：40年）以上前には，パントテン酸を多量に投与されたラットが，投与していないものより長期間冷水の曝露に耐えることが示された（Ralli, 1968）。さらに，パントテン酸欠乏ラットはパントテン酸を十分に与えたコントロールよりも早く運動で疲労した（Smith, *et al*., 1987）。この後者の実験では，欠乏は運動している際の組織中のCoA濃度のさらなる低下や，貯蔵グリコーゲンのよりいっそうの枯渇と関連していた。

パントテン酸がヒトの運動能力に及ぼす影響を評価した研究は混在している。ある研究では，よく訓練された長距離ランナーに２週間２g/日のパントテン酸を補給した（Litoff *et al*., 1985）。これらのアスリートは他のプラセボを投与された同程度によく訓練された長距離ランナーよりも優れていた。補給されたランナーは，同等の運動をするための酸素量が８％少なく，乳酸蓄積量が約17％低かった。しかしながら，別の研究では，２週間１g/日のパントテン酸を与えた高度にコンディションを整えた長距離ランナーの運動能力への効果は認められなかった（Nice *et al*., 1984）。さらに，チアミン（１g）と，パンテチン/パントテン酸（1.9g）もしくはプラセボのいずれかの組合わせを与えた高度に訓練されたサイクリスト間では運動能力の違いは認められなかった。サプリメントもしくはプラセボは運動テストの７日前に与えられた。研究者は，定常状態もしくは高強度運動の期間中，いずれの生理学的もしくは運動能力パラメータにも影響を見いだせなかった。

リウマチ性関節炎

50年（訳注：60年）以上前に，研究者はパントテン酸が急性欠乏した若齢ラットでは骨や軟骨の成長と発達に異常が認められ，本ビタミンを十分に与えることにより回復することに気づいた（Nelson *et al*., 1950）。続いて，リウマチ性関節炎のヒトの血中パントテン酸レベルはコントロールの健常なヒトよりも低いことを見いだした。この知見に基づいて，リウマチ性関節炎の患者20人に50mgのパントテン酸カルシウムを毎日注射する臨床試験が行われた（Barton-Wright and Elliot, 1963）。血中パントテン酸レベルは正常値まで増加し，ほとんどのケースでリウマチ性の症状が軽減した。サプリメントを中断した際には，症状が再発した。同様の結果は，菜食主義者の関節炎でも認められた（Barton-Wright and Elliot, 1963）。さらに最近，パントテン酸カルシウム（≦２g/日）の経口投与によってリウマチ性関節炎患者において，朝の関節の硬直，身体障害の程度および痛みのひどさを低減させることが二重盲検プラセボ試験で示された（US General Practitioner Research Group, 1980）。他の種類の関節炎を患った患者ではサプリメントによる効果が認められなかったことから，パントテン酸の治療上の効果はリウマチ性関節炎に特異的であることが示されている。

創傷治癒

パントテン酸の経口投与や，パンテノール軟膏の皮膚への塗布は皮膚の創傷の治癒を促進し，動物の瘢痕組織の強度を増加させることが示されている。人為的な創傷を負わせたヒトの皮膚培養細胞にD-パントテン酸カルシウムを加えると，皮膚細胞の数，およびそれらが傷の辺縁を越えて移動する距離が増大する（Weimann and Hermann, 1999）。これらの効果は創傷治癒を促進するであろう。しかしながら，細胞培養や動物実験で発見された創傷治癒を促進させる効果が，ヒトにも当てはまることを支持する *in vivo* データはほとんどない。入れ墨除去の外科手術を受ける患者への1,000mgのビタミンCと200mgのパントテン酸の補給の効果を検証するため無作為に行われた二重盲検試験では，サプリメントを与えた患者の創傷治癒の経過の有意な改善は実証されなかった（Vaxman *et al*., 1995）。さらに，ビタミンCを3,000mg，パントテン酸を900mgに服用量を増加させても，有益性は認められなかった（Vaxman *et al*., 1996）。パントテン酸の外用薬であるパンテノールもしくはデキサパンテノールは，軽い皮膚障害の局所療法に何らかの効果を示すと思われた。デキサパンテノールは放射線皮膚炎の症例で皮膚の保水維持を促進し（Schmuth *et al*., 2002），実験的なラウリル硫酸ナトリウムの曝露による皮膚の炎症を低減するかもしれない（Biro *et al*., 2003）。デキサパンテノールは口唇炎やニキビの治療薬であるイソトレチノインの処置に関連した乾燥鼻粘膜の治療にも推奨されている（Romiti and Romiti, 2002）。

紅斑性狼瘡（エリテマトーデス）

皮膚，関節およびさまざまな内臓器官系に影響する全身性の自己免疫疾患であるエリテマトーデスは，パントテン酸欠乏に起因するかもしれないという仮説が立てられた（Leung, 2004）。本仮説は，パントテン酸欠乏が薬剤誘導性エリテマトーデスの原因ともなることが知られている３つの薬剤，プロカインアミド，ヒドララジンおよびイソニアジドにより誘導されるかもしれないという推測に基づいている。これらの薬剤はCoA依存性のアセチル化を介して代謝され，CoA要求性の増加がパントテン酸欠乏の原因となるかもしれない。しかしながら，これらの薬剤が細胞内CoAもしくはパントテン酸濃度に及ぼす影響を示すデータがないことは注意しなければならない。さらに，非薬剤誘導性の全身性エリテマトーデスは，CoA依存性酵素の遺伝子多型を有する感受性個体でのパントテン酸要求性の増加に起因すると仮定されている。しかし，このような多型は同定されていないままである。それでもなお，，エリテマトーデスには10g/日のパントテン酸を含むビタミンとミネラルの組合わせで処置することを推奨している（Leung, 2004）。これらの薬理学的投薬は，1950年代に行われた研究により支持されている。エリテマトーデスのいくつかの症状は，すべてではないが，パントテン酸誘導体（パントテン酸カルシウム，パンテノールもしくはパントテン酸ナトリウム）単独の多量投与（8～15g/日）（Goldman, 1950），もしくはビタミンEサプリメントとの組合わせ（Welsh, 1952, 1954）により緩和された。症状の改善はパントテン酸カルシウムの少量投与（400～600mg）では認められなかった（Cochrane and Leslie, 1952）。遺伝子多型の多様性を証明することを可能とする最新の技術を用いて，遺伝子に起因したパントテン酸必要量の増大がこの病気の発症の根底にあるという仮説を調べるために，エリテマトーデス患者のサプリメント試験を繰り返し行うべきである。

抗マラリア薬

さらに最近，パントテン酸経路の阻害剤が，ヒトにとって最も毒性のある *Plasmodium* 種であるマラリア原虫，*Plasmodium falciparum* に最も特異的に関連した抗マラリア薬としての使用のために研究されている。*Plasmodium falciparum* はその細胞内増殖を維持するために外部からのパントテン酸の供給を必要とする（Saliba *et al*., 2005）。*P. falciparum* に感染した赤血球は，成熟している寄生虫により赤血球膜に誘導される“新たな浸透性経路（new permeability pathways：NPP）”を介してパントテン酸を急速に取り込む（Saliba *et al*., 1998）。このNPPを介した膜の浸透性の増加は，感染していない赤血球にはみられない。寄生虫 *P. falciparum* は内在性のパントテン酸からのCoA合成に依存しており，外因性のCoAを必要としない（Bozdech *et al*., 2003）。そのため，CoA生合成経路は抗マラリア薬の発見のための標的となっている。現在すでに利用可能な多種のパントテン酸アナログの抗マラリア活性について，*in vitro* で連続培養中の *P. falciparum* への影響を調べる必要がある。*in vitro* で寄生虫の成長阻害に有効であることが見いだされた化合物については，その後哺乳類モデルでも試験されるであろう。既存の抗マラリア薬に対する抵抗性が拡がっているため，マラリアの処置や予防のための新たな療法の開発が必要不可欠である。

将来の方向性

CoAおよびACPに関しては数多くの研究で焦点が当てられているものの，パントテン酸に関してはわずかしか注目されていない。この理由の一部は，自然界でパントテン酸欠乏症の発症がまれであること，およびヒトにおけるその機能の理解の大部分がパントテン酸アンタゴニスト，特にパントテン酸キナーゼの阻害剤の投与から間接的に進展していることに起因する。これらの研究は有益ではあるが，パントテン酸必要量に関する，よりよい情報が必要である。アメリカ医学研究所（Institute of Medicine）の食物栄養部（Food and Nutrition Board）は，AI（目安量）は定めているものの，現在のところその評価のための科学的根拠が不十分なため，まだ推奨量（RDA）を検討していない（表24.3）（Institute of Medicine, 1988）。CoAやACPは，ヒトでのパントテン酸欠乏症に特異的な生化学的マーカーもしくは臨床的な欠乏基準を定義することが難しい，非常に多くの代謝の局面に関与しているため，RDAを策定するのは困難である。この点において，CoAもしくはACP合成を刺激する，もしくはそれらに作用することができる，食物のパントテン酸補給量の範囲に関するさらなる情報が必要である。

将来の研究のその他の領域としては，パントテン酸と薬剤の相互作用の可能性についてである。これは，パントテン酸とビオチンのような補因子が共通の受容体を共有しているとすれば重要であろう（Said *et al*., 1998）。例えば，エストロゲンとプロゲスチンを含む経口避妊薬はパントテン酸必要量を増加させるかもしれない（Lewis and King, 1980）。また，パントテン酸は脂質を低減させる効果を有するが（Avogaro *et al*., 1983；Gaddi *et al*., 1984；Miccoli *et al*., 1984；Arsenio *et al*., 1986；Bertolini *et al*., 1986；Binaghi *et al*., 1990），パントテン酸と3–ヒドロキシ–3–メチルグルタリルCoA（HMG–CoA）レダクターゼ阻害剤（スタチン）もしくはニコチン酸との組合わせが血中の脂質プロファイルに相加的な影響を生じるかどうかについてはほとんどわかっていない。この点において，これらの相互作用メカニズムの基礎研究と同様に，臨床研究が必要である。抗マラリア薬として役立つパントテン酸阻害剤の可能性についても，将来の研究に大きな関心が持たれる。

謝　辞：著者らは，本章の準備や執筆におけるLisa M. Rogers博士の貢献に感謝する。

（吉村和也訳）

推奨文献

Coxon, K.M., Chakauya, E., and Ottenhof, H.H. (2005) Pantothenate biosynthesis in higher plants. *Biochem SocTrans* **33,** 743–746.

Leonardi, R., Zhang, Y.M., Rock, C.O., *et al.* (2005) Coenzyme A: back in action. *Prog Lipid Res* **44,** 125–153.

Rucker, R.B. and Bauerly, K. (2007) Pantothenic acid. In J. Zempleni, R.B. Rucker, D.B. McCormick, *et al.* (eds), *Handbook of Vitamins*, 4th Edn. CRC Press, Boca Raton, FL, pp. 289–313.

Spry, C., van Schalkwyk, D.A., Strauss, E., *et al.* (2010) Pantothenate utilization by *Plasmodium* as a target for antimalarial chemotherapy. *Infect Disord Drug Targets* **10,** 200–216.

Webb, M.E., Alison, G., Smith, A.G., *et al.* (2004) Biosynthesis of pantothenate. *Nat Prod Rep* **21,** 695–721.

[文　献]

Annous, K.F. and Song, W.O. (1985) Pantothenic acid uptake and metabolism by red blood cells of rats. *J Nutr* **125,** 2586–2593.

Arsenio, L., Bodria, P., Magnati, G., *et al.* (1986) Effectiveness of long-term treatment with pantethine in patients with dyslipidemia. *Clin Ther* **8,** 537–545.

Avogaro, P., Bittolo Bon, G., and Fusello, M. (1983) Effects of pantethine on lipids, lipoproteins and apolipoproteins in man. *Curr Ther Res* **33,** 488–493.

Axelrod, A.E. (1971) Immune processes in vitamin deficiency states. *Am J Clin Nutr* **24,** 265–271.

Barton-Wright, E.C. and Elliot, W.A. (1963) The pantothenic acid metabolism of rheumatoid arthritis. *Lancet* **2,** 862–863.

Beinlich, C.J., Naumovitz, R.D., Song, W.O., *et al.* (1990) Myocardial metabolism of pantothenic acid in chronically diabetic rats. *J Mol Cell Cardiol* **22,** 323–332.

Beinlich, C.J., Robishaw, J.D., and Neely, J.R. (1989) Metabolism of pantothenic acid in hearts of diabetic rats. *J Mol Cell Cardiol* **21,** 641–650.

Bertolini, S., Donati, C., Elicio, N., *et al.* (1986) Lipoprotein changes induced by pantethine in hyperlipoproteinemic patients: adults and children. *Int J Clin Pharmacol Ther Toxicol* **24,** 630–637.

Binaghi, P., Cellina, G., Lo Cicero, G., *et al.* (1990) Evaluation of the cholesterol-lowering effectiveness of pantethine in women in perimenopausal age. *Minerva Med* **81,** 475–479.

Bird, O.D. and Thompson, R.Q. (1967) Pantothenic acid. In P. Gyorgy and W.N. Pearson (eds), *The Vitamins*, Vol. 7, 2nd Edn. Academic Press, New York, pp. 209–241.

Biro, K., Thaci, D., Ochsendorf, F.R., *et al.* (2003) Efficacy of dexpanthenol in skin protection against irritation: a double-blind, placebo-controlled study. *Contact Dermatitis* **49,** 80–84.

Bozdech, Z., Llinas, M., Pulliam, B.L., *et al.* (2003) The transcriptome of the intraerythrocytic developmental cycle of *Plasmodium falciparum*. *PLoS Biol* **1,** E5.

Bucovaz, E.T., MacLeod, R.M., Morrison, J.C., *et al.* (1998) The coenzyme A–synthesizing protein complex and its proposed role in CoA biosynthesis in bakers' yeast. *Biochimie* **79,** 787–798.

Bull, N.L. and Buss, D.H. (1982) Biotin, pantothenic acid and vitamin E in the British household food supply. *Hum Nutr Appl Nutr* **36,** 190–196.

Cighetti, G., Del Puppo, M., Paroni, R., *et al.* (1986) Effects of pantethine on cholesterol synthesis from mevalonate in isolated rat hepatocytes. *Atherosclerosis* **60,** 67–77.

Cighetti, G., Del Puppo, M., Paroni, R., *et al.* (1987) Pantethine inhibits cholesterol and fatty acid syntheses and stimulates carbon dioxide formation in isolated rat hepatocytes. *J Lipid Res* **28,** 152–161.

Cighetti, G., Del Puppo, M., Paroni, R., *et al.* (1988) Modulation of HMG-CoA reductase activity by pantetheine/pantethine. *Biochim Biophys Acta* **963,** 389–393.

Cochrane, T. and Leslie, G. (1952) The treatment of lupus erythematosus with calcium pantothenate and panthenol. *J Invest Dermatol* **18,** 365–367.

Cohenour, S.H. and Calloway, D.H. (1972) Blood, urine, and dietary pantothenic acid levels of pregnant teenagers. *Am J Clin Nutr* **25,** 512–517.

Deodhar, A.D. and Ramakrishnan, C.V. (1961) Studies on human lactation: relation between the dietary intake of lactating women and the chemical composition of milk with regard to vitamin content. *J Trop Pediatr* **6,** 44–70.

Drell, W. and Dunn, M.S. (1951) Production of pantothenic acid deficiency syndrome in mice with methylpantothenic acid. *Arch Biochem* **33,** 110–119.

Eida, K., Kubato, N., Nishigaki, T., *et al.* (1975) Harderian gland: V. Effect of dietary pantothenic acid deficiency on porphyrin biosynthesis in Harderian gland of rats. *Chem Pharm Bull* **23,** 1–4.

Eissenstat, B.R., Wyse, B.W., and Hansen, R.G. (1986) Pantothenic acid status of adolescents. *Am J Clin Nutr* **44,** 931–937

Fenstermacher, D.K. and Rose, R.C. (1986) Absorption of pantothenic acid in rat and chick intestine. *Am J Physiol* **250,** G155–G160.

Fisher, M.N., Robishaw, J.D., and Neely, J.R. (1985) The properties of and regulation of pantothenate kinase from rat heart. *J Biol Chem* **256,** 15745–15751.

Fox, H.M. and Linkswiler, H. (1961) Pantothenic acid excretion on three levels of intake. *J Nutr* **75,** 451–454.

Fry, P.C., Fox, H.M., and Tao, H.G. (1976) Metabolic response to a pantothenic acid deficient diet in humans. *J Nutr Sci Vitaminol* **22,** 339–346.

Gaddi, A., Descovich, G.C., Noseda, G., *et al.* (1984) Controlled evaluation of pantethine, a natural hypolipidemic compound, in patients with different forms of hyperlipoproteinemia. *Atherosclerosis* **50,** 73–83.

Glusman, M. (1947) The syndrome of "burning feet" (nutritional melagia) as a manifestation of nutritional deficiency. *Am J Med* **3,** 211–223.

Goldman, L. (1950) Intensive panthenol therapy of lupus erythematosus. *J Invest Dermatol* **15,** 291–293.

Grassl, S.M. (1992) Human placental brush-border membrane Na^+-pantothenate cotransport. *J Biol Chem* **267,** 22902–22906.

Gregory, A., Polster, B.J., and Hayflick, S.J. (2009) Clinical and genetic delineation of neurodegeneration with brain iron accumulation. *J Med Genet* **46,** 73–80.

Gries, C.L. and Scott, M.L. (1972) The pathology of thiamin, riboflavin, pantothenic acid and niacin deficiencies in the chick. *J Nutr* **102,** 1269–1285.

Hayflick, S.J., Westaway, S.K., Levinson, B., *et al.* (2003) Genetic, clinical, and radiographic delineation of Hallervorden-Spatz syndrome. *New Engl J Med* **348,** 33–40.

Hodges, R.E., Ohlson, M.A., and Bean, W.B. (1958) Pantothenic acid deficiency in man. *J Clin Invest* **37,** 1642–1657.

Hodges, R.E., Bean, W.B., Ohlson, M.A., *et al.* (1959) Human pantothenic acid deficiency produced by omega-methyl pantothenic acid. *J Clin Invest* **38,** 1421–1425.

Institute of Medicine (1988) *Dietary Reference Intakes for Thiamin, Riboflavin, Niacin, Vitamin B6, Folate, Vitamin B12, Pantothenic Acid, Biotin, and Choline.* National Academy Press, Washington, DC.

Johnson, M.A., Kuo, Y.M., Westaway, S.K., *et al.* (2004) Mitochondrial localization of human PANK2 and hypotheses of secondary iron accumulation in pantothenate kinase-associated neurodegeneration. *Ann NY Acad Sci* **1012,** 282–298.

Jukes, T.H. (1939) The pantothenic acid requirements of the chick. *J Biol Chem* **129,** 225–231.

Kameda, K. and Abiko, Y. (1980) Stimulation of fatty acid metabolism by pantethine. In D. Cavallini, G.E. Gaull, and V. Zappia (eds), *Natural Sulfur Compounds.* Plenum Press, New York, pp. 443–452.

Kathman, J.V. and Kies, C. (1984) Pantothenic acid status of free-living adolescent and young adults. *Nutr Res* **4,** 245–250.

Kerrey, E., Crispin, S., Fox, H.M., *et al.* (1968) Nutritional status of preschool children. I. Dietary and biochemical findings. *Am J Clin Nutr* **21,** 1274–1279.

Khosla, C. and Tang, Y. (2005) Chemistry: a new route to designer antibiotics. *Science* **308,** 367–368.

Kirschbaum, N., Climons, R., Marino, K.A., *et al.* (1990) Pantothenate kinase activity in livers of genetically diabetic mice (db/db) and hormonally treated cultured rat hepatocytes. *J Nutr* **120,** 1376–1386.

Kratzer, F.H. and Williams, D.E. (1948) The pantothenic acid requirement for poults for early growth. *Poultry Sci* **27,** 518–523.

Leonardi, R., Zhang, Y.M., Rock, C.O., *et al.* (2005) Coenzyme A: back in action. *Prog Lipid Res* **44,** 125–153.

Leonardi, R., Zhang, Y.M., Yun, M.K., *et al.* (2010) Modulation of pantothenate kinase 3 activity by small molecules that interact with the substrate/allosteric regulatory domain. *Chem Biol* **17,** 892–902.

Leung, L.H. (2004) Systemic lupus erythematosus: a combined deficiency disease. *Med Hypoth* **62,** 922–924.

Lewis, C.M. and King, J.C. (1980) Effect of oral contraceptives agents on thiamin, riboflavin, and pantothenic acid status in young women. *Am J Clin Nutr* **33,** 832–838.

Litoff, D., Scherzer, H., and Harrison, J. (1985) Effects of pantothenic acid supplementation on human exercise. *Med Sci Sports Exercise* **17**(Suppl), 287.

Lopaschukf, G.D., Michalak, M., and Tsang, H. (1987) Regulation of pantothenic acid transport in the heart: involvement of a Na^+-cotransport system. *J Biol Chem* **262,** 3615–3619.

Miccoli, R., Marchetti, P., Sampietro, T., *et al.* (1984) Effects of pantethine on lipids and apolipoproteins in hypercholesterolemic diabetic and nondiabetic patients. *Curr Ther Res* **36,** 545–549.

Milligan, J.L. and Briggs, G.M. (1949) Replacement of pantothenic acid by panthenol in chick diets. *Poultry Sci* **28,** 202–205.

Nelson, M.M, Sulon, E., Becks, H., *et al.* (1950) Changes in endochondral ossification of the tibia accompanying acute pantothenic acid deficiency in young rats. *Proc Soc Exp Biol Med* **73,** 31–36.

Nelson, R.A. (1968) Intestinal transport, coenzyme A, and colitis in pantothenic acid deficiency. *Am J Clin Nutr* **21,** 495–501.

Nice, C., Reeves, A., Brinck-Johnson, T., *et al.* (1984) The effects of pantothenic acid on human exercise capacity. *J Sports Med Phys Fitness* **24,** 26–29.

Nicholis, D.G. and Ferguson, S.J. (2002) *Bioenergetics–3.* Academic Press, Boston, pp. 1–207.

Noda, S., Haratake, J., Sasaki, A., *et al.* (1991) Acute encephalopathy with hepatic steatosis induced by pantothenic acid antagonist, calcium hopantenate, in dogs. *Liver* **11,** 134–142.

Noda, S., Umezaki, H., Yamamoto, K., *et al.* (1988) Reye-like syndrome following treatment with the pantothenic acid antagonist, calcium hopantenate. *J Neurol Neurosurg Psychiatr* **51,** 582–585.

Pace, J.K., Stier, L.B., Taylor, D.D., *et al.* (1961) Metabolic patterns in preadolescent children. 5. Intake and urinary excretion of pantothenic acid and folic acid. *J Nutr* **74,** 345–351.

Patterson, A.D., Slanar, O., Krausz, K.W., *et al.* (2009) Human urinary metabolomic profile of PPARalpha induced fatty acid β-oxidation. *J Proteome Res* **8,** 4293–4300.

Pietrzik, K., Hesse, C.H., Zur Wiesch, E.S., *et al.* (1975) Urinary excretion of pantothenic acid as a measurement of nutritional requirements. *Int J Vit NutrRes* **45,** 153–162.

Plesofsky-Vig, N. and Brambi, R. (1988) Pantothenic acid and coenzyme A in cellular modification of proteins. *Annu Rev Nutr* **8,** 461–482.

Praphanphoj, V., Sacksteder, K.A., Gould, S.J., *et al.* (2001) Identification of the alpha-aminoadipic semialdehyde dehydrogenase phosphopantetheinyl transferase gene, the human ortholog of the yeast LYS5 gene. *Mol Genet Metab* **72,** 336–342.

Ralli, E.P. (1968) Effects of dietary supplementation on the ability of rats to withstand exposure to cold. *Nutr Rev* **26,** 124.

Ralli, E.P. and Dumm, M.E. (1953) Relation of pantothenic acid to adrenal cortical function. *Vitam Horm* **11,** 133–158.

Raychaudhuri, S. and Rajasekharan, R. (2003) Nonorganellar acyl carrier protein from oleaginous yeast is a homologue of ribosomal protein P2. *J Biol Chem* **278,** 37648–37657.

Reibel, D.K., Wyse, B.W., Berkich, D.A., *et al.* (1981) Regulation of coenzyme A synthesis in heart muscle: effects of diabetes and fasting. *Am J Physiol* **240,** H606–H611.

Robinson, F.A. (1966) *The Vitamin Co-factors of Enzyme Systems.* Pergamon Press, Oxford.

Robishaw, J.D., Berkich, D., and Neely, J.R. (1982) Rate-limiting step and control of coenzyme A synthesis in cardiac muscle. *J Biol Chem* **257,** 10967–10972.

Rock, C.O., Calder, R.B., Karim, M.A., *et al.* (2000) Pantothenate kinase regulation of the intracellular concentration of coenzyme A. *J Biol Chem* **275,** 1377–1383.

Romiti, R. and Romiti, N. (2002) Dexpanthenol cream significantly improves mucocutaneous side effects associated with isotretinoin therapy. *Pediatr Dermatol* **1,** 368–371.

Said, H.M. (1999) Cellular uptake of biotin: mechanisms and regulation. *J Nutr* **129,** 490S–493S.

Said, H.M., Ortiz, A., McCloud, E., *et al.* (1998) Biotin uptake by human colonic epithelial NCM460 cells: a carrier-mediated process shared with pantothenic acid. *Am J Physiol* **275,**

C1365–C1371.
Saliba, K.J., Ferru, I., and Kirk, K. (2005) Provitamin B_5 (pantothenol) inhibits growth of the interaerythrocytic malaria parasite. *Antimicrob Agents Chemother* **49,** 632–637.
Saliba, K.J., Horner, H.A., and Kirk, K. (1998) Transport and metabolism of the essential vitamin pantothenic acid in human erythrocytes infected with the malaria parasite *Plasmodium falciparum*. *J Biol Chem* **273,** 10190–10195.
Sauberlich, H.E. (1999) Pantothenic acid. In *Laboratory Tests for the Assessment of Nutritional Status*, 2nd Edn. CRC Press, Boca Raton, FL, pp. 175–183.
Schaefer, A.E., McKibbin, J.M., and Elvehjem, C.A. (1942) Pantothenic acid deficiency in dogs. *J Biol Chem* **143,** 321–330.
Schmuth, M., Wimmer, M.A., Hofer, S., *et al.* (2002) Topical corticosteroid therapy for acute radiation dermatitis: a prospective, randomized, double-blind study. *Br J Dermatol* **146,** 983–991.
Schroeder, H.A. (1971) Losses of vitamins and trace minerals resulting from processing and preservation of foods. *Am J Clin Nutr* **24,** 562–573.
Seo, D.W., Kim, Y.K., Cho, E.J., *et al.* (2002) Oligosaccharide-linked acyl carrier protein, a novel transmethylase inhibitor from porcine liver inhibits cell growth. *Arch Pharmacol Res* **25,** 463–468.
Shibata, K., Gross, C.J., and Henderson, L.M. (1983) Hydrolysis and absorption of pantothenate and its coenzymes in the rat small intestine. *J Nutr* **113,** 2207–2215.
Shock, N.W. and Sebrell, W.H. (1944) The effect of changes in concentration of pantothenate on the work output of perfused frog muscles. *Am J Physiol* **142,** 274–278.
Smith, C.M. and Milner, R.E. (1985) The mechanism of pantothenate transport by rat liver parenchymal cells in primary culture. *J Biol Chem* **260,** 4823–4931.
Smith, C.M., Narrow, C.M., Kendrick, Z.V., *et al.* (1987) The effect of pantothenate deficiency in mice on their metabolic response to fast and exercise. *Metabolism* **36,** 115–121.
Song, W.O., Chan, G.M., Wyse, B.W., *et al.* (1984) Effect of PA status on the content of the vitamin in human milk. *Am J Clin Nutr* **40,** 317–324.
Song, W.O., Wyse, B.W., and Hansen, R.G. (1985) Pantothenic acid status of pregnant and lactating women. *J Am Diet Assoc* **85,** 192–198.
Spector, R. (1986) Pantothenic acid transport and metabolism in the central nervous system. *Am J Physiol* **250,** R292–R297.
Spector, R. (1987) Development and characterization of pantothenic acid transport in brain. *J Neurochem* **47,** 563–568.
Spector, R. and Mock, D.M. (1987) Biotin transport through the blood–brain barrier. *J Neurochem* **48,** 400–404.
Spies, T.D., Stanberry, S.R., Williams, R.J., *et al.* (1940) Pantothenic acid in human nutrition. *J Am Med Assoc* **115,** 523–524.
Srinivasan, V., Christensen, N., Wyse, B.W., *et al.* (1981) Pantothenic acid nutritional status in the elderly – institutionalized and non-institutionalized. *Am J Clin Nutr* **34,** 1736–1742.
Stein, E.D. and Diamond, J.M. (1989) Do dietary levels of pantothenic acid regulate its intestinal uptake in mice? *J Nutr* **119,** 1973–1983.
Strickland, K.C., Hoeferlin, L.A., Oleinik, N.V., *et al.* (2010) Acyl carrier protein-specific 4′-phosphopantetheinyl transferase activates 10-formyltetrahydrofolate dehydrogenase. *J Biol Chem* **285,** 1627–1633.
Subba Row, Y. and Hitchings, G.H. (1939) Pantothenic acid as a factor in rat nutrition. *J Am Chem Soc* **61,** 1615–1618.
Sullivan, M. and Nicholls, J. (1942) Nutritional dermatoses in the rat: VI. The effect of pantothenic acid deficiency. *Arch Dermatol Syphilol* **45,** 917–932.
Tahiliani, A.G. and Beinlich, C.J. (1991) Pantothenic acid in health and disease. *Vitam Horm* **46,** 165–228.
Tarr, J.B., Tamura, T., and Stokstad, E.L. (1981) Availability of vitamin B6 and pantothenate in an average American diet in man. *Am J Clin Nutr* **34,** 1328–1337.
US General Practitioner Research Group (1980) Calcium pantothenate in arthritic conditions. a report from the general practitioner research group. *Practitioner* **224,** 208–211.
Vaxman, F., Olender, S., Lambert, A., *et al.* (1995) Effect of pantothenic acid and ascorbic acid supplementation on human skin wound healing process. A double-blind, prospective and randomized trial. *Eur Surg Res* **27,** 158–166.
Vaxman, F., Olender, S., Lambert, A., *et al.* (1996) Can the wound healing process be improved by vitamin supplementation? Experimental study on humans. *Eur Surg Res* **28,** 306–314.
Wakil, S.J. (1989) Fatty acid synthetase, a proficient multifunctional enzyme. *Biochemistry* **28,** 4523–4530.
Walsh, J.H., Wyse, B.W., and Hansen, R.G. (1981) Pantothenic acid content of 75 processed and cooked foods. *J Am Diet Assoc* **78,** 140–144.
Webster, M.J. (1998) Physiological and performance responses to supplementation with thiamin and pantothenic acid derivatives. *Eur J Appl Physiol Occup Physiol* **77,** 486–491.
Weimann, B.I. and Hermann, D. (1999) Studies on wound healing: effects of calcium D-pantothenate on the migration, proliferation and protein synthesis of human dermal fibroblasts in culture. *Int J Vit Nutr Res* **69,** 113–119
Welsh, A.L. (1952) Lupus erythematosus: treatment by combined use of massive amounts of calcium pantothenate or panthenol with synthetic vitamin E. *AMA Arch Dermatol Syphilol* **65,** 137–148.
Welsh, A.L. (1954) Lupus erythematosus: treatment by combined use of massive amounts of pantothenic acid and vitamin E. *AMA Arch Dermatol Syphilol* **70,** 181–198.
Williams, R.J. and Majors, R.T. (1940) The structure of pantothenic acid. *Science* **91,** 246–248.
Williams, R.J., Lyman, C.M., Goodyear, G.H., *et al.* (1933) Pantothenic acid, a growth determinant of universal biological occurrence. *J Am Chem Soc* **55,** 2912–2927.
Wintrobe, M.M., Follis, R.H., Alcayaga, R., *et al.* (1943) Pantothenic acid deficiency in swine with particular reference to the effects on growth and on the alimentary tract. *Bull Johns Hopkins Hosp* **73,** 313–319.
Wittwer, C.T., Schweitzer, C., Pearson, J., *et al.* (1989) Enzymes for liberation of pantothenic acid in blood: use of plasma pantetheinase. *Am J Clin Nutr* **50,** 1072–1078.
Wooley, D.A., Waisman, H.A., and Elvehjem, C.A. (1939) Nature and partial synthesis of the chick antidermatitic factor. *J Am Chem Soc* **61,** 977–978.
Zhou, B., Westaway, S.K., Levinson, B., *et al.* (2001) A novel pantothenate kinase gene (*PANK2*) is defective in Hallervorden-Spatz syndrome. *Nat Genet* **28,** 345–349.

25

L-カルニチン

Charles J. Rebouche

要　　約

L-カルニチンは生体の中間代謝過程で重要な役割を果たす(図25.1)。通常健常人では，カルニチンの必要量は体内合成で十分なため，食事で補う必要はない。しかしL-カルニチンは，いくつかの先天性あるいは後天性疾患において治療効果のあることが証明されている。L-カルニチン，アセチルカルニチン，あるいはプロピオニルカルニチンは種々の状態において，いろいろな症状を軽減したり，緩和する作用を持つことが知られている。L-カルニチンとカルニチン抱合体は，身体精神機能の維持，改善，そして老化に伴う機能低下を遅らせるための食品添加物として利用価値があるかもしれない。

はじめに

L-カルニチン（図25.1）は，必須アミノ酸であるL-リジンとL-メチオニンに由来する低分子量（161.5g/mol）の生理的活性を持つアミノ酸の一種である。一方，光学異性体であるD-カルニチンには生理活性はなく，また有核細胞内では合成されない。カルニチン〔注：本章における“カルニチン”はL-stereoisomer（立体異性体）を指す〕は，生理的なpHでは両性イオン（zwitterion）として存在し，陽性に荷電した4価のアミンと，陰性に荷電した炭素鎖3つのカルボキシルグループから成っている。水酸基が中央の炭素に結合している。この水酸基は，短鎖，中鎖，および長鎖の有機酸または脂肪酸の結合するアシルカルニチンを形成するために使われる（例えば，アセチル-L-カルニチン，パルミトイル-L-カルニチン，図25.1)。活性化されたアシル基のカルニチンとCoAの間での受け渡しは，いくつかの炭素鎖長に特異的なカルニチンアシルトランスフェラーゼによって行われるが，これがカルニチンの生理活性の基本である。活性化されたアシル基はカルニチンとエステル結合してアシルカルニチンとなる。最も重要なアセチル基と長鎖アシル基は，アシルカルニチンとして細胞小器官の膜，特にミトコンドリア内膜とペルオキシソーム膜を通過させる。

食事中のカルニチン，体内利用と吸収

成人では，普通の食事で0.1〜1.0mmol/日（2〜12μmol/kg/日）のカルニチンが摂取される（Rebouche, 1992)。動物性食品（肉，鶏肉，魚と乳製品）からは，混合食から得られるほとんどすべてのカルニチンが得られる（Rebouche and Engel, 1984；Demarquoy *et al*., 2004)。果物や野菜にはカルニチンが非常に少ない。したがって菜食主義者の食事では，1μmol/kg/日以下である。食事からのカルニチン吸収率はさまざまであるが，一般的には54〜86%である（Rebouche, 2004)。栄養補助食品（0.6〜7g/日）からの吸収率は，5〜25%である（Rebouche, 2004)。カルニチン摂取不足の状態では，吸収率は上昇する。しかし，経口サプリメント中のカルニチンのほとんどは受動輸送されると考えられる。

生合成と代謝

カルニチンは種々のタンパク質中の翻訳後修飾されたリジンに由来するアミノ酸であるε-*N*-トリメチルリジンから合成される（図25.2)。おそらく大部分のε-*N*-トリメチルリジンは，筋肉タンパク質の代謝回転の産物である。アクチン，ミオシン，ATP合成酵素，ヒストン，シトクロムc，およびカルモデュリンなどの多くのタンパク質は，1つないしいくつかのメチル化されたリジン残基を持つ。これらの残基を多く含むタンパク質で

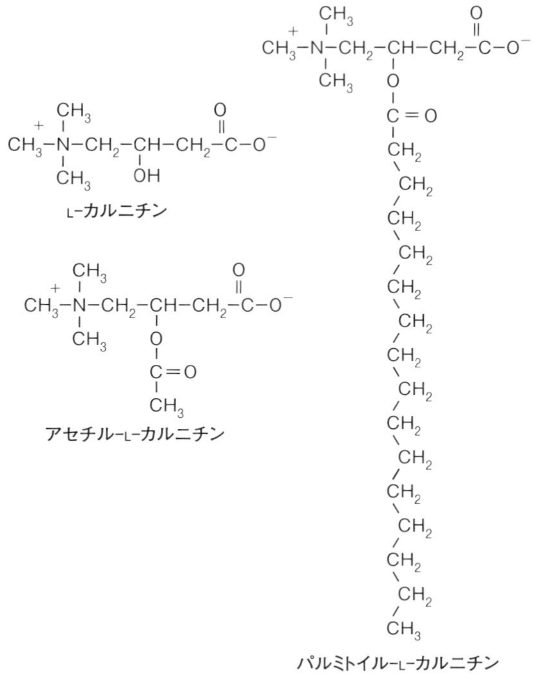

図25.1　カルニチンとアシルカルニチンの構造式

も，カルニチン合成のためにε-*N*-トリメチルリジンを供給する単一のタンパク質は知られていない。むしろ，生物進化，あるいは正常なタンパク質合成・分解の過程で生じる生成物は，哺乳類のカルニチン需要にとってちょうどよい程度である。真菌の *Neurospora crassa* は遊離のリジンをメチル化することができる（Rebouche and Broquist, 1976；Borum and Broquist, 1977），しかし他の生物ではこのような能力を持たない。

ε-*N*-トリメチルリジンは4段階の連続した反応によって変換される。すなわち，2種類のジオキシゲナーゼ（ε-*N*-トリメチルリジンヒドロキシラーゼとγブチロベタインヒドロキシラーゼ），アルドラーゼ（セリンヒドロキシメチルトランスフェラーゼ），および脱水素酵素（アルデヒドデヒドロゲナーゼ）である（Vaz and Wanders, 2002）。そしてこの反応は，促進因子として，Fe^{2+}，アスコルビン酸，およびピリドキサールリン酸，そして共通基質であるαケトグルタル酸，O_2，およびNAD^+を必要とする。ε-*N*-トリメチルリジンからカルニチンへの転換反応は，哺乳類では規則的ではない。このアミノ酸と最後から2番目のカルニチンの前駆体（γブチロベタイン）の相当量は尿から排泄されている。ヒトの通常状態でのカルニチンの合成速度は，およそ1.2 μmol/kg/日と推定されている。（Rebouche, 1992）。これは，カルニチン摂取の有意に不足してない状態でのカルニチン排泄率から間接的に計算されたものである。個人差については不明である。

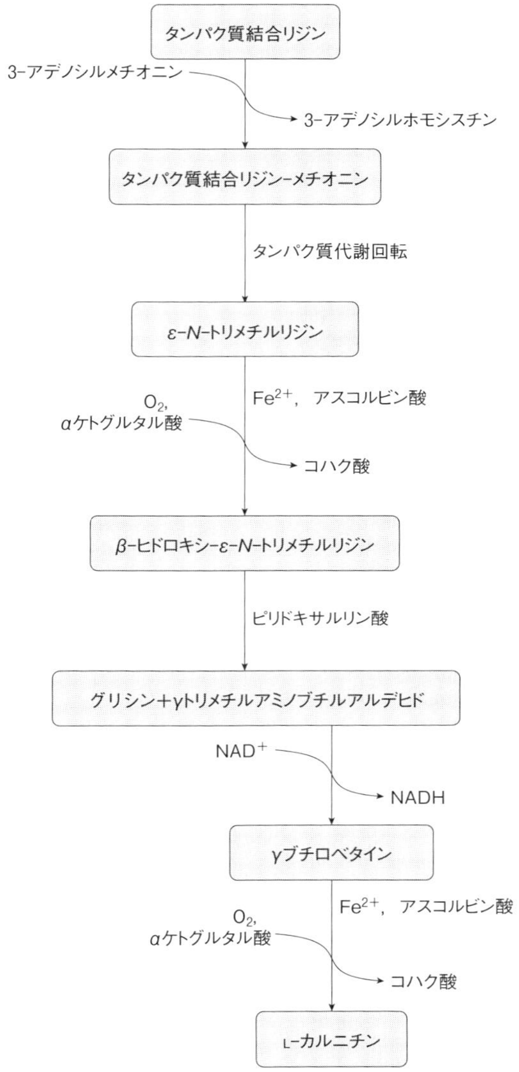

図25.2　哺乳類におけるカルニチンの生合成経路

カルニチンは動物由来の酵素では分解されない。しかし，ラットやヒトの尿や便の中にはカルニチンの分解産物が検出される。これらは腸内の細菌酵素によるカルニチンの異化作用から生じたものと考えられる。腸内細菌は，嫌気的に2段階の反応によってカルニチンをγブチロベタインに代謝する（これはカルニチン生合成段階にあるγブチロベタインを水酸化する反応の逆反応ではない）（図25.3）。これらの微生物では，カルニチンは適切な基質のない状態において成長を促進するための電子受容体として働く（Rebouche and Seim, 1998）。カルニチンはいくつかの微生物によって好気的に分解される。炭素と窒素の分子を開裂してトリメチルアミンとリンゴ酸セミアルデヒドに分解する反応である（図25.3）。トリメチルアミンは大腸から吸収され，肝臓で酸化されてト

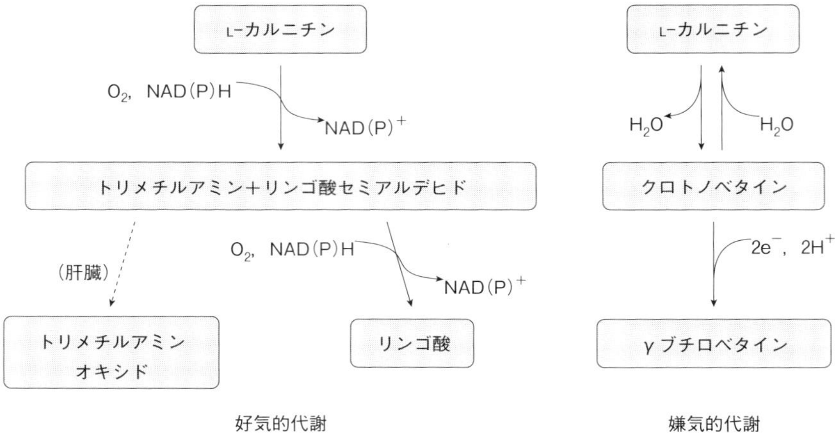

図25. 3　ラットとヒトにおける腸内細菌によるカルニチン分解

リメチルアミンオキシドとなる(Higgins *et al*., 1972)。メチル基に放射性ラベルしたカルニチンを飲ませると，放射性ラベルしたトリメチルアミンオキシドとγブチロベタインが，それぞれ尿中と便中の主な代謝産物として観察される。それはラットでもヒトでも同様である(Rebouche *et al*., 1984；Rebouche and Chenard, 1991)。

カルニチンとその代謝産物は，主に３つの組織にプールされている（Rebouche and Engel, 1984)。最も大きなプールは筋肉であり，全身の92～97%のカルニチンを含んでいる。その他は肝臓と腎臓で，約２～６%が含まれる。細胞外液（体液）中のカルニチンは残りの0.7～1.5%である。筋肉中のカルニチンの代謝回転は比較的遅い（約191時間)。しかしその全体量が大きいために，カルニチンの流れ(筋肉内外への移動)は比較的早い(成人で約427μmol/時)。他の組織におけるカルニチンの代謝回転と流れは，それぞれ11.6時間と277μmol/時である。細胞外液のカルニチンの代謝回転は，1.13時間で，全身カルニチン全体の代謝回転は66日である。組織と細胞外液中の総カルニチンプールのうち，エステル化されたカルニチン（アシルカルニチン）が10～20%，非エステル化カルニチン(遊離カルニチン)は80～90%である。エステル化カルニチン（アシルカルニチン）の組成は，主にアセチル-L-カルニチンで，加えて少量のプロピオニル-L-カルニチンと長鎖アシルカルニチンエステルから成っている。一般にカルニチン濃度は，組織中のほうが細胞外液よりも高い。筋肉と肝臓中のカルニチン濃度は，それぞれ細胞外液中濃度の76倍と50倍である。遊離カルニチンとアセチル-L-カルニチン濃度が最も高いのは(１～80mmol/L)，精液，副精巣と精子である（Jeulin and Lewin, 1996)。

カルニチンと短鎖カルニチン（アセチル-L-カルニチンとプロピオニル-L-カルニチン）の多くの組織への取込みは，有機カチオントランスポーター(organic cathion transporter：OCTN2）によって促進される。このタンパク質は，カルニチンと短鎖カルニチンに高い親和性がある（K_t＝３～５μmol/L)。カルニチンの転送は，ナトリウムの濃度勾配に依存し，ナトリウムイオンはカルニチンとともに転送される。OCTN2は腎臓，骨格筋，心筋，胎盤，膵臓，精巣および副精巣に多く存在し，そして肝，肺，および脳に中等度存在する(Wu *et al*., 1998)。OCTN2はまた，結腸にも存在して結腸の微生物の作用によって生成される食事性カルニチンとγブチロベタインの回収を促進している（Fujiya *et al*., 2007；D'Argenio *et al*., 2010)。加えて，結腸粘膜で細胞の生存経路を活性化するバクテリアのクオラムセンシング（quorum-sensing)ペプチドにも関連している(Fjiya *et al*., 2007)。カルニチンの細胞膜通過を助けるこの他のタンパク質として，有機カチオン転送タンパク質であるOCTN1，OCTN3，Oat9S，およびATB$^{0,+}$がある（Lamhonwah *et al*., 2003；Rebouche, 2006；Tsuchida *et al*., 2010)。OCTN3はカルニチンとアシルカルニチンのペルオキシソーム転送に関連している(Lamhonwah *et al*., 2005)。OCTN1，Oat9S，およびATB$^{0,+}$のカルニチン転送とカルニチン恒常性維持における生理的役割についてはいまだ不明な点がある。

ユニークなカルニチン転送タンパク質であるCT-2は，精巣に特異的に発現している(Enomoto *et al*., 2002)。この転送タンパク質は特異性が高く，カルニチンに対する親和性が高い（K_t＝20μmol/L)。それはOATと有機イオントランスポーターのOCT/OCTNファミリーの間に位置している。CT-2タンパク質は，副精巣内皮の管腔内膜細胞とセルトリ細胞に局在している。

主なカルニチン排泄経路は腎臓からの排泄である。カルニチンは糸球体を通過した後，健常人では濾過されたカルニチンの90～98%が再吸収される。腎尿細管刷子縁にあるOCTN2は，カルニチンと短鎖カルニチン，およびおそらくカルニチンの前駆体γブチロベタインの再吸収に働いている。腎におけるカルニチン再吸収は，ヒトのカルニチン恒常性に重要な役割があると考えられている（Rebouche, 2004）。カルニチン再吸収は，血漿カルニチン濃度が約60μmol/L以下になった時（正常な血漿総カルニチン濃度は30～65μmol/L）有効に働く。血漿カルニチン濃度が60μmol/L以上になる時，つまりカルニチンが点滴注射されたり経口投与された時，カルニチン再吸収効率は直ちに低下して，糸球体で濾過されたカルニチンの多くは尿中に排泄される。

腎尿細管細胞は，カルニチン，短鎖カルニチン，およびγブチロベタインを尿細管腔内に分泌する（Rebouche and Engel, 1980；Hokland and Bremer, 1986；Mancinelli *et al*., 1995）。これらは再吸収されるか尿中に排泄される。尿中の総カルニチンは血中のカルニチンプールよりも多くのアシルカルニチンを含んでいる（Lombard *et al*., 1989）。正常状態では，尿中アシルカルニチンの大部分をアセチル-L-カルニチンが占める。尿細管の刷子縁におけるOCTN2のカルニチン親和性は，遊離カルニチンとアセチル-L-カルニチンで同程度であるので，糸球体濾過されたカルニチンが他に比べて特別に再吸収されるとは考えられない。このように，腎尿細管細胞は，過剰なアシルカルニチンを体内から排除するために選択的にカルニチンエステルを生成し分泌する。

欠乏症に至る要件とその結果

ヒトに対するカルニチン投与は，通常では必要ない。カルニチンはある条件下で必要な栄養素といわれている（Borum, 1995）。すなわち，出生直後の未熟児や，いくつかの遺伝的または後天的な疾患，あるいはいくつかの薬剤を慢性的に使用した場合など，通常状態でない特殊な状況を指している。ダイエットのために最小限のカルニチンしか摂取していない完全菜食主義者の成人や小児の血漿カルチニン濃度は，通常の食生活を送っている人に比べ，それぞれ約10%，25%低い（Lombard *et al*., 1989）。これらに対するL-カルニチンの摂取の必要性についてはまだわかっていない。

ヒトの原発性全身性カルニチン欠乏はOCTN2をコードしている遺伝子欠損のために発症する。臨床的な特徴として，低ケトン性低血糖や痙れん，嘔吐，傾眠傾向や昏睡，心筋症，慢性的な筋力低下などがある（Nyhan and Ozand, 1998；Laforêt and Vianey-Saban, 2010）。多くの場合カルニチン投与が効果的である。血漿と肝臓のカルニチン濃度は改善し，低ケトン性低血糖発作は予防され，治療開始数か月で心臓は正常サイズに戻る。骨格筋の筋力低下は改善されるが，筋のカルニチン濃度はわずかしか上昇しない。これは野生由来のマウスモデル（*jvs*マウス）で示されている（Hashimoto *et al*., 1998）。

カルニチンの欠乏または枯渇は多くの場合，先天的な異常や後天的な異常によって二次的に引き起こされ，それは何らかの治療を必要とする。これらは各方面で検討されている（Pons and De Vivo, 1995）。血中カルニチン低下に関する多くの症例報告で，“カルニチンの生合成障害”が推定されている。しかし，これまでヒトではカルニチン生合成に関するタンパク質の欠損や欠乏がカルニチン欠乏症の原因となったという報告はない。

作用機序/生化学的活性

細胞の代謝におけるカルニチンの主要な機能は，活性化された長鎖脂肪酸のミトコンドリア内への転送を促進させることである（図25.4）。活性化された長鎖脂肪酸（長鎖アシルCoA）は，ミトコンドリア外膜でアシルカルニチンとなる。この反応はカルニチン・パルミトイルトランスフェラーゼ-Ⅰ（CPTⅠ）によって触媒される。長鎖アシルカルニチンは，ミトコンドリアの代謝転送タンパク質ファミリー（Palmieri *et al*., 1995）のひとつであるカルニチン・アシルカルニチントランスロカーゼ（CACT）によって，ミトコンドリア内膜を通過する（Iacobazzi *et al*., 1998）。ミトコンドリア内膜のマトリックス側にあるカルニチン・パルミトイルトランスフェラーゼ-Ⅱ（CPTⅡ）は，活性化された脂肪酸（アシルカルニチン）をミトコンドリア内でアシルCoAへのエステル交換の反応を触媒する。アシルCoAに活性化された脂肪酸はβ酸化回路で代謝される。

CPTⅠは必ずしも律速反応ではないが，β酸化に対する律速反応となっている（Eaton, 2002）。CPTⅠはマロニルCoAによって抑制され，AMP活性化タンパク質キナーゼによって刺激される（Bartlett and Eaton, 2004）。CPTⅠは2つの主要な構造が同定されており，異なる遺伝子（*CPT1A*と*CPT1B*）が知られている（Ramsay *et al*., 2001）。M-CPTⅠ（*CPT1B*）は骨格筋や心臓にみられ，L-CPTⅠ（*CPT1A*）は肝臓と筋肉組織以外の組織でみられる。この2種類のCPTⅠは抑制物質であるマロニルCoAと基質であるカルニチンに対する親和性が異なっている。組織内のカルニチン濃度が極端に低濃度でなければ，CPTⅠの活性化が制限されることはない。L-CPTⅠとM-CPTⅠへの結合に関するカルニチンのミカエリス定数は，それぞれ30と500μmol/Lである（Ramsay *et al*., 2001）。

カルニチンはミトコンドリア内の遊離型CoAの供給維持に働いている。長鎖アシルカルニチンが流入し，アシルカルニチンとCoAとのエステル交換（アシルCoAへの転換）が行われた後に，ミトコンドリア・マトリックスへカルニチンが放出される。このカルニチンはCACTの働きでミトコンドリアから排出され，またβ酸化やピルビン酸の酸化で生成された過剰なアセチル

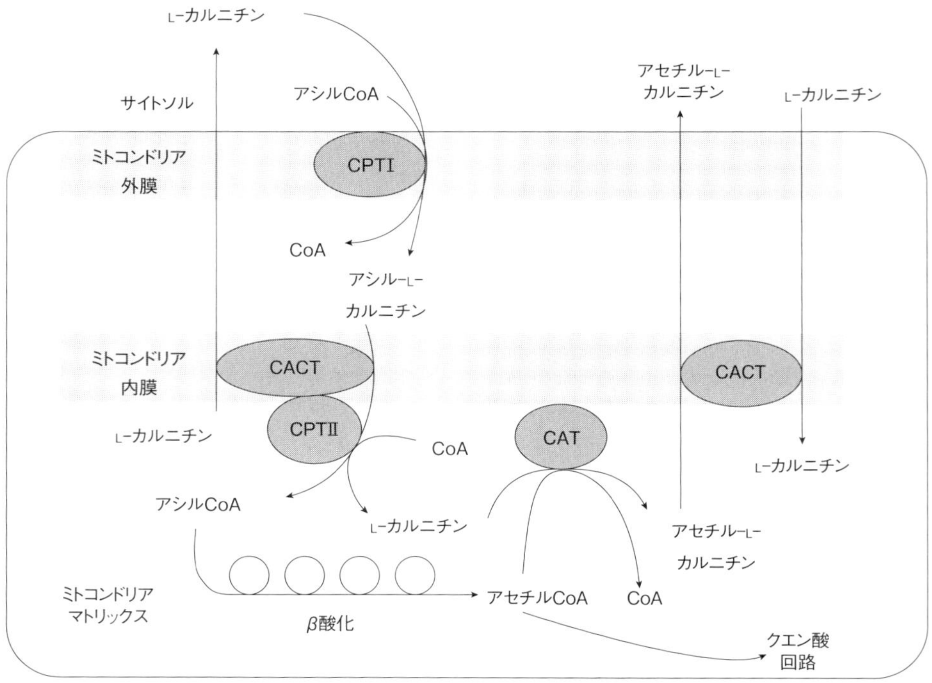

図25.4　カルニチンによる長鎖脂肪酸のミトコンドリア内への転送促進経路

CoA をアセチルカルニチンとして貯蔵するためにも使われる。この作用によって，ミトコンドリア・マトリックス内の遊離型 CoA の濃度が維持され，β酸化回路，ピルビン酸デヒドロゲナーゼ，クエン酸回路の反応に供給される。アセチル CoA からアセチルカルニチンへのエステル交換は，カルニチン・アセチルトランスフェラーゼ（CAT）によって触媒される。アセチル-L-カルニチンは他の細胞小器官や他の細胞や組織で使用されるために，CACT を介してミトコンドリア・マトリックスから排出される。カルニチンは，活性化された残りのアシル化合物を貯蔵する働きを持ち，細胞内での代謝異常，特に有機酸や脂肪酸の代謝異常に関連した遺伝病において重要である（Rebouche, 2006）。マウスやサルやヒトの実験では（Yamaguti *et al*., 1996），飢餓状態の間，循環血液中のアセチル-L-カルニチンの濃度が増加するが，これは余剰のアセチル化合物の排泄とともに，いくつかの組織において脂肪酸β酸化が亢進するためかもしれない。この現象は代謝ストレスの際に，易酸化性の炭素を迅速に腎臓や脳などの組織に移行させていると推測される。糖の再摂取に伴い，循環血液中のアセチル-L-カルニチンは肝臓へ移行し，血中濃度は低下する。

カルニチンは，短縮された脂肪酸のペルオキシソームからミトコンドリアへの輸送に働く。極長鎖脂肪酸はペルオキシソームで一部酸化される。活性化された中鎖～長鎖脂肪酸は，ペルオキシソームでカルニチンとエステル交換され，そしてアシルカルニチンはペルオキシソームから輸送され，アシル部分はミトコンドリアで酸化される。ペルオキシソームにおける中鎖アシル CoA（中鎖アシル CoA）からアシルカルニチンへのエステル交換はカルニチン・オクタノイルトランスフェラーゼ（COT）によって触媒される（Ramsay, 1999）。

前述の機能に加え，カルニチンとそのエステルは生理的･薬理的な相互作用，また動物実験や培養細胞，*in vitro* の実験でも効果を示す。これらの相互作用と効果は自然界においては生理的に存在するが，これらの化合物が薬物として投与されると，より増幅されるかもしれない。

カルニチンとミトコンドリア外のカルニチン・パルミトイルトランスフェラーゼは，リン脂質の生合成と長鎖脂肪酸のリモデリングに働く。カルニチンに結合した脂肪酸は，酸化損傷を受けた後に修復される間，赤血球膜のリン脂質や（Arduini *et al*., 1990a），肺胞細胞にあるサーファクタントの主要な物質であるジパルミトイルホスファチジルコリンとして吸収される（Arduini *et al*., 2001）。カルニチンとアセチル-L-カルニチンは，細胞骨格タンパク質の作用によって正常赤血球における膜安定性を増加させると考えられる（Arduini *et al*., 1990b）。

ミリモル濃度のカルニチンはデキサメタゾンのグルココルチコイド受容体αへの結合を減少させる一方，自身が受容体の核内転座の引き金となり，グルココルチコイド受容体α反応性プロモーターを刺激する（Manoli *et al*., 2004）。L-カルニチンは，グルココルチコイドの免疫調節作用に類似した効果を持つ。すなわちラットの実験において，リポ多糖体誘発性のサイトカイン産生の抑制や，妊娠ラットで胎仔肺の発達促進，外科疾患や HIV 関連疾患患者の TNF-α の血清中レベルを減少させる効果が示されている（Manoli *et al*., 2004）。カルニチンは，グルココルチコイドの治療的作用をいくつか持っているが，有害な副作用はない。

カルニチンを投与すると，高アンモニア血症や，原発性全身性カルニチン欠乏症，中鎖アシル CoA デヒドロゲナーゼ欠損症，バルプロ酸投与による副作用，塩化アンモニウム中毒などの症状を軽減させることが経験的に知られている。これはミトコンドリア機能の安定性や尿素サイクルの活動性の維持による効果であろうと考えられる。ヒトの原発性全身性カルニチン欠乏症のモデルである *Jvs* マウスにおいて，カルニチン投与が高アンモニア血症を軽減させ，長鎖脂肪酸の蓄積によって抑制された尿素回路酵素の肝臓での発現を正常化させた（Horiuchi *et al*., 1992；Tomomura *et al*., 1996）。これらの効果は，グルココルチコイド受容体とカルニチンの作用が介在しているのかもしれない（Tomomura *et al*., 1996；Manoli *et al*., 2004）。

短鎖アシルカルニチンは，細胞内酸化を抑制したり，酸化毒性を軽減するかもしれない。カルニチンの直接的な抗酸化作用は *in vitro* で示されている。実験モデルでは，カルニチンの濃度依存性の還元作用（potassium ferricyanide reduction method）や，過酸化水素と α トコフェロールのラジカル消去作用〔1, 1-phenyl-2-picryl-hydrazyl free radical（DPPH）assay〕を示した（Gülçin, 2006）。カルニチンの鉄イオンキレート能も示されている。Gülçin（2006）は，1,1-フェニル-2-ピクリルヒドラジル（DPPH）の反応において，カルニチンの第 2 炭素のラジカル中心は，還元によって DPPH が生成されると推測している。この反応は，考えてみれば生体にとってたいへん好ましいものである。すなわち，反応に対する ΔH は −181kcal/mol と計算され，カルニチンは間接的に酸化ストレスを減少させるかもしれない。

アラキドン酸の血小板脂質への取込みを抑制したり，作用薬剤によって誘発されたアラキドン酸の放出やアラキドン酸誘発性 NADPH オキシダーゼ活性化を抑制することが示されている（Pignatelli *et al*., 2003）。カルニチンは，酸化毒性を防御する酸化還元感受性の転写因子，サーチュイン，あるいは熱ショックタンパク質の発現を促進するかもしれない（Calabrese *et al*., 2009）。

カルニチン補充：乳児の栄養，健康維持・増進，あるいは老化や慢性疾患の予防

カルニチンとアセチル-L-カルニチンはアメリカで，プロピオニル-L-カルニチンは欧州諸国で健康補助食品として販売されている。その代表的な推奨摂取量は，小児や成人で 1 日0.5～4 g とされている。副作用はほとんどないものの，まれに下痢や体臭（魚臭症候群）などが報告されている。

カルニチン補充は，場合によっては乳幼児に必要な栄養素かもしれない。アメリカ食品医薬品局（FDA）のある専門家は，人工乳にも母乳と同程度になるよう7.5～12.4μmol/100kcal のカルニチンが必要であると推奨している（Raiten *et al*., 1998）。この推奨に明らかなエビデンスはないものの，カルニチンが補充された児とされていない児では，生化学的な違いがあったという報告に基づいたものである。

カルニチンは経腸栄養でも経静脈栄養でも未熟児用製剤には添加されないが，これらを未熟児に使用する際にはカルニチンを添加したほうがよいかもしれない。この根拠としては 2 つあげられる。すなわち，未熟児は出生直後の成長のためのエネルギー源として脂質を利用するため，ミコトンドリア β 酸化を強く要求することと，未熟児では母乳栄養児やカルニチンを添加した人工乳を与えられている新生児に比べて，血液や組織中のカルニチン濃度が低いことである。未熟児に対するカルニチン添加による成長速度と脂質代謝に及ぼす影響の両方をみた研究がある。つまり，カルニチンを補充 2 週間と 8 週間での体重増加を観察したところ補充・非補充児間の差異はみられなかったという報告もある（Shortland *et al*., 1998）。一方，カルニチン補充したほうが，早期に出生時体重に戻ったという報告もある（Crill *et al*., 2006）。これらに関連した研究については広範囲なレビューが出されている（Crill and Helms, 2007）。現在では，経腸栄養が 1 週間以上できない児については，カルニチン10～20mg/kg/日を経静脈的に，または経口的に補充することが推奨されている（Crill and Helms, 2007）。

カルニチンによる運動能力の向上や疲労回復に対する効果が研究されている。実際に強壮剤として売られている。これはカルニチン補充によって，長鎖脂肪酸のミトコンドリア内への流入が促進されて脂肪酸代謝が亢進し，筋肉内のグリコーゲン消費が抑えられると考えられるからである。また，カルニチン濃度が通常の20～50％以下に低下すると，筋肉の働きも影響を受けるという臨床的なデータもある（Brass, 2004）。しかしカルニチン濃度の上昇だけで身体機能を増強し，カルニチン補充による身体機能の改善が起こるとは考えにくい。なぜなら筋肉の CPT1 による調節によって通常カルニチン濃度は飽和しており，過剰にカルニチンを補充しても，カルニチン濃度の上昇はわずかにみられるにすぎないためである。たとえカルニチン補充にもかかわらず筋肉内のカルニチン濃度が十分に上昇しないようにみえても，クエン酸回路や酸化的リン酸化経路が最大限働いている時には，β 酸化由来の過剰な活性化された酢酸（アセチル CoA）は，サプリメントとして補充されたカルニチンとのエス

テル交換によってアセチル-L-カルニチンとなり筋肉の代謝を改善させるであろう。さらに，カルニチンの抗酸化やラジカル消去活性は，長時間の身体的運動によって産生された活性酸素による傷害を防止するために役立つであろう。多くの研究によると，実際にカルニチン投与による運動能力の向上は実際には証明されていない。しかし，エビデンスがないからといって，カルニチン補充の効果がまったくないと結論づけることはできない（Brass, 2004）。特にトップアスリートにとっては，一般的な実験方法では有意な変化のみられないような運動能力のわずかな上昇であっても，競技の結果には十分なインパクトがあるかもしれない。

健康補助食品としてプロピオニル-L-カルニチンを補充すると，いくらか身体機能の向上に役立つかもしれない。二重盲検プラセボ対照クロスオーバー臨床試験において，スポーツ選手にプロピオニル-L-カルニチン（グリシンプロピオニル-L-カルニチンとして）4.5g を内服させた場合，乳酸の産生が低く，運動耐性の高い男性では，プラセボ群に比べ有意に最大パワーが上昇したという報告がある（Jacobs *et al*., 2009）。しかし，その上昇幅はわずかなもので，短時間のウインゲート自転車運動を繰り返した直後だけに観察された。また，プロピオニル-L-カルニチンにはNO 産生による血管拡張作用があり，カルニチンよりも身体機能を向上させる可能性が高い。さらに，プロピオニル-L-カルニチンはコハク酸に変換されるプロピオニル基を供給することでクエン酸回路の働きを増強するかもしれない。

カルニチンは，運動後の組織に対する化学的負荷を軽減させたり，筋肉の修復やリモデリング過程を最適化させるかもしれない（Kraemer *et al*., 2008）。二重盲検プラセボ対照クロスオーバー試験によると，カニチン１日２g を３週間投与して運動耐性をみたところ，普段運動をしていない若い男性および中年の男女において，運動後のプリン体代謝マーカーやフリーラジカルの産生，筋組織の断裂，筋痛を有意に軽減したという報告がある（Spiering *et al*., 2007；Ho *et al*., 2010）これらの報告者らは，この理由として，カルニチンが血管内皮細胞を保護して血流を改善させ，組織への酸素供給を安定させ，運動による低酸素状態や酸化ストレスを予防するためと推測している（Ho *et al*., 2010）。これらの研究は印象深いものの，コストベネフィットを考えると，競技アスリートか激しい運動を行う生活をしている人にしか興味を持たれないかもしれない。

カルニチンを，体重を減らすダイエットサプリとして販売しているメーカーもある。カルニチンの効能の説明として“脂肪燃焼”という単語が使われる。この根拠は，以下に示すような慎重に計画された動物実験の結果に基づいている。つまり畜産用の商業動物にカルニチンを用いた時，栄養素を脂肪として蓄積させる作用を減らし，筋肉量を増大させる作用に変換させる効果がみられた。エネルギー制限食を与えている成長期のブタに，高脂肪食を与えカルニチンを10日間補充投与したところ，窒素含有量が増え，脂肪量が減ったという動物実験の結果が報告されている（Heo *et al*., 2000）。このような結果からカルニチン補充は身体の構造を改善させると考えられる。肥満はイヌやネコなどのペットの体型におおいに影響する。ダイエット食にカルニチンを補充したイヌは，ダイエット食だけのイヌに比べて，７週間で体重と脂肪量がより多く減った。それぞれイヌでは７％と２％，ネコでは４％と２％であった（Anonymous, 2009）。

動物実験で認められたカルニチンのダイエット効果は，ヒトでは認められていない。例えば，L-カルニチンの体重減少の有効性を調べるためにやや肥満気味の更年期女性36名を対象にプラセボ群とカルニチン投与群の２つのグループに無作為割付けをした二重盲検の研究がある（Villani *et al*., 2000）。カルニチン投与群はカルニチン２g を１日２回８週間内服し，プラセボ群は同量のラクトースを内服した。全員が最大心拍数の60～70％になる程度で30分の歩行運動を１週間に４回行った。その結果，BMI，体脂肪率，脂質利用率のいずれも両群に差はなかった。動物実験の結果を考えると，ヒトにもカルニチン補充のダイエット効果が期待されるが，実際には厳格な投与量の設定が必要である。

カルニチンとアセチル-L-カルニチンの心身の機能維持とアンチエイジングの効果について研究されている。ミトコンドリア機能は加齢に伴って低下することがラットで多数報告されている。例えば，老齢のラットは，若齢ラットに比べて，ミトコンドリア内に脂肪やタンパク質，核酸の酸化物質を高レベルに蓄積する。老齢ラットでは細胞の酸素取込み能やミトコンドリア膜電位も低く，カルジオリピン濃度や呼吸調節率も若齢ラットに比べても低いという報告がある（Ames and Liu, 2004）。老齢ラットの心臓のミトコンドリアでは，DNA の転写能やチトクローム酸化酵素，アデニンヌクレオチドトランスロカーゼ，CACT などの酵素の活性が若齢ラットよりも低下していたという報告がある（Gadaleta *et al*., 1994；Paradies *et al*., 1994, 1995）。老齢のラットにアセチル-L-カルニチンを投与すると，カルジオリピン濃度やミトコンドリア機能が，若齢ラットと同じ程度まで改善した（Paradies *et al*., 1994, 1995；Ames and Liu, 2004）。この機序として，カルニチン・アセチルカルニチントランスフェラーゼ活性のアセチル-L-カルニチンによる保護作用が *in vivo* と *in vitro* で観察されている（Liu *et al*., 2002）。この作用はすべてのミトコンドリア機能の改善に寄与しているかもしれないが，特にミトコンドリア内膜の酵素やトランスポーターに対するカルニチンの作用が，カルジオリピン濃度の改善に関与している可能性が高い。

アセチル-L-カルニチンを老齢のラットに投与すると，ミトコンドリア機能の改善や抗酸化物質の低下によって，歩行機能や記憶障害が改善したと報告されている（Liu *et al*., 2002；Ames and Liu, 2004）。またカルニチンには，クエン酸回路や電子伝達系の酵素の加齢による機能低下を回復させる作用がある（Kumaran *et al*., 2005）。ある実験で，L-カルニチンよりもアセチル-L-カルニチンは脂質の酸化物質であるマロンジアルデヒドの産生を抑え抗酸化作用を示すという報告があり（Liu *et al*., 2004），別の実験では，カルニチン投与によってスーパーオキシドジスムターゼやグルタチオンペルオキシダーゼのような抗酸化酵素の活性を上昇させたという報告がある（Juliet *et al*., 2005）。

高齢のうつ病患者で，アセチル-L-カルニチン投与によって，うつ病のHamiltonのスコアが有意に低下し（Tempesta *et al*., 1987），精神障害のある高齢者で，アセチル-L-カルニチン投与によって認知機能のスコアが改善したという報告がある（Salvioli and Neri, 1994）。またアセチル-L-カルニチン投与による，中等度のアルツハイマー病患者における臨床スケールと認知機能の改善を，メタアナリシスによって証明した報告もある（Montgomery *et al*., 2003）。Ames（2003）は，ミトコンドリア機能を維持し，認知機能の低下やその他の退行現象など加齢によるさまざまな障害を予防するために，アセチルカルニチンを補充する“メタボリックチューンナップ”論を主張している。

治療的使用と健康に対する効能

アメリカにおいてL-カルニチンは，一次性および二次性カルニチン欠乏症（OCTN2欠損症，グルタル酸血症2型，メチルマロン酸血症，プロピオン酸血症，MCAD欠損症）や血液透析患者への治療として承認されている。それ以外の病態でも，表25.1に示すように，カルニチン

表25.1 ヒトにおいてカルニチンもしくはアシルカルニチン投与が有効な可能性のある病態

疾患・状態	内容	参考文献
HIV感染と抗レトロウイルス治療	CD4細胞数の増加やリンパ球のアポトーシス抑制；神経症状の改善；心臓血管障害の予防；血中の中性脂肪低下，抗レトロウイルス治療関連の脂質異栄養症の治療	Ilias *et al*., 2004；Youle *et al*., 2007
腫瘍の化学療法	化学療法に関連した倦怠感や腎毒性，心筋症の軽減	Graziano *et al*., 2002；Cruciani *et al*., 2009
2型糖尿病	非酸化型糖代謝の改善；脂質プロファイルやインスリン抵抗性パラメータ，血糖コントロール，炎症の指標に対する食欲抑制剤（シブトラミン）や脂肪吸収阻害薬（オルリスタット）の治療効果増進	Mingrone, 2004；Arduini *et al*., 2008；Derosa *et al*., 2010a, b
慢性の糖尿病性腎症	疼痛を軽減し，神経線維再生と振動覚の改善を認める	Sima *et al*., 2005
2型糖尿病もしくは肥満に関連した血管内皮障害	遊離脂肪酸によって惹起される血管内皮障害を減弱する	Shankar *et al*., 2004
末梢血管障害	トレッドミルによる最初の歩行距離と最大の歩行距離を改善する	Hiatt, 2004；Andreozzi, 2009
うっ血性心不全	（心筋の）運動能力を増加させ，心室のサイズを縮小させる	Anand *et al*., 1998
狭心症	運動量を狭心症発症前に可能だったように増加させ，運動中のST抑制（心電図上の虚血性変化）も減少させる	Higdon and Drake, 2007
急性心筋梗塞の長期的治療	左心室拡大を抑制；死亡率やうっ血性心不全，虚血によるイベントの低下	Iliceto *et al*., 1995
VPAで治療中の痙れん性疾患	高アンモニア血症を軽減；VPAを含む多剤抗痙れん剤治療では特に効果的かもしれない	Coulter, 1995；Gidal *et al*., 1997
ピボキシル基を含むプロドラッグの治療中	ピバリン酸はカルニチンにエステル結合され（カルニチン抱合），ピバロイルカルニチンとして排泄される。もし体外からカルニチンが補充されなければ，カルニチン欠乏を引き起こすかもしれない	Brass, 2002
男性の生殖障害（不妊症）	精子無力症や精子減少症患者の精子濃度や全精子数，精子の前進運動率や生存率を改善する	Agarwal and Said, 2004
甲状腺機能亢進症	甲状腺ホルモンの核内流入阻害によって甲状腺機能を低下させる	Benvenga *et al*., 2003

注：このなかのいくつかの“治療的”使用は“食事での補充”として考慮されるものもある。例えば，L-カルニチンは受精力を高め生殖能力を改善するためのサプリメントとして販売されている。

の有効性が示されている。これらの多くは，実験的あるいは臨床的に証明されているが，その有効性を確立するためには，さらなる臨床治験が必要かもしれない。

将来の方向性

カルニチンやアセチル-L-カルニチンの抗酸化作用や抗アポトーシス作用の機序を解明するためには，さらに基礎的な研究が必要である。細胞質における直接的な抗酸化作用（活性酸素種の中和）や，活性酸素種からの酸化ストレスを防ぐタンパク質のアセチル化の促進作用，TCA 回路における基質や，呼吸鎖における電子の流れを円滑にすることによるミトコンドリア機能改善作用，あるいは細胞内の抗酸化防御を担う分子群の転写を直接的に制御する機構などは，今後の研究の課題である。これらの課題の一部あるいは全部は，生理学的，薬理学的いずれかの方法で *in vivo* の検討が可能であろう。また，より重要な役割を果たすものは何かという問題を明らかにするためには，新たな実験手法も必要である。カルニチンの有用性が明らかになった例として，カルニチンの補充によりシスプラチンの腎毒性の軽減（Chang *et al*., 2002）や，ドキソルビシンによる心毒性の軽減（Alberts *et al*., 1978）が実験動物を用いた研究で明らかにされたことがあげられる。これらの２薬剤は癌の化学療法で用いられるが，正常な細胞も傷害するという問題があった。

カルニチンおよびそのエステル体が有用とされる種々の臨床現場において，その効果を明らかにするためには，比較臨床試験を行う必要がある。栄養学的効能表示のなかには，医学的もしくは科学的根拠が乏しいものも少なくない。これらのなかには，動物実験による結果や患者の証言によるもの，単なる症例報告，あるいはヒトにおける研究であっても不適切な手法による研究結果などに基づいて記載されているものがある。これらの効能評価のうちのいくつかは，二重盲検プラセボ対照試験を行うことが非常に困難，もしくは実行不可能なものがある。その理由として，明確で定量的なエンドポイントを設定しにくいこと，不均一な集団において生理学的もしくは病因として，わずかではあるが重要な差異を検出するためには膨大なサンプルサイズが必要になることがあげられる。とはいえ，カルニチン関連のサプリメントは，今後も健康な代謝機能の回復あるいは維持を目的として大いに使用されるであろう。

（山口清次訳）

推奨文献

Flanagan, J.L., Simmons, P.A., Vehige, J., *et al.* (2010) Role of carnitine in disease. *Nutr Metab* **7,** 30 (doi:10.1186/1743-7075-7-30). PMID **20398344**.

Jones, L.L., McDonald, D.A., and Borum, P.R. (2010) Acylcarnitines: role in brain. *Prog Lipid Res* **49,** 61–75.

Rebouche, C.J. (2010) L-Carnitine, acetyl-L-carnitine, and propionyl-L-carnitine. In P.M. Coates, J.M. Betz, M.R. Blackman, *et al.* (eds), *Encyclopedia of Dietary Supplements*, 2nd Edn. Informa Healthcare, New York, pp. 107–114.

Zammit, V.A., Ramsay, R.R., Bonomini, M., *et al.* (2009) Carnitine, mitochondrial function and therapy. *Adv Drug Deliv Rev* **61,** 1353–1362.

［文　献］

Agarwal, A. and Said, T.M. (2004) Carnitines and male infertility. *Reprod Biomed Online* **8,** 376–384.

Alberts, D.S., Peng, Y.M., Moon, T.E., *et al.* (1978) Carnitine prevention of adriamycin toxicity in mice. *Biomedicine* **29,** 265–268.

Ames, B.N. (2003) Delaying the mitochondrial decay of aging – a metabolic tune-up. *Alzheimer Dis Assoc Dis* **17**(Suppl 2), S54–S57.

Ames, B.N. and Liu, J. (2004) Delaying the mitochondrial decay of aging with acetylcarnitine. *Ann NY Acad Sci* **1033,** 108–116.

Anand, I., Chandrashekhan, Y., De Giuli, F., *et al.* (1998) Acute and chronic effects of propionyl-L-carnitine on the hemodynamics, exercise capacity, and hormones in patients with congestive heart failure. *Cardiovasc Drugs Ther* **12,** 291–299.

Andreozzi, G.M. (2009) Propionyl-L-carnitine: intermittent claudication and peripheral arterial disease. *Expert Opin Pharmacother* **10,** 2697–2707.

Anonymous (2009) L-Carnitine effects in overweight dogs. *Food for Thought™ Technical Bulletin No. 126R*. The P and G Company. http://www.iams.com/pet-health/dog-article/l-carnitine-effects-in-overweight-dogs (accessed 23rd January, 2012).

Arduini, A., Bonomini, M., Savica, V., *et al.* (2008) Carnitine in metabolic disease: Potential for pharmacological intervention. *Pharmacol Ther* **120,** 149–156.

Arduini, A., Mancinelli, G., and Ramsay, R.R. (1990a) Palmitoyl-L-carnitine, a metabolic intermediate of the fatty acid incorporation pathway in erythrocyte membrane phospholipids. *Biochem Biophys Res Commun* **173,** 212–217.

Arduini, A., Rossi, M., Mancinelli, G., *et al.* (1990b) Effect of L-carnitine and acetyl-L-carnitine on the human erythrocyte membrane stability and deformability. *Life Sci* **47,** 2395–2400.

Arduini, A., Zibellini, G., Ferrari, L., *et al.* (2001) Participation of carnitine palmitoyltransferase in the synthesis of dipalmitoylphosphatidylcholine in rat alveolar type II cells. *Mol Cell Biochem* **218,** 81–86.

Bartlett, K. and Eaton, S. (2004) Mitochondrial β-oxidation. *Europ J Biochem* **271,** 462–469.

Benvenga, S., Lapa, D., Cannavò, S., *et al.* (2003) Successive thyroid storms treated with L-carnitine and low doses of methimazole. *Am J Med* **115,** 417–418.

Borum, P.R. (1995) Carnitine in neonatal nutrition. *J Child Neurol* **10**(Suppl), 2S25–2S31.

Borum, P.R. and Broquist, H.P. (1977) Purification of *S*-adenosylmethionine : ε-*N*-L-lysine methyl-transferase. The first enzyme in carnitine biosynthesis. *J Biol Chem* **252,** 5651–5655.

Brass, E.P. (2002) Pivalate-generating prodrugs and carnitine homeostasis in man. *Pharmacol Rev* **54,** 589–598.

Brass, E.P. (2004) Carnitine and sports medicine. Use or abuse? *Ann NY Acad Sci* **1033,** 67–78.

Calabrese, V., Cornelius, C., Dinkova-Kostova, A.T., *et al.* (2009) Vitagenes, cellular stress response, and acetylcarnitine: relevance to hormesis. *BioFactors* **35,** 146–160.

Chang, B., Nishikawa, M., Sato, E., *et al.* (2002) L-Carnitine inhibits cisplatin-induced injury of the kidney and small intestine. *Arch Biochem Biophys* **405,** 55–64.

Coulter, D.L. (1995) Carnitine deficiency in epilepsy: risk factors and treatment. *J Child Neurol* **10**(Suppl), 2A32–2A39.

Crill, C.M. and Helms, R.A. (2007) The use of carnitine in pediatric nutrition. *Nutr Clin Pract* **22,** 204–213.

Crill, C.M., Storm, M.C., Christensen, M.L., *et al.* (2006) Carnitine supplementation in premature neonates: effect on plasma and red blood cell concentrations, nutrition parameters and morbidity. *Clin Nutr* **26,** 886–896.

Cruciani, R.A., Dvorkin, E., Homel, P., *et al.* (2009) L-Carnitine supplementation in patients with advanced cancer and carnitine deficiency: a double-blind, placebo-controlled study. *J Pain Symptom Manage* **37,** 622–631.

D'Argenio, G., Petillo, O., Margarucci, S., *et al.* (2010) Colon *OCTN2* gene expression is up-regulated by peroxisome proliferator-activated receptor γ in humans and mice and contributes to local and systemic carnitine homeostasis. *J Biol Chem* **285,** 27078–27087.

Demarquoy, J., Georges, W., Rigault, C., *et al.* (2004) Radioisotopic determination of L-carnitine content in foods commonly eaten in Western countries. *Food Chem* **86,** 137–142.

Derosa, G., Maffioli, P., Ferrari, I., *et al.* (2010a) Orlistat and L-carnitine compared to orlistat alone on insulin resistance in obese diabetic patients. *Endocr J* **57,** 777–786.

Derosa, G., Maffioli, P., Salvadeo, S.A.T., *et al.* (2010b) Effects of combination of silbutramine and L-carnitine compared with silbutramine monotherapy on inflammatory parameters in diabetic patients. *Metabolism* **60,** 421–429.

Eaton, S. (2002) Control of mitochondrial β-oxidation flux. *Prog Lipid Res* **41,** 197–239.

Enomoto, A., Wempe, M.F., Tsuchida, H., *et al.* (2002) Molecular identification of a novel carnitine transporter specific to human testis. Insights into the mechanism of carnitine recognition. *J Biol Chem* **277,** 36262–36271.

Fujiya, M., Musch, M.W., Nakagawa, Y., *et al.* (2007) The *Bacillus subtilis* quorum-sensing molecule CSF contributes to intestinal homeostasis via OCTN2, a host cell membrane transporter. *Cell Host Microbe* **1,** 299–308.

Gadaleta, M.N., Petruzzella, V., Daddabbo, L., *et al.* (1994) Mitochondrial DNA transcription and translation in aged rat. Effect of acetyl-L-carnitine. *Ann NY Acad Sci* **717,** 150–160.

Gidal, B.E., Inglese, C.M., Meyer, J.F., *et al.* (1997) Diet- and valproate-induced transient hyperammonemia: effect of L-carnitine. *Pediatr Neurol* **16,** 301–305.

Graziano, F., Bisonni, R., Catalano, V., *et al.* (2002) Potential role of levocarnitine supplementation for the treatment of chemotherapy-induced fatigue in non-anaemic cancer patients. *Br J Cancer* **86,** 1854–1857.

Gülçin, I. (2006) Antioxidant and antiradical activities of L-carnitine. *Life Sci* **78,** 803–811.

Hashimoto, N., Suzuki, F., Tamai, I., *et al.* (1998) Gene-dose effect on carnitine transport activity in embryonic fibroblasts of JVS mice as a model of human carnitine transporter deficiency. *Biochem Pharmacol* **55,** 1729–1732.

Heo, K., Odle, J., Han, I.K., *et al.* (2000) Dietary carnitine improves nitrogen utilization in growing pigs fed low energy, fat-containing diets. *J Nutr* **130,** 1809–1814.

Hiatt, W.R. (2004) Carnitine and peripheral arterial disease. *Ann NY Acad Sci* **1033,** 92–98.

Higdon, J. and Drake, V.J. (2007) L-Carnitine. The Linus Pauling Institute Micronutrient Information Center. http://lpi.oregonstate.edu/infocenter/othernuts/carnitine/ (accessed 23rd January, 2012).

Higgins, T., Chaykin, S., Hammond, K.B., *et al.* (1972) Trimethylamine N-oxide synthesis: a human variant. *Biochem Med* **6,** 392–396.

Ho, J.Y., Kraemer, W.J., Volek, J.S., *et al.* (2010) L-Carnitine L-tartrate supplementation favorably affects biochemical markers of recovery from physical exertion in middle-aged men and women. *Metabolism* **59,** 1190–1199.

Hokland, B.M. and Bremer, J. (1986) Metabolism and excretion of carnitine and acylcarnitine in the perfused rat kidney. *Biochim Biophys Acta* **886,** 223–230.

Horiuchi, M., Kobayashi, K., Tomomura, M., *et al.* (1992) Carnitine administration to juvenile visceral steatosis mice corrects the suppressed expression of urea cycle enzymes by normalizing their transcription. *J Biol Chem* **267,** 5032–5035.

Iacobazzi, V., Naglieri, M.A., Stanley, C.A., *et al.* (1998) The structure and organization of the human carnitine/acylcarnitine translocase (CACT) gene. *Biochem Biophys Res Commun* **252,** 770–774.

Ilias, I., Manoli, I., Blackman, M.R., *et al.* (2004) L-Carnitine and acetyl-L-carnitine in the treatment of complications associated with HIV infection and antiretroviral therapy. *Mitochondrion* **4,** 163–168.

Iliceto, S., Scrutinio, D., Bruzzi, P., *et al.* (1995) Effects of L-carnitine administration on left ventricular remodeling after acute anterior myocardial infarction: the L-Carnitine Ecocardiografia Digitalizzata Infarto Miocardico (CEDIM) trial. *J Am Coll Cardiol* **26,** 380–387.

Jacobs, P.L., Goldstein, E.R., Blackburn, W., *et al.* (2009) Glycine propionyl-L-carnitine produces enhanced anaerobic work capacity with reduced lactate accumulation in resistance trained males. *J Int Soc Sports Nutr* **6,** 9.

Jeulin, C. and Lewin, L.M. (1996) Role of free L-carnitine and acetyl-L-carnitine in post-gonadal maturation of mammalian spermatozoa. *Human Reprod Update* **2,** 87–102.

Juliet, P.A.R., Joyee, A.G., Jayaraman, G., *et al.* (2005) Effect of L-carnitine on nucleic acid status of aged rat brain. *Exp Neurol* **191,** 33–40.

Kraemer, W.J., Volek, J.S., and Dunn-Lewis, C. (2008) L-Carnitine supplementation: influence upon physiological function. *Curr Sports Med Rep* **7,** 218–223.

Kumaran, S., Subathra, M., Balu, M., *et al.* (2005) Supplementation of L-carnitine improves mitochondrial enzymes in heart and skeletal muscle of aged rats. *Exp Aging Res* **31,** 55–67.

Laforêt, P. and Vianey-Saban, C. (2010) Disorders of muscle lipid metabolism: diagnostic and therapeutic challenges. *Neuromusc Dis* **20,** 693–700.

Lamhonwah, A.M., Ackerley, C.A., Tilups, A., *et al.* (2005) OCTN3 is a mammalian peroxisomal membrane carnitine transporter. *Biochem Biophys Res Commun* **338,** 1966–1972.

Lamhonwah, A.M., Skaug, J., Scherer, S.W., *et al.* (2003) A third human carnitine/organic cation transporter (OCTN3) as a candidate for the 5q31 Crohn's disease locus (IBD5). *Biochem Biophys Res Commun* **301,** 98–101.

Liu, J., Head, E., Kuratsune, H., *et al.* (2004) Comparison of the effects of L-carnitine and acetyl-L-carnitine on carnitine levels, ambulatory activity, and oxidative stress biomarkers in the brain of old rats. *Ann NY Acad Sci* **1033,** 117–131.

Liu, J., Killilea, D.W., and Ames, B.N. (2002) Age-associated mitochondrial oxidative decay: improvement of carnitine acetyltransferase substrate-binding affinity and activity in brain by feeding old rats acetyl-L-carnitine and/or *R*-α-lipoic acid. *Proc Natl Acad Sci USA* **99,** 1876–1881.

Lombard, K.A., Olson, A.L., Nelson, S.E., *et al.* (1989) Carnitine status of lactoovovegetarians and strict vegetarian adults and children. *Am J Clin Nutr* **50,** 301–306.

Mancinelli, A., Longo, A., Shanahan, K., *et al.* (1995) Disposition of L-carnitine and acetyl-L-carnitine in the isolated perfused rat kidney. *J Pharmacol Exp Ther* **274,** 1122–1128.

Manoli, I., De Martino, M.U., Kino, T., *et al.* (2004) Modulatory effects of L-carnitine on glucocorticoid receptor activity. *Ann NY Acad Sci* **1033,** 147–157.

Mingrone, G. (2004) Carnitine in type 2 diabetes. *Ann NY Acad Sci* **1033,** 99–107.

Montgomery, S.A., Thal, L.J., and Amrein, R. (2003) Meta-analysis of double blind randomized controlled clinical trials of acetyl-L-carnitine versus placebo in the treatment of mild cognitive impairment and mild Alzheimer's disease. *Int Clin Psychopharmacol* **18,** 61–71.

Nyhan, W.L. and Ozand, P.T. (1998) *Atlas of Metabolic Diseases.* Chapman & Hall Medical, London, pp. 212–216.

Palmieri, F., Indiveri, C., Bisaccia, F., *et al.* (1995) Mitochondrial metabolite carrier proteins: purification, reconstitution, and transport studies. In G. Attardi and A. Chomyn (eds), *Methods in Enzymology, vol. 260: Mitochondrial Biogenesis and Genetics, Part A.* Academic Press, San Diego, pp. 349–369.

Paradies, G., Ruggiero, F.M., Petrosillo, G., *et al.* (1994) Effect of aging and acetyl-L-carnitine on the activity of cytochrome oxidase and adenine nucleotide translocase in rat heart mitochondria. *FEBS Lett* **350,** 213–215.

Paradies, G., Ruggiero, F.M., Petrosillo, G., *et al.* (1995) Carnitine-acylcarnitine translocase activity in cardiac mitochondria from aged rats: the effect of acetyl-L-carnitine. *Mech Ageing Dev* **84,** 103–112.

Pignatelli, P., Lenti, L., Sanguigni, V., *et al.* (2003) Carnitine inhibits arachidonic acid turnover, platelet function, and oxidative stress. *Am J Physiol* **284,** H41–H48.

Pons, R. and De Vivo, D.C. (1995) Primary and secondary carnitine deficiency syndromes. *J Child Neurol* **10**(Suppl), 2S8–2S24.

Raiten, D.J., Talbot, J.M., and Waters, J.H. (eds) (1998) Assessment of nutrient requirements for infant formulas. *J Nutr* **128**(Suppl), 2120S–2121S.

Ramsay, R.R. (1999) The role of the carnitine system in peroxisomal fatty acid oxidation. *Am J Med Sci* **318,** 28–35.

Ramsay, R.R., Gandour, R.D., and van der Leij, F.R. (2001) Molecular enzymology of carnitine transfer and transport. *Biochim Biophys Acta* **1546,** 21–43.

Rebouche, C.J. (1992) Carnitine function and requirements during the life cycle. *FASEB J* **6,** 3379–3386.

Rebouche, C.J. (2004) Kinetics, pharmacokinetics, and regulation of L-carnitine and acetyl-L-carnitine metabolism. *Ann NY Acad Sci* **1033,** 30–41.

Rebouche, C.J. (2006) Carnitine. In M.E. Shils, M. Shike, A.C. Ross, *et al.* (eds), *Modern Nutrition in Health and Disease*, 10th Edn. Williams and Wilkins, Baltimore, pp. 537–544.

Rebouche, C.J. and Broquist, H.P. (1976) Carnitine biosynthesis in *Neurospora crassa*: Enzymatic conversion of lysine to ε-*N*-trimethyllysine. *J Bacteriol* **126,** 1207–1214.

Rebouche, C.J. and Chenard, C.A. (1991) Metabolic fate of dietary carnitine in human adults: identification and quantification of urinary and fecal metabolites. *J Nutr* **121,** 539–546.

Rebouche, C.J. and Engel, A.G. (1980) Significance of renal γ-butyrobetaine hydroxylase for carnitine biosynthesis in man. *J Biol Chem* **255,** 8700–8705.

Rebouche, C.J. and Engel, A.G. (1984) Kinetic compartmental analysis of carnitine metabolism in the human carnitine deficiency syndromes. Evidence for alterations in tissue carnitine transport. *J Clin Invest* **73,** 857–867.

Rebouche, C.J. and Seim, H. (1998) Carnitine metabolism and its regulation in microorganisms and mammals. *Annu Rev Nutr* **18,** 39–61.

Rebouche, C.J., Mack, D.L., and Edmonson, P.F. (1984) L-Carnitine dissimilation in the gastrointestinal tract of the rat. *Biochemistry* **23,** 6422–6426.

Salvioli, G. and Neri, M. (1994) L-Acetylcarnitine treatment of mental decline in the elderly. *Drugs Exp Clin Res* **20,** 169–176.

Shankar, S.S., Mirzamohammadi, B., Walsh, J.P., *et al.* (2004) L-Carnitine may attenuate free fatty acid-induced endothelial dysfunction. *Ann NY Acad Sci* **1033,** 189–197.

Shortland, G.J., Walter, J.H., Stroud, C., *et al.* (1998) Randomized controlled trial of L-carnitine as a nutritional supplement in preterm infants. *Arch Dis Child Fetal Neonatal Ed* **78,** F185–F188.

Sima, A.A.F., Calvani, M., Mehra, M., *et al.* (2005) Acetyl-L-carnitine improves pain, nerve regeneration, and vibratory perception in patients with chronic diabetic neuropathy. *Diabetes Care* **28,** 89–94.

Spiering, B.A., Kraemer, W.J., Vingren, J.L., *et al.* (2007) Responses of criterion variables to different supplemental doses of L-carnitine L-tartrate. *J Strength Cond Res* **21,** 259–264.

Tempesta, E., Casella, L., Pirrongelli, C., *et al.* (1987) L-Acetylcarnitine in depressed elderly subjects. A cross-over study vs. placebo. *Drugs Exp Clin Res* **12,** 417–423.

Tomomura, M., Tomomura, A., Abu Musa, D.M.A., *et al.* (1996) Long-chain fatty acids suppress the induction of urea cycle enzyme genes by glucocorticoid action. *FEBS Lett* **399,** 310–312.

Tsuchida, H., Anzai, N., Shin, H.J., *et al.* (2010) Identification of a novel organic anion transporter mediating carnitine transport in mouse liver and kidney. *Cell Physiol Biochem* **25,** 511–522.

Vaz, F.M. and Wanders, R.J.A. (2002) Carnitine biosynthesis in mammals. *Biochem J* **361,** 417–429.

Villani, R.G., Gannon, J., Self, M., *et al.* (2000) L-Carnitine supplementation combined with aerobic training does not promote weight loss in moderately obese women. *Int J Sport Nutr* **10,** 199–207.

Wu, X., Prasad, P.D., Leibach, F.H., *et al.* (1998) cDNA sequence, transport function, and genomic organization of human OCTN2, a new member of the organic cation transporter family. *Biochem Biophys Res Commun* **246,** 589–595.

Yamaguti, K., Kuratsune, H., Watanabe, Y., *et al.* (1996) Acylcarnitine metabolism during fasting and after refeeding. *Biochem Biophys Res Commun* **225,** 740–746.

Youle, M., Osio, M., on behalf of the ALCAR Study Group (2007) A double-blind, parallel-group, placebo-controlled, multicentre study of acetyl L-carnitine in the symptomatic treatment of antiretroviral toxic neuropathy in patients with HIV-1 infection. *HIV Medicine* **8,** 241–250.

26 コリン

Steven H. Zeisel and Karen D. Corbin

要　約

コリンは多くの生物学的機能を持った必須栄養素である。コリンに関する研究から，健康にとって必要な栄養と考える新たな道筋がみえてきた。これまでの知識の集積により，食物中のコリンの必要性は，個人によりかなり異なり，遺伝，性別を含むいくつもの因子が関与することが示されてきた。そのうえ，不適切なコリン摂取による生物学的問題を，胎児から成人までのライフステージでの食事により改善できる。本章では，コリンの機能と健康時や疾患時における代謝の鍵となる見方について述べる。

はじめに

コリンと代謝物の機能

コリンはすべての細胞の正常な機能にとって必要であり，その誘導体は細胞膜構造の維持やシグナルの機能に寄与する。コリンは食事中のメチル基の主要な供給源であり，コリン神経伝達に直接作用し，肝臓の脂質代謝に必要である（Zeisel, 2006a）。近年の研究によって，遺伝子の発現（Niculescu *et al*., 2004），発癌性（Zeisel *et al*., 1997），アポトーシス（Albright *et al*., 1996），脂質代謝（Noga *et al*., 2002；Watkins *et al*., 2003），早期の脳の発達（Albright *et al*., 1999b, 2003；Cermak *et al*., 1999；Craciunescu *et al*., 2003；Meck and Williams, 2003）といった多くの代謝経路にコリンが重要であることが明らかにされている。

コリン化合物で生理学的に重要なものとしては，ベタイン，アセチルコリン（ACh），ホスファチジルコリン（PtdCho），血小板活性化因子，スフィンゴミエリン（SM），リソスフィンゴミエリン，グリセロホスホコリン，ホスホコリンがある（一部を図26.1に示す）。コリンは（その代謝物であるベタインを介して）メチル基の供与体であり，遺伝子発現に影響を及ぼす（本章で後述する）（Zeisel, 2009）。また，ベタインは腎糸球体で水の再吸収に関与する浸透圧調節物質である。PtdCho（レシチン）はたいていの哺乳動物の膜にある主要なリン脂質（>50%）で，肝臓の脂質を包み輸送を調節する（Li and Vance, 2008）。SMは，膜とミエリン形成に重要なもうひとつのコリンを含むリン脂質である（Diringer and Koch, 1973）。膜貫通シグナル過程はこれらのコリン性リン脂質の両方の加水分解により細胞の機能を変化させる第二のメッセンジャー（ジアシルグリセロール，アラキドン酸，セラミドなどのシグナル分子）を生成する（Exton, 1994；Merrill *et al*., 1995）。AChは記憶や気分といった脳の機能にとって重要な神経伝達物質である（Blusztajn and Wurtman, 1983）。

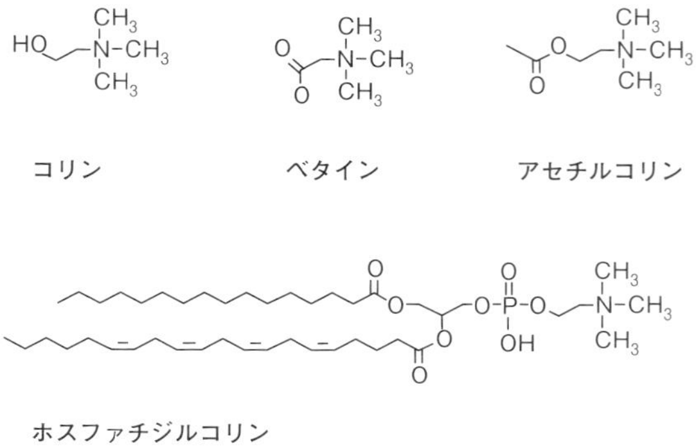

図26.1　代表的なコリンを含む分子の構造

コリン代謝

コリン生成と代謝

食事からとは別に，新たなコリン分子はホスファチジルエタノールアミン-*N*-メチルトランスフェラーゼ（PEMT）が触媒となりPtdChoが*de novo*合成されることで生成される（Vance *et al*., 1997）。この経路は主に肝臓で起こる。PEMT触媒となりホスファチジルエタノールアミン（PtdEtn）はメチル化され，PtdChoになる。この過程で，*S*-アデノシルメチオニン（SAM）が新しいコリンの一部の生成にメチル供与体として使われる。フリーのコリンはPtdCho（これはSMとAChの分解によっても生成される）の分解によって生成される。PtdChoを触媒するコリン分子を消費する2つの代謝経路は体内で活発であることが重要である。シチジン二リン酸コリンと塩基を交換する経路である。これらの経路はどちらもコリンの一部の生成しか行わない。むしろ，すでに存在するコリン分子の再配分を行っている（Zeisel, 2006a）。

主なコリン代謝の意義はPtdCho生成で，一部は組織特異的である。すべての組織はPtdChoをシチジン二リン酸コリン経路で生成し，この経路の最初の酵素は，コリンに強い親和性を有する。一度この経路が飽和すると，コリンは酸化してベタインを生成する（腎臓や肝臓といった限られた組織で）。これらの経路はコリンの恒常性を維持するために強く制御されている（Li and Vance, 2008）。

メチル基代謝

コリン，葉酸，ビタミンB_{12}，ビタミンB_6，メチオニンの代謝は相互に関連しており（図26.2），そしてこれらの代謝経路の障害では，それぞれが代償するかたちになっている。これはメチルテトラヒドロ葉酸（MTHF），メチオニン，コリン由来のメチル基に互換性があることを意味している。例えば，メチオニンは2つの経路で形成される。すなわちMTHFから供与されたメチル基を使うホモシスチンからの経路（Finkelstein, 2000）と，（コリンに由来した）ベタインから供与されるメチル基生成の経路である（Park and Garrow, 1999）。MTHFの生成にも2つの経路がある。セリン由来の一炭素系からのものと，ジメチルグリシンを通したコリン由来のメチル基からのものである（Gregory *et al*., 2000）。最終的に，コリンはSAMに由来するメチル基から生成される（Vance *et al*., 1997）。動物とヒトはコリン欠乏食を与えられると，肝臓でのホモシステインの再メチル化のた

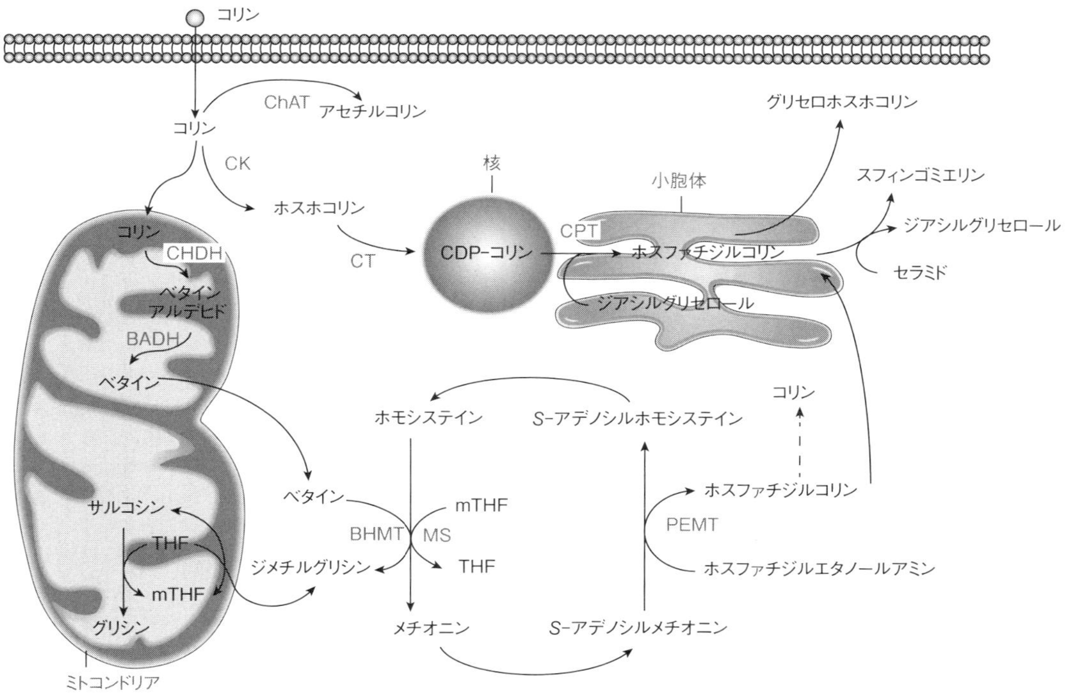

図26.2　コリン，葉酸，ホモシステインの代謝は密接に関連している

これらの3つの栄養素の代謝経路はホモシステインからメチオニンの形成の場所で重なっている。

BADH：ベタインアルデヒドデヒドロゲナーゼ，BHMT：ベタインホモシステインメチルトランスフェラーゼ，ChAT：コリンアセチルトランスフェラーゼ，CHDH：コリンデヒドロゲナーゼ，CK：コリンキナーゼ，CPT：コリンホスホトランスフェラーゼ，CT，CTP：ホスホコリンシチジルトランスフェラーゼ，MS：メチオニンシンターゼ，mTHF：メチルテトラヒドロ葉酸，PEMT：ホスファチジルエタノールアミン-*N*-メチルトランスフェラーゼ，THF：テトラヒドロ葉酸。

めにより多くのMTHFが使われるために，葉酸の必要量が増大する（Selhub *et al*., 1991；Varela-Moreiras *et al*., 1992）。葉酸欠乏食では，コリンが最初のメチル供与体となるため，食事中のコリン必要量は増大する（Kim *et al*., 1995；Jacob *et al*., 1998, 1999）。いくつかの並行した経路がメチル基の適正な供給を保証していることは，これらの化合物が生理的に重要であることを示している。

消化・吸収・輸送

食事中のコリンはほぼリン脂質，ホスホコリン，グリセロホスホコリン，コリンの形である。摂取後に膵液と腸上皮の酵素による消化を受け，水溶性の成分，コリン，ホスホコリン，グリセロホスホコリンは門脈から肝臓に捕捉される。肝臓に急速に集められたものは，ほとんどがリン酸化され，膜とリポタンパク質の成分として利用される（Zeisel *et al*., 1980c）。食事中の脂溶性コリンのおよそ半分であるPtdChoおよびSMは，消化後もそのままの形で存在する。これらはカイロミクロンとしてリンパ系から循環系に入るため，肝臓での代謝を受けず，他の臓器に取り込まれる（Garner *et al*., 1995）。コリンは拡散と輸送により組織に入る。細胞膜とミトコンドリア膜を超えてコリンの輸送を制御するいくつかの遺伝子が同定されている（Brandon *et al*., 2004；Ferguson *et al*., 2004；Yuan *et al*., 2004；Michel and Bakovic, 2009）。脳への輸送は特異的な担体により血清コリン濃度に合わせて血液-脳関門を越えてコリンを輸送する（Cornford *et al*., 1978；Pardridge, 1986）。コリン性の神経細胞はコリンに対する特に強い親和性のあるコリントランスポーターを発現しており，それにより細胞にコリンを取り込む（Vickroy *et al*., 1984）。

食物中コリンの必要性

必須栄養素としてのコリン

アメリカ医学研究所は1998年にコリンの目安量（adequate intake：AI）を定め，栄養素としてのコリンはヒトに必要であることを公式に認めた。従来，コリンはヒトにとって必須栄養素とは考えられていなかった。コリンの一部はPtdChoから生成される内在経路を有しているからである。コリンは肝臓で生成できるものの，健常人が通常の葉酸とビタミンB_{12}の状態でコリン欠乏食を摂ると脂肪肝，肝障害（結成ALT，ASTの上昇），筋障害（CPK上昇）が生じ，コリンが食事中にあれば問題は起こらない（da Costa *et al*., 2004；Fischer *et al*., 2007）。代謝異常（ホモシステインのクリアランス低下）（da Costa *et al*., 2005），DNA損傷の指標の上昇（da Costa *et al*., 2006b），リンパ球遺伝子発現の変化（Niculescu *et al*., 2007）もコリン欠乏で観察されている。さらに，ヒトはコリンが少ない静脈栄養を与えられた場合，肝機能異常を起こすが，コリンを補充すると改善する（Buchman *et al*., 1995）。明らかに，内因性のコリン生成だけではコリン欠乏を予防することはできず，コリンは必須栄養素である。ほとんどの非反すう動物にとっても同じである（Zeisel and Blusztajn, 1994）。

医学研究所はコリンのAIを成人男性で550mg/日，成人女性で425mg/日と提案している（Institute of Medicine, 1998）。妊娠は食事中コリンの需要を増加させ，妊娠ラットはコリン欠乏を生じやすい（Zeisel *et al*., 1995）。ラット肝臓でのコリン濃度は，妊娠していない成獣ラットが130μmol/Lであるところ，後期妊娠中には38μmol/Lに低下する（Gwee and Sim, 1978）。妊娠中のコリンのAIは450mg/日である（Institute of Medicine, 1998）。授乳により母体のコリン貯蔵を消費するので，コリン欠乏の可能性は授乳ラットが非授乳ラットよりも高い（Zeisel *et al*., 1995）。したがって，授乳中の女性のコリンのAIは550mg/日と推定されている（Institute of Medicine, 1998）。研究データはないが，乳児のAIは母乳から摂取できる量と推定され，小児のAIは成人の体重当たりの必要量から推定され，年齢により125〜375mg/日と変化する（Institute of Medicine, 1998）。現在，ヒトのコリン必要量を推定するための研究が進行中である。成人の一部では750mg/日を摂取してもコリンが枯渇したとの報告（Fischer *et al*., 2007）があり，AIの推定は成人では低すぎると考えられている。

コリンの食物供給源

多くの食品にはコリンやコリン含有物質が豊富に含まれている（Zeisel *et al*., 2003a，b）。卵，牛肉，鶏肉，魚，牛乳，一部の植物性食品，アブラナ科の植物や，ある種の豆は特にコリンの供給源となり，一日必要量の少なくとも10%を供給している（Caudill, 2010）〔http://www.nal.usda.gov/fnic/foodcomp/Date/Choline/Choline.html（最終アクセス2010年7月5日）およびZeisel *et al*., 2003a，bを参照〕。ヒトは自由に食事をすると1日150〜600mgのコリン（フリーコリンとコリンエステルとして）を摂取できる（Shaw *et al*., 2004；Fischer *et al*., 2005；Cho *et al*., 2006；Bidulescu *et al*., 2007；Konstantinova *et al*., 2008；Xu *et al*., 2009）。2005年のNHANES研究によると，アメリカ人の全年齢層においてほんの一部しかコリンの推奨量を摂取できていないことがわかっている（Jensen *et al*., 2007）。

食品はコリン代謝物のベタインも含んでいる（Zeisel *et al*., 2003a，b）。これはコリンに変換できないが，メチル供与体であり，コリン必要量の一部を代償する（Craig 2004；Dilger *et al*., 2007）。植物由来の食品，特に穀類はベタイン（ビーツ由来の命名）が豊富である。

レシチンは，ホスファチジルコリンが豊富であり，リン脂質の工業的精製過程でできるので，食品に乳化剤として添加されるが，サプリメントとして摂取されることもある（Zeisel *et al*., 2003a，b）。

胎児や乳児へのコリン供給

哺乳動物では，胎盤は濃度勾配に逆らって胎児にコリンを運搬する（Sweiry *et al*., 1986）。胎盤はコリンを胎児に適切に運搬することを保証する特別な貯蔵プール（Ach の形で）として機能している。羊水中コリン濃度は母体の血液中濃度の数倍高い値を示す（Ozarda Ilcol *et al*., 2002）。母体血液からコリンは乳腺に運ばれ，乳腺では重要なコリン代謝物を合成して，これらすべてを乳汁中に分泌する（Zeisel *et al*., 1986；Chao *et al*., 1988；Yang *et al*., 1988；Holmes-McNary *et al*., 1996）。

ヒト母乳中の総コリン量は約1.3～1.5mmol/L で（Holmes-McNary *et al*., 1996），乳児組織のコリンを維持するのに重要と考えられる。多くの商業的に入手可能な乳児用ミルクは成熟したヒト母乳に近いコリン量を摂取できる規格に変えられた。2007年以前は多くのミルクに含まれているものはヒトの母乳より少なかった（Holmes-McNary *et al*., 1996）。ヒト乳児の血漿または血清コリン濃度は周産期に（成人に比べて）上昇しており，出生後から最初の1年のうちに徐々に低下して成人のレベルに到達する（Zeisel *et al*., 1980a；Zeisel and Wurtman, 1981；Ozarda Ilcol *et al*., 2002；Ilcol *et al*., 2005）。この時期に高濃度を有することが発達する組織にとってのコリン供給を保証しており，重要と考えられる。

コリン欠乏と栄養状態の評価

多くの人々がコリンの AI レベルよりも摂取量が少ないと，いくらかはコリン欠乏を示すはずである。動物実験はコリン欠乏の生物学的な影響について重要な糸口を与えてくれた。ラットでは，コリン欠乏食は肝臓のコリンとコリン含有化合物の濃度を減少させた（Zeisel *et al*., 1989）。げっ歯類では，コリン摂取不足により，肝機能障害，腎機能障害，不妊症，成長障害，高血圧を生ずる（Zeisel, 2006a）。成人では，特にコリン欠乏に感受性が高い遺伝子型では，低コリン摂取により脂肪肝，肝酵素の上昇，筋肉の異常を引き起こす（Buchman *et al*., 2001；Kohlmeier *et al*., 2005）。妊娠中や授乳中女性の低コリン摂取は子供の脳発達や他の重要な健康機能に影響する（Albright *et al*., 2001；Zeisel, 2006a，b；Fischer *et al*., 2007）。生物学的機能や健康にコリンが果たす重要な役割については，本章の後半で述べる。

コリンの栄養状態は，いくつかの方法で評価できる。肝臓のホスホコリンの量は，食事のコリン摂取とよく相関し，ヒトでは核磁気共鳴法による測定で中等度のコリン欠乏を検出することが可能である（Pomfret *et al*., 1990；Cohen *et al*., 1995；da Costa *et al*., 2005）。コリンの血漿濃度も食事からの摂取量と相関する。すなわち，コリン摂取によって濃度は上昇し，コリンが不十分な食事では低下する（Burt *et al*., 1980；Sheard *et al*., 1986；Chawla *et al*., 1989；Zeisel *et al*., 1991；Buchman *et al*., 1993）。ヒトの研究では，血漿コリン濃度は通常の食事で，2倍の差異を認める（Zeisel *et al*., 1980b）。コリン濃度を最低限レベル以上に保つ体内の仕組みがありそうであり，1週間の飢餓の後でさえ，正常の約50～75％を示す（Savendahl *et al*., 1997）。血漿 PtdCho 濃度もコリン欠乏食により低下するため，コリンの状態を示すもうひとつの指標となりうると考えられているが，リポタンパク質代謝が異常の時は，コリンの状態を正確に反映しなくなりうる。葉酸，ビタミン B_6，ビタミン B_{12} が十分な状態で，メチオニン負荷後にホモシスチン濃度が上昇する人は，コリン欠乏を疑うべきである（da Costa *et al*., 2005）。

最近のメタボロミック解析研究では，コリン欠乏食摂取により誰が臓器障害を起こすかを予測できることが示された。コリン，脂質，カルニチン，アミノ酸代謝を含むいくつかの経路における代謝物によって，どの個人がコリン欠乏に関連した脂肪肝を発病するかが予測できた（Sha *et al*., 2010）。コリン欠乏により誰が健康リスクを増大させるかの解析法が期待される。

個人による必要量の差異

前述したように，ヒトではコリン欠乏により肝障害や筋損傷を引き起こす。コリン欠乏による臓器障害の起こしやすさは，遺伝と関連する（de Costa *et al*., 2006a）。食事中のコリン必要量は，コリンを体内で生成できる個人的能力により異なり，コリンと葉酸代謝の遺伝子が関係している。これらの遺伝子一塩基多型（SNPs）はコリンの必要量に深く影響している（Kohlmeier *et al*., 2005；da Costa *et al*., 2006a）。例えば PEMTrs12325817 SNP は更年期女性に明らかに影響を及ぼし，対立遺伝子1つでコリン欠乏による臓器障害の発生リスクを25倍に上昇させる（Kohlmeier *et al*., 2005；da Costa *et al*., 2006a；Fischer *et al*., 2007）。PEMT 遺伝子の他の SNP（rs7946）は，脂肪肝に関与している（Song *et al*., 2005）。

一般的な 5,10–メチレンテトラヒドロ葉酸デヒドロゲナーゼ遺伝子の SNP（MTHFD1；rs2236225）を有する更年期前の女性は，これを持たない人より15倍以上もコリン欠乏性臓器障害になりやすい（Kohlmeier *et al*., 2005）。現在の食事推奨量よりも過剰にコリンを摂取すると，メチレンテトラヒドロ葉酸還元酵素 *MTHFR* 遺伝子の SNP を持つ葉酸感受性を示す男性の遺伝子グループでは，細胞のメチル化を防ぎ DNA 損傷を低下させる（Shin *et al*., 2010）。これらの食事–遺伝相関では，コリン関連遺伝子の多型性はコリン含有量が少ない食事の時に重要である。

食事中のコリンが乏しいと，男性の77%，閉経後女性の80%で脂肪肝，肝障害，筋損傷が起こるが，一方，更年期前の女性では44%しか臓器障害が出現しない（Kohlmeier *et al*., 2005；da Costa *et al*., 2006a；Fischer *et al*., 2007）。PEMT 遺伝子のプロモーターはエストロゲン反応性であり（da Costa *et al*., 2006a；Resseguie *et al*., 2007），これにより閉経前の女性がなぜコリン欠乏食を摂取しても臓器障害が起こりにくいかを説明できる（Resseguie *et al*., 2007）。実際，*PEMT*（rs12325817）のプロモーター部位のある SNP は PEMT 活性のエストロゲン反応性の誘導を減少させるハプロタイプとなり，*PEMT* のプロモーターにエストロゲン反応性部位の欠損があると考えられる。これらの所見は，性別とエストロゲンの状態がどちらも個人のコリン必要量に影響することを示している。

われわれは今や，コリンの個人必要量を決める要素の組合わせを知っている。これらの要素は，遺伝子の組合わせ，性別，メタボロミクスデータなどであり，さらにはエピジェネティクス，プロテオミクスのようなさらなる機構も関連することになるであろう。これらの要因を解明する研究が進みつつある。

正常細胞と臓器の機能に対するコリンの意義

細胞膜とミトコンドリア膜

コリンは細胞膜の重要な構成成分である。コリン欠乏は細胞膜の PtdCho 濃度を減少させる（da Costa *et al*., 1995；Yen *et al*., 1999）。ミトコンドリア膜でも膜の電位を下げ，活性酸素種を生成する（Vrablic *et al*., 2001；Albright *et al*., 2003a）。脂質のいくつかは細胞膜の構成成分である。ドコサヘキサエン酸（DHA）は細胞膜にとって重要な ω-3 系多価不飽和脂肪酸である。これは必須栄養素であり，代謝はコリン代謝と関連している。DHA とコリンは遺伝子発現と膜のシグナリングに影響を及ぼすことで，脳の健康な発達を促進するために協力して作用している。コリン欠乏は脳細胞の分化とアポトーシスに異常をきたすが，DHA を添加することで，膜脂質の構成を正常化して修正できる（da Costa *et al*., 2010）。

ミトコンドリア膜の統合性にとってのコリンの重要な役割に加えて，ミトコンドリア機能に対するコリンの作用が知られている。コリン欠乏のげっ歯類では，ミトコンドリアの形態と生体エネルギーは異常を示す（Teodoro *et al*., 2008）。コリンからベタインの形成を分解する酵素のひとつであるコリンデヒドロゲナーゼ（CHDH）は，ミトコンドリア内膜に存在している。マウスにおいて，*Chdh* 遺伝子の欠失は特に精子のミトコンドリア機能を低下させる（Burg, 1995）。これら細胞膜とミトコンドリア膜におけるコリンの働きは，通常の細胞と細胞小器官の機能にとって必須である。

遺伝子制御

メチル供与体としての機能により，コリンはエピジェネティックな機序を通じて遺伝子発現を制御する重要な役割を有している。エピジェネティクスは DNA 配列の変化なしに遺伝子発現の変化を起こすものである。この変化は，DNA のメチル化，ヒストン（DNA を包んでいるタンパク質）修飾，刷込み，小さな干渉 RNA（siRNA）などである。メチル化は，タンパク質（ヒストン）や DNA（典型例ではシトシンがグアニンに続いている場所のシトシン）のクロマチン構造やプロモーター活性を変化させることで，遺伝子発現を制御する重要な作用である（Dolinoy *et al*., 2007）。

エピジェネティックなパターンは遺伝するが，個人の一生のうちに変化しうるものである。遺伝された DNA コードは通常，まれな変異を除いては変えられないので，エピジェネティクスは一生の間に遺伝子発現を変化させる仕組みである。エピジェネティクスは，遺伝子に対する環境シグナルである，食事，運動，喫煙，公害などの，多くの環境に反応する（Zeisel, 2009）。メチル化パターンは遺伝するが，妊娠中の母親の食事は子供に永続的な健康への影響を与える。妊娠中のコリン欠乏により，脳や肝臓をはじめとする多臓器で，DNA メチル化と遺伝子発現の変化を誘導する（Meck and Williams, 1999, 2003；Niculescu *et al*., 2005；Mehedint *et al*., 2010b）。遺伝子発現におけるコリンを介したエピジェネティックな変化の結果については，本章で後述する。

脳

コリンの臓器の機能に対する役割に関して最もよくわかっているのは，おそらく脳に関することであろう。周産期の脳にとってコリンの作用が重要である（Meck *et al*., 1988；Pyapali *et al*., 1998；Albright *et al*., 1999a；Jones *et al*., 1999；Montoya *et al*., 2000）。ラットとマウスでは，コリンは海馬と中隔の発達にとって非常に重要である（Meck *et al*., 1988；Albright *et al*., 1999b；Craciunescu *et al*., 2003；Meck and Williams, 2003）。ヒトでは，海馬の発達は妊娠56日から出生後４年までに起こる（Dani *et al*., 1997；Seress *et al*., 2001）。ヒトの海馬の発達が食事中のコリンによって影響を受けると決定づける研究は完成していないが，否定する理由はない。海馬は成人になってもゆっくりと神経細胞が増殖する数少ない脳部位である（Markakis and Gage, 1999；van Praag *et al*., 1999）。

脳の発達において，神経前駆細胞は増殖・遊走・分化・生存して，成人の脳構造に変化していく。コリンは神経前駆細胞の増殖・遊走・分化・アポトーシスを制御する(Albright *et al*., 1998, 1999a, b, 2001, 2003b；Craciunescu *et al*., 2003)。発達するニューロンに栄養素と酸素を適切に届けることで，神経系の発達（神経発生）は血管の形成（血管新生）に関与している。マウスでは妊娠中のコリン欠乏は正常な血管新生をさまたげることから，コリン欠乏が神経新生に影響する原因となっている（Mehedint *et al*., 2010a)。

胎児の脳発達における食事中のコリンの役割はその後に検出できるようになる。げっ歯類の海馬のニューロンは，周産期にコリンに曝露されると細胞が大きくなり，第1期，第2期の基部の樹状枝の数が増加する（Loy *et al*., 1991；Williams *et al*., 1998；Li *et al*., 2004)。げっ歯類では新生仔期の発達の重要な時期にコリンを添加すると，長期にわたり記憶力の向上がみられる(Wong-Goodrich *et al*., 2008)。これらのコリンの効果の機序としては，DNA メチル化，遺伝子発現の変化，それに伴う幹細胞の増殖と分化の変化があげられる（Zeisel, 2006b)。マウスでは脳の発達に重要な時期にコリン欠乏があると，広範に遺伝子特異的にメチル化され，脳細胞の分化と機能に障害が起こる(Niculescu *et al*., 2006)。これらの変化は海馬の機能に不可逆的な変化を引き起こす。すなわち神経細胞の増強作用，記憶，行動の障害として現れ，それは成人期まで続く（Meck and Williams, 1999, 2003；Niculescu *et al*., 2005；Zeisel, 2009)。総じて，コリンの存在で誘導される脳機能の変化に対する永続的な性質を指示する確たる証拠が存在する。

肝　　臓

肝臓の正常な機能にとってのコリンの２つの鍵となる役割が広く研究されてきた。ひとつは遺伝子の発現に関するものである。コリンを含むメチル基供与体のない食事はDNA メチル化の過程が正常に機能しないためにタンパク質発現が変化する。これらの遺伝子発現の変化により肝臓癌と脂肪蓄積のリスクが増大する（Ghoshal *et al*., 2006；Pogribny *et al*., 2009)。肝臓の機能にとってのもうひとつの鍵となるコリンの役割は，脂質代謝に関するものである。肝臓において脂質を包み輸送する超低密度リポタンパク質（VLDL）の形成に依存している。肝臓でPEMT から作られるPtdCho は，肝臓からのトリグリセリド輸送に必要であり，これによって他の組織に運ばれる。PEMT のこの機能がなければ，コリン欠乏により(Varela-Moreiras *et al*., 1992；Buchman *et al*., 2001；Kohlmeier *et al*., 2005；da Costa *et al*., 2006a）または遺伝子欠損により（Noga *et al*., 2002；Zhu *et al*., 2003)，脂肪は肝臓に蓄積し，機能不全を引き起こす。PtdCho 形成という機能の他に，PEMT は脂質の肝臓と血漿との間の移動と，必須脂肪酸（DHA のような）の組織への輸送を制御する（Watkins *et al*., 2003)。

ヒトの健康にとってのコリン

先 天 異 常

マウスではコリンの取込みと代謝の低下により神経管欠損症（NTD）の発生が増加する（Fisher *et al*., 2001, 2002)。最近の研究では，ヒトでも同様である。カリフォルニアの女性の受胎前後のコリンの食事摂取についての後ろ向きケースコントロール研究（400の症例と400の対照）では，日常の食事中のコリン摂取が少ない（低いほうから１/４に入る）女性は，多い（高いほうから１/４に入る）女性に比べて，NTD 児出産のリスクが４倍になる（Shaw *et al*., 2004)。NTD のリスクが高いことは葉酸を強化した人工乳で血清総コリン濃度が低いこととも関連していた（Shaw *et al*., 2009)。それ以外にも，口唇裂（Shaw *et al*., 2006)，尿道下裂（男児の尿道の欠損）(Carmichael *et al*., 2009)，心奇形（Chan *et al*., 2010)，先天性横隔膜ヘルニア（Yang *et al*., 2008）といった先天異常もコリン欠乏と関連している。

癌

コリンは，食事からの欠乏が既知の発癌物質なしで肝細胞癌を引き起こす唯一の栄養素である。興味深いことに，コリン欠乏のラットは単に肝細胞癌の発症率を高めるばかりでなく，発癌物質の影響も顕著に高める。コリン欠乏はそのため，発癌と癌の進展の両方を刺激すると考えられている（Newberne and Rogers, 1986)。乳癌もまたコリン欠乏と関連する。コリンと乳癌の関係を調査した最初の研究において，Xu らはコリンを食事から多く摂取している女性では乳癌のリスクが24％低下しており，PEMT rs12325817 SNP（前述のエストロゲン誘発 PEMT 活性が低い）の女性では上昇していることが報告されている。重要なことに，最近の分析によると，コリンとベタインの摂取が多いと，またベタインホモシステインメチルトランスフェラーゼ遺伝子（BHMT；rs3733890；ベタインとホモシステインからのメチオニン生成を触媒する）のSNP があると，乳癌の死亡率が減少する（Xu *et al*., 2009)。

神 経 障 害

コリンは脳の発達，行動，記憶に関与していることから（Zeisel, 2006b)，コリンの添加はいくつかの神経系疾患の有用な治療となりうる。コリンとDHA は特に両者を同時に使うことで神経膜とシナプスの形成を促進し，脳のアミロイド斑の蓄積を消失させる（Kamphuis and Wurtman, 2009)。アルツハイマー病での認知障害を改善するためには，これらの機序は特に重要である(Kamphuis and Wurtman, 2009)。また，コリンを含む分子であるシチコリン（シチジン5′–二リン酸コリン）は脳卒中と脳外傷の治療に用いられている（Conant and Schauss, 2004）。ダウン症候群のマウスモデルの最近の研究では，周産期にコリンを添加した母から生まれたマウスで認知機能と感情の制御が改善した（Moon *et al*., 2010）。マウスの他の研究では，周産期のコリン添加は胎仔性アルコール症候群の神経への影響を減少させうるとしている（Thomas *et al*., 2007）。

脂 肪 肝

前述したように，肝臓の重要な機能のひとつは，体全体の脂質の恒常性の維持である。コリンは特にその代謝物PtdChoを介した肝臓からの脂肪の放出にとって必要である（Noga *et al*., 2002；Noga and Vance, 2003）。動物モデルでもヒトでも，コリン欠乏は肝での脂肪蓄積（脂肪肝）に関係している。非アルコール性脂肪性肝疾患（NAFLD）は最もありふれた慢性肝疾患であり，一般的人口の30%，過体重や肥満の65～90%でみられる（Ong and Younossi, 2007）。ヒトでのコリン欠乏は脂肪肝と関係するが，すべての個人に同じように起こるわけではない。今のところ遺伝と性別はリスクの要因として関連があるとされている（Kohlmeier *et al*., 2005；Song *et al*., 2005；da Costa *et al*., 2006a；Fischer *et al*., 2007）。しかしながら，これらの要因がNAFLDを引き起こす機序や，他の要因が関係するのか，これらの要因が良性のNAFLDからさらに重症な肝疾患に進行させるのに関係しているのか，まだわかっていない。脂肪肝はメタボリックシンドローム，肥満，インスリン抵抗性，心血管疾患に密接に関係していることは特筆に値する（Moore, 2010）。コリンが関与する経路が慢性疾患に関係していることを示すさらなる証拠が得られる可能性がある。

心 疾 患

コリンの過栄養が健康にどう影響するかについてはよく知られていないが，新たな知見は，この分野が興味深いことを示している。コリンを食事から摂取すると，細菌によりトリメチルアミン（TMA）が生成され，吸収されて肝臓でフラビンモノオキシゲナーゼにより酸化されてTMAOとなる。これらのコリン代謝物はコリンをグラム単位の非常に大量に摂取すると体臭を魚臭くさせる（Institute of Medicine and National Academy of Sciences USA, 1998；Zeisel *et al*., 1983）。さらに興味深いことには，食事中のコリンから作られた小分子は心血管系疾患のリスクを増加させることに関与している（Wang *et al*., 2011）。単独の大規模臨床コホート調査（Wang *et al*., 2011）で，ヒトの血液にみられる3つの代謝物〔コリン，ベタイン，トリメチルアミン*N*–オキサイド（TMAO）〕はアテローム動脈硬化性の心血管系疾患（CVD）のリスクになるといわれている。さらに，アポリポタンパク質Eのノックアウトマウスで食事にコリンまたはTMAOを添加すると，アテローム動脈硬化障害を促進した。腸内細菌によりコリン代謝物トリメチルアミン（TMA）から生成されるTMAOは食事中コリンのアテローム動脈硬化に影響する危険な中間産物である。コリンのアテローム硬化症は，無菌マウスや抗生物質で腸内細菌叢を抑制したマウスでは起こらないが，TMAOはマウスに対してもアテローム発生作用を有している。食事中のコリンの過剰でみられる他の副作用としては嘔吐，発汗，胃腸障害，低血圧がある。成人の上限許容量は3.5g/日とされている（IMNAS）が，その時点では食事中のコリンとCVDの関係は知られていなかった。食事中コリンの個人の上限を決定するためには，さらなる調査が必要であることは間違いない。

将来の方向性

ヒトにおけるコリンの生物学的機能を理解するためのこの数十年の研究により，コリンの不足と補充の健康にかかわる知識はめざましい進歩をとげた。コリンの必要性と，この栄養素とその誘導体を治療薬として用いる可能性についての理解を進めるための，さらなる注目に価する研究の分野がある。例えば，炎症におけるコリンの役割はよくわかっていないが，食事中コリンの低摂取と炎症マーカー高値とを関連づけている疫学研究がある。（Detopoulou *et al*., 2008, Fargnoli *et al*., 2008）。さらなる研究が必要な他の分野としては，コリンの異型の頻度についての大規模調査がある。これまでにはコリンの異型についてのわれわれの知識は大部分が，特にコリン欠乏と臓器機能の役割に関連する分野では，ノースカロライナの人々に関するものであった。知識を広げるためには，世界の研究グループがコリンに関連するSNPの頻度や重要性にとって，人種や環境がどう影響しているかを調査することが重要となる。そうすれば疾患に対するコリンの役割を評価する可能性がずっと広がることであろう。われわれはメチル供与体としての役割の直接の結果として，システム生物学よりコリンの広範囲の影響を理解し始めたばかりである。健康と疾患のエピジェネティクスの意味合いがますます明白となってくるなかで，コリンがかかわる特異的な仕組みも明らかにしなくてはならない。コリン欠乏が関係する疾患のリスクを決定する遺伝とメタボロミクスの興味深い関係は，疾患のリスクとなる人とならない人とを区別しようとする最初の例である。これはコリンに限らず，すべての栄養素も同様である。最後に，食事中のコリンが脳の発達に影響し，いくつかの神経学的疾患の重症度におそらくかかわるという研究は，たいていがげっ歯類から得られたデータをもとにしている。これらの結果を確認するヒトにおける研究が必要である。コリンと栄養の研究の未来は総じておもしろく複雑である。個人の健康を決定するためにすべての栄養素がシステム生物学と協調してどのように働いているのか，究極の理解が得られることを望みたい。

謝　辞：この研究は National Institute of Health（DK 55865）の助成金により行われた。また NIH から University of North Carolina Nutrition and Obesity Research Center（DK56350）と Clinical and Translational Research Center（M01 RR00046, UL1RR025747）への助成金によっても支援されている。

（高増哲也訳）

推奨文献

Fischer, L.M., daCosta, K., Kwock, L., *et al.* (2007) Sex and menopausal status influence human dietary requirements for the nutrient choline. *Am J Clin Nutr* **85,** 1275–1285.

[文　献]

Albright, C.D., Friedrich, C.B., Brown, E.C., *et al.* (1999a) Maternal dietary choline availability alters mitosis, apoptosis and the localization of TOAD-64 protein in the developing fetal rat septum. *Brain Res* **115,** 123–129.

Albright, C.D., Lui, R., Bethea, T.C., *et al.* (1996) Choline deficiency induces apoptosis in SV40-immortalized CWSV-1 rat hepatocytes in culture. *FASEB J* **10,** 510–516.

Albright, C.D., Mar, M.H., Friedrich, C.B., *et al.* (2001) Maternal choline availability alters the localization of p15Ink4B and p27Kip1 cyclin-dependent kinase inhibitors in the developing fetal rat brain hippocampus. *Dev Neurosci* **23,** 100–106.

Albright, C.D., Salganik, R.I., Craciunescu, C.N., *et al.* (2003a) Mitochondrial and microsomal derived reactive oxygen species mediate apoptosis induced by transforming growth factor-beta1 in immortalized rat hepatocytes. *J Cell Biochem* **89,** 254–261.

Albright, C.D., Siwek, D.F., Craciunescu, C.N., *et al.* (2003b) Choline availability during embryonic development alters the localization of calretinin in developing and aging mouse hippocampus. *Nutr Neurosci* **6,** 129–134.

Albright, C.D., Tsai, A.Y., Friedrich, C.B., *et al.* (1999b) Choline availability alters embryonic development of the hippocampus and septum in the rat. *Brain Res* **113,** 13–20.

Albright, C.D., Tsai, A.Y., Mar, M.-H., *et al.* (1998) Choline availability modulates the expression of TGFß1 and cytoskeletal proteins in the hippocampus of developing rat brain. *Neurochem Res* **23,** 751–758.

Bidulescu, A., Chambless, L.E., Siega-Riz, A.M., *et al.* (2007) Usual choline and betaine dietary intake and incident coronary heart disease: the Atherosclerosis Risk in Communities (ARIC) study. *BMC Cardiovasc Disord* **7,** 20.

Blusztajn, J.K. and Wurtman, R.J. (1983) Choline and cholinergic neurons. *Science* **221,** 614–620.

Brandon, E.P., Mellott, T., Pizzo, D.P., *et al.* (2004) Choline transporter 1 maintains cholinergic function in choline acetyltransferase haploinsufficiency. *J Neurosci* **24,** 5459–5466.

Bremer, J. and Greenberg, D. (1961) Methyl transferring enzyme system of microsomes in the biosynthesis of lecithin (phosphatidylcholine). *Biochim Biophys Acta* **46,** 205–216.

Buchman, A., Dubin, M., Moukarzel, A., *et al.* (1995) Choline deficiency: a cause of hepatic steatosis during parenteral nutrition that can be reversed with intravenous choline supplementation. *Hepatology* **22,** 1399–1403.

Buchman, A.L., Ament, M.E., Sohel, M., *et al.* (2001) Choline deficiency causes reversible hepatic abnormalities in patients receiving parenteral nutrition: proof of a human choline requirement: a placebo-controlled trial. *JPEN J Parenter Enteral Nutr* **25,** 260–268.

Buchman, A.L., Moukarzel, A., Jenden, D.J., *et al.* (1993) Low plasma free choline is prevalent in patients receiving long term parenteral nutrition and is associated with hepatic aminotransferase abnormalities. *Clin Nutr* **12,** 33–37.

Burg, M. (1995) Molecular basis of osmotic regulation. *Am J Physiol* **268,** F983–996.

Burt, M.E., Hanin, I., and Brennan, M.F. (1980) Choline deficiency associated with total parenteral nutrition. *Lancet* **2,** 638–639.

Carmichael, S.L., Yang, W., Correa, A., *et al.* (2009) Hypospadias and intake of nutrients related to one-carbon metabolism. *J Urol* **181,** 315–321; discussion 321.

Caudill, M.A. (2010) Pre- and postnatal health: evidence of increased choline needs. *J Am Diet Assoc* **110,** 1198–1206.

Cermak, J.M., Blusztajn, J.K., Meck, W.H., *et al.* (1999) Prenatal availability of choline alters the development of acetylcholinesterase in the rat hippocampus. *Dev Neurosci* **21,** 94–104.

Chan, J., Deng, L., Mikael, L.G., *et al.* (2010) Low dietary choline and low dietary riboflavin during pregnancy influence reproductive outcomes and heart development in mice. *Am J Clin Nutr* **91,** 1035–1043.

Chao, C.K., Pomfret, E.A., and Zeisel, S.H. (1988) Uptake of choline by rat mammary-gland epithelial cells. *Biochem J* **254,** 33–38.

Chawla, R.K., Wolf, D.C., Kutner, M.H., *et al.* (1989) Choline may be an essential nutrient in malnourished patients with cirrhosis. *Gastroenterology* **97,** 1514–1520.

Cho, E., Zeisel, S.H., Jacques, P., *et al.* (2006) Dietary choline and betaine assessed by food-frequency questionnaire in relation to plasma total homocysteine concentration in the Framingham Offspring Study. *Am J Clin Nutr* **83,** 905–911.

Cohen, B.M., Renshaw, P.F., Stoll, A.L., *et al.* (1995) Decreased brain choline uptake in older adults. An in vivo proton magnetic resonance spectroscopy study. *JAMA* **274,** 902–907.

Conant, R. and Schauss, A.G. (2004) Therapeutic applications of citicoline for stroke and cognitive dysfunction in the elderly: a review of the literature. *Altern Med Rev* **9,** 17–31.

Cornford, E.M., Braun, L.D., and Oldendorf, W.H. (1978) Carrier mediated blood–brain barrier transport of choline and certain choline analogs. *J Neurochem* **30,** 299–308.

Craciunescu, C.N., Albright, C.D., Mar, M.H., *et al.* (2003) Choline availability during embryonic development alters progenitor cell mitosis in developing mouse hippocampus. *J Nutr* **133,** 3614–3618.

Craig, S.A. (2004) Betaine in human nutrition. *Am J Clin Nutr* **80,** 539–549.

da Costa, K.A., Badea, M., Fischer, L.M., *et al.* (2004) Elevated serum creatine phosphokinase in choline-deficient humans: mechanistic studies in C2C12 mouse myoblasts. *Am J Clin Nutr* **80,** 163–170.

da Costa, K.A., Gaffney, C.E., Fischer, L.M., *et al.* (2005) Choline deficiency in mice and humans is associated with increased plasma homocysteine concentration after a methionine load. *Am J Clin Nutr* **81,** 440–444.

da Costa, K.A., Garner, S.C., Chang, J., *et al.* (1995) Effects of prolonged (1 year) choline deficiency and subsequent refeeding of choline on 1,2,-sn-diradylglycerol, fatty acids and protein kinase C in rat liver. *Carcinogenesis* **16,** 327–334.

da Costa, K.A., Kozyreva, O.G., Song, J., *et al.* (2006a) Common genetic polymorphisms affect the human requirement for the nutrient choline. *FASEB J* **20,** 1336–1344.

da Costa, K.A., Niculescu, M.D., Craciunescu, C.N., *et al.* (2006b) Choline deficiency increases lymphocyte apoptosis and DNA damage in humans. *Am J Clin Nutr* **84,** 88–94.

da Costa, K.A., Rai, K.S., Craciunescu, C.N., *et al.* (2010) Dietary docosahexaenoic acid supplementation modulates hippocampal development in the Pemt-/- mouse. *J Biol Chem* **285,** 1008–1015.

Dani, S., Hori, A., and Walter, G. (eds) (1997) *Principles of Neural Aging*. Elsevier, Amsterdam.

Detopoulou, P., Panagiotakos, D.B., Antonopoulou, S., *et al.* (2008) Dietary choline and betaine intakes in relation to concentrations of inflammatory markers in healthy adults: the ATTICA study. *Am J Clin Nutr* **87,** 424–430.

Dilger, R.N., Garrow, T.A., and Baker, D.H. (2007) Betaine can partially spare choline in chicks but only when added to diets containing a minimal level of choline. *J Nutr* **137,** 2224–2228.

Diringer, H. and Koch, M.A. (1973) Biosynthesis of sphingomyelin. Transfer of phosphorylcholine from phosphatidylcholine to erythro-ceramide in a cell-free system. *Hoppe Seylers Z Physiol Chem* **354,** 1661–1665.

Dolinoy, D.C., Weidman, J.R., and Jirtle, R.L. (2007) Epigenetic gene regulation: linking early developmental environment to adult disease. *Reprod Toxicol* **23,** 297–307.

Exton, J.H. (1994) Phosphatidylcholine breakdown and signal transduction. *Biochim Biophys Acta* **1212,** 26–42.

Fargnoli, J.L., Fung, T.T., Olenczuk, D.M., *et al.* (2008) Adherence to healthy eating patterns is associated with higher circulating total and high-molecular-weight adiponectin and lower resistin concentrations in women from the Nurses' Health Study. *Am J Clin Nutr* **88,** 1213–1224.

Ferguson, S.M., Bazalakova, M., Savchenko, V., *et al.* (2004) Lethal impairment of cholinergic neurotransmission in hemicholinium-3-sensitive choline transporter knockout mice. *Proc Natl Acad Sci USA* **101,** 8762–8767.

Finkelstein, J.D. (2000) Pathways and regulation of homocysteine metabolism in mammals. *Semin Thromb Hemost* **26,** 219–225.

Fischer, L.M., da Costa, K., Kwock, L., *et al.* (2007) Sex and menopausal status influence human dietary requirements for the nutrient choline. *Am J Clin Nutr* **85,** 1275–1285.

Fischer, L.M., Scearce, J.A., Mar, M.H., *et al.* (2005) Ad libitum choline intake in healthy individuals meets or exceeds the proposed adequate intake level. *J Nutr* **135,** 826–829.

Fisher, M.C., Zeisel, S.H., Mar, M.H., *et al.* (2001) Inhibitors of choline uptake and metabolism cause developmental abnormalities in neurulating mouse embryos. *Teratology* **64,** 114–122.

Fisher, M.C., Zeisel, S.H., Mar, M.H., *et al.* (2002) Perturbations in choline metabolism cause neural tube defects in mouse embryos in vitro. *FASEB J* **16,** 619–621.

Garner, S.C., Mar, M.-H., and Zeisel, S.H. (1995) Choline distribution and metabolism in pregnant rats and fetuses are influenced by the choline content of the maternal diet. *J Nutr* **125,** 2851–2858.

Ghoshal, K., Li, X., Datta, J., *et al.* (2006) A folate- and methyl-deficient diet alters the expression of DNA methyltransferases and methyl CpG binding proteins involved in epigenetic gene silencing in livers of F344 rats. *J Nutr* **136,** 1522–1527.

Gregory, J.F., 3rd, Cuskelly, G.J., Shane, B., *et al.* (2000) Primed, constant infusion with [2H3]serine allows in vivo kinetic measurement of serine turnover, homocysteine remethylation, and transsulfuration processes in human one-carbon metabolism. *Am J Clin Nutr* **72,** 1535–1541.

Gwee, M.C. and Sim, M.K. (1978) Free choline concentration and cephalin-N-methyltransferase activity in the maternal and foetal liver and placenta of pregnant rats. *Clin Exp Pharmacol. Physiol* **5,** 649–653.

Holmes-McNary, M., Cheng, W.L., Mar., M.H., *et al.* (1996) Choline and choline esters in human and rat milk and infant formulas. *Am J Clin Nutr* **64,** 572–576.

Ilcol, Y.O., Ozbek, R., Hamurtekin, E., *et al.* (2005) Choline status in newborns, infants, children, breast-feeding women, breast-fed infants and human breast milk. *J Nutr Biochem* **16,** 489–499.

Institute of Medicine (1998) Choline. In *Dietary Reference Intakes for Folate, Thiamin, Riboflavin, Niacin, Vitamin B12, Pantothenic Acid, Biotin, and Choline*, 1. National Academy Press, Washington, DC, pp. 390–422

Jacob, R., Jenden, D., Okoji, R., *et al.* (1998) Choline status of men and women is decreased by low dietary folate. *FASEB J* **12,** A512.

Jacob, R.A., Jenden, D.J., Allman-Farinelli, M.A., *et al.* (1999) Folate nutriture alters choline status of women and men fed low choline diets. *J Nutr* **129,** 712–717.

Jensen, H.H., Batres-Marquez, S.P., Carriquiry, A., *et al.* (2007) Choline in the diets of the U.S. population: NHANES, 2003–2004. *FASEB J* **21,** lb219.

Jones, J.P., Meck, W., Williams, C.L., *et al.* (1999) Choline availability to the developing rat fetus alters adult hippocampal long-term potentiation. *Brain Res* **118,** 159–167.

Kamphuis, P.J. and Wurtman, R.J. (2009) Nutrition and Alzheimer's disease: pre-clinical concepts. *Eur J Neurol* **16**(Suppl 1), 12–18.

Kim, Y.-I., Miller, J.W., da Costa, K.-A., *et al.* (1995) Folate deficiency causes secondary depletion of choline and phosphocholine in liver. *J Nutr* **124,** 2197–2203.

Kohlmeier, M., da Costa, K.A., Fischer, L.M., *et al.* (2005) Genetic variation of folate-mediated one-carbon transfer pathway predicts susceptibility to choline deficiency in humans. *Proc Natl Acad Sci USA* **102,** 16025–16030.

Konstantinova, S.V., Tell, G.S., Vollset, S.E., *et al.* (2008) Dietary patterns, food groups, and nutrients as predictors of plasma choline and betaine in middle-aged and elderly men and women. *Am J Clin Nutr* **88,** 1663–1669.

Li, Q., Guo-Ross, S., Lewis, D.V., *et al.* (2004) Dietary prenatal choline supplementation alters postnatal hippocampal structure and function. *J Neurophysiol* **91,** 1545–1555.

Li, Z. and Vance, D.E. (2008) Phosphatidylcholine and choline homeostasis. *J Lipid Res* **49,** 1187–1194.

Loy, R., Heyer, D., Williams, C.L., *et al.* (1991) Choline-induced spatial memory facilitation correlates with altered distribution and morphology of septal neurons. *Adv Exp Med Biol* **295,** 373–382.

Markakis, E.A. and Gage, F.H. (1999) Adult-generated neurons in the dentate gyrus send axonal projections to field CA3 and are surrounded by synaptic vesicles. *J Comp Neurol* **406,** 449–460.

Meck, W.H. and Williams, C.L. (1999) Choline supplementation during prenatal development reduces proactive interference in spatial memory. *Brain Res* **118,** 51–59.

Meck, W.H. and Williams, C.L. (2003) Metabolic imprinting of choline by its availability during gestation: implications for memory and attentional processing across the lifespan. *Neurosci Biobehav Rev* **27,** 385–399.

Meck, W.H., Smith, R.A., and Williams, C.L. (1988) Pre- and postnatal choline supplementation produces long-term facilitation of spatial memory. *Dev Psychobiol* **21,** 339–353.

Mehedint, M.G., Craciunescu, C.N., and Zeisel, S.H. (2010a) Maternal dietary choline deficiency alters angiogenesis in fetal mouse hippocampus. *Proc Natl Acad Sci USA* **107,** 12834–12839.

Mehedint, M.G., Niculescu, M.D., Craciunescu, C.N., *et al.* (2010b) Choline deficiency alters global histone methylation and epigenetic marking at the Re1 site of the calbindin 1 gene. *FASEB J* **24,** 184–195.

Merrill, A.H., Jr, Liotta, D.C., and Riley, R.E. (1995) Bioactive properties of sphingosine and structurally related compounds. *Handbook Lipid Res* **8,** 205–237.

Michel, V. and Bakovic, M. (2009) The solute carrier 44A1 is a mitochondrial protein and mediates choline transport. *FASEB J* **23,** 2749–2758.

Montoya, D.A., White, A.M., Williams, C.L., *et al.* (2000) Prenatal choline exposure alters hippocampal responsiveness to cholinergic stimulation in adulthood. *Brain Res Dev Brain Res* **123,** 25–32.

Moon, J., Chen, M., Gandhy, S.U., *et al.* (2010) Perinatal choline supplementation improves cognitive functioning and emotion regulation in the Ts65Dn mouse model of Down syndrome. *Behav Neurosci* **124,** 346–361.

Moore, J.B. (2010) Non-alcoholic fatty liver disease: the hepatic consequence of obesity and the metabolic syndrome. *Proc Nutr Soc* **69**(2), 211–220.

Newberne, P.M. and Rogers, A.E. (1986) Labile methyl groups and the promotion of cancer. *Annu Rev Nutr* **6,** 407–432.

Niculescu, M.D., Craciunescu, C.N., and Zeisel, S.H. (2005) Gene expression profiling of choline-deprived neural precursor cells isolated from mouse brain. *Brain Res* **134,** 309–322.

Niculescu, M.D., Craciunescu, C.N., and Zeisel, S.H. (2006) Dietary choline deficiency alters global and gene-specific DNA methylation in the developing hippocampus of mouse fetal brains. *FASEB J* **20,** 43–49.

Niculescu, M.D., da Costa, K.A., Fischer, L.M., *et al.* (2007) Lymphocyte gene expression in subjects fed a low-choline diet differs between those who develop organ dysfunction and those who do not. *Am J Clin Nutr* **86,** 230–239.

Niculescu, M.D., Yamamuro, Y., and Zeisel, S.H. (2004) Choline availability modulates human neuroblastoma cell proliferation and alters the methylation of the promoter region of the cyclin-dependent kinase inhibitor 3 gene. *J Neurochem* **89,** 1252–1259.

Noga, A.A. and Vance, D.E. (2003) A gender-specific role for phosphatidylethanolamine N-methyltransferase-derived phosphatidylcholine in the regulation of plasma high density and very low density lipoproteins in mice. *J Biol Chem* **278,** 21851–21859.

Noga, A.A., Zhao, Y., and Vance, D.E. (2002) An unexpected requirement for phosphatidylethanolamine N-methyltransferase in the secretion of very low density lipoproteins. *J Biol Chem* **277,** 42358–42365.

Ong, J.P. and Younossi, Z.M. (2007) Epidemiology and natural history of NAFLD and NASH. *Clin Liver Dis* **11,** 1–16, vii.

Ozarda Ilcol, Y., Uncu, G., and Ulus, I.H. (2002) Free and phospholipid-bound choline concentrations in serum during pregnancy, after delivery and in newborns. *Arch Physiol Biochem* **110,** 393–399.

Pardridge, W.M. (1986) Blood–brain transport of nutrients. Introduction. *Fed Proc* **45,** 2047–2049.

Park, E.I. and Garrow, T.A. (1999) Interaction between dietary methionine and methyl donor intake on rat liver betaine–homocysteine methyltransferase gene expression and organization of the human gene. *J Biol Chem* **274,** 7816–7824.

Pogribny, I.P., Tryndyak, V.P., Bagnyukova, T.V., *et al.* (2009) Hepatic epigenetic phenotype predetermines individual susceptibility to hepatic steatosis in mice fed a lipogenic methyl-deficient diet. *J Hepatol* **51,** 176–186.

Pomfret, E.A., da Costa, K., and Zeisel, S.H. (1990) Effects of choline deficiency and methotrexate treatment upon rat liver. *J Nutr Biochem* **1,** 533–541.

Pyapali, G., Turner, D., Williams, C., *et al.* (1998) Prenatal choline supplementation decreases the threshold for induction of long-term potentiation in young adult rats. *J. Neurophysiol* **79,** 1790–1796.

Resseguie, M., Song, J., Niculescu, M.D., *et al.* (2007) Phosphatidylethanolamine N-methyltransferase (PEMT) gene expression is induced by estrogen in human and mouse primary hepatocytes. *FASEB J* **21,** 2622–2632.

Savendahl, L., Mar, M.-H., Underwood, L., *et al.* (1997) Prolonged fasting results in diminished plasma choline concentration but does not cause liver dysfunction. *Am J Clin Nutr* **66,** 622–625.

Selhub, J., Seyoum, E., Pomfret, E.A., *et al.* (1991) Effects of choline deficiency and methotrexate treatment upon liver folate content and distribution. *Cancer Res* **51,** 16–21.

Seress, L., Abraham, H., Tornoczky, T., *et al.* (2001) Cell formation in the human hippocampal formation from mid-gestation to the late postnatal period. *Neuroscience* **105,** 831–843.

Sha, W., da Costa, K.A., Fischer, L.M., *et al.* (2010) Metabolomic profiling can predict which humans will develop liver dysfunction when deprived of dietary choline. *FASEB J* **24,** 2962–2975.

Shaw, G.M., Carmichael, S.L., Laurent, C., *et al.* (2006) Maternal nutrient intakes and risk of orofacial clefts. *Epidemiology* **17,** 285–291.

Shaw, G.M., Carmichael, S.L., Yang, W., *et al.* (2004) Periconceptional dietary intake of choline and betaine and neural tube defects in offspring. *Am J Epidemiol* **160,** 102–109.

Shaw, G.M., Finnell, R.H., Blom, H.J., *et al.* (2009) Choline and risk of neural tube defects in a folate-fortified population. *Epidemiology* **20,** 714–719.

Sheard, N.F., Tayek, J.A., Bistrian, B.R., *et al.* (1986) Plasma choline concentration in humans fed parenterally. *Am J Clin Nutr* **43,** 219–224.

Shin, W., Yan, J., Abratte, C.M., *et al.* (2010) Choline intake exceeding current dietary recommendations preserves markers of cellular methylation in a genetic subgroup of folate-compromised men. *J Nutr* **140,** 975–980.

Song, J., da Costa, K.A., Fischer, L.M., *et al.* (2005) Polymorphism of the PEMT gene and susceptibility to nonalcoholic fatty liver disease (NAFLD). *FASEB J* **19,** 1266–1271.

Sweiry, J.H., Page, K.R., Dacke, C.G., *et al.* (1986) Evidence of saturable uptake mechanisms at maternal and fetal sides of the perfused human placenta by rapid paired-tracer dilution: studies with calcium and choline. *J Dev Physiol* **8,** 435–445.

Teodoro, J.S., Rolo, A.P., Duarte, F.V., *et al.* (2008) Differential alterations in mitochondrial function induced by a choline-deficient diet: understanding fatty liver disease progression. *Mitochondrion* **8,** 367–376.

Thomas, J.D., Biane, J.S., O'Bryan, K.A., *et al.* (2007) Choline supplementation following third-trimester-equivalent alcohol exposure attenuates behavioral alterations in rats. *Behav Neurosci* **121,** 120–130.

van Praag, H., Kempermann, G., and Gage, F.H. (1999) Running increases cell proliferation and neurogenesis in the adult mouse dentate gyrus [see comments]. *Nat Neurosci* **2,** 266–270.

Vance, D.E., Walkey, C.J., and Cui, Z. (1997) Phosphatidylethanolamine N-methyltransferase from liver. *Biochim Biophys Acta* **1348,** 142–150.

Varela-Moreiras, G., Selhub, J., da Costa, K., *et al.* (1992) Effect of chronic choline deficiency in rats on liver folate content and distribution. *J Nutr Biochem* **3,** 519–522.

Vickroy, T.W., Roeske, W.R., and Yamamura, H.I. (1984) Sodium-dependent high-affinity binding of [3H]hemicholinium-3 in the rat brain: a potentially selective marker for presynaptic cholinergic sites. *Life Sci* **35,** 2335–2343.

Vrablic, A.S., Albright, C.D., Craciunescu, C.N., *et al.* (2001) Altered mitochondrial function and overgeneration of reactive oxygen species precede the induction of apoptosis by 1-O-octadecyl-2-methyl- rac-glycero-3-phosphocholine in p53-defective hepatocytes. *FASEB J* **15,** 1739–1744.

Wang, Z., Klipfell, E., Bennett, *et al.* (2011) Gut flora metabolism of phosphatidylcholine promotes cardiovascular disease. *Nature* **472,** 57–63.

Watkins, S.M., Zhu, X., and Zeisel, S.H. (2003) Phosphatidylethanolamine-N-methyltransferase activity and dietary choline regulate liver-plasma lipid flux and essential fatty acid metabolism in mice. *J Nutr* **133,** 3386–3391.

Williams, C.L., Meck, W.H., Heyer, D.D., *et al.* (1998) Hypertrophy of basal forebrain neurons and enhanced visuospatial memory in perinatally choline-supplemented rats. *Brain Res* **794,** 225–238.

Wong-Goodrich, S.J., Glenn, M.J., Mellott, T.J., *et al.* (2008) Spatial memory and hippocampal plasticity are differentially sensitive to the availability of choline in adulthood as a function of choline supply in utero. *Brain Res* **1237,** 153–166.

Xu, X., Gammon, M.D., Zeisel, S.H., *et al.* (2008) Choline metabolism and risk of breast cancer in a population-based study. *FASEB J* **22,** 2045–2052.

Xu, X., Gammon, M.D., Zeisel, S.H., *et al.* (2009) High intakes of choline and betaine reduce breast cancer mortality in a population-based study. *FASEB J* **23,** 4022–4028.

Yang, E.K., Blusztajn, J.K., Pomfret, E.A., *et al.* (1988) Rat and human mammary tissue can synthesize choline moiety via the methylation of phosphatidylethanolamine. *Biochem. J* **256,** 821–828.

Yang, W., Shaw, G.M., Carmichael, S.L., *et al.* (2008) Nutrient intakes in women and congenital diaphragmatic hernia in their offspring. *Birth Defects Res A Clin Mol Teratol* **82,** 131–138.

Yen, C.L., Mar, M.H., and Zeisel, S.H. (1999) Choline deficiency-induced apoptosis in PC12 cells is associated with diminished membrane phosphatidylcholine and sphingomyelin, accumulation of ceramide and diacylglycerol, and activation of a caspase. *FASEB J* **13,** 135–142.

Yuan, Z., Wagner, L., Poloumienko, A., *et al.* (2004) Identification and expression of a mouse muscle-specific CTL1 gene. *Gene* **341,** 305–312.

Zeisel, S.H. (2006a) Choline: critical role during fetal development and dietary requirements in adults. *Annu Rev Nutr* **26,** 229–250.

Zeisel, S.H. (2006b) The fetal origins of memory: the role of dietary choline in optimal brain development. *J Pediatr* **149**(5 Suppl), S131–136.

Zeisel, S.H. (2009) Epigenetic mechanisms for nutrition determinants of later health outcomes. *Am J Clin Nutr* **89,** 1488S–1493S.

Zeisel, S.H. and Blusztajn, J.K. (1994) Choline and human nutrition. *Annu Rev Nutr* **14,** 269–296.

Zeisel, S.H. and Wurtman, R.J. (1981) Developmental changes in rat blood choline concentration. *Biochem J* **198,** 565–570.

Zeisel, S.H., Albright, C.D., Shin, O.-K., *et al.* (1997) Choline deficiency selects for resistance to p53-independent apoptosis and causes tumorigenic transformation of rat hepatocytes. *Carcinogenesis* **18,** 731–738.

Zeisel, S.H., Char, D., and Sheard, N.F. (1986) Choline, phosphatidylcholine and sphingomyelin in human and bovine milk and infant formulas. *J Nutr* **116,** 50–58.

Zeisel, S.H., daCosta, K.-A., Franklin, P.D., *et al.* (1991) Choline, an essential nutrient for humans. *FASEB J* **5,** 2093–2098.

Zeisel, S.H., Epstein, M.F., and Wurtman, R.J. (1980a) Elevated choline concentration in neonatal plasma. *Life Sci* **26,** 1827–1831.

Zeisel, S.H., Growdon, R.J., Wurtman, J.H., *et al.* (1980b) Normal plasma choline responses to ingested lecithin. *Neurology* **30,** 1226–1229.

Zeisel, S.H., Mar, M.H., Howe, J.C., *et al.* (2003a) Concentrations of choline-containing compounds and betaine in common foods. *J Nutr* **133,** 1302–1307.

Zeisel, S.H., Mar, M.-H., Howe, J.C., *et al.* (2003b) Erratum: Concentrations of choline-containing compounds and betaine in common foods. *J Nutr* **133,** 2918–2919.

Zeisel, S.H., Mar, M.-H., Zhou, Z.-W., *et al.* (1995) Pregnancy and lactation are associated with diminished concentrations of choline and its metabolites in rat liver. *J Nutr* **125,** 3049–3054.

Zeisel, S.H., Story, D.L., Wurtman, R.J., *et al.* (1980c) Uptake of free choline by isolated perfused rat liver. *Proc Natl Acad Sci USA* **77,** 4417–4419.

Zeisel, S.H., Zola, T., daCosta, K., *et al.* (1989) Effect of choline deficiency on S-adenosylmethionine and methionine concen-

trations in rat liver. *Biochem J* **259,** 725–729.
Zhu, X., Song, J., Mar, M.H., *et al.* (2003) Phosphatidylethanolamine N-methyltransferase (PEMT) knockout mice have hepatic steatosis and abnormal hepatic choline metabolite concentrations despite ingesting a recommended dietary intake of choline. *Biochem J* **370,** 987–993.

27
食用フラボノイド

Gary Williamson

要　　約

フラボノイドはさまざまな植物性の食品や飲料に含まれる。その摂取量は個人によってかなり異なるが，およそ数100mg/日と見積もられる。フラボノイドの生体吸収過程はよく知られており，多くのフラボノイドについて，その生体吸収量と排泄量が明らかにされている。摂取したフラボノイドのうちの相当量が吸収されるものの，速やかに代謝され24時間以内に体外排泄される。プロアントシアニジンやアントシアニンなどのフラボノイドは，そのままの形態ではほとんど吸収されず，腸内細菌により代謝変換された後に効率よく吸収される。フラボノイドは化学的に作用する抗酸化物質であるが，生体内では主に酸化酵素の阻害や抗酸化防御系の誘導などの間接的な抗酸化機構が機能する。ある種のフラボノイドは糖代謝や血圧，LDL コレステロールや血小板機能を調節する。そして，これらのメカニズムにより心血管疾患のリスクや，おそらく２型糖尿病および炎症性疾患が減少することが，ヒト介入試験や疫学研究により支持されている。今後は，長期間の摂食介入試験を進めることにより，フラボノイド摂取の推奨量を明らかにすべきである。

はじめに

フラボノイドは植物や植物由来の食品や飲料などの食物に普遍的に存在する。植物中のフラボノイドはストレスや過剰な紫外線曝露から植物を保護すると考えられている。フラボノイドは多くの果実や花の色素でもあり，果実ばかりなく赤ワインや茶，コーヒー，チョコレートの味覚にも関与している。フラボノイドは *in vitro* において抗酸化活性を有し，細胞や分子プロセスへの作用を介して心血管疾患などの慢性疾患のリスクを低減することにより，ヒトの健康に対して有益に働くと考えられている。最近20年間，ポリフェノール，植物栄養素，非栄養素，保護因子，食事性生理活性物質，植物化学物質とも称される本化合物群に対する関心が非常に高まってきた。植物界には何千ものフラボノイド化合物が存在するが，ヒトの食事中に相当量存在するのは，それらのうちのほんのわずかである。本章では，欧米の食事に最も豊富に含まれており，重要と思われるフラボノイドにのみ焦点を当てる。一般的ではない食物に存在する微量かつまれな化合物や欧米以外の食事に多く含まれるフラボノイドは対象としない。すなわち，カテキン類（ガレート型カテキンとプロシアニジンを含む）やある種のアントシアニン類，ケルセチン，柑橘フラバノン類（ヘスペレチンとナリンゲニン）については言及するが，イソフラボン（大豆にのみ存在する）やヒドロキシ桂皮酸エステル（食物や飲料，特にコーヒーに含まれるが，これらの低分子量化合物に関する研究は多くない）などのフラボノイドではないフェノール化合物については言及しない。

食物における分類と分布

図27.1は食物のフラボノイド含有量と，含有量が多いフラボノイドの代表的な化学構造を示したものである。これら化合物の生理活性は十分に高いと予想されるが，食物中の最大含有量は常に１％以下なので，微量成分とみなされている。図27.1には，高分子量タンニン類は含まれていない。紅茶中のテアルビジンとテアフラビンなどのタンニン類は分子レベルでは十分に定義されていない（Lewis *et al*., 1998）。さらに分子量が大きいプロシアニジンは，リンゴ（Huemmer *et al*., 2008）やココア（Lazarus *et al*., 1999）のような限られた食物で分析されたのみである。フラボノイドを最も多く含む食物はココアやベリー類，リンゴ，タマネギ，核果類，茶，柑橘

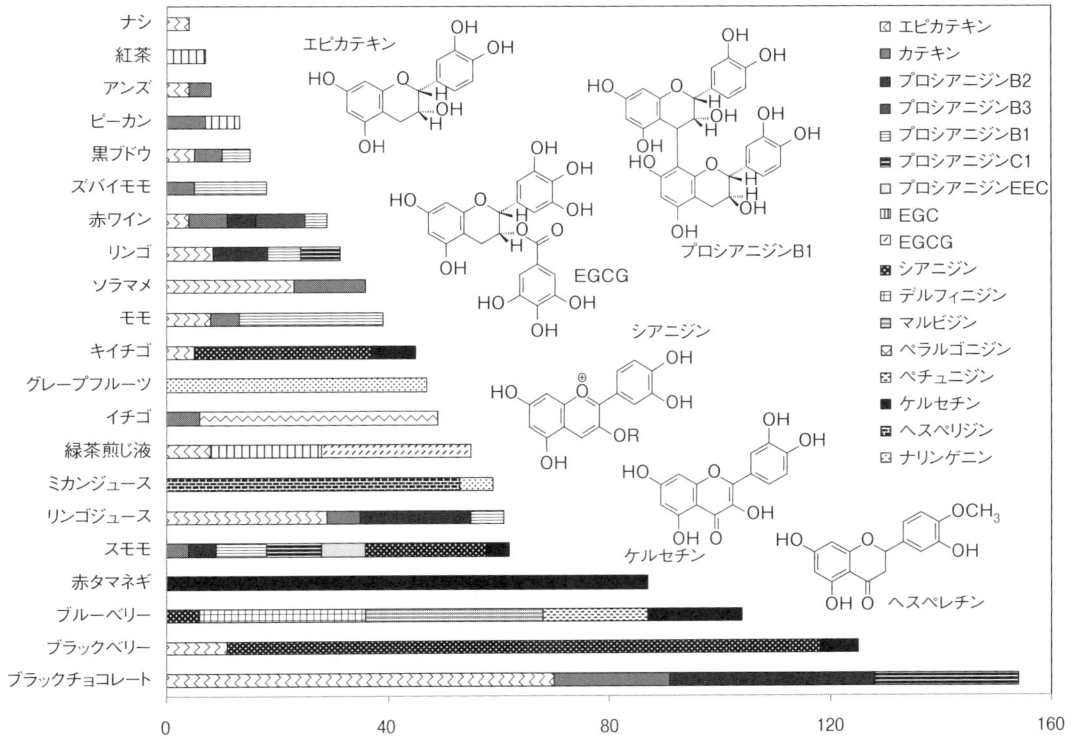

図27.1　代表的なフラボノイドの化学構造とフラボノイド豊富な食物中の含量（100g 湿重量当たりの mg）

フラバノール〔(エピ) カテキン，プロシアニジン，エピガロカテキン（EGC），エピガロカテキンガレート（EGCG)〕；アントシアニン（シアニジン，デルフィニジン，マルビジン，ペラゴニジン，ペチュニジン）；フラボノール（ケルセチン）；フラバノン（ヘスペリジン，ナリンゲニン），すべてのデータは the phenol explorer（www.phenol-explorer.eu から引用。アグリコン当量として記載。

類，ブドウ類である。フラボノイドの平均摂取量は集団によって大きく変動するため，その摂取量を推定するのは困難である。オランダ人の食事に含まれるフラボノールの値26mg/日（Hertog *et al*., 1993）から，34,708人のアメリカ人女性における0.6～3,524mg/日という非常に幅のある総フラボノイド摂取量の中央値としての値239mg/日までの範囲で推定されている（Cutler *et al*., 2008)。アメリカ人（2歳以上）のプロ（アント）シアニジンの平均摂取量は58mg/日であり，主にリンゴ（32%），チョコレート（18%），ブドウ（18%）に由来する。平均消費量は2～5歳で68mg/日，60歳以上の男性で71mg/日，4～6か月の乳児で1.3mg/日，6～10か月の乳児で27mg/日であった（Gu *et al*., 2004)。アメリカにおけるアントシアニンの平均摂取量は12.5mg/日と推定された（Wu *et al*., 2006)。この値は驚くほど低く，個人による相違が非常に大きい。なぜなら，ブルーベリー湿重量100g 中にアントシアニンは300～400mg 含まれているため，ブルーベリー“平均”摂取量はおよそ1g/日に相当するにすぎない。したがって，1日にブルーベリーを100g 摂取する人は，アメリカのアントシアニン平均摂取量のおよそ30倍も摂取することになる（Wu *et al*., 2006)。

吸収，代謝，排泄――定量的およびメカニズム的側面

一般的なフラボノイドに関して，小腸における吸収と代謝を調節する基本原理は今では広く理解されるようになった。食物としての摂取後，フラボノイドは胃では通常安定であり（Rios *et al*., 2002)，そのまま小腸に到達する。図27.2は小腸と肝臓におけるケルセチン，エピカテキン，ヘスペレチンの代謝経路を示しているが，これらフラボノイドの取込み，抱合，そして輸送のメカニズムは現在ほぼ明らかにされている。図27.2に示した経路は，フラボノイドが食物中で非抱合体（アグリコン）あるいはグルコース配糖体として存在する場合である。他の糖が結合すると，吸収が起こる部位が著しく変化する。他のフラボノイド，例えばアントシアニンやプロシアニジン，あるいはラムノースのような哺乳類の酵素では加水分解されない糖が結合したフラボノイドの場合に

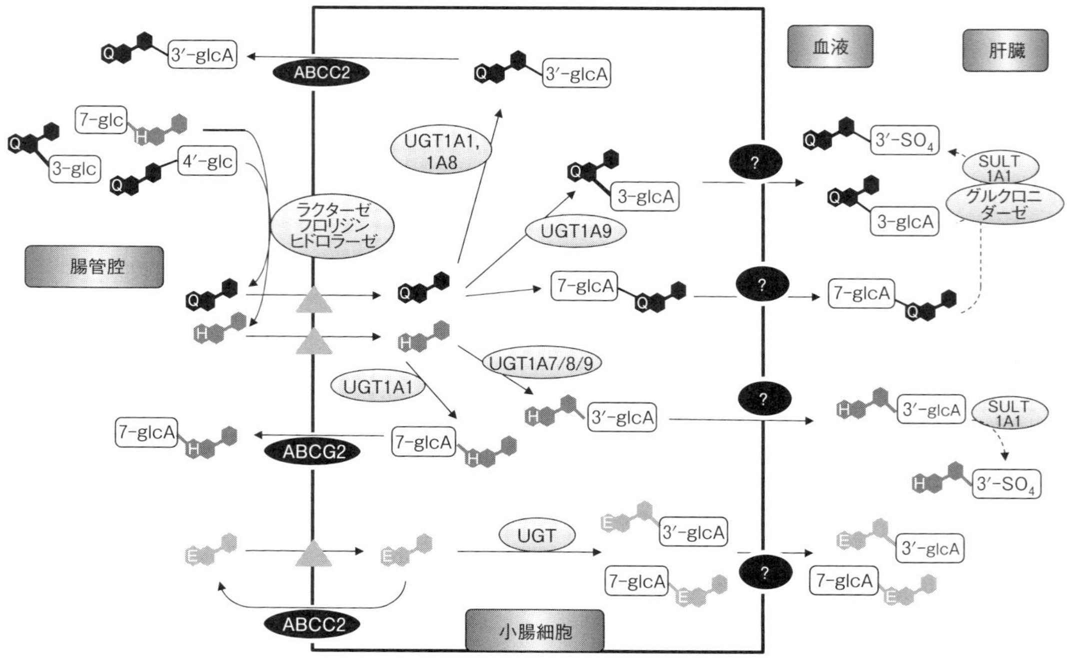

図27.2　フラボノイド（ケルセチン，ヘスペレチンおよびエピカテキン）の吸収経路

ケルセチン（Q）は食物中では配糖体（glc）であるが，lactase phlorizin hydrolase（Day *et al*., 2000c；Sesink *et al*., 2003）によって脱糖化する。生じたアグリコンは受動拡散で腸管細胞の尖端側の細胞膜を通過する。ヘスペレチン-*O*-グルコシドも同一経路を経る（ヘスペレチンアグリコンはHの文字で示した）。細胞内に取り込まれると，ケルセチンとヘスペレチンはUDP-glucuronosyl transferase（UGT）のアイソフォームの作用により，グルクロン酸抱合化する。ヘスペレチンに対しては，1A1が7位の水酸基を優先的にグルクロン酸抱合化するが，1A7，1A8と1A9は3′位の水酸基を好む。ケルセチンに対しては，1A9は3位と7位の水酸基に活性が強い（Chen *et al*., 2005；Brand *et al*., 2010）。生じた抱合体は基底膜側の未同定トランスポーターにより吸収されるか，もしくはABCトランスポーターにより腸管内腔側に排出される。エピカテキンは配糖体ではないので，そのまま受動拡散で細胞内に取り込まれ，ABCC2トランスポーターで速やかに排出される（Zhang *et al*., 2004）。あるいは，グルクロン酸抱合を受けた後，血中に輸送される。硫酸抱合やメチル化も腸管細胞内で起こる。吸収された化合物はさらに肝臓で代謝され，より多くの抱合体を生成する（O'Leary *et al*., 2003）。

は，小腸では吸収されない。これらのフラボノイドは小腸を通過し，大腸に到達して腸内細菌により低分子化合物に代謝された後に吸収される（Williamson and Clifford, 2010）。血中への輸送は，通常フラボノイドが豊富な食物の形態で単回摂取した後に薬物動態プロファイルとして測定される。単純化するために，遊離型と抱合体の総量で表される。さまざまなフラボノイドのC_{max}（薬物動態学研究において，最大濃度に到達する時点での濃度）は，多くの論文で報告されているが（Williamson and Manach 2005），最近の結果を図27.3に示した。それらの数値は直線的な用量依存性があると仮定して標準化したものであり，親化合物の濃度（通常のβグルクロニダーゼとスルファターゼで脱抱合処理後の濃度）のみを示している。ケルセチンとヘスペレチンのグルコース配糖体は最も効率的に吸収される〔しかし脱グルコシル化されるため，グルコース配糖体としては血漿中に存在しない（Day and Williamson 2001)〕。エピカテキンとエピガロカテキンも吸収されやすい。これらのフラボノイドはすべて小腸で吸収され，T_{max}（薬物動態学研究において，最大濃度に達するのに要する時間）は相対的に速く，摂取後0.5～2時間の範囲にある。ヘスペリジン，ナリンギン，ルチン（それぞれヘスペレチン，ナリンゲニン，ケルセチンにグルコースとラムノースが結合した配糖体）の吸収は効率的ではなく，それらのT_{max}はおよそ6時間になる。これは，腸内細菌によりラムノースが脱離した後に大腸で吸収されることを示している。アントシアニンはそのままの形態では非常に吸収されにくいが，グルクロン酸抱合体に加えて（Mullen *et al*., 2008），ごく少量のグルコース配糖体として血漿中に存在する唯一のフラボノイドである（Felgines *et al*., 2007）。未変化のプロシアニジンは大量摂取した後にのみ，血漿中で検出することができる（Holt *et al*., 2002）。フラボノイドは吸収された後，グルクロン酸や硫酸抱合体あるいはメチル化体の混合物として血中を循環する

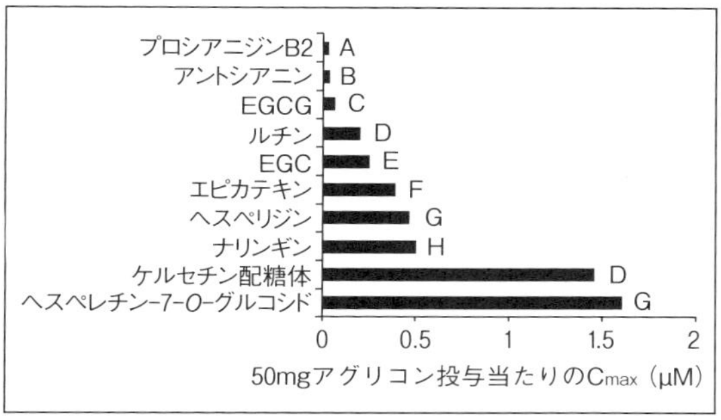

図27.3 フラボノイドの血漿濃度

値はアグリコン50mg摂取に標準化した血漿最大濃度（C_{max}）（μM）〔Manach *et al*., 2005データを引用：ヘスペレチン-*O*-グルコシド（Nielsen *et al*., 2005）とEGCG/EGC（Henning *et al*., 2004, Stalmach *et al*., 2009, Yang *et al*., 1998）は測定平均値からの求めた計算値〕。A：未同定の遊離型および抱合体化プロシアニジン二量体（Holt *et al*., 2002），B：アントシアニン配糖体，遊離型およびグルクロン酸抱合体（Felgines *et al*., 2003），C：EGCG（主に非抱合体），D：ケルセチン-3-*O*-グルクロン酸抱合体，ケルセチン-3-*O*-硫酸抱合体およびそれらのメチル化体（Day *et al*., 2001；Mullen *et al*., 2004），E：EGC抱合体，特にメチル化抱合体（Lee *et al*., 2002；Stalmach *et al*., 2009），F：エピカテキン3′-*O*-グルクロン酸抱合体などのエピカテキン抱合体（Natsume *et al*., 2003），G：ヘスペレチン-3′-グルクロン抱合体，ヘスペレチン-3′-硫酸抱合体と少量のヘスペレチン-7-*O*-グルクロン酸抱合体（Brett *et al*., 2008；Bredsdorff *et al*., 2010a），H：ナリンゲニン-4′-*O*-グルクロン酸抱合体とナリンゲニン-7-*O*-グルクロン酸抱合体（Brett *et al*., 2008；Bredsdorff *et al*., 2010b）。

（Williamson *et al*., 2005）。一般的に非抱合体の量は少ないが，例外として，緑茶を摂取した後血漿に検出されるEGCG（エピガロカテキンガレート）総量の約90%は非抱合体である（Chow *et al*., 2003）。

フラボノイドは尿中あるいは胆汁中に排泄される。尿中の量はフラボノイド摂取量のバイオマーカーとして利用される（Perez-Jimenez *et al*., 2010）。尿中に排泄される割合は，吸収された“最少”量の指標である。ケルセチンなどのいくつかのフラボノイドは吸収されやすいが，それらの多くが胆汁から排泄されるか，あるいは腸内細菌により異化されるため，摂取量の数%のみが尿中に検出される。フードマトリックスはフラボノイドの吸収に相当影響し，脂質含量などの要因が生体利用性に影響を与える（Scholz and Williamson, 2007）。多くのフラボノイドは食品加工，特にアルカリ性pH条件下において分解される（Gil-Izquierdo *et al*., 2003）。

回腸瘻モデルを用いることにより，いくつかのフラボノイドの小腸からの吸収量が推定されている。疾患のため大腸を切除した患者は，小腸の内容物を袋に排出する。この内容物を集めて分析することで，摂取量と比較することができる。タマネギに含まれるケルセチン配糖体の吸収量は52%と推定されたが，ルチンの吸収はかなり低かった（理由は上述）（Hollman *et al*., 1995）。緑茶に含まれるフラボノイドの小腸での吸収量は約30%であった（Stalmach *et al*., 2010）。しかし，代謝物を同定することにより，摂取量のさらに約37%が腸細胞に吸収され，抱合体として消化管腔に戻されることが示された。回腸瘻モデルではプロシアニジンの10%以下（Kahle *et al*., 2007），アントシアニンの15%以下（Kahle *et al*., 2006）が吸収されるというデータになった。シアニジン-3-*O*-グルコシドのようなアントシアニンでは相当量が吸収されるというデータはあるが（Kahle *et al*., 2006），生理的pHにおける化合物本来の不安定性のために摂取量と小腸内容物中の量に相違が生じるのかもしれない（Kay *et al*., 2009）。

今日では，腸内細菌代謝物が食事由来フラボノイドの生物学的作用に関与すると考えられている（Williamson and Clifford 2010）。小腸で吸収されないフラボノイドは大腸に達し，さまざまな異化反応を受ける。すなわち，脱ヒドロキシル化，還元，環の切断，エステルと糖の加水分解などの反応が起こる。未変化のプロシアニジンはほとんど吸収されないが，げっ歯類での放射線標識研究では腸内細菌代謝物の約80%が吸収されて尿中に排泄されることが示された（Stoupi *et al*., 2010）。イソフラボンであるダイゼインの腸内細菌代謝物であるエコールは，元の化合物に比べて生理活性が増強される（Setchell *et al*., 2002）。大腸での主なフラボノイド異化産物はプロトカテキュ酸やフェニル酢酸，フェニルプロピオン酸を含む安息香酸である。後者は主にジヒドロ型であり，特にジヒドロカフェイン酸，ジヒドロフェノール酸，フェニルプロピオン酸，ヒドロキシフェニルプロピオン酸がある。これらの化合物のいくつかは糞便中にmMの濃度で存在する（Jenner *et al*., 2005）。これら分解産物について，いくつかの生理活性が知られているが（Williamson and Clifford, 2010），これらの低分子量フェノール類の活性は今後さらに研究する価値がある。

フラボノイドの生物学的作用

今日，フラボノイドとフラボノイドを豊富に含む食物を対象にした数百ものヒト介入試験が行われており，いくつかの総説でも取り上げられている（Manach *et al*., 2005；Erdman *et al*., 2007；Cooper *et al*., 2008；Thielecke and Boschmann, 2009）。フラボノイドを豊富に含む食物が健康に果たす役割は，多数のボランティアを対象とするメタアナリシスを含む多くの疫学研究により支持されている（Arab *et al*., 2009）。これらのヒト介入研究は，心疾患と心血管疾患リスクのバイオマーカーに対しては防御的に働くことを常に支持するが，癌に対する防御については根拠が弱い。介入研究は一般的に短期間・高用量で行われる。しかし，現実の生活におけるポリフェノールの健康効果は，長期間の慢性的な摂取かつ相対的な低濃度に由来するであろう。このようなタイプの介入研究を実施することは困難である。１年間でのバイオマーカーの10％の変化は生物学的に極めて有意であるが，10％の測定誤差がある場合にはバイオマーカーを測定するのは困難である。したがって，高用量を短期（急性）で摂取させ，得られるデータを長期間に外挿することになる（Sies, 2010）。さらに，個人間変動もかなりバイオマーカーのばらつきに寄与する。フラボノイドが生物学的作用を発揮するためには，化合物が標的部位に到達するか，あるいは標的部位に影響を与える二次的作用を発揮する必要がある。生体利用性研究からは，フラボノイドは体内に蓄積されないと考えられる。例えばげっ歯類の研究では，放射線標識したケルセチンはほとんど代謝されること（Graf *et al*., 2005），プロシアニジン代謝物の80％は尿中に排泄されることが示された（Stoupi *et al*., 2010）。ポリフェノールの作用は効果を発揮した後，速やかに排泄されるという薬物の概念に近似しており，貯蔵された状態での作用により定義されるビタミンあるいはミネラルとは概念が異なる。したがって *in vitro* で測定したどの作用も，生体内で証明しなければならないメカニズムの可能性を示しているだけである。幅広い濃度範囲における *in vitro* でのフラボノイドの作用についての研究は無数にある。しかし，フラボノイドは生体内では低マイクロモル濃度で存在するので，食事由来フラボノイドの機能発現を捉えるためには，*in vitro* では通常10μM 以下の濃度での作用を考えなくてはならない（Kroon *et al*., 2004）。

直接的な抗酸化作用

フラボノイドの多くの生理活性は *in vitro* で報告されている。この20年間最も多く報告されているのは抗酸化活性である。多くの論文が，構造活性相関を含む抗酸化活性を論述している（Rice-Evans *et al*., 1995）。フラボノイドは鉄のキレートや，フリーラジカル捕捉，酸化剤への電子供与，ペルオキシラジカル捕捉，脂質過酸化の阻害により抗酸化剤として作用できる。これらの化学的特性は TEAC（trolox equivalent antioxidant capacity），TRAP（total reactive antioxidant potential），ORAC（oxygen radical absorbance capacity）などの *in vitro* で活性を測定する抗酸化評価法の発展を導いた。これらの評価法は試験化合物の化学的側面を測定するものである（Huang *et al*., 2005）。例えば，ORAC 法は，水素原子の転移反応機構に基づいている。多くの食物はこれらの評価法で特徴づけることが可能であり（Wu *et al*., 2004），その値は総フェノール量の指標になる。さらに，これらの評価法のうちで，特に FRAP（血漿の酸化第２鉄イオン還元力）は血漿の抗酸化活性の測定に用いられ（Romay *et al*., 1996；Prior, 2004），多くの研究は血漿抗酸化活性に対するフラボノイド摂取の効果を報告している（Cao *et al*., 1998）。しかし，アルブミン，尿酸，ビタミン C のような内因性の抗酸化物質が血液の抗酸化活性を支配する高い濃度で存在する。フラボノイドの生体利用性は明らかであり，その濃度範囲は μM と低く，低濃度のフラボノイドが血漿の抗酸化活性に直接的に作用することはない。*in vivo* においてこれらの評価法を適用する考えは批判されている（Sies, 2007）。今日では，このような汎用されている抗酸化力評価よりも，特異的な生化学的方法が，*in vivo* でのフラボノイドの効果の判定には有用であると考えられている。抗酸化評価法は食物中の酸化還元活性のある化合物（フラボノイド，フェノール酸，タンニンや相当する化合物）の測定には有用である（Wu *et al*., 2004）。汎用されている抗酸化作用の利点は概念が単純なことである。実際には，フラボノイドの作用はこれより複雑で，*in vivo* において直接的な抗酸化作用が現れることは考えにくい。しかし，*in vivo* でのフラボノイドは酸化状態，抗酸化酵素や酸化プロセスに作用して，細胞機能に影響する間接的な抗酸化力を発揮することができる。全体として *in vivo* でのフラボノイドの作用は抗酸化に基づくが，一般的に汎用される抗酸化評価によるものではなく，もっと特異的な機構である。フラボノイドが持つこれらの特異的な作用は，以下で議論する。しかし，すべての効果を議論するのに十分なスペースはないので，生理的に起こると思われる研究成果だけをあげる。

消化管での作用

フラボノイドの豊富な食物を摂取した後，消化管管腔のフラボノイド濃度は高くなり，大腸ではその一部が異化反応を起こし，その結果生じる低分子フェノールが高濃度で存在する（Jenner *et al*., 2005）。ブラックベリー100g には120mg のフラボノイドが含まれている。仮に～200mL の飲料を飲むとすると，総フラボノイドはおよそ１mM にも達する。もちろん，これは消化液により希釈されるが，腸組織への曝露は数100μM になりうる。この濃度は小腸のさまざまな細胞で反応が誘発され（Erlejman *et al*., 2008；Romier-Crouzet *et al*., 2009），消化酵素の作用にも影響を与える濃度である。

糖尿病と関連した消化管での作用

食後のグルコース濃度上昇は特に GLUT2 による影響を受けるが，内皮機能（Ceriello *et al*., 2008；Kellett *et al*., 2008）や酸化ストレス（Sies *et al*., 2005）に影響を与え，これは糖尿病患者やメタボリックシンドローム患者にとって好ましくない。糖の吸収は他の多くの生理的機能の調節にも重要であるが，グリセミックインデックス（GI）や血糖値はフラボノイドの影響を受ける。*In vitro* での研究は，フラボノイドがαアミラーゼを阻害し（Lo *et al*., 2008），糖輸送体であるSGLT1（Gee *et al*., 1998）とGLUT2（Song *et al*., 2002）に相互作用し，スクロース-イソマルターゼを阻害することを示した（Ramachandra *et al*., 2005）。これはボランティアに対する *in vivo* の研究で支持されており，クランベリー（Wilson *et al*., 2008）や紅茶（Bryans *et al*., 2007），ブラックチョコレート（Grassi *et al*., 2008）などのさまざまなフラボノイド豊富な食物がインスリンに作用することが認められた。これらの作用は論評されており（Cazarolli *et al*., 2008），フラボノイド摂取はメタボリックシンドロームと2型糖尿病において重要な役割を果たすかもしれない。フラボノイドは消化器中の活性酸素種を減少させることによって（Halliwell, 2007），酸化障害から消化管細胞を保護し（Erlejman *et al*., 2006），タイトジャンクションの修飾を介して（腸管）バリア機能にも影響する（Suzuki and Hara, 2009）。

ブドウ種子抽出物などのある種のフラボノイドは，2型糖尿病患者の糖尿病リスクマーカーに影響する（Kar *et al*., 2009）。ピクノジェノール（フラボノイドが豊富なマツ樹皮抽出物）は，糖尿病患者の代謝マーカーを改善する（Zibadi *et al*., 2008）。すべての疫学研究が糖尿病リスクに対するフラボノイドの減少効果を示すわけではないが（Song *et al*., 2005），フラボノイドを多量摂取するクナインディアン（先住民）では糖尿病患者や心疾患患者が少ないことが知られている（Bayard *et al*., 2007）。

心血管疾患に関連した全体の効果

in vivo と *in vitro* 機構解析の両者において，フラボノイドが心血管疾患の危険因子に作用することを示す多くの証拠がある。いくつかの作用メカニズムが，ヒト介入試験や疫学研究で支持された効果を説明するために明らかにされている。心血管疾患リスクの重要な指標のひとつに内皮機能がある（Widlansky *et al*., 2003a）。このバイオマーカーは高脂肪食などの要因によって破綻する（Vogel *et al*., 1997）。フラボノイドによる内皮機能保護作用はよく研究されており，特にフラバノールであるエピカテキンで顕著である。ヒトでの内皮機能改善は赤ワイン（Cuevas *et al*., 2000），茶（Vita, 2003），ココア（Heiss *et al*., 2003）やエピカテキン（Schroeter *et al*., 2006）を摂取したボランティアで実証された。フラボノイドによる内皮機能の調節メカニズムを図27.4にまとめた。エピカテキンと，特にその代謝物であるメチルエピカテキンはNADPHオキシダーゼ（Steffen *et al*., 2007）やアルギナーゼ（Schnorr *et al*., 2008）を阻害し，内皮細胞内の一酸化窒素濃度を調節する。これは細胞内経路に作用し，血管拡張や内皮機能改善に働く。他の相補的なメカニズムも細胞内で起こる。キサンチンオキシダーゼはスーパーオキシドを産生するが，この酵素は *in vitro* でケルセチン代謝物により阻害される（Day *et al*., 2000b）。シクロオキシゲナーゼ-2（COX-2）の阻害は内皮機能を改善する（Widlansky *et al*., 2003b）が，いくつかのフラボノイドは酵素活性と転写レベル両方において強力なCOX-2阻害剤である（Michihiro *et al*., 2000；O'Leary *et al*., 2004）。COX-2とNF-κBの阻害は炎症の低減や血小板活性の改善，血管収縮の減少を誘導し，その結果として内皮機能が改善する。フラバノン，フラボノール，フラバノールはNF-κB活性を抑制する（Frei and Higdon 2003；Kim *et al*., 2006；Min *et al*., 2007）。高血圧患者（Grassi *et al*., 2008），若いサッカー選手（Fraga *et al*., 2005）や喫煙者（Heiss *et al*., 2005）の介入研究において，ブラックチョコレートによる内皮機能改善，そして健常な女性では緑茶フラバノール（Lorenz *et al*., 2007）による内皮機能改善がみられた。133の介入研究のメタアナリシスはこれらの効果を支持した（Hooper *et al*., 2008）。フラボノイド豊富な多くの食物の摂取は，いくつかの標的細胞に対するわずかな効果を介して内皮機能を改善すると結論できる。

心血管疾患リスクのもうひとつのパラメータである血圧は（Bogers *et al*., 2007），グルコース不耐性高血圧患者を含むさまざまな被験者においてフラボノイドやフラボノイド豊富な食物摂取により血圧が低下した（Hooper *et al*., 2008；Grassi *et al*., 2010）。この活性の一部はアンギオテンシン転換酵素の阻害によるものかもしれない（Actis-Goretta *et al*., 2003）。血小板機能はこれとは別の危険因子であり，フラボノイドにより影響を受ける（Vita, 2005）。ヒト被験者での血小板反応性に対してココアフラバノールは抑制効果を示した（Keevil *et al*., 2000）。赤ブドウジュースは，ヒトボランティアの血小板に対して柑橘ジュースよりも効果があった。これはフラバノールがフラバノンより効果的であることを示唆している（Rein *et al*., 2000）。さらに，フラボノールも *in vivo* で経口摂取後，血小板に対して活性がある（Hubbard *et al*., 2004）。心血管疾患は脂質代謝によっても影響を受け，LDL酸化やコレステロールレベルがリスクマーカーになる（Verhoye and Langlois, 2009）。脂質代謝に対する作用はげっ歯類の *in vivo* 実験で報告されているが（Odbayar *et al*., 2006），ヒトでのコレステロールやLDL酸化に対する作用を含めてWilliamsonとManach（2005）によって論評されている。高脂血症患者の脂質プロファイルに改善がみられ（Esmaillzadeh *et al*., 2004），ヘスペリジンはマウスにおいてコレステロールレベルを減少させる（Jeong *et al*.,

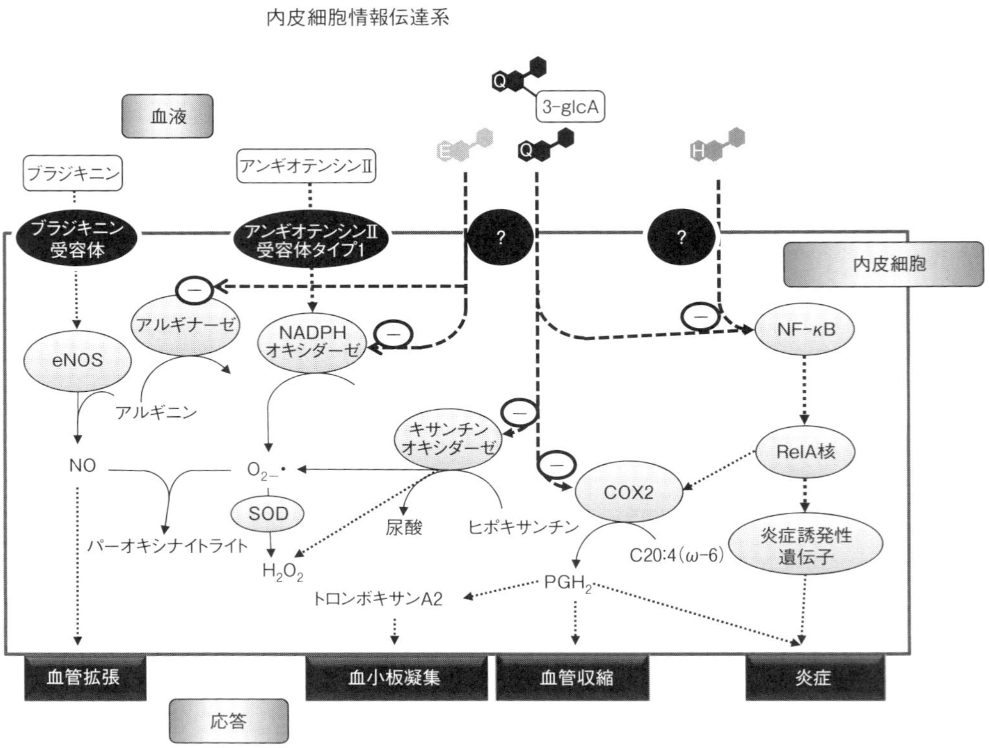

図27.4 内皮細胞のシグナル伝達に対するフラボノイドの作用

血中のいくつかの化合物は内皮細胞の細胞機能に作用することができる。フラボノイドとその抱合体代謝物はキサンチンオキシダーゼ（Day *et al*., 2000a）や NADPH オキシダーゼ（Steffen *et al*., 2007），NF-κB（Kim *et al*., 2006）やシクロオキシゲナーゼ2（COX2）（O'leary, 2004）のような細胞内酸化酵素および関連転写因子を阻害することができる。これらの標的の修飾は血管拡張や内皮機能などの心血管疾患のリスクに関連するプロセスに作用する。

2003）。

フラボノイドの保護作用は疫学研究により支持されている。例えば，茶フラボノイドは疫学的メタアナリシスで脳卒中を抑えることを示唆しており（Arab *et al*., 2009），閉経後の女性34,400人を対象とした研究では，さまざまなフラボノイドが心血管疾患での死亡リスクを下げた（Mink *et al*., 2007）。

炎症と関連した全体の効果

慢性的な炎症は肥満や関節炎，クローン病，潰瘍性大腸炎と関連しており，抗炎症作用を有するフラボノイドを含む食事により影響を受けるかもしれない（Pan *et al*., 2010）。多くの動物実験では急性炎症に対するフラボノイドの効果が報告されているが，ヒトの通常食事レベルにより急性炎症が影響を受けることは考えにくい。しかし，いくつかの疫学研究は慢性炎症に対するフラボノイドの効果を支持しており，アメリカの集団研究ではC反応性タンパク質（炎症マーカー）とフラボノイドの摂取の間に逆相関がみられた（Chun *et al*., 2008）。動物モデルでは，微生物によるフラバノン分解物が抗炎症作用を示し（Larrosa *et al*., 2009），ブドウ種子のプロシアニジンは高脂肪食を摂取させたラットにおいてサイトカインの発現を修飾した（Terra *et al*., 2009）。ヒトの炎症に対するフラボノイドの効果は総説にまとめられている（Rahman *et al*., 2006；Biesalski, 2007）。

解毒作用と発癌

in vivo において細胞は外因性化合物と同時に内因性の代謝からも持続的にストレスを受けるが，多くの防御メカニズムがそれぞれの場所で細胞を保護する。解毒反応はこの観点からみて重要な防御である。Phase Ⅱ酵素は生体異物の抱合を触媒することにより，溶解性を上げて排泄を増加させる（Prestera and Talalay, 1995）。Phase Ⅱ酵素は発癌物質に対する防御においても重要であり，これらの酵素の発現誘導は発癌のリスクを減少させることが提唱されている（Prestera *et al*., 1993；Cornblatt *et al*., 2007）。フラボノイド，特にケルセチンは解毒メカニズムに作用して，毒性効果を調節する（Uda *et al*.,

1997)。*In vitro* において，フラボノール，特にケルセチンはNrf2とAREを介して細胞内抗酸化防御を誘導する（Tanigawa *et al*., 2007；Arredondo *et al*., 2010)。複数の代謝物の効果を含めて他にも解毒反応が観察されている。例えば，ケルセチンとケルセチン-3′-硫酸抱合体は *in vitro* においてグリセロール三硝酸化物誘導性耐性に対抗し，ケルセチンはcyclic-GMP依存性弛緩を選択的に増強した(Suri *et al*., 2010)。しかし，これらの作用は毒性障害に対する保護作用が明確に観察されるげっ歯類と細胞では証明できるが（Anjaneyulu and Chopra 2003；Dihal *et al*., 2006)，ヒト研究はこの領域ではほとんど行われていない。*in vitro* の結果として知られるのはDNA傷害の抑制である。この保護作用は例えば，リンゴ抽出物でみられる（Bellion *et al*., 2010)。他のメカニズムとしては，EGCG（エピガロカテキン-3-ガレート）がヒト大腸癌細胞において，膜受容体シグナル伝達や細胞増殖および侵襲度を阻害すること（Larsen and Dashwood, 2010)，ヘスペレチンがラットのジメチルヒドラジン誘導大腸発癌の異所性腺窩を保護することなども報告されている(Aranganathan *et al*., 2008)。

フラボノイドと発癌に関するヒト介入研究報告はほとんどなく，この種の介入研究は個人内変動によってしばしば混乱を生じる（Wilms *et al*., 2007)。いくつかの疫学研究はあるものの，癌リスク低減の証拠は曖昧であるか（Neuhouser 2004；Fink *et al*., 2007；Arts, 2008；Wang and Stonner, 2008)，効果を持たないか（Wang *et al*., 2009）のどちらかである。

神経変性疾患に対するフラボノイドの作用

この分野は非常に興味深いが，現在は限られたデータしかない。ほとんどの研究はベリーなどのアントシアニンが豊富な食物で実施されている（Joseph *et al*., 2009；Spencer, 2009)。いくつかのメカニズムが示唆されており，ケルセチンとその代謝物が神経細胞のシグナル伝達に作用することが示されている（Spencer *et al*., 2003)。

将来の方向性

さらに多くのヒト介入試験を行うべきである。特にフラボノイドを豊富に含む食物と含まない食物を用い，慢性的な曝露や効果の中間的バイオマーカーを用いたヒト介入試験を行う必要がある。この研究分野は，食物と生体試料中のフラボノイド分析手法の標準化や，よりよくデザインされた *in vitro* 実験（特に生体内で生じる組合わせを用いる）により発展するであろう。生体利用性におけるそれぞれのフラボノイドの明らかな相違は，組織での取込みにおける活性化トランスポーターの作用による可能性がある。効果を発揮する主要な標的に対するフラボノイドの作用をよりよく理解し，発展させることに焦点を当てるべきである。最後に，一般の人々に対して栄養学から伝えるべき情報は，フラボノイドの推奨摂取量であり，おそらくそれは5-a-day運動〔訳注：1991年にアメリカの農産物健康増進基金（PBH）とアメリカ国立がん研究所（NCI）の協力により始められた健康増進運動。1日5皿以上の野菜（350g）と200gの果物の摂取を推奨している〕から得られるであろう。

（寺尾純二訳）

推奨文献

Andersen, O.M. and Markham, K.R. (2006) *Flavonoids – Chemistry, Biochemistry and Applications*. CRC Taylor & Francis: Boca Raton, FL.

Erdman, J.W., Jr, Balentine, D., Arab, L., *et al.* (2007) Flavonoids and Heart Health: Proceedings of the ILSI North America Flavonoids Workshop, May 31–June 1, 2005, Washington, DC. *J Nutr* **137,** 718S–737S.

Harborne, J.B. (1989) *Methods in Plant Biochemistry, Vol. 1, Plant Phenolics*. Academic Press, London.

Haslam, E. (1998) *Practical Polyphenolics – From Structure to Molecular Recognition and Physiological Action*. Cambridge University Press, Cambridge.

Kroon, P.A., Clifford, M.N., Crozier, A., *et al.* (2004) How should we assess the effects of exposure to dietary polyphenols in vitro? *Am J Clin Nutr* **80,** 15–21.

Manach, C., Williamson, G., Morand, C., *et al.* (2005) Bioavailability and bioefficacy of polyphenols in humans. I. Review of 97 bioavailability studies. *Am J Clin Nutr* **81,** 230S–242S.

Santos-Buelga, C. and Williamson, G. (2003) *Methods in Polyphenol Analysis*. The Royal Society of Chemistry, Cambridge.

Schewe, T., Steffen, Y., and Sies, H. (2008) How do dietary flavanols improve vascular function? A position paper. *Arch Biochem Biophys* **476,** 102–106.

Williamson, G. and Manach, C. (2005) Bioavailability and bioefficacy of polyphenols in humans. II. Review of 93 intervention studies. *Am J Clin Nutr* **81,** 243S–255S.

［文　献］

Actis-Goretta, L., Ottaviani, J.I., Keen, C.L., *et al.* (2003) Inhibition of angiotensin converting enzyme (ACE) activity by flavan-3-ols and procyanidins. *FEBS Lett* **555,** 597–600.

Anjaneyulu, M. and Chopra, K. (2003) Quercetin, a bioflavonoid, attenuates thermal hyperalgesia in a mouse model of diabetic neuropathic pain. *Progr Neuropsychopharmacol Biol Psychiatr* **27,** 1001–1005.

Arab, L., Liu, W., and Elashoff, D. (2009) Green and black tea consumption and risk of stroke: a meta-analysis. *Stroke* **40,** 1786–1792.

Aranganathan, S., Selvam, J.P., and Nalini, N. (2008) Effect of hesperetin, a citrus flavonoid, on bacterial enzymes and carcinogen-induced aberrant crypt foci in colon cancer rats: a dose-dependent study. *J Pharm Pharmacol* **60,** 1385–1392.

Arredondo, F., Echeverry, C., Abin-Carriquiry, J.A., *et al.* (2010) After cellular internalization, quercetin causes Nrf2 nuclear translocation, increases glutathione levels, and prevents neuronal death against an oxidative insult. *Free Radic Biol Med* **49,** 738–747.

Arts, I.C. (2008) A review of the epidemiological evidence on tea, flavonoids, and lung cancer. *J Nutr* **138,** 1561S–1566S.

Bayard, V., Chamorro, F., Motta, J., *et al.* (2007) Does flavanol intake influence mortality from nitric oxide-dependent processes? Ischemic heart disease, stroke, diabetes mellitus, and cancer in Panama. *Int J Med Sci* **4,** 53–58.

Bellion, P., Digles, J., Will, F., *et al.* (2010) Polyphenolic apple extracts: effects of raw material and production method on antioxidant effectiveness and reduction of DNA damage in Caco-2 cells. *J Agric Food Chem* **58,** 6636–6642.

Biesalski, H.K. (2007) Polyphenols and inflammation: basic interactions. *Curr Opin Clin Nutr Metab Care* **10,** 724–728.

Bogers, R.P., Bemelmans, W.J., Hoogenveen, R.T., *et al.* (2007) Association of overweight with increased risk of coronary heart disease partly independent of blood pressure and cholesterol levels: a meta-analysis of 21 cohort studies including more than 300 000 persons. *Arch Intern Med* **167,** 1720–1728.

Brand, W., Boersma, M.G., Bik, H., *et al.* (2010) Phase II metabolism of hesperetin by individual UDP-glucuronosyltransferases and sulfotransferases and rat and human tissue samples. *Drug Metab Dispos* **38,** 617–625.

Brand, W., van der Wel, P.A., Rein, M.J., *et al.* (2008) Metabolism and transport of the citrus flavonoid hesperetin in Caco-2 cell monolayers. *Drug Metab Dispos* **36,** 1794–1802.

Brand, W., van der Wel, P.A.I., Williamson, G., *et al.* (2007) Modulating hesperetin bioavailability at the level of its intestinal metabolism and ABC transporter mediated efflux studied in Caco-2 monolayers. *Chemico-Biol Interact* **169,** 132–133.

Bredsdorff, L., Nielsen, I.L., Rasmussen, S.E., *et al.* (2010a) Absorption, conjugation and excretion of the flavanones, naringenin and hesperetin from alpha-rhamnosidase-treated orange juice in human subjects. *Br J Nutr* **103,** 1602–1609.

Bredsdorff, L., Nielsen, I.L., Rasmussen, S.E., *et al.* (2010b) Absorption, conjugation and excretion of the flavanones, naringenin and hesperetin from alpha-rhamnosidase-treated orange juice in human subjects. *Br J Nutr* **103,** 1602–1609.

Brett, G.M., Hollands, W., Needs, P.W., *et al.* (2008) Absorption, metabolism and excretion of flavanones from single portions of orange fruit and juice and effects of anthropometric variables and contraceptive pill use on flavanone excretion. *Br J Nutr* **101,** 1–12.

Bryans, J.A., Judd, P.A., and Ellis, P.R. (2007) The effect of consuming instant black tea on postprandial plasma glucose and insulin concentrations in healthy humans. *J Am Coll Nutr* **26,** 471–477.

Cao, G.H., Russell, R.M., Lischner, N., *et al.* (1998) Serum antioxidant capacity is increased by consumption of strawberries, spinach, red wine or vitamin C in elderly women. *J Nutr* **128,** 2383–2390.

Cazarolli, L.H., Zanatta, L., Alberton, E.H., *et al.* (2008) Flavonoids: cellular and molecular mechanism of action in glucose homeostasis. *Mini Rev Med Chem* **8,** 1032–1038.

Ceriello, A., Esposito, K., Piconi, L., *et al.* (2008) Glucose "peak" and glucose "spike": impact on endothelial function and oxidative stress. *Diabetes Res Clin Pract* **82,** 262–267.

Chen, Y.K., Chen, S.Q., Li, X., *et al.* (2005) Quantitative regioselectivity of glucuronidation of quercetin by recombinant UDP-glucuronosyltransferases 1A9 and 1A3 using enzymatic kinetic parameters. *Xenobiotica* **35,** 943–954.

Chow, H.H., Cai, Y., Hakim, I.A., *et al.* (2003) Pharmacokinetics and safety of green tea polyphenols after multiple-dose administration of epigallocatechin gallate and polyphenon E in healthy individuals. *Clin Cancer Res* **9,** 3312–3319.

Chun, O.K., Chung, S.J., Claycombe, K.J., *et al.* (2008) Serum C-reactive protein concentrations are inversely associated with dietary flavonoid intake in U.S. adults. *J Nutr* **138,** 753–760.

Cooper, K.A., Donovan, J.L., Waterhouse, A.L., *et al.* (2008) Cocoa and health: a decade of research. *Br J Nutr* **99,** 1–11.

Cornblatt, B.S., Ye, L., Dinkova-Kostova, A.T., *et al.* (2007) Preclinical and clinical evaluation of sulforaphane for chemoprevention in the breast. *Carcinogenesis* **28,** 1485–1490.

Cuevas, A.M., Guasch, V., Castillo, O., *et al.* (2000) A high-fat diet induces and red wine counteracts endothelial dysfunction in human volunteers. *Lipids* **35,** 143–148.

Cutler, G.J., Nettleton, J.A., Ross, J.A., *et al.* (2008) Dietary flavonoid intake and risk of cancer in postmenopausal women: the Iowa Women's Health Study. *Int. J Cancer* **123,** 664–671.

Day, A.J. and Williamson, G. (2001) Biomarkers for exposure to dietary flavonoids: a review of the current evidence for identification of quercetin glycosides in plasma. *Br J Nutr* **86,** S105–S110.

Day, A.J., Bao, Y., Morgan, M.R.A., *et al.* (2000a) Conjugation position of quercetin glucuronides and effect on biological activity. *Free Radic Biol Med* **29,** 1234–1243.

Day, A.J., Bao, Y.P., Morgan, M.R.A., *et al.* (2000b) Conjugation position of quercetin glucuronides and effect on biological activity. *Free Radic Biol Med* **29,** 1234–1243.

Day, A.J., Canada, F.J., Diaz, J.C., *et al.* (2000c) Dietary flavonoid and isoflavone glycosides are hydrolysed by the lactase site of lactase phlorizin hydrolase. *FEBS Lett* **468,** 166–170.

Day, A.J., Mellon, F.A., Barron, D., *et al.* (2001) Human metabolism of dietary flavonoids: identification of plasma metabolites of quercetin. *Free Radic Res* **212,** 941–952.

Dihal, A.A., de Boer, V.C., van der Woude, H., *et al.* (2006) Quercetin, but not its glycosidated conjugate rutin, inhibits azoxymethane-induced colorectal carcinogenesis in F344 rats. *J Nutr* **136,** 2862–2867.

Erdman, J.W., Jr, Balentine, D., Arab, L., *et al.* (2007) Flavonoids and Heart Health: Proceedings of the ILSI North America Flavonoids Workshop, May 31–June 1, 2005, Washington, DC. *J Nutr* **137,** 718S–737S.

Erlejman, A.G., Fraga, C.G., and Oteiza, P.I. (2006) Procyanidins protect Caco-2 cells from bile acid- and oxidant-induced damage. *Free Radic Biol Med* **41,** 1247–1256.

Erlejman, A.G., Jaggers, G., Fraga, C.G., *et al.* (2008) TNFalpha-induced NF-kappaB activation and cell oxidant production are modulated by hexameric procyanidins in Caco-2 cells. *Arch Biochem Biophys* **476,** 186–195.

Esmaillzadeh, A., Tahbaz, F., Gaieni, I., *et al.* (2004) Concentrated pomegranate juice improves lipid profiles in diabetic patients with hyperlipidemia. *J Med Food* **7,** 305–308.

Felgines, C., Talavera, S., Gonthier, M.P., *et al.* (2003) Strawberry anthocyanins are recovered in urine as glucuro- and sulfoconjugates in humans. *J Nutr* **133,** 1296–1301.

Felgines, C., Texier, O., Besson, C., *et al.* (2007) Strawberry pelargonidin glycosides are excreted in urine as intact glycosides and glucuronidated pelargonidin derivatives in rats. *Br J Nutr* **98,** 1–6.

Fink, B.N., Steck, S.E., Wolff, M.S., *et al.* (2007) Dietary flavonoid intake and breast cancer risk among women on Long Island. *Am J Epidemiol* **165,** 514–523.

Fraga, C.G., Actis-Goretta, L., Ottaviani, J.I., *et al.* (2005) Regular consumption of a flavanol-rich chocolate can improve oxidant stress in young soccer players. *Clin Dev Immunol* **12,** 11–17.

Frei, B. and Higdon, J.V. (2003) Antioxidant activity of tea polyphenols in vivo: evidence from animal studies. *J Nutr* **133,** 3275S–3284S.

Gee, J.M., Dupont, M.S., Rhodes, M.J.C., *et al.* (1998) Quercetin glucosides interact with the intestinal glucose transport pathway. *Free Radic Biol Med* **25,** 19–25.

Gil-Izquierdo, A., Gil, M.I., Tomas-Barberan, F.A., *et al.* (2003) Influence of industrial processing on orange juice flavanone solubility and transformation to chalcones under gastrointestinal conditions. *J Agric Food Chem* **51,** 3024–3028.

Graf, B.A., Mullen, W., Caldwell, S.T., *et al.* (2005) Disposition and metabolism of [2-14C]quercetin-4′-glucoside in rats. *Drug Metab Dispos* **33,** 1036–1043.

Grassi, D., Desideri, G., and Ferri, C. (2010) Blood pressure and cardiovascular risk: what about cocoa and chocolate? *Arch Biochem Biophys* **501,** 112–115.

Grassi, D., Desideri, G., Necozione, S., *et al.* (2008) Blood pressure is reduced and insulin sensitivity increased in glucose-intolerant, hypertensive subjects after 15 days of consuming high-polyphenol dark chocolate. *J Nutr* **138,** 1671–1676.

Gu, L., Kelm, M.A., Hammerstone, J.F., *et al.* (2004) Concentrations of proanthocyanidins in common foods and estimations of normal consumption. *J Nutr* **134,** 613–617.

Halliwell, B. (2007) Dietary polyphenols: good, bad, or indifferent for your health? *Cardiovasc Res* **73,** 341–347.

Heiss, C., Dejam, A., Kleinbongard, P., *et al.* (2003) Vascular effects of cocoa rich in flavan-3-ols. *JAMA* **290,** 1030–1031.

Heiss, C., Kleinbongard, P., Dejam, A., *et al.* (2005) Acute consumption of flavanol-rich cocoa and the reversal of endothelial dysfunction in smokers. *J Am Coll Cardiol* **46,** 1276–1283.

Henning, S.M., Niu, Y., Lee, N.H., *et al.* (2004) Bioavailability and antioxidant activity of tea flavanols after consumption of green tea, black tea, or a green tea extract supplement. *Am J Clin Nutr* **80,** 1558–1564.

Hertog, M.G., Feskens, E.J., Hollman, P.C., *et al.* (1993) Dietary antioxidant flavonoids and risk of coronary heart disease: the Zutphen Elderly Study. *Lancet* **342,** 1007–1011.

Hollman, P.C., de Vries, J.H., van Leeuwen, S.D., *et al.* (1995) Absorption of dietary quercetin glycosides and quercetin in healthy ileostomy volunteers. *Am J Clin Nutr* **62,** 1276–1282.

Holt, R.R., Lazarus, S.A., Sullards, M.C., *et al.* (2002) Procyanidin dimer B2 [epicatechin-(4 beta-8)-epicatechin] in human plasma after the consumption of a flavanol-rich cocoa. *Am J Clin Nutr* **76,** 798–804.

Hooper, L., Kroon, P.A., Rimm, E.B., *et al.* (2008) Flavonoids, flavonoid-rich foods, and cardiovascular risk: a meta-analysis of randomized controlled trials. *Am J Clin Nutr* **88,** 38–50.

Huang, D., Ou, B., and Prior, R.L. (2005) The chemistry behind antioxidant capacity assays. *J Agric Food Chem* **53,** 1841–1856.

Hubbard, G.P., Wolffram, S., Lovegrove, J.A., *et al.* (2004) Ingestion of quercetin inhibits platelet aggregation and essential components of the collagen-stimulated platelet activation pathway in humans. *J Thromb Haemost* **2,** 2138–2145.

Huemmer, W., Dietrich, H., Will, F., *et al.* (2008) Content and mean polymerization degree of procyanidins in extracts obtained from clear and cloudy apple juices. *Biotechnol J* **3,** 234–243.

Jenner, A.M., Rafter, J., and Halliwell, B. (2005) Human fecal water content of phenolics: the extent of colonic exposure to aromatic compounds. *Free Radic Biol Med* **38,** 763–772.

Jeong, T.S., Kim, E.E., Lee, C.H., *et al.* (2003) Hypocholesterolemic activity of hesperetin derivatives. *Bioorg Med Chem Lett* **13,** 2663–2665.

Joseph, J., Cole, G., Head, E., *et al.* (2009) Nutrition, brain aging, and neurodegeneration. *J Neurosci* **29,** 12795–12801.

Kahle, K., Huemmer, W., Kempf, M., *et al.* (2007) Polyphenols are intensively metabolized in the human gastrointestinal tract after apple juice consumption. *J Agric Food Chem* **55,** 10605–10614.

Kahle, K., Kraus, M., Scheppach, W., *et al.* (2006) Studies on apple and blueberry fruit constituents: do the polyphenols reach the colon after ingestion? *Mol Nutr Food Res* **50,** 418–423.

Kar, P., Laight, D., Rooprai, H.K., *et al.* (2009) Effects of grape seed extract in Type 2 diabetic subjects at high cardiovascular risk: a double blind randomized placebo controlled trial examining metabolic markers, vascular tone, inflammation, oxidative stress and insulin sensitivity. *Diabet Med* **26,** 526–531.

Kay, C.D., Kroon, P.A., and Cassidy, A. (2009) The bioactivity of dietary anthocyanins is likely to be mediated by their degradation products. *Mol Nutr Food Res* **53**(Suppl 1), S92–101.

Keevil, J.G., Osman, H.E., Reed, J.D., *et al.* (2000) Grape juice, but not orange juice or grapefruit juice, inhibits human platelet aggregation. *J Nutr* **130,** 53–56.

Kellett, G.L., Brot-Laroche, E., Mace, O.J., *et al.* (2008) Sugar absorption in the intestine: the role of GLUT2. *Annu Rev Nutr* **28,** 35–54.

Kim, J.Y., Jung, K.J., Choi, J.S., *et al.* (2006) Modulation of the age-related nuclear factor-kappaB (NF-kappaB) pathway by hesperetin. *Aging Cell* **5,** 401–411.

Kroon, P.A., Clifford, M.N., Crozier, A., *et al.* (2004) How should we assess the effects of exposure to dietary polyphenols in vitro? *Am J Clin Nutr* **80,** 15–21.

Larrosa, M., Luceri, C., Vivoli, E., *et al.* (2009) Polyphenol metabolites from colonic microbiota exert anti-inflammatory activity on different inflammation models. *Mol Nutr Food Res* **53,** 1044–1054.

Larsen, C.A. and Dashwood, R.H. (2010) (-)-Epigallocatechin-3-gallate inhibits Met signaling, proliferation, and invasiveness in human colon cancer cells. *Arch Biochem Biophys* **501,** 52–57.

Lazarus, S.A., Adamson, G.E., Hammerstone, J.F., *et al.* (1999) High-performance liquid chromatography/mass spectrometry analysis of proanthocyanidins in foods and beverages. *J Agric Food Chem* **47,** 3693–3701.

Lee, M.J., Maliakal, P., Chen, L., *et al.* (2002) Pharmacokinetics of tea catechins after ingestion of green tea and (-)-epigallocatechin-3-gallate by humans: formation of different metabolites and individual variability. *Cancer Epidemiol Biomarkers Prev* **11,** 1025–1032.

Lewis, J.R., Davis, A.L., Cai, Y., *et al.* (1998) Theaflavate B, isotheaflavin-3′-O-gallate and neotheaflavin-3-O-gallate: three polyphenolic pigments from black tea. *Phytochemistry* **49,** 2511–2519.

Lo, P.E., Scheib, H., Frei, N., *et al.* (2008) Flavonoids for controlling starch digestion: structural requirements for inhibiting human alpha-amylase. *J Med Chem* **51,** 3555–3561.

Lorenz, M., Jochmann, N., von Krosigk, A., *et al.* (2007) Addition of milk prevents vascular protective effects of tea. *Eur Heart J* **28,** 219–223.

Manach, C., Williamson, G., Morand, C., *et al.* (2005) Bioavailability and bioefficacy of polyphenols in humans. I. Review of 97 bioavailability studies. *Am J Clin Nutr* **81,** 230S–242S.

Michihiro, M., Mami, T., Kazunori, F., *et al.* (2000) Suppression by flavonoids of cyclooxygenase-2 promoter-dependent transcriptional activity in colon cancer cells: structure–activity relationship. *J Cancer Res* **91,** 686–691.

Min, Y.D., Choi, C.H., Bark, H., *et al.* (2007) Quercetin inhibits expression of inflammatory cytokines through attenuation of NF-kappaB and p38 MAPK in HMC-1 human mast cell line. *Inflamm Res* **56,** 210–215.

Mink, P.J., Scrafford, C.G., Barraj, L.M., *et al.* (2007) Flavonoid intake and cardiovascular disease mortality: a prospective study in postmenopausal women. *Am J Clin Nutr* **85,** 895–909.

Mullen, W., Boitier, A., Stewart, A.J., *et al.* (2004) Flavonoid metabolites in human plasma and urine after the consumption of red onions: analysis by liquid chromatography with photodiode array and full scan tandem mass spectrometric detection. *J Chromatogr A*, **1058,** 163–168.

Mullen, W., Edwards, C.A., Serafini, M., *et al.* (2008) Bioavailability of pelargonidin-3-O-glucoside and its metabolites in humans following the ingestion of strawberries with and without cream. *J Agric Food Chem* **56,** 713–719.

Natsume, M., Osakabe, N., Oyama, M., *et al.* (2003) Structures of (–)-epicatechin glucuronide identified from plasma and urine after oral ingestion of (–)-epicatechin: differences between human and rat. *Free Radic Biol Med* **34,** 840–849.

Neuhouser, M.L. (2004) Dietary flavonoids and cancer risk: evidence from human population studies. *Nutr Cancer* **50,** 1–7.

Nielsen, I.L.F., Chee, W., Poulsen, L., *et al.* (2005) *Increased bioavailability of the citrus antioxidant hesperidin: a randomized, double blind, cross-over trial.* Second International Conference on Polyphenols and Health, Davis, CA, October, 2005.

O'Leary, K.A., Day, A.J., Needs, P.W., *et al.* (2003) Metabolism of quercetin-7- and quercetin-3-glucuronides by an in vitro hepatic model: the role of human beta-glucuronidase, sulfotransferase, catechol-O-methyltransferase and multi-resistant protein 2 (MRP2) in flavonoid metabolism. *Biochem Pharmacol* **65,** 479–491.

O'Leary, K.A., De Pascual-Teresa, S., Needs, P.W., *et al.* (2004) Effect of flavonoids and vitamin E on cyclo-oxygenase (COX-2) transcription. *Mutat Res* **551,** 245–254.

Odbayar, T.O., Badamhand, D., Kimura, T., *et al.* (2006) Comparative studies of some phenolic compounds (quercetin, rutin, and ferulic acid) affecting hepatic fatty acid synthesis in mice. *J Agric Food Chem* **54,** 8261–8265.

Pan, M.H., Lai, C.S., and Ho, C.T. (2010) Anti-inflammatory activity of natural dietary flavonoids. *Food Funct* **1,** 15–31.

Perez-Jimenez, J., Hubert, J., Hooper, L., *et al.* (2010) Urinary metabolites as biomarkers of polyphenol intake in humans: a systematic review. *Am J Clin Nutr* **92,** 801–809.

Prestera, T. and Talalay, P. (1995) Electrophile and antioxidant regulation of enzymes that detoxify carcinogens. *Proc Natl Acad Sci USA* **92,** 8965–8969.

Prestera, T., Holtzclaw, W.D., Zhang, Y., *et al.* (1993) Chemical and molecular regulation of enzymes that detoxify carcinogens. *Proc Natl Acad Sci USA* **90,** 2965–2969.

Prior, R.L. (2004) Plasma antioxidant measurements. *J Nutr* **134,** 3184S–3185S.

Rahman, I., Biswas, S.K., and Kirkham, P.A.(2006) Regulation of inflammation and redox signaling by dietary polyphenols. *Biochem Pharmacol* **72,** 1439–1452.

Ramachandra, R., Shetty, A.K., and Salimath, P.V. (2005) Quercetin alleviates activities of intestinal and renal disaccharidases in streptozotocin-induced diabetic rats. *Mol Nutr Food Res* **49,** 355–360.

Rein, D., Paglieroni, T.G., Pearson, *et al.* (2000) Cocoa and wine polyphenols modulate platelet activation and function. *J Nutr* **130,** 2120S–2126S.

Rice-Evans, C.A., Miller, N.J., Bolwell, P.G., *et al.* (1995) The relative antioxidant activities of plant-derived polyphenolic flavonoids. *Free Radic Res* **22,** 375–383.

Rios, L., Bennett, R.N., Lazarus, S.A., *et al.* (2002) Cocoa proanthocyanidins are stable during gastric transit in humans. *Am J Clin Nutr* **76,** 1106–1110.

Romay, C., Pascual, C., and Lissi, E.A. (1996) The reaction between ABTS radical cation and antioxidants and its use to evaluate the antioxidant status of serum samples. *Braz J Med. Biol Res* **29,** 175–183.

Romier-Crouzet, B., Van De Walle, J., During, A., *et al.* (2009) Inhibition of inflammatory mediators by polyphenolic plant extracts in human intestinal Caco-2 cells. *Food Chem Toxicol* **47,** 1221–1230.

Schnorr, O., Brossette, T., Momma, T.Y., *et al.* (2008) Cocoa flavanols lower vascular arginase activity in human endothelial cells in vitro and in erythrocytes in vivo. *Arch Biochem Biophys* **476,** 211–215.

Scholz, S. and Williamson, G. (2007) Interactions affecting the bioavailability of dietary polyphenols in vivo. *Int J Vitam Nutr Res* **77,** 224–235.

Schroeter, H., Heiss, C., Balzer, J., *et al.* (2006) (-)-Epicatechin mediates beneficial effects of flavanol-rich cocoa on vascular function in humans. *Proc Natl Acad Sci USA* **103,** 1024–1029.

Sesink, A.L., Arts, I.C., Faassen-Peters, M., *et al.* (2003) Intestinal uptake of quercetin-3-glucoside in rats involves hydrolysis by lactase phlorizin hydrolase. *J Nutr* **133,** 773–776.

Setchell, K.D., Brown, N.M., and Lydeking-Olsen, E. (2002) The clinical importance of the metabolite equol – a clue to the effectiveness of soy and its isoflavones. *J Nutr* **132,** 3577–3584.

Sies, H. (2007) Total antioxidant capacity: appraisal of a concept. *J Nutr* **137,** 1493–1495.

Sies, H. (2010) Polyphenols and health: update and perspectives.

Arch Biochem Biophys **501,** 2–5.
Sies, H., Stahl, W., and Sevanian, A. (2005) Nutritional, dietary and postprandial oxidative stress. *J Nutr* **135,** 969–972.
Song, J., Kwon, O., Chen, S., *et al.* (2002) Flavonoid inhibition of sodium-dependent vitamin C transporter 1 (SVCT1) and glucose transporter isoform 2 (GLUT2), intestinal transporters for vitamin C and Glucose. *J Biol Chem* **277,** 15252–15260.
Song, Y., Manson, J.E., Buring, J.E., *et al.* (2005) Associations of dietary flavonoids with risk of type 2 diabetes, and markers of insulin resistance and systemic inflammation in women: a prospective study and cross-sectional analysis. *J Am Coll Nutr* **24,** 376–384.
Spencer, J.P. (2009) Flavonoids and brain health: multiple effects underpinned by common mechanisms. *Genes Nutr* **4,** 243–250.
Spencer, J.P.E., Rice-Evans, C., and Williams, R.J. (2003) Modulation of pro-survival Akt/protein kinase B and ERK1/2 signaling cascades by quercetin and its in vivo metabolites underlie their action on neuronal viability. *J Biol Chem* **278,** 34783–34793.
Stalmach, A., Mullen, W., Steiling, H., *et al.* (2010) Absorption, metabolism, and excretion of green tea flavan-3-ols in humans with an ileostomy. *Mol NutrFood Res* **54,** 323–334.
Stalmach, A., Troufflard, S., Serafini, M., *et al.* (2009) Absorption, metabolism and excretion of Choladi green tea flavan-3-ols by humans. *Mol Nutr Food Res* **53**(Suppl 1), S44–53.
Steffen, Y., Schewe, T., and Sies, H. (2007) (-)-Epicatechin elevates nitric oxide in endothelial cells via inhibition of NADPH oxidase. *Biochem Biophys Res Commun* **359,** 828–833.
Stoupi, S., Williamson, G., Viton, F., *et al.* (2010) In vivo bioavailability, absorption, excretion, and pharmacokinetics of [14C] procyanidin B2 in male rats. *Drug Metab Dispos* **38,** 287–291.
Suri, S., Liu, X.H., Rayment, S., *et al.* (2010) Quercetin and its major metabolites selectively modulate cyclic GMP-dependent relaxations and associated tolerance in pig isolated coronary artery. *Br J Pharmacol* **159,** 566–575.
Suzuki, T. and Hara, H. (2009) Quercetin enhances intestinal barrier function through the assembly of zonula [corrected] occludens-2, occludin, and claudin-1 and the expression of claudin-4 in Caco-2 cells. *J Nutr* **139,** 965–974.
Tanigawa, S., Fujii, M., and Hou, D.X. (2007) Action of Nrf2 and Keap1 in ARE-mediated NQO1 expression by quercetin. *Free Radic Biol Med* **42,** 1690–1703.
Terra, X., Montagut, G., Bustos, M., *et al.* (2009) Grape-seed procyanidins prevent low-grade inflammation by modulating cytokine expression in rats fed a high-fat diet. *J Nutr Biochem* **20,** 210–218.
Thielecke, F. and Boschmann, M. (2009) The potential role of green tea catechins in the prevention of the metabolic syndrome – a review. *Phytochemistry* **70,** 11–24.
Uda, Y., Price, K.R., Williamson, J., *et al.* (1997) Induction of the anticarcinogenic marker enzyme, quinone reductase, in murine hepatoma cells in vitro by flavonoids. *Cancer Lett* **120,** 213–216.
Verhoye, E. and Langlois, M.R. (2009) Circulating oxidized low-density lipoprotein: a biomarker of atherosclerosis and cardiovascular risk? *Clin Chem Lab Med* **47,** 128–137.
Vita, J.A. (2003) Tea consumption and cardiovascular disease: effects on endothelial function. *J Nutr* **133,** 3293S–3297S.
Vita, J.A. (2005) Polyphenols and cardiovascular disease: effects on endothelial and platelet function. *Am J Clin Nutr* **81,** 292S–297S.
Vogel, R.A., Corretti, M.C., and Plotnick, G.D. (1997) Effect of a single high-fat meal on endothelial function in healthy subjects. *Am J Cardiol* **79,** 350–354.
Wang, L., Lee, I.M., Zhang, S.M., *et al.* (2009) Dietary intake of selected flavonols, flavones, and flavonoid-rich foods and risk of cancer in middle-aged and older women. *Am J Clin Nutr* **89,** 905–912.
Wang, L.S. and Stoner, G.D. (2008) Anthocyanins and their role in cancer prevention. *Cancer Lett* **269,** 281–290.
Widlansky, M.E., Gokce, N., Keaney, J.F., Jr, *et al.* (2003a) The clinical implications of endothelial dysfunction. *J Am Coll Cardiol* **42,** 1149–1160.
Widlansky, M.E., Price, D.T., Gokce, N., *et al.* (2003b) Short- and long-term COX-2 inhibition reverses endothelial dysfunction in patients with hypertension. *Hypertension* **42,** 310–315.
Williamson, G. and Clifford, M.N. (2010) Colonic metabolites of berry polyphenols: the missing link to biological activity? *Br J Nutr* **104**(Suppl 3), S48–S66.
Williamson, G. and Manach, C. (2005) Bioavailability and bioefficacy of polyphenols in humans. II. Review of 93 intervention studies. *Am J Clin Nutr* **81,** 243S–255S.
Williamson, G., Barron, D., Shimoi, K., *et al.* (2005) In vitro biological properties of flavonoid conjugates found in vivo. *Free Radic Res* **39,** 457–469.
Wilms, L.C., Boots, A.W., de Boer, V.C., *et al.* (2007) Impact of multiple genetic polymorphisms on effects of a 4-week blueberry juice intervention on ex vivo induced lymphocytic DNA damage in human volunteers. *Carcinogenesis* **28,** 1800–1806.
Wilson, T., Singh, A.P., Vorsa, N., *et al.* (2008) Human glycemic response and phenolic content of unsweetened cranberry juice. *J Med Food* **11,** 46–54.
Wu, X., Beecher, G.R., Holden, J.M., *et al.* (2004) Lipophilic and hydrophilic antioxidant capacities of common foods in the United States. *J Agric Food Chem* **52,** 4026–4037.
Wu, X., Beecher, G.R., Holden, J.M., *et al.* (2006) Concentrations of anthocyanins in common foods in the United States and estimation of normal consumption. *J Agric Food Chem* **54,** 4069–4075.
Yang, C.S., Chen, L.S., Lee, M.J., *et al.* (1998) Blood and urine levels of tea catechins after ingestion of different amounts of green tea by human volunteers. *Cancer Epidem Biomarker Prev* **7,** 351–354.
Zhang, L., Zheng, Y., and Chow, M.S. (2004) Investigation of intestinal absorption and disposition of green tea catechins by Caco-2 monolayer model. *Int J Pharm* **287,** 1–12.
Zibadi, S., Rohdewald, P.J., Park, D., *et al.* (2008) Reduction of cardiovascular risk factors in subjects with type 2 diabetes by pycnogenol supplementation. *Nutr Res* **28,** 315–320.

28

カルシウム

Connie M. Weaver

要　　約

カルシウムは，体内に最も多く含まれるミネラルであり，主には骨格内に存在する。骨格は身体構造の維持や運動機能に重要なだけでなく，食事からのカルシウムが不足した場合の貯蔵庫としても機能する。生体は，細胞内のシグナル伝達が正常に行えるように血清カルシウム濃度を一定に保持するようにさまざまな恒常性維持機構を発達させてきた。世界的にも食事からのカルシウム摂取は推奨量に満たない状態である。骨粗鬆症のリスクの不安から，カルシウムサプリメントの使用を呼びかける公衆衛生的な提言や臨床的ガイドラインが示されている。その結果，カルシウム摂取量は増加してきているが，過剰なサプリメントの使用による副作用のリスクも懸念され始めている。一方で，骨粗鬆症の罹患率は上昇し続けている。これは，成長期の最大骨量の獲得が不十分なことや，その後の生涯にわたっての骨量低下によるものである。これらの時期には，食事や身体活動が骨健康維持に重要な役割を担う。

はじめに

カルシウムは，われわれの体内に最も多く含まれるミネラルであり，その99％以上が骨格に存在する。骨格は，われわれの運動機能を補助する機能を有するとともに，食事からのカルシウム摂取が不十分な際に引き出すことができるようにカルシウムを貯蔵する機能を持つ。基本的にすべての体内の反応にはカルシウムが必要であるので，血中カルシウム濃度を一定に保つことができるように高度に制御された恒常性維持機構を発達させてきた。このメカニズムは，細胞内カルシウムの挙動を制御する複雑な機構から成る。食事からの不適切なカルシウム摂取は多くの疾患のリスクを増加させることに関係する。

体内分布

われわれの体内の総カルシウム量は，成人女性で23～25mol（920～1,000g），成人男性で30mol（1,200g）である。カルシウムは，主にヒドロキシアパタイト〔$Ca_{10}(PO_4)_6(OH)_2$〕として骨格に存在する。体内の残りのカルシウムは軟部組織に存在し，主に細胞外液中と細胞内カルシウム貯蔵小胞内に存在する。細胞内カルシウム濃度の変化は鍵となる重要な細胞内シグナルを引き起こす。血漿中のカルシウムの約半分は機能的に利用できる遊離のイオン化カルシウムである。残りの大部分はアルブミンと結合しており，一部はグロブリンとも結合する。血漿中カルシウムの10％未満はリン酸，クエン酸，あるいは他の陰イオンと複合体を形成している。

化学的性質と機能

カルシウムはイオン化すると2価の陽イオンとなる。体内で最も豊富に存在するミネラルである。カルシウムは中等度の溶解性があるため，固形（骨）と溶液中（血漿）の両方の形態で存在する。カルシウムはグルタミン酸残基とアスパラギン酸残基の酸素原子を介してタンパク質と結合する。これらのアミノ酸残基はタンパク質の三次構造を形成し，そしてタンパク質の活性や安定性を決定づける。この性質から，カルシウムは細胞生物学的に最も普遍的なシグナル伝達分子である。カルシウムは高濃度で毒性を示さないように，1種類の酸化状態だけになっている。

カルシウムは貯蔵型としての機能も有するという点で異例の存在である。ヒドロキシアパタイトの構成成分として，何十年にもわたりわれわれの体を保持するための十分な強度を持つとともに，運動するために十分に軽量であるという性質を合わせ持つ。生涯にわたり蓄積したカルシウムの状態は，骨密度測定器による骨ミネラル量の測定により評価できる。なぜなら，体内のカルシウムの99％以上は骨格に存在し，その存在割合は一定となるからである（体内総骨ミネラル量の36％）。

骨リモデリングは，歯を除いて生涯を通じて生じている。骨吸収は，破骨細胞（骨吸収細胞）によって惹起され，骨表面に微細な小穴（骨吸収窩）を形成する。これは，成長期の骨サイズのモデリング変化，微細構造破壊の修復，他のミネラルの供給源として役に立ちながら血清カルシウム濃度を維持するために必須の反応である。骨形成は骨芽細胞の制御下に行われ，骨吸収窩を埋める。骨形成は成長期には骨吸収を上回っているが，高齢期にはしばしば骨吸収に追いつけなくなり，加齢に伴う骨量低下の原因となる。

細胞外液中のカルシウム

血液中および細胞外液中のカルシウム濃度は，およそ2.5mMで一定となるように厳密な調節機構により維持されている。細胞外カルシウム濃度は，細胞表面にあるCa^{2+}感受性受容体（CaR）によって感知されている。CaRはGタンパク質共役型受容体ファミリーのひとつであり，副甲状腺，腎臓，小腸，肺，脳，皮膚，骨髄，骨芽細胞，乳腺，またそれら以外の細胞に発現している（Brown, 1999）。CaRは，カルシウム調節ホルモン依存性にCa^{2+}を細胞外の最初のシグナル伝達物質として作用させるように働く。例えば，副甲状腺はCa^{2+}の細胞外濃度のわずかな変化も感知することができる。この変化は，循環中の副甲状腺ホルモン（PTH）の分泌を調節している。同様に，CaRは腎尿細管におけるカルシウム再吸収を分単位で調節することを可能にしている。カルシウム恒常性維持におけるこれらの作用の役割については以下に論じる。

細胞外カルシウムは，Ca^{2+}供給源として主に骨格や細胞にカルシウムを供給しているが，血液凝固や細胞間接着にかかわるなど，それ自体でも必須の機能を発揮する。

細胞内カルシウム

細胞内カルシウム濃度は100nmol/Lであり，細胞外カルシウム濃度に比べおよそ1万倍低い。細胞内カルシウム濃度は細胞表面の受容体を介し，化学的・電気的・物理的な刺激に応答して上昇する。これには細胞外からのカルシウム流入によるものと，細胞内カルシウム貯蔵小胞（endoplasmic or sarcoplasmic reticulum）からの遊離によるものがある。細胞内カルシウム濃度の上昇は，特異的な細胞の反応を引き起こす。これは通常，1つあるいは複数のリン酸化酵素（キナーゼ）を活性化し，1つあるいは複数のタンパク質のリン酸化を引き起こす。したがって，カルシウムは筋肉の収縮やホルモン分泌，神経伝達物質の放出，視覚，グリコーゲン代謝，細胞の分化・増殖，運動など幅広い生理反応を活性化するためのセカンドメッセンジャーとして作用する。

数多くの酵素がCa^{2+}によって活性化されたり安定化されたりする。これは，細胞内カルシウム濃度の変化と関係のない機能のひとつである。このような機能には，いくつかのタンパク質分解酵素や脱水素酵素も含まれる。

カルシウム吸収と恒常性

血清カルシウム濃度はほとんど変化しない。したがって，血清カルシウム濃度は，カルシウム栄養状態を反映しない。血清カルシウムの恒常性調節は，組織にカルシウムを恒常的に供給するために必要であり，その調節機構は複雑であり，いまだに完全には明らかになっていない。カルシウム濃度がわずかにでも低下すると，PTH–ビタミンD依存的にカルシウムの吸収・腎臓でのカルシウム再吸収・骨吸収が増加し，正常レベルに戻される（図28.1）。細胞外Ca^{2+}濃度の上昇はPTHの分泌を抑制

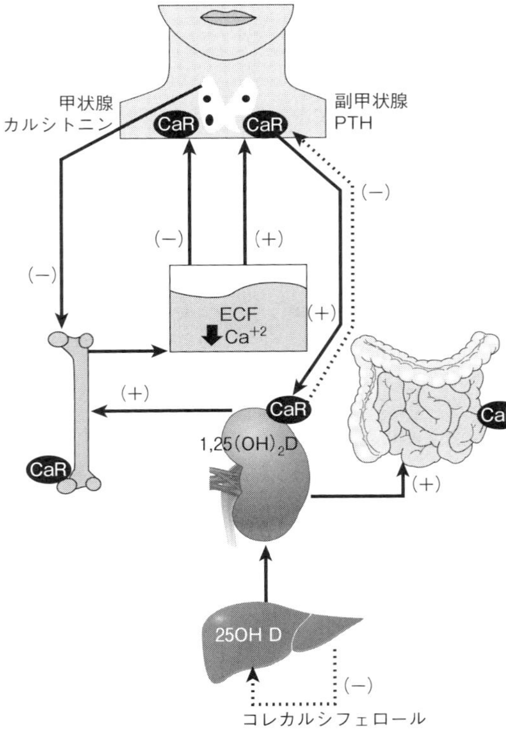

図28.1　カルシウム恒常性調節機構

（+）と（−）印は，血清中あるいは細胞外液（ECF）中のCa^{2+}濃度が2.5mM未満に低下した際にみられる促進的な作用と抑制的な作用を示す。Ca^{2+}感受性受容体（CaR）は，図中に示されるような個々の組織の細胞に局在することが知られている。しかし，腸管におけるカルシウム恒常性維持の直接的な役割は明らかになっていない。

し，カルシトリオール（1, 25–ジヒドロキシビタミン D）の合成を抑制する。一方で，甲状腺で合成されるペプチドホルモンのひとつであるカルシトニンの分泌を促進する。この結果，カルシウム吸収は抑制され，尿中カルシウム排泄は促進し，骨吸収は抑制される。細胞外 Ca^{2+} は，副甲状腺細胞の表面にある CaR に結合し，受容体の構造的変化を促進し，副甲状腺からの PTH 分泌を抑制する（Pearce, 1999）。CaR は，甲状腺のカルシトニン分泌を担う C 細胞や近位尿細管のカルシトリオール合成細胞，小腸や骨芽細胞株にも発現しており（Brown, 1999），このことは，CaR が血清カルシウム濃度を正常に保つために，これらの細胞において Ca^{2+} 濃度をモニターするために同じような役割を担っていることを示唆する。

カルシウムの吸収は効率的ではない。また，カルシウムは体内に保持される。小腸は，食事からのカルシウム不足に適応するために優先して反応する臓器である。カルシウム吸収率（fractional absorption）は，カルシウム栄養状態と生理的状態（成長期・妊娠期・授乳期に高く，加齢に伴い低下する）により影響を受ける。しかしながら，長期にわたるカルシウムの欠乏は，消化管からのカルシウム吸収を増加させるだけでは完全に補うことはできない。したがって，血清カルシウム濃度を維持するために骨量低下を引き起こすことになる。カルシウム吸収は 2 つの経路で行われる。ビタミン D–PTH 依存性経細胞性輸送は飽和輸送系であり，恒常性維持のための調節を受ける。この経路によるカルシウム吸収は，図28. 1に示すように血清カルシウム濃度の低下により増加したカルシトリオールによって正に調節される。この作用は，腸管細胞に存在するビタミン D 受容体を介したものであり，カルシウム結合タンパク質の合成促進を伴う。上皮カルシウムチャネル，例えば $TRPV_6$ は，細胞内へのカルシウム流入を仲介し，カルシウム輸送体，例えばカルビンディン 9K は小腸上皮細胞内を経細胞性にカルシウムを輸送する（Song *et al*., 2003）。細胞間隙経路によるカルシウム吸収（細胞と細胞の隙間を通過する受動拡散輸送）は，小腸管腔内のカルシウム濃度に大部分を依存している。

カルシウム摂取量が800から1, 000mg/日に近づくにつれ，カルシウム吸収を飽和させる要因のために総カルシウム吸収量は約半分となる（Fleet and Schoch, 2010）。カルシウム吸収は食事中のカルシウム含量によっても影響を受ける。カルシウム摂取量が増加するにつれて，飽和的経路からのカルシウム吸収効率は低下する（Heaney *et al*., 1990），一方で，非飽和的経路からの吸収が優位となり正味のカルシウム吸収量は増加する（図28. 2）。実践的にいえば，カルシウムを 1 日を通じて何度かに分けて摂取すれば，カルシウム吸収はより効率的である。

いくつかの食事成分は，体内のカルシウム貯留に重要

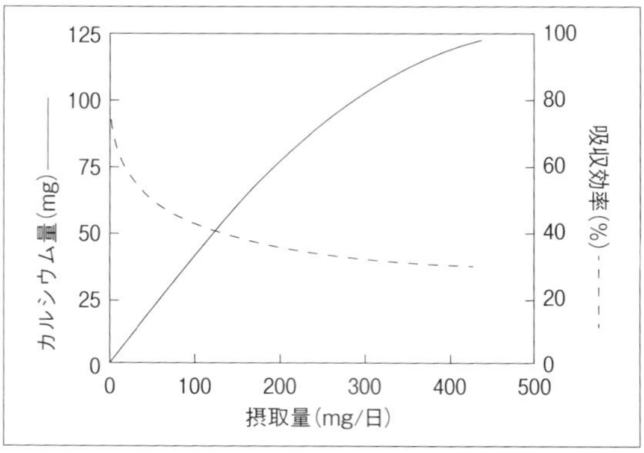

図28. 2　カルシウム摂取量と正味のカルシウム吸収量（実線）および吸収効率（破線）との関係を示す理論的曲線

g を mol に換算するには，0. 023を乗じる。

である。カルシウム貯留変化の約50%は，尿中カルシウム排泄によるものである。ナトリウム摂取量は，尿中カルシウム排泄に影響する重要な因子である。成人では，43mmol（26. 3mg）のナトリウム摂取量が増加するごとに約0. 66mmol（26. 3mg）のカルシウムが尿中へ喪失する（Weaver *et al*., 1999）。尿中カルシウム排泄と正味のカルシウム貯留量におけるナトリウムの影響は，黒人の子供よりも白人の子供のほうがより大きい（Wigertz *et al*., 2005）。閉経後女性を対象としたある長期的な研究では，高食塩摂取の骨密度に対する負の影響が示された（Devine *et al*., 1995）。44. 2mmol/日（1, 768mg/日）以上のカルシウムを摂取するか，あるいはナトリウム排泄量（ナトリウム摂取量を反映する）が92mmol/日（2, 115 mg/日）未満であれば，骨量の低下は認められない。タンパク質摂取量も尿中カルシウム排泄を増加させる。しかし，内因性の分泌量あるいはカルシウム吸収量の変化により相殺されるため，正味のカルシウム貯留量は低下しない（Kerstetter *et al*., 2005）。実際に，高齢者における骨量低下や骨折は，タンパク質摂取量が多いと低下する（Dawson–Hughes, 2003）。カルシウム摂取量は，尿中カルシウム排泄の変動量の 1 ～ 6 %を決定するにすぎない（Jackman *et al*., 1997）。

カルシウム必要量

2010年のカルシウム摂取基準は，従来の推奨量と同様に，骨評価に基づいてカルシウム摂取量の推奨量が決定されている（Institute of Medicine, 2011）。最近の出納試験（Braun *et al*., 2006，2007；Hunt and Johnson, 2007；Lu *et al*., 2010），大規模な無作為化比較試験のメタアナリシス（Tang *et al*., 2007；Avenell *et al*., 2009），および長期のカルシウム付加試験（Vatanparast *et al*., 2010）は，新生児を除くすべてのライフステージにおい

表28.1 アメリカおよびカナダにおける年齢階級別カルシウム摂取基準

年齢階級	目安量（mg）	推定平均必要量（mg）	推奨量（mg）	耐容上限量（mg）
0～6か月	200	—	—	1,000
7～12か月	260	—	—	1,500
1～3歳	—	500	700	2,500
4～8歳	—	800	1,000	2,500
9～13歳	—	1,100	1,300	3,000
14～18歳	—	1,100	1,300	3,000
19～30歳	—	800	1,000	2,500
31～50歳	—	800	1,000	2,500
51～70歳，男性	—	800	1,000	2,000
51～70歳，女性	—	1,000	1,200	2,000
71歳以上	—	1,000	1,200	2,000
14～18歳，妊娠期	—	1,100	1,300	3,000
19～30歳，妊娠期	—	800	1,000	2,500
31～50歳，妊娠期	—	800	1,000	2,500
14～18歳，授乳期	—	1,100	1,300	3,000
19～30歳，授乳期	—	800	1,000	2,500
31～50歳，授乳期	—	800	1,000	2,500

Institute of Medicine, 2011より引用。

て目安量よりもむしろ推奨量を決定するために十分に確証となるデータを発表してくれている（表28.1）。1997年の摂取基準から今回の改訂により変更された点は，幼少期の値のみである。2010年版の1～3歳の小児のための推奨量は500mg/日の目安量から700mg/日の推奨量に，また，4～8歳の小児のための推奨量は800mg/日の目安量から1,000mg/日の推奨量へと変更された。2010 IOM食事摂取基準委員会は，カルシウムとビタミンDの相互依存性を考慮し，「カルシウムは，骨健康維持を目的とした場合に極めて重要な栄養素となる」ということと，「カルシウムあるいはその不足が原因となりビタミンDの必要性を“発動”する」ということを結論づけている。西欧の住民において，ビタミンDは十分に高い状態であるように思われることから，ビタミンDの付加を行っても，カルシウム吸収におけるメリットは少ない。

カルシウム推奨量の範囲は，全世界的にみると幅が広い。例えば，青年期において推奨されるカルシウム摂取量は，500～1,300mg/日の幅がある。集団におけるみかけの違いに加えて，カルシウム必要量における違いは，欠乏を防ぐことを目的としているのか，健康増進や慢性疾患の予防を目的としているのかによって変わってくる。これには，エンドポイントの違い，すなわち喪失分を最大量補填するためか，吸収率や喪失量，あるいはセーフティーマージンの設定条件の違いがかかわってくる。多くの国では，北米やイギリス，あるいはFAOやWHOのような権威ある機関が定めた摂取基準をそのまま採用している。

北米における女性のためのカルシウム推奨量は，妊娠期や授乳期の付加を行っていない。これに対し，イギリスの摂取基準では，授乳期の付加量が示されている（Department of Health, 1998）。カルシウム付加は，授乳期に生じる骨量減少を防ぐことはない，しかし，離乳期に骨カルシウム量は回復する（Kalkwarf *et al*., 1997）。カルシウム吸収効率は妊娠期中期に亢進し，胎児のカルシウム要求量が最大となる妊娠後期に最大となる（Ritchie *et al*., 1998）。母親のカルシウム摂取量が低い場合を除いて，一般に胎児の骨格は常に保護されている。しかし妊娠・授乳と骨折のリスクとの間に相関はない（Kalkwarf and Specker, 2002）。ある長期的な研究では，妊娠中に腕と足の骨密度が増加したにもかかわらず，骨盤と脊椎の骨密度にいくらかの問題がみつかったことが報告されている（Naylor *et al*., 2000）。妊娠している青年期のアフリカ系アメリカ人では，乳製品の摂取量が少ないことと，胎児の大腿骨長の低下が相関した（Chang *et al*., 2003）。新生児の成長を支える母乳に必要なカルシウムは，母体の骨吸収を増加させることでその要求に応えている（Prentice *et al*., 1995）。イギリスの指標では，授乳のための付加量（非授乳期の女性が17.5mmolに対して授乳期の女性では30mmol）が示されており，その量は，北米の成人女性のための推奨量とほぼ同じかやや多い値となっている。

カルシウム供給源

穀類や果物のカルシウム含量は典型的に極めて低く，ほとんどの国々で，栽培された穀類が主食となった際にカルシウム摂取量が減少した。また，これらのほとんどの国における主要なカルシウム供給源は乳製品である。

表28.2　食品のカルシウム吸収効率の比較

食品	サービングサイズ（g）	カルシウム含量（mg）	吸収率（%）	1サービング当たりの推定カルシウム吸収量（mg）	牛乳1カップ相当と同等のカルシウム吸収量を得るのに必要なサービング数
牛乳	240	300	32.1	96.3	1.0
インゲン豆（うずら豆）	86	44.7	26.7	11.9	8.1
赤インゲン豆	172	40.5	24.4	9.9	9.7
白インゲン豆	110	113	21.8	24.7	3.9
チンゲン菜	85	79	53.8	42.5	2.3
ブロッコリー	71	35	61.3	21.5	4.5
チェダーチーズ	42	303	32.1	97.2	1.0
からし菜	85	212	40.2	85.3	1.1
ジュース					
一般的なカルシウム強化品	240	300	32.1	96.3	1.0
クエン酸-リンゴ酸カルシウム強化品	240	300	52.0	15.6	0.62
ケール	85	61	49.3	30.1	3.2
豆乳（炭酸カルシウム強化品）	240	387	31.2	121	0.80
ホウレンソウ	85	115	5.1	5.9	16.3
サツマイモ	164	44	22.2	9.8	9.8
ルバーブ	120	174	8.54	10.1	9.5
ヨーグルト	240	300	32.1	96.3	1.0

Weaver ら，1999より改変。

アメリカにおける最近の推定では，食事から摂取するカルシウムの64%は乳製品あるいは乳製品を原材料として含む食品を由来とする（Institute of Medicine, 2011）。

カルシウム供給源に含まれるカルシウムについては，その含有量だけでなく，生体利用率が評価されている。さまざまな食品のカルシウム生体利用率と，カップ1杯の牛乳から吸収されるカルシウム量に相当する吸収可能なカルシウム量を比較したものが表28.2である。

典型的には，カルシウムの生体利用率は，その結合因子あるいは塩から遊離した状態となり，その結果として可溶性である陽イオンの状態になる割合で決定される。しかしながら，カルシウムは炭酸カルシウムやシュウ酸カルシウムのような低分子塩の状態からも吸収されるために必ずしも解離する必要はない（Hanes *et al*., 1999）。これらの低分子塩は，細胞間隙経路あるいはピノサイトーシス経路によりそのまま吸収されると考えられている。そのような低分子カルシウム塩は，能動的なカルシウム吸収系に必要とされるビタミンD依存性カルシウム輸送の働きがなくとも吸収される。このことは，カルシトリオールを合成できなくなった腎不全患者であってもカルシウム補給による治療ができることを示唆するものである。0.1～10.0mmol/Lと極めて広範囲であるカルシウム塩の水への可溶性の違いは，カルシウム吸収に影響を及ぼさない（Heany *et al*., 1990）。無塩酸症患者でも食事からカルシウム塩を摂取している限りカルシウムの吸収が低下することはない（Recker, 1985）。Recker（1985）は，十分な量の炭酸カルシウムが無塩酸症患者でも吸収される可能性については考えていなかった。したがって，小腸の環境下のpHがカルシウムの生体利用率を決める要因となるのか，さもなくば，われわれがカルシウム吸収について理解していることを改めなければならない。すなわち，カルシウムの供給源の溶解性は，われわれが以前より考えていたよりも重要ではないかもしれない。

カルシウムの吸収はいくつかの結合因子によって阻害され，また異なる因子により亢進する。カルシウム吸収の最も有名かつ強力な阻害物質はシュウ酸である。シュウ酸はカルシウムと塩を形成し，その溶解度は0.04 mmol/Lであり，先に述べた溶解度の範囲よりも相当低いものである（Heany *et al*., 1990）。その他のカルシウム吸収を阻害する穏当な阻害物質も消化管では完全に解離できないカルシウム塩を形成する。それらは，細胞間隙経路によってそのまま吸収されるために十分である。フィチン酸は，そのような阻害剤のひとつである。大豆に含まれるフィチン酸量が3倍違うとカルシウム吸収量は25%抑制される（Heany *et al*., 1991）。フィチン酸はシュウ酸よりも穏当なカルシウム吸収阻害物質で，多量に摂取されている。しかしながら，先進国では，主食となるパンが発酵されていれば，フィチン酸は発酵中に酵母菌の酵素によって加水分解されるので，フィチン酸の摂取はそれほど問題にならない。食物繊維は，かつてカルシウム吸収を阻害すると考えられていた。しかし，現在では種子類に食物繊維とともに含まれるフィチン酸の阻害作用によるものと考えられている。精製した食物繊維は，5時間にわたるカルシウム吸収にほとんど影響を与えなかった（Heaney and Weaver, 1995）。カルシウム吸収の亢進は，もっぱら可溶性の塩の形成によるものである。カルシウム吸収亢進因子は，腸管でのリン酸によるカルシウム沈殿を防ぐように働くかもしれないし，それらは腸管上皮細胞のカルシウム吸収能に影響しているかもしれない。

クエン酸リンゴ酸カルシウムは溶解度が80mmol/Lであり，高いカルシウム吸収率を持つ最も代表的なカルシウム塩のひとつである（Heaney *et al.*, 1990）。いくつかのカゼインとホエイペプチドは，リン酸によるカルシウム沈殿形成を抑制する（Mykkanen and Wasserman, 1980）。インスリンとフラクトオリゴ糖はカルシウム吸収を増加させ，骨吸収を抑制し，成長期のカルシウム沈着を改善し，加齢に伴う骨吸収を抑制する（Zafar *et al.*, 2004；Abrams *et al.*, 2005）。一般的に，同じカルシウム摂取量あるいは付加量におけるカルシウム吸収率は，ほとんどの乳製品や強化食品に用いられるカルシウム塩と食事からのカルシウム摂取量に大きな影響を及ぼすカルシウムサプリメントでは，ほとんど同じである。その結果，カルシウム摂取量について食事調査を行う際に，カルシウムの生体利用率に過度に着目することなく妥当な総カルシウム摂取量を評価しても問題はない。しかしながら，乳製品以外の食品がカルシウムの主要な供給源となる場合には，乳製品により供給されるカルシウム以外の栄養素，すなわち，マグネシウム，ビタミンD（液体のミルク），リボフラビン，ビタミンB_{12}などについても妥当性を評価することが重要である。

カルシウム欠乏

ほとんどの集団におけるカルシウム摂取量，特に青年期女性の摂取量は，それぞれの国で定められたカルシウム推奨量よりも低い（図28.3）。一般的に，カルシウム摂取量はスカンジナビア諸国の住民で高く，アジア諸国の住民で低い。多くのカルシウムを強化された食品やサプリメントに関する最近の市場動向は，最近の2003～2006年のNHANES調査結果でみられるようにアメリカでの総カルシウム摂取量の上昇傾向をもたらしてきた（図28.4）。9歳以上の多くのアメリカ人は推奨されるカルシウム摂取量を摂取できていないが，最新の摂取基準が決められ，CFS Ⅱの食事摂取調査結果を用いたカルシウム摂取量と比較した時に，1997年以降，実質的にそのギャップは少なくなってきている（Institute of Medicine, 1997）。ただし，その時点ですべてのカルシウム

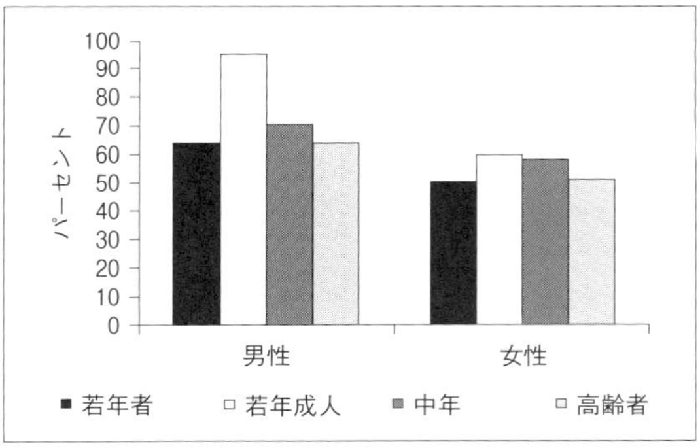

図28.3 20か国の若年者と成人における各国のカルシウム推奨量を充足する者の割合

Looker, 2006より引用。

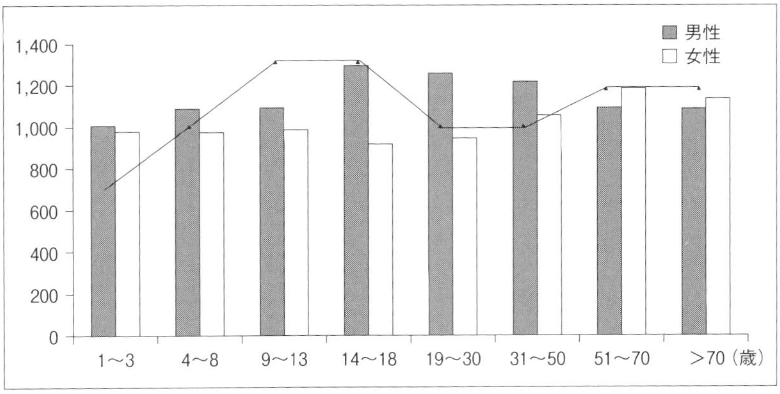

図28.4 アメリカにおける男性と女性のカルシウム摂取量の平均値（バー）と年齢ごとのカルシウム推奨量（線）の比較

カルシウムの平均摂取量は，NHANES 2003～2006のデータより引用した（Bailey *et al.*, 2010）。

の供給源を補足できているわけではない。9歳以上の青年期と高齢期の男性とほとんどの女性は，カルシウム不足が最も問題となる群である。9～13歳の女性の15%，14～18歳の女性の13%しか，カルシウム推奨量を満たせていない（Bailey *et al*., 2010）。

カルシウム欠乏の影響

カルシウム摂取量が低いことは，さまざまな疾患の発症リスクとなる。カルシウム貯蔵機能（骨格における）は，血清カルシウム濃度を一定に保つために慢性的に抑制されることから骨量の低下が生じ，骨粗鬆症を引き起こすことがある。下部消化管に届くカルシウム（吸収されないカルシウム）の量が低下することは，大腸癌や腎結石の発症増加を引き起こすことがある。細胞外カルシウム濃度を維持できないと高血圧や妊娠高血圧腎症，月経前症候群，肥満，多嚢胞性卵巣症候群，および副甲状腺機能亢進症のリスクが増加するかもしれない。

骨粗鬆症

カルシウム摂取量と疾患予防の関係については，骨粗鬆症で最もよく研究されている（第50章を参照）。カルシウム摂取と骨健康状態との関連は，体内のカルシウムの99%が骨にあることからも明らかである。骨粗鬆症は，骨量が減少した結果，骨の脆弱性が増加し，易骨折性を示す病態である。

骨の健康保持のためのカルシウム摂取のメリットは，総説にまとめられている（Heaney, 2000；Cranney *et al*., 2002；Chung *et al*., 2009）。多くのガイドラインは，骨粗鬆症予防および治療の必須項目として適切なカルシウム摂取を推奨している（US DHHS, 2004；NOF, 2008）。カルシウム摂取は，骨石灰化の主要な構成成分として用いられるとともに，血清PTHレベルの低下を通じて骨代謝回転を低下させることによって骨強度を向上させる（Heaney and Weaver, 2005）。骨健康維持に重要な栄養素はカルシウムだけではないが，カルシウムは最も欠乏しやすい栄養素のひとつである。また，骨健康維持に重要なことは栄養状態だけでなく，身体活動，とりわけ荷重付加のかかる運動や禁煙においても重要である。ホルモンの充足も骨量維持に重要である。しかし，閉経後のエストロゲン補充療法は，乳癌や脳卒中のリスクの増加に関係する（Rossouw *et al*., 2002）。適切なカルシウム摂取は，成長時（Iuliano-Burns *et al*., 2003）および成人（Specker, 1996）の身体活動の骨に対する効果を高める。また，閉経後女性のエストロゲン投与が骨に及ぼす有用性に対しても同様である（Nieves *et al*., 1998）。骨粗鬆症のリスクを低下させるための最も主要な方策は，成長期の最大骨量をできるだけ高めることと，残りの生涯にわたって骨量減少を抑制することである。適切なカルシウム摂取は，これらの両方に重要である。最大骨量を高めることは，すべての年齢において骨折予防になる。牛乳を飲まない子供は，彼らの出生児コホートから予想される骨折率よりも1.75倍高い骨折率であった（Goulding *et al*., 2004）。牛乳は，適切なカルシウム摂取以上に骨に対する有用性があるかもしれない。成長期に固形の脱脂粉乳からカルシウムを供給されたラットは，炭酸カルシウムとしてカルシウムを供給されたラットよりも骨強度が向上した。その牛乳の有用性は，成熟中にすべてのカルシウムを炭酸カルシウムとして摂取した場合に対して，低カルシウム食に切り替えた後も大部分は保持されていた（Weaver *et al*., 2009）。これが牛乳の有用性が生理活性成分によるものか，単純にリンのようなたくさん含まれる栄養素が1～2種類含まれていることによるものかを明らかにするためには，さらなる研究が必要である。

成人では，カルシウムとビタミンDを組み合わせて投与した臨床試験において骨をアウトカム指標とした強力なエビデンスが系統的レビューにより示されている（Craney *et al*., 2002；Tang *et al*., 2007；Chung *et al*., 2009）。カルシウム付加に対する応答性は，介入開始時の栄養状態に一部は依存するとともに，介入の大きさにも依存する。小児の集団内で牛乳を摂取しない群は，牛乳を摂取する群よりも骨折のリスクが高い（Honkanen *et al*., 1997）。

無作為化比較試験において，ほとんどの試験でフォローアップ期間中に観察されるように，治療中にカルシウム付加を中止すると，試験開始時の習慣的なカルシウム摂取量が低い場合を除き（Dodink-Gad *et al*., 2005），骨に対するカルシウムの有用性は消失する（Dawson-Hughes *et al*., 2000）。習慣的にカルシウムを約850mg/日摂取している小児において，カルシウム付加による橈骨と全身のBMDにおける骨に対するカルシウムの有用性は，プラセボ投与群と比べて，思春期中にわたって高かった。一方，成熟後はカルシウム補給を続けてもその有用性はみられなかった（Matkovic *et al*., 2005）。しかしながら，最大骨量の時点で身長がより高い人ほど，10歳から18歳までカルシウム投与した場合と比較して，プラセボ投与群では前腕の骨成長が低下していたので，骨格の“追いつき成長”を示す女児の骨密度上昇能は，投与量に依存していた。さらに，股関節のような他の骨格部位は，完全な追いつき成長を行うことができなかった（Matkvic *et al*., 2004）。この時点で最も推奨できることは，成長期に最大骨量を得るために最適量を摂取することと，生涯にわたって骨量減少を最小にするために，生涯を通じて適切なカルシウム摂取を維持することである。

高血圧と心血管疾患

高血圧をコントロールするためのカルシウム補給の役割は，議論のあるところである。カルシウム摂取量が多いと血中脂質とコレステロールを低下させ，心血管疾患のリスクを低減するかもしれない(Pereira *et al*., 2002；Reid *et al*., 2002)。脂質はさほど吸収がよいわけではない。それゆえ，カルシウムが脂肪酸に結合し，不溶性の石けんを形成した場合には便中に排泄される。適切なカルシウム摂取を確実にすること，特に乳製品から得ることは，高血圧の予防・診断・評価・治療のための統合委員会によって推奨されており，高血圧を減らすための主要な非薬剤的治療のひとつである（Chobanian *et al*., 2003)。Nurse's Health Studyに参加した85,764人の女性において，カルシウム摂取の四分位で最も低いカルシウム摂取量の群の人は，最も高い群の人よりも虚血性脳卒中発作の発症率が有意に高かった(Iso *et al*., 1999)。カルシウムサプリメントの無作為化比較試験のメタアナリシスは，習慣的なカルシウム摂取量が低い人（Bucher *et al*., 1996a)，あるいは妊娠期間中の人(Bucher *et al*., 1996b）で，血圧低下の度合いが大きいことを示している。しかしながら，カルシウム補給に関するRCT試験の近年のメタアナリシスでは，ビタミンDと一緒に投与してもしなくても，心血管疾患とは関係がなかった(Wang *et al*., 2010)。

個々の栄養素よりもむしろ食事パターンの影響は，発症の予防とより密接に関連する。高血圧予防の食事アプローチ(Dietary Approaches to Stop Hypertension：DASH)研究は，果物と野菜の多い食事により素早く血圧が低下することを示した。さらに，低脂肪の乳製品を毎日摂取すると血圧は低下した（Appel *et al*., 1997)。降圧治療の薬物療法が必要とされた対象者のおよそ70%がDASH食によって血圧の正常化を経験した。カルシウムは交感神経系を抑制すること，あるいはその細胞内シグナル経路を調節することによって血圧に影響を及ぼしているかもしれない。

癌

カルシウムと乳製品の摂取が増加すると，結腸癌，とりわけ結腸遠位部の癌の発症リスクは低下するようである（Wu *et al*., 2002；Chia and Newcomb, 2004)。カルシウムは，便中の遊離胆汁酸および遊離脂肪酸の濃度を低下させるかもしれない。このため，その細胞毒性が低下することにより，結腸上皮細胞に直接的な影響を及ぼすかもしれない（Chia and Newccomb, 2004)。大腸腺癌の再発は，カルシウム付加により20%ほど低下した(Shaukat *et al*., 2005)。

系統的レビュー（Chung *et al*., 2009）では，カルシウム摂取と乳癌との間に関連がないことを示した。一方で，Woman's Health Initiative試験では，乳癌の発症率や発症リスクに対し，1,000mg/日のカルシウム付加は有効であった(Chelbowski *et al*., 2008)。閉経後女性におけるカルシウム1,400mg/日に加えビタミンDを1,000 IU/日投与した試験の二次解析は，総発癌リスクを有意に低下させた（$p<0.03$）(Lappe *et al*., 2007)。

腎結石

観察研究によると，適切なカルシウム摂取は，腎結石の発症率を低減できることが示唆されている（Curhan *et al*., 1993)。コントロールされた介入試験では，カルシウム摂取が増加すると，腎結石の発症率が約半分に低下することと，尿中へのシュウ酸の排泄量低下と関連することが示された(Borghi *et al*., 2002)。消化管では，カルシウムは食事から摂取するシュウ酸と結合している。シュウ酸カルシウム塩はかなり不溶性であり，吸収されにくいため（Hanes *et al*., 1999)，結石を形成するシュウ酸は少なくなる。しかしながら，カルシウムサプリメントは食事とともに摂取されなければ，食事から摂取されたシュウ酸と結合することはなく，結石患者ではしばしばすでに高いレベルにある尿中カルシウム濃度をさらに上昇させるかもしれない。これは，さらに結石の形成を増悪させると思われる（Curhan *et al*., 1997)。腎結石を有する患者は，しばしば骨量が低下し，骨から遊離したカルシウムが尿中へ多量に排泄されるという特徴を有する（Heller, 1999)。腎結石の問題点を改善したい人でカルシウム摂取量が低い場合には，腎結石の問題は修正されず，骨健康はさらなる問題を招くだろう。

その他の疾患

適切なカルシウム摂取は，他のいくつかの疾患の予防とも関連するかもしれない。ある多施設共同研究では30 mmol/日（1,200mg/日）のカルシウムを3か月間投与したところ，月経前症候群の症状はプラセボ投与群の30%に比べて，48%有意に減少させた（Thys-Jacobs *et al*., 1998)。ある観察研究では，生理不順や不妊の一般的な原因として知られる多発性嚢胞卵巣症候群に対するビタミンDとカルシウム補給の予防的効果を示している（Thys-Jacobs *et al*., 1999)。これらの関係は，すべて食事からのカルシウムによる副甲状腺ホルモン分泌制御を介しているかもしれない。

カルシウム付加

サプリメントは，いくつかの集団では広く用いられている。NHANES2003～2006のデータを分析した結果，1歳以上のアメリカ人の43%と高齢女性の70%近い人がカルシウムサプリメントを利用していることがわかった(Bailey *et al*., 2010)。利用者の間では，70歳以上の女性の17%がサプリメントの利用によって簡単にカルシウム推奨量を満たしていた。

サプリメントとして用いられているカルシウム塩からのカルシウム吸収は，しばしばミルクからのカルシウム吸収と比較される。しかしながら，製薬会社で製造に用いられる補助剤は，カルシウムの生体利用率を低下させるかもしれない（Weaver *et al*., 1999)。カルシウムサプリメントの選択は，コストと好みに依存する。クエン酸カルシウムは，ある種の患者には推薦できる。食事とともに分割した用量でカルシウムを投与すれば，腸管での吸収を改善し，腎結石のリスクを低下できる。

カルシウム摂取過剰の潜在的問題点

カルシウムの耐容上限量（ULs）は，1997年に最初に北米食品栄養委員会（Food and Nutrition Board for North America）によって2,500mg/日と策定された。それらの値は，さまざまなライフステージで適当であるとして上方修正されたカルシウム推奨量に合わせるために，2010年に改訂された（表28.1）。カルシウム摂取の上限である2,500mg/日は，ヨーロッパの委員会，日本，スカンジナビア諸国，台湾でも採択されてきた。ただし，上限値を超えて摂取している割合は，思春期の男性と50歳以上の女性の４％を除くと2,500mg/日を超えているのは２％未満と少ない（Bailey *et al*., 2010)。

カルシウム摂取過剰を示す特徴は，血清カルシウム濃度が10.5mg/dL あるいは2.63mmol/L を超える高カルシウム血症と，尿中カルシウム排泄量が女性では250mg/日，男性では275～300mg/日を超える高カルシウム尿症である。これは，健常人ではまれであり，たいていは悪性腫瘍か二次性副甲状腺機能亢進症のような病態が原因となる。しかし，高カルシウム血症や高カルシウム尿症は増加してきている。特に閉経後女性と妊娠女性ではアルカリとともに多量（３g/日以上）のカルシウムサプリメントを服用している（Patel and Goldfarb, 2010)。このカルシウム・アルカリ症候群は，腎不全や低リン血症に伴ってみられる場合がある(Patel and Goldfarb, 2010)。高カルシウム血症の症状としては，筋緊張の緩和，便秘，多尿，食欲不振を示し，最終的には意識障害，昏睡，死に至る。

長期にわたるカルシウム付加の問題は，腎結石，前立腺癌，心筋梗塞，血管石灰化のリスクが増加することである。Women's Health Initiative 研究では，腎結石の発症率が17%増加した（Jackson *et al*., 2006)。しかしながら，先にも述べたように，食事から摂取するカルシウムと食事とともにカルシウムサプリメントを摂取する場合には，シュウ酸などと結合するために結石のリスクは最小限となる。近年問題となっていることは，ビタミンD を併用しないカルシウムサプリメントの利用は，心筋梗塞，脳卒中，死亡率（Bolland *et al*., 2010)，血管石灰化（Daly and Ebeling, 2010）を増加させることである。これらの所見は，カルシウム摂取が多いほど心血管系の健康状態を保持するとする報告と一致しない。今日，それらの研究の二次解析が行われ，いくつかのイベントとわずかに相関することが報告されている。

前立腺癌のリスクは，観察研究によるとカルシウム摂取量と相関する。前立腺癌の患者でカルシウム摂取量が２倍に増加することは，牛乳の消費量と関係するが，他の乳製品の消費量や食事からのカルシウム摂取量とは関係がない（Raimonde *et al*., 2010)。一般的に，前立腺癌のリスクは，サプリメントの使用量（例えば2,000 mg/日以上）と相関するカルシウム摂取量との間で観察される。そして，その関連性は，強力な生物学的妥当性を欠いたものである。カルシウムサプリメントに関する最近の問題点，およびとりわけ鉄に関連する微量元素の吸収量の低下が話題になっている。しかしながら，Minihane と Fairweather-Tate（1998）は，食事の単回投与試験では，10mmol（400mg）のカルシウム摂取は鉄の吸収を有意に低下させたが，30mmol/日 （1,200mg/日）の慢性投与では，鉄の栄養状態を低下させなかった。おそらく，貯蔵鉄が低下するにつれて鉄の吸収が亢進するように調節されるためである。鉄の状態も亜鉛の代謝や貯留も，女児における１g カルシウム付加試験では影響を受けなかった（McKenna *et al*., 1997；Ilich-Ernst *et al*., 1998)。

個人は上限量を超える摂取を避けるべきである。しかしながら，個々に示したように，不適切なカルシウム摂取は，いまだにほとんどの人にとってカルシウム栄養状態を最適化するための重要な課題である。

将来の方向性

どのような他の疾患よりも，骨の健康維持とカルシウム摂取との関係をさらに理解する必要がある。また，いくつかの疑問が解決されずに残っている。骨健康と骨粗鬆症に関するアメリカ公衆衛生総監報告(US DHHS, 2004)は，健康な骨の成長と骨粗鬆症の予防と治療のためには，とりわけよい栄養状態，カルシウムとビタミン D が重要であることを強調している。将来の重要な研究領域のひとつに，人種間で異なっている男児と女児の最大骨量を最大化するための方策を考えることがある。また，カルシウムとビタミン D 欠乏の予防，回復性と病態との関係について，より理解を深める必要がある。10nmol/L 未満の低いレベルを除いたビタミン D 低栄養状態に対し，カルシウム投与は骨保護に有効なのであろうか。将来の研究は，カルシウムとビタミン D だけでなく，リンも含めた複雑な相互作用に焦点を当てるべきである。

先に概説したようなカルシウム栄養状態が関連する他の疾患のそれぞれにおいて，適切なカルシウム摂取の有用性と過剰摂取のリスクを明らかにする研究が今後必要となるであろう。肥満症の発症率が増加していることから始まった最近活発に行われている新しい研究領域は，体重減少に引き続き生じてくる骨量減少に関することでである。アメリカ公衆衛生総監報告は，将来研究すべき重要な研究領域として，体重減少の間の骨量維持のメカニズムと介入方法を見いだすことであるとしている。適切なカルシウム摂取は，その有用な対策のひとつとして示されてきた（Shapes *et al*., 2004）。疫学研究は，もう一度カルシウム摂取量を評価するための正確な手段が開発されれば，カルシウム摂取と疾患との関係を同定するためにより有用なものとなるであろう。それぞれのカルシウムが関係する疾患と代謝指標については，食事と遺伝子との相互作用が次の10年間の主要な研究領域となるであろう。例えば，ビタミンD遺伝子多型は，カルシウム吸収率と関連することが知られている（Ames *et al*., 1999）。遺伝子と栄養についてのさらなる知見は，カルシウム吸収に対する人種差や性差を説明したり，厳しく介入を行うことが有用となる個人を同定するために役立つと思われる。過剰摂取の問題は，カルシウム必要量を満たすためにサプリメントに目を向けた多くの人々にみられる近年の現象である。われわれは，食事を通じてカルシウム推奨量を満たすことに比べて，そのような大衆的な方法の抱えるリスクについて理解すべきである。

（竹谷　豊訳）

推奨文献

Weaver, C.M. (2008) Osteoporosis: the early years. In A.M. Coulston and C.J. Boushey (eds), *Nutrition in the Prevention and Treatment of Disease*, 2nd Edn. Elsevier Academic Press, Burlington, MA, pp. 833–851.

Weaver, C.M. and Heaney, R.P. (eds) (2006) *Calcium in Human Health*. Humana Press, Totowa, NJ.

Weaver, C.M. and Heaney, R.P. (2012) Calcium. In *Modern Nutrition in Health and Disease*. 11th Edn., Lippincott, Williams & Wilkins, Baltimore, MD, in press.

[文　献]

Abrams, S.A., Griffin, I.J., Hawthorne, K.M., *et al.* (2005) A combination of prebiotic short- and long-chain inulin type fructans enhances calcium absorption and bone mineralization in young adolescents. *Am J Clin Nutr* **85,** 471–476.

Ames, S.K., Ellis, K.J., Gunn, S.R., *et al.* (1999) Vitamin D receptor gene F_{ok1} polymorphism predicts calcium absorption and bone mineral density in children. *J Bone Min Res* **14,** 740–746.

Appel, L.J., Moore, T.J., Obarzanek, E., *et al.* (1997) A clinical trial of the effects of dietary patterns of blood pressure. *N Engl J Med* **336,** 1117–1124.

Avenell, A., Gillespie, W.J., Gillespie, L.D., *et al.* (2009) Vitamin D and vitamin D analogues for preventing fracture associated with involutional and post-menopausal osteoporosis. *Cochrane Database Syst Rev* (2), CD000227.

Bailey, R.L., Dodd, K.W., Goldman, J.A., *et al.* (2010) Estimation of total usual calcium and vitamin D intakes in the United States. *J Nutr* **140,** 817–822.

Bolland, M.J., Avenell, A., Baron, J.A., *et al.* (2010) Effect of calcium supplements on risk of myocardial infarction and cardiovascular events: meta-analysis. *Br Med J* **341,** 3691–3699.

Borghi, L., Schianchi, T., Meschi, T., *et al.* (2002) Comparison of two diets for the prevention of recurrent stones in idiopathic hypercalciuria. *N Engl J Med* **346,** 77–84.

Braun, M., Martin, B.R., Kern, M., *et al.* (2006) Calcium retention in adolescent boys on a range of controlled calcium intakes. *Am J Clin Nutr* **84,** 414–418.

Braun, M., Palacios, C., Wigertz, K., *et al.* (2007) Racial differences in skeletal calcium retention in adolescent girls on a range of controlled calcium intakes. *Am J Clin Nutr* **85,** 1657–1663.

Brown, E.M. (1999) Physiology and pathophysiology of the extracellular calcium-sensing receptor. *Am J Med* **106,** 238–253.

Bucher, H.C., Cook, R.J., Guyatt, G.H., *et al.* (1996a) Effects of dietary calcium supplementation on blood pressure: a meta-analysis of randomized controlled trials. *JAMA* **275,** 1016–1022.

Bucher, H.C., Guyatt, G.H., Cook, R.J., *et al.* (1996b) Effect of calcium supplementation on pregnancy-induced hypertension and preeclampsia: a meta-analysis of randomized clinical trials. *JAMA* **275,** 1113–1117.

Chang, S.C., O'Brien, K.O., Nathansen, M.S., *et al.* (2003) Fetal femur length is influenced by maternal dairy intake in pregnant African American adolescents. *Am J Clin Nutr* **77,** 1248–1254.

Chelbowski, R.T., Johnson, K.C., Kooperberg, C., *et al.* (2008) Calcium plus vitamin D supplementation and the risk of breast cancer. *J Natl Cancer Inst* **100,** 1581–1591.

Chia, V. and Newcomb, R.A. (2004) Calcium and colorectal cancer: some questions remain. *Nutr Rev* **62,** 115–120.

Chobanian, A.V., Bakris, G.L., Black, H.R., *et al.* (2003) The Seventh Report of the Joint National Committee for Prevention, Detection, Evaluation, and Treatment of High Blood Pressure: the JNC 7 report. *JAMA* **289,** 2560–2571.

Chung, M., Balk, E.M., Brendel, M., *et al.* (2009) Vitamin D and calcium: a systematic review of health outcomes. Evidence Report No. 183. Prepared by the Tufts Evidence-based Practice Center under Contract No. HHSA 290-2007-10055-I. AHRQ Publication No. 09-E015. Agency for Healthcare Research and Quality, Rockville, MD.

Cranney, A., Tugwell, P., Zytaruk, N., *et al.* (2002) Meta-analysis of therapies for postmenopausal osteoporosis. VI Meta-analysis of calcitonin for the treatment of postmenopausal osteoporosis. *Endocr Rev* **23,** 540–551.

Curhan, G.C., Willett, W.C., Rumm, E.B., *et al.* (1993) A protective study of dietary calcium and other nutrients and the risk of symptomatic kidney stones. *N Engl J Med* **328,** 833–838.

Curhan, G.C., Willett, W.C., Speizer, F.E., *et al.* (1997) Comparison of dietary calcium with supplemental calcium and other nutrients are factors affecting the risk of kidney stones in women. *Ann Int Med* **126,** 497–504.

Daly, R.M. and Ebeling, P.R. (2010) Is excess calcium harmful to health? *Nutrients* **2,** 505–522.

Dawson-Hughes, B. (2003) Interaction of dietary calcium and protein in bone health in humans. *J Nutr* **133,** 852S–854S.

Dawson-Hughes, B., Harris, S.S., Krall, E.A., *et al.* (2000) Effect of withdrawal of calcium and vitamin D supplements on bone mass in elderly men and women. *Am J Clin Nutr* **72,** 745–750.

Devine, A., Criddle, R.A., Dick, I.M., *et al.* (1995) A longitudinal study of the effect of sodium and calcium intakes on regional bone density in postmenopausal women. *Am J Clin Nutr* **62,** 740–745.

Dodink-Gad, R., Rozen, G.S., Reunert, G., *et al.* (2005) Sustained effect of short term calcium supplementation on bone mass in adolescent girls with low calcium intake. *Am J Clin Nutr* **81,** 168–174.

Fleet, J.C. and Schoch, R.D. (2010) Molecular mechanisms for regulation of intestinal calcium absorption by vitamin D and other factors. *Crit Rev Clin Lab Sci* **47,** 181–195.

Goulding, A., Rochell, J.E.P., Black, R.E., *et al.* (2004) Children who avoid drinking cow's milk are at increased risk for prepubertal bone fractures. *J Am Diet Assoc* **104,** 250–253.

Hanes, D.A., Weaver, C.M., Heaney, R.P., *et al.* (1999) Absorption of calcium oxalate does not require dissociation in rats. *J Nutr* **129,** 170–173.

Heaney, R.P. (2000) Calcium, dairy products, and osteoporosis. *J Am Coll Nutr* **19,** 83S–99S.

Heaney, R.P. and Weaver, C.M. (1995) Effect of psyllium on absorption of co-ingested calcium. *J Am Geriatr Soc* **43,** 1–3.

Heaney, R.P. and Weaver, C.M. (2005) Newer perspective on calcium nutrition and bone quality. *Am J Clin Nutr* **24,** 574S–581S.

Heaney, R.P., Recker, R.R., and Weaver, C.M. (1990) Absorbability of calcium sources: the limited role of solubility. *Calcif Tissue Int* **46,** 300–304.

Heaney, R.P., Weaver, C.M., and Fitzsimmons, M.L. (1990) Influence of calcium load on absorption fraction. *J Bone Miner Res* **5,** 1135–1138.

Heaney, R.P., Weaver, C.M., and Fitzsimmons, M.L. (1991) Soybean phytate content: effect and calcium absorption. *Am J Clin Nutr* **53,** 745–747.

Heller, J.H. (1999) The role of calcium in the prevention of kidney stones. *J Am Coll Nutr* **18,** 373S–378S.

Honkanen, R., Kroger, H., Alhava, E., *et al.* (1997) Lactose intolerance associated with fractures of weight bearing bones in Finnish women aged 38–57. *Bone* **21,** 473–477.

Hunt, C.D. and Johnson, L.K. (2007) Calcium requirements: new estimations for men and women by cross-sectional statistical analysis of calcium balance data from metabolic studies. *Am J Clin Nutr* **86,** 1054–1063.

Ilich-Ernst, J.Z., McKenna, A.A., Badenhop, N.E., *et al.* (1998) Iron status, menarche, and calcium supplementation in adolescent girls. *Am J Clin Nutr* **68,** 880–887.

Institute of Medicine (1997) *Dietary Reference Intakes for Calcium, Phosphorus, Magnesium, Vitamin D, and Fluoride.* National Academy Press, Washington, DC.

Institute of Medicine (2011) *Dietary Reference Intakes for Calcium and Vitamin D.* National Academies Press, Washington, DC.

Iso, H., Stampfer, M.J., Manson, J.E., *et al.* (1999) Prospective study of calcium, potassium, and magnesium intake and risk of stroke in women. *Stroke* **30,** 1772–1779.

Iuliano-Burns, S., Saxon, L., Naughton, G., *et al.* (2003) Regional specificity of exercise and calcium during skeletal growth in girls: A randomized controlled trial. *J Bone Miner Res* **18,** 156–162.

Jackman, L.A., Millane, S.S., Martin, B.R., *et al.* (1997) Calcium retention in relation to calcium intake and postmenarcheal age in adolescent females. *Am J Clin Nutr* **66,** 327–333.

Jackson, R.D., La Croix, A.Z., Gass, M., *et al.* for the Women's Health Initiative Investigators (2006) Calcium plus vitamin D supplementation and the risk of fractures. *N Engl J Med* **354,** 669–683.

Kalkwarf, H.J. and Specker, B.L. (2002) Bone mineral changes during pregnancy and lactation. *Endocrine* **17,** 49–53.

Kalkwarf, H.J., Specker, B.L., Bianchi, C., *et al.* (1997) The effect of calcium supplementation on bone density during lactation and after weaning. *N Engl J Med* **337,** 523–528.

Kerstetter, J.E., O'Brien, K.O., Caseria, D.M., *et al.* (2005) The impact of dietary protein on calcium absorption and kinetic measures of bone turnover in women. *J Clin Endocrinol Metab* **90,** 26–31.

Lappe, J.M., Travers-Gustafson, D., Davies, K.M., *et al.* (2007) Vitamin D and calcium supplementation reduced cancer risk: results of a randomized trial. *Am J Clin Nutr* **85,** 1586–1591.

Looker, A.C. (2006) Dietary calcium intake. In C.M. Weaver and R.P. Heaney (eds), *Calcium in Human Health.* Humana Press, Totawa, NJ, pp. 105–127.

Lu, W., Martin, B.R., Braun, M.M., *et al.* (2010) Calcium requirements and metabolism in Chinese American boys and girls. *J Bone Miner Res* **25,** 1842–1849.

Matkovic, V., Goel, P.K., Badenhop-Stevens, N.E., *et al.* (2005) Calcium supplementation and bone mineral density in females from childhood to young adulthood: a randomized controlled trial. *Am J Clin Nutr* **81,** 175–188.

Matkovic, V., Landoll, J.D., Badenhop-Stevens, N.E., *et al.* (2004) Nutrition influences skeletal development from childhood to adulthood: A study of hip, spine, and forearm in adolescent females. *J Nutr* **134,** 701S–705S.

McKenna, A.A., Ilich, J.Z., Andon, M.B., *et al.* (1997) Zinc balance in adolescent females consuming a low- or high-calcium diet. *Am J Clin Nutr* **65,** 1460–1464.

Minihane, A.M. and Fairweather-Tate, M. (1998) Effect of calcium supplementation on daily nonheme-iron absorption and long-term iron status. *Am J Clin Nutr* **68,** 96–102.

Mykkanen, H.M. and Wasserman, R.H. (1980) Enhanced absorption of calcium by casein phosphopeptides in rachitic and normal chicks. *J Nutr* **110,** 2141–2148.

Naylor, K.E., Igbal, P., Fledelius, C., *et al.* (2000) The effect of pregnancy on bone density and bone turnover. *J Bone Miner Res* **15,** 129–137.

Nieves, J.W., Komar, L., Cosman, F., *et al.* (1998) Calcium potentiates the effect of estrogen and calcitonin on bone mass: review and analysis. *Am J Clin Nutr* **67,** 18–24.

NOF (2008) *Physician's Guide to Prevention and Treatment of Osteoporosis.* National Osteoporosis Foundation, Washington, DC.

Patel, A.M. and Goldfarb, S. (2010) Got calcium? Welcome to the calcium–alkali syndrome. *J Am Soc Nephrol* **21,** 440–443.

Pearce, S. (1999) Extracellular "calcistat" in health and disease. *Lancet* **353,** 83–84.

Pereira, M.A., Jacobs, D.R., Van Horn, L., *et al.* (2002) Dairy consumption, obesity, and the insulin resistance syndrome in young adults. *JAMA* **287,** 2081–2089.

Prentice, A., Jarjou, L.M., Cole, T.J., *et al.* (1995) Calcium requirements of lactating Gambian mothers: effects of a calcium supplement on breast-milk calcium concentration, maternal bone mineral content, and urinary calcium excretion. *Am J Clin Nutr* **62,** 58–67.

Raimonde, S., Mabrook, J.B., Skatenstein, B., *et al.* (2010) Diet and prostate cancer risk with specific focus on dairy products and dairy calcium: a case-control study. *Prostate* **70,** 1054–1065.

Recker, R.R. (1985) Calcium absorption and achlorhydria. *N Engl J Med.* **313,** 70–73.

Reid, I.R., Mason, B., Horne, A., *et al.* (2002) Effects of calcium supplementation on serum lipid concentrations in normal older women: a randomized controlled trial. *Am J Med* **112,** 343–347.

Ritchie, L.D., Fung, E.B., Halloran, B.P., *et al.* (1998) A longitudinal study of calcium homeostasis during human pregnancy and lactation and after resumption of menses. *Am J Clin Nutr* **67,** 693–701.

Rossouw, J.E., Anderson, G.L., Prentice, R.L., *et al.* (Writing Group for the Women's Health Initiative Investigators) (2002) Risks and benefits of estrogen plus progestin in healthy postmenopausal women. *JAMA* **288,** 321–333.

Shapses, S.A., Heshka, S., and Heymsfield, S.B. (2004) Effect of calcium supplementation on weight and fat loss in women. *J Clin Endocrinol Metab* **89,** 632–637.

Shaukat, A., Scouras, N., and Schunemann, H.J. (2005) Role of supplemental calcium in the recurrence of colorectal adenomas: a metaanalysis of randomized controlled trials. *Am J Gastroenterol* **100,** 390–394.

Song, Y., Peng, X., Porta, A., *et al.* (2003) Calcium transporter and epithelial calcium channel messenger ribonucleic acid are differentially regulated by 1,25 dihydroxyvitamin D_3 in the intestine and kidney of mice. *Endocrinology* **144,** 3885–3894.

Specker, B.L. (1996) Evidence for an interaction between calcium intake and physical activity on changes in bone mineral density. *J Bone Miner Res* **11,** 1539–1544.

Tang, B.M., Eslick, G.D., Nowson, C., *et al.* (2007) Use of calcium or calcium in combination with vitamin D supplementation to prevent fractures and bone loss in people aged 50 years and older: a meta-analysis. *Lancet* **370,** 9588, 657–666.

Thys-Jacobs, S., Donovan, D., Papadopoulos, A., *et al.* (1999) Vitamin D and calcium dysregulation in the polycystic ovarian syndrome. *Steroids* **64,** 430–435.

Thys-Jacobs, S., Starhey, P., Bernstein, D., *et al.* (1998) Calcium carbonate and premenstrual syndrome: effects on premenstrual and menstrual symptoms. *Am J Obst Gynecol* **179,** 444–452.

US DHHS (2004) *Bone Health and Osteoporosis: A Report of the Surgeon General.* US Department of Health and Human Services, Office of the Surgeon General, Rockville, MD.

Vatanparast, H., Bailey, D.A., Baxter-Jones, A.D.G., *et al.* (2010) Calcium requirements for bone growth in Canadian boys and girls during adolescence. *Br J Nutr* **103,** 575–580.

Wang, L., Manson, J.E., Song, Y., *et al.* (2010) Systematic review: vitamin D and calcium supplementation in prevention of cardiovascular events. *Ann Int Med* **152,** 315–323.

Weaver, C.M., Janle, E., Martin, B., *et al.* (2009) Dairy versus calcium carbonate in promoting peak bone mass and bone maintenance during subsequent calcium deficiency. *J Bone Miner Res* **24,** 1411–1419.

Weaver, C.M., Proulx, W.R., and Heaney, R.P. (1999) Choices for achieving dietary calcium within a vegetarian diet. *Am J Clin Nutr* **70,** 543S–548S.

Wigertz, K., Palacios, C., Jackman, L.A., *et al.* (2005) Racial differences in calcium retention in response to dietary salt in adolescent girls. *Am J Clin Nutr* **81,** 845–850.

Wu, K., Willett, W.C., Fuchs, C.S., *et al.* (2002) Calcium intake and risk of colon cancer in women and men. *J Natl Cancer Inst* **94,** 437–446.

Zafar, T.A., Weaver, C.M., Zhao, Y., *et al.* (2004) Nondigestible oligosaccharides increase calcium absorption and suppress bone resorption in ovariectomized rats. *J Nutr* **123,** 399–402.

29
リン

Robert P. Heaney

要　約

リンは，リン酸塩としてすべての生命のために不可欠であり，動植物性食品に広く含まれている。その他の栄養素，とりわけカルシウムとタンパク質が適量な食事には，自動的に適量のリンが含まれることになる。細胞外リン酸濃度は，食事リン摂取により少し変動し，その変動が，すべての高等脊椎動物における正常な生理学的機能に不可欠なもので，リン代謝の主な異常としては，この重要な陰イオン濃度が低値あるいは高値を示す。細胞外リン酸濃度は，線維芽細胞成長因子23（FGF-23）を中心的なホルモンとしたフィードバックシステムにより調節されている。血清リン濃度の低値は，副甲状腺ホルモンまたはFGF-23の高値によって腎臓でのリンのクリアランスが増大することが原因である。その結果として，くる病や骨軟化症が生じるだけでなく，筋肉脆弱や全身の組織や臓器の一般的な代謝異常も引き起こされる。血清リン濃度の高値は，たいていの場合は，腎機能障害によって腎臓でのリンクリアランスが減少するためである。この結果，骨外性の石灰化，特に動脈系の異所性石灰化が誘導されることが問題となる。

はじめに

生物圏におけるリンは多くの場合5価のリン酸塩（PO_4^{3-}）として存在し，生物の体内でもその形で見いだされる。一定環境内では，その生物相の大きさがリンの利用率によって決まってしまうため，リンは限られた栄養素である。そうした依存関係を反映して，リン酸塩などから成る堆積物とは別に，環境内でのリン量は実質的には生物相に依存している。

リンは生命体にとって必須な構成成分である。リンが脊椎動物の全骨格のミネラル部分に存在することに加えて，次のような生理作用に関与している。例をあげると，細胞膜の構成成分のリン脂質，DNAやRNAの生成，エネルギー代謝の担い手のATPやGTPの成分，酵素の活性化や触媒タンパク質のリン酸化などである。さらに，高等脊椎動物の細胞外液の無機リン酸（P_i）濃度（ECF）は骨石灰化や全組織の中間代謝をサポートしている。

生体内のリン

リンはヒトの体内では6番目に多い元素であり，成人では除脂肪体重の1.0～1.4％，または体重kg当たり12g（0.4mol）含まれる。リン全体の85％は骨と歯に，15％は血液と軟組織（特にミエリン）にある。したがって，体脂肪を25％有する体重70kgの成人は630g（21mol）にも達するリンを保有していることになる。細胞外リンは，身体全体のリンの0.1％以下であるが，この実質の成分は消化管を通して食物から得たものと骨から再吸収されたものとから成り，骨ミネラルのリンや尿中リン排泄はこの成分以外である。生理学的pH（7.4）では，細胞外無機リンは$H_2PO_4^-$とHPO_4^{2-}の混合物として存在し，−1.8の有効原子価を有する。血清中［P_i］濃度は，組織中リン酸濃度を必ずしも正確に反映するものではないが，リン欠乏や過剰は，血清中リン酸濃度で判定される。

食品中のリン

リンはさまざまな食品に広く分布し，タンパク質との関係が強い。これは単純にリンとタンパク質は，それぞれが原形質を作る構成因子であるという事実の反映であり，ほとんどの動植物食品は最終的に生きている生物に由来している。食品のリン密度は，主に脂肪と炭水化物しだいで大きく変動するが，リンタンパク質比の幅は非常にせまい（その幅は，筋肉を例にとれば，タンパク質1g当たりのリンは0.25～0.65mmolである）。

リンの生物学的利用

食品中のリンは，加水分解を受けやすい有機リン酸エステルの形で存在するが，種実類や発酵していないパンは例外である。種実類はそうした消化しやすい，原形質性のリン以外に，貯蔵型のリンであるフィチン酸（ヘキサイノシトールリン酸）を含んでいる。フィチン酸は土壌のリン不足を補うために必要であり，また，植物の胚が原形質を増やすためにも必要である。ヒトの栄養におけるフィチン酸の主な重要性は，ヒトの小腸にはリン酸を加水分解して遊離させるフィターゼがないため，食事中のフィチン酸由来のリンがほとんど利用できないことである。しかしながら，腸内細菌（腸バクテリア）はフィターゼを生成するので，この酵素作用によりある程度のリン酸が産生され，吸収される可能性がある。加えて，酵母もフィチン酸を加水分解できるので，発酵させた穀類（多くのパン）では未発酵製品に比べ，リンの体内利用性がよい。最後になるが，フィチン酸複合物をミネラルとともに投与するとミネラルの吸収が阻害されるというデータがあるので，フィチン酸の多い食事は鉄，亜鉛やカルシウムのような他のミネラルの吸収を阻害する。フィチン酸塩以外のリンの利用に影響する主なファクターとしては，共存する摂取カルシウムがあり，消化物中でリンと結合してリンの吸収を阻害する。

食事性リン

表29.1は，健康栄養調査（2005～2006）による成人女性の食事リンの年齢層別の分布である（Moshfegh *et al*., 2009）。食事中のリンは，19～30歳の中央値1,090mg/日（35mmol）から71歳以上の女性の中央値の956mg/日（31 mmol）の間にある。ある年齢層のリン摂取量は，51～70歳年齢層では，5パーセンタイル値の679mg/日（22 mmol）から95パーセンタイル値の1,605mg/日（52mmol）の範囲にある。成人女性のリン摂取推奨量（Institute of Medical, 1977）（下記参照）は700mg/日（22.6mmol）であり，表29.1に示すように，71歳で10％以上の女性が推奨量を下回っている。

これとは対照的に，動物の飼料中のリン密度は比較的高い。表29.2にいくつかの動物実験用の標準飼料のリン密度を示した。ヒトの食事のリン密度に比べ動物のそれは本来2～4倍高いことがわかる。したがって，動物のリン摂取量を増加させる場合の影響を調べる研究を評価する場合や動物の実験結果をヒトに適用しようとする場合に考慮することが大切である。

前述の情報についてはNordin（1988）の総説，Institute of Medicine（1997）や*Documenta Geigy*（数版ある）を参照されたい。

表29.1　女性の一般的なリン摂取量（mg/日）[a]

年齢	パーセンタイル						
（歳）	5	10	25	50	75	90	95
19～30	585[b]	681	864	1,090	1,344	1,596	1,753
31～50	623[b]	729	924	1,166	1,438	1,704	1,876
51～70	679[b]	758	899	1,079	1,279	1,480	1,605
71以上	576[b]	648[b]	785	956	1,163	1,372	1,502

[a]：Moshfegh *et al*., 2009。
[b]：成人推奨量（RDA）（700mg/日）以下。

表29.2　さまざまな動物における食事中リン密度（mmol P/100kcal）[a]

動物	リン密度（mmol P/100kcal）
ヒト	2.0
チンパンジー	4.6～5.4
ブタ	6.0～6.5
イヌ	8.7
ネコ	6.5
ラット，マウス	4.2～6.6
モルモット	5.6

[a]：標準的な実験用飼料の内容表示より計算。

リン代謝

リンはカルシウムとは対照的に生物圏中の微量元素であるため，リン恒常性の主要因子は，カルシウム恒常性の調節因子とは大きく異なる。リンの場合は，調節系が環境での不足にうまく対応するのに対し，カルシウムの場合は，過度な環境に対応しなくてはならない。世代交代や新たな個体の成長のような場合，原形質が大きくなるためにリンの要求量が高まる。原形質の無機リン酸の構造上の役割に加えて，無機リン酸は細胞内液のpH緩衝作用があり，また細胞内のエネルギー貯蔵（例：グリコーゲン合成）にも関与する。

細胞外液のリン

脊椎動物では，リンの利用率は組織・器官を浸している細胞外液（ECF）の無機リン酸（P_i）の濃度で決まる。表29.3は，年代別健常人の血清リン濃度の平均値と標準偏差（SD）を示したものである（Institute of Medicine, 1977）。成長期は濃度が高いことに気づく。細胞外液のP_i濃度を適度に保持することは，生体にとって非常に重要であるので，次項で詳しく述べる。

生理的なpHとpCO_2において，細胞外液でのリン酸カルシウム塩の沈殿は$CaHPO_4$である（Nordin, 1988）。通常，細胞外液は，約半分が$CaHPO_4$で飽和されている。細胞外液のカルシウムとリン濃度は，もうひとつの結晶であるヒドロキシアパタイトで過飽和されているので，

表29.3 健常な個人の一般的な血清リン濃度（年齢別）[a]

年齢（歳）	平均	SD
2	1.81(5.61)	0.19(0.59)
6	1.72(5.33)	0.19(0.59)
10	1.63(5.05)	0.19(0.59)
14	1.53(4.74)	0.24(0.74)
18	1.44(4.46)	0.19(0.59)
成人	1.15(3.59)	0.13(0.40)

[a]：単位は mmol/L（mg/dL）。
データ：Institute of Medicine, 1997。

それを核にして沈殿ができやすい。それゆえ，細胞外液は，いつ，そして身体のどこに適切に結晶核(crystal nucleus）を形成するかという点で石灰化（mineralization）に寄与している。しかし，その結晶核が体内を循環し，その他の組織に影響する場合は，不安定である。

成人の血清中カルシウムとリンのイオン濃度は通常，カルシウムとリンがそれぞれ1.1～1.3mmol/Lと0.9～1.4mmol/Lである。このため，Ca×Pイオン産生物≅1.3 $mmol^2/L^2$ が生成される。通常カルシウムの血清中の濃度が一定に保たれる度合いはリンよりも強いので，臨床でみられるCa×Pイオン産生物の変動は血清無機リン酸濃度の変化によると考えられる。

細胞外のカルシウムとリンの濃度が産生物の溶解度に互いに関係する，いいかえれば片方が上昇する場合，もう一方は低下するという誤解がある。しかし，これが正しいのは細胞外 $CaHPO_4$ が飽和している時だけであり，そうでなければ正しくない。例えば，血清の無機リン酸濃度は，実際カルシウムの静脈注射により上昇し，ビタミンD欠乏時には両方とも低下する（このメカニズムについては後述する）。この2つのイオンは相反する変化を示すことがあるが，それはそれぞれが生理的調節を介したものであり，物理化学的平衡が原因ではない。

細胞外Ca×P濃度が2倍に増えると $CaHPO_4$ の溶解度定数は過剰になり，同時に非骨組織の石灰化が自発的に進行しやすくなる。そして，それらのイオン濃度が約半分に下がれば骨石灰化はうまく停止する。このように，転移性の石灰化は，無機リン酸濃度が2.4～2.5mmol/L以上で起こり，0.5～0.6mmol/L以下でくる病や骨軟化症が起こることになる。しかし，その濃度が正常範囲内であっても骨石灰化の割合は，ある程度までは血清のCa×P積に依存する。それは，より高濃度なCa×Pが，本質的にさらに石灰化を促進させるだけでなく，むしろ，石灰化領域後の血流は拍動しなくなるので，脈拍に伴う血液は，Ca×Pの低値，さらに急激なミネラル欠乏となり，次の脈拍まで石灰化がゆっくりになるか停止する。乳児期の急速な骨格成長には2.0～2.4mmol/Lの高い血清無機リン酸濃度を伴う高い細胞外Ca×P濃度が必要である。そのようなCa×P値で，単位時間当たりに血液から骨への大きな移動を容易にするように，1脈拍当たり多くのミネラルの存在が必要である。

細胞外リン濃度の調節

相対的に細胞外リンは少量であり，日内変動を示す。リンの細胞外液へのインとアウトの動きは，主に摂取によるリンの腸管吸収と骨リモデリングにおける骨吸収による骨ミネラルリンの遊離から構成される。主に，尿中，消化管分泌物，および（骨成長およびリモデリングの再構成段階における）新生骨の石灰化のためにリンは排出側の細胞外液に残存する。

細胞外リン濃度は，このイオンの輸送の影響を受けるが，この臨界濃度の実際の調節は，カルシウムにも当てはまるように，主として腎臓からの排泄閾値の調整による。毎日約200mmolのリンが腎糸球体で濾過され，大部分は近位尿細管で再吸収される。この尿細管での再吸収は，近位尿細管上皮の刷子縁におけるナトリウム依存性リン酸共輸送担体によって媒介される。この再吸収は，（腎近位尿細管リン再吸収閾値TmPと呼ばれる）限られた容量を持っていて，血清無機リン酸濃度を調節するように正および負に制御される。もっとも，この調節に関与する2つの因子には，副甲状腺ホルモン（PTH）とホスファトニンとして総称される複数の因子，特に線維芽細胞増殖因子23（FGF-23）がある。FGF-23とPTHは，TmPを低下させて腎臓でのリンクリアランスを増加させる。すなわち，単位時間当たりに効果的に処理される血清 P_i はTmPが減少（すなわち血清リンクリアランスが上昇）する時に血清無機リン酸濃度は低下する。逆もまた同様のメカニズムで起こる。

細胞外リン濃度の調節の詳細は，長く謎であったが，近年明らかになってきた（Ferrari *et al*., 2005；White and Econs, 2008；Jüppner *et al*., 2010）。古典的な負のフィードバック調節ループの一般的なスキームに続く主な調節因子が，骨芽細胞系細胞によって骨より産生されるFGF-23である。FGF-23産生の主な刺激因子は細胞外リン酸濃度の上昇であり，通常の食事の吸収が原因か，または吸収されたリンを排泄する腎臓の機能不全を伴う腎不全が原因かである。FGF-23がリンクリアランスを増加させ，TmPは低下し，細胞外リン酸濃度が低下すると，FGF-23分泌が減少する。PTHも，TmPを低下させ，血清無機リン酸濃度を低下させるが，この効果は無機リン酸濃度のフィードバック調節ループの直接作用ではない。

驚くことではないが，血清FGF-23の濃度は，末期腎疾患（ESRD）の患者でかなり高く，FGF-23の持続的な高レベルが，作用しているか，この病的状態の程度に対し，“オフループ”効果を介するかは不明である（Jüppner *et al*., 2010）。

FGF-23はまた，直接 $1,25(OH)_2D$（カルシトリオール）

の腎臓での生合成を調節するが，PTHの効果とは反対である。腎臓での1α水酸化酵素の発現をFGF-23は抑制し，PTHは亢進させる。この不一致は，これらのホルモンがエフェクター分子として異なる調節システムを有することを示している。PTHは，細胞外カルシウムイオン濃度に応答し，カルシトリオール合成を正に調節することで，腸管からのカルシウムの流入を増加させ，また，腎臓でのカルシウムクリアランスを減少させることで，細胞外カルシウムイオン濃度を上昇させる。FGF-23は，細胞外無機リン濃度に応答し，分泌されて腎臓でのリンクリアランスを調整して無機リン濃度を維持する（Ferrari *et al*., 2005）。一方，PTHは，無機リン濃度の低下によって，既存の吸収窩での破骨細胞による骨ミネラルの放出を高める（Raisz and Niemann, 1969）。それにより，細胞外カルシウムイオン濃度が上昇する。2つの調節系が交差する点は，無機リン濃度に対するTmPに対して両ホルモンは同じ作用を示すという点である。

血清無機リン濃度それ自体が調節作用を示し，低リン酸濃度は，独立して腎臓でのカルシトリオール合成を正に誘導する。対照的に，FGF-23は，それが腎リンクリアランスの増加の結果として血清リン濃度を低下させるものの，25(OH)Dの一位水酸化の増加にはつながらない。これは，FGF-23自体が，1α水酸化酵素を抑制し，カルシトリオール合成の増加を防止することで，血清リン濃度を低下させるためである。

成人の吸収されたリン摂取量と血漿無機リン濃度の間の一般的関係は，図29.1に示すようにBijovetの注入試験（1969）からNordin（1988）によって導かれた（Bijovetの研究では，中性リン酸塩溶液を，一定増加速度で静脈内に注入し，高リン血症をつくり出した）。このように，あるレベルに到達した血漿リン濃度が，直接実際のリン摂取量に関連している可能性がある。摂取量が少ない場合には，濾過処理負荷がTmP以下になり，尿中に排泄されなくなる。図29.1の急な上昇曲線の部分は，このように吸収されたリン酸の細胞外液の上昇を表している。より多く摂取すると，吸収インプットおよび血漿レベルの変化によりゆっくりと一致するようにTmPが超過し，尿中排泄が上昇する。

図29.1に示す関係は，十分な腎機能を有する成人でのみ保持されている。それは，リン摂取の増加に伴う血漿リン濃度をゆっくり上昇させ，その大部分は尿中に流出させる。腎機能が低下した場合，リンクリアランスはGFRが少なくとも平均成人正常値の20%である限り本質的に正常なままである。そのレベル以下になると，吸収される量に少なくとも等しい濾過処理量を維持するために，吸収されたリン酸の排泄がより高まり，血漿リン濃度がより高くなる。これが，ESRD患者でみられる高リン血症の原因である。

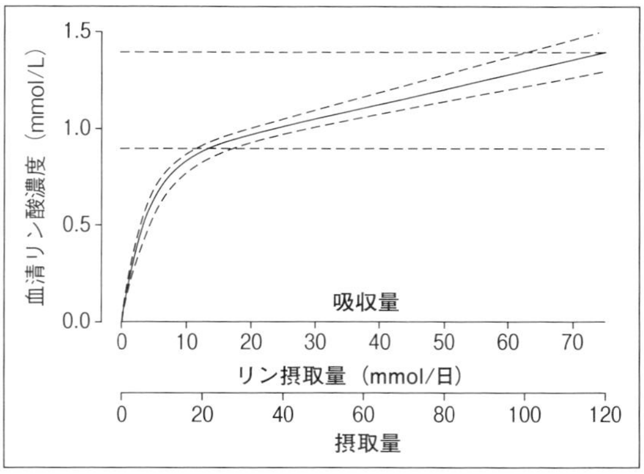

図29.1　腎機能が正常な成人の吸収された摂取量に対する血清リン濃度の関係〔詳細は，Nordin（1988）を参照〕

横軸の下段は摂取量，上段は吸収量（摂取の62.5%と推定）。実曲線は次式で近似することができる。

リン＝0.00765×吸収リン量＋0.8194×(1−e（0.2635×吸収リン量))。

リン＝血清リン(mmol/L)，そしてAbsP＝吸収リン量(mmol)。破線の水平線は正常範囲のおおよその上限と下限を表す。しかし，破線の曲線は平均よりも約15%高い，あるいは低い吸収効率に対する血清リンと摂取量の関係を表す。

Robert P. Heaney, 1996より許可を得て複製。

骨石灰化

骨とリンとの関係には3つの主な特徴がある。①骨ミネラルは，カルシウムだけでなく特に全身のリンの85%を含むリン酸カルシウム塩（ヒドロキシアパタイト）の複合体である，②適切なリンの摂取量により，1.5～2.0 mmol/Lの血清リン酸塩濃度として示されるように成長過程の骨形成にとって不可欠である，そして，③何らかの原因で生じる低リン酸血症では，すべての年代で新生骨領域における石灰化が制限され，骨芽細胞機能を障害し，破骨細胞骨吸収を増強する。石灰化の初段階で形成された非晶質リン酸カルシウムは，カルシウムとリンのモル比が約1.33：1，あるいは成人の細胞外液カルシウム・リンのモル比に非常に近い。骨形成活発化領域では，細胞外液カルシウムおよびリンの両方が欠乏している。骨芽細胞機能は，細胞外カルシウムイオン濃度にあまり影響を受けないようにみえるが，他の組織のように，骨芽細胞が正常な細胞機能を果たすためには，それが浸るだけの適正なリン濃度が必要とされる。局所のリン欠乏は，骨芽細胞機能を障害し，マトリックス中へのミネラルの沈着を低下させる。

骨吸収

リン濃度はまたPTHに対する破骨細胞の応答性に影響を与える。どのようなPTHレベルであっても，リン濃度が低い時に骨吸収は高まり（Raisz and Niemann,

1969），リン濃度の高値はPTHに対する骨の応答性を悪くするので，カルシウム恒常性を維持するためにPTH分泌は亢進し，それによって細胞外リン濃度は低下する。同様に，血漿リン濃度高値は，腎臓での1, 25(OH)$_2$D合成を抑制する（Portale *et al*., 1989），それによって食事からのリン吸収は少し低下する。リン濃度が高い場合，両方のメカニズムは細胞外液へのリン流入を減少させ，リン濃度が低い場合，それを増大させる。しかしながら，どちらの状況でも，血漿リン濃度に対する影響はそう小さくない（他の特殊事情については，以下を参照）。

腸管リン吸収

ほとんどの生物は必要とするリンを他の生物（植物や動物）の組織を摂取することで得ている，そして，摂取したリンは効率よく吸収される。例えば，成人では正味のリン吸収は一般的に摂取した量の55～80％の範囲，および乳児では65～90％である。最も活発な腸管吸収部位は空腸である。

摂取された食品中のリンのほとんどが腸ホスファターゼによって迅速に加水分解され，吸収されるリンのほとんどが無機リン酸塩の形態である。例外としては，主にフィチン酸のリンがある（「リンの生物学的利用」の項を参照）。その他の食品リン源のほとんどは本質的な生物学的利用能が高い。

リンは基本的にすべての生物の機能および構造に密接に関与しているため，ほとんどの動物組織のリン含有量は，以前に述べたように，タンパク質1g当たり0.25～0.65mmolである。すべての自然食品中にリンが分布しているので，腎透析患者に対して，リンは低く，かつ栄養は十分な食事を同時に作製することは不可能である。

カルシウムと同様にリンの吸収は，能動輸送と受動拡散の組合わせであると考えられており，前者が調節系輸送である。能動的リン吸収はビタミンD状態によって影響されることが広く知られている。ビタミンD誘導性の能動的リン吸収の分子機構が腸管に存在することも事実である（Fleet, 2011）。実際，ほぼ間違いない機能として，ビタミンDはカルシウムとリンの吸収を促進する。この効果を支持することとして，Ferrariら（2005）は，29名の健常人で，リンの摂取量が大幅に増加すると，血清1, 25(OH)$_2$D値は低下することを示した。その変化は，リン吸収の減少に関連するリン吸収の内分泌フィードバック調節となる（下記参照）。Ramirezら（1986）は，腸管ウォッシュアウト法を用い，慢性的な血液透析を行っている5人の患者の食事リン吸収はカルシトリオールの多量投与により，基本的に通常のリン吸収効率が上昇することを示した。そして，末期腎不全患者における腎でのカルシトリオール合成の欠如は，リン吸収を減少させる。カルシトリオールの低生成にもかかわらず，ESRD患者の食餌リン吸収は体が処理できるよりも多いので，腸リン吸着剤を使用する理論的根拠となっている。

上記のビタミンD効果にもかかわらず，実際の効果は小さい。それは成人のリン吸収は，ビタミンDによる吸収増加に対する割合は比較的少ないとしても，約65％と高いことに注意しなければならない。（これとは対照的に，カルシウムの正味の吸収率は約10％であり，ビタミンDによる吸収増加作用はかなり強い）。健常人でみられるようにリン吸収に対するこのようなビタミンDの効果は，直接的よりも間接的かもしれない。

HeaneyとNordinは，ヒトの代謝バランスの2つの大きな研究データを有しており（Heaney and Nordin, 2002），広い範囲のカルシウム：リン比を摂取させる研究により，リンの糞中排泄（したがって吸収されたリンとは逆）の主たる決定要因は，糞中カルシウムであり，リン摂取量の影響は弱いことを示した。

図29.2は，成人女性におけるリン吸収量の470の測定値をプロットしたものである。ビタミンD状態を含める・含めない，糞便中カルシウムと食事リンは，観測されたリン吸収の分散の約80％を説明した。カルシウムを各10mmol摂取すると，腸管腔でリン複合体を形成し，食事リンの約4mmolの吸収を阻止した（前述したように，この現象はESRD患者に腸リン吸着剤としてカルシウム塩を使用するための根拠となる）。この非常に高い相関はビタミンD状態の影響を受けているかもしれない。しかしながら，カルシウム吸収はビタミンDに応答して上昇するにつれ，まだ吸収されないリンを結合するため，少量のカルシウムが腸管腔に残され，そしてリンの吸収は，予想通り高ビタミンD状態の条件下で上昇するであろう。しかし，それは必ずしもビタミンDが直接リン吸収を刺激したことを意味するものではない。

したがって，Brownら（2002）のカルシトリオールがラットのカルシウムとリンの両方の吸収を増加させるという実験結果を明確に説明することはできない。簡単に説明すると，通常の条件下で健常な成人のリン吸収にビタミンDの効果が本当にあるかは不明なままである。

糞便中の内因性リン

前節における要点は，腸管腔から血液中へのリンの移動になる。しかし，例えば粘膜から膵汁など，反対方向への実質的な輸送があることに注意すべきである。この外向きのフラックスの大きさは，糞便中の測定によるリン同位体を全身投与した研究から推定されている（Kjerulf-Jensen, 1941；Nordin, 1988）。このフラックスの大きさを見積ると，8～10mmol/日（250～300mg/日）の範囲内である。おそらくその多くは脱落した胃腸粘膜細胞（典型的には約5日ごとに繰り返している）である。このリンは，食品リンと同様に消化され，再吸収に利用できるようになる。腸内に分泌されるリンは8.8mmol/

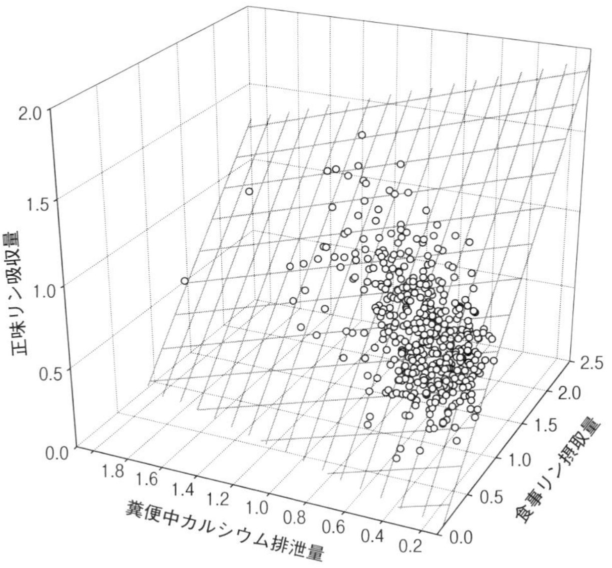

図29.2　食事リンおよびカルシウム排泄の機能として表された正味リン吸収プロット

3つの軸上の単位はg。詳細は本文参照。

Robert P. Heaney, 2002より許可を得て複製。

日（275mg/日），正味のリン吸収率は65%，健康栄養調査による50～70歳の女性のリン摂取量の中央値は34.8 mmol/日（1,079mg/日）で，これらを考慮すると，全リン負荷量は43.6mmol/日（1,354mg/日）で吸収できる量で糞便リンは12.2mmol/日（378mg/日）になる。すなわち，総吸収率は72%であったことを意味する。これは，摂取したリンに対する生物の親和力のひとつの指標である。

尿中リン排泄

通常は，身体からのリンの喪失は腎臓を介しており（組織量が増減しない），定常状態条件下では，24時間の尿中リン排泄は小腸のリン吸収と等しい。図29.1でみられるように，リンの排泄に対する腎臓の役割は非常に大きい。リン摂取が2倍になっても，吸収されたすべてのリンが排泄されるので，細胞外リン濃度はほとんど上昇しない。（血清リン濃度に影響する）ごくわずかな濾過された負荷量の増加でも，身体から無用リンを取り除くために必要である。

リンの栄養所要量

あらゆる栄養素の適正摂取量は，それ以上有効でない栄養素の負荷量のことである。この概念は摂取に対する効力（あるいは有効）のプロットとして図29.3（A）に示されている。定常領域の初期以上の摂取量は，それ以上摂取してもさらに有効ではない量が“適切である”量と判断される。必ずしもすべての人が同じ摂取量で定常状態に至るとは限らないので，図29.3（B）は個々に対する摂取効果曲線を概略的に示している。これらの平均摂取量は推定平均必要量（EAR）を意味し，推奨量（RDA）は，人口の97.5%が個々に達成した摂取量である。

表29.4は，1997年の医学研究所（IOM）による年齢別リンの食事摂取基準（DRIs）を示す（Institute of Medicine, 1997）（妊娠期と乳汁期に対するDRIは，同年代の女性と同じである）。表29.4の成人のEAR値は正常の下限，あるいは下限以上に細胞外リン濃度を保持するのに必要な摂取量である（図29.1参照）。興味深いことに，1997年のDRIは最初に機能的な指標，リン摂取要求を決定する根拠として細胞外リン濃度を使用した。

表29.4のDRIは，身体サイズが増加する，特に最も多くの組織内蓄積（例えば思春期）の時期により多く摂取する必要があることを示している。

しかしながら，小児や青年に対する推奨量は合理的である一方，成人には適応できない，組織が“見る”という食事の唯一の影響は，血清リン濃度であり，図29.1が示すように，血清リン濃度は，20～40mmol/日（620～1,240mg/日）まで摂取量が増加すると最大で0.2mmol/L上昇する。この範囲の血清リン濃度は，“正常である”と一般に考えられ，その範囲のより高値が低値より有効かどうかは，簡単には判断できない。

リン要求量に関してはさらなる議論の余地がある。単

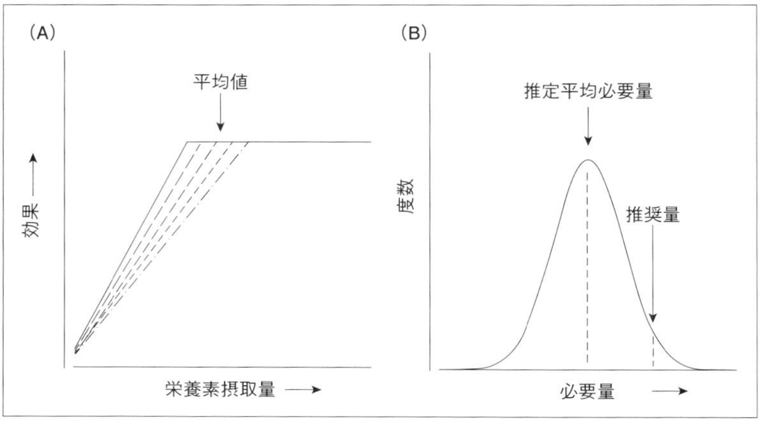

図29.3　一般的な栄養素の摂取効果の概略図

(A)：プラトーに達するまでの個々の変化を示す代表的な栄養素に対する基礎的なプラトー値（または閾値）の関係。

(B)：２つの食事摂取基準DRI（推定平均必要量：EARと推奨量：RDAなど）を示す摂取量の度数分布。

Robert P. Heaney, 2010より許可を得て複製。

表29.4　リンの食事摂取基準 a

年齢（歳）	EAR[b]	RDA[b]	UL[b]
1～3	380(12.3)	460(14.8)	3,000(96.8)
4～8	405(13.1)	500(16.1)	3,000(96.8)
9～18	1,055(34)	1,250(40.3)	4,000(130)
19～50	580(18.7)	700(22.6)	4,000(130)
51～70	580(18.7)	700(22.6)	4,000(130)

[a]：値はmg/日（mmol/日）として表示。

[b]EAR：estimated average requirement（推定平均必要量），RDA：recommended dietary allowance（推奨量），UL：tolerable upper intake level（耐容上限量）。

データ：Institute of Medicine, 1997。

独での食事性リン欠乏の発生は，ほとんどみられない（出産時低体重新生児以外においては）。カルシウムとタンパク質の最近公表された必要量を満たしさえすれば，自動的にリン要求量を満たすことになる。全栄養およびリン状態との関係の反映として，アメリカのRDAの最初の７版は，リンをリストに入れなかった。そして20年前まで，ほとんどの国はリンのためのRDAを確立していなかった。

リン関連のヒト疾患

欠　乏

リン欠乏は低リン血症を示す。食事からのリン摂取不足はまれにしか起こらず，ほとんどの場合，食事摂取以外の栄養代謝障害による。

リンは限られた量しか細胞内に保持されないので，ほとんどの組織では，リン代謝は細胞外リン濃度に依存している。細胞外リン濃度が低い時，結果としてすべての組織の細胞機能不全となる。全生物レベルでは，低リン血症の影響は食欲不振，貧血，筋力低下，骨痛，くる病や骨軟化症，一般的な衰弱を含み，感染，感覚異常，運動失調，錯乱，そして死に至りやすくなる。筋力低下は主に近位の筋群を含み，長期または重度の場合，筋肉線維の変性につながる。骨格は成長状況に応じて，くる病や骨軟化症のどちらかを示すとされている。いずれにおいても，本疾患は軟骨芽細胞と骨芽細胞の機能障害を伴って成長板軟骨の石灰化あるいは骨基質の障害を呈する。この機能障害は，いずれも成長軟骨の肥大化層での骨沈着が遅延し，正常な成熟過程を妨げる。このような深刻な症状は，たいてい細胞外リン濃度が0.3mmol/L（約１mg/dL）以下となった時にみられる。しかしながら，急速に成長している時は，上述の理由により，骨病変の開始は0.5～0.6mmol/L（1.5～1.8mg/dL）と高い末梢血中リン濃度の時でも起こることがある。

この機能不全の症状は，栄養やその他のあらゆる原因によって起こる低リン血症に共通している。食事リン摂取と無関係の例としては，重度のビタミンD欠乏性くる病があり，その場合の低リン血症は，食事性リンの吸収不良というよりPTH産生増加によるTmPの低下とそれに伴う血漿リン濃度が低下することによると考えられる。同じことは，尿細管性アシドーシス，家族性低リン血症，ファンコーニ症候群など尿細管でのリン再吸収が（直接的または間接的に）減少し，腎臓でのリンクリアランスが高くなるいずれかの条件でみられる。例としては，X 連鎖性低リン血症，常染色体優性低リン血症のくる病，腫瘍骨軟化症，そして，まれなケースとして，線維異形成症がある。まず，その障害は，エンドペプチダーゼ（PHEX）の不活化変異によるもので，FGF–23の合成増加（腎臓からのリン酸漏出）につながる。第二には，FGF–23タンパク質の分解変化に耐性を付与する FGF–23遺伝子変異が原因である。腫瘍性骨軟化症は，腫瘍組織による FGF–23の不適切な分泌（および他のホスファトニン）が原因である（Strom and Jüppner, 2008）。

上記のように，低リン血症が食事だけの理由で自発的に発生することはほとんどない。しかし，呼吸性アルカローシス，あるいは主に異化作用を伴う発作後，またはアルコール中毒の発作からの回復後，糖尿病性ケトアシドーシス，または似たような状況として，リン要求性に注意を払うことなく，カロリー豊富なものを再摂取した場合，深刻で場合によっては致命的な低リン血症を発症する（Knochel, 1977, 1985；Bushe, 1986；Dale *et al*., 1986）。いわゆる“リフィーディング症候群”または“リフィーディング低リン血症”は，よく知られた問題である（Stein *et al*., 1966；Travis *et al*., 1971；Ritz, 1982；Knochel, 1985；Young *et al*., 1985；Marik *et al*., 1996）。これは，空になった貯蔵エネルギーをグルコースで補充すると細胞へのグルコースの移動に伴ってリン酸塩が細胞に取り込まれて起こると考えられる。すなわち長期間にわたって経口摂取していない，特に栄養失調の患者において48時間以内に発生する可能性がある。最後に，腸内で食事リンを結合するアルミニウムを含有する制酸剤も，これら他の問題に関連したリン酸欠乏の増悪と同様に，低リン血症を発生することがある（Lotz *et al*., 1968）。

同様に，乳児でも重度の低リン血症は，長時間の食事制限後にのみリン酸塩の摂取量が不十分であるのに，静脈栄養状態のみとか，または流動食の不適切な投与や過度の腎臓からのリン損失の原因となる電解質療法，または急激な再摂食によって発生する可能性がある（Koo and Tsang, 1977；Weinsier and Krumdieck, 1981）。特に重度の下痢を伴う重症栄養失調児の場合には，低リン血症は低カリウム血症と低ナトリウム血症を伴う（Freiman *et al*., 1982）。

過　　剰

リン摂取の増加の有害な影響の可能性を評価する時，ヒトのリン摂取量は，持続的な標準ペット食や実験動物の餌の最低量のレベルであることを認識しておかなければならない（表29.2参照）。公表されている成人の耐容上限量（TUIL または，より一般的に今日では単に UL）は，129mmol（4,000mg）/日である（Institute of Medicine, 1997）。常にそのレベルを摂取する人はほとんどいない。

高リン血症（Ca×P 積値の高値）の悪影響は，特に腎臓と冠状動脈に異所性石灰化を示し，骨格はスカスカになる。腎臓の影響を研究する時は，主としてラットおよびマウスで研究され（McFarlane, 1941；Craig, 1959；Hamuro *et al*., 1970），動物のすでに高いリン摂取に加えてさらに高いリンを負荷している。いくつかの報告では，それを呈するために部分的な腎切除を行っている。骨病変は，ウサギ（Jowsey and Balasubramaniam, 1972）およびウシ（Krook *et al*., 1975）でも観察されている。腎毒性による骨病変を起こすためには，非常に多量のリン摂取を必要とした。ウサギでは，ヒトの摂取量の約40倍（kg 当たり），ウシでは，雌ウシのミルク生産を増加させる量を摂取させた。これらの条件はいずれもヒトの栄養またはヒトの食事リン摂取量に換算できない。

ヒトにおいて顕著な高リン血症の最も一般的な原因は，リン大量摂取ではなく，腎不全である。重度の腎不全では，急激なリン制限食でも高リン血症を示すので過剰といえる。さらに，血清リン濃度は，冠動脈石灰化と ESRD 患者の心血管疾患のリスクと正に相関する。したがって血清リン濃度の管理は，ESRD 患者における主要な問題である。さらなる問題としては，腎機能が正常であっても正常範囲の上限値の血清リン濃度値と心臓病との間に有害な関連が示されていることである（Foley *et al*., 2008, 2009）。これまでに示されている関連は弱いが，細胞外リン濃度の正常値の上限が1.4mmol/L あるいは1.1mmol/L かは明らかではない。

成人の細胞外液量は，$CaHPO_4$ の飽和量の半分よりも少ないが，血漿リン濃度の上昇によって，極端な場合には細胞外液が飽和する可能性がある。そのような条件に感受性のある組織間質では，局所の pH が7.4を超えて上昇する場合に，リン酸カルシウム結晶が蓄積し始める。主に尿中リン排泄は食事摂取量に比例して上昇するので，正常な腎機能を持つ人ではほとんど発生しない。図29.1に示すように，血清リン濃度が正常な成人の上限は，70 mmol/日以上吸収された時の摂取量を反映している。62.5％の吸収率では114mmol/日を摂取したことを意味している。NHANES の分布データ（表29.1）は，総人口のうち，ごく少数の思春期や若い成人男性がこのレベルに近いリンを摂取していることを示している（Moshfegh *et al*., 2009）。高リン血症はまた，ビタミン D 中毒などの条件で問題になる。

例えばコーラ飲料および食品リン添加物のような素材を通じた集団レベルでのリン摂取の増加に関して懸念が示されている（Calvo and Heath, 1988）。高リン食を食べると少しずつ血漿リン濃度は高くなる。通常の正常範囲内であっても，血清リン濃度が上昇すると，骨格に対する悪影響がある可能性がある（Calvo and Heath, 1988；Calvo *et al*., 1988, 1990）。上記に引用された動物実験では，骨量の低下が進展する（Jowsey and Balasubramaniam, 1972；Krook *et al*., 1975）。ヒトではリン負荷により鋭敏に細胞外カルシウム濃度のごくわずかな低下および高PTH濃度につながることが知られている（Calvo and Heath, 1988）。しかしながら，これらの変化は，高リン食を摂取しても，5日で正常に戻る（Silverberg *et al*., 1986）。急性で軽度の低カルシウムの影響は，カルシウムイオン濃度の減少の結果，しばしば血漿中のリン酸カルシウム複合体形成の原因となる。これは，PTH分泌を誘導する。しかしながら，上述したように，これが正しい説明であるかは疑わしい。むしろ，血漿リン濃度の上昇がもたらす初期のカルシウムイオン濃度の低下が，PTHを介した骨からの破骨細胞によるカルシウムの放出を直接的に抑制して生じる可能性がある。以前に引用した（Raisz and Niemann, 1969）。（したがって，有害であるのではなく，それがPTHの骨吸収作用への抵抗になるので，この骨吸収の抑制は，骨に潜在的に有効であると実際に考えることができる）。

リンが高くカルシウムが低い食事はPTHの持続的な上昇を誘導するが，これらは骨に有害であると推測される（Calvo *et al*., 1988, 1990）。しかし，余分なリンを含まないカルシウムの低い食事も，同様の変動をもたらす（Silverberg *et al*., 1986）。そして，その理由として，変更された食事の高リン成分が，第一の原因であるという可能性は低い。さらに問題は，男性で1日当たり約65 mmolのリンを8週間投与しても，カルシウムバランスや26mmolのリンを含む食事療法に相当するカルシウム吸収に影響を生じなかった（Spencer *et al*., 1965, 1978）。カルシウム摂取量（低，正常，または高）は，この効果の消失に影響しなかった。さらに成人のカルシウム・リン比には生理学的関連性がないことが強調された。さらに，リン摂取が2倍になった（37mmolから74.5mmolまでの摂取，健康栄養調査の95パーセンタイル以上）成人女性において行われたカルシウムの反応研究において，4か月の投与後，骨代謝には何の影響もないことが示された（Spencer *et al*., 1965）。したがって，リン摂取量は，現在のアメリカ人が経験した範囲内で，骨健康に悪影響を与えるとは考えにくい。

将来の方向性

生活のためのリンが基本的に重要な栄養素であることは間違いないが，さらなる研究が必要である。なぜなら，リンの科学的エビデンスに応じた健康政策が必要とされるためである。一方，リン代謝を理解するうえで4つの重要な領域が，解明される必要がある。

- ホスファトニン（特にFGF-23）の役割のさらなる理解は，血清リン濃度を規定する内分泌フィードバックループの定量的な詳細を含んでいる。
- 血清中のリン濃度の変動の影響（もしあれば）の解明：具体的には，“正常”とされる正常範囲の最適値，その場合，この最適値は年齢とともに変化しないのか。
- 末期腎疾患患者の高リン血症の制御のより有効な手段の開発。
- 高リン血症によって生じる高FGF-23値は，さまざまな体のシステムに副作用オフループ効果を発揮するかどうかを決定すること。

（山本浩範訳）

推奨文献

Drezner, M.K. (2005) Clinical disorders of phosphate homeostasis. In D. Feldman, J.W. Pike, and F.H. Glorieux (eds), *Vitamin D*, Vol. II, 2nd Edn. Elsevier Academic Press, San Diego, pp. 1159–1187.

Econs, M.J. (2005) Disorders of phosphate metabolism: autosomal dominant hypophosphatemic rickets, tumor induced osteomalacia, fibrous dysplasia, and the pathophysiological relevance of FGF23. In D. Feldman, J.W. Pike, and F.H. Glorieux (eds), *Vitamin D*, Vol. II, 2nd Edn. Elsevier Academic Press, San Diego, pp. 1189–1195.

Institute of Medicine (1997) Phosphorus. In *Dietary Reference Intakes for Calcium, Magnesium, Phosphorus, Vitamin D, and Fluoride*. Food and Nutrition Board. National Academy Press, Washington, DC, pp. 146–189.

Nordin, B.E.C. (1988) Phosphorus. *J Food Nutr* **45,** 62–75.

［文　献］

Bijovet, O.L.M. (1969) Regulation of plasma phosphate concentration to renal tubular reabsorption of phosphate. *Clin Sci* **37,** 23–26.

Brown, A.J., Finch, J., and Slatopolsky, E. (2002) Differential effects of 19-nor-1,25-dihydroxyvitamin D(2) and 1,25-dihydroxyvitamin D(3) on intestinal calcium and phosphate transport. *J Lab Clin Med* **139,** 279–284.

Bushe, C.J. (1986) Profound hypophosphataemia in patients collapsing after a “fun run”. *Br Med J* **292,** 898–899.

Calvo, M.S. and Heath, H., III (1988) Acute effects of oral phosphate-salt ingestion on serum phosphorus, serum ionized calcium, and parathyroid hormone in young adults. *Am J Clin Nutr* **47,** 1026–1029.

Calvo, M.S., Kumar, R., and Heath, H., III (1988) Elevated secretion and action of serum parathyroid hormone in young adults consuming high phosphorus, low calcium diets assembled from common foods. *J Clin Endocrinol Metab* **66,** 823–829.

Calvo, M.S., Kumar, R., and Heath, H., III (1990) Persistently elevated parathyroid hormone secretion and action in young women after four weeks of ingesting high phosphorus, low calcium diets. *J Clin Endocrinol Metab* **70,** 1334–1340.

Craig, J.M. (1959) Observations on the kidney after phosphate loading in the rat. *Arch Pathol* **68,** 306–315.

Dale, G., Fleetwood, J.A., Inkster, J.S., *et al.* (1986) Profound hypophosphataemia in patients collapsing after a “fun run”. *Br Med J (Clin Res)* **292,** 447–448.

elevated parathyroid hormone secretion and action in young women after four weeks of ingesting high phosphorus, low calcium diets. *J Clin Endocrinol Metab* **70,** 1334–1340.

Craig, J.M. (1959) Observations on the kidney after phosphate loading in the rat. *Arch Pathol* **68,** 306–315.

Dale, G., Fleetwood, J.A., Inkster, J.S., *et al.* (1986) Profound hypophosphataemia in patients collapsing after a "fun run". *Br Med J (Clin Res)* **292,** 447–448.

Ferrari, S.L., Bonjour, J.P., and Rizzoli, R. (2005) Fibroblast growth factor-23 relationship to dietary phosphate and renal phosphate handling in healthy young men. *J Clin Endocrinol Metab* **90,** 1519–1524.

Fleet, J. (2011) Molecular regulation of calcium/phosphate absorption. In D. Feldman, J. Adams, and W. Pike (eds), *Vitamin D*, 3rd Edn. Elsevier, San Diego, pp. 349–362.

Foley, R.N., Collins, A.J., Herzog, C.A., *et al.* (2009) Serum phosphorus levels associate with coronary atherosclerosis in young adults. *J Am Soc Nephrol* **20,** 397–404.

Foley, R.N., Collins, A.J., Ishani, A., *et al.* (2008) Calcium-phosphate levels and cardiovascular disease in community-dwelling adults: The Atherosclerotic Risk in Communities (ARIC) Study. *Am Heart J* **156,** 556–563.

Freiman, I., Pettifor, J.M., and Moodley, G.M. (1982) Serum phosphorus in protein energy malnutrition. *J Pediatr Gastroenterol Nutr* **1,** 547–550.

Hamuro, Y., Shino, A., and Suzuoki, Z. (1970) Acute induction of soft tissue calcification with transient hyperphosphatemia in the KK mouse by modification in dietary contents of calcium, phosphorus, and magnesium. *J Nutr* **100,** 404–412.

Heaney, R.P. and Nordin, B.E.C. (2002) Calcium effects on phosphorus absorption: implications for the prevention and co-therapy of osteoporosis. *J Am Coll Nutr* **21,** 239–244.

Institute of Medicine (1997) Phosphorus. In *Dietary Reference Intakes for Calcium, Phosphorus, Magnesium, Vitamin D, and Fluoride*. Food and Nutrition Board. National Academy Press, Washington, DC, pp.146–189.

Jowsey, J. and Balasubramaniam, P. (1972) Effect of phosphate supplements on soft-tissue calcification and bone turnover. *Clin Sci* **42,** 289–299.

Jüppner, H., Wolf, M., and Salusky, I.B. (2010) FGF-23: More than a regulator of renal phosphate handling? *J Bone Miner Res* **25,** 2091–2097.

Kjerulf-Jensen, K. (1941) Excretion of phosphorus by the bowel. *Acta Physiol Scand* **3,** 1–27.

Knochel, J.P. (1977) The pathophysiology and clinical characteristics of severe hypophosphatemia. *Arch Intern Med* **137,** 203–220.

Knochel, J.P. (1985) The clinical status of hypophosphatemia: an update. *N Engl J Med* **313,** 447–449.

Koo, W. and Tsang, R. (1997) Calcium, magnesium, phosphorus and vitamin D. In R.C. Tsang, S.H. Zlotkin, B.L. Nichols, *et al.* (eds), *Nutrition During Infancy: Principles and Practice*. Digital Education, Cincinnati, pp. 175–189.

Krook, L., Whalen, J.P., Lesser, G.V., *et al.* (1975) Experimental studies on osteoporosis. *Methods Achiev Exp Pathol* **7,** 72–108.

Lotz, M., Zisman, E., and Bartter, F.C. (1968) Evidence for a phosphorus-depletion syndrome in man. *N Engl J Med* **278,** 409–415.

Marik, P.E. and Bedigian, M.K. (1996) Refeeding hypophosphatemia in critically ill patients in an intensive care unit. *Arch Surg* **131,** 1043–1047.

McFarlane, D. (1941) Experimental phosphate nephritis in the rat. *J Pathol* **52,** 17–24.

Moshfegh, A., Goldman, J., Ahuja, J., *et al.* (2009) *What We Eat in America, NHANES 2005–2006: Usual Nutrient Intakes from Food and Water Compared to 1997 Dietary Reference Intakes for Vitamin D, Calcium, Phosphorus, and Magnesium*. US Department of Agriculture, Agricultural Research Service. http://www.ars.usda.gov/ba/bhnrc/fsrg (accessed July 2009).

Nordin, B.E.C. (1988) Phosphorus. *J Food Nutr* **45,** 62–75.

Portale, A.A., Halloran, B.P., and Morris, R.C., Jr (1989) Physiologic regulation of the serum concentration of 1,25-dihydroxyvitamin D by phosphorus in normal men. *J Clin Invest* **83,** 1494–1499.

Raisz, L.G. and Niemann, I. (1969) Effect of phosphate, calcium and magnesium on bone resorption and hormonal responses in tissue culture. *Endocrinology* **85,** 446–452.

Ramirez, J.A., Emmett, M., White, M.G., *et al.* (1986) The absorption of dietary phosphorus and calcium in hemodialysis patients. *Kidney Int* **30,** 753–759.

Ritz, E. (1982) Acute hypophosphatemia. *Kidney Int* **22,** 84–94.

Silverberg, S.J., Shane, E., Clemens, T.L., *et al.* (1986) The effect of oral phosphate administration on major indices of skeletal metabolism in normal subjects. *J Bone Miner Res* **1,** 383–388.

Spencer, H., Kramer, L., and Osis, D. (1978) Effect of a high protein (meat) intake on calcium metabolism in man. *Am J Clin Nutr* **31,** 2167–2180.

Spencer, H., Menczel, J., Lewin, I., *et al.* (1965) Effect of high phosphorus intake on calcium and phosphorus metabolism in man. *J Nutr* **86,** 125–132.

Stein, J.H., Smith, W.O., and Ginn, H.E. (1966) Hypophosphatemia in acute alcoholism. *Am J Med Sci* **252,** 78–83.

Strom, T.M. and Jüppner, H. (2008) PHEX, FGF23, DMP1 and beyond. *Curr Opin Nephrol Hypertens* **17,** 357–362.

Travis, S.F., Sugerman, H.J., Ruberg, R.L., *et al.* (1971) Alterations of red cell glycolytic intermediates and oxygen transport as a consequence of hypophosphatemia in patients receiving intravenous hyperalimentation. *N Engl J Med* **285,** 763–768.

Weinsier, R.L. and Krumdieck, C.L. (1981) Death resulting from overzealous total parenteral nutrition: the refeeding syndrome revisited. *Am J Clin Nutr* **34,** 393–399.

White, K.E. and Econs, M.J. (2008) Fibroblast growth factor-23. In C.J. Rosen, J.E. Compston, and J.B. Lian (eds), *Primer on the Metabolic Bone Diseases and Disorders of Mineral Metabolism*, 7th Edn. American Society for Bone and Mineral Research, Washington, DC, pp. 112–116.

Young, G.P., Thomas, R.J., Bourne, D.W., *et al.* (1985) Parenteral nutrition. *Med J Aust* **143,** 597–601.

30

マグネシウム

Stella Lucia Volpe

要　約

マグネシウムは必須ミネラルであり，生体内において300を超える酵素反応のコファクターとして作用している。体内には約25gのマグネシウムが存在し，その50～60％は骨に，残りは軟組織に分布している。マグネシウム（Mg^{2+}）は2価の金属イオンである。体内ではカルシウム，カリウム，ナトリウムに次いで4番目に多い陽イオンである。マグネシウムは，緑色葉野菜，未精製穀物，種実類に多く含まれている。マグネシウム欠乏は，心血管疾患や，高血圧，メタボリックシンドローム，2型糖尿病を引き起こすことが知られている。

はじめに

マグネシウム（Mg）は必須のミネラルであり，体内において300を超える酵素反応のコファクターとして作用する（Bohl and Volpe, 2002；Elin, 2010）。これらの反応には，DNAおよびRNA合成，タンパク質合成，細胞増殖と複製，アデニル酸シクラーゼの活性化，細胞内エネルギー合成と貯蔵，細胞内電解質組成の維持，ミトコンドリア膜の安定化などが含まれている（Rude and Oldham, 1990；Newhouse and Finstad, 2000；Bohl and Volpe, 2002；Chubanov *et al*., 2005；Elin, 2010）。またマグネシウムは神経伝達の制御，心臓の興奮性，神経筋伝導，筋収縮，血管運動神経性緊張，血圧調節において主要な役割を担っている（Rude and Oldham, 1990；Elin, 1994；Newhouse and Finstad, 2000；Bohl and Volpe, 2002；Chubanov *et al*., 2005）。マグネシウム欠乏は，ヒトと動物モデルの両方でメタボリックシンドローム，インスリン抵抗性，糖尿病と関連することから，マグネシウムは糖代謝に重要である（Rodríguez-Morán and Guerrero-Romero, 2003；Song *et al*., 2004, 2005；Huerta *et al*., 2005；Soltani *et al*., 2005；Everett and King, 2006；He *et al*., 2006；Mayer-Davis *et al*., 2006）。

マグネシウムの体内濃度

体内には約25gのマグネシウムが存在し，その50～60％は骨に，残りは軟組織に分布している（Bohl and Volpe, 2002；Elin, 2010）。血中に存在するマグネシウムは，体内総マグネシウムの1％以下である（Elin, 2010）。臨床研究データのほとんどは血清マグネシウム濃度を測定していたが（Elin, 2010），ここ数年ではマグネシウムの評価方法として，血漿イオン化マグネシウム，赤血球中マグネシウムの測定，ならびに少し手間はかかるがマグネシウム負荷試験による尿中マグネシウムの測定が用いられている。

骨中マグネシウムの約1/3は常に変動しており，細胞外マグネシウム濃度を正常に維持するためのプールとして機能している（Elin, 1994）（表30.1）。血清マグネシウム濃度の正常範囲は1.8～2.3mg/dL（Institute of Medicine, 1997）であり，この濃度は厳密に調節されている。Waryら（1999）は，30人の健常男性に12mmol/日の乳酸マグネシウムをサプリメントで1か月間負荷しても，血漿マグネシウム濃度に明らかな変化はなかったことを報告している。一方，Dayら（2010）は閉経後の女性にマグネシウム含有飲料（重炭酸マグネシウム120mg/Lを水に溶解したもの）を投与した結果，対照群に比して血清マグネシウム濃度が有意に増加することを報告している。マグネシウムの指標として血清マグネシウム濃度が臨床・研究現場において多用されているが，最適ではないことを理解しておく必要がある。

表30.1　体内のマグネシウム分布

存在場所	濃度
骨	骨灰分量の0.5%
筋肉	9mmol/kg　湿重量
軟組織	9mmol/kg　湿重量
脂肪組織	0.8mmol/kg 湿重量
血清マグネシウム（遊離）	約0.56mmol/L
唾液，胃液，胆汁	0.3〜0.7mmol/L
汗	0.3mmol/L

Elin（1994）より改変。

化学と機能

マグネシウム（Mg^{2+}）は2価の金属イオンであり，体内ではカルシウム，カリウム，ナトリウムに次いで4番目に多い陽イオンである（Rude, 1998）。マグネシウムは2価の陽イオンとして細胞内で最も広く分布し，細胞内陽イオンとしてもカリウムについで2番目に多い（Elin, 1987；Rude, 1998）。通常リガンドに結合し，比較的安定な複合体を形成している（Frausto da Silva and Williams, 1991；Elin, 1994）。イオン化マグネシウムは，ミネラルの生理活性化型であるが，タンパク質と結合したマグネシウムやキレート型マグネシウムは，イオン化したプールにおいて緩衝剤として作用されている（Elin, 1994）。

体内には少なくとも3つの異なったマグネシウムプールが存在する。半減期が短い（約1.6〜28時間）細胞外プール，半減期が比較的短い（約11日）細胞内マグネシウムプール，半減期が長い（11日以上）骨中のプールである（Wester, 1987；Feillet-Coudray *et al*., 2000, 2002）。

血清マグネシウムの約30%はタンパク質と結合している。一方，残りのほとんどはイオン化し，腎臓で排泄される。細胞内のマグネシウムは主にタンパク質や高エネルギーリン酸に結合している（Frausto da Silva and Williams, 1991；Bohl and Volpe, 2002）。生体内におけるマグネシウムの主な役割は，ポリリン酸や核酸のような高電荷を持つ陰イオンと結合すること，酵素-基質結合のサポートならびに重合体構造を安定化させることである（Wester, 1987；Bohl and Volpe, 2002）。

マグネシウムは，好気的および嫌気的代謝，酵素の直接的な活性化とマグネシウム-ATP複合体の構成成分として間接的な活性化を介した解糖系，酸化的リン酸化など多くの代謝反応に必要である（Elin, 1987, 2010）。マグネシウムはまたRNAやDNA合成に必要なプリンおよびピリミジンの供給にも関与している。マグネシウムはカリウムの能動輸送に必要とされる（Dorup and Clausen, 1993）ナトリウム/カリウム-ATPaseの活性化と同様に，アデニル酸シクラーゼを直接的に活性化すると考えられる（Maguire, 1984）。さらにマグネシウムはタンパク質のキナーゼ活性化にも重要な役割を担っている。

Hekmat-Nejadら（2010）は最近，キナーゼ活性の定常状態とインターロイキン1受容体関連キナーゼ4（interleukin-1 receptor-associated kinase-4：IRAK-4）におけるマグネシウムの必要性について明らかにした。IRAK-4は，インターロイキン-1（IL-1）受容体を介した細胞内シグナル伝達系に重要な役割をするセリン/スレオニン特異的キナーゼである。Hekmat-Nejadら（2010）は，1分子以上のMg^{2+}イオンがIRAK-4のリン酸基転移活性化と相互作用すること，さらに酵素は遊離マグネシウム5〜10mMの存在下で最大活性を示すことを報告した。加えて，2価金属1つがATP複合体のキレート触媒に必要とされ，これらの速度論的証明は，遊離のMg^{2+}がIRAK-4の触媒活性を増強することからも明らかにされている。

マグネシウムは，“天然の生理的カルシウムチャネル拮抗剤”と呼ばれており（Iseri and French, 1984；White and Hartzell, 1989；Schmid-Elsaesser *et al*., 2006），マグネシウムが欠乏すると細胞内カルシウム濃度が上昇する。カルシウムは骨格や平滑筋の収縮において重要な役割を果たしているため，マグネシウム欠乏により，筋痙れん，高血圧，冠動脈と脳動脈のれん縮が起こる（Institute of Medicine, 1997）。Schmid-Elsaesserら（2006）は，カルシウム拮抗剤であるニモジピンと同様に，遅発性虚血性神経障害，動脈瘤性クモ膜下出血の患者において，マグネシウムは効果があることを報告している。それぞれの特徴が異なるため，併用投与する研究も価値があるかもしれないが，マグネシウムにはほとんど副作用がないことから，マグネシウム投与はこれらの疾患において有望な治療法となるかもしれない。

さらに，マグネシウムは，急性心筋梗塞の重要な補助療法剤となることが示されている（Sadeh, 1989；Horner, 1992；, Herzog *et al*., 1995）。マグネシウムは無機カルシウムチャネル拮抗剤であることから（Iseri and French, 1984；White and Hartzell, 1989），細胞膜または細胞内マグネシウムがカルシウムチャネル拮抗剤として作用することにより，梗塞の軽減が期待できる（Sadeh, 1989）。

マグネシウムの吸収と恒常性

多くのミネラルと同様，マグネシウム吸収は摂取量と負の相関を示す。マグネシウムは腸管から吸収され，そのほとんどは遠位空腸，回腸で吸収される（Rude, 1998）。食品中のマグネシウムの吸収率は，40〜60%である（図30.1）。マグネシウムは能動輸送と受動拡散によって吸収される。食事からのマグネシウム摂取量が少ない時は，より多く吸収するために能動輸送となる。一方，食事からのマグネシウム摂取が多い場合には受動拡散となり，

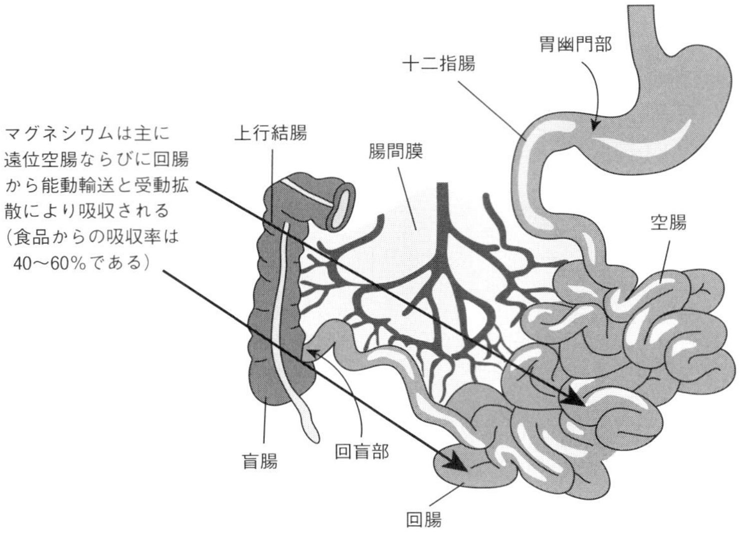

図30. 1　マグネシウムの吸収

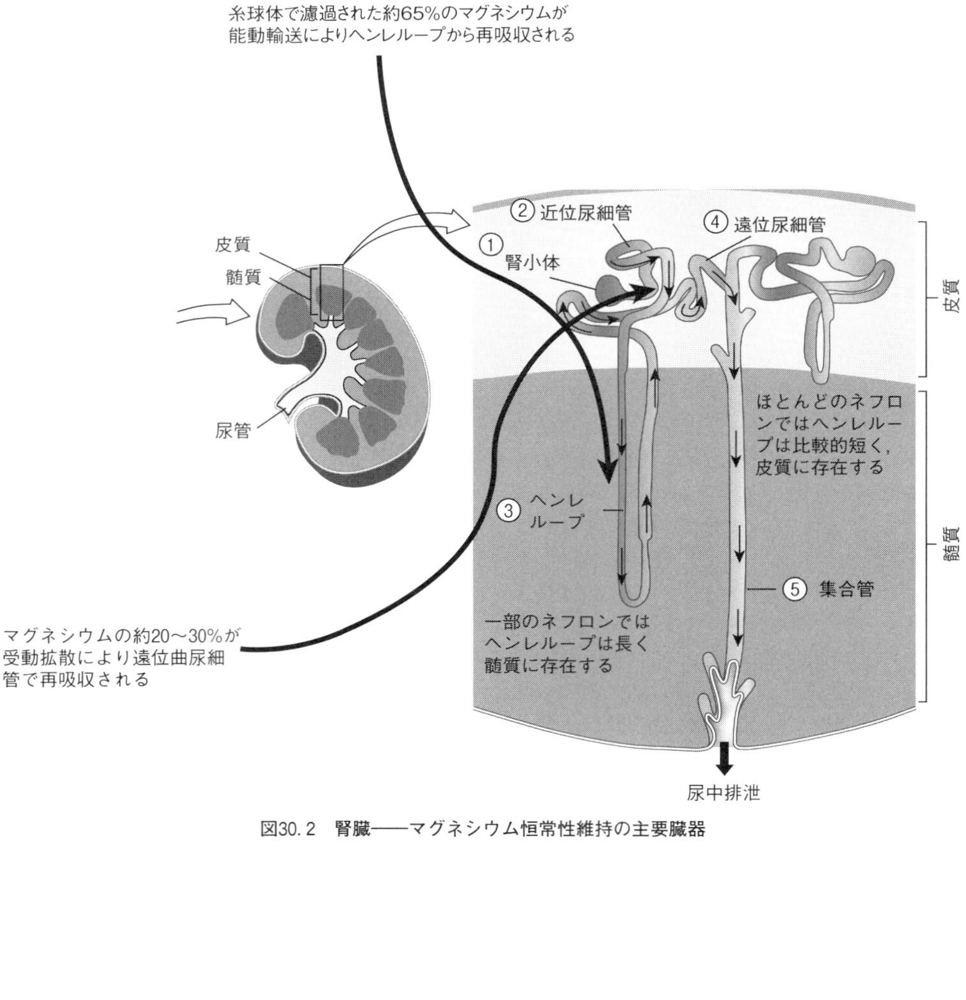

図30. 2　腎臓——マグネシウム恒常性維持の主要臓器

結果として吸収量は減少する(Fine *et al*., 1991；Kayne and Lee, 1993)。Calbindin–D_{9k}はマグネシウムの吸収に関与すると考えられるが(Institute of Medicine, 1997)，その作用は明らかではない。

腎臓はマグネシウム恒常性調節の主要臓器である(Wong *et al*., 1986)。糸球体で濾過された約65%のマグネシウムは，能動輸送によりヘンレループで再吸収される（Wong *et al*., 1986）（図30. 2)。マグネシウムの約20～30%がカルシウム，ナトリウム，水輸送と関連しながら腎近位曲尿細管で受動拡散により再吸収される(Schwartz *et al*., 1984；Rude, 1998)（図30. 2)。過剰のマグネシウムのほとんどは完全に腎臓から排泄されるが，マグネシウム欠乏時では異なっている。マグネシウム欠乏時には，腎臓はマグネシウムの排泄を12～24mg/日以下に抑えることによって損失を防いでいる（Rude, 1998)。腎臓でのマグネシウム排泄は，食事中のナトリウム，カルシウム，タンパク質の過剰摂取や，カフェイン，アルコール摂取により増加する（Mahalko *et al*., 1983；Martinez *et al*., 1985；Massey and Whiting, 1993)。小腸と腎臓におけるマグネシウム輸送の機序は明らかではなく，現在でも特異的なホルモンや主要な役割を担う化合物は知られていない（Rude, 1998)。

吸収に影響を与える因子

食事からのマグネシウムの平均摂取量が300～350mg/日であれば，30～50%の吸収が可能である（Schwartz *et al*., 1984)。マグネシウム吸収を減少させる因子としては，果物，野菜，穀類由来の食物繊維，フィチン酸塩ならびにシュウ酸塩，さらにアルコールの過剰摂取，利尿薬のような薬剤があげられる。リン，カルシウムやタンパク質もまた，マグネシウムの吸収を減少させる。高食物繊維食に含まれるフィチン酸塩は，マグネシウムとフィチン酸塩中のリンが結合することによって吸収を抑制する（Franz, 1989；Wisker *et al*., 1991；Brink and Beynen, 1992；Greger, 1999)。

高カルシウム食（最大2, 000mg/日）はマグネシウム吸収に，高マグネシウム食（最大826mg/日）もカルシウムの吸収に影響を及ぼさない（Schwartz *et al*., 1984；Abbott *et al*., 1994)。それにもかかわらず多くのカルシウムチャネルはマグネシウム依存性であるため，細胞内のカルシウム濃度はマグネシウム欠乏により上昇する（Dacey, 2001)。さらに，血清マグネシウム濃度が低下しカルシウム欠乏が生じている患者では，マグネシウム欠乏が是正されるまで，カルシウム補充の効果がみられない(Al–Ghamdi *et al*., 1994；Dhupa and Proulx, 1998)。マグネシウム欠乏が副甲状腺ホルモン（parathyroid hormone：PTH）分泌と骨への取込みを阻害することから，PTHがこれらの要因であると考えられる(Estep *et al*., 1969；Freitag and Martin, 1979；Al–Ghamdi *et al*., 1994；Dhupa and Proulx, 1998)。

タンパク質もまたマグネシウム吸収に関与し，タンパク質摂取量が30g/日以下の場合には，マグネシウムの吸収が低下する（Hunt and Schofield, 1969)。高タンパク質食(94g/日以上)では，酸負荷を上昇させることによって腎臓でのマグネシウム排泄が増加する。しかしながらマグネシウム保有量は高タンパク質食摂取時でも，通常と同様に維持されている（Mahalko *et al*., 1983；Wong *et al*., 1986)。その他，マグネシウム吸収量と保有量は，低タンパク質食（43g/日）摂取時と比して高タンパク質食（93g/日）で増加することが報告されている（Schwartz *et al*., 1973)。

マグネシウム吸収に対するホウ素の作用を明らかにした研究はないが，ホウ素とマグネシウムの間には相互作用があるかもしれない（Volpe *et al*., 1993；Meacham *et al*., 1994, 1995)。体内のホウ素濃度が低下したとき，マグネシウムはホウ素の機能を代替する可能性がある（Volpe *et al*., 1993)。さらにホウ素の補充は，経時的に血清マグネシウム濃度を増加させることも示されている（Meacham *et al*., 1994, 1995)。

マグネシウムの輸送

細胞内外のマグネシウム輸送には，輸送担体を介する輸送系が必要である（Gunther, 1993；Romani *et al*., 1993)。細胞からのマグネシウム排出はナトリウム輸送と関連しており，マグネシウムの取込みはナトリウムと重炭酸輸送と関連する。このようにマグネシウムの排出と取込みは，異なった機序で起こる(Gunther, 1993；Romani *et al*., 1993；Institute of Medicine, 1997)。

マグネシウム必要量

アメリカのマグネシウム食事摂取基準（dietary reference intake：DRIs）を表30. 2に示す。最も新しいマグネシウムDRIsは1997年に設定された。アメリカにおける摂取基準は，他国に比してわずかに多いが（例えば，イギリスは推奨量300mg/日，上限量は350mg/日)，一般に世界を通じてマグネシウム必要量は300～450mg/日の範囲である。

マグネシウムの推定平均必要量（estimated average requirements：EAR）はマグネシウム出納試験から推定されており，これはマグネシウム最大保有量を決める十分なデータがなかったためである(Institute of Medicine, 1997)。なぜなら，食品からマグネシウムを過剰摂取しても悪影響はなく，マグネシウムの耐容上限量(tolerable upper intake level：UL）は，悪影響をもたらすマグネシウム（例えば，マグネシウム塩）の薬理学的投与量を評価することによって決定されている（Institute of Medicine, 1997)。(後述の「マグネシウム過剰摂取の影

表30.2　マグネシウムの食事摂取基準

年齢・性別	AI（mg/日）	RDA（mg/日）	UL[a]（mg/日）
乳幼児（男児・女児）			
0～6か月	30	NA	マグネシウム補充のため
7～12か月	75	NA	設定できない
小児（男子・女子）			
1～3歳	NA	80	65
4～8歳	NA	130	110
9～13歳	NA	240	350
男性			
14～18歳	NA	410	350
19～30歳	NA	400	350
31～>70歳	NA	420	350
女性			
14～18歳	NA	360	350
19～30歳	NA	310	350
31～>70歳	NA	320	350
妊婦			
14～18歳	NA	400	350
19～30歳	NA	350	350
31～50歳	NA	360	350
授乳婦			
14～18歳	NA	360	350
19～30歳	NA	310	350
31～50歳	NA	320	350

AI：adequate intake（目安量），RDA：recommended dietary allowance（推奨量），UL：tolerable upper intake level（耐容上限量），NA：not applicable（該当なし）。

[a]：サプリメントからの摂取のみ。食品・飲料水からのマグネシウムは含まない。

Institute of Medicine，1997より改変。

響」の項のマグネシウム過剰摂取による有害な事例を参照)。

マグネシウムの供給源

マグネシウムは至る所に存在するミネラルであり，多くの食品中に含まれる。マグネシウムを豊富に含む食品は緑色葉野菜，未精製穀物，種実類である。マグネシウムを中程度含む食品としては肉，でんぷん製品，牛乳などである。精製された食品にマグネシウムは少ない。マグネシウムを多く含む食品を表30.3に示した(US Department of Agriculture, 2003；National Institute of Health, Office of Dietary Supplements, 2005)。

マグネシウム欠乏

アメリカにおける成人の約60％は，マグネシウムの食事摂取基準を満たしていないが，この摂取不足の長期的な影響に関しては十分な報告がなされていない(Nielsen, 2010)。マグネシウム欠乏は，マグネシウムの摂取不足に加え，マグネシウムの排泄が増加するメタボリックシンドロームと2型糖尿病（これらの慢性疾患ではマグネシウムの摂取不足が起こる可能性もある）の発症率増加に伴ってより一般的化している。慢性炎症の増悪による軽度から中程度のマグネシウム欠乏は，アテローム性動脈硬化，高血圧，骨粗鬆症，糖尿病や癌などのような慢性疾患の発症率を高める可能性がある(Nielsen, 2010)。

さらに，減量食では，適正量の微量栄養素を摂取することが困難である。Gardnerら（2010）は，過体重または肥満女性に対して主要栄養素が異なる4種の食事をランダムに摂取してもらい，微量栄養素の摂取量を比較した。すべての食事においてほとんどの女性で微量栄養素の摂取が減少した。マグネシウムは摂取が不足した微量栄養素のひとつであった。健康や体重減少に効果をもたらす低エネルギー食に“微量栄養素の利点”があることを示唆した。

マグネシウム欠乏は，アルコールの過剰摂取，ある種の薬剤（利尿剤など），吸収不良〔短腸症候群，セリアッ

表30.3　マグネシウムの供給源となる食品

食品	含有量（mg）
オヒョウ，調理済み，3オンス	90
アーモンド，乾燥，煎り，1オンス	80
カシューナッツ，乾燥，煎り，1オンス	75
大豆，成熟，調理済み，1/2カップ	75
ホウレンソウ，冷凍，調理済み，1/2カップ	75
ナッツ，ミックス，乾燥，煎り，1オンス	65
シリアル，小麦小片，長方形ビスケット2個	55
オートミール，即席，強化食品，水で調整，1カップ	55
ジャガイモ，皮付き焼き，中1個	50
ピーナッツ，乾燥，煎り，1オンス	50
ピーナッツバター，なめらかタイプ，大さじ2	50
小麦ふすま，未加工，大さじ2	45
ササゲ豆，調理済み，1/2カップ	45
ヨーグルト，プレーン，無脂肪，8オンス	45
ブランフレーク，1/2カップ	40
ベジタリアンベイクドビーンズ，1/2カップ	40
玄米，長粒種，調理済み，1/2カップ	40
レンズ豆，成熟，調理済み，1/2カップ	35
アボカド，カリフォルニア，ピューレ1/2カップ	35
インゲン豆，缶詰，1/2カップ	35
ウズラ豆，調理済み，1/2カップ	35
小麦胚芽，未加工，大さじ2	35
チョコレートミルク，1カップ	33
バナナ，生，中1個	30
ミルクチョコレートバー，1.5オンス	28
牛乳，低脂肪（2%）または無脂肪，1カップ	27
パン，全粒小麦，市販品，1枚	25
干しぶどう，種なし，1/2カップ	25
全乳，1カップ	24
チョコレートプディング，4オンス，加工品	24

これ以外の食品は，次のウェブサイト（USDAウェブサイト）で閲覧可能である。
http://www.nal.usda.gov/fnic/cgi-bin/nut_search.pl.
http://ods.od.nih.gov/factsheets/magnesium.asp#en1　(2010年9月10日検索）より改変。
訳注：アメリカの1カップは240mL。1オンスは約28gである。

ク病（グルテン過敏性腸疾患），クローン病〕およびマグネシウム摂取不足によって起こる（Institute of Medicine, 1997）。マグネシウム欠乏の初期症状は，食欲減退，吐き気，嘔吐，倦怠感や脱力感である。マグネシウム欠乏がさらに進行すると，しびれ，うずき，筋収縮や痙れん発作，人格障害や冠動脈れん縮（狭心症）を招く（Institute of Medicine, 1997；Rude, 1998）。

マグネシウム欠乏は低カルシウム血症，神経筋の興奮性，骨粗鬆症，糖尿病および，高血圧，不整脈，狭心症，急性心筋梗塞，脂質異常症のような心合併症を引き起こす（Gums, 2004；Shechter, 2010）。マグネシウムの補充は，マグネシウム欠乏で生じたこれらの症状のほとんどを回復させる。Normenら（2005）は回腸人工肛門増設術を行った患者に，マグネシウム（とカルシウムならびに硫酸塩）を含むミネラルウォーターを与えて吸収されるかどうかを検討した。この無作為化クロスオーバー試験を実施する主な目的は，摂取不足によって起こる欠乏をミネラルウォーターが改善するかどうかを検討するためであった。その結果，コントロール期に比して，食事とミネラルウォーターからのマグネシウム吸収量が30%以上増加した（Normen *et al*., 2005）。よってミネラルウォーターによるマグネシウム補充は，摂取量と吸収率を高める効果的な方法であることが示された。

マグネシウム欠乏障害

術後の集中治療室（ICU）では，マグネシウム濃度が正常な患者の死亡率（13%）に比して，重度の低マグネシウム血症（12.3mg/dL 以下）〔訳注：参考文献では，1.4mEq/dL（1.7mg/dL）以下を低マグネシウム血症としている〕の患者では死亡率（41%）が上昇する（Chernow *et al*., 1989)。低マグネシウム血症は，患者の生存率に対して感度がよい，または正確な予測因子ではないにもかかわらず，術後の ICU 患者の間では頻発する。さらに重度の低マグネシウム血症患者は，不整脈を生じる低カリウム血症を伴う場合も多く，血中マグネシウム濃度が正常な患者に比して死亡率が高い（Chernow *et al*., 1989)。

心血管疾患

マグネシウムは，急性心筋梗塞やアテローム性動脈硬化症の治療に重要な役割を果たす（Elin, 1994；Shechter, 2010)。一般的に心血管疾患は中年期以降になるまで症状が出ないので，潜在化したマグネシウムの慢性的変化を把握するためには，イオン化マグネシウム代謝をよりいっそう理解することが重要である（Elin, 1994)。Rosenlund ら（2005）は，マグネシウム含量の高い飲料を飲んだ被験者において，心筋梗塞に対しての予防効果を示さなかったと報告している。同様に Day ら（2010）は，マグネシウムを添加した天然水を50～70歳，body mass index（BMI）20～35kg/m^{2}の閉経後女性に飲水してもらった結果，心筋梗塞のリスクマーカーに対する有効性は見いだせなかった。

一方，Hashimoto ら（2010）は，血中マグネシウム濃度と心血管リスクを明らかにするために，平均年齢67歳（68.4%女性）の健常日本人728人を被験者として測定した。その結果，低マグネシウム血症と頸動脈硬化のリスクと関連があった。

Mathers と Beckstrand（2009）は，冠動脈性心疾患がある，またはそのリスクのあるヒトに対して行う，マグネシウム補充の安全性を確かめる無作為化試験と前向き研究に関して概説している。報告されたいずれの研究においても，マグネシウム補充による有害な事象は観察されなかった。彼らは報告された研究に基づいて，マグネシウム摂取量と，男性の冠動脈性疾患発症リスク低下には弱いながら関連があることを示した。したがって心血管疾患のリスクを低下させるために日常にできる方法として，食事からのマグネシウム摂取の増加を勧めている。さらに，Shechter（2010）は下記のように述べている：

> 冠動脈疾患（coronary artery disease：CAD）患者においてマグネシウム補充は，動物実験やヒトにおけるこれまでの同様な研究結果から，心血管疾患予防薬として理論的には潜在的な有効性がある。これらの研究は費用対効果が高く，管理が簡単であり，副作用が比較的少ない。CAD 患者，特に心不全を伴う CAD 患者や，高齢者，低マグネシウム血症の入院患者のようなハイリスク群では，マグネシウムの作用は有効である。なおマグネシウム療法は，心室頻拍（Torsades de Pointes）や，難治性心室頻拍のような致死的な心室性不整脈で必要性が示されている。

Bobkowski ら（2005）は「特発性僧帽弁逸脱（Idiopathic mitral valve prolapse：IMVP）は，左心房側に僧帽弁前尖の片方または両方が収縮期に落ちこむ疾患であり，僧帽弁閉鎖不全症を合併することもある」としている。IMVP は若い女性に多く，マグネシウム欠乏（摂取不足や過剰排泄）による潜在性テタニーによって引き起こされると考えられている。マグネシウム欠乏による潜在性テタニーは，IMVP 症例の85%でみられる（Galland *et al*., 1986)。血漿マグネシウム濃度が正常であっても，マグネシウム欠乏の指標とはならないため，Bobkowski ら（2005）は研究室での評価では血中ならびに尿中のカルシウム指標と同様に，血漿，赤血球，尿中のマグネシウム測定を推奨している。経口マグネシウム負荷試験（5 mg/kg/日）により，マグネシウム欠乏によって生じた症状が改善した。結論として，彼らは有効な結果を持続するためには，経口マグネシウム投与と同時に，ビタミン D の生理的濃度の投与またはマグネシウム保持性利尿剤の併用が必要であると述べている（Bobkowski *et al*., 2005)。

血　　圧

カナダ高血圧教育プログラムが推奨しているひとつに，「適正量のカリウム，マグネシウム，カルシウムの摂取と，低脂肪，低コレステロール食の摂取」がある（Khan *et al*., 2005)。これらの食事は疫学研究の結果から，マグネシウム補充研究（Sacks *et al*., 1995；Yamamoto *et al*., 1995）より確かな証拠が示されているけれども，高カルシウム，マグネシウム，カリウム食は高血圧のコントロールに効果があると考えられている（Ascherio *et al*., 1992；Ma *et al*., 1995)。ただし，栄養研究にはよくあることであるが，複数の栄養素が関与しているかもしれない。Appel ら（1997）は，成人の非高血圧者に果物と野菜を増やすことで，約247mg/日までマグネシウム摂取量を増加させた場合に明らかな血圧低下を報告している。これらの被験者では，低脂肪牛乳の摂取によりカリウムとカルシウム摂取量も増加しており（Appel *et al*., 1997)，これら両方のミネラルが，血圧低下の作用を及ぼしたと考えられる。最近の研究として，Dietary Approaches to Stop Hypertension（DASH）試験（基本的には，脂肪とコレステロール摂取を減らし，野菜と果物，低脂肪乳製品を増やした食事）は，血圧を有意に低下させた（Chen *et al*., 2010)。DASH 食でみられた高血圧の改善効果においてマグネシウムが主であるとはいえないが，マグネシウム（およびカリウム）の摂取量増加は血圧を下げる働きをする。さらに，DASH食は心血管疾患の発症リスクを下げることが示されている（10年間減少することが報告されている）(Chen *et al*., 2010)。

マグネシウムの単独補充によっても血圧が低下する研究がある。Bakerら（2009）による24週間の二重盲検プラセボ対照試験では，高血圧を合併する埋込型除細動器装着患者50人に対して，504mg/日のマグネシウム（マグネシウムL-乳酸塩を6個の錠剤の形で）または，プラセボを投与した。投与前の患者の86%に細胞内マグネシウム欠乏があった。マグネシウムを12～24週間投与した患者で，収縮期血圧の有意な低下がみられた。さらに，細胞内マグネシウム濃度は血清マグネシウム濃度に比して，マグネシウム状態を表すよい指標であることが明らかとなった。

糖尿病，メタボリックシンドローム

マグネシウム欠乏と糖尿病，メタボリックシンドロームとの関係を報告した論文が増えてきている。マグネシウム欠乏のある2型糖尿病やメタボリックシンドロームの被験者には，マグネシウム補充が有効であることが示されている(Guerrero-Romero and Rodríguez-Morán, 2006；Volpe, 2008；Guerrera *et al*., 2009；Davì *et al*., 2010)。

インスリンは細胞外マグネシウムを細胞内に移動させる作用があるため，マグネシウムはインスリン感受性に影響を与えることが考えられている（Paolisso and Barbagallo, 1997)。糖尿病患者では生体内マグネシウムが低下すると，インスリン受容体のチロシンキナーゼ活性が低下し，その結果としてインスリン抵抗性を示す(Paolisso and Barbagallo, 1997)。

Kiriiら（2010）は，40～65歳の男女を調べた結果，マグネシウムの摂取量と，年齢ならびにBMIで補正した糖尿病発症率との間には負の相関があったと報告している。Evangelopoulosら（2008）は，血清マグネシウム濃度とメタボリックシンドロームの間には，強い負の相関がみられることも報告している。血清マグネシウム濃度が低下するに従って，メタボリックシンドロームに該当する評価項目の数が増加する。さらに血清マグネシウム濃度とC反応性タンパク質（C-related protein：CRP）濃度には関連があり，これは，メタボリックシンドロームの引き金となる炎症とマグネシウムが関連することを示している。

Afridiら（2008）は，高血圧を併発する糖尿病患者では，血液，尿，毛髪中のカリウム，カルシウム，マグネシウム，ナトリウム濃度が非高血圧性糖尿病患者と比して高いと評価した。高血圧を併発する糖尿病患者と正常血圧者の糖尿病患者の両方またはいずれか一方は，対照群に比してカリウム，カルシウム，マグネシウム濃度が低く，ナトリウム濃度が高値であった。

Guerrero-Romeroら（2004）は，インスリン抵抗性〔インスリン抵抗性指標（homeostasis model assessment as an index of insulin resistance：HOMA-IR）3.0未満〕と血清マグネシウム濃度0.74mmol/L未満の低マグネシウム血症患者に対して，マグネシウム補充によりインスリン感受性を改善できるかどうかを試みた（Guerrero-Romero and Rodríguez-Morán, 2002；Rodríguez-Morán and Guerrero-Romero, 2003)。被験者をランダムに分け，2.5g/日塩化マグネシウム（12.5mmolまたは300mgマグネシウム）またはプラセボを投与した。マグネシウム投与群では，血清マグネシウム濃度が対照群に比して有意に上昇した。マグネシウム投与群ではHOMR-IRも減少したが，対照群では変化なかった。

2型糖尿病の予防は非常に重要であり，マグネシウム補充療法もそのひとつである。Rodríguez-MoránとGuerrero-Romero（2003）は，経口マグネシウム補充（マグネシウム300mg）が低マグネシウム血症を伴う2型糖尿患者において，代謝調節と同様にインスリン感受性を改善するかどうかを検討した。63人の患者に16週間の二重盲検プラセボ対照試験を行った。16週間マグネシウム補充を行った群では，対照群に比して血清マグネシウム濃度が有意に上昇した。補充群では対照群に比して，HOMR-IR，空腹時血糖値，糖化ヘモグロビンの改善がみられ，インスリン感受性と代謝調節も改善していた。これらの2つの前向き研究から，マグネシウム補充はインスリン感受性を改善させる効果的な物質であることが明らかとなった。

糖尿病は血管障害（心疾患），神経障害（神経損傷），腎症（腎疾患），網膜症（眼の網膜障害）のような長期合併症を引き起こす。

糖尿病では心疾患の発症率が高いことから，Soltaniら（2005）は，糖尿病モデルラットを用いて経口マグネシウム投与が心疾患を改善するかどうかを検討した。ラットを6つの群に分類した：8週間水道水を投与した2群（対照群），ストレプトゾトシン投与により糖尿病を誘発させたラットに硫酸マグネシウム（10g/L）含有水を投与した2群，糖尿病誘発ラットに水道水のみを投与した2群である。平均動脈圧，腸間膜血管床の平均灌流圧は，マグネシウム投与群で有意に低値であった。よって，硫酸マグネシウム補充は糖尿病の合併症である心疾患の予防に効果的であると結論づけている（Soltani *et al*., 2005)。

BMI (body mass index)

マグネシウムと体格指数〔BMI：体重(kg)/身長$(m)^2$〕には直接の関連は示されていないが，この2つには関連があると考えられている。Wangら（2005）は，20～50歳女性（392人）の毛髪中カルシウム，銅，鉄，マグネシウム，カリウム，ナトリウムおよび亜鉛含量を測定した。被験者をBMIに従ってBMI18kg/m^2未満，BMI18～

25kg/m^2，BMI26～35kg/m^2，BMI35kg/m^2以上の4群に分類した。BMI18kg/m^2未満のグループは，カルシウム/マグネシウム比，鉄/銅比，亜鉛/銅比が最も高値を示したが，カリウム/ナトリウム比は最も低値を示した（Wang *et al*., 2005）。毛髪中のマグネシウム濃度には，4群において有意な差が認められた。肥満とマグネシウム欠乏の直接の関連を明らかにするためには，さらなる研究が必要である。しかしながら，マグネシウム欠乏はCRP上昇のような免疫反応と関連しており，肥満は軽度炎症を特徴としていることから，肥満とマグネシウム欠乏の間には，現在知られているよりも強い関連があるのかもしれない（Nielsen, 2010；Rayssiguier *et al*., 2010）。

骨粗鬆症

骨粗鬆症は一般的な慢性疾患である。アメリカでは年間200万人の骨折原因となっており，その治療費は170億ドルである（Rude *et al*., 2009）。女性は男性より骨粗鬆症のリスクが高く，平均マグネシウム摂取量は推奨量の約68％しかない（Rude *et al*., 2009）。マグネシウム欠乏は，骨粗鬆症の危険因子となることが示されている（Saito *et al*., 2004；Stendig-Lindberg *et al*., 2004）。Stendig-Lindbergら（2004）は，女性に対してマグネシウムの補充を，750mg/日を6か月，その後250mg/日を18か月間行って，橈骨骨密度が有意に増加したと報告している。

Ohgitaniら（2005）は，爪のマグネシウム濃度と腰椎骨密度とは負の相関があることを示している。さらに，Dayら（2010）は，マグネシウムを添加した天然水は，閉経後女性における骨のバイオマーカーを改善しないことを示した。

骨粗鬆症予防には，マグネシウム摂取の効果を明らかにするための前向き臨床研究（マグネシウム補充および食事からの摂取量増加，両方またはいずれか一方）が必要である（Rude *et al*., 2009）。マグネシウム欠乏が骨粗鬆症を引き起こすメカニズムとして，PTH，活性型ビタミンD（1, 25-dihydroxyvitamin D_3）の産生減少，リン化合物刺激炎症性サイトカイン放出の関与が考えられている（Rude *et al*., 2009）。

カルシウム結石

マグネシウムの欠乏は，カルシウム尿路結石症（カルシウム結石）の原因となる低カルシウム血症を引き起こすことが知られている。

マグネシウムはヒト尿中のシュウ酸カルシウムの結晶化を抑制する（Massey, 2005）。

Johanssonら（1980）は，56人の被験者に水酸化マグネシウムを投与した。その結果，45人には新たなカルシウム結石の再発はなく，2年間の追跡期間中のカルシウム結石発症は0.03個/年であり，マグネシウム投与前の0.8個/年に比して減少した。それに対し，マグネシウムの予防療法を行わなかった群では，2年後34人中15人にカルシウム結石が生じた。

一方，Schwartzら（2001）が行ったシュウ酸カルシウム結石患者7,000人の後ろ向きコホート研究では，低マグネシウム血症を持つ患者で，カルシウム結石の形成が有意ではないが増加傾向にあることが報告されている。彼らは次のように述べている：

> 結石形成における尿中マグネシウムの抑制効果は，これまで報告されているものより低いかもしれない。経口マグネシウム補充の役割とその後のカルシウム尿路結石形成における尿中マグネシウムの増加については，いまだ不明な点が多い。もしマグネシウムが予防的な効果を示すなら，クエン酸排泄を増加させる経路を介して何らかの作用をしているのかもしれない。

Massey（2005）は臨床試験を行った結果，シュウ酸カルシウム結石治療のために酸化マグネシウムあるいは水酸化マグネシウムを単独投与しても，有意な結果は得られなかった。しかしながら，マグネシウムをクエン酸カリウム療法に付加した場合には，よりよい結果が得られている。

マグネシウム補充

マグネシウムの補充は，マグネシウムの吸収低下あるいは過剰損失が生じた場合において特に必要である（Ladefoged *et al*., 1996；Kelepouris and Agus, 1998；Vormann, 2003）。これまでに，ある種の利尿剤，抗生物質，抗癌剤などは，マグネシウム欠乏を引き起こすことが報告されている（Ramsey *et al*., 1994；Lajer and Daugaard, 1999）。これらの薬剤の例としては，利尿剤ラシックス（Lasix），ブメックス（Bumex），エデクリン（Edecrin）やヒドロクロロサイアザイド（hydrochlorothiazide），抗生物質のゲンタマイシン，アムホテリシン，シクロスポリン，抗癌剤のシスプラチン（cisplatin）などがある。

アルコール依存症患者の約30～60％は低マグネシウム血症であり，アルコールから離脱した患者の90％においても血清マグネシウム濃度の低値がみられる（Abbott *et al*., 1994；Elisaf *et al*., 1998）。

クローン病，グルテン過敏性腸疾患（セリアック病），限局性腸炎，小腸の外科手術，慢性的な吸収不良症候群の患者では，下痢や脂肪の吸収不良によりマグネシウムが不足する（Rude and Olerich, 1996）。これらの患者が，マグネシウム補充の対象者と考えられる。

コントロールが不十分な糖尿病患者では，高血糖に伴い尿中マグネシウム排泄量が増加するために，マグネシウム補充が必要であることが示されている（Volpe, 2008）。

前述のように，マグネシウムはカルシウム，カリウムと相互作用をする。よって，持続的な血中カルシウムやカリウム濃度の低値は，マグネシウム不足が根本的な問題となっているのかもしれない。マグネシウム補充は，カルシウムとカリウム欠乏症状を緩和する一助になると考えられる。

軽度から中等度のぜん息患者では，経口マグネシウム補充が有効とする新たな研究がある（Kazaks *et al*., 2010)。6.5か月の無作為化プラセボ対照試験（340mg/日マグネシウム投与群または対照群）では，マグネシウム投与群で気管支反応の客観的尺度とぜん息管理の主観的尺度の改善，ならびに生活の質（QOL）の向上がみられた。

高齢者もまたマグネシウム補充が必要とされる対象者となる。アメリカ全国健康・栄養調査（The National Health and Nutrition Examination Surveys：NHANES, 1999〜2000年，1988〜1994年の２回）では，高齢者は若年者に比してマグネシウム摂取量が少ない（Bialostosky *et al*., 2002；Ford and Mokdad, 2003)。さらに，高齢者は腎臓からのマグネシウム排泄率が増加し，小腸でのマグネシウム吸収率が低下する（Institute of Medicine, 1997)。多くの高齢者では多種の薬剤を服用しており，これらの薬剤とマグネシウムは相互作用を起こす可能性があり，摂取量と吸収量の減少ならびに尿中排泄を増加させ，マグネシウム欠乏をいっそう悪化させている（Institute of Medicine, 1997)。

マグネシウム過剰摂取の影響

マグネシウムは，通常の食事摂取では過剰症は報告されていない。しかしながらサプリメントの過剰摂取による障害がみられている（Institute of Medicine, 1997)。アメリカのマグネシウムの耐容上限量（UL）が，医学研究所（Institute of Medicine, 1997）によって決められている（表30.2)。

よく知られているように，マグネシウムには下剤効果があり（Rude and Singer, 1980；Fine *et al*., 1991)，マグネシウム過剰摂取の主な初期症状は下痢である。また吐き気や腹部の痙れんも起こる（Ricci *et al*., 1991)。

高マグネシウム血症は，腎不全患者が非食品由来のマグネシウムを過剰摂取した場合に起こりやすい（Randall *et al*., 1964；Mordes and Wacker, 1978)。例えば，マグネシウム含有の下剤や制酸剤を多量に摂取した時に生じる（Xing and Soffer, 2001)。

マグネシウム過剰の症状はマグネシウム欠乏の症状と類似しており，精神状態の変化，吐き気，下痢，食欲不振，筋力減退，呼吸困難，極度の低血圧，不整脈などである（Ho *et al*., 1995；Nordt *et al*., 1996；Whang, 1997；Jaing *et al*., 2002)。

マグネシウム栄養状態の評価方法

マグネシウム栄養状態の最も一般的で簡便な方法は，血清マグネシウム濃度の測定である。マグネシウム濃度の評価のために，原子吸光光度計が使用される。血清マグネシウム濃度が1.8mg/dL未満で，マグネシウム欠乏と診断される（Elin, 1987)。しかしながら，Elin（2010）は以下のように述べている：

> 血清マグネシウム濃度の基準範囲を確立するための従来の方法は，１世紀の間にマグネシウム摂取が著しく減少することにより，マグネシウムのバランスがわずかであるが慢性的に負となっている，一見“正常”の多くの患者において問題となる。根拠に基づいた医療では，健康のために基準範囲の下限値を決めるべきであることから，最近の文献に基づいて0.85mmol/Lを推奨する。食事からのマグネシウム摂取量減少は，多くの人において慢性的なマグネシウム欠乏症を潜在的に招いている。これらの人々の血清マグネシウム濃度は，主に骨からマグネシウムが補充されるために正常範囲内である。これらの人々においては，健康のために正常なマグネシウム状態を維持するために，食事やマグネシウム補充による調節が必要である。

血漿中のイオン化マグネシウムは，マグネシウムの栄養状態を評価するよい指標であると考えられている（Institute of Medicine, 1997)。マグネシウムの栄養状態を評価する別の方法としては，臨床評価，マグネシウム排泄量，単核血球，細胞内マグネシウム濃度，核磁気共鳴による赤血球内マグネシウム濃度，マグネシウム出納試験，マグネシウム負荷試験，疫学研究とメタアナリシスがある（Institute of Medicine, 1997)。マグネシウム負荷試験は長年使用され，成人ではゴールドスタンダードとされているが，幼児や子供では使用できない（Institute of Medicine, 1997)。マグネシウム負荷試験では，非経口的にマグネシウムを投与してマグネシウムの腎排泄量を測定して評価する（Institute of Medicine, 1997)。マグネシウム負荷試験は低マグネシウム血症のよい指標となるが，マグネシウムサプリメントを摂取している健常人ではマグネシウムの栄養状態の微妙な変化をみることはできない（Institute of Medicine, 1997)。

生体内のマグネシウムの約99％は細胞内に存在する。そのため，細胞内イオン化マグネシウムの評価をすることは，生理学的に適している（Malon *et al*., 2004)。Malonらは，実用的なマグネシウム栄養状態の評価方法を確立するために，赤血球中のイオン化マグネシウムを測定した。彼らはまた，イオン化マグネシウムと血清総マグネシウム濃度を原子吸光分析法で測定した。これらの測定は，重症の術後患者に対して行われ，低マグネシウム血症は血清総マグネシウム濃度測定では15.7%であったが，イオン化マグネシウム濃度測定では22.2%，赤血球中のイオン化マグネシウム濃度測定では36.5%であった。Malon らは赤血球中のイオン化マグネシウムの測定が，低マグネシウム血症，高マグネシウム血症を診断するために最も適した方法であると結論づけている。

将来の方向性

マグネシウムは生体内における多くの反応に関与しており，疾病予防に役立つ可能性が考えられる多くの研究分野が残されている。マグネシウムがインスリン抵抗性を改善させることは明らかであるが，その作用の裏でどのようなメカニズムがあるのかはまだ不明である。多くの研究者が，チロシンキナーゼおよび免疫反応とマグネシウムの作用を関連づけているが，さらなる基礎研究によってこれらのメカニズムを明らかにする必要がある。さらに，縦断的研究によって，慢性疾患を予防するために必要なマグネシウム量を決定することが必要である。疾病予防に対するマグネシウム補充の有効性と，運動性能に及ぼす効果を明らかにするために，さらなる研究が必要である。

（伊藤美紀子訳）

推奨文献

Davì, G., Santilli, F., and Patrono, C. (2010) Nutraceuticals in diabetes and metabolic syndrome. *Cardiovasc Ther* **28,** 216–226.

Elin, R.J. (2010) Assessment of magnesium status for diagnosis and therapy. *Magnes Res* **23,** S194–198.

Guerrera, M.P., Mao, J.J., and Volpe, S.L. (2009) Therapeutic uses of magnesium. *Am Family Phys* **80,**157–162.

Nielsen, F.H. (2010) Magnesium, inflammation, and obesity in chronic disease. *Nutr Rev* **68,** 333–340.

Rayssiguier, Y., Libako, P., Nowacki, W., *et al.* (2010) Magnesium deficiency and metabolic syndrome: stress and inflammation may reflect calcium activation. *Magnes Res* **23,** 73–80.

Rude, R.K., Singer, F.R., and Gruber, H.E. (2009) Skeletal and hormonal effects of magnesium deficiency. *J Am Coll Nutr* **28,** 131–141.

Shechter, M. (2010) Magnesium and cardiovascular system. *Magnes Res* **23,** 60–72.

Volpe, S.L. (2008) Magnesium, the metabolic syndrome, insulin resistance and type 2 diabetes mellitus. *Crit Rev Food Sci Nutr* **48,** 293–300.

［文　献］

Abbott, L., Nadler, J., and Rude, R.K. (1994) Magnesium deficiency in alcoholism: possible contribution to osteoporosis and cardiovascular disease in alcoholics. *Alcohol Clin Exp Res* **18,** 1076–1082.

Afridi, H.I., Kazi, T.G., Kazi, N., *et al.* (2008) Potassium, calcium, magnesium, and sodium levels in biological samples of hypertensive and nonhypertensive diabetes mellitus patients. *Biol Trace Elem Res* **124,** 206–224.

Al-Ghamdi, S.M., Cameron, E.C., and Sutton, R.A. (1994) Magnesium deficiency: pathophysiology and clinical overview. *Am J Kidney Dis* **24,** 737–752.

Appel, L.J., Moore, T.J., Obarzanek, E., *et al.* (1997) A clinical trial of the effects of the dietary patterns on blood pressure. *New Engl J Med* **336,** 1117–1124.

Ascherio, R., Rimm, E.B., Giovannucci, E.L., *et al.* (1992) A prospective study of nutritional factors and hypertension among US men. *Circulation* **86,** 1475–1484.

Baker, W.L., Kluger, J., White, C.M., *et al.* (2009) Effect of magnesium L-lactate on blood pressure in patients with an implantable cardioverter defibrillator. *Ann Pharmacol* **43,** 569–576.

Bialostosky, K., Wright, J.D., Kennedy-Stephenson, J., *et al.* (2002) Dietary intake of macronutrients, micronutrients and other dietary constituents: United States 1988–1994. *Vital Health Stat* **11,** 1–158.

Bobkowski, W., Nowak, A., and Durlach, J. (2005) The importance of magnesium status in the pathophysiology of mitral valve prolapse. *Magnes Res* **18,** 35–52.

Bohl, C.H. and Volpe, S.L. (2002) Magnesium and exercise. *Crit Rev Food Sci Nutr* **42,** 533–563.

Brink, E.J. and Beynen, A.C. (1992) Nutrition and magnesium absorption: a review. *Prog Food Nutr Sci* **16,** 125–162.

Chen, S.T., Maruthur, N.M., and Appel, L.J. (2010) The effect of dietary patterns on estimated coronary heart disease risk: results from the Dietary Approaches to Stop Hypertension (DASH) trial. *Circ Cardiovasc Qual Outcomes* **3,** 484–489.

Chernow, B., Bamberger, S., Stoiko, M., *et al.* (1989) Hypomagnesemia in patients in postoperative intensive care. *Chest* **95,** 391–397.

Chubanov, V., Gudermann, T., and Schlingmann, K.P. (2005) Essential role for TRPM6 in epithelial magnesium transport and body magnesium homeostasis. *Eur J Physiol* **451,** 228–234.

Dacey, M.J. (2001) Hypomagnesemic disorders. *Crit Care Clin* **17,** 155–173.

Davì, G., Santilli, F., and Patrono, C. (2010) Nutraceuticals in diabetes and metabolic syndrome. *Cardiovasc Therapeut* **28,** 216–226.

Day, R.O., Liauw, W., Tozer, L.M., *et al.* (2010) A double-blind, placebo-controlled study of the short term effects of a spring water supplemented with magnesium bicarbonate on acid/base balance, bone metabolism and cardiovascular risk factors in postmenopausal women. *BMC Res Notes* **3,** 180.

Dhupa, N. and Proulx, J. (1998) Hypocalcemia and hypomagnesemia. *Vet Clin North Am Small Anim Pract* **28,** 587–608.

Dorup, I. and Clausen, T. (1993) Correlation between magnesium and potassium contents in muscle: role of Na(+)-K(+)pump. *Am J Physiol* **264,** C457–C463.

Elin, R.J. (1987) Assessment of magnesium status. *Clin Chem Online* **33,** 1965–1970.

Elin, R.J. (1994) Magnesium: the fifth but forgotten electrolyte. *Am J Clin Pathol* **102,** 616–622.

Elin, R.J. (2010) Assessment of magnesium status for diagnosis and therapy. *Magnes Res* **23,** 194–198.

Elisaf, M., Bairaktari, E., Kalaitzidis, R., *et al.* (1998) Hypomagnesemia in alcoholic patients. *Alcohol Clin Exp Res* **22,** 244–246.

Estep, H., Shaw, W.A., Watlington, C., *et al.* (1969) Hypocalcemia due to hypomagnesemia and reversible parathyroid hormone unresponsiveness. *J Clin Endocrinol Metab* **29,** 842–848.

Evangelopoulos, A.A., Vallianou, N.G., Panagiotakos, D.B., *et al.* (2008) An inverse relationship between cumulating components of the metabolic syndrome and serum magnesium levels. *Nutr Res* **28,** 659–663.

Everett, C.J. and King, D.E. (2006) Serum magnesium and the development of diabetes. *Nutrition* **22,** 679.

Feillet-Coudray, C., Coudray, C., Brule, F., *et al.* (2000) Exchangeable magnesium pool masses reflect the magnesium status of rats. *J Nutr* **130,** 2306–2311.

Feillet-Coudray, C., Coudray, C., Tressol, J.C., *et al.* (2002) Exchangeable magnesium pool masses in healthy women: effects of magnesium supplementation. *Am J Clin Nutr* **75,** 72–78.

Fine, K.D., Santa Ana, C.A., Porter, J.L., *et al.* (1991) Intestinal absorption of magnesium from food and supplements. *J Clin Invest* **88,** 396–402.

Ford, E.S. and Mokdad, A.H. (2003) Dietary magnesium intake in a national sample of U.S. adults. *J Nutr* **133,** 2879–2882.

Franz, K.B. (1989) Influence of phosphorus on intestinal absorption of calcium and magnesium. In Y. Itokawa and J. Durlach (eds), *Magnesium in Health and Disease.* John Libbey and Co, London, pp. 71–78.

Frausto da Silva, J.J.R. and Williams, R.J.P. (1991) The biological chemistry of magnesium: phosphorus metabolism. *The Biological Chemistry of the Elements.* OUP, Oxford, pp. 241–267.

Freitag, J.J. and Martin, K.J. (1979) Evidence for skeletal resistance to parathyroid hormone in magnesium deficiency: studies in isolated perfused bone. *J Clin Invest* **264,** 1238–1244.

Galland, L.D., Baker, S.M., and McLellan, R.K (1986) Magnesium deficiency in the pathogenesis of mitral valve prolapse. *J Magnesium* **5,** 165–174.

Gardner, C.D., Kim, S., Bersamin, A., *et al.* (2010) Micronutrient quality of weight-loss diets that focus on macronutrients: results from the A to Z study. *Am J Clin Nutr* **92,** 304–312.

Greger, J.L. (1999) Nondigestible carbohydrates and mineral bioavailability. *J Nutr* **129,** 1434S–1435S.

Guerrera, M.P., Mao, J.J., and Volpe, S.L. (2009) Therapeutic uses of magnesium. *Am Family Phys* **80,** 157–162,

Guerrero-Romero, F. and Rodríguez-Morán, M. (2002) Low serum magnesium levels and metabolic syndrome. *Acta Diabetológica* **39,** 209–213.

Guerrero-Romero, F. and Rodríguez-Morán, M. (2006) Hypomagnesemia, oxidative stress, inflammation, and metabolic syndrome. *Diabetes Metab Res Rev* **22,** 471–476.

Guerrero-Romero, F., Tamez-Perez, H.E., Gonzalez-Gonzalez, G., *et al.* (2004) Oral magnesium supplementation improves insulin sensitivity in non-diabetic subjects with insulin resistance. A double-blind placebo-controlled randomized trial. *Diabetes Metab* **30,** 253–258.

Gums, J.G. (2004) Magnesium in cardiovascular and other disorders. *Am J Health Syst Pharm* **61,** 1569–1576.

Gunther, T. (1993) Mechanisms and regulation of Mg2+ efflux and Mg2+ influx. *Miner Electrolyte Metab* **19,** 259–265.

Hashimoto, T., Hara, A., Ohkubo, T., *et al.* (2010) Serum magnesium, ambulatory blood pressure, and carotid artery alteration: the Ohasama study. *Am J Hypertens* **23,** 1292–1298.

He, K., Liu, K., Daviglus, M.L., *et al.* (2006) Magnesium intake and incidence of metabolic syndrome among young adults. *Circulation* **113,** 1675–1682.

Hekmat-Nejad, M., Cai, T., and Swinney, D.C. (2010) Steady-state kinetic characterization of kinase activity and requirements for Mg2+ of interleukin-1 receptor associated kinase-4. *Biochemistry* **49,** 1495–1506.

Herzog, W.R., Schlossberg, M.L., MacMurdy, K.S., *et al.* (1995) Timing of magnesium therapy affects experimental infarct size. *Circulation* **92,** 2622–2626.

Ho, J., Moyer, T.P., and Phillips, S. (1995) Chronic diarrhea: the role of magnesium. *Mayo Clin Proc* **70,** 1091–1092.

Horner, S.M. (1992) Efficacy of intravenous magnesium in acute myocardial infarction in reducing arrhythmia and mortality. *Circulation* **86,** 774–779.

Huerta, M.G., Roemmich, J.N., Kington, M.L., *et al.* (2005) Magnesium deficiency is associated with insulin resistance in obese children. *Diabetes Care* **28,** 1175–1181.

Hunt, M.S. and Schofield, F.A. (1969) Magnesium balance and protein intake level in adult human female. *Am J Clin Nutr* **22,** 367–373.

Institute of Medicine (1997) Institute of Medicine Standing Committee on the Scientific Evaluation of Dietary Reference Intakes, Food and Nutrition Board. *Dietary Reference Intakes for Calcium, Phosphorus, Magnesium, Vitamin D, and Fluoride.* National Academy Press, Washington, DC.

Iseri, L.T. and French, J.H. (1984) Magnesium: Nature's physiologic calcium blocker. *Am Heart J* **108,** 188–193.

Jaing, T.H., Hung, I.J., Chung, H.T., *et al.* (2002) Acute hypermagnesemia: a rare complication of antacid administration after bone marrow transplantation. *Clin Chim Acta* **326,** 201–203.

Johansson, G., Backman, U., Danielson, B.G., *et al.* (1980) Biochemical and clinical effects of the prophylactic treatment of renal calcium stones with magnesium hydroxide. *J Urol* **124,** 770–774.

Kayne, L.H. and Lee, D.B.N. (1993) Intestinal magnesium absorption. *Miner Electrolyte Metab* **19,** 210–217.

Kazaks, A.G., Uriu-Adams, J.Y., Albertson, T.E., *et al.* (2010) Effect of oral magnesium supplementation on measures of airway resistance and subjective assessment of asthma control and quality of life in men and women with mild to moderate asthma: a randomized placebo controlled trial. *J Asthma* **47,** 83–92.

Kelepouris, E. and Agus, Z.S. (1998) Hypomagnesemia: renal magnesium handling. *Semin Nephrol* **18,** 58–73.

Khan, N.A., Lewanczuk, R.Z., McAlister, F.A., *et al.* (2005) The 2005 Canadian Hypertension Education Program recommendations for the management of hypertension: Part II – Therapy. *Can J Cardiol* **21,** 657–672.

Kirii, K., Iso, H., Date, C., *et al.* (2010) Magnesium intake and risk of self-reported type 2 diabetes among Japanese. *J Am Coll Nutr* **29,** 99–106.

Ladefoged, K., Hessov, I., and Jarnum, S. (1996) Nutrition in short-bowel syndrome. *Scand J Gastroenterol* **216,** 122–131.

Lajer, H. and Daugaard, G. (1999) Cisplatin and hypomagnesemia.

Cancer Treat Rev **25,** 47–58.
Lopez-Ridaura, R., Willett, W.C., Rimm, E.B., *et al.* (2004) Magnesium intake and risk of type 2 diabetes in men and women. *Diabetes Care* **27,** 134–140.
Ma, J., Folsom, A.R., Melnick, S.L., *et al.* (1995) Associations of serum and dietary magnesium with cardiovascular disease, hypertension, diabetes, insulin, and carotid arterial wall thickness: the ARIC study. Atherosclerosis Risk in Community Study. *J Clin Epidemiol* **48,** 927–940.
Maguire, M.E. (1984) Hormone-sensitive magnesium transport and magnesium regulation of adenylate cyclase. *Trends Pharmacol Sci* **5,** 73–77.
Mahalko, J.R., Sandstead, H.H., Johnson, L.K., *et al.* (1983) Effect of a moderate increase in dietary protein on the retention and excretion of Ca, Cu, Fe, Mg, P, and Zn by adult males. *Am J Clin Nutr* **37,** 8–14.
Malon, A., Brockmann, C., Fijalkowska-Morawska, J., *et al.* (2004) Ionized magnesium in erythrocytes – the best magnesium parameter to observe hypo- or hypermagnesemia. *Clin Chim Acta* **349,** 67–73.
Martinez, M.E., Salinas, M., Miguel, J.L., *et al.* (1985) Magnesium excretion in idiopathic hypercalciuria. *Nephron* **40,** 446–450.
Massey, L. (2005) Magnesium therapy for nephrolithiasis. *Magnesium Res* **18,** 123–126.
Massey, L.K. and Whiting, S.J, (1993) Caffeine, urinary calcium, calcium metabolism and bone. *J Nutr* **123,** 1611–1614.
Mathers, T.W. and Beckstrand, R.L., (2009) Oral magnesium supplementation in adults with coronary heart disease or coronary heart disease risk. *J Am Acad Nurse Pract* **21,** 651–657.
Mayer-Davis, E.J., Nichols, M., Liese, A.D., *et al.* (2006) Dietary intake among youth with diabetes: the SEARCH for Diabetes in Youth Study. *J Am Diet Assoc* **106,** 689–697.
Meacham, S.L., Taper, L.J., and Volpe, S.L. (1994) Effects of boron supplementation on bone mineral density and dietary, blood and urinary calcium, phosphorus, magnesium, and boron in female athletes. *Environ Health Perspect* **102,** 79–82.
Meacham, S.L., Taper, L.J., and Volpe, S.L. (1995) The effect of boron supplementation on blood and urinary calcium, magnesium, phosphorus, and urinary boron in female athletes. *Am J Clin Nutr* **61,** 341–345.
Mordes, J.P. and Wacker, W.E.C. (1978) Excessive magnesium. *Pharmacol Rev* **29,** 273–300.
National Institutes of Health, Office of Dietary Supplements (2005) http://ods.od.nih.gov/factsheets/magnesium.asp (retrieved September 10 2010; updated January 30, 2005).
Newhouse, I.J. and Finstad, E.W. (2000) The effects of magnesium supplementation on exercise performance. *Clin J Sports Med* **10,** 195–200.
Nielsen, F.H. (2010) Magnesium, inflammation, and obesity in chronic disease. *Nutr Rev* **68,** 333–340.
Nordt, S., Williams, S.R., Turchen, S., *et al.* (1996) Hypermagnesemia following an acute ingestion of Epsom salt in a patient with normal renal function. *J Toxicol Clin Toxicol* **34,** 735–739.
Normen, L., Arnaud, M.J., Carlsson, N.G., *et al.* (2005) Small bowel absorption of magnesium and calcium sulphate from a natural mineral water in subjects with ileostomy. *Eur J Nutr* **45,** 105–112.
Ohgitani, S., Fujita, T., Fujii, Y., *et al.* (2005) Nail calcium and magnesium content in relation to age and bone mineral density. *J Bone Min Metab* **23,** 318–322.
Paolisso, G. and Barbagallo, M. (1997) Hypertension, diabetes mellitus, and insulin resistance: the role of intracellular magnesium. *Am J Hypertens* **10,** 346–355.
Paolisso, G., Passariello, N., Pizza, G., *et al.* (1989) Dietary magnesium supplements improve B-cell response to glucose and arginine in elderly non-insulin dependent diabetic subjects. *Acta Endocrinologica (Copenh)* **121,** 16–20.
Ramsay, L.E., Yeo, W.W., and Jackson, P.R. (1994) Metabolic effects of diuretics. *Cardiology* **84,** 48–56.
Randall, R.E., Cohen, D., Spray, C.C., *et al.* (1964) Hypermagnesemia in renal failure. *Ann Int Med* **61,** 73–88.
Rayssiguier, Y., Libako, P., Nowacki, W., *et al.* (2010) Magnesium deficiency and metabolic syndrome: stress and inflammation may reflect calcium activation. *Magnes Res* **23,** 73–80.
Ricci, J.M., Hariharan, S., and Helfott, A. (1991) Oral tocolysis with magnesium chloride: a randomized controlled prospective clinical trial. *Am J Obstet Gynecol* **165,** 603–610.
Rodríguez-Morán, M. and Guerrero-Romero, F. (2003) Oral magnesium supplementation improves insulin sensitivity and metabolic control in type 2 diabetic subjects. A randomized, double-blind controlled trial. *Diabetes Care* **26,** 1147–1152.
Romani, A., Marfella, C., and Scarpa, A. (1993) Cell magnesium transport and homeostasis: role of intracellular compartments. *Miner Electrolyte Metab* **19,** 282–289.
Rosenlund, M., Berglind, N., Hallqvist, J., *et al.* (2005) Daily intake of magnesium and calcium from drinking water in relation to myocardial infarction. *Epidemiology* **16,** 570–576.
Rude, R.K. (1998) Magnesium deficiency: a cause of heterogeneous disease in humans. *J Bone Min Res* **13,** 749–758.
Rude, R.K. and Oldham, S.B. (1990) Disorders of magnesium metabolism. In R.D. Cohen, B. Lewis, and K.G.M.M Alberti (eds), *The Metabolic and Molecular Basis of Acquired Disease.* Bailliere Tindall, London, pp. 1124–1148.
Rude, R.K. and Olerich, M. (1996) Magnesium deficiency: possible role in osteoporosis associated with gluten sensitive enteropathy. *Osteoporosis Int* **6,** 453–461.
Rude, R.K. and Singer, F.R. (1980) Magnesium deficiency and excess. *Ann Rev Med* **32,** 245–259.
Rude, R.K., Singer, F.R., and Gruber, H.E. (2009) Skeletal and hormonal effects of magnesium deficiency. *J Am Coll Nutr* **28,** 131–141.
Sacks, F.M., Brown, L.E., Appel, L., *et al.* (1995) Combinations of potassium, calcium, and magnesium supplements in hypertension. *Hypertension* **26,** 950–956.
Sadeh, M. (1989) Action of magnesium sulfate in the treatment of preeclampsia–eclampsia. *Stroke* **20,** 1273–1275.
Saito, N., Saito, S., Tabata, N., *et al.* (2004) Bone mineral density, serum albumin and serum magnesium. *J Am Coll Nutr* **23,** 701S–703S.
Schmid-Elsaesser, R., Kunz, M., Zausinger, S., *et al.* (2006) Intravenous magnesium versus nimodipine in the treatment of patients with aneurysmal subarachnoid hemorrhage: a randomized study. *Neurosurgery* **58,** 1054–1065.
Schwartz, B.F., Bruce, J., Leslie, S., *et al.* (2001) Rethinking the role of urinary magnesium in calcium urolithiasis. *J Endourol* **15,** 233–235.
Schwartz, R., Spencer, H., and Welsh, J.J. (1984) Magnesium absorption in human subjects from leafy vegetables, intrinsically labeled with stable 26Mg. *Am J Clin Nutr* **39,** 571–576.
Schwartz, R., Walker, G., Linz, M.D., *et al.* (1973) Metabo-

lic responses of adolescent boys to two levels of dietary magnesium and protein. I. Magnesium and nitrogen retention. *Am J Clin Nutr* **26,** 510–518.

Shechter, M. (2010) Magnesium and cardiovascular system. *Magnes Res* **23,** 60–72.

Soltani, N., Keshavarz, M., Minaii, B., *et al.* (2005) Effects of administration of oral magnesium on plasma glucose and pathological changes in the aorta and pancreas of diabetic rats. *Clin Exp Pharmacol Physiol* **32,** 604–610.

Song, Y., Manson, J.E., Buring, J.E., *et al.* (2004) Dietary magnesium intake in relation to plasma insulin levels and risk of type 2 diabetes in women. *Diabetes Care* **27,** 59–65.

Song, Y., Ridker, P.M., Manson, J.E., *et al.* (2005) Magnesium intake, C-reactive protein, and the prevalence of metabolic syndrome in middle-aged and older U.S. women. *Diabetes Care* **28,** 1438–1444.

Stendig-Lindberg, G., Koeller, W., Bauer, A., *et al.* (2004) Prolonged magnesium deficiency causes osteoporosis in the rat. *J Am Coll Nutr* **23,** 704S–711S.

US Department of Agriculture, Agricultural Research Service (2003) USDA National Nutrient Database for Standard Reference, Release 16. http://www.ars.usda.gov/main/site_main.htm?modecode=12-35-45-00.

Volpe, S.L. (2008) Magnesium, the metabolic syndrome, insulin resistance and type 2 diabetes mellitus. *Crit Rev Food Sci Nutr* **48,** 293–300.

Volpe, S.L., Taper, L.J., and Meacham, S.L. (1993) The relationship between boron and magnesium status, and bone mineral density in humans: a review. *Magnes Res* **6,** 291–296.

Vormann, J. (2003) Magnesium: nutrition and metabolism. *Mol Aspects Med* **24,** 27–37.

Wang, C.T., Chang, W.T., Zeng, W.F., *et al.* (2005) Concentrations of calcium, copper, iron, magnesium, potassium, sodium and zinc in adult female hair with different body mass indexes in Taiwan. *Clin Chem Lab Med* **43,** 389–393.

Wary, C., Brillault-Salvat, C., Bloch, G., *et al.* (1999) Effect of chronic magnesium supplementation on magnesium distribution in healthy volunteers evaluated by 31P-NMRS and ion selective electrodes. *Br J Clin Pharmacol* **48,** 655–662.

Wester, P.O. (1987) Magnesium. *Am J Clin Nutr* **45**(Suppl), 1305–1312.

Whang, R. (1997) Clinical disorders of magnesium metabolism. *Compr Ther* **23,** 168–173.

White, R.E. and Hartzell, H.C. (1989) Magnesium ions in cardiac function. *Biochem Pharmacol* **38,** 859–867.

Wisker, E., Nagel, R., Tanudjaja, T.K., *et al.* (1991) Calcium, magnesium, zinc, and iron balances in young women: effects of a low-phytate barley-fiber concentrate. *Am J Clin Nutr* **54,** 553–559.

Wong, N.L., Quamme, G.A., and Dirks, J.H. (1986) Effects of acid–base disturbances on renal handling of magnesium in the dog. *Clin Sci* **70,** 277–284.

Xing, J.H. and Soffer, E.E. (2001) Adverse effects of laxatives. *Dis Colon Rectum* **44,** 1201–1209.

Yamamoto, M.E., Applegate, W.B., Klag, M.J., *et al.* (1995) Lack of blood pressure effect with calcium and magnesium supplementation in adults with high–normal blood pressure. Results from Phase I of the Trials of Hypertension Prevention (TOPH). Trials of Hypertension Prevention (TOPH) Research Group. *Ann Epidemiol* **5,** 96–107.

31

ナトリウム，塩素，カリウム

Harry G. Preuss and Dallas L. Clouatre

要　約

過去の研究を解釈するにあたってある程度の制限はあるものの，今日たいていの専門家は共通して，塩化ナトリウム（食塩）の摂取を減らす一方でカリウムの摂取を増やすことを推奨しているが，それはこれらの戦略が人命を守り医療費を減らすからである。ナトリウムは体液バランスに極めて重要な必須ミネラルであり，体内ナトリウムの量は直接体液量に相関する。西洋社会に属するたいていの人々は，一般的な推奨量より多量の塩化ナトリウムを摂取しており，それは結果として体容積の拡張，浮腫，ならびに血圧上昇をもたらす。INTERMAP 研究は，ナトリウムの高摂取は多くの心血管障害を引き起こす高血圧と関連しているという INTERSALT 研究や多くの他の疫学研究で見いだされた知見を確証するものとなった。対照的に，ナトリウム摂取量が低いことからもたらされる，循環体液量が少なくなりすぎるという事態は，疲労や低血圧から明白な見当識障害や脳卒中に至る範囲の症状や徴候を引き起こす。ナトリウムと対照的に，適切な量のカリウムの摂取は血圧の低下や心血管機能の向上に関連する。循環しているカリウムはすべての組織に流入し，いくつかの器官の機能，主要なものとして心臓の脱分極と収縮に対して顕著な効果を及ぼす。腎障害に直面した状態でのカリウム過剰摂取はカリウムの過負荷と深刻な心血管合併症を引き起こしうる。

はじめに

生命と太古の海

多くの科学者たちは，地球上の太古の海の存在が生命の発生のために必須であったと推定している（Follman and Brownson, 2009）。生命は20億年前に先カンブリア紀の海で始まったと推測されており，海は易動性や，ナトリウム，カリウム，塩素といった溶質，そして安定した物理化学的条件を供給していた（Conway, 1942, 1947；Smith, 1943；Elkinton and Danowsky, 1955；Battarbee and Meneely, 1978）。地球上に海が存在することは太陽系で類をみない（Encrenaz, 2008）。地球においてみられる程度の液体の水，すなわち表面積の70％以上もの水を表面に有する惑星はほかにはない。太陽系の他の場所に存在するほんのわずかな水は氷として存在している（Encrenaz, 2008）。

生命はおそらく数十億年も前に海中で始まったけれども，陸生の形態はほんの3億6千万年前に出現したと信じられている（Battarbee and Meneely, 1978）。生命が海中で始まったという主張は，陸生生物は地上で生きるため，自己の内部に電解質を含む細胞外液と細胞内液という形で海水を保持しなければならなかった，という認識によって強く支持される（Smith 1953；Elkinton and Danowsky, 1955）。人類はおそらく200万年前に舞台に登場してきた（Pitts, 1974）。

太古の海におけるナトリウム，カリウム，塩素の割合は生命と密接に関連している。表31.1はさまざまな地質時代の海水中に存在したさまざまな構成成分の推定濃度とヒト血漿ならびに筋組織液の濃度を比較している（Conway, 1947；Smith, 1953；Elkinton and Danowski, 1955）。電解質分布は時代とともに有意に変化しており，もしも太古の海が現代の電解質を有していたとしても生命が誕生したか，という仮説を立てるのは興味深い。何世紀にもわたって，ナトリウムと塩素の濃度は定常的に上昇しており，一方でカリウム濃度は減少しているのである。

表31.1　さまざまな地質時代の海と脊椎動物の細胞外液におけるイオン濃度（mmol/L）

イオン	先カンブリア紀の海[a]	初期オルドビス紀の海[b]	現代の海	ヒト血漿	ヒト筋肉[c]
ナトリウム	298	379	478	142	10
カリウム	104	51	10	4	160
カルシウム	2	7	11	5	
マグネシウム	11	38	55	3	18
塩素	298	441	559	103	2
硫酸	54	40	29	1	
リン酸			痕跡	2	140
タンパク質[d]				16	55

[a]：単細胞生物が発生したおおよその時期，[b]：脊椎動物が出現した時代，[c]：水1L当たり，[d]：mEq/Lで表されている。
データはConway（1947），Smith（1953），Elkinton and Danowski（1955）から得た。

生命の進化に関する興味深い仮説は，先カンブリア紀の海におけるカリウム濃度はナトリウムに比較して現在よりも高かった，という認識に基づくものである。多くの人がこの所見を細胞内の高いカリウム濃度と関連づけている。それより後に，より高濃度のナトリウムを持つ海から生命体が出現したことにより，このことが細胞外液におけるナトリウムが高濃度であることの元となった（Macallum, 1926）。この仮説が現実であるかどうかにかかわらず，生体内の細胞は，自己内部の海水を堅固に制御することで都合のよい環境を保持することによってのみ，生存し，成長し，そして機能することができるのである。

自己内部の海水の維持

腎臓は陸生生物の出現に主要な役割を果たした。Homer Smith（1943, 1953）と後のRobert Pitts（1974）は，脊椎動物が海から離れることを可能にした体内でのイオンと体液の制御における腎臓の不可欠な役割について論じた。体内間隙に存在するナトリウム，塩素，カリウムの腎臓による制御は特に重大であるが，それはなぜならこれらの陽イオンと陰イオンの存在は浸透圧に対する効果を介して体液区画の大きさを規定し，また酸–塩基バランスにおいても重要な役割を果たしているからである。血漿と，過去そして現代の海水との主要な違いは前者にタンパク質が存在していることである。タンパク質は血漿体積のおよそ6％を占める。健康な腎臓は，タンパク質の循環濃度を，腎臓での損失を防ぐことによって保護している。

腎臓での制御に加えて，栄養素の経口摂取もまた非常に重要である（Dahl, 1958）。食事摂取は長年にわたって変化しており，その変化は健康に顕著な影響を与える。栄養摂取は蔓延する現代の多くの健康障害の発生に強く影響する（Suter *et al*., 2002；Hooper *et al*., 2003）。現代の西洋食の出現により，心血管障害および代謝障害が相対的にみてより普遍的なものとなっている（Suter *et al*., 2002；Hooper *et al*., 2003）。心血管障害（CVD）は65歳以上の死因の約50％を占めている（Kotchen and Kotchen, 2003）。Cordainら（2005）は，現代病の蔓延に関連しうる現代食における7つの重大な項目に注目した。リストのなかで突出したものとしてナトリウム–カリウム比があげられる。

現代西洋食に伴う問題

昔の食事ならびに今日の世界でも未開の地域での食事は，現代西洋食と比較するとナトリウムに対してカリウムをより大きな割合で含んでいる（Frassetto *et al*., 2001）。このような食品供給におけるカリウムとナトリウムの逆転は，多くの慢性疾患の発症に重要な役割を果たしている（Frassetto *et al*., 2001；Cordain *et al*., 2005；Brown *et al*., 2009）。ナトリウム過剰摂取は血圧を上昇させ心血管障害を生み出す傾向にある（Brown *et al*., 2009）。別のいい方をすると，アメリカ人はカリウムの摂取が少なすぎており，推奨摂取目安量に対して大まかにみて半分である（Frassetto *et al*., 2001）。ナトリウムと対照的に，カリウムは心血管系に対して恩恵をもたらす傾向がある（Frassetto *et al*., 2001）。Frassettoら（2009）は，現代食からカリウムと食物繊維をより多く含む旧石器時代の食事（パレオダイエット，原始人食）（Cordain, 2002）へと変えることの効果を比較した。原始人食は除脂肪肉，果物，野菜と種実類を含み，穀類，乳製品，豆類を含まない。短期間（10日間）の原始人食の摂取でさえ，現代食に比較して血圧と耐糖能が改善し，インスリン分泌が低下し，インスリン感受性が上昇し，脂質プロファイルが改善した（Frassetto *et al*., 2009）。

今日の一般的に推奨される生活様式

以前の研究（Lackland and Egan, 2007）を外挿するにはいくらかの制限が存在するものの，ナトリウム摂取を減らしてカリウム摂取を増やすことは多くの専門家によって共通して推奨されている（Appel, 2009b）。食塩摂取の適度な減少は人命を守り医療費を減少させることができた（Asaria *et al*., 2007；Bibbins-Domingo, 2010）。ナトリウムをより少なく，カリウムをより多く摂取することの背後にある根拠を強めるため，これら２つの陽イオンについて，詳細を個別に議論することとしよう。

ナトリウム

ナトリウムと食塩についての概括

ナトリウムバランスについてよりよい理解を得るためには，ナトリウムと食塩（塩化ナトリウム）を区別することが必要である。ナトリウムは体液の調節に不可欠な必須ミネラル（微量栄養素）である。食事性ナトリウムは通常グラム単位で測定され，時にはミリ当量やミリモルとして示される。食事性ナトリウムの最も一般的な供給源は食卓塩，すなわち塩化ナトリウムである。食卓塩のうちナトリウムはたった40％であり，残りの60％は塩素であるため，量に関連した議論ではそれがナトリウムのグラム数なのか食塩のグラム数なのかを識別することが必要である。アメリカでは，茶さじ１杯の食卓塩には5.75g の食塩が含まれており，これは2.3g のナトリウムと同等である。今日アメリカにおいて一般的な市民による食塩の一日摂取量の現実的な平均値は大まかにみて6.0g ± 1.0（標準誤差）—アメリカの茶さじ１杯に近似—であり，約2.4g ± 0.4（標準誤差）のナトリウムを供給する。

西洋に居住する大部分の人々は一般に推奨されるより多くのナトリウムを摂取しており，そのため過負荷という結果に直面している。青年期と成人期にあたる全年齢（14歳以上）に対して，アメリカ医学研究所（IOM）は耐容上限量（UL）を１日当たり2,300mg に設定している。UL は有害な健康影響のリスク，例えばナトリウムであれば，一般集団のほとんどすべての個人において血圧上昇がみられるといったリスクをもたらさないと想定される最大の一日栄養摂取量である。IOM はナトリウムと血圧との関連は連続的で閾値（すなわち，それ以下だと関連性が存在しなくなるレベル）がみられないことを認めた。この UL は，高血圧を防ぐ食事方法（Dietary Approaches to Stop Hypertension：DASH）のナトリウム試験からのデータを含むいくつかの試験研究を元にした。IOM は DASH ナトリウム試験において，標的とするナトリウム摂取を2,300mg/日まで減少させたときに血圧が低下し，さらに1,200mg/日というレベルを目標にするとさらに低下したことを指摘した（IOM, 2005）。イギリスでは推奨栄養摂取量（Recommended nutritional intake：RNI）として上限を1.6g と提唱している（http://wikipedia.org/wiki/Salt）。アメリカ科学アカデミーの全米研究評議会は成人の摂取に対して１日1.1〜3.3g の範囲を示唆している。アメリカ心臓学会は摂取量として１日当たり2.3g を超えないように推奨している。ある種の集団に属する個人に対しては推奨値を個別配慮することが懸命である。前述で示唆したように高血圧の人々や，アフリカ系アメリカ人，そして高齢者ではナトリウム負荷に対する血圧応答がより強い傾向があるので，適切に勧告されるべきである。多くの人は高血圧の個人においては一日平均摂取量をナトリウムとして1.5g を超えないようにするべきだと信じている。

ナトリウムの過負荷と対照的に，ナトリウム欠乏は，現代の食事から食塩を排除することが難しいことと，正常な腎臓は尿への過剰な損失を防ぐように前もって用意されているため，あまり普遍的ではない。表31.2はいくつかの一般的な食品に含まれるナトリウム含量を列記したものである。しかしナトリウムの有害な損失が，重労働（重度の身体活動）中の過剰な発汗および/あるいは高い外気温と関連して起こりうるため，この場合は補充を必要とする（Sawka *et al*., 2007）。食事性ナトリウムの厳しすぎる制限もまた，有害な生体の枯渇を導きうる（Dahl *et al*., 1955）。高血圧とうっ血性心不全をかかえる腎臓病患者に対して，摂取量を減らす，あるいは利尿によって体内のナトリウム量を下げることで血中尿素（血中尿素窒素，BUN）の上昇が起こり，治療を行う医師が驚かされることはまれではなく，これはナトリウム除去が行きすぎたことを示している。これは腎臓への血流が少なすぎることのサインであり，他の臓器も同様に灌流が不十分にしか行われていないことが示唆される。ナトリウム欠乏の自覚徴候には渇望感，吐き気，虚弱，疲労，見当識障害，痙れんが含まれる。

体内におけるナトリウムと塩素の組成

健常な成人の体内ナトリウム総量は平均して体重１kg 当たりおよそ60mmol である（Pitts, 1959）。典型的な70kg の体重のヒトでは，図31.1の上段に示したように，これは約4,200mmol となり，ほぼ100g のナトリウムに当たる。骨はおよそ1,680mmol，すなわち体内ナトリウム総量の約40％を含む。2,520mmol の残りのナトリウムは細胞外液および細胞内液に存在する。骨での割合に加え，大まかにいって総ナトリウムの50％が細胞外に，10％が細胞内にある。

ナトリウム貯蔵は交換可能なものと非交換性のものに分類することができる（Pitts 1959）。放射性同位体を用いた測定により，交換可能なナトリウムは体重１kg 当たり42mmol と見積もられている（図31.1下段）。交換可能なナトリウムはすべての細胞外ナトリウム，すべての細胞内ナトリウム，そして骨ナトリウムの半分以下から構成されている。非交換性ナトリウムのすべては実質

表31.2　数種の一般的な食品におけるナトリウム含量の平均値[a]

食品	ナトリウム	
	(mmol)	(mg)
リンゴ，生，皮付き（1個138g）	0.04	1
カレイ/ヒラメ類，調理済，乾燥加熱（3オンス，85g）	3.9	89
バナナ，生（1カップ，150g）	0.09	2
ビール，標準（12オンス，355g）	0.6	14
パン，商品として作られた，白（1片，25g）	7.4	170
ココア，甘みをつけていない粉末（茶さじ1杯，5.4g）	0.04	1
ココア飲料，粉末（茶さじ山盛り3杯，28.35g）	6.2	143
コーンフレーク（1カップ，28g）	8.8	202
卵，スクランブルエッグ（Lサイズ1個，61g）	7.4	171
レモンメレンゲパイ，調理済（1切れ，113g）	7.2	165
パンケーキ，バター/シロップ付ファストフード（2枚，232g）	48	1,104
ピザ，ペパロニピザ　ファストフード（1片，106g）	29.1	670
赤ワイン（3.5オンス，103g）	0.17	4
スパゲッティ，調理済，強化食品，無塩（1カップ，140g）	0.04	1
ツナ，オイル缶，固形量（3オンス，85g）	13.1	301

[a]アメリカ農務省食品別栄養データベース，22版，2009に基づく。

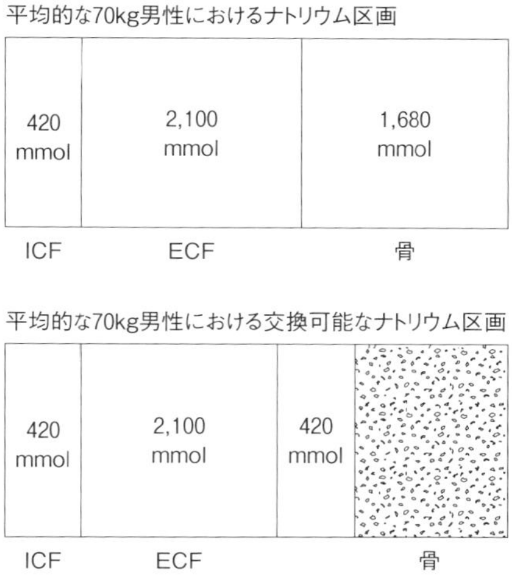

図31.1　ナトリウムの区画

ECF：細胞外液，ICF：細胞内液。

的に骨にあり，そこでは骨構造内に埋蔵されている。ナトリウムが血漿から尿や便に失われる時，拡散によってその他の区画から迅速に置き換えられるため，交換可能なナトリウムは重要である。そして，浮腫中のナトリウムもまた，これらのさまざまな画分の中に拡散される。

体内の総塩素量は平均して体重1kg当たり33mmolであり，すなわち体重70kgのヒトは2,310mmolの塩素を持っている（Pitts, 1959）。この塩素の大半，およそ70%は細胞外液に分布している。残りの塩素の多くは結合組織のコラーゲンに局在しており，大部分が交換可能なものである。

ナトリウムの恒常性

40年以上前にDahl（1958）は「食塩の広範な使用に対して栄養学者はほとんど注意を払っていない」と述べている。このことは今日では当てはまらない。今や，食塩のような一般的な物質であっても食習慣や味覚にたよって摂取することは有害かもしれない，ということは一般的に認識されている。さらに，食塩摂取による潜在的な有害作用はまた，遺伝要因および，カリウム，マグネシウム，カルシウムといったその他の栄養素の同時摂取によって影響を受ける，ということも認識されている（Nurminen *et al.*, 1998）。

先に示されたように，摂取されたナトリウムの量（吸収）は，バランスを維持するために失われるナトリウムの量（排出）と等価でなければならない。摂取量の計算はかなり単純である。ナトリウムは本来小腸において完全に吸収される。したがって，もし4gのナトリウムを摂取すると，4gが体内に運ばれる。食塩摂取は食塩への嗜好性によって影響され，この点に関しては脳のレニン-アンギオテンシン系が重要である。このことが知られるようになったのは，脳室へのアンギオテンシンⅡの投与が食塩への嗜好性を刺激する一方，中枢へのカプトプリルの投与によるアンギオテンシンⅡの生成抑制は食塩への嗜好性を減少させることからである（Fitzsimmons, 1980）。渇望感もまた，体積と体内間隙の大きさの調節に重要な役割を果たしている。恒常性に関連したナトリウムと塩素の重量モル浸透圧濃度の変化は口渇機構とバソプレシンの放出に影響し，これは腎集合管における水の動きに影響を及ぼす（Robertson, 1987）。

吸収を算出するのに対して，排出の算出は見積もりのために複数の経路を考慮しなければならないゆえに困難である。ナトリウムの正常な損失は，皮膚，糞便，尿を通して起こる。考慮すべき物理的ストレスや熱ストレスがない場合はほんのわずかな量だけが皮膚を介して失われ，これは主に発汗によるもので，より少量の皮膚の剥離によるものを伴う。歩行するが活発には働いたり発汗したりしていない被験者においては，ナトリウムの一日摂取量が100～150mgの時は平均して1日当たり25mg以下の損失が導かれた。研究者たちは，この少量の損失を，上皮細胞の剥離，皮脂腺の分泌，無意識の発汗，およびおそらくある種の感知できない蒸散を原因とみなした（Dahl *et al*., 1955）。アルドステロンのようなナトリウムを維持するホルモンの生成を変化させることによって汗中のナトリウムの損失を制御することができる。Conn（1949）は，1日当たり5～9Lの汗をかく健常な個人は馴化後0.1g/Lもの少量まで汗中のナトリウム濃度を減少させることができることを示した。正常な条件下では，皮膚からの損失は小さいが，かなりの量のナトリウムが過剰な発汗を介して取り除かれることが可能である。

ナトリウムの摂取が多い時でも，糞便を介したナトリウムの損失は小さい（Baldwin *et al*., 1960）。1日当たりの摂取量が0.05～4.1gという幅広い範囲でも，わずか10～125mgだけが糞中に現れた（Dole *et al*., 1950）。重篤な下痢の症例では相当量の損失がもたらされる。毛髪，爪，唾液，精液，そして月経による潜在的な損失は全体像を考慮するうえではまったく無視できる。

ナトリウム排出の90%以上は腎臓を介している，といって差し支えない。ナトリウム摂取が極端な低値まで急に減少すると，尿中ナトリウム排泄は4～5日にわたって指数関数的に落ち込む。そして，一定レベルを超えてナトリウム摂取が増加すると，数日後に排泄量が増加する（Strauss *et al*., 1958）。ナトリウム摂取は尿中の存在量から，総発汗量を考慮しなくても正確に見積もられる。実践的には汗と糞中にあるわずかな量は全体的な平衡状態の計算において無視できる。これは現代西洋食に含まれるナトリウム量が比較的大きいためである。

腎臓における種々の因子の相互作用を介した体内ナトリウム恒常性の総合的な制御は，完全には理解されていない。腎臓内および腎臓外の両方の因子がかかわっている。ナトリウム恒常性に関連して，相互依存的に働く腎臓外機能として，血漿レニン活性（Laragh *et al*., 1972），血漿アンギオテンシンII（Brown *et al*., 1972），アルドステロン産生（Brown *et al*., 1972），心房性ナトリウム利尿ペプチド（Sagnella, *et al*., 1987），アドレナリン，ノルアドレナリン，そしてドーパミンといったカテコールアミン（Romoff *et al*., 1979），血管作働性腸管ペプチド（vasoactive intestinal peptide：VIP）のようなホルモン（Duggan and Macdonald, 1987），そして潜在的に Na^+，K^+-ATPase阻害剤（deWardener and MacGregor, 1983, Blaustein, 1985）がある。

再度強調しておくと，ナトリウム排出の主要な制御は腎臓排泄を介したものである。図31.2にはナトリウム摂取が急に増加すると一般的に何が起こるのかの例を示した。この例では，一般的な4gという1日当たりのナトリウム摂取量は4gの排泄によってバランスを保たれている（0日目）。排出が摂取量と対応しているので，生体はいわゆるホメオスタシス（恒常性）の状態にある。第1日目より摂取量が8gと2倍になり，この増加した摂取量はこの後の続く期間中継続している。1日目に，排泄は摂取量が少なかった前日より増加するが，実際の摂取量よりは少ない状態にとどまる。2日目と3日目には，高用量ナトリウム摂取に伴ってナトリウム排泄量は上昇し続け，しだいに1日の摂取量にみあったものになる。すでに述べたとおり，われわれはみな増加した摂取量と平衡を保っているが，その代価は何か。ここでの重要なポイントは，排泄がそれまでに保持した分に打ち勝つように摂取量を超過することはない，ということである。したがって，初期に摂取したナトリウムは保持されるので，体内の総ナトリウム量が1～2%増加する。このことは続いて細胞外液の体積が同様に上昇するという結果を導く。ナトリウム摂取が2倍になった状態で，再び排出が摂取量とみあったホメオスタシスポイントに達するが，このときにはより高い体内の総ナトリウム量と平衡状態を持った状態になる。たいていの医師は，この

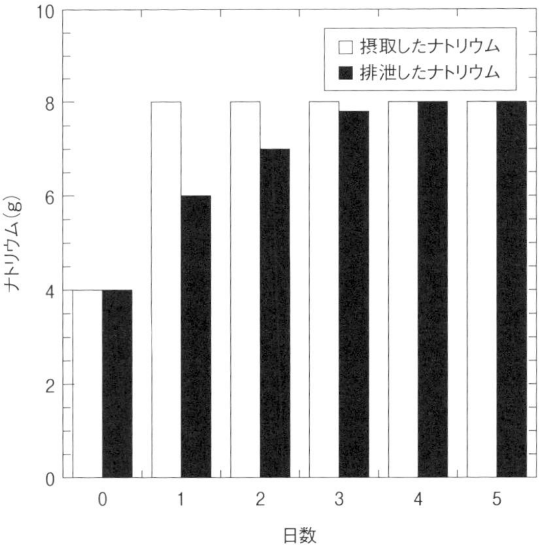

図31.2　食事性ナトリウム摂取を増加させたときの結果

食事性ナトリウム摂取は1日目に4gから8gへと2倍になった。ナトリウム排泄は，初めは増加した摂取量と等しくならないが，3～4日後にはふたたび摂取量と等しくなり，決してそれを超えることはない。より詳細な説明は本文を参照のこと。

ことは長期的にみると有害になりうるので，ナトリウムの摂取量を減らすか，おそらく利尿剤を使用して排出量を増やすことによって取り除くべきである，と信じている。ここで学ぶべき教訓として，ナトリウムの摂取を減らすことは，体内総ナトリウムの減少，体液量の低下，そして，一般的に言ってより健康的な，特に血圧と心血管系という点におけるより健康的な状態を導く，ということがいえる。

体液区画の維持

個々人の総体液量は大まかにみて体重の45～70％の間で変動し，正常な状態の成人であれば通常は50～60％の範囲にある（Pitts, 1959, 1974）。乳幼児は相対的により多くの水分を有し，一方で高齢者はより少ない。女性は男性と比較してより水分量が少ない。図31.3に示したように，体内水分は細胞外と細胞内画分に分けられており，1／3が細胞外，2／3が細胞内にある。細胞外画分はさらに血漿と間質液に分けられる。後者は前者よりおおよそ3倍大きく，したがってそれぞれ総体内水分量の1／12と1／4を占める。

ナトリウムと塩素は細胞外液中の最も重要な電解質であり，細胞外体積を相当な程度決定している。循環しているタンパク質もまた血漿体積と間質液体積の関係に影響する。毛細血管の内皮は，血漿と間質液の間で拡散可能なイオンと水を迅速に分布させるが，タンパク質の通過は制限する。したがって，間質液は血漿の限外濾過液ということになる。毛細血管壁の片側では負の電荷を持つタンパク質が事実上存在しない（1％ 対 6％）ため，拡散可能なイオンはGibbs–Donnan の法則に従って分布する。すなわち，より多くの塩化物イオンや重炭酸イオンといった陰イオンが膜をはさんで相対的に無タンパク質側（細胞間隙）に存在するようになる（Pitts, 1974）。それでも，陽イオンと陰イオンの合計は膜の両側で等しくなければならない。非透過性タンパク質の存在はまた，心臓によって作られる静水圧によってバランスを保たれ

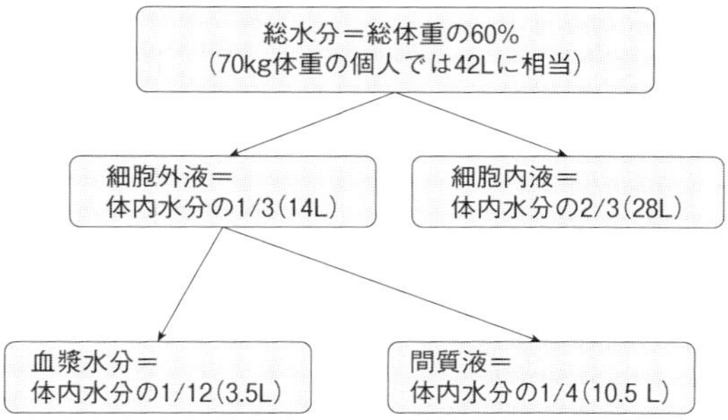

図31.3　体液の区画

総体内水分は細胞外区画と細胞内区画に分けられる。細胞外液はさらに血漿と間質液に分けられる。

ている血漿側での膠質浸透圧のわずかな上昇を引き起こす。ナトリウムは細胞外区画に，カリウムは細胞内区画に，主に Na^+，K^+–ATPase イオン交換ポンプの作用により維持されている。したがって，ナトリウムは細胞外液中の主要な陽イオンであり，細胞境界の外側での主要な浸透圧粒子である一方，カリウムは細胞内に濃縮されている。

前述の議論において，ナトリウムと塩素は一緒に考察されてきた。ナトリウムと塩素両方の総量は細胞外間隙の大きさを決定する。ナトリウム制限を伴わずに食事性塩素だけを制限すると細胞外の体空間の拡張を妨げる一方，重炭酸などの他の陰イオンと組み合わせてナトリウムを投与すると拡張に対し無視できる影響しか与えないことはよく認識されている（Kotchen, 2005）。特異的電極あるいは炎光光度法によって測定されたナトリウムの平均濃度は135～145mmol/L であり，滴定と特異的電極によって測定された塩素濃度については98～108mmol/L である。さまざまな力が細胞外液の高いナトリウム濃度を維持しているため，通常の生理食塩水を注入すると主に細胞外間隙の拡張という結果をもたらす。デキストロース溶液の注入は細胞内と細胞外の水分区画の間で液体が分布する，という結果になる。

ナトリウムの障害に関連した臨床症状

浮腫とは，体内で過剰な水分が蓄積した状態であり，身体の一部あるいは全体が膨張するような症状を導く（Michelis and Rakowski, 1988）。肺に水がたまると呼吸困難が引き起こされる。全身性浮腫の病因がボックス31.1に列記されている。主な原因は心臓，腎臓，あるいは肝臓における機能障害に関連している。塩化ナトリウムの保持は，不適切な動脈血体積と関知されたものに対する腎臓の生理的応答を示しているか，あるいは内部傷害やホルモン不均衡に対する腎臓の異常応答を反映するものである。過剰な水分には，浮腫の主要な原因を治療することに加え，しばしば食塩摂取を制限することおよび/あるいは，利尿剤を用いて過剰なナトリウムを除去するといった処置がなされる（Ellison, 1994）。循環体積が少なくなりすぎると，疲労と低血圧から完全な見当識障害と循環性ショックにまで及ぶ症状や徴候を引き起こす可能性がある。塩と水の適切な補給はしばしばこれらの状況を克服する。タンパク質栄養不良は多くの貧しい国で浮腫の原因となり，食事により多くのタンパク質を取り入れることで克服できる。

低ナトリウム血症（低血清ナトリウム値）と高ナトリウム血症（高血清ナトリウム値）（Michaelis and Davis, 1988）の問題は本章の範囲を超えるところである。あえて言及するならば，低ナトリウム血症は水分過剰と同様，体内総ナトリウムの過剰とも関連する。なぜなら，この障害においては全体的な水分体積が重要なためである。

ボックス31.1　全身性浮腫の病因

心臓	内分泌
うっ血性心疾患	粘液水腫
心膜疾患	高アルドステロン症
腎臓	水分保持を引き起こす薬剤
ネフローゼ症候群	非ステロイド性抗炎症薬
腎不全	クロルプロパミド
肝臓	トルブタミド
肝硬変	ホルモン
肝静脈疾患	タンパク質栄養不良
	特発性浮腫

すなわち，低ナトリウム血症の患者は体内ナトリウムが除去されているのではなく，その代わりに血管内の水分が過剰になっている（例えば，もし水分体積の増加がナトリウムの増加を上回ると，体内総ナトリウムの増加が起こるにもかかわらず低ナトリウム血症が発症するのである）(DeVita and Michaelis, 1993)。同様に高ナトリウム血症は，もし脱水（すなわち水分除去）がみられれば体内ナトリウムが低いか，あるいは正常な状態に直面しても起こりうる。入院患者では低ナトリウム血症（ナトリウム濃度が135mmol/L以下として定義される）の有症率は15～22％と普遍的に高いが，より重篤に希釈された130mmol/L以下は患者のわずかに1～4％のみでしかみられない（Verbalis, 1998)。症状は低ナトリウム血症の急性度に依存して変動し，ナトリウムのゆっくりとした減少での症状(吐き気，倦怠感，筋痙れん)は通常，急速な減少での症状（錯乱，昏睡，痙れん/ひきつけ）より重症度が低い。

ナトリウムと高血圧

歴史的展望

過去一世紀にわたる多くの観察と臨床研究から，食塩（ナトリウムと塩素）の摂取は高血圧と関連づけられている（Haddy and Pamnani, 1995)。1900年ごろ，フランスの研究者たちは，高血圧は腎臓の過剰な食事由来食塩への適応の失敗から生じるということを提唱した（Ambard and Bedaujard, 1904)。それを支持するように，Allen（1925）は多くの高血圧患者での食事性食塩の厳しい制限は血圧を下げることを示し，これは，ナトリウム排泄に関して腎臓が未知の欠陥を持つためであるとした。よく知られるKempnerのライスダイエットは多くの医師によって処方された初期の低ナトリウム食であるが，その効果はナトリウム含量が低いことに起因していた(Kempner, 1948)。高齢者と黒色人種における高血圧は一般的に血漿レニン活性が低いという特徴がある。このことはナトリウムを負荷すると体積の拡張が起こり，ナトリウム排泄は少ないことを示唆している（Haddy and Pamnani, 1995)。さらに，黒色人種における血圧上昇は利尿剤による治療に対して特によい応答をする（Fries, 1979)。しかしながら，工業化された社会に限定された研究では，血圧とナトリウム排泄との間に決定的な関係を常に見いだすわけではない（Pickering, 1980；INTERSALT Cooperative Group, 1988)。

ナトリウム誘導性高血圧における遺伝素因については何がわかっているのであろうか。実験研究は，Allen（1925）が正しかったという根拠，すなわち，遺伝素因は腎臓を介して作用する，ということを示した。Dahlら（1962）は，食塩に対して鋭い感受性を持つものと，もうひとつは非常に耐性のある2つのラットの系統を作り出し，食塩感受性ラットの遺伝子欠損の表出は腎臓でみられることを示した。食塩耐性ラットの腎臓を摘出し，その後食塩感受性ラットから腎臓を移植したところ，それらのラットが高塩食（重量比4～8％）を摂取すると高血圧を発症した。対照的に，腎摘出し食塩耐性ラットから腎臓を受け取った食塩感受性ラットでは高塩食を摂取している間も高血圧は発症しなかった。食塩感受性ラットから単離した腎臓を用いた実験により，食塩耐性ラットと比較して，匹敵する流入圧において食塩排泄を低下させる内因性の腎臓異常があることを立証した(Tobian *et al*., 1979)。Tobianら（1979）はまた，食塩感受性ラットにおいてサイアザイド系利尿剤は高血圧を克服することも報告した。

食塩感受性

すでに述べたように，すべての研究が食塩と高血圧の間に密接な関係があると見いだしたわけではない（Pickering, 1980)。食塩の消費と血圧を関係づけることの難しさに対し，もっともらしく説明すると，そのようなつながりは“食塩感受性”の個人にのみ適するのであろう。ある種の人たちは血圧に著しい影響を与えることなしに大量のナトリウムを食することができるが，それは彼らが過剰のナトリウムを適切に排泄しているからである。しかしながら，高血圧を持つ半数以上の人たちは食塩負荷に応答して著しい血圧上昇を起こす(Sullivan, 1991)。それらの人々はナトリウムを保持する傾向にあり，それは彼らが負荷したナトリウムをよりゆっくりと排泄するためである。高血圧患者たちの正常血圧を有する血縁者たち，特により高齢の人々では，鈍いナトリウム利尿効果がみられた。ナトリウムの保持が高血圧の病態において重要であることを裏づけるものとして，現代の西洋食を食する個人では，より原始的な食事を摂っている高血圧をより示しにくい人々に比べて細胞外液体積が15％多い（Haddy and Overbeck, 1976)。

血圧はナトリウムと水の保持の代償として上昇すると多くの人が信じており，それは上昇した血圧が平衡を保つために腎臓からより多くのナトリウムと水を排泄させるからである（Guyton *et al*., 1972)。一般的に，白色人種よりも黒色人種のほうがナトリウム負荷を処理するのがより難しく，黒色人種集団では高血圧がより蔓延しており，遺伝素因を示唆している。腎臓でのナトリウムに対する不適切な処理は多くの惹起原因を介して引き起こされ，例えば，生来の腎臓輸送欠陥の遺伝，腎臓再吸収に影響する循環因子の存在，また腎臓容積の減少などである。食塩感受性に関連するその他の因子としては，性別が女性であること，加齢，肥満，インスリン抵抗性，高血圧の病歴が含まれる（Suter *et al*., 2002）。

食塩摂取が血圧を上昇させる力は，おそらく“治療抵抗性高血圧”を持つといわれている人たちで最も大きく現れる（Appel, 2009a；Pimenta *et al*., 2009）。治療抵抗性高血圧は，「血圧抑制に効果があることが一般的に受け入れられている薬剤を３種かそれ以上治療のために使っているにもかかわらず，血圧が制御できない患者においてみられるもの」と定義されている（Pimenta *et al*., 2009）。治療抵抗性高血圧を有する，一方は低ナトリウム（1.2g/日）で他方は高ナトリウム（5.6g/日）という２群の異なる患者群の血圧が測定された。血圧を比較すると，低レベル群では高レベル群と比べて平均の収縮期血圧で22.7mmHg，拡張期血圧で9.1mmHg の減少が示された。

INTERSALT と INTERMAP

２つの大規模な疫学研究によって高血圧における食塩の役割が調べられた。これらはINTERSALT とINTERMAP と標題がつけられている（INTERSALT Cooperative Research Group, 1988；Dennis *et al*., 2003）。INTERSALT 研究では，世界中の52の拠点からのナトリウム排泄データが研究された（INTERSALT Cooperative Research Group, 1988）。BMI とアルコール摂取を補正した24時間当たりのナトリウム摂取の範囲は大まかに50～250mmol（1.2～5.8g）であった。INTERSALT Cooperative Research Group は，高血圧の罹患率は高ナトリウム食を摂取している非肥満の被験者で11.9％であったのに比較し，低ナトリウム食を摂取している非肥満の被験者では1.7％であったと報告した。興味深いことに，最も低いナトリウム排泄を示した４拠点もまた，最も低い収縮期ならびに拡張期血圧を示した。INTERSALT 研究は，参加した52拠点の結果から血圧とナトリウム摂取の間に正の相関を示しているけれども，最も低いナトリウム摂取を報告している４拠点を除外すると相関の有意差は減弱する。これらのデータならびに他のデータに基づいたひとつの仮説は，100mmol/日（2.3g/日）以下のナトリウム摂取は高血圧ではない個人に対してでさえ，血圧の健康的な低下を引き起こす，ということである。

INTERSALT 研究は1985年から1987年の間に行われた。およそ10年後（1996～1999），INTERMAP 研究が行われた（Dennis *et al*., 2003；Robertson *et al*., 2005）。INTERMAP は17の集団からのサンプリングを行い，40～59歳の男女の食事由来ナトリウム摂取と尿中ナトリウム排泄の計測を追跡した。日本（４），中国（３），イギリス（２），アメリカ（８），という（　）内に示した数の人種集団から複数のサンプルが得られた。食事思い出し調査と定期的な採尿試料が食塩摂取の評価に使用された。INTERMAP 研究は概して，より高いナトリウム摂取がより高い血圧と相関しているという結果を示したINTERSALT 研究とその他の大部分の疫学研究の結果を実証した（Dennis *et al*., 2003；Robertson *et al*., 2005）。その確証として，高血圧予防食事療法（DASH 食）を用いた著名な研究では，最も低い血圧は最も低いナトリウム摂取量である500mg/日で見いだされたことが明らかとなった（Sacks *et al*., 2001）。

食　　塩

塩素の重要性

初期には塩素の部分が血圧疾患の原因である，とみなされており，これはおそらく，塩素の測定がナトリウムよりも正確であり，よりよい評価をもたらしたためである（Kaunitz, 1978）。後に，炎光光度計が開発されたことにより，食塩による血圧の有意な上昇の主要な原因としてナトリウム部分により重点が置かれるようになった。しかしながら，２つのイオンは細胞外容積と血圧を調節するためにともに働いているようである。塩素と対になったナトリウムは細胞外区画での水分分布に影響する―重炭酸イオンのようなその他の陰イオンとの組合わせでそれほどでもない―ということは繰り返して述べる価値がある（Kotchen, 2005）。したがって，本章での大部分の参考文献は“ナトリウム”に対するものであるが，ナトリウムと塩素は，よい時も悪い時もたいていの場合に対になって作用することを覚えておくのは重要である。

摂取量と必要量

原始時代の草食を主とする人類のナトリウム摂取はおそらく10mmol/日（0.2～0.3g/日）以下であった（Dahl, 1958；Meneely and Dahl, 1961）。狩猟が成功した日に，肉食をする人類ですら，せいぜい60mmol（1.4g）のナトリウムを摂取していただけであろう。しかしながらそれに続く年月の間に，人類はナトリウム摂取の推定増加量として87～260mmol/日（2.0～6.0g/日）を引き起こすような著しい食塩への嗜好性を発達させた。たいていの人が食塩を添加することにより食物の風味が増し，質感がよくなることを経験しているため，食塩使用の増加が引き起こされたことは疑いない。また，食塩には保存料や増粘剤としての働きもある。最低限のところでみても，生きるために食物に依存している多くの者は，食塩が安くてまずい食物を安価でよりおいしくする，ということを信じている。不運なことに，食物中の食塩が有する偏在性の性質に，一般大衆を高濃度に慣れさせてしまうというものがある。

ナトリウム摂取は1980年代後半の報告によれば，国によってかなり多様である（Simpson, 1988）。当時，日本人男性による１日当たりの摂取量は300mmol（6.9g）以上であったが，フィンランドでは235mmol（5.4g），アメリカ，タイ，ニュージーランドでは150～170mmol（3.5～3.9g），ポリネシア諸島では62mmol（1.4g），アマゾンのジャングル，ニューギニア高地，カラハリ砂漠では30 mmol（0.69g）以下であった（Engstrom *et al*., 1997）。アメリカの数値はアメリカ農務省によって10年後に報告された一日平均摂取量よりもやや高い（USDA, 1997）。アメリカ農務省によると，1994年から1996年の間，典型的なアメリカの食事には，2.62g/日という平均的なカリウム量を有意に上回る，平均して3.27g/日というナトリウム量が含まれていた（USDA, 1997）。アメリカ医学研究所による最近のガイドラインは，FDA に対して製造業者，レストラン，食品供給会社によって添加される食塩量に対する政府標準値を設定するように急がせており，それはなぜなら，分析学者によると国民全体でのナトリウム摂取の減少は年間100,000人以上の死亡を防ぐと見積もられているためである（Henney *et al*., 2010）。

日本では，1950年代後半に，あらゆる国のなかで最も高い脳卒中死亡率を有するとの芳しからぬ特徴を示していた（He and MacGregor, 2009）。1960年に日本政府は10年かけて食塩摂取を13.5g/日から12.1g/日に減少させるプログラムを開始した。この減少と並行して起こったことは，脂肪摂取，喫煙，アルコール摂取，肥満が増加したにもかかわらず，血圧の降下と脳卒中による死亡の80％もの減少であった。1970年代以降，フィンランドの社会保健省は，製品中の食塩含量を減らすために食品会社と密接に動くとともに，ナトリウム摂取を下げるよう医師を教育した（Tuomilheto *et al*., 1984）。この期間にナトリウム摂取は少なくとも40％減少し（Havas *et al*., 2007），心血管疾患の予防が指摘された（Puska *et al*., 1998）。イギリス政府の食品安全管理局は５年かけてナトリウム消費を33％減少させるという目標を持っている。なぜこれらが必要なのであろうか。一生のうちに高血圧に罹患する可能性は90％に達している。全世界の26％以上の成人が高血圧を有する。食事中ナトリウムを減少させることについて調べている実質的にすべての臨床試験の報告が，血圧の低下，脳卒中の発症の低下と，より低い程度ではあるが冠動脈イベントの低下を見いだした（Strazzullo *et al*., 2009）。

Brown ら（2009）は，最近世界中の食塩摂取に関する情報を更新した。21世紀になっても世界的なナトリウム摂取は生理的必要量を十分に超えたままであり，すなわち，摂取量は５～20倍も必要量を上回っている。部分的には，複数のナトリウム供給源が世界中で摂取されるナトリウムの蔓延に寄与している。北米とヨーロッパでは，ナトリウム摂取の75％は工業製品の食品を介しており，シリアルとオーブンで焼いた食品（パン，ケーキ，焼き菓子）がその最も大きな部分を占めている。極東地域では，自宅で使われる食塩と醤油中の食塩が最も大きく寄与していることが示されている。

問題に取り組む

ナトリウムバランス障害に関して，主要な問題は通常排出ではなく摂取にある。排出に関してみると，健康な腎臓は過少あるいは過剰な食塩摂取の大部分の環境下で適切に代償するという能力において驚異的である。このことは，日々のナトリウム摂取が著しく変動するにもかかわらずほとんど注意を払わない正常な腎機能を持つ個人にとって重要なことである。塩化ナトリウムの通常のバランスの例は以下のようなものである。すなわち，食品から10.5g/日と食事に由来する排出が10.5g/日（尿（10.0g/日），汗（0.25g/日），糞便（0.25g/日））である。過少摂取の場合，健康な腎臓はナトリウムを水素とカリウムの犠牲によって維持する（Pitts, 1974）。腎臓におけるナトリウム維持は非常に効率的であり，もし必要となれば，尿以外の少量のナトリウム損失とバランスをとるために１日当たりわずか数 mmol の摂取が必要なだけである（Pitts, 1974）。

問題は通常摂取の側にあるけれども，大衆が“過剰の食塩”の結果に警告的に気づくようになってきているため，最近変化が起こり始めている。1980年から1990年の間のナトリウム摂取減少のための主な努力は，食卓塩の袋を介するものであった〔0.06 対 0.02mmol（1.4 対 0.5g）〕。残念なことに，圧倒的な主要摂取源である食物から直接得られるナトリウムの摂取には影響が及ばなかった（Havas *et al*., 2007）。したがって，全体的なナトリウム摂取は，大部分の健康の専門家が満足するほど十分には減少しなかった（He and MacGregor, 2007；Cook, 2008）。

ナトリウムの減少は，食品供給を通じてナトリウム濃度を体系的に徐々に減少させる段階的過程によって行われれば，しばしば消費者が食製品を楽しむことには影響を与えることなしに成功させ完了することができる（Henney *et al*., 2010）。パン，穀類，シリアル製品といった食塩を多く含む食品の大量摂取は，高血圧に加えて，脳卒中，骨粗鬆症，肥満，胃癌，腎結石，左心室肥大，うっ血性心不全，ぜん息の深刻度のリスクを増加させる（Mickleborough and Fogarty, 2006；Frassetto *et al*., 2008；He *et al*., 2008；Forrester *et al*., 2010）。

カリウム

一般的な背景

カリウムは主要な細胞内陽イオンであり，いくつかの生理的過程において重要な役割を果たしている（Brown, 1986；Perez *et al*., 1988；Latta *et al*., 1993）。循環しているカリウムはすべての組織に入り，いくつかの臓器の機能，特に心臓の脱分極と収縮においては顕著な効果を示す。多くの臓器系がカリウムバランスの維持に関与している。通常の環境下では，大まかにいって摂取したカリウムの90％が生体での利用のため消化管を介して吸収され，残りの10％は糞中に排泄される（図31.4）。カリウムは与えられた負荷量の割合に応じて小腸で容易に吸収される。細胞は体内に入った大部分のカリウムをすぐに取り込むため，循環系の濃度は比較的安定である。細胞取込みはインスリン，カテコールアミン，そしてアルドステロンによって促進される。腎臓は主要な排泄臓器であり，いかなる原因であっても腎機能が低下すると過剰なカリウム維持を引き起こすため，腎臓が過剰なカリウム摂取に適応するためには，通常数日から３週間程度を要する。腎臓が適切に応答できないときは，消化管が少なくとも一部はカリウムの増加量（すなわち，１日当たりの摂取量の30～40％）を排除することによって，バランスを再確立する（Brown, 1986）。

カリウムに関する事実

健常な成人男性の体内総カリウム量は平均して45 mmol/kg 体重であり（Pitts, 1959），すなわち70kg の人の体内には3,150mmol（120g）のカリウムを有している。わずか60mmol，いい換えれば約２％のカリウムだけが細胞外液に分布している。実質的に，すべての体内カリウムは移動性であり交換可能である。平均的な70kg の男性の典型的なカリウムバランスを図31.4に示した。循環しているカリウム濃度は低く，約3.5～5.0mmol/L であり，カリウムの血漿濃度は組織のカリウム貯蔵の指標としては多くの場合不十分である。細胞内カリウムは140～150mmol/L に維持されている（Hayslett and Binder, 1982）。カリウムの状態はカリウムの摂取と排出に依存しているばかりでなく，その分布にも同様に依存している（Perez *et al*., 1988）。分布は細胞膜でのエネルギー消費過程に依存しており，そこではナトリウム排出がカリウムの流入と組み合わさっている。腎臓は２～３週間の期間を経て高および低カリウムに適応できるけれども，最小排泄速度は５mmol/日である。このことは，不可避の余分な腎臓からの損失と合わせて考えると，カリウムバランスは10～20mmol/日以下（0.4～0.8g/日以下）の摂取では達成できないことを意味している（Perez *et al*., 1988）。

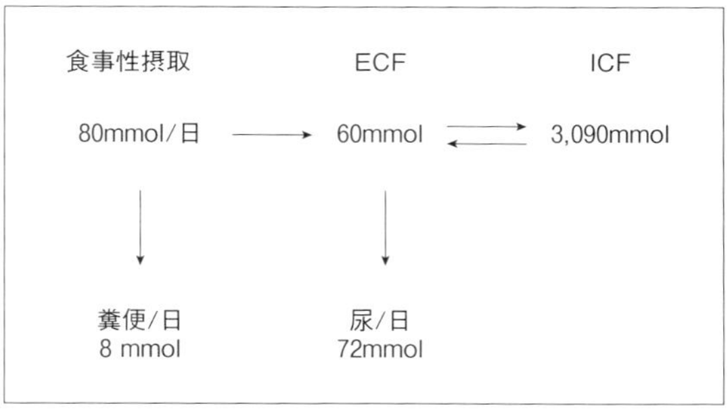

図31.4　健常な70kg 男性におけるカリウム分布バランス
ECF：細胞外液，ICF：細胞内液。

体内でのカリウムの機能

カリウムの主要な機能は膜分極である。膜分極は（膜のいずれかの側にあたる）内部と外部のカリウムの濃度に依存している。カリウム恒常性異常の主要な臨床的特徴は膜機能の障害，特に神経筋収縮系と心収縮系の障害に関連している。したがって，循環系カリウム濃度の不足と過剰はいずれも心臓，筋肉，神経機能の疾患を導きうる。

供　給　源

カリウムは細胞内液の主要な陽イオンなので，食事性カリウムの主要な給源は食品として摂取された細胞物質である（表31.3）。カリウムは肉類，野菜，果実の主要な構成成分である（Institute of Medicine, 2005）。したがって，カリウムを含まない食事を考案するのは実質的に不可能である。たいていの食品はある程度のカリウムを含んでいるので，ミネラルの不均衡は一般的に食事の不適切さではなく，むしろ発汗，下痢，利尿剤の使用からくる過剰な水分損失を通じて起こる。

平均的なアメリカの食事中のカリウム含量は50～100 mmol/日（2.0～4.0g/日）の範囲にある。高濃度のカリウムを含む食品にはアボカド，アプリコット，カンタロープ（メロン），リマ豆，オレンジ，そしてすべての獣肉類，鶏肉，魚が含まれる。牛乳とヨーグルトは，種実類と同様に，カリウムの優れた給源と認められている（Institute of Medicine, 2005）。リンゴジュース，アスパラガス，ビーツ，ニンジン，エンドウ豆，レタスは中程度の濃度を含むと考えられている。カリウムが少ないものとしてしばしば列挙されるものには，ブルーベリー，キャベツ，（インゲン）豆類，マッシュルーム，パイナップル，スモモがある。上昇した血圧を回復させる有名なDASH（高血圧予防食事療法）食は典型的なアメリカの食事に比べてカリウム含量が多い（McGill *et al*., 2008）。

経口的に吸収されたカリウムのわずかな部分だけが細胞外区画にとどまる。正常な速度の食事性摂取は血漿濃

表31.3　数種の一般的な食品におけるカリウム含量の平均値[a]

食品	カリウム	
	(mmol)	(mg)
リンゴ，生，皮付き（1個138g）	3.8	148
アスパラガス，茹で，塩なし（4本，60g）	2.6	103
アボカド，生　カリフォルニア産（1オンス，28.35g）	3.7	144
バナナ，生（1本，118g）	10.8	422
ビーフパテ，75%赤身/25%脂肪，直火焼き（3オンス，85g）	6.3	246
ビール，標準（12オンス，355g）	2.5	96
バター，有塩（茶さじ1杯，14.2g）	0.08	3
セロリ，生（1本，40g）	2.7	104
鶏肉，胸肉のみ，焼き（胸半身，86g）	5.6	220
卵，スクランブルエッグ（Lサイズ1個，61g）	2.1	84
フランクフルトソーセージ，牛肉（1本，45g）	1.8	70
牛乳，全乳，3.25%乳脂肪（1カップ，244g）	8.9	349
サツマイモ，皮付き焼き（1個，146g）	17.7	694
サツマイモ，皮なし茹で（1個，156g）	9.2	359
トマトジュース，缶，食塩添加（1カップ，243g）	14.2	556

[a]：アメリカ農務省食品別栄養データベース，21版，2008に基づく。

度においては無視できる変化しか起こさない。200〜300 mmol/日（8〜12g/日）という高摂取では，大量負荷に不慣れな患者は，腎機能が正常であるにもかかわらず循環系カリウムが有意に上昇する（Perez *et al*., 1988）。カリウム負荷は，平衡維持を助けるインスリン，カテコールアミン，アルドステロンの分泌を増加させる。

食事推奨量

われわれの祖先は現代社会で消費されている量に対して比較的多くのカリウムを含む食事を摂取していた。この最近の摂取低下は，カリウムの少ない加工食品の摂取増加と果実や野菜の摂取減少に関連している。現代の世界での平均的なカリウム摂取は約70mmol/日，あるいは2.8g/日と見積もられており（Anderson *et al*., 2010），これは現代の120mmol/日（4.7g/日）という推奨量とはかなりかけ離れている。新鮮な果実と野菜を含む理論的に健康的な食事を摂っているたいていの人は十分なカリウムを摂取している。

次に示す年齢に応じたカリウムの食事由来摂取量はアメリカ医学研究所の食品栄養センターによって推奨されたものである（Institute of Medicine, 2005）。

乳幼児期
- 0〜6月齢：0.4g/日
- 7〜12月齢：0.7g/日

小児期と青年期
- 1〜3歳：3.0g/日
- 4〜8歳：3.8g/日
- 9〜13歳：4.5g/日
- 14〜18歳：4.7g/日

成人期
- 19歳以上：4.7g/日

カリウムと血圧

血圧を高頻度に上昇させる高ナトリウム摂取の有害な作用に比べて，より多くのカリウム摂取は上昇を低下させることによって血圧に好ましい影響を及ぼす（Cappuccio and MacGregor, 1991；Bari and Wingo, 1997）。多くの研究が，カリウムは特に食塩感受性の人に対してよい血圧低下効果を有することを示した（He and MacGregor, 2008）。カリウム（さらにマグネシウムとカルシウムさえも）の有益な効果は，少なくとも一部はナトリウムバランスに対する効果を介して働き，すなわち，摂取量を変化させることなくより多くのナトリウムを排泄する（Perez *et al*., 1988；Latta *et al*., 1993）。

カリウムの高摂取は血圧上昇とその他の心血管リスクを防ぐと報告されている（Cappuccio and MacGregor, 1991；Nowsom *et al*., 2003；He and MacGregor, 2008）。INTERSALT研究の結果の分析により，高いカリウム排泄速度は，おそらく摂取の多さを反映しており，これは収縮期血圧を低下させることが示されている（INTERSALT Cooperative Research Group, 1988）。さまざまな臨床試験はカリウムサプリメントを摂っている人での血圧低下を示唆している（Siani *et al*., 1991）。合計586人の参加者を含む19の臨床試験を総括した1報のメタアナリシスがある（Cappuccio and MacGregor, 1991）。その結果として，経口的なカリウム補給は収縮期血圧（−5.9 mmHg）と拡張期血圧（−3.4mmHg）を有意に低下させることが示された。中程度の高血圧を示す人では，低カリウム食はすでに上昇している収縮期および拡張期血圧を増大し，またナトリウム保持を引き起こすことができる（Krishna and Kapoor, 1991）。過剰なナトリウム摂取よりもむしろカリウムの低摂取が，黒色人種では重篤な高血圧が目立つことに対してより重要である場合がある（Langford and Watson, 1990；Weinberger, 1993）。高血圧の人々に有益であることに加えて，糖尿病患者へのカリウム補給は血液灌流の促進と炭水化物代謝の改善によって糖尿病性血管疾患への負の作用をかなり阻止できる（Whang and Sims, 2000）。カリウムのナトリウム利尿作用に加えて，尿中カリクレインの増加（Valdes *et al*., 1991），そして血管平滑筋細胞ならびにアドレナリン作動性神経終末の Na^+，K^+-ATPase 刺激（Haddy, 1983, 1988）はおそらく血圧の低下にとって重要である。

DASH 食は特に血圧低下に効果的なようである。2つの DASH 研究の結果が公表されている（Appel *et al*., 1997；Sacks *et al*., 2001；Bray *et al*., 2004）。基本食は血圧の顕著な低下という結果を生じた。多くの栄養素が全体的な効果の原因であるけれども，有益な効果をもたらすうえでカリウムがおそらく最も重要である。2番目の DASH-ナトリウム試験において，食塩摂取が3つの異なるレベルで検討され，最も低いナトリウム摂取において血圧への最大効果がみられた。食事介入の中断の後，ナトリウム減少を伴う DASH 食の効果を測定するために，12か月の追跡調査が設定された（Ard *et al*., 2004）。対照の被験者と比べて，DASH 食の被験者はより多くの果実と野菜を食べ，ナトリウム摂取は増加したにもかかわらず低下した血圧を維持した。有機体カリウムは無機体よりも血圧を低下させる点でより影響力がある（Sebastian *et al*., 2006）。

最近の研究により，ナトリウム対カリウム排泄比率がより高いことが心血管疾患のリスク増加と相関していることが示された（Cook *et al*., 2009）。この相関はナトリウムとカリウム単独に対してよりも，その比率に対してより強い。したがって，カリウムの摂取が増加する一方，ナトリウムの全体的な摂取を低下させる食事は心血管の健康に最もよいものとして推奨される。

重篤なカリウムバランス障害

体内総カリウム量が減少すると，カリウムの血清濃度の減少が引き起こされる。すなわち低カリウム血症である（Hayslett and Binder, 1982；Brown 1986）。しかし，低カリウム血症はまた体内総カリウム量が正常であるにもかかわらず，カリウムが血液から流出して細胞内へ移行する結果としても生じる。低カリウム血症の普遍的な原因には腎排泄の増加（腎細尿管機能が乏しい，利尿薬），副腎障害（高アルドステロン症），消化管における損失の増加（嘔吐，下痢），そして摂取量の低下（慢性アルコール依存症，神経性食欲不振症）が含まれる。軽度の低カリウム血症は無症状であるか，または筋肉の虚弱，便秘，疲労，および倦怠感を伴ってみられる。基礎心疾患を持つ患者は不整脈を起こしやすくなる。中程度の低カリウム血症は，より重篤な便秘や，多尿症を伴い尿濃縮ができない状態，そして随伴性腎障害の患者では脳障害を発症する傾向をもたらす，といった結果となる。重篤な低カリウム血症は筋肉麻痺が結果として起こり，さらには横隔膜の運動抑制と血圧の低下のために呼吸不全が結果として生じる可能性がある。

利尿剤の使用は，アメリカにおける低カリウム血症の最も一般的な原因である（Gennari, 1998）。長時間作用性のサイアザイドあるいはループ利尿剤を使用している高齢女性ではリスクが増大する。低ナトリウム/高カリウム食，低用量の利尿剤，異なる降圧剤への置き換えは問題を寛解させることができる。利尿剤とジギタリス型化合物を与えられている正常な腎機能を持つ患者には，カリウム補給あるいは腎臓を介したカリウム損失を減少させる薬剤，例えばアルドステロン，トリアムテレンまたはアミロライドなどが必要である。下剤乱用はしばしば低カリウム血症を導き，原因となる薬剤の使用をやめることによってこれを克服することができる。

カリウムの高循環濃度がみられる時（高カリウム血症）は，偽性高カリウム血症および/あるいは検査間違いと，実際の体内総カリウム量の増加を区別することが重要である。偽性高カリウム血症は，循環するカリウムが実際に増加しているのではなく，認知されるべき病状への応答である。偽性高カリウム血症は，血清へのカリウム放出を伴う赤血球の溶血，あるいは大規模な白血球増多症か血小板増多症による血清へのカリウム放出から生じることがある。真性高カリウム血症の場合の最も重要な臨床的徴候は，電気（膜）伝導の障害によって引き起こされる心停止である。心拍動記録評価におけるさまざまな特徴的な変化が診断を助ける。過剰なカリウムによる神経筋症状には刺痛，知覚異常，虚弱，弛緩性麻痺が含まれる。溶血あるいは検体中の過剰な血球によって引き起こされる偽性高カリウム血症に加えて，真性高カリウム血症を引き起こすその他の普遍的な原因は腎排泄の低下，副腎障害，スピロノラクトン，トリアムテレン，アミロライド，アンギオテンシン変換酵素阻害剤，非ステロイド性抗炎症剤，そしてヘパリンといった薬剤の使用である。

重篤なカリウム障害の治療

欠乏状態において，経口的な補給は一般的に経静脈投与よりも好ましく，与える量は体の欠乏に依存している。大まかな基準として，循環濃度が 1 mmol/L 減少することは体内カリウム貯蔵の200～300mmol分に等しい。40～120mmol/日の経口的，あるいは経静脈的なカリウムの投与量は一般的に低カリウム血症のすべての症状を改善する。いかなる静脈内液も少なくとも40mmol/Lの濃度で含んでいなければならず，投与は10mmol/時未満でなければならない。もしより急速な投与が必要であれば，心電図モニタリングが行われなければならない。

高カリウム血症は，もちろん過剰な摂取を除去することとその他の前述した原因を逆行させることによって処置される。問題が重大で直ちに処置しなければならない時は，いくつかの治療の選択が存在する。第一に，グルコン酸カルシウムか高浸透圧生理食塩水を与えることによって膜効果に対して拮抗することができる。第二に，重炭酸ナトリウム，グルコース，あるいはインスリンを与えることで，カリウムの細胞取込みを促すことができる。最後に，カリウムはある種の利尿剤（サイアザイド），陽イオン交換樹脂（ケイキサレート），および透析（腹腔あるいは血液透析）によって除去することができる。

慢性的な高カリウム血症の治療は，細胞外間隙から過剰なカリウムを除去し，障害の主要原因とカリウム保持を増加させるあらゆる補因子を逆行させることによって行われる。多くの薬剤と病状がより強固にカリウムを保持させる。高カリウム血症を引き起こす薬剤には，βアドレナリン遮断薬，ジギタリス，アルギニンサクシニルコリン，ペニシリンカリウム，カリウム塩，アンギオテンシン変換酵素阻害剤，そしてカリウム保持性利尿剤（アルダクトン，トリアムテレン，アミロライド）が含まれる。アシドーシス，インスリン血症，低濃度のカテコールアミン，そして低アルドステロン症が高濃度の循環カリウムに寄与する。

低カリウム血症はしばしば代謝性アルカローシスに関連している。したがって，塩化カリウムの形でカリウムを補給することで，アルカローシスをより効果的に寛解させる。低マグネシウム血症はいくらか低カリウム血症と関連している。後者はマグネシウム欠乏症が正されるまで補給に対する抵抗性を示す。低カリウム血症を引き起こす薬剤には，利尿剤，抗生物質（カーベニシリン，ペニシリン，ポリミキシンB，ゲンタマイシン），マグネシウム消耗を引き起こす薬剤，代謝性アルカローシスを引き起こす薬剤が含まれる。

禁忌症

腎臓はカリウム恒常性の主要な制御装置であるため，明らかな腎不全に直面した時はカリウム補給は注意深く考慮されなければならない。ある種のカリウム塩は，腸の内壁を刺激するため，過去に潰瘍や出血の病歴があるような重篤な胃腸ストレスのある患者に対しては，経口的なカリウム補充について注意深く考慮するべきである。

将来の方向性

生命が，比較的安定した海の安全な領域から出現してきた時，常に海と同様な環境（細胞外液ならびに細胞内液）を許容限度内で維持することが必要になった点を指摘しておくことは重要である。許容範囲に満たないか，あるいは範囲を超えることは大惨事を招くであろう。このことは，食塩と電解質の日々の摂取は損失と等しくなければならず，逆もまたしかりであり，したがって，有限の時を超えて（死ぬまで）ナトリウム，カリウム，塩素の摂取と排出は互いに等しくなければならない，ということを意味していた。電解質と体液の“正しい”バランスを維持することのように，生命のために必要なあらゆる現象は1つ以上の機構によって制御されなければならないことは明らかであり，ここではすなわち摂取と排泄を制御するための抑制と均衡である。したがって，健康的に存在するための許容限度が維持されないために症状が引き起こされる時には，1つ以上の機構が関与しているといえる。さらに説明すると，変化への適応はしばしばゆっくりと起こる。したがって，障害を処置する試みは，それに関連する主要な病態形成過程が正されるか，欠乏を注意深く補充したり水分と電解質の過剰を正したりすることによって，その試みが徐々に開始される場合により成功しやすい。食事に関しては，平均的な彼あるいは彼女のカリウム摂取を増やす一方で塩化ナトリウム（食塩）の摂取を制限することで利益を得るであろう。水分と電解質バランスの障害を寛解する，あるいは克服するための理にかなった治療手段を取るには，それにかかわる生理学と病態生理学の確実な知識が要求される。

（室田佳恵子訳）

推奨文献

Appel, L.J. (2009) ASH position paper: dietary approaches to lower blood pressure. *J Clin Hypertens* **11**, 358–368.

Frassetto, L.A., Schloetter, M., Mietus-Synder, M., *et al.* (2009) Metabolic and physiologic improvements from consuming a Paleolithic, hunter-gatherer type diet. *Eur J Nutr* **63**, 947–955.

He, F.J. and MacGregor, G.A. (2008) Beneficial effects of potassium on human health. *Physiol Plant* **133**, 725–735.

He, F.J. and MacGregor, G.A. (2009) A comprehensive review on salt and health and current experience of worldwide salt reduction programs. *J Hum Hypertens* **23**, 363–384.

Sack, F.M., Svetkey, L.P., Vollmer, W.M., *et al.* (2001) DASH-Sodium Collaborative Research Group. Effects on blood pressure of reduced dietary sodium and the Dietary Approaches to Stop Hypertension

(DASH) diet. DASH-Sodium Collaborative Research Group. *N Engl J Med* **344**, 3–10.

[文 献]

Allen, F.M. (1925) *Treatment of Kidney Disease and High Blood Pressure*. The Psychiatric Institute, Morristown, NJ.

Ambard, L. and Bedaujard, E. (1904) Causes de l'hypertension arterielle. *Arch Intern Med* **1,** 520–533.

Anderson, J., Young, L., and Long, E. (2010) Potassium and health. (http://www.ext.colostate.edu/pubs/foodnut/09355.html.)

Appel, L.J. (2009a) Another major role for dietary sodium reduction. Improving blood pressure control in patients with resistant hypertension. *Hypertension* **54,** 444–446.

Appel, L.J. (2009b) ASH position paper: dietary approaches to lower blood pressure. *J Clin Hypertens* **11,** 358–368.

Appel, L.J., Moore, T.J., Obarzanek, E., *et al.* (1997) A clinical trial of the effects of dietary patterns on blood pressure. DASH Collaborative Research Group. *N Engl J Med* **336,** 1117–1124.

Ard, J.D., Coffman, C.J., Lin, P.H., *et al.* (2004) One-year follow-up study of blood pressure and dietary patterns in dietary approaches to stop hypertension (DASH)-sodium participants. *Am J Hypertens* **17,** 1156–1162.

Asaria, P., Chisholm, C., Ezzati, M., *et al.* (2007) Chronic disease prevention: health effects and financial costs of strategies to reduce salt intake and control tobacco use. *Lancet* **370,** 2044–2053.

Baldwin, D., Alexander, R.W., and Warner, E.G., Jr (1960) Chronic sodium chloride challenge studies in man. *J Lab Clin Med* **55,** 362–375.

Bari, Y.M. and Wingo, C.S. (1997) The effects of potassium depletion and supplementation on blood pressure: a clinical review. *Am J Med Sci* **314,** 37–40.

Battarbee, H.D. and Meneely, G.R. (1978) Nutrient toxicities in animal and man: sodium. In M. Rechcigl Jr (ed.), *Handbook Series in Nutrition and Food*. CRC Press, West Palm Beach, FL, pp 119–140.

Bibbins-Domingo, K., Chertow, G.M., Coxson, P.G., *et al.* (2010) Projected effect of dietary salt reduction on future cardiovascular disease. *N Engl J Med* **362,** 590–599.

Blaustein, M.P. (1985) How salt causes hypertension: the natriuretic hormone–Na/Ca exchange–-hypertension hypothesis. *Klin Wochenschr* **63**(Suppl III)**,** 82–85.

Bray, G.A., Vollmer, V.M., Sack, F.M., *et al.* (2004) DASH Collaborative Research Group: a further subgroup analysis of the effects of the DASH diet and three dietary sodium levels on blood pressure: results of the DASH-sodium trial. *Am J Cardiol* **94,** 222–227.

Brown, I.J., Tzoulaki, I., Candeias, V., *et al.* (2009) Salt intakes around the world: implications for public health. *Int J Epidemiol* **38,** 791–813.

Brown, J.J., Lever, A.F., Morton, J.J., *et al.* (1972) Raised plasma angiotensin II and aldosterone during dietary sodium restriction in man. *Lancet* **ii,** 1106–1107.

Brown, R.S. (1986) Extrarenal potassium homeostasis. *Kidney Int* **30,** 116–127.

Cappuccio, F.P. and MacGregor G.A. (1991) Does potassium supplementation lower blood pressure? A meta-analysis of published trials. *J Hypertens* **9,** 465–473.

Conn, J.W. (1949) Mechanism of acclimatization to heat. *Adv Intern Med* **3,** 373–393.

Conway, E.J. (1942) Mean geochemical data in relation to oceanic evolution. *Proc R Irish Acad* **48,** 119–152.

Conway, E.J. (1947) Exchanges of K, Na and H ions between the cell and the environment. *Irish J Med Sci* **263,** 654–680.

Cook, N.R. (2008) Salt intake, blood pressure and clinical outcomes. *Curr Opin Hypertens* **17,** 310–314.

Cook, N.R., Obar-Zanek, E., and Cutler J.A. (2009) Joint effects of sodium and potassium intake on subsequent cardiovascular disease. *Arch Int Med* **169,** 32–40.

Cordain, L. (2002) The nutritional characteristics of a contemporary diet based upon Paleolithic food groups. *J Am Nutraceutical Assoc* **5,** 15–24.

Cordain, L., Eaton, S.B., Sebastian, A., *et al.* (2005) Origins and evolution of the Western diet: health implications for the 21st century. *Am J Clin Nutr* **81,** 341–354.

Dahl, L.K. (1958) Salt intake and salt need. *N Engl J Med* **258,** 1152–1157, 1205–1208.

Dahl, L.K., Heine, M., and Tassinari, L. (1962) Effects of chronic salt ingestion: evidence that genetic factors play an important role in susceptibility to experimental hypertension. *J Exp Med* **115,** 1173–1190.

Dahl, L.K., Stall, B.G., and Cotzias, G.C. (1955) Metabolic effects of marked sodium restriction in hypertensive patients: skin electrolyte losses. *J Clin Invest* **34,** 462–470.

Dennis, B., Stamler, J., Buzzard, M., *et al.* (2003) INTERMAP: the dietary data – process and quality control. *J Hum Hypertens* **17,** 609–622.

DeVita, M.V. and Michelis, M.F. (1993) Perturbations in sodium balance: hyponatremia and hypernatremia. In H.G. Preuss (ed.), *Clinics in Laboratory Medicine: Renal Function*. WB Saunders Co, Philadelphia, PA, pp 135–148.

deWardener, H.E. and Macgregor, G.A. (1983) The relation of a circulating sodium transport inhibitor (the natriuretic hormone?) to hypertension. *Medicine* **62,** 310–326.

Dole, V.P., Dahl, L.K., Cotzias, G.C., *et al.* (1950) Dietary treatment of hypertension: clinical and metabolic studies of patients on rice-fruit diets. *J Clin Invest* **29,** 1189–1206.

Duggan, K.A. and Macdonald, G.J. (1987) Vasoactive intestinal peptide: a direct natriuretic substance. *Clin Sci* **72,** 195–200.

Elkinton, J.R. and Danowsky, T.S. (1955) *The Body Fluids: Basic Physiology and Practical Therapeutics*. Williams and Wilkins Company, Baltimore, MD.

Ellison, D.H. (1994) Clinical use of diuretics: therapy of edema. In *Primer on Kidney Diseases*. Academic Press, San Diego, CA, pp. 324–332.

Encrenaz, T. (2008) Water in the solar system. *Ann Rev Astron Astrophys* **46,** 57–87.

Engstrom, A., Tobelmann, R.C., and Albertson, A.M. (1997) Sodium intake trends and food choices. *Am J Clin Nutr* **65**(Suppl), 704S–707S.

Fitzsimmons, J.T. (1980) Angiotensin stimulation of the central nervous system. *Rev Physiol Biochem Pharmacol* **87,** 117–167.

Follman, H. and Brownson, C. (2009) Darwin's warm little pond revisited: from molecules to the origin of life. *Naturwissenschaften* **96,** 1265–1292.

Forrester, D.L., Britton, J., Lewis, S.A., *et al.* (2010) Impact of adopting low sodium diet on biomarkers of inflammation and coagulation: a randomized controlled trial. *J Nephrol* **23,** 49–54.

Frassetto, L., Morris, R.C., Jr, Sellmeyer, D.E., *et al.* (2001) Diet, evolution and aging – the pathophysiologic effects of the post-agricultural inversion of the potassium-to-sodium and base-to-chloride ratios in the human diet. *Eur J Nutr* **40,** 200–213.

Frassetto, L.A., Morris, R.C., Jr, Sellmeyer, D.E., *et al.* (2008) Adverse effects of sodium chloride on bone in the aging human population resulting from habitual consumption of typical American diets. *J Nutr* **138,** 419S–422S.

Frassetto, L.A., Schloetter, M., Mietus-Synder, M., *et al.* (2009) Metabolic and physiologic improvements from consuming a Paleolithic, hunter-gatherer type diet. *Eur J Nutr* **63,** 947–955.

Fries, E.D. (1979) Salt in hypertension and the effects of diuretics. *Annu Rev Pharmacol Toxicol* **19,** 13–23.

Gennari, F.J. (1998) Hypokalemia. *N Engl J Med* **339,** 451–458.

Guyton, A.C., Coleman, T.G., Cowley, A.W., *et al.* (1972) Arterial pressure regulation: overriding dominance of the kidneys in long-term regulation and in hypertension. *Am J Med* **52,** 584–594.

Haddy, F.J. (1983) Potassium effects on contraction in arterial smooth muscle mediated by Na+,K+-ATPase. *Fed Proc* **42,** 239–245.

Haddy, F.J. (1988) Ionic control of vascular smooth muscle cells. *Kidney Int* **346**(Suppl 25)**,** S2–S8.

Haddy, F.J. and Overbeck, H.W. (1976) The role of humoral agents in volume expanded hypertension. *Life Sci* **19,** 935–948.

Haddy, F.J. and Pamnani, M.B. (1995) Role of dietary salt in hypertension. *J Am Coll Nutr* **14,** 428–438.

Havas, S., Dickinson, B.D., and Wilson, M. (2007) The urgent need to reduce sodium consumption. *JAMA* **298,** 1439–1441.

Hayslett, J.P. and Binder, H.J. (1982) Mechanism of potassium adaptation. *Am J Physiol* **243,** F103–F112.

He, F.J. and MacGregor, G.A. (2007) Salt, blood pressure and cardiovascular disease. *Curr Opin Cardiol* **22,** 298–305.

He, F.J. and MacGregor, G.A. (2008) Beneficial effects of potassium on human health. *Physiol Plant* **133,** 725–735.

He, F.J. and MacGregor, G.A. (2009) A comprehensive review on salt and health and current experience of worldwide salt reduction programs. *J Hum Hypertens* **23,** 363–384.

He, F.J., Marrero, N.M., and MacGregor, G.A. (2008) Salt intake is related to soft drink consumption in children and adolescents: a link to obesity? *Hypertension* **51,** 629–634.

Henney, J.E., Taylor, C.L., and Boon, C.S. (eds) (2010) *Strategies to Reduce Sodium Intake in the United States.* National Academies Press, Washington, DC

Hooper, L., Bartlett, C., Davey, S.G., *et al.* (2003) Advice to reduce dietary salt for prevention of cardiovascular disease. *Cochrane Database Syst Rev* CD003656.

Institute of Medicine (2005) Panel on Dietary Reference Intakes for Electrolytes and Water. *Dietary Reference Intakes for Water, Potassium, Chloride and Sulfate.* National Academies Press, Washington, DC.

INTERSALT Cooperative Research Group (1988) Intersalt: an international study of electrolyte excretion and blood pressure. Results for 24 hour urinary sodium and potassium excretion. *BMJ* **297,** 319–328.

Kaunitz, H. (1978) Toxic and nontoxic effects of chloride in animals and man. In M. Rechcigl (ed.), *Handbook Series in Nutrition and Food.* CRC Press, West Palm Beach, FL, pp. 141–145.

Kempner, W. (1948) Treatment of hypertensive vascular disease with rice diet. *Am J Med* **4,** 545–577.

Kotchen, T.A. (2005) Contributions of sodium and chloride to NaCl-induced hypertension. *Hypertension* **45,** 849–850.

Kotchen, T.A. and Kotchen, J.M. (2003) Nutrition and cardiovascular health. In F. Bronner (ed.), *Nutritional Aspects and Clinical Management of Chronic Disorders and Diseases.* CRC Press, Boca Raton, FL, pp 23–43.

Krishna, G.G. and Kapoor, S.C. (1991) Potassium depletion exacerbates essential hypertension. *Ann Intern Med* **115,** 77–93.

Krishna, G.G., Cushid, P., and Hoeldtke, E.D. (1987) Mild potassium depletion provides renal sodium retention. *J Lab Clin Med* **109,** 724–730.

Lackland, D.T. and Egan, B.M. (2007) Dietary salt restriction and blood pressure in clinical trials. *Curr Hypertens Rep* **9,** 314–319.

Langford, H.C. and Watson, R.L. (1990) Potassium and calcium intake, excretion, and homeostasis in blacks and their relation to blood pressure. *Cardiovasc Drugs Ther* **4**(Suppl 2), 403–406.

Laragh, J.H., Baer, L., Brunner, H.R., *et al.* (1972) Renin, angiotensin, and aldosterone system in pathogenesis and management of hypertensive vascular disease. *Am J Med* **52,** 633–652.

Latta, K., Hisano, S., and Chan, J.C.M. (1993) Perturbations in potassium balance. In H.G. Preuss (ed.), *Clinics in Laboratory Medicine: Renal Function.* WB Saunders Co, Philadelphia, PA, pp. 149–156.

Macallum, A.B. (1926) The paleochemistry of the body fluids and tissues. *Physiol Rev* **6,** 316–357.

McGill, C.R., Fulgoni, V.L., III, diRienzo, D., *et al.* (2008) Contribution of dairy products to dietary potassium intake in the United States population. *J Am Coll Nutr* **27,** 44–50.

Meneely, G.R. and Dahl, L.K. (1961) Electrolytes in hypertension: the effects of sodium chloride. *Med Clin North Am* **45,** 271–283.

Michelis, M.F. and Davis, B.B. (1988) Hypo- and hypernatremia. In H.G. Preuss (ed.), *Management of Common Problems in Renal Disease.* Field and Wood, Philadelphia, PA, pp. 118–127.

Michelis, M.F. and Rakowski, T.A. (1988) Edema and diuretic therapy. In H.G. Preuss (ed.), *Management of Common Problems in Renal Disease.* Field and Wood, Philadelphia, PA, pp. 109–117.

Mickleborough, T.D. and Fogarty, A. (2006) Dietary sodium intake and asthma: an epidemiological and clinical review. *Int J Clin Pract* **60,** 1616–1624.

Nowsom, C.A., Morgan, T.O., and Gibbons, C. (2003) Decreasing dietary sodium while following a self-selected potassium-rich diet reduces blood pressure. *J Nutr* **133,** 4118–4123.

Nurminen, M.L., Korpela, R., and Vapaatalo, H. (1998) Dietary factors in the pathogenesis and treatment of hypertension. *Ann Med* **30,** 143–150.

Perez, G., Delaney, V.B., and Bourke, E. (1988) Hypo- and hyperkalemia. In H.G. Preuss (ed.), *Management of Common Problems in Renal Disease.* Field and Wood, Philadelphia, PA, pp. 109–117.

Pickering, G. (1980) Salt intake and essential hypertension. *Cardiovasc Rev Rep* **1,** 13–17.

Pimenta, E., Gaddam, K.K., Oparil, S., *et al.* (2009) Effect of dietary sodium reduction on blood pressure in subjects with resistant hypertension. Results from a randomized trial. *Hypertension* **54,** 475–481.

Pitts, R.F. (1959) Ionic composition of body fluids. In *The Physiological Basis of Diuretic Therapy*. Charles C. Thomas Publisher, Springfield, IL, pp. 11–29.

Pitts, R.F. (1974) *Physiology of the Kidney and Body Fluids*, 3rd Edn. Year Book Medical Publishers, Chicago, pp. 11–35

Puska, P., Vartiainen, E., Tuomilehto, J., *et al.* (1998) Changes in premature deaths in Finland: successful long-term prevention of cardiovascular diseases. *Bull World Health Org* **76,** 419–425.

Robertson, C., Conway, R., Dennis, B., *et al.* (2005) Attainment of precision in implementation of 24 h dietary recalls: INTERMAP UK. *Br J Nutr* **94,** 588–594.

Robertson, J.L.S. (1987) Salt, volume, and hypertension: causation or correlation. *Kidney Int* **32,** 590–602.

Romoff, M.S., Keusch, G., Campese, V.M., *et al.* (1979) Effect of sodium intake on plasma catecholamines in normal subjects. *J Clin Endocrinol Metab* **48,** 26–31.

Sacks, F.M., Svetkey, L.P., Vollmer, W.M., *et al.* (2001) DASH–Sodium Collaborative Research Group. Effects on blood pressure of reduced dietary sodium and the Dietary Approaches to Stop Hypertension (DASH) diet. DASH–Sodium Collaborative Research Group. *N Engl J Med* **344,** 3–10.

Sagnella, G.A., Markandu, N.D., Shore, A.C., *et al.* (1987) Plasma immunoreactive atrial natriuretic peptide and changes in dietary sodium intake in man. *Life Sci* **40,** 139–143.

Sawka, M.N., Burke, L.M., Eichner, E.R., *et al.* (2007) American College of Sports Medicine position stand. Exercise and fluid replacement. *Med Sci Sports Exerc* **39,** 377–390.

Sebastian, A., Frassetto, L.A., Sellmeyer, D.E., *et al.* (2006) The evolution-informed optimal dietary potassium intake of human beings greatly exceeds current and recommended intakes. *Semin Nephrol* **26,** 447–453.

Siani, A., Strazzullo, P., Giacco, A., *et al.* (1991) Increasing the dietary potassium intake reduces the need for antihypertensive medication. *Ann Intern Med* **115,** 753–759.

Simpson, F.O. (1988) Sodium intake, body sodium, and sodium excretion. *Lancet* **2,** 25–28.

Smith, H.W. (1943) The evolution of the kidney. In *Lectures on the Kidney, Porter Lectures, Series IX*. University of Kansas Press, Lawrence, Kansas, pp. 1–23.

Smith, H.W. (1974) *From Fish to Philosopher*. Little, Brown & Co, Boston, MA.

Strauss, M.B., Lamdin, E., Smith, W.P., *et al.* (1958) Surfeit and deficit of sodium. *Arch Intern Med* **102,** 527–536.

Strazzullo, P., D'Elia, L., Kandala, N.B., *et al.* (2009) Salt intake, stroke, and cardiovascular disease: meta-analysis of prospective studies. *BMJ* **24,** 339.

Sullivan, J.M. (1991) Salt sensitivity. *Hypertension* **17**(Suppl 1), 161–168.

Suter, P.M., Sierro, C., and Vetter, W. (2002) Nutritional factors in the control of blood pressure and hypertension. *Nutr Clin Care* **5,** 9–19.

Tobian, L., Pumper, M., Johnson, S., *et al.* (1979) A circulating humoral pressor agent in Dahl S rats with salt hypertension. *Clin Sci Mol Med* **57,** 345s–347s

Tuomilheto, J., Puska, P., Nissinen, A., *et al.* (1984) Community-based prevention of hypertension in North Karelia Finland. *Ann Clin Res* **16**(Suppl 43), 18–27.

USDA (1997) *Data tables: results from USDA's 1994–96 Continuing Survey of Food Intakes by Individuals and 1994–96 Diet and Health Knowledge Survey*. ARS Food Surveys Research Group.

Valdes, G., Bio, C.P., Montero, J., *et al.* (1991) Potassium supplementation lowers blood pressure and increases urinary kallikrein in essential hypertensives. *J Hum Hypertens* **5,** 91–96.

Verbalis, J.G. (1998) Hyponatremia and hypoosmolar disorders. In A. Greenberg (ed.), *Primer on Kidney Diseases*, 2nd Edn. Academic Press, San Diego, CA, pp. 57–63.

Weinberger, M.G. (1993) Racial differences in renal sodium excretion: relationship to hypertension. *Am J Kidney Dis* **21**(Suppl 1), 41–45.

Whang, R. and Sims, G. (2000) Magnesium and potassium supplementation in the prevention of diabetic vascular disease. *Med Hypoth* **55,** 263–265.

32

ヒトの水分と電解質バランス

Robert W. Kenefick, Samuel N. Cheuvront, Scott J. Montain, Robert Carter Ⅲ, and Michael N. Sawka

要　約

体水分の恒常性に最も大きな影響を及ぼす要因は，長時間の運動と環境ストレスである。発汗により水分と電解質が失われる。しばしば水分摂取量を発汗量が上回り，急性の水分不足が生じ，高張性の血液量減少や細胞内液と細胞外液の減少が起こる。運動によって水分と電解質の必要量は増加するが，ヒトは食物や水分が容易に摂取できる限り，生理学的および行動学的な適応によって，日常の水分と電解質の体内バランスを調節することができる。水分状態の評価法として，他の方法より優れているとコンセンサスが得られている方法は現時点ではないが，日常の体液バランスの逸脱は2種類以上の指標を測定することによって感知することが可能であり，これらの指標を連続的に測定することで診断の信頼性が高まる。水分補給不足では，同じ深部体温に対する発汗量や皮膚血流の応答が低下するので，蓄熱量が増加する。さらに水分補給不足では，熱疲労や熱射病のリスクが高まる。有酸素運動の場合，体重の2％を超える脱水状態によって悪影響を受けるが，この悪影響は高温環境下では大きく，低温環境下では少ない。暑熱環境下での水分の過剰状態によって，水分正常状態に比べて，体温調節や運動能力が高まることはない。数時間にわたる低張性飲料の過剰摂取によって，低ナトリウム血症が起こることがある。電解質の喪失が顕著になると，ナトリウムの希釈が促進されて，問題が悪化する。低ナトリウム血症は，食事と水分の必要量を適切に考慮することで防ぐことができる。

はじめに

ヒトは通常，食物や水分を容易に摂取できる限り，体内の水分および電解質のバランスを一定に保つことができる（Institute of Medicine, 2005）。日常の身体活動や環境によるストレスを考えれば，水分と電解質の変動を検知して補正する能力は必須であり，水分および電解質のバランスが崩れると，健康や身体活動に対して悪影響が及ぼされる。

水（体内の総水分）は，体内で多くの特有かつ不可欠な役割を果たしている。水は人体の最も重要な化学成分であり，細胞の恒常性を維持する生化学的な反応の溶媒として寄与している（Institute of Medicine, 2005）。また，水は心血管の体積を維持するために必須であり，体内での栄養素の供給や老廃物の排除など運搬の媒体として寄与している。水は比熱が高いなどの特有な性質を有している。水の高い比熱は代謝熱を体内で吸収することを可能にしており，体温調節で不可欠な役割を果たしている。また，細胞内の水分量は，細胞の代謝や遺伝子の発現を調節する重要なシグナルである（Haussinger and Gerok, 1994）。

平均的な若年成人男性の体内総水分量は，体重の50～70％と比較的一定である（Sawka, 1988）。体内の水分は細胞内液と細胞外液に分けられ，それぞれが体内総水分量の67％程度と33％程度を占めている。細胞外液はさらに間質液と血漿に分けられる（Sawka, 1988）。これらの体水分の分布とそれぞれの区分の水分交換の共通のメカニズムを図32.1に示す。

除脂肪重量における水分量は，性別や人種に関係なく一生涯を通じて，かなり一定に保たれている（73％程度）。このため，体内総水分量の違いは主に体組成の違いによるものである（Institute of Medicine, 2005）。体内総水分量は，“体内総水分量＝0.73×除脂肪重量＋0.1×体脂肪量”という式で求められる（Institute of Medicine, 2005）。例えば，体重90kgで体脂肪率が15％と30％の者

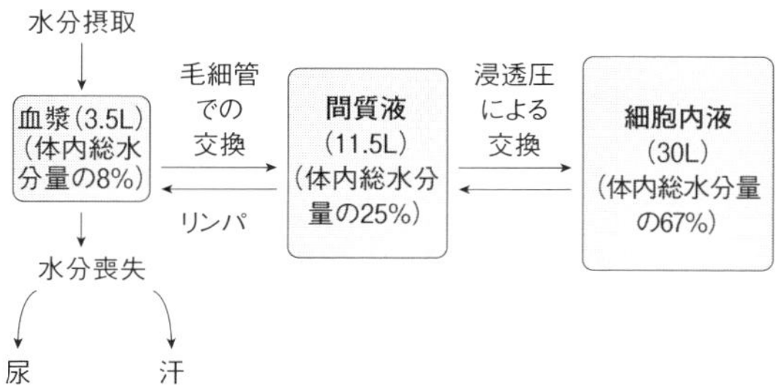

図32. 1 血漿，間質液と細胞内液の量と各区分での水分交換のメカニズムの概要

図中の数値は，体重70kgで体内総水分量45Lのヒトでの例。
Sawka, 1988より改変。

の体内総水分量は，それぞれ57. 2Lと48. 7Lとなる。このため，同じ量の体水分を喪失した場合，体脂肪が多い人ほど体水分量の減少率が大きくなる。

水分バランスは，水分の摂取量と喪失量の正味の差を表している。喪失量が摂取量を上回ると，体内総水分量は減少する。1日のなかでも，体内水分量の大きな変動は普通にみられる。最も一般的な脱水（高張性の血液量減少）は，重労働や運動を行っている時など，汗のような低張性体液の正味の喪失によって起こる。身体活動時や炎天下で，水分補給ができなかったり，口渇感が体水分の喪失量にみあわなければ，脱水状態となってしまう（Costill, 1977；Sawka, 1992）。そのような状況では，正常な水分状態で身体活動を開始しても，時間の経過に伴って脱水状態となる。等張性脱水は，下痢や嘔吐のような病気，寒冷や高高度のような極端な環境への曝露，出血や火傷のような負傷，または利尿剤などの薬の服用によっても起こる。

持久運動能力の低下が多数報告されている体重の2％を超えるような過度の脱水を避けるために，身体活動時には水分補給が奨励されている（Sawka *et al*., 2007）。しかし，必要量を考慮せずに水や電解質が少ない飲料を摂取しても，逆に悪影響を及ぼすことがある。低ナトリウム血症は水分摂取過剰の臨床症例であるが，体水分量の回復や電解質バランスの保持のために必要な量を超えた水分摂取によって起こる（Vrijens and Rehrer, 1999；Montain *et al*., 2001）。

本章では，ヒトの水分・電解質バランスについての生理学，必要量および評価法について概説する。水分・電解質のバランスが崩れた場合，体温調節や運動能力にどのような影響を及ぼすかについても考察する。なお，本章をとおして，“水分正常（euhydration）”とは体内の水分量が正常な状態を，“脱水状態（hypohydration）”とは体内の水分が不足している状態を，“水分過剰（hyperhydration）”とは体内の水分量が増加している状態を，“脱水（dehydration）”とは体内の水分の動的損失を示している。

水分・電解質バランスの生理学

食物や飲料を自由に摂取できる状況下では，口渇感や空腹感によって，一般に正味の体水分バランスは保たれており，水分の喪失量と摂取量は等しい状態にある（Institute of Medicine, 2005）。この調節は，体内総水分量と浸透圧の変化に対応した神経内分泌と腎応答により行われ（Andreoli *et al*., 2000），非調節性の社会行動的要因によっても同様に行われている（Rolls and Rolls, 1982）。水分の過剰や不足がわずかな場合，これらの恒常性の応答によって短時間で容易に補正される。Adolphは水分バランスの実験を行い，日常の体水分量の変動幅が，穏やかな気温の環境で0. 22％，それより暖かい環境で0. 48％と小さいことを見いだした（Adolph and Dill, 1938；Adolph, 1943）。しかし，激しい運動や急激な環境の変化は，しばしば体液バランスの恒常性に大きく影響することがある。

発汗により体水分量が不足すると，通常，高張性の血液量減少が起こる。体内総水分量の減少に比例して，血漿量が低下し，血漿浸透圧が増加する。血漿量が減少するのは汗の水分が血漿由来であるためで，浸透圧が上昇するのは血漿に比べて汗の浸透圧が通常低いからである（Costill, 1977）。安静時の血漿の浸透圧は，水分正常状態時の288mosmol/kgから脱水状態時には300mosmol/kg以上にまで，直線的に増加する（Institute of Medicine, 2005）。浸透圧の上昇は，主に血漿中のナトリウム濃度と塩素濃度の増加によるもので，カリウム濃度は一貫した影響を及ぼさない（Edelman *et al*., 1958；Senay, 1968；Kubica *et al*., 1983）。図32. 2は，高張性の血液量減少が体液調節，すなわち腎臓での水の再吸収と口渇感による水分摂取に及ぼす影響を示したものである。

水分補給が不十分であると体内総水分量が減少し，各

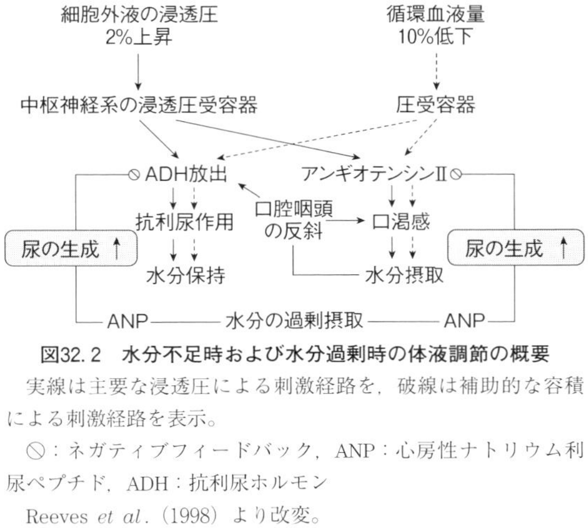

図32. 2 水分不足時および水分過剰時の体液調節の概要

実線は主要な浸透圧による刺激経路を，破線は補助的な容積による刺激経路を表示。

⊘：ネガティブフィードバック，ANP：心房性ナトリウム利尿ペプチド，ADH：抗利尿ホルモン

Reeves *et al*.（1998）より改変。

体液区分が影響を受けて体液の移動が起こる（図32.1）（Costill *et al.*, 1976；Nose *et al.*, 1983；Durkot *et al.*, 1986；Singh *et al.*, 1993）。Costill らは，暑熱環境下での運動によって体重の2.2〜5.8％の水分を喪失した脱水状態での，血漿・間質液・細胞内液の減少量や各臓器の水分喪失量を測定した（1976）。体重の2.2％の脱水時では，失った体内総水分量のうちの10％が血漿，30％が細胞内液，60％が間質液から失われていた。また，体重の5.8％の脱水時では，失った体内総水分量の11％が血漿，50％が細胞内液，39％が間質液から失われていた。これは，血液量を維持するために細胞内から細胞外への浸透性の水分の移動が脱水によって起こることを示しており，また，体水分の喪失がすべての体液区分に分配されていることをはっきりと示している。

脱水の起こり方が異なると，体液区分間での水分の再分配が，上述の場合と異なることが知られている。例えば，利尿剤は尿量を増加させ，通常，溶質と水の両方を失わせる。利尿剤による脱水では一般に等張性の血液量減少が起こり，運動や暑熱による脱水に比べて，体水分の減少に占める血漿量減少の割合が大きい（Kubica *et al.*, 1983）。その結果，利尿剤投与では，水分の再分配を誘導するほどの細胞外液の溶質の濃度上昇が起こらないため，細胞内液の喪失が比較的少ない。暑熱への馴化の状況，姿勢，気候，運動の種類や強度などの要因によっても，各体液区分からの水分の再分配は著しく変化する。

体液アンバランスの影響

長時間の運動で，多量の発汗に対して，水分摂取が追いつかないと体重の２〜６％相当の脱水が生じる（Sawka *et al.*, 2005）。このような現象は高温環境下では一般的であるが，寒冷気候下で厚着をして作業する場合にも同様に脱水が生じる（O'Brien *et al.*, 1996）。水分の摂取と喪失の不釣り合いは，生理学的要因と行動学的要因によって生じている。また，運動パフォーマンス上，意図的に脱水状態を利用する人々もいる。例えば，ボクシング，重量挙げ，レスリングの選手は，おそらく体重当たりの筋力改善を目論んで，体重の軽い階級で試合を行うために脱水による減量を行っている。

水分不足によって深部体温と運動に対する心拍応答が高まり，どのような身体活動でも自覚的作業強度が高くなる（Sawka, 1992）。暖かい気候下では，脱水によって体重が１％減少するごとに，深部体温が0.1〜0.2℃上昇し，１分間の心拍数は３〜５拍増加する（Sawka, 1992；Institute of Medicine, 2005）。水分不足には，有酸素能力の向上や暑熱馴化によって得られた深部体温や循環器系の利点を上回る不利益がある（Sawka, 1992）。涼しい気候下では，脱水状態が深部体温や心拍数に及ぼす影響は緩和される（Cheuvront *et al.*, 2005）。

脱水に伴う体温調節や循環器系への負担は，血圧に悪影響を及ぼさずに，体の深部から皮膚表面への熱の輸送能力の低下を補うため，管理・調節されている。この説のとおり，皮膚血管の拡張と発汗を引き起こす深部体温の閾値が上昇し，深部体温の変化に対するこれらの感受性の低下が認められている（Kenney and Johnson, 1992；Montain *et al.*, 1995）。血漿浸透圧の上昇と血液量の減少は，それぞれ単独や複合で，これらの体温調節機能に影響してきた（Sawka, 1992）。上述したとおり，体温調節および心血管調節は，より涼しい環境下では緩和される（Sawka *et al.*, 1983；Kenefick *et al.*, 2004；Cheuvront *et al.*, 2005）。

脱水による生理学的な影響のひとつに，持久性運動能力の低下がある。McGregor らはセミプロのサッカー選手を対象に，実際の試合を模倣したさまざまな強度のランニングプロトコールの実験を行い，体重の２％を超える脱水によって，終盤のスプリント力が低下し，ドリブルの課題を完遂するためにかかる時間が延長することを報告した（1999）。筋力や無酸素運動の運動能力に対する脱水の影響はなく，あってもごくわずかなものと思われる（Greiwe *et al.*, 1998；Evetovich *et al.*, 2002；Jacobs, 1980；Cheuvront *et al.*, 2005）。しかし，小筋の動的持久力や高強度の作業の繰り返しに対する耐久性が，脱水によって低下することも一部報告されている（Montain *et al.*, 1998；Bigard *et al.*, 2001；Judelson *et al.*, 2007）。体重の２％を超える脱水は，各競技の特殊な技術を実行する能力の低下も誘発する（Dougherty *et al.*, 2006；Baker *et al.*, 2007）。例えば，Baker らは，体重の３％を超える脱水時では，バスケットボール選手のシュート回数，特にレイアップシュートなどの動きを伴うシュートの回数が減り，４％の脱水時ではシュート能力がより低下したことを報告している（2007）。このメカニズムは解明されていないが，脱水による前庭機能や前庭の感受性の変化と関連があると思われる（Lepers *et al.*, 1997；Gauchard *et al.*, 2002）。

少なくとも暑熱環境下では，運動能力が低下する脱水量の閾値は体重のおよそ２％超と思われる（Cheuvront *et al.*, 2003）。脱水量の増加に比例して，有酸素運動における運動能力が低下する（Institute of Medicine, 2005）。有酸素運動への高い適性や馴化は，体温調節にとって有利であることが示されている。しかし脱水は，運動熱ストレス時のこの保護的な効果を相殺すると思われる（Buskirk *et al.*, 1958；Sawka *et al.*, 1983；Merry *et al.*, 2010）。有酸素運動能力に対する脱水（体重の２％）の影響を検討した数々の実験のレビューによって，気温が30℃を超える時には有酸素運動能力が７〜60％低下し，この脱水の影響は運動時間が90分を超える場合に増加することが明らかとなった（Cheuvront *et al.*, 2003）。このレビュー全体から，持久的な作業に及ぼす脱水の影響は暑熱環境

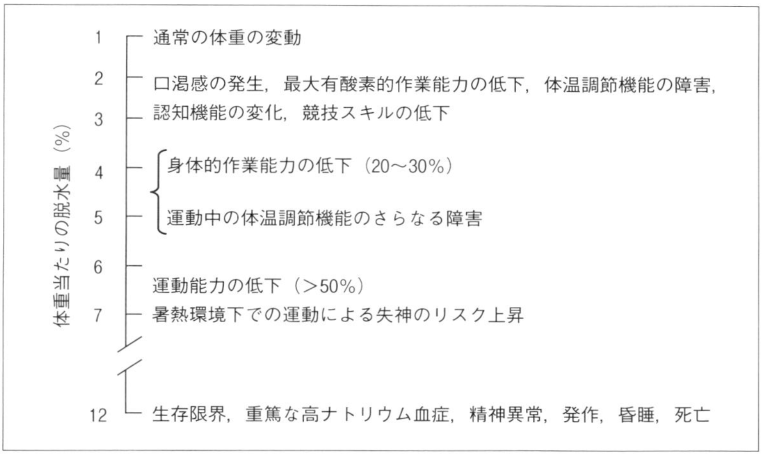

図32. 3　生理学的機能，作業能力および運動能力に及ぼす脱水の影響

Greenleaf,（1992）より改変。

によって増加し，また，脱水の進行によって悪化するであろうことが読み取れる。

涼しい気候下では，脱水が運動能力に及ぼす悪影響は減少する。Cheuvront と Sawka は，体重の３%相当の脱水状態で30分間の自転車こぎ運動を実施した時，気温20℃では総運動量が８%減少したのに対し，気温２℃では脱水による影響がみられなかったことを報告している(2005)。さらに近年，Kenefick らは，体重の４%相当の脱水状態で自転車こぎ運動（15分間）を実施した時の有酸素運動能力は，気温10℃では３%，20℃では５%，30℃では12%，40℃では23%，それぞれ低下したことを報告している（2010)。これらの報告より，脱水が持久運動能力に有意な影響を及ぼす気温の閾値は20℃と思われる。

脱水によって有酸素運動能力は低下するが，その生理学的な要因として，深部体温の上昇，心血管系への負担増加，グリコーゲン利用の増加があり，また，中枢神経機能の変化もかかわっていると思われる(Montain *et al*., 1998；Febbraio, 2000；Nybo and Nielsen, 2001；Cheuvront *et al*., 2010b)。それぞれの要因は特有のものであるが，それぞれが単独で影響するのではなく，むしろ互いに影響し合い，有酸素運動能力を低下させていることが示唆されている（Cheuvront *et al*., 2003)。各要因の影響の大きさは，運動の種類，環境条件，暑熱馴化の程度，運動能力によって異なるが，おそらく体温の上昇によって運動能力の低下はより助長されるであろう。脱水が運動能力に影響する理由のひとつとして，循環している血液量と血漿量の低下があげられる。どのような作業負荷においても，心臓に戻ってくる血液量が減り，最大酸素摂取量に対する割合(相対的な運動強度)が増加する。(Cheuvront *et al*., 2010b)。これらの応答は，特に暑熱環境下で，最終的に運動や作業の能力に対して負の影響を及ぼす。

脱水と体温上昇はともに，集中力，技術，戦術を含んだ認知的・精神的な能力を低下させることが示されている（Institute of Medicine, 2005)。軽い脱水に比べて，体温上昇による認知的・精神的な能力の低下に関するエビデンスが多いが（Cian *et al*., 2000)，暑熱環境下での身体活動時ではこの２つは密接に関連している。生理学的機能，作業能力・運動能力，生存可能性に及ぼす脱水の影響を図32. 3に示す。

病いと疾患

臨床医学において体液および電解質バランスの障害は，生涯を通じて重要な医療費，罹患率，死亡率と関係している(Warren *et al*., 1994；Black *et al*., 2003)。体液および電解質のアンバランスは，急性の循環器・腎臓・火傷の疾患の治療時に問題となる一般的な合併症であり，また，いくつかの急性および慢性の疾患と機能面で関連している（Manz, 2007)。世界保健機関（World Health Organization)は，体重の５%以下の脱水は，生命に対する危機的な影響が少ないとしている(1995)。大量発汗が起こる長期間の作業と熱ストレス時，寒冷または高高度への曝露，胃腸炎，つわり，利尿剤の投与，透析などの数々の病いや障害によって，大量の溶質（電解質）が失われる（World Health Organization, 1995；Mange *et al*., 1997；Cheuvront *et al*., 2005；Sawka *et al*., 2007)。血漿量減少を評価する正確かつ信頼性のある方法がいまだ開発されていないため，特に厳しい環境下では，等張性または低張性の血液量減少の適切な診断は困難なままである（McGee *et al*., 1999)。

脱水による慢性の血漿の高浸透圧は，肥満および肥満に関連した代謝異常を促進し，慢性疾患への関与が示唆されてきた(Haussinger *et al*., 1993；Keller *et al*., 2003；

Stookey *et al*., 2004)。現時点では支持するデータは限られているが，慢性的な軽度の脱水が，尿路結石症（腎臓結石），尿路感染症，膀胱癌・直腸癌，便秘，高血圧，静脈血栓塞栓症，冠動脈疾患，僧帽弁逸脱症，脳卒中，胆石，緑内障，歯科疾患を含むさまざまな疾病の原因となっていることを示唆する証拠が増えつつある（Manz, 2007）。慢性的な脱水とこれらの罹患率との関係を明らかにするにはさらなる疫学研究が必要であるが，水分の過剰摂取の危険性（低ナトリウム血症）はよく知られている。

低ナトリウム血症

水や炭水化物・電解質溶液を過剰摂取すると体液は過剰状態となるが，すぐに水分が腎臓によって排泄されるため，水分過剰状態が持続されることは少ない（図32.2）（Freund *et al*., 1995）。しかし，低張性の溶液を，特に長時間にわたって過剰に摂取すると，血漿中のナトリウム濃度が危機的な状態まで低下する（＜135mEq/L）。血漿ナトリウム濃度の低下によって，細胞外液から細胞内液への水分の移動が起こる。もし，この体液移動が急速かつ大規模に起これば，肺水腫や脳浮腫が起こり，また，中枢神経系の機能も影響を受ける。低ナトリウム血症の臨床的な徴候や症状には，意識障害，見当識障害，精神鈍麻，頭痛，吐き気，嘔吐，失語症，協調運動障害，筋力低下があり，症状の程度には血清ナトリウムの低下の程度とその進行速度が影響している（Knochel, 1996）。急速に進行した重篤な低ナトリウム血症の合併症に，発作，昏睡，肺水腫，心肺停止がある。症候的な低ナトリウム血症は治療中に発生するが，その他に健常人がマラソンやウルトラマラソン（Davis *et al*., 2001；Speedy *et al*., 2001；Hew *et al*., 2003），軍事訓練（Garigan and Ristedt, 1999；O'Brien *et al*., 2001），レクリエーション活動（Backer *et al*., 1993）に参加している時にも発生する。

長時間の運動を行う時に，運動中または運動直後に発汗量を超える低ナトリウム飲料またはナトリウムを含まない飲料を摂取することにより，低ナトリウム血症が多発する（Garigan and Ristedt, 1999；Montain *et al*., 2001；Speedy *et al*., 2001）。補充されていないナトリウムの喪失量は，ナトリウムの希釈の速さと程度に影響する。比較的塩分濃度の高い汗をかく者では，発汗量と同等もしくは若干少量のナトリウムを含まない水を摂取することにより，理論的に，電解質喪失の進行に伴って，生理的な低ナトリウム血症が起こる（Montain *et al*., 2001）。このように，運動によって誘発される低ナトリウム血症の発生メカニズムとして，絶対量としての水分の過剰摂取と，ナトリウム喪失と比較して相対的な水分の過剰摂取があげられる。

運動によって誘発される低ナトリウム血症は，発汗量以上の飲水をしないことによって防ぐことが可能である。また，数時間にわたり連続的に，または，ほぼ連続的に発汗するような運動イベントに参加する場合には，塩分を含む飲料や食物を摂取することによって低ナトリウム血症を防ぐことが可能である。

水分状態の評価

ヒトにおける水分状態の評価は，水・電解質のアンバランス予防と適切な治療のために重要である（Mange *et al*., 1997；Oppliger and Bartok, 2002；Cheuvront *et al*., 2005）。評価指標の有効性は，体液喪失の特徴（どのような種類の体液喪失なのか）に大きく依存する。多くの臨床医学とほとんどのスポーツ医学において，低浸透圧の体液で正味の喪失が起こると，高張性の血液量減少が起こる（Mange *et al*., 1997；Cheuvront *et al*., 2005；Sawka *et al*., 2007）。細胞外液の浸透圧の上昇は，等張性・低張性の血液量減少との診断上の区別となる顕著な臨床像である（Feig and McCurdy, 1977；Mange *et al*., 1997）。低張性の体液喪失は，体水分の不足に応じて腎機能や尿組成を調整しているので，主要な体水分状態の評価法として血液（浸透圧，ナトリウム，体液調節ホルモン）と尿（浸透圧，比重，色）が基本的に利用されている（Robertson and Mahr, 1971）。

水分必要量を検討する大規模調査で，血漿浸透圧が水分状態の評価指標として用いられている（Institute of Medicine, 2005）。しかし，最適な評価方法を選ぶ場合に，測定時の環境や測定の意図によって，使用できる方法が制限される。測定の正確性，簡便性，わずかな有意な変化を検出する感度には方法論的な限界があるため，水分状態の評価に汎用されている方法でも，実験室や現場での有用性は大きく異なる（表32.1）。1回の測定で疾病分類に高い感度を有する実用的な水分状態の指標はいまだ開発されていないが，この理由のひとつに個人差が大きいことがあげられる。（Cheuvront *et al*., 2010a）。経時的な測定により診断の正確性は高まるが，日々のモニタリングが必要な場合は，その有効性は測定値の均質性に依存する（Cheuvront *et al*., 2010a）。また，経時的に急激な変化をより正確に測定するためには，安定なベースラインと測定値に影響を及ぼす因子の制御が必要である。高張性の血液量減少による負の体液バランスを検知するための基準として利用可能な値を表32.2に示す。いずれか2つの指標の結果が矛盾せずに水分が正常状態であれば，水分補給は適切に行われていると判断してよい（表32.2）（Cheuvront and Sawka, 2005；Sawka *et al*., 2007）。水分正常状態と水分不足状態の間でみられる数値は，社会的な影響（食事）と環境的な影響（運動，気候）とともに，生物学的な恒常性の設定値の範囲内での変動を表している（Kratz *et al*., 2004）。

表32.1 水分状態の実験的評価法の概要

評価法	長所	短所
複雑な指標		
総体水分量（希釈法）	正確，信頼性	分析が複雑，高費用，ベースラインと連続的な測定が必須
血漿浸透圧	正確，信頼性（臨床での標準法）	分析が複雑，高費用，侵襲性
簡易な指標		
水分の摂取量/喪失量	正確，信頼性（臨床での標準法）	尿カテーテルの設置，連続的な測定が必須
尿濃度	簡易，迅速，スクリーニング手段	他因子の影響を容易に受ける，測定タイミングの重要性，頻度や色の評価が主観的
体重	簡易，迅速，スクリーニング手段	ベースラインが必須，体組成の変化による影響
その他の指標		
血液： 血漿量 血漿ナトリウム濃度 体液バランス関連ホルモン	血漿浸透圧に対する優位性なし（例外：低ナトリウム血症の検出に対する血漿ナトリウム濃度）	分析が複雑，高費用，侵襲性，複数の交絡因子
生体インピーダンス	簡易，迅速	ベースラインが必須，複数の交絡因子
唾液	簡易，迅速	非常に変化しやすい，複数の交絡因子
身体的徴候	簡易，迅速	過度に一般化，主観的
ティルト試験（起立による影響）	迅速	非常に変化しやすい，非感受性，ティルト台が必要，被測定者の起立能力が必須
口渇感	実際的な徴候	主観的，変化しやすい，発生は遅く・消失は速い

アメリカ医学研究所（2004），Cheuvron *et al*.（2005）より改変。

表32.2 体水分状態のバイオマーカー

指標	水分正常	基準範囲	脱水
総体水分量（L）	＜1％	該当なし	≧3％（？）
血漿浸透圧（mmol/kg）	＜290	285〜295	≧297
尿比重	＜1.02	1.005〜1.035	≧1.025
尿浸透圧（mmol/kg）	＜700	300〜900	≧831
尿の色	＜4	該当なし	≧5.5
体重*（kg）	＜1％	該当なし	≧2％

*：評価期間が極めて長い場合，身体組成の変化が交絡因子になる可能性あり。
Kratz *et al*.（2004），Cheuvront *et al*.（2005，2010a），Sawka *et al*.（2007）より作成。

水分および電解質の必要量

ヒトにおける水分と電解質の必要量は“最低摂取量”に基づいて決められるべきではない。最低摂取量に基づいて決めれば，最終的には欠乏が生じ，身体活動や健康に悪影響を及ぼすことがある。アメリカ医学研究所の食品・栄養委員会（The Food and Nutrition Board of the Institute of Medicine）は，目安量（adequate intake：AI）に基づいて水分の必要量を定めている。AIは，実験データを基に，すべての健常人を栄養学的に十分に満たすと期待されて設定された摂取基準量である。水のAIは，安静にしている19歳以上の女性では2.7L/日，男性で3.7L/日である（Institute of Medicine, 2005）。この数値は，飲料（80％）と食物（20％）を合わせた水分の総摂取量である。ナトリウムのAIは1.5g/日であり，塩化ナトリウムとしては3.8g/日である（Institute of Medicine, 2005）。また，長時間にわたる作業を行う労働者や持久系運動のアスリートでは，特に温暖な気候において，水分とナトリウムの必要量がAIを大きく上回る（In-

表32.3　各種競技における発汗速度

種目	平均（L/時間）	範囲（L/時間）
水球	0.55	0.30～0.80
サイクリング	0.80	0.29～1.25
ランニング	1.10	0.54～1.83
バスケットボール	1.11	0.70～1.60
サッカー	1.17	0.70～2.10

Rehrer and Burke（1996）より作成。

stitute of Medicine, 2005）。

表32.3（Rehrer and Burke, 1996）に各種競技における1時間当たりの発汗量（発汗速度）を示しているが，競技間でも同一競技内においても大きな変動幅がある。発汗速度は活動時間や暑熱ストレスへの曝露に応じて高まり，それによって1日の水分必要量が変動する。図32.4は，エネルギー消費量（活動レベル）と気温を変数として算出した発汗量に基づいた，水分とナトリウムの一日必要量の推定値を示したものである（Institute of Medicine, 2005）。この予測モデルを適用すると，活動レベルや気温の変化によって，1日の水分必要量はベースライン値の2倍から6倍に増加する。例えば，気温が20℃から非常に暑い40℃に上昇することで，いずれのエネルギー消費量においても1日の水分必要量は3倍となる。また，気温以外に，湿度，大気の動き，陽差し，衣服の種類などその他の環境要因によっても，発汗量は変動する（Latzka and Montain, 1999）。そのため，適度に活動的な集団において，水分喪失量とそれを補う水分必要量は，外的要因によって大きく変動することとなる。

汗に含まれる電解質は，主にナトリウムと塩素が多く，カリウム，カルシウム，マグネシウムの量は少ない（Costill *et al.*, 1975；Costill, 1977；Verde *et al.*, 1982）。汗中のナトリウム濃度は平均35mEq/L程度（10～70mEq/L）であり，食事，発汗速度，体水分量の状態，高温馴化の状況によって変動する（Allan and Wilson, 1971；Costill *et al.*, 1975）。汗中のカリウム濃度は平均5mEq/L（3～15mEq/L），カルシウム濃度は平均1mEq/L（0.3～2mEq/L），マグネシウム濃度は平均0.8mEq/L（0.2～1.5mEq/L）であり，塩素濃度は平均30mEq/L（5～60mEq/L）である（Costill, 1977）。性別や発達・加齢は，汗中の電解質濃度にほとんど影響しない（Morimoto *et al.*, 1967；Meyer *et al.*, 1992）。汗腺は能動輸送によりナトリウムを再吸収するが，ナトリウムの再吸収量は発汗速度に比例して増加することはない。このため，汗中のナトリウム濃度は発汗速度の増加に伴って増加する（Allan and Wilson, 1971；Costill *et al.*, 1975；Buono *et al.*, 2008）。暑熱馴化はナトリウムの再吸収能を高めるため，暑熱馴化した者では，どのような発汗速度にあっても汗中のナトリウム濃度が低下する（>50%の減少）（Allan and Wilson, 1971）。

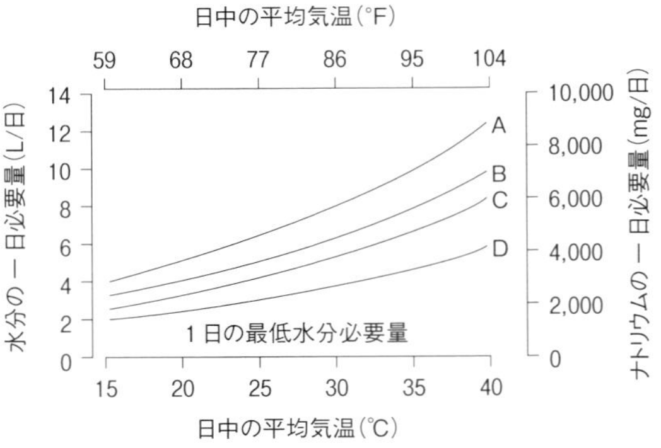

図32.4　身体活動量と気温の変化から予測される発汗量により推定した水分とナトリウムの一日必要量

A：非常に活動的（エネルギー消費量3,600kcal/日），B：活動的（2,900kcal/日），C：低活動（2,400kcal/日），D：安静（1,900kcal/日）

Institute of Medicine（2005）より改変。

エネルギー消費量（活動レベル）と気温を変数として算出した発汗量に基づいた，ナトリウムの一日必要量の推定値を示した一般化モデルを図32.4に示す（Institute of Medicine, 2005）。この解析では，暑熱馴化した者では汗に含まれるナトリウム濃度は25mEq/L（約0.6g/L）と想定している。民族的な食嗜好によって大きく異なるが，アメリカでの平均的な食事からのナトリウム摂取量は4g/日程度である（Institute of Medicine, 2005）。通常，ナトリウム蓄積量の増減は，各人の塩分要求により補正されている。さらに，身体活動量が増加すると，その増加にみあった摂取カロリーの増加が起こり，増加したナトリウムの要求量も満たされる（Institute of Medicine, 2005）。汗によるナトリウム喪失量にみあった量のナトリウムは通常の食事から摂取できるため，ナトリウムの補給は基本的に必要ない（Sawka *et al.*, 2007）。ただし，長時間にわたる多量の発汗によってかなりの量の塩分を失った時や，急激に気温が上昇した初めの数日間（暑熱馴化しておらず通常よりも塩分濃度の高い汗をかいた時）は例外である。このような状況では，好みに応じて食物に塩味をつけることで通常十分である。また，20mEq/L程度のナトリウムを含む飲料を摂取することもひとつの解決手段である。ほとんどの市販のスポーツ飲料は，これに近い濃度のナトリウムを含んでいる（Sawka *et al.*, 2007）。

水分補給

運動と水分補給に関する2007年のアメリカスポーツ医学会（American College of Sports Medicine）の意見報告書では，水分・電解質の要求量と，水分・電解質のアンバランスが運動能力や健康に及ぼす影響に関する最新の情報がまとめられている（Sawka *et al*., 2007）。この報告書では，個々人の発汗速度は異なっており，そのため，ほとんど同一の環境条件で類似の作業を行ったにもかかわらず，個々の水分必要量が大きく異なることがあるという事実が強調されている。また，この報告書では，運動前，運動中，運動後の水分補給を推奨している。簡単にいえば，体水分および血漿の電解質濃度が正常の状態で，身体活動を始めることが目標となる。十分な飲料を食事とともに摂取し，長時間の回復期間（最後の運動から８～12時間）を経れば，体水分はほぼ正常な状態に回復する（Institute of Medicine, 2005）。運動中は，過剰な脱水（体重の２％超）の発生と運動能力の低下を防ぐために，十分な水分を摂取することが目標となる。水分補給の量とその速さは，各人の発汗速度，運動時間，飲水する機会に依存する。それぞれの気象条件下で，個々の運動活動中の発汗による水分喪失量を見積もるために，トレーニングや活動の合間に体重の変化を測定することが推奨されている。

長時間持続する低強度の運動時や身体活動時と同様に，１時間またはそれより長時間の高強度の運動中の炭水化物の摂取は，運動強度を持続させるのに有効である（Coyle and Montain, 1992）。炭水化物を主成分とするスポーツ飲料は，炭水化物の要求量を満たすために利用されるが，一方で汗で失った水分と電解質も補給しようとしている。５～10％の炭水化物溶液の１L/時間の摂取は，血糖値および運動能力の維持が報告されている１g/分の炭水化物の消費速度に相当する（Coyle and Montain, 1992）。炭水化物の輸送速度は，グルコース，スクロース，フルクトース，マルトデキストリンなどの単純糖質の混合によって最大に達する。

アメリカ医学研究所も，炎天下で長時間の身体活動をする人のために，“スポーツ飲料”の組成に関する一般的な手引書を作成している（Institute of Medicine, 1994）。これらの異なる成分の飲料の必要量は，運動作業の特性（例えば，強度や時間）と気象条件によって影響を受けるが，ゲル類，エネルギー・バー，その他食品のような非液体の食物の利用によって満たすことができる。発汗による喪失量を補充するのに十分なナトリウムを含有する食品が含まれていれば，十分な量の水分を含む通常の食事と軽食を活動後に摂取することで，体水分量は正常状態に回復する（Institute of Medicine, 2005）。比較的に回復期間が短く（４～６時間未満），多量の脱水時（体重の２％超）では，積極的な水分補給のプログラムが有効であろう（Maughan *et al*., 1996）。

１日程度の下痢や嘔吐の消化管障害のほとんどの場合では，通常の摂取量を上回る水分と電解質を２・３日間摂取することで，失った水分と電解質を回復できる。しかし，これらの病気を治療せずに放置すると，病気が長引き（>１日），特別な水分補給の処置が必要となるであろう。このタイプの重篤な脱水状態では，入院と輸液が必要となる。しかし，経口摂取が可能であれば，経口用電解質溶液による治療が選択でき，WHO はこの経口摂取を推奨している（1995）。スポーツドリンクは炭水化物と電解質を含んでいるが，基本的に高張性の血液量減少の場面での利用を想定して設計されている。下痢や嘔吐による水分と電解質の喪失（等張性脱水）は，50～90mEq/L のナトリウム，20mEq/L 程度のカリウムと複合炭水化物を含む溶液の経口補給によって，より速やかに回復することが可能である（World Health Organization, 1995）。

将来の方向性

体内の水分状況を評価する技術は，臨床や労働，スポーツの現場で極めて重要である。ベースラインや繰り返しの測定を必要とせずに，正確に水分状況を評価できる，単純で非侵襲性の測定法の開発には，さらなる研究が必要である。

脱水による有酸素運動能力低下の程度は広範囲にわたることが，論文によって報告されてきた。脱水が有酸素運動に及ぼす特定の影響の程度をより正確に明らかにするためには，さらなる研究が必要である。

腎結石，胆石，膀胱・直腸・その他の癌，不整脈，凝血を含む多くの慢性の健康状態が，脱水と関係していることが論文によって示唆されてきた。脱水状態とこれらの健康状態の間にどのような関連があるのかを明らかにするためには，さらなる研究が必要である。

骨格筋の筋痙れんの原因について論文で討論され，原因のひとつのメカニズムとして脱水とナトリウム不足があげられてきた。脱水・ナトリウム不足と筋痙れんの相関関係を明らかにするためには，さらなる研究が必要である。

謝　辞：本章の作成にあたり Kurt Sollanek 氏の技術的な援助に感謝する。本章に記載された意見，見解，知見は著者によるものであり，公式書類に示されていない限り，陸軍の公式な見解および決定ではない。本資料の公表，配布については制限しない。

（松元圭太郎訳）

推奨文献

Adolph, E.F. (1947) *Physiology of Man in the Desert.* Interscience Publishers, New York.

Andreoli, T., Reeves, W., and Bichet, D. (2000) Endocrine control of water balance: endocrine regulation of water and electrolyte balance. In J. Fray and H. Goodman (eds), *Handbook of Physiology.* Oxford University Press, New York, pp. 530–569.

Edelman, I.S. and Leibman, J. (1959) Anatomy of body water and electrolytes. *Am J Med* **27,** 256–277.

Institute of Medicine (2005) *Dietary Reference Intakes for Water, Potassium, Sodium, Chloride, and Sulfate.* National Academies Press, Washington, DC.

Robertson, G.L. (1983) Thirst and vasopressin function in normal and disordered states of water balance. *J Lab Clin Med* **101,** 351–371.

Robertson, G.L. and Mahr, E. (1971) The importance of plasma osmolality in regulating antidiuretic hormone secretion in man. *Clin Res* **19,** 562.

[文　献]

Adolph, E.F. (1943) *Physiological Regulations.* Jacques Cattell Press, Lancaster, PA.

Adolph, E.F. and Dill, D.B. (1938) Observations on water metabolism in the desert. *Am J Physiol* **123,** 369–378.

Allan, J.R. and Wilson, C.G. (1971) Influence of acclimatization on sweat sodium concentration. *J Appl Physiol* **30,** 708–712.

Andreoli, T., Reeves, W., and Bichet, D. (2000) Endocrine control of water balance: endocrine regulation of water and electrolyte balance. In J. Fray and H. Goodman (eds), *Handbook of Physiology.* Oxford University Press, New York, pp. 530–569.

Backer, H.D., Shopes, E., and Collins, S.L. (1993) Hyponatremia in recreational hikers in Grand Canyon National Park. *J. Wilderness Med* **4,** 391–406.

Baker, L.B., Dougherty, K.A., Chow, M., *et al.* (2007) Progressive dehydration causes a progressive decline in basketball skill performance. *Med Sci Sports Exerc* **39,** 1114–1123.

Bigard, A.X., Sanchez, H., Claveyrolas, G., *et al.* (2001) Effects of dehydration and rehydration on EMG changes during fatiguing contractions. *Med Sci Sports Exerc* **33,** 1694–1700.

Black, R.E., Morris, S.S., and Bryce, J. (2003) Where and why are 10 million children dying every year? *Lancet* **361,** 2226–2234.

Buono, M.J., Claros, R., Deboer, T., *et al.* (2008) Na^+ secretion rate increases proportionally more than the Na^+ reabsorption rate with increases in sweat rate. *J Appl Physiol* **105,** 1044–1048.

Buskirk, E.R., Iampietro, P.F., and Bass, D.E. (1958) Work performance after dehydration: effects of physical conditioning and heat acclimatization. *J Appl Physiol* **12,** 189–194.

Cheuvront, S.N. and Sawka, M.N. (2005) Hydration assessment of athletes. *Sport Sci Exchange, Gatorade Sports Sci Inst* **18,** 1–5.

Cheuvront, S.N., Carter, R., Castellani, J.W., *et al.* (2005) Hypohydration impairs endurance exercise performance in temperate but not cold air. *J Appl Physiol* **99,** 1972–1976.

Cheuvront, S.N., Carter, R., and Sawka, M.N. (2003) Fluid balance and endurance exercise performance. *Curr Sports Med Rep* **2,** 202–208.

Cheuvront, S.N., Ely, B.R., Kenefick, R.W., *et al.* (2010a) Biological variation and diagnostic accuracy of dehydration assessment markers. *Am J Clin Nutr* **92,** 565–573.

Cheuvront, S.N., Kenefick, R.W., Montain, S.J., *et al.* (2010b) Mechanisms of aerobic performance impairment with heat stress and dehydration. *J Appl Physiol* **109,** 1989–1995.

Cian, C., Koulmann, N., Barraud, P.A., *et al.* (2000) Influence of variations in body hydration on cognitive function: effect of hyperhydration, heat stress, and exercise-induced dehydration. *J Psychophysiol* **14,** 29–36.

Costill, D.L. (1977) *Sweating: Its Composition and Effects on Body Fluids.* Academic Press, New York, pp. 160–174.

Costill, D.L., Cote, R., and Fink, W. (1976) Muscle water and electrolytes following varied levels of dehydration in man. *J Appl Physiol* **1,** 6–11.

Costill, D.L., Cote, R., Miller, E., *et al.* (1975) Water and electrolyte replacement during repeated days of work in the heat. *Aviat Space Environ Med* **46,** 795–800.

Coyle, E.F. and Montain, S.J. (1992) Carbohydrate and fluid ingestion during exercise: are there trade-offs? *Med Sci Sports Exerc* **24,** 671–678.

Davis, D.P., Videen, J.S., Marino, A., *et al.* (2001) Exercise-associated hyponatremia in marathon runners: a two-year experience. *J Emerg Med* **21,** 47–57.

Dougherty, K.A., Baker, L.B., Chow, M., *et al.* (2006) Two percent dehydration impairs and six percent carbohydrate drink improves boys' basketball skills. *Med Sci Sports Exerc* **38,** 1650–1658.

Durkot, M.J., Martinez, O., Brooks-McQuade, D., *et al.* (1986) Simultaneous determination of fluid shifts during thermal stress in a small animal model. *J Appl Physiol* **61,** 1031–1034.

Edelman, I.S., Leibman, J., O'Meara, M., *et al.* (1958) Interrelations between serum sodium concentration, serum osmolarity and total exchangeable sodium, total exchangeable potassium and total body water. *J Clin Invest* **37,** 1236–1256.

Evetovich, T.K., Boyd, J.C., Drake, S.M., *et al.* (2002) Effect of moderate dehydration on torque, electromyography, and mechanomyography. *Muscle Nerve* **26,** 225–231.

Febbraio, M.A. (2000) Does muscle function and metabolism affect exercise performance in the heat? *Exerc Sport Sci Rev* **28,** 171–176.

Feig, P.U. and McCurdy, D.K. (1977) The hypertonic state. *N Engl J Med* **297,** 1444–1454.

Freund, B.J., Montain, S.J., Young, A.J., *et al.* (1995) Glycerol hyperhydration: hormonal, renal, and vascular fluid responses. *J Appl Physiol* **6,** 2069–2077.

Garigan, T.P. and Ristedt, D.E. (1999) Death from hyponatremia as a result of acute water intoxication in an Army basic trainee. *Mil Med* **164,** 234–238.

Gauchard, G.C., Gangloff, P., Vouriot, A., *et al.* (2002) Effects of exercise-induced fatigue with and without hydration on static postural control in adult human subjects. *Int J Neurosci* **112,** 1191–1206.

Greenleaf, J.E. (1992) Problem: thirst, drinking behavior, and involuntary dehydration. *Med Sci Sports Exerc* **24,** 645–656.

Greiwe, J.S., Staffey, K.S., Melrose, D.R., *et al.* (1998) Effects of dehydration on isometric muscular strength and endurance. *Med Sci Sports Exerc* **30,** 284–288.

Haussinger, D. and Gerok, W. (1994) Role of the cellular hydration state for cellular function: physiological and pathophysiological aspects. *Adv Exp Med Biol* **368,** 33–44.

Haussinger, D., Roth, E., Lang, F., *et al.* (1993) Cellular hydration state: an important determinant of protein catabolism in health and disease. *Lancet* **341,** 1330–1332.

Hew, T.D., Chorley, J.N., Cianca, J.C., *et al.* (2003) The incidence, risk factors, and clinical manifestations of hyponatremia in marathon runners. *Clin J Sport Med* **13,** 41–47.

Institute of Medicine (1994) *Fluid Replacement and Heat Stress*. National Academy Press, Washington, DC.

Institute of Medicine (2004) Hydration status monitoring. In *Monitoring Metabolic Status: Predicting Decrements in Physiological and Cognitive Performance*. National Academy Press, Washington, DC, pp. 270–280.

Institute of Medicine (2005) *Dietary Reference Intakes for Water, Potassium, Sodium, Chloride, and Sulfate*. National Academies Press, Washington, DC.

Jacobs, I. (1980) The effects of thermal dehydration on performance of the Wingate anaerobic test. *Int J Sports Med* **1,** 21–24.

Judelson, D.A., Maresh, C.M., Anderson, J.M., *et al.* (2007) Hydration and muscular performance: does fluid balance affect strength, power and high-intensity endurance? *Sports Med* **37,** 907–921.

Keller, U., Szinnai, G., Bilz, S., *et al.* (2003) Effects of changes in hydration on protein, glucose and lipid metabolism in man: impact on health. *Eur J Clin Nutr* **57**(Suppl 2), S69–S74.

Kenefick, R.W., Cheuvront, S.N., Palombo, L.J., *et al.* (2010) Skin temperature modifies the impact of hypohydration on aerobic performance. *J Appl Physiol* **109,** 79–86.

Kenefick, R.W., Mahood, N.V., Hazzard, M.P., *et al.* (2004) Hypohydration effects on thermoregulation during moderate exercise in the cold. *Eur J Appl Physiol* **92,** 565–570.

Kenney, W.L. and Johnson, J.M. (1992) Control of skin blood flow during exercise. *Med Sci Sports Exerc* **4,** 303–312.

Knochel, J.P. (1996) Clinical complications of body fluid and electrolyte balance. In E.R. Buskirk and S.M. Puhl (eds), *Body Fluid Balance: Exercise and Sport*. CRC Press, Boca Raton, FL, pp. 297–317.

Kratz, A., Ferraro, M., Sluss, P.M., *et al.* (2004) Case records of the Massachusetts General Hospital. Weekly clinicopathological exercises. Laboratory reference values. *N Engl J Med* **351,** 1548–1563.

Kubica, R., Nielsen, B., Bonnesen, A., *et al.* (1983) Relationship between plasma volume reduction and plasma electrolyte changes after prolonged bicycle exercise, passive heating and diuretic dehydration. *Acta Physiol Polon* **34,** 569–579.

Latzka, W.A. and Montain, S.J. (1999) Water and electrolyte requirements for exercise. *Clin Sports Med* **18,** 513–524.

Lepers, R., Bigard, A.X., Diard, J.P., *et al.* (1997) Posture control after prolonged exercise. *Eur J Appl Physiol Occup Physiol* **76,** 55–61.

Mange, K., Matsuura, D., Cizman, B., *et al.* (1997) Language guiding therapy: the case of dehydration versus volume depletion. *Ann Intern Med* **127,** 848–853.

Manz, F. (2007) Hydration and disease. *J Am Coll Nutr* **26**(Suppl), 535S–541S.

Maughan, R.J., Leiper, J.B., and Shirreffs, S.M. (1996) Restoration of fluid balance after exercise-induced dehydration: effects of food and fluid intake. *Eur J Appl Physiol* **73,** 317–325.

McGee, S., Abernethy, W.B., III, and Simel, D.L. (1999) The rational clinical examination. Is this patient hypovolemic? *J Am Med Assoc* **281,** 1022–1029.

McGregor, S.J., Nicholas, C.W., Lakomy, H.K., *et al.* (1999) The influence of intermittent high-intensity shuttle running and fluid ingestion on the performance of a soccer skill. *J Sports Sci* **17,** 895–903.

Merry, T.L., Ainslie, P.N., and Cotter, J.D. (2010) Effects of aerobic fitness on hypohydration-induced physiological strain and exercise impairment. *Acta Physiol (Oxf)* **198,** 179–190.

Meyer, F., Bar-Or, O., MacDougal, D., *et al.* (1992) Sweat electrolyte loss during exercise in the heat: effects of gender and maturation. *Med Sci Sports Exerc* **24,** 776–781.

Montain, S.J., Latzka, W.A., and Sawka, M.N. (1995) Control of thermoregulatory sweating is altered by hydration level and exercise intensity. *J Appl Physiol* **79,** 1434–1439.

Montain, S.J., Sawka, M.N., and Wenger, C. B. (2001) Hyponatremia associated with exercise: risk factors and pathogenesis. *Exerc Sport Sci Rev* **29,** 113–117.

Montain, S.J., Smith, S.A., Matott, R.P., *et al.* (1998) Hypohydration effects on skeletal muscle performance and metabolism: a ^{31}P MRS study. *J Appl Physiol* **84,** 1889–1894.

Morimoto, T., Slabochova, Z., Naman, R.K., *et al.* (1967) Sex differences in physiological reactions to thermal stress. *J Appl Physiol* **22,** 526–532.

Nose, H., Morimoto, T., and Ogura, K. (1983) Distribution of water losses among fluid compartments of tissues under thermal dehydration in the rat. *Japanese J Physiol* **33,** 1019–1029.

Nybo, L. and Nielsen, B. (2001) Hyperthermia and central fatigue during prolonged exercise in humans. *J Appl Physiol* **91,** 1055–1060.

O'Brien, C., Freund, B.J., Sawka, M.N., *et al.* (1996) Hydration assessment during cold-weather military field training exercises. *Arctic Med Res* **55,** 20–26.

O'Brien, K.K., Montain, S.J., Corr, W.P., *et al.* (2001) Hyponatremia associated with overhydration in U.S. Army trainees. *Mil Med* **166,** 405–410.

Oppliger, R.A. and Bartok, C. (2002) Hydration testing of athletes. *Sports Med* **32,** 959–971.

Reeves, W.B., Bichet, D.G., and Andreoli, T.E. (1998) The posterior pituitary and water metabolism. In J.D. Wilson and D.W. Foster (eds), *Williams Textbook of Endocrinology*, 9th Edn. WB Saunders, Philadelphia, pp. 341–387.

Rehrer, N. and Burke, L. (1996) Sweat losses during various sports. *Aust J Nutr Diet* **53,** S13–S16.

Robertson, G.L. and Mahr, E. (1971) The importance of plasma osmolality in regulating antidiuretic hormone secretion in man. *Clin Res* **19,** 562.

Rolls, B. and Rolls, E (1982) *Thirst*. Cambridge University Press, Cambridge.

Sawka, M.N. (1988) Body fluid responses and hypohydration during exercise-heat stress. In K.B. Pandolf, M.N. Sawka, and R.R. Gonzalez (eds), *Human Performance Physiology and Environmental Medicine at Terrestrial Extremes*. Cooper Publishing Group, Indianapolis, IN, pp. 227–266.

Sawka, M.N. (1992) Physiological consequences of hydration: exercise performance and thermoregulation. *Med Sci Sports Exerc* **24,** 657–670.

Sawka, M.N., Burke, L.M., Eichner, E.R., *et al.* (2007) American College of Sports Medicine position stand. Exercise and fluid replacement. *Med Sci Sports Exerc* **39,** 377–390.

Sawka, M.N., Cheuvront, S.N., and Carter, R., III (2005) Human water needs. *Nutr Rev* **63,** S30–S39.

Sawka, M.N., Toner, M.M., Francesconi, R.P., *et al.* (1983) Hypohydration and exercise: effects of heat acclimation, gender, and environment. *J Appl Physiol* **55,** 1147–1153.

Senay, L.C., Jr (1968) Relationship of evaporative rates to serum [Na+], [K+], and osmolarity in acute heat stress. *J Appl Physiol* **25,** 149–152.

Singh, M.V., Rawal, S.B., Pichan, G., *et al.* (1993) Changes in body fluid compartments during hypohydration and rehydration in heat-acclimated tropical subjects. *Aviation Space Environ Med* **64,** 295–299.

Speedy, D.B., Noakes, T.D., and Schneider, C. (2001) Exercise-associated hyponatremia. *Emerg Med* **13,** 17–27.

Stookey, J.D., Pieper, C.F., and Cohen, H.J. (2004) Hypertonic hyperglycemia progresses to diabetes faster than normotonic hyperglycemia. *Eur J Epidemiol* **19,** 935–944.

Verde, T., Shephard, R.J., Corey, P., *et al.* (1982) Sweat composition in exercise and in heat. *J Appl Physiol* **53,** 1540–1545.

Vrijens, D.M. and Rehrer, N.J. (1999) Sodium-free fluid ingestion decreases plasma sodium during exercise in the heat. *J Appl Physiol* **86,** 1847–1851.

Warren, J.L., Bacon, W.E., Harris, T., *et al.* (1994) The burden and outcomes associated with dehydration among US elderly, 1991. *Am J Publ Health* **84,** 1265–1269.

World Health Organization (1995) *The Treatment of Diarrhoea: A Manual for Physicians and Other Senior Health Workers.* WHO, Geneva.

33

鉄

Peter J. Aggett

要　約

鉄は，エネルギー代謝，混合機能オキシダーゼ（mixed-function oxidase）系，神経発達と神経機能，結合組織合成，ホルモン合成，抗酸化活性に必須の栄養素である。身体に含まれる鉄の80%以上は，ヘモグロビンの構成要素として全身への酸素の運搬とミオグロビンの形態で全身代謝を維持するための酸素の貯蔵に携わっている。鉄はさまざまな基本的役割を有するため，鉄欠乏症は微細ながらも多様な徴候を示し，他の栄養素の欠乏症と区別することが困難となる。しかし貧血，身体能力の低下，精神運動発達遅滞，免疫機能障害は，鉄欠乏症を原因とした疾患と認識されている。全身での鉄の輸送と利用においては，第一鉄と第二鉄の変換を有効に活用しながら，鉄イオンが誘発する酸化的障害から組織を保護している。この酸化的障害からの保護には，鉄の吸収を下方制御することで体内への鉄の移行を最小限に抑制することや，体内での鉄の再利用を厳格に管理することが含まれる。鉄の吸収は，損失した鉄を補うために活性化される。免疫活性化は鉄応答の恒常性を覆し，慢性疾患に伴う貧血（anemia of chronic disease：ACD）と称する機能性鉄欠乏症を発生させる。こうした適応が，鉄欠乏症や食事性鉄の吸収効率の評価を難しくする。同様の問題が，小児や妊娠女性における鉄の代謝回転での自然適応として存在する。鉄と他の栄養素では，欠乏症の原因とその危険性のある集団は共通している。そのため，鉄欠乏症は他の栄養素欠乏症と併発することが多い。しかし，多くの研究では，貧血と貧血に伴う疾患が鉄欠乏症のみに起因すると示唆されている。鉄欠乏症の主な原因は，腸管疾患後に二次的に生じる出血にある。WHOの報告では，これらの点が鉄欠乏症の罹患率を低下させるための治療および予防方策として強調されている。鉄欠乏症が根絶されれば，鉄摂取量と利用効率に関する懸念はなくなる。

はじめに

本章で引用のない情報については，章末の「推奨文献」において参照可能である。鉄（原子量55.85，原子番号26）は地殻の6.2%を構成しており，酸素，シリコン，アルミニウムに次いで4番目に豊富な元素である。鉄は酸素と強固に結合しており，鉄を最も豊富に含有する鉱石である磁鉄鉱と赤鉄鉱では，双方とも酸化物として存在する（Earnshaw and Greenwood, 2010）。鉄は硫黄や窒素とも複合体を形成しており，硫黄原子とは配位数4の鉄に2～4個の硫黄原子で構成される鉄–硫黄クラスターを，窒素原子とはポルフィリン環内で配位数6の鉄とヘムを形成する。これらの分子は，生命の起源と大気中の酸素の発生に寄与しているとされている（Theil and Goss, 2009）。鉄は親鉄性の細菌によって地質から移動し，食物連鎖に入る（Doherty, 2007）。

鉄の酸化状態は－2価から＋6価に及ぶ。第一鉄（Fe^{2+}）と第二鉄（Fe^{3+}）は生物学的に最も重要な鉄である。第一鉄は酸素によって第二鉄へ容易に酸化される。しかし，フェントン反応：

$$Fe^{2+} + O_2 \rightleftarrows [Fe^{2+} - O_2 \rightleftarrows Fe^{3+} - O_2^{\cdot}] \rightleftarrows Fe^{3+} - O_2\bullet;$$
$$Fe^{2+} + H_2O_2 \rightarrow OH^{\cdot} + OH^- + Fe^{3+},$$

に関連するこの過程では酸化的ラジカルも産生される。酸化的ラジカルはタンパク質，核酸，脂質，炭水化物に損傷を与え，さらに硫黄ラジカルや窒素ラジカルなどのより反応性の高い反応種を生成する。生物には，機能部位へ鉄を分配するための発達した輸送システムがある。これによって，酸化的障害のリスクを最小限に抑え，同時に鉄（特に生理的 pH での第二鉄）の難水溶性を原因とした問題を解決している。このシステムの効率のよさは，細胞内の鉄濃度（10^{-4}M）が第二鉄の水への溶解度（10^{-18}M）よりもはるかに高いことや，細胞内の遊離鉄が10^{-24}M と極めて低濃度に制限されることからも明白である（Doherty, 2007）。

鉄の機能

鉄の生物学的機能は，４種類の金属タンパク質によって発現する。すなわち，①非酵素的鉄タンパク質であるグロビン–ヘム（ヘモグロビン，ミオグロビン，ニューログロビン）；②ヘム酵素と酸化酵素〔チトクローム P450（混合機能）オキシダーゼ（mixed–function oxidase），ミエロペルオキシダーゼ，ペルオキシダーゼ，カタラーゼ，亜硫酸オキシダーゼ〕；③エネルギー産生での電子伝達に関連する鉄–硫黄クラスター（コハク酸デヒドロゲナーゼ，イソクエン酸デヒドロゲナーゼ，NAPH デヒドロゲナーゼ，アコニターゼ）と酸化還元酵素活性（キサンチンオキシダーゼ）；④鉄を補因子とする酵素（フェニルアラニンヒドロキシラーゼ，チロシンヒドロキシラーゼ，トリプトファンヒドロキシラーゼ，プロリンヒドロキシラーゼ，リジンヒドロキシラーゼ）である。

グロビン–ヘムは，酸素や二酸化炭素，一酸化炭素，酸化窒素の運搬（ヘモグロビン，ニューログロビン），酸素の貯蔵（ミオグロビン，ニューログロビン），フリーラジカルの捕捉を行う（Brunore and Vallone, 2006）。ヘムはミトコンドリアで産生される。ミトコンドリアでは Fe^{2+} の鉄がプロトポルフィリンⅨへ挿入され，ヘムの合成が完結する。大部分のヘムはヘモグロビンには組み込まれておらず，単独の状態で存在する。ミトコンドリアにはヘムを排出する運搬体が存在する。この運搬体は，ミトコンドリアでのヘムの過剰蓄積を回避し，細胞質におけるヘム酵素の産生のために機能する。個々のヘムタンパク質の反応性は，２つの構成要素の間の相互作用（例えば，ヘム酵素の鉄は Fe^{2+} と Fe^{3+} の間を変換するが，これはグロビン–ヘムタンパク質では起こらない反応である）によって決定する。

ヘモグロビンは，α グロビン–ヘムと β グロビン–ヘムの２つのユニットから構成される４量体構造を取る。それぞれのサブユニットには１分子の酸素が結合する。そのため，ヘモグロビンは４分子の酸素を運搬することができる。これはヘモグロビン１g 当たり1.34mL の酸素に相当する。結果として，血液は血漿単独の場合の50～70倍の酸素を運搬することができる。赤血球中のヘモグロビンは，酸素の結合および放出によって，オキシヘモグロビンおよびデオキシヘモグロビンの形態を取る。このプロセスは，グロビンタンパク質のヒスチジン残基に依存する。ヒスチジンは，ヘム鉄と協調しながらヘム鉄のスピン状態を調節する。肺胞毛細血管界面は末梢組織と比較すると酸素分圧（pO_2）が高く，二酸化炭素分圧（pCO_2）は低く，酸性度（pH）も低い。そのため，肺胞毛細血管界面では鉄は低スピン状態にある。これとグロビンの構造変化によって，ヘモグロビンは鉄を第二鉄へ酸化することなく酸素と結合することができる。末梢組織における高 CO_2 分圧（pCO_2），低 O_2 分圧（pO_2），高酸性度の環境では，ヒスチジンはプロトン化され，鉄は高スピン状態に転換する。その結果，鉄と酸素との親和性は低下し，酸素が放出される。この現象は，ヘモグロビンの各サブユニット間の協調によって増強され，ボーア効果として広く認識されている。酸素の放出はリン酸アニオンや温度上昇，解糖系産物である２，３–ジホスホグリセリン酸によっても促進される。２，３–ジホスホグリセリン酸は，ヘムに結合することでヘムの酸素への親和性を低下させ，ヘムからの酸素の解離を促進する。また，デオキシヘモグロビンには二酸化炭素を肺へ運搬する能力もある。しかし，二酸化炭素は血漿への溶解度が高いため，この機構を利用して体外へ二酸化炭素を排出する割合は，全体の15～20％程度である。胎児のヘモグロビンは，成人よりも酸素への親和性が高い。これによって，胎児は胎盤において母体のヘモグロビンから酸素を受け取り，低 O_2 分圧下にある子宮で酸素を放出することができる。

ミオグロビンは単量体により構成され，主に筋肉における酸素の貯蔵を担う。ミオグロビンはヘモグロビンに類似した機能を有するが，筋肉環境での酸素分圧，pH，二酸化炭素分圧に適応した作用を示す。

チトクローム P450オキシダーゼは単一体ではない。さまざまな基質と複数の代謝経路に関与しており，11,000以上の反応で活性を示す。これらには，生体異物代謝の第一段階や有機酸，脂肪酸，プロスタグランジン，ステロイド，ステロール（コレステロール，ビタミン A，D，K）などの内因性基質の代謝が含まれる。

クエン酸回路と呼吸鎖には，６つの異なるヘムタンパク質と６つの鉄–硫黄クラスターが関与する。これは，酸素分子を最終電子受容体とする電子伝達系での銅によるチトクローム c からチトクローム c オキシダーゼへの電子伝達と同様の機構を取る。

鉄：体内分布と代謝回転

成人男女には3.5～４g の鉄が含まれる。これは，体内での鉄の機能に必要とされる約4.3×10^{22}個の原子に相当する。鉄は以下のように分布している（図33.1参照）；ヘモグロビン：3,000～3,500mg；ミオグロビン：400～500mg；ヘム酵素と非ヘム酵素：100mg；フェリ

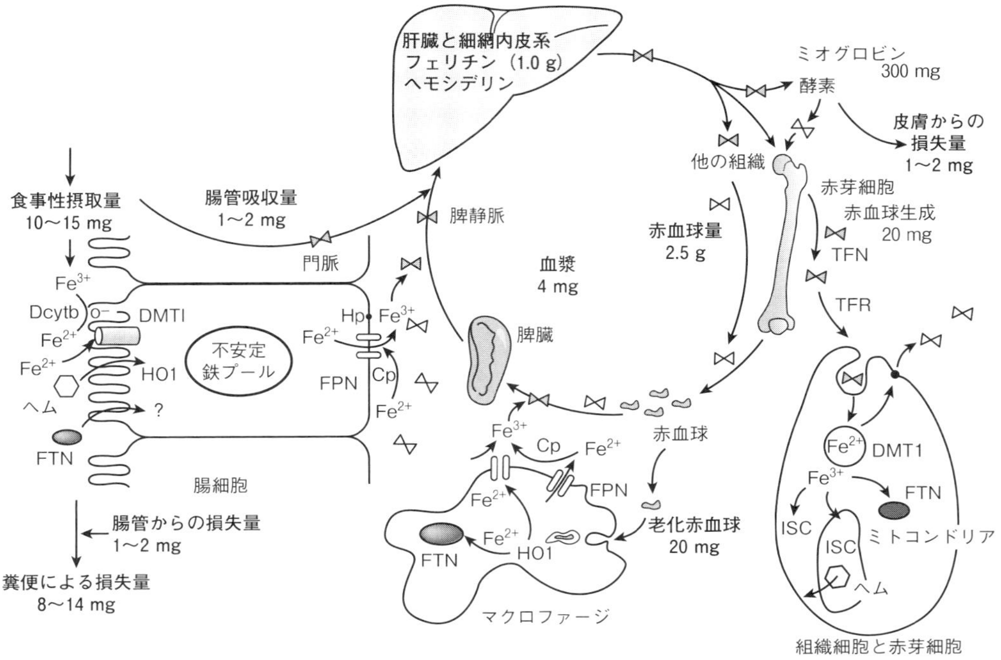

図33.1　身体における鉄の代謝回転

中央のサークルは，赤血球のヘモグロビンによる内因性鉄の利用・再利用経路を示している。その周辺には，他の組織での小規模の鉄プールを示している。鉄の主要な貯蔵場所は，肝臓，フェリチンおよびヘモシデリンによる細網内皮系，筋肉とその他の器官，赤血球のヘモグロビンである。鉄は腸細胞の脱落と少量の血液，胃と外皮の脱落から1日当たり1～2mg損失する。これら加え，月経による損失を補填するための鉄と組織新生のための鉄は，小腸での吸収と輸送によって再び補完される。脾臓からの血液は門脈循環で腸管からの血液と合流し，肝臓へ流入する。肝細胞はトランスフェリン鉄の容量を感知し，腸管からの鉄の吸収を制御するためにヘプシジン分泌を調節する。

Cp：セルロプラスミン，DcytB：十二指腸チトクロームB還元酵素，DMT1：2価金属トランスポーター，FPN：フェロポルチン，FTN：フェリチン，HO1：ヘモキシゲナーゼ1，Hp：ヘファエスチン（hephaestin），ISC：鉄-硫黄クラスター，TFR：トランスフェリン受容体，⋈：アポトランスフェリン，⋈：トランスフェリン。

チンとヘモシデリン（血鉄素）：1,000mg；トランスフェリン：100mg；細胞質と輸送プール：7mg。全身の鉄は，身体から排出されることなく効率的に保存され，再利用される。基礎損失される鉄（月経で損失される鉄や新しい組織の生成に利用される鉄）については，腸管からの吸収を調節することで補完される。そのため，食事性の鉄の吸収はごく一部で十分とされる。

フェリチンは，すべての細胞の細胞質およびミトコンドリアに存在し，鉄の貯蔵庫として機能する。フェリチンは鉄の出入りが可能な6つのチャネルを有するアポフェリチンサブユニット24個の集合体で，鉄を貯蔵する中空部分を持つ球形のタンパク質である。サブユニットには，H（Heavy）型とL（Light）型の2種類がある。これらサブユニットの割合は組織間で異なり，鉄の体内動態に影響する。H鎖は心臓と脳，L鎖は肝臓と脾臓に多く存在する。H鎖は，鉄の貯蔵を促進するフェロキシダーゼ活性（水酸化リン酸第二鉄に変換し，アポフェリチンへ結合させる）を有する。各々のフェリチン分子は4,500原子の鉄を可逆的に格納することができる。しかし，通常はこのうちの20～50%のみが稼働している。ミトコンドリアフェリチンはH鎖と75%の相同性を持つが，L鎖との相同性は低い。ミトコンドリアフェリチンは鉄の貯蔵庫として機能するが，炎症，鉄イオンおよび酸化的損傷のリスクに応答して急速に鉄を隔離する作用も有する。肝臓フェリチンは，全身の循環系への鉄の補給と過度の鉄を回収するための主要な貯蔵庫として作用する。細網内皮系（RES）に存在する大部分のフェリチンは，赤血球系を維持するための鉄の内因性再利用サイクルの一部として働く。フェリチンはプロテアソームによって分解されるが，鉄は体外へは排出されず再利用される。しかし，慢性鉄過剰症や炎症ではフェリチンは異常蓄積し，その一部が分解されず留まることになる。その結果，鉄の移動性は失われ，さらに酸化的損傷能力を保有するヘモシデリンが合成される。

トランスフェリン（transferrin：TFN）は，血液循環と細胞外空間での主要な鉄輸送体で，赤芽細胞や他の組織の細胞表面に存在するトランスフェリン受容体（transferrin receptors：TFR）に結合する。アポトランスフェリンは主に肝臓で合成されるシアル化糖タンパク質で，１～２分子の第二鉄と結合する。シアル化の頻度はその機能に影響する。妊娠期にはシアル化の割合は高くなり，胎盤での鉄の取込みに好都合となる。しかし，感染症や子癇ではシアル化の頻度が低下し，TFR への結合効率は悪化する。

再利用される内因性の鉄は約35mg/日であり，その割合は90％以上と極めて効率的である。そのため，鉄の腸管吸収は基礎損失（約14μg/kg 体重/日）を補うだけの分量（約１～２mg/日）で十分となる。

身体での鉄の代謝回転は，組織における再利用が中心となる。特に，赤血球系でのヘム鉄の回収と再利用が重要である。脾臓では，１日当たり約10^{11}個の老化した赤血球がマクロファージによって貪食される。ヘムはマクロファージのヘモキシゲナーゼで鉄，ビリルビン，一酸化炭素に分解される。ヘモグロビン１g 当たりには鉄3.47mg が含まれており，ヘムの分解によって遊離する鉄はマクロファージのフェリチンに結合して貯蔵される。また，第二鉄が膜担体であるフェロポルチン（feroportin：FPN）を介して細胞外へ排出され，アポトランスフェリンによって別の組織で貯蔵される，といった経路も存在する。ヘムは潜在的に毒性を有する。ヘムは，単独で存在しグロビン分子による制御を受けない状態では酸化剤として作用する。しかし，血漿中には遊離ヘムを回収し，肝臓へ輸送するヘモペキシンというタンパク質が存在する。肝臓へ輸送されたヘムは分解を受け，無毒化される。

TFR には TFR1 と TFR2 の２種類のサブタイプがある。TFR1 はすべての組織に存在し，特に赤芽細胞やリンパ系細胞，神経上皮細胞において高発現する。一方，TFR2 は主に肝細胞の外膜に存在し，鉄恒常性のセンサーとして作用する。

トランスフェリン–TFR1 複合体はエンドサイトーシスによって細胞内へ取り込まれる。鉄を必要とする細胞は TFR1 とエンドサイトーシスのための細胞膜の維持を上方制御（アップレギュレート）する。エンドソーム内の酸性化によって細胞内の pH が5.5以下に低下すると，第二鉄は遊離と還元を受ける。その結果，第一鉄とプロトンが生成し，エンドソーム膜にある２価の金属トランスポーター（DMT1）を介して細胞質へ輸送される。第一鉄の細胞質への輸送には，エンドソーム膜を通過して鉄を排出する DMT1 非依存的経路もある。これには，一過性受容体陽イオンチャネルであるムコリピンサブファミリータンパク質（TRPML.1）が使用される。細胞質への鉄の輸送が完了すると，残りのエンドソーム複合体は細胞表面へ戻る。細胞質での鉄の輸送方法については明らかにされていない（不安定鉄プールについてはごくわずかの報告しかない）。しかし，第一鉄のフェリチンへの輸送シャペロンである poly（rC）結合タンパク質１（PCBP1）が同定されている。また，鉄は鉄–硫黄クラスターと酵素を生成する場へも輸送される。ミトコンドリアでは，鉄はミトコンドリア輸送体であるミトフェリンに結合し，ミトコンドリアフェリチンに分配され，鉄–硫黄クラスターの生成に利用される。また，鉄はフェロケタラーゼにも配分される。フェロケタラーゼは，第一鉄をプロトポルフィリンⅨに組み込み，ヘムを生成する（Richardson *et al*., 2010）。

鉄吸収：胃腸粘膜での取込みと輸送

粘膜での非ヘム鉄，ヘム鉄（主に食肉由来），フェリチンの取込みには複数の独立した機構が存在する。ラクトフェリンとその他のフェリンは鉄の食事供給源としてはあまり重要ではない。非ヘム鉄は，胃十二指腸の酸性化とタンパク質分解によってマトリックスから遊離する。しかし，ヘムとフェリチンからの鉄の遊離にはより強力な消化を必要とする。そのため，上記３つの形態の鉄は，小腸の異なる場所で吸収されることになる。第一鉄と第二鉄は酸性条件下で最も溶解性が高く，非ヘム鉄の大部分は第一鉄として近位十二指腸（すなわち肝–膵分泌液が管腔内の pH を上昇させる前）で吸収される。非ヘム鉄は，遠位小腸ではまったく吸収されない。

粘膜での第一鉄の取込みには，小腸上皮刷子縁の表面粘膜とグリコカリックスによる凝集が関与する。すべての第二鉄は，小腸上皮細胞刷子縁の第二鉄還元酵素と十二指腸チトクローム B 還元酵素（DcytB）によって第一鉄へ還元される。第一鉄は，プロトンとともに腸細胞の DMT1 によって刷子縁膜を通過して共輸送される。ムチンを介した第二鉄を取り込むための別の輸送経路も存在するが，これについては十分に解明されていない（Conrad and Umbreit, 2002）。

フェリチンもしくは一部分解されたフェリチンは，小腸で輸送体を介したエンドサイトーシスによって取り込まれる（Lönnerdal, 2009）。ヘムは，空腸や回腸のような中性もしくはアルカリ性条件下でのみ溶解する。現在のところ，ヘムの輸送体については明らかにされていない。しかし，有力なヘムの輸送体として小腸全体に発現するタンパク質が単離されている。しかし，この輸送体は葉酸の吸収にも機能しており，現在のところ葉酸トランスポーターとして認識されている。ヘムの取込み機構に関する重要性については現在のところ曖昧なままであるが，DMT–１欠損マウスが効率的に鉄を吸収する点については注目すべきところである。

ヘムに挿入された鉄は，腸細胞のヘモキシゲナーゼによって解離され，フェリチンから遊離した非ヘム鉄とともに第一鉄輸送プールに入る。その機構はいまだ不明であるが，第一鉄は腸上皮細胞側底膜まで輸送され，次いでFPNによって細胞外へ排出される。その後，血漿セルロプラスミンもしくは銅依存性オキシダーゼであるヘファエスチン（フェロポルチンと共存）によって酸化される。酸化によって生じた第二鉄はアポトランスフェリンと結合し，門脈を介して体内循環する。トランスフェリンによって輸送される鉄の80％がヘモグロビン合成に利用される。血漿中での鉄の半減期は約75分である。

鉄の恒常性維持：鉄の確保と分布の調節

鉄の恒常性維持は細胞および全身レベルで調節され，低酸素や炎症による鉄の要求性に敏感に応答する。こうした炎症に対する反応は，不適切な鉄の供給を適正な方向へ修正する。

細胞内の鉄の恒常性

細胞内の鉄の恒常性は，2つの鉄応答性タンパク質（IRP1とIRP2）を介して維持される。これらのタンパク質は，鉄動態関連タンパク質のmRNA非翻訳領域（UTRs）上に存在する鉄応答性因子（IREs）に結合し，それらの発現を調節する。細胞への鉄供給が制限されると，IRP1は5′UTRに結合し，アポフェリチン，フェロポルチン，低酸素誘導因子2α（hypoxia-inducible factor-2α），αレブリン酸合成酵素（ヘム合成の初発酵素であり律速酵素）のmRNAの翻訳を抑制する。これらの反応によって，鉄はフェリチンに格納されずFNPを介して細胞外へ排出される。また，エリスロポエチンとヘムの合成が抑制され，その結果，鉄の利用率が低下する。同時にIRPは，TRF1やDMT1，エンドサイトーシスに必須な細胞骨格の構造分子（アクチンなど）のmRNAの3′UTRに結合してmRNA分解を阻害し，鉄の取込みに必要なこれら細胞内装置の産生を維持する（Richardson *et al*., 2010；Ye and Rouault, 2010）。

細胞に十分な鉄が供給されると，上述した鉄の取込みに関与する分子の合成は低下する。IRP1には2つの作用様式がある。細胞への鉄供給が適切な場合，IRP1は細胞質でアコニターゼ活性を有する複合体の構成成分である鉄-硫黄クラスターに結合する。細胞内の鉄が不足すると，アコニターゼは各構成成分に解離され，IRP1はIREに結合する。IRP1とIRP2は同じ機構で調節する。これにはF-box（ユビキチン化する標的タンパク質の認識にかかわるアミノ酸配列）/LRR-repeatタンパク質5（FBXL5）が関与する。FBXL5は高度に保存された酸素結合非ヘムタンパク質であるヘムエリトリンの類似物で無脊椎動物やバクテリア中に認められる。鉄供給が十分な細胞では，FBXL5はIRPをプロテオソームで分解する。しかし，細胞中の鉄が欠損すると，FBXL5は不安定な状態となり，IRP1とIRP2のプロテオソームでの分解が回避される。その結果，IRPはIREへ結合し，一連の反応を誘導することになる（Richardson *et al*., 2010；Ye and Rouault, 2010）。こうした鉄応答による細胞内鉄の恒常性は，炎症によって破綻する。活性酸素や窒素ラジカル，一酸化窒素，リン酸化は，鉄の要求性とは無関係にIRP1とアコニターゼによる複合体の形成を阻害する。

鉄の吸収と代謝回転の恒常性維持

腸管からの鉄の吸収は，全身の鉄要求性に応じた反応によって調節される。この反応には，炎症やストレス物質に応答した鉄の代謝回転も関与する。先にも述べた3種類の食事鉄の小腸粘膜での吸収（取込みと運搬）は，閾値である60μg/L以下の範囲で血清フェリチン値と逆相関を示す。こうした鉄の吸収は，細胞を産生する際に必要とされる鉄の確保と分配に関連する輸送体の転写によって調節される。DMT1とFPNの転写は，マクロファージが細網内皮系（RES）で産生される際や腸細胞が上皮腺窩（epithelial crypt）で腸芽細胞から産生される際に開始される。これらの転写はホルモン，ヘプシジン，細胞内機構によっても調節される。

ヘプシジンは肝細胞で合成される。少量ではあるが，単球やマクロファージ，脂肪細胞でも合成される。ヘプシジンは84個のアミノ酸のプレプロホルモンとして合成され，プロホルモンを経て，25個のアミノ酸から成る活性型ホルモンへと修飾される（Nemeth and Ganz, 2009）。ヘプシジンは鉄要求性の増加や低酸素によって下方制御され，炎症によって上方制御される。ヘプシジンは，FPNの分解を誘導することで腸細胞とマクロファージからの鉄の排出を阻害する。加えて，ヘプシジンはDMT1活性を低下させる。こうして細胞内に保持された鉄は，フェリチンによって格納される。腸細胞の場合，鉄は細胞の脱落によって消化管粘膜中に損失される。肝臓におけるヘプシジン遺伝子の発現制御には，HFE（古くから遺伝性ヘモクロマトーシスとの関連性が指摘される膜結合型タンパク質），TFR1，TFR2が関与する：通常，HFEはTFR1と結合するが，TFR1への結合はトランスフェリンで代替することできる。実際，こうした現象が起こる場合，HFEは代わりにTFR2と結合し，HFE-TRF2複合体を形成する。この複合体は，骨形成タンパク質6（BMP6）とヘモジュベリン（HJV）の膜複合体を活性化し，同時にヘプシジン遺伝子の転写因子のリン酸化と活性化を刺激する。この刺激は，膜結合型プロテアーゼであるマトリプターゼがHJVを分解することで阻害される。しかし現在のところ，こうした反応の詳細な調節機序に関する知見はみあたらない。鉄欠乏や貧血を含め低酸素条件下では，低酸素誘導性因子（hypoxia-inducible factor：HIF）はヘプシジンの遺伝子発現を抑制し，赤血球生成を刺激する。これによって，赤血球産生に必要な鉄の供給が確保される。炎症状態では，インターロイキン1とインターロイキン-6がヘプシジン産生を刺激する。

一般的な細胞単位での鉄の恒常性は，腸細胞でもまた調節される。腸細胞内に高レベルの鉄が存在すると，局所的調節機構によってフェリチンが誘導される。その結果，鉄を捕捉して門脈循環への移送が阻害され，全身での鉄の過剰負荷の危険性が回避される。加えて，腸細胞には鉄欠乏の場合でも下方制御を受けないFPNのアイソフォームが存在し，腸細胞による腸管からの鉄の排出を可能としている。

鉄動態と鉄利用の先天性疾患

ヘモクロマトースには，少なくともHFE，HJV，ヘプシジン，TFR2，FPNの欠損によって生じる無制御な鉄吸収を原因とした5つの遺伝性鉄過剰負荷症候群が存在する（Pietrangelo 2004；OMIM, 2012）。鉄の代謝回転異常はセルロプラスミン，マルトリプターゼおよびトランスフェリンの欠損とトランスフェリンのシアル化不全の原因となり，鉄-硫黄クラスターの集合と鉄の細胞内輸送に関連するタンパク質の欠損を引き起こす。後者では，心臓，中枢神経系（フリードライヒ運動失調症），筋肉（ミオパチー/筋疾患），赤血球生成（鉄芽球性貧血），ミトコンドリア機能における機能的・構造的欠損が原因となる（Ye and Rouault, 2010；OMIM, 2012）。

鉄動態に及ぼす炎症の影響

慢性疾患に伴う貧血（anemia of chronic disease：ACD）と称される適応状態は，慢性・急性感染症，悪性腫瘍，腸・関節・腎臓の炎症性疾患，肥満など軽度の炎症状態による免疫系の活性化によって誘導される（Weiss and Goodnough, 2005）。ACDは赤血球の指標は正常であるが，赤血球合成が低下した鉄に無反応な軽度の貧血（ヘモグロビン80～95g/L），血清鉄が正常で血清フェリチン値が正常もしくは高値，鉄飽和度が低値で血清トランスフェリン値が正常もしくは低値，TFR1量が正常，血清トランスフェリン受容体とフェリチン値の対数の比が1以下（血清トランスフェリン受容体/フェリチン値の対数＜1），によって診断される（Weiss and Goodnough, 2005）。これらの変化は，ヘプシジンを上方制御する炎症性サイトカイン〔インターフェロンγ，腫瘍壊死因子α（TNF-α），インターロイキン〕やそれらの反応種に対する細胞応答によって調節される。その結果，細胞，特にマクロファージによる鉄の取込みと貯蔵が増加し，FPNによる鉄の排出が抑制される。炎症性メディエーターは，老化赤血球の貪食（ファゴサイトーシス）を刺激する。また，腎臓と赤芽細胞へ直接作用することでエリスロポエチンの産生とその効果を減少させる。さらに，ヘプシジン産生を増加させることによって，鉄の吸収を低下させ，マクロファージによる鉄の保持のシグナルを増大させる。こうした適応は，組織の損傷によって放出される遊離鉄による障害からの保護と，病原体によるこれら遊離鉄の利用を回避するために発達したと考えられる（Doherty, 2007）。ACDは，組織に相当量の鉄が存在するにもかかわらず，かなり奇異なかたちで機能性鉄欠乏症候群を誘発する（Weiss and Goodnough, 2005）。

鉄と乳幼児

新生児は150～250mgの鉄と160～180g/Lのヘモグロビンを保有する。新生児は，胎児型ヘモグロビンの合成を低下（3～4か月齢で90～110g/Lまで低下する）させ，子宮外での高酸素分圧に適応する。その後，4～6か月齢で成人ヘモグロビン合成を再開する。ヘモグロビンが分解されると50～60mgの鉄が放出され，細網内皮系フェリチンに貯蔵される。乳児期初期には血清フェリチン値は400μg/Lであるが，血清フェリチンは内因性の鉄貯蔵庫として組織新生に利用され，約30μg/Lまで低下する。そのため，6～9か月齢では鉄欠乏症の危険性が高まる。しかし，出生時に臍帯拍動が停止してから臍帯を結紮すれば，胎盤にある胎児循環血液の32%が新生児に戻り，鉄の貯蔵は30～50mg増加する（Macdonald and Middleton, 2008）。6か月齢までの健常な乳児では外因性の鉄をほとんど必要としない（Ziegler *et al*., 2009）。母乳（母乳の鉄濃度は0.2～0.4mg/Lであり，母体の鉄欠乏や鉄補給によって変動しない）から供給される鉄は，新生児の鉄の貯蔵量と比較するとわずかな量である。新生児の鉄の腸管吸収は，体外からの鉄の依存性が高まる6か月齢までは下方制御される。

鉄と生殖年齢の女性

月経，妊娠，授乳，思春期及び成長期における鉄の恒常性と要求性については不明な点が多い。現代の生活様式と食習慣では，低エネルギー消費で鉄含量の少ない食事が好まれており，女性における鉄摂取不足が懸念される（Hallberg and Hulthen, 2002）。

思春期の女子では，月経で損失する血液量は高齢女性よりもわずかに少ない。栄養リスクアセスメントによる評価では，損失する鉄は成人女性とほぼ同程度と推測される。月経血量は，同一人物中での差はほとんど認められず，個人間での差（個体差）が大きい。さまざまな国における月経血量での評価は一致しており，95%の女性が118mLもしくはそれ以下の血液を損失し，中央値と平均値はそれぞれ30mLと44mLである。これらは1日当たり0.49mg（中央値）と0.7mg（平均値）の鉄に相当する（Hallberg and Hulthen, 2002）。月経血量は，子宮内避妊器具の使用で２～４倍に増加する。経口避妊薬では，子宮内避妊器具よりも月経血量と鉄の損失は少なく（18mL/周期と0.26mg/日），それぞれの平均値は１周期当たり26mLと１日当たり0.43mgである。月経血量と血清フェリチン値の間には逆相関が認められる。月経血によって１日当たり１mgの鉄を損失すると，血清フェリチン値は７μg/L減少することになる。

鉄栄養状態の測定

適切な鉄状態（すなわち，充足した鉄状態）とは，十分な鉄が確保されており，鉄補給の有無にかかわらず正常な赤血球生成と鉄機能を有することを指す。鉄の欠乏症と過剰症の明確な指標は，重度の欠乏症と過剰症での血清フェリチン値以外には存在しない。欠乏症と過剰症の評価は，以下に掲げる指標の適用と解釈に依存する。①機能鉄，すなわちヘモグロビン濃度（表33.1参照），平均赤血球容積（MCV；80～94fL），平均赤血球ヘモグロビン（MCH；27～32pg），②組織への適切な鉄供給，血清鉄（10～30μmol/L），トランスフェリン飽和度（16～50%），赤血球亜鉛結合型プロトポルフィリン（>80 μmol/mol Hb），血清トランスフェリン受容体，③鉄の組織内貯蔵，血清フェリチン値（男性15～300μg/L，女性15～200μg/L）。これらの指標は，感染症と栄養欠乏症の共存下では交絡因子となる可能性がある（Gibson, 2005）。アメリカ国民健康栄養調査Ⅱ（NHANES Ⅱ）に向けて，血清フェリチン，トランスフェリン飽和度，赤血球プロトポルフィリン，もしくはMCV，トランスフェリン飽和度，赤血球プロトポルフィリン，のように複数の指標を組み合わせた評価方法が開発された。この方法では，各々３つの指標のうち２つ以上に異常値が認められると，鉄欠乏症と診断される。ヘモグロビン，血清フェリチン，血清トランスフェリン受容体を使用した別の方法では，鉄欠乏症は急性および慢性炎症性疾患の指標であるＣ反応性タンパク質やα1酸性糖タンパク質と結びつけて評価される（World Health Organization/Centers for Disease Control and Prevention, 2004）。血清トランスフェリン受容体とフェリチン濃度の対数の比（血清トランスフェリン受容体/フェリチン濃度の対数）は，鉄貯蔵の指標となる。この比が１以上であれば鉄の貯蔵は充足しており，１以下の場合はそうではないことを示す。この比は炎症による影響を受け難く，この比に基づくアルゴリズム（演算手順）を利用した貧血〔鉄欠乏性貧血，慢性疾患に伴う貧血（ACD），これら２つを併発した貧血〕の識別方法が提案されている（Weiss and Goodnough, 2005）。ACDもしくは鉄以外の他の栄養素欠乏症を発症している患者では，鉄欠乏症の診断が鉄補給に対する反応のみに基づいて評価されれば信頼性を欠くことになる。

表33.1　海抜０ｍで定義される貧血に用いられているヘモグロビン濃度の閾値

グループ	ヘモグロビン濃度（g/L）
小児	
0.5～4.99歳	110
５～11.99歳	115
12～14.99歳	120
非妊娠女性（>15歳）	120
妊婦	110
男性（>15歳）	130

アフリカ系の人種では白色人種よりも４～10g/L低値を示す。WHOが使用する再修正版では，貧血はヘモグロビン濃度が適切な母集団の最大濃度の80%以上，60～80%，60%以下といった基準によって軽度，中等度，重度に分類される。

循環血液における１μg/Lの血清フェリチンは，７～10 mgの貯蔵鉄に相当する。血清フェリチンは赤血球ではなく，細網内皮系（RES）マクロファージに由来する。そのため，血清フェリチン値による評価では身体の総フェリチン鉄を実際よりも低く見積もることになる。また，余剰の鉄は最初に赤血球で回収されるため，血清フェリチン値は初期の鉄過剰負荷の指標にはなりえない。

鉄の食事供給源

食事に含まれる非ヘム鉄，ヘム，フェリチンの割合は動物性食品と植物性食品の相対的な摂取量を反映しており，通常，非ヘム鉄の供給源が優勢となる。一般的に食肉と植物は類似した鉄の供給源である。鉄含量の豊富なものには，穀類，豆類，野菜類，種子類，貝類，魚類，食肉がある。穀類からの鉄摂取量は鉄総摂取量の40%に上り，そのうちの約半分は鉄強化された朝食用穀類食品（朝食用シリアルなど）に由来する。食品中の鉄は加工処理による損失を受けるため，それらを強化もくしは補完する目的で非ヘム鉄が添加され，摂取量として反映される。また，食品中の非ヘム鉄には，食品の加工処理過程でのコンタミネーションに由来するものもある。クエン酸や酸性原料が使用される場合，後者には鉄製調理器具からの混入があげられる。

植物中の鉄はさまざまな形態で存在し，そのなかには腸粘膜での吸収効率を変化させる複合体も含まれる。植物における鉄含量は，栽培品種によって大きく変動する。例えば，“非香り米”の鉄含量が11mg/kgであるのに対し“香り米”の鉄含量は18mg/kgと高値を示す。食肉における総鉄含量に占めるヘム鉄の割合も変動しやすい。食品中のヘム含量は，食品中の無機鉄含量と総鉄含量の差として間接的に算出される。総鉄含量中のヘム鉄の割合は，牛肉では64～78%であるが，その他の赤身肉では52～83%となる。加熱調理では食肉中の水分と脂質は調理損失を受ける。そのため，重量パーセント（w/w）換算では鉄含量は増加することになる。

上記は，鉄に関する食品成分データの信頼性が低い供給源についての説明である。また，食品成分データの参考資料には，鉄の利用効率に及ぼす食品マトリックスの影響を算定するために必要となる情報の記載がない。

鉄の生体利用率

食事性の鉄の生体利用率は，以下の３つの影響を受ける。①鉄の物理化学的形態，②腸管腔内での鉄の形態変化（腸管吸収が可能な形態）に影響する食事因子（Hallberg and Hulthen, 2002；Hurrell and Egli, 2010），③鉄の生体要求性と炎症（すなわち，ACD）に適応した鉄の取込みと輸送のための腸粘膜の恒常的環境。

酸溶解性のある非ヘム鉄複合体は，近位腸管内腔での生体利用率が最も高い。全粒シリアルや豆類，ナッツ，種子類に含まれるフィチン酸塩やリン酸塩は非ヘム鉄の吸収を阻害する。鉄やカルシウムは，これらの阻害効果を増大させる。茶，特に紅茶やコーヒーに含まれるポリフェノールは，ハーブティーやココア，赤ワインのポリフェノールよりも強力な阻害効果を示す。前者の効果は，高レベルで含有するガロイルエステルとタンニン酸塩に起因する。鉄の利用効率は，紅茶やコーヒーに加えるミルクでは改善されない。

調理前の浸漬，発芽，発酵といった加工では，内因性フィターゼが活性化し，フィチン酸塩が分解される。また，調理自体という物理的作用によってもフィチン酸塩は分解され，鉄の溶解性が改善される。これは，フィターゼ活性のない燕麦（オーツ麦）では重要である。しかし，加工処理が鉄の生体利用率に及ぼす影響について推測することは困難である。例えば，穀類を製粉することでフィチン酸塩を豊富に含有する外殻を除去することは可能であるが，外殻には多くの鉄が含まれており，同時に大量の鉄を廃棄することになる。加工処理には鉄の利用効率を高める可能性がある。しかし，必ずしも食品中に有益性を示すに足る十分な量の鉄が残存するとは限らない。

果物や野菜，発酵食品中に存在する有機酸（アスコルビン酸やリンゴ酸，コハク酸，乳酸，クエン酸）は，非ヘム鉄の生体利用率を増加させる。いくつかの有機酸は加熱処理によって失われる。食肉は非ヘム鉄の吸収を改善するが，その機序は不明である。

生体利用率によって，鉄の食事供給源をランクづけすることができる。しかし，利用効率は食品のさまざまな特性や身体の適応による影響を受けるため，その定量値を食品のデータのみから推定することはできない。また，食品の特性を利用して導き出された鉄の生体利用率を推測するための方程式モデルにおいても，その価値は限定されてしまい，十分な評価を下すことはできない（Beard *et al*., 2007）。

鉄の生体利用率の主要な決定因子は，鉄吸収のための恒常的環境と生体における鉄要求性である。生体利用率に及ぼす阻害物質と促進物質の影響は，しばしば過大評価される。これは，これらの研究が単回の食事調査で実施され，かつ３～７日間必要とされる身体の適応や対象者の鉄栄養状態を全く考慮していないことに起因する。幸いなことに，鉄の場合は同位元素（アイソトープ）を使用することで，対象者の鉄栄養状態と消化管の適応を補正することができる。腸管の適応が不十分であると鉄必要量にみあった鉄の吸収が困難になる。そのため，生体利用率の評価には食事成分の要因が特に重要となる。これは，風土病性鉄欠乏症の計画的管理方策や鉄摂取基準値の評価において重要となる。

鉄摂取基準値

表33.2にアメリカとカナダおよび欧州連合（EU）における鉄の摂取基準値を示す（European Commission Scientific Committee for Food, 1993；Institute of Medicine, 2001）。関連する諮問グループは，これら基準値の根拠と使用したデータの制約について説明している。これらの基準値は公衆衛生対策の裏づけとなるものであり，慎重に取り扱われなければならない。また，これらの数値は食事摂取評価の裏づけにはなるものの，鉄欠乏症や過剰症の診断には使用できない。これら２つの食事摂取基準での相違は，最も不確実性の高い年齢，つまり，小児，月経中の女性，妊婦および授乳婦などの恒常的適応が鉄の生体利用率に影響を及ぼす年齢で認められる。鉄摂取量および鉄欠乏症患症の罹患率に関する国民栄養調査のデータと鉄摂取量の基準値には乖離があり，こうした不一致が摂取基準値や食品成分表，栄養状態判定における不確実性の原因となっている（Scientific Advisory Committee on Nutrition, 2010）。

鉄 欠 乏 症

鉄要求量に対する摂取不足は，急成長の時期，特に乳児期，早期幼児期および青年期に起こりやすい。後期乳児と早期幼児に共通する原因として，牛乳，低栄養食品，ベジタリアンの食事などの不適切な食の多様性があげられる。消化管での消化・吸収不良は，鉄の吸収を低下させる原因となり，胃十二指腸での酸性度の低下や腸疾患（セリアック病；小児脂肪便症），腸管粘膜障害によって発生する。こうした状態では，鉄のみならずタンパク質や他の栄養素の吸収不良や身体からの損失が認められる。同様に，鉄と他の内因性の栄養素は，胃十二指腸，泌尿生殖器および呼吸器からの失血によって同時に失わ

表33.2　アメリカ，カナダおよびEUにおいて採用されている食事摂取基準

アメリカとカナダ（摂取推奨量）[a]（吸収率18%）			EU（基準摂取量）[b]（生体利用率15%）		
年齢	mg/日		年齢	mg/日	
0～6か月	0.27		0～6か月	—	
7～12か月	11.0		6～12か月	6.2	
1～3歳	7.0		1～3歳	3.9	
4～8歳	10.0		4～6歳	4.2	
			7～10歳	5.9	
	男性	女性		男性	女性
9～13歳	8.0	8.0	11～14歳	9.7	9.3（21.8[c]）
14～18歳	11.0	15.0	15～17歳	12.5	20.7
19～50歳	8.0	18.0	18歳以上	9.1	19.6
50歳以上	8.0	8.0	閉経後女性	—	7.5
妊婦	—	27.0			
授乳婦	—	10.0	授乳婦		10.0
14～18歳		9.0			
18歳以上					

[a]：Institute of Medicine（2010）。
[b]：European Commission Scientific Committee for Food（1993）。
[c]：月経中の場合。

れる。腸疾患と失血は鉄欠乏症および貧血の世界的に主要な原因であり，これらはヘリコバクター・ピロリ，十二指腸虫，鞭虫，住血吸虫（血尿の原因）などの胃腸内寄生虫によって発症する（Steketee, 2003）。マラリアのような溶血性貧血はマラリア原虫による感染が原因となるので，ACD もこれらの状況に付随して発症すると考えられる（Doherty, 2007）。

鉄欠乏症の特徴

鉄欠乏症は，貧血の併発にかかわらず多くの疾患に関係する。モデル動物による研究では，グルコースと乳酸の代謝変化に起因したエネルギー代謝異常や筋肉ミオグロビン含量の減少，筋力および筋持久力の悪化が報告されている。また，筋肉および腸管粘膜において，チトクローム c 還元酵素活性の低下が認められる。加えて，コラーゲン合成の悪化とそれに関連した骨粗鬆症が指摘されており，後者の一部はビタミン D の水酸化（活性化）阻害に起因する。さらに，ビタミン A の代謝も阻害される。その他には，プロスタグランジンの代謝異常に関連した欠陥，ドーパミン作動性ニューロンの存在する領域である黒質緻密部，淡蒼球，小脳核，海馬などにおけるドーパミンおよびセロトニン作動性神経伝達の悪化，神経細胞の髄鞘，シナプスおよび樹状突起の形成不全，ドコサヘキサエン酸の減少を特徴とした脳膜における脂肪酸プロファイルの変化，があげられる（Georgieff, 2008）。機能的精神運動欠陥には，不安の増加，記憶および空間的見当識障害，視覚的および聴覚的遅延反応が含まれる。こうした現象は，貧血の有無にかかわらず鉄欠乏症がヒトにおいても同様の影響を及ぼすことを示唆する。また，これらの現象は代謝回転の速い組織，特異的機能を有する組織，もしくはエネルギー依存性の高い組織では明白な欠陥を発症しやすいことを示している。

ヒトにおける鉄欠乏症

鉄欠乏症は，一般的には他の栄養素の摂取不足や利用障害を伴うため，鉄単独の欠乏症の存在を予測することは難しく（不適切なダイエットを行う先進地域の若者には認められるようであるが），鉄欠乏症に特異的な特徴に言及することは極めて困難である。鉄欠乏症は，広範で変動しやすい栄養欠乏症候群のひとつとして発症する。そのため，匙状爪や爪の軟化，舌炎，口唇炎，情緒変化，筋力低下，免疫障害は鉄欠乏症の典型的な特徴とみなされているが，実際は他の栄養素欠乏症によって二次的に発生している可能性もある。これらは臨床栄養学および公衆栄養学に関連した問題である。

鉄の適切量評価のための血液学的基準は前述したとおりであるが，同時に発生する ACD については検討の必要がある（Weiss and Goodnough, 2005）。

貧血は，血液循環輸送と筋肉への酸素供給量を減少させる。その結果，持久能力とエネルギー効率は低下し，ミオグロビン含量の減少によってさらに悪化する。ヒトでは，日常的な瀉血（血液を採取し，除去すること）によってヘモグロビン値が100～110g/L に低下すると，有酸素能力は16～18%減少する。貧血を伴わない血清フェリチン値が基準値以下の成人において，鉄応答性の倦怠感と有酸素運動中の筋持久力の欠陥が認められる（Brownlie *et al*., 2004）。これらのデータは，鉄欠乏症や軽度の貧血が自発的活動や労働生産性を低下させる危険性のあることを示唆している。

鉄欠乏症は，循環するＴリンパ球を減少させ，Ｔリンパ球増殖応答を悪化させる。こうした悪化は，好中球活性やファゴサイトーシス，弱くなった好中球の呼吸バーストによる殺菌作用の低下，フリーラジカル産生とミエロペルオキシダーゼ活性，そしてインターロイキン２の分泌にも影響を及ぼす。しかし，Ｂリンパ球の機能にはほとんど影響しない。

鉄欠乏症と認知，運動および行動発達

鉄は，他の組織と同様の機構で血液–脳関門（blood–brain barrier：BBB）を通過する（Moos *et al*., 2007）。BBB は事実上の境界面であり，ヘモクロマトーシスのような全身性の鉄過剰から中枢神経系を保護する。第二鉄は，トランスフェリンによって神経細胞と乏突起膠細胞（オリゴデンドロサイト）に運搬される。中枢神経系は，成人早期まで鉄を集積する。動物モデルにおける検討では，鉄欠乏症は乳児期や早期幼児期における神経系の発達や精神運動性の発達に支障をきたす。さらに動物モデルの結果から，幼若動物では鉄は脳やその他の臓器よりも赤血球に高頻度で分布することが示唆されている。これらの結果は，脳における鉄欠乏が貧血を伴わず惹起されることを意味している。鉄欠乏症と貧血を併発する乳児と幼児では，注意欠陥，認識記憶障害，報酬探索行動の低下がみられ，いっそう引き籠りがちになり，社会との交流が乏しくなる。しかし，これらの年齢層における調査では，他の栄養素欠乏症や社会経済学的因子，感染症が混在しており，結果の標準化や鉄欠乏症の程度とその原因を明示することは非常に困難で，多くの研究では，貧血の程度のみの調査で鉄欠乏症が原因と推測している（McCann and Ames, 2007）。

これらの研究は，公衆衛生上のリスクアセスメントに対応できるようデザインされていない。そのため，鉄欠乏性貧血の閾値もしくは発症するであろう年齢を特定することは困難である。これまでの研究では，鉄応答性の欠陥が80，95，110g/L 以下のヘモグロビン値で発生することや，若年期での欠乏症が持続することを示唆している。しかし，貧しい環境で育った幼児は，裕福な環境の幼児よりも長期間にわたり認知障害を発症する危険性の高いことが示されている。また，幼児期に貧血となった若年女子では記憶変化が誘起されるといった証拠や，母体の鉄欠乏症が幼児に対する母親の応答を悪化させるといった証拠が示されている。鉄欠乏性貧血の若年女子における認知機能は，鉄剤による治療によって正常化することができる。

鉄剤による治療に対し，可変的で予測不能な反応を示す疾患もある。これらには，早期幼児期における睡眠障害，体温調節障害，泣き入りひきつけ—息止め発作—憤怒痙れん（breath–holding attacks）（Zeheter *et al*., 2010）や成人における“むずむず脚症候群”（レストレスレッグス症候群）（Connor *et al*., 2009）がある。これら疾患の発症における鉄剤の作用様式については明らかにされていない。

妊娠期および授乳期における鉄

赤血球数は，エリスロポエチン産生の増加（２～４倍）に応じて妊娠期32～34週まで増加する。通常認められるエリスロポエチンと総赤血球数の逆相関は消失するが，この関係は90g/L 以下のヘモグロビン値で再び観察される。トランスフェリンは自身のシアル化の割合を高め，胎盤への結合能を増加させる。しかし，この時期には血漿量が約1.3L 増加するため，ヘマトクリット，ヘモグロビン，鉄，フェリチンおよびトランスフェリンの血清中濃度は低下することになる。この増加は，2.7L といった非妊娠時の血漿量とは無関係であり，複数回妊娠している妊婦や経産婦にとってはより大きい。また，ヘモグロビンや血清鉄などの減少は，妊娠による生理的な血液希釈の影響であり，鉄欠乏症や貧血を示すものではない。血漿量の増加は，第２三半期の時点で終了し，出産間際に減少する。

鉄の吸収効率は妊娠期に増加し，授乳期間中も維持される。鉄の生体利用率は，妊娠期12週の７％から30週の66％に増加する。これは，妊婦における鉄摂取量の増加の必要性を唱える見解とは相反するが，実際は妊娠期間中の妊婦では鉄摂取量は増加しないといった事実とは合致する。

低体重児や早産といった不測の事態を招く危険性は，ヘモグロビン値が90g/L 以下もしくは130g/L 以上で増加する。これらは，妊婦におけるヘモグロビン値の正常値の範囲（基準範囲）を示している。基準範囲以下の低値は貧血の程度を反映しており，それ以上の高値は正常な適応性の欠陥を示している。おそらくこれらは，妊娠の失敗による二次的な原因によって発症すると考えられる。ヘモグロビンの境界値は明確には定義されていない。さまざまな研究によると，同じような妊娠段階にあってもヘモグロビン値がこれらの範囲内には収まらないケースが示されており，そのため下限値は86g/L から105g/L の間を変動する。最も信頼性の高い境界値は，妊娠初期における数値である。妊娠後期，特に最終（第３）三半期における境界値は，実際の妊婦の数値とはほとんど相関しない。感染症，特に寄生虫症が胎盤循環や胎盤機能の悪化，子宮増殖遅延，早発陣痛の単独の原因となるので，感染症や栄養素欠乏症を患う集団におけるデータの解釈は，ACD による影響の可能性も含めさらに複雑と

なる(Steketee, 2003)。鉄補給は妊婦の血液学的パラメータを改善するが，ヘモグロビン値が基準範囲にある妊婦ではその効果はほとんど認められない。ある研究では，鉄補給が妊娠早期に開始されれば，低出生体重児の発生を減少させる効果があることを示唆している。出産間隔と妊婦の鉄補給についての信頼性の高いリスクアセスメントを可能とするデータはない。妊娠期および授乳期における鉄摂取基準の増加の必要性について，一般的な見解の一致は得られていない。鉄の補給は必要と思われるが，いくつかの諮問機関（European Commission Scientific Committee for Food, 1993；Scientific Advisory Committee on Nutrition, 2010)では，生理的適応によってこれらを日常の食事から確保できると考えている。しかし，こうした提言を信頼せず，鉄の摂取基準を高く設定するよう勧告する機関もある（Institute of Medicine, 2001)。それにもかかわらず，多くの機関では妊娠期間における鉄補給を勧めることはなく，ヘモグロビン値が第１三半期で110g/L以下と妊娠28週で105g/L以下の妊婦にのみ推奨している。

鉄欠乏症の治療と予防

集団および個人にとって，鉄欠乏症と共存する栄養素欠乏症の原因を治療することが重要で，低栄養状態からの栄養回復の場合，鉄剤を供給する前にしばしば上記治療を施行することが最良の方策となる。経口鉄剤として鉄欠乏症の治療に使用される鉄塩には，硫酸第一鉄（鉄：60mg/300mg鉄塩)，フマル酸第一鉄（鉄：65mg/200mg鉄塩)，グルコン酸第一鉄（鉄：35mg/300mg鉄塩）がある。他の製剤には経口用，非経口用の両方で使用できる鉄剤もある。鉄剤に対する反応を監視することが可能であれば，それは実践されるべきであるが，投与量には細心の注意を払う必要がある。

集団レベルでは，鉄強化食品による取組みが実現可能であり，徹底的に検討されている(World Health Organization/Food and Agricultural Organization of the United Nations, 2006)。強化剤の選択では，無機鉄塩による酸化作用と製剤の品質保持期間について十分に検討しなければならない。推奨される強化剤は，硫酸第一鉄，単塩もしくは植物油やステアリン酸塩でカプセル化されたもの，イオン化鉄，エチレンジアミン四酢酸ナトリウム鉄である。近年の技術革新によって，食品に“振り混ぜる”ことのできるマイクロカプセル化されたフマル酸第一鉄塩粉末やフィターゼを含有した微量栄養素粉末が開発されている（Troesch *et al*., 2009)。後者は強化補助食品に使用され，内因性の鉄を最大限に利用し，鉄への高曝露の危険性を最小限にするよう設計されている(次節参照)。欠乏状態にある鉄以外の他の栄養素の同定に関する問題を緩和し，併発する複数の欠乏症にも対処できる方策として，複合微量栄養素補助食品（マルチビタミンミネラルサプリメント）を取り入れた補強策が急速に普及している（Allen *et al*., 2009)。

鉄　過　剰

正常な腸管機能であれば，食事供給源からの鉄過剰の危険性はほとんどない(European Food Safety Authority, 2004)。また，鉄摂取量の安全な上限値を設定し，リスクアセスメントの情報を提供するための十分なデータはない。イギリスでは，医学的管理下にない成人のために，鉄補強のための指導基準（17mg/日）が消化管作用に基づき設定された。また北米では，すべての供給源からの鉄摂取における耐容上限量（45mg/日）がその他の遷移元素との相互作用に基づき設定された（Institute of Medicine, 2001)。鉄溶液だけの急激な摂取は，胃炎，吐き気，腹痛，嘔吐，脱力感を誘発する。体重1kg当たり20mgもしくはそれ以上の元素鉄の摂取は，消化管の出血性壊死の原因となり，排泄物中への血液の損失を引き起こし，乏血性ショック，器官障害を経て，死に至る。

遺伝性ヘモクロマトーシスを伴う慢性鉄過剰症では癌，循環器疾患，神経疾患，関節症，糖尿病の罹患率が増加する。また，これらと結腸直腸癌が食事性の鉄摂取に関連している。しかし，ヘモクロマトーシスの原因遺伝子のヘテロ接合体を持つ個体を含め，一般的な集団での証拠は報告されていない。しかし，結腸直腸癌の罹患率と食肉および食肉製品の摂取量との間には正の相関性が認められる(World Health Organization/Food and Agricultural Organization of the United Nations, 2006)。

アフリカ人での鉄過剰（以前はバンツー族鉄沈着症と呼ばれていた）は，遺伝的欠損と鉄（鉄製調理器具から供給される）への曝露の増加との組合わせによって生じる環境遺伝的疾患である。この疾患では過剰な鉄は肝臓のクッパー細胞に分配される。これは，遺伝性ヘモクロマトーシスでは過剰の鉄が肝実質細胞に蓄積されることとは対照的である。

鉄，亜鉛，銅の動態経路とそれぞれの相互作用に関する重要性については，未解決な懸案事項が存在する。例えば，これらはすべてDMT1を使用し，トランスフェリンに結合する。鉄は，亜鉛と銅の利用を阻害し，成長(Sachdev *et al*., 2006)，免疫機能，セルロプラスミン濃度に悪影響を及ぼす。しかし，こうした現象を誘発する環境やその重要性については十分に理解されているが，生体利用率が関係する部分については不明なままである。

急性期の鉄の再配分は，病原体の鉄利用効率を制限するための宿主の防御機構である。細菌性病原体は鉄を必要とする。これらの病原体は鉄を確保するために，結合部位から鉄を遊離する環境，つまり局所組織での酸化還元現象と酸性状況を作出する。さらに，鉄タンパク質とヘムから鉄を取り去る作用を有するシデロフォア（鉄キレーター）を分泌する。例えば，マラリアでは溶血によって過剰な遊離鉄が放出されるが，これらの遊離鉄を制限なく利用できるのであれば，腸内細菌による菌血症が高頻度で発生することになる。そのため，マラリアに対する鉄剤の影響は，鉄とマラリア原虫との直接的な作用よりももっと微妙な相互作用に依存することになる。HIVや結核に対する鉄剤の影響に関する集団レベルでのデータはない。しかし，マラリアと同じことが，これら疾患での鉄補給と鉄恒常性の間の相互作用にも当てはまる（Doherty, 2007）。鉄剤は，腸内細菌の鉄への親和性を原因とした下痢性疾症の発症率を増加させる。WHOは，マラリアに感染する危険性の高い地域において，貧血と鉄欠乏症の危険性のある小児を対象に，葉酸補給が実施されるべきであると勧告している。また，これらの小児に対し，マラリアやその他の感染症に対する予防処置が取られるべきであると忠告している（World Health Organization/UNICEF, 2006）。

公衆衛生と鉄欠乏症の予防対策

鉄欠乏症の影響に関するデータは，貧血に関するデータほど信頼性は高くない。それらの発症とは無関係に，110g/L以下のヘモグロビン値では貧血との逆相関が示唆されている。そのため，公衆衛生上の対策としては鉄欠乏症自体よりも，貧血とその他いくつかの原因対策が優先的に取り組まれるべきである。鉄欠乏症の一般的な対策としては，失血の抑制と栄養素摂取の改善があげられる。

鉄欠乏症の予防対策は，文化や地域特性を重視して適切に取り扱われる必要がある。しかし，これらは先進国と発展途上国において類似する点が多い。すべての年齢層で鍵となる対策は，腸管を含めた臓器内寄生虫による鉄の損失を最小限にし，適切な食事を確保し，マルチ栄養サプリメントの必要性について認識させることである。マルチ栄養サプリメントは，鉄を効果的に利用するうえで必要となる適切な栄養素を供給することができる。加えて小児では，出生時の臍帯遅延結紮と授乳の維持が重要である（Lutter, 2008）。これらの対策を実現するためには，公共施設（下部組織）での活動を支援するための政府による介入が必要である。これらの対策は，感染–栄養不良の負の循環を断ち切ることができるので，広範に及ぶ有益性が期待される。中央政府，地域政府および地方自治体は，鉄欠乏症の有病率が減少することによる社会経済上での有益性を正しく評価することが重要である（Hunt, 2002）。これらを実行に移す政治的意思を示すためには，鉄欠乏症のいくつかの原因を制御する基本的な公衆衛生対策に取り組む能力のある市民へ権限を移譲することが必要となる。

将来の方向性

個人および集団における鉄の必要量，鉄栄養状態の評価方法および適切な鉄栄養状態を決定する方法については，不確定な部分が多く今後十分に検討する必要がある。鉄欠乏症と貧血の評価と治療については，今後も一緒に扱われ続けるものと考えられる。今後の課題は，これら中核的な問題に取り組むための細胞生物学分野での新しい知見の活用方法にある。この方策の一部として，鉄輸送に関する新しい知識を活用し，慣例となっている調査方法を批判的に評価することで現行のアプローチを改善することがあげられる。特に，鉄欠乏症と貧血の違いを正しく評価し，その違いが大きな問題であるか否かにかかわらずリスクアセスメントとリスクマネジメントに関連して検討することが重要である。鉄の必要性および栄養状態の評価については，鉄の恒常性維持と他の要因（栄養素の恒常性や炎症の程度によるさまざまな全身性疾患）との相互作用についてのこれまでの認識を改善することが重要である。こうした認識の改善については，他の欠乏症の原因となる微量元素の相互作用や発達障害，腸内病原菌の役割が重要となる感染症の発生についての懸案事項を念頭に置きながら，鉄補強剤の使用方法や鉄強化計画にも取り入れられるべきである。今後，鉄栄養状態の新しいマーカーが見いだされるとは考え難い。しかし，細胞生物学分野での研究に既存のマーカーを再評価して使用し，食事摂取の適正と全身性の鉄供給および鉄機能を評価するためのアルゴリズムを発展させることは可能である。結局，鉄については，広範にわたる栄養状態や健康状態を考慮して検討していくことが重要である。

（曽根英行訳）

推奨文献

Andrews, N.C. (2008) Forging a field: the golden age of iron biology. *Blood* **112**, 219–230.

Bothwell, T.H., Charlton, R.W., Cook, J.D., *et al.* (1979) *Iron Metabolism in Man*. Blackwell Scientific, Oxford.

Hallberg, L. and Hulthen, L. (2002) Perspectives on iron absorption. *Blood Cells Mol Dis* **29**, 562–573.

Institute of Medicine (2001) *Dietary Reference Intakes for Vitamin A, Vitamin K, Arsenic, Boron, Chromium, Copper, Iodine, Iron, Manganese, Molybdenum, Nickel, Silicon, Vanadium, and Zinc.* National Academy Press, Washington, DC.

Online Mendelian Inheritance in Man (OMIM). www.omim.org.

Scientific Advisory Committee on Nutrition (2010) *Iron and Health*. The Stationery Office London. www.sacn.gov.uk/pdfs/sacn_iron_and_health_report_web.pdf.

［文　献］

Allen, L.H., Peerson, J.M., and Olney, D.K. (2009) Provision of multiple rather than two or fewer micronutrients more effectively improves growth and other outcomes in micronutrient deficient children and adults. *J Nutr* **139,** 1022–1030.

Beard, J.L., Murray-Kolb, L.E., Haas, J.D., *et al.* (2007) Iron absorption prediction equations lack agreement and underestimate iron absorption. *J Nutr* **137,** 1741–1746.

Brownlie, T., Utermohlen, V., Hinton, P.S. *et al.* (2004) Tissue iron deficiency without anemia impairs adaptation in endurance capacity after aerobic training in previously untrained women. *Am J Clin Nutr* **79,** 437–443.

Brunore, M. and Vallone, B. (2006) A globin for the brain. *FASEB J* **20,** 2192–2197.

Connor, J.R., Wang, X-S., Allen, R.P., *et al.* (2009) Altered dopaminergic profile in the putamen and substantia nigra in restless leg syndrome. *Brain* **132,** 2403–2412.

Conrad, M.E. and Umbriet, J.N. (2002) Pathways of iron absorption *Blood Cells Mol Dis* **29,** 336–355.

Doherty, C.P. (2007) Host–pathogen interactions: the role of iron. *J Nutr* **137,** 1341–1344.

Earnshaw, A.A. and Greenwood, N.N. (2010) Iron, ruthenium and osmium. In *Chemistry of the Elements*, 2nd Edn. Butterworth Heinemann, Oxford, pp 1070–1112.

European Commission Scientific Committee for Food (1993) *Reports of the Scientific Committee for Food (Thirty-first series). Nutrient and Energy Intakes for the European Community* 1993. http://ec.europa.eu/food/fs/sc/scf/out89.pdf.

European Food Safety Authority (2004) Opinion of the Scientific Panel on Dietetic Products, Nutrition and Allergies on a request from the Commission related to the Tolerable Upper Intake Level of Iron. *EFSA J* **125,** 1–34.

Georgieff, M.K. (2008) The role of iron in neurodevelopment: fetal iron deficiency and the developing hippocampus. *Biochem Soc Trans* **36,** 1267–1271.

Gibson, R.S. (2005) Assessment of iron status. In *Principles of Nutritional Assessment*, 2nd Edn. Oxford University Press, Oxford, pp. 443–476.

Hallberg, L. and Hulthen, L. (2002) Perspectives on iron absorption. *Blood Cells Mol Dis* **29,** 562–573.

Hunt, J.M. (2002) Reversing productivity losses from iron deficiency: the economic case. *J Nutr* **132,** 794–801.

Hurrell, R. and Egli, I. (2010) Iron bioavailability and dietary reference values. *Am J Nutr* **91,** 1461S–1467S.

Institute of Medicine (2001) *Dietary Reference Intakes for Vitamin A, Vitamin K, Arsenic, Boron, Chromium, Copper, Iodine, Iron, Manganese, Molybdenum, Nickel, Silicon, Vanadium, and Zinc.* National Academy Press, Washington, DC.

Lönnerdal, B. (2009) Soybean ferritin: implications for iron status of vegetarians. *Am J Clin Nutr* **89,** 1680S–1685S.

Lutter, C.K. (2008) Iron deficiency in young children in low-income countries and new approaches for its prevention. *J Nutr* **138,** 2523–2528.

McCann, J.C. and Ames, B.N. (2007) An overview of evidence for a causal relation between iron deficiency during development and deficits in cognitive or behavioral function. *Am J Clin Nutr* **85,** 931–945.

McDonald, S.J. and Middleton, P. (2008) Effect of timing of umbilical cord clamping of term infants on maternal and neonatal outcomes. *Cochrane Database Syst Rev* (2) CD004074.

Moos, T., Rosengren, N.T., Skjorringe, T., *et al.* (2007) Iron trafficking inside the brain. *J Neurochem* **103,** 1730–1740.

Nemeth, E. and Ganz, T. (2009) The role of hepcidin in iron metabolism. *Acta Haematol* **122,** 78–86.

OMIM (2012) Online Mendelian Inheritance in Man. www.omim.org.

Pietrangelo, A. (2004) Heriditary hemochromatosis – a new look at an old disease. *N Engl J Med* **350,** 2383–2397.

Richardson, D.R., Lane, D.J.R., Becker, E.M., *et al.* (2010) Mitochondrial iron trafficking and the integration of iron metabolism between the mitochondrion and cytosol. *Proc Natl Acad Sci* **107,** 10775–10782.

Sachdev, H., Gera, T., and Nestel, P. (2006) Effect of iron supplementation on physical growth in children: systematic review of randomised controlled trials. *Publ Health Nutr* **9,** 904–920.

Scientific Advisory Committee on Nutrition (2010) *Iron and Health*. The Stationery Office, London. http://www.sacn.gov.uk/pdfs/sacn_iron_and_health_report_web.pdf.

Steketee, R.W. (2003) Pregnancy, nutrition and parasitic diseases. *J Nutr* **133,** 1661S–1667S.

Theil, E.C. and Goss, D.J. (2009) Living with iron (and oxygen): questions and answers about iron homeostasis. *Chem Rev* **109,** 4568–4579.

Troesch, B., Egli, I., Zeder, C., *et al.* (2009) Optimization of a phytase-containing micronutrient powder with low amounts of highly bioavailable iron for in-home fortification of complementary foods. *Am J Clin Nutr* **89,** 539–544.

Weiss, G. and Goodnough, L.T. (2005) Anemia of chronic disease. *N Engl J Med* **35,** 1011–1023.

World Cancer Research Fund/American Institute for Cancer Research (2007) *Food, Nutrition, Physical Activity and the Prevention of Cancer: a Global Perspective.* AICR, Washington, DC.

World Health Organization/Centers for Disease Control and Prevention (2004) *Assessing the Iron Status of Populations.* WHO, Geneva.

World Health Organization/Food and Agricultural Organization of the United Nations (2006) *Guidelines on Food Fortification with Micronutrients.* WHO, Geneva.

World Health Organization/UNICEF (2006) Joint Statement: Iron supplementation of young children in regions where malaria transmission is intense and infectious disease highly prevalent. www.who.int/nutrition/publications/WHOStatement_%20iron%20suppl.pdf.

Ye, H. and Rouault, T.A (2010) Human iron–sulfur cluster assembly, cellular iron homeostasis and disease. *Biochemistry* **49,** 4945–4956.

Zehetner, A.A., Orr, N., Buckmaster, A., *et al.* (2010) Iron supplementation for breath-holding attacks in children. *Cochrane Database Syst Rev* CD008132.

Ziegler, E.E., Nelson, S.E., and Jeter, J.M. (2009) Iron supplementation of breastfed infants from an early age. *Am J Clin Nutr* **89,** 525–532.

34
亜　　　　鉛

Roberta R. Holt, Janet Y. Uriu-Adams, and Carl L. Keen

要　　約

微量元素である亜鉛は，哺乳類の多種多様な構造，酵素の触媒反応，および調節機能に必須とされる。動物体内に亜鉛を貯蔵しておく仕組みは知られておらず，モデル動物およびヒトの場合でも（摂取量が不足すれば）すばやく欠乏状態に陥るものであり，成長の遅延や免疫能の低下の要因となる。重篤な亜鉛欠乏は先進国ではまれにしかみられないが，潜在的亜鉛欠乏は種々の病態の要因として寄与している。現在の亜鉛に関する研究は，細胞内小器官の間で亜鉛を運ぶ細胞内トランスポーターなどによる細胞レベルでの調節，細胞と細胞外との間での調節，そして，ヒトの健康における亜鉛の役割についての理解といったテーマに集中している。

はじめに

亜鉛の重要性は歴史的にも古くから認識されてきた。西暦1000年ごろには，真鍮の製造に亜鉛鉱石が利用されてきた。亜鉛は1509年に個別な元素として認識され，1869年に植物に必須な元素である証拠が示され，1933年には実験動物においても同様であることが示された（Todd *et al*., 1933）。哺乳類のゲノムによってコードされるすべてのタンパク質の約10％は，その正常な構造と機能のために亜鉛を必要とする（Andreini *et al*., 2006）。ほとんどの生理的過程は亜鉛依存性であり，代謝および生理的調節における亜鉛の役割は，数多くの研究においてその対象となっている。食物中に広く含まれることから，自然と普通の食事や生活のなかで亜鉛欠乏には陥りにくいと長いこと考えられてきた。しかしながら，1961年に中東では地域によって亜鉛欠乏が認められることが報告された。2002年にWHOは，世界人口の約半数が不十分なレベルの亜鉛摂取状態にあるとの試算を発表し，世界的に亜鉛欠乏は病死と罹患の主要な危険要因であるとしている（WHO, 2002）。その一方で，亜鉛の毒性は公衆衛生上の問題になりうることも知られている。

化　　学

亜鉛は原子番号30，原子量65.37の元素であり，周期4，族12，ブロックdに属し，d小軌道が満たされ，酸化数は2である。亜鉛は強ルイス酸であり，チオール基，ヒドロキシル基，および，電子数が多く供与体となりやすい窒素を含むようなリガンドとの親和性が高い（Vallee and Auld, 1990）。生体においては，亜鉛は事実上いつも2価の状態にあり，結果として直接には酸化還元反応を示さない。しかしながら，システインとの結合の場合にみられるように，チオール基と結合すると，亜鉛は酸化還元シグナルの鍵となる（Foster and Samman, 2010）。亜鉛の配位構造が4であることは後述するが，遺伝子調節において構造的に重要である（Maret and Li, 2009）。

亜鉛は種々の方法で測定が可能である。亜鉛の放射性同位元素はガンマ線スペクトル分析法，液体シンチレーション法，および，オートラジオグラフ法によって一般的に測定されている。安定同位元素については，熱イオン化質量分析法，高速原子衝撃質量分析法，および，誘導結合プラズマ質量分析（inductively coupled mass spectrometry：ICP-MS）法により測定される。亜鉛の安定同位体はそれぞれのカッコ内に示すような頻度で自然界に存在する：^{64}Zn(48.89％)，^{66}Zn(27.91％)，^{67}Zn(4.11％)，^{68}Zn(18.57％)，^{70}Zn（0.62％）。

原子吸光スペクトル分析法（AAS）は，総亜鉛濃度を測定するために最も一般的に用いられる方法である。AASにより分析される試料は，約500℃による乾式灰化処理，または湿式灰化処理をされる必要があり，後者ではしばしば硝酸などの酸によって処理が行われる。Zinquin〔(2–メチル–8–*p*–トルエンスルホンアミド–6–キノリルオキシ）酢酸〕のような蛍光プローブやタンパク質バイオセンサーは細胞内の遊離亜鉛濃度を測定できる方法として，亜鉛の代謝や亜鉛による調節に関するわれわれの知識を深めるために，より頻繁に用いられるようになってきた（Tomat and Lippard, 2010）。

代　　謝

亜鉛代謝の恒常性調節については，まだ明らかにされるべき点が多い。しかしながら，その総体的な理解としては，食物からの亜鉛の吸収や体内で放出された亜鉛の再吸収の量と，それに対する体内での亜鉛の放出量の間のバランスとして理解されている。食物中の亜鉛についていえば，生物個体への亜鉛の総供給量は，食物中に含まれる亜鉛の総量と，その亜鉛の生体利用率の相関により決まってくる。多くのミネラルがそうであるように，亜鉛の吸収量は典型的には実際に体内で使われる量を超える。したがって，亜鉛の恒常性を維持するには，過剰な亜鉛は対外に排泄されなければならない。この調節の精密なメカニズムを知ることは，現在進んでいるさまざまな研究プロジェクトの目指すところである。

組織中の亜鉛

亜鉛はすべての器官，組織，体液，分泌物に含まれており，成人の体に含まれる亜鉛の量は，女性で1.5g，男性で2.5g程度である。亜鉛は基本的に細胞内のイオンとして存在し，体内の亜鉛全体の95％以上が細胞内の亜鉛で占められる（Jackson, 1989）。すべての体内の亜鉛のうち，その最も多くが存在するのが骨格筋で，全体の57％が含まれ，続いて骨に29％，そして残りの組織と血液中に約14％が含まれる（Jackson, 1989）。ほとんどの種において，血漿中の亜鉛は体内の亜鉛全体の約0.1％程度であり，その濃度は1 μg/mLのオーダーである。全血漿中亜鉛の約75％がアルブミンと結合しており，残りの亜鉛については，α2マクログロブリンに全血漿中亜鉛の15～30％程度，そして，基本的にシステインまたはヒスチジンであるアミノ酸に約1％が結合している（Tapiero and Tew, 2003）。赤血球中の亜鉛の濃度は血漿中亜鉛濃度の1オーダー程度高い（10倍程度高い）濃度である（約1 ng/10^6細胞）。ほとんどの赤血球中の亜鉛（約85％）は炭酸脱水酵素と結合しており，約5％程度がスーパーオキシドジスムターゼ（SOD）と結合している。血漿亜鉛は一般に体内の亜鉛状態をとらえる指標とされるが（以下を参照），溶血した血液試料を用いるとアーティファクトとして高い亜鉛濃度となってしまう問題が生じる。血液中を循環している単核球・多核球は相当量の亜鉛を含んでおり（約5 ng/10^6細胞以下程度），時として亜鉛状態を知る指標として用いられる（Milne *et al*., 1985；Gibson *et al*., 2008）。

吸　　収

吸収前の要因

亜鉛の生体利用率は，亜鉛を含む食物の基質中に亜鉛の吸収に影響を与える物質が存在するかしないか，という点に大きく依存する。そのようなものには，亜鉛と結びついて非水溶性の複合体を作り，吸収を阻害してしまうものや，亜鉛を吸収する部位において亜鉛と競合してしまい，取込みを抑えてしまうような要因が含まれる。例えば種，根，塊茎（ジャガイモなど）などの植物由来の食品に含まれるフィチン酸（ミオイノシトール6–リン酸）は，亜鉛と非水溶性の複合体を作ることにより，ヒトを含む多くの動物での亜鉛の吸収を有意に阻害する。ヒトにおいては，特に食事全体として亜鉛が不足しがちな場合，フィチン酸を多く含む食物の多用が亜鉛欠乏の誘導にかかわっている（Hambidge *et al*., 2010）。亜鉛に対するフィチン酸の量が10倍を超えると，食物中の亜鉛の利用が低下する危険が生じる。フィチン酸を大豆タンパク質のような食物中から除去すると，食物中の亜鉛利用率が有意に向上する。パンにおける発酵は，原料中のフィチン酸を減らし，亜鉛の吸収を有意に高める。トウモロコシ，大麦，米などの穀物について，フィチン酸含量が低い品種を選ぶようにすると，これらの食物での亜鉛の生体利用率の向上につながるであろう（Lonnerdal *et al*., 2011）。押出し加工調理（エクストルージョンクッキング）は，コーンフレークなどの朝食シリアルの一般的な製造法として用いられるが，腸でのフィチン酸の分解を阻害し，亜鉛の吸収効率を低下させる（Sandstrom and Lonnnerdal, 1989）。

これに対して，食事中のいくつかの要因は亜鉛の吸収を促進する。例えば，肉，レバー，卵，海産物などは亜鉛の吸収を阻害する化学物質が含まれることが比較的少ない食物であり，亜鉛を可溶化して，その吸収を促進する効果がある特定のアミノ酸を含むことから，亜鉛供給源として適している。いくつかの種類のアミノ酸は亜鉛の吸収を助けると思われるような，化学的に高い安定性を示す亜鉛との複合体を形成できる（Krebs, 2000；Lonnerdal, 2000）。

腸管腔内における亜鉛の吸収にpHは影響を与えないようであり，そこでは食事後に分泌される消化酵素が，亜鉛を食物基質中から解き放っている。生体に吸収されうる亜鉛は，食事によって供給される亜鉛と，胆汁や膵液に由来し，腸内に内在的に供給される亜鉛を合わせたものである（Krebs, 2000；Lonnerdal, 2000）。非結合の状態にある亜鉛はアミノ酸，リン酸，その他有機酸などと配位化合物を形成し，そのことがさらに亜鉛の生体利用率に影響を与える。例えば，亜鉛はアミノ酸のなかでもヒスチジン，システインに優先的に結合し，吸収を助けるような安定的な複合体を形成する（Scholmerich *et al*., 1987）。亜鉛–ヒスチジン複合体は亜鉛–硫酸塩複合体に比べて30～40%も効率よく吸収されることを示す証拠も示されている（Scholmerich *et al*., 1987）。

腸からの吸収

ヒトを含む単胃動物では，亜鉛は主として十二指腸，空腸，回腸で吸収され，胃からはほとんど吸収されない。亜鉛の吸収は20～40%程度であると見積もられ（Tapiero and Tew, 2003），遠位十二指腸，または，近位空腸において最大の吸収が認められる（Lee *et al*., 1989；Krebs, 2000）。これらの小腸内の領域では，特異的な亜鉛運搬体であり腸細胞先端膜側での亜鉛の取込みにかかわるZrt/Irt様タンパク質（Zip）4と腸細胞側底膜側での取込みにかかわる亜鉛トランスポーター（ZnT）1の発現が上昇している特徴がある（Yu *et al*., 2007；Cousins, 2010；Wang and Zhou, 2010）。

刷子縁膜を通す亜鉛の輸送は亜鉛で飽和されるトランスポーターと，エネルギー非依存型とみられる不飽和の運搬機構の両者によって行われている。腸管腔内の亜鉛濃度が0.1～1.8mM程度と比較的低いか，または，ほぼ正常のレベルである場合，能動的なトランスポーターによる吸収が優先的に働く（Hoadley *et al*., 1987；Lee *et al*., 1989）。腸管腔内の亜鉛濃度が1.8mMを超える比較的高濃度の場合では，不飽和の亜鉛吸収機構が優先的に働き，細胞側路の受動的な亜鉛の拡散もかかわると思われる。これまでの念入りな調査にもかかわらず，亜鉛の吸収機構の調節メカニズムの詳細は，いまだに不明な点が多い。数多くの亜鉛運搬体が現在では報告されており，それらはZnT（SLC30）とZip（SLC39）の2つのファミリーに分類されている（Lichten and Cousins, 2009；Wang and Zhou, 2010）。10種のZnTと14種のZipがこれまで同定されており，それらのうちの8種類について食事中の亜鉛が影響することが示されている（Lichten and Cousins, 2009）。腸細胞先端膜にみられるZip4は，亜鉛摂取により調節されていることが知られており，（能動的な）飽和型キネティクスによる亜鉛吸収機構において，主要な構成要素である（Wang and Zhou, 2010）。遺伝疾患である腸性肢端皮膚炎（acrodermatitis enteropathica：AE）の患者では，Zip4遺伝子に変異を持っており，亜鉛補助剤の服用をしない場合，極度の亜鉛欠乏の徴候を示す（Lichten and Cousins, 2009）。

回腸はZnT–1の発現が認められる主要な領域である。ZnT–1は腸細胞基底膜にあり，腸細胞から門脈に通じて肝臓への血流を運ぶ腸間膜間毛細血管への亜鉛の輸出の調節を行うと思われる（Wang and Zhou, 2010）。ZnT–2は，十二指腸や空腸において亜鉛を蓄積する酸性顆粒中にある。ZnT–4は小腸に広く存在する。ZnT–2とZnT–4はエンドソームへの亜鉛の流入にかかわると思われ，おそらく細胞内の亜鉛輸送の調節に関与している（Cousins *et al*., 2006；Sekler *et al*., 2007；Wang and Zhou, 2010）。これらすべてのトランスポーターは基本的に絨毛細胞にあり，陰窩細胞には，はるかに低い頻度でしか存在しない。亜鉛の細胞への取込みに関与するヒトの亜鉛運搬タンパク質スーパーファミリー（亜鉛取込みタンパク質Zip1およびZip2）が同定されている。これらのタンパク質は細胞膜に局在し，他の運搬タンパク質とも構造的に典型的な特徴（例として，膜透過性ドメイン，運搬チャネル，高親和性結合ドメインなど）を持つ。細胞内での亜鉛の性質は多岐にわたる。腸細胞中にトラップされている亜鉛は，粘膜細胞の正常な脱落と交換の結果として最終的に糞中に移行して失われる。すべての細胞型において，細胞内の亜鉛は亜鉛依存性の過程に使われるか，メタロチオネイン（MT）に強く結合され細胞内に保持されるか，あるいは細胞を通過して排泄される。MTのような低分子量の細胞内タンパク質は亜鉛に結合できるとともに，銅やカドミウムのような2価の金属に結合できる。亜鉛は粘膜細胞においてMTの発現を誘導できるが，その効果は比較的高濃度の食物からの取込みがあった場合においてである。

亜鉛の生体利用率は食品マトリックスから吸収できる亜鉛の量と食物中の全亜鉛の量から決定される（Hambidge *et al*., 2010；King, 2010）。前述のように，フィチン酸のようないくつかの食物成分は亜鉛吸収を阻害する；したがって，食物から吸収される亜鉛の割合（fractional zinc abosorbed；亜鉛吸収率）を求めるために，安定同位体を用いた検討がしばしば行われる（King, 2010）。短期間の対照化介入試験（controlled intervention trials）により，全亜鉛吸収量は亜鉛の摂取に相関しており，亜鉛の状態には相関しないことが示され（Chung *et al*., 2008；King, 2010），摂取量と，亜鉛吸収の既知の飽和動態を表す亜鉛吸収率（fractional zinc absorbtion）との間には負の相関が認められた。したがって，亜鉛の少ない食事は適度な亜鉛を含む食事に比べて，高い亜鉛吸収率を示すが，総亜鉛吸収量は低くなる（Chung *et al*., 2008）。

また，その相互作用の亜鉛の吸収と排泄全体のバランスに対する有意性については疑問が残るが，鉄のような選択的2価金属イオンは粘膜細胞の亜鉛結合領域や2価金属イオントランスポーター1型（DMT1）のような亜鉛運搬体において亜鉛と競合することはよく認識されている。亜鉛と銅もまた細胞のトランスポーターで競合する。しかし，二次的な銅欠乏が明らかに過剰な亜鉛摂取の結果として生じる（以下を参照）一方で，高レベルの食事中の銅が亜鉛吸収という点においては大きな問題となるという報告はない。おそらく，これは食事からの銅摂取は亜鉛の摂取に比べると一般にずっと低いレベルであることによるのであろう。動物では，高カルシウムの食事は亜鉛吸収を阻害しうる（Sandstrom and Lonnerdal, 1989）一方で，ヒトでは亜鉛バランスは食事に同時にフィチン酸が多く含まれない限り，カルシウム塩を添加しても影響を受けない（Lonnerdal, 2000）。初期の研究によると，葉酸の補助は亜鉛の恒常性に影響することが示唆されたが，その後の研究では短期あるいは長期の葉酸補助は亜鉛吸収と恒常性に影響を与えないことが示された（Campbell, 1996）。

排　　泄

主として膵臓からの分泌により，約2.6～4.6mgの亜鉛が食事の後に十二指腸内に分泌される。生体内からのその他の亜鉛源としては，胃十二指腸分泌（gastroduodenum secretions），胆汁，粘膜からの上皮細胞経由の流れ，そして，腸内に脱落した粘膜細胞が含まれる（Hambidge *et al*., 1986）。本来，腸と膵臓の間の亜鉛循環（enteropancreatic zinc circulation）は，腸内に分泌された亜鉛のほとんどが再吸収されることから，体内の亜鉛の維持にとって重要である。腸内に分泌される亜鉛の量は亜鉛の摂取量に影響される。ヒトでは，極端に少ない亜鉛摂取の場合，糞からの亜鉛の排泄は低くなり（＜1mg/日），逆に極端に多い亜鉛摂取の場合では増加する（＞5mg/日）（Baer and King, 1984；Jackson *et al*., 1984）。糞からの排泄は非結合性の食物中亜鉛，および，体内に内在的な亜鉛の主要な排泄経路である（Hambidge *et al*., 2010）。内在的な亜鉛の糞からの排泄増加が，代謝にとって必要な総亜鉛量をバランスよく保つために必要な“微調節”をしている。内在的な亜鉛の糞による排泄は，亜鉛摂取量が増加した場合，亜鉛の恒常性を維持するために，数倍にも増加させることができる（Coppen and Davies, 1987）。亜鉛トレーサーによる結果によると，90～98%の亜鉛が糞中に排泄されるのに対し，再吸収の結果尿中に含まれる亜鉛は2～10%にしかならない（Hambidge *et al*., 1986）。尿からの典型的な排泄率は，主として低分子量の亜鉛プールに由来する亜鉛に依存し，400～600μg/日程度である（Hambidge *et al*., 1986）。極端な亜鉛欠乏，あるいは亜鉛補助剤の摂取の場合を除いて，食物由来の亜鉛は亜鉛の尿中排泄量に大きな影響を与えない。典型的には，糸球体で濾過された亜鉛の95%が再吸収されるといわれている（Victery *et al*., 1981）。尿生成率（あるいは尿量）およびクレアチニン排泄を含むいくつかの要因が，尿中の亜鉛排泄に影響を与える。尿中亜鉛排泄はまた，重度の火傷，外傷と手術，飢餓，あるいはEDTAなどのキレート剤投与などにより異化作用が亢進した場合に，有意に上昇する（Hambidge *et al*., 1986）。また，1mg/日までの亜鉛の排泄は表皮からの喪失（皮膚の脱落，毛髪の伸長，発汗）によってもたらされるが，食物からの亜鉛摂取量の変動により大きく影響されうる（Milne *et al*., 1984）。精液には1mg程度までの亜鉛の排泄をもたらし，月経により0.1～5mg程度の内在的亜鉛の排泄がある（Hess *et al*., 1977）。

亜鉛排泄量はスズ補助剤の投与（50mg）が行われた場合に増加しうるとされる（Johnson *et al*., 1982）。しかし，一般的には食物からのスズの摂取は少なく（＜1mg/日），日常的な問題とはならないと思われる。食物中に多量のカドミウムが含まれた場合も，亜鉛吸収には影響が認められないようであるが，MT結合領域を亜鉛と競合するため，体内での亜鉛の分布を変化させうる（Goyer, 1997）。

恒常性維持

今日まで，恒常的に調節される亜鉛特異的な貯蔵の場は同定されていない。調べられたすべての種において，亜鉛が欠乏した食物を摂取させた場合，亜鉛欠乏がすばやく起こることは，体内に貯蔵された亜鉛があったとしてもすぐに使える状態にはないことを示している。体内の総亜鉛量は腸からの吸収，細胞内と組織中の分布，および内在的に保持されていた亜鉛の排泄によって調節されている（King *et al*., 2000）。これらの作用の増減は，おそらく亜鉛トランスポーターの発現量の変化によってもたらされている（Tapiero and Tew, 2003；Cragg *et al*., 2005；Wang and Zhou, 2010；Fukuda *et al*., 2011）。例えば腸細胞において，遠位にあるZip4は亜鉛摂取量が多い場合，下方制御され，逆に摂取量が減少すると上方制御される（Wang and Zhou, 2010）。同様に，細胞内の亜鉛が増加すると，ZnT-1のような亜鉛トランスポーターは上方制御されるため，細胞内小胞内への亜鉛の流入が増加する（Wang and Zhou, 2010）。

前述のように，亜鉛の長期貯蔵プールは同定されていない。しかし，MT-結合性亜鉛が短期的な亜鉛プールとなっているという議論はあるかもしれない。この考えを支持するのは，MTが金属応答性要素（metal response element：MRE），および金属結合性転写因子（metal-binding transcription factor：MTF-1）を通じて，亜鉛摂取により誘導されるという報告である（後述）。さらに，組織中のMT濃度の急性あるいは慢性の変化は，血漿亜鉛濃度の著しい変化や亜鉛の細胞内での分布の変化という結果をもたらすことが知られている。興味深いことに，MT欠損マウスは比較的普通の寿命を示すことが報告されており，亜鉛代謝について顕著な変化を示さない（Wastney and House, 2008）。前述の点について例外であるのは，MT欠損マウスに高濃度の炎症性サイトカインであるインターロイキン1または6や腫瘍壊死因子α（tumor necrosis factor alpha：TNF-α）を投与するような極端な負荷を与えた条件での亜鉛代謝を調べた場合である。サイトカイン投与によって正常なマウスでは亜鉛欠乏症を示すのに対し，MT欠損マウスでは顕著な症状が認められなかった。この事実がマウスにとって，むしろよい効果であるのか，危険要因となっているのかについてはわかっておらず，今後の課題である。

アルブミンは亜鉛への結合定数が低く結合した亜鉛が解離しやすいので，組織が亜鉛を取り込むのに際し，容易に亜鉛を交換できるプールである。腎臓は亜鉛に結合したアミノ酸を濾過できる。組織中の亜鉛プールは血漿に比べて大きいので，組織中での亜鉛量の小さな変動でも血漿亜鉛濃度に大きな影響を与えうる。例えば，肝臓へのストレス依存の亜鉛蓄積量の増加は，血漿亜鉛濃度を40％も低下させる結果をもたらす。これに対して，より小さな筋肉中での異化作用でさえ，血漿亜鉛濃度を上昇させるに十分な亜鉛を放出させてしまう。この問題は長期間の断食を経験した個人から血液試料を採取した場合に考慮されるべきである。一方で，食事を摂った後の血漿亜鉛濃度は低下する（Kiilerich *et al*., 1980；McMillan and Rowe, 1982）。これらのデータ双方を合わせて考えると，血漿亜鉛濃度をもって体内の亜鉛の状態を評価するのは，複雑であるといえる。

亜鉛プールと亜鉛の回転率についてのかなりの知見が，亜鉛の安定同位体を用いたキネティクスモデルにより得られてきた。体内に吸収された亜鉛の排泄は，2相モデル（two-component model）により最もよく表される（Hambidge *et al*., 1986）。基本的に初期の亜鉛取込みと肝臓からの亜鉛の放出を合わせたものに相当すると考えられる，初期の急速相（rapid phase）は，ヒトでは約12.5日の半減期になる。低速相（slower turnover phase）は，種々の肝外組織において異なる亜鉛回転率を反映し，約300日の半減期となる（Hambidge *et al*., 1986）。亜鉛の取込みと回転率は中枢や骨組織では比較的遅く，膵臓，肝臓，腎臓や脾臓では比較的速い。赤血球と筋肉での亜鉛の取込みと交換は内臓での場合よりも遅い。ラットでは，食物中の亜鉛を制限すると軟組織と器官での亜鉛回転率を低下させ，亜鉛の維持を促進する（Coppen and Davies, 1987）。これらの恒常的な調節は組織中の亜鉛濃度が顕著に低下するのを抑える。ヒトでは100mgの亜鉛を毎日摂取すると，低速相での亜鉛回転率が増加する（Aamodt *et al*., 1982）。

いくつかの要因が亜鉛の恒常性調節に影響を与える。個々人の年齢は亜鉛の吸収力に影響する。不適切な亜鉛摂取状態は高齢者では一般的であると報告されている：高齢者で亜鉛吸収力が低下しているか否かについては論争があることを付け加えておく（Fairweather-Tait *et al*., 2008）。妊娠中と授乳中の女性では亜鉛の吸収力がわずかに上昇するとの報告がある（Donangelo *et al*., 2005）。それに加えて，亜鉛運搬の変化が母乳への亜鉛吸収と蓄積を調節しているかもしれない（Kelleher and Lonnerdal, 2009）。

生理的（生化学的）機能

金属結合性タンパク質ドメインのデータを掘り起こした結果，ヒトでは3,000を超える推定上の亜鉛結合タンパク質が同定された。亜鉛は種々の異化作用，構造の構築，および調節機能の役割を持つ（Andreini *et al*., 2006；Cousins *et al*., 2006；Tuerk and Fazel, 2009）。その種々の機能を考慮すると，この元素の欠乏が深刻で多岐にわたる生理的な問題を引き起こすことは驚きに値しない。以下に生化学的・生理学的な亜鉛の機能のいくつかについての概略を示す。

亜鉛は国際生化学連合（IUB）の6種類すべての酵素グループに属する50種類以上の酵素の主要な要素であることが確かめられている（Vallee, 1983；Hambidge *et al*., 1986）。これらの金属酵素に関していえば，亜鉛は酵素活性中心，補酵素，構造維持上の機能などを示す（Clegg *et al*., 2005；Stefanidou *et al*., 2006）。炭酸脱水酵素，アルコール脱水素酵素，カルボキシペプチダーゼの活性中心は，それぞれ3つの部位のヒスチジン，グルタミン酸，アスパラギン酸，システインの側鎖と水分子に配位する亜鉛を通じて，ルイス酸-塩基触媒反応により基質との結合と解離をする（McCall *et al*., 2000；Clegg *et al*., 2005；Stefanidou *et al*., 2006）。2つまたはそれ以上の亜鉛イオンとマグネシウムなどのその他の金属がアルカリホスファターゼとホスホリパーゼCの補酵素として働く（McCall *et al*., 2000）。

亜鉛はDNA複製や逆転写にかかわる酵素を含む多くのタンパク質の三次構造を，システインなどのアミノ酸の側鎖に配位することにより，安定化する働きを持つ（Stefanidou *et al*., 2006）。さらに，Znフィンガーと呼ばれる転写因子にみられるドメインは，亜鉛に四面体の配位で結合するシステインとヒスチジンの反復領域を含む。これらのZnフィンガードメインは，このドメインを含むタンパク質と他のタンパク質，DNA，RNA，脂質との相互作用をつかさどっている（Matthews and Sunde, 2002；Klug, 2010）。転写因子はいくつかのZnフィンガードメインを持つ場合があり，それぞれがDNAの特定の塩基を認識する3つ組のアミノ酸配列を含むことによって，DNAへの配列特異的な結合を可能にしている（Hartwig, 2001）。グルココルチコイド，レチノイン酸，ビタミンD_3受容体を含むような核内受容体ファミリーは，DNA結合領域としてZnフィンガードメインを持っている。ZnフィンガーはDNA修復，細胞周期調節，プログラム細胞死（アポトーシス）にかかわる酵素にも含まれる（Hartwig, 2001）。このように幅広くZnフィンガードメインが用いられることから，亜鉛のこのドメインを通じた機能は非常に保護されている（そう簡単にはおかしくならない）ことが想像できる。しかしながら，極度の亜鉛欠乏は，Zn フィンガー依存性の転写因子の機能に影響するとの報告がある（Duffy *et al*., 2004）。

亜鉛イオンそのものには酸化還元能力がないが，構造タンパク質や酵素の活性部位内にあるシステインのイオウ原子に配位する亜鉛は酸化還元調節にかかわる（Maret, 2006）。同様に，亜鉛は生体膜の構造と機能を維持するのにも助けとなっており，その理由として，①抗酸化作用を示す酵素や，膜チャネルタンパク質との相互作用やそれらの安定化，②鉄などの酸化還元作用のある遷移元素との置換，③ MT を誘導することによって遷移元素により誘導された活性酸素類（ROS）の産生を減少させる，といったことがあげられる（Willson, 1989；O'Dell, 2000；Laity and Andrews, 2007）。確かに，亜鉛による基本的な調節作用のひとつには，6 つの Zn フィンガードメインを持つ転写因子である MTF-1 への結合による活性化を通じて，MT プロモーターや ZnT-1，γグルタミルシステイン合成酵素のプロモーターに結合することがあげられる（Beyersmann and Haase, 2001；Maret, 2006；Laity and Andrews, 2007）。

亜鉛欠乏

亜鉛欠乏は中枢，生殖，外皮，骨格，胃腸，免疫を含む，さまざまな生理機構に影響を及ぼす（Tuerk and Fazel, 2009）。亜鉛欠乏は遺伝的・後天的原因によって生じうる。AE（腸性肢端皮膚炎）は，まれに生じる常染色体劣性遺伝疾患である（Aggett, 1989）。AE の患者では，Zip4 遺伝子の変異によって腸における頂端膜を通じた亜鉛の取込みと運搬が正常に働かなくなる（Lichten and Cousins, 2009）。後天的亜鉛欠乏のリスクが，亜鉛含量が低い完全非経口栄養（total parenteral nutrition：TPN）溶液を受けている患者や，2 価金属イオンのキレート剤（例えば，ウイルソン病患者の処置に処方されるペニシラミンなど）による治療を受ける患者において増加していることもまた報告されている。さらには，腸管吸収障害，慢性的アルコール依存症，フィチン酸を多く含む食品の摂取などの結果としても，亜鉛欠乏が生じる（Tuerk and Fazel, 2009）。

個人における亜鉛欠乏の病状は，欠乏とその他の要因の深刻さによるが，極度の亜鉛欠乏の古典的な徴候には，成長遅延，下痢，皮膚や目の炎症，精神神経的変化，脱毛症が含まれる（Aggett, 1989）。小人症，性腺機能低下，性成熟遅延の症状は，フィチン酸を多く含む食事摂取をしていた中東地域の思春期の青年で最初に認められた（Prasad *et al*., 1961）。皮膚の炎症，特に四肢と開口部（オリフィス）に認められ，しばしば紅斑性かつ膿疱性であり，炎症箇所の体毛の脱落が増え，色素が不足して赤みを帯びるような炎症は，極度の亜鉛欠乏で一般に認められる（Hambidge *et al*., 1986；Aggett, 1989）。亜鉛は特に網膜とその他の眼球の構造中に高濃度で存在しており，亜鉛欠乏は視覚に影響すると報告されている（Grahn *et al*., 2001）。亜鉛欠乏によって害を受けるような亜鉛とビタミン A の共生的関係があるとする仮説が提起されている（Christian and West, 1998）。

二次的な亜鉛欠乏につながる主要な病態生理学的異常は，亜鉛吸収障害および，過剰な尿中への亜鉛排泄である。したがって，消化器感染症や炎症などのように，吸収の際に通過にかかる時間を増加させたり，腸管粘膜の損傷を受けるいかなる病気や症状は亜鉛吸収に影響を与えてしまう。亜鉛欠乏の患者には，それ以前に下痢，炎症性腸炎，およびクローン病，スプルー（熱帯性下痢），短腸症候群といった吸収不全症に罹患していた傾向がある。最近，胃バイパス術を受けた患者では，一般に副作用として亜鉛欠乏に至ることが危惧されている（Salle *et al*., 2010）。特に，ルーワイ胃バイパス（Roux-en-Y gastric bypass：RYGB）術および十二指腸スイッチ術のように吸収疎外を助長する手術は，それぞれ，40％および91％の患者で亜鉛欠乏を引き起こしたことが，術後 1 年後の調査に基づいて報告されている（Salle *et al*., 2010）。特筆すべきことに，世界的には2008年の 1 年間に350,000件を超える胃バイパス術が行われていると見積もられており，その40％が RYGB 術による（Padwal *et al*., 2011）。したがって，これらの患者のうち，56,000人近くが術後 1 年後でも亜鉛欠乏になっていると考えられる。数多くの国々で肥満が問題となっており，より多くの人々が年々 RYGB 術のような胃バイパス術を受けるようになっていることを考慮すると，10年後には新たにある程度の亜鉛欠乏に陥る人々の数は文字通り何百万人にもなることが危惧される。

下痢は AE や TPN 投与，腸感染症によりもたらされる症状である。亜鉛補助剤の投与が，特に子供での急性の下痢には効果的であることが示されている（Berni Canani *et al*., 2010；Yakoob *et al*., 2011）。腸管中の感染源は，いくつかの種特異的な経路を通じて塩素イオンの分泌を促し，その結果，体内の水の排泄が促進される。試験管内でのモデル系において，塩素イオン分泌に関与する信号経路のうちの 4 つの鍵となる信号経路のうちの 3 つに含まれるサイクリック AMP，一酸化窒素合成酵素（iNOS）誘導型アイソフォーム，および，転写活性化因子ペプチド（transactivator factor peptide；Tat）誘導型 Ca 依存性塩素イオン分泌系は，亜鉛補助剤の投与によって阻害されることが示されている（Berni Canani *et al*., 2010）。

亜鉛欠乏により誘導される病態の背景にある，いくつかの有望なメカニズムが，細胞培養とモデル動物実験に基づいて提案されてきた。動物では，初期発生における亜鉛欠乏は極めて高い催奇形性を示す。実験動物における極度の亜鉛欠乏とかかわる典型的な形態異常は，二分脊椎，口唇裂，口蓋裂，種々の心臓，肺，骨格および泌尿生殖器系の奇形である（Keen and Hurley, 1989）。誕生時に全体として明確な構造的欠損に加え，発生途中での亜鉛欠乏による生化学的な変化は成体になっても継続する。このことをよく示す例として，Beach らは（Beach *et al*., 1982）妊娠中に中度に亜鉛欠乏状態にある餌（餌1g 当たり亜鉛5 μg）を与えられた母マウスから生まれた仔は，誕生後に十分な亜鉛を含む餌を与え続けられたとしても，その後の数世代にわたり免疫系の異常を示すことを報告している。同様に，近年の報告によると，発生途中に亜鉛欠乏状態におかれたラットでは，高血圧症の原因となるような一酸化窒素プールに持続的な変化が残ることになることが示されている（Tomat *et al*., 2010, 2011）。以上に概説したように，発生途中での亜鉛欠乏にかかわって生じる異常に至るメカニズムは，本質的に多岐にわたる。亜鉛欠乏の催奇形性に寄与する生化学的傷害としては，DNA とタンパク質合成の変化，細胞分裂と細胞生存率の変化，チューブリン合成の欠損とそれによる細胞運動と分裂能の低下，染色体異常，細胞内・細胞間信号伝達系の変化，および，細胞膜を構成する脂質の過剰な過酸化などが提起されている（Keen and Hurley, 1989；Uriu-Adams and Keen, 2010）。胎児への影響に加え，妊娠後期での亜鉛欠乏は分娩の遅れや出血の増加などの分娩異常を引き起こす可能性がある（Apgar, 1985；Keen and Hurley, 1989）。

食物からの亜鉛摂取が不十分の場合，初期の反応は体内での亜鉛の低下を防ぎ，組織中の亜鉛を保存することである。組織からの亜鉛の低下は同一ではない。血漿，肝臓，骨格，精巣の亜鉛濃度は低下し，毛髪，皮膚，心筋，骨格筋では亜鉛濃度が維持される（King *et al*., 2000）。これによって，亜鉛欠乏が軽度である場合，亜鉛の恒常性は復旧することが可能で，より深刻な機能的・生化学的な変化は生じない。しかしながら，顕著に亜鉛が欠乏する食物の摂取をしている場合，体内での亜鉛の低下と維持による調節を通じた恒常性の復旧は不可能になる。その結果，組織の異化の増加が生じ，すばやく広範な組織の機能低下が生じる。亜鉛欠乏は種によっては非常に早く誘導される。例えば，亜鉛欠乏食を与えられて24時間以内に，ラットでは血漿中の亜鉛濃度が50％も低下する（Hurley *et al*., 1982）。血漿亜鉛濃度のこのような低下が機能的にも影響を与えることが，妊娠中の母ラットに第１三半期のうちの数日間だけ亜鉛欠乏食を与えただけで，胎仔の異常の原因となったという観察から示されている（Uriu-Adams and Keen, 2010）。すべての種において亜鉛欠乏食の影響がラットと同じようにあるとは限らないが，恒常性の維持の面からの明確な亜鉛の体内貯蔵データがないことは，今日までどの哺乳類においても共通する知見である。

多くの種において，亜鉛欠乏の初期効果は，食欲不振と周期的な食餌行動（cyclic feeding）である。ラットでは，食餌中亜鉛が迷走神経求心路の活性化を通じて刺激し，それが視床下部食欲促進性ペプチド，オレキシンとニューロペプチドYの分泌を引き起こすことが提起されている（Ohinata *et al*., 2009）。食欲不振の生化学的説明とは無関係であるが，亜鉛欠乏動物で認められる周期的な食餌行動は，肝臓および胚や胎児を含む肝臓外の組織で使われる亜鉛依存的な過程のための血漿亜鉛プールに亜鉛を放出するように，筋肉の異化が進んだという現象は適応の表れであるかもしれない。例えば，亜鉛欠乏食を与えられた妊娠中の動物では，母親の餌の摂取量が増加している時（この時の血漿亜鉛濃度は低下している），胎仔のプログラム細胞死が増加することが観察され，摂取量が減少している時（この時の血漿亜鉛濃度は増加している）には逆の結果となる（Uriu-Adams and Keen, 2010）。成長遅延もまた亜鉛欠乏において生じるが，周期的食餌行動と同様に，亜鉛依存性の代謝経路により多くの亜鉛が使えるようにするという，亜鉛欠乏に対する適応の結果であることが示唆されている。別の説明としては，成長遅延は拒食症状の二次的な結果であり，餌の摂取量の減少に付随する結果である，とするものである。しかしながら，亜鉛欠乏食を与えられた動物が摂取した量と同じ量の亜鉛十分食餌を与えられた動物の場合，有意に体重の増加量が多くなる。したがって，亜鉛欠乏動物での体重増加の低下は，餌の摂取量の違いだけによるとはいえないであろう（O'Dell and Reeves, 1989）。

前述のように，亜鉛は酵素の機能およびタンパク質の構造を含む，数多くの生物学的過程に必須である。加えて，亜鉛欠乏は DNA およびタンパク質の発現量に変化を及ぼす。亜鉛欠乏により，実験動物（Song *et al*., 2010）と同様にヒト（Song *et al*., 2009）においても DNA の正常な構造（Integrity）に影響を及ぼすことが示されている。細胞分裂や細胞生存の経路の変化もまた亜鉛欠乏により誘導される。これらの経路には，アポトーシスを阻害し，細胞分化過程で細胞増殖を促進するインスリン様成長因子（insulin-like growth factor：IGF）のような，受容体型チロシンキナーゼ信号伝達系を通じて働く成長因子の下流となる段階が数多く含まれる。例えば，亜鉛欠乏状態にした細胞培養系では，セリン・トレオニンキナーゼ AKT や Ras-依存性細胞外シグナル調節キナーゼ（ERK1/2）のリン酸化が低下し，Bcl-2-関連細胞死誘導タンパク質（BAD）を脱リン酸化状態にさせる。その結果，BAD はアポトーシス阻害因子として働く Bcl-2 と Bcl-XL のヘテロダイマーから Bcl-2 を奪うように BAD/Bcl-2 ヘテロダイマーを形成する。さらに，アポトーシス促進性の Bcl-2 関連 X タンパク質（BAX）ともヘテロダイマーを形成する。BAD/BAX ヘテロダイマーは，ミトコンドリア膜を透過させる作用を進め，その結

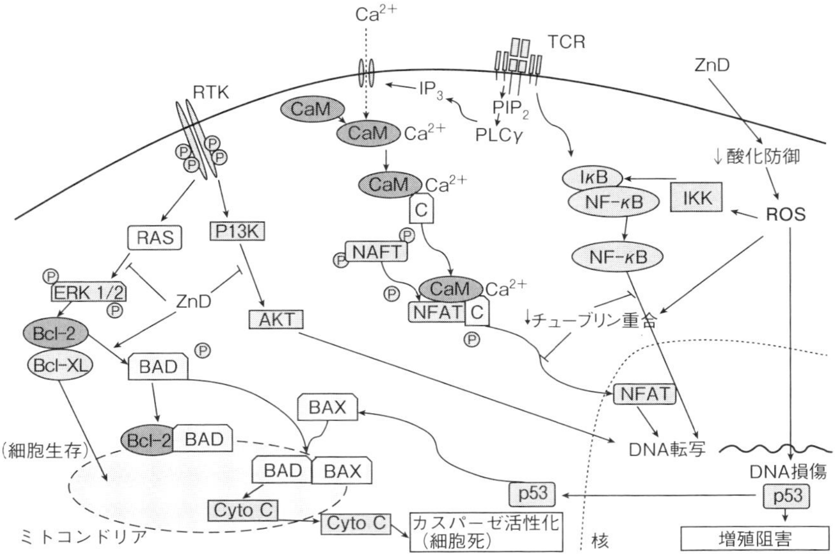

図34.1　亜鉛欠乏と細胞シグナル

細胞のタイプにより，亜鉛欠乏は種々の影響をシグナル伝達経路に与える。それらの経路には細胞分裂，細胞生存および細胞死にかかわるものが含まれる。例えば，いろいろな成長ホルモンが受容体チロシンキナーゼ（receptor tyrosine kinases：RTK）を活性化するが，亜鉛欠乏は細胞外シグナル調節キナーゼ（ERK1/2）の RAS によるリン酸化を減少させ，前アポトーシス Bcl-2 関連細胞死プロモーター（BAD）が，後アポトーシス Bcl-2 と二量体化するのを促進する。これにより，機能できるミトコンドリアの Bcl-2 を減少させる。亜鉛欠乏で誘導される活性酸素種（ROS）の増加は，活性型T 細胞核内因子（NFAT），NF-κβ，および，AKT の遺伝子発現に対して，チューブリン重合の減少化と核内へのこれらの転写因子の局在化の阻害をすることによって影響を与える。さらに，増加した ROS は DNA 損傷を引き起こし，p53シグナル経路を活性化する結果をもたらし，増殖阻害を引き起こす。p53から先のシグナルは Bcl-2 関連 X タンパク質（BAX）のミトコンドリアへの局在と BAD との二量体化を促進し，ミトコンドリア膜の透過性を高め，チトクローム C の放出を引き起こし，それに続いてアポトーシス（プログラム細胞死）を引き起こすカスパーゼの活性化を誘導する。

TCR：T 細胞受容体，CaM：カルモジュリン，C：カルシニューリン，Iκβ：κβ 阻害因子，IKK：κβ キナーゼ，PIP_2：ホスファチジルイノシトール3,4-ビスリン酸，PLCγ：ホスホリパーゼ C-γ，PI3K：ホスファチジルイノシトール3-OH キナーゼ，IP_3：イノシトール3-リン酸。

果，チトクローム C の放出とそれに引き続くカスパーゼの活性化を引き起こし，アポトーシスを生じさせる（Clegg *et al*., 2005；Uriu-Adams and Keen, 2010）（図34.1）。亜鉛欠乏の際に認められる酸化ストレスの増加は細胞周期を停止させ，タンパク質，脂質，および DNA の酸化を通じてアポトーシスを誘導する。腫瘍抑制因子 p53は DNA の欠損箇所の検出と修復にかかわり，また，アポトーシス誘導に関与する。p53の DNA 結合領域には亜鉛が含まれる。亜鉛欠乏の細胞では p53の発現が上昇するが，その DNA 結合能は低下する。亜鉛はシステインに含まれる酸化還元感受性のチオール基の酸化を抑制し，酸化還元力が高い遷移金属を追い払うことにより，ROS 産生を減少させることができる。亜鉛欠乏は NADPH 酸化酵素や，ROS と反応性窒素類（RNS）の両者を増加させる一酸化窒素合成酵素の誘導型アイソフォーム（iNOS）を活性化させる。最後に，亜鉛は細胞骨格の機能においても役割を担っており，核内因子カッパ B（nuclear factor kappa B：NF-κB）や活性型 T 細胞核内因子（nuclear factor of activated T-cells：NFAT）などの転写因子の核内への移動に関与する（Mackenzie *et al*., 2002；Aimo *et al*., 2010；Uriu-Adams and Keen, 2010）（図34.1）。

亜鉛欠乏の際に認められる免疫系のいくつかの要因の顕著な変化は，亜鉛欠乏が誘導する細胞シグナル伝達系の変化によりもたらされている可能性がある（表34.1）。動物およびヒトにおいて，亜鉛欠乏は胸腺萎縮をもたらし，細胞仲介性および体液性の免疫反応を低下させる（Fraker and King, 2004）。亜鉛欠乏はリンパ球新生の鍵となるステージにおいて，感受性細胞のアポトーシスを誘導する。例えば，骨髄中で成熟化しつつある Pro-お

表34.1　亜鉛欠乏と免疫機能

免疫効果	参考文献
上皮性バリア機能の低下（消化管，表皮，呼吸器）	Fraker and King（2004）
感染症罹患率の上昇	Keen and Gershwin（1990）
口腔耐性の低下	Finamore *et al*.（2003）
遅延型過敏症状	Keen and Gershwin（1990）
前-/後-　B 細胞アポトーシスの増加	Fraker and King（2004）
胸腺の萎縮の増加	Fraker and King（2004）
チムリンの減少	Rink and Gabriel（2001）
二重陽性 T 細胞アポトーシスの増加	Fraker and King（2004）
T 細胞受容体（TCR）シグナリングの変化	Haase and Rink（2009）
T ヘルパーサイトカイン（Th1）の減少	Ibs and Rink（2003）
ミエロイド細胞（好中球，単球）数の増加	Tuerk and Fazel（2009）
非特異的ナチュラルキラー（NK）細胞溶解活性の増加	Rink and Gabriel（2001）

よび Pre-B 細胞は，成熟した B 細胞と比べると，アポトーシス抑制作用を示す Bcl-2 のレベルが低い。Pre-B 細胞の数の減少は亜鉛欠乏の際に認められている。一方で，亜鉛欠乏は成熟した B 細胞についてはほとんど影響を及ぼさない（Fraker and King, 2004）。同様の効果はダブルポジティブ T 細胞についても認められており，亜鉛欠乏による胸腺萎縮の効果を説明できるかもしれない。成熟したヘルパー T 細胞と細胞傷害細胞は亜鉛濃度の低下の影響を受けない（Fraker and King, 2004）。しかし，ミエロイド細胞（すなわち，好中球と単球）の数の上昇は亜鉛欠乏により認められる（Tuerk and Fazel, 2009）。

細胞数に対する効果の他に，亜鉛は免疫細胞活性に影響を与える。ナチュラルキラー（NK）細胞の活性は亜鉛依存性である。亜鉛は NK 細胞のキラー細胞免疫グロブリン様受容体（KIRs）が主要組織適合複合体 I（major histocompatibility complex-I：MHC-I）分子と相互作用を持つのに必要とされる。したがって，亜鉛欠乏は NK 活性を低下させるとともに，NK 細胞の非特異的溶解活性を増加させる（Rink and Gabriel, 2001）。減少した T 細胞の数に加えて，Th1 サイトカイン〔インターフェロン γ（IFN-γ）およびインターロイキン 2（IL-2）〕の減少も認められる。一方，Th2 サイトカイン（IL-4，-6，-10）については影響がない（Ibs and Rink, 2003）。最近，トローチ剤に亜鉛イオンを含有させると，IFN-γ の産生を促進し，細胞間接着分子 1（intracellular adhesion molecule-1：ICAM-1）を抑制することによって，結果的に全体的な抗ウイルス効果を高め，風邪の症状を緩和すると提案されている（Eby, 2010；Singh and Das, 2011）。T 細胞受容体（TCR）シグナル伝達のいくつかの特徴は，亜鉛によって影響を受ける。TCR 複合体の活性化には亜鉛依存性の過程である，白血球タンパク質チロシンキナーゼ（Lck）の動員（増加）とダイマー形成が関与している（Haase and Rink, 2009）。さらに下流では，亜鉛は信号伝達とサイトカイン遺伝子発現を調節する，NFAT，NF-κB，MAPK キナーゼ，などの転写因子の活性化に関与する（Haase and Rink, 2009；Honscheid *et al*., 2011；Yu *et al*., 2011）。免疫シグナル全体に多岐にわたってかかわることから，亜鉛特異的トランスポーターおよび MT の発現による細胞内亜鉛の輸送は盛んに研究されてきた分野である（Cousins *et al*., 2006；Eide, 2006；Nishida *et al*., 2009；Overbeck *et al*., 2008；Yu *et al*., 2011）。MT の発現は前炎症性サイトカインである IL-1，IL-6，TNF-α およびグルココルチコイド，エピネフリン，グルカゴンなどのホルモンによって誘導される（Schroeder and Cousins, 1990；Moccheginani *et al*., 2009；Takeda and Tamano, 2010）。前炎症性サイトカインはグルココルチコイドの放出を増加させ，MT プロモーター上にあるグルココルチコイド応答エレメントを通じて MT 合成を誘導すると仮定されている（Schroeder and Cousins, 1990）。加えて，IL-6 は肝細胞の Zip14 の発現を増加させることが示されており，よって，細胞内亜鉛濃度の上昇を引き起こし，それが MTF-1 を通じて MT 合成を誘導しうる（Liuzzi *et al*., 2005）。最終的な結果は，ストレスと炎症に誘導される急性の反応としての亜鉛の肝臓への再配分であり，これが低亜鉛血症を引き起こす（Schroeder and Cousins, 1990；Liuzzi *et al*., 2005）。したがって，細胞内 MT 発現のかく乱は，数多くの炎症性および慢性の病態に対して重大な事態を招くかもしれない。

軽度から中等度の亜鉛欠乏は，危険にさらされている対象者が亜鉛欠乏の特徴的な病態を必ずしも示さないことから，気づかれずに進行する可能性がある。ヒトにおける重度の亜鉛欠乏の症例は詳細に記述されているが，生理学的に識別できる軽度な亜鉛欠乏がヒトの場合存在するかどうかについては議論がある。現在，この分野の研究では亜鉛状態を鋭敏に高い信頼性でとらえることができるような生物指標がないことから，遅れている（Gibson *et al*., 2008）。ヒトにおける軽度の亜鉛欠乏の記述は，実験動物の場合のように単刀直入にはいかない。軽度の亜鉛欠乏の基本的指標として成長障害を用いた場合については，亜鉛の補助剤の投与によって成長阻害が取り除かれることを説得力をもって示す報告がいくつかある（Hambidge, 2000）。さらには，小児における亜鉛補助の効果を評価するための管理良好な試験のメタアナリシスによると，成長の改善を示す効果が示された（Hambidge, 2000；Brown *et al*., 2002）。

中等度の亜鉛欠乏は，成長期や妊娠期など，亜鉛の消費量が多い時期において，特に食事中の亜鉛が少ない場合，生じる可能性がある。AE の症状を呈する女性において，極度の亜鉛欠乏は出産率の低下につながることが最初に示された（King, 2000；Uriu-Adams and Keen, 2010）。それに続き，Jameson は妊娠の第１三半期における低血漿亜鉛状態が，健常な女性と比べて，先天性奇形，胎児成熟異常，および母体合併症につながることを初めて報告した（Jameson, 1976）。その報告が亜鉛状態と妊娠の結果の関係についてさらに調査を進める機運となった。この内容に関する事項は総説に詳細に記載されている（Apgar, 1985；Swanson and King, 1987；Keen and Hurley, 1989；King, 2000；Uriu-Adams and Keen, 2010）。先天性奇形のある子を出産したり，妊娠合併症を経験した母親では，血漿亜鉛濃度がそうではない母親に比べて低いとする報告がある。しかしながら，これらの報告の結果は一致していない（King, 2000；Uriu-Adams and Keen, 2010）。

臨床上認められるさまざまな状況によっては，亜鉛の吸収の低下や排泄の増加，亜鉛要求性の増加などの結果が生じることがある。タバコの煙などに含まれるカドミウムは，Zip8 や MT などの亜鉛運搬メカニズムにおいて亜鉛と競合する（He *et al*., 2009）。したがって，亜鉛欠乏はカドミウムの毒性による危険を増加させ，心臓血管系の疾患（Messner *et al*., 2009；Afridi *et al*., 2011）や癌（Kazi *et al*., 2010）の発症につながる可能性がある。アルコール依存性肝臓障害のある患者では特徴的に，対照者および肝硬変の病態を示さない健常人と比較して，しばしば亜鉛過剰排泄症や低亜鉛血症，および肝臓組織での亜鉛濃度の低下が認められる（Kang and Zhou, 2005）。亜鉛欠乏による催奇形性の発現は，胎児性アルコールスペクトラム障害（fetal alcohol spectrum disorders：FASD）の症例と類似していることから，FASD の背景にはアルコールにより誘導された亜鉛欠乏があるのではないかとする提言もある（Keen *et al*., 2010）。高齢者の約１/２は亜鉛の推奨量（recommended dietary allowance：RDA）を満たしていないと見積もられており（Hodkinson *et al*., 2007），骨粗鬆症や認知症，免疫機能の低下などの危険要因となっている可能性がある（Meunier *et al*., 2005；Yamaguchi, 2010）。最後に，疫学的研究により，糖尿病と亜鉛状態の低下が示されている（Islam and Loots, 2007；Jansen *et al*., 2009）。亜鉛代謝の変化は糖尿病患者と糖尿病実験動物の両者で示されている。遺伝的および化学的に糖尿病を誘導した成体ラットでは，肝臓と腎臓での亜鉛の蓄積と亜鉛過剰排出症の特徴が認められる（Failla and Kiser, 1983；Uriu-Hare *et al*., 1989）。１型と２型の糖尿病患者の両方で亜鉛過剰排出症の症状を呈することがあり，糖尿病の症状が重いほどその傾向が強くなる（Walter *et al*., 1991）。亜鉛過剰排出症は患者によっては条件的亜鉛欠乏の結果をもたらすことがあり，低亜鉛血症は糖尿病患者では比較的一般的に認められると推論される（Walter *et al*., 1991）。しかしながら，２型糖尿病の予防のための亜鉛補助剤投与に関する無作為化対照試験の結果はその効果を示すことができなかった（Beletate *et al*., 2007）。

必要量，推奨量，耐容上限量，および亜鉛状態の評価

2001年にアメリカ医学研究所により発表された亜鉛推奨量（RDA）では，年齢，性別，妊娠，および授乳が考慮されたすべての要因である。提案された所要量は，これらの要因のバランス，亜鉛トレーサー同位体による研究，および亜鉛補助剤投与研究の結果を組み合わせて求められた（表34.2）（Institute of Medicine, 2001）。亜鉛の RDA，推定平均必要量（EAR），平均摂取量（average intake：AI）および，耐容上限量（UL）の見積もりに用いられた要因と背景にある原理については，細部にわたり委員会の報告に示されている。この分野が今日直面している鍵となる問題は，提案される RDA をどれだけ下回ると健康への本当の危険性が高まるか，という点である。

現在のところ，亜鉛の状態がどの程度までよくない状態であるかについて示すことができるような，合意できる生体指標が存在しないことが，研究の進展を妨げる主要な要因になっている（King, 2011）。前述のように，亜鉛状態の評価は，ほとんどが血漿中の亜鉛濃度の分析に基づいて行われてきたが，血漿中亜鉛濃度は深刻な食事にかかわる変化や，日周性の変化，飢餓の経験，およびサイトカイン誘導による組織中の亜鉛貯蔵量の変化により影響を受けやすく，この方法には欠陥がある可能性が指摘されてきた（Hurley *et al*., 1982；King, 2011）。前述のような理由から，体全体の亜鉛状態を知るための指標としては血漿亜鉛濃度は不適切な指標であることが一般に認められている。さらにヒトに関しては，血漿亜鉛濃度は，食事中の亜鉛濃度が亜鉛の恒常性を維持できないほどにひどく低下しない限り，有意に低下しない点も問題である。したがって，極度の亜鉛欠乏を個人レベ

表34.2　食事摂取基準

ライフステージ	年齢	目安量（AI）（mg/日）		推定平均必要量(EAR)（mg/日）		推奨量（RDA）（mg/日）		耐容上限量（UL）（mg/日）	
		男	女	男	女	男	女	男	女
乳児	0～6か月	2.0	2.0					4.0	4.0
	7～12か月			2.5	2.5	3.0	3.0	5.0	5.0
児童	1～3歳			2.5	2.5	3.0	3.0	7.0	7.0
	4～8歳			4.0	4.0	5.0	5.0	12.0	12.0
	9～13歳			7.0	7.0	8.0	8.0	23.0	23.0
	14～18歳			8.5	7.3	11.0	9.0	34.0	34.0
成人	＞19歳			9.4	6.8	11.0	8.0	40.0	40.0
妊婦	14～18歳				10.0		12.0		34.0
	19～50歳				9.5		11.0		40.0
授乳婦	14～18歳				10.9		13.0		34.0
	19～50歳				10.4		12.0		40.0

データ：Institute of Medicine（2001）。

ルで検出するためには，血漿亜鉛濃度の測定は価値があるかもしれないが，中等度の欠乏の症例を検出する意味では，その有用性に限界があると思われる。亜鉛状態の予想のための指標として血漿亜鉛濃度の測定値を用いる場合，いかなる場合においても注意すべきこととして強調すべきは，この値に影響を与えうる他の代謝の要因，(例えばストレス，飢餓，日周変化，およびホルモンの状態）などを対照として同時に調べることが重要であるという点である（Institute of Medicine, 2001）。血漿亜鉛濃度を補完する指標として，白血球，赤血球，唾液，毛髪の亜鉛測定が亜鉛状態の評価に使用できる可能性のあるアプローチとして発展してきた（Gibson *et al*., 2008；Cummings and Kovacic, 2009）。しかしながら，血漿亜鉛と同様に，これらの測定値のどれひとつを取っても，中等度の亜鉛欠乏を検出する使用としては十分ではないと考えられる（Institute of Medicine, 2001）。

亜鉛状態の評価のための異なるアプローチとしては，アンギオテンシン変換酵素（ACE）や細胞外SODなどの，亜鉛依存性の酵素の活性を測定する方法がある。しかし，血漿亜鉛と同様に，上記の酵素の活性測定は，中等度の亜鉛欠乏の指標としては十分な感度があるようには示されていない。亜鉛調節を受ける遺伝子もまた亜鉛状態を示すものとして役立つのではないかと提案されている。この点に関して，血液中の細胞（赤血球，網状赤血球，および単球）のMTのmRNA濃度やMT濃度は可能性が高い。しかしながら，この方法の広範な利用には容易に実施できる測定法の開発が難しくて限りがある（Cao and Cousins, 2000；Liuzzi and Cousins, 2004）。成長ホルモンやIGFなどの，いくつかのホルモンや成長因子の濃度も亜鉛状態に対して敏感な指標であると提案されているが，これらのマーカーにはあまり亜鉛への特異性がない。

以上のように，亜鉛状態を示す単独の指標に対して，指標のセットを用いることによって，より正確に亜鉛状態が反映されると思われる（Lowe *et al*., 2009）。このひとつの例として，亜鉛欠乏は味覚障害の結果をもたらすことが知られている。Takedaら（2004）の報告によると，亜鉛欠乏にかかわる味覚障害では，血漿中の亜鉛濃度は正常範囲であるが，ACE活性の比（アポACE/ホロACE）は血漿亜鉛よりもより鋭敏な亜鉛状態の指標となる。さまざまな組織中で亜鉛の調節，出入りにかかわるZnT（SLC30/CDF）やZIP（Zrt/IRT様タンパク質）ファミリー亜鉛運搬体が発見されたことは，これら一連のタンパク質またはそのmRNAが亜鉛状態の指標となる可能性があるのではないか，という関心が出てくる。定量的リアルタイムPCR法を用いて，ヒトでの適度な亜鉛サプリメント（15mg亜鉛/日を10日間）を行うと，乾燥血液塗末標本中のMTとZnT1-mRNAが増加し，Zip3-mRNAが低下することが示され，これらの指標が亜鉛サプリメントに実際に応答することが示されている（Aydemir *et al*., 2006）。

食物とその他の亜鉛供給源

食品によって亜鉛濃度は大きく異なる。例えば，亜鉛濃度は卵白100g当たり0.03mg，鶏肉100g当たり1mg，牡蠣100g当たり75mgである。貝類，牛肉や他の赤身の肉類，ナッツ類，および豆類はよい亜鉛供給源となる（USDA, 2010）。全粒粉のシリアルは比較的亜鉛を多く含み，基本的な植物性の亜鉛供給源である（USDA, 2010）。亜鉛はそのうちのふすま（bran）と胚芽（germ）の部分にほとんど含まれ，それらを取り除く製粉の段階で亜鉛全体のほぼ80%が失われてしまう（Hambidge *et al*., 1986）。亜鉛補強の標準的な政策（施策）があるわけではないが，朝食用のシリアルの製造メーカーには，対象となる消費者により，アメリカのRDAの25～100%の値となるように強化をしている場合がある。亜鉛強化の他に，農業生産の段階でフィチン酸に対する亜鉛の割合を増加させる戦略もある。例えば，植物の亜鉛濃度は，亜鉛を多く含む土壌で栽培したり，亜鉛を多く含む肥料を使うことで上昇する（Cakmak, 2008）。

アメリカで供給される食品中の亜鉛は，人口1人当たり16.2mgと見積もられている（USDA, 2005）。前述のように，食物からの亜鉛摂取の総量は，各個人が選ぶ食物に大いに依存する。動物由来の製品，特に肉類に由来する亜鉛は，平均的なアメリカ人の摂取する亜鉛の70%を占める。亜鉛摂取はタンパク質摂取とよく相関するようにみえるが，その正確な相関は，摂取するタンパク質の由来に影響を受ける。例えば，基本的に鶏卵，牛乳，鶏肉，魚はタンパク質当たりの亜鉛含量が貝類，牛肉および他の赤身の肉類に比べて低い。同様の違いは，ベジタリアン（菜食主義者）の食事でも認められ，豆類，全粒粉，ナッツ類，チーズなどを十分に含む食事ではタンパク質当たりの亜鉛含量が多く，果物や野菜を中心とした食事では比較的低い。アメリカ人の成人の平均亜鉛摂取量は，1日当たり9.5～15.4mgと報告されている（Institute of Medicine, 2001）。生後最初の6か月では，授乳の方法によって亜鉛摂取量は異なる。母乳摂取の乳児では，生後1年の間に亜鉛摂取量が減少していく傾向があり，生後1か月では1日当たり2.3mg，生後6か月では1日当たり0.94mgとなる（Institute of Medicine, 2001）。粉ミルクを与えられた乳児では，生後2～11か月の間，1日当たり約5.5mgの亜鉛を摂取する（Briefel *et al*., 2000）。商品化されている粉ミルクでの亜鉛強化政策は製造者によって異なるが，毎日の亜鉛摂取量にかなり寄与している（Arsenault and Brown, 2003）。1歳から8歳までの小児は1日当たり6.9～9mgの亜鉛を摂取し，9～13歳では1日当たり9.6～11.8mgを摂取すると報告されており，14～18歳の思春期では女子で1日当たり約9.3mg，男子で15.1mgであると報告されている。高齢者では1日当たり8.6～13.8mgの範囲である（Briefel *et al*., 2000；Institute of Medicine, 2001）。妊娠授乳期の女性では亜鉛サプリメントが使われることから，亜鉛摂取量が多い傾向があり，妊娠期で1日当たり9.2mg，授乳期で1日当たり10.4mgであり，それ以外の女性の1日当たりの摂取量8.5mgよりも多い（Briefel *et al*., 2000；Institute of Medicine, 2001）。

亜鉛の生体利用率は他の食物中の成分の影響を有意に受け，したがって単純な食物中の亜鉛量の計算では，各個人の亜鉛摂取状態を予測するうえでは間違いとなることを特筆しなければならない。しかしながら，そのような計算には，亜鉛摂取不足の危険にさらされている人々を検出するうえでは意義がある。例として，カリフォルニアの農業地帯に住むヒスパニック系の妊娠中女性についての食事調査では，調査対象となった全女性の約45%でこの人口集団のEARである1日当たり9.5mgを下回っていた（Harley *et al*., 2005）。この知見に基づくと，中等度の亜鉛欠乏はアメリカを含む多くの国々で重大な健康問題となりうるもので，そのような人口集団での亜鉛摂取状態を調査することは明らかに重要である。なお，前述の調査のなかで，調査者は亜鉛サプリメントの使用に関する情報も集めているが，亜鉛サプリメントから摂取される亜鉛を食事のみから摂取される亜鉛に加えた場合，EAR未満となる対象は4.5%まで減少した（Harley *et al*., 2005）。この事実は，亜鉛を機能強化した食品を摂取することに加え，亜鉛をサプリメントから摂取することの重要性を示すものである。

過剰症と中毒

まれであるが，過剰量の亜鉛に曝露されたヒトにおいて，急性の亜鉛中毒が報告されている。過剰な亜鉛への曝露は，皮膚からの吸収，吸引，そして，経口摂取の経路による。亜鉛への皮膚の曝露が有意なほどの毒物学的危険性を及ぼすとは考えられていない。吸引に伴う亜鉛中毒症の最も一般的な症状は，金属ヒューム熱（metal fume fever）である。この病気は亜鉛を含むヒューム（訳注：溶接作業などで発生した金属蒸気が凝集して微細な粒子となったもの），特に酸化亜鉛を含む煙を吸引する結果生じる。徴候は吸引後8時間以内に起こり，症状として過呼吸，多汗，および脱力感を含む。急性亜鉛中毒の徴候は，亜鉛に汚染された環境の外に移送されてから，1～4日間で消失したと報告されている（Plum *et al*., 2010）。

食事からの過剰な亜鉛の摂取，あるいは亜鉛を含む食品以外の製品の摂取という観点からは，亜鉛メッキされた容器から溶出した亜鉛で汚染された飲料や食物を消費した結果，亜鉛中毒が集団発生した事例がある。急性亜鉛中毒の典型的な症状は，腹痛，下痢，悪寒，嘔吐を含む（Fosmire, 1990；Plum *et al*., 2010）。1日当たり200mgを超える亜鉛の摂取量は標準的に催吐性を示す。死亡例としては，不注意によって3日間にわたって1日当たり1.5gの亜鉛を投与された女性が亡くなったという報告がある。イヌやネコなどのペットでは，亜鉛メッキされたネジ（ナットやボルト），あるいは圧力鋳造（ダイカスト）法で作られたおもちゃやコイン，特に，アメリカとカナダでは，それぞれ1987年以降と1997年から2001年の間に鋳造された1セントコインなどによって，亜鉛中毒を引き起こすことがある（Cummings and Kovacic, 2009）。

長期にわたって1日当たり150mgを超える亜鉛サプリメントを使用すると，血漿中HDL濃度が低下し，胃びらん，免疫機能の低下が引き起こされるという報告がある（Fosmire, 1990；Plum *et al*., 2010)。長期間の過剰な亜鉛サプリメントの使用に関しては，二次的な銅欠乏が生じることが報告されており，その背景は，腸管吸収の際に銅と亜鉛が競合関係にあることによると考えられている（Plum *et al*., 2010)。食事中の亜鉛が比較的低いレベルの場合でも，銅の吸収を阻害しうる。1日当たり18.5mgの亜鉛を2週間摂取すると，銅の糞中への排泄が増加する（Festa *et al*., 1985)。10週間にわたって1日当たり50mgの亜鉛サプリメントを投与すると，赤血球のCu/Zn-SOD活性の低下につながったという報告がある（Yadrick *et al*., 1989)。1日当たり150mgの亜鉛サプリメントを与えられた鎌型赤血球病患者では，特徴的な過剰銅排泄症状を呈したという報告がある（Prasad *et al*., 1978)。亜鉛が消化器系での銅の吸収を低下させる作用に基づいて，酢酸亜鉛はアメリカ食品医薬品局（FDA）により1997年に，生まれつき銅代謝に異常があるために銅の組織中への過剰な蓄積が生じるウイルソン病患者の治療薬として承認された（Anderson *et al*., 1998)。ウイルソン病の治療のためにあまり多量に亜鉛サプリメントを用いると，銅欠乏を引き起こす場合がある点は，特筆しておくべきである（Horvath *et al*., 2010)。

最近になって，環境中にある過剰な亜鉛源がさらに見いだされた。いくつかの研究者グループが，亜鉛を含む義歯クリーム（義歯安定剤）の過剰な使用は，銅欠乏の進行に影響する可能性があり，毒性を呈するのではないかと問題提起している（Nations *et al*., 2008；Tezvergil-Mutluay *et al*., 2010；Barton *et al*., 2011)。かなりの数の人々が義歯クリームを使うことを考慮すると，上述の仮説は調査されるべきである。同様な警告が，風邪に対して用いられる亜鉛含有のトローチの使用についても寄せられている。現在のところ，トローチの使用は短期間に限られるべきであるとされ（Singh and Das, 2011)，1日当たりの目安となる使用量を超えるべきではないとされているが（1日当たり80mg程度までを3～7日間)，悪心を含む数多くの副作用が報告されている（Das and Singh, 2011；Singh and Das, 2011)。義歯クリームの過剰使用の場合のように，亜鉛含有トローチが，例えば風邪の流行シーズンに予防的な目的で長期間にわたって使用される場合や，推奨される使用量を超えて多量に使われる場合があるが，もし多量に消費されたとすると，体内の銅の状態が低下する可能性がある。過剰な亜鉛の供給源となりうるもうひとつの例は，酸化亜鉛のナノ粒子であり，それらは多くの工業生産の場で使用されている。予備的なデータによると，これらの粒子は食物や水源中に徐々に濃度が上昇しながら含まれるようになっており，試験管内モデルでは細胞毒性があることが示されている（Croteau *et al*., 2011；Som *et al*., 2011)。その広範な利用を考慮すると，亜鉛ナノ粒子のヒトの健康への危険性については，さらなる研究が必要な領域である。

食事中の高濃度の亜鉛が銅の取込みを減少させ，ひいては銅欠乏症という結果をもたらすという観察は，現在のアメリカとカナダでの亜鉛についてのUL値を設定するためにも重要である。亜鉛サプリメントによって1日当たり50mg，そして食事によって10mgの亜鉛を摂取することで，合計60mg程度の亜鉛を10週間にわたって摂取した若い女性の被験者では，特徴的に赤血球のSOD活性の低下が起こったというYadrickら（1989）の報告に基づき，食事からの亜鉛摂取の最低健康障害発現量（LOAEL）は1日当たり60mgと定められた。不確性係数1.5を用い，1日当たり40mgのUL値が成人男性と女性について同定された。

亜鉛の現在のUL値を導く論理が確かに合理的である一方で，UL値は基本的にほとんどの亜鉛が食事からではなく亜鉛サプリメントから由来する研究に基づいて決められたことは，特筆すべきである。そこで，異なるタイプの亜鉛サプリメントを使った場合や，天然の亜鉛を多く含む食物や亜鉛強化された食品が食事に含まれた場合のLOAELについて，より多くの情報を与えるような研究が行われる必要がある。そのような研究の必要性が強調されるのは，食事においてサプリメントの使用が先進国では広く普及しているという観察による（Bailey *et al*., 2011)。亜鉛を含むサプリメントは，運動能力や認知能力の改善をしたいという思いや，風邪の症状から種々の慢性疾患の発症および進行中の症状の改善の必要性が認識される場合に至るまで，複数の目的のために広く用いられている。最適レベルに満たない亜鉛状態が，特定の人口グループでは，公衆衛生上の重要な問題となる可能性を考慮すると，何が安全で適切な亜鉛摂取となるかについて，評価する研究が必要なのはいうまでもない。そのような研究にとってさらに重要なのは，各個人の食事由来の銅の摂取と，体内での銅の状態，および亜鉛を多く含む食事のそれらに対する影響の程度をより明確にすることである。

将来の方向性

亜鉛代謝とその生理学的役割についてのわれわれの知識は，この10年の間にかなり進んできた。しかしながら，まだいくつかの点において亜鉛代謝の理解が大きく欠けている。組織や細胞中の亜鉛濃度の調節を助ける恒常性メカニズムは，まだあまりよく理解されていない。同様に，どれくらいわずかな細胞内・外での亜鉛プールの変動が亜鉛の代謝調節に影響するのかについては，最低限の知識しかない。亜鉛毒性中毒と同様に亜鉛欠乏は比較的めずらしい事象であることを示唆していた初期のころの文献と比べて，近年は亜鉛欠乏は特定の人口集団では一般的であるかもしれず，亜鉛中毒もまた公衆衛生上の問題であることが示唆されるようになった。前述したことは，単に極度の亜鉛欠乏や亜鉛中毒にとどまらず，中等度の欠乏やこの必須な栄養物質が過剰となった場合についても，長期的および短期的な効果を明らかにすることに焦点を当てた研究を促すという結果をもたらした。前述のような研究では，その組合わせによって亜鉛状態を正確に捉えることを可能にするような生物学的マーカーのセットを同定することが肝要である。

（後藤知子訳）

推奨文献

Lichten, L.A. and Cousins, R.J. (2009) Mammalian zinc transporters: nutritional and physiologic regulation. *Annu Rev Nutr* **29,** 153–176.

Lowe, N.M., Fekete, K., and Decsi, T. (2009) Methods of assessment of zinc status in humans: a systematic review. *Am J Clin Nutr* **89,** 2040S–2051S.

Plum, L.M., Rink, L., and Haase, H. (2010) The essential toxin: impact of zinc on human health. *Int J Environ Res Public Health* **7,** 1342–1365.

Uriu-Adams, J.Y. and Keen, C.L. (2010) Zinc and reproduction: effects of zinc deficiency on prenatal and early postnatal development. *Birth Defects Res B Dev Reprod Toxicol* **89,** 313–325.

[文　献]

Aamodt, R.L., Rumble, W.F., Babcock, A.K., *et al.* (1982) Effects of oral zinc loading on zinc metabolism in humans—I: Experimental studies. *Metabolism* **31,** 326–334.

Afridi, H.I., Kazi, T.G., Kazi, N., *et al.* (2011) Interactions between cadmium and zinc in the biological samples of Pakistani smokers and nonsmokers cardiovascular disease patients. *Biol Trace Elem Res* **139,** 257–268.

Aggett, P.J. (1989) Severe zinc deficiency. In C.F. Mills (ed.), *Zinc in Human Biology*. International Life Sciences Institute, London, pp. 259–279.

Aimo, L., Mackenzie, G.G., Keenan, A.H., *et al.* (2010) Gestational zinc deficiency affects the regulation of transcription factors AP-1, NF-kappaB and NFAT in fetal brain. *J Nutr Biochem* **11,** 1069–1075.

Anderson, L.A., Hakojarvi, S.L., and Boudreaux, S.K. (1998) Zinc acetate treatment in Wilson's disease. *Ann Pharmacother* **32,** 78–87.

Andreini, C., Banci, L., Bertini, I., *et al.* (2006) Counting the zinc-proteins encoded in the human genome. *J Proteome Res* **5,** 196–201.

Apgar, J. (1985) Zinc and reproduction. *Annu Rev Nutr* **5,** 43–68.

Arsenault, J.E. and Brown, K.H. (2003) Zinc intake of US preschool children exceeds new dietary reference intakes. *Am J Clin Nutr* **78,** 1011–1017.

Aydemir, T.B., Blanchard, R.K., and Cousins, R.J. (2006) Zinc supplementation of young men alters metallothionein, zinc transporter, and cytokine gene expression in leukocyte populations. *Proc Natl Acad Sci USA* **103,** 1699–1704.

Baer, M.T. and King, J.C. (1984) Tissue zinc levels and zinc excretion during experimental zinc depletion in young men. *Am J Clin Nutr* **39,** 556–570.

Bailey, R.L., Gahche, J.J., Lentino, C.V., *et al.* (2011) Dietary supplement use in the United States, 2003–2006. *J Nutr* **141,** 261–266.

Barton, A.L., Fisher, R.A., and Smith, G.D. (2011) Zinc poisoning from excessive denture fixative use masquerading as myelopolyneuropathy and hypocupraemia. *Ann Clin Biochem* **48,** 383–385

Beach, R.S., Gershwin, M.E., and Hurley, L.S. (1982) Gestational zinc deprivation in mice: persistence of immunodeficiency for three generations. *Science* **218,** 469–471.

Beletate, V., El Dib, R.P., and Atallah, A.N. (2007) Zinc supplementation for the prevention of type 2 diabetes mellitus. *Cochrane Database Syst Rev* CD005525.

Berni Canani, R., Buccigrossi, V., and Passariello, A. (2010) Mechanisms of action of zinc in acute diarrhea. *Curr Opin Gastroenterol* **27,** 8–12.

Beyersmann, D. and Haase, H. (2001) Functions of zinc in signaling, proliferation and differentiation of mammalian cells. *Biometals* **14,** 331–341.

Briefel, R.R., Bialostosky, K., Kennedy-Stephenson, J., *et al.* (2000) Zinc intake of the US population: findings from the third National Health and Nutrition Examination Survey, 1988–1994. *J Nutr* **130,** 1367S–1373S.

Brown, K.H., Peerson, J.M., Rivera, J., *et al.*. (2002) Effect of supplemental zinc on the growth and serum zinc concentrations of prepubertal children: a meta-analysis of randomized controlled trials. *Am J Clin Nutr* **75,** 1062–1071.

Cakmak, I. (2008) Enrichment of cereal grains with zinc: agronomic or genetic biofortification? *Plant Soil* **302,** 1–17.

Campbell, N.R. (1996) How safe are folic acid supplements? *Arch Intern Med* **156,** 1638–1644.

Cao, J. and Cousins, R.J. (2000) Metallothionein mRNA in monocytes and peripheral blood mononuclear cells and in cells from dried blood spots increases after zinc supplementation of men. *J Nutr* **130,** 2180–2187.

Christian, P. and West, K.P., Jr (1998) Interactions between zinc and vitamin A: an update. *Am J Clin Nutr* **68,** 435S–441S.

Chung, C.S., Stookey, J., Dare, D., *et al.* (2008) Current dietary zinc intake has a greater effect on fractional zinc absorption than does longer term zinc consumption in healthy adult men. *Am J Clin Nutr* **87,** 1224–1229.

Clegg, M.S., Hanna, L.A., Niles, B.J., *et al.* (2005) Zinc deficiency-induced cell death. *IUBMB Life* **57,** 661–669.

Coppen, D.E. and Davies, N.T. (1987) Studies on the effects of dietary zinc dose on 65Zn absorption in vivo and on the effects of Zn status on 65Zn absorption and body loss in young rats. *Br J Nutr* **57,** 35–44.

Cousins, R.J. (2010) Gastrointestinal factors influencing zinc absorption and homeostasis. *Int J Vitam Nutr Res* **80,** 243–248.

Cousins, R.J., Liuzzi, J.P., and Lichten, L.A. (2006) Mammalian zinc transport, trafficking, and signals. *J Biol Chem* **281,** 24085–24089.

Cragg, R.A., Phillips, S.R., Piper, J.M., *et al.* (2005) Homeostatic regulation of zinc transporters in the human small intestine by dietary zinc supplementation. *Gut* **54,** 469–478.

Croteau, M.N., Dybowska, A.D., Luoma, S.N., *et al.* (2011) A novel approach reveals that zinc oxide nanoparticles are bioavailable and toxic after dietary exposures. *Nanotoxicology*, **5,** 79–90.

Cummings, J.E. and Kovacic, J.P. (2009) The ubiquitous role of zinc in health and disease. *J Vet Emerg Crit Care (San Antonio)* **19,** 215–240.

Das, R.R. and Singh, M. (2011) Zinc lozenges for the common cold: should we ignore the side-effects? *Med Hypotheses* **77,** 308–309.

Donangelo, C.M., Zapata, C.L., Woodhouse, L.R., *et al.* (2005) Zinc absorption and kinetics during pregnancy and lactation in Brazilian women. *Am J Clin Nutr* **82,** 118–124.

Duffy, J.Y., Overmann, G.J., Keen, C.L., *et al.* (2004) Cardiac abnormalities induced by zinc deficiency are associated with alterations in the expression of genes regulated by the zinc-finger transcription factor GATA-4. *Birth Defects Res B Dev Reprod Toxicol* **71,** 102–109.

Eby, G.A., 3rd (2010) Zinc lozenges as cure for the common cold – a review and hypothesis. *Med Hypotheses* **74,** 482–492.

Eide, D.J. (2006) Zinc transporters and the cellular trafficking of zinc. *Biochim Biophys Acta* **1763,** 711–722.

Failla, M.L. and Kiser, R.A. (1983) Hepatic and renal metabolism of copper and zinc in the diabetic rat. *Am J Physiol* **244,** E115–121.

Fairweather-Tait, S.J., Harvey, L.J., and Ford, D. (2008) Does ageing affect zinc homeostasis and dietary requirements? *Exp Gerontol* **43,** 382–388.

Festa, M.D., Anderson, H.L., Dowdy, R.P., *et al.* (1985) Effect of zinc intake on copper excretion and retention in men. *Am J Clin Nutr* **41,** 285–292.

Finamore, A., Roselli, M., Merendino, N., *et al.* (2003) Zinc deficiency suppresses the development of oral tolerance in rats. *J Nutr* **133,** 191–198.

Fosmire, G.J. (1990) Zinc toxicity. *Am J Clin Nutr* **51,** 225–227.

Foster, M. and Samman, S. (2010) Zinc and redox signaling: perturbations associated with cardiovascular disease and diabetes mellitus. *Antioxid Redox Signal* **13,** 1549–1573.

Fraker, P.J. and King, L.E. (2004) Reprogramming of the immune system during zinc deficiency. *Annu Rev Nutr* **24,** 277–298.

Fukada, T., Yamasaki, S., Nishida, K., *et al.* (2011) Zinc homeostasis and signaling in health and diseases : zinc signaling. *J Biol Inorg Chem* PMID 21660546.

Gibson, R.S., Hess, S.Y., Hotz, C., *et al.* (2008) Indicators of zinc status at the population level: a review of the evidence. *Br J Nutr* **99** (Suppl 3), S14–23.

Goyer, R.A. (1997) Toxic and essential metal interactions. *Annu Rev Nutr* **17,** 37–50.

Grahn, B.H., Paterson, P.G., Gottschall-Pass, K.T., *et al.* (2001) Zinc and the eye. *J Am Coll Nutr* **20,** 106–118.

Haase, H. and Rink, L. (2009) Functional significance of zinc-related signaling pathways in immune cells. *Annu Rev Nutr* **29,** 133–152.

Hambidge, K.M., Casey, C.E., and Krebs, N.F. (1986) *Zinc.* Academic Press, Orlando, FL.

Hambidge, K.M., Miller, L.V., Westcott, J.E., *et al.* (2010) Zinc bioavailability and homeostasis. *Am J Clin Nutr* **91,** 1478S–1483S.

Hambidge, M. (2000) Human zinc deficiency. *J Nutr* **130,** 1344S–139S.

Harley, K., Eskenazi, B., and Block, G. (2005) The association of time in the US and diet during pregnancy in low-income women of Mexican descent. *Paediatr Perinat Epidemiol* **19,** 125–134.

Hartwig, A. (2001) Zinc finger proteins as potential targets for toxic metal ions: differential effects on structure and function. *Antioxid Redox Signal* **3,** 625–634.

He, L., Wang, B., Hay, E.B., *et al.* (2009) Discovery of ZIP transporters that participate in cadmium damage to testis and kidney. *Toxicol Appl Pharmacol* **238,** 250–257.

Hess, F.M., King, J.C., and Margen, S. (1977) Zinc excretion in young women on low zinc intakes and oral contraceptive agents. *J Nutr* **107,** 1610–1620.

Hoadley, J.E., Leinart, A.S., and Cousins, R.J. (1987) Kinetic analysis of zinc uptake and serosal transfer by vascularly perfused rat intestine. *Am J Physiol* **252,** G825–831.

Hodkinson, C.F., Kelly, M., Alexander, H.D., *et al.* (2007) Effect of zinc supplementation on the immune status of healthy older individuals aged 55–70 years: the ZENITH Study. *J Gerontol A Biol Sci Med Sci* **62,** 598–608.

Honscheid, A., Dubben, S., Rink, L., *et al.* (2011) Zinc differentially regulates mitogen-activated protein kinases in human T cells. *J Nutr Biochem.* PMID 21333516

Horvath, J., Beris, P., Giostra, E., *et al.* (2010) Zinc-induced copper deficiency in Wilson disease. *J Neurol Neurosurg Psychiatry* **81,** 1410–1411.

Hurley, L.S., Gordon, P., Keen, C.L., *et al.* (1982) Circadian variation in rat plasma zinc and rapid effect of dietary zinc deficiency. *Proc Soc Exp Biol Med* **170,** 48–52.

Ibs, K.H. and Rink, L. (2003) Zinc-altered immune function. *J Nutr* **133,** 1452S–1456S.

Institute of Medicine (2001) *Dietary Reference Intakes for Vitamin A, Vitamin K, Arsenic, Boron, Chromium, Copper, Iodine, Iron, Manganese, Molybdenum, Nickel, Silicon, Vanadium, and Zinc.* National Academy Press, Washington, DC.

Islam, M.S. and Loots, D.T. (2007) Diabetes, metallothionein, and zinc interactions: a review. *Biofactors* **29,** 203–212.

Jackson, M. (1989) Physiology of zinc: general aspects. In C.F. Mills (ed.), *Zinc in Human Biology.* Springer-Verlag, New York, pp. 1–14.

Jackson, M.J., Jones, D.A., Edwards, R.H., *et al.* (1984) Zinc homeostasis in man: studies using a new stable isotope-dilution technique. *Br J Nutr* **51,** 199–208.

Jameson, S. (1976) Variations in maternal serum zinc during pregnancy and correlation to congenital malformations, dysmaturity, and abnormal parturition. *Acta Med Scand (Suppl)* **593,** 21–37.

Jansen, J., Karges, W., and Rink, L. (2009) Zinc and diabetes – clinical links and molecular mechanisms. *J Nutr Biochem* **20,** 399–417.

Johnson, M.A., Baier, M.J., and Greger, J.L. (1982) Effects of dietary tin on zinc, copper, iron, manganese, and magnesium metabolism of adult males. *Am J Clin Nutr* **35,** 1332–1338.

Kang, Y.J. and Zhou, Z. (2005) Zinc prevention and treatment of alcoholic liver disease. *Mol Aspects Med* **26,** 391–404.

Kazi, T.G., Wadhwa, S.K., Afridi, H.I., *et al.* (2010) Interaction of cadmium and zinc in biological samples of smokers and chewing tobacco female mouth cancer patients. *J Hazard*

Mater **176,** 985–991.

Keen, C.L. and Gershwin, M.E. (1990) Zinc deficiency and immune function. *Ann Rev Nutr* **10,** 415–431.

Keen, C.L. and Hurley, L.S. (1989) Zinc and reproduction: effects of deficiency on fetal and postnatal development. In C.F. Mills (ed.), *Zinc in Human Biology*. Springer-Verlag, New York, pp. 183–220.

Keen, C.L., Uriu-Adams, J.Y., Skalny, A., *et al.* (2010) The plausibility of maternal nutritional status being a contributing factor to the risk for fetal alcohol spectrum disorders: the potential influence of zinc status as an example. *Biofactors* **36,** 125–35.

Kelleher, S.L. and Lonnerdal, B. (2009) Nutrient transfer: mammary gland regulation. *Adv Exp Med Biol* **639,** 15–27.

Kiilerich, S., Christensen, M.S., Naestoft, J., *et al.* (1980) Determination of zinc in serum and urine by atomic absorption spectrophotometry; relationship between serum levels of zinc and proteins in 104 normal subjects. *Clin Chim Acta* **105,** 231–239.

King, J.C. (2000) Determinants of maternal zinc status during pregnancy. *Am J Clin Nutr* **71,** 1334S–1343S.

King, J.C. (2010) Does zinc absorption reflect zinc status? *Int J Vitam Nutr Res* **80,** 300–306.

King, J.C. (2011) Zinc: an essential but elusive nutrient. *Am J Clin Nutr* **94,** 679S–684S

King, J.C., Shames, D.M., and Woodhouse, L.R. (2000) Zinc homeostasis in humans. *J Nutr* **130,** 1360S–1366S.

Klug, A. (2010) The discovery of zinc fingers and their applications in gene regulation and genome manipulation. *Annu Rev Biochem* **79,** 213–231.

Krebs, N.F. (2000) Overview of zinc absorption and excretion in the human gastrointestinal tract. *J Nutr* **130,** 1374S–1377S.

Laity, J.H. and Andrews, G.K. (2007) Understanding the mechanisms of zinc-sensing by metal-response element binding transcription factor-1 (MTF-1). *Arch Biochem Biophys* **463,** 201–210.

Lee, H.H., Prasad, A.S., Brewer, G.J., *et al.* (1989) Zinc absorption in human small intestine. *Am J Physiol* **256,** G87–91.

Lichten, L.A. and Cousins, R.J. (2009) Mammalian zinc transporters: nutritional and physiologic regulation. *Annu Rev Nutr* **29,** 153–176.

Liuzzi, J.P. and Cousins, R.J. (2004) Mammalian zinc transporters. *Annu Rev Nutr* **24,** 151–172.

Liuzzi, J.P., Lichten, L.A., Rivera, S., *et al.* (2005) Interleukin-6 regulates the zinc transporter Zip14 in liver and contributes to the hypozincemia of the acute-phase response. *Proc Natl Acad Sci USA* **102,** 6843–6848.

Lonnerdal, B. (2000) Dietary factors influencing zinc absorption. *J Nutr* **130,** 1378S–1383S.

Lonnerdal, B., Mendoza, C., Brown, K.H., *et al.* (2011) Zinc absorption from low phytic acid genotypes of maize (*Zea mays* L.), barley (*Hordeum vulgare* L.), and rice (*Oryza sativa* L.) assessed in a suckling rat pup model. *J Agric Food Chem* **59,** 4755–4762.

Lowe, N.M., Fekete, K., and Decsi, T. (2009) Methods of assessment of zinc status in humans: a systematic review. *Am J Clin Nutr* **89,** 2040S–2051S.

Mackenzie, G.G., Keen, C.L., and Oteiza, P. I. (2002) Zinc status of human IMR-32 neuroblastoma cells influences their susceptibility to iron-induced oxidative stress. *Dev Neurosci* **24,** 125–133.

Maret, W. (2006) Zinc coordination environments in proteins as redox sensors and signal transducers. *Antioxid Redox Signal* **8,** 1419–1441.

Maret, W. and Li, Y. (2009) Coordination dynamics of zinc in proteins. *Chem Rev* **109,** 4682–4707.

Matthews, J.M. and Sunde, M. (2002) Zinc fingers—folds for many occasions. *IUBMB Life* **54,** 351–355.

McCall, K.A., Huang, C., and Fierke, C.A. (2000) Function and mechanism of zinc metalloenzymes. *J Nutr* **130,** 1437S–1446S.

McMillan, E.M. and Rowe, D.J. (1982) Clinical significance of diurnal variation in the estimation of plasma zinc. *Clin Exp Dermatol* **7,** 629–632.

Messner, B., Knoflach, M., Seubert, A., *et al.* (2009) Cadmium is a novel and independent risk factor for early atherosclerosis mechanisms and in vivo relevance. *Arterioscler Thromb Vasc Biol* **29,** 1392–1398.

Meunier, N., O'Connor, J.M., Maiani, G., *et al.* (2005) Importance of zinc in the elderly: the ZENITH study. *Eur J Clin Nutr* **59** (Suppl 2), S1–4.

Milne, D.B., Canfield, W.K., Mahalko, J.R., *et al.* (1984) Effect of oral folic acid supplements on zinc, copper, and iron absorption and excretion. *Am J Clin Nutr* **39,** 535–539.

Milne, D.B., Ralston, N.V., and Wallwork, J.C. (1985) Zinc content of cellular components of blood: methods for cell separation and analysis evaluated. *Clin Chem* **31,** 65–69.

Mocchegiani, E., Giacconi, R., Cipriano, C., *et al.* (2009) NK and NKT cells in aging and longevity: role of zinc and metallothioneins. *J Clin Immunol* **29,** 416–425.

Nations, S.P., Boyer, P.J., Love, L.A., *et al.* (2008) Denture cream: an unusual source of excess zinc, leading to hypocupremia and neurologic disease. *Neurology* **71,** 639–643.

Nishida, K., Hasegawa, A., Nakae, S., *et al.* (2009) Zinc transporter Znt5/Slc30a5 is required for the mast cell-mediated delayed-type allergic reaction but not the immediate-type reaction. *J Exp Med* **206,** 1351–1364.

O'Dell, B.L. (2000) Role of zinc in plasma membrane function. *J Nutr* **130,** 1432S–1436S.

O'Dell, B.L. and Reeves, P. (1989) Zinc status and food intake. In C. F. Mills (ed.), *Zinc in Human Biology*. International Life Sciences Institute, London, pp. 173–182.

Ohinata, K., Takemoto, M., Kawanago, M., *et al.* (2009) Orally administered zinc increases food intake via vagal stimulation in rats. *J Nutr* **139,** 611–616.

Overbeck, S., Uciechowski, P., Ackland, M.L., *et al.* (2008) Intracellular zinc homeostasis in leukocyte subsets is regulated by different expression of zinc exporters ZnT-1 to ZnT-9. *J Leukoc Biol* **83,** 368–380.

Padwal, R., Klarenbach, S., Wiebe, N., *et al.* (2011) Bariatric surgery: a systematic review of the clinical and economic evidence. *J Gen Intern Med* PMID 21538168.

Plum, L.M., Rink, L., and Haase, H. (2010) The essential toxin: impact of zinc on human health. *Int J Environ Res Public Health* **7,** 1342–1365.

Prasad, A.S., Brewer, G.J., Schoomaker, E.B., *et al.* (1978) Hypocupremia induced by zinc therapy in adults. *JAMA* **240,** 2166–2168.

Prasad, A.S., Halsted, J.A., and Nadimi, M. (1961) Syndrome of iron deficiency anemia, hepatosplenomegaly, hypogonadism, dwarfism and geophagia. *Am J Med* **31,** 532–546.

Rink, L. and Gabriel, P. (2001) Extracellular and immunological actions of zinc. *Biometals* **14,** 367–383.

Salle, A., Demarsy, D., Poirier, A.L., *et al.* (2010) Zinc deficiency: a frequent and underestimated complication after bariatric surgery. *Obes Surg* **20,** 1660–1670.

Sandstrom, B. and Lonnerdal, B. (1989) Promoters and antagonists of zinc absorption. In C.F. Mills (ed.), *Zinc in Human Biology*. International Life Sciences Institute, London, pp. 57–78.

Scholmerich, J., Freudemann, A., Kottgen, E., *et al.* (1987) Bioavailability of zinc from zinc–histidine complexes. I. Comparison with zinc sulfate in healthy men. *Am J Clin Nutr* **45,** 1480–1486.

Schroeder, J.J. and Cousins, R.J. (1990) Interleukin 6 regulates metallothionein gene expression and zinc metabolism in hepatocyte monolayer cultures. *Proc Natl Acad Sci USA* **87,** 3137–3141.

Sekler, I., Sensi, S.L., Hershfinkel, M., *et al.* (2007) Mechanism and regulation of cellular zinc transport. *Mol Med* **13,** 337–343.

Singh, M. and Das, R.R. (2011) Zinc for the common cold. *Cochrane Database Syst Rev* CD001364.

Som, C., Wick, P., Krug, H., *et al.* (2011) Environmental and health effects of nanomaterials in nanotextiles and facade coatings. *Environ Int* **37,** 1131–1142

Song, Y., Chung, C.S., Bruno, R.S., *et al.* (2009) Dietary zinc restriction and repletion affects DNA integrity in healthy men. *Am J Clin Nutr* **90,** 321–328.

Song, Y., Elias, V., Loban, A., *et al.* (2010.) Marginal zinc deficiency increases oxidative DNA damage in the prostate after chronic exercise. *Free Radic Biol Med* **48,** 82–88.

Stefanidou, M., Maravelias, C., Dona, A., *et al.* (2006) Zinc: a multipurpose trace element. *Arch Toxicol* **80,** 1–9.

Swanson, C.A. and King, J.C. (1987) Zinc and pregnancy outcome. *Am J Clin Nutr* **46,** 763–771.

Takeda, A. and Tamano, H. (2010) Zinc signaling through glucocorticoid and glutamate signaling in stressful circumstances. *J Neurosci Res* **88,** 3002–3010.

Takeda, N., Takaoka, T., Ueda, C., *et al.* (2004) Zinc deficiency in patients with idiopathic taste impairment with regard to angiotensin converting enzyme activity. *Auris Nasus Larynx* **31,** 425–428.

Tapiero, H. and Tew, K.D. (2003) Trace elements in human physiology and pathology: zinc and metallothioneins. *Biomed Pharmacother* **57,** 399–411.

Tezvergil-Mutluay, A., Carvalho, R.M., and Pashley, D.H. (2010) Hyperzincemia from ingestion of denture adhesives. *J Prosthet Dent* **103,** 380–383.

Todd, W.R., Elvehjem, C.A., and Hart, E.B. (1933) Zinc in the nutrition of the rat. *Am J Physiol* **107,** 146–156.

Tomat, E. and Lippard, S.J. (2010) Imaging mobile zinc in biology. *Curr Opin Chem Biol* **14,** 225–230.

Tomat, A., Elesgaray, R., Zago, V., *et al.* (2010) Exposure to zinc deficiency in fetal and postnatal life determines nitric oxide system activity and arterial blood pressure levels in adult rats. *Br J Nutr* **104,** 382–389.

Tomat, A.L., Costa, L., and Arranz, C.T. (2011) Zinc restriction during different periods of life: influence in renal and cardiovascular diseases. *Nutrition* **27,** 392–398.

Tuerk, M.J. and Fazel, N. (2009) Zinc deficiency. *Curr Opin Gastroenterol* **25,** 136–143.

Uriu-Adams, J.Y. and Keen, C.L. (2010) Zinc and reproduction: effects of zinc deficiency on prenatal and early postnatal development. *Birth Defects Res B Dev Reprod Toxicol* **89,** 313–325.

Uriu-Hare, J.Y., Stern, J.S., and Keen, C.L. (1989) Influence of maternal dietary Zn intake on expression of diabetes-induced teratogenicity in rats. *Diabetes* **38,** 1282–1290.

US Department of Agriculture (2010) Agricultural Research Service, USDA National Nutrient Database for Standard Reference, Release 23. http://www.ars.usda.gov/ba/bhnrc/ndl.

US Department of Agriculture (2005) Center for Nutrition Policy and Promotion, Nutrient Content of the US Food Supply. http://www.cnpp.usda.gov/Publications/FoodSupply/FoodSupply2005Report.pdf.

Vallee, B. (1983) Zinc in biology and biochemistry. In T. Spiro (ed.), *Zinc Enzymes*. John Wiley, New York, pp. 1–24.

Vallee, B.L. and Auld, D.S. (1990) Zinc coordination, function, and structure of zinc enzymes and other proteins. *Biochemistry* **29,** 5647–5659.

Victery, W., Smith, J.M., and Vander, A.J. (1981) Renal tubular handling of zinc in the dog. *Am J Physiol* **241,** F532–539.

Walter, R.M., Uriu-Hare, J.Y., Olin, K.L., *et al.* (1991) Copper, zinc, manganese, and magnesium status and complications of diabetes mellitus. *Diabetes Care* **14,** 1050–1056.

Wang, X. and Zhou, B. (2010) Dietary zinc absorption: a play of Zips and ZnTs in the gut. *IUBMB Life* **62,** 176–182.

Wastney, M.E. and House, W.A. (2008) Development of a compartmental model of zinc kinetics in mice. *J Nutr* **138,** 2148–2155.

WHO (2002) *The World Health Report: Reducing Risks, Promoting Healthy Life*. World Health Organization, Geneva.

Willson, R.L. (1989) Zinc and iron in free radical pathology and cellular control. In C.F. Mills (ed.), *Zinc in Human Biology*. Springer-Verlag, New York, pp. 147–172.

Yadrick, M.K., Kenney, M.A., and Winterfeldt, E.A. (1989) Iron, copper, and zinc status: response to supplementation with zinc or zinc and iron in adult females. *Am J Clin Nutr* **49,** 145–150.

Yakoob, M.Y., Theodoratou, E., Jabeen, A., *et al.* (2011) Preventive zinc supplementation in developing countries: impact on mortality and morbidity due to diarrhea, pneumonia and malaria. *BMC Public Health* **11** (Suppl 3)**,** S23.

Yamaguchi, M. (2010) Role of nutritional zinc in the prevention of osteoporosis. *Mol Cell Biochem* **338,** 241–254.

Yu, M., Lee, W.W., Tomar, D., *et al.* (2011) Regulation of T cell receptor signaling by activation-induced zinc influx. *J Exp Med* **208,** 775–785.

Yu, Y.Y., Kirschke, C.P., and Huang, L. (2007) Immunohistochemical analysis of ZnT1, 4, 5, 6, and 7 in the mouse gastrointestinal tract. *J Histochem Cytochem* **55,** 223–234.

35
銅

Joseph R. Prohaska

要　約

過去5年間の研究から，細胞レベルにおける銅のホメオスタシスに関する新しいエキサイティングな知見が得られている。分子遺伝学と共焦点顕微鏡を用いて現在も進行している研究から，膜通過やさまざまな細胞内コンパートメントに必要な新たな遺伝子やタンパク質が発見されたことは確かである。遺伝子ノックアウト，過剰発現，機能的ゲノミクスやプロテオミクスのような分子的技術を駆使することによって，神経系の発達や変性，心循環系と骨格系の統合性，免疫系の活動に関する研究が進むであろう。安定同位体技術によって健常成人における全身の銅代謝に関する理解が得られた。この方法論の継続的な応用と数学的モデルの使用の増加によって，特定の人口集団，特に銅欠乏をきたす危険性が高い集団における銅の代謝と必要量に関する新たな情報が得られるであろう。これらの集団には，満期産の未熟児，栄養失調の思春期妊娠女性，施設入所の高齢者や，嚢胞性線維症，クローン病，その他の吸収不全症候群などの慢性疾患患者が含まれる。動物を用いた研究から，診断は困難であるが，軽度銅欠乏によってさまざまな生理的・病態生理学的ならびに心理的なストレスに対する適応力が損なわれることが示唆される。銅栄養状態の正確な評価を可能とする，鋭敏な生化学的および機能的な一連の指標の開発は，銅の生物学と栄養学にかかわる研究者にとって重要な優先課題である。

はじめに

銅は19世紀半ばからヒトにとって必須であると考えられていたが，1920年代に行われた慎重な実験によって，その必須性が証明された。生物は，タンパク質に結合した酸化状態にある2価銅イオン（Cu^{2+}）または還元状態にある1価銅イオン（Cu^{+}）を，酸素を含む数多くの1電子移動反応に利用している。銅過剰による有害な反応を防ぐために，銅の獲得，組織分布，利用，排泄の調節を可能とする巧みなメカニズムが存在する。分子遺伝学の使用を通じて，銅のホメオスタシスに対するわれわれの理解が進展した。これらの成果は，ヒトの健康と疾病，そして推奨摂取量にインパクトを与えることであろう。

銅の生物学的機能

人体には，体重1kg当たり1mg強の銅しか含まれていない。この銅には構造にかかわる役割は知られておらず，主たる銅の貯蔵源もない。むしろ，銅には約10余りの哺乳類銅酵素の触媒能にとって必須の補因子としての役割がある（表35.1）。これらのタンパク質の金属中心は酸素を結合して，水，スーパーオキシド，または過酸化水素や種々の有機物を生成する。鉄や亜鉛を要求する他の金属酵素に比べて数は少ないが，これらの銅酵素はエネルギー産生，鉄利用，細胞外マトリックスの成熟，神経ペプチドの活性化および神経伝達物質の生成など，基本的なプロセスに関与している。これらの酵素の物理的性質は，他の文献に紹介されている（Linder and Hazegh-Azam, 1996）。

哺乳類の銅依存性アミンオキシダーゼ（EC 1.4.3.6）は，血漿や組織中で二量体として見いだされる一群の酵素であり，モノアミンやジアミンを脱アミノ化して，アルデヒドやアンモニア，過酸化水素を遊離する。これらの酵素はセミカルバジドによって阻害され，補酵素である2,4,5-トリヒドロキシフェニルアラニンキノン（TPQ）を含み，この補酵素自体の合成も銅依存性である（Brazeau *et al*., 2004）。これらの酵素はある種のアミ

表35.1　哺乳類の銅依存性酵素

酵素	機能
アミンオキシダーゼ	アミンの酸化的脱アミノ基
セルロプラスミン	Fe^{2+}の酸化
チトクロームcオキシダーゼ	酸素に対する電子伝達
ドーパミンβ-モノオキシゲナーゼ	ノルエピネフリンの合成
細胞外スーパーオキシドジスムターゼ	スーパーオキシドの不均化
ヘファエスチン	Fe^{2+}の酸化
リジン残基酸化酵素	エラスチンの架橋
ペプチジルグリシンαアミド化モノオキシゲナーゼ	ペプチドC末端のアミド化
スーパーオキシドジスムターゼ1	スーパーオキシドの不均化
チロシナーゼ	DOPAキノンの合成
ジクロペン（zyklopen）	Fe^{2+}の酸化

ン代謝で機能を果たしたり，過酸化水素の発生を通じて細胞内情報伝達に関与したりしていると予測される。そのひとつの例は，血管接着タンパク質-1（VAP-1）であり，この銅アミンオキシダーゼは白血球の動員に関与している（Salmi and Jalkanen, 2001）。また，銅含有アミンオキシダーゼ-3（AOC3）と呼ばれているタンパクの欠損によって顆粒球とリンパ球のホーミング（訳注：目標とする部位へ細胞が遊走して集まること，自動追尾）が減少し，炎症反応が減弱する（Stolen *et al*., 2005）。

セルロプラスミン（Cp）は青色の銅オキシダーゼであり，2価鉄を酸化するフェロキシダーゼとしても知られており，3価鉄イオンの輸送タンパク質であるトランスフェリンの（鉄）負荷（load）にとって重要であると考えられている。Cpは多量に存在する132kDの血漿中糖タンパク質であり，肝臓によって合成され，分泌される。脳とその他の臓器，例えば脾臓，腎臓，心臓は，スプライシング変異体であるGPI係留型Cpを発現する（Mostad and Prohaska, 2011）。無セルロプラスミン血症を持った個人は，血清鉄の低下，肝臓，脳，膵臓での鉄の蓄積，インスリン依存性糖尿病で特徴づけられる，Cpの本質的な機能が明確に示される（Hellman and Gitlin, 2002）。しかしながら，無セルロプラスミン血症の患者では，銅代謝は正常に保たれる。Cpを欠損させた（Cp-null）マウスの研究によって，鉄輸送の障害と正常な銅代謝が確認された（Meyer *et al*., 2001）。したがって，Cpの主な働きは銅輸送であるとする，かつての仮説は誤っているようである。

チトクロームcオキシダーゼ（CCO）は，ミトコンドリアのコンプレックスⅣとしても知られているが，13個のタンパク質のサブユニットと2個のヘム（訳注：補欠分子族），1個の亜鉛イオン，1個のマグネシウムイオン，ならびに3個の銅イオンを含む。CCOは分子状酸素を水に変える還元反応を触媒し，ATPの生成に必要なプロトン（訳注：ここでは水の中の水素イオンの意味）勾配を形成する。CCOの構成には，補助タンパク群（accessory proteins）が必要であり，これらのタンパク質群のなかには銅輸送とサブユニットⅠとⅡへの銅の挿入に関与するものがある。CCOの活性化と安定性の維持のためには，十分な量の食事性銅が必要である。完全にCCOの活性を失う突然変異は，致死性のようである。CCOの構成に必要なタンパク質群（assembly protein）の突然変異はCCOに影響し，病態を招く（Hamza and Gitlin, 2002）。

ドーパミンβ-モノオキシゲナーゼ（DBM）は，4つのサブユニットのそれぞれに銅を要求し，アスコルビン酸イオンを補助基質とすることによって，ドーパミンをノルエピネフリンに変換する。DBMは副腎髄質，末梢神経系の交感神経ニューロン，脳のノルアドレナリン作動性ならびにアドレナリン作動性ニューロンで発現している。DBM遺伝子の欠損はマウス胚にとって致死的であることから，発生におけるノルエピネフリンの重要性が示唆される（Thomas *et al*., 1995）。

哺乳類は，分子状酸素の1価還元産物であるスーパーオキシドのジスムターゼ反応を触媒するタンパク質の遺伝子を3つ持っている。これらのタンパク質のうち2つは，Cu, Zn-スーパーオキシドジスムターゼ（SOD1）と細胞外SOD（EC-SOD）であり，銅を要求する。もうひとつ別のタンパク質であるマンガンSOD（SOD2）は，ミトコンドリアのマトリックスに存在している。SOD1，EC-SODともに亜鉛を補因子として含んでいる。SOD1はサブユニットの大きさが16kDである同種二量体（ホモダイマー）である。EC-SODはサブユニットの大きさが135kDの四量体であって，細胞外マトリックスの抗酸化体（アンチオキシダント）として働き，リンパ，滑膜液，血漿など細胞外液における主なジスムターゼである（Fattman *et al*., 2003）。EC-SODノックアウトマウスを用いた研究の結果は，上記に示したこのタンパク質の役割を支持し，一酸化窒素（NO）と相互作用を及ぼすことによって細胞外のスーパーオキシドが血管の緊張を調節する（Jung *et al*., 2003）。

ヘファエスチンはCpと50%相同である銅を多く含む（multicopper）酸化酵素である。これは，マウスの伴性貧血の欠損遺伝子として発見された。この突然変異によって腸管における鉄蓄積を招き，Cpと同様に鉄の（細胞からの）流出機能が示唆される（Kuo *et al*., 2004）。最近，胎盤の鉄流出において機能している可能性がある別のCp相同タンパク質，ジクロペン（zyklopen）が記載されている（Chen *et al*., 2010）。

リシルオキシダーゼ（LO）（EC 1. 4. 3. 13）は，別の銅依存性アミンオキシダーゼである。これにはリシルチロシルキノン（LTQ）という特有の補因子が含まれており，細胞外マトリックスにおけるリジン残基の酸化的脱アミノ反応に必要である（Kagan and Li, 2003）。この反応は，エラスチンとコラーゲンを安定化させる架橋形成を開始する。銅と補因子の結合部位であって，特定の組織で強く発現される触媒領域が保存されたLO関連タンパク質群（LOXL1–4）を発現する，少なくとも4つの異なる遺伝子の発見によって，これら銅酵素の機能研究における新展開がみられた（Molnar *et al*., 2003）。

ペプチジルグリシンαアミド化モノオキシゲナーゼ（PAM）は，DBMのように補因子として銅とアスコルビン酸イオンを要求する。PAMは多くのペプチドを生理活性のある形に変える翻訳後修飾に必要である。銅とアスコルビン酸イオンは，C末端のグリシン残基をヒドロキシルグリシン残基に変換するモノオキシゲナーゼ活性に必要である。このヒドロキシル残基は，次いでリアーゼドメインによって加水分解され，αアミド化されたペプチドとグリオキシル酸イオンを生成する（Eipper *et al*., 1992）。PAMは特に神経と内分泌系で豊富であり，下垂体と心房で特に高レベルである。最近，遺伝子破壊によるマウス胚に対する致死性の実証によって，PAMの重要性が記載された（Czyzyk *et al*., 2003）。重要なことに，PAMの異型接合体のマウスでは体温調節機能が障害され，痙れんに対する感受性が上昇している（Bousquet-Moore *et al*., 2010）。すべての神経ペプチドの半数以上が活性化のためにPAMを必要としており，生物学における銅のこの重要な役割を強調している。これらの神経ペプチドの例には，アドレノメデュリン，カルシトニン，コレシストキニン，ガストリン，ニューロペプチドY，オキシトシン，サブスタンスP，甲状腺刺激ホルモン分泌ホルモン（TRH），血管作動性消化管ペプチド（VIP）やバソプレシンがある（Bousquet-Moore *et al*., 2010）。

チロシナーゼ（モノフェノールオキシダーゼ）は，高度に特殊化された機能を果たす。この酵素は，メラノサイトにおけるメラニンの生合成を開始する。突然変異による触媒能の欠損の結果，白子症になる。銅の不足している飼料を家畜や実験動物に与えることによってアクロモトリキア（毛の色素脱失）が観察されるので，チロシナーゼが色素沈着に果たす重要な役割が銅の制限によって証明される。

栄養としての銅摂取量の多寡に応じて活性が上昇または低下する数多くの酵素があるが，これらの変化が必ずしも銅酵素であることを意味するわけではない（Prohaska, 1988）。触媒としての性質が銅依存性である可能性があるが，そのことが十分に確立されていない別のタンパク質が存在し，これらのタンパク質には，第Ⅴおよび第Ⅷ凝固因子，*S*–アデノシルホモシステイン加水分解酵素，プリオンタンパク質，その他複数のタンパク質がある（Prohaska, 1988）。

哺乳類には，輸送タンパク質や銅のシャペロンとして，銅の恒常性を維持する数多くの銅結合タンパク質が存在する（Bertinato and L'Abbé, 2004；Prohaska and Gybina, 2004）。これらの銅結合タンパク質の役割についてはさらに解明されつつある（表35. 2）。CCSとCOMMD1の両者はHIF-1αの機能に影響を及ぼす（Van de Sluis *et al*., 2007；Feng *et al*., 2009）。ATOX1は細胞周期の調節における転写因子である（Itoh *et al*., 2008）。X染色体連鎖性アポトーシス阻害因子（XIAP）は，CCSとCOMMD1の両者の残存を調節する銅結合タンパク質である（Brady *et al*., 2010）。COMMD1はSOD1の二量体化を調節する（Vonk *et al*., 2010）。

銅のホメオスタシス

全身における代謝

トレーサーを用いた研究によって，哺乳類の銅代謝に関する理解がおおいに深まった。摂取された食事および消化管内での分泌液（唾液，膵液，胆汁）のすべてが，消化管内腔の銅プールの形成に寄与している。刷子縁の表面に存在する，特異的な1価銅イオンのキャリアーであるCtr1を介した促進輸送によって，銅は小腸粘膜上皮に取り込まれるようである（図35. 1）。組織による新たに吸収された銅の獲得の過程は，2相に分かれている。第1相では，腸細胞の側底膜を超えて門脈循環に到る銅の輸送体輸送が含まれ，門脈循環ではアルブミンとα2マクログロブリンに結合して肝臓へ銅が輸送される（訳注：原書では何が第2相に当たるのかは明記されていない）。新たに到着した銅はCpに結合して血漿中に分泌される。しかしながら，無セルロプラスミン血症の患者とマウスでは，銅代謝障害が存在しないことから，血漿Cpが細胞の銅の獲得を媒介しないことが明らかである。血漿には，主にアミノ酸複合体から成る非Cp性コンポーネントがあるが，タンパク質結合ないしアミノ酸結合銅が血漿から細胞に取り込まれる仕組みは明らかではない。

銅濃度は組織によって異なる（Linder and Hazegh-Azam, 1996）。一般に，銅は組織に貯蔵されないので，この金属の濃度の違いは銅酵素の相対的な量を反映していると考えられる。肝臓から胆汁への銅の輸送は内因性銅の主な排泄経路である。この経路は胎児期や新生児期の肝臓では未発達なので，これら発生早期の段階では肝臓中に銅が貯蔵されていることを示している。同様に，新生児期以降では，胆汁鬱滞によって肝臓に銅が蓄積する。胆汁由来の銅と未吸収の経口摂取された銅は，体か

表35.2　哺乳類の銅結合タンパク質

タンパク質	推定される銅の機能
アルブミン	血漿での輸送
アミロイド前駆体タンパク質	輸送
Atox1	シャペロン，転写因子
ATP7A	（細胞からの）流出，金属結合化
ATP7B	（細胞からの）流出，Cp の金属結合化
CCS	SOD1シャペロン，HIF-1α 活性
凝固因子Ⅴ，Ⅷ	不明
COMMD1	胆汁中への排泄，SOD1 の構築
Cox11	CCO シャペロン
Cox17	CCO シャペロン
Ctr1	輸送
Ctr2	輸送
α2マクログロブリン	血漿での輸送
メタロチオネイン	貯蔵
プリオンタンパク質	不明
Sco1	CCO シャペロン
Sco2	CCO シャペロン
XIAP	COMMD1 と CCS のユビキチン化

ら糞便中に排泄される。健常人において，尿中への銅の1日当たりの損失はごくわずかである。

条件を制御した環境における，健常人を対象とした安定同位体を用いた研究から，食事性銅摂取量の大幅な変動に対して銅の吸収と保持の両者が容易に反応することが明らかとなった。通常の銅摂取の状況では，胆汁への能動的排泄を含む内因性分泌経路を介して新たに吸収された銅の30％が失われるので，真の銅吸収率は約10％であると推定されている（Harvey *et al*., 2005）。銅の摂取量が低い時，摂取された銅の吸収率は増加する（Turnlund *et al*., 1998）。同様に，ラットでは多くの臓器，特に脳と心臓における銅の保持率は，銅摂取量の制限に応じて著しく上昇する（Levenson and Janghorbani, 1994）。しかしながら，ヒトでは長期間の食事性銅摂取量が0.7 mg/日を下回る場合，正常な銅栄養状態を保つ適応機構の能力の限界を超えてしまう。この0.7mg/日という銅摂取量は，典型的な西欧型の食事中に存在する量よりも少ない。なお，アメリカでの平均銅摂取量は，約1.2mg/日である（Milne and Nielsen, 1996；Turnlund *et al*., 1997）。

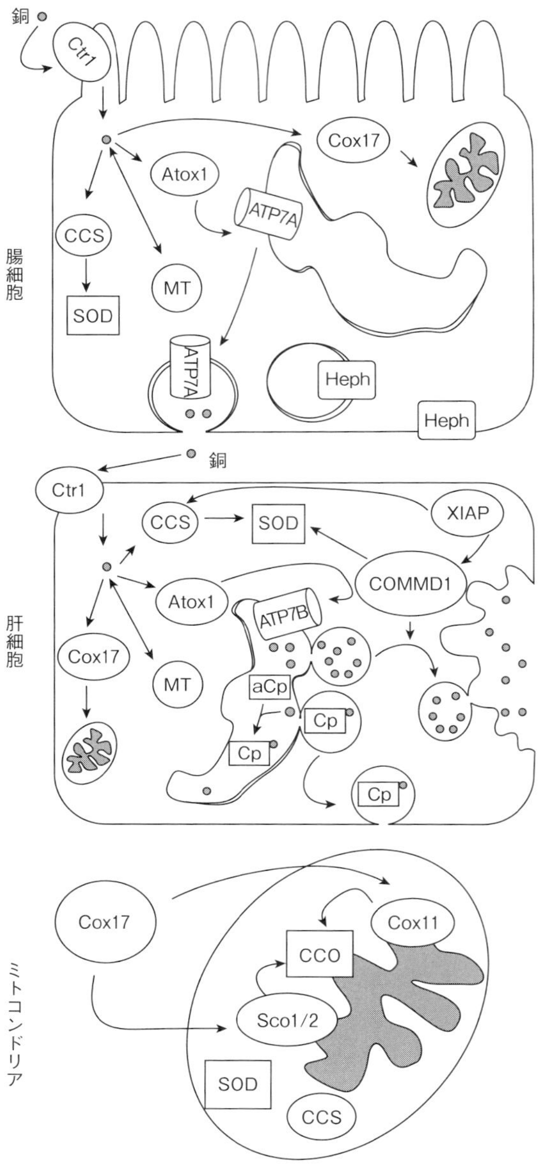

図35.1　腸から肝臓に至る細胞の銅輸送と分泌

Cu^{+}は，Ctr1 によって腸細胞の形質膜を越えて輸送される。銅はシャペロン（Atox1，Cox17，CCS）に結合して，目標である銅酵素チトクローム c オキシダーゼ（CCO と SOD1），または銅輸送性 ATP アーゼ（ATP7A と ATP7B）に銅を運ぶ。ATPase は，アポ銅酵素（例えば，腸管の Heph と肝臓の aCp）に取り込ませるためトランスゴルジネットワーク，または銅の流出を媒介するために原形質膜近くの細胞質小胞に銅を運ぶ。銅プールは，銅メタロチオネイン（MT）として存在する。肝臓中では，特定の銅結合タンパク質（COMMD1 と XIAP）が ATP7B と銅流出を調節するために機能している。これらのタンパク質は SOD1 と CCS も調節する。ミトコンドリアは，銅を CCO に運ぶために必要な数種のシャペロンを持っている。

細胞レベルのホメオスタシス

細胞は，複雑な一連の輸送体および金属シャペロンを用いて，十分かつ過剰でない量の銅を獲得するように適応している（図35.1，表35.2）。Ctr1による取込みのために，管腔側の銅は1価銅に還元される必要がある。この還元過程は明らかにされていないが，他の総説において2種の還元酵素であると推測されているDctybまたはSteap2によって提供されている可能性がある（Collins *et al*., 2010）。Ctr1は生物における銅の分布に必須の膜貫通性タンパク質で，その欠損は胚にとって致死性であり，生存しているヘテロノックアウトマウス（*Ctr1*$^{+/-}$）では銅の含量と機能が低下している臓器がある（Kuo *et al*., 2001；Lee *et al*., 2001）。不死化細胞株やCaco-2細胞における*in vitro*の細胞培養を用いた研究から示唆されるような重複する銅輸送システムがたとえ存在するとしても，動物の個体レベルではCtr1の機能を代替できないので，そのシステムは弱いものであるに違いない。

取り込まれた細胞質内の銅は，遍在性銅シャペロンタンパク質群やおそらくメタロチオネイン（MT）ⅠとⅡのような銅結合種と結合する。MTは重金属と高い親和性を持つシステインに富むタンパク質ファミリーである。銅の流出過程が十分に働いていない場合（例えば，発生段階の初期や流出機能が欠損している場合）や大量の銅曝露によって汲出しポンプの活性が不十分になる場合に，MTは細胞にとって第2番目の解毒システムとなる。アポ銅タンパク質への銅の取込みのために，シャペロンは細胞質や細胞内小器官の膜に銅を運ぶ（Prohaska and Gybina, 2004）。

スーパーオキシドジスムターゼのための銅シャペロンであるCCSは，細胞質やミトコンドリア内の膜間のSOD1に銅を運ぶ。CCSの欠損によってSOD1ノックアウトマウスの表現型のように，SOD1の活性が低下する（Wong *et al*., 2000）。Cox17は細胞質の銅をCCOアセンブリーまで運搬するのに必要である。Cox17の欠損は，Ctr1ノックアウトマウスに類似した時間的なパターンで胚の致死を招く（Takahashi *et al*., 2002）。ミトコンドリア内では，銅をCCOサブユニットⅠとⅡに運ぶために，さらに別の複数のシャペロン（Cox11，Sco1とSco2）が必要である（Hamza and Gitlin, 2002）。Atox1は，PタイプATPアーゼに銅を運ぶ他の重要なシャペロンである。なお，PタイプATPアーゼはCp，DBM，LO，PAM，チロシナーゼのような銅依存性分泌タンパク質へ銅を取り込ませるため，トランスゴルジネットワークの内腔へのエネルギー依存性銅運搬を媒介する。Atox1の欠損は銅欠乏に一致した徴候を伴う周産期死亡を招く（Hamza *et al*., 2001）。

2種の特徴的な銅輸送性PタイプATPアーゼが同定されている（Lutsenko, 2010）。肝細胞，乳腺組織，ある種のニューロンがATP7Bと呼ばれる銅輸送性PタイプATPアーゼを発現する一方で，他の細胞は，ATP7Aと呼ばれる相同性の高いATPアーゼを発現する。ATP7AとATP7Bはトランスゴルジネットワークと細胞質内小胞の間のサイクルを形成することが現在知られている。ATP7Aはメンケス病の患者で欠損または変異しているタンパク質であり，このことによって銅欠乏を招く。ATP7Bはウイルソン病で変異しているタンパク質であり，このことによって銅過剰による肝毒性を招く。細胞内銅が少ないか正常である場合，銅ATPアーゼは優先的にトランスゴルジネットワークに分布し，分泌性アポ銅タンパク質への銅の運搬を促進する。細胞内の銅が増加すると，このATPアーゼは細胞内小胞へ再分布する（Lutsenko and Petris, 2003）。胆汁中への銅の分泌には，銅負荷細胞質内小胞が肝細胞の微小胆管の膜と融合することが必要である（図35.1）。この過程はCOMDD1という別のタンパク質を要求する。COMDD1はATP7Bと相互作用を持ち，肝臓に銅が蓄積する疾患であるイヌ銅中毒症（canine copper toxicosis）で欠損している（Tao *et al*., 2003）。腸細胞や胎盤栄養細胞の側底表面への銅負荷小胞の融合によって，それぞれ血漿への銅の流出や胎児性コンパートメントへの胎盤からの銅の流出が促進されるようである。銅の細胞質内MTへの結合が離乳後最小となることによって銅流出経路の高い効率が維持される。

MTは，銅貯蔵プールであるか，銅が不足している際に銅のバッファーとなっていると考えている研究者もいる（Suzuki *et al*., 2002）。おそらく，銅は小胞コンパートメントに貯蔵され，Ctr2によって輸送される。なお，Ctr2はCtr1類似のタンパク質であり，出芽中の酵母では銅取込みに影響している（Van den Berghe *et al*., 2007）。

銅結合タンパク質のなかには機能が明らかでないものも含まれる（Prohaska, 1988）。近年知られるようになった候補のなかには，プリオンタンパク質PrP^{C}やアミロイド前駆体タンパク質（APP）が含まれる。PrP^{C}の機能は，銅を脳に輸送し，別種のSODとして，あるいはSOD1のシャペロンとして働くことであると考える研究者もいる（Brown, 2001）。しかしながら，PrP^{C}ノックアウトマウスやこのタンパク質を10倍過剰に発現しているトランスジェニックマウスにおいて，脳の銅やSOD1の活性には何らの変化も見いだしていない研究者がいる（Waggoner *et al*., 2000）。より強力な証拠がAPPにはある。APP無発現（APP-null）マウスでは脳の銅レベルが上昇していた（White *et al*., 1999）。一方で，APPを過剰に発現したマウスでは脳の銅レベルが低下していた（Maynard *et al*., 2002）。これらの観察から，APPの働きは脳の銅含量の調節であることが示唆される。APPはすべての主な組織で発現しているので，一般的に銅のホメオスタシスを調節するのに役立っている可能性がある。近年の研究には，APP の mRNA の発現が銅によって調節されていることを示すものもある（Bellingham *et al*., 2004）。

銅の栄養状態に影響する因子

銅の曝露が適応反応の閾値を超える場合，銅欠乏ならびに銅の毒性の進展を招く。銅摂取量に加えて，他の食物成分や生理学的因子が銅の生体利用率と組織分布に影響しうる。

銅摂取

アメリカにおける典型的な食品の銅含量によって，大半の成人には，少なくとも現在の0.9mg という（北米の）推奨量（RDA）は供給されている（Pennington and Schoen, 1996）。しかしながら，性・年齢別集団によっては，当該集団にとっての RDA レベルに満たない量しか摂取されていない場合がある（Hunt and Meacham, 2001）。食品が 1 ～ 7 mg の銅を含む場合，吸収効率はそれぞれ50～25%の範囲となりうる。最も銅に富む食品は，貝類・甲殻類，種実類，臓物，小麦ふすま含有シリアル食品，全粒加工品，チョコレート食品などである。菜食主義の食事は一般的に銅の供給量が多いが，銅の吸収効率は通常より低いようである（Hunt *et al*., 1998）。マルチミネラル・ビタミンサプリメントは，別の潜在的な銅の供給源である。成人用，小児用，妊婦用処方では，銅はしばしば酸化銅（Ⅱ）の形であるが，あまり吸収されない（Baker, 1999）。飲料水は，さらに別の銅の供給源となりうる。新鮮な水道水中の銅の含有量は一般的に非常に低いが，地域的な変動や銅製配管からの溶出によって曝露量の差異を生じる。

銅の生体利用率

ある種のタンパク質，亜鉛，鉄，モリブデン，アスコルビン酸，ある種のアミノ酸，そしてある種の多糖類が，銅の吸収と利用に及ぼす悪影響が報告されている（Lonnerdal, 1998）。高用量の亜鉛を投与すると，乳児でも成人でも銅欠乏症の徴候が誘導されることは明白である。最近，この問題は義歯安定クリーム剤を介して高用量の亜鉛に曝露された者で問題となっている（Hedera *et al*., 2009）。おそらく食事性亜鉛の摂取不足によっても，ヒトの銅栄養状態に影響を及ぼしうる（Milne *et al*., 2001）。亜鉛と鉄に対する影響に比較して，食物繊維が成人の銅吸収に及ぼす影響は最小である。乳幼児では，消化過程と銅の吸収・排泄の調節が十分に成熟していないので，生体利用率への攪乱に対して敏感である。

生理学的条件

性，年齢，妊娠は銅の吸収と保持に影響しうる（Johnson *et al*., 1992）。胎児発達の第 3 三半期に MT に結合した銅の肝臓中レベルが著明に上昇するが，これはおそらくこの臓器における銅貯蔵プールが，急激に成長する新生児に銅を供給するためであろう。しかしながら，銅欠乏を予防するために，授乳期には十分な量の銅が必要である。Cp の合成と分泌が，炎症誘発性サイトカインによって刺激されるので，炎症や感染の際に銅の血漿中レベルが一過性に増加する。同様に，血漿銅と Cp は血漿エストロゲンの増加に反応して上昇する（Linder and Hazegh-Azam, 1996）。全身の代謝・利用・必要量における血漿銅の変化の意義は，たとえ存在するとしても，明らかではない。銅注射を行ったラットを用いた研究によって，授乳が乳腺の銅に対する要求を著しく高めることが明らかにされた（Donley *et al*., 2002）。これらの研究を総合すると，生理的な状態によって銅の必要量と代謝が影響されることが明らかである。

遺伝的因子

銅のホメオスタシスにかかわる遺伝子の発現を決める遺伝的要因によって，ヒトにおける銅の必要量が影響されるようである。真菌を用いた手際のよい研究によって，銅のホメオスタシスに関する遺伝と転写の詳細が明らかにされている（Rutherford and Bird, 2004）。今までのところ，ATOX1 は例外である可能性があるが，哺乳類の銅反応性転写因子は発見されていない（Itoh *et al*., 2008）。哺乳類における銅欠乏では，Ctr1，ATP7A，ATP7B の定常状態における mRNA レベルは変化しない（Prohaska and Gybina, 2004）。むしろ，輸送と流出は銅依存性翻訳後細胞内輸送（trafficking）によって調節されている（Van den Berghe and Klomp, 2010）。ヒトの銅代謝の遺伝的な異常の存在は，銅の流出トランスポーターをコード化している 2 つの遺伝子すなわち，ATP7A の欠損（メンケス病）や ATP7B の突然変異（ウイルソン病）によって明らかである。

銅必要量

（北米の）銅の食事摂取基準は2001年に制定された（Trumbo *et al*., 2001）。成人男性と女性の RDA は0.9 mg に設定された。（1 日の食事量を）2,000kcal，乾燥重量500g と見積もると，これはおよそ食事乾燥重量 1 kg 当たり1.8mg の銅となる。2001年以前では，成人に対する銅の“安全かつ十分と推定される一日摂取量（Estimated Safe and Adequate Daily Dietary Intake）”は1.5～3 mg であった。妊婦に対する RDA は 1 mg，授乳婦に対する RDA は1.3mg に設定された。マウスを用いた近年の研究によれば，妊娠/授乳に対するヒトの RDA として設定された値は低すぎる可能性がある（Prohaska and Brokate, 2002）。授乳中期の仔にとって致死的である銅摂取量であっても，授乳していない雌成獣の銅栄養状態には明確な変化をきたさなかった。銅の耐容上限量（UL）は10mgである。欠乏を回避し，毒性を最小化する最適摂取量として2.6mgという値が，多くの文献データセットに対するカテゴリー回帰モデルから推定された（Chambers *et al*., 2010）。この摂取レベルは，北米における銅摂取レベルの報告値のおよそ2倍である。

銅欠乏

哺乳類における重度銅欠乏症の共通する所見は，鉄補充に不応性の小球性貧血，好中球減少，血小板減少，色素沈着減少，および骨格系，心血管系ならびに免疫系の解剖学的・機能的異常である（Uauy *et al*., 1998）。胎生期ならびに新生児期の銅の欠乏は，神経学的異常も生じる。これらの多種多様な影響は，既知の銅酵素活性の低下に伴うようであるが（表35.1），触媒活性の低下が実際に代謝の流れと特定の経路における産物の産生を変化させることを示す明白な証拠は，十分には得られていない。

外来性の銅の不十分な吸収と内在性銅の過剰な損失によって，組織中の銅が不十分なレベルになる。メンケス病患者の細胞銅輸送の欠陥が及ぼす多面発現性（pleiotropy，訳注：1つの遺伝子異常が，表現型に対して同時にさまざまな影響を及ぼすこと）の影響は，実験動物で観察される組織銅欠乏と一致する。臨床的な文献には，乳幼児，小児，成人における銅欠乏の報告が続いているが，ヒトでは獲得性銅欠乏は比較的まれである。銅欠乏の発生に対して感受性の高い集団は，長期間銅の補充を受けずに完全静脈栄養法を受けているすべての年齢の者，十分な銅を含まない牛乳ベースの人工栄養を施されている早産児，栄養失調や慢性下痢から回復中の乳幼児，慢性的な腹膜透析を受けている患者，重度の熱傷患者，外来の腎透析患者，過剰用量の亜鉛，制酸剤，銅キレート剤を投与された患者である。

銅欠乏は吸収不良症候群の患者にも発生しうる。銅の栄養状態を悪化させ得る状態の例には，セリアック病，嚢胞性線維症，小腸の外科的切除，スプルーがある。最近，肥満をコントロールするための外科的短腸切除術が，銅補充では部分的にしか回復しない成人初発性銅欠乏症の主な要因であることが表面化してきた（Griffith *at al*., 2009）。これらの状態では，RDA相当の摂取量では低すぎるであろう。病因にかかわらず，銅欠乏はさまざまな生体システムに重大な影響を及ぼしうる。

心血管系

銅を極度に制限した飼料で飼育した幼若な動物の心臓では，解剖学的・電気的・機械的・そして生化学的な異常が明らかである。重度に銅が欠乏した若齢ラットは，しばしば心室破裂によって死亡する。さまざまな総説に記載されているように（Mederios and Wildman, 1997），一般的に，これらの欠陥の多くはCCO, DBM, LO, PAM, SOD1などのさまざまな心臓の銅酵素の活性低下に起因するとみなされている。銅欠乏ラットにおける心肥大が，貧血に依存しないことに注目すべきである。わずかな銅欠乏でも心臓の異常を招く。すなわち，銅欠乏飼料を摂取したラットの成獣では，心臓の異常を生じるが，肥大はみられない。心臓でのCtr1欠損があるマウスを用いた新たなエキサイティングな知見によれば，心肥大の発生は心臓に内在的なもので，全身的な障害とはならない（Kim *et al*., 2010）。

銅欠乏飼料を与えた動物では心血管系の異常を生じることと，典型的な欧米型の食事では十分な銅の供給ができない可能性があることが，ヒトの虚血性心疾患の発症に銅欠乏が寄与しているという推測に対する概念的基盤となっている。代謝研究で低銅食を摂取した被験者のなかには不整脈を経験した者がいるが，別の研究で低銅食を長期間摂取した健常成人では心機能が正常であった。メンケス病の患者では，大血管に病理変化がみられるが，心臓にはみられない（Danks, 1988）。

銅栄養状態は循環器系にも影響する。大血管における適切な架橋形成ならびに細小動脈，毛細血管，細小静脈の血管作動性は銅依存性である（Saari and Schuschke, 1999）。食事性銅欠乏によって，局所の肥満細胞が増えて細小静脈におけるヒスタミン媒介性タンパク質漏出が増加し，血小板との相互作用が抑制されて血小板増生を招き，そして，細小動脈平滑筋細胞の一酸化窒素誘導性の弛緩が減少する。銅栄養状態はまた，血管拡張，微小血管系におけるタンパク質の血管外漏出，好中球の接着と血管外遊出を含む急性炎症反応に影響する。これに関連した研究は，末梢血液循環と血液鬱滞における銅の役割を明らかにしてくれるものと期待される。

血液脂質像の異常，血圧，そして貧血はすべて心血管系に影響を及ぼし，銅栄養状態によって影響されることが知られている。重度銅欠乏症ではしばしば高トリグリセリド血症と高コレステロール血症が観察され，チオールの状態の変化も伴う（Kim *et al*., 1992）。銅欠乏はまたラットの血漿中HDLタンパク質を増加させる。この変化は，肝臓におけるアポリポタンパク質A-Ⅰ遺伝子の転写亢進によって生じるようである（Wu *et al*., 1997）。ApoA-Ⅰ遺伝子のプロモーターにある調節部位の1つを含むオリゴヌクレオチドへの，肝細胞核因子4およびその他の未同定核タンパク質の結合が銅欠乏によって増強されることが，ゲルシフトアッセイの結果から示唆される。

造血系

銅欠乏症の際立った特徴が赤血球数（低下），好中球数（低下）および血小板数（上昇）の変化なので，銅が骨髄系前駆細胞の分化において根源的な役割を果たしている可能性が高い。銅欠乏による貧血は赤血球が少ないことと細胞当たりのヘモグロビン含量が少ないことの両者に由来する。貧血の主な決定要因は，銅欠乏によって食事中鉄の吸収と保持が障害されることであると考える研究者もいる（Reeves *et al*., 2005）。Cp（フェロキシダーゼ）は銅依存性であるので，肝臓のような組織貯蔵からの鉄の動員障害に関係していると考える研究者もいる。しかしながら，Cp を失わせたマウスやヒトの無セルロプラスミン血症では明確な貧血はない。鉄の生体システムにおける銅の役割はかなり複雑である（Collins *et al*., 2010）。銅欠乏に伴う貧血は，骨髄への鉄輸送障害よりも，むしろ鉄の利用障害に起因するようである（Prohaska, 2011）。

免　疫　系

臨床ならびに実験に関する報告によれば，遺伝性および獲得性銅欠乏にはしばしば感染リスクの上昇を伴う（Prohaska and Failla, 1993）。重度銅欠乏は一般的に血液，骨髄およびリンパ組織の免疫細胞の表現型像を変え，リンパ球と貪食細胞のさまざまな活性も抑制する。しかしながら，マイトジェンで処理した脾臓の T リンパ球の *in vitro* における DNA の合成と IL–2 の分泌，ならびに好中球の活性酸素発生（respiratory burst）活性は，わずかに銅が欠乏している飼料で飼育された動物由来の細胞では著明に障害されている（Hopkins and Failla, 1995）。近年，マクロファージ機能における銅の役割の研究が進展している（White *et al*., 2009）。

好中球減少は，ヒトの銅欠乏症の証明である。近年行われたいくつかの研究によれば，T リンパ球や貪食細胞の活性のなかには，中等度ないしごく軽度の銅欠乏によっても悪影響を及ぼされるものがある。成人男性が 0.38mg/日の銅を含む食事を 6 週間給与された後では，*in vitro* における細胞分裂活性化に対する T リンパ球の反応性が低下する。この変化には血漿銅と銅酵素活性の低下を伴ったが，血液学的指標の低下はなかった（Kelly *et al*., 1995）。同様に，銅キレート剤によって中等度銅欠乏が誘導された後では，ヒトの T 細胞株の IL–2 合成ならびにヒトの単球細胞株の殺菌能と炎症誘発性サイトカインである TNF–α，IL–1 および IL–6 の分泌が低下した（Hopkins and Failla, 1999）。これらの変化は培地に銅を加えることによって消失したが，鉄や亜鉛の添加は効果がなく，また，細胞の鉄栄養状態や一般的な代謝活性の変化とは関連しなかった。

銅が不足している T 細胞における IL–2 合成の低下は，活性化された細胞の IL–2 遺伝子転写の減少に起因する。これらの結果は，防御細胞が刺激に反応する能力に対する銅の直接的な役割を支持するが，免疫細胞の成熟，活性化，およびエフェクター（訳注：分化成熟した結果，免疫に直接関与する細胞）としての能力に果たす銅特有の役割は不明である。同様に，銅欠乏者における免疫細胞能の低下と易感染性との関連は証拠が不十分なままであるが，これにはこの微量栄養素のごく軽度の欠乏と中等度の欠乏を正確に評価することが困難であることに原因の一端がある。

神　経　系

脳の正常な発達にとって，適正な銅の摂取と利用が必須であることは，よく知られている（Lutsenko *et al*., 2010）。銅に乏しい牧草を食していた家畜が，運動失調と重度の神経の病理変化を持った仔を産んだ（Smith, 1983）。神経の病理変化はメンケス病で亡くなった乳幼児の顕著な特徴である。銅は妊娠後期ならびに授乳期に児の脳に集積する。したがって，妊娠または授乳している者の銅摂取の不足は，児に対して重篤な結果を招く。実際，周産期に銅欠乏を経験したラットは，たとえ 6 か月間銅充足飼料を摂取した後であっても永続的な行動異常を呈す（Prohaska and Hoffman, 1996；Penland and Prohaska, 2004）。ごく軽度の銅欠乏であっても脳に影響する。出生後 6 か月間十分な銅（6.7mg/kg）を含む飼料を摂取したものに比べて，中程度の銅（2.8mg/kg）を含む飼料を摂取したラットでは脳内の銅が有意に低かったが，2 つの飼料群間における肝臓，肺，骨中銅濃度は同程度であった（Hopkins and Failla, 1995）。同様に，妊娠・授乳期に中等度の銅欠乏にされたラットでは，海馬と歯状回の成熟が障害されていた（Hunt and Idso, 1995）。これらの研究は，周産期の発達における適正量の銅の重要性を強調するものである。

銅の神経化学的機能は，たいていの組織に存在する銅酵素（表35.1），ならびにいくつかの特異的な銅タンパク質によるものだと考えられている。銅欠乏はこれらの酵素活性とげっ歯類の脳の CCO，DBM，SOD1，PAM のタンパク質レベルを低下させる（Prohaska *et al*., 2005）。おそらく，酵素活性と量の変化が，神経病理と行動の変化の原因であろう。血漿からニューロンへの銅の輸送と銅酵素への送達には Ctr1，Atox1，ATP7A とおそらく ATP7B を要する。*Ctr1*$^{+/-}$ マウスと *Atox1*$^{-/-}$ マウスは，脳の銅レベルが低く，CCO 活性が低下している（Hamza *et al*., 2001；Lee *et al*., 2001）。非機能性 ATP7A タンパクを持っている斑状マウス（brindled mice）には，ペプチドのアミド化障害で証明される PAM 活性の変化が認められる（Steveson *et al*., 2003）。オルタナティブスプライシングによって生成された RNA バリアントから合成されるグリコシル化ホスファチジルイノシトール係留型セルロプラスミンが，脳で発見されている（Patel *et al*., 2002）。マウスで Cp 遺伝子を除去すると，脳で鉄が蓄積する。対照的に，食事性銅欠乏と続発する Cp の低下は，脳中鉄の低下を伴う（Prohaska and Gybina,

2005)。遺伝子ノックアウト技術を思慮深く使用することによって，銅に特有の神経化学的役割と，銅ホメオスタシスの不均衡に伴う神経病理の機序が解明されるものと期待される。

脳の発達の間，銅が最も重大な意味を持つと一般に考えられているが，生涯を通じて神経機能が働くためには銅が必要である。近年，成人の脊髄症のなかには血清銅とセルロプラスミンの低下を伴い，その低下によって病状が特徴づけられる症例があり，銅欠乏状態との関係が示唆される（Kumar *et al*., 2004）。

骨格および外皮系

ヒトや他の動物種における食事性ならびに遺伝性銅欠乏で起こる骨障害とLO活性の低下，結合組織の疾患，全身性の骨粗鬆症との間の関連性は確立されている（Danks, 1988）。LOとおそらくLOXLタンパクはコラーゲンの架橋形成に関与している。

銅欠乏の乳幼児では，骨異常がよくみられ，ビタミンC欠乏でみられるものと性質が類似している（Uauy *et al*., 1998）。異常には骨粗鬆症，骨折，骨棘形成，骨膜下の新たな骨形成が含まれる。銅と骨の健康との関係は成人でも同様に存在する。長期の研究によれば，銅の補充が骨喪失を減らす可能性があるようである。健常成人男性では，8週間銅摂取量を1.6から0.7mg/日に減らすと，ピリジニウム架橋結合体の尿中排泄から判定される骨吸収速度が増加した。この変化は，食事性銅を1.6mg/日に戻すと逆転した（Baker *et al*., 1999）。しかしながら，22～46歳の健常な男女に6週間，3～6mg/日の銅を与えても骨形成や骨吸収の生化学的指標には影響しなかった。高齢化した男女に銅を長期間補充することが，正味の骨損失を遅らせるかもしれない可能性について，さらに検討する価値がある。

銅の毒性

銅吸収と排泄に対するホメオスタシス性調節を考慮すると，一般人口集団において銅中毒の発生率が相当低いことは驚くに値しない。銅は無機鉄と同様，フェントン反応により，反応性酸素種を発生する（Prohaska, 1997）。多量の銅に汚染された流動物や食品の摂取に伴う症状には，通常，金属味と胃腸障害が含まれる。銅は歴史的には嘔吐を誘導するために使用されてきた。近年制定された北米における銅のULは10mgである。多施設研究（チリ，北アイルランド，アメリカ）の結果によれば，飲料水における銅の健康障害非発現量（NOAEL）は約5mg/Lであった。水に溶けた銅の味は，このレベルの約半分の濃度で検知された（Araya *et al*., 2003）。WHOのガイドラインでは，2mg/Lの銅濃度が暫定的安全水準とされている。飲料水中の銅の安全性については議論の余地がある（Brewer *et al*., 2010）。

微量栄養素サプリメントならびに完全な栄養サプリメント中に銅を加えても，特に副作用は起こさないようである。二重盲検法による研究では，12週間毎日10mgの銅をグルコン酸銅（II）として成人に補充しても胃腸障害や肝障害を起こさなかった（Pratt *et al*., 1985）。乳幼児では胆汁排泄の未熟さや銅吸収効率の高さが目立ち，乳幼児が銅中毒を起こす潜在的な危険性が示唆される。インド小児肝硬変（Indian childhood cirrhosis）と診断される小児，オーストリアのチロルのある種の乳幼児，原発性銅中毒症の小児の肝臓では中毒レベルの銅が蓄積しているが，乳児用人工乳を調製する際に銅で汚染された水を用いていたり，真鍮の容器で保存あるいは調理された他の食品を用いていたりすることが多い（Araya *et al*., 2003）。乳幼児への栄養給与法の改善を目指した公衆衛生上の政策と遺伝的希釈によって，これらの疾患の発生率がおおいに減少した。ウイルソン病の患者や，過剰な銅の胆汁経路の排泄が障害される他の遺伝性ならびに獲得性疾患の患者が，銅強化食品や銅で汚染された水の摂取を避けるべきことはいうまでもない。

銅栄養状態の評価

鋭敏で非侵襲性，かつ信頼性の高い指標である銅栄養状態のバイオマーカーの同定には，問題が残ったままである（Harvey *et al*., 2009）。若齢動物を用いた実験的研究によれば，栄養学的に適正である半精製飼料の標準処方の銅含量を中等度から重度低下させると，通常比較的早く血漿中の銅とCp活性が低下する。細胞と組織におけるこの金属の濃度と銅酵素の活性に対する飼料の処置の影響は，飼料中銅不足の程度，動物種，系統，臓器，性などのさまざまな因子に依存する。ヒトを用いた研究における伝統的なアプローチは，血漿と血球中の銅のレベルと銅酵素の活性を検査することであった。銅欠乏と診断された人では，血漿の銅とCpが低下することが多い。しかしながら，エストロゲンの状態ならびに妊娠，感染，炎症，ある種の癌のような状態は，血漿中のCpと銅のレベルを増加させるので，銅の栄養状態をスクリーニングするための信頼できる指標として，血漿中Cpと銅を利用することができなくなる。よく調整された条件下でさえも，マーカーが減少するまで，食事中の銅を健常成人に対して少なくとも6週間の期間，銅として0.6mg/日以下に抑えなければならない。ヒトを用いたさまざまな研究で測定されてきたその他の見込みあるマーカーは，血小板と単核球中の銅含量，赤血球中のSOD1活性，血小板と単核球中のCCO活性などである。銅以外の因子の影響，必要なサンプル量，個人間の変動の大きさ，そして技術的な難しさのために，これらのマーカーを銅栄養状態評価の信頼できる指標として用いることを難しくしている。

他の銅酵素は銅栄養状態の指標となる可能性があるので，さらに検討すべきである。ラットの血漿および組織中PAMは，飼料からの銅摂取量と相関している（Prohaska *et al.*, 2005）。メンケス病の軽症変異の患者や獲得性銅欠乏の個人から得た血漿を用いた予備的検討から，この検査法がヒトにおける銅栄養状態の有用な指標であることが示唆される（Prohaska *et al.*, 1997）。獲得性銅欠乏のある成人被験者における研究と銅補充に対する反応に関する研究から，血漿のジアミンオキシダーゼ活性がバイオマーカーであることが示唆される（DiSilvestro *et al.*, 1997；Kehoe *et al.*, 2000）。腸や腎臓などの病的状態や妊娠が血漿中の酵素活性に影響するので，銅栄養状態のマーカーとしてこの酵素を使用するには制限があるであろう（Failla, 1999）。近年，見込みのある別の評価手段が提案された。げっ歯類では銅欠乏の後に，免疫法で測定したSOD1の含有量が低下し，その特異的なシャペロンであるCCSの含有量が著明に上昇した（Bertiano *et al.*, 2003；Prohaska *et al.*, 2003）。したがって，赤血球を含む銅欠乏の組織では，SOD1タンパク質に対するCCSタンパク質の比が，著明に上昇している（West and Prohaska, 2004）。末梢血単核細胞中のCCS mRNAは，銅補充に反応するようである（Suazo *et al.*, 2008）。

動物の機能上ならびに行動上の活性と *in vitro* の細胞検査が，ごく軽度から中等度の銅の減少に反応することが知られているが，ヒトの銅栄養状態の評価に利用できるかどうかは現在不明である。

将来の方向性

引き続き新たな遺伝学ならびに食事および食餌を用いた研究を行うことによって，銅のホメオスタシスを担う機序の刺激的な解明が行われるであろう。細胞の銅結合タンパク質は，金属結合化（metallation）を行うシャペロン以上の働きをしていることは自明である。安定したバイオマーカーの解明は，特定の集団や特定の臨床的状況における銅の要求量を確立するのに役立つであろう。現在の銅の摂取基準（DRI）の再評価には，さまざまな年齢と生理状態にある被験者を対象とした，確固とした実験的ならびに臨床的データが必要であろう。

謝　辞：本著者の銅研究分野における共同研究者との複数の共著論文が，現在印刷中である。

（横井克彦訳）

推奨文献

Human copper homeostasis: (Lutsenko, 2010).
Copper chaperones (Robinson and Winge, 2010).
Copper and development (Uriu-Adams *et al.*, 2010).
Biomarkers (Bertinato and Zouzoulas, 2009).

［文　献］

Araya, M., Koletzko, B., and Uauy, R. (2003) Copper deficiency and excess in infancy: developing a research agenda. *J Pediatr Gastroenterol Nutr* **37,** 422–429.

Baker, A., Harvey, L., Majask-Newman, G., *et al.* (1999) Effect of dietary copper intakes on biochemical markers of bone metabolism in healthy adult males. *Eur J Clin Nutr* **53,** 408–412.

Baker, D.H. (1999) Cupric oxide should not be used as a copper supplement for either animals or humans. *J Nutr* **129,** 2278–2279.

Bellingham, S.A., Lahiri, D.K., Maloney, B., *et al.* (2004) Copper depletion down-regulates expression of the Alzheimer's disease amyloid-beta precursor protein gene. *J Biol Chem* **279,** 20378–20386.

Bertinato, J. and L'Abbé, M.R. (2004) Maintaining copper homeostasis: regulation of copper-trafficking proteins in response to copper deficiency or overload. *J Nutr Biochem* **15,** 316–322.

Bertinato, J. and Zouzoulas, A. (2009) Considerations in the development of biomarkers of copper status. *J AOAC Int* **92,** 1541–1550.

Bertinato, J., Iskandar, M., and L'Abbé, M.R. (2003) Copper deficiency induces the upregulation of the copper chaperone for Cu/Zn superoxide dismutase in weanling male rats. *J Nutr* **133,** 28–31.

Bousquet-Moore, D., Mains, R.E., and Eipper, B.A. (2010) Peptidylglycine alpha-amidating monooxygenase and copper: a gene–nutrient interaction critical to nervous system function. *J Neurosci Res* **88,** 2535–2545.

Brady, G.F., Galban, S., Liu, X., *et al.* (2010) Regulation of the copper chaperone CCS by XIAP-mediated ubiquitination. *Mol Cell Biol* **30,** 1923–1936.

Brazeau, B.J., Johnson, B.J., and Wilmot, C.M. (2004) Copper-containing amine oxidases. Biogenesis and catalysis; a structural perspective. *Arch Biochem Biophys* **428,** 22–31.

Brewer, G.J., Danzeisen, R., Stern, B.R., *et al.* (2010) Letter to the editor and reply: toxicity of copper in drinking water. *J Toxicol Environ Health B Crit Rev* **13,** 449–459.

Brown, D.R. (2001) Copper and prion disease. *Brain Res Bull* **55,** 165–173.

Chambers, A., Krewski, D., Birkett, N., *et al.* (2010) An exposure-response curve for copper excess and deficiency. *J Toxicol Environ Health* **13,** 546–578.

Chen, H., Attieh, Z.K., Syed, B.A., *et al.* (2010) Identification of zyklopen, a new member of the vertebrate multicopper ferroxidase family, and characterization in rodents and human cells. *J Nutr* **140,** 1728–1735.

Collins, J.F., Prohaska, J.R., and Knutson, M.D. (2010) Metabolic crossroads of iron and copper. *Nutr Rev* **68,** 133–147.

Czyzyk, T.A., Morgan, D.J., Peng, B., *et al.* (2003) Targeted mutagenesis of processing enzymes and regulators: implications for development and physiology. *J Neurosci Res* **74,** 446–455.

Danks, D.M. (1988) Copper deficiency in humans. *Annu Rev Nutr* **8,** 235–257.

DiSilvestro, R.A., Jones, A.A., Smith, D., *et al.* (1997) Plasma diamine oxidase activities in renal dialysis patients, a human with spontaneous copper deficiency and marginally copper deficient rats. *Clin Biochem* **30,** 559–563.

Donley, S.A., Ilagan, B.J., Rim, H., *et al.* (2002) Copper transport to mammary gland and milk during lactation in rats. *Am J Physiol Endocrinol Metab* **283,** E667–E675.

Eipper, B.A., Stoffers, D.A., and Mains, R.E. (1992) The biosynthesis of neuropeptides: peptide alpha-amidation. *Annu Rev Neurosci* **15,** 57–85.

Failla, M.L. (1999) Considerations for determining "optimal nutrition" for copper, zinc, manganese and molybdenum. *Proc Nutr Soc* **58,** 497–505.

Fattman, C.L., Schaefer, L.M., and Oury, T.D. (2003) Extracellular superoxide dismutase in biology and medicine. *Free Radic Biol Med* **35,** 236–256.

Feng, W., Ye, F., Xue, W., *et al.* (2009) Copper regulation of hypoxia-inducible factor-1 activity. *Mol Pharmacol* **75,** 174–182.

Griffith, D.P., Liff, D.A., Ziegler, T.R., *et al.* (2009) Acquired copper deficiency: a potentially serious and preventable complication following gastric bypass surgery. *Obesity* **17,** 827–831.

Hamza, I. and Gitlin, J. D. (2002) Copper chaperones for cytochrome c oxidase and human disease. *J Bioenerg Biomembr* **34,** 381–388.

Hamza, I., Faisst, A., Prohaska, J., *et al.* (2001) The metallochaperone Atox1 plays a critical role in perinatal copper homeostasis. *Proc Natl Acad Sci USA* **98,** 6848–6852.

Harvey, L.J., Ashton, K., Hooper, L., *et al.* (2009) Methods of assessment of copper status in humans: a systematic review. *Am J Clin Nutr* **89,** 2009S–2024S.

Harvey, L.J., Dainty, J.R., Hollands, W.J., *et al.* (2005) Use of mathematical modeling to study copper metabolism in humans. *Am J Clin Nutr* **81,** 807–813.

Hedera, P., Peltier, A., Fink, J.K., *et al.* (2009) Myelopolyneuropathy and pancytopenia due to copper deficiency and high zinc levels of unknown origin II. The denture cream is a primary source of excessive zinc. *Neurotoxicology* **30,** 996–999.

Hellman, N.E. and Gitlin, J.D. (2002) Ceruloplasmin metabolism and function. *Annu Rev Nutr* **22,** 439–458.

Hopkins, R.G. and Failla, M.L. (1995) Chronic intake of a marginally low copper diet impairs in vitro activities of lymphocytes and neutrophils from male rats despite minimal impact on conventional indicators of copper status. *J Nutr* **125,** 2658–2668.

Hopkins, R.G. and Failla, M.L. (1999) Transcriptional regulation of interleukin-2 gene expression is impaired by copper deficiency in Jurkat human T lymphocytes. *J Nutr* **129,** 596–601.

Hunt, C.D. and Idso, J.P. (1995) Moderate copper deprivation during gestation and lactation affects dentate gyrus and hippocampal maturation in immature male rats. *J Nutr* **125,** 2700–2710.

Hunt, C.D. and Meacham, S.L. (2001) Aluminum, boron, calcium, copper, iron, magnesium, manganese, molybdenum, phosphorus, potassium, sodium, and zinc: concentrations in common western foods and estimated daily intakes by infants; toddlers; and male and female adolescents, adults, and seniors in the United States. *J Am Diet Assoc* **101,** 1058–1060.

Hunt, J.R., Matthys, L.A., and Johnson, L.K. (1998) Zinc absorption, mineral balance, and blood lipids in women consuming controlled lactoovovegetarian and omnivorous diets for 8 wk. *Am J Clin Nutr* **67,** 421–430.

Itoh, S., Kim, H.W., Nakagawa, O., *et al.* (2008) Novel role of antioxidant-1 (Atox1) as a copper-dependent transcription factor involved in cell proliferation. *J Biol Chem* **283,** 9157–9167.

Johnson, P.E., Milne, D.B., and Lykken, G.I. (1992) Effects of age and sex on copper absorption, biological half-life, and status in humans. *Am J Clin Nutr* **56,** 917–925.

Jung, O., Marklund, S.L., Geiger, H., *et al.* (2003) Extracellular superoxide dismutase is a major determinant of nitric oxide bioavailability: in vivo and ex vivo evidence from ecSOD-deficient mice. *Circ Res* **93,** 622–629.

Kagan, H.M. and Li, W. (2003) Lysyl oxidase: properties, specificity, and biological roles inside and outside of the cell. *J. Cell Biochem* **88,** 660–672.

Kehoe, C.A., Turley, E., Bonham, M.P., *et al.* (2000) Response of putative indices of copper status to copper supplementation in human subjects. *Br J Nutr* **84,** 151–156.

Kelley, D.S., Daudu, P.A., Taylor, P.C., *et al.* (1995) Effects of low-copper diets on human immune response. *Am J Clin Nutr* **62,** 412–416.

Kim, B.E., Turski, M.L., Nose, Y., *et al.* (2010) Cardiac copper deficiency activates a systemic signaling mechanism that communicates with the copper acquisition and storage organs. *Cell Metab* **11,** 353–363.

Kim, S., Chao, P.Y., and Allen, K.G. (1992) Inhibition of elevated hepatic glutathione abolishes copper deficiency cholesterolemia. *FASEB J* **6,** 2467–2471.

Kumar, N., Crum, B., Petersen, R.C., *et al.* (2004) Copper deficiency myelopathy. *Arch Neurol* **61,** 762–766.

Kuo, Y.M., Su, T., Chen, H., *et al.* (2004) Mislocalisation of hephaestin, a multicopper ferroxidase involved in basolateral intestinal iron transport, in the sex linked anaemia mouse. *Gut* **53,** 201–206.

Kuo, Y.M., Zhou, B., Cosco, D., *et al.* (2001) The copper transporter CTR1 provides an essential function in mammalian embryonic development. *Proc Natl Acad Sci USA* **98,** 6836–6841.

Lee, J., Prohaska, J.R., and Thiele, D.J. (2001) Essential role for mammalian copper transporter Ctr1 in copper homeostasis and embryonic development. *Proc Natl Acad Sci USA* **98,** 6842–6847.

Levenson, C.W. and Janghorbani, M. (1994) Long-term measurement of organ copper turnover in rats by continuous feeding of a stable isotope. *Anal Biochem* **221,** 243–249.

Linder, M.C. and Hazegh-Azam, M. (1996) Copper biochemistry and molecular biology. *Am J Clin Nutr* **63,** 797S–811S.

Lonnerdal, B. (1998) Copper nutrition during infancy and childhood. *Am J Clin Nutr* **67,** 1046S–1053S.

Lutsenko, S. (2010) Human copper homeostasis: a network of interconnected pathways. *Curr Opin Chem Biol* **14,** 211–217.

Lutsenko, S. and Petris, M.J. (2003) Function and regulation of the mammalian copper-transporting ATPases: insights from biochemical and cell biological approaches. *J Membr Biol* **191,** 1–12.

Lutsenko, S., Bhattacharjee, A., and Hubbard, A.L. (2010) Copper handling machinery of the brain. *Metallomics* **2,** 596–608.

Maynard, C.J., Cappai, R., Volitakis, I., *et al.* (2002) Overexpression of Alzheimer's disease amyloid-beta opposes the age-dependent elevations of brain copper and iron. *J Biol Chem* **277,** 44670–44676.

Medeiros, D.M. and Wildman, R.E. (1997) Newer findings on a unified perspective of copper restriction and cardiomyopathy. *Proc Soc Exp Biol Med* **215,** 299–313.

Meyer, L.A., Durley, A.P., Prohaska, J.R., *et al.* (2001) Copper transport and metabolism are normal in aceruloplasminemic mice. *J Biol Chem* **276,** 36857–36861.

Milne, D.B. and Nielsen, F.H. (1996) Effects of a diet low in copper on copper-status indicators in postmenopausal women. *Am J Clin Nutr* **63,** 358–364.

Milne, D.B., Davis, C.D., and Nielsen, F.H. (2001) Low dietary zinc alters indices of copper function and status in postmenopausal women. *Nutrition* **17,** 701–708.

Molnar, J., Fong, K.S., He, Q.P., *et al.* (2003) Structural and functional diversity of lysyl oxidase and the LOX-like proteins. *Biochim Biophys Acta* **1647,** 220–224.

Mostad, E. and Prohaska, J. R. (2011) Glycosylphosphatidylinositol-linked ceruloplasmin is expressed in multiple rodent organs and is lower following dietary copper deficiency. *Exp Biol Med* **236,** 298–308.

Patel, B.N., Dunn, R.J., Jeong, S.Y., *et al.* (2002) Ceruloplasmin regulates iron levels in the CNS and prevents free radical injury. *J Neurosci* **22,** 6578–6586.

Penland, J.G. and Prohaska, J.R. (2004) Abnormal motor function persists following recovery from perinatal copper deficiency in rats. *J Nutr* **134,** 1984–1988.

Pennington, J.A. and Schoen, S.A. (1996) Total diet study: estimated dietary intakes of nutritional elements, 1982–1991. *Int J Vitam Nutr Res* **66,** 350–362.

Pratt, W.B., Omdahl, J.L., and Sorenson, J.R. (1985) Lack of effects of copper gluconate supplementation. *Am J Clin Nutr* **42,** 681–682.

Prohaska, J.R. (1988) Biochemical functions of copper in animals. In A.S. Prasad (ed.), *Essential and Toxic Trace Elements in Human Health and Disease.* Alan R. Liss, New York, pp. 105–124.

Prohaska, J.R. (1997) Neurochemical roles of copper as antioxidant or prooxidant. In J.R. Connor (ed.), *Metals and Oxidative Damage in Neurological Disorders.* Plenum Press, New York, pp. 57–75.

Prohaska, J.R. (2011) Impact of copper limitation on expression and function of multicopper oxidases (ferroxidases). *Adv Nutr* **2,** 129–137.

Prohaska, J.R. and Brokate, B. (2002) The timing of perinatal copper deficiency in mice influences offspring survival. *J Nutr* **132,** 3142–3145.

Prohaska, J.R. and Failla, M.L. (1993) Copper and immunity. In D.M. Klurfield (ed.), *Human Nutrition—A Comprehensive Treatise.* Plenum Press, New York, pp. 309–332.

Prohaska, J.R. and Gybina, A.A. (2004) Intracellular copper transport in mammals. *J Nutr* **134,** 1003–1006.

Prohaska, J.R. and Gybina, A.A. (2005) Rat brain iron concentration is lower following perinatal copper deficiency. *J Neurochem* **93,** 698–705.

Prohaska, J.R. and Hoffman, R.G. (1996) Auditory startle response is diminished in rats after recovery from perinatal copper deficiency. *J Nutr* **126,** 618–627.

Prohaska, J.R., Broderius, M., and Brokate, B. (2003) Metallochaperone for Cu,Zn-superoxide dismutase (CCS) protein but not mRNA is higher in organs from copper-deficient mice and rats. *Arch Biochem Biophys* **417,** 227–234.

Prohaska, J.R., Gybina, A.A., Broderius, M., *et al.* (2005) Peptidylglycine-alpha-amidating monooxygenase activity and protein are lower in copper-deficient rats and suckling copper-deficient mice. *Arch Biochem Biophys* **434,** 212–220.

Prohaska, J.R., Tamura, T., Percy, A.K., *et al.* (1997) In vitro copper stimulation of plasma peptidylglycine alpha-amidating monooxygenase in Menkes' disease variant with occipital horns. *Pediatr Res* **42,** 862–865.

Reeves, P.G., Demars, L.C., Johnson, W.T., *et al.* (2005) Dietary copper deficiency reduces iron absorption and duodenal enterocyte hephaestin protein in male and female rats. *J Nutr* **135,** 92–98.

Robinson, N.J. and Winge, D.R. (2010) Copper metallochaperones. *Annu Rev Biochem* **79,** 537–562.

Rutherford, J.C. and Bird, A.J. (2004) Metal-responsive transcription factors that regulate iron, zinc, and copper homeostasis in eukaryotic cells. *Eukaryot Cell* **3,** 1–13.

Saari, J.T. and Schuschke, D.A. (1999) Cardiovascular effects of dietary copper deficiency. *Biofactors* **10,** 359–375.

Salmi, M. and Jalkanen, S. (2001) VAP-1: an adhesin and an enzyme. *Trends Immunol* **22,** 211–216.

Smith, R.M. (1983) Copper and the developing brain. In I.E. Dreosti and R.M. Smith (eds), *Neurobiology of the Trace Elements.* Humana Press, Clifton, NJ, pp. 1–40.

Steveson, T.C., Ciccotosto, G.D., Ma, X.M., *et al.* (2003) Menkes protein contributes to the function of peptidylglycine alpha-amidating monooxygenase. *Endocrinology* **144,** 188–200.

Stolen, C.M., Marttila-Ichihara, F., Koskinen, K., *et al.* (2005) Absence of the endothelial oxidase AOC3 leads to abnormal leukocyte traffic in vivo. *Immunity* **22,** 105–115.

Suazo, M., Olivares, F., Mendez, M.A., *et al.* (2008) CCS and SOD1 mRNA are reduced after copper supplementation in peripheral mononuclear cells of individuals with high serum ceruloplasmin concentration. *J Nutr Biochem* **19,** 269–274.

Suzuki, K.T., Someya, A., Komada, Y., *et al.* (2002) Roles of metallothionein in copper homeostasis: responses to Cu-deficient diets in mice. *J Inorg Biochem* **88,** 173–182.

Takahashi, Y., Kako, K., Kashiwabara, S., *et al.* (2002) Mammalian copper chaperone Cox17p has an essential role in activation of cytochrome C oxidase and embryonic development. *Mol Cell Biol* **22,** 7614–7621.

Tao, T.Y., Liu, F., Klomp, L., *et al.* (2003) The copper toxicosis gene product Murr1 directly interacts with the Wilson disease protein. *J Biol Chem* **278,** 41593–41596.

Thomas, S.A., Matsumoto, A.M., and Palmiter, R.D. (1995) Noradrenaline is essential for mouse fetal development. *Nature* **374,** 643–646.

Trumbo, P., Yates, A.A., Schlicker, S., *et al.* (2001) Dietary reference intakes: vitamin A, vitamin K, arsenic, boron, chromium, copper, iodine, iron, manganese, molybdenum, nickel, silicon, vanadium, and zinc. *J Am Diet Assoc* **101,** 294–301.

Turnlund, J.R., Keyes, W.R., Peiffer, G.L., *et al.* (1998) Copper absorption, excretion, and retention by young men consuming low dietary copper determined by using the stable isotope 65Cu. *Am J Clin Nutr* **67,** 1219–1225.

Turnlund, J.R., Scott, K.C., Peiffer, G.L., *et al.* (1997) Copper status of young men consuming a low-copper diet. *Am J Clin Nutr* **65,** 72–78.

Uauy, R., Olivares, M., and Gonzalez, M. (1998) Essentiality of copper in humans. *Am J Clin Nutr* **67,** 952S–959S.

Uriu-Adams, J.Y., Scherr, R.E., Lanoue, L., *et al.* (2010) Influence of copper on early development: prenatal and postnatal considerations. *Biofactors* **36,** 136–152.

Van de Sluis, B., Muller, P., Duran, K., *et al.* (2007) Increased activity of hypoxia-inducible factor 1 is associated with early embryonic lethality in Commd1 null mice. *Mol Cell Biol* **27,** 4142–4156.

Van den Berghe, P.V. and Klomp, L.W. (2010) Posttranslational regulation of copper transporters. *J Biol Inorg Chem* **15,** 37–46.

Van den Berghe, P.V., Folmer, D.E., Malingre, H.E., *et al.* (2007) Human copper transporter 2 is localized in late endosomes and lysosomes and facilitates cellular copper uptake. *Biochem J* **407,** 49–59.

Vonk, W.I., Wijmenga, C., Berger, R., *et al.* (2010) Cu/Zn superoxide dismutase maturation and activity are regulated by COMMD1. *J Biol Chem* **285,** 28991–29000.

Waggoner, D.J., Drisaldi, B., Bartnikas, T.B., *et al.* (2000) Brain copper content and cuproenzyme activity do not vary with prion protein expression level. *J Biol Chem* **275,** 7455–7458.

West, E.C. and Prohaska, J.R. (2004) Cu,Zn-superoxide dismutase is lower and copper chaperone CCS is higher in erythrocytes of copper-deficient rats and mice. *Exp Biol Med* **229,** 756–764.

White, A.R., Reyes, R., Mercer, J.F., *et al.* (1999) Copper levels are increased in the cerebral cortex and liver of APP and APLP2 knockout mice. *Brain Res* **842,** 439–444.

White, C., Lee, J., Kambe, T., *et al.* (2009) A role for the ATP7A copper-transporting ATPase in macrophage bactericidal activity. *J Biol Chem* **284,** 33949–33956.

Wong, P.C., Waggoner, D., Subramaniam, J.R., *et al.* (2000) Copper chaperone for superoxide dismutase is essential to activate mammalian Cu/Zn superoxide dismutase. *Proc Natl Acad Sci USA* **97,** 2886–2891.

Wu, J.Y., Zhang, J.J., Wang, Y., *et al.* (1997) Regulation of apolipoprotein A-I gene expression in Hep G2 cells depleted of Cu by cupruretic tetramine. *Am J Physiol* **273,** C1362–C1370.

36
ヨウ素とその欠乏による障害

Michael B. Zimmermann

要　　約

ヨウ素は，甲状腺ホルモンの必須成分である。甲状腺ホルモンは哺乳動物に必須であり，それゆえヨウ素が必須になる。健常成人におけるヨウ素の最適な食事摂取量は150～250 μg/日である。土壌や飲料水中のヨウ素濃度の低い地域に生きるヒトや動物はヨウ素欠乏になることがある。ヨウ素欠乏状態では甲状腺ホルモンの産生不足となり，ヨウ素欠乏症といわれる多様な健康障害が生じる。ヨウ素欠乏状態の判定には，尿中ヨウ素濃度，甲状腺腫，新生児甲状腺刺激ホルモン，血中チログロブリンの測定が用いられる。全世界で，20億人がヨウ素摂取不足である。その多くは発展途上国であるが，先進工業国でもヨウ素欠乏は認められ，ヨーロッパ大陸の約半数の国が軽度のヨウ素欠乏である。アメリカ，イギリス，オーストラリアを含む先進工業国において，ヨウ素摂取量は近年急激に減少している。妊娠期と新生児期のヨウ素欠乏は出生児の成長と精神発達を抑制し，乳児死亡率を増大させることがある。小児期のヨウ素欠乏は身体成長と認知および運動機能の抑制をもたらす。多くの国々で，ヨウ素欠乏の最良の抑制方法は，国民のヨウ素栄養状態を注意深くモニターしながら食塩へのヨウ素添加を行うことであり，この方法は経済と社会の発展に寄与する最も効率的な方法のひとつである。

はじめに

1811年，ナポレオン軍の弾薬を製造していたCoutoisは海草灰から立ちのぼる紫色の蒸気としてヨウ素を発見した。Gay-Lussacは，これを新元素と同定し，“すみれ色”を意味するギリシャ語にちなみ“ヨウ素（iodine）”（原子量126.9）と名づけた（Zimmermann, 2008b）。1813年，スイスの医師Coindetは，海草で甲状腺腫を治療する伝統療法は，海草に含まれるヨウ素がその効能を示すのではと仮定し，ヨウ素を与えて甲状腺腫患者の治療に成功した。1851年，フランスの化学者Chatinは，ヨウ素欠乏が甲状腺腫の原因とする仮説を発表し，1896年，BaumannとRoosは甲状腺がヨウ素を含むことを発見した（Zimmermann, 2008b）。20世紀の初頭20年間にスイスとアメリカの医師による先駆的な研究が，甲状腺腫とクレチン症の発症予防にヨウ素の予防投与が有効であることを示した。今日，ヨウ素欠乏症制圧のための取り組みは，ほとんどの国の栄養指針や栄養施策の一部となっている。

——『私は満足している，モンブランと甲状腺腫はスイスの原風景だ。いま，私の故郷でもそうだ。』
マーク・トウェイン，1880——

環境動態と食事性供給源

ヨウ素はヨウ化物として地球上に広く，しかし不均一に分布している。多くの地域では，氷河による浸食，洪水，表土流出などによってヨウ素を含んだ表土が消失し，現在，ヨウ素の多くは海に存在する。海水のヨウ化物濃度は約50μg/Lである。海水中のヨウ化物イオンはヨウ素元素へと酸化されて，大気中に揮発し，雨とともに土壌に戻るサイクルを形成する（Küpper *et al*., 2011）。しかし，多くの地域でヨウ素サイクルはゆっくりで不完全であり，土壌や飲料水のヨウ素枯渇が生じる。このような土壌で生育した作物は含有ヨウ素が少なく，そのような作物を食べたヒトや動物はヨウ素欠乏となる。ヨウ素不足土壌で収穫した植物性食品のヨウ素濃度は10μg/kg乾燥重量と低く，ヨウ素が充足した土壌で育つと約1 mg/kg乾燥重量である。

ヨウ素不足土壌は，山岳地域（例えば，アルプス，アンデスやヒマラヤ山脈）や洪水頻発地域，特に南・東南アジア（例えば，北東インドのガンジス川流域）で一般的である。内陸地域（中央アジアやアフリカ，北アメリカの中西部，中央および東ヨーロッパ）の多くもヨウ素不足である。これら地域住民のヨウ素不足は，ヨウ素添加食塩などのような食品へのヨウ素添加，あるいは，食事の多様化とともにヨウ素不足地域外で収穫したものを用いて食品を製造するなど，ヨウ素の食生活への導入によって解消される。

多くの食品や飲み物の天然のヨウ素含有量は少ない。一般的に，通常に消費される食品1食から3～80μgのヨウ素が供給される(Pearce *et al*., 2004，Haldimann *et al*., 2005)。海洋植物や動物は海水のヨウ素を濃縮するので，海産食品のヨウ素含有量は多い。日本の沿岸住民は，大量の海草を食しており，50～80mg/日という非常に多くのヨウ素を摂取している。アメリカでは，1990年代半ばの食品由来ヨウ素摂取量の中央値は男性240～300μg/日，女性190～210μg/日と推定された（Institute of Medicine, 2001）。その主な供給源はパンと牛乳であった（Pearce *et al*., 2004）。スイスでは，直接法による食品分析により食事からのヨウ素平均摂取量は，約140μg/日と推定され，その主な供給源はパンと乳製品であった（Haldimann *et al*., 2005）。多くの国々では，家庭の調理や食卓で，ヨード添加塩の使用により，ヨウ素摂取量が加算されている。ヨウ素添加食塩を含む食品を煮たり，焼いたり，缶詰にしても，ヨウ素の損失量はわずか（10%以下）である（Chavasit *et al*., 2002）。

食品のヨウ素含有量は，灌漑水，肥料，家畜飼料に含まれるヨウ素量に影響を受ける。搾乳機や搬送用容器の洗浄に用いるヨードフォアは，乳製品のヨウ素含有量を増加させる。ヨウ素酸塩は伝統的にパン生地調整剤として用いられていた。しかし，今ではヨウ素を含まない調整剤に置き換わりつつある。エリスロシン（食用赤色3号）は食品，化粧品そして医薬品の赤色着色剤としてよく用いられ，ヨウ素含有量が多い。栄養補助剤（いわゆるサプリメント）はしばしばヨウ素を含む。第3回アメリカ健康栄養調査(NHANES Ⅲ)によると，男性の12%，非妊娠女性の15%がヨウ素を含む栄養補助剤を摂取し，栄養補助剤からのヨウ素摂取量の中央値は，成人で約140μg/日であった（Insititute of Medicine, 2001）。他のヨウ素供給源には，浄水剤，X線造影剤や医薬品(例えば，抗不整脈剤アミオダロンは75mg/錠含有)，外用消毒剤(例えばポビトンヨードは約10mg/錠含有）がある。

吸収，代謝，排泄

ヨウ素はいくつかの化学形態で摂取されるが，胃および十二指腸で速やかに吸収される。ナトリウム/ヨウ化物共輸送体（sodium/iodide symporter：NIS）は，膜貫通タンパク質で腸細胞の頂端表面に存在しヨウ素の能動輸送を媒介する（Nicoala *et al*., 2009)。食塩へのヨウ素添加剤として広く用いられているヨウ素酸塩は，腸管で還元されてヨウ化物イオンとして吸収される。健常成人のヨウ素吸収率は90%以上である（Institute of Medicine, 2001）。有機態のヨウ素は一般的に消化を受け遊離ヨウ素となり吸収されるが，そのままの化学形態で吸収されるものもある。例えば，甲状腺ホルモンのチロキシンは，経口投与量の約75%がそのまま吸収される。

ヨウ素欠乏は地方病性甲状腺腫の主因であるが（下記参照），甲状腺の代謝を妨げる“甲状腺腫誘発物質”と呼ばれる食品成分が，ヨウ素欠乏の影響を増強することがある（Gaitan, 1990）。よく知られている例は，リナマリンというチオグリコシドで，多くの発展途上国で主食のキャッサバに含まれる。キャッサバの水さらしや調理が不十分でリナマリンがよく取り除かれていないと，リナマリンは消化管で加水分解を受けてシアン化物を生成し，チオシアネートへと代謝される。チオシアネートは，甲状腺によるヨウ素の取込みを阻害する。アワ，サツマイモ，豆，アブラナ科の野菜（例えばキャベツ）には，リナマリンとは別の甲状腺腫誘発物質が含まれている。未処理水は甲状腺におけるヨウ素化反応を阻害する腐植質由来物質を含む可能性がある。レゾルシノール，過塩素酸，フタル酸などの産業汚染物質も甲状腺腫を誘発する可能性がある。しかし，これらの物質のほとんどは，ヨウ素欠乏が共存しなければ，臨床的に目立った影響を示さない。

セレン，鉄，ビタミンAの欠乏は，ヨウ素欠乏の影響を増強する。グルタチオンペルオキシダーゼおよび脱ヨウ素酵素はセレン依存性酵素である。セレンが欠乏すると，過酸化物が蓄積して甲状腺に障害が生じるかもしれない，また，脱ヨウ素酵素の不足は甲状腺ホルモンの合成量を低下させる(Zimmermann and Kohrle, 2002)。これらの機序は，粘液水腫型のクレチン病の病因とされている（次節参照）。鉄が欠乏すると，甲状腺のヘム依存性甲状腺ペルオキシダーゼ活性が低下し，甲状腺ホルモンも生合成が低下する。甲状腺腫の小児では，鉄欠乏性貧血状態になるとヨウ素添加の予防効果は鈍り，一方，鉄の補給はヨウ素添加油やヨウ素添加食塩の効果を改善する（Zimmermann, 2006）。ヨウ素欠乏の小児におけるビタミンA欠乏は甲状腺刺激ホルモン濃度を高めて甲状腺腫の発症リスクを高める。これはおそらく，ビタミンAを介した脳下垂体での甲状腺刺激ホルモンβ鎖遺伝子発現抑制が働かないためと考えられる(Zimmermann *et al*., 2007)。

吸収されたヨウ素の体内分布容積は，細胞外液の分布容積とほぼ等しい。ヨウ素は主に甲状腺と腎臓によって血液循環から除かれるが（図36.1），腎臓によるヨウ素

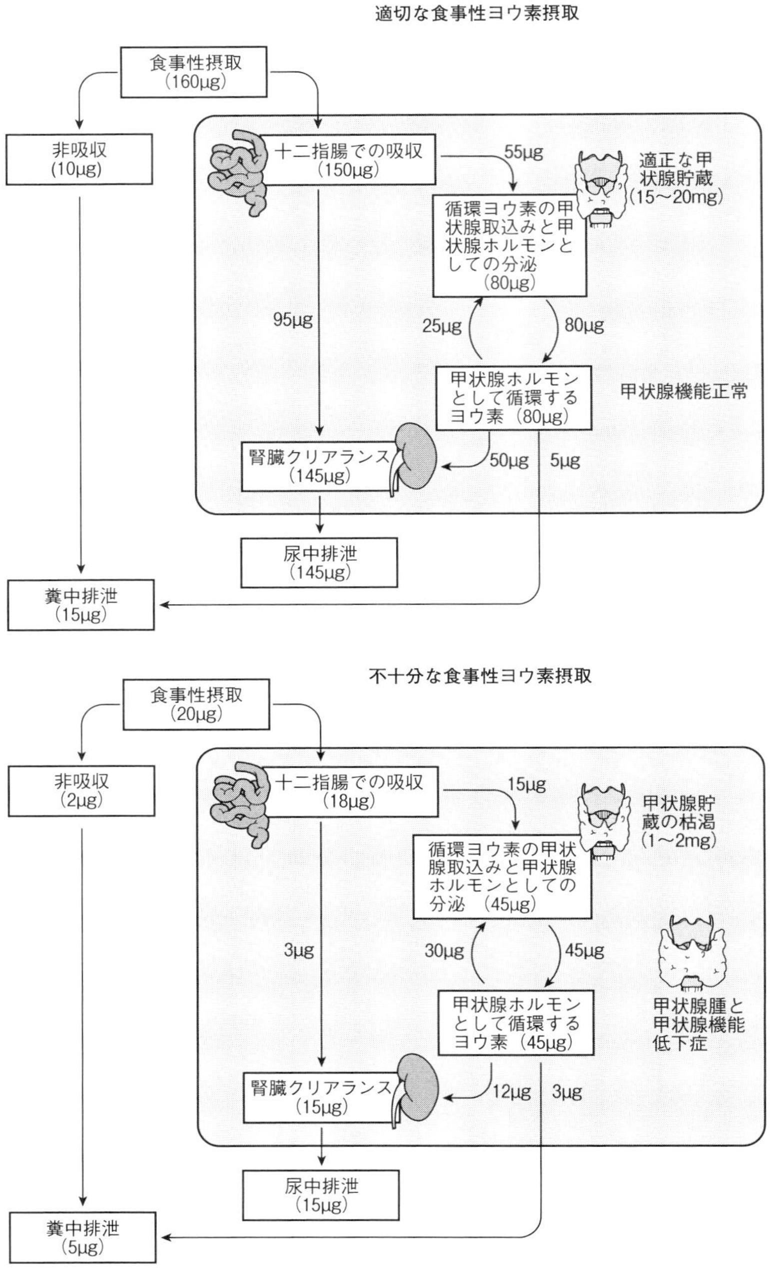

図36. 1

食事性のヨウ素の90%以上が十二指腸で吸収される。ヨウ素は，ヨウ化物イオンとして，主に甲状腺と腎臓で循環系から取り除かれる。甲状腺による取込みはヨウ素摂取量によって異なる。

上段：ヨウ素用量が十分な人は，適切な量の甲状腺ヨウ素貯蔵があり，循環ヨウ素の約35%が甲状腺に取り込まれ，失った分と甲状腺ホルモンの相当量を補う。

下段：慢性的ヨウ素欠乏状態では，循環ヨウ素の約65%が甲状腺に取り込まれる。しかし，甲状腺のヨウ素は枯渇しており，甲状腺機能低下症が発症する。

のクリアランスはほぼ一定なのに対して，甲状腺によるクリアランスはヨウ素摂取量によって変動する。ヨウ素供給量が十分ならば，吸収されたヨウ素の10％以下が甲状腺に取り込まれる。慢性のヨウ素欠乏ではこの割合は80％以上となる。授乳期の乳腺はヨウ素を濃縮して母乳に分泌し，ヨウ素が乳児に供給される。血中のヨウ素代謝回転は速く，通常，血漿中ヨウ素の半減期は約10時間であるが，ヨウ素欠乏や甲状腺機能亢進症のように甲状腺機能が亢進している場合は，さらに短縮する。

健常成人の身体には20mg までのヨウ素が存在し，そのうち70～80％が甲状腺に分布している。慢性のヨウ素欠乏では，甲状腺のヨウ素含有量は1mg 以下に低下する。ヨウ素の十分な地域では，成人の甲状腺は60～80μg/日の要素を取り込んで損失分を補い，甲状腺ホルモンの合成を維持している。甲状腺濾胞細胞の基底膜に存在するナトリウム/ヨウ化物共輸送体（sodium/iodide symporter：NIS）は血漿からヨウ素を取り込み，甲状腺のヨウ素濃度を血漿の20～50倍に高めている（Eskandari *et al*., 1997）。NIS はヨウ素を能動輸送によって甲状腺内に濃縮している。この能動輸送は，電気化学ポテンシャル勾配に沿ったナトリウムイオンの細胞内への流入に共役して，ヨウ化物イオンがその電気化学ポテンシャル勾配に逆行して細胞内にくみ上げられる仕組みによってなされる。

チログロブリン（thyroglobulin：Tg）は分子量660,000の大きな糖タンパク質で，甲状腺でのヨウ素運搬体の役割を持つ。甲状腺濾胞細胞の頂端膜面で甲状腺ペルオキシダーゼ（thyroperoxidase：TPO）と過酸化水素の作用によってヨウ化物イオンは酸化されて Tg のチロキシン残基に結合し，甲状腺ホルモンの前駆体であるモノヨードチロシン（monoiodotyrosine：MIT）およびジヨードチロシン（diiodotyrosine：DIT）を生成する（図36.2）。続いて，TPO はヨードチロシンのフェニル基同士のエーテル型カップリング反応を触媒して甲状腺ホルモンを合成する。2分子の DIT の結合によりテトラヨードチロニン，すなわちチロキシン（thyroxine：T4）が，1分子の MIT と1分子の DIT の結合によりトリヨードチロニン（triiodothyronine：T3）が生成する。このように，T3 は構造的に T4 とほぼ同一であるが，ヨウ素は外環 5′位の分が1つ少ない（図36.3）。ヨウ素は T4 の重量の65％，T3 の重量の59％を占める。甲状腺において重量比として0.1～1.0％のヨウ素を含む成熟 Tg は，細胞外，すなわち甲状腺濾胞内腔のコロイド液中に蓄積される。この成熟 Tg はエンドサイトーシスによって濾胞細胞内へ取り込まれ，エンドソーム，そしてリソソーム内のタンパク質分解酵素の作用を受けて T4 および T3 が生成し，T4 と T3 は血液循環へと放出される。MIT と DIT は，通常血中に放出されない。両分子が持つヨウ素はセレン依存性脱ヨウ素酵素の作用を受けて取り除かれて，甲状腺内で再利用されており，ヨウ素の保持に役立っている（Kohrle and Gartner, 2009）。

循環血中では，甲状腺ホルモンは主に輸送タンパク質のチロキシン結合グロブリンと非共有結合しているが，トランスチレチンやアルブミンと結合しているものもある。標的組織，すなわち肝臓，腎臓，心臓，筋肉，脳下垂体，および発達期の脳では T4 は脱ヨウ素化されて甲状腺ホルモンの主要な生理活性型である T3 へと変換される。この T3 は核内受容体の甲状腺ホルモン受容体と結合し，このリガンド–受容体結合体は，甲状腺ホルモン応答遺伝子の応答 DNA 配列に結合して作用を発揮する（Yen, 2001）。甲状腺ホルモンは受容体と結合し，いくつかの情報伝達系（ATP カスケードやイノシトールリン酸カルシウムカスケードなど）を刺激して，タンパク質の生合成系を促進または抑制する。

T4 と T3 は複雑な経路を経て分解され，両者の代謝回転は比較的遅く，T4 の半減期は約5日，T3 は1.5～3日である（Oppenheimer *et al*., 1975）。遊離したヨウ素は血漿プールに入り再び甲状腺に取り込まれるか，尿中に排泄される。摂取ヨウ素の90％以上は最終的に尿中に排泄され，糞中への排泄はわずかである。

甲状腺ホルモン代謝の主な調節役は甲状腺刺激ホルモン（thyroid–stimulating hormone：TSH）で，TSH は脳下垂体から分泌される分子量約28,000のタンパク質ホルモンである。TSH の分泌は甲状腺ホルモンの血中レベルによる負のフィードバックにより制御され，また，視床下部からの TSH 放出ホルモンにより調節されている。TSH は，甲状腺における NIS の発現を刺激してヨウ素の取込みを促進させる。TSH は転写段階で NIS 遺伝子発現を調節している。この転写調節は，転写因子の Pax 8 結合配列と cAMP 応答エレメント様の配列を含む甲状腺特異的エンハンサー配列を介して行われる（Taki *et al*., 2002）。さらに，TSH は Tg の分解と甲状腺ホルモンの血中への放出を刺激する。TSH 分泌は基本的に甲状腺ホルモンによって制御されているので，一般的に血清 TSH 濃度の上昇は原発性甲状腺機能低下症で，また濃度低下は原発性甲状腺機能亢進症でみられる。

生理機能と欠乏症

甲状腺ホルモンは生殖，生長，および発達を含むさまざまな生理機能の調節にかかわっている。妊娠期間中初期（第1三半期）では，胎児の甲状腺が機能し始める前で，甲状腺ホルモンは胎盤から胎児へと移行する。発達期の脳では，神経細胞の成長と遊走に影響し（Morreale de Escobar *et al*., 2004），また，末梢組織と骨格の成長を促進する。甲状腺ホルモンは，ほとんどの組織でエネルギー代謝を増加させ，基礎代謝率を上げる。

ヨウ素欠乏は，動物やヒトの発達と成長にさまざまな

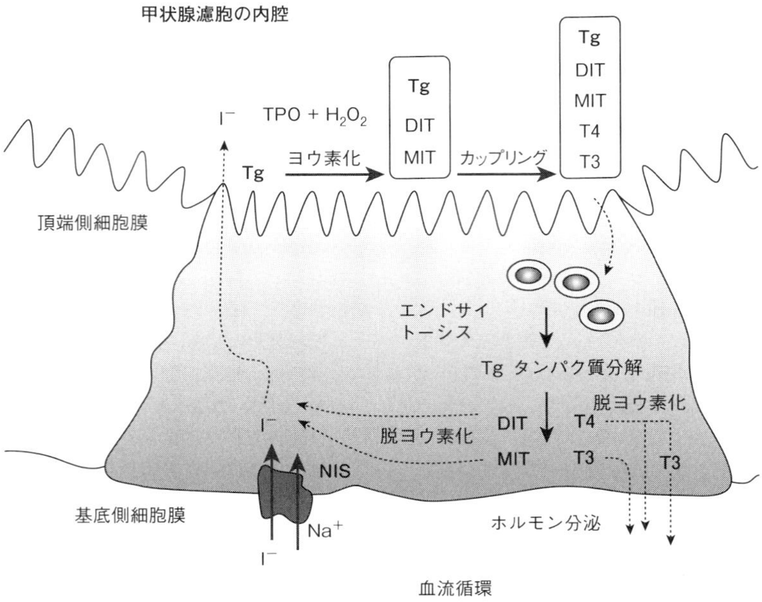

図36. 2　甲状腺細胞によるヨウ素経路

ヨウ化物イオン(I^-)は，ナトリウム/ヨウ化物イオン共輸送体(sodium/iodide symporter：NIS）によって，基底側細胞膜において甲状腺細胞内へと輸送され，頂端側細胞膜へと移動する。I^-は，甲状腺ペルオキシダーゼ（TPO）と過酸化水素（H_2O_2）により酸化されて，チログロブリン（Tg）のチロシン残基に結合し，ホルモンの前駆体のモノヨードチロシン（MIT）とジヨードチロシン（DIT）を生成する。Tg分子上のこれらの残基は，濾胞の内腔でカップリングしてチロキシン（T4）とトリヨードチロニン（T3）を生成する。Tgはエンドサイトーシスによって細胞に取り込まれ，タンパク質分解を受ける。生じたT4とT3は血液循環系へと分泌され，また，MITとDIT分子上のヨウ素は甲状腺細胞内で再利用される。

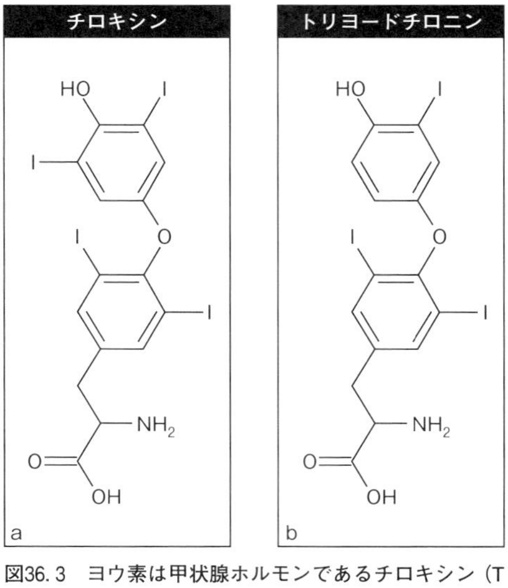

図36. 3　ヨウ素は甲状腺ホルモンであるチロキシン（T4）とトリヨードチロニン（T3）の必須成分である

有害作用を与える。これらは，ヨウ素欠乏症(iodine deficiency disorders：IDD)（表36. 1）と総称される，普通にみられる最も重要なヒトの疾患のひとつで（World Health Organization, 2007)，ヨウ素欠乏による甲状腺ホルモンの産生量低下の結果もたらされる。

甲状腺肥大（甲状腺腫）は，ヨウ素欠乏の典型的な症状であり（図36. 4A)，慢性のヨウ素欠乏に対する生理的な適応反応による。ヨウ素摂取量が減るにつれて，甲状腺へのヨウ素の取込みを最大限まで増やせるようにTSHの分泌が亢進する。そして，増加したTSHは甲状腺の異常肥大や過形成をもたらす。初期の甲状腺腫は，び漫性の均質な肥大を特徴とするが，やがて濾胞は融合して被嚢ができ，結節性甲状腺腫を形成する。大きくなった甲状腺腫は美容上好ましくなく，気管や食道の管腔を狭め，反回神経を傷害してしわがれ声の原因となることがある。

甲状腺腫は外見上確認しやすいヨウ素欠乏の症状であるが，最も重篤な障害は，発達期の脳に現れる。妊娠期の重度のヨウ素欠乏は死産，流産，そして，先天性異常の発症頻度を増加させる。ヨウ素欠乏の深刻な地域では，妊婦へのヨウ素添加油の予防投与が，胎児死亡率や周産期死亡率の減少に役立つ（Zimmermann, 2009）。胎児の脳はヨウ素欠乏の影響を受けやすく，中枢神経系の神経細胞の移動と髄鞘形成には正常なレベルの甲状腺ホルモンが欠かせない（Auso *et al*., 2004）。胎児期の甲状腺機能低下症のなかで，最も重篤な神経障害を有する疾患としてクレチン症がある。その特徴は，全般的な神経発達遅滞とさまざまな程度の低身長，聴覚障害，痙直を伴う（Zimmermann *et al*., 2008）（図36.4B）。重度なヨウ素欠乏地域住民の10％程度までに，クレチン症様の症状が現れる。ヨウ素の予防投与は，かつてヨウ素の重度欠乏症が現れたスイス，オーストリアとイタリアにまたがるアルペン地域で，新たなクレチン症の発症を抑えている。新たなクレチン症の発症例はまれであるが，ヨウ素欠乏は今なお世界の人口の約1／3に影響し，認知機能の遅れをもたらしているかもしれない。メタアナリシスの結果は，中等度から重度のヨウ素欠乏は（ヨウ素欠乏の程度は表36.4で示した尿中ヨウ素量濃度の中央値に対するカットオフ値で定義されている），IQ値を13.5ポイント低下させるということを示している（Bleichrodt *et al*., 1996）。ヨウ素欠乏は世界的規模で神経発達遅滞をもたらす原因を予防することが可能な日常的なもののひとつである。ヨウ素欠乏が軽度から中程度の地域では，学童期の認知障害はヨウ素の投与によって，少なくとも部分的には回復可能である（Zimmermann *et al*., 2006a, Gordon *et al*., 2009）。

1990年以前にヨウ素が完全に充足していたのはスイス，スカンジナビア諸国，オーストラリア，アメリカ，カナダなどの少数の国々だけであった。それ以降は，ヨウ素添加食塩が広く導入されてヨウ素欠乏は激減した。世界保健機関（World Health Organization：WHO）は最近，全世界のヨウ素欠乏症の発症率を推定した。尿中ヨウ素量（UI）が100μg/L未満を欠乏と定義されるヨウ素の栄養状態が不適切な人は20億人で，そのなかの2億6千6百万人が学童期の子供であった（表36.2）。学童期の子供のヨウ素欠乏症罹患率は31.5％である（de Benoist *et*

表36.1　年齢グループ別ヨウ素欠乏症

年齢グループ	ヨウ素欠が健康に及ぼす影響
すべての年齢	甲状腺腫 甲状腺の核放射線への危険性の増加
胎児	流産 死産 先天性奇形
新生児	乳児死亡 地方病性クレチン症
小児・青年	精神機能遅滞 体格成長遅延
成人	精神機能遅滞 労働生産性低下 毒性結節性甲状腺腫；ヨウ素誘導性甲状腺機能亢進症 中等度から高度ヨウ素欠乏における甲状腺機能低下症

World Health Organization（2007）より改変。

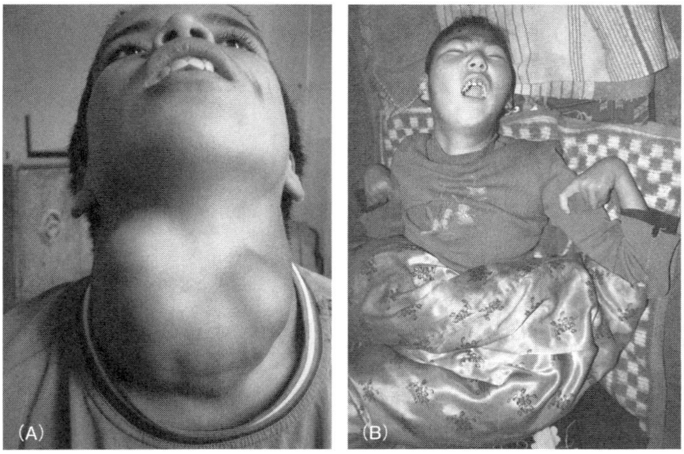

図36.4

A：大きな結節性甲状腺腫。北部モロッコの14歳の少年に認められた例。気管や食道の管腔を狭め，反回神経を傷害してしわがれ声である。

B：クレチン症。西部中国の9歳の少女に認められた例。神経性クレチン症の典型的3症状，細目を伴う重度の精神遅滞，聾唖，そして，手足の痙直を示した。

Michael B. Zimmermann の許可を得て掲載。

表36.2　WHO 地域区分ごとの，一般集団（すべての年齢群）および学童（6～12歳）のヨウ素欠乏割合（2007）

WHO 地域区分 [a]	尿中ヨウ素100μg/L 以下の人数 [b]（100万人）と割合（%）	
	一般集団	学童
アフリカ	312.9 [41.5%]	57.7 [40.8%]
アメリカ	98.6 [11.0%]	11.6 [10.6%]
東地中海沿岸	259.3 [47.2%]	43.3 [48.8%]
ヨーロッパ	459.7 [52.0%]	38.7 [52.4%]
東南アジア	503.6 [30.0%]	73.1 [30.3%]
西太平洋	374.7 [21.2%]	41.6 [22.7%]
全世界	2,008.8 [30.6%]	266.0 [31.5%]

[a]：WHO 加盟193国地域，[b]：2006年推定人口に基づく（国際連合，2011参照）。
データ：de Benoist *et al*., 2008。

表36.3　年齢，集団別の推奨ヨウ素摂取量（μg/日）

年齢，集団	Institution of Medicine（アメリカ）[a]		年齢，集団	WHO[b]
	EAR	AI または RDA		RNI
新生児（0～12月齢）	—	110～130	小児（0～5歳）	90
小児（1～8歳）	65	90	小児（6～12歳）	120
小児（9～13歳）	73	150		
成人（13歳以上）	95	150	成人（12歳以上）	150
妊婦	160	220	妊婦	250
授乳婦	200	290	授乳婦	250

AI：目安量，EAR：推定平均必要量，RDA：推奨量，RNI：推奨栄養素摂取量。
[a] データ：Institute of Medicine, 2001，[b] データ：World Health Organization, 2007。

al., 2008)。かつてヨウ素が十分に満たされていたオーストラリア，イギリス，アメリカで，ヨウ素の摂取量が低下している。オーストラリアとイギリスは現在では軽度のヨウ素欠乏状態となっている。現在，アメリカ女性の UI の中央値は130μg/L であり，今でも適切な状態であるが，1970年代の中央値321μg/L の半分以下である（Perrine *et al*., 2010）。アメリカの食事では乳製品がヨウ素の主要な供給源である。乳製品を消費しない女性はヨウ素欠乏症のリスクがあるかもしれない（Perrine *et al*., 2010）。このような状況は，世界の国々でヨウ素の栄養状態を定期的にモニターすることの重要性を示している。

ヨウ素要求量と栄養状態の評価

アメリカ科学アカデミーの食品栄養委員会は，乳幼児におけるヨウ素の目安量（adequate intake：AI）と小児・成人・授乳婦の推奨量（recommended dietary allowance：RDA）を設定している（Institute of Medicine, 2001）（表36.3）。WHO は，推奨栄養素摂取量（recommended nutrient intakes：RNI）を定義した（World Health Organization, 2007）（表36.3）。年齢や人種別グループごとのヨウ素の必要量を，放射線標識ヨウ素取込み法，試験食事糞便検査法，および，要因の推定法（factorial estimates）を用いてヨウ素の要求量が決められた（Institute of Medicine, 2001）。

ヨウ素栄養の評価はいくつかの方法でなされる。最も一般的な方法は，甲状腺サイズと尿中ヨウ素（urinary iodine：UI）濃度の測定である（World Health Organization, 2007）。他の指標としては，新生児のチロトロピン（thyrotropin：TSH），チログロブリン（thyroglobulin：Tg），チロキシン（thyroxine：T4），トリヨードチロニン（triiodothyronine：T3）の血中濃度がある。後述するように，UI は，短期のヨウ素摂取（数日）に鋭敏な指標で，血清 Tg は中期のヨウ素摂取（週から月），甲状腺腫の割合は長期（月から年）のヨウ素栄養の状態を反映する。

甲状腺腫の検査には，頸部の触診と甲状腺超音波診断法がある。甲状腺腫検診が学童期に通常行われる。甲状腺の触診により，左右両葉が被験者の拇指の末端骨よりも大きいと，甲状腺腫とみなされる。WHO の古典的分類系では，0度：触知あるいは目視できない甲状腺の状態，1度：頸部を正常な位置に保った状態で触診可能であるが，目視できない甲状腺（甲状腺は目立つほど肥大していない），２度：頸部を正常な位置に保った状態で明瞭に目視できる甲状腺腫，とされている。

ヨウ素が軽度から中等度に不足している地域では甲状腺腫は小さく，超音波診断による甲状腺サイズの測定が，より客観的で的確な方法であり，触診より望ましい。ポータブル超音波診断装置は野外での使用が可能であり，ヨウ素が充足している地域の子供たちの年齢，性，体表面積から設定された国際参照基準に従い，甲状腺腫の分類が行われている（Zimmermann *et al*., 2004a）。甲状腺腫の発症割合をもとにヨウ素不足度が規定されている（５％未満はヨウ素充足，5.0〜19.9％は軽度の欠乏，20.0〜29.9％は中度の欠乏，30％以上は重度の欠乏）（World Health Organization, 2007）。

地方病性甲状腺腫発症地域で，ヨウ素摂取量の増加に対応して甲状腺サイズが減少すると予測されるが，ヨウ素不足が改善してから数か月から数年しても甲状腺サイズは正常に戻らない可能性がある（Zimmermann *et al*., 2003a）。この移行期における甲状腺腫の割合は，集団としてのヨウ素栄養の履歴および現在の状態を反映していて，その解釈は難しい。このような遅延期間があっても，ヨウ素添加食塩プログラムの継続は学齢期甲状腺腫の割合を５％以下に減少させている。このことは，公衆衛生上の重要な課題としてのヨウ素欠乏症の撲滅（の実態）を示している（World Health Organization, 2007）。

摂取したヨウ素の90％以上が尿に排泄されるので，UIは直近のヨウ素摂取の優れた指標である。ほとんどのUI測定法の原理は，Sandell-Kolthoff反応に基づいている。すなわち，ヨウ化物イオンが，亜ヒ酸存在下に，硫酸セリウムアンモニウム（黄色）から酸化セリウム（無色）への還元反応を進める（Bier *et al*., 1998）。UIは，濃度（µg/L），クレアチニン排出量による補正値（µgヨウ素/gクレアチニン），あるいは，24時間排出量（µg/日）で示される。個人のヨウ素摂取量の推定には，24時間排出量が適している。集団を対象とするフィールド調査では，24時間の蓄尿は非現実的で，母集団から抽出した代表的な被験者のスポット尿についてUI（µg/L）を測定し，その中央値が示される（World Health Organization, 2007）（表36.4）。個人間の尿量の差は大集団を対象とすると均質化されるので，スポット尿の中央値は24時間蓄積尿とよい相関を示す。尿中クレアチニンによる補正は，低栄養者の尿で低値を示すために，一日尿中ヨウ素排泄量を推定するうえで信頼性を欠く恐れがある。集団を対象としたスポットUI測定値は，しばしば間違った解釈が下される。UI中央値は集団の状態を表す指標であるが，UIの中央値が100µg/L以下の集団で，すべての被験者がヨウ素欠乏であるとする間違いを下しがちである。ヨウ素充足地域で甲状腺内のヨウ素貯蔵が十分であっても，個人のスポットUI測定値は日々大きく変動する。

集団の一日ヨウ素摂取推定量は，24時間尿量の平均推定量を用いて，また，ヨウ素の標準的な生体利用率を92％と仮定して，UIから外挿して求められる。その算出には次の計算式が用いられる（Institute of Medicine, 2001）。

尿中ヨウ素（µg/L）×0.0235×体重（kg）
＝一日ヨウ素摂取量

この式によると，標準的な成人においてUIが100µg/Lであると，一日ヨウ素摂取量はおよそ150µgに相当する。

血清TSHレベルは，主に循環血中の甲状腺ホルモン量によって決まり，甲状腺ホルモン量はヨウ素摂取量を反映するので，TSHはヨウ素栄養の指標として用いられる。しかし，年長の小児や成人では，ヨウ素欠乏によって血清TSHはわずかに増加することもあるが，正常範囲の値を示すことも多い。したがって，成人では，TSHはヨウ素栄養の指標として感度が鈍い。一方，新生児のTSHはヨウ素栄養の鋭敏な指標である。成人に比べて新生児の甲状腺では，ヨウ素含有量は少ないがヨウ素の代謝回転は速い。ヨウ素供給量が少ない場合には，特にヨウ素の代謝回転速度を維持するためにTSHによる刺激が強化される。ヨウ素欠乏地域の新生児の血清TSH濃度は，生後の数週間で上昇し，この上昇は新生児一過性甲状腺機能低下症といわれる。ヨウ素欠乏地域で一過性甲状腺機能低下症の新生児が増えて，３％以上の新生児で全血TSHが閾値である5 mU/L以上の値を示した場合，母集団のヨウ素欠乏が示唆される（Zimmermann *et al*., 2005a）。TSHは，多くの国で先天性甲状腺機能低下症の新生児スクリーニング検査に利用されている。こうしたスクリーニング検査は，適正に実施されていれば，ヨウ素栄養の鋭敏な指標といえる。発達期の脳はヨウ素欠乏に感受性が高く，脳が発達する新生児期にTSHはたいへん重要な指標となっている。

チログロブリン（Tg）は，甲状腺でのみ生合成され，甲状腺内で最も含有量の多いタンパク質である。ヨウ素が充足しているとTgの循環血中への分泌は少なく，血清Tg濃度は通常10µg/L以下である。地方病性甲状腺腫発症地域では，甲状腺細胞の容積増大およびTSH刺激により血清Tgレベルは高まり，ヨウ素状態のよい指標となる（Zimmermann *et al*., 2003b；Vejbjerg *et al*., 2009）。Tgは，指を穿刺して得た血液の乾燥スポット試料としても分析可能なため，採血と輸送が簡便で（Zimmermann *et al*., 2006b），学齢児集団のヨウ素栄養状態の新指標として測定が推奨されている（World Health Organization, 2007）。対照的に，甲状腺ホルモン濃度は不十分なヨウ素指標である。ヨウ素欠乏集団において，血清T3は増加するか変化がない。通常，血清T4は減少する。しかもこれらの値は，しばしば正常範囲内で，ヨウ素充足地域の値と重複する。このように，甲状腺ホルモンのレベルはヨウ素栄養指標として感度が鈍い。

表36.4　尿中ヨウ素濃度の中央値および濃度範囲に基づいたヨウ素影響評価のための WHO の疫学的基準

集団	ヨウ素摂取	ヨウ素栄養
学齢		
＜20μg/L	不十分	重度のヨウ素欠乏
20～49μg/L	不十分	中等度のヨウ素欠乏
50～99μg/L	不十分	軽度のヨウ素欠乏
100～199μg/L	十分	最適
200～299μg/L	十分以上	感受性の高い集団でヨウ素誘導性甲状腺機能亢進症のリスクあり
＞300μg/L	過剰	健康上の有害事象を生じるリスクあり（ヨウ素誘導性甲状腺機能亢進症，自己免疫性甲状腺疾病）
妊婦		
＜150μg/L	不十分	
150～249μg/L	十分	
250～499μg/L	十分以上	
≧500μg/L[a]	過剰	
授乳婦[b]		
＜100μg/L	不十分	
≧100μg/L	十分	
2歳以下の小児		
＜100μg/L	不十分	
≧100μg/L	十分	

[a]：“過剰”とは，ヨウ素摂取レベルがヨウ素欠乏症の発症を予防するに必要な量を超えていて，健康に悪影響を与えるリスクが増している状態を意味している。

[b]：授乳婦において，尿中ヨウ素濃度値の中央値はヨウ素要求量よりも低い。なぜなら，母乳中へのヨウ素の分泌があるからである。

データ：World Health Organization（2007）。

予防とその施策

集団を対象にヨウ素欠乏を是正するために用いられている方法は，ヨウ素添加油およびヨウ素添加食塩の2つである。ヨウ素不足のほぼすべての地域において，ヨウ素欠乏に対する最も効果的な方法は，ヨウ素添加食塩の利用である（World Health Organization, 2007）。ヒトが消費するすべての食塩は食品産業で用いるものも含めて，ヨウ化物処理したものを継続的に使用すべきである。スイスでは，かつては地方病性甲状腺腫やクレチン症に悩まされてきたが，半世紀以上にわたって国家プログラムとその追跡調査が適切に行われ，ヨウ素欠乏が効率的に排除された（Zimmermann *et al*., 2005a）。ヨウ素は食塩にヨウ化カリウム（KI）やヨウ素酸カリウム（KIO_3）として添加される。KIO_3は食塩中の不純物，湿度，多孔性の包装の下で安定性が高く推奨される（Diosady and Mannar, 2000）。ヨウ素は，地域の食塩摂取量に応じて，20～40mg ヨウ素/kg 食塩の濃度で添加される（World Health Organization, 2007）。しかし，先進工業国では，食塩摂取量の80～90％が加工食品に由来する（Sanchez-Castillo *et al*., 1987；Anderson *et al*., 2009）。このような状況で，家庭で消費される食塩がヨウ素添加されるだけでは，十分量のヨウ素が供給されないことになる。したがって，加工食品にもヨウ素添加食塩を使用することが必須であるが，多くの国で加工食品にヨウ素添加食塩が使用されていない。ヨウ素添加は食味の劣化を早めるという誤解が広がり，加工食品業者はヨウ素添加にしばしば前向きではない。しかし，このような食味の変化は，ppm というごく微量のヨウ素を含む強化食塩を使用して起こることではない。慢性疾患を予防するために食塩の摂取を減らすという近年の主張と，ヨウ素欠乏を防ぐためのヨウ素添加食塩の使用は，対立する施策ではない。食塩摂取量を1日当たり5g 以下に減らしても，ヨウ素添加法で推奨ヨウ素摂取量を供給することは可能である。

WHO，国際連合児童基金（UNICEF），および，ヨウ素欠乏症国際対策機構（International Council for the Control of Iodine Deficiency：ICCIDD）による大規模な国際的取組みによって，120か国以上でヨウ素添加食塩プログラムが実施され，2006年に世界の約70％の人々がヨウ素添加食塩を利用できたが，1990年には10％以下であった（United Nations Children's Fund, 2008）。しかし，このプログラムはいまだに不十分な点もあり，ヨウ素欠乏になりやすい社会経済的な最貧階級で，ヨウ素添加食塩の使用が最も少ない。国家プログラムを成功に導くためには，食塩の製造あるいは輸入の場で，行政の基準に従ってヒトが消費する食塩の95％以上にヨウ化物が添加されるべきである。世界的に，ヨウ素添加食塩プログラムの持続性が主要な焦点となってきている。これらのプログラムは脆弱で，国，寄贈者，消費者と製塩業者の長期間の寄与が欠かせない。ヨウ素欠乏を消滅させたはずの国々の一部では，ヨウ素添加食塩プログラムが崩壊し，ヨウ素欠乏が再発している（Dunn, 2000）。ヨウ素欠乏地域の子供たちは，ヨウ素添加食塩プログラムがたとえ短期間中断しただけでも，その影響を受けやすい（Zimmermann *et al*., 2004b）。

食塩へのヨウ化物添加が，ヨウ素欠乏の管理のために短期間でも中断される可能性のある地域がある。こうした状況は，コミュニケーション手段が乏しく，多数の小規模な食塩生産業者が点在しているような遠隔地で生じる。これらの地域では，ヨウ素欠乏の改善のためにヨウ素添加油のような他の選択肢を考慮すべきである（World Health Organization, 2007）。ヨウ素添加油は，植物油をエステル化して得た不飽和脂肪酸の二重結合部位にヨウ素を添加して調製する。投与は経口，あるいは，筋肉注射による。筋肉注射は作用が長期間（約２年まで）持続するが，経口投与がより簡便で一般的である。ヨウ素添加油は，ヨウ素添加食塩を入手できない中等度から重度のヨウ素欠乏者に推奨され，出産年齢の女性，妊婦，小児が対象となる。推奨投与量は，女性に対して400mgヨウ素/年，７～24か月齢の子供に対して200mgヨウ素/年である（World Health Organization, 2007）。ヨウ素は，ヨウ化カリウムかヨウ素酸塩をドロップや錠剤，また，飲用水や灌漑用水として与えることができる（Squatrito *et al*., 1986）。ヨウ素の栄養補助剤（約150μg/日）は，軽度から中等度のヨウ素欠乏地域の妊婦や授乳婦に推奨される。アメリカでは，妊婦の食事性のヨウ素摂取量が適正かは不確かで，専門家は妊婦にヨウ素補助剤の摂取を呼びかけた（Becker *et al*., 2006）。ヨウ素添加食塩プログラムが年長の子供や妊婦に十分量のヨウ素を供給している国々で，特に，ヨウ素を含んでいない調製乳を摂取している離乳後の新生児はヨウ素欠乏の危険にさらされているかもしれない（Andersson *et al*., 2010）。

過剰と毒性

急性ヨウ素中毒は，何グラムものヨウ素を摂取した場合に生じ，消化管刺激，腹痛，吐き気，嘔吐，下痢，そして，心血管症状，昏睡，チアノーゼを起こす（Pennington, 1990）。ほとんどの人は，食事性ヨウ素に対し強い耐性を示す。アメリカ科学アカデミーの食品栄養委員会は，ヨウ素の耐容上限量（tolerable upper intake level：UL）を設定している（Institute of Medicine, 2001）。ULは，ほぼすべてのヒトに健康上の有害作用を与えない最大の一日摂取量である。ULは，１～３歳では200μg/日，４～８歳では300μg/日，９～13歳では600μg/日，14～18歳では900μg/日，それ以上では1,100μg/日である。自己免疫性甲状腺疾患や慢性ヨウ素欠乏の患者では，これらより低い摂取量でも有害作用が現れるかもしれない（Zimmermann *et al*., 2008a）。

ヨウ素が充足している人では，ヨウ素多量摂取の最初期の典型例は，血清T4やT3の低下を伴わない血清TSH上昇を示す潜在性甲状腺機能低下症と呼ばれる状態である。ヨウ素の大過剰は甲状腺ホルモン産生を阻害し，TSHの産生を増やし，甲状腺が大きくなり，甲状腺腫に至る。健常な成人を被験者とした臨床試験で，750μg/日以上のヨウ素摂取によってTSH濃度の上昇を認めた（Chow *et al*., 1991）。子供では，500μg/日以上の慢性的摂取は甲状腺機能低下の初期徴候である甲状腺容積の増大をもたらした（Zimmermann *et al*., 2005b）。新生児では，母親のヨウ素摂取過剰，出生時に使用したβヨウ素（訳注：ヨウ素を含む消毒剤）からの過剰ヨウ素への曝露が原因となり，ヨウ素誘導性の甲状腺腫や甲状腺機能低下症を起こす恐れがある（Nishiyama *et al*., 2004）。中国で行われた前向き研究から，慢性ヨウ素摂取過剰は，不顕在性甲状腺機能低下症，および自己免疫性甲状腺炎のわずかな増加と関連した。しかし，明らかな甲状腺機能低下症や甲状腺機能亢進症ではなかった（Teng *et al*., 2006）。

慢性的ヨウ素欠乏の人々が急激にヨウ素摂取を増加させると，ヨウ素誘導性甲状腺機能亢進症（iodine-induced hyperthyroidism：IIH）の発症を促進させるかもしれない。例えば，IIHは，ヨウ素添加食塩のヨウ素含有量が高すぎたり，ヨウ素含有医薬品の投薬により生じる，ヨウ素過剰摂取により発症する可能性が高い。IIHは，主に結節性甲状腺腫がある高齢者に発症する。結節中の甲状腺細胞は，しばしばTSHコントロールに対する応答性を弱め，ヨウ素供給が急激に増えると，TSH制御から自立した結節は甲状腺ホルモンを過剰産生する（Corvilain *et al*., 1998）。IIHの症状には，バセドウ病の特徴である眼球突出は認められないが，体重減少，頻脈，筋力低下，皮膚熱感がみられる。IIHは心臓疾患を併発するとたいへん危険で，致死的となる恐れがある。IIHによる入院患者の増加とヨウ素欠乏予防対策の導入との関連性が，ヨーロッパ，アメリカといくつかのアフリカの国で認められた。その発症率は徐々に減る傾向にあるが，食塩へのヨウ素添加量を増やすと再び上昇するかもしれない。しかし，IIHの恐れから，食塩へのヨウ素添加に反対すべきではない。自立性結節とIIHの根本原因は慢性のヨウ素欠乏であるからである。IIHの発症リスクを減らすには，食塩のヨウ素添加レベルをモニターし，多すぎるときには減らすことである。

将来の方向性

今後，ヨウ素栄養学分野で最も重要度が高い研究は，集団のヨウ素摂取量と甲状腺疾患との関連性，線維嚢胞性乳腺疾患や免疫反応におけるヨウ素の潜在的役割，さらに，ビタミンA，鉄，そしてセレンを含む他の栄養素とヨウ素の相互作用に関してなどである。ヨウ素欠乏症（IDD）の分野では，妊娠期と新生児期のより適切なヨウ素レベルの検証に力を注がなければならない。これらの重要な対象者のヨウ素状態をモニターするよい指標を開発し検証する必要がある。ヨウ素添加食塩や他のものからの高いレベルのヨウ素摂取の影響を研究し，年代や集団別により適切なULを設定するための研究をさらに進めなければならない。地球規模では，ヨウ素欠乏の撲滅はもうすぐであるが，残っているヨウ素欠乏集団へのヨウ素添加食塩プログラムの推進と，現存のヨウ素添加食塩プログラムの質と持続性をさらに高めることが必要である。

（髙橋勇二訳）

推奨文献

World Health Organization, United Nations Children's Fund, International Council for Control of Iodine Deficiency Disorders (2007) *Assessment of Iodine Deficiency Disorders and Monitoring Their Elimination: A Guide for Programme Managers*, 3rd Edn. World Health Organization, Geneva.

Zimmermann, M.B. (2009) Iodine deficiency. *Endocr Rev* **30,** 376–408.

Zimmermann, M.B., Jooste, P.L., and Pandav C.S. (2008) Iodine-deficiency disorders. *Lancet* **372,** 1251–1262.

[文　献]

Andersen, L., Rasmussen, L.B., Larsen, E.H., *et al.* (2009) Intake of household salt in a Danish population. *Eur J Clin Nutr* **63,** 598–604.

Andersson, M., Aeberli, I., Wüst, N., *et al.* (2010) The Swiss iodized salt program provides adequate iodine for school children and pregnant women but weaning infants not receiving iodine-containing complementary foods are iodine deficient. *J Clin Endocrinol Metab* **95,** 5217–5224.

Auso, E., Lavado-Autric, R., Cuevas, E., *et al.* (2004) A moderate and transient deficiency of maternal thyroid function at the beginning of fetal neocorticogenesis alters neuronal migration. *Endocrinology* **145,** 4037–4047.

Becker, D.V., Braverman, L.E., Delange, F., *et al.* (2006) Iodine supplementation for pregnancy and lactation – United States and Canada: recommendations of the American Thyroid Association. *Thyroid* **16,** 949–951.

Bier, D., Rendl, J., Ziemann, M., *et al.* (1998) Methodological and analytical aspects of simple methods for measuring iodine in urine. Comparison with HPLC and Technicon Autoanalyzer II. *Exp Clin Endocrinol Diabetes* **106**(Suppl 3), S27–31.

Bleichrodt, N., Shrestha, R.M., West, C.E., *et al.* (1996) The benefits of adequate iodine intake. *Nutr Rev* **54,** S72–78.

Chavasit, V., Malaivongse, P., and Judprasong, K. (2002) Study on stability of iodine in iodated salt by use of different cooking model conditions. *J Food Comp Anal* **15,** 265–276.

Chow, C.C., Phillips, D.I., Lazarus, J.H., *et al.* (1991) Effect of low dose iodide supplementation on thyroid function in potentially susceptible subjects: are dietary iodide levels in Britain acceptable? *Clin Endocrinol (Oxf)* **34,** 413–416.

Corvilain, B., Van Sande, J., Dumont, J.E., *et al.* (1998) Autonomy in endemic goiter. *Thyroid* **8,** 107–113.

de Benoist, B., McLean, E., Andersson, M., *et al.* (2008) Iodine deficiency in 2007: global progress since 2003. *Food Nutr Bull* **29,** 195–202.

Delange, F., de Benoist, B., and Alnwick, D. (1999) Risks of iodine-induced hyperthyroidism after correction of iodine deficiency by iodized salt. *Thyroid* **9,** 545–556.

Diosady, L.L. and Mannar, M.G.V. (2000) Stability of iodine in iodized salt. *8th World Salt Symposium*, Vols **1 and 2,** pp. 977–982

Dunn, J.T. (2000) Complacency: the most dangerous enemy in the war against iodine deficiency. *Thyroid* **10,** 681–683.

Eskandari, S., Loo, D.D., Dai, G.O., *et al.* (1997) Thyroid Na+/I-symporter. Mechanism, stoichiometry, and specificity. *J Biol Chem* **272,** 27230–27238.

Gaitan, E. (1990) Goitrogens in food and water. *Annu Rev Nutr* **10,** 21–39.

Gordon, R.C., Rose, M.C., Skeaff, S.A., *et al.* (2009) Iodine supplementation improves cognition in mildly iodine-deficient children. *Am J Clin Nutr* **90,** 1264–1271.

Haldimann, M., Alt, A., Blanc, A., *et al.* (2005) Iodine content of food groups. *J Food Comp Anal* **18,** 461–471.

Institute of Medicine (2001) Iodine. In *Dietary Reference Intakes for Vitamin A, Vitamin K, Arsenic, Boron, Chromium, Copper, Iodine, Iron, Manganese, Molybdenum, Nickel, Silicon, Vanadium and Zinc*. National Academy Press, Washington, DC.

Kohrle, J. and Gartner, R. (2009) Selenium and thyroid. *Best Pract Res Clin Endocrinol Metab* **23,** 815–827.

Küpper, F.C., Feiters, M.C., Olofsson, B., *et al.* (2011) Commemorating two centuries of iodine research: an interdisciplinary overview of current research. *Angew Chem Int Ed Engl* **50** (49), 11598–11620.

Morreale de Escobar, G., Obregon, M.J., and Escobar del Rey, F. (2004) Role of thyroid hormone during early brain development. *Eur J Endocrinol* **151**(Suppl 3)**,** U25–37.

Nicola, J.P., Basquin, C., Portulano, C., *et al.* (2009) The Na+/I-symporter mediates active iodide uptake in the intestine. *Am J Physiol Cell Physiol* **296,** C654–662.

Nishiyama, S., Mikeda, T., Okada, T., *et al.* (2004) Transient hypothyroidism or persistent hyperthyrotropinemia in neonates born to mothers with excessive iodine intake. *Thyroid* **14,** 1077–1083.

Oppenheimer, J.H., Schwartz, H.L., and Surks, M.I. (1975) Determination of common parameters for iodothyronine metabolism and distribution in man by noncompartmental analysis. *J Clin Endocrinol Metab* **41,** 319–324.

Pearce, E.N., Pino, S., He, X., *et al.* (2004) Sources of dietary iodine: bread, cows' milk, and infant formula in the Boston area. *J Clin Endocrinol Metab* **89,** 3421–3424.

Pennington, J.A. (1990) A review of iodine toxicity reports. *J Am*

Diet Assoc **90,** 1571–1581.
Perrine, C.G., Herrick, K., Serdula, M.K., *et al.* (2010) Some subgroups of reproductive age women in the United States may be at risk for iodine deficiency. *J Nutr.* **140,** 1489–1494
Sanchez-Castillo, C.P., Warrender, S., Whitehead, T.P., *et al.* (1987) An assessment of the sources of dietary salt in a British population. *Clin Sci (Lond)* **72,** 95–102.
Squatrito, S., Vigneri, R., Runello, F., *et al.* (1986) Prevention and treatment of endemic iodine-deficiency goiter by iodination of a municipal water supply. *J Clin Endocrinol Metab* **63,** 368–375.
Taki, K., Kogai, T., Kanamoto, Y., *et al.* (2002) A thyroid-specific far-upstream enhancer in the human sodium/iodide symporter gene requires Pax-8 binding and cyclic adenosine 3',5'-monophosphate response element-like sequence binding proteins for full activity and is differentially regulated in normal and thyroid cancer cells. *Mol Endocrinol* **16,** 2266–2282.
Teng, W., Shan, Z., Teng, X., *et al.* (2006) Effect of iodine intake on thyroid diseases in China. *N Engl J Med* **354,** 2783–2793.
United Nations (2011) Population Division of the Department of Economic and Social Affairs of the United Nations Secretariat. *World Population Prospects: The 2004 Revision.* United Nations, New York. Available at: http://esa.un.org/unpd/wpp/index.htm.
United Nations Children's Fund (2008) *Sustainable Elimination of Iodine Deficiency.* UNICEF, New York.
Vejbjerg, P., Knudsen, N., Perrild, H., *et al.* (2009) Thyroglobulin as a marker of iodine nutrition status in the general population. *Eur J Endocrinol* **161,** 475–481.
World Health Organization (2007) *Assessment of Iodine Deficiency Disorders and Monitoring Their Elimination: a Guide for Programme Managers*, 3rd Edn. World Health Organization, Geneva
World Health Organization(2008) *WHO expert consultation on salt as a vehicle for fortification, Luxembourg, March 21–22, 2007.* World Health Organization, Geneva.
Yen, P.M. (2001) Physiological and molecular basis of thyroid hormone action. *Physiol Rev* **81,** 1097–1142.
Zimmermann, M.B. (2006) The influence of iron status on iodine utilization and thyroid function. *Annu Rev Nutr* **26,** 367–389.
Zimmermann, M.B. (2008a) Iodine requirements and the risks and benefits of correcting iodine deficiency in populations. *J Trace Elem Med Biol* **22,** 81–92.
Zimmermann, M.B. (2008b) Research on iodine deficiency and goiter in the 19th and early 20th centuries. *J Nutr* **138,** 2060–2063.
Zimmermann, M.B. (2009) Iodine deficiency in pregnancy and the effects of maternal iodine supplementation on the offspring: a review. *Am J Clin Nutr* **89,** 668S–672S.
Zimmermann, M.B. and Kohrle, J. (2002) The impact of iron and selenium deficiencies on iodine and thyroid metabolism: biochemistry and relevance to public health. *Thyroid* **12,** 867–878.
Zimmermann, M.B., Aeberli, I., Torresani, T., *et al.* (2005a) Increasing the iodine concentration in the Swiss iodized salt program markedly improved iodine status in pregnant women and children: a 5-y prospective national study. *Am J Clin Nutr* **82,** 388–392.
Zimmermann, M.B., Connolly, K., Bozo, M., *et al.* (2006a) Iodine supplementation improves cognition in iodine-deficient schoolchildren in Albania: a randomized, controlled, double-blind study. *Am J Clin Nutr* **83,** 108–114.
Zimmermann, M.B., de Benoist, B., Corigliano, S., *et al.* (2006b) Assessment of iodine status using dried blood spot thyroglobulin: development of reference material and establishment of an international reference range in iodine-sufficient children. *J Clin Endocrinol Metab* **91,** 4881–4887.
Zimmermann, M.B., Hess, S.Y., Adou, P.T., *et al.* (2003a) Thyroid size and goiter prevalence after introduction of iodized salt: a 5-y prospective study in schoolchildren in Cote d'Ivoire. *Am J Clin Nutr* **77,** 663–667.
Zimmermann, M.B., Hess, S.Y., Molinari, L., *et al.* (2004a) New reference values for thyroid volume by ultrasound in iodine-sufficient schoolchildren: a World Health Organization/Nutrition for Health and Development Iodine Deficiency Study Group Report. *Am J Clin Nutr* **79,** 231–237.
Zimmermann, M.B., Ito, Y., Hess, S.Y., *et al.* (2005b) High thyroid volume in children with excess dietary iodine intakes. *Am J Clin Nutr* **81,** 840–844.
Zimmermann, M.B., Jooste, P.L., Mabapa, N.S., *et al.* (2007) Vitamin A supplementation in iodine-deficient African children decreases thyrotropin stimulation of the thyroid and reduces the goiter rate. *Am J Clin Nutr* **86,** 1040–1044.
Zimmermann, M.B., Jooste, P.L., and Pandav C.S. (2008) Iodine-deficiency disorders. *Lancet* **372,** 1251–1262.
Zimmermann, M.B., Moretti, D., Chaouki, N., *et al.* (2003b) Development of a dried whole-blood spot thyroglobulin assay and its evaluation as an indicator of thyroid status in goitrous children receiving iodized salt. *Am J Clin Nutr* **77,** 1453–1458.
Zimmermann, M.B., Wegmuller, R., Zeder, C., *et al.* (2004b) Rapid relapse of thyroid dysfunction and goiter in school-age children after discontinuation of salt iodization. *Am J Clin Nutr* **79,** 642–645.

37
セ　レ　ン

Emily N. Terry and Alan M. Diamond

要　　約

必須微量元素であるセレンは，欠乏と過剰の両方ともにヒトの健康に与える影響が大きいため注目されてきた。セレンの代謝経路にはかなりの知見が得られているにもかかわらず，その免疫に与える影響と，細菌感染に対する感受性および多くのヒト疾患における重要性に関しては，いまだ完全に解明されていない。セレンの体内状態によって引き起こされる生物学的影響の多くは，セレン含有タンパク質の構成成分としての役割を介して行われているものと考えられている。そのなかのクラスのひとつでは，セレンはアミノ酸の一種であるセレノシステインとして含まれており，これはUGAコドンによってセレノプロテインmRNAにエンコードされている。セレンがヒトの健康と疾患にどのように影響するかについてより正しく評価するためには，今後の研究によってセレンの生物学に関する理解が深まり，また最適な食事中セレンの量について推奨量を決定するための基盤が改善されることが必要であるものと考えられる。

はじめに

微量元素のひとつであるセレンは1817年にJons Jacob Berzeliusによって，スウェーデンの硫酸工場における鉛壁上の赤色堆積物の分析から発見された。その後の特性の解析によりテルルと類似していることが見いだされ，テルルが地球を意味して命名されたことから，この新規元素は月の女神であるセレンの名に因んで名づけられた。1930年代後半から1940年代にかけて，セレンはもっぱらその農場動物における毒性によって知られていた。例えば，ウマの急性中毒に関しては“暈倒病（うんとうびょう）”と呼ばれており，失明，過剰発汗，腹痛，疝痛，下痢，心拍数および呼吸数の増加，昏睡などの症状が特徴である。これらの動物における慢性中毒は“アルカリ病”と呼ばれ，脱毛症や裂蹄などの症状を引き起こす。一方，セレンの摂取が不十分な動物では，筋力低下，体重低下，下痢，生殖能力の低下などがみられる栄養性筋ジストロフィーのような種々の症状が引き起こされる（Koller and Exon, 1986の総説参照）。このことから，適正摂取量を確定するために，セレンを食事中に添加する試みが一般的になされるようになった。セレンが単なる毒ではなく，健康維持において必須な元素であることが確定したのは，1957年にSchwarzとFoltzによってセレンの投与によりビタミンE欠乏ラットにおける肝臓壊死を防ぐことができることが報告されてからである（Schwarz and Foltz, 1958）。セレンの生物学的機能の理解における一大進展は，セレンがタンパク質に取り込まれることがRotruckら（1973）およびFloheら（1973）によって報告されたことであり，その後セレノシステインの形でセレンをタンパク質中に持つタンパク質がファミリーとして存在することが明らかにされた。本章ではセレンの生物学的機能について，セレンを重要な構成要素として含むセレン含有タンパク質ファミリーを中心に据えつつ，その代謝からヒトの健康に与える影響までを栄養学的な見地から記述する。

食事中セレン含量，推奨量，評価法

食物へのセレンの蓄積は，その土壌からの植物への取込みから生じ，その結果世界のそれぞれの地域のその濃度が劇的に異なるということになる。土壌のセレンの量が家畜の飼料におけるセレンの利用性に影響することから，セレンに乏しい地域ではセレンを補充することが標準的な方策として実行されてきた（Ullrey, 1992；Ellison, 2002）。セレンは，通常無機セレン酸（SeO_4^{2-}）あるいは亜セレン酸（SeO_3^{2-}）として植物によって取り込まれ，その後硫黄同化経路によって最終的には植物における主要形態であるセレノメチオニンの産生に用いられる（Terry *et al*., 2000とLi *et al*., 2008aの総説参照）。セレノシステインも若干存在しているものの，植物中のセレンの50％以上がセレノメチオニンかそのメチル化した形態である。植物によるセレンの取込みは酸性度，酸素レベル，降水量，硫黄レベルなどによっても影響を受けるものと考えられている（Zayed and Terry, 1994；Haygarth *et al*., 1995；Miladinovic *et al*., 1998；Li *et al*., 2008a）。

食事中のセレン含量はその食品がどこで育てられたかによって影響を受けており，食事の大部分が異なる地域の食品で得られているような場所では，生育地の影響は低くなる。ヒトにおけるセレンの摂取量は，他の食品と比較してセレンを高いレベルで含んでいる肉および，魚，卵（180～800ng/g，http://www.ars.usda.gov/main/site_main.htm?modecode＝12-35-45-00）の消費量の影響が大きい。ほとんどの植物ではセレンが高レベルに蓄積されることはないが，ブロッコリーとケールを含む*Brassica*属の植物や，ニンニク，マッシュルーム（約300μg/g）（Dumont *et al*., 2006の総説参照），そして最もセレンの生体利用効率が高いブラジルナッツ（Thomson and Robinson, 1990；Ip and Lisk, 1994；Thomson *et al*., 2008）などは例外であることが知られている。食品をどのように加工するかもセレンの利用効率に影響しており，例えば調製時における食品加熱は揮発によってセレンの含量が低下する（Thomson and Robinson, 1990）。

セレンの地質学的な分布と食習慣の結果として，セレンの摂取レベルは母集団により大きく異なっている。中国ではセレン欠乏に起因する疾患が起こっており，そこでの１人当たりのセレン摂取量は，１日当たり７～11μgと低いことが報告されている。中国の他の場所ではセレン中毒が起こっており，そこでの１人当たりのセレン摂取量は１日当たり750～4,990μgである。食事中セレンのレベルが低い国には，クロアチア，ドイツ，スウェーデン，ニュージーランドが含まれており，摂取量が高い国には，カナダ，ギリシア，アメリカ，ベネズエラが含まれている（Combs, 2001）。セレン摂取レベルと血液および血漿中のセレン濃度に関する世界的な総合的考察は，2001年に発表された（Combs, 2001）。図37.1に世界各国の母集団における血漿中のセレン量を示した。

組 織 分 布

体内におけるセレンの総量は通常住んでいる地域に依存しており，アメリカの住民では体内総セレン量のレベルは13mgを超す高い値を示すが，ニュージーランドのような場所の住民においてはその値は６mg程度である（Zachara *et al*., 2001）。体内における主なセレンの貯蔵部位は骨格筋であり，その量は分析された母集団に依存しているが，体内総セレンプールのおよそ28～46％を占めている（Oster *et al*., 1988；Zachara *et al*., 2001）。重量当たりでは腎臓が一番多くのセレンを含んでおり，ポーランド住民のコホートでは骨格筋で湿組織重量当たり51ng/gであるのに対し，腎臓では470ng/gである。肝臓のセレンのレベルは腎臓と筋肉との中間値である。ヒトにおけるセレンの臓器分布は，一般的に腎臓＞肝臓＞脾臓＞膵臓＞心臓＞脳＞肺＞骨＞骨格筋の順である。

セレンの体内状態の評価法

セレンがヒトの健康に与える影響を正しく評価するためには，個人および母集団におけるセレンの体内状態を決定し，そのデータを健康と関連づけるための信頼できる方法が必要となる。ところが，セレンの体内状態の評価には現在複数の手法が用いられており，しかもどの方法が最も適切であるかを判断することは難しい。測定にあたって何を生体試料として用いるかも考慮すべきことのひとつである。測定することができる組織や体液にはいろいろとあるが，全血，血漿，血清，赤血球，尿，毛髪，爪が最も一般的に用いられている（Gibson, 1989；Salbe and Levander, 1990の文献参照）。血漿の測定値が最もよく引用されているが，一番信頼できる値というわけではなく（Burk *et al*., 2006），全血と尿の測定値は短期間のセレン摂取量の指標となる。毛髪と爪の分析は通常数か月から数年にわたる長期間摂取の測定に用いられる。血漿および血清試料はセレン体内状態の即時的な変動について最もよい指標となり，一方，全血はそれよりも長い期間の体内状態を表している（Thomson, 2004の総説参照）。尿のセレン測定は，一般的に測定時付近，特に数日間の摂取状態を知りたい場合に適している（Thomson, 2004の総説参照）。

全血と尿の利用は比較的非侵襲的であり，また試料が処理しやすく貯蔵も容易である。一方，毛髪と足の爪の分析はさらに簡便であり，長期的な体内状態をみる場合にはより信頼性が高い評価法である。しかし，毛髪はセレンを含む市販の洗髪剤や調髪剤で汚染される可能性があり，また，毛髪の成長率がセレンの蓄積量に影響する可能性があるにもかかわらず，その成長率には個人差があり，個体の健康状態にも依存している（Morris *et al*., 1983；LeBlanc *et al*., 1999）。爪は毛髪よりも成長率が一定であり，また汚染されにくい（Thomson, 2004の総説参照）。尿のセレンレベルは，食事摂取頻度調査および陰膳法で評価した摂取量の推定値とより密接に相関している。血液と尿のセレン量は質量分析で（Reamer and Veillon, 1983），毛髪と爪は中性子放射化分析（Morris *et al*., 1983）により直接定量される。

セレン含有タンパク質の定量によるセレン体内状態の間接的測定法も用いられている。その測定手法のひとつ

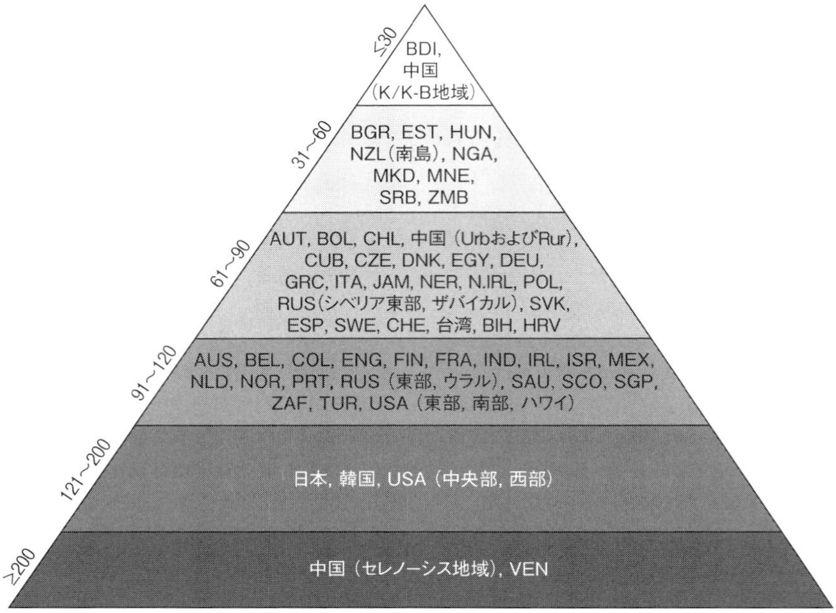

図37. 1　各国母集団における血漿・血清中のセレン濃度（μg/L）

可能な場合，それぞれの国のなかの特定の地域についても示した。図のデータは Combs（2001）によって報告された血漿・血清中のセレン濃度の平均値を表している。

AUS：オーストラリア，AUT：オーストリア，BDI：ブルンジ，BEL：ベルギー，BRG：ブルガリア，BIH：ボスニア・ヘルツェゴビナ，BOL：ボリビア，CHE：スイス，CHL：チリ，COL：コロンビア，CUB：キューバ，CZE：チェコ共和国，DEU：ドイツ，DNK：デンマーク，EGY：エジプト，ENG：イングランド，ESP：スペイン，EST：エストニア，FIN：フィンランド，FRA：フランス，GRC：ギリシャ，HRV：クロアチア，HUN：ハンガリー，IND：インド，IRL：アイルランド，ISR：イスラエル，ITA：イタリア，JAM：ジャマイカ，MEX：メキシコ，MKD：マケドニア，MNE：モンテネグロ，NER：ニジェール，NGR：ナイジェリア，N.IRL：北アイルランド，NLD：オランダ，NOR：ノルウェー，NZL：ニュージーランド，POL：ポーランド，PRT：ポルトガル，RUS：ロシア，SAU：サウジアラビア，SCO：スコットランド，SGP：シンガポール，SRB：セルビア，SVK：スロバキア，SWE：スウェーデン，TUR：トルコ，USA：アメリカ，VEN：ベネズエラ，ZAF：南アフリカ，ZAI：ザイール，ZMB：ザンビア，K/K-B：ケイシャン/カシン・ベック地域，Rur：農村部（非ケイシャン地域），Urb：都市部。

として，セレノプロテインであるグルタチオンペルオキシダーゼ（GPx）の活性測定が用いられており，血漿と赤血球のどちらについても，共役吸光光度法によって測定されている。しかし，体内のセレン量が適切であるとみられるそれぞれ異なった個体のGPx活性が最大になっていることが多いことから，この手法はセレン摂取レベルが高い場合の評価には適しておらず，セレンの欠乏状態を決定する場合において最適な方法といえよう（Brown *et al*., 2000）。近年では，血漿中の主要なセレノプロテインであるセレノプロテインP（SEPP1）の定量がこの目的のために考慮されている。血清中のGPxの活性はセレン摂取量が35μg/日で最大になるのに対し，SEPP1の量は75μg/日で最適となることが示されている（Xia *et al*., 2005）。セレンの体内状態決定に用いられたそれぞれの方法についての評価が，最近発表された（Ashton *et al*., 2009）。

セレンの推奨量（RDA）

アメリカ医学協会の食物栄養委員会は，13歳以上の健常な成人におけるセレンの推奨量（RDA）を55μg/日（0.7 μmol/日）と示しており，妊婦（60μg/日）や授乳婦（70 μg/日）ではより多く摂取したほうがよいと提案している。これらの値は，血漿中のセレノプロテインのうち最も高濃度で存在している，グルタチオンペルオキシダーゼ（GPx-3）の活性が最大になると期待されるセレンの摂取量に基づいている（Institute of Medicine, 2000）。このRDAは明らかに，すべてのセレノプロテインが最大の量になるのに必要な値よりも低い。例えば，中国のある地域の母集団では，37μg/日のセレノメチオニンか，その2倍量の亜セレン酸を補給した場合でどちらも

GPx-3の活性が最大となったが，SEPP1のレベルはこの量あるいは最大量（それぞれ61μg/日と66μg/日）を投与しても最大活性に至らなかった。セレンのRDAの適切な値がどのくらいであるかと，その値の決定が何に基づいてなされるべきかについては，大きな議論が続いている。明らかに，すべてのセレノプロテインが最大になるのに必要なセレンの量はRDAよりも多く，そしてまた，付加的基準によって必要量を算定すると，体内セレンのバランスを維持するのに必要な量は男性で80μg/日，女性で57μg/日であり，またその値は除脂肪体重およびセレン摂取の履歴に依存することが示唆されている（Levander, 1984）。

過剰症と欠乏症

近年ではセレン補給が有益である可能性に興味が持たれているが，セレンは長い間その毒性のために注目されてきた。セレンの過剰投与により数多くの動物が死亡しており，高用量のセレン摂取による副作用はセレノーシス（selenosis）と呼ばれている。セレノーシスはヒトにおいても報告されており，土壌中のセレンのレベルが極めて高く，そしてその結果その土で育った植物にも高レベルのセレンが含まれる地域で特に多い（Yang *et al*., 1983）。セレノーシスの症状としては，脱毛，爪の脱色と脆弱化，皮膚炎（局所的な曝露の場合），末梢神経障害，吐き気，下痢，疲労感，焦燥感などがみられる（Nuttall *et al*., 2006の総説参照）。呼気にニンニク様の臭いがみられることもセレノーシスの徴候のひとつである。セレノーシスは工業用原料のセレンの被曝によっても起こり，セレンを過剰摂取した人に関する複数の症例が報告されている。セレンの毒性に関するひときわ目立つ例としては，2008年にアメリカで発生したセレノーシスであり，9つの州の201人が影響を受けた（MacFarquhar *et al*., 2010）。これらの人々にはセレノーシスの古典的な症状が現れ，その70%以上に下痢，疲労感，脱毛が報告された。各々は，表記によると1オンス（約28g）当たり亜セレン酸ナトリウムとして200μgのセレンが含まれる複合ビタミン剤を服用していたが，この量は推奨用量であった。ところが，この商品を分析した結果，実際には1オンス当たり40,800μgのセレンが含まれており，この量はラベルに表示されていた量の200倍であった。

セレンの毒性による症状の正確な原因は多因子的であると考えられており，セレンに関連した酸化ストレスが導かれることの他に，システインやメチオニンのような含硫アミノ酸の硫黄元素が誤ってセレンで置き換えられてしまうことなどが含まれている。高濃度のセレンの下で培養した細胞と，過剰量のセレンを投与した動物の両方で突然変異が増加しており，また小核の形成のような染色体異常が起こるとともに，細胞周期停止やアポトーシスが導かれる（Valdiglesias *et al*., 2010の総説参照）。セレノーシスの症例は近年も報告されているが，まれな疾患であり，むしろセレン補給の臨床試験の結果から懸念されることである，推奨用量を服用した場合でも副作用がみられるかどうかのほうにより関心が持たれている。

セレン欠乏症で最もよく知られている疾患はケイシャン病（克山病）であり，重篤な心筋症として中国北東部の克山地方で最初に報告された。この疾患はこの地方の貧民層の間でみられる風土病であり，特に子供と若い女性に広く流行しており，心筋壊死を起こすことにより最終的にはうっ血性心不全となる。罹患地において低セレン状態がみられたことから，中国政府はセレンの経口補給プログラムを開始し，それによって疾患の発生率は大きく減少した（Xia *et al*., 1989）。しかし，セレンの補給だけでは完全にこの疾患を防ぐことができなかったことから，他にも病因因子となるものが存在するものと考えられる。コクサッキーB群ウイルスの感染が因子として寄与していることと（Li *et al*., 2000），セレン含有タンパク質であるグルタチオンペルオキシダーゼ1（GPx-1）の遺伝子多型がリスクの増加と関連していることについては（Lei *et al*., 2009；Xiong *et al*., 2010），証明が得られている。骨関節症であるカシン・ベック病も中国の風土病であり，関節の破壊が起こるとともに，おそらくは小人症とも関連している（Schepman *et al*., 2011）。カシン・ベック病の流行している地域でもまたセレン欠乏が起こっており，セレン補給を行った15試験に関する最近のメタアナリシスは，セレンの補給による介入がこの疾患を防ぐうえで有益であることを支持している（Zou *et al*., 2009）。ケイシャン病と同様に，カシン・ベック病においてもGPx-1の遺伝子多型がリスク増加と関連している（Xiong *et al*., 2010）。粘液水腫性クレチン病は中央アフリカのセレンとヨウ素の両方が欠乏している地域でみられる風土病であり（Dumont *et al*., 1994），これらの症例における甲状腺の病変は食事中にこの両方の元素が欠乏していることと関連しているものと考えられている（Kohrle *et al*., 2005）。

代　謝

消化・吸収・体内輸送

セレンの生体利用効率は，重金属類のようなその取込みを阻害する可能性がある食事成分に影響されるのみならず，無機態か有機態かのような摂取される形態に依存しており，またその種類によっても異なっている（Thomson, 1998の総説参照）。有機セレンは主にセレノメチオニンの形でみられるが，そのメチル化した形態やセレノシステインも体内に取り込まれ利用される（Rayman, 2008の総説参照）。無機態のセレンには，セレン酸塩と亜セレン酸塩が含まれる。食事中のセレンのうち，セレノメチオニンが最も速やかに吸収され，小腸からナトリウム依存性輸送体によって能動輸送され代謝される(Wolffram *et al*., 1989)。吸収された後のセレノメチオニンはヘモグロビンに結合した形で存在しており，その後肝臓と筋肉に蓄積する(Beilstein and Whanger, 1986；Yeh *et al*., 1997)。セレノシステインもまた小腸から吸収されるが，消化シミュレーションの実験結果によれば，その効率はセレノメチオニンよりもやや低い（Shen *et al*., 1997)。セレノシステインは未知の輸送体により赤血球に取り込まれる（Imai *et al*., 2009)。無機セレンの効率は有機態よりも低く，受動的に吸収されて貯蔵される（Fairweather-Tait *et al*., 2010の総説参照)。セレン酸よりも亜セレン酸のほうが利用効率が高く，そしてラットに静脈内投与した場合では数分のうちに赤血球に取り込まれる（Suzuki *et al*., 1998)。亜セレン酸はグルタチオンの還元作用を受けてセレニド（セレン化物）に代謝され，その後アルブミンかヘモグロビンに結合した形で血中に存在し，肝臓に運ばれてさらに代謝される(Haratake *et al*., 2008)。他方，セレン酸は代謝を受けずに血漿中に取り込まれて輸送され，肝臓に運ばれてそこで代謝されるか，あるいは尿中に排泄される（Kobayashi *et al*., 2001)。セレニドはその後，セレノプロテインに取り込まれるためにセレノシステインに変換される（Rayman, 2000の総説参照)。図37.2にセレンの代謝における主なステップを示した。

生体においてセレンのレベルを調節している主要な臓器は肝臓であり，そこでセレンは排泄されるのか，それともさらに代謝されて主要なセレン含有輸送タンパク質であるSepp1のようなセレノプロテインに利用されるのかどうかが決められる（Burk and Hill, 2009)。Sepp1は10個のセレノシステインを含む細胞外タンパク質であり，血漿におけるセレンの主要な形である。Sepp1は血漿中のセレンのおよそ44%を占めており，一方，GPx-3にはその30%が含まれ，残りの37%がアルブミンと結合した形で存在している（Janghorbani *et al*., 1999)。セレンはアポE受容体2（ApoER2）によるSepp1の取込みによって脳と精巣に供給され（Olson *et al*., 2007)，また腎臓近位尿細管の上皮細胞では別のリポタンパク質受容体であるメガリンを介して取り込まれる（Olson *et al*., 2008)。Sepp1は組織に取り込まれた後，セレノシステインβリアーゼによって異化され，分解産物がセレン代謝に流入し利用される。

排　　泄

セレンは肝臓で代謝され，*S*-アデノシルメチオニンによるメチル化を受けてトリメチルセレノニウムになるか，あるいはセレン糖となって排泄されるが，排泄体としてはセレン糖のほうが中心的な形であることが示されている（Suzuki *et al*., 2005)。代謝されたセレンは主として腎臓からセレン糖かメチル化セレニドのいずれかの形で尿中に排泄されるが，この排泄と吸収によってセレンの恒常性が維持されている。過剰のセレンを摂取した場合，セレンはトリメチル化を受けず，肺からジメチルセレニドとして排泄される（Kremer *et al*., 2005)。ラットに高用量（2 mg/kg）のセレンを注入した場合，投与後24時間のうちに投与量の26%が肺から排泄されたのに対し，トリメチルセレノニウムとして腎臓から排泄されたのは14%であった（Vadhanavikit *et al*., 1987)。セレンの腸管への排泄は主流ではないと考えられており，腸管から排泄されるセレンの大部分は吸収されなかったものであるが，しかし腸管からの排泄も恒常性による調節であることが示されている（Hawkes *et al*., 2003)。過栄養量のセレンを与えられた男性では，排泄されたセレンのうちのおよそ半分は糞中に検出されている（Bugel *et al*., 2008)。

セレンとヒトの健康

セレンとウイルス感染および免疫

食事からのセレンの摂取量がヒトの免疫機能に影響を及ぼす可能性がある。このことを裏づけているデータの多くは，セレン欠乏動物における生理学的影響を検証した研究から得られている。セレン摂取量の減少は，BおよびTリンパ球や好中球のような感染に対する応答に関与している自然免疫の構成成分に負の影響を及ぼすことが示されているが，これはセレノプロテインの機能を介して行われているものと考えられている（Arthur *et al*., 2003の総説参照)。動物実験により，セレンの体内状態がインターロイキン-2と，その高親和性受容体，インターフェロンγ，およびCD40リガンドのレベルに悪影響を及ぼすことが示されている（Hoffmann *et al*., 2010)。セレンのレベルがヒトにおけるぜん息のリスクと重症度に影響している可能性があることは，炎症におけるセレンの役割において注目すべきことである。セレンのレベルがぜん息に及ぼす影響について，動物実験での結果とともにヒトにおいても矛盾した結果が報告されていることから，セレンによる応答には二面性があり，低レベルと高レベルの両方がぜん息の増加と関連しているものと考えられる（Hoffman and Berry, 2008の総説参照)。この著者らは，セレンが免疫システムを活性化することと，肺の防御性を高める抗酸化セレノプロテインのレベルを増やすことの両方の可能性を持つことが，この問題を複雑にしていることを示唆している。

セレンの機能が免疫機能に影響する可能性に加え，セレンのレベルはウイルスの感染性と感染によって引き起こされる疾患にも影響している可能性がある。このこと

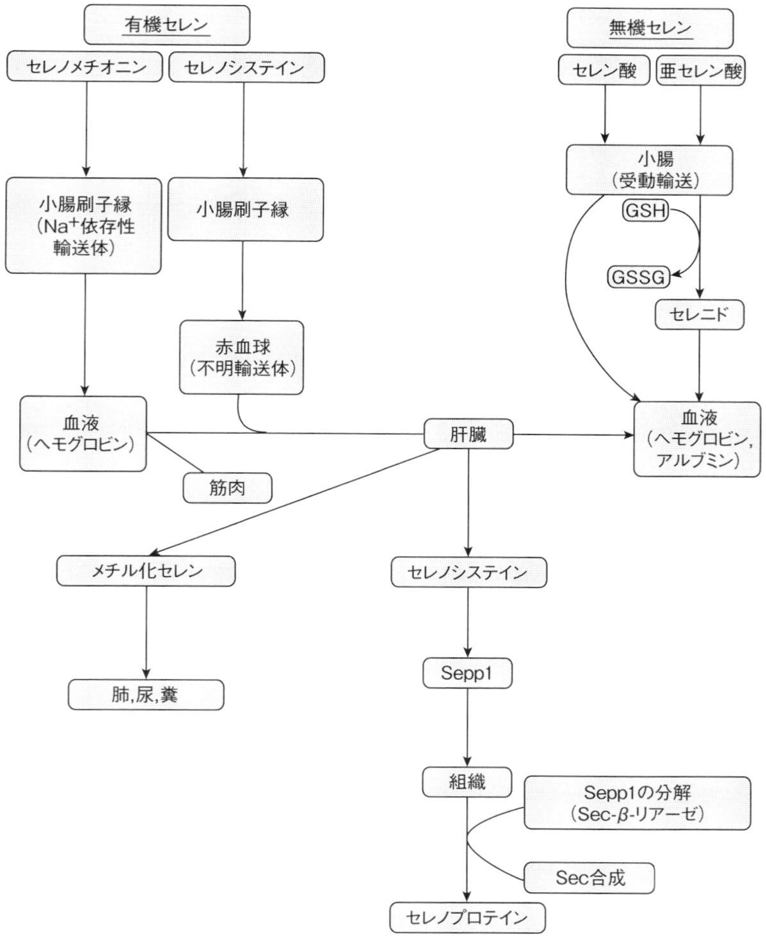

図37.2　消化から吸収までのセレン代謝の主なステップ
GSH：グルタチオン，GSSG：還元型グルタチオン，Sec：セレノシステイン。

は，セレン欠乏症であるケイシャン病（本章の「過剰症と欠乏症」の項に前述）によって起こる小児性心筋症の症例において最も明確である。セレン補給の巨大プログラムが成功し，この疾患の発生率が劇的に減少したにもかかわらず，発生率に季節的な変動がみられることは，別の病因決定因子が関与している可能性を示しており，そしてまたケイシャン病患者の組織でコクサッキーウイルス（ピコルナウイルスの一種）が検出されたことも，この仮説の検証を推進させた。この疾患においてコクサッキーウイルスが関与していることについては動物実験から裏づけが得られており，比較的温和なコクサッキーウイルスであるCVB3に感染させた場合，セレン欠乏マウスでは心疾患が引き起こされたのに対し，セレンのレベルが適切であるマウスでは心筋症はみられなかった（Beck *et al*., 1994）。その後の研究で，CVB30（非病原性ウイルス）のゲノムに6個の点変異が生じることによって生じる病原性の変化がセレン欠乏マウスでみられる病理と関連していることが示され（Beck *et al*., 1995），また，セレン欠乏によってGPx-1セレノプロテインのレベルが減少することが，セレン欠乏による影響に寄与している可能性が示されている（Beck *et al*., 1998）。セレン欠乏はまた，インフルエンザウイルスによる疾患を悪化させることも示されており（Beck *et al*., 2001），これにはH1N1亜型も含まれている（Yu *et al*., 2010）。セレンのレベルの低下がHIVによる死亡率と関係している可能性が報告されたが（Baum *et al*., 1997），無作為化プラセボ対照を用いたセレン介入試験の結果では，セレン補給がAIDSの疾患管理に効果があるかどうかについて明確な証拠は得られなかった（Pitney *et al*., 2009）。

セレンと癌

ヒトの健康におけるセレンの役割において，セレンが癌の発生率を減少させる可能性を中心に多くの注目が向けられてきた。これは，食事からのセレン摂取量と癌の死亡率との間に逆相関がみられることが最初に認識された40年以上前の研究にさかのぼることができる（Shamberger and Frost, 1969）。それ以来，セレンの摂取量と癌の発生率との関係について数多くの疫学研究が行われてきており，すべてではないが多くの研究で多様な種類の癌と逆相関関係があることを明らかにしている（Whanger, 2004の総説参照）。おそらく，この件に関しては大腸癌と前立腺癌について最も強力なデータが得られている。例えば，カナダのモントリオールにおける症例対照研究では，癌罹患者集団1,048人のうちの大腸癌症例402人と，集団ベースの対照例688人の結果から，足指爪のセレンレベルと男女における大腸癌のリスクとの間に，統計的に有意な逆相関（OR＝0.42，p＝0.09）が得られている（Ghadirian *et al*., 2000）。セレンのレベルと大きい腺腫性ポリープ罹患との間でも，60歳以下の患者について交絡変数を補正した後で有意な逆相関（OR＝0.17，p＝0.029）がみられることが報告されている（Fernandez–Banares *et al*., 2002）。これらの結論は，３つの独立した研究のプール解析と（Jacobs *et al*., 2004），血清のセレンのレベルと結腸直腸腺腫とのリスクとの間の逆相関を示した最近の報告（Peters *et al*., 2006）によって確認された。

また，セレンの補給が癌のリスクを減少させるために有益である可能性も動物モデルを含む研究により示されている。げっ歯類に非毒性量のセレンを与えることにより癌の発生率が低下し，主な臓器をさまざまな発癌から守ることができることについては何百もの独立した報告がなされている（El–Bayoumy, 1991）。一方，ヒトにおけるセレン補給の研究は少なく，1991年にClarkらによって行われた「栄養による癌予防試験（Nutritional Prevention of Cancer, NPC）」がかなりの注目を浴びた。この研究（Clark *et al*., 1996）では，非メラノーマ性皮膚癌の再発において，１日当たり200μgのセレンをセレン化酵母として補給した場合の有効性を，プラセボを対照とした二重盲検により試験している。この試験の結果から，セレンの補給は皮膚癌に対する防御作用を持たないことが示されたが，長期追跡の結果，セレンの体内状態のベースラインが最低レベルであった男性において前立腺癌の予防効果があることが明らかにされた（Duffield–Lillico *et al*., 2003）。セレンが前立腺癌の発生を予防する可能性があるというこれらの試験結果に後押しされて，2001年にはアメリカ，カナダ，プエルトリコの35,000人以上の男性を対象に，セレン，ビタミンE，その両方，あるいはプラセボを無作為化して補給させることによる，プラセボを対照とした二重盲検試験である「セレンとビタミンEによる癌予防試験（Selenium and Vitamin E Cancer Prevention Trial, SELECT）」が実施された（Lippman *et al*., 2005）。NPCの試験とは異なり，被験男性はセレノメチオニンの形でセレンを補給された。SELECT試験では明らかに補給の効果が認められなかったため，予定に先立って2008年に終了することとなった（Lippman *et al*., 2009）。セレンが癌のリスクを減少させる効果について，動物実験と，疫学，および補給試験の間で明らかな矛盾がみられることについては，いくつかの解説において説明がなされている（El–Bayoumy, 2009；Hatfield and Gladyshev, 2009；Rayman, 2009；Schrauzer, 2009）。

癌予防のメカニズム

動物実験とヒトの疫学調査のデータから，セレンには癌の予防に役立つと考えられるものの，その機構についてはまだ完全に解明されておらず，また議論されている。セレノプロテインの多くがセレンの摂取量によって調節されており，そのうちのいくつかは明らかな抗酸化作用を持ち，またセレノプロテインの遺伝的変異が疾患のリスクと最終的成績に関連していることを示す多数のデータがあることから（Rayman, 2009；Zhuo and Diamond, 2009），セレンの有益な効果はそのセレノプロテインに与える影響に基づくものであると考えるのは自然なことである。この考え方は，遺伝的にセレノプロテインの発現量を低下させたマウスでは大腸癌および前立腺癌と関連した前癌病変が起こりやすくなることによっても支持されている（Diwadkar–Navsariwala *et al*., 2006；Irons *et al*., 2006）。大腸癌の場合，癌予防におけるセレンの効果には，セレノプロテインに依存する機構と依存しない機構があることが示されている（Irons *et al*., 2006）。このことは，一般的に比較的高濃度のセレンが要求されるものの，非タンパク質態のセレン代謝物が腫瘍細胞を標的にすることによって抗癌作用を持つことについて多くの証明がなされていることとも合致している。非タンパク質態のセレンを癌の予防とコントロールに用いることについては，最近の総説で述べられている（Nadiminty and Gao, 2008）。

その機構がいずれであろうと，少なくともセレンの有効性の一部は変異を防ぐことによって機能しているものと思われる。セレンがDNAを損傷から守ることについては，1980年代より始められた酵母と哺乳類細胞の両方の系を用いた研究から証明が得られている（Rosin, 1981；Diamond *et al*., 1996）。亜セレン酸ナトリウムとして低いレベル（30nM）のセレンを添加して培養したチャイニーズハムスター卵巣細胞では，X線照射による変異の頻度が有意に低下した（Diamond *et al*., 1996）。セレンはまた，*N*–ニトロソビス（2–オクソプロピル）アミンによって導入された一本鎖切断の修復を増加させたが，この効果は発癌性物質で処理してから２日後にセレンを与えた場合でさえも認められた（Lawson and Birt, 1983；Lawson, 1989）。セレンは単離ラット肝細胞の系でDNA修復合成を増加させ（Russel *et al*., 1980），またセレノメチオニンはヒト線維芽細胞でDNAの修復応答を増加させた（Seo *et al*., 2002）。セレンによるDNA障害の低下機構には，p53（訳注：癌抑制遺伝子の最も代表的なもので，アポトーシスと呼ばれる細胞死プログラムを活性化し，癌細胞を死滅させる働きを持つ）とBRCA1（訳注：癌抑制遺伝子の一種）の両方が関与している可能性がある（Fischer *et al*., 2006）。この点において，BRCA1に変異を持つ女性の細胞ではゲノムの安定性が低下していることが患者由来のリンパ球培養細胞における染色体切断の測定により示されているが，セレンの補給によりこれが補完できたことにとりわけ注目されている（Kowalska *et al*., 2005）。加えて，BRCA1に変異を持つ女性の別のコホートでは，細胞において活性酸素が増加することによってDNAに修飾が加えられて生じる8-オキソ-7, 8-ジヒドロ-2′-デオキシグアノシン（8-OH-dG）の形成が，セレンの補給により減少することが示されている（Dziaman *et al*., 2009）。その後尿中の8-OH-dGが増加することは注目すべきであり，セレンが核酸塩基を除去することによって実際に修復を増加させ，変異の防御に機能していることを示している。

セレンと糖尿病

NPC試験の結果が弾みとなり，引き続きセレンを癌の予防に用いることについて進展させようとする熱狂的な動きが生じた。セレンの補給が2型糖尿病の発生率を減少させるかどうかについて，NPC試験の二次解析による評価が行われた（Stranges *et al*., 2007）。驚いたことに，セレンを補給した群のほうで2型糖尿病の発生率が高かった（HR＝1.55，95%CI：1.03-2.33）。それに加えて，このデータでは，セレンのベースラインのレベルが上位三分位にあった群にセレンを補給した場合で最も2型糖尿病のリスクが高くなっており，統計的に有意な用量依存性が認められた（HR＝2.7，CI：1.30-5.61）。この論文で考察されているように，セレンの補給と糖尿病との関係には，自己申告によるデータを使用していることや，主要評価項目が糖尿病ではないこと，糖尿病に関連するリスク因子についての重要なデータが欠けていること，などの大きな制限がある。さらに，サンプリングされた母集団は比較的高齢であり，またセレンが低レベルである地域から選ばれていた。

SELECTによるセレン補給試験では，試験した化合物に効果がみられなかったために早期終了したが，注目すべきことに，有意ではないもののセレンを補給した群で糖尿病リスクの増加が認められた（RR＝1.07，99%CI：0.94-1.22，p＝0.16）（Lippman *et al*., 2009）。したがって，異なる母集団であり異なる形態のセレンを使用した2つの独立した臨床試験から，セレン補給が糖尿病リスクを増加させる可能性が示されたこととなり，特にセレンのベースラインが高い人にセレンを補給する場合のリスクについて懸念されるようになった。

高レベルのセレンを摂取することが糖尿病リスクと関連していることは，ヒトの疫学調査によるデータからも示されている。アメリカを母集団とするNHANES試験のデータから，セレンが最高レベルであった被験者において，血清脂質プロファイルや動脈疾患に及ぼす悪影響とともに2型糖尿病のリスクが増加していることが示された（Bleys *et al*., 2007；Laclaustra *et al*., 2009）。イギリス市民に関しても，高いセレンのレベルが血清脂質プロファイル不良および動脈疾患と関連していることを示す同様の報告がなされている（Stranges *et al*., 2010）。Bleysら（2008）はまた，NHANESのデータを用いて血清セレンのレベルと全死因死亡との関係を調査し，血清セレンのレベルと全死因死亡との間に非線形的な相関があり，特に癌との関係が認められることを報告した。血清濃度のベースラインが130ng/mL以下の場合，セレンレベルの上昇は全死因死亡率と癌による死亡率のリスクの低下と関連していたが，130～150ng/mLの範囲では効果がみられず，150ng/mL以上では逆に全死因死亡率と癌による死亡率が増加することを示す結果が得られた。このように，補給試験あるいは疫学研究の結果は，セレンのレベルが適切あるいは高めである人の食事にセレンを補給することが疾患のリスクを上昇させる可能性を示している。低レベルあるいは高レベルのセレンが有害であり，その間にセレンの適切なレベルがあるというような応答がセレン補給にあることについては，イヌを用いた動物実験で，足指爪のセレンのレベルと前立腺組織のDNA損傷との間にU型の用量依存曲線が描かれることからも支持されており（Waters *et al*., 2005），またこれらのデータをヒトで観察された結果と比較した議論も最近なされている（Chiang *et al*., 2009）。

セレノプロテイン

セレン含有タンパク質は3つのカテゴリーに大きく分けられる（Behne and Kyriakopoulos, 2001；Kryukov *et al*., 2003の総説参照）。1番目のクラスはセレノメチオニンを含有しているタンパク質であり，このタンパク質においてセレンは，その構造が硫黄と似ているため含硫アミノ酸に非特異的に取り込まれる（Gladyshev and Hatfield, 2001）。2番目のセレン含有タンパク質のクラスは，セレノシステイン（Sec）アミノ酸を含むタンパク質で，最も一般的でありまたよく研究されている。細菌からヒトまでのすべての進化の過程で，SecはUGAコドンに応答して翻訳と同時にその挿入部位に取り込まれるが，このUGAコドンは通常は翻訳終止シグナルとして働いている。真核生物においてUGAがSecのコドンとして認識されるためには，セレノプロテインのmRNAの3′-非転写領域にSECISエレメントと呼ばれる調節配列が必要となる。SECISを持つmRNAにおいてはインフレームのすべてのUGAがSecをエンコードするものとして認識されるが，セレノプロテインの合成では他のタンパク質と同様のタンパク質合成機構に加えて，極めて特殊な性質を持つtRNA（伸長因子）による独特の翻訳機構（Lee *et al*., 1989）で伸長中のペプチドにSecが取り込まれる（Driscoll and Copeland, 2003；Bellinger *et al*., 2009の総説参照）。

インシリコ（コンピュータ）解析によれば，ヒトには25種，マウスには24種のSec含有セレノプロテイン遺伝子が存在している（Kryukov *et al*., 2003）。大多数のセレノプロテインはSec残基の位置によって分類することができ，Secがタンパク質のカルボキシ末端に含まれるものと，CxxCモチーフの一部としてアミノ基末端に含まれるものに分けられる（Lobanov *et al*., 2009の総説参照）。ヒトのセレノプロテインはその機能により，抗酸化酵素（GPx-1，GPx-2，GPx-3，GPx-4，GPx-6，SelK, SelR, SelW），酸化還元シグナル伝達（TrxR1, TrxR2, TrxR3），甲状腺ホルモン代謝（DIO1，DIO2，DIO3）セレノシステイン生合成（SBP2），セレン輸送（SelP），タンパク質の折り畳み（Sep15，SelN，SelM，SelS），その他の機能不明タンパク質，の7つのクラスに分類される（Gromer *et al*., 2005；Papp *et al*., 2007の総説参照）。これらのタンパク質の多くについて，酵素機能がすでに明らかにされているものを含め生物学的役割が研究され続けており，その生化学的機能と生物学的意義，および染色体における位置が文献に記述されている（Gromer *et al*., 2005；Papp *et al*., 2007；Bellinger *et al*., 2009の総説参照）。表37.1に，遺伝学的に証明されているヒト疾患に関連するセレノプロテインを一覧表記した。セレノプロテインは組織の正常な機能に重要なタンパク質の一クラスであることが，個々の臓器で選択的にセレノプロテインの合成を阻害したマウスを用いた大規模な研究によって明らかにされている。これらの研究と，その結果どのような病理が得られるかについては，総説として述べられている（Moustafa *et al*., 2003）。

セレン含有タンパク質の3番目のクラスは，セレンは結合しているがアミノ酸には取り込まれないものである。そのようなタンパク質のひとつとして，セレン結合タンパク質1（selenium binding protein 1，SBP1）がある（Bansal *et al*., 1989）。ヒトのセレン結合タンパク質遺伝子（*SBP1*，あるいは*SELENBP1*や*hSP56*とも呼ばれる）（Chang *et al*., 1997）は第1染色体のq21-22に位置しており，そのマウスホモログである*SP56*遺伝子は最初^{75}Seと安定的に結合する56kDaのタンパク質として報告された（Bansal *et al*., 1989）。ヒト*SBP1*遺伝子のcDNAには472アミノ酸をエンコードするコード領域が含まれており（Chang *et al*., 1997），遺伝子産物のタンパク質は核と細胞質の両方に局在していた（Chen *et al*., 2004）。*SBP1*遺伝子は，心臓，肺，腎臓，消化管組織のような多様な組織で発現している。セレンがどのような形でSBP1タンパク質に結合しているかは不明であり，SDSアクリルアミドゲルでSBP1を電気泳動したときでもセレンは結合したままであるが，極端なpHにある場合には解離する（Bansal *et al*., 1989）。SBP1の機能は不明であるが，ゴルジ内輸送に関与している可能性があり（Porat *et al*., 2000），またフォンヒッペル・リンダウタンパク質と相互作用する脱ユビキチン化酵素1に結合することから，タンパク質の分解に機能している可能性がある（Jeong *et al*., 2009）。SBP1のレベルは，肺癌，卵巣癌，大腸癌の患者における臨床転帰不良と逆相関している（Yang and Sytkowski, 1998；Chen *et al*., 2004；Huang *et al*., 2006；Kim *et al*., 2006；Li *et al*., 2008b）。より最近になって，大腸癌ではメチル化によってSBP1の遺伝子発現が抑制されており，それによって酸化ストレスに対する感受性と，細胞遊走，腫瘍形成が影響されることが明らかにされている（Pohl *et al*., 2009）。

セレノプロテインと甲状腺ホルモン機能

セレノプロテインのうちで最も機能が明確にされているものは，Ⅰ型，Ⅱ型，Ⅲ型の3つのヨードチロニン脱ヨード酵素（iodothyronine deiodinase：DIO）であり，甲状腺ホルモンの特定のヨウ素原子を除くことによって活性化あるいは不活性化させる（Bianco *et al*., 2002；Bianco and Kim, 2006の総説参照）。食事中のセレンが減少すると，DIOの活性が低下することにより甲状腺機能不全となるが，このことについては総説で詳述されている（Schomburg and Kohrle, 2008）。加えて，SECISエレメントを認識し，インフレームのUGAコドンを適切に認識させるようにするタンパク質である（Copeland and Driscoll, 1999）SECIS結合タンパク質2（SBP2）の変異が甲状腺検査異常と関連していることが2005年に報告され（Dumitrescu *et al*., 2005），その後さらに他のいくつかの家族にもこの関係がみられることが報告された（Dumitrescu *et al*., 2010）。SBP2変異による影響の少なくとも一部は，DIOによる調節が変動することによって起こっているものと考えられる。

セレノプロテインN

セレノプロテインN（SelN）は核酸配列データベースからSECISエレメントの探索によるインシリコスキャンによって発見された（Lescure *et al*., 1999）。SelNは1つのSec残基を持つ糖タンパク質であり，小胞体内に局在している。このタンパク質は筋肉に発現しており，脊椎強直性筋ジストロフィー（rigid spine muscular dystrophy：RSMD）の原因因子のひとつであることが示され

表37.1　遺伝学的証明が得られている疾患リスクと病因に関連するセレノプロテイン[a]

セレノプロテイン	疾患	遺伝的要因	文献
GPx-1	心血管疾患	N 末端の Ala コドンの繰り返し数の変化	Winter *et al*.（2003）
	癌	Pro198Leu	Zhuo and Diamond（2009）の総説
		Ala　繰り返し数	
	メタボリックシンドローム（男性）	Pro198Leu	Kuzuya *et al*.（2008）
	ケイシャン病	Pro198Leu	Lei *et al*.（2009）
	脳内出血	Pro198Leu	Pera *et al*.（2008）
GPx-3	動脈性虚血性脳梗塞	2つのハプロタイプを形成する6つの多型	Voetsch *et al*.（2007）
GPx-4	癌	C718T	Udler *et al*.（2007）
SepP	癌	Ala234Thr（Mn-SOD の Ala16Val と組み合わせて）	Cooper *et al*.（2008）
			Peters *et al*.（2008）
		A/G　3′UTR	
		C/T　3′UTR	
		C/G　5′UTR	
SepN	SepN1 関連ミオパチー	複数の多型	Arbogast and Ferreiro（2010）の総説
SepS	心血管疾患/脳卒中	複数の多型	Alanne *et al*.（2007）
	前子癇	G-105A[b]	Moses *et al*.（2008）
	リウマチ関節炎	G-105A[b]	Marinou *et al*.（2009）
	癌	G-105A[b]	Shibata *et al*.（2009）
SBP2	癌	T/G（GPx-4 および SOD2 と相互作用）	Meplan *et al*.（2010）
Sep15	癌	C811T	Apostolou *et al*.（2004）
		G1125A	Penney *et al*.（2010）

[a]：これらの例は，腫瘍組織の DNA でみられるヘテロ接合性の喪失（loss of heterozygosity：LOH）によって起こる癌の進展と関連していた特定のセレノプロテインの遺伝子状態を含まない。セレノプロテインの遺伝子座における LOH の例は Zhuo and Diamond（2009）の総説にある。

[b]：－（マイナス）は開始コドンの 5′ 上流の位置を表す。

ており，この疾患は現在では SelN 関連ミオパチーのファミリーに含まれている（Moghadaszadeh *et al*., 2001；Arbogast and Ferreiro, 2010）。RSMD と他の SelN 関連ミオパチーでは，頸部および体幹の筋組織弱体化，筋緊張低下，脊柱側彎，クレアチンキナーゼのレベル上昇などの特徴がみられ，これらの疾患に SelN が関与していることが連鎖不均衡から示されている（Arbogast and Ferreiro, 2010）。SelN mRNA は胎児の組織で高く発現しており，成人になるに従って発現が減少する（Moghadaszadeh *et al*., 2001）。SelN 関連ミオパチーには複数の異なる変異が関与しており，最も一般的にみられるものは Sec コドン（TGA）が TAA に変化することによって終止コドンとなり，短縮型変異となったものである（Moghadaszadeh *et al*., 2001；Tajsharghi *et al*., 2005）。他の形の SelN 関連ミオパチーとしては SECIS エレメント内に変異が生じたものがあるが，これは短縮型変異よりも症状に与える影響は小さい。

グルタチオンペルオキシダーゼ

グルタチオンペルオキシダーゼ（GPx-1～7）には5つのセレン含有酵素（GPx-1～4，GPx-6）を含むグループが示されており，これらはほかの3つのセレン含有抗酸化酵素（SelK，SelR，SelW）と同様にシステインがセレノシステインに置き換えられている。過酸化物を無毒化するためグルタチオンによる等量の還元を用いた GPx は広く研究されている。セレンを含有する GPx のうち，嗅覚上皮で発現している GPx-6 が一番研究されていない（Kryukov *et al*., 2003）。非セレン含有酵素には，精巣上体に発現し（Vernet *et al*., 1996），この器官を酸化ストレスから守るために機能していると考えられている（Chabory *et al*., 2009）GPx-5 と，インシリコ解析によって見いだされ（Kyrukov *et al*., 2003），乳癌細胞で抗酸化防御に働くと考えられている（Utomo *et al*., 2004）GPx-7 がある。GPx-1 はほとんどの組織で広汎に発現しており，最も古くから，かつ最もよく研究されている。GPx-2（消化管 GPx としても知られている）はそれより限定された発現パターンを示し，肝臓と消化管で最も高く発現している（Chu *et al*., 1993；Florian *et al*., 2001）。血漿のグルタチオンペルオキシダーゼである GPx-3 は，腎臓の近位尿細管で産生され，血漿で最も多くみられるものの（Tham *et al*., 1998），そこでの生物学的機能は不明である。リン脂質やコレステロールのヒドロペルオキシドを無毒化するグルタチオンペルオキシダーゼであるGPx-4は極めて特殊な性質を持っており，ペルオキシダーゼとして機能する（Zhang *et al*., 1989）のみならず，高分子化して成熟精子中間部の主要な構造を形成するためにも機能させている（Ursini *et al*., 1999）。

ヒトの健康に対して強い影響を示すいずれのセレノプロテインも，遺伝子の多型変異と関係しており，それが特定のセレノプロテインをエンコードすることにより特定の疾患のリスクを増加させている。GPx-1に関しては，多型によりタンパク質の198番目のアミノ酸がロイシンからプロリンに変異することが，肺癌，乳癌，膀胱癌，前立腺癌，肝癌，リンパ腫のリスク増加と関係している（Rayman, 2009とZhuo and Diamond, 2009の総説参照）。セレノプロテインの遺伝子多型が癌のリスク増加と関連していることに加え，GPx-1の2つの対立遺伝子のうちの1つが欠損することによっても，肺癌，乳癌，大腸癌，頭頸部癌のリスク増加と関連していることが示されている（Ratnasinghe *et al*., 2000, Hu *et al*., 2005）。通常，特定の遺伝子の片方の対立遺伝子が失われた細胞でクローン増殖がみられることは，その遺伝子が防御作用を担っており，劣勢変異かあるいは防御酵素の量が減少したことによってそれが顕在化したためであると受け止められる。

セレノプロテインの遺伝学と疾患

他のセレノプロテイン遺伝子（GPx-4, SePP, Sep15, TRR）についても，その多型と癌リスクあるいは癌による死亡率との関係が示されている（Rayman, 2009；Zhuo and Diamond, 2009の総説参照）。Sep15の場合，このタンパク質はタンパク質折り畳みの品質管理に機能しているものと考えられているが（Korotkov *et al*., 2001），このタンパク質の機能に関する対立遺伝子多型が乳癌（Hu *et al*., 2001），肺癌（Jablonska *et al*., 2008），悪性中皮腫（Apostolou *et al*., 2004）の癌リスクと関連していることが示されている。より最近になって，Sep15の多型と前立腺癌関連の死亡率との間に相関がみられることが報告された（Penney *et al*., 2010）。SEPS1（SelS, セレノプロテインS）は炎症に関係している小胞体局在タンパク質であるが，この遺伝子の多型は冠動脈疾患（Alanne *et al*., 2007）と妊娠性高血圧でみられる子癇前症（Moses *et al*., 2008）の両方と関連していることが示されている。

将来の方向性

セレンとその健康に及ぼす影響についての関心は，その毒性に対する懸念から始まった。その後，適切なレベルのセレンを食事から摂取することが，疾病の予防を通じて個体にとってどの程度有益であるかを明らかにすることに焦点が当てられるようになっていった。そのためには，研究成果に基づいた測定および評価方法の改善による，ヒトの健康を促進するのに最適であるセレンの摂取レベルを決定するための努力が今後も必要となる。最近実施された前立腺癌に関するSELECT試験において，セレン補給が前立腺癌の発生率を減少させなかったことは，おそらくこの課題についての最も典型的な事例といえるであろう。この大規模試験は，セレンが複数のタイプの癌を防ぐという動物モデルによる結果と，食事中のセレンのレベルと前立腺癌のリスクが逆相関しているという多くの証拠から進められたものである。しかし，異なる形態のセレンが最終的に体内でどのように利用されるのかについてと，セレンが疾病を防ぐ機構，そして25のセレノシステイン含有タンパク質の機能の大部分については，十分に理解されているとはいいがたい。セレン結合性の他のタンパク質についても同様に，いまだ完全に解明されていないままとなっている。したがって，大規模な補給試験を始める前に，これらの情報とともに個人間の遺伝的多様性がどのようにセレンの効能に影響するかについての知識をより多く集めるべきであろう。さらに，食事からのセレン摂取量を増加させるリスクとベネフィットは特定個人におけるベースラインレベルに基づいていると考えられるが，それを理解するためにはセレンの生物学について知識が深まることが重要であり，そしてそれはまた，疾患の発生率を低下させるために摂取すべきであるセレンの推奨量を修正するためにも必要となるであろう。

（神山　伸訳）

推奨文献

Dumont, E., Vanhaecke, F., and Canelis, R. (2006) Selenium speciation from food source to metabolites: a critical review. *Anal Bioanal Chem* **385,** 1304–1323.

Flohé, L. (2009) The labour pains of biochemical selenology: the history of selenoprotein biosynthesis. *Biochem Biophys Acta* **1790,** 1389–1403.

Mueller, A.S., Mueller, K., Wolf, N.M., *et al.* (2009) Selenium and diabetes: an enigma? *Free Rad Res* **43,** 1029–1059.

［文　献］

Alanne, M., Kristiansson, K., Auro, K., *et al.* (2007) Variation in the selenoprotein S gene locus is associated with coronary heart disease and ischemic stroke in two independent Finnish cohorts. *Hum Genet* **122,** 355–365.

Apostolou, S., Klein, J.O., Mitsuuchi, Y., *et al.* (2004) Growth inhibition and induction of apoptosis in mesothelioma cells by selenium and dependence on selenoprotein SEP15 genotype. *Oncogene* **23,** 1–9.

Arbogast, S. and Ferreiro, A. (2010) Selenoproteins and protection against oxidative stress: selenoprotein N as a novel player at the crossroads of redox signaling and calcium homeostasis. *Antioxid Redox Signal* **12,** 893–904.

Arthur, J.R., McKenzie, R.C., and Beckett, G.J. (2003) Selenium in the immune system. *J Nutr* **133,** 1457S–1459S.

Ashton, K., Hooper, L., Harvey, L.J., *et al.* (2009) Methods of assessment of selenium status in humans: a systematic review. *Am J Clin Nutr* **89,** 2025S–2039S.

Bansal, M.P., Oborn, C.J., Danielson, K.G., *et al.* (1989) Evidence for two selenium-binding proteins distinct from glutathione peroxidase in mouse liver. *Carcinogenesis* **10,** 541–546.

Baum, M.K., Shor-Posner, G., Lai, S., *et al.* (1997) High risk of HIV-related mortality is associated with selenium deficiency. *J Acquir Immune Defic Syndr Hum Retrovirol* **15,** 370–374.

Beck, M.A., Esworthy, R.S., Ho, Y.S., *et al.* (1998) Glutathione peroxidase protects mice from viral-induced myocarditis. *FASEB J* **12,** 1143–1149.

Beck, M.A., Kolbeck, P.C., Rohr, L.H., *et al.* (1994) Benign human enterovirus becomes virulent in selenium-deficient mice. *J Med Virol* **43,** 166–170.

Beck, M.A., Nelson, H.K., Shi, Q., *et al.* (2001) Selenium deficiency increases the pathology of an influenza virus infection. *FASEB J* **15,** 1481–1483.

Beck, M.A., Shi, Q., Morris, V.C., *et al.* (1995) Rapid genomic evolution of a non-virulent coxsackievirus B3 in selenium-deficient mice results in selection of identical virulent isolates. *Nat Med* **1,** 433–436.

Behne, D. and Kyriakopoulos, A. (2001) Mammalian selenium-containing proteins. *Annu Rev Nutr* **21,** 453–473.

Beilstein, M.A. and Whanger, P.D. (1986) Chemical forms of selenium in rat tissues after administration of selenite or selenomethionine. *J Nutr* **116,** 1711–1719.

Bellinger, F.P., Raman, A.V., Reeves, M.A., *et al.* (2009) Regulation and function of selenoproteins in human disease. *Biochem J* **422,** 11–22.

Berry, M.J., Banu, L., Chen, Y., *et al.* (1991) Recognition of UGA as a selenocysteine codon in Type I deiodinase requires sequences in the 3′ untranslated region. *Nature* **353,** 273–276.

Bianco, A.C. and Kim, B.W. (2006) Deiodinases: implications of the local control of thyroid hormone action. *J Clin Invest* **116,** 2571–2579.

Bianco, A.C., Salvatore, D., Gereben, B., *et al.* (2002) Biochemistry, cellular and molecular biology, and physiological roles of the iodothyronine selenodeiodinases. *Endocrinol Rev* **23,** 38–89.

Bleys, J., Navas-Acien, A., and Guallar, E. (2007) Serum selenium and diabetes in US adults. *Diabetes Care* **30,** 829–834.

Bleys, J., Navas-Acien, A., and Guallar, E. (2008) Serum selenium levels and all-cause, cancer, and cardiovascular mortality among US adults. *Arch Intern Med* **168,** 404–410.

Brown, K.M., Pickard, K., Nicol, F., *et al.* (2000) Effects of organic and inorganic selenium supplementation on selenoenzyme activity in blood lymphocytes, granulocytes, platelets and erythrocytes. *Clin Sci (Lond)* **98,** 593–539.

Bugel, S., Larsen, E.H., Sloth, J.J., *et al.* (2008) Absorption, excretion, and retention of selenium from a high selenium yeast in men with a high intake of selenium. *Food Nutr Res* **52.** PMID 19109661.

Burk, R.F. and Hill, K.E. (2009) Selenoprotein P-expression, functions, and roles in mammals. *Biochim Biophys Acta* **1790,** 1441–1447.

Burk, R.F., Norsworthy, B.K., Hill, K.E., *et al.* (2006) Effects of chemical form of selenium on plasma biomarkers in a high-dose human supplementation trial. *Cancer Epidemiol Biomarkers Prev* **15,** 804–810.

Chabory, E., Damon, C., Lenoir, A., *et al.* (2009) Epididymis seleno-independent glutathione peroxidase 5 maintains sperm DNA integrity in mice. *J Clin Invest* **119,** 2074–2085.

Chang, P.W., Tsui, S.K., Liew, C., *et al.* (1997) Isolation, characterization, and chromosomal mapping of a novel cDNA clone encoding human selenium binding protein. *J Cell Biochem* **64,** 217–224.

Chen, G., Wang, H., Miller, C.T., *et al.* (2004) Reduced selenium-binding protein 1 expression is associated with poor outcome in lung adenocarcinomas. *J Pathol* **202,** 321–329.

Chiang, E.C., Shen, S., Kengery, S.S., *et al.* (2009) Defining the optimal selenium dose for prostate cancer risk reduction: insights from the U-shaped relationship between selenium status, DNA damage, and apoptosis. *Dose Response* **8,** 285–300.

Chu, F.F., Doroshow, J.H., and Esworthy, R.S. (1993) Expression, characterization, and tissue distribution of a new cellular selenium-dependent glutathione peroxidase, GSHPx-GI. *J Biol Chem* **268,** 2571–2576.

Clark, L.C., Combs, G.F.J., Turnbull, B.W., *et al.* (1996) Effects of selenium supplementation for cancer prevention in patients with carcinoma of the skin. A randomized controlled trial. *J Am Med Assoc* **276,** 1957–1963.

Combs, G.F., Jr (2001) Selenium in global food systems. *Br J Nutr* **85,** 517–547.

Cooper, M.L., Adami, H.O., Gronberg, H., *et al.* (2008) Interaction between single nucleotide polymorphisms in selenoprotein P and mitochondrial superoxide dismutase determines prostate cancer risk. *Cancer Res* **68,** 10171–10177.

Copeland, P.R. and Driscoll, D.M. (1999) Purification, redox sensitivity, and RNA binding properties of SECIS-binding protein 2, a protein involved in selenoprotein biosynthesis. *J Biol Chem* **274,** 25447–25454.

Diamond, A.M., Dale, P., Murray, J.L., *et al.* (1996) The inhibition of radiation-induced mutagenesis by the combined effects of selenium and the aminothiol WR-1065. *Mutat Res* **356,** 147–154.

Diwadkar-Navsariwala, V., Prins, G.S., Swanson, S.M., *et al.* (2006) Selenoprotein deficiency accelerates prostate carcinogenesis in a transgenic model. *Proc Natl Acad Sci USA* **103,** 8179–8184.

Driscoll, D.M. and Copeland, P.R. (2003) Mechanism and regulation of selenoprotein synthesis. *Annu Rev Nutr* **23,** 17–40.

Duffield-Lillico, A.J., Dalkin, B.L., Reid, M.E., *et al.* (2003) Selenium supplementation, baseline plasma selenium status and incidence of prostate cancer: an analysis of the complete treatment period of the Nutritional Prevention of Cancer Trial. *BJU Int* **91,** 608–612.

Dumitrescu, A.M., Di Cosmo, C., Liao, X.H., *et al.* (2010) The syndrome of inherited partial SBP2 deficiency in humans. *Antioxid Redox Signal* **12,** 905–920.

Dumitrescu, A.M., Liao, X.H., Abdullah, M.S., *et al.* (2005) Mutations in SECISBP2 result in abnormal thyroid hormone metabolism. *Nat Genet* **37,** 1247–1252.

Dumont, E., Vanhaecke, F., and Cornelis, R. (2006) Selenium speciation from food source to metabolites: a critical review. *Anal Bioanal Chem* **385,** 1304–1323.

Dumont, J.E., Corvilain, B., and Contempre, B. (1994) The biochemistry of endemic cretinism: roles of iodine and selenium deficiency and goitrogens. *Mol Cell Endocrinol* **100,** 163–166.

Dziaman, T., Huzarski, T., Gackowski, D., *et al.* (2009) Selenium supplementation reduced oxidative DNA damage in adnexectomized BRCA1 mutations carriers. *Cancer Epidemiol Biomarkers Prev* **18,** 2923–2928.

El-Bayoumy, K. (Ed.) (1991) *The Role of Selenium in Cancer Prevention.* J.B. Lippincott, Philadelphia.

El-Bayoumy, K. (2009) The negative results of the SELECT study do not necessarily discredit the selenium–cancer prevention hypothesis. *Nutr Cancer* **61,** 285–286.

Ellison, R.S. (2002) Major trace elements limiting livestock performance in New Zealand. *N Z Vet J* **50,** 35–40.

Esaki, N., Nakamura, T., Tanaka, H., *et al.* (1982) Selenocysteine lyase, a novel enzyme that specifically acts on selenocysteine. Mammalian distribution and purification and properties of pig liver enzyme. *J Biol Chem* **257,** 4386–4391.

Fairweather-Tait, S.J., Collings, R., and Hurst, R. (2010) Selenium bioavailability: current knowledge and future research requirements. *Am J Clin Nutr* **91,** 1484S–1491S.

Fernandez-Banares, F., Cabre, E., Esteve, M., *et al.* (2002) Serum selenium and risk of large size colorectal adenomas in a geographical area with a low selenium status. *Am J Gastroenterol* **97,** 2103–2108.

Fischer, J.L., Lancia, J.K., Mathur, A., *et al.* (2006) Selenium protection from DNA damage involves a Ref1/p53/Brca1 protein complex. *Anticancer Res* **26,** 899–904.

Flohe, L., Gunzler, W.A., and Schock, H.H. (1973) Glutathione peroxidase: a selenoenzyme. *FEBS Lett* **32,** 132–134.

Florian, S., Wingler, K., Schmehl, K., *et al.* (2001) Cellular and subcellular localization of gastrointestinal glutathione peroxidase in normal and malignant human intestinal tissue. *Free Radic Res* **35,** 655–663.

Ghadirian, P., Maisonneuve, P., Perret, C., *et al.* (2000) A case-control study of toenail selenium and cancer of the breast, colon, and prostate. *Cancer Detect Prev* **24,** 305–313.

Gibson, R.S. (1989) Assessment of trace element status in humans. *Prog Food Nutr Sci* **13,** 67–111.

Gladyshev, V.N. and Hatfield, D.L. (2001) Analysis of selenocysteine-containing proteins. *Curr Protoc Protein Sci* Chapter 3, Unit 3.8.

Gromer, S., Eubel, J.K., Lee, B.L., *et al.* (2005) Human selenoproteins at a glance. *Cell Mol Life Sci* **62,** 2414–2437.

Haratake, M., Hongoh, M., Miyauchi, M., *et al.* (2008) Albumin-mediated selenium transfer by a selenotrisulfide relay mechanism. *Inorg Chem* **47,** 6273–6280.

Hatfield, D.L. and Gladyshev, V.N. (2009) The outcome of Selenium and Vitamin E Cancer Prevention Trial (SELECT) reveals the need for better understanding of selenium biology. *Mol Interv* **9,** 18–21.

Hawkes, W.C., Alkan, F.Z., and Oehler, L. (2003) Absorption, distribution and excretion of selenium from beef and rice in healthy North American men. *J Nutr* **133,** 3434–3442.

Haygarth, P.M., Harrison, A.F., and Jones, K.C. (1995) Plant selenium from soil and the atmosphere. *J Environ Qual* **24,** 768–771.

Hoffmann, F.W., Hashimoto, A.C., Shafer, L.A., *et al.* (2010) Dietary selenium modulates activation and differentiation of CD4+ T cells in mice through a mechanism involving cellular free thiols. *J Nutr* **140,** 1155–1161.

Hoffmann, P.R. and Berry, M.J. (2008) The influence of selenium on immune responses. *Mol Nutr Food Res* **52,** 1273–1280.

Hu, Y., Benya, R.V., Carroll, R.E., *et al.* (2005) Allelic loss of the gene for the GPX1 selenium-containing protein is a common event in cancer. *J Nutr* **135,** 3021S–3024S.

Hu, Y.J., Korotkov, K.V., Mehta, R., *et al.* (2001) Distribution and functional consequences of nucleotide polymorphisms in the 3′-untranslated region of the human Sep15 gene. *Cancer Res* **61,** 2307–2310.

Huang, K.C., Park, D.C., Ng, S.K., *et al.* (2006) Selenium binding protein 1 in ovarian cancer. *Int J Cancer* **118,** 2433–2440.

Imai, T., Mihara, H., Kurihara, T., *et al.* (2009) Selenocysteine is selectively taken up by red blood cells. *Biosci Biotechnol Biochem* **73,** 2746–2748.

Institute of Medicine (2000) *Dietary Reference Intakes for Vitamin C, Vitamin E, Selenium and Carotenoids.* National Academy Press, Washington, DC.

Ip, C. and Lisk, D.J. (1994) Bioactivity of selenium from Brazil nut for cancer prevention and selenoenzyme maintenance. *Nutr Cancer* **21,** 203–212.

Irons, R., Carlson, B.A., Hatfield, D.L., *et al.* (2006) Both selenoproteins and low molecular weight selenocompounds reduce colon cancer risk in mice with genetically impaired selenoprotein expression. *J Nutr* **136,** 1311–1317.

Jablonska, E., Gromadzinska, J., Sobala, W., *et al.* (2008) Lung cancer risk associated with selenium status is modified in smoking individuals by Sep15 polymorphism. *Eur J Nutr* **47,** 47–54.

Jacobs, E.T., Jiang, R., Alberts, D.S., *et al.* (2004) Selenium and colorectal adenoma: results of a pooled analysis. *J Natl Cancer Inst* **96,** 1669–1675.

Janghorbani, M., Xia, Y., Ha, P., *et al.* (1999) Effect of dietary selenium restriction on selected parameters of selenium status in men with high life-long intake. *J Nutr Biochem* **10,** 564–572.

Jeong, J.Y., Wang, Y., and Sytkowski, A.J. (2009) Human selenium binding protein-1 (hSP56) interacts with VDU1 in a selenium-dependent manner. *Biochem Biophys Res Commun* **379,** 583–588.

Kim, H., Kang, H.J., You, K.T., *et al.* (2006) Suppression of human selenium-binding protein 1 is a late event in colorectal carcinogenesis and is associated with poor survival. *Proteomics* **6,** 3466–3476.

Kobayashi, Y., Ogra, Y., and Suzuki, K.T. (2001) Speciation and metabolism of selenium injected with 82Se-enriched selenite and selenate in rats. *J Chromatogr B Biomed Sci Appl* **760,** 73–81.

Kohrle, J., Jakob, F., Contempre, B., *et al.* (2005) Selenium, the thyroid, and the endocrine system. *Endocrinol Rev* **26,** 944–984.

Koller, L.D. and Exon, J.H. (1986) The two faces of selenium – deficiency and toxicity – are similar in animals and man. *Can J Vet Res* **50,** 297–306.

Korotkov, K.V., Kumaraswamy, E., Zhou, Y., *et al.* (2001) Association between the 15-kDa selenoprotein and UDP-glucose:glycoprotein glucosyltransferase in the endoplasmic reticulum of mammalian cells. *J Biol Chem* **276,** 15330–15336.

Kowalska, E., Narod, S.A., Huzarski, T., *et al.* (2005) Increased rates of chromosomal breakage in BRCA1 carriers are normalized by oral selenium supplementation. *Cancer Epidemiol Biomarkers Prev* **14,** 1302–1306.

Kremer, D., Ilgen, G., and Feldmann, J. (2005) GC-ICP-MS determination of dimethylselenide in human breath after ingestion of (77)Se-enriched selenite: monitoring of in-vivo methylation of selenium. *Anal Bioanal Chem* **383,** 509–515.

Kryukov, G.V., Castellano, S., Novoselov, S.V., *et al.* (2003) Characterization of mammalian selenoproteomes. *Science* **300,** 1439–1443.

Kuzuya, M., Ando, F., Iguchi, A., *et al.* (2008) Glutathione peroxidase 1 Pro198Leu variant contributes to the metabolic syndrome in men in a large Japanese cohort. *Am J Clin Nutr* **87,** 1939–1944.

Laclaustra, M., Navas-Acien, A., Stranges, S., *et al.* (2009) Serum selenium concentrations and diabetes in US adults: National Health and Nutrition Examination Survey (NHANES) 2003–2004. *Environ Health Perspect* **117,** 1409–1413.

Lawson, T. (1989) Nicotinamide and selenium stimulate the repair of DNA damage produced by N-nitrosobis(2-oxopropyl) amine. *Anticancer Res* **9,** 483–486.

Lawson, T. and Birt, D.F. (1983) Enhancement of the repair of carcinogen-induced DNA damage in the hamster pancreas by dietary selenium. *Chem Biol Interact* **45,** 95–104.

LeBlanc, A., Dumas, P., and Lefebvre, L. (1999) Trace element content of commercial shampoos: impact on trace element levels in hair. *Sci Total Environ* **229,** 121–124.

Lee, B.J., Worland, P.J., Davis, J.N., *et al.* (1989) Identification of a selenocysteyl-tRNA(Ser) in mammalian cells that recognizes the nonsense codon, UGA. *J Biol Chem* **264,** 9724–9727.

Lei, C., Niu, X., Wei, J., *et al.* (2009) Interaction of glutathione peroxidase-1 and selenium in endemic dilated cardiomyopathy. *Clin Chim Acta* **399,** 102–108.

Lescure, A., Gautheret, D., Carbon, P., *et al.* (1999) Novel selenoproteins identified in silico and in vivo by using a conserved RNA structural motif. *J Biol Chem* **274,** 38147–38154.

Levander, O.A. (1984) The importance of selenium in total parenteral nutrition. *Bull NY Acad Med* **60,** 144–155.

Li, H.F., McGrath, S.P., and Zhao, F.J. (2008a) Selenium uptake, translocation and speciation in wheat supplied with selenate or selenite. *New Phytol* **178,** 92–102.

Li, T., Yang, W., Li, M., *et al.* (2008b) Expression of selenium-binding protein 1 characterizes intestinal cell maturation and predicts survival for patients with colorectal cancer. *Mol Nutr Food Res* **52,** 1289–1299.

Li, Y., Peng, T., Yang, Y., *et al.* (2000) High prevalence of enteroviral genomic sequences in myocardium from cases of endemic cardiomyopathy (Keshan disease) in China. *Heart* **83,** 696–701.

Lippman, S.M., Goodman, P.J., Klein, E.A., *et al.* (2005) Designing the Selenium and Vitamin E Cancer Prevention Trial (SELECT). *J Nat Cancer Inst* **97,** 94–102.

Lippman, S.M., Klein, E.A., Goodman, P.J., *et al.* (2009) Effect of selenium and vitamin E on risk of prostate cancer and other cancers: the Selenium and Vitamin E Cancer Prevention Trial (SELECT). *JAMA* **301,** 39–51.

Lobanov, A.V., Hatfield, D.L., and Gladyshev, V.N. (2009) Eukaryotic selenoproteins and selenoproteomes. *Biochim Biophys Acta* **1790,** 1424–1428.

MacFarquhar, J.K., Broussard, D.L., Melstrom, P., *et al.* (2010) Acute selenium toxicity associated with a dietary supplement. *Arch Intern Med* **170,** 256–261.

Marinou, I., Walters, K., Dickson, M.C., *et al.* (2009) Evidence of epistasis between interleukin 1 and selenoprotein-S with susceptibility to rheumatoid arthritis. *Ann Rheumatic Dis* **68,** 1494–1497.

Meplan, C., Hughes, D.J., Pardini, B., *et al.* (2010) Genetic variants in selenoprotein genes increase risk of colorectal cancer. *Carcinogenesis* **31,** 1074–1079.

Miladinovic, D., Djujic, I., and Stankovic, S. (1998) Variation of selenium content in growing wild plants during vegetative period. *J Environ Pathol Toxicol Oncol* **17,** 217–220.

Moghadaszadeh, B., Petit, N., Jaillard, C., *et al.* (2001) Mutations in SEPN1 cause congenital muscular dystrophy with spinal rigidity and restrictive respiratory syndrome. *Nat Genet* **29,** 17–18.

Morris, J.S., Stampfer, M., and Willett, W. (1983) Dietary selenium in human toenails as an indicator. *Biol Trace Elem Res* **5,** 529–537.

Moses, E.K., Johnson, M.P., Tommerdal, L., *et al.* (2008) Genetic association of preeclampsia to the inflammatory response gene SEPS1. *Am J Obstet Gynecol* **198,** e1–5.

Moustafa, M.E., Kumaraswamy, E., Zhong, N., *et al.* (2003) Models for assessing the role of selenoproteins in health. *J Nutr* **133,** 2494S–2496S.

Nadiminty, N. and Gao, A.C. (2008) Mechanisms of selenium chemoprevention and therapy in prostate cancer. *Mol Nutr Food Res* **52,** 1247–1260.

Nuttall, K.L. (2006) Evaluating selenium poisoning. *Ann Clin Lab Sci* **36,** 409–420.

Olson, G.E., Winfrey, V.P., Hill, K.E., *et al.* (2008) Megalin mediates selenoprotein P uptake by kidney proximal tubule epithelial cells. *J Biol Chem* **283,** 6854–6860.

Olson, G.E., Winfrey, V.P., Nagdas, S.K., *et al.* (2007) Apolipoprotein E receptor-2 (ApoER2) mediates selenium uptake from selenoprotein P by the mouse testis. *J Biol Chem* **282,** 12290–12297.

Oster, O., Schmiedel, G., and Prellwitz, W. (1988) The organ distribution of selenium in German adults. *Biol Trace Elem Res* **15,** 23–45.

Papp, L.V., Lu, J., Holmgren, A., *et al.* (2007) From selenium to selenoproteins: synthesis, identity, and their role in human health. *Antioxid Redox Signal* **9,** 775–806.

Penney, K.L., Schumacher, F.R., Li, H., *et al.* (2010) A large prospective study of SEP15 genetic variation, interaction with plasma selenium levels, and prostate cancer risk and survival. *Cancer Prev Res (Phila)* **3,** 604–610.

Pera, J., Slowik, A., Dziedzic, T., *et al.* (2008) Glutathione peroxidase 1 C593T polymorphism is associated with lobar intracerebral hemorrhage. *Cerebrovasc Dis* **25,** 445–449.

Peters, U., Chatterjee, N., Church, T.R., *et al.* (2006) High serum selenium and reduced risk of advanced colorectal adenoma in a colorectal cancer early detection program. *Cancer Epidemiol Biomarkers Prev* **15,** 315–320.

Peters, U., Chatterjee, N., Hayes, R.B., *et al.* (2008) Variation in the selenoenzyme genes and risk of advanced distal colorectal adenoma. *Cancer Epidemiol Biomarkers Prev* **17,** 1144–1154.

Pitney, C.L., Royal, M., and Klebert, M. (2009) Selenium supplementation in HIV-infected patients: is there any potential clinical benefit? *J Assoc Nurses AIDS Care* **20,** 326–333.

Pohl, N.M., Tong, C., Fang, W., *et al.* (2009) Transcriptional regulation and biological functions of selenium-binding protein 1 in colorectal cancer in vitro and in nude mouse xenografts. *PLoS One* **4,** e7774.

Porat, A., Sagiv, Y., and Elazar, Z. (2000) A 56-kDa selenium-binding protein participates in intra-Golgi protein transport. *J Biol Chem* **275,** 14457–14465.

Ratnasinghe, D., Tangrea, J.A., Andersen, M.R., *et al.* (2000) Glutathione peroxidase codon 198 polymorphism variant increases lung cancer risk. *Cancer Res* **60,** 6381–6383.

Rayman, M.P. (2000) The importance of selenium to human health. *Lancet* **356,** 233–241.

Rayman, M.P. (2008) Food-chain selenium and human health: emphasis on intake. *Br J Nutr* **100,** 254–268.

Rayman, M.P. (2009) Selenoproteins and human health: insights from epidemiological data. *Biochim Biophys Acta* **1790,** 1533–1540.

Reamer, D.C. and Veillon, C. (1983) A double isotope dilution method for using stable selenium isotopes in metabolic tracer studies: analysis by gas chromatography/mass spectrometry (GC/MS). *J Nutr* **113,** 786–792.

Rosin, M.P. (1981) Inhibition of spontaneous mutagenesis in yeast cultures by selenite, selenate and selenide. *Cancer Lett* **13,** 7–14.

Rotruck, J.T., Pope, A.L., Ganther, H.E., *et al.* (1973) Selenium: biochemical role as a component of glutathione peroxidase. *Science* **179,** 588–590.

Russell, G.R., Nader, C.J., and Partick, E.J. (1980) Induction of DNA repair by some selenium compounds. *Cancer Lett* **10,** 75–81.

Salbe, A.D. and Levander, O.A. (1990) Effect of various dietary factors on the deposition of selenium in the hair and nails of rats. *J Nutr* **120,** 200–206.

Schepman, K., Engelbert, R.H., Visser, M.M., *et al.* (2011) Kashin Beck Disease: more than just osteoarthrosis: a cross-sectional study regarding the influence of body function-structures and activities on level of participation. *Int Orthop* **35,** 767–776.

Schomburg, L. and Kohrle, J. (2008) On the importance of selenium and iodine metabolism for thyroid hormone biosynthesis and human health. *Mol Nutr Food Res* **52,** 1235–1246.

Schrauzer, G.N. (2009) RE: Lessons from the selenium and vitamin E cancer prevention trial (SELECT). *Crit Rev Biotechnol* **29,** 81.

Schwarz, K. and Foltz, C.M. (1958) Factor 3 activity of selenium compounds. *J Biol Chem* **233,** 245–251.

Seo, Y.R., Sweeney, C., and Smith, M.L. (2002) Selenomethionine induction of DNA repair response in human fibroblasts. *Oncogene* **21,** 3663–3669.

Shamberger, R.J. and Frost, D.V. (1969) Possible protective effect of selenium against human cancer. *Can Med Assoc J* **100,** 682.

Shen, L., Van Dyck, K., Luten, J., *et al.* (1997) Diffusibility of selenate, selenite, seleno-methionine, and seleno-cystine during simulated gastrointestinal digestion. *Biol Trace Elem Res* **58,** 55–63.

Shibata, T., Arisawa, T., Tahara, T., *et al.* (2009) Selenoprotein S (SEPS1) gene −105G>A promoter polymorphism influences the susceptibility to gastric cancer in the Japanese population. *BMC Gastroenterol* **9,** 2.

Stranges, S., Laclaustra, M., Ji, C., *et al.* (2010) Higher selenium status is associated with adverse blood lipid profile in British adults. *J Nutr* **140,** 81–87.

Stranges, S., Marshall, J.R., Natarajan, R., *et al.* (2007) Effects of long-term selenium supplementation on the incidence of type 2 diabetes: a randomized trial. *Ann Intern Med* **147,** 217–223.

Suzuki, K.T., Kurasaki, K., Okazaki, N., *et al.* (2005) Selenosugar and trimethylselenonium among urinary Se metabolites: dose- and age-related changes. *Toxicol Appl Pharmacol* **206,** 1–8.

Suzuki, K.T., Shiobara, Y., Itoh, M., *et al.* (1998) Selective uptake of selenite by red blood cells. *Analyst* **123,** 63–67.

Tajsharghi, H., Darin, N., Tulinius, M., *et al.* (2005) Early onset myopathy with a novel mutation in the selenoprotein N gene (SEPN1). *Neuromuscul Disord* **15,** 299–302.

Terry, N., Zayed, A.M., De Souza, M.P., *et al.* (2000) Selenium in higher plants. *Annu Rev Plant Physiol Plant Mol Biol* **51,** 401–432.

Tham, D.M., Whitin, J.C., Kim, K.K., *et al.* (1998) Expression of extracellular glutathione peroxidase in human and mouse gastrointestinal tract. *Am J Physiol* **275,** G1463–1471.

Thomson, C.D. (1998) Selenium speciation in human body fluids. *Analyst* **123,** 827–831.

Thomson, C.D. (2004) Assessment of requirements for selenium and adequacy of selenium status: a review. *Eur J Clin Nutr* **58,** 391–402.

Thomson, C.D. and Robinson, M.F. (1990) Selenium content of foods consumed in Otago, New Zealand. *NZ Med J* **103,** 130–135.

Thomson, C.D., Chisholm, A., McLachlan, S.K., *et al.* (2008) Brazil nuts: an effective way to improve selenium status. *Am J Clin Nutr* **87,** 379–384.

Udler, M., Maia, A.T., Cebrian, A., *et al.* (2007) Common germline genetic variation in antioxidant defense genes and survival after diagnosis of breast cancer. *J Clin Oncol* **25,** 3015–3023.

Ullrey, D.E. (1992) Basis for regulation of selenium supplements in animal diets. *J Anim Sci* **70,** 3922–3927.

Ursini, F., Heim, S., Kiess, M., *et al.* (1999) Dual function of the selenoprotein PHGPx during sperm maturation. *Science* **285,** 1393–1396.

Utomo, A., Jiang, X., Furuta, S., *et al.* (2004) Identification of a novel putative non-selenocysteine containing phospholipid hydroperoxide glutathione peroxidase (NPGPx) essential for alleviating oxidative stress generated from polyunsaturated fatty acids in breast cancer cells. *J Biol Chem* **279,** 43522-43529.

Vadhanavikit, S., Kraus, R.J., and Ganther, H.E. (1987) Metabolism of selenocyanate in the rat. *Arch Biochem Biophys* **258,** 1–6.

Valdiglesias, V., Pasaro, E., Mendez, J., *et al.* (2010) In vitro evaluation of selenium genotoxic, cytotoxic, and protective effects: a review. *Arch Toxicol* **84,** 337–351.

Vernet, P., Rigaudiere, N., Ghyselinck, N., *et al.* (1996) In vitro expression of a mouse tissue specific glutathione-peroxidase-like protein lacking the selenocysteine can protect stably transfected mammalian cells against oxidative damage. *Biochem Cell Biol* **74,** 125–131.

Voetsch, B., Jin, R.C., Bierl, C., *et al.* (2007) Promoter polymorphisms in the plasma glutathione peroxidase (GPx-3) gene: a novel risk factor for arterial ischemic stroke among young adults and children. *Stroke* **38,** 41–49.

Waters, D.J., Shen, S., Glickman, L.T., *et al.* (2005) Prostate cancer risk and DNA damage: translational significance of selenium supplementation in a canine model. *Carcinogenesis* **26,** 1256–1262.

Whanger, P.D. (2004) Selenium and its relationship to cancer: an update. *Br J Nutr* **91,** 11–28.

Winter, J.P., Gong, Y., Grant, P.J., *et al.* (2003) Glutathione peroxidase 1 genotype is associated with an increased risk of coronary artery disease. *Coron Artery Dis* **14,** 149–153.

Wolffram, S., Berger, B., Grenacher, B., *et al.* (1989) Transport of selenoamino acids and their sulfur analogues across the intestinal brush border membrane of pigs. *J Nutr* **119,** 706–712.

Xia, Y., Hill, K.E., Byrne, D.W., *et al.* (2005) Effectiveness of selenium supplements in a low-selenium area of China. *Am J Clin Nutr* **81,** 829–834.

Xia, Y.M., Hill, K.E., and Burk, R.F. (1989) Biochemical studies of a selenium-deficient population in China: measurement of selenium, glutathione peroxidase and other oxidant defense indices in blood. *J Nutr* **119,** 1318–1326.

Xiong, Y.M., Mo, X.Y., Zou, X.Z., *et al.* (2010) Association study between polymorphisms in selenoprotein genes and susceptibility to Kashin-Beck disease. *Osteoarthritis Cartilage* **18,** 817–824.

Yang, G., Wang, S., Zhou, R., *et al.* (1983) Endemic selenium intoxication of humans in China. *Am J Clin Nutr* **37,** 872–881.

Yang, M. and Sytkowski, A.J. (1998) Differential expression and androgen regulation of the human selenium-binding protein gene hSP56 in prostate cancer cells. *Cancer Res* **58,** 3150–3153.

Yeh, J., Vendeland, S.C., Gu, Q., *et al.* (1997) Dietary selenium increases selenoprotein W levels in rat tissues. *J Nutr* **127,** 2165–2172.

Yu, L., Sun, L., Nan, Y., *et al.* (2010) Protection from H1N1 influenza virus infections in mice by supplementation with selenium: a comparison with selenium-deficient mice. *Biol Trace Elem Res* **141,** 254–261

Zachara, B.A., Pawluk, H., Bloch-Boguslawska, E., *et al.* (2001) Tissue level, distribution, and total body selenium content in healthy and diseased humans in Poland. *Arch Environ Health* **56,** 461–466.

Zayed, A.M. and Terry, N. (1994) Selenium volatilization in roots and shoots – effects of shoot removal and sulfate level. *J Plant Physiol* **143,** 8–14.

Zhang, L.P., Maiorino, M., Roveri, A., *et al.* (1989) Phospholipid hydroperoxide glutathione peroxidase: specific activity in tissues of rats of different age and comparison with other glutathione peroxidases. *Biochim Biophys Acta* **1006,** 140–143.

Zhuo, P. and Diamond, A.M. (2009) Molecular mechanisms by which selenoproteins affect cancer risk and progression. *Biochim Biophys Acta* **1790,** 1546–1554

Zou, K., Liu, G., Wu, T., *et al.* (2009) Selenium for preventing Kashin-Beck osteoarthropathy in children: a meta-analysis. *Osteoarthritis Cartilage* **17,** 144–151.

38

マンガン，モリブデン，ホウ素，クロムおよび他の微量元素

Forrest H. Nielsen

要　約

本章では，ヒトの栄養において，微量，あるいは超微量元素として扱われるマンガン，モリブデン，ホウ素，クロム，ヒ素，フッ素，ニッケル，ケイ素，ストロンチウム，およびバナジウムの必須性，生化学的機能，有益な作用，欠乏症状，吸収，輸送，貯蔵，排泄，および栄養上の重要性に関する最新の知識について述べる。本章で述べる各元素の栄養上の重要性は，限定的かつ不明確であり推定の域を出ないものであるが，存在している証拠は，これらの元素のなかのいくつかは，栄養量あるいは合理的な過栄養量の摂取が有益な作用をもたらすことを示している。これらの作用は，健康の増進と慢性疾患の予防において，他の必須栄養素の過栄養量摂取，あるいはω-3脂肪酸や植物由来栄養素の栄養量摂取がもたらす作用とある意味では同様のものと認識されるようになるかもしれない。それゆえ，これらの元素に関しては，①有益な影響の背景にある機序，②いくつかの効果が必須機能の反映であるのか，③適切な応答につながる摂取量，を検討することが今後必要である。

はじめに

ある無機元素が，欠乏時に死や生活環の中断を起こさず，そして明確な生化学的機能を有さない場合，その元素は一般に必須とされない。この点において，本章で扱う2つの元素，すなわちマンガンとモリブデンは，酵素の補欠因子として知られていることから，必須元素として十分に確定している。ヒトでは，これらの補欠因子の遺伝的欠損は死につながる。しかし現在のところ，一般的なヒト集団において，マンガンとモリブデンの栄養性欠乏症は明確には同定されていない。このため，これらの元素は低摂取よりも，病理的あるいは薬理的効果を起こす高摂取あるいは過剰摂取について関心を集めている。ホウ素とクロムは，その生化学的機能が明確には定義されていないため，栄養上の必須性が完全には確定していない。しかし，数多くのヒトを対象とした研究は，栄養量のホウ素と過栄養量のクロムが，直接的あるいは間接的に有益な結果を招き，健康と病気に影響を及ぼす可能性を示している。したがって，本章でホウ素とクロムには大きな関心が払われるであろう。他の微量元素は，動物モデルあるいは特殊な状況のヒトにおいて，いくつかの生理的あるいは臨床的知見が存在するため，栄養的に重要であると示されてきた。このような元素，すなわち，ヒ素，フッ素，ニッケル，ケイ素，ストロンチウム，およびバナジウムは，栄養および薬理的特徴に焦点を当てて簡潔に述べる。上記以外の元素については，それらがヒトに明らかに有益な影響を与えることを支持する最近の証拠が限定的であることから，推定される栄養上の重要性を表に要約するにとどめた（本章では，紹介できる参照文献数に制約があるため，原著論文の代わりにしばしば総説論文を参照文献として示した）。

必須微量元素

マンガン

必須性の根拠と生化学的機能

マンガンが必須であることは約80年前から知られており，多くの動物種においてマンガン欠乏症が誘発されて

きた（Freeland-Graves and Llanes, 1994）。しかし，ヒトのマンガン欠乏症を誘発あるいは同定することが困難であるため，マンガンに対する栄養上の関心は限定的である。それでも，マンガンは数多くの酵素を活性化すること，およびいくつかの金属酵素の構成要素であることから（Leach and Harris, 1997），ヒトにとって必須の栄養素であることが確定している。マンガンによって活性化される酵素は，酸化還元酵素，リアーゼ，リガーゼ，加水分解酵素，キナーゼ，脱炭酸酵素，転移酵素など多岐にわたる。比較的高等な動物とヒトでは，マンガンによって活性化される酵素の多くが，他の金属，特にマグネシウムによっても活性化される。例外は，マンガンによって特異的に活性化されるグリコシルトランスフェラーゼ，グルタミン合成酵素，ファルネシルピロリン酸合成酵素，およびホスホエノールピルビン酸脱炭酸酵素である。アルギナーゼ，ピルビン酸脱炭酸酵素，およびマンガンスーパーオキシドジスムターゼ（MnSOD，またはSOD 2）はヒトおよび動物で発見されているマンガンを含む金属酵素である。MnSODは生存に必須である。これを欠損させた変異マウスは生後5～21日で死亡する（Macmillan-Crow and Cruthirds, 2001）。この仔マウスは，心筋障害，神経変性，脂質過酸化，脂肪肝，貧血，および重度のミトコンドリア損傷を起こしていた。MnSODの必須性は，細胞質および細胞外に存在していてその遺伝的欠損が致死ではないCu，ZnSODとは対照的である。

欠乏症状，および有益もしくは毒性学的作用

マンガン欠乏は動物種ごとに異なった影響を及ぼす（Freeland-Graves and Llanes, 1994）。ラットでは，欠乏によって成長抑制，精巣変性，発作が起こる。一方，ヒヨコでは腱と脚の脆弱化，モルモットでは骨形成異常と重度の耐糖能低下，マウスとミンクでは運動失調が起こる。ヒトでは明確な栄養性マンガン欠乏の症状は確定していない。しかしヒトのマンガン欠乏症の最も可能性の高い事例は，長期間中心静脈栄養療法下にあった小児において，びまん性の骨の脱石灰化と成長抑制が発生し，これらがマンガン補給によって回復したというものであろう（Norose and Arai, 1987）。別の研究では，0.11mg/日のマンガンしか供給できない精製食を39日間にわたって摂取した男性らが，鱗屑，軽度の紅斑性発疹，血清コレステロール濃度の低下，および血清アルカリホスファターゼ活性の上昇を起こしている（Freeland-Graves and Llanes, 1994）。

一方，低マンガン栄養状態がいくつかの疾病の発生にかかわっている可能性がある。これまで，低マンガン摂取は骨粗鬆症，糖尿病，てんかん，動脈硬化，創傷治癒遅延，白内障と関連するといわれてきた（Klimis-Tavantzis, 1994）。最近では，血漿マンガン濃度の低下とそれに関連した血漿の一酸化窒素濃度の低下が小児ぜん息（Kocyigit *et al.*, 2004）とアルツハイマー型認知症（Vural *et al.*, 2009）に関与することが示されている。さらに，母体の血中マンガン濃度の低下が低出生体重児と致死性の胎児発育遅延の発生リスクの増加にかかわることも示されている（Wood, 2009）。このような関連のいくつかを支持する動物実験はすでに解説されている（Nielsen, 2006a）。これらの動物実験は，糖代謝，アルギニン代謝，抗酸化作用，プロテオグリカン合成のプロセスに存在するマンガンによって活性化される酵素またはマンガン含有酵素がマンガン欠乏症にかかわることを示唆している。しかし，ヒトにおいて，食事性マンガン欠乏が何らかの病理的状態を起こす直接的な証拠は存在しない。

ヒトのマンガン欠乏症の報告例は極めてまれであり，かつマンガンが最も毒性の低い必須微量元素のひとつだと考えられているため，これまでマンガンはヒトの栄養においてあまり関心を持たれてこなかった。しかし，今では，恒常的な機構が未発達あるいは損なわれているヒトにおけるマンガンの毒性学的なかかわりが注目を集めている。高濃度のマンガンを含む高カロリー輸液の長期投与の事例（Dickerson, 2001；Hardy, 2009），および血液透析事例のなかで特に肝胆道排泄系が損なわれている事例（da Silva *et al.*, 2007；Klein *et al.*, 2008）において，組織，特に脳におけるマンガンの高濃度蓄積が報告されている。さらに，新生児期ではマンガンの胆道排泄が不十分であるため（Aschner and Aschner, 2005），乳児におけるマンガンの高摂取はマンガンの組織および脳中濃度を高める可能性が高い。マンガン中毒の臨床的症状は平衡異常，振戦，筋痙れん，耳鳴り，難聴などで，特発性のパーキンソン病に類似している（da Silva *et al.*, 2007）。鉄欠乏はマンガン吸収を促進するので（Finley, 2004），マンガン中毒を悪化させる。さらに動物実験の結果は，鉄欠乏が脳のマンガン蓄積を高めることを示している（Garcia *et al.*, 2007）。他方，マンガン中毒の立場から低マンガン栄養状態が関心を集めている。推奨量の25％しかマンガンを含有しない飼料を与えられたブタは突然死を起こすが，飼料中のマンガン濃度が高い（52 mg/kg）と心臓に病変を示した（Miller *et al.*, 2000）。

吸収，輸送，貯蔵および排泄

ヒト成人における食事中マンガンの見かけの吸収率は約1～5％である（Aschner and Aschner, 2005）。内因性マンガンの大半が胆汁，膵液，および小腸分泌物から排泄されるため，実験においてこの範囲の値を得ることは難しい（Aschner and Aschner, 2005；Buchman, 2006）。マンガンの栄養状態が適切な場合，吸収されたマンガンは速やかに腸に排泄されるため，糞便中マンガンを食事中マンガンの吸収されなかったものと内因性の排泄とに分けることは困難である。さらにマンガン吸収率は，マ

ンガン摂取量の増加とともに減少し，マンガン，あるいはまた鉄の栄養状態が低いと増加する（Finley, 2004；Aschner and Aschner, 2005）。鉄の栄養状態は明らかにマンガンの吸収に影響を及ぼす。その主な理由は，小腸における非ヘム鉄の輸送担体（トランスポーター）である２価金属イオン輸送担体１（divalent metal transporter 1：DMT 1）がマンガンも輸送するからである（Hansen *et al.*, 2009）。新生児期の乳児は成人に比較してはるかに効率よく（調乳に含まれる量の20％）マンガンを吸収して貯蔵する（Aschner and Aschner, 2005）。

マンガンの吸収は小腸全体でほぼ均等に生じているようである。マンガンはおそらくDMT 1を介した能動輸送の系で吸収されている（Buchman, 2006）。拡散もマンガン吸収にかかわると考えられる。この系は，特にマンガン摂取量が多い場合に寄与が大きいと考えられる（Nielsen, 2006a）。

血液中において，マンガンの大半は血漿のα2マクログロブリン，もしくは２価イオン（Mn^{2+}）の状態でアルブミンに結合して存在している（Buchman, 2006）。いずれの場合も，血液中マンガンは速やかに肝臓に取り込まれ，吸収量の90％以上が胆汁に排泄される（Hardy, 2009）。吸収されたマンガンの一部はおそらくセルロプラスミンによって３価イオン（Mn^{3+}）に酸化され，トランスフェリン，アルブミン，およびβグロブリントランスマンガニンに結合した状態で血漿中を輸送される（Buchman, 2006）。

ミトコンドリア数が多い代謝的に活発な臓器(例えば，肝臓，腎臓，および膵臓）は比較的高濃度のマンガンを含んでいる。全血（7.7～12.1μg/L）と血清（0.38～1.1 μg/L）は極端にマンガン濃度が低い（Hardy, 2009）。一般に哺乳類の組織中マンガン濃度は0.3～2.9μg/gの範囲である（Aschner and Aschner, 2005）。体内マンガン量は10～20mgと推定され，その約25％は骨に存在する（Buchman, 2006）。

マンガンは主に胆汁を介して糞便中に排泄される。ごくわずかのマンガンは尿中に排泄されるが，尿排泄量と食事からのマンガン摂取量は相関しない（Hansen *et al.*, 2009）。

食事摂取基準

アメリカ食品栄養委員会（The Food and Nutrition Board）は，表38.1に示すようにマンガン摂取の目安量（adequate intakes：AI）と耐容上限量（tolerable upper intake levels：UL）を設定している（Institute of Medicine, 2001）。成人女性と成人男性のマンガン摂取の目安量はそれぞれ1.8mg/日と2.3mg/日であるが，食事からのマンガン摂取量を厳密な実験条件下で0.8～1.0mg/日にした成人と，目安量を超えるマンガンを摂取している成人との間に差異はまったく認められない（Finley, 2004；Nielsen, 2006a）。さらに，厳密な実験条件下で耐容上限量を超える（20mg/日）マンガンを摂取した成人に有害な影響は認められていない（Finley, 2004）。マンガンの主要な供給源は未精製の穀物，種実類，および葉野菜である。

モリブデン

必須性の根拠と生化学的機能

哺乳類では，モリブデンが亜硫酸酸化酵素，キサンチン酸化酵素〔訳注：キサンチン還元酵素は一般にはキサンチン酸化酵素と表記されることが多いので，原書は還元酵素（reductase）であるが，あえて酸化酵素（oxidase）とする（この酵素はキサンチンの酸化と還元の両方を触媒する）〕，およびアルデヒド酸化酵素の活性発現に必要なプテリン核構造の補因子に含まれることから，必須であることが確定している（Johnson, 1997）。これらの酵素のなかでは，おそらく亜硫酸酸化酵素がヒトの健康にとって最も重要である。酵素タンパク質をコードする遺伝子の欠損，あるいはモリブデン補因子の不足につながる遺伝的変異によって亜硫酸酸化酵素が欠損したヒトは，幼児期に死亡する。実際，このような幼児の一部は生後わずか２～３日で死亡している（Johnson, 1997；Reiss and Johnson, 2003）。キサンチン酸化酵素の欠損とアルデヒド酸化酵素の不足はこのような悲惨な結果にはつながらない。

欠乏症状と有益な作用

動物のモリブデン欠乏症に関して，過去の総説（Mills and Davis, 1987；Nielsen, 2006a）に述べられている内容に付け加えることはない。飼料中の過剰なタングステンによって悪化したラットとヒヨコのモリブデン欠乏では，モリブデン含有酵素の活性低下，尿酸代謝の乱れ，亜硫酸の毒性に対する感受性の上昇が生じている。ヤギにおいて，高濃度の飼料中タングステンまたは銅によって生じた単純なモリブデン欠乏は，飼料摂取量と成長の低下，不妊と母仔双方の死亡率の増大を特徴とする繁殖障害を招いている。

ヒトでの明確な栄養性のモリブデン欠乏はクローン病で短腸の１症例を除いて認められていない。この症例は18か月にわたって中心静脈栄養療法を受けており（Abumrad *et al.*, 1981），12か月後に，高メチオニン血症，低尿酸血症，高オキシプリン血症，低尿酸尿，硫酸の低尿排泄を示し，これらの症状はメチオニン投与で悪化した。さらに，この症例は昏睡へ進展する意識障害を起こした。モリブデン酸アンモニウムの投与によって，これらの臨床症状は改善し，イオウ代謝と尿酸産生も正常化した。

栄養量のモリブデン補給が有益な作用をもたらすという報告は知られていない。しかし，過栄養量もしくは薬

表38.1　ホウ素，マンガン，モリブデンおよびその他の微量元素の食事摂取基準（推奨量（RDA），目安量（AI），耐容上限量（UL））

ライフステージ	ホウ素	クロム	フッ素		マンガン		モリブデン		ニッケル	バナジウム
	UL	AI*	AI	UL	AI	UL	RDA	UL	UL	UL
乳児										
0～6か月	ND[a]	0.0002	0.01	0.7	0.003	ND	0.002 (AI)	ND	ND	ND
7～12か月	ND	0.0055	0.5	0.9	0.6	ND	0.003 (AI)	ND	ND	ND
小児										
1～3歳	3	0.011	0.7	1.3	1.2	2	0.017	0.3	0.2	ND
4～8歳	6	0.015	1	2.2	1.5	3	0.022	0.6	0.3	ND
男性										
9～13歳	11	0.025	2	10	1.9	6	0.034	1.1	0.6	ND
14～18歳	17	0.035	3	10	2.2	9	0.043	1.7	1.0	ND
19～50歳	20	0.035	4	10	2.3	11	0.045	2.0	1.0	1.8
＞50歳	20	0.030	4	10	2.3	11	0.045	2.0	1.0	1.8
女性										
9～13歳	11	0.021	2	10	1.6	6	0.034	1.1	0.6	ND
14～18歳	17	0.024	3	10	1.6	9	0.043	1.7	1.0	ND
19～50歳	20	0.025	4	10	1.6	11	0.045	2.0	1.0	1.8
＞50歳	20	0.020	4	10	1.6	11	0.045	2.0	1.0	1.8
妊婦										
≦18歳	17	0.029	3	10	2.0	9	0.050	1.7	1.0	ND
19～50歳	20	0.030	3	10	2.0	11	0.050	2.0	1.0	ND
授乳婦										
≦18歳	17	0.044	3	10	2.6	9	0.050	1.7	1.0	ND
19～50歳	20	0.045	3	10	2.6	11	0.050	2.0	1.0	ND

[a]ND：未設定。
訳注：単位はいずれもmg/日，*：原書にはないが，欠落と思われるためAIを挿入した。
データ：Institute of Medicine（1997，2001）。

理量のテトラチオモリブデン酸，またはモリブデン酸ナトリウムについては，いくつかの有益な作用が報告されている。テトラチオモリブデン酸は銅輸送タンパク質間の銅転移機能を阻害する（Alvarez *et al.*, 2010）。テトラチオモリブデン酸による銅低下療法は，５種類のげっ歯類動物モデル，およびイヌとヒトの進行および転移癌において，癌の成長を阻害することが見いだされた（Brewer, 2003）。動物実験では，テトラチオモリブデン酸が，ブレオマイシンによる肺の繊維化，コンカナバリンＡによる肝炎，四塩化炭素による肝硬変の発生を抑制し（Brewer, 2003），さらに，ストレプトゾトシンによる高血糖症の発生もテトラチオモリブデン酸によって抑制される（Zeng *et al.*, 2008）。モリブデン酸ナトリウムはフルクトースによって誘発される高インスリン血症と高血圧を予防することが認められている（Güner *et al.*, 2001）。

吸収，輸送，貯蔵および排泄

生体は広範囲のモリブデン摂取に適応できるため，モリブデンの欠乏と中毒に関する報告はまれである。広い摂取範囲にわたって，モリブデンは容易に吸収されるが，食品に結合したモリブデンは可溶性の複合体（例えばモリブデン酸アンモニウム）に比べると有効性は約16％低い。ある実験において，被験者の男性が摂取した22～1,490μg/日のモリブデンのうち90～94％が吸収された（Novotny and Turnland, 2006, 2007）。動物実験は，モリブデンの吸収がイオウ濃度の高い食品や食事によって低下することを示している。硫酸イオンはモリブデン吸収の拮抗的阻害物質である（Mills and Davis, 1987）。

モリブデン酸は赤血球に緩く結合した状態で血液中を輸送される（Johnson, 1997）。組織，血液，乳汁中のモリブデン濃度はモリブデン摂取量に伴って変化する。例えば，モリブデンを22μg/日摂取した場合の血漿中濃度は0.51μg/L，121μg/日の場合は1.17μg/L，1,490μg/日の場合は6.22μg/Lであったと報告されている（Novotny and Turnland, 2007）。最も高いモリブデン濃度を示すのは肝臓，腎臓，および骨（通常は肝臓湿重量当たりで1mg/kg未満）である（Johnson, 1997）。その他の組織のモリブデン濃度は通常，乾燥重量当たりで0.14～0.20mg/kgである。肝臓のモリブデンの大部分は高分子に関連して存在しており，一部がモリブデン酵素，残りはモリブデン補因子である。

吸収後，モリブデンの大半は代謝回転し，速やかに腎臓からモリブデン酸として排泄される（Johnson, 1997；Novotny and Turnland, 2006, 2007）。尿への排泄はモリブデン摂取量とともに増加する。すなわち，モリブデンの恒常性は吸収ではなく，排泄によって制御されている。

食事摂取基準

アメリカ食品栄養委員会は，表38.1に示すように，モリブデンに関して，幼児に対する目安量，成人に対する摂取の推奨量（recommended dietary allowances：RDA）と上限量を設定している（Institute of Medicine, 2001）。多くの人が，モリブデンの推定平均必要量（estmated average requirement：EAR）である34μg/日，あるいは推奨量の45μg/日を達成していない。1988年から1994年にかけてのアメリカの第3回健康・栄養調査（NHANES Ⅲ）によれば，成人女性と男性のモリブデン摂取の中央値はそれぞれ22.7μg/日と23.9μg/日である（Institute of Medicine, 2001）*1。それにもかかわらずモリブデン欠乏の報告例がないということは，推定平均必要量と推奨量の値が高すぎるか，あるいはヒトにおいてモリブデンに応答する症候群を検索する必要があることを意味している。モリブデンの良好な供給源は，乳汁，乳製品，種実類，臓物（肝臓と腎臓）および穀物である。

有益な作用を持つ微量元素

ホ　ウ　素

必須性の根拠と生化学的機能

系統発生樹中のいくつかの生物は，その生活環を完結するのにホウ素を必須（欠乏によって成長・発達・成熟が損なわれ，生殖が不可能になる）としている（Hunt, 2002；Nielsen, 2008）。ホウ素欠乏はアフリカツメガエル（*Xenopus laevis*）とゼブラフィッシュ（*Brachydanio rerio*）の生殖能力を妨げる。しかし，より高等な動物では，ホウ素の生化学機能が明確でないため，ヒトでは有益な作用を持つ微量元素と位置づけられている。

高等動物において，低ホウ素摂取がもたらす多様な応答からホウ素の一次的な生理機能を同定するのは困難である。この広汎な応答は，おそらくホウ素が細胞内シグナル伝達系，あるいは多くの生化学プロセス中に存在する物質の生成か活性に影響を及ぼしたことによる二次的なものである。

生理的なpH条件下において，ホウ素は主にホウ酸の形態で存在し，水酸基を持つ生体高分子と反応してホウ酸エステルを形成する。この反応は，アデノシンを構成するリボースのような隣り合う複数の水酸基をシス（同じ側に）配置している分子との間で最もよく起こる。（Hunt, 2002；Ricardo *et al.*, 2004）。ホウ素はアデノシンを含むか，アデノシンを含む前駆物質から生成したシグナル伝達分子と反応して細胞の活動に影響を及ぼす可能性がある。*S*−アデノシルメチオニンとジアデノシンリン酸（シグナル伝達ヌクレオチド）は，現在，ホウ素リガンドとして動物組織に存在が知られているどの分子よりもホウ素に対する親和性が高い（Hunt, 2002）。*S*−アデノシルメチオニンの約95％はDNA，RNA，タンパク質，リン脂質，ホルモン，神経伝達物質のメチル化に使われ，*S*−アデノシルホモシステインに変化する。*S*−アデノシルホモシステインは加水分解されてホモシステインとなり，システインの産生に使われる。ラットでは，ホウ素欠乏が血漿のシステインとホモシステイン濃度を上昇させ，肝臓の*S*−アデノシルメチオニンと*S*−アデノシルホモシステインを低下させる（Nielsen, 2009a）。細菌のクオラムセンシングにかかわる分子である自己誘導物質（auto-inducer）の一種AI-2は*S*−アデノシルメチオニンから合成されるフラノシルホウ酸エステルである（Chen *et al.*, 2002）。クオラムセンシングとは，細胞外シグナル伝達分子である自己誘導物質を介して細菌同士で行われる細胞間の情報交換である*2。これらの知見は，ホウ素が*S*−アデノシルメチオニンの生成と利用に影響を及ぼす可能性を示している。

ホウ素はまた酸化型のニコチンアミドアデニンジヌクレオチド（NAD^+）と強く結合する。細胞外のNAD^+は細胞膜上の受容体であるCD38〔アデノシン二リン酸（ADP）-リボシルシクラーゼ〕に結合する。CD38はNAD^+を環状ADPリボース（ADPR）に変換して細胞内に放出する（Eckhert, 2006）。ADPRはリアノジン受容体に結合して小胞体からCa^{2+}を放出させる（Eckhert, 2006）。ホウ素はNAD^+とADPRに結合し，Ca^{2+}放出を阻害することによって生理機能を示すのかもしれない。Ca^{2+}はインスリンの放出，骨形成，免疫応答，脳機能などホウ

---

*1　訳注：NHANES Ⅲに示されているモリブデン摂取量のデータは異常に低い。モリブデンの供給源は穀物と豆類であり，日本人では通常の食事をするかぎりモリブデンの摂取量は150～300μg/日である。本文記述のような推定平均必要量未満の摂取は実験的にも設定することが困難である。穀物の摂取が少ないアメリカであっても推定平均必要量未満の摂取の人が多数存在することはありえない。したがって，この部分の記述は誤った情報に基づくものといえる。

*2　訳注：クオラムセンシングとは細菌が生息密度を感知して遺伝子発現量を制御し，生息密度を一定以下に維持するしくみのことである。

素が影響を与えると示されてきた多くのプロセスにおいてシグナル伝達イオンとして機能している。

ホウ素はさらに細胞膜中に存在してシスに配置された複数の水酸基を有するホスホイノシチド，糖タンパク質，糖脂質との間にホウ酸ジエステル複合体を形成することによって生理機能を示すのかもしれない。ホウ素がいくつかのホルモンの作用発現に影響を与えて生理機能を発現するという知見は，ホウ素が細胞膜の受容体またはシグナル伝達系に影響しているという推論を支持するものである。ホウ素欠乏は，ヒヨコとラットではインスリン感受性の低下（Hunt, 2008）と，顕著な骨異常の予防に必要なビタミンD量の増大（Nielsen, 2008）を招き，カエルでは尾の吸収のために体外から甲状腺ホルモンを補給する必要が生じることとプロゲステロンに応答しない卵母細胞の出現を引き起こす（Fort *et al.*, 2002）。ホウ酸輸送担体であるNaBC 1が，ホウ素が存在しない場合にNa^{+}とOH^{-}の細胞膜通過にかかわるという知見（Park *et al.*, 2004）は，ホウ素が細胞膜を通過する制御イオンの伝達に影響を及ぼす可能性を示すものである。

有益な生理機能と欠乏の徴候

ホウ素と骨　ホウ素欠乏飼料（飼料中濃度0.1mg/kg，対照は3mg/kg）を投与されたラットでは，骨密度と骨梁幅の低下，および骨梁間隔と骨の構造モデル指標（値が小さいと板状の構造が優勢）の増加が第四腰椎のミクロコンピュータ断層撮影（μCT）によって観察されている（Nielsen and Stoecker, 2009）。別の実験において，ホウ素欠乏飼料（飼料中濃度0.07mg/kg，対照は3mg/kg）を投与されたラットでは歯槽骨（歯を支持する主要な構造）の回復が低下し（Gorustovich *et al.*, 2009），マウスでは成長が抑制された（Gorustovich *et al.*, 2008）。病理検査は，ホウ素欠乏が歯槽骨の骨芽細胞面を減らし，静止状態の骨形成面を増やすことを示した。ホウ素欠乏が，ヒヨコでは骨の成長板の成熟を阻害すること（Nielsen, 2008），カエルでは肢の奇形を誘発すること（Fort *et al.*, 2002）を加えると，これらの知見は，ホウ素が骨のカルシウム濃度への影響ではなく，骨芽細胞と破骨細胞の存在または作用に影響することによって，骨の成長と維持に有益な作用を及ぼすことを示唆している。

ホウ素と脳　栄養量のホウ素摂取が中枢神経の機能に有益な影響を与えることは，ホウ素がヒトにとって有益な生理作用を示す元素であることを証明する最も強力な知見である（Nielsen, 2008）。比較的高齢の男女において，ホウ素欠乏は，行動力と精神覚醒が低下した状態（嗜眠状態）と推定されるほどに脳波（electroencephalograms：EEG）を変化させた。このようなEEGの変化は，ホウ素欠乏が注意を認知するプロセス，符号化の技術（encoding skill）と記憶力，手先の器用さと疲労についての精神運動的な測定数値を悪化させたことの原因かもしれない。ホウ素欠乏飼料（飼料中濃度0.1mg/kg，対照は3.1mg/kg）を与えたラットでは，自発運動評価において，水平動作の数，距離，および回数，正面からの侵入（front entries），周辺部での移動距離（margin distance），垂直方向への脱出（break）と跳躍の低下が起こり，行動が不活発になることが認められた（Nielsen and Penland, 2006）。

ホウ素と炎症または免疫応答　ホウ素が炎症または免疫応答に影響するかもしれないという示唆は，線虫（*H. bakeri*）に感染したマウスを用いた研究によって支持されている（Bourgeois *et al.*, 2007）。ホウ素欠乏は，感染6日後の炎症応答にかかわる31種類のサイトカインとケモカイン中の30種類を抑制的に調節した。感染21日後には反対のことが起こった。すなわち，低ホウ素飼料を摂取していたマウスでは，測定した31種類のサイトカイン中の23種類が100％以上増加した。これらの知見は，低ホウ素飼料を与えられたブタでは，栄養量のホウ素を含む飼料を与えられたブタに比較して，リポ多糖注射後の血漿中腫瘍壊死因子α（tumor necrosis factor-α：TNF-α）とインターフェロンγ濃度が低下するということと整合している（Spears and Armstrong, 2007）。関節炎を誘発するために抗原（*Mycobacterium butyricum*）を注射したとき，ホウ素添加飼料（飼料中濃度2.0mg/kg）を与えられたラットは，ホウ素欠乏飼料（0.1mg/kg）を与えられたラットに比べて，足の腫れが小さく，循環血中のナチュラルキラー細胞と$CD8a^{+}/CD4^{-}$細胞の濃度が低下していた（Hunt, 2007）。

ホウ素と癌　95名の症例と8,720名の対照から成る研究では，食事からの低ホウ素摂取は前立腺癌のリスクの増大と関連していた（Cui *et al.*, 2004）。*In vitro* の研究において，ヒト血中とほぼ等しい濃度のホウ酸は，何種類かのヒト前立腺癌細胞の増殖を抑制することが認められている（Barranco and Eckhert, 2004）。高ホウ素摂取（8.41mg/日）の女性472名と低ホウ素摂取（1.26mg/日）の女性587名を対象とした子宮頸癌の細胞診では，低ホウ素摂取の女性15名に子宮頸癌の細胞病理学的な徴候が認められたが，高ホウ素摂取の女性にはまったく徴候が認められなかった（Korkmaz *et al.*, 2007）。763名の女性肺癌症例と863名の対照から成る研究では，ホウ素摂取量が肺癌罹患率と負の関連を示した。すなわち，ホルモン代替療法を受けていない場合，オッズ比はホウ素摂取量の低下とともに増加した（Mahabir *et al.*, 2008）[*3]。閉経前の乳癌症例124名について，エストロゲン受容体陽性癌と陰性癌を比較した研究では，ホウ素がエストロ

*3　訳注：原書では「オッズ比は増加した」とのみ記載。参照文献を確認し，「オッズ比はホウ素摂取量の低下とともに増加した」とした。

ゲン受容体陰性癌の減少と関連していた（Touillaud *et al.*, 2005）[*4]。未知の交絡因子がホウ素と癌との関連に影響を与えていると考えられる。

ホウ素欠乏の徴候　これまで述べたように，ホウ素はカエル（*Xenopus*）とゼブラフィッシュでは必須であることが認められている（Nielsen, 2008）。ホウ素欠乏の雄のカエルは，精巣萎縮，精子数減少，奇形精子，雌のカエルは，卵巣萎縮と卵母細胞の成熟障害を示す。ホウ素欠乏のカエルに由来する胚の大半は発生96時間前に死滅する。ゼブラフィッシュでは発生の卵割初期段階が最もホウ素欠乏に対する感受性が高い。受精したホウ素欠乏の胚の46％は胞胚を形成することができなかった。これに対して，ホウ素充足の胚で胞胚を形成しなかったのは２％だった。ホウ素欠乏の仔世代ゼブラフィッシュ成魚は羞明（光を恐れること）を示した。哺乳動物において，ホウ素が生活環を完結するために必須，あるいは明確な生化学的役割があることを証明する厳密な実験は存在しない。しかし，高等動物やヒトにおけるホウ素欠乏の徴候はこれまで述べてきた栄養量のホウ素がもたらす有益な作用から推測できるであろう。

吸収，輸送，貯蔵および排泄

摂取したホウ素の約85％が吸収され，主にホウ酸の形態で効率よく尿に排泄される（Nielsen, 2006a；2008）。結果として，尿のホウ素はホウ素摂取量を反映する。生体内での輸送の間，ホウ素はシスに配置された複数の水酸基を持つ有機分子に緩やかに結合していると考えられる。哺乳動物のホウ素輸送担体NaBC１（Park *et al.*, 2004）はシロイヌナズナ（*Arabidopsis thaliana*）で発見された植物のホウ素輸送担体であるAtBor１（Takano *et al.*, 2005），および酵母（*Saccharomyces cerevisiae*）の輸送担体（Kaya *et al.*, 2009）と実質的に相同である。NaBC１は哺乳動物のHEK293細胞のホウ素の恒常性・成長・増殖に必須である（Park *et al.*, 2004）。ホウ素の輸送担体は，RAW264.7細胞とHL60細胞が濃度勾配に逆らってホウ素を蓄積することにかかわっているのかもしれない（Ralston and Hunt, 2004）。

軟組織のホウ素濃度は新鮮重量当たり1.39〜1.85μmol/kg（0.015〜0.020μg/g――訳注：原書では“0.015〜2.0μg/g”と記されている）の範囲であることがほとんどである（World Health Organization, 1998）。閉経前の女性を対象にした研究では，空腹時の血漿ホウ素濃度の正常範囲は3.14〜8.79μmol/L（34〜95ng/mL）[*5]である（Nielsen, 2006a）。

食事摂取基準

表38.1に示すようにアメリカ食品栄養委員会はホウ素の上限量を設定しているが，推奨量は設定していない（Institute of Medicine, 2001）。世界保健機関は，動物とヒトのデータから，成人集団のホウ素の平均的摂取量に対して，許容安全摂取範囲１〜13mg/日を提示している（1996）。多くの人のホウ素摂取は明らかに1.0mg/日未満である。1994〜1996年に実施された個人単位の食品摂取量継続調査（The Continuing Survey of Food Intakes by Individuals：CSF Ⅱ）は成人のホウ素摂取が0.35〜3.0mg/日の範囲にあることを示している（Institute of Medicine, 2001）。ホウ素の主要な供給源は果物，葉野菜，種実類，豆類である。

ク　ロ　ム

必須性に関する議論の状況と生化学的機能

およそ50年前，３価クロムは，トルラ酵母とショ糖から成る飼料を与えたラットに発生した耐糖能異常を軽減する”耐糖因子”の必須の構成要素であると報告された（Moukarzel, 2009）。この知見は，高等動物におけるクロムの必須性を証拠づけるものとして受け入れられた。ヒトにおける必須性も，1977年から1986年にかけて，長期間の中心静脈栄養療法施行中に発生した耐糖能異常および神経障害がクロム補給によって改善したという３つの症例が報告されたことによって受け入れられた（Moukarzel, 2009）。しかしその後，クロム補給が中心静脈栄養療法を受けているヒトを救ったという報告はなされていない。さらに，動物においてクロム欠乏の矛盾のない徴候を誘発するための努力が行われたが，決定的な結果は得られていない。クロム欠乏に明確に応答する実験動物を産み出すには，栄養的，代謝的，生理的，あるいはホルモン的なストレッサーを使う必要がある（Vincent and Stallings, 2007）。しかもほとんどの場合，その応答は顕著ではなかった。すなわち，最近10年間の努力が，クロム欠乏の矛盾のない徴候や，決定的・特異的・明確な生化学機能を示せなかったことから，クロムの必須性は不確実なものとして，論争の的となった。

３価クロムイオン（Cr^{3+}）は，この元素の最も安定な酸化状態であり，生物学的なシステムにおいて，おそらく最も重要な形態であろう。水溶液中で，Cr^{3+}複合体は動力学的に比較的不活性であるため，リガンド解離反応が数時間の範囲の半減期を有している。それゆえ，迅速な交換速度を必要とする酵素の活性中心において，クロムが金属触媒として作用することは考えにくい。しかし，例えばタンパク質や核酸の三次構造において，クロムは構造的な役割を有するかもしれない。さらに，クロムは

[*4] 訳注：この研究では，ホウ素摂取が少ない場合に，エストロゲン受容体陰性癌の減少が認められている。

[*5] 訳注：原書では“3.14〜8.79mmol/L（34〜95ng/mL）”とあるが，血漿ホウ素濃度を測定している論文を確認したうえで，mmol/Lがμmol/Lの誤りであると判断した。

リガンドに結合し，分子内のある種の方向を決定して酵素的な触媒を補助している可能性がある。かつて低分子性クロム結合物質と呼ばれたクロモデュリン（Vincent and Bennett, 2007）の役割がおそらくこれに相当する。クロモデュリンは哺乳動物の体内に存在し，グリシン，システイン，アスパラギン酸，およびグルタミン酸によって構成される分子量約1.5kDa の天然のオリゴペプチドであり，4つのクロムイオンと強固かつ協同的に（K_a～10^{21} M^{-1}）結合している（Vincent and Bennett, 2007）。アポクロモデュリン（生体内で明らかに主要な形態）は，クロムの輸送に役立っていると思われるトランスフェリンのような他の生体内分子からクロムイオンを受け取ることができる（Vincent and Bennett, 2007）。

クロモデュリンに対しては，2つの潜在的な機能が語られている。まず，クロム大量投与後にクロモデュリンがクロムを尿に運び出すことから，クロモデュリンはクロムを解毒して排出するための媒体にすぎないといわれてきた（Stearns, 2007）。しかし，実験的な証拠は，クロモデュリンがインスリン受容体のインスリン依存性タンパク質チロシンキナーゼ活性を強めることによって，インスリンの作用を増強していることを示しており，この増強作用はクロモデュリンのクロム含量に明らかに依存している（Vincent and Bennett, 2007）。インスリン感受性細胞において受容体にインスリンが結合すると，受容体は立体構造が変化し，受容体内部のチロシン残基が自動的にリン酸化されると考えられている。その結果，受容体はチロシンキナーゼ活性を示し，インスリンの信号が細胞に伝えられる。インスリンに応答して，クロムもアポクロモデュリンを含有するインスリン感受性細胞の中に移動し，ホロクロモデュリンが生成する。ホロクロモデュリンは受容体に結合して，受容体の活性形態の維持を助ける。こうして受容体のキナーゼ活性は増強される。血中インスリンが減少すると，インスリン受容体の立体構造の変化によってホロクロモデュリンは細胞から血中へ放出され，さらに尿へ排泄される。

クロムは骨格筋培養細胞において，インスリン受容体のGLUT 4（ブドウ糖輸送担体），グリコーゲン合成酵素，および脱共役タンパク質3のmRNA量を促進的に制御している（Qiao *et al.*, 2009）。しかし，この促進的制御は，これらの代謝性物質のmRNAを増加させるインスリンの作用を増強したことによって生じたのかもしれない。それでもなお，クロムはブドウ糖代謝系に存在する重要な物質の遺伝子発現を制御している可能性がある。*in vitro* において，遊離DNAによって制御されるRNA合成がクロムの鋳型への結合によって増強されるという知見は，この可能性を支持している。

可能性のあるクロムの別の役割は，コレステロールに依存した機構を介してのGLUT 4の活性化である（Chen *et al.*, 2006）。クロムは培養細胞において，細胞膜のコレステロールを変化させて，細胞膜にGLUT 4を動員することが認められている。また，クロムは，AMPによって活性化されるタンパク質キナーゼを介して，膜中のコレステロールを減少させる可能性も示されている。

有益な作用と欠乏の徴候

クロムがある種の条件下では有益な生理作用を持つことを示す証拠が存在する。多くの研究グループによって公表された莫大な数の報告は，高血糖症からインスリン依存性糖尿病まで，さまざまな水準の耐糖能低下を有する患者に対して，クロム補給が有益な効果をもたらすことを示している（Anderson, 1998）。無作為化比較試験の系統的レビューは，クロム補給が糖尿病患者の血糖値をわずかではあるが有意に低下させることを示している（Balk *et al.*, 2007）。このレビューは，糖尿病でない人の脂質および糖代謝に対しては，クロムが有意な影響を与えないことも示している。さらに多くの他の研究は，クロム補給がメタボリックシンドローム，耐糖能異常，あるいは2型糖尿病である人の糖代謝を改善しないことを報告している（Cefalu and Hu, 2004）。患者の選択基準とクロム投与量の違いがこのような結果の不一致の理由かもしれない。クロムの臨床的な応答（例えば，血糖値の低下やインスリン感受性の改善）は，2型糖尿病で空腹時血糖値とヘモグロビンA_{1C}濃度の上昇しているヒトにおいて最もよく認められている（Cefalu *et al.*, 2010）。一般に，治療的効果には過栄養量のクロムが必要であることから，クロムの作用は栄養的なものではなく，薬理的なものであると認識できる。

クロム補給が体脂肪を減少（体重を低下）させて，筋肉あるいは除脂肪組織量を増加させるという仮説がある。このような仮説は，さまざまな環境下でクロムがインスリンの作用を増強し，結果として糖から脂質への変換を低下させて，筋肉におけるタンパク質合成を促進的に制御することになるという推定に基づいている。インスリン抵抗性のない人と糖尿病でない人では，クロムが糖代謝やインスリン作用に影響しないという知見（Balk *et al.*, 2007；Cefalu *et al.*, 2010）は，十分に無作為化された比較対照試験において，クロム補給の体重と体組成に対する無影響が示されることの理由を説明している（Lukaski and Scrimgeour, 2009）。

足爪のクロム濃度の低下は心血管系疾患の発生に関連している（Rajpathak *et al.*, 2004；Guallar *et al.*, 2005）。しかし，このような疫学的知見は，低濃度が心血管系疾患の原因なのか結果なのかを決めることができない。クロム補給が心血管系の健康に対して有益かを確認するには，長期にわたる補給試験が必要である。

吸収，輸送，貯蔵および排泄

代謝出納試験，または生理的摂取量下での尿排泄に基づいて，Cr^{3+}の吸収率は0.4〜2.5%であると推定されている（Institute of Medicine, 2001）。摂取されたクロムの大半は吸収されずに糞便に排泄される。吸収されたクロムの大半は速やかに尿に排泄される。Cr^{3+}はトランスフェリンの結合部位のひとつを3価鉄イオンと奪い合い，血中クロム（約2〜3 nmol/L）の大半は明らかにトランスフェリンに結合している。ヒト組織においてクロム濃度が高いのは肝臓，脾臓，骨である（Institute of Medicine, 2001）。

食事摂取基準

クロムの栄養状態や必要量を評価する機能的な基準が存在しないため，アメリカ食品栄養委員会は，クロムに関して，推定平均必要量と推奨量ではなく目安量を設定している（Institute of Medicine, 2001）。表38.1に示されるクロムの目安量は，正の出納値を与える食事の平均クロム濃度（13.4µg/1,000kcal）と性と年齢で分けられた各集団の推定エネルギー必要量に基づいたものである。クロムの有害影響に関する情報が不十分であることから，食事からのクロム（Cr^{3+}）摂取について上限量は定められていない。Cr^{3+}は酸素系リガンドとの間に複合体を作る性質があり，その複合体が，通常は電気化学的に不活性で細胞膜を通過する能力に乏しいことから，その毒性は極めて低い。

クロムは一般に流通する食品に広く分布している。しかし，その濃度は同じ食品の異なるロット間でも大きく変化する。食品のクロム濃度は加工中に著しく増減する。全粒穀物，種実類，ある種の野菜（例えば，ブロッコリやキノコ類），肝臓，加工肉，調理済み穀物，香辛料，およびビールは一般的にクロムのよい供給源である。

その他の栄養的に活性な微量元素

ヒ　素

有益な作用と生理機能の推定根拠

ヒトおよび高等動物において，ヒ素は明らかに生理作用を持つ元素である。しかし，ヒ素の生理作用に関する研究の大半は，食品や水にしばしば見いだされる量のヒ素が有毒であることの証明を目指したものである。飲料水中の高濃度の無機ヒ素は，心血管系疾患，皮膚科学的変化，発達異常，神経および神経行動学的異常，糖尿病，血液学的異常，腎障害，呼吸器系疾患，および膀胱・大腸・腎臓・肝臓・肺・皮膚癌などのさまざまなタイプの癌など，多くの病理的状態と関連している（Abernathy *et al.*, 2003）。興味深いことに，これらの観察されている異常は，飲料水中の高濃度ヒ素が報告される地域間で異なっている。このことは，ヒ素中毒に他の要因が関係することを示唆している。過去5年間にヒ素中毒を扱った数多くの論文は，本解説の範囲外である。すなわち，ここでは，ヒ素の恒常性を維持する機構が存在し，有益な機能をもたらす摂取量があるかもしれないという説について主に論じる。

いくつかの動物実験は，µgまたはngのオーダーで摂取されたヒ素が高等動物にとって有益であることを示している。1975年から1995年にかけて公表された報告は，低ヒ素飼料（例えば，ラットとヒヨコでは12ng/g未満，ヤギでは35ng/g未満）が高等動物に生理的変化をもたらすことを示している（Anke, 2005；Nielsen, 2006a）。ヤギ，ブタ，およびラットにおいて，ヒ素欠乏の最も共通の徴候は，成長抑制，および受精率異常と周産期死亡率の増加を特徴とする繁殖の異常である。心筋障害による死亡もヒ素欠乏のヤギで発生する。

さらに，限られた数の疫学研究と動物実験は，低濃度のヒ素曝露の有益な効果を示唆している。約50µg/Lのヒ素濃度の飲料水を利用する集団に比較して，低濃度ヒ素（<50µg/L）の飲料水を利用する集団と高濃度ヒ素（>1,000µg/L）の飲料水を利用する集団では，いずれも癌の発生数が増加していた（Kayajanian, 2003）。同様の応答は，ジメチルヒドラジンによって惹起される大腸の異型陰窩巣に対するヒ素の効果を検討した動物実験においても認められる（Uthus and Davis, 2005）。三酸化ヒ素の形態での薬理量のヒ素投与は，ある種の癌，特に前骨髄球性の白血病に対して，壊死ではなくアポトーシス性の機構を介して治療効果を示す（Huang *et al.*, 1999；Murgo, 2001）。

ヒ素は代謝的，あるいは遺伝的に重要な分子のメチル化に影響することによって生理機能を示すのかもしれない。低用量と過剰量のヒ素は培養中のCaco-2細胞においてDNA全体のメチル化に対して同じような影響を示している。すなわち，培養液が低いヒ素濃度（25µg/L），または高いヒ素濃度（175µg/L）であるとき，DNA全体のメチル化は，培養液のヒ素濃度が100µg/Lであるときに比較して有意に低下していた（Davis *et al.*, 2000）。

吸収，輸送，貯蔵および排泄

ヒトおよび大半の実験動物において，無機のヒ酸および亜ヒ酸は，水溶液として摂取した場合は90%以上，食事とともに摂取した場合は60〜70%が，主に単純拡散によって胃および小腸で吸収される（Nielsen, 2006a）。無機ヒ素はいったん吸収されると，肝臓などのさまざまな組織に輸送され，*S*-アデノシルメチオニンをメチル基供与体とする反応によってメチル化される（Thomas *et al.*, 2007）。ヒ酸はメチル化される前に亜ヒ酸に還元される。この還元はグルタチオンによって促進される。亜ヒ酸メチル基転移酵素は，亜ヒ酸をメチル化してモノメチルアルソン酸を生成する。比較的毒性の強いモノメチルアルソン酸は，速やかにメチル基転移酵素によってメチル化され，ジメチルアルシン酸が生成する。ヒトでは，過剰量の無機ヒ素を摂取した場合にのみ，モノメチルアルソン酸が尿に検出される。過剰の無機ヒ素がメチル化された場合，ジメチルアルシン酸はジメチル亜アルシン酸に還元される。これも比較的有毒な形態のヒ素化合物である。しかし，ヒトおよび高等動物において，非中毒量，または栄養量のヒ素を摂取した場合は，ジメチルアルシン酸がヒ素代謝の最終産物である。したがって，この化合物が，ヒ素の主排泄経路である尿の中での主要形態である。

ある種の食品，特に海産物はトリメチル化されたヒ素化合物（アルセノベタインとアルセノコリン）を含んでいる。これらの化合物は効率よく吸収された後，速やかに尿に排泄される（Nielsen, 2006a）。アルセノコリンの大半は，尿に排泄される前にアルセノベタインに変換される。海藻中に見いだされる何種類かのアルセノ糖はあまり吸収されない。これらのアルセノ糖に結合したヒ素が吸収されるには，メチル化された形態へ変換される必要がある。この変換は腸内細菌により促進される（Nielsen, 2006a）。

体内からヒ素を取り除く機構が存在するため，低用量もしくは生理的な量のヒ素を摂取した場合には，どの組織もヒ素をそれほど蓄積しない。組織を分析した結果は，正常な条件下では，ヒ素はヒトおよび動物組織に広く低濃度（＜1.0μg/g）で分布していることを示している（National Research Council, 2005a）。一般に，最もヒ素濃度の高い組織は，皮膚，毛髪，爪である。おそらく，それは無機ヒ素がこれらの組織に豊富に存在するタンパク質の SH 基に結合するためであろう。

摂取したヒ素は主に速やかに尿へ排泄される（Nielsen, 2006a）。通常，尿中ヒ素の形態は，20％が無機ヒ素，15％がモノメチルアルソン酸，65％がジメチルアルシン酸である。この割合は，海産物に見いだされる有機ヒ素の摂取量に伴い相当変動する。海産物の摂取が多い場合は，アルセノベタインのようなトリメチル化されたヒ素が優勢となる。

食事摂取基準

アメリカ食品栄養委員会はヒ素の食事摂取基準を設定していない（2001）。1991～1997年に行われたアメリカの全食事量調査（Total Diet Study）は，19～70歳の女性と男性のヒ素摂取量の中央値をそれぞれ2.0および2.6μg/日にすぎないとしている（Institute of Medicine, 2001）。別の報告は，アメリカにおける，貝類を除く食品からの全ヒ素摂取量の推定平均値を30μg/日としている（Adams *et al.*, 1994）。この摂取量は，動物実験と疫学調査において有益と認められているヒ素の摂取量に匹敵している。

フッ素

有益な作用と必須である可能性

フッ化物（イオン形態のフッ素）が生活環の完成に必要，もしくはフッ化物が生命維持に必須な生化学的役割を持つことを示す厳密な実験が存在しないため，フッ化物を必須の栄養素と考えることはできない。しかし，ヤギにおいて11世代にわたって子宮内からフッ化物を取り除いたところ，子宮内および出生後の成長抑制，仔ヤギの死亡率の増大，老齢ヤギの骨格と関節の奇形が生じた（Anke *et al.*, 2005a）。これらの知見をフッ化物の必須性の証拠として受け入れるには，他の動物モデルにおいて類似の徴候が生じることの確認または証拠が必要である。

必須性の証拠は限定的であるが，薬理量または過栄養量のフッ化物は確実に有益な生理作用を持っている。ヒトでは，フッ化物は石灰化組織の病理的な脱灰を防止する。フッ化物は２つの異なる機構によって歯のエナメル質の劣化を抑制する（Whitford, 2006）。歯の形成時に，フッ化物が取り込まれるとフルオロヒドロキシアパタイトが形成される。フルオロヒドロキシアパタイトは通常のヒドロキシアパタイトよりも耐酸性が大きいため，う歯に罹患するリスクが低下する。一方，歯の形成後，フッ化物は歯垢中の細菌類の酸産生を阻害し，同時にエナメル質の再石灰化速度を上昇させる。しかし，歯の形成時に平均して0.05mg/kg 体重のフッ化物を摂取することは軽度の斑状歯の生成につながる。この摂取量は水道水中フッ化物濃度が至適（1.0mg/L）である時にも認められる（Whitford, 2006）。平均フッ化物摂取量0.1mg/kg 体重は中等度の斑状歯を起こす可能性がある（Whitford, 2006）。最近の研究は，思春期（12～15歳）の41％，成人（40～49歳）の９％に歯のフッ素症が認められることを示している（Beltrán-Aguilar *et al.*, 2010）。フッ化ナトリウムは，繰り返し再現性よく，用量依存的に脊椎骨量を増加させることが示されている（Ringe, 2004）。しかし，脊椎骨が骨粗鬆症を起こしている場合に，フッ化物が脊椎骨の骨折率を低下させるという確実な証明は存在しない（Kleerekoper and Mendlovic, 1993；Ringe, 2004）。さらに骨粗鬆症の治療に用いられるフッ化物量（10～30mg/日）は（Whitford, 2006），成人のフッ化物の耐容上限量10mg/日（Institute of Medicine, 1997）に一致もしくは上回る量である。動物では，高用量または過栄養量のフッ化物が，鉄欠乏によって生じる貧血と不妊を予防し，偏食がもたらす不適切な成長を改善し，さらにリン投与が起こす腎石灰化とマグネシウム欠乏が起こす軟組織の石灰化を緩和している（Cerklewski, 1997；Nielsen, 2006a）。

吸収，輸送，貯蔵および排泄

空腹時であれば，フッ素添加された水道水として摂取されたフッ化物のほぼ100%，食品中のフッ化物の50〜80%が消化管で吸収される（Nielsen, 1998a）。フッ化物の吸収は速やかであり，中程度の量を溶解した状態で摂取した場合には30分で約50%，90分でほぼ完全に吸収される。この速やかな吸収は，相当量（約40%）がフッ化水素として胃で吸収され，残りが小腸で吸収されることを示している。

血漿とほとんどの軟組織のフッ化物濃度は低く，一般に0.01〜0.05μg/gである（Whitford, 2006）。体内のフッ化物の約99%は，主にヒドロキシフルオロアパタイトの形態で骨と歯に存在している（Whitford, 2006）。日ごとに吸収されるフッ化物の約50%は石灰化組織（骨と成長中の歯）に蓄積し，残りは腎臓から排泄される（Whitford, 2006）。骨への取込み速度は骨の成長の状態に影響を受ける。フッ化物の尿排泄は尿のpHと直接に関連している。尿細管内のpHが高いとき，フッ化物が再吸収されやすいフッ化水素の形態で存在することがほとんどないので，尿排泄は多い。pHが酸性側である時，フッ化水素が高比率で形成されて再吸収されるので，尿排泄は少ない（Whitford, 2006）。したがって，尿のpHに影響を与える要因，例えば食事，薬品，代謝または呼吸器の障害，および居住地の標高が，フッ化物の尿排泄量に影響を及ぼす。

食事摂取基準

アメリカ食品栄養委員会は，表38.1に示すようにフッ化物の目安量と上限量を設定している（Institute of Medicine, 1997）。経口的に摂取されるフッ化物の最大の供給源は飲料水である。アメリカの人口の約50%は，0.7から1.2mg/L（37〜63μmol/L）のフッ化物が添加された飲料水を利用している。フッ化物は食品中に普通に存在している。しかし，その濃度は類似の食品間でも産地に伴って大きく変動する。したがって，フッ素摂取量を推定することは難しい。成人男性のフッ素摂取量は，水道水へのフッ素添加が行われている地域では1.4〜3.4 mg/日，フッ素添加が行われていない地域では0.3〜1.0 mg/日である（Nielsen, 1998a）。

ニッケル

有益な作用と生理機能の推定根拠

ニッケルは一般には植物とある種の細菌類において必須であると認識されている。このような進化系統樹の下層に位置する生物において，ニッケルは基質や生成物が可溶性の気体，すなわち水素，一酸化炭素，二酸化炭素，メタン，酸素，およびアンモニアである酵素の必須の構成成分である。これらの酵素の詳細については別の解説を参照されたい（Nielsen, 2006b）。

一般にニッケルは高等動物やヒトの必須の栄養素と受け止められていない。その理由は，これらの動物種において，ニッケルが明確かつ特異的な生化学的機能を持たないからである。しかし，栄養量のニッケルは，ニッケル欠乏飼料を与えられた比較的高等な動物の生理または生化学的機能上の変化を防止する。ニッケル欠乏が招く変化は過去の解説（Nielsen, 2006a）に述べられているが，代表的なものは，繁殖障害（妊娠率，および精子の生産量と運動性の低下），骨の障害（強度の低下と組成の変化），糖および脂質代謝の変化（血漿脂質の増加と血漿ブドウ糖の減少），鉄の栄養状態または利用性の低下，および甲状腺ホルモン代謝の変化である。その他，栄養量のニッケルの有益な作用として，ラット（Nielsen, 2006c），およびヒヨコ（Wilson *et al.*, 2001）における骨強度の改善，ラットにおける高食塩食が引き起こす腎障害と高血圧の緩和（Nielsen *et al.*, 2002），ブタにおけるビタミンB_{12}欠乏と血中の高ホモシステイン濃度の緩和（Stangl *et al.*, 2000）が報告されている。ヒトにおけるニッケルの栄養的意義は大部分が未解明である。しかし，透析患者において，血清ニッケル濃度は血漿の総ホモシステイン濃度との間に負の相関がある（Katko *et al.*, 2008）。

さまざまな条件下（例えば，メチオニンとアルギニンの代謝に影響を及ぼす因子の負荷）において栄養量のニッケル投与が示す有益な効果が多様であるため，それらがニッケルの生理機能に由来する一次的な作用であるのかを同定することは困難である。ニッケルの生理機能は気体状の分子，例えば酸素（O_2），一酸化窒素（NO），一酸化炭素（CO）の機能に関連する可能性が高い。ほとんどの組織において，分子および細胞の低O_2状態に対する応答は，翻訳因子である低O_2誘導因子１（HIF-１）の活性化である。ニッケルは，HIF-１αタンパク質を安定化し，遺伝子の低O_2誘導発現を活性化する能力を持つ（Kang *et al.*, 2006）。このような遺伝子は，血管新生，ブドウ糖の輸送，解糖，赤血球生成，カテコールアミン代謝に関連している。HIF-１α系の活性化は骨形成も増加させる（Wang *et al.*, 2007）。NO生成の阻害は，ヘムオキシゲナーゼによる腎臓でのCOの産生を促進するが，これらはニッケルによって強く誘導される。COはNO合成酵素の活性を阻害し，グアニルシクラーゼを活性化してcGMPを産生する。cGMPシグナル伝達系は，視覚，味覚，嗅覚，血圧調節，腎機能，および精子の運動において重要な役割を担っており，これらはすべてニッケルの影響を受ける（Gondon and Zagotta, 1995；Nielsen *et al.*, 2002）。

ニッケルはさらにメチル基代謝を介して生理機能を持つ可能性がある。メチル基代謝にかかわるビタミンB_{12}の不足は飼料中ニッケル濃度が低いときのラットのニッケルに対する応答を阻害し（Nielsen, 2006a），さらにニッケルはブタのビタミンB_{12}欠乏を緩和できる（Stangl *et al.*, 2000）。加えて，ビタミンB_{12}欠乏ブタの血清ホモシステイン濃度の増加を改善し（Stangl *et al.*, 2000），ヒト末梢単球によるホモシステイン，システイン，および*S*-アデノシルメチオニン産生を減少させる（Katko *et al.*, 2008）。

吸収，輸送，貯蔵および排泄

ニッケルの代謝に関する知識は以前の解説の時と本質的に変わっていない（Nielsen, 2006a）。動物およびヒトでは，食事とともに摂取されたニッケルの10％未満が吸収される。水溶液としてニッケルを摂取すると，一夜絶食後であれば投与量の50％，通常の状態では20～25％が吸収される。ニッケル吸収は鉄欠乏，妊娠，および授乳によって高まる。ニッケルが腸を通過する機構は明確には解明されていないが，いくつかの研究は，ニッケルが鉄の輸送系を介して吸収されることを示している。

血液中のニッケルは主に血清アルブミンに結合した状態で運搬される。血清中の少量のニッケルはアミノ酸のヒスチジンとアスパラギン酸，およびα_2マクログロブリン（ニッケルプラスミン）に結合している。組織へのニッケルの輸送は，マグネシウムあるいは鉄の輸送機構とかかわる可能性がある。ニッケルは湿重量当たり0.01～0.2mg/kgの範囲で組織に広く分布している（National Research Council, 2005b）。

糞便へのニッケル排泄（大部分は吸収されなかったニッケル）は尿排泄の10～100倍量である。わずかに吸収されたニッケルの大部分は，速やかに効率よく，一般に0.1～1.3μg/Lの濃度範囲で低分子複合体の形態で尿に排泄される（Nielsen, 2006a）。

食事摂取基準

アメリカ食品栄養委員会はニッケル摂取の推奨量や目安量を設定していないが，表38.1のように上限量を設定している（Institute of Medicine, 2001）。動物実験に基づくと，ヒトにとって有益なニッケルの摂取量は50μg/日に近い数値かもしれない（Nielsen, 1998a）。典型的な食事からのニッケル摂取量は70～260μg/日である（Nielsen, 2006a）。

ケ　イ　素

有益な作用と生理機能の推定根拠

進化系統樹の下層に位置するいくつかの生物はケイ素を栄養的に必須としている（Carlisle, 1997；Nielsen, 2006a；Řezanka and Sigler, 2007）。ケイ素は珪藻類，放散虫類，およびある種の海綿類において，構造的な役割を持っている。単細胞の小さな植物である珪藻は，細胞の正常な発育のために単量体ケイ酸の形態でケイ素を絶対的に必要としている。さらに，ケイ素はいくつかの高等植物（例えば，イネ）においても必須かもしれない。

ケイ素には明確で特異的な生化学的機能がないため，一般的には，ヒトおよび高等動物において必須の栄養素とは認められていない。しかし，栄養量（飼料中濃度10～35mg/kg），および過栄養量（例えば，可溶性塩として飼料中濃度100～500mg/kg）のケイ素は，低ケイ素濃度（＜5mg/kg）の飼料で飼育された動物に認められるいくつかの生理学的および生化学的な異常を予防する。最初にケイ素（ほとんどの実験は過栄養量を使用）によって緩和されると報告された変化は，ヒヨコとラットにおける骨の構造と強度の異常，アミノ六炭糖の減少とコラーゲンの増加によって特徴づけられるヒヨコ軟骨の異常，培養ヒヨコ胚由来の頭骨中のコラーゲンとプロリン水酸化酵素活性の減少である（Carlisle, 1997；Nielsen, 2006a）。その後の実験は，栄養量のケイ素が低ケイ素飼料で飼育された動物に認められる骨，アミノ六炭糖，コラーゲン代謝の異常を緩和することを示した（Nielsen, 2006a）。ある実験は，ケイ素不足がラットの骨形成板の厚み減少と軟骨細胞増加を起こすことを見いだしている（Jugdaohsingh *et al.*, 2008）。過栄養量のケイ素も卵巣摘出ラットの骨量減少を緩和し（Jugdaohsingh, 2007；Kim *et al.*, 2009），さらにマウスの骨芽細胞形成にかかわる因子の遺伝子発現の刺激と破骨細胞生成にかかわる因子の発現抑制を起こしている（Machira *et al.*, 2009）。

疫学研究，補給実験，および細胞培養研究は栄養量のケイ素の摂取がヒトにとって有益であることを示している。1,251名の男性と1,596名の女性から成る第二世代フラミンガムコホートにおいて，食事からのケイ素摂取は男性と閉経前女性の骨密度と正の関連を示した（Jugdaohsingh, 2007）。同じコホートにおいて，腰と脊椎骨の骨密度に及ぼす中程度のビール摂取のよい影響は，ビール中のケイ素濃度に関連していた（Tucker *et al.*, 2009）。また，アバディーン前向き骨粗鬆症スクリーニング研究（Aberdeen Prospective Osteoporosis Screening Study）においても，ケイ素摂取は閉経前女性とホルモン代替療法を受けている閉経後女性の脊椎骨と大腿骨の骨密度と正の関連を示した（Jugdaohsingh, 2007）。補給実験に基づく限定的な情報は，骨量の少ない女性の骨密度がケイ素の補給によって増加する可能性を示している（Jugdaohsingh, 2007）。骨芽細胞様の細胞を用いた*in vitro*の実験において，ケイ素は1型コラーゲンの合成と骨芽細胞の分化を促進することが認められている（Jugdaohsingh, 2007）。シリカで作られた生物活性のあるガラスとセラミックス中のケイ素は，遺伝子の発現増加，骨芽細胞の増殖と分化，1型コラーゲンの合成，アパタイトの形成を介した，骨移植片の生体内効率とかかわっている（Jugdaohsingh, 2007）。その他のヒトを対象とした研究では，コリン安定化オルトケイ酸は女性において，光障害を受けた皮膚の表面と機械的特性を改善し，毛髪と爪の脆性を減少させている（Barel *et al.*, 2005）。さらに，飲料水中のケイ素の増加はアルツハイマー病とその関連疾患の減少と関連している（Gillette–Guyonnet *et al.*, 2007）。

ケイ素の有益な作用の機構は解明されていない。ケイ素は結合組織に高濃度で強く結合しており，ある種の構造あるいは結合的な役割があると推定される。ケイ素は少なくとも4個の水酸基を持つポリオールとの間で容易に安定な複合体を形成する（Kinrade *et al.*, 1999）。アミノ六炭糖やアスコルビン酸など，結合組織の安定化と形成にかかわるグリコサミノグリカン，ムコ多糖類，およびコラーゲンの合成に使われるポリオールの組織中濃度はケイ素の摂取状態の影響を受ける（Carlisle, 1997）。

ケイ素は他のミネラルの吸収や利用を変化させることによって有益な作用を示すのかもしれない（Nielsen, 2006a）。疫学および実験的な結果はケイ素がアルミニウムの有毒作用を緩和することを示している（Gillette–Guyonnet *et al.*, 2007）。このことは，ケイ素（ケイ酸）とアルミニウム化合物（例えば，Al $[OH]^{2+}$）との間の相互作用がアルミノケイ酸塩を形成するという仮説につながる。この相互作用は，アルミニウムが（例えば，プロリン水酸化酵素中の）鉄結合部位に拮抗して鉄を必要とする機能を低下させることを阻害する。過栄養量のケイ素も，銅，鉄，マグネシウムの吸収，貯蔵，および利用を促進する（Nielsen, 2006a）。

吸収，輸送，貯蔵および排泄

動物を用いた古い出納実験，および食品と薬品への添加物として用いられるケイ酸塩化合物を用いた研究は，摂取したケイ素がほとんどまったく吸収されないことを示していた（Nielsen, 2006a）。しかし，最近の知見は，さまざまな食品や飲料水から低用量，すなわちmg単位で摂取されたケイ素が比較的よく吸収されることを示している。ある研究は，食品中のケイ素は平均して41％が尿（吸収の指標）に排泄されることを認めている（Jugdaohsingh, 2007）。別の研究では，アルコールフリービール中のケイ素の64％が吸収されることを認めている（Sripanyakorn *et al.*, 2009）。

血漿中でケイ素はタンパク質には結合しておらず，主に中性のオルトケイ酸分子として存在し，容易に赤血球やその他の組織へ拡散すると信じられている（Jugdaohsingh, 2007）。血流に入ったケイ素が効率よく組織と尿に移行することの証拠は，ケイ素の摂取が食事摂取の範囲を超えても血中ケイ素が比較的一定濃度に維持されることにある。正常なヒト血清のケイ素濃度は11〜31 μg/dLの範囲である（Nielsen, 2009b）。大動脈，骨，皮膚，腱，気管，および手指の爪といった結合組織は体内に含まれるケイ素の多くを含んでいる（Carlisle, 1997）。

吸収されたケイ素は速やかに尿に排泄される（Jugdaohsingh, 2007）。尿中でケイ素はおそらくオルトケイ酸，あるいはまたマグネシウムオルトケイ酸塩として存在している（Nielsen, 2006a）。ケイ素の尿中排泄の上限は，腎臓の排泄能力ではなく，ケイ素吸収率と量によって決まる。なぜなら，腹膜へのケイ素の注入が，食事からの摂取によって達成される上限量を超えて尿中排泄量を上昇させるからである（Nielsen, 2006a, 2009b）。これはケイ素の恒常性が吸収と排泄の両方の機構によって調節されていることを示している。

食事摂取基準

アメリカ食品栄養委員会は，動物およびヒトのデータがあまりにも限定的であるため，ケイ素に関して，いかなる食事摂取基準も定められないと判断している（Institute of Medicine, 2001）。動物データの外挿，ヒトを対象としたわずかな出納データ，およびヒトにおけるケイ素の習慣的な日単位の尿排泄量に基づくと，ケイ素の必要量はおおよそ10〜25mg/日であると推定できる（Nielsen, 2006a, 2009b）。ほとんどの欧米人において，食事からのケイ素摂取量は15〜50mg/日である（Nielsen, 2006a；Jugdaohsingh, 2007）。ケイ素含量の高い食品は，未精製の穀粒，ある種の野菜，および海産物である（Jugdaohsingh, 2007）。大麦とホップに含まれるケイ素はビール製造中に可溶化されるので，ビールはケイ素の供給源となる（Jugdaohsingh, 2007）。

ストロンチウム

有益な作用と生理機能の推定根拠

高等動物とヒトにおいてストロンチウムが必須であることの結論的証拠はない。しかし，過栄養量または薬理量のストロンチウムは，疑いなく骨と歯に有益な影響を及ぼす（Nielsen, 1986, 2006a）。1949年，ストロンチウムを添加していない飼料を投与したラットとモルモットは，3 g/kgの硫酸ストロンチウムを添加した場合に比べて，低成長，骨と歯の石灰化の障害，う歯発生率の増加を示した。最近の研究においても，中程度のストロンチウム投与（例えば，飲料水に315〜525mg/Lの添加）がラットの骨形成を刺激して骨容積を増大させること（Marie *et al.*, 2001），トウモロコシと大豆から成る飼料に50mg/kgのストロンチウムを添加すると若いブタの中足骨と大腿骨の破壊強度，骨塩量，および骨密度が増大することが認められている（Pagano *et al.*, 2007）。

1993年，ラネル酸ストロンチウム（有機酸の一種であるラネル酸と2原子のストロンチウムから成る化合物）が卵巣摘出ラットの骨吸収を抑制して骨形成を維持することが認められた（Marie *et al.*, 2001）。それ以来，ラネル酸ストロンチウムは閉経後の骨粗鬆症治療薬として使用されるようになった（Marie *et al.*, 2001；Boivin, 2010）。2 g/日のラネル酸ストロンチウム投与は脊椎骨と腰骨の骨折を予防し，脊椎骨と大腿骨の骨密度を上昇させせることが認められている（Boivin, 2010）。同様の知見は，ヒトへの投与量にみあうラネル酸ストロンチウムを投与された実験動物においても認められている（Marie *et al.*, 2001；Boivin, 2010）。

ストロンチウムの有益な作用の機構は，十分には解明されていない。*in vitro* の実験は，ストロンチウムが骨芽細胞の骨形成を促進し，破骨細胞による骨吸収を抑制することを示している（Marie *et al.*, 2001）。ストロンチウムが示す抗分解作用の機構として，ストロンチウムがカルシウム感知受容体に作用し，カルシウムと同様，あるいは部分的には異なった伝達系を介して，破骨細胞のアポトーシスを誘導することが推定されている（Hurtel-Lemaire *et al.*, 2009）。さらにまた，ラネル酸ストロンチウムはカルシウム感知受容体を介して細胞外シグナル調節キナーゼ1と2によるリン酸化を活性化するため，骨芽細胞の複製が促進されると推定されている（Marie, 2007）。

吸収，輸送，貯蔵および排泄

ストロンチウムの代謝はカルシウムに類似しているが同一ではない。しかし，代謝的に制御されたイオン類の膜通過系（例：消化管吸収，腎排泄など）の種類にかかわらず，カルシウムはストロンチウムよりも輸送されやすい。種々の哺乳類の成体において，ストロンチウムの腸管吸収率は5～25%の範囲である（Nielsen, 1986）。ストロンチウムは受動拡散と能動輸送の両方で吸収される（Marie *et al.*, 2001）。この能動輸送はビタミンDに依存し，加齢と食事中の高カルシウムおよび高リンによって抑制される（Marie, 2007）。

吸収されたストロンチウムは，血中を通常は10～27μg/L（0.11～0.31μmol/L）の濃度範囲で輸送される（Marie *et al.*, 2001）。ごくわずかなストロンチウムが，2つの異なるプロセスによって，骨と歯に貯蔵される。このプロセスとは，イオン交換による迅速な表面への吸着と，骨形成中に骨塩へ徐々に取り込まれることである（Nielsen, 1986；Marie *et al.*, 2001）。日ごとに吸収されるストロンチウムの大半は，主に尿へ排泄されるが，一部は胆汁と汗にも排泄される。

食事摂取基準

ストロンチウムの有益な生理機能を扱う研究のほとんどは非栄養量を用いているため，ストロンチウムの食事摂取基準を定めることは困難である。しかし，ストロンチウムは骨と歯の健康状態の改善に関連しているため，全粒穀物，皮を剥いていない果物と野菜など，ストロンチウム濃度の高い食品の摂取を増やすことは推奨されるかもしれない。典型的な食事からのストロンチウム摂取量は1.5～3mg/日である（Nielsen, 1986）。

バナジウム

有益な作用と生理機能の推定根拠

バナジウムは進化系統樹の下層に位置するいくつかの生物種（藻類，海藻類，地衣類，キノコ類）において必須であり，種々のハロペルオキシダーゼの構成要素である（Nielsen, 2006b）。一般に，高等動物とヒトにおいてバナジウムは必須の栄養素とは考えられていないが，過栄養量，そしておそらくは栄養量バナジウムの摂取は有益な作用をもたらす。栄養量摂取が有益な生理作用を示すという考えはバナジウム欠乏実験によってもたらされたものである（Nielsen, 1998b）。過去の解説（Nielsen, 1998b；Anke *et al.*, 2005b）に述べられているように，バナジウム欠乏は，ヤギにおいて，関節の腫脹，骨格の変形，寿命の短縮を引き起こす。また，バナジウム欠乏ヤギの仔では，時たま痙れんが起こり，死亡率も増大する。ラットでは，バナジウム欠乏が甲状腺ホルモン代謝の変化，繁殖障害，骨の形態変化を起こす。

薬理量，あるいは過栄養量のバナジウムが有益な生理作用を示すことは繰り返し示されてきた。おそらく，バナジウムがタンパク質チロシンホスファターゼを選択的に阻害できることが，バナジウムに関して報告されている幅広い効果の説明につながるのであろう。高用量のバナジウム摂取は組織のバナジウム濃度を上昇させ，遺伝子発現，代謝物の流れ，および増殖と分化のスイッチを調節する細胞の制御またはシグナルカスケードに影響を及ぼす（Hulley and Davison, 2003）。バナジウムの有益な作用には，インスリン様作用と骨の強度，石灰化，形成の促進が含まれる。バナジウムのインスリン様作用はこれまでに十分に解説されている（Marzban and McNeill, 2003；Sakurai, 2007）。動物を用いてバナジウムのインスリン様作用を検討した初期の研究では，しばしば中毒量に相当する極端に高用量のバナジウムが投与された（Nielsen, 2006a）。ヒトに実験的にバナジウムを投与する場合には，動物への投与量の1/100以下に相当する低用量が使用されたが，それでもバナジウムの予想される栄養量（Nielsen, 2006a）に比較して桁違いの投与量（例えば，100mg/日のバナジル硫酸，あるいは125mg/日のメタバナジン酸ナトリウム）であった。それでも，無害で臨床に応用できるインスリン様作用を持ったバナジウム含有抗糖尿病薬を探索する努力が続けられている（Sakurai, 2007）。

吸収，輸送，貯蔵および排泄

尿のバナジウム濃度が通常0.8μg/L未満，バナジウムの推定摂取量が12～30μg/日なので，摂取されたバナジウムは，みかけ上5%未満しか吸収されず，残りは糞便に排泄されることになる（Nielsen, 1995）。バナジン酸塩はバナジル化合物に比較して3から5倍効率よく吸収

表38.2 アルミニウム，臭素，カドミウム，ゲルマニウム，鉛，リチウム，ルビジウムおよびスズに関して報告されている有益な作用

元素	報告されている欠乏の徴候	報告されている有益な作用	1日摂取量と供給源の食品
アルミニウム	ヤギ：自然流産の増加，成長抑制，寿命短縮，脚の脆弱化と協調運動障害 ヒヨコ：成長抑制	*in vitro* 実験：G タンパク質共役と推定される系による骨芽細胞の活性化	2～25mg プロセスチーズ，ふくらし粉を使った食品，穀物，野菜，ハーブ，茶
臭素	ヤギ：自然流産の増加，成長抑制，繁殖力低下，寿命短縮，ヘマトクリット値低下，ヘモグロビン減少	マウスとヒヨコ：甲状腺機能亢進による成長抑制の緩和 ヒヨコ：塩化物の必要量を代替	2～5mg 穀物，種実，魚
カドミウム	ヒト：不眠症 ラット：成長抑制 ヤギ：成長抑制	寒天培地中の細胞成長を促進 ほとんどは中毒学的な関心に基づく報告	10～20μg 貝類，高カドミウム濃度の土壌で栽培された穀物
ゲルマニウム	ラット：骨と肝臓のミネラル濃度の変化，脛骨の DNA 減少，成長抑制 ヒヨコ：成長抑制	実験動物：抗腫瘍作用と免疫の増強 骨粗鬆症ラット：骨強度と骨密度の増加	0.4～1.5mg 小麦ふすま，野菜，豆類
鉛	ラット：成長抑制，貧血，鉄および脂質代謝の変化 ブタ：成長抑制，血清コレステロールとリン脂質の増加	若いラット：鉄欠乏の緩和 ラット：偏った食事による成長抑制の緩和 ほとんどは中毒学的な関心に基づく報告	5～50μg 海産物，高鉛濃度の土壌で栽培された穀物
リチウム	ヤギ：繁殖力低下，出生時体重の減少，寿命短縮 ラット：繁殖力低下，出生児体重の減少，産仔数の減少，成長期の体重減少	いくつかの培養細胞の成長促進 インスリン様作用と免疫調節作用 粗暴な行動，学習能力不全，心臓病に関連する状態の緩和 抗躁作用	0.2～0.6mg 卵，魚，乳類，ジャガイモ，野菜（含有量の地域差は大きい）
ルビジウム	ヤギ：飼料摂取量の減少，成長抑制，寿命短縮，自然流産の増加 ラット：組織中ミネラル濃度の変化	報告は見いだせない	1～5mg 野菜（特にアスパラガス），魚，家禽類，紅茶，コーヒー
スズ	ラット：成長抑制，音への応答の低下，飼料効率の低下，組織中ミネラル組成の変化，脱毛	胸腺免疫機能との関連	1～40mg 各種の缶詰

データ：Nielsen（2000）。

される。バナジン酸塩とバナジル化合物の吸収性に差があるため，バナジン酸塩からバナジル化合物への変換率，他の食事成分（例えば，クロム，タンパク質，第一鉄イオン，塩化物，水酸化アルミニウム）のこの変換への影響とバナジウムとの結合が摂取されたバナジウムの吸収率にかかわっている。

血中に出現したバナジン酸塩は速やかにバナジル陽イオンに変換される（Nielsen, 1995）。バナジル化合物はトランスフェリンとアルブミンに結合し，輸送される（Nielsen, 1995）。バナジル化合物は血漿および体液中でフェリチンとも複合体を形成する。バナジルトランスフェリンがトランスフェリン受容体を介してバナジウムを細胞内に運び込むことができるか，フェリチンがバナジウムの貯蔵体なのかは結論が得られていない。バナジウムは速やかに血漿から消失し，一般には新鮮重量当たりで10ng/g 未満の濃度で組織中に貯蔵される（Nielsen, 1995）。骨はみかけ上，過剰に貯蔵されるバナジウムの主要な吸い込み口である。非経口投与後の排泄パターンは尿が吸収されたバナジウムの主要排泄経路であることを示している（Nielsen, 1995）。

食事摂取基準

アメリカ食品栄養委員会はバナジウム摂取の推奨量や目安量を設定していない（Institute of Medicine, 2001）。バナジウムの必要量はわずかであり，10μg/日の摂取がおそらく推定されるバナジウムの必要量に匹敵する（Nielsen, 1998b）。食事からのバナジウム摂取量は成人で6～18μg/日である（Nielsen, 2006a）。毎日ビール（約28μg/L のバナジウムを含む）を飲むことは，バナジウム摂取量を確実に増加させる（Anke *et al.*, 2005b）。

その他の元素

以前の解説（Nielsen, 2006a）では，アルミニウム，臭素，カドミウム，ゲルマニウム，鉛，リチウム，ルビジウム，およびスズが，高等動物またはヒトに対して有益な作用を持つという報告を簡潔に論じた。それ以降，これらの元素が有益だという推定をさらに強める明白な証拠は本質的に現れていない。したがって，以前の解説で紹介した知見を表38.2に簡潔にまとめるにとどめた。

将来の方向性

本章で紹介した元素が健康増進において，栄養的に重要であることは認識されていない。そこで，これらの元素の摂取がもたらす有益な生理作用を明らかにするために，以下のような研究が必要である。

- 低マンガン摂取が骨粗鬆症，粥状動脈硬化，白内障，糖尿病などの慢性疾患に関連することの理由を解明する。
- マンガンについて，摂取の目安量（DRIs）の信頼性と脳および心臓の健康に有害となる摂取量と条件を検討し，食事摂取基準を再吟味する。
- ホウ素が，骨の健康，脳の機能，免疫機能を高め，加えて抗癌作用を持つことの機構を解明する。
- ホウ素について，最大有益作用を保証する摂取の基準を明確化する。
- ケイ素の栄養量摂取が骨と結合組織の健康に対して有益な効果を与えるかを明らかにする。
- クロムが糖および脂質代謝に有益であるための条件を確立する。
- ヒ素の低用量摂取は有害ではないのか，さらに適切な範囲の低用量摂取であればメチル基代謝に対する影響を介して有益であるのかを明らかにする。
- 栄養量のニッケルがメチル基の代謝，感知機能，腎臓機能に影響を及ぼし，生理作用を持つことの背後にある機構を解明する。
- 栄養量のストロンチウムがカルシウムと骨の代謝に有益な影響を与えるのかを明らかにする。

（吉田宗弘訳）

推奨文献

Nielsen, F.H. (2006a) Boron, manganese, molybdenum, and other trace elements. In B.A. Bowman and R.M. Russell (eds), *Present Knowledge in Nutrition*, Vol. 1, 9th Edn. ILSI Press, Washington, DC, pp. 506–526.

Nielsen, F.H. (2006b) The ultratrace elements. In M.H. Stipanuk (ed.), *Biochemical, Physiological, Molecular Aspects of Human Nutrition*. Saunders Elsevier, St. Louis, pp. 1143–1163.

[文　献]

Abernathy, C.O., Thomas, D.J., and Calderon, R.L. (2003) Health effects and risk assessment of arsenic. *J Nutr* **133,** 1536S–1538S.

Abumrad, N.N., Schneider, A.J., Steel, D., *et al.* (1981) Amino acid intolerance during prolonged total parenteral nutrition reversed by molybdate therapy. *Am J Clin Nutr* **34,** 2551–2559.

Adams, M.A., Bolger, P.M., and Gunderson, E.L. (1994) Dietary intake and hazards of arsenic. In W.R. Chappell, C.O. Abernathy, and C.R. Cothern (eds), *Arsenic. Exposure and Health*. Science and Technology Letters, Northwood, pp. 41–49.

Alvarez, H.M., Xue, Y., and Robinson, C.D., *et al.* (2010) Tetrathiomolybdate inhibits copper trafficking proteins through metal cluster formation. *Science*, **327,** 331–334.

Anderson, R.A. (1998) Chromium, glucose intolerance and diabetes. *J Am Coll Nutr* **17,** 548–555.

Anke, M. (2005) Recent progress in exploring the essentiality of the non-metallic ultratrace element arsenic to the nutrition of animals and man. *Biomed Res Trace Elem* **16,** 188–197.

Anke, M., Groppel, B., and Masaoka, T. (2005a) Recent progress in exploring the essentiality of the non metallic ultratrace elements fluorine and bromine to the nutrition of animals and man. *Biomed Res Trace Elem* **16,** 177–182.

Anke, M., Illing-Günther, H., and Schäfer, U. (2005b) Recent progress on essentiality of the ultratrace element vanadium in the nutrition of animal and man. *Biomed Res Trace Elem* **16,** 208–214.

Aschner, J.L. and Aschner, M. (2005) Nutritional aspects of manganese homeostasis. *Mol Aspects Med* **26,** 353–362.

Balk, E., Tatsioni, A., Lichtenstein, A., *et al.* (2007) Effect of chromium supplementation on glucose metabolism and lipids: a systematic review of randomized controlled diets. *Diabetes Care* **8,** 2154–2163.

Barel, A., Calomme, M., Timchenko, A., *et al.* (2005) Effect of oral intake of choline-stabilized orthosilicic acid on skin, nails and hair in women with photodamaged skin. *Arch Dermatol Res* **297,** 147–153.

Barranco, W.T. and Eckhert, C.D. (2004) Boric acid inhibits human prostate cancer cell proliferation. *Cancer Lett* **216,** 21–29.

Beltrán-Aguilar, E.D., Barker, L., and Dye, B.A. (2010) Prevalence and severity of dental fluorosis in the United States, 1999–2004. *NCHS Data Brief, No 53*. National Center for Health Statistics, Hyattsville, MD.

Boivin, G. (2010) Bone quality and strontium ranelate. *IBMS BoneKey* **7,** 103–107.

Bourgeois, A.-C., Scott, M.E., Sabally, K., *et al.* (2007) Low dietary boron reduces parasite (Nematoda) survival and alters cytokine profiles but the infection modifies liver minerals in mice. *J Nutr* **137,** 2080–2086.

Brewer, G.J. (2003) Copper-lowering therapy with tetrathiomolybdate for cancer and diseases of fibrosis and inflammation. *J Trace Elem Exp Med* **16,** 191–199.

Buchman, A.L. (2006) Manganese. In M.E. Shils, M. Shike, B. Caballero, *et al.* (eds), *Modern Nutrition in Health and Disease*, 10th Edn. Lippincott Williams and Wilkins, Philadelphia, pp. 326–331.

Carlisle, E.M. (1997) Silicon. In B.L. O'Dell and R.A. Sunde (eds), *Handbook of Nutritionally Essential Minerals*. Marcel Dekker,

New York, pp. 603–618.

Cefalu, W.T. and Hu, F.B. (2004) Role of chromium in human health and in diabetes. *Diabetes Care* **27,** 2741–2751.

Cefalu, W.T., Rood, J., Pinsonat, P., *et al.* (2010) Characterization of the metabolic and physiologic response to chromium supplementation in subjects with type 2 diabetes mellitus. *Metabolism* **59,** 755–762.

Cerklewski, F.L. (1997) Fluorine. In B.L. O'Dell and R.A. Sunde (eds), *Handbook of Nutritionally Essential Mineral Elements.* Academic Press, New York, pp. 583–602.

Chen, G., Liu, P., Pattar, G.R., *et al.* (2006) Chromium activates glucose transporter 4 trafficking and enhances insulin-stimulated glucose transport in 3T3-L1 adipocytes via a cholesterol-dependent mechanism. *Mol Endocrinol* **20,** 857–870.

Chen, X., Schauder, S., Potier, N., *et al.* (2002) Structural identification of a bacterial quorum-sensing signal containing boron. *Nature* **415,** 545–549.

Cui, Y., Winton, M.I., Zhang, Z.F., *et al.* (2004) Dietary boron intake and prostate cancer cell risk. *Oncol Rep* **11,** 887–892.

da Silva, C.J., da Rocha, A.J., Jeronymo, S., *et al.* (2007) A preliminary study revealing a new association in patients undergoing maintenance hemodialysis: manganism symptoms and T1 hyperintense changes in the basal ganglia. *Am J Neuroradiol* **28,** 1474–1479.

Davis, C.D., Uthus, E.O., and Finley, J.W. (2000) Dietary selenium and arsenic affect DNA methylation in vitro in Caco-2 cells and in vivo in rat liver and colon. *J Nutr* **130,** 2903–2909.

Dickerson, R.N. (2001) Manganese intoxication and parenteral nutrition. *Nutrition* **17,** 689–693.

Eckhert, C.D. (2006) Other trace elements. In M.E. Shils, M. Shike, B. Caballero, *et al.* (eds), *Modern Nutrition in Health and Disease*, 10th Edn. Lippincott Williams and Wilkins, Philadelphia, pp. 338–350.

Finley, J.W. (2004) Does environmental exposure to manganese pose a health risk to healthy adults? *Nutr Rev* **62,** 148–153

Fort, D.J., Rogers, R.L., McLaughlin, D.W., *et al.* (2002) Impact of boron deficiency on *Xenopus laevis.* A summary of biological effects and potential biochemical roles. *Biol Trace Elem Res* **90,** 117–142.

Freeland-Graves, J. and Llanes, C. (1994) Models to study manganese deficiency. In D.J. Klimis-Tavantzis (ed.), *Manganese in Health and Disease.* CRC Press, Boca Raton, FL, pp. 59–86.

Garcia, S.J., Gellein, K., Syversen, T. *et al.* (2007) Iron deficient and manganese supplemented diets alter metals and transporters in the developing rat brain. *Toxicol Sci* **95,** 205–217.

Gillette-Guyonnet, S., Andrieu, S., and Vellas, B. (2007) The potential influence of silica present in drinking water on Alzheimer's disease and associated disorders. *J Nutr Health Aging* **11,** 119–124.

Gordon, S.E. and Zagotta, W.N. (1995) Subunit interactions in coordination of Ni^{2+} in cyclic nucleotide-gated channels. *Proc Natl Acad Sci USA* **92,** 10222–10226.

Gorustovich, A.A., Steimetz, T., Nielsen, F.H., *et al.* (2008) A histomorphometric study of alveolar bone modeling and remodeling in mice fed a boron-deficient diet. *Arch Oral Biol* **53,** 677–682.

Gorustovich, A.A., Steimetz, T., Nielsen, F.H., *et al.* (2009) Histomorphometric study of alveolar bone healing in rats fed a boron-deficient diet. *Anat Rec* **291,** 441–447.

Guallar, E., Jiménez, F. J., van't Veer, P., *et al.* (2005) Low toenail chromium concentration and increased risk of nonfatal myocardial infarction. *Am J Epidemiol* **162,** 157–164.

Güner, S., Tay, A., Altan, V.M., *et al.* (2001) Effect of sodium molybdate on fructose-induced hyperinsulinemia and hypertension in rats. *Trace Elem Electrolytes* **18,** 39–46.

Hansen, S. L., Trakooljul, N., Liu, H.-C., *et al.* (2009) Iron transporters are differentially regulated by dietary iron, and modifications are associated with changes in manganese metabolism in young pigs. *J Nutr* **139,** 1272–1479.

Hardy, G. (2009) Manganese in parenteral nutrition: who, when, and why should we supplement? *Gastroenterology* **137,** S29–S35.

Huang, C., Ma, W., Li, J., *et al.* (1999) Arsenic induces apoptosis through a c-Jun NH_2-terminal kinase- dependent, p53-independent pathway. *Cancer Res* **59,** 3053–3058.

Hulley, P. and Davison, A. (2003) Regulation of tyrosine phosphorylation cascades by phosphatases; what the actions of vanadium teach us. *J Trace Elem Exp Med* **16,** 281–290.

Hunt, C.D. (2002) Boron-binding-biomolecules: a key to understanding the beneficial physiologic effects of dietary boron from prokaryotes to humans. In H.E. Goldbach, B. Rerkasem, M.A. Wimmer, *et al.* (eds), *Boron in Plant and Animal Nutrition.* Kluwer Academic/Plenum Publishers, New York, pp. 21–36.

Hunt, C.D. (2007) Dietary boron: evidence for essentiality and homeostatic control in humans and animals. In F. Xu, H.E. Goldbach, P.H. Brown, *et al.* (eds), *Advances in Plant and Animal Boron Nutrition* (eds), pp. 251–267. Springer, Dordrecht.

Hunt, C. (2008) Dietary boron: possible roles in human and animal physiology. *Biomed Trace Elem Res,* **19,** 243–253.

Hurtel-Lemaire, A.S., Mentaverri, R., Caudrillier, A., *et al.* (2009) The calcium-sensing receptor is involved in strontium ranelate-induced osteoclast apoptosis. New insights into the associated signaling pathways. *J Biol Chem* **284,** 575–584.

Institute of Medicine (1997) *Dietary Reference Intakes for Calcium, Phosphorus, Magnesium, Vitamin D, and Fluoride.* National Academy Press, Washington, DC.

Institute of Medicine (2001) *Dietary Reference Intakes for Vitamin A, Vitamin K, Arsenic, Boron, Chromium, Copper, Iodine, Iron, Manganese, Molybdenum, Nickel, Silicon, Vanadium, and Zinc.* National Academy Press, Washington, DC.

Johnson, J.L. (1997) Molybdenum. In B.L. O'Dell and R.A. Sunde (eds) *Handbook of Nutritionally Essential Mineral Elements.* Marcel Dekker, New York, pp. 413–438.

Jugdaohsingh, R. (2007) Silicon and bone health. *J Nutr Health Aging* **11,** 99–110.

Jugdaohsingh, R., Calomme, M.R., Robinson, K., *et al.* (2008) Increased longitudinal growth in rats on a silicon-depleted diet. *Bone,* **43,** 596–606.

Kang, G.S., Li, Q., Chen, H., *et al.* (2006) Effect of metal ions on HIF-1α and Fe homeostasis in human A549 cells. *Mutat Res* **610,** 48–55.

Katko, M., Liss, I., Karpati, I., *et al.* (2008) Relationship between serum nickel and homocysteine concentration in hemodialysis patients. *Biol Trace Elem Res* **124,** 195–205.

Kaya, A., Karakaya, H., Fomenko, D.E., *et al.* (2009) Identification of a novel system for boron transport: Atr l is a main boron exporter in yeast. *Mol Cell Biol* **29,** 3665–3674.

Kayajanian, G. (2003) Arsenic, cancer, and thoughtless policy. *Ecotoxicol Environ Saf* **55,** 139–142.

Kim, M.-H., Bae, Y.-J., Choi, M.-K., *et al.* (2009) Silicon supplementation improves bone mineral density of calcium-deficient ovariectomized rats by reducing bone resorption. *Biol Trace Elem Res* **128,** 239–247.

Kinrade, S., Del Nin, J.W., Schach, A.S., *et al.* (1999) Stable five- and six-coordinated silicate anions in aqueous solution. *Science* **285,** 1542–1545.

Kleerekoper, M. and Mendlovic, B. (1993) Sodium fluoride therapy of postmenopausal osteoporosis. *Endocr Rev* **14,** 312–323.

Klein, C.J., Nielsen, F.H., and Moser-Veillon, P.B. (2008) Trace element loss in urine and effluent following traumatic injury. *JPEN J Parenter Enteral Nutr* **32,** 129–139.

Klimis-Tavantzis, D.J. (1994) *Manganese in Health and Disease.* CRC Press, Boca Raton, FL.

Kocyigit, A., Zeyrek, D., Keles, H., *et al.* (2004) Relationship among manganese, arginase, and nitric oxide in childhood asthma. *Biol Trace Elem Res* **102,** 11–18

Korkmaz, M., Uzgören, E., Bakirdere, S., *et al.* (2007) Effects of dietary boron on cervical cytopathology and on micronucleus frequency in exfoliated buccal cells. *Environ Toxicol* **22,** 17–25.

Leach, R.M., Jr, and Harris, E.D. (1997) Manganese. In B.L. O'Dell and R.A. Sunde (eds), *Handbook of Nutritionally Essential Minerals.* Marcel Dekker, New York, pp. 335–355.

Lukaski, H.C. and Scrimgeour, A.G. (2009) Trace elements excluding iron – chromium and zinc. In J.A. Driskell (ed.), *Nutrition and Exercise Concerns of Middle Age.* CRC Press, Taylor and Francis Group, Boca Raton, FL, pp. 233–250.

Macmillan-Crow, L.A. and Cruthirds, D.L. (2001) Invited review. Manganese superoxide dismutase in disease. *Free Radic Res* **34,** 325–336.

Maehira, F., Miyagi, I., and Eguchi, Y. (2009) Effects of calcium sources and soluble silicate on bone metabolism and the related gene expression in mice. *Nutrition* **25,** 581–589.

Mahabir, S., Spitz, M.R., Barrera, S.L, *et al.* (2008) Dietary boron and hormone replacement therapy as risk factors for lung cancer in women. *Am J Epidemiol* **167,** 1070–1080.

Marie, P.J. (2007) Strontium ranelate: new insights into its dual mode of action. *Bone* **40,** S5–S8.

Marie, P.J., Ammann, P., Boivin, G., *et al.* (2001) Mechanisms of action and therapeutic potential of strontium in bone. *Calcif Tissue Int* **69,** 121–129.

Marzban, L. and McNeill, J.H. (2003) Insulin-like actions of vanadium: potential as a therapeutic agent. *J Trace Elem Exp Med* **16,** 253–267.

Miller, K.B., Caton, J.S., Schafer, D.M., *et al.* (2000) High dietary manganese lowers heart magnesium in pigs fed a low-magnesium diet. *J Nutr* **130,** 2032–2035.

Mills, C.F. and Davis, G.K. (1987) Molybdenum. In W. Mertz (ed.), *Trace Elements in Human and Animal Nutrition*, vol. 1. Academic Press, San Diego, pp. 429–463.

Moukarzel, A. (2009) Chromium in parenteral nutrition: too little or too much? *Gastroenterology* **137,** S18–S28.

Murgo, A.J. (2001) Clinical trials of arsenic trioxide in hematologic and solid tumors: overview of the National Cancer Institute Cooperative Research and Development Studies. *Oncologist* **6** (Suppl 2)**,** 22–28.

National Research Council (2005a) Arsenic. In *Mineral Tolerance of Animals*, 2nd Edn. National Academies Press, Washington, DC, pp. 31–45.

National Research Council (2005b) Nickel. In *Mineral Tolerance of Animals*, 2nd Edn. National Academies Press, Washington, DC, pp. 276–289.

Nielsen, F.H. (1986) Other elements: Sb, Ba, B, Br, Cs, Ge, Rb, Ag, Sr, Sn, Ti, Zr, Be, Bi, Ga, Au, In, Nb, Sc, Te, Tl, W. In W. Mertz (ed.), *Trace Elements in Human and Animal Nutrition*, 5th Edn. Academic Press, New York, pp. 415–463.

Nielsen, F.H. (1995) Vanadium in mammalian physiology and nutrition. In H. Sigel and A. Sigel (eds), *Metal Ions in Biological Systems, Vanadium and Its Role in Life*, Vol. 31. Marcel Dekker, New York, pp. 543–573.

Nielsen, F.H. (1998a) Ultratrace elements in nutrition: current knowledge and speculation. *J Trace Elem Exp Med* **11,** 251–274.

Nielsen, F.H. (1998b) The nutritional essentiality and physiological metabolism of vanadium in higher animals. In A.S. Tracey and D.C. Crans (eds), *Vanadium Compounds. Chemistry, Biochemistry, and Therapeutic Applications.* ACS Symposium Series 711, American Chemical Society, Washington, DC, pp. 297–307.

Nielsen, F.H. (2000) Possibly essential trace elements. In J.D. Bogden and L.M. Klevay (eds), *Clinical Nutrition of the Essential Trace Elements and Minerals.* Humana Press, Totowa, NJ, pp. 11–36.

Nielsen, F.H. (2006a) Boron, manganese, molybdenum, and other trace elements. In B.A. Bowman and R.M. Russell (eds), *Present Knowledge in Nutrition*, Vol. 1, 9th Edn. ILSI Press, Washington, DC, pp. 506–526.

Nielsen, F.H. (2006b) The ultratrace elements. In M.H. Stipanuk (ed.), *Biochemical, Physiological, Molecular Aspects of Human Nutrition.* Saunders Elsevier, St. Louis, pp. 1143–1163.

Nielsen, F.H. (2006c) A mild magnesium deprivation affects calcium excretion but not bone strength and shape, including changes induced by nickel deprivation, in the rat. *Biol Trace Elem Res* **110,** 133–149.

Nielsen, F.H. (2008) Is boron nutritionally relevant? *Nutr Rev* **66,** 183–191.

Nielsen, F.H. (2009a) Boron deprivation decreases liver *S*-adenosylmethionine and spermidine and increases plasma homocysteine and cysteine in rats. *J Trace Elem Med Biol* **23,** 204–213.

Nielsen, F.H. (2009b) Micronutrients in parenteral nutrition: boron, silicon, and fluoride. *Gastroenterology* **137,** S55–S60.

Nielsen, F.H. and Penland, J.G. (2006) Boron deprivation alters rat behavior and brain mineral composition differently when fish oil instead of safflower oil is the diet fat source. *Nutr Neurosci* **9,** 105–112.

Nielsen, F.H. and Stoecker, B.J. (2009) Boron and fish oil have different beneficial effects on strength and trabecular microarchitecture of bone. *J Trace Elem Med Biol* **23,** 195–203.

Nielsen, F.H., Yokoi, K., and Uthus, E.O. (2002) The essential role of nickel affects physiological functions regulated by the cyclic-GMP signal transduction system. In L. Khassavova, P. Collery, I. Maymard, *et al.* (eds), *Metal Ions in Biology and Medicine*, Vol. 7. John Libbey Eurotext, Paris, pp. 29–33.

Norose, N. and Arai, K. (1987) Manganese deficiency due to long-term total parenteral nutrition in an infant. *JPEN J Parenter*

Enteral Nutr **9,** 978–981.

Novotny, J.A. and Turnland, J.R. (2006) Molybdenum kinetics in men differs during molybdenum depletion and repletion. *J Nutr* **136,** 953–957.

Novotny, J.A. and Turnland, J.R. (2007) Molybdenum intake influences molybdenum kinetics in men. *J Nutr* **137,** 37–42.

Pagano, A.R., Yasuda, K., Roneker, K.R., *et al.* (2007) Supplemental *Escherichia coli* phytase and strontium enhance bone strength of young pigs fed a phosphorus-adequate diet. *J Nutr* **137,** 1795–1801.

Park, M., Li, Q., Shcheynikov, N., *et al.* (2004) NaBC1 is ubiquitous electrogenic Na^+-coupled borate transporter essential for cellular boron homeostasis and cell growth and proliferation. *Mol Cell* **16,** 331–341.

Qiao, W., Peng, Z., Wang, Z., *et al.* (2009) Chromium improves glucose uptake and metabolism through upregulating the mRNA levels of IR, Glut 4, GS, and UCP3 in skeletal muscle cells. *Biol Trace Elem Res* **131,** 133–142.

Rajpathak, S., Rimm, E.B., Li, T., *et al.* (2004) Lower toenail chromium in men with diabetes and cardiovascular disease compared with healthy men. *Diabetes Care* **27,** 2211–2216.

Ralston, N.V. and Hunt, C.D. (2004) Transmembrane partitioning of boron and other elements in RAW 264.7 and HL60 cell cultures. *Biol Trace Elem Res* **98,** 181–192.

Reiss, J. and Johnson, J.L. (2003) Mutations in the molybdenum cofactor biosynthetic genes MOCS1, MOCS2, and GEPH. *Hum Mutat* **21,** 569–576.

Řezanka, T. and Sigler, K. (2007) Biologically active compounds of semi-metals. *Phytochemistry* **69,** 585–606.

Ricardo, A., Carriagan, M.A., Olcott, A.N., *et al.* (2004) Borate minerals stabilize ribose. *Science* **303,** 196.

Ringe, J.D. (2004) Fluoride and bone health. In M.F. Holick and B. Dawson-Hughes (eds), *Nutrition and Bone Health*. Humana Press, Totowa, NJ, pp. 345–362.

Sakurai, H. (2007) Medicinal aspects of vanadium complexes: treatment of diabetes mellitus in model animals. *Biomed Res Trace Elem* **18,** 241–248.

Spears, J.W. and Armstrong, T.A. (2007) Dietary boron: evidence for a role in immune function. In F. Xu, H.E. Goldbach, P.H. Brown, *et al.* (eds) *Advances in Plant and Animal Boron Nutrition*. Springer, Dordrecht, pp.269–276.

Sripanyakorn, S., Jugdaohsingh, R., Dissayabutr, W., *et al.* (2009) The comparative absorption of silicon from different foods and food supplements. *Br J Nutr* **102,** 825–834.

Stangl, G.I., Roth-Maier, D.A., and Kirchgessner, M. (2000) Vitamin B-12 deficiency and hyperhomocysteinemia are partly ameliorated by cobalt and nickel supplementation in pigs. *J Nutr* **130,** 3038–3044.

Stearns, D.M. (2007) Multiple hypotheses for chromium (III) biochemistry: why the essentiality of chromium (III) is still questioned. In J.B. Vincent (ed.), *The Nutritional Biochemistry of Chromium (III)*. Elsevier, Amsterdam, pp. 57–70.

Takano, J., Miwa, K., Yuan, L., *et al.* (2005) Endocytosis and degradation of BOR1, a boron transporter of *Arabidopsis thaliana*, regulated by boron availability. *Proc Natl Acad Sci USA* **102,** 12276–12281.

Thomas, D.J., Li, J., Waters, S.B., *et al.* (2007) Arsenic (+3 oxidation state) methyltransferases and the methylation of arsenicals. *Exp Biol Med (Maywood)* **232,** 3–13.

Touillaud, M.S., Pillow, P.C., Jakovljevic, J., *et al.* (2005) Effect of dietary intake of phytoestrogens on estrogen receptor status in premenopausal women with breast cancer. *Nutr Cancer* **51,** 162–169.

Tucker, K.L., Jugdaohsingh, R., Powell, J.J., *et al.* (2009) Effects of beer, wine, and liquor intakes on bone mineral density in older men and women. *Am J Clin Nutr* **89,** 1188–1196.

Uthus, E.O. and Davis, C.D. (2005) Dietary arsenic affects dimethylhydrazine-induced aberrant crypt formation and hepatic global DNA methylation and DNA methytransferase activity in rats. *Biol Trace Elem Res* **103,** 133–146.

Vincent, J.B. and Bennett, R. (2007) Potential and purported roles for chromium in insulin signaling: the search for the Holy Grail. In J.B. Vincent (ed.), *The Nutritional Biochemistry of Chromium (III)*. Elsevier, Amsterdam, pp. 139–160.

Vincent, J.B. and Stallings, D. (2007) Introduction: a history of chromium studies. In J.B. Vincent (ed.), *The Nutritional Biochemistry of Chromium (III)*. Elsevier, Amsterdam, pp. 1–40.

Vural, H., Sirin, B., Yilmaz, N., *et al.* (2009) The role of arginine-nitric oxide pathway in patients with Alzheimer disease. *Biol Trace Elem Res* **129,** 58–64.

Wang, Y., Wan, C., Deng, L., *et al.* (2007) The hypoxia-inducible factor α pathway couples angiogenesis to osteogenesis during skeletal development. *J Clin Invest* **117,** 1616–1626.

Whitford, G.M. (2006) Fluoride. In M.H. Stipanuk (ed.), *Biochemical, Physiological, and Molecular Aspects of Human Nutrition*. Saunders Elsevier, St. Louis, pp. 1127–1142.

Wilson, J.H., Wilson, E.J., and Ruszler, P.L. (2001) Dietary nickel improves male broiler (*Gallus domesticus*) bone strength. *Biol Trace Elem Res* **83,** 239–249.

Wood, R.J. (2009) Manganese and birth outcome. *Nutr Rev* **67,** 416–420.

World Health Organization (1996) Boron. In *Trace Elements in Human Nutrition and Health*. World Health Organization, Geneva, pp. 175–179.

World Health Organization, International Programme on Chemical Safety (1998) *Boron Environmental Health Criteria 204*. World Health Organization, Geneva.

Zeng, C., Hou, G., Dick, R., *et al.* (2008) Tetrathiomolybdate is partially protective against hyperglycemia in rodent models of diabetes. *Exp Biol Med* **233,** 1021–1025.

39

妊娠・授乳期の母体栄養代謝と栄養要求量

Lindsay H. Allen

要　　約

本章では，母体の栄養代謝に影響する妊娠中の生理的変化と胎児への栄養移行量および妊娠中に増加する食事摂取量をもとにして，母体および胎児の栄養付加量がどのようにして決められるかについて述べる。妊娠中は特殊な生理的変化が起こっているので，妊娠中の栄養状態を判断するのは非妊娠時に比べはるかに難しい。妊娠した時点での身体組成は妊娠中の体重増加量に大きく影響するので，改定された妊娠中の理想体重増加量の指針は，妊娠した時点での体格指数（BMI）に基づいて決められている。妊娠中のビタミンと無機質の不足による障害は，発展途上国での研究から少しずつ明らかになってきている。ところが軽度に不足している場合には，当然明確な症状は現れないがグレーゾーン的な臨床症状が出る可能性や，時間を経てから何らかの症状が出る可能性が考えられる。しかしそれらの症状や，妊娠の転帰に及ぼす影響などについても不明である。RCT（栄養素の無作為化比較投与試験）研究により，これらの疑問が解明されていく。分娩後数週間は，母親の生理学的変化は，ほとんど授乳の影響を受けない。多くの栄養必要量は母乳分泌のために増加するが，低栄養あるいは特殊な栄養素の不足した母親の母乳中ではこれらの分泌量が不足する可能性がある。母親と乳児両者へ，または母親か乳児に，不足した栄養素を補充することは，これらの状態を改善するものである。

はじめに

長い間アメリカや多くの国では，妊婦への栄養補充は公衆衛生学上の最優先課題であった。思春期前および妊孕性のある女性の低栄養は，妊娠すると本人と子供に，短期的・長期的に重篤な悪影響を与えることは明らかである。そのために公衆衛生学上の最重要課題として取り組まれているのである。また母親の低栄養改善プログラムは，対費用効果からみても極めて有効である。豊かな国では，食事内容，栄養代謝，栄養摂取量などが，いかに妊娠中の体重増加量に影響し，妊娠の転帰を決め，さらに劣悪な場合は早産や先天異常リスクを高めるかなどについての情報が，妊婦に対して数多く発信されている。また発展途上国で，低栄養状態の女性に対して母親の栄養を改善すると母親と新生児の健康によい影響を与えることが明らかにされてきた。しかし，早産率，低出生体重児率，先天性異常の率，他の妊娠合併症の発症率は，経済的に豊かな国であっても，今なお信じられないほど高い。そして妊娠と授乳期間中の最適な母親への栄養必要量は，いまなお明確でなく，速やかに明らかにされなければならない大きなテーマといえる。

妊娠中の母体の生理学的変化

ホルモン変化

栄養素は母親と胎児組織の発育と代謝に利用するとともに，胎児に蓄積していくので，妊娠中は非妊娠時に比べより多くの栄養素が必要とされる。付加量は母親の食事摂取量を増やすことでまかなわれる。同時に，食事摂取量の多寡にかかわらず胎児発達に必要な栄養を有効利用するために，大きな代謝適応現象が起こる。血清ホルモン濃度，組織への蓄積と代謝について妊娠中に生じる

表39.1　妊娠中のホルモン濃度および組織内栄養素蓄積量の変化

血清ホルモン組織および基礎代謝プロセス	妊娠週数			
	10	20	30	40
血清胎盤ホルモン				
ヒト絨毛性性腺刺激ホルモン（10^4 U/L）	1.3	4.0	3.0	2.5
ヒト胎盤性乳腺刺激ホルモン（nmol/L）	23	139	255	394
エストラジオール（pmol/L）	5	22	55	66
胎児および胎児附属物				
胎児（g）	5	300	1,500	3,400
胎盤（g）	20	170	430	650
羊水（g）	30	250	750	800
母体組織増加量				
子宮（g）	140	320	600	970
乳腺（g）	45	180	360	405
血漿量（mL）	50	800	1,200	1,500
母・児合わせた基礎代謝および栄養素蓄積量				
（1日）基礎代謝増加量	80[a]	170	260	400
	0.19[b]	0.41	0.62	0.95
脂肪蓄積量（g）	328	2,064	3,594	3,825
タンパク質蓄積量（g）	36	165	498	925
鉄蓄積量（mg）				565
カルシウム蓄積量（g）				30
亜鉛蓄積量（mg）				100
ヘモグロビン濃度（g/L）	125	117	119	130

[a]：kcal，[b]：MJ。
データ：King（2000a）。

大きな変化を表39.1に示す。

受精卵の着床後数日で，hCG（ヒト絨毛性性腺刺激ホルモン）とhPL（ヒト胎盤性乳腺刺激ホルモン）の血中濃度は上昇して，黄体機能を維持する。hPLは胎盤・胎児の発育を刺激し，胎児のIGF産生を促進する。さらに母親の脂肪分解を促進し，母体インスリンの作用に拮抗して，栄養素の胎児への移行を促進する。そして乳腺発育を促進して，乳汁分泌への準備をする。

エストロゲンは妊娠初期から増加し，炭水化物と脂質代謝を変化させ，骨代謝回転を亢進させる。そして下垂体の成長ホルモン分泌細胞を，乳汁分泌の開始と維持に必要なプロラクチン産生細胞（prolactin-secreting mammotrophs）に変化させる。プロゲステロンは，消化管と子宮の平滑筋細胞を弛緩させ，母親の呼吸中枢を刺激して呼吸数を増加させる。また乳腺小葉の発育を促進し，妊娠中の乳汁分泌を抑制する。

一般的に妊娠中は，膵臓β細胞のインスリン抵抗性が増大する。これはhCG，プロゲステロン，コルチゾール，プロラクチンの増加と並行して生じる現象であり，ブドウ糖，超低密度リポタンパク質（very-low-density lipoproteins：VLDL），アミノ酸を母体に蓄積せず，胎児に移行させる効果がある。

妊娠後半の20週間に胎児体重の90％が獲得される。胎児体重増加は，胎盤子宮，乳腺の発育とともに生じる。妊娠後半には，臓器重量の増加に伴い母体の代謝率は60％増加する。それに伴い食事からの必要エネルギー摂取量が増える。胎児と母親の組織に堆積するタンパク質，脂肪，ミネラル，ビタミンは母親の食事摂取量の増加で賄われている。また一部の栄養素では，腸管吸収率の増加あるいは腎臓での再吸収量の増加が起こっている。

血液および他の液体成分の変化

妊娠後半には，血漿量が50％増加（1.5L）する。しかし赤血球量は15～20％増えるにすぎない。この“血液希釈”現象により，ヘモグロビン濃度とヘマトクリット値は低下するが，血漿量が最も多くなる第2三半期には特に低下する（表39.1）。そのため貧血のカットオフ値は各三半期で異なる。また血清アルブミンや多くの栄養素濃度は妊娠中低下し，代謝速度は変化する。しかし，グロブリン分画の大部分，脂質（特にトリアシルグリセロール），ビタミンE値は高くなる。腎臓血漿流量は75％，糸球体濾過率は50％増える。そのため，グルコース，アミノ酸，可溶性ビタミン類が多く尿中に排泄される。

妊娠中の体重増加

IOM（アメリカ医学研究所）の妊娠中の体重増加指針が2009年に改定された（Institute of Medicine, 2009）。しかし高齢妊婦，肥満妊婦が増え，多胎妊娠の増加，そして妊婦の体重増加量が多くなる傾向にあるので，再検討が求められている。この指針でも従来通り，妊娠した時点での体格指数（body mass index：BMI，体重/身長^2）と妊娠中の体重増加量は，逆の関係にあるとしている。新しい体重増加指針（表39.2）では，帝王切開術や過剰な分娩後の体重が減らずそのまま持続するリスク，低出生体重児・巨大児の出生リスク，出生児の臓器未熟性のリスク，小児肥満のリスクについて，各カテゴリーごとにそれらが最も少なくなる体重増加量を，至適体重増加量としている。なおBMIカテゴリーはWHO基準に変更された。

理想体重増加量は，母体年齢，身長，人種で異なるものではない。初経発来後2年以内の妊娠は，早産，低出生体重児，新生児死亡率増加のリスクが高いが，この群でも理想体重増加量は，成人女性と同じである。理想体重増加量は，普通BMI群で16.8～24.5kg（37～54ポンド），過体重BMI群で7.3～11.3kg（16～25ポンド），肥満群で6.4～10kg（14～22ポンド）である。しかし双胎妊娠の場合は，単胎妊娠の時よりも増加量は多くすべきである。肥満妊婦の体重増加量は相対的に少ないが，正常体重児を分娩する傾向にある。肥満妊婦では，この理由や妊娠中の体重増加量がそのまま分娩後も存続しないために，他のカテゴリーより体重増加を少なくすべきとしている。しかし少なくとも5kg（1.1lb）前後は増やすべきである。過体重では，妊娠糖尿病，妊娠高血圧症候群のリスクが高くなるので，普通体格（BMI：18.5～25.0）で妊娠するのが重要であるとしている。低出生体重児を産むリスクは，体重増加量の少ない痩せ妊婦で最も高いので，痩せ妊婦は，まず栄養の摂取を最重要課題として栄養指導とそのサポートを受けるべきである。そこで妊娠中は体重増加チャートを用意して，個々の妊婦はそれに体重を記入し，理想体重増加量と比較しながら体重を管理していくべきとされている（North Carolina State Department of Health and Human Services, 2010）。

栄養代謝と栄養摂取量

妊娠中は，血液希釈などの生理的変化や，血中ではタンパク質に結合した栄養素と非結合の比率は非妊時とは大きく異なり，栄養素の代謝速度や恒常性が変化する。そのために非妊娠時に比べ，栄養状態や栄養必要量の判定は極めて難しく，大部分の栄養所要量（RDI）は分割法で導き出されている。RDIは，非妊娠女性に必要な量に加えて，推定される母体と胎児への栄養蓄積量，組織の発育・成長に必要とされる量を付加した量である。しかし葉酸などの2～3の栄養素については，実験データをもとにして，組織含有量とその栄養に依存して発揮される臓器機能を維持する栄養素基準摂取量が計算されている。妊娠中のRDIを表39.3に示した。

表39.2　推奨される妊婦の体重増加量

BMIによる体格分類	推奨体重増加量 kg（lb）	中期・末期の週当たり体重増加量：平均・ポンド（範囲）lb/週
痩せ（BMI<18.5）	12.5～18（28～40）	1（1～1.3）
普通（BMI 18.5～24.9）	11.5～16（25～35）	1（0.8～1）
過体重（BMI> 25.0～29.9）	7～11.5（15～25）	0.6（0.5～0.7）
肥満（BMI≧30.0）	≧6.0（11～20）	0.5（0.4～0.6）

National Academic Press, Washington, DCの評価を得て改変。

エネルギー

妊娠中に必要エネルギー量は増加していく。なお，母体と胎児には，妊娠中に脂肪3.8kg，タンパク質925gが蓄積されるので，その蓄積エネルギーは1日180kcalである（Institute of Medicine, 2002/2005）。加えて，母体および胎児の物質代謝に必要なエネルギーは8kcal/週ずつ増えていく。実質的にこの必要量は，第2三半期から増加していくもので，推定エネルギー必要量（EER）は，8kcal/週ずつ20週以降増えていく。第3三半期（8kcal/週×34週）では，非妊娠時からの付加量は180kcal/日となる。体重と脂肪増加量やエネルギー消費量は個人ごとに異なっているので，必要なエネルギー量は個人ごとに異なっている。北アメリカでの10人の健常な女性を対象とした調査では，組織の代謝や栄養素の組織蓄積の差により，必要エネルギー量は60,000～170,000kcal（252～714MJ）と大きく異なっていた（Bronstein *et al*., 1996）。これだけ異なるのであるから，エネルギー必要量を一概に決めてよいのか不明である。低体重の妊婦や今までエネルギー摂取量を制限していた妊婦がエネルギー摂取量を増やすと，出生体重，妊娠持続期間を改善し，胎内死亡・周産期死亡率を抑制する効果がみられている（Ceesay *et al*., 1997；Moore, 1998）。また低栄養にある人でも，栄養の充足している人であっても，エネルギー摂取量を増やすと，母体脂肪蓄積量を増やし，代謝率が上がる（Prentice and Goldberg, 2000）。ガンビアでの調査では，低栄養状態が持続している妊婦は，妊娠中期の安静時基礎代謝率は妊娠前に比べて低下してい

表39.3　非妊婦，妊婦，授乳婦の推奨の推奨一日所要量[a]

栄養素	成人女性	妊婦	授乳婦
エネルギー（kcal）	2,000～2,200[b]	＋340[c]，＋452[d]	＋330[e]，＋400[f]
エネルギー（MJ）	8.37～9.21[b]	＋1.42[c]，＋1.89[d]	＋1.38[e]，＋1.67[f]
タンパク質（g）	46[g]	71	71
ビタミンA（μg RE）	700	770	1,300
ビタミンD（μg）	600IU（15μg）	600IU（15μg）	600IU（15μg）
ビタミンE（mg αトコフェロール）	15	15	19
ビタミンC（mg）	75	85	120
チアミン（mg）	1.1	1.4	1.4
リボフラビン（mg）	1.1	1.4	1.6
ビタミンB_6（mg）	1.3	1.9	2.0
ナイアシン（mg NE）	14	18	17
葉酸（μg食事由来）	400	600	500
ビタミンB_{12}（μg）	2.4	2.6	2.8
パントテン酸（mg）	5	6	7
ビオチン（μg）	30	30	35
コリン（mg）	425	450	550
カルシウム（mg）	1,000	1,000	1,000
リン酸（mg）	700	700	700
マグネシウム（mg）	320	350	310
鉄（mg）	18	27	9
亜鉛（mg）	8	11	12
ヨウ素（μg）	150	220	290
セレン（μg）	55	60	70
フッ素（mg）	3	3	3

[a]：19～30歳の妊婦の摂取推奨量（エネルギー，タンパク質については）Institute of Medicine, 2002/2005，ビタミンA，ヨウ素，鉄，亜鉛についてはInstitute of Medicine, 2001，カルシウム，ビタミンDについてはInstitute of Medicine, 2011，ビタミンE，ビタミンC，セレンについてはInstitute of Medicine, 2000，ビタミンB群はInstitute of Medicine, 1999）より。値はパントテン酸，ビオチン，コリンの適正摂取量以外は摂取推奨量。

[b]：生活強度中等度の女性，[c]：第2三半期，[d]：第3三半期，[e]：最初の6か月，[f]：次の6か月，[g]：0.8g/kgを基準とする。

るが，その妊婦がエネルギーを多く摂取（投与）すると基礎代謝率は改善することがみられている。エネルギー摂取状況により，エネルギー消費・蓄積はその状態に適応して変化していく。しかしそれであるからといって低栄養の状態で理想的に胎児が発育するものではない。子宮内で低栄養で発育した胎児は，倹約遺伝子体質，倹約体質を持って生まれると考えられている。この体質では出生後，栄養状態が悪い環境であれば，子宮内と類似した環境で生きることになるので，それに適合して生きていける可能性は高くなる。しかし食料が豊富な社会環境では，豊かな栄養状態で生活することとなるので，むしろ2型糖尿病や肥満のリスクが高くなると考えられる。しかしこの考え方については，今なお多くの議論がある（Prentice *et al*., 2005；Wells, 2010）。胎内の低栄養環境は，長期の健康予後に悪影響をもたらすことが次第に明らかになってきている（Langley-Evans, 2006）。小さく生まれた場合は，冠動脈疾患，高コレステロール血症，高血圧のリスクが高くなるのである（Godfrey and Barker, 2000）。また子宮内栄養は成人後の免疫系へ大きく影響する可能性がある。ガンビアでは，飢餓の季節に生まれた人々は，それ以外の季節に生まれた人々に比べ11倍感染性疾患での死亡率が高い（Moore, 1998）。

現在，それを予防する最良の方法は，妊娠中の体重増加量を詳しくモニターし，栄養摂取量の少ない妊婦に対しては，エネルギー摂取量を多くするように指導することである。栄養は当然ながらエネルギーのみでないので，多くの栄養素の必要量は増える。そのため，エネルギー摂取量を少なくする指導には相当な注意が必要である。また一般的に妊婦に対しては，食事の質を高めることとともに，十分な運動の指導を行うことが望ましい。過剰な体重増加がある場合は，分娩後に増加した体重を減らすことが難しくなる。なお分娩後6か月間は母乳哺育に努めることが勧められており，これは長期にわたり母体の増加した体重が続いていくことを防ぐ効果もある。

必須脂肪酸（EFA）

食事から摂取すべき必須(多価不飽和)脂肪酸(PUFAs)のうち，リノール酸(LA, 18:2 n-6)，αリノレン酸(ALA, 18:3 n-3）は，主に種油に含まれており，これらの長鎖多価不飽和脂肪酸群を，長鎖ポリエン（LCPs）と称する。リノール酸に由来する重要なLCPsには，アラキドン酸（AA）とジホモ-γ-リノレン酸がある。リノレン酸から形成されるものには，イコサペンタエン酸(eicosapentaenoic acid：EPA)とドコサヘキサエン酸(docosahexanoic acid：DHA）がある。LA由来のLCPsとEPAはプロスタノイドの前駆体である。AAは脳の構成脂質であり，DHAとAAは，生物学的に重要な機能を有する水酸化脂質に転換される。胎児のPUFAsは，母体PUFAに由来するものであるが，妊娠が進行するとともに母体血中濃度は減少していく。そのため，妊婦のPUFA血中濃度が低下していく推移を考えると，多胎妊娠では理想的な新生児の栄養状態を確保するには不十分といえる（Hornstra, 2000)。新生児のDHA栄養状態は，頭囲長，妊娠持続期間，体重と関連している。早産児へのDHAの補充は，視覚の情報認識時間を短縮し，網膜機能によい影響を与える。新生児のEFA状態が，視覚機能の長期予後にいかなる影響を及ぼすかについての研究が行われている。AAは卵黄と赤身の肉に，多く含まれている。DHAは，肉と脂肪の多い魚に多く含まれている。リノール酸の適正摂取量（adequate intake：AI）は，12～13g/日に増え，リノレン酸AIは1.1～1.4g/日に増える。トランス脂肪酸は，母体および新生児のPUFA栄養状態を悪くするので，妊娠中の摂取を控えるべきである。

タンパク質

妊娠初期から，母体では窒素代謝に大きな変化が起こり，母体および胎児の窒素およびタンパク質の蓄積量が増加していく。すなわち尿素の産生および排泄量の減少，血漿αアミノ酸窒素の低下，分枝鎖アミノ酸のアミノ基転移率の低下が起こる（Kalhan, 2000)。母体と胎児に925gのタンパク質が蓄積することを考えると，第2三半期では1日8g，第3三半期では，1日17gのタンパク質が必要である(Institute of Medicine, 2002/2005)。付加タンパク質のRDAは，1.1g/kg/日あるいは25g/日である。工業国やおそらく多くの発展途上国では，大部分の妊婦でタンパク質RDAは確保できていると考えられている。

ビタミンA

工業国では妊婦，授乳婦ではビタミンAの不足例はないと考えられている。ところが重症の囊腫性座瘡の治療にはレチノールまたはアナログであるイソクロトン酸が使われているが，この過量投与による過剰摂取の危険性がある。大量のレチノール投与により，中枢神経系の先天異常，頭蓋顔面異常，心臓循環器系の先天異常などの奇形の生じる可能性がある（Rothman *et al*., 1995)。第1三半期は神経堤細胞の異常により多くの奇形が生じるので，奇形発症の臨界期といえる。妊娠中にレチノールの摂取が原因とされる約20例の先天異常が報告されている。しかしマルチビタミンのサプリメントにはレチノールが含まれているので，果たしてこれらの報告例がレチノールが原因であったか否かには議論の余地はある（Azaïs-Braesco and Pascal, 2000)。しかし動物実験では，単回の大量投与でも催奇形性のあることが実証されている。妊孕性のある女性と妊婦の摂取上限値は，1日3,000μgである（World Health Organization, 1998)。しかしβカロテンは大量に摂取しても催奇形性はない。

ビタミンA不足は，発展途上国では多くみられる。風土病といってもよいビタミンAの不足しているネパールで週に1回，ビタミンAを妊婦に投与したところ，母体死亡率で約44%の減少がみられた(West *et al*., 1999)。さらに同量のβカロテンでも同じ効果がみられている。ところが，同じ研究者がバングラデシュで同様の介入研究を行ったところ，同様の良好な成績は得られなかった。それはバングラデシュではビタミンAの栄養状態がよりよい状況にあったためでないかと推定されている。

ビタミンD

妊娠中，非妊娠中いずれも，ビタミンの主要な血中中間代謝物である25-ヒドロキシビタミンDの血清中濃度は組織の含有状態を示すよい指標である。25-ヒドロキシビタミンDは，胎盤を介し胎児側に移行して活性型の1,25-デヒドロキシビタミンDに転換される。胎盤は1,25-デヒドロキシビタミンDを転換産生し，母体血清濃度は妊娠後期は約2倍にまで上昇する。そのために，妊娠中のカルシウムの腸管吸収量も非妊娠時に比べ数倍に増える。また妊娠末期では，母体および胎児の遊離1,25-デヒドロキシコレカルシフェロール濃度は相関している。北カルフォルニアの多くの人々の血清ビタミンD濃度は低い。また母体ビタミンD濃度は，ビタミンDを添加した牛乳やサプリメントの摂取量の多寡と，分娩した季節により大きく変動する。季節が関係しているのは，日光の紫外線に当たる時間により皮膚でのビタミンD合成量が左右されるからである。また黒人ではビタミンDの転換産生量は少ない（Dror *et al*., 2011)。特に北方では，冬には皮膚ではほとんどビタミンDが転換産生されないので，ビタミンD添加牛乳の摂取量が少ない場合，血清25-ヒドロキシビタミンD濃度は季節によって大きく変動する。フランスでは，ビタミンDサプリメントを服用していない母親から冬または春に生まれた新生児の約24%は，ビタミンD不足にある（Zeghoud *et al*., 1997)。中国では春に生まれた新生児の骨は，夏以降に生まれた児に比べ発達が悪い（Specker *et al*., 1992)。妊娠中のビタミンD不足による重篤な他の合併症の発症は，現在ではそれほど明確ではない（Dror and Allen, 2010)。なおRDAは600IU（15μg）で，これは非妊娠女性と同じ量である(Institute of Medicine, 2011)。すべての国で，妊婦にビタミンD補充を勧めているわけではないが，例えばイギリスでは，ビタミンD不足のハイリスク妊婦に対しては，ビタミンDの摂取を推奨している。

ビタミンB_6

ピリドキサール，ピリドキサールリン酸の血漿濃度は，妊娠中の血液希釈度以上に減少する。これは血液希釈に加えて，ホルモン環境の変化で大きく減少するのが主な原因と想定される（Institute of Medicine, 1999)。ピリドキサールは経胎盤的に能動輸送されて胎児に移行し，胎児ではピリドキサールリン酸に転換される（Schenker *et al*., 1992)。アメリカでは，ビタミンB_6の平均摂取量は1.5mgであり，特にビタミンB_6不足は生じていない。日本では，妊婦に1日2mgを補給することで，ビタミンB_6栄養状態を改善し，新生児の発育を促進している（Chang, 1999)。

葉酸

母親と胎児組織での細胞分裂の増加と，胎児組織で葉酸の蓄積および1炭素転移（訳注：one carbon metabolismを示す表現であり，葉酸からの代謝物として*S*-アデノシルメチオニンが形成され，このメチル基がDNA，ヒストンタンパク質，神経伝達物質，その他に転移していく。これを1炭素転移としたもの。エピジェネティクス制御に重要な関与をしている）の代謝回転の亢進により，妊娠中は葉酸の必要量が著しく増加する。妊娠中の推奨摂取量は，臨床治験から得られた赤血球中の葉酸濃度を維持する量に基づいて決められている。

無作為化二重盲検試験で，受精前から妊娠初期4週間葉酸をサプリメントで摂取すると，神経管閉鎖障害(NTD）児を出産する遺伝的リスクを有する女性では，そのリスクを低下させることが明らかとなった（Heseker *et al*., 2009)。不幸にもほとんどの女性は，この重要な妊娠初期に妊娠に気づくことはない*[1]。NTDsの発症頻度（対出生10,000人に対する頻度）は，アメリカで約5.5から他の国での40まで大きな差がある。またNSTを発症した子供がいると次の子供にも発症する傾向がある。食物からの葉酸摂取量が少なくてもサプリメントを摂取している場合（(Werler *et al*., 1993；Shaw *et al*., 1995）や，赤血球葉酸濃度が高い場合は（(Daly *et al*., 1995)，NTD発症率は低くなる。NTDを起こす代謝異常の詳細や，葉酸を摂取するとNTDリスクを下げる機序は十分に解明されていない。しかし最近，葉酸代謝に関与している酵素であるセリン-ヒドロキシメチルトランスフェラーゼ（serine hydroxymethyltransferase 1：*Shmt1*）の異常が，その発症に大きく関与していることが動物実験で明らかとなった(Beaudin *et al*., 2011)。サプリメントで母親が葉酸を400μg/日摂取することで，NTDsの発症率を，中国北部では80％まで(Berry *et al*., 1999)，北部イギリスで70％，カリフォルニアで35％，全米で28％抑制していた。特にNTDsの発症頻度が高い地域では，その減少効果はより高いのである（Heseker *et al*., 2009)。葉酸を穀類に添加する政策により，アメリカとカナダ，そして他の国では，人々の葉酸栄養状態がよくなり，NTDsの発症頻度が減少した（USDA, 2010)。この政策は妊娠前の女性の葉酸栄養状態を確実に改善する。しかし穀類からの葉酸とサプリメントの葉酸とを併せて摂取することが果たして安全であるかについての結論はまだ出ていない（Crider *et al*., 2011)。この理由で，ヨーロッパでは葉酸の穀類への添加は行われていない。

非妊婦の葉酸RDAは食事から1日400μgであるが，妊婦はこれに加えて葉酸サプリメント200μg/日を摂取することが推奨されている。それは，食事由来葉酸の吸収効率は合成葉酸のおよそ半分であるから，葉酸サプリメントの200μgは食事由来葉酸の400のμgに等しいことによる。この量の葉酸を摂取していると，妊娠中正常な葉酸栄養状態を維持することと，血漿ホモシステイン濃度の上昇を防ぐ効果がある（Institute of Medicine, 1999)。オレンジジュース，緑色の葉もの野菜，マメ科野菜は，1サービングで平均75〜100μg，葉酸の添加された朝食用シリアルでは，1サービングで100μgの葉酸(約170食事性葉酸当量に相当，dietary folate equivalents：DFE）がそれぞれ含まれている。

葉酸の血清中および赤血球内の濃度が低い場合，あるいは総血漿ホモシステインの高値では，しばしば多くの妊娠合併症（Scholl *et al*., 1997）と関連しているので，妊娠の遅い時期から葉酸の補充を始めても，それらの妊娠合併症の発症リスクを下げると考えられる。例えば，ノルウェーで行われた広範な後方視的研究で，血漿ホモシステイン濃度を4分割して検討したところ，上四分値の群では，下四分値の群に比べ，妊娠高血圧症候群リスクは32％，早産リスクは38％，極小低出生体重児のリス

---

*[1]訳注：通常は月経周期は28日であり，最終月経から14日前後に排卵があり受精する。非受精時は最終月経から28日前後に月経があるが，妊娠した場合は月経は出現しないので，その時点で妊娠反応を調べることで妊娠が判明する。しかしその時は妊娠14日目であり，すでにインプリント現象の終わりに近く，細胞分裂が極めて盛んな時期である。

クは101％（Vollset *et al*., 2000），それぞれ高いことが報告されている。またすべてのビタミンおよびミネラルの効果を分析したメタアナリシスでは，葉酸のみが，早産リスクを下げる効果があると報告されている（Gülmezoglu *et al*., 1997）。

カルシウム

妊娠早期から母体ではカルシウム吸収効率が著しく上昇しており，追加して摂取したカルシウムは胎児に移行する。カルシウムは胎盤で，カルシウム結合タンパク質と1,25-ジヒドロキシビタミンDが関与している能動輸送によって母体から胎児に移行する。母体では妊娠中に骨吸収量が増加する。しかし受精した時点と分娩時点で母親のBMI（骨ミネラル含量）には差が認められない（Ritchie *et al*., 1998）。妊娠中，食事からカルシウム摂取量を増やす必要はない。例えば，カルシウム摂取量が非常に少ない母親に妊娠中にカルシウムを補充しても，出生後1年間は，母親の骨カルシウム含量あるいは児の骨に影響を及ぼさないのである（Jarjou *et al*., 2006）。妊婦に対するカルシウムの推奨摂取量は1,000mg/日であり，これは非妊婦と同じ量である（Institute of Medicine, 2011）。

妊娠高血圧症候群（pregnancy induced hypertension：PIH）の発症頻度はアメリカで約10％であり，本疾患は母親の疾病，死亡リスクを高める疾患である。なお妊娠高血圧症候は，妊娠高血圧腎症（preeclampsia），子癇（eclampsia）と妊娠高血圧（gestational hypertension）に分類される*2。カルシウム摂取量とPIHの関連性に関する疫学と実験的知見に基づいて，カルシウム補充が，本疾患のリスクを軽減できるか否かについて多くの臨床試験が行われてきた。14の無作為化比較試験では，375～2,000mgのカルシウム補充により，母体の血圧は低下し，妊娠高血圧と妊娠高血圧腎症発症リスクを30～40％抑制していた（Bucher *et al*., 1996）。また4つのカルシウム摂取量の多い群（Villar and Belizán, 2000）と，6つのカルシウム摂取量の少ない群を比較すると，カルシウムの補充により妊娠高血圧腎症のリスクは，摂取量の少ない群でより低下していた。それとは対照的に，4,589名の妊婦を対象に行われた多施設妊娠高血圧症候群予防Ca研究（Calcium for Preeclampsia Prevention：CPEP）では，カルシウムを2,000mg/日投与しても，血圧降下や，妊娠高血圧症候群・妊娠高血圧腎症の発症を抑制する効果は認められなかった（Levine *et al*., 1997）。その理由は対象妊婦では，日常のカルシウム摂取量が平均～1,100mg/日と多いことによると考えられている。

*2訳注：従来の妊娠中毒症を妊娠高血圧症候群と称し，これは妊娠高血圧腎症，妊娠高血圧，子癇（eclampsia），加重型妊娠高血圧腎症（superimposed preeclampsia）が分類されている。2004年日本妊娠高血圧学会。

鉄

妊娠時には平均6mgの鉄分を付加摂取することが必要である（Hallberg, 1988）。胎児に300mg，胎盤に60mgの鉄が蓄積される。母体では赤血球の合成に450mgが使われ，分娩時の出血で200mg失われ，分娩後の母体赤血球合成に200mgが使われる。血清鉄は，トランスフェリンに結合し胎盤のトランスフェリン受容体を介して胎児に移行する。結合してホロトランスフェリンとなってエンドサイトーシスによって細胞内に移行する。トランスフェリンは鉄分子を離してアポトランスフェリンとなって再び母体血中に戻る（Harris, 1992）。第2・第3三半期で，鉄の消化管吸収率は数倍に増加する。この吸収量は，良質な栄養を摂っている妊婦に十分量の鉄を与えて鉄の吸収率を計算されたものである（Barrett *et al*., 1994）。WHOは，工業国で18％，発展途上国で35～75％が貧血であると推定している（ACC/SCN, 2000）。CDCP（Centers for Disease Control and Prevention）は，低所得女性では第1三半期で10％，第2三半期で14％，第3三半期で33％が貧血であると推定している（Kim *et al*., 1992）。他の研究では，低所得者や少数民族の女性の鉄欠乏性貧血は，第1・第2・第3三半期で，1.8％，8.2％，27.4％（Iannotti *et al*., 2005）である。妊娠末期では，さらにその頻度は高くなる。なぜならば，血液希釈現象のため，貧血を示すヘモグロビンのカットオフ値は，第1・第3三半期は，110g/L，第2三半期は105g/Lである。血清フェリチン濃度は，時に検出感度以下にまで低下することもあり，トランスフェリンは約2倍にまで高くなる。

アメリカを含む多くの国で，鉄のサプリメントはすべての妊婦に推奨されている。食物からは十分量を摂取できないので，妊娠12週ころから1日30mgが勧められている。（Institute of Medicine, 2001）。しかし妊娠中は鉄必要量が増加するために，体内の鉄蓄積量を維持あるいは増やすことは難しいので，妊娠前に十分量の鉄栄養状態になっていることが大事である。鉄分は食間に摂取し，コーヒーあるいは茶と同時に摂取しないほうがよい（Institute of Medicine, 1993）。アメリカでは，血漿フェリチン値が低い場合（30μg/L以下），ヘモグロビン値が正常化するまで1日60～120mgを摂取すべきであるとされている。週1回120mg摂取しても改善効果はあるが，毎日60mg摂取するほうがより効果的である。それは，妊娠中という相対的に短期間に十分量の鉄を吸収するのが難しいからである（Beaton *et al*., 1992）。

鉄の栄養状態にかかわらず，鉄をサプリメントで妊娠中必ず摂取すべきであるか否かは議論のあるところである（Ziaei *et al*., 2007）。ヨーロッパの多くの国を含めて妊婦に鉄を必ず与えている国はむしろ少ない。しかし工業国でも，妊娠中に鉄を与えていると，母体のヘモグロビン値を改善し，妊娠後期に貧血や鉄欠乏が起こることは少なくなる（Allen, 2000；Beard, 2000）。妊娠中の鉄補充は，６か月齢までの乳児の体内鉄蓄積量を増やす効果がある。これは補助食品に鉄を入れることが難しい発展途上国では特に有効である（Preziosi *et al*., 1997）。母親が貧血であった低出生体重児は，鉄欠乏性貧血のリスクが高い（de Pee *et al*., 2002）。重症の貧血は，母体死亡を増加させる可能性がある。しかし中等度の貧血の場合にそうなるか否かは不明である（Brabin, 2001）。多くの研究からは，早産と母体貧血に関連があるとされている。しかし実際そうであるか否かはなお不明である（Rasmussen, 2001）。

亜　　鉛

妊娠に必要な推定亜鉛付加量は100mgであり，これは，母体の保持量の５～７％に相当する（Swanson and King, 1987）。約１/２は胎児に蓄積され，１/４が子宮に蓄積される。推奨付加量は３mgであり，全量で１日15mgとなる（Institute of Medicine, 2001）。アメリカにおける平均摂取量は，10mg/日であるが，菜食主義者ではもっと低い（Apgar, 1992）。動物性食物が少なく，亜鉛吸収を妨げるフィチン酸を多く含む食物を摂取する人に亜鉛欠乏症が起こりやすい。

妊娠中は，消化管での吸収量が増え，母体の亜鉛蓄積量は増える（King, 2000b）。亜鉛は，細胞分裂，ホルモン代謝，タンパク質・炭水化物代謝，免疫能において重要な役割を演じている。動物での妊娠中の亜鉛欠乏実験では先天奇形や胎内発育抑制が起こった。41の報告では，母体亜鉛欠乏による先天性奇形，17報告では，不足と奇形に強い相関性が認められている（Goldenberg *et al*., 1995；King, 2000b）（10報告は工業国，７報告は発展途上国での調査）。しかし時に同一国での調査でも異なった結果が報告されている。12の無作為化比較対照試験が行われている。２報告（アメリカとインド）では，亜鉛補充で出生体重の増加がみられたが，６報告ではその効果が認められていない。ペルーとバングラデシュで行われたよく計画された比較試験では，15～30mgの亜鉛を補充投与しても，妊娠持続期間，出生体重には影響がなかった（Caulfield *et al*., 1999；Osendarp *et al*., 2000）。しかしながら，亜鉛欠乏を起こすハイリスク妊婦に対しては，十分量の亜鉛を補充すべきである。このハイリスク群としては，亜鉛摂取量の低い場合，食物繊維摂取量が多い場合，大量のカルシウムまたは鉄（30mg以上）のサプリメントを摂取している場合，あるいは亜鉛吸収量の少なくなる胃腸疾患のある場合などが考えられる（King, 2000b）。

ヨ　ウ　素

妊娠中のヨウ素不足は児にクレチン症を発症し永続的に成長が阻害され，新生児の成長・発育や，認知能に影響する。強度のヨウ素不足地域では，妊娠中期以前にヨードを含む油溶剤を注射することで，クレチン病の発症を大きく抑制し，新生児死亡を30％抑制した（Thilly *et al*., 1978）。アメリカや多くの国々で，ヨウ素を含む塩を日常的に摂取していれば，妊婦に対して十分量のヨウ素が補充できると考えられる。世界保健機関（WHO）は，妊娠中のヨウ素推奨量を１日200mgから250mgに増やした。尿中排泄量が150～249μg/Lであれば，十分量のヨウ素が摂取できていると判断されるとしている（World Health Organization, 2007）。さらに，ヨウ素不足の地域，すなわち家庭内でヨウ素含有塩を用いず，学童期児童の平均尿中排泄量が100μg/L以下の地域では，妊婦およびその出生児はヨウ素を補給されるべきであるとしている。

栄養に関連した身体症状および妊娠合併症

肥満女性における妊娠

中等度の過体重であっても妊娠合併症は一般的には増える。正常体重妊婦に比べ過体重妊婦（BMI≧25）は，妊娠糖尿病，妊娠高血圧症候群，早産，帝王切開術のリスクが２～６倍高い（Abenhaim *et al*., 2007）。またBMIの上昇に伴い，合併症のリスクは増加していく。肥満妊婦の児は，分娩時アプガースコアの低値，巨大児，約３倍高い周産期死亡率，またNTDs（神経管閉鎖障害），母乳哺育開始の遅延などのリスクがある（Hilson *et al*., 1997）。巨大児は将来肥満になりやすい。これらの事象の多くは肥満妊婦では相対的に血漿インスリン濃度が高いために生じる。肥満女性に対しては，妊娠前に妊娠中の肥満によるリスクを理解させ，妊娠時には，それに続く食事・運動指導を行うことこそが重要である。妊娠した肥満妊婦に対して，注意深く糖尿病・高血圧の発症の有無をモニターし，体重増加（表39.2）を制限し，運動量を増やす指導を行っていく必要がある。

妊娠糖尿病と妊娠高血圧症候群

「妊娠糖尿病とは，妊娠中の炭水化物に対する耐性の低下」と定義され，空腹時高血糖，食後高血糖，高アミノ酸血症（特に分岐鎖アミノ酸），脂質（脂肪酸，特に中性脂肪）の高値が認められる（Butte, 2000）。巨大児，妊娠高血圧症候群，帝王切開術を行うリスクなどが高い。妊娠糖尿病はインスリン抵抗性のひとつの表現型であり，２型糖尿病の前駆症状ともいえる。空腹時血糖でなく食後の高血糖は出生体重の増加を予見させるひとつの要因である。American College of Obstetricians and Gynecologist は，インスリン感受性を高め巨大児出産を予防するために，スナックと食事の回数を増やす分割食およびバランスの取れた食事を摂り，血糖値，尿中ケトン体を自己測定して，積極的に運動することを勧めている（American College of Obstetricians and Gynecologists, 2001）。体重，血糖値およびその変動度（日内変動）は個人ごとに異なっているので，インスリンを導入するか否かの判断，食事内容の変更などは，個別化して行うべきである。それには資格のある専門知識を有するヘルスケア専門家のアドバイスが必要である（National Institute of Child Health and Human Development, 2004）。

妊娠高血圧症候群は，母体死亡，周産期死亡の主な原因である。症状としては，新たな高血圧，タンパク尿の出現であり，これは妊娠第3三半期に生じることが多く，時に浮腫を伴う。進行すると子癇を引き起こし，重症では母体死亡に至る。本疾患は，胎盤循環血液量の減少と母体血管内皮の機能不全を伴っている。抗酸化物質を投与してもその発症リスクを低下させることはできない。ビタミンDとセレンの不足した妊婦では，発症リスクが極めて高いが，これからの予防的投与も今後検討されるべきである。原因がなお不明であるが，要因としては，母体の肥満，糖尿病，高血圧，高ホモシステイン血症などがあげられている。しかし極端な塩分制限は望ましくないので注意すべきである。

アルコールとカフェイン過剰摂取

妊婦の大量アルコール摂取は催奇形性があり，アメリカでは胎児アルコール症候群は年間1,200例発症している。その典型例は，顔面奇形を伴った発育抑制，中枢神経系，心臓血管器系，泌尿器系の異常を呈する。1週間に1.5～8杯のアルコールドリンクを飲んでいる母親の10%に本症候群が発症している。1週間に8杯以上のアルコールドリンクを摂取した場合では30.0%に発症している。なお，1アルコールドリンクとは純アルコールとして0.6oz（15mL）に相当するものをいう。The Surgeon General and the March of Dimes は妊娠中は禁酒すべきであると提言している。アルコール摂取は，他の栄養素の摂取および吸収を妨げ，代謝に大きく影響を及ぼす可能性がある。マルチビタミン・ミネラルがアルコールのこれら作用に拮抗するとのデータはほとんどないが，妊娠してもアルコールを飲用し続ける妊婦はこれらのサプリメントをぜひ摂るべきである。

カフェインは胎盤を通過し，胎児の心拍数・呼吸運動数に影響する。動物で大量のカフェインは催奇形性のあることが認められている。中等度のカフェイン摂取が出生体重低下を起こすか否かについては十分なエビデンスがない。妊娠中のカフェイン飲用が安全か否かは確認されていないが，FDA はカフェイン摂取量は1日300mg以下に抑えるべきであるとしている。それは，コーヒーで2～3カップ，茶は4カップ，コーラでは6杯に相当する。

乳汁分泌の生理

分娩後大きな内分泌的変化が起こり，乳汁が分泌され始める。エストロゲン，プロゲステロン分泌が急速に減少し，プロラクチンが上昇して高値を持続していく。この高プロラクチン状態が，乳汁分泌を開始させる。分娩後2～7日の間，初乳が分泌される。濃度の濃い黄色の乳汁で，免疫関連物質を含み，タンパク質，ミネラル，カロテノイドを大量に含む。初乳を介して，新生児に大量の母体免疫抗体を与えることとなる。免疫系はまだ未発達であり，数か月は十分に機能しないので母乳は重要である。生後7～21日は移行乳であり，21日以降に成乳に変化していく。吸綴は乳房を空にするために必要であり，吸綴刺激はプロラクチン分泌を促進し，乳汁産生を促す。乳汁分泌が確立すると，1日1回の吸綴でも乳汁産生は維持されていく。しかし中止すると2～3日で乳汁産生は停止してしまう。連続した吸綴は，中枢の黄体形成ホルモン，性腺刺激ホルモン放出ホルモン分泌を阻止し，それは排卵，月経の再開を遅延させるので，避妊効果を発揮することになる。

乳汁分泌量は急速に増加し，5日で500mL，1か月で650mL，3か月で700mL にまで増える（Neville *et al*., 1991；Brown *et al*., 1998）。それ以降の乳汁分泌量は一定しているが，離乳を開始すると減少していく。新生児は急速に大きくなっていくが，授乳中の発育速度はしだいに減少する。そのため，体重当たりの栄養必要量は減少していく。したがって，6か月ごろまでは，この乳汁産生量で児のエネルギー・タンパク質必要量は十分満たされている。母親は，自分の子供の必要とする量の乳汁を容易に分泌・産生することができる。さらに2～3名の子供であっても，その必要な量を産生することが可能であるといわれている。それゆえ，6か月までは母乳哺育だけで十分である。逆に他の飲み物，食物を与えることは，感染や異物質の混入する危険性と，消化できる栄養素量を減らす可能性がある（特別な乳児用の食品を与えるのでなければ）。また乳汁分泌によくない影響を与える。最近の WHO 勧告は，最初の4～6か月は主に母乳哺育とすべきであるとしている。

母乳の成分

母親と乳児の栄養必要量を推定する基礎的数値として，IOM は平均母乳量を最初の6か月は780mL，その後の6か月は600mL であると見積もっている。母親の栄養失調は母乳に影響が出る前に厳しくしなければならない：

BMI が18.5kg/m^{2}までは母乳は正常である。また軽度の低栄養状態では，母乳中の脂肪含量は低下する可能性がある（Prentice *et al*., 1994）。

母乳のタンパク質含量は8～9g/Lであり，ラクトアルブミンとカゼイン（それぞれ約25%），その他にかなりの量のラクトフェリンとIgAが含まれている。これらの量は，母体が低栄養状態であっても影響されない。主としてカゼインから成る牛乳タンパク質の濃度は約35g/Lであり，希釈しないで乳児に与えるのは望ましくない。それは，タンパク質や他の溶解物による高浸透圧を消化管に負荷することになるからである。その結果，糞便中へ血液を失い，鉄欠乏を引き起こす（Ziegler *et al*., 1999）。乳汁総窒素の25%は主として非タンパク質性であり，主なものは尿素である。ラクトース濃度は授乳中に増加していく。タンパク質と1価電解質はわずかに低下していくが，ラクトースが増加することで浸透圧を一定に保つことになる。ラクトースはエネルギー供給源となり，ガラクトースは中枢神経系の発育と新生児の小腸内ラクトバチルスの発育に促進的に作用する。脂質は母乳の約半分のエネルギー源として機能する。平均脂肪含量は3.8%である。母親の脂肪摂取量が増えると母乳中の脂肪酸含量は増加する。

ビタミンとミネラル

ヒト母乳中のビタミン，ミネラル含量は母親の食事とビタミン栄養状態により異なってくる。表39.4にこれら栄養素の正常な母乳中濃度，微量栄養素の不足により生じる授乳中の乳児または母体の障害リスクと，補充した場合の母乳中濃度変化と乳児への影響を分類して示した。授乳中の乳児または母親の微量栄養素不足のリスクを予測し介入を計画するために，栄養素不足に基づいて母乳中の栄養素の効果を分類することは有用である（Allen, 1994）。最重要なものは，ビタミンA，リボフラビン，ビタミンB_6，B_{12}，ヨウ素，セレンである。これら栄養素の母親の摂取不足あるいは体内保有量の不足は速やかに母乳中への不足を招き，乳児に重篤な影響が及ぶので，最重要な栄養素といえる。これら栄養素の乳児保有量は少なく，補給されないと速やかに欠乏していく。母親への栄養補充で，乳汁中のこれら栄養素の濃度は速やかに回復する。それだけに，母乳または補助食品からの栄養補給はたいへん重要である。次いで重要な栄養素としては，葉酸，カルシウム，鉄，銅，亜鉛がある。これらは母親に不足していても母乳中濃度が減ることは少なく，乳児の栄養状態にはあまり影響しない。そのためむしろ，乳児よりも母親への補充こそが重要といえる。母親のビタミンDが不足している場合は，母乳中のビタミンD濃度は当然低くなる。しかしビタミンDを母親に補充すると母乳中濃度は速やかに反応して上昇する。

表39.4に示した不足は主として発展途上国に多く生じている（Allen and Graham, 2003）が，アメリカでも不足している例が多い。例として，母親が厳しい菜食主義者である場合に，母乳中のビタミンB_{12}が欠乏し，それに引き続いて新生児にも欠乏が起こる（Specker *et al*., 1990）。また，あまり日光に当たらないと，母乳のビタミンD不足と，乳児のビタミンD不足が起こる（Specker, 1994）。The American Academy of Pediatrics は，母乳育児の場合，すべての乳児は400IU/日のビタミンDサプリメントを与えるべきであると勧告している（Wagner *et al*., 2008）。人工乳を1L未満飲んでいる乳児にも，ビタミンDを与えるべきであるとされている。

母乳は乳幼児にとって最良の栄養源であり，母乳中に不足している栄養素がある場合は，母体または乳児にその補充を行うべきである。母乳中のビタミンAは先進工業国では十分量含まれている。しかし発展途上国では，産褥6か月間は妊娠する可能性は少ないので，母乳中のレチノールを増やし児のビタミンAの栄養状態を改善するために，WHOは母親にビタミンAの大量補充（2,000,000～3,000,000IU）を行うことを勧めている（Stoltzfus *et al*., 1993）。グアテマラでは，母乳中のビタミンB_{12}濃度は，カリフォルニアの母乳の約1/10と極めて低値を示す。両者の母体と乳児の血清ビタミンB_{12}は，強い相関性を示している（Allen *et al*., 2009）。ヒトの母乳からは，生後6か月間に十分なフッ素が移行する。しかし6か月以降は，1日0.05mg/kg/日を与えるべきである。ヨウ素の不足している地域では母乳中のヨウ素は少なく，乳幼児や若齢小児はヨウ素を含む塩の摂取をほとんどしていない。例えば，スイスでも，人工乳でなく母乳哺育の乳幼児はヨウ素不足のリスクがある（Andersson *et al*., 2010）。

授乳婦の栄養必要量

授乳婦の1日の栄養必要量は妊娠中よりも多くなる。このように多い推奨栄養摂取量は分泌される母乳に含まれる量に基づいて決められている。最近のRDAでは，タンパク質としておよそ5%，脂肪として50%以上，ラクトースとして38%を含むおよそ500kcal/日の母乳を分泌すると推定されている。（Institute of Medicine, 2002/2005）。しかし分娩後7～12か月には，400kcalに減少する。最初の6か月は，1日約170kcalは母親の体重減少で得られるエネルギー量である。このように母乳の分泌に必要なエネルギーは非妊娠女性と比べて最初の6か月間は330kcal/日，次の6か月間では400kcal/日高くなる。また他の栄養素摂取量を減らす危険性があるから，体重を減らそうとしてエネルギー摂取を減らすべきでない。分娩後は母乳哺育，運動，良質な食事を続けることで，徐々に体重は減っていく。タンパク質の摂取必要量は非授乳婦では体重kg当たり0.8g/日であるのに対し，授乳

表39.4 授乳婦の微量栄養素不足および補充による母乳中濃度と乳児への影響

栄養素	正常母乳濃度	母親の不足による母乳濃度	母親の不足による乳児への影響	栄養補充による母乳濃度変化	栄養補充による乳児への影響
ビタミンA（μg RE/L）	500	170～500まで低下	低血清レチノール，喪失	上昇	大量投与2～3か月後に血清レチノールおよび肝臓蓄積量が増加
ビタミンD（μg/L）	0.55	0.25まで低下	紫外線曝露のない場合くる病のリスク上昇	上昇	1日2,000IU以上摂取すると血清25(OH)Dの上昇
チアミン（mg/L）	0.21	0.11まで低下	脚気	上昇し正常化	乳幼児脚気の減少
リボフラビン（mg/L）	0.35	0.2まで低下	高EGRAC[a]	上昇	母児EGRACの低下
ビタミンB_6（mg/L）	0.93	0.9まで低下	神経系の障害	上昇	神経系障害の問題減少
葉酸（μg/L）	85	変化なし	不明		なし，ただし母体の濃度は上昇
ビタミンB_{12}（μg/L）	0.97	<0.5まで低下	尿中MMA[b]上昇 神経系の障害 発育遅延	上昇	MMA低下
アスコルビン酸（mg/L）	40	25まで低下	不明	上昇（わずか）	?
カルシウム（mg/L）	280	215まで低下	骨塩量低下は認めるが子宮内と分娩後との影響の相関は不明		なし
鉄（mg/L）	0.3	変化なし	なし	なし	なし
亜鉛（mg/L）	1.2	変化なし	なし	なし	なし
銅（mg/L）	0.25	変化なし	なし	なし	なし
ヨウ素（μg/L）	110	変化なし/軽度低下	不明であるが妊娠中の不足はより影響が大きく重要	上昇	不明
セレン（μg/L）	20	≦10まで低下	血漿および赤血球内含量の低下	上昇	不明

[a]EGRAC：赤血球グルタチオンリダクターゼ活性率，[b]MMA：メチルマロン酸。

Allen（1994）およびAllen and Graham（2003）より改変。

婦では1.3g/kgまたは25g/日と多い。

多くの微量栄養素は，乳汁中に分泌される量を確保するために，摂取必要量が多くなる（表39.3）。しかし分娩時に大量の出血があって，大量の造血が必要とされる場合を除いて，唯一必要量が少なくてよいのは鉄のみである。授乳中，骨塩量は減少し，尿中カルシウム排泄量が減少することで，母乳中のカルシウムの必要量がまかなわれている（Prentice, 2000）。推奨量の1,000mg以上のカルシウムを摂取しても，母親の骨代謝回転，骨塩量，母乳中のカルシウム量には影響しない。この骨量減少は一過性であり，離乳後3か月ごろから徐々に回復する（Institute of Medicine, 2011）。

将来の方向性

低栄養状態にある妊婦や貧しい食習慣の妊婦では，多くの重篤な合併症や疾病の発症リスクが高い。しかし，ある栄養素を与えた場合に，低出生体重児，妊娠高血圧症候群，早産などを起こすことが観察されたり，その可能性が考えられている。またそれとは違う他の栄養素では，それらの発症を予防する効果のあることが観察されたり，予防効果のあることが考えられている。そこでこれらを明らかにする研究が今後必要である。授乳中の検討すべき課題としては，低栄養にある母親の母乳中の栄養素が不十分であっても，どの程度良好な乳幼児の成長と発育をサポートできるかを明らかにすること，次いで，低栄養の母親であっても母親へ栄養補充を行うことで，乳幼児の成長と発育を確保できるか否か。またそれが可能な場合，いつ母親に栄養を補充すればこの潜在的な懸念を予防できるかという点である。

（福岡秀興訳）

推奨文献

Bhatia, J. (2005) *Perinatal Nutrition. Optimizing Infant Health and Development*. Marcel Dekker, New York.

Institute of Medicine (2009) *Weight Gain During Pregnancy: Reexamining the Guidelines*. National Academies Press, Washington, DC.

Kaiser, L.L and Allen, L.H. (2002) Position of the American Dietetic Association: nutrition and lifestyle for a healthy pregnancy outcome. *J Am Diet Assoc* **102,** 1479–1490.

［文　献］

Abenhaim, H.A., Kinch, R.A., Morin, L., *et al.* (2007) Effect of prepregnancy body mass index categories on obstetrical and neonatal outcomes. *Arch Gynecol Obstet* **275,** 39–43.

ACC/SCN (2000) *Fourth Report on the World Nutrition Situation.* Geneva.

Allen, L.H. (1994) Maternal micronutrient malnutrition: Effects on breast milk and infant nutrition, and priorities for intervention. *ACC/SCN Second Report on the World Nutrition Situation* **1,** 21–24.

Allen, L.H. (2000) Anemia and iron deficiency: effects on pregnancy outcome. *Am J Clin Nutr* **71**(Suppl), 1280S–1284S.

Allen, L.H. and Graham, J.M. (2003) Assuring micronutrient adequacy in the diets of young infants. In. F.M. Delange and K.P.J. West (eds), *Micronutrient Deficiencies in the First Six Months of Life*. S. Karger AG, Basel, pp. 55–88.

Allen, L.H., Deegan, K.L., Jones, K.M., *et al.* (2009) Breast milk vitamin B_{12} concentrations in Guatemala: relationship to maternal and infant intake and status. *FASEB J* **23,** 344.3.

American College of Obstetricians and Gynecologists Committee on Practice Bulletins – Obstetrics (2001) ACOG Practice Bulletin. Clinical management guidelines for obstetrician-gynecologists. Number 30, September 2001 (replaces Technical Bulletin Number 200, December 1994). Gestational diabetes. *Obstet Gynecol* **98,** 525–538.

Andersson, M., Aeberli, I., Wüst, N., *et al.* (2010) The Swiss Iodized Salt Program provides adequate iodine for school children and pregnant women, but weaning infants not receiving iodine-containing complementary foods as well as their mothers are iodine deficient. *J Clin Endocrinol Metab* **95,** 5217–5224.

Apgar, J. (1992) Zinc and reproduction: an update. *J Nutr Biochem* **3,** 266–278.

Azaïs-Braesco, V. and Pascal, G. (2000) Vitamin A in pregnancy: requirements and safety limits. *Am J Clin Nutr* **71,** 1325S–1333S.

Barrett, J.F., Whittaker, P.G., and Williams, J.G. (1994) Absorption of non-haem iron from food during normal pregnancy. *BMJ* **309,** 79–82.

Beard, J.L. (2000) Effectiveness and strategies of iron supplementation during pregnancy. *Am J Clin Nutr* **71,** 1288S–1294S.

Beaton, G.H., Martorell, R., L'Abbé, K.A., *et al.* (1992) *Effectiveness of Vitamin A Supplementation in the Control of Young Child Morbidity and Mortality in Developing Countries*. University of Toronto, Toronto.

Beaudin, A.E., Abarinov, E.V., Noden, D.M. *et al.* (2011) Shmt1 and de novo thymidylate biosynthesis underlie folate-responsive neural tube defects in mice. *Am J Clin Nutr* **93,** 789–798.

Berry, R.J., Li, Z., Erickson, J.D., *et al.* (1999) Prevention of neural-tube defects with folic acid in China. China–U.S. Collaborative Project for Neural Tube Defect Prevention. *N Engl J Med* **341,** 1485–1490.

Brabin, B.J. (2001) An analysis of anemia and pregnancy-related maternal mortality. *J Nutr* **131,** 604S–614S.

Bronstein, M.N., Mak, R.P., and King, J.C. (1996) Unexpected relationship between fat mass and basal metabolic rate in pregnant women. *Br J Nutr* **75,** 659–668.

Brown, K.H., Dewey, K.G., and Allen, L.H. (1998) *Complementary Feeding of Young Children in Developing Countries: A Review of Current Scientific Knowledge*. World Health Organization, Geneva.

Bucher, H.C., Cook, R.J., Guyatt, G.H., *et al.* (1996) Effects of dietary calcium supplementation on blood pressure. A meta-analysis of randomized controlled trials. *JAMA* **275,** 1016–1022.

Butte, N.F. (2000) Carbohydrate and lipid metabolism in pregnancy: normal compared with gestational diabetes mellitus. *Am J Clin Nutr* **71,** 1256S–1261S.

Caulfield, L.E., Zavaleta, N., Figueroa, A., *et al.* (1999) Maternal zinc supplementation does not affect size at birth or pregnancy duration in Peru. *J Nutr* **129,** 1563–1568.

Ceesay, S.M., Prentice, A.M., Cole, T.J., *et al.* (1997) Effects on birth weight and perinatal mortality of maternal dietary supplements in rural Gambia: 5 year randomised controlled trial. *BMJ* **315,** 786–790.

Chang, S.J. (1999) Adequacy of maternal pyridoxine supplementation during pregnancy in relation to the vitamin B6 status and growth of neonates at birth. *J Nutr Sci Vitaminol* **45,** 449–458.

Crider, K.S., Bailey, L.B., and Berry, R.J. (2011) Folic acid fortification – its history, effect, concerns, and future directions. *Nutrients* **3,** 370–374.

Daly, L.E., Kirke, P.N., Molloy, A., *et al.* (1995) Folate levels and neural tube defects. Implications for prevention. *JAMA* **274,** 1698–1702.

de Pee, S., Bloem, M.W., Sari, M., *et al.* (2002) The high prevalence of low hemoglobin concentration among Indonesian infants aged 3–5 months is related to maternal anemia. *J Nutr* **132,** 2215–2221.

Dror, D., King, J.C., Durand, D.J., *et al.* (2011) Association of modifiable and nonmodifiable factors with vitamin D status in pregnant women and neonates in Oakland, CA. *J Am Diet Assoc* **111,** 111–116.

Dror, D.K. and Allen, L.H. (2010) Vitamin D adequacy in pregnancy: biology, outcomes, and interventions. *Nutr Rev* **68,** 465–477.

Godfrey, K.M. and Barker, D.J. (2000) Fetal nutrition and adult disease. *Am J Clin Nutr* **71,** 1344S–1352S.

Goldenberg, R.L., Tamura, T., Neggers, Y., *et al.* (1995) The effect of zinc supplementation on pregnancy outcome. *JAMA* **274,** 463–468.

Gülmezoglu, M., de Onis, M., and Villar, J. (1997) Effectiveness of interventions to prevent or treat impaired fetal growth. *Obstet Gynecol Surv* **52,** 139–149.

Hallberg, L. (1988) Iron balance in pregnancy. In H. Berger (ed.), *Vitamins and Minerals in Pregnancy and Lactation*. Raven Press, New York, pp. 115–127.

Harris, E.D. (1992) New insights into placental iron transport. *Nutr Rev* **50,** 329–331.

Heseker, H.B., Mason, J.B., Selhub, J., *et al.* (2009) Not all cases of neural tube defect can be prevented by increasing the intake of folic acid. *Br J Nutr* **102,** 173–180.

Hilson J. A., Rasmussen, K.M., Kjolhede, C.L. (1997) Maternal obesity and breast-feeding success in a rural population of white women. *Am J Clin Nutr* **66,** 1371–1378.

Hornstra, G. (2000) Essential fatty acids in mothers and their neonates. *Am J Clin Nutr* **71,** 1262S–1269S.

Iannotti, L.L., O'Brien, K.O., Chang, S.-H., *et al.* (2005) Iron deficiency anemia and depleted body iron reserves are prevalent among African-American adolescents. *J Nutr* **135,** 2572–2577.

Institute of Medicine (1993) *Iron Deficiency Anemia: Recommended Guidelines for the Prevention, Detection, and Management among US Children and Women of Child Bearing Age*. National Academies Press, Washington, DC.

Institute of Medicine (1999) *Dietary Reference Intakes. Thiamin, Riboflavin, Niacin, Vitamin B6, Folate, Vitamin B12, Pantothenic Acid, Biotin, and Choline*. National Academies Press, Washington, DC.

Institute of Medicine (2000) *Dietary Reference Intakes for Vitamin C, Vitamin E, Selenium, and Carotenoids*. National Academies Press, Washington, DC.

Institute of Medicine (2001) *Dietary Reference Intakes for Vitamin A, Vitamin K, Arsenic, Boron, Chromium, Copper, Iodine, Iron, Manganese, Molybdenum, Nickel, Silicon, Vanadium, and Zinc*. National Academies Press, Washington, DC.

Institute of Medicine (2002/2005) *Dietary Reference Intakes for Energy, Carbohydrate, Fiber, Fat, Fatty Acids, Cholesterol, Protein, and Amino Acids*. National Academies Press, Washington, DC.

Institute of Medicine (2009) *Weight Gain During Pregnancy: Reexamining the Guidelines*. National Academies Press, Washington, DC.

Institute of Medicine (2011) *Dietary Reference Intakes for Calcium and Vitamin D*. National Academies Press, Washington, DC.

Jarjou, L.M.A., Prentice, A., Sawo, Y., *et al.* (2006) Randomized, placebo-controlled, calcium supplementation study in pregnant Gambian women: effects on breast milk calcium concentrations and infant birth weight, growth, and bone mineral accretion in the first year of life. *Am J Clin Nutr* **83,** 657–666.

Kalhan, S.C. (2000) Protein metabolism in pregnancy. *Am J Clin Nutr* **71,** 1249S–1255S.

Kim, I., Hungerford, R., and Yip, R. (1992) Pregnancy nutrition surveillance system–United States, 1979–1990. *MMWR CDC Surveill Summ* **41,** 25–41.

King, J.C. (2000a) Physiology of pregnancy and nutrient metabolism. *Am J Clin Nutr* **71,** 1218S–1225S.

King, J.C. (2000b) Determinants of maternal zinc status during pregnancy. *Am J Clin Nutr* **71,** 1334S–1343S.

Langley-Evans, S.C. (2006) *Fetal Programming and Adult Disease. Programming of Chronic Disease through Fetal Exposure to Undernutrition*. CABI Publishing, Wallingford.

Levine, R.J., Hauth, J.C., Curet, L.B., *et al.* (1997) Trial of calcium to prevent preeclampsia. *N Engl J Med* **337,** 69–76.

Moore, S.E. (1998) Nutrition, immunity and the fetal and infant origins of disease hypothesis in developing countries. *Proc Nutr Soc* **57,** 241–247.

National Institute of Child Health and Human Development (2004) *Managing Gestational Diabetes*. Washington, DC.

Neville, M.C., Allen, J.C., Archer, P.C., *et al.* (1991) Studies in human lactation: milk volume and nutrient composition during weaning and lactogenesis. *Am J Clin Nutr* **54,** 81–92.

North Carolina State Department of Health and Human Services (2010) *Prenatal Weight Gain Charts*. http://www.nal.usda.gov/wicworks/Sharing_Center/NY/prenatalwt_charts.pdf

Osendarp, S.J., van Raaij, J.M., Arifeen, S.E., *et al.* (2000) A randomized, placebo-controlled trial of the effect of zinc supplementation during pregnancy on pregnancy outcome in Bangladeshi urban poor. *Am J Clin Nutr* **71,** 114–119.

Prentice, A. (2000) Maternal calcium metabolism and bone mineral status. *Am J Clin Nutr* **71,** 1312S–1316S.

Prentice, A.M. and Goldberg, G.R. (2000) Energy adaptations in human pregnancy: limits and long-term consequences. *Am J Clin Nutr* **71,** 1226S–1232S.

Prentice, A.M., Goldberg, G.R., and Prentice, A. (1994) Body mass index and lactation performance. *Eur J Clin Nutr* **48**(Suppl 3), S78–S86.

Prentice, A.M., Rayco-Solon, P. and Moore, S.E. (2005) Insights from the developing world: thrifty genotypes and thrifty phenotypes. *Proc Nutr Soc* **64,** 153–161.

Preziosi, P., Prual, A., Galan, P., *et al.* (1997) Effect of iron supplementation on the iron status of pregnant women: consequences for newborns. *Am J Clin Nutr* **66,** 1178–1182.

Rasmussen, K.M. (2001) Is there a causal relationship between iron deficiency or iron-deficiency anemia and weight at birth, length of gestation and perinatal mortality? *J Nutr* **131,** 590S–603S.

Ritchie, L.D., Fung, E.B., Halloran, B.P., *et al.* (1998) A longitudinal study of calcium homeostasis during human pregnancy and lactation and after resumption of menses. *Am J Clin Nutr* **67,** 693–701.

Rothman, K.J., Moore, L.L., Singer, M.R., *et al.* (1995) Teratogenicity of high vitamin A intake. *N Engl J Med* **333,** 1369–1373.

Schenker, S., Johnson, R.F., Mahuren, J.D., *et al.* (1992) Human placental vitamin B6 (pyridoxal) transport: normal characteristics and effects of ethanol. *Am J Physiol* **262,** R966–974.

Scholl, T.O., Hediger, M.L., Bendich, A., *et al.* (1997) Use of multivitamin/mineral prenatal supplements: influence on the outcome of pregnancy. *Am J Epidemiol* **146,** 134–141.

Shaw, G.M., Schaffer, D., Velie, E.M., *et al.* (1995) Periconceptional vitamin use, dietary folate, and the occurrence of neural tube defects. *Epidemiology* **6,** 219–226.

Specker, B.L. (1994) Do North American women need supplemental vitamin D during pregnancy or lactation? *Am J Clin Nutr* **59,** 490S–491S.

Specker, B.L., Black, A., Allen, L.H., *et al.* (1990) Vitamin B-12: low milk concentrations are related to low serum concentrations in vegetarian women and to methylmalonic aciduria in their infants. *Am J Clin Nutr* **52,** 1073–1076.

Specker, B.L., Ho, M.L., Oestreich, A., *et al.* (1992) Prospective study of vitamin D supplementation and rickets in China. *J Pediatr* **120,** 733–739.

Stoltzfus, R.J., Hakimi, M., Miller, K.W., *et al.* (1993) High dose vitamin A supplementation of breast-feeding Indonesian mothers: effects on the vitamin A status of mother and infant. *J Nutr* **123,** 666–675.

Swanson, C.A. and King, J.C. (1987) Zinc and pregnancy outcome. *Am J Clin Nutr* **46,** 763–771.

Thilly, C.H., Delange, F., Lagasse, R., *et al.* (1978) Fetal hypothyroidism and maternal thyroid status in severe endemic goiter. *J Clin Endocrinol Metab* **47,** 354–360.

USDA Nutrition Evidence Library (2010) What effect has folic acid fortification policy had on serum folate, plasma and/or red blood cell folate status of US and Canadian men, women, and children? http://www.nel.gov/evidence.cfm?evidence_summary_id=250078.

Villar, J. and Belizán, J.M. (2000) Same nutrient, different hypotheses: disparities in trials of calcium supplementation during pregnancy. *Am J Clin Nutr* **71,** 1375S–1379S.

Vollset, S.E., Refsum, H., Irgens, L.M., *et al.* (2000) Plasma total homocysteine, pregnancy complications, and adverse pregnancy outcomes: the Hordaland homocysteine study. *Am J Clin Nutr* **71,** 962–968.

Wagner, C.L., Greer, F., and the Section on Breastfeeding and Committee on Nutrition. (2008). Prevention of rickets and vitamin D deficiency in infants, children, and adolescents. *Pediatrics* **122,** 1142–1152.

Wells, J.C. (2010) The thrifty phenotype: an adaptation in growth or metabolism? *Am J Hum Biol* **23,** 65–75.

Werler, M.M., Shapiro, S., and Mitchell, A.A. (1993) Periconceptional folic acid exposure and risk of occurrent neural tube defects. *JAMA* **269,** 1257–1261.

West, K.P., Jr, Katz, J., Khatry, S.K., *et al.* (1999) Double blind, cluster randomised trial of low dose supplementation with vitamin A or beta carotene on mortality related to pregnancy in Nepal. The NNIPS-2 Study Group. *BMJ* **318,** 570–575.

World Health Organization (1998) *Safe Vitamin A Dosage during Pregnancy and Lactation. Recommendations and Report from a Consultation.* World Health Organization, Geneva.

World Health Organization (2007) *United Nations Children's Fund and International Council for the Control of Iodine Deficiency Disorders. Assessment of Iodine Deficiency Disorders and Monitoring their Elimination*, 2nd Edn. World Health Organization, Geneva.

Zeghoud, F., Vervel, C., Guillozo, H., *et al.* (1997) Subclinical vitamin D deficiency in neonates: definition and response to vitamin D supplements. *Am J Clin Nutr* **65,** 771–778.

Ziaei, S., Norrozi, M., Faghihzadeh, S., *et al.* (2007) A randomised placebo-controlled trial to determine the effect of iron supplementation on pregnancy outcome in pregnant women with haemoglobin = 13.2 g/dl. *BJOG* **114,** 684–688.

Ziegler, E.E., Jiang, T., Romero, E., *et al.* (1999) Cow's milk and intestinal blood loss in late infancy. *J Pediatr* **135,** 720–726.

40

乳 児 栄 養

William C. Heird

要　　約

乳児は生後1年間で体重は3倍，身長は2倍に増加し，各臓器や体組成も著しい発達をする。成長・発達の急激な変化に対応するため，乳児は成人と比して代謝や栄養素の回転を高く維持することが必要である。0～6か月，7～12か月の乳児の栄養摂取基準はこの特徴もふまえて確立されている。本章では乳児栄養について栄養摂取基準以外にも，母乳栄養と人工乳栄養の比較，離乳食の導入，人工乳と牛乳の比較，長鎖多価不飽和脂肪酸（preformed long-chain polyunsaturated fatty acids：LC-PUFA）の必要性について記述した。これらに先立ち必要量，所要量，摂取基準量の違いについて記述する。

はじめに

特定の栄養素の“必要量”はあらかじめ定められた生理的エンドポイントに到達するために必要とされる栄養分の量である。乳児の生理的必要量とは，成長と発育を維持するために十分な量，欠乏症状が生じない量である。栄養素の必要量は一般的に，比較的小規模な集団における研究データから予測されている。この方法で決定された栄養素の推定平均必要量（estimated average requirement：EAR）は，集団の約半数が欠乏症状を生じないために必要とされる量である。そのため，その量でも人によっては不足であったり過剰であったりする可能性がある。

一方，推奨量（recommended daily allowance：RDA）はほとんどの健常人の“必要量”として科学的に計算された量である。仮に集団のなかで必要量が正規分布しているとすれば，その集団のRDAはEARに2標準偏差（standard deviations：SD）を加えた量である。しかし多くの栄養素のEARは正規分布しないため，個別の要因を考慮する必要がある。例えば，EARが集団のほとんどの人にとって適切であれば，RDAはEARに2SDを加えた量より少なくなる。

RDAは個人や集団には有用な指標となるが，それを用いてある個人の特定の栄養素摂取の過不足を判断することはできない。また，多くの栄養素のEARは明確になっておらず，RDAを設定することが困難である。

多くの場合はEARを明確にすることが困難で，必要量に関する情報が限られているためRDAが設定できないことから，アメリカ医学研究所食品栄養委員会は食事摂取基準（dietary reference intakes：DRIs）を提示している。このDRIには目安量（adequate intake：AI）や耐容上限量（tolerable upper intake level：UL）などの指標があり，信頼性をもって決定されたRDAも包括した概念である。

AIはRDAが決定できない場合に用いられる指標で，健常人の集団におけるおおよその一日摂取量である。例えば6か月未満の乳児に対する最新のDRIsは乳児の母乳摂取量に基づいて決定されている（訳注：RDA，AIは日本人の食事摂取基準2010年版ではそれぞれ推奨量，目安量に相当するものである）。

ULは危険が生じない上限の量である。ULは推奨量ではなく，過剰摂取による症状を防止するために設定されている。

食品栄養委員会が設定している0～6か月および7～12か月乳児のDRIsは表40.1にまとめてある（Institute of Medicine, 1998, 2000, 2001, 2002, 2004, 2011a, b）。

特定栄養素の食事摂取基準（DRIs）

エネルギー

エネルギー必要量の少ない人が，集団全体にとって適切なエネルギー量を摂取すると過度の体重増加につなが

表40.1　正常乳児の栄養摂取基準量

栄養素[a]	摂取量（1日当たり）	
	0～6か月	7～12か月
エネルギー［kcal（kJ）］[b]		
男性	570（2,385）	743（3,109）
女性	520（2,176）	676（2,829）
脂質（g）	31	30
炭水化物	60	95
タンパク質（g）＋	9.1	13.5
電解質・ミネラル		
カルシウム（mg）	210	270
リン（mg）	100	275
マグネシウム（mg）	30	75
ナトリウム（mg）	115	368
塩素（mg）	178	568
カリウム（mg）	390	702
鉄（mg）	0.27	11[c]（5）
亜鉛（mg）	2	3[c]（5）
銅（μg）	200	220
ヨウ素（μg）	110	130
セレン（μg）	15	20
マンガン（mg）	0.003	0.6
フッ素（mg）	0.01	0.5
クロム（μg）	0.2	5.5
モリブデン（μg）	2	3
ビタミン		
ビタミンA（μg）	400	500
ビタミンD（μg）	5	5
ビタミンE（mg，α-TE）	4	6
ビタミンK（μg）	2.0	2.5
ビタミンC（mg）	40	50
チアミン（mg）	0.2	0.3
リボフラビン（mg）	0.3	0.4
ナイアシン（mg NE）	2	4
ビタミンB_6（μg）	0.1	0.3
葉酸（μg）	65	80
ビタミンB_{12}（μg）	0.4	0.5
ビオチン（μg）	5	6
パントテン酸（mg）	1.7	1.8
コリン（mg）	125	150

[a]：特に記載がなければ，値は目安量（AI）：0～6か月乳児では母乳から，7～12か月乳児では母乳および離乳食から摂取する平均摂取量。

[b]：推定エネルギー必要量（estimated energy requirement：EER）。

[c]：推奨量（recommended daily allowance：RDA）。

データ：Institute of Medicine（1998，2000，2001，2002，2004，2011）。

る。そのため年齢，性別，体重，身長，身体活動レベルが異なる健常者それぞれに対する推定エネルギー必要量（estimated energy requirement：EER）あるいはエネルギーバランスを維持する量がDRIとされる。EERは二重標識水法により測定される標準体重健常人のエネルギー出納に基づいて設定され，それに少々のエネルギー蓄積の余裕を加えてある。多くの人にとってRDAはEERより多いため，RDAを設定することが体重過多や肥満の増加につながる可能性がある。同様に，ULはEER以上であり，この量を摂取すると過体重になるので適切量とはいえない。

通常の新生児の体重当たりのEERは成人の約2倍である。これは主に新生児の代謝が高く，成長と発達のためにより多くのエネルギーが必要だからである。乳児の腸管での消化吸収能が成人に比して低いことも，母乳や人工乳を飲んでいる乳児のEERが多いことに関係しているかもしれない。

炭水化物と脂質のどちらがエネルギー源として優れているかは不明である。ケトーシスや低血糖を予防するためには，炭水化物が1日当たり約5.0g/kg必要であり，必須脂肪酸として1日当たり0.5～1.0g/kgのリノール酸（LA）と少量のαリノレン酸（ALA）を供給できる脂質も必要である。後述するように，ω-3とω-6長鎖不飽和脂肪酸（LC-PUFA）の乳児における必要性も議論されている。

炭水化物と脂質の必要最低量は1日当たり30kcal/kg（125.5kJ/kg）となり，乳児の全エネルギー必要量の約1/3にしか満たない。残りのエネルギー必要量を全量脂質で摂取するべきなのか，同エネルギー量の脂質と炭水化物で摂取すべきなのかは不明である。食品栄養委員会（2002）は多量栄養素の許容分布範囲（acceptable macronutrient distribution range：AMDR）は炭水化物を全エネルギー量の45～65％，脂質を全エネルギー量の20～25％としている。年長児や成人にとって“適切”な脂質摂取量は，乳児に対する必要量より少ない。母乳や多くの人工乳はカロリー換算にして等量の脂質と炭水化物を含み，それぞれ全エネルギー量の45％である。

ω-6脂肪酸（リノール酸）の1日当たりのAIは0～6か月では4.4g，7～12か月では4.6gに設定されている。ω-3脂肪酸（αリノレン酸）の1日当たりのAIは乳児期を通して0.5gに設定されている。これらの所要量は，4～6か月の乳児が摂取する母乳の平均量と7～12か月では乳児が摂取する母乳の平均量に加え，離乳食の平均量に含まれる脂肪酸摂取量に基づいて設定されている。

タンパク質

体重当たりのタンパク質必要量もまた，成人より乳児のほうが多い。さらに，乳児は成人よりも高い必須アミノ酸比率が必要と考えられている。成人にとって必須アミノ酸のロイシン，イソロイシン，バリン，トレオニン，メチオニン，フェニルアラニン，トリプトファン，リジン，ヒスチジンに加え，乳児ではシステイン，チロシンも必須である。システインが乳児にとって必須アミノ酸とされる理由は，メチオニンをシステインに変換する酵素であるシスタチオナーゼの肝臓での酵素活性が生後4か月までは低いからである（Sturman *et al*., 1970；Gaull *et al*., 1972）。チロシンが乳児にとって必須アミノ酸である理由は明らかではない。最近の研究では，早期産児においてもフェニルアラニンをチロシンに変換可能であることが示されている（Räihä, 1973；Kilani *et al*., 1995；Denne *et al*., 1996）。

母乳や人工乳のタンパク質はすべての必須アミノ酸を適正量含んでおり，0～6か月の乳児のタンパク質AIおよび7～12か月の乳児のタンパク質RDAを満たしている。すなわち，乳児の体タンパク質を維持するとともに成長のために蓄積できる十分量である（Institute of Medicine, 2002）。

タンパク質の必要量はそのアミノ酸組成により異なり，母乳のアミノ酸組成にどの程度類似しているかが必要量を判断するうえで重要である。さらに，含有率が少ない必須アミノ酸を添加することによってタンパク質の質を改善することができる。例えば，大豆タンパク質はメチオニンが不足しているが，それを添加することで大豆タンパク質の質が牛乳タンパク質と同等に改善される（Fomon *et al*., 1973）。

多くの人工乳に含まれるタンパク質はこれまで主に牛乳由来であったが，最近は大豆由来のものも生産されており，母乳と同様に良質のタンパク質である。さらに，適切な加工をすることにより，母乳とほぼ同等のタンパク質利用率が得られる。そのため，これらのタンパク質の必要量は母乳のタンパク質の必要量とあまり変わらない（Räihä, 1985）。最近では，生後1年間の乳児におけるタンパク質のDRIは1日当たり1.5g/kgとされており，以前の2.2g/kgのRDAよりもかなり低く設定されている。

電解質，ミネラル，ビタミン

乳児の電解質，ミネラル，ビタミンの必要量はエネルギーやタンパク質のように明らかになっていない。そのため，摂取基準量は正常に発育している0～6か月の乳児の母乳摂取量や7～12か月乳児の母乳と離乳食の摂取量の平均値であることが多い（表40.1）。

通常，新生児の鉄量は，生後4～6か月間に必要とされる十分量が胎児期に蓄積されている。しかし鉄欠乏症は今でも乳児にとって最も多い栄養欠乏症である。これは出生時に蓄積されている鉄量とその後の鉄吸収能にかなりの個体差があるからである。興味深いことに，母乳は人工乳よりも鉄含有量が少ないにもかかわらず，母乳栄養児には鉄欠乏症が少ない。鉄欠乏を防ぐために母乳栄養児には鉄剤の補充や，人工乳栄養児には鉄強化乳が推奨されている（Committee on Nutrition, AAP, 2009a）。最近数十年で鉄強化乳の使用が増加したことにより，乳児の鉄欠乏症と鉄欠乏から生じる神経発達遅延の頻度が著明に低下した。

タンパク質摂取量が適切であればビタミン欠乏はまれであるが，タンパク質摂取量が不足している場合はトリプトファンとメチオニンからそれぞれ合成されるニコチン酸とコリンの欠乏症が認められる。また，牛乳や牛乳由来の人工乳にビタミンDが添加されていない場合，日照量の少ない地域の人工乳栄養児ではビタミンD欠乏症を発症する。母乳栄養児はビタミンD欠乏症を発症しやすく，特に日照量の少ない地域では定期的にビタミンDを補充することが推奨されている（Committee on Nutrition, AAP, 2009b；Institute of Medicine, 2011b）。

新生児出血性疾患予防のためにすべての乳児への周産期のビタミンK投与が勧告されている。そのため，ビタミンK欠乏症は脂肪吸収不全症の乳児を除いてまれである。

水　　分

通常の乳児の水分の絶対必要量は，おそらく例えば0～6か月では700mL/日，7～12か月では800mL/日とするDRIよりかなり少ないであろう。これらの量は0～6か月では乳児の母乳摂取量の平均で，7～12か月の乳児では母乳と離乳食の摂取量の平均から求められている。乳児は代謝速度が速いうえ，腎臓，肺，皮膚からの水分喪失が多いため，嘔吐や下痢の時に牛乳のような高濃度の飲物を摂取すると脱水になりやすい。そのため1歳未満の乳児には牛乳のような高濃度の食品を摂取させるべきではない。一般的に生後数週間までは母乳栄養児でも人工乳栄養児でも1日当たり150mL/kgの水分を摂取している。AIより多いが過剰とはいえない。

生後7～12か月の食事

生後6か月までに，乳児のさまざまな食物に対する消化吸収，代謝，利用，排泄の能力は成人と近いレベルまで発達する（Montgomery, 1991）。乳児は活動的になり，周囲への興味を示すようになる。乳歯の萌出が始まると炭水化物摂取によるう歯に注意することが必要である（Mandel, 1991）。発育発達期における食物に対する心理的および社会的意義とともに，乳児の栄養摂取が長期間にわたって不適切か過剰かを注意しておくことが必要である。

適正量の栄養素を与えるとともに，7～12か月の乳児にはこれまで与えていなかった人工乳以外の多くの食物を与えて訓練することが必要である。現行の人工乳だけでもこの時期に必要な栄養を満たすことができるが，生後6か月以降は他の食物を与えることが大切である。一方，母乳栄養では生後7か月以降，母乳のみで必要栄養量を満たさない。そのため，離乳食で栄養を補うことが重要である。

12か月までには多くの乳児が離乳食を完了し，1日3食の食事に2～3回程度の間食で満たされるようになる。乳歯の萌出により固形食が食べられるようになると，断乳が可能になる。

フォローアップミルクが多くの国で使用されているが，通常の人工乳よりも多くのタンパク質を含んでおり，脂質を少なく，炭水化物を多くしているものもある。脂質や炭水化物の種類は通常の人工乳と同様で，植物油，乳糖，コーンシロップなどが使用されている。フォローアップミルクが通常の人工乳や牛乳よりも優れているという明確な根拠はない。

哺乳瓶の使用とう歯の関連性が知られているが（Mandel, 1991），それを除いて哺乳瓶の使用が7～12か月の乳児に何らかの身体的・心理的な悪影響を及ぼすのかは明らかではない。そのため，この時期の乳児の食生活は非常に多様である。しかし最近の調査によると，アメリカの乳児はほとんどの栄養素において摂取基準量を満たしていることが明らかになっている（Devaney *et al*., 2004）。

母乳と人工乳の比較

すぐに摂取できて安全性が高い母乳は腸管の発達，感染症に対する抵抗力の強化，母子の絆の強化につながることから，乳児にとっての最良の食品といえる。そのため，生後6か月までは完全母乳栄養が，生後7か月から生後12か月まで，もしくはそれ以降も母乳を与え続けることが専門家より推奨されている（World Health Organization, 1995；Work Group on Breastfeeding, AAP, 1997）。母乳栄養が推奨されているのは，先進国，発展途上国の双方において母乳栄養児は人工乳栄養児よりも感染症が少ないという事実に基づいている（Kovar *et al*., 1984；Brown *et al*., 1989）。

しかし，母乳は常に適正量が供給できるとは限らないため，母乳のみを与えることが常に正しいわけではない。特に第1子の場合は，生後数日から数週間までの体重増加と発達が正常であるかの観察が大切である。適切な指導により，母乳栄養の問題点の大部分は予防・改善することができる。

今日では人工乳に関連した大部分の問題は解決されたと考えられており，人工乳の安全性と易消化性は母乳と変わらなくなってきている。さらに，母乳が経済的で衛生面の安全性が高い点は，清潔な水を容易に入手することができ，冷蔵設備が普及し，人工乳が容易に使用できる先進国においては発展途上国ほど重要ではなくなってきている。Fomon（1993）は，母親には正しい情報に基づいて乳児の栄養方法を選択してもらい，その選択を支持することが重要であると主張している。Fomon（1993）は次のように述べている：

> …母乳栄養に少しでも関心のある母親に対して，看護師，医師，栄養士，その他の医療従事者は母乳を与えることができるように支援すべきである。しかし同時に，母親に対して母乳栄養を強制してはいけない。先進国においては，母親が母乳を与えないとしても，なんら間違いではない。

正常乳児に対しては種々の人工乳が利用可能である。そのすべては生命科学研究所（Life Sciences Research Organization：LSRO）（Raiten *et al*., 1998）とヨーロッパ小児栄養消化器肝臓学会（European Society for Pediatric Gastroenterology, Hepatology and Nutrition：ESPGHAN）により推奨されているDRIsを満たす（Koletzko *et al*., 2005）。いくつかの例を表40.2に示す。多くはそのまま与えるものや濃縮液状乳のものである。粉ミルクもまた使用頻度が増加してきており，世界中の多くの地域で利用することができる。

よく使用されている人工乳は牛乳の乳清タンパク質とカゼインを含み，総タンパク質濃度は約1.5g/dLに調製されている。1日当たり150～180mL/kgの人工乳を摂取している乳児は，2.25～2.7g/kgのタンパク質を摂取することになり，これは母乳栄養児の摂取量より50%以上多く，最近ではこの量がDRIとして提示されている。

無調整の牛乳タンパク質は乳清タンパク質とカゼインの比が18：82で，以前は人工乳の主なタンパク質源であった。しかし，最近アメリカの牛乳由来の人工乳は，牛乳タンパク質と乳清タンパク質を混合したもの，または，乳清タンパク質とカゼインを混合したものがタンパク質源として使用されている。カゼインが多くても乳清が多くても正期産児に対する効果は同等である。

人工乳のなかには大豆タンパク質をタンパク質源としているものもある。これらは牛乳タンパク質が飲めない乳児に対して使用される（ただし，豆乳とは異なるものである）。また，牛乳タンパク質が部分的に加水分解されたものやアミノ酸のみを含むものもある。これらは牛乳タンパク質も大豆タンパク質も飲めない乳児に対して使用される。

牛乳由来の人工乳に最も多く含まれる炭水化物は乳糖である。大豆タンパク質由来の人工乳はショ糖か他のグルコース多量体を含む。この人工乳は一過性または先天性の乳糖不耐症で用いられる。

牛乳と大豆タンパク質由来の人工乳の脂質量は，非タンパク質エネルギーの約50%を占め，添加されている植

表40.2 健常乳児用人工乳の推奨構成成分（100kcal当たり）

成分	ESPGHAN[a]		LSRO[b]	
	最少	最大	最少	最大
エネルギー	60	70	63	71
タンパク質				
牛乳タンパク質（g）	1.8	3.0	1.7	3.4
大豆タンパク質（g）	2.25	3.0	—	—
牛乳タンパク質加水分解物	1.8	3.0	—	—
脂質				
総脂質（g）	4.4	6.0	4.4	6.4
リノール酸（g）	0.3	1.2	8.0	35
αリノレン酸（mg）	50	NS	1.75	4.0
リノール酸/αリノレン酸比	5：1	15：1	6：1	16：1
ラウリン酸＋ミリスチン酸（脂質%）	NS	20	—	—
トランス脂肪酸（脂質%）	NS	3.0	—	—
エルカ酸（脂質%）	NS	1.0	—	—
炭水化物				
総炭水化物（g）	9.0	14.0	9.0	13
ビタミン				
ビタミンA（IU）	60	180	200	500
ビタミン D_3（IU）	1.0	2.5	40	100
ビタミンE（mg，αトコフェロール/100kcal）	0.5	5.0	0.5	5.0
ビタミンK（μg）	4.0	25	1.0	25
チアミン（μg）	60	300	30	200
リボフラビン（μg）	80	400	80	300
ナイアシン（μg）	300	1,500	550	2,000
ビタミン B_6（μg）	35	175	30	130
ビタミン B_{12}（μg）	0.1	0.5	0.08	0.7
パントテン酸（μg）	400	2,000	300	1,200
葉酸（μg）	10	50	11	40
ビタミンC（mg）	10	30	6.0	15
ビオチン（μg）	1.5	7.5	1.0	15
ミネラル電解質				
鉄（牛乳タンパク質・牛乳タンパク質加水分解物含有人工乳）（mg）	0.3	1.3	0.2	1.65
鉄（大豆タンパク質含有人工乳）（mg）	0.45	2.0	—	—
カルシウム（mg）	50	140	50	140
リン（牛乳タンパク質・牛乳タンパク質加水分解物含有人工乳）（mg）	25	90	20	70
リン（大豆タンパク質含有人工乳）（mg）	30	100	—	—
カルシウム/リン比（mg/mg）	1：1	2：1	—	—
マグネシウム（mg）	5.0	15	4.0	17
ナトリウム（mg）	20	60	25	50
塩素（mg）	50	160	50	160
カリウム（mg）	60	160	60	160
マンガン（μg）	1.0	50	1.0	100
フッ素（mg）	NS	60	NS	60
ヨウ素（μg）	10	50	8.0	35
セレン（μg）	1.0	9.0	1.5	5.0
銅（μg）	35	80	60	160
亜鉛（mg）	0.5	1.5	0.4	1.0
その他				
コリン（mg）	7.0	50	7.0	30
ミオイノシトール（mg）	4.0	40	4.0	40
L-カルシトニン（mg）	1.2	NS	1.2	2.0

[a]：European Society for Pediatric Gastroenterology, Hepatology and Nutrition（Koletzko, 2005）

[b]：Life Sciences Research Organization（Raiten *et al*., 1998）

物油により摂取脂質量の90％以上が吸収されることになる。ほとんどの人工乳はリノール酸，αリノレン酸のような必須脂肪酸を適正量含んでいる。後述のように，母乳栄養児の神経発達が人工乳栄養児と比べて良好であり，長鎖多価不飽和脂肪酸（LC-PUFA）がそれに関与していると考えられていることから，多くの人工乳にはLC-PUFA誘導体が含まれている。

ほとんどの人工乳は電解質，ミネラル，ビタミン含有量が類似しており，1日150〜180mL/kgを摂取すれば摂取基準量を充足することができる（表40.3）。鉄強化乳（12mg/L）と非鉄強化乳（1mg/L）があるが，鉄強化乳が推奨される。そのため，非鉄強化乳を製造中止にしようとする動きもある。

母乳栄養，人工乳栄養ともに最終目標は正常な発育と発達が可能な十分量の栄養を供給することにある。正常な発育と発達の指標として，健常な乳児であれば生後4〜5か月で体重が2倍に増加し，生後12か月で3倍に増加することを目安とすべきである。一般に問題がなければ乳児は正常な発育・発達がみられる。生後数週間は特に自律授乳法が推奨されている。多くの乳児は3〜4時間ごとに哺乳し，生後2か月を過ぎると夜間の哺乳はなくなることが多い。

離　乳　食

生後1年間はすべての栄養素を人工乳で摂取することが可能であるが，生後6か月以降は他の食物も摂取することが大切である。一方，母乳栄養の場合は生後6か月以降から母乳のみでは栄養量が不足するようになり，特に鉄不足が問題となる。そのため母乳栄養児では離乳食で栄養を補うことが重要である。

母乳栄養児，人工乳栄養児いずれに対しても，独りで座れるようになるころから離乳食を開始して段階的に増やしていくべきである。アメリカでは米穀類が最初の離乳食によく用いられる食品である。米以外にその他の穀物類も鉄のよい供給源であるが，米は比較的アレルゲン性が低く，食物アレルギーや他のアレルギーの家族歴がなければアレルギーを引き起こす可能性は少ない。次に野菜や果物類を開始し，その後早い段階で肉類を開始して，最後に卵を開始する。肉は鉄や亜鉛のよい供給源であり初期に与える食品として推奨されてきている。

食物やその他のアレルギーの家族歴がなければ，離乳食で与える食品を何から開始するかの決められた順番はない。しかし，新たな食品を開始するのは一度に1種類までとし，次の食品を開始するのは少なくとも3日以上空けるようにして，アレルギー等が起こった場合に何が原因か特定できるようにすべきである。

離乳食は自家製のものでも市販のものでもよい。市販の離乳食は簡便で食塩の含有量も少ない。多くは鉄などの栄養素が添加されており，成長に合わせた種々の固さも用意されている。

肉と野菜を含む雑炊タイプやスープが人気である。しかし，これらのタンパク質含量は通常の肉料理ほど高くない。プリンやデザートも人気で，牛乳と卵の成分が含まれるが，エネルギー以外の栄養素が不足しているため摂取量を多くしないほうがよい。また，とりわけアレルギーの家族歴がある場合は卵含有食品の開始は遅いほうがよく，固ゆで卵の卵黄が食べられることが確認できてから卵を含む食品を摂取させるほうがよい。

人工乳と牛乳の比較

生後1年間は牛乳や低脂肪乳，スキムミルクの摂取を避けることが推奨されている（Committee on Nutrition, AAP, 1992）。20年前より減少しているが（Martinez *et al*., 1985；Ryan *et al*., 1987），最近の調査でも生後6〜12か月で人工乳の代わりに牛乳を与えられている乳児がいるのは事実である（Fox *et al*., 2004）。しかも多くは低脂肪乳やスキムミルクを医師の指導により摂取している。

牛乳を摂取することにより生じる影響は明らかではない。しかし，牛乳を摂取している乳児のタンパク質摂取量はDRIの3〜4倍で，ナトリウムの摂取量もDRIを超えており，一方で鉄やリノール酸の摂取量はDRI以下である。また牛乳の摂取により腸管での出血が増加し，そのため鉄欠乏性貧血も助長される（Ziegler et al., 1990）。

スキムミルクを摂取している乳児においてはタンパク質とナトリウムの摂取量がさらに多く，鉄摂取量は少なく，リノール酸摂取量は極めて少ない。牛乳や人工乳よりも低脂肪乳やスキムミルクを与える理由は，脂質やエネルギー摂取を制限するためである。皮肉なことにスキムミルクを摂取している乳児の総エネルギー摂取量は，人工乳や牛乳を摂取している乳児と比較しても決して低くない（Martinez *et al*., 1985）。これは，エネルギー量の低い低脂肪乳を摂取している乳児は代わりに摂取量が増えたり，他の食べ物の摂取を増やすことでエネルギー量を埋め合わせているためと考えられる。

牛乳やスキムミルクを摂取している乳児のタンパク質とナトリウム摂取量が適切であるかは不明である。鉄摂取は明らかに低く，神経発達遅延が生じる可能性もあるが，鉄剤投与で鉄欠乏症は防ぐことができる。リノール酸摂取不足のほうが問題である。必須脂肪酸不足の徴候は牛乳，スキムミルクを摂取している乳児ではあまり報告がないが，十分な調査がなされていないことにもよる。必須脂肪酸欠乏症はリノール酸摂取が少ない乳児で生後1年の間いつでも発症することから（Pettei *et al*., 1991），その頻度は高いことが示唆される。一方で，生後早期に母乳またはリノール酸含有量の多い人工乳を摂

表40.3　大豆タンパク質およびタンパク質加水分解物含有人工乳の構成成分（100kcal 当たり）

成分	Isomil[a]	Alimentum[a]
タンパク質（g）	2.45（大豆タンパク質由来）	2.75（カゼイン加水分解物由来；シスチン，チロシン　トリプトファン）
脂質（g）	5.46（大豆油，ココナッツ油）	5.54（中鎖脂肪酸トリグリセリド，ベニバナ油，大豆油）
炭水化物（g）	10.3（コーンシロップ，ショ糖）[b]	10.2（ショ糖，タピオカでんぷん）
電解質・ミネラル		
カルシウム（mg）	106	105
リン（mg）	75	75
マグネシウム（mg）	7.5	7.5
鉄（mg）	1.8	1.8
亜鉛（mg）	0.75	0.75
マグネシウム（μg）	25	8
銅（μg）	75	75
ヨウ素（μg）	15	15
セレン（μg）	—	2.8
ナトリウム（mg）	44	44
カリウム（mg）	108	118
塩素	62	80
ビタミン		
ビタミン A（IU）	300	300
ビタミン D（IU）	60	45
ビタミン E（IU）	3	3.0
ビタミン K（IU）	11	15
チアミン（μg）	60	60
リボフラビン（μg）	90	90
ビタミン B_6（μg）	60	60
ビタミン B_{12}（μg）	0.45	0.45
ナイアシン（μg）	1,350	1,350
葉酸（μg）	15	15
パントテン酸（μg）	750	750
ビオチン（μg）	4.5	4.5
ビタミン C（mg）	9	9.0
コリン（mg）	8	8
イノシトール（mg）	5	5

[a]：Ross Laboratories：オハイオ州コロンバス。
[b]：Isomil-SF（無ショ糖）：コーンシロップとショ糖の代わりにグルコースポリマーが使用されている以外は類似している。

取した乳児は，十分量の必須脂肪酸が体に蓄積され，その後も欠乏症が発症しにくい。動物において必須脂肪酸欠乏は発達の遅れが長期間みられるため（Crawford *et al*., 1981），臨床的徴候が観察されない場合でも，何らかの悪影響が生じる可能性がある。

人工乳の代わりに牛乳を使用することには健康面の問題と経済的問題が大きい。牛乳の価格は人工乳の半分以下であり，多くの家庭とりわけ低所得者層にとっては人工乳の代わりに牛乳を利用することが家計節約につながっている。アメリカ食品援助団体のプログラムとして，6か月以上の乳児に対して人工乳の代わりに牛乳を供給することが検討されている。これにより限られた費用でより多くの乳児に食糧を供給することが可能である。もちろん，今後データが蓄積され牛乳摂取が乳児に与える影響を解明できない限り，実施されることはないと思われる。

牛乳や人工乳の代わりにスキムミルクや低脂肪乳を利用することに対しては，さらに複雑ないくつかの問題がある。例えば，スキムミルクを摂取している乳児はエネルギー摂取量を埋め合わせるために，ミルクや他の食品の摂取量が多くなる傾向にあり，これが生涯を通じての過剰摂食パターンを形成する可能性がある。もしそうであれば，寿命あるいは心血管の健康状態を改善するための試みとしては，逆説的に考えると乳児期の脂質摂取量は少ないより多いほうがよいかもしれない。

長鎖多価不飽和脂肪酸（LC-PUFAs）

長鎖多価不飽和脂肪酸(long-chain polyunsaturated fatty acids：LC-PUFAs）は，18個以上の炭素と2つ以上の二重結合を有する脂肪酸である。いくつかの脂肪酸が知られているが，乳児栄養に関係の深いものはアラキドン酸（ARA；20：4 n-6）とドコサヘキサエン酸（DHA；22：6 n-3）である。これらの脂肪酸は中枢神経系に最も多く存在するn-6，n-3脂肪酸であり，n-3脂肪酸は網膜光受容体膜内脂肪酸の40％以上を構成している（Martinez, 1992）。

ARAとDHAは必須脂肪酸であるリノール酸（LA；18：2 n-6）とαリノレン酸（ALA；18：3 n-3）からそれぞれ生合成される。これらの脂肪酸は一連の不飽和反応と伸長反応を受け，これらの反応は互いに競合する。これらの反応を触媒する酵素はn-3脂肪酸に強い親和性を示すが，食事に含まれる2種類の必須脂肪酸の割合もLC-PUFA合成量を決定する重要な因子となる。

満期産児と早期産児はいずれも，LAとALAをARAとDHAに変換することができる（Demmelmair *et al*., 1995；Carnielli *et al*., 1996；Salem *et al*., 1996；Sauerwald *et al*., 1996；Uauy *et al*., 2000）。しかし，脂肪酸非強化人工乳を摂取している乳児の血漿中・赤血球中の脂質に占めるARAとDHAの割合は母乳を摂取している乳児よりも低い(Putnam *et al*., 1982)。さらに，剖検例では，赤血球中のDHA量が低い時には脳組織中の量も低くなるが，赤血球中のARAの量は脳組織中の量とは関連がなかった（Makrides *et al*., 1994）。この違いは，いずれの脂肪酸も母乳には含まれているが，脂肪酸非強化人工乳には含まれておらず，合成経路によりDHAが十分に合成されないことを反映しているためと考えられる。母乳栄養児の認知発達が人工乳栄養児より優れているのはARAとDHAが母乳には多く含まれているためと考えられる（Rogan and Gladen, 1993；Pollock, 1994）。さらに，げっ歯類と霊長類の研究においてn-3脂肪酸欠乏は視力障害を助長することが示されている（Benolken *et al*., 1973；Neuringer *et al*., 1986）。母乳栄養児と人工乳栄養児の視力の違いに関してはいくつかの研究が実施されている。

母乳はLC-PUFAの他にも発達に重要な因子を含んでいる。LC-PUFAの視力・認知発達に対する特異的な役割は母乳栄養児と人工乳栄養児の比較研究からはわかっていない。さらに，人工乳を選択する母親と母乳を選択する母親で精神的・社会的・経済的に大きな違いがあることも，問題を複雑にしている要因である。そのため，LC-PUFA強化乳と非強化乳を摂取している乳児で視力と神経発達の違いを比較した多くの研究があるが，これらの研究結果は一致していない。LC-PUFA強化による効果の有無についてはHeirdとLapillonne（2005）によりさらに詳細な検討が行われている。LC-PUFA強化乳による乳児期の視力に対する効果の大きさはせいぜいスネレン（Snellen）視力表にして1列分程度で，効果が明らかではない年齢もある。

神経発達に対するLC-PUFAの効果も同様に不明である。いくつかの研究では，生後4か月間DHA強化乳を摂取した乳児では，非強化乳摂取児と18か月時にBaileyの精神発達指標を比較すると，DHA強化乳を摂取していた乳児において0.5SD以上高いことが示された研究もある（Birch *et al*., 2000）。その一方で，DHA強化の効果はないとする報告もある（Makrides *et al*., 2000；Auestad *et al*., 2001）。しかし，LC-PUFA強化による副作用についての報告はない。

LC-PUFAの効果が明らかではなく，調査研究で使用されている視力や神経発達状態の評価法の適格性，強化乳に添加されている原料の安全性の問題もあるため，生命科学研究所（LSRO）の専門家はアメリカで製造販売されている人工乳へのLC-PUFAの添加をまだ推奨していない(Raiten et al., 1998)。一方で，他国では同じデータで検討した結果，LC-PUFA強化乳を推奨しており（British Nutrition Foundation, 1992；Food and Agriculture Organization, 1994），特に早期産児に対しては推奨している。また，LC-PUFA強化乳はアメリカにおいても10年以上前から販売されており，それらの使用効果を検討することが今後の課題である。

将来の方向性

先進国においては母乳栄養，人工乳栄養にかかわらず，ほとんどの乳児は正常に発育，発達しているが，乳児栄養に関しては未解決のままのものもある。そのうちいくつかの問題についてはここで説明してきた。その他に簡単に触れただけの問題もあるが，取り上げることのできなかった問題もまだ多く存在する。これらすべての問題を説明することは不可能であるため，著者がより重要であると感じている問題についてのみ取り上げた。

ひとつは出生時体重がその後の心血管健康状態にどのような影響を与えるかである。疫学調査の結果では低出生体重と1歳時の低体重が成人後の肥満，高血圧，糖尿病，心血管疾患発症に強い相関があることが示されている（Barker, 1992；Eriksson *et al*., 1993）。その後の研究で，出生時や1歳時に低体重の乳児はその後急激に体重が増加した場合，成人後に生活習慣病のリスクが高いことが示されている（Hales and Ozanne, 2003）。さらに，退院前4週間のみ，成長を促進する強化乳を摂取した早期産児は，そうでない早期産児よりも，18か月時（Lucas *et al*., 1990），7歳時（Lucas *et al*., 1998）の神経発達スコアが高いことが示されている。しかし，それらの強化乳を摂取した乳児の集団では14～16歳時に心血管系の高い危険性を示した（Singhal *et al*., 2004）。これらの問題を解決するためには，生後早い時期の成長に必要な最適栄養量についてさらなる研究が必要である。

同様に，生後早い時期の摂食行動がその後の摂食行動に影響があるのかという疑問も残る。例えば，乳児期に食物を過剰に与えられていた場合，幼児期もしくはそれ以降の摂食パターンが過剰摂取傾向となるのか。もしこれが事実であれば，成人の肥満や現在増加している小児肥満を乳児栄養で説明することができるかもしれない。

最後に特に重要な問題であるが，現在推奨されているにもかかわらず，母親が生後4～6か月まで母乳栄養のみを与えている割合は少なく，その後1歳以上まで母乳を続けている割合はより低いことである（World Health Organization, 1995；Work Group on Breastfeeding, AAP, 1997）。アメリカでは75％以上の母親が母乳栄養で育児を開始するが，3か月以降も母乳栄養を続ける母親はそのうちの半分にも満たない。その理由のひとつとして，母親の多くは経済的必要性から家庭外で仕事を持っており，アメリカやその他の国において育児休暇制度の問題により，乳児が生後4か月を迎えるまでに多くの人は仕事に復帰する必要があることがあげられる。職場において母乳を採取する設備や職場内保育施設が不足していることも，仕事復帰後に母親が母乳栄養を継続することを困難にしている要因である。

仕事に復帰する必要性と復帰後母乳栄養を継続することの難しさは母乳栄養が普及しない理由のひとつであるが，これだけが理由であるかは不明である。しかし，経営者や政府官庁は，母乳栄養が乳児にとって望ましいものであると証明され，母乳栄養が普及するという確証が得られない限り，費用を投じて育児休暇や保育制度の改善に積極的にならない。母乳以外の栄養法が高価または危険を伴う発展途上国において，母乳が優れていることを実証することは容易であるが，先述したとおり先進国では困難である。われわれが母乳は必要であると証明できれば，母乳栄養の期間を延長し，社会制度を見直し，母乳栄養の普及率を増加させることができると考えられる。

謝　辞：本研究内容はUSDA/ARS小児栄養研究センター，ベイラー医科大学（テキサス州ヒューストン）小児科から出版されたものであり，No. 38-6250-1-003協力協定のもとアメリカ農務省農業試験場から連邦研究費の支援を受けて実施されたものである。当出版物の内容を活用するに際し，アメリカ農務省の見識や政策に反映する必要はなく，商品名や商標に記載する必要やアメリカ政府の許可を得る必要もない。

（酒井一樹，西山宗六訳）

推奨文献

Devaney, B., Ziegler, P., Pac, S., *et al.* (2004) Nutrient intakes of infants and toddlers. *J Am Diet Assoc* **104**(Suppl 1), S14–S21.

Fomon, S.J. (ed.) (1993) Recommendation for feeding normal infants. In *Nutrition of Normal Infants*. Mosby, St. Louis. pp. 455–458.

Fox, M.K., Pac, S., Devaney, B., *et al.* (2004) Feeding infants and toddlers study: what foods are infants and toddlers eating? *J Am Diet Assoc* **104**(Suppl 1), S22–S30.

Heird, C. and Lapillonne, A. (2005) The role of essential fatty acids in development. *Annu Rev Nutr* **25**, 549–571.

World Health Organization (1995) The World Health Organization's infant feeding recommendations. *WHO Weekly Epidemiological Record* **70**, 119–120.

［文　献］

Auestad, N., Halter, R., Hall, R.T., *et al.* (2001) Growth and development in term infants fed long-chain polyunsaturated fatty acids: a double-masked, randomized, parallel, prospective, multivariate study. *Pediatrics* **108**, 372–381.

Barker, D.J.P. (ed.) (1992) *Fetal and Infant Origins of Adult Disease*. BJM Publishing, London.

Benolken, R.M., Anderson, R.E., and Wheeler, T.G. (1973) Membrane fatty acids associated with the electrical response in visual excitation. *Science* **182**, 1253–1254.

Birch, E.E., Garfield, S., Hoffman, D.R., *et al.* (2000) A randomized controlled trial of early dietary supply of long-chain polyunsaturated fatty acids and mental development in term infants. *Dev Med Child Neurol* **42**, 174–181.

British Nutrition Foundation (1992) Recommendation for intakes of unsaturated fatty acids. In *Unsaturated Fatty Acids: Nutritional and Physiological Significance*. Chapman and Hall, London, pp.152–163.

Brown, K.H., Black, R.E., Lopez de Romana, G., *et al.* (1989) Infant-feeding practices and their relationship with diarrheal and other diseases in Hauscar (Lima), Peru. *Pediatrics* **83**, 31–40.

Carnielli, V.P., Wattimena, D.J., Luijendijk, I.H., *et al.* (1996) The very low birth weight premature infant is capable of synthesizing arachidonic and docosahexaenoic acids from linoleic and linolenic acids. *Pediatr Res* **40**, 169–174.

Committee on Nutrition, American Academy of Pediatrics (1992) The use of whole cow's milk in infancy [policy statement]. *AAP News* **8**, 8–22.

Committee on Nutrition, American Academy of Pediatrics (2009a) Iron deficiency. In R.E. Kleinman (ed.), *Pediatric Nutrition Handbook*, 6th Edn. American Academy of Pediatrics, Elk Grove, IL, Chapter 18.

Committee on Nutrition, American Academy of Pediatrics (2009b) Fat soluble vitamins, vitamin D. In R.E. Kleinman (ed.), *Pediatric Nutrition Handbook*, 6th Edn. American Academy of Pediatrics, Elk Grove, IL, Chapters 20 and 21.

Crawford, M.A., Hassam, A.G., and Stevens, P.A. (1981) Essential fatty acid requirements in pregnancy and lactation with special reference to brain development. *Progr Lipid Res*

20, 31–40.

Demmelmair, H., von Schenck, U., Behrendt, E., *et al.* (1995) Estimation of arachidonic acid synthesis in full term neonates using natural variation of ^{13}C content. *J Pediatr Gastroenterol Nutr* **21,** 31–36.

Denne, S.C., Karn, C.A., Ahlrichs, J.A., *et al.* (1996) Proteolysis and phenylalanine hydroxylation in response to parenteral nutrition in extremely premature and normal newborns. *J Clin Invest* **97,** 746–754.

Devaney, B., Ziegler, P., Pac, S., *et al.* (2004) Nutrient intakes of infants and toddlers. *J Am Diet Assoc* **104**(Suppl 1), S14–S21.

Eriksson, J.G., Forsén, T., Tuomilehto, J., *et al.* (1993) Catch-up growth in childhood and death from coronary heart disease: longitudinal study. *BMJ* **318,** 427–431.

Fomon, S.J. (ed.) (1993) Recommendation for feeding normal infants. In *Nutrition of Normal Infants.* Mosby, St. Louis, pp. 455–458.

Fomon, S.J., Thomas, L.N., Filer, L.J. Jr, *et al.* (1973) Requirements of protein and essential amino acids in early infancy: studies with a soy-isolate formula. *Acta Paediatr Scand* **62,** 33–45.

Food and Agriculture Organization/World Health Organization Expert Committee (1994) *Fats and Oils in Human Nutrition.* Report of a Joint Expert Consultation. FAO Food and Nutrition Paper No. 57. FAO, Rome.

Fox, M.K., Pac, S., Devaney, B., *et al.* (2004) Feeding infants and toddlers study: what foods are infants and toddlers eating? *J Am Diet Assoc* **104,** S22–S30.

Gaull, G.E., Sturman, G.A., and Räihä, N.C. (1972) Development of mammalian sulfur metabolism: absence of cystathionase in human fetal tissues. *Pediatr Res* **6,** 538–547.

Hales, C.N. and Ozanne, S.E. (2003) The dangerous road of catch-up growth. *J Physiol* **547,** 5–10.

Heird, C. and Lapillonne, A. (2005) The role of essential fatty acids in development. *Annu Rev Nutr* **25,** 549–571.

Institute of Medicine (1998) *Dietary Reference Intakes for Thiamin, Riboflavin, Niacin, Vitamin B_6, Folate, Vitamin B_{12}, Pantothenic Acid, Biotin and Choline.* National Academy Press, Washington, DC.

Institute of Medicine (2000) *Dietary Reference Intakes for Vitamin C, Vitamin E, Selenium and Carotenoids.* National Academy Press, Washington, DC.

Institute of Medicine (2001) *Dietary Reference Intakes for Vitamin A, Vitamin K, Arsenic Boron, Chromium, Copper, Iodine, Iron, Manganese, Molybdenum, Nickel, Silicon, Vanadium, and Zinc.* National Academy Press, Washington, DC.

Institute of Medicine (2002) *Dietary Reference Intakes for Energy, Carbohydrate, Fiber, Fat, Fatty Acids, Cholesterol, Protein and Amino Acids.* National Academy Press, Washington, DC.

Institute of Medicine (2011a) *Dietary Reference Intakes for Water, Potassium, Sodium, Chloride, and Sulfate.* National Academy Press, Washington, DC.

Institute of Medicine (2011b) *Dietary Reference Intakes for Calcium, Phosphorus, Magnesium, Vitamin D, and Fluoride.* National Academy Press, Washington, DC.

Kilani, R.A., Cole, F.S., and Bier, D.M. (1995) Phenylalanine hydroxylase activity in preterm infants: is tyrosine a conditionally essential amino acid? *Am J Clin Nutr* **61,** 1218–1223.

Koletzko, B., Baker, S., Cleghorn, G., *et al.* (2005) Global standard for the composition of infant formula: recommendations of an ESPGHAN coordinated international expert group. *J Pediatr Gastroenterol Nutr* **41,** 584–599.

Kovar, M.G., Serdula, M.K., Marks, J.S., *et al.* (1984) Review of the epidemiologic evidence for an association between infant feeding and infant health. *Pediatrics* **74,** S615–S638.

Lucas, A., Morley, R., and Cole, T.J. (1998) Randomised trial of early diet in preterm babies and later intelligence quotient. *BMJ* **317,** 1481–1487.

Lucas, A., Morley, R., Cole, T.J., *et al.* (1990) Early diet in preterm babies and developmental status at 18 months. *Lancet* **335,** 1477–1481.

Makrides, M., Neumann, M.A., Byard, R.W., *et al.* (1994) Fatty acid composition of brain, retina, and erythrocytes in breast- and formula-fed infants. *Am J Clin Nutr* **60,** 189–194.

Makrides, M., Neumann, M.A., Simmer, K., *et al.* (2000) A critical appraisal of the role of dietary long-chain polyunsaturated fatty acids on neural indices of term infants: a randomized, controlled trial. *Pediatrics* **105,** 32–38.

Mandel, I.D. (1991) The nutritional impact on dental caries. In W.C. Heird (ed.), *Nutritional Needs of the Six- to Twelve-Month-Old Infant.* Raven Press, New York, pp. 89–107.

Martinez, M. (1992) Tissue levels of polyunsaturated fatty acids during early human development. *J Pediatr* **120,** S129–S138.

Martinez, G.A., Ryan, A.S., and Malec, D.J. (1985) Nutrient intakes of American infants and children fed cow's milk or infant formula. *Am J Dis Child* **139,** 1010–1018.

Montgomery, R.K. (1991) Functional development of the gastrointestinal tract: the small intestine. In W.C. Heird (ed.), *Nutritional Needs of the Six- to Twelve-Month-Old Infant.* Raven Press, New York, pp. 1–17.

Neuringer, M., Connor, W.E., Lin, D.S., *et al.* (1986) Biochemical and functional effects of prenatal and postnatal ω3 fatty acid deficiency on retina and brain in rhesus monkeys. *Proc Natl Acad Sci USA* **83,** 4021–4025.

Pettei, M.J., Daftary, S., and Levine, J.J. (1991) Essential fatty acid deficiency associated with the use of a medium-chain-triglyceride infant formula in pediatric hepatobiliary disease. *Am J Clin Nutr* **53,** 1217–1221.

Pollock, J.I. (1994) Long-term associations with infant feeding in a clinically advantaged population of babies. *Dev Med Child Neurol* **36,** 429–440.

Putnam, J.C., Carlson, S.E., DeVoe, P.W., *et al.* (1982) The effect of variations in dietary fatty acids on the fatty acid composition of erythrocyte phosphatidylcholine and phosphatidylethanolamine in human infants. *Am J Clin Nutr* **36,** 106–114.

Räihä, N.C. (1973) Phenylalanine hydroxylase in human liver during development. *Pediatr Res* **7,** 1–4.

Räihä, N.C. (1985) Nutritional proteins in milk and the protein requirements of normal infants. *Pediatrics* **75,** 136–141.

Raiten, D.J., Talbot, J.M., and Waters, J.H. (1998) Assessment of nutrient requirements for infant formulas. *J Nutr* **128**(Suppl 11), 2059S–2293S.

Rogan, W.J. and Gladen, B.C. (1993) Breast-feeding and cognitive development. *Early Hum Dev* **31,** 181–193.

Ryan, A.S., Martinez, G.A., and Kreiger, F.W. (1987) Feeding low-fat milk during infancy. *Am J Phys Anthropol* **73,** 539–548.

Salem, N. Jr, Wegher, B., Mena, P., *et al.* (1996) Arachidonic and docosahexaenoic acids are biosynthesized from their 18-carbon precursors in human infants. *Proc Natl Acad Sci USA* **93,** 49–54.

Sauerwald, T.U., Hachey, D.L., Jensen, C.L., *et al.* (1996) Effect of dietary α-linolenic acid intake on incorporation of docosahexaenoic and arachidonic acids into plasma phospholipids of term infants. *Lipids* **31**(Suppl)**,** S131–S135.

Singhal, A., Cole, T.J., Fewtrell, M., *et al.* (2004) Is slower early growth beneficial for long-term cardiovascular health? *Circulation* **109,** 1108–1113.

Sturman, J.A., Gaull, G.A., and Räihä, N.C. (1970) Absence of cystathionase in human liver: is cystine essential? *Science* **169,** 74–76.

Uauy, R., Mena, P., Wegher, B., *et al.* (2000) Long chain polyunsaturated fatty acid formation in neonates: effect of gestational age and intrauterine growth. *Pediatr Res* **47,** 127–135.

Work Group on Breastfeeding, American Academy of Pediatrics (1997) Breastfeeding and the use of human milk. *Pediatrics* **100,** 1035–1039.

World Health Organization (1995) The World Health Organization's Infant Feeding Recommendations. *WHO Weekly Epidemiological Record* **70,** 119–120.

Ziegler, E.E., Fomon, S.J., Nelson, S.E., *et al.* (1990) Cow milk feeding in infancy: further observations on blood loss from the gastrointestinal tract. *J Pediatr* **116,** 11–18.

41
思　春　期

Asim Maqbool, Kelly A. Dougherty, Elizabeth P. Parks, and Virginia A. Stallings

要　　約

思春期は成長や発達における重要な時期である。この間の栄養所要には特徴があり，特別な配慮が求められる。この時期における骨量の増加は決定的である。また微量栄養素の必要量に男女間で大きな差がみられる。多くの栄養素の摂取量，エネルギー必要量やエネルギー消費量も変化する。身体活動性の高い思春期男女では水分代謝が健康状態を判断するための指標として重要になってくる。摂食行動の異常もまた，この時期によく現れる。思春期は摂食障害を発症しやすく，食思不振症による栄養障害，過食症，肥満や脂質異常症を発症するリスクが高い。また，それらは生涯にわたる健康と疾患を規定することにもなる。妊娠前の栄養状態は出産可能年齢にある女性すべてにとって鍵となる。また，思春期の妊娠に特徴的なのは母親と胎児の両者の栄養と成長に応えなければならないことであり，それは特別な栄養学的な配慮を必要とし，かつ問題が生じる危険性がある。

はじめに

思春期は重要な時期であり，その間に主要な生物学的・社会的・生理学的，および認知の変化が起こる。思春期児童には急速な成長（除脂肪体重，脂肪量，骨石灰化）や思春期の開始に伴う成熟変化の結果として，特別な栄養が必要となる。栄養調査によると，多くの思春期児童は年齢・性別に適った栄養所要量を摂取しておらず，カルシウム，鉄分，チアミン，リボフラビン，ビタミンA，ビタミンCの摂取が不十分である（Skiba *et al*., 1997）。食事摂取が不十分であるにもかかわらず，思春期児童にしばしば認められる唯一の臨床的な栄養不足は鉄欠乏性貧血である。鉄欠乏症は世界的に最もよくみられる栄養不足である。1999年から2000年に実施されたUnited States National Health and Nutrition Examination Survey（NHANES）によると，罹患率は12～15歳の男児では5％，また12～15歳の女児では12％にも及ぶという〔Centers for Disease Control and Prevention（CDC），2002〕。出産可能年齢の女性は鉄欠乏性貧血のリスクが最も高いであろう。貧血の世界的有病率は非妊娠女性の30％で，妊娠期間中に47％まで上昇すると推定されている（de Benoist *et al*., 2008）。妊娠中の鉄欠乏は胎児に悪影響（低体重・早産）を及ぼし，幼児，学童や思春期児童の認知能力や身体発達に影響するのみならず，作業能力にも一定の影響を及ぼす（Haas and Brownlie, 2001；Rasmussen, 2001）。妊娠前の栄養状態は妊婦自身の健康や生まれてくる子供の健康を左右するので，このデータはとりわけ出産可能年齢にある思春期女児の栄養状態の重要性を示している。

過剰な食事摂取や肥満という問題を抱えた思春期児童の数が増している。1976～1980年と2007～2008年のNHANESを比較すると，アメリカでは12～19歳の若者の肥満頻度は5％から18％まで劇的に上昇している（Ogden and Carroll, 2010）。肥満は世界的に憂慮すべき問題である。その頻度は世界的に上昇しているが，これは伝統的な食事から現代的な西洋式食事に移行していくことと関連が深い。また，かつては熱量や栄養素の欠乏による栄養障害が数多く認められたコミュニティでは，現在，肥満が併存していることが特徴である（Caballero and Popkin, 2002）。

本章では，思春期に適応される成長の変化，栄養所要量，栄養評価や栄養に関連した問題を議論していく。ここで提示される資料の多くはアメリカやカナダで得られたデータに基づいている。Food and Nutrition Board of the Institute of Medicineが発表したDietary Reference Intakeは世界保健機関からも提供されている世界的に用いられる参照値とともに，ここで紹介される多くの勧告

表41.1　カルシウム摂取量（mg/日）（National Health and Nutrition Examination 1988～1991および1999～2000調査）

集団	男性		女性	
1988～1992[a]	6～11歳	12～15歳	6～11歳	12～15歳
非ヒスパニック系白人	994	822	822	744
非ヒスパニック系黒人	761	688	688	613
メキシコ系アメリカ人	986	890	890	790
1999～2000[b]	6～11歳	12～19歳	6～11歳	12～19歳
全人種	843	956	812	661

カルシウム推奨量（recommended dietary allowance；RDA）：4～8歳は1,000mg/日，9歳～18歳は1,300mg/日（Institute of Medicine, 2010a）。
[a]：Alaimo *et al*.（1994）のデータ，[b]：Ervin *et al*.（2004a）のデータ。

の基礎を成すものである。

思春期の成長

思春期が発現する年齢と進行速度は一人ひとりで大きく異なる（Tanner, 1962）。ホルモンの変化により引き起こされる結果，すなわち，身体の大きさや身体構成（筋肉，脂肪，骨）の変化や性成熟の進行によりエネルギー，タンパク質，微量栄養量の栄養学的必要量が増加する。男児の思春期成長加速現象（growth spurt）は女児に比べて約2年遅れるので，同年齢の男児と女児では栄養所要量が異なる。慢性疾患や栄養不足は思春期発現の遅延をもたらす（Zemel and Jenkins, 1989；Ramakrishan *et al*., 1999；Zeitler *et al*., 1999）。加えて，成長は連続的な過程ではなく，むしろさまざまな振幅と頻度で現れる成長加速現象の連続である（Lampl *et al*., 1993）。これらのすべての要素が思春期の栄養所要量に影響し，それは年齢層を越えて個人内あるいは個人間で異なってくる。十分な栄養摂取は成長と成熟の正常パターンを維持するのに必要である。

思春期の発現は人種によっても異なる。8～19歳を評価したアメリカの男児および女児の集団（National Health and Nutrition Examination Survey-NHANES Ⅲ 1988～1994）（Sun *et al*., 2002）では，陰毛が発現する年齢の中央値は非ヒスパニック系黒人，非ヒスパニック系白人，メキシコ系アメリカ人の男児でそれぞれ11.2歳，12.0歳，12.3歳であり，非ヒスパニック系黒人，非ヒスパニック系白人，メキシコ系アメリカ人の女児でそれぞれ9.4歳，10.6歳，10.4歳であった。

NHANES Ⅲ 1988～1994とNHANES 1999～2002の調査を比較すると初経の年齢が12.53歳から12.34歳に低下していた（Anderson and Must, 2005）。比体重（relative weight）が高いと初経を早める可能性が高く，これはアメリカにおける肥満児増加傾向が初経の若年化の要因となっていることを示唆している。初経は通常，思春期成長加速現象の直後にみられる。思春期成長加速現象のピーク時の成長速度は男児で約10.3cm/年（7.2～13.4cm/年），女児で9.0cm/年（7.0～11.0cm/年）になる（Tanner, 1962）。思春期加速現象の開始から成人身長に到達するまでの間に男児も女児も最終身長の約17％を獲得する。

思春期成長加速現象の間とその後に骨量の急速な増加がみられる。最大骨量は思春期の最後か成人期初期に獲得される（Matkovic, 1992；Theintz *et al*., 1992）。最大骨量が多いことはカルシウム摂取量が多いことに関連し，老齢期に股関節部骨折を起こす可能性が低くなる（Matkovic, 1992）。したがって，学童期と思春期に骨量を適切に獲得するために十分なカルシウムを摂取することは，生涯にわたる健康保持にとって重要である（Weaver *et al*., 1999）。骨量を急速に獲得するため，カルシウムの栄養所要量は小児期や成人期よりも思春期のほうが多い。カルシウムの推奨量（recommended dietary allowance：RDA）と2回のNHANES調査で得られた摂取量を表41.1に示す。RDAはある性・年齢階級に属する人々のほとんど（97～98％）が1日の必要量を満たすと推定される1日の摂取量である（Institute of Medicine, 2006）。

思春期に必要な栄養

思春期に必要な栄養は急激な成長，性成熟，身体組成の変化，骨のミネラリゼーション，身体活動の変化のため，若年の小児よりも多い。身体活動量は必ずしも増加しないが，体格が大きくなること，特に除脂肪体重が増えるためにエネルギー所要量は増加する。学童期までとは異なり，思春期男女の栄養所要量は異なる。このような性による相違点のなかには成人期まで持続するものもある。女性では相対的に体脂肪が，男性では除脂肪体重が増加して，身体構成に大きな相違がみられるようになる。タンパク質，エネルギー，カルシウム，鉄，亜鉛の栄養学的な必要性は増加する。重要なことは，出産可能年齢の女性では妊娠前の栄養を考慮することが鍵となることである。思春期の栄養所要量(Institute of Medicine, 1998)は，思春期から得られたエビデンスというよりも学童期小児や成人の必要量から補完した値であることが多い。栄養所要量は通常，女性よりも男性で，また非妊娠女性よりも妊娠女性や授乳中の女性でより高くなる。性・年齢別に食事摂取基準（dietary reference intakes：DRI）をまとめたレビューは個々の栄養素で性・年齢別に必要量が異なることを示している。

思春期の食習慣は小児や成人の食習慣とはしばしば異なる。思春期は食事を抜き，外食する機会が多く，スナック菓子（特にソーダ，キャンディ，ダイエットフード，ファストフード）を摂る傾向にある。20%もの思春期が朝食を抜いている（Videon and Manning, 2003)。思春期のなかには，食物に対し強い信念を抱えていたり，流行ダイエットを実践したり，菜食主義者になる者もいる。これらの摂食様式は自立の表現，忙しいライフスタイル，ボディイメージの認識の変化や自己アイデンティティの表現を反映しているのであろう。あるいは仲間や社会からの圧力による二次的なものかもしれない。

アメリカの思春期の食事では，典型的なものとして，カルシウム，鉄，ビタミンAとビタミンCの摂取量が不十分である。男児はいくらか女児よりも多めに摂取している。思春期はしばしばソーダ，コーヒー，紅茶やアルコールの摂取が多く，牛乳やジュースの摂取は少ない（Dwyer, 1996)。11～18歳の12,500人を対象にした大規模な調査で，Cavadini らは全脂質や飽和脂肪の摂取比率のみならず，総エネルギー量が1965年から1996年までの間に予想外に減少していることを示した（Cavadini *et al*., 2000)。総牛乳消費量は減少し，それに伴ってソフトドリンクと非柑橘系果汁の摂取が増加していた。アメリカの高校生を対象にして1999～2003年に行った調査では，約17%の高校生しか1日に3杯以上の牛乳を飲まないことが報告された（Centers for Disease Control and Prevention, 2005)。果物と野菜の摂取は推奨される量である1日当たり5サービング（serving）よりも少なく，葉酸，鉄，カルシウムは勧告で規定された摂取量よりも少ない（Institute of Medicine, 1997, 1998, 2001；Cavadini *et al*., 2000)。思春期女性と低収入の若年者一般は，ビタミンB_6，A，E，鉄，カルシウムと亜鉛の摂取が少ない（Story and Alton, 1996)。典型的なアメリカの思春期の食事では，フライドポテトが全体の野菜消費の25%を占めており，単糖類の摂取が複合炭水化物の摂取を上回っている。また，食事中の脂肪の1/3以上が飽和脂肪である（Krebs-Smith *et al*., 1996；Munoz *et al*., 1997)。加えて，単糖を多く加えられた食品（一般的に自然に産生された糖しか含まない食品よりも栄養素が少なく，カロリーを供給する以上の栄養学的な価値のない，しばしば“ジャンクフード”と呼ばれるもの）や高脂肪のファストフードで1日当たりのカロリー摂取の33%を超えている（USDA, 2005)。

1999～2003年に調査が行われたNational Youth Risk Behavior Survey（Eaton *et al*., 2010）では，約23%の高校生が推奨量である1日当たり5サービング以上の果物と野菜を摂取していた。それ以前に実施された調査では果物と野菜の摂取量は白人系以外の思春期よりも白人で多かった（Dwyer, 1996)。

思春期の栄養摂取に関する，さまざまな勧告は以下のような必要性を強調している。すなわち，思春期女性ではカルシウムが豊富な食品や鉄を含有する食品を多く摂取すること，単糖類を多く含む食品を制限すること，口腔内に残存し，う歯の形成に寄与する複合炭水化物を含む食品の摂取を少なくすること。う歯を予防するためにフッ素水，歯磨き剤，局所療法，リンスを使用すること，総エネルギー量に占める脂肪の量を30%未満とし，加えて飽和脂肪を10%未満，コレステロールを300mg/日未満とすること，塩分摂取量を6g/日未満とし，タンパク質摂取量をRDAの2倍以上とすること，である。アメリカ小児科学会は思春期の成長著しい時期には総エネルギー摂取量の20～30%を脂質から摂ることを推奨している（American Academy of Pediatrics, 2004)。

エネルギー

個々人の正確なエネルギー必要量を決定するのは難しい（Gong and Heald, 1999)。Food and Nutrition Board of the Institute of Medicine から発行された食事摂取基準（dietary reference intake：DRI）では推定エネルギー必要量（estimated energy requirement：EER, kcal/日）を求める予測式（表41.2）を使用してエネルギー必要量を推定する方法を提示している（Institute of Medicine, 2002)。つまり，思春期のEERは成長や発達による変化（新しい組織増生のために蓄積されるエネルギーとして）や身体活動レベル（physical activity level：PAL）に相応するように年齢，性，体重と身長から必要なエネルギー摂取量を推定する。4つのPALカテゴリーは以下の通りである；安静，低活動，活動，高活動（表41.2)。個々人に適切なPALを決定することはまだ挑戦的なことである。一般的に，エネルギー必要量がピークに達するのは女児で約15～16歳，男児で約18歳である。活動的な思春期女性では約2,300kcal/日が必要であり，一方で男性は2,600～3,300kcal/日のエネルギーが必要である。エネルギー必要量は妊娠期間の中期および後期と授乳期間のはじめ，および次の6か月で増える（Institute of Medicine, 2002)。EERは肥満の思春期女性と男性のエネルギー推定にも用いられる（Institute of Medicine, 2002)。

エネルギー摂取量は女性よりも男性のほうが高く，最高摂取量は思春期後期にみられることをNHANES Ⅲの調査は示した（Bialostosky *et al*., 2002)。食物脂肪摂取

表41.2　思春期の推定エネルギー量（EER）計算式と身体活動レベル（PAL）

思春期グループと活動レベル	計算式
性別 EER	EER（kcal/日）＝エネルギー消費量＋エネルギー沈着量の総和
男性	
9～18歳	EER＝88.5－(61.9×年齢［歳］)＋PAL×[(26.7×体重［kg］)＋(903×身長［m］)＋25
女性	
9～18歳	EER＝135.3－(30.8×年齢［歳］)＋PAL×[(10.0×体重［kg］)＋(934×身長［m］)＋25
妊娠期間別 EER	EER（kcal/日）＝非妊娠期 EER＋妊娠期エネルギー沈着量
初期	EER＝非妊娠期 EER；エネルギー所要は増加しない
中期	EER＝非妊娠期 EER＋340
後期	EER＝非妊娠期 EER＋452
授乳期 EER	EER（kcal/日）＝非妊娠期 EER＋授乳のエネルギー量－体重減少量
産後0～6か月	EER＝非妊娠期 EER＋500－170
産後7～12か月	EER＝非妊娠期 EER＋400－0
身体活動量（PAL）	
座業（sedentary）	PAL＞1.0＜1.4
低活動的（low active）	PAL＞1.4＜1.6
活動的（active）	PAL＞1.6＜1.9
高活動的（very active）	PAL＞1.9＜2.5

Institute of Medicine（2006）より改変。

が減少傾向にあるにもかかわらず，脂肪摂取は依然として推奨値よりも高い値となっている(Dwyer, 1996)。DRIでは多量栄養素（macronutrient）の摂取比率を示している。すなわち，エネルギー摂取のうち，脂質にその25～35%，炭水化物に45～65%，タンパク質に10～30%を分配する。摂取する食物に含まれる脂肪の種類に関しては，コレステロール，トランス脂肪酸，飽和脂肪酸の摂取を可能な限り減らし，リノール酸を5～10%，αリノール酸を0.6～1.2%に保つことが推奨されている。炭酸ソーダ飲料に含まれるような，付加された糖類は栄養価値がほとんどない（Institute of Medicine, 2006)。

タンパク質

タンパク質摂取推奨量を表41.3に示した。アメリカでは，ほとんどの思春期がこの基準を容易に達成している(Bialostosky *et al.*, 2002)。暦年齢とは対照的に，タンパク質必要量のピークはエネルギー必要量のピークに一致しており，成長率のピークとも一致する：タンパク質はエネルギー摂取の12～14%を占めるべきである。タンパク質摂取が少なくなるリスクを有する思春期は摂食障害，吸収不良，食思不振症のような慢性疾患や食糧不足をもたらすような社会経済的制限を受けている者である。エネルギー摂取が著しく不十分になるとタンパク質はエネルギーとして利用され，その結果，タンパク質栄養不良やエネルギー栄養失調となる。

表41.3　総タンパク質の食事摂取基準（思春期のライフステージ別および性別基準）

ライフステージ	食事摂取基準（DRI g/kg/日）			
	推定平均必要量 [a]		推奨量 [b]	
	男性	女性	男性	女性
9～13歳	0.76	0.76	0.95	0.95
14～18歳	0.73	0.71	0.85	0.85
妊婦	—	0.88	—	1.1
授乳婦	—	1.05	—	1.3

[a]：当該群に属する健常人の50%が必要量を満たすと推定される1日の摂取量。

[b]：当該群に属する人々の97～98%が1日の必要量を満たすと推定される1日の摂取量。

Institute of Medicine（2006）より改変。

微量栄養素（micronutrients）

ミネラル

多くの思春期はカルシウム，鉄，亜鉛，マグネシウムを含む微量栄養素の摂取が不十分である。カルシウムとリンは骨の健康のために必要不可欠である。前者は骨量の増加に必要である。最大骨量を獲得するのは通常，25歳ごろであり，思春期のカルシウム摂取は生涯にわたる骨の健康の鍵となる。思春期の食事性リンの摂取は通常十分であるが，カルシウム摂取はしばしば不十分である。

調査によるとカルシウム摂取は推奨量よりも少なく，一般的に20歳以上の数年間でも減少傾向をみせる。例えば15～18歳の女性では，平均カルシウム摂取量は1980年で680mg/日であったが，1990年では600mg/日にまで低下した（Albertson *et al*., 1997）。1999～2000年のNHANESでは12～19歳の女性の食事調査（Ervin *et al*., 2004a）により，平均カルシウム摂取量が611mg/日であり，それは現在の推奨量である1,300mg/日の約51％である（Institute of Medicine, 1997）。2003～2006年に行われたNHANESでは9～13歳の男性の約22％と14～18歳の男性の40％で適正摂取量〔adequate intake；AI。食事摂取基準（DRI）の適正摂取量は観察あるいは実験的に決定された栄養摂取の推定量である。それはある階級に属する健常人にとって十分と思われる摂取量であり，RDAを決定できないような場合に用いられる〕を超えていた（Institute of Medicine, 2010a）。対照的に，9～13歳のわずか13％の女性と14～18歳の9.5％の女性しかAIを超えるカルシウムを摂取していなかった。人種間の違いも注目すべきことである：非ヒスパニック系白人とメキシコ系アメリカ人の児童と思春期に比べ，非ヒスパニック系の黒人の児童と思春期はカルシウム摂取量が少ない（Alaimo *et al*., 1994）。正味のカルシウム吸収は乳児期と思春期で最も高い（Matkovic, 1991）。しかし，不十分な摂取を高い吸収効率で補ったとしても最大骨量を最適化するのには十分ではないようである。カルシウムは食物中の乳糖と組み合わされた時により効率よく吸収され，アメリカの食事ではカルシウム摂取の約55％が乳製品から得られる。特に乳製品が文化的に好まれていない地域や，乳糖不耐症の思春期は他の食事から得られるカルシウムを摂取することが重要である。カルシウム補給は思春期の骨密度を増加させることができる（Johnston *et al*., 1992）。これはあらゆるカルシウム供給源から十分なカルシウムを摂取することの重要性を強調する知見である。

多くの穀粒が鉄分強化されているにもかかわらず，鉄不足はよくみられる。思春期では男性と女性の両者で血液量や筋肉量が増加するため，鉄の必要性はより高い。女性では，月経による血液喪失により鉄の必要量が増える。鉄欠乏症のリスクが高い思春期女性は，より年長者，妊婦，あるいは運動選手である。1999～2000年のNHANESの調査において12～19歳の女性の平均鉄摂取量は，11.7mg/日で，14～18歳の女性の推奨値である15mg/日の約78％である（Institute of Medicine, 2001；Ervin *et al*., 2004a）。妊娠中の鉄欠乏は早産や低出生体重児のリスクを増加させる。若年の思春期男性もまた鉄欠乏性貧血を発症するリスクがあるが，思春期後の緩徐な成長とともに鉄の必要量は減少する。鉄欠乏は低収入の若年者の間でよくみられ，思春期男性より思春期女性に多く認められる（Dwyer, 1996）。12～15歳の男性における鉄欠乏の頻度は1％（NHANES 1988～1994）から5％（NHANES 1999～2000）に増加しているが，アメリカの同調査で女性は9％と，頻度は変わらない（Centers for Disease Control and Prevention, 2002）。世界的にはおよそ世界人口の1/4が鉄欠乏性貧血である。鉄欠乏性貧血の高リスク群は出産可能年齢にある非妊娠女性であり，その数は約4億7,000万人である。それらはアフリカや東南アジアで最も罹患率が高い（De Benoist *et al*., 2008）。

成長と思春期のために亜鉛の必要量は増加するが，亜鉛の摂取は思春期でしばしば低い。亜鉛欠乏症には成長遅延や性腺機能不全を伴い，亜鉛補充はこれらの臨床症状を改善する。

塩化ナトリウム

アメリカでは塩化ナトリウム（食卓塩）の摂取は過多である。NHANES Ⅲの調査によると95％以上の男性と75％以上の女性で食塩の上限を超えて消費しているという。思春期の推奨ナトリウム摂取量は1,500mg/日で，上限は2,300mg/日である。ナトリウムの過剰摂取は高血圧や心血管疾患のリスクを高めることになる。ティースプーン1杯分の食卓塩には2,300mgのナトリウムが含まれている。ナトリウムは加工食品（ホットドッグや昼食用加工食肉，缶詰スープ，調味料）に多く含まれており，それが摂取量のおよそ80％を占めることになる。塩化ナトリウムの摂取量を減らすことは重要な公衆衛生的な取組みである（USDA, 2005）。反対にカリウム摂取はほとんどが適切な量に満たないようである（不整脈，筋力低下，耐糖能異常といった臨床所見と関連するような濃度範囲ではない）。カリウム摂取が増えれば血圧は下がり，ナトリウムによる負の効果を減らすことができる。現在，思春期と成人のカリウム摂取推奨量は4,700mg/日である。塩化カリウムは有用であり，塩化ナトリウムの代わりに用いることができるかもしれないが，アメリカで出されている勧告では現在，塩化カリウムはサプリメントではなく食物から摂取すべきであるとしている（USDA, 2005；Institute of Medicine, 2006）。

ビタミン

思春期の食事内容にはビタミンA，B_6，E，D，Cと葉酸が少ない。女性は男性より食物摂取量が少ないため，栄養不足は女性に多くみられる（Institute of Medicine, 1998, 2001；Ervin *et al*., 2004b）。葉酸は妊娠可能年齢の女性にとって鍵となる微量栄養素である。葉酸欠乏は胎児の神経管欠損症の発症リスクを高めるが，妊娠前に食事に含まれる葉酸や葉酸含有サプリメントを摂取することで十分な量の葉酸が供給されれば，そのリスクは軽減される（Centers for Disease Control and Prevention, 1992）。したがって，妊娠可能年齢にあるすべての女性にとって重要な目標は，妊娠前に最適の栄養状態を確立することである。

ビタミンDは数多くの機能を有することに加えて，骨の健康にとって必要不可欠である。ビタミンDは小児と思春期で適切なレベルには達していない。25-ヒドロキシビタミンD濃度は冬季に低くなり，BMIが高いものや黒色人種/民族では他の集団よりもそのリスクが高い（Rovner and O'Brien, 2008）。ビタミンDは，プロビタミンDが皮膚においてUVBに曝露することにより光変換されて生成される。健康的な思春期では日々の生活のなかで手や顔に陽が当たるだけで十分なビタミンDが得られる（Holick, 1997）が，日光曝露の季節変化，皮膚の色素量，健康状態がビタミンDの状態に影響する（Docio *et al*., 1998）。不十分な摂取は思春期男性より思春期女性で顕著であろう（Moore *et al*., 2004）。十分なビタミンDレベルは消化管におけるカルシウム吸収の促進や骨健康のために必要である。最新の知見によるとビタミンDは多彩な機序により健康状態に影響しているという。つまり，最適なビタミンD状態というパラダイムであり，血中濃度は今や，最適な健康結果に基づくものである。血清ビタミンDの状態は現在，感染症に対する感受性，炎症性自己免疫疾患，心血管系や神経系疾患，ある種の癌を含む慢性疾患に対するリスクの予測因子と考えられている。ここで2つ言及すべき点がある。1つ目は関連性の特徴，すなわちビタミンDの状態と疾患の因果関係が確立されていないことである。2つ目は，健康結果の向上という観点からみた最適の血中濃度が確立過程にあるということである。

食物繊維

思春期は推奨量よりはるかに少ない食物繊維しか摂取していない（Williams *et al*., 1995；Bialostosky *et al*., 2002）。アメリカ心臓協会（American Heart Association：AHA）は，血清コレステロール値を低下させるためには25g/日を，大腸癌のリスクを低下させるためには35～45g/日を摂取すべきとしたが，これに対して平均食物繊維摂取量は12g/日である（Nicklas *et al*., 1995）。DRI（Institute of Medicine, 2002）による推奨量は9～13歳の男性で31g/日，14～18歳の男性で31g/日である。9～18歳の女性の推奨摂取量は26g/日である。

栄養学的評価

思春期の栄養状態の評価は体重・身長や体組成の影響を受けるので難しい。標準成長曲線（Kuczmarski *et al*., 2000）に加えて，身長・成長速度曲線（Tanner and Davies, 1985）が性成熟との関連から身長の伸びを評価するのに有用である。この曲線には早発傾向や遅発傾向の小児の成長パターンが描かれているからである。標準的な成長曲線からはずれた成長パターンとなる早発傾向あるいは遅発傾向の小児を評価する際に，これらのチャートはその成長速度とパターンを解釈するのにとても重要である。性成熟の評価はTanner（1962）によって記述された発達段階に従って分類する。その分類では，陰毛は男女ともに，陰部は男児のみで，乳房は女児のみで評価する。思春期発達段階はイラストによる自己評価質問票を用いることもできる（Morris and Udry, 1980）。身長に対する体重の評価には，体格指数（body mass index：BMI；kg/m^2で表される）が一般的に用いられる。BMIチャートの使用に際して，体重や身長と同じように性と年齢に対応したBMIパーセンタイルかzスコアがプロットされる。5パーセンタイル以下のBMIは低体重，5パーセンタイルから84.9パーセンタイルは標準体重，85パーセンタイル以上は過体重，95パーセンタイル以上は肥満とする。過体重の小児を性別年齢別BMI標準値で評価する場合は注意が必要である。それはかなり重い体重であっても体脂肪が多いからではなく，除脂肪体重が多いことによる場合があるからである。特に思春期の男児にそれが当てはまる（Krebs *et al*., 2007）。

栄養に関連した特別な問題

肥　満

肥満（BMI 95パーセンタイル以上と定義される）（Kuczmarski *et al*., 2002）は，エネルギーの不均衡によって引き起こされ，摂取エネルギーよりも消費エネルギーが少ないことによるといえる。少量ではあるが慢性的な摂取エネルギー過剰が時間をかけて体重増加に大きな効果を及ぼすので，肥満の予防と治療はとても挑戦的なことである。

すでに述べたように，世界的に思春期の肥満児頻度は増加している（Caballero and Popkin, 2002）。NHANESのデータによると，アメリカの小児と思春期の肥満罹患率は1960年代から2000年の間に3倍も増えているが，2003～2006年における2～19歳の小児における肥満罹患率は一定である（Ogden *et al*., 2008）（表41.4を参照）。肥満罹患率は安定してきたが，2007年から2008年までのNHANESの調査によると12歳から19歳までの思春期の34.3%は過体重（BMI≥85パーセンタイル）であり，18.1%は肥満（BMI≥95パーセンタイル）である（Ogden and Carroll, 2010）。高度肥満に分類されるアメリカの思春期は増え続けている。2007年時点で，思春期のうち12.5%が高度肥満（BMI 97パーセンタイル）と分類されているが，2004年時点では4.8%であった（Ogden *et al*., 2008；Skelton *et al*., 2009；Ogden and Carroll, 2010）。同様に，小児期では肥満児頻度は高いが，フランスでは2000年以降，ドイツ，ポーランド，スイス，イギリスでは2004年には肥満児頻度は安定している

表41.4　思春期（12～19歳）の肥満頻度（BMI 95パーセンタイル以上）

年	人種		
	非ヒスパニック系白人	非ヒスパニック系黒人	メキシコ系
男児			
1976～1980	3.8	6.1	7.7
1988～1994	11.6	10.7	14.1
1999～2002	14.6	18.7	24.7
2007～2008	16.7	19.8	25.5
女児			
1976～1980	4.6	10.7	8.8
1988～1994	8.9	16.3	13.4
1999～2002	12.7	23.6	19.6
2007～2008	14.5	29.2	17.5

データ：Hedly *et al*.（2004），Ogden and Carrol（2010）。

（Bluher *et al*., 2009；Salanave *et al*., 2009；Aeberli *et al*., 2010；Stamatakis *et al*., 2010）。

小児が肥満になるリスクや肥満のまま成人になるリスクは，家族歴や発症年齢に影響される。思春期に肥満である児童が成人になって肥満である確率は80％である（Whitaker *et al*., 1997）。両親の肥満に関連したリスクにはエビデンスがある。例えば，両親がともに過体重である場合，80％の児童が過体重であり，両親の1人が過体重である場合，40％の児童が過体重である。また，両親が過体重ではない場合，過体重の児童はわずか10％であるという。加えて，祖父母が肥満している場合は肥満していない場合と比較して肥満になる確率が18倍も高いという（Davis *et al*., 2008）。肥満成人になるリスクは幼稚園児と比べると思春期では7倍も高くなる（Whitaker *et al*., 1997）。肥満の開始年齢との関連性は思春期における肥満の予防と治療の必要性を強く支持する。

思春期に遭遇する生理的および社会的な課題は，肥満のリスクを高め，肥満を悪化させる。思春期発達段階がタンナー分類1度からタンナー分類3度まで進む間に脂肪沈着が増加するが，それは初経が早い思春期女性（11.9歳未満）で強くみられる（Remsberg *et al*., 2005）。加えて，食べるものを自立的に選択する機会が増えることや身体活動が低下することは，思春期における体重管理の機会を与えられることになるが，それは挑戦的なことでもある。身体活動，食習慣因子，座りがちであることや他の環境因子は思春期肥満を規定する変数である。肥満した思春期はスポーツ活動に参加しないようである（Levin *et al*., 2003）。食習慣に関していえば，砂糖入り飲料を余計に飲むことは肥満になる可能性を6倍も高める（Ludwig *et al*., 2001）。同様に，1日に5時間以上テレビ番組をみている場合，前思春期もしくは思春期早期は5.5倍も過体重になるリスクが高まる（Renna *et al*., 2008）。他の一般的環境因子には，スーパーマーケットの利用，ファストフードやコンビニエンスストアの利用，近隣地域の安全性，寝室におけるテレビの存在，家族との食事，家族の社会経済的背景などが含まれる（Kumanyika, 2008）。

肥満の健康への帰結

早期介入を要する病態（例えば，睡眠時無呼吸，2型糖尿病，高血圧，非アルコール性脂肪肝）は肥満の思春期児童で増えてきている（ボックス41.1）。以前は小児における糖尿病のほとんどすべてが1型糖尿病であったが，現在は2型糖尿病が小児の糖尿病のうち44％を占めている（Nadeau and Dabelea, 2008）。対照的に，成人の2型糖尿病は全体の95％を占めている（Campbell, 2009）。2型糖尿病と診断された84％の小児は過体重もしくは肥満であった。2型糖尿病と診断された小児に肥満児が多いことは，過体重児や肥満児の糖代謝スクリーニングの重要性を示している（American Diabetes Association, 2000；Barlow, 2007）。

小児や思春期の肥満にはしばしば心理社会的合併症を伴う。それは低い自尊心，貧弱なボディイメージ，うつ，学習障害などである。肥満者はしばしば社会的差別やスチグマ（心理的抵抗感）形成の対象となる（Wang *et al*., 2009）。肥満の思春期児童は過体重の思春期前小児よりも自尊心の低さに悩まされることが多い。おそらく思春期は自尊心に関する仲間の影響が強いからであろう（Wang *et al*., 2009）。

評価と治療

肥満した思春期の評価は，ルーチンに行っている病歴聴取や身体診察であり，肥満に関連した疾患・状態の徴候を確認することが含まれている。関連した病態（例えば，高脂血症やインスリン抵抗性）や原因となる病態（例えば，甲状腺機能低下症）は考慮すべきである。加えて，家庭機能不全や思春期の心理的問題点もまた評価すべきである（Barlow, 2007）。

行動治療　ライフスタイルの行動管理では思春期のサポートの鍵となる家族やそれ以外の人々も対象にすべきである。肥満の予防や治療において効果的な，目標となる行動は甘味飲料や高エネルギー食，ポーションサイズ（portion size），レストランでの外食の制限を行うこと，スクリーンに向かう時間（テレビ，コンピュータ，ビデオゲーム）を1日2時間以内に制限すること，毎日朝食を摂ること，家族と食事を摂ること，1日の活動を基本とした時の中等度以上の身体活動を1時間行うことである（Barlow, 2007）。

外科治療　合併症がなくてもBMI 50以上，BMI 40以上で1つ以上の合併症を有し，思春期発達段階がタ

ボックス41.1 思春期の肥満に伴う医学的な問題

高血圧
脂質異常症（特に高中性脂肪血症と低 HDL）
インスリン抵抗性と 2 型糖尿病
黒色表皮症
メタボリックシンドローム
整形外科的問題
　大腿骨頭すべり症
　Blount 病
胆石症
非アルコール性脂肪性肝炎
閉塞型睡眠時無呼吸
多嚢胞性卵巣症候群と月経周期異常
偽脳腫瘍
精神社会的障害

Spear *et al*.（2007）より改変。

ンナー分類 4 度あるいは 5 度，さらにライフスタイル行動管理ができない思春期は肥満外科手術の対象となるであろう。手術後の栄養補給や体重管理を順守することは思春期の患者には挑戦的なことであろう。肥満外科手術を受けた患者はタンパク質栄養失調やチアミン，鉄，ビタミン B_{12}，脂溶性ビタミン不足に陥りやすい（Woo, 2009）。

高 脂 血 症

成人の心血管疾患は小児期や思春期にその起源がある。Bogalusa Heart Study と Pathobiological Determinants of Atherosclerosis in Youth Research Group は検死時にみられる早期アテローム硬化性変化と総コレステロール値と LDL コレステロール値に相関があることを明らかにした（Strong, 1986）。他の調査研究も含めて，これらの研究は早期心疾患（premature heart disease）のリスクを低下させるために早期アテローム硬化の発症リスクを有する思春期を同定すべきであることを示唆した。コレステロール値が75パーセンタイル以上の思春期は高コレステロール血症であり，成人心疾患のリスクを潜在的に持ち合わせているとみなされる（Daniels and Greer, 2008；American Society for Bariatric Surgery, 2010）。

血中コレステロール値は長い期間にわたりトラッキングする。したがって，高コレステロールである思春期は若年成人期でも高値であることが多い。しかし，コレステロール値は性別によって異なり，性成熟や成長，体脂肪率，年齢によって変動するのでトラッキングは完全ではない（Daniels and Greer, 2008；American Society for Bariatric Surgery, 2010）。これらの違いは NHANES の年齢や性別リポタンパク質分布に反映している（Jolliffe and Janssen, 2008）。思春期はさまざまな理由で高コレステロール値となる。一次的な遺伝子欠損，家族性高脂血症，高リポタンパク質血症，症候性高リポタンパク質血症は考慮しなければならない。自分自身の，もしくは上記因子との相互作用による不適切な食習慣は中等度ではあるが，コレステロール値を高めることになる。児童のなかには家族性高脂血症と診断される小児もいるが，高脂血症を有するほとんどの小児は特定の疾患を有するわけではない。

高コレステロール血症のスクリーニング

家族性脂質異常症や早期心血管疾患（一等親以内の男性で55歳以下，女性で65歳以下）の家族歴を有するか，家族歴が不明なもの，あるいは高血圧（血圧が95パーセンタイル以上），糖尿病，BMI 85パーセンタイル以上，喫煙や経口避妊薬の使用のような冠動脈疾患の危険因子を有するものは，空腹時の脂質プロフィールを用いて高コレステロール血症をスクリーニングすべきである（表41.5）。（Daniels and Greer, 2008）

高脂血症の治療

食事の修正（食事療法）が高脂血症治療のホールマークである。食事療法の目的は成人でも同様である（第48章参照。アテローム硬化性疾患について述べられている）。思春期児童の食事療法ではバランスの取れた食事，すなわち正常な成長や発達を促進する食事を保証するために小児に精通した管理栄養士によって行われるべきである。食事療法に加えて，座りがちの生活，肥満，糖尿病，高血圧，喫煙のような心血管疾患のリスク因子を評価し，最小限にするべきである（Daniels and Greer, 2008）。

思春期のなかには薬物療法を必要とする者もいる。8 歳以上の小児で“純粋な”高脂血症（具体的には，LDL のみが上昇している場合）（成人と同様のガイドラインに基づく）はコレスチラミンやスタチン〔3–ヒドロキシ–3–メチルグルタル–コエンザイム A（HMG–CoA）レダクターゼ阻害薬〕で治療を行うことができる。安全であると考えられているが，コレスチラミンは胃腸に関連した副作用が多く投与量が多いので，しばしば長期にわたって内服を継続することが難しい（Daniels and Greer, 2008）。

不健康な食習慣と摂食障害

高まる自意識とボディイメージや体格に対する関心が思春期では同時に発生する。西側世界では，女性にとっての美しさの模範は背が高く細いことであり，男性にとっては背が高く筋肉質であることである。また，多くの思春期は自分自身の体に対するイメージに満足していない（American Academy of Pediatrics, 2003）。2008年から2009年までに行われた National Youth Risk Behav-

表41.5　思春期の高コレステロール血症スクリーニングガイドライン

スクリーニング適応	スクリーニング検査
両親の総コレステロール 240mg/dL（6.2mmol/L）以上	非絶食下での総コレステロール
心疾患の家族歴あるいは早期発症 あるいは 総コレステロール 200mg/dL 以上（5.2mmol/L）	絶食下での脂質プロフィール分析２回実施（総コレステロール，中性脂肪，HDL，LDL 計算値）の平均値を求める
患児の総コレステロール＞170〜199mg/dL （4.4〜5.2mmol/L）	総コレステロールの測定を繰り返す 平均170mg/dL（4.4mmol/L）以上ならば脂質プロフィールスクリーニングへと進む

mg/dL を mmol/L に変換するときは0.2586を乗ずる。1lb＝454g。
American Academy of Pediatrics（1992）より改変。

ior Survey（Eaton *et al*., 2010）は，高校生の28％が自分自身のことを過体重であると表現していること，44％は痩せようとしていること，男性（31％）に比べて女性（53％）でその比率が高いことを示した。人種からみると白人（61％），黒人（47％），ヒスパニック（62％）の女子学生のほうが白人（28％），黒人（26％），ヒスパニック（42％）の男子学生よりもその頻度が高い。多くの学生は体重減少を達成するために，食事量を減らしたり，低カロリー食，低脂肪食を摂っており（28〜52％），頻繁に運動を行ったりしている（62％）。しかし，驚くべき割合の学生が体重を減少させるためにますます不健康になるような方法を用いていた。具体的には，調査の30日前に24時間以上の絶食を少なくとも１回は行ったり（11％），過去１か月以内に少なくとも１回以上は嘔吐したり下剤を用いたり（４〜５％）することである（Eaton *et al*., 2010）。ダイエットやエネルギー摂取を減らすことによる合併症には，体重減少，性成熟遅延，月経不順，便秘，脱力感，過敏性，睡眠障害，集中力の低下，やけ食いなどがある（American Academy of Pediatrics, 2003）。

摂食障害（神経性食思不振症，大食症）に罹患している思春期の数は1950年から一貫して上昇している（Lukas, *et al*., 1991；Hsu, 1996）。環境の問題，自尊心の低さ，家族の力学やうつ状態などの心理社会的問題はしばしば摂食障害と関係している（Rome *et al*., 2003）。神経性食思不振症は持続性かつ進行性で，重度な食物摂取の制限によって特徴づけられ，多くの場合過度な身体活動と組み合わされる。大食症はむちゃ食いに特徴づけられるが，その後に食べた物の排出，すなわち自己誘発嘔吐，利尿剤の使用，運動や絶食が続く。摂食障害を患っている患者は一般的に中流もしくは高い収入を得ている層に属していることが多いが，摂食障害は他の経済層でも起こりうることである（Kreipe and Dukarm, 1999）。生物学的要因としては，摂食障害は家族内発生が多いことや，セロトニンやその他の神経伝達物質の不均衡があげられる。摂食障害の発症リスクを有するのは体操選手，ランナー，バレエダンサー，その他のアスリートなどである。社会的要因としては，ステレオタイプで非現実的なボディイメージや社会における女性の役割，メディアの圧力などが含まれる。摂食障害にみられる栄養学的な変化は栄養失調や飢餓でみられるものと同等である。過食症の患者のほとんどは痩せ細っているが，なかには肥満の者もいる。神経性食思不振症では通常，無月経がみられる。栄養失調の患者では徐脈，起立性低血圧，低体温症，衰弱，細く色が薄い髪，乾燥肌，脱毛，先端チアノーゼ，毛細血管再充満が弱いことが明らかになるであろう。耳下腺肥大，歯のエナメル質侵食，中手指節関節上の擦過傷（Russell's sign）は嘔吐と関係している可能性がある。検査では電解質異常（低カリウム血性アルカローシス），貧血，肝逸脱酵素の軽度上昇（栄養失調にみられる肝臓の脂肪浸潤と一致する）が明らかにされた。

妊　娠

アメリカの思春期の性行動は過去数10年にわたって増加している。思春期早期の性行動を予測する因子として思春期の早期発来，貧困，性的虐待歴，文化的および家族的に早期の性経験を許容する傾向，学校の成績不良，学校に対する目標がないこと，気配りできる養育的な親がいないことなどがあげられる（Felice *et al*., 1999）。おおよそ100万人の10代の若者が毎年，アメリカでは妊娠しており（Felice *et al*., 1999），先進国のなかで思春期の妊娠が最も多い。貧困は思春期妊娠において重要な因子である（Felice *et al*., 1999）。思春期の妊娠には成人とは異なる課題や懸念がある。これらの懸念は子宮内発育遅延，新生児・母親の罹患率や死亡率といった医学的合併症のリスクが思春期において増加することに関連するものである。微量栄養素不足は鉄分不足と貧血のような結果をもたらす。これは胎児にとって重大な意味を持つ。子宮内発育遅延や新生児死亡は14歳以下の妊娠ではリスクが高く，特にアフリカ系アメリカ人でそれは認められる。出生前管理は胎児や母親の健康を向上し，罹患率や死亡率を低下させる。

妊娠前には栄養について配慮しなければならない。ま

表41.6　新しい勧告：妊娠前BMIにより分類した妊娠中の総体重増加および体重増加率

妊娠前 BMI	BMI (kg/m^2)	小児の BMI分類（パーセンタイル）	総体重増加 (lb)	妊娠中期，後期の体重増加率（lb/週）
低体重	＜18.5	＜25	28～40	1.0（1～1.3）
正常体重	18.5～24.9	25～85	25～35	1.0（0.8～1）
過体重	25.0～29.9	85～95	15～25	0.6（0.5～0.7）
肥満	≧30.0	＞95	11～20	0.5（0.4～0.6）

Institute of Medicine（2010b）より改変。

たこれらの妊娠の多くが無計画なものなので，そのような配慮は全女性を，あるいは妊娠可能年齢の女性を対象にしなければならない。例えば葉酸摂取により神経管閉鎖障害のリスクを減らすことなどである（American Academy of Pediatrics, 1999）。思春期に妊娠した多くの女性は心理社会的にリスクが高いため，妊娠した10代女性に最大限の栄養学的サポートを行うことは彼女らが産んだ子供にも長い期間にわたって健康に対するよい影響を与えることになるであろう（Kleinman, 2009）。

妊娠前の体重は出生児の体重の重要な予測因子のひとつである。低体重と過体重の両者が生殖に関する健康結果が負となるリスクを高める。低体重の女性は早産のリスクが高く，子宮内発育遅延となる可能性が高まる。その場合，母親の身長が胎児の体長を決める予測因子である。一方で，過体重の女性は妊娠糖尿病，妊娠誘発性高血圧，帝王切開のリスクが高まる。BMI分類はこれらのリスクを予測できるし，介入を要する高リスク女性を，理想をいえば妊娠する前の段階で抽出することができるであろう。またこの分類は出生前のガイドラインを適用するという目的にも合っているであろう。Institute of Medicineは妊娠前のBMIに基づいて妊娠期間の全体重増加と体重増加率について新しいガイドライン（特に妊娠中・後期について）を発表した（Institute of Medicine, 2010b）。小児のBMI分類表による体重増加を加えて，この情報を表41.6に要約した。妊娠初期と中期の体重増加は出生体重の向上に関連している（Hediger *et al*., 1997）。妊娠中期と後期の栄養と体重増加は特に大切である。それは，これら新生児発達にとって重要な期間中にみられる母親の栄養欠乏は，糖尿病や心血管疾患を含む慢性疾患のリスクを出生する児に付加するからである（Barker, 1995）。

妊娠期間のエネルギー必要量は母親と胎児組織の増大によるエネルギー付与とともに増加する基礎代謝率に基づいている。エネルギー必要量は妊娠後期に最も増加する。思春期の母親では妊娠期間に身長，除脂肪組織，および骨量が成長し続けるということがわかっている。このような成長は胎児の発育中にみられるので，母親の体重が増加し続けても，あるいは母親の栄養状態や成長が至適レベル以下の状態であっても出生体重は減少しうる。

このような妊娠中の取り合わせでは，必要量は栄養素によって異なる。例えば，母親のカルシウム摂取は妊娠した思春期女性の骨喪失に影響するであろうし，次世代の骨成長や発達と同様に彼女自身の成長にも影響する。加えて，母親のフェリチン，臍帯血フェリチンと血中葉酸値の減少は，妊娠期間に成長した思春期女性に認められる（Scholl and Hediger, 1993；Scholl *et al*., 1997）。思春期妊婦が成長途上であるという事実は，妊娠していない思春期女性よりも必要栄養量が多いことを意味している。妊娠した思春期女性が成長しうることを鑑みて妊娠期の推奨される体重増加量は成人の妊娠前BMIに基づいて決められる。しかし，成人の基準を思春期女性に当てはめると，体重が軽い群に分類されることになる。このような原理から考えると，10代の若い妊婦は出生体重が同じ子供を産むためには同じ体格に分類される成人妊婦よりも体重増加が多くなければならない（Scholl, 2008；Institute of Medicine 2010b）。必要栄養量や多量，あるいは微量栄養量に関してさらに知識を得るには第39章を参照されたい。

その他の微量栄養素は過剰摂取された場合，胎児に有害なリスクを与えうる。例えば，ビタミンAは妊娠には重要であるが，妊娠初期に過剰摂取すると奇形のリスクが高まる。合成レチノール化合物を含む，局所的なにきび治療薬では特徴的なリスクが高まる。アルコールとタバコの胎児曝露も胎児に有害な影響を与える。特に思春期児童はアルコールとタバコの使用に対するリスクを有する。糖尿病を患う思春期妊婦が血糖コントロールを保つと先天異常のみならず妊娠合併症や胎児死亡というリスクを軽減するであろう。

要約すると，成長途上の思春期妊婦においては出生前と同様に妊娠前の栄養学的配慮は母親と子供の健康にとって大きな意味を持つということである。思春期の成長と妊娠における体重と体格の基礎を理解し，鍵になる妊娠期におけるエネルギーや多量栄養素の必要量と欠乏症や過剰症のリスクがある微量栄養素を確立しておくことは母親と子供の健康結果を決める重要な要素である。栄養に関する教育やカウンセリングは妊娠した思春期女性の出生前ケアとして重要なものである。妊娠した10代女性は，妊娠前の体重推奨範囲の上限まで体重を増やす

表41.7 菜食主義の分類と関連した栄養リスク

分類	許容される食品	栄養欠乏リスク
セミ・ベジタリアン	魚，鶏肉，ミルク，卵	特に栄養リスクはない
ラクト・オボ・ベジタリアン	ミルクと卵	鉄欠乏
ラクト・ベジタリアン	ミルク製品のみ	鉄欠乏
ヴィーガン	ミルク，卵，魚，肉のいずれも不可	ビタミンB_{12}，ビタミンD，亜鉛，カルシウム，必須脂肪酸，タンパク質

Craig and Mangels（2009）より改変。

べきである（Institute of Medicine, 2010b）。妊娠初期および中期の体重増加は出生体重の向上とかかわる（Hediger *et al*., 1997）。妊娠および授乳中の10代の女性には付加的なカロリー（Institute of Medicine, 2010b）やタンパク質（表41. 3），カルシウム，鉄，ビタミンB_6，C，A，Dと葉酸が必要である。ビタミンA，D，亜鉛，カルシウム，葉酸，鉄分を含む出生前サプリメントが推奨される。

菜食主義

思春期は多くの理由から，例えば仲間からの圧力，宗教的な表現として，人道的感情から，体重管理のため，あるいは自己表現として菜食主義者となる。またこれらのほとんどの決定は尊重されるべきである。American Dieteric Associationによると，十分に計画され，モニターされた菜食は健康的で，栄養学的に適切であり，病気の予防や治療という点で健康上の利益が得られるという（Craig and Mangels, 2009）。それぞれの異なる栄養リスク（表41. 7）を評価するために，思春期がどのような種類の菜食主義を実践しているかを知ることは重要である。最も一般的に不足するのは以下のものである：ビタミンB_{12}，D，タンパク質，カルシウム，鉄，亜鉛，ヨウ素，リボフラビン，必須脂肪酸。菜食に含まれる高繊維や低脂肪は有益なものであり，その結果エネルギー摂取を減らすことができる。菜食に含まれるタンパク質はエネルギーとして使われるので，タンパク質代謝には負に作用する。純粋な菜食主義者の食事にはビタミンB_{12}が不足しているので，サプリメントが必要である。穀物を多量に摂取すると鉄，カルシウムと亜鉛の腸吸収が減少する。菜食主義の思春期児童は核となる食事の原理について学ぶべきであり，十分なエネルギー，タンパク質，微量栄養素を摂取できる食事を考えるべきである。マルチビタミンサプリメントを毎日摂取することは有益であろう。

思春期の菜食主義者の食事はエネルギー量が少なく，主要なエネルギー源はシリアルとなっている。Healthy People 2010 objectives（Perry *et al*., 2002）にみあった食事を摂っているかを検討した研究によると，ファストフード，砂糖を含有した飲料やコレステロールの摂取は少ないという。菜食主義の思春期は葉酸と鉄を多く消費し，脂肪からのカロリー消費は30％も少ないようである。また1日当たりの野菜や果物消費は5サービング以上となっている（Perry *et al*., 2002）。菜食主義者は非菜食主義者に比べてやけ食い，ダイエットピルの服用，自己誘発嘔吐，下剤や利尿剤の使用などの摂食行動の乱れがよくみられる（Robinson–O'Brien *et al*., 2009）。したがって，菜食主義の食事を選択した理由を明らかにすることが重要である。それは，菜食主義の実践が背景にある食行動異常を隠すことがあるからである。適切な知識や指導が伴っていれば，成長過程にある思春期が摂る菜食主義の食事を，栄養所要を満たすように，また社会的・経済的あるいは生物学的な環境の複雑な変化に適合できるであろう。

身体活動とスポーツ医学

思春期については現在，1日当たり60分もしくはそれ以上の中等度あるいは重度の身体活動に従事することが勧められている（Physical Activity Guidelines Steering Committee, 2008）。残念ながら運動量低下はアメリカの思春期の間でよくみられ，多くは推奨された強度や時間を満たしていない。2008年から2009年にかけて行った調査によると，7日にわたって1日当たり最低60分の心拍数を上げ，息を荒くするような身体活動に携わっているものは9年生から12年生のわずか18％の生徒しかいなかった（Eaton *et al*., 2010）。心肺フィットネス，筋力，骨や精神的な健康の向上や脂肪組織と疾患のリスク因子の減少など規則的な身体活動によって利益があることはよく証明されている（Physical Activity Guidelines Steering Committee, 2008）。したがって，思春期の身体活動を増加させることは健康と元気を保つ核心である。

思春期に十分なエネルギー量を摂取することは，適切な成長・発達そして成熟を保証するために重要である。身体活動によって多くのエネルギーを消費するために，思春期のアスリートはより多くの栄養素を得る必要がある。思春期の成長スパートの開始と並行して増加するエネルギー必要量は多くの因子で決まる。すなわち，推測エネルギー必要量は，思春期の年齢・身長・体重や座業的（sedentary），中等度活動的（moderately active），活動的（active），高度活動的（highly active）に分類される身体活動量レベルを考慮した方程式に基づくものである（Institute of Medicine, 2002。表41. 2参照）。十分な量の炭水化物，脂肪とタンパク質は成長と発達の全体を支えるために重要である。思春期に認める，身体活動に特異的な解糖能は完全には発達していない（Eriksson *et al*., 1973；Eriksson and Saltin, 1974）。したがって，脂質が炭水化物と同じくらいにパフォーマンスと持久性を支えるために重要な役割を担っているであろう。競技系のアスリートの食事は鉄とカルシウムが不足しがちである。活発な活動を行っている間，鉄の吸収量が減少すると同時に汗・糞便中に失われる量が増加するため，鉄はより多く必要とされる。鉄欠乏症では持続力を低下させる貧血を発症する（Petrie *et al*., 2004）。

思春期のアスリートは汗からの喪失量にみあうだけの自発的水分摂取が不十分ならば，次第に脱水状態となる。脱水症は思春期がチームスポーツを行っている間に多く，1～3％の体重分を常に損失しているという（Broad *et al*., 1996；Casa *et al*., 2005；Decher *et al*., 2005）。運動中の体水分を正常な状態と比較すると，初期体重の2％の脱水によって心拍数が増加し（Allen *et al*., 1977），中心体温が高温を示す（Bar-Or *et al*., 1980）。これはこの程度の軽度脱水でもこの年齢群においては運動時の生理学的ストレスがかなり強いことを示す。脱水の影響，もしくは思春期のアスリートにおけるスポーツ特有のパフォーマンスにおいてさまざまな栄養製品のパフォーマンス増強効果を調べた研究はほとんどない。Doughertyらの研究（2006）によると，12～15歳のバスケットボールの上手な少年では2％の脱水によりパフォーマンスが低下した。加えて，6％の炭水化物を付加した電解質溶液により脱水とならなかった者は，水分のみを摂取して脱水にならなかった者と比較してシュートのパフォーマンスとコート上での跳躍能が向上した。この研究や他の研究（Walker *et al*., 2004）では，水分状態を良好に保とうとしても思春期は競技スポーツの場に到着した時にすでに1～2％の脱水になっていたというのは興味深いことである。過去の研究で明らかになったことは，水と比較して香りをつけただけの飲料でも暑さのなかで運動した時に生じる脱水を改善するということであるが，6％の炭水化物と18mmol/Lの塩化ナトリウムを加えて香りをつけた飲料は脱水を完全に防ぐという（Wilk and Bar-Or, 1996；Wilk *et al*., 1998）。したがって，思春期に飲水行動を促すためには，飲料に香りをつけ，電解質と単糖類を付加すべきであろう。そのような飲料こそ脱水となった若いアスリートに真の脱水を改善する飲料として用いられる。

将来の方向性

多くの食品，食品に関連した製品，広告や大衆文化は消費者として位置づけて思春期に焦点を当て続けている。彼らは食品の選択，食事の準備において非常に自由であり，複雑な家庭，学校や社会環境において，しばしば自分の食事を用意する責任を有する。学校給食と学校内で食べることができる軽食を規定した連邦政府の新しいガイドラインによって，より健康的な食物や飲み物の選択とポーションサイズが思春期の経験の一部となっていくであろう。思春期肥満の増加は一人ひとりの思春期，家族，臨床，そしてコミュニティレベルで栄養や健康を意識するという変化の必要性を示している。栄養摂取と思春期の健康に関する今後の方向性は，健康的な体重を保つために健康的な食べ物と運動の選択を支持することである。また思春期の女性が30代や40代で育てるであろう子供の健康と発達を支えるために適切な栄養状態があって初めて若年者が成人期に移行できることが強調されるべきである。

謝　辞：Maria R. Mascarenhas, Babette Zemel, Andrew M. Tershakovec は第8版における思春期の章に貢献してくださった。Joan I. Schall は第9版の思春期の章における内容更新に貢献された。

（伊藤善也訳）

推奨文献

American Academy of Pediatrics, Committee on Nutrition (2004) *Adolescent Nutrition*. AAP, Elk Grove Village, IL.

Institute of Medicine (2006) *Dietary Reference Intakes: The Essential Guide to Nutritional Requirements*. National Academy Press, Washington, DC.

Kleinman, R.E. (2009) Adolescent nutrition. In *Pediatric Nutrition Handbook*, 6th edn. American Academy of Pediatrics, Elk Grove Village, IL, pp. 175–182.

United States Department of Agriculture. (2005). *Dietary Guidelines for Americans*, Washington DC. http://www.cnpp.usda.gov/DGAs2005Guidelines.htm.

[文　献]

Abbassi, V., Bailey, D.A., McKay, H.A., *et al.* (1998) Growth and normal puberty. *Pediatrics* **102,** 507–511.

Aeberli, I., Henschen, I., Molinari, L., *et al.* (2010) Stabilization of the prevalence of childhood obesity in Switzerland. *Swiss Med Wkly* **140,** w13046.

Alaimo, K., McDowell, M.A., Briefel, R.R., *et al.* (1994) Dietary intake of vitamins, minerals, and fiber of persons aged 2 months and over in the United States: Third National Health and Nutrition Examination Survey, Phase 1, 1988–91. *Adv Data* 1–28.

Albertson, A.M., Tobelmann, R.C., and Marquart, L. (1997) Estimated dietary calcium intake and food sources for adolescent females: 1980–92. *J Adolesc Health* **20,** 20–26.

Allen, T.E., Smith, D.P., and Miller, D.K. (1977) Hemodynamic response to submaximal exercise after dehydration and rehydration in high school wrestlers. *Med Sci Sports* **9,** 159–163.

American Academy of Pediatrics (1992) National cholesterol education program: report of the expert panel on blood cholesterol levels in children and adolescents. *Pediatrics* **89,** 525–584.

American Academy of Pediatrics (1999) Folic acid for the prevention of neural tube defects. American Academy of Pediatrics. Committee on Genetics. *Pediatrics* **104,** 325–327.

American Academy of Pediatrics (2003) Identifying and treating eating disorders. *Pediatrics* **111,** 204–211.

American Academy of Pediatrics, Committee on Nutrition (2004) *Adolescent Nutrition*. AAP, Elk Grove Village, IL.

American Diabetes Association (2000) Type 2 diabetes in children and adolescents. *J Pediatr* **105,** 671–680.

American Society for Bariatric Surgery (2010) Updated position statement on sleeve gastrectomy as a bariatric procedure. *Surg Obes Relat Dis* **6,** 1–5.

Anderson, S.E. and Must, A. (2005) Interpreting the continued decline in the average age at menarche: results from two nationally representative surveys of US girls studied 10 years apart. *J Pediatr* **147,** 753–760.

Bar-Or, O., Dotan, R., Inbar, O., *et al.* (1980) Voluntary hypohydration in 10- to 12-year-old boys. *J Appl Physiol* **48,** 104–108.

Barker, D.J. (1995) The fetal and infant origins of disease. *Eur J Clin Invest* **25,** 457–463.

Barlow, S.E. (2007) Expert committee recommendations regarding the prevention, assessment, and treatment of child and adolescent overweight and obesity: summary report. *Pediatrics* **120**(Suppl 4)**,** S164–192.

Bialostosky, K., Wright, J.D., Kennedy-Stephenson, J., *et al.* (2002) Dietary intake of macronutrients, micronutrients, and other dietary constituents: United States 1988–94. *Vital Health Stat* **11,** 1–158.

Bluher, S., Meigen, C., Gausche, R., *et al.* (2009) Prevalence of childhood obesity is levelling off in Germany. *Horm Res* **72,** 338.

Broad, E.M., Burke, L.M., Cox, G.R., *et al.* (1996) Body weight changes and voluntary fluid intakes during training and competition sessions in team sports. *Int J Sport Nutr* **6,** 307–320.

Caballero, B. and Popkin, B.M. (2002) *The Nutrition Transition*. Academic Press, San Diego.

Campbell, R.K. (2009) Type 2 diabetes: where we are today: an overview of disease burden, current treatments, and treatment strategies. *J Am Pharm Assoc* **49**(Suppl 1), 3–9

Casa, D.J., Yeargin, S.W, Decher, N.R, *et al.* (2005) Incidence and degree of dehydration and attitudes regarding hydration in adolescents at summer football camp. *Med Sci Sports Exerc* **37,** S463.

Cavadini, C., Siega-Riz, A.M., and Popkin, B.M. (2000) US adolescent food intake trends from 1965 to 1996. *Arch Dis Child* **83,** 18–24.

Centers for Disease Control and Prevention (1992) Recommendations for the use of folic acid to reduce the number of cases of spina bifida and other neural tube defects. MMWR 41, RR-14. http://www.cdc.gov/mmwr/preview/mmwrhtml/00019479.htm. [Accessed 02/01/2011.]

Centers for Disease Control and Prevention (2002) Iron deficiency–United States, 1999–2000. *MMWR Morb Mortal Wkly Rep* **51,** 897–899.

Centers for Disease Control and Prevention (2005) *Trends in the Prevalence of Dietary Behaviors and Weight Control Practices 1991–2003*. http://www.cdc.gov/yrbss.

Craig, W.J. and Mangels, A.R. (2009) Position of the American Dietetic Association: vegetarian diets. *J Am Diet Assoc* **109,** 1266–1282.

Daniels, S.R. and Greer, F.R. (2008) Lipid screening and cardiovascular health in childhood. *Pediatrics* **122,** 198–208.

Davis, M.M., McGonagle, K., Schoeni, R.F., *et al.* (2008) Grandparental and parental obesity influences on childhood overweight: implications for primary care practice. *J Am Board Fam Med* **21,** 549–554.

De Benoist, B., McLean, E., Egli, I., *et al.* (eds) (2008) *Worldwide Prevalence of Anaemia 1993–2005.WHO Global Database on Anaemia*. World Health Organization, Geneva.

Decher, N.R., Casa, D.J., Yeargin, S.W., *et al.* (2005) Attitudes towards hydration and incidence of dehydration in youths at summer soccer camp. *Med Sci Sports Exerc* **37,** S463.

Docio, S., Riancho, J.A., Perez, A., *et al.* (1998) Seasonal deficiency of vitamin D in children: a potential target for osteoporosis-preventing strategies? *J Bone Miner Res* **13,** 544–548.

Dougherty, K.A., Baker, L.B., Chow, M., *et al.* (2006) Two percent dehydration impairs and six percent carbohydrate drink improves boys' basketball skills. *Med Sci Sports Exerc* **38,** 1650–1658.

Dwyer, J.T. (1996) *Adolescence*. ILSI Press, Washington, DC.

Eaton, D.K., Kann, L., Kinchen, S., *et al.* (2010) Youth risk behavior surveillance – United States, 2009. *MMWR Surveill Summ* **59,** 1–142.

Eriksson, B.O., Gollnick, P.D., and Saltin, B. (1973) Muscle metabolism and enzyme activities after training in boys 11–13 years old. *Acta Physiol Scand* **87,** 485–497.

Eriksson, O. and Saltin, B. (1974) Muscle metabolism during exercise in boys aged 11 to 16 years compared to adults. *Acta Paediatr Belg* **28**(Suppl)**,** 257–265.

Ervin, R.B., Wang, C.Y., Wright, J.D., *et al.* (2004a) Dietary intake of selected minerals for the United States population: 1999–2000. *Adv Data* 1–5.

Ervin, R.B., Wright, J.D., Wang, C.Y., *et al.* (2004b) Dietary intake of selected vitamins for the United States population: 1999–2000. *Adv Data* 1–4.

Felice, M.E., Feinstein, R.A., Fisher, M.M., *et al.* (1999) Adolescent pregnancy – current trends and issues: 1998 American Academy of Pediatrics Committee on Adolescence, 1998–1999. *Pediatrics* **103,** 516–520.

Gong, E.J. and Heald, F.P. (1999) Diet, nutrition and adolescence. In M.E. Shils, J.A. Olson, and M. Shike (eds), *Modern Nutrition in Health and Disease*. Lea & Febiger, Philadelphia, pp. 759–769.

Haas, J.D. and Brownlie, T.T. (2001) Iron deficiency and reduced work capacity: a critical review of the research to determine a causal relationship. *J Nutr* **131,** 676S–688S; Discussion 688S–690S.

Hediger, M.L., Scholl, T.O., and Schall, J.I. (1997) Implications of the Camden Study of adolescent pregnancy: interactions

among maternal growth, nutritional status, and body composition. *Ann NY Acad Sci* **817,** 281–291.
Hedley, A.A., Ogden, C.L., Johnson, C.L., *et al.* (2004) Prevalence of overweight and obesity among US children, adolescents, and adults, 1999–2002. *JAMA* **291,** 2847–2850.
Holick, M.F.(1997) *Photobiology of Vitamin D.* Academic Press, San Diego.
Hsu, L.K. (1996) Epidemiology of the eating disorders. *Psychiatr Clin North Am* **19,** 681–700.
Institute of Medicine (1990) *Nutrition during Pregnancy.* National Academy Press, Washington, DC.
Institute of Medicine (1997) *Dietary Reference Intakes for Calcium, Phosphorus, Magnesium, Vitamin D and Fluoride,* National Academy Press, Washington, DC.
Institute of Medicine (1998) *Dietary Reference Intakes for Thiamin, Riboflavin, Niacin, Vitamin B6, Folate, Vitamin B12, Pantothenic Acid, Biotin and Choline.* National Academy Press, Washington, DC.
Institute of Medicine (2001) *Dietary Reference Intakes for Vitamin A, Vitamin K, Boron, Chromium, Copper, Iodine, Iron, Manganese, Molybdenum, Nickel, Vanadium and Zinc.* National Academy Press, Washington, DC.
Institute of Medicine (2002) *Dietary Reference Intakes for Energy, Carbohydrate, Fiber, Fat, Fatty Acids, Cholesterol, Protein and Amino Acids.* National Academy Press, Washington, DC.
Institute of Medicine (2006) *Dietary Reference Intakes: The Essential Guide to Nutritional Requirements.* National Academy Press, Washington, DC.
Institute of Medicine (2010a) *Dietary Reference Intakes for Calcium and Vitamin D.* National Academy Press, Washington, DC. http://www.iom.edu/Reports/2010/Dietary-Reference-Intakes-for-Calcium-and-Vitamin-D.aspx. [Accessed: 01/01/2011.]
Institute of Medicine (2010b) *Weight Gain during Pregnancy: Reexamining the Guidelines.* National Academies of Sciences, Washington, DC.
Johnston, C.C., Jr, Miller, J.Z., Slemenda, C.W., *et al.* (1992) Calcium supplementation and increases in bone mineral density in children. *N Engl J Med,* **327,** 82–87.
Jolliffe, C.J. and Janssen, I. (2008). Age-specific lipid and lipoprotein thresholds for adolescents. *J Cardiovasc Nurs* **23,** 56–60.
Kleinman, R.E. (ed.) (2009) Nutrition in pregnancy. In *Pediatric Nutrition Handbook,* 6th Edn. American Academy of Pediatrics, Elk Grove Village, IL, pp. 249–274.
Krebs, N.F., Himes, J.H., Jacobson, D., *et al.* (2007) Assessment of child and adolescent overweight and obesity. *Pediatrics* **120**(Suppl 4), S193–228.
Krebs-Smith, S.M., Cook, A., Subar, A.F., *et al.* (1996) Fruit and vegetable intakes of children and adolescents in the United States. *Arch Pediatr Adolesc Med* **150,** 81–86.
Kreipe, R.E. and Dukarm, C.P. (1999) Eating disorders in adolescents and older children. *Pediatr Rev* **20,** 410–421.
Kuczmarski, R.J., Ogden, C.L., Grummer-Strawn, L.M., *et al.* (2000) CDC growth charts: United States. *Adv Data* 1–27.
Kuczmarski, R.J., Ogden, C.L., Guo, S.S., *et al.* (2002) 2000 CDC growth charts for the United States: methods and development. *Vital Health Stat* **11,** 1–190.
Kumanyika, S.K. (2008) Environmental influences on childhood obesity: ethnic and cultural influences in context. *Physiol Behav* **94,** 61–70.
Lampl, M., Johnson, M.L., Sun, S.S., *et al.* (1993) A case study of daily growth during adolescence: a single spurt or changes in the dynamics of saltatory growth? *Ann Hum Biol* **20,** 595–603.
Levin, S., Lowry, R., Brown, D.R., *et al.* (2003) Physical activity and body mass index among US adolescents: youth risk behavior survey, 1999. *Arch Pediatr Adolesc Med* **157,** 816–820.
Lucas, A.R., Beard, C.M., O'Fallon, W.M., *et al.* (1991) 50-year trends in the incidence of anorexia nervosa in Rochester, Minn.: a population-based study. *Am J Psychiatry* **148,** 917–922.
Ludwig, D.S., Peterson, K.E., and Gortmaker, S.L. (2001) Relation between consumption of sugar-sweetened drinks and childhood obesity: a prospective, observational analysis. *Lancet* **357,** 505–508.
Matkovic, V. (1991) Calcium metabolism and calcium requirements during skeletal modeling and consolidation of bone mass. *Am J Clin Nutr* **54,** 245S–260S.
Matkovic, V. (1992) Calcium and peak bone mass. *J Intern Med* **231,** 151–160.
Moore, C., Murphy, M.M., Keast, D.R., *et al.* (2004). Vitamin D intake in the United States. *J Am Diet Assoc* **104,** 980–983.
Morris, N.M. and Udry, J.R. (1980) Validation of a self-administered instrument to assess stage of adolescent development. *J Youth Adolesc* **9,** 271–280.
Munoz, K.A., Krebs-Smith, S.M., Ballard-Barbash, R., *et al.* (1997). Food intakes of US children and adolescents compared with recommendations. *Pediatrics* **100,** 323–329.
Nadeau, K. and Dabelea, D. (2008) Epidemiology of type 2 diabetes in children and adolescents. *Endocrinol Res* **33,** 35–58.
Nicklas, T.A., Myers, L., and Berenson, G.S. (1995) Dietary fiber intake of children: the Bogalusa Heart Study. *Pediatrics* **96,** 988–994.
Ogden, C.L. and Carroll, M. (2010) Prevalence of Obesity Among Children and Adolescents: United States, Trends 1963–1965 Through 2007–2008. National Center for Health Statistics, Centers for Disease Control. http://www.cdc.gov/nchs/data/hestat/obesity_child_07_08/obesity_child_07_08.htm.
Ogden, C.L., Carroll, M.D., and Flegal, K.M. (2008) High body mass index for age among US children and adolescents, 2003–2006. *JAMA* **299,** 2401–2405.
Perry, C.L., McGuire, M.T., Neumark-Sztainer, D., *et al.* (2002) Adolescent vegetarians: how well do their dietary patterns meet the Healthy People 2010 objectives? *Arch Pediatr Adolesc Med* **156,** 431–437.
Petrie, H.J., Stover, E.A., and Horswill, C.A. (2004) Nutritional concerns for the child and adolescent competitor. *Nutrition* **20,** 620–631.
Physical Activity Guidelines Steering Committee (2008) Physical activity guidelines for Americans. www.health.gov/paguidelines/default.aspx.
Ramakrishnan, U., Barnhart, H., Schroeder, D.G., *et al.* (1999) Early childhood nutrition, education and fertility milestones in Guatemala. *J Nutr* **129,** 2196–2202.
Rasmussen, K. (2001) Is there a causal relationship between iron deficiency or iron-deficiency anemia and weight at birth, length of gestation and perinatal mortality? *J Nutr* **131,** 590S–601S; Discussion, 601S–603S.
Remsberg, K.E., Demerath, E.W., Schubert, C.M., *et al.* (2005) Early menarche and the development of cardiovascular disease

risk factors in adolescent girls: the Fels Longitudinal Study. *J Clin Endocrinol Metab* **90,** 2718–2724.

Renna, F., Grafova, I.B., and Thakur, N. (2008) The effect of friends on adolescent body weight. *Econ Hum Biol* **6,** 377–387.

Robinson-O'Brien, R., Perry, C.L., Wall, M.M., *et al.* (2009) Adolescent and young adult vegetarianism: better dietary intake and weight outcomes but increased risk of disordered eating behaviors. *J Am Diet Assoc* **109,** 648–655.

Rome, E.S., Ammerman, S., Rosen, D.S., *et al.* (2003) Children and adolescents with eating disorders: the state of the art. *Pediatrics* **111,** e98–108.

Rovner, A.J. and O'Brien, K.O. (2008) Hypovitaminosis D among healthy children in the United States: a review of the current evidence. *Arch Pediatr Adolesc Med* **162,** 513–519.

Salanave, B., Peneau, S., Rolland-Cachera, M.F., *et al.* (2009) Stabilization of overweight prevalence in French children between 2000 and 2007. *Int J Pediatr Obes* **4,** 66–72.

Scholl, T.O. (2008) Biological determinants of gestational weight gain. Presentation at the Workshop on Implications of Weight Gain for Pregnancy Outcomes: Issues and Evidence, March 10, 2008, Washington, DC. http://www.iom.edu/Activities/Women/PregWeightGain/2008-MAR-10.aspx. Accessed September 30, 2011.

Scholl, T.O. and Hediger, M.L. (1993) A review of the epidemiology of nutrition and adolescent pregnancy: maternal growth during pregnancy and its effect on the fetus. *J Am Coll Nutr* **12,** 101–107.

Scholl, T.O., Hediger, M.L., and Schall, J.I. (1997) Maternal growth and fetal growth: pregnancy course and outcome in the Camden Study. *Ann NY Acad Sci* **817,** 292–301.

Skelton, J.A., Cook, S.R., Auinger, P., *et al.* (2009) Prevalence and trends of severe obesity among US children and adolescents. *Acad Pediatr* **9,** 322–329.

Skiba, A., Loghmani, E., and Orr, D.P. (1997) Nutritional screening and guidance for adolescents. *Adol Health Update* **9,** 1–8.

Spear, B.A., Barlow, S.E., Ervin, C., *et al.* (2007) Recommendations for treatment of child and adolescent overweight and obesity. *Pediatrics* **120**(Suppl 4), S254–288.

Stamatakis, E., Zaninotto, P., Falaschetti, E., *et al.* (2010) Time trends in childhood and adolescent obesity in England from 1995 to 2007 and projections of prevalence to 2015. *J Epidemiol Community Health* **64,** 167–174.

Story, M. and Alton, I. (1996) Adolescent nutrition: current trends and critical issues. *Top Clin Nutr* **11,** 56–69.

Strong, J.P. (1986) Landmark perspective: coronary atherosclerosis in soldiers. A clue to the natural history of atherosclerosis in the young. *JAMA* **256,** 2863–2866.

Sun, S.S., Schubert, C.M., Chumlea, W.C., *et al.* (2002) National estimates of the timing of sexual maturation and racial differences among US children. *Pediatrics* **110,** 911–919.

Tanner, J.M. (1962) *Growth at Adolescence*, 2nd Edn. Blackwell, Oxford, pp. 28–39.

Tanner, J.M. and Davies, P.S. (1985) Clinical longitudinal standards for height and weight velocity for North American children. *J Pediatr* **107,** 317–329.

Theintz, G., Buchs, B., Rizzoli, R., *et al.* (1992) Longitudinal monitoring of bone mass accumulation in healthy adolescents: evidence for a marked reduction after 16 years of age at the levels of lumbar spine and femoral neck in female subjects. *J Clin Endocrinol Metab* **75,** 1060–1065.

United States Department of Agriculture (2005) *Dietary Guidelines for Americans*, Washington DC. http://www.cnpp.usda.gov/DGAs2005Guidelines.htm.

Videon, T.M. and Manning, C.K. (2003) Influences on adolescent eating patterns: the importance of family meals. *J Adolesc Health* **32,** 365–373.

Walker, S.M., Casa, D.J., Levreault, M.L., *et al.* (2004) Children participating in summer soccer camps are chronically dehydrated. *Med Sci Sports Exerc* **36,** S180–181.

Wang, F., Wild, T.C., Kipp, W., *et al.* (2009) The influence of childhood obesity on the development of self-esteem. *Health Reports/Statistics Canada, Canadian Centre for Health Information – Rapports sur la santé. Statistique Canada, Centre canadien d'information sur la santé*, vol. 20, no. 2, pp. 21–27.

Weaver, C.M., Peacock, M., and Johnston, C.C., Jr (1999) Adolescent nutrition in the prevention of postmenopausal osteoporosis. *J Clin Endocrinol Metab* **84,** 1839–1843.

Whitaker, R.C., Wright, J.A., Pepe, M.S., *et al.* (1997) Predicting obesity in young adulthood from childhood and parental obesity. *N Engl J Med* **337,** 869–873.

Wilk, B. and Bar-Or, O. (1996) Effect of drink flavor and NaCl on voluntary drinking and hydration in boys exercising in the heat. *J Appl Physiol* **80,** 1112–1117.

Wilk, B., Kriemler, S., Keller, H., *et al.* (1998) Consistency in preventing voluntary dehydration in boys who drink a flavored carbohydrate–NaCl beverage during exercise in the heat. *Int J Sport Nutr* **8,** 1–9.

Williams, C.L., Bollella, M., and Wynder, E.L. (1995) A new recommendation for dietary fiber in childhood. *Pediatrics* **96,** 985–988.

Woo, T. (2009) Pharmacotherapy and surgery treatment for the severely obese adolescent. *J Pediatr Health Care* **23,** 206–212; Quiz, 213–215.

Zeitler, P.S., Travers, S., Kappy, M.D., *et al.* (1999) Advances in the recognition and treatment of endocrine complications in children with chronic illness. *Adv Padiatr* **46,** 101–149.

Zemel, B.S. and Jenkins, C. (1989) Dietary change and adolescent growth among the Bundi (Gende-speaking) people of Papua New Guinea. *Am J Human Biol* **1,** 709–718.

Zemel, B. S., Kawchak, D.A., Cnaan, A., *et al.* (1996) Prospective evaluation of resting energy expenditure, nutritional status, pulmonary function, and genotype in children with cystic fibrosis. *Pediatr Res* **40,** 578–586.

42

栄養と加齢

Marion Secher, Partick Ritz, and Bruno Vellas

要　約

本章の前半では，栄養状態に及ぼす加齢の影響について述べる。高齢者の栄養状態の評価の特異性を議論した後，異常な栄養状態を表す4つの病態，すなわち低栄養，肥満，サルコペニアおよび体水分調節障害を取り上げる。

本章の後半では，栄養不足が高齢者に及ぼす影響について述べる。その例として3つの状態，すなわち虚弱，骨粗鬆症，認知機能低下とアルツハイマー病を取り上げる。

はじめに

高齢者人口の平均年齢と総人口に占める割合は年々上昇している。全世界では，60歳以上の人口は2000年に6億人と推計されたが，その数は2025年には12億人，2050年には20億人まで増加すると予測されている（WHO, 2009）。

加齢に伴う多くの生理的変化は，ヘルシーな食事を摂ったり体をよく動かしたりすることで，ある程度遅らせることが可能である。また，高齢者によくみられる慢性疾患の多くは，健康的な生活習慣によって予防または改善することが可能である。それによって，高齢期を通じて身体的・社会的および精神的に良好な状態が保たれ，社会への参加も可能となるサクセスフルエイジングを，高齢者は手に入れることができる。

近年，高齢者が身体的のみならず精神的・社会的側面においても健全な機能を保つための方法を見いだそうと，多くの研究がなされてきた。本章では，今日行われている老化研究のいくつかの領域を検討し，将来性のある有望な研究領域について述べる。

栄養状態に及ぼす加齢の影響

高齢者の栄養状態の評価

高齢患者におけるハイリスクな状態を診断し治療するために，数多くの老年医学的評価法が開発されてきた。老年医学的評価法の主な構成要素は，以下のとおりである。

- 日常生活動作能力（Activities of Daily Living：ADL）（Katz, 1983）や手段的自立（Instrumental Activities of Daily Living：IADL）（Lawton and Brody, 1969）を用いた生活機能
- 簡易認知機能検査（Mini-Mental State Examination：MMSE）（Folstein *et al*., 1975）を用いた認知機能
- 高齢者用抑うつ尺度（Geriatric Depression Scale：GDS）（Yesavage *et al*., 1982）を用いた心理的健康
- Tinettiのバランスおよび歩行評価（Tinetti, 1986）を用いた身体機能
- 栄養評価

高齢者の栄養状態は，身体計測，食事摂取量や生物学的指標などいくつかの方法を組み合わせて評価することが最も望ましい。簡易栄養状態評価票（Mini Nutritional Assessment；MNA®）のような栄養スクリーニングおよびアセスメントツールでもいくつかの測定が組み合わされており，これらも有用である。この栄養評価は，臨床現場（高齢者病院，ナーシングホーム，地域在住）に応じて適切なタイミングで繰り返し実施される必要がある（Bauer *et al*., 2010）。

低栄養の診断に至る最も重要な単一の臨床所見は，体重変化，特に意図的ではない体重減少である。体重減少は患者のふだんの体重または過去の値に対する割合で示される。可能な場合，体重測定は下着または軽装の状態で調整済みの体重計に乗って行う。体重測定は工夫が必要な場合があり，虚弱な高齢者や障害のある高齢者では特にそうである。立位が困難な場合には椅子型あるいはリフト式体重計を使用すべきである。体重を評価する場

合，浮腫や腹水があるような状態では過大評価する可能性があることに注意が必要である。

体格指数（body mass index：BMI）〔体重（kg）/身長（m^2）〕を算出するには，患者の身長を測定する必要がある。要介護者や脊柱後彎のある患者では，Chumleaの式（Chumlea *et al*., 1985）を用いて膝高から身長を推計する方法がある。その場合，患者は膝と足首を90度折り曲げられなければならない。次に，膝高計測器を用いて足底から膝蓋骨上端までの長さを計測する。そして，膝高を数式に代入し身長を算出する。身長の推計には，胸骨切痕から手指の付け根までの長さ（デミスパンと呼ばれる）を使うこともできる。測定値を標準式に代入し，身長を算出する。BMIに代わるもうひとつの指標として，デミスパンから直接算出されるデミスパンインデックスがある（Lehmann *et al*., 1991）。しかし，BMIは体組成（脂肪や筋肉量）を反映せず，また体重と同様に浮腫や腹水のような交絡因子があるときには信頼できなくなる。

皮脂厚は体脂肪量を反映する指標として用いられるが（Frisancho and Flegel, 1982），その測定は臨床現場では容易ではなく，また脂肪分布が年齢によって異なるため（Hughes *et al*., 2004），体脂肪量の変化の評価に用いることができない。しかし，比較的短期間にわたる継続的な測定に用いることは可能であろう。筋肉量を反映する指標，例えば下腿中央部や上腕中央部の周径を用いることは，高齢者の機能的健康に筋肉量が重要な意義を持つことから，より適切である（Portero–McLellan *et al*., 2010）。

栄養不良のリスクを持つ高齢者を見いだすためのスクリーニングツールがこれまでいくつか開発されてきた（Bauer *et al*., 2010）。Simplified Nutrition Assessment Questionnaire（SNAQ）は4項目から成るスクリーニング検査であり，10％の体重減少のリスクを持つ高齢者を特定するうえでの感度は88.2％，特異度は83.5％である（Wilson *et al*., 2005）。より最近になって開発されたMini Nutritional Assessment（MNA®）は，高齢者向けの最も広く使われている妥当性のある栄養アセスメントツールであり，どのような現場でも使用することができ，明確な判定基準を有している（Guigoz, 2006）。MNA®は，専門スタッフを必要とせずに低栄養のリスクを評価することを目的としており，必要な場合は早期の栄養介入に結びつけることができる。MNA®は簡易な測定と質問とから成り，15分以内で実施できる。身体計測，総合評価，食事評価，自己評価の4つの評価パラメータに関連した18項目の自己申告による設問で構成されており，2段階に分けて実施する（図42.1参照）。MNA–SF®（短縮版）は最初の6項目から成るスクリーニングツールで，過去3か月間の食事量の減少（食欲の減退，摂食量の減少，消化器系の問題，咀嚼・嚥下困難），過去3か月間の体重減少，現在の移動能力障害，過去3か月間の急性疾患や精神的ストレス，神経・精神的問題（認知症またはうつ），BMIの低下を含んでいる。MNA®のこの部分の最高点は14点である。12点以上であると栄養状態に問題はなく，MNA®のフルバージョンに進む必要はない。この段階では，栄養アドバイスを与え，体重を定期的（通常は毎月）に追跡し，一定の間隔で（3～6か月ごと）MNA–SF®を実施することが重要である（Secher *et al*., 2007）。11点以下の場合はMNA®を最後まで続行する（図42.2参照）。MNA®のフルバージョンでは，居住状況，服薬状況，褥瘡の有無，1日の食事回数，特定の食品や飲料の摂取量および摂取頻度，食事介助の有無を評価する。次に，患者は栄養状態および健康状態について回答し，熟練した測定者が上腕中央部と下腿中央部の周径を測定しなければならない。MNA®の第二段階のスコアの最高得点は16点である。これらの2つのステップのスコアを合算すると，低栄養の指標となるスコアが得られる（最大は30点）。23.5点以上の場合は，栄養状態が良好であると判断する。特別なフォローアップは必要でない。ただし，通常の受診時に定期的に体重を測定したり，定期的な間隔でMNA®を実施したり，バランスの取れた食事の基本的規則（例えば，果物，野菜，でんぷん質の食品，乳製品，肉，魚，シーフーズ，卵を摂ることを推奨する一方，脂質や甘い食べ物は推奨量を超えないよう注意する）や，定期的な身体活動さらには水分の確保に関する一般的な栄養指導を行う。17点から23.5点の場合は，低栄養のリスクありと判断する。MNA®を実施することで判明した障害（減点につながった項目）に基づいて，特別な栄養介入プログラムを実施すべきである。エネルギー，タンパク質，微量栄養素の総摂取量を増やす高濃度フォーミュラを使用することは，栄養状態の改善に向けた共通した戦略である。さきほど議論したような栄養指導は常に行われるべきである。17点以下の場合は，タンパク質・エネルギー低栄養である。この段階では総合的な栄養アセスメント（生物的指標や身体計測指標，食品摂取量）を実施し，低栄養の重症度を明らかにすることが重要である。あらかじめ具体的かつ妥当な目標を設定し，栄養介入を開始するべきである。総エネルギー摂取量の改善や経口サプリメントの処方によって，できる限り長く経口摂取を維持することが必要である。

食事摂取量を調べる方法は，エネルギーや栄養素の摂取量を求めることができるので，低栄養のリスクのある高齢者を特定することができる。臨床現場で食事摂取量を調べる簡単な方法はない。データの質は，患者，データ収集のタイミング，用いたツールに依存する。食品成分表は，食事摂取量に関して収集した情報をエネルギーや栄養素の摂取量に変換するのに必要となる。最も正確なツールのひとつは，数日間にわたって摂取した食事内容を日誌に記録していくというものである。しかしながら，この方法は実行するのが面倒である。もうひとつの

Nestlē Nutrition Institute

簡易栄養状態評価表
MNA®

氏名：　　　　性別：

年齢：　　体重：　　kg　身長：　　cm　調査日：

スクリーニング欄の□に適切な数値を記入し，それらを加算する。11ポイント以下の場合，次のアセスメントに進み，総合評価値を算出する。

スクリーニング

A　過去3ヶ月間で食欲不振，消化器系の問題，そしゃく・嚥下困難などで食事量が減少しましたか？
0＝著しい食事量の減少
1＝中等度の食事量の減少
2＝食事量の減少なし　□

B　過去3ヶ月間で体重の減少がありましたか？
0＝ 3kg以上の減少
1＝わからない
2＝ 1～3kg の減少
3＝体重減少なし　□

C　自力で歩けますか？
0＝寝たきりまたは車椅子を常時使用
1＝ベッドや車椅子を離れられるが，歩いて外出はできない
2＝自由に歩いて外出できる　□

D　過去3ヶ月間で精神的ストレスや急性疾患を経験しましたか？
0＝はい　2＝いいえ　□

E　神経・精神的問題の有無
0＝強度認知症またはうつ状態
1＝中程度の認知症
2＝精神的問題なし　□

F　BMI（kg/m²）：体重(kg)÷身長(m²)
0＝BMIが19未満
1＝BMIが19以上，21未満
2＝BMIが21以上，23未満
3＝BMIが23以上　□

スクリーニング値：小計（最大：14ポイント）　□□
12-14ポイント　：栄養状態良好
8-11ポイント　：低栄養のおそれあり（At Risk）
0-7ポイント　：低栄養
「より詳細なアセスメントをご希望の方は，引き続き質問G～Rにおすすみください。」

アセスメント

G　生活は自立していますか（施設入所や入院をしていない）
1＝はい　0＝いいえ　□

H　1日に4種類以上の処方薬を飲んでいる
0＝はい　1＝いいえ　□

I　身体のどこかに押して痛いところ，または皮膚潰瘍がある
0＝はい　1＝いいえ　□

Ref.　Vellas B, Villars H, Abellan G, *et al. Overview of MNA® - Its History and Challenges.* J Nut Health Aging 2006; 10: 456-465.
Rubenstein LZ, Harker JO, Salva A, Guigoz Y, Vellas B. Screening for Undernutrition in Geriatric Practice:*Developing the Short-Form Mini Nutritional Assessment*（*MNA-SF*）. J. Geront 2001; 56A: M366-377.
Guigoz Y. The Mini-Nutritional Assessment（MNA®）*Review of the Literature - What does it tell us?* J Nutr Health Aging 2006; 10: 466-487.
® Société des Produits Nestlé, S.A., Vevey, Switzerland, Trademark Owners
© Nestlé, 1994, Revision 2006. N67200 12/99 10M
さらに詳しい情報をお知りになりたい方は，
www.mna-elderly.com　にアクセスしてください。

J　1日に何回食事を摂っていますか？
0＝ 1回
1＝ 2回
2＝ 3回　□

K　どんなたんぱく質を，どのくらい摂っていますか？
・乳製品（牛乳，チーズ，ヨーグルト）を毎日1品以上摂取　はい□　いいえ□
・豆類または卵を毎週2品以上摂取　はい□　いいえ□
・肉類または魚を毎日摂取　はい□　いいえ□
0.0＝はい，0～1つ
0.5＝はい，2つ
1.0＝はい，3つ　□.□

L　果物または野菜を毎日2品以上摂っていますか？
0＝いいえ
1＝はい　□

M　水分（水，ジュース，コーヒー，茶，牛乳など）を1日どのくらい摂っていますか？
0.0＝コップ3杯未満
0.5＝ 3杯以上5杯未満
1.0＝ 5杯以上　□.□

N　食事の状況
0＝介護なしでは食事不可能
1＝多少困難ではあるが自力で食事可能
2＝問題なく自力で食事可能　□

O　栄養状態の自己評価
0＝自分は低栄養だと思う
1＝わからない
2＝問題ないと思う　□

P　同年齢の人と比べて，自分の健康状態をどう思いますか？
0.0＝良くない
0.5＝わからない
1.0＝ 同じ
2.0＝ 良い　□.□

Q　上腕（利き腕ではない方）の中央の周囲長（cm）：MAC
0.0＝21cm未満
0.5＝21cm以上，22cm未満
1.0＝22cm以上　□.□

R　ふくらはぎの周囲長（cm）：CC
0＝31cm未満
1＝31cm以上　□

評価値：小計（最大：16ポイント）　□□.□
スクリーニング値：小計（最大：14ポイント）　□□.□
総合評価値（最大：30ポイント）　□□.□

低栄養状態指標スコア

24～30ポイント	□	栄養状態良好
17～23.5ポイント	□	低栄養のおそれあり（At Risk）
17ポイント未満	□	低栄養

図42.1　MNA®のフルバージョン

ネスレニュートリションの許諾を得て複製。オンライン（http://www.mna-elderly.com/.）で入手可能。

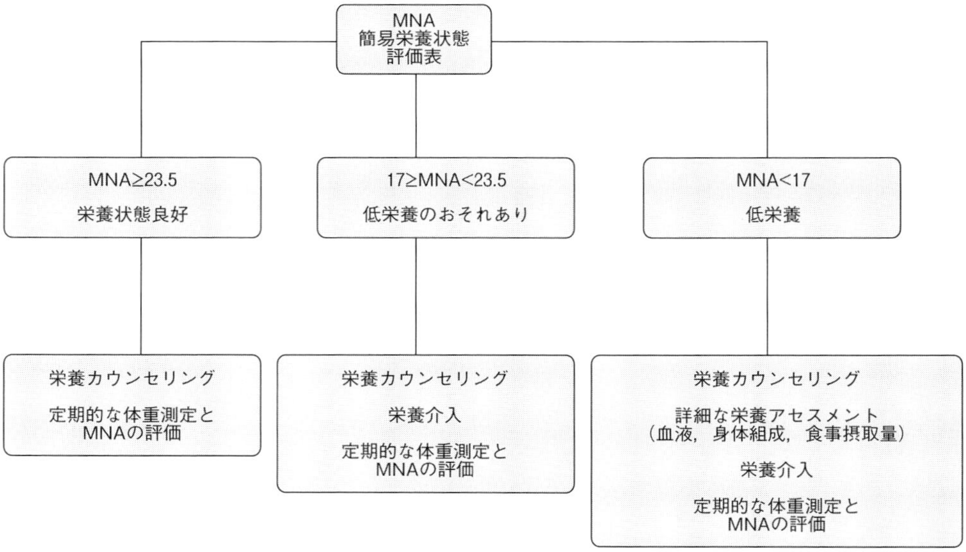

図42. 2　低栄養の診断ツールおよび栄養介入のガイドとしてのMNA®
Secher ら（2007）より改変。

方法は24時間思い出し法である。これはより速い簡単な方法で，過去24時間に摂取した食事内容をすべて列挙する方法であるが，患者側の記憶力に依存するため高齢者にとっては困難な場合がある。

最後に，各種の血清タンパク質，例えばアルブミンやトランスサイレチン(プレアルブミン)は，栄養状態の指標とみなされている。これらは低栄養に対して特異的なものではない。なぜなら，それら血中濃度は，さまざまな急性炎症および慢性炎症によって影響を受けるからである(Baron *et al*., 2010)。トランスサイレチンは半減期が短く最近の食事摂取状況をより強く反映することから，アルブミンよりも好まれている（Shenkin, 2006）。

低　栄　養

低栄養は動的な現象であり，栄養摂取量が所要量を満たすには不十分な場合に始まる。多くの場合，低栄養はエネルギーとタンパク質について言及されるが，他の栄養素（例えば，長鎖多価不飽和脂肪酸のような特定の脂質，ビタミンや微量栄養素）についても同じことがいえる。

いくつかの研究では，加齢に伴い低栄養状態の出現率が増加することが示されている（Bauer and Volkert, 2007）。しかしながら，高齢者における低栄養の出現率は，診断に用いる指標や調査状況によってさまざまであり，地域在住高齢者では５～10％であるが，介護施設入所者や入院患者では30～60％まで増加する(Vellas *et al*., 2001)。

現在のところ，広く受け入れられている低栄養の定義は存在しない。しかし，最近フランスでは，６か月以内での５％以上の体重減少，BMI が21kg/m^{2}以下，MNA スコアが17点未満，アルブミン濃度が35g/L 未満（炎症がない状態）のどれかに該当する場合に低栄養と診断することが提案されている（Haute Autorité de Santé, 2007)。また，１か月間で10％以上または半年以内で15％以上の体重減少がある場合，またはアルブミン濃度が30g/L 以下である場合は，重度な低栄養とみなしている。重度な低栄養を区別することは重要である。なぜなら，重度な低栄養では罹患率や死亡率がかなり増大し，迅速な栄養管理が必要となるからである。

アメリカ静脈経腸栄養学会では，厳選された栄養スクリーニングおよびアセスメント手法のパラメータをまとめている（Mueller *et al*., 2011)。

多くの研究により，低栄養は死亡率（Milne *et al*., 2009)，特に神経変性疾患（Vellas *et al*., 2005）や慢性疾患（Norman *et al*., 2008）の死亡率の増大と関連していることが明らかにされてきた。一見健康にみえる人でさえ，４％以上の体重減少は死亡のリスクを2.7倍高める（Wallace *et al*., 1995)。また，低栄養は罹患率の増加と関連する。例えば，免疫能の低下（Chandra, 2002)，感染症リスクの増大（Paillaud *et al*., 2005)，外科的処置後の回復の遅れや褥瘡リスクの増大（Dambach *et al*., 2005)，認知機能低下リスクの増加（本章で後述する）などである。高齢者の低栄養による経済的影響もまた大きい。特に，病院では入院期間が延長し，関連疾病とその治療も必要となる（Elia *et al*., 2005)。高齢者および異化状態ではなおさら，体重減少は体脂肪量よりも除脂肪量（主に筋肉）や水分貯蓄により大きな影響を及ぼす（Schneider *et al*., 2002）。除脂肪量と水分貯蓄は自然老化によっても影響を受けるため，この点は特に懸念される（本章の「サルコペニア」の項および「体水分調節障害」の項参照）。

加齢とともに生理的な食欲不振が生じるが（Hays and Roberts, 2006），この食欲不振は負のアウトカムの独立した予測因子である（Cornali *et al*., 2005）。食事摂取量は加齢とともに徐々に減少し，20～80歳の間に男性では約1,200kcal/日，女性では800kcal/日減少する（Bales and Ritchie, 2002）。食欲の減少は多様な生理的変化による影響を受けている。高齢期の前半に生じる食事摂取量の減少の多くは，身体活動や除脂肪量の減少によるエネルギー必要量の低下に対する適切な反応である（Blanc *et al*., 2004）。さらに，一定期間減食を続けた後では，高齢者は若齢者と同じ程度効率的に通常の摂取量に戻せず，減少した体重を取り戻すことができない（Irvine *et al*., 2004）。加齢に関連するその他の生理的変化が食欲不振を促進する。すなわち，味覚や嗅覚の変化は食欲を減少させる。満腹感は加齢に伴い早く出現する。これは消化管の変化（胃内容の排出遅延や胃拡張の変化）や消化管ホルモンによるものである。さらにサイトカイン活性が上昇することである（Ahmed and Haboubi, 2010）。

いくつかの非生理的原因によっても不十分な栄養摂取が起こりうる。これらには，食料を買うことの経済的困難性や孤立といった社会問題が含まれる。いくつかの研究では，他者の存在により高齢者の食事摂取量が増加することが明らかにされている（Locher *et al*., 2005）。他の要因としては，悪性腫瘍などの医学的要因やうつなどの精神的要因が含まれる（Wilson *et al*., 1998）。歯の状況は摂食能力を障害し（Ritchie *et al*., 2000），脳梗塞による麻痺や重度の関節炎のようなハンディキャップは食事を準備する能力を制限したり，他者による食事介助の必要性につながり，多剤服用や服薬の副作用は食欲調節に影響を与える可能性がある。

肥　満

肥満の出現率は超高齢期では低下するが，高齢者全体ではよくみられる問題である。加齢に伴い体脂肪量は増加し，除脂肪量は減少する（Kyle *et al*., 2001）。体脂肪量が増加する理由として，身体活動量やエネルギー消費量の減少，成長ホルモンや性ホルモンの分泌低下，除脂肪量の減少に伴う安静時代謝量の低下があげられる。さらに，加齢とともに体脂肪の分布が変わる。すなわち，体の中心部（肝内や腹腔内）に脂肪が増え，それがインスリン抵抗性やインスリン非依存型糖尿病につながっていく（Ahmed and Haboubi, 2010）。過体重や肥満の高齢者は，加齢に伴う筋肉量の減少による影響も加わる（サルコペニア肥満）。筋肉量の減少は，身体機能の主な決定要因である（本章の「サルコペニア」の項参照）。

全体としてみれば，過体重や肥満は，それらが危険因子となる疾病（高血圧，脂質異常，糖尿病，冠動脈疾患，脳卒中，骨関節炎，睡眠時無呼吸，いくつかの癌）の罹患率のみならず，総死亡率の増加と関連している。いくつかの研究では，過体重や肥満と死亡率との関連性は加齢とともに弱まることが示唆されている（Flegal *et al*., 2007；Kulminski *et al*., 2008）。しかし，高齢期の過体重が死亡率の増加に関連することを示唆する研究は数少ない（Sui *et al*., 2007；Wannamethee *et al*., 2007）。

肥満による死亡リスクは加齢とともに小さくなるかもしれないが，肥満の高齢者が減量することで代謝や身体機能によい影響がもたらされる可能性はある。減量は多くの高齢者の身体機能や生活の質（quality of life；QOL）を向上させる（Villareal *et al*., 2011）。しかし，過体重の高齢者においては，減量すると筋肉量や骨密度が減少するといった負のアウトカムが起こる（Villareal *et al*., 2006a, b）。高齢者において減量を達成したり維持する方法は，若齢者と同様である（Han *et al*., 2011）。減量は，適切なカルシウムとビタミンDの補充を伴う中等度のカロリー制限および定期的な運動プログラムを用いて行うよう促すべきである（本章の「サルコペニア」の項および「骨粗鬆症」の項を参照）。

サルコペニア

サルコペニアは，加齢に伴って生じる筋肉量および筋力の低下と定義されてきた（Morley *et al*., 2001）。

サルコペニアは，複雑かつ多様な要因が関与するプロセスを経て生じる。そのプロセスは，随意的および不随意的な要因の組合わせによって促進される。これらには，生涯にわたる老化プロセス，高齢期の不十分な食事，座位中心の生活，慢性疾患，ある種の服薬治療が含まれる（Rolland *et al*., 2008）。

加齢により内因性の筋機能低下が起こる。これには，II型筋線維（解糖系筋線維で，激しい一過性の運動時に主に使われる）の絶対的および相対的な減少，筋肉内での脂肪浸潤や筋硬化，筋タンパク質合成（筋線維やミトコンドリアのタンパク質）の低下，食後のアミノ酸利用効率の低下が複合してかかわっている（Doherty, 2003）。

加齢とともに炎症性サイトカイン，特にインターロイキン（IL-1とIL-6）が漸増的・慢性的に増加してくる。これが異化の亢進状態につながる（Roubenoff *et al*., 1998）。しかし，これまでのところ，前向き研究においてサイトカインがサルコペニアを予測するとした仮説を支持するエビデンスはほとんどない（Schaap *et al*., 2006）。

加齢に伴うテストステロンやエストロゲン合成の低下は，筋肉の同化能力の低下をもたらし，サルコペニアの進行を加速するように思われる。若齢者にテストステロンを投与すると筋肉量が増加し，それと同時に筋力の向上も認められる。この効果は運動によってより強化される。疾患のない高齢者においては，そうした効果ははっきりしていない。ホルモン療法はわずかに血中テストステロン濃度や筋肉量を増加させるが，筋力への効果は弱いとされている（Emmelot-Vonk *et al*., 2008）。さらに，高齢者における性ステロイド療法は，前立腺癌や心血管系イベントのリスクがあるため利用が制限される。

インスリンも筋肉のタンパク質代謝に対する同化作用を有しており，サルコペニアの発症に役割を果たしていると思われる。加齢とともに増加した脂肪量は，インスリン抵抗性を促進する。これはインスリンの同化作用の低下を表しており，その結果，サルコペニアが起こりやすくなる（Roubenoff, 2003）。

サルコペニアは，移動力障害，転倒や骨折，ADL遂行能力の低下，身体的障害，自立生活の喪失，QOLの低下，死亡リスクの増大といった負の健康アウトカムの危険因子である（Delmonico *et al*., 2007；Rolland *et al*., 2008）。Janssenらの研究（2004）によると，アメリカにおけるサルコペニアに起因する直接的な医療費は，2000年では185億ドルと推定され，その額は2000年の総医療費の約1.5％を占めた。アメリカの場合，サルコペニアの出現率が10％減少すると11億ドル（2000年のレートに換算）の医療費が節約できることになる（Janssen *et al*., 2004）。

サルコペニアの出現率は，その診断に用いる定義によって大きく異なる。例えば60～70歳の高齢者における出現率は5～13％の範囲にあるが，80歳以上高齢者では11～50％と大きく変動する（Morley, 2008）。高齢者のサルコペニアに関するヨーロッパワーキンググループ（the European Working Group on Sarcopenia in Older People：EWGSOP）から最近報告書が出されたが（Cruz-Jentoft *et al*., 2010），それによるとサルコペニアの診断には筋肉量（低い）と筋機能（筋力またはパフォーマンス）（低い）の両者を組み合わせて用いることが推奨されている。断層撮影法や磁気共鳴画像法は研究においては筋肉量を推定する方法のゴールドスタンダードと考えられている。しかし，コストが高くアクセスが限定的であることから，日常的な臨床現場でこれらの方法を用いることには限界がある。二重エネルギーX線吸収測定法（dual energy X-ray absorptiometry：DEXA）は，研究でも臨床でも用いることができる魅力的な代替法であり，体脂肪，骨ミネラルおよび除脂肪量が区別できる。広く用いられている握力を含め，筋力を測定するための妥当性の確立された手法はほとんどない。身体的パフォーマンスを評価するために，簡易身体能力バッテリー（short physical performance battery：SPPB），通常歩行速度，6分間歩行テスト，階段昇降テストなどが利用されている。EWGSOPの報告では，最も簡便で信頼性の高い方法とみなされている歩行速度の測定に基づいて，サルコペニアを有する対象者を特定するアルゴリズムが提案されている。サルコペニアのリスクのある患者を特定するカットオフ値は0.8m/秒以下としている（Abellan Van Kan *et al*., 2009）。

サルコペニアは，特に身体活動と栄養に基づいたものであれば介入が有効であろう。タンパク質の摂取が不十分であればサルコペニアが進行する。高齢者はタンパク質・エネルギー低栄養を代表とする多種多様な病態をしばしば起こすため，1g/kg/日のタンパク質摂取推奨量では不十分であると指摘する研究がいくつかある（Wolfe *et al*., 2008）。ある3年間の縦断研究では，タンパク質摂取量が最も高い五分位（1.2g/kg/日±0.4）であった対象者は最も低い五分位（0.8g/kg/日±0.3）にあった対象者に比べて，除脂肪量の損失が40％少なかったことが示されている（Houston *et al*., 2008）。低栄養または低栄養のリスクありと判定された患者に対しては，タンパク質の摂取を増やすことによりサルコペニアの進行が抑制できそうであることが，いくつかの研究で示されている（Morais *et al*., 2006）。しかし，健常な高齢者を対象としたランダム化比較試験（randomized controlled trials：RCTs）では，タンパク質を補充することの有効性は示されていない（Roth *et al*., 2000）。タンパク質同化の調節において大きな役割を果たしている特定の必須アミノ酸（ロイシン）を補充するような新たなアプローチが研究されている（Fujita and Volpi, 2006）。サルコペニアの発生にビタミンDが一定の役割を持つことを示唆するデータもある。いくつかの研究によれば，血清ビタミンDレベルが低いことが筋力や歩行速度の低下，さらにはバランス能の低下や転倒・骨折リスクの増大と関連していることが示されている（Gerdhem *et al*., 2005）。

身体活動量は加齢とともに減少し，筋量の減少が促進され筋力が低下する。レジスタンス運動（筋肉が外部の力に対して抵抗するよう働く場合）は年齢を問わず筋力を高めるが，その効果は一定していない。27のRCTを体系的にレビューした結果によれば（Latham *et al*., 2004），機能的な改善（転倒回数，椅子から立ち上がる能力）はたいしたものではないが，自律性維持にとっては好ましい効果があることが示された。アメリカスポーツ医学会では，1週間当たり不連続な2日あるいはそれ以上の日数で，1RM（repetition maximum：最大反復回数）の70～90％の強さでトレーニングを行うことが，筋肉のサイズと強さを高めるうえでの適切なトレーニング強度であるとしており，これは虚弱高齢者においてもあてはまる（Nelson *et al*., 2007）。

体水分の調節障害

水分は体重を構成する最も大きな成分である。体水分全体では体重の45～70％を占める。この割合はいくつかの要因，例えば，年齢，水分補給，体重そして疾病などにより変動し，しかも測定が難しい成分である。重度の脱水は劇的な結末に至るため（個人の健康アウトカムと医療システムの双方にとって―推計では病院支出費の5%を占める），水分調節障害の診断と治療は，優先すべき事項である。最近の研究によれば，2003年にフランスであった熱波以来，細胞内水分調節障害の出現率は有意に減少しており，このことから水分調節に関して好ましい行動変容がみられたことが示唆される（Kattaneh *et al.*, 2010）。

高齢者はさまざまな理由により若齢者よりも脱水症になりやすい（Thomas *et al.*, 2008；Schols *et al.*, 2009）。

加齢に伴い，体水分量は減少する。体内の水分の2/3が細胞内にあり，主に除脂肪量に含まれている。除脂肪量は加齢とともに減少するため，体水分量も減少する。

高齢者は口渇の感覚が低下している。若齢成人では，口渇の閾値は約294mOsm/Lである。健常な高齢者ではこの値が297～300mOsm/Lまで上昇するが，口渇を解消するために飲む量は高齢者のほうが少ないのである。したがって，軽度の脱水症の場合，高齢者は十分量の水分を補給することができなくなる。これら口渇に関する変化は，健常な高齢者では軽微であるが，神経疾患（認知症や脳卒中）がある患者では常に問題となる。

さらに，高齢者はしばしば視覚障害，認知障害，嚥下障害などさまざまな障害やハンディキャップを持っており，水分摂取に至ることが困難な場合がある。また，そうした高齢者は水分の損失を促す利尿剤など多種類の薬剤を服用する傾向がある。加えて，失禁を恐れて水分摂取を控える高齢者もいる。

食物摂取量が少ないことも水分摂取量が少ない要因のひとつである。1,000kcalの食事から400mLの水分が供給される一方，主要栄養素の酸化によってかなりの量の代謝水が産生される（1.4g/g脂肪，0.6g/gブドウ糖）。したがって，食欲の減退は明らかに脱水の危険要因である。

加齢に関連した腎機能の生理的低下は，脱水のリスクを増大する。加齢とともに腎臓の尿濃縮力が低下する。12時間水分摂取を控えると，尿の浸透圧は若齢成人ではおよそ1,200mOsm/Lであるが，健常な高齢者ではわずか800mOsm/Lである。活発に働くネフロンの数が加齢とともに減少し，このため糸球体濾過率は20歳から70歳の間に半減する。加齢とともに腎臓は抗利尿ホルモンに対して抵抗性を示すとともに，レニン活性の減少やアルドステロン分泌の低下が起こり，これらはすべて脱水のリスクを増大させる。

高齢者においては，脱水は転倒，腎結石，尿路感染のリスクを増大させる（Jequier and Constant, 2009）。

水分容積を測定することは難しいので，体水分の調節障害を正確に診断することは困難である。診断は依然として臨床症状に基づいており，特異度も精度も低い（Thomas *et al.*, 2008）。実際，脱水はせん妄のように非定型的に生じる（Flaherty *et al.*, 2007）。水分容積を測定する最先端技術はトレーサーの希釈法であるが，体水分量の場合，平衡状態を得るには最低4～5時間かかるため，迅速に患者を治療する場面には向いていない。生体インピーダンス法は簡便な評価法であり，高齢者（健常者および有疾病者）向けの妥当性のある式が提案されている（Ritz *et al.*, 2008）。しかし，方法が正確であっても，比較するための理論値のデータベースがない。最終的な分析においては，脱水の診断は生化学的方法による（Thomas *et al.*, 2008）。

高齢者に定期的に水分を与えるような単純な介入によって，脱水症が起こる頻度が有意に減少することが示されている（Simmons *et al.*, 2001）。

栄養不足が高齢者に及ぼす影響

虚　　弱

虚弱は最近出てきた概念であり，この領域の出版物はここ20年間で指数関数的に増加している。虚弱は複数の生体システムの不具合によってもたらされるひとつの症候群と定義されている。虚弱は正常な老化プロセスの一部ではない。虚弱は，障害，認知症，転倒，施設入所，入院，死亡といった負のアウトカムのリスクを増大させる。

高齢者をケアしている医師の多くは虚弱に対して共通の直感的な認識を持っているが，臨床現場および研究で用いることのできる合意された定義および標準化されたアセスメントツールの双方ともない。虚弱の概念はワーキンググループ間で異なり，多くの研究者は虚弱を障害や非自立と同義的に取り扱う一方で，他の者は明確に異なる概念として虚弱を記述しようとしてきた。

最近の文献レビューでは，虚弱の概念や異なる虚弱モデルに関する研究の動向が調べられた（Abellan Van Kan *et al.*, 2010）。それによると今日，2つの主な虚弱の表現型が共存している。すなわち身体的表現型とマルチドメイン表現型であり，後者は認知的・機能的・社会的領域を含んでいる。

身体的虚弱の表現型は2001年にFriedとその共同研究者らによって提唱されたもので，特定の5項目（易疲労感，体重減少，低い握力，遅い歩行速度，低いエネルギー消費量）のリストに基づいている。5つの基準のうち3つ以上に該当した場合，虚弱とみなされる。虚弱の概念は理解するのが非常に難しく，実際にコンセンサスのある定義がない。単純化すると，虚弱には2つの表現型がある。Friedらによって提唱された身体的虚弱の表現型とマルチドメイン表現型，すなわち認知障害，身体障害，社会的状況の不良などを虚弱の構成要素として追加するものである。

たとえ，身体的虚弱の表現型が虚弱状態を評価するゴールドスタンダードとみなすことができるとしても，虚弱の構成要素の定義についてはいまだ論議が残る。多くの研究者は認知障害，気分障害，感覚器障害，社会状況や支援の不良，慢性疾患および身体障害のような付加的要素は，虚弱症候群の一部であると考えている。これはマルチドメイン表現型の概念である。この表現型モデルの上でなされた仕事の多くは，高齢者総合的機能評価に基づいている。その虚弱尺度は，認知機能，自律性，栄養，気分あるいは社会資源のようないろいろなドメインにおいて確認された障害の累積を反映したものである。サルコペニアと同様に虚弱は曖昧な定義であり，多くのワーキンググループが虚弱を定義するのに異なる基準を提案している。

認知機能低下とアルツハイマー病

アルツハイマー病（Alzheimer's disease：AD）の合併症のなかで体重減少はよくみられ，死亡や施設入所，認知障害の進展や機能的自律の喪失など負のアウトカムが起こりやすい（Gillette-Guyonnet *et al*., 2005；Vellas *et al*., 2005；Spaccavento *et al*., 2009）。いくつかの研究によれば，体重減少は正式な診断が下される前に出現していることが示唆されている（Knopman *et al*., 2007；Inelmen *et al*., 2010）。

最近の研究によれば，体重減少と認知症の発症リスクとの関連性は，年齢によって修飾されることが示唆されている。中年期（40～45歳）の過体重は高齢期における認知症の発症リスクを増大させる（Whitmer *et al*., 2007）が，他方，高齢期（60～75歳）では体重と認知症の発症リスクとの関連はU字型のようである（Luchsinger *et al*., 2007）。さらに高齢になると（76歳以上），BMIが高いことは認知症の発症リスクが低いことと関連する（Luchsinger *et al*., 2007；Naderali *et al*., 2009）。さらに，特に中年者や前期高齢者において，体脂肪が多いことがADと関連するとのエビデンスがある（Luchsinger and Gustafson, 2009）。

認知症は知らぬ間に発症するが，原因となる病態は認知機能の喪失が明らかとなる何年も前から進行していると考えられている。認知障害はいくつかの要因によって影響を受けており，栄養の潜在的な効果については，科学界のみならず一般大衆にとって関心の高いトピックになっている。とりわけ議論が多いのが，栄養素（食品またはサプリメント）が特に栄養欠乏のリスクを持つ虚弱な高齢者において認知機能低下や認知症発症のリスクに影響するかどうかという点である。

実験的・臨床的・神経病理学的および疫学的な研究によれば，酸化ストレスが認知機能低下や認知症の病因論を説明するひとつの候補因子であるようである。抗酸化物質（ビタミンEやCなど）はβアミロイドの毒性を減少させることによって，酸化反応からくるニューロンの損傷や細胞死を抑制する可能性がある。ビタミンEと認知機能低下に着目したRCTがいくつか報告されているが，いずれもサプリメントの摂取と認知機能低下リスクの減少との関連を認めていない。抗酸化物質の複合的サプリメント（34の成分を含む）に関する最近のRCTでは，4か月間の追跡期間中にプラセボ群に比べて認知機能検査の成績が向上したことが示されている（Summers *et al*., 2010）。長期間にわたってβカロテンのサプリメントを摂取（18年間，50mgを1日おきに摂取）した研究では，プラセボ群に比べて有効性が示されている（Gordstein *et al*., 2007）。しかしながら，ランダム化された一次予防試験や二次予防試験によって抗酸化サプリメントが死亡に及ぼす効果を調べた最近のメタアナリシス（Bjelakovic *et al*., 2007）では，βカロテン，ビタミンA，ビタミンEの投与は死亡率を増加させる可能性があることを示した。著者らによると，ビタミンCやセレンが死亡率に及ぼす影響についても今後検討する必要がある。

現在では，ホモシステインのメチル化の補酵素であるビタミンB_6やビタミンB_{12}，ビタミンB_9（葉酸）の不足がホモシステインの増加と関連することがわかっている。ホモシステイン濃度が生理的濃度を超えたり，葉酸やビタミンB_{12}が不足すると，アミロイドやタウタンパク質の蓄積や神経細胞死が促進され，認知機能に直接的に影響を及ぼす可能性がある。いくつかのRCTでは，健常高齢者または認知機能低下/認知症高齢者を対象に，葉酸，ビタミンB_{12}，ビタミンB_6の単独または複合サプリメント投与による影響が検討された。1つの試験のみ認知機能によい影響が示されており，3年間の葉酸のサプリメント摂取（800mg/日）により，プラセボ群に比べて記憶，感覚運動速度，情報処理速度が有意に向上した（Durga *et al*., 2007）。

ビタミンDの不足は一般人に比べてアルツハイマー病の患者により高頻度でみられるようである（Evatt *et al*., 2008）。さらに，いくつかの研究では血清ビタミンD濃度の低値と認知機能検査の成績が低いこととが正相関することが示されている（Annweiler *et al*., 2010；Slinin *et al*., 2010）。しかしながら，認知機能低下の予防に向けたビタミンDのサプリメント投与に関するRCTは，これまでのところ報告されていない。

マクロの栄養素のなかで，脂肪酸は認知機能障害や認知症のリスクを修飾する作用があることが，観察型研究の結果から示唆されている。多価不飽和脂肪酸（polyunsaturated fats：PUFA）は，n-6系（例えばリノレン酸やアラキドン酸）とn-3系〔例えばαリノレン酸，イコサペンタエン酸（eicosapentaenoic acid：EPA）やドコサヘキサエン酸（docosahexaenoic acid：DHA）〕の2つの主要な系から成る。ニューロンの細胞膜の組成や流動性，さらには血管の性状に作用することに加えて，PUFAは神経炎症を調節する作用がある（n-6系は炎症作用，n-3系は抗炎症作用)。脂肪を多く含む魚はEPAやDHAなどのn-3系脂肪酸の主要な供給源である。n-6系のPUFAの主要な供給源は植物性油脂である。食事性脂肪と認知機能低下あるいは認知症とを関連づけるデータは，主に観察型研究から得られている。飽和脂肪酸およびトランス脂肪酸の摂取量が多いことは，一般的にアルツハイマー病の発症リスクを増加させる一方，PUFAや一価不飽和脂肪酸（MUFA）の摂取量が多いことは，高齢者の認知機能の低下に対して防御的である。さらに，いくつかの研究では，定期的な魚の摂取（少なくとも1週間に1回）はアルツハイマー病の発症リスクの低下と関連することが示された。RCTでは1試験のみ肯定的な結果が示されている。この研究では，軽度～中等度のアルツハイマー病患者を対象にn-3系脂肪酸のサプリメント投与が認知機能に及ぼす影響について検討している。しかしながら，肯定的な影響がみられたのは少人数の非常に軽度な（MMSEが27点以上）アルツハイマー病患者のみであった(Freund-Levi *et al*., 2006)。

栄養摂取と認知機能低下の関連性に関する疫学的分析は複雑である。食品群と食事パターンの双方に焦点を当てる必要がある。ある研究では，食品摂取の多様性が低い食事では認知症の発症リスクが増加することが示唆されている（Barberger-Gateau *et al*., 2007)。この研究では，毎日果物と野菜を摂取することと定期的にn-3系多価不飽和脂肪酸の豊富な油や魚を摂取することが，認知症の発症リスクの低下と関連し，定期的にn-6系多価不飽和脂肪酸の豊富な油を摂取することがアルツハイマー病および認知症リスクの増大と関連していた。最近の論文では，地中海型食に近づけた食事を守ることがアルツハイマー病のリスク低下と関連することが示された(Feart *et al*., 2010)。地中海型食は，野菜，豆類，果物類，穀類の摂取量が多い，不飽和脂肪酸（主にオリーブオイルとして）の摂取量が多い一方，飽和脂肪酸の摂取量が少ない，魚の摂取量が適度に多い，乳製品の摂取量が低～中等度，肉や鶏の摂取量が少ない，定期的ではあるが適度な量の飲酒（主に食事と一緒に飲むワイン）が特徴である。最近の研究では，認知症予防に対する地中海食と身体活動との相乗的な効果が報告されている(Scarmeas *et al*., 2009)。

身体活動と認知症のリスクの関連を検討したRCTでは，認知に関する愁訴があるが認知症の基準には該当しない(したがって認知障害はない)患者が対象となった。介入群は自宅で身体活動プログラムを実施した（中強度の運動を少なくとも1週間当たり150分間)。24週間後，介入群はプラセボ群に比べて認知機能検査の成績が向上した。18か月後の結果も同様であった（Lautenschlager *et al*., 2008)。もうひとつのRCTでは，介入群は有酸素性の身体活動プログラム（トレッドミル，エアロバイクまたはエリプティカルで45～60分間の運動を週4回）を実施した。その結果，6か月の時点で介入群の女性において実行機能が向上した（Baker *et al*., 2010)。虚弱高齢者の認知機能に対する複合的プログラム(身体活動，認知的および社会的活動，DHAサプリメントの投与）の効果を検討するRCTが現在進行中である〔多面的アルツハイマー病予防プログラム（the Multidomain Alzheimer Preventive Trial：MAPT)〕。

栄養介入が認知機能低下に影響を及ぼすかどうかを検証するには大規模な研究が必要である。その場合，栄養アドバイスの方針は心血管系疾患の患者に勧奨されているものと同様なものが想定されうるであろう。

骨粗鬆症

骨粗鬆症は，骨組織における骨量の低下および微細構造の脆弱化という特徴を持つ全身の骨格系疾患として定義される。骨粗鬆症はDEXAで測定される骨密度（the bone mineral density：BMD）に基づいて診断される。BMDの測定値が若年健常者の平均値を2.5SD（標準偏差）以上下回る場合，骨粗鬆症と診断される。BMDは，幼少期および特に成長期に骨が蓄積してできる骨資本（最大骨量）と骨密度の低下（女性では閉経前後に始まる）によって決まる。

今日，骨粗鬆症に関連した骨折が増加しており，骨粗鬆症は公衆衛生上の課題となっている。2000年の全世界における骨粗鬆症性骨折は900万件と推計され（Johnell and Kanis, 2006)，ある推計によると今後40年間にわたって大腿骨頸部骨折が増加し続けることが予想されている(Gullberg *et al*., 1997)。大腿骨頸部および脊椎の骨折は死亡率の増加と関連する（Ioannidis *et al*., 2009)。骨折は自立性の喪失やうつ，さらには慢性疼痛をもたらすこともある(Poole and Compston, 2006；Adachi *et al*., 2010)。

骨密度の蓄積や喪失は，生涯にわたって遺伝的および環境的な要因の影響を受ける。これらの要因のなかで，カルシウムやビタミンDは，骨の恒常性維持に役割を果たすことから，骨密度の決定因子といえる。骨のカルシウムは血清カルシウム濃度を維持するために動員され，ビタミンDの合成は腸のカルシウム吸収と骨のミネラル化を促進する。

閉経後の女性のみならず高齢の男性においても，食事によるカルシウム摂取の増加（Daly *et al*., 2006)，あるいは薬剤服用(カルシウムサプリメント)(Jackson *et al*., 2006）という方法を用いて，カルシウム補充（ビタミンD補充のあり，なし）とBMDの増大との間に正の関連があることが，いくつかのRCTによって示された。

そのようなサプリメントが骨粗鬆症性骨折の予防に有効かどうかについて，最近のデータでは結果が一致していない。実際，カルシウムとビタミンDそれぞれの効果を区別するのは困難であるように思われる。最近，カルシウムとビタミンDのサプリメント摂取に関する45

のRCT（対象者84,585名）の結果についてのメタアナリシスが報告された(Avenell *et al*., 2009)。その結果，ビタミンDの単独摂取では不十分であることが示された。カルシウムとビタミンDの併用摂取のみ，特に施設入所している高齢者において，大腿骨頸部骨折の減少と関連していた。最近の総説(Marian and Sacks., 2009)では，高齢者に対する微量栄養素(ビタミンやミネラル)についての重要な情報がまとめられている。いくつかの研究では，大多数の高齢者ではビタミンDの摂取量が少ないことが示されている（Orwool *et al*., 2009)。多くの栄養学の専門家は，血清中の25-ヒドロキシビタミンDはビタミンDの状態を反映する最も優れた生化学的指標であり，それを十分量維持するためには1日当たり800～1,000IUを食事から摂取するよう推奨している(Avenell *et al*., 2009)。また，リスクの高い人においては，25-ヒドロキシビタミンD濃度30ng/mL以上を達成目標として，定期的にモニタリングするよう推奨している。夏の間は日光に当たる機会を増やしたり，ビタミンDを強化した食品やサプリメントの摂取量を増やすことが，全体としてビタミンD摂取量を向上させる手助けとなるかもしれない。閉経後女性のカルシウムの推奨量（食事＋サプリメント）は過去に比べて高く，1日当たり1,200～1,500mgに近づいている。

身体活動，特にウォーキングは，閉経前後の女性のBMDによい影響を与える（Bonaiuti *et al*., 2002)。高強度運動(例：ランニング)が中強度の運動(例：ウォーキング)に比べて有効であることを示した科学的エビデンスはみられない。成人では，定期的な身体活動が大腿骨頸部骨折のリスクを減少させるであろう。61,000人の閉経後女性を対象にした前向き研究では，1週間当たり4時間以上のウォーキングをした者は1週間当たり1時間以下であった者に比べて，大腿骨頸部骨折のリスクが40％低かったことが示されている（Feskanich *et al*., 2002)。今日，成人は中強度の運動（理想的にはウォーキング)を少なくとも1日30分間行うことが推奨される。

将来の方向性

栄養と加齢に伴う疾患との関連性についての研究を支持するいくつかの魅力的な仮説がある。特定の栄養素，特定の食品,特定の食行動の役割を明らかにする研究は，われわれが将来において特別な提案をするためには不可欠なステップである。地域文化，社会的地位および教育水準などの食習慣を決定する基本的な社会的および文化的因子のインパクトは，もちろん考慮する必要があるであろう。コミュニケーション戦略や栄養アドバイスを食習慣や加齢の段階に適合させ実施することは，非常に有用であると思われる。

（横山友里，新開省二訳）

推奨文献

Bauer, J.M., Kaiser, M.J., and Sieber, C.C. (2010) Evaluation of nutritional status in older persons: nutritional screening and assessment. *Curr Opin Clin Nutr Metab Care* **13,** 8–13.

Huang, T.L (2010) Omega-3 fatty acids, cognitive decline, and Alzheimer's disease: a critical review and evaluation of the literature. *J Alzheimers Dis* **21,** 673–690.

Marian, M. and Sacks, G. (2009) Micronutrients and older adults. *Nutr Clin Pract* **24,** 179–195.

Rolland, Y., Dupuy, C., Abellan Van Kan, G., *et al.* (2011) Treatment strategies for sarcopenia and frailty. *Med Clin North Am* **95,** 427–438.

Rolland, Y., Onder, G., Morley, J.E, *et al.* (2011) Current and future pharmacologic treatment of sarcopenia. *Clin Geriatr Med* **27,** 423–447.

[文　献]

Abellan Van Kan, G., Rolland, Y., Andrieu, S., *et al.* (2009) Gait speed at usual pace as a predictor of adverse outcomes in community-dwelling older people an International Academy on Nutrition and Aging (IANA) Task Force. *J Nutr Health Aging* **13,** 881–889.

Abellan Van Kan, G., Rolland, Y., Houles, M., *et al.* (2010) The assessment of frailty in older adults. *Clin Geriatr Med* **26,** 275–286

Adachi, J.D., Adami, S., Gehlbach, S., *et al.* (2010) Impact of prevalent fractures on quality of life: baseline results from the global longitudinal study of osteoporosis in women. *Mayo Clin Proc* **85,** 806–813.

Ahmed, T. and Haboubi, N. (2010) Assessment and management of nutrition in older people and its importance to health. *Clin Interv Aging* **5,** 207–216.

Annweiler, C., Schott, A.M., Allali, G., *et al.* (2010) Association of vitamin D deficiency with cognitive impairment in older women: cross-sectional study. *Neurology* **74,** 27–32.

Avenell, A., Gillespie, W.J., Gillespie, L.D., *et al.* (2009) Vitamin D and vitamin D analogues for preventing fractures associated with involutional and post-menopausal osteoporosis. *Cochrane Database Syst Rev* CD000227.

Baker, L.D., Frank, L.L., Foster-Schubert, K., *et al.* (2010) Effects of aerobic exercise on mild cognitive impairment: a controlled trial. *Arch Neurol* **67,** 71–79.

Bales, C.W. and Ritchie, C.S. (2002) Sarcopenia, weight loss, and nutritional frailty in the elderly. *Annu Rev Nutr* **22,** 309–323.

Barberger-Gateau, P., Raffaitin, C., Letenneur, L., *et al.* (2007) Dietary patterns and risk of dementia: the Three-City cohort study. *Neurology* **69,** 1921–1930.

Baron, M., Hudson, M., and Steele, R. (2010) Is serum albumin a marker of malnutrition in chronic disease? The scleroderma paradigm. *J Am Coll Nutr* **29,** 144–151.

Bauer, J.M., Kaiser, M.J., and Sieber, C.C. (2010) Evaluation of nutritional status in older persons: nutritional screening and assessment. *Curr Opin Clin Nutr Metab Care* **13,** 8–13.

Bauer, J.M. and Volkert, D. (2007) *Nutritional Assessment in the European Community.* CRC Press, Boca Raton, FL.

Bjelakovic, G., Nikolova, D., Gluud, L.L., *et al.* (2007) Mortality in randomized trials of antioxidant supplements for primary and secondary prevention: systematic review and meta-analysis. *JAMA* **297,** 842–857.

Blanc, S., Schoeller, D.A., Bauer, D., *et al.* (2004) Energy requirements in the eighth decade of life. *Am J Clin Nutr* **79,** 303–310.

Bonaiuti, D., Shea, B., Iovine, R., *et al.* (2002) Exercise for preventing and treating osteoporosis in postmenopausal women. *Cochrane Database Syst Rev* CD000333.

Chandra, R.K. (2002) Nutrition and the immune system from birth to old age. *Eur J Clin Nutr* **56** (Suppl 3), S73–76.

Chumlea, W.C., Roche, A.F., and Steinbaugh, M.L. (1985) Estimating stature from knee height for persons 60 to 90 years of age. *J Am Geriatr Soc* **33,** 116–120.

Cornali, C., Franzoni, S., Frisoni, G.B., *et al.* (2005) Anorexia as an independent predictor of mortality. *J Am Geriatr Soc* **53,** 354–355.

Cruz-Jentoft, A.J., Baeyens, J.P., Bauer, J.M., *et al.* (2010) Sarcopenia: European consensus on definition and diagnosis: Report of the European Working Group on Sarcopenia in Older People. *Age Ageing* **39,** 412–423.

Daly, R.M., Brown, M., Bass, S., *et al.* (2006) Calcium- and vitamin D3-fortified milk reduces bone loss at clinically relevant skeletal sites in older men: a 2-year randomized controlled trial. *J Bone Miner Res* **21,** 397–405.

Dambach, B., Salle, A., Marteau, C., *et al.* (2005) Energy requirements are not greater in elderly patients suffering from pressure ulcers. *J Am Geriatr Soc* **53,** 478–482.

Delmonico, M.J., Harris, T.B., Lee, J.S., *et al.* (2007) Alternative definitions of sarcopenia, lower extremity performance, and functional impairment with aging in older men and women. *J Am Geriatr Soc* **55,** 769–774.

Doherty, T.J. (2003) Invited review: aging and sarcopenia. *J Appl Physiol* **95,** 1717–1727.

Durga, J., Van Boxtel, M.P., Schouten, E.G., *et al.* (2007) Effect of 3-year folic acid supplementation on cognitive function in older adults in the FACIT trial: a randomised, double blind, controlled trial. *Lancet* **369,** 208–216.

Elia, M., Stratton, R., Russell, C., *et al.* (2005) *The Cost of Disease-Related Malnutrition in the UK and Economic Considerations for the Use of Oral Nutrition Supplements (ONS) in Adults.* British Association for Parenteral and Enteral Nutrition, Redditch.

Emmelot-Vonk, M.H., Verhaar, H.J., Nakhai Pour, H.R., *et al.* (2008) Effect of testosterone supplementation on functional mobility, cognition, and other parameters in older men: a randomized controlled trial. *JAMA* **299,** 39–52.

Evatt, M.L., Delong, M.R., Khazai, N., *et al.* (2008) Prevalence of vitamin D insufficiency in patients with Parkinson disease and Alzheimer disease. *Arch Neurol* **65,** 1348–1352.

Feart, C., Samieri, C., and Barberger-Gateau, P. (2010) Mediterranean diet and cognitive function in older adults. *Curr Opin Clin Nutr Metab Care* **13,** 14–18.

Feskanich, D., Willett, W., and Colditz, G. (2002) Walking and leisure-time activity and risk of hip fracture in postmenopausal women. *JAMA* **288,** 2300–2306.

Flaherty, J.H., Rudolph, J., Shay, K., *et al.* (2007) Delirium is a serious and under-recognized problem: why assessment of mental status should be the sixth vital sign. *J Am Med Dir Assoc* **8,** 273–275.

Flegal, K.M., Graubard, B.I., Williamson, D.F., *et al.* (2007) Cause-specific excess deaths associated with underweight, overweight, and obesity. *JAMA* **298,** 2028–2037.

Folstein, M.F., Folstein, S.E., and McHugh, P.R. (1975) "Mini-mental state". A practical method for grading the cognitive state of patients for the clinician. *J Psychiatr Res* **12,** 189–198.

Freund-Levi, Y., Eriksdotter-Jonhagen, M., Cederholm, T., *et al.* (2006) Omega-3 fatty acid treatment in 174 patients with mild to moderate Alzheimer disease: OmegAD study: a randomized double-blind trial. *Arch Neurol* **63,** 1402–1408.

Fried, L.P., Tangen, C.M., Walston, J., *et al.* (2001) Frailty in older adults. *J Gerontol A Biol Sci Med Sci* **56,** M146–156.

Frisancho, A.R. and Flegel, P.N. (1982) Relative merits of old and new indices of body mass with reference to skinfold thickness. *Am J Clin Nutr* **36,** 697–699.

Fujita, S. and Volpi, E. (2006) Amino acids and muscle loss with aging. *J Nutr* **136,** 277S–280S.

Gerdhem, P., Ringsberg, K.A., Obrant, K.J., *et al.* (2005) Association between 25-hydroxy vitamin D levels, physical activity, muscle strength and fractures in the prospective population-based OPRA Study of Elderly Women. *Osteoporos Int* **16,** 1425–1431.

Gillette-Guyonnet, S., Cortes, F., Cantet, C., *et al.* (2005) Long-term cholinergic treatment is not associated with greater risk of weight loss during Alzheimer's disease: data from the French REAL.FR cohort. *J Nutr Health Aging* **9,** 69–73.

Grodstein, F., Kang, J.H., Glynn, R.J., *et al.* (2007) A randomized trial of beta carotene supplementation and cognitive function in men: the Physicians' Health Study II. *Arch Intern Med* **167,** 2184–2190.

Guigoz, Y. (2006) The Mini Nutritional Assessment (MNA) review of the literature – what does it tell us? *J Nutr Health Aging* **10,** 466–85; discussion 485–487.

Gullberg, B., Johnell, O., and Kanis, J.A. (1997) World-wide projections for hip fracture. *Osteoporos Int* **7,** 407–413.

Han, T.S., Tajar, A., and Lean, M.E. (2011) Obesity and weight management in the elderly. *Br Med Bull* **97,** 169–196.

Haute Autorité de Santé (2007) Nutritional support strategy for protein-energy malnutrition in the elderly. French Professionnal Recommendations. http://www.has-sante.fr/portail/jcms/c_546549/strategie-de-prise-en-charge-en-cas-de-denutrition-proteino-energetique-chez-la-personne-agee.

Hays, N.P. and Roberts, S.B. (2006) The anorexia of aging in humans. *Physiol Behav* **88,** 257–266.

Houston, D.K., Nicklas, B.J., Ding, J., *et al.* (2008) Dietary protein intake is associated with lean mass change in older, community-dwelling adults: the Health, Aging, and Body Composition (Health ABC) Study. *Am J Clin Nutr* **87,** 150–155.

Hughes, V.A., Roubenoff, R., Wood, M., *et al.* (2004) Anthropometric assessment of 10-y changes in body composition in the elderly. *Am J Clin Nutr* **80,** 475–482.

Inelmen, E.M., Sergi, G., Coin, A., *et al.* (2010) An open-ended question: Alzheimer's disease and involuntary weight loss: which comes first? *Aging Clin Exp Res* **22,** 192–197.

Ioannidis, G., Papaioannou, A., Hopman, W.M., *et al.* (2009) Relation between fractures and mortality: results from the Canadian Multicentre Osteoporosis Study. *CMAJ* **181,** 265–271.

Irvine, P., Mouzet, J.B., Marteau, C., *et al.* (2004) Short-term effect of a protein load on appetite and food intake in diseased mildly undernourished elderly people. *Clin Nutr* **23,** 1146–1152.

Jackson, R.D., Lacroix, A.Z., Gass, M., *et al.* (2006) Calcium plus vitamin D supplementation and the risk of fractures. *N Engl J Med* **354,** 669–683.

Janssen, I., Shepard, D.S., Katzmarzyk, P.T., *et al.* (2004) The healthcare costs of sarcopenia in the United States. *J Am Geriatr Soc* **52,** 80–85.

Jequier, E. and Constant, F. (2009) Water as an essential nutrient: the physiological basis of hydration. *Eur J Clin Nutr* **64,** 115–123.

Johnell, O. and Kanis, J.A. (2006) An estimate of the worldwide prevalence and disability associated with osteoporotic fractures. *Osteoporos Int* **17,** 1726–1733.

Katz, S. (1983) Assessing self-maintenance: activities of daily living, mobility, and instrumental activities of daily living. *J Am Geriatr Soc* **31,** 721–727.

Kettaneh, A., Fardet, L., Mario, N., *et al.* (2010) The 2003 heat wave in France: hydration status changes in older inpatients. *Eur J Epidemiol* **25,** 517–524.

Knopman, D.S., Edland, S.D., Cha, R.H., *et al.* (2007) Incident dementia in women is preceded by weight loss by at least a decade. *Neurology* **69,** 739–746.

Kulminski, A.M., Arbeev, K.G., Kulminskaya, I.V., *et al.* (2008) Body mass index and nine-year mortality in disabled and nondisabled older U.S. individuals. *J Am Geriatr Soc* **56,** 105–110.

Kyle, U.G., Genton, L., Slosman, D.O., *et al.* (2001) Fat-free and fat mass percentiles in 5225 healthy subjects aged 15 to 98 years. *Nutrition* **17,** 534–541.

Latham, N.K., Bennett, D.A., Stretton, C.M., *et al.* (2004) Systematic review of progressive resistance strength training in older adults. *J Gerontol A Biol Sci Med Sci* **59,** 48–61.

Lautenschlager, N.T., Cox, K.L., Flicker, L., *et al.* (2008) Effect of physical activity on cognitive function in older adults at risk for Alzheimer disease: a randomized trial. *JAMA* **300,** 1027–1037.

Lawton, M.P. and Brody, E.M. (1969) Assessment of older people: self-maintaining and instrumental activities of daily living. *Gerontologist* **9,** 179–186.

Lehmann, A.B., Bassey, E.J., Morgan, K., *et al.* (1991) Normal values for weight, skeletal size and body mass indices in 890 men and women aged over 65 years. *Clin Nutr* **10,** 18–22.

Locher, J.L., Robinson, C.O., Roth, D.L., *et al.* (2005) The effect of the presence of others on caloric intake in homebound older adults. *J Gerontol A Biol Sci Med Sci* **60,** 1475–1478.

Luchsinger, J.A. and Gustafson, D.R. (2009) Adiposity and Alzheimer's disease. *Curr Opin Clin Nutr Metab Care* **12,** 15–21.

Luchsinger, J.A., Patel, B., Tang, M.X., *et al.* (2007) Measures of adiposity and dementia risk in elderly persons. *Arch Neurol* **64,** 392–398.

Marian, M. and Sacks, G. (2009) Micronutrients and older adults. *Nutr Clin Pract* **24,** 179–195.

Milne, A.C., Potter, J., Vivanti, A., *et al.* (2009) Protein and energy supplementation in elderly people at risk from malnutrition. *Cochrane Database Syst Rev* CD003288.

Morais, J.A., Chevalier, S., and Gougeon, R. (2006) Protein turnover and requirements in the healthy and frail elderly. *J Nutr Health Aging* **10,** 272–283.

Morley, J.E. (2008) Sarcopenia: diagnosis and treatment. *J Nutr Health Aging* **12,** 452–456.

Morley, J.E., Baumgartner, R.N., Roubenoff, R., *et al.* (2001) Sarcopenia. *J Lab Clin Med* **137,** 231–243.

Mueller, C., Compher, C., and Ellen, D.M. (2011) A.S.P.E.N. clinical guidelines: nutrition screening, assessment, and intervention in adults. *JPEN J Parenter Enteral Nutr* **35,** 16–24.

Naderali, E.K., Ratcliffe, S.H., and Dale, M.C. (2009) Obesity and Alzheimer's disease: a link between body weight and cognitive function in old age. *Am J Alzheimers Dis Other Demen* **24,** 445–449.

Nelson, M.E., Rejeski, W.J., Blair, S.N., *et al.* (2007) Physical activity and public health in older adults: recommendation from the American College of Sports Medicine and the American Heart Association. *Circulation* **116,** 1094–1105.

Norman, K., Pichard, C., Lochs, H., *et al.* (2008) Prognostic impact of disease-related malnutrition. *Clin Nutr* **27,** 5–15.

Orwoll, E., Nielson, C.M., Marshall, L.M., *et al.* (2009) Vitamin D deficiency in older men. *J Clin Endocrinol Metab* **94,** 1214–1222.

Paillaud, E., Herbaud, S., Caillet, P., *et al.* (2005) Relations between undernutrition and nosocomial infections in elderly patients. *Age Ageing* **34,** 619–625.

Poole, K.E. and Compston, J.E. (2006) Osteoporosis and its management. *BMJ* **333,** 1251–1256.

Portero-McLellan, K.C., Staudt, C., Silva, F.R., *et al.* (2010) The use of calf circumference measurement as an anthropometric tool to monitor nutritional status in elderly inpatients. *J Nutr Health Aging* **14,** 266–270.

Ritchie, C.S., Joshipura, K., Silliman, R.A., *et al.* (2000) Oral health problems and significant weight loss among community-dwelling older adults. *J Gerontol A Biol Sci Med Sci* **55,** M366–371.

Ritz, P., Vol, S., Berrut, G., *et al.* (2008) Influence of gender and body composition on hydration and body water spaces. *Clin Nutr* **27,** 740–746.

Rolland, Y., Czerwinski, S., Abellan Van Kan, G., *et al.* (2008) Sarcopenia: its assessment, etiology, pathogenesis, consequences and future perspectives. *J Nutr Health Aging* **12,** 433–450.

Roth, S.M., Ferrell, R.F., and Hurley, B.F. (2000) Strength training for the prevention and treatment of sarcopenia. *J Nutr Health Aging* **4,** 143–155.

Roubenoff, R. (2003) Catabolism of aging: is it an inflammatory process? *Curr Opin Clin Nutr Metab Care* **6,** 295–299.

Roubenoff, R., Harris, T.B., Abad, L.W., *et al.* (1998) Monocyte cytokine production in an elderly population: effect of age and inflammation. *J Gerontol A Biol Sci Med Sci* **53,** M20–26.

Scarmeas, N., Luchsinger, J.A., Schupf, N., *et al.* (2009) Physical activity, diet, and risk of Alzheimer disease. *JAMA* **302,** 627–637.

Schaap, L.A., Pluijm, S.M., Deeg, D.J., *et al.* (2006) Inflammatory markers and loss of muscle mass (sarcopenia) and strength. *Am J Med* **119,** 526 e9–17.

Schneider, S.M., Al-Jaouni, R., Pivot, X., *et al.* (2002) Lack of adaptation to severe malnutrition in elderly patients. *Clin Nutr* **21,** 499–504.

Schols, J.M., De Groot, C.P., Van der Cammen, T.J., *et al.* (2009) Preventing and treating dehydration in the elderly during periods of illness and warm weather. *J Nutr Health Aging* **13,**

150–157.

Secher, M., Soto, M.E., Villars, H., *et al.* (2007) The Mini Nutritional Assessment (MNA) after 20 years of research and clinical practice. *Rev Clin Gerontol* **17,** 293–310.

Shenkin, A. (2006) Serum prealbumin: Is it a marker of nutritional status or of risk of malnutrition? *Clin Chem* **52,** 2177–2179.

Simmons, S.F., Alessi, C., and Schnelle, J.F. (2001) An intervention to increase fluid intake in nursing home residents: prompting and preference compliance. *J Am Geriatr Soc* **49,** 926–933.

Slinin, Y., Paudel, M.L., Taylor, B.C., *et al.* (2010) 25-Hydroxyvitamin D levels and cognitive performance and decline in elderly men. *Neurology* **74,** 33–41.

Spaccavento, S., Del Prete, M., Craca, A., *et al.* (2009) Influence of nutritional status on cognitive, functional and neuropsychiatric deficits in Alzheimer's disease. *Arch Gerontol Geriatr* **48,** 356–360.

Sui, X., Lamonte, M.J., Laditka, J.N., *et al.* (2007) Cardiorespiratory fitness and adiposity as mortality predictors in older adults. *JAMA* **298,** 2507–2516.

Summers, W.K., Martin, R.L., Cunningham, M., *et al.* (2010) Complex antioxidant blend improves memory in community-dwelling seniors. *J Alzheimers Dis* **19,** 429–439.

Thomas, D.R., Cote, T.R., Lawhorne, L., *et al.* (2008) Understanding clinical dehydration and its treatment. *J Am Med Dir Assoc* **9,** 292–301.

Tinetti, M.E. (1986) Performance-oriented assessment of mobility problems in elderly patients. *J Am Geriatr Soc* **34,** 119–126.

Vellas, B., Lauque, S., Andrieu, S., *et al.* (2001) Nutrition assessment in the elderly. *Curr Opin Clin Nutr Metab Care* **4,** 5–8.

Vellas, B., Lauque, S., Gillette-Guyonnet, S., *et al.* (2005) Impact of nutritional status on the evolution of Alzheimer's disease and on response to acetylcholinesterase inhibitor treatment. *J Nutr Health Aging* **9,** 75–80.

Villareal, D.T., Banks, M., Sinacore, D.R., *et al.* (2006a) Effect of weight loss and exercise on frailty in obese older adults. *Arch Intern Med* **166,** 860–866.

Villareal, D.T., Chode, S., Parimi, N., *et al.* (2011) Weight loss, exercise, or both and physical function in obese older adults. *N Engl J Med* **364,** 1218–1229.

Villareal, D.T., Fontana, L., Weiss, E.P., *et al.* (2006b) Bone mineral density response to caloric restriction-induced weight loss or exercise-induced weight loss: a randomized controlled trial. *Arch Intern Med* **166,** 2502–2510.

Wallace, J.I., Schwartz, R.S., Lacroix, A.Z., *et al.* (1995) Involuntary weight loss in older outpatients: incidence and clinical significance. *J Am Geriatr Soc* **43,** 329–337.

Wannamethee, S.G., Shaper, A.G., Lennon, L., *et al.* (2007) Decreased muscle mass and increased central adiposity are independently related to mortality in older men. *Am J Clin Nutr* **86,** 1339–1346.

Whitmer, R.A., Gunderson, E.P., Quesenberry, C.P., Jr, *et al.* (2007) Body mass index in midlife and risk of Alzheimer disease and vascular dementia. *Curr Alzheimer Res* **4,** 103–109.

WHO (2009) *Ageing and the Life Course*. World Health Organization, Geneva.

Wilson, M.M., Thomas, D.R., Rubenstein, L.Z., *et al.* (2005) Appetite assessment: simple appetite questionnaire predicts weight loss in community-dwelling adults and nursing home residents. *Am J Clin Nutr* **82,** 1074–1081.

Wilson, M.M., Vaswani, S., Liu, D., *et al.* (1998) Prevalence and causes of undernutrition in medical outpatients. *Am J Med* **104,** 56–63.

Wolfe, R.R., Miller, S.L., and Miller, K.B. (2008) Optimal protein intake in the elderly. *Clin Nutr* **27,** 675–684.

Yesavage, J.A., Brink, T.L., Rose, T.L., *et al.* (1982) Development and validation of a geriatric depression screening scale: a preliminary report. *J Psychiatr Res* **17,** 37–49.

43

スポーツ栄養

Louise M. Burke

要　　約

スポーツ競技中あるいは競技の練習中に生じる生理学的課題や実施上の配慮は多種多様であるが，すべての競技者にとって共有されるべき共通の課題はいくつかある。トレーニング中，競技者はそれぞれの競技に理想的な体格を獲得し，健康でかつ怪我のないように，また懸命にトレーニングに取り組み，各セッションからの最適な回復を目指して，食事を摂る必要がある。それぞれの競技は生理学的負荷を伴う。多くの場合，競技の前や競技中，あるいは次の競技までの回復や暑さ，最終戦からの回復期に取る栄養学的戦略により，疲労を少なくし，また遅らせ，競技者に最良のパフォーマンスをもたらすことができる。実際の競技を行ううえでは特別な課題も生じる。これらには，競技会への移動中に正しく食べるための機会をみつけること，練習や競技会において適した食べ物や飲み物を最良のタイミングで摂取すること，またサプリメントやスポーツ用に開発された食品に関してよい選択をすること，が含まれる。

はじめに

スポーツを行ううえで求められるものは，競技の種類やトレーニングあるいは競技会の段階，そして競技者の個々の特性によって極めて異なる。しかしながら，スポーツにおける栄養学的なゴールには，いくつか共通の筋道が存在する。本章では，これらスポーツ栄養において鍵となるゴールについてまとめ，競技者がそれらのゴールを達成する助けとなる提案や戦略を紹介していきたい。ここで考案するスポーツ栄養における新しい提案は，従来のスポーツ栄養からは先端的な，あるいは矛盾した考え方とも認識されるであろう。トピックの幅の広さを考えれば，一つひとつの競技分野をすべて正確にカバーするに足る情報を提供することは不可能である。この問題に対処するため，特殊な競技分野においては，競技に適用するための特別な参考文献として，現在の知見についてより洗練された最新の論文を付すようにしたい。このことは，スポーツ栄養における先駆け的研究者や創造性・独創性に富む新しい論文を軽んじているのではない。本章はむしろ，これまでと現在の両方の視点を得ることができる文献を提供することを目的としている。

Goal 1：競技期間中のさまざまなタイミングを通した要求の変化，個々の要求に対応した正確なエネルギーと食物の摂取について

競技者は，トレーニング中ならびに回復期に必要な糖質，成長や回復および適応にとって必要なタンパク質，毎日の運動で必要となってくる微量栄養素や植物性栄養素を摂取できる十分な食物を供給しなければならない。このため，トレーニング中の食事においてエネルギー摂取は特に注意を払わなければならない。また，エネルギー摂取は体格の変化にも直接的な役割を果たしたり，健康や怪我のリスクに影響するものである。エネルギー必要量は競技はもちろん，同じ競技であっても競技者ごと，また個々の競技者のピリオダイズドトレーニングプログラム（訳注：periodized program：運動やスポーツの練習プログラムで，さまざまな種類の運動を時期に分けて用いるトレーニング計画を指す）でのさまざまなタイミングにより異なる。極端なエネルギー摂取とエネルギー要求量は説明することができる。摂取量と要求量のエネルギースペクトルが低いのは，持続的な動きよりもむしろ一瞬の技能やテクニックを求められるアーチェリーや射撃の選手，低い体重と体脂肪レベルを達成あるいは維

表43.1　運動における利用可能なエネルギー量の算出

状況	利用可能なエネルギー量（＝摂取エネルギー量－運動にかかるエネルギー量）	例
体重増加，成長，肥大など	＞45kcal（189kJ）per kg 除脂肪組織重量（FFM）	水泳選手A：65kg（体脂肪20％＝除脂肪組織80％；1週間のトレーニング＝5,600kcal（23.5MJ））；1日のエネルギー摂取量＝3,520kcal（14.7MJ）） 利用可能なエネルギー量＝（3,520－800）/（0.8*65）＝52kcal/kg FFM（219J）
体重，体格の維持	～45kcal（189kJ）per kg 除脂肪組織重量（FFM）	水泳選手B：65kg（体脂肪15％＝除脂肪組織85％；1週間のトレーニング＝5,600kcal（23.5MJ））；1日のエネルギー摂取量＝3,285kcal（13.8MJ）） 利用可能なエネルギー量＝（3,285－800）/（0.85*65）＝45kcal/kg FFM（189J）
健康的な減量（あるいは代謝率を下げた状態での体重維持）	30～45kcal（125～189kJ）per kg 除脂肪組織重量（FFM）	ランナーC：55kg（体脂肪20％＝除脂肪組織80％；1週間のトレーニング＝5,600kcal（23.5MJ））；1日のエネルギー摂取量＝2,340kcal（9.8MJ）） 利用可能なエネルギー量＝（2,340－800）/（0.8*55）＝35kcal/kg FFM（164J）
利用可能なエネルギーが低い―健康に影響が及ぶ	～30kcal（125kJ）per kg 除脂肪組織重量（FFM）	ランナーD：55kg（体脂肪25％＝除脂肪組織75％；1週間のトレーニング＝5,600kcal（23.5MJ））；1日のエネルギー摂取量＝1,980kcal（8.3MJ）） 利用可能なエネルギー量＝（1,980－800）/（0.75*55）＝29kcal/kg FFM（120J）

持する必要がある体重別競技や体型を意識しなければならない競技者，そしてこれら2つの特徴が組み合わされた体操や競馬の競技者である。逆に，エネルギースペクトルの高い場合は，高い負荷運動を持久的にしなければならない競輪選手や，身体の成長と筋肉量の増大，必要なところに筋肉をつけるトレーニングをしている選手（例えば，成長期のバスケットボール選手や，アメリカンフットボール選手），これらの特徴が組み合わさった重量挙げ選手などがあてはまる。

大量のエネルギーを必要とする場合には，選手は文化的に決定されてきたいつもながらの食事パターンあるいは選手の食欲や空腹感に従って要求される量よりももっと多くのエネルギーを消費している。食物や飲料の摂取やその摂取機会が制限されているような運動中あるいは運動後においても，エネルギーの消費はあるであろう。運動後の回復期には十分なエネルギー摂取を達成しなければならないが，食欲減退や疲労，適切な食事を摂りづらい状況や他の活動によって食事に集中できず忘れてしまうといった問題が現実的に存在する。個々の選手が直面するエネルギー摂取問題に的確に対処するには，スポーツ栄養士の特別なアドバイスが有用であろう。有効な戦略としては，食事の機会を頻繁にする，忙しい時にも適切な食事や飲料を摂取できるように心がける，高エネルギー飲料やスポーツ用に開発された特別な食品のように少量でエネルギー密度の高いものを摂取するということがあげられる（Burke, 2001）。一方で，摂取エネルギー量を減らさなければならない競技者は，十分な栄養を摂取しながら，より少ないエネルギー量で食欲を満足させなければならない。こうした状況において役に立つであろう一般的な原理としては，不必要な間食を減らす行動変容や，量的あるいは質的に満足できるような選択を心がけること，栄養的な目標量にみあう，低エネルギーで高栄養の食品を選択することがあげられる（Burke, 2001）。

選手のエネルギー必要量は日によっても，また，競技スケジュールのさまざまなタイミングで変化する。特に，選手のトレーニングプログラムや体づくりの戦略によってエネルギー要求量は変化する。スポーツ栄養の最新のガイドラインには，こうしたさまざまな状況によるエネルギー必要量・要求量の変化を認識すべきであるということが示されている。エネルギーの必要量に沿ってエネルギー摂取量をたどっていくことはいくつか有益な点がある。例えば，極度のエネルギー消耗時に，継続的に高いエネルギー摂取を必要とするのは，いったん著しいエネルギーの欠乏状態が蓄積され続けると，それを補填するために消化管の吸収容量をはるかに超えるためかもしれない（Saris *et al*., 1989）。さらに，選手にとって最適なエネルギー摂取をどう決定するかについて，エネルギー利用の新しい概念が提唱されてきた。1日のエネルギー摂取量から選手が練習プログラムで消費するエネルギー量を実際的に捉えて明確にしたものを表43.1に示す。このエネルギー利用率より，健康維持にとって必要な毎日の活動に利用するエネルギー総量が概算される（Loucks *et al*., 2004）。選手が軽い体重や細い体型を維持するためにエネルギー摂取を制限している時には，エネルギー利用率は低い。また，激しい運動負荷に対応したエネルギー摂取が十分にできない時にも，エネルギー利用率は低い。たった3～5日間に，エネルギー利用率が除脂肪体重でキログラム当たりおおよそ30kcal（125kJ）以下に落ちた時は，恒常性維持がくずれ，ホルモン，骨機能に障害が起こる（Loucks *et al*., 1998）。それゆえ，トレーニング負荷による変動を考慮に入れた毎日のエネルギー摂取を決定することが大切である。これには，運動の前，運動中，運動後の飲食がゴールに近づくための重要な戦略である。「Goal 4」で議論するように，食事はパフォーマンス維持や疲労や消耗からの回復をサポートするであろう。また，練習の長さや頻度が増えるごとにエネルギー摂取は増やさなければならないし，練習量が減るような怪我やオフシーズンの時にはエネルギー摂取を減らすことのできる現実的な方法でもある。表43.1には状況を例にあげてさまざまな段階のエネルギー利用率をまとめた。体重の増加が許される場合や，健康を保ちつつ減量するエネルギー制限を最適に近いアプローチで計画する場合など具体的な例を示している。

Goal 2：よいパフォーマンスのための体格作りとその維持

身長，体重(body mass：BM)，除脂肪体重(lean body mass：LBM)，体脂肪といった体格指数は，多くの競技のパフォーマンスに役立つ（O'Conner *et al*., 2007）。例えば，体重と除脂肪体重の大きさは体力やパワー，瞬発力に関連し，フットボールで必要な多くの動作や，投げたり持ち上げたりする動作，漕艇や競輪などにおいて重要である。対照的に，長い距離を移動したり重力に逆らうような競技，あるいは狭いスペースで行うような生体力学的で“体重がパワーにかかわってくる”競技（例えば，長距離走，自転車競技の上り坂，ダイビング，器械体操など）においては，低いレベルの体重や除脂肪体重のほうが望ましい。体操やフィギュアスケート，ボディビルのように，判定者の主観的な先入観が成績に影響する競技では，体型の美しさが重要である。それよりも，露出度が高い，あるいは体にぴったりしたユニフォームを着た時に，格好よくみえるようにしたいという個人的な気持ちは，多くの選手にとってモチベーションを上げる理由となっている。ボクシングやレスリング，柔道のような格闘系競技，重量挙げ，軽量級の漕艇では，選手は体重別，すなわち体の大きさや力，リーチがマッチするような相手と競争する。出場資格は，その競技ごとの特別な規則に従い，試合の直前に測定される体重により決定される。

優秀な競技者というのは，ほとんどの場合，試合において最も適した体格に到達している。それは，遺伝的素因と栄養やトレーニングの効果的な調整によるものである。こうした最適の体格を簡単に手に入れる選手もいる一方で，理想的な体の大きさや体型を得るためにトレーニングや食事プログラムを工夫しなければならない選手もいる。残念なことに，選手のなかには過酷な減量計画に取り組む者もおり，しばしばいきすぎたトレーニングや，慢性的な低エネルギーで低栄養の食事，心理的ストレスを抱えることになる（Beals *et al*., 2010；O'Conner and Caterson, 2010）。こうした減量活動は，疲労をはじめ，不適切なタンパク質摂取あるいは微量栄養素（特に鉄とカルシウム）の摂取，免疫状態の低下，ホルモンバランスの変化，摂食障害や貧弱な体型といった問題を引き起こす。もう一方で“体重調整”は，体重別競技の選手が日常的に行っている。選手の多くは既に十分痩せているが，体重測定の数時間前あるいは数日前には通常よりもさらに軽い体重となるように数キロ落とす（Walberg Rankin, 2010）。このやり方は強さで優勢を得るとか，あるいは自分より小柄な対戦相手を倒すために用いられるが，急激な減量方法から生じる脱水や最善とはいえない栄養状態という点で不利益ももたらす。医療委員会や運営組織は極端な“体重調整”に対して警告するガイドラインを示している（Burke, 2007）。

“理想的な”体重と体脂肪の目標は，選手にとって短期的な利益のみよりもむしろ，長期的な健康とパフォーマンスが両立できるような個人個人の目標に沿った範囲で設定されるべきである。本来ならば，体脂肪を減らしていくには緩やかなエネルギー制限をゆっくりと続けるべきである。各々の選手は，エネルギー的にも栄養素的にも正確な食事を食べて，不合理な食事性のストレスなしに，目標を達成できるようにすべきである(O' Connor and Caterson, 2010)。最も重要なことは，選手は本来，最低レベルの体脂肪率と戦うべきではないということである。優秀な選手の特性が生まれつきのものであるとか，あるいはアマチュアや二番手の競技者にとって必要なものであるとみなすべきでもない。しかし，最も優秀な選手でさえも競技のピーク時に限って“競技用の体重”を達成しようと体重や体脂肪率を区分けしている。体重別の競技では，選手が適切な階級を選択し，負の影響を最小限にとどめながら彼らの目標体重を達成できるような食事と運動計画が遂行されるよう，特別な栄養サポートがなされるべきである（Burke, 2007）。

選手にとってもうひとつの最終目標は，筋肉量を増加させたいということである。筋肉量を増やしたい選手はしばしば食事に焦点を当て，過剰な量のタンパク質を摂取したり，非常に高価な特別サプリメントを摂取する。しかしながら，これまでの研究成果からは，筋力トレーニング計画のための栄養サポートの秘訣はじっくり時間をかけて栄養を摂取するということが示唆されている(Burd *et al*., 2009)。適度な量（15～25g）の高品質なタンパク質(特に，乳製品や卵，動物性食品由来のもの)を運動直後に摂取することで，運動後すぐの回復期において最大のタンパク質合成が促される（Moore *et al*., 2009）。総タンパク質必要量は，激しいトレーニングを行っている選手のほとんどが摂取している高エネルギー食で簡単にまかなえるのが一般的である。一方で，炭水化物はトレーニング中にも回復期にも燃料として必要であるかもしれない。また余剰のエネルギーは適切な体重や通常の成長を促すために必要であるかもしれない。

Goal 3：怪我（故障）なく健康を保つために食べる

プロのスポーツ選手が，トレーニングを継続し，重要な試合に照準を合わせ最高のピークを確実に迎えられるようにするには，怪我なく健康を保つことが重要な要素となる。しかしながら，多くの選手が行う過酷な運動プログラムは，パフォーマンス向上のための最大効果をもたらすか，病気や怪我のリスクを増大させるか，紙一重である。健康を保証し怪我による休止期間を最小にできるような栄養学的実践法を推奨するにはまだ十分な証明はなされていないが，望ましくない結果を生じさせるいくつかの栄養リスク因子についてはわかっている。

賛否両論あるが，スポーツ選手は感染症に倒れるリスクが増加すると半ば確信を持っていわれている。トレーニング量が非常に多い期間中や厳しい競技試合の後には，特に上気道の呼吸器感染リスクが高まると信じられている（Walsh *et al*., 2011a）。激しい運動に対して体が急激に応答している時に，後天性免疫機能のマーカーが抑制されるという証拠はみつかっていないが，持続性の悪化やこうした影響の過酷さが慢性的な免疫抑制やありふれた感染症に対する耐性不全を引き起こしうることは直感的に理解できる（Walsh *et al*., 2011a）。このリスクを増大させる可能性のある栄養因子には，運動を行っている前後や運動中の不適切なエネルギー利用状態（糖質共有が低い状態）やエネルギー枯渇がある。選手はこうした欠乏を回避するため栄養指導に従うようにするのがよい。同時に，栄養補助食品は組合わせの利用が感染予防に推奨されてきている。限られたエビデンスであるが，ビタミンCサプリメントやエキナセア，グルタミンといった植物製品，初乳とプロバイオティクス製品の組合わせ利用，ケルセチンのようなポリフェノール化合物に関連した明らかな潜在的有効性があげられる（Walsh *et al*., 2011b）。

怪我や故障が起こるメカニズムは一般的に2つある。衝突や接触の影響から生じる急性の問題，あるいは継続的な衝撃に対し適切に回復できないことから生じる慢性の問題がある。急性の怪我や故障において，ある側面では栄養的な因子が間接的に関係している可能性はある。例えば，不適切な栄養状態は疲れにかかわるため，集中力が乏しくなったり，技術的な問題が生じたり，あるいは事故のリスクを増加させやすくなったりということが起こる（Brouns *et al*., 1986）。また，低い骨密度は慢性的な故障を助長させるリスク因子になることから，栄養状態はしばしば疲労骨折の進行にも深くかかわっている（Bennell *et al*., 1996）。運動は骨の健康を保持するために重要であるから，運動選手の骨密度が減少することは一見矛盾しているように思われる。しかしながら，深刻な低栄養状態の継続や，特に女性の選手で頻発する月経不順は，いずれも直接的に骨密度減少の高いリスク因子である。思春期開始以降の10～15歳の間に，十分な最大骨密度を獲得できないことにもなる（Kerr *et al*., 2010）。女子選手の三徴（The female athlete triad）という言葉は，摂食障害，貧血，骨粗鬆症の同時進行とこれらの相互関係を示す造語である（Otis *et al*., 1997）。しかし，この症候群はエネルギー利用状態と月経，骨の健康状態に関する3つの問題の内在的な関連性が新たに示唆されている（Nattiv *et al*., 2007）。これらの因子はそれぞれ，競技に望ましい機能と（前述で定義した）臨床的疾患の間でひとつながりの連続性を持って存在している。しかしながら，女子選手は好ましくないこれらすべての悪影響に立ち向かい，早めに対処することが奨励されている。

三徴（摂食障害，貧血，骨粗鬆症）に対し“医学的な治療”を減らすことは，選手が早い段階で問題ある栄養状態を自ら認識し対処できるようになるために重要であると思われる。例えば，摂食障害や間違った食事の不名誉なレッテルを貼られることではなくエネルギー消費が高い時にエネルギー要求量が増加しているという認識不足のせいで，低エネルギー状態を引き起こしているということが認識できるということである（Loucks, 2004）。骨を健康に保つには，適切なエネルギー利用状態とホルモン機能，そして適切なカルシウム摂取がそろっていなければならない。月経不順の女子選手におけるカルシウム推奨摂取量は閉経後の女性と同じく，1,300～1,500mg/日に増やすほうがよい（Kerr *et al*., 2010）。食事からのカルシウム摂取が十分でない場合には，通常，低脂肪食品やカルシウム強化の大豆加工製品の利用を考えてもよいし，カルシウムサプリメントでもよい。男子選手にも骨密度の低い者がみられ，トップの競輪選手などはハイリスクのグループに分類される。こうした低エネルギー利用状態から生じる低骨密度は，高いエネルギー消費でありながら低体脂肪率を目指すことにかかわっているが，自転車競技では骨にかかる負荷が少ないことも悪化の原因となっているかもしれない（Campion *et al*., 2010）。

ビタミンDの欠乏や不足は現在では複合的な健康問題として認識されており，骨の健康や筋肉の機能，免疫状態を害する結果を生じさせる。ビタミンD欠乏のハイリスクを背負う集団をターゲットに，ビタミンD状態の評価や欠乏・不足状態からの回復を試みるための教育が行われている。選手のなかには，こうした問題に対処しにくいタイプもある（Larson–Meyer and Willis, 2010）。例えば，室内でトレーニングを行う体操選手や競泳選手，また緯度35度以上に住む者，日差しを避けるために早朝や夕方にトレーニングを行う者，保護的なトレーニングウェアの着用や日焼け止めの使用，そしてビタミンDの少ない食事を摂取している者などがあげられる。以上にあげたような選手は専門的なアドバイスを求め自身のビタミンD状態を把握しておくべきであろう。適切なビタミンDの状態については議論の余地があるが，補助的にビタミンDを摂取することは欠乏状態の予防と対処に必要であろう（Larson-Meyer and Willis, 2010）。

Goal 4：競技のパフォーマンスに対する肉体的限界を知ろう。そして競技中や競技後の疲れを緩やかにし減らすために食べよう

最善のパフォーマンスを得るために，選手は練習中に生じる疲れに対し，潜在的に回避できる因子について知っておくべきである。そして，疲労の発生を最小限にとどめ，遅らせるような栄養戦略を競技の前後や競技中に取るべきであろう。これは試合中には特に重要であるが，選手は主要なトレーニング期間中にも正しい栄養摂取の方法を練習しておくべきである。特別な試合に向けて栄養計画を完璧にしておけるうえに，練習中の技術的，強度的なサポートにもなる。試合において栄養面でサポートできることは，競技時間や運動強度，競技環境，あるいは競技中に休息を取れるかどうか，飲食できるチャンスがあるかどうかによってさまざまである（表43.2）。

筋肉や中枢神経系のために必要な糖質蓄積量は90分以下の持久的な最大下運動あるいは断続的な高強度運動のパフォーマンスを左右する。また，短時間あるいは持続的な高強度の競技活動のパフォーマンスでは許容的な役割を果たす（Coyle, 2004）。競技での食事については，競技にみあったエネルギー量を得るために，競技前と競技中に糖質をどう摂取するかということを念頭において考えなければならない。試合の数日前から，その運動量にみあった必要な筋グリコーゲン量を摂取すべきである。鍛えられた筋肉は少なくとも24時間の休息と糖質摂取により元の高い貯蔵量を取り戻すことができる（表43.3）。さらに，24〜48時間と延長することで筋グリコーゲン量の超回復が可能である。これはカーボ・ローディングとしてよく知られており，90分以上の持久的な競技パフォーマンスを改善することができる（Hawley *et al*., 1997）。試合の数時間前に糖質を摂取することで，適切な肝臓グリコーゲン量に持っていくことができ，前夜からの絶食を伴う場合は特に有効である（Hargreaves *et al*., 2004）。競技前の食事に関して一般的に推奨できることは，表43.3に示しているが，糖質が豊富な食品や飲料の摂取方法，タイミング，摂取量については，胃腸の状態や選手個人の好み，試合会場の仕出し弁当といった実際的な問題を考慮に入れたうえで，決定される必要があろう。緩やかに供給される（低GIの）糖質源，あるいは試合の開始直前に摂取される食べ物は，運動中に消化管からの継続的なグルコース供給源となる（O'Reilly *et al*., 2010）。

明確な理論とのスポーツのこれまでの文化にならって，選手らは試合中に運動用の特別食品（例えば，糖＋電解質スポーツドリンク，ゼリーやバーなど）や日常的な食べ物（清涼飲料水，フルーツ，菓子類など）から糖質を摂取し続けることができる。最近まで，運動中の選手向けに推奨される栄養補給は，60分以上の競技における個人的な栄養補給計画を発展させようとするものであった。それは，競技の間に摂取できるよう実際の状況に照らしあわせて30〜60g/日の糖質摂取と適切な水分補給を組み合わせたものである（Sawka *et al*., 2007）。しかしながら，さまざまな異なる状況において特定の糖質補給をより体系化するアプローチについては，1時間当たり60gの外因性糖質（すなわち，糖質を摂取すること）酸化率の上限や，多量の摂取が消化器系の不調を引き起こす可能性の考慮，また運動中の糖質摂取の用量依存的な応答についてのエビデンスがない，という従来的な考え方により，その機会が妨げられてきた（Burke *et al*., 2011）。最新の報告によれば，非持久的（45〜75分）あるいは超持久的（3〜4時間以上）の両競技の栄養補給計画は別々に考えてよいとされている。

消化管での吸収が，活動筋への外因性糖質の供給の律速段階となることは明らかな証明がなされている。またフルクトースやグルコースなどが消化管で異なる輸送形態を持つことを利用し，糖質の組合わせにより効果的な摂取ができることも明らかにされている（Jeukendrup, 2010）。こうした糖質の組合わせは消化管にとって，より快適で高い摂取効率でもって消化した糖質の酸化率を高めることができる。超持久的運動においては，糖質摂取とそのパフォーマンスへの効果に，用量応答性があることが示唆されている。これに基づき，表43.3には競技ごとの推奨摂取量を示した（Smith *et al*., 2010a, b）。消化管の吸収能は選手個人の体格により異なるが，これらの糖質吸収量としては，摂取率はおおよそ1時間に80〜90gまでが最適であろう（Jeukendrup, 2010）。摂取した糖質エネルギーを上手に利用するために，選手は日頃から競技中の食事補給を練習して，消化管が食物を受け入れやすいようにしておいたほうがよい（Cox *et al*., 2010）。

60分以下の競技では，正しい準備がなされていれば筋肉へのエネルギー補給はあまり考えなくてもよい。しかし，最近の研究によると，糖質ドリンクで頻繁に口をすすぐような方法であっても，少量の糖質摂取は競技パフォーマンスの向上に関係すると報告されている（Jeukendrup and Chambers, 2010）。口腔内や咽頭に存在するレセプターと中枢神経系の報酬および運動制御にかかわる部位の間で情報のやりとりがあるようである（Chambers *et al*., 2009）。競技前の高糖質食摂取によりその効果が緩衝されないか，さらなる研究が必要ではあるが，

表43.2　競技中の疲労とパフォーマンス低下の原因となる栄養関連因子

因子	説明	運動での高いリスク/頻度の例
脱水	試合中の発汗量と摂取量がうまく合っていない。水分欠乏で試合を開始すると深刻な状態になる可能性がある	暑熱環境下で行われる試合，特に繰り返し高い強度での運動，あるいは重い防御着を着用する競技。トーナメントのような繰り返し競技では次の競技までの間に脱水が悪化するリスクが高まる。体重別（階級別）の選手は，目標体重にするため故意に脱水状態となる。体重測定から試合開始までのあまり時間がない状態で水分補給をする
筋肉グリコーゲンの枯渇	筋肉の主要な燃料を競技で使い果たしてしまった，あるいは前回の競技からの回復が十分できていない状態。90分以上の持久的または断続的な強い強度の競技でよく起こる	マラソンや長距離走，自転車ロードレース，鉄人トライアスロンのような長時間の競技で起こる。団体競技でも，サッカーやラグビーのミッドフィルダーのようにいわゆる激しいスピードで，たくさん“走る”選手では起こりやすい。トーナメントのように繰り返し競技をする場合も次の競技までにエネルギー補給が乏しくなるリスクが高まる
低血糖	利用可能な糖質の量が欠乏し，血中グルコース濃度が低下。しかし，低血糖であってもすべての選手が疲労を感じやすくなるということはない 中枢神経系にエネルギー供給がない時でも，糖質摂取は脳の状態をよくして，筋肉をがより高いパワーを出せるようにする	試合中に糖質摂取に失敗した選手は，低血糖になると糖質の要求量が高まる。45～75分ぐらいの競技では，少量の糖質を口にするだけでも脳や中枢神経を刺激する。ハーフマラソンや，40kmの自転車タイムトライアル，多くの団体競技がこれに当たる
筋肉の酸–塩基平衡の乱れ	嫌気的解糖系により水素イオン生成率が高くなる	長期の高強度活動が1～8分続くとき，例えば，漕艇，中距離走，200～800m競泳，トラック自転車団体競技など。いくつかの団体競技やテニスなどのラケット競技のように繰り返し持続的な高強度運動でも起こる
クレアチンリン酸の欠乏	ATP再合成のクレアチンリン酸システムの回復が不適切である。活動を続けたくてもだんだんパワーが出なくなってくる	短い回復時間で高強度の運動を繰り返し行うような競技，団体競技やテニスなど
消化器系の不調	嘔吐，下痢は直接的にパフォーマンスを下げ，水分やエネルギー供給の食事戦略を妨げる	競技前後に摂取する食物や飲料の選択が適切でない。試合前の食事に大量の脂肪や食物繊維を摂取すると，試合中に過剰量の単糖が消費され明らかな脱水を起こす
塩分欠乏（？）	発汗により失われたナトリウムの補充が不適切。塩分欠乏により全身性痙れんのリスクが高まるという事例報告はある	汗に塩分が排泄される場合：発汗率が高く，汗に含まれる塩分濃度が高い選手。急性あるいは慢性的にナトリウムイオンプールの置換がうまくいかない
水分 水中毒/低ナトリウム血症（血中ナトリウムが低い）	過度の水分摂取により，低ナトリウム血症になる。軽度（無症状なとが多い）から深刻（致死の場合も）なものまである。疲労の原因以上にさまざまな医学的関心となっている。頭痛や意識障害が起こる。これらは脱水の予兆として見逃されやすい	発汗の少ない選手（寒冷地で低い強度の運動）が，試合前や試合中に過度の水分補給をした場合。これは，マラソンや超長時間の競技，ハイキングなどでよく起こる

Burke（2011）より改変。

以上の知見はすでにエネルギー補給の新しい方法として組み込まれ推奨されてきている（Jeukendrup and Chambers, 2010）。

その他，運動中の食事戦略として主要なものには，発汗によって失われる水分や電解質補給に関するものがある（図43.1参照）。発汗による水分の損失は，運動時間，強度，競技環境や選手の順応性などによりさまざまであるが，一般的な量としては500～2,000mL/時間の範囲である（O'Reilly *et al*., 2010）。水分欠乏が進むと，心拍上昇や意欲の低下に関連するストレスが徐々に増加してくる（Montain and Coyle, 1992）。運動能力やパフォーマンスの著しい低下を引き起こすタイミングは，個人や

表43.3　運動選手に推奨される糖質摂取のまとめ

状況	状況の例	糖質目標量	炭水化物（糖質）摂取の方法とタイミング
エネルギー供給と回復のために毎日の必要量：これらの一般的な推奨は各自の総エネルギー必要量，特別なトレーニングに対する必要量，トレーニングでのパフォーマンスをフィードバックを考慮して微調整すべきである			
軽い	低強度あるいはスキルに基づいた活動	選手の体重1kg当たり3～5g	• 摂取のタイミングとしては，素早い補給ができる，あるいは1日のトレーニングの前後でのエネルギー供給が望ましい。または，総エネルギー要求量でまかなえる場合は，摂取のパターンは利便性と各自の選択によりシンプルにしてよいであろう
おだやか	適度な運動計画（～1時間/日）	選手の体重1kg当たり5～7g	• タンパク質と栄養素が豊富な糖質食品や食事の組合わせにより運動に必要な急性あるいは慢性の栄養目標に近づける
高い	持久的な運動プログラム（中等度～高い強度の運動を1～3時間/日）	選手の体重1kg当たり6～10g	
非常に高い	極限の強さ（中等度～高い強度の運動を4～5時間/日）	選手の体重1kg当たり8～12g	
急性のエネルギー供給戦略：試合や重要なトレーニング期間において最善のパフォーマンスを得るためには，以下に示すように糖質利用を高い状態に持っていくことが推奨される			
一般的なエネルギー補給	90分以内の競技試合に向けて	選手の体重1kg当たり7～12g/24時間，毎日の必要なエネルギーとして	• 糖質が豊富で食物繊維や繊維質が少なく，小さいサイズの食べやすいものを選ぶ。胃腸への負担がなく，競技での体重に響かないものが望ましい
カーボ（糖質）・ローディング	90分以上の持続的/断続的運動を伴う競技試合に向けて	36～48時間の間に，選手の体重1kg当たり10～12g/24時間	
素早いエネルギー補給	8時間以内の回復期（エネルギーを必要とする2セッションの間）	最初の4時間は選手の体重当たり1～1.2g/時間，その後1日当たり必要なエネルギー量に戻す	• 小さめの標準的なスナックでよい • 小さいサイズの糖質が豊富な食品や（濃縮）飲料のほうが，目標とするエネルギーを確実に摂取しやすい
試合前のエネルギー供給	60分以上の運動の前	運動の1～4時間前に選手の体重当たり1～4g	• 糖質食や糖質飲料摂取のタイミング・量・糖質の種類は，運動による実際の必要性や個人の嗜好性/摂取経験に応じて選択される必要がある • 高脂肪/高タンパク質/高濃度繊維の選択は，運動中の胃腸に生じる問題のリスクを低減するためには避けたほうが望ましいかもしれない • 糖質の補給ができない運動の場合，低グリセミックインデックス食品は，より持続性のあるエネルギー源となる
短い運動中	45分以内	必要なし	
持続的な高い強度の運動中	45～75分	少量，口でゆすぐことも含める	• 飲料やスポーツ用の製品など，糖質を摂取しやすいもの
休止と開始を繰り返す断続的な運動	1～2.5時間	30～60g/時間	• 飲食のチャンスは競技のルールや特性によってさまざまである • 毎日の食事で選択肢を増やしたり，液体から固体までいろいろなタイプの特定スポーツ用食品を利用することは有用である • 選手は水分補給や胃腸への負担も考慮にいれ，それぞれの目標に合致したエネルギー補給方法を備えておくべきである
超持続的な運動	2.5～3時間以上	上限を90g/時間とする	• 上述のとおり • 高い糖質摂取量はよりよいパフォーマンスに関係する • 持ち運びに便利でいくつかの糖質が入っているもの（グルコース/フルクトースの混合物）は，運動中に消費される糖質の酸化率を高めることができる

Burke（2011）の許可を得て複製。

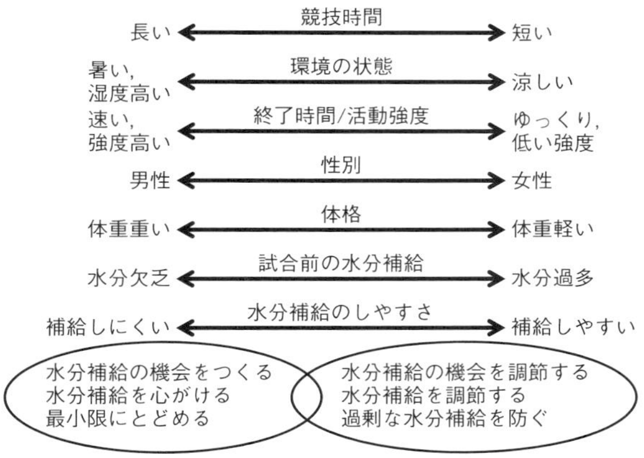

図43.1　1時間以上の競技における水分バランスの調節について
Burke と Cox（2011）より改変。

環境（暑熱環境や標高では影響がより大きい），競技の種類に左右される（Cheuvront *et al*., 2003；Goulet *et al*., 2008）。45分以上続くような競技では，合間に水分を摂るチャンスがあるかもしれず，またそうすることが有利である。一般的には，選手はそれぞれの競技種目において実際の競技中に失われる水分と同量を補給することが勧められており，特に過酷な運動環境では体重の２％以下に水分の損失をとどめておくことが必要である（Sawka *et al*., 2007；Shirreffs and Sawka, 2011）。試合によっては，合間の休憩中（例えば，団体競技のハーフタイムや選手交代，タイムアウトの時など）や競技中（救護所やトレーナーあるいは自身で用意したボトルなどから）に水分補給のチャンスがあろう。競技の前後に体重をチェックし，競技中に消費される飲料と食物の量を考えると，発汗率や水分補給の量，競技中に失われる総水分量を計算することができる（Maughan and Shirreffs, 2008）。これは，試合やコンディションに合わせた個別の水分補給方法を展開したり微調整するのに役立つであろう（Cheuvront *et al*., 2003；Goulet *et al*., 2008）。

運動中に損失したナトリウムを補充する必要性については，結論は出されていない。市販の糖質＋電解質飲料（いわゆるスポーツドリンク）には適量の塩が添加されているが，それは口当たりをよくして積極的な飲料摂取を促すためである。暑熱環境で長時間の運動中に大量の発汗がある選手や（Godek *et al*., 2005），汗とともに塩分が排泄される“salty sweat”の場合には，多量のナトリウムの損失があることが示唆されている（Godek *et al*., 2010）。事前対策として運動中や競技の合間に塩分を補給しておけば，暑熱環境下で運動する場合に生じやすい全身性痙れんを予防できる事例報告もあるが（Eichner, 2007），この仮説に異を唱える研究者もいる（Schwellnus, 2009）。同様に，低ナトリウム血症や血漿ナトリウム濃度の低下を引き起こす多量の塩分損失についても，議論が続いている。運動中の塩分および体液の変化をモデル化することにより，いかなる段階の脱水や水分補給においても，ナトリウムの損失が血漿ナトリウムの恒常性を悪化させることが示されている（Montain *et al*., 2006）。しかしながら，こうした潜在的かつ深刻な症状を助長する最も重要なリスク因子としては，水分の損失よりもむしろ過剰な水分補給であると認識されている（Almond *et al*., 2005；Noakes *et al*., 2005）。これは，いまだ調査段階で（Noakes and Speedy, 2007c），運動中に推奨されるべき水分補給については継続的な展開が必要である（Shirreffs *et al*., 2004；Sawka *et al*., 2007）（本章の「将来の方向性」の項「議論１」参照）。

以上のほか，運動中に生じる疲労にかかわる生理学的因子を軽減させる戦略には，カフェインあるいはベータアラニン，重炭酸，クレアチンといった緩衝剤の利用があげられる（「Goal 6」参照）。

Goal 5：最適な回復のためのトレーニング・試合後の戦略的食事

前回の試合から次の試合までの間に，４～24時間のトレーニングサイクルがあり，毎日２回，あるいは３回以上の練習回数をこなす一流の選手にとって，疲労からの回復は大きな試練である。しかし，マラソンやトライアスロンのように特に持久力を必要とする試合に向けて１日１回あるいは２回程度練習を行うアマチュアのアスリートにとっても，疲労からの回復は考慮しなければならない。また，トーナメントや各ステージに分かれた競技，予選や決勝戦のように数回あるいは数日にわたって行われる試合においても，疲労回復はその試合結果を左右する重要な要素であるかもしれない。疲労回復は，ホメオスタシスの回復や「Goal 4」で示した健康や機能の維持に関連する生理的ストレスに対する適応へのさまざまなプロセスに関係している。発汗による水分や電解質の損失に対応する体液バランスの回復（Shirreffs *et al*., 2004）や筋・肝臓グリコーゲン，筋肉内トリグリセリドの回復（Burke *et al*., 2004）も疲労回復の目標となる。また筋肉の発達，適応，修復に使われるタンパク質の合成も（Burd *et al*., 2009）そのひとつである。これらを目的とした回復方法は，比較的しっかりした研究基盤により推奨されている。選手は，栄養的ストレスや特定期間の練習課題，次の大会までの回復期間，あるいは体格の調整といった“より大局的な”栄養目標に基づき，練習後の回復食の戦略を個々に合わせる必要がある。すべての場合において，回復食を摂取する以前に，食物や飲料を摂取しづらい実際的な障害が生じる可能性がある。その障害とは，激しい運動による食欲減退や，適切な食事の選択肢がない，競技後の他の行事（例えば，競技の結果報告，薬物検査，競技具の管理，メディア対応など）

表43.4　運動後の水分補給と修復/適応のために心がけること

事柄	最新の推奨方法
水分補給	• さらなる発汗や利尿による水分損失を防ぎ，水分バランスをもとに戻すためには，運動後に欠乏する125～150％の水分と同量の水分補給が必要である • 喉の渇きは正確な水分補給量を保証しない可能性がある：水分欠乏が体重の２％を上回る時には，選手は水分補給計画をきちんとたて，飲みやすい飲料をいつでも摂れるようにしておくべきである 　◦ 甘くて冷たい飲料は自発的な補給の助けとなる • 水分補給では発汗により失われた電解質，特にナトリウムの補給が必要となる。電解質を含まない水分補給は血漿の浸透圧を下げるため，尿中への排泄が多くなる 　◦ ナトリウムは経口水分補給飲料（50～80mmol/L）や食塩含有スポーツドリンク（30～35mmol/L）のような特別な飲料で補充できる 　◦ ナトリウムは食べ物でも比較的，補給できる。また，水分摂取と同時に食べる食事に添加してもよい • 可能ならば，一度に大量の水分を補給せず，回数を分けて摂取するほうがよい。こうすることで尿中への排泄を減らすことができ，最大の水分保持ができる
修復と適応（タンパク質合成）	• 特定の運動刺激により起こる新しいタンパク質合成を促すためにも，タンパク質は運動後すぐに摂取すべきである 　◦ 運動に対する応答を最適化するのに十分なタンパク質摂取量は20～25g である 　◦ 動物性タンパク質（乳製品，卵，肉など）といった高品質のタンパク質を摂取する • 運動選手のタンパク質要求量の増加についての議論は未解決のままであるが，すべての要求量を満たすタンパク質摂取量は体重１kg 当たりおよそ1.2～1.6g/日である 　◦ １日の間に取り込むタンパク質の推奨量は算出できないが，理論上は，適量（20～25g）のタンパク質を食事の度に摂取することで，運動後24時間以内に筋肉のタンパク質合成を潜在的に増加させやすくなる

Burke（2010b）より改変。

である。

毎日の食事で摂取する糖質と回復に向けた戦略的な食事への提案は，過去10年以上にわたって進化してきている。初期のスポーツ栄養では，選手には“高糖質食”がどこでも推奨されていたが（Coyle, 1991），後に改善が進められ，選手の体格および練習プログラムで消費するエネルギー効率から策定されたガイドラインに沿う，エネルギー摂取の割合として糖質の摂取量を表現する用語は使われなくなった（Burke *et al*., 2004）。選手にとっての糖質量は，運動により利用する１日の総エネルギー摂取量とその消費のタイミングが，筋肉や中枢神経系にとって十分な糖質源の供給を維持しているか（高糖質食），あるいは，毎日の運動プログラムを削ったり制限するものでないか（低糖質食）ということが一番に考えられている（Burke *et al*., 2011）。最適なパフォーマンスのために，特に高い運動強度の時には，糖質の供給力が高いことが重要である。しかし，現実には選手は低糖質でトレーニングを行っており，それには実用的な理由があるのかもしれず，こうした方法でトレーニングをすることにより何らかの効果が得られるのかどうかについては，議論の余地がある（本章の「将来の方向性」の項「議論２」参照）。

表43.3には，運動選手の日々の回復食として推奨される糖質量をまとめた。回復食には一定量の練習が終わった後すぐに摂取することで運動後のエネルギー補給を高めるための戦略も組み込まれている。回復のために毎日摂取する糖質に関しては，選手が必要としていなくても，毎日，毎週，あるいはシーズン目標やピリオダイズドトレーニングプログラムで行われる運動の変化に伴って，（表43.3に示す）分類を動かすことがキーポイントである（Burke *et al*., 2011）。大切な競技期間の前後に，糖質や他の栄養素を食事や間食で戦略的に摂取することは，選手の糖質摂取をうまく調整するのにも役立つ。これは，選手の運動量に対して必要な栄養素やエネルギー摂取量を記録できるばかりでなく，パフォーマンスや疲労回復を強化したい大切な時点で，糖質利用能のポテンシャルを著しく高めることができる（Burke *et al*., 2011）。

水分補給や，筋肉の発達・適応，修復を促進するタンパク質摂取に関しては表43.4に推奨するとおりである。運動時のタンパク質の必要性については，最新のスポーツ栄養研究分野で新しい知見が特に多い（Phillips and van Loon., 2011）。トレーニングに対する適応の多くは，各選手の運動からの回復期に新しいタンパク質が合成される結果である（Hawley *et al*., 2011）。さまざまなタイプのタンパク質（筋原線維，筋線維鞘，ミトコンドリア，細胞質，など）が新しく合成され，それらは運動の刺激の違いによって決定される。トレーニングで最大限の機能的向上（筋肉のサイズや強度の発達，無酸素あるいは有酸素的代謝の強化）を得るには，運動の刺激に対このサプリメント（補助食品）/スポーツ用食品を使用すべきか？

プロ選手として

事柄	考えるための質問
効果	• この商品は栄養目標に合致する実用的なものであるか • この商品は自分の特定の状況と競技において，直接的に成績向上に効果があると証明されているか • 前向きな考え方で力を得ることができるか（プラセボ効果）

VS.

消費者として

事柄	考えるための質問
安全性	• この商品には副作用はないか • この商品には有害な物質は含まれていないか
倫理/合法性	• この商品にはドーピング検査に違反するような物質が含まれていないか • この商品には自分の国で認可されていない物質が含まれていないか。また，インターネットや通販での購入は合法であるか。税法に違反していないか • この商品を自分が使用していることを公表された場合，商品の過大評価に加担することにならないか
費用	• この商品を買う経済的余裕はあるか • パフォーマンス強化あるいは栄養目標達成の方法として，経済的によりよい他のやり方はないか

図43. 2　市販のスポーツ用食品とスポーツ飲料の使用に際してのバランスシート

するタンパク質合成の応答を強めておくことが必要である。最近の研究結果によると，少なくともレジスタンス運動においては，筋タンパク質の合成は，一定の運動直後に高品質タンパク質20～25gを摂取することで最大限に高められると示唆されている（Moore *et al*., 2009）。

Goal 6：特定スポーツ用食品と補助食品を上手に選ぶために

大切な競技会で表彰台に立てるかどうかは1,000分の1秒やミリメートルで決まる。優秀なエリート選手が，ほんのわずかでもパフォーマンスを改善する可能性のある製品や医学的介入を常に求めているのも，当然のことである。しかしながら，アマチュアの選手でさえ，たくさんのスポーツ用食品や補助食品に惑わされている。スピードの向上，持久性強化，回復サポート，体脂肪減少，筋重量増加，あるいはもっとよいアスリートになれますというものまである。これらのうち，いくつかの製品は運動前後に適した実用的な形式やアスリートの多忙なライフスタイルの中で実際に必要な栄養素の補給を目的としている。一方で，直接的なパフォーマンス強化効果をうたう特別な成分を配合した製品もある。こうした製品の市場は，利益率も高く過密状態である。また，数多くの商品や市場の要求，選手の運動目標に本当に貢献できるという科学的根拠に対して，常におくれをとることのないようにしなければならない。補助食品やスポーツ用食品の使用には，ポジティブな効果とネガティブな効果の両方の可能性があり，各選手はそれぞれの状況と問題を考慮したうえでよりよい選択をすべきである（図43. 2）。

オーストラリアスポーツ研究所は，製品の効果やサプリメントの成分に関するアドバイスを提供するシステムを構築しており，その内容は最新の知見に基づき継続的な更新が行われている（表43. 5参照）。パフォーマンス向上に対する明らかな効果が認められている栄養強壮剤には，疲労感の遅延に働くカフェイン（Burke, 2008），細胞外緩衝剤としての重炭酸（McNaughton *et al*., 2008），短い回復期間で繰り返しスプリント運動を行う際の燃料であるクレアチンがある（Mujika and Padilla, 1997；Hespel and Derave, 2007）。近頃の知見に基づいた製品には，硝酸塩（ビートの根などに含まれる食品成分）（Bailey *et al*., 2009）や細胞内緩衝剤としてのベータアラニンがあげられる（Derave *et al*., 2010）。しかしながら，選手やコーチは，特殊な状況においては上記にあげた食品の効果に限界があるということを配慮すべきである。さらに，ドーピング検査により厳しく管理された試合で戦うトップ選手にとっては，補助食品（サプリメント）の使用が，禁止薬物を含有する不純物摂取の可能性を有し，不用意なドーピングの結果をもたらす不利益となることもある（Geyer *et al*., 2008）。

表43.5　オーストラリアスポーツ研究所(AIS)のスポーツ補助食品プログラムの概要(www.ausport.gov.au/asi/nutrition/supplements)

補助食品分類	補助食品の特徴	商品の例
グループA 選手による使用をサポート	• 選手の食事において有用かつタイミングに則したエネルギー源，栄養源を供給する • 競技における特定の状況や方法に従って使用した際に，実験的（科学的なトライアルで）にパフォーマンス向上があると示された	• スポーツ飲料（糖質＋電解質飲料） • プロテイン補助食品（特に乳清由来の商品） • 液体食補助食品 • スポーツゼリー飲料，ゼリー • スポーツバー • カフェイン • クレアチン • 重炭酸 • マルチビタミン，ミネラル • 鉄 • カルシウム • 消化管保護のためのプロバイオティック食品 • ビタミンD • ベータアラニン
グループB 研究トライアルでのみAISの選手によって使用	• 鍛えられた選手以外の人々において科学的な注目を浴びる，あるいはパフォーマンスへの効果を示唆する予備実験の結果がある • 選手やコーチが関心を持つ	• カルニチン • ヒドロキシメチルブチレイト（HMB） • ニトレート/ビートの根のジュース • NO刺激剤 • 魚油 • 抗酸化ビタミンC，E • ケルセチン，ポリフェノール/フィトケミカル • 免疫システム防御のためのプロバイオティック
グループC 有効性の証明が不十分なもの	• このカテゴリーには運動選手に勧められる多数の補助食品やスポーツ用食品があげられる • これらの補助食品は周期的な人気と広い使用実績があるにもかかわらず，運動パフォーマンスを有効に高めるという証明がなされていない。“効果なし”という分類的な記述はできないが，最近の研究成果により有効性はとても小さいあるいは役に立たないほど小さい効果であると示唆されている • 実際，いくつかのケースでは，これらの補助食品により運動パフォーマンスを損なうこと，またその原因となるメカニズムが明らかにされている • われわれはこのカテゴリーに属する数少ない商品をあげる。しかし，他は十中八九ここに属するわれわれのサプリメントシステムにあがってこない	• クロミウム・ピコリネート • 補酵素Q10 • 冬虫夏草 • チトクロームC • ガンマオリザノール，フェルラ酸 • 朝鮮人参 • イノシン • ラクトアウェイ（サプリメント） • 酸素水 • ピルビン酸 • イワベンケイ（植物名） • グループAでまとめた以外の状況で使用されるビタミンサプリメント，遊離型アミノ酸 • 亜鉛モノメチオナインアスパラギン酸（ZMA）
グループD 使用すべきでないもの	• これらの補助食品は世界ドーピング禁止協会によって直接禁止されている，あるいは禁止された物質が潜在的に混入しているためにドーピング検査に引っかかる高いリスクを有する	• アンドロステンジオンとその関連化合物 • DHEA • 19-ノルアンドロステンジオン，19-ノルアンドロステンジオール • ハマビシ（植物名），テストステロンを含むハーブ • エフェドリン • ストリキニン • メチルヘキサンアミン • 水分過剰に利用されるグリセロール（最近血漿重量増加の禁止物質としてWADAリストに追加された）

将来の方向性

議論１：最適なトレーニング適応には“低糖質でのトレーニング”

　最近では，パフォーマンスの向上や，高い強度での運動能力の増強，あるいは技術の改善のために，高糖質供給状態で運動することが推奨されている。しかし一方で，低糖質供給状態でのトレーニングにおける潜在的な有効性について関心が高まっている。トレーニング適応に関与する多くの信号伝達カスケードは，低糖質環境（低グリコーゲンあるいは外因性糖質の供給が低い場合，その両方が同時に起こる場合）で運動の刺激がある時に上方調節されるらしい（Philp *et al*., 2011）。いくつかの研究によると，よく訓練された選手においてさえ，こうした状況は運動代謝に利用されるタンパク質（例えば，酸化酵素や転写因子などの調節タンパク質）の増加を促すことが報告されている（Hawley and Burke, 2010；Philp *et al*., 2011）。しかしながら今まで，これが運動能力向上につながると実際に示しているのはたった１つの研究のみであり，しかも，その研究では，以前トレーニングしていない被験者に関して調査を行っている（Hansen *et al*., 2005）。選手やコーチの間では，こうした“低糖質でのトレーニング”に関心を示すことにはいくつか警告すべきことがある。まず最初に，運動している選手（被験者）が慢性的に低糖質食を摂取した場合では，こうした利益（恩恵）が得られていないことに注意しなければならない。実際，この方法が有利なのは糖質を毎日補給している状態で，ごく短期間の糖質欠乏がある場合である。すなわち，一晩絶食で運動し，運動の合間にも糖質補給がない場合，あるいは２回のトレーニングを合間なしに続けるような場合である。２回連続の場合は，１回目でエネルギー補給しないので，少ないグリコーゲン貯蔵量で２回目の練習を行うことになる（Burke, 2010a）。このことにより，低糖質供給の悪い影響が全身に及ぶことを制限し，かつ選手はトレーニングを区切ることができるようになる。このように，いくつかの運動（練習）に限っては「低糖質でのトレーニング」で行われている。「低糖質でのトレーニング」が持つ潜在的な不利益は（Burke, 2010a），労作感覚の増加とトレーニング強度の減少（例えば，スピード，出力など）や，糖質利用を促進する代謝系や運動中の高出力に下方調節（ダウンレギュレーション）が起こる可能性があげられる。さらに，怪我や病気，無気力などのリスク増加もある。“低糖質でのトレーニング”はメタボリックシンドロームや代謝性疾患の病態改善のために運動を行う人や，“要領よく運動”したい人（同じ運動負荷でもより大きい効果が得られる）にとってはよりよい方法であるかもしれない。しかしながら，前述したように（Burke, 2010a），ピリオダイズドトレーニングや運動選手が実際に実行している栄養プログラムではすでに同様の状態が生じており，こうした戦略を計画的に実施するにはさらなる研究を要する。

議論２：水分補給のガイドラインは有用か有害か？

　競技会での水分補給の失敗は，そのほとんどが水分欠乏時の判断の誤りにある（Sawka *et al*., 2007）。しかしながら，実際的には発汗率が少ない競技中でも，過度の水分を摂取すれば，なかには水分過剰になる可能性のある選手がいる（Almond *et al*., 2005）。こうした状況に陥ることは不要であり，もし潜在的に低ナトリウム血症（血液中のナトリウム濃度低下，水中毒として知られる）の致命的な状態を引き起こしでもすれば危険とさえいえる（Noakes, 2003；Noakes and Speedy, 2007b）。この問題が認知され，いくつかの団体参加型競技で起こった死亡事故が公共の場で明らかにされたことで，運動科学研究者は水分補給のガイドラインあるいは問題の原因となるスポーツ飲料市場を非難するようになった（Noakes and Speedy, 2007a, c）。実際に，これまでの規範的なアドバイスや，運動中はできるだけたくさん水分補給をしようといった以前のガイドラインに含まれる提案は不適切だと認識されており，この30年の間に，水分補給に対する提案は徐々に発展してきている（Casa *et al*., 2000；Sawka *et al*., 2007）。上述したように最新のガイドラインでは過剰な水分補給を警告しているが，水分欠乏にならないよう許容できるレベルで各自の水分補給を計画することが勧められる。

　これらの方法でさえ，無益で複雑，低ナトリウム血症を引き起こすと批判を受けてきたことを留意しておくべきである（Noakes, 2003；Noakes and Speedy, 2007c）。また，選手は喉の渇きに従って飲むべきであるという議論もある（Noakes and Speedy, 2007c）。喉の渇きや自由な飲料の摂取は，水分補給を計画していくうえで合理的な出発点であるというのが，この著者らの意見である。しかし，こうした主観的指示には，改善すべき正当な理由がある。例えば，水分補給の機会が取りにくい競技では，選手は早めの段階で（すなわち喉の渇きがくる前に）飲めるチャンスに飲んでおく必要があるかもしれない。これにより，試合中の総水分摂取量をよりよいペースにすることができる。さらに，多量の水分摂取を必要としない限りは，選手は糖質補給のためにスポーツ飲料を飲むのかもしれない。最後に，的確な摂取量を判断する力や渇きに対する反応が鈍い選手もいる可能性があるため，彼らに対しては適切な水分補給量に関するガイドラインが必要かと思われる。

議論3：抗酸化は友人か敵か

運動は遊離酸素と窒素ラジカル種（RNOS）の生成を増加させることが知られている。これらの過度な生成は，筋肉の出力能の急激な低下や，長期の炎症や損傷，痛みにかかわっていると考えられている（Konig *et al*., 2001）。抗酸化剤サプリメント摂取で細胞の抗酸化許容量を増加させるというのは，筋肉の出力能に対するRNOSの負の影響を少なくできる，一見論理的な方法に思われる。しかし，単発的あるいは継続的な運動において抗酸化ビタミンを用いた研究では，筋肉のダメージやパフォーマンスにおける効果はまだ明らかになっていない（Fisher-Wellman and Bloomer, 2009）。新しい見識では，過剰の酸化損傷だけが問題であって，筋肉内の小さな酸化変化は，むしろ運動への適応に重要な役割を果たしていることがいわれている。例えば，信号伝達カスケードを誘導したり，区分化された抗酸化剤の複合体相互作用で形成された生体内酸化防御機構のアップレギュレーションを行う（Hawley *et al*., 2011）。実際に，最近のいくつかの研究では，ビタミンCやEなどの単一の抗酸化剤の補給は運動トレーニングの効果を実は減少させてしまうということが報告されている（Gomez-Cabrera *et al*., 2008；Ristow *et al*., 2009）。つい最近では，選手には抗酸化・フィトケミカル豊富な果物や野菜をたくさん取り入れた食事がよいと勧められている。ケルセチンやエピガロカテキンガレート（EGCG）といったポリフェノールは，免疫システムや抗炎症応答，ミトコンドリア発生に効果的に機能すると示唆されており，それらの摂取がもたらす潜在的効果についてはさらなる研究が続けられている（Hawley *et al*., 2011）。

（山崎英恵訳）

推奨文献

Burke, L.M. (2007) *Practical Sports Nutrition*. Human Kinetics, Champaign, IL.
Burke, L.M. and Cox, G. (2011) *The Complete Guide to Food for Sports Performance*, 3rd Edn. Allen and Unwin, Sydney.
Maughan, R.J. (ed.) (2011) Foods, nutrition and exercise III. *J Sports Sci* (Special Issue) (in press).

［文　献］

Almond, C.S.D., Shin, A.Y., Fortescue, E.B., *et al.* (2005) Hyponatremia among runners in the Boston marathon. *N Engl J Med* **352,** 1550–1556.

Bailey, S.J., Winyard, P., Vanhatalo, A., *et al.* (2009) Dietary nitrate supplementation reduces the O2 cost of low-intensity exercise and enhances tolerance to high-intensity exercise in humans. *J Appl Physiol* **107,** 1144–1155.

Beals, K.A., Houtkooper, L., and Dalton, B. (2010) Disordered eating in athletes. In L. Burke and V. Deakin (eds), *Clinical Sports Nutrition*, 4th Edn. McGraw-Hill, Sydney, pp. 171–192.

Bennell, K.L., Malcolm, S.A., Wark, J.D., *et al.* (1996) Models for the pathogenesis of stress fractures in athletes. *Br J Sports Med* **30,** 200–204.

Brouns, F.J.P.H., Saris, W.H.M., and Ten Hoor, F. (1986) Dietary problems in the case of strenuous exertion. *J Sports Med* **26,** 306–319.

Burd, N.A., Tang, J.E., Moore, D.R., *et al.* (2009) Exercise training and protein metabolism: influences of contraction, protein intake, and sex-based differences. *J Appl Physiol* **106,** 1692–1701.

Burke, L.M. (2001) Energy needs of athletes. *Can J Appl Physiol* **26,** S202–S219.

Burke, L.M. (2007) Weight-making sports. In *Practical Sports Nutrition*. Human Kinetics, Champaign, IL, pp. 289–312.

Burke, L.M. (2008) Caffeine and sports performance. *Appl Physiol Nutr Metab* **33,** 1319–1334.

Burke, L.M. (2010a) Fueling strategies to optimize performance: training high or training low? *Scand J Med Sci Sports* **20** (Suppl 2), 48–58.

Burke, L.M.(2010b) Fasting and recovery from exercise. *Br J Sports Med* **44,** 502–508.

Burke, LM. (2011) Nutrition for competition. In S. Stear and S.M. Shirreffs (eds), *Sport and Exercise Nutrition*. Wiley, London, pp. 200–216.

Burke, L.M. and Cox, G. (2011) *The Complete Guide to Food for Sports Performance*, 3rd Edn. Allen and Unwin, Sydney.

Burke, L.M., Hawley, J.A., Wong, S., *et al.* (2011) Carbohydrates for training and competition, *J Sports Sci* PMID 21660838.

Burke, L.M., Kiens, B., and Ivy, J.L. (2004) Carbohydrates and fat for training and recovery. *J Sports Sci* **22,** 15–30.

Campion, F., Nevill, A.M., Karlsson, M.K., *et al.* (2010) Bone status in professional cyclists. *Int J Sports Med* **31,** 511–515.

Casa, D.J., Armstrong, L.E., Hillman, S.K., *et al.* (2000) National Athletic Trainers' Association position statement: fluid replacement for athletes. *J Athl Train* **35,** 212–224.

Chambers, E.S., Bridge, M.W., and Jones, D.A. (2009) Carbohydrate sensing in the human mouth: effects on exercise performance and brain activity. *J Physiol* **587,** 1779–1794.

Cheuvront, S.N., Carter, R., Sawka, M.N. (2003) Fluid balance and endurance exercise performance. *Curr Sports Med Rep* **2,** 202–208.

Cox, G.R., Clark, S.A., Cox, A.J., *et al.* (2010) Daily training with high carbohydrate availability increases exogenous carbohydrate oxidation during endurance cycling. *J Appl Physiol* **109,** 126–134.

Coyle, E.F. (1991) Timing and method of increased carbohydrate intake to cope with heavy training, competition and recovery. *J Sports Sci* **9,** 29–52.

Coyle, E.F. (2004) Fluid and fuel intake during exercise. *J Sports Sci* **22,** 39–55.

Derave, W., Everaert, I., Beeckman, S., *et al.* (2010) Muscle carnosine metabolism and beta-alanine supplementation in relation to exercise and training. *Sports Med* **40,** 247–263.

Eichner, E.R. (2007) The role of sodium in "heat cramping". *Sports Med* **37,** 368–370.

Fisher-Wellman, K. and Bloomer, R.L. (2009) Acute exercise and oxidative stress: a 30 year history. *Dyn Med* **8,** 1.

Geyer, H., Parr, M.K., Koehler, K., *et al.* (2008) Nutritional supplements cross-contaminated and faked with doping substances. *J Mass Spectrom* **43,** 892–902.

Godek, S.F., Bartolozzi, A.R., and Godek, J.J. (2005) Sweat rate and fluid turnover in American football players compared with runners in a hot and humid environment. *Br J Sports Med* **39,** 205–11.

Godek, S.F., Peduzzi, C., Burkholder, R., *et al.* (2010) Sweat rates, sweat sodium concentrations, and sodium losses in 3 groups of professional football players. *J Athl Train* **4,** 364–371.

Gomez-Cabrera, M.C., Domenech, E., and Romagnoli, M. (2008) Oral administration of vitamin C decreases muscle mitochondrial biogenesis and hampers training-induced adaptations in endurance performance. *Am J Clin Nutr* **87,** 142–149.

Goulet, E.D., Mélançon, M.O., and Madjar, K. (2008) Meta-analysis of the effect of exercise-induced dehydration on endurance performance (abstr). *Med Sci Sports Exerc* **40** (5 Suppl), S396.

Hansen, A.K., Fischer, C.P., Plomgaard, P., *et al.* (2005) Skeletal muscle adaptation: training twice every second day vs. training once daily. *J Appl Physiol* **98,** 93–99.

Hargreaves, M., Hawley, J.A., and Jeukendrup, A.E. (2004) Pre-exercise carbohydrate and fat ingestion: effects on metabolism and performance. *J Sports Sci* **22,** 31–38.

Hawley, J.A. and Burke, L.M. (2010) Carbohydrate availability and training adaptation: effects on cell metabolism. *Exerc Sport Sci Rev* **38,** 152–160.

Hawley, J.A., Burke, L.M., Phillips, S.M., *et al.* (2011) Nutritional modulation of training-induced skeletal muscle adaptation. *J Appl Physiol* **110,** 834–845.

Hawley, J.A., Schabort, E.J., Noakes, T.D., *et al.* (1997) Carbohydrate-loading and exercise performance: an update. *Sports Med* **24,** 73–81.

Hespel, P. and Derave, W. (2007) Ergogenic effects of creatine in sports and rehabilitation. *Subcell Biochem* **46,** 245–259.

Jeukendrup, A.E. (2010) Carbohydrate and exercise performance: the role of multiple transportable carbohydrates. *Curr Opin Clin Nutr Metabol Care* **13,** 452–457.

Jeukendrup, A.E. and Chambers, E.S. (2010) Oral carbohydrate sensing and exercise performance. *Curr Opin Clin Nutr Metabol Care* **13,** 447–451.

Kerr, D., Khan, K., and Bennell, K. (2010) Bone, exercise and nutrition. In L. Burke and V. Deakin (eds), *Clinical Sports Nutrition*, 4th Edn. McGraw-Hill, Sydney, pp. 200–221.

Konig, D., Wagner, K.H., Elmadfa, I., *et al.* (2001) Exercise and oxidative stress: significance of antioxidants with reference to inflammatory, muscular, and systemic stress. *Exerc Immunol Rev* **7,** 108–133.

Larson-Meyer, D.E. and Willis, K.S. (2010) Vitamin D and athletes. *Curr Sports Med Rep* **9,** 220–226.

Loucks, A.B. (2004) Energy balance and body composition in sports and exercise. *J Sports Sci* **22,** 1–14.

Loucks, A.B., Verdun, M., and Heath, E.M. (1998) Low energy availability, not stress of exercise, alters LH pulsatility in exercising women. *J Appl Physiol* **84,** 37–46.

Maughan, R.J. and Shirreffs, S.M. (2008) Development of individual hydration strategies for athletes. *Int J Sport Nutr Exerc Metab* **18,** 457–472.

McNaughton, L.R., Siegler, J., and Midgley, A. (2008) Ergogenic effects of sodium bicarbonate. *Curr Sports Med Rep* **7,** 230–236.

Montain, S.J. and Coyle, E.F. (1992) Influence of graded dehydration on hyperthermia and cardiovascular drift during exercise. *J Appl Physiol* **73,** 1340–1350.

Montain, S.J., Cheuvront, S.N., and Sawka, M.N. (2006) Exercise associated hyponatraemia: quantitative analysis to understand the aetiology. *Br J Sports Med* **40,** 98–105.

Moore, D.R., Robinson, M.J., Fry, J.L., *et al.* (2009) Ingested protein dose response of muscle and albumin protein synthesis after resistance exercise in young men. *Am J Clin Nutr* **89,** 161–168.

Mujika, I. and Padilla, S. (1997) Creatine supplementation as an ergogenic aid for sports performance in highly trained athletes: a critical review. *Int J Sports Med* **18,** 491–496.

Nattiv, A., Loucks, A.B., Manore, M.M., *et al.* (2007) American College of Sports Medicine position stand. The female athlete triad. *Med Sci Sports Exerc* **39,** 1867–1882.

Noakes, T.D. (2003) Overconsumption of fluid by athletes. *Br Med J* **327,** 113–114.

Noakes, T.D. and Speedy, D.B. (2007a) Lobbyists for the sports drink industry: an example of the rise of "contrarianism" in modern scientific debate. *Br J Sports Med* **41,** 107–109.

Noakes, T.D. and Speedy, D.B. (2007b) The aetiology of exercise-associated hyponatraemia is established and is not "mythical". *Br J Sports Med* **41,** 111–113.

Noakes, T.D. and Speedy, D.B. (2007c) Time for the American College of Sports Medicine to acknowledge that humans, like all other earthly creatures, do not need to be told how much to drink during exercise. *Br J Sports Med* **41,** 109–111.

Noakes, T.D., Sharwood, K., Speedy, D., *et al.* (2005) Three independent biological mechanisms cause exercise-associated hyponatremia: evidence from 2,135 weighed competitive athletic performances. *Proc Natl Acad Sci* **102,** 18550–18555.

O'Connor, H. and Caterson, I. (2010) Weight loss and the athlete. In L. Burke and V. Deakin (eds), *Clinical Sports Nutrition*, 4th Edn. McGraw-Hill, Sydney, pp. 116–148.

O'Connor, H., Olds, T., and Maughan, R.J. (2007) Physique and performance for track and field events. *J Sports Sci* **25** (1 Suppl), 49S–60S.

O'Reilly, J., Wong, S.H., and Chen,Y. (2010) Glycaemic index, glycaemic load and exercise performance. *Sports Med* **40,** 27–39.

Otis, C.L., Drinkwater, B., Johnson, M., *et al.* (1997) American College of Sports Medicine position stand. The female athlete triad. *Med Sci Sports Exerc* **29,** i–ix.

Phillips, S.M. and van Loon, L. (2011) Dietary protein for athletes: from requirements to optimal adaptation. *J Sports Sci* in press.

Philp, A., Burke, L.M., and Baar, K. (2011) Altering endogenous carbohydrate availability to support training adaptations. In R. Maughan and L.M. Burke (eds), *Sports Nutrition: More than Just Calories – Triggers for Adaptation.* Nestlé Nutrition Series **69** (in press).

Powers, S.P., Nelson, W.B., and Enette-Larsen, E. (2011) Antioxidant and vitamin D supplements for athletes: sense or nonsense? *J Sports Sci* PMID 21830999.

Ristow, M., Zarse, K., Oberbach, A., *et al.* (2009) Antioxidants prevent healthpromoting effects of physical exercise in humans.

Proc Natl Acad Sci USA **106,** 8665–8670.

Saris, W.H.M., Van Erp-Baart, M.A., Brouns, F., *et al.* (1989) Study on food intake and energy expenditure during extreme sustained exercise: the Tour de France. *Int J Sports Med* **10,** S26–S31.

Sawka, M.N., Burke, L.M., Eichner, E.R., *et al.* (2007) American College of Sports Medicine position stand. Exercise and fluid replacement. *Med Sci Sports Exerc* **39,** 377–390.

Schwellnus, M.P. (2009) Cause of exercise associated muscle cramps (EAMC)–altered neuromuscular control, dehydration or electrolyte depletion? *Br J Sports Med* **43,** 401–408.

Shirreffs, S.M. and Sawka, M.N. (2011) Fluid needs during and after exercise. *J Sports Sci* 2011 (in press).

Shirreffs, S.M., Armstrong, L.E., and Cheuvront, S.N. (2004) Fluid and electrolyte needs for preparation and recovery from training and competition. *J Sports Sci* **22,** 57–63.

Smith, J.W., Zachwieja, J.J., Horswill, C.A., *et al.* (2010a) Evidence of a carbohydrate dose and prolonged exercise performance relationship [abstr]. *Med Sci Sports Exerc* **42**(5 Suppl), 84.

Smith, J.W., Zachwieja, J.J., Peronnet, F., *et al.* (2010b) Fuel selection and cycling endurance performance with ingestion of [13C]glucose: evidence for a carbohydrate dose response. *J Appl Physiol* **108,** 1520–1529.

Walberg Rankin, J. (2010) Making weight in sports. In L. Burke and V. Deakin (eds), *Clinical Sports Nutrition*, 4th Edn. McGraw-Hill, Sydney, pp. 149–170.

Walsh, N.P., Gleeson, M., Shephard, R.J., *et al.* (2011a) Position Statement Part one: Immune function and exercise. *Exerc Immunol Rev* **17,** 6–63.

Walsh, N.P., Gleeson, M., Pyne, D.B., *et al.* (2011b) Position Statement Part two: Maintaining immune health *Exerc Immunol Rev* **17,** 64–103.

44

免疫反応の栄養学的制御

Philip C. Calder and Parveen Yaqoob

要　約

栄養，感染，そして免疫との間には双方向での相互作用があり，低栄養は免疫系の感染防御を低下させ，個体が感染に対してより影響を受けやすくなる一方で，感染に対する免疫応答は個体自身の栄養的な状態を害して体組成を変化させうる。実際に，免疫のすべての型はタンパク質・エネルギーの栄養不良によって影響を受けるが，非特異的な生体防御や細胞性免疫は液性（抗体）免疫応答よりもより強く影響を受けている。微量元素は効率的な免疫反応にとっては必要な栄養素であり，１つでもその微量元素が欠乏すると免疫機能を低下させ，感染性病原体が感染する機会を増やすことになる。必須脂肪酸はイコサノイド生成における前駆体を供給することから，免疫反応の制御に役割を果たしている。必須アミノ酸の欠乏は免疫機能を低下させるが，必須アミノ酸でないアルギニンやグルタミンもストレスの多い状況では条件的に必須であるかもしれない。プロバイオティクス細菌は実験動物においては免疫機能を高めるのに役立っており，ヒトにおいても同様に作用する可能性がある。プレバイオティクスも免疫機能に対して有効な作用を持っているかもしれないが，検証はまだ十分ではない。母乳は新生児の免疫反応の発達を促進して，感染症を防ぐ可能性のある有効成分を有している。

はじめに

飢饉と伝染病の流行との関係は，歴史を通して記されている。例えば，紀元前370年という早い時期に，ヒポクラテスは十分な栄養状態でない人々が伝染病により罹患しやすいことを認めている。一般に，低栄養は免疫系機能を低下させ，病原体からの宿主の生体防御にとって重要な免疫機能を抑制することが知られている（Chandra, 1991；Scrimshaw and SanGiovanni, 1997；Calder and Jackson, 2000）。免疫機能の低下につながる低栄養による栄養不良は，摂取エネルギーと主要栄養素の不足および/または特定の微量栄養素欠乏によって起こりうる。そして，これらは組合わせによって起こる場合がある。低栄養の影響は発展途上国で最も大きくみられるが，先進国においても，高齢者，摂食障害の患者，アルコール依存症や特定の疾患患者，さらに未熟児や超低出生体重の新生児などにおいては特に重要な問題である。異なる免疫機能に対する個別の栄養素の正確な効果を明らかにすることは難しいが，現在では多くの栄養素が免疫反応を維持するうえで重要な役割を果たしていることが明らかになっている。このように免疫系の機能は食事の通常の構成成分として栄養素が摂取されることによって影響され，適切な栄養素の補給が宿主の細菌，ウイルス，真菌，寄生虫に対する生体防御のために必要とされている。本章では免疫系の重要な構成要素の概要から始め，免疫反応に関与する細胞とそれらの情報伝達に注目したメカニズムを取り上げる。免疫系の栄養素の役割は特定の例を使って調査され，感染と栄養状態の循環的関係について議論されている。本章では免疫機能における個々の微量元素と主要栄養素の影響の評価を詳述する。なお，本章の内容は，Yaqoob と Calder（2011）の記述に基づいている。

免　疫　系

免疫系は環境内に存在する細菌，ウイルス，真菌，寄生虫などの侵入性生物や他の傷害などから宿主を防御するのに役立っている。そこにはさまざまな細胞がリンパと血流を介して生体内の多くの部位で働いており，免疫

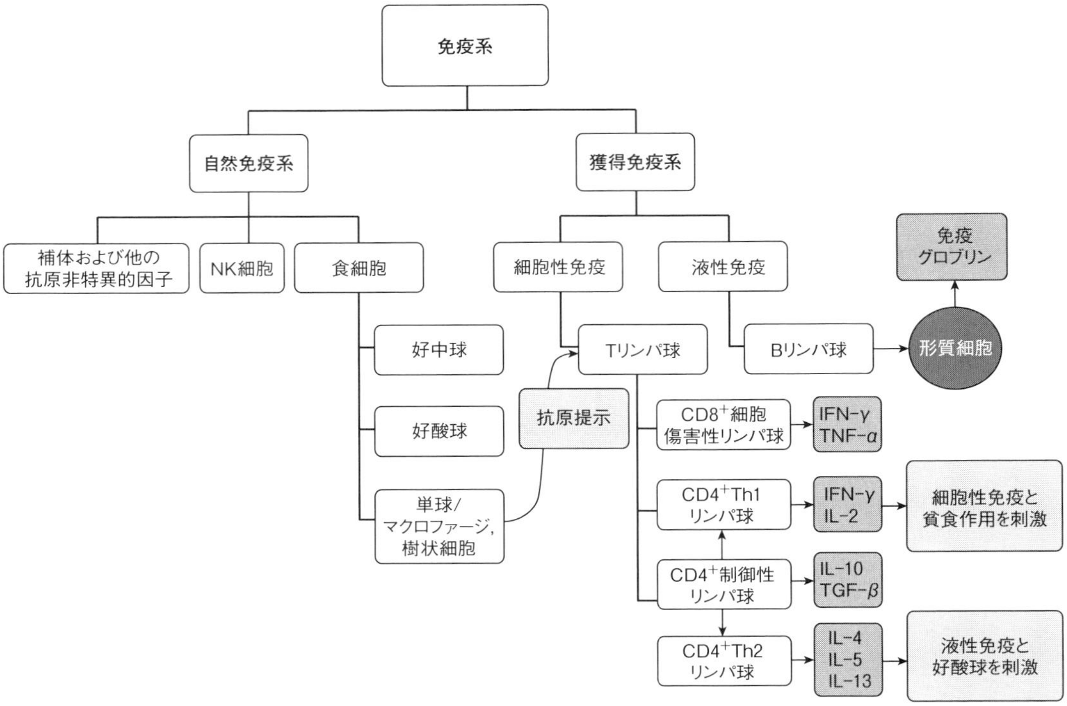

図44.1　免疫系反応の概略図

IFN：インターフェロン，IL：インターロイキン，NK：ナチュラルキラー，TGF：形式転換成長因子，Th1：１型ヘルパー，Th2：２型ヘルパー，TNF：腫瘍壊死因子。

表44.1　自然免疫系と獲得免疫系の構成要素

	自然免疫	獲得免疫
物理化学的バリア	皮膚 粘膜 リゾチーム 胃酸 共生細菌	皮膚および粘膜免疫系 粘膜分泌中抗体
循環性分子細胞	補体 顆粒球 単球/マクロファージ ナチュラルキラー細胞	抗体 リンパ球（T，B）
可溶性メディエーター	マクロファージ由来サイトカイン	リンパ球由来サイトカイン

系はそれら細胞群を含む複雑なシステムである。いくつかの部位によっては，細胞は別々のリンパ器官に組織されている。これらは免疫細胞が作られて成熟する一次リンパ組織（骨髄や胸腺）と，成熟した免疫細胞が相互作用して抗原と反応する二次リンパ組織(リンパ節，脾臓，腸管関連リンパ組織）に分類される。免疫系は次の２つに大きく分類される。すなわち，自然免疫系(生来備わった免疫）と獲得免疫系（特異的または適応免疫）である(図44.1参照)。

自然免疫

自然免疫は物理的バリアー，液性因子，そして顆粒球(好中球，好塩基球，好酸球)，単球，マクロファージを含む食細胞から成る（表44.1)。自然免疫には記憶がなく，そのため生物体への事前の曝露による影響はみられない。食細胞（自然免疫系における主要なエフェクター細胞）は，細菌にみられる特定の構造を認識する受容体を食細胞の細胞表面に発現しており，そのレセプターはパターン認識レセプターとして，さらに，細菌の構造は微生物関連分子パターンと呼ばれている。細菌がその受容体に結合すると，食細胞は細菌を貪食し（細胞内に飲み込み），スーパーオキシドや過酸化水素などの化学的毒素によって病原微生物は消化される働きが誘導される。ナチュラルキラー（NK）細胞もまた細胞表面に受容体を有し，細胞傷害タンパク質の放出によって標的細胞を破壊する。このようにして，自然免疫は病原体の侵入に対する第一線の防御として働いている。しかしながら，免疫応答にはしばしば自然免疫系と，より強力で柔軟な獲得免疫系の両者の協調的な働きが必要となる。

獲得免疫

獲得免疫は，宿主にとっては外来の異物として侵入してきた病原体を識別し，抗原と呼ばれる特定の分子を認識する反応を伴う。リンパ球はＴリンパ球とＢリンパ球（またはＴ細胞，Ｂ細胞とも呼ばれる）に分類され，獲得免疫系に強く関与している（図44.1）。すべてのリンパ球（すべての免疫系細胞）は骨髄に由来している。Ｂリンパ球は生体内を循環する前にさらなる分化と成熟過程を骨髄において受けるのに対し，Ｔリンパ球は胸腺で成熟する。リンパ球は血流を介してリンパ節，脾臓，扁桃腺，腸管関連リンパ組織などの末梢リンパ組織に入ることができる。免疫反応は主にこれらのリンパ組織において起こり，そこは細胞と侵入した病原体との相互作用が引き起こされる高度に組織化された場所である。

各リンパ球は単一の抗原に対する受容体を細胞表面に有しているため，獲得免疫系の反応は非常に特異的な反応である。しかし，獲得免疫系は極めて多様であり，ヒトにおける異なる抗原特異性を持つリンパ球集団は約10^{11}種もの抗原を認識すると推定されている。高度な特異性は莫大な種類のリンパ球のレパトア（異なる抗原特異性を有する細胞群）に結合することによって成り立っており，このことは生体内では比較的少ない数のリンパ球ごとにさまざまな抗原認識が行われうることを意味している。そういう意味では，獲得免疫においてはこれに対処するためにクローン増殖の能力を高めることで対応している。つまり，いったん抗原特異的な細胞応答が起こればクローン増殖によって単一のリンパ球のクローン化が高められ，それにより初期の免疫反応を引き起こしている抗原認識の能力が高まるのである。そして，獲得免疫系反応は初期の抗原感作の後，数日以上たってから効果がみられ，さらに抗原が除去された後にもしばらくの間は持続する。この持続反応は免疫学的な記憶を高めるもので，獲得免疫系の特徴でもある。それは，再び同じ病原体などの感染によって抗原に曝露された時に，より強く，より効果的に免疫反応を引き起こすために重要であり，それが予防接種の科学的根拠でもある。最終的に，免疫系とは細胞間のコミュニケーションを含む自動制御機構を利用してホメオスタシスの再構築を行うことである。

ＢおよびＴリンパ球

Ｂリンパ球は抗原特異的な可溶性の免疫グロブリンである抗体を産生する能力を有することで特徴づけられる。生体防御におけるこの形は液性免疫と呼ばれており，Ｂリンパ球も抗原との結合能を有する免疫グロブリンを細胞表面に有して運搬する（図44.1）。免疫グロブリンが抗原と結合すると，Ｂリンパ球の細胞増殖とその後の形質細胞への変換が誘導され，生体内では親細胞として同じ抗原特異性の抗体が大量に分泌されることになる。

免疫グロブリンには５つの主要なクラス（IgA，IgD，IgG，IgM，IgE）が存在し，それぞれが液性免疫応答の異なる構成要素を引き出すことになる。抗体は生体内に侵入した病原体と戦うためにいくつかの方法で反応する。その抗体は病原体などと結合して病原体が宿主の細胞への接着を防ぐことによって毒素や微生物を中和処理することができ，形質細胞内において補体を活性化するとともに，食細胞による病原微生物などの破壊を誘導する。抗体が抗原と食細胞の受容体に対して両者への結合部位を有していることで，“オプソニン化”として知られる，これらの２つの構成分子をつなぐ架橋形成による相互作用を誘導する。抗体によって結合する食細胞のタイプは抗体価を測定することによって解析することができ，マクロファージや好中球はIgMやIgGに対して特異的である一方で，好酸球はIgE特異性がある。このように，抗体は獲得免疫系と自然免疫系の反応の間を情報伝達するものとして重要であり，それは高度な特異性を有する作用機序を介して誘導されるものであるが，自然免疫系によって認識されうるような形に最終的に翻訳されることで，病原体の破壊が可能になるように働いている。

液性免疫は細胞外の病原体に作用する。しかしながら，いくつかの病原体，特にウイルスや特定の細菌によっては細胞内に入り込むことによって個体に感染する場合がある。これらの病原体は液性免疫を逃れて，その代わりにＴリンパ球を介した細胞性免疫によって対処されることになる。Ｔリンパ球は自身の細胞表面にＴ細胞受容体（TCR）を有しており，これらが膨大な種類の抗原レパトア（異なる抗原特異性を有する細胞群）に対応している。しかし，Ｂリンパ球とは異なり，Ｔリンパ球は抗原情報を抗原提示細胞によって細胞表面に示されることでその抗原を認識できるだけであり，このことは液性免疫と細胞性免疫の間の際だった違いである。TCRの活性化によってＴリンパ球では細胞周期に対する刺激と最終的には細胞増殖への応答が起こる。活性化したＴリンパ球においても，さらなる細胞増殖と細胞分化の誘導に寄与するサイトカインであるインターロイキン(IL)-2が生成・分泌される反応が起こる。このようにして，Ｔリンパ球における応答はＢリンパ球の場合と同じよ

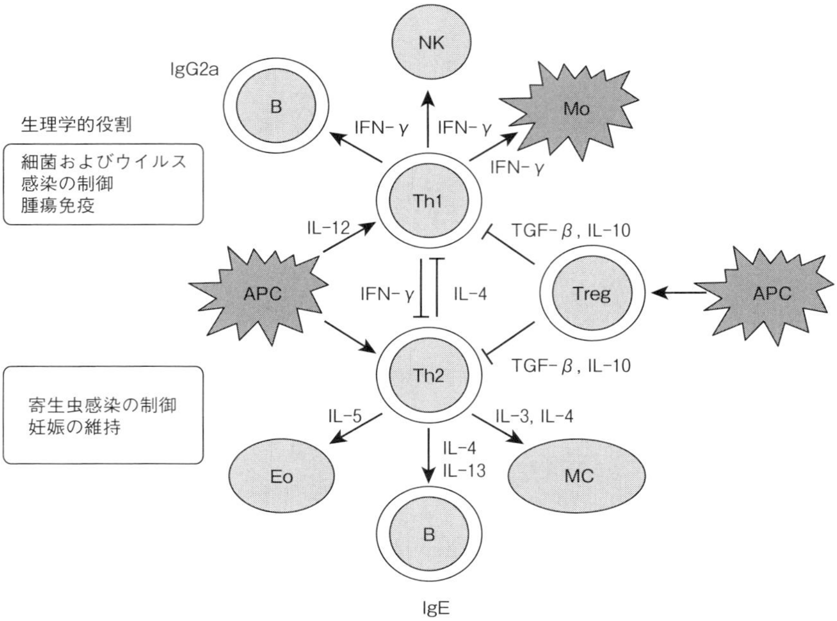

図44. 2　免疫反応の制御におけるヘルパーＴ細胞の役割についての概略図

APC：抗原提示細胞，B：B 細胞，Eo：好酸球，IFN：インターフェロン，Ig：免疫グロブリン，IL：インターロイキン，MC：マスト細胞，NK：ナチュラルキラー細胞，TGF：形質転換成長因子，Th1：1 型ヘルパー T 細胞，Th2：2 型ヘルパー T 細胞，Treg：制御性 T 細胞。
Calder *et al*.（2006）より改変。

うに抗原特異的な免疫反応として成り立っている。実質的な免疫反応の役割を担う T リンパ球のエフェクター細胞は，感染，怪我，組織の損傷においてその部位に細胞が移行して集まってくる能力を有している。T リンパ球の 3 つの主要なタイプには細胞傷害性 T 細胞，ヘルパー T 細胞，制御性 T 細胞がある。細胞傷害性 T 細胞は，その細胞表面に CD8 タンパク質マーカーを有しており，感染細胞や腫瘍細胞に対して細胞傷害性酵素が分泌され，標的細胞を溶解する働きがある。ヘルパー T 細胞は細胞表面マーカーの CD4 を有し，マクロファージの貪食能，B リンパ球の細胞増殖能や抗体産生能を刺激することによって病原体の排除に寄与する。このヘルパー T 細胞については，近年新しいカテゴリーによる分類が確立されたが，これまでは伝統的に自身が産生するサイトカインのパターンによって大まかに 2 つのカテゴリーに分けられていた（図44. 2）。これまでに感作された経験のない抗原に対するヘルパー T 細胞の応答は，初めての抗原との接触によって主に IL-2 を産生する。これらの細胞はときに Th0 と呼ばれる細胞群であり，さらに Th1 細胞または Th2 細胞のどちらにも分化できる。この細胞分化はサイトカインによって制御され，IL-12やインターフェロン γ（IFN-γ）は Th1 細胞に，また，IL-4 は Th2 細胞にそれぞれ分化を誘導する特徴がある。Th1 および Th2 細胞はサイトカイン産生パターンを相対的に制御しており，Th1 細胞が産生する IL-2 や IFN-γ はマクロファージやナチュラルキラー細胞，細胞傷害性 T 細胞を活性化することから，Th1 細胞は細胞性免疫の主要なエフェクター細胞である。細菌やウイルス，真菌などに対する免疫応答は Th1 細胞を活性化する傾向がみられる。一方の Th2 細胞は IL-4 を産生して IgE 産生を刺激するほか，好酸球活性化因子の IL-5 も産生する。ヘルパー T 細胞は宿主に寄生する寄生虫に対する生体防御に寄与しており，マスト細胞や好塩基球の IgE を介した活性化応答につながっている。Th1 および Th2 リンパ球によるサイトカイン産生パターンは，初めにマウスを用いた実験で示された。ヒトのヘルパー T 細胞はサイトカイン産生パターンがマウスとは異なり，Th1 と Th2 の境界がはっきりせずに異なる性状の Th1 型と Th2 型サイトカインの混合物が産生される。このように“Th1優位”や“Th2 優位”といった用語がこれらの細胞応答についてそのサイトカイン産生の特徴を表す時に用いられる。最近は，ヘルパー T リンパ球の新たなカテゴリーとして Th17細胞が定義されており，免疫系が自己の組織を攻撃してしまう自己免疫疾患などにおいて重要な役割を果たしている細胞がこれにあたるものとみられる。しかしながら，この新しいカテゴリーのヘルパー T 細胞については，その働きが完全に解明されたわけではない。一方，制御性 T 細胞（$CD4^{+}CD25^{+}$

Foxp3$^+$）はIL−10や形質転換成長因子β（TGF−β）を産生し，B細胞やT細胞の活性化を抑制し，過敏な免疫応答を制御する働きが知られている。

腸管関連免疫系

腸管における免疫系は腸管関連免疫系と呼ばれ，広大な表面積を有する粘膜組織において自然免疫系と獲得免疫系による免疫反応による防御だけでなく，腸管における物理的バリア機能を有している（Mowat, 2003）。腸管における物理的なバリアには胃酸の分泌，蠕動運動，粘液の分泌などが含まれており，これらは腸管上皮細胞に密接に関係のあるもので，病原体の体内への侵入を防ぐうえで重要な役割を果たしている。腸管における免疫系組織は，上皮細胞直下の粘膜固有層に位置するパイエル板と呼ばれる，腸管に特徴的なリンパ組織が形成されている（Mowat, 2003）。このリンパ組織はM細胞を有しており，腸管管腔から腸内細菌や食物消化産物などの分子を取り込むことができる。さらに他のリンパ組織も腸管上皮細胞層だけでなく粘膜固有層にも存在する。これまでのところ，ヒトにおける腸管免疫系についての研究には十分に解明されていないところがあり，栄養素における腸管免疫系への影響については動物実験による解析が多く進められてきている。

健康と疾患における免疫系

高度な機能性を持った免疫系は健康にとって重要であり，宿主に常在する病原菌などに対する生体防御のためにも重要であることは明らかである。免疫系の細胞は癌細胞の識別と排除においても重要な役割を果たしている。しかし，免疫反応にはいくつかの好ましくない特徴がある。第一に体外からの外来抗原を認識して排除する能力を高める際に，免疫系は移植組織の移入における問題となる原因になる。第二に免疫系は自己と非自己を識別する重要な機能を担っているが，自己を認識するTおよびBリンパ球は成熟の過程で排除される。しかし，リンパ球がこのようにすべての可能性を持つ自己抗原に曝露されそうにない時に，“クローナルアナジー”と呼ばれる第二の機構によって自己抗原との感作が寛容に誘導される仕組みが存在する。一部の個体においては通常，寛容として働く機能性に支障が出ることがあり，広範な免疫異常や一部の個体における遺伝的素因を含めて，多くの因子によって免疫寛容に異常をきたすことがある。結果として，宿主の組織や通常の環境抗原として強い免疫応答を引き起こさないものに対して不適切な免疫反応が起こり，慢性炎症やT細胞応答の調節不全による自己免疫や炎症性疾患につながる可能性がある。

免疫機能に影響している要因

多くの要因が宿主の免疫機能や感染に対する抵抗性に影響を与え，生物個体内におけるさまざまな免疫反応につながっている（Calder and Kew, 2002；Cummings *et al*., 2004）。これらの要因は遺伝学，性，生活のなかで起こる初期の事象，年齢，およびホルモンの状態などを含んでいる。免疫学的な履歴，すなわち病原体への感染履歴，予防接種履歴，慢性疾患による負荷（時間の経過とともに蓄積されている状況）によっても宿主の免疫反応に影響がみられる。免疫機能に影響している他の要因については，ストレス（環境，生理的なもの，精神的なもの），運動（急性および慢性），肥満（下記参照），喫煙，アルコール摂取，腸内細菌叢と栄養学的な状態を含んでいる。新生児では免疫系が新しい抗原に感作され，その後の免疫系の成熟や発達が進展することによって生体の免疫学的な適応が獲得されていくことになる。このように初期の抗原との接触が免疫学的な寛容に重要な役割を果たす一方で，この免疫系応答の破綻は幼児期のアトピー性疾患やその後の特定の炎症症状の発症リスクの増加につながっていく可能性がある（Calder *et al*., 2006）。そして，ライフサイクルの終末期において，高齢者が免疫系の調節作用が異常をきたすようになると，細胞性免疫能の低下や感染に対する感受性の増加につながる（Castle, 2000；Burns and Goodwin, 2004；Agarwal and Busse, 2010）。自然免疫系は加齢によってあまり影響を受けないようにみえるが，実際には慢性炎症は加齢とともに増加していく。

栄養状態における感染の影響

低栄養は個体における病原体の侵入に対する免疫学的な防御能を低下させ，感染に対する感受性を高める。しかし，感染に対する免疫反応は宿主の栄養状態を損ない，生体の体組成を変化させることにもなる（Scrimshaw and SanGiovanni, 1997；Calder and Jackson, 2000）。このように，栄養，感染，免疫の間には相互に影響しあう関係がみられる（図44. 3）。

感染は以下のように宿主の栄養状態や体組成に悪影響を与えている。

・感染は食欲不振によって特徴づけられる。摂食量の減少（食欲不振）はわずか5％からほぼ完全な食欲不振にまで及び，このことはたとえ宿主が感染前の栄養欠乏でなく，境界型の栄養欠乏になるかもしれないとしても，感染が栄養素の欠乏につながる可能性がある。
・感染は栄養素の吸収不良や損失によって特徴づけられる。栄養素の吸収不良を伴う感染は広く，その対象は

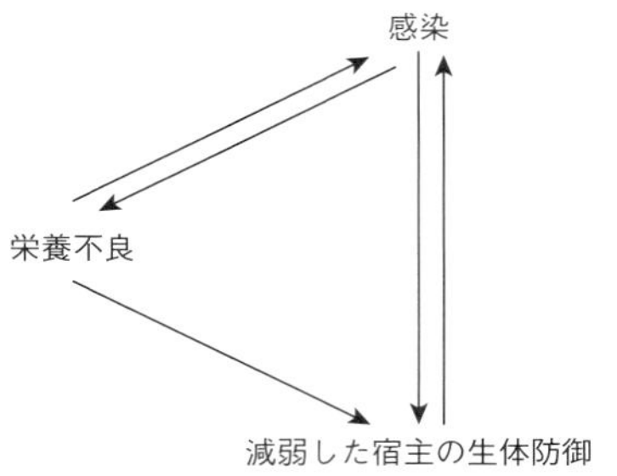

図44.3 栄養不良と感染における相互関係
Calder and Jackson（2000）より改変。

細菌，ウイルス，原虫動物，蠕虫を含んでいる。下痢や嘔吐を引き起こす感染症は栄養素の損失につながっている。さらに栄養不良は別としても，病原体の感染によって引き起こされる腸管壁の損傷が原因となって，栄養素が便中に失われるかもしれない。

・感染は安静時エネルギー消費量の増加を伴う。感染によって基礎代謝率は増加することから，1℃の体温上昇によって13%代謝率が増加し，必要エネルギー量は有意に増加する。特に食欲不振，下痢，汗や尿による栄養素の消失などが関与する際には，必要な栄養素の供給が重要である。

・感染は代謝の変化や栄養素の再配分によって特徴づけられる。"急性期応答"は感染に対する代謝の応答として位置づけられ，そこには発熱や食欲不振，特異的な急性期応答の産生物，さらに免疫細胞の活性化や細胞増殖などを含んでいる。この異化反応はすべての感染時において，たとえそれが無症状の時であっても骨格筋や脂肪組織から宿主の免疫系へ栄養素の再配分が起こる。この栄養素の再分配は白血球が産生する炎症誘発性サイトカインや内分泌系の変化によって調節される。骨格筋から動員されるアミノ酸は，肝臓での急性期タンパク質（C反応性タンパク質）の生成やリンパ球による免疫グロブリンやサイトカイン産生に利用される。感染時における平均的なタンパク質の消失は，1日当たり0.6～1.2g/kg体重と推定されている。

炎症性サイトカインは病原体の感染によって引き起こされる吸収不良や消化不良を通して食欲不振やエネルギー消費，栄養素の再配分などを含む栄養状態の悪影響などにつながることは明らかである。その結果，生体にとっての栄養素の必要量は増えるものの，栄養素の取込みの低下，栄養素の吸収や栄養素の消失が起こっている（図44.4）。

なぜ栄養素は免疫機能に影響を及ぼすことになるのか

免疫系は生体内でいつも機能しているが，特異的な免疫反応は宿主が特定の病原体などによって感作された時に活性化する。この免疫系の活性化には基質と栄養のために効率的にエネルギー源を提供する必要があり，それは生体外の食事および/または内在性プールから供給される。そして免疫系細胞は生体内の代謝を通して活性化し，グルコース，アミノ酸，脂肪酸をそのエネルギー源として利用することができる（Calder, 1995）。エネルギー産生は電子伝達系とビタミン類が作用する一連の補酵素を含んでいる。ミトコンドリア電子伝達系のエネルギー産生経路における最終構成要素は，その活性部位に鉄や銅を持つ電子キャリアを含んでいる。免疫反応の活性化には，タンパク質(免疫グロブリン，サイトカイン，サイトカイン受容体，結合分子，急性期タンパク質）や脂質由来メディエーター（プロスタグランジン，ロイコトリエン）などの産生が引き起こされる。RNA合成やタンパク質合成，そしてそれらの制御において最適な酵素系が適切に反応するために，RNA合成のための核酸，タンパク合成のためのアミノ酸の適切な混合，イコサノイド生成のための多価不飽和脂肪酸（PUFA）といった基質が利用できる。免疫反応の重要なものには抗酸化系の破綻があり，その反応においてNADPHの酸化に関連した系でスーパーオキシドアニオンラジカルが酸素から産生される。その活性酸素種は生体内で作られて宿主の組織においてダメージを与えるため，抗酸化的な作用機構が必要である。これら古典的な酸化防止作用を持つビタミン（ビタミンEとビタミンC），グルタチオン，抗酸化酵素としてスーパーオキシドジスムターゼとカタラーゼ，さらにグルタチオン還元酵素としてのグルタチオンペルオキシダーゼなどがある。すべての抗酸化酵素はその活性部位に金属イオン(マンガン，銅，亜鉛，鉄，セレン）を有している。細胞増殖は免疫反応の重要な構成要素であり，それにより細胞数の増加と免疫記憶につながっており，特に細胞分化の前にDNA複製とタンパク質，膜，細胞内オルガネラなどすべての細胞構成要素が複製されなければならない。エネルギーに加えて，この反応にはDNAとRNA合成のためのヌクレオチド，タンパク質合成のためのアミノ酸，脂肪酸，塩基，リン脂質合成のためのリン酸塩の供給と，例えばコレステロールなどの他の脂質と細胞構成要素を明らかに必要とする。核酸は主にアミノ酸から生成され，細胞骨格を作り出す材料のいくつかは哺乳類が生合成することができずに食事から（例えば，必須脂肪酸，必須アミノ酸，ミネラルなど）確保する必要がある。アルギニンなどのアミノ酸はDNA複製や細胞分裂において調節的に作用す

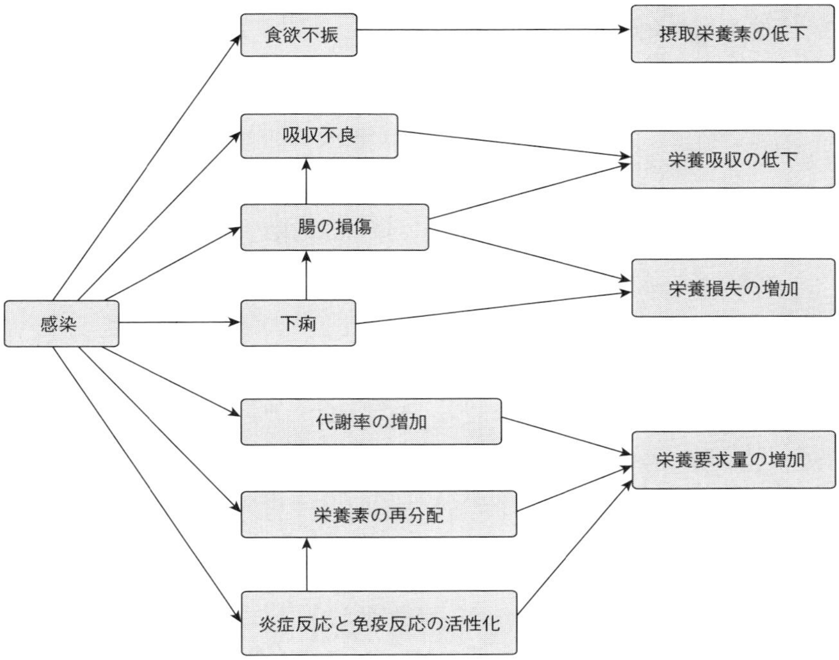

図44.4 感染による宿主の栄養状態の低下を招く影響
Calder and Jackson（2000）より改変。

るポリアミンの産生の前駆体として重要である。いろいろな微量元素（例えば，鉄，葉酸，亜鉛，マグネシウムなど）はヌクレオチドと核酸合成にも関与している。このように，免疫機能における栄養素の役割は多岐にわたり，適切な免疫反応が生体内で機能しているならば，これら十分でバランスの取れた栄養素の供給は欠くことができないということが容易に理解できるはずである。

栄養の免疫機能に対する効果の評価

免疫機能における栄養素の効果を広範囲に評価する方法がある（Cummings *et al.*, 2004；Albers *et al.*, 2005；Calder, 2007a）。その評価法としては，*ex vivo* で行う細胞機能評価（すなわち，食事条件の異なる動物やヒトから採取分離された免疫系細胞を，短期間または長期間培養する実験系における評価）と，*in vivo* で行う免疫機能評価（例えば，食事条件の異なる動物やヒトにおいて，血中の免疫関連タンパク質の濃度の測定，または免疫学的な感作による反応性の評価）が可能である。ボックス44.1には免疫機能の評価のために使われるアプローチの例を提示する。しかし，免疫機能を示すこれらのマーカーの生物学的関連は不明なままであり，臨床的症状として示される感染は別として，全体として免疫系の調節作用を示して結論づけられるほどの免疫機能の指標は1つもないのが現状である。ある専門家は，遅延型過敏反応（delayed-type hypersensitivity：DTH，皮膚を介した抗原感作による細胞性免疫応答），ワクチン接種による反応，そしてヒトにおける最も適当な免疫機能の評価としての分泌型 IgA 産生をその指標として提唱している（Albers *et al.*, 2005）。

肥満と免疫機能

痩せている人と肥満症の人の比較では，肥満が顆粒球，T リンパ球，ナチュラルキラー細胞による細胞傷害活性や遅延型過敏反応を低下させ，感染に対する感受性を高め，感染症でより悪い結果につながっていることが示唆されている（Marti *et al.*, 2001）。肥満は，2009年から2010年にかけて世界的に大流行した H1N1 インフルエンザ感染症による死を伴う主要な共存症のひとつと特定された（Lucas, 2010）。サイトカイン様のホルモンであるレプチンなどのように，脂肪組織由来の因子は免疫系の制御に重要な役割を果たしているかもしれないし，免疫系における肥満の効果を説明できるかもしれない（Matarese *et al.*, 2010）。脂肪組織は免疫系細胞，特に排他的な反応ではないがマクロファージによって浸潤され，それによって炎症性メディエーターが放出される（Tilg and Moschen, 2006）。そういった意味で，肥満は軽度の慢性炎症を引き起こしている状態とみることができる。

ボックス44.1　栄養の免疫機能に対する効果を評価するのに用いられるアプローチ

***in vivo* 評価系**
リンパ組織の大きさ
リンパ組織の細胞特性
血中の細胞数
免疫細胞の細胞表面分子の発現（例：抗原提示）
抗原感作（例：ワクチン接種）による血中の抗原特異的抗体価
唾液，涙，腸洗浄液中の分泌型 IgA 濃度
皮内投与した抗原に対する遅延型過敏反応
病原体の生菌を動物に免疫した時の反応（主に動物実験での生存率）
感染症の発症率とその重度（ヒトにおいて幅広く実施）

***ex vivo* 評価系**
好中球とマクロファージによる貪食能
好中球とマクロファージによる酸化バースト
特異的標的細胞（癌細胞）に対するナチュラルキラー細胞活性
特異的標的細胞に対する T 細胞の細胞傷害活性
リンパ球の細胞増殖活性（抗原やマイトジェン刺激による）
リンパ球やマクロファージが産生するサイトカイン産生
リンパ球が産生する抗体産生
細胞活性化に関与する細胞表面分子の発現

タンパク質–エネルギーの栄養失調と免疫機能

タンパク質・エネルギーの栄養失調については，しばしば発展途上国においてのみ問題視されていると考えられてきたが，実際には経済的に富裕な国々においてさえも論じられている。タンパク質–エネルギーの栄養失調はしばしば微量元素の欠乏を伴うと認識することは重要であり，より重篤な病状は複数の栄養素不足の結果から起こりうる場合がある。実際には，免疫系のすべての反応はタンパク質–エネルギー栄養失調に影響を受けるかもしれないが，抗原非特異的生体防御と細胞性免疫は液性免疫（抗体）反応より強くその影響を受ける（Chandra, 1991；Kuvibidila *et al*., 1993；Woodward, 1998, 2001）。タンパク質–エネルギー栄養失調によって，実験動物とヒトのリンパ組織（胸腺，脾臓，リンパ節，扁桃腺）の萎縮が起こる。栄養失調の状態によって生体内のリンパ球数の減少がみられ，マイトジェンや抗原刺激に対する T リンパ球の細胞増殖反応は IL–2，IFN–γ 産生やナチュラルキラー細胞活性が栄養失調によって影響を受けることから低下する。単球によるサイトカイン産生もまた，栄養不良によって低下するが，貪食作用にはあまり影響がみられない。特定の抗原を感作した時の *in vivo* での皮膚 DTH 反応は栄養失調によって低下する。しかし，生体内の B リンパ球数や免疫グロブリン量については，栄養失調によってあまり影響を受けないか，むしろ増加するかもしれず，このことは感染の影響が液性免疫にあまり影響を与えていないことに関連があるかもしれない。

免疫機能における個々の微量元素の影響

免疫機能における個々の栄養素の影響については，実験動物やヒトでの栄養素の欠乏状態，または食事の栄養素を制御した条件下での動物実験などからその作用が知られている。これらの研究は，特定の栄養素が免疫反応に効果的で，さらに栄養素の１つあるいは複数の栄養素の欠乏によって免疫機能が低下して感染性の病原体などの侵入につながるような科学的根拠が報告されている。１種類の栄養素の欠乏よりも複数の栄養素の欠乏が免疫機能においてより強く作用し，感染に対する抵抗性にも重要であるという考え方は論理的である。さらに明らかになっていることは，過剰な量のいくつかの栄養素が免疫能を低下させ，病原体に対する抵抗力を低下させることがあることである。したがって，いくつかの栄養素については，最適な免疫機能に作用する比較的狭い範囲の摂取量の設定が重要であるかもしれない。

ビタミン A

ビタミン A（またはレチノイド）ファミリーは，レチノール，レチナール，レチノイン酸とレチノイン酸のエステル類を含んでいる。感染に続く急性期反応においては，血清中のレチノールに一時的な減少がみられる。それは肝臓によるレチノール結合タンパク質（RBP）の合成が減少することで肝臓からのレチノール–RBP 放出低下につながっているほか，さらに炎症性部位による血管透過性の増加が起こり，その結果，血管外スペースへの漏出が引き起こされることによる。これらの理由から，血清レチノールは活性化した急性期反応における個人のビタミン A レベルの指標として使用することはできない。

ビタミン A は表皮や粘膜の状態を維持するうえで必須の栄養素であり，ビタミン A 欠乏マウスでは腸管粘膜における病理組織学的な変化がみられ，腸管バリアの構造と細菌傷害性のある粘膜分泌が崩壊し，そこから病原体などの侵入が容易になっている。ビタミン A 欠乏によって起こる重要な変化は，粘液産生に関与するゴブレット細胞（杯細胞）の消失であり，粘膜粘液の低下によって病原体による感染を食い止め，排出する作用が低下することにつながっている。ビタミン A は角化細胞の分化を制御しており，ビタミン欠乏によって皮膚の角質化に変化を誘導し，皮膚感染の増加につながる事象の説明になるかもしれない。自然免疫系の多くの事象はバリア機能に加えてビタミン A に影響を受けている（Semba,

1998, 1999, 2002；Stephensen, 2001；Villamor and Fawzi, 2005)。好中球の成熟をコントロールするために遺伝子発現が調節される。ビタミンA欠乏においては好中球数が増加するが，貪食機能は低下する。マクロファージを介する炎症反応はビタミンA欠乏によって増加するが，細菌を取り込んで殺菌する機能は低下する。したがって，ビタミンA欠乏は過度の炎症と関連するというよりは，よりひどい感染症につながる可能性がある。ナチュラルキラー細胞の活性化はビタミンA欠乏によって低下する。獲得免疫に関するビタミンAの作用は不明確であるが，ビタミンA欠乏がTh1/Th2バランスを変えるといういくつかの根拠がある。それは，しばしばTh1反応に影響を及ぼすことなくTh2反応を低下させることが知られている（Stephensen, 2001)。ただし，この分野はさらなる研究の進展が求められている。

ビタミンA欠乏の伝染病への影響は発展途上国で広く研究されている(Scrimshaw and SanGiovanni, 1997；Semba, 1999；Calder and Jackson, 2000；Stephensen, 2001；Villamor and Fawzi, 2005)。ビタミンA欠乏は子供たちの罹患率と死亡率の増加に関係があり，呼吸器感染症，下痢，重度のはしかの素因にもみられる。ビタミンA欠乏が感染症リスクを増加させているが，感染がビタミンA欠乏につながりうるように両者は相互に関係しあっている。すなわち，下痢，呼吸器感染症，はしか，水痘とヒト免疫不全ウイルス感染はすべてビタミンA欠乏症の発症を伴っている。

ビタミンA欠乏が問題になっているエリアにおいて，欠乏している子供たちへのサプリメントによるビタミンAの補充による死亡率の低下がみられている。一般に，低用量でのビタミンAを頻繁に補給することは高用量の補給をまれに行うよりも効果的に死亡率が減少する傾向がある。ビタミンA補給ははしかからの回復を促進し，罹患期間や合併症のリスクおよび病気からの死亡率を減少させる。はしかが急性で免疫抑制的なウイルス感染であることから，しばしば二次的な細菌性の日和見感染症と関連性があり，ビタミンAがはしか自体や二次的感染症のいずれかまたはその両方を改善するかどうかは明らかになっていない。損傷した粘膜上皮の再生や好中球とマクロファージの貪食活性化を誘導するビタミンAの能力により，下痢の発生率と持続期間を低下させるため，特に母乳を摂取していない幼児にとっては有益である。

ビタミンB群

ビタミンB群は核酸とタンパク質の生成系において，免疫機能の多くの作用経路のなかでも重要な作用機序である補酵素として作用する。高齢者への葉酸の補給は免疫機能を改善し，特に確証的ではないがナチュラルキラー細胞の活性に寄与するとされている（Treon *et al*., 2006)。高齢の被験者が葉酸(400μg/日)，ビタミンE(120 IU/日)，ビタミンB_{12}（3.8μg/日）の混合物を摂取した際に，ナチュラルキラー細胞の活性が上昇し，感染症の罹患を減少させることが報告されている(Bunout *et al*., 2004)。高齢者ではビタミンB_{12}欠乏のリスクがあり，血清中のビタミンB_{12}濃度が低い65歳以上の被験者ではワクチン接種に対して抗体産生応答が低いことが示されている（Fata *et al*., 1996)。ビタミンB_{12}欠乏症患者もリンパ球数が少なく，ナチュラルキラー細胞活性が抑制されていたが，ビタミンB_{12}の補給によって改善する可能性がある（Tamura *et al*., 1999)。実験動物におけるビタミンB_6欠乏では胸腺と脾臓の萎縮とリンパ球の増殖およびDTH反応の低下が引き起こされる。健常な高齢者に対する研究では，ビタミンB_6欠乏食（3μg/kg体重，または男性および女性に対してそれぞれ0.17，0.1 mg/日）を21日間与えた結果，総リンパ球数とその割合が減少し，マイトジェン刺激に対するTおよびB細胞の増殖活性とIL-2産生の低下がみられた（Meydani *et al*., 1991)。この時，15または22.5μg/kg体重のビタミンB_6補給を21日間行っても当初の値にまでは免疫機能が改善しなかったが，33.75μg/kg体重（それぞれ男性および女性に対して1.9および1.1mg/日）の補給によって初期値の免疫パラメータへの回復がみられた。この総合研究はビタミンB_6欠乏がヒトの免疫能を低下させることと，その補給によってビタミンB_6欠乏による傷害が回復することを示唆している。

ビタミンC

ビタミンCは生体内を循環しているリンパ球中において高濃度で見いだされた水溶性抗酸化物質であり，感染時に有益な作用を持つとみなされている。動物実験によると，高濃度で循環しているビタミンCは抗体反応や好中球活性，抗ウイルス活性などを高めるのに関与している。ヒトにおいてはビタミンCの補給はしばしばアスリートを対象に研究が行われてきた。アスリートにおける関心は，運動によって好中球数が増加し活性酸素種の産生能も増加することであり，活性酸素種はそれが長く生体内で作用する際には免疫抑制的に作用し，さらに運動後の回復期には好中球活性を低下させることにもなりうることである。好中球はウイルスに対する生体防御において重要な役割を果たすため，激しい運動後に起こる好中球活性の低下は，同時期にしばしばみられる上気道感染との関連があるかもしれない。ビタミンCの持つ抗酸化活性は運動によって誘発される活性酸素種の産生を消失させて，運動後の免疫抑制作用を制御することができるであろう。しかし，無作為化比較試験（RCT）は統計的検出力の不足のために，細胞数，好中球機能，または活性酸素種の産生に対してビタミンCの効果を最終的に示すことができなかった(Wintergerst *et al*., 2007)。

いくつかの研究は，呼吸器感染症において，ビタミンCの用量を1,000から8,000mg/日の間で補給した際にその発症率ではなく罹患期間において有益であることが示唆されている（Douglas *et al*., 2007）。しかしながら，激しい身体活動を習慣的に実施し，なおかつ劣悪な環境で生活している対象者に対して風邪と肺炎の発症率はビタミンCの補給によって低下することが示された。しかし，8,000mg/日を上回る服用と非呼吸器感染症に対するビタミンCの役割について，ビタミンCサプリメントの潜在的効果とリスクはまだ研究がなされていない。

ビタミンD

ビタミンDの活性型（1,25–ジヒドロキシビタミンD_3）は，ここではビタミンDとして記述する。ビタミンD受容体はほとんどの免疫細胞中に確認されており，免疫系細胞のいくつかの細胞は活性型ビタミンDの前駆体を産生することができ，このことはビタミンDが免疫調節機能を持つことを示唆している。これまでにいくつかの報告においてビタミンD欠乏の患者や実験動物で事例証拠が示されており，特にくる病患者の感染傾向について示唆されている。さらに最近の研究では，低ビタミンD状態のヒトではウイルス性呼吸器感染症のリスクが通常より高いことが報告されている（Sabetta *et al*., 2010）。日本の児童に対して冬期に4か月間のビタミンD（1,200U/日）を補給したところ，インフルエンザ感染のリスクを約40％低下させた（Urashima *et al*., 2010）。これらの研究は，ビタミンDが免疫機能を高める作用があることを示唆している。しかしながら，その反対にビタミンDとその関連類似体が免疫抑制的に作用する文献も多数存在する（Griffin *et al*., 2003；Hayes *et al*., 2003；Cantorna *et al*., 2004；van Etten and Mathieu, 2005；Bruce *et al*., 2010）。現在の見解では，生理学的な条件下においてビタミンDはおそらく免疫反応を促進させるが，自己免疫疾患の抑制においても重要な役割を果たすかもしれないことや，ビタミンD受容体との結合や標的細胞における遺伝子発現の制御によって治療的に働く役割などがあると考えられる。その影響は貪食作用，スーパーオキシド産生，殺菌作用の活性化を含んでいる一方で，T細胞の増殖，Th1サイトカイン産生，B細胞の抗体産生などを抑制し，その逆説的な影響もみられる。自己免疫におけるビタミンDの役割は特に興味深く，主に動物実験からビタミンD欠乏が多発性硬化症，慢性関節リウマチ，および炎症性腸疾患などのような自己免疫疾患との関連があるという根拠が数多く報告されている。多くの自己免疫疾患の状態の基本的応答でもあるTh1型免疫活性のビタミンDによる抑制は，この関連の鍵であると考えられる（Lemire *et al*., 1995；Bruce *et al*., 2010）。さらに，ビタミンD受容体遺伝子の多型性はクローン病のリスク増加と関連性がある。これらを踏まえると，その科学的根拠はビタミンDが免疫機能の選択的調節因子であることや，ビタミンD補給の効果は健康や感染症，自己免疫疾患など，宿主の免疫学的な状態に依存していることが示唆されている。

ビタミンE

ビタミンEは生体内の主要な脂溶性抗酸化物質であり，膜脂質の過酸化を防御するために必要とされている。フリーラジカルや脂質過酸化は免疫抑制的に働き，ビタミンEはそれを最適化して免疫反応を高めると考えられる（Meydani and Beharka, 1998；Meydani *et al*., 2005）。実際，血漿ビタミンEレベルとDTH反応の間でビタミンEのポジティブな関与がみられ，60歳以上の健常な高齢者の血漿ビタミンEレベルと感染症発症率との間にはビタミンEのネガティブな関与が示されている（Chavance *et al*., 1989）。高齢者へのビタミンE補給には特別な有用性があるようであり（Meydani *et al*., 1990；Pallast *et al*., 1999），これらの研究では高用量投与でTh1型細胞を介した免疫系機能の活性化が示されている。総合的な研究として報告されているものとして，高齢者に60，200，800mg/日のビタミンEを摂取してもらった際に，最も高い効果がみられたのは200mg/日の用量であった（Meydani *et al*., 1997）。この服用量ではB型肝炎，破傷風トキソイド，肺炎球菌のワクチン接種による抗体価も上昇がみられた。この時のビタミンEの摂取する最適値200mg/日というのは，食事摂取基準として推奨されている量よりもかなり高い値になっている。このように，通常推奨されているビタミンEの食事摂取量を超えてビタミンEを添加して食事摂取することは，通常よりも高い免疫機能への強化につながっていくかもしれず，通常の推奨量レベルのビタミンE摂取では最適の免疫機能としては適切な量とはいいがたい。しかしながら，ある大規模な研究では上気道感染症にとってはビタミンE摂取による特別高い効果はみられず（Meydani *et al*., 2004），RCTにおける結果において，高齢者の呼吸器感染症の発症率，罹患期間，重症度を低下させるというビタミンEの役割は支持されていない（Graat *et al*., 2002）。

亜　　鉛

亜鉛はDNA合成や細胞の成長や分化，抗酸化的な防御に重要である。亜鉛欠乏は自然免疫における多くの作用を損なうことが知られており，これらの反応はマクロファージや好中球の貪食能，ナチュラルキラー細胞活性，呼吸性バースト，補体活性化などを含む感染症の発症に対して効果的に寄与する免疫反応を含んでいる（Fraker *et al*., 1993；Scrimshaw and SanGiovanni, 1997；Shankar and Prasad, 1998；Calder and Jackson, 2000；Prasad, 2002, 2008；Fraker and King, 2004）。

亜鉛欠乏は骨髄において特に顕著な影響がみられ，有核細胞の細胞数やリンパ球前駆細胞の数や割合を低下させる（Fraker and King, 2004）。鎌状赤血球症に関連した亜鉛欠乏の患者においてはナチュラルキラー細胞活性が低下しているが，亜鉛補給によって通常の状態に戻すことができる。腸性肢端皮膚炎は腸管における亜鉛吸収が低下することによって特徴づけられるが，そこでは胸腺萎縮，リンパ球の発達障害，リンパ球の反応性やDTH（遅延型過敏反応）の低下などが観察される（Shankar and Prasad, 1998）。ヒトにおける中等度または軽度の亜鉛欠乏，または実験的亜鉛欠乏（3.5mg/日未満の亜鉛摂取によって起こる亜鉛欠乏）においては血清胸腺因子の活性やナチュラルキラー細胞活性，リンパ球の増殖活性，IL-2産生，DTH反応などの低下が引き起こされるが，これらはすべて亜鉛の補給によって改善されることがわかっている（Beck *et al*., 1997）。

血漿中の低亜鉛濃度は，栄養失調の患者において引き起こされる下気道または気道感染症や下痢などの発症につながることが予測される（Calder and Jackson, 2000；Prasad, 2002；Fischer Walker and Black, 2004）。実際に，下痢症は亜鉛欠乏の徴候としてみなされ，いくつかの研究において亜鉛補給によって小児下痢症の発症率，罹患期間，重症度を低下させることが示されている。気道感染症における亜鉛の効果については十分な効果は明らかになっていない。必ずしもすべての研究において亜鉛補給が栄養失調の人における呼吸器感染症の低下に効果があるという結果が示されているわけではなく，さらに非栄養失調の対象者における風邪に対する亜鉛の作用が必ずしも効果的ではないという結果も示されている（Marshall, 2000；Turner and Cetnarowski, 2000）。さらに，非常に高い量の亜鉛摂取によって銅の減少を引き起こす場合があり，銅欠乏は免疫機能を低下させ，感染症に対する感染性の増加につながる（Failla and Hopkins, 1998；Percival, 1998）。

鉄

鉄欠乏は実験動物やヒトにおいて免疫機能に対する複数の影響を引き起こす（Sherman and Spear, 1993；Kuvibidila and Baliga, 2002；Weiss, 2002）。しかしながら，鉄欠乏と感染症罹患との関係については明確な結論が出ていない（Oppenheimer, 2001；Weiss, 2002；Schaible and Kaufmann, 2004）。さらに，生物によって引き起こされる感染症は，細胞内へのプラスモディウム，マイコバクテリア，サルモネラなどの侵入によって起こるが，これらの感染は鉄剤による治療によって高められる可能性が示唆されている。熱帯地方におけるすべての年代の子供たちの1日当たり2 mg/kg以上の鉄の摂取は，マラリアや肺炎を含む他の感染症のリスク増加と関係があることが示されている。これらの理由から，マラリア流行地域における鉄剤の補給については，若い世代における高用量の投与，HIV感染などの免疫不全患者に対する投与，そしてマラリア感染期のピーク時における投与は特に推奨すべきではない。マラリア感染地域における貧血の治療として行う鉄剤の処方は，効果的なマラリア治療の後に行われなければならず，注射による投与よりはむしろ経口投与にするべきである。鉄は微生物が必要とする因子であり，病原微生物の成長や増殖にとって役立つかもしれないことから，鉄の摂取が有害な影響を引き起こす可能性がある。実際に，宿主における鉄を病原性微生物から奪うことによって感染による問題を解決する試みがある。このように，病原体に鉄を与えないためのいくつかの仕組みがある。ラクトフェリンは鉄輸送担体としての細菌性シデロフォアよりも結合性が強く，病原体から鉄の利用を奪うことにつながる。さらに，ラクトフェリンは鉄との結合によって40%の飽和に達するとマクロファージに捕捉される。母乳にラクトフェリンが含まれているのは，遊離鉄を乳児に感染する病原体が利用するのに対抗するためなのかもしれない。経口の鉄補給が非マラリア流行国において感染の危険性を増すことが示されなかった点に注意することは重要である（Oppenheimer, 2001）。

セレン

セレンは免疫系が効果的に機能するのに必須である。実験動物におけるセレン欠乏では，自然免疫系と獲得免疫系の両方に影響がみられ，特に好中球の機能に影響が報告されている（Stabel and Spears, 1993；McKenzie *et al*., 1998）。セレン欠乏は微生物，ウイルス，真菌，寄生虫の侵入に対する感染性を高める。ヒトにおけるセレン濃度の低下は，病毒性の増加，ナチュラルキラー細胞活性の低下，マイコバクテリア疾患の増加，HIV感染による進行などと関連している。ヒトへのセレンの補給によってさまざまな免疫系の機能が改善することが示されており（Kiremidjian-Schumacher *et al*., 1994；Roy *et al*., 1994；Hawkes *et al*., 2001），高齢者に対しても報告されている（Peretz *et al*., 1991；Roy *et al*., 1995）。低セレン状態のヒト成人に対してセレンの補給（50または100mg/日）を行うことによって，ポリオウイルスワクチンに対する免疫応答が改善したという報告がある（Broome *et al*., 2004）。

食事脂肪と免疫機能

イコサノイド：脂肪酸と免疫系の関連

脂肪酸は膜構造，細胞内シグナリング機構，遺伝子発現などを含む生体内でのさまざまな作用を通して免疫機能に影響を与えている（Calder, 2008）。しかしながら，多価不飽和脂肪酸（PUFA）の生体内での作用については，イコサノイドと呼ばれる脂質メディエーターの生成が免疫系の炎症制御に重要な役割を果たしている（Tilley *et al*., 2001）。大部分の免疫細胞の細胞膜はアラキドン酸を含んでおり，そのアラキドン酸はイコサノイド生成の主要な前駆物質でもある。細胞膜中のアラキドン酸はさまざまなホスホリパーゼ酵素（代表的なものはホスホリパーゼ A_2）によって切り出され，遊離アラキドン酸はシクロオキシゲナーゼ（COX）酵素の基質として，プロスタグランジン（PGs）とその関連化合物，またはリポキシゲナーゼ（LOX）酵素のうちの 1 つの生成，さらにロイコトリエン（LTs）や関連化合物の生成に利用される。ジ−ホモ−γ−リノレン酸とイコサペンタエン酸はイコサノイド合成のための前駆体でもあり，さらに各々の異なる基質から作り出されるメディエーターは異なる構造と異なる生物学的活性を有している。イコサノイドは細胞特異的な機序で生成され，イコサノイドによって異なる生理的な効果があるかもしれない。そこで，生理的または病態生理学的な影響はイコサノイドを産生する細胞の特性や異なるイコサノイドの濃度，産生のタイミング，標的細胞への感受性などによって支配される。

必須脂肪酸欠乏と免疫機能

動物実験による研究では，リノール酸とαリノレン酸の両者の欠乏によって胸腺と脾臓の組織重量の低下，リンパ球の増殖，好中球の走化性（ケモタキシス），マクロファージを介した細胞傷害活性，DTH 反応の低下がみられた。このように必須脂肪酸欠乏の免疫学的な効果は，単一の微量元素欠乏の影響に似ているようにみえる。しかし，ヒトにおいては必須脂肪酸欠乏が極めてまれであるため，ヒトにおけるこの影響を調べた研究は存在しない。必須脂肪酸欠乏はおそらくその影響を受けているであろう。なぜなら，免疫系細胞は細胞膜の合成のため，そしてイコサノイドの合成のための前駆体として PUFAs が必要とされているからである。

食事性脂肪の量と免疫機能

高脂肪食はヒト（Barone *et al*., 1989；Kelley *et al*., 1992；Han *et al*., 2003）および実験動物において低脂肪食と比較して自然免疫と細胞性免疫の両方の免疫機能を低下させることが報告されている。しかし，その正確な影響は高脂肪食中の脂肪の量と原料（質的なもの）に依存する。

特定の脂肪酸または脂肪酸族の免疫機能における効果

飽和脂肪酸は液性免疫または細胞性免疫の機能性にはほとんど影響を与えないようにみえるが，細胞培養，動物モデル，ヒト疫学研究において飽和脂肪酸が炎症を引き起こすことがいくつか示されている。n−6 型 PUFAs もまたイコサノイドの作用を通して炎症を引き起こすと考えられているが，ヒトを対象にした研究ではこの説が十分に支持されていない。細胞培養と動物実験での研究では，海産物由来の n−3 型 PUFAs（イコサペンタンエン酸：EPA とドコサヘキサンエン酸：DHA）が炎症と細胞性免疫応答を抑制することが示されており（Calder, 2003, 2006），次のような変化を含むさまざまなメカニズムを通して生体に作用している。

・膜構造
・膜と細胞内情報伝達プロセス
・遺伝子発現プロファイル
・イコサノイドの産生

EPA や DHA もまたレゾルビンや関連の脂質メディエーターの値を高め，それらが高い抗炎症性作用や消炎活性を有している（Serhan *et al*., 2008）。

ヒトの疫学研究やヒトを対象にした海産物由来 n−3 型 PUFAs の研究では，これらの脂肪酸には抗炎症性作用があるが，細胞性免疫の一貫した効果はほとんど示されていない。それらの抗炎症性作用と矛盾することなく，特定の慢性炎症症状における海産物由来 n−3 型 PUFAs の有効性がいくつかの症例でみられている（Calder, 2009a，b）。動物実験では海産物由来 n−3 型 PUFAs（および他の脂肪酸）が病原菌に対する可変的効果について報告があるが，ヒトでの脂肪酸と感染についての情報はほとんどない。

食事性アミノ酸と免疫機能

含硫アミノ酸

含硫アミノ酸はヒトに必須の栄養素である。メチオニンとシステインの欠乏は胸腺，脾臓，およびリンパ節の萎縮につながり，タンパク質・エネルギー栄養障害からの回復を損なう（Gross and Newberne, 1980；Grimble and Grimble, 1998；Grimble, 2002）。イソロイシンとバリン，さらに必須アミノ酸も欠乏すると，含硫アミノ酸欠乏は重度の腸管リンパ組織の減少に至り，タンパク質欠乏に非常によく似た影響がみられる（Gross and Newberne, 1980）。グルタチオンはグリシン，システインとグルタミン酸塩から成るトリペプチドであり，抗酸化作用を保有している。肝臓，肺，小腸，および免疫細胞に含まれるグルタチオン濃度は，炎症性刺激（おそらく酸化ストレスの結果として作用している刺激）に応じて低下するが，この反応低下は食事中のシステインの補給によっていくつかの組織において防ぐことができる。グルタチオン生合成のために制限する前駆体物質は通常システインであるが，グルタチオン貯蔵のための含硫アミノ酸の能力は食事中のタンパク質レベルに関係がある。グルタチオンは細胞傷害性T細胞の活性を高めることができる一方で，細胞内グルタチオンの減少はリンパ球の増殖や細胞傷害性T細胞の生成を低下させる（Peterson *et al*., 1998）。

アルギニン

アルギニンはヒトでは必須アミノ酸ではないが，タンパク質，尿素，核酸の合成，およびアデノシン三リン酸（ATP）生成に関与している。さらに一酸化窒素の前駆体として強い免疫調節作用を示すメディエーターとして，腫瘍細胞やいくつかの微生物に対する細胞傷害活性を有している。実験動物においてはアルギニンが外傷と関連した胸腺退縮を低下させ，胸腺再生と細胞充実性を高め，リンパ球増殖性，ナチュラルキラー活性，マクロファージ細胞傷害活性を活性化し，DTHの改善，細菌感染性への抵抗力亢進，敗血症と火傷に対する生存性，創傷治癒力を促進する（Evoy *et al*., 1998；Duff and Daly, 2002）。アルギニンがヒトにおいても似たような効果を持っている徴候があるが，これらは完全に調べられていない。

グルタミン

グルタミンは血中および体内にプールされた遊離アミノ酸のなかで最も多く含まれるアミノ酸であり，骨格筋は生体内の最も重要なグルタミンを作り出すのにかかわっていると考えられる。骨格筋から遊離されたグルタミンは組織内一酸化窒素の輸送体として働いている。グルタミンを必要とするもののひとつは免疫系である。血漿中グルタミン濃度は敗血症，怪我，火傷によって，および術後に最大50％まで低下する。さらに，骨格筋グルタミン濃度は，少なくともこれらの状況の一部において50％以上まで低下する。これらの結果は，骨格筋のグルタミンプールの著明な減少は外傷に特徴的であることを示している。血漿グルタミン濃度が低下しているのはグルタミン（肝臓，腎臓，腸管，および免疫系による）の需要が供給を上回った結果のようで，血漿グルタミンの低下が少なくとも部分的には外傷に伴って免疫機能に障害が起こったことに関与していることが示唆される。このような状況においては，血漿グルタミン濃度の回復が免疫機能の回復をするために必要であるという説がある。アルギニンと同様に，動物実験による研究がこのことを支持している（Calder and Yaqoob, 1999；Calder and Newsholme, 2002）。グルタミンを含む溶液の静脈内点滴を主に用いた臨床研究において，骨髄移植や結腸直腸の手術を受けた患者，集中治療の患者と低出生体重児，感染症と敗血症のリスクを持つすべての患者に対して有効であることが報告されている（Calder, 2007b）。これらの研究の一部において，改善した結果は免疫機能の亢進にもつながっていた。直接的な免疫学的な効果に加えて，グルタミンの静脈内投与によって感染のリスクを持つ患者の腸管バリア機能が改善した。このことは，腸管からの細菌の転移（バクテリアルトランスロケーション）を減少させて重要な感染源を除くメリットにつながるだろう。

プロバイオティクス，プレバイオティクスと免疫機能

宿主の常在細菌は，病原体の定着に対してバリアを形成することで宿主の免疫学的な防御に貢献していると考えられている。このバリアが病気によって，さらに抗生物質の使用によって壊されると，病原体はその後の宿主の腸管への到達が容易になる。現在では，プロバイオティクスと呼ばれる生体にとって有益な生菌を含むサプリメントを補給することによって，このバリアを維持することができると考えられている。プロバイオティクス細菌は伝統的に製造された乳製品や発酵乳を含む発酵食品から見いだされる。プロバイオティクスとして商業的に利用されている典型的な微生物は乳酸菌とビフィズス菌である。これらの細菌は一時的に腸内に定着し，定期的な摂取を必要とする。バリア効果を形成するのに加えて，プロバイオティクス細菌の代謝産物（例えば，乳酸やいくつかの細菌が産生するバクテリオシンと呼ばれる抗菌タンパク質）が病原微生物の増殖を抑制するかもしれない。プロバイオティクス細菌は病原性細菌と栄養素を競合するかもしれず，さらに病原体に対する免疫応答を高める可能性がある。プロバイオティクスは腸管上皮細胞とその下層に位置する免疫系組織への接触によって内部移行のためのさまざまなルートを有しており，プロバイオティクスが免疫機能に影響することができると考えられるのは，これらの相互作用を通してである。しかし，この制御の特徴はあまりよくわかっていない。いくつかの研究では，ヒトにおける免疫機能，感染と炎症症状におけるさまざまなプロバイオティクス細菌の単独または複数の細菌の組合わせなどの影響について調べられている（Lomax and Calder, 2009a）。プロバイオティクスは自然免疫系（特に貪食作用やナチュラルキラー細胞活性）を高める一方で，獲得免疫系においてはあまり効果を示さないとみられている。小児ではプロバイオティクスが下痢の発症率と罹患期間を減少させることが示されているが，その効果は種々の条件に依存している。成人における研究では，旅行者の下痢症のリスクを低減化することが示されている。他の感染性の効果についてはほとんど明らかになっていない。プロバイオティクスが潰瘍性大腸炎，過敏性大腸症候群，およびアレルギーに対して有益であるといういくつかの根拠も存在する。結果を解釈する際の難しさのひとつは，用量の違い，処方期間，被験者の特徴はもちろんのこと，特異的な菌種と菌株の違いがプロバイオティクスの効果において存在するかもしれないことである。

一方，プレバイオティクスとはすべてではないが典型的には哺乳類の持つ酵素によっては消化されずに腸内細菌叢によって選択的に発酵され，その結果，腸内において有用な細菌数が増加するという炭水化物である。プレバイオティクスの潜在的な免疫調節作用についての報告は増えているが（Lomax and Calder, 2009b），それが直接的なものか，それとも腸内細菌叢の変化を通して発現されたものかが明らかになっていない。

母乳栄養と免疫機能

母乳の成分

母乳は免疫活性を高める特性を有し，食品として最高のものである。母乳は広範囲にわたる免疫学的な活性成分を含んでおり，マクロファージ，T・Bリンパ球，好中球などの細胞や免疫グロブリン（IgG，IgM，IgD，IgA），直接的な抗菌活性を有するリゾチーム，鉄結合能を有し，細菌による鉄の取込みを妨げるラクトフェリン，サイトカイン（IL-1，IL-6，IL-10，IFN-γ，TNF-α，TGF-β），成長因子（上皮細胞増殖因子，インスリン様成長因子），ホルモン（チロキシン），脂溶性ビタミン（ビタミンA，D，E），アミノ酸（タウリン，グルタミン），脂肪酸，アミノ糖，核酸，ガングリオシド，プレバイオティクスオリゴ糖成分などを含んでいる（Emmett and Rogers, 1997；Bernt and Walker, 1999）。母乳も一部の細菌が腸管に接着するのを防ぎ，細菌の腸管への定着を防ぐ因子を含んでいる。ヒトの母乳には宿主にとって有用な細菌（例えば，ビフィズス菌など）の腸管内での増殖を高める因子が含まれている。ミルクの種類の差異によって，そこに含まれている多くの因子は異なっており，ヒトの母乳と調製乳との間でも異なっている。

母乳栄養と感染

母乳栄養は，発展途上国においても先進国においても感染症，特に下痢，胃腸や下気道の感染を防ぐ重要な役割を果たしている（Golding *et al*., 1997a, b, c）。感染症を予防することに加えて，母乳栄養はワクチン接種の際抗体産生を高める。発展途上国において母乳栄養と人工栄養とで感染症による死亡のリスクについてメタアナリシスを行った研究では，母乳栄養でない乳児は生後最初の2か月間で感染症により死亡するリスクは，母乳栄養の乳児に比べて6倍高いことが示されている。しかし，乳児が離乳とともに補完的な食事を始めるようになると，母乳栄養による感染症からの保護効果は月齢とともに減少していき，その結果，6～11か月齢では母乳栄養によって供給される保護は明らかにみられなくなる。母乳栄養は，6か月齢までは呼吸器感染症による死亡に対してよりも下痢症に対して有効な保護につながっているようである。母乳栄養によって提供される感染症からの保護には地理上の影響もみられ，一部の国においてはこの保護が生後1年を通して観察される一方で，他の地域ではさらにもっと短期であるケースがある。

その他の考察

全エネルギーの欠乏状態，またはさらにもうひとつの必須栄養素，例えばビタミンA，B_6，B_{12}，E，葉酸，亜鉛，鉄，銅，セレン，必須アミノ酸，必須脂肪酸が免疫機能を低下させ，感染性の病原体に対する感受性を増加させる。このことは，これらの各栄養素がそれぞれ免疫系の反応が引き起こされる刺激に対する分子や細胞応答にかかわっているために起こっている。これらの栄養分を欠乏症の個体に提供すると，免疫機能を元に戻し感染に対する抵抗力を向上させる。栄養素によっては推奨量よりも多く摂取することで免疫機能を高める結果につながるものがある。しかし，一部の栄養素には過剰な摂取によって免疫反応が損なわれるものもある。栄養素の摂取と免疫機能の関係を考慮すると，免疫系におけるすべての反応は摂取した栄養素と用量依存的な様式での応答がみられるであろうと仮定できる。このことは少なくとも一部の栄養素に関する限り，正しいとはいえない。そして異なる免疫系の反応が宿主の摂取した栄養素の有効性において個々の用量反応性の関係を示しているようにみえる，このことは栄養素の全体的な影響の予想が難しいことを意味している。

本章の範囲外ではあるが，栄養失調の場合は免疫機能を調節しているホルモンの役割について考慮することが重要である。生体への栄養素補給が不十分であると生理学的なストレスを引き起こし，生体内のグルココルチコイドやカテコールアミンの濃度を高めてしまうことにつながる。栄養素の供給と免疫学的な結果の関係を考慮する時，両者のホルモンは免疫機能における抑制的な効果を持っており，それゆえホルモンが重要な因子であるかもしれない。

伝統的な基準によって必須ではないとみなされている栄養素の供給は，免疫機能に影響を与えるかもしれないと現在では評価されており，これは特にアミノ酸のグルタミンとアルギニンが注目に値するものであり，必須栄養素，栄養素要求量，栄養状態の定義の再評価が一部の食事成分として必要であることを示しているかもしれない。

最後に，栄養素と免疫系との初期の接点は腸管内で起こっている。栄養素の状態と腸管免疫系の機能との関係についてはほとんどがよくわかっていない。食品について副作用を考慮する時，これは特定の関連性，すなわち食品構成成分に対する反応や食品由来アレルゲンへの感作において，免疫調節作用を持つ栄養素の役割についてはほとんど知られていない。栄養素，腸管に生息する細菌のタイプ，腸管免疫応答および全身免疫応答における相互作用の理解は，今まさに解明が始まったところである。

“最適な免疫機能”という言葉の定義が十分でないまま，しばしば用いられている。それは，ある栄養素に対する最適な免疫反応としてあるひとつの免疫学的な指標で評価されたとしても，それとは別の第二の免疫機能の指標によって必ずしも最適な免疫機能として示すことはできないだけでなく，さらに，免疫反応におけるある栄養素の効果が他の栄養素によって異なる免疫学的な効果として変化してしまう可能性もあるからでもある。このような理由から，免疫反応を最適化したいという考え方はあまり現実的ではないかもしれない。せいぜい潜在的な栄養素の欠乏を治すという状況において，免疫系の改善は期待されることであるが，サプリメントなどを用いることでさらに栄養素を高めたとしても免疫機能の改善を保証することはできないし，過剰な量の摂取は有害であるかもしれない。その反対に，例えば慢性関節リウマチにおけるn-3系脂肪酸のように，免疫系調節不全を含む疾患において，栄養素に潜在的な治療効果があることは非常に興味深いことである。決してすべてのケースではないにしても，栄養素が免疫抑制的に寄与するいくつかの報告がある。免疫系を活性化するのか抑制的に働かせるのかという両極の問題において，栄養素の免疫系への明確な作用機序が十分に明らかになっていないところはあるものの，先進国・発展途上国のいずれにおいても，栄養素とその免疫調節作用との間に相互作用がみられていることは明らかな事実である。

将来の方向性

免疫系の障害は，一部は低栄養の状態と関係があるが，主要なものとして公衆衛生に関する問題を示している（Calder and Jackson, 2000）。免疫系の調節不全を含む疾患は臨床においてたいへん重要であり，特定の食事成分がこれらの状況においていくつかの影響を及ぼしているかもしれない科学的根拠がある（Calder *et al*., 2009）。このように栄養免疫学という分野における重要な研究活動では，個々の栄養素，栄養素の組合わせ，特定の食品による効果の評価が今後も進展し続けていくであろう。そして複雑な作用機構（Calder *et al*., 2002）や特定の栄養素の免疫調節作用に対する生物個体の感受性を判断する因子（Calder and Kew, 2002）の解明も進展していくであろう。新しい免疫細胞サブタイプ（例えば，制御性T細胞やTh17細胞）や新しい免疫系および炎症反応のメディエーター（例えば，レゾルビン）の発見は，栄養免疫軸についてのわれわれの理解に役立つであろう今後の新しい展開を切り開くものである。生物個体のライフサイクルの早い時期に免疫能を獲得すること（Calder *et al*., 2006）や，加齢とともに免疫能が低下していくこと（Castle, 2000；Burns and Goodwin, 2004；Agarwal and Busse, 2010）について，宿主に起こる事象や因子を時間軸とともに理解することは，生体が脆弱な時期に必要とされる栄養素の研究につながっていくであろう。肥満による免疫性障害（Marti *et al*., 2001）や，肥満や心血管疾患のような加齢による慢性疾患が炎症性反応に関与している（Calder *et al*., 2009）と認識することは，栄養素，免疫炎症反応，および遺伝的要因やその他のライフスタイルなどにおける相互作用に注目していくことになるであろう。最後に，宿主の免疫系の成熟や免疫応答が発達していく過程において腸内細菌叢の役割が徐々に明らかになってきているが（Calder *et al*., 2006），細菌と宿主の相互作用についての正確な特性が十分に解明されたわけではない。そして，この分野が栄養免疫学において注目される研究となり，さらにその研究展開が加速度的に進展していくことが予想される（Saulnier *et al*., 2009）。

（細野　朗訳）

推奨文献

Albers, R., Antoine, J.M., Bourdet-Sicard, R., *et al*. (2005) Markers to measure immunomodulation in human nutrition intervention studies. *Br J Nutr* **94,** 452–481.

Calder, P.C. (2007) Immunological parameters: what do they mean? *J Nutr* **137,** 773S–780S.

Calder, P.C. and Jackson, A.A. (2000) Undernutrition, infection and immune function. *Nutr Res Rev* **13,** 3–29.

Calder, P.C. and Kew, S. (2002) The immune system: a target for functional foods? *Br J Nutr* **88,** S165–S177.

Calder, P.C., Albers, R., Antoine, J.M., *et al*. (2009) Inflammatory disease processes and interactions with nutrition. *Br J Nutr* **101,** S1–S45.

Calder, P.C., Field, C.J., and Gill, H.S. (2002) *Nutrition and Immune Function*. CAB International, Wallingford.

Calder, P.C., Krauss-Etschmann, S., de Jong, E.C., *et al*. (2006) Early nutrition and immunity – progress and perspectives. *Br J Nutr* **96,** 774–790.

Chandra, R.K. (1991) 1990 McCollum Award lecture. Nutrition and immunity: lessons from the past and new insights into the future. *Am J Clin Nutr* **53,** 1087–1101.

Scrimshaw, N.S. and SanGiovanni, J.P. (1997) Synergism of nutrition, infection, and immunity: an overview. *Am J Clin Nutr* **66,** 464S–477S.

Yaqoob, P. and Calder, P.C. (2011) The immune and inflammatory systems. In S. Lanham-New, H.M. Roche, and I.A. MacDonald (eds), *Nutrition and Metabolism*, 2nd Edn. Wiley-Blackwell, Chichester, pp. 312–338.

[文　献]

Agarwal, S. and Busse, P.J. (2010) Innate and adaptive immunosenescence. *Ann Allergy Asthma Immunol* **104,** 183–190.

Albers, R., Antoine, J.M., Bourdet-Sicard, R., *et al.* (2005) Markers to measure immunomodulation in human nutrition intervention studies. *Br J Nutr* **94,** 452–481.

Anderson, M. and Fritsche, K.L. (2002) (n-3) Fatty acids and infectious disease resistance. *J Nutr* **132,** 3566–3576.

Barone, J., Hebert, J.R., and Reddy, M.M. (1989) Dietary fat and natural-killer-cell activity. *Am J Clin Nutr* **50,** 861–867.

Beck, F.W., Prasad, A.S., Kaplan, J., *et al.* (1997) Changes in cytokine production and T cell subpopulations in experimentally induced zinc-deficient humans. *Am J Physiol* **272,** E1002–E1007.

Bernt, K.M. and Walker, W.A. (1999) Human milk as a carrier of biochemical messages. *Acta Paediatr Suppl* **88,** 27–41.

Broome, C.S., McArdle, F., Kyle, J.A., *et al.* (2004) An increase in selenium intake improves immune function and poliovirus handling in adults with marginal selenium status. *Am J Clin Nutr* **80,** 154–162.

Bruce, D., Ooi, J.H., Yu, S.H., *et al.* (2010) Vitamin D and host resistance to infection? Putting the cart in front of the horse. *Exp Biol Med* **235,** 921–927.

Bunout, D., Barrera, G., Hirsch, S., *et al.* (2004) Effects of a nutritional supplement on the immune response and cytokine production in free-living Chilean elderly. *JPEN J Parenter Enteral Nutr* **28,** 348–354.

Burns, E.A. and Goodwin, J.S. (2004) Effect of aging on immune function. *J Nutr Health Aging* **8,** 9–18.

Calder, P.C. (1995) Fuel utilisation by cells of the immune system. *Proc Nutr Soc* **54,** 65–82.

Calder, P.C. (2003) N-3 polyunsaturated fatty acids and inflammation: from molecular biology to the clinic. *Lipids* **38,** 343–352.

Calder, P.C. (2006) n-3 polyunsaturated fatty acids, inflammation, and inflammatory diseases. *Am J Clin Nutr* **83,** 1505S–1519S.

Calder, P.C. (2007a) Immunological parameters: what do they mean? *J Nutr* **137,** 773S–780S.

Calder, P.C. (2007b) Immunonutrition in surgical and critically ill patients. *Br J Nutr* **98,** S133–S139.

Calder, P.C. (2008) The relationship between the fatty acid composition of immune cells and their function. *Prostaglandins Leukot Essent Fatty Acids* **79,** 101–108.

Calder, P.C. (2009a) Polyunsaturated fatty acids and inflammation: therapeutic potential in rheumatoid arthritis. *Curr Rheumatol Rev* **5,** 214–225.

Calder, P.C. (2009b) Fatty acids and immune function: relevance to inflammatory bowel diseases. *Int Rev Immunol* **28,** 506–534.

Calder, P.C. and Jackson, A.A. (2000) Undernutrition, infection and immune function. *Nutr Res Rev* **13,** 3–29.

Calder, P.C. and Kew, S. (2002) The immune system: a target for functional foods? *Br J Nutr* **88,** S165–S177.

Calder, P.C. and Newsholme, P. (2002) Glutamine and the immune system. In P.C. Calder, C.J. Field, and H.S. Gill (eds), *Nutrition and Immune Function.* CAB International, Wallingford, pp. 109–132.

Calder, P.C. and Yaqoob, P. (1999) Glutamine and the immune system. *Amino Acids* **17,** 227–241.

Calder, P.C., Albers, R., Antoine, J.M., *et al.* (2009) Inflammatory disease processes and interactions with nutrition. *Br J Nutr* **101,** S1–S45.

Calder, P.C., Field, C.J., and Gill, H.S. (2002) *Nutrition and Immune Function.* CAB International, Wallingford.

Calder, P.C., Krauss-Etschmann, S., de Jong, E.C., *et al.* (2006) Early nutrition and immunity – progress and perspectives. *Br J Nutr* **96,** 774–790.

Cantorna, M.T., Zhu, Y., Froicu, M., *et al.* (2004) Vitamin D status, 1,25-dihydroxyvitamin D3, and the immune system. *Am J Clin Nutr* **80,** 1717S–1720S.

Castle, S.C. (2000) Clinical relevance of age-related immune dysfunction. *Clin Infect Dis* **31,** 578–585.

Chandra, R.K. (1991) 1990 McCollum Award lecture. Nutrition and immunity: lessons from the past and new insights into the future. *Am J Clin Nutr* **53,** 1087–1101.

Chavance, M., Herbeth, B., Fournier, C., *et al.* (1989) Vitamin status, immunity and infections in an elderly population. *Eur J Clin Nutr* **43,** 827–835.

Cummings, J.H., Antoine, J.M., Azpiroz, F., *et al.* (2004) PASSCLAIM – gut health and immunity. *Eur J Nutr* **43,** II118–II173.

Douglas, R.M., Hemilä, H., Chalker, E., *et al.* (2007) Vitamin C for preventing and treating the common cold. *Cochrane Database Syst Rev* CD000980.

Duff, M.D. and Daly, J.M. (2002) Arginine and immune function. In P.C. Calder, C.J. Field, and H.S. Gill (eds), *Nutrition and Immune Function.* CAB International, Wallingford, pp. 93–108.

Emmett, P.M. and Rogers, I.S. (1997) Properties of human milk and their relationship with maternal nutrition. *Early Hum Dev* **49,** S7–28.

Evoy, D., Lieberman, M.D., Fahey, T.J., *et al.* (1998) Immunonutrition: the role of arginine. *Nutrition* **14,** 611–617.

Failla, M.L. and Hopkins, R.G. (1998) Is low copper status immunosuppressive? *Nutr Rev* **56,** S59–S64.

Fata, F.T., Herzlich, B.C., Schiffman, G., *et al.* (1996) Impaired antibody responses to pneumococcal polysaccharide in elderly patients with low serum vitamin B12 levels. *Ann Int Med* **124,** 299–304.

Fischer Walker, C. and Black, R.E. (2004) Zinc and the risk for infectious disease. *Annu Rev Nutr* **24,** 255–275.

Fraker, P.J. and King, L.E. (2004) Reprogramming of the immune system during zinc deficiency. *Annu Rev Nutr* **24,** 277–298.

Fraker, P.J., King, L.E., Garvy, B.A., *et al.* (1993) The immunopathology of zinc deficiency in humans and rodents: a possible role for programmed cell death. In D.M. Klurfeld (ed.), *Nutrition and Immunology.* Plenum Press, New York, pp. 267–283.

Golding, J., Emmett, P.M., and Rogers, I.S. (1997a) Gastroenteritis, diarrhoea and breast feeding. *Early Hum Dev* **49,** S83–103.

Golding, J., Emmett, P.M., and Rogers, I.S. (1997b) Does breast feeding protect against non-gastric infections? *Early Hum Dev* **49,** S105–120.

Golding, J., Emmett, P.M., and Rogers, I.S. (1997c) Breast feeding and infant mortality. *Early Hum Dev* **49,** S143–155.

Graat, J.M., Schouten, E.G., and Kok, F.J. (2002) Effect of daily vitamin E and multivitamin–mineral supplementation on acute respiratory tract infections in elderly persons: a randomized controlled trial. *JAMA* **288,** 715–721.

Griffin, M.D., Xing, N., and Kumar, R. (2003) Vitamin D and its analogs as regulators of immune activation and antigen presentation. *Annu Rev Nutr* **23,** 117–145.

Grimble, R.F. (2002) Sulphur amino acids, glutathione and immune function. In P.C. Calder, C.J. Field, and H.S. Gill (eds), *Nutrition and Immune Function.* CAB International, Wallingford, pp. 133–150.

Grimble, R.F. and Grimble, G.K. (1998) Immunonutrition: the role of sulfur amino acids, related amino acids and polyamines. *Nutrition* **14,** 605–610.

Gross, R.L. and Newberne, P.M. (1980) Role of nutrition in immunologic function. *Physiol Rev* **60,** 188–302.

Han, S.N., Leka, L.S., Lichtenstein, A.H., *et al.* (2003) Effect of a therapeutic lifestyle change diet on immune functions of moderately hypercholesterolemic humans. *J Lipid Res* **44,** 2304–2310.

Hawkes, W.C., Kelley, D.S., and Taylor, P.C. (2001) The effects of dietary selenium on the immune system in healthy men. *Biol Trace Elem Res* **81,** 189–213.

Hayes, C.E., Nashold, F.E., Spach, K.M., *et al.* (2003) The immunological functions of the vitamin D endocrine system. *Cell Mol Biol* **49,** 277–300.

Kelley, D.S., Dougherty, R.M., Branch, L.B., *et al.* (1992) Concentration of dietary N-6 polyunsaturated fatty acids and the human immune status. *Clin Immunol Immunopathol* **62,** 240–244.

Kiremidjian-Schumacher, L., Roy, M., Wishe, H.I., *et al.* (1994) Supplementation with selenium and human immune cell functions. II. Effect on cytotoxic lymphocytes and natural killer cells. *Biol Trace Elem Res* **41,** 115–127.

Kuvibidila, S. and Baliga, B.S. (2002) Role of iron in immunity and infection. In P.C. Calder, C.J. Field, and H.S. Gill (eds), *Nutrition and Immune Function.* CAB International, Wallingford, pp. 209–228.

Kuvibidila, S., Yu, L., Ode, D., *et al.* (1993) The immune response in protein-energy malnutrition and single nutrient deficiency. In D.M. Klurfield (ed.), *Nutrition and Immunology.* Plenum Press, New York, pp. 121–155.

Lemire, J.M., Archer, D.C., Beck, L., *et al.* (1995) Immunosuppressive actions of 1,25-dihydroxyvitamin D3: preferential inhibition of Th1 functions. *J Nutr* **125,** 1704S–1708S.

Lomax, A.R. and Calder, P.C. (2009a) Probiotics, immune function, infection and inflammation: a review of the evidence from studies conducted in humans. *Curr Pharm Des* **15,** 1428–1518.

Lomax, A.R. and Calder, P.C. (2009b) Prebiotics, immune function, infection and inflammation: a review of the evidence. *Br J Nutr* **101,** 633–658.

Lucas, S. (2010) Predictive clinicopathological features derived from systematic autopsy examination of patients who died with A/H1N1 influenza infection in the UK 2009–10 pandemic. *Health Technol Assess* **14,** 83–114.

Marshall, I. (2000) Zinc for the common cold. *Cochrane Database Syst Rev* CD001364.

Marti, A., Marcos, A., and Martinez, J.A. (2001) Obesity and immune function relationships. *Obes Rev* **2,** 131–140.

Matarese, G., Procaccini, C., De Rosa, V., *et al.* (2010) Regulatory T cells in obesity: the leptin connection. *Trends Mol Med* **16,** 247–256.

McKenzie, R.C., Rafferty, T.S., and Beckett, G.J. (1998) Selenium: an essential element for immune function. *Immunol Today* **19,** 342–345.

Meydani, S.N. and Beharka, A.A. (1998) Recent developments in vitamin E and immune response. *Nutr Rev* **56,** S49–S58.

Meydani, S.N., Barklund, M.P., Liu, S., *et al.* (1990) Vitamin E supplementation enhances cell-mediated immunity in healthy elderly subjects. *Am J Clin Nutr* **52,** 557–563.

Meydani, S.N., Han, S.N., and Wu, D. (2005) Vitamin E and immune response in the aged: mechanisms and clinical implications. *Immunol Rev* **205,** 269–284

Meydani, S.N., Leka, L.S., Fine, B.C., *et al.* (2004) Vitamin E and respiratory tract infections in elderly nursing home residents: a randomized controlled trial. *JAMA* **292,** 828–836.

Meydani, S.N., Meydani, M., Blumberg, J.B., *et al.* (1997) Vitamin E supplementation and in vivo immune response in healthy subjects. *JAMA* **277,** 1380–1386.

Meydani, S.N., Ribaya-Mercado, J.D., Russell, R.M., *et al.* (1991) Vitamin B6 deficiency impairs interleukin-2 production and lymphocyte proliferation in elderly adults. *Am J Clin Nutr* **53,** 1275–1280.

Mowat, A.M. (2003) Anatomical basis of tolerance and immunity to intestinal antigens. *Nat Rev Immunol* **3,** 331–341.

Oppenheimer, S.J. (2001) Iron and its relation to immunity and infectious disease. *J Nutr* **131,** 616S–635S.

Pallast, E.G., Schouten, E.G., de Waart, F.G., *et al.* (1999) Effect of 50- and 100-mg vitamin E supplements on cellular immune function in noninstitutionalized elderly persons. *Am J Clin Nutr* **69,** 1273–1281.

Percival, S.S. (1998) Copper and immunity. *Am J Clin Nutr* **67,** 1064S–1068S.

Peretz, A., Nève, J., Desmedt, J., *et al.* (1991) Lymphocyte response is enhanced by supplementation of elderly subjects with selenium-enriched yeast. *Am J Clin Nutr* **53,** 1323–1328.

Peterson, J.D., Herzenberg, L.A., Vasquez, K., *et al.* (1998) Glutathione levels in antigen-presenting cells modulate Th1 versus Th2 response patterns. *Proc Natl Acad Sci USA* **95,** 3071–3076.

Prasad, A.S. (2002) Zinc, infection and immune function. In P.C. Calder, C.J. Field, and H.S. Gill (eds), *Nutrition and Immune Function.* CAB International, Wallingford, pp. 193–207.

Prasad, A.S. (2008) Zinc in human health: effect of zinc on immune cells. *Mol Med* **14,** 353–357.

Roy, M., Kiremidjian-Schumacher, L., Wishe, H.I., *et al.* (1994) Supplementation with selenium and human immune cell functions. I. Effect on lymphocyte proliferation and interleukin 2 receptor expression. *Biol Trace Elem Res* **41,** 103–114.

Roy, M., Kiremidjian-Schumacher, L., Wishe, H.I., *et al.* (1995) Supplementation with selenium restores age-related decline in immune cell function. *Proc Soc Exp Biol Med* **209,** 369–375.

Sabetta, J.R., DePetrillo, P., Cipriani, R.J., *et al.* (2010) Serum 25-hydroxyvitamin D and the incidence of acute viral respiratory tract infections in healthy adults. *PLoS One* **5,** e11088.

Saulnier, D.M., Spinler, J.K., Gibson, G.R., *et al.* (2009)

Mechanisms of probiosis and prebiosis: considerations for enhanced functional foods. *Curr Opin Biotechnol* **20,** 135–141.

Schaible, U.E. and Kaufmann, S.H. (2004) Iron and microbial infection. *Nat Rev Microbiol* **2,** 946–953.

Scrimshaw, N.S. and SanGiovanni, J.P. (1997) Synergism of nutrition, infection, and immunity: an overview. *Am J Clin Nutr* **66,** 464S–477S.

Semba, R.D. (1998) The role of vitamin A and related retinoids in immune function. *Nutr Rev* **56,** S38–S48.

Semba, R.D. (1999) Vitamin A and immunity to viral, bacterial and protozoan infections. *Proc Nutr Soc* **58,** 719–727.

Semba, R.D. (2002) Vitamin A, infection and immune function. In P.C. Calder, C.J. Field, and H.S. Gill (eds), *Nutrition and Immune Function*. CAB International, Wallingford, pp. 151–169.

Serhan, C.N., Chiang, N., and Van Dyke, T.E. (2008) Resolving inflammation: dual anti-inflammatory and pro-resolution lipid mediators. *Nat Rev Immunol* **8,** 349–361.

Shankar, A.H. and Prasad, A.S. (1998) Zinc and immune function: the biological basis of altered resistance to infection. *Am J Clin Nutr* **68,** 447S–463S.

Sherman, A.R. and Spear, A.T. (1993) Iron and immunity. In D.M. Klurfeld (ed.), *Nutrition and Immunology*. Plenum Press, New York, pp. 285–307.

Stabel, J.R. and Spears, J.W. (1993) Role of selenium in immune responsiveness and disease resistance. In D.M. Klurfeld (ed.), *Nutrition and Immunology*. Plenum Press, New York, pp. 333–356.

Stephensen, C.B. (2001) Vitamin A, infection, and immune function. *Annu Rev Nutr* **21,** 167–192.

Tamura, J., Kubota, K., Murakami, H., *et al.* (1999) Immunomodulation by vitamin B12: augmentation of CD8+ T lymphocytes and natural killer (NK) cell activity in vitamin B12-deficient patients by methyl-B12 treatment. *Clin Exp Immunol* **116,** 28–32.

Tilg, H. and Moschen, A.R. (2006) Adipocytokines: mediators linking adipose tissue, inflammation and immunity. *Nat Rev Immunol* **6,** 772–783.

Tilley, S.L., Coffman, T.M., and Koller, B.H. (2001) Mixed messages: modulation of inflammation and immune responses by prostaglandins and thromboxanes. *J Clin Invest* **108,** 15–23.

Troen, A.M., Mitchell, B., Sorensen, B., *et al.* (2006) Unmetabolized folic acid in plasma is associated with reduced natural killer cell cytotoxicity among postmenopausal women. *J Nutr* **136,** 189–194.

Turner, R.B. and Cetnarowski, W.E. (2000) Effect of treatment with zinc gluconate or zinc acetate on experimental and natural colds. *Clin Infect Dis* **31,** 1202–1208.

Urashima, M., Segawa, T., Okazaki, M., *et al.* (2010) Randomized trial of vitamin D supplementation to prevent seasonal influenza A in schoolchildren. *Am J Clin Nutr* **91,** 1255–1260.

van Etten, E. and Mathieu, C. (2005) Immunoregulation by 1,25-dihydroxyvitamin D3: basic concepts. *J Steroid Biochem Mol Biol* **97,** 93–101.

Villamor, E. and Fawzi, W.W. (2005) Effects of vitamin A supplementation on immune responses and correlation with clinical outcomes. *Clin Microbiol Rev* **18,** 446–464.

Weiss, G. (2002) Iron and immunity: a double-edged sword. *Eur J Clin Invest* **32**(Suppl 1)**,** 70–78.

Wintergerst, E.S., Maggini, S., and Hornig, D.H. (2007) Contribution of selected vitamins and trace elements to immune function. *Ann Nutr Metab* **51,** 301–323.

Woodward, B. (1998) Protein, calories and immune defences. *Nutr Rev* **56,** S84–S92.

Woodward, B. (2001) The effect of protein-energy malnutrition on immune competence. In R.M. Suskind and K. Tontisirin (eds), *Nutrition, Immunity and Infection in Infants and Children*. Lippincott Williams and Wilkins, Philadelphia, pp. 89–120.

Yaqoob, P. and Calder, P.C. (2011) The immune and inflammatory systems. In S. Lanham-New, H.M. Roche, and I.A. MacDonald (eds), *Nutrition and Metabolism*, 2nd Edn. Wiley-Blackwell, Chichester, pp. 312–338.

45

健康リスクとしての肥満

Sue D. Pedersen, Anders Sjödin, and Arne Astrup

要　約

肥満とは，体内の脂肪量が過剰な状態であり，一般的にはBMIで分類される。しかし，体内での体脂肪の付き方も考慮する必要がある。世界的にみても，肥満の有病率は異常なまでに高くなった。それには主に，環境，遺伝，心理社会的要素が複合要因として関与しており，内分泌的原因などはマイナーな原因でしかない。肥満の合併症としては，糖尿病，心臓病，癌，閉塞性睡眠時無呼吸，変形性関節症，さらにはさまざまな心理社会的問題などがある。これらの合併症により肥満は全体の死亡率と身体的障害（ハンディキャップ）発生に明らかな悪影響を与えている。個人的にみれば，低カロリー食の摂取，持続的な運動，肥満の引き金になる心理・環境要因に対する配慮などが実行できれば体重減少につながり，健康的な体重が維持できる。しかし，人間集団という観点からみると，肥満の予防方法は今なお試行錯誤のなかにある。

はじめに

肥満は，今世紀における主要な栄養関連疾患になった。肥満は，合併症を発症するリスクが高くなるくらい体脂肪が蓄積した状態のことを指す。過体重と肥満はともに２型糖尿病罹患の最も大きな原因であり，高血圧，脂質異常症，不妊，出産時の合併症，関節症，そして種々の癌などを引き起こす。さらにぜん息を悪化させたり，健康状態そのものを悪化させてしまう。理論上，肥満は生活習慣，特に食事，運動，睡眠，精神的ストレスを見直すことによって防ぐことができるが，他にも環境や遺伝的素質なども大きくかかわっており，肥満予防を成功させるのはとても難しい。

肥満の疫学

肥満の定義と計測方法

肥満とは何かひとつの指標だけで計れるものではないが，そのなかでも body mass index（BMI）が最もよく使われている。WHO は BMI によって低体重，標準体重，過体重を分類している（表45.1）。この，身長を加味した評価方法により，似た人種同士の比較を可能にしている。BMI による“標準”の定義は，白人の死亡データをもとに定められている。アジア人種では，BMI 18.5kg/m^{2}以下が低体重，18.5～23kg/m^{2}が肥満のリスクがある程度ある体重，23～27.5kg/m^{2}が肥満リスクのある体重，27.5kg/m^{2}以上がそれ以上のリスクがある体重，とされている。

BMI では，脂肪のなかの非脂肪組織や水分を分けて考えないため，脂肪が腹部など特に代謝と関係する部位に蓄積しているかなどを特定することができないという限界がある。そのようなことから，最近では生体電気インピーダンス法を使って体脂肪を推定したり，DEXA（dual energy X-ray absorptiometry）を使って体重を体脂肪と非体脂肪に分けて計測する測定法が使われてきている。腹腔の脂肪組織を正確に測定するのには DEXA，MR や CT が用いられるが，最近では BMI とウエスト周囲長を組み合わせたものが心血管系リスクを計測するのに簡単で有効な方法とされてきている。個人の肥満度を計測するのに，ウエスト・ヒップ比や皮下脂肪の厚さの計測も有効である。

過体重と肥満の流行と現在の傾向

世界中の成人の過体重または肥満人口を合わせると15億人以上と膨大である。過去10年でみられる肥満の急な増え方はエピデミック（異常な流行）であるが，世界的

表45.1 BMIによる成人の低体重，過体重，肥満の国際分類

分類	BMI（kg/m^2）
低体重	＜18.5
標準体重	18.5～24.9
過体重	≧25
肥満	≧30
Class Ⅰ	30～34.9
Class Ⅱ	35～39.9
Class Ⅲ	≧40

に爆発的な流行でもあるためパンデミックともいわれている。2012年にはデンマークの成人男性15％と成人女性18％が肥満であり，イギリスでは成人男性の21％と成人女性の14％が肥満であり，さらに，47％の成人男性と33％の成人女性が過体重である。過体重の割合は北ヨーロッパでは10～20％であり，南イタリアではそれよりさらに高い。ヨーロッパに在住するヨーロッパ人以外の一部の民族では意外にも肥満率は高く，おそらくそれはヨーロッパの生活習慣に対する遺伝的感受性が強まったからであろう。肥満率が最も高いのはインド人，パキスタン人，カリビアン系黒人，アジア系若年層であり，それらの人々の肥満率は白人の2～4倍である。

アメリカでの状況はさらに進んでいる。2010年には肥満の有病率が34％であったが，今でも横ばいのままである（Flegal *et al*., 2010）。ヨーロッパもこのようなアメリカの傾向をたどっており，あと10年後には現在のアメリカと同じ有病率になると考えられている。

肥満は最貧国でもみられている。通常，肥満は国内でも，より豊かな人々の間でみられるが，ここ数十年では教育水準の低い，低収入で社会的地位の低い人々の間でむしろ多くみられる。

肥満の割合は退職する年齢までは加齢に伴って増える。退職後は，肥満関連死や病気による体重減少によって肥満者の割合はわずかに減少する。今日，60歳代以上の成人は幼少期，質素な生活で，食料も十分でない状況で育った。今，若年者の多くは昔に比べて食べ物が比較的安く手に入り，バラエティーに富んだ食事のなかで育ってきているため，若年時に肥満になりやすい。

最近では若年者における肥満の急激な増加が注目されている。徴兵しているデンマークの成人男性の間では，1955年に0.1％だった肥満の有病率が2000年には8％，つまり約80倍の劇的増加をみた。イギリスでは，1997年に4歳から18歳までの肥満率は4％で，さらに15％が過体重であった。それらの率はイングランドに比べスコットランドとウェールズの若年層のほうが高かった。当初，小児肥満は先進工業国でみられたが，近年では発展途上国，特に都市部での小児肥満の急激な増加がみられる。インドや中国のように人口が密集している国々では，現在の傾向が改善しない限り，将来的に小児肥満が大きな健康問題になるとみられる。肥満になる年齢が低くなるということは，人々が肥満に関連した病気や障害と向き合わなければならない年数がより長くなるということである。

小児肥満

小児の肥満は現在われわれが立ち向かうべき重大な問題のひとつである。幼少の小児ですら，肥満は高血圧や高LDLコレステロールに加え，脂肪肝，2型糖尿病，心理社会的・筋骨格系支障をきたす（Lobstein and Jackson-Leach, 2006；Puder and Munsch, 2010）。やや肥満気味の小児の大半も将来の肥満のリスクにつながり，それに関連する病気のリスクを高くする（糖尿病，心臓病，癌など）（Adair, 2008）。ここ20～30年の間にみられた小児肥満有病率の驚くべき増加を考慮しても，現在ハイリスクにあたる小児たちを見極める適切な戦略と同時に，効果的な治療法と予防法が，今最も必要とされている。

特にBMIでは，成長途中の小児で過体重や肥満と決めることは難しい。通常，BMIは生後9か月から12か月にかけて急速に増え，6～7歳になると低くなり，男女で違いはあるものの，再び思春期ごろまで増え続ける。そのようなことから，小児における過体重と肥満の評価はBMIパーセンタイル曲線を使ったほうがよい（www.cdc.gov/growthcharts/cdc_charts.htmを参照）。BMIパーセンタイル曲線からみると，主に年齢差と性差のカットオフ値を用いて肥満有病率を評価しているが，臨床的には各国で違った方法を用いている。皮下脂肪の計測を使うと，BMIとは少し違ったパターンの脂肪蓄積がみられる。若いころは脂肪の大部分は皮下にあるが，年齢とともに腹腔内脂肪が増えていく。

興味深いことに，縦断的研究によると，5歳未満のころのBMIの増加は，幼稚園に入った当初の減少（肥満症のリバウンド）の後に，その後の肥満のリスク要因になるとされている（Rolland-Cachera *et al*., 2006）。このような傾向は，発展途上国で典型的にみられる状態であり，年齢を重ねると心臓疾患になるリスクが高くなるため特に危険である。

遺伝的要因単独で，あるいはPrader-Willi症候群のようなまれな病気や内分泌的疾患は，小児に認められる肥満の一部を説明するのみで，よくある対立遺伝子の多型は肥満の原因となる環境の土台を作っているにすぎない。最近の小児の肥満の原因は圧倒的に心理社会的および環境的要因によるものである（次項を参照）。

肥満の原因

環境要因

肥満になる原因がエネルギーの過剰摂取（エネルギー消費とのアンバランス）であることは周知のことである。したがって，運動不足と糖分・脂質の多い物をたくさん食べることが肥満につながる。しかし，メタ分析によると，脂質と運動は一定の体重増加にしか影響がなく，肥満は多因子，かつ複雑で多様な原因によって引き起こされるということが明らかになってきた。例えば，過体重や肥満は，小児・成人ともに，従来指摘されてきた要因（脂肪の多い食事，運動不足）よりも，これまで注目されてこなかった要因（短い睡眠時間，カルシウムの摂取不足）のほうが高いリスク要因であることがわかった（Chaput *et al*., 2006, 2010a）。したがって，肥満と併発する病気の対策を立てるには，従来のリスク要因より範囲を広げた視点が必要である。

最近の研究では，脂肪以外の食事要因の重要性を指摘しており，糖分の多いソフトドリンク，総炭水化物の多い（タンパク質ではなく）食事，精製炭水化物（未精白，全粒粉や低グリセミックインデックス食ではなく）が体重の増加，さらに体重減少後のリバウンドを促進することが確かな証拠として示されている（Larsen *et al*., 2010）。

歴史的にみても，現代の若い世代ほど，ここ数十年でライフスタイルが大幅に変化した年代はないであろう。この変化とともに体重も急増し，肥満の爆発的な増加につながった。現代の環境と生活様式における典型的な座ってばかりの生活は，エネルギーのバランスを保つためにも問題である。多くの人々にとって運動は仕事や通勤のなかで自然にできるものではなくなっている。運動はどちらかといえば，暇な時間を利用して取り組んでいる人しかしていない。エネルギー余剰の問題は，どれだけ少ないカロリーしか消費していないか，だけではなく，座りがちな行動が食べすぎにつながっているとも考えられる（Chaput *et al*., 2010b）。安価で買いやすく，おいしく，過剰に売られて，1人分の量が多い高カロリーな食べ物と飲み物があふれていて，かつ座りがちな環境こそがエネルギーバランスに多大な影響を及ぼしている。小児において，テレビとパソコンに向かう時間が多くなると，高カロリーかつ低繊維食の摂取量が増加し，また運動に費やす時間が少なくなる。

多くの疫学研究によると，多様な環境要因が直接的・間接的にエネルギーバランスに影響することが確認されている。“肥満の原因となる環境”という用語は，いくつかの要因をまとめていい表す際によく使われる。これらの要因の原因となりうる影響を実験的に実証することは，肥満との関係が複雑なため難しい。交絡や逆の因果関係は肥満への理解を混乱させている。しかし，最近の研究結果によって，この分野への理解がしやすくなってきつつある。

新しい研究として，睡眠時間の短さ，精神的ストレスが肥満に及ぼす影響がある。US National Sleep Foundationによると，睡眠時間が1日7時間以下の若年成人は，40年間で16％から37％に増加し，肥満は13％から32％に増加した（Kutson *et al*., 2010）。いくつかの疫学研究では，短い睡眠時間と肥満との間には強い関連があるとしている（Chaput *et al*., 2010c）。さらに，短時間の部分的な睡眠制限は若年成人のグルコース代謝と摂食に悪影響を与えることがわかった（Grandner *et al*., 2010）。

精神的ストレスがエネルギー摂取を増加させるという結果が示された。これは空腹認識や食欲ホルモンを考慮せずに出た結果のため，食事摂取量のコントロールに対する快楽面からの影響を示唆するものである。肥満と注意力障害，うつ，心理社会的問題との関係にストレスが影響している可能性を解明できる共通メカニズムがあると考えられる。物理的な要求よりも認識要求が多いとされる環境のなかで肥満に対する効果的な対策を立てるのに，これらの知識は重要であるが，それはまた研究上の難題でもある。

食事をする環境は，食事摂取量に大きく影響する。テレビを見ながら，もしくはゲームをしながら食事をすると満腹感の感じ方が弱まり，食事摂取量が増える。さらに興味深いことに，これらのこと，特にゲームなどに没頭していると，後に間食が多くなる。リズムや音量にもよるが，音楽を聴きながら食事をしたり，誰と食事をしているかも食事摂取量に影響がある。人は友人と食事をしているほうが初対面の人，もしくは1人で食事をしているときよりも摂取量が多くなりやすく，食事をともにする人たちがいるときはその人たちの食事量につられて摂取量が増えたり減ったりする。

最後に注目すべき点は，現在の肥満や過体重の傾向はヒトだけではなく飼いイヌやネコなどわれわれの近くで生活している動物にもみられ，その要因はヒトと同じであろうということである（Klimentidis *et al*., 2010）。この傾向はわれわれの残り物ではなく，長い間食事の量を厳密に規定され，運動量がそれほど変わっていない実験動物でもみられる。これらの結果は，われわれが住む環境のなかに，さらなる肥満の要因がある可能性を意味すると思われる。いくつかの研究は体内の脂溶性有機塩素化合物の蓄積とBMIの間に正の相関があることを示し，このような環境汚染物質が肥満に何らかの影響を及ぼしていると報告した（Major *et al*., 2007）。減量中の血漿内の有機塩素値の増加は甲状腺ホルモンの減少によってエネルギー消費を減少させることがわかった。

遺伝子

染色体異常や単一遺伝子の突然変異が原因で肥満になる人は少ない。しかし，肥満になりやすい複雑な遺伝的素因を持っている個人もいて，そのような人では体脂肪の含有量と分布に影響を及ぼす遺伝子構造が発症メカニズムに関与している。

疾患感受性遺伝子に関するゲノムワイドな研究が活発に展開されたことによって，脂肪量と肥満に関連した（fat mass and obesity–associated：FTO）遺伝子のなかで最もよく知られた遺伝子のひとつである，BMI に影響を及ぼす約30の遺伝子座が同定された。個々の遺伝子が体重に及ぼす影響は小さいが，同定されたある種の遺伝子は体重にして２～３kg に相当する変化をもたらす。脂肪の臓器分布に影響する少なくとも15の遺伝子座も同定され，それらの多くは男性よりも女性でより強い関連を示す（McCarthy, 2010）。また，妊娠中のエピジェネティックな影響も肥満の発生に重要な役割を示す。妊娠中に母親から胎児に伝播される化学物質やホルモンが，生まれてくる子供を肥満やメタボリックシンドロームになりやすくさせるのかもしれない。

通常の肥満への遺伝的関与は，最初から遺伝子によって規定されたものであって決して変えることができない，というわけではない。というよりも，遺伝的要因はただ肥満になりやすいという傾向であり，ある種の環境要因が存在した時にだけ発揮される。肥満を導きやすい重要な環境要因として最もよく知られているのが，脂肪と精製炭水化物の多い食品，そして運動不足である。遺伝的要因が生理学的に肥満に及ぼす影響はいまだ明確にされていないが，多数の研究によると，脂質代謝異常，食欲調節の変化，味の好み，食べすぎた時に運動をしない，ということが最も肥満に関係している。

Prader–Willi 症候群はいまだにまれだが，最もよくみられる染色体異常による肥満疾患であり，母親由来の15番染色体の欠失や重複によって起こる。臨床的には過食症，認知機能障害，いくつかの身体発達不全によって特徴づけられる。よりまれな先天異常として Bardet–Biedl 症候群，Alström 症候群，そして Cohen 症候群がある。

単一の遺伝子変異がヒトに肥満を起こすことは極めてまれである。その際の特徴として，満腹感を得るのに必要なホルモンであるレプチンの欠如による重度の過食症があるが，レプチン投与によってある程度体重を減少することができる。単一の遺伝子変異による肥満のうち最もよくみられるものとしては，４型メラノコルチン受容体の変異があり，それらは重症肥満児の３～４％にみられる。同様にプロピオメラノコルチンやプロホルモン転換酵素１遺伝子の変異も肥満に関係している。

病　　状

いくつかの内分泌疾患が体重の増加の原因になるが，多くはない。甲状腺機能低下は肥満と同時にみられる場合が多く，甲状腺機能低下が進むにつれてエネルギー消費が少なくなるためと考えられる。効果的な治療があるものの，体重を標準に戻すのは非常に難しい。甲状腺機能亢進症では体重の減少がみられることが多いが，治療で甲状腺が正常状態になると体重が増加することがよくある。甲状腺が正常状態に戻ると１年以内に５～７kg の体重増加をもたらす。治療で甲状腺機能を正常下限に持っていった場合，エネルギー消費が正常以下になるため，体重増加が進むのかもしれない（Jacobsen *et al*., 2006）。

クッシング症候群では過剰のコルチゾールの生成が起こり，体重増加，特に腹部の脂肪が増える。他の特徴として２型糖尿病，高血圧症，脂質異常症，稀発月経がある。クッシング症候群を内臓型肥満やメタボリックシンドロームから鑑別することは，臨床徴候が似ているため難しい。しかし，クッシング症候群はコルチゾールの過剰生成を直接治療するため，その見極めはとても重要である（クッシング症候群は通常，下垂体もしくは副腎の腫瘍が原因）。

成長ホルモン欠損症は珍しい病気であるが，たいてい，腫瘍，放射線治療によるダメージ，浸潤性疾患によって下垂体が正常機能を失うために起こる。成長ホルモンが欠損している成人は，していない成人に比べて除脂肪体重が少なく，脂肪体重（特に内臓脂肪）が多い。これらの脂肪量は成長ホルモン治療によって改善する。

肥満に関係するいくつかの治療薬があるが（ボックス45.1），それに代わる薬を処方することには慎重でなくてはならない（Leslie *et al*., 2007）。例えば，抗うつ剤の分野では三環系抗うつ剤が著しい体重増加と関連しているが，選択的セロトニン再取込み阻害薬は体重減少と関連がある。抗てんかん薬，バルプロン酸とカルバマゼピンは体重増加と関連があり，トピラマートはアンフェタミン，フェンテルミンとともに体重減少効果があるとして現在研究が進んでいる。第一世代抗精神病薬の服用は数か月の治療の間に数 kg に及ぶ体重増加がみられている。グルココルチコイドはさまざまな病気治療に使われているが，体重増加とクッシング症候群を引き起こす。

肥満の併存疾患

糖　尿　病

２型糖尿病では膵臓が末梢組織のインスリン耐性に対して十分なインスリンを分泌しないため，高血糖に陥る。対して１型糖尿病は，膵臓がインスリンを全く生成でき

ボックス45.1　肥満の原因となる要因

環境要因
- 高度に加工された，高カロリーの食べ物が入手しやすくなった
- 1人当たりの分量の増加
- 座りがちな現代の生活様式
- 睡眠時間の減少
- 精神的，認知ストレスの増加
- 環境汚染

遺伝的要因
- 通常の遺伝的多型（例：FTO 遺伝子変異）
- エピジェネティック因子
- 遺伝的症候群（例：Prader-Willi 症候群）
- まれな単一遺伝子の突然変異（例：レプチン欠乏）

疾　病
- 甲状腺機能低下
- クッシング症候群
- 医原性成長ホルモン欠乏
- 経口血糖降下剤
- インスリン
- 三環系抗うつ薬
- グルココルチコイド
- 抗精神病薬
- 抗てんかん薬
- βブロッカー

心理社会的要因
- うつ
- 摂食障害
- 社会経済的地位の低さ

ない自己免疫疾患である。過体重と肥満は2型糖尿病の主な原因であるが，普通体重でも遺伝子的にインスリン耐性が高くなりやすければ2型糖尿病になることもある。遺伝的素因は2型糖尿病になるか否かを見極めるのに重要なことであり，病的に太っていても遺伝的素因を持っていなければ一生正常血糖を維持できる。

糖尿病が健康に及ぼす影響は重大で，肥満によって起こる重要な医学的結末であることは間違いない。糖尿病はまれな病気ではなく，アメリカ国民の有病率は8％であり，同国の医療費の14％にも及ぶ。慢性的高血糖は，目（網膜症），腎臓（腎症）および神経（神経障害）に影響を与える細小血管合併症，および心臓，脳，末梢循環に影響を与える大血管合併症と関連している。糖尿病は心筋梗塞，脳卒中，腎不全，失明，四肢切断の主な原因であり，寿命を8～10年短くする。

体重の多い人の糖尿病予防と糖尿病治療の原則は体重を減らすことである。2型糖尿病の強い遺伝的素因を持っている個人，もしくは糖尿病罹患期間が長すぎて膵β細胞のインスリン分泌容量に回復不能な損傷がある患者以外は，減量により糖尿病を軽症化できる。ただ，そのような例外の患者でも，糖尿病の程度を和らげるための改善策として体重を減らすことは，同時に末梢インスリン耐性の程度を減少することにつながるので効果があ

ボックス45.2　国際糖尿病連合（International Diabetes Federation）によるメタボリックシンドロームの定義

- 腹囲94cm 以上（男性），または80cm 以上（女性）[a] と以下の項目のうち2つ以上当てはまる場合
- 血糖値5.6mmol/L 以上，もしくは糖尿病と診断された場合
- HDL コレステロール値1.0mmol/L 以下（男性），または1.3mmol/L 以下（女性），もしくは低 HDL コレステロール値のための薬を服用している場合
- トリグリセリド値1.7mmol/L 以上，または高トリグリセリド値のための薬を服用している場合
- 血圧130/85mmHg 以上，または高血圧症のための薬を服用している場合

[a]：南アジア人と中国人の場合は，腹囲90cm 以上（男性），または80cm 以上（女性）；日本人の場合は，腹囲90cm 以上（男性），または85cm 以上（女性）。

るといえる。前糖尿病患者では耐糖能異常もしくは空腹時血糖値の異常がみられ，体重を減らすことで2型糖尿病の発症を遅らせたり防ぐことができる。

2型糖尿病患者を治療する際，数々の治療薬が体重に与える影響を考慮する必要がある。2型糖尿病治療の第一選択薬のメトホルミンは多少の体重減少をもたらすが，他の経口血糖降下薬（スルホニル尿素やチアゾリジンジオンなど）は体重増加をもたらす。インスリンは体重を増やす作用があるが，2型糖尿病の治療，特に進行したり悪化している場合には使わざるをえない。2型糖尿病の新しい治療の選択肢にインクレチンベースの治療法があり，投与によって体重減少 （GLP-1 作働薬など）もしくは体重を標準値に戻す（DPP-IV 酵素阻害薬など）ことができる。

他の心血管系のリスク要因

多くの論文が，メタボリックシンドロームがインスリン耐性，高血圧症，脂質異常症，腹部肥満を引き起こすことを示唆している。メタボリックシンドロームの根本的な病態生理学はインスリンに対する感受性を低下させるため，“インスリン耐性シンドローム”ともいわれる。メタボリックシンドロームはさまざまな循環器疾患を発生させるリスク要因と関連があり，メタボリックシンドロームのなかでも肥満は重大な合併症（2型糖尿病，アテローム性動脈硬化症，高血圧症）に関与する。肥満の程度に加え，メタボリックシンドロームに強く関係する他の要因もある。脂肪の分布状態，運動量，遺伝的素因などである。国際糖尿病連合はメタボリックシンドロームの定義を提案した（ボックス45.2）。

過体重と肥満がメタボリックシンドロームに与える影響のすべてが明らかにされたわけではないが，脂肪組織が分泌するホルモンなどの物質が主な理由と考えられる。脂肪組織が分泌するホルモンであるアディポネクチンが

減少し，遊離脂肪酸，さらに腫瘍壊死因子αやインターロイキン-6などのサイトカインと炎症性メディエーターがインスリン抵抗性の発生とそれに付随する代謝障害に大きな役割を持っていると考えられている。メタボリックシンドロームの治療は，心血管系リスクを減らしながら体重を減らすことと運動をすることである。

肥満者が高血圧症を発症する確率は，メタボリックシンドロームの有無にかかわらず非肥満者の数倍に及ぶ。血圧は，腹囲，肥満ともに正の相関を示す。インスリン抵抗性と高インスリン血症が高血圧の根本的な病態生理学的メカニズムであると考えられる。インスリンにはナトリウム排泄を抑制する働きがあり，それによって細胞外容積と血管内容積の両方を増加させる。また，高インスリン血症は細動脈にある平滑筋細胞に対する栄養作用を持ち，結果的に血管緊張は促され，血管抵抗は高まる。

肥満に伴って起こる高血圧は他の原因で起こる高血圧と同様，心筋梗塞，脳卒中，腎障害，網膜障害のリスクを高める。なぜなら，肥満患者の血圧も普通体重の患者と同じように体内では同じ目的で管理・コントロールされるからである。血圧を管理するには体重を減らすことが一番大事であり，少しの体重減少でも血圧を大きく下げることができる。

以上より，肥満，特に腹部肥満がアテローム性動脈硬化関連症のリスクを高めるというのは間違いない。主に腹部に脂肪が集中している人は，そうでない人に比べ，虚血性心疾患になるリスクは2.5倍，脳卒中になるリスクは6倍増える。腹部肥満のリスク増大の前兆は，血清脂質の悪化，高血圧，インスリン耐性，2型糖尿病，フィブリノーゲン，C反応性タンパク質などの炎症マーカーの上昇，そして線維素溶解活性の減少など多因子にわたる。最近の大規模研究によると，血圧，糖尿病の状態，脂質の状態がわかっていない場合，BMIと腹囲は心血管系のリスク予測には使えないことが示された。つまり，肥満者の心血管系リスクにはこれらのパラメータが介在しているということである（The Emerging Risk Factors Collaboration, 2011）。

肥満は，虚血性心疾患に続発すると考えられるうっ血性心不全と関連がある。また，うっ血性心不全は心筋肥大と機能不全を伴った心臓の仕事量の増大，重度のインスリン耐性，心筋への過度の脂肪蓄積，肺高血圧，またはこれらの要因の組合わせなどと関連があると考えられる。肥満の人はそうでない人に比べて心房細動のリスクが高い（男性で52%，女性で46%のリスク増加）（Wang *et al*., 2004）。

悪性腫瘍

肥満は大腸，食道，子宮体部，腎臓，乳房（女性），膵臓，肝臓，胆嚢，胃などの数種類の実質性臓器の悪性腫瘍のリスク，さらには非ホジキンリンパ腫，多発性骨髄腫などの血液悪性疾患のリスクを高める。過体重と肥満は癌のリスクを男性で3%，女性で9%高めると推定される。

肥満が腫瘍形成を促進するメカニズムは複雑で，部位によって異なる（Darren *et al*., 2010）。慢性的な高インスリン血症は生物活性IGF-1の利用率を増加させ，腫瘍の成長と進行を促していると考えられる。疫学研究によると，インスリン分泌は乳癌，大腸癌，膵臓癌，子宮体癌のリスクを高め，予後の悪化につながっていた。脂肪組織内での芳香族化によるエストロゲンの生体利用効率の増加は，乳癌と子宮内膜癌のリスク増加の素因となる重要なメカニズムである。脂肪細胞由来のレプチンやアディポネクチンおよび炎症メディエーターが重要な役割を果たしている。

肥満が癌の死亡率に与える影響は考えられている以上に大きい。BMIが40以上の人は標準体重の人と比べて癌で死亡する確率が男性で1.5倍，女性で1.6倍高い（Calle *et al*., 2003）。アメリカでは，癌で死亡した男性の14%，女性の20%が過体重と肥満が原因であると報告されている。体重を大幅に減らすことによって癌関連死亡を減らすことができる。

閉塞性睡眠時無呼吸

閉塞性睡眠時無呼吸（obstructive sleep apnea：OSA）は睡眠時に上気道が繰り返し閉じることによって起こる。臨床的特徴としては，睡眠中の情動不安，いびき，体が休まった感じがしないまま目覚める，朝に頭痛が頻繁に起こる，集中力に欠ける，日中の眠気などがある。OSAは高血圧，糖尿病，心筋梗塞，不整脈，うっ血性心不全，不慮の事故による負傷などのリスク増加と関連がある。重度のOSAに罹患し，治療していない患者の死亡リスクは他の患者より3～6倍高い（Marshall *et al*., 2008；Young *et al*., 2008）。

肥満がOSAのリスク要因であることは十分に立証されている。OSAの有病率はBMI，首囲，ウエスト・ヒップ比の増加とともに著しく増える。また，OSAと肥満によって炎症性メディエーターが増加したり，アテローム性動脈硬化の合併症に関係するため，肥満はOSAの病因的役割を増強している。

肥満に伴う他の変化としては，肺機能の低下がある。例えば，胸壁の抵抗が増えたり，呼吸筋の耐久性が減弱するため，下肺の容積が制限される。

変形性関節症

変形性関節炎のリスクはBMIの増加とともに増え，肥満に関する医療費の大部分がこれに使われている。体重がかかる関節が最も変形性関節症になりやすいが，体重のかかっていない関節にも影響が及ぶ。したがって，体重とは無関係に，メタボリックシンドロームや肥満の場合，軟骨または骨への負担を考慮すべきである。体重が減少することによって変形性関節症の発症リスクも減る。ある研究によると，女性でBMIが過去10年間で2 kg/m^{2}以上減ると，膝の変形性関節症になる確率が50％減ることがわかった（Felson *et al*., 1992）。たとえ，すでに変形性関節症にかかっている状態でも，体重を少しでも減らすことで関節痛を和らげ，関節の機能を改善することができる。

他の併存疾患

過剰な体重でみられる物理的・代謝的変化が体のあらゆる機能に大きな影響を与えるため，肥満には他にもたくさんの併存疾患がある。

肥満は胃腸消化器系と肝胆道系にも影響する。肝臓における脂肪の蓄積は脂肪肝を起こし，それが肝硬変につながると考えられるようになってきた。肥満では胆石のリスクが増す。興味深いことに，胆石のリスクは急な体重減少の際にも特にみられる（1週間で1～1.5kgの体重減少）。急に体重が減ると，胆管系に流入するコレステロールが増えるからである。肥満はまた，胃食道逆流症といくつかの消化器系癌（悪性腫瘍の項を参照）のリスク要因でもある。

肥満は深部静脈血栓症と関連がある。深部静脈血栓症は肺閉塞を起こすため，命にかかわる病気である。特に血栓塞栓症の危険因子を持つ患者には，喫煙者，長距離フライトの乗客，経口避妊薬服用者がある。

肥満者の生殖能力は大幅に低下することが多く，多嚢胞性卵巣症候群（polycystic ovary syndrome：PCOS）もよくみられる。PCOSの根底にあるインスリン抵抗性は，卵巣のテストステロン生成を増加させ，排卵，生理不順，多毛症，痤瘡を起こす。標準体重の女性でPCOSが起こった場合でも，PCOSの病状は体重増加とともに悪化する。なぜなら，肥満はインスリン抵抗性を悪化させるからである。治療はインスリン抵抗性を減少させることで，そのためにはまず体重の減量が必要である。妊娠女性が肥満の場合は，妊娠高血圧症，妊娠糖尿病，帝王切開などいくつかの合併症のリスクが増加する。

尿生殖器系において，肥満に関する一番大事な合併症は腎機能障害であり，これは，糖尿病や高血圧症など腎機能障害を引き起こす病気が増加することを意味する。肥満と体重増加は腎臓結石のリスクを増大させる。女性において，尿失禁は肥満関連の重要な問題である。

肥満に関連する他の疾患に痛風がある。痛風では高い血清尿酸濃度を呈し，その尿酸が関節に沈着し，急性または慢性の症状を起こす。過度の体重は認知症や乾癬とも関連があるとされているが，因果関係はわかっていない。

心理社会的問題

多数の研究がBMIとQOLのさまざまな面との関係について研究している。確かな結果として，肥満は健康の認識と活力などの物理的機能，さらには心理学的機能と社会福祉に悪影響を与えている。さらに肥満は，身体イメージの低下，非難，差別，社会的交流の減少，うつ，休業，社会経済的地位の低下などと関係することがわかっている。一方で，体力向上は，肥満の負の影響をよい方向に持っていくことがわかった（Castres *et al*., 2010；Griffiths *et al*., 2010）。

“どちらが原因でどちらが結果か”という因果関係の議論がよく行われる。肥満と精神的問題が双方向的に因果関係を有することが多くの場合で認められ，このことが問題をさらに複雑にしている。よって，単に体重の問題だけではなく，肥満に関連する心理社会的併存疾患を考慮することはたいへん重要である。

成人同様，子供にもいえることは，精神的ストレスが体重増加を助長すると同時に肥満が心理社会的問題を起こすということである。6万人近くの対象者を含む縦断研究のメタアナリシスによると，肥満の人は時間とともにうつになるリスクが55％多くなり，一方でうつの人は肥満になるリスクが58％多かった（Luppino *et al*., 2010）。それほど強い関係ではないが，過体重とうつの間にも同じ関連がみられた。

肥満の治療を成功させるには，心理社会的面での改善と同様に併存疾患を同時に減らすことが重要である。心理社会的要因は治療前に評価して，その後に患者に最もふさわしい管理方法を選択するべきである（Palmeira *et al*., 2010）。

個人差はあるが，体重減少はたいていQOLを改善することとつながる。QOLの改善は体重減少の初期にみられる。しかし，このQOLの改善は体重減少が止まってしまうと悪化することがある。これには精神的・生理学的なメカニズムが関係していると考えられる。事例報告によると，患者が体重減少に成功して標準体重に戻ったのに，QOLの改善が十分でなかったことへの失望によるものといわれる。

肥満と体重減少が心理社会的問題に及ぼす影響は，個々人の事情(例えば，異なった人口集団や文化)によって大きく異なる。したがって，患者個々の事情による細かい考慮をすることが非常に大切である。

肥満に関連する併存疾患をボックス45.3に要約した。

死　亡　率

肥満と腹部肥満との複雑な関係はまだはっきりしていないが，それに費やされている医療費を考えると，医療

ボックス45.3　肥満の併存疾患

2型糖尿病
循環器疾患
- アテローム硬化性心疾患
- うっ血性心不全
- 脳卒中
- 高血圧症
- 末梢血管疾患
- 深部静脈血栓症/肺塞栓症
- 心房細動

悪性腫瘍
呼吸器系疾患系
- 閉塞性睡眠時無呼吸
- 拘束性肺疾患

筋骨格系
- 骨関節症
- 痛風

消化器系
- 脂肪肝
- 胆石
- 胃食道逆流症

尿生殖器系
- 腎不全
- 腎臓結石
- 尿失禁

生殖器系
- 多嚢胞性卵巣症候群
- 妊娠高血圧症
- 妊娠糖尿病
- 帝王切開リスクの増加

心理社会系
- うつ
- 社会的差別
- 労働日数損失
- 医療費

システムに多大なる負担になっていることは確かである。標準のBMIでさえ，腹部脂肪が蓄積していれば高血圧症，脂質異常症，2型糖尿病，循環器疾患の原因になる。肥満率の増加は循環器疾患，2型糖尿病，癌，変形性関節症，不妊，出生時の合併症の発症，就労不能，睡眠時無呼吸の発症率に大きな影響を与えている。これらの疾患により，肥満は死亡率に明白な影響を与えている（Berrington de Gonzalez *et al*., 2010）。40歳の非喫煙者が肥満の場合の寿命は男性で5.8歳，女性で7.1歳短くなると推定される。喫煙者の場合はより深刻で，女性で13.3歳，男性で13.7歳，寿命が短くなると推定されている（Peeters *et al*., 2003）。アメリカでは，喫煙よりも肥満のほうが死亡率への影響が大きい。

肥満予防

世界的な肥満の蔓延により，効果的な肥満予防法について多くの研究がなされているが，集団レベルでは効果的な肥満予防法はまだみつかっていない。

多くのダイエット法は，体重管理のために食事内容の変更を勧める。これらの主張はほとんどの場合根拠がなく，時には栄養が足りていない食事を勧めていることもある。満腹効果があるわりにカロリーが少ない食物繊維，野菜，果物，全粒穀物の食品が多い食事は体重管理に有益である。ヒトを対象とした大規模研究によると，タンパク質は脂肪や炭水化物に比べてカロリー当たりの満腹効果が大きいことがわかった。最近，ヨーロッパ8か国で行われた無作為化臨床試験によると，比較的タンパク質の多い食事とグリセミックインデックスが低い食事が体重管理に有益であり，他の小規模研究の結果を裏づける結果となった（Larsen *et al*., 2010）。先行研究を総括すると，低脂肪，高タンパク質，適度な複合糖質を含む食事が，長期間体重管理をする際によいと考えられる。

日々の活動と運動は，体重管理において大切な要素である。運動で体重コントロールができるかどうかは，患者が適正な運動をできるかどうかにかかっている。最低でも毎日45～60分の適度な運動をすることが推奨されている（Saris *et al*., 2003）。この程度の運動を続けることによって肥満を予防するだけでなく，健康に関係する要因も改善することができる。運動を持続して義務づけることは生涯にわたる健康のために大切である。

将来の方向性

肥満人口が非常に大きくなった今日において，肥満による罹患率と死亡率の上昇に対する衝撃，さらにそれを管理するために必要な医療費は想像を絶するものがある。肥満の治療と有効な肥満予防法が強く求められている。不健康な食事傾向を改め，健康的な食生活，そして座る環境の多い生活ではなく活動的なライフスタイルを推奨するような社会戦略が必要である。満腹感と空腹感に作用するホルモンと摂食行動のきっかけとの相互作用を修正する新しい治療法，例えばインクレチンをベースとした治療は肥満に対して効果的であり，これらの研究は現在も行われている。肥満手術は現在，肥満に効果的かつ長期間持続可能なただひとつの治療法である。この治療は重度の肥満，もしくは特に2型糖尿病などで重篤な併存疾患を有する重症の肥満患者に適している。肥満手術は併存疾患の改善においてさまざまな程度の成功をおさめているが，手術の種類によってはリスクや合併症もある。将来的にこの種の研究では，どのような肥満手術が有益性と合併症リスクとの最適なバランスを生むのか，そしてこれらの方法の長期転帰について明らかにする必要がある。

（中路重之訳）

推奨文献

Abete, I., Astrup, A., Martínez, J.A., *et al*. (2010) Obesity and the metabolic syndrome: role of different dietary macronutrients distribution patterns and specific nutritional components on weight loss and maintenance. *Nutr Rev* **68**, 214–231.

Astrup, A. (2004) Treatment of obesity. In E. Ferrannini, P. Zimmet, R.A. De Fronzo, *et al*. (eds), *International Textbook of Diabetes Mellitus*, 3rd Edn. John Wiley, Chichester.

Astrup, A. (2008) Dietary management of obesity. *JPEN J Parenter Enteral Nutr* **32**, 575–577.

Astrup, A., Kristensen, M., Gregersen, N.T., *et al*. (2010) Can bioactive foods affect obesity? *Ann NY Acad Sci* **1190**, 25–41.

Melanson, E.L., Astrup, A., and Donahoo, W.T. (2009) The relationship between dietary fat and fatty acid intake and body weight, diabetes, and the metabolic syndrome. *Ann Nutr Metab* **55,** 229–243.
Paddon-Jones, D., Westman, E., Mattes, R.D., *et al.* (2008) Protein, weight management, and satiety. *Am J Clin Nutr* **87,** 1558S–1561S.
Aller, E., Abete I., Astrup A., *et al.* (2011) Starches, sugars and obesity. *Nutrients* **3,** 341–369.

[文　献]

Adair, L.S. (2008) Children and adolescent obesity: epidemiology and development perspectives. *Physiol Behav* **94,** 8–16.
Berrington de Gonzalez, A., Hartge, P., Cerhan, J.R., *et al.* (2010) Body-mass index and mortality among 1.46 million white adults. *N Engl J Med* **363,** 2211–2219.
Calle, E.E., Rodriguez, C., Walker-Thurmond, K., *et al.* (2003) Overweight, obesity, and mortality from cancer in a prospectively studied cohort of U.S. adults. *N Engl J Med* **348,** 1625–1638.
Castres, I., Folope, V., Dechelotte, P., *et al.* (2010) Quality of life and obesity class relationships. *Int J Sports Med* **31,** 773–778.
Chaput, J.P., Brunet, M., and Tremblay, A. (2006) Relationship between short sleeping hours and childhood overweight/obesity: results from the "Quebec en Form" project. *Int J Obes Relat Metab Disord* **30,** 1080–1085.
Chaput, J.P., Klingenberg, L., Astrup, A., *et al.* (2010b) Modern sedentary activities promote overconsumption of food in our current obesogenic environment. *Obes Rev* PMID 20576006
Chaput, J.P., Klingenberg, L., and Sjödin, A. (2010c) Do all sedentary activities lead to weight gain: sleep does not. *Curr Opin Clin Nutr Metab Care* **13,** 601–607.
Chaput, J.P., Sjödin, A.M., Astrup, A., *et al.* (2010a) Risk factors for adult overweight and obesity: the importance of looking beyond the "Big Two". *Obes Facts* **3,** 320–327.
Darren, L., Roberts, D.L., Dive, C., *et al.* (2010) Biological mechanisms linking obesity and cancer risk: new perspectives. *Ann Rev Med* **61,** 301–316.
Felson, D.T., Zhang, Y., Anthony, J.M., *et al.* (1992) Weight loss reduces the risk for symptomatic knee osteoarthritis in women. The Framingham Study. *Ann Int Med* **116,** 535–539.
Flegal, K., Carroll, M.D., Ogden, C.L., *et al.* (2010) Prevalence and trends in obesity among US adults, 1999–2008. *JAMA* **303,** 235–241.
Grandner, M.A., Patel, N.P., Gehrman, P.R., *et al.* (2010) Problems associated with short sleep: bridging the gap between laboratory and epidemiological studies. *Sleep Med Rev* **14,** 239–247.
Griffiths, L.J., Parson, T.J., and Hill, A.J. (2010) Self-esteem and quality of life in obese children and adolescents: a systematic review. *Int J Pediatr Obes* **5,** 282–304.
Harder, H., Dinesen, B., and Astrup, A. (2004) The effect of a rapid weight loss on lipid profile and glycemic control in obese type 2 diabetic patients. *Int J Obes Relat Metab Disord* **28,** 180–182.
Jacobsen, R., Lundsgaard, C., Lorenzen, J., *et al.* (2006) Subnormal energy expenditure: a putative causal factor in the weight gain induced by treatment of hyperthyroidism. *Diabetes Obes Metab* **8,** 220–227.
Klimentidis, Y.C., Beasly, T.M., Lin, H.Y., *et al.* (2010) Canaries in the coalmine: a cross-species analysis of the plurality of obesity epidemics. *Proc R Soc Biol Sci* **278,** 1626–1632.
Kutson, K.L., Van Kauter, E., Rathouz, P.J., *et al.* (2010) Trends in the prevalence of short sleepers in USA 1975–2006. *Sleep* **33,** 37–45.
Larsen, T.M., Dalskov, S.M., van Baak, M., *et al.* (2010) Diets with high or low protein content and glycemic index for weight-loss maintenance. *N Engl J Med* **363,** 2102–2113.
Leslie, W.S., Hankey, C.R., and Lean, M.E. (2007) Weight gain as an adverse effect of some commonly prescribed drugs: a systematic review. *QJM* **100,** 395–404.
Lobstein, T. and Jackson-Leach, R. (2006) Estimated burden of pediatric obesity and co-morbidities in Europe. Part 2. Number of children with indicators of obesity related disease. *Int J Pediatr Obes* **1,** 33–41.
Luppino, F.S., de Wit, L.M., Bouvy, P.F., *et al.* (2010) Overweight, obesity, and depression: a systematic review and meta-analysis of longitudinal studies. *Arch Gen Psychiatry* **67,** 220–229.
Major, G.C., Doucet, E., Trayhurn, P., *et al.* (2007) Clinical significance of adaptive thermogenesis. *Int J Obes Relat Metab Disord* **31,** 204–212.
Marshall, N.S., Wong, K.K., Liu, P.Y., *et al.* (2008) Sleep apnea as an independent risk factor for all-cause mortality: the Busselton Health Study. *Sleep* **31,** 1079–1085.
McCarthy, W.I. (2010) Genomics, type 2 diabetes, and obesity. *N Engl J Med* **363,** 2339–2350.
Palmeira, A.L., Branco, T.L., Martins, S.C., *et al.* (2010) Changes in body image and psychosocial well-being during behavioural obesity treatment: associations with weight loss and maintenance. *Body Image* **7,** 187–193.
Peeters, A., Barendregt, J.J., Willekens, F., *et al.* (2003) Obesity in adulthood and its consequences for life expectancy: a life-table analysis. *Ann Int Med* **138,** 24–32.
Puder, J.J. and Munsch, S. (2010) Psychological correlates of childhood obesity. *Int J Obes Relat Metab Disord* **34**(Suppl 2), S37–S43.
Rolland-Cachera, M.F., Deheeger, M., Malliot, M., *et al.* (2006) Early adiposity rebound: causes and consequences for obesity in children and adults. *Int J Obes Relat Metab Disord* **30**(Suppl 4), S11–S17.
Saris, W.H., Blair, S.N., van Baak, M.A., *et al.* (2003) How much physical activity is enough to prevent unhealthy weight gain? Outcome of the IASO 1st Stock Conference and consensus statement. *Obes Rev* **4,** 101–114.
The Emerging Risk Factors Collaboration (2011) Separate and combined associations of body-mass index and abdominal adiposity with cardiovascular disease: collaborative analysis of 58 prospective studies. *Lancet* **377,** 1085–1095.
Wang, T.J., Parise, H., Levy, D., *et al.* (2004) Obesity and the risk of new-onset atrial fibrillation. *JAMA* **292,** 2471–2477.
Young, T., Finn, L., Peppard, P.E., *et al.* (2008) Sleep disordered breathing and mortality: eighteen-year follow-up of the Wisconsin sleep cohort. *Sleep* **31,** 1071–1078.

46
高　血　圧

Thomas A. B. Sanders

要　　約

高血圧は，脳卒中や冠動脈心疾患，心不全や腎不全の明確で独立した危険因子である。血圧と心血管病リスクは，閾値のない連続した関係を示す。血圧は年齢とともに上昇し，平均では女性よりも男性のほうが高い。多くの場合，血圧上昇の原因は不明であるが，血圧上昇は進行的であり，早期にはより治療に反応しやすい。その結果，正常血圧の人を含んだ集団全体について，その血圧を下げることは心血管病発症の負荷を軽減することにつながる。太りすぎ/肥満，アルコールや食塩の過剰摂取が血圧を上昇させることは明確に示されている。n-3系長鎖多価不飽和脂肪酸の薬理学的高摂取（＞3 g/日）は血圧を低下させるが，標準の摂取量（2 g/日まで）では血圧の低下はみられない。低脂肪乳製品は血圧を低下させ，カルシウム摂取の増大により高血圧発症リスクが低下することを示唆するエビデンスがある。カリウム摂取量の低下は血圧上昇と関係があり，また，硝酸摂取量も血圧に関連がある。低出生体重や幼児期の発育不全は高血圧発症リスクを増大させる。無作為化対照試験のメタアナリシスによると，減塩と適度なアルコール摂取，太りすぎ/肥満における減量は血圧を低下させることが明らかである。食事パターンを全般的に変更することを含めた総合的な食事のアプローチ方法は，単回の食事介入よりもより効果的に血圧を低下させると考えられる。

はじめに

高血圧，または高血圧症は「収縮期血圧が140mmHgまたはそれ以上，または拡張期血圧が90mmHgまたはそれ以上であること，もしくは高血圧の治療を受けている場合」と定義される（表46.1）。血圧上昇は，心血管疾患，特に脳卒中について修正可能な主要なリスク要因である。重症高血圧は標的臓器，特に網膜や脳，腎臓の微小血管床に障害を引き起こし，失明や認知症，慢性腎不全の重大な原因となる（ボックス46.1）。しかし，血圧に関係する心血管疾患発症の危険性は正常血圧の範囲にまで広がっており，他にリスク因子が存在する場合には，その危険性はより増大する（例えば，加齢，高コレステロール血症，喫煙，糖尿病および標的臓器障害など）。前向き集団研究の解析では，全原因による死亡，脳卒中，冠動脈疾患（coronary heart disease：CHD）の発症は，血圧の上昇とともに指数関数的に増加することが示されている（Lewington *et al*., 2002）。これらのことから，血圧と心血管疾患リスクとの間には閾値がないと結論づけられる。薬物治療による血圧低下は，脳卒中のみならず冠動脈疾患死を減らすという明らかな証拠がある（Czernichow *et al*., 2011）。しかし，2型糖尿病患者のような高リスクグループでは，120/80mmHgより低く血圧を下げることの有効性を証明することは困難であった（Cushman *et al*., 2010）。

高血圧の発症頻度は年齢とともに増加する。その結果，世界の先進国では50歳以上の多くが高血圧の危険に瀕している，もしくはすでに高血圧症となっており，この年齢層は心血管疾患の最大リスクの集団とも一致する（Lewington *et al*., 2002）。血圧測定は無視することのできない測定誤差と偏りに影響される。自動水銀血圧計を使用することで，数値の読みや値の取り方による拡張期血圧の偏りを減らすことができる。しかし，定期的に校正をする必要があり，またストレスにより血圧が高く出ることもある（“白衣高血圧”と呼ばれる）。携帯型の簡易血圧計は，より正確な血圧の測定が可能であるが，クリニックでの座位血圧よりも5 mmHg低い値を示す（O'Brien

表46.1 クリニック（診療室）における座位での血圧値に基づく血圧分類（mmHg）

分類	収縮期血圧	拡張期血圧
理想	＜120	＜80
前高血圧	120～139	80～89
高血圧	140～159	90～99
グレード1	140～159	90～99
グレード2	160～179	100～109
グレード3	≥180*	≥110*

*：訳者により“以上”に訂正。

ボックス46.1 高血圧の主な危険性

心血管系疾患
- 脳卒中
- 冠状動脈疾患
- 末梢血管疾患

腎不全
網膜障害

et al., 2005)。このような血圧の測定法と適切なプラセボを使用することは，食事やライフスタイルが血圧に与える影響を評価する際に極めて重要な意味を持つ。

全国的な横断調査での血圧データは1回の測定で得られたものであるため，高血圧の発症頻度を過大評価しやすい。繰り返し測定することで血圧は下がり，平均値に近づくことがよく知られている。血圧と心血管疾患のリスクとの関連性は，相関希釈偏移（regression dilution bias）のため過小評価される傾向がある。異なった日に複数回測定することで相関希釈偏移を調整して本来の血圧をよりよく評価することができ，リスクとの関係性が強まる。高血圧の絶対的危険度は年齢とともに明らかに上昇する。より高齢のグループでは高血圧治療の有効性が最大となるが，これは絶対的危険度が最大となるからである（Lewington *et al*., 2002)。

血圧は一般的に細小動脈での血流に対する抵抗性（血管抵抗）が増大することによって生じる。血圧上昇により細小動脈血管壁が厚くなると，血管収縮性物質や交感神経刺激によって末梢抵抗はさらに増大する。収縮期血圧（systlic blood pressure：SBP）は年齢とともに増加するが，拡張期血圧（diastolic blood pressure：DBP）は60歳まではSBPとともに増加し，その後低下する傾向がある。大動脈の強直性は老化とともに生じ，高血圧の一因であるとともに，少なくとも高齢者においては血管イベントの強力な予知因子となる。女性は一般的に男性よりも血圧が低いが，更年期またはそれ以降になると血圧が上昇する。卵巣ホルモン，特にエストロゲンは血圧上昇に対し予防効果があることが示されている。心血管イベントの1年間の絶対的リスクが2％を超えた場合や血圧上昇が重症の場合には，高血圧の薬物治療が適用となる（Williams *et al*., 2004；Jessani *et al*., 2006)。ALLHAT研究で実証されたように，血圧低下により十分な効果を得るまでには数年を要する（ALLHAT Investigators, 2002)。この集団の多くは，薬物治療が必要とされない“前高血圧”または“軽度高血圧”である。食事とライフスタイルは，持続型高血圧の管理に対してよりも高血圧予防に極めて重要な影響を与えると考えられる。さらに，高血圧進展過程の早期に介入することで，血圧が激しく上昇することを予防することができる。高血圧の発見に努め，合理的な健康サービスを提供した国々では，この数十年で重症高血圧が劇的に減少した。

国際的な比較によると，高血圧の発症頻度および加齢による血圧上昇の程度には大きな違いがみられる。高血圧は，ヨーロッパ民族を起源とする白人集団に比較しアフリカ人でより多くみられる。多くの横断的生態学の比較である初期疫学研究によると，高血圧発症頻度またはライフスタイルに関連した集団内での高血圧の発症頻度には，地域によって大きな違いがあることが示されている。例えば，ケニアの田園地帯から都市へ移動してきた移住者では血圧の上昇が大きいことが見いだされている（Poulter *et al*., 1990)。INTERSALT研究では，多くの共同体全体でみると年齢に関係する血圧上昇はBMI，アルコール摂取量や尿中ナトリウム/カリウム比とは独立して関連していることが示された（Elliott *et al*., 1996)。その後のINTERSALTグループの解析では，野菜のタンパク質摂取と血圧との間に負の相関関係が示された（Elliott *et al*., 2006)。INTERSALT研究は横断的調査であるため，複雑に関係している要素を訂正するには限界があった。より確かな証拠は前向き集団研究によって実証される。これらによると，高血圧とBMIの増大および体重の変化との間には関連性があることが常に示されている。前向き研究では，食塩摂取量と血圧上昇の関係についてはさまざまに結論されている。しかし，食事摂取のデータから食塩摂取量を評価することは，24時間採尿に基づいた摂取量の測定と比べて一般的に信頼性が低いといえる。

過去10年にわたり，多くの国々で血圧が低下してきたことが実証されているが，降圧薬によるより効果的な管理に起因すると考えるのは難しい（Tunstall-Pedoe *et al*., 2006)。この血圧低下の理由は明らかではない。さらに，幼児期の発育が高血圧の感受性に作用する可能性を示すエビデンスがいくつか報告されている。Barkerら（2005）は，イギリスのハーフォードシャー県で生まれた子供の誕生と成長記録を追跡調査し，低出生体重および生後1年間での体重増加が少ないことと，成人した時の血圧との間に強い関連性があることを報告した。著者らはさらに，低出生体重で2歳時にBMIが低値であったが，後に体重が増え，11歳時にはBMIが高値を示した幼児ではより高血圧を発症しやすいことを示した（Barker *et al*., 2005）。その後の長期的な研究でも，出生時に小さくても，幼児期（1～5歳）の間に急激に体重が増加した子供では22歳時に最も血圧が高くなることが示された。The US Collaborative Perinatal Project（1959～1974）では，55,908人の妊娠期間を調査し，出生体重が1kg増えるごとに7歳時でのSBP（収縮期血圧）上昇のオッズ比が2.19倍上昇することが示された。これらの成績から，成長曲線を外れて成長する子供は高血圧の危険性が高いことが裏づけられた（Hemachandra *et al*., 2007）。

血圧に影響を及ぼす成人での食事とライフスタイルの役割

成人の生活上，食事要素のいくつかは血圧上昇と関連しているといわれてきた。それにはストレス，身体活動の欠如，高アルコール摂取，高食塩摂取，肥満，乳製品の摂取，果物や野菜の摂取低下などがある。ストレスは血圧に強く影響を及ぼすため，被験者がリラックスした状態で血圧を測定する必要がある。しかし，ストレスの管理が血圧を下げる有用な戦略とは思われない。血圧をコントロールするための集団的アプローチ方法は，集団での平均的な血圧を下げることに焦点を当てており，個々人の血圧低下を目指すものではない。高血圧リスクを増大させる要因を減らすことと，より健康的なライフスタイルを選択するように促すことを目的としている。Frostら（1991）は，集団全体の血圧を下げることは，個々の高血圧症患者に焦点を当てるよりも，心血管死により大きな影響があることを指摘している。実際，高リスクの患者に薬物治療を否定することは倫理に反していることから，集団的アプローチ法と高リスク患者への対処法を合わせ行うことが必要である。ガイドラインでは，もし血圧が上昇を続けたとき，心血管疾患リスクがこの先10年間に20%を超えて増大するかどうかに基づいてリスクの層別化がなされてきた（Jessani *et al*., 2006；Mancia *et al*., 2007）。160/100mmHgのレベルでは薬物治療が推奨される。健康的な食事とライフスタイルはすべての人々に勧められるものである。

体重と血圧

前向き集団研究のメタアナリシスによると，BMIと随時血圧との間には明確な関連性がある（Whitlock *et al*., 2009）。25の研究のメタアナリシスを行った結果，エネルギー制限，身体活動の増加，またはその両者により体重を正味5kg減らすことで，SBP/DBPがそれぞれ4.4/3.6mmHg下がることが示された（Neter *et al*., 2003）。総脂肪摂取量を減少させることは，結果としてエネルギー摂取量を低下させ，体重減少につながり，血圧を下げる。しかし，炭水化物より脂肪を多くした低カロリー食の有効性を示唆する明確なエビデンスはない。これらのことから，1～5kgの減量の範囲では，1kg減量ごとに血圧は約1mmHg低下する。過剰体重や肥満による血圧への影響はインスリン感受性の変化と関連がある。全血管抵抗がどのように増大するかは明らかではないが，交感神経活動が肥満と高血圧の進行とを結びつける主な役割を果たしており，また，その効果の一部はインスリンに依存しないメラノコルチン4受容体を介していると思われる（Greenfield, 2011）。脂肪自体の蓄積が，結果として小血管の反応性を変化させるようである（Greenstein *et al*., 2009；Withers *et al*., 2011）。

食事での脂質と血圧

INTERMAP研究では，脂肪酸摂取量と血圧との関連性についていくつかのエビデンスが示された（Ueshima *et al*., 2007；Miura *et al*., 2008）。INTERMAP研究は，日本，中国，イギリスおよびアメリカの17集団を対象にして，食事摂取量を評価するため24時間の食事量を4回記録し，また3週間に8回クリニックで血圧を測定した（n=4,680）。この研究では，食事でのリノール酸摂取が一般集団における血圧上昇の予防とコントロールに有用であることが実証された。高血圧非治療者についてみると，リノール酸摂取量が2SD以上（3.77%kcal）では，収縮期/拡張期血圧の低下がそれぞれ−1.42/−0.91mmHg（ともに$p<0.05$）と推定された。総多価不飽和脂肪酸摂取量についても同じ結果であった。同様の研究で，特に魚油から得られたn-3系多価不飽和脂肪酸は，わずかであるが1mmHg低下させることが報告された。

無作為化食事介入試験の多くは，脂肪の種類と摂取量を変えることによる血圧の効果を調査したものである。しかし，多くの研究は血圧のわずかな変動を検出できるのに十分な標本規模ではなく，また，より正確な血圧測定ができる携帯型の簡易血圧計を使ったものもほとんどなかった。一部の研究では，飽和脂肪酸の高い食事から低い食事に変更した時に血圧が下がったと報告しているが，治療の処置を無作為化していなかったという批判もある。ここでは，飽和脂肪酸を豊富に含んだ食事が最初に与えられたこともバイアスのもとになる。この点は平均値に向かって血圧を下げる場合には特に重要である。DASH研究（Appel *et al*., 1997）やPremier研究（Appel *et al*., 2003）のようなよくコントロールされた一部の研究では，血圧を下げるための広範囲な介入の一部として飽和脂肪酸の摂取を減らすということが行われている。しかし，これらの研究の結果はしばしば減量に由来するとされ，血圧を低下させるために飽和脂肪酸の摂取量を減らすという介入を行ったことに起因すると結論づけるのは難しい。OMNIHEART 研究（Appel *et al*., 2005）では，炭水化物を不飽和脂肪酸もしくはタンパク質で置き変えることで，炭水化物と比較してそれぞれ SBP が1.3および1.4mmHg 低下したとされるが，この場合，体重にはほとんど変化がなかった。1価不飽和脂肪酸の多い食事と炭水化物の多い食事を比較したメタアナリシスでは，1価不飽和脂肪酸がより優れていることを証明できなかった（Shah *et al*., 2007）。無作為に抽出した多施設での最近の大きな対照試験では，飽和脂肪酸を多価不飽和脂肪酸または炭水化物に置き換えても（グリセミックインデックスが高くても低くても）診療室血圧には変化がみられなかった（Jebb *et al*., 2010）。

魚油由来の長鎖 n-3 系多価不飽和脂肪酸摂取による血圧低下は，少なくとも高摂取時には常に一致してみられる。無作為化対照試験のメタアナリシスでは，魚油のような長鎖 n-3 系多価不飽和脂肪酸を1日約2～5gの範囲内で摂取することで，特に45歳以上では SBP および DBP がともに低下したが（Geleijnse *et al*., 2002），低摂取時の効果は明確ではなく，SBP/DBP の低下の平均値は2.3/1.5mmHg であった。この研究のほとんどは比較的高い摂取量で行われていたが，特に1日2gより低い摂取については対象者数が不十分であった。心血管疾患発症前にすでに多くの降圧剤を服用している対象者では，1日0.4～1.8g の範囲では血圧が変化しないとの複数の無作為化対照試験がある（Yokoyama *et al*., 2007；GISSI-HF Investigators *et al*., 2008；Kromhout *et al*., 2010）。312名の喫煙しない45～70歳の成人について，携帯型簡易血圧計を用いて行った12か月間の二重盲検無作為化対照試験では，長鎖多価不飽和脂肪酸を1日に0.45g から1.8g の範囲で摂取しても効果はみられなかった（Sanders *et al*., 2011）。全体でいうと，食事での脂肪の構成について，正常範囲の食事摂取量では血圧への影響は少ないと結論づけられる。

塩

食事からの食塩（塩化ナトリウム）摂取量と血圧上昇の発症頻度との関係を示すエビデンスは多い。特に加齢に伴う血圧上昇は，食塩摂取量が多い国民ほど大である。INTERSALT 研究（Elliott *et al*., 1996）では，1日6g 食塩を増やすと，SBP が3～6mmHg，DBP が0～3mmHg 上昇すると結論されている。この関係は，男女，老若にかかわらず，また高血圧の人にも正常血圧の人にも当てはまる。チンパンジーでの研究でも，食事中の食塩量による強力な血圧上昇が示された（Denton *et al*., 1995）。長期間の食事指導による中程度の食塩制限には，明らかな有用性がある。メタアナリシスによると，1日3g 減塩することで高血圧の人で SBP/DBP が3.6～5.6/1.9～3.2mmHg，正常血圧者でも1.8～3.5/0.8～1.8mmHg 下がると結論された（He and MacGregor, 2004）。血圧を下げる効果は，レニン-アンギオテンシン系の活性が低下している人において大きくなりやすい。レニンが低い集団は，アフリカを起源とする黒人に多く存在している（He *et al*., 2009）。彼らは50歳以上の人々と同じように減塩から降圧効果を得やすい。食塩貯留と血中水分量の増加が高齢者では血圧を上昇させることは理解できるが，若年者における食塩の影響は簡単には説明できない。食塩摂取量が内皮機能に有害な影響を与える可能性（Dickinson *et al*., 2011）と，出生時低体重が食塩感受性を高める可能性が示唆されている（Perala *et al*., 2011）。食塩摂取量と血圧との関係はよく立証されているが，24時間の食塩排泄量による食塩摂取量の評価とその後の心血管死との間には，明確な関連性がみられていない。しかし，前向き集団研究の広範な再調査では，食塩摂取量が最も多い対象者と最も少ない対象者とを比較したところ，脳卒中のリスクが23％増加することが見いだされた（Strazzullo *et al*., 2009）。

塩漬けやピクルスなどの食品の消費が減少する一方で，新鮮食品，冷蔵および冷凍食品の消費が増えているため，多くの先進国では食塩摂取量が減少している。このことは，血圧と脳卒中の発症が減少している日本において最も著しい（Ueda *et al*., 1988）。実際，食事指導を行う研究のメタアナリシスを行ったところ，24時間尿中食塩排泄量が35.5mmol/日（約2g/日）に低下するような食塩摂取量の減少により，血圧がわずかに低下することが示された（SBP－1/DBP－0.6）（Hooper *et al*., 2004）。食事中の食塩は調理や食事中に添加されるよりもパンのような加工食品から主に摂取されるため，食塩摂取を削減するという指導は一般的には有効性に限界がある。したがって，市販されている加工食品の食塩レベルを低下させることに焦点を当てることが，より重要であるといわれている（Anderson *et al*., 2010）。しかし，家庭内調理での食塩の使用方法や，地域によっては家で多くの食塩が添加されるなど，食文化上の大きな違いが存在する。

イギリス食品基準庁（The UK Government's Food Standards Agency）は加工食品，特にパンや調理済み食品の食塩含有量を減らすように食品メーカーを指導する方針に乗り出し，消費者には加工食品に含まれている食塩について注意を向けるようメディアキャンペーンを始めた。イギリスでは，24時間尿中食塩排泄量の測定から，食塩摂取量が減少したことが示されている。それに比べて，アメリカでの24時間尿中排泄量による食塩摂取量の測定再調査では，過去50年にわたってほとんど変わっていない（Bernstein and Willett, 2010）。今日の食事ガイドラインによると，ヨーロッパでは成人で6g/日（100mmol）を上回って食塩を摂取するべきではないとされており，それは達成可能なレベルである。しかし，アメリカでは51歳以上の高血圧症患者では4g/日（65mmol/日）よりも少なくするという，より厳しい目標がある。

アルコール

アルコール摂取は若年者において急性に血圧を上げる。さらに過剰摂取は血圧を大きく上昇させる。多量のアルコール摂取が高血圧の原因となることはよく知られている。多量の飲酒は脳出血や心臓の突然死の重要な原因でもある。アルコールによる血圧上昇作用は年齢の上昇とともに減弱し，少量から適量のアルコール摂取は血圧を下げる。アルコールはバソプレシン（抗利尿ホルモン）の分泌を急性に抑制し，それによって利尿作用が生じる。しかし，その後レニン分泌が一時的に亢進する。血漿レニン活性は，アルコールによる血管拡張および利尿作用への適応現象として亢進すると考えられる。レニンはアンギオテンシノーゲンをアンギオテンシンⅠに変換する。アンギオテンシンⅠは肺の内皮細胞で発現されているアンギオテンシン変換酵素（ACE）の作用によってアンギオテンシンⅡに変換される。アンギオテンシンⅡは抵抗血管を収縮し，急性に血圧を上昇させる。アルコールの血圧上昇は急速に元の状態に戻り，またα交感神経遮断薬によって抑制することができる。無作為化対照試験によると，適度のアルコール摂取は血圧を低下させることが示されている。多量に飲酒（1日に3杯より多くの飲酒）する高血圧および正常血圧者について15の無作為化対照試験のメタアナリシスを行ったところ，飲酒制限が収縮血圧で平均3.3mmHg，拡張血圧で2.0mmHgの有意な低下に結びつくことがわかった（Xin *et al*., 2001）。

果物と野菜の摂取

前向き集団研究によると，果物と野菜の摂取量が増えると脳卒中とCHDのリスクが減ることが示されている（He *et al*., 2006, 2007）。この違いは血圧への影響によるのではないかと広く推測されている。しかし，これには健康的ライフスタイルを送り，果物と野菜の摂取が多いことから生じる他の未知要因の関与を否定することはできない。例えば，血漿中のビタミンC濃度は果物や野菜を摂取していることの生体指標であるが，喫煙により減少する。血漿中のビタミンC濃度が高い人は脳卒中のリスクが減少することも報告されている（Myint *et al*., 2008）。しかし，ビタミンC補給が血圧を下げることを示唆する無作為化対照試験はない。一般診療施設で果物と野菜摂取量を1日5回分まで増加させる食事指導を行うと，対照群と比べてSBPが4mmHg下がることが報告されている（John *et al*., 2002）。しかし，これは偶然発見されたものであり，計画に沿って行われた研究の一次結果ではなかった。そのうえ，介入は1回の食事指導であり，血圧測定はクリニックにおいて行われたものであった。この問題を解決するために企画された携帯型簡易血圧計を使用した無作為化対照試験では，この成績は再確認されなかった（Berry *et al*., 2010）。果物と野菜の摂取量を増加することによる有用性は，結果としてカリウムの摂取増大に起因するものであると，少なくとも一部では考えられる。しかし，ジャガイモは食事性カリウムの重要な摂取源であるにもかかわらず，食品に基づく食事ガイドラインでは一般的に“果物と野菜”とはみなされていない。

カリウム摂取

前向き疫学研究によると，カリウム摂取が少ないと脳卒中のリスクが高まることがどの研究でも示されている。経口でのカリウム補給に関する33の無作為化対照試験のメタアナリシスでは研究間に多くの違いがみられ，ポストホック解析によると血圧低下は食塩摂取が多いとき（>165mmol/日）にのみ明らかになることが示された（Whelton *et al*., 1997）。中国の研究ではカリウムの補給によりSBPが約5mmHg低下した（Gu *et al*., 2001）。しかし，イギリスでは食塩摂取が高く，カリウムの習慣的摂取量は低い。携帯型簡易血圧計を用いた，イギリス人の初期高血圧患者を対象とした2つの最近の無作為化対照試験では，カリウム補給の効果を示すことはできなかった（Berry *et al*., 2010；He *et al*., 2010）。これらの成績は，高血圧治療のためにカリウムを補給することに利益はないというCochrane Reviewに一致するものである（Dickinson *et al*., 2006）。40mmol/日近辺に，カリウム摂取を増やすことで血圧低下がみられるカリウム摂取効果の閾値が存在する可能性もある。

植物の生物活性のある材料

カフェインは，主に心拍数に影響を与えて短期的に血圧を上昇させる。慢性的カフェイン/コーヒー摂取について無作為化対照試験のメタアナリシスでは，カフェイン摂取で心拍数に影響を与えることなく，SBPを2.04mmHg（95%CI，1.01－2.29），DBPを0.73mmHg（95% CI, 0.14－1.31）上昇させることがわかった（Noordzij *et al*., 2005）。ココアのフラボノイドのメタアナリシスでは，SBP/DBPが3.2/2.0mmHg下がることが示された（Ried *et al*., 2010）。しかし，テオブロミンが豊富に含まれるココアを用いた最近のよくコントロールされた対照試験によると，24時間携帯型簡易血圧計を用いたSBPが3.2mmHg上昇した（van den Bogaard *et al*., 2010）。

大豆のイソフラボンであるゲニステインを前腕に注入すると前腕血流に対してエストラジオールとよく似た効果がみられる。それは一酸化窒素の生体利用の差による可能性がある（Walker *et al*., 2001）。大豆のイソフラボンと血圧のメタアナリシスでは，大豆のイソフラボンを25～375mgの範囲で摂取するとSBPが1.92mmHg下がることが報告された（Taku *et al*., 2010）。しかし，このイソフラボン摂取量は，西洋食を摂取している人々の摂取量をはるかに超えている。他のフラボノイドとアントシアニンの血圧低下効果を支持する信頼できるデータはない。

アルギニンと硝酸

アルギニンから血管内皮によって産生される一酸化窒素（NO）は血管を拡張し，血管の緊張性を調整する重要な役割を果たす。一酸化窒素の代謝異常は血管拡張を障害し，高血圧の進行と関係がある（Weil *et al*., 2011）。アルギニンの補給で急激に血圧は低下し，反対に N^G–monomethyl–L–arginine（L–NMMA）のようなアルギニン代謝の抑制薬では血圧を上昇させる（Vasdev and Gill, 2008）。アルギニン摂取量は，食事中のタンパク質の量や種類に依存する。血圧に関する前向き観察集団研究や無作為化介入試験を体系的にメタアナリシスを行ったところ，特に植物性タンパク質ではわずかであるが血圧を低下させる効果があることが示された（Altorf–van der Kuil *et al*., 2010）。植物性食品は非タンパク質性窒素の含有量が動物性の食品よりも多く，それは主に動物の血圧を下げることでよく知られている硝酸の存在による。有機硝酸の血圧を下げる効果はよく報告されているが，最近の研究では食物中の無機硝酸が一酸化窒素産生を促し，急激に血圧を下げることが明らかになった（Webb *et al*., 2008）。この効果は明らかに口腔中でバクテリアにより硝酸が亜硝酸に変換され，一酸化窒素が増加したことによる（Lundberg *et al*., 2009；Kapil *et al*., 2010）。ビートの根のジュースを用いた無作為化対照試験では，SBP が 5.4mmHg 下がることが示されたが，その効果はわずか数時間しか持続しなかった。現在，より広く消費されている硝酸含有量が多い野菜について無作為化対照試験での証拠はないため，この分野のさらなる研究は不可欠である。

乳 製 品

前向き集団研究のメタアナリシスでは，低脂肪乳製品および液体乳製品と血圧上昇リスクとの間には負の関連性があることが示された（Ralston *et al*., 2011）。しかし，チーズにはこのような関連性はない。乳製品は食物からのカルシウムの主な供給源であるため，カルシウム摂取と血圧との間に似たような関連性がみられることは驚くべきことではない。ビタミン D の摂取状況が血圧に影響するかもしれないともいわれているが，現在までの無作為化対照試験は非常に少なく，その範囲では明確なエビデンスは得られていない（Geleijnse, 2011）。しかし，ビタミン D とカルシウムの補給を同時に実施した研究（Chung *et al*., 2009）を体系的に再調査したところ，これらの補給で SBP は 2～4 mmHg 低下したが，DBP には変化がみられなかった。さらに，メタアナリシスではカルシウムの補給が妊娠中の高血圧障害を防ぐとの有益な効果を有することも示された（Hofmeyr *et al*., 2010）。

Lactobacillus belveticus による発酵で乳製品から産生されるペプチドは，血圧を低下させる特性を有する（Seppo *et al*., 2003）。これらのペプチドは，アンギオテンシン変換酵素を部分的に阻害することで血圧を低下させる。これらのペプチドを含む食品は日本で初めて発売され，それからフィンランドや他のヨーロッパ諸国でも発売されるようになった。しかし，携帯型簡易血圧計を使用した２つの大規模多施設研究では，乳製品ペプチドによる血圧低下効果を裏づけることはできなかった（van Mierlo *et al*., 2009）。現在では，低脂肪の液体乳製品が高血圧保護効果を有する可能性が示されているが，まだ説明されていない問題が残っているため，さらに研究を続ける必要がある。

高血圧を予防する総合的食事によるアプローチ法

これらのことから，複数の食事中の因子が血圧に影響を及ぼす可能性が考えられる。そして多くの場合，SBP への効果は１～３ mmHg の範囲にある（表46.2）。しかし，これらの小さな差が組み合わされ，相加的および相乗的効果を生じる可能性がある。Dietary Approaches to Stop Hypertension（DASH）の研究（Appel *et al*., 1997）では，３種類の食事について比較検討された。①対照食は，脂肪が多く果物と野菜，乳製品が少なく制限された典型的なアメリカの食事，②果物と野菜に富んだ食事，③“組合わせ食”：果物と野菜が豊富で，かつ飽和脂肪酸と糖添加を少なくした食事（穀類，低脂肪の乳製品，魚，家禽の肉から成る食事で，赤色肉，砂糖の入った飲み物，ケーキ，ビスケットの消費を制限したもの）。血圧は携帯型簡易血圧計を用いて複数回測定された。この研究は統計学的にも検出力は十分高いものであった。SBP は対照群と比べて，果物と野菜を多く摂取したグループのほうが，３～４ mmHg 下がり，“組合わせ食”ではより大きな血圧低下がみられた。最初の DASH 研究以来，いくつもの研究がなされ，他のライフスタイルへの介入と DASH 食の効果との関係が調査されてきた。DASH–2 の研究（Sacks *et al*., 2001）では，DASH 食と減塩効果との関係を調査している。血圧を下げるという DASH 食の効果は，食塩摂取量を減らすことで高められた。DASH 食と減塩の組合わせによる血圧への効果は，いずれか一方のみの介入よりも効果が大であった。DASH 食と減塩との組合わせ効果は，正常血圧者で7.1

表46.2 実証された個々の食品の血圧への効果（mmHg）

食事因子	収縮期血圧	拡張期血圧
5 kg 過体重	4.4	3.3
食塩	2.5	1.3
アルコール	3.3	2
カフェイン	2	0.7

ボックス46.2　DASH 食事プラン

果物，野菜および低脂肪食が強調されている
全穀物，魚およびナッツが含まれている
赤色肉，スイーツおよび糖を含む飲み物が少ない
最小限の食塩の使用
適量のアルコール摂取
健康的な体重の維持を目指す

mmHg，高血圧患者で11.5mmHg の SBP の低下がみられた。修正された DASH 食プランをボックス46.2に示す。

しかし，DASH 研究は，食事指導の有効性試験とは違い，食事介入を厳密にコントロールする研究であった。PREMIER 研究では介入6か月後，自由に生活している対象者について，ライフスタイル指導下に行動治療を行った群とそうでない群とで血圧への影響を比較調査した（Appel *et al.*, 2003）。参加者は，① DASH 食のみ，② DASH 食に行動治療を加えたライフスタイル指導群，そして，③3つ目のグループでは，標準の食事指導（減塩，減量，アルコール摂取の削減）と行動治療を受けた。食事指導のみでは，SBP/DBP が3.7/1.7mmHg 低下した。しかし行動治療が加えられたことによって，SBP/DBP は8/4.3mmHg まで低下した。この研究では，DASH 食と比べて，標準の指導（減塩，減量，アルコール摂取の削減）でも同様な血圧低下作用がみられた。開始時のアルコールの摂取が低く，尿排泄から推定された食塩排泄量が10mmol/日しかなかったため，行動の介入を受けたグループでの血圧変化はほとんどが体重の変化によるものと考えられた（食事指導のみに比べて，4～5kg の差）。DASH の研究者により採用されたこの取組みは，他の国々でも繰り返し検証され，今では最も効果的な食事の介入とされている。

結　　論

血圧は脳卒中や冠動脈疾患リスクと連続的な関連性がある。いい換えると集団での平均血圧のわずかな低下でも，心血管疾患による死亡数の減少を意味する。食塩，アルコール，飽和脂肪酸の摂取を減らし，果物と野菜の摂取を増やして，減量することで，SBP/DBP を8/4 mmHg まで下げることができる。しかし，ライフスタイルの修正は取り入れるのが難しい傾向にあるため，実際には食事指導だけでは短期間に3～4mmHg の血圧低下にしか結びつかないことがよくある。このような小さな血圧の変化でさえも，長期的には大きなリスク低下に結びつき，実質的に集団での心血管疾患の低下につながる。高血圧の発症はおそらく胎児期から幼児期にかけて起こるため，高血圧の予防のためには，母と子に最適な栄養環境を考える必要がある。

将来の方向性

動脈壁の強直性は血管死の主な予知因子として浮上し，高齢者の SBP を上昇させることにも寄与している。ビタミンDやKのような食事の栄養素が動脈壁の強直性に関係しているかどうかを理解するためには，さらに研究が必要である。血圧が幼児期にプログラムされるというメカニズムは，さらに注目すべき点である。子供における高血圧リスクを低下させることが可能かどうかを調べるため，妊娠期間中の試験が必要である。乳製品が血圧を低下させる効果は，適切な検出力のある無作為化対照試験によって実証する必要がある。血圧調節における一酸化窒素と食物中の硝酸の役割については，中枢神経系が末梢血管抵抗に影響を及ぼすメカニズムがトピックであるように，引き続き研究をする価値のある問題である。

（上原譽志夫，田村沙織訳）

推奨文献

Appel, L.J. (2009) ASH position paper: dietary approaches to lower blood pressure. *J Am Soc Hypertens* **3**, 321–331.
Lundberg, J.O., Gladwin, M.T., Ahluwalia, A., *et al.* (2009) Nitrate and nitrite in biology, nutrition and therapeutics. *Nat Chem Biol* **5**, 865–869.
Nuyt, A.M. (2008) Mechanisms underlying developmental programming of elevated blood pressure and vascular dysfunction: evidence from human studies and experimental animal models. *Clin Sci (Lond)* **114**, 1–17.

［文　献］

ALLHAT Investigators (2002) Major outcomes in high-risk hypertensive patients randomized to angiotensin-converting enzyme inhibitor or calcium channel blocker vs diuretic: The Antihypertensive and Lipid-Lowering Treatment to Prevent Heart Attack Trial (ALLHAT). *JAMA* **288**, 2981–2997.
Altorf-van der Kuil, W., Engberink, M.F., Brink, E.J., *et al.* (2010) Dietary protein and blood pressure: a systematic review. *PLoS One* **5**, e12102.
Anderson, C.A., Appel, L.J., Okuda, N., *et al.* (2010) Dietary sources of sodium in China, Japan, the United Kingdom, and the United States, women and men aged 40 to 59 years: the INTERMAP study. *J Am Diet Assoc* **110**, 736–745.
Appel, L.J., Champagne, C.M., Harsha, D.W., *et al.* (2003) Effects of comprehensive lifestyle modification on blood pressure control: main results of the PREMIER clinical trial. *JAMA* **289**, 2083–2093.
Appel, L.J., Moore, T.J., Obarzanek, E., *et al.* (1997) A clinical trial of the effects of dietary patterns on blood pressure. DASH Collaborative Research Group. *N Engl J Med* **336**,

1117–1124.

Appel, L.J., Sacks, F.M., Carey, V.J., *et al.* (2005) Effects of protein, monounsaturated fat, and carbohydrate intake on blood pressure and serum lipids: results of the OmniHeart randomized trial. *JAMA* **294,** 2455–2464.

Barker, D.J., Osmond, C., Forsen, T.J., *et al.* (2005) Trajectories of growth among children who have coronary events as adults. *N Engl J Med* **353,** 1802–1809.

Bernstein, A.M. and Willett, W.C. (2010) Trends in 24-h urinary sodium excretion in the United States, 1957–2003: a systematic review. *Am J Clin Nutr* **92,** 1172–1180.

Berry, S.E., Mulla, U.Z., Chowienczyk, P.J., *et al.* (2010) Increased potassium intake from fruit and vegetables or supplements does not lower blood pressure or improve vascular function in UK men and women with early hypertension: a randomised controlled trial. *Br J Nutr* **104,** 1839–1847.

Chung, M., Balk, E.M., Brendel, M., *et al.* (2009) Vitamin D and calcium: a systematic review of health outcomes. *Evid Rep Technol Assess (Full Rep)* **183,** 1–420.

Cushman, W.C., Evans, G.W., Byington, R.P., *et al.* (2010) Effects of intensive blood-pressure control in type 2 diabetes mellitus. *N Engl J Med* **362,** 1575–1585.

Czernichow, S., Zanchetti, A., Turnbull, F., *et al.* (2011) The effects of blood pressure reduction and of different blood pressure-lowering regimens on major cardiovascular events according to baseline blood pressure: meta-analysis of randomized trials. *J Hypertens* **29,** 4–16.

Denton, D., Weisinger, R., Mundy, N.I., *et al.* (1995) The effect of increased salt intake on blood pressure of chimpanzees. *Nat Med* **1,** 1009–1016.

Dickinson, H.O., Nicolson, D.J., Campbell, F., *et al.* (2006) Potassium supplementation for the management of primary hypertension in adults. *Cochrane Database Syst Rev* CD004641.

Dickinson, K.M., Clifton, P.M., and Keogh, J.B. (2011) Endothelial function is impaired after a high-salt meal in healthy subjects. *Am J Clin Nutr* **93,** 500–505.

Elliott, P., Stamler, J., Dyer, A.R., *et al.* (2006) Association between protein intake and blood pressure: the INTERMAP Study. *Arch Intern Med* **166,** 79–87.

Elliott, P., Stamler, J., Nichols, R., *et al.* (1996) Intersalt revisited: further analyses of 24 hour sodium excretion and blood pressure within and across populations. Intersalt Cooperative Research Group. *BMJ* **312,** 1249–1253.

Frost, C.D., Law, M.R., and Wald, N.J. (1991) By how much does dietary salt reduction lower blood pressure? II – Analysis of observational data within populations. *BMJ* **302,** 815–818.

Geleijnse, J.M. (2011) Vitamin D and the prevention of hypertension and cardiovascular diseases: a review of the current evidence. *Am J Hypertens* **24,** 253–262.

Geleijnse, J.M., Giltay, E.J., Grobbee, D.E., *et al.* (2002) Blood pressure response to fish oil supplementation: metaregression analysis of randomized trials. *J Hypertens* **20,** 1493–1499.

GISSI-HF Investigators, Tavazzi, L., Maggioni, A.P., *et al.* (2008) Effect of n-3 polyunsaturated fatty acids in patients with chronic heart failure (the GISSI-HF trial): a randomised, double-blind, placebo-controlled trial. *Lancet* **372,** 1223–1230.

Greenfield, J.R. (2011) Melanocortin signalling and the regulation of blood pressure in human obesity. *J Neuroendocrinol* **23,** 186–193.

Greenstein, A.S., Khavandi, K., Withers, S.B., *et al.* (2009) Local inflammation and hypoxia abolish the protective anticontractile properties of perivascular fat in obese patients. *Circulation* **119,** 1661–1670.

Gu, D., He, J., Wu, X., *et al.* (2001) Effect of potassium supplementation on blood pressure in Chinese: a randomized, placebo-controlled trial. *J Hypertens* **19,** 1325–1331.

He, F.J. and MacGregor, G.A. (2004) Effect of longer-term modest salt reduction on blood pressure. *Cochrane Database Syst Rev* CD004937.

He, F.J., Marciniak, M., Carney, C., *et al.* (2010) Effects of potassium chloride and potassium bicarbonate on endothelial function, cardiovascular risk factors, and bone turnover in mild hypertensives. *Hypertension* **55,** 681–688.

He, F.J., Marciniak, M., Visagie, E., *et al.* (2009) Effect of modest salt reduction on blood pressure, urinary albumin, and pulse wave velocity in white, black, and Asian mild hypertensives. *Hypertension* **54,** 482–488.

He, F.J., Nowson, C.A., Lucas, M., *et al.* (2007) Increased consumption of fruit and vegetables is related to a reduced risk of coronary heart disease: meta-analysis of cohort studies. *J Hum Hypertens* **21,** 717–728.

He, F.J., Nowson, C.A., and MacGregor, G.A. (2006) Fruit and vegetable consumption and stroke: meta-analysis of cohort studies. *Lancet* **367,** 320–326.

Hemachandra, A.H., Howards, P.P., Furth, S.L., *et al.* (2007) Birth weight, postnatal growth, and risk for high blood pressure at 7 years of age: results from the Collaborative Perinatal Project. *Pediatrics* **119,** e1264–e1270.

Hofmeyr, G.J., Lawrie, T.A., Atallah, A.N., *et al.* (2010) Calcium supplementation during pregnancy for preventing hypertensive disorders and related problems. *Cochrane Database Syst Rev* CD001059.

Hooper, L., Bartlett, C., Davey, S.G., *et al.* (2004) Advice to reduce dietary salt for prevention of cardiovascular disease. *Cochrane Database Syst Rev* CD003656.

Jebb, S.A., Lovegrove, J.A., Griffin, B.A., *et al.* (2010) Effect of changing the amount and type of fat and carbohydrate on insulin sensitivity and cardiovascular risk: the RISCK (Reading, Imperial, Surrey, Cambridge, and Kings) trial. *Am J Clin Nutr* **92,** 748–758.

Jessani, S., Watson, T., Cappuccio, F.P., *et al.* (2006) Prevention of cardiovascular disease in clinical practice: The Joint British Societies' (JBS 2) guidelines. *J Hum Hypertens* **20,** 641–645.

John, J.H., Ziebland, S., Yudkin, P., *et al.* (2002) Effects of fruit and vegetable consumption on plasma antioxidant concentrations and blood pressure: a randomised controlled trial. *Lancet* **359,** 1969–1974.

Kapil, V., Milsom, A.B., Okorie, M., *et al.* (2010) Inorganic nitrate supplementation lowers blood pressure in humans: role for nitrite-derived NO. *Hypertension* **56,** 274–281.

Kromhout, D., Giltay, E.J., and Geleijnse, J.M. (2010) n-3 fatty acids and cardiovascular events after myocardial infarction. *N Engl J Med* **363,** 2015–2026.

Lewington, S., Clarke, R., Qizilbash, N., *et al.* (2002) Age-specific relevance of usual blood pressure to vascular mortality: a meta-analysis of individual data for one million adults in 61 prospective studies. *Lancet* **360,** 1903–1913.

Lundberg, J.O., Gladwin, M.T., Ahluwalia, A., *et al.* (2009) Nitrate and nitrite in biology, nutrition and therapeutics. *Nat Chem Biol* **5,** 865–869.

Mancia, G., De Backer, G., Dominiczak, A., *et al.* (2007) 2007

Guidelines for the Management of Arterial Hypertension: The Task Force for the Management of Arterial Hypertension of the European Society of Hypertension (ESH) and of the European Society of Cardiology (ESC). *J Hypertens* **25,** 1105–1187.

Miura, K., Stamler, J., Nakagawa, H., *et al.* (2008) Relationship of dietary linoleic acid to blood pressure. The International Study of Macro-Micronutrients and Blood Pressure Study [corrected]. *Hypertension* **52,** 408–414.

Myint, P.K., Luben, R.N., Welch, A.A., *et al.* (2008) Plasma vitamin C concentrations predict risk of incident stroke over 10 y in 20649 participants of the European Prospective Investigation into Cancer Norfolk prospective population study. *Am J Clin Nutr* **87,** 64–69.

Neter, J.E., Stam, B.E., Kok, F.J., *et al.* (2003) Influence of weight reduction on blood pressure: a meta-analysis of randomized controlled trials. *Hypertension* **42,** 878–884.

Noordzij, M., Uiterwaal, C.S., Arends, L.R., *et al.* (2005) Blood pressure response to chronic intake of coffee and caffeine: a meta-analysis of randomized controlled trials. *J Hypertens* **23,** 921–928.

O'Brien, E., Asmar, R., Beilin, L., *et al.* (2005) Practice guidelines of the European Society of Hypertension for clinic, ambulatory and self blood pressure measurement. *J Hypertens* **23,** 697–701.

Perala, M.M., Moltchanova, E., Kaartinen, N.E., *et al.* (2011) The association between salt intake and adult systolic blood pressure is modified by birth weight. *Am J Clin Nutr* **93,** 422–426.

Poulter, N.R., Khaw, K.T., Hopwood, B.E., *et al.* (1990) The Kenyan Luo migration study: observations on the initiation of a rise in blood pressure. *BMJ* **300,** 967–972.

Ralston, R.A., Lee, J.H., Truby, H., *et al.* (2011) A systematic review and meta-analysis of elevated blood pressure and consumption of dairy foods. *J Hum Hypertens* PMID 21307883.

Ried, K., Sullivan, T., Fakler, P., *et al.* (2010) Does chocolate reduce blood pressure? A meta-analysis. *BMC Med* **8,** 39.

Sacks, F.M., Svetkey, L.P., Vollmer, W.M., *et al.* (2001) Effects on blood pressure of reduced dietary sodium and the Dietary Approaches to Stop Hypertension (DASH) diet. DASH-Sodium Collaborative Research Group. *N Engl J Med* **344,** 3–10.

Sanders, T.A.B., Hall, W.L., Maniou, Z., *et al.* (2011) Effect of low doses of long chain n-3 polyunsaturated fatty acids on endothelial function and arterial stiffness: a randomized, controlled trial. *Am J Clin Nutr* **94,** 973–980.

Seppo, L., Jauhiainen, T., Poussa, T., *et al.* (2003) A fermented milk high in bioactive peptides has a blood pressure-lowering effect in hypertensive subjects. *Am J Clin Nutr* **77,** 326–330.

Shah, M., dams-Huet, B., and Garg, A. (2007) Effect of high-carbohydrate or high-cis-monounsaturated fat diets on blood pressure: a meta-analysis of intervention trials. *Am J Clin Nutr* **85,** 1251–1256.

Strazzullo, P., D'Elia, L., Kandala, N.B., *et al.* (2009) Salt intake, stroke, and cardiovascular disease: meta-analysis of prospective studies. *BMJ* **339,** b4567.

Taku, K., Lin, N., Cai, D., *et al.* (2010) Effects of soy isoflavone extract supplements on blood pressure in adult humans: systematic review and meta-analysis of randomized placebo-controlled trials. *J Hypertens* **28,** 1971–1982.

Tunstall-Pedoe, H., Connaghan, J., Woodward, M., *et al.* (2006) Pattern of declining blood pressure across replicate population surveys of the WHO MONICA project, mid-1980s to mid-1990s, and the role of medication. *BMJ* **332,** 629–635.

Ueda, K., Hasuo, Y., Kiyohara, Y., *et al.* (1988) Intracerebral hemorrhage in a Japanese community, Hisayama: incidence, changing pattern during long-term follow-up, and related factors. *Stroke* **19,** 48–52.

Ueshima, H., Stamler, J., Elliott, P., *et al.* (2007) Food omega-3 fatty acid intake of individuals (total, linolenic acid, long-chain) and their blood pressure: INTERMAP study. *Hypertension* **50,** 313–319.

van den Bogaard, B., Draijer, R., Westerhof, B.E., *et al.* (2010) Effects on peripheral and central blood pressure of cocoa with natural or high-dose theobromine: a randomized, double-blind crossover trial. *Hypertension* **56,** 839–846.

van Mierlo, L.A., Koning, M.M., van der Zander, K., *et al.* (2009) Lactotripeptides do not lower ambulatory blood pressure in untreated whites: results from 2 controlled multicenter crossover studies. *Am J Clin .Nutr* **89,** 617–623.

Vasdev, S. and Gill, V. (2008) The antihypertensive effect of arginine. *Int J Angiol* **17,** 7–22.

Walker, H.A., Dean, T.S., Sanders, T.A., *et al.* (2001) The phytoestrogen genistein produces acute nitric oxide-dependent dilation of human forearm vasculature with similar potency to 17beta-estradiol. *Circulation* **103,** 258–262.

Webb, A.J., Patel, N., Loukogeorgakis, S., *et al.* (2008) Acute blood pressure lowering, vasoprotective, and antiplatelet properties of dietary nitrate via bioconversion to nitrite. *Hypertension* **51,** 784–790.

Weil, B.R., Stauffer, B.L., Greiner, J.J., *et al.* (2011) Prehypertension is associated with impaired nitric oxide-mediated endothelium-dependent vasodilation in sedentary adults. *Am J Hypertens* **24,** 976–981.

Whelton, P.K., He, J., Cutler, J.A., *et al.* (1997) Effects of oral potassium on blood pressure. Meta-analysis of randomized controlled clinical trials. *JAMA* **277,** 1624–1632.

Whitlock, G., Lewington, S., Sherliker, P., *et al.* (2009) Body-mass index and cause-specific mortality in 900,000 adults: collaborative analyses of 57 prospective studies. *Lancet* **373,** 1083–1096.

Williams, B., Poulter, N.R., Brown, M.J., *et al.* (2004) British Hypertension Society guidelines for hypertension management 2004 (BHS-IV): summary. *BMJ* **328,** 634–640.

Withers, S.B., Agabiti-Rosei, C., Livingstone, D.M., *et al.* (2011) Macrophage activation is responsible for loss of anticontractile function in inflamed perivascular fat. *Arterioscler Thromb Vasc Biol* **31,** 908–913.

Xin, X., He, J., Frontini, M.G., *et al.* (2001) Effects of alcohol reduction on blood pressure: a meta-analysis of randomized controlled trials. *Hypertension* **38,** 1112–1117.

Yokoyama, M., Origasa, H., Matsuzaki, M., *et al.* (2007) Effects of eicosapentaenoic acid on major coronary events in hypercholesterolaemic patients (JELIS): a randomised open-label, blinded endpoint analysis. *Lancet* **369,** 1090–1098.

47

インスリン抵抗性とメタボリックシンドローム

Jennie Brand-Miller and Stephen Colagiuri

要　約

インスリン抵抗性とは，インスリン作用の障害や減弱を呈する生理的状態のことである。インスリン抵抗性は，思春期や妊娠中にも自然に生じるが，過体重や肥満，2型糖尿病や心血管疾患の患者では通常，重篤である。“メタボリックシンドローム”という言葉は，高血圧や脂質異常症（中性脂肪高値やHDLコレステロール低値），空腹時血糖の上昇，中心性肥満といった代謝危険因子が同一個人に集積している状態を指し，いまや広く知られているものの，いまだに議論されている概念である。インスリン抵抗性は，メタボリックシンドロームの原因を説明するものとして，最も受け入れられている理論である。体重の減量，健康的な食事，身体活動の増加といったライフスタイルへの介入によってメタボリックシンドロームを予防・管理することは，個人にとっても社会にとっても，経済的にも，慢性疾患にかかる負担を減らす最良の方法である。インスリン抵抗性の分子機構，その生理的・病態生理的な役割，インスリン感受性を改善する理想的な食事組成の解明のために，世界中の研究者が挑戦を続けている。

はじめに

1936年に，Harold Himsworth が“インスリン感受性”の概念を提唱し，糖尿病を大きく2つのタイプ，インスリン感受性とインスリン抵抗性に分類した（Himsworth, 1936）。そして，初のインスリン抵抗性評価法を開発し，食事がインスリン感受性を変化させ，耐糖能に影響を与えることを示すための研究を始めた。今日では，インスリン感受性であるということは，2型糖尿病や心血管疾患といった慢性疾患の予防や，健康に寄与すると考えられている。インスリン感受性の対義語であるインスリン抵抗性は，インスリン作用の障害を呈する生理的状態であり，通常は脂肪酸やアミノ酸よりも糖の代謝に関するインスリン作用の障害を指す（Draznin, 2008）。インスリン抵抗性の人はインスリン感受性の人に比べて，組織でのグルコースの取込みに，より高濃度のインスリンを必要とする。それゆえ，ヒトでも動物でもインスリン抵抗性の個体では，インスリンの標的組織でブドウ糖を正常に利用するために，代償的に高インスリン血症になっていく。その結果，高インスリン血症とインスリン抵抗性は相まって存在する（DeFronzo *et al*., 1992）。

インスリン抵抗性は，正常な生理的な状態でもみられるが，病的に重篤にもなりうる。思春期（Goran and Gower, 2001）や妊娠期（Butte, 2000）には自然にインスリン抵抗性が増大するが，過体重や肥満，2型糖尿病や糖尿病境界型，心血管疾患の患者ではより顕著である（Facchini *et al*., 2001）。近年の研究によって，脂肪肝や多嚢胞性卵巣，睡眠時無呼吸症候群，癌といったさまざまな病態がインスリン抵抗性と関連することがわかってきた。インスリン抵抗性は，“メタボリックシンドローム”の起源を説明する説としては最も受け入れられている（Mikhail, 2009）。

メタボリックシンドロームという言葉は，ウエスト周囲長が大きく，HDLコレステロール低値，血清トリグリセリド高値，高血圧，耐糖能異常などの代謝の危険因子が同一個人に集積している状態を指す概念で，いまや広く認識されてはいるものの，いまだに議論の的である。その実際の有用性については，診断ツールとしても管理ツールとしても，いまだに意見の一致が得られておらず，

表47.1　国際糖尿病連合によるメタボリックシンドロームの定義

項目	カットオフ値[a]
ウエスト周囲長の増加	人種，国に特異的な定義（例えば，ヨーロッパでは男性94cm 以上，女性80cm 以上，中国では男性85cm 以上，女性80cm 以上）
トリグリセリドの上昇	＞150mg/dL もしくは1.7mmol/L
HDL コレステロール	男性では＜40mg/dL もしくは1.0mmol/L，女性では＜50mg/dL もしくは1.3mmol/L
血圧高値	収縮期血圧≧130，および・または，拡張期血圧≧85mmHg
空腹時血糖高値	≧100mg/dL もしくは5.5mmol/L

[a]：どの項目においても，薬物治療を行っている場合を含める。
Alberti *et al*., 2009より引用。

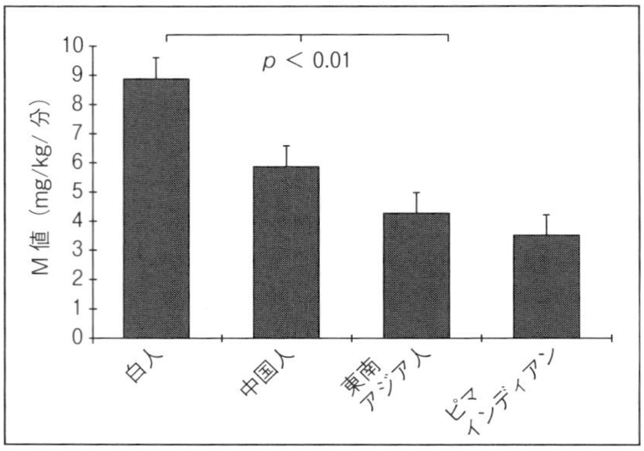

図47.1　正常血糖高インスリンクランプ（euglycemic-hyperinsulinemic clamp）で評価した4つの民族における痩せた健常若年者のインスリン感受性の違い
Dickinson *et al*., 2002, Lillioja *et al*., 1988より作成。

その定義や診断基準までもが世界で異なる（表47.1）。中心となる4つの要素に関しては一般的な合意に達しているが，ウエスト周囲長や，異なる民族に使用する場合，どのように適応するかという点については，一致した意見が得られていない。近年，WHO Expert Consultation は，これは臨床診断というよりもむしろ発病前の状態を指すのであって，糖尿病や心血管疾患の患者は除外すべきだという見解を示した（Simmons *et al*., 2010）。

代謝の危険因子が糖尿病や心血管疾患と集積することは80年以上前から認識されてはいたが，近代のメタボリックシンドロームの概念は，Gerald Reavenが，明らかに関連性のない生物学的パラメータは，ひとつの生理的状態の一部であると提唱したときから始まった（Reaven, 1988）。彼は，インスリン抵抗性は複数の異常をつなげる共通のメカニズムであると提唱したが，その後も議論を呼んでいる。インスリン抵抗性と同時に，代償性の高インスリン血症が存在することで，さまざまな細胞や組織でインスリン作用のいくつかの面を，時には過剰に刺激し，インスリン抵抗性そのものとはまた違った影響を与えると考えられる（Low *et al*., 2004）。このように，インスリン抵抗性の原因と結果を分けるのは困難である。

メタボリックシンドロームの罹患率

メタボリックシンドロームの罹患率は，世界中で大きく異なる。ライフスタイルが強い決定要因となるので，社会経済状態や文化，教育水準などに影響される。定義に則ると，工業国では成人の約4～5人に1人はメタボリックシンドロームの基準を満たしており（Ford *et al*., 2004），若年者においても，また発展途上国においても，増加傾向にある。

インスリン抵抗性自体は，代謝状態の変化に対する正常な生理的反応なのかもしれない。エネルギー制限とエネルギー過剰のどちらも，インスリン感受性を低下させる。実際，ある臓器でインスリン抵抗性が生じることによって，よりエネルギーを必要としている他の臓器に，体内の燃料を供給しているのかもしれない。授乳中，筋肉はインスリン抵抗性であるが，乳腺はインスリン感受性となっていることによって，ラクトース産生のためのグルコース取込みが促進している（Vernon, 1989）。インスリン抵抗性はまた，妊娠期間に比べて小さく，もしくは大きく生まれた新生児でも認められる（McMillen and Robinson, 2005）。

インスリン抵抗性は，腹部内臓脂肪の過剰と関係するが，皮下脂肪の過剰とは関係しない（Cnop *et al*., 2002）。外科的に内臓脂肪を除くと，すぐにインスリン感受性に戻る。骨格筋は最大のインスリン感受性臓器であるので，除脂肪の割合が多いほど，インスリン感受性が高い。

健常なヨーロッパ人においては，主に身体活動量がインスリン感受性を規定し，約2倍の違いを生じる（Balkau *et al*., 2008；Helmerhorst *et al*., 2009）。レジスタンス運動とエアロビック運動のどちらもインスリン感受性を増強するが，座っている時間が長いとインスリン感受性が減弱する。

また，インスリン感受性は民族によっても異なる。ピマインディアンは2型糖尿病の罹患率が最も高いことで有名であるが，痩せた若年者においても最もインスリン抵抗性の強い民族である（Bogardus, 1993）。同じ BMI で比較すると，ヨーロッパの白色人種は，アフリカ-アメリカンもしくはアジア系の人種よりも，2倍インスリン感受性であると報告している研究もある（Osei and Schuster, 1994；Dickinson *et al*., 2002）（図47.1）。炭水化物食に対する代償性の高インスリン血症は，アジア系の痩せた若年者でより強く認められる（図47.2）。

また，インスリン抵抗性は周産期の因子にも影響される（Hales and Barker, 2001）。超低体重の未熟児とし

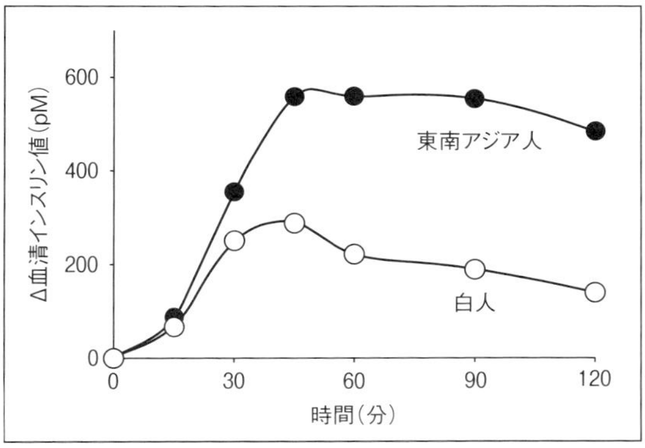

図47.2　75g の炭水化物として白いパンを摂取した後の，東南アジア系（n＝10）とヨーロッパ白人系（n＝10）の痩せた健常若年者における，食後インスリン分泌

アジア系ではインスリンの分泌量が多いが，これは内因性のインスリン抵抗性に基づく代償性の高インスリン血症を反映している。

Dickinson *et al*., 2002。

て生まれると，正常体重で生まれた場合よりも，若年時からインスリン抵抗性や耐糖能異常，メタボリックシンドロームをきたしやすい（Hovi *et al*., 2007）。また，出生時に体脂肪が多いことも，後のインスリン抵抗性や2型糖尿病発症と関連する（Wei *et al*., 2003）。とりわけ，母親に耐糖能異常があると，胎児の過剰発育やインスリン抵抗性が促進する（Luo *et al*., 2010）。以上のようなことが影響して，子供や若年者を高い慢性疾患のリスクにさらす悪しきサイクルが起こるのである。

標準的なインスリンの作用

インスリンは生体において最も有力な同化作用のあるホルモンであるが，炭水化物や脂質・タンパク質の代謝，イオンやアミノ酸の輸送，一酸化窒素（NO）産生，細胞の増殖や分化など，多くのことに作用する（Draznin, 2008）。食事を開始すると，正常血糖に戻すために膵臓のβ細胞からインスリンが分泌される。骨格筋においては，インスリンによって促通拡散型糖輸送担体（glucose transporter：GLUT4）が細胞質から細胞膜に移行し，そこでブドウ糖を細胞内に輸送することで，糖取込みが促進する。また，これと同時に，骨格筋以外の多くの臓器でも，インスリンによって細胞内でのブドウ糖利用が促進する。絶食時におけるインスリンの主な生理的作用は，肝臓からの糖産生を抑制し，不適切な脂肪分解やケトン体産生を防ぐことであり，これがないと，すぐに糖尿病性ケトアシドーシスが起こる。そのため，これらのインスリン作用のいずれかが障害された場合には，末梢または肝臓のインスリン抵抗性，もしくはその両方が存在するといわれる。

細胞レベルでは，インスリンはグリコーゲン，タンパク質，脂質の産生を促すが，その一方で，グリコーゲン分解，脂肪分解，タンパク質分解やアポトーシスの抑制も行っている。しかし通常，ある臓器が他の臓器よりも強い影響を受ける，いわゆる選択的なインスリン抵抗性が存在する。インスリン抵抗性によって，インスリン受容体の下流から，細胞の代謝機能に関連するインスリン作用の最終的な基質までのインスリンシグナルがしばしば不適切な強度となる。

インスリン抵抗性の分子メカニズム

インスリン抵抗性に関する理解は大きく進んだものの，その分子メカニズムはいまだに不明である。障害は，ほとんどの人でインスリン受容体の下流に存在するようである。2型糖尿病患者においては，通常，インスリン受容体の数も機能（チロシンキナーゼ活性）も正常であることが多数の研究で示されている。また，*in vivo* の MRS（magnetic resonanse spectroscopy）による検討では，インスリンによる骨格筋への糖取込みに障害があることが示唆されている。近年の研究では一貫して，インスリン受容体基質-1/ホスファチジルイノシトール 3-キナーゼ（IRS-1/PI 3-kinase）経路（この経路は，インスリンの代謝に関する作用のすべてではないにせよ，大部分を担っている）が減弱し，その結果，標的組織における糖取込みと糖利用が減少していることが示されている（Draznin, 2008）。しかしながら，インスリンシグナルの障害を惹起し持続させる原因はわかっていない。

この経路の減弱を説明するものとして，2つの相補的なメカニズムが提唱されている。1つ目は，いくつかのセリンキナーゼの活性化により，IRS-1 のセリン残基のリン酸化を介して，インスリンシグナル伝達が減弱するというものである。過剰なリン酸化は，インスリンシグナルの正常な伝達を妨げる。このトリガーとなりうるのは，栄養飽和状態や栄養過多の状態で起こる高インスリン血症，あるいは高血糖だと考えられる。高血糖も含め，酸化ストレスや炎症促進分子に反応して，転写因子である NF-κB が活性化することも，このメカニズムを介してインスリン抵抗性を惹起する。インスリン抵抗性を引き起こしうる2つ目の分子メカニズムとしては，2つの PI3 キナーゼサブユニットの量的バランスの破綻があげられる（Draznin, 2008）。調節サブユニットである p85 は，触媒サブユニットである p110と強固に結合しているが，インスリン抵抗性状態では p85モノマーの発現が減少し，PI3 キナーゼ活性の低下をきたす。妊娠中は，ヒト胎盤成長ホルモン（human placental growth hormone）濃度の上昇に反応して，骨格筋での p85の発現が増加するようである。

この他に提唱されてきている仮説としては，ミトコンドリア機能不全，もしくはミトコンドリア数の減少による脂肪酸酸化の減少と，脂肪酸アシルCoA（fatty acid acyl CoA）とジアシルグリセロール（diacylglycerol）の蓄積によってインスリン抵抗性が起こるというものがある（Lowell and Shulman, 2005）。この場合のメカニズムとしては，プロテインキナーゼC（PKC）の活性化によってIRS-1のセリンのリン酸化が増加することが考えられている。したがって，インスリン抵抗性は栄養過多に対する適切な反応，すなわち，細胞の抗酸化防御メカニズムなのかもしれない。実際，ミトコンドリアにおけるスーパーオキシド産生は，単離した脂肪細胞や筋管細胞，動物モデルなど，多種のインスリン抵抗性モデルにみられる共通の特徴であることが示されてきた（Hoehn *et al*., 2009）。ミトコンドリアの脱共役剤や電子伝達系の阻害剤によって，インスリン抵抗性は瞬時に改善する。また，人為的にミトコンドリアにスーパーオキシドを産生させると，PI3キナーゼ経路の変化とは独立に，インスリン作用障害が起こる（Hoehn *et al*., 2009）。ミトコンドリアのスーパーオキシドは，エネルギー過多を感知する代謝センサーといえるかもしれない。

インスリン作用を評価する方法

健常人では，血糖値は狭い範囲に維持される。一晩絶食した後や食間では，血糖は通常3.5～5.5mMの範囲まで低下する。炭水化物を含む食事の直後には，血糖は6～10mM程度のピークに達するが，その後急激に下降し，60分以内にはベースラインに戻る。この絶妙なコントロールは，消化管からの糖の吸収と肝臓での糖産生，血中から細胞および組織への糖の取込みとの間の良好なバランスによってなされる。

インスリンは肝臓での糖産生を抑制し，末梢での糖取込みを促進することによって，血糖調節の中心的役割を果たす。それゆえ，インスリン作用障害（すなわちインスリン抵抗性）を測定する方法としては，通常，全身レベルでの測定可能なインスリン依存性の指標と一定の血漿インスリン濃度との間の量的相関を評価するものが大部分である。シンプルでよく使用されるインスリン抵抗性のマーカーはHOMA-IR（homeostasis modeling assessment-insulin resistance）と呼ばれ，単純に，空腹時血糖（mmol/L単位）と空腹時インスリン値（μU/mL単位）の積を22.5で割った値として計算される（Matthews *et al*., 1985）〔訳注：日本では，空腹時血糖（mg/dL単位）×空腹時インスリン値（μU/mL単位）÷405で計算される；1 mmol/L＝18mg/dLのため〕。痩せた若年健常人では，この値はおおよそ1であるが，健常成人では1～4程度であり，このうちの上位1/4はややインスリン抵抗性であると考えられる。肥満者や2型糖尿病患者では，4～8の範囲を示す。HOMAは空腹時血糖とインスリン値で計算されるので，主に肝臓のインスリン抵抗性を反映するが，多量の炭水化物負荷を代謝する能力は反映していない。そこで，量的インスリン感受性検査指数（quantitative insulin sensitivity check index：QUICKI）や空腹時グルコース-インスリン比（fasting glucose-to-insulin ratio：FG insulin resistance）を用いてHOMA-IRを改良する努力もなされてきた。頻回測定静脈内ブドウ糖負荷試験（frequently sampled intravenous glucose tolerance test：FSIGTT）やBergman minimal modelのような方法は，一定量のインスリン投与後，どれだけ速やかに血糖値が正常に戻るかを測定するものである（Bergman *et al*., 2003）。インスリン抵抗性を測定するゴールドスタンダードの方法は正常血糖高インスリンクランプ（euglycemic-hyperinsulinemic clamp）であり，一定のインスリン静脈内投与と同時にブドウ糖を注入して血糖値のバランスをとる方法で，臨床研究の場面で施行される。しかし，クランプの行程は侵襲的で時間がかかることから，日常の臨床診療や大規模な疫学研究で用いることは難しい。

インスリン抵抗性はどのようにして心血管疾患と2型糖尿病を発症させるのか

正常な環境下では，インスリンは血管を裏打ちする血管平滑筋細胞や血管内皮細胞に対して抗動脈硬化作用，抗炎症作用を及ぼす（Wang *et al*., 2004）。これは，接着因子であるMCP-1（monocyte chemo-attractant protein-1），炎症性転写因子であるNF-κBの発現をインスリンが抑制することによる。しかしながら，インスリン抵抗性下（すなわちPI3キナーゼシグナルが障害された状態）では，高インスリン血症が動脈壁に逆の作用をもたらすようである。代償性の高インスリン血症は，MAPキナーゼシグナル経路とRasやRhoタンパク質の過剰なプレニル化の両方を刺激することによって，動脈硬化促進的に働く（図47.3）。それゆえ，インスリン抵抗性の人の管理を行う場合には，それを取り巻く高インスリン血症の改善とともに，インスリン感受性を改善する効果的な手段も講じられるべきである。正常耐糖能からβ細胞機能不全，2型糖尿病へと移行する代謝のステージに関してはボックス47.1に記載した。

インスリン感受性を高めるために何ができるか

インスリン抵抗性を悪化させる環境因子のなかで，最も重要で，かつ改善しうるものとして，体重過多，運動不足，不健康な食事，喫煙があげられる。筋肉量増加と腹部脂肪減少のいずれによっても，インスリン感受性は著明に改善する。それゆえ，体重減量とともに身体活動，特にレジスタンス運動を組み合わせて行うことは，2型糖尿病や心血管疾患のリスクを低下させるのに理想的な

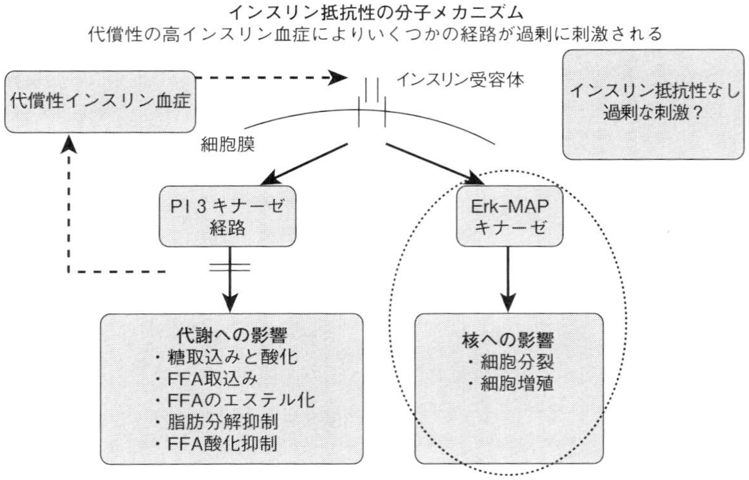

図47.3　インスリンがインスリン感受性組織の細胞膜にあるインスリン受容体に結合すると，2つの主要な経路であるホスファチジルイノシトール-3キナーゼとMAPキナーゼ経路が刺激される

インスリン抵抗性はインスリン受容体の下流の，MAPキナーゼ経路ではなくPI3キナーゼ経路に起因すると考えられており，この経路は炭水化物や脂質，タンパク質の代謝に関与する。PI3キナーゼ経路のインスリン抵抗性に基づく代償性の高インスリン血症は，MAPキナーゼ経路，すなわち，細胞の成長や増殖，分化を過剰に刺激しているとも捉えられる。

Draznin, 2008より改変。

ボックス47.1　どのようにして，インスリン抵抗性から2型糖尿病になるのか？

ステージ1	正常耐糖能，緩徐なインスリン抵抗性，代償性の高インスリン血症
ステージ2	耐糖能が悪化し始める，食後高血糖がみられる
ステージ3	耐糖能異常が悪化する，空腹時と食後の著明な高インスリン血症
ステージ4	β細胞が疲弊し始める，空腹時と食後のインスリン値の低下，空腹時と食後の著明な高血糖
ステージ5	β細胞量の減少，インスリン補充が必要な可能性

生活習慣への介入となる。

しかしながら，それとは別に，食事の組成もインスリン感受性に作用することが知られている。観察研究や介入試験では，多量栄養素の配分（すなわち，脂質，炭水化物，タンパク質のエネルギー比率）と個々の主要栄養素の質が，インスリン感受性に直接影響を及ぼすことが示されている。特に，脂質と炭水化物の量と質は，インスリン抵抗性や2型糖尿病の進行に関与する因子である。

食事の組成とインスリン抵抗性

食事に含まれる脂質と炭水化物がインスリン抵抗性に与える影響については，何十年もの間，議論されてきた。ヒトと動物において，もしくは異なるデザインの研究において，異なる結果が得られたことが原因でもある。動物モデルでは，脂質，ショ糖，果糖の多い餌を与えることでインスリン抵抗性を誘導できるが，1回の運動や高でんぷん食によって完全に改善しうる。ヒトでは，脂肪の多量摂取とインスリン感受性障害が関連するものの，摂取する脂質の種類や被験者によっても修飾されると提唱している研究もある。また，飽和脂肪酸の多い食事は，身体活動が少なく長時間座って過ごすヒトにおいて，より有害であることを示唆する研究もある。

遊離脂肪酸（free fatty acid：FFA）は，まだ耐糖能が正常であるインスリン抵抗性の初期段階において影響を及ぼすと考えられている。骨格筋においてFFAはインスリン刺激によるブドウ糖取込みを阻害するが，これは，ブドウ糖輸送の障害，およびまたは，筋細胞内でのジアシルグリセロールと長鎖アシルCoAの集積，プロテインキナーゼC（PKC）の活性化，インスリン受容体基質-1/2のチロシンリン酸化の減弱などのメカニズムを介したリン酸化の障害によって起こる(Boden, 2004)。肝臓においては，生理的な濃度の血漿遊離脂肪酸によっても肝臓のジアシルグリセロール含量の増加と，セリン/スレオニンキナーゼの活性上昇をきたし，インスリン抵抗性を生じる。この時，炎症促進性の核内因子やサイトカインの発現も上昇する（Boden *et al*., 2005）。

ヒトにクランプを用いて，インスリン抵抗性が食事の脂肪酸成分と関連しうることを初めて示したのがVessby

である（2000）。健常な50歳男性において，後に２型糖尿病を発症したヒトでは，血清コレステロールエステル中の飽和脂肪酸の比率が高く，不飽和脂肪酸の比率が低いという特徴がみられた。その後，骨格筋細胞の細胞膜のリン脂質の脂肪酸成分が，健常人のインスリン感受性と直接関連していることもわかってきた（Borkman *et al*., 1993）。特に，炭素数20～22個の長鎖脂肪酸の比率の和が，インスリン感受性と強く相関する。しかし残念なことに，骨格筋の脂肪酸のパターンは単に食事だけでなく，身体活動の程度や筋繊維の組成によっても影響される。それでもなお，エネルギー量を厳格に等しくコントロールした状態で，食事中の脂質組成を飽和脂肪酸が多いものから不飽和脂肪酸の多いものに変更すると，インスリン感受性が改善すると推測される。

ところが残念ながら，栄養学はそう単純ではないようである。痩せた健常人を対象として，食事中の脂肪酸の変化がインスリン感受性に及ぼす影響を検討した研究で，短期間（通常３～４週間）ではあるが，よくデザインされているものでも一律にネガティブな結果であった（Vessby, 2000）。同様に，魚油もしくはn–3脂肪酸の補充に関するプラセボ対照試験でも効果はみられなかった。しかしながら，動物実験ではn–3脂肪酸がインスリン感受性を改善することが示唆されており，ヒトの骨格筋のリン脂質に変化を生じるのにはもっと長い観察期間が必要であると考えるのが妥当であろう。

長期研究でいうと，よくデザインされた２つの研究が群を抜いている。KANWUスタディでは，162名の健常人を対象に３か月間，摂取エネルギー量は同等であるが，飽和脂肪酸（SAFA）もしくは１価不飽和脂肪酸（MUFA）を多く含む食事のいずれかを摂取させた（Vessby *et al*., 2001）。どちらのグループにおいても，魚油サプリメントもしくはプラセボのどちらかを摂取する割り当ても行った。頻回測定静脈内ブドウ糖負荷試験（FSIVGTT）を用いて評価したインスリン感受性は，SAFA食群で有意に障害されていた（－10％）が，MUFA食群では変化がなかった。しかしながら，MUFAの効果は，総脂質摂取量が37％E（参加者の中間値）を超えると認められなくなった。n–3脂肪酸の追加はインスリン感受性に影響せず，どちらの食事もインスリン分泌に変化をきたさなかった。

２つ目の研究（Due *et al*., 2008）は，６か月にわたり３種類の食事を比較したものである。46名の肥満者は８％以上の体重減量の後，３種類の食事にランダムに割り当てられた。食事は，MUFAの多い食事（摂取エネルギーの40％が脂質，45％が炭水化物），低脂質食（摂取エネルギーの25％が脂質，60％が炭水化物），あるいは，摂取エネルギーの35％を脂質としたコントロール食（飽和脂肪酸が15％を超え，50％が炭水化物）の３種類とした。いずれの食事でも，タンパク質は摂取エネルギーの15％とした。６か月経過した時点で，高脂質/高MUFA食ではインスリン抵抗性（HOMAスコアで評価）が12％改善したが，その一方で，低脂質食とコントロール食ではインスリン抵抗性が増悪した（それぞれ，23％と16％の悪化）。このことから，この研究では，高炭水化物食と高飽和脂肪酸食のいずれもが，インスリン抵抗性を悪化させうることを明確に示唆している。まとめると，これらや他の研究からも，先進国の平均値に近い脂質の摂取量（すなわち摂取エネルギーの32～37％）においては，炭水化物によるエネルギー摂取率を増加させるよりも，高脂質食を維持しながらも，MUFAやPUFA脂肪酸の割合を増やすほうが好ましいのではないかと考えられる。

食事中の炭水化物とインスリン感受性

炭水化物も脂質と同様，その量や質がインスリン感受性に影響しうる。約3,000名を対象としたフラミンガム研究の横断解析では，シリアルや果物からの食物繊維と同様に，全粒穀物とすべての食品から摂取される食物繊維の総量がHOMA–IRと逆相関していた（McKeown *et al*., 2004）。しかし，炭水化物の総摂取量，もしくは精製された穀物との相関はみられなかった。食事のグリセミックインデックス（glycemic index：GI）と糖負荷指数（glycemic load：GL）もまた，インスリン抵抗性と直接関連しており，対象者をGI値によって５群に分けると，最も高い群では最も低い群に比べて約10％インスリン抵抗性であった。

高炭水化物食のなかでも，インスリン感受性に有用であると思われるものもある。健常な若年者においては，摂取エネルギーが等量のまま，飽和脂肪酸を食物繊維を多く含む炭水化物（摂取エネルギーの57％が炭水化物）に置き換えると，４週間以内にインスリン感受性が改善した（Perez–Jimenez *et al*., 2001）。この場合，高炭水化物食における全粒穀物や単糖類，食事のGI値の比率が重要と考えられる。というのは，これらはそれぞれ独立してインスリン感受性に影響を与えるものだからである。実際，食物繊維を含まない炭水化物摂取では，有害な影響が生じると考えられる（Due *et al*., 2008）。糖尿病患者では，高炭水化物食は食後血糖を上昇させてインスリンの需要を増加させる可能性があり，これによりインスリン抵抗性が悪化しうる。しかしながら，Gargら（1988）は，10人の２型糖尿病患者を対象に，21日間の入院期間中，食物繊維の摂取は同量で，高炭水化物食（摂取エネルギーの60％）もしくは低炭水化物食（摂取エネルギーの35％）を摂取させ，グルコースクランプで評価したところ，肝臓もしくは末梢のインスリン感受性は変化しないことを示した。ただ，この研究の対象患者はインスリン療法を行っており，これは本来，高炭水化物食を代謝する能力に影響する要因である。

インスリン感受性をFSIVGTTで評価した横断研究に

おいて，全粒穀物の多い食事はインスリン感受性と相関していた（Liese *et al*., 2003）。小規模ではあるが，よくデザインされた介入研究において，炭水化物から55%，脂質から30%のエネルギーを摂取する食事のなかで，6～10サービングの朝食としてのシリアルやパン，米飯，パスタ，マフィン，クッキー，スナックを，全粒もしくは精製した穀物（どちらの場合も，大部分は挽いて粉にした）のどちらかに割り振るという解析を行った。グルコースクランプを用いて評価したところ，6週間の全粒穀物摂取群では，同程度の期間，精製した穀物を摂取した群と比較して，インスリン感受性が良好であった（Pereira *et al*., 2002）。しかしながら，残念なことに，この結果は，より大規模なWHOLEheart研究において，1日当たり60～120gの全粒穀物を最大16週間摂取して行った検討では，一致した結果が得られなかった（Brownlee *et al*., 2010）。ただし，この研究でインスリン感受性評価に用いた改変QUICKI法が，相違を検出できるほど鋭敏ではないことが原因かもしれない。

ショ糖と果糖

インスリン感受性に対する果糖とショ糖の影響についてはいまだに議論されている。動物を用いた研究では，通常，極めて高容量（例えば総エネルギー量の70%）を投与したり，水の代わりに液体で投与したりするが，果糖やショ糖はでんぷんやブドウ糖に比べて有害であることが示されてきた（Daly *et al*., 1997）。果糖とブドウ糖を直接比較すると，果糖のほうがより有害であることがわかっている。

しかしながら，ヒトにおいては，現実的な量の果糖やショ糖はインスリン感受性に有益であることが示されている。痩せた若い健常な男性においては，1%ショ糖を含んだ食事よりも25%ショ糖を含んだ食事のほうが，two-step clamp procedureで評価したインスリン感受性が良好であった（Kiens and Richter, 1996）。同様に，2型糖尿病患者を対象とした研究では，10%の果糖を含んだ食事によって，インスリン感受性が正常血糖高インスリンクランプ上，34%改善した（Koivisto and Yki-Jarvinen, 1993）。ただし，この研究では，対象患者は病院環境で生活し，すべての食事が提供された。最後に，13%の果糖もしくはショ糖を3か月間摂取してインスリン感受性をグルコースクランプで評価した研究では，差が認められなかった（Thorburn *et al*., 1988）。しかし，非常に多い摂取量（>摂取エネルギーの30%）では，ショ糖も果糖も，インスリン感受性に対して有害となりうる。

低グリセミックインデックス食

低グリセミックインデックス（glycemic-index：GI）食では炭水化物がより緩徐に消化吸収され，その結果，食後血糖は低くなるが，これがインスリン感受性改善に寄与することを示す研究と，そうではないとする研究とがある。低GI食を4週間摂取した2型糖尿病患者では，多量栄養素を一致させた高GI食摂取の患者よりも，クランプにおける糖取込みが45%多かった（Rizkalla *et al*., 2004）。αグルコシダーゼ阻害薬であるアカルボースもまた，炭水化物の消化を遅らせ，体循環には吸収されないが，インスリン感受性を改善する（Holman *et al*., 1999）。低GI食が多嚢胞性卵巣症候群の女性のインスリン感受性を改善することは，ブドウ糖負荷試験に基づくインスリン感受性指標を用いて示されている（Marsh *et al*., 2010）。しかし，痩せた活動的な若年男性は低GI食を摂取しても，グルコースクランプで評価したインスリン感受性に改善を認めなかった（Kiens and Richter, 1996）。高齢の肥満者を対象に，7日間，低GI食と運動とを組み合わせて行ったところ，クランプで評価したインスリン感受性は，高GI食と運動との組合わせと同等の改善であったが，収縮期血圧とVO_2maxに対する効果は低GI食のほうがより有益であった（Solomon *et al*., 2010）。

微量栄養素とインスリン感受性

また，インスリン感受性は特定の微量栄養素の摂取とも関連する。マグネシウムは炭水化物の代謝に関連する酵素の重要なコファクターであり，血清や食事中のマグネシウム濃度で判定されるマグネシウム欠乏はインスリン抵抗性と関連し，2型糖尿病のリスクを増大させる（Huerta *et al*., 2005）。無作為化比較対照試験において，マグネシウム欠乏の2型糖尿病患者にマグネシウムのサプリメントを与えると，HOMA-IRが改善した（Rodriguez-Moran and Guerrero-Romero, 2003）。

クロムがインスリン感受性を改善するかどうかに関しては，いまだに議論されている。クロムは間違いなく炭水化物の代謝に必須であるが，広く食事に含まれており，欠乏状態となることはまれである。最近，クロムの補給，特にピコリン酸クロムの形での高容量（1,000μg/日）の摂取が安全で，インスリン感受性と耐糖能を改善しうるというエビデンスが増えてきている（Cefalu and Hu, 2004）。

ビタミン摂取や状態もまた，インスリン感受性の維持に役割を担っているようである。例えば，脂質酸化はミトコンドリア機能障害に寄与するメカニズムと考えられるが，健常人において，ルテインやカロテン，トコフェロールを含む脂溶性の抗酸化ビタミンの血漿濃度に従って，インスリンによる糖利用に変動が認められた（Facchini *et al*., 2000）。しかし，他の横断研究では，FSIVGTTで検討した結果，抗酸化作用のあるビタミンEとCはインスリン感受性と関連を認めなかった（Sanchez-Lugo *et al*., 1997）。カリフォルニア在住の正常耐糖能の健常な126名を対象に行った試験では，25(OH)ビタミンD

の濃度は，クランプで評価したインスリン感受性に独立して相関し（Chiu *et al*., 2004），ビタミンD欠乏のヒトは3倍メタボリックシンドロームになりやすかった。また，痩せた本態性高血圧の患者においては，高ナトリウム食あるいは低ナトリウム食の後の血圧の変化をもとに判定した血圧の食塩感受性は，インスリン抵抗性と強く相関した（Yatabe *et al*., 2010）。

食事とメタボリックシンドローム

食事の変化がメタボリックシンドロームを改善しうることは，積極的な生活習慣への介入によって耐糖能異常から糖尿病への進展を防ぐ，もしくは遅らせることができた2つの画期的な研究によって証明された（Tuomilehto *et al*., 2001；Diabetes Prevention Program Research Group, 2002）。どちらの研究でも，低脂質・高炭水化物食（エネルギーの30%を脂質から，10%を飽和脂質から摂取）を用い，身体活動と組み合わせて，体重の減量をゴールとした。この研究の結果は，低脂質・高炭水化物食を推奨する合理的な根拠とされてきた。しかし残念なことに，体重減量そのものが最も重要な役割を果たしていたようであり，メタボリックシンドロームの人に低脂質食が有用かどうかは疑問が残る。

介入試験の結果から，炭水化物摂取の増加は，メタボリックシンドロームの2つの指標である血清トリグリセリドの増加と，HDLの低下をきたすことがよく知られている（Garg, 1998）。実際，同様に，ある種の高炭水化物食がメタボリックシンドロームの原因となることも示唆されている。いくつかのメタアナリシスやレビューでは，インスリン抵抗性症候群の構成要素を改善するという目的においては，低炭水化物・高タンパク質（Halton and Hu, 2004）・低GI食もしくは低GL食（Thomas *et al*., 2007；Livesey *et al*., 2008；Thomas and Elliott, 2009），地中海食（Shai *et al*., 2008）が，伝統的な低脂質・高炭水化物よりも効果的（もしくは単に同様に効果的）であると結論づけている。これらの食事は，短期間であっても長期間であってもより効果的である。さらに，この新しい食事のアプローチが，低脂質・高炭水化物食よりも，体重の再増加を防ぐのに有効であることを示している研究もある。

前向き観察研究においては，炭水化物摂取（多少にかかわらず）は，通常，2型糖尿病や心血管疾患進展の独立した予測因子ではない。しかしながら，GI値やGL値を用いて評価した炭水化物の質は，いくつかの前向き個別研究では有意差が認められなかったにもかかわらず（Barclay *et al*., 2008），メタアナリシスにおいては一貫して2型糖尿病とCVDのリスクと正の相関を示した。最も相対危険度が高かった（＞2）のは，食事のGI値もしくはGL値が高く，かつ（シリアルの）食物繊維摂取が少ない群だった。近年，いくつかの前向きコホート研究では，高GI値の炭水化物を多く摂取し低GI値の炭水化物を摂取しないことが，CVD進展の大きなリスクとなることが示された（Sieri *et al*., 2010）。同様に，精製された穀物や白いパン，すぐに食べられる朝食シリアル，加糖飲料，ポテトやフレンチフライ，菓子や甘いベーカリー製品を多く摂取することを特徴とする食事のパターンでは，2型糖尿病や過体重の危険が増加する（Buyken *et al*., 2010）。対照的に，果物や野菜，豆類，全粒粉のパン，高食物繊維の朝食シリアルなどの炭水化物を選択することが，保護的に作用する共通の食事パターンである。最後に，Whitehall Ⅱ Studyの参加者は，果物や野菜，白い肉と赤い肉の比率，多価不飽和脂肪酸と飽和脂肪酸の比，食物繊維，ナッツ，大豆，アルコール摂取をターゲットとした“Alternative Healthy Eating Index”という，食事のガイドラインに厳格に従うことで，5年の期間中にメタボリックシンドロームが改善した（Akbaraly *et al*., 2010）。

まとめると，これらの研究から，2型糖尿病や心血管疾患進展の危険を軽減するための食事としてのアプローチには，主要栄養素の配分にかかわらず，食後の血糖値とインスリン値の上昇を抑制するという共通のメカニズムがあることが示唆される。脂質異常を悪化させずに血糖値を低下させる食事は，インスリン感受性とメタボリックシンドロームを改善させ，β細胞への負荷を軽減することも可能であると考えられる。最も効果のない（もしくは，最も障害を与える）食事は，食後血糖を上昇させ，β細胞機能にさらなる負荷をかけるものであろう（図47.4）。このような有害な作用は，インスリン抵抗性の個人に対して最も害を及ぼすであろう。それゆえ，因習的な低脂質・高炭水化物食は，メタボリックシンドロームやその合併症進展のリスクのある人にとっての理想的な食事にはなりえないであろう。

治療との関連

メタボリックシンドローム，インスリン抵抗性，過体重/肥満の3つは密接に関連している。その集団の標準よりも体重が重い人，もしくは肥満の人が体重を減量すると，インスリン抵抗性とメタボリックシンドロームの臨床的な徴候が改善する。それゆえ，身体活動の増加と食事の改善を通して体重を減量し，減った体重を維持していくことを管理目標とするべきである。体重減量のためには，通常，総摂取エネルギー量を減らすことが必要である。食事に関する特別な提案を探す研究が続けられる一方で，文献からいくつかの普遍的な結論を得ることができる。減塩は血圧改善を助け，飽和脂肪酸と炭水化物の摂取量を減らすことは，メタボリックシンドロームでみられる典型的な脂質異常をコントロールする助けに

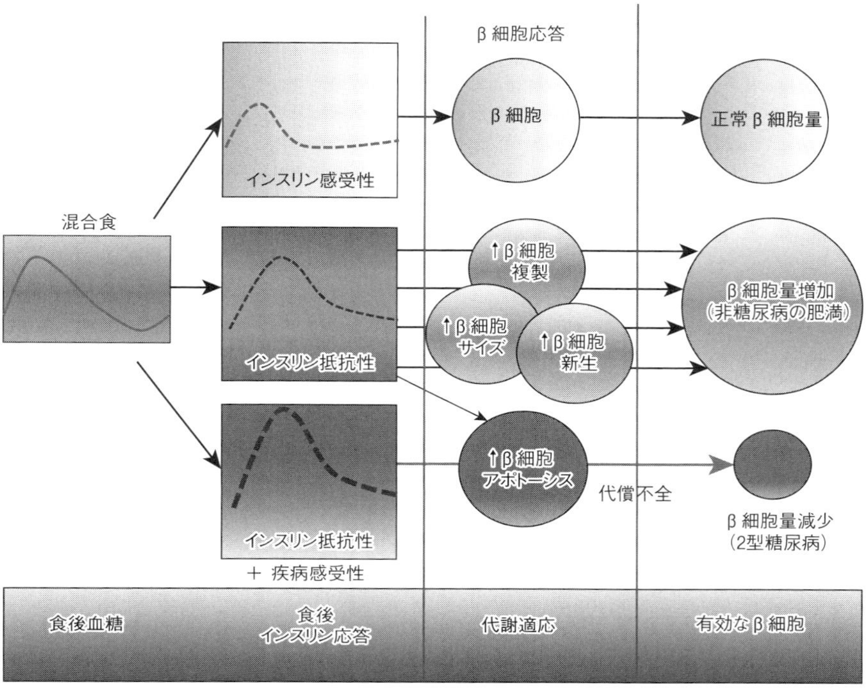

図47. 4

インスリン抵抗性と有効なβ細胞量の間には微妙なバランスが存在する。ほとんどの場合，代謝負荷の変化を代償するために，β細胞量が適切に増加する。しかしながら，影響を受けやすい個人においては，β細胞が過剰に増加することもある。貧しい食生活はインスリン抵抗性を悪化させ，代償できないほどの代謝負荷を引き起こしうる。そして，β細胞量がインスリン抵抗性を代償できなくなると，2型糖尿病になる。これは主に，慢性的な食後高血糖と高脂血症，およびまたは，β細胞の正常な成長と生存を維持するためのシグナル経路を障害するサイトカインとの組合わせによって，β細胞のアポトーシスが著明に増加することが原因で起こると考えられる。すべての組織のなかで，β細胞はとりわけミトコンドリア呼吸鎖からの多くの産物によるERストレスや酸化ストレスに対して感受性である。2型糖尿病における正味の影響は，有効なβ細胞量の減少である。

なる。炭水化物の総摂取量が多くならないようにし，食物繊維を多く摂り，低GI値の炭水化物を選ぶようにすると，メタボリックシンドロームに関連する耐糖能異常をコントロールし，2型糖尿病への進展を防ぐ助けになるであろう。

将来の方向性

インスリン抵抗性の分子機構，生理的・病態生理的な役割，インスリン感受性を悪化させたり改善させたりする食事組成の役割は，世界中の研究者が継続して解明していかなければいけない課題である。“メタボリックシンドローム”が知られるようになり，医療従事者は，ひとつの危険因子がみつかった場合に，関連した危険因子も評価するようになった。しかしながら，最近のWHO Expert Consultation(Simmons *et al*., 2010)は，メタボリックシンドロームを臨床診断としないことを推奨している。むしろ，これは前病段階と考えるべきで，糖尿病患者やCVDの既往のある患者は除外されるべきである。

(井上真理子訳)

推奨文献

Alberti, K.G.M.M., Eckel, R.H., Grundy, S.M., *et al.* (2009) Harmonizing the Metabolic Syndrome: A Joint Interim Statement of the International Diabetes Federation Task Force on Epidemiology and Prevention; National Heart, Lung, and Blood Institute; American Heart Association; World Heart Federation; International Atherosclerosis Society; and International Association for the Study of Obesity. *Circulation* **120,** 1640–1645.

Buyken, A., Mitchell, P., Ceriello, A., *et al.* (2010) Optimal dietary approaches for prevention of type 2 diabetes: a lifecourse perspective. *Diabetologia* **53,** 406–418.

Simmons, R., Alberti, K., Gale, E., *et al.* (2010) The metabolic syndrome: useful concept or clinical tool? Report of a WHO Expert Consultation. *Diabetologia* **53,** 600–605.

Zeitler, P.S. and Nadeau, K.J. (2008) *Insulin Resistance. Childhood Precursors and Adult Disease*. Humana Press, Totowa, NJ.

[文　献]

Akbaraly, T.N., Singh-Manoux, A., Tabak, A.G., *et al.* (2010) Overall diet history and reversibility of the metabolic syndrome over 5 years: the Whitehall II Prospective Cohort Study. *Diabetes Care* **33,** 2339–2341.

Alberti, K.G.M.M., Eckel, R.H., Grundy, S.M., *et al.* (2009) Harmonizing the Metabolic Syndrome: A Joint Interim Statement of the International Diabetes Federation Task Force on Epidemiology and Prevention; National Heart, Lung, and Blood Institute; American Heart Association; World Heart Federation; International Atherosclerosis Society; and International Association for the Study of Obesity. *Circulation* **120,** 1640–1645.

Balkau, B., Mhamdi, L., Oppert, J.-M., *et al.* (2008) Physical activity and insulin sensitivity. *Diabetes* **57,** 2613–2618.

Barclay, A., Petocz, P., McMillan-Price, J., *et al.* (2008) Glycemic index, glycemic load and chronic disease risk – a meta-analysis of observational studies. *Am J Clin Nutr* **87,** 627–637.

Bergman, R.N., Zaccaro, D.J., Watanabe, R.M., *et al.* (2003) Minimal model-based insulin sensitivity has greater heritability and a different genetic basis than homeostasis model assessment or fasting insulin. *Diabetes* **52,** 2168–2174.

Boden, G. (2004) Free fatty acids as target for therapy. *Curr Opin Endocrinol Diabetes Obes* **11,** 258–263.

Boden, G., She, P., Mozzoli, M., *et al.* (2005) Free fatty acids produce insulin resistance and activate the proinflammatory nuclear factor-kappaB pathway in rat liver. *Diabetes* **54,** 3458–3465.

Bogardus, C. (1993) Insulin resistance in the pathogenesis of NIDDM in Pima Indians. *Diabetes Care* **16,** 228–231.

Borkman, M., Storlien, L., Pan, D., *et al.* (1993) The relationship between insulin sensitivity and the fatty acid composition of skeletal-muscle phospholipids. *N Engl J Med* **328,** 238–244.

Brownlee, I.A., Moore, C., Chatfield, M., *et al.* (2010) Markers of cardiovascular risk are not changed by increased whole-grain intake: the WHOLEheart study, a randomised, controlled dietary intervention. *Br J Nutr* **104,** 125–134.

Butte, N. (2000) Carbohydrate and lipid metabolism in pregnancy: normal compared with gestational diabetes mellitus. *Am J Clin Nutr* **71,** 1256S–1261S.

Buyken, A., Mitchell, P., Ceriello, A., *et al.* (2010) Optimal dietary approaches for prevention of type 2 diabetes: a lifecourse perspective. *Diabetologia* **53,** 406–418.

Cefalu, W.T. and Hu, F.B. (2004) Role of chromium in human health and in diabetes. *Diabetes Care* **27,** 2741–2751.

Chiu, K.C., Chu, A., Go, V.L.W., *et al.* (2004) Hypovitaminosis D is associated with insulin resistance and {beta} cell dysfunction. *Am J Clin Nutr* **79,** 820–825.

Cnop, M., Landchild, M.J., Vidal, J., *et al.* (2002) The concurrent accumulation of intra-abdominal and subcutaneous fat explains the association between insulin resistance and plasma leptin concentrations. *Diabetes* **51,** 1005–1015.

Daly, M.E., Vale, C., and Walker, M. (1997) Dietary carbohydrates and insulin sensitivity. *Am J Clin Nutr* **66,** 1072–1085.

DeFronzo, R.A., Bonadonna, R.C., and Ferrannini, E. (1992) Pathogenesis of NIDDM: a balanced overview. *Diabetes Care* **15,** 318–368.

Diabetes Prevention Program Research Group (2002) Reduction in the incidence of type 2 diabetes with lifestyle intervention or metformin. *N Engl J Med* **346,** 393–403.

Dickinson, S., Colagiuri, S., Faramus, E., *et al.* (2002) Postprandial hyperglycemia and insulin sensitivity differ among lean young adults of different ethnicities. *J Nutr* **132,** 2574–2579.

Draznin, B. (2008) Molecular mechanisms of insulin resistance. In P. Zeitler and K. Nadeau (eds), *Insulin Resistance. Childhood Precursors and Adult Disease*. Humana Press, Totowa, NJ, pp. 95–108.

Due, A., Larsen, T.M., Mu, H., *et al.* (2008) Comparison of 3 ad libitum diets for weight-loss maintenance, risk of cardiovascular disease, and diabetes: a 6-mo randomized, controlled trial. *Am J Clin Nutr* **88,** 1232–1241.

Facchini, F., Hua, N., Abbasi, F., *et al.* (2001) Insulin resistance as a predictor of age-related diseases. *J Clin Endocrinol Metab* **86,** 3574–3578.

Facchini, F.S., Humphreys, M.H., Donascimento, C.A., *et al.* (2000) Relation between insulin resistance and plasma concentrations of lipid hydroperoxides, carotenoids, and tocopherols. *Am J Clin Nutr* **72,** 776–779.

Ford, E., Giles, W., and Mokdad, A. (2004) Increasing prevalence of the metabolic syndrome among U.S. adults. *Diabetes Care* **27,** 2444–2449.

Garg, A. (1998) High-monounsaturated-fat diets for patients with diabetes mellitus: a meta-analysis. *Am J Clin Nutr* **67,** 577S–582S.

Garg, A., Bonanome, A., Grundy, S.M., *et al.* (1988) Comparison of a high-carbohydrate diet with a high-monounsaturated-fat diet in patients with non-insulin-dependent diabetes mellitus. *N Engl J Med* **319,** 829–834.

Goran, M. and Gower, B. (2001) Longitudinal study on pubertal insulin resistance. *Diabetes* **50,** 2444–-2450.

Hales, C.N. and Barker, D.J.P. (2001) The thrifty phenotype hypothesis. *Br Med Bull* **60,** 5–20.

Halton, T.L. and Hu, F.B. (2004) The effects of high protein diets on thermogenesis, satiety and weight loss: a critical review. *J Am Coll Nutr* **23,** 373–385.

Helmerhorst, H.J.F., Wijndaele, K., Brage, S.R., *et al.* (2009) Objectively measured sedentary time may predict insulin resistance independent of moderate- and vigorous-intensity physical activity. *Diabetes* **58,** 1776–1779.

Himsworth, H. (1936) Diabetes mellitus: its differentiation into insulin-sensitive and insulin-insensitive sub-types. *Lancet* **227,** 127–130.

Hoehn, K.L., Salmon, A.B., Hohnen-Behrens, C., *et al.* (2009) Insulin resistance is a cellular antioxidant defense mechanism. *Proc Natl Acad Sci USA* **106,** 17787–17792.

Holman, R.R., Cull, C.A., and Turner, R.C. (1999) A randomized double-blind trial of acarbose in type 2 diabetes shows improved glycemic control over 3 years (UKPDS 44). *Diabetes Care* **22,** 960–964.

Hovi, P., Andersson, S., Eriksson, J.G., *et al.* (2007) Glucose regulation in young adults with very low birth weight. *N Engl J Med* **356,** 2053–2063.

Huerta, M.G., Roemmich, J.N., Kington, M.L., *et al.* (2005) Magnesium deficiency is associated with insulin resistance in obese children. *Diabetes Care* **28,** 1175–1181.

Kiens, B. and Richter, E. (1996) Types of carbohydrate in an ordinary diet affect insulin action and muscle substrates in humans. *Am J Clin Nutr* **63,** 47–53.

Koivisto, V.A. and Yki-Jarvinen, H. (1993) Fructose and insulin sensitivity in patients with type 2 diabetes. *J Intern Med* **233,** 145–153.

Liese, A.D., Roach, A.K., Sparks, K.C., *et al.* (2003) Whole-grain intake and insulin sensitivity: the Insulin Resistance Atherosclerosis Study. *Am J Clin Nutr* **78,** 965–971.

Lillioja, S., Mott, D.M., Howard, B.V., *et al.* (1988) Impaired glucose tolerance as a disorder of insulin action. *N Engl J Med* **318,** 1217–1225.

Livesey, G., Taylor, R., Hulshof, T., *et al.* (2008) Glycemic response and health – a systematic review and meta-analysis: relations between dietary glycemic properties and health outcomes. *Am J Clin Nutr* **87,** 258S–268S.

Low, C., Wang, L., Goalstone, M., *et al.* (2004) Molecular mechanisms of insulin resistance that impact cardiovascular biology. *Diabetes* **53,** 2735–2740.

Lowell, B. and Shulman, G. (2005) Mitochondrial dysfunction and type 2 diabetes. *Science* **307,** 384–387.

Luo, Z.-C., Delvin, E., Fraser, W.D., *et al.* (2010) Maternal glucose tolerance in pregnancy affects fetal insulin sensitivity. *Diabetes Care* **33,** 2055–2061.

Marsh, K.A., Steinbeck, K.S., Atkinson, F.S., *et al.* (2010) Effect of a low glycemic index compared with a conventional healthy diet on polycystic ovary syndrome. *Am J Clin Nutr* **92,** 83–92.

Matthews, D.R., Hosker, J., Redenski, A., *et al.* (1985) Homeostasis model assessment: insulin resistance and beta-cell function from fasting plasma glucose and insulin concentrations in man. *Diabetologia* **28,** 412–419.

McKeown, N., Meigs, J., Liu, S., *et al.* (2004) Carbohydrate nutrition, insulin resistance, and the prevalence of the metabolic syndrome in the Framingham offspring cohort. *Diabetes Care* **27,** 538–546.

McMillen, I. and Robinson, J. (2005) Developmental origins of the metabolic syndrome: prediction, plasticity, and programming. *Physiol Rev* **85,** 571–633.

Mikhail, N. (2009) The metabolic syndrome: insulin resistance. *Curr Hypertens Rep* **11,** 156–158.

Osei, K. and Schuster, D.P. (1994) Ethnic differences in secretion, sensitivity, and hepatic extraction of insulin in black and white Americans. *Diabet Med* **11,** 755–762.

Pereira, M., Jacobs, D., Pins, J., *et al.* (2002) Effect of whole grains on insulin sensitivity in overweight hyperinsulinemic adults. *Am J Clin Nutr* **75,** 848–855.

Perez-Jimenez, F., Lopez-Miranda, J., Pinillos, M., *et al.* (2001) A Mediterranean and a high carbohydrate diet improve glucose metabolism in healthy young persons. *Diabetologia* **44,** 2038–2043.

Reaven, G.M. (1988) Banting Lecture 1988. Role of insulin resistance in human disease. *Diabetes* **37,** 1595–1607.

Rhodes, C.J. (2005) Type 2 diabetes – a matter of beta-cell life and death? *Science* **307,** 380–384.

Rizkalla, S., Taghrid, L., Laromiguiere, M., *et al.* (2004) Improved plasma glucose control, whole-body glucose utilization, and lipid profile on a low-glycemic index diet in type 2 diabetic men: a randomized controlled trial. *Diab Care* **27,** 1866–1872.

Rodriguez-Moran, M. and Guerrero-Romero, F. (2003) Oral magnesium supplementation improves insulin sensitivity and metabolic control in type 2 diabetic subjects. *Diabetes Care* **26,** 1147–1152.

Sanchez-Lugo, L., Mayer-Davis, E., Howard, G., *et al.* (1997) Insulin sensitivity and intake of vitamins E and C in African American, Hispanic, and non-Hispanic white men and women: the Insulin Resistance and Atherosclerosis Study (IRAS). *Am J Clin Nutr* **66,** 1224–1231.

Shai, I., Schwarzfuchs, D., Henkin, Y., *et al.* (2008) Weight loss with a low-carbohydrate, Mediterranean, or low-fat diet. *N Engl J Med* **359,** 229–241.

Sieri, S., Krogh, V., Berrino, F., *et al.* (2010) Dietary glycemic load and index and risk of coronary heart disease in a large Italian cohort: the EPICOR study. *Arch Intern Med* **170,** 640–647.

Simmons, R., Alberti, K., Gale, E., *et al.* (2010) The metabolic syndrome: useful concept or clinical tool? Report of a WHO Expert Consultation. *Diabetologia* **53,** 600–605.

Solomon, T.P., Haus, J.M., Kelly, K.R., *et al.* (2010) A low, glycemic index diet combined with exercise reduces insulin resistance, postprandial hyperinsulinemia, and glucose-dependent insulinotropic polypeptide responses in obese, prediabetic humans. *The Am J Clin Nutr* **92** (6), 1359–1368.

Thomas, D. and Elliott, E. (2009) Low glycaemic index, or low glycaemic load, diets for diabetes mellitus. *Cochrane Database Syst Rev* CD006296.

Thomas, D., Elliott, E., and Baur, L. (2007) Low glycaemic index or low glycaemic load diets for overweight and obesity. *Cochrane Database Syst Rev* CD005105.

Thorburn, A., Crapo, P., Griver, K., *et al.* (1988) Insulin action and triglyceride turnover after long-term fructose feeding in subjects with non-insulin dependent diabetes-mellitus (NIDDM). *FASEB J* **2,** A1201–A1201.

Tuomilehto, J., Lindstrom, J., Eriksson, J.G., *et al.* (2001) Prevention of type 2 diabetes mellitus by changes in lifestyle among subjects with impaired glucose tolerance. *N Engl J Med* **344,** 1343–1350.

Vernon, R. (1989) Endocrine control of metabolic adaptation during lactation. *Proc Nutr Soc* **48,** 23–32.

Vessby, B. (2000) Dietary fat and insulin action in humans. *Br J Nutr* **83,** S91–S96.

Vessby, B., Uusitupa, M., Hermansen, K., *et al.* (2001) Insulin sensitivity in healthy men and women: the Kanwu study. *Diabetologia* **44,** 312–319.

Wang, C.C.L., Goalstone, M.L., and Draznin, B. (2004) Molecular mechanisms of insulin resistance that impact cardiovascular biology. *Diabetes* **53,** 2735–2740.

Wei, J.-N., Sung, F.-C., Li, C.-Y., *et al.* (2003) Low birth weight and high birth weight infants are both at an increased risk to have type 2 diabetes among schoolchildren in Taiwan. *Diabetes Care* **26,** 343–348.

Yatabe, M.S., Yatabe, J., Yoneda, M., *et al.* (2010) Salt sensitivity is associated with insulin resistance, sympathetic overactivity, and decreased suppression of circulating renin activity in lean patients with essential hypertension. *Am J Clin Nutr* **92,** 77–82.

48

動脈硬化性心血管疾患

Simone D. Holligan, Claire E. Berryman, Li Wang, Michael R. Flock, Kristina A. Harris, and Penny M. Kris-Etherton

要　約

動脈硬化性心血管疾患（CVD）は，慢性的な炎症反応によって始まり，遺伝的体質，食生活や生活習慣などの発症や進行を促進する因子によって慢性疾患に発展する。変容可能なCVDの危険因子として，過体重/肥満，高コレステロール，高LDL，高中性脂肪，低HDL，高血糖，運動不足，喫煙，ストレス，不健康な食生活があげられる。本章では，CVDリスクに関する主要栄養素や特定のビタミン，ミネラル，抗酸化物質の効果について概説する。さまざまな栄養素の組合わせはCVDの危険因子を著しく低下させる。さらに，食生活の改善はCVDリスクを40%も低下させることが示されている。CVDリスクの低下を目的とした食物ベースの食事ガイドラインが，さまざまな国や国際的な保健機関から示されている。また，肥満や糖尿病のような合併症の管理への取組みも疾病リスクに大きく影響する。生活習慣病の蔓延を抑制するための国民を対象とした戦略の必要性を簡単に述べる。

はじめに

動脈硬化性心血管疾患（cardiovascular disease：CVD）は主要な死亡原因であり，世界中の全死因の1/3を占め，疾病負荷や死亡率の85%は低・中所得の国々が占めている（WHO, 2004a）。CVDは遺伝的体質，食生活，生活習慣などが発症や進行に関与している多因子性の慢性疾患である。“Atherosclerosis（アテローム性動脈硬化）”という言葉は，ギリシャ語の“athere（薄い粥）”と“skleros（硬い）”を組み合わせた用語で，ドイツの医師Felix Marchandが1904年の第21回内科学総会で発表した論文のなかで初めて用いられた。その後1世紀以上を経て，この用語は血流の閉塞の原因となる動脈中のろう状のプラークの凝集を意味するものとして用いられている。アテローム性動脈硬化は，動脈壁の変性リポタンパク質，単球由来のマクロファージとTリンパ球の相互作用（Glass and Witztum, 2001）によって生じる不適応な慢性的炎症反応である（Moore and Tabas, 2011）。破裂あるいは浸食したアテローム動脈硬化性プラークに反応して形成された血栓はCVDの進展につながり，心筋梗塞や脳卒中を招く可能性がある（Naghavi *et al*., 2003 a, b；Spagnoli *et al*., 2004）。

CVDの発症・進展・好転に対する栄養の役割は確立されており，心臓によい食事はCVDの予防や治療において昔から注目されてきた。われわれの知識ベースが広がるにつれて，重要な危険因子をターゲットにした数多くの方法によって栄養がCVDに影響を及ぼすことが明らかになってきた。さらに，食事のCVDに対する影響に関するメカニズムの解明にはめざましいものがあるが，いまだに解明しなければならない多くの未研究分野が残っている。加えて，栄養と生活習慣の変化との組合わせは有益であることがわかっている。本章では，これまでにわかっているCVDの予防と治療における栄養が果たす役割に関する知見の総括およびCVDのリスクを減らすために推奨されている生活習慣を概説する。

動脈硬化性心血管疾患（CVD）の病態生理学

動脈硬化性疾患の進展

CVDは，内皮障害や循環血中脂質によって仲介される慢性的な炎症疾患である。高コレステロール値は，動脈硬化（アテローム動脈硬化性プラーク）の発生要因である（Glass and Witztum, 2001）。低密度リポタンパク質（low-density lipoprotein：LDL）の修飾（特に酸化による修飾）は，動脈硬化の発生に大きく寄与する。抗酸化物質，脂肪酸組成，粒子径（小型かつ高密度のLDLはより酸化しやすい）などの内性因子や，周囲のpH，局所的な抗酸化物質濃度や遷移金属の存在などの外的因子は，LDLの酸化に対する感受性を高める（Young and McEneny, 2001）。LDL修飾はスカベンジャー受容体によってその細胞取込みを可能にし，結果的に動脈硬化の発生を生じさせる。LDL酸化は，15-リポキシゲナーゼ，ミエロペルオキシダーゼや一酸化窒素合成酵素（NOS）（Glass and Witztum, 2001；Yoshida and Kisugi, 2010）によって一部仲介される。酸化LDL（OxLDL）はアテローム惹起性があり，循環血液中の単球に対する直接的あるいは間接的な化学誘引物質である（Quinn *et al*., 1987）。間接的な影響は，内皮からの単球走化性タンパク質（MCP-1）の放出によって生じる（Cushing *et al*., 1990）。OxLDLは，内在マクロファージの働きを抑制し（Quinn *et al*., 1987），内皮細胞からのマクロファージコロニー刺激因子の放出を介して単球の組織マクロファージへの分化を促進する（Rajavashisth *et al*., 1990）。そして，Tリンパ球の化学誘引物質でもあり（McMurray *et al*., 1993），ナイーブ型Tリンパ球と異なり（Palinski *et al*., 1989）免疫原性でもあり，内皮細胞などのいくつかの細胞に対して細胞毒性を有し（Hessler *et al*., 1983），内皮の統合性の喪失を助長する（Young and McEneny, 2001）。また，OxLDLは，マクロファージからのインターロイキン-1βの放出を刺激し（Thomas *et al*., 1994），腫瘍壊死因子の表出の抑制（Hamilton *et al*., 1990），内皮細胞依存の動脈拡張の抑制（Ohgushi *et al*., 1993）やプラークの不安定性を促進するマトリックス消化酵素を活性化する（Xu *et al*., 1999）。

内皮障害

図48.1は動脈のプラーク蓄積の開始を示している。アテローム動脈硬化性プラークや血栓症への進行の間に，いくつかのイベントが起こる。内皮は分岐，逆流，動脈硬化を助長する低く振動するせん断応力（シェアストレス）などのさまざまな血行動態に対して敏感に反応する（Cunningham and Gotlieb, 2005）。影響を受けやすい血管は，漏出し，活性化した，機能不全の内皮細胞から成る損傷しやすい領域を含み（Davies *et al*., 1988），そこは動脈硬化障害を生じる可能性がある。内皮が消失したり，剥離した領域は，内皮細胞の喪失の結果として，表面に血小板が接着する場合としない場合があるが，いずれにせよむき出しの内皮細胞下組織となる（Davies *et al*., 1988）。リポタンパク質粒子（すなわちLDL）や他の血漿分子は，障害を受けた内皮を通過して，内膜または内皮細胞下のスペースに入る（Falk, 2006）。内膜内でリポタンパク質は隔離・修飾され，それによって走化性，炎症誘発性，細胞傷害性，動脈硬化促進などを生じ，動脈硬化の最初のステップが開始される。

炎症反応

内皮は，いくつかの動脈硬化や循環のなかでみられる炎症性粒子によって活性化される（Falk, 2006）（図48.1b）。次に，内皮は細胞接着因子-1（VCAM-1）のようなさまざまな細胞接着分子の発現を増加させる。そして，それらは単球やTリンパ球を動員する。また，他の分子は，アテローム動脈硬化性障害に対する細胞間接着分子（ICAM-1），EセレクチンやPセレクチンなどの血液感染性細胞の動員に関与する（Libby, 2002；Hansson, 2005）。内皮への接着後，１つ以上の走化性サイトカインを介したトランス内皮遊走が続く（Falk, 2006）。OxLDLやMCP-1は最も有力なアテローム動脈硬化の化学誘引物質である（Libby, 2002）。内膜において，単球はマクロファージに分化し，スカベンジャー受容体を介した動脈硬化性リポタンパク質のエンドサイトーシスが行われ，泡沫細胞になる。これらのスカベンジャー受容体は，それらの発現がコレステロール蓄積の増加でダウンレギュレーションされない点で，本来のLDL受容体とは異なる（Falk, 2006）。豊富な動脈硬化性リポタンパク質において，活性化したマクロファージや泡沫細胞は，アポトーシスまたはネクローシスどちらかによる細胞死に至るまで細胞内取込みを行う。泡沫細胞の死は，アテローム動脈硬化性プラーク内に，軟らかく不安定な，脂質に富むコアを形成する（Falk, 2006）。低LDLかつ高HDL血症の状況下では，細胞中のコレステロールからの細胞外のHDLへの膜輸送を介する流出によって，泡沫細胞は縮小する（Glass and Witztum, 2001；Lewis and Rader, 2005）。これが，コレステロールの逆輸送（reverse cholesterol transporters：RCT）の最初の段階である。このプロセスは，末梢コレステロールの輸送に関連して，Glomsetによって1968年に初めて報告された（Cuchel and Rader, 2006）。HDLによってRCTが仲介され保護的な効果を持つために（Burgess *et al*., 2006），アテローム性動脈硬化のリスクとHDLレベルとの間には負の関連があり，中等度～高レベルのHDLは心血管保護的であることがわかっている（Tall *et al*., 2000）。このプロセスのなかで，HDL粒子はマクロファージから遊離コレステロールを取り除いたり，これらを胆汁中に排出するために肝臓へ運搬したりしている（Burgess *et al*., 2006）。HDLを介したRCTは組織コレステロールレベルの低下に寄与していることから，RCT増加が動脈硬化改善を刺激し，アテローム動脈硬化性プラークの進展のリスクを減少させる。

脂肪線条とプラーク形成

動脈硬化の進展は，図48.1(c) にみられるような脂肪

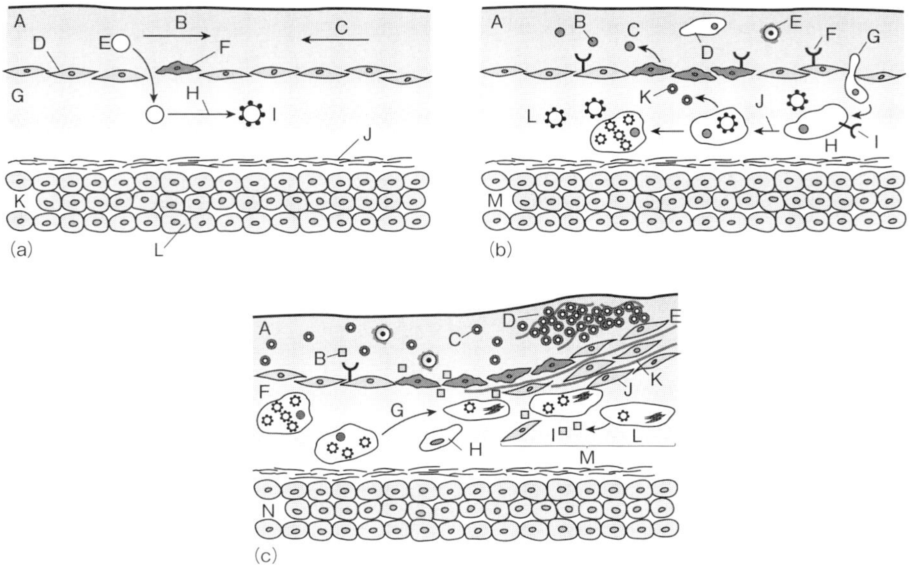

図48. 1

a：**内皮障害**　内皮はせん断応力やさまざまな血行動態に対して敏感である。影響を受けやすい内皮の領域は漏出し，活性化した，機能不全に陥った領域を含む。リポタンパク質粒子は，不完全な内皮を通って内膜または内皮細胞下スペースに浸出する。内膜内でリポタンパク質は停留し，酸化される。酸化は15–リポキシゲナーゼ，ミエロペルオキシダーゼや一酸化窒素合成酵素によって生じる。OxLDLは強い走化性・細胞毒性・炎症性・動脈硬化促進作用を有している。A：血管内腔，B：血流，C：逆流，D：内皮細胞，E：LDL粒子，F：機能不全内皮細胞，G：内膜，H：15–リポキシゲナーゼ，ミエロペルオキシダーゼ，一酸化窒素合成酵素，I：OxLDL，J：内弾性板，K：中膜，L：平滑筋細胞。

b：**炎症反応**　活性化内皮は単球やTリンパ球の動員を可能にするために，血管細胞接着分子（VCAM–1）の発現や単球走化性タンパク質（MCP–1）の放出を増加させる。内皮への接着後，内膜へのトランス内皮流入が続く。OxLDLとMCP–1は，最も有力なアテローム動脈硬化性化学誘導物質である。内膜内の単球はマクロファージに分化して，スカベンジャー受容体を介して酸化LDLを取り込む。これらLDLを含んだマクロファージは，さらにインターロイキン1βとして知られている炎症誘発性サイトカインを放出して，後に泡沫細胞に発達する。泡沫細胞は，いくつかの脂肪を含む空胞存在のため外見上は白い。A：血管内腔，B：MCP–1，C：MCP–1放出，D：単球，E：Tリンパ球，F：VCAM–1，G：単球浸潤，H：マクロファージ，I：スカベンジャー受容体，J：受容体を介したエンドサイトーシス，K：インターロイキン1β，L：OxLDL，M：内膜。

c：**脂肪線条の進行と血栓症**　泡沫細胞はアポトーシス，ネクローシスのどちらの場合でも細胞死にまで貪食作用を示す。泡沫細胞の死後は軟らかく不安定な脂質に富むコアを作り，組織因子やタンパク質分解酵素であるさまざまなマトリックスタンパク質分解酵素を放出する。平滑筋細胞は脂肪に富むコアあるいは脂肪線条を安定化するため，コラーゲンの豊富なマトリックスを形成するために遊走し損傷に対処する。血流への組織因子の放出は，ダメージを受けた内皮や脂肪線条の上にフィブリンが豊富な蓋を形成するために，血小板や凝固因子の急速な動員を行って凝固を開始する。この線維増殖過程は，最終的に動脈血管内腔の血流途絶により血栓症につながる。A：血管内腔，B：組織因子，C：血小板，D：凝集，E：フィブリン，F：内膜，G：ネクローシスあるいはアポトーシス，H：遊走した平滑筋細胞，I：組織因子，J：平滑筋細胞，K：コラーゲン，L：壊死性泡沫細胞，M：脂肪線条，N：中膜。

線条として知られている泡沫細胞障害の進行の結果として生じる（Falk, 2006）。これは，内膜の平滑筋細胞によって仲介される線維増殖反応を伴う（Falk, 2006）。平滑筋細胞は，アテローム動脈硬化性プラークを安定化させるコラーゲン豊富なマトリックスを産生する。さらに進行すると，内皮，マクロファージ，平滑筋細胞はアポトーシスまたはネクローシスによって死に至る。それは，泡沫細胞や平滑筋細胞の破綻であり，もろい線維で覆われた不安定な脂質に富むコアの発現につながる（Geng and Libby, 2002）。泡沫細胞の破綻は，組織因子が放出され，マトリックスメタロプロテアーゼなどいくつかのマトリックス分解（タンパク質分解）酵素が発現される点で有害である。そして，これらはさらにプラークを不安定にして血栓形成を誘発する（Libby, 2002）。比較的大きな粥状動脈硬化性プラークは，線維性被膜の欠陥や隙間が生じることで，その脂質に富むコアと循環血液の間の境界の喪失に至り，プラークが破裂する（Schaar *et al*., 2004）。これは，プラーク破裂によって始まる一連のイベントをもたらし，続いて破裂したプラーク上のむき出しになった内皮細胞下組織とフィブリン形成に血小板凝集が起こる。血小板凝集の急速な開始は血流を減少させる閉塞をもたらす（Falk, 2006）。プラーク破裂は，世界中の冠動脈血栓症に起因するすべての致死性心臓発作の約76％の原因である（Falk *et al*., 2004）。

虚血性心疾患，脳卒中および末梢血管疾患

CVDは，「心臓と関連する血管におけるさまざまな疾患」と定義され，虚血性心疾患，脳卒中，および末梢血管疾患など多様な疾患が含まれる。

虚血性心疾患（coronary heart disease：CHD），または冠動脈疾患（coronary artery disease：CAD）は，心臓の酸素や必要な栄養を供給している冠動脈の疾患である（Morrow and Gersh, 2007）。これらの動脈は，コレステロールの沈着（すなわちプラーク）が動脈内で増大するとき狭窄の危険性が高い。明らかに狭窄した冠動脈によって心臓の血液供給は著しく減少し，結果的に痛みや狭心症を発症する。プラークが破裂すると血栓（凝血）が生じ，動脈を塞ぐ可能性がある。そして，それによって血流が減少し，しばしば心筋梗塞や脳卒中を誘発する。また，心臓への血流の停止は影響を受けた筋肉が死ぬ原因にもなるため，心臓の機能低下にもつながる。

脳血管発作としても知られている脳卒中はもうひとつの心血管疾患で，大きく2種類の病型が存在する。脳梗塞は，脳に達する動脈内の血流をプラークがブロックすることで生じる。一方，脳出血は血管の破裂によって起こり，周囲の組織内への制御不能の出血が特徴である。全世界の症例の約80％が脳梗塞，約20％が脳出血である（World Health Organization, 2004b）。数秒の血流の停止が脳内の細胞への酸素の欠乏につながり，細胞死や永続的脳障害を引き起こす。

末梢血管疾患は，脳や心臓外の血管の疾患である（World Health Organization, 2004b）。炎症，組織障害やプラーク蓄積は，末梢（例えば，腕，脚，胃，腎臓など）に達する血管の狭窄を引き起こし，これらの臓器や組織にダメージを与えることになる。

動脈硬化の危険因子

動脈硬化は血中の脂質やリポタンパク質値の異常，高血圧，喫煙，その他の危険因子などによって影響を受ける（Glass and Witztum, 2001）。心血管イベントの約20〜25％が1つの主要なCVD危険因子を持つ患者において生じ，その1／2を高LDL-C血症が占める（Ridker *et al*., 2004）。推奨される栄養素や医学的介入は，変容可能な危険因子をターゲットとし，動脈硬化やCVDの進展を顕著に低下させる。これらの変容可能・変容不可能な危険因子については，表48.1に示した（Glass and Witztum, 2001；Sacco, 2011）。

メタボリックシンドローム（MetS）と診断された人は，CVDを発症する可能性が高い。MetSの人はまたインスリン抵抗症候群とも呼ばれ，国際糖尿病連合の分類（IDF, 2006）では，「中心性肥満（ヨーロッパ人の男性でウエスト周囲長が94cm以上，女性では80cm以上）を有し，かつ表48.2の左欄に示されている4つの基準のうち2つに該当する者」と定義されている。国際保健機関（WHO）では，表48.2に示されている基準のうち少なくとも2つ以上の該当に加えて，インスリン高値，空腹時高血糖あるいは糖負荷試験後の高血糖のいずれかを有する者をMetSと分類している。アメリカ心臓協会（AHA）とアメリカ保健福祉省心臓，肺，血液研究所（NHLBI）は，表48.2の右欄に示されているような項目のうち，3つ以上に該当する者をMetSに分類している（Grundy *et al*., 2005）。

高LDL-Cは，高コレステロール血症と同様に，動脈硬化の強力な危険因子である（Glass and Witztum, 2001）。一方，動脈硬化のリスクはHDLレベルと負の関連を示す（Tall *et al*., 2000）。この保護的効果は，コレステロール逆輸送の仲介によるものである（Burgess *et al*., 2006）。喫煙は，動脈硬化の主要な危険因子である。主なメカニズムとして，内皮機能障害，炎症，好ましくない脂質状態への関与があげられる（CDC, 2010）。喫煙は，中性脂肪の増加やHDL-Cの減少と関連がある。動脈硬化の他の主要な危険因子としては高血圧があり，せん断応力と動脈壁の微小な裂け目を介して内皮に障害を引き起こす（AHA, 2011）。体重，血糖，運動不足や食事などの他の危険因子も動脈硬化の進行に大きな役割を果たしている。慢性の炎症状態は，抗炎症性サイトカインの減少に加え，高C反応性タンパク質（CRP）や他の炎症促進性サイトカインの増加として現れ，動脈硬化性プラークの進展を促すことがわかっている（Falk, 2006）。これらの危険因子をターゲットとすることは，冠動脈疾患のリスクの低下において重要である。表48.3にCADの患者の死亡リスクに対するライフスタイルや食事の変容の効果を示す。死亡リスクの低下に関する有益な影響は，食事の変化の組合わせ（－45％），最大酸素摂取量（VO_2 max）40〜60％の適度な強度な運動を少なくとも1日30分間以上で，かつ少なくとも週5日以上取り入れること（－25％），女性では1日2 drinks（1 drinkは日本酒換算で0.5合に相当），男性では1日3 drinksの適度な量のアルコール摂取（－20％），禁煙（－45％）により一般集団においても期待される（Iestra *et al*., 2005）。前述の食事の変容の組合わせには，次の要因のうち2つ以上を含む：飽和脂肪酸やトランス脂肪酸摂取の制限（≤10％E），脂肪分の多い魚の摂取（1〜2ポーション／週），日常的な果物や野菜の摂取（>400g／日），食物繊維を含む穀物製品，豆類やナッツ類の十分な摂取（≥3U／日）と減塩（≤2,400mg／日）。

表48.1　動脈硬化の変容可能・変容不可能な危険因子

変容不可能	変容可能	目標値
年齢 性 家族歴/遺伝 人種/民族	体重	BMI：18.5～24.9kg/m^2
	脂質状態	総コレステロール：＜200mg/dL（5.2mmol/L） LDL-C[a]： 超高リスク者，管理目標：＜70mg/dL（1.8mmol/L） 高リスク者，管理目標：＜100mg/dL（2.6mmol/L） 　選択的目標：＜70mg/dL（1.8mmol/L） 中等度リスク者，管理目標：＜130mg/dL（3.4mmol/L） 　選択的目標：＜100mg/dL（2.6mmol/L） HDL-C： 男性：≥40mg/dL（1.0mmol/L） 女性：≥50mg/dL（1.3mmol/L） 中性脂肪：＜150mg/dL（1.7mmol/L）
	血圧	収縮期血圧：＜120mmHg 拡張期血圧：＜80mmHg
	血糖管理	空腹時血糖：＜100mg/dL（5.6mmol/L）
	身体活動	1週間当たり150分の適度な運動あるいは75分の強度な運動
	喫煙	禁煙
	食事	健康的な食事の摂取
	ストレス	できる限りストレスを少なく保つ

[a]：LDL目標値は，アメリカの国家コレステロール教育プログラム（The National Cholesterol Education Program：NCEP）の成人治療指針III（Adult Treatment Panel III：ATP III）による推奨（Grundy *et al*., 2004）。超高リスク者は確実なDHD患者でかつ糖尿病，メタボリックシンドローム，あるいはその他CVDの危険因子のコントロールが不良の者。ハイリスク者は確実なDHD患者，糖尿病，あるいは10年以内にCHDを発症するリスクが20%以上のCVDの危険因子を2つ以上有する者。中等度のリスク者は10年間でCHDを発症するリスクが10～20%で，CHDの危険因子を2つ以上有する者。

表48.2　メタボリックシンドロームの診断基準

国際糖尿病連合（IDF）	世界保健機関（WHO）	アメリカ心臓協会および アメリカ国立心肺血液研究所
腹囲（必須項目）： 　男性≥94cm，女性≥80cm[a]でかつ下記のうち2項目以上に該当する者	腹囲： 　男性≥94cm（37インチ） 　女性ウエストヒップ比＞0.9 　BMI≥30g/m^2	腹囲： 　男性≥40インチ 　女性≥35インチ
血圧値≥130/85mmHgまたは高血圧治療中	血圧値≥140/90mmHg	血圧値≥130/85mmHg
中性脂肪（TG）≥150mg/dL（1.7mmol/L）または脂質異常（高TG）治療中	中性脂肪≥150mg/dL	中性脂肪≥150mg/dL
HDL-C 　男性＜40mg/dL（1.03mmol/L） 　女性＜50mg/dL（1.29mmol/L） 　または脂質異常（低HDL）治療中	HDL-C：＜35mg/dL	HDL-C： 　男性＜40mg/dL 　女性＜50mg/dL
空腹時血漿血糖値≥100mg/dL（5.6mmol/L）または糖尿病の診断あり	空腹時血糖値≥100mg/dL	空腹時血糖値≥100mg/dL

[a]：他の人種での腹囲に関する特定の値が設定されている。

表48. 3 CAD患者の死亡リスクについての食事と生活習慣への介入の効果：前向きコホート研究と無作為化比較試験からのエビデンス

介入	CAD 患者の死亡リスク低下
食事の変容の組合わせ [a]	45%
中等度の運動 [b]	25%
節酒 [c]	20%
禁煙	45%

[a]：以下の食事の２つ以上の組合わせ：飽和脂肪摂取（≤10%E）とトランス脂肪酸（≤１%E）の制限，日常的な魚の摂取（脂の多い魚を１～２ポーション/週），日常的な果物と野菜の摂取（≥400g/日），食物繊維を含む穀物製品や豆やナッツ類の十分な摂取（≥３U/日），減塩（≤2,400mg/日）

[b]：少なくとも30分以上でかつ少なくとも毎週５日以上の中等度の運動（最大酸素摂取量の40～60%）

[c]：女性は２drinks/日まで，男性は３drinks/日まで（Iestra *et al*., 2005より引用）。

科学的根拠（エビデンス）の強さの検証

CVD リスク要因へのさまざまな栄養素の影響に関しては，CVD を減らすメカニズムに関するエビデンスが総説されてきただけでなく，広範な一次調査が実施されてきた。専門委員会は，国家としての公衆衛生学的提言を成すため，これらの研究成果を検証した。表48. 4は，アメリカ人のための食事ガイドライン2010において専門委員会が用いたエビデンスの強さの評価基準である。この評価基準は主要栄養素，ナトリウム，カリウムにのみ用いられたが，医学研究所やアメリカ心臓協会から得られたマグネシウム，ビタミンＢ群，ビタミンＤ，抗酸化ビタミンＣ，Ｅの科学的根拠の評価にも適用できると考えられる。

動脈硬化における主要栄養素の役割

食事パターンによる主要栄養素構成は血中脂質やリポタンパク質，そしてCVD のリスクに影響する。多くの研究者が解明しようとしている主要な疑問点は，飽和脂肪酸によるエネルギー摂取をどの主要栄養素で置き換えるべきかについてである。Mensink ら（2003）は60の臨床試験のメタアナリシスの結果から，炭水化物（CHO）に比べ飽和脂肪酸（SFA）はLDL-CやHDL-Cを増加させることを見いだした。１価不飽和脂肪酸（MUFA）は HDL-C レベルの増加と関連する一方，CHO よりも LDL-C の減少と有意に関連している。多価不飽和脂肪酸（PUFA）はLDL-C を大きく減少させ，さらにわずかではあるが有意に HDL-C を増加させる。SFA を CHO で置き換えても総コレステロール：HDL コレステロール（TC：HDL-C）比は変化しなかったが，SFA を MUFA や PUFA で置き換えた際には減少した。それとは対照的にトランス脂肪酸（TFA）は炭水化物と比較し HDL-C を増加させなかったが，LDL-C を大きく増加させ，結果的に TC：HDL-C 比に悪影響を及ぼした。最終的に，炭水化物をどのタイプの脂肪酸で置き換えても，中性脂肪（TG）の低下につながった。さらなる食事要因として，n-3 系，n-6 系脂肪酸，グリセミックインデックス，食物繊維含有量，タンパク質の摂取量なども，後の項で述べる通り，さまざまなメカニズムを介して CVD リスクに影響を及ぼした。

飽和脂肪酸（SFA）

食事中 SFA の増加は CVD リスクの増加と総コレステロールおよび LDL-C の増加に強く関連するという強いエビデンスが示されている（DGAC, 2010b）。したがって，LDL-C 低下のための食事療法には，SFA 摂取を減らすことが最も重要となる（Lichtenstein *et al*., 2006a）。回帰分析の結果によると，食事摂取エネルギー中の SFA の割合が１%増加すると LDL-C は0. 033～0. 045mmol/L,HDL-C は0. 011～0. 013mmol/L 増加することが示されている（Mensink and Katan 1992；Hegsted *et al*., 1993；Clarke *et al*., 1997）。無作為化比較試験のメタアナリシスの結果によると，ステアリン酸（18：０）を除く長鎖飽和脂肪酸は炭水化物と比較し LDL-C と HDL-C を増加させる（Mensink *et al*., 2003）。ステアリン酸は他の長鎖 SFA と比べ LDL-C を増加させないため，血中コレステロールを増加させる脂肪酸のカテゴリーには含まれない（DGAC, 2010a）。そのため，固形脂肪の原料として用いられてきた高ステアリン酸の植物性油は，固形脂肪（動物性油脂）の健康的な代替品とみなされている（Hunter *et al*., 2010）。

食事性 SFA の選択的減少は，ある種の主要栄養素の増加に関連している。SFA と置き換えられた栄養素はそれぞれ血中脂質への影響が異なり，結果として動脈硬化や CVD のリスクに影響する。SFA の不飽和脂肪酸による置き換えが血中脂質を改善し，CVD リスクを低下させることが臨床的エビデンスとして確立している。PUFA（Chung *et al*., 2004；Lichtenstein *et al*., 2006b；Kralova Lesna *et al*., 2008）や MUFA（Yu-Poth *et al*., 2000；Lichtenstein *et al*., 2006b；Berglund *et al*., 2007）を SFA と置き換えると LDL-C が低下する。SFA を炭水化物で置き換えた場合も LDL-C は低下する。しかしながら PUFA や MUFA で置き換えた場合と比べると TG は増加し，HDL-Cは低下する（Mensink *et al*., 2003；Berblund *et al*., 2007）。また，SFA と置き換える炭水化物の種類は，全般的な CVD リスクに寄与する。例えば SFA を精製糖質で置き換えた場合，LDL-C 総量をわずかに減少できるかもしれないが，CVD リスクのもうひとつの危険因子である小さな LDL 粒子の数を増加させるかもしれない（Mensink *et al*., 2003；Krauss *et al*.,

表48. 4　科学的根拠（エビデンス）評価のガイドライン

判定要素	強い	中等度	限界あり	専門家の見解のみ	科学的根拠に値しない
質： 科学的厳密性と妥当性 研究デザインと実施	研究デザインが厳密で方法論として懸念が少ない デザインの欠陥やバイアス，遂行上の問題がない	方法論に少し懸念がある あるいは課題に対しデザインが厳密でない	課題の検討にはデザインが甘い研究またはデザインの欠陥やバイアスや遂行上の問題のために結論に達しない結果	評価できる研究がない 日常業務，臨床経験，専門家の意見，基礎研究からの推測などから得られた結論	課題に関連する研究がない
一致性： 各研究結果が一致している	効果サイズや関連性の強さにおいて結果の方向性が一致している	厳密なデザインの研究結果が一致しない，またはデザインの厳密でない研究間で概ね結果が一致している	研究間の結果の不一致が説明できない，あるいは一研究のみで他の研究により検証されていない	栄養や医学の知識のある解説者から得られただけである結論	評価できない
量： 研究の数と研究参加者人数	さまざまな集団を対象としている研究か，複数の質の高い研究である 研究対象者の人数が多い 否定的な結果の研究は適切な統計学的検出力のために十分な対象者人数がある。	独立した研究者による数々の研究がある タイプⅠとⅢのエラーを避けるためのサンプルサイズは適切か疑いがある	研究の数に限りがある 研究参加者人数が少なくかつ/あるいは研究内でサンプルサイズが適切でない	公表された調査研究による裏づけがない	関連する研究が行われていない
影響： 研究されたアウトカムの重要性 効果サイズ	アウトカムは課題に直接関係する 臨床的に意義がある効果サイズ 統計的に有意差が大きい	統計的にあるいは臨床的に影響が有意なものか少し疑いがある	アウトカムは，関心の対象となっている本来のアウトカムの仲介あるいは代用の指標	客観的なデータがない	将来の研究が向かうべき方向を示す
一般化： 目的の集団に一般化できるか	疑いなく介入法やアウトカムの一般化が可能な研究対象者	一般化には少し疑いがある	介入やアウトカムは，研究対象者が限られているため一般化には大きな疑いがある	範囲の拡大には限りがある	評価できない

2006；Siri-Tarino *et al*., 2010)。小さく，高密度なLDL粒子は血管内皮によく侵入するため，泡沫細胞の形成につながり，より粥腫形成につながりやすい(Gardner *et al*., 1996；Stampfer *et al*., 1996；Lamarche *et al*., 1997)。

既出の疫学的知見では，SFAと血中脂質およびリポタンパク質の値には負の関連があることを示してきた(Skeaff and Miller, 2009)。SFAは異なる集団においてCVD罹患だけでなく総コレステロールとも正の相関を示した(Posner *et al*., 1991；Hu *et al*., 1997)。しかしながら，最近の疫学研究では，過去の研究と異なり，SFAはCVDリスクと関連しないことを示している。SkeaffとMiller (2009) は前向きコホート研究の結果から，脂肪酸とCVDリスクの関連についてメタアナリシスを行った。SFAはCHDイベント(RR 0.93 [95%CI：0.83–1.05]) とも死亡 (RR 1.14 [95%CI：0.82–1.60]) とも有意な関連はなかった。しかしながら，このなかで著者らは解析に用いた研究は不十分で信頼性が低いと記述している。解析に用いた研究の多くは食事摂取情報を，長期間の個人の食習慣の評価には適さないといわれている24時間思い出し法で聴取している（Beaton *et al*., 1979）。近年の Siri-Tarino ら（2010）による前向きコホート研究のメタアナリシスでも，SFA は，CHD と有意な関連はなかった（RR 1.07［95％CI：0.96–1.19］）。この解析に含まれた16研究のうち 6 研究のみが，CHD と正の関連を示した。ただし，著者らは CHD イベントのタイプや致死性か否かで分類した分析は行わなかった。Skeaff と Miller（2009）のメタアナリシスと同じように，解析に含まれた半分以上は24時間思い出し法や，限界のある食事調査法を実施していた。長期間の食習慣の聴取に24時間思い出し法を用いることは，回帰希釈バイアス（regression dilution bias）により関連性が弱まることになり，結果の信頼性に疑いが生じるであろう（Katan *et al*., 2010）。

Jakobsen ら（2009）は欧米の前向きコホート研究のプールドアナリシスを行い，SFA の PUFA への置換は CHD イベント（HR 0.87［CI：0.77–0.97］）および CHD 死亡（HR 0.74［95％CI：0.61–0.89］）のリスク低下と関連することを報告している。一方で，SFA の MUFA や炭水化物への置換は CHD イベントのリスク増加（MUFA：HR 1.19［CI：1.00–1.42］，炭水化物：HR 1.07［CI：1.01–1.14］）と関連したが，CHD 死亡との関連はなかった。これらの結果は，CHD リスクを低下させるためには，MUFA や炭水化物よりも，PUFA により SFA を置き換えることが望ましいことを示している。著者らは，炭水化物に関しては，CHD リスクと関連するグリセミックインデックス（GI）を考慮しなかったことを指摘している（Jakobsen *et al*., 2009）。また，食事中 TFA の調整が不完全であり，実際，MUFA のハザード比算出には影響を除外しきれていない可能性がある。対照的に，Mente ら（2009）は前向きコホート研究データの集積により，MUFA と CHD リスクの負の関連（RR 0.80［CI：0.67–0.930］）および TFA と CHD リスクとの正の関連（RR 1.32［95％CI：1.16–1.48］）についての強いエビデンスを得た。彼らは同時に SFAs と CHD との有意な関連は認められなかった（RR 1.06［CI：0.96–1.15］）とも報告したが，他の近年の研究と異なり，PUFA の関連もみられなかった（RR 1.02［CI：0.81–1.23］）。

近年の疫学研究の結果の不一致は，まさに食事性 SFA の摂取状況の取得方法の違いによるものであると考えられる。疫学エビデンスがなぜ臨床試験と一致しないのかを調べるために，臨床疫学研究をさらに行うべきであろう。それでもなお，SFA の摂取と循環器疾患リスクの増加との関連は強い臨床的エビデンスであるといえる。

1 価不飽和脂肪酸

食事性 SFA の MUFA による置き換えと血中脂質の改善に関しては，強いエビデンスが示されている（DGAC, 2010b）。臨床研究では，SFA の MUFA による置き換えにおける LDL–C の低下が報告されている（Yu-Poth *et al*., 2000；Lichtenstein *et al*., 2006b；Berglund *et al*., 2007）。SFA を MUFA で置き換えた場合，PUFA や炭水化物と比べ，HDL–C の低下は少ないかほとんど変化がない（Rudel *et al*., 1998；Mensink *et al*., 2003）。MUFA も炭水化物も SFA との置き換えにより LDL–C を低下させるが，MUFA は炭水化物と比べ HDL–C を増加，総コレステロール：HDL–C 比を低下させ，そしてアポリポタンパク質 B（apoB）レベルを低下させる可能性がある。apoB の大部分は LDL–C に存在する（Garg, 1998；Mensink *et al*., 2003）。MUFA の高い食事は，PUFA の高い食事と比べ，より LDL 酸化を防ぐことも示唆されている（Garg, 1998）。MUFA は PUFA と比べ酸化しにくいため，血液循環において過酸化脂質をあまり形成しない（Ashton *et al*., 2001；Hargrove *et al*., 2001；Ahuja *et al*., 2003）。そのため，MUFA は平滑筋細胞の増殖と酸化ストレスを防ぐのであろう（Colette *et al*., 2003）。

霊長類における研究では，MUFA は PUFA よりも動脈硬化を形成しやすく，影響は SFA に似ていることが報告されている（Rudel *et al*., 1995, 1998）。Rudel ら（1995）は，動脈硬化になりやすいと考えられる食事（脂質35％，0.8mg コレステロール/kcal）を高 SFA，高 PUFA，高 MUFA に分類し，雄のアフリカミドリザルの成獣に 5 年間与え，血漿リポタンパク質と冠動脈アテローム性硬化症（CAA）への影響を比較した。CAA は冠動脈内の粥状硬化が進展したものである。PUFA 食と MUFA 食のサル群は，SFA 食群と比べ有意に LDL–C が低かった。一方，HDL–C については，SFA 群と MUFA 群は同じレベルであったが，PUFA 食群において有意に低かった。CAA は SFA 群と MUFA 群では同じレベルであったが，PUFA 食群では有意に進展レベルが低かった。著者らは SFA 食や MUFA 食は PUFA 食と比べ動脈硬化になりやすいと結論している。興味深いことに，高 SFA 食と高 MUFA 食は，同様な動脈硬化の影響を及ぼした。PUFA 食群と異なり，SFA 群と MUFA 群で冠動脈に蓄積したコレステロールエステルはオレイン酸コレステリルが主であった。MUFA を摂った動物の LDL は有意にオレイン酸コレステリルが高くなり，そのため LDL の融点が体温より高くなったことも重要な知見である（Rudel *et al*., 1995）。この融点の上昇がコレステロールエステル滴の分解能力を低下させたため CAA の進展につながったのであろう。しかしながら，臨床研究では MUFA 高摂取が害になるという報告はない。アメリカ人のための食事ガイドライン2010でも，SFA の PUFA や MUFA による置換が CVD リスクを下げるとしている

(DGAC, 2010a)。

Cao ら（2009）による近年のメタアナリシスでは，中等度脂質食（moderate fat：MF, MUFA の総エネルギー比の平均23.6%）と低脂質食（low fat：LF, MUFA の総エネルギー比の平均11.4%）では，総コレステロールと LDL-C の低下が同程度みられたとしている。ただし MF 食では LF 食と比べ HDL-C が2.28mg/dL［(95%CI：1.66–2.99), $p<0.0001$］増加し，中性脂肪は減少した：−9.36mg/dL［(CI；−12.16−−6.08), $p<0.00001$］。さらに，総コレステロール：HDL コレステロール比は MF 食により有意に減少し（−0.36, $p<0.0001$），LF 食との差は−0.30±0.09（$p<0.001$）であった。MF 食により CVD リスクは LF 食と比較し，男性（−6.37%），女性（−9.34%）ともに大きく低下すると予測された。なぜ動物実験（特に霊長類）とヒトを対象とした研究で MUFA の CVD リスクへの影響が異なるのかを解明するため，さらなる研究が必要である。

MUFA による SFA の置き換えについての疫学的エビデンスも，CVD リスクに関しては前述のように，一致していない。前向きコホート研究の近年のプールドアナリシスでは，MUFA による SFA の置換と CHD イベントには正の関連があると報告されている（HR：1.19［95% CI：1.00–1.42］）。一方，前向きコホート研究の別のプールドアナリシスでは，MUFA と CHD リスクに負の関連があるとしている（RR 0.80［CI：0.67–0.93］）。MUFA と CVD リスクに関する研究結果の乖離を明らかにするため，さらなる研究が必要である。アメリカ人のための食事ガイドライン2010では，摂取エネルギーの５%を SFA から MUFA に変更することで，CVD と２型糖尿病のリスクを低下させることができると報告している（DGAC, 2010b）。すなわち，MUFA による SFA や TFA，かつ/または，炭水化物との置換により，血中脂質，リポタンパク質そして CVD リスクにかかわるバイオマーカーを改善することができる。

多価不飽和脂肪酸

多価不飽和脂肪酸（PUFA）の摂取，特に食事中の SFA や TFA を PUFA により置き換えた際の血中脂質改善との関係について支持する強力な一貫したエビデンスが認められている（DGAC, 2010b）。PUFA には二重結合が複数あり，そのため飽和脂肪酸と比べ流動性がある。ω–3（n–3）系とω–6（n–6）系 PUFA は，二重結合が末端メチル基からそれぞれ第３炭素，第６炭素から始まる。ヒトには炭素骨格に *cis* 型二重結合を作る酵素がないため，これらは必須栄養素である（Institute of Medicine, 2002）。ヒトは摂取した食事から得られる必須脂肪酸からわずかではあるが長鎖（LC）n–3，n–6 脂肪酸を合成することができる。n–3 系 LC の基となる必須脂肪酸はαリノレン酸（ALA；18：3n–3），n–6 系 FC の基となるのはリノール酸（LA；18：2n–6）である。PUFA の生体内での変換により，n–3 系 LC としてイコサペンタエン酸（EPA；20：5n–3）やドコサヘキサエン酸（DHA；22：4n–6）が，n–6 系 LC としてアラキドン酸（AA；20：4n–6）が生成される。しかし n–3 系 LC への変換率は非常に低い（Hussein *et al*., 2005；Goyens *et al*., 2006）。

図48.2に n–3 系と n–6 系脂肪酸の代謝を示す。水素原子を除去し二重結合を生成する不飽和化酵素（desaturase）に始まり，鎖長延長酵素（elongase）は脂肪酸の炭素骨格に炭素を追加する。系鎖長延長や不飽和化は n–3 系と n–6 系では同じ酵素により反応するため，n–3 系と n–6 系の経路間で律速酵素による，特に Δ^6–デサチュラーゼによる競合が起こる。酵素競合は，n–6 脂肪酸の摂取を減らした場合に，食事性の n–3 短鎖脂肪酸の代謝が増し，理論的には血中 EPA や DHA が増すことを部分的に説明できる。Liou ら（2007）は男性（$n=22$）において食事中 n–6：n–3 比を減らす無作為化クロスオーバー比較試験による研究を実施した。高 LA 食（エネルギー比7.0〜15.8%，LA：ALA 比10：1）と低 LA 食（エネルギー比2.9〜5.2%，LA：ALA 比４：1）を４週間継続したところ，高 LA 食ではリン脂質中の EPA が減少し，AA：EPA 比が増加した。しかし，リン脂質中の AA は増加しなかった（Liou *et al*., 2007）。この結果から，細胞膜中の n–3 脂肪酸量は，n–6 脂肪酸の高摂取に影響を受けたと考えられる，ただしおそらく n–3 系脂肪酸を主に短鎖脂肪酸から摂った場合のみであろう。

魚介類の n–3 系脂肪酸の動脈硬化予防効果は，1970年代にデンマークの研究者らにより，魚を豊富に摂取し CVD 罹患の少ないグリーンランドのイヌイットについての調査により発見された（Dyerberg and Bang, 1979）。この生態学的研究，集団の臨床学的な基本調査により，魚介類由来と植物由来の n–3 脂肪酸がともに CVD に対し予防的な効果があることが確認された（Agency for Healthcare Research and Quality, 2004）。植物由来の n–3 系脂肪酸（αリノレン酸：ALA に富む）のエビデンスは，魚介物由来の n–3 系長鎖脂肪酸の EPA や DHA と比べると，やや確証的ではない（Wang *et al*., 2006）。ALA は亜麻種子，クルミ，亜麻仁油，クルミ油，キャノーラ油などから供給され，冷水魚の鮭やサバ，ニシン，イワシなどの海産物は，EPA や DHA の最も豊富な供給源である（Harris *et al*., 2008；DGAC, 2010a）。

植物由来 n–3 系多価不飽和脂肪酸：αリノレン酸　植物性由来 n–3 系脂肪酸の摂取について，CVD の既往のある人における CVD 関連死亡を減らすことを示すエビデンスが，限界はあるが示されている（DGAC, 2010b）。疫学研究結果では，ALA 1.5〜3g/日摂取が動脈硬化予防的であると考えられる（Albert *et al*., 2005；Mozaffarian *et al*., 2005）。Nurse's Health Study（$n=76,723$）における18年間にわたる女性（ベースライン時30〜55歳）

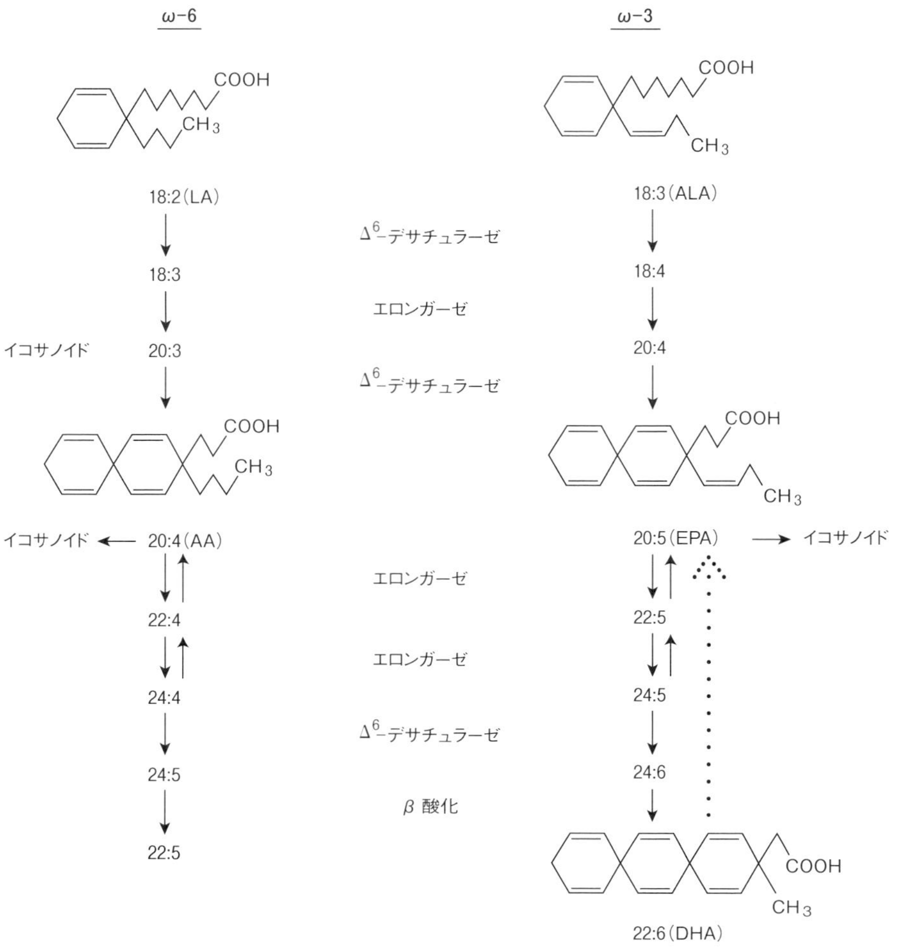

図48. 2　ω-3（n-3）系とω-6（n-6）系 PUFA の代謝経路

Harris ら（2008）の文献から許可を得て複製し，再構成した。点線の矢印のとおり，DHA が EPA に逆変換されるのかについてはまだ解明されていない。

についての追跡結果によると，ALA 摂取量5分位中上位2分位（中央値：1.16，1.39g/日）では，最低分位（中央値：0.66g/日）群と比べ心臓突然死のリスクが38～40%低かった（Albert *et al*., 2005）。この研究では，しかしながら ALA 摂取には，他のタイプの致死性 CHD や非致死性心筋梗塞との関連がみられなかった。Health Professionals Follow-up Study（$n=45,722$）の男性を対象とした14年間の追跡によると，EPA と DHA 摂取の少ない群（100mg/日未満）において，ALA を1g/日増加して摂取するに従い，47%の CHD リスクの低下がみられた（Mozaffarian *et al*., 2005）。ただしこの関連は，EPA と DHA 摂取の多い群（100mg/日以上）ではみられなかった。さまざまな臨床研究において ALA の高摂取と CVD や死亡率への影響を調査しているが，その結果は一致していない（Natvig *et al*., 1968；de Lorgeril *et al*., 1999；Harris, 2005）。Mediterranean（Lyon）Diet Heart Study では，心筋梗塞初発患者の二次予防において ALA 摂取量を増加した食事（約1g/日）により，4年後の CHD リスクが50%低下したと報告している。しかしながら，さまざまな栄養成分が存在し，パン，野菜，豆，肉，バター，クリーム，マーガリンなど食事形態によりそれらは変化するため，因果関係を検証することはできなかった（de Lorgeril *et al*., 1999）。Natvig ら（1968）は中年男性（$n=13,578$；50～59歳）に5.5g/日 の ALA かヒマワリ種子油を1年間投与したが，グループ間に CVD エンドポイントに関する差は認められなかった。この研究における死亡率は予測よりも低かった（0.4%）ため，グループの差異を見いだす統計学的検出力に乏しかった（Natvig *et al*., 1968）。

ALA は EPA や DHA などの長鎖脂肪酸に変換されうるが，ヒトにおける変換率は非常に低く，EPA への変換率は0.01～8%，DHA への変換はさらに低率であった（Brenna, 2002；Plourde and Cunnane, 2007）。ALAの変換率は，前述した酵素のLAからAAへの変換との競合だけでなく，年齢，性別，遺伝，食事摂取全般によっても影響される。LAの高い平均的なアメリカ人の食事により，LAからAAへの変換の増大がしばしば起こり，ALAからEPAやDHAへの変換が鈍化すると考えられる（Chan *et al*., 1993）。EPAやDHAのレベルを上げるために食事によるALA摂取を増すという推奨には，同時にLA摂取を減らすようにという推奨もしばしば含まれる。近年の研究では，12週間の2.4～3.7g/日のALAの投与が赤血球のEPAとドコサペンタエン酸（docosapentaenoic acid：DPA）を有意に増加させたが，DHAのレベルは変わらなかった（Brenna, 2002；Harper *et al*., 2006；Barcelo-Coblijn *et al*., 2008）。LA摂取が高い時に，ALAの長鎖脂肪酸への変換率が低い（主にEPA）ことを示した研究はあるが，EPAやDHAの摂取量が推奨レベルならば，n-3系長鎖脂肪酸の合成を増す目的でLAの摂取量を変える（ALAも同様）必要はない。アメリカ人のための食事ガイドライン2010では，CVDリスク低下の目的でALA摂取を増すようにという推奨をするには，現在のエビデンスでは不十分であるとしている（DGAC, 2010b）。アメリカ医学研究所（IOM）により推奨されているALA摂取量は，男性1.6g/日，女性1.1g/日である（Institute of Medicine, 2005）。

海洋生物由来のn-3系脂肪酸：EPAとDHA　長鎖n-3系脂肪酸250mg/日供給に相当する4オンス（113g）の魚介類を週2回食べることは，CVDを罹患していてもいなくても，CHDまたは突然死による死亡リスクを下げるという関係性を示すエビデンスがある（DGAC, 2010b）。220,000人を超える対象者を平均11.8年間の追跡したメタアナリシスにおいて，CHD死亡と魚摂取との間に関連がみられた（He *et al*., 2004b）。魚を摂取しない者とは対照的に，週に5回以上魚を摂取する者は，CHDの死亡リスクが38％低下する。さらに，魚の摂取量が20g/日増えると，冠動脈疾患イベントによる死亡のリスクが7％減少する。また，毎月1～3サービング分の魚を摂取することで，脳卒中で9％，心血管系疾患で11％の死亡リスクが有意に減少した（He *et al*., 2004a, b）。The Diet and Reinfarction Trial（DART試験）では，n-3系脂肪酸を毎日500～800mg摂取することに相当する脂身の多い魚を，週に200～400g摂取した男性の心筋梗塞後患者において，全死亡リスクが2年間で29％減少することが報告されている（Burr *et al*., 1989）。しかしながら，Burrら（2003）は，狭心症の男性のうち，脂身の多い魚を食べる（2サービング分/週）ことと魚油入りカプセルを服用する（3粒/日）ことを実施させたグループでは，心臓死のリスクが高く（HR：1.26［95％CI：1.00-1.58］，$p=0.047$），特別なサブ集団においては悪影響を及ぼす可能性を示した。この研究結果は，これまでの臨床および疫学研究の結果からは予想できないものであった。主要な懸念事項として，食事アドバイスを受けただけというコンプライアンスのレベルがあげられる。参加者は，ベースライン時と6か月目に来たが，コンプライアンスの直接的な尺度として血漿EPA値を使用するため，参加者3,114人中68人のみ測定した。メールや電話によるフォローアップの連絡は，その後のコンプライアンスを測定するために使用されたが，間接的であり，また服用したカプセルや消費した魚の量を過剰報告していた可能性もある（Kris-Etherton and Harris, 2004）。3～9年後の死亡率は国民健康サービス（NHS）を用いて決定したが，いかなる長期的な有効性試験においても，もし対象者らがその介入を予防的であるとみなす場合，彼らがハイリスク行動を行う傾向にあることを留意しなければならない（Kris-Etherton and Harris, 2004）。いくつかの変数は死亡率に影響を与える可能性があり，また脆弱な研究デザインであるならば，多くの比較臨床試験より得られたこれら結果の複製のみが，特に狭心症患者のための魚および魚油の摂取についての現在の推奨の改定を促すであろう。

実際に，魚の代わりに魚油のカプセルを利用した多くの介入試験では，CHDリスクが有意に減少することを示している。GISSI（Gruppo Italiano per lo Studio della Sopravvivenza nell'Infarto Miocardico）予防研究は，CHDの二次予防のためのn-3系脂肪酸の有効性を試験した大規模な前向き臨床試験である（GISSI-Prevenzione Investigators, 1999）。EPA＋DHAのサプリメント群（n-3系エチルエステル850mg/日）に無作為に割り付けられた対象者では，主要エンドポイントである死亡，非致死性心筋梗塞，非致死性脳梗塞が15％減少した（$p<0.02$）。コントロール群と比較して，全死亡は20％減少（$p=0.01$）し，突然死は45％減少（$p<0.001$）した。ベースライン時と比べて，6か月後のTC，LDL-C，HDL-C値にグループ間での有意な差はみられなかった。しかしながら，コントロール群と比較すると，EPA＋DHAのサプリメントを摂取した対象者のTG値は有意に減少した（GISSI-Prevenzione Investigators, 1999）。さらに近年，CHDへのEPAの効果を調査している一次予防研究であるthe Japan EPA Lipid Intervention Study（JELIS）（Yokoyama *et al*., 2007）では，TC高値（6.5mmol/L以上）の対象者に，スタチンのみかEPA 1,800mg/日（DHAは含まない）と一緒か，どちらかの治療を受けさせた。4.6年の平均追跡期間において，スタチンと混合したEPA治療は，スタチンだけのコントロール群と比較して，冠動脈イベントの発症が19％減少した（$p=0.011$）。EPAグループでは，非致死性冠動脈疾患（19％）と不安定狭心症（24％）も有意な減少がみられた。しかしながら，心臓発作による死亡と心臓突然死では，リスクの減少はみられなかった。また，EPAグループにおける

冠動脈イベントの発症リスクの減少は，異なるLDL-Cレベルでも同様であった。これは，EPAの効果がLDL-C減少とは独立していることを示すものである。

n-3系脂肪酸に関する最近の試験では，これまでの結果とは一致しない結果を報告している。48の無作為化比較試験と41のコホート研究についてのCochraneのメタアナリシスは，食事またはサプリメントのn-3系脂肪酸はCVDイベントまたは総死亡率を減少させる根拠はないと報告した（Hooper *et al*., 2004）。しかしながら，この分析に関しては多くの懸念事項がある。Cochraneの論文には，疑わしい科学の研究（DART 2）が含まれ，関連あるコホート研究やバイオマーカーベースの研究は省くといった，矛盾した検索条件が使われていた。驚くことではないが，DGAC 2010の報告では，n-3系脂肪酸の根拠に基づいたレビューにおいて，この分析は含んでいない。さらに最近では，Alpha Omega Trial（Kromhout *et al*., 2010）において心筋梗塞を発症した患者に対するALAを加えたEPA＋DHAがCHDイベント発症率への影響が報告された（Kromhout *et al*., 2010）。低用量のEPA＋DHA（平均376mg/日），ALA（平均1.9g/日），または両方を含むマーガリンでは，摂取40か月後のCVDイベントの発生に対して有意な効果はみられなかった。効果のみられなかった理由として，低用量の治療と心臓を保護する薬剤，特にスタチン治療による改善の両方を含む可能性がある。同様に，二次予防対象の人々（n＝3,851）において，現在のガイドライン（血管再開通術，クロピドグレル，βブロッカー，スタチン，ACE阻害剤，リハビリテーションによる生活習慣改善）に合わせた治療にEPA＋DHAのエチルエステル1g/日を1年間追加したが，心臓突然死は減少しなかった（Rauch *et al*., 2010）。二次予防のための現在のガイドラインに合わせた治療の効力は，EPA＋DHAのサプリメントの効果を検出するために統計的検出力と死亡数を減少させることによってこれら結果に影響を与えた。n-3系エチルエステルの高用量（1週間8g/日；24週間3g/日）は，器質的心疾患ではない心房細動を患っている成人集団（n＝258）において，プラセボに比べると心房細動の治療に有効ではなかった（Kowey *et al*., 2010）。最終的に，二重盲検プラセボ対照無作為化比較試験では，5年間毎日，EPA＋DHAサプリメント（600mg）またはビタミンB群（葉酸＝560μg，ビタミンB_6＝3mg，ビタミンB_{12}＝20μg）を摂取することも，心筋梗塞の二次予防に効果はなかった（Galan *et al*., 2010）。しかしながら，この研究におけるEPA＋DHAの量は，二次予防のための推奨量に合っておらず，死亡率は予想より低かった。そのため，介入の統計的検出力を減少させている。これらの研究は，CVD患者の予防治療としてのEPA＋DHAサプリメントへの期待について不確実性を高めるかもしれないが，これまでの研究を否定しているわけではなく，介入の効果を評価する能力に対して影響を及ぼす限界を有している。2010 DGACの報告では，「適切なエビデンスとしては，EPAとDHAの1日平均250mg摂取に相当する魚介類を週に8オンス摂取することが，CVDの既往歴がある者，ない者の両者において，心臓死の低下と関連している」と結論づけている（DGAC, 2010b）。

心臓病発症を予防するEPA＋DHAの作用機序は，動物実験と無作為化比較試験の両方において熱心に研究されている。EPA＋DHAは，不整脈の感受性を減少させること（Campbell *et al*., 1981；Stevenson *et al*., 1993；Billman *et al*., 1999；Leaf *et al*., 2003；Schrepf *et al*., 2004；Christensen *et al*., 2005；Raitt *et al*., 2005），動脈硬化性プラークを一定に保ち（Thies *et al*., 2003），血清脂質とコレステロール，特にトリグリセリドに有益な影響を及ぼし（Stevenson *et al*., 1993；Roche and Gibney, 1996；Nestel, 2000），緩やかに血圧値を下げ（Shimokawa and Vanhoutte, 1989；Yin *et al*., 1991；Chu *et al*., 1992；McVeigh *et al*., 1994；Geleijnse *et al*., 2002），n-6系脂肪酸群と比較してより少ない凝集したイコサノイドを産生し（Goodnight *et al*., 1981；Sanders *et al*., 1981；von Schacky *et al*., 1985；Calder, 2004；Mori and Belin, 2004），そして全身性炎症と酸化ストレスのマーカーを減少させること（Chinetti *et al*., 1998；Finstad *et al*., 1998；Marx *et al*., 1998；Baumann *et al*., 1999；Massaro *et al*., 2002；Lopez-Garcia *et al*., 2004；Zampelas *et al*., 2005；Zhao *et al*., 2005；Richard *et al*., 2008；Ambrozova *et al*., 2010；Calzada *et al*., 2010）が示されている。EPA＋DHAの効果を発揮させる機序は，膜流動性を増加させる二重結合を含む構造と関連している。特定のEPA＋DHA構造は，炎症反応の促進，炎症分子生成後の細胞伝達カスケード，EPA代謝産物（イコサノイド）の抑制といった，体内における非常に多くの効用があることが知られているPPARのような多くの受容体に対して安定したリガンドにさせる。

新たな研究の手段としては，臨床診療においてn-3系脂肪酸の血中濃度を測定することと，EPAとDHAの個々の効果を決定すること，持続可能で非海洋源の長鎖n-3系脂肪酸を発見することである。ω-3指数は，臨床と研究の両方で現在使用されているCHDリスクの新しいバイオマーカーである。長期間のn-3系脂肪酸の状態を示し，赤血球膜中の全脂肪酸含有量に基づいて，EPA＋DHAの割合として測定される（Harris, 2008）。ω-3指数が8％以上では最も心保護効果があり，一方，4％以下は心臓突然死リスクが10倍に増加することと関係がある。精製されたEPAとDHA油の開発以来，新しい方法として，EPAとDHAそれぞれの作用機序について研究することに焦点が絞られた。現在，DHAは血圧値，心拍数，総数および低密度LDL粒子数を減らすことが報告されており，一方では，EPAは多くのイコサノイドとその作用にとっての供給源として知られている（Adkins and Kelley, 2010）。報告によれば，ALA 高用量（8〜14g/日）は，炎症性マーカーと接着分子を低下させるが，その量は一般の摂取レベルに比べ6〜11倍であった（Harris, 2005）。ALA に EPA＋DHA への変換とは独立して，CHD リスクを減らす可能性のある特定のメカニズムがあるかについては知られていない。さらに，ステアリドン酸（SDA）は，ALA よりも EPA に非常に容易に変換される植物由来の n-3 系脂肪酸であるため，注目されている。なぜなら，ALA と Δ^6-デサチュラーゼの生合成物であるため，合成中の律速段階を制限されることがない。無作為化プラセボ対照二重盲検比較試験（n＝252）では，SDA を1日4.2g 摂取すると，12週間で EPA をサプリメントと油を1日1g使用するのと同じように赤血球膜におけるEPA値が上昇した（Lemke *et al*., 2010）。

n-6 系脂肪酸：リノール酸とアラキドン酸　リノール酸（LA）は n-6 系脂肪酸摂取量の85〜90%を占めている，食事のなかでも主要な n-6 系脂肪酸である（Harris *et al*., 2009）。代謝によってアラキドン酸（AA）に変換されるが，細胞膜内の AA の量は厳しく制限されており，LA の約0.2%程度が変換されている（Hussein *et al*., 2005）。AA は肉，家禽類，卵，そして数種類の魚から摂取されている一方，LA は種実や木の実と同様に，トウモロコシ，大豆やヒマワリのような植物油にも含まれている。

60の摂食試験をまとめたメタアナリシスの結果によると，炭水化物を PUFA（n-6 系脂肪酸からのエネルギーが0.6〜28.8%）と置換することが，他の脂肪酸と比べて総コレステロール：HDL-C 比に好影響を与えることを示した（Mensink *et al*., 2003）。飽和脂肪酸から n-6 系脂肪酸にカロリーの10%を置き換えると，LDL-C が18 mg/dL 低下した（Mensink and Katan, 1992）。他の CVD 危険因子の改善について，血圧値を下げる高 LA 血清濃度（Grimsgaard *et al*., 1999）と，同様にインスリン感受性の改善（Summers *et al*., 2002）や糖尿病発症を低下させる（Salmeron *et al*., 2001）LA 摂取量の増加が起因する可能性がある。全体として，ヒト以外の霊長類を研究した代謝研究と無作為化比較試験の結果では，n-6 系脂肪酸の摂取量がエネルギーの10〜21%の間では，有害事象なしにCHDリスクが低下した（Harris *et al*., 2009）。

LA 摂取量を減少させる提案は，CHD の炎症性の性質と，AA がいくつかの炎症誘発性分子を産生するための主要基質であるという事実に基づいている（Libby, 2006）。AA 由来の多くのイコサノイドは炎症誘発性，血管収縮性，凝集促進性を示すが，一部の AA 代謝物は抗炎症性と抗凝集能を持つ（Node *et al*., 1999；Serhan, 2005）。加えて，細胞膜内における LA から AA への変換は，前述のように LA 摂取量とは関係なく厳しく制限される。このようなことにもかかわらず，LA が多く含まれる食事は，生体外では酸化のための LDL 感受性が増加することがわかっている（Tsimikas *et al*., 1999）。さらに，血管造影法による研究結果では，CHD の女性患者において，PUFA 摂取と血管狭窄との関連が報告されている（Mozaffarian *et al*., 2004b）。総括すると，n-6 系脂肪酸摂取量の CHD リスク低下における利益は，不利益の証拠よりも多い。現在のところ，n-6 系脂肪酸摂取による正味の炎症や粥腫発生の誘発性を支持するエビデンスには限りがあり，現在の推奨量よりも低い摂取量（5〜10%）では CVD リスクを減らすよりむしろ増やす可能性のほうが，より多くのエビデンスにより示唆されている（Harris *et al*., 2009）。アメリカ心臓協会（AHA）では他の AHA のライフスタイルを推奨するとともに全エネルギーの5〜10%に毎日 n-6 系 PUFA を取り入れることを推奨している（Harris *et al*., 2009）。

n-3：n-6 比　ヒトの食事において n-6 系脂肪酸と n-3 系脂肪酸をどのような比率にするかについては，年々1：1から10：1もしくはそれ以上へと変化していて，後者は典型的な西洋型の食事においてみられる代表的なものである（Simopoulos *et al*., 2000；Kris-Etherton *et al*., 2002）。この変化は，n-3 系脂肪酸の重要な供給源である魚の摂取量の減少，ならびに n-6 系脂肪酸が豊富に含まれる植物油の使用量の増加によるものと考えられる（Simopoulos, 1999）。n-6 系，ここではすなわち LA であるが，この摂取量を下げることを提案する者は，n-6 系脂肪酸，アラキドン酸（AA）は，多くの炎症誘発性分子の合成物の基質であるため，高いレベルになると CVD にみられる炎症状態に寄与すると推測している。しかしながら，AA は多くの抗炎症性および抗凝集性分子のための基質としての役割も果たしている（Node *et al*., 1999）。さらに，同じ酵素を活用する n-3 系と n-6 系脂肪酸代謝経路は十分に確立されており，また，n-6 系脂肪酸を大量に摂取することは，長鎖 n-3 系脂肪酸の摂取量が少ない時に，短鎖 n-3 系を長鎖 n-3 系に変換する割合を減少させることが示されている（Liou *et al*., 2007）。しかしながら，n-6 系脂肪酸摂取に加えて，ALA から EPA と DHA への変換に影響を与える要因は多くあり，トレーサー研究では，LA が AA に変換する程度は0.2%未満である（Hussein *et al*., 2005）。ヒトを対象とした試験結果は興味深い。n-6 系 PUFA，特に AA の増加は，炎症誘発性マーカーのレベルを減らし，非炎症性マーカーのレベルを増やすことと関連していた（Ferrucci *et al*., 2006）。Kusumoto らによる研究（2007）では，4週間毎日 AA（840mg/日）を補給しても炎症マーカーまたは血小板凝集への効果はなかった（Kusumoto *et al*., 2007）。アメリカの成人を対象とした観察研究の結果では，n-6 系 PUFA 摂取量の増加は炎症誘発性分子のレベルが低いか変化がないことと関連していた（Pischon *et al*., 2003）。

ヨーロッパの疫学研究では，参加者（n＝4, 902）が7日間の食事記録に基づいて，魚を食べる人，肉を食べる人，菜食主義者，または完全菜食主義者に分類された（Welch *et al*., 2010）。ALA・EPA・DHA，そしてLAの摂取量は，摂取量と同様に循環血中のこれら脂肪酸および変換を推定するための前駆体-産生物比を測定しグループ間で比較した。驚くことではないが，魚を食べる人は最も多くEPA＋DHAを摂取し，完全菜食主義者はEPA＋DHAではなくLAが高かった。完全菜食主義者の女性における血中のEPA＋DHA値は魚を食べる女性より高かったが，魚を食べる男性と完全菜食主義者の男性の差は，統計的に有意とはいえ，予想以上に少なかった。LA摂取量が最も多く，EPA＋DHA摂取量が最も少ない女性では，それでもやはり血中のEPA＋DHAレベルが最も高かった。しかしながら，完全菜食主義者の女性のサンプル数は非常に少なかった（n＝5）。さらに，エストロゲンはEPA＋DHAに変換する能率を増やす，Δ^5とΔ^6デサチュラーゼの遺伝子発現を促進していることを示していた。実際に，短鎖n-3系脂肪酸とn-6系脂肪酸から長鎖脂肪酸に生物学的変換をすることに影響を及ぼす要因は，現在われわれの知識では理解できない。脂肪酸に関するFAO/WHO合同専門家会議とFatty Acids in Human Nutrition（2008）ではn-6系脂肪酸が総エネルギーの2.5～9.0%とn-3系脂肪酸が総エネルギーの0.5～2.0%という，主要栄養素の許容分布範囲（AMDR）を参照し，「もしn-6とn-3系脂肪酸の摂取量がこの報告の推奨量内に確保されているならば，n-6：n-3比やLA-ALA比についての科学的な推奨量のための原理は存在しない」とまとめている（Joint FAO/WHO Expert Consultation, 2008）。

1つの主要栄養素の減少を推奨するとき，交換すべき食物もしくは栄養素を特定することが重要である。一般的に多価不飽和脂肪酸は，飽和脂肪酸といくつかの炭水化物に交換することが推奨されている。長鎖n-3系脂肪酸の摂取量は依然として，血中のEPA＋DHAを増加するための最も効率的な方法であり，その結果LAの摂取量にかかわらずCHDのリスクを減少する。血中のn-3系脂肪酸の変換が向上できるようにn-6系脂肪酸量を減らすことが，心血管疾患に利益をもたらすEPAとDHAのレベルに達しないと考えられる。したがって，n-6系脂肪酸を減らすよりもむしろ，長鎖n-3系脂肪酸を増やすことが推奨されている（Harris, 2006）。つまり，臨床試験の大半は，n-6系脂肪酸を減らすことよりもn-3系脂肪酸の摂取量を増やすことによる利益のほうが多く証明されている。それでもなお，菜食主義者や完全菜食主義者のようなDPA＋DHAの摂取量が低い集団では，n-3系脂肪酸の代謝を改善するためにLA摂取量を減らすことが有効かもしれない（Liou *et al*., 2007）。

科学的証拠の主体としては，その食事における脂肪の種類と，何と置き換えるかということがCVDリスクに影響を及ぼすこととが示されている。SFAとTFAの摂取はCVDリスクを増やす望ましくない脂質の状態と関連している。一方，不飽和脂肪酸，すなわちMUFAとPUFAは，CVDに対して保護的に働く。MUFAとPUFAによってSFAとTFAを等カロリーで置換することは，心血管代謝において最大の利益を提供する。

トランス脂肪酸

トランス脂肪酸は，少なくとも1つの不飽和，非共役でトランス配置の二重結合を含有する不飽和脂肪酸として分類される。産業用のTFAは植物油の部分水素化によって生産される。反芻動物第一胃の微生物によるリノール酸の生物水素化の中間または副産物として形成された共役脂肪酸は，反芻動物の組織内およびそれらの肉や乳製品で発見されている（Baunman *et al*., 2003）。一般的に，反芻動物の脂肪で最も共通したTFA異性体を発生するバクセン酸は，トランス異性体の30～50%を反映する（Mozaffarian *et al*., 2009）。ヒトはバクセン酸を*cis*-9, *trans*-11体の共役リノール酸（CLA）に代謝し，2つの二重結合を有するTFAは単一の共役結合により分離する（Tricon *et al*., 2006）。TFAの摂取は，CVDリスクにおいてその影響の大きさに格別な関心が持たれている。観察研究と無作為化比較試験では，LDL-C値の上昇，HDL-C値の低下，TCとHDL-C比の上昇，IL-6，CRP値の上昇を伴った炎症誘発性応答，内皮機能不全と同様のTNF-αの働きが証明されている（Mozaffarian *et al*., 2009）。

疫学研究と臨床研究では，一貫してTFAは心血管系リスクを増やし，血中脂肪に悪影響を及ぼす（Ascherio *et al*., 1999）ことが証明されており，またPUFAをTFAと置き替えることによって血中脂質が改善することについても一貫した根拠がある（DGAC, 2010b）。TFAはSFAを含む他のすべての食事性脂肪酸と比較して血中脂質レベルへの影響が最も大きい要因である。SFAとTFAは同様に，LDL-Cを増やすが，TFAはSFAと比べるとHDL-Cをより低下させる（Ascherio *et al*., 1999）。無作為化臨床試験におけるメタ回帰分析では，TFAが2%増加するとCHDリスクの53%増加に相当するLDL-HDL-C比（LDL-C：HDL-C）の0.1単位増加になることが示されている（Ascherio *et al*., 1999）。加えて，同量のSFAと比較して，TFAが豊富な食事は，高度の動脈硬化特性を示すLDL：HDLコレステロール比を倍増させた（Ascherio *et al*., 1999）。いくつかの研究でもまた，TFAを多く摂取することはCHD発症の増加（Oomen *et al*., 2001；Oh *et al*., 2005b），炎症マーカーや内皮機能の障害を増やす（De Roos *et al*., 2003；Mozaffarian *et al*., 2004a）ことと関連することが示されている。TFAの健康への有害な影響についての認識は，食料供給からの排除を求めることにつながり，結果として，食品医薬品局（FDA）により，すべてのメーカーに対し従来の機能性食品の栄養素表示にすべての非共役TFAを一覧にすることが義務づけられた。栄養表示は，消費者に食べ物に含まれるTFAの知識を提供し，そして消費者はTFAの摂取量を減少させ，CHDのリスクを下げるための情報に基づいた購買決定を行う。さらに，食品メーカーは製品にTFAのラベルを表示することによって，TFAを減らす動機づけができる。

これまでの動物実験研究では，CLAはTC，LDL-CおよびTGを下げるだけでなく，LDL-C：HDL-C比とTC：HDL-C比を減らした（Lee *et al*., 1994）。Lockら（2005）は，コレステロールで飼育されたハムスターにバクセン酸とCLAを補給したところ，TC，LDL-Cおよび超低密度リポタンパク質（VLDL）を減らし，同様に血漿中のアテローム生成と抗アテローム生成のリポタンパク質比を低下させ，血漿コレステロール状態を有意に変化させた。しかしながら，Brouwerらによるメタアナリシス（2010）では，CLAを含むすべてのTFAは，ヒトにおいてLDL-C：HDL-C比を上昇させる同等の影響があることを示している。著者らは，CLAと同様に，産業用のTFAと反芻動物の脂肪酸によるLDL-C：HDL-C比への影響を評価するために39の研究を検討した。産業用のTFAは，食事エネルギーの1％相当のシス型のMUFAと置換することによって0.055ずつLDL-C：HDL-C比が増えた。さらに，食事エネルギーの1％相当のシス型のMUFAを産業用のTFAに変換するとLDL-Cを0.048mmol/L増やし，HDLを0.01mmol/L減らす。反芻動物の脂肪酸をシス型のMUFAから食事性エネルギーを1％交換することによって，LDL：HDL比を0.038増やし，LDL値を0.045mmol/L増やし，そしてHDLを0.009mmol/L減らす。CLAをシス型のMUFAから食事エネルギーを1％交換することによって，LDL値を0.038mmol/L増やし，LDL-HDL比を0.043増やし，そしてHDL値を0.008mmol/L減らす。これらの分析は，CLA摂取量に応じて適度に増加しながら，3種類のTFAすべてによってLDLとHDL比の増加が示されており，結果としてCHDのリスクを増やす（Brouwer *et al*., 2010）。しかしながら，反芻動物のTFAは摂取量が少なく（1～2g/日未満），総エネルギー摂取量0.5％未満程度で（DGAC, 2010b），これは反芻動物のTFAが完全に食事から除去することができないものであり，CHDと関連しているリスクは低いとみなすことができる（Mozaffarian *et al*., 2009）。現在のところ，限られているが平均的な摂取量の7～10倍の反芻動物のTFAを摂取した場合に，反芻動物と産業用TFAとの間に健康への悪影響に関する顕著な生物学的差異のあることを支持する科学的根拠がある（DGAC, 2010b）。化学構造による違いもまた，代謝効果に関する多くの研究の必要性を示す。欧州食品安全機関の立場としては，「食事に含まれるどれかの共役リノール酸異性体が食事と関連する疾患を予防または促進するとしているという説得力のある証拠はない（EFSA Panel on Dietetic Products Nutrition and Allergies, 2010b）」。一方，ヒトの栄養における脂肪や脂肪酸に関するFAOの専門家会議では，慢性疾患のリスクを減らすために，TFAからのエネルギーは総食事エネルギーの1％未満が上限値であるべきであると結論づけている。天然由来のバクセン酸を含むすべての非共役TFAは食品のラベルに記載することが要求されている（Joint FAO/WHO Expert Consultation, 2008）。最近では，FDAによって，食品のラベルには共役トランス脂肪酸（CLA）の量を表示することは必要とされていない。

食事性コレステロール

根拠ある適切な主体となる科学的根拠については，疫学研究から食事性コレステロールとCVDに関するいくつかの臨床マーカーとの間の関係が示されている（DGAC, 2010b）。一般的に，食事性コレステロールは血中コレステロール値を増やす。しかしながら，脂質レベルとCVDリスクにおける食事性コレステロールの効果は，コレステロールに対する食事反応性によって異なる。食事性コレステロールに関する無作為化臨床試験では，卵の摂取量を減らすことがコレステロール摂取量を下げるための一般的な方法であるように，食事性の供給源として卵がしばしば使われる（DGAC, 2010b）。一般的に，食事性コレステロールはLDL受容体の活性を抑え，その結果，血漿からのコレステロールクリアランスを阻害し，LDL-C値を増やす（Katan, 2006）。しかしながら，高反応者として知られる人たちは，低反応者に比べて，食事性コレステロールを摂取することでLDL-C値がより高くなりやすい傾向がある（Katan *et al*., 1986）。疫学研究では，非糖尿病の男女において，毎日1個の卵を食べること（200mg未満のコレステロール）とCVDリスクとの間には関連がないと報告されている（Kritchevsky and Kritchevsky, 2000）。対照的に，いくつかのコホート研究では，1日に1個以上の卵を消費する2型糖尿病患者は，1週間当たり1個未満消費する2型糖尿病の患者よりも，CVDリスクは最高で2倍まで増加することが報告されている（Hu *et al*., 1999；Tanasescu *et al*., 2004；Djousse and Gaziano, 2008b）。さらに，男性医師において1日に2個以上の卵を摂取することは，心不全のリスクと強く関連した［1.64（95％CI：1.08-2.49），$p<0.006$ for trend］（Djousse and Gaziano, 2008a）。DGAC 2010の報告では，健常な成人において1日1個（週7個以下）の卵摂取は，脂質/リポタンパク質やCVDリスクへの悪影響は及ぼさないが，2型糖尿病患者においてはCVDリスクを増やすと報告されている（DGAC,

2010b)。そのため，CVD のリスクが高い人，または2型糖尿病患者では，推奨される食事性コレステロールは低い(200mg/日 対 300mg/日)（DGAC，2010b)。

炭水化物

等エネルギー食における総脂質と炭水化物（CHO）の摂取比率は，過体重や肥満，中心性肥満，血糖管理，血漿脂質（特に中性脂肪）といった特定の CVD 危険因子をターゲットとして変えることができる。臨床研究において，炭水化物由来の食事中のエネルギー摂取量の増加は，通常，空腹時の血漿中の中性脂肪値の穏やかな増加や HDL-C 値の減少，LDL-C 比率の増加と関連しており，それらはいずれも CVD リスクに対して負の影響を与える。しかし，食事中の炭水化物摂取が独立して CVD の危険性を変化させることについては，明らかな証拠は示されていない。

Ornish 食（脂肪の総カロリーに占める割合が10％未満）と Atkins 食（1日の炭水化物摂取量が20g 未満）は，それぞれ超低脂肪食および超低炭水化物食のことであり，それらはともに体重減少に伴って，CVD 危険因子に対して有益な影響を及ぼす（Ornish *et al*., 1998, 1990；Samaha *et al*., 2003；Seshadri *et al*., 2004；Dansinger *et al*., 2005)。通常，超低炭水化物食は炭水化物摂取量を1日20～30g 未満に制限するが，超低脂肪食では総脂肪のエネルギーに対する割合を10～20％未満に制限する。減量に関する多くの研究は，炭水化物制限食は低脂肪食に比べ，より効果的にメタボリックシンドロームの指標を改善することを示している(Sharman *et al*., 2004；Shai *et al*., 2008；Volek *et al*., 2008, 2009)。5つの無作為化試験のメタアナリシスによると，超低炭水化物食は超低脂肪食に比べて，短期間の体重減少（6か月未満）に関してはより効果があり，低脂肪食と比べて，TG 値と HDL-C 値がより良好な状態に変化することを示している。しかし，低脂肪食は一般的に，総コレステロール値と LDL-C 値を大幅に減少させると報告されている(Nordmann *et al*., 2006)。Pounds Lost study の結果からは，上限量が確認された総脂肪を除いて，主要栄養素が推奨量の範囲内として，脂肪については低脂肪（20％)，高脂肪（40％)，タンパク質については中程度のタンパク質（15％）または高タンパク質（25％)，炭水化物については（35％，45％，55％，65％）としたグループを比較した場合，体重減少はいずれの食事であっても実施後2年はほぼ同じであった（Sacks *et al*., 2009)。すべての食事群において，2年間で CVD 危険因子は軽減し，TG 値は12～17％の間で低下し（Sacks *et al*., 2009)，長期的には心臓保護作用を示している。2年後，最も炭水化物が多い群（1％）よりも最も炭水化物が少ない群（9％）のほうが，HDL-C 値は有意に増加していたにもかかわらず，LDL-C 値は高脂肪食（－1％）や低炭水化物食（－1％）よりも，低脂肪食（－5％）や高炭水化物食（－6％）で有意（$p<0.05$）に低下した。最も炭水化物が多い群以外のすべての食事群において，血中インスリン濃度が－6～－12％低減し，すべての食事群で血圧が－1～－2mmHg 低減した(Sacks *et al*., 2009)。

低炭水化物食における体重減量研究に加えて，等エネルギー食の体重維持研究(OmniHeart Randomized Trial)は，タンパク質または MUFA による炭水化物の部分置換（58％から48％にエネルギーの約10％を置換）は血圧低下を促進し，脂質レベルを改善し，推測される CVD リスクを低減させることを示した(Appel *et al*., 2005)。これらの結果は，従来から血中の TG 値が高いと HDL-C 値が下がり，LDL-C の粒径がより小さくなると特徴づけられているように，高炭水化物体重維持ダイエットがアテローム性脂質異常症を誘発することを示しているエビデンスと一致している(Cuchel and Rader, 2006)。16件の臨床試験データから，低脂肪および高炭水化物食の潜在的な悪影響として，総脂肪が5％減少するごとに，HDL-C は－2.2％下がり，中性脂肪は6％増加すると示している（Trumbo *et al*., 2002)。最近のメタアナリシスでは，中程度の脂肪食は低脂肪食，高炭水化物食と比べて，予測される CHD のリスクが男性で－6.37％，女性で－9.34％低減することを報告している（Cao *et al*., 2009)。

低炭水化物食の注目度が増しているが，体重減少を実現し CVD の危険因子が改善されるような，低炭水化物食の利点とリスクに関する介入試験によるエビデンスは限られている。そのうえ，これらの食事に対する長期的な健康への影響についてはほとんどわかっておらず，炭水化物の摂取量が非常に低くなると，微量栄養素の欠乏が生じる可能性があるとも報告されている（Bolton-Smith and Woodward, 1995)。結論として，脂肪であっても炭水化物であっても，過剰に摂ったり極度に摂取を抑えたりすることは，健康に悪影響を及ぼす可能性があるため，食事における脂肪と炭水化物の相対的比率は，特有の CVD 危険因子と現在の食事摂取基準の範囲内において個々に応じた目標にするべきである。炭水化物(エネルギーの45～65％)に対する許容可能な主要栄養素分布範囲(AMDR）として，栄養素充足率の達成と適度な脂質とリポタンパク質のプロファイルを満たすことを推奨する。

グリセミックインデックスとグリセミックロード

炭水化物研究に関する興味深い論点は，食事に含まれるものに対して最も健康的な方法を決定することと特徴づけることである。健康をベースとした分類の例として，グリセミックインデックスやグリセミックロード，食物繊維が豊富に含まれる炭水化物，難消化性の炭水化物，さらにゆっくりに対して素早く消化されるでんぷんがある。でんぷんや砂糖，単糖類，オリゴ糖などの構造上の分類に対して，健康をベースとした分類を用いることは，公衆衛生分野のメッセージをより効果的に伝えることができるかもしれない。

グリセミックインデックス（GI）とグリセミックロード（GL）は，食品に含まれている炭水化物の食後血糖反応を定量化するものである（Jenkins *et al*., 1981）。特にグリセミックインデックスは，炭水化物の含有量が同じ場合における血糖値の増加について，食物の質を比較するために用いられている（Ludwig, 2002）。一方，グリセミックロードは，各食品のグリセミックインデックスに，その食品中の炭水化物の量をかけたものを，100g 当たりに換算して求められている（Liu and Willett, 2002）。高 GI 食は食後高血糖や高インスリン血症を引き起こす可能性があり，酸化ストレスを生じることによって CVD のリスクを増加させることが報告されている（Lefebvre and Scheen, 1998）。高インスリン血症とインスリン抵抗性は CHD リスクの予測因子であるが（Pyorala *et al*., 1998a, b），CVD の独立した危険因子としてのインスリンの役割はまだ確かではない。高 GI や高 GL と CVD リスクとの間の関連を示すエビデンスはいまだに限られており，結論には達していない（DGAC, 2010 b）。食事摂取基準はこれまでのところ，GI または GL に関する提言はしていない（DGAC，2010a）。

近年，Nurses' Health Study における 3 件の報告から，高 GL と CVD の間に正の関連が認められたことを証明している。しかし，それらのうちの 2 つの報告は，BMI が23kg/m^{2}および25kg/m^{2}以上の女性においてのみ正の関連を示している（Liu *et al*., 2000；Oh *et al*., 2005a；Halton *et al*., 2006）。他の中年女性を対象とした追跡研究では，GL と脳卒中の間に正の関連が示された。しかし，GI や GL と CHD との間の正の関連は，BMI が25kg/m^{2}以上の女性においてのみ確認された（Beulens *et al*., 2007）。スウェーデン人36,246人を対象とした前向きコホート研究では，中年の男性において GI と GL に虚血性心疾患や死亡率との間の関連は認められないが，5 年間のフォローアップ後，GL が脳卒中の重大な危険因子と関連していることが報告されたが（Levitan *et al*., 2007），他の 2 件の観察研究では，GI や GL に CVD との間の有意な関連は認められなかった（Van Dam *et al*., 2000；Levitan *et al*., 2007）。1 件の症例対照研究では，GI や GL に非致死性の急性心筋梗塞のリスクとの間の有意な関連は認められなかった（Tavani *et al*., 2003）。これらの調査結果間の相違は，いくつかの研究は追跡期間が短いこと，GI と GL の食事への寄与の度合いが異なることなど，集団調査間の違いが一因となっているのかもしれない。さらに，個人間で炭水化物に対する血糖反応は異なることから，GI や GL を食品に設定することは困難であるとしている（Vega-López *et al*., 2007）。最近のエビデンスによると，DGAC 2010報告では，食品の GI や GL が炭水化物の選択によって意味のある改善をすることはないと結論づけている。そして最終的には，消費者がカロリー摂取量，カロリー密度および食物繊維含有量に焦点を合わせるべきであると示唆している（DGAC, 2010b）。

食物繊維と全粒穀物

食物繊維は，「植物性の不溶性炭水化物とリグニン」と定義されている（Trumbo *et al*., 2002）。DGAC 2010レポートでは，すべての食品に含まれる食物繊維の予防効果に対する適正な証拠をあげ，1,000kcal 当たり14g，1 日当たり成人男性で38g，成人女性で25g の食物繊維の消費を推奨している（DGAC, 2010b）。いくつかの観察および介入研究では，食物繊維が血圧を下げ，血清脂質の値を改善し，炎症を抑えることが示されている（Brown *et al*., 1999；Ajani *et al*., 2004；Pereira *et al*., 2004；Streppel *et al*., 2005；Whelton *et al*., 2005；Ma *et al*., 2006；King *et al*., 2007）。しかし，CVD リスクに関連した食物繊維（穀物，果物，野菜，機能性食品）の供給源は明らかではない。例えば，NIH-AARP Diet and Health Study の報告では，アメリカ（Park *et al*., 2011）で567,169人の男女を 9 年間追跡した結果，食物繊維の多量摂取が全死因の危険性を減少させたと報告している（Park *et al*., 2011）。さらなる分析によると，果物，野菜，豆などから摂取した食物繊維ではなく，穀物由来の食物繊維のみに，全死因および CVD 死亡率の両方で有意な負の相関が認められた（Park *et al*., 2011）。同様に，Wolk ら（1999）によると，食物繊維摂取量高値群の女性（22.9g/日）は低値群の女性（11.5g/日）に比べ，CVD イベントのリスクが47%低減することが報告されている（RR：0.53，95%CI：0.40–0.69）。さらに，食物繊維の摂取源を分析してみると，穀物繊維だけが CVD リスクの低減と関連していた（RR：0.63，95%CI：0.49–0.81）（Wolk *et al*., 1999）。

穀物繊維は通常全粒穀物と同等視されており，精製された穀物製品とは異なるものとされている。しかし Jacobs ら（2000）は，11,040人の閉経後女性を11年間フォローアップして全死亡率との関連を検討した調査結果において，精製した穀物繊維と全粒粉との関連を評価後，この仮説は不完全であることを報告している（Jacobs *et al*., 2000）。穀物繊維の総摂取量をマッチングさせたにもかかわらず，全粒穀物を摂取している女性は，精製した穀物を食べている者と比較して，死亡率が17%低かった。リグニン，ステロール，フェノール合成物のような全粒穀物に含まれる栄養成分の相乗効果が，穀物繊維以上の保護作用をもたらすことを説明すると考えられる。実際に，そのような栄養素を含む多くの穀類と生理活性成分との間には，大きなばらつきがある。そして，穀物が必ずしも食物繊維の優れた供給源であるというわけではない（De Moura *et al*., 2009）。De Moura ら（2009）によると，14件の観察研究と15件の介入研究結果から，FDA の定義以上に全粒穀物の概念を広げることが，現在の CVD の栄養機能表示にとって，より確信のある証拠を提供することになると示している。しかし，これらの研究（オートブラン，オートミール，オート麦シリアル，小麦，米，大麦）で用いられている穀物の多様性は，いろいろな穀物成分の効果とは関連がないと考えるにはなかなか至らない。現在，全粒穀物摂取の CVD に対する保護作用を検討するための前向きコホート研究から適切なエビデンスが示されている（DGAC, 2010b）。全粒穀物に含まれる食物繊維を評価するだけではなく，異なる穀物成分が寄与する全粒穀物の健康効果についても，さらなる調査が行われる必要がある。

食物繊維と全粒穀物の摂取が CVD 危険因子に対して有益な効果を示していることを示す十分な証拠がある。しかし，穀物とその他の食品から摂取した食物繊維の間の生理学的影響の違いに対する疑問だけではなく，これらの予防効果が認められた全粒穀物に含まれる他の栄養的な要因についての疑問もまだ残されている。

難消化性と易消化性炭水化物

難消化性炭水化物と易消化性炭水化物の測定は，小腸内での炭水化物の生体利用効率を特徴づけるために用いられる（Englyst *et al*., 2007）。難消化性炭水化物には，消化酵素にアクセスできない化学結合があるため，食物繊維や難消化性でんぷんのように小腸内で吸収されない。易消化性炭水化物（糖やでんぷん）はその化学結合の構造上，容易に消化され小腸内で吸収される。難消化性および易消化性でんぷんの概念は，体内におけるブドウ糖反応による炭水化物の特性である GI や GL の概念と一致する。Englyst ら（2003）は，GI は食品からのグルコース遊離率を測定することで，即効性または遅効性の易消化性ブドウ糖の含有量によって説明される可能性があることを示した。食品に含まれる難消化性でんぷんや遅効性の易消化性でんぷんは，GI の低下にも寄与する（Goni *et al*., 1997）。いくつかの研究が，それらの消化率によって分類されるでんぷんの身体的影響を評価したにもかかわらず，遅効性の易消化性でんぷんの構造的特性や潜在的健康効果については，十分明らかにされていない。この分類方式は実験室で管理された状況下で測定されたものであり，GI よりも，より矛盾なく信頼性が高い特性評価である炭水化物の構造に関連している点に注目しなくてはならない。これらの消化性により炭水化物の特性化を行うことに加えて，工業的に加工された食物繊維と比較した植物由来の食物繊維の健康効果の証拠を得られていないので，それらの情報源についても考慮されなければならない。

今後，炭水化物がどのように特徴づけられるかに関係なく，最小限に加工された植物由来の炭水化物（例えば全粒穀物，豆類，果物と野菜）は CVD リスクの低減を目的とした食事療法に不可欠な部分である。

タンパク質

高タンパク質食（エネルギーに占める割合が34％）は減量を通じて CVD リスクを低減することが一貫して示されている。そして，血中脂質，グルコース，インスリンやその他の CVD 危険因子に対して好ましい影響を及ぼす（Clifton *et al*., 2008）。エネルギー制限食，炭水化物制限食（エネルギーに占める割合が40％），高タンパク質食（エネルギーに占める割合が30％）の影響を，高炭水化物食（エネルギーに占める割合が55％）や適正タンパク質食（エネルギーに占める割合が15％）と比較するために短期間（４か月）行われた調査研究によると，食事の種類によって体重減量には違いが認められなかった。しかし，体脂肪が22％未満の高タンパク質食においてのみ，大幅な減量が認められた（Layman *et al*., 2009）。同じ研究において，長期間（８か月）カロリー制限なしの２つの食事療法を厳守することによる影響についても調査された。どちらの食事療法においても長期減量を維持し，高タンパク質食では体組成，TG，HDL–C，TG：HDL–C 比において，有意に大幅な改善が認められた（Layman *et al*., 2009）。適正タンパク質食を高タンパク質食（エネルギーに占める割合が22～90％）にするとエネルギー消費量が増加し，除脂肪体重が維持され，満腹感を強める傾向があり，それらはいずれも体重維持やエネルギーバランス，体重増加に関連のある疾患の発症予防に対して重要な要因である（Westerterp–Plantenga *et al*., 1999；Mikkelsen *et al*., 2000；Feinman and Fine, 2003）。Atkins 食や Zone 食のような高タンパク質食は，一般的に早く体重を減少させるが，アメリカ心臓協会（AHA）は，炭水化物を厳しく制限したり，食品の選択を制限するような高タンパク質食を承認していない（St. Jeor *et al*., 2001）。食事摂取基準（dietary reference intakes：DRIs）では，現時点で許容できるタンパク質に対する主要栄養素分布の範囲（AMDR）はエネルギーに占める割合を10～35％としている（Institute of Medicine, 2005）。AHA Science Advisory はより控えめなスタンスを取り，タンパク質がエネルギーに占める割合を15～20％とすることを推奨している（St. Jeor *et al*., 2001）。高タンパク質食は，果物や野菜，全粒穀物などに含まれる重要な栄養素を取り入れ，総脂肪，飽和脂肪と食事性コレステロールが極端に豊富な高タンパク質食品を避けることについて十分に考慮しなければならない。

高タンパク質食（エネルギーに占める割合が22～25％）の等カロリーダイエットは，炭水化物の消費において血中脂質が正常な人と高コレステロール血症の人の両者で，

CVD危険因子に有益な影響を及ぼすことが報告されている(Wolfe and Giovannetti, 1991;Appel *et al*., 2005)。タンパク質（半分は植物性食品から）がエネルギーに占める割合が25%，炭水化物がエネルギーに占める割合が48%の食事と，タンパク質がエネルギーに占める割合が15%，炭水化物がエネルギーに占める割合が58%の食事を比較すると，総コレステロール(−7.8mg/dL)，LDL-C(−3.3mg/dL)，中性脂肪(−15.7mg/dL)，HDL-C(−1.3mg/dL）のみならず，収縮期血圧（−1.4mmHg），拡張期血圧（−1.2mmHg）でも有意に低値を示した（Appel *et al*., 2005)。

これまでにも，植物性タンパク質と動物性タンパク質が健康に及ぼす影響について多くの議論がなされてきた。動物性タンパク質食品の摂取量とCVDの関連を調査した前向きコホート研究では限られた，そして，矛盾したエビデンスが示されている。一方，加工肉の摂取量とCVDの関連を示す信頼性の高いエビデンスも示されている（DGAC, 2010b)。前向きコホート研究により，適正な体格では動物性食品の摂取と血圧との関連において矛盾した報告が示されている（DGAC, 2010b)。その一方，横断研究とコホート研究の両方から，適正な体格では植物性タンパク質の摂取と血圧の低下との関連について示されている。これらの矛盾した結果から，植物性タンパク質のCVDに対する保護作用を示すエビデンスはまだ限られている（DGAC, 2010b)。さらに，植物性食品由来のタンパク質しか摂取しないベジタリアンは，非ベジタリアンと比べてCHDの死亡率が低い傾向がある(Key *et al*., 1999;Fraser, 2009)。この見解に従うと，植物性タンパク質はアルギニンを豊富に含んでいることに対して，動物性タンパク質はリジンを豊富に含んでいるので，リジン：アルギニン（Lys：Arg）比は多くの人が興味を持つ研究テーマである。コレステロール低下に及ぼす影響について，カゼインとその他の動物性タンパク質を植物性タンパク質(大豆)に置き換えた研究では，ヒトにおいて，少しではあるが有意にTC（−2.5%）とLDL-Cが低下（−3.0%）した（Balk *et al*., 2005)。5週間のクロスオーバー食事制限試験（対象者数12人）では，アルギニン（1.2g/日）かプラセボを適量脂質摂取食（エネルギーに占める割合が30%）と低コレステロール食（<100mg/日）に与えた結果，アルギニン補給群において血清コレステロールとLDL-Cが有意に低下した(Kohls *et al*., 1987)。これとは対照的に，Lys：Argが低い食事（0.70）と高い食事（1.41）について評価するために実施された35日間の無作為化コントロールクロスオーバー試験では，Lys：Argが低い食事において，血清コレステロール，LDL-Cともに低下は認められなかった（Vega-López *et al*., 2010)。これらの矛盾した報告からも，Lys：Argの適用性について，さらなる臨床研究が必要であると思われる。

前高血圧および高血圧患者（平均血圧：126.7/82.4 mmHg）を対象に，大豆または乳タンパク質を用いたタンパク質補給（40g/日）と高GI炭水化物制限の影響を調査するために実施された試験において，大豆と乳タンパク質補給の両方で，収縮期血圧に−2.0mmHgと−2.3 mmHgの有意な低下が認められた（$p<0.01$）が，タンパク質の種類による差は認められなかった（He *et al*., 2011)。タンパク質補給による拡張期血圧の低下についても検討されたが，統計的に有意な差は認められなかった(He *et al*., 2011)。この研究において，Heら(2011)は，炭水化物をタンパク質に置き換えること（サプリメントを通して）が，植物性，動物性のどちらであっても，前高血圧と高血圧が血圧低下にどのような影響を及ぼすのかを検討した。等カロリーおよびカロリー制限をした高タンパク質食（エネルギーに占める割合が22〜34%）のいずれにおいても，身体組成とCVD危険因子に対して良好な影響を示した。今後，安全で有効かつ実現可能性のある，長期間にわたる厳しい高タンパク質/低炭水化物食を調査するために，さらなる介入調査が必要である。

アテローム性動脈硬化症における微量栄養素と抗酸化物質の役割

一部の微量栄養素欠乏が，アテローム性動脈硬化症のリスクを増加することが示されている。これらの栄養素は，CVDリスクとその進行に影響を及ぼす遺伝子-栄養素間の経路において作用する（Houston, 2010)。微量栄養素がCVDリスクを減らすいくつかのメカニズムがある。ナトリウム，カリウム，マグネシウムは血圧の低下をもたらし，マグネシウムはインスリン感受性を増加させる作用もある。ビタミンDは，レニン-アンギオテンシン系の発現低下と内皮細胞機能の維持を含むいくつかのメカニズムによって，CVDリスクを低減する。最近の横断研究でも，ビタミンDと血圧値や高血圧，前高血圧症の間には独立した関連が認められている。ビタミンB_6，B_{12}と葉酸がCVDリスクに有益な影響を及ぼすメカニズム（すなわち，ホモシステイン濃度を低下させることによる影響）は，大規模な臨床試験結果では明らかにされていない。しかし，ナイアシンは脂質とリポタンパク質プロフィールを改善し，CVDリスクを軽減するために，治療的に用いられる。臨床研究では，抗酸化物質としてのビタミンCとEの有効性はまだ示されていない。

ナトリウム

ナトリウムは重要な栄養素であり，ナトリウムの摂取量を減少させることによって，成人において血圧が減少することを示す確固とした証拠がある(DGAC, 2010b)。ナトリウムの摂取量の変化は血液量に影響する。ナトリウム濃度の増加は，血液量と血圧値の増加を誘発する水分貯留の増加をもたらす（Sheng, 2000；Institute of Medicine, 2004）。2010年のDGACレポートでまとめられているように，ナトリウム摂取量の減少は，わずかに脳卒中とCVDイベントを減少し，死亡率を減少させる。Dietary Approaches to Stop Hypertension（DASH）試験（多角的無作為抽出食事制限試験）において，研究者らは血圧に関して，果物と野菜，低脂肪乳製品の摂取量が多い食事を高く評価した（Appel *et al*., 1997）。DASH食を与えられた高血圧患者（ステージ1）は，果物と野菜の高摂取（1日につき8～10サービング，アメリカにおける摂取量の75パーセンタイル），低脂肪乳製品（1日につき2～3サービング），飽和脂肪（6％）と総脂肪（27％）の低摂取とすることによって，収縮期血圧（－5.5mmHg）と拡張期血圧（－3.0mmHg）の低下が認められた。DASH-Sodium研究では，ナトリウム摂取量を150mmol/L（150mEq/L）の高摂取群，100mmol/L（100mEq/L）の中間摂取群，50mmol/L（50mEq/L）の低摂取群の3段階に分けて，DASH食の実施前後で評価した（Sacks *et al*., 2001）。DASH食とナトリウム制限（<5g/日）の組合わせでは，収縮期血圧（－11.5mmHg）と拡張期血圧（－6.3mmHg）を大幅に低下させた（Sacks *et al*., 2001）。Strazzulloら（2009）による13件のコホート研究のメタアナリシスでは，ナトリウム摂取量の増加は脳卒中と心疾患のリスクを増加させることを報告しているが，1日2,000mgナトリウム摂取量を増加させると，脳卒中のリスクが23％増加した（Strazzullo *et al*., 2009））。しかし他の報告では，心不全患者にナトリウム制限（1日1,840mg）を行うと，1日2,760mg摂取した群と比べ，入院期間と死亡率が有意に増加したと報告されている（Cohen *et al*., 2008）ことからも，ナトリウム制限が特定の人々にとっては有害な場合があることを示している（Jessup *et al*., 2009）。研究者らは，ナトリウム摂取量が24時間思い出し法によって算出されたものであったため，これらの結果を疑っている。これらの最近の調査結果にもかかわらず，ナトリウムの摂取量を増やすと，脳卒中とCHDのリスクを増す血圧の上昇をもたらすと一般的に考えられている。DASHとDASH-Sodium研究の結果は，正常血圧者と高血圧者それぞれについて，ナトリウムだけでなく果物や野菜，低脂肪乳製品に関する最新の栄養素摂取推奨量の設定に大きく貢献した。DGAC 2010ガイドラインでは，日常のナトリウム摂取量は1日2,300 mg未満とし，51歳以上，アフリカ系アメリカ人，高血圧，糖尿病，慢性腎臓病であるハイリスク者については，1日1,500mg未満とするよう推奨している。

カリウム

カリウム摂取と血圧値の関連についてある程度エビデンスがある（DGAC, 2010b）。カリウム摂取量は，成人において血圧低下との関連が認められている（Cappuccio and MacGregor, 1991；Whelton *et al*., 1997；Whelton and He, 1999；Geleijnse *et al*., 2003；Houston and Harper, 2008）。そして，いくつかの観察研究では，カリウム摂取が脳卒中とCHDのリスクを減少させることを明らかにしている（DGAC, 2010a）。臨床研究とコホート研究のメタアナリシスでは，平均44～86mmol/日のカリウム摂取量の補充増加は，収縮期血圧（－2.4～－5.9mmHg），拡張期血圧（－1.5～－3.4mmHg）を有意に低下させることを示した（Cappuccio and MacGregor, 1991；Geleijnse *et al*., 2003）。Wheltonらによるメタアナリシス（1997）では，尿中カリウム排出が2g/日増加すると，高血圧群では平均で収縮期4.4/拡張期2.5mmHg，非高血圧群では収縮期1.8/拡張期1.0mmHgの血圧低下を示した。カリウム摂取の増加は野菜，果物，低脂肪乳製品を豊富に含むDASH研究でみられたように，血圧に及ぼすナトリウムの相反する作用を弱める可能性もある（DGAC, 2010a）。それゆえに，カリウムに富めば，血圧が低下する（Appel *et al*., 1997）。多くの研究では，カリウム補充（大部分は塩化カリウムとして）と食物から摂取されたカリウムの効果を評価している。ナトリウムの摂取量が少ない場合と高い場合を比べた時よりもカリウムが血圧を低下させる効果は大きい（DGAC, 2010a）。食塩（塩化ナトリウム）の摂取量と直接関連している血圧を記述する際に用いられる“食塩感受性”の概念より，食塩（塩化ナトリウム）摂取量の変化による血圧の反応は，個人間で異なることが示された（Weinberger, 1996；Morris *et al*., 1999）。この“食塩感受性”は非高血圧の人であっても，高血圧とCVDによる死亡のリスクであることが示されている（Morimoto *et al*., 1997；Weinberger *et al*., 2001）。そしてその発現は，食事中のカリウム摂取量によって調整されることがわかった（Morris *et al*., 1999；Schmidlin *et al*., 1999）。カリウムは付随的な陰イオンにかかわりなく（van Buren *et al*., 1992），尿中食塩（塩化ナトリウム）排出を増やすために，腎尿細管に作用する（Brandis *et al*., 1972；Stokes, 1982）。このように，カリウム補充による塩化ナトリウムの血圧上昇作用の緩和を示す証拠が存在する（Iimura *et al*., 1981；Morgan *et al*., 1984）。現在，医学研究所の推奨量は，成人では4,700mg/日である。

マグネシウム

マグネシウム摂取量が少ない集団では高血圧の発症率が高くなることが疫学研究で示されている（McCarron, 1983；Joffres *et al*., 1987；Witteman *et al*., 1989；Ascherio *et al*., 1992；Ma *et al*., 1995）。低マグネシウム状態には不整脈，心電図変化，強心配糖体への感受性増大との関連がみられる（Rude, 1993）。十分な量のマグネシウムによる抗不整脈作用は，マグネシウムが細胞内カリウム濃度の維持に関与していることと関連している（Matsuda, 1991a, b）。血管平滑筋細胞上には血管拡張を誘発して血圧を低下させるための結合部位が存在するが，この結合部位に対してマグネシウムはナトリウムと競合する（DGAC, 2010a）。いくつかの疫学研究，観察研究，臨床試験では，500～1,000mg/日の食事性マグネシウム摂取が血圧低下に関連することが示されている。しかしこれらの結果は，ナトリウムやカリウムにおけるエビデンスほどの一貫性はない（Widman *et al*., 1993；Houston and Harper, 2008）。食事性マグネシウムを約176mg/日から約423mg/日まで増加させた果物と野菜の多い食事は，高血圧症ではない成人（収縮期血圧140 mmHg以下または拡張期血圧95mmHg以下の者）の血圧を有意に低下させた（Appel *et al*., 1997）。しかしながら，マグネシウム高含有食品はしばしばカリウムや食物繊維も多く含んでいるため，マグネシウムのみの降圧効果を決定するのは難しい（Institute of Medicine, 1997）。高血圧患者に対するマグネシウム療法の介入研究結果も決定的なものではない。いくつかの研究ではマグネシウム補充による降圧効果を報告しているものの（Dyckner and Wester, 1983；Motoyama *et al*., 1989；Widman *et al*., 1993；Geleijnse *et al*., 1994；Witteman *et al*., 1994），他の研究では効果が認められていない（Cappuccio *et al*., 1985；Wallach and Verch, 1986；Zemel *et al*., 1990；Sacks *et al*., 1995；Yamamoto *et al*., 1995）。CVDリスクの低下に対するマグネシウムサプリメントの効果は認められるが，限られたものでしかない。体内のマグネシウム状態（status）のマーカーやマグネシウム摂取量とCVDとの関連についての，さらなる研究が必要である（Institute of Medicine, 1997）。

マグネシウムはインスリン感受性にも影響を与えている（DGAC, 2010a）。インスリン感受性の低下と低マグネシウム状態には関連がある（Ma *et al*., 1995）。このことは，CVDがインスリン非依存性糖尿病によくみられる合併症であることを考えると，非常に興味深い。フラミンガム研究（Framingham Offspring Cohort study）（n=2,708）では，インスリン非依存性糖尿病やインスリン抵抗性に関連する潜在的危険因子を調整しても，マグネシウム摂取量が多いと空腹時インスリン濃度が低いという関連性がみられたが，同様にグルコース負荷後の血漿インスリン濃度やインスリン感受性の改善とも関連していることが示されている（McKeown, 2004）。臨床研究においても，マグネシウムサプリメントによってインスリン非依存性糖尿病患者のインスリン感受性が改善したと報告されている（Paolisso *et al*., 1989, 1992）。これはCVDリスクの低下を意味するのかもしれない。1999年にアメリカ糖尿病学会（American Diabetes Association：ADA）から出された勧告によると，「定期的（routine）な血中マグネシウム濃度の評価は，マグネシウム欠乏のリスクが高い患者においてのみ推奨される。もし低マグネシウム血症であることが証明されたなら，その時のみマグネシウム濃度を正常域に戻す（repleted）べきである」としている（ADA, 1999）。アメリカ医学研究所（Institute of Medicine）による推奨量（recommended dietary allowances：RDA）は，女性で310～320 mg/日，男性で400～420mg/日である。

ビタミンD

前向き観察研究と無作為化対照臨床試験によると，中等量から高用量のビタミンDサプリメント（約1,000IU/日）がCVDリスクを低下させるかもしれないと報告されている（Wang *et al*., 2010）。疫学研究では，特に血清25-ヒドロキシビタミンD濃度とCVDの罹患率（Giovannucci *et al*., 2008；Wang *et al*., 2008b）および死亡率（Wolf *et al*., 2007；Dobnig *et al*., 2008；Melamed *et al*., 2008；Pilz *et al*., 2008；Wang *et al*., 2008a）との間に負の関連がみられることが示されている。最近の横断研究（n=7,228）でも血清25-ヒドロキシビタミンD濃度（22.3～22.9ng/mL）と副甲状腺ホルモン濃度（PTH）（42.7～49.8pg/mL）は，独立して血圧，高血圧，高血圧前症（正常高値血圧）と関連していることが示されている（Zhao *et al*., 2010）。ビタミンDは内皮細胞機能を維持し（Levin and Li, 2005），レニン-アンギオテンシン系を下方制御し（Li *et al*., 2004；Rammos *et al*., 2008），血管平滑筋細胞の増殖を阻害し（Carthy *et al*., 1989），インスリン感受性と分泌を改善する（Maestro *et al*., 2000；Chiu *et al*., 2004）。ビタミンDサプリメントとプラセボを用いた無作為化試験では，中等量（4か月ごとに100,000IU）（Trivedi *et al*., 2003）および高用量（1,000IU/日）（Prince *et al*., 2008）のビタミンD服用により，統計的に有意ではないものの，CVDリスクは低下した。ビタミンDとカルシウムを同時に服用した他の無作為化試験の結果では，CVDイベントのリスクに変化はみられなかった（Brazier *et al*., 2005；Hsia *et al*., 2007）。腎臓疾患患者のビタミンD状態は悪化しやすく，多くの場合はビタミンDサプリメントにより補っている（Wang *et al*., 2010）。あらゆる集団を代表してはいないものの，これまでこれらの患者におけるビタミンDサプリメントとCVD死亡率との関連が研究されてきた（Marco *et al*., 2003；Shoji *et al*., 2004；Teng *et al*., 2005；Wolf *et al*., 2007；Naves-Diaz *et al*., 2008）。透析患者を対象とした前向き研究において，ビタミンDサプリメントによるCVD死亡の低下が報告されている（Wang *et al*., 2010）。これらの無作為化試験におけるCVD死亡の統合相対危険度（pooled relative risk）は0.90（信頼区間：0.77-1.05）であった（Wang *et al*., 2010）。これらの知見は，中等量から高用量のビタミンDがCVDリスクに対して予防的な効果を持つことを示唆している（Wang *et al*., 2010）。しかし，これらの知見が限定的で結論に達していないことを考えると，ビタミンDサプリメントの因果関係を確かなものにし，有効性を決定づけるためにも，さまざまな集団における異なった用量でのさらなる介入研究が必要である。DGACによる2010年の報告書によれば，最低限の日光を浴びていると仮定すると，子供と成人では600IU/日，70歳を超える者では800IU/日のビタミンD摂取が推奨されている（DGAC, 2010b）。アメリカ医学研究所食品栄養委員会（The Food and Nutrition Board of the Institute of Medicine）発行による北米（アメリカとカナダ）の食事摂取基準（dietary reference intakes：DRIs）によると，子供と成人では600IU/日（コレカルシフェロール15μg），70歳を超える者では800IU/日（コレカルシフェロール15～20μg）の摂取を推奨しており，許容上限量は4,000IU/日としている（Institute of Medicine, 2010）。このアメリカ医学研究所（Institute of Medicine）の報告は，アメリカとカナダの両政府が共同で委託したものである。これらに加えて，カナダ保健省（Health Canada, Ottawa）からは，50歳を超える者では400IU/日（コレカルシフェロール10μg）のサプリメントの摂取が推奨されている（Health Canada, 2010）。

ビタミンB群

血漿ホモシステイン濃度の上昇は，粥状動脈硬化症リスクの上昇と関連がある（Gerhard and Duell, 1999；Marti-Carvajal *et al*., 2009）。ホモシステイン濃度はビタミンB_6，B_{12}，葉酸によって影響を受ける。葉酸補酵素はホモシステインからのメチオニン合成経路を触媒する。葉酸欠乏時にはホモシステイン濃度が上昇する（Gerhard and Duell, 1999）。ホモシステイン濃度はビタミンB_6，B_{12}の管理下にも置かれている。ビタミンB_{12}は，ホモシステインをメチオニンへ変換する酵素の補酵素として作用する（Homocysteine Lowering Trialists, 1998）。ビタミンB_6は，ホモシステインをシステインへ変換するもうひとつのホモシステイン代謝経路に関連する２つの酵素の補助因子である（Folsom *et al*., 1998）。両方の経路はともにホモシステインを利用しているため，血漿ホモシステイン濃度調節に関与している。その結果として，これらビタミンのサプリメントはホモシステイン濃度を低下させ，CVDリスクを減少させるという仮説が立てられた（Folsom *et al*., 1998；Gerhard and Duell, 1999）。Martì-Carvajalら（2009）は，８つの無作為化対照試験（n＝24,210）から，ビタミンB_6，B_{12}，葉酸のサプリメントによる一次および二次予防の介入効果についての検討をレビューしている。この研究では，ビタミンB群のサプリメントによるホモシステイン濃度の低下が，脳卒中や心筋梗塞の減少やCVD患者の死亡率を低下させるというエビデンスは得られなかった（Marti-Carvajal *et al*., 2009）。ホモシステイン濃度が葉酸摂取と逆相関するにもかかわらず，ホモシステイン濃度とCVDリスクとの関連性について多くの研究が報告されているものの，一致した結果は得られていない（Institute of Medicine, 1998）。アメリカ心臓協会栄養委員会（The American Heart Association Nutrition Committee）は，CVDリスク低減のためにビタミンB群を用いることを支持する証拠は不十分であると結論づけた（Lichtenstein *et al*., 2006a）。

治療量のナイアシンやニコチン酸は，TGの低下やHDL-C増加を目的とする場合に最初に処方される。ニコチン酸の薬理的用量（３g/日）の投与は，総コレステロールと中性脂肪の低下を含めた脂質プロファイルの広範な改善（Chapman *et al*., 2010），およびCVDイベントリスクの減少（Canner *et al*., 1986）をもたらす。ナイアシンおよびその誘導体は，血漿中性脂肪濃度を35％，LDL-C濃度を15％減少させ，HDL-Cを25％増加させた（Chapman *et al*., 2010）。さらに，ニコチン酸（１～３g/日）はLDLの粒子を小さく高密度なものから大きく低密度なものへと変化させた（Guyton and Capuzzi, 1998）。このナイアシンによる脂質プロファイルの調節は用量依存的であり，1.5g/日が最も悪影響なく効果的な量であったと報告されている（Watts and Karpe, 2011）。Cheungら（2001）はCAD患者に対し，ビタミンE，ビタミンC，セレン，βカロテンの抗酸化物質の複合サプリメントを投与したが，HDL-C値改善を目的として同時に行っていたシンバスタチン-ナイアシン療法の効果が鈍り，HDL-C濃度を低下させたことから，有害な拮抗作用が存在する可能性を示唆している（Cheung *et al*., 2001）。Brownら（2001）によるCHD予防に関するもうひとつの研究では，抗酸化物質複合サプリメント（ビタミンE，ビタミンC，セレン，βカロテン）をシンバスタチン，ナイアシンと一緒に投与し，最初の心血管イベントの発生頻度が低下するか，という点を含めた脂質治療における有効性を検証した。しかし，シンバスタチンとナイアシンのみの投与による脂質治療では得られていたような，明確な臨床的有効性は得られなかった。さらに，この組合わせは，コレステロールの逆輸送にかかわる主分画を含めた，HDLサブフラクション濃度の有意な低下を引き起こした。これはスタチン-ナイアシン療法のメインとなる心保護作用を鈍らせることを示している（Brown *et al*., 2001）。脂質異常症の管理のために治療的な量のナイアシンを服用する場合は医療関係者のケアを受けるべきであり，抗酸化物質のサプリメント摂取を避けるべきである。アメリカ医学研究所（The Institute of Medicine）は，栄養素充足率を達成するために，女性では14mg/日，男性では16mg/日のナイアシン等量（NEs）を推奨している。

抗酸化ビタミン—ビタミンＣおよびＥ

果物や野菜の多い食事はCVDに対して予防的であることが知られている。ゆえに，この心保護作用を示す生物活性物質には大いに興味をそそられるものである。CVDの発生と進行は大部分が酸化ストレスに影響される。そのためこの分野では，抗酸化ビタミンの潜在的な作用について主に研究されてきた。ビタミンＣ（アスコルビン酸）とビタミンＥ（αトコフェロール）は*in vitro*におけるフリーラジカル産生に対して予防的であることが示されていることから（Bagchi *et al*., 1997），脂質の過酸化と酸化LDLの生成を減少させるかもしれない（Knekt *et al*., 2004）。さらに，ビタミンＣは酸化ビタミンＥの再生を促進させるかもしれないので（Knekt *et al*., 2004），相乗的なスカベンジャー作用が得られるかもしれない。一般的に，これら抗酸化ビタミンに関する研究では，CVDリスクへの効果について，食事性およびサプリメントの両方の形態について研究されている。

ビタミンＣおよびＥによる心保護効果の臨床的なエビデンスは限定的で，まだ結論は出ていない。Bjelakovicら（2008）は67件の無作為化対照研究からの総説（$n=232,550$）において，総死亡に対する一次および二次予防を目的とした臨床試験における，抗酸化物質サプリメントの効果を評価している。しかし，CVD死亡率を低下させるために抗酸化物質サプリメントが有効であるという根拠は認められなかった。これらの研究のうち，バイアスが小さい47試験（$n=180,938$）に限定したものでは，総死亡に対する相対危険度（relative risk：RR）がビタミンＥでは有意な増加を示し（RR：1.04，信頼区間：1.01–1.07），ビタミンＣでは有意ではないが増加の徴候を示した（RR：1.06，信頼区間：0.94–1.20）（Bjelakovic *et al*., 2008）。

Knektら（2004）による９件の前向きコホート研究からの解析では，CHDの既往がなく，ビタミンＣを700 mg/日以上服用している者のCHD罹患の相対危険度は，これらのサプリメントを服用していないものに対し有意に低かった（RR：0.75，信頼区間：0.60–0.93）。YeとSong（2008）もまたビタミンＣとCHDリスクとの関連を検証するために，15件のコホート研究からのメタアナリシス（$n=374,488$）を実施した。彼らの結果では，（サプリメントではなく）食事性ビタミンＣの摂取はCHDリスクと負の関連を示した（Ye and Song, 2008）。男性医師を対象とした大規模コホート研究（Physicians' Health Study II）における14,000人以上の男性を対象とした無作為化対照試験では，毎日500mg/日のビタミンＣサプリメントを摂取してもCVDイベント，心筋梗塞，CVD死亡率に有意な影響はみられなかった（Sesso *et al*., 2008）。しかし，この研究は対象者が50歳以上（５%の者に心臓病の既往あり）に限定されていたため，その結果としてCVDの進行に対する予防効果が弱まったのであろう。いくつかの研究では，500mgのビタミンＣサプリメントにより血管拡張が改善したことを示しており（Carr and Frei, 1999；Gokce *et al*., 1999；Frikke-Schmidt and Lykkesfeldt, 2009；Versari *et al*., 2009），そのいくつかでは（全部ではない）ビタミンＣサプリメントによる降圧効果も認められた（Ness *et al*., 1997）。Wardら（2005）は，69人の高血圧患者に対する６週間のビタミンＣ投与実験（500mg/日）において，プラセボ群と比較して収縮期血圧が有意に低下（−1.8mmHg, $p<0.05$）することを見いだした（Ward *et al*., 2005）。一貫した知見が得られていないため，さらに大規模な比較臨床試験を行う必要がある。

９件の前向きコホート研究についてのメタアナリシス（$n=293,172$）においてKnektら（2004）は，食事性ビタミンＥ摂取量が多い（100〜249mg/日）と，年齢・エネルギー摂取量を調整してもCHDリスクの低下と関連していることを見いだした。。YeとSong（2008）による15件のコホート研究に対するメタアナリシス（$n=374,488$）では，食事性およびサプリメントによるビタミンＥの摂取量とCHDリスクとの負の関連が示された。Alpha-Tocopherol, Beta-Carotene Cancer Prevention study（ATBC study, $n=299,133$）では，ビタミンＥサプリメント（50mg/日）を服用したフィンランドの男性喫煙者では，CHD死亡率がわずかに低下したが（虚血性心疾患−４%，脳梗塞−1.3%），非致死性の心筋梗塞罹患率に対しては効果が認められなかった（Alpha-Tocopherol, Beta-Carotene Cancer Prevention Study Group, 1994）。The Cambridge Heart Antioxidant Study（CHAOS, $n=2,002$）では，ビタミンＥサプリメント（400または800IU/日を1.5年間）をCHD患者に与えて二次予防効果を検討した結果，心筋梗塞の再発が有意に低下（−77%）したが，CVD死亡率に関しては効果がみられず，総死亡率に関しては有意ではないが増加する徴候がみられた（Stephens *et al*., 1996）。すでにCHDを罹患している入院患者を対象とした大規模臨床試験でもまた，ビタミンＥサプリメントに将来のCVDイベントに対する予防効果は認められなかった（GISSI-Prevenzione Investigators, 1999；Yusuf *et al*., 2000）。これらは，結論を出す前に異なる集団におけるさらなる研究が必要であることを意味している。

これら研究結果の不一致は，抗酸化ビタミン剤を服用する人々のライフスタイルが概ね健康的であるためであると考えられる。例えば，血清アスコルビン酸濃度が高い者は，果物や野菜の摂取量が多いかもしれない（Ye and Song, 2008）。また，コホート研究は非常に健康状態のよい若年者をリクルートする傾向にある一方で，対照試験ではたびたびハイリスク者を対象とするため，対象者のCHDリスクも無作為化対照試験とコホート研究で異なる可能性がある（Ye and Song, 2008）。喫煙者や

CHDの既往のある者が，サプリメント服用量を増大させることによる毒性もまた考えられる。質の低い研究デザインや解析手法が異なっていることもまた，全体の知見における不一致に貢献しているかもしれない（Traber *et al*., 2008）。

アメリカ医学研究所（2000）は，食事性およびサプリメントのいずれにおいても，ビタミンCとEのCVDリスクに対する予防効果に関するデータは一致しておらず，不十分であると公式に述べている。アメリカ栄養士会（the Academy of Nutrition and Dietetics）は，現時点では明確なエビデンスに欠けているため，いかなるビタミン剤も日常的な服用を推奨していない。

食事によるCVDの予防と治療

CVD予防のための最新の食事ガイドライン

長年にわたり特定の栄養素に関する勧告が，世界中の健康関連機関から食事ガイドラインとして公表されてきた。最近になって，食事パターンや特定の食品や食品群による健康への役割についてエビデンスが集積されてきており，栄養素ベースから食品ベースの勧告に移行してきている（Mozaffarian and Ludwig, 2010）。これは，いくつかの国で食品ベースの食事ガイドラインが公表されていることからも明らかである。これら食事ガイドラインの基本前提は，必要な栄養素は主として食品から摂取されるべきだということである。

世界における食品ベースの食事ガイドラインの活用

世界保健機関栄養部（The Department of Nutrition for Health and Development of the WHO）はFAOと協力して，ヒトの栄養要求に関する新しい研究を世界中から継続的に収集・検討している。この仕事の結果はすべての国に提供され，各国に対応した食品ベースの食事ガイドライン開発の基盤として活用される。基本的な勧告はWHOのガイドラインと一致しているため，異なる国から公表された食品ベースの食事ガイドラインも基本的な部分は同じである。しかし，各国の食事ガイドラインはそれぞれの国の重要な事項に対処するように作られているため，独自の特徴が散見される。各国や地域における食品ベースのガイドラインの一部をボックス48.1に示した。これら勧告の各国間の相違点は，要約してボックス48.2に示した。一般的な勧告としては，塩分摂取を制限すること，果物と野菜を毎日食べること，でんぷんや食物繊維の豊富な食品を食べること，健康的な体重を維持すること，などが含まれている。

心血管の健康を促進するために，WHOとFAOの合同専門家会議（WHO/FAO Expert Consultation）は2002年に食事，栄養素，慢性疾患予防に関する技術報告書（technical report on Diet, Nutrition and the Prevention of Chronic Diseases in 2002）を発行した。ここには主な栄養関連慢性疾患（肥満，糖尿病，ある種の癌，骨粗鬆症，歯科疾患，CVD）による死亡や機能障害を防ぐための一般的な食事に関する勧告が記されている（Joint FAO/WHO Expert Counsultation, 2002）。このレポートの主な目的は，「食と健康に関する公衆衛生を向上させる挑戦に取り組むための，効果的で持続可能な政策と戦略」を提供することである。CVD予防に特化した勧告の要約を表48.5に示した。

アメリカ人のための食事ガイドライン2010

1980年に出版された『Nutrition and Your Health：Dietary Guidelines for Americans（栄養と健康：アメリカ人のための食事ガイドライン』の第1版では，心血管疾患の予防に関係のある理想的な体重の維持と適切なアルコール摂取についてだけでなく総脂肪，飽和脂肪，コレステロール，ナトリウム，砂糖，でんぷんの摂取についての手引きを定めた。最新のアメリカ人のための食事ガイドライン2010（DGAC 2010a）でも，食を基本とした推奨量を定めることにより心血管疾患の予防を推進している。

概して健康的な食生活は，ナトリウム，固体の脂肪，余分な砂糖，精白穀類の摂取を制限し，栄養豊富な食品を強調している。DGAC 2010では，過剰摂取されていたり，過体重やある種の慢性疾患のリスクを低減したりするために制限すべきナトリウム，SFA，余分な砂糖，固体の脂肪，食事性のコレステロール，精白穀類，アルコール（ボックス48.3）の主な供給源となっている食品や食品成分について報告している。これらの食品を制限したうえで，アメリカ人のための食事ガイドライン（2010）は，野菜，果物，全粒粉，無脂肪または低脂肪の乳製品，魚介類，脂肪の少ない肉，鶏肉，卵類，豆類，エンドウ豆，大豆製品，塩を加えていないナッツや種実類，植物性オイル，カリウム，カルシウム，ビタミンD，食物繊維の供給源となる食品の摂取を増やすよう推奨した。アメリカ人のための食事ガイドライン2010が摂取量の増減を推奨しているこれらの食品や食品群は，CVDのリスクを減らすことと深くかかわっている。表48.6を参照されたい（DGAC，2010a）。

アメリカ心臓協会（AHA）　食事と生活習慣の推奨と2020年に向けてのインパクトゴール（衝撃的な目標）

2006年アメリカ心臓協会（AHA）はCVDのリスクを減らす目的で，推奨する食事と生活習慣（改訂版）を公表した（Lichtenstein *et al*., 2006）。総じていえば，これらの食事と生活習慣の推奨はWHOやFAOによって規定されたものと類似している。2010年にAHAは，「2020年までにすべてのアメリカ人の心臓血管に関する健康状

ボックス48.1　各地域の食品ベース食事ガイドラインの要約（抜粋）(FAO)

アフリカ	ナミビア	多様な食品を食べる。野菜と果物は毎日食べる。魚をもっと食べる。豆と肉は定期的に。全粒穀類を使う。ヨウ素添加塩のみを使い，減塩を心がける。1日最低3食食べる。飲酒は避ける。清潔で安全な水と食品を使用する。適正体重にして，それを維持する（ナミビア保健省：Ministry of Health and Social Services, Namibia）
	ナイジェリア	総食品摂取量は身体活動量とバランスを取る。肉体労働者は座位で仕事をする者よりも多くの食品を摂取する。動物性食品由来の脂肪の摂取は制限する。食事は可能なかぎり多様な食品で構成する。例えば穀類，豆類，根菜/塊茎（roots/tubers），果物，野菜，魚，赤身の肉，特産のチーズ（wara）。食塩，ブイヨンキューブ，砂糖は制限する。季節の果物は何でもたっぷり摂取することを推奨する（ナイジェリア保健省：Ministry of Health, Abuja, Nigeria）
	南アフリカ	多様な食品を楽しむ。活動的であること。でんぷん質の食品をほとんどの食事の基本にする。乾燥豆（dry beans），干しエンドウ豆（split peas），レンズ豆（lentils），大豆を定期的に食べる。鶏肉，魚，牛乳，肉，卵は可能であれば毎日食べる。清潔で安全な水をたくさん飲む。たっぷりの野菜と果物を毎日食べる。脂肪は控えめに摂取する。食塩は控えめに使う。砂糖を使った食品や飲み物は控えめにして食間には摂らない。飲酒するときは分別をもって（南アフリカ保健省：Department of Health, Directorate：Nutrition, Pretoria, South Africa）
アジアと太平洋諸国	中国	穀類を主食として（cereals as the staple）多様な食品を食べる。野菜と果物と塊茎（tubers）はたっぷり摂取する。牛乳，豆類，乳製品，豆製品は毎日摂取する。適切な量の魚，鳥肉，卵，赤身の肉を摂取する。脂身や動物性脂肪は減らす。身体活動量と適正体重維持とのバランスが取れた食事量にする。軽食（light diet）は塩分の少ないものを選ぶ。飲酒するときは，量を制限する。腐敗したものや不衛生な食べ物は避ける（中国栄養士会：Chinese Nutrition Society）
	インド	バランスの取れた食事を確保するために，多様な食品を食べる。妊産婦・授乳婦には追加の食品と健康管理を確保する。6か月までは完全母乳栄養が望ましく，2歳まで母乳を与えることを勧める。6か月以降の乳児には自家製の半固形の食品を与える。いかなるときも（health and sickness）子供や青少年のために十分で適切な食事を確保する。適量の食用油と動物性食品，ほんの少しのギー（ghee）/バター/バナスパチ（vanaspati）を使用する。過体重や肥満を防ぐために，食べすぎは避けるべきである。食塩の使用は適度に，摂取量は最低限に抑える。安全で清潔な食品を利用する。よい調理法を習得し，健康的な食習慣を身につける。水はたっぷり飲み，その他の飲物は適量にする。食塩や砂糖や脂肪を含んだ加工食品の利用は最小限にする。高齢者が健康で活動的であるために，彼らの食事には微量栄養素が豊富な食品を加える（インド国立栄養研究所，インド医学研究評議会：National Institute of Nutrition, Indian Council of Medical Research, India）
	日本	食事を楽しむ。規則正しく食事を摂って健康的なリズムを確立する。主食だけでなく，主菜や副菜などバランスよく食べる。ご飯やその他の穀類を十分に食べる。野菜，果物，乳製品，豆類，魚を食事に組み合わせる。過剰な食塩や脂肪は避ける。適正体重を知り，身体活動量にあった食事量を摂る（日本栄養士会：Japan Dietetic Association）
	シンガポール	体重を正常範囲にして維持する。十分な量の穀類，特に未精白の穀類を食べる。果物と野菜をより多く，毎日食べる。脂肪，特に飽和脂肪酸の少ない食品や調理法を選択する。塩分やソースの少ない食品や調理法を選択する。砂糖の少ない飲物や食品を選択する。飲酒するときは適量にする（シンガポール健康増進委員会：Health Promotion Board, Singapore）
	タイ	5つの食品群それぞれから多様な食品を食べ，適切な体重を維持する。十分な量の米かそれに代わる炭水化物源を食べる。たっぷりの野菜と果物を定期的に食べる。魚，赤身の肉，卵，豆類（legumes and pulses）を定期的に食べる。牛乳は適切な品質のものを，年齢にみあった量だけ飲む。脂肪含量の適切な食事を食べる。甘いものや塩からい食べ物は避ける。清潔で安全な食品を食べる。飲酒は避ける，または減らす（タイ保健省：Department of Health, Thailand）
ヨーロッパ	ブルガリア	栄養のある食事を多様な食品で摂る。規則正しく，十分な時間をもって友好的な雰囲気のなか，楽しみながら食事をする。重要なエネルギー源として穀類を摂取する。全粒パンやその他の全粒穀類製品を選択する。多様な野菜や果物を毎日400g以上，できれば生で食べる。牛乳や乳製品は低脂肪・低塩分のものを選択する。赤身の肉を選択し，肉や肉製品（meat and meat products）はたびたび魚，鳥肉（poultry，訳注：一般的に“meat”には含まれない），豆類（pulses）に置き変える。

（つづく）

	（ブルガリア）	脂肪の総摂取量を制限する，特に動物性脂肪を制限する。料理の際の油を動物性脂肪から植物油に置き換える。砂糖や甘い物や菓子類を制限し，砂糖入り清涼飲料は避ける。食塩や食塩からい食物の摂取は減らす。飲酒する場合は，適量にすべきである。適正体重を維持し，毎日運動する。毎日たっぷりの水を飲む。食品の下処理と保存は質と安全性が確保できるやり方で行う（ブルガリア保健省：Ministry of Health, Bulgaria）
	フランス	最低１日５種類の果物・野菜の摂取を実現するために形態を問わず（生，冷凍，缶詰，調理済み）果物と野菜の摂取量を増やす。推奨量（RDA）を達成するために，十分な量のカルシウム源を摂取する，または１日３つの乳製品を摂取する。脂肪の摂取，特に飽和脂肪酸の摂取を制限する。でんぷん（穀類，イモ類，豆類（legumes）など）を毎食取り入れ，摂取量を増やす。肉，魚，魚介類，または卵を１日おきに１～２回食べる。肉は低脂肪のものを選び，魚は少なくとも週２回摂取する。塩分摂取は制限し，常にヨウ素添加塩を選択する。飲酒は女性で１日２杯まで，男性は３杯までに制限する。毎日の身体活動量を増やすために，少なくとも30分間の早歩きか同等の運動と，座位時間を減らす（特に子供において）。適量の太陽光の恩恵を楽しみ，定期的に体重を測定する（フランス厚生・家族・障害者省：The Ministry of Health, Family and the Disabled, France）
	アイルランド	食品を楽しむ。フードピラミッドを参考にしながら多様な食品を食べる。健康的な体重と定期的な運動にみあった，正しい量の食品を食べる。４ポーション以上の果物や野菜を毎日食べる。少なくとも１日６サービングを目標として，でんぷん豊富な食品（パン，シリアル，イモ類，パスタ，米）をもっと食べる。パンやシリアル（特に全粒のもの），イモ類，パスタ，米類，果物，野菜などの食物繊維豊富な食品をたっぷり食べる。脂っぽい食品，特に飽和脂肪酸の摂取量を減らす―揚げ物の代わりに焼く，茹でる，オーブン調理，ごく少量の油で炒める（stir-fry）など。飲酒するときは分別ある限度を守る。多様な調味料を用いる。食品に味をつける際はいつも食塩に頼るということのないよう心がけ，代替品としてハーブや香辛料や黒コショウなどを用いる（アイルランド栄養士会：The Irish Nutrition and Dietetic Institute）
	オランダ	さまざまな食品を食べる。脂質を適量摂取する。炭水化物と食物繊維を豊富に摂る。１日３回食事をし，食事の間にスナックを４回以上食べないようにする。食塩の摂取に注意する。１日に1.5リットル以上飲むようにする。しかし，アルコールは適量にする。よい衛生状態を保つことで，食中毒を予防する。食品に有害物質が存在することを心に留め，食品ラベルの表示を読む（オランダ食品栄養教育局）
	ポーランド	さまざまな食品を食べる。過体重と肥満に注意し，肉体的な活動をする。穀物製品を主なカロリー源にする。１日に少なくとも大きなグラス２杯の低脂肪乳を飲む。牛乳の代わりにヨーグルトやケフィア，一部はチーズにすることもできる。適度に食べる。毎日たくさんの野菜や果物を食べる。脂肪，特に動物性脂肪やコレステロールを含むすべての食品の摂取を控える。砂糖や菓子の摂取は適量にする。食塩の摂取を抑える。アルコールは避ける（ポーランド厚生省）
	イギリス	食事を楽しむ。さまざまな食品を食べる。健康的な体重を維持するのに適切な量を食べる。でんぷんや繊維質を多く含む食品をたくさん食べる。野菜や果物を多く食べる。脂肪は摂りすぎないようにする。砂糖を含んだ食品を頻繁に食べないようにする。食事でビタミンやミネラルを摂るよう気をつける。飲酒するときは量をわきまえる（健康教育局，イギリス，ロンドン）
ラテンアメリカとカリブ海諸国	チリ	牛乳，ヨーグルト，チーズのような乳製品，できれば低脂肪や無脂肪のものを１日３回摂取する。少なくとも２皿の野菜と異なる色の果物３個を毎日食べる。肉の代わりに豆，ヒヨコ豆，レンズ豆あるいはエンドウ豆を少なくとも週２回は食べる。魚を焼いたり，あるいは蒸したりして，少なくとも週２回は食べる。飽和脂肪やコレステロールが少ない食品を選ぶ。砂糖や食塩の摂取量を減らす。１日にグラス６～９杯の水を飲む（チリ保健省）
	キューバ	１日を通して変化に富んだ食事をすることは，楽しみをもたらし健康上なくてはならないものである。野菜を毎日食べ，生活を満たそう。活力を増すために新鮮な果物を食べる。バターは健康の損失が大きいので植物油を選択する。魚や鶏肉は肉類のなかで最も健康によい。砂糖や食塩の摂取量を減らす。砂糖や食塩を食卓で使わないことから始める。よい一日は朝食から始まる。自分の身長の適正体重を知り，体型を保つ（キューバ保健省）
	ドミニカ共和国	朝食で一日のスタートをきろう。毎日，常にさまざまな食品を食べるようにする。毎日，より多くの野菜や果物を食べる。油脂の摂取を減らす。甘さを控えた食品や飲料を選ぶ。食塩を控えた塩味の食品，調味料，スナックを使う。日々の生活の中に身体活動を取り入れる。１日に何回か水を飲む。もしアルコールを飲むなら，適量にとどめる（ドミニカ　健康社会安全省）

（つづく）

	グレナダ	さまざまな食品を食べる。より多くの果物や色のついた野菜を食べる。油脂が少ない，あぶり焼きにされた食品を食べる。甘みの少ない食品や飲料を選ぶ。食塩や塩味のある食品，調味料，スナックの使用を控える。健康によいので，毎日より多くの水を飲む。アルコールはほとんど飲まないか，あるいはまったく飲まないようにする。毎日身体をもっと動かす（グレナダ，食品栄養協議会）
	メキシコ	家族や友人と一緒に健康な食事を楽しむ。季節の生野菜や果物を食べる。脂肪（マーガリン，植物油，マヨネーズなど），砂糖（清涼飲料，はちみつ，ジャム，菓子，卓上グラニュー糖），食塩を適量摂る。必要量を体調に合わせて適量食べる。動物性食品を適量摂り，豆類も選ぶようにする。穀物（トルティーヤ，パン，パスタ）とサヤのついた豆，エンドウ豆，レンズ豆のような豆類を組み合わせる。トウモロコシのトルティーヤ，パン，オートミール，アマランスのような全粒粉を精製粉の代わりに選ぶようにする。週に2回は獣肉の代わりに魚か皮なしの鶏肉を食べる。卵は適量を食べる。アルコール飲料は高カロリーなので避けるか，時折の摂取にする（メキシコ，国立医学栄養科学協会）
	セントビンセントおよびグレナディーン諸島	さまざまな食品を食べる。毎日，より多くの果物や野菜を食べる。油っこい食品を控えることで油脂の摂取を減らす。砂糖の摂取量を減らし，砂糖が少なく，甘みを抑えた食品や飲料を使う。料理をするときは，食塩や塩分を含んだ調味料の使用を控える。塩味のついた食品やスナックは控える。水は不可欠なので1日に何回も飲む。もしアルコールを飲むなら，おつまみも含め控え目にする。体を動かして，毎日の身体活動を増やす（セントビンセントおよびグレナディーン諸島健康環境省）
	ベネズエラ	すべての基礎食品群からの食品を食べる。母乳は6か月未満の乳児にとって，唯一のかけがえのない食べ物である。野菜，果物，豆類，穀類の消費量を増やす。砂糖，食塩，アルコールは適量摂取する。動物性食品は適量摂取する。食事の準備は衛生的に行う。水は健康，生命維持に不可欠である。食品を選択，購入するとき，お金を上手に使う。毎日30分間体を動かす（ベネズエラ・ボリバル共和国　国立栄養研究所）
	エジプト	獣肉や乳製品の摂取を制限する。低脂肪の牛乳を利用する。揚げ物はやめる。果物，野菜，豆類，全粒穀類をたっぷり食べる。オリーブ油，ナッツ，植物性タンパク質，魚を食べる。砂糖菓子や清涼飲料を控える。塩からい食品，缶詰，保存食品，ファーストフードは避ける。週に5日以上，適度な強度の身体的な活動を取り入れ，継続する（エジプト高血圧協会）
	オマーン	健康的でバランスの取れた食事を作るよう工夫する。全粒の穀類やシリアルを選び，ジャガイモは皮ごと食べる。毎日，3～5皿の野菜を食べる。毎日2～4皿の果物を食べる。魚，鳥肉，卵，赤身の肉を食べる。毎日1皿の豆類を食べる。毎日，牛乳や乳製品を摂る。脂肪摂取を制限し，スナック類は気をつけて選ぶ。安全な食品を摂取するために，①すべてを清潔に保つ，②生の食品と調理済みの食品を分ける，③食品は完全に火を通す，④食品を安全な温度で保管する，⑤安全な水と食材を使う，という5つの重要な秘訣に従う。活動的になり，定期的に運動する。水をたくさん飲む（オマーン，保健省）
北アメリカ	カナダ	濃い緑の野菜とオレンジの野菜を少なくとも1日に1個ずつ食べる。野菜や果物にはまったくあるいはほとんど油や砂糖や食塩を加えずに料理する。ジュースより多くの野菜や果物は摂る。少なくとも摂取する穀類の半分は全粒のものにする。脂肪，砂糖，食塩の少ない穀類を選ぶ。脱脂乳か脂肪分が1％か2％の牛乳を日々飲む。低脂肪の食品を選ぶ。大豆，レンズ豆，豆腐のように肉に代わるものを食べる。毎週少なくとも2皿の魚を食べる。脂肪や食塩を少しあるいはまったく加えていない赤身の肉やその代りになる食品を日々選ぶ。少量（小さじ2～3杯量）の不飽和脂肪酸を含む食品を日々摂る。キャノーラ油，オリーブ油，大豆油のような植物性油を選ぶ。バター，ハードマーガリン，ラード，ショートニングを制限し，飽和脂肪酸やトランス脂肪酸の少ないソフトマーガリンを選ぶ。頻繁に水を飲む。日常的に30～60分適度な運動を取り入れる。家族や友達と一緒に食事を楽しむ（カナダ保健省） **先住民，イヌイット族，先住民とヨーロッパ人とのハーフのための指針** 濃い緑の野菜とオレンジの野菜を少なくとも1日に1個ずつ食べる。野菜や果物には全くあるいはほとんど油や砂糖や食塩を加えずに用意(料理)する。野菜や果物はジュースよりも多く摂る。少なくとも摂取する穀類の半分は全粒のものにする。脂肪，砂糖，食塩の少ない穀類を選ぶ。2カップ（500mL）の脱脂乳か脂肪分が1％か2％の牛乳を日々飲む。低脂肪乳を選ぶ。牛乳を飲まないのであれば低脂肪乳の代わりに調整豆乳を飲む。豆類やレンズ豆や豆腐のような肉に代わ

（つづく）

るものをよく食べる。毎週少なくとも２サービングの魚を食べる。脂肪や食塩を少しあるいはまったく加えていない赤身の肉やその代りになる食品を日々選ぶ。キャノーラ油，オリーブ油，大豆油のように不飽和脂肪酸を含む植物性油を少量（小さじ２～３杯程度）日常的に使う。伝統的に摂取されているアザラシやクジラの油，ウーリガン油のような室温で液体の油は，不飽和脂肪酸も含むので１日に小さじ２～３杯以下の使用にする。バターやハードマーガリンやラードやショートニングを制限し，飽和脂肪酸やトランス脂肪酸の少ないソフトマーガリンを選ぶ。強い体，心を保ち精神力をつけるために毎日活動的にすごす（カナダ保健省）

ボックス48.2　国際的な食生活指針の要約

多くの国で共通している基本的な食生活指針

さまざまな食べ物を食べる
野菜や果物を毎日食べる
食塩の摂取を控える
適度の脂肪は必要であるがコレステロールは控える
獣鳥肉，魚，豆，乳製品を定期的に食べる
でんぷんや食物繊維を多く含む食品をたくさん食べる
砂糖を多く含む食品の消費を控える
飲酒は控えるか，飲む場合は節度ある飲み方をする
健康的な体重を維持する

各国に応じた食生活指針

衛生的で安全な水や食べ物を摂る（いくつかの途上国）
ヨウ素処理した塩だけを使う（いくつかの途上国）
大豆を定期的に食べる（いくつかのアフリカとアジアの国々）
卵を定期的に食べる（南アフリカ・中国）
大量の液体を毎日摂る（南アフリカ・ブルガリア）
鉄分の多い食べ物を消費する（いくつかの途上国）
毎日朝食を食べる（いくつかの途上国）

表48.5　WHO・FAO の専門家が共同で策定した心血管疾患予防のため食に関する推奨事項

推奨事項	達成するための手段・方法
脂肪摂取量（エネルギー比）： SFA　７％未満 TFA　１％未満 PUFA　６～10％ （n-6系５～８％，n-3系１～２％） MUFA　15～30％	乳製品や肉類からの脂肪の摂取を制限する。調理や食品の製造において水素化油脂の使用を控える。食用の植物油を適量使用する。魚を週に１～２回，αリノレン酸（n-3系 PUFA）を含む植物性食品を定期的に摂取する
コレステロール：300mg/日	油で揚げない調理法を利用する
果物と野菜：野菜と果物を合わせて１日400～500g 食べると心血管疾患や脳卒中，高血圧のリスクが減らせる	新鮮な野菜や果物（ベリー類，緑色葉菜，アブラナ科の野菜，豆類）を日常的に十分な量摂取する
ナトリウム：１日1.7g のナトリウム（塩化ナトリウムに換算して１日４g）は血圧を下げる	塩（塩化ナトリウム）の摂取量を１日５g 未満に制限する グルタミン酸ナトリウム（MSG）のような食品添加物や保存料に含まれるナトリウムの摂取を最小限にする
カリウム：十分にカリウムを摂ることで１に近いナトリウム：カリウム比を維持できる。すなわち１日70～80mmol のカリウムを摂取できる	野菜や果物を毎日十分摂取する
魚：魚や魚介類を食べ，ドコサヘキサエン酸やイコサペンタエン酸を１日200mg 摂取する	毎週定期的に魚を摂取する
食物繊維：摂取量を増やす	十分な量の野菜や果物や全粒シリアルを摂取する
アルコール：適量摂取	アルコールの摂取量は少量から中等度に

ボックス48.3　アメリカ人が現在過剰摂取および摂取不足となっている食事の構成要素（DGAC, 2010a）

過剰摂取	成人	・総エネルギー摂取，特に固体の脂肪や砂糖からの摂取 ・ナトリウム ・飽和脂肪，総コレステロール（男性）から摂取する総エネルギーの割合（%） ・精白した穀類
	子供	・固体の脂肪や砂糖やナトリウムからのエネルギー摂取 ・ナトリウム ・飽和脂肪，総コレステロール（12～19歳の男子のみ）から摂取する総エネルギーの割合（%） ・精白した穀類
摂取不足	全人口の平均	すべての年齢のアメリカ人は野菜，果物，高繊維食品，全粒穀類，低脂肪乳，乳製品，魚介類，植物油をほとんど摂取していない。また，食物繊維，カリウム，カルシウム，ビタミンDの摂取が少ない

表48.6　食品とアメリカ人のための食事ガイドライン2010（食事ガイドライン助言委員会 DGAC 2010）

食品	推奨量	リスクを低減する疾病
野菜や果物	1日に少なくとも2.5カップ	CVD，癌
全粒穀物	全穀類摂取推奨量の半分または1日85g程度	CVD，過体重，2型糖尿病
牛乳と乳製品	2～3歳児は1日2カップの無脂肪または低脂肪乳と乳製品 4～8歳児は1日2.5カップの無脂肪または低脂肪乳と乳製品 9～18歳の子供や思春期の若者，成人は1日3カップの無脂肪または低脂肪乳と乳製品	CVD，高血圧，2型糖尿病
タンパク質源となる食品	バランスの取れた変化に富むタンパク質源となる食品	CVD
魚介類	1日平均250mgのEPAやDHAの摂取に相当する，週に230g以上の魚介類を摂取する（幼児はそれよりも少ない量）	CVD
油	固形脂を油に替える。食事に油を加えるのではなく，少量の油を使う	CVD
ナトリウム	2,300mg未満，51歳以上の人，すべての年齢のアフリカ系アメリカ人，高血圧，糖尿病，慢性腎臓病の人は1,500mg未満に制限する	高血圧，CVD，うっ血性心不全，腎臓疾患
飽和脂肪摂取	総摂取カロリーの10%未満摂取する。リスクのある人は総摂取カロリーの7%に制限する。1価不飽和脂肪酸や多価不飽和脂肪酸に替える	高LDL-C，CVD
トランス脂肪酸	できるだけ制限する（総摂取カロリーの1%未満）	高LDL-C，CVD
コレステロール	コレステロールは1日300mg未満にし，心血管疾患のリスクが高い人は1人1日200mg未満に制限する	高LDL-C，CVD
固体脂	食事中飽和脂肪酸やトランス脂肪酸，カロリーを減らすことにより過剰な固体脂を減らす	カロリーの過剰摂取，大腸癌，CVD
余分な糖分	栄養学的な適切さを損なうので余分な糖分の摂取はできるだけ減らす	カロリーの過剰摂取
精白穀類	1日85g未満とする 摂取する総穀類の少なくとも半分は全粒穀類とする ケーキ，クッキー，ドーナツ，その他のデザートなどのような固形脂や砂糖が多く含まれる精白穀類を使った製品の消費を減らす	カロリーの過剰摂取
アルコール	適度なアルコール摂取 アルコール摂取の推奨量：女性は1日1杯，男性は1日2杯までと定める	肝硬変，高血圧，脳卒中，2型糖尿病，胃腸上部の器官や結腸の癌，体重増加，認知機能の損傷，傷害や暴力

態を20%改善し，心血管疾患や脳卒中が原因の死亡数を20%減らす（Lloyd-Jones *et al*., 2010）」を到達目標として示した。食事摂取目標は，バランスの取れた適切なエネルギー摂取状況，DASH 食と同様の全般的な食事様式の実行である（Lloyd-Jones *et al*., 2010）。2020年に向けてのインパクトゴール（衝撃的な目標）を達成するために推奨する特定の食品や栄養素を表48.7に要約した。

欧州食品安全機関（EFSA）の食品・栄養・アレルギー委員会の科学的根拠に基づく栄養摂取基準値

2009年，欧州食品安全機関（EFSA）の食品・栄養・アレルギー委員会は，欧州委員会にヨーロッパ人の食事摂取基準に関する報告書を提出した。これらの報告書の第一の目標は，1993年に定められた最初の食事摂取基準値の見直しであった。SFA，MUFA，PUFA，トランス脂肪およびコレステロールを含む脂肪に対してだけでなく，炭水化物，食物繊維，水分に対する摂取基準が評価された（EFSA Panel on Dietetic Products Nutrition and Allergies, 2010a, b）。これらの推奨量は，表48.8，48.9に示した。タンパク質，エネルギー，ビタミン類，ミネラル類の摂取基準に関する助言は，まもなく発表される。

欧州食品安全機関（EFSA）の論文やそれに続く提案は，まったく異なった食事様式の国と地域にひとつのひな形を示している。これらの提案は，全般的な健康維持のために最もコスト効率のよい基準を示す活動において，文化や地域に影響を与えやすいかもしれない。

疾病予防のための食事パターン

食事ガイドライン助言委員会（DGAC）は2010年，国際的な提案はともに慢性疾患（特に CVD）を予防するために作成された３つの食事パターンに焦点を当てている。医学的・疫学的エビデンスは，高血圧を防ぐ食事法（DASH 食），地中海型食，菜食主義者の食事のすべてが CHD に関連する危険因子を減らすことを示している（DGAC, 2010a）。アメリカ心臓病学会の生活習慣の改善による治療のための（TLC）食事は，CHD や他の心血管疾患，糖尿病やインスリン抵抗性，メタボリックシンドロームや LDL-C 増加の予防や治療のために製作されている（Expert Panel on Detection, Evaluation, and Treatment of High Blood Cholesterol in Adults, 2001）。これらの健康によい食事パターンには，CVD リスクを減らすための現在のガイドライン順守をより強固なものとするために，個々の選択にあてはまる多くの選択肢がある。

Dietary Approaches to Stop Hypertension（DASH）食パターン

DASH 食パターンは果物や野菜，低脂肪乳製品が特徴的であり，また全粒粉や魚，種実，鶏肉と組み合わせ，そして赤身の肉や，菓子類，清涼飲料水の摂取量を減らしたものである（Appel *et al*., 1997）。したがって，目的栄養素はカリウム（4,700mg/日），マグネシウム（500 mg/日），カルシウム（1,240mg/日）を多く，総脂肪（総エネルギーの27%），飽和脂肪（総エネルギーの６%），コレステロール（150mg/日）を少なく摂り，摂取エネルギーは2,100kcal/日として，炭水化物は総エネルギーの55%，タンパク質は総エネルギーの18%となる（Appel *et al*., 1997）。他の DASH 型食パターンは，不飽和脂肪を豊富に含んでいたり，タンパク質を豊富に含んでいたりしていると評価されている（Appel *et al*., 2005）。

DASH 食は典型的なアメリカ食と比較して，CVD 危険因子である収縮期血圧と拡張期血圧（それぞれ－5.5，－3.0mmHg），総コレステロール（－13mg/dL），LDL-C

表48.7　アメリカ心臓学会（AHA）2020年インパクトゴールを達成するための食品と栄養素の推奨量：2,000cal/日の食事を基本とした場合

食品目標量と基準量	推奨されているサービング数
一次食事基準量	
果物と野菜	4.5カップ/日以上
魚（脂身のある魚が望ましい）	3.5オンス（約100g）のサービングを週２回以上
食物繊維豊富の全粒粉 （10gの炭水化物中≥1.1gの食物繊維）	１オンス（約28g）当量のサービングを３回以上
ナトリウム	1,500mg/日未満
清涼飲料水	450kcal（36オンス）/週以下
二次食事基準量	
ナッツ類，マメ科植物，種実	４サービング/週以上
加工肉	食べない，もしくは２サービング/週以下
飽和脂肪	総エネルギーの７%未満

表48.8　欧州食品安全機関（EFSA）の炭水化物，食物繊維，水の摂取基準

栄養素	推奨量	根拠
炭水化物	成人も小児もエネルギーの45～60%	エネルギーバランスをよくするため
食物繊維	成人：25g/日	整腸を促すため CVD や２型糖尿病のリスクを低減させることや体重が多い者の体重管理を進める科学的エビデンスがある
水	適正量として女性２L/日，男性2.5L/日	適切な水和反応を確保し，水中毒を予防するため

表48.9 欧州食品安全機関（EFSA）の脂肪ならびにコレステロールの摂取基準

栄養素	推奨量	根拠
総脂肪	成人：エネルギーの20～35%	よい健康状態や体重の維持，ビタミンのような脂溶性化合物の適切な吸収のため
飽和脂肪	栄養学的に適切な食事の範囲内でできる限り少ない摂取量	SFA は体内で合成でき，食事には必要がない
シス型 MUFA	参考摂取量の設定はない	MUFA は体内で合成でき，また食事関連疾患を予防もしくは進展させる特異的な役割もない
n-3 系 PUFA	健康的な成人の一次予防のため，EPA と DHA を合わせて250mg/日が適切な摂取量 ALA ではエネルギーの0.5%が適切な摂取量	n-3系 PUFA のサプリメントや脂肪分の多い魚の摂取（週 1～2 食）は CHD や心臓突然死のリスクを低減させる ALA は体内では合成されず，代謝に障害のない状態を維持するために必要な必須脂肪酸である
n-6 系 PUFA	LA ではエネルギーの 4 %が適切な摂取量 AA には参考摂取量の設定はない	LA は体内では合成されない必須脂肪酸であり，代謝に障害のない状態を維持するために必要である AA は必須脂肪酸ではなく，食事関連疾患を進展させる確たる科学的証拠はない
トランス型脂肪酸	栄養学的に適切な食事の範囲内でできる限り少ない摂取量	TFA は体内では合成されず，また食事には必要がない 多く摂取すると CHD を増大させる TFA 摂取は総コレステロールならびに LDL-C 値が量反応的に増加する 反芻動物由来の TFA は，相当量食べた時，加工品由来の悪影響と同等であるという科学的証拠がある
共役リノール酸	参考摂取量の設定はない	CLA 異性体が食事関連疾患を予防もしくは進展させるのに重要であるという信頼性のある科学的証拠はない
コレステロール	参考摂取量の設定はない	コレステロールは体内で合成されるので食事には必要がない コレステロール摂取量と LDL-C 値には正の量反応関係がみられている。しかしながら LDL-C 値の主要な決定要因は SFA 摂取である コレステロールを含む食品の多くもまた SFA の主要な供給源である。したがって SFA の参考摂取量をまずは考慮すべきである

（−10.7mg/dL）を下げることが示されている（Appel *et al*., 1997；Obarzanek *et al*., 2001）。典型的なアメリカ型（US）食と比較した DASH 食パターンの降圧作用はすべての調査対象者で有意であり，この影響は高血圧ステージ 1 のほうが正常血圧者よりも大きかった（Appel *et al*., 1997）。総コレステロールならびに LDL-C への影響は，人種やベースライン時の脂質濃度による差異はみられなかったが，総コレステロールならびに LDL-C の正味の減少は，数単位ほど男性のほうが女性よりも大きかった（男性のほうが女性より，総コレステロールと，LDL-C がそれぞれ，10.3，11.2mg/dL さらに低下した）（Obarzanek *et al*., 2001）。DASH 食は総じて，いわゆる典型的なアメリカ型食のようなコントロール食に比べ，10年間の CHD リスクを18%低下させた（Chen *et al*., 2010）。

DASH 食の原型，高不飽和脂肪酸型の DASH 食（37%が脂肪，15%がタンパク質，48%が炭水化物），高タンパク質型の DASH 食（27%が脂肪，25%がタンパク質，48%が炭水化物）を評価した研究では，前高血圧症ならびに高血圧ステージ 1 の者において，これら 3 つのすべての食事により，それぞれ収縮期血圧（−8.2～−9.5 mmHg），拡張期血圧（−4.1～−5.2mmHg），総コレステロール（−12.4～−19.9mg/dL），LDL-C（−11.6～−14.2mmHg）の低下がみられた（Appel *et al*., 2005）。HDL-C は，DASH 食の原型（−1.4mg/dL），高タンパク質型の DASH 食（−2.6mg/dL）の両方において有意に低下したものの，高脂肪型の DASH 食では変化がみられなかった（Appel *et al*., 2005）。高タンパク質型，高脂肪型の DASH 食の両方において，有意な中性脂肪の低下がみられた（Appel *et al*., 2005）。さまざまなナトリウム量の DASH 食について評価を行った他の研究では，1,150mg/日（50mmol/日）の低ナトリウム食は，典型的なアメリカ食を代表した3,450mg/日（150mmol/日）の高ナトリウム食と比較して，収縮期血圧ならびに拡張期血圧をそれぞれ3.0mmHg，1.6mmHg低下させた（Sacks *et al*., 2001）。またSacksらの研究グループ（2001）は，低ナトリウムDASH食と高ナトリウムの平均的なアメリカ型食（コントロール食）を比較した時，収縮期血圧が，前高血圧者においては7.1mmHg，高血圧者においてはさらに大きく11.5mmHgの低下を示した。しかしながら，ホルモンや中枢神経系のメカニズムを介したヒト自身による食事ナトリウム量の摂食制限を示す科学的エビデンスもあり，そのため科学者のなかには，現在のナトリウム摂取量のガイドラインが，生物学的な設定値の2.7～4.9g/日より低く，また推奨するために長期間順守するには実際的ではないという議論がある（McCarron *et al*., 2009）。全体として，DASH食の原型，高タンパク質型のDASH食，高不飽和脂肪酸型のDASH食，そしてこのナトリウムを減らしたDASH食は，すべて血圧や血清脂質，CVDリスクに対して望ましい効果がある（DGAC, 2010a）。

地中海型食パターン

地中海型食パターンは，地中海沿岸の多くの国の特徴的な食パターンを代表している。地中海型食の共通したいくつかの特徴として，果物や野菜（特に根菜類），全粒粉，マメ科植物，種実類，オリーブ油の摂取量が多く，ワイン（非イスラム圏の国），魚類，鶏肉，乳製品が低～中程度の摂取，赤身の肉類の摂取量が低いことがあげられる（Kris-Etherton *et al*., 2001）。地中海地域の食事は一価不飽和脂肪を多く摂取し，飽和脂肪の摂取は低い傾向がある。地中海型食の多様性により，スコア指標はその食事の固有のすべての違いである食事構成に基づいて発展してきた。高いスコアは地中海型食をよく順守していることを示している（Kourlaba and Panagiotakos, 2009）。

疫学的また臨床的な科学的エビデンス双方において，地中海型食はCVD危険因子に対してよい影響を示している。ギリシャ人を対象とした前向きコホート研究では，地中海型食の順守度が高いほど総死亡率，CHD死亡，癌死亡が低かった（Trichopoulou *et al*., 2003）。看護師健康研究（Nurses' Health Study）では，よりしっかりと地中海型食を摂っている者は低い順守程度の者と比較して，CHD（(RR 0.71［95%CI：0.62-0.82］）と脳卒中（RR 0.87［95%CI：0.73-1.02］）の発症，ならびに総CVD死亡（RR 0.61［95%CI：0.49-0.76］）についての相対危険度が低かった（Fung *et al*., 2009）。これら研究結果を含めた最近のメタアナリシスでは，地中海型食パターンスコアの2点の増加が，総死亡率（RR 0.92［95%CI：0.90-0.94］），ならびにCVD死亡率または発症率（RR 0.90［95%CI：0.87-0.93］）を低下させることが示された（Sofi *et al*., 2010）。

The PREDIMED（Mediterranean Diet in the Primary Prevention of Cardiovascular Disease：循環器疾患の一次予防における地中海食）臨床研究では，低脂肪食と地中海型食の違いを評価するために自由生活を行っている人を対象に栄養教育の介入を実施した。地中海型食グループの対象者はバージンオリーブ油（1L/週）かナッツ（30g/日）のどちらかが供給された。3か月後の結果として，地中海型食と合わせてナッツ（ヘーゼル，アーモンド，クルミ）を食したグループは，低脂質食のグループと比べて，空腹時血糖（－5.4mg/dL），収縮期血圧（－7.1mmHg），拡張期血圧（－2.6mmHg），総コレステロール（－6.2mg/dL），中性脂肪濃度（－13.0mg/dL），総コレステロール：HDL-C比（－0.26）がそれぞれ低下した（Estruch *et al*., 2006）。地中海型食と合わせてオリーブ油を食したグループは，低脂質食のグループと比べて，空腹時血糖（－7.0mg/dL），収縮期血圧（－5.9mmHg），拡張期血圧（－1.6mmHg），総コレステロール：HDL-C比（－0.38）がそれぞれ低下し，HDL-C（2.9mg/dL）が増加した（Estruch *et al*., 2006）。同じ地中海食の研究で，多くの循環器疾患危険因子を有している対象者において，地中海型食にオリーブ油またはナッツを補充したグループは，低脂肪食のグループに比べて4年間の追跡後の糖尿病発症率が－52%に抑制されたと報告した（Salas-Salvadó *et al*., 2011）。DGAC 2010報告がまとめているように，地中海型食のスコア指標が高い人ほど，総死亡率，CVD危険因子，CVD発症が低い傾向にある（DGAC, 2010a）。

菜食主義の食パターン

菜食主義の食パターンとは，一領域の食品を食べる習慣を意味する。"菜食主義者"は，広く異なる部類を包含して使われている。乳・卵菜食主義者（ovolactovegetarians）は肉，魚を食べない，卵菜食主義者（ovovegetarians）は肉，魚，乳製品を食べない，乳菜食主義者（lactovegetarians）は肉，魚，卵類を食べない，完全菜食主義者（vegans）は動物性食品を一切食べない，一方で未加工食品だけを食べる完全菜食主義者（raw vegans）やタマネギ，ニンニク類など，においの発生する野菜を食べない菜食主義者（Su vegetarians），果食主義者（fruitarians）はあらゆる動物性食品，またネギ属（タマネギ，ニンニクなど）は食べない（Li, 2011）。

菜食主義者の食事は，果物や野菜，全粒粉，マメ科植物，種実，大豆製品，また動物性食品を食べないか，食べても少量という特徴がある。菜食主義者は典型的に食物繊維，炭水化物，カリウム，マグネシウム，葉酸，n-6系多価不飽和脂肪酸，非ヘム鉄（主に植物でみられ生物学的な吸収が少ない），ビタミンCが多く，総エネルギー，総脂肪，SFA，コレステロール，ナトリウムの摂取量が少ない（Duo *et al*., 2000；DGAC, 2010a）。菜食主義食の主要栄養素には，ヘム鉄（主に動物でみられる生物学的な吸収が多い），亜鉛，ビタミン B_{12}，ビタミンA，ビタミンD，n-3系PUFAが欠けていると考えられる（Li *et al*., 2000）。

菜食主義者は非菜食主義者に比べて，CHDによる死亡が少ない傾向があり，特に虚血性心疾患（ischemic heart disease：IHD）による死亡は24％低かった（Key *et al*., 1999；Fraser, 2009）。セブンスデーアドベンチスト（菜食主義を推奨するキリスト教の一派）の一集団では，週3回以上牛肉を食べている男性は，菜食主義の男性に比べ，致死的なIHDが2.31倍であった。しかし，この傾向は女性ではみられなかった（Fraser, 1999）。最近のイギリスの前向き研究では，菜食主義者と非菜食主義者の間において，虚血性心疾患と脳血管疾患の各死亡率に有意差はみられなかったことが報告された（Key *et al*., 2009）。著者らは，集めた非菜食主義者の健康意識の不一致であると考えている。菜食主義者が非菜食主義者に比べて糖尿病や高血圧の有病者割合が低く（Fraser, 1999, 2009），またBMIも有意に低いことを示している疫学データもある（Fraser, 1999, 2009；Haddad *et al*., 1999；Li *et al*., 2000）。横断研究では一貫して，植物が基本となった食事をしている人々は一般人と比較して，総コレステロールとLDL-Cが低く，完全菜食主義は最もコレステロールレベルが低かった（Ferdowsian and Barnard, 2009）。

植物を基本とした食事と典型的な西洋型の食事に無作為に対象者を分けたいくつかの臨床介入研究では，植物を基本とした食事をした対象者において，総コレステロール（−7.6〜−26.6％）とLDL-C（−9.2〜−37.4％）を低下させる結果を示した（Ferdowsian and Barnard, 2009）。完全菜食主義を組み合わせた食事（植物性ステロール1.2g/1,000kcal，大豆タンパク質16.2g/1,000kcal，粘性のある食物繊維8.3g/1,000kcal，アーモンド16.6g/1,000kcal）は，低脂肪コントロール食と比べ，総コレステロール（−26.6 対 −9.9％），LDL-C（−35.0 対 −12.1％），総コレステロール：HDL-C比（−20.8 対 −2.6），LDL-C：HDL-C比（−30.0 対 −5.1）が低下し，第一世代のスタチン治療と同等の結果であった（Jenkins *et al*., 2003）。この脂質ならびにリポタンパク質の改善は，植物を基本とした菜食主義・完全菜食主義の食事を実施する人たちにおいて，CHD死亡率を31.7％下げると考えられる（Jenkins *et al*., 2003）。

菜食主義者，特に完全菜食主義者における関心事として，彼らは概して，循環中の血清フェリチンやビタミン B_{12} 濃度が低く，リン脂質に混在したn-3系PUFA量も低下している（Haddad *et al*., 1999；Li *et al*., 2000；Elmadfa and Singer, 2009）。また菜食主義者では，粥状動脈硬化のリスク増大と関連している（Gerhard and Duell, 1999）血中ホモシステイン濃度が上昇している（Elmadfa and Singer, 2009）。したがって，菜食主義の食事を摂っている人たちは，彼らの（ビタミン）B_{12} レベルをチェックしたり，B_{12} 強化食品や B_{12} のサプリメントを摂取したりすべきである。加えて，菜食主義者における食事性n-3系PUFA（特に長鎖n-3系脂肪酸）摂取量が少なくなることは，血栓を増加させる性質と関連しているかもしれない血小板凝集や血小板の形態変化の一因になる可能性がある（Li, 2011）。

CHDに関連する，植物を基本とした菜食主義・完全菜食主義の食事の利点は，疫学研究や臨床研究によって繰り返し立証され，アメリカ農務省（USDA）にも，健康的な食事のひとつとして承認されている。菜食主義と完全菜食主義の食事のために特化されたフードガイドピラミッドもまた進歩してきた。よく計画された植物を基本とする食事は，すべてのライフステージにおいて現在の食事推奨量に合致した十分な主要栄養素ならびに微量栄養素を提供することができるだろう。

治療的なライフスタイル変化（TLC）

National Cholesterol Education Program（全米コレステロール教育プログラム）のTLC（therapeutic lifestyle changes）食はLDL-C上昇や脂質異常，CVD，糖尿病，インスリン抵抗性，そして/またはメタボリックシンドロームの人たちのために考案されている。その食事は，飽和脂肪酸（エネルギーの7％未満），コレステロール（200mg未満）が減らされ，水溶性食物繊維（10〜25g/日）と植物性ステロールまたはスタノール（2g/日）の2つの治療的なオプションが，さらにLDL-Cを低下させるために追加される。主要栄養素の推奨量は下記のとおりである：総脂肪（25〜35％），MUFA（20％まで），PUFA（10％まで），炭水化物（50〜60％），タンパク質（15％未満）（Expert Panel on Detection, Evaluation, and Treatment of High Blood Cholesterol in Adults, 2001）。総エネルギー摂取量は体重の維持ならびに増加予防のため，エネルギー消費量とバランスを取らなければならない。TLCプログラムはまた，最低200kcal/日の中等度の身体活動を推奨している。TLC食は，さまざまな食事摂取パターンを通じて目的を達成することができ，また各人の好みに基づくであろう。多くの部分でDASH食や地中海型食，菜食主義食はすべて，飽和脂肪酸や食事性コレステロールについてのTLC推奨量を満たしている。

植物性ステロール（1g/1,000kcal），粘稠性の食物繊維（8.2g/1,000kcal），植物性タンパク質（25g/1,000kcal未満）が，前もって食事性コレステロール（99mg/1,000kcal）や飽和脂肪酸（エネルギーの7.7％）が低い食事と組み合わされた時，ベースライン時に比べて，正常ならびに高脂血症を合わせた対象者において総コレステロール（−22.3％），LDL-C（−29.0％），総コレステロール：HDL-C 比（−19.8%），LDL-C：HDL-C 比（−26.5%）が低下した（Jenkins *et al*., 2002）。これら血中脂質の結果に基づくと，このポートフォリオ食の計算されたCHDリスクの低下は−30.0%である（Jenkins *et al*., 2002）。地域介入研究では，前高血圧者においてストレスマネジメントや禁煙，身体活動といった生活習慣の改善と合わせたTLC食の効果は，収縮期血圧（−6 mmHg），拡張期血圧（−3 mmHg）を低下させた（Bavikati *et al*., 2008）。この血圧改善効果は男性より女性のほうが，また肥満者より正常から過体重者のほうが大きかった。人種による血圧値変化の差はなかった。TLC食はコレステロール値の上昇に対して予防的また治療的な効果に寄与することができ，その結果，CVDリスク低下につながる。

機能性食品と栄養表示の専門用語

機能性食品

機能性食品は，疾病リスク低減の可能性ならびに最適なヘルスプロモーションにおいて，多くの注目を集めている。"機能性食品" という言葉には多数の定義が存在しており，統一された専門用語として発展するのを難しくしている。国際食品情報協議会は機能性食品を，「基本的な栄養素以上に，健康への好影響を持っている可能性のあるあらゆる食品もしくは食品成分」と定義している（Stevens *et al*., 2008）。CVDの場合，脂の多い魚や亜麻仁，オートムギ，オオバコ，ブドウ，ニンニク，茶と同様にステロール/スタノール強化マーガリンのような食品は，大いにCVDリスクを緩和することがわかってきている（Hasler *et al*., 2000）。CVDリスクを緩和することについての有効性を示した専門家による査読を受けた科学的エビデンスは，適切な食品や栄養素の推奨を発展させるために格づけされ，また解釈されている。

かつてのアメリカ栄養士会（American Dietetic Association：ADA）としてよく知られているAcademy of Nutrition and Dietetics（AND）は，特異的に分化した機能性食品ではなく，いくらかの生化学的レベルにおいてすべての食品機能は必要以上に付加的な健康利益を提供するとみなしている（ADA, 2009）。機能性食品は4つに分類される：伝統的食品（すなわち自然食品），改良食品，医療食品（例：フェニルケトン尿症用処方），特定の食事用の食品（例：低アレルギー食品）（ADA, 2009）。改良食品は，3タイプの "強化（fortified, enriched, and enhanced）" のサブカテゴリーを含んでいる。強化（fortified）食品は，カルシウム強化オレンジジュースのような，当該食品には自然には発生しない，加工の途中で栄養素を付加したものである。強化（enriched）食品は自然に生じる栄養素を，加工中に失われた食品に再度付加した食品である（例：葉酸強化食パン）。一方で，強化（enhanced）食品は生物活性栄養素を強化したものである（例：植物ステロール強化マーガリン）（ADA, 2009）。

食品と栄養素の推奨

FDAやANDを含む健康行政を司る機関は，疾病のリスク低減のための特別な栄養素や食品の推奨を行っている。FDAは，ある食品または栄養素が特異的な疾病リスクを低減させるという，意義のある科学的な承認に基づき，条件なし健康強調表示を作っている（FDA, 2003）。FDAは，科学的根拠が意義のある承認には至らなくても，新しい科学的エビデンスが，ある食品や栄養素と特異的な疾病リスクとの有益な関連を提案するときは，条件つき健康強調表示を認めている（FDA, 2003）。これら食品・栄養素はFDAによって規制されているため，条件なしまた条件つき健康強調表示は，適切な場合に食品表示として使うことができる。ANDは，臨床医が患者に対してどのように推奨を行うかを助言するために，強力（strong），十分（fair），弱い（weak），総意（consensus），そして不十分（insufficient）といった科学的証拠に基づいて評価を行う評価システムを有している（ADA, 2004a）。CHDリスクを低減させる伝統的でかつ改良された食品を表48.10に掲載する。

世界保健機関と食糧農業機関のCVDリスクに対する食事ならびに生活習慣因子の科学的エビデンスの長所についての要約

WHOの循環器疾患についてのプログラムは，世界的にCVDの予防，モニタリング（監視），そしてマネージング（管理）に重点的に取り組んでいる。主要な目的として，CVDの発症率，罹患率，死亡率を低下させるための世界的なアプローチを発展させることである。2002年のWHO報告は，悪質な食習慣，喫煙量の増加，不十分な身体活動量のような，行動面での危険因子がCVD死亡率と関連しているという十分な科学的エビデンスがあることを明示した（Cardiovascular Disease Programme, 2002）。CVDリスクの増大に寄与する生物学的因子は，過体重になり，中心性肥満になること，血圧が高くなること，糖尿病，脂質異常である（Cardiovascular Disease Programme, 2002）。これらは，しばしばSFA，精製された炭水化物，食塩の多量摂取，果物や野菜の摂取不足と相まっている（Cardiovascular Disease Programme, 2002）。WHOと国連のFAOの2002年に出版された共同報告によれば，WHOとFAOはさまざまな食習慣や生活習慣要因がCVDリスクと関連しているという科学的エビデンスの長所をまとめている（Joint FAO/WHO Expert Consultation, 2002）。このサマリーの補足をボックス48.4に示す。

表48.10 冠動脈心疾患のリスク低減と関連している特異的な食品・栄養素についての科学的証拠の長所

食品のタイプ	生物活性を示す化合物	推奨量	FDAの健康強調表示[a]	ANDとしての科学的証拠[b]
全粒オオムギ	βグルカン，水溶性食物繊維	可溶性食物繊維を3g/日	条件なし（A）	強力（食物繊維）
オオムギ	βグルカン，水溶性食物繊維	可溶性食物繊維を3g/日	条件なし（A）	強力（食物繊維）
オオバコ（種子部分の外皮）	水溶性食物繊維	可溶性食物繊維を7g/日	条件なし（A）	強力（食物繊維）
強化マーガリン/サラダドレッシング	植物性ステロール/スタノールエステル	ステロール/スタノールを2g/日	条件なし（A）	強力（ステロール/スタノール）
大豆タンパク質	植物性タンパク質	25g/日	条件なし（A）	十分（大豆タンパク質）
ナッツ類	飽和脂肪酸，ビタミンE	1.5オンス/日	条件付き（B）	十分（ナッツ類）
クルミ	ω-3系脂肪酸	1.5オンス/日もしくは油状で1テーブルスプーン/日	条件付き（B）	十分（ナッツ類） 十分（ω-3系脂肪酸）
脂の多い魚	ω-3系脂肪酸	8オンス/週	条件付き（B）	十分（ω-3系脂肪酸）
亜麻仁	ω-3系脂肪酸	0.5テーブルスプーン/日もしくは油状で<1テーブルスプーン/日	条件付き（B）	十分（ω-3系脂肪酸）
キャノーラ油	不飽和脂肪酸，ω-3系脂肪酸[c]		条件付き（C）	十分（ω-3系脂肪酸）
オリーブ油	1価不飽和脂肪酸	2テーブルスプーン/日	条件付き（C）	N/A
トウモロコシ油	不飽和脂肪酸	1テーブルスプーン/日	条件付き（D）	N/A

[a]：FDA判定方法は強調表示の長所を包含する。
[b]：ADAの脂質代謝異常からの情報（Thornburg *et al*., 1995）。
[c]：αリノレン酸（ALA）由来。
ADA，2004bより改変。

CVDに共通する主要疾患

肥　満

過体重や肥満がCVDのリスク増加につながるという科学的な根拠がある（Lloud-Jones *et al*., 2010）。産業化が進んだほとんどの国では生活が都市化し，食事や行動，ライフスタイルが著しく変化した。エネルギー量が多く，高脂質な食事となり，デスクワーク中心の座りがちな生活へと変化している。このような経済発展を経た国では肥満率が上昇するとともに，慢性的な低栄養の傾向を認めるようになっている（Joint FAO/WHO Expert Consultation, 2002）。低所得国では高所得者層で肥満がみられ，そのほとんどは過剰なエネルギー摂取による可能性が高い。その一方で，高所得者層でみられた肥満が社会経済的な下層階級でも広がっている（Joint FAO/WHO Expert Consultation, 2002）。高エネルギーで，かつ栄養不良の食品が比較的安価であることと関連している可能性がある。しかしながら，この傾向は高所得国でも広がっている。高血圧症，CVD，糖尿病の発症リスクはいずれも体重増加と関連しているため，肥満対策はこれら慢性疾患を予防し，管理するために極めて重要な役割を果たすといえる（Lloud-Jones *et al*., 2010）。BMI値の程度にかかわらず，中強度から高強度の運動がCVDリスクおよび全死因死亡を低減させることを示唆する有力なエビデンスがある。体重によらず身体活動を継続すれば，慢性疾患が予防できるということが複数の疫学研究で示されている（Nocon *et al*., 2008；Shiroma and Lee, 2010）。体重増加を抑えることでCVDリスクが低下し，加齢に伴うCVD管理の改善に寄与するであろう。

小児肥満

小児肥満の増加は世界的にみられる傾向であり（Steyn *et al*., 2005），小児期の栄養状態および健康状態は，彼らが成人したときに大きな意味を持つ。小児肥満と早発の高血圧症，脂質異常症，インスリン抵抗性との間には強い関連があることが報告されており（Raghuveer, 2010），複数の研究で，小児肥満とその合併症が血管系に悪影響を及ぼし，動脈硬化を早期に生じて，急速に進展させるということが示されている（Berenson *et al*., 1998；Freedman *et al*., 2008）。肥満児には動脈硬化性の心血管疾患の臨床症状はみられないので，介入による疾患リスクや進展，経過観察結果の影響を評価するために

ボックス48.4　CVDリスクに関連する食事およびライフスタイル因子のエビデンス（要約）（Joint WHO/FAO Expert Consultation, 2002）

エビデンスの確かさ		
確実	リスク低下	EPAとDHA，LA摂取，野菜と果物（ベリー類を含む），カリウム，低量～中等量のアルコール摂取，定期的な運動
	リスク増大	トランス脂肪酸，高ナトリウム摂取，ミリスチン酸およびパルミンチン酸，多量飲酒，酒，過体重
	関連なし	ビタミンEサプリメント
おそらくあり	リスク低下	ALA，オレイン酸摂取，食物繊維，全粒の穀物，ナッツ類（無塩），植物ステロール/スタノール，葉酸
	リスク増大	食事性コレステロール，未濾過で沸かしたコーヒー（総コレステロールおよびLDLコレステロールを上げるカフェストールとして知られているテルペノイド脂質が含まれる）
	関連なし	ステアリン酸
可能性あり	リスク低下	フラボノイド，大豆製品
	リスク増大	ラウリン酸を多く含む脂質，βカロテンサプリメント
	関連なし	—
不十分	リスク低下	カルシウム，マグネシウム，ビタミンC
	リスク増大	炭水化物，鉄分
	関連なし	—

潜在的なマーカーをみる必要がある（Raghuveer, 2010）。われわれの主な目的は，臨床疾患イベントに進行する前に，疾患の早期発症を予防することである（Balagopal *et al*., 2011）。したがって，CVDの罹患率や死亡率に加えて，若年時の発症率を低減するよう努める必要がある。

糖　尿　病

現在の世界の推定糖尿病患者は1億5,000万人で，この数は2025年までに倍増すると推定されている（Joint FAO/WHO Expert Consultation, 2002）。これまで中高年の病気であった2型糖尿病が今では青年期や小児期も含めた全年齢層でみられている（Cardiovascular Disease Programme, 2002）。糖尿病は脳卒中や末梢血管疾患やCHDのリスクを増大する（Grundy *et al*., 1999；Goldberg, 2000）。血管疾患の2～3倍のリスク増大に関連する耐糖能異常者も同等数いると考えられている〔Liao *et al*., 2001；DECODA Study Group（International Diabetes Epidemiology Group），2002〕。CVDは2型糖尿病患者に起こる最も一般的な合併症であり（Cardiovascular Disease Programme, 2002），糖尿病は高血圧症や脂質異常症の有病率の増加にも関連している（Grundy *et al*., 1999；Goldberg, 2000）。そのため，CHDやCVDによる死亡リスクを低減する取組みは，糖尿病発症率の急増によって妨げられているといえる（Cardiovascular Disease Programme, 2002）。また，過体重や肥満は糖尿病のリスクを増大するので，過体重や肥満を予防したり減らしたりするための健康的な食事や生活習慣へ早急に改善する必要があることが示されており，それによってCVDおよび2型糖尿病のリスクを予防したり，減らしたりすることができる（Cardiovascular Disease Programme, 2002）。食事，栄養および慢性疾患予防に関するWHO/FAO合同専門家会合（2002）によって示された糖尿病リスクの低減に関する勧告の要旨をボックス48.5に示した。

ボックス48.5　糖尿病リスク低減に関する勧告（Joint FAO/WHO Expert Consultation, 2002）

- 過体重および肥満の予防と治療
- 最適なBMI（21～23kg/m^2）の維持と成人期の体重増加（5kg以上）の回避
- 耐糖能異常を伴う過体重や肥満に対する積極的な減量行動
- 毎日1時間以上，持続力を要する中強度以上の活動（例：速歩）への参加
- 飽和脂肪酸摂取は総エネルギー量の10%未満，ただし，ハイリスクグループは7%未満
- 果物，野菜，全粒の穀物および豆類の定期的な摂取による食物繊維の適量摂取（一日摂取量20g以上）

健康的な生活行動

行動様式は，人の健康状態に重要な役割を果たしており，早期死亡の主な要因の40%は不健康な行動様式による（Schroeder, 2007）。身体的な活動を勧奨することで疾患リスクを減らし，全身的な健康を促進することが目

表48.11　世界保健機関の身体活動勧告の概要（WHO，2004）

年齢階級	推奨
小児 5～17歳	60分以上，中強度から高強度の身体活動を毎日行うこと：1日60分以上の身体活動で，さらなる健康効果が期待される。有酸素性の運動を毎日行うことに加えて，筋肉や骨を強化するために，高強度の運動も週3日以上組み込むこと：試合をしたり，走ったり，回転したり，ジャンプしたりする身体活動が骨を強化することにつながる
成人 18～64歳	週150分以上の中強度の有酸素運動，または，週75分以上の高強度有酸素運動，または，同等の中強度から高強度の運動を組み合わせた運動を行う。有酸素運動は1回当たり10分以上続けること；中強度有酸素運動を週300分に増やすこと，または，週150分の運動を高強度の有酸素運動にすること，または，同等の中強度から高強度の運動を組み合わせて行うことで，さらなる健康効果が期待できる
成人 65歳以上	身体能力や健康状態の許す範囲で，できる限り活動的でいること；週150分以上の中強度の有酸素運動，または，週75分以上の高強度の有酸素運動，または，同等の中強度から高強度の運動を組み合わせた運動を行う。有酸素運動は1回当たり10分以上続けること；中強度有酸素運動を週300分に増やすこと，または，週150分の運動を高強度の有酸素運動にすること，または，同等の中強度から高強度の運動を組み合わせて行うことで，さらなる健康効果が期待できる。高齢者で，運動制限を伴う場合は，バランス能力を向上させ転倒を防ぐための身体活動を週3日以上行うこと。筋力トレーニングは週2回以上，大筋群を使うトレーニングを行うこと。身体活動とは，ウォーキング，ダンス，ガーデニング，ハイキング，水泳，サイクリング，家事，遊び，ゲーム，スポーツ，計画的な運動，職業活動（仕事に従事している場合）を含む

標である。世界保健機関（World Health Organization：WHO）は，CVDおよび他の疾患リスクを低減するために，中強度の身体活動を30分以上ほぼ毎日行うことを推奨している（Waxman, 2004）。アメリカ保健福祉省（US Department of Health and Human Services：USDHHS）も同様の勧告をしており，成人に対して，週150分以上の中強度の有酸素運動と週75分間の高強度の有酸素運動を推奨している（Tay *et al*., 2008）。これらのガイドラインを順守すれば，HDL-Cレベルの増加だけでなくトリグリセリドとLDL-Cの減少を通してCHDリスクが低減することを示唆する確かなエビデンスがある（Thornburg *et al*., 1995）。さらには，これらの勧告を順守すれば適切なエネルギーバランスを保つことができ，体重管理ができて血圧が下がり，適切な脂質状態を保つことができる。そして，早期死亡を予防することができ，CHD，脳卒中，メタボリックシンドローム，2型糖尿病および一部の癌といった慢性疾患のリスクを低減する（Office of Disease Prevention and Health Promotion, 2008）。食事，身体活動，健康に関するWHOの世界戦略（WHO, 2004）で推奨される身体活動の概要を表48.11に示した。

中強度の身体活動としてこの勧告で推奨しているのは，速歩〔時速3マイル（時速約4.8km）以上〕，水中エアロビクス，サイクリング〔時速10マイル（訳注：時速約16.1km）未満〕，テニス（ダブルス）といった運動をすることであり，同等の高強度の運動とは，ジョギングやランニング，水泳（複数回往復する），サイクリング〔時速10マイル（時速約16.1km）以上〕，テニス（シングルス）である（Tay *et al*., 2008）。これらの有酸素運動は，健康を促進する目的で行う身体活動として，日々の暮らしで必要な活動（日課）に加えて行い，10分以上続ける必要がある。もしこれらの推奨量が，身体的または他の理由で達成不可能な場合には，より低強度の活動であっても健康効果は期待でき，どの程度の運動であっても，まったく動かないよりもよいといえる（Tay *et al*., 2008）。推奨量以上に運動すれば，さらなる運動効果が期待できる。

さらに，USDHHSの勧告では週2日以上，大筋群を使う筋力トレーニングを行うことも推奨されている。筋力トレーニングは，有酸素運動から期待される健康効果に加えて，筋力や骨を強化することができる。筋肉トレーニングの例としては，重量挙げ，健康体操，腕立て伏せ，腹筋運動があげられる。ストレッチ体操などの柔軟運動も奨励されている（Tay *et al*., 2008）。

小児や高齢者にとっても，基本的な身体活動の効果は成人と同等である。小児の健康を促進するためには，1日60分以上の運動を行うことが推奨されている。主に有酸素運動を行うべきであるが，筋肉や骨を強化する運動も組み込むべきである。高齢者のガイドラインは若年成人と同等ではあるが，高齢者のなかには運動制限を伴う障害を有する者がいる可能性がある。高齢者の運動は，転倒予防のために柔軟性を高める運動を加えるとよい。体重を維持したり減量したりするためには，運動時間を長くする必要があり，個々人の目標や能力に応じて強度を上げる必要がある。

CVDリスクを増大させるもうひとつの行動様式として，睡眠があげられる。睡眠不足（1日7時間未満）は，CVD，肥満，2型糖尿病と関連しており，睡眠時間が短すぎても長すぎても，耐糖能異常，肥満，高血圧症といったすべてのCVDリスク因子を増大させる（Institute of

Medicine, 2006)。閉塞性睡眠時無呼吸(obstructive sleep apnea：OSA）は，睡眠中に気道が閉塞して10秒以上呼吸が停止する睡眠障害であるが，CVDおよびCVD関連のリスク因子に関係している（Institute of Medicine, 2006)。OSAでは，睡眠中に重度の酸素欠乏や間欠的な酸素欠乏となり，二酸化炭素が蓄積する(Somers *et al*., 1993)，この繰り返しによって末梢血管が収縮し，血圧が急上昇する可能性がある（Somers *et al*., 1989a，b，1995)。そのうえ，CVDや糖尿病はOSAのリスク因子でもある（Sin *et al*., 1999)。アメリカ睡眠財団が最適な健康状態を得るために推奨する睡眠時間は，成人では7～9時間，未成年では8.5～9.25時間である（National Sleep Foundation, 2011)。

薬物療法を補完する食事療法およびライフスタイル介入

LDL-Cや収縮期血圧（SBP）といったCVDリスク因子を低減するために，食習慣の有する効果は意義深く，特に幼い時に身につけて，生涯にわたり続けられた場合にはさらなる効果が期待できる。個々の食事に関する勧告のみでは，相対的に効果が小さいかもしれないが，組み合わせることで薬物療法の選択や必要な薬物用量に影響を及ぼす効果がある。食事に関する勧告を組み合わせると，第一世代スタチンの標準的な用量を内服して治療することと同程度にLDL-C値は低下することが示されている(National Cholesterol Education Program Expert Panel, 2002)。例えば，1日当たりの総脂質30％未満，SFA 10％以下，コレステロール300mg以下の食事を摂れば，平均的なアメリカ人の食事と比較して，LDL-C値が8％低下する（Yu-Poth *et al*., 1999)。表48.12に示すとおり，種々の食事に関する勧告によるLDL-C値低下の効果は，累積で－20～－30％と推定されている(Jenkins *et al*., 2000)。

薬物療法の状況に応じて，TLC食事療法を実践すれば，相加的な効果が期待される（National Cholesterol Education Program Expert Panel, 2002)。Hunninghakeら（1993）は，ロバスタチン20mg/日の内服治療に加えて，食事療法（SFA＜7％，コレステロール＜200mg/日）を併用して行った場合，LDL-C値が5％低下することを示し，スタチンの用量を倍増した場合と同等の効果であることを報告した（National Cholesterol Education Program Expert Panel, 2002)。食事療法として植物ステロール（3～5.2g/日）を用いた研究では，スタチン治療者でLDL-C値が17～20％低下することが報告されている（Gylling *et al*., 1997；Blair *et al*., 2000)。スタチンの用量を徐々に増やすよりも食事療法と薬物療法を組み合わせるほうがよいといえる(National Cholesterol Education Program Expert Panel, 2002)。

表48.12　食習慣・生活習慣の改善によるLDL-C値の低下効果（概算値・推定値）

食事成分	推奨	LDL低下率（概算）
主なもの：		
飽和脂肪酸	総カロリーの7％以下	8～10％
食事中のコレステロール	1日200mg未満	3～5％
体重減少	10ポンド（4.5kg）減量	5～8％
その他：		
粘性のある水溶性食物繊維	1日5～10g	3～5％
植物ステロール/スタノールエステル	1日2g	6～15％
累積効果		20～30％

全米コレステロール教育プログラム・成人高コレステロール血症の診断，評価および治療に関する専門委員会―成人治療第3委員会，第3次報告書より改変（National Cholesterol Education Program Expert Panel, 2002)。

高血圧症はCVDリスク因子の主たるものであり，高血圧治療によってCVDの罹患率および死亡率は有意に低下する（Chobanian *et al*., 2003)。厳密な食習慣および生活習慣の改善によってCVDリスクの強力な指標であるSBPが効果的に低下することが示されている(Chobanian *et al*., 2003)。これらの報告では，ナトリウム摂取量の減少が図られ(Chobanian and Hill, 2000；Sacks *et al*., 2001；Vollmer *et al*., 2001)，果物や野菜といったカリウムに富む食品と低脂質の乳製品を活用する，食事による高血圧予防プロジェクト（Dietary Approaches to Stop Hypertension：DASH）食事パターンが導入され（Sacks *et al*., 2001)，さらに，過体重や肥満であった人は減量に成功し（Trials of Hypertension Prevention Collaborative Research Group, 1997；He *et al*., 2000)，身体活動性が増し(Kelley and Kelley, 2000；Whelton *et al*., 2002)，アルコール消費量が適正化した(Xin *et al*., 2001)。CVDリスクの低減に禁煙は確かに不可欠である（DGAC, 2010a)。これらの勧告のSBP低下による効果は表48.13に示すとおりである。食習慣およびライフスタイルへの介入を組み合わせることでSBPを大いに低下させることができ，降圧薬治療の効果を増強し，CVDリスクを低減することができる(Chobanian *et al*., 2003)。

食習慣を改善する対策は，薬物療法を受けている人にも相加効果が期待される。高LDL-C血症と高血圧を有し，内服治療中のCVDのハイリスク群は，推奨される食事療法を併用することで薬物必要量が減少し，徐々に用量が増えることがなく，薬物療法に伴う副作用を減ら

表48.13　食習慣・生活習慣の改善による収縮期血圧（SBP）の低下効果（概算）

因子	推奨	SBP 低下率（概算）
ナトリウム摂取	食事中ナトリウムは1日2,400mg以内または塩化ナトリウム1日6gに減少する	2～8mmHg
DASH[a]食事パターンを導入	果物や野菜に富む食事と総脂質および飽和脂肪酸を減らす低脂質の乳製品を摂取する	8～14mmHg 13～19mmHg*
体重減少	適正体重に落として，BMI：18.5～24.9kg/m^{2}を維持する	10kgの減量で5～20mmHg
身体活動	毎日30分以上の有酸素運動を定期的に続ける	4～9mmHg
アルコール消費	女性は1日1杯以内まで，男性は1日2杯までに節酒する	2～4mmHg

[a]：Dietary Approches to Stop Hypertension（Appel *et al.*, 1997）

*：DASH食の順守とさらなるSBP低下のための体重維持プログラムを組み合わせた場合（Blumenthal *et al.*, 2010）

アメリカ高血圧教育プログラム（National High Pressure Education Program, 2003）より改変。

すことができる。例えば，食事療法によってLDL-Cが低下すれば，必要なスタチンの用量は減少し，さらに，n-3系脂肪酸と植物ステロールの場合には，スタチンの薬物動態作用を強化することが期待される（Bruckert and Rosenbaum, 2011）。ナトリウム摂取を減らせば血圧管理は容易になり，降圧の効果も大いに期待でき（He *et al.*, 2000），高血圧の管理をより効果的に行うことが可能となる。また，身体活動によって血圧を維持しやすくしたり（He *et al.*, 2000；Durstine *et al.*, 2001；Whelton *et al.*, 2002；Saris *et al.*, 2003），脂質異常症を管理しやすくしたりするだけでなく（DGAC, 2010a），インスリン抵抗性が改善し，体重が増えにくくなり，HDL-Cが上昇し，総コレステロールが低下する効果が期待される。これらの知見に基づき，食事療法および薬物療法双方のコンプライアンスを最大限生かすことを目指した医学的な助言により，長期にわたってCVDリスクの著しい低減を可能にしてきたのである。内服治療中のハイリスク群にとって，健康的な食事パターン，禁煙，体重減量および体重維持のための運動といった生活習慣全般を改善することは，CVD発症を低減するために最も有益である（Yu-Poth *et al.*, 1999；Bruckert and Rosenbaum, 2011）。

ポピュレーションアプローチの必要性

多くの国々で，社会経済的状態の大幅な改善および都市化の進行がみられ，ライフスタイルの明らかな変化と相まって，カロリー量および飽和脂肪酸の摂取増加，喫煙の増加，身体活動レベルの低下がみられている。そして，いずれもCVDリスク因子の増大を意味している（Joint FAO/WHO Expert Consultation, 2002）。現在世界的にみてCVDによる死亡は全死亡の35～65%を占めており，感染症や栄養不良による死亡を超えている（Gersh *et al.*, 2010）。アメリカにおいては，リスク因子のコントロールと治療によって，年齢調整済みのCHD（－2%）および喫煙による死亡（－3%）は着実に減少してきており（Ford and Capewell, 2007），CVD有病率の管理は達成できている。しかしながら，全世界的な繁栄と都市化の進行に伴い，高血圧症，肥満，糖尿病はますます蔓延し（Balkau *et al.*, 2007），これらの因子が組み合わさってCVDのリスクが劇的に増大している。25か国で行われた症例対照研究であるINTERHEARTスタディによると，心筋梗塞および心臓発作の寄与危険度の90%以上は，改善可能な9つのリスク因子によるものであると報告されている。9つのリスク因子とは，高血圧症，糖尿病，喫煙，内臓型肥満，アポリポタンパク質B/アポリポタンパク質AI比，果物および野菜の摂取，運動，日常的な飲酒量，心理社会的指数である（Yusuf *et al.*, 2004；Joshi *et al.*, 2007；Anand *et al.*, 2008；Teo *et al.*, 2009）。これらの結果は，全世界的な個別のリスク評価に価値があることを明らかにし（Cardiovascular Disease Programme, 2002），疾病の進展に影響する因子を合わせてみることを目標にしている。

集団内での疾病ハイリスク状態および疾病の蔓延に対して，疫学的理論では，ハイリスク患者に対して集約的・個別的に治療するよりも，リスクのある人口分布をわずかでも改善したほうが，疾病の抑制により大きな影響力を持つということが提示されている（Rose, 2001）。例としてあげられるのは，食品加工で使用される食塩量を減らしたり，食物チェーン店からある脂質を除去したり，タバコのない環境を作ったりすることである。理想的には，ハイリスクストラテジーとポピュレーションストラテジーを組み合わせて，治療と予防に同時に取り組むことが最もよい方法である（Mendis, 2001）。それに対して古典的で臨床的な対策は，ハイリスク群に焦点を当てる方法である（Gersh *et al.*, 2010）。実際のリスクは高くないが，慢性疾患を有する集団にも有益である。しかしながら，多くの分野で資源不足となっており，非感染性疾患の負担と相まって，医療提供のあり方に変化を生じている（Mayosi *et al.*, 2009）。それにもかかわらず，公衆衛生では個人レベルの予防だけではなく，総合的なヘルスケアシステム，あるいは政策変更や社会変化も利用して，予防するために必要な主要因をいくつか組み合わせて活用することで対応できるのである（Gersh *et al*., 2010）。以上のようなポピュレーションアプローチは特に費用対効果があるとみなされており，健康管理がより初期に予防的に地域に密着した方法で行われるという構造の転換を可能にするものである。

将来の方向性

アテローム性動脈硬化に起因する心血管疾患は，世界的な死亡の主な原因であり，現在，低所得国および中間所得国の増大する人口に対して大きな問題となっている（WHO, 2011）。伝統的には，CVDの負担は主として先進国でみられてきたが，発展途上国も経済的に成長することでCVDの負担を負うようになり，影響を受けやすい集団で顕著にみられている（Novotny, 2005）。低所得国や中間所得国ですでに存在している健康格差は，集団におけるCVDの影響を拡大するだけであり（Ezzati *et al*., 2005），WHOの食事・運動・健康に関する世界戦略で勧告されているように，この起こりうる公衆衛生の課題に早期に取り組むべきである（Ziraba *et al*., 2009）。

CVDの予防および治療の両方を目的とする介入方法をみつけるということは，健康的な食習慣および生活習慣を特定して重点的に取り組むということである。新たな科学の発展は，CVDを予防するための最良の栄養実践を特定して促進することであろう。CVDリスクを低減するために，世界的に一貫した食事に関する勧告がなされるであろう。本章でもいくつかの分野を特定しているが，食事，栄養および栄養補助食品については科学的な議論が続いている。将来的には，よりよい食事に関する勧告がなされるために，これらの議論が決着し，生活習慣の改善や薬物療法を併用してどのように活用されるのか，確定されることが重要である。食事に関する勧告は，遺伝的な食事応答の差異に対応して，将来的には，さらに個別化されるであろう。そして同時に人生を楽しく過ごすことを可能にする方法を特定するであろう。そのうえで，世界中の一般の人たちが，現在の食事に関する勧告を達成し，公衆衛生の恩恵を手にすることができるように，栄養学的なメッセージを効果的に説明することが不可欠である。食事パターンの著しい変化をもたらすという目的を達成するために，心臓の健康に役立つ食事を作ることができる食品に需要が高まるように変えるための幅広い努力が必要であるということは明らかである。

（磯　博康，池原賢代，久保田芳美，丸山皆子，久保佐智美，長尾匡則，山中珠美，丸山広達，羽山実奈訳）

推奨文献

Appel, L.J., Moore, T.J., Obarzanek, E., *et al.* (1997) A clinical trial of the effects of dietary patterns on blood pressure. DASH Collaborative Research Group. *N Engl J Med* **336,** 1117–1124.

Falk, E. (2006) Pathogenesis of atherosclerosis. *J Am Coll Cardiol* **47**(Suppl 1), C7–12.

FAO (Food and Agriculture Organization of the United Nations). *Food-Based Dietary Guidelines.* http://www.fao.org/ag/humannutrition/nutritioneducation/fbdg/en.

Gersh, B.J., Sliwa, K., Mayosi, B.M., *et al.* (2010) Novel therapeutic concepts: the epidemic of cardiovascular disease in the developing world: global implications. *Eur Heart J* **31,** 642–648.

Jenkins, D.J.A., Kendall, C.W.C., Marchie, A., *et al.* (2003). Effects of a dietary portfolio of cholesterol-lowering foods vs lovastatin on serum lipids and c-reactive protein. *JAMA* **290,** 502–510.

Joint FAO/WHO Expert Consultation (2002) Diet, Nutrition and the Prevention of Chronic Diseases: Report of a Joint WHO/FAO Expert Consultation. Geneva.

Katan, M.B., Brouwer, I.A., Clarke, R., *et al.* (2010) Saturated fat and heart disease. *Am J Clin Nutr* **92,** 459–460.

Kris-Etherton, P.M., Harris, W.S., and Appel, L.J. (2002) Fish consumption, fish oil, omega-3 fatty acids, and cardiovascular disease. *Circulation* **106,** 2747–2757.

Moore, K.J. and Tabas, I. (2011) Macrophages in the pathogenesis of atherosclerosis. *Cell* **145,** 341–355.

［文　献］

ADA (American Diabetes Association) (1999) Nutrition recommendations and principles for people with diabetes mellitus. *Diabetes Care* **22,** 542–545.

ADA (American Dietetics Association) (2004a) *The American Dietetic Association Evidence Analysis Library: Criteria for Recommendation Rating.* http://www.adaevidencelibrary.com/evidence.cfm?evidence_summary_id=250466.

ADA (American Dietetics Association) (2004b) Position of the American Dietetic Association: Functional Foods. *J Am Diet Assoc* **104,** 814–826.

ADA (American Dietetics Association) (2009) Position of the American Dietetic Association: Functional Foods. *J Am Diet Assoc* **109,** 735–746.

Adkins, Y. and Kelley, D.S. (2010) Mechanisms underlying the cardioprotective effects of omega-3 polyunsaturated fatty acids. *J Nutr Biochem* **21,** 781–792.

Agency for Healthcare Research and Quality (2004) *Effects of Omega-3 Fatty Acids on Cardiovascular Risk Factors and Intermediate Markers of Cardiovascular Disease.* US Department of Health and Human Services, Washington, DC.

AHA (American Heart Association), Council for High Blood Pressure Research Professional Education Committee, Council On Clinical Cardiology (2011) *My Life Check – Life's Simple 7.* http://mylifecheck.heart.org/Multitab.aspx?NavID=3.

Ahuja, K.D., Ashton, E.L., and Ball, M.J. (2003) Effects of two lipid-lowering, carotenoid-controlled diets on the oxidative modification of low-density lipoproteins in free-living humans. *Clin Sci (Lond)* **105,** 355–361.

Ajani, U.A., Ford, E.S., and Mokdad, A.H. (2004) Dietary fiber and C-reactive protein: findings from national health and nutrition examination survey data. *J Nutr* **134,** 1181–1185.

Albert, C.M., Oh, K., Whang, W., *et al.* (2005) Dietary alpha-linolenic acid intake and risk of sudden cardiac death and coronary heart disease. *Circulation* **112,** 3232–3238.

Alberti, K.G. and Zimmet, P.Z. (1998) Definition, diagnosis and classification of diabetes mellitus and its complications. Part 1: Diagnosis and classification of diabetes mellitus provisional report of a WHO consultation. *Diabet Med* **15,** 539–553.

Alpha-Tocopherol, Beta-Carotene Cancer Prevention Study Group (1994) The effect of vitamin E and beta carotene on the incidence of lung cancer and other cancers in male smokers. *N Engl J Med* **330,** 1029–1035.

Ambrozova, G., Pekarova, M., and Lojek, A. (2010) Effect of polyunsaturated fatty acids on the reactive oxygen and nitrogen species production by raw 264.7 macrophages. *Eur J Nutr* **49,** 133–139.

Anand, S.S., Islam, S., Rosengren, A., *et al.* (2008) Risk factors for myocardial infarction in women and men: insights from the INTERHEART study. *Eur Heart J* **29,** 932–940.

Appel, L.J., Moore, T.J., Obarzanek, E., *et al.* (1997) A clinical trial of the effects of dietary patterns on blood pressure. DASH Collaborative Research Group. *N Engl J Med* **336,** 1117–1124.

Appel, L.J., Sacks, F.M., Carey, V.J., *et al.* (2005) Effects of protein, monounsaturated fat, and carbohydrate intake on blood pressure and serum lipids: results of the OmniHeart randomized trial. *JAMA* **294,** 2455–2464.

Ascherio, A., Katan, M.B., Zock, P.L., *et al.* (1999) Trans fatty acids and coronary heart disease. *N Engl J Med* **340,** 1994–1998.

Ascherio, A., Rimm, E.B., Giovannucci, E.L., *et al.* (1992) A prospective study of nutritional factors and hypertension among US men. *Circulation* **86,** 1475–1484.

Ashton, E.L., Best, J.D., and Ball, M.J. (2001) Effects of monounsaturated enriched sunflower oil on CHD risk factors including LDL size and copper-induced LDL oxidation. *J Am Coll Nutr* **20,** 320–326.

Bagchi, D., Garg, A., Krohn, R.L., *et al.* (1997) Oxygen free radical scavenging abilities of vitamins C and E, and a grape seed proanthocyanidin extract in vitro. *Res Commun Mol Pathol Pharmacol* **95,** 179–189.

Balagopal, P.B., De Ferranti, S.D., Cook, S., *et al.* (2011) Nontraditional risk factors and biomarkers for cardiovascular disease: mechanistic, research, and clinical considerations for youth: a scientific statement from the American Heart Association. *Circulation* **123,** 2749–2769.

Balk, E., Chung, M., Chew, P., *et al.* (2005) Effects of soy on health outcomes. *Evidence Report/Technology Assessment No. 126.* Agency for Healthcare Research and Quality, Rockville, MD.

Balkau, B., Deanfield, J.E., Despres, J.P., *et al.* (2007) International Day for the Evaluation of Abdominal Obesity (IDEA): a study of waist circumference, cardiovascular disease, and diabetes mellitus in 168,000 primary care patients in 63 countries. *Circulation* **116,** 1942–1951.

Barcelo-Coblijn, G., Murphy, E.J., Othman, R., *et al.* (2008) Flaxseed oil and fish-oil capsule consumption alters human red blood cell n-3 fatty acid composition: a multiple-dosing trial comparing 2 sources of n-3 fatty acid. *Am J Clin Nutr* **88,** 801–809.

Bauman, D.E., Corl, B.A., and Peterson, D.G. (2003) The biology of conjugated linoleic acid in ruminants. In J. Sebedio, W.W. Christie, and R. Adolf (eds), *Advances in Conjugated Linoleic Acid Research.* AOCS Press, Champaign, IL, pp. 146–173.

Baumann, K.H., Hessel, F., Larass, I., *et al.* (1999) Dietary omega-3, omega-6, and omega-9 unsaturated fatty acids and growth factor and cytokine gene expression in unstimulated and stimulated monocytes. A randomized volunteer study. *Arterioscler Thromb Vasc Biol* **19,** 59–66.

Bavikati, V.V., Sperling, L.S., Salmon, R.D., *et al.* (2008) Effect of comprehensive therapeutic lifestyle changes on prehypertension. *Am J Cardiol* **102,** 1677–1680.

Beaton, G.H., Milner, J., Corey, P., *et al.* (1979) Sources of variance in 24-hour dietary recall data: implications for nutrition study design and interpretation. *Am J Clin Nutr* **32,** 2546–2559.

Berenson, G.S., Srinivasan, S.R., Bao, W., *et al.* (1998) Association between multiple cardiovascular risk factors and atherosclerosis in children and young adults. The Bogalusa Heart Study. *N Engl J Med* **338,** 1650–1656.

Berglund, L., Lefevre, M., Ginsberg, H.N., *et al.* (2007) Comparison of monounsaturated fat with carbohydrates as a replacement for saturated fat in subjects with a high metabolic risk profile: studies in the fasting and postprandial states. *Am J Clin Nutr* **86,** 1611–1620.

Beulens, J.W., De Bruijne, L.M., Stolk, R.P., *et al.* (2007) High dietary glycemic load and glycemic index increase risk of cardiovascular disease among middle-aged women: a population-based follow-up study. *J Am Coll Cardiol* **50,** 14–21.

Billman, G.E., Kang, J.X., and Leaf, A. (1999) Prevention of sudden cardiac death by dietary pure omega-3 polyunsaturated fatty acids in dogs. *Circulation* **99,** 2452–2457.

Bjelakovic, G., Nikolova, D., Gluud, L., *et al.* (2008) Antioxidant supplements for prevention of mortality in healthy participants and patients with various diseases. *Cochrane Database Syst Rev* (2) CD007176.

Blair, S.N., Capuzzi, D.M., Gottlieb, S.O., *et al.* (2000) Incremental reduction of serum total cholesterol and low-density lipoprotein cholesterol with the addition of plant stanol ester-containing spread to statin therapy. *Am J Cardiol* **86,** 46–52.

Blumenthal, J.A., Babyak, M.A., Hinderliter, A., *et al.* (2010) Effects of the DASH diet alone and in combination with exercise and weight loss on blood pressure and cardiovascular disease biomarkers in men and women with high blood pressure. *Arch Intern Med* **170,** 126–135.

Bolton-Smith, C. and Woodward, M. (1995) Antioxidant vitamin adequacy in relation to consumption of sugars. *Eur J Clin Nutr* **49,** 124–133.

Brandis, M., Keyes, J., and Windhager, E.E. (1972) Potassium-induced inhibition of proximal tubular fluid reabsorption in rats. *Am J Physiol* **222,** 421–427.

Brazier, M., Grados, F., Kamel, S., *et al.* (2005) Clinical and laboratory safety of one year's use of a combination calcium + vitamin D tablet in ambulatory elderly women with vitamin D insufficiency: results of a multicenter, randomized, double-blind, placebo-controlled study. *Clin Ther* **27,** 1885–1893.

Brenna, J.T. (2002) Efficiency of conversion of alpha-linolenic acid to long chain n-3 fatty acids in man. *Curr Opin Clin Nutr Metab Care* **5,** 127–132.

Brouwer, I.A., Wanders, A.J., and Katan, M.B. (2010) Effect of animal and industrial trans fatty acids on HDL and LDL cholesterol levels in humans–a quantitative review. *PLoS One* **5,** e9434.

Brown, B.G., Zhao, X.Q., Chait, A., *et al.* (2001) Simvastatin and niacin, antioxidant vitamins, or the combination for the prevention of coronary disease. *N Engl J Med* **345,** 1583–1592.

Brown, L., Rosner, B., Willett, W.W., *et al.* (1999) Cholesterol-lowering effects of dietary fiber: a meta-analysis. *Am J Clin Nutr* **69,** 30–42.

Bruckert, E. and Rosenbaum, D. (2011) Lowering LDL-cholesterol through diet: potential role in the statin era. *Curr Opin Lipidol* **22,** 43–48.

Burgess, J.W., Sinclair, P.A., Chretien, C.M., *et al.* (2006) Reverse cholesterol transport. In S.K. Cheema (ed.), *Biochemistry of Atherosclerosis.* Springer, New York, pp. 3–22.

Burr, M.L., Ashfield-Watt, P.A., Dunstan, F.D., *et al.* (2003) Lack of benefit of dietary advice to men with angina: results of a controlled trial. *Eur J Clin Nutr* **57,** 193–200.

Burr, M.L., Fehily, A.M., Gilbert, J.F., *et al.* (1989) Effects of changes in fat, fish, and fibre intakes on death and myocardial reinfarction: diet and reinfarction trial (DART). *Lancet* **2,** 757–761.

Calder, P.C. (2004) n-3 Fatty acids and cardiovascular disease: evidence explained and mechanisms explored. *Clin Sci (Lond)* **107,** 1–11.

Calzada, C., Colas, R., Guillot, N., *et al.* (2010) Subgram daily supplementation with docosahexaenoic acid protects low-density lipoproteins from oxidation in healthy men. *Atherosclerosis* **208,** 467–472.

Campbell, R.W., Murray, A., and Julian, D.G. (1981) Ventricular arrhythmias in first 12 hours of acute myocardial infarction. Natural history study. *Br Heart J* **46,** 351–357.

Canner, P.L., Berge, K.G., Wenger, N.K., *et al.* (1986) Fifteen year mortality in Coronary Drug Project patients: long-term benefit with niacin. *J Am Coll Cardiol* **8,** 1245–1255.

Cao, Y., Mauger, D.T., Pelkman, C.L., *et al.* (2009) Effects of moderate (MF) versus lower fat (LF) diets on lipids and lipoproteins: a meta-analysis of clinical trials in subjects with and without diabetes. *J Clin Lipidol* **3,** 19–32.

Cappuccio, F.P. and MacGregor, G.A. (1991) Does potassium supplementation lower blood pressure? A meta-analysis of published trials. *J Hypertens* **9,** 465–473.

Cappuccio, F.P., Markandu, N.D., Beynon, G.W., *et al.* (1985) Lack of effect of oral magnesium on high blood pressure: a double blind study. *Br Med J (Clin Res Ed)* **291,** 235–238.

Cardiovascular Disease Programme (2002) Integrated Management of Cardiovascular Risk. Report of a WHO meeting, 9–12 July, Geneva.

Carr, A.C. and Frei, B. (1999) Toward a new recommended dietary allowance for vitamin C based on antioxidant and health effects in humans. *Am J Clin Nutr* **69,** 1086–1107.

Carthy, E.P., Yamashita, W., Hsu, A., *et al.* (1989) 1,25-Dihydroxyvitamin D3 and rat vascular smooth muscle cell growth. *Hypertension* **13,** 954–959.

CDC (Centers for Disease Control and Prevention) (2010) *How Tobacco Smoke Causes Disease: The Biology and Behavioral Basis for Smoking-Attributable Disease: A Report of the Surgeon General.* US Department of Health and Human Services. National Center for Chronic Disease Prevention and Health Promotion, Office on Smoking and Health, Rockville, MD.

Chan, J.K., McDonald, B.E., Gerrard, J.M., *et al.* (1993) Effect of dietary alpha-linolenic acid and its ratio to linoleic acid on platelet and plasma fatty acids and thrombogenesis. *Lipids* **28,** 811–817.

Chapman, M.J., Redfern, J.S., McGovern, M.E., *et al.* (2010) Niacin and fibrates in atherogenic dyslipidemia: pharmacotherapy to reduce cardiovascular risk. *Pharmacol Ther* **126,** 314–345.

Chen, S.T., Maruthur, N.M., and Appel, L.J. (2010) The effect of dietary patterns on estimated coronary heart disease risk. *Circ Cardiovasc Qual Outcomes* **3,** 484–489.

Cheung, M.C., Zhao, X.-Q., Chait, A., *et al.* (2001) Antioxidant supplements block the response of HDL to simvastatin-niacin therapy in patients with coronary artery disease and low HDL. *Arterioscler Thromb Vasc Biol* **21,** 1320–1326.

Chinetti, G., Griglio, S., Antonucci, M., *et al.* (1998) Activation of proliferator-activated receptors alpha and gamma induces apoptosis of human monocyte-derived macrophages. *J Biol Chem* **273,** 25573–25580.

Chiu, K.C., Chu, A., Go, V.L., *et al.* (2004) Hypovitaminosis D is associated with insulin resistance and beta cell dysfunction. *Am J Clin Nutr* **79,** 820–825.

Chobanian, A.V., Bakris, G.L., Black, H.R., *et al.* (2003) The Seventh Report of the Joint National Committee on Prevention, Detection, Evaluation, and Treatment of High Blood Pressure: the JNC 7 report. *JAMA* **289,** 2560–2572.

Chobanian, A.V. and Hill, M. (2000) National Heart, Lung, and Blood Institute Workshop on Sodium and Blood Pressure : a critical review of current scientific evidence. *Hypertension* **35,** 858–863.

Christensen, J.H., Riahi, S., Schmidt, E.B., *et al.* (2005) n-3 Fatty acids and ventricular arrhythmias in patients with ischaemic heart disease and implantable cardioverter defibrillators. *Europace* **7,** 338–344.

Chu, Z.M., Yin, K., and Beilin, L.J. (1992) Fish oil feeding selectively attenuates contractile responses to noradrenaline and electrical stimulation in the perfused mesenteric resistance vessels of spontaneously hypertensive rats. *Clin Exp Pharmacol Physiol* **19,** 177–181.

Chung, B.H., Cho, B.H., Liang, P., *et al.* (2004) Contribution of postprandial lipemia to the dietary fat-mediated changes in endogenous lipoprotein-cholesterol concentrations in humans. *Am J Clin Nutr* **80,** 1145–1158.

Clarke, R., Frost, C., Collins, R., *et al.* (1997) Dietary lipids and blood cholesterol: quantitative meta-analysis of metabolic ward studies. *BMJ* **314,** 112–117.

Clifton, P., Keogh, J., and Noakes, M. (2008) Long-term effects of a high protein weight-loss diet. *Am J Clin Nutr* **87,** 23–29.

Cohen, H.W., Hailpern, S.M., and Alderman, M.H. (2008) Sodium intake and mortality follow-up in the Third National Health and Nutrition Examination Survey (NHANES III). *J Gen Intern Med* **23,** 1297–1302.

Colette, C., Percheron, C., Pares-Herbute, N., *et al.* (2003) Exchanging carbohydrates for monounsaturated fats in energy-restricted diets: effects on metabolic profile and other cardiovascular risk factors. *Int J Obesity Rel Metab Disord* **27,** 648–656.

Cuchel, M. and Rader, D.J. (2006) Macrophage reverse cholesterol transport: key to the regression of atherosclerosis? *Circulation* **113,** 2548–2555.

Cunningham, K.S. and Gotlieb, A.I. (2005) The role of shear stress in the pathogenesis of atherosclerosis. *Lab Invest* **85,** 9–23.

Cushing, S.D., Berliner, J.A., Valente, A.J., *et al.* (1990) Minimally modified low density lipoprotein induces monocyte chemotactic protein 1 in human endothelial cells and smooth muscle cells. *Proc Natl Acad Sci USA* **87,** 5134–5138.

Dansinger, M.L., Gleason, J.A., Griffith, J.L., *et al.* (2005) Comparison of the Atkins, Ornish, Weight Watchers, and Zone diets for weight loss and heart disease risk reduction. *JAMA* **293,** 43–53.

Davies, M.J., Woolf, N., Rowles, P.M., *et al.* (1988) Morphology of the endothelium over atherosclerotic plaques in human coronary arteries. *Br Heart J* **60,** 459–464.

DECODA Study Group (International Diabetes Epidemiology Group) (2002) Cardiovascular risk profile assessment in glucose-intolerant Asian individuals – an evaluation of the World Health Organization two-step strategy: the DECODA Study (Diabetes Epidemiology: Collaborative Analysis of Diagnostic Criteria in Asia). *Diabet Med* **19,** 549–557.

de Lorgeril, M., Salen, P., Martin, J.L., *et al.* (1999) Mediterranean diet, traditional risk factors, and the rate of cardiovascular complications after myocardial infarction: final report of the Lyon Diet Heart Study. *Circulation* **99,** 779–785.

De Moura, F.F., Lewis, K.D., and Falk, M.C. (2009) Applying the FDA definition of whole grains to the evidence for cardiovascular disease health claims. *J Nutr* **139,** 2220S–2226S.

De Roos, N.M., Schouten, E.G., and Katan, M.B. (2003) Trans fatty acids, HDL-cholesterol, and cardiovascular disease. Effects of dietary changes on vascular reactivity. *Eur J Med Res* **8,** 355–357.

DGAC (2010a) *Dietary Guidelines for Americans, 2010.* US Department of Agriculture, US Department of Health and Human Services (eds), 7th Edn. Washington, DC.

DGAC (2010b) *Report of the Dietary Guidelines Advisory Committee on the Dietary Guidelines for Americans.* US Department of Agriculture, US Department of Health and Human Services (eds). Washington, DC.

Djousse, L. and Gaziano, J.M. (2008a) Egg consumption and risk of heart failure in the Physicians' Health Study. *Circulation* **117,** 512–516.

Djousse, L. and Gaziano, J.M. (2008b) Egg consumption in relation to cardiovascular disease and mortality: the Physicians' Health Study. *Am J Clin Nutr* **87,** 964–969.

Dobnig, H., Pilz, S., Scharnagl, H., *et al.* (2008) Independent association of low serum 25-hydroxyvitamin D and 1,25-dihydroxyvitamin D levels with all-cause and cardiovascular mortality. *Arch Intern Med* **168,** 1340–1349.

Duo, L., Sinclair, A.J., Mann, N.J., *et al.* (2000) Selected micronutrient intake and status in men with differing meat intakes, vegetarians and vegans. *Asia Pac J Clin Nutr* **9,** 18–23.

Durstine, J.L., Grandjean, P.W., Davis, P.G., *et al.* (2001) Blood lipid and lipoprotein adaptations to exercise: a quantitative analysis. *Sports Med* **31,** 1033–1062.

Dyckner, T. and Wester, P.O. (1983) Effect of magnesium on blood pressure. *Br Med J (Clin Res Ed)* **286,** 1847–1849.

Dyerberg, J. and Bang, H.O. (1979) Lipid metabolism, atherogenesis, and haemostasis in Eskimos: the role of the prostaglandin-3 family. *Haemostasis* **8,** 227–233.

EFSA Panel on Dietetic Products Nutrition and Allergies (2010a) Scientific opinion on Dietary Reference Values for carbohydrates and dietary fibre. *EFSA J* **8,** 1462 [77pp].

EFSA Panel on Dietetic Products Nutrition and Allergies (2010b) Scientific opinion on Dietary Reference Values for fats, including saturated fatty acids, polyunsaturated fatty acids, monounsaturated fatty acids, trans fatty acids, and cholesterol. *EFSA J* **8,** 1461 [107pp].

Elmadfa, I. and Singer, I. (2009) Vitamin B-12 and homocysteine status among vegetarians: a global perspective. *Am J Clin Nutr* **89,** 1693S–1698S.

Englyst, K.N., Liu, S., and Englyst, H.N. (2007) Nutritional characterization and measurement of dietary carbohydrates. *Eur J Clin Nutr* **61**(Suppl 1), S19–S39.

Englyst, K.N., Vinoy, S., Englyst, H.N., *et al.* (2003) Glycaemic index of cereal products explained by their content of rapidly and slowly available glucose. *Br J Nutr* **89,** 329–340.

Estruch, R., Martínez-González, M.A., Corella, D., *et al.* (2006) Effects of a Mediterranean-style diet on cardiovascular risk factors. *Ann Intern Med* **145,** 1–11.

Expert Panel on Detection, Evaluation, and Treatment of High Blood Cholesterol in Adults (2001) Executive Summary of the Third Report of the National Cholesterol Education Program (NCEP) Expert Panel on Detection, Evaluation, and Treatment of High Blood Cholesterol in Adults (Adult Treatment Panel III). *JAMA* **285,** 2486–2497.

Ezzati, M., Van der Hoorn, S., Lawes, C.M., *et al.* (2005) Rethinking the "diseases of affluence" paradigm: global patterns of nutritional risks in relation to economic development. *PLoS Med* **2,** e133.

Falk, E. (2006) Pathogenesis of atherosclerosis. *J Am Coll Cardiol* **47**(Suppl 1), C7–12.

Falk, E., Shah, P.K., and Fuster, V. (2004) Atherothrombosis and thrombosis-prone plaques. In R.W. Alexander, R.A. O'Rourke, R. Roberts, *et al.* (eds), *Hurst's The Heart*, 11th Edn. McGraw-Hill, New York, pp. 1123–1139.

FDA (2003) Claims that can be made for conventional foods and dietary supplements. US Food and Drug Administration, Bethesda, Maryland. http://www.fda.gov/food/labeling nutrition/labelclaims/ucm111447.htm.

Feinman, R. and Fine, E. (2003) Thermodynamics and metabolic advantage of weight loss diets. *Metab Syndr Relat Disord* **1,** 209–219.

Ferdowsian, H.R. and Barnard, N.D. (2009) Effects of plant-based diets on plasma lipids. *Am J Cardiol* **104,** 947–956.

Ferrucci, L., Cherubini, A., Bandinelli, S., *et al.* (2006) Relationship of plasma polyunsaturated fatty acids to circulating inflammatory markers. *J Clin Endocrinol Metab* **91,** 439–446.

Finstad, H.S., Drevon, C.A., Kulseth, M.A., *et al.* (1998) Cell proliferation, apoptosis and accumulation of lipid droplets in U937-1 cells incubated with eicosapentaenoic acid. *Biochem J* **336,** 451–459.

Folsom, A.R., Nieto, F.J., McGovern, P.G., *et al.* (1998) Prospective study of coronary heart disease incidence in relation to fasting total homocysteine, related genetic polymorphisms, and B vitamins: the Atherosclerosis Risk in Communities (ARIC) study. *Circulation* **98,** 204–210.

Ford, E.S. and Capewell, S. (2007) Coronary heart disease mortality among young adults in the U.S. from 1980 through 2002: concealed leveling of mortality rates. *J Am Coll Cardiol* **50,** 2128–2132.

Fraser, G.E. (1999) Associations between diet and cancer, ischemic heart disease, and all-cause mortality in non-Hispanic white California Seventh-day Adventists. *Am J Clin Nutr* **70,** 532S–538S.

Fraser, G.E. (2009) Vegetarian diets: what do we know of their effects on common chronic diseases? *Am J Clin Nutr* **89,** 1607S–1612S.

Freedman, D.S., Patel, D.A., Srinivasan, S.R., *et al.* (2008) The contribution of childhood obesity to adult carotid intima-media thickness: the Bogalusa Heart Study. *Int J Obes (Lond)* **32,** 749–756.

Frikke-Schmidt, H. and Lykkesfeldt, J. (2009) Role of marginal vitamin C deficiency in atherogenesis: in vivo models and clinical studies. *Basic Clin Pharmacol Toxicol* **104,** 419–433.

Fung, T.T., Rexrode, K.M., Mantzoros, C.S., *et al.* (2009) Mediterranean diet and incidence of and mortality from coronary heart disease and stroke in women. *Circulation* **119,** 1093–1100.

Galan, P., Kesse-Guyot, E., Czernichow, S.B., *et al.* (2010) Effects of B vitamins and omega 3 fatty acids on cardiovascular diseases: a randomised placebo controlled trial. *BMJ* **341,** c6273.

Gardner, C.D., Fortmann, S.P., and Krauss, R.M. (1996) Association of small low-density lipoprotein particles with the incidence of coronary artery disease in men and women. *JAMA* **276,** 875–881.

Garg, A. (1998) High-monounsaturated-fat diets for patients with diabetes mellitus: a meta-analysis. *Am J Clin Nutr* **67,** 577S–582S.

Geleijnse, J.M., Giltay, E.J., Grobbee, D.E., *et al.* (2002) Blood pressure response to fish oil supplementation: metaregression analysis of randomized trials. *J Hypertens* **20,** 1493–1499.

Geleijnse, J.M., Kok, F.J., and Grobbee, D.E. (2003) Blood pressure response to changes in sodium and potassium intake: a metaregression analysis of randomised trials. *J Hum Hypertens* **17,** 471–480.

Geleijnse, J.M., Witteman, J.C., Bak, A.A., *et al.* (1994) Reduction in blood pressure with a low sodium, high potassium, high magnesium salt in older subjects with mild to moderate hypertension. *BMJ* **309,** 436–440.

Geng, Y.J. and Libby, P. (2002) Progression of atheroma: a struggle between death and procreation. *Arterioscler Thromb Vasc Biol* **22,** 1370–1380.

Gerhard, G.T. and Duell, P.B. (1999) Homocysteine and atherosclerosis. *Curr Opin Lipidol* **10,** 417–428.

Gersh, B.J., Sliwa, K., Mayosi, B.M., *et al.* (2010) Novel therapeutic concepts: the epidemic of cardiovascular disease in the developing world: global implications. *Eur Heart J* **31,** 642–648.

Giovannucci, E., Liu, Y., Hollis, B.W., *et al.* (2008) 25-Hydroxyvitamin D and risk of myocardial infarction in men: a prospective study. *Arch Intern Med* **168,** 1174–1180.

GISSI-Prevenzione Investigators (1999) Dietary supplementation with n-3 polyunsaturated fatty acids and vitamin E after myocardial infarction: results of the GISSI-Prevenzione trial. *Lancet* **354,** 447–455.

Glass, C.K. and Witztum, J.L. (2001) Atherosclerosis. The road ahead. *Cell* **104,** 503–516.

Gokce, N., Keaney, J.F., Jr, Frei, B., *et al.* (1999) Long-term ascorbic acid administration reverses endothelial vasomotor dysfunction in patients with coronary artery disease. *Circulation* **99,** 3234–3240.

Goldberg, R.B. (2000) Cardiovascular disease in diabetic patients. *Med Clin North Am* **84,** 81–93.

Goni, I., Garcia-Alonso, A., and Saura-Calixto, F. (1997) A starch hydrolysis procedure to estimate glycemic index. *Nutr Res* **17,** 427–437.

Goodnight, S.H., Jr, Harris, W.S., and Connor, W.E. (1981) The effects of dietary omega 3 fatty acids on platelet composition and function in man: a prospective, controlled study. *Blood* **58,** 880–885.

Goyens, P.L., Spilker, M.E., Zock, P.L., *et al.* (2006) Conversion of alpha-linolenic acid in humans is influenced by the absolute amounts of alpha-linolenic acid and linoleic acid in the diet and not by their ratio. *Am J Clin Nutr* **84,** 44–53.

Grimsgaard, S., Bonaa, K.H., Jacobsen, B.K., *et al.* (1999) Plasma saturated and linoleic fatty acids are independently associated with blood pressure. *Hypertension* **34,** 478–483.

Grundy, S.M., Benjamin, I.J., Burke, G.L., *et al.* (1999) Diabetes and cardiovascular disease: a statement for healthcare professionals from the American Heart Association. *Circulation* **100,** 1134–1146.

Grundy, S.M., Cleeman, J.I., Daniels, S.R., *et al.* (2005) Diagnosis and management of the metabolic syndrome: An American Heart Association/National Heart, Lung, and Blood Institute Scientific Statement. *Circulation* **112,** 2735–2752.

Grundy, S.M., Cleeman, J.I., Merz, C.N., *et al.* (2004) Implications of recent clinical trials for the National Cholesterol Education Program Adult Treatment Panel III guidelines. *Circulation* **110,** 227–239.

Guyton, J.R. and Capuzzi, D.M. (1998) Treatment of hyperlipidemia with combined niacin-statin regimens. *Am J Cardiol* **82,** 82U–84U.

Gylling, H., Radhakrishnan, R., and Miettinen, T.A. (1997) Reduction of serum cholesterol in postmenopausal women with previous myocardial infarction and cholesterol malabsorption induced by dietary sitostanol ester margarine: women and dietary sitostanol. *Circulation* **96,** 4226–4231.

Haddad, E.H., Berk, L.S., Kettering, J.D., *et al.* (1999) Dietary intake and biochemical, hematologic, and immune status of vegans compared with nonvegetarians. *Am J Clin Nutr* **70,** 586S–593S.

Halton, T.L., Willett, W.C., Liu, S., *et al.* (2006) Low-carbohydrate-diet score and the risk of coronary heart disease in women. *N Engl J Med* **355,** 1991–2002.

Hamilton, T.A., Ma, G.P., and Chisolm, G.M. (1990) Oxidized low density lipoprotein suppresses the expression of tumor necrosis factor-alpha mRNA in stimulated murine peritoneal macrophages. *J Immunol* **144,** 2343–2350.

Hansson, G.K. (2005) Inflammation, atherosclerosis, and coronary artery disease. *N Engl J Med* **352,** 1685–1695.

Hargrove, R.L., Etherton, T.D., Pearson, T.A., *et al.* (2001) Low fat and high monounsaturated fat diets decrease human low density lipoprotein oxidative susceptibility in vitro. *J Nutr* **131,** 1758–1763.

Harper, C.R., Edwards, M.J., Defilippis, A.P., *et al.* (2006) Flaxseed oil increases the plasma concentrations of cardioprotective (n-3) fatty acids in humans. *J Nutr* **136,** 83–87.

Harris, W.S. (2005) Alpha-linolenic acid: a gift from the land? *Circulation* **111,** 2872–2874.

Harris, W.S. (2006) The omega-6/omega-3 ratio and cardiovascular disease risk: uses and abuses. *Curr Atheroscler Rep* **8,** 453–459.

Harris, W.S. (2008) The omega-3 index as a risk factor for coronary heart disease. *Am J Clin Nutr* **87,** 1997S–2002S.

Harris, W.S., Miller, M., Tighe, A.P., *et al.* (2008) Omega-3 fatty acids and coronary heart disease risk: clinical and mechanistic perspectives. *Atherosclerosis* **197,** 12–24.

Harris, W.S., Mozaffarian, D., Rimm, E., *et al.* (2009) Omega-6 fatty acids and risk for cardiovascular disease: a science advisory from the American Heart Association Nutrition Subcommittee of the Council on Nutrition, Physical Activity, and Metabolism; Council on Cardiovascular Nursing; and

Council on Epidemiology and Prevention. *Circulation* **119,** 902–907.

Hasler, C.M., Kundrat, S., and Wool, D. (2000) Functional foods and cardiovascular disease. *Curr Atheroscleros Rep* **2,** 467–475.

He, J., Whelton, P.K., Appel, L.J., *et al.* (2000) Long-term effects of weight loss and dietary sodium reduction on incidence of hypertension. *Hypertension* **35,** 544–549.

He, J., Wofford, M.R., Reynolds, K., *et al.* (2011) Effect of dietary protein supplementation on blood pressure: a randomized, controlled trial. *Circulation* **124,** 589–595.

He, K., Song, Y., Daviglus, M.L., *et al.* (2004a) Fish consumption and incidence of stroke: a meta-analysis of cohort studies. *Stroke* **35,** 1538–1542.

He, K., Song, Y., Daviglus, M.L., *et al.* (2004b) Accumulated evidence on fish consumption and coronary heart disease mortality: a meta-analysis of cohort studies. *Circulation* **109,** 2705–2711.

Health Canada (2010) Vitamin D and Calcium: Updated Reference Intakes. Health Canada. Ottawa. http://www.hc-sc.gc.ca/fn-an/nutrition/vitamin/vita-d-eng.php.

Hegsted, D.M., Ausman, L.M., Johnson, J.A., *et al.* (1993) Dietary fat and serum lipids: an evaluation of the experimental data. *Am J Clin Nutr* **57,** 875–883.

Hessler, J.R., Morel, D.W., Lewis, L.J., *et al.* (1983) Lipoprotein oxidation and lipoprotein-induced cytotoxicity. *Arteriosclerosis* **3,** 215–222.

Homocysteine Lowering Trialists (1998) Lowering blood homocysteine with folic acid based supplements: meta-analysis of randomised trials. *BMJ* **316,** 894–898.

Hooper, L., Thompson, R.L., Harrison, R.A., *et al.* (2004) Omega 3 fatty acids for prevention and treatment of cardiovascular disease. *Cochrane Database Syst Rev* CD003177.

Houston, M.C. (2010) The role of cellular micronutrient analysis, nutraceuticals, vitamins, antioxidants and minerals in the prevention and treatment of hypertension and cardiovascular disease. *Ther Adv Cardiovasc Dis* **4,** 165–183.

Houston, M.C. and Harper, K.J. (2008) Potassium, magnesium, and calcium: their role in both the cause and treatment of hypertension. *J Clin Hypertens (Greenwich)* **10,** 3–11.

Hsia, J., Heiss, G., Ren, H., *et al.* (2007) Calcium/vitamin D supplementation and cardiovascular events. *Circulation* **115,** 846–854.

Hu, F.B., Stampfer, M.J., Manson, J.E., *et al.* (1997) Dietary fat intake and the risk of coronary heart disease in women. *N Engl J Med* **337,** 1491–1499.

Hu, F.B., Stampfer, M.J., Rimm, E.B., *et al.* (1999) A prospective study of egg consumption and risk of cardiovascular disease in men and women. *JAMA* **281,** 1387–1394.

Hunninghake, D.B., Stein, E.A., Dujovne, C.A., *et al.* (1993) The efficacy of intensive dietary therapy alone or combined with lovastatin in outpatients with hypercholesterolemia. *N Engl J Med* **328,** 1213–1219.

Hunter, J. E., Zhang, J., and Kris-Etherton, P.M. (2010) Cardiovascular disease risk of dietary stearic acid compared with trans, other saturated, and unsaturated fatty acids: a systematic review. *Am J Clin Nutr* **91,** 46–63.

Hussein, N., Ah-Sing, E., Wilkinson, P., *et al.* (2005) Long-chain conversion of [13C]linoleic acid and alpha-linolenic acid in response to marked changes in their dietary intake in men. *J Lipid Res* **46,** 269–280.

Iestra, J.A., Kromhout, D., Van der Schouw, Y.T., *et al.* (2005) Effect size estimates of lifestyle and dietary changes on all-cause mortality in coronary artery disease patients: a systematic review. *Circulation* **112,** 924–934.

Iimura, O., Kijima, T., Kikuchi, K., *et al.* (1981) Studies on the hypotensive effect of high potassium intake in patients with essential hypertension. *Clin Sci (Lond)* **61**(Suppl 7), 77S–80S.

Institute of Medicine (1997) *Dietary Reference Intakes for Calcium, Phosphorus, Magnesium, Vitamin D and Fluoride.* National Academies Press, Washington, DC.

Institute of Medicine (1998) *Dietary Reference Intakes for Thiamin, Riboflavin, Niacin, Vitamin B6, Folate, Vitamin B12, Pantothenic Acid, Biotin, and Choline.* National Academies Press, Washington, DC.

Institute of Medicine (2000) *Dietary Reference Intakes for Vitamin C, Vitamin E, Selenium, and Carotenoids.* National Academies Press, Washington, DC.

Institute of Medicine (2002) *Dietary Reference Intakes for Energy, Carbohydrate, Fiber, Fat, Fatty Acids, Cholesterol, Protein, and Amino Acids.* National Academies Press, Washington, DC.

Institute of Medicine (2004) Sodium and chloride. In *Dietary Reference Intakes for Water, Potassium, Sodium, Chloride and Sulfate.* National Academies Press, Washington, DC.

Institute of Medicine (2005) *Dietary Reference Intakes for Energy, Carbohydrate, Fiber, Fat, Fatty Acids, Cholesterol, Protein, and Amino Acids (Macronutrients).* National Academies Press, Washington, DC.

Institute of Medicine (2006) *Sleep Disorders and Sleep Deprivation: An Unmet Public Health Problem.* National Academies Press, Washington, DC.

Institute of Medicine (2010) *Dietary Reference Intakes for Calcium and Vitamin D.* National Academies Press, Washington, DC.

International Diabetes Federation (2006) *The IDF Consensus Worldwide Definition of the Metabolic Syndrome.* IDF Communications, Brussels. http://www.idf.org/webdata/docs/MetS_def_update2006.pdf.

Jacobs, D.R., Pereira, M.A., Meyer, K.A., *et al.* (2000) Fiber from whole grains, but not refined grains, is inversely associated with all-cause mortality in older women: the Iowa women's health study. *J Am Coll Nutr* **19,** 326S–330S.

Jakobsen, M.U., O'Reilly, E.J., Heitmann, B.L., *et al.* (2009) Major types of dietary fat and risk of coronary heart disease: a pooled analysis of 11 cohort studies. *Am J Clin Nutr* **89,** 1425–1432.

Jenkins, D.J., Kendall, C.W., Axelsen, M., *et al.* (2000) Viscous and nonviscous fibres, nonabsorbable and low glycaemic index carbohydrates, blood lipids and coronary heart disease. *Curr Opin Lipidol* **11,** 49–56.

Jenkins, D.J., Wolever, T.M., Taylor, R.H., *et al.* (1981) Glycemic index of foods: a physiological basis for carbohydrate exchange. *Am J Clin Nutr* **34,** 362–366.

Jenkins, D.J.A., Kendall, C.W.C., Faulkner, D., *et al.* (2002) A dietary portfolio approach to cholesterol reduction: combined effects of plant sterols, vegetable proteins, and viscous fibers in hypercholesterolemia. *Metabolism* **51,** 1596–1604.

Jenkins, D.J.A., Kendall, C.W.C., Marchie, A., *et al.* (2003) Effects of a dietary portfolio of cholesterol-lowering foods vs lovastatin on serum lipids and C-reactive protein. *JAMA* **290,** 502–510.

Jessup, M., Abraham, W.T., Casey, D.E., *et al.* (2009) 2009 focused update: ACCF/AHA Guidelines for the Diagnosis and Management of Heart Failure in Adults: a report of the American College of Cardiology Foundation/American Heart Association Task Force on Practice Guidelines: developed in collaboration with the International Society for Heart and Lung Transplantation. *Circulation* **119,** 1977–2016.

Joffres, M.R., Reed, D.M., and Yano, K. (1987) Relationship of magnesium intake and other dietary factors to blood pressure: the Honolulu heart study. *Am J Clin Nutr* **45,** 469–475.

Joint FAO/WHO Expert Consultation (2002) Diet, Nutrition and the Prevention of Chronic Diseases: Report of a Joint WHO/FAO Expert Consultation. Geneva.

Joint FAO/WHO Expert Consultation (2008) Fats and Fatty Acids in Human Nutrition: Report of an Expert Consultation. Food and Agriculture Organization of the United Nations.

Joshi, P., Islam, S., Pais, P., *et al.* (2007) Risk factors for early myocardial infarction in South Asians compared with individuals in other countries. *JAMA* **297,** 286–294.

Katan, M.B. (2006) The response of lipoproteins to dietary fat and cholesterol in lean and obese persons. *Curr Cardiol Rep* **8,** 446–451.

Katan, M.B., Beynen, A.C., De Vries, J.H., *et al.* (1986) Existence of consistent hypo- and hyperresponders to dietary cholesterol in man. *Am J Epidemiol* **123,** 221–234.

Katan, M.B., Brouwer, I.A., Clarke, R., *et al.* (2010) Saturated fat and heart disease. *Am J Clin Nutr* **92,** 459–460.

Kelley, G.A. and Kelley, K.S. (2000) Progressive resistance exercise and resting blood pressure: a meta-analysis of randomized controlled trials. *Hypertension* **35,** 838–843.

Key, T.J., Appleby, P.N., Spencer, E.A., *et al.* (2009) Mortality in British vegetarians: results from the European Prospective Investigation into Cancer and Nutrition (EPIC-Oxford). *Am J Clin Nutr* **89,** 1613S–1619S.

Key, T.J., Fraser, G.E., Thorogood, M., *et al.* (1999) Mortality in vegetarians and nonvegetarians: detailed findings from a collaborative analysis of 5 prospective studies. *Am J Clin Nutr* **70,** 516S–524S.

King, D.E., Egan, B.M., Woolson, R.F., *et al.* (2007) Effect of a high-fiber diet vs a fiber-supplemented diet on C-reactive protein level. *Arch Intern Med* **167,** 502–506.

Knekt, P., Ritz, J., Pereira, M.A., *et al.* (2004) Antioxidant vitamins and coronary heart disease risk: a pooled analysis of 9 cohorts. *Am J Clin Nutr* **80,** 1508–1520.

Kohls, K.J., Kies, C., and Fox, H.M. (1987) Blood serum lipid levels of humans given arginine, lysine and tryptophan supplements without food. *Nutr Rep Int* **35,** 5–11.

Kourlaba, G. and Panagiotakos, D.B. (2009) Dietary quality indices and human health: a review. *Maturitas* **62,** 1–8.

Kowey, P.R., Reiffel, J.A., Ellenbogen, K.A., *et al.* (2010) Efficacy and safety of prescription omega-3 fatty acids for the prevention of recurrent symptomatic atrial fibrillation. *JAMA* **304,** 2363–2372.

Kralova Lesna, I., Suchanek, P., Kovar,J., *et al.* (2008) Replacement of dietary saturated FAs by PUFAs in diet and reverse cholesterol transport. *J Lipid Res* **49,** 2414–2418.

Krauss, R.M., Blanche, P.J., Rawlings, R.S., *et al.* (2006) Separate effects of reduced carbohydrate intake and weight loss on atherogenic dyslipidemia. *Am J Clin Nutr* **83,** 1025–1031.

Kris-Etherton, P.M. and Harris, W.S. (2004) Adverse effect of fish oils in patients with angina? *Curr Atherosclerosis Rep* **6,** 413–414.

Kris-Etherton, P., Eckel, R.H., Howard, B.V., *et al.* (2001) AHA Science Advisory: Lyon Diet Heart Study: Benefits of a Mediterranean-Style, National Cholesterol Education Program/American Heart Association Step I Dietary Pattern on Cardiovascular Disease. *Circulation* **103,** 1823–1825.

Kris-Etherton, P.M., Harris, W.S., and Appel, L.J. (2002) Fish consumption, fish oil, omega-3 fatty acids, and cardiovascular disease. *Circulation* **106,** 2747–2757.

Kritchevsky, S.B. and Kritchevsky, D. (2000) Egg consumption and coronary heart disease: an epidemiologic overview. *J Am Coll Nutr* **19,** 549S–555S.

Kromhout, D., Giltay, E.J., and Geleijnse, J.M. (2010) N-3 fatty acids and cardiovascular events after myocardial infarction. *N Engl J Med* **363,** 2015–2026.

Kusumoto, A., Ishikura, Y., Kawashima, H., *et al.* (2007) Effects of arachidonate-enriched triacylglycerol supplementation on serum fatty acids and platelet aggregation in healthy male subjects with a fish diet. *Br J Nutr* **98,** 626–635.

Lamarche, B., Tchernof, A., Moorjani, S., *et al.* (1997) Small, dense low-density lipoprotein particles as a predictor of the risk of ischemic heart disease in men. Prospective results from the Quebec Cardiovascular Study. *Circulation* **95,** 69–75.

Layman, D.K., Evans, E.M., Erickson, D., *et al.* (2009) A moderate-protein diet produces sustained weight loss and long-term changes in body composition and blood lipids in obese adults. *J Nutr* **139,** 514–521.

Leaf, A., Kang, J.X., Xiao, Y.F., *et al.* (2003) Clinical prevention of sudden cardiac death by n-3 polyunsaturated fatty acids and mechanism of prevention of arrhythmias by n-3 fish oils. *Circulation* **107,** 2646–2652.

Lee, K.N., Kritchevsky, D., and Pariza, M.W. (1994) Conjugated linoleic acid and atherosclerosis in rabbits. *Atherosclerosis* **108,** 19–25.

Lefebvre, P.J. and Scheen, A.J. (1998) The postprandial state and risk of cardiovascular disease. *Diabet Med* **15,** S63–S68.

Lemke, S.L., Vicini, J.L., Su, H., *et al.* (2010) Dietary intake of stearidonic acid-enriched soybean oil increases the omega-3 index: randomized, double-blind clinical study of efficacy and safety. *Am J Clin Nutr* **92,** 766–775.

Levin, A. and Li, Y.C. (2005) Vitamin D and its analogues: do they protect against cardiovascular disease in patients with kidney disease? *Kidney Int* **68,** 1973–1981.

Levitan, E.B., Mittleman, M.A., Håkansson, N., *et al.* (2007) Dietary glycemic index, dietary glycemic load, and cardiovascular disease in middle-aged and older Swedish men. *Am J Clin Nutr* **85,** 1521–1526.

Lewis, G.F. and Rader, D.J. (2005) New insights into the regulation of HDL metabolism and reverse cholesterol transport. *Circ Res* **96,** 1221–1232.

Li, D. (2011) Chemistry behind vegetarianism. *J Agric Food Chem* **59,** 777–784.

Li, D., Sinclair, A.J., Mann, N.J., *et al.* (2000) Selected micronutrient intake and status in men with differing meat intakes, vegetarians and vegans. *Asia Pac J Clin Nutr* **9,** 18–23.

Li, Y.C., Qiao, G., Uskokovic, M., *et al.* (2004) Vitamin D: a negative endocrine regulator of the renin-angiotensin system and blood pressure. *J Steroid Biochem Mol Biol* **89–90,** 387–392.

Liao, D., Shofer, J.B., Boyko, E.J., *et al.* (2001) Abnormal glucose tolerance and increased risk for cardiovascular disease in

Japanese-Americans with normal fasting glucose. *Diabetes Care* **24,** 39–44.

Libby, P. (2002) Inflammation in atherosclerosis. *Nature* **420,** 868–874.

Libby, P. (2006) Inflammation and cardiovascular disease mechanisms. *Am J Clin Nutr* **83,** 456S–460S.

Lichtenstein, A.H., Appel, L.J., Brands, M., *et al.* (2006a) Diet and lifestyle recommendations revision 2006: a scientific statement from the American Heart Association Nutrition Committee. *Circulation* **114,** 82–96.

Lichtenstein, A.H., Matthan, N.R., Jalbert, S.M., *et al.* (2006b) Novel soybean oils with different fatty acid profiles alter cardiovascular disease risk factors in moderately hyperlipidemic subjects. *Am J Clin Nutr* **84,** 497–504.

Liou, Y.A., King, D.J., Zibrik, D., *et al.* (2007) Decreasing linoleic acid with constant alpha-linolenic acid in dietary fats increases (n-3) eicosapentaenoic acid in plasma phospholipids in healthy men. *J Nutr* **137,** 945–952.

Liu, S. and Willett, W.C. (2002) Dietary glycemic load and atherothrombotic risk. *Curr Atheroscleros Rep* **4,** 454–461.

Liu, S., Willett, W.C., Stampfer, M.J., *et al.* (2000) A prospective study of dietary glycemic load, carbohydrate intake, and risk of coronary heart disease in US women. *Am J Clin Nutr* **71,** 1455–1461.

Lloyd-Jones, D.M., Hong, Y., Labarthe, D., *et al.* (2010) Defining and setting national goals for cardiovascular health promotion and disease reduction: the American Heart Association's Strategic Impact Goal through 2020 and beyond. *Circulation* **121,** 586–613.

Lock, A.L., Horne, C.A., Bauman, D.E., *et al.* (2005) Butter naturally enriched in conjugated linoleic acid and vaccenic acid alters tissue fatty acids and improves the plasma lipoprotein profile in cholesterol-fed hamsters. *J Nutr* **135,** 1934–1939.

Lopez-Garcia, E., Schulze, M.B., Manson, J.E., *et al.* (2004) Consumption of (n-3) fatty acids is related to plasma biomarkers of inflammation and endothelial activation in women. *J Nutr* **134,** 1806–1811.

Ludwig, D.S. (2002) The glycemic index: physiological mechanisms relating to obesity, diabetes, and cardiovascular disease. *JAMA* **287,** 2414–2423.

Ma, J., Folsom, A.R., Melnick, S.L., *et al.* (1995) Associations of serum and dietary magnesium with cardiovascular disease, hypertension, diabetes, insulin, and carotid arterial wall thickness: the ARIC study. Atherosclerosis Risk in Communities Study. *J Clin Epidemiol* **48,** 927–940.

Ma, Y., Griffith, J.A., Chasan-Taber, L., *et al.* (2006) Association between dietary fiber and serum C-reactive protein. *Am J Clin Nutr* **83,** 760–766.

Maestro, B., Campion, J., Davila, N., *et al.* (2000) Stimulation by 1,25-dihydroxyvitamin D3 of insulin receptor expression and insulin responsiveness for glucose transport in U-937 human promonocytic cells. *Endocr J* **47,** 383–391.

Marco, M.P., Craver, L., Betriu, A., *et al.* (2003) Higher impact of mineral metabolism on cardiovascular mortality in a European hemodialysis population. *Kidney Int Suppl* S111–S114.

Marti-Carvajal, A.J., Sola, I., Lathyris, D., *et al.* (2009) Homocysteine lowering interventions for preventing cardiovascular events. *Cochrane Database Syst Rev* CD006612.

Marx, N., Sukhova, G., Murphy, C., *et al.* (1998) Macrophages in human atheroma contain PPARgamma: differentiation-dependent peroxisomal proliferator-activated receptor gamma (PPARgamma) expression and reduction of MMP-9 activity through PPARgamma activation in mononuclear phagocytes in vitro. *Am J Pathol* **153,** 17–23.

Massaro, M., Basta, G., Lazzerini, G., *et al.* (2002) Quenching of intracellular ROS generation as a mechanism for oleate-induced reduction of endothelial activation and early atherogenesis. *Thromb Haemost* **88,** 335–344.

Matsuda, H. (1991a) Effects of external and internal K+ ions on magnesium block of inwardly rectifying K+ channels in guinea-pig heart cells. *J Physiol* **435,** 83–99.

Matsuda, H. (1991b) Magnesium gating of the inwardly rectifying K+ channel. *Annu Rev Physiol* **53,** 289–298.

Mayosi, B.M., Flisher, A.J., Lalloo, U.G., *et al.* (2009) The burden of non-communicable diseases in South Africa. *Lancet* **374,** 934–947.

McCarron, D.A. (1983) Calcium and magnesium nutrition in human hypertension. *Ann Intern Med* **98,** 800–805.

McCarron, D.A., Geerling, J.C., Kazaks, A.G., *et al.* (2009) Can dietary sodium intake be modified by public policy? *Clin J Am Soc Nephrol* **4,** 1878–1882.

McKeown, N.M. (2004) Whole grain intake and insulin sensitivity: evidence from observational studies. *Nutr Rev* **62,** 286–291.

McMurray, H.F., Parthasarathy, S., and Steinberg, D. (1993) Oxidatively modified low density lipoprotein is a chemoattractant for human T lymphocytes. *J Clin Invest* **92,** 1004–1008.

McVeigh, G.E., Brennan, G.M., Cohn, J.N., *et al.* (1994) Fish oil improves arterial compliance in non-insulin-dependent diabetes mellitus. *Arterioscler Thromb* **14,** 1425–1429.

Melamed, M.L., Michos, E.D., Post, W., *et al.* (2008) 25-Hydroxyvitamin D levels and the risk of mortality in the general population. *Arch Intern Med* **168,** 1629–1637.

Mendis, S. (2001) Epidemiology of coronary artery disease in Sri Lankans. In G.H.R. Rao and V.V. Kakkar (eds), *Coronary Artery Disease in South Asians*. Jaypee Medical Publishers, New Delhi.

Mensink, R.P. and Katan, M.B.(1992) Effect of dietary fatty acids on serum lipids and lipoproteins. A meta-analysis of 27 trials. *Arterioscler Thromb* **12,** 911–919.

Mensink, R.P., Zock, P.L., Kester, A.D., *et al.* (2003) Effects of dietary fatty acids and carbohydrates on the ratio of serum total to HDL cholesterol and on serum lipids and apolipoproteins: a meta-analysis of 60 controlled trials. *Am J Clin Nutr* **77,** 1146–1155.

Mente, A., De Koning, L., Shannon, H.S., *et al.* (2009) A systematic review of the evidence supporting a causal link between dietary factors and coronary heart disease. *Arch Intern Med* **169,** 659–669.

Mikkelsen, P., Toubro, S., and Astrup, A. (2000) The effect of fat-reduced diets on 24-h energy expenditure: comparisons between animal protein, vegetable protein, and carbohydrate. *Am J Clin Nutr* **72,** 1135–1141.

Moore, K.J., and Tabas, I. (2011) Macrophages in the pathogenesis of atherosclerosis. *Cell* **145,** 341–355.

Morgan, T., Myers, J., and Teow, B.H. (1984) The role of sodium and potassium in the control of blood pressure. *Aust N Z J Med* **14,** 458–462.

Mori, T.A. and Beilin, L.J. (2004) Omega-3 fatty acids and inflammation. *Curr Atheroscleros Rep* **6,** 461–467.

Morimoto, A., Uzu, T., Fujii, T., *et al.* (1997) Sodium sensitivity and cardiovascular events in patients with essential hypertension. *Lancet* **350,** 1734–1737.

Morris, R.C., Jr, Sebastian, A., Forman, A., *et al.* (1999) Normotensive salt sensitivity: effects of race and dietary potassium. *Hypertension* **33,** 18–23.

Morrow, D.A. and Gersh, B.J. (2007) Chronic coronary artery disease. In P. Libby, R.O. Bonow, D.L. Mann, *et al.* (eds), *Braunwald's Heart Disease: A Textbook of Cardiovascular Medicine*, 8th Edn. Saunders, Elsevier, Philadelphia, pp. 1353–1444.

Motoyama, T., Sano, H., and Fukuzaki, H. (1989) Oral magnesium supplementation in patients with essential hypertension. *Hypertension* **13,** 227–232.

Mozaffarian, D. and Ludwig, D.S. (2010) Dietary guidelines in the 21st century – a time for food. *JAMA* **304,** 681–682.

Mozaffarian, D., Aro, A., and Willett, W.C. (2009) Health effects of trans-fatty acids: experimental and observational evidence. *Eur J Clin Nutr* **63**(Suppl 2), S5–S21.

Mozaffarian, D., Ascherio, A., Hu, F.B., *et al.* (2005) Interplay between different polyunsaturated fatty acids and risk of coronary heart disease in men. *Circulation* **111,** 157–164.

Mozaffarian, D., Pischon, T., Hankinson, S.E., *et al.* (2004a) Dietary intake of trans fatty acids and systemic inflammation in women. *Am J Clin Nutr* **79,** 606–612.

Mozaffarian, D., Rimm, E.B., and Herrington, D.M. (2004b) Dietary fats, carbohydrate, and progression of coronary atherosclerosis in postmenopausal women. *Am J Clin Nutr* **80,** 1175–1184.

Naghavi, M., Libby, P., Falk, E., *et al.* (2003a) From vulnerable plaque to vulnerable patient: a call for new definitions and risk assessment strategies: Part I. *Circulation* **108,** 1664–1672.

Naghavi, M., Libby, P., Falk, E., *et al.* (2003b) From vulnerable plaque to vulnerable patient: a call for new definitions and risk assessment strategies: Part II. *Circulation* **108,** 1772–1778.

National Cholesterol Education Program Expert Panel (2002) Third Report of the National Cholesterol Education Program (NCEP) Expert Panel on Detection, Evaluation, and Treatment of High Blood Cholesterol in Adults (Adult Treatment Panel III). National Cholesterol Education Program, National Heart Lung and Blood Institute, National Institute of Health, Washington, DC.

National High Blood Pressure Education Program (2003) The JNC 7 Express: The Seventh Report of the Joint National Committee on Prevention, Detection, Evaluation, and Treatment of High Blood Pressure. http://www.nhlbi.nih.gov/guidelines/hypertension/jncintro.htm.

National Sleep Foundation (2011) *Sleep Apnea and Sleep*. NSF, Arlington, VA. http://www.sleepfoundation.org/article/sleep-related-problems/obstructive-sleep-apnea-and-sleep.

Natvig, H., Borchgrevink, C.F., Dedichen, J., *et al.* (1968) A controlled trial of the effect of linolenic acid on incidence of coronary heart disease. The Norwegian vegetable oil experiment of 1965–66. *Scand J Clin Lab Invest Suppl* **105,** 1–20.

Naves-Diaz, M., Alvarez-Hernandez, D., Passlick-Deetjen, J., *et al.* (2008) Oral active vitamin D is associated with improved survival in hemodialysis patients. *Kidney Int* **74,** 1070–1078.

Ness, A.R., Chee, D., and Elliott, P. (1997) Vitamin C and blood pressure – an overview. *J Hum Hypertens* **11,** 343–350.

Nestel, P.J. (2000) Fish oil and cardiovascular disease: lipids and arterial function. *Am J Clin Nutr* **71,** 228S–231S.

Nocon, M., Hiemann, T., Müller-Riemenschneider, F., *et al.* (2008) Association of physical activity with all-cause and cardiovascular mortality: a systematic review and meta-analysis. *J Cardiovasc Risk* **15,** 239–246.

Node, K., Huo, Y., Ruan, X., *et al.* (1999) Anti-inflammatory properties of cytochrome P450 epoxygenase-derived eicosanoids. *Science* **285,** 1276–1279.

Nordmann, A.J., Nordmann, A., Briel, M., *et al.* (2006) Effects of low-carbohydrate vs low-fat diets on weight loss and cardiovascular risk factors: a meta-analysis of randomized controlled trials. *Arch Intern Med* **166,** 285–293.

Novotny, T.E. (2005) Why we need to rethink the diseases of affluence. *PLoS Med* **2,** e104.

Obarzanek, E., Sacks, F.M., Vollmer, W.M., *et al.* (2001) Effects on blood lipids of a blood pressure-lowering diet: the Dietary Approaches to Stop Hypertension (DASH) trial. *Am J Clin Nutr* **74,** 80–89.

Office of Disease Prevention and Health Promotion (2008) *2008 Physical Activity Guidelines for Americans*. US Department of Health and Human Services, Washington, DC.

Oh, K., Hu, F.B., Cho, E., *et al.* (2005a) Carbohydrate intake, glycemic index, glycemic load, and dietary fiber in relation to risk of stroke in women. *Am J Epidemiol* **161,** 161–169.

Oh, K., Hu, F.B., Manson, J.E., *et al.* (2005b) Dietary fat intake and risk of coronary heart disease in women: 20 years of follow-up of the nurses' health study. *Am J Epidemiol* **161,** 672–679.

Ohgushi, M., Kugiyama, K., Fukunaga, K., *et al.* (1993) Protein kinase C inhibitors prevent impairment of endothelium-dependent relaxation by oxidatively modified LDL. *Arterioscler Thromb* **13,** 1525–1532.

Oomen, C.M., Ocke, M.C., Feskens, E.J., *et al.* (2001) Association between trans fatty acid intake and 10-year risk of coronary heart disease in the Zutphen Elderly Study: a prospective population-based study. *Lancet* **357,** 746–751.

Ornish, D., Brown, S.E., Billings, J.H., *et al.* (1990) Can lifestyle changes reverse coronary heart disease?: The Lifestyle Heart Trial. *Lancet* **336,** 129–133.

Ornish, D., Scherwitz, L.W., Billings, J.H., *et al.* (1998) Intensive lifestyle changes for reversal of coronary heart disease. *JAMA* **280,** 2001–2007.

Palinski, W., Rosenfeld, M.E., Yla-Herttuala, S., *et al.* (1989) Low density lipoprotein undergoes oxidative modification in vivo. *Proc Natl Acad Sci USA* **86,** 1372–1376.

Paolisso, G., Sgambato, S., Gambardella, A., *et al.* (1992) Daily magnesium supplements improve glucose handling in elderly subjects. *Am J Clin Nutr* **55,** 1161–1167.

Paolisso, G., Sgambato, S., Pizza, G., *et al.* (1989) Improved insulin response and action by chronic magnesium administration in aged NIDDM subjects. *Diabetes Care* **12,** 265–269.

Park, Y., Subar, A.F., Hollenbeck, A., *et al.* (2011) Dietary fiber intake and mortality in the NIH-AARP Diet and Health Study. *Arch Intern Med* **171,** 1061–1068.

Pereira, M.A., O'Reilly, E., Augustsson, K., *et al.* (2004) Dietary fiber and risk of coronary heart disease: a pooled analysis of cohort studies. *Arch Intern Med* **164,** 370–376.

Pilz, S., Dobnig, H., Fischer, J.E., *et al.* (2008) Low vitamin D levels predict stroke in patients referred to coronary angiography. *Stroke* **39,** 2611–2613.

Pischon, T., Hankinson, S.E., Hotamisligil, G.S., *et al.* (2003) Habitual dietary intake of n-3 and n-6 fatty acids in relation to inflammatory markers among US men and women.

Circulation **108,** 155–160.

Plourde, M. and Cunnane, S.C. (2007) Extremely limited synthesis of long chain polyunsaturates in adults: implications for their dietary essentiality and use as supplements. *Appl Physiol Nutr Metab* **32,** 619–634.

Posner, B.M., Cobb, J.L., Belanger, A.J., *et al.* (1991) Dietary lipid predictors of coronary heart disease in men. The Framingham Study. *Arch Intern Med* **151,** 1181–1187.

Prince, R.L., Austin, N., Devine, A., *et al.* (2008) Effects of ergocalciferol added to calcium on the risk of falls in elderly high-risk women. *Arch Intern Med* **168,** 103–108.

Pyorala, M., Miettinen, H., Laakso, M., *et al.* (1998a) Hyperinsulinemia and the risk of stroke in healthy middle-aged men: the 22-year follow-up results of the Helsinki Policemen Study. *Stroke* **29,** 1860–1866.

Pyorala, M., Miettinen, H., Laakso, M., *et al.* (1998b) Hyperinsulinemia predicts coronary heart disease risk in healthy middle-aged men: the 22-year follow-up results of the Helsinki Policemen Study. *Circulation* **98,** 398–404.

Quinn, M.T., Parthasarathy, S., Fong, L.G., *et al.* (1987) Oxidatively modified low density lipoproteins: a potential role in recruitment and retention of monocyte/macrophages during atherogenesis. *Proc Natl Acad Sci USA* **84,** 2995–2998.

Raghuveer, G. (2010) Lifetime cardiovascular risk of childhood obesity. *Am J Clin Nutr* **91,** 1514S–1519.

Raitt, M.H., Connor, W.E., Morris, C., *et al.* (2005) Fish oil supplementation and risk of ventricular tachycardia and ventricular fibrillation in patients with implantable defibrillators: a randomized controlled trial. *JAMA* **293,** 2884–2891.

Rajavashisth, T.B., Andalibi, A., Territo, M.C., *et al.* (1990) Induction of endothelial cell expression of granulocyte and macrophage colony-stimulating factors by modified low-density lipoproteins. *Nature* **344,** 254–257.

Rammos, G., Tseke, P., and Ziakka, S. (2008) Vitamin D, the renin-angiotensin system, and insulin resistance. *Int J Urol Nephrol* **40,** 419–426.

Rauch, B., Schiele, R., Schneider, S., *et al.* (2010) OMEGA, a randomized, placebo-controlled trial to test the effect of highly purified omega-3 fatty acids on top of modern guideline-adjusted therapy after myocardial infarction. *Circulation* **122,** 2152–2159.

Richard, D., Kefi, K., Barbe, U., *et al.* (2008) Polyunsaturated fatty acids as antioxidants. *Pharmacol Res* **57,** 451–455.

Ridker, P.M., Brown, N.J., Vaughan, D.E., *et al.* (2004) Established and emerging plasma biomarkers in the prediction of first atherothrombotic events. *Circulation* **109**(Suppl IV)**,** IV6–IV19.

Roche, H.M. and Gibney, M.J. (1996) Postprandial triacylglycerolaemia: the effect of low-fat dietary treatment with and without fish oil supplementation. *Eur J Clin Nutr* **50,** 617–624.

Rose, G. (2001) Sick individuals and sick populations. *Int J Epidemiol* **30,** 427–432.

Rude, R.K. (1993) Magnesium metabolism and deficiency. *Endocrinol Metab Clin North Am* **22,** 377–395.

Rudel, L.L., Parks, J.S., Hedrick, C.C., *et al.* (1998) Lipoprotein and cholesterol metabolism in diet-induced coronary artery atherosclerosis in primates. Role of cholesterol and fatty acids. *Progr Lipid Res* **37,** 353–370.

Rudel, L.L., Parks, J.S., and Sawyer, J.K. (1995) Compared with dietary monounsaturated and saturated fat, polyunsaturated fat protects African green monkeys from coronary artery atherosclerosis. *Arterioscler Thromb Vasc Biol* **15,** 2101–2110.

Sacco, R.L. (2011) The new American Heart Association 2020 goal: achieving ideal cardiovascular health. *J Cardiovasc Med (Hagerstown)* **12,** 255–257.

Sacks, F.M., Bray, G.A., Carey, V.J., *et al.* (2009) Comparison of weight-loss diets with different compositions of fat, protein, and carbohydrates. *N Engl J Med* **360,** 859–873.

Sacks, F.M., Brown, L.E., Appel, L., *et al.* (1995) Combinations of potassium, calcium, and magnesium supplements in hypertension. *Hypertension* **26,** 950–956.

Sacks, F.M., Svetkey, L.P., Vollmer, W.M., *et al.* (2001) Effects on blood pressure of reduced dietary sodium and the Dietary Approaches to Stop Hypertension (DASH) diet. DASH-Sodium Collaborative Research Group. *N Engl J Med* **344,** 3–10.

Salas-Salvadó, J., Bulló, M., Babio, N., *et al.* (2011) Reduction in the incidence of type 2 diabetes with the Mediterranean diet: results of the PREDIMED-Reus nutrition intervention randomized trial. *Diabetes Care* **34,** 14–19.

Salmeron, J., Hu, F.B., Manson, J.E., *et al.* (2001) Dietary fat intake and risk of type 2 diabetes in women. *Am J Clin Nutr* **73,** 1019–1026.

Samaha, F.F., Iqbal, N., Seshadri, P., *et al.* (2003) A low-carbohydrate as compared with a low-fat diet in severe obesity. *N Engl J Med* **348,** 2074–2081.

Sanders, T.A., Vickers, M., and Haines, A.P. (1981) Effect on blood lipids and haemostasis of a supplement of cod-liver oil, rich in eicosapentaenoic and docosahexaenoic acids, in healthy young men. *Clin Sci (Lond)* **61,** 317–324.

Saris, W.H.M., Blair, S.N., Van Baak, M.A., *et al.* (2003) How much physical activity is enough to prevent unhealthy weight gain? Outcome of the IASO 1st Stock Conference and consensus statement. *Obesity Rev* **4,** 101–114.

Schaar, J.A., Muller, J.E., Falk, E., *et al.* (2004) Terminology for high-risk and vulnerable coronary artery plaques. Report of a meeting on the vulnerable plaque, June 17 and 18, 2003, Santorini, Greece. *Eur Heart J* **25,** 1077–1082.

Schmidlin, O., Forman, A., Tanaka, M., *et al.* (1999) NaCl-induced renal vasoconstriction in salt-sensitive African Americans: antipressor and hemodynamic effects of potassium bicarbonate. *Hypertension* **33,** 633–639.

Schrepf, R., Limmert, T., Claus Weber, P., *et al.* (2004) Immediate effects of n-3 fatty acid infusion on the induction of sustained ventricular tachycardia. *Lancet* **363,** 1441–1442.

Schroeder, S.A. (2007) We can do better – improving the health of the American people. *N Engl J Med* **357,** 1221–1228.

Serhan, C.N. (2005) Lipoxins and aspirin-triggered 15-epi-lipoxins are the first lipid mediators of endogenous anti-inflammation and resolution. *Prostaglandins Leukot Essent Fatty Acids* **73,** 141–162.

Seshadri, P., Iqbal, N., Stern, L., *et al.* (2004) A randomized study comparing the effects of a low-carbohydrate diet and a conventional diet on lipoprotein subfractions and C-reactive protein levels in patients with severe obesity. *Am J Med* **117,** 398–405.

Sesso, H.D., Buring, J.E., Christen, W.G., *et al.* (2008) Vitamins E and C in the prevention of cardiovascular disease in men: the Physicians' Health Study II randomized controlled trial. *JAMA* **300,** 2123–2133.

Shai, I., Schwarzfuchs, D., Henkin, Y., *et al.* (2008) Weight loss with a low-carbohydrate, Mediterranean, or low-fat diet. *N Engl J Med* **359,** 229–241.

Sharman, M.J., Gómez, A.L., Kraemer, W.J., *et al.* (2004) Very low-carbohydrate and low-fat diets affect fasting lipids and postprandial lipemia differently in overweight men. *J Nutr* **134,** 880–885.

Sheng, H.-W. (2000) Sodium, chloride and potassium. In M. Stipanuk (ed.), *Biochemical and Physiological Aspects of Human Nutrition.* W.B. Saunders, Philadelphia, pp. 686–710.

Shimokawa, H. and Vanhoutte, P.M. (1989) Dietary omega 3 fatty acids and endothelium-dependent relaxations in porcine coronary arteries. *Am J Physiol* **256,** H968–H973.

Shiroma, E.J. and Lee, I.M. (2010) Physical activity and cardiovascular health. *Circulation* **122,** 743–752.

Shoji, T., Shinohara, K., Kimoto, E., *et al.* (2004) Lower risk for cardiovascular mortality in oral 1alpha-hydroxy vitamin D3 users in a haemodialysis population. *Nephrol Dial Transplant* **19,** 179–184.

Simopoulos, A.P. (1999) Evolutionary aspects of omega-3 fatty acids in the food supply. *Prostaglandins Leukot Essent Fatty Acids* **60,** 421–429.

Simopoulos, A.P., Leaf, A., and Salem, N., Jr (2000) Workshop statement on the essentiality of and recommended dietary intakes for omega-6 and omega-3 fatty acids. *Prostaglandins Leukot Essent Fatty Acids* **63,** 119–121.

Sin, D.D., Fitzgerald, F., Parker, J.D., *et al.* (1999) Risk factors for central and obstructive sleep apnea in 450 men and women with congestive heart failure. *Am J Resp Crit Care Med* **160,** 1101–1106.

Siri-Tarino, P.W., Sun, Q., Hu, F.B., *et al.* (2010) Saturated fat, carbohydrate, and cardiovascular disease. *Am J Clin Nutr* **91,** 502–509.

Skeaff, C.M. and Miller, J. (2009) Dietary fat and coronary heart disease: summary of evidence from prospective cohort and randomised controlled trials. *Ann Nutr Metab* **55,** 173–201.

Sofi, F., Abbate, R., Gensini, G.F., *et al.* (2010) Accruing evidence on benefits of adherence to the Mediterranean diet on health: an updated systematic review and meta-analysis. *Am J Clin Nutr* **92,** 1189–1196.

Somers, V.K., Dyken, M.E., Clary, M.P., *et al.* (1995) Sympathetic neural mechanisms in obstructive sleep apnea. *J Clin Invest* **96,** 1897–1904.

Somers, V.K., Dyken, M.E., Mark, A.L., *et al.* (1993) Sympathetic-nerve activity during sleep in normal subjects. *N Engl J Med* **328,** 303–307.

Somers, V.K., Mark, A.L., Zavala, D.C., *et al.* (1989a) Contrasting effects of hypoxia and hypercapnia on ventilation and sympathetic activity in humans. *J Appl Physiol* **67,** 2101–2106.

Somers, V.K., Mark, A.L., Zavala, D.C., *et al.* (1989b) Influence of ventilation and hypocapnia on sympathetic nerve responses to hypoxia in normal humans. *J Appl Physiol* **67,** 2095–2100.

Spagnoli, L.G., Mauriello, A., Sangiorgi, G., *et al.* (2004) Extracranial thrombotically active carotid plaque as a risk factor for ischemic stroke. *JAMA* **292,** 1845–1852.

St. Jeor, S.T., Howard, B.V., Prewitt, T.E., *et al.* (2001) Dietary protein and weight reduction: a statement for healthcare professionals from the Nutrition Committee of the Council on Nutrition, Physical Activity, and Metabolism of the American Heart Association. *Circulation* **104,** 1869–1874.

Stampfer, M.J., Krauss, R.M., Ma, J., *et al.* (1996) A prospective study of triglyceride level, low-density lipoprotein particle diameter, and risk of myocardial infarction. *JAMA* **276,** 882–888.

Stephens, N.G., Parsons, A., Schofield, P.M., *et al.* (1996) Randomised controlled trial of vitamin E in patients with coronary disease: Cambridge Heart Antioxidant Study (CHAOS). *Lancet* **347,** 781–786.

Stevens, G.A., Dias, R.H., and Ezzati, M. (2008) The effects of 3 environmental risks on mortality disparities across Mexican communities. *Proc Natl Acad Sci* **105,** 16860–16865.

Stevenson, W.G., Stevenson, L.W., Middlekauff, H.R., *et al.* (1993) Sudden death prevention in patients with advanced ventricular dysfunction. *Circulation* **88,** 2953–2961.

Steyn, N.P., Labadarios, D., Maunder, E., *et al.* (2005) Secondary anthropometric data analysis of the National Food Consumption Survey in South Africa: the double burden. *Nutrition* **21,** 4–13.

Stokes, J.B. (1982) Consequences of potassium recycling in the renal medulla. Effects of ion transport by the medullary thick ascending limb of Henle's loop. *J Clin Invest* **70,** 219–229.

Strazzullo, P., D'Elia, L., Kandala, N.B., *et al.* (2009) Salt intake, stroke, and cardiovascular disease: meta-analysis of prospective studies. *BMJ* **339,** b4567.

Streppel, M.T., Arends, L.R., Van't Veer, P., *et al.* (2005) Dietary fiber and blood pressure: a meta-analysis of randomized placebo-controlled trials. *Arch Intern Med* **165,** 150–156.

Summers, L.K., Fielding, B.A., Bradshaw, H.A., *et al.* (2002) Substituting dietary saturated fat with polyunsaturated fat changes abdominal fat distribution and improves insulin sensitivity. *Diabetologia* **45,** 369–377.

Tall, A.R., Jiang, X., Luo, Y., *et al.* (2000) 1999 George Lyman Duff memorial lecture: lipid transfer proteins, HDL metabolism, and atherogenesis. *Arterioscler Thromb Vasc Biol* **20,** 1185–1188.

Tanasescu, M., Cho, E., Manson, J.E., *et al.* (2004) Dietary fat and cholesterol and the risk of cardiovascular disease among women with type 2 diabetes. *Am J Clin Nutr* **79,** 999–1005.

Tavani, A., Bosetti, C., Negri, E., *et al.* (2003) Carbohydrates, dietary glycaemic load and glycaemic index, and risk of acute myocardial infarction. *Heart* **89,** 722–726.

Tay, J., Brinkworth, G.D., Noakes, M., *et al.* (2008) Metabolic effects of weight loss on a very-low-carbohydrate diet compared with an isocaloric high-carbohydrate diet in abdominally obese subjects. *J Am Coll Cardiol* **51,** 59–67.

Teng, M., Wolf, M., Ofsthun, M.N., *et al.* (2005) Activated injectable vitamin D and hemodialysis survival: a historical cohort study. *J Am Soc Nephrol* **16,** 1115–1125.

Teo, K.K., Liu, L., Chow, C.K., *et al.* (2009) Potentially modifiable risk factors associated with myocardial infarction in China: the INTERHEART China study. *Heart* **95,** 1857–1864.

Thies, F., Garry, J.M., Yaqoob, P., *et al.* (2003) Association of n-3 polyunsaturated fatty acids with stability of atherosclerotic plaques: a randomised controlled trial. *Lancet* **361,** 477–485.

Thomas, C.E., Jackson, R.L., Ohlweiler, D.F., *et al.* (1994) Multiple lipid oxidation products in low density lipoproteins induce interleukin-1 beta release from human blood mononuclear cells. *J Lipid Res* **35,** 417–427.

Thornburg, J.T., Parks, J.S., and Rudel, L.L. (1995) Dietary fatty acid modification of HDL phospholipid molecular species alters lecithin: cholesterol acyltransferase reactivity in cynomolgus monkeys. *J Lipid Res* **36,** 277–289.

Traber, M.G., Frei, B., and Beckman, J.S. (2008) Vitamin E revisited: do new data validate benefits for chronic disease prevention? *Curr Opin Lipidol* **19,** 30–38.

Trials of Hypertension Prevention Collaborative Research Group (1997) Effects of weight loss and sodium reduction intervention on blood pressure and hypertension incidence in overweight people with high-normal blood pressure: The Trials of Hypertension Prevention, Phase II. *Arch Intern Med* **157,** 657–667.

Trichopoulou, A., Costacou, T., Bamia, C., *et al.* (2003) Adherence to a Mediterranean diet and survival in a Greek population. *N Engl J Med* **348,** 2599–2608.

Tricon, S., Burdge, G.C., Jones, E.L., *et al.* (2006) Effects of dairy products naturally enriched with cis-9,trans-11 conjugated linoleic acid on the blood lipid profile in healthy middle-aged men. *Am J Clin Nutr* **83,** 744–753.

Trivedi, D.P., Doll, R., and Khaw, K.T. (2003) Effect of four monthly oral vitamin D3 (cholecalciferol) supplementation on fractures and mortality in men and women living in the community: randomised double blind controlled trial. *BMJ* **326,** 469.

Trumbo, P., Schlicker, S., Yates, A.A., *et al.* (2002) Dietary reference intakes for energy, carbohydrate, fiber, fat, fatty acids, cholesterol, protein and amino acids. *J Am Diet Assoc* **102,** 1621–1630.

Tsimikas, S., Philis-Tsimikas, A., Alexopoulos, S., *et al.* (1999) LDL isolated from Greek subjects on a typical diet or from American subjects on an oleate-supplemented diet induces less monocyte chemotaxis and adhesion when exposed to oxidative stress. *Arterioscler Thromb Vasc Biol* **19,** 122–130.

Van Buren, M., Rabelink, T.J., Van Rijn, H.J., *et al.* (1992) Effects of acute NaCl, KCl and KHCO3 loads on renal electrolyte excretion in humans. *Clin Sci (Lond)* **83,** 567–574.

Van Dam, R.M., Visscher, A.W., Feskens, E.J., *et al.* (2000) Dietary glycemic index in relation to metabolic risk factors and incidence of coronary heart disease: the Zutphen Elderly Study. *Eur J Clin Nutr* **54,** 726–731.

Vega-López, S., Ausman, L.M., Griffith, J.L., *et al.* (2007) Interindividual variability and intra-individual reproducibility of glycemic index values for commercial white bread. *Diabetes Care* **30,** 1412–1417.

Vega-López, S., Matthan, N.R., Ausman, L.M., *et al.* (2010) Altering dietary lysine:arginine ratio has little effect on cardiovascular risk factors and vascular reactivity in moderately hypercholesterolemic adults. *Atherosclerosis* **210,** 555–562.

Versari, D., Daghini, E., Virdis, A., *et al.* (2009) Endothelium-dependent contractions and endothelial dysfunction in human hypertension. *Br J Pharmacol* **157,** 527–536.

Volek, J.S., Fernandez, M.L., Feinman, R.D., *et al.* (2008) Dietary carbohydrate restriction induces a unique metabolic state positively affecting atherogenic dyslipidemia, fatty acid partitioning, and metabolic syndrome. *Progr Lipid Res* **47,** 307–318.

Volek, J.S., Phinney, S.D., Forsythe, C.E., *et al.* (2009) Carbohydrate restriction has a more favorable impact on the metabolic syndrome than a low fat diet. *Lipids* **44,** 297–309.

Vollmer, W.M., Sacks, F.M., Ard, J., *et al.* (2001) Effects of diet and sodium intake on blood pressure: subgroup analysis of the DASH-sodium trial. *Ann Intern Med* **135,** 1019–1028.

Von Schacky, C., Fischer, S., and Weber, P.C. (1985) Long-term effects of dietary marine omega-3 fatty acids upon plasma and cellular lipids, platelet function, and eicosanoid formation in humans. *J Clin Invest* **76,** 1626–1631.

Wallach, S. and Verch, R.L. (1986) Tissue magnesium in spontaneously hypertensive rats. *Magnesium* **5,** 33–38.

Wang, A.Y., Lam, C.W., Sanderson, J.E., *et al.* (2008a) Serum 25-hydroxyvitamin D status and cardiovascular outcomes in chronic peritoneal dialysis patients: a 3-y prospective cohort study. *Am J Clin Nutr* **87,** 1631–1638.

Wang, C., Harris, W.S., Chung, M., *et al.* (2006) n-3 Fatty acids from fish or fish-oil supplements, but not alpha-linolenic acid, benefit cardiovascular disease outcomes in primary- and secondary-prevention studies: a systematic review. *Am J Clin Nutr* **84,** 5–17.

Wang, L., Manson, J.E., Song, Y., *et al.* (2010) Systematic review: vitamin D and calcium supplementation in prevention of cardiovascular events. *Ann Intern Med* **152,** 315–323.

Wang, T.J., Pencina, M.J., Booth, S.L., *et al.* (2008b) Vitamin D deficiency and risk of cardiovascular disease. *Circulation* **117,** 503–511.

Ward, N.C., Hodgson, J.M., Croft, K.D., *et al.* (2005) The combination of vitamin C and grape-seed polyphenols increases blood pressure: a randomized, double-blind, placebo-controlled trial. *J Hypertens* **23,** 427–434.

Watts, G.F. and Karpe, F. (2011) Triglycerides and atherogenic dyslipidaemia: extending treatment beyond statins in the high-risk cardiovascular patient. *Heart* **97,** 350–356.

Waxman, A. (2004) WHO global strategy on diet, physical activity and health. *Food Nutr Bull* **25,** 292–302.

Weinberger, M.H. (1996) Salt sensitivity of blood pressure in humans. *Hypertension* **27,** 481–490.

Weinberger, M.H., Fineberg, N.S., Fineberg, S.E., *et al.* (2001) Salt sensitivity, pulse pressure, and death in normal and hypertensive humans. *Hypertension* **37,** 429–432.

Welch, A.A., Shakya-Shrestha, S., Lentjes, M.A., *et al.* (2010) Dietary intake and status of n-3 polyunsaturated fatty acids in a population of fish-eating and non-fish-eating meat-eaters, vegetarians, and vegans and the product-precursor ratio [corrected] of alpha-linolenic acid to long-chain n-3 polyunsaturated fatty acids: results from the EPIC-Norfolk cohort. *Am J Clin Nutr* **92,** 1040–1051.

Westerterp-Plantenga, M., Rolland, V., Wilson, S., *et al.* (1999) Satiety related to 24-h diet-induced thermogenesis during high protein/carbohydrate vs high fat diets measured in a respiratory chamber. *Eur J Clin Nutr* **53,** 495–502.

Whelton, P.K. and He, J. (1999) Potassium in preventing and treating high blood pressure. *Semin Nephrol* **19,** 494–499.

Whelton, P.K., He, J., Cutler, J.A., *et al.* (1997) Effects of oral potassium on blood pressure. Meta-analysis of randomized controlled clinical trials. *JAMA* **277,** 1624–1632.

Whelton, S.P., Chin, A., Xin, X., *et al.* (2002) Effect of aerobic exercise on blood pressure. *Ann Intern Med* **136,** 493–503.

Whelton, S.P., Hyre, A.D., Pedersen, B., *et al.* (2005) Effect of dietary fiber intake on blood pressure: a meta-analysis of randomized, controlled clinical trials. *J Hypertens* **23,** 475–481.

WHO (2004a) WHO Global Strategy on Diet, Physical Activity and Health. World Health Organization, Geneva. http://www.who.int/dietphysicalactivity/en/.

WHO (2004b) *The Atlas of Heart Disease and Stroke*. World Health Organization, Geneva. http://www.who.int/cardiovascular_

diseases/en/cvd_atlas_01_types.pdf.

WHO (2011) *Cardiovascular Diseases (CVDs); Fact Sheet No. 317.* World Health Organization, Geneva. http://www.who.int/mediacentre/factsheets/fs317/en/index.html.

Widman, L., Wester, P.O., Stegmayr, B.K., *et al.* (1993) The dose-dependent reduction in blood pressure through administration of magnesium. A double blind placebo controlled cross-over study. *Am J Hypertens* **6,** 41–45.

Witteman, J.C., Grobbee, D.E., Derkx, F.H., *et al.* (1994) Reduction of blood pressure with oral magnesium supplementation in women with mild to moderate hypertension. *Am J Clin Nutr* **60,** 129–135.

Witteman, J.C., Willett, W.C., Stampfer, M.J., *et al.* (1989) A prospective study of nutritional factors and hypertension among US women. *Circulation* **80,** 1320–1327.

Wolf, M., Shah, A., Gutierrez, O., *et al.* (2007) Vitamin D levels and early mortality among incident hemodialysis patients. *Kidney Int* **72,** 1004–1013.

Wolfe, B.M. and Giovannetti, P.M. (1991) Short-term effects of substituting protein for carbohydrate in the diets of moderately hypercholesterolemic human subjects. *Metabolism* **40,** 338–343.

Wolk, A., Manson, J.E., Stampfer, M.J., *et al.* (1999) Long-term intake of dietary fiber and decreased risk of coronary heart disease among women. *JAMA* **281,** 1998–2004.

Xin, X., He, J., Frontini, M.G., *et al.* (2001) Effects of alcohol reduction on blood pressure: a meta-analysis of randomized controlled trials. *Hypertension* **38,** 1112–1117.

Xu, X.P., Meisel, S.R., Ong, J.M., *et al.* (1999) Oxidized low-density lipoprotein regulates matrix metalloproteinase-9 and its tissue inhibitor in human monocyte-derived macrophages. *Circulation* **99,** 993–998.

Yamamoto, M.E., Applegate, W.B., Klag, M.J., *et al.* (1995) Lack of blood pressure effect with calcium and magnesium supplementation in adults with high-normal blood pressure. Results from Phase I of the Trials of Hypertension Prevention (TOHP). Trials of Hypertension Prevention (TOHP) Collaborative Research Group. *Ann Epidemiol* **5,** 96–107.

Ye, Z. and Song, H. (2008) Antioxidant vitamins intake and the risk of coronary heart disease: meta-analysis of cohort studies. *Eur J Cardiovasc Prev Rehabil* **15,** 26–34.

Yin, K., Chu, Z.M., and Beilin, L.J. (1991) Blood pressure and vascular reactivity changes in spontaneously hypertensive rats fed fish oil. *Br J Pharmacol* **102,** 991–997.

Yokoyama, M., Origasa, H., Matsuzaki, M., *et al.* (2007) Effects of eicosapentaenoic acid on major coronary events in hypercholesterolaemic patients (JELIS): a randomised open-label, blinded endpoint analysis. *Lancet* **369,** 1090–1098.

Yoshida, H. and Kisugi, R. (2010) Mechanisms of LDL oxidation. *Clin Chim Acta* **411,** 1875–1882.

Young, I.S. and McEneny, J. (2001) Lipoprotein oxidation and atherosclerosis. *Biochem Soc Trans* **29,** 358–362.

Yu-Poth, S., Etherton, T.D., Reddy, C.C., *et al.* (2000) Lowering dietary saturated fat and total fat reduces the oxidative susceptibility of LDL in healthy men and women. *J Nutr* **130,** 2228–2237.

Yu-Poth, S., Zhao, G., Etherton, T., *et al.* (1999) Effects of the National Cholesterol Education Program's Step I and Step II dietary intervention programs on cardiovascular disease risk factors: a meta-analysis. *Am J Clin Nutr* **69,** 632–646.

Yusuf, S., Dagenais, G., Pogue, J., *et al.* (2000) Vitamin E supplementation and cardiovascular events in high-risk patients. The Heart Outcomes Prevention Evaluation Study Investigators. *N Engl J Med* **342,** 154–160.

Yusuf, S., Hawken, S., Ounpuu, S., *et al.* (2004) Effect of potentially modifiable risk factors associated with myocardial infarction in 52 countries (the INTERHEART study): case-control study. *Lancet* **364,** 937–952.

Zampelas, A., Panagiotakos, D.B., Pitsavos, C., *et al.* (2005) Fish consumption among healthy adults is associated with decreased levels of inflammatory markers related to cardiovascular disease: the ATTICA study. *J Am Coll Cardiol* **46,** 120–124.

Zemel, P.C., Zemel, M.B., Urberg, M., *et al.* (1990) Metabolic and hemodynamic effects of magnesium supplementation in patients with essential hypertension. *Am J Clin Nutr* **51,** 665–669.

Zhao, G., Etherton, T.D., Martin, K.R., *et al.* (2005) Anti-inflammatory effects of polyunsaturated fatty acids in THP-1 cells. *Biochem Biophys Res Commun* **336,** 909–917.

Zhao, G., Ford, E.S., Li, C., *et al.* (2010) Independent associations of serum concentrations of 25-hydroxyvitamin D and parathyroid hormone with blood pressure among US adults. *J Hypertens* **28,** 1821–1828.

Ziraba, A.K., Fotso, J.C., and Ochako, R. (2009) Overweight and obesity in urban Africa: a problem of the rich or the poor? *BMC Public Health* **9,** 46.

49
糖　尿　病

Lindsay M. Jaacks, Judith Wylie-Rosett, and Elizabeth J. Mayer-Davis

要　約

血糖コントロールと循環器疾患のリスクを減らすことは，あらゆるタイプの糖尿病における主要な治療目標である。栄養管理〔アメリカでの医療栄養療法（medical nutrition therapy：MNT）〕に加え，多くの種類の薬，個人または臨床検査によるモニタリング，医療専門家チームによる医療など，いくつかの方法により，これらの目標は達成される。これらすべての要素を統括し，かつ調整することが，糖尿病管理には不可欠である。

糖尿病患者の食事は１種類ではない。栄養管理は，個人の評価と個人に合わせた治療計画の作成に基づいている。三大栄養素の摂取比率は，１型糖尿病でのライフスタイルにマッチさせたインスリンや２型糖尿病での体重減少など，多くの因子に基づき変わる可能性がある。微量栄養素については，コントロール不良な患者，合併症を有する患者，リスクの高い患者において，評価する必要がある。

本章では，１型糖尿病，２型糖尿病，妊娠糖尿病の原因や診断，血糖コントロールの達成（MNT を中心に）について議論する。１型糖尿病および２型糖尿病における合併症の予防や慢性疾患の危険因子を減らすための栄養の役割と，糖尿病治療における薬草やサプリメント，微量栄養素など特定の食事成分の役割について議論する。本章は，糖尿病に関する世界規模の公衆衛生問題や研究の必要性，本複合疾患における栄養の役割について，今後の方向性を議論する。

はじめに

アメリカ糖尿病協会（ADA）によると，糖尿病は高血糖をもたらすインスリン分泌，インスリン作用，またはその両方の異常を原因とする代謝異常の一群である（American Diabetes Association, 2010a）。糖尿病に関するわれわれの理解と治療の大きな進歩にもかかわらず，この多因子疾患は世界中の人々，家族，地域，国家に大きな課題をもたらしている。

アメリカでは2,360万人，世界では３億6,600万人が糖尿病であると推定されており，大きな社会的負担となっている（Centers for Disease Control Prevention, 2008；International Diabetes Federation, 2011）。アメリカおよび世界中の至るところで糖尿病の健康保険負担が増大していることから，糖尿病による社会的負担を減らすための以下の３つの一般的な方法が考えられている。①糖尿病ハイリスク者に対する体重コントロールと身体活動の増加による糖尿病の一次予防，②合併症の発症や重症化の二次予防（糖尿病に関連する代謝障害のコントロール），③合併症から引き起こされる罹患や死亡の三次予防，である（US Department of Health and Human Services, 2010）。栄養は，予防の各段階で重要となる。

糖尿病は現在，ADA により４つの分類が認められている（American Diabetes Association, 2010a）。１型糖尿病（type 1 diabetes：T1D）は，以前はインスリン依存性または若年性糖尿病として知られており，糖尿病の約５～10％に相当する（American Diabetes Association, 2010a）。２型糖尿病（type 2 diabetes：T2D）は，以前はインスリン非依存性または成人発症の糖尿病として知られており，糖尿病の大部分（90～95％）に相当する（American Diabetes Association, 2010a）。妊娠糖尿病（gestational diabetes：GDM）は，妊娠中に確認された高血糖として定義される（American Diabetes Association, 2010a）。糖尿病の４つ目の分類は，糖尿病患者の約１～５％を占め，遺伝子異常による糖尿病（単一遺伝子による糖尿病）や，他の疾患に続発する糖尿病，薬物または化学的に引き起こされる糖尿病を含む（American Diabetes Association, 2010a）。ある場合には，糖尿病の分類は明確ではなく，時間とともに明らかになることもある。

糖尿病（T1D, T2D, GDM）治療の全体的な目標は，三大栄養素の代謝（特に炭水化物や脂質）を正常化し，急性（高血糖やケトアシドーシスなど）および慢性（細小血管，大血管，神経）の合併症を予防することである。T1DおよびT2D患者を対象とした臨床研究では，代謝コントロール（血糖，血圧，脂質）の改善によって，細小血管，大血管，神経系の合併症の発症や進行速度が大幅に低下することを示した（Diabetes Control and Complication Trial Research Group, 1993；Harris and Eastman, 1998；UK Prospective Diabetes Study Group, 1998a,b,c）。T1D, T2D, GDMにおける合併症や危険因子は類似しているにもかかわらず，これらの一次予防や原因，治療方法は異なる。

1型糖尿病（T1D）

T1Dは，ケトアシドーシスや昏睡，死を防ぐために外因性のインスリンを必要とする重篤なインスリン欠乏により特徴づけられる。T1Dは，あらゆる年齢層で起こる可能性があるが，診断のピークは10～14歳で，通常は小児期，青年期，早期成人期に発症する。SEARCH for Diabetes in Youth Studyは，アメリカにおける糖尿病と臨床的に診断された若年者を対象とした地域ベースの多施設観察研究である（SEARCH for Diabetes in Youth Study Group, 2006）。2002～2003年のデータによると，毎年約15,000名の若年者が新たにT1Dと診断されている（SEARCH for Diabetes in Youth Study Group, 2006；Centers for Disease Control and Prevention, 2008）。T1Dの罹患率は，白人では他の民族や人種よりも高く，若年層ではその差が最大である（SEARCH for Diabetes in Youth Study Group, 2006）。

予　防

T1Dの一次予防において，現在確立した方法はない。環境要因や免疫抑制療法，その他さまざまな方法の潜在的な役割について理解するための研究が行われている。

病因および診断

T1Dは，膵臓ランゲルハンス島のβ細胞がT細胞を介した自己免疫破壊により特徴づけられる。この破壊のマーカーは，膵島細胞自己抗体，インスリンに対する自己抗体，GADに対する自己抗体（GAD65），チロシンホスファターゼIA-2およびIA-2βに対する自己抗体を含む（American Diabetes Association, 2010a）。さらに，T1Dは，特定の組織適合性白血球抗原（HLA）対立遺伝子と関連するようである（Atkinson, 2005）。これらの抗体は臨床疾患の発症前より血清から検出され，T1Dの病因を考える場合には，高血糖の発症前に生じている自己免疫疾患の発症と臨床的な疾患の発症とを区別することが重要である（Atkinson, 2005；Muntoni and Muntoni, 2006）。これらの抗体の検査は，T1Dの診断を確定するために臨床現場で用いられる。

T1Dの免疫を介したすべての型は，β細胞の一般的な自己免疫破壊を有し，この免疫反応には遺伝および環境要因の複雑な相互作用が関与しているが，まだあまり確立されていない。例えば，自己免疫を引き起こす因子は明確にはわかっていない（Atkinson, 2005）が，それはβ細胞破壊の速度に影響する要因ではない。毒素やウイルスの曝露の可能性は示唆されている（Atkinson, 2005）が，最近では決定的な時期に特定の食品成分が関与する可能性が研究されている。BABYDIABとDAISY研究（Norris *et al*., 2003；Ziegler *et al*., 2003）は，幼児の食事と膵臓β細胞に対する初期自己免疫発症との関連を示唆している。さらに，この曝露の時期（生後3～7か月）は，自己免疫が発症しやすい時期として，特に遺伝的にリスクの高い人において，確認されている。牛乳（Mayer *et al*., 1988；Bodington *et al*., 1994；Norris and Scott, 1996；Norris *et al*., 1996；Virtanen *et al*., 1998；Vaarala *et al*., 1999）およびグルテン含有穀物（Norris *et al*., 2003；Ziegler *et al*., 2003；Virtanen *et al*., 2006），幼児食へのこれらの食品や他の補助食品の導入時期など，特定の食品は関係のあることが示されている。

過去数年にわたり，母乳ではないことあるいは特殊調製粉乳（牛乳のタンパク質）の早期曝露が自己免疫発症に関与しているかどうかについて，興味深い仮説が示されている（Atkinson, 2005；Vaarala, 2005）。横断的疫学研究は，ウシの調合粉乳の早期導入とT1D発症との関連を示した。この関連について考えられるメカニズムは，①乳タンパク質に対する自己抗体が惹起される，②遺伝的に感受性の高い人における“第三者”による偶然（牛乳のタンパク質と構造がかなり類似しているβ細胞のタンパク質は，異物として認識され攻撃される）である。母乳栄養の免疫保護がないことは同様に重要であるかもしれない（Yoon and Jun, 2005）。

世界37地域の生態学的研究は，T1Dが毎年3％増加していることを報告し，食糧農業機関の食料需給表を用いて食習慣と糖尿病発症との関連を検討した（Muntoni and Muntoni, 2006）。糖尿病の発症は，1961～2000年，牛乳の供給量と関連しているようであった。牛乳のタンパク質の可能性のある役割については，いくつかの分子学，遺伝学，臨床学の研究が行われており，TRIGRという地域住民を対象とした大規模疫学プロジェクトは，牛乳とT1Dとの関連を検討している（Akerblom *et al*., 2005；TRIGR Study Group, 2007）。これらの関連が確立されたならば，それは遺伝的に自己免疫の感受性の高い患者においてのみ意義があるかもしれない。したがって，母乳栄養に関する推奨は，より一般的な広範囲の場合と，感受性に応じて的を絞った場合とに分けて考慮する必要があるであろう。

n-3系多価不飽和脂肪酸，ビタミンD，ビタミンEなどの栄養因子は，β細胞機能に関与することが示唆されている。遺伝的感受性の高い幼児は，n-3系脂肪酸の高摂取によりβ細胞自己免疫のリスクが低下することが示されている（Norris *et al*., 2007）。また，妊婦のビタミンD摂取も幼児のβ細胞自己免疫低下に関連している（Fronczak *et al*., 2003）。幼年期のビタミンDサプリメントに関する前向き研究では，ビタミンDを摂取した幼児において糖尿病のリスクが低下し（Hyppönen *et al*., 2001），糖尿病発症におけるビタミンDの予防的効果を支持した。ビタミンDと同様に，ビタミンEもまたT1Dのリスクに対する予防的効果を有する可能性がある（Knekt *et al*., 1999；Costacou *et al*., 2008）。SEARCH Nutrition Ancillary Study（SNAS）は，アメリカのT1Dと臨床的に診断された若年者における大規模コホートで，β細胞機能の維持に対する特定の栄養因子の効果について検討されるであろう。

前述した抗体検査に加え，糖尿病（T1DおよびT2D）の診断において，①ヘモグロビンA1c（A1C；World Health Organization, 2011）6.5％以上（国際標準値，Diabetes Control and Complications Trial-standardized assay），②空腹時血糖値7.0mmol/L（126mg/dL）以上，③経口ブドウ糖負荷試験2時間値11.1mmol/L（200mg/dL）以上，④糖尿病の症状を伴う随時血糖値11.1mmol/L（200 mg/dL）以上（American Diabetes Association, 2010b），の4つの基準が現在ADAにより用いられている。

T1Dの発症リスクの高い人を同定するための自己抗体検査は，他の危険因子（一過性の高血糖の既往やT1Dの家族歴）を有するならば可能であるが，T1D患者のスクリーニングは現在ADAでは推奨されていない（American Diabetes Association, 2010b）。

血糖コントロールの達成

血糖コントロールおよび正常代謝の回復は，糖尿病の全分類における主な治療目標である。この目的は，多くの種類の薬，個人または臨床検査によるモニタリング（血糖自己測定，A1C，腎機能検査など），さまざまな医療専門家による慎重な評価など，いくつかの方法を用いて達成される。これらすべての要素を統括しかつ調整することは糖尿病管理に不可欠であり，実際にはすでに糖尿病の栄養学的側面の最新情報を超えた範囲にある（ボックス49.1）。種々の推奨事項については，ADAおよび欧州糖尿病学会（EASD）の出版物を参照されたい（Rydén *et al*., 2007；American Diabetes Association, 2010b）。

ボックス49.1　現在のアメリカ糖尿病学会の栄養面での勧告

- 食事摂取と身体活動のバランスを互いに取り，そして抗糖尿病薬を用いることで安全に正常範囲に近い血糖値を達成し維持する。
- 血管疾患のリスクを低下させる最適な血清脂質レベルを達成し維持する。
- 安全に正常範囲に近い血圧を達成し維持する。
- 成人における適度な体重，子供や若者における正常な発育と成長速度，妊娠や授乳期，病気による異化からの回復期における最適な栄養のために，適切なエネルギー摂取を提供する。
- 重度の低血糖もしくは高血糖のような急性期の合併症を防ぐ。
- 食事摂取や身体活動を改善し循環器疾患（高血圧，脂質異常症，その他の危険因子を含む）や腎疾患，神経障害（特に胃不全麻痺）などの長期間の合併症を予防し治療する。
- 個人の栄養必要量に対応する際に，個人的，文化的な好みや意欲を考慮する。
- 科学的根拠により支持される場合のみ，食事の選択を制限することによって食べる楽しみを維持する。

出典：アメリカ糖尿病協会（2008）

本項では，T1D患者における血糖コントロールの栄養学的側面について述べる。

Diabetes Control and Complications Trial（DCCT）は，T1D患者を対象に強化血糖コントロールと標準的血糖コントロールの効果を比べるために行われた（Diabetes Control and Complications Trial Research Group, 1993）。強化治療ではA1Cの平均値が9％から7.2％に低下し，食事療法に対する大きな関心は，血糖値改善の約1/4を占めた（Diabetes Control and Complications Trial Research Group, 1988）。網膜症，アルブミン尿，神経障害の発症や進行のリスクは，8年間で50～75％低下した。合併症のリスク低下はA1Cの低下と直線的に関連しており，このことはたとえ完全または正常な代謝状態に達していなくとも，血糖コントロールの改善によってリスクを低下させることができることを示している（Diabetes Control and Complications Trial Research Group, 1988）。これらの成果は，重度の低血糖や体重増加の頻度が2～3倍増加することを抑える取組みと同様に，大部分は教育的・栄養的な取組みによる（Delahanty and Halford, 1993；Diabetes Control and Complications Trial Research Group, 1993）。

最近のEpidemiology of Diabetes Interventions and Complications（EDIC）研究のDCCTの長期間の追跡調査では，2つのグループのA1Cが約8年間同程度であったとしても，細小血管（Genuth *et al*., 2005）や大血管（Nathan *et al*., 2005）の合併症リスクの差は維持されることを示した。

ボックス49.2　糖尿病の分類に応じた医療栄養療法の実行戦略

1型糖尿病（T1D）
- 食事と運動習慣を中心とした普段のライフスタイルを評価する。
- インスリン作用とライフスタイルをマッチさせるためにインスリン治療を計画する。
- ライフスタイルを一定に維持し，血糖値をモニタリングする。
- 目標範囲に血糖値を到達させるためにインスリンやライフスタイルを調節する。
- ライフスタイルの柔軟性を保つためにインスリンの投与量をアルゴリズムを作成し調整し，目標範囲外の血糖値を是正する。

2型糖尿病（T2D）
- 過体重の場合，5～10％の体重減少を達成するためカロリー摂取を減らす。
- 身体活動を増やす。
- 血糖コントロールのパターンを評価するため血糖値を1日約4回測定する。
- 食後血糖値が高い場合，1日を通して食事の摂取を分散させる（少ない回数で多量の食事を摂取するよりも，5～6回の少量の食事を摂取する）。
- 体重および脂質の目標を達成するため脂肪の種類を変更し減らす。

妊娠糖尿病（GDM）
- 理想体重に基づく望ましい体重を達成するためカロリー摂取量を計画する。
- 1日を通して炭水化物をバランスよく摂取する（通常カロリーの40～50％）。
- 1日当たり約7回血糖値を測定し，血糖値が目標範囲に到達するために摂取量を調整する。
- 食事だけでは目標の血糖値に到達できない場合，外因性インスリンを投与する。

二次性糖尿病
- 治療の優先度を決めるため原疾患と二次性糖尿病の相互関係を評価する。
- 短期および長期間の合併症を防ぐため，必要に応じて糖尿病治療を導入する。

出典：アメリカ糖尿病協会（2008）

表49.1　インスリン製剤：作用の発現時間，最大作用時間，持続時間

インスリン	製品名	発現時間	最大作用時間	持続時間
短時間作用型				
インスリンアスパルトアナログ	NovoLog	10～20分	0.5～2.5時間	3～5時間
インスリンリスプロアナログ	Humalog			
レギュラーインスリン	Humalin R	30～40分	2～4時間	5～7時間
	Novolin R			
中間作用型				
NPHインスリン	Humulin N	1～3時間	4～10時間	14～24時間
	Novolin N			
レンテインスリン	Humulin L	2～4時間	4～15時間	16～24時間
長時間作用型				
ウルトラレンテインスリン	Humulin U	3～4時間	8～14時間	18～24時間
インスリングラルギン	Lantus	1～2時間	ピークなし	おおよそ24時間
	Levemir			

Wylie-Rosett *et al*., 2006より引用。

医療栄養療法（MNT）

糖尿病の全分類における MNT の第一の目標は，血糖，脂質，リポタンパク質レベルなど正常な代謝の達成と維持を支援することである（ボックス49.2）。T1D については，血糖自己測定により一日を通して継時的に血糖値を測定するとともに，食品選択や身体活動を考慮し個人のインスリン療法を調整する必要がある（American Diabetes Association, 2008）。種々のインスリン製剤が使用可能であり（表49.1），これらの製剤はさまざまな組合わせで用いられる。インスリンの標準的な使用方法は，長時間一貫して提供される基礎インスリンとともに，食事前に炭水化物摂取量とマッチさせたインスリンをボーラスとして与えるインスリン皮下注射（SC IIまたはポンプ療法）あるいは複数の連日注射（MDI）のいずれかを介した“basal-bolus”療法である。異なるタイプのインスリンを用いたMDIの他の方法もある。それは，摂取した食事の量にマッチさせるため身体活動を考慮してインスリン量を変えるか，あるいは1日のインスリンの一定量にマッチさせるために日々の食事や身体活動を一定に保つという方法である。運動中または運動後の低血糖を予防するために，インスリン投与量を減らすことは適した方法であるが，前もって身体活動を計画することが必要である。計画外の運動では，炭水化物を摂取しなければならないかもしれない（American Diabetes Association, 2008）。血糖自己測定，糖尿病教育，自己の経験を通して，患者はこれらのすべてのバランスを保つ方法を学ぶ。

DCCTの栄養学的介入への取組みは，T1D患者に対する理想的な栄養カウンセリングのよい事例となりうる。強化治療を受けたグループでの良好な血糖コントロールにおける食事行動は，食事計画（炭水化物摂取の時間や量）の順守，低血糖に対する適した治療（症状の治療のため，炭水化物の過剰摂取を避ける），高血糖に対する迅速な対応（インスリン量を多くするかあるいは食事を少なくするか），計画通りの夜食の摂取が含まれる（Delahanty and Halford, 1993）。介入スタッフが体重増加をコントロールするための取組み（例えば，低血糖の治療や予防のために過剰な食品摂取を避ける）に焦点を当てた際，強化治療を受けたグループでの体重増加は50%低下した（Diabetes Control and Complications Trial Research Group, 1988）。

アメリカ栄養士会は，T1D患者に対するMNTを開発し評価した（American Dietetic Association, 2002）。栄養カウンセリングの特別なガイドラインを用いた治療を受けた24名の患者と通常のカウンセリングを受けた30名の患者を比較する無作為化比較試験が行われた。その結果，ガイドライン治療群では対照群に比べて，A1Cの平均値が有意に低下した（1.0% 対 0.3%）（American Dietetic Association, 2002）。

Dose Adjustment for Normal Eating（DAFNE）研究では，毎日の血糖値測定やインスリン注射の回数の増加にもかかわらず，インスリンを炭水化物摂取とマッチさせるための血糖値測定を行うことを学んだT1D患者において，A1C，生活の質，心理的健康状態，治療の満足度は改善した（DAFNE Study Group, 2002；American Diabetes Association, 2008）。血糖コントロールの結果がそれほどではないにせよ維持されていたが，これらの生活の質の改善は約4年間良好に保たれた（Speight *et al*., 2010）。

T1D患者の血糖コントロールを改善するための強化療法には，インスリン，身体活動，モニタリング，栄養療法の種々の段階と個別化が含まれる。最初の段階では，通常3～4回連続して通院し，新たに診断された患者や，栄養学的知識がほとんどない，あるいは全くない患者，血糖コントロール不良の患者に必要な基礎知識を教える。栄養カウンセリングでは，炭水化物の摂取量と摂取時間を一定にすることを強調する。血糖モニタリングでは，血糖上昇反応のパターンを知ることができる。患者は，良好な血糖コントロールと柔軟なライフスタイルを維持できるような，よりレベルの高い計画へ移る前に，インスリン作用とライフスタイルとの関連について理解を深める必要がある。一般的に，最初に投与するインスリン量は，炭水化物15g当たり1単位の割合がよく用いられる。そして徐々にインスリン量を炭水化物の摂取量や身体活動の変化に合わせて調整する。インスリンの調整や投与後，患者はインスリン投与量に対する炭水化物摂取の割合を考慮し，食事や運動の変化に応じてインスリンを調整することを学んでいく。

特定の食事に関する考察

ADAやいくつかの国際学会は，糖尿病管理のための栄養指針を作成している（Mann *et al*., 2004；American Diabetes Association, 2008；Canadian Diabetes Association Clinical Practice Guidelines Expert Committee, 2008）。これらの独立したレビューによって導き出された結論は類似しており，本項では，ADAの最近の報告書に焦点を当てる（American Diabetes Association, 2008）。適宜，EASDによる勧告を示す（Mann *et al*., 2004）。

タンパク質　糖尿病の全分類の患者や，正常な腎機能を有する患者におけるタンパク質摂取の推奨は，アメリカ医学研究所による推奨摂取量に関するレビューに基づいており，一般の人々の推奨量と同程度である。タンパク質からのエネルギー摂取量は15～20%（Institute of Medicine, 2005），EASDではT1DまたはT2D，腎臓障害のない患者においては，タンパク質からのエネルギー摂取量は10～20%を推奨している（Mann *et al*., 2004）。タンパク質は，生体機能の正常な成長・発達，維持のために適切に摂取する必要がある。タンパク質からのエネルギー摂取量が20%を超えて必要になるのは，異化亢進にある人，成長過程にある人（子供，若者，妊婦），減量のため超低カロリー療法を行っている人である。糖尿病や微量アルブミン尿，マクロアルブミン尿（慢性腎疾患）の患者では，タンパク質の低摂取が腎機能（尿アルブミン排泄率および糸球体濾過率）改善に関連していた（Dullaart *et al*., 1993；Pomerleau *et al*., 1993；Narita *et al*., 2001；Hansen *et al*., 2002；Pijls *et al*., 2002）というエビデンスに基づき，ADAは1日に体重1kg当たり0.8～1.0gのタンパク質摂取に減らすことを推奨している（American Diabetes Association, 2008）。EASDは，

T1D 患者や腎臓障害を有する患者では，この範囲の下限（1日当たり体重1kg 当たり0.8g）までタンパク質摂取を減らすことを推奨している（Mann *et al*., 2004）。ADA と EASD のどちらも，タンパク質の種類に関する具体的な推奨はない（Mann *et al*., 2004；American Diabetes Association, 2008）。

脂質　食事の脂質量を検討する際には，食後の血糖値の変動を考慮しなければならない（American Dietetic Association, 2002；Sheard *et al*., 2004；American Diabetes Association, 2010b）。T1D 患者652名を対象とした最近の症例対照研究は，脂質の高摂取が血糖コントロール不良に関連していることを示した（Snell-Bergeon *et al*., 2009）。しかし，総脂質摂取が食後血糖や血糖コントロール全般に関連しているかどうかについては，まだ議論がなされている。それに対して，摂取する脂質の種類が慢性疾患の長期リスクに影響を与えることについては，確証が得られている。したがって，ADA は，糖尿病（T1D，T2D，GDM）のすべての患者は，1日当たり飽和脂肪酸を総エネルギー摂取量の7％未満，トランス脂肪酸摂取を最小限に，食事コレステロール摂取量を200mg 未満に制限することを推奨している。これらの推奨に加え，ADA はまた，本章の後半で述べる心血管代謝の危険因子の改善に寄与する可能性がある n-3系脂肪酸の摂取量を増加させるため，魚を週に2皿以上摂取することを推奨している。ADA と同じように EASD は，飽和脂肪酸とトランス脂肪酸の摂取を抑え（総エネルギー摂取量の10％未満，LDL コレステロールが高い場合は8％未満），総脂質摂取を総エネルギー摂取量の35％未満（過体重もしくは肥満の場合は30％未満）に制限し，コレステロール摂取を抑え（1日300mg 未満），魚を週に2～3皿摂取することを推奨している（Mann *et al*., 2004）。

炭水化物　炭水化物は，食後血糖値の主な決定因子であり，血糖コントロールに不可欠である。現在 ADA は，総炭水化物を食後の血糖値の主な決定因子とし，炭水化物の種類を追加の因子として認めている。砂糖（table sugar）やショ糖（sucrose）の制限は，血糖コントロールを改善するためにしばしば行われる。しかし，1970年代，1980年代に行われた研究では，単糖類および二糖類（“砂糖”）は多糖類（“でんぷん”）よりも食後の血糖反応は高くはなかった（Franz *et al*., 2002）。ショ糖やでんぷんをフルクトースに置き換えたとき，食後高血糖が低下することが示されているが，血中の脂質やその他合併症に対する長期間のフルクトース摂取の効果については不明である。近年の16研究のメタアナリシスによると，T2D 患者におけるフルクトースの血中脂質に対する効果は不均一であり（Sievenpiper *et al*., 2009），この置き換えを ADA と EASD は推奨していない（Mann *et al*., 2004；American Diabetes Association, 2008）。ADA の栄養に関する勧告では，ショ糖を減らすことは血糖コントロールに必須ではなく，砂糖摂取は栄養全般に基づいて決めるべきであると述べている（Franz *et al*., 2002；Sheard *et al*., 2004；American Diabetes Association, 2010b）。それにもかかわらず，大量の砂糖摂取（例えば，ソフトドリンクやその他飲料に含まれるブドウ糖果糖液糖）は，摂取カロリー過剰の主な原因となる（Howard and Wylie-Rosett, 2002；Wylie-Rosett *et al*., 2004）。

炭水化物を含む食品の血糖上昇作用については幅広く研究がなされており，血糖コントロールや体重に対する低グリセミックインデックス食の効果について，多くの議論が展開されている（Franz *et al*., 2002；Brand-Miller *et al*., 2003；Sheard *et al*., 2004；Wylie-Rosett *et al*., 2004）。グリセミックインデックスは，炭水化物の量を一定にしたうえで，炭水化物の質の効果を比較できるように開発されたものである。食品や食事，食事パターンに対して推定されたグリセミックロードは，各食品のグリセミックインデックスにその食品の炭水化物量を掛けたものを合計し算出される。炭水化物の摂取量や種類を変えることによって血糖コントロールを改善できる（Kripke, 2005）が，グリセミックインデックスやグリセミックロードの役割については，まだ多くの議論がなされている（Schulz *et al*., 2005）。炭水化物交換食と自由な低グリセミックインデックス食を比較した無作為化試験では，低グリセミックインデックス食を摂取した T1D 小児患者は炭水化物交換食を摂取した群に比べ，A1C と生活の質が有意に改善した（Gilbertson *et al*., 2001）。T2D 患者を対象とした最近の無作為化比較試験の結果は一致していなかった。6か月の介入では A1C は中程度低下したものの（Jenkins *et al*., 2008），1年の介入では A1C の改善は認めなかった（Wolever *et al*., 2008）。他の研究では，低グリセミックインデックス食群および ADA 食事教育群の両群で1年後の A1C は低下した（Ma *et al*., 2008）。メタアナリシスの結果も一致していない。コクランレビューおよび Brand-Miller らによるレビューでは，低グリセミックインデックス食の間 A1C は有意に低下した（Brand-Miller *et al*., 2003；Thomas and Elliott, 2009）。その一方，Anderson らは，低グリセミックインデックス食と高グリセミックインデックス食で，A1C に有意な差は認めなかった（Anderson *et al*., 2004b）。これらの矛盾した結果の原因として，T1D と T2D の両方の研究を含んでいること，アウトカムの違い（A1C，フルクトサミン，またはその両方など）により含まれる研究が少ないこと，その他の要因が考えられる。これらのエビデンスより，ADA と EASD は，炭水化物のグリセミックインデックスを考慮することは，総炭水化物のみを考える場合よりもさらなる利益をもたらし，炭水化物の全体的な特性を考慮できると認めている（Mann *et al*., 2004；American Diabetes Association,

2008)。したがって，ADA と EASD は，全粒穀物，果物，野菜，豆類，低脂肪牛乳からの炭水化物を含む食事パターンを推奨している（Mann *et al*., 2004；American Diabetes Association, 2008）。

糖尿病管理における食事中の炭水化物の量や種類についてのさらなる研究では，食品の内在性の因子が血糖の代謝に影響することが示されている（Sheard *et al*., 2004）。内在性因子は，食品の物理的形状（果汁なのか果実そのままなのか，マッシュポテトなのかジャガイモそのままなのか），完熟度，食品加工の程度，でんぷんの種類（アミロースかアミロペクチンか），調理の方法（調理の方法，時間，加えた熱・湿度），食品の種類（フェットチーネかマカロニか），品種（長粒米か短粒米か）などがあげられる。さらに，血糖反応に影響する外因性の要因は，空腹時または食前の血糖値，インスリン抵抗性の程度，三大栄養素の摂取比率などがある。

いくつかの無作為化比較試験（Jenkins *et al*., 2002；Lu *et al*., 2004；Cho *et al*., 2005b；Tapola *et al*., 2005；Ziai *et al*., 2005；Clark *et al*., 2006；Flammang *et al*., 2006；Vuksan *et al*., 2007；Magnoni *et al*., 2008）は，食物繊維サプリメント（4～19g/日の付加）は血糖や循環器疾患危険因子を改善しないことを示しているが，一般の人々に対する推奨摂取量は，糖尿病患者でも推奨されている（ADA では1, 000kcal 当たり14g, EASD では1, 000kcal 当たり20g）（Mann *et al*., 2004；American Diabetes Association, 2008）。糖代謝に影響を及ぼす栄養以外（薬や運動）の多くの因子を考慮すると，炭水化物を含む食品を摂取したときの血糖反応を正確に予測することは困難である。ただし，血糖自己測定や経験を積むことにより，食後の血糖反応を予測できるようになる。さらに，食事の栄養素量を評価するため，カーボカウント，食品交換システム，経験などさまざまな方法が用いられている。食後血糖と循環器疾患に関する新たなエビデンス（Tushuizen *et al*., 2005）に伴い，食後血糖は重要性を増しつつある。

炭水化物と糖尿病との関連については，さらに追加すべき点がある。

まず，糖尿病の合併症は組織タンパク質の糖化と関連しており，糖質を含む食品が加熱されると糖化最終産物（advanced glycation end products：AGEs）を生成するため（Howard and Wylie-Rosett, 2002；Vlassara *et al*., 2002），糖尿病合併症における糖化物質摂取の影響について関心が寄せられている。摂取した AGEs のうち血中に入るのは約10％にすぎないが，特に糖尿病患者では排泄が遅い。しかし，このような食事成分が糖尿病の合併症リスクに影響するかどうかについては，さらに研究が必要である。

次に，炭水化物の置き換えに関して，フルクトース，マンニトール，ソルビトールは，無糖製品としてショ糖の代替品として用いられる。実験研究では，これらの製品は，肝臓で脂肪酸の代謝を酸化からエステル化に変化させ，順に超低密度リポタンパク質合成を増加させた（Franz *et al*., 2002）。血清脂質に対する影響は一致していないが，感受性の高い人では脂質異常症が悪化することもありうる。これらの甘味料が他の炭水化物源に比べて，糖尿病管理に優れているという報告はない。

第三に，炭水化物に関する食品の表示が混乱を招くことがある。多くの食品は，表示の前面に“net（正味）”または“impact（血糖に影響を与える）”炭水化物量を記載している。これらの値は，“総”炭水化物量よりもかなり低い。net 炭水化物や impact 炭水化物の値を算出するためには，食物繊維あるいは食物繊維と糖アルコールを合わせたものが通常差し引かれるが，この点についての標準化法はない。もし糖尿病患者がこれらの製品を用いる場合には，血糖に及ぼす影響について調査する必要がある（Wylie-Rosett *et al*., 2004）。

第四に，糖質や脂質の代替品についてである。高甘味度甘味料は，食品や飲料製品における糖分のさまざまな種類の代替品として広く用いられている。現在認可されているものは，アスパルテーム，サッカリン，アセスルファム K，スクラロースである。糖尿病患者は，総エネルギーや炭水化物摂取のコントロールのため，これらの甘味料を含んだ製品を使用する（Franz *et al*., 2002）。脂質代替品は，食品中の脂肪の役割の一部を代替するものであり，タンパク質ベースのもの（通常卵白または乳清由来），炭水化物ベースのもの（でんぷん加工品，デキストリン，マルトデキストリン），脂質ベースのもの（トリグリセリドをモノあるいはジグリセリドに置き換えた乳化剤，あるいは部分的吸収性・非吸収性に加工した脂質）がある。これらを含む食品が元のものよりエネルギー密度が高く，炭水化物が調整されていない場合には，糖尿病患者では脂質代替品の摂取は難しいかもしれない（Franz *et al*., 2002）。

第五に，糖尿病患者におけるアルコール摂取と，それが炭水化物や脂質代謝に及ぼす影響について考える必要がある。一般的に，アルコール摂取に関する勧告は，一般の人々に対するものと同じであり，中程度の摂取（2杯以下）は代謝調節に大きくは影響しない（Franz *et al*., 2002）。しかし，インスリン注射あるいはスルホニル尿素剤を服用している患者が食事摂取せずに，アルコールを飲用した場合，肝臓での糖新生が阻害され低血糖を引き起こすことがある。反対に，多量のアルコール摂取は，特にインスリンが顕著に不足している場合，血糖を上昇させることがある。最後に，膵炎，重度の高中性脂肪血症，重度の神経障害，心筋症，腎不全の患者では，アルコール摂取は避けるか厳格に制限すべきである。

妊娠糖尿病（GDM）

病因および診断

これまで，GDMは，妊娠中に発症する耐糖能異常と定義されていた（American Diabetes Association, 2010a）。しかし，T2Dや未診断の糖尿病の有病率が高いため，ADAはInternational Association of Diabetes and Pregnancy Study Group（IADPSG）と共同で，出産前の最初の診察時に糖尿病と診断された妊婦は糖尿病（GDMではなく）の診断を受け，出産後に糖尿病が回復した場合にのみ，GDMとして分類することを推奨している。

妊婦の約7％がGDMを併発する。したがって，ADAはすべての妊婦において出産前の最初の診察時にリスク評価を行い，リスクが非常に高いとみなされた妊婦にはその後できるだけ早く検査することを推奨している。非常に高いリスクの基準には，重度の肥満，GDMの既往または在胎週数に比べて大きな新生児の出産歴，糖尿，多嚢胞性卵巣症候群（PCOS）の診断，T2Dの家族歴が含まれる（American Diabetes Association, 2010b）。この診察時に，低リスクを超える妊婦には，妊娠24～28週に検査をする（American Diabetes Association, 2010b）。ADAによると，低リスクに分類された妊婦は，GDMのスクリーニング検査は必要なく，25歳未満，妊娠前正常体重，糖尿病の有病率が低い人種/民族であること，一親等の近親者に糖尿病を有する人がいない，耐糖能異常の既往がない，不良産科転帰の既往がない，というすべてを有していなければならない（American Diabetes Association, 2010b）。

現在，IADPSGは，糖尿病既往のないすべての妊婦に，妊娠24～28週に75gの経口糖負荷試験を行うことを推奨している（American Diabetes Association, 2010b）。2010年，ADAはアメリカの産科組織と共同で，これらのIADPSGガイドラインの導入を予定していた。このガイドラインの導入により，診断されるGDMの有病率の大幅な増加をもたらすであろうが，軽度のGDMの治療は母体および新生児罹患率を減らすというエビデンスがあるため，それは適切であるかもしれない（Landon *et al*., 2009）。空腹時，糖負荷後1時間および2時間における血糖値の診断カットオフ値は，Hyperglycemia and Adverse Pregnancy Outcomes（HAPO）のデータを用いて決定された（Leary *et al*., 2010）。GDMの診断には，空腹時血糖5.3mmol/L（95mg/dL）以上，糖負荷後1時間値10 mmol/L（180mg/dL）以上，糖負荷後2時間値8.6mmol/L（155mg/dL）以上，糖負荷後3時間値7.8mmol/L（140 mg/dL）以上の2つ以上が該当しなければならない（American Diabetes Association, 2010b）。最も重要なことは，GDMの女性は出産後，それに続くT2Dのリスクが非常に高いことである。したがって，GDMのすべての女性は分娩後6～12週に，非妊娠経口糖負荷試験を行うことがADAにより推奨されている（American Diabetes Association, 2010b）。GDMの女性は，適切な栄養，運動，場合により薬によってT2Dの発症リスクを低下させることができるようである（Jovanovic and Pettitt, 2001）。

母体への悪影響に加えて，子供への重要で長期的な悪影響もあるようである。HAPO研究では，母体の血糖値は新生児の肥満症と正の関連を示し，その関連はおそらく新生児の高インスリン血症によるものであることを示している（HAPO Study Cooperative Research Group, 2009）。HAPO研究の他の結果は，母体の高血糖は，胎児臍帯血Cペプチド濃度の上昇および在胎週数に比べて出生体重が大きくなるリスクの上昇に関連することを示している（HAPO Study Cooperative Research Group *et al*., 2008）。

血糖コントロールの達成

GDMの治療目標は，妊娠転帰を改善し，胎児や乳児における巨大児や周産期合併症などのリスクを減らし，成人期の慢性疾患リスク上昇を引き起こす胎児の栄養不良のリスクを減らすために，正常血糖値を達成し維持することである。GDMの妊婦は，実際に他の妊婦と同じ栄養量を必要とするが，過体重となる傾向にある。第4回妊娠糖尿病国際会議では，現在の妊娠体重1kg当たりの摂取カロリーは，理想体重の80%以下の場合には体重1kg当たり167kJ（40kcal），80～120%の場合には体重1kg当たり126kJ（30kcal），121～150%の場合には体重1kg当たり100kJ（24kcal），150%を超える場合には体重1kg当たり50kJ（12kcal）を推奨している。理想体重の150%を超える妊婦には，6.8kg（15lb）以下の体重増加が推奨されている（Jovanovic, 1998）。この勧告では，食後1時間の血糖値に与える炭水化物の影響について述べており，炭水化物を総エネルギー摂取量の約40%に制限し，食事を6回に分けて，10～15%を朝食，20～30%を昼食，30～40%を夕食，そして10%をぞれぞれの食間に分配することを提案している（Jovanovic 1998）。

前述したように摂取エネルギーを減らすことに加え，GDMの妊婦で推奨されている正常血糖値を維持するための食事は，炭水化物摂取を総エネルギー摂取量の40%未満（1日当たりの炭水化物摂取量は最低175g）に制限し，脂質由来のエネルギーを40%，タンパク質由来のエネルギーを20%摂取することとしている。この食事のもうひとつの要素は，コルチゾールの影響に対応するため，炭水化物の少ない朝食を摂ることである（Jovanovic, 2000）。

GDM患者の妊娠中のMNTへの上記の取組みは時間をかけて証明されているが，多くの医師や研究者は，食事の組成（炭水化物や脂質の量や種類），体重増加，エネルギーや炭水化物の制限についてより妥当なガイドラインを作り上げていくためには無作為化比較試験が必要であると強く感じている。

2 型糖尿病（T2D）

T2D の発症は，インスリン抵抗性と膵臓β細胞での不十分な代償性インスリンの生成が関与している（American Diabetes Association, 2010a）。T2D に関連する症状と徴候はしばしば合併症の有無に関連しており，外傷の治癒遅延，視力低下，再発性歯肉炎または膀胱炎，手足の感覚障害が含まれる。T2D は，臨床的に診断される数年前にすでに発症している可能性がある（Harris *et al*., 1992）。多くの人は無症状で，血糖値の上昇は定期的な血液検査により判明することが多い。

T2D は，10歳以下ではまれであり，年齢の上昇に伴い割合は増加する（SEARCH for Diabetes in Youth Study Group, 2006）。2001年の SEARCH for Diabetes in Youth 研究では，T2D の有病率は，10歳未満では1,000人当たり0.01，10～19歳では0.42であった（SEARCH for Diabetes in Youth Study Group, 2006）。

予　　防

MNT は T2D の一次予防において重要である。T2D の発症リスクが高い人における MNT の目標は，食品の選択や身体活動を改善し，持続的な体重減少とβ細胞の感受性を高めることである（Tuomilehto *et al*., 2001；Knowler *et al*., 2002）。過去10年にわたり，T2D の発症リスクが高い人における一次予防の取組みの妥当性と，過体重，肥満，運動不足の重要な役割を確立するための研究が行われている（Pan *et al*., 1997；Diabetes Prevention Program Research Group, 2002；Lindström *et al*., 2003；Uusitupa *et al*., 2003；Anderson *et al*., 2004a；Avenell *et al*., 2004；Centers for Disease Control and Prevention Primary Prevention Working Group, 2004；Mayer-Davis *et al*., 2004；Norris *et al*., 2005；Orchard *et al*., 2005；Uusitupa, 2005；Wylie-Rosett *et al*., 2006）。

Da Quing Diabetes Prevention Study は，中国の耐糖能異常を有する成人577名を対象とした 6 年にわたるライフスタイル介入（食事，運動，または食事＋運動）研究である。この研究は，食事と運動の介入により顕性糖尿病への進行が低下したという予備的知見を示した（Pan *et al*., 1997）。20年間の追跡の結果，食事と運動を組み合わせた介入群では対照群に比べて，糖尿病の罹患率が43％低下し，糖尿病を有する期間が平均3.6年短かったことを示した（Li *et al*., 2008）。

Finnish Diabetes Prevention Study（FDPS）は，耐糖能異常を有する522名を対象とした無作為化比較試験で，対象者はライフスタイル介入群または対照群のいずれかに無作為化された（Tuomilehto *et al*., 2001）。ライフスタイル介入では，1 日に30分以上の中等度の運動と合わせて，低脂肪（脂質からのエネルギー摂取量30％未満，飽和脂肪酸からのエネルギー摂取量10％未満），高食物繊維（1,000kcal 当たり15g 以上）食とした（Tuomilehto *et al*., 2001）。平均3.2年の追跡後，ライフスタイル介入群では，T2D の罹患率が58％低かった（Lindström *et al*., 2003；Unsitupa *et al*., 2003；Unsitupa, 2005）。ライフスタイル介入群では，総コレステロール，中性脂肪，収縮期血圧の有意な低下と HDL コレステロールの有意な上昇を認めたが，対照群では認めなかった。また，PAI-1（循環器疾患のリスク上昇に関連した炎症マーカー）はライフスタイル介入群で体重減少に応じて有意に低下した（Unsitupa *et al*., 2003）。エネルギー代謝に影響する候補遺伝子に関する FDPS 研究は，ライフスタイル介入に対する反応を決定する遺伝子多型の重要性を示した（Unsitupa, 2005）。

Diabetes Prevention Program（DPP）は，耐糖能異常を有する3,234名を対象とした無作為化比較試験で，対象者は標準的なライフスタイル＋メトホルミン群，標準的なライフスタイル＋プラセボ群，強化ライフスタイル改善群のいずれかに無作為化された（Knowler *et al*., 2002）。強化ライフスタイル改善群では，最初の体重の少なくとも 7 ％の減量に到達し維持することを全体的な目標とし，1 週間に150分以上の中等度の運動と合わせて，ヘルシーで低カロリー（ベースラインの体重を維持するために必要なエネルギー量から500～1,000kcal 減じた），低脂肪（脂質からのエネルギー摂取量25％）食とした（Diabetes Prevention Program Research Group, 2002；Knowler *et al*., 2002）。このプログラムは，16セッションのコアカリキュラムから成り，個人の目標を達成するための方法を，参加者は個別にアドバイスを受けた（Diabetes Prevention Program Research Group, 2002）。

平均2.8年の追跡後，メトホルミン群で糖尿病罹患率が31％低下したのに対し，強化ライフスタイル改善群では58％低下した（Diabetes Prevention Program Research Group, 2002；Centers for Disease Control and Prevention Primary Prevention Working Group, 2004；Mayer-Davis *et al*., 2004；Wing *et al*., 2004；Orchard *et al*., 2005；Wylie-Rosett *et al*., 2006）。さらなる分析では，食事と身体活動の変化を調整後，体重減少 1 kg 当たり糖尿病リスクが16％低下し，体重減少は観察した糖尿病罹患率低下の主要な予測因子であることを明らかにした（Hamman *et al*., 2006）。さらに，脂質からのエネルギー摂取量が低いことと身体活動の増加は体重減少の要因であり，これらの仲介因子を通して糖尿病のリスクが低下したことを示した（Hamman *et al*., 2006）。治療効果は，性，人種，民族により違いはなかった。DPP の最近の10年間の追跡では，糖尿病の累積罹患率は強化ライフスタイル改善群で最も低かった（Gills *et al*., 2009）。

ベースラインの体重や空腹時血糖の全範囲にわたり効

果的であった強化ライフスタイル改善群とは異なり，メトホルミン群ではBMI30kg/m^{2}未満の対象者において効果はなかった。また，BMI35kg/m^{2}未満や，空腹時血糖6.1mmol/L（110mg/dL）未満の対象者ではごくわずかに効果があった。FDPSでは，インスリン感受性は強化ライフスタイル介入群で改善し，メトホルミン群では少し上昇，プラセボ群では変化はなかった。インスリン分泌は全群で低下したが，強化ライフスタイル改善群においてのみβ細胞機能は改善した。強化ライフスタイル改善群では，高血圧と脂質異常症の有病率や治療の必要性が低下した。循環器疾患のリスク上昇と関連した炎症マーカー（CRPやPAI-1）も低下した。プラセボ群では，ベースライン時にメタボリックシンドロームではなかった対象者のうち，51％が研究の最後にメタボリックシンドロームとなった。メタボリックシンドロームの有病率はライフスタイル介入群では33％低下，メトホルミン群では15％低下した。

細小血管および大血管の合併症の一生涯での累積罹患率とDPPにおける平均余命に関するシミュレーションでは，ライフスタイル介入群ではプラセボ群に比べて，失明の累積罹患は39％，末期腎疾患38％，切断術35％，脳卒中９％，冠動脈疾患８％低下し，平均余命は0.5年長くなることを示した（Wylie-Rosett *et al*., 2006）。プラセボ群に比べて，生活の質で調整した生存年数（QALY）１年当たりのライフスタイル介入群の費用は，約1,100ドルであった（Wylie-Rosett *et al*., 2006）。メトホルミン群では，QALY１年当たりの費用は，ジェネリック薬品を用いて1,800ドルと算出された（Wylie-Rosett *et al*., 2006）。

DPPとFDPSでは，参加者に食物摂取を自己評価することを依頼した（Lindström *et al*., 2003；Uusitupa *et al*., 2003；Mayer-Davis *et al*., 2004）。FDPSでは参加者に３日間の食事記録調査を年４回，DPPでは最初の24週間，そしてその後１か月に１週間以上，運動，食物摂取，カロリー，脂質のグラムを毎日測定するよう依頼した。DPPでは，食事の自己測定の頻度は，身体活動の目標と減量目標の達成に関連していた。さらに，65歳以上の対象者は，45歳未満に比べて，測定記録が完全であり，脂肪からのエネルギー摂取量の割合が低く，身体活動と減量の目標を達成している傾向にあった（Mayer-Davis *et al*., 2004）。したがって，高齢者において，ライフスタイル介入群で糖尿病発症のリスクがより低下した（71％）ことは意外なことではない（Knowler *et al*., 2002；Wing *et al*., 2004）。DPPのライフスタイル指導者は，対象者に高リスクの状況（ストレス，休暇，外食）に対処するための問題解決の取組みを教え，ライフスタイルを変えることの妨げになっている障害に対応するためツールボックスアプローチを用いた（Diabetes Prevention Program Research Group, 2002）。

FDPSおよびDPPの独立した研究は，食物繊維と全粒穀物の摂取増加が糖尿病の発症を予防または遅らせることを示した（American Diabetes Association, 2008）。さらに，FDPSおよびDPPのライフスタイル介入群では食物繊維摂取増加を重視しており，T2Dの一次予防における食物繊維摂取の果たしうる役割について支持する。

大規模無作為化比較試験（FDPSおよびDPP）からの有効なデータは，減量やT2Dの一次予防におけるライフスタイル介入の一部として，適度な低脂肪食を支持する。減量目標を達成するための他の食事戦略や三大栄養素の比率を考慮することは不当ではない（Davis *et al*., 2009）。低脂肪食をエネルギー制限していない低炭水化物食と比べた無作為化比較試験のメタアナリシスでは，後者は減量に効果的であり安全な代替食であることが示された（Nordmann *et al*., 2006）。さらに，最近の無作為化試験（PREDIMED研究）は，体重の有意な変化のない低脂肪食群と比べて，地中海型食群の２つの群で，４年間の糖尿病の罹患率が低下したことを示した（Salas-Salvado *et al*., 2011）。

HEALTHY研究は，T2D発症に関連した危険因子を低下させるためにデザインされたアメリカの中学生を対象とした多施設共同の無作為化比較試験である（Gillis *et al*., 2009）。予備的な結果として，過体重と肥満を合わせた有病率（主アウトカム）は全体では低下したが，介入群と対照群で差はなかった。しかし，介入群の学校では，BMIのzスコア，腹囲が90パーセンタイル以上の生徒の割合，空腹時インスリン，肥満の有病率は有意に低かった（HEALTHY Study Group *et al*., 2010）。T2Dの予防に対する介入の有効性については，追加参加者の追跡やさらなる研究が必要であろう。

病因および診断

横断研究や前向き研究においてT2Dの有病率に大きな変動が示されているように，T2Dの病因は，T1Dと同様に，環境因子と遺伝的素因の複雑な相互作用によりそうである（Permutt *et al*., 2005；Roche *et al*., 2005）。さらに，複雑な問題として，T1Dとは異なり，T2Dの罹患率は肥満の原因となる環境への異なる曝露により強い社会的様式を示す（Whiting *et al*., 2010）。多くの原住民は痩せており，T2Dの割合は低かったが，ライフスタイルや環境の変化により糖尿病と肥満の割合は劇的に増加した（Wild *et al*., 2004；Centers for Disease Control and Prevention, 2008）。

男性型の脂肪分布は，女性型の脂肪分布よりもインスリン抵抗性により強く関連している。女性の腹囲89cm（35インチ）以上，男性102cm（40インチ）以上は，インスリン抵抗性の悪化，高血圧，脂質異常症の指標として用いられている（Obesity Education Initiative Expert Panel, 1998）。インスリン抵抗性は加齢に伴い悪化し，糖尿病発症は高齢者では急速に増加する（American Diabetes Association, 2010a)。

少数の患者では，遺伝子変異がT2Dに関連すると思われる(Roche *et al*., 2005；American Diabetes Association, 2010a)。例えば，DPPデータを用いた最近の研究は，T2Dと関連するSLC30A8遺伝子(亜鉛分子をインスリンの貯蔵や処理に必須であるβ細胞のインスリン顆粒に輸送するタンパク質のコード)の27の一塩基変異多型(SNPs)を同定した(Billings *et al*., 2010)。エネルギー効率を上昇させる"倹約遺伝子"は，エネルギー密度の高い食事で身体活動が低い環境においては不適応であり，T2D発症に関するもうひとつの遺伝的な概念であると考えられている(Prentice *et al*., 2005)。最後に，低栄養状態あるいは高血糖の母親の胎児に認められる代謝適応は，新生児での"倹約表現型"やその後のインスリン抵抗性，T2Dのリスク上昇に関連しているかもしれない(Bateson *et al*., 2004)。

さまざまな栄養(または運動)因子とT2D発症について検討した研究は非常に多い。一般的知見から，これらの研究は，特定の食事成分に注目した研究〔例えば，豆類，コーヒー，食物繊維など(Freeman, 2005；Lovejoy, 2005；Murakami *et al*., 2005；van Dam and Hu, 2005)〕，総エネルギー/減量に関する研究(Pan *et al*., 1997；Diabetes Prevention Program Research Group, 2002；Lindström *et al*., 2003；Uusitupa *et al*., 2003；Centers for Disease Control and Prevention Primary Prevention Working Group, 2004；Jack *et al*., 2004；Mayer-Davis *et al*., 2004；Wing *et al*., 2004；Uusitupa, 2005；Orchard *et al*., 2005；Wylie-Rosett *et al*., 2006)，食事パターンに関する研究〔地中海型食(Karantonis *et al*., 2006；Esposito *et al*., 2009)やベジタリアン食(Barnard *et al*., 2009)など〕の3つのカテゴリーに分けられる。一般的に，糖尿病発症に関連した特定の食品の成分についての研究は，重要な決定因子として相対的リスクの統計学的な有意性を取り上げた大規模観察研究である(Lovejoy, 2005；Murakami *et al*., 2005；van Dam and Hu, 2005)。一方で，身体活動の増加に加え，総エネルギーや食事パターンについて検討した無作為化試験では，公衆衛生上重要な指標として，絶対リスクと治療が必要な人数を用いている(Pan *et al*., 1997；Diabetes Prevention Program Research Group, 2002；Lindström *et al*., 2003；Uusitupa *et al*., 2003；Centers for Disease Control and Prevention Primary Prevention Working Group, 2004；Jack *et al*., 2004；Mayer-Davis *et al*., 2004；Wing *et al*., 2004；Orchard *et al*., 2005；Uusitupa, 2005；Wylie-Rosett *et al*., 2006)。

糖尿病の発症リスクが高い3つの分類が，現在ADAにより認められている。この3つの分類は，空腹時血糖5.6～6.9mmol/L(100～125mg/dL)の空腹時血糖異常，経口糖負荷試験の2時間値7.8～11mmol/L(140～199mg/dL)の耐糖能異常，A1C 5.7～6.4%(特に，A1C 6.0～6.4%は非常に高いリスク)である(American Diabetes Association, 2010a)。

アメリカでは糖尿病患者の約1/4が現在未診断であると推定されている。したがって，年齢にかかわらず，BMI 25kg/m^{2}以上かつ他の危険因子を1つ以上有する人は，糖尿病の検査を受けることが推奨されている。危険因子には運動不足，一親等の近親者の糖尿病，高血圧(140/90mmHg以上または高血圧の治療を受けている)，HDLコレステロール35mg/dL(0.90mmol/L)未満かつ/または中性脂肪250mg/dL(2.82mmol/L)以上，A1C 5.7%以上，空腹時血糖異常，耐糖能異常，インスリン抵抗性に関連したその他の臨床症状(黒色表皮症など)，循環器疾患の既往，多嚢胞性卵巣症候群の女性，9 lb(4.1kg)以上の乳児を出産した女性または妊娠糖尿病と診断された女性，リスクの高い民族(アフリカ系アメリカ人，ラテン・アメリカ人，先住アメリカ人，アジア系アメリカ人，太平洋諸島系)を含む(American Diabetes Association, 2010a)。いずれの危険因子も持たない場合，45歳から検査を受けることが推奨されている。検査結果が正常であった場合，3年ごとに検査を受けるべきである。検査は医療施設で行われ，診断とスクリーニングの検査は同じであるため，スクリーニングと同等である。

成人におけるT2Dの検査のガイドラインと一致して，ADAは，T2Dの家族歴(一親等または二親等の近親者)，母親の糖尿病またはGDMの既往，リスクの高い民族(先住アメリカ人，アフリカ系アメリカ人，ラテン・アメリカ人，アジア系アメリカ人，太平洋諸島系)，インスリン抵抗性に関連した症状や徴候(黒色表皮症，高血圧，脂質異常症，多嚢胞性卵巣症候群，出生体重が在胎週数に比べて小さいなど)のいずれかの危険因子を2つ持つ過体重の子供(BMIが性・年齢を考慮し85パーセンタイル以上，身長に対する体重が85パーセンタイル以上，または体重が身長から算出された理想体重の120%以上)に検査することを推奨している(American Diabetes Association, 2000)。

血糖コントロールの達成

United Kingdom Prospective Diabetes Study(UKPDS)は，新たに診断されたT2D患者を対象に代謝調節(糖および血圧)の効果を検討した(UK Prospective Diabetes Study Group, 1998a, b, c)。基本的には，UKPDSは，DCCTの結果がT2Dに適用されることを確認した。大血管および細小血管の合併症の低下と，糖および血圧の両方を管理した患者において最もよい結果を観察した。同様に，代謝，血圧管理と糖尿病合併症リスクとの明らかな用量反応関係を認めた。

ニュージーランドのLifestyle Over and Above Drugs in Diabetes(LOADD)無作為化比較試験は，T2D患者

(93名）において6か月間にわたる厳しい栄養カウンセリングの効果について検討した。介入群では対照群に比べて，A1C，体重，BMI，腹囲は有意に低下した（Coppell *et al*., 2010）。

医療栄養療法（MNT）

T1Dと同様に，T2Dにおける血糖コントロールと正常な代謝の回復は，多くの種類の薬，個人的および臨床検査によるモニタリング，さまざまな医療専門家による慎重な評価などいくつかの手順を用いて達成される。T2Dの治療におけるMNTは，主に減量を通した予防から，インスリン感受性の改善や血糖，脂質，血圧の代謝コントロールの改善へと進歩している。糖尿病合併症を予防するための長期にわたる代謝を正常化させる取組みのうち，循環器疾患リスクの低下は，T1Dと同様にT2Dの総合的な管理の主な目標である。詳細については後述する（American Diabetes Association, 2010b）。食事と運動は，過体重および肥満に関連した健康リスクに重きを置き，正常血糖に到達するための最初の段階であると考えられる。しかし，T2Dに対する薬物療法の基準や治療では，心臓血管と細小血管の両障害リスクを低下させるため，患者はしばしば少量のアスピリンと，血糖，血圧，コレステロールをコントロールするための5種類以上の薬剤を服用しなければならない。MNTの利点を支持するものとして，体重を5～10％程度減らすだけで薬の必要量を減らせる可能性がある（Obesity Education Initiative Expert Panel, 1998；Norris *et al*., 2004；American Diabetes Association, 2010b）。減量の影響は，T2Dと肥満を有する患者に施行される肥満手術により最も劇的に実証されている。しかし，肥満手術の効果は，体重の減少とは異なる部分が多く，ホルモン代謝の変化によるのかもしれない（Buchwald *et al*., 2004）。

T2DにおけるMNTのガイドラインでは，血糖値，脂質異常症，高血圧のコントロールについて特に重点が置かれており，無作為化比較試験によりその妥当性が確認され，支持されている（American Dietetic Association, 2002）。さらに，現在進行中のT2D患者5,145名を対象とした強化ライフスタイル介入の多施設共同の無作為化比較試験であるLook-AHEAD（Action for Health in Diabetes）研究は，8.6％の減量が，糖尿病治療薬の使用とA1Cを低下させ，糖尿病コントロール改善に関連していることを示した（Look AHEAD Research Group *et al*., 2007）。Look-AHEAD研究の4年間の結果は，強化ライフスタイル介入群では対照群に比べて，体重（6.15％の減少），運動，A1Cの改善が継続していたことを示した（Look AHEAD Research Group, 2010）。ライフスタイルの変化やMNTによって正常血糖に到達できない場合，インスリンの併用または併用なしに経口剤（表49.2）を組み合わせて（一般的には最初の薬としてメトホルミンが用いられる）処方され，インスリン分泌やインスリン感受性を改善する。同様に，高血圧と高脂血症の両者においてもさまざまな薬があり，T2D治療に合わせて組み合わせて用いられることが増えている（American Diabetes Association, 2010b）。

T2D患者では食事の脂肪組成についてさらに検討が必要である。食事中の脂肪の減少と炭水化物の増加は，HDLコレステロールの低下，VLDLコレステロールや中性脂肪，LDLコレステロールの上昇により，糖尿病患者の脂質異常症を悪化させる可能性があるが，減量により改善することができる（American Dietetic Association, 2002；Institute of Medicine, 2005）。T2D患者を対象としてn-3系脂肪酸のサプリメントの効果を検討した研究結果は一致していない。無作為化比較試験の4研究は，n-3系脂肪酸サプリメントにより空腹時血糖がわずかに（しかし有意に）上昇した（Woodman *et al*., 2002；Pedersen *et al*., 2003；Mostad *et al*., 2006）が，その一方で，ある小規模研究ではn-3系脂肪酸サプリメントによりA1Cが有意に低下した（Pooya *et al*., 2010）。2008年までの研究のメタアナリシスによると，n-3系脂肪酸サプリメント群とプラセボ群では，血糖値やインスリン血症における有意な効果はみられなかった（Hartweg *et al*., 2009）。

T1DおよびT2Dにおける慢性疾患危険因子の合併症を減らすための取組み

循環器疾患とその合併症は，糖尿病患者の死亡の最大の原因である。したがって，循環器疾患危険因子を減らすことは，糖尿病のすべての患者において重要な治療目標である。

T2Dにおける慢性疾患危険因子の合併症を減らすための血糖コントロール

Action to Control Cardiovascular Risk in Diabetes（ACCORD）研究は，循環器疾患アウトカムのある糖尿病患者10,251名を対象とした強化血糖コントロール（目標A1C 6％未満）または標準的な血糖コントロール（目標A1C 7～7.9％）の効果を検討した無作為化比較試験である。血圧と脂質の強化コントロールを受けた治療群では，対照群を超える有意な改善は認めなかった（Ismail-Beigi *et al*., 2010）。その他の2つの大規模な無作為化比較試験であるADVANCE研究とVeterans Affairs Diabetes Trial（VADT）でもまた，強化血糖コントロール群での循環器疾患リスクの有意な低下は認めなかった（ADVANCE Collaborative Group *et al*., 2008；Duckworth *et al*., 2009）。この論題に関しては，強化血糖コントロールと循環器イベントの予防におけるADAの意見書に言及されている（Skyler *et al*., 2009）。これら

表49.2 経口糖尿病薬：作用メカニズムと副作用

薬効別分類と作用メカニズム	一般名	商品名	注意点・副作用
スルホニル尿素剤 膵臓β細胞を刺激しインスリンを分泌	クロルプロパミド（第一世代）	Diabinese	• 低血糖（特に高齢者，クロルプロパミドとグリブリドの使用時）
	グリブリド(第二世代)	Micronase, Diabeta, Glynase Pres Tab	• 治療開始後の体重増加（約2 kg）
	グリピジド(第二世代)	Glucotrol, Glucotrol XL	• 高用量は避ける
	グリメピリド(第三世代)	Amaryl	
Meglitinides（glinides） 膵臓β細胞を刺激しインスリンを分泌	レパグリニド ナテグリニド	Prandin Starlix	• スルホニル尿素剤よりも頻回投与 • 低血糖（スルホニル尿素剤よりも少ない） • スルホニル尿素剤と同様の体重増加
ビグアナイド薬 肝臓からの糖放出を抑制	メトホルミン	Glucophage	• 消化管症状の副作用の可能性 • B_{12}の吸収阻害（貧血はまれ） • 腎機能障害の患者には禁忌 • 65歳以上ではクレアチニンクリアランスを確認
αグルコシダーゼ阻害薬 炭水化物を含む食品の消化を遅延	アカルボース ミグリトール	Precose Glyset	• 低血糖リスクが低い • ガスや下痢などの消化管症状の副作用
チアゾリジン薬 インスリン感受性の増加	ロシグリタゾン	Avandia	• 体液貯留（高齢者や高リスク患者ではうっ血性心不全の原因となる）
	ピオグリタゾン	ACTOS	• 肝疾患の患者には禁忌 • 継続的に肝機能を確認 • 体重増加
ジペプチジルペプチダーゼ4阻害剤 GLP-1の破壊を防ぐ	シタグリプチン	Januvia	• 低血糖引き起こさない • 上気道感染症

Nathan *et al*.（2009）より引用。

の3研究の結果は，少なくともこれらの研究で観察した治療期間や集団においては，強化治療は付加的な利益をもたらさないことを示した（Skyler *et al*., 2009）。

T1D および T2D の慢性疾患危険因子の合併症を減らすための医療栄養療法

Look-AHEAD Study は，循環器疾患のリスクを減らすための減量の達成と維持の効果について検討した。1年間の介入の結果，臨床的に顕著な体重減少（8.6％）は，血圧，中性脂肪，HDL コレステロール，尿中アルブミン・クレアチニン比によって示される循環器疾患危険因子の低下に関連していた（Look AHEAD Research Group *et al*., 2007）。また，C 反応性タンパク質の低下も観察された（Belalcazar *et al*., 2010）。本研究の4年間の結果は，強化ライフスタイル介入群では対照群に比べて，収縮期血圧と HDL コレステロールの改善が継続されていたことを示した（Look AHEAD Research Group, 2010）。

低炭水化物食における体重減少に関する最近の2年間の研究では，低炭水化物食は低脂肪食に比べて，HDL コレステロールは有意に上昇し，総コレステロールは有意に低下した（Shai *et al*., 2008）。また，低脂肪食群に比べて，地中海型食群の糖尿病患者ではインスリン感受性の有意な改善を示した（Shai *et al*., 2008）。

MNT ガイドラインは血糖コントロールが中心であるが，最適な脂質，リポタンパク質，血圧を達成することは糖尿病治療に重要であることを認めている。ADA は，循環器疾患の治療と管理において，果物，野菜，全粒穀物，種実を多く，ナトリウムの少ない（糖尿病と症候性心不全の患者においては1日当たり2,000mg 未満，正常血圧と高血圧患者では1日当たり2,300mg 未満）食事パターン，そして，大部分の人に中程度の減量を推奨している（American Diabetes Association, 2008）。これまでに，糖尿病患者を対象に MNT 勧告と循環器疾患リスク低下との関連を検討した大規模な無作為化比較試験はない。しかし，T1D（DCCT）およびT2D（UKPDS）患者における血糖コントロール（A1Cにより測定）の改善は，循環器疾患のリスク低下に関連していた（Stratton *et al*., 2000；Nathan *et al*., 2005）。

特定の食事成分

脂質　糖尿病患者において，脂質（総脂肪摂取量）からのエネルギー割合を変えることが，循環器疾患リスクに影響を与えるということを支持するエビデンスはほとんどない。しかし，血糖コントロールと同様に，脂質の種類は重要な役割を果たす可能性がある。ATP Ⅲガイドラインでは，今後10年間の循環器疾患のリスクの高い糖尿病患者を分類した。すなわち，糖尿病は循環器疾患"risk factor equivalent"である（Expert Panel on Detection, Evaluation, and Treatment of High Blood Cholesterol in Adults, 2001）。したがって，治療目標は，糖尿病がない場合よりも低く，１日当たりの飽和脂肪酸からのエネルギー摂取量７％未満，トランス脂肪酸摂取は最小限，コレステロール摂取量200mg未満の食事とLDLコレステロール2.6mmol/L（100mg/dL）未満である。

１価不飽和脂肪酸，多価不飽和脂肪酸は，LDLコレステロールを低下させるが，HDLコレステロールに対する作用については異なる可能性がある。特に，総脂肪および飽和脂肪酸の摂取低下は，インスリン抵抗性や糖尿病に関連した低HDLコレステロールをさらに低下させる傾向にある。しかし，減量によってこの効果は改善できるかもしれない。T2D患者を対象とした食事介入研究のメタアナリシスでは，Garg（1998）は，１価不飽和脂肪の多い食事は血清VLDLコレステロールを22％低下，中性脂肪を19％低下させ，体重には影響はなかったことを報告した。

脂質中のシス脂肪酸に水素添加反応を起こさせると，トランス脂肪酸が生じる。これは，食品中やもしかすると生体内においても飽和脂肪酸のような作用を示す。疫学研究では，トランス脂肪酸摂取は循環器疾患のリスクを上昇させることが示されているが，トランス脂肪酸摂取が循環器疾患のリスクをどの程度増加させるのかを明らかにした介入研究は現時点ではない。糖尿病あるいは循環器疾患の他の危険因子を有する人は，トランス脂肪酸摂取量をできる限り減らすべきである（Christiansen *et al*., 1997）。

魚，n-3系脂肪酸については，かなり関心が高い（Connor, 2004）。例えば，糖尿病や循環器疾患の割合は，魚の摂取が多い集団では低い。おそらくこれは，魚などに含まれるn-3系脂肪酸によると考えられる（Nettleton and Katz, 2005）。n-3系脂肪酸は中性脂肪の生成を減らすn-3部位に二重結合を持つ脂肪酸である。T2D患者を対象に行われた魚油の効果に関する臨床研究の最近のメタアナリシスは，LDLコレステロールのわずかな上昇を伴うが，空腹時中性脂肪の７％の低下を示した（Hartweg *et al*., 2009）。全体として，現在のエビデンスは，n-3系脂肪酸サプリメントの役割は，糖尿病患者の中性脂肪の低下において支持するが，LDLあるいはHDLについては明らかではない。

炭水化物　アメリカ心臓学会（AHA）は，心血管系の健康において食事の糖摂取の役割について科学的声明を発表した（Johnson *et al*., 2009）。糖の付加的な消費と有害転帰との関連についての臨床研究エビデンスはないが，観察研究では，付加的な糖（大部分は砂糖入り飲料）の高摂取はエネルギーの高摂取，高体重，必須ビタミンの低摂取に関連していることを示した。このエビデンスおよび付加的な糖の摂取量が2005年のアメリカ食事指針（Institute of Medicine, 2005）を大きく上回るという事実に基づき，AHAは現在，女性では１日当たり100カロリー，男性では１日当たり150カロリーを超えない自由裁量のカロリーの半分までに糖の摂取を抑えることを推奨している（Johnson *et al*., 2009）。この勧告は，カロリー摂取を制限するための実用的な方法として用いられており，炭水化物や糖摂取によって引き起こされる特定の問題には基づいていないことに注意しなければならない。

微量栄養素とサプリメント

糖尿病と微量栄養素は，お互いに関連している。微量栄養素は糖尿病に影響し，糖尿病やその合併症は微量栄養素の代謝や作用に影響する。コントロール不良の糖尿病患者では，ビタミンやミネラルの栄養状態に影響を及ぼし，微量栄養素は糖や全体のエネルギー恒常性に影響する。

糖尿病患者の多くはサプリメントを使用し，しかもそのことを医療スタッフに伝えていないことが報告されている（Venters *et al*., 2004）。サプリメントの使用に関する相談は，糖尿病患者がこれらの製品のリスクと利益を評価する助けとなる（Barringer *et al*., 2003；Cefalu and Hu, 2004；Cicero *et al*., 2004；Liu *et al*., 2004；Narendhirakannan *et al*., 2005；Schwartz *et al*., 2005）。生活の質や休んだ日に対するマルチビタミンサプリメントの効果を検討した臨床研究は，糖尿病患者や65歳以上のサブグループにおいてある程度の効果を観察した（Barringer *et al*., 2003）。抗酸化栄養素は酸化ストレスの低下や，インスリン感受性を改善する可能性があるが，現在のところ，糖尿病管理において抗酸化栄養素の使用について推奨できるほどの十分なエビデンスはない（American Diabetes Association, 2010b）。この不確実性は，糖尿病患者を含む２つの大規模無作為化比較試験において，循環器疾患に対して抗酸化ビタミンが好ましい効果を示さなかったことによる（Toole *et al*.,

2004；Lonn *et al*., 2005)。糖尿病で用いられる代替医療の供給業者に対する調査では，最もよく推奨されている栄養サプリメントの上位10種は，ビオチン，バナジウム，クロム，ビタミンB_6，ビタミンC，ビタミンE，亜鉛，セレン，αリポ酸，フルクトオリゴ糖であり，最もよく推奨されているハーブ系サプリメントの上位10種は，ギムネマ，オオバコ，フェヌグリーク，ビルベリー，ニンニク，朝鮮ニンジン，タンポポ，ゴボウ，ウチワサボテン，ニガウリであった（Cicero *et al*., 2004)。これらの製品は，血糖降下作用を有する可能性があるが，糖尿病患者におけるこれらの製品の使用については，一般的に診療や食事記録では評価されていない。代替医療の使用について対話することで，これらと治療薬が，有益か有害かどのように相互に作用するかを検討することができる（Cicero *et al*., 2004)。

これらのサプリメントのなかには，研究室，臨床，メディアの分野において，他のものより注目されているものがある。クロムサプリメントは糖尿病患者においてインスリン感受性や糖代謝を改善することがいくつかの研究で示唆されているが，結果は一致していない。これまでのクロムに関する研究の限界点として，対象者数が少ないこと，介入期間が短いこと，無作為化されていないこと，研究集団の研究前のクロム充足状況に関する情報がないこと，クロムサプリメントの投与量が異なることがあげられ，これらは結果のばらつきを説明するかもしれない（Cefalu and Hu, 2004)。明確に定義されたアウトカム（T2D や循環器疾患など）や代謝パラメータを用いてクロムと糖尿病との関連を検討し，長期間のクロムサプリメントの安全性を評価するための長期にわたる臨床研究が必要である（Cefalu and Hu, 2004)。

マグネシウムは，細胞膜での糖の輸送を調節し，コントロール不良の糖尿病患者では，尿中排泄増加により低マグネシウム血症が起こり，それによりインスリン抵抗性が増加する可能性がある（Franz *et al*., 2002)。しかし，T2D やインスリン抵抗性を有する患者におけるサプリメント（通常マグネシウム含有制酸剤の摂取による）の臨床有用性は，確立されていない。実験研究と臨床研究の不一致のもうひとつの例として，創傷治癒の過程で，亜鉛や抗酸化物質の必要量が増すことが実験研究で示されているが（Franz *et al*., 2002)，術後や足の潰瘍を有する患者でのサプリメントの必要量については未確認のままである（American Diabetes Association, 2010b)。

バナジウム，銅，鉄，カリウム，ナトリウム，ニッケルなどの他の無機質・微量元素は，膵臓のβ細胞を活性化することにより，正常血糖の維持に重要な役割を果たす可能性がある。これらの元素は，しばしばさまざまな代替医療に用いられる製品に含まれている。例えば，アジアの伝統医療で用いられる4種類の薬草（オオバゲッキツ，セイヨウハッカ，カミメボウキ，アエグレ・マルメロス）のミネラル成分を分析したところ，銅，ニッケル，亜鉛，カリウム，ナトリウムが中程度量含まれていた（食物からの供給が不十分な場合，この治療効果は説明されるかもしれない）(Narendhirakannan *et al*., 2005)。しかし，2005年の食事指針で推奨されている食事パターンの栄養素摂取量が達成されていれば，より信頼性の高い臨床研究に基づくこれらのサプリメントの必要性は，糖尿病患者においては明らかではない。

サプリメントの最後のカテゴリーとして，ビタミンB群，特に糖代謝にかかわるチアミン，リボフラビン，ナイアシン，ビタミンB_6について述べる。コントロール不良の糖尿病患者や高血糖に関連する多尿症を有する患者では，尿中への排泄増加のため必要量が増加するかもしれない。ニコチン酸それ自体は，高脂血症の治療に用いられると血糖コントロールが悪化する可能性があるが，非無作為化試験では自己免疫破壊からβ細胞を防御する可能性があることが示唆されている。葉酸とビタミンB_{12}は，ホモシステインの代謝に関与し，これらの血中濃度はホモシステイン濃度と負の関連を示した。T2D 患者では，血中ホモシステイン濃度は循環器イベントや死亡の重要な予測因子であり，おそらくこれは，酸化ストレスによってもたらされた内皮機能不全あるいは血管の構造特性の障害によるものである（Huijberts *et al*., 2005)。空腹時の血中ホモシステイン濃度の上昇は，女性において将来のT2D 発症を予測するバイオマーカーとなりうるようである（Cho *et al*., 2005a)。しかし，特定の測定値が実際に危険因子であることを確認するためには，無作為化比較試験を行い，測定値の改善が患者によい結果をもたらすことを示すことが望ましい。このような臨床研究は行われているが，ホモシステインの変化は脳卒中や心筋梗塞との関連は示さなかった（Bønaa *et al*., 2006；Loon *et al*., 2006)。

その他の糖尿病

単一遺伝子糖尿病

単一遺伝子糖尿病は，β細胞機能の遺伝的欠陥に関連した糖尿病の分類であり，しばしば高血糖を早期（一般的には25歳前）に発症する。単一遺伝子糖尿病の3つの一般的なタイプは，若年者の成人発症型糖尿病（MODY)，KIR6.2（KCNJ11）の変異，SURI（ABCC8）の変異である。MODY は，6つの共通遺伝子座の1つの突然変異に関連した常染色体優性疾患である。肝細胞の転写因子HNF-1αの第12染色体の突然変異が，疾患の最も頻度の高いタイプである。MODY 患者は，インスリン分泌障害を有するがインスリン作用は正常である。ATP 感受性カリウム輸送体遺伝子である KCNJ11 および ABCC8 の突然変異は，耐糖能異常と関連している（van Dam *et al*., 2005)。ほとんどの症例では，糖尿病のこれらのタイプは，インスリンよりむしろスルホニル尿素で最もよく管理され，血糖コントロールは通常は難しくない。

二次性糖尿病

膵臓に直接影響を及ぼす疾患は二次性糖尿病を引き起こす可能性がある（American Diabetes Association, 2010a)。糖尿病はまた，拮抗ホルモン産生の増加〔例えば，末端肥大症（過度の成長ホルモン），クッシング症候群（過度のコルチゾール），グルカゴン産生腫瘍（過度のグルカゴン），褐色細胞腫（過度のエピネフリン）〕を引き起こす内分泌障害に続発する可能性がある。薬物は，インスリン抵抗性をもたらし，膵臓β細胞を障害する可能性がある。インスリン抵抗性や内臓脂肪を増加させるステロイドや新抗精神病薬の投与は，内因性の能力を越えてインスリンの必要量を増加させる可能性がある（American Diabetes Association, 2004, 2010a；Centers for Disease Control and Prevention, 2008)。

嚢胞性線維症関連糖尿病（CFRD）は，CF 患者で最も頻度の高い共存症である。CF 患者に糖尿病が加わると，特に女性で，呼吸不全による死亡や重度の炎症肺疾患に加え，低栄養アウトカムに関連する（American Diabetes Association, 2010b)。

世界的な公衆衛生上の問題

世界の糖尿病人口は約3億6,600万人で，2011年には約460万人の死亡が糖尿病に起因していると推定された（International Diabetes Federation, 2011)。これらの高有病率および高死亡率の推定は，糖尿病が「21世紀における最大の健康問題のひとつである」と断定するために国際糖尿病連合（IDF）により確認された（International Diabetes Federation, 2011)。糖尿病患者の約70％は，低・中所得国に住んでおり，これらの国では糖尿病が最大の負担となっていることは広く認識されている（International Diabetes Federation, 2011)。 この重い負担は，高齢化，都市化，そして，その結果として生じる食事や身体活動の変化の結果であると示唆されている。しかし，いくつかの中所得国，特にインドや中国では，農村部の有病率が都市部の有病率に近づいており，これはおそらく機械化に関連している（Yang *et al*., 2010)。

世界における糖尿病の予防と治療のための直接医療費は，2010年は約3,760億米ドル，2030年までに4,900億米ドルを超えるものと推定される（Zhang *et al*., 2010)。特に発展途上国では，働き盛りの年齢の損失により総費用は相当高い。

糖尿病の一次・二次・三次予防を集団レベルで達成することは複雑な課題である。これらすべての3段階における栄養学的な課題に対処することは，糖尿病合併症の予防と治療への取組みと糖尿病発症予防への取組みの適切なバランスを確保するため，さまざまなパートナーが関与し連携することが必要である。医師の診察を超えた要素が，糖尿病のすべての分類を含む慢性疾患に対する予防および管理戦略において，大きな影響を与えるのは明らかである。アメリカでは，保険への加入，連邦および州政策，学校での適切な栄養と運動の機会，経費返済指針，政府の赤字，これらのすべては，糖尿病をいかによく予防し治療できるかについて，医療従事者あるいは患者に大きな影響を及ぼす可能性がある。一般的に，これらはオフィスで議論される課題ではないが，それらは栄養と糖尿病のあらゆる側面に対処するための大きな取組みに含まれなければならない（Jack *et al*., 2004；Ogilvie and Hamlet, 2005)。予防計画における資本力として，介入を計画，支援し，パートナーシップを育成し，進展状況を管理，評価するための強い経済基盤が必要である。これまでの取組みの多くは，特に糖尿病の発症リスクの高い地域において，糖尿病のリスクが高い人や糖尿病合併症の人を特定すること，糖尿病リスクの社会の認識を高めることが中心であった。

アメリカでは，ボランティア，専門家，科学者，民間部門での多くの取組みにより，これらの糖尿病の課題に対処している。National Institutes of Health and the Centers for Disease Control and Prevention（CDCP）のパートナーシップであるNational Diabetes Education Program（NDEP）は，200以上の公的および民間機関のなかで“連携団体”として努めようとしている。また，CDCP の Division of Diabetes Translationでは，糖尿病の負担を減らすために，糖尿病の公衆衛生サーベイランスシステム，トランスレーショナル・リサーチ，州ベースの糖尿病管理プログラム，公開情報などの地域インフラや環境問題に取り組んでいる（Murphy *et al*., 2004)。国立衛生研究所はまた，環境因子や地域インフラがどのように糖尿病や，他の慢性疾患リスク，肥満に関連しているのか，研究の焦点を広げて取り組んでいる。NDEP の積極的なメンバーであるADAは，統一した公式メッセージと慢性疾患の負担を減らすための栄養の役割に対応する推奨を提供するため，American Cancer SocietyとAmerican Heart Associationと連携している（Eyre *et al*., 2004)。

国際的な規模で，世界保健機関は，特に低・中所得地域および発展途上国に重点を置いて，国際基準や標準を定め，調査を促進し，予防を推奨することを主な目的とした糖尿病プログラムを開発した。このプログラムでの支援活動は，発展途上国における糖尿病の認識を高め，予防を促進するための取組みであるIDFとの共同プログラムであるDiabetes Action Nowの開発につながった（World Health Organization and International Diabetes Federation, 2004)。

世界的な糖尿病の負担に対する認識の高まりとともに，

予防や治療分野での科学的・経済的な研究が，この負担は生じないことを示した事実と同様に，糖尿病の複雑性に取り組む臨床的な戦略を完全なものとするため，社会的アプローチを発展させていくことが必要である。

将来の方向性

遺伝子間，遺伝子と栄養素間，遺伝子と栄養素と環境間の相互作用の理解は，糖尿病に関連した代謝調節異常の分子的機序に関する見識を与えることができる（Permutt *et al*., 2005；Roche *et al*., 2005；Phillips *et al*., 2008）。この遺伝的異質性は，臨床に関する不均一性とさまざまな薬剤（ステロイド，抗精神病薬など）によってマッチされる（American Diabetes Association *et al*., 2004）。

糖尿病や糖尿病合併症の一次および二次予防におけるMNTの有効性や栄養の役割に関する相当なエビデンスがある。しかし，肥満の有病率の急速な増加に関連した環境因子に対処するため，そして，肥満や運動不足のまん延を防ぐための効果的な技術を開発するため，追加の研究は必要である。これらは両方ともに容易に変化するため（年齢や人種/民族とは異なり），糖尿病の有病率の増加に寄与する。また，糖尿病の発症リスクにエネルギーバランス以外の栄養因子がどのように影響するのか検討が必要である。

現在の研究は，糖尿病や糖尿病合併症の発症予防において，減量法によるライフスタイル介入の長期間の有効性を評価した追加のエビデンスを与えるであろう。アメリカでは，MNTは，A1C，血圧，コレステロールの目標達成のための“ABC”キャンペーンにおいて重要な要素であるだけでなく，栄養はこれらの危険因子に取り組む現在の臨床試験に不可欠である。

体重増加の予防とコントロールには特に訓練が必要であることはよく理解されている。エビデンスに基づく過体重や肥満のガイドラインは，1998年にNational Heart, Lung, and Blood Instituteによって開発された（1998）。このガイドラインの最新版は現在開発中で，2011年の秋に公表される。以下のホームページで進捗状況が更新されている：http://www.nhlbi. nih.gov/guidelines/obesity/obesity2/index.htm。このガイドラインは，体重やBMIの測定および評価，体脂肪分布の測定（内臓脂肪蓄積の指標としての腹囲），全体のリスク状況の評価（糖尿病や関連因子），減量に対する意欲の評価を含む総合的な評価を推奨している（National Heart, Lung, and Blood Institute, 1998）。体重は頻繁に測定されるが，BMIの評価はあまり記録されず，腹囲を測ったり減量の意欲を評価する診療所はほとんどない。特に体脂肪分布や意欲について，体重評価を妨げる障害を評価する研究が必要である。最近の糖尿病予防研究は，食事，身体活動，行動療法を組み合わせた6か月間の総合的な介入で5～10%の減量を示した。DPPの分析では，たとえ減量が達成しなくとも，ライフスタイルの変化は効果があるかもしれないことを示している（Murphy *et al*., 2004；Wing *et al*., 2004；Wylie-Rosett *et al*., 2006）。

体重に関するもうひとつの議論は，減量を継続させることである。T2D患者を対象とした食事置き換えによる小規模な無作為化比較試験は，個別に献立を指導するよりも液状食に置換したほうが体重減少が大きいことを示した。しかし，先行研究では，献立を提示することと食事を提供することでは効果に差がないことを示した（Wing and Jeffery, 2001；Look AHEAD Research Group, 2003）。したがって，どのような食事を選択することを避ければ，目標エネルギー摂取量と減量を達成することが容易であるのかについて検討する必要がある。糖尿病患者における代謝パラメータに対するこれらの処方の短期および長期間の効果についてのさらなる研究が必要である。

一次予防（肥満のまん延を抑え，糖尿病発症を低下させる方法），二次予防（栄養素がどのように代謝コントロールや合併症の発症リスクの改善に役立てられるか），三次予防（栄養素がどのように合併症の治療やコントロールに役立てられるか）に取り組むため，この複合疾患の広範囲にわたり，栄養素がどのように糖尿病リスクと相互に作用するのか検討する必要がある。栄養関連の遺伝子の相互作用や細胞代謝に対する作用の研究から，地域，州，国，国際政策が及ぼす肥満や糖尿病の有病率への影響に関する研究に至るまで，幅広く研究するには，多くの研究方法が必要である。

糖尿病におけるMNTの長期目標は，代謝をできるだけ正常に近づけ，回復させることにより合併症を予防し遅らせることである。糖尿病のすべての分類において，高血圧や脂質異常症などの循環器疾患危険因子を減らすことが重要である。三大栄養素の比率は，T1Dでのライフスタイルに合わせたインスリンや，T2Dでの減量など多くの因子に基づき変化するかもしれない。微量栄養素の状態の評価は，コントロール不良の患者や，合併症を有する患者，リスクとなる他の要因を有する患者において必要である。

糖尿病患者の食事は1種類ではない。MNTは，個々の治療計画の評価や進展に基づくべきである。理想的には，医療チームと患者の意見を聞く登録栄養士は，患者の必要量を評価し，糖尿病やその合併症の代謝効果の改善に加えて総合的な健康への必要量を考慮した個人に合わせた治療計画を作成する。栄養は糖尿病患者において重要な役割を果たし続けるであろう。

前糖尿病からT2Dへの進展の予防が可能との確定的なエビデンスが得られたことにより，栄養学の概念と戦略は今まで以上により重要となってきている。糖尿病の発症リスクはライフスタイルや肥満と密接に関連している。したがって，次の大きな取組みは，重要な一次予防の方法を，積極的で実用的，広く利用できる行動プログラムへと変換することである。これらの取組みは，従来の栄養学よりもより必要とされ，公衆衛生，産業，政府，社会全体のかかわりを必要とするであろう。

（南里明子訳）

推奨文献

American Diabetes Association (2008) Position statement: nutrition recommendations and interventions for diabetes. *Diabetes Care* **31,** Suppl 1, S61–S78.

Franz, M.J., Powers, M.A., Leontos, C., *et al.* (2010) The evidence for medical nutrition therapy for type 1 and type 2 diabetes in adults. *J Am Diet Assoc* **110,** 1852–1889.

Mann, J.I., De Leeuw, I., Hermansen, K., *et al.* (2004) Evidence-based nutritional approaches to the treatment and prevention of diabetes mellitus. *Nutr Metab Cardiovasc Dis* **14,** 373–394.

Wylie-Rosett, J. and Vinicor, F. (2006) Diabetes mellitus In B.A. Bowman and R.M. Russell (eds), *Present Knowledge in Nutrition*, 9th Edn. International Life Sciences Institute, Washington, DC, pp. 669–686.

Wylie-Rosett, J., Albright, A.A., Apovian, C., *et al.* (2007) 2006–2007 American Diabetes Association Nutrition Recommendations: issues for practice translation. *J Am Diet Assoc* **107,** 1296–1304.

［文　献］

ADVANCE Collaborative Group, Patel, A., MacMahon, S., *et al.* (2008) Intensive blood glucose control and vascular outcomes in patients with type 2 diabetes. *N Engl J Med* **358,** 2560–2572.

Akerblom, H.K., Virtanen, S.M., Ilonen, J., *et al.* (2005) Dietary manipulation of beta cell autoimmunity in infants at increased risk of type 1 diabetes: a pilot study. *Diabetologia* **48,** 829–837.

American Diabetes Association (2000) Consensus Statement: Type 2 diabetes in children and adolescents. *Diabetes Care* **23,** 381–389.

American Diabetes Association (2008) Position statement: nutrition recommendations and interventions for diabetes. *Diabetes Care* **31,** Suppl 1, S61–S78.

American Diabetes Association (2010a) Position statement: diagnosis and classification of diabetes mellitus. *Diabetes Care* **33,** Suppl 1, S62–S69.

American Diabetes Association (2010b) Position statement: standards of medical care in diabetes. *Diabetes Care* **33,** Suppl 1, S11–S61.

American Diabetes Association, American Psychiatric Association, American Association of Clinical Endocrinologists, *et al.* (2004) Consensus development conference on antipsychotic drugs and obesity and diabetes. *Obes Res* **12,** 362–368.

American Dietetic Association (2002) *Nutrition Practice Guidelines for Type 1 and Type 2 Diabetes Mellitus (CD-ROM)*. American Dietetic Association, Chicago.

Anderson, J.W., Luan, J., and Høie, L.H. (2004a) Structured weight-loss programs: meta-analysis of weight loss at 24 weeks and assessment of effects of intervention intensity. *Adv Ther* **21,** 61–75.

Anderson, J.W., Randles, K.M., Kendall, C.W.C., *et al.* (2004b) Carbohydrate and fiber recommendations for individuals with diabetes: a quantitative assessment and meta-analysis of the evidence. *J Am Coll Nutr* **23,** 5–17.

Atkinson, M.A. (2005) ADA Outstanding Scientific Achievement Lecture 2004. Thirty years of investigating the autoimmune basis for type 1 diabetes: why can't we prevent or reverse this disease? *Diabetes* **54,** 1253–1263.

Avenell, A., Brown, T.J., McGee, M.A., *et al.* (2004) What are the long-term benefits of weight reducing diets in adults? A systematic review of randomized controlled trials. *J Hum Nutr Diet* **17,** 317–335.

Barnard, N.D., Cohen, J., Jenkins, D.J., *et al.* (2009) A low-fat vegan diet and a conventional diabetes diet in the treatment of type 2 diabetes: a randomized, controlled, 74-wk clinical trial. *Am J Clin Nutr* **89,** 1588S–1596S.

Barringer, T.A., Kirk, J.K., Santaniello, A.C., *et al.* (2003) Effect of a multivitamin and mineral supplement on infection and quality of life. *Ann Intern Med* **138,** 365–371.

Bateson, P., Barker, D., Clutton-Brock, T., *et al.* (2004) Developmental plasticity and human health. *Nature* **430,** 419–421.

Belalcazar, L.M., Reboussin, D.M., Haffner, S.M., *et al.* (2010) A one-year lifestyle intervention for weight loss in persons with type 2 diabetes reduces high C-reactive protein levels and identifies metabolic predictors of change, from the Look AHEAD (Action for Health in Diabetes) Study. *Diabetes Care* **33,** 2297–1303.

Billings, L.K., Fanelli, R.R., Taylor, A., *et al.* (2010) Discovery of novel variants in the SLC30A8 gene in the multiethnic cohort of the Diabetes Prevention Program (DPP). Poster session, 60th Annual Meeting,The American Society of Human Genetics, Washington, DC.

Bodington, M.J., McNally, P.G., and Burden, A.C. (1994) Cow's milk and type 1 childhood diabetes: no increase in risk. *Diabet Med* **11,** 663–665.

Bønaa, K.H., Njølstad, I., Ueland, P.M., *et al.* (2006) Homocysteine lowering and cardiovascular events after acute myocardial infarction. *N Engl J Med* **354,** 1578–1588.

Brand-Miller, J., Hayne, S., Petocz, P., *et al.* (2003) Low-glycemic index diets in the management of diabetes: a meta-analysis of randomized controlled trials. *Diabetes Care* **26,** 2261–2267.

Buchwald, H., Avidor, Y., Braunwald, E., *et al.* (2004) Bariatric surgery: a systematic review and meta-analysis. *JAMA* **292,** 1724–1737.

Canadian Diabetes Association Clinical Practice Guidelines Expert Committee. Canadian Diabetes Association (2008) Clinical practice guidelines for the prevention and management of diabetes in Canada. *Can J Diabetes* **32** (Suppl 1), S1–S201.

Cefalu, W.T. and Hu, F.B. (2004) Role of chromium in human health and in diabetes. *Diabetes Care* **27,** 2741–2751.

Centers for Disease Control and Prevention (2008) *National Diabetes Fact Sheet: General Information and National Estimates on Diabetes in the United States, 2007.* US Department of

Health and Human Services, Centers for Disease Control and Prevention, Atlanta, GA.

Centers for Disease Control and Prevention Primary Prevention Working Group (2004) Primary prevention of type 2 diabetes mellitus by lifestyle intervention: implications for health policy. *Ann Intern Med* **140,** 951–957.

Cho, N.H., Lim, S., Jang, H.C., *et al.* (2005a) Elevated homocysteine as a risk factor for the development of diabetes in women with a previous history of gestational diabetes mellitus: a 4-year prospective study. *Diabetes Care* **28,** 2750–2755.

Cho, S.H., Kim, T.H., Lee, N.H., *et al.* (2005b) Effects of Cassia tora fiber supplement on serum lipids in Korean diabetic patients. *J Med Food* **8,** 311–318.

Christiansen, E., Schnider, S., Palmvig, B., *et al.* (1997) Intake of a diet high in trans monounsaturated fatty acids or saturated fatty acids. Effects on postprandial insulinemia and glycemia in obese patients with NIDDM. *Diabetes Care* **20,** 881–887.

Cicero, A.F., Derosa, G., and Gaddi, A. (2004) What do herbalists suggest to diabetic patients in order to improve glycemic control? Evaluation of scientific evidence and potential risks. *Acta Diabetol* **41,** 91–98.

Clark, C.A., Gardiner, J., McBurney, M.I., *et al.* (2006) Effects of breakfast meal composition on second meal metabolic responses in adults with type 2 diabetes mellitus. *Eur J Clin Nutr* **60,** 1122–1129.

Connor, W.E. (2004) Will the dietary intake of fish prevent atherosclerosis in diabetic women? *Am J Clin Nutr* **80,** 535–536.

Coppell, K.J., Kataoka, M., Williams, S.M., *et al.* (2010) Nutritional intervention in patients with type 2 diabetes who are hyperglycaemic despite optimised drug treatment – Lifestyle Over and Above Drugs in Diabetes (LOADD) study: randomised controlled trial. *Br Med J* **341,** c3393.

Costacou, T., Ma, B., King, I.B., *et al.* (2008) Plasma and dietary vitamin E in relation to insulin secretion and sensitivity. *Diabetes Obes Metab* **10,** 223–228.

DAFNE Study Group (2002) Training in flexible, intensive insulin management to enable dietary freedom in people with type 1 diabetes: dose adjustment for normal eating (DAFNE) randomised controlled trial. *Br Med J* **325,** 746.

Davis, N., Forbes, B., and Wylie-Rosett, J. (2009) Nutritional strategies in type 2 diabetes. *Mt Sinai J Med* **76,** 257–268.

Delahanty, L.M. and Halford, B.N. (1993) The role of diet behaviors in achieving improved glycemic control in intensively treated patients in the Diabetes Control and Complications Trial. *Diabetes Care* **16,** 1453–1458.

Diabetes Control and Complications Trial Research Group (1988) Weight gain associated with intensive therapy in the diabetes control and complications trial. The DCCT Research Group. *Diabetes Care* **11,** 567–573.

Diabetes Control and Complications Trial Research Group (1993) The effect of intensive treatment of diabetes on the development and progression of long-term complications in insulin-dependent diabetes mellitus. *N Engl J Med* **329,** 977–986.

Diabetes Prevention Program Research Group (2002) The Diabetes Prevention Program (DPP): description of lifestyle intervention. *Diabetes Care* **25,** 2165–2171.

Duckworth, W., Abraira, C., Moritz, T., *et al.* (2009) Glucose control and vascular complications in veterans with type 2 diabetes. *N Engl J Med* **360,** 129–139.

Dullaart, R.P., Beusekamp, B.J., Meijer, S., *et al.* (1993) Long-term effects of protein-restricted diet on albuminuria and renal function in IDDM patients without clinical nephropathy and hypertension. *Diabetes Care* **16,** 483–492.

Esposito, K., Maiorino, M.I., Ciotola, M., *et al.* (2009) Effects of a Mediterranean-style diet on the need for antihyperglycemic drug therapy in patients with newly diagnosed type 2 diabetes: a randomized trial. *Ann Intern Med* **151,** 306–314.

Expert Panel on Detection, Evaluation, and Treatment of High Blood Cholesterol in Adults (2001) Executive Summary of the Third Report of the National Cholesterol Education Program (NCEP) Expert Panel on Detection, Evaluation, and Treatment of High Blood Cholesterol in Adults (Adult Treatment Panel III). *JAMA* **285,** 2486–2497.

Eyre, H., Kahn, R., Robertson, R.M., *et al.* (2004) Preventing cancer, cardiovascular disease, and diabetes: a common agenda for the American Cancer Society, the American Diabetes Association, and the American Heart Association. *Circulation* **109,** 3244–3255.

Flammang, A.M., Kendall, D.M., Baumgartner, C.J., *et al.* (2006) Effect of a viscous fiber bar on postprandial glycemia in subjects with type 2 diabetes. *J Am Coll Nutr* **25,** 409–414.

Franz, M.J., Bantle, J.P., Beebe, C.A., *et al.* (2002) Nutrition principles for the management of diabetes and related complications (technical review). *Diabetes Care* **17,** 490–518.

Franz, M.J., Powers, M.A., Leontos, C., *et al.* (2010) The evidence for medical nutrition therapy for type 1 and type 2 diabetes in adults. *J Am Diet Assoc* **110,** 1852–1889.

Freeman, J. (2005) Healthy eating 101. Know your fats. Protect your heart by replacing harmful types with healthier ones. *Diabetes Forecast* **58,** 29–64.

Fronczak, C.M., Barón, A.E., Chase, H.P., *et al.* (2003) In utero dietary exposures and risk of islet autoimmunity in children. *Diabetes Care* **26,** 3237–3242.

Garg, A. (1998) High-monounsaturated-fat diets for patients with diabetes mellitus: a meta-analysis. *Am J Clin Nutr* **67,** 577S–582S.

Genuth, S., Sun, W., Cleary, P., *et al.* (2005) Glycation and carboxymethyllysine levels in skin collagen predict the risk of future 10-year progression of diabetic retinopathy and nephropathy in the diabetes control and complications trial and epidemiology of diabetes interventions and complications participants with type 1 diabetes. *Diabetes* **54,** 3103–3111.

Gilbertson, H.R., Brand-Miller, J.C., Thorburn, A.W., *et al.* (2001) The effect of flexible low glycemic index dietary advice versus measured carbohydrate exchange diets on glycemic control in children with type 1 diabetes. *Diabetes Care* **24,** 1137–1143.

Gillis, B., Mobley, C., Stadler, D.D., *et al.* (2009) Rationale, design and methods of the HEALTHY study nutrition intervention component. *Int. J Obes (Lond)* **33,** S29–S36.

Hamman, R.F., Wing, R.R., Edelstein, S.L., *et al.* (2006) Effect of weight loss with lifestyle intervention on risk of diabetes. *Diabetes Care* **29,** 2102–2107.

Hansen, H.P., Tauber-Lassen, E., Jensen, B.R., *et al.* (2002) Effect of dietary protein restriction on prognosis in patients with diabetic nephropathy. *Kidney Int* **62,** 220–228.

HAPO Study Cooperative Research Group (2009) Hyperglycemia and Adverse Pregnancy Outcome (HAPO) Study: associations with neonatal anthropometrics. *Diabetes* **58,** 453–459.

HAPO Study Cooperative Research Group, Metzger, B.E., Lowe,

L.P., *et al.* (2008) Hyperglycemia and adverse pregnancy outcomes. *N Engl J Med* **358,** 1991–2002.

Harris, M.I. and Eastman, R.C. (1998) Is there a glycemic threshold for mortality risk? *Diabetes Care* **21,** 331–333.

Harris, M.I., Klein, R., Welborn, T.A., *et al.* (1992) Onset of NIDDM occurs at least 4–7 yr before clinical diagnosis. *Diabetes Care* **15,** 815–819.

Hartweg, J., Farmer, A.J., and Holman, R.R. (2009) Potential impact of omega-3 treatment on cardiovascular disease in type 2 diabetes. *Curr Opin Lipidol* **20,** 30–38.

HEALTHY Study Group, Foster, G.D., Linder, B., *et al.* (2010) A school-based intervention for diabetes risk reduction. *N Engl J Med* **363,** 443–453.

Howard, B.V. and Wylie-Rosett, J. (2002) Sugar and cardiovascular disease: a statement for healthcare professionals from the Committee on Nutrition of the Council on Nutrition, Physical Activity, and Metabolism of the American Heart Association. *Circulation* **106,** 523–527.

Huijberts, M.S.P., Becker, A., and Stehouwer, C.D.A. (2005) Homocysteine and vascular disease in diabetes: a double hit? *Clin Chem Lab Med* **43,** 993–1000.

Hyppönen, E., Läärä, E., Reunanen, A., *et al.* (2001) Intake of vitamin D and risk of type 1 diabetes: a birth-cohort study. *Lancet* **358,** 1500–1503.

Institute of Medicine (2005) *Dietary Reference Intakes for Energy, Carbohydrate, Fiber, Fat, Fatty Acids, Cholesterol, Protein, and Amino Acids.* National Academies Press, Washington, DC.

International Diabetes Federation (2011) *IDF Diabetes Atlas, 5th Ed.* International Diabetes Federation, Brussels.

Ismail-Beigi, F., Craven, T., Banerji, M.A., *et al.* (2010) Effect of intensive treatment of hyperglycaemia on microvascular outcomes in type 2 diabetes: an analysis of the ACCORD randomised trial. *Lancet* **376,** 419–430.

Jack, L., Jr, Liburd, L., Spencer, T., *et al.* (2004) Understanding the environmental issues in diabetes self-management education research: a reexamination of 8 studies in community-based settings. *Ann Intern Med* **140,** 964–971.

Jenkins, D.J., Kendall, C.W., Augustin, L.S., *et al.* (2002) Effect of wheat bran on glycemic control and risk factors for cardiovascular disease in type 2 diabetes. *Diabetes Care* **25,** 1522–1528.

Jenkins, D.J.A., Kendall, C.W.C., McKeown-Eyssen, G., *et al.* (2008) Effect of a low-glycemic index or a high-cereal fiber diet on type 2 diabetes. *JAMA* **300,** 2742–2753.

Johnson, R.K., Appel, L.J., Brands, M., *et al.* (2009) Dietary sugars intake and cardiovascular health: a scientific statement from the American Heart Association. *Circulation* **120,** 1011–1020.

Jovanovic, L. (1998) American Diabetes Association's Fourth International Workshop-Conference on Gestational Diabetes Mellitus: summary and discussion. Therapeutic interventions. *Diabetes Care* **21,** Suppl 2, B131–B137.

Jovanovic, L. (2000) Controversies in the diagnosis and treatment of gestational diabetes. *Cleve Clin J Med* **67,** 481–482.

Jovanovic, L. and Pettitt, D.J. (2001) Gestational diabetes mellitus. *JAMA* **286,** 2516–2518.

Karantonis, H.C., Fragopoulou, E., Antonopoulou, S., *et al.* (2006) Effect of fast-food Mediterranean-type diet on type 2 diabetics and healthy human subjects' platelet aggregation. *Diabetes Res Clin Pract* **72,** 33–41.

Knekt, P., Reunanen, A., Marniemi, J., *et al.* (1999) Low vitamin E status is a potential risk factor for insulin-dependent diabetes mellitus. *J Intern Med* **245,** 99–102.

Knowler, W.C., Barrett-Connor, E., Fowler, S.E., *et al.* (2002) Reduction in the incidence of type 2 diabetes with lifestyle intervention or metformin. *N Engl J Med* **346,** 393–403.

Kripke, C. (2005) Does a low glycemic index diet reduce CHD? *Am Fam Physician* **72,** 1224.

Landon, M.B., Spong, C.Y., Thom, E., *et al.* (2009) A multicenter, randomized trial of treatment for mild gestational diabetes. *N Engl J Med* **361,** 1339–1348.

Leary, J., Pettitt, D.J., and Jovanovič, L. (2010) Gestational diabetes guidelines in a HAPO world. *Best Practice and Research Clinical Endocrinology and Metabolism* **24,** 673–685.

Li, G., Zhang, P., Wang, J., *et al.* (2008) The long-term effect of lifestyle interventions to prevent diabetes in the China Da Qing Diabetes Prevention Study: a 20-year follow-up study. *Lancet* **371,** 1783–1789.

Lindström, J., Louheranta, A., Mannelin, M., *et al.* (2003) The Finnish Diabetes Prevention Study (DPS): Lifestyle intervention and 3-year results on diet and physical activity. *Diabetes Care* **26,** 3230–3236.

Liu, J.P., Zhang, M., Wang, W.Y., *et al.* (2004) Chinese herbal medicines for type 2 diabetes mellitus. *Cochrane Database Syst Rev* CD003642.

Lonn, E., Bosch, J., Yusuf, S., *et al.* (2005) Effects of long-term vitamin E supplementation on cardiovascular events and cancer: a randomized controlled trial. *JAMA* **293,** 1338–1347.

Lonn, E., Yusuf, S., Arnold, M.J., *et al.* (2006) Homocysteine lowering with folic acid and B vitamins in vascular disease. *N Engl J Med* **354,** 1567–1577.

Look AHEAD Research Group (2003) Look AHEAD (Action for Health in Diabetes): design and methods for a clinical trial of weight loss for the prevention of cardiovascular disease in type 2 diabetes. *Controlled Clin Trials* **24,** 610–628.

Look AHEAD Research Group (2010) Long-term effects of a lifestyle intervention on weight and cardiovascular risk factors in individuals with type 2 diabetes mellitus: four-year results of the Look AHEAD Trial. *Arch Intern Med* **170,** 1566–1575.

Look AHEAD Research Group, Pi-Sunyer, X., Blackburn, G., *et al.* (2007) Reduction in weight and cardiovascular disease risk factors in individuals with type 2 diabetes: one-year results of the look AHEAD trial. *Diabetes Care* **30,** 1374–1383.

Lovejoy, J.C. (2005) The impact of nuts on diabetes and diabetes risk. *Curr Diab Rep* **5,** 379–384.

Lu, Z.X., Walker, K.Z., Muir, J.G., *et al.* (2004) Arabinoxylan fibre improves metabolic control in people with Type II diabetes. *Eur J Clin Nutr* **58,** 621–628.

Ma, Y., Olendzki, B.C., Merriam, P.A., *et al.* (2008) A randomized clinical trial comparing low-glycemic index versus ADA dietary education among individuals with type 2 diabetes. *Nutrition* **24,** 45–56.

Magnoni, D., Rouws, C.H.F.C., Lansink, M., *et al.* (2008) Long-term use of a diabetes-specific oral nutritional supplement results in a low-postprandial glucose response in diabetes patients. *Diabetes Res Clin Pract* **80,** 75–82.

Mann, J.I., De Leeuw, I., Hermansen, K., *et al.* (2004) Evidence-based nutritional approaches to the treatment and prevention of diabetes mellitus. *Nutr Metab Cardiovasc Dis* **14,** 373–394.

Mayer, E.J., Hamman, R.F., Gay, E.C., *et al.* (1988) Reduced risk of IDDM among breast-fed children. The Colorado IDDM Registry. *Diabetes* **37,** 1625–1632.

Mayer-Davis, E.J., Sparks, K.C., Hirst, K., *et al.* (2004) Dietary intake in the Diabetes Prevention Program cohort: baseline and 1-year post-randomization. *Ann Epidemiol* **14,** 763–772.

Mostad, I.L., Bjerve, K.S., Bjorgaas, M.R., *et al.* (2006) Effects of n-3 fatty acids in subjects with type 2 diabetes: reduction of insulin sensitivity and time-dependent alteration from carbohydrate to fat oxidation. *Am J Clin Nutr* **84,** 540–550.

Muntoni, S. and Muntoni, S. (2006) Epidemiological association between some dietary habits and the increasing incidence of type 1 diabetes worldwide. *Ann Nutr Metab* **50,** 11–19.

Murakami, K., Okubo, H., and Sasaki, S. (2005) Effect of dietary factors on incidence of type 2 diabetes: a systematic review of cohort studies. *J Nutr Sci Vitaminol (Tokyo)* **51,** 292–310.

Murphy, D., Chapel, T., and Clark, C. (2004) Moving diabetes care from science to practice: The evolution of the National Diabetes Prevention and Control Program. *Ann Intern Med* **140,** 978–984.

Narendhirakannan, R.T., Subramanian, S., and Kandaswamy, M. (2005) Mineral content of some medicinal plants used in the treatment of diabetes mellitus. *Biol Trace Elem Res* **103,** 109–115.

Narita, T., Koshimura, J., Meguro, H., *et al.* (2001) Determination of optimal protein contents for a protein restriction diet in type 2 diabetic patients with microalbuminuria. *Tohoku J Exp Med* **193,** 45–55.

Nathan, D.M., Buse, J.B., Davidson, M.B., *et al.* (2009) Medical management of hyperglycemia in type 2 diabetes: a consensus algorithm for the initiation and adjustment of therapy: a consensus statement of the American Diabetes Association and the European Association for the Study of Diabetes. *Diabetes Care* **32,** 193–203.

Nathan, D.M., Cleary, P.A., Backlund, J.Y., *et al.* (2005) Intensive diabetes treatment and cardiovascular disease in patients with type 1 diabetes. *N Engl J Med* **353,** 2643–2653.

National Heart, Lung, and Blood Institute (1998) *Clinical Guidelines on the Identification, Evaluation, and Treatment of Overweight and Obesity in Adults: The Evidence Report*. National Institutes of Health, Bethesda, MD.

Nettleton, J.A. and Katz, R. (2005) n-3 long-chain polyunsaturated fatty acids in type 2 diabetes: A review. *J Am Diet Assoc* **105,** 428–440.

Nordmann, A.J., Nordmann, A., Briel, M., *et al.* (2006) Effects of low-carbohydrate vs low-fat diets on weight loss and cardiovascular risk factors: a meta-analysis of randomized controlled trials. *Arch Intern Med* **166,** 285–293.

Norris, J.M. and Scott, F.W. (1996) A meta-analysis of infant diet and insulin-dependent diabetes mellitus: do biases play a role? *Epidemiology* **7,** 87–92.

Norris, J.M., Barriga, K., Klingensmith, G., *et al.* (2003) Timing of initial cereal exposure in infancy and risk of islet autoimmunity. *JAMA* **290,** 1713–1720.

Norris, J.M., Beaty, B., Klingensmith, G., *et al.* (1996) Lack of association between early exposure to cow's milk protein and beta-cell autoimmunity. Diabetes Autoimmunity Study in the Young (DAISY). *JAMA* **276,** 609–614.

Norris, J.M., Yin, X., Lamb, M.M., *et al.* (2007) Omega-3 polyunsaturated fatty acid intake and islet autoimmunity in children at increased risk for type 1 diabetes. *JAMA* **298,** 1420–1428.

Norris, S.L., Zhang, X., Avenell, A., *et al.* (2004) Long-term effectiveness of lifestyle and behavioral weight loss interventions in adults with type 2 diabetes: a meta-analysis. *Am J Med* **117,** 762–774.

Norris, S.L., Zhang, X., Avenell, A., *et al.* (2005) Long-term effectiveness of weight-loss interventions in adults with pre-diabetes: a review. *Am J Prev Med* **28,** 126–139.

Obesity Education Initiative Expert Panel (1998) *Clinical Guidelines on the Identification, Evaluation, and Treatment of Overweight and Obesity in Adults: The Evidence Report*. US Department of Health and Human Services, Public Health Service, National Institutes of Health, National Heart, Lung, and Blood Institute.

Ogilvie, D. and Hamlet, N. (2005) Obesity: the elephant in the corner. *Br Med J* **331,** 1545–1548.

Orchard, T.J., Temprosa, M., Goldberg, R., *et al.* (2005) The effect of metformin and intensive lifestyle intervention on the metabolic syndrome: the Diabetes Prevention Program randomized trial. *Ann Intern Med* **142,** 611–619.

Pan, X.R., Li, G.W., Hu, Y.H., *et al.* (1997) Effects of diet and exercise in preventing NIDDM in people with impaired glucose tolerance. The Da Qing IGT and Diabetes Study. *Diabetes Care* **20,** 537–544.

Pedersen, H., Petersen, M., Major-Pedersen, A., *et al.* (2003) Influence of fish oil supplementation on in vivo and in vitro oxidation resistance of low-density lipoprotein in type 2 diabetes. *Eur J Clin Nutr* **57,** 713–720.

Permutt, M.A., Wasson, J., and Cox, N. (2005) Genetic epidemiology of diabetes. *J Clin Invest* **115,** 1431–1439.

Phillips, C.M., Tierney, A.C., and Roche, H.M. (2008) Gene–nutrient interactions in the metabolic syndrome. *J Nutrigenet Nutrigenomics* **1,** 136–151.

Pijls, L.T., de Vries, H., van Eijk, J.T., *et al.* (2002) Protein restriction, glomerular filtration rate and albuminuria in patients with type 2 diabetes mellitus: a randomized trial. *Eur J Clin Nutr* **56,** 1200–1207.

Pomerleau, J., Verdy, M., Garrel, D.R., *et al.* (1993) Effect of protein intake on glycaemic control and renal function in type 2 (non-insulin-dependent) diabetes mellitus. *Diabetologia* **36,** 829–834.

Pooya, S., Jalali, M.D., Jazayery, A.D., *et al.* (2010) The efficacy of omega-3 fatty acid supplementation on plasma homocysteine and malondialdehyde levels of type 2 diabetic patients. *Nutr Metab Cardiovasc Dis* **20,** 326–331.

Prentice, A.M., Rayco-Solon, P., and Moore, S.E. (2005) Insights from the developing world: thrifty genotypes and thrifty phenotypes. *Proc Nutr Soc* **64,** 153–161.

Roche, H.M., Phillips, C., and Gibney, M.J. (2005) The metabolic syndrome: the crossroads of diet and genetics. *Proc Nutr Soc* **64,** 371–377.

Rydén, L., Standl, E., Bartnik, M., *et al.* (2007) Guidelines on diabetes, pre-diabetes, and cardiovascular diseases: executive summary. The Task Force on Diabetes and Cardiovascular Diseases of the European Society of Cardiology (ESC) and of the European Association for the Study of Diabetes (EASD). *Eur Heart J* **28,** 88–136.

Salas-Salvado, J., Bullo, M., Babio, N., *et al.* (2011) Reduction in the incidence of type 2 diabetes with the Mediterranean diet. *Diabetes Care* **34,** 14–19.

Schulz, M., Liese, A.D., Mayer-Davis, E.J., *et al.* (2005) Nutritional correlates of dietary glycaemic index: new aspects from a population perspective. *Br J Nutr* **94,** 397–406.

Schwartz, J.R., Marsh, R.G., and Draelos, Z.D. (2005) Zinc and skin health: overview of physiology and pharmacology. *Dermatol Surg* **31,** 837–847.

SEARCH for Diabetes in Youth Study Group (2006) The burden of diabetes mellitus among US youth: prevalence estimates from the SEARCH for Diabetes in Youth Study. *Pediatrics* **118,** 1510–1518.

Shai, I., Schwarzfuchs, D., Henkin, Y., *et al.* (2008) Weight loss with a low-carbohydrate, Mediterranean, or low-fat diet. *N Engl J Med* **359,** 229–241.

Sheard, N.F., Clark, N.G., Brand-Miller, J.C., *et al.* (2004) Dietary carbohydrate (amount and type) in the prevention and management of diabetes: a statement by the American Diabetes Association. *Diabetes Care* **27,** 2266–2271.

Sievenpiper, J.L., Carleton, A.J., Chatha, S., *et al.* (2009) Heterogeneous effects of fructose on blood lipids in individuals with type 2 diabetes. *Diabetes Care* **32,** 1930–1937.

Skyler, J.S., Bergenstal, R., Bonow, R.O., *et al.* (2009) Intensive glycemic control and the prevention of cardiovascular events: Implications of the ACCORD, ADVANCE, and VA Diabetes Trials: A Position Statement of the American Diabetes Association and a Scientific Statement of the American College of Cardiology Foundation and the American Heart Association. *J Am Coll Cardiol* **53,** 298–304.

Snell-Bergeon, J.K., Chartier-Logan, C., Maahs, D.M., *et al.* (2009) Adults with type 1 diabetes eat a high-fat atherogenic diet that is associated with coronary artery calcium. *Diabetologia* **52,** 801–809.

Speight, J., Amiel, S.A., Bradley, C., *et al.* (2010) Long-term biomedical and psychosocial outcomes following DAFNE (Dose Adjustment For Normal Eating) structured education to promote intensive insulin therapy in adults with sub-optimally controlled Type 1 diabetes. *Diabetes Res Clin Pract* **89,** 22–29.

Stratton, I.M., Adler, A.I., Neil, H.A.W., *et al.* (2000) Association of glycaemia with macrovascular and microvascular complications of type 2 diabetes (UKPDS 35): prospective observational study. *Br Med J* **321,** 405–412.

Tapola, N., Karvonen, H., Niskanen, L., *et al.* (2005) Glycemic responses of oat bran products in type 2 diabetic patients. *Nutr Metab Cardiovasc Dis* **15,** 255–261.

Thomas, D. and Elliott, E.J. (2009) Low glycaemic index, or low glycaemic load, diets for diabetes mellitus. *Cochrane Database Syst Rev* CD006296.

Toole, J.F., Malinow, M.R., Chambless, L.E., *et al.* (2004) Lowering homocysteine in patients with ischemic stroke to prevent recurrent stroke, myocardial infarction, and death: the Vitamin Intervention for Stroke Prevention (VISP) randomized controlled trial. *JAMA* **291,** 565–575.

TRIGR Study Group (2007) Study design of the Trial to Reduce IDDM in the Genetically at Risk (TRIGR). *Pediatr Diabetes* **8,** 117–137.

Tuomilehto, J., Lindström, J., Eriksson, J.G., *et al.* (2001) Prevention of type 2 diabetes mellitus by changes in lifestyle among subjects with impaired glucose tolerance. *N Engl J Med* **344,** 1343–1350.

Tushuizen, M.E., Diamant, M., and Heine, R.J. (2005) Postprandial dysmetabolism and cardiovascular disease in type 2 diabetes. *Postgrad Med J* **81,** 1–6.

UK Prospective Diabetes Study Group (1998a) Effect of intensive blood-glucose control with metformin on complications in overweight patients with type 2 diabetes (UKPDS 34). *Lancet* **352,** 854–865.

UK Prospective Diabetes Study Group (1998b) Intensive blood-glucose control with sulphonylureas or insulin compared with conventional treatment and risk of complications in patients with type 2 diabetes (UKPDS 33). *Lancet* **352,** 837–853.

UK Prospective Diabetes Study Group (1998c) Tight blood pressure control and risk of macrovascular and microvascular complications in type 2 diabetes: UKPDS 38. *Br Med J* **317,** 703–713.

US Department of Health and Human Services (2010) *Diabetes Prevention and Control: A Public Health Imperative.* http://www.healthierus.gov/steps/summit/prevportfolio/strategies/reducing/diabetes/contents_diabetes.htm [2010, 08/17].

Uusitupa, M. (2005) Gene–diet interaction in relation to the prevention of obesity and type 2 diabetes: Evidence from the Finnish Diabetes Prevention Study. *Nutr Metab Cardiovasc Dis* **15,** 225–233.

Uusitupa, M., Lindi, V., Louheranta, A., *et al.* (2003) Long-term improvement in insulin sensitivity by changing lifestyles of people with impaired glucose tolerance: 4-year results from the Finnish Diabetes Prevention Study. *Diabetes* **52,** 2532–2538.

Vaarala, O. (2005) Is type 1 diabetes a disease of the gut immune system triggered by cow's milk insulin? *Adv Exp Med Biol* **569,** 151–156.

Vaarala, O., Knip, M., Paronen, J., *et al.* (1999) Cow's milk formula feeding induces primary immunization to insulin in infants at genetic risk for type 1 diabetes. *Diabetes* **48,** 1389–1394.

van Dam, R.M. and Hu, F.B. (2005) Coffee consumption and risk of type 2 diabetes: a systematic review. *JAMA* **294,** 97–104.

van Dam, R.M., Hoebee, B., Seidell, J.C., *et al.* (2005) Common variants in the ATP-sensitive K+ channel genes KCNJ11 (Kir6.2) and ABCC8 (SUR1) in relation to glucose intolerance: population-based studies and meta-analyses. *Diabet Med* **22,** 590–598.

Venters, J.Y., Hunt, A.E., Pope, J.F., *et al.* (2004) Are patients with diabetes receiving the same message from dietitians and nurses? *Diabetes Educ* **30,** 293–300.

Virtanen, S.M., Hyppönen, E., Läärä, E., *et al.* (1998) Cow's milk consumption, disease-associated autoantibodies and type 1 diabetes mellitus: a follow-up study in siblings of diabetic children. Childhood Diabetes in Finland Study Group. *Diabet Med* **15,** 730–738.

Virtanen, S.M., Kenward, M.G., Erkkola, M., *et al.* (2006) Age at introduction of new foods and advanced beta cell autoimmunity in young children with HLA-conferred susceptibility to type 1 diabetes. *Diabetologia* **49,** 1512–1521.

Vlassara, H., Cai, W., Crandall, J., *et al.* (2002) Inflammatory mediators are induced by dietary glycotoxins, a major risk factor for diabetic angiopathy. *Proc Natl Acad Sci USA* **99,** 15596–15601.

Vuksan, V., Whitham, D., Sievenpiper, J.L., *et al.* Supplementation of conventional therapy with the novel grain Salba (*Salvia hispanica* L.) improves major and emerging cardiovascular risk factors in type 2 diabetes: results of a randomized controlled trial. *Diabetes Care* **30,** 2804–2810.

Whiting, D., Unwin, N., and Roglic, G. (2010) Diabetes: equity and social determinants. In E. Blas and A.S. Kurup (eds), *Equity, Social Determinants and Public Health*. World Health Organization, Geneva, pp. 77–94.

Wild, S., Roglic, G., Green, A., *et al.* (2004) Global prevalence of diabetes: estimates for the year 2000 and projections for 2030. *Diabetes Care* **27,** 1047–1053.

Wing, R.R. and Jeffery, R.W. (2001) Food provision as a strategy to promote weight loss. *Obes Res* **9,** 271S–275S.

Wing, R.R., Hamman, R.F., Bray, G.A., *et al.* (2004) Achieving weight and activity goals among diabetes prevention program lifestyle participants. *Obes Res* **12,** 1426–1434.

Wolever, T.M., Gibbs, A.L., Mehling, C., *et al.* (2008) The Canadian Trial of Carbohydrates in Diabetes (CCD), a 1-y controlled trial of low-glycemic-index dietary carbohydrate in type 2 diabetes: no effect on glycated hemoglobin but reduction in C-reactive protein. *Am J Clin Nutr* **87,** 114–125.

Woodman, R.J., Mori, T.A., Burke, V., *et al.* (2002) Effects of purified eicosapentaenoic and docosahexaenoic acids on glycemic control, blood pressure, and serum lipids in type 2 diabetic patients with treated hypertension. *Am J Clin Nutr* **76,** 1007–1015.

World Health Organization (2011) Use of glycated haemoglobin (HbA1c) in the diagnosis of diabetes mellitus (WHO/NMH/CHP/CPM/11.1). World Health Organization, Geneva. http://www.who.int/diabetes/publications/report-hba1c_2011.pdf.

World Health Organization and International Diabetes Federation (2004) *Diabetes Action Now*. World Health Organization, Geneva.

Wylie-Rosett, J., Herman, W.H., and Goldberg, R.B. (2006) Lifestyle intervention to prevent diabetes: intensive and cost effective. *Curr Opin Lipidol* **17,** 37–44.

Wylie-Rosett, J., Segal-Isaacson, C.J., and Segal-Isaacson, A. (2004) Carbohydrates and increases in obesity: does the type of carbohydrate make a difference? *Obes Res* **12,** Suppl 2, 124S–129S.

Yang, W., Lu, J., Weng, J., *et al.* (2010) Prevalence of diabetes among men and women in China. *N Engl J Med* **362,** 1090–1101.

Yoon, J.W. and Jun, H.S. (2005) Autoimmune destruction of pancreatic beta cells. *Am J Ther* **12,** 580–591.

Zhang, P., Zhang, X., Brown, J., *et al.* (2010) Global healthcare expenditure on diabetes for 2010 and 2030. *Diabetes Res Clin Pract* **87,** 293–301.

Ziai, S.A., Larijani, B., Akhoondzadeh, S., *et al.* (2005) Psyllium decreased serum glucose and glycosylated hemoglobin significantly in diabetic outpatients. *J Ethnopharmacol* **102**, 202–207.

50
骨粗鬆症

John J. B. Anderson

要　約

高齢者における骨の健康を維持するための栄養の役割に関する知見は，この10年間に蓄積されてきた。本章では，高齢期に発症する骨粗鬆症に影響を与える栄養素の必要量に焦点を当てる。カルシウムの必要量は，他の栄養素に比べて，無作為化対照比較試験のメタアナリシスにより慎重に策定されてきた。いくつかの他の栄養素，すなわち，リン，ビタミンD，ビタミンK，タンパク質は，骨の健康ならびに骨粗鬆症や脆弱性骨折の予防あるいは遅延のために重要であることは間違いない。習慣的な身体活動，禁煙，飲酒しているとすれば適度な飲酒などの健康的な生活習慣に加えて，すべての栄養素がバランスよく含まれる健康的な食事は，高齢者の骨の健康増進のための好ましい方策であることに変わりはない。身体活動は，筋肉量，身体の均勢/バランス，そして全般的な臓器の健康維持に貢献する。つまり，健全な食生活と日常的な身体活動は，高齢者の骨の健康増進に寄与するとともに，骨粗鬆症およびこれによる骨折の予防あるいは遅延に貢献するものである。

はじめに

若齢期における骨の発育は，高齢期の骨の健康に大きく影響する。若齢期に形成されるヒトの骨モデルにおいて，10代前半あるいは10歳以前では男子よりも発育が早い女子のほうが可塑性であることが示唆されている。成長期の子供および青少年において，適正な骨量への到達と骨格の形成のために必要な栄養は，身体活動とともに，高齢期における骨粗鬆症の予防あるいは遅延にとって重要な礎石となる（Weaver and Heaney, 2008）。

骨粗鬆症は通常は高齢期に発症するが，20歳までの食事や生活習慣に強く影響を受ける骨の成長異常である。骨粗鬆症の病因は複雑であり，最近明らかにされた遺伝的素因のほかに，食事や生活習慣などの環境因子によって大きく影響される。したがって，骨粗鬆症は多くの病因から成る疾病であり，厳密にいえば，単にカルシウム欠乏による疾病ではない。

遺伝的解析では，骨量の変化に対する環境因子の寄与率は20%であることが示唆されている（Ralston and Uitterlinden, 2010）。骨の健康に対する食事と身体活動の寄与率は同等である。したがって，骨格の発達や維持に対する食事の影響を評価する研究では，身体活動の影響も考慮する必要がある。成人期および高齢期の歩行やその他の活動における筋骨格システムの機能は，おそらく食事因子よりも強く骨の健康維持に関連している。

一方，遺伝素因は骨の健康に大きな影響を与える，すなわち，骨量の変化の80%以上は遺伝素因に関連している。骨代謝における人種的および民族的な差異はこれまでに明らかにされているが，代謝の違いを説明するメカニズムに関連する遺伝因子は同定されていない。実際，骨組織の発達とその後の維持の両方に関連する特定の遺伝子は依然として不明である。多くの遺伝子が骨細胞，さらには骨組織の機能の制御に関連すると考えられている。しかし一方で，骨組織における栄養素と遺伝子の相互作用はほとんど解明されていない。

骨粗鬆症と骨減少症の定義

骨の有機基質と無機質，両者の量の低下と微細構造の異常の組合わせが骨粗鬆症の特徴である。低骨塩量（bone mineral content：BMC）または低骨密度（bone mineral density：BMD）は，二重エネルギーX線吸収法（dual-energy X-ray absorptiometry：DXA）により測定する。一方，微細構造の異常は，組織形態計測と骨強度の物理的試験により評価する。骨粗鬆症は，DXA

表50.1　世界保健機関健常若齢成人（20～29歳）の正常 DXA 測定値を下回る骨密度カットポイント

骨状態の分類	健常若齢成人と比較した BMD の値
正常	同性の平均値を下回ること 1 SD 未満
骨減少症	同性の平均値を下回ること 1～2.5SD の範囲
骨粗鬆症	同性の平均値に対して2.5SD を超える減少

BMD：骨密度，DXA：二重エネルギー X 線吸収法，SD：標準偏差。

によって測定される骨量減少の度合いによって骨減少症と区別される。世界保健機関（WHO）はこれらの定義を，健常な若齢成人（20～29歳）の正常な骨量に対するカットポイントとして表50.1のように示している。

骨粗鬆症性骨折の公衆衛生上の費用は膨大であり，2005年のアメリカにおいては，年間およそ170億ドルと推察されている（National Osteoporosis Foundation, 2010）。多くは大腿骨骨折によるもので，治療には高度な医療措置，入院，リハビリテーションが必要となる。大腿骨骨折後12か月の死亡率は20％であると推定されており，これはたいへん高い確率である。より一般的な椎体骨折は，大腿骨骨折に比べて通常の医療措置も軽度であり，費用も少なく，死亡率もたいへん低い。

骨粗鬆症の疫学

骨粗鬆症の疫学は用いる定義によって複雑である。

DXA による測定は，主要な骨折部位である腰椎と大腿骨近位部の骨粗鬆症の診断に用いられるが，測定値が低いからといってすべての骨粗鬆症患者に骨折があるわけではない。そのため，DXA によって感知される因子以外に骨折の予防あるいは誘引に寄与する因子があるはずである。これらの因子のひとつには広義での食事が含まれるかもしれないし，また，身体活動や筋骨格のフィットネスは明らかに骨折を予防する因子である。その他，成長期の卵巣機能低下と同様に，喫煙や飲酒の習慣などの環境因子は，骨に対して悪影響を与える因子である。高齢者においては，骨折につながる転倒の頻度が，その他の決定的な因子である。

罹患率と有病率

DXA による骨量測定は高齢者ではあまり行われないため，骨粗鬆症の統計は骨折の推計を基本として行われる。アメリカでは，200万人の入院高齢者における有病率は，大腿骨近位部骨折が70％，腰椎およびその他の部位が30％と推定されている。しかし，ほとんどの腰椎骨折者は報告されないため，全骨折者数は正確ではない。高齢者における1年当たりの新たな骨折の発生数は，その多くが入院するため，より正確である。2005年のアメリカにおける骨折の総数（大腿骨近位部とその他の部位）は，300,000件と報告されている（National Osteoporosis Foundation, 2008）。また，2010年のアメリカの骨粗鬆症の総患者数は1,200万人（National Osteoporosis Foundation, 2010）であり，50歳以上での男女比はおおよそ 4：1 である。発展途上国の有病率は，平均余命の継続した延長により，さらに増加している。

環境と食事のリスク因子

身体活動の不足など，生涯を通じて骨粗鬆症の環境リスク因子は多い。栄養面でのリスク因子も多いが，ここではいくつかの栄養素について簡単に述べる（表50.2）。食事由来の主要栄養素は健康な骨組織の維持に必要であるが，この件については決着がついていないものの，慢性的な酸産生動物性タンパク質の過剰摂取は，高カルシウム尿症を引き起こして骨に悪影響を及ぼす（Kerstetter *et al*., 2003）。しかし，良質のタンパク質の適量の摂取は，コラーゲンやその他の骨基質タンパク質の維持，ひいては骨強度の維持に必要である。

カルシウム，リンおよびビタミン D の不十分な摂取は，低骨量および骨粗鬆症の主要な原因であることが十分に証明されているが，これらの栄養素の骨代謝における関係は複雑である（次項の「骨粗鬆症の病態生理学」を参照）。食事中のタンパク質，特に上質な素材からの摂取不足は，晩年における骨の健康に悪影響を与える。また，食事性のビタミン K の不足も骨の健康に悪影響を与えるが，ビタミン K と骨代謝との関連を示した前向き研究は限られている（Knapen *et al*., 2007）。ω-3 系脂肪酸の不足も骨の健康低下に関連していることが示唆されているが，この関連はまだ臨床試験で検証されていない。その他の栄養素の不足が骨の健康に及ぼす影響については，ヒト試験による検証が十分でない。

骨粗鬆症の病態生理学

骨粗鬆症はいくつかの器官の機能低下により発症するが，高齢期においては，少なくとも1つのホルモン，すなわち副甲状腺ホルモン（parothyroid hormone：PTH）の血中濃度が，一般的に基準値内ではあるが高値を示す。ここで述べる骨組織に影響を及ぼす各々の主要な機能変化は，加齢に伴い強まる。

エストロゲンとアンドロゲン産生の低下

性ホルモンは一般的に高齢期に低下する。卵巣からのエストロゲン分泌は，40代初めに急激に低下し，典型的な閉経後期間の始まりである50代前半で最低レベルに達する。アンドロゲン，主にテストステロンは，典型的には60代初期より緩やかに低下する。これらのホルモンは骨量維持に対してアナボリックに作用する。これらのホ

表50.2　栄養に関する骨粗鬆症のリスク因子：栄養素の欠乏と過剰摂取

各栄養素	懸念される摂取量		骨格への悪影響
	欠乏	過剰	
カルシウム	×		低骨量，骨折
		×	血管の石灰化，腎結石
リン	×		低骨量，骨折
		×	副甲状腺機能亢進症，骨減少
ビタミンD	×		骨軟化症，低骨量
		×	ビタミンD過剰症，異所性石灰化
動物性タンパク質	×		低骨基質，低石灰化
		×	酸性負荷，骨減少（？）
ビタミンK	×		低カルボキシル化オステオカルシン，低骨量
		×	不明
ビタミンA	×		骨形成の低下
		×	骨吸収の亢進
マグネシウム	×		不明
		×	不明
フッ素	×		低骨量（？）
		×	フッ素中毒症

ルモンの低下あるいは欠乏は，晩年における骨減少を亢進させる。

骨組織の変化：骨量と骨構造の低下

高齢期では骨吸収が骨形成を上回り，最終的には骨量と微細構造は徐々に消失する。これにより，特に海綿骨における脆弱性が増し，骨折リスクが増大する（図50.1 A，B）。骨吸収率の増加，すなわち骨の代謝回転は，性ホルモンの分泌低下ばかりでなく，慢性的な血清副甲状腺ホルモン（parathyroid hormone：PTH）濃度の上昇によって引き起こされる。食事性カルシウムの増加により，血清PTHは基準値内で低下し（McKane *et al*., 1996），これにより骨折リスクは低下すると考えられる（後述）。

腸管におけるカルシウム吸収の低下

閉経後まもない女性においては，血清25-ヒドロキシビタミンD濃度が低下することなく腸管におけるカルシウム吸収が低下すると報告されている（Nordin *et al*., 2004）。この腸管におけるカルシウム吸収の低下が，細胞に取り込まれ，カルシウム結合タンパク質を合成するホルモンとしてのビタミンD（カルシトリオール）の活性低下によるものなのか，あるいはビタミンDとは関連しないその他のメカニズムによるものなのかは不明である。おそらく，高齢期においても，腎臓における前駆体カルシジオールからのカルシトリオールの合成は最適な状態を維持しているであろう。しかし，腎機能は一般的に加齢とともに低下することから，腎機能の低下という観点からカルシトリオールの合成が低下することは想像に難くない（後述参照）。

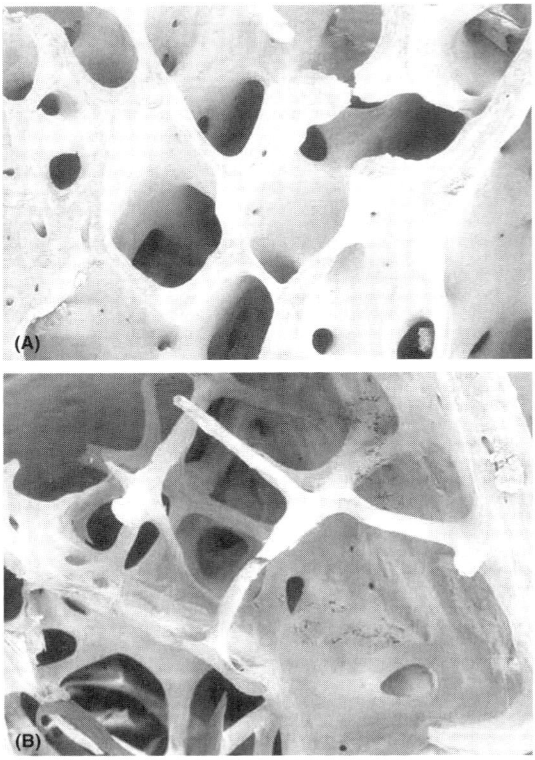

図50.1　小柱骨または海綿骨における骨の脆弱性の増加と骨折リスクの増大を示す位相差電子顕微鏡写真

A：正常な海綿骨の微細構造。しっかりした支柱（横の部分）と垂直な骨梁が観察される，B：支柱または骨梁の骨吸収が亢進して連結が途切れている骨粗鬆症患者の海綿骨。

再掲許可を得て掲載。著作権はDr. David W. Dempster 2001。

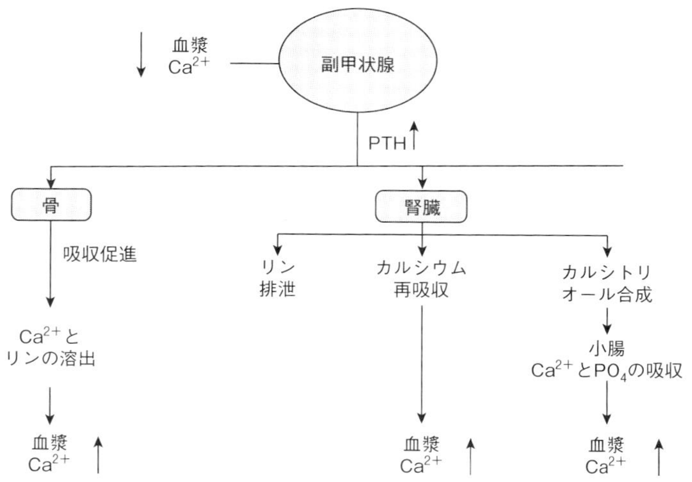

図50.2　副甲状腺ホルモンによる血清カルシウムイオン濃度の恒常性維持
上向き矢印は増加，下向き矢印は減少を示す。
Ontjes, in Anderson *et al*.（2011）より改変。

高齢期においてはカルシウムの吸収効率は低下するが，一方，リン吸収は低下しないと考えられている。カルシウムの吸収はリンが血中に移行する速度に比べて遅いこと，そしてカルシウムの吸収効率も低下しているため，高齢者における食後早期のPTH反応性はより高まっている可能性がある（Anderson, 1991）。

腎機能の低下

骨に影響する腎機能の主な低下は糸球体濾過率（glomerular filtration rate：GFR）の低下で，これが高リン血症と二次性副甲状腺機能亢進症を引き起こすのかもしれない。血清リン濃度の急激な上昇は，若齢成人や閉経前女性において観察されるように，血清カルシウム濃度を低下させるとともに，直接PTHの分泌を促進する（Calvo *et al*., 1990；Kemi *et al*., 2009）。この現象が，50歳以上の成人でも観察されるものなのかは明らかでない。しかし，食事からの過剰なリン摂取は，特にGFRの低下を伴いながら，PTHの上昇による破骨細胞を介した骨吸収を引き起こし，最終的には骨量を減少させる。

副甲状腺ホルモンの分泌亢進

PTHは，血清カルシウム濃度，すなわち生理的濃度としてのイオン化カルシウム濃度（1.25mmol/L）を厳格に維持するため，分単位でこれを調節している。食事からのカルシウム量が不十分である場合，血清カルシウム濃度は低下し，副甲状腺からのPTH分泌が亢進する。カルシウム代謝の恒常性は，PTHの2つの作用により維持されている。ひとつは，骨吸収を含む骨からのカルシウムの溶出であり，もうひとつは腎尿細管からのカルシウムの再吸収の亢進である。加えて，血清リンイオン濃度は，PTHの増加により低下する。図50.2は，PTHの骨，腎臓，そして間接的ではあるが小腸における作用を模式的に示している。カルシウムを豊富に含む食事を摂取した場合には，これと逆の作用が起こる。これらの恒常性の変化により，血清カルシウムイオンが厳格に調節されている。

腎臓における1,25-ジヒドロキシビタミンDの合成

2番目に重要な適応反応は，適切なカルシウム出納（児童においては正の出納，成人においてはゼロ出納）を維持するために，ゆっくりと起こる。カルシウム摂取量が低い場合（＜500mg/日），緩徐な低カルシウム血症がPTHの分泌を促し，その後，前駆体からのカルシトリオールの合成が亢進する。高濃度の血清カルシトリオールは，小腸の吸収細胞に働いてカルシウム吸収を亢進し，カルシウムの出納を正常化させる。このビタミンDの遺伝子を介したホルモン作用は，小腸細胞において，カルシウムの吸収を促進するカルシウム結合タンパク質の合成を促す。正常腎機能（正常GFR）の高齢者では，腎臓におけるカルシトリオールの合成は依然として正常である。加齢や疾病によってGFRが低下すると，カルシウム不足に反応して起こるカルシトリオールの合成が低下する。

骨に影響する栄養因子の実験動物モデルならびに *in vitro* 試験

食事因子，特にカルシウムに関しては，異なるライフステージにおける骨に対する影響を検証するための多くの動物試験が実施されている。

げっ歯類の実験は骨代謝の概念を理解するためには有用であるが，長期間の実験では，げっ歯類の骨代謝はヒトの骨代謝とは乖離している。げっ歯類の骨格形成は，ヒトの骨代謝と異なり，生涯を通して継続する。したがって，ラットやマウスは骨粗鬆症の実験モデルとしては適切でない。骨代謝の実験，特に短期間の実験には，イヌやブタがより適切であろう。しかし，これらを骨粗鬆症のモデルとして利用するには限界がある。生殖機能の喪失に伴う高齢期の骨量減少を研究するために数種類のサルを使った霊長類モデルが利用されている。しかし，これらのモデルはヒトの骨代謝とは多くの点で異なっている。また，コストが高いこともこれらの実験の限界である。

要約すると，食事と骨代謝の関連を明らかにするための動物試験の結果は有用であるが，ヒトの骨粗鬆症の発症に関する代謝機序を理解するのに圧倒的に有益であるとはいえない。*in vitro* 試験は，骨粗鬆症に関連する栄養素やホルモンを培地に添加して細胞の変化を調べる試験に限られている。

高齢者の骨に影響する栄養因子に関する試験

いくつかの栄養素が骨の健康に重要であることが示されているが，本章ではカルシウム，リン，ビタミンD，タンパク質およびビタミンKに焦点を当てる。骨の健康に関連するその他の栄養素については簡単に触れる。

観察研究

高齢女性において，日常的な推奨量のカルシウム摂取は骨に有益であると長年考えられてきたが，現在の規準から判断すると，これらの研究デザインは厳密にいって適切ではない。例えば，Nordin（1960）の報告は，800～1,000mgのカルシウム摂取は，すべての人々の骨の健康に適切な摂取量であり，1日当たり500mgのカルシウムしか含まないアジアの食事は，著しく不適切であると考察している。

Matkovicら（1979）による模範的な調査は，ユーゴスラビアにおいて，牛乳その他の乳製品を基本とした高カルシウム食の摂取が，乳製品を摂取していない集団と比較して，骨に有益であることを示した。この研究により，カルシウム摂取と骨に関する研究が数多く実施されるようになったが，乳製品を摂取した集団においては，良質なタンパク質摂取が骨に有益であるという可能性が考慮されていない。実際に，タンパク質の補給摂取が，高齢者における骨の再生を促進するという臨床研究がある（Bonjour, 2005）。

無作為化対照試験（randomized controlled trials：RCTs）

多くの前向き試験が実施されている。このうち，カルシウムとビタミンDの併用効果とカルシウムのみの効果を比較したRCTsをいくつか紹介する。

カルシウムとビタミンDの併用

骨に対するカルシウムとビタミンDの補給摂取の有用性を示した質の高い論文は，おそらくこれまで報告された関連論文のなかでは最も大規模である。試験開始時に62歳の健常な閉経後女性を対象としたWomen's Health Initiative（WHI）研究では，カルシウム（1,000mg/日）とビタミンD（400IU/日）が平均7年間，併用投与された（Jackson *et al*., 2006）（両群の女性は極めて健康であり，その多くは，サプリメントの自主的摂取により，カルシウムとビタミンDの両方の摂取量は適切であった）。7年後の大腿骨骨密度は，対照群に比べて摂取群で若干高かったが，大腿骨近位部骨折は減少しなかった。摂取群では，椎体骨およびその他の部位の骨折には変化がなかった。カルシウムとビタミンDの併用摂取の副作用としては，腎結石のリスク増加であった。

その他にも，カルシウムとビタミンDを用いたいくつかのよくデザインされたRCTsが報告されている。フランスのリヨンを本拠地としているMeunierらの研究では，施設に入所している高齢者において，1年間のリン酸カルシウムとビタミンDの補給により，椎体骨以外の骨折が減少した（Chapuy *et al*., 1992）。それぞれの栄養素の摂取量はカルシウム1,000mg，リン600mg，ビタミンD 800IUであった。コンプライアンスは100%であった。

もうひとつの両栄養素の併用試験は，ボストンのDawson-Hughesら（1997）により実施された試験である（陰イオンとしてリン酸ではなく炭酸が用いられた）。この試験では，より高齢の男女において，Chapuyの試験と同様の結果が得られたが，骨折減少はChapuyの試験ほど顕著ではなかった。多くの同様の試験が世界中で実施され，同様の結論が得られている。

最後に，これらの栄養素の併用効果のシステマティックレビューでは，両栄養素の用量が十分（例えば，ビタミンD＞300IU，カルシウム＞1,000mg）である場合には，骨量が増加することが示されている（Chung *et al*., 2009）。

カルシウム単独

カルシウム単独の摂取試験では，一般的にBMDを増加させるという報告が多い。これらの試験のほとんどは，1日当たり1,000mgまたはそれ以上のカルシウムを含有するサプリメントが用いられている。ニュージーランド・オークランド在住の閉経後女性を対象としたReidと同僚の研究（2006）では，クエン酸カルシウム1,000mg/日を5年間摂取した結果，有意に骨量減少と骨代謝回転が抑制されたが，大腿骨またはその他の部位の骨折率には変化がなかった。著者らは結論で，コンプライアンスの悪さがカルシウムサプリメントの効果を低下させたと述べている。

デンマークのRiisと共同研究者は，カルシウムサプリメント（1,000mg/日）の2年間の摂取は，閉経後女性の骨量減少を緩和し，プラセボ対照群に比べてより多くの骨量を維持したと報告している（Riis *et al*., 1987）。なお，本試験において，カルシウム摂取群の骨折が有意に減少することはなかった。

一方，他の研究者が実施した同様の試験では（Chevalley *et al*., 1994；Recker *et al*., 1996），カルシウムの補給摂取は閉経後女性の椎体骨折を予防したと報告している。しかし，メタアナリシスでは，カルシウム単独摂取による骨折の予防効果は示されなかった（次項を参照）。

メタアナリシス

骨折リスクに対するカルシウム単独補給（>1,200mg/日）の効果を検討した数件の臨床試験の包括的なメタアナリシスでは，試験開始時のカルシウム摂取量が低く（<700mg/日），血清25-ヒドロキシビタミン濃度が低く（<25nmol/L），コンプライアンスがよいと推測される高齢者（>50歳）において，最も骨折リスクが低下した（$p<0.05$）（Tang *et al*., 2007）。このメタアナリシスには17のRCTのデータが含まれている。

Reidら（2008）は，カルシウム単独の摂取増加（>800mg/日）は，椎体骨以外の骨折リスクを有意に低下させると初めて報告した。彼らはその後の解析で，ビタミンDの単独補給は骨折リスクに対して有効ではないことを示した（Reid *et al*., 2010a）。

さらに，その他2つのメタアナリシスにおいても，高齢者にビタミンDを単独補給しても骨折リスクは低下しないことが示された（Avenell *et al*., 2009；DIPART analysis, 2010）。しかし，以前のビタミンD補給試験では，骨に対するビタミンDのよい効果が一致して示されている。

Boonenら（2007）によるカルシウムとビタミンDの併用補給のメタアナリシスにおいては，カルシウムとビタミンDは，両方とも高齢女性の骨折リスクの低下に必須であるとされている。この解析結果は，前述した最近のメタアナリシスの結果と一致しないが，これは，カルシウムはおそらく通常は骨のリモデリングに利用されており，ビタミンDの補給摂取は，カルシウムとその吸収が十分である場合に，さらなる骨形成を誘導するためであると考えられる。

以前のCochraneメタアナリシスでは，骨に対するカルシウム単独補給の効果は否定されており（Shea *et al*., 2002），同グループによる新しいメタアナリシスの結果が待ち望まれている。2002年の論文では，カルシウムの効果は骨密度に対しては弱いが統計学的には有意であり，一方，骨折に対する効果は有意ではないと結論づけている。骨強度は，DXAで測定可能なヒドロキシアパタイトよりも，有機の骨基質，特にコラーゲンと関連する。現在のところ，有機の骨基質の状態を解析する適切な方法がないので，カルシウム/ビタミンDの単独補給摂取が骨折リスクを改善しないことは，このことをよく説明しているのかもしれない。

ヒト試験の解釈

食事因子のなかでは，カルシウムが骨の健康と骨折予防に最も重要な栄養素である。適切なビタミンD摂取は，主にカルシウム摂取量が少ない場合，すなわち血清カルシウム濃度が正常域の低値の場合に効果を発揮する。アメリカ国民ではまれであるが，リンの過剰摂取は，骨粗鬆症の原因となる。リン摂取が慢性的に多いアメリカでリンと関連して重要なことは，血清リン濃度上昇は，カルシウム摂取量が十分な閉経前女性においても血清カルシウムの低下をもたらし，その結果PTHの分泌を誘引して，最終的には骨量に悪影響を及ぼすことである（Kemi *et al*., 2010）。マグネシウムなどのリン以外のミネラルは，カルシウムやビタミンDのようにその摂取が骨量の維持と骨の健康に必須であると結論づけるほど十分には検討されていない。ビタミンKは骨基質タンパク質であるオステオカルシンの合成を明らかに促進するが，よくデザインされたRCTは少ない。

ニュージーランド・オークランド在住の女性においてカルシウムの過剰補給により虚血性心疾患リスクが増加すること（Bolland *et al*., 2008），およびこれに関連するメタアナリシスの結果（Bolland *et al*., 2010）から，高齢者におけるカルシウムの過剰摂取が懸念されている。Reidら（2010b）は，長期間のカルシウム補給摂取による虚血性心疾患に関するレビューにおいて，骨の健康のためにも虚血性心疾患の罹患・死亡リスクを低下させるためにも，食事からのカルシウム摂取量とサプリメントからの摂取量を注意深く把握しておくことが重要であると結論している。

適切なカルシウムの摂取量について，例えば年齢，低BMI，その他の因子により骨折リスクが増加している高齢者において，食事とサプリメントからのカルシウムの総摂取量の適正量はどのくらいなのか，疑問が投じられている。耐容上限量（upper intake levels：ULs），おそらく安全な上限摂取量は生涯を通して2,500mg/日に設定されているが（Institute of Medicine, 1997），Bolland（2008, 2010）およびDalyとEbeling（2010）は，ULは約1,500mg/日以下がより安全かもしれないとしている〔最近のIOM報告（Institute of Medicine, 2011）では，51歳以上の男女のカルシウムのULを2,000mg/日に低減している〕。したがって，健康的なカルシウム摂取量の幅は，800mg/日から1,500mg/日の間であり，これは現在の高齢者の目安量（adequate intake：AI）である1,200 mg/日に比べてやや低値である。1,500mg/日以上の日常的なカルシウムの摂取は，冠動脈の石灰化を引き起こし，心臓病の罹患・死亡リスクを高めるかもしれない。

血清カルシウム濃度が高値を示す高齢者は，頸動脈プラークが肥厚する傾向を示すという知見は，多くの高齢者において動脈の石灰化が起こっていることを示唆するものであるが（Rubin *et al*., 2006），頸動脈プラークの肥厚ならびに冠動脈の石灰化のメカニズムはまだわかっていない。

将来の方向性

身体活動プログラム（エアロビクス等）の有無にかかわらず，高齢期の骨の健康を維持するために必要な必須栄養素に関する現在の知見を充実させるために閉経後女性と高齢男性を対象とした前向きRCTおよび多様な人種と民族のRCTが必要である。これまでのほとんどの試験は白人を対象とした試験であり，その他の人種，特にカルシウムに対するPTHの反応性が白人とは異なる（Cosman *et al*., 2000）アフリカ系アメリカ人の栄養必要量について，より多くの知見を得る必要がある。

カルシウムとビタミンDに限らず，単一の栄養素あるいは栄養素の併用によるいくつかの前向きRCT研究は，これらの栄養素の重要な役割を明らかにすることができるであろう。例えば，1～2年の長期的な高リン（かつ低カルシウム）摂取は，この偏った摂取比率による骨量および骨密度に対する慢性の副作用の可能性について，さらにはリンの恒常性におけるリン調節ホルモン，線維芽細胞増殖因子23（FGF23）の主要な役割の可能性についても新しい情報をもたらすであろう。

同様に，ビタミンKの異なる2種または3種の同族体の前向きRCTは，骨基質タンパク質の維持における，これらの分子の互換性について明らかにすることができるであろう。

硫黄やリンを豊富に含む高品質食に由来するタンパク質については，骨基質におけるこれらのタンパク質の有益な影響を明らかにするため，また，アミノ酸代謝によってもたらされる酸性化による副作用の可能性を排除するため，前向きRCTにおいて検討する必要がある。

骨代謝におけるマグネシウムの役割は，現在検討中であるが，前向きRCTは極めて少ない。

最後に，いくつかの栄養素の組合わせ，例えば，RDAレベルのカルシウムとビタミンDと同時にビタミンKとマグネシウムの中等度用量をサプリメントとして併用する前向きRCTが望まれる。これらの知見は高齢者において，特にすべての人種の女性において有益なデータをもたらすであろう。試験のデザインとして，100%のRDAよりも少ない量のカルシウムとビタミンDの補給を採用することも有益である。選択肢として，炭酸塩あるいはリン酸塩を含むカルシウム源の利用も望まれる。

高齢者における骨の健康を維持するための栄養の役割に関する知見は，この10年間に蓄積されてきた。カルシウムは，メタアナリシスやその他の試験により，他の栄養素に比べて，骨の維持においてより重要であることが立証されている。単独またはビタミンDとの併用によるカルシウムの補給摂取は，おそらく骨折リスクを低下させるが，このことについては，一致した試験結果はまだ得られていない。しかし，骨の健康，骨粗鬆症や骨折の遅延には，その他の栄養素も必要である。骨に関連する他の栄養素のRCTの結果が，われわれの理解を深めることに役立つであろう。

日常的な身体活動，禁煙，適度なアルコール摂取（飲酒習慣がある場合）などの健康的なライフスタイルとともに，すべての栄養をバランスよく含む健康的な食事は，骨の健康の維持・増進につながる最適な手段である。

身体活動は筋肉量，平衡感覚，すべての臓器の一般的なすべての機能を維持するのに役立つ。あわせて，食事と日常の活動は骨の健康維持と骨粗鬆症の遅延または予防に有益であろう。

（石見佳子訳）

推奨文献

Anderson, J.J.B., Garner, S.C., and Klemmer, P.J. (eds) (2011) *Diet, Nutrients, and Bone Health*. Taylor & Francis, Boca Raton, FL.

Dawson-Hughes, B. (2008) Calcium and vitamin D. In C.J. Rosen (ed.), *Primer on the Metabolic Bone Diseases and Disorders of Mineral Metabolism*, 7th Edn. American Society for Bone and Mineral Research, Washington, DC, pp. 231–234.

Lanham-New, S.A. and Bonjour, J.-P. (2003) *Nutritional Aspects of Bone Health*. Royal Society of Chemistry, Cambridge, UK.

Weaver, C.M. and Heaney, R.P. (eds) (2006) *Calcium and Bone*. Humana Press, Totowa, NJ.

［文　献］

Anderson, J.J.B. (1991) Nutritional biochemistry of calcium and phosphorus. *J Nutr Biochem* **2,** 300–307.

Avenell, A., Gillespie, W.J., Gillespie, L.D., *et al.* (2009) Vitamin D and vitamin D analogues for preventing fractures associated with involutional and post-menopausal osteoporosis. *Cochrane Database Syst Rev* CD000227.

Bolland, M.J., Avenell, A., Baron, J., *et al.* (2010) Effect of calcium supplements on risk of myocardial infarction and cardiovascular events: meta-analysis. *BMJ* **341,** c3691.

Bolland, M.J., Barber, P., Doughty, R., *et al.* (2008) Vascular events in healthy older women receiving calcium supplementation: randomized controlled trial. *BMJ* **336,** 262–266.

Bonjour, J.-P. (2005) Dietary protein: an essential nutrient for bone health. *J Am Coll Nutr* **24,** 526S–536S.

Boonen, S., Lips, P., Bouillon, R., *et al.* (2007) Need for additional calcium to reduce the risk of hip fracture with vitamin D supplementation: evidence from a comparative meta-analysis of randomized controlled trials. *J Clin Endocrinol Metab* **92,** 1415–1423.

Calvo, M.S., Kumar, R., and Heath, H., III (1990) Persistently elevated parathyroid secretion and action in young women after four weeks of ingesting high phosphorus, low calcium diets. *J Clin Endocrinol Metab* **70,** 1334–1340.

Chapuy, M.C., Arlot, M.E., Duboeuf, F., *et al.* (1992) Vitamin D3 and calcium to prevent hip fractures in elderly women. *N Engl J Med* **327,** 1637–1642.

Chevalley, T., Rizzoli, R., Nydegger, V., *et al.* (1994) Effects of calcium supplements n femoral bone mineral density and vertebral fracture rate in vitamin-D-replete elderly patients. *Osteoporos Int* **4,** 245–252.

Chung, M., Balk, E.M., Brendel, M., *et al.* (2009) *Vitamin D and Calcium: A Systematic Review of Health Outcomes.* Evidence Report/Technology Assessment No. 183. AHRQ Publication No. 09-E015. [Also known as the Tufts AHRQ study.]

Cosman, F., Morgan, D.C., Nieves, J.W., *et al.* (1997) Resistance to bone resorbing effects of PTH in black women. *J Bone Min Res* **12,** 958–966.

Daly, R.M. and Ebeling, P.R. (2010) Is excess calcium harmful to health? *Nutrients* **2,** 505–522.

Dawson-Hughes, B., Harris, S.S., Krall, E.A., *et al.* (1997) Effect of calcium and vitamin D supplementation on bone density in men and women 65 years of age and older. *N Engl J Med* **337,** 670–676.

DIPART (Vitamin D Individual Patient Analysis of Randomized Trials) Group (2010) Patient level pooled analysis of 68500 patients from seven major vitamin D fracture trials in US and Europe. *BMJ* **340,** b5463.

Institute of Medicine (1997) *Dietary Reference Intakes: Calcium, Phosphorus, Magnesium, Vitamin D, and Fluoride.* National Academy Press, Washington, DC.

Institute of Medicine (2011) *Dietary Reference Intakes for Calcium and Vitamin D.* National Academies Press, Washington, DC.

Jackson, R.D., LaCroix, A.Z., Gass, M., *et al.* (2006) Calcium plus vitamin D supplementation and the risk of fractures. *N Engl J Med* **354,** 669–683.

Kemi, V.E., Karkkainen, M.U.M., Rita, H.J., *et al.* (2010) Low calcium : phosphorus ratio in habitual diets affects serum parathyroid hormone concentration and calcium metabolism in healthy women with adequate calcium intake. *Br J Nutr* **103,** 561–568.

Kemi, V., Rita, H.J., Karkkainen, M.U.M., *et al.* (2009) Habitual high phosphorus intakes and foods with phosphate additives negatively affect parathyroid hormone concentration: A cross-sectional study on healthy premenopausal women. *Public Health Nutr* **12,** 1886–1892.

Kerstetter, J.E., O'Brien, K.O., and Insogna, K.L. (2003) Dietary protein, calcium metabolism, and skeletal homeostasis revisited. *Am J Clin Nutr* **78,** 584S–592S.

Knapen, M.H.J., Schurgers, L.J., and Vermeer, C. (2007) Vitamin K2 supplementation improves bone geometry and bone strength indices in postmenopausal women. *Osteoporos Int* **18,** 963–972.

Matkovic, V., Kostial, K., Simonovic, I., *et al.* (1979) Bone status and fracture rates in two regions of Yugoslavia. *Am J Clin Nutr* **32,** 540–549.

McKane, W.R., Khosla, S., Egan, K.S., *et al.* (1996) Role of calcium intake in modulating age-related increases in parathyroid function and bone resorption. *J Clin Endocrinol Metab* **81,** 1699–1703.

National Osteoporosis Foundation (2008) *National Osteoporosis Foundation Fast Facts.* http://www.nof.org/node/40.

National Osteoporosis Foundation (2010) *National Osteoporosis Foundation Prevalence Report.* http://www.nof.org/advocacy/resources/prevalencereport.

Nordin, B.E.C. (1960) Osteomalacia, osteoporosis and calcium deficiency. *Clin Orthoped Relat Res* **17,** 235–258.

Nordin, B.E.C., Need, A.G., Morris, H.A., *et al.* (2004) Effect of age on calcium absorption in postmenopausal women. *Am J Clin Nutr* **80,** 998–1002.

Ontjes, D.A. (2011) Hormone actions in the regulation of calcium and phosphorus metabolism. In Anderson, J.J.B., Garner, S.C., and Klemmer, P.J. (Eds.) *Diet, Nutrients, and Bone Health.* CRC Press, Boca Raton, FL.

Ralston, S.H. and Uitterlinden, A.G. (2010) Genetics of osteoporosis. *Endocr Rev* **31,** 629–662.

Recker, R.R., Hinders, S., Davies, K.M., *et al.* (1996). Correcting calcium nutritional deficiency prevents spine fractures in elderly women. *J Bone Miner Res* **11,** 1961–1966.

Reid, I.R., Bolland, M., and Grey, A. (2008) Effect of calcium supplementation on hip fractures. *Osteoporos Int* **19,** 1119–1123.

Reid, I.R., Bolland, M., and Grey, A. (2010a) Vitamin D – let's get back to the evidence base. *IBMS Bone Key* **7,** 249–253.

Reid, I.R., Bolland, M., and Grey, A. (2010b) Does calcium supplementation increase cardiovascular risk? *Clin Endocrinol Oxf* **73,** 689–695.

Reid, I.R., Mason, B., Horne, A., *et al.* (2006) Randomized controlled trial of calcium in healthy older women. *Am J Med* **119,** 777–785.

Riis, B., Thomsen, K., and Christiansen, C. (1987) Does calcium supplementation prevent postmenopausal bone loss? A double-blind, controlled clinical trial. *N Engl J Med* **316,** 173–177.

Rubin, M.R., Rundek, T., McMahon, D.J., *et al.* (2006) Carotid artery plaque thickness is associated with increased serum calcium levels: The Northern Manhattan Study. *Atherosclerosis* **194,** 426–432.

Shea, B., Wells, G., Cranney, A., *et al.* (2002) Meta-analysis of calcium supplementation for the prevention of postmenopausal osteoporosis. VII. Meta-analysis of calcium supplementation for the prevention of postmenopausal osteoporosis. *Endocr Rev* **23,** 552–559.

Tang, B.M., Eslick, G.D., Nowson, C., *et al.* (2007) Use of calcium or calcium in combination with vitamin D supplementation to prevent fractures and bone loss in people aged 50 years and older: a meta-analysis. *Lancet* **370,** 657–666.

Weaver, C.M. and Heaney, R.P. (2008) Nutrition and osteoporosis. In C.J. Rosen (ed.), *Primer on the Metabolic Bone Diseases and Disorders of Mineral Metabolism,* 7th Edn. American Society for Bone and Mineral Research, Washington, DC, pp. 206–208.

51
癌

Holly Nicastro and John A. Milner

要　約

癌リスクや腫瘍特性に食生活が重要な影響を与えることについての証拠がますます増加している。さまざまなモデルを用いた実験研究の結果は，単一もしくは複数の発癌プロセスを修飾する多くの食事成分の重要性を実証している。しかしながら，臨床介入試験からはそれほど説得力がある結果が得られておらず，食生活をどのように改変すればよいかについて確固たる結論を得ることは難しい。研究間での結果の不一致は個体ごとの反応の違いを反映しているかもしれず，反応を引き起こすのに必要な生物活性成分の量，最大の反応を得る曝露時期，さらに遺伝や生物学的傷害（過剰なエネルギーとそれに伴い発生するラジカル，環境汚染物質，ウイルス，細菌など）が反応をどのように修飾するかといった点をさらに解明する必要がある。そうではあるものの，食事介入により最も利益を受ける，あるいはリスクに曝される人の同定に役立つバイオマーカーを発見し，検証することは魅力的である。反応性のある人を特徴づけることは容易ではないが，社会的恩恵は膨大である。

はじめに

癌は，異常な細胞増殖によって特徴づけられる複合的疾患の集合体である。癌細胞にはさまざまな遺伝子変異に起因した，正常細胞とは異なるいくつかの生理学的な特徴がある。すなわち増殖シグナルの自己完結性，増殖阻害シグナルへの非感受性，プログラムされた細胞死の回避，無制限な複製能，持続的な血管新生および組織侵入と転移である（Hanahan and Weinberg, 2000）。発癌は，細胞に延命効果を与える複数の遺伝子的あるいはエピジェネティックな変化を伴った通常数10年にもわたる多段階プロセスを経て生じる。アメリカ癌学会は，2011年，アメリカでは約159万6,670人が癌に罹患し，57万1,950人が癌で死亡すると推計した（American Cancer Society, 2011）。世界中で，癌は全死亡の13%を占めており，その増加が予想されている。

癌は内因性要因や環境要因によって引き起こされる。癌の原因として，メジャーではない内因性要因には，遺伝性の生殖細胞変異，炎症，ホルモンがある。また，癌の環境要因としては，放射線，ウイルス，細菌，寄生虫，喫煙，発癌物質への曝露，不適切な食事などがある。癌の多くは環境要因によって引き起こされるが，この事実は，食事のような環境曝露の改善により，癌を発症するリスクが低下する可能性があることを示唆する。世界癌研究基金とアメリカ癌研究所の推測によると，食事・栄養・身体活動・肥満度が適切である場合，主要な癌の34%，食道・子宮内膜の癌を含む特定癌の70%まで予防可能である（WCRF/AICR, 2007）。癌リスクを減らし，腫瘍の生物学的性状を修正するための効果的かつ費用対効果のよい方法として，食事改善の重要性を示す多くの証拠がある。本章では，食事と癌に関する最新の知識，食品成分と癌発症の関連についての最新のアプローチ，さらにこの分野における課題と今後の方向性について検討する。

栄養と癌の研究

摂取/曝露

食品および成分の多様性

ヒトが摂取する食品には25,000を超えるさまざまな生理活性成分が存在すると考えられている。これらの成分の少なくとも500は，癌プロセスを修飾する可能性がある要因としてすでに特定されており，またその他についても天然産物の高性能スクリーニングや改良検出法によって明らかにされるであろう。これらの活性食品成分は，植物（phytochemicals），動物（zoochemicals），菌類（fungochemicals），消化管内の細菌による植物成分の代謝（bacterochemicals）に由来する（Milner, 2006）。このような多様な食事成分は，癌リスクおよび腫瘍性状を修飾（増強または抑制）しうる（WCRF/AICR, 2007）。どの食品成分が表現型上の変化をもたらすのに関与しているかを定義することは，植物が複雑で，植物成分が機能する部位が膨大なために極めて難しい課題である。例えば，トマトやトマト加工食品の抗癌効果の一部は，リコペンだけでなく他のカロテノイド，フラボノイド，ビタミン，ミネラルによるものかもしれない（Tan *et al*., 2010）。同様に，食品間の相互作用は応答全体に影響しうる。例えば，ビタミンD_3とゲニステインの組合わせは，いずれかが単剤の場合に比べて，生物学的に達成可能な濃度で前立腺癌の細胞増殖をより効果的に抑制した。この応答は，ゲニステインにはCYP 24を阻害する作用があり，そのことによりビタミンD_3の半減期が延長したことによると考えられる（Krishnan *et al*., 2007）。いまだ十分には解明されていないものの，食品成分間にはたぶん，他にも多くの相互作用がある。

曝露評価の方法

特定の生体活性食品成分（必須栄養素・非必須栄養素の双方）の摂取を迅速・正確・安価に評価する方法は，食事と癌リスクとの関連を解明する基本であるが，方法論的に重要な課題がある。摂取食品を推計する際の誤差や，栄養成分あるいは食品成分間相互作用に関するデータが不完全であるため，自己申告食品摂取データの有用性には限界がある。摂食行動は極めて複雑で，また断続的かつ不規則に摂取される食品もあるため，食事の自己申告は特に測定誤差を起こしやすい。食物摂取頻度調査票（FFQ）は便利で，長期間の行動を測ることができ，かつ比較的安価であるとはいえ，特定の食品の知識に制限され，摂取した食品を正確にさかのぼって報告できないという問題がある。24時間思い出し法は，摂取した食品の種類と量に関するより詳細な情報を提供するが，長期間にわたる日常の食品摂取の推計値としてはかなり精度が低い。7日間の食事記録は，被験者の負担とコストは大きいものの，タンパク質とカリウムなどを含む食品成分への曝露について，FFQよりもはるかに優れた推計値が得られることが知られている（McKeown *et al*., 2001；Davis and Milner, 2007）。しかし，これらの方法では，標的部位に達する食品成分の量に影響を及ぼす吸収・代謝・分布・排泄といった要因は考慮されていない。個別の曝露および長期曝露に対する個人の反応性を把握するため，摂取評価とバイオマーカー測定を併せて用いることがますます行われるようになった（Jenab *et al*., 2009）。

食品が複雑であるため，摂取分析も課題を抱えている。食品の参照スタンダードは常に入手できるわけではなく，また食品中の植物性栄養素は食品の生育条件・保存・加工法により著しく異なることがある。ブロッコリーではグルコラファニン濃度が25倍以上変動することからも明らかなように，植物の遺伝子型も重要な要因であろう（Martin, 2007）。加えて，食品マトリックスは，食品およびサプリメントの生体内利用に多大な影響を及ぼす（D'Archivio *et al*., 2010）。形態や種分化は，生体内利用に影響を及ぼしうるもうひとつの要因である。概して，食品内部の濃度は，食事と癌予防の関連に影響するひとつの要因にすぎない。

タイミング

曝露のタイミングと期間も，食品や栄養補助食品への反応全般を決定する重要な要素である。ラットでは，食品由来ゲニステインへの曝露のタイミングが，乳腺癌リスクを決定する非常に重要な要因である（Lamartiniere *et al*., 2002）。この乳腺モデルにおいて，ゲニステインは，前性成熟期の投与あるいは前性成熟期と性成熟期の併用投与では予防効果がみられたものの，出産前投与のみ，あるいは性成熟期のみの投与では有効ではなかった。ヒトも長期間もしくは早期の曝露に最も反応する可能性がある。症例対照研究において，青年期の大豆食品摂取とその後の乳癌発症に負の関連がみられたものの，成人に達してから摂取し始めた場合には予防効果は明らかではなかった（Boyapati *et al*., 2005）。このことがさらなる注目に値する研究領域であることは，特にそれがエピゲノム過程における変動に関連する可能性があることからも明白である。

中国林県における一般住民試験（General Population Trial in Linxian）の結果によると，βカロテン，ビタミンE，セレンを含むサプリメント服用者の癌死亡率は13％低下した。介入後の追跡調査により，当該サプリメントによる予防効果は明らかであり，サプリメントプログラム終了から最長10年後までその効果が続くことが判明した（Qiao *et al*., 2009）。介入開始時に55歳未満であった被験者において，より大きな効果がみられた。55歳を超えてからサプリメント服用を開始した人では，癌リスクが上昇する傾向を認めた。これらの結果から，持続的な曝露が常に望ましい結果をもたらすわけではないことが示唆される。年齢でリスクが異なっていたことは，初期形質転換細胞の違いによるものかもしれない。

女性栄養介入研究（Women's Intervention Nutrition Study：WINS）の結果から，食事の変化に対する生体反応の検出には長期曝露が必要であることが示唆されている（Chlebowski *et al*., 2006）。この無作為化前向き多施設臨床試験では，早期乳癌切除術を受け，かつ通常の癌管理を受けている女性に対して，脂肪摂取制限による食

表51.1　世界癌研究基金/アメリカ癌研究所（2007年版）報告書による，癌予防のための食事に関した現行の勧告

区分	勧告
体脂肪	正常体重の範囲内でスリムにすること
身体活動	日常生活で積極的に身体を動かすこと
体重増加を引き起こす食品や飲料	高カロリー食品や甘味飲料の摂取を控えること
植物性食品	植物由来の食品を中心とした食事にすること
動物性食品	赤肉の摂取を控え，加工肉の摂取を避けること
飲酒	飲酒を控えること
保存，加工，調理	塩分摂取を控え，カビの生えた穀物や豆類を避けること
栄養補助食品	食事だけで栄養必要量を満たすよう努めること（サプリメントは含まない）

データ：WCRF/AICR（2007）。

事介入の効果が検証された。この研究により，脂肪摂取低減による効果を検出するのに約4年を要することが明らかとなった。対照群に比較して，脂肪摂取制限の介入を受けた群の再発イベントのハザード比は0.76であった。さらに，エストロゲン受容体（estrgen receptor：ER）陰性のサブグループが食事中の脂肪摂取低下に最も反応した。女性健康イニシアチブ研究（Women's Health Initiative）からも同様の報告があり，脂肪摂取の減少（9％）はわずかな乳癌リスクの低減（−24％）ではあるが，この関連は4年以上を経過するまでは観察されなかった。

しかし，食品成分による転写性mRNA発現（トランスクリプトミクス）の変化をモニタリングした調査では，短期曝露による生体への影響が明らかにされている。Linら（2007）は，低脂肪・低血糖負荷食によって，ヒト前立腺組織の20を超える遺伝子の発現が6週間著しく変化したことを報告した。こうした研究者らは，健康と疾病への分子的アプローチによって，食事による細胞特性の変化に基づいて，各人に適した介入が可能であると述べている。Van Erkら（2006）が報告しているように，食品摂取の数時間後に明らかな遺伝子発現の変化が起こりうる。主要栄養素の構成が異なる朝食用シリアルを摂取させた2時間後，男性の血中白血球に遺伝子発現の違いを認めた。したがって，特にmRNA解析用チップの価格が今後も低下するようであれば，食品や食品成分についてのボーラス法（訳注：短時間で経腸栄養剤などを注入する方法）は，栄養介入戦略が適切であるか否かを決定する比較的安価な方法となろう。適切な予防モデルが近い将来に実現するとすれば，時間的関連性について理解を深める必要がある。

概して，時間は重要な要因と思われるが，介入に最適な時間については明らかでない。しかしながら，癌リスクの低減と腫瘍性状の修飾のための食事介入としては，いくつかの選択肢が確かにある（表51.1）。

個人的変動

栄養と癌予防について一般市民への具体的勧告を出すためには，レスポンダーとノンレスポンダーを同定する研究が必要であろう。個人的変動を検討することは，食事介入によって効果が得られる，あるいは得られないのはどのサブグループ，理想的にはどの個人であるかを同定するための基盤となる。重要な目的のひとつは，食事の変更により危険性に曝される個人を識別することである。βカロテン，鉄，亜鉛，セレン，ビタミンD，インドール-3カルビノールなどさまざまな食品成分は，過剰曝露によりJ字型やU字型の反応曲線を描くことを示す証拠も増えており，脆弱なサブグループを識別することもまた非常に重要である。そのような知識は，食物誘発性の表現型反応が，個々の背景（ニュートリジェネティクス），遺伝子発現（エピゲノミクスおよびトランスクリプトミクス），タンパク質の量および活性（プロテオミクス），低分子量化合物の変化（メタボロミクス），または消化管内微生物の数や多様性（ミクロビオーム）にどのように依存しているかを調べることから得られるであろう。

疫学研究は，癌抑制に対して重要であろうさまざまな食品や食品成分に関する有力な手掛かりを与え続けている。しかし，αトコフェロール，βカロテン研究〔α-Tocopherol, β-Carotene（ATBC）study〕，ポリープ予防試験（Polyp Prevention Trial），女性の健康的な食事と生活に関する研究〔Women's Healthy Eating and Living study（WHEL）〕などの対照群を設定した介入試験では，食事変更の生理学的意義に関して一致した結果が得られていない（Wong *et al*., 2003；Abrams *et al*., 2005；Slattery *et al*., 2007）。例えば，2008年の世界癌研究機関報告（WCRF/AICR, 2007）によれば，カルシウムの高摂取と大腸癌リスクの低下との関連を認めたものが11研究あるものの，そのうち3件のみが統計的に有意であ

り，1件は女性において摂取量が多いとリスクが上昇していた（男性では関連なし）。8つの研究に限定したメタアナリシスでは，要約推定値はカルシウム1日摂取200 mgに対し0.95であり，研究間の不均一性は認めなかった（WCRF/AICR, 2007）。このように，カルシウムは予防に関連してはいるものの，全体としての効果は比較的小さかった。比較的に小さな変化であっても大集団においては重要な意味合いを持つ可能性はあるが，そのリスク変化は実際のところ部分集団での大きな効果の反映かもしれない。

ニュートリジェネティクス

大規模集団では控えめな効果であるが，部分集団ではより大きな効果がみられることのひとつの説明として，遺伝子多型があるかもしれない。例えば，不十分なカルシウム摂取は，ビタミンD受容体（VDR）FOKI多型がFfやffの遺伝子型を持った人々における直腸癌リスクの増加に関連している（Wong *et al*., 2003）。このVDRに対する遺伝子多型のうち，エクソン2の2番目がTからCに置換された多型を持つ小児は，カルシウム沈着が少ないことが判明している（Abrams *et al*., 2005）。この多型が癌リスクに影響を与えるという生物学的根拠は明確でない。いずれにせよ，これらのデータは，感受性が高い人でカルシウム摂取が不十分な場合，結腸癌を発症するリスクが約3倍高まるということを示唆している（カルシウム曝露が高い集団で観察された約20％の減少よりもかなり大きい）。近年，VDRハプロタイプとの関連が2つの大規模な症例対照研究で調べられた（Slattery *et al*., 2007）。CDX2多型は結腸や直腸の癌，あるいはいくつかの食事成分と独立した関連はなかったものの，bLFAハプロタイプ〔*Bsm*1 bまたはB，poly（A）L，*Fok* F，およびCDX2 A多型〕は結腸癌のリスク増加に関連していた。CDX2多型のA対立遺伝子の発現頻度が，非ヒスパニック系白人19％，ヒスパニック系21％，アフリカ系アメリカ人76％，アジア系47％ということからも明らかなように，多型の頻度は集団間での差が大きいことに留意したい。これらのデータは，*VDR*遺伝子の異なるドメインを網羅したハプロタイプ解析によって，癌抑制における食事性カルシウムの重要性に関する理解がますます深くなったことを示唆する。多型情報の活用は，食事の変更により最大の恩恵を受けられる個人，またはリスクに曝される個人を特定する機会を与えよう。

遺伝子多型は食事由来の癌予防化合物の代謝および排泄に影響を与え，それによって代謝酵素または輸送体を誘導ないし抑制する能力を変化させうる（El-Sohemy, 2007；Steck *et al*., 2007；Yu and Kong, 2007）。食物性癌予防化合物への特異的反応は，また修飾された酵素の変異型に関連する。例えば，ニンニクはCYP2E1の自己触媒につながるようであるが，他のCYP450には同様の影響はみられない（Davenport and Wargovich, 2005）。同様に，AhR，CAR，PXRのような代謝酵素や輸送体の調節領域での多型は，生理活性食品成分への全体的な応答に影響するであろう（Okey *et al*., 2005；Yu and Kong, 2007）。

遺伝子構成と栄養素の相互作用を理解することは，特定染色体の大領域の欠損や増幅によってもたらされるコピー数の変動のため，さらに複雑である。コピー数はヒトゲノムで最も頻度の高い構造的変異であり，20％もの個体間変動をもたらす。したがって，コピー数は遺伝的異質性に大きく関与しており，食事が適切であるかどうかの重要な決定要因であろう（Pinto *et al*., 2007）。コピー数の変動はαアミラーゼ・複数のCYP450遺伝子，Her2/Neuで報告されており（Slamon *et al*., 1987；Ingelman-Sundberg *et al*., 2007；Perry *et al*., 2007），おそらく他にも多く存在していよう。通常，コピー数の増加は酵素活性の増加に関連し，その逆も同様である。このような酵素活性の変動が，食品成分への反応の個体間変動の一部に寄与しているであろう。

エピジェネティクス

エピジェネティックな修飾は，ゲノム配列を修飾せずに遺伝子の発現・活性を調節する。そのメカニズムには，DNAメチル化，ヒストン修飾，マイクロRNAによる遺伝子サイレンシング，染色体安定性などがある。細胞周期制御，DNA修復，血管新生，アポトーシスに関与する遺伝子は，それぞれの5′CpGアイランドの高メチル化によって不活化される。主な制御遺伝子，すなわち細胞周期阻害$p21^{WAF1/CIP1}$および$p16^{INK4a}$，パイクラスグルタチオン*S*-トランスフェラーゼ，腫瘍抑制因子サイクリン依存性キナーゼ2（*CDKN2*），*PTEN*などは，DNA高メチル化による制御を受けやすい。ビタミンAから亜鉛に至るさまざまな食品成分の摂取は，エピジェネティックな過程に影響を及ぼすであろう。実際，いくつかの非必須・必須栄養素がDNAメチル化のパターンに影響することが報告されている（Ross, 2003）。従来の研究により，メチル欠乏食によりメチル化のパターンが顕著に変化し，少なくともその一部は，正常細胞が腫瘍に移行する時に観察される変化と一致していることが明らかにされている（Pogribny *et al*., 2006）。葉酸の少ない食事は，いくつかの癌のリスク増加と関連している。この効果は，異常なDNA合成やメチル化によるものと考えられている（Li and Tollefsbol, 2010）。適切なメチル化を回復させることが，いくつかの生物活性食品成分が遺伝子発現パターンに影響を与えるという機能の基本的過程かもしれない。例えば，緑茶の（−）-エピガロカテキン-3-ガレート（EGCG）は，DNAメチルトランスフェラーゼ1の酵素活性阻害によって，メチル化不活性化遺伝子を再活性化させる（Fang *et al*., 2003）。

遺伝子のサイレンシングとアンサイレンシングは，またヒストンの修飾によっても起こる（Myzak and Dashwood, 2006；Glozak and Seto, 2007；Holloway and Oakford, 2007）。ヒストン（ヒストン占有）の全体の補充および放出を決定する要因に加えて，遺伝子発現を支配する可逆的なヒストン修飾（ヒストンのアセチル化・メチル化・リン酸化・ユビキチン化・ビオチン化を含む）の複雑な相互作用がある。ヒストンデアセチラーゼ（HDAC）の修飾は，腫瘍性状を変える方策のひとつであることが明らかにされている（Myzak and Dashwood, 2006；Glozak and Seto, 2007）。酪酸，ジアリルジスルフィド，スルホラファンなどの食品成分は，この酵素に対し弱いリガンドとして働き，体外での活性を低下させることが報告されている（Myzak and Dashwood, 2006；Dashwood and Ho, 2007）。スルホラファン（アブラナ科野菜に含まれるイソチオシアネート）を細胞培養に添加すると，p21およびBAX遺伝子のプロモーター領域を含む全般的・局所的なヒストンアセチル化が同時に増加する。最近では，スルホラファン摂取がヒトにおいてHDAC活性を著しく変化させることをDashwoodらの研究チームが実証した（Dashwood and Ho, 2007）。印象的なことに，これらの変化はブロッコリーの芽を摂取した数分以内に起こり，しばらく続いたが，24時間内にもとの値に戻った。この時間的関連性が，エピジェネティックな過程に影響する食品成分を複数摂取することによってどのように変わるかは不明である。同様に，エピジェネティックな制御におけるこのような変化が，正常細胞・癌細胞の生理学的に関連した過程にどういった影響を及ぼすのかも明確ではない。

トランスクリプトミクス

トランスクリプトミクスとは，mRNA，rRNA，tRNA，その他のノンコーディングRNAを含むすべての細胞内RNA分子の一式であるトランスクリプトームを扱う学問である。トランスクリプトームは細胞型によってほぼ決まっている一方，変異はこれらの分子量に影響を及ぼすと考えられている。食事を含め多様な環境要因がトランスクリプトームに影響を与える可能性がある。RNA転写物のモニタリングは，疾病リスクや予防的・治療的物質（食品成分や薬剤）の有効性を同定する分子バイオマーカーとして研究が進んでいる。このような分析によって，疾患とその進行をより早い段階でいっそう正確に予測・診断できる。全血mRNAは，その80％以上のトランスクリプトームが主要組織と共通しており，標的組織でのイベントを予測する適切な代理組織といえよう（Liew *et al*., 2006）。

トランスクリプトミクスプロファイリングによって，文字通り数千種類もの遺伝子の発現を同時にモニタリングできる。マイクロアレイ技術は，食事あるいは細胞過程の制御によってもたらされた発現変化を検出する重要なツールである一方，いかなる反応も健康か疾病によって異なる可能性があることに留意すべきである。動物を用いた研究によって，生理活性食品成分の特異的な作用部位が特定され始めている（Sunde, 2010）。例えば，核因子E2 p45-関連因子2（Nrf2）およびKelchドメイン含有パートナーKeap1は，スルホラファンによって修飾される（Cheung and Kong, 2010）。スルホラファンを与えられた野生型およびNrf2欠損マウスの遺伝子発現パターンから，いくつかの新規の下流イベントが明らかとなり，この食品成分に対する真の生物学的反応に関する手がかりが得られた。グルタチオン*S*-トランスフェラーゼ，ニコチンアミドアデニンジヌクレオチドリン酸，キノン還元酵素，γグルタミルシステインシンテターゼ，エポキシド加水分解酵素（これらは細胞質錯体からのNrf2放出のため起こる）のアップレギュレーションは，異物代謝酵素，抗酸化物質，グルタチオンとグルクロン酸の抱合経路の生合成酵素に関連したいくつかの過程にスルホラファンが影響することを説明するのに役立つ（Zhao *et al*., 2010）。Nrf2変異はまた，カロリー制限による癌リスクの低下にもかかわっているようである（Martin-Montalvo *et al*., 2011）。

哺乳類は，食品とその成分への過剰曝露には吸収・代謝・排泄を変化させて適応することが知られている。したがって，遺伝子発現パターンにおける応答を評価する場合には，食品とその成分への曝露の量と期間を考慮しなければならない。マイクロアレイ技術は1枚のスナップ写真を提供するだけであるため，生理学的意義を過大解釈する恐れがある。mRNAマイクロアレイ技術を使用するためのコストが低下したため，対象者や栄養分を含む物質への反応を特徴づけることを目的とする集団研究の解析で頻繁に用いられるようになった（Ornish *et al*., 2008；Al Tamimi *et al*., 2010）。トランスクリプトミクス技術は，日本に在住する日本人と日系2世アメリカ人男性を対象に行われた食事と癌リスクに関する研究において，動物性脂肪と大豆の摂取との関連を検討する際に用いられた（Marks *et al*., 2004）。この技術によって，男性の癌患者と非癌患者との違いが識別された。しかしながら，トランスクリプトミクス技術を採用した臨床栄養研究は比較的少ない。印象的なことに，Van Erkら（2006）は，ヒトのトランスクリプトームに明らかな変化を引き起こすのに比較的短期間の曝露でも十分であることを見いだし，食事のタイプによる遺伝子パターンへの影響を識別するため，この技術が使用できると述べている。概して，主な発癌プロセスが抗腫瘍作用を持つ食品に対応するかどうかをボーラス曝露によって明らかにできるかもしれない。

低分化腫瘍における胚性幹細胞（embryonic stem cell：ES細胞）アイデンティティの最近の発見は，ES

細胞シグネチャを用いた癌予測が今後の研究の重要な方向であることを示唆する（Ben-Porath *et al*., 2008；Zhu *et al*., 2010）。いくつかの食品成分が幹細胞に作用することを示す証拠が近年増えている（Trosko, 2008；Alexander *et al*., 2010；Langelier *et al*., 2010）。正常幹細胞と癌幹細胞とでトランスクリプトミクス反応が異なることは，興味深い研究分野があることを示しており，そのような研究は最終的に，癌の再発を遅らせることに大きな期待が寄せられている食品成分を理解するうえで大きな影響を与えるであろう。

プロテオミクス

プロテオミクスは栄養学を含む複数の生物医学的分野で健康，疾患の予防や治療の反応に関するバイオマーカーを特定するツールとして広く浸透している（Thongboonkerd, 2007；Xiao *et al*., 2009；Rahman *et al*., 2010）。高い処理能力により多数のタンパク質を同時に測定することができ，それによって細胞・組織・体液中のタンパク質の微妙な変化を理解できる。遺伝子とは異なり，プロテオームは動的であり，細胞の種類や機能的状態により変化するため，食品やその成分への反応をモニタリングするのにどの生体試料が最適であるかが重要な課題となる。興味深いことに，遺伝子発現パターンは必ずしもタンパク質発現パターンと相関しておらず，タンパク質プロファイルの測定はレスポンダーとノンレスポンダーとを区別するうえで，特に生理学的に適切であろう。

プロテオミクス研究によって，細胞プロセスにおける食品成分の多形質発現作用に対する貴重な証拠がすでに得られ始めている。例えば，F344ラットを用いたプロテオミクス研究では，ケルセチンを飼料に混ぜて与えたところ（1 kg当たり10gを11週間投与），エネルギー代謝・細胞骨格組織・アポトーシスに関与する結腸のタンパク質の発現に顕著な影響を認めた（Dihal *et al*., 2008）。ケルセチンへの反応により解糖作用から脂肪酸酸化へバランスが変化したが，それは，解糖作用に関与するフルクトース-1, 6重リン酸塩アルドラーゼA（1, 6-PAA），グリセルアルデヒド-3-リン酸デヒドロゲナーゼ（GADPH），αエノラーゼ，ピルビン酸塩キナーゼ同位酵素M2（PKM2）を含む4種類のタンパク質の発現低下によってもたらされた可能性がある。ブドウやピーナッツに含まれるレスベラトロールや大豆に含まれるゲニステインも，複数の細胞ネットワークに顕著な影響を及ぼすことが実証された（Cecconi *et al*., 2008；Yan *et al*., 2010）。これらの食品または食品成分への反応が，特定のタンパク質の単独あるいは複数変化の組合わせによるものかどうかは明らかでない。

細胞培養における安定同位体標識アミノ酸（SILAC）リン酸化プロテオミクスアプローチにより，ゲニステインのシグナル伝達経路への特異的作用が調べられた（Yan *et al*., 2010）。注目すべきことに，同定された181のタンパク質のうち174のチロシンリン酸化がゲニステイン投与により低下した。ゲニステインへのプロテオミクス反応について白血病HL-60細胞を用いて調べた他の研究では，ヘテロ核リボ核酸タンパク質C1/C2（hnRNP C），スタスミン，GTP結合型Ras関連タンパク質-14の用量依存的（50μM＞20μM）阻害や，hnRNP H1とHsp70タンパク質-8の活性化が確認された。また，これらのタンパク質の発現は曝露時間によって影響され，ゲニステイン投与後24～72時間にHnRNP C，Rab 14タンパク質量が減少し，HnRNP HI，Hsp70タンパク質-8量が増加した（Zhang *et al*., 2007）。これらのタンパク質の変化が合成・分解・修飾によるものなのか，あるいは漸進的な（レオスタットまたはoff/onスイッチ）反応やより長期曝露後に働き始める代償メカニズムを反映しているかについては，さらなる研究による確認が必要である。

摂食行動のプロテオミックプロファイルへの影響に関し，いくつかの臨床試験が始まっている。例えば，被験者5例の白血球プロテオミックプロファイルについて芽キャベツ300gの影響が調べられた（Hoelzl *et al*., 2008）。その結果，より顕著な所見として転写因子Nrf2によって誘導されるマンガンスーパーオキシドジスムターゼ（MnSOD）のアップレギュレーションと，アポトーシスを阻害するHsp70の抑制がある。プロテオミクス研究は，アブラナ科の野菜やその他の食品の摂取が，GSTMI・GSTT1欠損型の被験者は野生型の遺伝子を持つ被験者より癌の予防効果が高いなど，遺伝子と栄養素の相互作用を検討するうえで特に有用である（Lampe, 2007）。

臨床プロテオミクス研究も食品成分の多面的作用を裏づけている。健常な閉経後女性を対象とした研究では，大豆イソフラボン摂取（50mgを8週間）により，末梢血単核細胞において，細胞周期の進行に関与するガレクチン1，プレクストリン，アコニターゼ2前駆体，RNAポリメラーゼII転写開始因子Bを含む4種類のタンパク質の発現が低下した（Fuchs *et al*., 2007b）。これとは反対に，ゲニステイン投与によって，TNF-α活性を抑制するとされるHsp70やフィラミンA，NF-κB活性化を阻害する26Sプロテアーゼ-8，ミトコンドリアの全体的な機能に影響するサイトゾルNADP$^+$-依存性イソクエン酸デヒドロゲナーゼを含む25種類のタンパク質濃度が上昇した（Fuchs *et al*., 2007a）。疾患の状態が大豆イソフラボン曝露後に起こるプロテオミックプロファイルに影響するかどうかは明らかではないが，上記の知見に基づいて，この点についての研究が必要である。

プロテオミクス研究は，炎症のような癌リスク全般に影響する過程を同定するのに有用であろう。最近，炎症に関連するタンパク質の修飾要因として，魚油の抗炎症作用が検討された（De Roos *et al*., 2008）。研究者らは，急性期タンパク質であるハプトグロビン，ヘモペキシン，α-1-antitrypsin の減少を見いだした。二次元およびマトリックス支援レーザー脱離イオン化質量分析（MALDI TOF MS）技術を組み合わせることにより，腫瘍悪性度に比例してタンパク質量が増加する神経膠芽腫患者において，アップレギュレートされた血清タンパク質としてハプトグロビンα2鎖が同定された（Kumar *et al*., 2010）。ハプトグロビンは少なくとも6つの表現型で発現することが知られているため，プロテオミクスはアイソフォームの体系的なモニタリングや，特定の部分集団に対する魚油による食事介入やその他の介入の有効性の検査において有用であるかもしれない（Shah *et al*., 2010）。

栄養プロテオミクスは初期段階ではあるものの，食習慣の変化が細胞の重要な過程に及ぼす影響を評価するうえで豊富な情報が得られると期待される。この分野の研究により，通常の，あるいは過少・過剰な曝露下において細胞の恒常性を正常に保つ調節メカニズムや，栄養不足によって発生する，あるいは修飾される発症メカニズムを深く理解することができる。さらに，生物活性食品成分の分子標的を特定し，食事への反応を予測するのに役立つ。細胞ネットワークで重要な役割を担うタンパク質またはタンパク質群を特徴づけ，物理的境界（細胞核と細胞基質など）を定義し，相反する生物学的プロセス（増殖とアポトーシスなど）との関連性を確立することが重要であろう。プロテオミクス解析から得られたバイオマーカーは，そのまま臨床応用はできないものの，反応を予測する生物学的基礎となりつつある（Scott *et al*., 2010）。

メタボロミクス

メタボロームは，特定の状況における生体試料中の低分子量化合物の総称である。メタボロミクスの研究は，摂取評価方法の検証や，生物活性食品成分への反応としての生物学的変化の測定に対して潜在的可能性が高い。代謝物の量的変化は，DNA・RNA・タンパク質の量的変化より一般的にすばやく現れる。これによって，研究者が癌プロセスの初期の変化を検出し，その過程全般にわたる食品成分の影響を同定できる（Kim and Maruvada, 2008）。代謝産物を測定することは，mRNA またはタンパク質の測定に比べてさらなる利点がある。その理由は，単一の代謝産物が，さまざまなアイソフォームから成る複数の酵素の基質であることによる（Ellis *et al*., 2007）。メタボロミクスを手段として使用するうえでの課題は，数多くの代謝物があるため，どの代謝物を研究するのが最も重要かを決定することにある。これらは，代謝フィンガープリント，または，ある時点でのメタボロームのスナップショットを提供する代謝産物のサブセットの測定により対処できる。

メタボロミクスの手法により，グルコース代謝の変化によって発癌の各段階における細胞を特徴づけた研究者がいる（Gatenby and Gillies, 2007）。この手法により，研究者は食品成分が代謝プロファイルにどのように影響するかを評価することができ，そのことによって，化合物の分子標的に関する情報が得られる。代謝物の測定は，作用や生体内利用に関する機序を同定するうえで有用である。その一例として，植物性タンパク質（抱合型イソフラボングルコシド）や味噌（非抱合型イソフラボン）のかたちで大豆を摂取した閉経前女性で尿中代謝物を測定した研究がある。植物性タンパク質に比べ味噌のほうが代謝産物の変化が大きく，イソフラボンの組成が生物学的作用に影響することを示唆している（Solanky *et al*., 2005）。

マイクロバイオミクス

ヒト消化管の微生物叢は，500種以上の100兆を超える細菌で構成される（Davis and Milner, 2009）。癌のリスク増加に関連する菌株がある一方，リスク低下と関連しているものもある。有害細菌の増殖を抑制し，有用菌の増殖を促進する食事要因を明らかにすることが重要である。食品成分の代謝を通じて，微生物叢はその構成に応じて癌のリスクを高める（水素スルフィドおよび二次性胆汁酸），あるいは低下させる（大豆イソフラボンからのエクオールや，エラグ酸からのウロリチン）作用を持つ新しい生理活性化合物を生成する（Larrosa *et al*., 2006；O'Keefe *et al*., 2009；Lampe, 2010）。

微生物叢の構成や活性は食事によって修飾されうる。特定の食品化合物（特に野菜に含まれるオリゴ糖）は，ヒトではなく微生物叢によって消化される。これらのプレバイオティクスと呼ばれる化合物は，乳酸菌およびビフィドバクテリウムといった有益な菌の増殖や代謝活性を選択的に促進する。プロバイオティクス，あるいはヨーグルト，チーズ，機能性食品，サプリメント中の生菌は，摂取後，短期間に消化管内で増殖する。シンバイオティクスは，プロバイオティクスとプレバイオティクスとを合わせたものであるが，プロバイオティクスの生存および活性を高める。

生理的状態と病的状態

生体活性食品成分が主な効果をもたらす条件は重要な課題である。すなわち，食品成分は正常細胞の機能を維持するのか，正常から腫瘍への移行に影響するのか，あるいは腫瘍の生物学的性状を変えるのであろうか。これらの3条件すべてが，癌リスクや腫瘍性状に影響する点で重要であるという証拠がある一方，生物学的機序はそれぞれ異なっていることを示す証拠もある。

いくつかの生体活性食品成分には第Ⅰ・第Ⅱ相酵素を修飾する機能があり，それによって細胞の正常性を維持するのに役立つことを示す多くの証拠がある（Milner, 2006；Yu and Kong, 2007）。発癌物質代謝や素因を修飾することは，食事性化合物が癌リスクを低減させる主要なメカニズムのひとつである。多くの発癌物質を活性化する第Ⅰ相酵素の発現は，AhR，CAR，PXR，RXRなどの異物感知核内受容体によって確立されている。第Ⅱ相酵素は発癌物質の抱合を触媒し，Nrf2/AREシグナル伝達経路によって頻繁に転写制御がなされる。したがって，Nrf2/AREシグナル伝達経路は，たぶんいくつかの生体活性食品成分の主な標的であろう。発癌物質とその代謝産物の排泄には，第Ⅰ・第Ⅱ相酵素と共通の制御機構を持つ第Ⅲ相輸送体が介在するであろう。転写制御に加え，第Ⅰ・第Ⅱ相酵素と第Ⅲ相輸送体の働きは，食品成分によって直接活性化あるいは抑制されうる。

正常細胞から腫瘍細胞への移行に生体活性食品成分が影響することを示す証拠は限定的ではあるが存在する。古来，発癌物質への曝露がなくても，メチル基供与体欠乏食を与えることによって肝癌が増えることが知られていた（Pogribny *et al*., 2006）。最近の研究によると，脂肪が多く，カルシウムとビタミンDの少ない，すなわち欧米の食事に類似した食事を与えると，げっ歯類での結腸癌が顕著に増えた（Yang *et al*., 2007）。食事の不足や不適切さによって，癌を引き起こされる例がほとんどない理由ははっきりしない。しかしながら，そのような例が少ないことは，自己貪食のホメオスタシスの変化によって細胞が適応し，生存する能力を獲得するためかもしれない（Bergamini *et al*., 2004）。

多くの研究は，食品成分がプログラムされた細胞死（アポトーシス）だけでなく，癌細胞の増殖を修飾する可能性があることを示している（Enciso and Hirschi, 2007；Martin, 2007；Moriarty *et al*., 2007；Meeran and Katiyar, 2008）。細胞周期における主要なトランジションは，サイクリンおよびサイクリン依存性キナーゼ（CDK）分子から成るさまざまなプロテインキナーゼ複合体の活動によって制御され，複数の食品成分の影響を受けることが知られている。必須・非必須食品成分のいずれもが，細胞周期のチェックポイントを調整し，そのため腫瘍増殖を抑制するという証拠が増えている（Milner, 2006；Enciso and Hirschi, 2007；Moriarty *et al*., 2007；Meeran and Katiyar, 2008）。アピゲニン（セロリ，パセリ），クルクミン（ウコン），(−)-エピガロカテキン-3-ガレート（緑茶），レスベラトロール（赤ブドウ，ピーナッツ，ベリー），ゲニステイン（大豆），硫化アリル（ニンニク）のような多様な物質が，おそらくは異なったメカニズムによって細胞周期に著しい影響を及ぼすことが明らかにされている。これらの変化の少なくともいくつかは，細胞分裂の主要調節因子のリン酸化における変化を含む翻訳後変化に関連しているらしい（Knowles and Milner, 2003）。外因性およびミトコンドリア介在性のアポトーシスの過程における遺伝子発現を調節するため，食品成分は，タンパク質の発現と機能あるいはmRNAや発現を直接的・間接的に変化させることによってアポトーシスを調節する（Kim *et al*., 2007；Martin, 2007；Miyoshi *et al*., 2007）。少なくともいくつかの生体活性成分は，細胞内でのフリーラジカル産生を高めることでアポトーシスを引き起こすであろう（Kim *et al*., 2007；Miyoshi *et al*., 2007）。いくつかの食品成分がアポトーシスを誘導するという証拠がある一方，これらの多くの研究では過剰な濃度が設定されており，生理学的曝露の影響を反映するものとはいえないかもしれない。

作用部位

最新の知見により，複数の細胞過程での変化は，生体活性食品成分に対する反応によって説明され，それは多面的なものであり，薬物でしばしばみられる現象とは異なる。発癌物質代謝，DNA修復，細胞増殖，プログラムされた細胞死，炎症，分化，血管新生を含む複数のプロセスは，生体活性食品成分によって修飾を受けよう（図51.1）（Milner, 2006, 2008；Davis and Milner, 2007）。複数の生物学的変化が同時に起こる可能性もあり，全体反応の決定にどれが最も重要であるかを明らかにすることは難しい。同じ過程に複数の栄養素が関与していることは，曝露の程度に応じて，拮抗的あるいは相乗的な相互作用が起こりうることを示唆する。

トランスジェニックおよびノックアウト動物モデルの使用は，生体活性食品成分の特定作用部位を解明するうえで基本であろう。スルホラファンによって修飾される錯体としての核内因子E2 p45関連因子2（Nrf2）およびKelchドメイン含有パートナーKeap1を同定するのにノックアウトマウスが役に立っている（Juge *et al*., 2007；Yu and Kong, 2007）。スルホラファンを投与した野生型およびNrf2-欠損マウスから得られた遺伝子発現プロファイルには新規下流事象が複数認められ，この食品成分への真の生物学的反応に関する多くの手がかりが得られた。顕在化した癌の再発を遅らせるための他の潜在的な標的は，過剰発現したヒト上皮成長因子受容体2（HER-2/neu）であり，それはモノクローナル抗体であるハーセプチンで治療する。Yeeら（2005）による最新の研究では，魚油がHer2/neu過剰発現を遅らせるのにハーセプチンと同程度に有益であることが示唆された。これらのデータは，コピー数もまた食品およびその成分への反応を決定する重要な要因であることを示唆している。

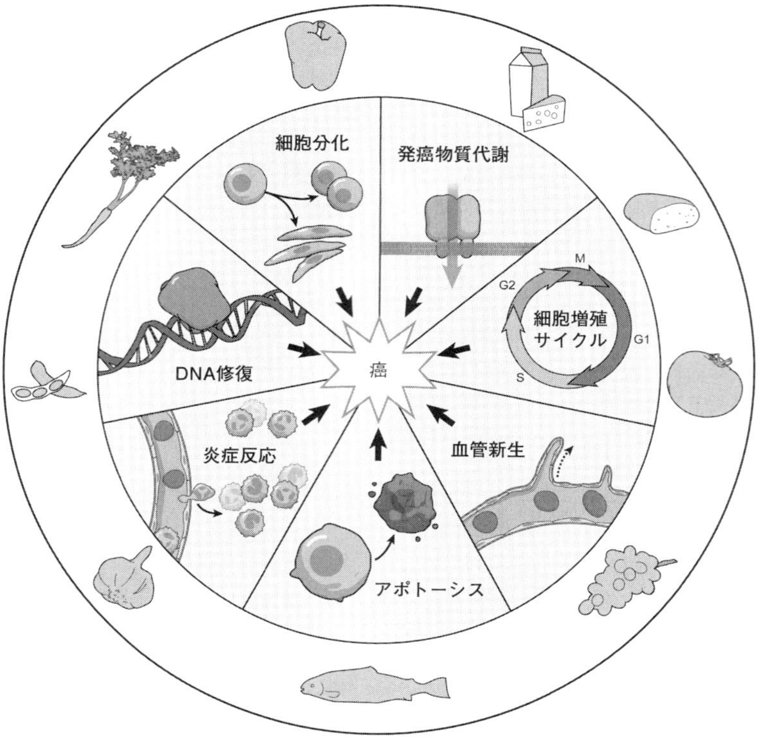

図51.1　生体活性食品成分は複数の癌過程に影響を及ぼす可能性がある
食品成分が癌に影響を及ぼす機能が細胞過程に対する単一あるいは組合わせ効果における変化と関連しているかは不明である。

現行の勧告

世界癌研究基金・アメリカ癌研究所による『食品・栄養・身体活動と癌予防に関する報告書（2007年版）』（WCRF/AICR, 2007）では，食事と癌リスクに関するあらゆる研究がレビューされており，その成果に基づいて，癌予防全般について一般市民向けの勧告が出されている。８つの勧告を表51.1に要約した。多くの食品や食品成分の影響は，ある特定の癌について報告されており，癌の部位別の要約もこの報告書に含まれている。癌予防全般に関連していたのは赤身肉，加工肉，アルコールの摂取減少のみであるが，さらに特定の部位の癌（特に，結腸と直腸の癌）への食品の影響に関して結論を導くのに十分なデータがある。食品，栄養，身体活動と大腸癌に関する報告書の内容を表51.2にまとめた。これまでの研究を詳細に検討すると，癌リスクや腫瘍性状に影響する食品やその成分の機能を正確に評価する介入比較研究が不足していることは明らかである。また，研究間での差がかなり大きいことも明白である。現行の勧告は適切であるとはいえ，食品や食品成分への反応がすべての人で一様でないことは明らかである。どのような食品や食品成分の摂取が最良であるのか，また，最大の効果を得るには生涯のどの時期かを明らかにするためには，さらなる研究が必要である。マイクロバイオームとともに遺伝的・エピジェネティックな事象が，食事への反応に大きな影響を及ぼしていると仮定することはもっともらしい（図51.2）。

将来の方向性

癌にかかる確率が生活習慣によって著しく影響を受けることがますます認識されるようになってきた。古来，多くの食品項目が癌などの疾患の予防といった医薬品的価値として喧伝されてきた。多様なモデルを用いた豊富な実験的知見により，発癌物質あるいは遺伝的素因による癌リスクの修飾における食事の重要性を実証している。癌リスクや腫瘍性状に対する効果的な要因として食品や食品成分が機能するという考えは，この分野を著しく前進させた。残念なことに，前臨床試験は必ずしも臨床介入試験によって裏づけられたわけではない。これらの不一致の理由は不明だが，生体活性成分の摂取量，曝露時

表51. 2　大腸癌リスクの修飾要因に関する証拠の強さに基づいた要約

証拠の強さ	リスク増加	リスク低下
確実	赤肉 加工肉 飲酒（男性） 肥満 腹部肥満 成人身長	運動
ほぼ確実	飲酒（女性）	食物繊維を含む食品 ニンニク 牛乳 カルシウム
限定的，示唆的	鉄を含む食品 チーズ 動物性脂肪を含む食品 砂糖を含む食品	非でんぷん性野菜 果実 葉酸を含む食品 セレンを含む食品 魚 ビタミンDを含む食品 セレン

WCRF/AICR, 2007より改変。

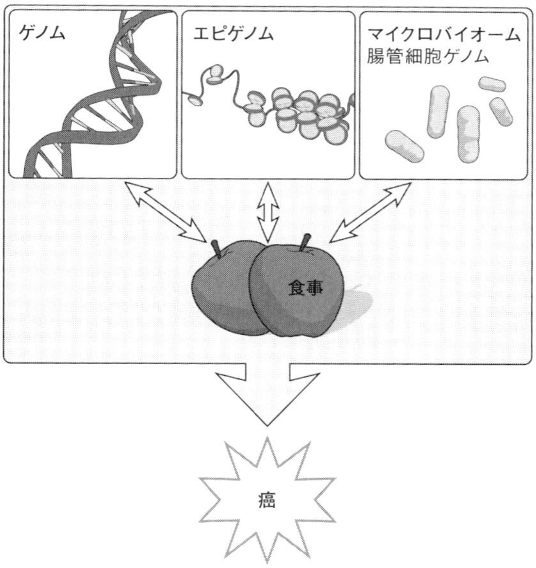

図51. 2　ゲノム，エピゲノム，その下流イベント（トランスクリプトミクス，プロテオミクス，メタボロミクス）は，マイクロバイオームとともに，食品や食品成分への反応を顕著に増強あるいは減弱させうる

癌予防における食事の役割を適切に理解するには，①曝露，②効果（分子標的），③感受性（“ゲノム–栄養素”および“栄養素–栄養素”の相互作用）に関する３種類のバイオマーカーが必要である。期，遺伝，生物学的傷害（過剰なエネルギーとそれに伴い発生するラジカル，環境汚染物質，ウイルス，細菌など）に関連しているであろう。曝露を同定し，修飾を要する分子標的を予測し，介入によって利益あるいはリスクを受けやすい集団（遺伝子–栄養素と栄養素–栄養素の相互作用の両方）を同定するのに有用なバイオマーカーを発見し，検証することは魅力に富む。最大の恩恵を受ける人々を同定することは容易でないものの，社会的恩恵は膨大である。

（溝上哲也訳）

推奨文献

Davis, C.D., Emenaker, N.J., and Milner, J.A. (2010) Cellular proliferation, apoptosis and angiogenesis: molecular targets for nutritional preemption of cancer. *Semin Oncol* **37,** 243–257.

Kussman, M., Krause, L., and Siffert, W. (2010) Nutrigenomics: where are we with genetic and epigenetic markers for disposition and susceptibility? *Nutr Rev* **68**(Suppl 1), S38–47.

McCabe-Sellers, B., Lovera, D., Nuss, H., *et al.* (2008) Personalizing nutrigenomics research through community based participatory research and omics technologies. *OMICS* **12,** 263–272.

［文　献］

Abrams, S.A., Griffin, I.J., Hawthorne, K.M., *et al.* (2005) Vitamin D receptor Fok1 polymorphisms affect calcium absorption, kinetics, and bone mineralization rates during puberty. *J Bone Miner Res* **20,** 945–953.

Al Tamimi, D.M., Shawarby, M.A., Ahmed, A., *et al.* (2010) Protein expression profile and prevalence pattern of the molecular classes of breast cancer – a Saudi population based study. *BMC Cancer* **10,** 223.

Alexander, L.S., Mahajan, A., Odle, J., *et al.* (2010) Dietary phosphate restriction decreases stem cell proliferation and subsequent growth potential in neonatal pigs. *J Nutr* **140,** 477–482.

American Cancer Society (2011) *Cancer Facts and Figures 2011.* American Cancer Society, Atlanta, GA.

Ben-Porath, I., Thomson, M.W., Carey, V.J., *et al.* (2008) An embryonic stem cell-like gene expression signature in poorly differentiated aggressive human tumors. *Nat Genet* **40,** 499–507.

D receptor Fok1 polymorphisms affect calcium absorption, kinetics, and bone mineralization rates during puberty. *J Bone Miner Res* **20,** 945–953.

Al Tamimi, D.M., Shawarby, M.A., Ahmed, A., *et al.* (2010) Protein expression profile and prevalence pattern of the molecular classes of breast cancer – a Saudi population based study. *BMC Cancer* **10,** 223.

Alexander, L.S., Mahajan, A., Odle, J., *et al.* (2010) Dietary phosphate restriction decreases stem cell proliferation and subsequent growth potential in neonatal pigs. *J Nutr* **140,**

477–482.

American Cancer Society (2011) *Cancer Facts and Figures 2011*. American Cancer Society, Atlanta, GA.

Ben-Porath, I., Thomson, M.W., Carey, V.J., *et al.* (2008) An embryonic stem cell-like gene expression signature in poorly differentiated aggressive human tumors. *Nat Genet* **40,** 499–507.

Bergamini, E., Cavallini, G., Donati, A., *et al.* (2004) The role of macroautophagy in the ageing process, anti-ageing intervention and age-associated diseases. *Int J Biochem Cell Biol* **36,** 2392–2404.

Boyapati, S.M., Shu, X.O., Ruan, Z.X., *et al.* (2005) Soyfood intake and breast cancer survival: a followup of the Shanghai Breast Cancer Study. *Breast Cancer Res Treat* **92,** 11–17.

Cecconi, D., Zamo, A., Parisi, A., *et al.* (2008) Induction of apoptosis in Jeko-1 mantle cell lymphoma cell line by resveratrol: a proteomic analysis. *J Proteome Res* **7,** 2670–2680.

Cheung, K.L. and Kong, A.N. (2010) Molecular targets of dietary phenethyl isothiocyanate and sulforaphane for cancer chemoprevention. *AAPS J* **12,** 87–97.

Chlebowski, R.T., Blackburn, G.L., Thomson, C.A., *et al.* (2006) Dietary fat reduction and breast cancer outcome: interim efficacy results from the Women's Intervention Nutrition Study. *J Natl Cancer Inst* **98,** 1767–1776.

D'Archivio, M., Filesi, C., Vari, R., *et al.* (2010) Bioavailability of the polyphenols: status and controversies. *Int J Mol Sci* **11,** 1321–1342.

Dashwood, R.H. and Ho, E. (2007) Dietary histone deacetylase inhibitors: from cells to mice to man. *Semin Cancer Biol* **17,** 363–369.

Davenport, D.M. and Wargovich, M.J. (2005) Modulation of cytochrome P450 enzymes by organosulfur compounds from garlic. *Food Chem Toxicol* **43,** 1753–1762.

Davis, C.D. and Milner, J.A. (2007) Biomarkers for diet and cancer prevention research: potentials and challenges. *Acta Pharmacol Sin* **28,** 1262–1273.

Davis, C.D. and Milner, J.A. (2009) Gastrointestinal microflora, food components and colon cancer prevention. *J Nutr Biochem* **20,** 743–752.

De Roos, B., Geelen, A., Ross, K., *et al.* (2008) Identification of potential serum biomarkers of inflammation and lipid modulation that are altered by fish oil supplementation in healthy volunteers. *Proteomics* **8,** 1965–1974.

Dihal, A.A., Van Der Woude, H., Hendriksen, P.J., *et al.* (2008) Transcriptome and proteome profiling of colon mucosa from quercetin fed F344 rats point to tumor preventive mechanisms, increased mitochondrial fatty acid degradation and decreased glycolysis. *Proteomics* **8,** 45–61.

El-Sohemy, A. (2007) Nutrigenetics. *Forum Nutr* **60,** 25–30.

Ellis, D.I., Dunn, W.B., Griffin, J.L., *et al.* (2007) Metabolic fingerprinting as a diagnostic tool. *Pharmacogenomics* **8,** 1243–1266.

Enciso, J.M. and Hirschi, K.K. (2007) Nutrient regulation of tumor and vascular endothelial cell proliferation. *Curr Cancer Drug Targets* **7,** 432–437.

Fang, M.Z., Wang, Y., Ai, N., *et al.* (2003) Tea polyphenol (-)-epigallocatechin-3-gallate inhibits DNA methyltransferase and reactivates methylation-silenced genes in cancer cell lines. *Cancer Res* **63,** 7563–7570.

Fuchs, D., Dirscherl, B., Schroot, J.H., *et al.* (2007a) Proteome analysis suggests that mitochondrial dysfunction in stressed endothelial cells is reversed by a soy extract and isolated isoflavones. *J Proteome Res* **6,** 2132–2142.

Fuchs, D., Vafeiadou, K., Hall, W.L., *et al.* (2007b) Proteomic biomarkers of peripheral blood mononuclear cells obtained from postmenopausal women undergoing an intervention with soy isoflavones. *Am J Clin Nutr* **86,** 1369–1375.

Gatenby, R.A. and Gillies, R.J. (2007) Glycolysis in cancer: a potential target for therapy. *Int J Biochem Cell Biol* **39,** 1358–1366.

Glozak, M.A. and Seto, E. (2007) Histone deacetylases and cancer. *Oncogene* **26,** 5420–5432.

Hanahan, D. and Weinberg, R.A. (2000) The hallmarks of cancer. *Cell* **100,** 57–70.

Hoelzl, C., Lorenz, O., Haudek, V., *et al.* (2008) Proteome alterations induced in human white blood cells by consumption of Brussels sprouts: results of a pilot intervention study. *Proteomics Clin Appl* **2,** 108–117.

Holloway, A.F. and Oakford, P.C. (2007) Targeting epigenetic modifiers in cancer. *Curr Med Chem* **14,** 2540–2547.

Ingelman-Sundberg, M., Sim, S.C., Gomez, A., *et al.* (2007) Influence of cytochrome P450 polymorphisms on drug therapies: pharmacogenetic, pharmacoepigenetic and clinical aspects. *Pharmacol Ther* **116,** 496–526.

Jenab, M., Slimani, N., Bictash, M., *et al.* (2009) Biomarkers in nutritional epidemiology: applications, needs and new horizons. *Hum Genet* **125,** 507–525.

Juge, N., Mithen, R.F., and Traka, M. (2007) Molecular basis for chemoprevention by sulforaphane: a comprehensive review. *Cell Mol Life Sci* **64,** 1105–1127.

Kim, Y.A., Xiao, D., Xiao, H., *et al.* (2007) Mitochondria-mediated apoptosis by diallyl trisulfide in human prostate cancer cells is associated with generation of reactive oxygen species and regulated by Bax/Bak. *Mol Cancer Ther* **6,** 1599–1609.

Kim, Y.S. and Maruvada, P. (2008) Frontiers in metabolomics for cancer research: proceedings of a National Cancer Institute workshop. *Metabolomics* **4,** 105–113.

Knowles, L.M. and Milner, J.A. (2003) Diallyl disulfide induces ERK phosphorylation and alters gene expression profiles in human colon tumor cells. *J Nutr* **133,** 2901–2906.

Krishnan, A.V., Swami, S., Moreno, J., *et al.* (2007) Potentiation of the growth-inhibitory effects of vitamin D in prostate cancer by genistein. *Nutr Rev* **65,** S121–123.

Kumar, D.M., Thota, B., Shinde, S.V., *et al.* (2010) Proteomic identification of haptoglobin alpha2 as a glioblastoma serum biomarker: implications in cancer cell migration and tumor growth. *J Proteome Res* **9,** 5557–5567.

Lamartiniere, C.A., Cotroneo, M.S., Fritz, W.A., *et al.* (2002) Genistein chemoprevention: timing and mechanisms of action in murine mammary and prostate. *J Nutr* **132,** 552S–558S.

Lampe, J.W. (2007) Diet, genetic polymorphisms, detoxification, and health risks. *Altern Ther Health Med* **13,** S108–111.

Lampe, J.W. (2010) Emerging research on equol and cancer. *J Nutr* **140,** 1369S–72S.

Langelier, B., Linard, A., Bordat, C., *et al.* (2010) Long chain-polyunsaturated fatty acids modulate membrane phospholipid composition and protein localization in lipid rafts of neural stem cell cultures. *J Cell Biochem* **110,** 1356–1364.

Larrosa, M., Gonzalez-Sarrias, A., Garcia-Conesa, M.T., *et al.* (2006) Urolithins, ellagic acid-derived metabolites produced by human colonic microflora, exhibit estrogenic and antiestrogenic activities. *J Agric Food Chem* **54,** 1611–1620.

Li, Y. and Tollefsbol, T.O. (2010) Impact on DNA methylation in cancer prevention and therapy by bioactive dietary components. *Curr Med Chem* **17,** 2141–2151.

Liew, C.C., Ma, J., Tang, H.C., *et al.* (2006) The peripheral blood transcriptome dynamically reflects system wide biology: a potential diagnostic tool. *J Lab Clin Med* **147,** 126–132.

Lin, D.W., Neuhouser, M.L., Schenk, J.M., *et al.* (2007) Low-fat, low-glycemic load diet and gene expression in human prostate epithelium: a feasibility study of using cDNA microarrays to assess the response to dietary intervention in target tissues. *Cancer Epidemiol Biomarkers Prev* **16,** 2150–2154.

Marks, L.S., Kojima, M., Demarzo, A., *et al.* (2004) Prostate cancer in native Japanese and Japanese-American men: effects of dietary differences on prostatic tissue. *Urology* **64,** 765–771.

Martin, K.R. (2007) Using nutrigenomics to evaluate apoptosis as a preemptive target in cancer prevention. *Curr Cancer Drug Targets* **7,** 438–446.

Martin-Montalvo, A., Villalba, J.M., Navas, P., *et al.* (2011) NRF2, cancer and calorie restriction. *Oncogene* **30,** 505–520.

McKeown, N.M., Day, N.E., Welch, A.A., *et al.* (2001) Use of biological markers to validate self-reported dietary intake in a random sample of the European Prospective Investigation into Cancer United Kingdom Norfolk cohort. *Am J Clin Nutr* **74,** 188–196.

Meeran, S.M. and Katiyar, S.K. (2008) Cell cycle control as a basis for cancer chemoprevention through dietary agents. *Front Biosci* **13,** 2191–2202.

Milner, J.A. (2006) Diet and cancer: facts and controversies. *Nutr Cancer* **56,** 216–224.

Milner, J.A. (2008) Nutrition and cancer: essential elements for a roadmap. *Cancer Lett* **269,** 189–198.

Miyoshi, N., Naniwa, K., Yamada, T., *et al.* (2007) Dietary flavonoid apigenin is a potential inducer of intracellular oxidative stress: the role in the interruptive apoptotic signal. *Arch Biochem Biophys* **466,** 274–282.

Moriarty, R.M., Naithani, R., and Surve, B. (2007) Organosulfur compounds in cancer chemoprevention. *Mini Rev Med Chem* **7,** 827–838.

Myzak, M.C. and Dashwood, R.H. (2006) Histone deacetylases as targets for dietary cancer preventive agents: lessons learned with butyrate, diallyl disulfide, and sulforaphane. *Curr Drug Targets* **7,** 443–452.

O'Keefe, S.J., Ou, J., Aufreiter, S., *et al.* (2009) Products of the colonic microbiota mediate the effects of diet on colon cancer risk. *J Nutr* **139,** 2044–2048.

Okey, A.B., Boutros, P.C., and Harper, P.A. (2005) Polymorphisms of human nuclear receptors that control expression of drug-metabolizing enzymes. *Pharmacogenet Genomics* **15,** 371–379.

Ornish, D., Magbanua, M.J., Weidner, G., *et al.* (2008) Changes in prostate gene expression in men undergoing an intensive nutrition and lifestyle intervention. *Proc Natl Acad Sci USA* **105,** 8369–8374.

Perry, G.H., Dominy, N.J., Claw, K.G., *et al.* (2007) Diet and the evolution of human amylase gene copy number variation. *Nat Genet* **39,** 1256–1260.

Pinto, D., Marshall, C., Feuk, L., *et al.* (2007) Copy-number variation in control population cohorts. *Hum Mol Genet*, **16** Spec No. 2, R168–73.

Pogribny, I.P., Ross, S.A., Wise, C., *et al.* (2006) Irreversible global DNA hypomethylation as a key step in hepatocarcinogenesis induced by dietary methyl deficiency. *Mutat Res* **593,** 80–87.

Qiao, Y.L., Dawsey, S.M., Kamangar, F., *et al.* (2009) Total and cancer mortality after supplementation with vitamins and minerals: follow-up of the Linxian General Population Nutrition Intervention Trial. *J Natl Cancer Inst* **101,** 507–518.

Rahman, M.A., Amin, A.R., and Shin, D.M. (2010) Chemopreventive potential of natural compounds in head and neck cancer. *Nutr Cancer* **62,** 973–987.

Ross, S.A. (2003) Diet and DNA methylation interactions in cancer prevention. *Ann NY Acad Sci* **983,** 197–207.

Scott, M.S., Boisvert, F.M., McDowall, M.D., *et al.* (2010) Characterization and prediction of protein nucleolar localization sequences. *Nucleic Acids Res* **38,** 7388–7399.

Shah, A., Singh, H., Sachdev, V., *et al.* (2010) Differential serum level of specific haptoglobin isoforms in small cell lung cancer. *Current Proteomics* **7,** 49–65.

Slamon, D.J., Clark, G.M., Wong, S.G., *et al.* (1987) Human-breast cancer – correlation of relapse and survival with amplification of the Her-2 Neu oncogene. *Science* **235,** 177–182.

Slattery, M.L., Herrick, J., Wolff, R.K., *et al.* (2007) CDX2 VDR polymorphism and colorectal cancer. *Cancer Epidemiol Biomarkers Prev* **16,** 2752–2755.

Solanky, K.S., Bailey, N.J., Beckwith-Hall, B.M., *et al.* (2005) Biofluid 1H NMR-based metabonomic techniques in nutrition research – metabolic effects of dietary isoflavones in humans. *J Nutr Biochem* **16,** 236–244.

Steck, S.E., Gammon, M.D., Hebert, J.R., *et al.* (2007) GSTM1, GSTT1, GSTP1, and GSTA1 polymorphisms and urinary isothiocyanate metabolites following broccoli consumption in humans. *J Nutr* **137,** 904–909.

Sunde, R.A. (2010) mRNA transcripts as molecular biomarkers in medicine and nutrition. *J Nutr Biochem* **21,** 665–670.

Tan, H.L., Thomas-Ahner, J.M., Grainger, E.M., *et al.* (2010) Tomato-based food products for prostate cancer prevention: what have we learned? *Cancer Metastasis Rev* **29,** 553–568.

Thongboonkerd, V. (2007) Proteomics. *Forum Nutr* **60,** 80–90.

Trosko, J.E. (2008) Role of diet and nutrition on the alteration of the quality and quantity of stem cells in human aging and the diseases of aging. *Curr Pharm Des* **14,** 2707–2718.

Van Erk, M.J., Blom, W.A., Van Ommen, B., *et al.* (2006) High-protein and high-carbohydrate breakfasts differentially change the transcriptome of human blood cells. *Am J Clin Nutr* **84,** 1233–1241.

WCRF/AICR (2007) *Food, Nutrition, Physical Activity, and the Prevention of Cancer: A Global Perspective.* American Institute for Cancer Research, Washington, DC.

Wong, H.L., Seow, A., Arakawa, K., *et al.* (2003) Vitamin D receptor start codon polymorphism and colorectal cancer risk: effect modification by dietary calcium and fat in Singapore Chinese. *Carcinogenesis* **24,** 1091–1095.

Xiao, Z., Blonder, J., Zhou, M., *et al.* (2009) Proteomic analysis of extracellular matrix and vesicles. *J Proteomics* **72,** 34–45.

Yan, G.R., Xiao, C.L., He, G.W., *et al.* (2010) Global phosphoproteomic effects of natural tyrosine kinase inhibitor, genistein, on signaling pathways. *Proteomics* **10,** 976–986.

Yang, K., Lipkin, M., Newmark, H., *et al.* (2007) Molecular targets of calcium and vitamin D in mouse genetic models of intestinal cancer. *Nutr Rev* **65,** S134–137.

Yee, L.D., Young, D.C., Rosol, T.J., *et al.* (2005) Dietary (n-3) polyunsaturated fatty acids inhibit HER-2/neu-induced breast cancer in mice independently of the PPARgamma ligand ros-

iglitazone. *J Nutr* **135,** 983–988.
Yu, S. and Kong, A.N. (2007) Targeting carcinogen metabolism by dietary cancer preventive compounds. *Curr Cancer Drug Targets* **7,** 416–424.
Zhang, D., Tai, Y.C., Wong, C.H., *et al.* (2007) Molecular response of leukemia HL-60 cells to genistein treatment, a proteomics study. *Leukemia Res* **31,** 75–82.
Zhao, C.R., Gao, Z.H., and Qu, X.J. (2010) Nrf2-ARE signaling pathway and natural products for cancer chemoprevention. *Cancer Epidemiol* **34,** 523–533.
Zhu, J., Ding, J., and Ding, F. (2010) Tumor stem cell, or its niche, which plays a primary role in tumorigenesis? *World J Gastrointest Oncol* **2,** 218–221.

52
栄養と消化管疾患

Alan L. Buchman and Stephen A. McClave

要　約

栄養療法は多くの消化管疾患において基本的治療に欠かせないものとなっている。症候学を改善，そして（または）病態生理の過程を逆転させる可能性がある栄養物に注意を払うことで，疾患の経過過程と入院の必要性を変え，患者の予後を改善させることがしばしばある。

はじめに

治療的栄養と同様に，主要栄養素および微量栄養素の欠乏を含む栄養問題は，肝臓や胆嚢に加え，広範囲に及ぶ消化器疾患で重要である。意図的な栄養治療と同様に，数々の疾患特有の栄養不良の原因についてこれから記述する。本章は，消化器に関連する栄養や栄養失調のすべてを網羅した百科辞典的情報を提供することは意図していない。また，栄養の消化・吸収・同化，そして代謝にまつわる消化管の重要な役割についても，本書の他章で記載してあるので，本章では記述しない。むしろ，内科的および（または）外科的治療において栄養が重要な役割を果たしている特定疾患を例として用いる。これらには食道（好酸球性食道炎と胃食道逆流症），小腸（セリアック病，炎症性腸疾患，腸管不全），および膵臓（急性，慢性膵炎）の疾患を含む。いくつかの疾患（好酸球性食道炎，胃食道逆流症，セリアック病，クローン病）では栄養は病因や治療面で重要な役割を果たしていることがあり，また，病気（クローン病，セリアック病，腸管不全，膵炎）になった結果として栄養問題が生じる場合がある。

食　道

好酸球性食道炎

好酸球性食道炎（eosinophilic esophagitis：EoE）は比較的最近認識された食道疾患である。患者の大部分は白人男性であり，長期の持続する嚥下困難，あるいは食物が食道に詰まった感じを伴う（Liacouras *et al*., 2011）。多くの患者がアトピー所見を有し，ぜん息，アレルギー性鼻炎，湿疹，皮膚テスト異常，あるいは末梢性好酸球増加症がみられる（Liacouras *et al*., 2011）。病理学的にも，食道扁平上皮において，好酸球浸潤（高倍率1視野当たり＞15～20）を伴った組織傷害が観察される。粘膜下線維化が顕著な場合もある。食品を含む環境中のアレルゲンが，EoEの病因になっていることがこれまでに示唆されている。皮膚針刺し法とパッチテストの組合わせが，症例の最高70％において食品中のアレルゲン検索に有用とされているが（Furuta *et al*., 2007），試験方法が十分に標準化されていないのが弱点である（Liacours *et al*., 2011）。この発展している分野で治療の中核をなすのは副腎皮質ステロイド剤であるが（Liacouras *et al*., 2011），遊離アミノ酸から成る栄養食品を使った食事管理も用いられるようになった。しかし，これは不味のために一般的に経鼻胃管によって投与される。最近では，Kagalwallaら（2006）が，特定の食品を除去した食事を提唱しており，複数の症例で有効性が確認されている。彼らの35人の小児例では，牛乳タンパク質，大豆，小麦，卵，ピーナッツ，海産物を除去した食品を摂取することによって，74％の症例で食道の炎症を有意に改善させることができた。

胃食道逆流性疾患

胃食道逆流性疾患（gastroesophageal reflux disease：GERD）は，おそらく最もありふれた消化管疾患である（Locke *et al*., 1977）。下部食道括約筋（LES）の一過性の弛緩が病理生理学的な原因のひとつである。これが酸の食道内への逆流を招き，食道粘膜の損傷を起こす。

いくつかの食品がGERD症状の増悪と関係している。これらには，下部食道括約筋を弛緩させる食用油脂，ペパーミント，コーヒー，カフェイン，タマネギ，柑橘類，ワイン，炭酸飲料などが含まれる。しかしながら，食事変更によるGERD様症状と客観的病理学的所見の効果はまちまちであり，実際にどの特定の食品が発症のきっかけになるのかについても一致した結果は出ていない（Karamanolis and Tack, 2006）。高脂肪食は，LES圧を低下させることに加えて，胃酸分泌を抑制して胃排出を遅らせる（Karamanolis and Tack, 2006）。肥満によってもGERDの発症率は増加するが（Locke *et al*., 1999；Ruhl and Everhardt, 1999），この関連はすべての研究で証明されたわけではない（Lagergren *et al*., 2000）。この関連の背後にある病態生理も推測の域を出ない。腹圧の高まり（Sugerman *et al*., 1997）と，酸の基礎分泌と食物摂取刺激による分泌の促進（Mercer *et al*., 1987；Wisen *et al*., 1987）も要因として考えられている。GERD管理における減量の効果は現時点では明確にされていないが，いくつかの研究において減量によるGERDの客観的評価改善が示唆されている（Tolonen *et al*., 2006）。

小　腸

セリアック病

疾患の有病率，免疫学的反応の性質，長期的経過，合併症の起こりやすさについて理解が進んできたことで，セリアック・スプルー患者の疾患管理が改善してきた（See and Murray, 2006；Green and Cellier, 2007）。セリアック病，あるいはスプルーは遺伝的要因が強く，小麦，ライ麦，大麦に含まれるタンパク質グルテンに対する強い免疫反応の結果引き起こされる慢性疾患である。先天性免疫反応が，炎症性サイトカイン（インターロイキン，IL-15）の浸透性増加や分泌を促進する急激な反応を引き起こす。免疫反応が繰り返されることで免疫感受性が増し，耐性が失われ，結果的に慢性的な炎症に進展する（See and Murray, 2006）。セリアック・スプルーを特徴づける炎症惹起的Th-1反応が腫瘍壊死因子（TNF）やインターフェロンγ産生を持続させる。毒性のある穀物に含まれる傷害性ペプチドが高濃度に集積する傾向にあるため，近位小腸は遠位小腸や大腸と比べて，傷害を起こしやすい。傷害の進展は小腸全体のわずか1％から最大100％まで及ぶ。慢性炎症の影響の実態は，主要栄養素および微量栄養素の吸収不全である。症状はかなり古典的であり，体重減少，下痢，脂肪便，そして小児では成長障害を伴う。一方，患者は多彩な微量栄養素欠乏（例えば葉酸，ビタミンB_{12}，脂溶性ビタミンなど）に陥るリスクをはらんでおり，なかでも鉄不足はおそらく最も頻度が高い。小腸にはさまざまな働きがあり，多様な症候を合併する。肥満でない患者や，下痢の原因がはっきりしない患者でも，鉄欠乏だけを有することはまれではない。

セリアック・スプルーの腸管外症候として，不妊，末梢神経障害，運動失調，てんかん，ヘルペス状（疱疹状）皮膚炎，口腔内アフタ性潰瘍，歯のエナメル質異常，骨鉱化異常などがある（See and Murray, 2006）。骨減少症は初診で40％もの症例にみられ，骨粗鬆症も同様に初診で26％に認められる（Mora *et al*., 2001）。セリアック病患者は一般人口と比べて，自己免疫疾患のリスクが高い。

診断は血清学的抗体検査や小腸生検によって行われる。感度と特異度が最も高い抗体は，抗組織トランスグルタミナーゼ抗体と抗筋内膜抗体である（See and Murray, 2006）。抗グリアジンIgGおよびIgA抗体は感度も特異度も高くない。IgA欠損がセリアック病の少数患者に付随して起こるため，抗組織トランスグルタミナーゼ抗体と抗筋内膜抗体はみかけ上，正常値を示す場合がある。通常の食事をする患者では，絨毛平坦化と小腸粘膜固有層の顕著な炎症細胞浸潤（特に形質細胞）が認められるので，小腸生検が確定診断に役立つ。

“CELIAC”という名称は，セリアック・スプルー病患者管理上の6つの重点項目を臨床家に思い出させる（James, 2005；See and Murray, 2006）。“C”は栄養学者との“consult（相談）”，“E”はセリアック病に関する“education（教育）”，“L”は“lifelong（生涯）”続けるグルテンを含まない食事，“I”は栄養欠乏の“identification（同定）”と治療，“A”は患者支援グループに“access（接触）”すること，“C”は“continuous（継続的）”な支援を示す（James, 2005；See and Murray, 2006）。グルテン制限食とグルテンを含まない食事こそが，症状と組織病変の改善につながる。しかしながら，患者が順守しないことが，疾患管理上の最も深刻な問題であり，しばしば乏しい患者教育と関係する。

患者を最初に評価する際に，食事歴，支援状況，食事準備などの要因，家族状況，日常的旅行および仕事上の責任の度合いは，疾患管理のうえですべて重要な要素である（See and Murray, 2006）。グルテン摂取の計量は必要ない。患者に対してはグルテンを含む穀物（小麦，ライ麦，大麦，ふすまなど）から，グルテンを含まないもの，例えばコーン，オート麦，米，大豆，ジャガイモなどに切り替えることを勧めるべきである。農場ではオート麦は通常小麦と一緒に貯蔵されるため，混入汚染の懸念がある。グルテンを含まない食品として，味付けしていない肉，乳製品，野菜，果物および米が代用として注目される（James, 2005；See and Murray, 2006）。

患者に対する一般的カウンセリングには，歯磨き粉，口腔洗浄液，薬剤カプセルなど食品以外のグルテンを避ける指導も含まれる。患者は旅行や知人宅に食事に出かける場合には事前の準備が必要である。セリアック病患者は，調理食品も避けるべきであり，「一から食事を作る」よう指導する必要がある。患者はラベルを読むよう教育をされるべきである。外食をする場合，同じレストランを利用し続ければメニューに詳しくなり，予期しないグルテン摂取を回避することができる。グルテンを予期せず摂取する最大の危険は，ソース，味付けされた食品，多品目プレートなどに潜んでいる（Fine *et al*., 1997；See and Murray, 2006）。

食事管理が悪いと骨疾患やリンパ腫のリスクが増えることに留意させるべきである。食事が無管理の患者では，腸管リンパ腫が10～15％もの高率で発生する（Catassi *et al*., 2002）。もし患者がグルテンを含まない食事を生涯にわたって摂ることが可能であれば，腸管リンパ腫のリスクは一般人口と変わらないものとなる。最後に，たとえ無症状であっても，グルテン含有製品への曝露は，消化管に潜在的な損傷を起こしていないという保証はない。

炎症性腸疾患

体重減少を伴う一般的なタンパク質・カロリー栄養不良は，クローン病患者でよくみられるが，潰瘍性大腸炎ではあまりみられない。一般に食事摂取量減少，吸収不良，そして（または）喪失増加のために微量栄養素欠乏が起こるかもしれない。症例によっては必要量が増加する。脂溶性ビタミンD欠乏はクローン病患者の大多数にみられ，寛解期の患者でも起こる。ビタミンA欠乏の頻度は少なく，ビタミンEとK欠乏はまれである。血清ビタミンE濃度は低下するかもしれないが，それは血清総脂質減少と関係している。水溶性ビタミン欠乏は，コバラミン（ビタミンB_{12}）を除いてまれである。ビタミンB_{12}欠乏症は，回腸末端の慢性的な活動病変も有する患者，あるいは60cm以上に及ぶ回腸末端切除術を受けた患者で起こりやすい（Behrend *et al*., 1995）。回腸末端の疾患または切除は胆汁酸貯留の減少を招き，脂肪の消化不良を起こすことから，必須脂肪酸や脂溶性ビタミンの欠乏に陥ることがある（Bousvaros *et al*., 1999）。大多数の者では正常な大腸細菌叢でビタミンKが合成されるため，ビタミンK欠乏症はまれであるが，抗生物質治療を受けているクローン病大腸炎患者では腸内細菌叢が破壊されているかもしれない。細菌の過剰増殖は狭窄部の近位に起こり，増殖した細菌は腸細胞と栄養吸収を競合するかもしれない。葉酸欠乏はクローン病患者の1／3以上でみられ（Elsborg and Larsen, 1979），メトトレキサートのような葉酸拮抗剤や葉酸の吸収を阻害するような薬剤（スルファサラジン）を摂取している患者でみられると報告されている。葉酸による大腸癌化学的予防については結論が出ていない（Levine and Burakoff, 2007）。下痢によって亜鉛が喪失するため，亜鉛欠乏はクローン病患者の40％以上にみられる（Valberg *et al*., 1986）。亜鉛はアルブミンや他のタンパク質，アミノ酸と結合しているが，タンパク質漏出腸炎を伴った活動型クローン病ではこれらの濃度が低下しているため，血清亜鉛濃度を計測するだけでは亜鉛欠乏の把握は困難である。同様に，活動型のクローン病や潰瘍性大腸炎患者においては，急性反応物質であるフェリチンが疾患活動期にしばしば上昇したり，総鉄結合能（total iron binding capacity：TIBC）が減少したりしているため，定型的な測定で鉄欠乏を評価するのは適切ではない。

一般的に，腸閉塞を伴わないクローン病患者は，喪失した体重を回復したり，正常体重を維持できるように十分なエネルギーを有し，豊富にタンパク質を含んだ食事を摂るべきである。腸閉塞がない限りは，低炭水化物や低残渣食を摂っても意味はない。同様に，非精製炭水化物を多く含む食品を摂っても，その効果は実証されていない（Ritchie *et al*., 1987）。酪酸塩，酢酸塩，プロピオン酸塩などの食事性基質の発酵により生成される短鎖脂肪酸の腸管粘膜への作用のために，複合多糖類と水溶性繊維を多く含んだ食品は，腸炎を伴う患者にとって有用であるかもしれない。腸管補助栄養の研究データによると，長鎖中性脂肪を高濃度に含む食品や処方（人工乳）は，クローン病の再燃リスクの高まりと関連することが示唆されている（Middleton *et al*., 1995）。

回腸末端の慢性活動性疾患または回腸末端切除による脂肪便を有する患者に対しては食事性シュウ酸塩を制限すべきである。通常，食事性シュウ酸塩はカルシウムと結合している。しかしながら，脂肪便ではカルシウムは優先的に遊離脂肪酸と結合する。シュウ酸塩は大腸で吸収されることになるが，通常は回腸末端で再吸収される胆汁酸塩が残存することによる，大腸の透過性亢進とおそらく関連がある。シュウ酸塩は腎臓で濾過されるが，そこでカルシウムと結合してシュウ酸カルシウムの腎結石を生じる（Dobbins and Binder, 1977；Dharmsathaphorn *et al*., 1982；Sagaletti *et al*., 1989）。

除去食はクローン病の管理で用いられてきたが，潰瘍性大腸炎では用いられない。除去食の概念は，クローン病再燃の引き金となる特定食品の患者報告に基づいている。Jonesら（1985），Perssonら（1992）ら，Riordanら（1993）の研究によると，患者は研究開始時に絶食とし，再燃のきっかけとなると自己申告した食品を連日食事に加えていった。小麦，乳製品，からし菜と同様にいくつかの香辛野菜が下痢およびクローン病症状と合致する他の消化器症状のきっかけとなることが判明した。Andresen（1942）は潰瘍性大腸炎発症の引き金となる同様の食品を報告している。小麦のブラン（ふすま）は保水性に優れ，便の嵩（かさ）（容積）となる物質であるが，乳製品は乳糖分解酵素欠損者では下痢や他の症状の誘因となり，多くの野菜は便量をかなり増すが，卵と同様に比較的高濃度のイオウも含んでいる。動物モデルでは，イオウは大腸細胞で毒性を示す（Ohkusa, 1985；Roediger *et al*., 1993）。ある研究では，活動型クローン病の寛解維持患者の割合は，制限食群のほうが副腎皮質ステロイド投与群より多かった。ある疫学調査では，週当たり最低2回以上のファストフードを食べる者においてクローン病発症がかなり高率であることがわかった（Persson *et al*., 1992）。

ω-3脂肪酸は，脂肪酸鎖のメチル基末端から3番目と4番目の炭素原子が二重結合しているため付けられた名前だが，クローン病と潰瘍性大腸炎の両方における寛解導入と寛解維持に関していくつかの研究で評価されている。最新データは両疾患の管理における魚油使用を支持していない（Lorenz-Meyer *et al*., 1996；Feagan *et al*., 2008）。同様に，グルタミンをクローン病治療に使用したいくつかの小規模研究において，炎症性腸疾患（irritable bowel disease：IBD）治療におけるグルタミン使用は支持されず，げっ歯類の研究ではグルタミン補給が炎症を増悪させることが示唆された（Shinozaki *et al*., 1997；Akobeng *et al*., 2000）。

ジペプチドやトリペプチド，または遊離アミノ酸を使用した製剤を経鼻腸管栄養として使用した小規模研究が多くある。これらの製品が使われるようになった背景は，非タンパク質製品が腸管の抗原量を減らすであろうとの考えである。しかしながら，通常のタンパク質製品を使った研究でも同様の効果が得られている。これらの経腸栄養はすべて無菌状態であったので，腸管細菌叢の変化，おそらく菌種と細菌総量の変化をもたらした可能性がある（Buchman, 2005）。しかしながら，たとえクローン病の主治療としての経腸栄養の効果が，副腎皮質ホルモンや他の薬剤治療より劣っているとしても（Lochs *et al*., 1991），経腸栄養補助は（適用であれば静脈栄養でも）栄養失調の予防と治療や，小児の発育遅延の防止と治療に有用であることを理解しておく必要がある。

腸管外栄養は，いわゆる“腸管安静”が損傷粘膜を治すという概念に基づいている。多くの研究は，対照群が設定されていない。後向き研究，あるいは，過去の症例との比較である。3～6週間の腸管安静治療で64％近い短期寛解率が得られており，これはたいていの薬物治療より良好である（Lashner *et al*., 1989）。しかしながら，長期寛解率となると効果的でなくなり，副腎皮質ステロイドを使用する場合と変わらなくなる。ほとんどの研究で，静脈栄養と比べた場合，経腸栄養は短期でも長期でも似たような寛解率となっている。皮膚腸管ろうにおいて経腸栄養補助を使用したデータはほとんどないが，長期的なろう孔閉塞はまれだが，短期的なろう孔閉塞率はインフリキシマブ使用の場合と同等であるとする結果が示されている（Afonso and Rombeau, 1990）。炎症性腸疾患において，静脈栄養が確かに有用な場合がある。腸管閉塞，腸管穿孔，術後遷延イレウス，あるいは近位部腸-腸または腸-皮膚ろう孔の管理に使われる場合である。

腸管不全

ほとんどすべての主要栄養素および微量栄養素の吸収は小腸で行われ，大腸で吸収される成分は少ない。栄養および（または）液体の摂取と吸収が基礎要求量にみあわない場合に腸管不全が起こる。たいていの場合，腸管不全は短腸症候群（機能腸管の解剖学的減少）の結果である（図52.1）。腸管喪失は先天的な場合もあり，外傷または腸管膜血管損傷による外科的切除の結果によって

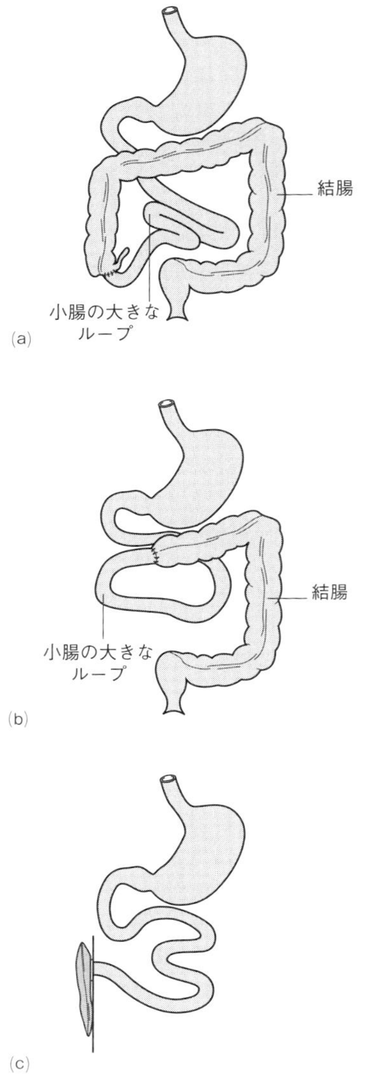

図52.1　短腸症候群患者に対する腸管の切除・吻合の3種類の一般的手術法

(a)：回腸結腸吻合術，(b)：空腸大腸吻合術，(c)：空腸ろう造設術。

も起こる（ボックス52.1）。すべてではないが多くの短腸症候群患者で栄養と水分・電解質の静脈投与を必要とする。短腸症候群患者の一部は栄養的自立を保持できるかもしれないし，適切な内科的治療あるいは外科治療によって静脈栄養補助から離脱できるかもしれない（図52.2）。腸管不全は，高度の吸収不全による“機能性”短腸症候群によって起こることもある（ボックス52.1）。

短腸症候群に伴う栄養学的合併症には，主要栄養素および微量栄養素の欠乏とともに，水分・電解質不足およびアシドーシスがある（表52.1）。そのため大量の補給が必要な場合がある（表52.2）。栄養治療の目的は，これらの栄養欠乏の治療と予防を行い，静脈栄養から徐々に離脱させるために腸管適合を促進させることである。栄養自立に向けた最初のステップには，残存の腸管吸収機能を最大化することが含まれる。炭水化物サルベージ（救済利用）のために残存小腸と大腸の再吻合をする必要がある。でんぷんや水溶性繊維のような吸収されなかった炭水化物が，遠位残存小腸と大腸で細菌発酵される（図52.3）。発酵プロセスの副生成物には酪酸塩，酢酸塩，プロピオン酸塩のような大腸細胞のエネルギー物質となる短鎖脂肪酸が含まれる。

小腸拡張の部位があると，腸管運動不全が消化不良と吸収不良による細菌増殖と栄養同化低下をしばしば招く。腸管の拡張部分はSTEP（serial transverse enteroplasty；連続横断腸管形成術，図52.4）またはビアンチ法を用いて細くすることができる。吸収表面積が増加するわけではないが，腸管が長くなるので，その部分の機能性が増加して吸収が改善する。主に残存腸管吸収能が栄養自立の予後を決めるが，静脈栄養からの自立を獲得維持させるためには，回腸ろう造設部位から最低でも100 cmの腸管，小腸が大腸と連続していれば40～60cmの小腸が必要とされる（Buchman *et al*., 2003）。回盲弁は腸管通過時間を短縮する機能があり，栄養と粘膜の接触時間を増加させるが，これは栄養吸収効果を高めるだけでなく，大腸の細菌が遠位小腸に逆流して大腸粘膜と栄養同化で競合することを防ぐ効果もある。

外科的手法を用いて消化管再建術を行っても，腸管栄養同化は必要であり，その際は，表皮成長因子（epidermal growth factor：EGF）が唾液から分泌されるので経口腸管栄養が望ましい（Piludu *et al*., 2003）。たいていの栄養吸収は腸管の最初の100～150cmの範囲で行われる（Borgstrom *et al*., 1957）。注目すべき例外として，ビタミンB_{12}（回腸末端で吸収される）と小腸大腸全体で吸収される水およびナトリウムがある。鉄とカルシウムは一般的に十二指腸で吸収されるが，ある程度の中鎖中性脂肪，カルシウム，アミノ酸は大腸でも吸収される。脂肪と脂溶性ビタミンAの吸収は近位空腸で行われるが，胆汁酸塩の回腸末端での再吸収は脂肪吸収に必要な過程である。肝臓で産生され，胆嚢で貯蔵される胆汁酸塩は，食物，特に脂肪に反応して胆管に放出される。これらの胆汁酸塩は脂肪と混り合い，ミセルを生成し，脂肪を溶解して，吸収を高める。腹腔内疾患や炎症性腸疾患の発病前に検査することはできないためにヒトでのデータはほとんどないが，多くの動物実験では，切除後の適応過程において腸管はいくらか延伸するが，それより重要なことは，腸管の絨毛の高さと腺窩の深さが増し，粘膜表面積と吸収が増えることである。この過程はヒトでは多くの場合6～12か月で，長くても（一般的に）24か月で完成する（Cisler and Buchman, 2005）。

永続的腸管不全を起こす者では，家庭での長期の静脈栄養が必要になる。この栄養治療は，典型的には中心静脈内長期留置カテーテルを使用した夜間注入で行われる。静脈栄養液が夜通し注入され，患者は翌朝接続を抜く。患者によっては夜間静脈栄養を週2～7回必要とする。

短腸症候群および短腸を伴わない腸管不全に対する治療の基本は，下痢のコントロールと適切な水分維持である。さらに，腸管切除後は，切除前に比べて経口摂取量を過食症に相当する1.5～2倍に増やす必要がある

ボックス52.1　短腸症候群と腸管不全の原因

成人

重症血管病変
- 上腸管膜静脈血栓
- 上腸管膜動脈塞栓
- 上腸管膜動脈血栓

腫瘍による腸管切除
中腸軸捻転
クローン病による複数回腸管切除
外傷
放射性腸炎
難治性スプルー*
強皮症および混合性結合組織病*
慢性腸管偽閉塞*

小児

先天性絨毛萎縮
汎神経節細胞欠如
微小絨毛封入体病
腹腔破裂
空腸または回腸閉鎖
壊死性腸管炎
中腸軸捻転
慢性腸管偽閉塞
クローン病による複数回腸管切除
外傷

*機能性短腸症候群は，腸管の長さは正常であるが，重症吸収不良によっても起こる。

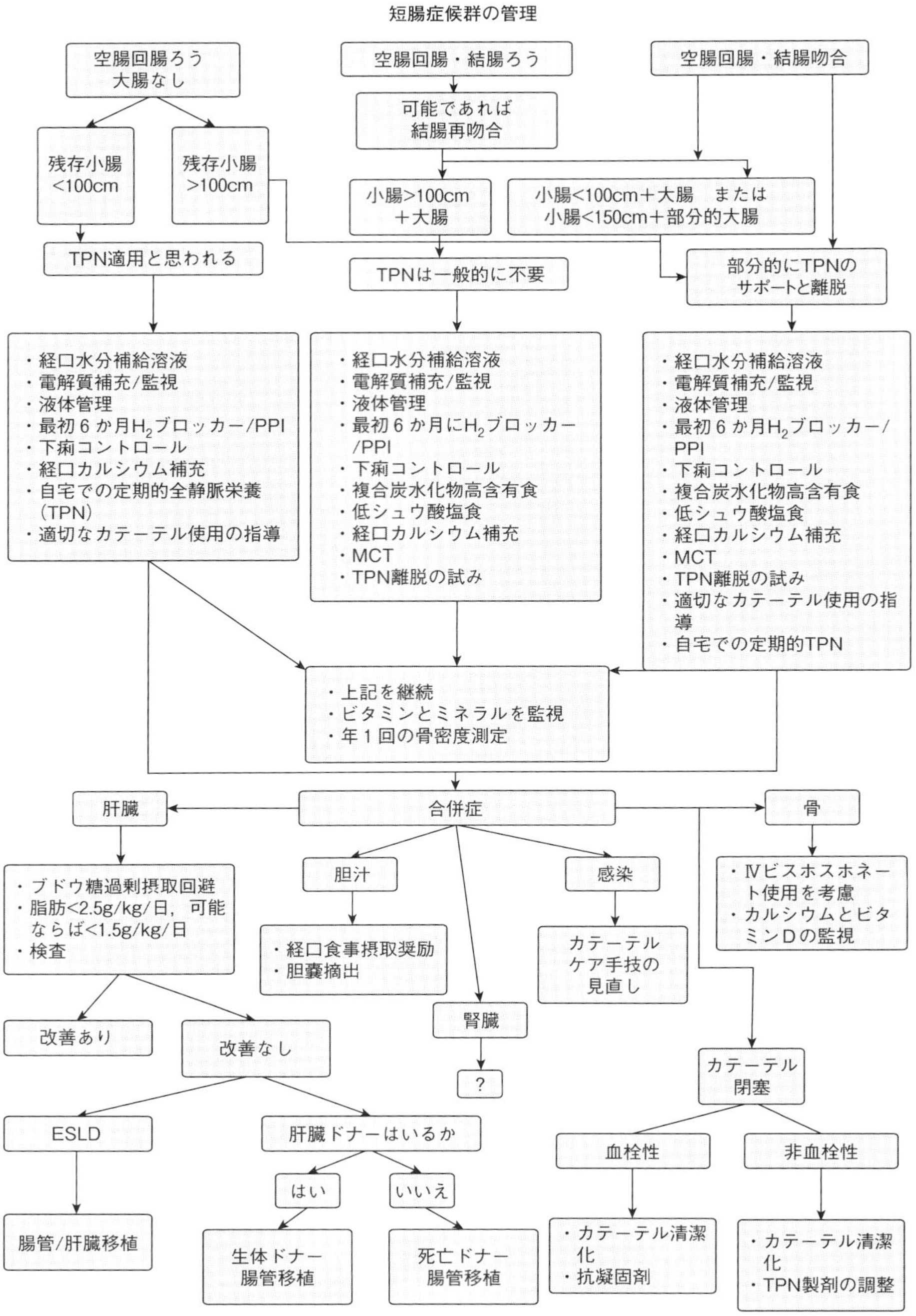

図52. 2　短腸症候群の管理

ESLD（肝臓病末期），MCT（中鎖脂肪酸），PPI（プロトンポンプインヒビター），TPN（全静脈栄養）。
Buchman *et al.*, 2003の許可を得て改変。

表52.1　重症短腸症候群でみられるストーマ（人工孔）あるいは便によって喪失する電解質，ミネラル，および微量元素 a

物質	濃度
ナトリウム	90～100mEq/L
カリウム	10～20mEq/L
カルシウム	772（591～950）mg/日
マグネシウム	328（263～419）mg/日
鉄	11（7～15）mg/日
亜鉛	12（10～14）mg/日
銅	1.5（0.5～2.3）mg/日

a：ナトリウムとカリウムに関しては，ストーマの排液1L当たりの平均濃度を表示している。ミネラルと微量元素に関しては，24時間平均の喪失量を表す。（　）内はその範囲。

表52.2　短腸症候群患者におけるビタミンとミネラルの必要量 a

ビタミンA	1日当たり10,000～50,000単位 a
ビタミン B_{12}	回腸末端切除または同部位疾患の患者は毎月1,000μg 皮下注
ビタミンC	1日当たり200～500mg
ビタミンD	25(OH_2) または1,25(OH_2)D_3として週当たりから1日当たり50,000単位
ビタミンE	1日当たり30IU
ビタミンK	週10mg，細菌による生成が可能な連続結腸では必ずしも必要ではない
カルシウム	1日当たり1,000～2,000mg
マグネシウム	変動あり。一般的には静注を要す
鉄	必要に応じて十二指腸で吸収され，常に必要ではない
セレン	1日当たり60～150μg
亜鉛	1日当たり220～440mg（硫酸塩またはグルコン酸塩として）
重炭酸塩	必要に応じて

注：この表は大まかなガイドラインのみを掲載している。ビタミンとミネラル補給は相対的な吸収量と要求量が変動するため，個別の患者に合わせて定期的に監視，調節する必要がある。特記なしの場合，経口摂取可能。

a：胆汁うっ滞肝疾患の患者では肝毒性の可能性があるので注意して使用する。

(Crenn *et al*., 2004)。経管腸管栄養はこの目的達成に役立つであろうが，すでに静脈栄養を行っている患者にとっては新たな問題になる。腸管不全の患者において，栄養吸収不良だけが起こるわけではなく，薬剤の吸収不良も同様に起こるので，定型的な量より多くの薬剤を摂ることもしばしば必要になる。さらに，腸管通過を遅らせるためにアヘンチンキやコデインのような麻薬が必要になる。広範な腸管切除の6か月後までは胃分泌亢進が起こるので（Hyman *et al*., 1986），胃液喪失を減らすために高用量のプロトンポンプ阻害剤治療が推奨される。分泌亢進した胃酸が十二指腸に入ると，通常はアルカリ性に保たれている十二指腸液が酸性化され，胆汁酸塩の脱抱合とリパーゼの不活化が起こり，炭水化物の消化不良と脂肪の吸収不良が増悪する。

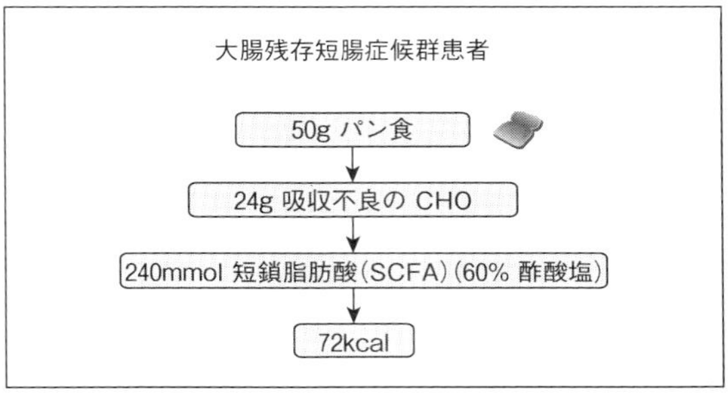

図52.3　短腸症候群を有する仮想患者における50g パン食摂取後の吸収不良炭水化物（CHO）の結腸における吸収（の実態）

吸収されなかった炭水化物，非でんぷん性多糖類，および水溶性繊維は大腸細菌叢で発酵され，水素，メタン，二酸化炭素，硫化物，短鎖脂肪酸（SCFAs）が産生される。SCFAs にはシュウ酸塩，酪酸塩およびプロピオン酸塩が含まれる。健常人では30～60g の非でんぷん性多糖類の発酵により約220～720mmol の短鎖脂肪酸が吸収される。

近年の研究において，グルカゴン様ペプチドⅡ（glucagon-like peptide Ⅱ：GLP-Ⅱ）が液体吸収を促進し，栄養吸収も若干促進することが示唆されている。腸管切除後の通常の適応期間を経過した患者でも，外因性の GLP-Ⅱによって水分吸収が著明に促進されることが明らかにされた（Jeppesen *et al*., 2001）。成長ホルモンに関するデータははっきりしていないが，おそらく腎尿細管でのナトリウム再吸収が亢進することによって，成長ホルモンを使うと体液貯留の亢進が起こると示唆されている（Byrne *et al*., 2005）。

腸管不全と関連して起こりうる合併症には，肝胆道疾患（脂肪肝，胆汁うっ滞，結石性または非結石性の胆嚢炎），代謝性骨疾患，腎結石症および腎症が含まれる。治療に関連した合併症として，カテーテル敗血症やその他の感染症（カテーテル挿入部・皮下のカフやカテーテル設置部），カテーテルの損傷と設置不良を含む機械的障害あるいは静注液注入部位の静脈閉塞（血栓性/非血栓性）がある（Buchman, 2001）。

腸管移植は1989年に初めて成功した(Hansmann *et al*., 1989)。静脈栄養を必要とする腸管不全患者で腸管不全関連肝臓病（intestinal failure-associated liver disease：IFALD），カテーテル挿入用静脈がない，感染あるいは脱水が繰り返されるなど生命を脅かす合併症が起こる可能性がある場合には，小腸移植が治療法として近年認められている（Buchman *et al*., 2003）。長期生存率が向上するにつれ，重症でない合併症を持つ腸管不全患者に

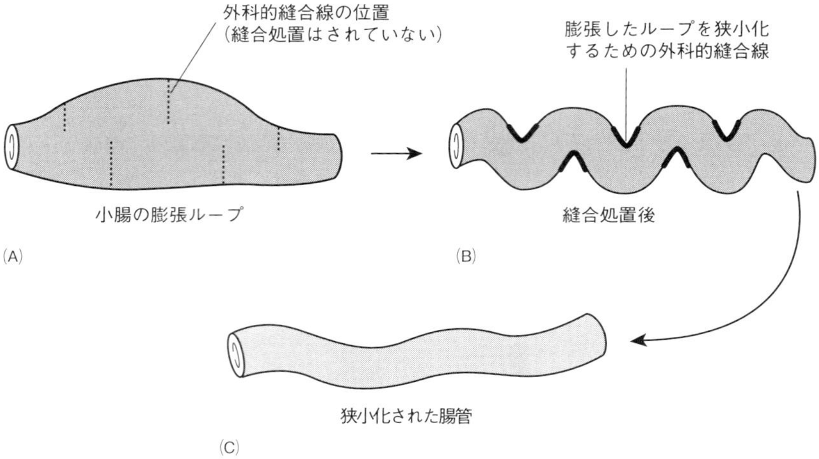

図52. 4

連続性横断腸管再建術（serial transverse enteroplasty：STEP）は，腸管の運動性がほとんどない腸管の膨張した部位を形成して，水分と栄養の吸収を活性化させるよう腸管を狭小化する手技である。細菌の過剰繁殖に適する条件を除去することになる。

（A）：膨張した腸管部位の図示，（B）：縫合線の位置，（C）：腸管は長くするが狭小化され，腸管管腔は機能化される。

とっても，腸管移植は可能な選択肢になるであろう。

経静脈栄養・液体補給を部分的に必要とする患者には，経口水分補給が勧められる。これらの溶剤は高濃度のナトリウムを含有し（90～100mmol/L），便中ナトリウム喪失を補うように設計されている（Atia and Buchman, 2009）。溶剤はブドウ糖や類似の糖も豊富に含んでいる。ナトリウムと糖の吸収は多くが空腸で起こる能動的プロセスであり，ともに同じ輸送機序による（Banks and Farthing, 2002）。ナトリウムと糖が腸管細胞に入ると，水が受動的に拡散することによって，液体吸収が亢進し，脱水の可能性が少なくなる（図52. 5）。

小腸に連続する大腸が残存している患者であれば，多糖類に富む食事が推奨される（Buchman *et al*., 2003；Atia *et al*., 2011）。十二指腸や近位空腸が切除されていない限り，乳糖制限は必要ない。重要な食事カルシウム源を奪ってしまうからである。微量栄養素，特に脂溶性ビタミン，必須脂肪酸（リノレン酸），亜鉛，および重要度は低いがセレンは定期的（最低限年２回，臨床的に必要であればそれ以上）にモニターすべきである。ビタミン B_{12} は，回腸末端が60cm 以上切除されている場合は，舌下，鼻中，あるいは筋注により投与されるべきである。

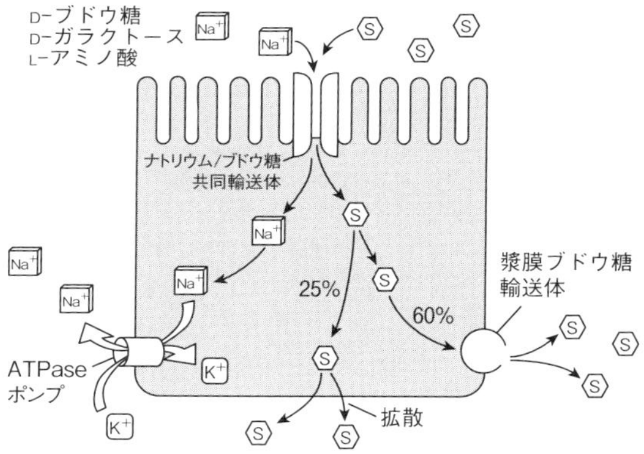

図52. 5　溶質結合 Na^+ 共同輸送体のメカニズム

経口水分補給溶液中のナトリウムイオンは下痢による Na^+ 喪失を補充し，溶剤によって水分吸収を促進する。この概略図は，活性化 Na^+ 結合共同輸送体として空腸の腸管細胞へ溶質が輸送される様子を図解している。溶質はブドウ糖，ブドウ糖ポリメラーゼ，ガラクトース，オリゴペプチド，あるいはL-アミノ酸である。（図中の）S は溶剤を表す。

膵　　臓

急性膵炎

急性膵炎を特徴づける全身性炎症反応症候群（systemic inflammatory response syndrome：SIRS）に関与する要因に関する理解が進展したことに伴い，疾患管理

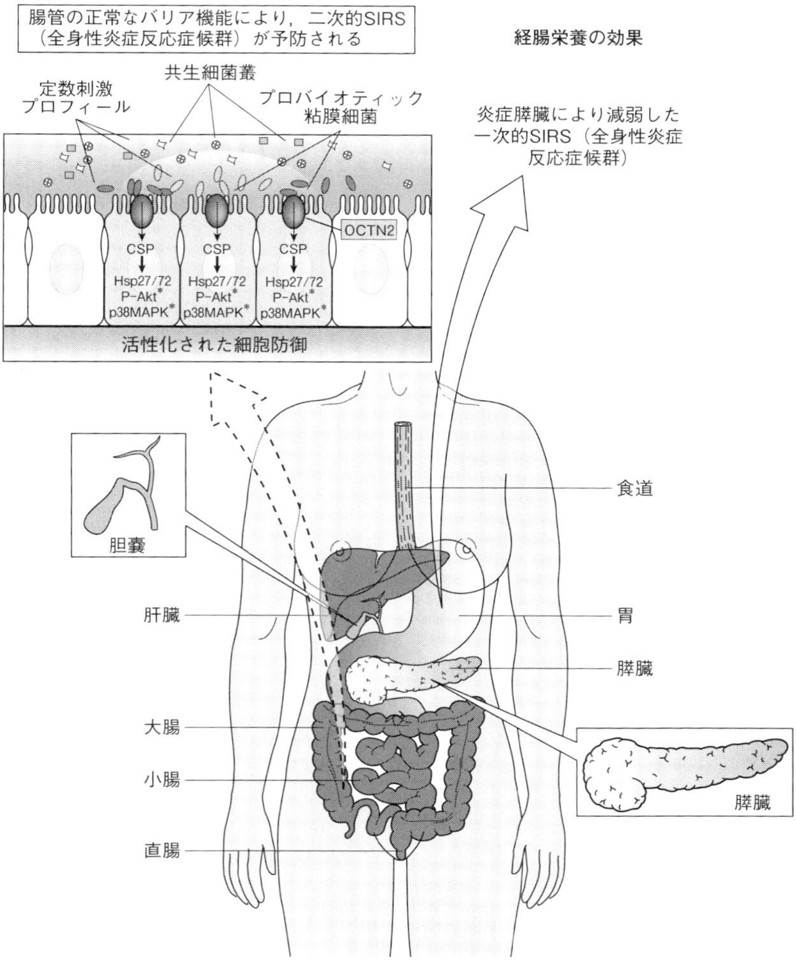

図52.6

早期に経腸栄養（EN）を導入すると，膵炎による一次的全身性炎症反応症候群（SIRS）を減弱する助けとなる。経腸栄養は腸管を保全し，腸管透過性の増悪を予防する。粘膜固有層のTh2CD4ヘルパーリンパ球を刺激し，放出することによって抗炎症効果を発揮する。共生性あるいは有毒性の微生物が存在しても，熱ショックタンパク質を刺激し，上皮細胞間結合を保持するため，全体的な影響は有利に働く。

は劇的に変化した（McCalve, 印刷中）。SchneiderとWhitcombによって提唱された急性膵炎前駆事象説（sentinel acute pancreatitis event：SAPE）（2002）は，膵腺房細胞に対する無害の傷害（例えば高度中性脂肪，アルコール摂取，総胆管結石，毒薬など）が急性膵炎の前駆事象（sentinel event）を起こすとするものである。この前駆事象は，傷害ではなく，一連の自己持続的な炎症惹起性事象とされる。血管透過性の亢進，膵腺房細胞部分への好中球の過剰集積および，炎症性サイトカインの産生が炎症の悪循環（前駆事象）を生じさせ，腺房細胞の破壊や腺の自己消化に進展する（Pandol *et al*., 2007）。この前駆事象は，患者が傷害を回復させたり，炎症を鎮めたりすることができるか否かで決定づけられる急性か慢性かの違いはあるが，多様な病因があっても最終的には共通の経路となっている。特定の遺伝子の欠損（例えばSPINK-1嚢胞性線維化遺伝子，他）や患者の全体的な抗酸化防御システムは，前駆事象が瘢痕組織，線維化および慢性膵炎に連なるかどうかの重要な要因である（Schneider and Whitcomb, 2002）。

早期から経腸栄養（enteral nutrition：EN）による栄養治療を行うと，患者の酸化ストレスへの対処能力を改善させる（McClave，印刷中）。早期の経腸栄養は腸管を保全し，透過性の増悪を予防することができる（図52.6）。管腔の栄養供給がなくなると，腸管から肺に繋がる炎症に陥りやすく，腸管レベルで産生されたサイトカイン・ストーム（嵐）が炎症惹起物質をリンパ導管に

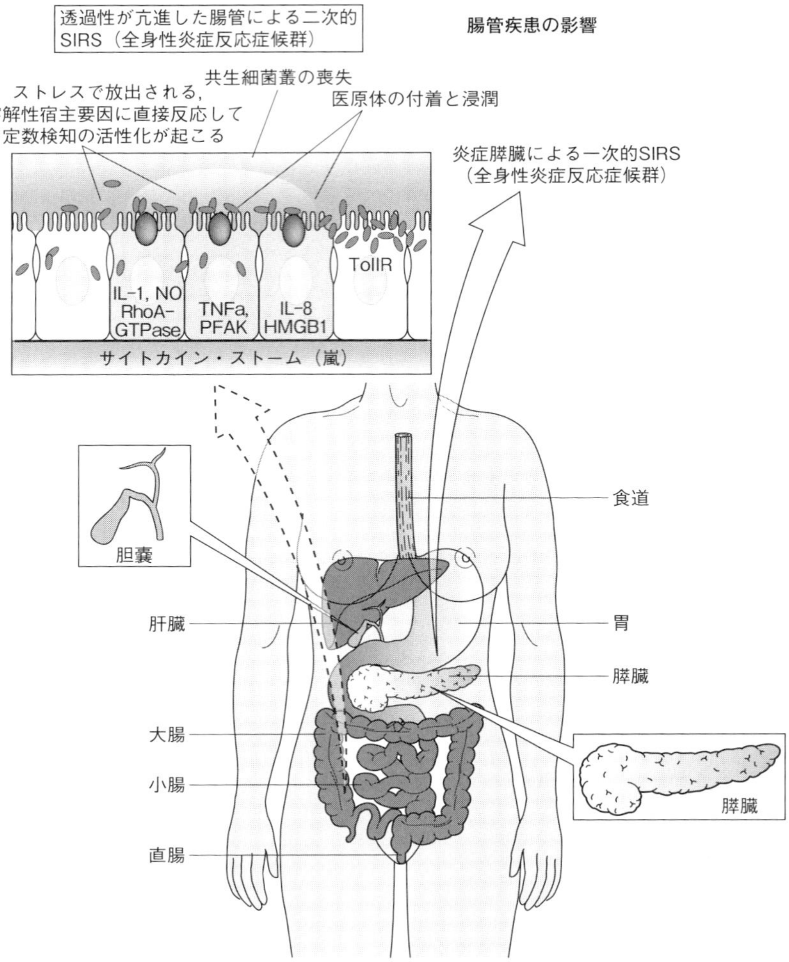

図52.7

重篤な急性膵炎による腸管不全は，腸管のバリア機能の崩壊を招き，腸管透過性が増加する。有毒性微生物の定数検知により，有毒性病原体が出現し，腸管壁に付着することになる。腸管上皮細胞からリンパ管への炎症サイトカインの放出によってサイトカイン“嵐”が起こる。基底膜から放出される炎症惹起性 Th1CD4 ヘルパーリンパ球は免疫反応を起こし，二次性の全身性炎症反応症候群（SIRS）を通じて遅発性の合併症を亢進させる。

放出し，それが肺の毛細組織に直接達することになる（Alverdy *et al*., 2003）（図52.7）。この意味で，経腸栄養は急性呼吸促迫症候群（acute respiratory distress syndrome：ARDS）や肺炎を防止することになる。経腸栄養は自然免疫系のマクロファージや好中球の活性を低下させ，腸管で産生され，全身に放出される一連の CD-4 Th-2 抗炎症リンパ球を刺激することによって，全身の免疫反応を抑制する（図52.6）。また，経腸栄養は，共生細菌の活動を促進させ，炭水化物や食物繊維に作用して短鎖脂肪酸を産生させる。この脂肪酸は大腸の酪酸塩受容体を刺激して，さらなる抗炎症効果をもたらすことになる（Alverdy *et al*., 2003；McClave, 2012）。

実際，疾患管理は膵臓の安静よりも，腸管保全と免疫反応の調整に移行している。感染，多臓器不全，入院日数，外科治療導入，そして死亡率を顕著に減少させる点で，静脈栄養と比較して早期経腸栄養の有効性は大きい。これらの経腸栄養の有効性は，静脈栄養が劣っているからではない（McClave *et al*., 2006）。経腸栄養と標準治療（特別な栄養治療がなされていない場合）と比較した初期の研究において，膵炎合併症の手術後の経管栄養は死亡率を顕著に改善することが示されている（McClave *et al*., 2006）。

経腸栄養が適さない急性膵炎患者において，静脈栄養は明白な役割を果たす。2つの早期の研究によると，即時の静脈栄養には悪影響がある（Sax *et al.*, 1987；Xian-Li *et al.*, 2004）。そのため，経腸栄養が困難な場合，入院の４～５日後に静脈栄養を開始すべきである。入院１週間が経過し，経腸栄養でエネルギー要求量に対してカロリー不足が問題になる場合には，静脈栄養の補充が必要になるかもしれない。

早期経腸栄養の候補となる急性膵炎患者は，APACHE Ⅱスコア≧８，Ranson基準３以上，そして（または）CTスキャンによる膵臓壊死の所見を有する重症患者である（McClave and Ritchie, 2000）。これらの患者では空腸深部の経腸栄養が最もよく成功している。２つの研究によると，疾患発症から特に48時間以内に開始されれば，空腸と同様に胃注入も耐容性がある。経腸栄養を開始する前には，十分に蘇生していることが重要である。平均動脈圧≧65mmHg，中心静脈圧８～12mmHg，尿産生＞0.5ml/kg/時間，および静脈混合酸素≧65%は蘇生十分であり，経腸栄養開始の候補となる。膵臓性腹水，偽嚢胞，壊死あるいは膵臓内貯留液は経腸栄養の禁忌にならない。経腸栄養の本当の禁忌として，不耐容（経腸栄養で起こる全身性炎症反応症候群：SIRS），消化管虚血，機械的閉塞があげられる。経腸栄養を初期の48時間以内に開始すると，イレウスや胃排泄遅延の問題を最小限に抑えることができる。耐容性に関しては，膵臓を刺激していないか注意深く観察すべきであり，もし不耐容性がみられた場合は，注入部位を消化管の下のほうへ移し，タンパク質は小ペプチド，脂肪は中鎖中性脂肪（medium-chain triglycerides：MCTs）の製剤に変更するほうがよい。血清アミラーゼとリパーゼ濃度は，予後の予測情報にほとんどならないが，それらは膵臓炎症の情報として有用であるかもしれない。両方の膵酵素の血清濃度は日々変動することもあるが，経腸栄養の投与とともに，両酵素が上昇し続ける場合は不耐容性の可能性があると考えられる（McClave and Ritchie, 2000）。

急性膵炎における早期経腸栄養投与により，３つの副反応のシナリオが考えられる。それは無症状の膵酵素の放出刺激，合併性を伴わない症状の増悪（腹痛や嘔気），そして全身性炎症反応症候群（SIRS）の増悪である。注入部位を下位消化管（トライツ靭帯以遠が望ましい）にして，小ペプチドと中鎖中性脂肪（MCT）製剤に切り替えるか，脂肪抜き製剤にすると，通常不耐容性の問題は解決し，投与継続が可能になる。

静脈栄養の適応と判断された患者は，静脈内脂肪は十分耐えられるが，血中中性脂肪濃度は注意深く観察する必要がある。中性脂肪濃度は400mg/dL以下で管理すべきである。適切な血糖管理も重要であり，血糖は80～150 mg/dLに保つべきである。これらの患者は，食事再開症候群のリスクを有するので，静脈栄養はゆっくり数日をかけて投与されるべきであり，血清カリウム，リン，マグネシウムを注意して観察する必要がある。

慢性膵炎

栄養療法にかかわる問題は，線維化石灰化膵炎の慢性化で劇的に変わる。タンパク質・エネルギーの栄養不良をゆっくり起こす要因が存在する。これらには，消化不良，食事嫌悪，代謝亢進，腹痛または嘔気・嘔吐から二次的に起こる摂食不良，アルコール乱用持続，胃排泄障害および臨床的糖尿病への進展などがある（Scolapio *et al.*, 1999）。これらの同じ要因は微量栄養素欠乏のリスクを高める。ビタミンB_{12}結合R因子を除去する膵酵素の欠如はB_{12}欠乏を招く。慢性炎症は患者の抗酸化物を枯渇させ，血清βカロテン，ビタミンAおよびEの欠乏を招く。脂溶性ビタミンの吸収不良はビタミンD欠乏と骨形成不全および骨粗鬆症を招く。ビタミンK欠乏症の頻度は多くはない（Petersoen and Forsmark, 2002）。

これらの患者の栄養管理で必要なのは，禁酒と腹痛コントロールである。腹痛のコントロールだけでも食欲を刺激し，経口摂取を増加させる。高炭水化物，低脂肪，高タンパク質の食事が慢性膵炎の患者に最適である。植物性油脂は動物性のものより耐容性がありそうである。膵酵素は食事と一緒に摂取されるべきである。そうすることで酵素と食物が消化管の管腔で同時に存在することになる（Meier, 2002）。非腸溶性の膵酵素製剤は，慢性膵炎の腹痛コントロールにより適しているが（十二指腸でのフィードバック機構による），腸溶性膵酵素製剤は胃通過の際に保護されるので，脂肪便と慢性膵炎にみられる消化不良のコントロールにより適している（Meier, 2002）。腸溶性膵酵素製剤は，プロトンポンプ阻害剤による胃酸抑制の患者には使用されるべきではない（酵素を格納したカプセルの溶解を阻害するため）。酵素補充は通常膵臓で産生される酵素の10%に留めるべきであり，その量は１食当たりリパーゼでおよそ30,000IUになる（Meier, 2002）。高濃度トリプシン酵素は疼痛コントロールに必要である（＞50,000IU）。酵素治療に最も反応しやすく，鎮痛を得られやすい患者は，非アルコール性で，小管腔性の低進行病状の女性である。酵素による脂肪便のコントロールができない患者には，脂肪制限が必要かもしれない。経口小ペプチド・中鎖脂肪酸の経口食を補給すべきかもしれない。疼痛，体重減少，持続性脂肪便，頻回の再発入院の患者は，直接経皮内視鏡的に空腸チューブを造設することで，栄養状態を改善させ，疼痛をコントロールでき，年間入院回数を減少させることができるかもしれない。下痢の原因となり，１/３以上もの慢性膵炎患者に合併する小腸の細菌過剰増殖は鑑別診断する必要がある。疼痛発作回数を最小化し，年間入院回数を減らすので，毎日の抗酸化カクテル療法は有用である。そのようなカクテル療法には，ビタミンE（270 IU/日），ビタミンC（0.54g/日），セレン（600mg/日），βカロテン（9,000IU/日），そしてメチオニン（２g/日）

を含めるべきである(De Las Heras Castano *et al.*, 2000)。

将来の方向性

炎症性腸疾患（IBD）の発生に，食事摂取がかかわるエビデンスは大部分が疫学的知見である。炎症性腸疾患治療の種々の栄養プログラムは，確定的ではないが，ある程度の効果がある新しいエビデンスは，栄養がより重要な役割を果たしている可能性を示唆している。その役割はもっと間接的で，腸管細菌によって修飾される。特定の栄養と同様に食事は，腸管炎症の原因になりうる特定細菌の有無を決定する要因かもしれない。胃腸疾患は，環境要因だけではなく，食事と遺伝および毒素のタンパク質を含む他の環境要因との交互作用に関係しているようであり，これらの影響は複雑である。この関連は，DNA配列中の1つあるいは複数のSNPs（single nucleotide polymorphism）の知見を考慮するとさらに複雑である。宿主の遺伝子に基づく反応は，環境要因，特に食事によって影響を受けるかもしれない。実際，"DNA栄養学"，栄養遺伝学および栄養ゲノミクスなどの萌芽的分野の知見は，遺伝子発現が食事の影響を受けていることを示唆している。同様に，栄養療法の効果は集団でみるとまちまちであるが，特定の個人に対してはもっと効果的であるかもしれない。これらには細胞保護効果，抗炎症効果および免疫制御効果があるかもしれない。栄養と遺伝子や他の環境要因との相互影響は，好酸球性食道炎と膵炎のリスク層別化と発生病理に重要な役割を果たしているかもしれない。セリアック病においてはその役割は明らかになっている。後者に関しては，グルテンが炎症の進展に果たす役割をより詳細に理解することで，セリアック病の新たな治療法の開発を可能にした。もっとも，これらの治療法の効果については，厳密な臨床試験の結果を待たなければならない。膵炎に関しては，血管運動異常を改善させるグアニン，熱ショックタンパク質を誘導するグルタミン，炎症を減少させる魚油，腸管を保全し抗酸化防御を促進させる亜鉛などの薬理栄養学的物質の新しい役割はすべて，前向き無作為化の方法によって検証されるべきである。

腸管移植は，遺伝要因，細菌，食事，他の環境要因の交互作用に影響されているようである。短期間（すなわち5年間）生存率は近年劇的に改善し，他の臓器の生存率に近くなったが，慢性拒絶反応に関する病因がまだ十分に解明されていないため，長期（例えば10年間あるいはそれ以上）生存率には大きな改善はみられていない。慢性拒絶反応の進展あるいは予防における腸管細菌叢および遺伝の影響は過小評価されることはない。

（福元　仁訳）

推奨文献

Buchman, A.L. (2006) *Clinical Nutrition in Gastrointestinal Disease*. Slack, Thorofare, NJ.

[文　献]

Afonso, J.J. and Rombeau, J.L. (1990) Nutritional care for patients with Crohn's disease. *Hepatogastroenterology* **37,** 32–41.

Akobeng, A.K., Miller, V., Stanton, J., *et al.* (2000) Double-blind randomized controlled trial of glutamine-enriched polymeric diet in the treatment of active Crohn's disease. *J Pediatr Gastroenterol Nutr* **30,** 74–84.

Alverdy, J.C., Laughlin, R.S., and Wu, L. (2003) Influence of the critically ill state on host–pathogen interactions within the intestine: gut-derived sepsis redefined. *Crit Care Med* **31,** 598–607.

Andresen, A.F.R. (1942) Ulcerative colitis – an allergic phenomenon. *Am J Dig Dis* **9,** 91–98.

Atia, A.N. and Buchman, A.L. (2009) Oral rehydration solutions in non-cholera diarrhea: a review. *Am J Gastroenterol* **104,** 2596–2604.

Atia, A., Fernand, G.P., Hébuterne, X., *et al.* (2011) Pectin supplementation increases colonic short chain fatty acid (SCFA) production in patients with short bowel syndrome. *JPEN J Parenter Enteral Nutr* **35,** 229–240.

Banks, M.R. and Farthing, M.J. (2002) Fluid and electrolyte transport in the small intestine. *Curr Opin Gastroenterol* **18,** 176–181.

Behrend, C., Jeppesen, P.B., and Mortensen, P.B. (1995) Vitamin B12 absorption after ileorectal anastomosis for Crohn's disease: effect of ileal resection and time span after surgery. *Eur J Gastroenterol Hepatol* **7,** 397–400.

Borgstrom, B., Dahlqvist, A., Lundh, G., *et al.* (1957) Studies of intestinal digestion and absorption in the human. *J Clin Invest* **36,** 1521–1536.

Bousvaros, A., Zukakowski, D., Duggan, C., *et al.* (1999) Vitamins A and E serum levels in children and young adults with inflammatory bowel disease: effects of disease activity. *J Pediatr Gastroenterol Hepatol* **26,** 129–134.

Buchman, A.L. (2001) Complications of long-term home total parenteral nutrition: their identification, prevention, and treatment. *Dig Dis Sci* **46,** 1–18.

Buchman, A.L. (2005) Nutritional therapy for Crohn's disease. *Pract Gastroenterol* 17–28.

Buchman, A.L., Scolapio, S., and Fryer, J. (2003) AGA technical review on short bowel syndrome and intestinal transplantation. *Gastroenterology* **124,** 1111–1134.

Buchman, A.L., Iyer, K., Fryer, J. (2006) Parenteral nutrition-associated liver disease and the role for isolated intestine and intestine/liver transplantation. *Hepatology* **43,** 9–19.

Byrne, T.A., Wilmore, D.W., Iyer, K., *et al.* (2005) Growth hormone, glutamine, and an optimal diet reduce parenteral nutrition in patients with short bowel syndrome: a prospective, randomized, placebo-controlled, double-blind clinical trial. *Ann Surg* **242,** 655–661.

Catassi, C., Fabiani, E., Corrao, G., *et al.* (2002) Risk of non-Hodgkin lymphoma in celiac disease. *JAMA* **287,** 1413–1419.

Cisler, J.J. and Buchman, A.L. (2005) Intestinal adaptation in short bowel syndrome. *J Investig Med* **53,** 402–413.

Crenn, P., Morin, M.C., Joly, F., *et al.* (2004) Net digestive absorption and adaptive hyperphagia in adult short bowel patients. *Gut* **53,** 1279–1286.

De Las Heras Castano, G., Garcia de la Paz, A., Fernandez, M.D., *et al.* (2000) Use of antioxidants to treat pain in chronic pancreatitis. *Rev Esp Enferm Dig* **92,** 375–385.

Dharmsathaphorn, K., Freeman, D.H., Binder, H.J., *et al.* (1982) Increased risk of nephrolithiasis in patients with steatorrhea. *Dig Dis Sci* **27,** 401–405.

Dobbins, J.W. and Binder, H.J. (1977). Importance of the colon in enteric hyperoxaluria. *N Engl J Med* **296,** 298–301.

Elsborg, L. and Larsen, L. (1979) Folate deficiency in chronic inflammatory bowel diseases. *Scand J Gastroenterol* **14,** 1019–1024.

Feagan, B.G., Sandborn, W.J., Mittmann, U., *et al.* (2008). Omega-3 free fatty acids for the maintenance of remission in Crohn disease: the EPIC randomized controlled trials. *JAMA* **299,** 1690–1697.

Fine, K.D., Meyer, R.L., and Lee, E.L. (1997) The prevalence and causes of diarrhea in patients with celiac sprue treated with a gluten free diet. *Gastroenterology* **112,** 1830–1838.

Furuta, G.T., Liacouras, C.A., Collins, M.H., *et al.* (2007) Eosinophilic esophagitis in children and adults: a systematic review and consensus recommendations for diagnosis and treatment. *Gastroenterology* **133,** 1342–1363.

Green, P. and Cellier, C. (2007) Celiac disease. *N Engl J Med* **357,** 1731–1743.

Hansmann, M.L., Deltz, E., Gundlach, M., *et al.* (1989) Small bowel transplantation in a child. Morphologic, immunohistochemical, and clinical results. *Am J Clin Pathol* **92,** 686–692.

Hyman, P.E., Everett, S.L., and Harada, T. (1986) Gastric acid hypersecretion in short bowel syndrome in infants: association with extent of resection and enteral feeding. *J Pediatr Gastroenterol Nutr* **5,** 191–197.

James, S.P. (2005) National Institutes of Health consensus development conference statement on celiac disease, June 28–30, 2004. *Gastroenterology* **128,** S1–S9.

Jeppesen, P.B., Hartmann, B., Thulesen, J., *et al.* (2001) Glucagon-like peptide 2 improves nutrient absorption and nutritional status in short bowel patients with no colon. *Gastroenterology* **120,** 806–815.

Jeppesen, P.B., Sanguinetti, E.L., Buchman, A.L., *et al.* (2005) Teduglutide (ALX-0600), a dipeptidyl peptidase IV resistant glucagon-like peptide 2 analogue, improves intestinal function in short bowel syndrome patients. *Gut* **54,** 1224–1231.

Jones, V.A., Workman, E., Freeman, A.H., *et al.* (1985). Crohn's disease: maintenance of remission by diet. *Lancet* **ii,** 177–181.

Kagalwalla, A.F., Sentongo, T.A., Ritz, S., *et al.* (2006). Effect of six-food elimination diet on clinical and histologic outcomes in eosinophilic esophagitis. *Clin Gastroenterol Hepatol* **4,** 1097–1102.

Karamanolis, G. and Tack, J. (2006) Nutrition and motility disorders. *Best Pract Res Clin Gastroenterol* **20,** 485–505.

Lagergren, J., Bergström, R., and Nyrén, O. (2000) No relation between body mass and gastroesophageal reflux symptoms in a Swedish population based study. *Gut* **47,** 26–29.

Lashner, B.A., Evans, A.A., and Hanauer, S.B. (1989) Preoperative total parenteral nutrition for bowel resection in Crohn's disease. *Dig Dis Sci* **34,** 741–746.

Levine, J.S. and Burakoff, R. (2007) Chemoprophylaxis of colorectal cancer in inflammatory bowel disease: current concepts. *Inflamm Bowel Dis* **13,** 1293–1298.

Liacouras, C.A., Furuta, G.T., Hirano, I., *et al.* (2011) Eosinophilic esophagitis: updated consensus recommendations for children and adults. *J Allergy Clin Immunol* **128,** 3–20.

Lochs, H., Seinhardt, H.J., Klaus-Wentz, B., *et al.* (1991) Comparison of enteral nutrition and drug treatment in active Crohn's disease. Results of the European Cooperative Crohn's Disease Study. IV. *Gastroenterology* **101,** 881–888.

Locke, G.R., Talley, N.J., Felt, S.L., *et al.* (1977) Prevalence and clinical spectrum of gastroesophageal reflux: a population-based study in Olmsted County, Minnesota. *Gastroenterology* **112,** 1448–1456.

Locke, G.R., Talley, N.J., Fett, S.L., *et al.* (1999) Risk factors associated with symptoms of gastroesophageal reflux. *Am J Med* **106,** 642–649.

Lorenz-Meyer, H., Bauer, P., and Nicolay, C., *et al.* (1996) Omega-3 fatty acids and low carbohydrate diet for maintenance of remission in Crohn's disease. *Scand J Gastroenterol* **31,** 778–785.

Markowitz, J.E., Spergel, J.M., Ruchelli, E., *et al.* (2003) Elemental diet is an effective treatment for eosinophilic esophagitis in children and adolescents. *Am J Gastroenterol* **98,** 777–782.

McClave, S.A. (in press) Drivers of oxidative stress in acute pancreatitis: the role of nutrition therapy. *JPEN J Parenter Enteral Nutr*.

McClave, S.A. and Ritchie, C.S. (2000) Artificial nutrition in pancreatic disease: What lessons have we learned from the literature? *Clin Nutr* **19,** 1–6.

McClave, S.A., Chang,W.K., Dhaliwal, R., *et al.* (2006) Nutrition support in acute pancreatitis: a systematic review of the literature. *JPEN J Parenter Enteral Nutr* **30,** 143–156.

Meier, R. (2002) Nutrition in chronic pancreatitis. In M. Buchler, H. Friess, and W. Uhl (eds), *Chronic Pancreatitis*. Blackwell, Berlin, pp. 421–427.

Mercer, C.D., Wren, S.F., DaCosta, L.R., *et al.* (1987) Lower esophageal sphincter pressure and gastroesophageal pressure gradients in excessively obese patients. *J Med* **18,** 135–146.

Middleton, S.J., Rucker, J.T., Kirby, G.A., *et al.* (1995) Long-chain triglycerides reduce the efficacy of enteral feeds in patients with active Crohn's disease. *Clin Nutr* **14,** 229–236.

Mora, S., Barera, G., Beccio, S., *et al.* (2001) A prospective, longitudinal study of the long-term effect of treatment on bone density in children with celiac disease. *J Pediatr* **39,** 516–521.

Ohkusa, T. (1985) Production of experimental ulcerative colitis in hamsters by dextran sulfate sodium and change in intestinal microflora. *Jpn J Gastroenterol* **82,** 1337–1347.

Pandol, S.J., Saluja, A.K., Imrie, C.W., *et al.* (2007) Acute pancreatitis: bench to the bedside. *Gastroenterology* **132,** 1127–1151.

Persson, P.G., Ahlbom, A., and Hellers, G. (1992) Diet and inflammatory bowel disease: a case-control study. *Epidemiology* **3,** 47–52.

Petersoen, J.M. and Forsmark, C.E. (2002) Chronic pancreatitis and maldigestion. *Semin Gastrointest Dis* **13,** 191–199.

Piludu, M., Lantini, M.S., Isola, M., *et al.* (2003) Localisation of epidermal growth factor receptor in mucous cells of human salivary glands. *Eur J Morphol* **41,** 107–109.

Riordan, A.M., Hunter, J.O., Cowan, R.E., *et al.* (1993) Treatment of active Crohn's disease by exclusion diet: East Anglia multicentre controlled trial. *Lancet* **342,** 1131–1134.

Ritchie, J.K., Wadsworth, J., Lennard-Jones, J.E., *et al.* (1987) Controlled multicentre therapeutic trial of unrefined carbohydrate, fibre-rich diet in Crohn's disease. *Br Med J* **295,** 517–520.

Roediger, W.E.W., Duncan, A., Kapaniris, O., *et al.* (1993) Reducing sulfur compounds of the colon impairs colonocyte nutrition: implications for ulcerative colitis. *Gastroenterology* **104,** 802–809.

Ruhl, C.E. and Everhardt, J.E. (1999) Overweight, but not high dietary fat intake, increases risk of gastroesophageal reflux disease hospitalization: the NHANES I Epidemiologic Followup Study. First National Health and Nutrition Examination Survey. *Ann Epidemiol* **9,** 424–435.

Sax, H.C., Warner, B.W., Talamini, M.A., *et al.* (1987) Early total parenteral nutrition in acute pancreatitis: lack of beneficial effects. *Am J Surg* **153,** 117–124.

Sangaletti, O., Petrillo, M., and Bianchi Porro, G. (1989) Urinary oxalate recovery after oral oxalic load: an alternative method for the quantitative determination of stool fat for the diagnosis of lipid malabsorption. *J Int Med Res* **17,** 526–531.

Schneider, A. and Whitcomb, D.C. (2002) Hereditary pancreatitis: a model for inflammatory disease of the pancreas. *Best Pract Res Clin Gastroenterol* **16,** 347–363.

Scolapio, J.S., Malhi-Chowla, N., and Ukleja, A. (1999) Nutrition supplementation in patients with acute and chronic pancreatitis. *Gastroenterol Clin North Am* **28,** 695–707.

See, J. and Murray, J.A. (2006) Gluten-free diet: the medical and nutrition management of celiac disease. *Nutr Clin Pract* **21,** 1–15.

Shinozaki, M., Saito, H., and Muto, T. (1997) Excess glutamine exacerbates trinitrobenzenesulfonic acid-induced colitis in rats. *Dis Colon Rectum* **40,** S59–63.

Sugerman, H.J., DeMaria, E.J., Felton, W.L., III, *et al.* (1997) Increased intra-abdominal pressure and cardiac filling pressures in obesity-associated pseudotumor cerebri. *Neurology* **49,** 507–511.

Tolonen, P., Victorzon, M., Niemi, R., *et al.* (2006) Does gastric banding for morbid obesity reduce or increase gastroesophageal reflux? *Obes Surg* **16,** 1469–1474.

Valberg, L.S., Flanagan, P.R., Kertescz, A., *et al.* (1986) Zinc absorption in inflammatory bowel disease. *Dig Dis Sci* **31,** 724–731.

Wisen, O., Rossner, S., and Johansson, C. (1987) Gastric secretion in massive obesity. Evidence for abnormal response to vagal stimulation. *Dig Dis Sci* **32,** 968–972.

Xian-Li, H., Qing-Jiu, M., Jian-Guo, L., *et al.* (2004) Effect of total parenteral nutrition (TPN) with and without glutamine dipeptide supplementation on outcome in severe acute pancreatitis (SAP). *Clin Nutr Suppl* **1,** 43–47.

53
腎 疾 患

Thiane G. Axelsson, Michal Chmielewski, and Bengt Lindholm

要　約

慢性腎疾患（chronic kidney disease：CKD）は世界的に公衆衛生学的な脅威とみなされている（Levey *et al*., 2007）。アメリカだけでも成人の9.6%が何らかの程度のCKDに罹患していると考えられ，ヨーロッパ，オーストラリア，アジアのデータでもCKDは同様に高い有病率を示している（Coresh *et al*., 2005；Stevens *et al*., 2006；Levey *et al*., 2007）。CKDはその有病率の増加と多くの合併症により，世界中の健康問題であるが，社会的・経済的な問題にもなっている（Hsu *et al*., 2006；Rutkowski and Król, 2008）。本章ではCKDにおける代謝異常と栄養障害の原因と結果について述べ，そして最新の治療の概要を示す。

はじめに

腎臓は体液と電解質の恒常性の維持や，代謝老廃物の排泄，各種のホルモンや代謝経路の調節に極めて重要な役割を演じている。それゆえ腎機能のわずかな低下も，代謝や栄養に重要な影響を及ぼす。

明らかなCKDを有する患者には種々の代謝・栄養障害が認められ，特にタンパク質–エネルギー不足（PEW）が最も顕著にみられる（Young *et al*., 1991；Qureshi *et al*., 1998；Heimburger *et al*., 2000）。代謝・栄養障害は，病態生理的な要因（尿毒素物質の毒性，代謝の変化）や医原性の要因（多種類の薬剤や腎疾患の進行を遅らせるための低タンパク質食）から発生する。腎代替療法（透析や腎移植）が開始されるCKD後期では，これらの障害のいくつかは弱まるが，一方では新たな障害が起こることもある（図53.1）。

基本的な腎臓の生理と病態生理

腎臓は代謝老廃物の排泄や水–電解質，酸–塩基平衡の調節，ホルモンの分泌を行っており，人体において重要な働きをしている。その重要性は，毎分約1,200mLもの大量の血液が腎臓を流れていることにも反映されている。

生理学的代謝の過程により多くの代謝産物が産生されるが，腎不全では不要なあるいは生体に有害な物質が蓄積される。正常な腎臓ではこれらの老廃物を尿に排泄することで除去するが，腎不全ではこれらの排泄機能がなくなり，また代謝過程が変化し，尿毒素性中毒の状態となる。この変化はそれ自体が有害であり，患者の食欲や食事摂取に大きな影響を及ぼす。代謝老廃物の蓄積はまたアシドーシスの状態をもたらし，これはタンパク質異化の亢進の大きな原因のひとつとなる。

老廃物を除去するほかに，腎臓は水–電解質バランスを維持する働きがある。腎機能の悪化は，カリウムとナトリウムの排泄の変化をもたらす。これは心機能に直接影響し，また重度の高カリウム血症は心停止や心臓突然死を起こすこともあり，腎不全患者の主な死因となっている。同様にナトリウム排泄は低下し，ナトリウム負荷が多くなり，その結果高血圧となる。腎臓はまた，分泌活動により血圧を調節している。腎臓は，レニン–アンギオテンシン–アルドステロン系（renin–angiotensin–aldosterone system：RAAS）の酵素であるレニンの産生部位である。RAAS活性の変化は，高血圧の進行において極めて重要である。腎臓の分泌機能はレニンだけではない。腎臓で産生されるもうひとつの重要な物質としてエリスロポエチンがある。このホルモンは赤血球産生に重要な働きをしており，そのため貧血は慢性腎不全患者の典型的な特徴となっている。さらに，腎臓はビタミンDを活性化し過剰なリンを排泄することで，カルシウム–リンのバランスを調節する。CKDでは必発的に低カル

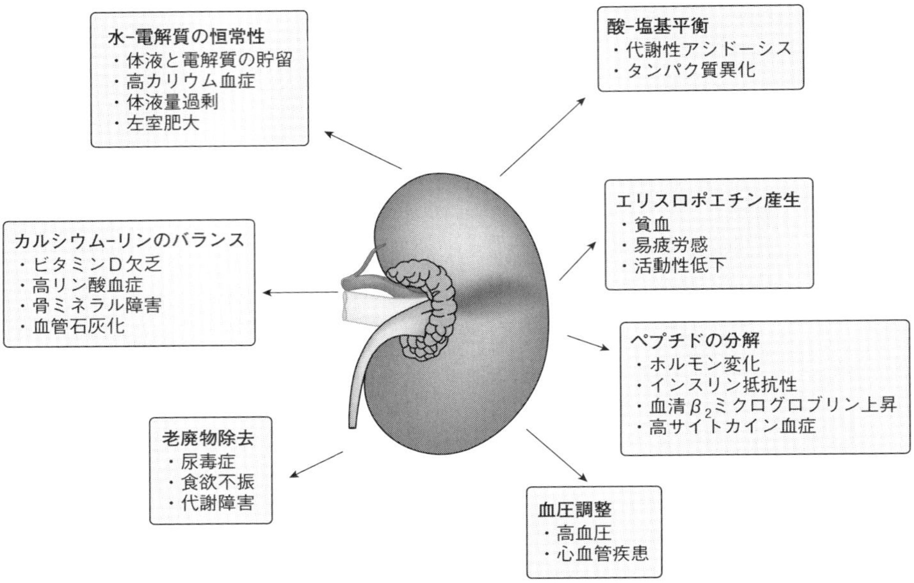

図53.1　代謝調節における腎臓の主要な役割

シウム血症，高リン血症，二次性副甲状腺機能亢進症となり，種々の骨障害や骨異栄養症などが起こる。

「CKDは腎障害や糸球体濾過の減少が少なくとも3か月持続した状態」としばしば定義される。それはさまざまな疾患により起こるが，最も多い原因は糖尿病，高血圧症，原発性糸球体疾患である。CKDはアルブミン尿や糸球体濾過率（glomerular filtration rate：GFR）などの腎障害の程度により，5つの病期に分類される。CKDは通常，病因にかかわらず腎機能の悪化を伴って進行し，CKDステージV，末期腎不全（end-stage renal disease：ERSD）といわれる，腎代替療法（renal replacement therapy：RRT）が必要な状態になることもある。RRTには主に2種類の方法があり，透析と腎移植である。透析はさらに血液透析（hemodialysis：HD）と腹膜透析（peritoneal dialysis：PD）に分けられる。

上述したように，腎臓は生体にとっていくつかの極めて重要な働きをしている。栄養療法は，早期CKD患者とRRTを受けている患者の両者において，腎機能低下に関連した代謝と栄養の異常を減弱するのに中心的な役割を果たしている。

タンパク質–エネルギー不足：予防，機序とその重要性について

体タンパク質量と貯蔵エネルギー欠乏の進行は，CKD合併症のなかで最も典型的で有害なもののひとつである。この欠乏はタンパク質–エネルギー不足（protein–energy wasting：PEW）と呼ばれており（Fouque *et al*., 2008），進行したCKD患者で最も多く，末期腎不全患者ではほぼ75%にみられる。

PEWは主に栄養失調，正確には低栄養により進行する。栄養摂取障害はいくつかの過程が重複した結果である。低タンパク質食は尿毒症症状を軽減し，腎不全の進行を遅らせるとして推奨されている（Fouque and Laville, 2009）。しかし，負のタンパク質バランスを引き起こし，特にアミノ酸やケト酸の補給を受けていない患者に認められる。CKDが進行すると食欲低下が進行する（Carrero *et al*., 2008）。これは尿毒素性中毒，レプチンなど多数の食欲抑制因子の血中濃度上昇，グレリンなど食欲促進因子の血中濃度低下など，ホルモンの変化によって起こる。さらに末期腎不全へと進行し透析が導入されると，血液・腹膜透析ともに透析液に栄養素が喪失してしまう。

しかし栄養失調だけがPEW発症の原因ではない。慢性的な微小な炎症も同様に重要な要因であろう（Stenvinkel *et al*., 2000；Fouque *et al*., 2008）。CKDによくみられる合併症である微小炎症は，タンパク質合成を低下させ，異化を促進させて負のタンパク質バランスを引き起こすことが示されている。

その他にもCKD患者の栄養状態を悪化させる要因がいくつかある。酸化ストレスやアシドーシス，栄養喪失，孤独や貧困などの社会的要因，また，CKD患者に多くみられる糖尿病や心血管病，感染症などの併存疾患などである（Fouque *et al*., 2008）。これらやその他のPEWの原因となりうるものを図53.2に示す。

過体重や肥満症の増加を反映して，CKD患者にも肥満が多いことは認識しておかなければならない。実際，

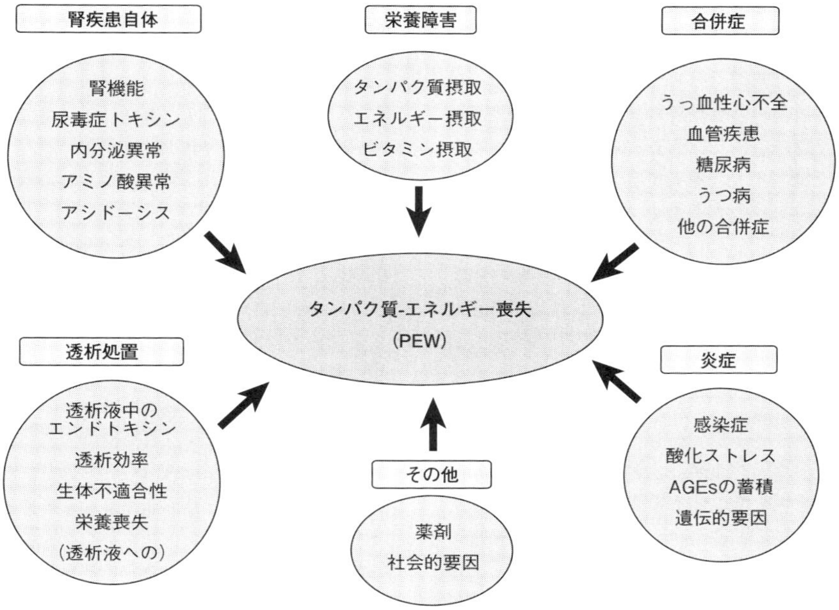

図53.2 タンパク質-エネルギー不足のさまざまな要因
AGEs：advanced glycation end-products（終末糖化合物）。

肥満症もCKDを進展させる最も多い要因のひとつである（Zoccali, 2009）（第45章参照）。しかし，PEWは肥満と痩せのCKD患者ともに高頻度に認められ，同等に有害である（Honda *et al*., 2007）。

PEWはCKD患者の心血管死亡と非心血管死亡の重要かつ独立した予測因子である。アルブミンやプレアルブミン，コレステロールなど栄養状態を示す指標の減少は，死亡リスクの上昇と相関している（Kovesdy and Kalantar-Zadeh, 2009）。同様に筋肉量，タンパク質やエネルギー摂取の減少は予後不良と関連している（Kovesdy and Kalantar-Zadeh, 2009）。CKD患者における予後不良因子であるPEWの重要性は，いわゆる“逆転疫学現象”に反映されている。例えば，進行したCKD患者において，低値（もしくは正常）のコレステロール値，および低値（もしくは正常）のBMIは予後不良である（Kalantar-Zadeh *et al*., 2007）。これは，健常人にとって高コレステロール血症や肥満などは有害であることとは対照的である。多くの説明がこれらの逆説的な関連についてなされているが，最も説得力のあるものは，PEWがコレステロール低値・低BMIをもたらし，CKD患者の死亡率を悪化させるというものである。これはCKD患者のPEWを予防すること，その進行を速やかに診断すること，そして効果的に治療することがどれほど重要であるかを示している。

CKD患者におけるその他の栄養異常

アシドーシス

CKD患者において栄養障害はPEWの重大な原因であるが，腎機能障害に関係するホルモンや代謝の変化など他の要因も栄養障害の原因となる。例えばCKD患者によく認められる代謝性アシドーシスは，必須アミノ酸や分枝鎖アミノ酸，筋タンパク質を分解し，タンパク質の異化を促進する。さらに代謝性アシドーシスは，アルブミンなどのタンパク質合成を抑制することが知られている（Ballmer and Imoberdorf, 1995）。

食　　欲

前述したように，食欲の減退あるいは食欲不振は，主要栄養素や微量栄養素の摂取不足を起こすが，CKD患者ではよくみられ，栄養障害の重大な要因となる（Kopple *et al*., 1989）。食欲不振はGFRが正常腎機能の10〜15%以下の時によく起こる。食欲はしばしば高度に低下するが，その合理的な説明のひとつは，腎クリアランス低下による尿毒症物質の貯留である。これに合致して，多くの患者は腎代替療法（RRT）が開始されると症状が改善する（Bergström, 1999）。CKD患者における食欲不振は死亡率と罹患率の上昇と関連している。実際に，Kalantar-Zadehら（2004）やCarreroら（2007）は維持血液透析患者を調査し，食欲不振は死亡リスクを上昇させることを見いだした。

透析患者の食欲低下に対する治療は，いくつかの構成要素を含む治療戦略に基づくべきである。例えば毎日の透析など，治療の強化や栄養指導は食欲増進薬の投与や栄養剤の投与と同様にしばしば有効である。食欲不振と栄養状態は，分枝鎖アミノ酸補充によりその血中濃度が上昇することで改善されるかもしれない（Bossola *et al*., 2009）。酢酸メゲストロールは維持透析患者において食欲不振を改善し，それにより栄養状態を維持するようである（Rammohan *et al*., 2005）。グレリン皮下投与とメラノコルチン受容体拮抗薬は，将来の治療薬として有望であろう。

ビタミンと微量元素の異常

タンパク質，炭水化物，脂質などの主要栄養素の不適切な摂取だけがCKD患者における栄養障害ではない。微量栄養素，特にビタミンや微量元素の欠乏状態もある（Kalantar-Zadeh and Kopple, 2003）。不適切な食事摂取や，尿毒症における代謝の変化，透析液へのビタミンの喪失がこれらの障害を助長し，透析療法は水溶性ビタミンの欠乏を引き起こす（Boeschoten *et al*., 1988；Gilmour *et al*., 1993）。ビタミン，ミネラル欠乏の治療については後述する。

インスリン抵抗性と脂質異常症

糖尿病は今や全世界においてCKDの主な原因であり，末期腎不全の40％を占める国もある。しかし，インスリン抵抗性はCKDに典型的にみられる所見であり，非糖尿病患者でも多く認められる（第47章参照）。高トリグリセリド血症は別の代謝異常で，典型的には腎機能が低下するにつれて出現する。この代謝異常の機序はまだ明らかではないが，高トリグリセリド血症は腎不全の初期の病像を表しているようで，通常はアルブミン尿とともに現れ，しばしば血清Cr値が上昇する前から認められる。機序としては，CKD患者におけるトリグリセリドに富んだリポタンパク質の蓄積は，主に脂質異化の低下によるものであろう。インスリン感受性が低下するので（主にGFR＜30mL/min/1.73m^{2}のCKD患者），インスリン感受性超低密度リポタンパク質（VLDL）が過剰産生され，高トリグリセリド血症をきたすと考えられる。しかし，腎性の脂質代謝異常における肝臓でのトリグリセリドに富んだリポタンパク質の産生増加の役割については，議論が続いている（Prinsen *et al*., 2003；Axelsson, 2008）。インスリン抵抗性と脂質異常症の結果として，CKD患者は筋肉の異化や心血管疾患，食欲低下，脂肪毒性を患うことが多い。

CKD患者の栄養評価

栄養不良や消耗したCKD患者を同定し，PEWの程度を分類するために多くの方法が考案されてきた。残念ながらこの目的に使用できる単一の方法はなく，非常に多くの代謝・栄養異常があるため，そのような方法はまだ開発されていない。国際腎臓財団（The National Kidney Foundation）による慢性腎不全患者の栄養の診療ガイドライン（Kidney Disease Outcomes Quality Initiative, 2000）では，栄養状態はひとつの指標だけで評価すべきではなく，補完的で有用な指標を組み合わせて評価することを推奨している。これらの指標にはタンパク質–エネルギー状態の生物学的評価，主観的包括的評価，食事摂取評価，身体測定などが含まれる。

バイオマーカー

生化学的マーカーはCKD患者の栄養状態を評価するのによく使用される。しかし現在好んで使用されるバイオマーカーで，CKD患者の栄養状態を正確に反映すると証明されたものはない（Ikizler *et al*., 1999；Stenvinkel *et al*., 2002；De Mutsert *et al*., 2009）。いくつかの生化学的マーカーと死亡率との強い関連は，少なくとも一部はそれらと炎症との密接な関係や（De Mutsert *et al*., 2008），また一部は循環血液中ペプチドの代謝における腎臓の重要な役割によるものであろう（Naseeb *et al*., 2008）。しかし，血清アルブミン，プレアルブミン，トランスフェリン濃度は最もよく使われるバイオマーカーであるため，ここで概説する（Locatelli *et al*., 2002；Kamimura *et al*., 2005）。

血清アルブミンの量は，その合成・分解・分布量により決定される（Klein, 1990；Jeejeebhoy, 2000）。CKD患者における水分過剰，タンパク尿や透析液・尿への喪失などの要因は，血清タンパク質濃度を減少させる。逆方向の調節機序も，血清アルブミン濃度に影響する。短期的にはタンパク質欠乏はアルブミン合成率を低下させるが，長期的にはアルブミン分解の減少や血管外から血管内へのアルブミン移行による代償がみられる。それに加え，アルブミンは比較的半減期が長く（約20日），大量に存在する（Kirsch *et al*., 1968）ことが，タンパク質摂取量低下のアルブミン濃度への影響を抑えている。消耗症などの著明な栄養不良の場合でも，血清アルブミン濃度は正常に保たれている（Whitehead and Alleyne, 1972）。それと反対に，クワシオルコルでは血清アルブミンはたいてい低値である。しかし，クワシオルコルは感染症（炎症状態）や重度のタンパク質摂取不良（通常は多くの先進国のCKD患者には起こらない）を伴うことに注意を要する（Rossouw, 1989；Friedman and Fadem, 2010）。Kaysenらの研究（2004）では，透析患者の低アルブミン血症は主に炎症と関連していた。したがって，CKD 患者の低アルブミン血症は不十分な食事摂取よりもむしろ慢性炎症と関連していると思われる（Mak and Cheung, 2006）。アルブミンと同様にプレアルブミンは肝臓で主に合成されるが，濃度が低く半減期が短い（2～3日）ため，タンパク質摂取が低下すると血清濃度が低下し，摂取再開により回復する（Chertow *et al*., 2000；Neyra *et al*., 2000）。しかし，血清プレアルブミン濃度も炎症により大きな影響を受ける（Ingenbleek *et al*., 1972）。CKD 患者では，腎臓での異化の低下も血清プレアルブミン濃度の変化に寄与する（Kopple, 2001）。また，トランスフェリンは鉄を血液中に搬送することを主な機能とする生体タンパク質である。その濃度は，特に CKD 患者において変化している鉄代謝や炎症により影響される（Ferrari *et al*., 2010）。したがって，トランスフェリン濃度は CKD における栄養状態のよいマーカーではない。

CKD においてはこれらのバイオマーカーは広く受け入れられているが，血中のアルブミンやプレアルブミン，トランスフェリンなどのタンパク質の濃度は，実際には栄養状態の適切な指標ではない（表53.1）。

表53.1　生化学指標の推奨値と CKD における栄養状態評価への制約

バイオマーカー[a]	基準値	制約
アルブミン	>4.0g/dL	血液量増加，炎症により影響される
プレアルブミン	>30mg/dL	炎症，腎臓の異化作用により影響される
トランスフェリン	不明	炎症，鉄代謝により影響される

[a]：CKD 患者でこれらのバイオマーカーと栄養状態との関連性は弱い，またはないことに注意：本文参照。

Kopple, 2001の許可を得て引用。

主観的包括的評価（SGA）

現在のバイオマーカーの有用性は限定的であるため，主観的包括的評価（subjective global assessment：SGA）（Detsky *et al*., 1987）は，患者の栄養状態を評価するための簡単で安価で応用しやすい方法として推奨されてきた。SGA は尿毒症患者の PEW の評価において，信頼できる指標であるとみなされている（Kidney Disease Outcomes Quality Initiative, 2000；Toigo *et al*., 2000）。さらに SGA は栄養がよいか，わずかに栄養不良か，もしくは重度栄養不良かを分けるために患者の病歴や身体所見を点数化して用い，SGA 評価において点数化される属性には，消化器症状，食事摂取，体重，疾患の状態，機能的な能力が含まれる。

SGA は PEW（Cooper *et al*., 2002）や予後（Yang *et al*., 2007）と強く相関がすることから，K/DOQI（National Kidney Foundation Kidney Disease/Dialysis Outcomes and Quality Initiative）（2000）などにより，維持透析患者の長期的観察の構成成分として推奨されている。いくつかの研究では SGA は CKD 患者において有用な方法であることが示されているが（Campbell *et al*., 2007；Steiber *et al*., 2007），個人間や個人内の違いによりバイアスがかかる主観的なスコアであることに注意を要する。同じ訓練された検査者が患者を縦断的に追跡する場合に，最も適しているであろう。

食 事 記 録

CKD 患者において栄養摂取の評価は非常に重要である。個人の食事摂取を定量する最も簡単で使用されている方法は，食事内容の問診，24時間思い出し法，食事記録法である。これらの方法は，臨床現場で主要栄養素の摂取を評価するのに特に有用である。この方法は食事摂取を過大評価や過小評価することは多いが，CKD 患者において成功している。血液透析患者では，7日間の食事記録にて評価したタンパク質摂取は，正常化タンパク質異化率で評価した摂取量と相関し，透析日と非透析日の食事の間に有意な差があった（Chauveau *et al*., 2007）。食事記録の正確さとエネルギー消費量との関連を調べた研究では，4日間の食事記録と間接熱量測定法による安静時エネルギー消費量が調べられ，食事記録法はエネルギー摂取量を過小評価していた（Avesani *et al*., 2005）。

体 組 成

理論上，体組成や脂肪，タンパク質，水分の組成は長期間の食事摂取や PEW を反映する（第58章参照）。CKD 患者においてはいくつかの測定法が採用されてきたが，いずれもこの患者群における体水分の大きな変動についての問題を抱えている。

生体インピーダンス分析（BIA）

生体インピーダンス分析（bioelectrical impedance analysis：BIA）と生体インピーダンス分光法（bioelectrical impedance spectrometry：BIS）は非侵襲的で，簡単で速やかに体組成を測定する方法として長く提唱されてきた。BIA と BIS は，体内を流れる1つあるいは複数の周波数の電流の変動を測定し，水分，内臓脂肪，除脂肪を評価する方法である。しかし CKD 患者の細胞間・細胞外の水分の量と分布を評価することの問題が，この栄養評価方法の有用性の限界となっている。

二重エネルギー X 線吸収測定法

体組成評価のより信頼性の高い方法として，二重エネルギー X 線吸収測定法（dual-energy X-ray absorptiome-

表53. 2　栄養評価法の利点と欠点

方法	利点	欠点
バイオマーカー	広く行われている	信頼性が炎症の影響を受ける
主観的包括的栄養評価	簡単, 安価, 容易	主観的である, 個人内・個人間での違いがある
食事記録	簡単, 安価, 容易	主観的である, 過大・過小評価しやすい
身体組成計測		
生体インピーダンス分析	簡単, 非侵襲的	水分状態により影響される
二重エネルギーX線吸収測定法	信頼性が高い	高価, 水分状態により影響される
皮脂厚	簡単, 安価, 非侵襲的	観察者間, 観察者内変動が高い, 高度の肥満患者には使えない

try：DEXA）がある。DEXAは低エネルギーX線を体に通し, 脂肪量, 除脂肪量, 骨密度を測定する（Gotfredsen *et al*., 1986）。DEXAは脂肪量の測定には比較的よい方法であるが（Avesani *et al*., 2004a), 費用が高く, 水分過多の患者では不正確となるため, 臨床の場ではルーチンでは使用されていない（Bhatla *et al*., 1995）。さらに被曝量については少ないものの, DEXAを長年繰り返し行うことへの懸念がある。

身体計測

皮脂厚測定は低費用, 簡便, 非侵襲的であるため, 臨床では広く行われる計測法である。脂肪量と除脂肪量の両者の評価に用いられる（Durnin and Womersley, 1974）。しかし皮脂厚計測は観察者間変動・観察者内変動が大きいという問題があり, 信頼性はやや低い（Avesani *et al*., 2004a）。他の体脂肪量の評価に用いられる指標は, ウエスト周囲長である。これも簡単な方法であり, CKDの生存率を予測することが示唆されている（Postorino *et al*., 2009）。しかしCKD患者では脂肪量は必ずしもPEWを反映していないため, ウエスト周囲長はPEWに関連した栄養障害のよい指標ではないであろう（表53. 2）。

CKD患者の栄養欠乏の治療

腎代替療法

患者が末期腎不全に至った時, 腎代替療法（renal replacement therapy：RRT）が導入される。RRTはその方法によるが, 尿毒症の指標は種々の程度まで改善する。腎移植は現時点ではRRTのなかで最もよい方法で, 移植腎の機能が良好な場合は生来の腎臓に完全に置き換われるが, 透析療法には弱点や限界がある。HDのダイアライザー膜とPD患者の腹膜は, どちらも腎糸球体バリアーと比較して選択性がはるかに劣る。それゆえ多くの栄養素は透析液に喪失し, また透析手技は一過性の炎症反応を引き起こし, タンパク質異化を促進するかもしれない。それにもかかわらず, 透析は栄養状態のいくつかの指標を改善する能力を有している。適切な透析療法は, PEWの予防に必要不可欠であることが示されている（Azar *et al*., 2007）。必要量にみあわない透析量の患者は, 尿毒症症状や体液過剰が徐々に現れる。これらの要素はPEWの進行に重大な役割を果たしている。また移植を受けた患者は, ステロイドなどの免疫抑制療法がメタボリックシンドロームやPEWを含む代謝と栄養の変化を起こすかもしれない。

栄養組成

タンパク質

欧州静脈経腸栄養学会（ESPEN）とアメリカ腎臓財団（NKF）のガイドラインは, ステージ4～5（eGFR＜30）のCKD患者は0. 55～0. 6g/kg体重/日の中等度のタンパク質摂取制限を守ることを推奨している（Cano *et al*., 2006）。タンパク質摂取量が0. 3～0. 4g/kg体重/日の超低タンパク質食もいくつかの国で行われているが, その場合には負のタンパク質バランスを避けるためにより注意深い観察と, 必須アミノ酸やケト酸の補充をすべきである（Cano *et al*., 2006）。低タンパク質食によりCKDの進行は遅くなるかもしれない（Fouque *et al*., 1992；Klahr *et al*., 1994；Levey *et al*., 1996；Pedrini *et al*., 1996）。低タンパク質食は高カリウム血症, 高リン酸血症, 代謝性アシドーシスを改善し, 他の電解質異常も抑えるように働くので, CKD患者にはさらなる利益をもたらすかもしれない（Mitch and Remuzzi, 2004）。さらに, 窒素老廃物や無機イオン（タンパク質が多い食事による）の減少は, 尿毒症に特徴的な代謝障害, 臨床症状の多くを遅延あるいは予防できるかもしれない。

CKD患者を治療する際には, 内分泌や生化学的な異常, 貧血, 薬剤, 活動性低下, 合併症などのため, タンパク質必要量の変動が健常人よりも非常に大きいことに留意しておかなければならない。さらにCKD患者では, 腎臓でのアミノ酸の変換が低下しHDなどの透析療法によりタンパク質必要量が多くなるため, いくつかの非必須アミノ酸が必要となる（Bergström and Linholm, 1993）。これらの要因により, 透析を開始したCKD患者は低タンパク質食を止めて, 1. 2～1. 3g/kg体重/日のタンパク質（うち大部分は生物学的価値が高いもの）を摂取することが現在では推奨されている（Kopple, 2001）。しかし最近の報告では, 0. 6～0. 8g/kg体重/日のタンパク質摂取は透析患者に副作用を起こすことなく, 残存腎機能の保持を改善することが示唆されている（Bergström *et al*., 1993；Jiang *et al*., 2009）。したがって，多くの患者では窒素平衡を保つために1.2g/kg体重/日より少ないタンパク質しか要しないであろうが（Bergström *et al*., 1993；Kopple *et al*., 1995），いくらかの患者，例えばPEWの進行した患者では，より多くのタンパク質やエネルギーが必要であろう。実際，いくつかの研究は，1.4〜2.1g/kg体重/日のタンパク質を特に透析を開始した初めの数か月間は摂取するとよいことを示唆している（Bergströme *et al*., 1993）。

脂　　質

脂質は最もエネルギー密度が高い主要栄養素で，栄養不良のCKD患者では特に低タンパク質食下の者では有益であるように思われる。しかしCKDの食事において脂質の最適量を調べた研究はない。ESPENやNKF，K/DOQIガイドラインは，CKD患者についても健常人と同様に，成人にはエネルギー摂取量35kcal/kg/日，60歳以上の高齢者には30〜35kcal/kg/日を推奨している（Kent, 2005；Cano *et al*., 2006）。

ステージ1〜3のCKD患者では，エネルギー必要量はエネルギー消費量に基づき，また患者の栄養状態によって決まる。したがって，低体重の患者は正常体重や過体重の患者よりも高カロリー摂取が必要となる（Kent., 2005）。食事の脂肪は量だけでなく質も重要である。透析患者における研究では，不飽和脂肪酸の補給（430kcal，脂質47g，1価不飽和脂肪酸26.5g，魚のn-3系多価不飽和脂肪酸3g）は血清脂質を正常化し，全身性の炎症を抑え，栄養状態を改善している（Ewers *et al*., 2009）。

炭水化物

CKD患者のエネルギー必要量が健常人のそれと体系的な差異があるという証拠はない。ほとんどの研究では，安静時エネルギー消費量（resting energy expenditure：REE）は早期と後期のCKDにおいてともに正常であるが（Monteon *et al*., 1986；Avesani *et al*., 2004b），ある研究では非透析CKD患者のREEは減少していると報告されている（Avesani *et al*., 2004c）。したがって，CKD患者では体重1kg当たり少なくとも35kcalのエネルギー摂取が現在推奨されている（Kopple, 2001）。重要なことに，ほとんどのCKD患者ではエネルギー摂取ははるかに少なく，これがPEWに寄与している可能性が研究により示されている（Avesani *et al*., 2005）。透析患者においてはHDではエネルギーはほぼ平衡であるが，PDは透析液のグルコースを60％吸収（24時間で100〜200g）するであろう（Heimbürger *et al*., 1992）（表53.3）。

ビタミン

CKD患者では微量栄養素が欠乏していることが多い

表53.3　CKDおよびESRD患者のタンパク質とエネルギー摂取の推奨量

患者	タンパク質摂取	エネルギー摂取[a]
CKD	0.6g/kg/日	30〜35kcal/kg/日
ESRD	1.2g/kg/日	30〜35kcal/kg/日

[a]：エネルギー必要量は患者の栄養状態や年齢により変わるであろう（Kent, 2005）。
ESRD：透析治療下の末期腎不全患者。

（Kalantar-Zadeh and Kopple, 2003）。これまでの研究では，水溶性ビタミンのアスコルビン酸，チアミン（B_1），ピリドキシン（B_6），および葉酸の血中濃度は，すべて透析患者で低下していると報告されている（Gilmour *et al*., 1993）。透析患者のチアミン欠乏による脳症が報告されており（Hung *et al*., 2001），これは他の神経疾患との鑑別が困難かもしれない。通常，食事からは0.5〜1.5mg/日が摂取されるが，1〜5mgのチアミン塩酸塩の補充が望ましいであろう。ビタミンB_6はアミノ酸利用のいくつかに極めて重要な働きをする補酵素で，タンパク質やアミノ酸の摂取が制限された場合にはその必要性が特に重大となる（Kopple *et al*., 1981）。実際，透析患者におけるビタミンB_6欠乏の補正後に空腹時の血漿アミノ酸や高密度リポタンパク質濃度が変化することは，ビタミンB_6がCKDにおけるアミノ酸や脂質異常の引き金になっていることを示している（Kleiner *et al*., 1980）。透析患者のピリドキシン必要量は健常人と比較して多いと思われ，透析患者は1日最低10mgのビタミンB_6を補充するべきである（Kopple *et al*., 1981）。葉酸は水溶性ビタミンなので透析液へ喪失する。CKD患者では血清葉酸濃度の低下が報告されているため，1日1mgの補充が推奨される。高用量の葉酸（5〜10mg/日）は，透析患者で著増している血漿ホモシステイン濃度を2/3ほど減少させるが，正常値にまで至らない（Arnadottir *et al*., 1993）。このような高用量の葉酸を，CKD患者のホモシステイン濃度を減少させ心血管死亡率を減少させるために投与すべきかという疑問は残っており，この領域での前向き研究が必要である。さらにCKD患者ではビタミンCの補給が推奨されているが（Boeschoten *et al*., 1998），高用量のビタミンC摂取は透析患者において高シュウ酸血症を悪化させる可能性があり（Canavese *et al*., 2005），この勧告を裏づける比較対照試験は行われていない。

水溶性ビタミンとは異なり，CKD患者では脂溶性ビタミンであるビタミンA，D，E，Kのルーチンの補給は推奨されていない（Gilmlour *et al*., 1993）。CKD患者ではビタミンAは蓄積傾向にあり，有害な作用を起こす可能性がある。ビタミンDは腎臓において25-ヒドロキシビタミンDから活性型である1,25-ジヒドロキシビタミンDに変換される。進行したCKD，特にステージ4～5の患者のほとんどは，1,25-ジヒドロキシビタミンD（および25-ヒドロキシビタミンD）が欠乏しており，骨代謝の状態を評価し，高リン酸血症や高カルシウム血症のリスクに注意したうえで，活性型ビタミンDがしばしば投与される（Jean *et al*., 2008）。ほとんどの研究では尿毒症患者のビタミンEの血中濃度はほぼ正常で安定している（Clermont *et al*., 2000）。ビタミンK_2の欠乏はCKD患者の血管石灰化の進行に役割を演じているかもしれず，その補充は有益である可能性がある。ビタミンEは強力な抗酸化物質であり，心血管疾患を減少させるといわれている。これは高用量のビタミンE（1日当たり800IUのαトコフェノール）を心血管リスクの高いCKD患者に投与する無作為化比較試験（Boaz *et al*., 2000）により確かめられた。この研究によりプラセボと比較して，心血管イベントは50％少ないことが見いだされた。

微量元素

微量元素の必要摂取量は，CKD患者ではよく解明されていない（Kalantar-Zadeh and Kopple, 2003）。微量元素の代謝はCKD患者ではしばしば変化しており（Gilmour *et al*., 1993），高濃度の微量元素が腎臓からの排泄障害や透析液の汚染によりみられる一方で，摂取量の不足や，タンパク質と結合した微量元素が透析液に喪失することで血中の微量元素濃度が低下することもある（Gilmour *et al*., 1993）。亜鉛欠乏はCKD患者ではよくみられると報告されているが（Rucker *et al*., 2010），これは亜鉛投与により軽減するであろう（Rashidi *et al*., 2009）。しかし，これらの結果は確定しておらず，CKD患者での亜鉛欠乏の役割や亜鉛投与の必要性については現時点では異論がある（Gilmour *et al*., 1993）。

栄養指導

CKD患者の栄養管理の目標は，良好な栄養状態を保ちながら低タンパク質食により透析導入を遅らせることである（Fouque and Aparicio, 2007）。したがって，腎臓専門の栄養士がCKD患者の治療と評価において基本的な役割を有している。さらに栄養指導は集学的アプローチのひとつとして提供されるべきである（Locatelli *et al*., 2002）。

CKDでは，定期的な栄養指導とタンパク質-エネルギー状態の評価のいずれもが非常に重要である。CKDが進行する間の栄養状態の悪化を防ぐために，栄養士と腎臓専門医による定期的なフォローアップ評価が推奨される（Aparicio *et al*., 2001）。K/DOQIの栄養管理ガイドラインによると（Kidney Disease Outcomes Quality Initiative, 2000），食事についての面談と指導は3～4か月ごとに行われるべきであるとされている。さらに，血清アルブミン濃度（前述したようにCKD患者の栄養状態の指標としては疑問があるが），体重とSGAを1～3か月ごとに測定すべきである。タンパク質-エネルギー状態をモニタリングする主な理由は，栄養摂取を患者の栄養必要量に合わせ，PEWの徴候を発見し，さらに栄養補助が必要な患者を同定するためである。

透析中の栄養補助

透析中の栄養喪失を代償し，透析患者の栄養状態をより改善するため，透析中の栄養補助をHDでは経静脈的に，PDでは経腹膜的に行うことができる。透析中の非経口栄養法（intradialytic parenteral nutrition：IDPN）はHD患者のタンパク質とエネルギー補給のよく知られた方法である。IDPNは典型的にはアミノ酸，脂質を混合して構成され，タンパク質合成を増加させてタンパク質分解を減少させ，プラスのタンパク質バランスをもたらす（Pupim *et al*., 2002）。しかし，近年の研究ではIDPNは経口栄養補助を超えた明らかな付加効果がないことが証明されている（Cano *et al*., 2007）。したがって，最近のガイドラインは，IDPNの施行を経口栄養補助療法では栄養状態を改善する効果がみられない消耗した患者に制限している（Fouque *et al*., 2007）。

PD患者の透析液へのタンパク質喪失はHD患者よりもむしろ大きい。したがって，PD患者ではタンパク質摂取を多くするべきである。さらに，アミノ酸配合の透析液も開発されている。この場合は，アミノ酸は浸透圧物質としても働くが（主な浸透圧物質であるグルコースの代わりに），より重要なことはPD患者のタンパク質バランスを改善できることである。消耗したPD患者では，アミノ酸配合の透析液に1日1回変更することで，通常は24時間のタンパク質とアミノ酸喪失を十分に補うことができる。

食欲の改善とタンパク質同化療法

上述したように，透析液への栄養喪失だけが透析患者の低栄養状態の原因ではない。食欲低下による食物摂取量の減少もまたよくある問題である。これにはいくつかの要因があり，不適切な透析，ホルモンの変調，炎症，合併症が主なものである。食欲低下は透析患者の死亡の独立した強い予測因子であることが示されている。それゆえ，経口摂取を改善するためのいくつかの方法が導入されてきた。透析効率の改善と合併症治療だけでなく，食欲の改善を直接の目標とした方法もある。酢酸メゲストロールはプロゲステロン誘導体であり，CKD患者の食欲不振を改善し低栄養状態を改善することが示されている（Monfared *et al*., 2009；Yeh *et al*., 2010）。酢酸メゲストロールは副作用について懸念があるが（Bossola *et al*., 2005），摂食障害の治療においては有用な方法である。グレリンは胃で分泌される小さいペプチドで，強

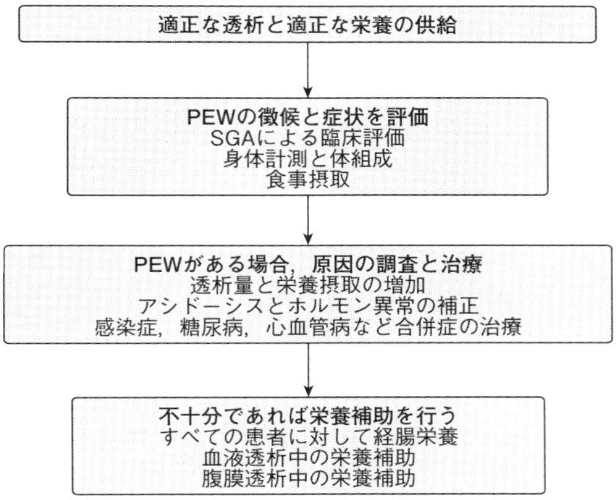

図53. 3　CKD における栄養介入の単純化したアルゴリズム

く食欲を増進させる。その活性型であるアシル化グレリンの濃度は，透析患者，特に慢性炎症状態にある者で低下していることが示されている（Mafra *et al*., 2010）。グレリンの皮下注射は消耗している透析中の患者のエネルギー摂取を改善する効果があることが見いだされた（Ashby *et al*., 2009）。同様に成長ホルモン（growth hormone：GH），成長ホルモン刺激ホルモン，インスリン様成長因子（insulin-like growth factor-1：IGF-1）によるタンパク質同化療法は，透析患者のタンパク質とエネルギー状態を改善する働きがある（Fouque *et al*., 2000；Feldt-Rasmussen *et al*., 2007；Niemczyk *et al*., 2010）。しかし，その結果の解釈には注意すべきで，食欲改善やタンパク質同化療法の生存率への効果を評価した大規模な無作為化臨床試験（RCT）は行われていない。今日まで，消耗した透析患者への GH 投与の転帰を評価するために行われた唯一の RCT は，患者募集の問題により中止されている（Kopple *et al*., 2008）。栄養療法の適応についての単純化したアルゴリズムを図53. 3に示す。

将来の方向性

PEW の存在は予後を決定するとして重要であると考えられることから，臨床試験は CKD 患者における PEW の効果的な予防と治療の可能性を研究するようデザインされるべきである。栄養必要量を満たすことは必須であるが，これは PEW の予防・治療としては不十分であろう。適切な栄養介入が患者の予後に大きなインパクトを与えるであろうと考えられるかもしれないが，そのインパクトについてのエビデンスはほとんどない。その重大な理由は，“純粋”な栄養障害は CKD 患者での PEW の主な要因ではないかもしれないためである。CKD 患者は他に多くの異化状態，例えば慢性の炎症や合併症に冒されており，これらが PEW に，また（他の機序により）予後不良に関与している。この分野で適切なパワーを備えた RCT の数は極めて限られている。入手できる研究の多くは短期間で少数の患者に行ったものであり，生存率などのようなハードエンドポイントが設けられることはほとんどない。それゆえ将来，CKD 患者における栄養介入の有用性を検証する新しい試験が行われなければならない。それらの試験は特定の栄養介入の影響について，栄養指標だけでなく CKD 患者の死亡率についても評価することを目的とすべきである。

繰り返すが，PEW は多因子性であり，純粋な栄養障害はその原因のひとつにすぎないことを覚えておかなければならない。それゆえ PEW の原因となるいくつかの要因を目標とした介入だけが，患者の予後に重大な影響を及ぼすことを予期できるであろう。将来，そのような研究が行われ，腎疾患患者への理想的な栄養サポートについての答えがもたらされることが期待される。

（石塚　梓，河野雄平訳）

推奨文献

Byham-Gray, L.D., Burrowes, J.D., and Chertow, G.M. (2008) *Nutrition in Kidney Disease*. Humana Press, Totowa, NJ.

Kopple, J.D and Massry, S.G. (2004) *Kopple and Massry's Nutritional Management of Renal Disease*, 2nd Edn. Lippincott, Williams & Wilkins, Philadelphia.

Mitch, W.E. and Ikizler, T.A. (2009) *Handbook of Nutrition and the Kidney*, 6th Edn. Lippincott, Williams & Wilkins, Philadelphia.

Pereira, B.J., Sayegh, M.H., and Blake, P. (2005) *Chronic Kidney Disease, Dialysis, and Transplantation*, Elsevier Saunders, Philadelphia.

［文　献］

Aparicio, M., Chauveau, P., and Combe, C. (2001) Low protein diets and outcome of renal patients. *J Nephrol* **14,** 433–439.

Arnadottir, M., Brattstrom, L., Simonsen, O., *et al.* (1993) The effect of high-dose pyridoxine and folic acid supplementation on serum lipid and plasma homocysteine concentrations in dialysis patients. *Clin Nephrol* **40,** 236–240.

Ashby, D.R., Ford, H.E., Wynne, K.J., *et al.* (2009) Sustained appetite improvement in malnourished dialysis patients by daily ghrelin treatment. *Kidney Int* **76,** 199–206.

Avesani, C., Draibe, S., Kamimura, M., *et al.* (2004a) Assessment of body composition by dual energy X-ray absorptiometry, skinfold thickness and creatinine kinetics in chronic kidney disease patients. *Nephrol Dial Transplant* **19,** 2289–2295.

Avesani, C., Draibe, S., Kamimura, M., *et al.* (2004b) Resting energy expenditure of chronic kidney disease patients: influence of renal function and subclinical inflammation. *Am J Kidney Dis* **44,** 1008–1016.

Avesani, C.M., Draibe, S.A., Kamimura, M.A., *et al.* (2004c) Decreased resting energy expenditure in non-dialysed chronic kidney disease patients. *Nephrol Dial Transplant* **19,** 3091–3097.

Avesani, C., Kamimura, M., Draibe, S., *et al.* (2005) Is energy intake underestimated in nondialyzed chronic kidney disease patients? *J Ren Nutr* **15,** 159–165.

Axelsson, J. (2008) The emerging biology of adipose tissue in chronic kidney disease: from fat to facts. *Nephrol Dial Transplant* **23,** 3041–3046.

Axelsson, J., Bergsten, A., Qureshi, A.R., *et al.* (2006) Elevated resistin levels in chronic kidney disease are associated with decreased glomerular filtration rate and inflammation, but not with insulin resistance. *Kidney Int* **69,** 596–604.

Axelsson, J., Rashid Qureshi, A., Suliman, M.E., *et al.* (2004) Truncal fat mass as a contributor to inflammation in end-stage renal disease. *Am J Clin Nutr* **80,** 1222–1229.

Azar, A.T., Wahba, K., Mohamed, A.S., *et al.* (2007) Association between dialysis dose improvement and nutritional status among hemodialysis patients. *Am J Nephrol* **27,** 113–119.

Ballmer, P. and Imoberdorf, R. (1995) Influence of acidosis on protein metabolism. *Nutrition* **11,** 462–468; Discussion 470.

Bárány, P., Pettersson, E., Ahlberg, M., *et al.* (1991) Nutritional assessment in anemic hemodialysis patients treated with recombinant human erythropoietin. *Clin Nephrol* **35,** 270–279.

Bergström, J. (1999) Mechanisms of uremic suppression of appetite. *J Ren Nutr* **9,** 129–132.

Bergström, J. and Lindholm, B. (1993) Nutrition and adequacy of dialysis. How do hemodialysis and CAPD compare? *Kidney Int Suppl* **40,** S39–50.

Bergström, J., Fürst, P., Alvestrand, A., *et al.* (1993) Protein and energy intake, nitrogen balance and nitrogen losses in patients treated with continuous ambulatory peritoneal dialysis. *Kidney Int* **44,** 1048–1057.

Bhatla, B., Moore, H., Emerson, P., *et al.* (1995) Lean body mass estimation by creatinine kinetics, bioimpedance, and dual energy x-ray absorptiometry in patients on continuous ambulatory peritoneal dialysis. *ASAIO J* **41,** M442–446.

Boaz, M., Smetana, S., Weinstein, T., *et al.* (2000) Secondary prevention with antioxidants of cardiovascular disease in end stage renal disease (SPACE): randomised placebo-controlled trial. *Lancet* **356,** 1213–1218.

Boeschoten, E.W., Schrijver, J., Krediet, R.T., *et al.* (1988) Deficiencies of vitamins in CAPD patients: the effect of supplementation. *Nephrol Dial Transplant* **3,** 187–193.

Bossola, M., Muscaritoli, M., Tazza, L., *et al.* (2005) Malnutrition in hemodialysis patients: what therapy? *Am J Kidney Dis* **46,** 371–386.

Bossola, M., Tazza, L., and Luciani, G. (2009) Mechanisms and treatment of anorexia in end-stage renal disease patients on hemodialysis. *J Ren Nutr* **19,** 2–9.

Campbell, K., Ash, S., Bauer, J., *et al.* (2007) Evaluation of nutrition assessment tools compared with body cell mass for the assessment of malnutrition in chronic kidney disease. *J Ren Nutr* **17,** 189–195.

Canavese, C., Petrarulo, M., Massarenti, P., *et al.* (2005) Long-term, low-dose, intravenous vitamin C leads to plasma calcium oxalate supersaturation in hemodialysis patients. *Am J Kidney Dis* **45,** 540–549.

Cano, N., Fiaccadori, E., Tesinsky, P., *et al.* (2006) ESPEN guidelines on enteral nutrition: adult renal failure. *Clin Nutr* **25,** 295–310.

Cano, N.J., Fouque, D., Roth, H., *et al.* (2007) Intradialytic parenteral nutrition does not improve survival in malnourished hemodialysis patients: a 2-year multicenter, prospective, randomized study. *J Am Soc Nephrol* **18,** 2583–2591.

Carrero, J.J., Aguilera, A., Stenvinkel, P., *et al.* (2008) Appetite disorders in uremia. *J Ren Nutr* **18,** 107–113.

Carrero, J.J., Qureshi, A., Axelsson, J., *et al.* (2007) Comparison of nutritional and inflammatory markers in dialysis patients with reduced appetite. *Am J Clin Nutr* **85,** 695–701.

Chauveau, P., Grigaut, E., Kolko, A., *et al.* (2007) Evaluation of nutritional status in patients with kidney disease: usefulness of dietary recall. *J Ren Nutr* **17,** 88–92.

Chertow, G., Ackert, K., Lew, N., *et al.* (2000) Prealbumin is as important as albumin in the nutritional assessment of hemodialysis patients. *Kidney Int* **58,** 2512–2517.

Clermont, G., Lecour, S., Lahet, J., *et al.* (2000) Alteration in plasma antioxidant capacities in chronic renal failure and hemodialysis patients: a possible explanation for the increased cardiovascular risk in these patients. *Cardiovasc Res* **47,** 618–623.

Cooper, B., Bartlett, L., Aslani, A., *et al.* (2002) Validity of subjective global assessment as a nutritional marker in end-stage renal disease. *Am J Kidney Dis* **40,** 126–132.

Coresh, J., Byrd-Holt, D., Astor, B., *et al.* (2005) Chronic kidney disease awareness, prevalence, and trends among U.S. adults, 1999 to 2000. *J Am Soc Nephrol* **16,** 180–188.

Davies, J. (1948) The essential pathology of kwashiorkor. *Lancet* **1,** 317–320.

De Mutsert, R., Grootendorst, D., Axelsson, J., *et al.* (2008) Excess mortality due to interaction between protein-energy wasting, inflammation and cardiovascular disease in chronic dialysis patients. *Nephrol Dial Transplant* **23,** 2957–2964.

De Mutsert, R., Grootendorst, D., Indemans, F., *et al.* (2009) Association between serum albumin and mortality in dialysis patients is partly explained by inflammation, and not by malnutrition. *J Ren Nutr* **19,** 127–135.

Detsky, A., McLaughlin, J., Baker, J., *et al.* (1987) What is subjective global assessment of nutritional status? *JPEN J Parenter Enteral Nutr* **11,** 8–13.

Durnin, J. and Womersley, J. (1974) Body fat assessed from total body density and its estimation from skinfold thickness: measurements on 481 men and women aged from 16 to 72 years. *Br J Nutr* **32,** 77–97.

Ewers, B., Riserus, U., and Marckmann, P. (2009) Effects of unsaturated fat dietary supplements on blood lipids, and on markers of malnutrition and inflammation in hemodialysis patients. *J Ren Nutr* **19,** 401–411.

Feldt-Rasmussen, B., Lange, M., Sulowicz, W., *et al.* (2007) Growth hormone treatment during hemodialysis in a randomized trial improves nutrition, quality of life, and cardiovascular risk. *J Am Soc Nephrol* **18,** 2161–2171.

Ferrari, P., Kulkarni, H., Dheda, S., *et al.* (2010) Serum iron markers are inadequate for guiding iron repletion in chronic kidney disease. *Clin J Am Soc Nephrol* **6,** 77–83.

Fouque, D. and Aparicio, M. (2007) Eleven reasons to control the protein intake of patients with chronic kidney disease. *Nat Clin Pract Nephrol* **3,** 383–392.

Fouque, D. and Laville, M. (2009) Low protein diets for chronic kidney disease in non diabetic adults. *Cochrane Database Syst*

Rev CD001892.

Fouque, D., Kalantar-Zadeh, K., Kopple, J., *et al.* (2008) A proposed nomenclature and diagnostic criteria for protein-energy wasting in acute and chronic kidney disease. *Kidney Int* **73,** 391–398.

Fouque, D., Laville, M., Boissel, J., *et al.* (1992) Controlled low protein diets in chronic renal insufficiency: meta-analysis. *BMJ* **304,** 216–220.

Fouque, D., Peng, S.C., Shamir, E., *et al.* (2000) Recombinant human insulin-like growth factor-1 induces an anabolic response in malnourished CAPD patients. *Kidney Int* **57,** 646–654.

Fouque, D., Vennegoor, M., Ter Wee, P., *et al.* (2007) EBPG guideline on nutrition. *Nephrol Dial Transplant* **22**(Suppl 2), ii45–87.

Friedman, A. and Fadem, S. (2010) Reassessment of albumin as a nutritional marker in kidney disease. *J Am Soc Nephrol* **21,** 223–230.

Gilmour, E.R., Hartley, G.H., and Goodship, T.H.J. (1993) Trace elements and vitamins in renal disease. In W.E. Mitch and S. Klahr (eds), *Nutrition and the Kidney*. Little, Brown and Co., Boston, pp. 114–127.

Gotfredsen, A., Jensen, J., Borg, J., *et al.* (1986) Measurement of lean body mass and total body fat using dual photon absorptiometry. *Metabolism* **35,** 88–93.

Heimburger, O., Qureshi, A.R., Blaner, W. S., *et al.* (2000) Handgrip muscle strength, lean body mass, and plasma proteins as markers of nutritional status in patients with chronic renal failure close to start of dialysis therapy. *Am J Kidney Dis* **36,** 1213–1225.

Heimbürger, O., Waniewski, J., Werynski, A., *et al.* (1992) A quantitative description of solute and fluid transport during peritoneal dialysis. *Kidney Int* **41,** 1320–1332.

Honda, H., Qureshi, A.R., Axelsson, J., *et al.* (2007) Obese sarcopenia in patients with end-stage renal disease is associated with inflammation and increased mortality. *Am J Clin Nutr* **86,** 633–638.

Hsu, C.C., Hwang, S.J., Wen, C.P., *et al.* (2006) High prevalence and low awareness of CKD in Taiwan: a study on the relationship between serum creatinine and awareness from a nationally representative survey. *Am J Kidney Dis* **48,** 727–738.

Hung, S.C., Hung, S.H., Tarng, D.C., *et al.* (2001) Thiamine deficiency and unexplained encephalopathy in hemodialysis and peritoneal dialysis patients. *Am J Kidney Dis* **38,** 941–947.

Ikizler, T., Wingard, R., Harvell, J., *et al.* (1999) Association of morbidity with markers of nutrition and inflammation in chronic hemodialysis patients: a prospective study. *Kidney Int* **55,** 1945–1951.

Ingenbleek, Y., De Visscher, M., and De Nayer, P. (1972) Measurement of prealbumin as index of protein-calorie malnutrition. *Lancet* **2,** 106–109.

Jean, G., Terrat, J., Vanel, T., *et al.* (2008) Daily oral 25-hydroxycholecalciferol supplementation for vitamin D deficiency in haemodialysis patients: effects on mineral metabolism and bone markers. *Nephrol Dial Transplant* **23,** 3670–3676.

Jeejeebhoy, K. (2000) Nutritional assessment. *Nutrition* **16,** 585–590.

Jiang, N., Qian, J., Sun, W., *et al.* (2009) Better preservation of residual renal function in peritoneal dialysis patients treated with a low-protein diet supplemented with keto acids: a prospective, randomized trial. *Nephrol Dial Transplant* **24,** 2551–2558.

Kalantar-Zadeh, K. and Kopple, J.D. (2003) Trace elements and vitamins in maintenance dialysis patients. *Adv Ren Replace Ther* **10,** 170–182.

Kalantar-Zadeh, K., Block, G., McAllister, C., *et al.* (2004) Appetite and inflammation, nutrition, anemia, and clinical outcome in hemodialysis patients. *Am J Clin Nutr* **80,** 299–307.

Kalantar-Zadeh, K., Horwich, T.B., Oreopoulos, A., *et al.* (2007) Risk factor paradox in wasting diseases. *Curr Opin Clin Nutr Metab Care* **10,** 433–442.

Kamimura, M., Majchrzak, K., Cuppari, L., *et al.* (2005) Protein and energy depletion in chronic hemodialysis patients: clinical applicability of diagnostic tools. *Nutr Clin Pract* **20,** 162–175.

Kaysen, G., Dubin, J., Müller, H., *et al.* (2004) Inflammation and reduced albumin synthesis associated with stable decline in serum albumin in hemodialysis patients. *Kidney Int* **65,** 1408–1415.

Kent, P.S. (2005) Integrating clinical nutrition practice guidelines in chronic kidney disease. *Nutr Clin Pract* **20,** 213–217.

Kidney Disease Outcomes Quality Initiative (1995) Measurement of visceral protein status in assessing protein and energy malnutrition: standard of care. Prealbumin in Nutritional Care Consensus Group. *Nutrition* **11,** 169–171.

Kidney Disease Outcomes Quality Initiative (2000) Clinical practice guidelines for nutrition in chronic renal failure. K/DOQI, National Kidney Foundation. *Am J Kidney Dis* **35,** S1–140.

Kirsch, R., Frith, L., Black, E., *et al.* (1968) Regulation of albumin synthesis and catabolism by alteration of dietary protein. *Nature* **217,** 578–579.

Klahr, S., Levey, A., Beck, G., *et al.* (1994) The effects of dietary protein restriction and blood-pressure control on the progression of chronic renal disease. Modification of Diet in Renal Disease Study Group. *N Engl J Med* **330,** 877–884.

Klein, S. (1990) The myth of serum albumin as a measure of nutritional status. *Gastroenterology* **99,** 1845–1846.

Kleiner, M.J., Tate, S.S., Sullivan, J.F., *et al.* (1980) Vitamin B6 deficiency in maintenance dialysis patients: metabolic effects of repletion. *Am J Clin Nutr* **33,** 1612–1619.

Kopple, J. (2001) National Kidney Foundation K/DOQI clinical practice guidelines for nutrition in chronic renal failure. *Am J Kidney Dis* **37,** S66–70.

Kopple, J., Berg, R., Houser, H., *et al.* (1989) Nutritional status of patients with different levels of chronic renal insufficiency. Modification of Diet in Renal Disease (MDRD) Study Group. *Kidney Int Suppl* **27,** S184–194.

Kopple, J., Bernard, D., Messana, J., *et al.* (1995) Treatment of malnourished CAPD patients with an amino acid based dialysate. *Kidney Int* **47,** 1148–1157.

Kopple, J.D., Cheung, A.K., Christiansen, J. S., *et al.* (2008) OPPORTUNITY: a randomized clinical trial of growth hormone on outcome in hemodialysis patients. *Clin J Am Soc Nephrol* **3,** 1741–1751.

Kopple, J.D., Mercurio, K., Blumenkrantz, M.J., *et al.* (1981) Daily requirement for pyridoxine supplements in chronic renal failure. *Kidney Int* **19,** 694–704.

Kovesdy, C.P. and Kalantar-Zadeh, K. (2009) Why is protein-energy wasting associated with mortality in chronic kidney disease? *Semin Nephrol* **29,** 3–14.

Levey, A., Adler, S., Caggiula, A., *et al.* (1996) Effects of dietary protein restriction on the progression of advanced renal disease in the Modification of Diet in Renal Disease Study. *Am J Kidney Dis* **27,** 652–663.

Levey, A., Atkins, R., Coresh, J., *et al.* (2007) Chronic kidney disease as a global public health problem: approaches and initiatives – a position statement from Kidney Disease Improving Global Outcomes. *Kidney Int* **72,** 247–259.

Locatelli, F., Fouque, D., Heimburger, O., *et al.* (2002) Nutritional status in dialysis patients: a European consensus. *Nephrol Dial Transplant* **17,** 563–572.

Mafra, D., Jolivot, A., Chauveau, P., *et al.* (2010) Are ghrelin and leptin involved in food intake and body mass index in maintenance hemodialysis? *J Ren Nutr* **20,** 151–157.

Mak, R. and Cheung, W. (2006) Energy homeostasis and cachexia in chronic kidney disease. *Pediatr Nephrol* **21,** 1807–1814.

Mitch, W. and Remuzzi, G. (2004) Diets for patients with chronic kidney disease, still worth prescribing. *J Am Soc Nephrol* **15,** 234–237.

Monfared, A., Heidarzadeh, A., Ghaffari, M., *et al.* (2009) Effect of megestrol acetate on serum albumin level in malnourished dialysis patients. *J Ren Nutr* **19,** 167–171.

Monteon, F., Laidlaw, S., Shaib, J., *et al.* (1986) Energy expenditure in patients with chronic renal failure. *Kidney Int* **30,** 741–747.

Naseeb, U., Shafqat, J., Jägerbrink, T., *et al.* (2008) Proteome patterns in uremic plasma. *Blood Purif* **26,** 561–568.

Neyra, N., Hakim, R., Shyr, Y., *et al.* (2000) Serum transferrin and serum prealbumin are early predictors of serum albumin in chronic hemodialysis patients. *J Ren Nutr* **10,** 184–190.

Niemczyk, S., Sikorska, H., Wiecek, A., *et al.* (2010) A superagonist of growth hormone-releasing hormone causes rapid improvement of nutritional status in patients with chronic kidney disease. *Kidney Int* **77,** 450–458.

Pedrini, M., Levey, A., Lau, J., *et al.* (1996) The effect of dietary protein restriction on the progression of diabetic and nondiabetic renal diseases: a meta-analysis. *Ann Intern Med* **124,** 627–632.

Postorino, M., Marino, C., Tripepi, G., *et al.* (2009) Abdominal obesity and all-cause and cardiovascular mortality in end-stage renal disease. *J Am Coll Cardiol* **53,** 1265–1272.

Prinsen, B.H., De Sain-Van der Velden, M.G., De Koning, E.J., *et al.* (2003) Hypertriglyceridemia in patients with chronic renal failure: possible mechanisms. *Kidney Int Suppl* S121–124.

Pupim, L.B., Flakoll, P.J., Brouillette, J.R., *et al.* (2002) Intradialytic parenteral nutrition improves protein and energy homeostasis in chronic hemodialysis patients. *J Clin Invest* **110,** 483–492.

Qureshi, A.R., Alvestrand, A., Danielsson, A., *et al.* (1998) Factors predicting malnutrition in hemodialysis patients: a cross-sectional study. *Kidney Int* **53,** 773–782.

Rammohan, M., Kalantar-Zadeh, K., Liang, A., *et al.* (2005) Megestrol acetate in a moderate dose for the treatment of malnutrition–inflammation complex in maintenance dialysis patients. *J Ren Nutr* **15,** 345–355.

Rashidi, A., Salehi, M., Piroozmand, A., *et al.* (2009) Effects of zinc supplementation on serum zinc and C-reactive protein concentrations in hemodialysis patients. *J Ren Nutr* **19,** 475–478.

Rossouw, J. (1989) Kwashiorkor in North America. *Am J Clin Nutr* **49,** 588–592.

Rothschild, M., Oratz, M., and Schreiber, S. (1975) Regulation of albumin metabolism. *Annu Rev Med* **26,** 91–104.

Rucker, D., Thadhani, R., and Tonelli, M. (2010) Trace element status in hemodialysis patients. *Semin Dial* **23,** 389–395.

Rutkowski, B. and Król, E. (2008) Epidemiology of chronic kidney disease in central and eastern Europe. *Blood Purif* **26,** 381–385.

Sechi, L.A., Catena, C., Zingaro, L., *et al.* (2002) Abnormalities of glucose metabolism in patients with early renal failure. *Diabetes* **51,** 1226–1232.

Steiber, A., Leon, J., Secker, D., *et al.* (2007) Multicenter study of the validity and reliability of subjective global assessment in the hemodialysis population. *J Ren Nutr* **17,** 336–342.

Stenvinkel, P., Barany, P., Chung, S., *et al.* (2002) A comparative analysis of nutritional parameters as predictors of outcome in male and female ESRD patients. *Nephrol Dial Transplant* **17,** 1266–1274.

Stenvinkel, P., Heimburger, O., Lindholm, B., *et al.* (2000) Are there two types of malnutrition in chronic renal failure? Evidence for relationships between malnutrition, inflammation and atherosclerosis (MIA syndrome). *Nephrol Dial Transplant* **15,** 953–960.

Stevens, L., Coresh, J., Greene, T., *et al.* (2006) Assessing kidney function – measured and estimated glomerular filtration rate. *N Engl J Med* **354,** 2473–2483.

Toigo, G., Aparicio, M., Attman, P., *et al.* (2000) Expert Working Group report on nutrition in adult patients with renal insufficiency (part 1 of 2). *Clin Nutr* **19,** 197–207.

Trowell, H., Davies, J., and Dean, R. (1952) Kwashiorkor. II. Clinical picture, pathology, and differential diagnosis. *Br Med J* **2,** 798–801.

Ward, H. (2009) Nutritional and metabolic issues in solid organ transplantation: targets for future research. *J Ren Nutr* **19,** 111–122.

Whitehead, R. and Alleyne, G. (1972) Pathophysiological factors of importance in protein-calorie malnutrition. *Br Med Bull* **28,** 72–79.

Yang, F., Lee, R., Wang, C., *et al.* (2007) A cohort study of subjective global assessment and mortality in Taiwanese hemodialysis patients. *Ren Fail* **29,** 997–1001.

Yeh, S.S., Marandi, M., Thode, H.C., Jr, *et al.* (2010) Report of a pilot, double-blind, placebo-controlled study of megestrol acetate in elderly dialysis patients with cachexia. *J Ren Nutr* **20,** 52–62.

Young, G.A., Kopple, J.D., Lindholm, B., *et al.* (1991) Nutritional assessment of continuous ambulatory peritoneal dialysis patients: an international study. *Am J Kidney Dis* **17,** 462–471.

Zoccali, C. (2009) The obesity epidemics in ESRD: from wasting to waist? *Nephrol Dial Transplant* **24,** 376–380.

54
肝 疾 患

Craig J. McClain, Daniell B. Hill, and Luis Marsano

要 約

肝臓は身体のなかで最も大きく，最も複雑な代謝器官であり，同化作用，解毒作用および腸由来の毒素からの防御のために重要な機能を持つ。進行した肝疾患において，これらの機能は悪影響を受ける。肝疾患における低栄養は多要因で，肝疾患と低栄養のマーカーが重複するため，その評価は難しい。しかし，主観的な包括的評価に選択的な臨床検査を加えると，低栄養の同定に関してたいていは十分である。進行した肝疾患は低栄養と強く関連し，そして低栄養の重症度は死亡率および，その合併症の進展と相関する。集中的な栄養補給により，肝疾患患者における低栄養は改善し，感染症合併が軽減し，認知機能が改善し，時には死亡率も減少するかもしれない。

高用量に使用されるいくつかの個々の栄養素は，特定の肝疾患に有益な効果を示し，その他の栄養素も有益な効果が期待される。例えば，ビタミンEは肝酵素や非アルコール性脂肪性肝炎（NASH）における組織像を改善した。“補完代替医療”とされる他の治療的介入試験には一定の価値があるかもしれないが，さらなる研究が必要である。

インスリン抵抗性を示す肥満も広くはびこる問題であり，非アルコール性脂肪肝疾患（NAFLD）を引き起こし，時としてNASHや肝硬変となる。実際，NASHは今や潜在性肝硬変の主な原因として認められている。いくつかの特定の栄養素，例えば，n-6脂肪酸や果糖の過剰摂取により，NASHが進展すると示唆されている。体重減少を伴う食習慣の改善，運動量の増加や肥満手術は，すべて肝脂肪変性を改善することが知られている。

肝移植が必要な患者において，低栄養と肥満のどちらも，合併症を増加させ，肝移植後の入院期間を延長させる。これらの問題の是正は，移植前管理の重要な要因である。

はじめに

肝臓は，身体のなかで最も大きな臓器であり，その重さは成人でおおよそ1.5kgあり，代謝の観点からも最も複雑な臓器である。肝臓は，特殊な二重の血液供給を受けており，門脈と肝動脈の両方から還流され，異なった機能を有する多様な細胞から構成される。肝細胞が肝臓全体の80％以上を構成し，アミノ酸やアンモニアの代謝，生化学的酸化反応，さまざまな薬物，ビタミンおよびホルモンの解毒作用において重要な役割を果たしている。クッパー細胞は，マクロファージの身体における最大の貯蔵場所である。それらは門脈循環へ流れ込む腸管由来の毒素に対して防御的な役割を果たし，栄養状態に著しく影響しうるサイトカインの主な産生場所である。肝星細胞は，身体におけるビタミンAの主な貯蔵場所であり，肝障害時のコラーゲン形成に重要な役割を果たす。その他の特異的な細胞もまた特有の役割を持つ（例えば，胆汁流出における胆管上皮組織，接着分子の発現やエンドサイトーシスにおける類洞内皮細胞など）。肝臓は，微量栄養素代謝と同様に，タンパク質，炭水化物および脂質代謝において，極めて重要な役割を果たしている。肝臓は血清タンパク質，非必須アミノ酸，尿素（アンモニア排出に関して），グリコーゲンおよび同化分子であるインスリン様成長ホルモンを合成する。肝臓は脂肪酸代謝の主要な場所で，肝臓からの胆汁は腸からの脂肪吸収のために必要である。したがって，肝臓が適切な栄養に重要であることは明白である。

進行した肝疾患と栄養不良との間には強い関連性が存在する。しかし，肝疾患の患者において，栄養不良状態

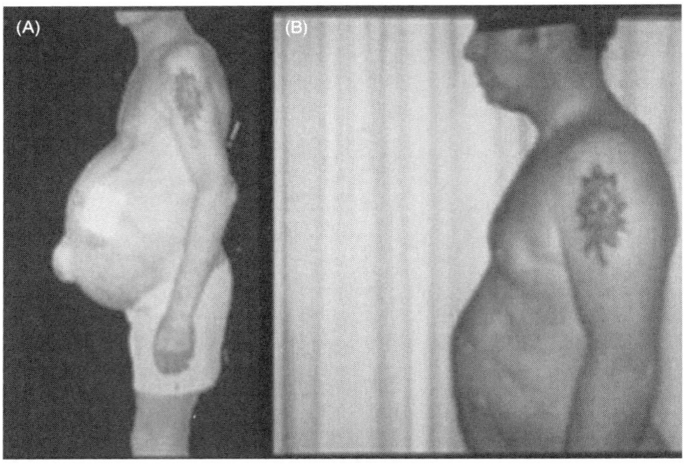

図54. 1
腹水および筋肉消耗の主観的包括的評価に基づく重度PEMを伴うアルコール性肝硬変患者（A），禁酒により是正された（B）。

は必ずしも認識されない。なぜなら，これらの患者における体重減少の少なくとも一部分は水分貯留により隠されるからである。グリコーゲン貯蔵の減少により，進行した肝疾患の患者は，タンパク質異化作用や機能低下につながる絶食の数時間以内に飢餓状態になりやすい。したがって，これらの患者における栄養不良を早く認め，栄養補給を始めることが重要である。さらに，肥満やメタボリックシンドロームは，肝酵素異常や一連の非アルコール性脂肪肝症（non–alcoholic fatty liver disease：NAFLD）の主要な原因として認められている。したがって，低栄養と肥満の両方ともに，肝疾患において重大な役割を果たす。

本章では，肝疾患患者における栄養不良の有病率や栄養評価に関する記述から始める。そして，栄養不良やサイトカイン–栄養の相互作用について述べ，栄養と肝移植ならびに，肥満も含めて肝疾患における栄養補給について総括する。

栄養不良の評価と有症状況

栄養不良は肝疾患，特により重症な慢性肝疾患において幅広く存在する。肝硬変における栄養不良に関する情報を評価する際に，栄養状態を的確に検出する検査を用いることが重要である。残念ながら，肝疾患患者における栄養状態の評価は非常に難しいことがよくある。最もよく用いられる検査は，血清タンパク質濃度，免疫評価（総リンパ球数や遅延型過敏症），身体測定，理想体重パーセント，クレアチニン・身長インデックス，食事歴，主観的包括的評価，およびより高度な病態評価である生体電気インピーダンスや身体成分測定である。残念ながら，これらのほとんどすべての検査は，潜在性肝疾患および慢性アルコール摂取やウイルス感染症などの肝疾患の原因となるかもしれない要因の影響を受けうる。栄養状態，特にタンパク質低栄養を評価する際，タンパク質濃度は，最もよく栄養士に用いられる検査である。アルブミン，プレアルブミンおよびレチノール結合タンパク質などの内臓タンパク質は，すべて肝臓で産生され，低栄養よりも，潜在性肝疾患の重症度とより相関する（Merli *et al.*, 1987）。アルコールとウイルス感染は免疫機能に影響し，浮腫と腹水は身体測定や生体電気インピーダンスに影響しうる（O'Keefe *et al.*, 1980；Shronts *et al.*, 1987；Shronts, 1983；Guglielmi *et al.*, 1991；McCullogh *et al.*, 1991）。腎機能の障害は，より重症な肝疾患によく起こり，クレアチニン・身長インデックスなどの指標に影響する（Pirlich *et al.*, 1996）。したがって，肝疾患における栄養不良の単独の理想的指標は存在せず，特定の患者に最も適する検査の組合わせと主観的な包括的評価が，最も有効であろう（Baker *et al.*, 1982；Campillo, 2010）。例えば，図54. 1（A）に示す，アルコール性肝硬変患者では主観的包括的評価により栄養不良は明らかであり，図54. 1（B）のように，栄養不良は2年間の禁酒と適切な栄養によって非常に改善した。

肝疾患患者の栄養状態に関する最も大規模な研究は，アルコール性肝疾患（alcoholic liver disease：ALD）の患者におけるもので，他の肝疾患に外挿できるALDの異常に注目する。最近の研究はアルコール性肝炎患者を対象とした退役軍人健康庁（VA）共同研究計画における2つの大規模研究である（Mendenhall *et al.*, 1984, 1986, 1993, 1995a, b）。これらの研究のうち，最初の研究ではアルコール性肝炎患者のほぼ全員がある程度の栄養不良を有することが指摘された（Mendenhall *et al.*, 1984）。患者（栄養評価がされた284名）は，臨床および

表54.1 アルコール性肝炎の栄養状態

最初の検査項目	肝疾患の重症度		
	軽度	中等度	重度
リンパ球（1,000～4,000/mm³）	2,067±14,837	1,598±90	1,366±83
アルブミン（35～51g/L）	37±1	27±1	23±1
クレアチニン・身長インデックス（基準の%）	75.7±2.84	62.9±3.3	64.0±4.65

Elsevierの許可を得て再載（Mendenhall *et al*., 1984）。版権はExcerpta Medica, Inc.の所有。

生化学的指標に基づき，軽度，中等度または重度のアルコール性肝炎に分けられた。平均アルコール摂取は228g/日であった（エネルギー摂取の50%がアルコール由来）。肝疾患の重症度は全般に栄養不良の重症度と相関した（表54.1）。同様のデータはアルコール性肝疾患に関するVA追跡調査からも得られている（Mendenhall *et al*., 1993）。

これらの2つの研究において，患者には2,500kcal（10.5MJ）の病院食が与えられ，栄養士により入念に監視され，食事を摂取するように勧められた。第二の研究の治療群患者は同化亢進ステロイドであるオキサンドロロン（80mg/日）と，分枝鎖アミノ酸（BCAA）を多く含む腸管栄養補給製剤を受けた。どちらの研究でも，自発的な経口摂取が不十分な時でも，患者は経管摂取は行われなかった（多分研究デザインの不備と思われる）。自発的な食事経口摂取の程度は6か月の死亡率と比例していた。自発的に3,000kcal/日（12.6MJ/日）以上消費する患者は実際には死亡せず，摂取量1,000kcal/日（4.2MJ/日）以下の患者の6か月後死亡率は80%以上であった（図54.2）（Mendenhall *et al*., 1995b）。

さらに，栄養不良の程度は脳障害，腹水および肝腎症候群などの重大な合併症の進展と相関した（Mendenhall *et al*., 1995b）。VA共同研究においては，肝疾患のない慢性アルコール摂取の対照群でも，いくぶんかのタンパク質–エネルギー低栄養をよく認めた。これは，肝疾患を持つアルコール依存者のみが著しいタンパク質–エネルギー低栄養を示した多くの他の研究知見と異なる（Antonow and McClain, 1985）。

これらのVA研究のどちらでも急性炎症反応（肝炎）を持つ患者を対象としており，アルコール性肝炎のない安定したアルコール性肝疾患患者の栄養状態を評価することが重要である。著者らは，腹水治療のクリニックにおいて，安定した肝硬変で，あまり飲酒せず，アルコール性肝疾患を持たず，ビリルビンが51mmol/L（3mg/dL）以下の患者を評価した。彼らは，アルコール性肝疾患患者とほぼ同等に重症な低栄養の指標（例えば，クレアチニン・身長インデックスが71%）を示した（Antonow and McClain, 1985）。

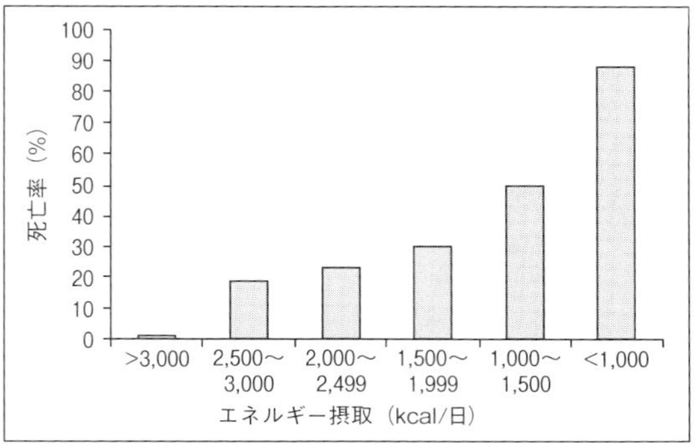

図54.2 退役軍人健康管理研究における中等度および重度アルコール性肝炎患者の自発的カロリー摂取と死亡率との直接関連性

不適当なカロリー摂取不足の患者に対する腸管栄養が死亡率を改善するか否かは不明である。Elsevierの許可を得て再載：Lolli *et al*.（1992）。版権はEditrice Gastroentrologica Italiana S.r.L.が所有。

アルコールは潜在肝病理より肝疾患における栄養不良の重要な要因であると考えるべきかもしれない。いくつかの主な研究で，アルコール性肝疾患と非アルコール性肝疾患の両者を有する患者が調査された（DiCecco *et al*., 1989；Lolli *et al*., 1992；Thuluvath and Triger, 1994；Caregaro *et al*., 1996；Sarin *et al*., 1997）。

肝疾患における栄養不良の有症率は研究によっていくらか異なるが，おのおのの研究においてアルコール性と非アルコール性の肝硬変で栄養不良の違いはないことが一致して示されている。最も入念にデザインされた研究の1つにおいて，Sarinら（1997）は，タンパク質–エネルギー低栄養がアルコール性および非アルコール性肝疾患において等しく重症であり，食事摂取量は両方の疾患において等しく減少することを報告した。イタリアのCaregaroら（1996）は，タンパク質–エネルギー栄養不良の有症率，特徴および重症度は，アルコール性肝硬変とウイルス性肝硬変において同等であると報告している。栄養不良は肝疾患の重症度と相関していた。多くの研究が，病因よりむしろ肝障害の程度が栄養疾患の進展に重要であることを示している。

肝疾患における栄養不良の原因

多要因が肝疾患患者における栄養不良の原因に結びつく（ボックス54.1）。栄養摂取の低下は胃腸障害，肝硬変合併症入院中の長期の非摂食および医原性の原因により

ボックス54.1　栄養不良の主な原因

食欲不振
下痢・吸収低下
嘔気・嘔吐
食物の利用度と質の悪さ
代謝障害（例えば，代謝亢進や同化作用）
サイトカイン
肝合併症（門脈性全身性脳症，腹水，胃腸出血）
おいしくない食事（低ナトリウム，低タンパク質）
処置のために食事摂取なし（経口摂取なし）

起こる。肝疾患では消化不良と吸収障害が起こり，栄養不良に重大な役割を果たす。肝疾患における典型的な胃腸障害は，味覚障害，食欲不振，嘔気および早期の満腹感がある（Madden *et al*., 1997）。肝疾患がこれらの徴候をいかに起こすかといった正確な病態生理は議論のあるところであるが，局所的あるいは全身的な神経内分泌機序が，胃内容排出の遅延，小腸の運動障害と細菌異常増殖および便秘に関与しているようである（Thuluvath and Triger, 1989；Galati *et al*., 1994, 1997；Isobe *et al*., 1994；Quigley, 1996）。肝移植により，これらの多くの胃腸症状は改善し，回復する（Madrid *et al*., 1997）。肝疾患の典型的な合併症である上部胃腸出血，門脈体循環性脳症や敗血症などは経口摂取低下の遷延化も起こす。塩分や水分制限による体液貯留の食事管理，タンパク質制限による脳症の食事管理，糖尿病，慢性膵機能不全や胆汁うっ滞性肝疾患の患者に用いられる炭水化物や脂質の制限食のいずれもおいしさに影響し，患者の食物選択を強く制限する。

肝疾患における脂質代謝の障害も多要因である。腔内胆汁酸減少，小腸細菌の異常増殖，膵機能不全あるいは腸疾患（例えば，炎症性腸疾患，スプルー病）および粘膜の血管高血圧や浮腫は消化不全や吸収不全を悪化させうる。胆汁うっ滞性肝障害は，脂質や脂溶性ビタミンの吸収不全となる胆汁酸腸管濃度の減少と関連する（Vlahcevic *et al*., 1971）。腸の長鎖脂肪酸吸収低下，ネオマイシンによる脂質吸収障害，コレスチラミンによる胆汁酸結合および膵外分泌障害も脂質吸収不全の一因となるかもしれない（Thompson *et al*., 1971；Malagelada *et al*., 1974；Cabre *et al*., 1990）。結果として，肝疾患の患者における必須脂肪酸やそれらの不飽和誘導体の血漿濃度が減少するかもしれない（McClain *et al*., 1999）。

門脈高血圧や腸内細菌移行により起こる低レベルの内毒素血症は，炎症性サイトカインの軽度の増加をもたらし，栄養管理や全体的代謝へさらに影響する（McClain *et al*., 1999）（図54.3）。肝硬変では高グルカゴン血症によりグリコーゲン蓄積は障害される。これは，糖新生でアミノ酸を供給する末梢筋肉のタンパク質分解につながり，タンパク質栄養不全の一因となる。門脈高血圧や腹水のある肝疾患患者は過代謝状態（安静時エネルギー消費量＞110%）を起こす危険性が高く，全体的栄養不良になる（John *et al*., 1989；Dolz *et al*., 1991；Muller *et al*., 1992；Ksiazyk *et al*., 1996）。

医療従事者は，何らかの事情で（例えば，処置のための長期間絶食，まずい低塩分食など）悪化させることなく，栄養状態を改善するよう十分なケアを尽くさなければならない。栄養の重要性を知る栄養士や肝疾患専門医による専門的ケアを受けていたにもかかわらず，VA共同研究におけるアルコール性肝炎患者の67%が推奨量の2,500kcal/日（10.5MJ/日）を消費していなかった事実は懸念される（Mendenhall *et al*., 1995）。

サイトカイン–栄養の相互作用

サイトカイン代謝の制御不全〔腫瘍壊死因子（TNF）およびインターロイキン8（IL–8）などの炎症性サイトカインの増加〕はさまざまな種類の肝疾患においてよく報告されている。アルコール性肝疾患は最も詳細に研究されている（McClain *et al*., 1999, 2004）（図54.2）。

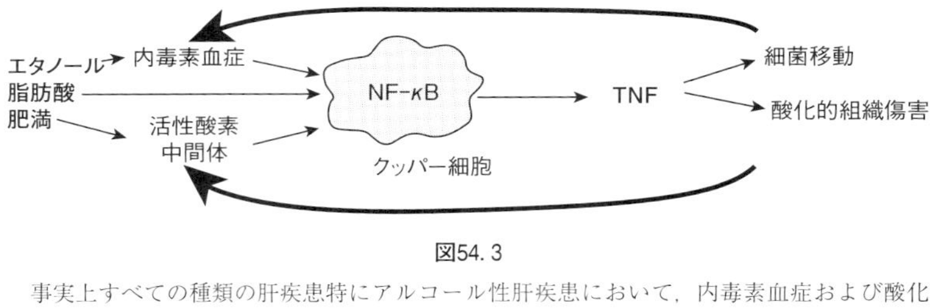

図54.3

事実上すべての種類の肝疾患特にアルコール性肝疾患において，内毒素血症および酸化ストレスが生じる。内毒素と活性中間体が肝クッパー細胞における重要なレドックス感受性の転写因子NF–κBを活性し，サイトカイン産生が続く。最近の研究は，また，ある種の遊離脂肪酸がToll受容体を活性化させ，NF–κB活性化と炎症を起こす。この活性化は，さらなる細菌移動（BT）を生じ，内毒素血症とさらなる酸化的組織傷害を起こす。抗酸化物質は組織破壊のこのサイクルを阻止する役割を持っているかもしれない。

インターフェロンαはB型・C型肝炎の両方の治療に用いられる。サイトカインの増加により，肝疾患，特により非代償性の肝疾患において，多くの代謝・栄養異常が起こると考えられる（McClain *et al*., 1999, 2004）。したがって，発熱，食欲不振，筋量損失・痩せなどの異常およびミネラルの代謝は，少なくとも部分的にはサイトカインにより仲介されているようである（ボックス54.2）。ミネラルの代謝，内臓タンパク質，代謝亢進や食欲不振について，簡潔に述べる。

ミネラルの代謝

亜鉛が肝臓に取り込まれ，骨髄や胸腺などの他の組織から失われるので，TNFやIL-1などのサイトカインは血清亜鉛濃度や体内の再分布を概して減少させる（Gaetke *et al*., 1997）。亜鉛の体内再分布は，肝臓でのタンパク質合成を促進し，（亜鉛の低下により）血中の細菌増殖が起こりやすくなる（Gaetke *et al*., 1997）。亜鉛のストレス反応は，亜鉛フィンガータンパク質からの亜鉛喪失と機能損失と関連する。著者らは，アルコール性肝疾患において，これが消化管の浸透性増加，内毒素血症や脂肪肝を起こすことを示した（Kang *et al*., 2009；Zhong *et al*., 2010a）。サイトカイン活性が増加した患者においては，亜鉛欠乏の一因となる尿中への亜鉛排泄の増加がよくみられる。肝疾患患者では，常に血清亜鉛濃度低下，亜鉛の尿中への喪失増加がみられる（McClain *et al*., 1992）。この亜鉛の欠乏が，肝疾患における食欲不振，性機能障害および免疫障害を起こすのかもしれない。サイトカイン量が増加するにつれて，血清亜鉛濃度は減少するが，銅結合タンパク質（セルロプロスミン）が増加するので，血清の銅濃度は一般的に増加する（McClain *et al*., 1991）。銅の増加は肝臓の酸化ストレスを高め，肝障害を増悪させうる。

内臓タンパク質

サイトカインが増加すると，アルブミン，トランスフェリン，プレアルブミンおよびレチノール結合タンパク質などの栄養指標としての血漿タンパク質は減少する。サイトカインは内皮透過性を高めるために，タンパク質減少は初期に起こる（Hennig *et al*., 1988）。サイトカインはまたこれら内臓タンパク質の産生（mRNA）を一般的に減少させ，このことは部分的にはタンパク質の長期減少の要因となる（Boosalis *et al*., 1989）。これらの内臓タンパク質が減少すると同時に，肝臓の（炎症）急性期タンパク質が増加する。これらの急性期反応物質は，サイトカインの毒性効果を弱める。例えば，α1酸性糖タンパク質はTNFの毒性効果を弱める（Libert *et al*., 1994）。

ボックス54.2　サイトカインの生物学的活性

サイトカインの影響	アルコール性肝炎の代謝性合併症
熱	熱
食欲不振	食欲不振
好中球増加症	好中球増加症
アミノ酸変化	アミノ酸変化
グルタチオン減少	グルタチオン減少
筋肉消耗を伴う同化	筋肉消耗を伴う同化
代謝亢進	代謝亢進
血清亜鉛減少	血清亜鉛減少
急性期反応増加	急性期反応増加
胆汁流量減少	胆汁うっ滞
アルブミン減少	アルブミン減少
骨喪失	骨喪失
コラーゲン沈着	コラーゲン沈着
中性脂肪増加	中性脂肪（Zieve's 症候群）
内皮透過性上昇	腹水および末梢浮腫
徐波睡眠	肝性脳症

代謝亢進と異化亢進

サイトカイン産生の増加は代謝亢進や異化亢進を誘導する。例えば，実験動物へのTNFの注入は，タンパク質合成を減少させ，タンパク質分解が全体として増加する（Sakurai *et al*., 1994）。これらが，肝疾患における代謝亢進や消耗と関連しているかもしれない（John *et al*., 1989）。

食欲不振と胃内容排出の低下

サイトカインはしばしば食欲不振を誘発する。実際，TNFは初めカケクチン（消耗性物質）と呼ばれた（McClain *et al*., 2004）。インターフェロンは，ある種のウイルス性肝炎の治療に使用されるが，副作用として食欲不振や流感様症状がある。治療が進むと，これら副作用は一般に改善する。IL-1やTNFなどのいくつかのサイトカインはまた胃内容排出を障害し，それにより肝疾患の合併症を起こす（Suto *et al*., 1994）。患者の一部はメトクロプラミドなどの消化管運動促進剤に反応する。

栄 養 補 給

不適切な食事を摂取した対照患者と比べ，栄養価の高い食事は肝硬変患者の5年後の経過を改善するとしたPatekら（1948）の報告により，肝硬変における栄養療法に関心が持たれるようになった。所得の低い患者はアルコール性肝硬変を起こしていた。いくつかの最近の研究でも，肝硬変患者において，栄養補給により経過が改善されている。Hirschら（1993）は，食事に腸管栄養補給製品〔1,000kcal（4.2MJ），34gタンパク質〕を補った外来患者では，タンパク質摂取量が有意に改善し，入院が有意に少なくなったと報告した。これらの同じ研究者らは，アルコール性肝硬変の外来患者に腸管栄養を与え，栄養状態と免疫機能の改善を観察した（Hirsch *et al*., 1999)。同化亢進ステロイドと腸管栄養補給の両方を用いたALDにおける栄養補給に関するVA共同研究において，中等度のタンパク質–エネルギー栄養不良の患者において，オキサンドロロンと栄養補給との組合わせで死亡率の改善がみられた（Mendenhall *et al*., 1995 b)。重度栄養不良の患者では有意な効果が得られなかったが，おそらく，彼らの栄養不良がかなり進行しており，栄養を含めた治療介入が助けになりえなかったためであろう。Kearnsら（1992）の研究では，治療目的で入院したアルコール性肝疾患患者において経管腸管栄養補給により血清ビリルビン値とアンチピリン・クリアランス肝機能の有意な改善が示された。アルコール性肝疾患の患者において腸管栄養とステロイドを比較した多施設無作為化試験は，どちらも同様な短期間の経過を示した（Cabre *et al*., 2000)。さらに，腸管栄養（BCAAを豊富に含む）を受けた患者は，感染症による死亡が少なく，長期転帰を示した。したがって，肝硬変患者において，従来の栄養補給は栄養状態を明らかに改善し，場合によっては，肝機能やその他の指標を改善する。

肝疾患患者の適切な栄養サポートを得るためには明確な手順が必要である（Marsano and McClain, 1991, 1992；McCullough, 2000；Campillo *et al*., 2003；Stickel *et al*., 2003）（ボックス54.3)。大量飲酒の患者にとって，電解質不均衡の是正と，禁断症状がある場合にはその治療と管理が第一に必要である（これは電解質障害の制御を促進し，栄養管や非経口の栄養チューブをはずされる危険を減少させる)。進行した肝疾患の患者の食事管理の重要な要素は，食事なしの期間を最小にすることである。なぜならこれらの患者は急速に“飢餓モード”に入り，糖酸化が減少し，タンパク質や脂肪の異化作用が増加するからである（Owen *et al*., 1983)。この飢餓を予防するためには，望ましくは3回の食事（最初は朝早く)，3回の間食，そして就寝時の1回の補給に分けるべきである。早朝の朝食は無症状（最低レベル）の肝性脳症の患者における認知機能を改善する（Vaisma *et al*., 2010)。就寝時の補給は身体のタンパク質貯蓄を改善する。夜間の補給での筋肉量の改善は，103名の肝硬変患者を無作為化割付したPlankら（2008）により実証された。この試験では，合計12か月の間，昼間または就寝時のどちらかに，エンシュアプラス（Ensure Plus™，26gのタンパク質を含む710kcal）2缶またはダイアベティックリソース（Diabetic Resource™，30gのタンパク質を含む500kcal）2缶の補給を受けた。就寝時の補給を受けた患者のみが，12か月で筋肉量を（2kg）増加させた（Plank *et al*., 2008)。筋肉量維持には遅い夜食にすることが大切である。残念ながら，肝性脳症も持つ進行肝疾患の患者（HE）では，従来から長い間タンパク質制限が行われている。この方法は信頼性のある科学的根拠を持たず，最近の研究はこの方法を支持しない。Cordobaら（2004）は，前向き無作為化試験において，明らかな肝性脳症を有する30名の肝硬変患者を，低タンパク質経腸栄養製剤［3日ごとにタンパク質を増加（0g，12g，24gおよび48g)］または通常のタンパク質製剤（1.2g/kg/日）のどちらかで治療した。両群とも30kcal/kg/日を与えた。肝性脳症の結果は両方の製剤にて同様であった（Cordoba *et al*., 2004)。二番目の研究で，Gheorgheら（2005）は明らかな肝性脳症を持つ153名の肝硬変患者に，1.2gタンパク質/kg/日を含む30kcal/kg/日の食事を，午前8時から午後10時までに5回に分けて与えた。大部分の患者が肝性脳症を改善させ，重症肝性脳症の患者において最もよい結果がみられた（Gheorghe *et al*., 2005)。肝性脳症は，必要に応じてラクツロース（高アンモニア血症治療薬）やリファキシミン（抗生物質）で治療すべきである。最善の内科的治療で肝性脳症が持続し，精神症状の変化に他の原因がない場合には，タンパク質摂取は耐容最大限に減らし，窒素必要量を満たすBCAA製剤を投与する（以下参照)。

> **ボックス54.3　肝疾患患者のための栄養指針**
>
> 早期の栄養評価と定期的追跡評価
> 総エネルギー：1.2～1.4×安静時エネルギー消費
> タンパク質：1.0～1.5g/kg/日
> 脂肪：非タンパク質エネルギーの30～40%
> 個人の必要量，腎機能および利尿感受性に対応した水分・電解質摂取量の処方
> ビタミンとミネラルの補充（鉄と銅の過剰摂取を避ける）
> 経腸栄養を用いた1日当たりの所要量の補充（経腸ルートが禁忌の場合は静脈栄養）

BCAAを多くした食事は，肝疾患患者にみられる異常なBCAA・芳香族アミノ酸比（健常人の3.5～4に対して肝疾患患者では2.5未満）を是正する試みで開発された。肝性昏睡患者ではこの比はもっと小さい（0.8～1.2)。BCAA強化製剤の理論上の利点は，ロイシン高含量によるタンパク質合成増加とタンパク質分解減少，脳や筋肉および心臓のエネルギー源としてのBCAAの利用，異化や低インスリン血症における筋肉からのアミノ酸流出の調整，骨格筋によるアンモニア代謝の改善，脳でのノルエピネフリン合成増加，芳香族アミノ酸の脳への浸透低下がある（BCAAは血液脳アミノ酸運搬システムと競合する)。

BCAA強化製剤の値段が高いことと肝性脳症における限定的役割のため，これらの製剤は，残念ながらアメリ

カでは一般的に費用対効果がよいとはみなされていない。大きな例外は，繰り返し入院が必要な慢性的に安定した門脈体循環性脳障害（PSE）を持つわずかな患者に関してかもしれない。これらの患者においては，腸管製剤の費用は，入院回数が減ることで十分に埋め合わされる。イタリアの重症肝硬変患者を対象としたBCAAの大規模無作為化試験では，BCAA補給が肝疾患の悪化を減らし，栄養指標を改善した（Marchesini *et al*., 2003）。しかしながら，コンプラアンスは不十分で，上述のようにアメリカではこの製剤の使用は制限されたままである（Charlton, 2003；Marchesini *et al*., 2003）。

患者が十分なエネルギーを摂取できず，消化管機能を維持している場合には，経口栄養管を使用すべきであり，上述したガイドラインに準じた標準の腸管製剤が投与されるべきである。費用，静脈栄養ラインの敗血症の危険性，腸管粘膜の機能維持，および細菌移行と多臓器不全の予防のために，静脈栄養よりも腸管栄養が望ましい。さらに，場合によっては，完全な静脈栄養の合併症のひとつとして肝疾患が起こる。腸管栄養が不可能な時の完全静脈栄養（total parenteral nutrition：TPN）は，小腸機能の回復がみられたらできるだけ迅速に腸管投与に戻すことが重要である。完全静脈栄養（TPN）は窒素必要量を満たす量の標準アミノ酸製剤にて開始できる。もし患者が門脈体循環性脳障害を発症したら，ラクチュロース，ネオマイシンまたはリファキシミンの標準治療を行わなければならない。もし，患者がまだ窒素必要量を充足させるアミノ酸量に耐えられなければ，標準のアミノ酸を肝疾患のために特別に調整されたBCAA強化液に変えることができる（Charlton, 2003；Marchesini *et al*., 2003）。TPNあるいはBCAA製剤のいずれかを必要とすることは通常ではなく，第一のゴールはいつも積極的な経腸栄養サポートである。

個々の栄養素と補完代替医療

肝疾患の治療における最近の重要な進展は，個々の栄養素の補給，すなわち補完代替医療（complementary and alternative medicine：CAM）の使用である（Haas *et al*., 2000；McClain *et al*., 2003；Hanje *et al*., 2006）。補完代替医療について詳細な説明が必要なのは，アメリカ人口の40％以上がCAMを利用していると推定されるからであり，肝硬変のような慢性疾患を持つ患者はCAMの頻回な利用者である。さらに，CAMの利用は従来の医師にあまり報告されない（McClain *et al*., 2003）。さまざまな種類のCAMは動物モデルにおける肝障害の治療または予防のために使用され，いくつかの物質を用いた予備データは，ヒトの肝疾患に有効性を示す。これらの物質の潜在的な利益と毒性に注意し，そのような物質に関するよく計画されたヒトでの無作為化試験を求めることが医療従事者の責任である。

肝疾患に関する特異的なCAM物質には，ビタミンE，グルタチオン（GSH）プロドラッグと抗酸化物質のカクテル療法，*S*-アデノシルメチオニン（SAM）およびベタイン，シリマリン（マリアアザミ），および薬草などがある。

ビタミンE

ビタミンEは，栄養サプリメントとして広く利用される，効用のある抗酸化物質である。アルコール性肝疾患の患者および肝疾患の実験モデルにおいて，血清と肝臓におけるビタミンE濃度の減少が報告されている。ビタミンEは，四塩化炭素で誘発される実験モデルの肝障害の防御に広く利用されている。Zernの研究室（Liu *et al*., 1995）は，ビタミンEが四塩化炭素モデルにおける酸化ストレス感受性転写因子NF-κBの肝臓活性を阻止することを報告し，炎症性サイトカイン（例えば，TNF）の産生に重要なこの転写因子の抑制が肝障害を減弱すると考えた。Hillら（1999）は，ヒト末梢血単球とラットクッパー細胞をビタミンEで処理し，NF-κB活性とTNF産生の両方を抑制した。また，ビタミンEは*in vitro*の肝臓星細胞の活性とコラーゲン産生を阻止する（Lee *et al*., 1995）。

脂肪肝〔非アルコール性脂肪性肝炎（non-alcoholic steatohepatitis：NASH）〕の患者を対象とした，すべてではないがいくつかの研究において，ビタミンEは有益な効果を持つと初めて報告された（Lavine, 2000；Hasegawa *et al*., 2001；Sanyal *et al*., 2010）。小児を対象とした予備研究（Lavine, 2000）では肝酵素の改善がみられ，日本の研究（Hasegawa *et al*., 2001）ではビタミンEは肝酵素の改善だけでなく，線維化促進サイトカインである形質転換成長因子βの血清濃度の減少も示された。アルコール性肝炎患者の研究は，ヒアルロン酸（線維化のマーカー）の改善を示したが，死亡率の改善は示さなかった（Mezey *et al*., 2004）。最も重要で説得力のあるビタミンEのデータが，NIH助成多施設研究から得られた。その研究では（糖尿病を持たない）NASHの患者247名を，ピオグリタゾン1日30mg（80名），ビタミンE 1日800IU（84名），またはプラセボ（83名）の96週間服用群に割りつけた（Sanyal *et al*., 2010）。ビタミンE治療群は，プラセボ群と比較し，NASHの改善割合が有意に高まっていた（43％ 対 19％，$p=0.001$）。血清アラニンアミノ基転移酵素（ALT）およびアスパラギン酸アミノ基転移酵素（AST）値は，プラセボと比較し，ビタミンEあるいはピオグリタゾンの投与により減少した。どちらの治療でも線維化は改善しなかった。ピオグリタゾン投与の被験者は，ビタミンEおよびプラセボ投与群より，体重が増加した。結論として，ビタミンEは肝組織と肝酵素を改善し，ピオグリタゾン投与でみられるような体重増加とは関連しなかった。800IUのビタミンEは，おそらくNASHの望ましい治療薬である。

グルタチオンプロドラッグと複合抗酸化剤

GSHはグルタミン酸，システインおよびグリシンから生成されたトリペプチドである。環元型のグルタチオンは，細胞の主な非タンパク質・チオールであり，電子親和性物質の解毒や反応性酸素の毒性防御において，重要な役割を持つ。すなわち，細胞内フリーラジカル，反応性酸素中間体およびいくつかの内因性および外因性毒素からの防御である（Lauterburg and Velez, 1998）。GSHはある薬物の毒性に対しても防御的である（例えば，アセトアミノフェン）。GSHは肝細胞に取り込まれないが，細胞内貯留を強化する薬理作用のある多くの物質が考案された（例えば，*N*–アセチルシステイン，２–オキソチアゾリジン–４カルボキシル酸）。２つの異なる細胞内GSH貯蔵があり，細胞質（約80%）とミトコンドリア（約20%）である。ミトコンドリアGSHは，ミトコンドリアにおいて産生される過酸化水素と他の有機過酸化物を解毒する。慢性的なアルコール摂取はGSH値を枯渇させると報告されている（Lauterburg and Velez, 1988）。さらに，アルコールはGSHミトコンドリア貯留を著しく減少させるが，少なくとも一部は細胞質貯留からの輸送障害によるものである（Fernandez–Checa *et al*., 1993）。この減少により肝細胞はさらに酸化ストレスに対し脆弱になる。ミトコンドリアへのGSHの輸送能障害に関する分子機序は不明であるが，外因性SAMは，ミトコンドリア機能を回復し，ミトコンドリア輸送能を強化し，ミトコンドリアのGSH欠乏を是正する。*N*–アセチルシステインまたは他のプロGSH分子にはこのような作用はない。

GSHの増加に伴い，サイトカイン産生が減少する。GSH前駆体はまたクッパー細胞や単球によるTNFやIL–8などの炎症性サイトカイン産生を調整しうる（Pena *et al*., 1999）。この作用の少なくとも一部は，酸化ストレス感受性転写因子NF–κBの抑制を介している。NF–κBリポ多糖体（lipopolysaccharide：LPS）刺激性TNF産生における中心的役割を果たす。

グルタチオン前駆体である*N*–アセチルシステイン（NAC）は，急性アセトアミノフェン過剰摂取の治療に何十年も臨床的に使用されている。早期投与の治療成績は良好である（アセトアミノフェン摂取の12時間以内が最適である）。最近の研究は，非アセトアミノフェン性急性肝不全の患者において，移植をしない生存について，NAC静脈投与の効果を評価した（Lee *et al*., 2009）。この研究では173名の患者が，NACかプラセボの投与を受けた。早期のアセトアミノフェン非関連性急性肝不全の患者において，NACは移植なしの生存率を改善した。この重要な研究は，急性肝障害患者のNAC静脈投与の使用を支持する。残念ながら，グルタチオンを増加させるだけでなく，その他の抗酸化効果を付与する抗酸化物質との併用試験は，慢性アルコール肝障害患者において効力は示さなかった（Phillips *et al*., 2006）。したがって，抗酸化アプローチに関して多くの科学的根拠はあるが，適切な患者集団，適切な用量および介入期間を定義づけることが大きな課題のようである。

S–アデノシルメチオニン（SAM）とベタイン

メチオニン増加とメチオニン・クリアランスの減少は，肝疾患，特にALDの治療標的の可能性がある。肝障害の動物モデルにおいてSAMの減少と*S*–アデノシルホモシステインの増加がよく観察される（図54.4）。

アルコール性肝炎および肝硬変のヒトモデルにおいて，肝臓におけるメチオニンとグルタチオン代謝の遺伝子の異常発現がみられ，しばしば肝臓のSAM，システイン，およびグルタチオン値の減少の一因となる（Lee *et al*., 2004）。ALDにおいてSAMの欠乏が脂肪肝浸潤の早期に生じ，SAM濃度の減少，肝障害およびミトコンドリア障害が，SAMの補給により逆転されることが，げっ歯類や霊長類の研究により報告されている（Lieber, 2002）。SAMは，ラットのエタノール・リポ多糖体誘発線維化モデルにおける酸化ストレスや肝星細胞活動を減弱するようである（Karaa *et al*., 2008）。123名のアルコール性肝硬変患者の無作為化二重盲検試験ではSAM（1,200mg/日経口）またはプラセボが２年間投与された（Mato *et al*., 1999）。チャイルド分類タイプCの肝硬変患者を除いた場合，全死亡/肝移植の率は，SAM群よりプラセボ群のほうが有意に高く（20% 対 12%），２群間の２年生存曲線の差（死亡または肝移植までの時間と定義された）も統計学的に有意であった。その後のSAMとALDに関するコクランレビューでは，ALDの患者に対するSAMの使用（Rambaldi and Gluud, 2006）を肯定あるいは否定する証拠はみられず，長期で質の高い無作為化試験の必要性が明らかである。

ベタイン（トリメチルグリシン）はヒトにおいて鍵となる栄養素で，さまざまな食品や栄養サプリメントから得られる（Purohit *et al*., 2007）。肝臓において，ベタインはメチオニン生成のために，１つのメチル基をホモシステインへ転移する。この過程は，毒性代謝物（ホモシステインと*S*–アデノシルホモシステイン）を取り除き，SAMレベルを回復し，脂肪変性を逆転し，アポトーシスを防御し，損傷タンパク質の蓄積と酸化ストレスを減少させる（Purohit *et al*., 2007；Kharbanda, 2009）。ベタインはホスファチジルエタノールアミンのメチル基転移酵素経路を通してホスファチジルコリン産生を回復させることにより，アルコール性脂肪変性を減弱するようでもある（Kharbanda *et al*., 2007）。残念ながら，最

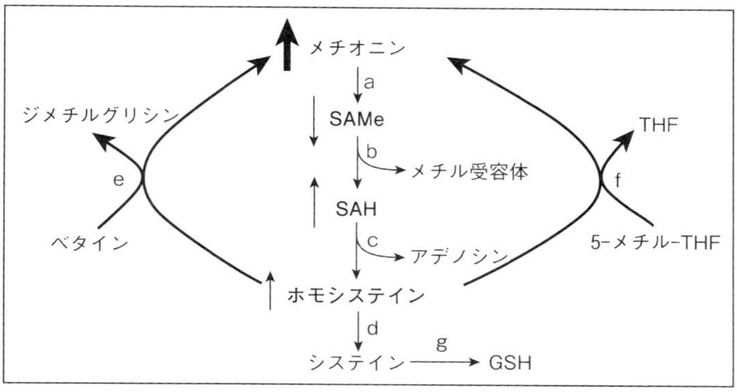

図54. 4　ALD におけるメチオニン代謝経路の変化

(a)：メチオニンアデノシルトランスフェラーゼ（MAT），(b)：メチル基転移に関与する酵素，ホスファチジルエタノールアミン・*N*-メチル基移転酵素（PEMT）を含む，(c)：*S*-アデノシルホモシステイン（SAH）加水分解酵素，(d)：シスタチオニンβ合成酵素，(e)：ベタイン・ホモシステインメチル基転移酵素（BHMT），(f)：メニオニン合成酵素（MS），(g)：グルタミン・システイン合成酵素，↑↓：アルコールの影響。

も重要なヒト試験では，今までのところ（NASH 患者において），その効用は限られている（Abdelmalek *et al*., 2009）。

亜　鉛

亜鉛は必須微量元素であり，亜鉛の金属酵素や重要な亜鉛転写要因などの数多くの亜鉛タンパク質を通じて，細胞機能にかかわる（McClain *et al*., 1986, 1992）。亜鉛欠乏と血清中亜鉛の減少による亜鉛代謝異常が，ほとんどの臨床的肝疾患，特に ALD においてみられる。LPS, TNF などのさまざまな要因によって生じるストレス・炎症も，いくつかの組織からの亜鉛の損失（欠乏）または他の組織や肝臓などの器官への移行（再分布）に伴い，亜鉛の体内再分布を生じる。重要なことに，亜鉛欠乏が酸化ストレスによって誘発されることが最近示されており，亜鉛フィンガー転写因子のチオール酸化が亜鉛損失を生じさせ，DNA 結合活性の損失につながる（Zhou *et al*., 2007；Kang *et al*., 2009；Zhong *et al*., 2010）。

Kang ら（2009）の最近の研究は，実験モデル ALD の発生と進展における亜鉛代謝異常の分子機序を知るうえで重要で新たな手がかりを示した。これは ALD や他の慢性肝疾患に関する重要で有望な治療的な意義がある。急性および慢性のアルコール誘発性肝毒性において，アルコール摂取と酸化ストレスは，腸における密着結合を破壊し，エンドトキシンなどの細菌産生物質の転移を起こす（Joshi *et al*., 2009；Zhong *et al*., 2010）。エンドトキシンは，続く酸化ストレスと肝障害において，TLR-4 と TNF 産生物を活性する。エンドトキシンと TNF は肝線維化にも重要な役割を果たしている。密着結合タンパク質の破壊は，腸のみでなく，肺でも生じ，血液-脳関門でも起こりそうなので，肺障害や肝性脳症にもなりやすい可能性がある（Joshi *et al*., 2009）。実験動物における ALD の亜鉛治療は，鍵となる亜鉛転写因子の活性を改善し，上昇した腸浸透性，敗血症，TNF 産生，酸化ストレスおよび肝障害を減弱化させた（Kang and Zhou, 2005；Joshi *et al*., 2009；Kang *et al*., 2009；Zhong *et al*., 2010）。したがって，亜鉛補給は，ALD や NAFLD などの他の慢性肝疾患で想定される発症機序を標的にしている。最近のヒトでの予備試験でも，亜鉛は肝線維症を安定化させ，軽減させたりするかもしれないことが示唆されている（Takahashi *et al*., 2007）。亜鉛元素34mg を含む合成亜鉛含有化合物であるポラプレジンクを慢性肝炎または肝硬変の患者に24週間毎日投与した。亜鉛補給された患者は，有意に血清亜鉛濃度と線維化指標が改善した。

シリマリン

マリアアザミ（ミルクシスル；milk thistle として知られている）から抽出された活性化成分であるシリマリンは，実験動物において，四塩化炭素，アセトアミノフェン，鉄過剰負荷，およびキノコ中毒により誘発される肝障害に対して防御的であることが示された（Luper, 1998）。シリマリンはおそらく最も肝疾患の治療において使用される CAM の一種である。臨床的には，さまざまな毒性肝炎，脂肪肝，肝硬変，虚血性障害およびウイルス性肝疾患において肝保護作用を持つことが示されている（Luper, 1998）。シリマリンは，抗酸化活性を持ち，脂質過酸化に防御的であり，抗炎症効果や抗線維化効果を有する。ヨーロッパで行われたシリマリンの大規模比較臨床試験の結果はさまざまである（Ferenci *et al*., 1989；Pares *et al*., 1998）。シリマリンは肝疾患の代替補完療法として最も用いられている一種かもしれない。それは安全性に優れ，動物実験においてさまざまな肝障害に関して広範囲に研究されており，ヒトにおいてもいくつかのよい結果が報告されているからである。

薬　　草

薬草は関節リウマチなどのさまざまな慢性炎症疾患に幅広く使用され，肝疾患への薬草製品の使用については幅広く検討されている（Shuppan *et al*., 1999；Haas *et al*., 2000；McClain *et al*., 2003；Hanje *et al*., 2006）。緑茶，緑茶ポリフェノールやブドウ種子のポリフェノールは抗炎症作用を有し，実験的肝障害に対して防御作用があることが報告されている（Yang *et al*., 1998）。グリチルリチン酸は，甘草根の水抽出物である。それは抗酸化作用を持ち，肝線維化の動物モデルにおいてコラーゲン沈着を抑制し，培養肝星状細胞のプロコラーゲンmRNAを減少させる。しかしながら，それはアルドステロン様の効果を持ち，その使用を制限する電解質異常を生じうる（McClain *et al*., 2003）。B型およびC型肝炎に関して，アジアにおいて広範囲に用いられる多くの漢方処方がある。しかしながら，処方・構成の不一致や強力な無作為化試験がないことにより，これらの製品に対するわれわれの理解は制限される（Haas *et al*., 2000；McClain *et al*., 2003；Hanje *et al*., 2006）。

薬草の大きな問題は，実際にあまり特徴づけられず，ロット間の再現性が高くない物質の組合わせであるということである。さらに，いくらかの薬草成分は重大な肝毒性を生じる（Haas *et al*., 2000；McClain *et al*., 2003；Hanje *et al*., 2006）。

肝疾患における潜在的な栄養毒性：ビタミン，電解質およびミネラルの補給

ビタミン

肝疾患においては，食事摂取量の低下だけでなく，吸収障害，特に脂溶性ビタミンの吸収障害のために，ビタミン欠乏が生じる。ビタミンEのような抗酸化ビタミンの使用はある種の肝疾患の治療として提案されている。しかしながら，特にビタミンAやナイアシンなどの特定のビタミンの多量投与の場合，補給により肝毒性を生じさせ，併存肝疾患に悪影響をも与えうる。

脂溶性ビタミンであるビタミンA，D，EおよびKの吸収障害は進行性胆汁うっ滞性肝疾患の患者において記載されている（Sokol, 1994）。原発性胆汁性肝硬変症や原発性硬化性胆管炎患者の吸収障害と欠乏は，古典的に記述されている。しかしながら，胆汁うっ滞は，アルコール性あるいはウイルス性肝疾患などの他の病因による進行性肝疾患で生じうる。明らかな夜盲症はまれではあるが，潜在性ビタミンA欠乏は，被験者の暗順応を検査することにより検出できるであろう（Russell, 2000）。亜鉛欠乏もまた暗順応に影響しうるので，ビタミンA欠乏の正しい検査のためには，亜鉛欠乏を是正しなければならない。

幸いにも，胆汁うっ滞性肝疾患の患者におけるビタミンA欠乏は通常，食事によるビタミンA補給に反応する。しかしながら摂取は，夜盲症の患者にはビタミンAの経静脈投与が必要かもしれない。アルコール依存症やアルコール性肝疾患の患者にビタミンAサプリメントを与える際には，注意を払わなければならない（Leo and Lieber, 1999）。アルコールとの併用や肝硬変併存では，総合ビタミン製剤に含まれるビタミンAの量でも，ビタミンA中毒が生じる。肝星状細胞はビタミンAの主な体内貯蔵部位である。

ビタミンDの吸収障害のためや肝臓がビタミンDの代謝産物であるカルシジオール（25-水酸化ビタミンD）を産生するため，ビタミンD欠乏が起こりうる（Sokol, 1994）。慢性肝疾患におけるビタミンD欠乏はほぼ共通してみられ，肝障害の原因にかかわらず，90％以上の患者において軽度から重度のビタミンD欠乏がみられるとの根拠がある（Fisher and Fisher, 2007；Arteh *et al*., 2010）。ビタミンDは免疫調節物質であるので（von Essen *et al*., 2010），ビタミンD欠乏と肝障害の重症度および治療反応性との関連性が慢性C型肝炎において研究されている。慢性C型肝炎とビタミンD低値の患者では，インターフェロン治療への反応性が悪く，肝線維化がより強いことがわかってきた（Petta *et al*., 2010；Lange *et al*., 2011）。さらに，インターフェロン治療前のビタミンD補給が治療反応を改善するかもしれない（Bitetto *et al*., 2011）。代謝性骨疾患は進行した肝疾患，特に原発性胆汁性肝硬変症や原発性硬化性胆管炎においてよく報告されている（Bonkovsky *et al*., 1990）。ビタミンDとカルシウムの補給（後述するように）は，これらの患者に，特に骨粗鬆症の徴候がある場合には，頻繁に行われる。血漿カルシジオール低値の患者はビタミンD補給を受けるべきである（400～800IU/日）。もし血漿カルシジオール値がビタミンDを正常化させなければ，カルシジオールはより水溶性のものを与えられるべきであろう（Sokol, 1994）。しかしながら，この実践の効果はあまり報告されない。

抗酸化ビタミンEの欠乏は脂質過酸化や細胞膜不安定化につながるかもしれない。血清ビタミンEの減少は進行した肝疾患において報告されている。もしビタミンEを3歳前の胆汁うっ滞性肝疾患の子供に与えると，神経学的症状，例えば，反射消失，運動失調または感覚神経障害は改善しうる（Sokol, 1994）。800IU/日の範囲

でのビタミンE補給は肝疾患において，長期間投与でも安全であると一般的に考えられている。しかしながら，高い用量のビタミンEは，経口抗凝固剤の効果を高め，血小板機能を阻害するかもしれない。ビタミンE治療のメタアナリシスは高用量のビタミンE補給を受けた患者（非肝疾患患者）で死亡率が高いと報告している（Miller *et al*., 2005）。この懸念にかかわらず，NASH患者に1日800IUを用いた最近の好ましい知見は，肝疾患でのその使用と安全性を支持するものである（Sanyal *et al*., 2010）。

ビタミンKの吸収障害は，胆汁うっ滞性肝疾患において起こり，ビタミンK依存性抗凝固因子の欠乏のために，プロトロンビン（PT）時間延長につながる（Sokol, 1994）。PT時間延長を持つ肝疾患患者において，PT時間延長はビタミンK欠乏，栄養吸収障害あるいは肝実質性疾患自体によるものかどうかの判断の助けとして，ビタミンKの経口的投与はよく実施される。

水溶性ビタミンの欠乏は肝疾患において生じうる。水溶性ビタミンの最も多い食物源は果物と野菜である。肝疾患があり，特に進展した肝疾患を有する患者は，食欲不振があり，ビタミンの食事性欠乏を起こす。アルコール摂取自体と関連するビタミン欠乏もまた肝疾患の患者に起こりうる。マルチビタミン製剤の日々の摂取は，肝疾患のほとんどの患者において通常推奨される。さらに著者らは，不適切な食事を満たすために数か月の間葉酸（1 mg/日）を通常与える。マルチビタミン（20mgナイアシナミド）に含まれるナイアシン量で肝疾患を起こしにくくする。ナイアシンの調整投与で日に1～3 g量を使って，血液脂質低下物質として使用した時，量に関連した肝酵素の増加が生じた（Gray *et al*., 1994）。肝毒性は頻繁ではないが，3 g/日以上の量にて起こりえて，結果として劇症肝不全となる。したがって，抗高脂質血症物質としてのナイアシン使用は肝不全の患者において禁忌である。

有害なフリーラジカル毒素を解毒することによって癌を予防し，老化過程を遅らせるといった仮説のために，抗酸化ビタミンであるA，CおよびEを含む，抗酸化物質の使用は広まってきている。これらの物質のうちいくつかを多量に使用することは，肝疾患の有病患者において避けられるべきである。すでに述べたように，ビタミンA毒性は肝疾患を持つおよびそれになりやすい患者で生じうる。過剰なビタミンC補給は鉄過剰の患者では避けるべきである。なぜならビタミンCは，鉄の摂取を高め，遷移金属によるフリーラジカル産生を促進するからである（Sokol, 1996）。

電解質と無機物

ナトリウムは，細胞外液に存在する主な電解質であり，体内のナトリウム濃度のわずか5％のみが細胞内に存在する。この電解質は，カリウムとともに，体内の電解質と水分の平衡の維持に役立つ。加えて，ナトリウムとカリウムは神経伝導，筋収縮および物質の膜透過において重要な役割を果たしている。低ナトリウム血症（血清ナトリウム低値）は肝疾患によくみられる合併症である（Marsano and McClain, 1989）。これは，ナトリウム量が正常または増加していても総水分量のより多い増加のためによく起こる。増加した水分量とナトリウムは浮腫や腹水として現れる。多くの因子がナトリウム濃度の減少に寄与し，最も重要な2つの要因は自由水クリアランスの障害と利尿薬の使用によるものである。非代償性肝疾患の患者において，低ナトリウム血症の主な治療法は水分制限である。高ナトリウム血症は肝疾患においてはあまり起こることはなく，通常，利尿剤やラクツロースなどの薬物による医学的介入による。

低カリウム血症は肝疾患においてよくみられる（Marsano and McClain, 1989）。ナトリウムと異なり，カリウムは大部分が細胞内電解質である。低カリウムは低栄養，悪心・嘔吐，または下痢による損失，あるいは浮腫や腹水をコントロールするための利尿剤の使用により生じうる。さまざまな代謝要因（インスリン増加，呼吸性アルカローシスなど）が細胞外液から細胞内にカリウムを移動させ，血清カリウム濃度を低下させる。低カリウム血症は，筋力低下，不整脈，さらに心停止など幅広い病態を起こすことがある。高カリウム血症は，肝疾患ではあまりみられず，通常，腎不全やカリウム保持性利尿薬の使用に伴う。重度な高カリウム血症が起こるのでカリウム保持性利尿剤の使用中は，カリウムを含む塩代替物を使用しないことが重要である。

肝疾患において，低アルブミン血症のために低カルシウム血症が起こりうる。もし低カルシウム血症が低アルブミン血症によるものだとしたら，総血清カルシウムの減少がある。しかし，イオン化カルシウムは正常範囲にとどまり，必ずしも治療の必要はない。しかしながら，マグネシウム欠乏に伴う一時的副甲状腺機能低下症による低カルシウム血症クリーゼが，急性アルコール性脂肪肝において報告されている（Chiba *et al*., 1987）。この低カルシウム血症はマグネシウム補充と，急性肝疾患の改善により改善する。

肝疾患での慢性カルシウム欠乏は食事性摂取不足と吸収障害のために起こりうる。ビタミンD欠乏に伴うカルシウム吸収減少のために，例えば胆汁うっ滞性肝疾患の場合のようにD欠乏に伴って総またはイオン化した血清カルシウム値が減少する。しかしながら，胆汁うっ滞性肝疾患に起こりうる低いターンオーバーによる骨粗鬆症では他の要因も考えなければならない。なぜなら，この骨粗鬆症は正常な血清ビタミンDとカルシウム値にかかわらず，起こりうるからである（Hay, 1995）。効果ははっきりしないが，胆汁うっ滞性肝疾患では通常

1,500mg/日のカルシウムが与えられる。このカルシウム補給は，特に血漿カルシジオール値が低ければ，ビタミンDとともによく投与される。

低マグネシウム血症は肝疾患，特にALDにおいてよくみられる（Flink, 1987）。肝疾患における欠乏の大きな原因として，摂取量の低さ，吸収障害，腎関連喪失，および利尿剤などの薬剤の影響がある。さらに，シクロスポリンやタクロリムスなどの免疫抑制剤は，代謝や栄養に影響し，低マグネシウム血症や低リン血症，カリウムの変化，耐糖能異常や高脂質血症を起こす。低リン血症は重度の低栄養の肝疾患患者で起こるかもしれず，栄養補給によって悪化しうる。したがって，特に栄養失調患者の積極的な栄養補給に際しては，血清値の測定が必要である。

肝疾患における微量元素の役割については総説がある（McClain *et al*., 1991, 1992）。微量元素は，最も豊富な微量元素である鉄の量より少ないか，または同等の量で身体に存在する。鉄過剰は肝疾患の原因としてよく知られている。慢性鉄過剰は線維化，肝硬変および肝細胞癌を起こす。障害の機序は多要因であるが，酸化ストレスと脂質過酸化反応が最も関連しているようである。遺伝性ヘモクロマトーシスの遺伝子異常ははっきりしており，ヘモクロマトーシスの遺伝子的解析は今や臨床的にも使われている（Bacon and Shilsky, 1999；Fleming *et al*., 2004）。鉄欠乏も肝疾患において生じうる。それは通常胃腸出血，特に食道静脈瘤や門脈高血圧性胃疾患によって起こる。鉄過剰を避けるために，肝疾患患者における鉄補充については慎重さが必要である。

亜鉛欠乏は，前述のように，肝疾患においてよく報告されている。これは通常，食事性摂取不足と尿中排泄増加によるものである（McClain *et al*., 1991, 1992）。肝疾患における亜鉛欠乏は感覚神経障害（認知機能，暗視あるいは食欲の変化），皮膚病変，性腺機能低下症，免疫不全，あるいはタンパク質代謝の変化として現れる。肝硬変において重要であるがしばしば見逃されるミネラル欠乏の合併症は重症の筋痙れんである。これは亜鉛とマグネシウムの欠乏と関係していることが多く，これら2つのミネラルの補充により，症状は改善する。

銅の増加は肝毒性を生じさせるかもしれない。その典型例はウイルソン病（銅過剰の常染色体劣性遺伝疾患）である（Harris and Gitlin, 1996）。銅は胆汁に排泄され，原発性胆汁性肝硬変症や硬化性胆管炎などの胆汁うっ滞性肝疾患では顕著な銅過剰がよくみられる。興味深いことに，亜鉛はウイルソン病の治療として使用される。亜鉛は腸の金属結合性タンパク質であるメタロチオネインを誘導し，銅の吸収を阻害する。したがって，銅の腸吸収を優先的に減少させる（Brewer, 1999）。

特に肝疾患と関連のあるその他の微量金属にはセレン（抗酸化機能の可能性），クロム（耐糖能における役割）と胆汁経路で排泄されるマンガンがある（McClain *et al*., 1991）。

肥満と非アルコール性脂肪性肝炎

アルコール摂取がなくてアルコール性肝炎と一致した肝病変を示す肥満女性（しばしば2型糖尿病合併）の患者における新しい症候群を規定するものとして1980年に"非アルコール性脂肪性肝炎（NASA）"（non-alcoholic steatohepatitis：NASH）という用語が用いられた（Ludwig *et al*., 1980）。当時，この症候群の原因は不明で，明確な治療法はなかった。30年後，この臨床的な症候群について少しだけ理解が深まったが，FDA承認薬あるいは一般的に受け入れられる薬剤の治療法はない。男性でも同等にみられることがわかり，この用語はNAFLDも含むようになっている。すなわち，脂肪・炎症/線維化病変ならびに脂肪肝を含む（Neuschwander-Tetri and Caldwell, 2003；McClain *et al*., 2004；Cave *et al*., 2010）。"原発性"NASH患者は典型的にインスリン抵抗性症候群（メタボリックシンドローム，シンドロームXなどと同義）を呈する。これは，肥満，2型糖尿病，高脂質血症，高血圧症，および，時には多嚢胞性卵巣症候群などの他の代謝異常などにより特徴づけられる（Neuschwander-Tetri and Caldwell, 2003；McClain *et al*., 2004；Cave *et al*., 2010）。"二次性"NASHは，タモキシフェンなどの薬剤，ある産業性毒物，急速な体重減少などにより生じうる（Cave *et al*., 2010）。NASHの病因ははっきりしないが，ほとんどの研究者は，脂肪症に炎症，線維化あるいは壊死などの2番目の障害が加わり，NASHが起こると考えている。NASH発症の病因と考えられる2番目のヒットまたは損傷には酸化ストレス，ミトコンドリア不全，TNFなどの炎症性サイトカインの増加，抗炎症性アディポカインであるアディポネクチンの低下，およびインスリン抵抗性がある（McCalin *et al*., 2004；Louthan *et al*., 2005）。

NASHの臨床的特徴は一般的には非特異的である。患者は典型的には40歳代か，50歳代に診断されるが，小児NASHの認識も高まっている。疲労や右上腹部不快感などの症状が時にあるが，ほとんどの患者は無症候性である。多くの患者は，通常の診察（軽度肝腫大）と臨床検査〔アスパラギン酸アミノ基転移酵素（AST）とアラニンアミノ基転移酵素（ALT）の正常上限5倍以下の軽度増加〕により診断される。AST/ALT比は，NASHにおいて通常1以下であり，アルコール性脂肪変性肝炎と区別する助けになる。脂肪変性の自然経過は組織学的重症度と関連する（Brunt, 2001）。炎症を伴わない脂肪肝は，比較的良好な経過をたどり，線維化や炎症の存在は悪い予後を示す。NASH患者が肝硬変に進展すると，脂肪は減少するかもしれない。NASHは特発性肝硬変の主な原因であり，肝臓癌の原因として次第に認識されており，肝移植の指標となる。最後に，肥満はALDやC型肝炎などの他の肝疾患の経過を加速しうる（Naveau *et al.*, 1997；Patton *et al.*, 2004）。

特定の食事の構成要素がNAFLDの発症/進展に影響することを示すかなりの証拠がある。上述のように，脂肪変性症や脂肪変性肝炎は，無制御のサイトカイン・アディポカイン，脂肪毒性，内毒素，腸管細菌叢の変化や酸化ストレスなどの機序によって引き起こされるようである。これらはすべて特定の食習慣に関連する機序である（例えば，肥満，高脂肪食，果糖過剰摂取，低n-3脂肪酸食など）（Musso *et al.*, 2003）。高脂肪食はNAFLDとしばしば関連づけられる。実際，多くの動物モデルではNAFLDを誘発するのにそのような食事（71％の脂肪エネルギー）が使用される（Lieber *et al.*, 2004）。これらの高脂肪食は，いくつかの代謝異常を起こすが，それにはNAFLDの病因的役割を果たしているであろう食後中性脂肪の代謝変化，TNF-α上昇，酸化ストレス，血中遊離脂肪酸（free fatty acid：FFA）やインスリン抵抗性がある。NAFLD発症には，脂肪総量のみではなく，食事の脂肪の種類や比率もまた重要でありそうである。n-6脂肪酸の過剰量を伴う脂肪摂取増加は壊死-炎症を促進させる（Cortez-Pinto *et al.*, 2006）。その一方，LCTを含まず，MCTを含む食事は肝保護的であると報告されている（Lieber *et al.*, 2008）。またNAFLDの発症における果糖の役割に関しても多くの文献がある（Ouyang *et al.*, 2008；Lim *et al.*, 2010）。例えば，ソフトドリンクのような果糖の特定摂取源も関与している（Nseir *et al.*, 2010）。果糖30％を含む食事は，単糖類としての果糖とブドウ糖あるいはショ糖としても，メタボリックシンドロームや中性脂肪の肝内蓄積を誘発することが最近の動物実験で確認されている。果糖誘発性NAFLDは腸内細菌の過剰繁殖や腸管透過性亢進と関連し，それにより肝クッパー細胞内毒素依存性の活性化やMCP-1とTNF-αの増加が起こる（Spruss *et al.*, 2009；Sánchez-Lozada *et al.*, 2010）。

NAFLD患者に対する現在推奨される治療法は，体重減少のための食事や身体活動と顕著な肥満に対する体重減少外科手術である。2型糖尿病患者における1年間の集中的な生活習慣の介入は脂肪変性症やNAFLDの発生率を減少させることが示されている（Lazo *et al.*, 2010）。食事介入の効果を検討した研究では，カロリー制限が肝脂肪と肝容量を数日で有意に変化させることが明らかにされている（Yki-Järvinen, 2010）。NAFLDにおける低炭水化物食は関心が高まっている領域である。NASH患者への低炭水化物食，つまりケト原性食は，6か月で有意な体重減少と脂肪肝の組織学的改善をもたらした（Tendler *et al.*, 2007）。脂質合成につながる単糖（例えば，果糖）を避けることは普遍的に推奨されるようである（Yki-Järvinen, 2010）。加糖飲料の消費を減らすことも，総カロリー減少により，有意な体重減少につながる（Zivkovic *et al.*, 2007）。運動強度は期間や総量よりも重要であるかもしれず，激しい運動は最も有効的かもしれない（Kistler *et al.*, 2011）。肥満手術による体重減少は脂肪変性と脂肪変性肝炎を減弱するが，線維化改善を示すデータは限られている（Rafiq and Younossi, 2008）。NAFLDに対するFDA承認の治療法はない。NAFLDにおいて使用される薬物治療法はほとんどが，メタボリックシンドロームの構成要素またはNASH病因に関連する酸化ストレスを標的にしている（Rafiq and Younossi, 2008）。前述のように，NASHを有し，糖尿病ではない成人を対象とした無作為化前向き試験では，ビタミンE治療（天然物800IU/日）がプラセボと比べ（43％対19％，$p=0.001$），組織学的改善の有意な高まりと関連していた（Sanyal *et al.*, 2010）。この理由により，1日800IUのビタミンEの使用は，国（アメリカ）の多くの地域で標準的な治療（“薬物療法”）になった。

栄養と肝移植

肝移植における低栄養

低栄養は術後合併症全般の危険因子であり（例えば，創傷治癒の遅れ，感染，死亡率など），これは肝移植にもいえる。ある研究においては，検討された6つの要因のうち，低栄養だけが予後に有意に影響し，肝機能にまったく依存していなかった（Shaw *et al.*, 1985）。その研究では，肝性脳症，腹水，栄養状態，血清ビリルビン，プロトロンビン時間，年齢，手術中血液喪失を含むリスク評価採点法を用いて肝移植後の予後を追跡した。リスク点数は低・中・高に分類された。肝移植後の生命表1年生存率は，中リスク・低リスク群と比べ，高リスク群で有意に悪かった（高リスク44.5％，中リスク85.2％，低リスク90.5％）（Shaw *et al.*, 1985）。中等度から重度の栄養不良患者は，人工呼吸時間が延長され，ICUにいる期間が長く，総入院期間が長くなり，入院費用も高くなった。他の研究もこれらのデータの正当性を立証している（Moukarzel *et al.*, 1990；Pikul *et al.*, 1994）。有意な体細胞量の減少が術前にある場合，死亡率は3.2倍増加した（Muller *et al.*, 1992）。低栄養の主観的包括的評価修正版を用いて，Pikulら（1994）は，68名の成人肝移植者の79％に栄養不良を観察した。中等度と重度の栄養不良患者においては，人工呼吸器サポートを要する日数，ICU滞在日数および在院日数が延び，気管切開発生率が増加していた。この研究において，中等度と重度の栄養不良患者は，適正な栄養状態や軽度の栄養不良の患者より，有意に高い死亡率を示した。慢性肝疾患の共通した構成要素は筋肉の量と強さの低下であり，これらの欠損は健康関連の生活の質の障害と関係するが，肝移植後にも低レベルで残る（Abbott *et al*., 2001；Pieber *et al*., 2006）。

小児科の文献でも同様な情報がある。119名の小児肝移植の研究において，栄養不良（身長の発育不全として評価されている）が術後合併症の予測因子であることが示されている（Moukarzel *et al*., 1990）。さらに幼児は，年長児よりも慢性肝疾患関連の栄養不良に感受性が高いようである。体重と脂肪量のより重症な減少を伴う，急性および慢性の栄養不良を呈する。幼児の成長加速が影響を受けるからである（Roggero *et al*., 1997）。

肝移植前の栄養介入

肝疾患患者において食事制限は必要であるが，適正な栄養摂取の維持の点で，しばしば有害である。塩分制限は，非代償性門脈高血圧症患者の食事においてはおそらく唯一の最も重要な制限であるが，塩分1～2gの食事は通常よく耐えられ，よく指導された患者は容易に従える。水分制限は時々低ナトリウムを是正するのに必要である（Lowell, 1996）。タンパク質摂取制限は，肝性脳症の管理に共通して取られるが，最新の証拠はタンパク質制限を支持しない（Cordoba *et al*., 2004；Gheorghe *et al*., 2005）。肝性脳症は，適正な腸管通過時間の確保，小腸および大腸の細菌の異常増殖の予防（門脈高血圧症の減少や広域抗生剤やラクツロースの使用），電解質，ビタミンおよびミネラルの補充，さらに多分カゼインや野菜タンパク質の追加などの介入により改善される。適正な栄養状態を維持することが，糖新生のための基質供給源としてのタンパク質分解を予防するかもしれない。これは糖新生のためのBCAA（分枝鎖アミノ酸）の過剰使用を理論的には予防するであろうし，肝性脳症の悪化を予防するかもしれない。例えば，早朝の朝食は潜在的な（軽微な）肝性脳症の患者の認知機能を改善し（Vaisma *et al*., 2010），食後一定時間の覚醒状態を改善するので進行肝疾患において少量の頻回摂取が有用であることが支持される。顕在性の肝性脳症の管理におけるBCAA製剤の使用や安全性については多くの根拠が蓄積している。ある医師や栄養士は，栄養状態を改善するために栄養不良の肝硬変患者にもBCAA製剤を使用している。ある研究者は最新のデータをまとめ，「費用対効果比を考慮すれば，栄養不良の肝硬変患者全員にBCAAを使用することは正当化できない」と述べている（Munoz, 1991）。

栄養不良が肝移植後の罹病・死亡の危険因子であることを示す研究は多くあるが，手術前の栄養介入の利点を実際に報告した研究は限られている。データ欠如の理由のひとつは，肝移植後の生存が改善するにつれ，そのような介入を要する患者数が増え（訳注：原文誤り），介入研究を実行することが難しくなっていることである。もうひとつの理由は，すでに論じたように，栄養不良の原因はさまざまであり，患者によって異なることである。それにもかかわらず，栄養介入は，小児科集団における栄養状態を改善し，術後栄養介入は成人の肝移植においてICU在室や人工呼吸の日数を減少させる（Reilly *et al*., 1990；Charlton *et al*., 1992）。同様に，積極的な就寝前の栄養サポートは筋肉量の喪失を最小にし，改善しうる（Plank *et al*., 2008）。

適正な経口摂取が維持できなければ，栄養目標は小口径経鼻栄養管を介して夜間経腸栄養により補うべきである。経腸栄養がうまくいかない，または禁忌の場合のみに，完全静脈栄養を用いるべきである。

肝移植後の栄養サポート

術後には患者の健康状態が顕著に急速に改善するため，肝移植後の栄養サポートは一般的に容易である。タンパク質異化が亢進し，負の窒素バランスが移植後4週間まで報告されているが，これらは予後の悪化と関連しない（Plevak *et al*., 1994）。直後の経腸栄養法は，肝移植後12時間以内に経鼻空腸管を通して栄養補給された25名の患者にあって，耐容性がよかった。経鼻胃管を用いた24名の対照患者と比較すると，唯一みられた有意な効果はウイルス感染症の減少であった（Hasse *et al*., 1990）。しかしながら，移植後患者のための栄養補給ガイドラインが出版されている（Hasse *et al*., 1990）。Reillyら（1990）の経験によれば，移植後により長くICUにいる患者にとって，静脈栄養によってICUの在室日数を減少させうるかもしれない（この研究の欠点は，経腸投与の患者がいなかったことである）。栄養サポートは，術後合併症を有し入院期間が長くなった患者の少数に必要となるであろう。この状況においても，同様に，腸管を使用する原則が成り立つ。

移植後，数週間から数か月経つと，薬剤関連の副作用や体重増加により，高血糖，高血圧や高脂質血症が起こりがちである。このような状況では，従来の栄養介入が必要である。ある種の食物は免疫抑制剤に影響するかもしれない（例えば，グレープフルーツジュースはタクロリムスの血中濃度を上げる），一方他の食物は疾患を起こす可能性がある（例えば，生の魚介類は細菌を感染させ，免疫抑制患者においては生命の危機につながる感染症を起こす可能性がある）。

加えて，肝移植後は，副腎皮質ステロイド治療や患者の体重低下により，骨の喪失が促進される時期がある。促進された骨喪失の時期の後に，移植後に数年間続きうる骨密度の進行性増加がみられる（Porayko *et al*., 1991）。骨形成が増加している時期のカルシウム補充は重要である。

おわりに

肝臓は，門脈循環や動脈血供給からの栄養素，毒素および薬物を代謝したり，解毒したりする特有な代謝器官である。それはアルブミンなどの内臓タンパク質やインスリン様成長因子1などの同化ホルモンの産生を担い，重要な固定化マクロファージの最大供与源（クッパー細胞）のための貯蔵臓器であり，臨床的除去機能やサイトカイン産生の原因である。肝疾患が生じた際，代謝機能の異常がみられ，重大な栄養不良を伴う。栄養不良の頻度は高く，肝疾患の重症度と相関し，栄養不良の原因は多因子である。肝疾患患者の栄養状態の評価を早くから始めることや，早期の栄養サポートを開始することが重要である。患者はタンパク質-エネルギー栄養不良や各々の栄養素の選択的不足（例えば，亜鉛，マグネシウムまたは葉酸の不足）を生じているかもしれない。栄養補給により栄養状態の改善がみられ，ある場合においては，慢性肝疾患の患者の肝機能や臨床的な予後を改善する。

将来の方向性

不可欠な将来の方向性は，肝臓とその他の器官や組織との相互作用やクロストークのよりよい理解である（例えば，腸-肝軸や肝-脂肪組織軸）。肥満や全身性炎症と同様に肝疾患における腸内細菌叢の役割は研究が急速に進んでいる分野である。肝疾患がどのようにして腸内細菌叢を変化させ，プロバイオティクスやプレバイオティクスによる腸内細菌叢の変化が肝疾患の軽症化と予防につながるか否かが，活発に研究されている重要な分野である。肝臓に対する栄養サポートや個々栄養素（例えば，亜鉛）の効果について投与量を決める研究や適正なバイオマーカーを含む臨床試験が望まれる。栄養素は遺伝子発現に劇的に影響し，ALDなどの疾患における栄養素の不均衡が肝疾患における無制御な遺伝子発現に大きく寄与するかもしれない。さまざまな種類の肝疾患の発症に影響するかもしれないヒストン修飾やメチル化反応などのエピジェネティックな変化の役割に対する関心が高まっている。栄養素や栄養状態がこれらのエピジェネティックな変化に影響することは明らかである。上述の分野の研究は，さまざまな肝疾患の機序の理解を高め，肝疾患を予防し，治療するための，栄養介入の可能性を高めるであろう。

（豊村研吾訳）

推奨文献

Chen,Y., Yang, F., Lu, H., *et al.* (2011) Characterization of fecal microbial communities in patients with liver cirrhosis. *Hepatology* **54,** 562–572.

Delzenne, N.M. and Cani, P.D. (2011) Interaction between obesity and the gut microbiota: relevance in nutrition. *Annu Rev Nutr* **31,** 15–31.

Delzenne, N.M., Neyrinck, A.M., Bäckhed, F., *et al.* (2011) Targeting gut microbiota in obesity: effects of prebiotics and probiotics. *Nat Rev Endocrinol* **7,** 639–646.

Frazier, T.H., DiBaise, J.K., and McClain, C.J. (2011) Gut microbiota, intestinal permeability, obesity-induced inflammation, and liver injury. *JPEN J Parenter Enteral Nutr* **35,** 14S–20S.

Moghe, A., Joshi-Barve, S., Ghare, S., *et al.* (2011) Histone modifications and alcohol-induced liver disease: are altered nutrients the missing link? *World J Gastroenterol* **17,** 2465–2472.

[文 献]

Abbott, W.J., Thomson, A., Steadman, C., *et al.* (2001) Child-Pugh class, nutritional indicators and early liver transplant outcomes. *Hepatogastroenterology* **48,** 823–827.

Abdelmalek, M.F., Sanderson, S.O., Angulo, P., *et al.* (2009) Betaine for nonalcoholic fatty liver disease: results of a randomized placebo controlled trial. *Hepatology* **50,** 1818–1826.

Antonow, D.R. and McClain, C.J. (1985) Nutrition and alcoholism. In R.E. Tarter and D.H. Van Thiel (eds), *Alcohol and the Brain: Chronic Effects*. Plenum, New York, pp. 81–120.

Arteh, J., Narra, S., and Nair, S. (2010) Prevalence of vitamin D deficiency in chronic liver disease. *Dig Dis Sci* **55,** 2624–2628.

Bacon, B.R. and Schilsky, M.L. New knowledge of genetic pathogenesis of hemochromatosis and Wilson's disease. *Adv Intern Med* **44,** 91–116.

Baker, J.P., Detsky, A.S., Wesson, D.E., *et al.* (1982) Nutritional assessment: a comparison of clinical judgment and objective measurements. *N Engl J Med* **306,** 969–972.

Bitetto, D., Fabris, C., Fornasiere, E., *et al.* (2011) Vitamin D supplementation improves response to antiviral treatment for recurrent hepatitis C. *Transpl Int* **24,** 43–50.

Bonkovsky, H.L., Hawkins, M., Steinberg, K., *et al.* (1990) Prevalence and prediction of osteopenia in chronic liver disease. *Hepatology* **12,** 273–280.

Boosalis, M.G., Ott, L., Levine, A.S., *et al.* (1989) Relationship of visceral proteins to nutritional status in chronic and acute stress. *Crit Care Med* **17,** 741–747.

Brewer, G.J. (1999) Zinc therapy induction of intestinal metallothionein in Wilson's disease. *Am J Gastroenterol* **94,** 301–302.

Brunt, E.M. (2001) Nonalcoholic steatohepatitis: definition and pathology. *Semin Liver Dis* **21,** 3–16.

Cabre, E., Peraigo, J.L., Abad-Lucruz, A., *et al.* (1990) Plasma fatty acid profile in advanced cirrhosis: unsaturation deficit of lipid fractions. *Am J Gastroenterol* **85,** 1597–1604.

Cabre, E., Rodriguez-Iglesias, P., Caballeria, J., *et al.* (2000) Short- and long-term outcome of severe alcohol-induced hepatitis treated with steroids or enteral nutrition: a multicenter randomized trial. *Hepatology* **32,** 36–42.

Campillo, B. (2010) Assessment of nutritional status and diagnosis of malnutrition in patients with liver disease. In V.R. Preedy, R. Lakshman, R. Srirajaskanthan, *et al.* (eds), *Nutrition, Diet Therapy and the Liver*. CRC Press, Boca Raton, FL, pp. 22–46.

Campillo, B., Richardet, J.P., Scherman, E., *et al.* (2003) Evaluation of nutritional practice in hospitalized cirrhotic patients: results of a prospective study. *Nutrition* **19,** 515–521.

Caregaro, L., Alberino, F., Amodio, P., *et al.* (1996) Malnutrition in alcoholic and virus-related cirrhosis. *Am J Clin Nutr* **63,** 602–609.

Cave, M., Falkner, K.C., Ray, M., *et al.* (2010) Toxicant-associated steatohepatitis in vinyl chloride workers. *Hepatology* **51,** 474–481.

Charlton, C.P.J., Buchanan, E., Holden, C.E., *et al.* (1992) Intensive enteral feeding in advanced cirrhosis: reversal of malnutrition without precipitation of hepatic encephalopathy. *Arch Dis Child* **67,** 603–607.

Charlton, M. (2003) Branched-chain amino acid-enriched supplements as therapy for liver disease: Rasputin lives. *Gastroenterology* **124,** 1980–1982.

Chiba, T., Okimura, Y., Inatome, T., *et al.* (1987) Hypocalcemic crisis in alcoholic fatty liver: transient hypoparathyroidism due to magnesium deficiency. *Am J Gastroenterol* **82,** 1084–1087.

Cordoba, J., Lopez-Hellin, J., Planas, M., *et al.* (2004) Normal protein diet for episodic hepatic encephalopathy: results of a randomized study. *J Hepatol* **41,** 38–43.

Cortez-Pinto, H., Jesus, L., Barros, H., *et al.* (2006) How different is the dietary pattern in non-alcoholic steatohepatitis patients? *Clin Nutr* **25,** 816–823.

DiCecco, S.R., Wieners, E.J., Wiesner, R.H., *et al.* (1989) Assessment of nutritional status of patients with end-stage liver disease undergoing liver transplantation. *Mayo Clin Proc* **64,** 95–102.

Dolz, C., Raurich, J.M., Ibanez, J., *et al.* (1991) Ascites increases the resting energy expenditure in liver cirrhosis. *Gastroenterology* **100,** 738–744.

Ferenci, P., Dragosics, B., Dittrich, H., *et al.* (1989) Randomized controlled trial of silymarin treatment in patients with cirrhosis of the liver. *J Hepatol* **9,** 105–113.

Fernandez-Checa, J.C., Hirano, T., Tsukamoto, H., *et al.* (1993) Mitochondrial glutathione depletion in alcoholic liver disease. *Alcohol* **10,** 469–475.

Fisher, L. and Fisher, A. (2007) Vitamin D and parathyroid hormone in outpatients with noncholestatic chronic liver disease. *Clin Gastroenterol Hepatol* **5,** 513–520.

Fleming, R.E., Britton, R.S., Waheed, A., *et al.* (2004) Pathogenesis of hereditary hemochromatosis. *Clin Liver Dis* **8,** 755–773.

Flink, E.B. (1987) Magnesium deficiency: causes and effects. *Hosp Pract (Off Ed)* **22,** 116A–116P.

Gaetke, L., McClain, C.J., Talwalkar, R.T., *et al.* (1997) Effects of endotoxin on zinc metabolism in human volunteers. *Am J Physiol* **272,** E952–E956.

Galati, J.S., Holdeman, K.P., Bottjen, P.L., *et al.* (1997) Gastric emptying and orocecal transit in portal hypertension and end-stage chronic liver disease. *Liver Transpl Surg* **3,** 34–38.

Galati, J.S., Holdeman, K.P., Dalrymple, G.V., *et al.* (1994) Delayed gastric emptying of both the liquid and solid components of a meal in chronic liver disease. *Am J Gastroenterol* **89,** 708–711.

Gheorghe, L., Iacob, R., Vadam, R., *et al.* (2005) Improvement of hepatic encephalopathy using a modified high-calorie high-protein diet. *Romanian J Gastroenterol* **14,** 231–238.

Gray, D.R., Morgan, T., Chretien, S.D., *et al.* (1994) Efficacy and safety of controlled-release niacin in dyslipoproteinemic veterans. *Ann Intern Med* **121,** 252–258.

Guglielmi, F.W., Contento, F., Laddaga, L., *et al.* (1991) Bioelectric impedance analysis: experience with male patients with cirrhosis. *Hepatology* **13,** 892–895.

Haas, L., McClain, C.J., and Varilek, G. (2000) Complementary and alternative medicine and gastrointestinal diseases. *Curr Opin Gastroenterol* **16,** 188–196.

Hanje, A.J., Fortune, B., Song, M., *et al.* (2006) The use of selected nutritional supplements and complementary and alternative medicine in liver disease. *Nutr Clin Practice* **21,** 255–272.

Harris, Z.L. and Gitlin, J.D. (1996) Genetic molecular basis for copper toxicity. *Am J Clin Nutr* **63,** 836S–841S.

Hasegawa, T., Yoneda, M., Nakamura, K., *et al.* (2001) Plasma transforming growth factor-beta1 level and efficacy of alpha-tocopherol in patients with non-alcoholic steatohepatitis: a pilot study. *Aliment Pharmacol Ther* **15,** 1667–1672.

Hasse, J.M. (1990) Nutritional implications of liver transplantation. *Henry Ford Hosp Med J* **38,** 235–240.

Hasse, J.M., Blue, L.S., Liepa, G.U., *et al.* (1995) Early enteral nutrition support in patients undergoing liver transplantation. *JPEN J Parenter Enteral Nutr* **19,** 437–443.

Hay, J.E. (1995) Bone disease in cholestatic liver disease. *Gastroenterology* **108,** 276–283.

Hennig, B., Honchel, R., Goldblum, S.E., *et al.* (1988) Tumor necrosis factor-mediated hypoalbuminemia in rabbits. *J Nutr* **118,** 1586–1590.

Hill, D.B., Devalarja, R., Joshi-Barve, S., *et al.* (1999) Antioxidants attenuate nuclear factorkappa B activation and tumor necrosis factor-alpha production in alcoholic hepatitis patient monocytes and rat Kupffer cells, in vitro. *Clin Biochem* **32,** 563–570.

Hirsch, S., Bunout, D., de la Maza, P., *et al.* (1993) Controlled trial on nutrition supplementation in outpatients with symptomatic alcoholic cirrhosis. *JPEN J Parenter Enteral Nutr* **17,** 119–124.

Hirsch, S., de la Maza, M.P., Gattas, V., *et al.* (1999) Nutritional support in alcoholic cirrhotic patients improves host defenses. *J Am Coll Nutr* **18,** 434–441.

Isobe, H., Sakai, H., Satoh, M., *et al.* (1994) Delayed gastric emptying in patients with liver cirrhosis. *Dig Dis Sci* **39,** 983–987.

John, W.I., Phillips, R., Ott, L., *et al.* (1989) Resting energy expenditure in patients with alcoholic hepatitis. *JPEN J Parenter Enteral Nutr* **13,** 124–127.

Joshi, P.C., Mehta, A., Jabber, W.S., *et al.* (2009) Zinc deficiency mediates alcohol-induced alveolar epithelial and macrophage dysfunction in rats. *Am J Respir Cell Mol Biol* **41,** 207–216.

Kang, X., Liu, J., Zhong, W., *et al.* (2009) Zinc supplementation reverses alcohol-induced steatosis in mice through reactivating hepatocyte nuclear factor 4α and peroxisome proliferator-activated receptor-α. *Hepatology* **50,** 1241–1250.

Kang, Y.J. and Zhou, Z. (2005) Zinc prevention and treatment of alcoholic liver disease. *Mol Aspects Med* **26,** 391–404.

Karaa, A., Thompson, K.J., McKillop, I.H., *et al.* (2008) S-adenosyl-L-methionine attenuates oxidative stress and hepatic stellate cell activation in an ethanol-LPS-induced fibrotic rat model.

Shock **30,** 197–205.

Kearns, P.J., Young, H., Garcia, G., *et al.* (1992) Accelerated improvement of alcoholic liver disease with enteral nutrition. *Gastroenterology* **102,** 200–205.

Kharbanda, K.K. (2009) Alcoholic liver disease and methionine metabolism. *Semin Liver Dis* **29,** 155–165.

Kharbanda, K.K., Mailliard, M.E., Baldwin, C.R., *et al.* (2007) Betaine attenuates alcoholic steatosis by restoring phosphatidylcholine generation via the phosphatidylethanolamine methyltransferase pathway. *J Hepatol* **46,** 314–321.

Kistler, K.D., Brunt, E.M., Clark, J.M., *et al.* (2011) Physical activity recommendations, exercise intensity, and histological severity of nonalcoholic fatty liver disease. *Am J Gastroenterol* **106,** 460–468.

Ksiazyk, J., Lyszkowska, M., and Kierkus, J. (1996) Energy metabolism in portal hypertension in children. *Nutrition* **12,** 469–474.

Lange, C.M., Bojunga, J., Ramos-Lopez, E., *et al.* (2011) Vitamin D deficiency and a CYP27B1-1260 promoter polymorphism are associated with chronic hepatitis C and poor response to interferon-alfa based therapy. *J Hepatol* **54,** 887–893.

Lauterburg, B.H. and Velez, M.E. (1988) Glutathione deficiency in alcoholics: risk factor for paracetamol hepatotoxicity. *Gut* **29,** 1153–1157.

Lavine, J.E. (2000) Vitamin E treatment of nonalcoholic steatohepatitis in children: a pilot study. *J Pediatr* **136,** 734–738.

Lazo, M., Solga, S.F., Horska, A., *et al.* (2010) Effect of a 12-month intensive lifestyle intervention on hepatic steatosis in adults with type 2 diabetes. *Diabetes Care* **33,** 2156–2163.

Lee, K.S., Buck, M., Houglum, K., *et al.* (1995) Activation of hepatic stellate cells by TGFalpha and collagen type I is mediated by oxidative stress through c-myb expression. *J Clin Invest* **96,** 2461–2468.

Lee, T.D., Sadda, M.R., Mendler, M.H., *et al.* (2004) Abnormal hepatic methionine and glutathione metabolism in patients with alcoholic hepatitis. *Alcohol Clin Exp Res* **28,** 173–181.

Lee, W.M., Hynan, L.S., Rossaro, L., *et al.* (2009) Intravenous N-acetylcysteine improves transplant-free survival in early stage non-acetaminophen acute liver failure. *Gastroenterology* **137,** 856–864.

Leo, M.A. and Lieber, C.S. (1999) Alcohol, vitamin A, and beta-carotene: adverse interactions, including hepatotoxicity and carcinogenicity. *Am J Clin Nutr* **69,** 1071–1085.

Libert, C., Brouckaert, P., and Fiers, W. (1994) Protection by alpha1-acid glycoprotein against tumor necrosis factor-induced lethality. *J Exp Med* **180,** 1571–1575.

Lieber, C.S. (2002) S-adenosyl-L-methionine and alcoholic liver disease in animal models: implications for early intervention in human beings. *Alcohol* **27,** 173–177.

Lieber, C.S., DeCarli, L.M., Leo, M.A., *et al.* (2008) Beneficial effects versus toxicity of medium-chain triacylglycerols in rats with NASH. *J Hepatol* **48,** 318–326.

Lieber, C.S., Leo, M.A., Mak, K.M., *et al.* (2004) Model of nonalcoholic steatohepatitis. *Am J Clin Nutr* **79,** 502–509.

Lim, J.S., Mietus-Snyder, M., Valente, A., *et al.* (2010) The role of fructose in the pathogenesis of NAFLD and the metabolic syndrome. *Nat Rev Gastroenterol Hepatol* **7,** 251–264.

Liu, S-L., Degli Esposti, S., Yao, T., *et al.* (1995) Vitamin E therapy of acute CC14-induced hepatic injury in mice is associated with inhibition of nuclear factor kappa B binding. *Hepatology* **22,** 1474–1481.

Lolli, R., Marchesini, G., Bianchi, G., *et al.* (1992) Anthropometric assessment of the nutritional status of patients with liver cirrhosis in the Italian population. *Ital J Gastroenterol* **24,** 429–435.

Louthan, M.V., Barve, S., McClain, C.J., *et al.* (2005) Decreased serum adiponectin: an early event in pediatric nonalcoholic fatty liver disease. *J Pediatr* **147,** 835–838.

Lowell, J.A. (1996) Nutritional assessment and therapy in patients requiring liver transplantation. *Liver Transpl Surg.* **2**(5 Suppl 1), 79–88.

Ludwig, J., Viggiano, T.R., McGill, D.B., *et al.* (1980) Nonalcoholic steatohepatitis: Mayo Clinic experiences with a hitherto unnamed disease. *Mayo Clin Proc* **55,** 434–438.

Luper, S. (1998) A review of plants used in the treatment of liver disease: Part 1. *Altern Med Rev* **3,** 410–421.

Madden, A.M., Bradbury, W., and Morgan, M.Y. (1997) Taste perception in cirrhosis: its relationship to circulating micronutrients and food preferences. *Hepatology* **26,** 40–48.

Madrid, A.M., Brahm, J., Buckel, E., *et al.* (1997) Orthotopic liver transplantation improves small bowel motility disorders in cirrhotic patients. *Am J Gastroenterol* **92,** 1044–1045.

Malagelada, J.R., Pihl, O., and Linscheer, W.G. (1974) Impaired absorption of molecular long-chain fatty acid in patients with alcoholic cirrhosis. *Am J Dig Dis* **19,** 1016–1020.

Marchesini, G., Bianchi, G., Merli, M., *et al.* (2003) Nutritional supplementation with branched-chain amino acids in advanced cirrhosis: a double-blind, randomized trial. *Gastroenterology* **124,** 1792–1801.

Marsano, L. and McClain, C.J. (1989) Effects of alcohol on electrolytes and minerals. *Alcohol Health Res World* **13,** 255–260.

Marsano, L. and McClain, C.J. (1991) Nutrition and alcoholic liver disease. *JPEN J Parenter Enteral Nutr* **15,** 337–344.

Marsano, L. and McClain, C.J. (1992) Nutritional support in alcoholic liver disease. In R.R. Watson and B. Watzl (eds), *Nutrition and Alcohol.* CRC Press, Boca Raton, FL, pp. 385–402.

Mato, J.M., Camara, J., Fernandez de Paz, J., *et al.* (1999) S-adenosylmethionine in alcoholic liver cirrhosis: a randomized, placebo-controlled, double-blind, multicenter clinical trial. *J Hepatol* **30,** 1081–1089.

McClain, C.J., Antonow, D.R., Cohen, D.A., *et al.* (1986) Zinc metabolism in alcoholic liver disease. *Alcohol Clin Exp Res* **10,** 582–589.

McClain, C.J., Barve, S., Deaciuc, I., *et al.* (1999) Cytokines in alcoholic liver disease. *Semin Liver Dis* **19,** 205–219.

McClain, C.J., Dryden, G., and Krueger, K. (2003) Complementary and alternative medicine in gastroenterology. In T. Yamada, N. Kaplowitz, L. Laine, *et al.* (eds), *Textbook of Gastroenterology*, 4th Edn. Lippincott Williams & Wilkins, Philadelphia, pp. 1135–1146.

McClain, C.J., Kasarskis, E.J., and Marsano, L. (1992) Zinc and alcohol. In R.R. Watson and B. Watzl (eds), *Nutrition and Alcohol.* CRC Press, Boca Raton, FL, pp. 281–307.

McClain, C.J., Marsano, L., Burk, R.F., *et al.* (1991) Trace metals in liver disease. *Semin Liver Dis* **11,** 321–339.

McClain, C.J., Mokshagundam, S.P.L., Barve, S.S., *et al.* (2004) Mechanisms of non-alcoholic steatohepatitis. *Alcohol* **34,** 1–13.

McClain, C.J., Song, Z., Barve, S.S., *et al.* (2004) Recent advances in alcoholic liver disease. IV. Dysregulated cytokine metabolism in alcoholic liver disease. *Am J Physiol Gastrointest Liver Physiol* **287,** G497–G502.

McCullough, A.J. (2000) Malnutrition in liver disease. *Liver Transpl* (**4** Suppl 1), S85–S96.

McCullough, A.J., Mullen, K.D., and Kalhan, S.C. (1991) Measurements of total body and extracellular water in patients with and without ascites. *Hepatology* **14,** 1102–1111.

Mendenhall, C.L., Anderson, S., Weesner, R.E., *et al.* (1984) Protein-calorie malnutrition associated with alcoholic hepatitis. *Am J Med* **76,** 211–222.

Mendenhall, C.L., Moritz, T.E., Roselle, G.A., *et al.* (1993) A study of oral nutritional support with oxandrolone in malnourished patients with alcoholic hepatitis: results of a Department of Veterans Affairs cooperative study. *Hepatology* **17,** 564–576.

Mendenhall, C.L., Moritz, T.E., Roselle, G.A., *et al.* (1995) Protein energy malnutrition in severe alcoholic hepatitis: diagnosis and response to treatment. The VA Cooperative Study Group #275. *JPEN J Parenter Enteral Nutr* **19,** 258–265.

Mendenhall, C., Roselle, G.A., Gartside, P., *et al.* (1995b) Relationship of protein calorie malnutrition to alcoholic liver disease: a reexamination of data from two Veterans Administration cooperative studies. *Alcohol Clin Exp Res* **19,** 635–641.

Mendenhall, C.L., Tosch, T., Weesner, R.E., *et al.* (1986) VA cooperative study on alcoholic hepatitis II: prognostic significance of protein-calorie malnutrition. *Am J Clin Nutr* **43,** 213–218.

Merli, M., Romiti, A., Riggio, O., *et al.* (1987) Optimal nutritional indexes in chronic liver disease. *JPEN J Parenter Enteral Nutr* **11**(Suppl), 130S–134S.

Mezey, E., Potter, J.J., Rennie-Tankersley, L., *et al.* (2004) A randomized placebo controlled trial of vitamin E for alcoholic hepatitis. *J Hepatol* **40,** 40–46.

Miller, E.R., 3rd, Pastor-Barriuso, R., Dalal, D., *et al.* (2005) Meta-analysis: high-dosage vitamin E supplementation may increase all-cause mortality. *Ann Intern Med* **142,** 37–46.

Moukarzel, A.A., Najm, I., Vargas, J., *et al.* (1990) Effect of nutritional status on outcome of orthotopic liver transplantation in pediatric patients. *Transplant Proc* **22,** 1560–1563.

Muller, M.J., Lautz, H.U., Plogmann, B., *et al.* (1992) Energy expenditure and substrate oxidation in patients with cirrhosis: the impact of cause, clinical staging and nutritional state. *Hepatology* **15,** 782–794.

Munoz, S.J. (1991) Nutritional therapies in liver disease. *Semin Liver Dis* **11,** 278–291.

Musso, G., Gambino, R., De Michieli, F., *et al.* (2003) Dietary habits and their relations to insulin resistance and postprandial lipemia in nonalcoholic steatohepatitis. *Hepatology* **37,** 909–916.

Naveau, S., Giraud, V., Borotto, E., *et al.* (1997) Excess weight risk factor for alcoholic liver disease. *Hepatology* **25,** 108–111.

Neuschwander-Tetri, B.A. and Caldwell, S.H. (2003) Nonalcoholic steatohepatitis: summary of an AASLD Single Topic Conference. *Hepatology* **37,** 1202–1219.

Nseir, W., Nassar, F., and Assy, N. (2010) Soft drinks consumption and nonalcoholic fatty liver disease. *World J Gastroenterol* **16,** 2579–2588.

O'Keefe, S.J., El-Zayadi, A.R., Carraher, T.E., *et al.* (1980) Malnutrition and immuno-incompetence in patients with liver disease. *Lancet* **2,** 615–617.

Ouyang, X., Cirillo, P., Sautin, Y., *et al.* (2008) Fructose consumption as a risk factor for non-alcoholic fatty liver disease. *J Hepatol* **48,** 993–939.

Owen, O.E., Trapp, V.E., Reichard, G.A., Jr, *et al.* (1983) Nature and quantity of fuels consumed in patients with alcoholic cirrhosis. *J Clin Invest* **72,** 1821–1832.

Pares, A., Planas, R., and Torres, M. (1998) Effects of silymarin in alcoholic patients with cirrhosis of the liver: results of a controlled, double-blind, randomized and multicenter trial. *J Hepatol* **28,** 615–621.

Patek, A.J., Jr, Post, J., Ralnoff, O.D., *et al.* (1948) Dietary treatment of cirrhosis of the liver. *JAMA* **139,** 543–549.

Patton, H.M., Patel, K., Behling, C., *et al.* (2004) The impact of steatosis on disease progression and early and sustained treatment response in chronic hepatitis C patients. *J Hepatol* **40,** 484–490.

Pena, L.R., Hill, D.B., and McClain, C.J. (1999) Treatment with glutathione precursor decreases cytokine activity. *JPEN J Parenter Enteral Nutr* **23,** 1–6.

Petta, S., Cammà, C., Scazzone, C., *et al.* (2010) Low vitamin D serum level is related to severe fibrosis and low responsiveness to interferon-based therapy in genotype 1 chronic hepatitis C. *Hepatology* **51,** 1158–1167.

Phillips, M., Curtis, H., Portmann, B., *et al.* (2006) Antioxidants versus corticosteroids in the treatment of severe alcoholic hepatitis–a randomised clinical trial. *J Hepatol* **44,** 784–790.

Pieber, K., Crevenna, R., Nuhr, M.J., *et al.* (2006) Aerobic capacity, muscle strength and health-related quality of life before and after orthotopic liver transplantation: preliminary data of an Austrian transplantation centre. *J Rehabil Med* **38,** 322–328.

Pikul, J., Sharpe, M.D., Lowndes, R., *et al.* (1994) Degree of preoperative malnutrition is predictive of postoperative morbidity and mortality in liver transplant recipients. *Transplantation* **57,** 469–472.

Pirlich, M., Selberg, O., Boker, K., *et al.* (1996) The creatinine approach to estimate skeletal muscle mass in patients with cirrhosis. *Hepatology* **24,** 1422–1427.

Plank, L.D., Gane, E.J., Peng, S., *et al.* (2008) Nocturnal nutritional supplementation improves total body protein status of patients with liver cirrhosis: a randomized 12-month trial. *Hepatology* **48,** 557–566.

Plevak, D.J., DiCecco, S.R., Wiesner, R.H., *et al.* (1994) Nutritional support for liver transplantation: identifying caloric and protein requirements. *Mayo Clin Proc* **69,** 225–230.

Porayko, M.K., Wiesner, R.H., Hay, J.E., *et al.* (1991) Bone disease in liver transplant recipients: incidence, timing, and risk factors. *Transplant Proc* **23,** 1462–1465.

Purohit, V., Abdelmalek, M.F., Barve, S., *et al.* (2007) Role of S-adenosylmethionine, folate, and betaine in the treatment of alcoholic liver disease: summary of a symposium. *Am J Clin Nutr* **86,** 14–24.

Quigley, E.M.M. (1996) Gastrointestinal dysfunction in liver disease and portal hypertension. Gut-liver interaction revisited. *Dig Dis Sci* **41,** 557–561.

Rafiq, N. and Younossi, Z.M. (2008) Effects of weight loss on nonalcoholic fatty liver disease. *Semin Liver Dis* **28,** 427–433.

Rambaldi, A. and Gluud, C. (2006) S-adenosyl-L-methionine for alcoholic liver diseases. *Cochrane Database Syst Rev* CD002235.

Reilly, J., Mehta, R., Teperman, L., *et al.* (1990) Nutritional support after liver transplantation: a randomized prospective study.

JPEN J Parenter Enteral Nutr **14,** 386–391.

Roggero, P., Cataliotti, E., Ulla, L., *et al.* (1997) Factors influencing malnutrition in children waiting for liver transplants. *Am J Clin Nutr* **65,** 1852–1857.

Russell, R.M. (2000) The vitamin A spectrum: from deficiency to toxicity. *Am J Clin Nutr* **71,** 878–884.

Sakurai, Y., Zhang, X-J., and Wolfe, R.R. (1994) Effect of tumor necrosis factor on substrate and amino acid kinetics in conscious dogs. *Am J Physiol* **266,** E936–E945.

Sánchez-Lozada, L.G., Mu, W., Roncal, C., *et al.* (2010) Comparison of free fructose and glucose to sucrose in the ability to cause fatty liver. *Eur J Nutr* **49,** 1–9.

Sanyal, A.J., Chalasani, N., Kowdley, K.V., *et al.* (2010) Pioglitazone, vitamin E, or placebo for nonalcoholic steatohepatitis. *N Engl J Med* **62,** 1675–1685.

Sarin, S.K., Dhingra, N., Bansal, A., *et al.* (1997) Dietary and nutritional abnormalities in alcoholic liver disease: a comparison with chronic alcoholics without liver disease. *Am J Gastroenterol* **92,** 777–783.

Schuppan, D., Jia, J-D., Brinkhaus, B., *et al.* (1999) Herbal products for liver diseases: a therapeutic challenge for the new millennium. *Hepatology* **30,** 1099–1104.

Shaw, B.W., Jr, Wood, R.P., Gordon, R.D., *et al.* (1985) Influence of selected patient variables and operative blood loss on six-month survival following liver transplantation. *Semin Liver Dis* **5,** 385–393.

Shronts, E.P. (1983) Nutritional assessment of adults with end stage hepatic failure. *Nutr Clin Pract* **3,** 113–119.

Shronts, E.P., Teasley, K.M., Thoele, S.L., *et al.* (1987) Nutritional support of the adult liver transplant candidate. *J Am Diet Assoc* **87,** 441–451.

Sokol, R.J. (1994) Fat-soluble vitamins and their importance in patients with cholestatic liver diseases. *Gastroenterol Clin North Am* **23,** 673–705.

Sokol, R.J. (1996) Antioxidant defenses in metal-induced liver damage. *Semin Liver Dis* **16,** 39–46.

Spruss, A., Kanuri, G., Wagnerberger, S., *et al.* (2009) Toll-like receptor 4 is involved in the development of fructose-induced hepatic steatosis in mice. *Hepatology* **50,** 1094–1104.

Stickel, F., Hoehn, B., Schuppan, D., *et al.* (2003) Review article: Nutritional therapy in alcoholic liver disease. *Aliment Pharmacol Ther* **18,** 357–373.

Suto, G., Kiraly, A., and Tache, Y. (1994) Interleukin-1beta inhibits gastric emptying in rats: mediation through prostaglandin and corticotropin-releasing factor. *Gastroenterology* **106,** 1568–1575.

Takahashi, M., Saito, H., Higashimoto, M., *et al.* (2007) Possible inhibitory effect of oral zinc supplementation on hepatic fibrosis through downregulation of TIMP-1: a pilot study. *Hepatol Res* **37,** 405–409.

Tendler, D., Lin, S., Yancy, W.S., Jr, *et al.* (2007) The effect of a low-carbohydrate, ketogenic diet on nonalcoholic fatty liver disease: a pilot study. *Dig Dis Sci* **52,** 589–593.

Thompson, G.R., Barrowman, J., Gutierrez, L., *et al.* (1971) Actions of neomycin on the intraluminal phase of lipid absorption. *J Clin Invest* **50,** 321–323.

Thuluvath, P.J. and Triger, D.R. (1989) Autonomic neuropathy and chronic liver disease. *Q J Med* **72,** 737–747.

Thuluvath, P.J. and Triger, D.R. (1994) Evaluation of nutritional status by using anthropometry in adults with alcoholic and nonalcoholic liver disease. *Am J Clin Nutr* **60,** 269–273.

Vaisma, N., Katzman, H., Carmiel-Haggai, M., *et al.* (2010) Breakfast improves cognitive function in cirrhotic patients with cognitive impairment. *Am J Clin Nutr* **92,** 137–140.

Vlahcevic, Z.R., Buhac, I., Farrar, J.T., *et al.* (1971) Bile acid metabolism in patients with cirrhosis. 1. Kinetic aspects of cholic acid metabolism. *Gastroenterology* **60,** 491–498.

von Essen, M.R., Kongsbak, M., Schjerling, P., *et al.* (2010) Vitamin D controls T cell antigen receptor signaling and activation of human T cells. *Nat Immunol* **11,** 344–349.

Yang, F., de Villiers, W.J.S., McClain, C.J., *et al.* (1998) Green tea polyphenols block endotoxin-induced tumor necrosis factor-x production and lethality in a murine model. *J Nutr* **128,** 2334–2340.

Yki-Järvinen, H. (2010) Nutritional modulation of nonalcoholic fatty liver disease and insulin resistance: human data. *Curr Opin Clin Nutr Metab Care* **13,** 709–714.

Zhong, W., McClain, C.J., Cave, M., *et al.* (2010) The role of zinc deficiency in alcohol-induced intestinal barrier dysfunction. *Am J Physiol Gastrointest Liver Physiol* **298,** G625–G633.

Zhou, Z., Kang, X., Jiang, Y., *et al.* (2007) Preservation of hepatocyte nuclear factor-4 alpha is associated with zinc protection against TNF-alpha hepatotoxicity in mice. *Exp Biol Med (Maywood)* **232,** 622–628.

Zivkovic, A.M., German, J.B., and Sanyal, A.J. (2007) Comparative review of diets for the metabolic syndrome: implications for nonalcoholic fatty liver disease. *Am J Clin Nutr* **86,** 285–300.

55

アルコール：健康と栄養における役割

Paolo M. Suter

要　約

代謝における絶対的な優位性と同様に，アルコール飲料の日常生活における重要性を考慮に入れると，アルコールは栄養状態やエネルギー源を含むすべての基本的な栄養素の状態や代謝に影響を与える可能性がある。飲酒者間で飲酒パターン，飲酒量，他の栄養素の摂取量，代謝的特徴，遺伝的要因および（運動や喫煙行動のような）生活習慣の特徴が大きく変動することを考慮に入れると，栄養状態や疾患のリスクに及ぼすアルコールの影響は，多種多様である。アルコールと関連した栄養不良には，一次的なものと二次的なものが含まれている。アルコールは比較的エネルギー量が高いので，食事中の他のエネルギー源や重要な栄養素と置き換わり，その結果，ほとんどの栄養素の摂取量が低下する（一時的な栄養不良）。アルコール多量摂取の消化器および代謝の合併症（特に肝機能障害）は，いわゆる二次的な栄養不良を引き起こす。アルコール性胃炎による食欲不振や嘔吐は，さらに不適切な食物摂取を促進する。ほとんどの栄養素の吸収不良が，粘膜の機能不全，肝機能障害および膵臓の機能低下の結果として生じる可能性がある。アルコール性肝機能障害はビタミンのような栄養素の貯蔵能力を低下させ，活性化を不十分なものにする。さらに，アルコールは栄養素の尿や胆汁への排泄を増加させる。アルコール依存症の患者では，さまざまなメカニズムの栄養不良が，通常，同時に生じている。

罹患率や死亡率に及ぼすアルコールの影響は二相性であり，その関係はＪ字曲線を示す。低摂取量は，罹患率や死亡率の低下と関連がある。一方，高摂取量は，各種の癌，アルコール性肝障害，不整脈のような心血管系の疾患，アルコール性心筋症，高血圧および脳卒中による死亡率の増加と関係している。低摂取量での死亡リスクの低下は，冠動脈疾患や虚血性脳卒中のリスク低下によって説明できる。死亡リスクが最低になるアルコール摂取量は明らかになっていないし，研究の違いと，個人間で違う。アルコール過剰摂取の特徴は，肝臓レベルでの代謝的・構造的な変化であり，肝硬変はアルコール大量摂取者の主要死因である。

正の作用と負の作用が，しばしば同時に生じる。特定量のアルコールに対する反応が多種多様であることを考慮に入れると，公衆衛生学的に推奨される安全な量を明確にすることは，ますます困難なものとなってきている。いかなる場合においても，特に有害なアルコールの使用や乱用を予測する特異的で感度の高い因子がないかぎり，健康上の理由や健康維持のためにアルコールを推奨するべきではない。栄養や身体的活動に関して全般的に健康な生活習慣のもとでは，軽度から中等度のアルコールは，生活の質を高めるかもしれない。しかしながら，有益性とリスクは，すべての人にとって同等ではない。

はじめに

アルコールは，世界的に低収入の国々においてでさえ日常生活の主要な構成要素になっている。アメリカの18歳以上の成人の約61％（男性の67％，女性の55％）が現在飲酒者，14％が以前飲酒者，24％が生涯非飲酒者，約５％が大量飲酒者に分類される〔National Institute on Al-

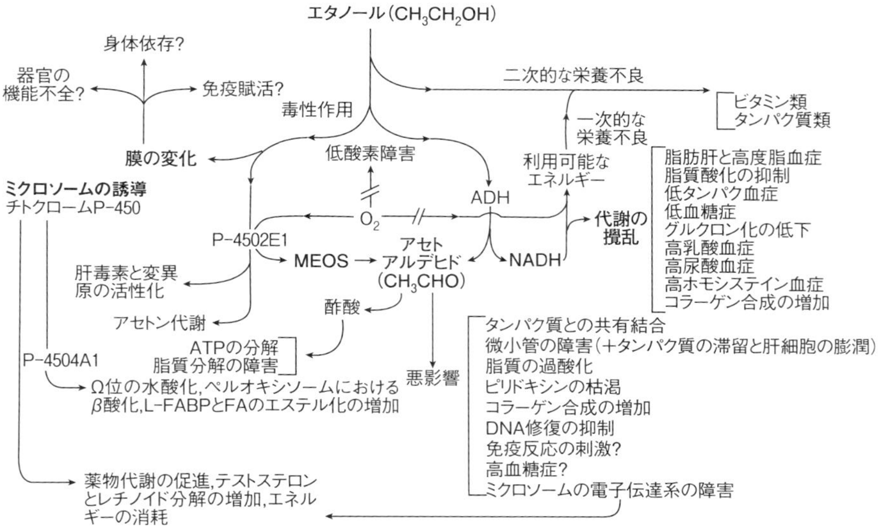

図55.1　アルコール摂取による代謝的および機能的な異常

L-FABP：liver-type fatty acid binding protein（肝臓型脂肪酸結合タンパク質），MEOS：microsomal ethanol-oxidizing system（ミクロソームエタノール酸化系）。
Lieber, 1995の許可を得て掲載。

cohol Abuse and Alcoholism（NIAAA），2009；Schoenborn and Adams, 2010〕。ほとんどの社会でアルコール摂取が広く受け入れられているにもかかわらず，依然として疾患リスクの重要な原因および調節因子である。世界中で１年間に約250万人（全死亡の3.8％）が，飲酒が原因で死亡しており，飲酒が寄与する障害調整生命年（disability-adjusted life years：DALYs）は6,940万年（全体の4.5％）である（World Health Organization, 2010）。250万人の死亡の約１/３が不慮の事故であり，DALYs 6,940万年の40％近くが神経精神状態に起因するものである（WHO, 2010）。１年間で79,000人が過剰飲酒によって死亡しており，アルコール摂取は喫煙と栄養不良・運動不足に次いで第３番目に重要な死亡原因である（Mokdad *et al*., 2004；NIAAA, 2009）。他の食品と比較すると，アルコールは３つのきわだった特性を持っている。つまり，アルコールは摂取する絶対量と頻度によって，栄養素，毒素あるいは向精神薬とみなすことができる。個々の飲酒者が，自分にとってどれが関係しているかを決定する。

アルコールのエネルギー量は，他のエネルギー源と比較すると，むしろ高いほうであり（アルコール１g＝7.1 kcal＝29.7kJ），アルコールは，多くのアルコール摂取者にとっては重要なエネルギー源となる。性と年齢で違うが，アメリカでは，アルコールのエネルギーは全エネルギー摂取の約1.3～5.5％に寄与している（成人男性平均：4.3％，成人女性平均：2.4％）。大量飲酒者では，日常のエネルギー摂取の50％以上がアルコールに由来しているかもしれない。アルコール飲料のエネルギー源としての重要性を考慮に入れると，アルコールは他の主要な栄養素と入れ換わる危険性がある。

アルコールは強い毒性を持っており，体内で貯蔵できないので，できるだけ速く体内から除去する必要がある。このように，アルコールは優先的に代謝されるため，ほとんどすべての栄養素の代謝とほとんどの臓器に影響を及ぼし，その結果として疾患のリスクにも影響を及ぼす（図55.1）。

アルコール摂取者でのライフスタイルの特徴（運動や喫煙行動）と同様に飲酒パターン，飲酒量，他の栄養素の摂取量および代謝的な特徴が個人間で大きく変動することを考慮に入れると，アルコールの栄養状態や疾患リスクに及ぼす作用の多様性は驚くべきことではない。これらの作用は，アルコール代謝の遺伝的差異によってさらに複雑なものになる（Higuchi *et al*., 2004；Druesne-Pecollo *et al*., 2009）。ここでは，１杯を0.6オンスあるいは14gのアルコールに相当するものとする。この量は，概算で300mLのビール，150mLのテーブルワイン（アルコール濃度：12％），45mLのリキュール（アルコール濃度：40％）に相当する。以下，主要な栄養素と疾患リスクに及ぼすアルコールの作用について概説する。

アルコール代謝

アルコールは胃と十二指腸から迅速に吸収され，全身の水の存在するところに分布する。アルコールのほとんどが肝臓で代謝されるが，少量は胃の粘膜で代謝されている可能性がある（初回通過代謝）(Paton, 2005)。アルコールの初回通過代謝は，女性よりも男性において強く，年齢とともに弱くなり，この代謝を弱めるアスピリンなどさまざまな薬物によって影響を受ける。アルコールは，異なった3つの酵素系で代謝でき，通常の状態では，摂取量と頻度に応じて2つの主要な経路で代謝される。軽度から中等度の摂取量では，アルコール脱水素酵素（alcohol dehydrogenase：ADH）の経路で代謝される。より高摂取量になると，主にミクロソームエタノール酸化系（microsomal ethanol oxidizing system：MEOS）で代謝される（Lieber and De Carli, 1970）。ADHとMEOSの両経路において，アルコールは酸化され，アセトアルデヒドが生成される。アセトアルデヒドは，さらにアセトアルデヒド脱水素酵素（acetaldehyde dehydrogenase：ALDH）によって酢酸に代謝される。酢酸は末梢の組織に移行し，エネルギー源として利用される。アルコール代謝は，肝臓の酸化還元状態に変化を引き起こす。この変化が，代謝上および臨床上のさまざまな異常および機能的な異常に寄与している。この機能的な異常として，クレブス回路の抑制によるピルビン酸から乳酸への変換の増加，糖新生の障害と低血糖，脂肪酸合成の上昇，尿酸排泄の低下および高尿酸血症があげられる（Watson and Preedy, 2003）。

アルコールによって引き起こされる代謝障害は，アルコールの量と摂取期間に依存しているが，代謝系，内分泌系および機能系のほとんどが影響を受ける（図55.1）。アルコールがもたらす代謝障害には，直接的なものと間接的なものがある。直接的なアルコール毒性には，細胞膜の流動性，細胞内の酸化還元状態の変化およびアセトアルデヒドの毒性に起因する細胞機能の変化がある。アセトアルデヒドは，フリーラジカル生成と脂質過酸化の上昇，タンパク質合成の抑制およびビタミン代謝の抑制のような多種多様な作用を引き起こす（Niemelä, 2007；Guo and Ren, 2010）。

アルコール代謝には個人間で大きな変動が認められ，この変動は，アルコール代謝酵素のADHとALDHの遺伝的多型によって調節されている（Li, 2000；Druesne-Pecallo *et al.*, 2009）。ADHの遺伝的多型によって，アルコールとアセトアルデヒドの最大濃度の上昇やアルコール消去の低下が認められ，その結果，アルコールの直接的および間接的な毒性が増強され，さまざまなアルコール性疾患を引き起こす。アジア系の多くの民族ではALDH活性が低いため，たとえ少量のアルコール摂取でも，顔面紅潮や頭痛を引き起こす。

アルコール代謝能力は個人間で大きく違うが，健常な人では，平均して1時間当たり5～7gのアルコールを代謝できる。アルコール分解速度を速める有効で安全な方法（NADの再酸化を低下させる果糖の大量摂取を除く）は，今のところ知られていない。

アルコール依存症患者の栄養学的評価

アルコール依存症患者の栄養学的評価は，臨床的にも地域社会的にも重要な課題である。アルコールによる栄養不良の徴候は，アルコール依存症の段階，社会経済的自立のレベル，社会や家族のネットワーク，関連するアルコール性および非アルコール性疾患（特に肝疾患）とそれに伴う薬物の摂取によって左右される（Santolaria-Fernandez *et al.*, 1995）。臨床的に明らかな身体的疾患がなく，社会経済的に自立している大量飲酒者では，栄養不良はまれにしかみられない（Salaspuro, 1993）。アルコール依存症の進展に伴い，すべての臓器において栄養不良の臨床的な徴候が明らかに認められるようになる。栄養不良のさまざまな臨床的徴候がみられるかもしれない。例えば，筋肉の萎縮による痩せた腕や脚（Urbano-Marquez and Fernandez-Solà, 2004；Fernandez-Solà *et al.*, 2007），浮腫（タンパク質欠乏），舌炎（ビタミンB欠乏）およびうろこ状で乾燥した皮膚（亜鉛と必須脂肪酸の欠乏）があげられる。出血傾向の上昇によるクモ状血管腫やさまざまな血腫が皮膚にみられるかもしれない（ビタミンCとKの欠乏）（Smith and Fenske, 2000）。慢性的な耳下腺炎のため，耳下腺がしばしば腫大する。部分的にビタミンDの栄養と代謝の障害に起因する新たな骨折やさまざまな肋骨の古い骨折（特に男性において），骨粗鬆症を呈する患者がいるかもしれない。

アルコールに起因する内分泌系の病態は，女性化乳房，精腺萎縮および体毛の消失として発現するかもしれない。神経学的な徴候は，末梢のニューロパシー（ビタミンB欠乏），さまざまな中枢神経系の障害（第17章「チアミン」を参照）あるいは典型的な脳卒中の臨床像に限定されるかもしれない。亜鉛欠乏による暗順応の障害は，かなりありふれた徴候であり，ビタミンA欠乏と見誤ってはいけない。一般的にアルコール依存症患者の栄養学的評価は，他の疾患の患者の評価と異なったものではない。生化学的評価には，栄養状態の生化学的マーカーと一般的に使用されているアルコールのマーカー（肝臓のトランスアミナーゼのレベル，平均赤血球容積）が含まれている。他の新たに開発されたアルコール摂取の生物学的マーカー〔糖鎖欠乏トランスフェリン（carbohydrate-deficient transferrin：CDT），脂肪酸エチルエステル（fatty acid ethyl esters：FAEEs）やエチルグルクロニド（ethyl glucuronide：EtG）のような〕は有用かもしれない（Borucki *et al.*, 2005, ；Das *et al.*, 2008；Delanghe and De Buyzere, 2009；Mancinelli and Ceccanti, 2009）。1日当たり50～70gのアルコールを慢性的に摂取すると，肝細胞で糖鎖欠損トランスフェリン分子が生成される。CDTは持続的で有害なアルコール摂取のマーカーで，アルコール摂取を中止するとゆっくりと正常レベルに回復する（CDTの半減期は，約14日間である）。CDTは，特に断酒プログラムに参加した患者の追跡調査に有効かもしれない。アルコール摂取以外では説明のつかない高密度リポタンパク質（high-density lipoprotein：HDL）コレステロール，尿酸あるいは空腹時中性脂肪のレベルの上昇は，過度のアルコール摂取の徴候となるかもしれない。

集団あるいは個人レベルでのアルコール摂取の評価は，特に軽度から中等度の飲酒レベルでは非常に難しい。重度のアルコール摂取は，遅かれ速かれ典型的な臨床的徴候や臨床検査結果によって検出されるが，軽度から中等度のアルコール摂取を評価するうえで臨床的徴候や生化学的マーカーは今のところ確立されていない。意図的あるいは意図的でないアルコール摂取量の過小報告と過大報告は，しばしば疫学研究や臨床研究において制御不可能なバイアスをもたらす。軽度から中等度のアルコール摂取の評価が難しいことが，おそらく研究結果が一致しない最も重要な原因のひとつである。

アルコールと栄養

アルコール摂取量，摂取期間および何らかの関連疾患に応じて，飲酒はすべての栄養素の栄養状態を障害する可能性がある。アルコールに関連した栄養不良には，一次的なものと二次的なものがある。アルコールのエネルギー量は比較的高いため，食事中の他のエネルギー源や多くの主要な栄養素と置き換わり，その結果，ほとんどの栄養素の摂取が低下する（一次的栄養不良）。重度のアルコール摂取に伴う消化管や代謝的な合併症（特に肝臓の機能不全）は，いわゆる二次的な栄養不良を引き起こす（図55.1）。アルコール性胃炎による食欲不振や嘔吐のために，食物摂取はさらに不十分なものになる。粘膜，肝臓および膵臓の機能不全のために，ほとんどすべての栄養素の吸収不全が生じる可能性がある（Seitz and Suter, 1994）。アルコール性肝機能不全により血中における栄養素の運搬能力や貯蔵能力は低下し，ビタミンなどの栄養素の活性化は不十分なものとなる。さらに，アルコールは栄養素の尿中や胆汁中への排泄を増加させる。アルコール依存症の患者では，さまざまな機序に起因する栄養不良が，通常，同時に起こっている（表55.1）（Seitz and Suter, 1994）。胃のバイパス手術を受けた患者が大量飲酒すると，アルコールの吸収速度の変化によるアルコールの重度の毒性，アルコールによる重度の栄養障害のリスク，不十分な栄養摂取および栄養の吸収不全が誘発される（Bal *et al*., 2010, Maluenda *et al*., 2010）。

アルコールのエネルギー代謝に及ぼす影響

肥満が増加していることを考慮に入れると，アルコールのエネルギーバランスと代謝に及ぼす影響は，非常に重要である（Suter, 2005）。アルコールは，ほとんど他の栄養素を含まず，摂取が調節されないため（他の栄養素とは対照的に，食欲調節や空腹のような摂取調節のメカニズムがない），アルコールのカロリーは，摂取が調節されないエンプティカロリーといえる（Westerterp-Plantenga and Verwegen, 1999；Caton *et al*., 2007）。体重増加や肥満のリスク因子としてのアルコールの重要性は，論争中である（Liu *et al*., 1994；Sakurai *et al*., 1997；Suter, 2005）。体重の維持にとって，エネルギーバランスを保つことが必要であり，アルコールは，エネルギーバランスのすべての構成要素に負の方向に作用し，その結果，正のエネルギーバランスのほうに傾くということが報告されている（Suter, 2005）。

表55.1 アルコールと栄養状態：アルコールの栄養に及ぼす毒性の考えられるメカニズム

メカニズム	考えられる原因
食事摂取の低下	・欠乏 ・正常な食品との置換 ・直接的なアルコールの毒性および二次的な疾患（例：アルコール性胃炎）による食欲不振 ・医薬による食欲不振
消化の障害	・アルコール性胃炎 ・胆汁と膵臓の酵素の分泌の障害 ・直接的な粘膜の損傷と粘膜酵素（例：folyl conjugase）の障害 ・消化管運動の変化
吸収不全	・直接的な粘膜の損傷 ・間接的な損傷（例：葉酸欠乏によるもの） ・小腸の通過時間の短縮と下痢を含むぜん動運動の変化 ・膵臓の不全 ・薬物との相互作用
循環中の運搬の障害	・肝臓の損傷による輸送タンパク質合成の低下
活性化の障害	・肝臓の損傷 ・コファクターの不十分な供給
貯蔵の低下	・肝臓の異常 ・アルコール性ミオパシー/サルコペニア/悪液質
損失の増加	・尿中および胆汁中への排泄の増加 ・医薬による尿中および胆汁中への損失の増加 ・糞便への損失の増加
要求量の増加	・上記の要因によるもの ・代謝速度の増加

中等度の飲酒者は一般的に通常の食事にアルコールを加えることになるので，もし，他の手段で補整しなければ，体重増加と肥満のリスク増加を伴う正のエネルギーバランスが生じる。このリスクは，高脂肪食とアルコールの組合わせで増加する。このリスクの増加は，アルコールに食欲増進作用があるために，たとえ適度なアルコール摂取量でも生じる（Yeomans *et al*., 1999）。アルコールの代用（通常の食事のエネルギー源がアルコールに置き換わること）は，大量飲酒者の典型的な特徴であり，その結果，栄養不良や体重減少が生じることになる（図55.2）。

アルコールは，摂取量と頻度に応じてエネルギー消費の増加を引き起こす。若年の中等度飲酒者において，彼らのエネルギー要求量の25％（96±４gのアルコールに相当）のアルコールを追加するとエネルギー消費量が７％±１％増加し，彼らのエネルギー要求量の25％をアルコールで置換するとエネルギー消費量が４％±１％増加する（Suter *et al*., 1992）。これらのエネルギー消費量の増加は，摂取されたアルコールのエネルギー量の20～25％の熱産生効果に相当する。他の研究（Suter *et al*., 1994；Suter, 2005）では，健常な中等度飲酒者では，熱産生効果は15～25％の範囲にあると報告されており，この効果は他のエネルギー源と比較するとむしろ高いほうといえる（通常の食事の熱産生効果は約12％である）。

現在でも，アルコールのエネルギーのうちどれくらいがATP産生に利用できるのかは，明らかでない。100年以上前の古典的な研究で，Atwater と Benedict（1902）は，アルコールのエネルギーは，炭水化物や脂質のエネルギーと同等にみえるということを示唆している。しかしながら，その後の研究で，アルコールの代謝的分解経路（ADH と MEOS）に応じて，理論的な計算により得られる量よりも少ない量のATPが産生されていることが明らかとなった（Lieber, 1991）。それにもかかわらず，疫学的な研究や実験的な研究では，アルコールのカロリーは，いくらかのエネルギー損失があるにもかかわらず，中等度飲酒者では，主として利用可能なエネルギー源になるということが示唆されている。

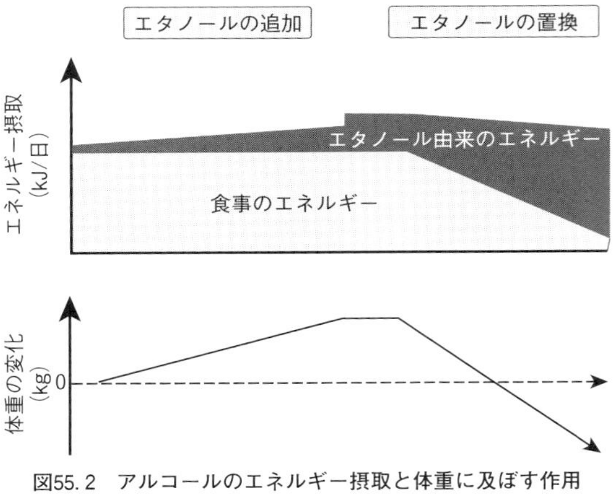

図55.2　アルコールのエネルギー摂取と体重に及ぼす作用

アルコールはまた，基質バランスに作用することによりエネルギーバランスに影響を与える。アルコールが通常の食事に加えられるかあるいは置き換えられるかに関係なく，脂質酸化は１/３に抑制され（Suter *et al*., 1992），正の脂質バランスがもたらされる。正の脂質バランスは，アルコールからの新たな脂質産生によってではなく，脂質酸化低下の代償のエネルギー源として末梢の器官（主に筋肉）で利用される酢酸によって引き起こされる。安定同位元素を用いたマスペクトロメトリーの技術を利用して，中等度アルコール負荷（25g）では，炭素の98％が酢酸として末梢組織に移行し，無視できるほどの少量（＜１％）しか新たな脂質産生には利用されない（Siler *et al*., 1999）。

このようにアルコールがエネルギーバランスに作用を及ぼすにもかかわらず，いくつかの疫学研究や実験的研究では，中等度アルコール摂取を肥満のリスク因子として確認できていない（Liu *et al*., 1994；Rohrer *et al*., 2005；Wang *et al*., 2010）。横断研究では，アルコール摂取と体重との間に，男性では正の相関があるか相関がなく，女性においては，負の相関があるか相関がないと報告されている。前向き研究が２～３あるが，関連ははっきりしない。女性の健康研究（Wang *et al*., 2010）における13年間の追跡調査のデータでは，アルコールを摂取しない女性と比較すると，軽度から中等度のアルコールを摂取していた正常体重の女性では体重増加が少なく，過体重や肥満になるリスクが小さいことが示されている。アルコール摂取およびアルコールの作用のいくつかを補う可能性のある他の生活習慣の評価が難しいことを考えると，このことは驚くべきことではない。さらに社会経済的な要因が，アルコールの摂取パターンや体重変化に対する諸行動を含む健康行動を決定しており（Schoenborn and Adams, 2010），それが一致しない結果をもたらしている（Britton *et al*., 2008）。脂質酸化の抑制とそれによる正のエネルギーバランスのために，たとえ中等度のアルコール量でも，他の手段（エネルギー摂取の低減や身体活動によるエネルギー消費の増加）によってバランスが保たれなければ，体重増加や肥満のリスク因子とみなされるべきである。アルコールの脂質酸化の低下作用を打ち消すために，脂質の摂取はできるだけ低く保つべきであり，アルコールを摂取する時はいつも，脂質の摂取は基質のバランスを保つためにアルコール量に比例して減らすべきである。

アルコールは，腹部脂肪の蓄積を高める（Dallongeville *et al*., 1998）。これは，高血圧や脂質異常症のような健康的有害事象と関連しており（Suter *et al*., 1995；Sakurai *et al*., 1997），メタボリックシンドロームの典型像である。軽度から中等度の飲酒者では，典型的なメタボリックシンドロームの特徴を示す人が少ないという疫学研究も報告されており，アルコールとメタボリックシンドロームとの関係は，複雑である（Freiberg *et al*., 2004；Alkerwi *et al*., 2009）。

アルコールの脂質代謝に及ぼす影響

アルコールは摂取量，飲酒頻度および飲酒に伴う疾患（特に肝疾患，体重増加および肥満）の存在に依存して，すべての血中リポタンパク質分画に影響を与える（Barona and Lieber, 1998；Brinton, 2010）。アルコール性肝疾患の初期に特徴的な徴候である脂肪肝発現の一部は，アルコールによる肝臓内での脂質酸化の抑制，末梢組織からの脂質の流入増加および脂質代謝の転写制御の変化によって引き起こされる（Sozio and Crabb, 2008）。これらの初期の変化は，アルコール性高脂血症の典型的な徴候と関連しており，超低密度リポタンパク質（very-low-density lipoproteins：VLDL）の肝臓内での分泌増加とアルコールによるリポタンパク質リパーゼ阻害による末梢 VLDL の除去の低下により引き起こされる血清中性脂肪の上昇が含まれる。中性脂肪レベルの上昇は，高脂肪の食事によって増強される。アルコールの中性脂肪レベルに及ぼす作用は食後にもみられるが，脂肪摂取を減らしたり，食事の前後に高レベルの運動をすることにより，部分的にこの作用を打ち消すことができる（Suter *et al*., 1999）。最近の研究では，アルコール摂取と血漿中性脂肪レベルとの間に J 字型関連が示されているが，この知見は説明するのが困難で，他の研究で確認される必要がある（Tolstrup *et al*., 2009）。明らかにアルコールに対する反応は，遺伝的あるいは環境的要因の結果として特定集団では違っているかもしれない。

アルコールの慢性摂取は，HDL コレステロールを増加させ，これがアルコールの心血管系に対する有益な作用の主要なメカニズムとされている（Manttari *et al*., 1997）。アルコールによる HDL コレステロールの増加には多種多様な原因があり，これには肝臓におけるアポリポタンパク質の生成と分泌の増加，さまざまなリポタンパク質分画内での脂質交換による末梢での生成増加，および脂質輸送に関与する特定の酵素や食後血中脂質に及ぼす作用による HDL 粒子の分解低下が含まれる（Sozio and Crabb, 2008）。アルコールの HDL 増加作用は，非直線的で閾値が認められ（Johansen *et al*., 2003），性別，体格指数（body mass index：BMI），喫煙習慣および遺伝子型（ADH やアポリポタンパク質 E の遺伝子型）によって左右される（Lussier-Cacan *et al*., 2002）。ある研究（Lussier-Cacan *et al*., 2002）では，アポリポタンパク質 E の *ε4/3* 遺伝子型の女性でのみ，BMI と関連した LDL コレステロールの増加と HDL コレステロールの低下がアルコール摂取によって増強されたと報告されている。ここでは，肥満（運動不足や喫煙は別として）は HDL コレステロール低下の主要原因のひとつであることを理解しておくべきである。

アルコールの LDL コレステロールに及ぼす作用だけが，他のリポタンパク質分画に及ぼす作用と比較すると一貫していない。動物実験では，アルコールは肝臓での LDL 受容体の発現を低下させることにより，LDL のクリアランスを低下させることが示されている（Sozio and Crabb, 2008）。アルコールは，リポタンパク質（特に LDL）の粒子の大きさに不利な影響を与える可能性がある（Ayaori *et al*., 1997）。この数年の間に，粒子の大きさによるリポタンパク質サブクラスの分布が，動脈硬化のリスクの重要な修飾因子であることを示す証拠が蓄積されてきた。小さく密度の高い LDL 粒子と代謝前駆体である大きな VLDL 粒子の濃度の高い人は，大きな LDL 粒子と小さな VLDL 粒子が優勢な人よりも心血管系のリスクが高いとされている。ワイン中の特定のポリフェノール化合物の *in vivo* における LDL 酸化調節因子としての役割は，特に，アルコールの強い酸化促進作用とこれらの化合物の生体内利用率や生体内効率の変動の大きさ（Manach *et al*., 2005；Ajmo *et al*., 2008）を考えると，不確実である（Fuhrman *et al*., 1995）。動脈硬化惹起性リポタンパク質（a）は，アルコール摂取によって低下する。エタノールのごく一部が代謝されて，脂肪酸エチルエステル類（formation of fatty acid ethyl esters：FAEEs）が生成される（Lange, 1982）。これらの FAEE はさまざまな組織に蓄積するため，アルコール関連病態の発現と病態生理学的な関係があるかもしれないし（Petersen *et al*., 2009），アルコール摂取の有用なマーカーになるかもしれない（Süße *et al*., 2010）。

アルコールと炭水化物代謝

アルコールのブドウ糖代謝に及ぼす影響は，摂取量，アルコール摂取期間および全体的な栄養状態に応じて多種多様である。通常の食事をしている健常な中等度飲酒者において，アルコールの炭水化物代謝に及ぼす作用は，ほとんど臨床的に問題とはならない。対照的に，アルコール過剰摂取は，アルコール性膵炎という典型的な臨床像と関連があり（Apte *et al*., 2009），消化不良と吸収不良を伴う外分泌性の膵臓の機能不全をもたらす。アルコールはまた，糖質代謝において生命を脅かす変化を引き起こす可能性もある。アルコール代謝で生成される還元型ニコチンアミドアデニンジヌクレオチド（nicotinamide-adenine dinucleotide：NADH）と酢酸が，ブドウ糖代謝の主要な調節因子となる。

アルコールの酸化によって引き起こされる NADH 生成の増加は，糖新生の低下をもたらす（Siler *et al*., 1998）。

この低下は，特に全体的に食事が不適切で，糖質の摂取が乏しい（その結果，グリコーゲンの貯蔵が少ない）大量飲酒者においては，臨床上危険な低血糖を引き起こす可能性がある（Flanagan *et al*., 1998）。経口血糖低下剤，インスリンあるいはその両方を使用している糖尿病の人では，この作用が強くなる（Pedersen-Bjergaard *et al*., 2005）。アルコールによる糖新生の低下は，摂食後にも生じることがあるが，通常は摂取した食事中のブドウ糖によって相殺される。低血糖の臨床的な特性には，アルコール中毒の徴候のいくつかと共通したものがあり，単なるアルコール中毒と誤診された場合，健康上，重篤な結果を招くことがある。さらに，アルコールはさまざまな脱抑制ホルモン（エピネフリンや成長ホルモン）の分泌反応に変化をもたらし，その結果，低血糖の臨床的警告サイン（Pedersen-Bjergaard *et al*., 2005）が消失することがある。アルコールはグリコーゲンの貯蔵を抑制し，炭水化物の摂取が不十分な場合，さらに低血糖傾向を助長させる。

少量から中等量のアルコールは，空腹時および食後のインスリンレベルと逆相関し（Crandall *et al*., 2009），低レベルのアルコール摂取の心保護作用のメカニズムとなる付加的な因子になるかもしれない。これを支持するものとして，適度なアルコール摂取が，２型糖尿病患者における心臓病死亡率の低下（Valmadrid *et al*., 1999）やメタボリックシンドローム発症リスクの低下（Djousee *et al*., 2004）と関連するとの報告がある。

アルコールの脂溶性ビタミン類に及ぼす作用

ビタミンA

アルコールは，すべての脂溶性ビタミン類の代謝を阻害する可能性がある。アルコールの一種でもあるレチノール（ビタミンA）は，エタノールと共通したいくつかの代謝経路を有し，アルコール摂取によって悪影響を受ける可能性が非常に高い。軽度から中等度飲酒者では，ビタミンAの代謝は変化しない。アルコール依存症患者では，ビタミンAの摂取量が少ないにもかかわらず，明らかなビタミンA欠乏はまれである。これは，肝臓にはかなり大量のビタミンAが貯蔵されているためであると考えられている。しかしながら，慢性アルコール摂取は，血漿ビタミンAレベルの低下を引き起こすことがあり，アルコール性肝疾患がある場合は，肝臓のビタミンAレベルの低下が認められる。これらの低下は，ミクロソーム酵素の誘導によるビタミンAの分解亢進（Leo and Lieber, 1999）やアルコールによるレチノール結合タンパク質の合成低下（MaClain *et al*., 1979）によって引き起こされる。この状態ではビタミンAの処方が必要かもしれない。しかしながら，高レベルのビタミンA摂取は，（アルコール摂取と関係なく）重篤な肝毒性と関係があり（Leo and Lieber, 1999），アルコールは，特に肝疾患が存在している場合は，ビタミンA毒性の最も重要な調節因子のひとつである。慢性アルコール摂取の状態では，レチノールの主要代謝産物の生成の増加が肝細胞損傷の中心的なメカニズムであると推測されている（Dan *et al*., 2005）。内因性の全トランス型レチノール酸の組織特異的な増加は，アルコールの慢性毒性に寄与しているかもしれない（Kane *et al*., 2010；Worf, 2010）。さらにアルコールは，レチノール酸受容体の発現と活性化に影響を与え，さまざまなシグナル経路を傷害する（Kumar *et al*., 2010）。

ビタミンAの前駆体であるβカロテンは，ヒトに無害であると考えられているが，ある疫学研究では，βカロテンを補給された喫煙者，特にアルコール同時摂取者で肺癌罹患率が増加したと報告されている。これは，アルコールによってβカロテンの代謝に変化が生じたことによる可能性が高い（Albanes *et al*., 1996）。この研究でのアルコールの悪影響は，低量のアルコール（≧12.9 g/日）から認められている。多量飲酒者（≧200g/日）の血漿βカロテンは対照群よりも低い濃度を示したが，飲酒量が少ない人と比較すると血漿βカロテン濃度は高かった（Ahmed *et al*., 1994）。これらのβカロテン濃度の上昇は，肝障害によってβカロテンの利用や排泄が障害を受けたり，βカロテンの分解の一部が異常になったためと考えられる（Leo and Lieber, 1999）。最近のラットでの研究（Luvizotto *et al*., 2010）では，慢性的アルコール摂取が，肝臓のカロテン開環酵素（15, 15′-monooxygenase Ⅰ：CMO1）の発現を増加させることが示されている。現在の証拠からでは，大量のアルコール摂取者に高い用量のβカロテン，他のカロテノイド（Veeramachaneni *et al*., 2008）あるいはビタミンAのいずれかを処方することは，推奨されない。

ビタミンE

慢性アルコール摂取者のビタミンEレベルは，肝硬変の有無にかかわらず，摂取量の低下と要求量の増加の結果として低下する（Bell *et al*., 1992）。ビタミンEの補給は，アルコールによる脂質の過酸化を抑制すると報告されてきた。しかしながら，ビタミンEの補給は，実験研究あるいは臨床研究のどちらでも有用でなかった（de la Maza *et al*., 1995；di Sario *et al*., 2007）。ビタミンE同位体のトコトリエノールは，ラットにおいてアルコール性神経障害（Tiwari *et al*., 2009b）および神経炎症（Tiwari *et al*., 2009a）の発現に予防的に作用する。もし，ビタミンEを補給する場合は，適切なビタミンKの栄養状態を保証しなければならない。これは，ビタミンEがビタミンKサイクルを妨害し，出血傾向を高める可能性があるからである（Machlin, 1989）。

ビタミンK

アルコールのビタミンKに及ぼす作用に関するデータは，ほとんど存在しない。急性あるいは慢性のアルコール摂取が，オステオカルシンのようなガンマ位がカルボキシ化された分子に変化を引き起こすことが報告されている（Nyquist *et al*., 1996）。アルコール性肝疾患の場合には，ビタミンKは骨の健康に有益な作用をもたらすかもしれない（Shiomi *et al*., 2002）。

ビタミンD

アルコールは骨代謝やビタミンD代謝に直接的あるいは間接的な影響を与えるので，アルコール大量摂取は，骨折のリスクの増加と関係があるかもしれない（Nyquist *et al*., 1997；Alvisa-Negrín *et al*., 2009；Guañabens and Parés, 2010）。大量飲酒者（肝疾患の有無にかかわらず）では，ビタミンDの摂取量，吸収および活性化が低下している（Laitinen *et al*., 1990）。さらに，アルコールの標的臓器に及ぼす作用のために，組織特異的なビタミンDの効果が妨害される可能性も考えられる。動物実験によると，ビタミンD欠乏はアルコール性筋障害に関与している可能性がある（González-Reimers *et al*., 2010）。

アルコールの水溶性ビタミンへの影響

すべての水溶性ビタミン代謝は，アルコール摂取によって影響を受ける可能性がある。水溶性ビタミンの代謝に及ぼすアルコールの作用は用量依存的であり，バランスの取れた食事を摂っている健常な被験者において，軽度から中等度の飲酒では悪影響はない。大量飲酒者では通常，各種のビタミン欠乏が存在するが（Jamieson *et al*., 1999），典型的なビタミン欠乏の臨床的徴候は，必ずしも認められない。本章では，アルコールのいくつかのビタミンに及ぼす影響について概説するが，特にチアミンと葉酸に注目したい。

チアミン

アメリカでは，アルコール過剰摂取がチアミン欠乏の主要な原因となっており，アルコール摂取はチアミン欠乏の予測因子とされている（第17章も参照）。過剰飲酒者の80%までが，肝疾患の有無にかかわらず，チアミンの栄養状態が障害されている。アルコール依存症患者では，不十分な食事摂取が，チアミン欠乏の主要な原因である。さらに，摂取されたチアミンの少量は，吸収が阻害されている（Tomasulo *et al*., 1968）。低用量のチアミンは輸送体を介した能動的なプロセスで吸収され，高用量になると受動的拡散によって吸収される。アルコール依存症患者において，ビタミンB_1の摂取は一般的に低いので，能動的なプロセスによって吸収されるが，このプロセスはアルコールによって障害される。チアミンの細胞内輸送は，2つの特異的なチアミンのトランスポーター（THTR1，THTR2）を介して行われる。慢性的なアルコール摂取は，小腸の上皮や腎臓の刷子縁膜におけるキャリアを介したチアミンの輸送を低下させる（Subramanian *et al*., 2010；Subramanya *et al*., 2010）。アルコール依存症でない人においても，チアミンの能動的な吸収は，単回のアルコール摂取によって抑制される。アルコールはまた，リン酸化によるチアミンの活性化の低下とリン酸化されたチアミンの脱リン酸化の促進を引き起こす。これらの作用は，肝疾患があると増強される。さらに，腎臓上皮細胞のトランスポーターの減少と傷害により，尿中へのビタミン損失は，アルコール摂取によって増加する可能性がある（Subramanian *et al*., 2010）。チアミンの貯蔵能力は，大量飲酒者では，肝臓の異常と筋肉量の減少のために低下している（Preedy *et al*., 1999）。一般的に，特に大量飲酒者では，前述の原因によるビタミンB_1の貯蔵能力の低下のために，このビタミンを常時摂取する必要がある。アルコールは，中枢神経系においてチアミン代謝に特異的な変化を引き起こし（Hazell, 2009；Ke *et al*., 2009），その結果としてウェルニッケ-コルサコフ症候群という典型的な臨床症状が発現する。この症候群は脳障害，眼球運動の機能不全および歩行失調を特徴とする（Martin *et al*., 2003；Harper, 2009；Pitel *et al*., 2011）。ウェルニッケ-コルサコフ症候群は，おそらくビタミン欠乏が関与する唯一の救急疾患であり，チアミンの非経口投与による緊急治療を要する（Donnino *et al*., 2007）。重症あるいは不十分な治療のチアミン欠乏は，コルサコフ症候群の永続的健忘や運動失調といった症状をもたらす。この症候群は，意識低下，眼振や眼筋麻痺などの眼運動異常といった運動失調や精神症状などの典型的な臨床像を呈する。大量飲酒者の80%は，血中ビタミンB_1レベルが低い。これは，このビタミンの摂取量が低いことや吸収や貯蔵の障害，リン酸化による活性化の低下によるものである。剖検例（0.8〜2.8%の有病率）のデータによるとウェルニッケ脳症の過小診断が示唆される。例えば，この疾患は臨床の現場でしばしば見落とされている（臨床研究に基づく有病率は0.04〜0.13%である）（Sechi and Serra, 2007）。さまざまな内因性の要因（トランスケトラーゼのチアミンピロリン酸に対する親和性の低下，APOE遺伝的多型など）と外因的要因（チアミンの摂取，食事全般，アルコール摂取量）が，ウェルニッケ-コルサコフ症候群のリスクを決定する。チアミンが欠乏すると，10〜14日で脳の代謝的および形態学的な変化が生じて，不可逆的脳病変が起こる。早期診断が非常に重要であるが，典型的症状がしばしばみられないために診断は非常に困難である（Pitel *et al*., 2011）。この疾患の疑いだけの場合でも治療を始めるべきである。理想的な投与量，投与頻度，投与経路，あるいは治療期間についてはコンセンサスが得られていない。緊急治療の場合には，100mL の生理食塩水に500mg 以上のチアミンを溶かした溶液を１日３回，３日間投与することが推奨されている（Sechi and Serra, 2007；Galvin *et al*., 2010）。ビタミン B_1 はブドウ糖代謝に必要なので，飲酒者には，チアミン併用投与なしでブドウ糖点滴をするべきではない。ウェルニッケ脳症の診断が困難なこととチアミン欠乏の有病率が高いことを考慮すれば，大量飲酒者には臨床症状の有無にかかわらずチアミンを予防的手段として投与するべきである。

アルコール依存症患者に各種のビタミンを常時投与することを支持する前向き研究の知見はないが，ビタミンＢ補給の有用性が示唆される。禁酒はチアミンの吸収を改善する（Holzbach, 1996）。アルコールの神経毒性作用は，臨床上問題とならないチアミン欠乏でも増強される可能性がある（Crowe and Kempton, 1997）。したがって，アルコール乱用をコントロールできなければ，チアミンと他のビタミンＢの補給が必要となる。同様に，結論は得られていないが，アルコール飲料（例えばビール）のチアミンの強化は，ウェルニッケ–コルサコフ症候群のリスク低減の手段として考慮されうる。チアミンとマグネシウムとの間には相互関係があるので，適切なミネラルも供給されるべきである（McLean and Manchip, 1999）。アルコール依存症の患者において（たとえ飲酒量を減らした場合でも），特に尿中へのチアミンの損失を増加させる利尿剤を服用している場合，チアミン欠乏は心不全の重要な原因となる可能性がある（Suter and Vetter, 2000a；Keith *et al*., 2009）。

リボフラビン

リボフラビン欠乏はアルコール依存症の患者でよくみられ，その欠乏は摂取量の低下とアルコールによる食事由来のフラビンアデニンジヌクレオチド（flavine adenine dinucleotide：FAD）の消化管内での加水分解の低下に起因する（Pinto *et al*., 1987）（第18章参照）。さらに，アルコールは吸収だけでなく末梢組織においてもこのビタミンの変換と活性化を抑制する（Ono *et al*., 1987）。リボフラビンはビタミン B_6 と葉酸の変換において重要なコファクターであるので，ビタミンＢ類全体の栄養状態の重要な調節因子といえる。通常，リボフラビン欠乏は単独では起こらず，他のビタミンＢ群の欠乏を伴う。したがって，リボフラビン欠乏に典型的な臨床像はない。牛乳と乳製品がリボフラビンの主要供給源であるので，大量飲酒者でこのビタミンの摂取量が低下していることは驚くべきことではない。

ナイアシン

軽度あるいは中等度のアルコール摂取は，ナイアシンの栄養状態を妨害しない（第19章参照）。ナイアシン（ビタミン B_3）欠乏は，しばしばアルコールの慢性過剰摂取で認められるが，通常，他のビタミンＢ群（Dastur *et al*., 1976）や亜鉛のような栄養素の欠乏を伴う。慢性飲酒者における血漿ナイアシン低下の有病率には，大幅な違いがある。これは，おそらくナイアシンが，食事や肝臓でのトリプトファン合成から得られるためである。慢性肝疾患では，後者の合成経路が障害されている（Rossouw *et al*., 1978）。大量飲酒者では，ナイアシン摂取の低下，トリプトファンからの合成低下および要求量の増加が，欠乏症発現において病態生理学的に重要である。このビタミンの補酵素体（NAD と NADH）が，アルコール代謝において重要な役割を果たしている（Hardman *et al*., 1991）。臨床的には，ナイアシン欠乏症（下痢，皮膚炎および認知症）が，ウェルニッケ–コルサコフ症候群と混同されることがある（Cook *et al*., 1998）。ナイアシン補給は，肝臓のトランスアミナーゼレベルの上昇を引き起こすことがあり，アルコールによるトランスアミナーゼ上昇と見誤る可能性がある。さらに，ナイアシンの薬理学的投与量は，胃潰瘍や痛風を悪化させることがあるが，これらの疾患は慢性飲酒者にしばしば認められる。大量飲酒者では多種多様な栄養素が不足しているので，複合ビタミン剤を治療目的で使用するべきで（Pitsavas *et al*., 2004），亜鉛のような微量栄養素も含めるべきである（Vannucchi and Moreno, 1989）。

ビタミン B_6

肝機能に依存するが，アルコール依存症患者の50〜90％は血清ピリドキサール–5′–リン酸（PLP）が低値である。肝疾患の有無にかかわらず，肝組織中の PLP 含量は低下する。ほとんどの栄養素と同様に，ビタミン B_6 の栄養状態の悪化要因は，多種多様である（第20章も参照）。肝臓での活性化ビタミン（PLP）の生成は低下しており，アルコール摂取によってほとんど完全に阻害されてしまう（Walsh *et al*., 1966；Mitchell *et al*., 1976）。アセトアルデヒドは，結合部位においてこのビタミンの結合を解き，分解を促進する。これが，遊離型ビタミンの分解と持続的な尿中への損失増加を引き起こす（Pinto *et al*., 1987）。このビタミンは肝臓内で多段階のプロセスを経て活性化される必要があるので，アルコール依存症患者においては，アルコール摂取を続けるかぎり，ビタミン B_6 の補給は必ずしも栄養状態の改善につながるとはいえない。地域住民コホート研究と最近のメタアナリシス（Larsson *et al*., 2005, 2010）では，特に週30g 以上のアルコール摂取女性において，ビタミン B_6 の摂取と大腸癌リスクの間に予防的関連が認められた。これと一致して，メタアナリシスでは，血液 PLP 濃度が100pmol/mL 増加（約２SD）するに従い，大腸癌リスクが49％低下することが報告されている（RR，0.51；95％CI 0.38–

0.69)（Larsson *et al*., 2010）。

葉　酸

葉酸欠乏は，アルコール摂取者において最もよくみられる欠乏症のひとつである（第21章も参照）。大量飲酒のアルコール依存症患者の50％で血清および赤血球の葉酸レベルが低値を示す（Gloria *et al*., 1997）。ビール摂取者は，これらの値よりいくぶん高い葉酸値を示すことがあるが，ビールの葉酸含量が高いためである。葉酸欠乏症の臨床的特徴は，赤血球の複製障害によって引き起こされる巨赤芽球性貧血である。葉酸欠乏はすべての組織で認められるが，特に消化管粘膜を含むターンオーバーの速い組織で認められる（Halsted, 1995）。その結果として，機能的な異常と下痢のような臨床症状が発現する。したがって，葉酸欠乏は他の水溶性ビタミンのような栄養素および葉酸自体の吸収不全を引き起こす。この吸収不全は，腸肝循環の異常によってさらに悪化する。各種の葉酸の代謝活性化体への変換は，肝機能の変化やアルコールとアセトアルデヒドの各種酵素に及ぼす有用作用の結果，障害される。さらに，アルコールは葉酸の尿損失を増加させる。

消化管と腎臓における吸収の障害は，これらの組織における特定の葉酸輸送体に及ぼすアルコールの作用によるものかもしれない（Ross and McMartin, 1996）。アルコールによるフリーラジカル生成の上昇によって，このビタミンの分解が促進し，組織特異的な欠乏症を引き起こすことがある。アルコールによる局所的な葉酸代謝の障害は，大腸癌発生に関与しているかもしれない（Hubner and Houlston, 2008）。しかしながら，アルコールと関連した大腸癌のリスクは，DNAメチル化と関係のある5, 10−メチレンテトラヒドロ葉酸リダクターゼ（methylenetetrahydrofolate reductase：MTHFR）の遺伝的多型によって影響される可能性がある（Le Marchand *et al*., 2005）。同じことが，咽頭のような他の組織の発癌にも当てはまるかもしれない（Capaccio *et al*., 2005）。しかし，葉酸の効果は局所的でもある（Duffy *et al*., 2009）。看護師健康研究の最近のデータでは，葉酸摂取量の多い女性で，アルコール関連口腔癌のリスク低下が報告されている（Shanmugham *et al*., 2010）。いくつかの研究において，中等度アルコール摂取と血漿ホモシステインとの間に負の関連があることが報告されている。一方，アルコール高摂取は一貫して血漿ホモシステインの高値と関連があり，それには，部分的にアルコールによる葉酸，ビタミンB_6およびビタミンB_{12}の欠乏症が介在している。アルコールによるホモシステインの増加の病理生理学的意義については知られていない。どのようにしてアルコールが大腸癌のリスクに及ぼす葉酸の二相性作用（Sauer *et al*., 2009）を調節しているのかは，まだ知られていない（Schernhammer *et al*., 2010）。葉酸の二相性作用は，腫瘍病変の発生前に食事からの葉酸の供給を増やすと保護的に働き，いったん，腫瘍病変発生後に葉酸の摂取量を増やすと発癌が促進することである。

アルコールのミネラルと微量元素の代謝に及ぼす作用

マグネシウム

血清中および組織中のマグネシウムレベルの低下は，大量飲酒者における典型的な特徴である，これらの変化は，肝疾患がある場合，顕著になる（Kisters *et al*., 1997）。マグネシウムの栄養状態は，摂取量の低下，吸収不良，尿中への損失増加，二次的な高アルドステロン血症および下痢による糞便への損失増加の結果として障害される（Romani, 2008）。アルコール摂取の低下は赤血球中のマグネシウム量の増加と関係している（Kisters *et al*., 1997；Romani, 2008）。組織中マグネシウム量の減少は，アルコールに関連した病態の発現と進展に重要な役割を果たしている（第30章も参照）。マグネシウム量は，特に心臓組織で低下し，マグネシウム欠乏の典型的症状である心筋性不整脈が起こりやすくなる。マグネシウムは細胞膜維持に必要であるので，その欠乏は肝臓を含む臓器の傷害を引き起こすことがある。マグネシウムは，300以上の生化学的反応において中心的な役割を果たしており，そのひとつがチアミンのリン酸化である。マグネシウムの毒性が低いことを考えると，このミネラルは，大量飲酒者の治療に取り入れられるべきである（慢性的な軽度の低マグネシウム血症においては，200～300mgのマグネシウム元素を補給する。ここでは，24mgの化学元素としてのマグネシウムが，1 mmolおよび2 mEqに相当する）。

亜　鉛

アルコール大量摂取は，血清中および肝臓の亜鉛濃度の低下と関連している（Bode *et al*., 1988）（第34章も参照）。亜鉛レベルの低下は肝障害の程度と相関しているが，血清亜鉛レベルの低下は脂肪肝のようなあまり進展していない肝疾患の場合にも認められる（Bode *et al*., 1988；Stamoulis *et al*., 2007）。亜鉛欠乏は摂取量の低下，吸収の低下，尿中への損失増加および亜鉛の分布変化に起因している。通常，アルコール依存症患者において，亜鉛欠乏には多種多様な要因があるが，大量飲酒者のほとんどにおいて食事からの亜鉛摂取の低下が認められる。亜鉛の吸収不良は，アルコールの直接的および間接的な作用によって引き起こされ，これには，粘膜の損傷（Zhong *et al*., 2010a）やアルコールによるタンパク質合成の阻害による亜鉛リガンド（メタロチオネイン）の合成の変化があげられる。外分泌性の膵臓の機能不全の存在や程度が，亜鉛の栄養状態の付加的な調節因子となる。アルコール性肝疾患，特にアルコール性肝炎は，亜鉛の栄養状態の代謝的抑制因子として同定されている（Stamoulis *et al*., 2007）。尿中への亜鉛の排泄増加は，肝疾患の程度と相関しており（Rodriguez *et al*., 1997），末梢における亜鉛の取込みと血清アルブミンの低下によって引き起こされる。肝硬変の患者においては，たとえアルコール摂取を中止した後でも，尿中への亜鉛の排泄増加が持続している。中等度飲酒者においてアルコール摂取は急性作用として尿中への亜鉛の排泄を増加させる。このことは，アルコールが腎臓のレベルで亜鉛のホメオスタシスに直接的な影響を及ぼすことを示唆している（Rodriguez *et al*., 1997）。遠位部小腸上皮細胞のバリア機能の破綻は，アルコールによる消化管からの漏出とそれに続くアルコール性のエンドトキシン症や肝炎において重要な役割を果たしている。亜鉛欠乏は，タイトジャンクションタンパク質に対する直接的な作用やアルコールに対する感受性の亢進によって小腸バリア機能を障害する（Zhong *et al*., 2010b）。モデルマウスにおいて，亜鉛補給は酸化ストレスの抑制の他に肝細胞核因子4α（hepatocyte nuclear factor-4alpha：HNF-4α）やペルオキシソーム増殖活性化受容体-α（peroxisome proliferator activated receptor alpha：PPAR-α）の再活性によりアルコール性脂肪肝を改善する（Kang *et al*., 2009）。亜鉛欠乏は，アルコールによる肺胞上皮とマクロファージの機能低下においてさらに重要視されており（Joshi and Guidot, 2007），亜鉛補給は，この機能低下を改善する（Joshi *et al*., 2009）。

栄養不良とアルコールの組合わせは，高度の亜鉛欠乏を引き起こす。アルコールによる亜鉛代謝の変化が，アルコール関連癌の発生を増加させる可能性が示唆されている（Seitz *et al*., 1998；Prasad *et al*., 2009）。亜鉛の作用は多彩で，味覚や嗅覚の異常，性機能低下症および暗順応障害のような亜鉛欠乏の臨床的徴候が，しばしばアルコール依存症患者で認められる。暗順応障害は，飲酒者に特徴的な症状で，一般的にビタミンA欠乏によってではなく亜鉛欠乏によって引き起こされる。アルコール分解の律速酵素であるADHは亜鉛の金属酵素であるので，亜鉛の栄養状態が悪いと，アルコールの毒性が増強される可能性がある。

アルコールと死亡率

アルコールの疾病罹患と死亡率の及ぼす影響は二相性であり，その関連は，J字型である。つまり，低摂取は，死亡率や疾患リスクの低下と関連しており，非飲酒者と高摂取は，さまざまな癌，アルコール性肝疾患，不整脈，アルコール性心筋症，高血圧および脳卒中のような心血管系疾患による死亡率の上昇と関連している（Gaziano *et al*., 2000；Hill, 2005；Kloner and Rezkalla, 2007；Djousse *et al*., 2009；Sadakane *et al*., 2009；Costanzo *et al*., 2010；Klatsky, 2010；Mukamal *et al*., 2010）。低摂取量における死亡率の低下は，冠動脈疾患（Rimm *et al*., 1996；Thun *et al*., 1997；Gaziano *et al*., 2000；Hill, 2005；Djousse *et al*., 2009；Mukamal *et al*., 2010）や虚血性脳卒中（Reynolds *et al*., 2003）のリスク低下によって説明される。死亡率が最低となるアルコール摂取量は不明であり，研究間，個人間で異なる。世界の20のコホート研究をまとめた解析では，最低点（死亡率が最も低くなる摂取量）は，かなりの変動を示すことが指摘されている（White, 1999）。このメタアナリシスでは，アメリカ男性の最低点は，1週間当たり7.7単位と推定されている〔95％信頼区間（CI）6.4–9.1〕。1単位（1杯）は，アメリカ男性では9gのアルコールに相当する。最低点は，アメリカ女性では1週間当たり2.9単位（95％CI 2.0–4.0），およびイギリス男性では12.9単位（95％CI 10.8–15.1）であった（White, 1999）。

J字型関連はさまざまな研究で報告されており，そのひとつに，アメリカ癌学会の研究がある（Thun *et al*., 1997）。男女ともに，軽度のアルコール摂取は死亡のリスク低下と関連しており，これは，心血管系疾患のリスクが低下するためである。しかしながら，アルコール摂取量が増加するにつれて（たとえ中等度摂取の範囲であっても），特に女性の死亡リスクが上昇した。乳癌リスクも飲酒で増加していた（Thun *et al*., 1997）。

アルコール過剰摂取の特徴は，肝臓の代謝的および構造的な変化であり，その結果引き起こされる肝硬変は大量飲酒者の主要死因である（Thun *et al*., 1997；Harvey *et al*., 2009；Rehm *et al*., 2010）。年齢調整肝硬変死亡率は，アメリカの男性と女性において10万人当たりそれぞれ12.6と6.0であると報告されている。さらに，アメリカの交通事故死の約1/3がアルコール関連死亡である。

アルコールと心血管病

アルコールの冠動脈疾患リスクに及ぼす予防的な効果は男女で報告されており（Thun *et al*., 1997；Rimm *et al*., 1999；Hill, 2005；Kloner and Rezkalla, 2007；Sadakane *et al*., 2009；Sun *et al*., 2009；Costanzo *et al*., 2010；Hvidtfeldt *et al*., 2010；Mukamal *et al*., 2010），リスク低下の範囲は，20～40％である（第48章も参照）。最近の研究（Mukamal *et al*., 2010）も，全米規模の知見として，軽度から中等度の飲酒と心血管病死亡率との間にU字型関連を確認している。一生涯飲酒しない人と比較すると，心血管病死亡の相対リスクは，軽度飲酒者（1週間に3杯以下）においては，0.69（95％CI 0.59–0.82）であり，中等度飲酒者（女性では1週間に3～7杯，男性においては3～14杯）において0.62（95%CI 0.50–0.77）であった。リスク低減の強度は年齢，性，健康状態のサブグループで同一であった。しかしながら，これらの限度を超えた飲酒は，心血管病および非心血管病による死亡のリスク増加につながる。リスクを最低にする摂取レベルは研究ごとに大幅に違う（White, 1999）。いくつかの研究で，主として高齢者や1つ以上の古典的な心血管病のリスク要因を持っている人々においてこの保護効果を見いだしていることは重要である（Thun *et al*., 1997；Snow *et al*., 2009；Sun *et al*., 2009；Hvidtfeldt *et al*., 2010；Martin *et al*., 2010）。この知見は，アルコールが心血管病の古典的リスク要因のいくつかの病態生理学的機序を調節していることを示唆している（Britton *et al*., 2008）。飲酒パターンは，重要なリスク調節因子である。最近の研究では，軽度から中等度の飲酒でも不定期な大量飲酒があると適量アルコールの心臓保護作用が消失してしまうことが報告されている（Roerecke and Rehm, 2010）。

アルコールの心保護効果のメカニズム（表55.2）は完全に解明されたわけではないが，保護効果の約50%は，アルコールによるHDLコレステロールの増加を介しているようである（Criqui, 1998）。血液凝固，血栓形成，冠血流，食後の代謝，動脈の血管拡張，HDLコレステロール以外のリポタンパク質分画，抗炎症作用，抗酸化作用，非栄養的な保護成分の摂取，虚血のプレコンディショニングおよび行動面に及ぼす有益な作用もまた示唆されている（Rimm *et al*., 1999；Pagel *et al*., 2004；Berrelli and Das, 2009；Collins *et al*., 2009；Djousse *et al*., 2009；Zheng *et al*., 2010）。

アルコールの保護効果は酒類のタイプと独立したものであるが（Rimm *et al*., 1996；Spaak *et al*., 2008, 2010；Brown *et al*., 2009），赤ワインの摂取者でより顕著な保護効果がある（Renaud *et al*., 1999）。赤ワインのポリフェノールやフラボノイドの含量が高いためであるとの報告がある（Opie and Lecour, 2007；Bertelli and Das, 2009）。典型的な赤ワイン飲用者の性格特性（生活習慣の要因，リスク制御行動および社会経済的要因を含む）や赤ワインが主に食事とともに摂取されることも顕著なリスク減少と関係しているかもしれない（Trevisan *et al*., 1987；Mortensen *et al*., 2001；Britton *et al*., 2008；Hansel *et al*., 2010）。

心保護効果とアルコールとの間に本当に因果関係があるとすれば，「どのぐらいの量で十分なのか」，「どのぐらいの量だと多すぎるのか」といったことが，中心的な疑問となる。（イングランドとウェールズのデータを用いた）系統レビューでは，最低の死亡率をもたらすアルコール摂取レベルは，35歳以下の男女の週当たり0単位から65歳以上女性の週当たり8単位および65歳以上男性の8単位までの範囲であったと報告されている（この論文では，1単位は9gのアルコールと定義されている）（White *et al*., 2002）。喫煙は，健康の主要な決定因子であり，アルコールと喫煙の相互作用は非常に重要である。閉経後の女性を対象とした最近の前向きコホート研究では（Ebbert *et al*., 2005），まったく喫煙をしなかった人においてアルコール摂取と冠動脈心疾患死亡との間に逆の相関が認められている。現在喫煙者では，アルコール摂取と冠動脈心疾患死亡との間に相関は認められなかったが，1日1杯以上の飲酒ではアルコールと癌発生との間に正の相関が認められた。飲酒と喫煙の組合わせは特に発癌の観点でよくない（Taylor and Rehm, 2006）。White ら（2002）のデータに基づくと，アルコール摂取とは無関係な理由で冠動脈心疾患が減少するため，最大の恩恵をもたらすアルコール摂取レベルは将来，さらに低くなるであろうと結論づけることができる。これはまた，冠動脈疾患の予防の基礎は，依然として主要な古典的な心血管病のリスク要因（喫煙，高脂血症，高血圧および肥満）を制御することにあるということを意味している。アルコールに冠動脈疾患に対する潜在的な有益な

表55.2 アルコールの心保護効果の考えられるメカニズムのまとめと分類

心保護メカニズム	作用
脂質に対する作用	HDL コレステロールの増加 LDL コレステロールの組成，大きさおよび濃度の低下 リポタンパク質(a)の減少 LDL 受容体に対する作用 脂肪酸の変化
血液凝固	凝固因子の修飾 血栓形状の修飾 線維素溶解の修飾
内分泌系に対する作用	インスリン代謝（抗糖尿病） エストロゲン代謝 ステロイド代謝
心理学的な作用	タイプA行動のコントロール 抗不安作用 ストレスコントロール
非栄養成分	ポリフェノール類 フィトアレキシン類（例：レスベラトロール）
その他の作用	血管反応 虚血性プレコンディショニング 膜の流動性 肝臓の構造（肝膜の節） メタボリックシンドロームの修飾 パラオキソナーゼの活性上昇

HDL：高密度リポタンパク質，LDL：低密度リポタンパク質。

効果があるにもかかわらず，アルコールは高血圧（Suter and Vetter, 2000b；Taylor *et al.*, 2009），出血性の卒中（Hillbom and Numminen, 1998；Patra *et al.*, 2010），アルコール性心筋症，心不全および不整脈（Fogle *et al.*, 2010；Klatsky, 2010）の重要な原因となっている。

フランス人におけるアルコールの冠動脈疾患に対する予防効果は，“フレンチパラドックス”と呼ばれている。実際にフランスでは，アメリカやイギリスと比較すると虚血性心疾患による死亡率は1／3以上低い。しかしながら，フランスにおける全死亡率は，他の国々と比べて大差はなく，咽頭癌や肝硬変のような典型的なアルコール性疾患による死亡率は，フランスのほうが他の国々よりも高い（Zureik and Ducimetière, 1996）。アルコールと冠動脈心疾患との予防的関連を示す研究は多いが，最近のデータはアルコールの防御効果は“本当によいワイン”ではなく“よい習慣”によるものである可能性を示唆しており（Rimm, 1996），飲酒者の習慣が飲酒そのものよりもますます重要なものになってきている（Klatsky, 1999）。さまざまな研究で，適量飲酒者やワイン飲用者は，他の飲酒者や飲酒習慣のない人と比較してより健康的な食事や生活をしていると報告されている（Klatsky *et al.*, 1990；Tjonneland *et al.*, 1999；Rouillier *et al.*, 2004；Ruidavets *et al.*, 2004）。このように心臓の保護には，軽度のアルコール摂取と健康志向行動の組合わせによる相乗効果が介在しているものと考えられる（Hansel *et al.*, 2010）。

アルコールと2型糖尿病

数多くの研究により，アルコール摂取と2型糖尿病のリスクとの間に男女ともにJ字型の関連があることが報告されている（第49章も参照）。軽度から中等度の飲酒者において，2型糖尿病リスクは最も低く，これより多量の飲酒や過剰飲酒の場合はリスクがより高くなる（Bantle *et al.*, 2008；Crandall *et al.*, 2009；Pietraszek *et al.*, 2010；Joosten *et al.*, 2011）。最近のthe Health Professional Follow-up Studyのデータでは，4年間に非飲酒者が1日15g未満の飲酒をするようになると糖尿病リスクは減少し〔多変量ハザード比（HR）0.78；95%CI 0.60–1.00〕1日15g以上飲酒するようになった者ではそのようなリスク減少はなかった（HR 0.99；95%CI 0.95–1.02　相互作用 $p<0.01$）（Joosten *et al.*, 2011）。軽度から中等度のアルコールは，摂取後24時間までインスリン感受性を高め，食後の血糖上昇を減弱させる（Greenfield *et al.*, 2005）。アルコールのインスリン感受性の改善，脂質代謝や炎症に対する効果は，保護効果を担っているのかもしれない（Pietraszek *et al.*, 2010）。アルコールの保護効果を見いだせなかった研究がいくつかあるが，このことは，他のリスク要因の違い，飲酒パターンやアルコール飲料の嗜好性の違い，および体組成や体重の違いによって部分的に説明することができる（Pietraszek *et al.*, 2010）。スルホニル尿素製剤やインスリンを投与されている患者において，アルコールは低血糖のリスクを増加させる可能性がある。

アルコールと高血圧

アルコールと血圧との関連は，1915年にLianによって最初に記述された。断面的研究，前向き研究および介入研究において，アルコール摂取の増加に伴い収縮期血圧と拡張期血圧が上昇することが報告されている（Klatsky *et al.*, 1977；Huntgeburth *et al.*, 2005；Sesso *et al.*, 2008）。ほとんどの研究では，アルコール摂取と血圧の間には閾値の存在しない用量依存的な関係があり，中等度あるいは重度飲酒者がアルコールをやめると，血圧が低下することが報告されている（Grobbee *et al.*, 1999）。過度のアルコール摂取の中止に伴う血圧低下には，大きな違いがある。アルコール摂取のみを減らしたメタアナリシスに基づくと，平均収縮期血圧の有意な低下（2.52～4.10mmHgの低下）と平均拡張期血圧の有意な低下（1.49～2.58mmHgの低下）が達成されている（Xin *et al.*, 2001）。この血圧の低下は，冠動脈心疾患リスクを6％，脳卒中あるいは一時的な虚血性発作のリスクを15％減らすと予想される（Xin *et al.*, 2001）。血圧への作用は，日常的なアルコール摂取者においてより顕著である。最近の研究は，アルコール摂取後に血圧測定の時間が血圧変化の大きさと変化の方向に影響することが指摘されている（McFadden *et al.*, 2005）。このことは，疫学研究やいくつかの実験的研究において，アルコールの血圧に及ぼす作用が首尾一貫しない原因となっている可能性がある。ある研究では，アルコール摂取が，高血圧の治療を受けていない高齢男性で血圧や脈圧と関連があったが，高血圧の治療を受けている人では，関連がなかった（Wakabayashi, 2010）。しかしながら，アルコールの潜在的な心保護効果は，高血圧の被験者でも見いだされている。アルコールの血圧に及ぼす作用の病態生理学的なメカニズムは，正確には解明されていないが，多種多様なメカニズムが示唆されている。これには，アルコールの自律神経調節に及ぼす直接的および間接的な作用，神経ホルモン様作用，末梢抵抗，血管平滑筋細胞におけるカルシウム動態に及ぼす作用およびストレス感受性の変化が含まれる。肝機能の変化は，降圧剤の代謝に影響を与える可能性がある。大量アルコール摂取は，治療抵抗性および難治性高血圧の最も重要な原因のひとつである（第46章参照）。

アルコールと脳卒中

アルコールは，出血性の脳卒中の独立したリスク因子として同定されている（Grobbee *et al*., 1999；Parta *et al*., 2010）。アルコールの脳血管の構造に及ぼす作用と同様に血圧に及ぼす作用が，部分的に脳卒中リスクの増加の原因となっている（Hillbom and Numminen, 1998；Grobbee *et al*., 1999；Patra *et al*., 2010）。

心血管病と虚血性脳卒中は，いくつかの共通した病態生理学的特性を有するため，アルコールはまた，虚血性の脳卒中にも防御効果を持っているのかもしれない。都市部の多民族社会での研究では，中等度アルコール摂取（1日につき2杯まで）は，虚血性脳卒中に防御効果を有し，そのオッズ比（OR）は0.51であった（95%CI 0.39–0.67）（Sacco *et al*., 1999）。しかしながら，1日に7杯以上の過剰飲酒（OR：2.96，95%CI 1.05–8.29）や超大量飲酒（binge drinking）は，虚血性脳卒中リスクの2～4倍の増加と関係していた。さらに，虚血性脳卒中の発症リスクは，アルコール摂取1時間後で一時的に上昇する（Mostofsky *et al*., 2010）。軽度のアルコール摂取の心保護効果は，脳卒中の患者でも存在している可能性がある（Jackson *et al*., 2003）。現在のところ，軽度から中等度アルコール摂取が，動脈の血栓形成のリスクを増加させるかどうか（Conen *et al*., 2008），虚血性脳卒中の重要なリスク要因になるかどうかについては，論争の的になっている。保健専門職の追跡調査（Health Professional Follow-up Study）（Mukamal *et al*., 2005）の最近のデータでは，1日に2杯以下の飲酒は，虚血性脳卒中のリスク増加と関係がなく，赤ワインの摂取はリスク低下と関係がある（他のアルコール飲料ではこのような関係はない）と報告されている。適度なアルコール摂取（特にワインの摂取）は，果実や野菜の摂取の増加のようなより健康的な生活習慣と関係があり（Klatsky *et al*., 1990；Tjonneland *et al*., 1999；Rouillier *et al*., 2004），野菜や果実の摂取の増加は，脳卒中のリスク低下と関係がある（Lock *et al*., 2005；Mizrahi *et al*., 2009）。ニューヨーク西部地区を対象とした研究では，ワインの飲用者は教育水準が高く，家計収入が多く，喫煙者が少なく，ビタミン摂取が多いことが示されている（McCann *et al*., 2003）。脳卒中の患者では，脳卒中が再発するリスクが高いにもかかわらず，彼らの行動やリスク要因の改善は不十分である（Hornnes *et al*., 2010）。

アルコールと認知機能

大量のアルコール摂取は，短期または長期にわたる認知機能障害の重要な原因のひとつである。アルコールは直接的な神経毒性を誘発し，かなりの大量を十分な長期間摂取すると，多方面にわたる認知障害をもたらし，将来，エタノールによる認知症（すべての認知症の原因の10%近くがアルコールである）に発展する可能性がある。さまざまな研究が，適量の飲酒が認知機能の向上と加齢に伴う認知機能低下のリスク低減と関連していることを報告している（Stampfer *et al*., 2005；Brust, 2010）。認知機能低下のリスクを低減させるアルコール摂取の時期に関して知見は定かでない（Panza *et al*., 2009；Brust, 2010；Gross *et al*., 2011）。認知機能に対して保護効果を示す摂取量は，現時点では明確にされていない。さらに，軽度のアルコール摂取あるいは飲酒者の行動が，保護効果の本質となっているかどうかもはっきりしていない。

アルコールと肝疾患

アルコール性肝疾患（alcoholic liver disease：ALD）には，脂肪変性，アルコール性肝炎，重症病変に至るまでの広い傷害が含まれている。アルコールは世界的にみて，肝疾患の主要な原因のひとつである。アルコール性肝障害のメカニズムは多様で，十分に理解されているとはいえない。鍵となるメカニズムのひとつは，活性酸素の生成をもたらすCyp2E1の誘導である。アルコールによるCyp2E1の誘導は，将来的には生体内変換の増強や毒性代謝産物の生成と薬物による肝障害をもたらす（Malhi *et al*., 2010）。さらに，アルコールは局所的または全身性作用を持つ炎症性のサイトカイン（例えばTNF-α，IL-1，IL-6）の生成を促進する（Malhi *et al*., 2010）。

アルコールそのものの摂取（アルコール飲料の種類とは無関係）と肝硬変による死亡率との間には直接的な関連がある。アルコールに関連した他の病理的変化に関していえば，アルコール性肝硬変の進展は，アルコールの摂取量，摂取期間，性，遺伝的背景，アルコール代謝の特徴，B型およびC型肝炎の既往歴（Diehl, 2005）あるいは潜在的な栄養因子（Halsted, 2004；O'Shea *et al*., 2010）に依存して個人間で異なる。アルコール摂取量が，ALDの最も重要な要因である。ALDの進行に対するリスクは，1日当たり40gを超える飲酒から急激に増加し，肝硬変リスクは，男性では1日60～80g以上の飲酒を10年以上した場合，女性では同期間，1日当たり20g以上の飲酒をした場合にかなり増加する（O'Shea *et al*., 2010）。ALDのリスクは，ビールやスピリッツの飲用者で高くなっている。女性に関していえば，アルコール摂取の閾値は男性の約半分である。例えば，女性はアルコールによる肝毒性に対する感受性が，男性の2倍である。さらに，女性はアルコールを摂取してから短期間で重篤なALDを発症する。アルコール性肝障害のメカニズムは多様であり，直接的なアルコールの毒性効果，アセトアルデヒドによる毒性，酸素要求量の増加およびフリーラジカルによる傷害などが含まれる。さらに，前炎症状態のような免疫が介在した現象が非常に重要であるようである。アルコール性脂肪肝の発生には，還元型ポテンシャル（NADH/NAD^+）の変化，脂質酸化の障害および脂質生成の増加が中心的な役割を担っている。アルコール性肝障害の病態における酸化ストレス障害の役割は，血清アラニントランスアミナーゼ（alanine transaminase：ALT）とビタミンC，αおよびβカロテン，ルテイン/ゼアキサンチンの血清濃度との逆相関によっても想像できる。本章で述べられている栄養欠乏（タンパク質・エネルギー欠乏から多様な微量栄養素の欠乏に至るまで）は，アルコール依存症の患者に共通してみられるものであり，通常の食事の組合わせ，標的とする栄養素の補給あるいは禁酒によって是正されるべきものである。ALDによる死亡は，栄養不良の程度に比例して直接的に増加する（Mendenhall *et al*., 1995）（第54章も参照）。

アルコールと癌

アルコール摂取は咽頭癌，食道癌，肝臓癌，大腸癌および女性乳癌の発症増加と関係している（Seitz and Stickel, 2007）。喫煙と飲酒の組合わせは，咽頭癌および他の部位の癌のリスクを増加させる。アルコールそれ自体に直接的な発癌性はなく，アルコールにより誘発される癌の病態生理学的基礎は多様であり，アセトアルデヒドの作用やアルコールのメチル基を有する化合物やレチノイン酸の代謝に及ぼす影響が含まれる（Seitz and Stickel, 2007）。アルコール摂取と発癌リスクとの間の用量依存性は，しばしば見いだされる。エタノールによる発癌のメカニズムは，部位によって異なっている。微量栄養素の摂取量が低い状態でアルコール摂取量が増加すると，発癌（例えば大腸癌）のリスクが増加する。アルコール摂取は，乳癌（特にホルモン感受性癌）のリスクの増加（Zhang *et al*., 2007；Li *et al*., 2010）および，特に閉経後や過体重/肥満女性の乳癌再発（Kwam *et al*., 2010）に関係している。53の研究の共同解析（Hamajima *et al*., 2002）においては，アルコール非飲用女性と比較すると，アルコールを1日当たり35～44g飲用する女性の乳癌の相対リスクは1.32（95%CI 1.19–1.45　$p<0.00001$）であり，1日当たり45g以上飲用する女性の相対リスクは1.46（95%CI 1.33–1.61　$p<0.00001$）であった。1日当たりのアルコール摂取量が10g増えると（日常摂取量に余分の量を追加した場合），乳癌の相対リスクは7.1%（95%CI 5.5–8.7　$p<0.00001$）増加する（Hamajima *et al*., 2002）。少量のアルコール摂取が女性乳癌のリスク増加と関連するかどうかについては，はっきりしないし，論争の的である。アルコールはエストロゲン代謝を調節し，体内のエストロゲンレベルを増加させるので（Onland-Moret *et al*., 2005），アルコールのエストロゲン感受性癌に及ぼす有害な作用は驚くべきことではない。いくつかの論争の的になっている知見は，遺伝的要因，閉経後状態およびアルコール摂取期間によって説明できる。最近の証拠では，少量のアルコールはほとんどの女性にとって安全なようである。

不活性型アセトアルデヒド脱水素酵素の遺伝的変異（ALDH2*2）を持つ人は，アルコールによる咽頭癌のリスクが高い。他の遺伝的変異〔例：アルコール脱水素酵素1C*1（ADH1C*1）のホモ変異型やメチレンテトラヒドロ葉酸還元酵素（MTHFR）677CT変異〕を持つ人もまたアルコールによる癌のリスクが高い（Druesne-Pecollo *et al*., 2009）。さらに，生活習慣の要因（喫煙，口腔不衛生，身体的活動パターン），特定の栄養素（葉酸，ビタミンB_6，メチル基供与体）の欠乏あるいは特定の微量栄養素（ビタミンA/β-カロテン）の過剰摂取が，アルコールによる腫瘍のリスクを増強させる可能性がある（Seitz and Stickel, 2007）（第51章も参照）。

アルコールと骨および筋肉

アルコールの骨および筋肉に及ぼす直接的または間接的な影響は多様であり，アルコールの摂取量，摂取期間および肝疾患，性，遺伝的要因とそれに付随する要因（タンパク質摂取を含む食事の要因や持久力を伴う運動）に依存している。軽度から中等度のアルコール摂取は，骨の健康に好ましい影響を与える可能性がある（Feskanich *et al*., 1999；Venkat *et al*., 2009；Jin *et al*., 2010）。最近の研究（Tucker *et al*., 2009）では，中等度のアルコール摂取が男性および閉経後の女性の骨にとって好ましいかもしれないと報告されている。男性においては，大量飲酒（1日当たり2杯を超える飲酒）は，骨密度（bone mineral density：BMD）の低下と有意に相関しているが，他の酒類と比較して，ビールやワインとBMDとの間には，より強い相関が認められた（Tucker *et al*., 2009）。

大量飲酒者において，カルシウムバランスは直接的な粘膜への傷害，ビタミンDの不足や尿中へのカルシウムの損失増加によるカルシウム摂取量の低下や吸収不良によって悪影響を受ける（Laitinen and Valimaki, 1993）。大量飲酒者において，さまざまな骨の構造的および機能的な変化がみられる。軽度から中等度のアルコールは，その内因性の（および外来性の）エストロゲン（上述）に及ぼす影響によって，閉経後の女性の骨量に悪影響を与えない（Feskanich *et al*., 1999）。アルコールの骨代謝に及ぼす影響に関する知見があり，論争の的になっているにもかかわらず，臨床現場では，（特に男性において）原因不明の骨折や骨粗鬆症がアルコール関連問題として指摘されている。

アルコール摂取は，進行性の骨格筋細胞の機能的および構造的な変化を引き起こすことによって用量依存的に骨格筋に悪影響をもたらし，その結果，体型が痩せてくる（Nakahara *et al*., 2003；Preedy *et al*., 2003；Fernandez-Solà *et al*., 2007）。アルコール性ミオパシーが，大量アルコール摂取者の臨床的特徴である（Preedy *et al*., 2003）。アルコール性心筋症という形で，心筋にもこのような影響がみられることは重要である（Laonigro *et al*., 2009）。

胎児性アルコール症候群

アルコールに催奇形性があることは，数世紀前から知られている。しかしながら，妊娠中の大量飲酒が胎児性アルコール症候群（fetal alcohol syndrome：FAS）に関係している可能性が報告されたのは，1960年代に入ってからである。FASには，典型的な身体的および神経行動学的な特徴がある〔Plant *et al*., 1999；Calhoun and Warren, 2007；National Instutute on Alcohol Abuse and Alcoholisn（NIAAA），2009〕。FASの子供は，生前および生後の発達遅滞，顔面の発育不全や永続的な認知障害や学習障害の原因となる中枢神経系の機能低下を示す（Hofer and Burd, 2009）。FASは，胎児期のアルコール曝露によって引き起こされる広範囲にわたる構造上・行動上および神経発達上の異常の重篤な結末である。最近の報告では，妊娠中の飲酒がFASおよび，胎児性アルコールスペクトラム障害（FASDs）と呼ばれている機能障害の境界例を引き起こす可能性が示唆されている（NIAAA, 2009；Jones *et al*., 2010；O'Leary *et al*., 2010）。FASは，FASDsの最も重篤な結末である。FASDsの病態は多様であり，エピジェネティックな影響，胎児形成に与える影響，アルコールによる栄養障害も含んでいる（Ramsay, 2010）。アルコールとFAS/FASDsとの関係が知られているにもかかわらず，妊娠中の女性の約10％が過去30日間に飲酒したと報告している。妊娠中だけではなく受胎期におけるアルコール摂取は，妊娠初期の障害のリスクを増加させる。妊娠中の飲酒が，生まれてくる子供に与える影響が不可逆的であり一生涯にわたるものであることを考慮に入れると，妊娠期は飲酒を完全に避けるべき期間である。妊娠の可能性のある年齢の女性にとって，妊娠期間中飲酒の安全量も時期もなく，安全なアルコール飲料もないということを全員が覚えておかなければならない。

未解決の問題と疑問

軽度から中等度のアルコール摂取だけではなく大量アルコール摂取も地球規模の問題である。アルコール摂取は，すべての細胞や器官に"地球規模"の影響を与えるので，国家的および国際的なレベルで"地球規模の健康にかかわる最優先課題"として取り上げられるべきである（Beaglehole and Bonita, 2009）。既存のアルコールの有害摂取を評価するツール（AUDIT, T-ACE, TWEAK：http：//pubs.niaaa.nih.gov/publications/aa65/AA65.htm）に加えて，アルコール摂取を定量するためのより信頼性の高いバイオマーカーが開発されるべきである。これは，疫学から臨床に至るあらゆる研究分野でデータの質を高めるであろう。本章を概観すると，アルコールは環境要因としてでなく摂取パターン，遺伝要因，性別要因，年齢の関数としてすべての栄養素に影響を与える。これらの要因とアルコール大量摂取の健康リスクに与える正および負の影響に対する相互作用についてはあまり理解されていない。アルコール摂取の栄養的および代謝的側面については，生涯にわたって研究するべきであり，これは，NIAAA（2009）の推奨と一致している。有益性とリスクの個人差が評価されるべきであり，個人差の高感度で特異的なマーカーや予測因子が同定されるべきである。軽度のアルコール摂取には心臓保護効果があるかもしれない。しかしながら，この心臓保護作用についても他の健康推奨や薬物について行われるのと同様に，無作為化試験が必要である。保護作用のキーとなる修飾因子は何であろうか，保護効果はすべての年齢で男女で平等なのか，アルコール摂取は地球規模で広がる過体重や肥満に寄与しているのか，将来，問題飲酒に陥りやすいリスクを評価する方策やツールが研究されなければならない。明らかにすべきもうひとつの問題は，アルコールの栄養的作用は，アルコール関連健康問題の介在因子と修飾因子のどちらなのかということである。さらに，公衆衛生上注目されるものは，エピジェネティックなメカニズムとアルコール摂取およびアルコール関連疾患との相互作用に関する研究である（Kaminen-Ahola *et al*., 2010）。

将来の方向性

アルコール摂取量と個人的要因（生活習慣と栄養要因を含む遺伝的要因および環境的要因）の関数として，アルコールの健康や栄養に与える影響にはよい面も悪い面もある。しばしば，よい影響と悪い影響が同時に生じる。あるアルコール摂取量に対する反応の異質性を考慮に入れると，公衆衛生学的に推奨される安全な摂取量を明確にすることは，ますます困難なものとなってきている。今日の世界では，アルコール摂取に関する患者相談と公衆衛生カウンセリングの最もよい方策は，アルコールを禁止することではなく，飲みたい人々に対して安全な摂取量を明確にすることである。有害なアルコールの使用や乱用を予測する特異的で高感度の予測因子がないかぎり，アルコールは健康上の理由や健康の維持のために推奨されるべきではない。

たとえ，軽度から中等度の範囲に入っているアルコール摂取量であっても，安全な量は個人間でかなり違うことを示すデータがある。中等度アルコール摂取に関連するリスク評価のための生化学的あるいは遺伝的なマーカーを同定することは，特定の個人の推奨量を提示するのに役立つかもしれない。さらに，将来の研究活動は，栄養や身体活動に関する健康的生活習慣を組み合わせた安全な飲酒方法を提供する方策に焦点を当てるべきである。そのような方策がみつかれば，軽度から中等度のアルコール摂取は生活の質を高めるかもしれない。しかし，有益性とリスクはすべての場合において同等ではない。

（好田裕史訳）

推奨文献

Agarwal, D.P. and Seitz, H.K. (eds) (2001) *Alcohol in Health and Disease*. Marcel Dekker, New York.

Buglass, A.J. (ed.) (2011) *Handbook of Alcoholic Beverages: Technical, Analytical and Nutritional Aspects*. Wiley-Blackwell, Oxford.

Lieber, C. (1992) *Medical and Nutritional Complications of Alcoholism: Mechanisms and Management*. Kluwer Academic / Plenum Publishers, Amsterdam.

Mazzei, A. and D'Arco, A. (2009) *Alcoholic Beverage Consumption and Health*. Nova Science Publishers, Hauppage, NY.

Riley, E.P., Clarren, S., Weinberg, J., *et al.* (eds) (2010) *Fetal Alcohol Spectrum Disorder: Management and Policy Perspectives of FASD (Health Care and Disease Management)*. Wiley-Blackwell, Oxford.

Watson, R.R. and Preedy, V.R. (2004) *Nutrition and Alcohol: Linking Nutrient Interactions and Dietary Intake*. CRC Press, Boca Raton, FL.

[参照 URL]

Alcohol Policy UK: http://www.alcoholpolicy.net/

Australian Government website: http://www.alcohol.gov.au/

CDC Alcohol and Public Health: http://www.cdc.gov/alcohol/index.htm

National Health Service (NHS) UK website: http://www.nhs.uk/livewell/alcohol/Pages/Alcoholhome.aspx

National Institute on Alcohol Abuse and Alcoholism (NIAAA): http://www.niaaa.nih.gov/Pages/default.aspx

[文　献]

Ahmed, S., Leo, M.A., and Lieber, C.S. (1994) Interactions between alcohol and β-carotene in patients with alcoholic liver disease. *Am J Clin Nutr* **60,** 430–436.

Ajmo, J.M., Liang, X., Rogers, C.Q., *et al.* (2008) Resveratrol alleviates alcoholic fatty liver in mice. *Am J Physiol Gastrointest Liver Physiol* **295,** G833–842.

Albanes, D., Heinonen, O.P., Taylor, P.R., *et al.* (1996) α-Tocopherol and β-carotene supplements and lung cancer incidence in the Alpha-Tocopherol, Beta-Carotene Cancer Prevention Study: effects of base-line characteristics and study compliance. *J Natl Cancer Inst* **88,** 1560–1570.

Alkerwi, A.A., Boutsen, M., Vaillant, M., *et al.* (2009) Alcohol consumption and the prevalence of metabolic syndrome: a meta-analysis of observational studies. *Atherosclerosis* **204,** 624–635.

Alvisa-Negrín, J., González-Reimer, S.E., Santolaria-Fernández, F., *et al.* (2009) Osteopenia in alcoholics: effect of alcohol abstinence. *Alcohol Alcohol* **44,** 468–475.

Apte, M., Pirola, R., and Wilson, J. (2009) New insights into alcoholic pancreatitis and pancreatic cancer. *J Gastroenterol Hepatol* **24,** S51–S56.

Atwater, W.D. and Benedict, F.G. (1902) An experimental inquiry regarding the nutritive value of alcohol. *Mem Natl Acad Sci* **8,** 235–272.

Ayaori, M., Ishikawa, T., Yoshida, H., *et al.* (1997) Beneficial effects of alcohol withdrawal on LDL particle size distribution and oxidative susceptibility in subjects with alcohol-induced hypertriglyceridemia. *Arterioscler Thromb Vasc Biol* **17,** 2540–2547.

Bal, B., Koch, T.R., Finelli, F.C., *et al.* (2010) Managing medical and surgical disorders after divided Roux-en-Y gastric bypass surgery. *Nat Rev Gastroenterol Hepatol* **7,** 320–334.

Bantle, A.E., Thomas, W., and Bantle, J.P. (2008) Metabolic effects of alcohol in the form of wine in persons with type 2 diabetes mellitus. *Metabolism* **57,** 241–245.

Barona, E. and Lieber, C.S. (1998) Alcohol and lipids. In M. Galanter (ed.), *Recent Developments in Alcoholism, Vol. 14: Consequences of Alcoholism*. Plenum Press, New York, pp. 97–134.

Beaglehole, R. and Bonita, R. (2009) Alcohol: a global health priority. *Lancet* **373,** 2173–2174.

Bell, H., Bjorneboe, A., Eidsvoll, B., *et al.* (1992) Reduced concentration of hepatic α-tocopherol in patients with alcoholic liver cirrhosis. *Alcohol Alcohol* **27,** 39–46.

Bertelli, A.A. and Das, D.K. (2009) Grapes, wines, resveratrol, and heart health. *J Cardiovasc Pharmacol* **54,** 468–476.

Bode, J.C., Hanisch, P., Henning, H., *et al.* (1988) Hepatic zinc content in patients with various stages of alcoholic liver disease and in patients with chronic active and chronic persistent hepatitis. *Hepatology* **8,** 1605–1609.

Borucki, K., Schreiner, R., Dierkes, J., *et al.* (2005) Detection of recent ethanol intake with new markers: comparison of fatty acid ethyl esters in serum and of ethyl glucuronide and the ratio of 5-hydroxytryptophol to 5-hydroxyindole acetic acid in urine. *Alcohol Clin Exp Res* **29,** 781–787.

Brinton, E.A. (2010) Effects of ethanol intake on lipoproteins and atherosclerosis. *Curr Opin Lipidol* **21,** 346–351.

Britton, A., Marmot, M.G., and Shipley, M. (2008) Who benefits most from the cardioprotective properties of alcohol consumption – health freaks or couch potatoes? *J Epidemiol Community Health* **62,** 905–908.

Brown, L., Kroon, P.A., Das, D.K., *et al.* (2009) The biological responses to resveratrol and other polyphenols from alcoholic beverages. *Alcohol Clin Exp Res* **33,** 1513–1523.

Brust, J.C.M. (2010) Ethanol and cognition: indirect effects, neurotoxicity and neuroprotection: a review. *Int J Environ Res Public Health* **7,** 1540–1557.

Calhoun, F. and Warren, K. (2007) Fetal alcohol syndrome: historical perspectives. *Neurosci Biobehav Rev* **31,** 168–171.

Capaccio, P., Ottaviani, F., Cuccarini, V., *et al.* (2005) Association between methylenetetrahydrofolate reductase polymorphisms, alcohol intake and oropharyngolaryngeal carcinoma in northern Italy. *Laryngol Otol* **119,** 371–376.

Caton, S.J., Bate, L., and Hetherington, M.M. (2007) Acute effects of an alcoholic drink on food intake: aperitif versus co-ingestion. *Physiol Behav* **90,** 368–375.

Collins, M.A., Neafsey, E.J., Mukamal, K.J., *et al.* (2009) Alcohol in moderation, cardioprotection, and neuroprotection: epidemiological considerations and mechanistic studies. *Alcohol Clin Exp Res* **33,** 206–219.

Conen, D., Tedrow, U.B., Cook, N.R., *et al.* (2008) Alcohol consumption and risk of incident atrial fibrillation in women. *JAMA* **300,** 2489–2496.

Cook, C.C.H., Hallwood, P.M., and Thomson, A.D. (1998) B-Vitamin deficiency and neuropsychiatric syndromes in alcohol misuse. *Alcohol Alcohol* **33,** 317–336.

Costanzo, S., Di Castelnuovo, A., Donati, M.B., *et al.* (2010) Alcohol consumption and mortality in patients with cardiovascular disease: a meta-analysis. *J Am Coll Cardiol* **55,** 1339–1347.

Crandall, J.P., Polsky, S., Howard, A.A., *et al.* (2009) Alcohol consumption and diabetes risk in the Diabetes Prevention Program. *Am J Clin Nutr* **90,** 595–601.

Criqui, M.H. (1998) Do known cardiovascular risk factors mediate the effect of alcohol on cardiovascular disease? *Novartis Found Symp* **216,** 159–167.

Crowe, S.F. and Kempton, S. (1997) Both ethanol toxicity and thiamine deficiency are necessary to produce long-term memory deficits in the young chick. *Pharmacol Biochem Behav* **58,** 461–470.

Dallongeville, J., Marécaux, N., Ducimetière, P., *et al.* (1998) Influence of alcohol consumption and various beverages on waist girth and waist-to-hip ratio in a sample of French men and women. *Int J Obes Relat Metab Disord* **22,** 1778–1783.

Dan, Z., Popov, Y., Patsenker, E., *et al.* (2005) Hepatotoxicity of alcohol-induced polar retinol metabolites involves apoptosis via loss of mitochondrial membrane potential. *FASEB J* 845–847.

Das, S.K., Dhanya, L., and Vasudevan, D.M. (2008) Biomarkers of alcoholism: an updated review. *Scand J Clin Lab Invest* **68,** 81–92.

Dastur, D.K., Santhadevi, Q., and Quadros, E.V. (1976) The B-vitamins in malnutrition with alcoholism. *Br J Nutr* **36,** 143–159.

de la Maza, M.P., Petermann, M., Bunout, D., *et al.* (1995) Effects of long-term vitamin E supplementation in alcoholic cirrhotics. *J Am Coll Nutr* **14,** 192–196.

Delanghe, J.R. and De Buyzere, M.L. (2009) Carbohydrate deficient transferrin and forensic medicine. *Clin Chim Acta* **406,** 1–7.

Diehl, A.M. (2005) Recent events in alcoholic liver disease V. Effects of ethanol on liver regeneration. *Am J Physiol Gastrointest Liver Physiol* **288,** G1–6.

di Sario, A., Candelaresi, C., Omenetti, A., *et al.* (2007) Vitamin E in chronic liver diseases and liver fibrosis. In L. Gerald (ed.), *Vitamins and Hormones*. Academic Press, London, pp. 551–573.

Djousse, L., Arnett, D.K., Eckfeldt, J.H., *et al.* (2004) Alcohol consumption and metabolic syndrome: does the type of beverage matter? *Obes Res* **12,** 1375–1385.

Djousse, L., Lee, I.-M., Buring, J.E., *et al.* (2009) Alcohol consumption and risk of cardiovascular disease and death in women: potential mediating mechanisms. *Circulation* **120,** 237–244.

Donnino, M.W., Vega, J., Miller, J., *et al.* (2007) Myths and misconceptions of Wernicke's encephalopathy: what every emergency physician should know. *Ann Emerg Med* **50,** 715–721.

Druesne-Pecollo, N., Tehard, B., Mallet, Y., *et al.* (2009) Alcohol and genetic polymorphisms: effect on risk of alcohol-related cancer. *Lancet Oncology* **10,** 173–180.

Duffy, C., Assaf, A., Cyr, M., *et al.* (2009) Alcohol and folate intake and breast cancer risk in the WHI Observational Study. *Breast Cancer Res Treat* **116,** 551–562.

Ebbert, J.O., Janney, C.A., Sellers, T.A., *et al.* (2005) The association of alcohol consumption with coronary heart disease mortality and cancer incidence varies by smoking history. *J Gen Intern Med* **20,** 14–20.

Fernandez-Solà, J., Preedy, V.R., Lang, C.H., *et al.* (2007) Molecular and cellular events in alcohol-induced muscle disease. *Alcohol Clin Exp Res* **31,** 1953–1962.

Feskanich, D., Korrick, S.A., Greenspan, S.L., *et al.* (1999) Moderate alcohol consumption and bone density among postmenopausal women. *J Womens Health* **8,** 65–73.

Flanagan, D., Wood, P., Sherwin, R., *et al.* (1998) Gin and tonic and reactive hypoglycemia: what is important – the gin, the tonic, or both? *J Clin Endocrinol Metabol* **83,** 796–800.

Fogle, R.L., Lynch, C.J., Palopoli, M., *et al.* (2010) Impact of chronic alcohol ingestion on cardiac muscle protein expression. *Alcohol Clin Exp Res* **34,** 1226–1234.

Freiberg, M.S., Cabral, H.J., Heeren, T.C., *et al.* (2004) Alcohol consumption and the prevalence of the metabolic syndrome in the U.S.: a cross-sectional analysis of data from the Third National Health and Nutrition Examination Survey. *Diabetes Care* **27,** 2954–2959.

Fuhrman, B., Lavy, A., and Aviram, M. (1995) Consumption of red wine with meals reduces the susceptibility of human plasma and low-density-lipoprotein to lipid peroxidation. *Am J Clin Nutr* **61,** 549–554.

Galvin, R., Bråthen, G., Ivashynka, A., *et al.* (2010) EFNS guidelines for diagnosis, therapy and prevention of Wernicke encephalopathy. *Eur J Neurol* **17,** 1408–1418.

Gaziano, J.M., Gaziano, T.A., Glynn, R.J., *et al.* (2000) Light-to-moderate alcohol consumption and mortality in the physicians' health study enrollment cohort. *J Am Coll Cardiol* **35,** 96–105.

Gloria, L., Cravo, M., Camilo, M.E., *et al.* (1997) Nutritional deficiencies in chronic alcoholics: relation to dietary intake and alcohol consumption. *Am J Gastroenterol* **92,** 485–489.

González-Reimers, E., Durán-Castellón, M.C., López-Lirola, A., *et al.* (2010) Alcoholic myopathy: vitamin D deficiency is related to muscle fibre atrophy in a murine model. *Alcohol Alcohol* **45,** 223–230.

Greenfield, J.R., Samaras, K., Hayward, C.S., *et al.* (2005) Beneficial postprandial effect of a small amount of alcohol on diabetes and cardiovascular risk factors: modification by insulin resistance. *J Clin Endocrinol Metab* **90,** 661–672.

Grobbee, D.E., Rimm, E.B., Keil, U., *et al.* (1999) Alcohol and the cardiovascular system. In I. Macdonald (ed.), *Health Issues Related to Alcohol Consumption*. ILSI, Washington, DC, pp. 35–52.

Gross, A.L., Rebok, G.W., Ford, D.E., *et al.* (2011) Alcohol consumption and domain-specific cognitive function in older adults: longitudinal data from the Johns Hopkins Precursors Study. *J Gerontol B Psychol Sci Soc Sci* **66,** 39–47.

Guañabens, N. and Parés, A. (2010) Liver and bone. *Arch Biochem Biophys* **503,** 84–94.

Guo, R. and Ren, J. (2010) Alcohol and acetaldehyde in public health: from marvel to menace. *Int J Environ Res Public Health* **7,** 1285–1301.

Halsted, C.H. (1995) Alcohol and folate interactions: Clinical implications. In L.B. Bailey (ed.), *Folate in Health and Disease*. Marcel Dekker, New York, pp. 52–65.

Halsted, C.H. (2004) Nutrition and alcoholic liver disease. *Semin Liver Dis* **24,** 289–304.

Hamajima, N., Hirose, K., Tajima, K., *et al.* (2002) Alcohol, tobacco and breast cancer – collaborative reanalysis of individual data from 53 epidemiological studies, including 58 515 women with breast cancer and 95 067 women without the disease. *Br J Cancer* **87,** 1234–1245.

Hansel, B., Thomas, F., Pannier, B., *et al.* (2010) Relationship between alcohol intake, health and social status and cardiovascular risk factors in the urban Paris-Ile-de-France Cohort: is the cardioprotective action of alcohol a myth? *Eur J Clin Nutr* **64,** 561–568.

Hardman, M.J., Page, R.A., Wiseman, M.S., *et al.* (1991) Regulation of rates of ethanol metabolism and liver [NAD^+]/[NADH] ratio. In N.T. Palmer (ed.), *Alcoholism. A Molecular Perspective*. Plenum Press, New York, pp. 27–33.

Harper, C. (2009) The neuropathology of alcohol-related brain damage. *Alcohol Alcohol* **44,** 136–140.

Harvey, B.L., Anthony, R., and Matthew, C. (2009) Diagnosis and epidemiology of cirrhosis. *Med Clin North Am* **93,** 787–799.

Hazell, A.S. (2009) Astrocytes are a major target in thiamine deficiency and Wernicke's encephalopathy. *Neurochem Int* **55,** 129–135.

Higuchi, S., Matsushita, S., Masaki, T., *et al.* (2004) Influence of genetic variations of ethanol-metabolizing enzymes on phenotypes of alcohol-related disorders. *Ann NY Acad Sci* **1025,** 472–480.

Hill, J.A. (2005) In vino veritas: alcohol and heart disease. *Am J Med Sci* **329,** 124–135.

Hillbom, M. and Numminen, H. (1998) Alcohol and stroke: pathophysiologic mechanisms. *Neuroepidemiology* **17,** 281–287.

Hofer, R. and Burd, L. (2009) Review of published studies of kidney, liver, and gastrointestinal birth defects in fetal alcohol spectrum disorders. *Birth Defects Res A Clin Mol Teratol* **85,** 179–183.

Holzbach, E. (1996) Thiamin absorption in alcoholic delirium patients. *J Stud Alcohol* **57,** 581–584.

Hornnes, N., Larsen, K., and Boysen, G. (2010) Little change of modifiable risk factors 1 year after stroke: a pilot study. *Int J Stroke* **5,** 157–162.

Hubner, R.A. and Houlston, R.S. (2008) Folate and colorectal cancer prevention. *Br J Cancer* **100,** 233–239.

Huntgeburth, M., Ten-Freyhaus, H., and Rosenkranz, S. (2005) Alcohol consumption and hypertension. *Curr Hypertens Rep* **7,** 180–185.

Hvidtfeldt, U.A., Tolstrup, J.S., Jakobsen, M.U., *et al.* (2010) Alcohol intake and risk of coronary heart disease in younger, middle-aged, and older adults. *Circulation* **121,** 1589–1597.

Jackson, V., Sesso, H., Buring, J., *et al.* (2003) Alcohol consumption and mortality in men with preexisting cerebrovascular disease. *Arch Intern Med,* **163,** 1189–1193.

Jamieson, C.P., Obeid, O.A., and Powell-Tuck, J. (1999) The thiamin, riboflavin and pyridoxine status of patients on emergency admission to hospital. *Clin Nutr* **18,** 87–91.

Jin, L.H., Chang, S.J., Koh, S.B., *et al.* (2010) Association between alcohol consumption and bone strength in Korean adults: the Korean Genomic Rural Cohort Study. *Metabolism* **60,** 351–358.

Johansen, D., Andersen, P.K., Jensen, M.K., *et al.* (2003) Nonlinear relation between alcohol intake and high-density lipoprotein cholesterol level: results from the Copenhagen City Heart Study. *Alcohol Clin Exp Res* **27,** 1305–1309.

Jones, K.L., Hoyme, H.E., Robinson, L.K., *et al.* (2010) Fetal alcohol spectrum disorders: extending the range of structural defects. *Am J Med Genet Part A* **152A,** 2731–2735.

Joosten, M.M., Chiuve, S.E., Mukamal, K.J., *et al.* (2011) Changes in alcohol consumption and subsequent risk of type 2 diabetes in men. *Diabetes* **60,** 74–79.

Joshi, P.C. and Guidot, D.M. (2007) The alcoholic lung: epidemiology, pathophysiology, and potential therapies. *Am J Physiol Lung Cell Mol Physiol* **292,** L813–823.

Joshi, P.C., Mehta, A., Jabber, W.S., *et al.* (2009) Zinc deficiency mediates alcohol-induced alveolar epithelial and macrophage dysfunction in rats. *Am J Respir Cell Mol. Biol* **41,** 207–216.

Kaminen-Ahola, N., Ahola, A., Maga, M., *et al.* (2010) Maternal ethanol consumption alters the epigenotype and the phenotype of offspring in a mouse model. *PLoS Genet* **6,** e1000811.

Kane, M.A., Folias, A.E., Wang, C., *et al.* (2010) Ethanol elevates physiological all-*trans*-retinoic acid levels in select loci through altering retinoid metabolism in multiple loci: a potential mechanism of ethanol toxicity. *FASEB J* **24,** 823–832.

Kang, X., Zhong, W., Liu, J., *et al.* (2009) Zinc supplementation reverses alcohol-induced steatosis in mice through reactivating hepatocyte nuclear factor-4α and peroxisome proliferator-activated receptor-α. *Hepatology* **50,** 1241–1250.

Ke, Z.J., Wang, X., Fan, Z., *et al.* (2009) Ethanol promotes thiamine deficiency-induced neuronal death: involvement of double-stranded RNA-activated protein kinase. *Alcohol Clin Exp Res* **33,** 1097–1103.

Keith, M.E., Walsh, N.A., Darling, P.B., *et al.* (2009) B-vitamin deficiency in hospitalized patients with heart failure. *J Am Diet Assoc* **109,** 1406–1410.

Kisters, K., Schodjaian, K., Nguyen, S.Q., *et al.* (1997) Effect of alcohol on plasma and intracellular magnesium status in patients with steatosis or cirrhosis of the liver. *Med Sci Res* **25,** 805–806.

Klatsky, A.L. (1999) Is it the drink or the drinker? Circumstantial evidence only raises a probability. *Am J Clin Nutr* **69,** 2–3.

Klatsky, A.L. (2010) Alcohol and cardiovascular health. *Physiol Behav* **100,** 76–81.

Klatsky, A.L., Armstrong, M.A., and Kipp, H. (1990) Correlates of alcoholic beverage preference: traits of persons who choose wine, liquor or beer. *Br J Addict* **85,** 1279–1289.

Klatsky, A.L., Friedman, G.D., Siegelaub, A.B., *et al.* (1977) Alcohol consumption and blood pressure: Kaiser-Permanente multiphasic health examination data. *N Engl J Med* **296,** 1194–1200.

Kloner, R.A. and Rezkalla, S.H. (2007) To drink or not to drink?

That is the question. *Circulation* **116,** 1306–1317.
Kumar, A., Singh, C.K., Dipette, D.D., *et al.* (2010) Ethanol impairs activation of retinoic acid receptors in cerebellar granule cells in a rodent model of fetal alcohol spectrum disorders. *Alcohol Clin Exp Res* **34,** 928–937.
Kwan, M.L., Kushi, L.H., Weltzien, E., *et al.* (2010) Alcohol consumption and breast cancer recurrence and survival among women with early-stage breast cancer: the Life After Cancer epidemiology study *J Clin Oncol* **28,** 4410–4416.
Laitinen, K. and Valimaki, M. (1993) Bone and the "comforts of life". *Ann Med* **25,** 413–425.
Laitinen, K., Valimaki, M., Lamberg-Allardt, C., *et al.* (1990) Deranged vitamin D metabolism but normal bone mineral density in Finnish noncirrhotic male alcoholics. *Alcohol Clin Exp Res* **14,** 551–556.
Lange, L.G. (1982) Nonoxidative ethanol metabolism: formation of fatty acid ethyl esters by cholesterol esterase. *Proc Natl Acad Sci USA* **79,** 3954–3957.
Laonigro, I., Correale, M., Di Biase, M., *et al.* (2009) Alcohol abuse and heart failure. *Eur J Heart Failure,* **11,** 453–462.
Larsson, S.C., Giovannucci, E., and Wolk, A. (2005) Vitamin B6 intake, alcohol consumption, and colorectal cancer: a longitudinal population-based cohort of women. *Gastroenterology* **128,** 1830–1837.
Larsson, S.C., Orsini, N., and Wolk, A. (2010) Vitamin B6 and risk of colorectal cancer: a meta-analysis of prospective studies. *JAMA* **303,** 1077–1083.
Le Marchand, L., Wilkens, L.R., Kolonel, L.N., *et al.* (2005) The MTHFR C677T polymorphism and colorectal cancer: the Multiethnic Cohort Study. *Cancer Epidemiol Biomarkers Prev* **14,** 1198–1203.
Leo, M.A. and Lieber, C.S. (1999) Alcohol, vitamin A, and beta-carotene: adverse interactions, including hepatotoxicity and carcinogenicity. *Am J Clin Nutr* **69,** 1071–1085.
Li, C.I., Chlebowski, R.T., Freiberg, M., *et al.* (2010) Alcohol consumption and risk of postmenopausal breast cancer by subtype: the women's health initiative observational study. *J Natl Cancer Inst* **102,** 1422–1431.
Li, T.K. (2000) Pharmacogenetics of responses to alcohol and genes that influence alcohol drinking. *J Stud Alcohol* **61,** 5–12.
Lieber, C.S. (1991) Perspectives: do alcohol calories count? *Am J Clin Nutr* **54,** 976–982.
Lieber, C.S. (1995) Medical disorders of alcoholism. *N Engl J Med* **333,** 1058–1065.
Lieber, C.S. and De Carli, L.M. (1970) Hepatic microsomal ethanol-oxidizing system: in vitro characteristics and adaptive properties in vivo. *J Biol Chem,* **245,** 2505–2512.
Liu, S., Serdula, M.K., Williamson, D.F., *et al.* (1994) A prospective study of alcohol intake and change in body weight among US adults. *Am J Epidemiol* **140,** 912–920.
Lock, K., Pomerleau, J., Causer, L., *et al.* (2005) The global burden of disease attributable to low consumption of fruit and vegetables: implications for the global strategy on diet. *Bull World Health Organ* **83,** 100–108.
Lussier-Cacan, S., Bolduc, A., Xhignesse, M., *et al.* (2002) Impact of alcohol intake on measures of lipid metabolism depends on context defined by gender, body mass index, cigarette smoking, and apolipoprotein E genotype. *Arterioscler Thromb Vasc Biol* **22,** 824–831.
Luvizotto, R.A.M., Nascimento, A.F., Veeramachaneni, S., *et al.* (2010) Chronic alcohol intake upregulates hepatic expression of carotenoid cleavage enzymes and PPAR in rats. *J Nutr* **140,** 1808–1814.
Machlin, L. (1989) Use and safety of elevated dosages of vitamin E in adults. *Int J Vitam Nutr Res* **30**(Suppl)**,** 56–68.
Malhi, H., Guicciardi, M.E., and Gores, G.J. (2010) Hepatocyte death: a clear and present danger. *Physiol Rev* **90,** 1165–1194.
Maluenda, F., Csendes, A., De Aretxabala, X., *et al.* (2010) Alcohol absorption modification after a laparoscopic sleeve gastrectomy due to obesity. *Obes Surg* **20,** 744–748.
Manach, C., Williamson, G., Morand, C., *et al.* (2005) Bioavailability and bioefficacy of polyphenols in humans. I. Review of 97 bioavailability studies. *Am J Clin Nutr* **81,** 230S–242S.
Mancinelli, R. and Ceccanti, M. (2009) Biomarkers in alcohol misuse: their role in the prevention and detection of thiamine deficiency. *Alcohol Alcohol* **44,** 177–182.
Manttari, M., Tenkanen, L., Alikoski, T., *et al.* (1997) Alcohol and coronary heart disease: the roles of HDL-cholesterol and smoking. *J Intern Med* **214,** 157–163.
Martin, J., Barry, J., Goggin, D., *et al.* (2010) Alcohol-attributable mortality in Ireland. *Alcohol Alcohol* **45,** 379–386.
Martin, P.R., Singleton, C.K., and Hiller-Sturmhofel, S. (2003) The role of thiamine deficiency in alcoholic brain disease. *Alcohol Res Health* **27,** 134–142.
McCann, S.E., Sempos, C., Freudenheim, J.L., *et al.* (2003) Alcoholic beverage preference and characteristics of drinkers and nondrinkers in western New York (United States). *Nutr Metab Cardiovasc Dis* **13,** 2–11.
McClain, C.J., Van-Thiel, D.H., Parker, S., *et al.* (1979) Alteration in zinc, vitamin A and retinol-binding protein in chronic alcoholics: a possible mechanism for night blindness and hypogonadism. *Alcohol Clin Exp Res* **3,** 135–140.
McFadden, C.B., Brensinger, C.M., Berlin, J.A., *et al.* (2005) Systematic review of the effect of daily alcohol intake on blood pressure. *Am J Hypertens* **18,** 276–286.
McLean, J. and Manchip, S. (1999) Wernicke's encephalopathy induced by magnesium depletion. *Lancet* **353,** 1768.
Mendenhall, C., Roselle, G.A., Gartside, P., *et al.* (1995) Relationship of protein calorie malnutrition to alcoholic liver disease: a reexamination of data from two Veterans Administration cooperative studies. *Alcohol Clin Exp Res* **19,** 635–641.
Mitchell, D., Wagner, C., Stone, W.J., *et al.* (1976) Abnormal regulation of plasma pyridoxal-5′-phosphate in patients with liver disease. *Gastroenterology* **71,** 1043–1049.
Mizrahi, A., Knekt, P., Montonen, J., *et al.* (2009) Plant foods and the risk of cerebrovascular diseases: a potential protection of fruit consumption. *Br J Nutr* **102,** 1075–1083.
Mokdad, A.H., Marks, J.S., Stroup, D.F., *et al.* (2004) Actual causes of death in the United States, 2000. *JAMA* **291,** 1238–1245.
Mortensen, E.L., Jensen, H.H., Sanders, S.A., *et al.* (2001) Better psychological functioning and higher social status may largely explain the apparent health benefits of wine: a study of wine and beer drinking in young Danish adults. *Arch Intern Med* **161,** 1844–1848.
Mostofsky, E., Burger, M.R., Schlaug, G., *et al.* (2010) Alcohol and acute ischemic stroke onset: the Stroke Onset Study. *Stroke* **41,** 1845–1849.
Mukamal, K., Chung, H., Jenny, N., *et al.* (2005) Alcohol use and risk of ischemic stroke among older adults. The cardiovascular health study. *Stroke* **36,** 1830–1834.
Mukamal, K.J., Chen, C.M., Rao, S.R., *et al.* (2010) Alcohol con-

sumption and cardiovascular mortality among U.S. adults, 1987 to 2002. *J Am Coll Cardiol* **55,** 1328–1335.

Nakahara, T., Hashimoto, K., Hirano, M., *et al.* (2003) Acute and chronic effects of alcohol exposure on skeletal muscle c-myc, p53, and Bcl-2 mRNA expression. *Am J Physiol Endocrinol Metab* **285,** E1273–1281.

National Institute on Alcohol Abuse and Alcoholism (NIAAA) (2009) Alcohol across the lifespan. Five Year Strategic Plan FY09-14. http://pubs.niaaa.nih.gov/publications/strategicplan/niaaastrategicplan.htm (accessed June 20, 2010).

Niemelä, O. (2007) Acetaldehyde adducts in circulation. *Novartis Found Symp* **285,** 183–192.

Nyquist, F., Karlsson, M.K., Obrant, K.J., *et al.* (1997) Osteopenia in alcoholics after tibia shaft fractures. *Alcohol Alcohol* **32,** 599–604.

Nyquist, F., Ljunghall, S., Berglund, M., *et al.* (1996) Biochemical markers of bone metabolism after short and long time ethanol withdrawal in alcoholics. *Bone* **19,** 51–54.

O'Leary, C.M., Nassar, N., Kurinczuk, J.J., *et al.* (2010) Prenatal alcohol exposure and risk of birth defects. *Pediatrics* **126,** e843–850.

Onland-Moret, N.C., Peeters, P.H.M., Van Der Schouw, Y.T., *et al.* (2005) Alcohol and endogenous sex steroid levels in postmenopausal women: a cross-sectional study. *J Clin Endocrinol Metab* **90,** 1414–1419.

Ono, S., Takahashi, H., and Hirano, H. (1987) Ethanol enhances the esterification of riboflavin in rat organ tissue. *Int J Vitam Nutr Res* **57,** 335.

Opie, L.H. and Lecour, S. (2007) The red wine hypothesis: from concepts to protective signalling molecules. *Eur Heart J* **28,** 1683–1693.

O'Shea, R.S., Dasarathy, S., and McCullough, A.J. (2010) Alcoholic liver disease. *Hepatology* **51,** 307–328.

Pagel, P.S., Kersten, J.R., and Warltier, D.C. (2004) Mechanisms of myocardial protection produced by chronic ethanol consumption. *Pathophysiology* **10,** 121–129.

Panza, F., Capurso, C., D'introno, A., *et al.* (2009) Alcohol drinking, cognitive functions in older age, predementia, and dementia syndromes. *J Alzheimers Dis* **17,** 7–31.

Paton, A. (2005) Alcohol in the body. *BMJ* **330,** 85–87.

Patra, J., Taylor, B., Irving, H., *et al.* (2010) Alcohol consumption and the risk of morbidity and mortality for different stroke types – a systematic review and meta-analysis. *BMC Public Health* **10,** 258.

Pedersen-Bjergaard, U., Reubsaet, J.L., Nielsen, S.L., *et al.* (2005) Psychoactive drugs, alcohol, and severe hypoglycemia in insulin-treated diabetes: analysis of 141 cases. *Am J Med Sci* **118,** 307–310.

Petersen, O.H., Tepikin, A.V., Gerasimenko, J.V., *et al.* (2009) Fatty acids, alcohol and fatty acid ethyl esters: toxic Ca2+ signal generation and pancreatitis. *Cell Calcium* **45,** 634–642.

Pietraszek, A., Gregersen, S., and Hermansen, K. (2010) Alcohol and type 2 diabetes. A review. *Nutr Metab Cardiovasc Dis* **20,** 366–375.

Pinto, J., Huang, Y.P., and Rivlin, R.S. (1987) Mechanisms underlying the differential effects of ethanol on the bioavailability of riboflavin and flavin adenine dinucleotide. *J Clin Invest* **79,** 1343–1348.

Pitel, A.-L., Zahr, N.M., Jackson, K., *et al.* (2011) Signs of preclinical Wernicke's encephalopathy and thiamine levels as predictors of neuropsychological deficits in alcoholism without Korsakoff's syndrome. *Neuropsychopharmacology* **36,** 580–588.

Pitsavas, S., Andreou, C., Bascialla, F., *et al.* (2004) Pellagra encephalopathy following B-complex vitamin treatment without niacin. *Int J Psychiatry Med* **34,** 91–95.

Plant, M.L., Abel, E.L., and Guerri, C. (1999) Alcohol and pregnancy. In I. Macdonald (ed.), *Health Issues Related to Alcohol Consumption.* ILSI, Washington, DC, pp. 182–213.

Prasad, A.S., Beck, F.W., Snell, D.C., *et al.* (2009) Zinc in cancer prevention. *Nutr Cancer* **61,** 879–887.

Preedy, V.R., Ohlendieck, K., Adachi, J., *et al.* (2003) The importance of alcohol-induced muscle disease. *J Muscle Res Motil* **24,** 55–63.

Preedy, V.R., Reilly, M.E., Patel, V.B., *et al.* (1999) Protein metabolism in alcoholism: effects on specific tissues and the whole body. *Nutrition* **15,** 604–608.

Ramsay, M. (2010) Genetic and epigenetic insights into fetal alcohol spectrum disorders. *Genome Medicine* **2,** 27.

Rehm, J., Taylor, B., Mohapatra, S., *et al.* (2010) Alcohol as a risk factor for liver cirrhosis: a systematic review and meta-analysis. *Drug Alcohol Rev* **29,** 437–445.

Renaud, S.C., Gueguen, R., Siest, G., *et al.* (1999) Wine, beer, and mortality in middle-aged men from eastern France. *Arch Intern Med* **159,** 1865–1870.

Reynolds, K., Lewis, L.B., Nolen, J.D.L., *et al.* (2003) Alcohol consumption and risk of stroke: a meta-analysis. *JAMA* **289,** 579–588.

Rimm, E.B. (1996) Alcohol consumption and coronary heart disease: good habits may be more important than just good wine. *Am J Epidemiol* **143,** 1089–1093.

Rimm, E.B., Klatsky, A., Grobbee, D., *et al.* (1996) Review of moderate alcohol consumption and reduced risk of coronary heart disease: is the effect due to beer, wine, or spirits? *BMJ* **312,** 731–736.

Rimm, E.B., Williams, P., Fosher, K., *et al.* (1999) Moderate alcohol intake and lower risk of coronary artery disease: meta-analysis of effects on lipids and haemostatic factors. *BMJ* **319,** 1523–1528.

Rodriguez, M.F., Gonzalez, R.E., Santolaria, F.F., *et al.* (1997) Zinc, copper, manganese, and iron in chronic alcoholic liver disease. *Alcohol* **14,** 39–44.

Roerecke, M. and Rehm, J. (2010) Irregular heavy drinking occasions and risk of ischemic heart disease: a systematic review and meta-analysis. *Am J Epidemiol* **171,** 633–644.

Rohrer, J.E., Rohland, B.M., Denison, A., *et al.* (2005) Frequency of alcohol use and obesity in community medicine patients. *BMC Fam Pract* **6,** 17.

Romani, A.M.P. (2008) Magnesium homeostasis and alcohol consumption. *Magnes Res* **21,** 197–204.

Ross, D.M. and McMartin, K.E. (1996) Effect of ethanol on folate binding by isolated rat renal brush border membranes. *Alcohol* **13,** 449–454.

Rossouw, J.E., Labadorios, D., Davis, M., *et al.* (1978) The degradation of tryptophan in severe liver disease. *Int J Vit Nutr Res* **48,** 281–289.

Rouillier, P., Boutron-Ruault, M.C., Bertrais, S., *et al.* (2004) Drinking patterns in French adult men – a cluster analysis of alcoholic beverages and relationship with lifestyle. *Eur J Nutr* **43,** 69–76.

Ruidavets, J.-B., Bataille, V., Dallongeville, J., *et al.* (2004) Alcohol intake and diet in France, the prominent role of lifestyle. *Eur*

Heart J **25,** 1153–1162.
Sacco, R.L., Elkind, M., Boden-Albala, B., *et al.* (1999) The protective effect of moderate alcohol consumption on ischemic stroke. *JAMA* **281,** 53–60.
Sadakane, A., Gotoh, T., Ishikawa, S., *et al.* (2009) Amount and frequency of alcohol consumption and all-cause mortality in a Japanese population: the JMS Cohort Study. *J Epidemiol Community Health* **19,** 107–115.
Sakurai, Y., Umeda, T., Shinchi, K., *et al.* (1997) Relation of total and beverage-specific alcohol intake to body mass index and waist-to-hip ratio: a study of self-defense officials in Japan. *Eur J Epidemiol* **13,** 893–898.
Salaspuro, M. (1993) Nutrient intake and nutritional status in alcoholics. *Alcohol Alcohol* **28,** 85–88.
Santolaria-Fernandez, F.J., Gomez-Sirvent, J.L., Gonzalez-Reimers, C.E., *et al.* (1995) Nutritional assessment of drug addicts. *Drug Alcohol Depend* **38,** 11–18.
Sauer, J., Mason, J.B., and Choi, S.-W. (2009) Too much folate: a risk factor for cancer and cardiovascular disease? *Curr Opin Clin Nutr Metab Care* **12,** 30–36.
Schernhammer, E.S., Giovannucci, E., Kawasaki, T., *et al.* (2010) Dietary folate, alcohol and B vitamins in relation to LINE-1 hypomethylation in colon cancer. *Gut* **59,** 794–799.
Schoenborn, C.A. and Adams, P.E. (2010) Health behaviors of adults: United States, 2005–2007. *Vital Health Stat* **245,** 1–132.
Sechi, G. and Serra, A. (2007) Wernicke's encephalopathy: new clinical settings and recent advances in diagnosis and management. *Lancet Neurology* **6,** 442–455.
Seitz, H.K. and Stickel, F. (2007) Molecular mechanisms of alcohol-mediated carcinogenesis. *Nat Rev Cancer* **7,** 599–612.
Seitz, H.K. and Suter, P.M. (1994) Ethanol toxicity and the nutritional status. In F.N. Kotsonis, M. Mackey, and J. Hjelle (eds), *Nutritional Toxicology*. Raven Press, New York, pp. 95–116.
Seitz, H.K., Pöschl, G., and Simanowski, U.A. (1998) Alcohol and cancer. In M. Galanter (ed.), *Recent Advances in Alcoholism*. Plenum Press, New York, pp. 67–95.
Sesso, H.D., Cook, N.R., Buring, J.E., *et al.* (2008) Alcohol consumption and the risk of hypertension in women and men. *Hypertension* **51,** 1080–1087.
Shanmugham, J.R., Zavras, A.I., Rosner, B.A., *et al.* (2010) Alcohol–folate interactions in the risk of oral cancer in women: a prospective cohort study. *Cancer Epidemiol Biomarkers Prev* **19,** OF1–9.
Shiomi, S., Nishiguchi, S., Kubo, S., *et al.* (2002) Vitamin K2 (menatetrenone) for bone loss in patients with cirrhosis of the liver. *Am J Gastroenterol* **97,** 978–981.
Siler, S.Q., Neese, R.A., Christiansen, M.P., *et al.* (1998) The inhibition of gluconeogenesis following alcohol in humans. *Am J Physiol* **275,** E897–907.
Siler, S.Q., Neese, R.A., and Hellerstein, M.K. (1999) De novo lipogenesis, lipid kinetics, and whole-body lipid balances in humans after acute alcohol consumption. *Am J Clin Nutr* **70,** 928–936.
Smith, K.E. and Fenske, N.A. (2000) Cutaneous manifestations of alcohol abuse. *J Am Acad Dermatol*, **43,** 1–18.
Snow, W.M., Murray, R., Ekuma, O., *et al.* (2009) Alcohol use and cardiovascular health outcomes: a comparison across age and gender in the Winnipeg Health and Drinking Survey Cohort. *Age Ageing* **38,** 206–212.
Sozio, M. and Crabb, D.W. (2008) Alcohol and lipid metabolism. *Am J Physiol Endocrinol Metab* **295,** E10–16.
Spaak, J., Merlocco, A.C., Soleas, G.J., *et al.* (2008) Dose-related effects of red wine and alcohol on hemodynamics, sympathetic nerve activity, and arterial diameter. *Am J Physiol Heart Circ Physiol* **294,** H605–612.
Spaak, J., Tomlinson, G., McGowan, C.L., *et al.* (2010) Dose-related effects of red wine and alcohol on heart rate variability. *Am J Physiol Heart Circ Physiol* **298,** H2226–2231.
Stamoulis, I., Kouraklis, G., and Theocharis, S. (2007) Zinc and the liver: an active interaction. *Dig Dis Sci* **52,** 1595–1612.
Stampfer, M.J., Kang, J.H., Chen, J., *et al.* (2005) Effects of moderate alcohol consumption on cognitive function in women. *N Engl J Med* **352,** 245–253.
Subramanian, V.S., Subramanya, S.B., Tsukamoto, H., *et al.* (2010) Effect of chronic alcohol feeding on physiological and molecular parameters of renal thiamin transport. *Am J Physiol Renal Physiol* **299,** F28–34.
Subramanya, S.B., Subramanian, V.S., and Said, H.M. (2010) Chronic alcohol consumption and intestinal thiamin absorption: effects on physiological and molecular parameters of the uptake process. *Am J Physiol Gastrointest Liver Physiol* **299,** G23–31.
Sun, W., Schooling, C.M., Chan, W.M., *et al.* (2009) Moderate alcohol use, health status, and mortality in a prospective Chinese elderly cohort. *Ann Epidemiol* **19,** 396–403.
Süße, S., Selavka, C.M., Mieczkowski, T., *et al.* (2010) Fatty acid ethyl ester concentrations in hair and self-reported alcohol consumption in 644 cases from different origin. *Forensic Sci Int* **196,** 111–117.
Suter, P.M. (2005) Is alcohol consumption a risk factor for weight gain and obesity? *Crit Rev Clin Lab Sci* **42,** 1–31.
Suter, P.M., Gerritsen, M., Häsler, E., *et al.* (1999) Alcohol effects on postprandial lipemia with and without preprandial exercise. *FASEB J (Part I)*, **13,** A208.
Suter, P.M., Jéquier, E., and Schutz, Y. (1994) The effect of ethanol on energy expenditure. *Am J Physiol* **266,** R1204–R1212.
Suter, P.M., Maire, R., and Vetter, W. (1995) Is an increased waist:hip ratio the cause of alcohol-induced hypertension? The AIR94 study. *J Hypertens* **13,** 1857–1862.
Suter, P.M., Schutz, Y., and Jéquier, E. (1992) The effect of ethanol on fat storage in healthy subjects. *N Engl J Med* **326,** 983–987.
Suter, P.M. and Vetter, W. (2000a) Diuretics and vitamin B1: are diuretics a risk factor for thiamin malnutrition? *Nutr Rev* **58,** 319–323.
Suter, P.M. and Vetter, W. (2000b) The effect of alcohol on blood pressure. *Nutr Clin Care* **3,** 24–34.
Taylor, B., Irving, H.M., Baliunas, D., *et al.* (2009) Alcohol and hypertension: gender differences in dose–response relationships determined through systematic review and meta-analysis. *Addiction* **104,** 1981–1990.
Taylor, B. and Rehm, J. (2006) When risk factors combine: the interaction between alcohol and smoking for aerodigestive cancer, coronary heart disease, and traffic and fire injury. *Addictive Behav* **31,** 1522–1535.
Thun, M.J., Peto, R., Lopez, A.D., *et al.* (1997) Alcohol consumption and mortality among middle aged and elderly U.S. adults. *N Engl J Med* **337,** 1705–1714.
Tiwari, V., Kuhad, A., and Chopra, K. (2009a) Suppression of

neuro-inflammatory signaling cascade by tocotrienol can prevent chronic alcohol-induced cognitive dysfunction in rats. *Behav Brain Res* **203,** 296–303.

Tiwari, V., Kuhad, A., and Chopra, K. (2009b) Tocotrienol ameliorates behavioral and biochemical alterations in the rat model of alcoholic neuropathy. *Pain* **145,** 129–135.

Tjonneland, A., Gronbæk, M., Stripp, C., *et al.* (1999) Wine intake and diet in a random sample of 48763 Danish men and women. *Am J Clin Nutr* **69,** 49–54.

Tolstrup, J., Grønbaek, M., and Nordestgaard, B.G. (2009) Alcohol intake, myocardial infarction, biochemical risk factors, and alcohol dehydrogenase genotypes. *Circ Cardiovasc Genet* 507–514.

Tomasulo, P.A., Kater, R.M.H., and Iber, F.L. (1968) Impairment of thiamine absorption in alcoholism. *Am J Clin Nutr* **21,** 1341–1344.

Trevisan, M., Krogh, V., and Farinaro, E. (1987) Alcohol consumption, drinking pattern and blood pressure: analysis of data from the Italian National Research Council Study. *Int J Epidemiol* **16,** 520–527.

Tucker, K.L., Jugdaohsingh, R., Powell, J.J., *et al.* (2009) Effects of beer, wine, and liquor intakes on bone mineral density in older men and women. *Am J Clin Nutr* **89,** 1188–1196.

Urbano-Marquez, A. and Fernandez-Sola, J. (2004) Effects of alcohol on skeletal and cardiac muscle. *Muscle Nerve* **30,** 689–707.

Valmadrid, C.T., Klein, R., Moss, S.E., *et al.* (1999) Alcohol intake and the risk of coronary heart disease mortality in persons with older-onset diabetes mellitus. *JAMA* **282,** 239–246.

Vannucchi, H. and Moreno, F.S. (1989) Interaction of niacin and zinc metabolism in patients with alcoholic pellagra. *Am J Clin Nutr* **50,** 364–369.

Veeramachaneni, S., Ausman, L.M., Choi, S.W., *et al.* (2008) High dose lycopene supplementation increases hepatic cytochrome P4502E1 protein and inflammation in alcohol-fed rats. *J Nutr* **138,** 1329–1335.

Venkat, K.K., Arora, M.M., Singh, P., *et al.* (2009) Effect of alcohol consumption on bone mineral density and hormonal parameters in physically active male soldiers. *Bone* **45,** 449–454.

Wakabayashi, I. (2010) History of antihypertensive therapy influences the relationships of alcohol with blood pressure and pulse pressure in older men. *Am J Hypertens* **23,** 633–638.

Walsh, M.P., Howorth, P.J.N., and Marks, V. (1966) Pyridoxine deficiency and tryptophan metabolism in chronic alcoholics. *Am J Clin Nutr* **19,** 379–383.

Wang, L., Lee, I.-M., Manson, J.E., *et al.* (2010) Alcohol consumption, weight gain, and risk of becoming overweight in middle-aged and older women. *Arch Intern Med* **170,** 453–461.

Watson, R.R. and Preedy, V.R. (2003) *Nutrition and Alcohol: Linking Nutrient Interactions and Dietary Intake.* CRC Press, Boca Raton, FL.

Westerterp-Plantenga, M.S. and Verwegen, C.R.T. (1999) The appetizing effect of an apéritif in overweight and normal-weight humans. *Am J Clin Nutr* **69,** 205–212.

White, I.R. (1999) The level of alcohol consumption at which all-cause mortality is least. *J Clin Epidemiol* **52,** 967–975.

White, I.R., Altmann, D.R., and Nanchahal, K. (2002) Alcohol consumption and mortality: modelling risks for men and women at different ages. *BMJ* **325**, 191.

Wolf, G. (2010) Tissue-specific increases in endogenous all-trans retinoic acid: possible contributing factor in ethanol toxicity. *Nutr Rev* **68,** 689–692.

World Health Organization (2010) Management of substance abuse: alcohol. http://www.who.int/substance_abuse/facts/alcohol/en/index.html (acc*essed August 5, 2010*).

Xin, X., He, J., Frontini, M.G., *et al.* (2001) Effects of alcohol reduction on blood pressure. *Hypertension* **38,** 1112–1117.

Yeomans, M.R., Hails, N.J., and Nesic, J.S. (1999) Alcohol and the appetizer effect. *Behav Pharmacol* **10,** 151–161.

Zhang, S.M., Lee, I.M., Manson, J.E., *et al.* (2007) Alcohol consumption and breast cancer risk in the Women's Health Study. *Am J Epidemiol* **165,** 667–676.

Zheng, J.-P., Ju, D., Jiang, H., *et al.* (2010) Resveratrol induces p53 and suppresses myocardin-mediated vascular smooth muscle cell differentiation. *Toxicol Lett* **199,** 115–122.

Zhong, W., McClain, C.J., Cave, M., *et al.* (2010a) The role of zinc deficiency in alcohol-induced intestinal barrier dysfunction. *Am J Physiol Gastrointest Liver Physiol* **298,** G625–633.

Zhong, W., Zhao, Y., McClain, C.J., *et al.* (2010b) Inactivation of hepatocyte nuclear factor-4{alpha} mediates alcohol-induced downregulation of intestinal tight junction proteins. *Am J Physiol Gastrointest Liver Physiol* **299,** G643–651.

Zureik, M. and Ducimetière, P. (1996) High alcohol-related premature mortality in France: concordant estimates from a prospective cohort study and national mortality study. *Alcohol Clin Exp Res* **20,** 428–433.

56
眼　疾　患

Rohini Vishwanathan and Elizabeth J. Johnson

要　約

いくつかの栄養素と眼疾患の間には生物学的整合性が存在する。本章では眼疾患および眼に有益な栄養素について論じる。疫学研究と介入研究の結果は時に矛盾することもあるが，栄養は白内障，加齢黄斑変性（age-related macular degeneration：AMD），網膜色素変性（retinitis pigmentosa：RP）など世界の失明原因の60%を占める眼疾患と密接に関与している。若いうちからビタミンCやEを摂取しておくと，加齢による核白内障やAMDの発症を予防できる可能性がある。さらにルテインやゼアキサンチンの摂取は核白内障や後嚢下白内障（posterior subcapsular cataract：PSC）を，またビタミンB_1，B_2，B_3や葉酸は核白内障や皮質白内障を予防できる可能性がある。加齢眼疾患治療研究（AREDS）におけるサプリメント（ビタミンC，E，βカロテン，亜鉛，銅）はAMDに効果がある。AREDSのビタミンとは別に，高用量のルテインやゼアキサンチンもAMDに対する効果が示されている。ルテインは健常人およびAMD患者において黄斑色素に作用し，視機能を改善する。ビタミンBのなかでもB_6，B_{12}と葉酸には，AMDのリスク要因である高ホモシステイン血症を減らす作用があり，その予防効果が指摘されている。上記のようなビタミンや微量栄養素が多く含まれる食事の他に，健康的な食事やバランスの取れた食事も眼の健康維持に重要である。食事ガイドラインを順守することが核白内障や重症AMDのリスク軽減と関連していることが知られている。炭水化物の過剰摂取（≥200g/日）は皮質白内障と関連する。炭水化物の適量摂取だけでなく，適切な炭水化物の摂取は重要である。高グリセミックインデックスの食事はAMD，核白内障，皮質白内障リスク上昇と関連するので，精製炭水化物を全粒粉に代えたり，砂糖の消費を抑えたりすることも有効である。同様に，食事中の脂肪酸の種類も眼疾患発症に影響を及ぼしうる。ω-3脂肪酸，ドコサヘキサエン酸，アラキドン酸の摂取は出生直後より視機能の発達に重要である。ω-3脂肪酸はAMDやRPの患者にとって有用であることが証明されている。ω-6脂肪酸の高摂取はω-3/ω-6比を崩し，AMD発症リスクを高める。週に1～2回ω-3を多く含む魚（85g量）を食事に加えることは有効であろう。ω-3，ω-6脂肪酸や抗酸化作用の強い油はドライアイの症状を緩和する。RP患者には15,000IU/日のビタミンAと少量のビタミンEの摂取が有益である。アントシアニジンの視機能に対する効用を示す知見は少ないが，ビルベリーのようなアントシアニジンを多く含む食品を食事に加えると，その抗酸化作用により効果が期待できるかもしれない。まとめると，ビタミンCとE，ビタミンB群，ルテイン，ゼアキサンチン，ω-3脂肪酸，亜鉛などを単独で摂取するのではなく，これらの栄養素に富む食品を多く摂取するよう推奨することが実用的である。食品中成分の相乗効果が期待できるからである。

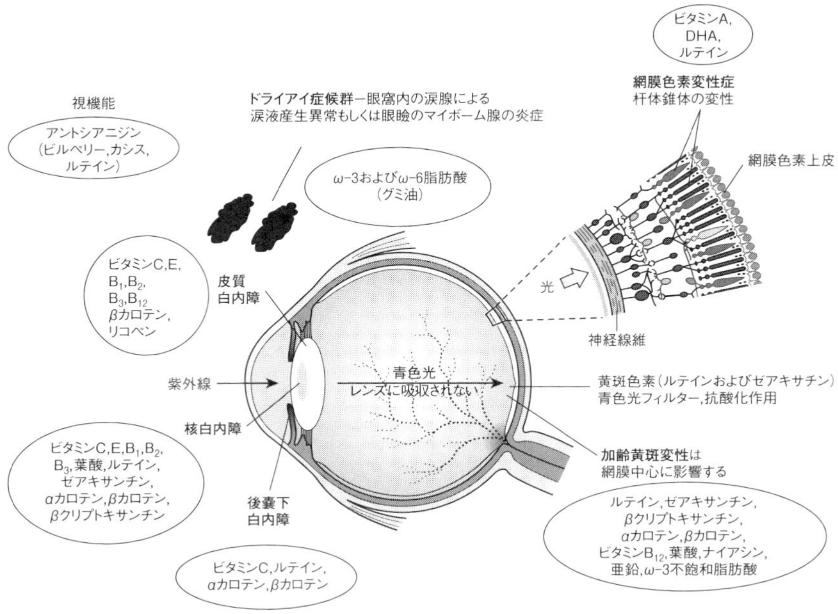

図56.1　白内障，高齢黄斑変性，網膜色素変性，ドライアイ症候群予防効果，また正常視機能保持効果が示された栄養素

Webvision の許可を得て複写。

はじめに

栄養素は視機能の保護・維持に重要な役割を果たしている。古くから重要な栄養素の欠如が視機能低下や失明に繋がることが知られている。本章ではヒトの眼疾患の発症や進行における栄養素の予防的役割についての報告をまとめた。図56.1は眼疾患の予防や正常視機能の維持に必要な栄養素をまとめたものである。図56.2は世界の失明原因を表したものである。これらのなかで栄養素が予防や治療に強い因果関係があるとされ，詳細に研究がなされている疾患は白内障，加齢黄斑変性，網膜色素変性である。栄養素として重要なのはビタミンC・E，ビタミンB群，カロテノイド，ω-3脂肪酸，および亜鉛である。また，他のいくつかの栄養素と食事成分のドライアイや視機能に対する影響についても研究がなされている。

白　内　障

加齢性白内障はアメリカの高齢者の視機能低下・失明の主な原因である。世界中の３～５億の失明のうちおよそ50%は手術未施行の白内障によるものである（World Health Organization, 1991；Thylefors *et al*., 1995）。臨床的に顕著な白内障は52～64歳のアメリカ白人の５%に存在し，75～85歳では46%に増加する（Congdon *et al*., 2004）。アメリカでは白内障の摘出と眼内レンズ挿入が

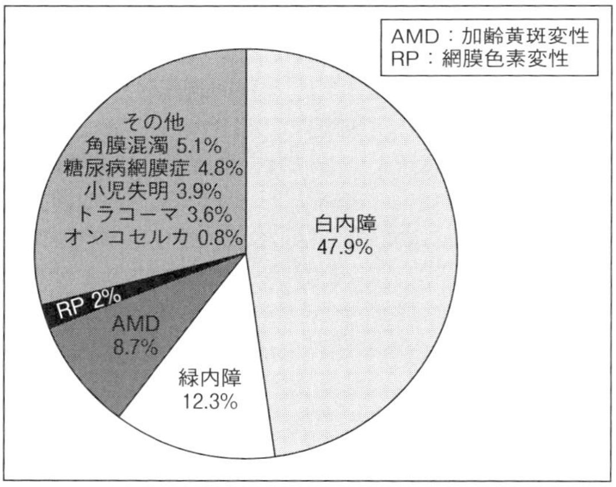

図56.2　世界における全失明数に対する失明原因の割合

データ：Resnikoff *et al*., 2004。

最も一般的な外科手技である（Javitt, 1993）。レンズ挿入は多くの場合，術後の眼鏡の使用を減らすことができる。しかし手術は高額であり，医療保険の12%また年間医療費のうち3,000億円を占める（Javitt, 1993；Steinberg *et al*., 1993）。これらの理由から，白内障は手術よりその予防が望ましい。

白内障には水晶体混濁の部位によって３つの病型がある。核白内障はレンズの中央，すなわち核に起こる。皮質白内障は皮質と呼ばれるレンズの外縁から始まり，中心に向かって進行する。後嚢下白内障（posterior subcapsular cataract：PSC）はレンズを包む膜である後嚢のす

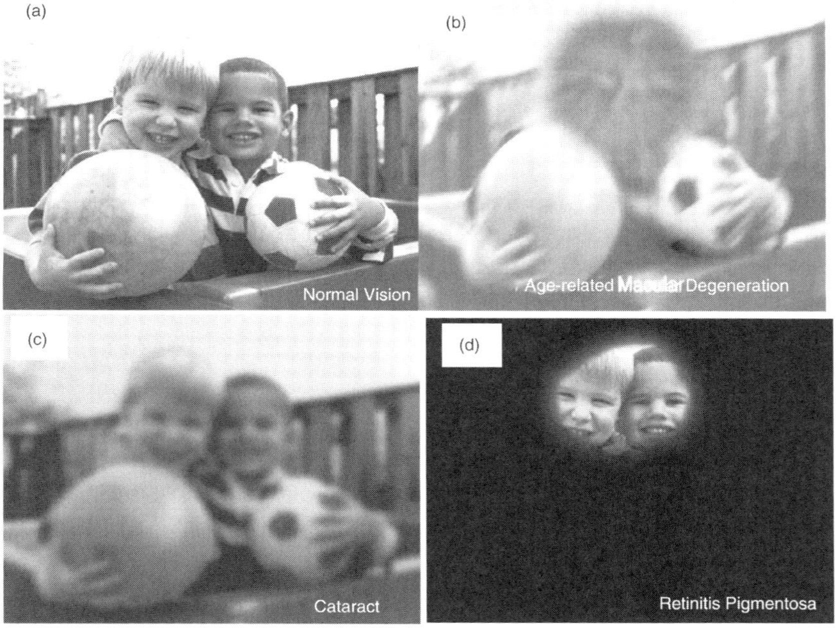

図56.3　正常（a），加齢黄斑変性（b），白内障（c），網膜色素変性（d）の見え方
National Eye Institute, National Institutes of Health の厚意による。

ぐ下の中央後部の皮質に起こる。核白内障が最も一般的な白内障である（Congdon *et al*., 2004）。白内障では遠方視力が低下し，たいていは加齢の結果である。皮質白内障は糖尿病の患者に最も多くみられる。PSC は比較的若い人に多く，進行が早く，症状はまぶしく見えたり不明瞭に見えたりすることが多い（Asbell *et al*., 2005）。このタイプの白内障は通常ステロイド使用者，糖尿病罹患者，強度近視の患者に多い。図56.3（c）は白内障患者の実際の見え方を表している。

白内障の進行に関与している可能性のある要因はさまざまある。例えば長時間の光への曝露，糖尿病，喫煙，アルコール摂取，加齢などである（Asbell *et al*., 2005）。これら要因は水晶体タンパク質凝集と浸透圧障害を起こし，その結果，光の散乱が増加し水晶体の透明性が消失する。タンパク質凝集は主に水晶体核，浸透圧障害は水晶体皮質に起こる（Bunce *et al*., 1990）。フリーラジカルは通常の脂質代謝の際にも発生するが，UVB 曝露の増加による光酸化反応の結果として発生する（UVB 曝露は皮質白内障および PSC に関連がある）。これらのフリーラジカルは電解質異常やタンパク質凝集の原因ともなる。スーパーオキシドジスムターゼ（活性酸素消去酵素）やグルタチオンなどの酵素および非酵素であるビタミン C・E など，本来備わっている抗酸化のメカニズムはレンズを酸化ストレスから守っている。栄養素が白内障の進行を防ぐ科学的根拠については以下に述べる。各栄養素について，可能性の高い作用機序，栄養素と食事摂取の血清濃度に関連する疫学的証拠，そして最後に無作為化比較試験について検討する。白内障の種類（核・皮質・後嚢下）と白内障摘出手術に関しても検討する。

ビタミン C

白内障予防と治療のためにビタミン C の研究に注目が集まっているのは，血漿中濃度の30～35倍のビタミン C がレンズに蓄積しているからである。ビタミン C は強い抗酸化作用のみでなく UV 光を吸収することもできる（Bunce *et al*., 1990）。いくつかの研究は食事やサプリメントからビタミン C を多く摂取すると，核・皮質・後嚢下などの白内障と白内障摘出手術のリスクが低下すると報告している（Robertson *et al*., 1989；Jacques and Chylack, 1991；Leske *et al*., 1991；Hankinson *et al*., 1992；Mares-Perlman *et al*., 1995a, 2000；Jacques *et al*., 1997, 2001；Taylor and Hobbs, 2001；Tan *et al*., 2008 a）。サプリメントの量，サプリメントや食事からの摂取期間，年齢，白内障の種類，喫煙の有無などがビタミン C の白内障罹患率への効果に影響する。いくつかの予防効果があるとする疫学的調査の結果では，最も高い五分位群の 1 日のビタミン C 摂取量の平均範囲は104～700 mg なのに対し，最も低い五分位群では33～140mg であった（Hankinson *et al*., 1992；Mares-Perlman *et al*., 1995a；Jacques *et al*., 2001）。調査のなかには最も低い五分位群でさえ推奨量の75mg/日より多いビタミン C を摂取していたとするものもある。一方，スウェーデンのマンモグラフィーコホートでは，65歳以上の女性で約1,000mgのビタミンC摂取が白内障のリスク増加と関連していた（Rautiainen *et al*., 2010）。10年以上にわたる長期間のビタミンC摂取は白内障，水晶体混濁および白内障摘出のリスクを減らすのに有効という報告が多数ある。白内障摘出リスクが減るのは60歳未満の女性と非喫煙者だけという研究結果もある（Hankinson *et al*., 1992；Jacques *et al*., 1997, 2001；Chasen-Taber *et al*., 1999；Mares-Perlman *et al*., 2000；Taylor *et al*., 2002a；Tan *et al*., 2008a）。10年未満の追跡調査では，ビタミンC摂取による同様の予防効果はみられなかった（Seddon *et al*., 1994b；Leske *et al*., 1998；Mares-Perlman *et al*., 2000）。高用量のビタミンC摂取でさえ60歳以上の女性の皮質白内障，核白内障に予防効果はなかった（Leske *et al*., 1998；Taylor *et al*., 2002a；Gritz *et al*., 2006）。ビタミンC摂取による予防効果の疫学調査の結果のまとめを表56.1に示す。

アスコルビン酸血清濃度は白内障の罹患率と逆相関することが報告されている（Jacques and Chylack, 1991；Simon and Hudes, 1999；Valero *et al*., 2002；Ferrigno *et al*., 2005；Dherani *et al*., 2008；Jalal *et al*., 2009）。血漿中のビタミンCと核白内障，皮質白内障の間に相関はみられなかったという報告が2つあるが（Vitale *et al*., 1993；Nourmohammadi *et al*., 2008），この理由はおそらく1つ目の報告では白内障手術の4年前に血漿サンプルが解析されたこと，2つ目の報告では調査対象集団が少なかったことによるものであろう。一方でインド・アメリカの症例対照研究では，血漿中のビタミンC増加に伴い，PSCと核白内障の罹患率が上昇した。しかしこの相関はビタミンCをグルタチオンペルオキシダーゼ，ビタミンEやグルコース-6-リン酸脱水素酵素のような抗酸化状態の指標と一緒に解析すると予防的であった（Mohan *et al*., 1989）。ビタミンCの血漿濃度に関する疫学調査の結果のまとめを表56.2に示す。

ビタミンC単独で白内障の発症率を評価した無作為化比較対照試験はない。他の抗酸化物質やビタミンと合わせたビタミンCの介入試験の結果は一致していないが，これに関しては後述する「介入研究」の項で解説する。

疫学的知見では食事によるビタミンCは核白内障に対して最も効果が高く，続いて皮質白内障，最後にPSCであった（Leske *et al*., 1991；Mares-Perlman *et al*., 1995a；Gale *et al*., 2001；Jacques *et al*., 2001；Taylor *et al*., 2002a；Tan *et al*., 2008b）。ビタミンC摂取は白内障手術のリスク減少にも効果がある。まとめると，10年以上のビタミンC摂取は特に60歳以下の白内障の予防に効果がある。最適量は140mg/日以上で，300mg/日を超えるとおそらく眼組織での飽和により追加効果は期待できない（Hankinson *et al*., 1992；Jacques *et al*., 2001）。特に1g/日以上の高用量の摂取は逆に白内障のリスクを上昇させる。

ビタミンE

ビタミンEは生体内で脂質抗酸化の際に強力な抗酸化物質として作用する（Bunce *et al*., 1990）。ビタミンEは酸化的障害から水晶体を保護する作用もある。食事や栄養補助食品からのビタミンE摂取による白内障の進行具合に対する評価を行った疫学研究がいくつかあるが，その結果はさまざまである（表56.3）。ビタミンEと白内障の発症率の関係には補助食品の使用の有無，補助食品を使用した期間，年齢などさまざまな要因が影響する。高用量のビタミンEが核白内障の発症率を低下させたといういくつかの報告では，5年以上の摂取期間が関連していたという報告が1つあるが，他はすべて10年以上の摂取期間があった場合のみ効果があるとしている（Mares-Perlman *et al*., 1995a, 2000；Leske *et al*., 1998；Jacques *et al*., 2001, 2005；Christen *et al*., 2008）。皮質白内障に関してはそのような傾向はないようである。皮質白内障リスク低下を報告した3つの研究のうち，1つは食事摂取のビタミンEを検討した症例対照研究で，2つ目の研究は現在でなく過去のビタミンEサプリメント摂取に関してであり，その大半は10mg/日以下の摂取であった。3つ目の研究ではビタミンEの摂取量ではなくビタミンE血漿濃度との関連が示された（Leske *et al*., 1991；Rouhiainen *et al*., 1996；Nadalin *et al*., 1999）。食事や栄養補助食品からのビタミンE摂取量が増えれば白内障切除術リスクが低下するという報告が2つある（Robertson *et al*., 1989；Tavani *et al*., 1996）。ビタミンEの摂取と核白内障，皮質白内障，PSC，あるいは白内障切除術との間に関連がなかったとした報告は，摂取期間が10年未満のもの（Hankinson *et al*., 1992；Seddon *et al*., 1994b；Lyle *et al*., 1999），最大摂取量が150mg/日未満のもの（Jacques and Chylack, 1991；Taylor *et al*., 2002a），症例数が少ないもの（Jacques and Chylack, 1991），かろうじて有意であったもの（Valero *et al*., 2002）などである。サプリメントからのビタミンE摂取量を五分位に分け検討した報告によると，最多摂取群の平均摂取量は90〜262mg/日，最少摂取群の平均は4〜6mg/日であった。そのなかのある報告によると，ビタミンEの摂取量が35.7mg/日以上であった群と8.4mg/日未満であった2群間で白内障の有症率に有意差はなかった（Jacques and Chylack, 1991）。ビタミンEの効用は食事からのみの摂取では不十分であり，サプリメントからの摂取によるのかもしれない。

血漿ビタミンE濃度と白内障に関する9つの報告のうち（表56.4），6つは血漿ビタミンE濃度が高いほど白内障発症リスクが低いと報告している（Knekt *et al*., 1992；Vitale *et al*., 1993；Leske *et al*., 1995；Rouhiainen *et al*., 1996；Leske *et al*., 1998；Nourmo-

表56.1　ビタミンCの摂取（食事またはサプリメントによる）と白内障のリスク

研究名	研究デザイン	摂取方法	研究期間	オッズ比/相対危険度/ハザード比[a]（95%信頼区間）	結果	文献
Robertsonら	症例対照研究	サプリメント	—	オッズ比＝0.30（0.12－0.75）$p=0.01$	ビタミンCサプリメント摂取が老人性白内障を50%減少する	Robertson *et al*.（1989）
LOCCS	症例対照研究	食事サプリメント	—	オッズ比＝0.48（0.24－0.99）$p \geq 0.05$（核白内障） オッズ比＝0.73（0.31－1.73）（後嚢下白内障） オッズ比＝0.80（0.50－1.29）（皮質白内障）	ビタミンCの摂取は核白内障の減少に関連する	Leske *et al*.（1991）
JacquesとChylack	症例対照研究	食事サプリメント	—	オッズ比＝3.7　$p<0.10$（皮質白内障） オッズ比＝11.0　$p<0.05$（後嚢下白内障）	少量のビタミンC摂取が皮質，後嚢下白内障のオッズ比増加に関連する	Jacques and Chylack（1991）
NHS	前向き研究	サプリメント	8年間	相対危険度＝0.55（0.32－0.96）	10年以上のサプリメント摂取は45%白内障手術のリスク減少と関連する	Hankinson *et al*.（1992）
PHS	前向き研究	サプリメント	5年間	相対危険度＝1.32（0.85－2.04）$p=0.21$	ビタミンC摂取は白内障のリスク減少と関連しない	Seddon *et al*.（1994b）
BDES	後向き研究	食事サプリメント	—	オッズ比＝0.62（0.39－0.97）$p=0.09$（男性）	ビタミンC摂取の最も高い五分位の男性では最も低い五分位に比べて核混濁のオッズ比が減少する	Mares-Perlman *et al*.（1995a）
Tavaniら	症例対照研究	食事	—	オッズ比＝0.8（0.4－1.3）	白内障手術のオッズ比はビタミンC摂取の最も高い五分位と最も低い五分位で差はなし	Tavani *et al*.（1996）
NHS	前向き研究	サプリメント	10年以上	オッズ比＝0.23（0.09－0.60）$p=0.02$ オッズ比＝0.17（0.03－0.85）$p=0.03$	サプリメント摂取している人は軽度水晶体混濁の有病率が77%低い サプリメント摂取している人は中度水晶体混濁の有病率が83%低い	Jacques *et al*.（1997）
NHS	前向き研究	サプリメント	12年間	相対危険度＝0.95（0.76－1.20）（>10年） 相対危険度＝0.71（0.47－1.08）（非喫煙者） 相対危険度＝0.72（0.49－1.04）（60歳以下の女性）	10年以上の摂取でもサプリメントの有無で白内障のリスクは変わらない 非喫煙者，60歳以下の女性で10年以上のサプリメント摂取者は白内障のリスクが減少する	Chasan-Taber *et al*.（1999）

表56.1 （つづき）

研究名	研究デザイン	摂取方法	研究期間	オッズ比/相対危険度/ハザード比[a]（95%信頼区間）	結果	文献
BDES	前向き研究	サプリメント	5年間	オッズ比＝0.4（0.3−0.6）p＜0.001	10年以上のビタミンCを含むすべてのサプリメントは白内障のリスクが60%低い	Mares-Perlman *et al*.（2000）
NVP（NHS）	前向き研究	食事サプリメント	13〜15年間	オッズ比＝0.31（0.16−0.58）p＝0.003	ビタミンC摂取の最も高い五分位では核混濁の有病率が低い	Jacques *et al*.（2001）
		サプリメント		オッズ比＝0.36（0.18−0.72）p＝0.004	10年以上のビタミンC摂取は非摂取に比べて核混濁の有病率が低い	
NHS	後向き研究	食事サプリメント	13〜15年間	オッズ比＝0.43（0.2−0.93）（60歳以下の女性）	362mg/日のビタミンC摂取は140mg/日以下に比べて皮質白内障オッズ比が57%低い	Taylor *et al*.（2002a）
				オッズ比＝0.40（0.18−0.87）（10年以上のサプリメント摂取）	10年以上のビタミンC摂取は皮質白内障オッズ比が60%低い	
BMES	前向き研究	食事サプリメント	5〜10年間	オッズ比＝0.55（0.36−0.86）p＝0.045	ビタミンC摂取の最も高い五分位では核白内障の有病率が低い	Tan *et al*.,（2008a）
SMS	前向き研究	サプリメント	8.2年間	ハザード比＝1.74（1.24−2.46）（サプリメント）	65歳以上の女性のビタミンC摂取は白内障リスクが38%高い	Rautiainen *et al*.（2010）
				ハザード比＝1.28（0.94−1.73）（サプリメントなし）		

[a]：表に示すオッズ比/相対危険度/ハザード比は注釈のない限り最も低い五分位/三分位/四分位に対する最も高い群の値である。

BDES：Beaver Dam Eye Study cohort, BMES：Blue Mountains Eye Study, LOCCS：Lens Opacities Case-Control Study, NHS：Nurses' Health Study cohort, NVP：Nutrition and Vision Project, PHS：Physicians' Health Study, SMS：Swedish Mammography Study。

表56.2　血漿中のビタミンCと白内障のリスク

研究名	研究デザイン	研究期間	オッズ比/相対危険度/ハザード比[a]（95%信頼区間）	結果	文献
IUCCS	症例対照研究	—	オッズ比＝1.87（1.29－2.69）（ビタミンC） オッズ比＝0.12（0.03－0.56）（すべての抗酸化物質）	血漿中の高いビタミンC濃度で核白内障，後嚢下白内障のリスクが上昇するが，他の抗酸化物質と合わせての検討ではリスクは減少する	Mohan *et al*.（1989）
Jacquesら	症例対照研究	—	オッズ比＝3.7　$p<0.05$（皮質白内障） オッズ比＝11.3　$p<0.10$（後嚢下白内障）	低い血漿中のビタミンCは皮質白内障，後嚢下白内障リスクが高い	Jacques and Chylack（1991）
BLS	後向き研究	4年	オッズ比＝1.21（0.61－2.39）中間四分位 対 低四分位 オッズ比＝1.01（0.45－2.26）高四分位 対 低四分位	高い血漿中のビタミンCは核白内障，皮質白内障のリスク減少に関係しない	Vitale *et al*.（1993）
Valeroら	症例対照研究	—	オッズ比＝0.34（0.23－0.50）$p<0.0001$	49µmol/Lを超える血中ビタミンCは白内障の64%オッズ比減少に関連する	Valero *et al*.（2002）
INDEYE feasibility study	横断研究	—	オッズ比＝0.64（0.48－0.85）$p=0.005$	血漿中のビタミンCの最も高い三分位（≧15µmol/L）では最も低い三分位（＜6.3µmol/L）に比べて白内障オッズ比減少	Dherani *et al*.（2008）

a：表に示すオッズ比/相対危険度/ハザード比は注釈のない限り最も低い五分位/三分位/四分位に対する最も高い群から得られたものである。

BLS：Baltimore Longitudinal Study, IUCCS：India–US Case Control Study。

hammadi *et al*., 2008)。白内障発症リスクは血漿ビタミンE濃度と関係ないことが示唆されている報告もある（Gale *et al*., 2001)。一方，Mares-Perlmanら（1995c）は血漿αトコフェロールの高値が核白内障の危険因子であると報告しており，Ferrignoら（2005）は血漿ビタミンE濃度高値が核白内障とPSCの有病率の高まりと関連があることを示した。白内障患者の血漿中，赤血球中および水晶体中のビタミンE濃度を解析した横断研究によると，血漿中と赤血球中のビタミンEのいずれも水晶体ビタミンEと相関はなかった（Krepler and Schmid, 2005)。これは血漿中もしくは赤血球中のビタミンE濃度は水晶体中のビタミンEの状態を反映しておらず，臨床的に白内障リスクの指標となりえないことを示唆している。

ビタミンE（500IU，454mg/日）を55～80歳の被験者に4年間投与した二重盲検無作為化群間比較試験では核白内障，皮質白内障，PSCの発症と進行を抑制することはできなかった（McNeil *et al*., 2004)。マルチビタミンや抗酸化サプリメントと併用されたビタミンEの効果について検討した他の介入試験については「介入試験」の項で述べる。要約すると，1日推奨摂取量の15mg/日より多く，治療用量300mg/日未満のビタミンEを10年以上摂取し続けた場合，白内障進行予防に有用であるかもしれない。この効果は核白内障と皮質白内障に予防的であり，水晶体摘出リスクを減少させたが，PSCに関しては特に効果は認められなかった。

カロテノイド

ヒト血清中には主要なカロテノイドであるβカロテンやリコペンが多く含まれているが，水晶体内にはルテインやゼアキサンチンが多量に含まれている。水晶体中のルテインやゼアキサンチンのうち，75%は上皮と皮質に存在している（Yeum *et al*., 1999)。ルテインとゼアキサンチンは強力な抗酸化作用を持ち，水晶体を酸化ストレスから保護しているかもしれない。ルテイン，ゼアキサンチン，およびその他のカロテノイドと白内障罹患を検討した疫学的研究を表56.5に示す。カロテノイド摂取と水晶体摘出術を検討したすべての研究において，ルテインとゼアキサンチンの摂取が白内障摘出術リスクの有意な低下と関連していたがβクリプトキサンチン，

表56.3　ビタミンEの摂取（食事またはサプリメントによる）と白内障のリスク

研究名	研究デザイン	摂取方法	研究期間	オッズ比/相対危険度/ハザード比[a]（95%信頼区間）	結果	文献
Robertsonら	症例対照研究	サプリメント	—	オッズ比＝0.44（0.24－0.77）$p=0.004$	ビタミンE栄養補助食品からの摂取は加齢性白内障の発生率が50%低い	Robertson *et al*.（1989）
LOCCS	症例対照研究	食事サプリメント		オッズ比＝0.59（0.35－0.99）$p \leq 0.05$	高用量のビタミンE摂取は皮質白内障のオッズの低下と関連があった	Leske *et al*.（1991）
NHS	前向き研究	食事サプリメント	8年間	オッズ比＝0.96（0.72－1.29）$p=0.88$	高用量のビタミンE摂取は水晶体摘出術と関連がなかった	Hankinson *et al*.（1992）
BDES	後向き研究	食事サプリメント	—	オッズ比＝0.67（0.43－1.03）$p=0.03$	高用量のビタミンE摂取は男性の核硬化の進行を予防した	Mares-Perlman *et al*.（1995a）
Tavaniら	症例対照研究	食事	—	オッズ比＝0.5（0.3－1.0）	ビタミンEの高用量摂取群は低用量摂取群に比べ水晶体摘出術の発生率が低かった	Tavani *et al*.（1996）
TLSOC	前向き研究	サプリメント	3～6年間	相対危険度＝0.43（0.19－0.99）$p<0.05$	ビタミンEを栄養補助食品から摂取した場合は核混濁の発生率が半分であった	Leske *et al*.（1998）
VECAT	後向き研究	サプリメント		オッズ比＝0.44（0.25－0.77）	以前からビタミンEを摂取していると皮質白内障の発生率が低い	Nadalin *et al*.（1999）
BDES	前向き研究	食事サプリメント	5年間	オッズ比＝0.5（0.3－1.1）$p=0.04$（65歳以上） オッズ比＝0.4（0.2－1.1）$p=0.02$（高血圧症例）	ビタミンEの摂取は白内障の危険因子がある患者の核混濁と関連があった	Lyle *et al*.（1999）
BDES	前向き研究	サプリメント	5年間	オッズ比＝0.4（0.3－0.6）$p<0.001$	10年以上のビタミンE摂取で白内障の発生率減少と関連があった	Mares-Perlman *et al*.（2000）
NHS	後向き研究	サプリメント	13～15年間	オッズ比＝0.49（0.22－1.09）$p=0.03$	10年以上のビタミンE栄養補助摂取で水晶体核混濁の減少と関連があった	Jacques *et al*.（2001）
NHS	後向き研究	食事サプリメント	13～15年間	オッズ比＝1.21（0.75－1.95）（皮質白内障） オッズ比＝0.87（0.39－1.92）（後嚢下白内障）	ビタミンE摂取は皮質白内障や後嚢下白内障の有病率と関連しない	Taylor *et al*.（2002a）
WHS	前向き無作為化比較試験	食事サプリメント	10年間	相対危険度＝0.86（0.74－1.00）$p=0.03$	食事や栄養補助からのビタミンEの高摂取が白内障の発生率の低下と関連があった	Christen *et al*.（2008）

[a]：表に示すオッズ比/相対危険度/ハザード比は注釈のない限り最も低い五分位/三分位/四分位に対する最も高い群の値である。

BDES：Beaver Dam Eys Study, LOCCS：Lens Opacity Case-control Study, NHS：Nurses' Health study cohort, TLSOC：The Longitudinal Study of Cataract；VECAT：Vitamin E and Cataract Prevention Study cohort, WHS：Women's Health Study cohort。

表56.4 血漿ビタミンEと白内障リスク

研究名	研究デザイン	研究期間	オッズ比/相対危険度/ハザード比[a]（95%信頼区間）	結果	文献
BLS	後向き研究	4年間	オッズ比＝0.52（0.27－0.98） オッズ比＝0.57（0.32－1.02）	血漿中のビタミンEが高濃度であった場合，核混濁の減少と関連があった 血漿中のビタミンEが中等度であった場合，皮質白内障の減少と関連があった	Vitale *et al*.（1993）
LOCCS	症例対照研究	—	オッズ比＝0.44（0.21－0.90）$p<0.05$	αトコフェロールが高濃度の群では核混濁の発生率が半減していた	Leske *et al*.（1995）
NFBDES	横断研究	—	αトコフェロール オッズ比＝2.13（1.05－4.34）$p=0.05$ γトコフェロール オッズ比＝0.61（0.32－1.19）$p=0.04$	血漿中のαトコフェロールが高濃度の群では核硬化の発生率の上昇と関連があった 血漿中のγトコフェロールが高濃度の群では核硬化の発生率の減少と関連があった	Mares-Perlman *et al*.（1995b）
KAPS	前向き研究	3年間	相対危険度＝3.7（1.15－11.76）$p=0.028$	血漿中のビタミンE濃度は水晶体皮質混濁の進行と関連があった	Rouhiainen *et al*.（1996）
BDES	前向き研究	5年間	オッズ比＝0.4（0.2－0.9）$p=0.03$	血漿中のビタミンE濃度を5群に分けたうち，3群目のほうが最も高い群より白内障の発生率が低かった	Lyle（1999）
TLSC	前向き研究	3～6年間	オッズ比＝0.58（0.36－0.94）$p<0.05$	血漿中のビタミンEが高濃度であった群は低濃度であった群と比較して核混濁の発生率が半分であった	Leske *et al*.（1998）
Galeら	横断研究	—	オッズ比＝0.6（0.3－1.3）$p=0.667$ （核白内障） オッズ比＝0.6（0.3－1.1）$p=0.18$ （皮質白内障） オッズ比＝0.7（0.3－1.7）$p=0.406$ （後嚢下白内障）	血漿中のビタミンE濃度は核白内障，皮質白内障，後嚢下白内障との関連は認めなかった	Gale *et al*.（2001）
CTNS report 2	横断研究	—	オッズ比＝1.99（1.02－3.90）$p=<0.05$ （皮質白内障） オッズ比＝3.00（1.22－7.37） （後嚢下白内障）	血漿中ビタミンE高濃度は皮質白内障と後嚢下白内障のリスク上昇と関連していた	Ferrigno *et al*.（2005）

[a]：表に示すオッズ比/相対危険度/ハザード比は注釈のない限り最も低い五分位/三分位/四分位に対する最も高い群の値である。

BDES：Beaver Dam Eys Study, BLS：Baltimore Longitudinal Study, CTNS：Clinical Trial of Nutritional Supplements and Age-related Cataract, KAPS：Kuopio Atherosclerosis Prevention Study cohort, LOCCS：Lens Opacity Case Control Study, NFBDES：Nutritional Factors in Beaver Dam Eye Study, TLSC：The Longitudinal Study of Cataract。

表56.5　カロテノイド（食事もしくはサプリメントによる摂取と血漿濃度）と白内障リスク

研究名	研究デザイン	摂取方法もしくは血漿中濃度	研究期間	オッズ比/相対危険度/ハザード比[a]（95%信頼区間）	結果	文献
NHS	前向き研究	食事	8年間	オッズ比＝0.73（0.55－0.97）$p<0.001$	女性をカロテン摂取量別に5群に分けた場合，最多摂取量の群は最少摂取量の群より水晶体摘出術のオッズ比が低かった	Hankinson *et al*.（1992）
BDES	後向き研究	食事	10年間	オッズ比＝0.71（0.46－1.10）$p=0.064$（βカロテン） オッズ比＝0.29（0.10－0.84）$p<0.05$（多種類のビタミン摂取者のβカロテン）	男性をβカロテン摂取量別に5群に分けた場合，もともと多種類のビタミンを摂取していた最多摂取量の群は最少摂取量の群より重度の核硬化の発生のオッズ比が低かった	Mares-Perlman *et al*.(1995a)
NF-EDSBD		血漿	—	オッズ比＝2.80（1.21－6.48）$p=0.06$（女性） オッズ比＝17.86（1.47－217.16）$p=0.04$（女性喫煙者） オッズ比＝4.09（1.67－10.03）$p=0.006$（ルテイン） オッズ比＝2.26（0.91－5.63）$p=0.04$（リコピン） オッズ比＝0.27（0.03－2.70）$p=0.04$（αカロテン） オッズ比＝0.04（0.00－0.41）$p=0.03$（βクリプトキサンチン） オッズ比＝0.17（0.01－1.91）$p=0.05$（ルテイン） オッズ比＝0.28（0.06－1.24）$p=0.05$（βカロテン） オッズ比＝4.84（0.83－28.1）$p=0.03$（ルテイン）	女性で血漿中βカロテンが高濃度で核硬化の発生率が高い この関連は喫煙中の女性で顕著であった 女性で血漿中ルテインとリコペンが高濃度であった場合核硬化のオッズ比上昇と関連があった 男性喫煙者で血漿中αカロテン，βクリプトキサンチンおよびルテインが高濃度で核硬化のオッズ比が低下していた 皮質白内障発生のオッズは血漿中のルテインでなくβカロテンが高濃度の場合，低値であった	Mares-Perlman *et al*.(1995b)
BDES	後向き研究	食事	10年間	オッズ比＝0.5（0.3－0.8）$p=0.002$	ルテインの過去の摂取量別に5群に分けた場合，最高群は最低群と比べ核白内障の発生率がおよそ半分であった	Lyle *et al*.（1999）
NHS	前向き研究	食事	12年間	相対危険度＝0.88（0.75－1.03）$p=0.04$	女性をルテインとゼアキサンチンの摂取量別に5群に分けた場合，最高量群は最低量群と比べ水晶体摘出術の発生率が22%低かった	Chasen-Taber *et al*.（1999）

表56.5 （つづき）

研究名	研究デザイン	摂取方法もしくは血漿中濃度	研究期間	オッズ比/相対危険度/ハザード比[a]（95%信頼区間）	結果	文献
US-MHP	前向き研究	食事	8年間	相対危険度＝0.81（0.65－1.01）p＝0.03	男性をルテインとゼアキサンチンの摂取量別に5群に分けた場合，最高量群は最低量群と比べ白内障の発生率が19%減少した	Brown *et al*.（1999）
NVP（NHS）	前向き研究	食事サプリメント	13～15年間	オッズ比＝0.52（0.28－0.97）p＝0.04（βカロテン） オッズ比＝0.52（0.29－0.91）p＝0.03（ルテインとゼアキサンチン）	女性をβカロテンとルテイン/ゼアキサンチンの摂取量別に5群に分けた場合，最高量群は最低量群と比べ核白内障のオッズ比が低かった	Jacques *et al*.（2001）
Galeら	横断研究	血漿	—	オッズ比＝0.5（0.3－0.9）p＝0.006（αカロテン） オッズ比＝0.7（0.4－1.4）p＝0.033（βカロテン） オッズ比＝0.4（0.2－0.7）p＝0.003（リコピン） オッズ比＝0.5（0.2－1.0）p＝0.012（ルテイン）	血漿中のα，βカロテン濃度が最高値群の核白内障の発生率は最も低かった 血漿中リコペン濃度の最高値群の皮質白内障の発生率は最も低かった 血漿中のルテイン濃度の最高値群の後嚢下白内障の発生率は最も低かった	Gale *et al*.（2001）
NHS	後向き研究	食事サプリメント	13～15年間	オッズ比＝0.29（0.08－1.05）p＝0.02（αカロテン） オッズ比＝0.28（0.08－0.96）p＝0.02（βカロテン） オッズ比＝0.19（0.05－0.68）p＝0.01（全カロテノイド）	喫煙歴のない女性において，αカロテン，βカロテン，全カロテノイド摂取量別に5群に分けた場合，最高量群は最低量群と比べ後嚢下白内障のオッズ比が低かった	Taylor *et al*.（2002a）
WHS	後向き研究	食事	10年間	相対危険度＝0.82（0.71－0.95）p＝0.045	ルテイン/ゼアキサンチンの摂取量別に5群に分けた場合，最高量群は最低量群と比べ白内障の発生率が低かった	Christen *et al*.（2008）

[a]：表に示すオッズ比/相対危険度/ハザード比は注釈のない限り最も低い五分位/三分位/四分位に対する最も高い群の値である。

BDES：Beaver Dam Eye Study, NF-EDSBD：Nutritional Factors in Eye Disease of Beaver Dam Eye, NHS：Nurses' Health Study cohort, NVP：Nutrition and Vision Project, US-MHP： US Male Health Professionals Study, WHS：Women's Health Study cohort。

リコピン，α・βカロテンについてはこのような関連はなかった(Hankinson *et al*., 1992；Brown *et al*., 1999；Chasen-Taber *et al*., 1999)。カロテノイドを多く含む食品のなかでも，ニンジン，カボチャ，サツマイモなどよりもホウレンソウ，ケール，アブラナ科野菜などルテインを多く含む緑色葉野菜のほうが水晶体摘出リスク低下と関連していた（Tavani *et al*., 1996；Chasen-Taber *et al*., 1999)。ルテイン，ゼアキサンチン，βカロテンの摂取量ごとに五分位に分けて検討した報告によると，摂取量最多群は最少群より核白内障リスクが低かった（Mares-Perlman *et al*., 1995a；Lyle *et al*., 1999；Jacques *et al*., 2001)。ある報告によると，ルテインとゼアキサンチンの高摂取は核混濁有病率の低下と関連していたが，5年間の水晶体混濁発症リスクとは関連していなかった（Jacques *et al*., 2005)。この研究はルテインやゼアキサンチンの高摂取が核白内障手術施行率を低下させたとしたコホート研究であるNurses' Health Studyコホートの小集団を分析したものである（Chasen-Taber *et al*., 1999)。4つの報告のうち2つ（Mares-Perlman *et al*., 1995a；Jacques *et al*., 2001）で，βカロテン高摂取が核白内障リスク減少と関連していた（Chasen-Taber *et al*., 1999；Lyle *et al*., 1999)。血漿中カロテノイドに関しては，1つの報告では血漿中αおよびβカロテンの最高値群で核白内障リスクが最少であったが（Gale *et al*., 2001)，他の2つの報告ではカロテノイドとは何の関連もなかった（Vitale *et al*., 1993；Lyle, 1999)。1つの報告では核硬化のリスク増加が女性（ルテイン，リコペン）でみられ，喫煙男性（ルテイン，αカロテン，βクリプトキサンチン）でリスク低下がみられた（Mares-Perlman *et al*., 1995b)。

ルテイン，ゼアキサンチン，およびβカロテンの摂取量あるいは血漿濃度は皮質白内障リスクと関連がみられなかった（Vitale *et al*., 1993；Gale *et al*., 2001；Taylor *et al*., 2002a)。1つの研究では血清βカロテン高値の男性でリスク低下が，血清ルテイン高値の男性でリスク上昇がみられた(Mares-Perlman *et al*., 1995b)。PSCリスクはルテインとゼアキサンチンの高摂取女性では低摂取群より低く，またルテインとゼアキサンチンの血漿濃度が高い者で低かった（Chasen-Taber *et al*., 1999；Gale *et al*., 2001)。βカロテン高摂取（約6.6mg/日）五分位が喫煙歴のない女性でのみPSCリスク低下と関連していた（Taylor *et al*., 2002a)。血漿中のβカロテンとPSCリスクとの間には関連はみられなかった（Gale *et al*., 2001)。βクリプトキサンチンやリコペンなどその他のカロテノイドについては，血漿リコペンが最高値群で皮質白内障リスク低下がみられたという報告（Gale *et al*., 2001）を除き，どの病型の白内障リスクや水晶体摘出とも関連がみられなかった（Brown *et al*., 1999；Chasen-Taber *et al*., 1999；Gale *et al*., 2001；Jacques *et al*., 2001；Taylor *et al*., 2002a)。

アメリカの男性医師に対して行ったある二重盲検無作為化群間比較試験では，βカロテンの隔日50mg投与を12年間行ったが，白内障罹患と白内障手術への影響はみられなかった（Christen *et al*., 2003)。しかし，βカロテン投与は喫煙者においては白内障リスクを1/4ほど低下させる傾向にあった。別の研究では喫煙者のフィンランド人男性を対象にβカロテン20mg/日の投与を行ったが，水晶体摘出リスクには影響がみられなかった（Teikari *et al*., 1998b)。この研究では，研究開始時の白内障の状態は不明である。さらに最終評価を手術に至る白内障（水晶体摘出）としているので，手術を必要としない多くの白内障症例が除外されている可能性がある。他の抗酸化物質やビタミンなどと組み合わせて行われたβカロテンの介入研究に関しては「介入研究」の項で述べる。

結論として，食事からルテインとゼアキサンチンを長期間摂取することで核白内障の発生をかなり抑えることができ，PSCもある程度は抑えられるが，皮質白内障に対しては効果がない。最も特筆すべきは，薬理学的投与量は必要でなく，ホウレンソウ，ケール，ブロッコリーなどから十分摂取できるということである。βカロテンは，喫煙者では食事から大量摂取しても血清と水晶体の濃度は低下するので，βカロテンと白内障との強い予防的関連は非喫煙者に限られる（Mosad *et al*., 2010)。この事実から，サプリメントから高用量βカロテンを摂取すれば，喫煙者でも白内障リスクを低下させうる可能性がある（Christen *et al*., 2003)。しかし，βカロテン摂取は，大量喫煙者やアスベストに曝露歴のある大量喫煙者において，肺癌の発生率を高めたという報告があることも留意しなければならない（Heinonen, 1994；Omenn *et al*., 1996)。水晶体で検出される2つしかないカロテノイドであるルテインとゼアキサンチンの白内障の発生や進行に対する効果について検討された大規模臨床研究はまだない。サプリメントからのルテイン摂取（ホウレンソウ100gからの摂取量と同じである7mg/日）により加齢性白内障と診断された患者の視力とグレア感度を改善させたとの報告が1つある（Olmedilla *et al*., 2003)。

ビタミンB群

フラビンアデニンジヌクレオチド（flavin adenine dinucleotide：FAD）は，グルタチオン還元酵素（glutathione reductase：GR）の補因子であり，ビタミンBリボフラビンに由来する。GRは，還元型グルタチオンの細胞内貯蔵量を維持するのに必要であり，その抗酸化作用により，タンパク質ジスルフィドの生成を阻害し，水晶体の透明性を保つ働きがある（Bunce *et al*., 1990)。また，リボフラビン欠乏症は葉酸，ビタミンB_{12}，B_6の代謝に影響を及ぼすことも報告されている（Powers, 2003)。ビタミンB群と白内障に関する報告を，表56.6に示す。

表56.6 ビタミンB摂取（食事もしくはサプリメントによる）と白内障リスク

研究名	研究デザイン	摂取方法	研究期間	オッズ比/相対危険度/ハザード比[a]（95%信頼区間）	結果	文献
LOCCS	症例対照研究	食事サプリメント ビタミン B_1 ビタミン B_3 ビタミン B_2	—	オッズ比＝0.51（0.30－0.86）（皮質白内障） オッズ比＝0.55（0.34－0.91）（混合型白内障） オッズ比＝0.59（0.34－1.00）（皮質白内障） オッズ比＝0.47（0.30－0.76）（混合型白内障） オッズ比＝0.59（0.36－0.97）（皮質白内障） $p \leq 0.05$（上記）	ビタミン B_1，B_3 の高用量摂取は，皮質白内障，混合型白内障の有病率減少に相関する ビタミン B_2 の場合は，皮質白内障の有病率減少のみに相関する	Leske *et al*.（1991）
NHS	前向き研究	ビタミン B_2 （食事サプリメント）	8年間	相対危険度＝0.91（0.69－1.20）$p=0.57$ （食事サプリメント） 相対危険度＝0.78（0.59－1.03）$p=0.06$ （食事のみ）	リボフラビン摂取は，白内障摘出とは相関せず	Hankinson *et al*.（1992）
Linxian cataract studies	無作為化比較試験	ビタミン B_2，B_3 （サプリメント）	5～6年間	オッズ比＝0.45（0.31－0.64）$p<0.001$ （核白内障） オッズ比＝2.64（1.31－5.35）$p=0.007$ （後嚢下白内障）	65～74歳の核白内障有病率が44%減少した 後嚢下白内障減少，皮質白内障への影響なし	Sperduto *et al*.（1993）
BDES	後向き研究	食事サプリメント ビタミン B_2 葉酸 ビタミン B_1	10年間	オッズ比＝0.67（0.46－0.98）$p=0.026$（女性） オッズ比＝0.56（0.36－0.87）$p=0.009$（男性） オッズ比＝0.63（0.43－0.92）$p=0.04$（女性） オッズ比＝0.50（0.32－0.79）$p=0.002$（男性） オッズ比＝0.58（0.38－0.91）$p=0.01$（男性）	ビタミンB，葉酸の高用量摂取群は男女とも，核硬化のリスクが減少した ビタミン B_1 を高用量摂取した男性では有意に核硬化のリスクが減少，ビタミン B_3 はわずかに相関した	Mares-Perlman et al.（1995a）
BMES	横断研究	食事サプリメント ビタミン B_3 ビタミン B_1 ビタミン B_2	—	オッズ比＝0.6（0.4－0.9）$p=0.008$ オッズ比＝0.6（0.4－0.9）$p=0.03$ オッズ比＝0.5（0.3－0.9）$p=0.01$	ビタミン B_1，B_2，B_3 の高用量摂取は，核白内障の頻度低下と関連する	Cumming *et al*.（2000）

表56.6 （つづき）

研究名	研究デザイン	摂取方法	研究期間	オッズ比/相対危険度/ハザード比[a]（95%信頼区間）	結果	文献
NVP（NHS）	後向き研究	食事サプリメント	13~15年間		B_2と葉酸の高用量グループは低用量グループと比較し核混濁の頻度が減少した	Jacques *et al*.（2001）
		ビタミンB_2		オッズ比＝0.37（0.19－0.73）$p=0.03$		
		葉酸		オッズ比＝0.44（0.24－0.81）$p=0.005$		
BMES	横断研究	サプリメント		オッズ比＝0.6（0.4－1.0）$p=0.03$（核白内障）	チアミンと葉酸の高用量摂取は，核混濁と皮質混濁の頻度減少と相関した	Kuzniarz *et al*.（2001）
		ビタミンB_1		オッズ比＝0.7（0.5－1.0）$p=0.02$（皮質白内障）		
		葉酸		オッズ比＝0.4（0.2－0.9）$p=0.03$（核白内障）	ビタミンB_2，B_3，B_{12}の高用量摂取は，皮質混濁の頻度減少とのみ相関した	
				オッズ比＝0.6（0.3－0.9）$p=0.01$（皮質白内障）		
		ビタミンB_2		オッズ比＝0.7（0.5－1.0）$p=0.07$（皮質白内障）		
		ビタミンB_3		オッズ比＝0.6（0.3－1.2）$p=0.06$（皮質白内障）		
		ビタミンB_{12}		オッズ比＝0.6（0.3－0.9）$p=0.02$（皮質白内障）		

[a]：表に示すオッズ比/相対危険度/ハザード比は注釈のない限り最も低い五分位/三分位/四分位に対する最も高い群の値である。

B_1：チアミン，B_2：リボフラビン，B_3：ナイアシン，BDES：Beaver Dam Eye Study cohort, BMES：Blue Mountains Eye Study, LOCCS：Lens Opacities Case–Control Study, NHS：Nurses' Health Study cohort, NVP：Nutrition and Vision Project。

リボフラビン，葉酸，チアミン，ナイアシンを含むビタミンB群の高摂取（単独または複合摂取）と関連した核混濁有病率低下を示す多数の疫学研究が報告されている（Leske *et al*., 1991；Mares-Perlman *et al*., 1995；Cumming *et al*., 2000；Jacques *et al*., 2001；Kuzniarz *et al*., 2001；Jacques *et al*., 2005）。郡部在住の中国人の研究では，リボフラビン（3 mg/日）とナイアシン（40mg/日）の投与により，核白内障の有病率が減少し，その効果は65～74歳で最も顕著であった（Sperduto *et al*., 1993）。この報告では，PSC の悪化を認めたとされているが，例数は少数であった。観察研究においては，ビタミンB群の高摂取とPSC 進行との関連は認められていない（Leske *et al*., 1991；Cumming *et al*., 2000；Taylor *et al*., 2002a）。Blue Mountain 横断的研究によると，チアミン，ナイアシン，葉酸，B_{12}の使用により，皮質白内障の有病率が減少したと報告されている水晶体混濁の症例対照研究ではチアミン，リボフラビンおよびナイアシンの総摂取量について予防的関連がみられた（Leske *et al*., 1991；Kuzniarz *et al*., 2001）。また，リボフラビン（食事あるいは補助食品）摂取と白内障摘出との関連はみられなかったとの報告もある（Hankinson *et al*., 1992）。

ビタミンB群摂取量は相関が強いため，例えば，リボフラビン，チアミン，ナイアシンの摂取そのものが単独で影響を及ぼすかどうかは，ほとんどの研究で証明できていない（Sperduto *et al*., 1993；Mares-Perlman *et al*., 1995a；Cumming *et al*., 2000；Jacques *et al*., 2005）。また，すべての疫学研究において，摂取量上位20%のグループのリボフラビン（>1. 3mg/日），チアミン（>1. 2mg/日），ナイアシン（>16mg/日）摂取量は推奨量よりはるかに高用量であった。食事やサプリメントからのビタミンB群，とりわけリボフラビン，チアミン，ナイアシン，葉酸の摂取は，PSC 予防には有用ではないが，核白内障と皮質白内障の予防に有用である可能性が示唆される。

亜 鉛

亜鉛は，スーパーオキシドジスムターゼ（SOD）のような抗酸化酵素の構成成分のひとつであり，水晶体タンパク質の構造の維持にかかわっている（Flood *et al*., 2002；Trumbo *et al*., 2001）。亜鉛イオン（Zn^{2+}）は，分子シャペロンの機能を持つ水晶体の主要タンパク質αクリスタリンと特異的に結合して，タンパク質凝集を抑制し，水晶体の透明性を維持する機能がある（Biswas and DAS, 2007）。しかしながら，ビタミンC・E，カロテノイドのような抗酸化物質に比べて，亜鉛摂取と白内障有病率との関連を示す疫学データはわずかしかない。Blue Mountain 前向き研究によると，亜鉛高摂取（中央値より多い）は，ビタミンC・E，βカロテンの摂取が多いと核白内障罹患は減少する。ただし，皮質白内障，PSC の罹患には関連しないことが報告されている（Tan *et al*., 2008a）。

水晶体や眼房水の亜鉛濃度の上昇が悪影響を及ぼすとの報告もある。白内障患者では，対照群と比較して，亜鉛濃度が前房水（患者0. 243±0. 12μg/mL，対照0. 154±0. 56μg/mL，$p<0.001$）と水晶体（患者0. 51±0. 33μmol/g，対照0. 32±0. 20μmol/g，$p=0.012$）で，有意に高値であった（Dawczynski *et. al*., 2002；Nourmohammadi *et. al*., 2006）がある一方で，有意な関連を認めなかったとの報告もある（Aydin *et al*., 2005）。これらの報告からは，水晶体中の亜鉛濃度の上昇が，白内障の原因なのか結果なのかは，明らかでない（Nourmohammadi *et al*., 2006）。亜鉛摂取が白内障予防に効果があることを結論づけることはできない。

ω-3 脂肪酸

眼はω-3 脂肪酸を豊富に含んでおり，とりわけドコサヘキサエン酸（DHA）は網膜に高濃度に存在している。白内障予防におけるω-3 脂肪酸の生物学的機序は定かではないが，少数の観察研究が報告されている（Hodge *et al*., 2005）。Blue Mountain Eye Study において，ω-3 脂肪酸の高摂取は核白内障の罹患率低下と関連していることが示された（Townend *et al*., 2007）。また，16年間の前向き研究において，長鎖ω-3 脂肪酸の高摂取群（総エネルギー比0. 21%）では，低摂取群（総エネルギー比0. 03%）と比較して，白内障摘出の頻度が12%低かった（Lu *et al*., 2005）。しかし，Nurses' Health Study のボストン・マサチューセッツ地域コホートにおいては，αリノレン酸（ALA）高摂取は水晶体核混濁の加齢性変化と関連していた（Lu *et al*., 2007）。現在の知見ではω-3 脂肪酸が白内障に予防的と結論づけることはできない。

介 入 研 究

疫学研究の結果をもとに，上述の栄養素の組合わせが白内障リスクを減少させるか否かについていくつかの無作為化比較試験（randomized controlled trials：RCTs）が行われた。加齢性眼疾患研究（Age Related Eye Disease Study：AREDS）によれば，7年間の高用量抗酸化ビタミンの複合摂取（ビタミンC 500mg，ビタミンE 400IU，βカロテン 15mg）は，加齢性白内障混濁や視力低下に明らかな影響はなかった（Age-Related Eye Disease Study Research, 2001a）。まったく同じ処方の抗酸化ビタミンを南インドの35～50歳の住人に5年間投与した研究（APC）でも，白内障進行を遅らせる効果はなかった（Gritz *et al*., 2006）。ロシュ欧州アメリカ白内障試験（REACT）でも，類似の介入（ビタミンC 750mg，ビタミンE 600mg，βカロテン 18mg）が行われた。早期加齢性白内障と診断されたアメリカ人では，3年後に水晶体混濁の有意な減少が認められた（$n=88$）。しかし，この試験のイギリス集団では，同様の効果は認められなかった（$n=70$）。ただし，イギリスの同コホートには，より進行した白内障も含まれている（Chylack *et al*., 2002）。また，食道異形成症と診断された中国農村地帯の65〜74歳住民の介入試験では，ビタミンC（180mg/日），αトコフェロール（60IU/日），βカロテン（15mg/日）を含む14種類のビタミンと12種類のミネラルが投与され，核白内障有病率の低下が観察された（Sperduto *et al*., 1993）。フィンランド喫煙男性を対象としたαトコフェロールβカロテン試験（ATBC）では，αトコフェロール（50mg/日）とβカロテン（20mg/日）の摂取では，５〜８年の追跡期間に白内障摘出の頻度に差を認めなかった（Teikari *et al*., 1997）。早期白内障または白内障のない55〜75歳のイタリア人の介入試験ではマルチビタミン/ミネラル摂取（RDAの100％に当たるビタミンB群，C群，E群，βカロテンなし）により，9年間の追跡で核白内障の罹患率が減少した（Clinical Trial of Nutritional Supplements and Age-Related Cataract Study Group *et al*., 2008）。同研究においては，PSCの罹患率も減少した。

いくつかの研究において有意な所見を認めなかった原因として，年齢，栄養状態，健康状態，地理条件が考えられる。これらは対象住人の食事に影響を及ぼす要因である。マルチビタミン/ミネラル介入研究に加えて，AREDSにおいては対象の66％がルテインなしのマルチビタミンであるセントラム（centrum）を摂取していた（Age-Related Eye Disease Study Research Group, 2001 a）。つまり，対象者の大半は，対照群と摂取群にかかわらず，RDAのおよそ2倍量の試験栄養素（抗酸化ビタミン）を摂取していたことになる。ATBC研究において対象者はすべて喫煙者で，研究開始時の白内障の状態も明らかにされていない。また，REACT研究の主要エンドポイントは，ピクセル不透明度の変化であり（Chylack *et al*., 2002），他の研究の主要エンドポイントである水晶体混濁や視力とは異なっている。

栄養素摂取がRDA量未満の早期または白内障のない高齢者においては，マルチビタミン/ミネラルの摂取により，白内障の罹患や，進行を抑える可能性がある。しかし，この検証にはさらに多くのRCTsを行うことが必要である。また，高齢者においては，皮質白内障やPSCより頻度の高い核白内障に対して，栄養介入が役立ちそうである。ルテインやゼアキサンチンが水晶体における主要なカロテノイドであることがわかってきたので，これらの介入研究が今後必要である。

加齢黄斑変性（AMD）

先進国において加齢黄斑変性（age-related macular degeneration：AMD）は60歳以上の失明の主原因であり，その有病率は年齢とともに著しく上昇する。75歳以上のアメリカ人の30％近くにAMDの前駆病変を認め，7％に進行したAMDを認める。これに対し，43〜54歳では8％に前駆病変，0.1％に進行したAMDを認めるのみである（Congdon *et al*., 2004）。現在の治療ではAMDによる障害を完全に治療することは不可能であり，白内障のように発症予防や進行予防への対策が重要である。栄養介入もそれらのひとつである（Snodderly, 1995）。

AMDは，視細胞密度が最大で網膜の中心である黄斑と呼ばれる部位に障害を起こす。図56.3（b）にAMD患者で認める中心視野障害を示す。視細胞の後部には，血液-眼関門の一部を担い，視細胞の貪食を含むいくつかの機能を持つ網膜色素上皮細胞が存在する（Jager *et al*., 2008）。AMDの臨床的特徴であり，初期像として多いのがドルーゼンの出現である。ドルーゼンは網膜色素上皮細胞とブルッフ膜の内層の間に形成される黄白色の小さな点状のもので，細胞外基質が沈着したものである（Abdelsalam *et al*., 1999）。それらは網膜色素上皮細胞の貪食機能の不足の結果，形成される。ドルーゼンは正常眼でも加齢により認めることもある。AMDはAREDS分類によって次の3つに分類される。①初期AMD：中程度の大きさのドルーゼンを少数（20個未満）認める，または網膜色素のむらを認める，②中期AMD：最低1つの巨大なドルーゼンと多数の中程度の大きさのドルーゼンを認める，または黄斑中心に広がっていない地図状萎縮を認める，③進行または後期AMD：新生血管を認めるもの（滲出型）と新生血管を認めないもの（萎縮型）がある。進行した萎縮型AMDの特徴はドルーゼンと黄斑に広がる地図状萎縮である（Jager *et al*., 2008）。進行した滲出型AMDでは網膜色素上皮下や時に網膜下まで侵入してくる新生血管を特徴とする。AMDの早期では通常，自覚症状を認めない。後期になると歪視や視覚機能低下，特に中心視野の完全欠損を認めるようになる（Snodderly, 1995）。AMDの詳細な病態は完全には解明されていないが，重要な機序として化学的酸化ストレスや光誘導酸化ストレス，ブルーライトによる網膜色素上皮細胞や桿体視細胞の障害，網膜色素上皮細胞の機能不全，血行動態の変化，遺伝的要因などがあげられている。網膜は酸素消費量が多く，多価不飽和脂肪酸濃度も高く，可視光への曝露も多いため，酸化ストレスの影響を特に受けやすいと考えられる（Nolan *et al*., 2003）。黄斑色素（詳細は「カロテノイド」として後述）の枯渇はAMDのリスクファクターのひとつであるが，体内で産生することができないため栄養介入が有効である。また，酸化ストレスがAMDの病因と考えられているため，種々の抗酸化栄養素に分けて説明する。疫学的研究や介入研究の知見に関しては，食事やサプリメントからの摂取量と血漿濃度を区別して論じる。

ビタミンC

ビタミンCの食事やサプリメントからの摂取量および血漿濃度とAMDとの関連に関する疫学研究を表56.7にあげる。いずれの研究でもビタミンC摂取量あるいは血漿濃度とAMDリスクとの間に予防的関連は示されなかった〔Eye Disease Case-Control Study Group(EDCCSG), 1993；Seddon *et al*., 1994a；West *et al*., 1994；Christen *et al*., 1999；Smith *et al*., 1999；Cho *et al*., 2004；Age-Related Eye Disease Study Research Group *et al*., 2007〕。しかし，ビタミンE，βカロテンおよび亜鉛の高摂取と合わせてビタミンC高摂取（中央値より高値）の者では8年にわたるAMDの発症が35％減少したという報告が1つある（van Leeuwen *et al*., 2005）。逆に，Blue Mountains Eye Studyのコホート研究においては，ビタミンC摂取量が多い人は5年間の早期AMD発症リスクが上がっていた(Flood *et al*., 2002)。ビタミンC単独のAMDに対する保護効果に関しては結論が出ていない。他の抗酸化作用のある栄養素とビタミンCの同時摂取に関する研究に関しては「介入研究」の項で述べる。

ビタミンE

脂溶性の抗酸化物質であるため，いくつかの研究でビタミンEとAMD発症との関連が調べられている（表56.8）。食事やサプリメントからのビタミンE摂取の増加がAMDの発症を抑えることが2つの研究のみで報告されているが(Vandenlangenberg *et al*., 1998；van Leeuwen *et al*., 2005)，他の疫学的研究ではこのような効果は報告されていない（Eye Disease Case-Control Study Group, 1993；Seddon *et al*., 1994a；Mares-Perlman *et al*., 1996；Christen *et al*., 1999；Cho *et al*., 2004）。また，いくつかの研究(Eye Disease Case-Control Study Group, 1993；West *et al*., 1994）ではビタミンEの血漿濃度が高いとAMDの有病率が減少することが報告されているが，他の研究ではそのような報告はされていない(Sanders *et al*., 1993；Mares-Perlman *et al*., 1995c)。

AMDの発症・進展に対する長期のビタミンEサプリメント使用の効果をプラセボと比較した二重盲検試験が3つ行われている(Teikari *et al*., 1998a；Taylor *et al*., 2002b；Christen *et al*., 2010)。どの試験においてもプラセボ使用に比べてビタミンE使用（使用量はそれぞれ75IU/日，500IU/日および600IU/2日）はAMDの発症・進行を減少させなかった。これらの研究でのビタミンE摂取量は推奨摂取量を大幅に上回る量であるが，糖尿病や血管病変を持つ人はビタミンEの過剰摂取（≥400IU/日）で心不全のリスクが上昇するという報告がある（Lonn *et al*., 2005）。これに関しては，このような高用量のビタミンEは酸化促進剤として働いてしまうので他の脂溶性抗酸化物質を減らすのではないかという仮説がある。以上より，AMDのリスクに対するビタミンEの保護効果の根拠はないといえる。

これまでに考察してきた文献から，ビタミンCとビタミンEはそれぞれ単独ではAMDに対する保護効果がないように思われる。しかしながら，ビタミンCとビタミンEとの同時摂取，または他の抗酸化物質との併用によりAMDのリスクを下げるという研究がいくつかある。ビタミンC，ビタミンE，βカロテン，亜鉛の高摂取はAMDのリスクを35％下げる（van Leeuwen *et al*., 2005）。これと似た報告がこれ以外にも3つあり，ビタミンC，ビタミンE，カロテノイドおよびセレニウムの同時摂取，抗酸化物質摂取およびビタミンC，ビタミンEおよびβカロテンの血漿濃度に関してそれぞれ調べられている(Eye Disease Case-Control Study Group, 1993；West *et al*., 1994；Snellen *et al*., 2002)。ビタミンCとビタミンEのサプリメント同時摂取の研究に関しては「介入研究」の項で述べる。

カロテノイド

カロテノイドのなかでもルテインとゼアキサンチンは特に黄斑部に多く存在するため，黄斑色素と呼ばれる(Bone *et al*., 1985)。460nmの波長に吸収ピークを持つ黄斑色素は，下層の視細胞や網膜色素上皮細胞をブルーライトによる障害から守る効率的なフィルターとして働いている（Ahmed *et al*., 2005）。AMD患者の網膜内のルテインとゼアキサンチンの濃度は健常人に比較して低いため，黄斑色素の密度の低下がAMDのリスクファクターと考えられる（Bone *et al*., 2001）。これは，特殊な光度計（heterochromatic flicker photometer）を使用して生体内の黄斑色素密度を測定した研究でも同様の結果が得られている（Wooten *et al*., 1999）。1人の患者で病気のない僚眼に比べて進行したAMDの病眼では黄斑色素密度の顕著な低下を認めた症例も報告されている(Beatty *et al*., 2001)。また，病気のない人に比べAMD患者の黄斑色素密度は32％低いという報告もある(Bernstein *et al*., 2002)。しかしながら，Carotenoids in Age-related Eye Disease Study（CAREDS）に参加した女性の横断的研究では中期のAMDと黄斑色素密度は関連がなかった。高齢になるほど食生活が改善することがバイアスになって，そのような結果になったと述べている。また，黄斑密度の低下はAMDによる網膜傷害の原因というより結果の可能性がある(Larowe *et al*., 2008)。55歳以上を対象として，AMDの有無別に黄斑色素密度を調べた別の横断的研究（Rotterdam Eye Study）のサブセット解析でも似たような報告がなされている(Berendschot *et al*., 2002)。この違いは，横断的研究であること，つまり研究デザインの違いからきていると考えられる。前向き研究では後期AMDになった者では追跡前の

表56.7　ビタミンC（食事やサプリメントからの経口摂取量や血漿濃度）と加齢黄斑変性（AMD）の危険性

研究名	研究デザイン	摂取方法	研究期間	オッズ比/相対危険度/ハザード比[a]（95％信頼区間）	結果	文献
EDCCSG	症例対照研究	血漿	—	オッズ比＝0.7（0.5－1.2）p＝0.27	血漿ビタミンC濃度と滲出性AMD発症とは関係しなかった	EDCCSG（1993）
EDCCSG	症例対照研究	食事サプリメント	—	オッズ比＝1.01（0.6－1.70）p＝0.98（食事サプリメント） オッズ比＝0.83（0.52－1.33）p＝0.22（食事）	ビタミンC摂取量の最も高い五分位と進行したAMDとは関係がなかった	Seddon *et al*.（1994a）
BLSA	症例対照研究	血漿	—	オッズ比＝0.55（0.28－1.08）（AMD） オッズ比＝0.17（0.01－2.57）（重症AMD）	ビタミンCの血漿濃度が高いとAMDの有病率が減少する傾向にあったが，その効果に有意差はなかった	West *et al*.（1994）
BMES	症例対照研究	食事サプリメント	—	オッズ比＝1.3（0.5－3.4）（後期AMD） オッズ比＝0.9（0.5－1.4）（初期AMD）	ビタミンCの多量摂取はAMDの発症減少に関与しなかった	Smith *et al*.（1999）
PHS I	前向き研究	サプリメント	7年間	相対危険度＝1.03（0.71－1.50）	ビタミンCのサプリメント使用者でAMD発症は減少しなかった	Christen *et al*.（1999）
BMES	前向き研究	食事サプリメント	5年間	オッズ比＝2.3（1.3－4.0）p＝0.002	ビタミンC摂取量の最も高い五分位は最も低い五分位に比べて初期AMDリスクが高かった	Flood *et al*.（2002）
NHS HPFS	前向き研究	食事サプリメント	12～18年間	相対危険度＝1.21（0.88－1.67）p＝0.18（初期AMD） 相対危険度＝0.98（0.58－1.66）p＝0.52（後期AMD）	ビタミンC摂取を増量してもAMDのリスクは減らなかった	Cho *et al*.（2004）
RS	前向き研究	食事サプリメント	3～10年間	ハザード比＝1.02（0.94－1.10）p＝0.04（ビタミンC） ハザード比＝0.65（0.46－0.92）（萎縮型・滲出型含む）	ビタミンCの高摂取はAMDのリスクを下げなかったが，ビタミンE，βカロテン，亜鉛と合わせると35％リスクを減少した	van Leeuwen *et al*.（2005）
AREDS report no. 22	症例対照研究	食事	—	オッズ比＝0.98（0.67－1.43）p＝0.39（滲出型AMD） オッズ比＝1.14（0.56－2.33）p＝0.84（地図状萎縮）	ビタミンC摂取量の最も高い五分位でも滲出型AMDと地図状萎縮とは関係なかった	Age-Related Eye Disease Study Research Group *et al*.（2007）

[a]：表に示すオッズ比/相対危険度/ハザード比は注釈のない限り最も低い五分位/三分位/四分位に対する最も高い群の値である。

AREDS：Age-related Eye Disease Study, BLSA：Baltimore Longitudinal Study of Aging, BMES：Blue Mountains Eye Study, EDCCSG：Eye Disease Case-Control Study Group, HPFS：Health Professionals Follow-up Study, NHS：Nurses' Health Study, PHS：Physicians' Health Study, RS：Rotterdam Study。

表56.8 ビタミンE（食事やサプリメントからの経口摂取量や血漿濃度）と加齢黄斑変性（AMD）の危険性

研究名	研究デザイン	摂取方法	研究期間	オッズ比/相対危険度/ハザード比[a]（95%信頼区間）	結果	文献
EDCCSG	症例対照研究	血漿	—	オッズ比＝0.6（0.4－1.04）$p=0.10$	血漿中ビタミンEが高くても滲出性AMD進行の危険性は減少しなかった	EDCCSG（1993）
WHS	前向き無作為化比較試験	サプリメント 600IU/2日	10年間	相対危険度＝0.93（0.72－1.19）$p=0.54$	プラセボ投与とビタミンE投与群間でAMDのリスクに有意差はなかった	Seddon *et al*.（1994a）
BLSA	症例対照研究	血漿	—	オッズ比＝0.43（0.25－0.73）（AMD） オッズ比＝0.31（0.05－1.87）（重症AMD）	ビタミンEの血漿濃度が高いAMDの有病率が減少する	West *et al*.（1994）
ATBC	前向き無作為化比較試験	サプリメント 50mg/日	5～8年間	オッズ比＝1.13（0.81－1.59）	喫煙男性にビタミンEのサプリメントを摂取させてもAMDの有病率は減少しない	Teikari *et al*.（1998）
PHS I	前向き	サプリメント	7年間	オッズ比＝0.87（0.53－1.43）	ビタミンEのサプリメント使用者は有意な差ではないがAMDの危険性が13%である	Christen *et al*.（1999）
Taylorら	前向き無作為化比較試験	サプリメント 500IU/日	4年間	相対危険度＝1.05（0.69－1.61） 相対危険度＝1.36（0.67－2.77）	初期化AMDの発症はビタミンEグループでは8.6%に対してプラセボグループでは8.1%である 後期AMD発症がビタミンEグループでは0.8%に対してプラセボグループでは0.6%であった	Taylor *et al*.（2002）
NHS HPFS	前向き研究	食事サプリメント	12～18年間	相対危険度＝1.42（1.01－1.99）$p=0.55$（初期AMD） 相対危険度＝1.34（0.92－1.96）$p=0.32$（後期AMD）	ビタミンEの摂取増量はAMDのリスクを減少しない	Cho *et al*.（2004）
WHS	無作為化比較試験	600IU 2日ごと	10年間	相対危険度＝0.90（0.77－1.06）（視覚障害の有無に関係なくAMD）	ビタミンEのサプリメント摂取はAMD発症を減少しない	Christen *et al*.（2010）

[a]：表に示すオッズ比/相対危険度/ハザード比は注釈のない限り最も低い五分位/三分位/四分位に対する最も高い群の値である。

ATBC：Alpha-Tocopherol Beta-Carotene Study, BLSA：Baltimore Longitudinal Study of Aging, EDCCSG：Eye Disease Case-Control Study Group, HPFS：Health Professionals' Follow up Study, NHS：Nurses' Health Study, PHS：Physicians' Health Study, WHS：Women's Health Study。

黄斑色素密度が低かった（Schweitzer *et al*., 2000）。

黄斑色素としての役割だけでなく，ルテインとゼアキサンチンは強力な抗酸化作用を持っており，酸化ストレス関連の傷害に対して保護効果を有すると考えられる。カロテノイド，特にルテインとゼアキサンチンの摂取とAMDのリスクに関する研究は多く，ルテインとゼアキサンチンの摂取増加が進行性滲出性AMDのリスクを下げるという報告されている（Eye Disease Case-Control Study Group, 1993；Seddon *et al*., 1994 a；Snellen *et al*., 2002）。CAREDSの横断的研究によると，75歳未満の女性においてはルテインとゼアキサンチンの高摂取が中期AMDのリスクを下げるが，75歳以上の女性に関しては差がなかった（Moeller *et al*., 2006）。さらに，Blue Mountains Eye Studyでは，追跡した5～10年間でルテインとゼアキサンチンの高摂取が滲出性AMD発症や不明瞭な軟性ドルーゼン，網状ドルーゼンのリスク減少と関連していた（Tan *et al*., 2008b）。ルテインとゼアキサンチンの摂取量の上位20％と下位20％を比較すると，高摂取群で滲出性AMDや巨大なドルーゼン，広範囲にわたる中程度の大きさのドルーゼンのリスク減少がみられた（Age-Related Eye Disease Study Research Group *et al*., 2007）。しかしながら，Beaver Dam Eye Studyのコホート内症例対照研究では，年齢・性別・喫煙を調整した初期AMD患者群と正常群では血漿中のルテインとゼアキサンチン濃度に差はなかった（Mares-Perlman *et al*., 1995c）。血漿濃度はルテインとゼアキサンチンの長期摂取のよい指標とならず，関連を見落とす可能性がある。カロテノイド摂取とAMDのリスクに関する研究を表56.9にまとめる。

上述の知見に基づけば，ルテインとゼアキサンチンを食事またはサプリメントから多く摂取することはAMDの予防と治療において理にかなっている。ホウレンソウ，トウモロコシ，卵黄などの食品からのルテイン，ゼアキサンチンの摂取増加（Hammond *et al*., 1997；Bone *et al*., 2000；Wenzel *et al*., 2006；Vishwanathan *et al*., 2009）やサプリメントからの摂取増加（Landrum *et al*., 1997；Bone *et al*., 2003；Johnson *et al*., 2008；Connolly *et al*., 2010）がAMDではない健常成人の黄斑色素密度を有意に改善するという報告がいくつかある。1年間ルテイン10mg/日を摂取させたLutein Antioxidant Supplementation Trial（LAST）では萎縮型AMD患者において黄斑色素密度，視力およびアムスラー試験の結果が改善したと報告されている（Richer *et al*., 2004）。

まとめると，ルテインとゼアキサンチンは黄斑部に特異的に集積しているためAMDの予防と治療において有益で重要な栄養素である。ルテインおよびゼアキサンチンと他のビタミンや抗酸化物質を組み合わせた研究に関しては「介入研究」の項で述べる。

ビタミンB群

ビタミンB_{12}・B_6と葉酸はホモシステインの代謝経路におけるトランススルフレーション回路と再メチル化に必須である（Selhub and Miller, 1992）。ビタミンB_{12}・B_6と葉酸の低摂取や低血中濃度はホモシステインの血漿濃度上昇，すなわち高ホモシステイン血症と関連している。高ホモシステイン血症がAMDのリスクを上げるという報告がこれまでにいくつかある（Heuberger *et al*., 2002；Axer-Siegel *et al*., 2004；Nowak *et al*., 2005；Vine *et al*., 2005；Coral *et al*., 2006；Kamburoglu *et al*., 2006；Rochtchina *et al*., 2007；Krishnadev *et al*., 2010）。それらの研究ではAMD患者の血漿中ホモシステイン平均濃度が15μmol/Lより高いと報告されている。Blue Mountains Eye Studyでは，ホモシステイン血清濃度が15μmol/L以下の患者のうち，ビタミンB_{12}の血漿濃度が低い患者はAMDの危険が4倍近くも高いと報告されている（Rochtchina *et al*., 2007）。ビタミンB_{12}の血漿中濃度が低いこともAMDの単独のリスクファクターであると報告がなされているが（Kamburoglu *et al*., 2006；Rochtchina *et al*., 2007），関連は認めていない研究もある（Heuberger *et al*., 2002；Nowak *et al*., 2005）。第3回アメリカ健康栄養調査においては，ホモシステインと赤血球中の葉酸および血清中のビタミンB_{12}との相関はなかったが，参加者の食生活や生活様式の変化に関する情報が限られていたこと，欠測データのために高齢層の一部が除外されたこと，採血時の絶食状態に違いがあったことなどに起因していると思われる（Heuberger *et al*., 2002）。この研究において，非ヒスパニック系黒人においては，赤血球中の葉酸と軟性ドルーゼンとの間に逆相関がみられた。ビタミンB_{12}・B_6および葉酸はホモシステイン血漿濃度を下げる効果があるため，AMD治療の選択肢として研究がなされてきた（Woodside *et al*., 1998）。ビタミンB_{12}と葉酸がそれぞれ単独にAMD発症に関係していると考えられたため，AMD治療に用いられることは当然のことである。

プラセボ二重盲検無作為化試験であるWomen's Antioxidant and Folic Acid Cardiovascular Studyによると，心血管病変のリスクが高い女性に平均7.3年の間，葉酸（2.5mg/日），ビタミンB_6（50mg/日），ビタミンB_{12}（1 mg/日）を補充すると，AMDのリスクが統計学的に有意に35～40％低下した（Christen *et al*., 2009）。サブ解析では300人のホモシステイン血中濃度が測定され，ホモシステイン濃度の有意な低下がAMDのリスク低下の機序のひとつと考えられる。この試験では，AMDの診断が自己申告によるもので，対象にしたのが心血管病変の高リスク群であったため，著者らは一般集団に使用する際には注意が必要であると述べている。ビタミンB_{12}・B_6と葉酸以外のビタミンBに関しては，過去にAMD患

表56.9 カロテノイド（食事やサプリメントからの経口摂取，血漿濃度，網膜所見）と加齢黄斑変性（AMD）の危険性

研究名	研究デザイン	摂取方法	研究期間	オッズ比/相対危険度/ハザード比[a]（95%信頼区間）	結果	文献
EDCCSG	症例対照研究	血漿	—	オッズ比＝0.3（0.2－0.6）p＜0.0001（全カロテノイド） オッズ比＝0.3（0.2－0.6）p＝0.0001（ルテイン/ゼアキサンチン） オッズ比＝0.3（0.2－0.5）p＜0.0001（αカロテン） オッズ比＝0.5（0.3－0.8）p＝0.003（βカロテン） オッズ比＝0.4（0.2－0.6）p＝0.0001（クリプトキサンチン） オッズ比＝0.8（0.5－1.3）p＝0.40（リコペン）	血漿中の全カロテノイドの濃度が高いと滲出性AMDのリスクが下がる リコピンを除くそれぞれのカロテノイドが高いと滲出性AMDのリスクが下がる	Eye Disease Case－Control Study Group（1993）
EDCCSG	症例対照研究	食事	—	オッズ比＝0.57（0.35－0.92）p＝0.02（全カロテノイド） オッズ比＝0.59（0.4－0.96）p＝0.03（βカロテン） オッズ比＝0.43（0.2－0.7）p＜0.001（ルテイン/ゼアキサンチン）	カロテノイド摂取の最も高い五分位の群は滲出性AMDのリスクが43%低い ルテインとゼアキサンチンが滲出性AMDのリスク低減に最もかかわっていた	Seddon *et al*.（1994a）
BDES	症例対照研究	血漿	—	オッズ比＝2.2（1.1－4.5）（リコペン）	血漿中リコピン濃度が低いほど初期AMDの可能性が高い ルテイン，ゼアキサンチン，βクリプトキサンチン，αおよびβカロテンとは関連はなかった	Mares-Perlman *et al*.（1995c）
Bone RAら	症例対照研究	網膜	—	オッズ比＝0.18（0.05－0.64）	レチナール，ルテイン/ゼアキサンチン量の最も高い四分位は最も低い四分位に比べてAMDのリスクが82%低い	Bone *et al*.（2001）
Snellenら	症例対照研究	食事	—	オッズ比＝2.4（1.1－5.1）	ルテイン高摂取に比べて低摂取では滲出性AMDの有病率が2倍であった	Snellen *et al*.（2002）

表56.9 （つづき）

研究名	研究デザイン	摂取方法	研究期間	オッズ比/相対危険度/ハザード比[a]（95%信頼区間）	結果	文献
CAREDS	横断研究	食事サプリメント	—	オッズ比＝0.96（0.75－1.23）（全体のサンプル） オッズ比＝0.57（0.34－0.95） （食生活に変化の危険性のある75歳未満の女性） オッズ比＝2.02（0.88－4.62） （食生活に変化の危険性のある75歳以上の女性）	ルテイン/ゼアキサンチンの高摂取群と低摂取群では中期AMDの有病率が統計的に異なる 食生活に変化の危険性のある75歳未満の女性は75歳以上の女性に比べて危険性が低い	Moeller *et al*.（2006）
AREDS report no. 22	症例対照研究	食事	—	オッズ比＝0.65（0.45－0.93）（滲出性AMD） オッズ比＝0.45（0.24－0.86）（地図状萎縮） オッズ比＝0.73（0.56－0.96） （巨大な，または広範囲の中等度のドルーゼン） $p \leq 0.05$（上記すべて）	ルテインとゼアキサンチンの高摂取は滲出性AMD，地図状萎縮，巨大または広範囲な中等度の大きいドルーゼンのリスクが低い	Age－Related Eye Disease Study Research Group *et al*.（2007）
BMES	前向き研究	食事	5・10年間	相対危険度＝0.35（0.13－0.92）p＝0.033 （滲出性AMD） 相対危険度＝0.66（0.48－0.92）p＝0.013 （不明瞭な軟性ドルーゼンまたは網状ドルーゼン）	ルテインとゼアキサンチン摂取の最も高い三分位は有意に滲出性AMD発症が低い 平均である743μg/日以上摂取すると不明瞭な軟性ドルーゼンや網状ドルーゼン形成の可能性が低い	Tan *et al*.（2008b）
CAREDS	横断研究	黄斑色素密度	—	オッズ比＝1.4（0.9－2.1）p＝0.16 オッズ比＝0.8（0.5－1.2） オッズ比＝0.5（0.3－1.0）（54～69歳女性） オッズ比＝1.0（0.5－2.0）（70歳以上女性）	黄斑色素密度の最も高い五分位における中期AMDの危険性は最も低い五分位と比べて有意な差はなかった 食生活に変化のある危険性のある女性を除くとオッズ比は下がったが有意差はないままだった 中高年（54～69歳）の女性は70歳以上の女性と比べて食生活の変化のリスクを調整するとAMDの危険性は低い	Larowe *et al*.（2008）

[a]：表に示すオッズ比/相対危険度/ハザード比は注釈のない限り最も低い五分位/三分位/四分位に対する最も高い群の値である。

AREDS：Age-related Eye Disease Study, BDES：Beaver Dam Eye Study cohort, BMES, Blue Mountains Eye Study, CAREDS：Carotenoids in Age-related Eye Disease Study, EDCCSG：Eye Disease Case-Control Study Group。

表56.10　ビタミンB群（食事やサプリメントからの摂取と血漿内）と加齢黄斑変性（AMD）の危険性

研究名	研究デザイン	摂取方法	研究期間	オッズ比/相対危険度/ハザード比[a]（95%信頼区間）	結果	文献
NHANES Ⅲ	横断研究	赤血球（葉酸） 血漿（ビタミン B_{12}）	—	オッズ比＝0.8（0.5－1.4）p＝0.40 オッズ比＝0.7（0.4－1.2）p＝0.11 オッズ比＝0.7（0.1－5.3）p＝0.78	赤血球葉酸や血漿ビタミン B_{12} は早期・後期AMDとすべてのサンプルにおいて関与は認められなかった	Heuberger *et al*. (2002)
BMES	横断研究	血清（ビタミン B_{12}） 血清（葉酸）	—	オッズ比＝2.30（1.08－4.89） オッズ比＝1.13（0.58－2.22）	ビタミン B_{12} 摂取が少ないと（125pmol/L以下），萎縮性もしくは新生血管を伴うAMDのリスクが2倍になる 葉酸との関与は認めなかった	Rochtchina *et al*. (2007)
WAFCS	無作為化比較試験	サプリメント	7.3年間	相対危険度＝0.66（0.47－0.93）p＝0.02 相対危険度＝0.59（0.36－0.95）p＝0.03	葉酸，ビタミン B_6，ビタミン B_{12} の配合剤は著明にAMDのリスクを下げた	Christen *et al*. (2009)

[a]：表に示すオッズ比/相対危険度/ハザード比は注釈のない限り最も低い五分位/三分位/四分位に対する最も高い群の値である。

BMES：Blue Mountains Eye Study, NHANES：National Health and Nutrition Examination Survey, WAFCS：Women's Antioxidant and Folic Acid Cardiovascular Study。

サプリメント：葉酸（2.5mg/日），ビタミン B_6（50mg/日），ビタミン B_{12}（1mg/日）を含むサプリメント。

者に対するナイアシンの治療効果に関する報告が2つある。1つの研究ではナイアシンにより網膜細動脈の拡張が起こると報告され，別の研究では脈絡膜血流に影響すると報告されている（Metelitsina *et al*., 2004；Barakat *et al*., 2006）。ビタミンBとAMDの関連を評価した研究を表56.10にまとめた。総括すると，ビタミン B_{12}・B_6 および葉酸はAMDのリスクを下げるのに有効であると考えられ，ナイアシンは滲出性AMDの治療の助けとなると考えられる。これらの知見を確認するためには，さらなる無作為化比較試験が必要である。

亜　　鉛

亜鉛は，他の組織に比べて，光受容体ならびに網膜色素上皮に多く存在しており，AMDなどの網膜疾患の防御に重要な働きをしていると考えられている（Newsome *et al*., 1992）。亜鉛はSOD（酸化ストレスに対する初期の抗酸化物質）などのいくつかの眼の酵素の共役因子である。網膜の酸化ストレスはAMDの病因となるため，亜鉛にはAMDのリスクを減らす役割があることがわかっている。このことを裏づける証拠としては，AMDの網膜色素上皮や脈絡膜の亜鉛量が正常の眼に比べて24%も少ない（Erie *et al*., 2009）。

亜鉛摂取とAMDとの関連を調べた前向き観察研究の結果は一致していない。Blue Mountains Eye Studyによれば，亜鉛高摂取の者では5～10年の経過観察におけるAMD発生が減少していた（Tan *et al*., 2008）。しかし，Nurses' Health StudyやHealth Professionals Follow-up Studyでは，食事やサプリメントからの亜鉛摂取はAMDのリスク減少とは関係ないと報告されている（Cho *et al*., 2001b）。栄養視覚プロジェクトに参加したNurses' Health StudyのコホートではAMDドルーゼンの有病率と亜鉛摂取には関連がなかった（Morris *et al*., 2007）。

亜鉛サプリメントの効果は無作為化比較試験で報告されている。亜鉛サプリメント（硫酸亜鉛として100mg含有）投与は初期AMDの人の視力維持に有用であった（Newsome *et al*., 1988）。50mg/日の亜鉛をサプリメントとして摂取すると萎縮型AMD患者の黄斑機能を著明に改善したとの報告もある（Newsome, 2008）。この研究では亜鉛サプリメントの効果はシステインによるものかもしれないとされている。システインは，眼にとって重要な抗酸化物質であるグルタチオンのような硫黄含有物質に代謝されるからである。一方，200mg/日の亜鉛を2年間摂取した場合，片方の眼にドルーゼンがある患者の健眼に何も起こらなかったとの報告もある（Stur *et al*., 1996）。

死亡者の眼の亜鉛濃度を調べた研究では，意外にも網膜色素上皮下の沈着物に亜鉛が高濃度で集積しており，特にAMDの眼において高濃度亜鉛が認められた（Lengyel *et al*., 2007）。亜鉛は網膜色素上皮下の沈着物形成に関与しており，AMDの発症にかかわっている可能性がある。しかし，亜鉛は沈着物形成に関与していても，亜鉛が沈着物を形成しているわけではない。沈着物に亜鉛が存在している理由は多く考えられるが，一番簡単な説明としては，沈着物はタンパク質から作られ，亜鉛がそのタンパク質と結合するだけかもしれない（Newsome and Brewer, 2008）。この研究結果で亜鉛の効果が否定できるものではない。培養細胞を用いた研究では低用量の亜鉛は網膜色素上皮を保護するが，高用量ではその反対の効果が出てしまう可能性があると指摘されている。亜鉛サプリメントを亜鉛単体ではなく，他の抗酸化物質との配合剤として摂取したほうが効果的であると報告されている（Wood and Osborne, 2003）。しかし，これらの実験的データによる高用量亜鉛サプリメントの副作用を確認するためには臨床的証拠が必要である。無作為化比較試験のデータによると亜鉛サプリメントはAMDのリスクを減少させる効果が示唆されている。他の抗酸化物質やビタミン剤と亜鉛サプリメントの複合投与の保護効果については，「介入研究」の項で説明する。

ω-3 脂肪酸

網膜桿体外節は他の神経細胞構成成分と比較してDHAが多く集積しており，そのDHAは総脂肪酸の30～65％を占めている（Neuringer *et al*., 1988）。最近の研究によると，網膜におけるω-3脂肪酸は抗炎症効果を持ち，神経プロテクチンに変換されると酸化誘導アポトーシスに対して防御的である（Schweigert and Reimann, 2011）。魚の摂取，ω-3脂肪酸，DHA，ω-6脂肪酸と早期あるいは後期AMDの発生との関連を調べた疫学研究の結果を表56.11にまとめた。

Nurses' Health StudyとHealth Professionals Follow-up Studyにおける10～12年の前向き研究では，1週間に5皿以上魚を摂取する人は，月に3皿以下の人に比べてAMDのリスクが35％減少していた（Cho *et al*., 2001a）。この研究の魚の種類別検討では，ツナ（マグロ）のみが予防的であった。同じようなことが他の前向き研究でも報告されており，週に1回以上の魚摂取者では早期AMDリスクが40％減少しており，週に3回以上の摂取者では後期AMDの発生が減少していた（Chua *et al*., 2006）。3つの症例対照研究と2つの横断研究では，魚摂取とAMDリスクとの間に正の関連があった（Seddon *et al*., 2001, 2006；Age-Related Eye Disease Study Research Group, 2007；Delcourt *et al*., 2007；Augood *et al*., 2008）。他の2つの横断研究では魚摂取とAMDリスクの間には明らかな関連性がなかった（Mares-Perlman *et al*., 1995d；Heuberger *et al*., 2001）。Beaver Dam Eye Studyでは，魚摂取が少なく，AMDリスクとの関連を調べるには十分ではなかったのではないかと推察されている（Mares-Perlman *et al*., 1995d）。

上述の研究を含むいくつかの観察研究ではω-3脂肪酸やω-6脂肪酸とAMDとの関連を報告している。ω-3脂肪酸の高摂取は早期および後期AMDに対して予防的であると報告している研究もある（Seddon *et al*., 2001, 2006；Chua *et al*., 2006；Age-Related Eye Study Research Group, 2007；Sangiovanni *et al*., 2009）。DHAやイコサペンタエン酸（EPA）の高摂取も新生血管を伴うAMDのオッズ比の減少と関連していたとの報告もある（Cho *et al*., 2001a；Augood *et al*., 2008）。驚くことに，Nurses' Health StudyやHealth Professionals Follow-up Studyでは，リノレン酸（ω-3脂肪酸）の摂取はAMDのリスク増加と関連していた。しかし，この研究では多種類の脂肪酸が検討されており，網膜でのリノレン酸の特異的生物機構がないので，偶然の結果であろうと考えられる（Cho *et al*., 2001a）。

ω-6脂肪酸の高摂取は，ω-3脂肪酸の網膜保護効果に対して抑制的に働くようである。2つの前向き研究と1つの症例対照研究では，魚摂取による早期AMDや新生血管型AMDのリスク減少は，リノール酸（ω-6脂肪酸）の摂取量が少ない場合のみ認められたと報告されている（Seddon *et al*., 2001, 2003；Tan *et al*., 2009）。眼疾患症例対照研究においてリノール酸の高摂取はAMDの独立したリスクファクターであった（Seddon *et al*., 2001）。この研究においてリノール酸摂取が1日に5.5g以下だった者と5.5以上だった者とに分けると，ω-3脂肪酸高摂取と関連したAMDのリスク減少はリノール酸低摂取者のみでみられた。またアメリカ双生児研究においてもω-3脂肪酸に対するリノール酸の抑制的効果が認められた（Seddon *et al*., 2006）。アラキドン酸（ω-6脂肪酸）の高摂取も，新生血管型AMDのオッズ比上昇と関連していた（Age-Related Eye Disease Study Group, 2007）。

観察研究によるとω-3脂肪酸，特にDHAの高摂取は早期あるいは後期AMDのリスク減少に効果的なようである。食事に高脂肪の魚を取り入れることはω-3脂肪酸食事摂取の簡便な方法である。白身魚はω-3脂肪酸が少なく，POLANUT断面研究では白身魚を多く摂取したとしてもAMDのリスク減少とは関連していなかった（Delcourt *et al*., 2007）。ω-3脂肪酸の効果はω-6脂肪酸の摂取量に依存すると思われる。AMDに対する予防効果のためには，健康的なω-6脂肪酸・ω-3脂肪酸比（3：1もしくは4：1）を維持すべきである（Simopoulos, 2002）。進行中のAREDS2試験では，EPAとDHAの

表56.11 魚，長鎖多価不飽和脂肪酸，ω-3 脂肪酸の食事摂取と加齢黄斑変性症（AMD）との関連

研究名	研究デザイン	摂取方法	研究期間	オッズ比/相対危険度/ハザード比[a]（95%信頼区間）	結果	文献
NHS HPFU	前向き研究	魚 ツナ DHA	5～10年間	相対危険度＝0.7（0.52－0.93） p＝0.05 相対危険度＝0.61（0.45－0.83） p＝0.0007 相対危険度＝0.65（0.46－0.91） p＝0.009	魚を週に4匹以上摂取することは月に3匹以下摂取に比べAMDの発生を35%減少させた すべての魚の種類のうちツナのみが著明な関連性を示した DHA摂取はAMDを抑制する	Cho *et al*.(2001)
AREDS	前向き研究	ω-3 脂肪酸	12年間	オッズ比＝0.65（0.45－0.92）	高摂取は地図状および新生血管AMDの可能性を30%減少させる	Sangiovanni *et al*.(2009)
EDCCS	症例対照研究	魚 DHA と EPA （上記いずれもリノール酸5.5g/日以下）		オッズ比＝0.60（0.32－1.14） p＝0.05 オッズ比＝0.75（0.44－1.25） p＝0.05	魚/DHA高摂取はリノール酸を5.5以下摂取した時だけ新生血管AMDのリスクを減少させる	Seddon *et al*.(2001)
NHANES Ⅲ	横断研究	魚		オッズ比＝1.0（0.7－1.4） p＝0.80 オッズ比＝0.4（0.2－1.2） p＝0.10	魚の摂取と早期・後期AMDとの間には何の関連性もなかった	Heuberger *et al*.(2001)
BMES	前向き研究	魚 ω-3 脂肪酸 （上記ともに低リノール酸）	10年間	相対危険度＝0.59（0.36－0.99） p＝0.12 相対危険度＝0.48（0.27－0.83） p＝0.01	魚とω-3脂肪酸の摂取を増加すると，リノール酸の摂取量が中間値以下の場合のみ早期AMDの発生リスクが減少した	Tan *et al*.(2009)
BMES	前向き研究	魚 魚 ω-3 脂肪酸 （上記いずれも低リノール酸）	5年間	オッズ比＝0.58（0.37－0.90） オッズ比＝0.25（0.06－1.00） オッズ比＝0.41（0.22－0.75）	少なくとも1匹以上の魚を摂取することは早期AMDのリスクを40%減少させる 少なくとも3匹以上の魚を摂取することは後期AMDのリスクを著明に減少させる ω-3脂肪酸高摂取は早期AMDの発生を減少させる	Chua *et al*.(2006)
EUREYE	横断研究	DHA EPA		オッズ比＝0.32（0.12－0.87） p＝0.03 オッズ比＝0.29（0.11－0.73） p＝0.02	DHAやEPAを摂取することで新生血管AMDのオッズ比を減少させる	Augood *et al*.(2008)
Seddon ら	前向き研究	魚 （リノール酸4.9g/日以下）		相対危険度＝0.36（0.14－0.95） p＝0.045	2匹以上の魚を摂取することで，リノール酸を4.9g/日以下で摂取した場合，後期AMDのリスクを減少させた	Seddon *et al*.(2003)

[a]：表に示すオッズ比/相対危険度/ハザード比は注釈のない限り最も低い五分位/三分位/四分位に対する最も高い群の値である。

AREDS：Age-related Eye Disease Study, BMES：Blue Mountains Eye Study, EDCCS：Eye Disease Case-Control Study, NHANES：National Health and Nutrition Survey, NHS/HPFU：Nurses' Health Study/Health Professionals Follow-up Study。

DHA：ドコサヘキサエン酸，EPA：イコサペンタエン酸。

後期AMDへの進展予防効果について検討されている。

介入研究

本章では，黄斑色素増加やAMDリスクに対する栄養素の組合わせと投与量を変えた多くの研究について言及する。AREDS試験では，ビタミンC（500mg），ビタミンE（400IU），βカロテン（15mg），亜鉛（酸化亜鉛として80mg），銅（酸化銅として2mg）が投与されたが片眼に中等度もしくは進行したAMDを持つ者でAMDリスクの25%の減少がみられた（Age-Related Eye Disease Study Group, 2001b）。同じ高リスク群で，これらの栄養素を摂取することでAMDの進行による失明のリスクを約19%減少させた。AMDのない者あるいは早期の患者では効果はなかった。6か月間，毎日12mgのルテイン，1mgのゼアキサンチン，120mgのビタミンC，17.6mgのビタミンE，10mgの亜鉛，40μgのセレンのサプリメントを摂取することで高齢者（92.6%がAMD所見を有していた）の黄斑色素密度を著明に増加させた（Trieschmann *et al*., 2007）。LAST研究の第2治療群ではルテイン10mgと多種類のビタミン，ミネラル，その他の抗酸化物質を組み合わせたサプリメントが12か月間投与されたが，萎縮型AMDを有する患者の黄斑色素密度や視覚機能を改善することができた（Richer *et al*., 2004）。イタリアの非進行性AMD患者を対象とした無作為化比較試験では，ビタミンC180mg，ビタミンE30mg，亜鉛22.5mg，銅1mg，ルテイン10mg，ゼアキサンチン1mg，アスタキサンチン4mgのサプリメントを12か月間毎日摂取させたが，網膜中心部（0度から5度範囲内）の選択的機能障害が改善した（Parisi *et al*., 2008）。無作為化試験の2つの系統的レビューによれば，早期AMDに対して抗酸化サプリメントは効果がみられなかった（Chong *et al*., 2007；Evans and Henshaw, 2008）。AREDS2試験はルテイン，ゼアキサンチン，ω-3脂肪酸を含むサプリメントの効果をみる目的で開始された。AREDS試験の知見を見定めるものである。

まとめると，ビタミンC，ビタミンE，βカロテン，亜鉛や銅を配合したサプリメントやAREDSのサプリメントはAMDの進行抑制やAMD患者の視力改善に有益であると思われる。ルテイン・ゼアキサンチンの高用量サプリメントも，黄斑色素密度を増加させ，AMD患者の網膜障害悪化を予防する効果があるようである。現在進行中のAREDS2試験はルテイン10mgとゼアキサンチン2mgのみのサプリメントと，ω-3脂肪酸と配合したサプリメントの効果をAMD患者において検討している。

食事パターンと白内障およびAMD

今までは1つの栄養素もしくは栄養素の組合わせの，白内障やAMDの予防と治療における役割について述べてきた。主要栄養素を含む栄養素の推奨食事摂取ガイドラインを遵守することが白内障やAMDの予防や進展にどのように影響するかを調べることは重要である。USDAによる健康食事指数（HEI）は食事の質の総合的指標であり，食物摂取パターンの変化をモニターするのに役立つ（Kennedy *et al*., 1995）。Nurses' Health Studyでは，HEIスコアを指標にしてアメリカの食事ガイドラインを順守することが水晶体核混濁と強い予防的関連を示した（Moeller *et al*., 2004）。その研究では全粒穀物摂取の最高上位25%の女性において水晶体核混濁の有病率が低かった。HEI総合スコアと強い負の関連がみられ，果物や野菜だけといった個々の食事構成要素ではなく，バランスの取れた食事の重要性が強調されている。女性健康イニシアチブ研究でも，HEI高スコアは核白内障の有病率と負に関連していた（Mares *et al*., 2010）。進行性AMDの症例対照研究において，質の高い食事（HEI代理スコア）はAMDリスク低下と関連していた（Montgomery *et al*., 2010）。

炭水化物は白内障とAMDの発症病理に大きな影響を有する。高血糖も白内障を引き起こすと考えられている。その機序としてはポリオール代謝経路の崩壊，脂質過酸化，糖化，その糖化誘導酸化が原因と考えられている。これらはすべて水晶体に対する酸化ストレスを増大させ，水晶体混濁を起こしうる（Schaumberg *et al*., 2004；Chiu *et al*., 2006b）。網膜には血流とグルコースを含む栄養素の供給はかなり多い。グルコースは網膜に残らない程度に効率的に代謝されている。AMDの場合，おそらくグルコースを代謝しきれなかった結果として，糖化産物がドルーゼンに蓄積される（Chiu *et al*., 2006a）。高グリセミックインデックス（glycemic index：GI）は，炭水化物を含む食物の血糖上昇の生理的指標であり，白内障やAMDの進行にかかわるとされている（Jenkins *et al*., 2002）。炭水化物食品は早く消化され，最も高いGIを有する。AREDS試験において糖尿病でない人たちの基礎調査断面解析では，食事性GI高値ならびに炭水化物高摂取はそれぞれ水晶体の核混濁と皮質混濁と正に関連していた（Chiu *et al*., 2006b）。Nurses' Health Studyによると，毎日185g未満の炭水化物摂取に比べ，毎日200g以上の炭水化物摂取は，核混濁ではなく皮質混濁のオッズ比の高まりと関連していた（Chiu *et al*., 2005）。Melbourne Visual Impairment projectにおいても，総炭水化物摂取は皮質白内障と関連していた（Chiu *et al*., 2010）。しかし12〜14年の追跡による前向き研究では，GI高値は白内障手術と関連していなかった（Schaumberg *et al*., 2004）。

Nurses' Health Studyにおいて1,036眼を調べてみると，食事性GIはAMD，特に網膜色素上皮の異常を伴う変性症と有意に関連していた。総炭水化物にはそのような関連はなかった。総炭水化物摂取とGIのどちらもドルーゼンとは関連していなかった。食事性GIはAMDの独立したリスクファクターといえる（Chiu *et al*., 2006a）。AREDS試験の基礎調査の解析では，食事性GI高値は，大きなドルーゼン，地図状萎縮および新生血管発生と関連していた。食事性GIとAMDの重症度にも有意な関連がみられた（Chiu *et al*., 2007）。

まとめると，推奨食事ガイドラインを順守することで白内障やAMDの発生を予防できるかもしれない。高炭水化物食品や高GI食品の消費は白内障，特に皮質白内障のリスクを増加させ，高GI食品はAMDのリスクも増加させるかもしれない。

網膜色素変性

網膜色素変性（retinitis pigmentosa：RP）は先進国の遺伝性失明の主な原因である。アメリカでは50,000～100,000人が罹患しており，全世界では150万人もの人が罹患していると推定されている（Berson, 2000；Delyfer *et al*., 2004）。RPは遺伝性に網膜障害をきたし，錐体および錐体光受容体の変性に至る疾患である（Hartong *et al*., 2006）。遺伝形式は，常染色体優性（30～40％），常染色体劣性（50～60％），X染色体関連（5～15％）が報告されている（Hartong *et al*., 2006）。ロドプシン遺伝子の突然変異が優性遺伝型RPの約25％を占める（Liu *et al*., 2007）。また*USH2A*遺伝子の突然変異は劣性遺伝型の約20％の割合を占める。*USH2A*遺伝子はusherinというタンパク質をコードしており，網膜の発達と恒常性維持に重要であると考えられている。GTPase調節遺伝子変異はX染色体遺伝型RPの約70％を占める（Hartong *et al*., 2006）。これらの突然変異はすべてのRPの約30％の原因である。突然変異は他の遺伝子にも検出される。光情報伝達カスケードの酵素（トランスデューシンαサブユニット，グアニル酸シクラーゼ，cGMP依存性ホスホジエステラーゼ，アレスチン），構造タンパク質や輸送タンパク質（ペリフェリン/RD，ABCR）ビタミンA代謝や光受容体外節の貪食にかかわる遺伝子にコードされるタンパク質（CRALBP，RPE65）などである（McLaughlin *et al*., 1993；Fuchs *et al*., 1995；Dryja *et al*., 1996, 1997；Perrault *et al*., 1996；Marlhens *et al*., 1997；Maw *et al*., 1997；Allikmets, 2000；D'Cruz *et al*., 2000）。光を変換する特定の生化学的経路にかかわるタンパク質に影響する突然変異は，杆体細胞の過分極とアポトーシスを引き起こす。臨床的には，杆体細胞の死滅は夜盲の症状を呈し，数年から数十年かけて周辺視野の障害，いわゆる視野狭窄を生じる（求心性視野狭窄）（図56.3d）。確認されている突然変異では，錐体細胞は直接的にはほとんど影響を受けない。錐体細胞は病気の進行に伴い杆体細胞の変性に伴って副次的に変性し，中心視野は失われ，完全失明となる（Delyfer *et al*., 2004）。RP患者の多くは40～50歳までは法律上定義される失明にはならず，一生の間視野を保つ患者もいる。一方，なかには幼少期に完全失明となる患者もいる。RPは杆体細胞，錐体細胞に対して影響するので，これらの光受容体細胞の正常機能に必須の栄養素は治療の選択肢として詳しく研究されている。

ビタミンAとビタミンE

ビタミンAとビタミンEは通常の光受容体細胞の構造と機能の維持に必要である（Berson, 2000）。ビタミンE欠乏によって光受容体外節の高反応性多価不飽和脂肪酸に連鎖的な酸化反応が生じ，色素上皮にリポフスチンが多量に蓄積する。ビタミンA欠乏の場合には，ビタミンE欠乏によって生じる障害がより頻繁にみられるようになる（Robison *et al*., 1979）。ビタミンEは網膜内に蓄えられているビタミンAの酸化を防いでいる。網膜は光受容体外節膜の必須構成成分であるレチノールを必要とするため，ビタミンAが欠乏すると，光受容体細胞が障害される（Robison *et al*., 1980）。興味深いことに，ビタミンAとビタミンEのサプリメントを摂取したRP患者は摂取しなかった患者に比べ網膜電位図（ERG）の振幅の減少がより緩やかであった（Berson *et al*., 1993）。

無作為化二重盲検比較試験において，多量のビタミンA（15,000IU/日）を摂取したRP患者が微量のビタミンAあるいはビタミンEを摂取した患者と比べて，錐体細胞のERG振幅の減少が有意に緩やかとなることが示された。しかし，ビタミンEを400IU/日摂取した患者のほうが，摂取していない患者より病気の進行が早いという結果も示された（Berson *et al*., 1993）。ビタミンEを400IU/日摂取した患者は血清ビタミンA濃度が有意に低かった（Berson *et al*., 1993）。ビタミンEは網膜においてビタミンAの蓄積を助けているが，ビタミンE濃度が高くなると眼内に到達するビタミンAの量が減少すると考えられる。他の研究では，RP患者が3年間，タウリンとジルチアゼムを摂取しながらビタミンEを600IU補給することによって視野欠損の割合を減少させることができた（Pasantes-Morales *et al*., 2002）。しかし，ビタミンEはジルチアゼムによる胃粘膜障害を防ぐといわれてはいるが，RPでのプラスの効果はタウリンとジルチアゼムによるものであると著者らは考えている。バッセン-コーンツヴァイク病（アポリポタンパク質の血漿濃度低値）や家族性孤立性ビタミンE欠乏症と関連するまれな型のRPではビタミンEの補給はメリットがあることが示されている（Bishara *et al*., 1982；Yokota *et al*., 1997）。

多くの医師は，RP早期から中期の成人患者には15,000IU/日のビタミンA補充とし，高用量のビタミンEの補給を避けることを推奨している（Berson *et al*., 1993）。

この用量と期間ではビタミンAによる有害影響作用は認められていない。しかし，25,000IU/日や長期間の補充は有害と考えられる。また，妊娠可能な女性においては先天性奇形の可能性から，そのような高用量のビタミンAを摂取することは避けるべきであると指摘されている（Institute of Medicine, 2001）。

ω-3脂肪酸

ロドプシンや錐体オプシンを含む光受容体細胞膜はDHAを多量に含有しており，DHAは光受容体機能に重要であると考えられている（Fliesler and Anderson, 1983）。DHAを含有する赤血球膜ホスファチジルエタノールアミンは網膜のDHAレベルを反映しており，RP患者においては健常人より平均的に低い（Schaefer *et al*., 1995；Hoffman *et al*., 2004a）。X連鎖性RP患者（n＝44，男性）での無作為化プラセボ比較試験ではDHA補充（400mg/日）によって病気の進行は抑えられなかった。またビタミンA補充（15,000IU/日）を行っているRP患者に4年間DHA補充（1,200mg/日）を行った他の無作為化二重盲検比較試験においても同様の結果であった（Berson *et al*., 2004a）。この研究では，試験開始前にビタミンAを使用している群と使用していない群に分けられた。ビタミンAを使用していない患者では最初の2年間は病勢が緩徐になった。しかし，3～4年経過したり，すでに試験前にビタミンAを使用していると病勢を抑えることはなかった。また，対照群において0.2g/日以上のω-3脂肪酸を多く含む高脂肪魚を4年以上摂取したRP患者は中心視野感度の欠損が優位に少なかった（Berson *et al*., 2004b）。さらに同じ研究において，赤血球膜ホスファチジルエタノールアミンDHAレベルが低い（全赤血球膜ホスファチジルエタノールアミン脂肪酸が5％未満）RP患者は高い患者に比べて，視野感度の低下が早いことが示された（Berson *et al*., 2004b；Hoffman *et al*., 2004a）。この研究から，すでにビタミンAサプリメントを摂取している成人患者は，赤血球膜ホスファチジルエタノールアミン脂肪酸を5％に維持できるようにω-3脂肪酸が豊富な魚3オンス（85g）を週1～2皿摂取することが推奨される。著者らは，ビタミンAと脂肪分の多い魚食の組合わせによって平均して1年間で60～70％は病勢を緩やかにすると考えており，この食事療法を30代半ばに始めた患者は20年近く視野を維持できるのではないかと推定している。DHAによってRPの進行を緩徐にするメカニズムはビタミンA供給を促進することで錐体細胞を残存させていると考えられる。あるいは，ビタミンAの補充によってDHAが網膜に組み込まれるのを手助けしていると考えられる。試験前ビタミンA摂取群では1,200mg/日のDHAを2年以上摂取したRP患者において網膜機能への悪影響が報告されている（Berson *et al*., 2004b）。したがって，典型的なRP患者ではビタミンAサプリメントを補充しながらDHAカプセル1,200mgを2年以上摂取したり，脂肪の多い魚を摂取しすぎるべきではない（Berson *et al*., 2004b）。

ルテイン

「AMD」の項で述べたように，ルテインはゼアキサンチンとともに黄斑と呼ばれる網膜の中央部の黄斑色素を形成する。この領域は錐体細胞が最も高密度であり，鮮明な中心視覚に関係している。したがってRP患者でのルテインの効用を調べることは当然である。前項で述べたビタミンAの臨床試験（Berson *et al*., 1993）で，ビタミンAを摂取した群においてルテイン摂取量が最も多い上位20％（3.5～13mg/日）の群は他のルテイン摂取量がより少ない群と比べて視野の減少が緩徐であった（Berson *et al*., 2010）。また，ERG振幅もルテインの摂取量上位20％の群でよい傾向が認められた。最初のRPのルテイン介入試験は34人の成人でデザインされた無作為化二重盲検プラセボクロスオーバー比較試験であったが，ルテイン補充（10mg/日を12週間の後，30mg/日を12週間）による中心視野の改善が認められた（Bahrami *et al*., 2006）。また，18～60歳の非喫煙のRP患者225名での他の無作為化二重盲検比較試験において，ビタミンAに加えルテインの補充（12mg/日）を4年間行った患者は中間周辺視野感度の低下が緩やかであった（Berson *et al*., 2010）。また，血清ルテイン濃度が最も高く，黄斑色素密度が最も増加している群では中間周辺視野感度低下がもっとも緩徐であった。しかし，この介入による中心視野感度への有意な効果は認められなかった。RP患者のルテイン補充が中心感度ではなく周辺視野機能を保護するということから，強く障害された光受容体外節には抗酸化物質が必要であることが示唆される。ルテイン補充による有害作用はこの研究では示されていない。このようにビタミンAを摂取している喫煙しないRP患者にはルテインを補充する利点があると考えられる。RP患者において，平均的な量のω-3脂肪酸（約0.2g/日）を含む食事を摂ることに加えてルテインとビタミンA（15,000IU/日）を摂取することが，中間周辺視野を保つことにつながるか，今後検証する必要がある（Berson *et al*., 2010）。

眼疾患を超えて

ドライアイ症候群

ドライアイ症候群（dry eye syndrome：DES）は涙液が産生されない状態か涙液の粘稠度が適切でなくすぐに蒸発してしまう状態である。この状態ではドライアイとなり，炎症リスクが増大する。45歳以上の成人の20％

がドライアイの症状を経験していると報告されている（Brewitt and Sistani, 2001）。高齢者および女性では有意に罹患率が上昇する。DESによって涙液は蒸発し水分が失われ，その結果，涙液の浸透圧が上昇する（Moss *et al*., 2008）。DESの主な治療は人工涙液の使用であり，一時的には改善するが，根本的な原因は解決されない。

最近の研究で，ω-3脂肪酸とω-6脂肪酸の摂取は原因病態の治療に効果があると報告されている。これらの脂肪酸は涙液の薄膜油層を改善し，涙液の蒸発を減少させると考えられている。さらに，ω-3脂肪酸とω-6脂肪酸には抗炎症作用があることが知られている（Simopoulos, 2000）。ω-3脂肪酸を摂取したうえで，ω-3脂肪酸対ω-6脂肪酸の比率を高率にすることで，女性のDESの罹患率は減少すると報告されている（Miljanovic *et al*., 2005）。Pinnaら（2007）はDESと共通する原因であるマイボーム腺機能不全の患者に180日間，リノール酸（28.5 mg）とγリノレン酸（15mg）という2種類のω-6脂肪酸を補充した効果を評価した（McCulley *et al*., 1982；Driver and Lemp, 1997；Pinna *et al*., 2007）。リノール酸とγリノレン酸の補充によって分泌液混濁とマイボーム腺閉塞が減少した。この研究では，眼瞼周囲を衛生的にするだけでも眼瞼浮腫，角膜染色，分泌混濁，マイボーム腺閉塞が有意に減少すると報告された。眼瞼周囲を衛生的にしω-6脂肪酸を補充すると，上記のすべての症状が有意に減少した。眼瞼を清潔にしたうえでω-6脂肪酸を補充することはDESの治療に有意によい効果をもたらすであろう。

グミ油は，ビタミンEやカロテノイドといった脂溶性抗酸化物質が豊富に含まれているうえ，その種油にはω-3脂肪酸とω-6脂肪酸が高い割合で含まれている（St George and Cenkowski, 2007）。抗酸化物質と必須脂肪酸が含まれていることを考慮して，20～75歳のDESの男女における無作為化二重盲検試験でグミ油によるDES治療の可能性が評価された。グミ油を摂取（2g/日，3か月間）することにより，寒い季節の間，涙液層の浸透圧の増加を抑え，DESの症状によい影響を与えた（Larmo *et al*., 2010）。グミ油の効果は油が持つ抗炎症作用によるものと思われる。この研究で使用されたグミ油に含まれるω-6脂肪酸はリノール酸だけであった。これ以前のすべての研究において，リノール酸はγリノレン酸との組合わせで効果があると報告されている（Barabino *et al*., 2003；Macri *et al*., 2003；Pinna *et al*., 2007）。また，グミ油に含まれるカロテノイドとビタミンEにより，炎症反応を活性化させる酸化障害が防がれると考えられる。ビタミンEとカロテノイドを含む抗酸化物質のサプリメントによりDESによい効果があることは以前に報告されている（Blades *et al*., 2001；Peponis *et al*., 2002）。

結論としては，ω-3脂肪酸，ω-6脂肪酸（リノール酸とγリノレン酸），抗酸化物質を豊富に含むグミ油のような油はDESの症状を改善させる効果があると考えられる。

視 覚 機 能

植物性栄養素

ビルベリーやカシスは植物性栄養素を高濃度に含んでおり，その視機能への役割が評価されてきた。第二次世界大戦中にビルベリージャムを食べることでパイロットが夜間の視機能を改善させていたという伝説があり，ビルベリーが視機能をよくするという研究は非常に期待されてきた。ビルベリー（セイヨウスノキ，*Vaccinium myrtillus*）の薬効は，果，葉，茎を紫色に着色するアントシアニジンと呼ばれる植物色素によるものと考えられている（Muth *et al*., 2000；Canter and Ernst, 2004）。アントシアニジンにはAMDや糖尿病網膜症の原因となる網膜血管障害を抑える抗酸化作用がある（Trevithick and Mitton, 1999）。視器官での効果のメカニズムは，網膜の酵素活性の調節するロドプシンの再合成が促進され，微小循環が改善する可能性が考えられる（Canter and Ernst, 2004）。ビルベリーから抽出したアントシアニジンの暗視の効果を評価したプラセボ比較試験の系統的レビュー（Canter and Ernst, 2004）によれば，4つの無作為化比較試験で効果がみられなかった（Levy and Glovinsky, 1998；Zadok *et al*., 1999；Muth *et al*., 2000；Mayser and Wilhelm, 2001）。5つ目の無作為化比較試験と7つの非無作為化臨床試験では暗視に関して効果があると報告されている（Canter and Ernst, 2004）。相反する結果の原因のひとつは36～2,880mgと幅のあるアントシアニジンの用量の違いによるかもしれない。また，ビルベリーを栽培した地理的な場所が異なるため，これらの研究で用いたアントシアニジン成分量が異なっていたかもしれない。正常か平均以上の視覚を有する被験者（シーリング効果で影響が出にくい）を対象とした12の研究のうち7つではアントシアニジン介入による効果は示されなかった。眼疾患で暗視が障害されている被験者への効果は評価されていない。カシス（*Ribes nigrum*）から抽出されたアントシアニジンを用いた無作為化二重盲検プラセボ比較試験では，コンピュータモニタや他のビデオディスプレイ画面の長時間視聴による眼精疲労によい効果があった（Nakaishi *et al*., 2000）。

アントシアニジンが暗視を改善させると結論するには十分なデータがない。効果を裏づけるためには暗視が障害されている被験者に対するビルベリーのアントシアニジンの無作為化試験がもっと必要である。しかし，有害性の報告もないため，食事にアントシアニジンを多く含む食品を加えることは勧めてよいかもしれない。

ル テ イ ン

黄斑色素密度に対するルテイン補充の有益な効果は実

証されている（本章「加齢黄斑変性」の項参照）。黄斑色素が視覚機能を改善させるというデータも蓄積している。黄斑色素が視覚機能を改善させるメカニズムを説明する仮説は2つある（Wooten and Hammond, 2002）。黄斑色素は染色体異常の影響を抑えるという仮説がある。黄斑色素は青いかすみを吸収することによって空気を通した見え方を改善させると考えられる（離れた場所の対象を見る時に短波長優性の空気中の光は輝度を落としてしまう）。黄斑色素には光をフィルタリングする性質があるので黄斑色素はグレア減能を改善させ光ストレスを回復させるともいわれている（Stringham and Hammond, 2007）。また，目のニューロンの伝達効率改善のような，ルテインとゼアキサンチンが視覚機能を改善させるといういくつかの生物学的メカニズムが提唱されている（Stringham and Hammond, 2005）。ルテインを摂取することで黄斑色素密度が改善することが示されており，ルテインの補充は視覚機能を改善させるといわれている。

ルテイン12mg/日を6か月間補充すると平均23歳の健常被験者の黄斑色素密度は増大し，グレア機能テストでの視覚能力が改善する（Stringham and Hammond, 2008）。ルテインによって22～30歳の健常被験者で長時間コンピュータ画面の光にさらされた場合の有害効果を避けることができた（Ma *et al*., 2009）。この研究では，ルテイン12mg/日を12週間補充したことにより，コントラスト感度が改善することが示された。ゼアキサンチン（1 mg）とカシスエキス（200mg）を組み合わせたルテイン補充（5 mg）によって，22～45歳の健常被験者における目を使う読み仕事による眼精疲労の症状が減少することが示された（Yagi *et al*., 2009）。

眼疾患を有する患者でもルテイン補充の視覚能力への効果は評価されている。白内障患者（$n=17$）による二重盲検プラセボ比較試験で，ルテインを週3回15mg補充することにより，視力とグレア感度が改善した（Olmedilla *et al*., 2003）。網膜変性の患者では，ルテイン補充（20～40mg/日，26週）で視力と平均視野の改善を認めた。介入後2～4週間は改善を認めたが，6～14週で頭打ちとなった（Dagnelie *et al*., 2000）。AMDの無作為化比較試験では，8～15mgの用量でルテイン補充を行うと暗順応，視力，中心窩感度，コントラスト感度，グレア回復の改善が認められた（Falsini *et al*., 2003；Richer *et al*., 2004；Cangemi, 2007）。要約すると，日常的なルテイン摂取は視覚機能を改善すると考えられる。

DHA

長鎖多価不飽和脂肪酸は正常な視覚発達に必要不可欠である（Neuringer *et al*., 1984）。DHAの視覚機能への役割として最も早くからわかっていたことは，早産児にDHA配合ミルクを与えた際に視力が発達することであった（Carlson *et al*., 1994）。網膜の光受容体外節膜はDHAを高濃度に含んでおり，これはDHAが視覚機能を改善させるという研究のさらなる根拠となっている（Fliesler and Anderson, 1983）。出産前期の間，母親がDHAを摂取することが，幼児および学童期の子供の視覚機能の早期発達に重要な役割を担っていることがわかった（Jacques *et al*., 2011）。授乳中の母親と子供についての多くの観察研究から，母乳中または幼児の血清DHAレベルが高いことは視力のよさに関係している（Innis *et al*., 2001；Innis, 2003；Jørgensen *et al*., 2001）。同様のことは粉ミルクを飲む幼児でもいえた（Jørgensen *et al*., 1996；Birch *et al*., 1998, 2005；Hoffman *et al*., 2003）。

アラキドン酸（ARA）と同様に満期産児の視力についてDHAの補充による効果は多くの無作為化比較試験によっても評価されている（Hoffman *et al*., 2009）。主要な無作為化比較試験では，おおむね生後12か月近くの幼児においてDHA/ARA（全脂肪酸の0.3%/0.64%以上）を補充された幼児は視力が上昇すると報告されている（Makrides *et al*., 1995；Birch *et al*., 1998, 2002, 2010；Hoffman *et al*., 2003, 2004b）。他の無作為化比較試験ではDHA/ARAを補充での視力上昇は認められなかった（Makrides *et al*., 1995；Auestad *et al*., 1997, 2001, 2003）。いくつかの無作為化比較試験で無効という結果が出たのは，補充されたDHA/ARA用量や補充された期間，評価時の幼児の年齢，試験方法，研究集団の特性の違いによると考えられる。0.32%以上のDHA（ヒトの母乳中の量に近い量）と0.64%以上のARAを用いた研究では有益な結果が多く出されている。補充の時期も重要でDHAを1.5，4，9，12か月に補充すると視力上昇を認めたが，6か月では認めなかった。この結果から，視力発達の時期は一時的に頭打ちになるのではないか考えられる（Birch *et al*., 1998）。DHAとARAを補充した期間の長さと1歳時の視力との間には強い正の線形相関が認められた。

DHAとARAはともに満期産児の視機能発達に非常に重要である。アメリカ栄養士会，WHO専門委員会，欧州食品安全局，世界周産期医学協会といったいくつかの専門家は，母乳栄養でない幼児にDHAとARAの補充を推奨している（Hoffman *et al*., 2009）。ヒトの母乳に含まれる世界平均の値である0.32%以上のDHAを含む脂肪酸と0.47%のARAを幼児には与えるべきである（Brenna *et al*., 2007）。

将来の方向性

今後の研究では病気が発生する時期と固有の栄養素の効果を考慮する必要がある。特に年齢と関連するいくつかの眼疾患は，長い時間をかけて進行するため，介入のタイミングは病気の進行に大きく影響する。眼疾患の治療だけではなく予防の栄養介入を評価する研究も必要である。栄養素は単体ではなく食事の一部として摂取されるので，眼疾患への食習慣の影響ももっと研究される必要がある。栄養素のサプリメントという形より栄養価の高い食物を組み込んだ食事介入の研究が行われる必要がある。栄養素の用量は，病気の進行への効果を決めるのに重要な因子である。いくつかの栄養素においては非常に高用量で用いると悪い影響が出るかもしれない。例えば，約1,000mg までのビタミンCは白内障のリスク上昇と関連している。ω-6 脂肪酸を高用量摂取すると AMD のリスクが増大する。高用量のビタミンEの補充は RP の進行に関係している。理想的で有益な用量のレベルを決めるために食物に含まれる用量の栄養素を評価する介入研究は行われるべきであり，これらの要素を評価する研究は既に進行している。ビタミンCとE，B，カロテノイド，特にルテインとゼアキサンチン，ω-3 脂肪酸，亜鉛は視機能の健康を維持するために推奨される栄養成分である。

（石橋達朗，大島裕司，石川桂二郎，長谷川英一，中間崇仁，明神沙弥香，中武俊二，小林義行訳）

推奨文献

Chiu, C.J. and Taylor, A. (2007) Nutritional antioxidants and age-related cataract and maculopathy. *Exp Eye Res* **84,** 229–245.

Coleman, H. and Chew, E. (2007) Nutritional supplementation in age-related macular degeneration. *Curr Opin Ophthalmol* **18,** 220–223.

Evans, J.R. and Henshaw, E. (2008) Antioxidant vitamin and mineral supplements for preventing age-related macular degeneration *Cochrane Database Syst Rev* CD000253. [Update of *Cochrane Database Syst Rev*. 2000: CD000253.]

Fernandez, M.M. and Afshari, N.A. (2008) Nutrition and the prevention of cataracts. *Curr Opin Ophthalmol* **19,** 66–70.

Hartong, D.T., Berson, E.L., and Dryja, T.P. (2006) Retinitis pigmentosa. *Lancet* **368,** 1795–1809.

Krishnadev, N., Meleth, A.D., and Chew, E.Y. (2010) Nutritional supplements for age-related macular degeneration. *Curr Opin Ophthalmol* **21,** 184–189.

Roncone, M., Bartlett, H., and Eperjesi, F. (2010) Essential fatty acids for dry eye: a review. *Cont Lens Anterior Eye* **33,** 49–54.

[文　献]

Abdelsalam, A., Del Priore, L., and Zarbin, M.A. (1999) Drusen in age-related macular degeneration: pathogenesis, natural course, and laser photocoagulation-induced regression. *Surv Ophthalmol* **44,** 1–29.

Age-Related Eye Disease Study Research Group (2001a) A randomized, placebo-controlled, clinical trial of high-dose supplementation with vitamins C and E and beta carotene for age-related cataract and vision loss: AREDS report no. 9. [Erratum appears in *Arch Ophthalmol* 2008, **126,** 251.] *Arch Ophthalmol* **119,** 1439–1452.

Age-Related Eye Disease Study Research Group (2001b) A randomized, placebo-controlled, clinical trial of high-dose supplementation with vitamins C and E, beta carotene, and zinc for age-related macular degeneration and vision loss: AREDS report no. 8. [Erratum appears in *Arch Ophthalmol* 2008, 126, 1251.] *Arch Ophthalmol* **119,** 1417–1436.

Age-Related Eye Disease Study Research Group (2007) The relationship of dietary lipid intake and age-related macular degeneration in a case-control study: AREDS report no. 20. *Arch Ophthalmol* **125,** 671–679.

Age-Related Eye Disease Study Research Group, Sangiovanni, J.P., Chew, E.Y., *et al.* (2007) The relationship of dietary carotenoid and vitamin A, E, and C intake with age-related macular degeneration in a case-control study: AREDS report no. 22. [See Comment.] *Arch Ophthalmol* **125,** 1225–1232.

Ahmed, S.S., Lott, M.N., and Marcus, D.M. (2005) The macular xanthophylls. *Surv Ophthalmol* **50,** 183–193.

Allikmets, R. (2000) Simple and complex ABCR: genetic predisposition to retinal disease. *Am J Hum Genet* **67,** 793–799.

Asbell, P.A., Dualan, I., Mindel, J., *et al.* (2005) Age-related cataract. *Lancet* **365,** 599–609.

Auestad, N., Halter, R., Hall, R.T., *et al.* (2001) Growth and development in term infants fed long-chain polyunsaturated fatty acids: a double-masked, randomized, parallel, prospective, multivariate study. *Pediatrics* **108,** 372–381.

Auestad, N., Montalto, M.B., Hall, R.T., *et al.* (1997) Visual acuity, erythrocyte fatty acid composition, and growth in term infants fed formulas with long chain polyunsaturated fatty acids for one year. *Pediatr Res* **41,** 1–10.

Auestad, N., Scott, D.T., Janowsky, J.S., *et al.* (2003) Visual, cognitive, and language assessments at 39 months: a follow-up study of children fed formulas containing long-chain polyunsaturated fatty acids to 1 year of age. *Pediatrics* **112,** e177–183.

Augood, C., Chakravarthy, U., Young, I., *et al.* (2008) Oily fish consumption, dietary docosahexaenoic acid and eicosapentanoic acid intakes, and associations with neovascular age-related macular degernation. *Am J Clin Nutr* **88,** 398–406.

Axer-Siegel, R., Bourla, D., Ehrlich, R., *et al.* (2004) Association of neovascular age-related macular degeneration and hyperhomocysteinemia. *Am J Ophthalmol* **137,** 84–89.

Aydin, E., Cumurcu, T., Özugurlu, F., *et al.* (2005) Levels of iron, zinc, and copper in aqueous humor, lens, and serum in nondiabetic and diabetic patients. *Biol Trace Elem Res* **108,** 33–41.

Bahrami, H., Melia, M., and Dagnelie, G. (2006) Lutein supplementation in retinitis pigmentosa: PC-based vision assessment in a randomized double-masked placebo-controlled clinical trial [NCT00029289]. *BMC Ophthalmology* **6,** 23.

Barabino, S., Rolando, M., Camicione, P., *et al.* (2003) Systemic linoleic and [gamma]-linolenic acid therapy in dry eye syndrome with an inflammatory component. *Cornea* **22,** 97–101.

Barakat, M.R., Metelitsina, T.I., Dupont, J.C., *et al.* (2006) Effect of niacin on retinal vascular diameter in patients with age-related macular degeneration. *Curr Eye Res* **31,** 629–634.

Beatty, S., Murray, I.J., Henson, D.B., *et al.* (2001) Macular pigment and risk for age-related macular degeneration in subjects from a Northern European population. *Invest Ophthalmol Vis Sci* **42,** 439–446.

Berendschot, T.T.J.M., Willemse-Assink, J.J.M., Bastiaanse, M., *et al.* (2002) Macular pigment and melanin in age-related maculopathy in a general population. *Invest Ophthalmol Vis Sci* **43,** 1928–1932.

Bernstein, P.S., Shao, D.-Y., and Wintch, S.W. (2002) Resonance Raman measurement of macular carotenoids in normal subjects and in age-related macular degeneration patients. *Ophthalmology* **109,** 1780–1787.

Berson, E.L. (2000) Nutrition and retinal degenerations. *Int Ophthalmol Clin* **40,** 93–111.

Berson, E.L., Rosner, B., Sandberg, M.A., *et al.* (1993) A randomized trial of vitamin A and vitamin E supplementation for retinitis pigmentosa. *Arch Ophthalmol* **111,** 761–772.

Berson, E.L., Rosner, B., Sandberg, M.A., *et al.* (2004a) Clinical trial of docosahexaenoic acid in patients with retinitis pigmentosa receiving vitamin A treatment. *Arch Ophthalmol* **122,** 1297–1305.

Berson, E.L., Rosner, B., Sandberg, M.A., *et al.* (2004b) Further evaluation of docosahexaenoic acid in patients with retinitis pigmentosa receiving vitamin A treatment: subgroup analyses. *Arch Ophthalmol* **122,** 1306–1314.

Berson, E.L., Rosner, B., Sandberg, M.A., *et al.* (2010) Clinical trial of lutein in patients with retinitis pigmentosa receiving vitamin A. *Arch Ophthalmol* **128,** 403–411.

Birch, E.E., Carlson, S.E., Hoffman, D.R., *et al.* (2010) The DIAMOND (DHA Intake And Measurement Of Neural Development) Study: a double-masked, randomized controlled clinical trial of the maturation of infant visual acuity as a function of the dietary level of docosahexaenoic acid. *Am J Clin Nutr* **91,** 848–859.

Birch, E.E., Castañeda, Y.S., Wheaton, D.H., *et al.* (2005) Visual maturation of term infants fed long-chain polyunsaturated fatty acid–supplemented or control formula for 12 mo. *Am J Clin Nutr* **81,** 871–879.

Birch, E.E., Hoffman, D.R., Castañeda, Y.S., *et al.* (2002) A randomized controlled trial of long-chain polyunsaturated fatty acid supplementation of formula in term infants after weaning at 6 wk of age. *Am J Clin Nutr* **75,** 570–580.

Birch, E.E., Hoffman, D.R., Uauy, R., *et al.*(1998) Visual acuity and the essentiality of docosahexaenoic acid and arachidonic acid in the diet of term infants. *Pediatr Res* **44,** 201–209.

Bishara, S., Merin, S., Cooper, M., *et al.* (1982) Combined vitamin A and E therapy prevents retinal electrophysiological deterioration in abetalipoproteinaemia. *Br J Ophthalmol* **66,** 767–770.

Biswas, A. and Das, K.P. (2007) Zn2+ enhances the molecular chaperone function and stability of α-crystallin. *Biochemistry* **47,** 804–816.

Blades, K.J., Patel, S., and Aidoo, K.E. (2001) Oral antioxidant therapy for marginal dry eye. *Eur J Clin Nutr* **55,** 589.

Bone, R.A., Landrum, J.T., Dixon, Z., *et al.* (2000) Lutein and zeaxanthin in the eyes, serum and diet of human subjects. *Exp Eye Res* **71,** 239–245.

Bone, R.A., Landrum, J.T., Guerra, L.H., *et al.* (2003) Lutein and zeaxanthin dietary supplements raise macular pigment density and serum concentrations of these carotenoids in humans. *J Nutr* **133,** 992–998.

Bone, R.A., Landrum, J.T., Mayne, S.T., *et al.* (2001) Macular pigment in donor eyes with and without AMD: a case-control study. *Invest Ophthalmol Vis Sci* **42,** 235–240. [Erratum appears in *Invest Ophthalmol Vis Sci* 2001 **42,** 548.]

Bone, R.A., Landrum, J.T., and Tarsis, S.L. (1985) Preliminary identification of the human macular pigment. *Vision Res* **25,** 1531–1535.

Brenna, J.T., Varamini, B., Jensen, R.G., *et al.* (2007) Docosahexaenoic and arachidonic acid concentrations in human breast milk worldwide. *Am J Clin Nutr* **85,** 1457–1464.

Brewitt, H. and Sistani, F. (2001) Dry eye disease: the scale of the problem. *Surv Ophthalmol* **45,** S199–S202.

Brown, L., Rimm, E.B., Seddon, J.M., *et al.* (1999) A prospective study of carotenoid intake and risk of cataract extraction in US men. *Am J Clin Nutr* **70,** 517–524.

Bunce, G.E., Kinoshita, J., and Horwitz, J. (1990) Nutritional factors in cataract. *Annu Rev Nutr* **10,** 233–254.

Cangemi, F.E. (2007) TOZAL Study: an open case-control study of an oral antioxidant and omega-3 supplement for dry AMD. *BMC Ophthalmol* **7,** 3.

Canter, P.H. and Ernst, E. (2004) Anthocyanosides of *Vaccinium myrtillus* (bilberry) for night vision – a systematic review of placebo-controlled trials. *Surv Ophthalmol,* **49,** 38–50.

Carlson S.E., Werkman, S.H., Peeples, J.M., *et al.* (1994) Long-chain fatty acids and early visual and cognitive development of preterm infants. *Eur J Clin Nutr* **48,** S27–30.

Chasen-Taber, L., Willett, W.C., Seddon, J.M., *et al.* (1999) A prospective study of carotenoid and vitamin A intakes and risk of cataract extraction in US women. *Am J Clin Nutr* **70,** 517–524.

Chiu, C.-J., Hubbard, L.D., Armstrong, J., *et al.* (2006a) Dietary glycemic index and carbohydrate in relation to early age-related macular degeneration.*Am J Clin Nutr* **83,** 880–886.

Chiu, C.-J., Milton, R.C., Gensler, G., *et al.* (2006b) Dietary carbohydrate intake and glycemic index in relation to cortical and nuclear lens opacities in the Age-Related Eye Disease Study. *Am J Clin Nutr* **83,** 1177–1184.

Chiu, C.-J., Milton, R.C., Gensler, G., *et al.* (2007) Association between dietary glycemic index and age-related macular degeneration in nondiabetic participants in the Age-Related Eye Disease Study. *Am J Clin Nutr* **86,** 180–188.

Chiu, C.-J., Morris, M.S., Rogers, G., *et al.* (2005) Carbohydrate intake and glycemic index in relation to the odds of early cortical and nuclear lens opacities.*Am J Clin Nutr* **81,** 1411–1416.

Chiu, C.-J., Robman, L., McCarty, C.A., *et al.* (2010) Dietary carbohydrate in relation to cortical and nuclear lens opacities in the Melbourne visual impairment project. *Invest Ophthalmol Vis Sci* **51,** 2897–2905.

Cho, E., Hung, S., Willett, W.C., *et al.* (2001a) Prospective study of dietary fat and the risk of age-related macular degeneration. *Am J Clin Nutr* **73,** 209–218.

Cho, E., Seddon, J.M., Rosner B., *et al.* (2004) Prospective study on intake of fruits, vegetables, vitamins, and carotenoids and risk of age-related maculopathy. *Arch Ophthalmol* **122,** 883–892.

Cho, E., Stampfer, M.J., Seddon, J.M., *et al.* (2001b) Prospective study of zinc intake and the risk of age-related macular degeneration. *Ann Epidemiol* **11,** 328–336.

Chong, E.W.T., Wong, T.Y., Kreis, A.J., *et al.* (2007) Dietary antioxidants and primary prevention of age related macular degeneration: systematic review and meta-analysis [see Comment]. *BMJ* **335,** 755.

Christen, W.G., Ajani, U.A., Glynn, R.J., *et al.* (1999) Prospective cohort study of antioxidant vitamin supplement use and the risk of age-related maculopathy. *Am J Epidemiol* **149,** 476–484.

Christen, W.G., Glynn, R.J., Chew, E.Y., *et al.* (2009) Folic acid, pyridoxine, and cyanocobalamin combination treatment and age-related macular degeneration in women: the Women's Antioxidant and Folic Acid Cardiovascular Study. *Arch Intern Med* **169,** 335–341.

Christen, W.G., Glynn, R.J., Chew, E.Y., *et al.* (2010) Vitamin E and age-related macular degeneration in a randomized trial of women. *Ophthalmology* **117,** 1163–1168.

Christen, W.G., Liu, S., Glynn, R.J., *et al.* (2008) Dietary carotenoids, vitamins C and E, and risk of cataract in women: a prospective study. *Arch Ophthalmol* **126,** 102–109.

Christen, W.G., Manson, J.E., Glynn, R.J., *et al.* (2003) A randomized trial of beta carotene and age-related cataract in US physicians. *Arch Ophthalmol* **121,** 372–378.

Chua, B., Flood, V., Rochtchina, E., *et al.* (2006) Dietary fatty acids and the 5-year incidence of age-related maculopathy. *Arch Ophthalmol* **124,** 981–986.

Chylack, L.T., Brown, N.P., Bron, A., *et al.* (2002) The Roche European American Cataract Trial (REACT): a randomized clinical trial to investigate the efficacy of an oral antioxidant micronutrient mixture to slow progression of age-related cataract. *Ophthalmic Epidemiol* **9,** 49.

Clinical Trial of Nutritional Supplements and Age-Related Cataract Study Group, Maraini, G., Sperduto, R.D., *et al.* (2008) A randomized, double-masked, placebo-controlled clinical trial of multivitamin supplementation for age-related lens opacities. Clinical trial of nutritional supplements and age-related cataract report no. 3. *Ophthalmology* **115,** 599–607.

Congdon, N., O'Colmain, B., Klaver, C.C.W., *et al.* (2004) Causes and prevalence of visual impairment among adults in the United States. *Arch Ophthalmol* **122,** 477–485.

Connolly, E.E., Beatty, S., Thurnham, D.I., *et al.* (2010) Augmentation of macular pigment following supplementation with all three macular carotenoids: an exploratory study. *Curr Eye Res* **35,** 335–351.

Coral, K., Raman, R., Rathi, S., *et al.* (2006) Plasma homocysteine and total thiol content in patients with exudative age-related macular degeneration. *Eye* **20,** 203–207.

Cumming, R.G., Mitchell, P., and Smith, W. (2000) Diet and cataract: the Blue Mountains Eye Study. *Ophthalmology* **107,** 450–456.

Dagnelie, G., Zorge, I.S., and McDonald, T.M. (2000) Lutein improves visual function in some patients with retinal regeneration: a pilot study via the internet. *Optometry* **71,** 147–164.

Dawczynski, J., Blum, M., Winnefeld, K., *et al.* (2002) Increased content of zinc and iron in human cataractous lenses. *Biol Trace Elem Res* **90,** 15–23.

D'Cruz, P.M., Yasumura, D., Weir, J., *et al.* (2000) Mutation of the receptor tyrosine kinase gene Mertk in the retinal dystrophic RCS rat. *Hum Mol Genet* **9,** 645–651.

Delcourt, C., Carriere, I., Cristol, J.P., *et al.* (2007) Dietary fat and the risk of age-related maculopathy: the POLANUT Study. *Eur J Clin Nutr* **61,** 1341–1344.

Delyfer, M.-N., Léveillard, T., Mohand-Saïd, S., *et al.* (2004) Inherited retinal degenerations: therapeutic prospects. *Biol Cell* **96,** 261–269.

Dherani, M., Murthy, G.V.S., Gupta, S.K., *et al.* (2008) Blood levels of vitamin C, carotenoids and retinol are inversely associated with cataract in a North Indian population. *Invest Ophthalmol Vis Sci* **49,** 3328–3335.

Driver, P. and Lemp, M.A. (1997) *Seborrhea and Meibomian Gland Dysfunction.* Mosby, St. Louis, MO.

Dryja, T.P., Hahn, L.B., Kajiwara, K., *et al.* (1997) Dominant and digenic mutations in the peripherin/RDS and ROM1 genes in retinitis pigmentosa. *Invest Ophthalmol Vis Sci* **38,** 1972–1982.

Dryja, T.P., Hahn, L.B., Reboul, T., *et al.* (1996) Missense mutation in the gene encoding the [alpha] subunit of rod transducin in the Nougaret form of congenital stationary night blindness. *Nat Genet* **13,** 358–360.

Erie, J.C., Good, J.A., Butz, J.A., and Pulido, J.S. (2009) Reduced zinc and copper in the retinal pigment epithelium and choroid in age-related macular degeneration. *Am J Ophthalmol* **147,** 276–282.

Evans, J.R. and Henshaw, K. (2008) Antioxidant vitamin and mineral supplements for preventing age-related macular degeneration. *Cochrane Database Syst Rev* CD000253. [Update of *Cochrane Database Syst Rev* (2000) CD000253.]

Eye Disease Case-Control Study Group (EDCCSG) (1993) Antioxidant status and neovascular age-related macular degeneration. *Arch Ophthalmol* **111,** 104–109.

Falsini, B., Piccardi, M., Iarossi, G., *et al.* (2003) Influence of short-term antioxidant supplementation on macular function in age-related maculopathy: a pilot study including electrophysiologic assessment. *Ophthalmology* **110,** 51–60. Discussion, 61.

Ferrigno, L., Aldigeri, R., Rosmini, F., *et al.* (2005) Associations between plasma levels of vitamins and cataract in the Italian-American Clinical Trial of Nutritional Supplements and Age-Related Cataract (CTNS): CTNS Report #2. *Ophthalmic Epidemiol* **12,** 71–80.

Fliesler, S.J. and Anderson, R.E. (1983) Chemistry and metabolism of lipids in the vertebrate retina. *Prog Lipid Res* **22,** 79–131.

Flood, V., Smith, W., Wang, J.J., *et al.* (2002) Dietary antioxidant intake and incidence of early age-related maculopathy: the Blue Mountains Eye Study. *Ophthalmology* **109,** 2272–2278.

Fuchs, S., Nakazawa, M., Maw, M., *et al.* (1995) A homozygous 1-base pair deletion in the arrestin gene is a frequent cause of Oguchi disease in Japanese. *Nat Genet* **10,** 360–362.

Gale, C.R., Hall, N.F., Phillips, D.I.K., *et al.* (2001) Plasma antioxidant vitamins and carotenoids and age-related cataract. *Ophthalmology* **108,** 1992–1998.

Gritz, D.C., Srinivasan, M., Smith, S.D., *et al.* (2006) The Antioxidants in Prevention of Cataracts Study: effects of antioxidant supplements on cataract progression in South India. *Br J Ophthalmol* **90,** 847–851.

Hammond, B., Johnson, E., Russell, R., *et al.* (1997) Dietary modification of human macular pigment density. *Invest Ophthalmol Vis Sci* **38,** 1795–1801.

Hankinson, S.E., Stampfer, M.J., Seddon, J.M., *et al.* (1992) Nutrient intake and cataract extraction in women: a prospective study. *BMJ* **305,** 244–251.

Hartong, D.T., Berson, E.L., and Dryja, T.P. (2006) Retinitis pigmentosa. *Lancet*, **368,** 1795–1809.

Heinonen, O.P. (1994) The effect of vitamin E and beta carotene on the incidence of lung cancer and other cancers in male smokers. *N Engl J Med* **330,** 1029–1035.

Heuberger, R.A., Fisher, A.I., Jacques, P.F., *et al.* (2002) Relation of blood homocysteine and its nutritional determinants to age-related maculopathy in the third National Health and Nutrition Examination Survey.*Am J Clin Nutr* **76,** 897–902.

Heuberger, R.A., Mares-Perlman, J.A., Klein, R., *et al.* (2001) Relationship of dietary fat to age-related maculopathy in the third National Health and Nutrition Examination Survey. *Arch Ophthalmol* **119,** 1833–1838.

Hodge, W., Barnes, D., Schachter H.M., *et al.* (2005) Effects of omega-3 fatty acids on eye health. *Evid Rep Technol Assess (Summ)* **(117)** 1–6.

Hoffman, D.R., Birch, E.E., Castañeda, Y.S., *et al.* (2003) Visual function in breast-fed term infants weaned to formula with or without long-chain polyunsaturates at 4 to 6 months: a randomized clinical trial. *J Pediatr* **142,** 669–677.

Hoffman, D.R., Boettcher, J.A., and Diersen-Schade, D.A. (2009) Toward optimizing vision and cognition in term infants by dietary docosahexaenoic and arachidonic acid supplementation: a review of randomized controlled trials. *Prostaglandins Leukot Essent Fatty Acids* **81,** 151–158.

Hoffman, D.R., Locke, K.G., Wheaton, D.H., *et al.* (2004a) A randomized placebo-controlled clinical trial of docosahexaenoic acid supplementation for X-linked retinitis pigmentosa. *Am J Ophthalmol* **137,** 704–718.

Hoffman, D.R.,Theuer, R.C., Castañeda, Y.S., *et al.* (2004b) Maturation of visual acuity is accelerated in breast-fed term infants fed baby food containing DHA-enriched egg yolk. *J Nutr* **134,** 2307–2313.

Innis, S.M. (2003) Perinatal biochemistry and physiology of long-chain polyunsaturated fatty acids. *J Pediatr* **143,** 1–8.

Innis, S.M., Gilley, J., and Werker, J. (2001) Are human milk long-chain polyunsaturated fatty acids related to visual and neural development in breast-fed term infants? *J Pediatr* **139,** 532–538.

Institute of Medicine (2001) *Dietary Reference Intakes for Vitamin A, Vitamin K, Arsenic, Boron, Chromium, Copper, Iodine, Iron, Manganese, Molybdenum, Nickel, Silicon, Vanadium, and Zinc.* National Academy Press, Washington, DC.

Jacques, P.F. and Chylack, L.T., Jr (1991) Epidemiologic evidence of a role for the antioxidant vitamins and carotenoids in cataract prevention. *Am J Clin Nutr* **53,** 353S–355S.

Jacques, P.F., Chylack, L.T., Jr, Hankinson, S.E., *et al.* (2001) Long-term nutrient intake and early age-related nuclear lens opacities. *Arch Ophthalmol* **119,** 1009–1019.

Jacques, C., Levy, E., Muckle, G., *et al.* (2011) Long-term effects of prenatal omega-3 fatty acid intake on visual function in school-age children. *J Pediatr* **158,** 73–80.

Jacques, P.F., Taylor, A., Hankinson, S.E., *et al.* (1997) Long-term vitamin C supplement and prevalence of age-related opacities. *Am J Clin Nutr* **66,** 911–916.

Jacques, P.F., Taylor, A., Moeller, S., *et al.* (2005) Long-term nutrient intake and 5-year change in nuclear lens opacities. *Arch Ophthalmol* **123,** 517–526.

Jager, R.D., Mieler, W.F., and Miller, J.W. (2008) Age-related macular degeneration. *N Engl J Med* **358,** 2606–2617.

Jalal, D., Koorosh, F., and Fereidoun, H. (2009) Comparative study of plasma ascorbic acid levels in senile cataract patients and in normal individuals. *Curr Eye Res* **34,** 118–122.

Javitt, J.C. (1993) Who does cataract surgery in the United States? *Arch Ophthalmol* **111,** 1329.

Jenkins, D.J.A., Kendall, C.W.C., Augustin, L.S.A., *et al.* (2002) Glycemic index: overview of implications in health and disease. *Am J Clin Nutr* **76,** 266S–273S.

Johnson, E.J., Chung, H.-Y., Caldarella, S.M., *et al.* (2008) The influence of supplemental lutein and docosahexaenoic acid on serum, lipoproteins, and macular pigmentation. *Am J Clin Nutr* **87,** 1521–1529.

Jørgensen, M.H., Hernell, O., Hughes, E.L., *et al.* (2001) Is there a relation between docosahexaenoic acid concentration in mothers' milk and visual development in term infants? *J Pediatr Gastroenterol Nutr* **32,** 293–296.

Jørgensen, M.H., Hernell, O., Lund, P., *et al.* (1996) Visual acuity and erythrocyte docosahexaenoic acid status in breast-fed and formula-fed term infants during the first four months of life. *Lipids* **31,** 99–105.

Kamburoglu, G., Gumus, K., Kadayifcilar, S., *et al.* (2006) Plasma homocysteine, vitamin B12 and folate levels in age-related macular degeneration. *Graefes Arch Clin Exp Ophthalmol* **244,** 565–569.

Kennedy, E.T., Ohls, J., Carlson, S., *et al.* (1995) The Healthy Eating Index: design and applications. *J Am Diet Assoc* **95,** 1103–1108.

Knekt, P., Heliovaara, M., Rissenen, A., *et al.* (1992) Serum antioxidant vitamins and risk of cataract. *BMJ* **304,** 1392–1394.

Krepler, K. and Schmid, R. (2005) Alpha-tocopherol in plasma, red blood cells and lenses with and without cataract. *Am J Ophthalmol* **139,** 266–270.

Krishnadev, N., Meleth, A.D., and Chew, E.Y. (2010) Nutritional supplements for age-related macular degeneration. *Curr Opin Ophthalmol* **21,** 184–189.

Kuzniarz, M., Mitchell, P., Cumming, R.G., *et al.* (2001) Use of vitamin supplements and cataract: the Blue Mountains Eye Study. *Am J Ophthalmol* **132,** 19–26.

Landrum, J.T., Bone, R.A., Sprague, K., *et al.* (1997) A one-year study of supplementation with lutein on the macular pigment. *Exp Eye Res* **65,** 57–62.

Larmo, P.S., Jarvinen, R.L., Setala, N.L., *et al.* (2010) Oral sea buckthorn oil attenuates tear film osmolarity and symptoms in individuals with dry eye. *J Nutr* **140,** 1462–1468.

Larowe, T.L., Mares, J.A., Snodderly, D.M., *et al.* (2008) Macular pigment density and age-related maculopathy in the Carotenoids in Age-Related Eye Disease Study. An ancillary study of the Women's Health Initiative. *Ophthalmology* **115,** 876–883.

Lengyel, I., Flinn, J.M., Peto, T., *et al.* (2007) High concentration of zinc in sub-retinal pigment epithelial deposits. *Exp Eye Res* **84,** 772–780.

Leske, M.C., Chylack, L.T., He, Q., *et al.* (1998) Antioxidant vitamins and nuclear opacities: the longitudinal study of cataract. *Ophthalmology* **105,** 831–836.

Leske, M.C., Chylack, L.T., Jr, and Wu, S.Y. (1991) The Lens Opacities Case-Control Study. Risk factors for cataract. *Arch Ophthalmol* **109,** 244–251.

Leske, M.C., Wu, S.Y., Hyman, L., *et al.* (1995) Biochemical factors in the Lens Opacities Case-Control Study. *Arch Ophthalmol* **113,** 1113–1119.

Levy, Y. and Glovinsky, Y. (1998) The effect of anthocyanosides on night vision. *Eye* **12,** 967–969.

Liu, X., Bulgakov, O.V., Darrow, K.N., *et al.* (2007) Usherin is required for maintenance of retinal photoreceptors and normal development of cochlear hair cells. *Proc Natl Acad Sci USA* **104,** 4413–4418.

Lonn, E., Bosch, J., Yusuf, S., *et al.* (2005) Effects of long-term vitamin E supplementation on cardiovascular events and cancer. *JAMA* **293,** 1338–1347.

Lu, M., Cho, E., Taylor, A., *et al.* (2005) Prospective study of dietary fat and risk of cataract extraction among US women. *Am J Epidemiol* **161,** 948–959.

Lu, M., Taylor, A., Chylack, L.T., Jr, *et al.* (2007) Dietary linolenic acid intake is positively associated with five-year change in eye lens nuclear density. *J Am Coll Nutr* **26,** 133–140.

Lyle, B.J. (1999) Serum carotenoids and tocopherols and incidence of age-related nuclear cataract. *Am J Clin Nutr* **69,** 272–277.

Lyle, B.J., Mares-Perlman, J.A., Klein, B.E., *et al.* (1999) Antioxidant intake and risk of incident age-related nuclear cataracts in the Beaver Dam Eye Study. *Am J Epidemiol* **149,** 801–809.

Ma, L., Lin, X.-M., Zou, Z.-Y., *et al.* (2009) A 12-week lutein supplementation improves visual function in Chinese people with long-term computer display light exposure. *Br J Nutr* **102,** 186–190.

Macrì, A., Giuffrida, S., Amico, V., *et al.* (2003) Effect of linoleic acid and gamma-linolenic acid on tear production, tear clearance and on the ocular surface after photorefractive keratectomy. *Graefes Arch Clin Exp Ophthalmol* **241,** 561–566.

Makrides, M., Neumann, M., Simmer, K., *et al.* (1995) Are long-chain polyunsaturated fatty acids essential nutrients in infancy? *Lancet* **345,** 1463–1468.

Mares-Perlman, J.A., Brady, W.E., Klein, B.E., *et al.* (1995a) Diet and nuclear lens opacities. *Am J Epidemiol* **141,** 322–334.

Mares-Perlman, J.A., Brady, W.E., Klein, B.E., *et al.* (1995b) Serum carotenoids and tocopherols and severity of nuclear and cortical opacities. *Invest Ophthalmol Vis Sci* **36,** 276–288.

Mares-Perlman, J.A., Brady, W.E., Klein, B.E., *et al.* (1995c) Serum antioxidants and age-related macular degeneration in a population-based case-control study. *Arch Ophthalmol* **113,** 1518–1523.

Mares-Perlman, J.A., Brady, W.E., Klein, B.E., *et al.* (1995d) Dietary fat and age-related maculopathy. *Arch Ophthalmol* **113,** 743–748.

Mares-Perlman, J.A., Klein, R., Klein, B.E.K., *et al.* (1996) Association of zinc and antioxidant nutrients with age-related maculopathy. *Arch Ophthalmol* **114,** 991–997.

Mares-Perlman, J.A., Lyle, B.J., Klein, R., *et al.* (2000) Vitamin supplement use and incident cataracts in a population-based study. *Arch Ophthalmol* **118,** 1556–1563.

Mares, J.A., Voland, R., Adler, R., *et al.* (2010) Healthy diets and the subsequent prevalence of nuclear cataract in women. *Arch Ophthalmol* **128,** 738–749.

Marlhens, F., Bareil, C., Griffoin, J.M., *et al.* (1997) Mutations in RPE65 cause Leber's congenital amaurosis. *Nat Genet* **17,** 139–141.

Maw, M.A., Kennedy, B., Knight, A., *et al.* (1997) Mutation of the gene encoding cellular retinaldehyde-binding protein in autosomal recessive retinitis pigmentosa. *Nat Genet* **17,** 198–200.

Mayser, H.M. and Wilhelm, H. (2001) Effects of anthocyanosides on contrast vision [abstract]. *Invest. Ophthalmol Vis Sci* **42,** 63.

McCulley, J.P., Dougherty, J.M., and Denau, D.G. (1982) Classification of chronic blepharitis. *Ophthalmology* **89,** 1173–1180.

McLaughlin, M.E., Sandberg, M.A., Berson, E.L., *et al.* (1993) Recessive mutations in the gene encoding the [beta]-subunit of rod phosphodiesterase in patients with retinitis pigmentosa. *Nat Genet* **4,** 130–134.

McNeil, J.J., Robman, L., Tikellis, G., *et al.* (2004) Vitamin E supplementation and cataract: randomized controlled trial. *Ophthalmology* **111,** 75–84.

Metelitsina, T.I., Grunwald, J.E., Dupont, J.C., *et al.* (2004) Effect of niacin on the choroidal circulation of patients with age related macular degeneration. *Br J Ophthalmol* **88,** 1568–1572.

Miljanovic, B., Trivedi, K.A., Dana, R.M., *et al.* (2005) Relation between dietary n-3 and n-6 fatty acids and clinically diagnosed dry eye syndrome in women. *Am J Clin Nutr* **82,** 887–893.

Moeller, S.M., Parekh, N., Tinker, L., *et al.* (2006) Associations between intermediate age-related macular degeneration and lutein and zeaxanthin in the Carotenoids in Age-related Eye Disease Study (CAREDS): ancillary study of the Women's Health Initiative. *Arch Ophthalmol* **124,** 1151–1162.

Moeller, S.M., Taylor, R.A., Tucker, K.L., *et al.* (2004) Overall adherence to the dietary guidelines for Americans is associated with reduced prevalence of early age-related nuclear lens opacities in women. *J Nutr* **134,** 1812–1819.

Mohan, M., Sperduto, R.D., Angra, S.K., *et al.* (1989) Indian–US case-control study of age-related cataracts. India–US Case-Control Study Group. *Arch Ophthalmol* **107,** 670–676.

Montgomery, M.P., Kamel, F., Pericak-Vance, M.A., *et al.* (2010) Overall diet quality and age-related macular degeneration. *Ophthalmic Epidemiol* **17,** 58–65.

Morris, M.S., Jacques, P.F., Chylack, L.T., *et al.* (2007) Intake of zinc and antioxidant micronutrients and early age-related maculopathy lesions. *Ophthalmic Epidemiol* **14,** 288–298.

Mosad, S.M., Ghanem, A.A., El-Fallal, H.M., *et al.* (2010) Lens cadmium, lead, and serum vitamins C, E, and beta carotene in cataractous smoking patients. *Curr Eye Res* **35,** 23–30.

Moss, S.E., Klein, R., and Klein, B.E. (2008) Long-term incidence of dry eye in an older population. *Optom Vis Sci* **85,** 668–674.

Muth, E., Laurent, J., and Jasper, P. (2000) The effect of bilberry nutrition supplementation on night visual acuity and contrast sensitivity. *Altern Med Rev* **5,** 164–173.

Nadalin, G., Robman, L.D., McCarty, C.A., *et al.* (1999) The role of past intake of vitamin E in early cataract changes. *Ophthalmic Epidemiol* **6,** 105–112.

Nakaishi, H., Matsumoto, H., Tominanga, S., *et al.* (2000) Effects of black currant anthocyanoside intake on dark adaption and VDT work-induced transient refractive alteration in healthy humans. *Altern Med Rev* **5,** 553–562.

Neuringer, M., Anderson, G.J., and Connor, W.E. (1988) The essentiality of n-3 fatty acids for the development and function of the retina and brain. *Annu Rev Nutr* **8,** 517–541.

Neuringer, M., Connor, W.E., Van Petten, C., *et al.* (1984) Dietary omega-3 fatty acid deficiency and visual loss in infant rhesus monkeys. *J Clin Invest* **73,** 272–276.

Newsome, D. and Brewer, G.J. (2008) Comment on: "High concentration of zinc in sub-retinal pigment epithelial deposits" (Lengyel *et al.*, 2007) (*Exp Eye Res* **84,** 772–780). *Exp Eye Res*

86, 860–861.
Newsome, D.A. (2008) A randomized, prospective, placebo-controlled clinical trial of a novel zinc-monocysteine compound in age-related macular degeneration. *Curr Eye Res* **33,** 591–598.
Newsome, D.A., Oliver, P.D., Deupree, D.M., *et al.* (1992) Zinc uptake by primate retinal pigment epithelium and choroid. *Curr Eye Res* **11,** 213–217.
Newsome, D.A., Schwartz, M., Leone, M.C., *et al.* (1988) Oral zinc in macular degeneration. *Arch Ophthalmol* **106,** 192–198.
Nolan, J., O'Donovan, O., and Beatty, S. (2003) The role of macular pigment in the defence against AMD. *AMD* **1,** 39–41.
Nourmohammadi, I., Modarress, M., Khanaki, K., *et al.* (2008) Association of serum alpha-tocopherol, retinol and ascorbic acid with the risk of cataract development. *Ann Nutr Metab* **52,** 296–298.
Nourmohammadi, I., Modarress, M., and Pakdel, F. (2006) Assessment of aqueous humor zinc status in human age-related cataract. *Ann Nutr Metab* **50,** 51–53.
Nowak, M., Swietochowska, E., Wielkoszynski, T., *et al.* (2005) Homocysteine, vitamin B12, and folic acid in age-related macular degeneration. *Eur J Ophthalmol* **15,** 764–767.
Olmedilla, B., Granado, F., Blanco, I., *et al.* (2003) Lutein, but not alpha-tocopherol, supplementation improves visual function in patients with age-related cataracts: a 2-y double-blind, placebo-controlled pilot study. *Nutrition* **19,** 21–24.
Omenn, G.S., Goodman, G.E., Thornquist, M.D., *et al.* (1996) Effects of a combination of beta-carotene and vitamin A on lung cancer and cardiovascular disease. *N Engl J Med* **334,** 1150–1155.
Parisi, V., Tedeschi, M., Gallinaro, G., *et al.* (2008) Carotenoids and antioxidants in age-related maculopathy Italian study: multifocal electroretinogram modifications after 1 year. *Ophthalmology* **115,** 324–333.
Pasantes-Morales, H., Quiroz, H., and Quesada, O. (2002) Treatment with taurine, diltiazem, and vitamin E retards the progressive visual field reduction in retinitis pigmentosa: a 3-year follow-up study. *Metab Brain Dis* **17,** 183–197.
Peponis, V., Papathanasiou, M., Kapranou, A., *et al.* (2002) Protective role of oral antioxidant supplementation in ocular surface of diabetic patients. *Br J Ophthalmol* **86,** 1369–1373.
Perrault, I., Rozet, J.M., Calvas, P., *et al.* (1996) Retinal-specific guanylate cyclase gene mutations in Leber's congenital amaurosis. *Nat Genet* **14,** 461–464.
Pinna, A., Piccinini, P., and Carta, F. (2007) Effect of oral linolein and gamma-linoleic acid on meibomian gland dysfunction. *Cornea* **26,** 260–264.
Powers, H.J. (2003) Riboflavin (vitamin B-2) and health. *Am J Clin Nutr* **77,** 1352–1360.
Rautiainen, S., Lindblad, B.E., Morgenstern, R., *et al.* (2010) Vitamin C supplements and the risk of age-related cataract: a population-based prospective cohort study in women. *Am J Clin Nutr* **91,** 487–493.
Resnikoff, S., Pascolini, D., Etya'ale, D., *et al.* (2004) Global data on visual impairment in the year 2002. *Bull World Health Organ* **82,** 844–851.
Richer, S., Stiles, W., Statkute, L., *et al.* (2004) Double masked, placebo-controlled, randomized trial of lutein and antioxidant supplementation in the intervention of atrophic age-related macular degeneration: the Veteran's LAST study (Lutein Antioxidant Supplementation Trial). *Optometry* **75,** 216–230.
Robertson, J.M., Donner, A.P., and Trevithick, J.R.(1989) Vitamin E intake and risk of cataracts in humans. *Ann NY Acad Sci* **570,** 372–382.
Robison, W.G., Kuwabara, T., and Bieri, J.G. (1979) Vitamin E deficiency and the retina: photoreceptor and pigment epithelial changes. *Invest Ophthalmol Vis Sci* **18,** 683–690.
Robison, W.G., Kuwabara, T., and Bieri, J.G. (1980) Deficiencies of vitamins E and A in the rat. Retinal damage and lipofuscin accumulation. *Invest Ophthalmol Vis Sci* **19,** 1030–1037.
Rochtchina, E., Wang, J.J., Flood, V.M., *et al.* (2007) Elevated serum homocysteine, low serum vitamin B12, folate, and age-related macular degeneration: the Blue Mountains Eye Study. *Am J Ophthalmol* **143,** 344–346.
Rouhiainen, P., Rouhiainen, H., and Saloneen, J.T. (1996) Association between low plasma vitamin E concentrations and progression of early cortical lens opacities. *Am J Epidemiol* **114,** 496–500.
Sanders, T.A.B., Haines, A.P., Wormald, R., *et al.* (1993) Essential fatty acids, plasma cholesterol, and fat-soluble vitamins in subjects with age-related maculopathy and matched control subjects. *Am J Clin Nutr* **57,** 428–433.
Sangiovanni, J.P., Agrón, E., Meleth, A.D., *et al.* (2009) ω-3 Long-chain polyunsaturated fatty acid intake and 12-y incidence of neovascular age-related macular degeneration and central geographic atrophy: AREDS report 30, a prospective cohort study from the Age-Related Eye Disease Study. *Am J Clin Nutr* **90,** 1601–1607.
Schaefer, E.J., Robins, S.J., Patton, G.M., *et al.* (1995) Red blood cell membrane phosphatidylethanolamine fatty acid content in various forms of retinitis pigmentosa. *J Lipid Res* **36,** 1427–1433.
Schaumberg, D.A., Liu, S., Seddon, J.M., *et al.* (2004) Dietary glycemic load and risk of age-related cataract.*Am J Clin Nutr* **80,** 489–495.
Schweigert, F.J. and Reimann, J. (2011) Micronutrients and their relevance for the eye–function of lutein, zeaxanthin and omega-3 fatty acids. *Klin Monbl Augenheilkd* **228,** 537–543.
Schweitzer, D., Lang, G.E., Remsch, H., *et al.* (2000) Age-related maculopathy. Comparative studies of patients, their children and healthy controls [German]. *Ophthalmologe* **97,** 84–90.
Seddon, J.M., Ajani, U.A., Sperduto, R.D., *et al.* (1994a) Dietary carotenoids, vitamins A, C, and E, and advanced age-related macular degeneration. Eye Disease Case-Control Study Group. *JAMA* **272,** 1413–1420.
Seddon, J.M., Christen, W.G., Manson, J.E., *et al.* (1994b) The use of vitamin supplements and the risk of cataract among US male physicians. *Am J Publ Health* **84,** 788–792.
Seddon, J.M., Cote, J., and Rosner, B. (2003) Progression of age-related macular degeneration. Association with dietary fat, trans unsaturated fat, nuts and fish intake. *Arch Ophthalmol* **121,** 1728–1737.
Seddon, J.M., George, S., and Rosner, B. (2006) Cigarette smoking, fish consumption, omega-3 fatty acid intake, and associations with age-related macular degeneration: The US Twin Study of Age-Related Macular Degeneration. *Arch Ophthalmol* **124,**

995–1001.

Seddon, J.M., Rosner, B., Sperduto, R.D., *et al.* (2001) Dietary fat and risk for advanced age-related macular degeneration. *Arch Ophthalmol* **119,** 1191–1199.

Selhub, J. and Miller, J. (1992) The pathogenesis of homocysteinemia: interruption of the coordinate regulation by S-adenosylmethionine of the remethylation and transsulfuration of homocysteine. *Am J Clin Nutr* **55,** 131–138.

Simon, J.A. and Hudes, E.S. (1999) Serum ascorbic acid and other correlates of self-reported cataract among older Americans. *J Clin Epidemiol* **52,** 1207–1211.

Simopoulos, A.P. (2000) Human requirement for n-3 polyunsaturated fatty acids. *Poult Sci* **79,** 961–970.

Simopoulos, A.P. (2002) The importance of the ratio of omega-6/omega-3 essential fatty acids. *Biomed Pharmacother* **56,** 365–379.

Smith, A., Clark, R., Nutt, D., *et al.* (1999) Anti-oxidant vitamins and mental performance of the elderly. *Hum Psychopharmacol* **14,** 459–471.

Snellen, E.L., Verbeek, A.L., Van den Hoogen, G.W., *et al.* (2002) Neovascular age-related macular degeneration and its relationship to antioxidant intake. *Acta Ophthalmol Scand* **80,** 368–371.

Snodderly, D.M. (1995) Evidence for protection against age-related macular degeneration by carotenoids and antioxidant vitamins. *Am J Clin Nutr* **62,** 1448S–1461S.

Sperduto, R.D., Hu, T.S., Milton, R.C., *et al.* (1993) The Linxian cataract studies. Two nutrition intervention trials. *Arch Ophthalmol* **111,** 1246–1253.

St George, S.D. and Cenkowski, S. (2007) Influence of harvest time on the quality of oil-based compounds in sea buckthorn (*Hippophae rhamnoides* L. ssp. *sinensis*) seed and fruit. *J Agric Food Chem* **55,** 8054–8061.

Steinberg, E.P., Javitt, J.C., Sharkey, P.D., *et al.* (1993) The content and cost of cataract surgery. *Arch Ophthalmol* **111,** 1041–1049.

Stringham, J.M. and Hammond, B.R. (2005) Dietary lutein and zeaxanthin: possible effects on visual function. *Nutr Rev* **63,** 59–64.

Stringham, J.M. and Hammond, B.R. (2007) The glare hypothesis for macular pigment function. *Optom Vis Sci* **84,** 859–864.

Stringham, J.M. and Hammond, B.R. (2008) Macular pigment and visual performance under glare conditions. *Optom Vis Sci* **85,** 82–88.

Stur, M., Tittl, M., Reitner, A., *et al.* (1996) Oral zinc and the second eye in age-related macular degeneration. *Invest Ophthalmol Vis Sci* **37,** 1225–1235.

Tan, A.G., Mitchell, P., Flood, V.M., *et al.* (2008a) Antioxidant nutrient intake and the long-term incidence of age-related cataract: the Blue Mountains Eye Study. *Am J Clin Nutr* **87,** 1899–1905.

Tan, J.S.L., Wang, J.J., Flood, V., *et al.* (2009) Dietary fatty acids and the 10-year incidence of age-related macular degeneration: the Blue Mountains Eye Study. *Arch Ophthalmol* **127,** 656–665.

Tan, J.S.L., Wang, J.J., Flood, V., *et al.* (2008b) Dietary antioxidants and the long-term incidence of age-related macular degeneration: the Blue Mountains Eye Study. *Ophthalmology* **115,** 334–341.

Tavani, A., Negri, E., and Laveccia, C. (1996) Food and nutrient intake and risk of cataract. *Ann Physiol* **6,** 41–46.

Taylor, A. and Hobbs, M. (2001) 2001 assessment of nutritional influences on risk for cataract. *Nutrition* **17,** 845–857.

Taylor, A., Jacques, P.F., Chylack, L.T., Jr, *et al.* (2002a) Long-term intake of vitamins and carotenoids and odds of early age-related cortical and posterior subcapsular lens opacities. *Am J Clin Nutr* **75,** 540–549.

Taylor, H.R., Tikellis, G., Robman, L.D., *et al.* (2002b) Vitamin E supplementation and macular degeneration: randomised controlled trial. *BMJ* **325,** 11.

Teikari, J.M., Laatikaineen, L., Virtamo, J., *et al.* (1998a) Six-year supplementation with alpha-tocopherol and beta-carotene and age-related maculopathy. *Acta Ophthalmol Scand* **76,** 224–229.

Teikari, J.M., Rautalahti, M., Haukka, J., *et al.* (1998b) Incidence of cataract operations in Finnish male smokers unaffected by alpha tocopherol or beta carotene supplements. *J Epidemiol Commun Health* **52,** 468–472.

Teikari, J.M., Virtamo, J., Rautalahti, M., *et al.* (1997) Long-term supplementation with alpha-tocopherol and beta-carotene and age-related cataract. *Acta Ophthalmol Scand* **75,** 634–640.

Thylefors, B., Negrel, A.D., Pararajasegaram, R., *et al.* (1995) Global data on blindness. *Bull World Health Organ* **69,** 115–121.

Townend, B.S., Townend, M.E., Flood, V., *et al.* (2007) Dietary macronutrient intake and five-year incident cataract: the Blue Mountains eye study.*Am J Ophthalmol* **143,** 932–939.

Trevithick, J.R. and Mitton, K.P. (1999) Antioxidants and diseases of the eye. In A.M. Pappas (ed.), *Antioxidant Status, Diet, Nutrition and Health.* CRC Press, Boca Raton, FL, pp. 545–565.

Trieschmann, M., Beatty, S., Nolan, J.M., *et al.* (2007) Changes in macular pigment optical density and serum concentrations of its constituent carotenoids following supplemental lutein and zeaxanthin: the LUNA study. *Exp Eye Res* **84,** 718–728.

Trumbo, P., Yates, A.A., Schlicker, S., *et al.* (2001) Dietary Reference Intakes: vitamin A, vitamin K, arsenic, boron, chromium, copper, iodine, iron, manganese, molybdenum, nickel, silicon, vanadium, and zinc. *J Am Diet Assoc* **101,** 294–301.

Valero, M.P., Fletcher, A.E., Destavola, B.L., *et al.* (2002) Vitamin C is associated with reduced risk of cataract in a Mediterranean population. *J Nutr* **132,** 1299–1306.

Vandenlangenberg, G.M., Mares-Perlman, J.A., Klein, R., *et al.* (1998) Associations between antioxidant and zinc intake and the 5-year incidence of early age-related maculopathy in the Beaver Dam Eye Study. *Am J Epidemiol* **148,** 204–214.

van Leeuwen, R., Boekhoorn, S., Vingerling, J.R., *et al.* (2005) Dietary intake of antioxidants and risk of age-related macular degeneration. *JAMA* **294,** 3101–3107.

Vine, A.K., Stader, J., Branham, K., *et al.* (2005) Biomarkers of cardiovascular disease as risk factors for age-related macular degeneration. *Ophthalmology* **112,** 2076–2080.

Vishwanathan, R., Goodrow-Kotyla, E.F., Wooten, B.R., *et al.* (2009) Consumption of 2 and 4 egg yolks/d for 5 wk increases macular pigment concentrations in older adults with low macular pigment taking cholesterol-lowering statins. *Am J Clin Nutr* **90,** 1272–1279.

Vitale, S., West, S., Hallfrisch, J., *et al.* (1993) Plasma antioxidants and risk of cortical and nuclear cataract. *Epidemiology* **4,** 195–203.

Wenzel, A.J., Gerweck, C., Barbato, D., *et al.* (2006) A 12-wk egg intervention increases serum zeaxanthin and macular pigment optical density in women. *J Nutr* **136,** 2568–2573.

West, S., Vitale, S., Hallfrisch, J., *et al.* (1994) Are antioxidants or supplements protective for age-related macular degeneration? *Arch Ophthalmol* **112,** 222–227.

Wood, J.P.M. and Osborne, N.N. (2003) Zinc and energy requirements in induction of oxidative stress to retinal pigmented epithelial cells. *Neurochem Res* **28,** 1525–1533.

Woodside, J., Yarnell, J., McMaster, D., *et al.* (1998) Effect of B-group vitamins and antioxidant vitamins on hyperhomocysteinemia: a double-blind, randomized, factorial-design, controlled trial. [Erratum appears in *Am J Clin Nutr* (1998) **68,** 758.] *Am J Clin Nutr* **67,** 858–866.

Wooten, B.R. and Hammond, B.R. (2002) Macular pigment: influences on visual acuity and visibility. *Progr Retinal Eye Res* **21,** 225–240.

Wooten, B.R., Hammond, B.R., Land, R.I., *et al.* (1999) A practical method for measuring macular pigment optical density. *Invest Ophthalmol Vis Sci* **40,** 2481–2489.

World Health Organization (1991) Use of intraocular lenses in cataract surgery in developing countries. *Bull World Health Organ* **69,** 657–666.

Yagi, A., Fujimoto, K., Michihiro, K., *et al.* (2009) The effect of lutein supplementation on visual fatigue: a psychophysiological analysis. *Appl Ergon* **40,** 1047–1054.

Yeum, K.-J., Shang, F., Schalch, W., *et al.* (1999) Fat-soluble nutrient concentrations in different layers of human cataractous lens. *Curr Eye Res* **19,** 502–505.

Yokota, T., Shiojiri, T., Gotoda, T., *et al.* (1997) Friedreich-like ataxia with retinitis pigmentosa caused by the His101Gln mutation of the alpha-tocopherol transfer protein gene. *Ann Neurol* **41,** 826–832.

Zadok, D., Levy, Y., and Glovinsky, Y. (1999) The effect of anthocyanosides in a multiple oral dose on night vision. *Eye* **13,** 734–736.

57

専門的な栄養サポート

Vivian M. Zhao and Thomas R. Ziegler

要　約

栄養不良は入院患者に一般的にみられるもので，不幸な転帰につながる。また，入院患者によくみられるさまざまな要因はタンパク質・エネルギー栄養障害やビタミン，ミネラル，電解質の喪失の一因となる。栄養状態の評価には総合評価，既往歴，手術歴，現在の症状や体液の状態，食物摂取状況，体重変化，消化器症状，身体検査，生化学検査が必要である。現在のガイドラインは20～25kcal/kg/日のカロリー摂取，1.2～1.5g/kg/日のタンパク質（アミノ酸）摂取がほとんどの成人入院患者に適切であると提唱している。健常人の推奨所要量をもとに十分なビタミン，ミネラル，電解質，必須アミノ酸，必須脂肪酸を投与しなければならないが，入院患者における真の必要量については不明である。経腸栄養は入院患者における栄養投与法の第一選択であり，経腸栄養により十分な栄養投与ができない場合には末梢または中心静脈栄養を行う。経腸栄養，静脈栄養ともに代謝性合併症，感染性合併症，機械的合併症が起こりうるため，それらを予防・減少させるため注意深くモニタリングすることと，現行の実施基準を順守することが必要である。入院患者における専門的な栄養投与に関して，信頼できる無作為化比較試験の結果は現状ではほとんどなく，不明な点も多い。しかしながら，多くの多施設大規模無作為化比較試験が進行中であり，近い将来，これらの結果が栄養療法の最適な使用法を明らかにするのに役立つと思われる。

はじめに

栄養障害（著明な除脂肪体重の減少や必須ビタミン，ミネラルの欠乏を含む）の発症率・有病率は入院患者において非常に高い（Nathens *et al*., 2002；Luo *et al*., 2008；McClave *et al*., 2009；Singer *et al*., 2009；Barker *et al*., 2011；De Luis *et al*., 2011）。全入院患者および集中治療室（ICU）でのさまざまな観察研究によれば，20～60％の患者が低栄養状態（重要な微量元素の減少やかなりの除脂肪体重または体重の低下）となっていると考えられる（Giner *et al*., 1996；Pirlich *et al*., 2006；Barker *et al*., 2011；De Luis *et al*., 2011）。さらに，栄養障害の有病率は入院期間が長くなるにつれて増加し，その原因の一部として不十分な経口摂取および繰り返される異化亢進が考えられる（ASPEN Board of Directors and the Clinical Guidelines Task Force, 2002；Villet *et al*., 2005；Pirlich *et al*., 2006；Patel and Martin, 2008）。入院時におけるタンパク質・エネルギー低栄養状態や不十分な栄養摂取はそれぞれ高率な疾病率・死亡率と関連がある（ASPEN Board of Directors and the Clinical Guidelines Task Force, 2002；Schneider *et al*., 2004；O'Brien *et al*., 2006；Zaloga, 2006）。最適な細胞機能，免疫機能，臓器機能のための十分な三大栄養素および微量栄養素摂取の重要性についての概要は他項にゆずる。異化亢進しているICU患者において，タンパク質・エネルギーを消耗することは院内感染，創傷治癒遅延，筋力低下と関連が深い（Schneider *et al*., 2004；O'Brien *et al*., 2006；Zaloga, 2006；McClave *et al*., 2009；Singer *et al*., 2009）。入院患者に普通にみられる多くの病態生理学的因子がタンパク質・エネルギー栄養障害や微量元素欠乏の危険因子となる（Ziegler, 2009；ボックス57.1）。現在では本章の主題でもある専門的な経腸栄養療法，経静脈栄養療法により細胞，臓器機能を保護し，筋力保持や創傷治癒を促進できるようになっている。経腸栄養，静脈栄養ともに水分，カロリー（さま

ボックス57.1　入院患者に低栄養を引き起こす主要な病態生理学的因子

- 入院前および入院中の食事摂取量低下(例：貧血，倦怠感，胃腸症状，NPO*状態)
- 異化亢進ホルモンやサイトカイン濃度の上昇（例：コルチゾール，カテコールアミン，TNF-α，インターロイキン）
- 同化ホルモン濃度の低下（例：インスリン様成長ホルモン-1，テストステロン）
- 同化ホルモンに対する抵抗性とそれに伴う基質利用の低下（例：インスリン抵抗性）
- 異常な栄養素の喪失（例：創傷，ドレナージチューブ，透析療法，下痢，嘔吐，多尿）
- 身体活動低下に伴うタンパク質合成の低下（例：ベッド上安静，薬剤による鎮静）
- 薬剤と栄養素の相互作用（例：利尿剤，昇圧剤，副腎皮質ステロイド）
- エネルギー，タンパク質および特定の微量元素の必要量増加（例：感染，外傷，酸化ストレス）
- 医原性要因（例：代謝需要に対して不十分な経腸栄養，経静脈栄養の長期化）

*NPO：nil per os（経口ではない；治療手順の診断テストのための絶食）

ざまな種類の炭水化物，タンパク質/アミノ酸，脂質)，必須アミノ酸，脂質，電解質，ビタミン，ミネラルを補充する。これらについて以下に概説する。

栄養アセスメント

包括的な栄養アセスメントにおいて重要なことは，多くの要素を総合して判断することであり，概要をボックス57.2に示した。現在，入院患者の栄養アセスメントにおける“ゴールドスタンダード”は存在しない。例えば，血中アルブミンとプレアルブミン濃度は外来患者や疫学的には有用かもしれないが，入院患者では炎症，感染，肝合成低下，血液中からのクリアランスの増加により著明に低下するかもしれない。血漿中アルブミンとプレアルブミン濃度は，脱水状態で増加し，溢水状態で低下するかもしれない。ビタミンやミネラル，電解質濃度はある種のリスクのある患者の経過観察には有用であるが，体内水分状態やバランスにより変化する可能性があるため，連続したモニタリングが必要である。体重もしばしば体内水分状態の変化により劇的に変化する。

栄養状態を評価する簡便な方法のひとつが“主観的包括的栄養評価（subjective global assessment：SGA)”であり，極端な水分バランスの異常のない安定した患者の栄養状態を評価し臨床転帰を予測する方法として確立している(Detsky *et al.*, 1987；Norman *et al.*, 2005)。SGAは患者の体重減少，食事摂取量，機能的能力，胃腸症状，

ボックス57.2　入院患者の栄養アセスメントにおける重要なステップ

- 既往歴や手術歴，現在の疾患の進行度，予想される入院期間の検討
- 食習慣および以前に行った専門的な栄養サポートの確認
- 体重変化記録の入手
- 体液の状態，臓器機能，タンパク質・エネルギー低栄養状態やビタミン，ミネラルの欠乏状態に注意しながら身体診察を施行
- 経腸栄養に耐えうるかどうか胃腸機能を評価
- 歩行機能，精神状態の確認
- 通常の採血検査(臓器機能指標，電解質，pH，中性脂肪，もしリスクがあれば一部のビタミン，ミネラル)
- 必要カロリー，タンパク質量の推定
- 栄養投与のための経腸，経静脈ルートの評価

過去数週間から数か月の間に通常体重の5～10%以上の意図しない体重減少がある患者や理想体重の90%未満の体重の患者，またはBMI 18.5kg/m^{2}未満の患者は低栄養状態について注意深く評価する必要がある。

低栄養を示す身体所見(筋肉量減少，脂肪量減少，浮腫)を総合して，患者を栄養状態良好，中等度または低栄養が疑われる状態，高度低栄養状態に分類する（Detsky *et al.*, 1987；Norman *et al.*, 2005)。ヨーロッパでは，入院時に栄養リスクスクリーニングが普通に行われており，それらにはBMIに基づくリスクスコア，通常の食事摂取からの減少率，体重変化，年齢，患者の疾患重症度などが含まれている（Rasmussen *et al.*, 2010)。包括的な栄養アセスメントに関する詳細はZiegler（2009）によるレビューを参照のこと。

栄養摂取量の目標

成人入院患者におけるエネルギーとタンパク質/アミノ酸摂取のガイドラインはいくつかの主要な学会で概説されている(Heyland *et al.*, 2003；Mirtallo *et al.*, 2004；Kreymann *et al.*, 2006；McClave *et al.*, 2009；Singer *et al.*, 2009)。小児患者の専門的な栄養アプローチについては本章では取り上げないが，最近ガイドラインが発行されている(Koletzko *et al.*, 2005；Mehta *et al.*, 2009)。入院患者におけるエネルギー必要量は特に重症疾患の場合，臨床状態の変化によりさまざまに変化することに注意を払うことが重要である（Kreymann *et al.*, 2006；McClave *et al.*, 2009；Singer *et al.*, 2009)。入院患者における最適なカロリー・タンパク質必要量については，無作為化比較試験結果が不足していることもあり，不明である(McClave *et al.*, 2009；Singer *et al.*, 2009；Yarandi *et al.*, 2011)。

安静時消費エネルギー（resting energy expenditure：REE）はベッドサイドにおいて間接熱量計を用いることで決定することができるが，手技的な問題で不正確になりうる（Anderegg *et al*., 2009；McClave *et al*., 2009）。REE は標準的な予測式（最も汎用されているのが年齢，性，身長，体重を用いる Harris–Benedict の式）を用いて推定することができる（McClave *et al*., 2009；Ziegler, 2009）。残念ながら，この方法は状態が変化したり，水分バランスの変化により体重が変化したりするような患者においては過大評価や過小評価することになるかもしれない（Anderegg *et al*., 2009；Ziegler, 2009）。最近発行されたヨーロッパとアメリカの臨床診療ガイドラインでは，多くの患者の必要十分なエネルギー量は20～25 kcal/kg/日，すなわち REE の1.0～1.2倍と推定することができると提唱されている。現在進行中の RCT では，ICU 患者における投与エネルギー量をより正確に決定すべくデザインされている。エネルギー投与量の推定には入院前や手術前の体重を用いるべきである，なぜなら，入院時の体重は，特に ICU において，体液の状態を反映しているかもしれず，典型的には直近の通常時体重よりもかなり多くなっている。もし直近の通常時体重が不明な場合は，代わりの方法として対応表や算出式から求めた理想体重を用いるものがある。肥満者には，Harris–Benedict の式において調整体重を用いるべきである（Ziegler, 2009）。

1980年代に ICU 患者を対象に行われた研究において，2.0g/kg/日以上のタンパク質負荷はタンパク質合成に効率よく使用されず，過剰分は酸化され，高尿素窒素血症を引き起こすことが示されている（Shaw *et al*., 1987；Streat *et al*., 1987）。一般的に推奨されるタンパク質/アミノ酸の推奨量は，腎機能と肝機能が正常な多くの人にとって，1.2～1.5g/kg/日である。にもかかわらず，熱傷や腎代替療法を行っているような特殊な状況では2.0～2.5g/kg/日といった高用量を推奨しているガイドラインもある（McClave *et al*., 2009；Singer *et al*., 2009；Ziegler, 2009）。投与されるアミノ酸は，腎代替療法を行っていなければ高尿素窒素血症の速度や度合いに応じて減らすべきである。急性肝不全や肝性脳症の患者（これらの患者ではアミノ酸による血中アンモニア濃度の上昇リスクがある）では，安定した慢性肝不全の患者においてタンパク質制限は現在推奨されていないにもかかわらず，肝機能障害の程度に基づいて静脈からのアミノ酸投与を慎重に減量する（0.6～1.2g/kg/日）必要がある。

経腸栄養サポート

入院患者における経腸栄養については，可能な限り標準的な食事の経口摂取を行うべきであり，多種多様な風味をつけた経口補助飲料や栄養分に富むサプリメントが市販されている。多くの入院患者はその推奨量にエビデンスはないものの，必要量を満たすためマルチビタミン，ミネラルも摂取している。経管栄養は消化管機能が正常で経口摂取のみでは十分な栄養摂取が維持できない患者においてよりよい栄養投与法である。

経腸栄養は静脈栄養に比較して，より生理的で，感染，代謝，機械的な合併症が少なく，コストも安い（ASPEN Board of Directors and the Clinical Guidelines Task Force, 2002；McClave *et al*., 2009）。成人と小児における経腸栄養の専門的な適応については診療ガイドラインに記載されている（ASPEN Board of Directors and the Clinical Guidelines Task Force, 2002；Heyland *et al*., 2003；Mirtallo *et al*., 2004；Koletzko *et al*., 2005；Kreymann *et al*., 2006；ASPEN Board of Directors and Enteral Nutrition Practice Recommendations Task Force, 2009；McClave *et al*., 2009；Mehta *et al*., 2009；Singer *et al*., 2009）。エビデンスに基づいているわけではないが，経腸栄養の一般的な禁忌としては，消化管のルートが使えない，機械性または麻痺性の腸閉塞，難治性嘔吐，激しい下痢，広範囲の腹膜炎，麻痺性イレウス，腸管虚血，中等度から高用量の昇圧剤を必要とするような血行動態の不安定などである（ASPEN Board of Directors and the Clinical Guidelines Task Force, 2002；McClave *et al*., 2009；Singer *et al*., 2009；Ziegler, 2009）。

経腸栄養投与はそれぞれの患者の必要性に合わせなくてはならない。最適な経腸栄養投与法を決定するため，消化管の状態，機能性，低栄養状態，基礎疾患の状態，患者の忍容性について経管栄養を始める前に評価しなくてはいけない。経管栄養により食物による誤嚥性肺炎だけでなく胃腸の機械的代謝的合併症が起こりうる。そのために，起こりうる合併症を確認するために経腸栄養を行っている患者を注意深く観察する必要がある（ASPEN Board of Directors and Enteral Nutrition Practice Recommendations Task Force, 2009）。

経管栄養のルート

経管栄養をうまく行うためには，適切な栄養チューブと留置場所も重要である。さまざまな経腸栄養を行うためのチューブの適応，禁忌，長所，短所を理解することで，患者にとって最適な栄養投与方法を選択することができる（表57.3）。栄養チューブの多くはポリウレタンかシリコン製で，さまざまな径（小口径5～12Fr，大口径14Fr 以上）のものがある。一般に挿入部位（鼻，口，経皮）とチューブの先端の場所（胃，十二指腸，小腸近位）により分類される（表57.1）。経鼻栄養チューブは熟練者によりベッドサイドにおいてブラインドで挿入されるか，もしくは内視鏡下・透視下で挿入される。胃ろう，腸ろうチューブは内視鏡下，透視下，腹腔鏡下で経皮的に留置される。中等度もしくは高度の低栄養がある場合や術後長期間にわたり十分な量の経口摂取ができないと予想される場合には，外科医が術中に栄養チューブを留置することもある（Minard, 1994）。ブラインドで挿入した小口径または大口径のチューブの位置を栄養や薬剤投与の前にX線で確認することは必須である（Minard, 1994；Metheny and Meert, 2004；Baskin, 2006；Metheny *et al*., 2007）。経鼻または経口チューブはたいてい短期間（4～6週間未満）の使用で留置される。一方，腸ろうチューブは長期間（4週間以上）の経腸栄養を行うために留置されることが多い（Minard, 1994；Heyland *et al*., 2003；Metheny and Meert, 2004；Baskin, 2006；Metheny *et al*., 2007）。

経腸栄養の投与ルート選択は患者個々の併存疾患，手術を考慮した場合の解剖学的問題，胃腸の運動・機能，誤嚥のリスク，予想される治療期間などの要因に基づく（Minard, 1994；Heyland *et al*., 2003；Metheny and Meert, 2004；Baskin, 2006；Metheny *et al*., 2007；ASPEN Board of Directors and Enteral Nutrition Practice Recommendations Task Force, 2009）。経胃栄養には通常，排出遅延や閉塞，ろう孔のない胃が必要である。経小腸栄養は胃不全麻痺，幽門閉塞，膵炎，胃食道逆流，高度な誤嚥リスクのある患者に対しては最適な投与経路である。経鼻空腸栄養は経胃栄養に対する不耐性がなければ用いられないにもかかわらず，すべての研究ではないがいくつかの研究により経小腸栄養は人工呼吸器関連肺炎を有意に減少させることが示されている（ASPEN Board of Directors and Enteral Nutrition Practice Recommendations Task Force, 2009）。胃空腸混合チューブは胃の減圧が必要で経空腸栄養が可能な場合，すなわち，胃運動が障害されているが小腸の消化吸収能が正常な患者に適応となる（Metheny and Meert, 2004；ASPEN Board of Directors and Enteral Nutrition Practice Recommendations Task Force, 2009）。

経管栄養組成の選択

経管栄養開始のための経腸栄養ルートが決まったら，適切な経腸栄養の組成を選択しなければならない。数多くの商品が市販されており，これらは次のカテゴリーのどれかに分類される：さまざまな患者の需要に答えるため標準タイプまたは半消化態，加水分解されたもの（消化態，成分栄養），高カロリータイプ，食物繊維豊富なタイプ，脂質を変更したタイプ，病態別タイプ，免疫修飾タイプ，粉末状といったものがある（表57.2）。経腸栄養の組成は濃度，三大栄養素の構成，三大栄養素の消化性，粘度，浸透圧，価格の点からさまざまなものがある。半消化態栄養剤は分解されていないタンパク質，複合炭水化物，長鎖脂肪，中鎖脂肪，ビタミン，ミネラル，微量元素を含む。すべての組成が乳糖とグルテンフリーであり，ほとんどのものが1～2 kcal/mLで等張かやや高張なだけでなく，低残渣である。

経腸栄養の組成の違いにより，患者個々に推定される必要量に最も近づけるような適切な組成を選ぶことができるようになっている。患者個別の違いとしては臨床状態，栄養状態と必要量，代謝異常，消化管の消化吸収能，病状，予後，栄養投与のために使用可能なルートといったものがある。医学的診断と市販の病態別組成の単純な相関は不適切な栄養サポートと栄養供給のコスト増加を引き起こす。

ほとんどの入院患者は標準的で費用のかからない半消化態栄養剤を安全に投与できる（表57.2）。より高濃度の経腸栄養剤は水分制限の必要な患者に有用である。水溶性食物繊維含有の市販されている経腸栄養剤は増えており，便秘や下痢の予防に役立つかもしれない。しかしながら，食物繊維が豊富な組成の下痢管理に関する研究において持続的な効果は認められていない。おそらく入院患者では抗生剤など数多くの下痢の要因があるからと考えられる（Yang *et al*., 2005）。半消化態栄養剤はたいていより高価な消化態栄養剤と同等に忍容性がある（Ford *et al*., 1992；Mowatt-Larssen *et al*., 1992）。タンパク質源としてカゼインやホエイを加水分解したものを含む栄養剤（消化態栄養剤，成分栄養剤としても知られている）は吸収不良や膵機能障害の患者用に作られた。臨床データではこれらの栄養剤の有用性は限定的である。しかしながら，ある研究によれば急性膵炎の患者において，半消化態栄養剤に比べ有意に入院期間の短縮を認めた（Tiengou *et al*., 2006）。

市販の経腸栄養剤では糖尿病用，腎不全用，肺疾患用，感染症用といった病態別が開発されている。糖尿病用の組成では，血糖コントロールを改善するため低炭水化物，高脂肪となっている。いくつかの研究においては入院の糖尿病患者に使用することで血糖コントロールが改善し，インスリンの必要量が減ったことが示されている（Leon-Sanz *et al*., 2005；Pohl *et al*., 2005；Alish *et al*., 2010）。腎臓用としては腎不全の程度（腎代替療法の有無）により使い分けることができる（表57.2）。いくつかのRCTにおいて抗酸化物質（ビタミンCとEなど）と抗炎症作用を持つ脂質（イコサペンタエン酸やγリノレン酸など）を増量した栄養剤が標準的な経腸栄養剤に比べてARDS患者の予後を改善したことが示されている（Gadek *et al*., 1999；Singer *et al*., 2006）。一方で，ω3系脂肪酸が豊富な経腸栄養剤の最近行われた第Ⅱ相試験で有用性が否定されている（Stapleton *et al*., 2011）。種々のいわゆる免疫修飾経腸栄養剤が市販されており，それらは一般的にグルタミン，アルギニン，ω-3系脂肪酸，プロバイオティクス，抗酸化物質を含んでいる（ASPEN Board of Directors and Enteral Nutrition

表57.1 さまざまな経腸栄養の長所と短所

ルート	適応	長所	短所
経鼻経管栄養（短期間，4週間以内）			
経鼻胃	正常な胃排出能 逆流性食道炎なし	チューブ留置が容易 胃に多く貯留できる	誤嚥の高いリスク チューブの事故抜去
経鼻十二指腸	胃不全麻痺 胃排泄能障害 食道逆流	経鼻胃に比べて誤嚥のリスクが低い	内視鏡による留置が必要かもしれない チューブの事故抜去
経鼻空腸	経鼻十二指腸の適応に加えて 胃機能障害 膵炎	傷害や手術後まず行うべき経腸栄養法かもしれない 経鼻胃に比べて誤嚥のリスクが低い	腸管が使用しにくい場合(膨満，痙れん，下痢) 誤嚥の可能性
造ろう術（長期間の経腸栄養が必要な場合）			
胃瘻 経皮内視鏡的胃ろう造設術（PEG）[a] 腹腔鏡下胃ろう造設術[b]	経鼻胃の適応と同じ 経鼻ルートが使用できない場合 持続する嚥下困難	消化器手術中に造設可能 PEG には手術が不要 外科的胃瘻造設に比べ PEG はコストがかからない 大径チューブを使うとチューブ閉塞しにくい 内容物の貯留スペースが多い	外科的胃ろう造設は手術が必要 胃ろうのケアが必要 起こりうる合併症 ・誤嚥のリスク ・胃ろう付近の皮膚感染 ・胃ろう付近の皮膚剥離 ・チューブ抜去後のろう孔
空腸ろう 経皮内視鏡的空腸ろう造設術（PEJ）[a] 穿刺式カテーテル空腸ろう造設術（NCJ） 腹腔鏡下空腸ろう造設術	経鼻空腸の適応と同じ 誤嚥リスクが高い場合 食道逆流 上部消化管（食道，胃，十二指腸）が使用できない場合	誤嚥のリスクが低い 消化器手術中に造設可能 PEJ には手術が不要 外科的空腸ろう造設に比べ PEJ はコストがかからない 手術後まず行うべき経腸栄養法かもしれない	空腸ろうのケアが必要 小径または穿刺式カテーテルの場合チューブ閉塞しやすい 空腸ろう造設に手術が必要 起こりうる合併症 ・消化器症状 ・空腸ろう部位の感染 ・空腸ろう付近の皮膚剥離 ・チューブ抜去後のろう孔

[a]：経皮的な造設の場合，手術と全身麻酔のリスクを避けることができるが，内視鏡，腹部エコー，造影剤を用いた透視が必要となるかもしれない。内視鏡は腫瘍や狭窄，解剖学的異常，高度肥満がある場合実施が困難である。

[b]：腹腔鏡下または手術によるチューブ留置は全身麻酔が必要であるが，同日に帰宅できる可能性もある。

表57. 2　アメリカにおける市販栄養剤の例

カテゴリー	適応	kcal/mL	タンパク質 (g/L)	脂質 (g/L)	炭水化物 (g/L)	水分 (%)	浸透圧 ($mOsm/kgH_2O$)
標準的総合栄養剤	大多数の患者	1. 0	44	35	144	84	300
（例：Osmolite®；		1. 2	56	39	158	82	360
Isocal®）		1. 5	63	49	204	76	525
高カロリー	水分制限のある患者	2. 0	84	90	218	70	725
（例：TwoCal HN®）							
高食物繊維	下痢	1. 0	44	35	155	84	300
（例：Jevity®；		1. 2	56	39	169	82	450
Ultracal®）		1. 5	63	49	216	76	525
部分的加水分解/ペプチド含有	膵炎，吸収不良	1. 0	40～51	28～39	127～138	83～85	300～585
（例：Crucial®；Peptamen®）							
疾患特異的免疫調節	免疫抑制，重症疾患	1. 3	78	43	150	81	630
（例：Impact with Glutamine®；							
Crucial®）							
Oxepa®	急性呼吸窮迫症候群	1. 5	63	94	105	79	535
Nepro®	腎不全，透析期	1. 8	81	96	167	73	600
Suplena®	腎不全，保存期	1. 8	45	96	202	73	600
Glucerna®	糖尿病	1. 0	42	54	95. 6	85	355
		1. 2	60	60	114. 5	81	720
		1. 5	82	75	133. 1	76	875
Promote®	創傷治癒	1. 0	62	26～28	130. 0～138	84	340～380

この表はすべてを網羅したものではない。情報は製造会社より提供。

表57.3 経腸栄養の投与方法

方法	適応	長所	短所
持続投与	経腸栄養開始時 重症患者 小腸への投与 間欠投与や急速投与が困難な場合	経腸ポンプが使える 継続しやすい リスクの低減： ・多量の胃残渣 ・誤嚥 ・代謝異常	歩行が制限される 機器や経腸栄養剤によるコストの増加
急速投与	非重症患者 在宅経腸栄養 リハビリテーションの患者 胃への投与	投与が簡便 経腸ポンプが不要 投与時間が短い 最も生理的	誤嚥リスクが最も高い 嘔気，嘔吐，腹痛，下痢といった消化器症状が出やすい
間欠的投与	非重症患者 在宅経腸栄養 リハビリテーションの患者 小腸への投与	経腸ポンプがいらないことによる物理的精神的な自由 一時的な経管栄養から経口摂取へ移行する際に有利	短期間にたくさんの投与が必要（8～16時間） 必要量を満たすため高カロリー，高タンパク質の組成が必要かもしれない 消化器症状が出やすい

Practice Recommendations Task Force, 2009)。これらの経腸栄養剤の常用についての有用性には矛盾する結果（特にICU患者において）があり，死亡率に対する効果が不明なため結論が出ないままである（Marik and Zaloga, 2008；Dupertuis *et al*., 2009）。しかしながら，消化管手術患者におけるメタアナリシスでは一般的な経腸栄養剤に比べ，これらの経腸栄養剤の使用で入院時の合併症や感染症を減らし，入院期間の短縮が得られたことが示唆されている（Cerantola *et al*., 2011）。

経管栄養管理の方法

経管栄養の開始時期に経腸栄養の希釈は必要ない。希釈すると細菌繁殖をきたしやすく，細菌汚染による二次性の下痢が増える（ASPEN Board of Directors and Enteral Nutrition Practice Recommendations Task Force, 2009）。経腸栄養の開始時の最適なスピードについては強く推奨ができるようなデータはほとんどない。経腸栄養の投与法には持続投与，急速投与，間欠的投与，これらを組み合わせたものがある（表57.3）。

持続投与は24時間かけてゆっくりと，重力による滴下または経腸栄養ポンプにより投与する。経腸栄養ポンプの使用は一定の速度で安全に正確に注入することができ，突発的な急速投与も起こりにくく重力滴下より有利である。ほとんどの市販経腸栄養剤は胃または小腸に10～30mL/時で投与可能となっている。一般的に投与スピードは8～12時間おきに10～20mL/時ずつ最終的な投与スピードに到達するまで上げていく（ASPEN Board of Directors and Enteral Nutrition Practice Recommendations Task Force, 2009）。状態が安定している患者ではかなり速いスピードの投与も可能であり，開始から24～48時間以内に最終的な目標スピードまで到達させる。状態の安定した患者における経管栄養の開始から目標までの投与率をサポートするエビデンスも存在する（Rees *et al*., 1985；Mentec *et al*., 2001）。持続投与は一般により忍容性があり，入院患者において急速投与と比較して，腸管の問題点が出ることが少なく，誤嚥のリスクも少ない。小腸が短時間での大量投与した場合の貯蔵部位として機能しないため，幽門部を越えた経管栄養においては持続投与が必要となるかもしれない。入院患者においては忍容性を確立するためにまず持続投与から始め，その後，間欠的または周期的な投与スケジュールとするのがよいかもしれない。

急速または間欠投与は，日常の食事形態と似ており，投与と投与の間に腸の休息もできるため，最も生理的な方法である（ASPEN Board of Directors and Enteral Nutrition Practice Recommendations Task Force, 2009）（表57.3）。これらは最も簡便に投与できる方法であり，シリンジを用いたり，重力滴下または経腸栄養ポンプを用いてイルリガートルから投与したりすることができる（Lord and Harrington, 2005）。急速投与は一般に15分以内に経腸栄養剤を投与する方法で，間欠投与は30～45分くらいかけて投与する方法である。間欠投与は3～8回/日投与を8～12時間ごとに60～120mLずつ増量し，腸管の忍容性があれば250～500mL/回を4～6回/日投与する。急速投与および間欠投与は胃が短時間に比較的大量に投与された栄養剤の貯蔵庫として働くことから，胃管を挿入した状態の安定した患者においてまず用いられる。この方法は突然多量の高浸透圧性栄養剤が投与されることから，腸管で副作用をきたすかもしれない（Lord and Harrington, 2005；ASPEN Board of Directors and Enteral Nutrition Practice Recommendations Task Force, 2009）。

周期的投与は間欠的に持続投与を行うというものであり，ある一定時間（8～16時間）かけて持続的に投与される。周期的投与は十二指腸または回腸への経腸栄養を行っている患者やチューブから経口摂取に変更している患者，在宅経腸栄養が必要な患者に用いることができる。周期的経腸栄養は腸管の休息がとれ，経腸栄養ポンプを使用していない時間ができ，オーバーナイト投与を行うことができる。日中に投与しなくてすめば，より多く移動ができ，経口摂取ができる機会が増える。

経腸栄養の投与法にかかわらず，経腸栄養を行っている多くの患者は最低限の必要水分量（一般的に30～40mL/kg 体重）を満たすために追加の水分投与が必要である。追加の水分（滅菌水や生理食塩水など）はチューブ洗浄として間欠的に投与する（例えば，8時間ごとに少なくとも30mL でチューブを洗浄する）。追加の水分必要量を計算するために，まずその患者の全体の水分必要量を決定する。その後，経腸栄養剤中に含まれている自由水の量を計算する（表57.2）。患者の必要水分量から経腸栄養剤に含まれる自由水を引いたものが必要な追加水分量である。追加水分量は3～4回/日に分けて急速投与する。

経管栄養の合併症

経腸栄養は静脈栄養に比較して合併症が少ないようにみえるが，合併症が発生しないわけではない。経腸栄養の指示，投与，モニターのプロセスを通して発生しうる副作用により重篤な有害事象と死が起こりうる。合併症には腸管不耐性，機械的なチューブトラブル，誤嚥，経腸ルートの誤留置・移動，代謝異常，薬剤と栄養素の相互作用といったものがある（Malone *et al*., 2007；Guenter *et al*., 2008；ASPEN Board of Directors and Enteral Nutrition Practice Recommendations Task Force, 2009）。経腸栄養の投与スピードを減速すべき胃残渣の許容量はここ数年で再評価され，最近のデータに基づき以前よりも許容量が多くなった（Hurt and McClave, 2010）。2回連続で胃残渣をチェックし250mL以上あった場合は，成人患者では消化管運動賦活薬の使用を考慮する。しかしながら，胃残渣量の増加が誤嚥性肺炎のリスク増大の信頼できるマーカーであるという十分なエビデンスは現在までのところない（Hurt and McClave, 2010）。経胃栄養を始めた初期は，胃残渣量を頻回にチェックすべきである（例えば，最初の48時間は4～6時間おきに）。目標投与に達した後，重症患者でなければ胃残渣のモニタリングは6～12時間ごとに減らしてもよい（Hurt and McClave, 2010）。患者の体位設定，幽門部以降のチューブ留置，腸管運動促進薬の使用（メトクロプラミドやエリスロマイシンなど）は不適応（嘔吐，胃膨張）を示す患者の誤嚥性肺炎の予防に重要であることが提唱されている（Torres *et al*., 1992；McClave *et al*., 2002；Metheny *et al*., 2006）。患者は経腸栄養による合併症についてモニターされる必要がある。表57.4に経腸栄養による潜在的合併症の一般的なものと推奨される対処法をリストに上げた。

経腸栄養チューブは特に高カロリーで食物繊維の多い経腸栄養剤を遅いスピードで投与した場合に，小径のチューブ，不適当な薬剤投与，チューブ先端への経腸栄養の沈殿物蓄積といったさまざまな理由により詰まりやすい（Lord, 2003）。多くのチューブ閉塞は，経腸栄養剤の汚染を最小限にする清潔操作と薬剤投与の前後で適切な洗浄プロトコールを順守することにより，防ぐことができる。水はよい洗浄溶媒である〔例えば，成人患者において持続投与では4時間ごと，間欠投与の前後，胃残渣量のチェック後など（Lord, 2003；ASPEN Board of Directors and Enteral Nutrition Practice Recommendations Task Force, 2009）〕。免疫力の低下している患者や重症患者において，特に水道水の安全性が担保できない場合にはチューブ洗浄に滅菌水を用いる（Lord, 2003）。チューブのつまりを取り除く第一の方法は，手動で温かい水を注入することである。パンクレリパーゼと炭酸水素ナトリウムまたは炭酸ソーダを混ぜたものによる洗浄は詰まりを溶かすかもしれない（Lord, 2003）。

経腸栄養の代謝合併症は頻度も少なく程度も軽いかもしれないが，静脈栄養の代謝合併症と似ている。後述するように，静脈栄養と同様，リフィーディング症候群の予防と患者の経腸栄養における忍容性をモニターすることが，経腸栄養を安全に行ううえで重要である（Stanga *et al*., 2008）。経腸栄養を始める前および経腸栄養施行中に定期的に代謝パラメータをプロトコール，患者の基礎疾患の状態や治療期間に基づきモニターすべきである。リフィーディング症候群をきたしやすいリスクのある患者をみつけ，栄養サポートの開始前に重度の電解質異常は補正しておくべきである。

静脈栄養サポート

経腸栄養と同様，入院患者における静脈栄養の効果についてのよくデザインされて十分に信頼できるRCTはほとんどない（Doig *et al*., 2005, 2009；Koretz, 2008, 2009；Casaer *et al*., 2011；Ziegler, 2011）。そのため，入院患者における静脈栄養の実際は，観察研究，小規模な臨床試験，専門家の意見によって策定された学会のガイドラインに基づいていることが多い（ASPEN Board of Directors and the Clinical Guidelines Task Force, 2002；Heyland *et al*., 2003；Mirtallo *et al*., 2004；Koletzko *et al*., 2005；Kreymann *et al*., 2006；McClave *et al*., 2009；Mehta *et al*., 2009；Singer *et al*., 2009）。現在の静脈栄養療法の効果に関する注意としては，絶食または最低限の摂取しかしていない患者に対する正確なRCTがないということである。そのような研究は実施や患者の募集が困難である。特に絶食または最低限の摂取の期間が及ぼす臨床的な影響はICUやその他の入院患者において基本的に不明である（Ziegler,

表57. 4　経管栄養の合併症

合併症	原因	対応
消化器症状		
下痢（1日4回以上または大量の水様便）	薬剤（抗生剤など） 経腸栄養の組成 細菌の繁殖 高浸透圧 腸容量の減少 クロストリジウム・ディフィシル	薬剤の変更 • 抗生剤，制酸剤，ソルビトール含有輸液を除く • 高張薬剤をさらに薄める • 注射剤の管理 • 緩下剤の管理 • プロバイオティクスの管理 • 止痢剤の管理[a] 便培養 経腸栄養剤の変更 • 低脂肪，高食物繊維，等張栄養剤に変更する • 栄養剤の濃度および投与スピードを下げる
嘔気，嘔吐	患者の体位 高投与量 胃排出能遅延 栄養素に対する不耐性 消化管閉塞 高血糖	35〜45°に頭部を挙上する 幽門通過が容易になるように右側臥位とする 薬剤の変更 • 睡眠薬の減量を考慮 • 消化管促進剤の管理 • 制吐剤の考慮 経腸栄養剤の変更 • 総投与量やスピードを減らす • 12〜24時間かけてゆっくり投与する • 2時間ごとに投与を中止し，胃残渣を確認する • 乳糖を含有しないものまたは低脂肪のものに変更する
便秘	脱水 食物繊維摂取の低下 消化管閉塞	食物繊維の組成を変更する 緩下剤の管理 水でチューブを洗浄する 一時的に投与を中止する
機械的合併症		
誤嚥性肺炎	仰臥位 咽頭反射の障害 逆流 チューブの位置異常または抜去 精神状態の異常	35〜45°に頭部を挙上する 十二指腸または空腸への投与を行う 小径のチューブに変更する チューブ挿入後，激しい咳嗽，嘔吐，発作後に透視下にて適当な位置を決定する 消えないインクでチューブの留置位置を書いておきテープで固定する 投与前にチューブの位置を再確認する
チューブ閉塞	酸の沈殿 不十分な洗浄 薬剤	薬剤投与，胃残渣チェック，急速投与の前後，持続投与の場合は8時間おき，または投与を中止した際にチューブを洗浄する 十二指腸または空腸に投与する 経腸栄養剤に薬剤を混ぜない 薬剤は十分に粉砕し，水によく溶かす 可能であれば液体の薬剤を用いるか別のルートを使用する 小径のチューブでは緩下剤を避ける

[a]：止痢剤の開始は，感染や炎症，宿便がないことを確認し，薬剤を変更または中止した後に開始する。

2011)。また，栄養サポートに関する多くのRCTが，過剰な静脈栄養投与と血糖コントロールの方法を従来の方法と比較したものである。それにもかかわらず，現在までに得られるデータから経腸栄養が施行できない場合には，中等度または高度な栄養不良の患者において，罹患率・死亡率の点から静脈栄養が有用であることが示唆されている（Ziegler, 2009)。

静脈栄養の適応

エビデンスがあるわけではないが，一般的に受け入れられている経腸栄養ルートが使えない，または経腸栄養ができない入院患者（特にすでに低栄養状態にある患者）における静脈栄養の適応は次のとおりである。①大量の小腸および大腸の切除術後，②小腸穿孔または多量の漏れのあるろう孔がある場合，③経腸栄養が長期にわたり行えず，十分な経腸栄養投与が３～７日以上できない状態（重度の下痢または嘔吐，著しい腹部膨満，部分的または完全な腸閉塞，急性の消化管出血，重度の循環動態不全など）(McClave *et al*., 2009；Singer *et al*., 2009；Ziegler, 2009)。経腸栄養ができず，すでにタンパク質・エネルギー低栄養状態のある患者に対して静脈栄養を差し控えることを支持するデータはない。しかしながら最近，ベルギーにおいて経腸栄養投与が不十分なICU患者（すべての患者においてICU入室後２日目に経腸栄養が開始されている）における静脈栄養の開始時期の影響についての大規模RCT（4,640人の患者が対象）が行われた（Casaer *et al*., 2011)。早期開始群では，2009年のヨーロッパガイドラインに従い，ICU入室２日目に投与カロリーが25～30kcal/kg/日になるように静脈栄養が始められた（Singer *et al*., 2009)。後期開始群では，2009年のアメリカのガイドラインに従い，ICU入室７日目に投与カロリーが25～30kcal/kg/日になるように静脈栄養が始められた（McClave *et al*., 2009)。その結果，早期開始群ではICU滞在期間，入院期間，感染性合併症，臓器障害の発生，入院コストが微増した（Casaer *et al*., 2011；Ziegler, 2011)。

静脈栄養の禁忌にはほとんどエビデンスはないが，以下のようなものがある。①腸管が機能しており経腸栄養可能な場合，②静脈栄養に必要な水分負荷に耐えられない場合，または静脈栄養開始時に重度の高血糖や電解質異常のある場合，③５～７日以上の静脈栄養が必要そうでない場合，④静脈栄養のために新しくルートを確保することに大きなリスクがある場合（McClave *et al*., 2009；Singer *et al*., 2009；Ziegler, 2009)。

静脈栄養投与

静脈栄養は末梢または中心静脈へ溶液の状態で投与される。末梢静脈栄養と中心静脈栄養に用いられる代表的な輸液の比較を表57.5に示した。静脈炎のリスクのために，末梢静脈栄養からは低濃度のブドウ糖（５%；ブドウ糖＝3.4kcal/g）とアミノ酸（3.5%以下；４kcal/g）およびカロリーの大部分（総カロリーの50～60%）を脂肪乳剤で投与する（ASPEN Board of Directors and the Clinical Guidelines Task Force, 2002)。心機能，肝機能，腎機能の障害による輸液の制限は静脈栄養投与における大量輸液の禁忌となるかもしれない。このように，末梢輸液は一般的に，必要エネルギー量や必要タンパク質量を満たすために大量の輸液が必要となるICU患者においては適応とならない。中心静脈栄養は上大静脈を介して高濃度のブドウ糖とアミノ酸を投与することができ，大多数の成人に必要十分なエネルギーとアミノ酸を１～1.5L/日の中心静脈栄養により投与することができる（表57.5)。水分バランスの状態によって，静脈栄養を行う場合は静脈栄養以外からの水分を減らす必要がある（ASPEN Board of Directors and the Clinical Guidelines Task Force, 2002；McClave *et al*., 2009)。

静脈栄養による電解質投与は，血清の値が正常範囲内となるように調節する。数値が上昇した場合は，表57.5に示されたような一般的な投与量と比較して投与量を減量することで正常範囲内に戻すことができるかもしれない。中心静脈栄養における高濃度のブドウ糖はカリウム，マグネシウム，リンの必要量を増加させるかもしれない。塩化ナトリウムとカリウムの割合は代謝性アルカローシスを補正するために増やし，酢酸ナトリウムとカリウムの割合は代謝性アシドーシスを補正するのに増やす。厳

表57.5　一般的な静脈栄養剤の組成

成分	末梢静脈栄養	中心静脈栄養
投与量（L/日）	2～3	1～1.5
ブドウ糖（%）	5	10～25
アミノ酸（%）	2.5～3.5	3～8
脂質（%）	3.5～5.0	2.5～5.0
ナトリウム（meq/L）	50～150	50～150
カリウム（meq/L）	20～35	30～50
リン（mmol/L）	5～10	10～30
マグネシウム（meq/L）	8～10	10～20
カルシウム（meq/L）	2.5～5	2.5～5
ビタミン[a]		
ミネラル[b]		

[a]：ビタミンは通常，末梢静脈栄養においても中心静脈栄養においても１日１回ビタミンA，B_1，B_2，B_3，B_6，B_{12}，C，D，E，ビオチン，葉酸，パントテン酸が混合された総合ビタミン剤を投与する。ビタミンKは個々の患者（例えば，肝硬変患者など）に応じて追加する。その他のビタミンも個々人に応じて投与する

[b]：微量元素は通常，末梢静脈栄養においても中心静脈栄養においてもクロム，銅，マンガン，セレン，亜鉛を含んだ市販の製剤を投与する。ミネラルも個々人に応じて投与することができる。

格な血糖コントロール（<180mg/dL）はICUおよびその他の入院患者において標準的なものである（NICE-SUGAR Study Investigators *et al.*, 2009；Kavanagh and McCowen, 2010）。この目標達成のため，必要に応じてレギュラーインスリンを静脈栄養に追加したり，ブドウ糖の負荷を減量したりする（ICUにおいて高血糖に対する別ルートからの経静脈的インスリン投与が多くの場合必要となる）（Ziegler, 2009）。

従来の静脈栄養は9つすべての必須アミノ酸といくつかの非必須アミノ酸を市販のアミノ酸製剤を用いることで投与する（Yarandi *et al.*, 2011）。議論の余地はあるが，ヨーロッパのガイドラインではグルタミンがある種の異化亢進患者においては必須となるかもしれないことから，条件つき必須アミノ酸としてグルタミンの投与を推奨している（Singer *et al.*, 2009；Yarandi *et al.*, 2011）。アミノ酸の投与量は急性腎不全患者における高尿素窒素血症，急性肝不全患者における高ビリルビン血症の程度により調節する。完全静脈栄養においてはエネルギー源および必須脂肪酸の供給源として脂肪乳剤の経静脈的投与を行う。アメリカでは，市販されている脂肪乳剤は大豆油によるものしかないが，ヨーロッパやその他の国々では，大豆油と中鎖脂肪の混合，魚油，オリーブ油と大豆油の混合，これらを混ぜたものの静脈栄養における使用が承認されている。脂肪は通常同じ静脈栄養投与バッグにブドウ糖とアミノ酸と混合して（all-in-one溶液）16～24時間かけて投与される。脂肪乳剤は10～12時間かけてメインの静脈栄養バッグとは別に投与されるかもしれない。脂肪乳剤の推奨最大速度は1.0～1.3g/kg/日であり，ベースラインの血清トリグリセリド値およびその後週1回くらいでモニターし，静脈における脂肪のクリアランスを評価する（ASPEN Board of Directors and the Clinical Guidelines Task Force, 2002；Mirtallo *et al.*, 2004；Ziegler, 2009）。膵炎や重症慢性閉塞性肺疾患患者における肺拡散能低下のリスクを減らすためトリグリセリド値は400～500mg/dL以下で維持できるように脂肪投与を調節するべきである（ボックス57.3）。中心静脈栄養の開始時においては，非アミノ酸カロリーの60～70%をブドウ糖で，30～40%を脂肪乳剤で投与することが推奨されている（Mirtallo *et al.*, 2004；McClave *et al.*, 2009；Singer *et al.*, 2009；Ziegler, 2009）。

入院患者における静脈投与中のビタミン，ミネラルの必要量は厳密には規定されていない（Mirtallo *et al.*, 2004；McClave *et al.*, 2009；Singer *et al.*, 2009；Ziegler, 2009, 2011）。そのため，複合ビタミンとミネラルの標準化された静脈投与用調合剤を用いている多くの安定した患者の治療にあたっては正常範囲内の血中濃度が保てるような推奨量が投与される（表57.5）。しかしながら，いくつかの研究では従来の栄養サポートを行われているICUの患者では亜鉛，銅，セレン，ビタミンC，ビタミンE，ビタミンDといったものが低値を示すことが報告されている（Nathens *et al.*, 2002；Luo *et al.*, 2008）。これはICU入室前の欠乏，ICUでの必要量増加（酸化ストレスによる可能性あり），排泄増加，組織への再分布によるかもしれない。これら必須栄養素の欠乏は抗酸化力，免疫能，創傷治癒，その他の重要な生体機能を障害するかもしれない。電解質に関しても，経時的に測定し，正常範囲内になるように調節する。

ボックス57.3 中心静脈栄養を行っている患者の過剰栄養およびリフィーディング症候群における合併症

- マグネシウム，リン，カリウムの細胞内への移動（過剰のブドウ糖投与，リフィーディングに伴う高インスリン血症）
- 免疫細胞機能障害と感染（高血糖）
- 心不全や不整脈（水分過剰，ナトリウムやその他の電解質過剰，リフィーディングによる電解質移動）
- 神経筋肉機能障害（チアミン欠乏，リフィーディングによる電解質移動）
- 高尿素窒素血症（過剰なアミノ酸，アミノ酸に対する不十分なエネルギー投与）
- 水分貯留（水分，ナトリウム過剰，リフィーディングに伴う高インスリン血症）
- 血清肝酵素上昇，脂肪肝（カロリー，ブドウ糖，脂質の過剰）
- 血清アンモニア値の上昇（肝不全の際のアミノ酸過剰）
- 高二酸化炭素血症（総カロリー過剰）
- 呼吸機能不全（リフィーディングに伴う低リン血症，過剰の水分，エネルギー，炭水化物，脂質）
- 高トリグリセリド血症（過剰の炭水化物，脂質）

静脈栄養剤は訓練を受けた薬剤師が無菌フード内で混合するが，あらかじめ混合されたものも市販されている。静脈栄養はインフュージョンポンプによって投与スピードを調節し，カテーテルには細菌汚染を防ぐためインラインフィルターを組み込む。

静脈栄養におけるモニタリング

入院患者における静脈栄養療法のモニターには，ボックス57.1と57.2でアウトラインを示したようなさまざまな因子の毎日の評価が必要である。血糖値は1日に2～3回測定すべきであり，血清電解質と腎機能は一般的に毎日確認すべきである。トリグリセリド値はベースラインの測定を行い，安定するまで週1回測定する。ガイドラインはほとんどないが，銅，セレン，亜鉛，チアミン，ビタミンB_6，ビタミンC，ビタミンDを定期的に測定しているところもある（Ziegler, 2009）。肝機能は少なくとも週に2～3回は測定すべきである。pHは動脈血ガスが測定できる場合は，人工呼吸器を用いている患者において毎日測定すべきである。ICUでは，血糖値，電解質，臓器機能についてルーチンに測定する。

静脈栄養における副作用

代謝性・感染性・物理的合併症が静脈栄養で起こりうる（Solomon and Kirby, 1990；Mirtallo *et al*., 2004；Grau *et al*., 2007；Fallon *et al*., 2010；Walshe *et al*., 2010；Byrnes and Stangenes, 2011；Zeki *et al*., 2011）。物理的合併症としては，特に中心静脈カテーテルを挿入する際の気胸，血胸，血栓，出血などがある。カテーテル関連の血流感染が静脈栄養では起こる可能性があり，一般的に他の感染症のリスクがある患者においては決して珍しいものではない。例えば，三次医療において静脈栄養が行われた1,325人の患者の12年間にわたる研究では，カテーテル関連の血流感染率は10〜13/1,000カテーテル使用日数であった（Walshe *et al*., 2010）。適切で安全な末梢および中心静脈栄養では静脈栄養のための専用カテーテルポートの使用や中心静脈栄養における鎖骨下静脈の穿刺部位も含めた厳格なカテーテルのケアと看護ケアプロトコールが要求される（ASPEN Board of Directors and the Clinical Guidelines Task Force, 2002；Mirtallo *et al*., 2004；Ziegler, 2009）。

重症患者の中心静脈栄養における過剰栄養やリフィーディング症候群において起こりうる合併症についてはボックス57.3に示した。高カロリー・ブドウ糖・アミノ酸・脂質（過剰栄養；hyperalimentation）でも中心静脈であれば容易に投与できる。現在のガイドラインで標準は示されていないが，施設によっては過剰なブドウ糖，脂質投与は常識のままである（ASPEN Board of Directors and the Clinical Guidelines Task Force, 2002；Mirtallo *et al*., 2004）。静脈栄養における高血糖の危険因子には以下のようなものがある。①肥満，糖尿病，敗血症患者，②静脈栄養開始時に血糖コントロールが不良，③高ブドウ糖濃度（＞10％）のまたは高ブドウ糖負荷（＞150g/日）での静脈栄養開始，④不十分なインスリン投与と不適切な血糖のモニタリング，⑤副腎皮質ステロイドと昇圧剤の併用（Mirtallo *et al*., 2004；McClave *et al*., 2009）。

電解質投与には正常値を維持するため注意深いモニタリングと日々の静脈栄養による補正が必要である。過剰栄養はさまざまな程度の臓器障害を引き起こすことがある（ボックス57.3）。最近の大規模な研究によると，重症患者において静脈栄養そのもの，過剰栄養，敗血症が肝機能障害の主要な危険因子であることが報告されている（Grau *et al*., 2007）。トランスアミナーゼの上昇と静脈栄養による肝機能障害は特に慢性的な静脈栄養が行われている患者において，静脈栄養投与による肝不全を引き起こすかもしれない（Mirtallo *et al*., 2004）。静脈栄養による肝不全の発症機序ははっきりしないが，おそらく多因子による（Mirtallo *et al*., 2004）。興味深いことに，最近の研究で，長期の静脈栄養を行っている小児において，従来の大豆由来の脂肪乳剤から魚油由来の脂肪乳剤への変更と静脈栄養による肝不全の減少との関連が示唆されたが，機序はあいまいなままである（Fallon *et al*., 2010）。静脈栄養では最終的な投与目標へ注意深く増量していくべきであり，組成についても日々モニタリングして適切なものに調製していく必要がある。静脈栄養を行っている患者の過剰栄養を避けるために，カロリーの供給源として経腸栄養により供給される栄養素だけでなく，静脈栄養以外の輸液に含まれるブドウ糖，ICUで鎮静によく使用されるプロポフォールに含まれる大豆油由来の脂肪分，カルシウム拮抗剤のクレビジピンなども考慮しなければならない。

リフィーディング症候群はリスクのある患者（アルコール依存症患者，低栄養や電解質異常のある患者，最近著明な体重減少のあった患者，長期間経静脈的な治療が行われている患者，インスリン投与患者，利尿剤を投与されている患者）においてよくみられる（Solomon and Kirby, 1990；Byrnes and Stangenes, 2011；Zeki *et al*., 2011）。経腸栄養，静脈栄養，または両方が行われているリスクのある入院患者を対象とした最近の研究において，92人のうち25％がリフィーディングに伴う低リン血症を起こしていることがわかった（Zeki *et al*., 2011）。リフィーディング症候群は過剰なブドウ糖の静脈投与（＞150〜250gまたは15〜25％濃度のブドウ糖液1Lの投与）により引き起こされる。ブドウ糖投与により速やかにインスリンが放出され，細胞内への移動および代謝経路の利用により急速に血中のカリウム，マグネシウム，そして特にリンが低下する（Solomon and Kirby, 1990；Byrnes and Stangenes, 2011；Zeki *et al*., 2011）。高用量の炭水化物によりチアミンの利用が増加し，チアミン欠乏症状を引き起こすかもしれない。高インスリン血症は腎臓においてナトリウムと水分の保持をきたすかもしれない。これに血液中の電解質の低下（不整脈を起こしうる）が加わり，特にもともと心疾患のあった患者において心不全を引き起こす（Solomon and Kirby, 1990；Byrnes and Stangenes, 2011；Zeki *et al*., 2011）。リフィーディング症候群の予防には，リスクのある患者を特定し，開始時のブドウ糖濃度を減らし（10％ブドウ糖液を1Lなど），血中濃度や腎機能を考慮したカリウム，マグネシウム，リンの多めの投与，チアミンの投与（100mg/日を3〜5日）を行う（Stanga *et al*., 2008；Ziegler, 2009；Zeki *et al*., 2011）。

可能であれば，経験のある幅広い知識を持った栄養サポートチームに静脈栄養の処方に関してコンサルテーションできれば理想的である。栄養サポートチームの日々のモニタリングにより合併症・経費を減らすことができ，静脈栄養の不適当な使用を減らすことができる（Trujillo *et al*., 1999；Kennedy and Nightingale, 2005）。

将来の方向性

専門的な経腸栄養と静脈栄養については，病院などでルーチンに用いられているにもかかわらず不明な領域が数多く残されている（Ziegler, 2011）。例えば，入院患者における経腸栄養と静脈栄養の最適な開始時期については不確定である（Casaer *et al*., 2011；Ziegler, 2011）。長期間の（例えば7日間以上）栄養投与不足が起こす臨床的な影響についての前向き研究のデータはほとんどなく，そのようなデータは入手困難と思われる。ICUとICU以外の患者における最適な投与カロリーおよびタンパク質量を決定するために正確なRCTによるデータが必要である（Ziegler, 2009, 2011）。標準的な大豆油由来の脂肪乳剤をより多く使用することで，炎症反応や酸化ストレスを亢進させ，免疫抑制の可能性があるといった報告もある（Grau *et al*., 2007）。しかしながら，大豆油由来の脂肪乳剤とその他のタイプの脂肪乳剤とを比較した小規模なRCTで矛盾した結果もあり，最適な投与量ははっきりしない（Waitzberg *et al*., 2006）。これまでに得られたデータからICU患者においてグルタミンは条件つき必須アミノ酸となるかもしれないことが示されている（Wischmeyer, 2008；Yarandi *et al*., 2011）。グルタミンは免疫および腸管粘膜細胞の重要なエネルギー源であり，細胞を保護する働きがある。いくつかの臨床研究において静脈栄養へのグルタミンの追加（L-アミノ酸またはグルタミンジペプチドとして0.2〜0.5g/kg/日）は，タンパク質同化効果があり，免疫力を増強し，院内感染を減少させたことが示されている（Wischmeyer, 2008；Yarandi *et al*., 2011）。このように，最近，専門家チームの中には可能であれば，ICU患者の静脈栄養にルーチンでグルタミンを入れることを推奨している（Heyland *et al*., 2003；Singer *et al*., 2009）。現在進行中のグルタミン入り静脈栄養に関する大規模RCTで必要な情報が得られるであろう。第Ⅲ相，二重盲検，intent-to-treat RCTがカロリーとアミノ酸投与量の目標値を達成するために経腸栄養に加えて静脈栄養だけでなく臨床的に最適なカロリー，タンパク質/アミノ酸，ビタミンとミネラルの正確な必要量を決定するためにICU患者において必要である（McClave *et al*., 2009；Singer *et al*., 2009；Wischmeyer and Heyland, 2010；Cahill *et al*., 2011）。加えて，薬剤的栄養戦略（グルタミン，ビタミンC，その他の抗酸化物質，セレン，亜鉛などの静脈的・経腸的な高用量投与）の効果を証明する信頼できる臨床研究も必要である（Wischmeyer and Heyland, 2010）。幸い，これらに関する大規模な多施設共同のRCTが進行中であり，数年先にはこれらの重要な補助栄養療法の最適な使用法を規定する助けとなるであろう。

（濱田康弘訳）

推奨文献

ASPEN Board of Directors and Enteral Nutrition Practice Recommendations Task Force (2009) Enteral nutrition practice recommendations. *JPEN J Parenter Enteral Nutr* **33,** 122–167.

Doig, G.S., Simpson, F., and Sweetman, E.A. (2009) Evidence-based nutrition support in the intensive care unit: an update on reported trial quality. *Curr Opin Clin Nutr Metab Care* **12,** 201–206.

McClave, S.A., Martindale, R.G., Vanek, V.W., *et al.* (2009) Guidelines for the provision and assessment of nutrition support therapy in the adult critically ill patient: Society of Critical Care Medicine and American Society for Parenteral and Enteral Nutrition. *JPEN J Parenter Enteral Nutr* **33,** 277–316.

Singer, P., Berger, M.M., Van den Berghe, G., *et al.* (2009) ASPEN guidelines for parenteral nutrition: intensive care. *Clin Nutr* **28,** 387–400.

Ziegler, T.R. (2009) Parenteral nutrition in the critically ill patient. *N Engl J Med* **361,** 1088–1097.

[文　献]

Alish, C.J., Garvey, W.T., Maki, K.C., *et al.* (2010) A diabetes-specific enteral formula improves glycemic variability in patients with type 2 diabetes. *Diabetes Technol Ther* **12,** 419–425.

Anderegg, B.A., Worrall, C., Barbour, E., *et al.* (2009) Comparison of resting energy expenditure prediction methods with measured resting energy expenditure in obese, hospitalized adults. *JPEN J Parenter Enteral Nutr* **33,** 168–175.

ASPEN Board of Directors and Clinical Guidelines Task Force (2002) Guidelines for the use of parenteral and enteral nutrition in adult and pediatric patients. *JPEN J Parenter Enteral Nutr* **26**(1 Suppl), 1SA–138SA.

ASPEN Board of Directors and Enteral Nutrition Practice Recommendations Task Force (2009) Enteral Nutrition Practice Recommendations. *JPEN J Parenter Enteral Nutr* **33,** 122–167.

Barker, L.A., Gout, B.S., and Crowe, T.C. (2011) Hospital malnutrition: prevalence, identification and impact on patients and the healthcare system. *Int J Environ Res Public Health* **8,** 514–527.

Baskin, W.N. (2006) Acute complications associated with bedside placement of feeding tubes. *Nutr Clin Pract* **21,** 40–55.

Byrnes, M.C. and Stangenes, J. (2011) Refeeding in the ICU: an adult and pediatric problem. *Curr Opin Clin Nutr Metab Care* **14,** 186–192.

Cahill, N.E., Murch, L., Jeejeebhoy, K., *et al.* (2011) When early enteral feeding is not possible in critically ill patients: results of a multicenter observational study. *JPEN J Parenter Enteral Nutr* **35,** 160–168.

Casaer, M.P., Mesotten, D., Hermans, G., *et al.* (2011) Early versus late parenteral nutrition in critically ill adults. *N Engl J Med* **365,** 506–517.

Cerantola, Y., Hübner, M., Grass, F., *et al.* (2011) Immunonutrition in gastrointestinal surgery. *Br J Surg* **98,** 37–48.

De Luis, D.A., López Mongil, R., Gonzalez Sagrado, M., *et al.* (2011) Nutritional status in a multicenter study among institutionalized patients in Spain. *Eur Rev Med Pharmacol Sci* **15,** 259–265.

Detsky, A.S., McLaughlin, J.R., Baker, J.P., *et al.* (1987) What is subjective global assessment of nutritional status? *JPEN J Parenter Enteral Nutr* **11,** 8–13.

Doig, G.S., Simpson, F., and Delaney, A. (2005) A review of the true methodological quality of nutritional support trials conducted in the critically ill: time for improvement. *Anesth Analg* **100,** 527–533.

Doig, G.S., Simpson, F., and Sweetman, E.A. (2009) Evidence-based nutrition support in the intensive care unit: an update on reported trial quality. *Curr Opin Clin Nutr Metab Care* **12,** 201–206.

Dupertuis, Y.M., Meguid, M.M., and Pichard, C. (2009) Advancing from immunonutrition to pharmaconutrition: a gigantic challenge. *Curr Opin Clin Nutr Metab Care* **12,** 398–403.

Fallon, E.M., Le, H.D., and Puder, M. (2010) Prevention of parenteral nutrition-associated liver disease: role of omega-3 fish oil. *Curr Opin Organ Transplant* **15,** 334–340.

Ford, E., Hull, S., Jenning, L., *et al.* (1992) Clinical comparison of tolerance to elemental or polymeric enteral feedings in the postoperative patient. *J Am Coll Nutr* **11,** 11–16.

Gadek, J.E., DeMichele, S.J., Karlstad, M.D., *et al.* (1999) Effect of enteral feeding with eicosapentanoic acid, gamma-linolenic acid and antioxidants in patients with acute respiratory distress syndrome. Enteral Nutrition in ARDS Study Group. *Crit Care Med* **27,** 1409–1420.

Giner, M., Laviano, A., Meguid, M.M., *et al.* (1996) In 1995 a correlation between malnutrition and poor outcome in critically ill patients still exists. *Nutrition* **12,** 23–29.

Grau, T., Bonet, A., Rubio, M., *et al.* (2007) Liver dysfunction associated with artificial nutrition in critically ill patients. *Crit Care* **11,** R10.

Guenter, P., Hicks, R.W., Simmons, D., *et al.* (2008) Enteral feeding misconnections: a consortium position statement. *Jt Comm J Qual Patient Saf* **34,** 285–292.

Heyland, D.K., Drover, J.W., Dhaliwal, R., *et al.* (2002) Optimizing the benefits and minimizing the risks of enteral nutrition in the critically ill: role of small bowel feeding. *JPEN J Parenter Enteral Nutr* **26** (6 Suppl), S51–57.

Heyland, D.K., Dhaliwal, R., Drover, J.W., *et al.* (2003) Canadian clinical practice guidelines for nutrition support in mechanically ventilated, critically ill adult patients. *JPEN J Parenter Enteral Nutr* **27,** 355–373.

Hurt, R.T. and McClave, S.A. (2010) Gastric residual volumes in critical illness: what do they really mean? *Crit Care Clin* **26,** 481–490.

Kavanagh, B.P. and McCowen, K.C. (2010) Clinical practice. Glycemic control in the ICU. *N Engl J Med* **363,** 2540–2546.

Kennedy, J.F. and Nightingale, J.M. (2005) Cost savings of an adult hospital nutrition support team. *Nutrition* **21,** 1127–1133.

Koletzko, B., Agostoni, C., and Ball, P., *et al.* (2005) ESPEN/ESPGHAN guidelines on paediatric parenteral nutrition. *J Pediatr Gastroenterol Nutr* **41,** S1–S87.

Koretz, R.L. (2008) Parenteral nutrition and urban legends. *Curr Opin Gastroenterol* **24,** 210–214.

Koretz, R.L. (2009) Enteral nutrition: a hard look at some soft evidence. *Nutr Clin Pract* **24,** 316–324.

Kreymann, K.G., Berger, M.M., Deutz, N.E., *et al.* (2006) ESPEN guidelines on enteral nutrition: intensive care. *Clin Nutr* **25,** 210–223.

Leon-Sanz, M., Garcia-Luna, P.P., Planas, M., *et al.* (2005) Glycemic and lipid control in hospitalized type 2 diabetic patients: evaluation of 2 enteral nutrition formulas (low carbohydrate-high monosaturated fat vs. high carbohydrate). *JPEN J Parenter Enteral Nutr* **29,** 21–29.

Lord, L.M. (2003) Restoring and maintaining patency of enteral feeding tubes. *Nutr Clin Pract* **18,** 422–426.

Luo, M., Fernandez-Estivariz, C., Jones, D.P., *et al.* (2008) Depletion of plasma antioxidants in surgical intensive care unit patients requiring parenteral feeding: effects of parenteral nutrition with or without alanyl-glutamine dipeptide supplementation. *Nutrition* **24,** 37–44.

Malone, A.M., Seres, D.S., and Lord, L. (2007) Complications of enteral nutrition. In M.M. Gottschlich (ed.), *The ASPEN Nutrition Support Core Curriculum: A Case-Based Approach – The Adult Patient.* American Society of Parenteral and Enteral Nutrition, Silver Spring, MD, pp. 246–263.

Marik, P.E. and Zaloga, G.P. (2008) Immunonutrition in critically ill patients: a systematic review and analysis of the literature. *Intensive Care Med* **34,** 1980–1990.

McClave, S.A., DeMeo, M.T., DeLegge, M.H., *et al.* (2002) North American Summit on aspiration in the critically ill patient: consensus statement. *JPEN J Parenter Enteral Nutr* **26**(6 Suppl), S80–85.

McClave, S.A., Martindale, R.G., Vanek, V.W., *et al.* (2009) Guidelines for the provision and assessment of nutrition support therapy in the adult critically ill patient: Society of Critical Care Medicine and American Society for Parenteral and Enteral Nutrition. *JPEN J Parenter Enteral Nutr* **33,** 277–316.

Mehta, N.M., Compher, C., and ASPEN Board of Directors (2009) ASPEN Clinical Guidelines: nutrition support of the critically ill child. *JPEN J Parenter Enteral Nutr* **33,** 260–276.

Mentec, H., Dupont, H., Bocchetti, M., *et al.* (2001) Upper digestive intolerance during enteral nutrition in critically ill patients: frequency, risk, factors, and complications. *Crit Care Med* **29,** 1922–1961.

Metheny, N.A. and Meert, K.L. (2004) Monitoring feeding tube placement. *Nutr Clin Pract* **19,** 487–495.

Metheny, N.A., Clouse, R.E., Chang, Y.H., *et al.* (2006) Tracheobronchial aspiration of gastric contents in critically ill tube-fed patients: frequency, outcomes, and risk factors. *Crit Care Med* **34,** 1–9.

Metheny, N.A., Meert, K.L., and Clouse, R.E. (2007) Complications related to feeding tube placement. *Curr Opin Gastroenterol* **23,** 178–182.

Minard, G. (1994) Enteral access. *Nutr Clin Pract* **9,** 172–182.

Mirtallo, J., Canada, T., Johnson, D, *et al.* (2004) Safe practices for parenteral nutrition. *JPEN J Parenter Enteral Nutr* **28,** S39–70.

Mowatt-Larssen, C., Brown, R., Wojtysial, S., *et al.* (1992) Comparison of tolerance and nutritional outcome between a peptide and a standard formula in critically ill, hypoalbuminemic patients. *JPEN J Parenter Enteral Nutr* **16,** 20–24.

Nathens, A.B., Neff, M.J., Jurkovich, G.J., *et al.* (2002) Randomized, prospective trial of antioxidant supplementation in critically ill surgical patients. *Ann Surg* **236,** 814–822.

NICE–SUGAR Study Investigators, Finfer, S., Chittock, D.R., *et al.* (2009) Intensive versus conventional glucose control in critically ill patients. *N Engl J Med* **360,** 1283–1297.

Norman, K., Schütz, T., Kemps, M., *et al.* (2005) The Subjective Global Assessment reliably identifies malnutrition-related muscle dysfunction. *Clin Nutr* **24,** 143–150.

O'Brien, J.M., Jr, Phillips, G.S., and Ali, N.A. (2006) Body mass index is independently associated with hospital mortality in mechanically ventilated adults with acute lung injury. *Crit Care Med* **34,** 738–744.

Patel, M.D. and Martin, F.C. (2008) Why don't elderly hospital inpatients eat adequately? *J Nutr Health Aging* **12,** 227–231.

Pirlich, M., Schütz, T., Norman, K., *et al.* (2006) The German hospital malnutrition study.*Clin Nutr* **25,** 563–572.

Pohl, M., Mayr, P., Mertl-Roetzer, M., *et al.* (2005) Glycaemic control in type II diabetic tube-fed patients with a new enteral formula low in carbohydrates and high in monosaturated fatty acids: a randomized controlled trial. *Eur J Clin Nutr* **59,** 1121–1132.

Rasmussen, H.H., Holst, M., and Kondrup, J. (2010) Measuring nutritional risk in hospitals. *Clin Epidemiol* **2,** 209–216.

Rees, R.G., Keohane, P.P., Grimble, G.K., *et al.* (1985) Tolerance of elemental diet administered without starter regimen. *Br Med J* **290,** 1869–1870.

Schneider, S.M., Veyres, P., Pivot, X., *et al.* (2004) Malnutrition is an independent factor associated with nosocomial infections. *Br J Nutr* **92,** 105–111.

Shaw, J.H., Wildbore, M., and Wolfe, R.R. (1987) Whole body protein kinetics in severely septic patients. The response to glucose infusion and total parenteral nutrition. *Ann Surg* **205,** 288–294.

Singer, P., Berger, M.M., Van den Berghe, G., *et al.* (2009) ESPEN guidelines for parenteral nutrition: intensive care. *Clin Nutr* **28,** 387–400.

Singer, P., Theilla, M., Fisher, H., *et al.* (2006) Benefit of an enteral diet enriched with eicosapentaenoic acid and gamma-linolenic acid in ventilated patients with acute lung injury. *Crit Care Med* **34,** 1033–1038.

Solomon, S.M. and Kirby, D.F. (1990) The refeeding syndrome: a review. *JPEN J Parenter Enteral Nutr* **14,** 90–97.

Stanga, Z., Brunner, A., Leuenberger, M., *et al.* (2008) Nutrition in clinical practice–the refeeding syndrome: illustrative cases and guidelines for prevention and treatment. *Eur J Clin Nutr* **62,** 687–694.

Stapleton, R.D., Martin, T.R., Weiss, N.S., *et al.* (2011) A phase II randomized placebo-controlled trial of omega-3 fatty acids for the treatment of acute lung injury. *Crit Care Med* **39,** 1655–1662.

Streat, S.J., Beddoe, A.H., and Hill, G.L. (1987) Aggressive nutritional support does not prevent protein loss despite fat gain in septic intensive care patients. *J Trauma* **27,** 262–266.

Tiengou, L.E., Gloro, R., Pouzoulet, J., *et al.* (2006) Semi-elemental formula or polymeric formula: is there a better choice for enteral nutrition in acute pancreatitis? Randomized comparative study. *JPEN J Parenter Enteral Nutr* **30,** 1–5.

Torres, A., Serra-Batlles, J., Ros, E., *et al.* (1992) Pulmonary aspiration of gastric contents in patients receiving mechanical ventilation: the effect of the body position. *Ann Intern Med* **116,** 540–543.

Trujillo, E.B., Young, L.S., Chertow, G.M., *et al.* (1999) Metabolic and monetary costs of avoidable parenteral nutrition use. *JPEN J Parenter Enteral Nutr* **23,** 109–113.

Waitzberg, D.L., Torrinhas, R.S., and Jacintho, T.M. (2006) New parenteral lipid emulsions for clinical use. *JPEN J Parenter Enteral Nutr* **30,** 351–367.

Walshe, C.M., Boner, K.S., Bourke, J., *et al.* (2010) Diagnosis of catheter-related bloodstream infection in a total parenteral nutrition population: inclusion of sepsis defervescence after removal of culture-positive central venous catheter. *J Hosp Infect* **76,** 119–123.

Wischmeyer, P.E. (2008) Glutamine: role in critical illness and ongoing clinical trials. *Curr Opin Gastroenterol* **24,** 190–197.

Wischmeyer, P.E. and Heyland, D.K. (2010) The future of critical care nutrition therapy. *Crit Care Clin* **26,** 433–441.

Villet, S., Chiolero, R.L., Bollmann, M.D., *et al.* (2005) Negative impact of hypocaloric feeding and energy balance on clinical outcome in ICU patients. *Clin Nutr* **24,** 502–509.

Yang, G., Wu, X.T., Zhou, Y., *et al.* (2005) Application of dietary fiber in clinical enteral nutrition: a meta-analysis of randomized controlled trials. *World J Gastroenterol* **11,** 3935–3938.

Yarandi, S.S., Zhao, V.M., Hebbar, G., *et al.* (2011) Amino acid composition in parenteral nutrition: what is the evidence? *Curr Opin Clin Nutr Metab Care* **14,** 75–78.

Zaloga, G.P. (2006) Parenteral nutrition in adult inpatients with functioning gastrointestinal tracts: assessment of outcomes. *Lancet* **367,** 1101–1111.

Zeki, S., Culkin, A., Gabe, S.M., *et al.* (2011) Refeeding hypophosphataemia is more common in enteral than parenteral feeding in adult in patients. *Clin Nutr* **30,** 365–368.

Ziegler, T.R. (2009) Parenteral nutrition in the critically ill patient. *N Engl J Med* **361,** 1088–1097.

Ziegler, T.R. (2011) Nutrition support in critical illness – bridging the evidence gap. *N Engl J Med* **365,** 562–564.

58
体組成の測定法

Krista Casazza and Tim R. Nagy

要　　約

体組成は，ヒトの健康状態を知る際に極めて重要である。本章では，ヒトにおける研究で一般的に用いられるいくつかの体組成測定法を紹介する。その測定法としては，生体電気インピーダンス法（BIA），水中体重秤量法（HD），空気置換法（ADP），二重エネルギーX線吸収法（DXA），核磁気共鳴映像法（MRI），定量的磁気共鳴法（QMR）などがあげられる。本章では測定法を解説することに重点を置くため，被験者の健康に害を及ぼす可能性のある測定法，例えば放射線曝露を伴うコンピュータ断層撮影法等は割愛した。

はじめに

生体を用いた体組成の測定法は，数世紀前の数学や電気伝導率，膜透過性の原理等に基づいている。しかし，近年のテクノロジーによって，かなり精密かつ正確な手法を使うことができるようになり，体組成を測定する性能は飛躍的に向上した。

体組成の測定には，人体測定学の手順が概ね最も実用的である。しかしながら，この測定法から得られる情報には限界がある。人体測定学の変数は，たいてい準拠集団と比較して個体を分類する能力に依存しているため，体組成に関連した指標であると考えられがちである。生体電気インピーダンス法（bioelectrical impedance analysis：BIA）では，二成分モデルを用いた体組成測定が可能である。除脂肪の水分含有量が相対的に一定であり，また脂肪が電気抵抗性を有することから，体細胞膜の脂質成分が蓄電器のような働きをし，細胞内イオンの流れを減少させる。水中体重秤量法（hydrodensitometry：HD）は，被験者の身体容積が水中での体重減少量（大気中での体重－水中での体重）を水の密度で除したものに等しいというアルキメデスの定理を利用している。空気置換法（air displacement plethysmography：ADP）は同様に，空気圧を利用して量を測定しており，そこから密度と最終的には体組成が測定できる。二重エネルギーX線吸収法（dual-energy X-ray absorptiometry：DXA）は，体組成に関する情報を必要とする臨床研究を行う研究者が選ぶ手法として，急速に普及しつつある。DXAには潜在的な弱点があるにもかかわらず，この測定法は主にその有効性や被験者にとっての使いやすさ，脂肪組織や除脂肪組織だけでなく骨量も測ることができることから，利用が高まっている。

体組成研究という点からみると，比較的新しい手法ができ上がりつつある。放射線に曝露することなく局所的な情報を得て，脂肪組織，除脂肪組織，骨組織を定量化する手法として核磁気共鳴映像法（magnetic resonance imaging：MRI）を用いるようになったことは，体組成研究の分野において重要な発展といえる。定量的磁気共鳴法（quantitative magnetic resonance：QMR）は，体組成測定では比較的新しい手法である。この手法では，異なる生体組織に含まれるプロトンがこの装置から受ける影響は，それぞれ異なっている。

理想的には，ヒトの体組成を測定する手法は精密かつ正確で，費用がかからず，すぐに使えて，非侵襲的かつ無害であるべきである。残念ながら，そのような検査方法は存在しない。体組成に影響を与え，考慮されるべき変数は多数ある（年齢，性別，人種，病状など）。どの手法を使うかは，調査対象部位，技術力，スタッフの技術研修，患者の状態，検査の実施場所から決める。

人体測定学の指標

人体測定学は，ヒト個人を測定して身体の変化を理解しようとするものであり，持病や栄養評価に対する危険因子を推定するだけでなく，成長を観察するために使われる。人体測定学用の機器はたいてい携帯できて比較的安価であり，非侵襲的な手順で行われ，最低限の研修だけで習得できる。しかし，このような測定方法から得られる情報には限界がある。最も注目すべき点は，人体測定学の測定法を体組成という観点からみると，ここからは計量的な値が得られないことである。したがって，人体測定学の変数は，直接的な測定法とはみなされず，“体組成に関連する”指標であると考えられている。人体測定学の指標の主要な使い方は，たいてい準拠集団と比較して個人を分類する能力によって変わる。

体格指数（body mass index：BMI）は，研究と臨床の両方で最も一般的に使われている主要な指標である。BMIは栄養評価に関するグローバルな指標であり，ヒトを低体重や肥満として分類するために使われているが，BMIが体組成と関連しているかどうかは議論の余地がある（Wells and Fewtrell, 2006）。BMIは肥満に関して人体測定学の代わりとしてしか役に立たず，体重のうち無脂肪の構成要素に関してはほとんど情報を与えてくれないうえに，（異種の）あらゆる集団を問わず集団の違いによって体脂質の推定に誤差が生じることが示されている。近年の調査によれば，現在のBMIによる分類において，BMIが高ければ高肥満になる確率が高く，BMIが通常であれば高肥満になる確率が低いことを示しているが，BMIが中等度の個人の肥満は正確に評価されないことが指摘されている（Flegal *et al*., 2010）。BMIによる分類と，人種/民族間の脂肪組織量の関連性における相違については，さらなる研究が待たれる（Jackson *et al*., 2009；Affuso *et al*., 2010）。

一般的に，身体の各部の周囲長を用いて体脂肪分布に関する情報が得られ，BMIよりも肥満の推定能が高い。ウエストの周囲長（waist circumference：WC，通常ヘソの高さまたは腸骨稜で測る）から，中心性肥満を測定することができ（Wells and Fewtrell, 2006），腹部脂肪蓄積を測定する代わりに使われてきたが，腹内脂肪組織部と皮下脂肪組織部の区別がない。近年の横断的研究による分析から，ウエスト周囲長やウエスト・ヒップ比はBMIよりも肥満や健康の結果をよりよく判別していることが示唆されている（Bosy-Westphal *et al*., 2010；Qiao and Nyamdorj, 2010）。一般に，BMI，WC，ウエスト・ヒップ比は，体脂肪率を除いて，どれも同じように肥満の指標として使われ，互いに深い関連がある。体脂肪分布の測定には周囲長がよく使われるが，特に高齢者の上腕周囲長および脹脛下部周囲長などは，痩せを測定する手法としても使われている（Wijnhoven *et al*., 2010）。BMIに加えて，またはBMIの代わりに，周囲長を使うのは有効であるが，BMIとWCの95％信頼区間はあらゆる比較研究において重複しており，BMIと同じく周囲長の測定値は年齢，性別，人種/民族によってばらつきがあることは認識すべきである。

体脂肪を直接測定する最も簡単な手法は，全体の体脂肪率と有意に相関している皮下脂肪厚を使う方法である。皮下脂肪厚とは，身体上の特定部位を規定のキャリパーを用いて規定の方法で，皮と皮下脂肪を2層，挟み上げて測定した厚みである。当然のことながら，身体には各部に皮下脂肪があり，正確に測定するには複数の場所をサンプリングしなければならない。各部の値は予測方程式に組み込まれるが，この値は測定対象となるコホートの特性に基づいて選択する。測定した皮下脂肪厚から全体脂肪量を計算する際に最も広く用いられている手法は，1974年にDurninおよびWomersleyによって開発された（Braulio *et al*., 2010）。これは4つの皮下脂肪厚測定値を合計して，脂肪量を推定する。全体重からこれを引くと，除脂肪量を推定することができる。その後，かなり多数の予測方程式が開発されたが，その多くはDurninおよびWomersleyの準拠集団から得た値を用いている。近年の研究から，この値は現代の個人には当てはまらず，修正が必要であることが示唆されている（Kagawa *et al*., 2010）。さらには，手足の脂肪組織や筋肉の厚みは本来，別個のものであるから，無脂肪組織の測定に皮下脂肪厚測定は使えない傾向にある。

生体電気インピーダンス法

生体電気インピーダンス法（bioelectrical impedance analysis：BIA）は，身体の各組織は特定の伝導率によって特徴づけられているという事実を利用しており，組織の水分量や電解質含有量に直接関係がある。組織内で水分は2つの場所に集まっており，細胞外液（extracellular water：ECW）と細胞内液（intracellular water：ICW）がある。BIAでは，微弱な電流を身体に流す（Dehghan and Merchant, 2008）。インピーダンスは，抵抗成分（電流に抵抗するECWの成分）と容量性成分に分かれる組織全体の抵抗を表している。すなわち，電流はECWを自由に通り抜けるが，ICWを通過する際に影響を及ぼす細胞膜の静電容量効果によって透過性が減少する。体組成の測定という観点からすれば，除脂肪組織量のうち水分含有量は比較的一定しており，0.732L/kgである（Leone *et al*., 2000）。したがって，水分と電解質が豊富である除脂肪組織においては，伝導率の差からインピーダンスの最小値を算出することができる。逆に，脂肪は電気抵抗器のようなものなので，体細胞の膜にある脂質成分はコンデンサのような働きをして細胞内イオンの流量を減少させるため，電気的データは実際の状態を反映しない。電気抵抗値と誘導抵抗値は，電流の周波数によって変わる。後に，流体の抵抗率に関する数理モデルや理論を用いることで，導電性パスを測定して，身長，性別，年齢，人種を計算に含めた体内総水分量や除脂肪組織量（fat-free mass：FFM），体細胞量を解明するようになった。全体の体脂肪率は［$(wt-FFM_{TBM})$/体重］×100で求められる。

BIA には当初，単一周波インピーダンス分析器（通常 50MHz）が用いられていた。しかし，単一周波 BIA は，体液移動や ECW と ICW の成分を区別する能力に限界がある。ECW/ICW 比が高く体内総水分量（total body water：TBW）が多い被験者では，FFM について過大評価し，脂肪組織量（fat mass：FM）については過小評価してしまうことになる（Das *et al*., 2003）。それに応じて，多周波 BIA（5 kHz から 1 MHz）が開発された。数理モデル（コールコールやハノイなど）から，ゼロ周波数での理論的抵抗値（純粋に ECW を反映している）や，体内総水分空間の透過を反映している無限周波数での理論的抵抗値を測定することができる。しかし，これでも BIA に関する問題がすべて解決したわけではない。ヒトの身体は複雑な形をしており，1つではなく5つの抵抗率が異なる円筒で表され，この抵抗値は別々に測定されている。Settle ら（1980）は，手足は身体の全容積のたった35%であるのに，そのインピーダンス値の合計が全体の身体インピーダンスの85%を占めていることを見いだした。したがって，1つの円筒から概算して全身の体組成を仮定することから起こる懸念を払拭するには，2本の腕，2本の足，1本の胴体を5本の円筒として考えて，それぞれの測定値を合算するという，部位に分けたアプローチが有効とされた。部位的 BIA は4つではなく6つの電極を使っている（Mattsson and Thomas, 2006）。

体液状態を正確に測定するには大きな課題が残されている。BIA による身体の体液量の測定は，低周波の電流が細胞膜を貫通できず ECW のみを通って流れるのに対して，高周波の電流は ECW と ICW を通って流れるという仮説に基づいている。したがって，低周波と高周波は ECF や体内総水分量や BCM と関連がある。しかし，みかけ比抵抗は細胞の大きさによって変化する。例えば，過体重/肥満の状態では，脂質含量が大きいことから細胞の周囲長が著しく変わってしまうことによって，測定の正確性に限界がある。同じく，低水和や痩せの状態では周囲長が短くなる。

水中体重秤量法

水中体重秤量法（HD）は一般に水中体重法（underwater weighing：UWW）と呼ばれ，身体の密度を基に体組成を測定する手法である。密度は身体の重量（M）と容積（V）の比として計算する。

$$D_b = M/V$$

この式において，身体の重量は水中重量で測定した体重と容積の値から推定する。アルキメデスの定理を使うと，水中に沈んだ被験者の身体容積は，水中での体重の減少（大気中での体重－水中での体重）を水の密度で除したものと等しくなる。

HD によるヒトの体組成の測定に関していえば，身体は脂肪組織量（FM）と FFM から成る2成分モデルで考えられ，身体の密度はこの2つの成分の割合と密度に等しくなる（Going, 2005）。最も広く使われている2つのモデルは Siri（1956）と Brozek ら（1963）によって40年以上前に確立された。しかし，この方程式を使って体組成を正確に推測するには，成分の密度がどの個人でも一定でなければならない。

脂肪組織量の密度は通常0.9007g/mL であり，概ね一定している（Fidenza *et al*., 1953；Brozek *et al*., 1963）。除脂肪組織量は水分が約73.8%（0.9937g/mL），タンパク質19.4%（1.34g/mL），ミネラル6.8%（3.038g/mL）から成り，ミネラルは骨性（5.6%；2.982g/mL）および非骨性（1.2%；3.317g/mL）の混合である（Brozek *et al*., 1963）。しかし，こうした比率は年齢，性別，訓練の状態，人種によって変わり，必然的に FFM の密度も変わることになる。このため，体内総水分量（希釈法）や骨性ミネラル含量（DXA）を脂肪率の計算に含めた，3成分および4成分モデルが開発された（Lohman, 1986；Going, 2005）。

その限界にもかかわらず，HD は長らくヒトの体組成測定法の代表格とされてきた。新しい手法による測定の正確性を測るための基準として用いられることもよくあり，ほとんどの多成分モデルの基礎となっている。

空気置換法

HD と同じく，空気置換法（ADP）は身体の密度を計測し，重量と身体容積を用いて体組成を測定する。しかし，UWW とは異なり，容積を計測するのに水の中に沈む必要がない。その代わりに，ADP は気圧と容積の関係，いわゆる，ボイルの法則を使っており，次のような式となる。

$$P_1/P_2 = V_2/V_1$$

P_1 と V_1 は1つ目の条件であり，P_2 と V_2 は2つ目の条件である。ボイルの法則は閉鎖系内で温度が一定に保たれる場合（等温条件など）にのみ成り立つ。しかし，断熱条件下においては，気温が一定でなく，温度は容積の変化とともに変わる。この状況は等エントロピー過程といい，以下のような式になる。

$$P_1/P_2 = (V_2/V_1)^{\gamma}$$

γ は，一定の圧力における特定の熱容量を，一定の容積における特定の熱容量で除した比率である（C_P/C_V）（Van Wylen and Sonntag, 1965）。

Bod Pod 体脂肪測定装置（アメリカ，カリフォルニア州，Life Measurement Instruments社製）は，そのような装置のひとつであり，ヒトの身体容積を測定することができる（図58.1）。この装置は，電子機器を収納する基準室と被験者が入る検査室という２室から成っている。２室の間に張られた薄膜がパルスを発して，室内の圧力を変化させ，そこから検査室の容積の変化を測定できるようになる。この理論と仕組みに関する詳細な説明は他書を参照されたい（Fields *et al*., 2002；Going, 2005）。

ADPがUWWよりも大きく優れている点は使いやすいことであり，ADPでは被験者が潜水する必要がなく，水中で息を止める能力も不要である。これは子供や高齢者，障害のある人の研究において特に役立つ。著者自身がADPおよびUWWの研究を実施してきた個人的な経験からいうと，健常人でもUWWよりADPを使った時のほうがリラックスしていて，繰り返し測定にも協力的である。さらに，この手法は所要時間がかなり短く（8～12分），最小限のコンプライアンスがあればよく，専門的な機能もあまり必要としない（Fields *et al*., 2005）。

多数の研究において，ADPの精密性や正確性が調査されてきた（Fields *et al*., 2002, 2005）。日内変動（変動係数；CV_S）は数日間で1.7～4.5％と２～2.3％の範囲であり，UWWの先行研究と同等の結果になっている（Fields *et al*., 2002）。ADPで測定した体脂肪は，UWWやDXAによる測定値と比較して１～２％以内の差であることが示されている（Fields *et al*., 2005）。

UWWと同じく，ADPは脂肪組織量を予測する身体の密度が一定であることを利用しているため，FFMが年齢，性別，訓練の状態，人種によって異なるのと同じ課題を抱えている。しかし使いやすいため，ADPは幼児や子供，そして成人においても体組成の測定に適している。

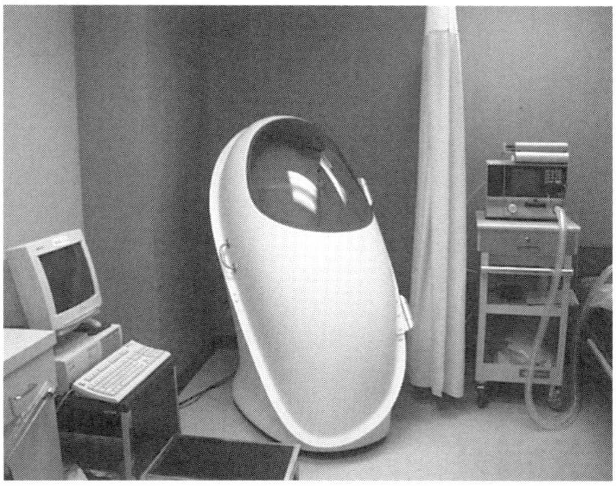

図58.1　バーミンガムのアラバマ大学栄養科学科に設置された空気置換装置

このシステムは圧力を測定することから，急速な空気移動のない場所に設置することが重要である。この装置が設置されている部屋は，測定中に室内の空気循環を止めることができるため，測定エラーが少ない。

二重エネルギーX線吸収法

二重エネルギーX線吸収法（DXA）は，全骨塩および局所的骨塩（BM，g），全骨塩密度および局所的骨塩密度（BMD，g/cm^2），脂肪組織量（FM，g），除骨塩除脂肪組織量（LTM，g），軟部組織（STM，g；STM＝FM＋LTM）の測定に使われる（Pietrobelli *et al*., 1996；Nagy, 2001；Lohman and Chen, 2005）。DXAはX線を使用しているが，この手法における放射線曝露はアメリカ大陸を横断する飛行機に乗って被曝する量（４～６mrem）よりも少ないことから，比較的安全であると考えられている（Lohman and Chen, 2005）。しかし，妊娠中のDXAの使用を承認していない運営組織もあり，出産適齢期の女性には妊娠検査を行う必要がある。個人に繰り返して測定する場合や，子供の検査の場合にも，同じく疑問視されている。しかし，その使用に正当な理由がある場合は，通常DXAは承認されている。

DXAの依拠する理論は何度も詳細に検討されている（Cullum *et al*., 1989；Mazess *et al*., 1990；Pietrobelli *et al*., 1996）ため，本書では議論しない。

DXAは急速に，体組成に関する情報を必要とする臨床研究を行う研究者たちが選択する手法となっていった。多数の研究において，大型動物の分析を行ったり，DXAから得た値と屠体を科学的に分析した値とを比較したり，ヒトを測定してその結果を他の確立された手法（水中体重法や四室モデルなど）から得た結果と比較したりして，DXAの使用における妥当性が検討されている（Brunton *et al*., 1993；Ellis *et al*., 1994；Pintauro *et al*., 1996）。Pintauroら（1996）は小児と同じくらいの体重（15～37kg）のブタを用いて，子供にDXAを使う妥当性を検討した。どのブタも繰り返しスキャンにかけて精密さを測定してから屠殺し，屠体の化学的分析を行った。変動係数は，除脂肪組織量の最低0.9％から脂肪組織量の最高4.1％までの範囲であった。屠体の分析およびDXAから得られた脂肪と除脂肪の関係は$r^2>0.98$の強さであった。しかし，この２つの手法の絶対値では有意な差がみられた。その後，著者らはDXAから得たデータを修正して，屠体の化学的分析から得たデータと合致させる方程式を導き出した。

Wongら（2002）は少女と青年期女性のグループにおいて，四室モデルから得た体脂肪の値とDXAで測定した値を比較した。四室モデルは，身体密度（UWWまたはADPにより測定），体内水分量（同位体希釈法により測定），骨塩含量（DXAにより測定）から得たデータを利用する。このモデルでは通常，さまざまな手法から得た情報を用いることからより多くの生物学的変動を説明できるため，おそらく最も正確に体組成を決定できる手法である（Wang *et al*., 2005）。DXAから得たデータは四室モデルと強い相関を持つ（$r=0.90$）が，個別の体脂肪率の値はDXAを使うことによって6.7％の誤差で過大評価または過小評価しうるという結果となった。DXAは体組成を測定する適切な手法であるが，最善とはいえない，と著者らは示唆している。

この手法の正確さに関する懸念のほか，装置間で，また同じ装置でもソフトウエアのバージョン間で差があることが十分に裏づけられている（Huffman *et al*., 2005；Lohman and Chen, 2005；Shypailo *et al*., 2008）。Huffmanら（2005）は，106名の健常な被験者（男性36名，女性72名；8～72歳）の体組成を，Lunar DPX-LおよびLunar Prodigy DXAを用いて測定した。その結果，DPX-Lと比較して，Prodigyは体重（％差＝1.1％），総体内骨塩密度（2.2％），総体内骨塩含量（2.9％），脂肪組織量（3.5％），体脂肪率（2.8％）を有意に過大評価したが，除脂肪組織量に有意な差はなかった（-0.2%；$p=0.35$）。しかし，この2つの測定結果には強い関連性があることから，装置間のデータを比較することができる相関式が発表された。

さらに近年，Shypailoら（2008）は2種類のソフトウエアバージョン（Hologic software V11.2 対 V12.1）によって1,384名の小児をスキャンした結果を評価した。この研究により，DXAから得た体組成値は，体重40kgを超える被験者ではソフトウエアバージョンによる影響がなかった。しかし，体重40kg未満の被験者では，体脂肪が後者のソフトウエアバージョンのほうが大きくなり，除脂肪組織量は同バージョンのほうが小さくなった。その結果，体脂肪率が増えた。この変化によって，少女の14％および少年の10％が標準体脂肪から"肥満のおそれあり"へ，少女の7％および少年の5％が肥満へ再分類されるという有意な差があった。こうした研究から，異なるソフトウエアや装置から得たデータは必ずしも同等にならず，利用者はその研究に使われているソフトウエアについて意識すべきであるということが示唆された。

DXAによって測定した除脂肪組織量の重大な欠点は，測定にICWだけでなくECWも含まれているため，水和反応の変化が除脂肪組織量の変化として解釈されてしまうということである（Pietrobelli *et al*., 1998）。

DXAは落とし穴があるにもかかわらず，主にその利便性と，研究の被験者にも使いやすいこと，脂肪組織量および除脂肪組織量の他に骨量も定量化できることから，体組成の測定にこの手法を使う傾向は高まり続けている。図58.2にDXAスキャンによる典型的な骨画像および組織画像を示す。

核磁気共鳴映像法

核磁気共鳴映像法（magnetic resonance imaging：MRI）を使って体組成の脂肪量，除脂肪量，骨量を測り，放射線に曝露することなく局所的な分布情報を得られるようになったことは，体組成研究の分野にもたらされた重大な発展である。MRIは水素のプロトン特有の性質を活かすことによって，軟性組織間のコントラストを示すことができる（Bley *et al*., 2009）。MRIは組織部分の重量ではなく容積を測定する。

MRIによる組織容積の測定は，すべての組織に豊富に存在する水素のプロトンとMRI装置によって発生する磁場との相互作用に基づいている。すなわち，体内組織に強力な磁場がかけられると，細胞の核に存在する磁気モーメントが磁場に沿って整列する。ごくわずかなプロトンしか整列しないが，磁場を取り除いたり変化させたりした場合の変化を検出するためには十分な数である。結果的に，水素のプロトンはエネルギーを吸収し，パルスを切った後にそれを放出する。核が解放されてランダムな方向に戻るまでにかかる時間は，脂肪と水とで異なっている（Ellis, 2000）。このエネルギーはその位相での空間的変動および吸収され放射されたエネルギーの振動数に基づいて断面図へと統合され，これによって局所的な組織の容積をまとめて計算することができる（Wells and Fewtrell, 2006）。

組織の密度をMRIによって測定するために昔から使われている方法では，一般にDixon水脂肪分離法と呼ばれる，化学シフトをベースとした水脂肪分離法がある。Dixon法は，水と脂肪の間で頻繁に起こる共鳴によって作られる平行移動を利用している。位相情報は，わずかに異なるエコー時間で画像を取得することによって符号化される。Dixon法を使って脂肪を抑制した水のみの画像と，水を抑制した脂肪のみの画像が得られる。この2つの画像は，水と脂肪が同相であるか，または両者の位相がずれているような，異なるエコー時間（echo times：TE）で取得される。S_{in}およびS_{out}を加算および減算することによって，水と脂肪は簡単に分離される。

水と脂肪の場所が画像内で入れ替わることで起こる不均等性を減らそうとする試みのなかで，Dixonの2ポイント法に代わる手法が生み出された（Costa *et al*., 2008；Bley *et al*., 2009）。Dixon法は過去25年以上もの間に進化を遂げ，後にIDEALとなった3ポイント法によってさまざまな修正が加えられた。IDEALは，エコーの非対称性と最小二乗検定を用いて水と脂肪を反復して分解する手法である。たった2つの画像をまとめる代わりに，このIDEALではエコー時間を慎重に選んで，再現された脂肪のみの画像と水のみの画像が信号対雑音比の最大値を持つようにする必要がある。IDEAL画像法によって，不変で信頼性の高い全身の脂肪抑制を行うことができ，MRIのプロトコルの単純化につながる可能性がある（Hu *et al*., 2010）。

MRIを使った区画ごとの組織測定法は，非常に正確であることが示されている（Browning *et al*., 2010；Thamer

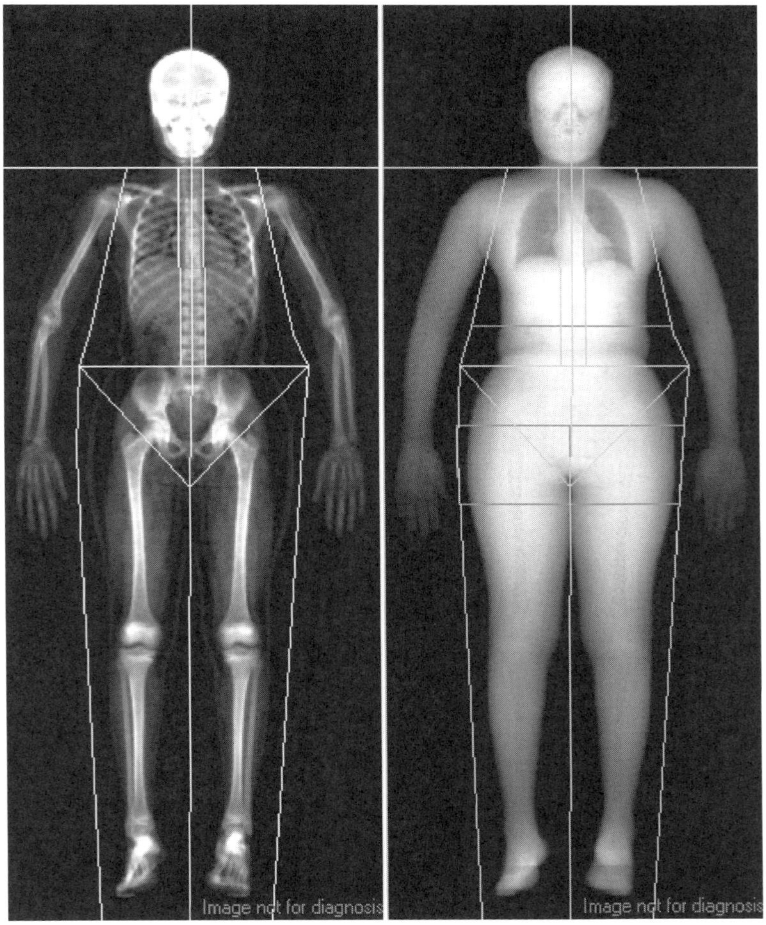

図58.2 被験者の骨画像および組織画像

このスキャンはLunar iDXAシステムによるもの。区画線を引いて身体を調査対象の領域に分けることができ，特定部分のデータが得られる。

et al., 2010)。さまざまな身体測定法をMRIと比較すると，通常，どの撮影法も体脂肪含量との有意な相関がみられたが，腹腔内脂肪との相関はごく弱いことが示唆された。脂肪分布，特に腹腔内脂肪組織の調査が重要である場合，より簡便な手法をMRIの代わりに使うことはできない (Ludescher *et al*., 2009)。MRIは，調査範囲を広げて他の組織の貯蔵を測定することもできる。例えば，多房性の脂肪分布を持ち，ミトコンドリアや細胞質，血管供給が豊富である褐色脂肪組織は，脂肪の信号が有意に低くなることから，定量化が難しい。しかし，IDEAL-MRIによる脂肪画分測定法は，褐色脂肪組織の特性を非侵襲的に示すのに精度が高く，かつ定量的な手法であることが近年になって示されている (Hu *et al*., 2010)。さらに，骨髄脂肪組織を定量化し，骨塩含量の減少との関連性が示されたことで，脂肪組織区画と骨組織区画との間の相互関係が研究されるようになった(Shen *et al*., 2007)。MRIに関するコスト，人口，空間といった要件面では明らかに限界があるものの，この手法はさまざまな医学的研究に使われるであろう (Muller *et al*., 2002)。

定量的磁気共鳴法

定量的磁気共鳴法(quantitative magnetic resonance：QMR) は，比較的新しい体組成の測定法である。MRIと同じく，QMRは水素を測定して脂肪組織や除脂肪組織，体内総水分量を計測する。異なる組織のプロトンは，この装置から受ける影響が異なる。脂肪組織のほうが除脂肪組織よりも水素密度が高い (単位当たり水素40%以上高) ことから，ピーク振幅が大きく，緩和速度が速くなる (Taicher *et al*., 2003)。今では多数のQRM装置が妥当とされ，マウス，ラット，ブタ，ヒトの体組成測定に使われるようになっている (Tinsley *et al*., 2004；Na-

表58.1　体組成測定法の主な特性

手法	コスト	平均検査時間	正確性[a]	利便性	使いやすさ	その他の懸念事項
BMI	低い	2分未満	低い	高い	やや研修を要する	集団ベースで差異
身体周囲長	低い	3分未満	低い	高い	やや研修を要する	集団ベースで差異
皮下脂肪厚	低い	5～10分	中間	高い	やや研修を要する	集団ベースで差異
BIA	中間	5～10分	中間	中間	やや研修を要する	水和状態
DXA	高い	6～15分	高い	低い	専門技術者を要する	放射線曝露
UWW	高い	40～60分		低い	専門技術者を要する	呼吸を止める
ADP	高い	8～12分	中間	中間	専門技術者を要する	空気トラッピング/閉鎖空間
MRI	高い	15～30分	高い	低い	専門技術者を要する	閉鎖空間
QMR	高い	2～3分	高い	低い	専門技術者を要する	閉鎖空間

[a]：全肥満症の測定として，UWWと比較した場合。

politano *et al*., 2008a；Johnson *et al*., 2009；Jones *et al*. 2009；Gallagher *et al*., 2010；Swe Myint *et al*., 2010)。

QMRの精度が高いことが示されている。Gallagherら(2010)は，標準偏差0.131kgおよび脂肪平均値30.057kgから，脂肪の変動係数は0.437%であるとした。この結果により，脂肪組織量の変化はわずか250gであり，ほとんどの手法と比較して極めて優秀であることが示唆された。同じく，Swe Myintら（2010）は，こうした研究において,標準偏差が小さく(0.5～1kg),差が適度(1～2kg）である場合に，他の手法よりもQMRのほうが有利であるとした。この場合，サンプルの大きさを従来の手法（DXAやもしくは四部位の皮下厚測定法）よりも最大40%まで減らすことができる。

QMRの精度が高いとはいえ，正確さに関しては問題がある。マウス，ラット，ブタ，ヒトにおいて，QMRで測定した脂肪量，除脂肪量，体内総水分量は，屠体の化学的分析や四室モデルといった他の確立された手法と有意な差があった（Napolitano *et al*., 2008b；Johnson *et al*., 2009；Jones *et al*., 2009；Andres *et al*., 2010；Gallagher *et al*., 2010；Mitchell, 2011；Swe Myint *et al*, 2010)。この測定に差が生じる理由は先行研究では明らかになっていないが，QMRを使って脂肪量，除脂肪量，体内総水分量の絶対量を測定する場合には注意が必要である。しかし，QMRの精度が高いとすると，集団間の差や集団内の差を測定するには極めて有効である。

QMRを使う主な利点のひとつは，その侵襲性にある。この機器は，患者をイオンの放射にさらすことがないのみならず，患者に完全な静止を要求しない。なぜなら，この機器は，そもそも画像をつかまえるものではないからである。これは，子供たちを扱う研究や，健康を損った人たちが，自発的でない移動を助けてもらえない場所での研究にとって明らかな利点である。加えて，測定に要する時間は分単位と短い。このことは，患者がよく指示に従うことを促進し，一定の時間内に多くの数を測定することができる。

疾病状態における体組成の測定

体組成の想定法を使用するうえで重要な領域は，疾病状態である。必ずしも病的過程に当てはまるわけではないが，除脂肪組織量の水和が一定であることが前提となっているために，意図的ではない体重減少や痩せが進行すると,正確な体組成の測定を行うことが困難となる。多数の研究において,BIAやDXAにより得た推定値の妥当性が水和状態で変化することが報告されている（Lohman *et al*., 2000；Testolin *et al*., 2000；Bredella *et al*., 2010)。したがって，疾病状態を含む体組成の臨床評価およびモニタリングはひとつの懸念事項である。神経性無食欲症から胃バイパス手術まで，さまざまな体型を持った個人の体組成を測定することは，別の複雑さがある（Bredella *et al*., 2010；Savastano *et al*., 2009)。さらに，痩せがひとつの症状として現れることがよくある疾病状態（癌やHIVなど）にもまた妥当性という課題がつきまとっている。HIV(Esposito *et al*., 2006；Scherzer *et al*., 2008)，セリアック病(De Lorenzo *et al*., 1999)，短腸症（Carlsson *et al*., 2004）の患者におけるDXA，BIAおよびMRIによる測定では，一貫性のなさが報告されている。手法間での一致に限界があることにより，一般化可能性が妨げられ，特に体重や疾病状態が異なる場合の比較が難しくなっている。各測定装置の限界を超えて，水和のような他の要素もまた妥当性に影響していると理解しておくことも重要である。

将来の方向性

理想的には，ヒトの体組成を測定する手法は，素早くかつ非侵襲的，精密かつ正確，簡便かつ低価格であるべきである。残念ながら，そのような検査方法はない。むしろ，低コストかつ素早くできる手法は精密さと正確さが犠牲になるため，集団ベースの研究のほうが向いている（表58.1)。高い精密さと正確さを持つ手法は専門技術者が高価な装置を使う必要があり，持ち運びできずコストがかかるため，少人数の研究のほうが向いている。体組成の測定法を選択する際には，実施上の配慮点も考慮に入れなくてはならない。

各手法の限界を知ることは，適切な実験デザインを組むために必須である。例えば，研究対象となる被験者集団に関して，年齢，性別，訓練状態，人種などが著しく異なる場合，FFMの密度が異なることから，UWWの使用は理想的とはいえない。それぞれの手法に特有の仮説を知ることによって，適切な測定原理や手法を選択し，結果の偏りを最小限に抑えることができる。

体組成の測定法の領域ではまだまだ研究の余地がある。本章で紹介した手法の多くは妥当性が確立されているが，すべての集団で妥当性があるわけではない。適切な予測方程式が不足していることによって将来の研究に支障が生じないよう，被験者集団の多様性を広げて妥当性の検討を行うことが急務である。

（大貫宏一郎訳）

推奨文献

Ellis, K. and Eastman, J. (1993) *Human Body Composition: In Vivo Methods, Models and Assessment*. Plenum, New York.

Heymsfield, S.B., Lohman, T.G., Wang, Z., *et al.* (2005) *Human Body Composition*, 2nd Edn. Human Kinetics, Champaign, IL.

Heyward, V.H. and Wagner, D.R. (2004) *Applied Body Composition Assessment*, 2nd Edn. Human Kinetics, Champaign, IL.

Lohman, T.G. (1992) *Advances in Body Composition Assessment*. Human Kinetics, Champaign, IL.

Speakman, J.R. (2001) *Body Composition Analysis of Animals: A Handbook of Non-Destructive Methods*. Cambridge University Press, Cambridge.

[文　献]

Affuso, O., Bray, M.S., Fernandez, J.R., *et al.* (2010) Standard obesity cut points based on BMI percentiles do not equally correspond to body fat percentage across racial/ethnic groups in a representative sample of children and adolescents. *Int J Body Comp Res* **8,** 117–122.

Andres, A., Mitchell, A.D., and Badger, T.M. (2010) QMR: validation of an infant and children body composition instrument using piglets against chemical analysis. *Int J Obesity* **34,** 775–780.

Bley, T.A., Wieben, O., and Uhl, M. (2009) Diffusion-weighted MR imaging in musculoskeletal radiology: applications in trauma, tumors, and inflammation. *Magn Reson Imaging Clin N Am* **17,** 263–275.

Bosy-Westphal, A., Booke, C.A., Blocker, T., *et al.* (2010) Measurement site for waist circumference affects its accuracy as an index of visceral and abdominal subcutaneous fat in a Caucasian population. *J Nutr* **140,** 954–961.

Braulio, V.B., Furtado, V.C., Silveira, M.G., *et al.* (2010) Comparison of body composition methods in overweight and obese Brazilian women. *Arq Bras Endocrinol Metabol* **54,** 398–405.

Bredella, M.A., Ghomi, R.H., Thomas, B.J., *et al.* (2010) Comparison of DXA and CT in the assessment of body composition in premenopausal women with obesity and anorexia nervosa. *Obesity (Silver Spring)* **18,** 2227–2233.

Browning, L.M., Mugridge, O., Chatfield, M.D., *et al.* (2010) Validity of a new abdominal bioelectrical impedance device to measure abdominal and visceral fat: comparison with MRI. *Obesity* **18,** 2385–2391.

Brozek, J., Grande., F., and Anderson, J.T. (1963) Densitometric analysis of body composition: revision of some quantitative assumptions. *Ann NY Acad Sci* **110,** 113–140.

Brunton, J.A., Bayley, H.S., and Atkinson, S.A. (1993) Validation and application of dual-energy x-ray absorptiometry to measure bone mass and body composition in small infants. *Am J Clin Nutr* **58,** 839–845.

Carlsson, E., Bosaeus, I., and Nordgren, S. (2004) Body composition in patients with short bowel syndrome: an assessment by bioelectric impedance spectroscopy (BIS) and dual-energy absorptiometry (DXA). *Eur J Clin Nutr* **58,** 853–859.

Costa, D.N., Pedrosa, I., McKenzie, C., *et al.* (2008) Body MRI using IDEAL. *Am J Roentgenol* **190,** 1076–1084.

Cullum, I.D., Ell, P.J., and Ryder, J.P. (1989) X-Ray dual photon absorptiometry: a new method for the measurement of bone density. *Br J Radiol* **62,** 587–592.

Das, S.K., Roberts, S.B., Kehayias, J.J., *et al.* (2003) Body composition assessment in extreme obesity and after massive weight loss induced by gastric bypass surgery. *Am J Physiol Endocrinol Metab* **284,** E1080–1088.

Dehghan, M. and Merchant, A.T. (2008) Is bioelectrical impedance accurate for use in large epidemiological studies? *Nutr J* **7,** 26.

De Lorenzo, A., Sorge, R.P., Candeloro, N., *et al.* (1999) New insights into body composition assessment in obese women. *Can J Physiol Pharmacol* **77,** 17–21.

Ellis, K.J. (2000) Human body composition: in vivo methods. *Physiol Rev* **80,** 649–680.

Ellis, K.J., Shypailo, R.J., Pratt, J.A., *et al.* (1994) Accuracy of dual-energy x-ray absorptiometry for body-composition measurements in children. *Am J Clin Nutr* **60,** 660–665.

Esposito, J.G.,Thomas, S.G., Kingdon,L., *et al.* (2006) Comparison of body composition assessment methods in patients with human immunodeficiency virus-associated wasting receiving growth hormone. *J Clin Endocrinol Metab* **91,** 2952–2959.

Fidenza, F.K., Keys, A., and Anderson, J.T. (1953) Density of body fat in man and other mammals. *J Appl Physiol* **6,** 252–256.

Fields, D., Goran, M.I., and McCrory, M.A. (2002) Body-composition assessment via air-displacement plethysmography in adults and children: a review. *Am J Clin Nutr* **75,** 453–467.

Fields, D.A., Higgins, P.B., and Radley, D (2005) Air-displacement plethysmography: here to stay. *Curr Opin Clin Nutr Metab Care* **8,** 624–629.

Flegal, K.M., Carroll, M.D., Ogden, C.L., *et al.* (2010) Prevalence and trends in obesity among US adults, 1999–2008. *JAMA* **303,** 235–241.

Gallagher, D., Thornton, J.C., He, Q., *et al.* (2010) Quantitative magnetic resonance fat measurements in humans correlate with established methods but are biased. *Obesity* **18,** 2047–2054.

Going, S.B. (2005) Hydrodensitometry and air displacement plethysmography. In S.B. Heymsfield, T.G. Lohman, Z. Wang, *et al.* (eds), *Human Body Composition*, 2nd Edn. Human Kinetics, Champaign, IL, pp. 17–33.

Hu, H.H., Smith, D.L., Jr, Nayak, K.S., *et al.* (2010) Identification of brown adipose tissue in mice with fat–water IDEAL–MRI. *J Magn Reson Imaging* **31,** 1195–1202.

Huffman, D.M., Landy, N.M., Potter, E., *et al.* (2005) Comparison of the Lunar DPX-L and Prodigy dual-energy X-ray absorptiometers for assessing total and regional body composition. *Int.J.Body Compos Res* **3,** 25–30.

Jackson, A.S.,Ellis, K.J., McFarlin, B.K., *et al.* (2009) Body mass index bias in defining obesity of diverse young adults: the Training Intervention and Genetics of Exercise Response (TIGER) study. *Br J Nutr* **102,** 1084–1090.

Johnson, M.S., Smith, D.L., Jr, and Nagy, T.R. (2009) Validation of quantitative magnetic resonance (QMR) for determination of body composition in rats. *Int J Body Comp Res* **7,** 99–107.

Jones, A.S., Johnson, M.S., and Nagy, T.R. (2009) Validation of quantitative magnetic resonance for the determination of body composition of mice. *Int J Body Comp Res* **7,** 67–72.

Kagawa, M., Uenishi, K., Mori, M., *et al.* (2010) Obesity screening for young Japanese males and females using skin fold measurements: the classification revisited. *Asia Pac J Clin Nutr* **19,** 289–293.

Leone, P.A., Gallagher, D., Wang, J., *et al.* (2000) Relative overhydration of fat-free mass in postobese versus never-obese subjects. *Ann NY Acad Sci* **904,** 514–519.

Lohman, T.G. (1986) Applicability of body composition techniques and constants for children and youth. *Exerc Sports Sci Rev* **14,** 325–357.

Lohman, T.G. and Chen, Z. (2005) Dual-energy X-ray absorptiometer. In S.B. Heymsfield, T.G. Lohman, Z. Wang, *et al.* (eds), *Human Body Composition*, 2nd Edn. Human Kinetics, Champaign, IL, pp. 63–77.

Lohman, T.G., Harris, M., Teixeira, P.J., *et al.* (2000) Assessing body composition and changes in body composition. Another look at dual-energy X-ray absorptiometry. *Ann NY Acad Sci* **904,** 45–54.

Ludescher, B., Machann, J., Eschweiler, G.W., *et al.* (2009) Correlation of fat distribution in whole body MRI with generally used anthropometric data. *Invest Radiol* **44,** 712–719.

Mattsson, S. and Thomas, B.J. (2006) Development of methods for body composition studies. *Phys Med Biol* **51,** R203–228.

Mazess, R.B., Barden, H.S., Bisek, J.P., *et al.* (1990) Dual-energy x-ray absorptiometry for total-body and regional bone-mineral and soft-tissue composition. *Am J Clin Nutr* **51,** 1106–1112.

Mitchell, A.D. (2011) Validation of quantitative magnetic resonance body composition analysis for infants using piglet model. *Pediatr Res* **69,** 330–335.

Muller, M.J., Bosy-Westphal, A., Kutzner, D., *et al.* (2002) Metabolically active components of fat-free mass and resting energy expenditure in humans: recent lessons from imaging technologies. *Obesity Rev* **3,** 113–122.

Nagy, T.R. (2001) The use of dual-energy X-ray absorptiometry for the measurement of body composition. In J.R. Speakman (ed.), *Body Composition Analysis of Animals: A Handbook of Non-Destructive Methods.* Cambridge University Press, Cambridge.

Napolitano, A., Miller, S.R., Murgatroyd, P.R., *et al.* (2008a) Validation of a quantitative magnetic resonance method for measuring human body composition. *Obesity* **16,** 191–198.

Napolitano, A., Miller, S.R., Murgatroyd, P.R., *et al.* (2008b) Validation of a quantitative magnetic resonance method for measuring human body composition. *Obesity* **16,** 191–198.

Pietrobelli, A., Formica, C., Wang, Z., *et al.* (1996) Dual-energy X-ray absorptiometry body composition model: review of physical concepts. *Am J Physiol* **271,** E941–E951.

Pietrobelli, A., Wang, Z., Formica, C., *et al.* (1998) Dual-energy X-ray absorptiometry: fat estimation errors due to variation in soft tissue hydration. *Am J Physiol Endocrinol Metab* **274,** E808–816.

Pintauro, S.J., Nagy, T.R., Duthie, C.M., *et al.* (1996) Cross-calibration of fat and lean measurements by dual-energy X-ray absorptiometry to pig carcass analysis in the pediatric body weight range. *Am J Clin Nutr* **63,** 293–298.

Qiao, Q. and Nyamdorj, R. (2010) The optimal cutoff values and their performance of waist circumference and waist-to-hip ratio for diagnosing type II diabetes. *Eur J Clin Nutr* **64,** 23–29.

Savastano, S., Belfiore, A., Di Somma, C., *et al.* (2009)Validity of bioelectrical impedance analysis to estimate body composition changes after bariatric surgery in premenopausal morbidly obese women. *Obes Surg* **20,** 332–339.

Scherzer, R., Shen, W., Bacchetti, P., *et al.* (2008) Comparison of dual-energy X-ray absorptiometry and magnetic resonance imaging-measured adipose tissue depots in HIV-infected and control subjects. Study of fat redistribution metabolic change in HIV infection. *Am J Clin Nutr* **88,** 1088–1096.

Settle, R.G., Foster, K.R., Epstein, B.R., *et al.* (1980) Nutritional assessment: whole body impedance and body fluid compartments. *Nutr Cancer* **2,** 72–80.

Shen, W., Chen, J., Punyanitya, M., *et al.* (2007) MRI-measured bone marrow adipose tissue is inversely related to DXA-measured bone mineral in Caucasian women. *Osteoporosis Int* **18,** 641–647.

Shypailo, R.J., Butte, N.F., and Ellis, K.J. (2008) DXA: can it be used as a criterion reference for body fat measurements in children? *Obesity(Silver Spring)* **16,** 457–462.

Siri, W.E. (1956) The gross composition of the body. *Adv Biol Med Phys* **4,** 239–280.

Swe Myint, K., Napolitano, A., Miller, S.R., *et al.* (2010) Quantitative magnetic resonance (QMR) for longitudinal evaluation of body composition changes with two dietary regimens. *Obesity* **18,** 391–396.

Taicher, G.Z., Tinsley, F.C., Reiderman, A., *et al.* (2003) Quantitative magnetic resonance (QMR) method for bone and whole-body-composition analysis. *Anal Bioanal Chem* **377,** 990–1002.

Testolin, C.G., Gore, R., Rivkin, T., *et al.* (2000) Dual-energy X-ray absorptiometry: analysis of pediatric fat estimate errors due to tissue hydration effects. *J Appl Physiol* **89,** 2365–2372.

Thamer, C., Machann, J., Staiger, H., *et al.* (2010) Interscapular fat is strongly associated with insulin resistance. *J Clin Endocrinol Metab* **95,** 4736–4742.

Tinsley, F.C., Taicher, G.Z., and Heiman, M.L. (2004) Evaluation of a quantitative magnetic resonance method for mouse whole body composition analysis. *Obes Res* **12**, 150–160.

Van Wylen, G.J. and Sonntag, R.E. (1965) *Fundamentals of Classical Thermodynamics*. Wiley, New York.

Wang, Z., Shen, W., Withers, R.T., *et al.* (2005) Multicomponent molecular-level models of body composition analysis. In S.B. Heymsfield, T.G. Lohman, Z. Wang, *et al.* (eds), *Human Body Composition*, 2nd Edn. Human Kinetics, Champaign, IL, pp. 163–176.

Wells, J.C. and Fewtrell, M.S. (2006) Measuring body composition. *Arch Dis Childhood* **91,** 612–617.

Wijnhoven, H. A., van Bokhorst-de van der Schueren, M.A., Heymans, M.W., *et al.* (2010) Low mid-upper arm circumference, calf circumference, and body mass index and mortality in older persons. *J Gerontol A Biol Sci Med Sci* **65,** 1107–1114.

Wong, W.W., Hergenroeder, A.C., Stuff, J.E., *et al.* (2002) Evaluation of body fat in girls and female adolescents: advantages and disadvantages of dual-energy X-ray absorptiometry. *Am J Clin Nutr* **76,** 384–389.

59

食事摂取量の推定

Wija A. van Staveren, Marga C. Ocké, and Jeanne H.M.De Vries

要　約

本章では，いろいろな食事評価法，その長所と短所，および誤差と変動の原因を吟味することの重要性を述べる。すべての目的にとってベストの方法はないので，研究者は調査の目的と対象集団に対する適切な方法を選ばなければならない。食事調査法を選ぶにあたって，以下の基本的な問いに答えることが重要である。誰が：誰が調査対象者で，集団の調査なのか，個人の情報が必要なのか，何を：どのような食物，栄養素，あるいは他の食物成分に関して，どのような情報が欲しいのか，いつ：注目するのは，習慣的な食事か，現時点の食事か，１日のうちの特別な時間帯，曜日，あるいは季節に興味があるのか，どこで：食物の摂取場所が重要かもしれない（例えば，摂取場所が家庭なのか家庭の外なのか），なぜ：研究の目的によって，興味の対象となる情報の種類が決まる。例えば，集団の平均摂取量や分布型だったり，個人の特徴だったりする。また，その研究で知りたいことを明らかにするにはどれほど正確なデータが必要かも決まる。これらの情報に加えて実際的な問題，つまり利用可能な時間，訓練されたスタッフ，コンピュータ設備，資金などについて考慮すれば，その研究で特に知りたいことに対して適切に答えるための最も効率のよい方法がわかってくる。

はじめに

食事摂取量の推定は，個人あるいは集団の食物摂取に注目して行われるが，目的はさまざまである。例えば，代謝研究は体内での栄養素の結末に焦点を当て，また，公衆衛生学的研究は適切な食事および食物摂取と健康との関係について調査する。

それぞれの目的に対して種々の研究デザインがあり，アプローチにも異なったレベルのものがある。すなわち，国民１人・１年当たりの供給食料の国内総量（食料需給表），家計世帯消費調査，さらに個人の食物摂取や食事調査などである。本書の内容では食事調査方法に焦点を当てる。個人の食事評価を行うためには，いくつかの方法が利用できる。それらの方法によって，想定する摂取期間，調査方法，摂取した食物の評価法，あるいは食物成分への換算法が異なる。また，直接の目的（求める情報が，食事に関してか，食物群に関してか，特殊な栄養素や化合物に関してか），基本的な仮定，あるいは食事摂取量に関する認知的アプローチの点でも異なっている（表 59.1）（Cameron and van Staveren, 1988；Thompson *et al*., 2010）。

本章では主な食事評価法と，それぞれの方法の長所と短所を述べる。これらの方法の考え方は，本書の初版以来大きくは変わっていないが，現在ではより多様な種類の適切な機器や関連した手段が，調査の場で使えるようになってきた。疫学研究でよく使われるようになり，生体指標の応用が進んだことで，これらの食事評価法につきものの原因も明らかになってきた（Beaton, 1994）。研究計画，データ収集と処理，結果の解釈において，これら変動や誤差の原因を考慮に入れなければならない。主な死因は栄養に関連した疾病であるから（World Health Organization, 2003），食事パターンについてのより確かな知識を得ることは非常に重要である。

食事評価法

一般に，食事評価法は基本的な２種類に分けられる。ひとつは，食べる時にデータを記録する方法（秤量・推定量記録による前向きの方法）であり，他方は，ごく最

表59.1 食事調査法の特徴

評価方法	特徴
観察単位	個人
	世帯
	その他
実施法	陰膳法
	記録法
	・郵送，チェックする場合としない場合
	・観察
	インタビュー
	・電話
	・対面面接
	・コンピュータ利用
	・ビデオ利用
摂取期間	これまでの摂取
	・最近
	・ふだん
	・現在
食物の量の測定	秤量
	推定，モデルを使う場合と使わない場合
栄養素への換算	栄養素データベース
	直接の化学分析

近あるいは過去長期間にわたって食べた食事についてのデータを収集する方法（24時間思い出し法，食事歴法，食物摂取頻度調査法による後向きの方法）である。

前向きの方法では，数日間の記録を行うこともあるが，時々，化学分析のための陰膳を集めたり，代理の方法（観察など）を用いることがある。後向きの方法では最近の食事（24時間思い出し法），または習慣的な食事（食事歴法，食物摂取頻度調査法）を参照する。これら３つの方法はさまざまな面で異なっているが，インタビューによって行う場合，実際的な点で似ているところがある。インタビュアーは，以下の点について十分な知識を持っているべきである。すなわち，その評価法の目的，調査の対象となっている食品成分，使用される栄養素データベース，標準化されたプロトコルの詳細（誤差を少なくするための精度管理を含む），市場で入手可能な食物（その民族でよく食べられる食物を含む），調理法などである。調査対象者が自分の食事内容を喜んで，しかも正しく報告してくれるかどうかに，インタビューをする場所と方法（記入式質問票，対面または電話インタビュー，インターネット上のアプリケーション）が影響する。

また，対面インタビューでは，特にインタビューのプロセスを左右する認知的側面を考慮に入れるべきである。最も重要な側面は４つある。１つ目は“関係性”の側面で，それは対話目的の理解度に影響する。２つ目は“量”の側面で，それはインタビューを有益なものとはするが，極端に精巧なものとはしないことである。３つ目は“マナー”の側面であり，インタビューを曖昧ではなく明瞭なものにすることである。最後は“質”の側面で，それは間違いであると思われること，根拠が不足していると相手にいわせないようにすることである（Greenfield and Kerr, 2008）。

インタビューが成功するか否かは，調査対象者の自分の食事に関する記憶力と，それを適切に述べる能力にかかっている。過去の出来事の記憶はさまざまな認知プロセスに基づいているので，調査対象者がどのように食物摂取についての質問を解釈し，どのようにして食事情報を記憶し，どのようにしてその情報を思い出し・判断し，そしてインタビュアーに対して報告するかについて，これまでわかっている知見を利用することは重要である。インタビューで探りを入れることは有用ではあるが，質問はできるだけ中立的にすべきである。

共同研究では，すべてのインタビュアーは同じ訓練を受けなければならない。また，調査実施中，定期的に点検を受けなければならない。チェックすべき点は，データ収集やコードづけに関して調査員の間の系統的な差異をみつけることである。食事評価法の応用に関するいくつかの側面は，インタビュアーの標準化とデータ収集と処理のコスト削減に対してテクノロジーを導入することで容易になろう。

食事記録法

原　理

秤量記録法では，調査対象者は食べる直前の食物とその重量を測定して記録し，食べ残しがあればそれも測定して記録するように教えられる。ほとんどの調査では，すべての食品の重量を量れるとは限らない。重量測定が通常の食事習慣を損なう可能性があれば，摂取した食物の量を嵩（かさ）で記述することも許される。例えば，レストランでの食事は，研究者がその記述から重量を推定する。秤量法は，推定記録法とは異なる。推定記録法では，調査対象者は秤（はかり）を使わず，１日あるいはそれ以上にわたって食べたすべての食物をポーションサイズ（１皿分の盛り付け量）で記録する。ポーションサイズは，一般の家庭用品を使って普段の単位（家庭用の尺度）で表す。

実 際 面

食物摂取量を何日間記録すればよいかは，その調査の目的と，調べたい栄養素摂取量の個人間および個人内変動の予想される大きさによって決まる。しかし，実際には調査対象者の負担を考え，連続した３日ないし４日を超えないようにする。摂取量を記録するための選択回答形式（closed）や自由回答形式（open）の調査票は記録帳として綴じておく（Nydahl *et al*., 2009）。選択回答形式では，よく摂取される食物があらかじめすべてコード化されて，特定のポーションサイズが単位として提示されている。このリストはすぐにコードづけが可能ではあるが，調査対象者がその単位に馴染みが薄く，適切でない可能性がある。半自由回答形式（semi-open）の調査票は食事に基づいており，あらかじめ多くの食品で構成され，分量の単位を選ぶことができ，またリストに載っていない食品を記入するための十分なスペースもある。一般的には，自由回答形式の調査票がより頻繁に使われる。光学読み取り式の食物記録が試みられてきたが，コンピュータ上で記録するほうが扱いやすいようである。

習慣的な食事を評価する場合に特に強調すべきこととして，調査対象者が摂取状況を変える好機として調査を利用してはならない。応答バイアスを避けるためには，研究している栄養素を明らかにしておかないほうがよい。調査対象者以外の人が食事記録を記入することもあろう。例えば，10歳未満の子供は適切に記録できないであろうから，保護者が手伝ってあげることになろう。

調査対象者は，摂取した食物とその量を適切に記述するために，どの程度細かく記録するか，つまり食物の名前，下ごしらえの方法，調理法の記述などについての訓練を受ける必要がある。調査の最後に記録を細かく点検すべきである。記録されたデータは，コンピュータを用いた計算のため，できるだけ早くコードづけをすべきである。調査対象者に必要であれば，再度連絡を取ることができる。

長所と有用性

長所として，以下の点があげられる。まず，2日あるいはそれ以上にわたる記録では，食事摂取量の個人内および個人間変動についてのデータが得られ，それによって集団における習慣的摂取量の分布の推定が可能になることである。また，何日にもわたる記録によって，個人を習慣的摂取量で分類し，あるいは，年間を通して2日間の記録を断続的に続ければ，個人の習慣的摂取量を推定することができる。自由回答形式の調査票による記録のほうが，当該期間中にまれにしか食べない食物についてのデータも得ることができるであろう。より正確に調べるために，食べた分を測定し，重量計測をすることもできる（Bingham *et al*., 1995）。

短　　所

一般に，調査対象者は，読み書きができて非常に協力的であることが求められる。そのため，高い教育を受けていて，食事と健康に関心のある人が調査対象者に多く含まれ，その結果，応答バイアスを生じうる。また，家庭の外で摂取した食物の報告は不正確になりがちであり，記録を取ることが日常の食事のパターンに影響したり，変化を与えたりするかもしれない。さらに，記録を取り続けることが調査対象者の負担になり，日数が増すにつれて記録の正確さが低下しうる。最後に，集団のなかの特定のグループ（例えば，肥満者）では，かなりの過少申告が疑われる（Pietiläinen *et al*., 2010）。

食物摂取を記録できるカメラを備えた携帯電話は，新しい記録装置である。若い人たちは容易にそのようなテクノロジーを受け入れるようであるが，食物摂取の妥当な評価のためには，食事記録のデザイン，画像，そして参加者の訓練が必要である。

24時間思い出し法

原　　理

調査対象者は直前24時間，48時間，あるいはその前何日間かに実際に摂取した食物を思い出す。24時間思い出し法が最もよく使われる。食物の量は，家庭用の単位や，フードモデル，あるいは写真を用いて評価する。

実　際　面

伝統的に，食事思い出し法は自由回答形式の調査票，選択肢形式の質問票，あるいはテープレコーダーを用いて個人インタビューのかたちで行われてきたが，コンピュータを補助的に使うインタビューがしだいに一般的になってきた（Slimani *et al*., 1999；Conway *et al*., 2003）。さらに最近では，コンピュータ支援の自己記入式24時間思い出し法が開発された（Zimmerman *et al*., 2009）。インタビューの場合には，インタビュアーを訓練することが非常に重要である。なぜならば，インタビュアーが探りを入れる質問を投げかけることにより，対象者が食事を思い出すからである。最も一般的には，“思い出し日”は“調査対象者がある日起床してから，翌日起床するまで”とする。その1日に摂取した食物をすべて思い出すのを助けるために，特殊な探りを入れる方法が24時間思い出し法に組み込まれることが多い。インタビューの最後には，よく忘れがちな食物やスナックのリストの確認が行われる。子供（Baxter, 2009）やお年寄り（Kumanyika *et al*., 1997）では，認知プロセスに慣れる工夫を加えることで，思い出しの過程が改善される。この目的のため，コンピュータ支援の24時間思い出し法は数段階のステップになることが多い（Conway *et al*., 2003）。

思い出し法は調査対象者の記憶能力と食事を正しく説明する能力に依存するので，この方法を7歳前後未満の子供や75歳以上の高齢者の多くに施行するのは適さない。24時間思い出し法は，集団の平均摂取量を記述するのに適している。各曜日は同じ頻度で現れなければならない。24時間思い出し法を非連続の2日間以上繰り返したうえで，統計モデルを用いることにより，人々の習慣的な摂取量の分布を推定することができる。調査対象者には，食物摂取についてインタビューを行うか否か，あるいはいつ行うかを，前もって知らせないほうがよい。前もって知らせたほうが調査対象者によっては記憶を助ける可能性はあるが，他の調査対象者はそれを契機に通常の食事を変えてしまうかもしれない（Cameron and van Staveren, 1988）。

長所と有用性

この方法は集団の平均摂取量を記述するのに適している（Beaton *et al*., 1979）。２日あるいはそれ以上にわたって実施すれば，個人内および個人間変動に関するデータが得られ，それによって習慣的摂取量の分布を推定することができる。自由回答形式インタビューでは，まれにしか食べない食物についてもデータが得られ，特定の文化にも依存せず，実施時間は短くて済み，摂取した期間は明確である。また，インタビュアーによって行われる場合には，読み書き能力を必要としない。思い出し法にしては，協力率は高いほうである。栄養士が実施すれば，不完全な情報に対しては探りを入れることができ，後で調査対象者への問い合わせも少なくて済む。

短　　所

短所は，調査対象者の思い出しが短期記憶に頼っているところであり，申告漏れや，食べていないものを申告することがあるのも知られている。ポーションサイズを覚えておくことが難しく，誤って推測してしまうかもしれない。また，摂取量が過小申告されがちである。ある１日の摂取量だけでは，個人の習慣的な摂取量を反映しておらず，個人内変動に関する情報が得られない。インタビュアーの差異の影響を受けやすく，インタビュー，手順，および質の管理のために，スタッフ関連の時間がかなり必要である。これはインタビュアーによるコンピュータ補助の24時間思い出し法にも当てはまる。

食 事 歴 法

原　　理

食事歴法では，さまざまな期間における個人の１日食物摂取量と習慣的な食事パターンを評価する。実際には，食事歴は通常，過去の１か月，６か月あるいは１年間とする。もともと，Burke（1947）は次の３要素を含む食事歴法を開発した。その要素は，①調査対象者の通常の食物摂取パターン（分量は家庭用の単位で表す）に関するインタビュー，②詳細な食物リストを用いたクロスチェック，③調査対象者による３日間の食事記録である。今日，食事歴法はさまざまに応用されている。食事パターンと確認用食物リストはこの方法で必須であるが，３日間の食事記録はしばしば省略される。

実　際　面

自由回答形式インタビューでは，調査対象者に典型的な１日の食事パターンを尋ねるか，あるいは，24時間思い出し法でインタビューを始めてもよい。インタビュアーは研究の目的を熟知しているべきであり，そうすれば，各食品群についてどれだけ細かい情報を集めなければならないかを容易に判断できる。通常のポーションサイズは標準的な家庭用の単位で推定されるが，重量を測って確認することもある。

食事歴法は，食物摂取のパターンを記録することを意図しているので，インタビュー実施前日の食物摂取だけを調べる24時間思い出し法よりも複雑なインタビューとなる。そのため，栄養士でない人が食事歴法を実施するのは困難である。ただし，あらかじめコード化されたインタビューフォームがあり，また，特に自記式用に開発されたコンピュータソフトに沿いコントロールされた食事歴法は，その限りではない。

食事歴法は調査対象者にも要求度が高い。この方法では，習慣的な食事のパターンが質問されるので，毎日の食事の変動が大きい人の調査には向かない。幼い子供（Waling and Larsson, 2009），体重の問題を気にしている人，あるいは知的障害者からは，いつも満足できる食事歴を得られるとは限らない。

確認用食物リストを短くした短縮版は，臨床の場での診断に使われ，治療用食事ガイドラインの根拠としてしばしば用いられる。

長所と有用性

食事歴法は日常の食事パターンと食物摂取の詳細を評価するために利用できる。データは，摂取量をカテゴリー分け（例えば，分位）し，集団間で平均摂取量の比較や当該集団内での摂取量の分布を評価するのに利用される。インタビュアーによる食事歴調査では，調査対象者の読み書き能力を必要としない（Thompson and Subar, 2008）。

短　　所

調査対象者は自分の日常の食物摂取やその量について多くの判断を求められ，思い出す期間を正確に思い描くのは難しい。期間が長いと最近の摂取状況に影響され，過大に推定するかもしれない。調査対象者は規則正しい食事パターンと記憶のよさを兼ね備えている必要があり，そのため集団の代表的な標本を得るのが困難となりうる。しょっちゅうスナックを摂る人が増えているため，食事歴法は今後ますます難しくなるかもしれない。インタビューを行うには，よく訓練された社交上手な栄養士が必要であり，インタビューによっては，社会的に好ましい回答が起こりうる。最後に，食事歴法を実施するための標準的な方法がないため，研究によってその達成度は異なる。

食物摂取頻度調査法

原　　理

最初の食物摂取頻度調査票は，例えば食事と慢性疾患の関係について調べるような，大規模な疫学研究のために開発された。そのような研究では，食事歴法は調査対象者にも，研究者にも過大な負担をかける。

質問票には食品のリストが印刷してあり，調査対象者は指定された期間内におけるその食品の習慣的な摂取頻度と，しばしば量も，推測するよう依頼される。食品の種類は，研究者が特定の栄養素に関心があるのか，食事全体に関心があるのかによって異なる。食物摂取頻度調査票の食品リストはさまざまな方法で開発される（Willett, 1998；Molag *et al*., 2010）。疫学研究のために最もよい方法は，対象集団と似た集団における最近の食品摂取データベースのなかから，摂取量の分散に最も寄与する食品を選ぶことである。リスト内のそれぞれの食品アイテムには含有する栄養素の値を割り当てなければならない。多くの場合，その値は調査対象集団での食品の使用頻度で重みづけしたものになっている。初期の質問票には，1日，1週，あるいは1月当たりのサービング数やポーションサイズ以外には，定量的な推定値は含まれていなかった。これらの調査票のデータでは，総摂取量はポーションサイズよりも摂取頻度の違いによって決まりやすく，摂取頻度は摂取量に関連していないという仮定に基づいている。にもかかわらず，一部の研究者はさらに定量的な側面を加えた方法を考案し，半定量的食物摂取頻度調査法と呼んでいる。ただし，すべての研究者がポーションサイズの導入を唱えているわけではない。なぜなら，ポーションサイズの推定誤差が，ほとんどの食品の摂取量の分散よりも大きいかもしれないからである。

実 際 面

多くの食物摂取頻度調査票は，食品のリスト，参照期間の長さ，摂取頻度の区分，ポーションサイズの推定手順，調査の方法といった点で異なっている。質問票の長さと必要とされる情報の詳しさとの間には，しばしば対立関係がある。食品リストが長ければ長いほど情報はより詳しくなるが，回答者は飽きてしまい，結果として回答の正確さが損なわれるかもしれない。食物摂取頻度調査票の特性を調べたMolagら（2007）のレビューによると，より長い食物摂取頻度調査票（アイテム数200対100）のほうがより正確な結果が得られることが明らかになった。しかしながら，長い食物摂取頻度調査票のほうが回答者が調査票を完了できないリスクが高かった。調査がうまくいくかどうかは，食品リストの開発にかかっている。また，特に調査票の開発には妥当性研究が含まれるため，多大な時間を要する。

食物摂取頻度調査法がインタビュアーによって実施されるのであれば，食事歴法や24時間思い出し法のところで述べたすべての要件を，この場合にも考慮しなければならない。しかし，栄養士によるインタビューは必ずしも必須ではない。食物摂取頻度調査法は，食品リストが完全に標準化されており，そのためインタビュアーの違いによるばらつきを削減できるという利点がある。回答者にとって，長期間にわたる類似の食品や混合食品の摂取を1つの質問に結びつけて答えるのは，認知的に難しいことかもしれない。そのため，質問を分けることもあるが，これらの質問は重複回答につながるかもしれないという欠点がある。研究目的に合った最適な時間枠を設定することは重要であるが，2か月以上の長期間を超える場合，正確に回答できるかは疑問である。通常，調査対象者が自己記入するので，記入時の説明を加えるのが重要である。インターネット上での調査票では，認知的支援の提供が容易であり，回答者が質問を飛ばすのを防ぐことができる。

長所と有用性

食物摂取頻度調査法では，個人の習慣的な食品（群）摂取量を推定する。ポーションサイズが調査に含まれているか，あるいは一定の仮定のもとで，栄養素摂取量に従って個人個人を順序づけすることができる。質問票に自己記入するのも，コード化するのも時間を要しない。一般に，記入の負担が少ないので，協力率も高い。調査法の自動化は容易にでき，費用はあまりかからない。

短 所

この方法の短所として，過去の食物摂取の記憶が必要なことと，リスト内の食品の数と複雑さ，および定量化の手順が調査対象者の負担となることがあげられる。食品リストは不完全あるいは詳細でないかもしれない。ポーションサイズの定量化は，記録法や思い出し法に比べ，やや正確でないかもしれない。また，食品リストの開発と予備試験には多くの時間がかかり，摂取量の日間変動に関する情報は得られず，食品リストにない文化特異的な食品を摂る集団の人々に対して適用するのは疑問である。食品リストが多く，設定期間が長いと，しばしば摂取量の過大評価が生じる。さらに，食品の摂取頻度に関する質問に答えるための認知過程は，日々の食事パターンに関する質問に答えるものよりも複雑である。これらの問題のために，疫学研究で観察される関連性が弱められ，それゆえ，実在する関連をあいまいにしうる。

その他の方法

いくつかの簡素な食事評価法が開発されている。これらの調査法は，食事の一部分または総摂取に関する質的な情報だけを必要とするような臨床の場や健康増進のためには便利かもしれない。例えば，ファットスクリーナー（脂質エネルギー比率を評価するような簡便なツール）は，不健康な食習慣についての気づきを促し，摂取を変えることに興味を持たせるのに有用であろう（Thompson and Subar, 2008）。さらに，新しいテクノロジーを用いれば，実際の食事の詳細な情報（丸一日ではなく，ある時点の1回の食事や購入品など）を収集するいわゆるスナップショット技術が可能になるかもしれない（Illner *et al*., 2010）。

組合わせ法

2つあるいはそれ以上の方法を組み合わせると，より正確になることがある。表59.2に要約したようなある方法の長所と短所を，他の方法と組み合わせることによっ

表59. 2　食物摂取量を推定するに当たっての誤差の原因

誤差の原因	秤量記録法	24時間思い出し法	食事歴法	食物摂取頻度調査法
日間変動	+	+	−	−
回答誤差				
食品の回答漏れ	+	+	+	
食品の過剰回答	−	+	+	+
食品重量の推定	−	+	+	+
食品摂取頻度の推定	n.a.	n.a.	+	+
実際の食事への影響	+	+/−	−	−
栄養素への換算の誤差				
食品成分表	+	+	+	+
コード化	+	+	+	−

+：誤差が生じやすい，−：誤差は生じにくい，n.a.：該当せず。

表59. 3　実施，コード化，チェックのために，実際の調査員がインタビューで費やす推定時間

	実施説明（分）	インタビュー完了のチェック（分）	コード化（分）
秤量記録法：３日間対面インタビュー（移動時間を除く）	30	30	60
24時間思い出し法	30	5～30	30
食事歴法	45～90	—	60
食物摂取頻度調査法（スキャン方式）	30～60	5	5～10（スキャン）

てバランスを取ることができよう。例えば，２日間の食事記録法または24時間思い出し法と食物摂取頻度調査法の食品リストを組み合わせれば，対象グループにおける摂取量の妥当な平均値の絶対値が得られ，摂取量の低値（例えば，鉄）や高値（例えば，コレステロール）によるハイリスク者を区別できるだけでなく，個人内および個人間変動もわかる。記録法または思い出し法は，摂取した食物の種類と量に関する詳細な情報を提供し，食物摂取頻度調査票は，食物摂取傾向についての情報をもたらす。組合わせ法は特に，その食物がまれにしか摂取されていない場合に有用である。小規模な研究には費用がかかりすぎるかもしれないが，大規模な多施設共同研究（Kaaks *et al*., 1994）や全国的な調査（Beaton *et al*., 1997）ではしばしば用いられ，その際には自動化された方法がよく用いられる。他の例として，24時間思い出し法を食事記録で補助するものがある。Lytle ら（1993）は，この方法は子供の食事摂取を評価するために妥当な方法であると結論している。訓練されたスタッフによるインタビューの期間中，子供たちは食物摂取を日記に記録し，その日記を用いて記憶を呼び起こしながら24時間の食物摂取を思い出す。組合わせ法はコンピュータの支援があるものの，調査対象者や調査の現場で働くスタッフにとって時間がかかる。表59. 3に，インタビュー，検査，コード化のために，実際の調査員が費やす推定時間を示す。

特別な食品成分と栄養サプリメントの評価

微量栄養素と生理活性成分

微量栄養素摂取量の測定の妥当性だけでなく，微量栄養素の状態パラメータの妥当性に関する知識はまだ限られており，微量栄養素の状態を評価する方法のいっそうの進展が必要である（Allen, 2009）。欧州委員会の欧州微量栄養素推奨提携ネットワークエクセレンス（EURopean micronutrient RECommendations Aligned Network Excellence：EURRECA）は，特に，微量栄養素に焦点を当てて実施された疫学研究で用いられた食事評価

方法の妥当性をレビューした（Serra Majem, 2009）。その結果，今日のルールに沿って利用するのであれば，現在の方法には利用価値があることを示している。さまざまな疾病と関連して，研究の興味はフラボノイド，グルコシノレート，アリル化合物，植物エストロゲンのような食品の生理活性成分にも移ってきた。食事測定法も，興味の対象としている生理活性成分に特別に対応する必要性がしばしば生じる。さらに，そのような成分の摂取量を評価するためには，食品中の生理活性物質含有量に関する確かなデータが必要であるが，食品成分表には記載がないことが多い。そのため，個々の食品や一人前の複製食品についての化学分析が必要となる。

栄養サプリメント，強化食品，機能性食品

マルチビタミンやマルチミネラルのような，栄養サプリメントという用語は広く用いられている。しかし，これらには標準の科学的規定や商業的定義はない。そのため，これらの製品の組成や特性はさまざまである。また，食品やその他の商業製品中のビタミンとミネラルの生物学的利用能と生物学的同等性，および薬物との潜在的な交互作用についての体系的な情報は乏しい。それゆえ，サプリメント（の成分）の使用についての妥当なデータの収集は難しい（Yetley, 2007）。このような状況は問題である。なぜならば，北アメリカと西ヨーロッパの人々はかなりの量の栄養サプリメント，強化食品，機能性食品を摂取しているからである。個人の微量栄養素摂取量の50％以上を，これらの食品から摂っている。この重要な栄養素摂取源を含めないと，最終的な興味の対象である生化学的な状態とほとんど関連のない推定を行うことになる。サプリメント利用者は，サプリメントを不規則に摂るかもしれない。そこで，長期間摂取の代理として，1日あるいは数日間のサプリメント摂取を調べると測定誤差が生じ，状態パラメータとの関連性を弱めることになる（Patterson et al., 1998）。同様なことは，強化食品と機能性食品にもいえる。

食事と疾病の関係に焦点を絞った大規模研究によれば，サプリメントの摂取頻度と摂取個数が，含有量の正確さよりも重要であると思われる。そのサプリメントが単一ビタミンかマルチビタミンサプリメントであるかを区別するのは必須であり，1日1錠型と大量服用型を区別することが望ましい。しかし，これらのサブタイプのうち，正確な銘柄名や正確な含有量は必要ないと思われる。なぜなら，量についての仮定はおおむね正しいからである。“習慣的な摂取”に対比する意味での“実際の摂取”の評価と，集団内での摂取量の分布の定量的評価のためには，銘柄名と含有量の情報は意味がある。

栄養サプリメントに対するのと同様のアプローチは，普通の食品だけでなく，強化食品，機能性食品に対しても有用であろう。そのような食品の例として，カルシウムを興味の対象とする時のミルク製品がある。消費者は購入する製品が強化されたものか否かをたぶん知っており，添加されたカルシウム量のばらつきはあまり大きくはないであろう。すると，習慣的なミルク摂取量を調べる場合，別箇，カルシウム強化ミルク（一般名）として，質問することができる。しかし，他の多くの機能性食品に対しては，銘柄名やサブタイプの情報が必要になるであろう。これは，消費者が強化食品や機能性食品を摂取していることを知らない，製品に含まれている特定成分を知らない，また，ある種の製品で添加成分の量が大きくばらつくような場合である。

アルコール

アルコールは必ずしも通常の食品とはみなされないので，アルコール摂取量の評価は注意深く行うべきである。集団レベルでは，国際連合の食料農業機関が，収集した食料需給表，あるいは販売統計などの，公的なデータを用いて評価できるかもしれない。そのような統計を使用する利点は，その集団の人々はデータが登録されていることを知らないことであり，社会的に望ましい回答（個人レベルでの調査で大きな問題となる）を避けることができる。しかし，このような統計には，特定のグループや個人のアルコールの飲み方や量についてのデータがなく，疫学的な目的に対する利用価値が非常に高いとはいえない。本章で述べた個人レベルの食事評価法は，ほとんどがアルコール摂取に関する質問を含んでいる。さらに，アルコール摂取を評価するためには，特殊な頻度調査票が開発されている。文献によれば，5つの主要なアプローチがある（Feunekes *et al*., 1999）。つまり，量頻度法（特定の期間にアルコール飲料をグラス何杯飲んだかという単純な質問を含む），拡大量頻度法（ワイン，ビール，リカーといった特定の飲料を何杯飲み，平日と週末でどう違うかについての質問を含む），前向きおよび後向き日記，24時間思い出し法の繰り返しである。

摂取量の平均値は，以上の調査法のどれを使うかによって20％ほど異なる。ビール，ワイン，リカーの摂取量は，摂取量調査による推定値のほうが販売情報による推定値より多い。それにもかかわらず，摂取量調査はどの方法でも過小評価が一般的である。また，多量飲酒者はアルコール摂取の調査にほとんど参加しないため，選択バイアスを生む。アルコール摂取量によって調査対象者を順位づけすることで，疫学的な目的としては十分な程度に少量飲酒者と多量飲酒者を区別できるであろう。

日々のエネルギー摂取量を推定する研究において，アルコール摂取量を含めるか否かについては，以前からかなりの議論がなされている。アルコールによるエネルギーが含まれないと主要栄養素のエネルギー比率が不正確になるという考えもあれば，多量のアルコール摂取が比較的高い脂肪エネルギー比率をマスクしてしまうとい

表59.4 24時間食事思い出し法と食物摂取頻度調査法を繰り返して得られた栄養素データの個人内変動係数（CV_w，%）と個人間変動係数（CV_b，%）

栄養素	24時間食事思い出し法				食物摂取頻度調査法			
	男性		女性		男性		女性	
	CV_w	CV_b	CV_w	CV_b	CV_w	CV_b	CV_w	CV_b
エネルギー	26	18	24	18	12	23	11	20
タンパク質	27	16	26	17	13	20	12	18
脂質	38	26	37	24	16	28	14	25
糖質	26	24	22	22	14	27	12	25
コレステロール	56	29	52	23	17	29	15	24
レチノール	259	35	155	44	32	41	41	50
ビタミンC	65	33	68	36	26	37	32	33
カルシウム	40	29	32	31	24	32	18	31

データは，オランダの男性63人と女性59人に対する12回の24時間思い出し法と３回の食物摂取頻度調査法に基づく。
Ocké et al., 1997の許可を得て複製。

う意見もある（Greenfield and Kerr, 2008）。

変動と誤差

最適な評価手法の選択は，研究の目的とデザイン，必要な情報の種類（平均値，中央値，分布など），実行上の問題(例えば，利用可能な資金，時間，熟練したスタッフ，調査対象者の特徴)によって決まる。研究目的に合った最適な方法を選ぶには，それぞれの方法に内在する変動と誤差の原因とそれらが研究結果に及ぼす影響を理解することが大切である。

変　動　源

個人レベルでは，習慣的で基本的なパターンに日々の変動が重なってその人の食事摂取が特徴づけられる(Willett, 1998)。曜日や季節のような因子は日々の変動に系統的な影響を与えるのに対し，他の食事摂取要因は，日々の変動にしばしばランダムな影響を与える。複数日にわたって集められた食事データには，このような変動が組み込まれている。食物摂取頻度調査法と食事歴法では，参加者は自分自身の習慣的で基本的な食事パターンを抽出するように求められる。これは，規則的な食事パターンを持っていない場合には，もっと困難であることが容易に想像できる。すべての食事データは測定誤差による変動も含んでおり，測定誤差によって真の分散の一部をみえなくしてしまうこともある。測定誤差には，通常ランダムな成分と系統的な成分とがある。

食事データにおけるランダム変動と系統的変動の大きさは，栄養素ごとに異なる。例えば，総エネルギー摂取量と主栄養素摂取量のランダム変動は比較的小さい。一方，レチノールや魚類の脂肪酸（訳注：西洋諸国では，魚を摂取しない人が多いので，このような例示になる）のようないくつかの栄養素は，日々の摂取量の変動が大きく，ランダム変動が大きいという特徴がある。これは，毎日の摂取量が大きく変動するからである。表59.4は，オランダで行われた24時間思い出し法12回に対する妥当性研究および食物摂取頻度調査法３回による妥当性研究のデータから得られた，栄養素摂取量の個人内および個人間変動を示している（Ocké *et al*., 1997）。ただし，これらの結果は食事パターンに依存するので，食文化によって異なる。

測 定 誤 差

方法論的な観点からいうと，測定誤差には，ランダムな個人内誤差，系統的な個人内誤差，ランダムな個人間誤差，系統的な個人間誤差，の４種類がある（Willett, 1998）。系統的誤差は，偏り（バイアス）とも呼ばれる。誤差の種類と大きさは食事評価法ごとに異なり，また評価が行われる集団によっても異なるであろう（表59.2も参照）。

習慣的摂取量の推定において，ランダムな個人内誤差の原因は，個人の１日摂取量が日々変動するためである。ゆえに，方法論的な意味でいうと，この誤差は，データ収集上の誤りを意味するわけではなく，むしろ，摂取時間枠のミスマッチ（訳注：習慣的摂取と特定の１日の摂取の差）によるものといったほうがよい。さらに，ランダムな個人内誤差には，摂取量測定中のさまざまな機会に生ずる系統的でない誤差も含まれる。この種類の誤差の例としては，食事記録法や思い出し法における食品の誤った回答漏れや過剰回答，不正確に推定されたポーションサイズ，コーディングのミスを含む。ランダムな個人内誤差以外の誤差が存在しない場合には，個人の推定平均値の精度は，式（１）に示すように，個人内変動と測定の繰り返し回数によって決まる。この式は，ランダム変動の大きさおよび要求される精度に基づいており，個人の平均摂取量を推定するのに必要な日数を求める式に変形することができる（Beaton *et al*., 1979）。

$$D_0 = Z_\alpha \frac{CV_W}{\sqrt{n}} \qquad (1)$$

ここで，D_0は平均からの最大のずれ（長期間の真の摂取量に対する百分率で表す），Z_αは，測定値が一定の範囲に入る頻度によって決まる正規偏差（95％信頼区間の場合1.96），CV_Wは個人内変動係数，nはその人の調査日数である。

ある人が意識的にしろ，無意識的にしろ，自分の食物摂取量を過大あるいは過小に評価すると，系統的な個人内誤差が生じる。ある個人にとって重要な食品が調査票に入っていない場合，あるいはある個人によって系統的に誤解されている質問は，系統的な個人内誤差となりうる。食事評価が繰り返し実施されても，同じ誤差が再び起こる。したがって，個人の平均摂取量の推定は，繰り返し測定を行っても改善せず，偏ったままである。思い出し法や食事記録法を含むほとんどの食事評価法は，個人的な系統的バイアスを有する欠点があることを示唆する証拠が増えている（Kipnis *et al*., 2003）。

集団内において，ランダムな個人内誤差と系統的な個人内誤差がランダムに分布していれば，両誤差が原因となって，ランダムな個人間誤差が生じうる。ある人々の過大評価が他の人々の過小評価と釣り合いが取れた時がそうである。したがって，推定された平均摂取量は偏っていないが，精度は損なわれ，測定された摂取量の分布は幅が広いものになる。あるカットオフレベル（例えば，推定平均必要量，EAR）以上あるいは以下の調査対象者の割合の推定は妥当性を欠く。また，健康パラメータとの関連の尺度としての妥当性は損なわれ，単変量相関の妥当性は低くなる。式（2）によれば，平均集団摂取量の推定の精度を改善するには，調査対象者の人数の増加または測定の繰り返し回数を増やすのが有効である（Beaton *et al*., 1979）。

$$D_t = Z_\alpha \sqrt{\frac{CV_b{}^2}{g} + \frac{CV_W{}^2}{gn}} \qquad (2)$$

ここで，D_tは平均からの最大のずれ（長期間の真の摂取量に対する百分率で表す），Z_αは，測定値が一定の範囲に入る頻度によって決まる正規偏差（95％信頼区間の場合1.96），CV_bは個人間変動係数，CV_Wは個人内変動係数，gは人数，nは1人当たりの日数である。

集団内において，系統的な個人内誤差がランダムに分布していないと，系統的な個人間誤差を生じる。集団にとって重要な食品が入っていない調査票や間違ったポーションサイズを使用する時，調査対象者が社会的に望ましいとされる回答をする時，思い出し法や記録法が週末を含んでいない時はすべて，系統的な個人間誤差を生じる。その結果，平均摂取量やあるカットオフ値以上または以下の人の割合を正確に推定することができない。健康パラメータとの関連の有無を調べる場合，系統的な個人間誤差がすべての調査対象者に等しく起こっていれば，結果に影響を及ぼさない。しかし，ある変数と食事摂取量との関係が研究のテーマである場合，その変数とこの誤差に関連があることがあり，誤った結論が導かれうる。例としてBMI（body mass index）があげられる。BMI高値の者は低値の者に比べて，エネルギー摂取量を過小に申告する。

表59.5には，ランダムおよび系統的な個人間測定誤差が，いろいろなパラメータの推定にいかに影響するかをまとめている。今日，摂取量の分布や，相関係数，回帰係数，相対危険など，他の変数との関連尺度を含む多くのアウトカム尺度に対するランダムな測定誤差の影響を修正するための計算式と統計モデルが利用可能である（Willett, 1998；Carroll *et al*., 2006）。ランダムな測定誤差の大きさに関する情報は，食事調査の再現性と妥当性の研究から得られる。前者からは，ランダムな個体間誤差の一部に関する情報が得られるだけである（つまり，系統的な個人内誤差に基づくものは含まれない）。理論的には，妥当性研究は誤差のすべてに関する情報をもたらす。しかし実際には，ゴールドスタンダードがないため，つまり，誤差がないか，または誤差が完全に独立な食事評価法が存在しないため，誤差の情報は限定されたものになる。OPEN研究（Kipnis *et al*., 2003）は，24時間思い出し法と食物摂取頻度調査法における誤差のマトリックスを明確にできる研究の一例である。

クオリティコントロールを点検することによって，系統的な測定誤差をみつけ出すことができる。過小評価の点検のためによく利用されるのは，エネルギー摂取量と推定基礎代謝率の比である。この比があるカットオフ値を下回れば，過小報告の可能性が高い（Willett, 1998；Livingstone and Black, 2003；Abbot *et al*., 2008）。興味の対象となるパラメータと関連する系統的な測定誤差を修正する技術は，十分に発達していない。

表59.5　食事摂取量のランダムな個人間誤差と系統的な個人間誤差がパラメータの推定に及ぼす影響

推定されるパラメータ	個人間誤差の種類	
	ランダム	系統的
平均摂取量	精度↓	妥当性↓
摂取量の分布	妥当性↓	影響なし
推奨量以下の者の割合	妥当性↓	妥当性↓
健康アウトカムとの関連性	妥当性↓	影響なし

Jan Burema作成。

特定の状況での評価

臨 床 の 場

臨床の場では，診断のため，食事に関するリスクの可能性をスクリーニングするため，あるいは食事に対するアドバイスの基礎として，食事評価を行う。収集した情報がどの程度の正確さを要するかは，情報収集の目的によって決まる。しかし，食事療法は経験よりも証拠に基づかなければならないため，治療の結果を評価し比較できるように，推定値には再現性（評価の目的に応じて標準化されている）が要求される。現在の食事について情報が必要な場合は，その病院の食事パターンに基づく構造化された調査票が効率的であろう。この種の調査票はコンピュータ化できよう。

地理的および人種的な差

遠隔地の食料政策は，先進工業国のものよりも，いかに食料を生産しあるいは入手するか，いかにそれらを扱うかについてより関心を向けている。これらのデータを集める方法として，食料エスノグラフィー（民族誌学）がある。この方法は，自然的，社会的，文化的，そして経済的圧力に対する集団の反応をより理解することを目的として，人類学者によって導入された。食料エスノグラフィーは，食料システムと食習慣の記述的分析を行う。これには人々や集団が，利用可能な食料を選び，準備し，消費し，利用する方法が含まれる。遠隔地の調査を妨げる主な理由は，調査チームの実地活動に必要な費用と時間である。郵便，電話，インターネットは，面接インタビューの代わりを安価に務めてくれる。特殊なサンプリングの方法と手段をうまく使えば，遠隔地で抽出した標本の地理的なばらつきを少なくすることができる。例えば，クラスター抽出法は，標本の代表性を損なうことなく，抽出する場所を減らすことができ，調査のための必要な資材や運営費用の大幅な削減を可能にする（Cameron and van Staveren, 1988；Den Hartog *et al*., 2006）。

その他，食物多様性スコアによって素早く食事の適切さを究明することができる。遠隔地では食物の多様性が非常に限られていることがよく知られている。もし，食物が栄養素を十分に含み，種々の成分を含んでおれば，多様性が限られた食物によって生存し健康を維持することは可能である。Wahlqvist と Lee らが開発した食物多様性スコアは，食物摂取の適切さをスクリーニングする方法のひとつとして用いることができる（Wahlqvist *et al*., 2009）。

強い民族的独自性を持った集団を詳しく調査するには，その集団に適応するような構造化された調査票や記録法を使うべきであるということを喚起したい。できれば同じ背景を持ったインタビュアーを雇うと非常に役立つ。食品表や栄養素データベースに，民族固有の食品や料理がすべて収載されているかどうかをチェックすべきである。食品を同定するために写真集が必要なことも多い（Den Hartog *et al*., 2006）。

特殊な集団での評価

障　害　者

視力，聴力，発語，記憶，あるいは書字の障害には，食事などあらゆる種類のデータを収集するうえで特有な問題がある。障害を持つ人から摂取に関するデータを入手する場合もそうである。1つの能力だけの障害ならば，他の能力に依存した調査法でうまく解決できる。例えば，研究の対象が聴力障害者ならば，よく準備され，読むだけでわかる説明書と調査票が必要である。その場合，印刷した説明書と調査票，探り出す技術や手話通訳が有用である。食物やその摂取量を同定するために複製モデルや写真が役に立つ。発語障害には，書字による回答のための準備をすべきである。

調査対象者自身が回答不可能な時は，代理回答者に依頼してよい。調査対象者の最も身近な人（例えば，介護者）は，調査対象者の生活習慣を最もよく知っているだけでなく，おそらくかかわりも深く，最もよい代理回答者とみなされる（Den Harrog *et al*., 2006；Emmett, 2009）。施設に入所している人々，例えば介護に依存している高齢者では，代わりに観察法が使えるかもしれない。しかし，このような集約的な方法は人数が多い場合には難しい（de Vries *et al*., 2009）。調査対象者と代理人による食品群の摂取頻度の平均値は，食品の種類にもよるが，おおむね類似している（例えば，飲み物のほうが他の食品よりも両者の回答が近い）。さらに，調査対象者自身の回答が集団内での分布の一方の端だった場合に，代理人の回答が逆の端になることはほとんどないが，分布の中ほどになることは多い。したがって，対象者を正しくランクづけして行う解析では，代理回答者の情報の有用性には限界がある。ある研究に代理回答が含まれている場合には，報告された関連性に代理回答による偏りがどれだけ影響を与えるかを調べるために，代理回答を除外した解析も行うべきである。

他の可能性として，インタビュアーによる観察がある。しかしながら，食習慣を適切に観察するためには，インタビュアーはその家に1日もしくはそれ以上滞在する必要がある。来訪者がいると日常生活が影響を受け，品位を考え，質素な食事を避け（逆もありうる），変化に乏しく，健康的な食事をするかもしれない。時間がたてば調査対象者とインタビュアーはお互いに慣れるが，これには時間がかかる。

幼い子供

7歳までの子供は，食事評価の手順に協力できるほどの能力を持たない。そのため，しばしば両親や他の世話人が代理回答者の役を務める。直接の観察結果と両親の思い出しとを比較した研究によると，両親は家庭での食物摂取については信頼できる報告者であるが，家庭の外での摂取についてはそうでないことが示唆されている。

8歳以降，食物摂取量を自分で報告する能力は急速に高まる。配慮すべき点は，記憶力，時間の概念，注意持続時間，および食物と調理法の知識が十分でないことである。食物の好みと食習慣の急な変化は，食物摂取の思い出しの信頼性に影響する。調査票を設計するにあたって特に重要なことは，食物関連の情報が記憶のなかでどのように整理され，その後の食事調査でどうやって思い出されるのかを理解することである。Domelら（1994）が開発したモデルが示すところによると，子供が最もよく用いる思い出しの仕組みには，視覚イメージ（食物の色と形），いつもの習慣（以前に食べて知っている），行動連鎖（ある食物を他の食材や食事中の行動と結びつける），食物の好みである。思い出しの正確さを上げるためには，摂取してから報告するまでの記憶保持期間をできるだけ短くしなければならない。例えば，24時間思い出し法インタビューでは，報告すべき最後の食事の後，インタビューまでの間には，何も摂取していないことが望ましい。写真とテクノロジーを使うことで，子供たちは成人に近い正確さでポーションサイズを推定することができている（Domel *et al*., 1994）。青年期までに，認識能力は完全に発達するが，その年代では動機づけと身体イメージが問題となる。魅力的なテクノロジーなどの技術は，モチベーションと協力性を高め，食品の種類とポーションサイズの認識を向上させ，報告が改善させるであろう（Baxter, 2009）。

高齢者

歳をとると障害のリスクは高まる。高齢者の食事評価研究に参加する能力については，注意深い配慮が求められる。70歳までは，高齢者の参加能力は若齢成人の場合と大きく変わることはない。80歳代の高齢者による回答は，通常，正確であるが，高齢者はより若い時期からの食習慣を回答しがちかもしれない。そのような高齢者に対しては，上述のやり方のいくつかは，高齢者が自分の食物摂取を正確に報告するのに役立つであろう。年齢とともに記憶力は減退するので，高齢者の調査には特別な注意が必要である。記録法と食事歴法を高齢者に用いた場合には，妥当な報告が行われている。若齢者に対するのと同様に，認知処理手法を含む写真分類法は高齢者がふだん何を食べているかを思い出すために役立つ（Kumanyika *et al*., 1997）。24時間思い出し法と食物摂取頻度調査法に関しては，認知機能の低下の可能性を心にとめておく必要がある。この年齢層の食物摂取頻度調査法では，特に，記入漏れがないように調査対象者と一緒に調査票を点検することが重要である。したがって，データ収集法を検証することは，妥当な結果を得るためにこの年齢層では特に重要である。異なる調査方法（例えば，食事記録法と思い出し法）を組み合わせて使うことも有用かもしれない（de Vries *et al*., 2009）。

食事調査のための道具

実施方法と調査票

インタビューは，家庭や特殊な設定の場における面接，あるいは電話で行われる。また，質問は郵便，あるいはコンピュータ化して特別なウェブサイトを通して調査をすることができる。どのやり方にも長所と短所がある。例えば，郵便や電話によるインタビューは，旅行の費用と時間がかからないため，安価につくという利点がある。しかし，この形式のインタビューでは，協力率が一般に低い。郵送調査の場合には，記入法の明瞭な説明書が必要である。電話によるインタビューでポーションサイズを評価するのは難しい（Cameron and van Staveren, 1988）。コンピュータ化されたインタビューは高度に標準化されており，コードづけに際しての間違いは最も少ないが，開発に費用と時間がかかる。対面形式のインタビューには，高い技能を持ち訓練を受けた調査員が必要である。調査用紙は明瞭かつ論理的で，容易に完了できるようにすべきである。

近年，食事評価の分野でいくつかの新しいテクノロジーが利用可能になり，また開発が進められている。これらは，インタビューをうまく進め，ポーションサイズを推定し，データ処理を行うといった食事調査のいくつかの方法論の側面を考慮している。新しいテクノロジーの例として，摂取食物の種類と量を同定できるカメラつき携帯電話がありリアルタイムで食事データを処理できる（Weiss *et al*., 2010）。さらに，自記式でポーションサイズの写真を使える自動化された24時間思い出し法も開発されている（Subar, 2010）。これらの革新的なテクノロジーには，より高い正確性と費用の低減という利点が期待されるが，妥当であることが常に必要である。

秤とモデル

摂取量はいろいろな方法で評価できる。しかし，先に説明したように，すべての方法が，あらゆる目的にも適しているというわけではない。ポーションサイズを計る道具がいつも必要とは限らない。食物の量は，家庭用の単位，自然の単位や販売用の単位，あるいは典型的なサービングサイズで表現できるからである。このようなやり方の例としては，コーヒーの量をコーヒーカップの杯数として，卵の量を卵の個数として，グリーンサラダの量を標準的なサラダカップの盛り数で表すことである。このやり方は，量を推定するよりも認識しやすく好まれる。しかし，多くの食物には向いているが，すべての食品に適しているわけではない。例えば，野菜や肉の場合はかなり不正確になる。使用された単位やサービングサイズと重さとの関係，および家庭用の単位の量に関する情報が，ポーションサイズを重量に換算するために必要である。

秤

較正ずみで良質の重量計を使用するのが，最も正確な食品の計量法である。しかし，量った重さは，もし重量測定がされなかったら口に入っていたかもしれない量とは必ずしも一致しない。秤を使用するならば，秤は頑健で，少なくとも5gの精度があり，さらに，食物の計量時に普通の皿を使えるように1.5kgまで量れなければならない。食物の重量を手で記録するのではなく，例えば録音カセットつきの秤を使い口述筆記するか，あるいはコンピュータに直結した秤を使うのがよい。

食品写真

この10年間，ポーションサイズを推定するのに食品写真を利用することが多くなってきた。たいていの場合，異なった量を表す一連の写真を調査対象者に提示して，摂取した量と最も似ている写真を選んでもらう。食品ごとに1枚の写真しかない場合は，摂取量は写真が示す量の何分の一とか，何倍とかいう表し方をする。一連の食品写真を提示する方法に比べると，後者のやり方はより大きな系統的誤差を生じる。いくつかの研究では，この方法のポーションサイズの推定にかかわる妥当性を検討し，標準量を利用する場合に比べ，写真を追加することに価値があるかどうかを調べている。写真の枚数，どのくらいの量を提示するかだけでなく，写真を撮る角度は，量の感じ方にとって重要である。

フードモデル

食品の複製は特定の食品を表す三次元模型であり，サイズと色が実物に似ており，しばしばプラスチックで作られている。ポーションサイズの模型はもっと抽象的であり，特定の食物ではなく，ポーションサイズ（盛り，立方体，ボール形など）を表象するものである。食物の量を推定する他の方法として絵を使うこともある。いろいろなフードモデルの妥当性は，それぞれの模型と調査対象者の文化に大きく依存する。産業界は製造する食品のポーションサイズを大きくしていく傾向があるので，標準的なポーションサイズを定期的にチェックする必要がある。今日ではより多くの食品があらかじめ包装されており，そのポーションサイズを製造業者から入手することがたいてい可能である。デジタル写真技術やより高度な手段を用いたテクノロジーは，食事調査におけるポーションサイズの推定を改善させうる。特に，若い人たちはこのようなテクノロジーに前向きに対応しよう。

コンピュータソフトウエア

今日では，ほとんどすべての食事評価の方法論のためにソフトウエアが利用可能である。食物摂取頻度調査票の開発，データの収集，データ処理だけでなく，食物から栄養素に換算するための多くのコンピュータパッケージ（調査対象者の食物摂取状況からエネルギー，栄養素，その他の生理活性物質を計算するソフトだけでなく，栄養素データベースも含む）がある。食品を選択するための栄養調査データ，食品リストと成分データを含むデータベースの質は極めて重要である。そのため，調査目的に答えるために重要な栄養素と他の成分に関するデータの質を点検し，必要に応じて更新しなければならない。ソフトを選ぶには，研究における必要性と使いやすさを考慮する必要がある。自動化は，食事調査にさまざまに導入されており，その変化は早い（Thompson *et al*., 2010）。

将来の方向性

食事評価法のトレンドはどのようなものか，われわれはどこに向かっているのか。この問いに答えようとするために1992年以降4年ごとに国際食事評価法学会が開催されている。主な結論は以下のとおりである。

- 誤差なく食事摂取を推定できる方法は存在せず，今後も決して現れることはない。
- さまざまな種類の誤差は，データの解析と解釈に異なる影響を及ぼす。
- 課題は，データセットの誤差構造を扱う方法と，誤差構造をよりうまく配慮する統計学的アプローチの開発である。
- 市場に出回る食品（強化食品やサプリメントを含む）の数が増加するにつれて，食品リストと必然的にインタビューも非常に長く，うんざりするものとなる。このことは，特に，複数の調査法が利用された場合のデータ収集の質に影響を与えよう。

この点において，今後の開発には，以下のようなことを可能にするような改善がなされよう。

- 食品とポーションサイズの写真を含む，魅力的なコンピュータ化された質問票を用いた調査。
- これらの質問票における認知的方法の活用。
- 研究者がインターネットを用いた方法を活用し，食品のバーコードを利用できるようになる。

（横山徹爾，齋藤京子訳）

推奨文献

Den Hartog, A.P., van Staveren, W.A., and Brouwer, I.D. (2006) *Food Habits and Consumption in Developing Countries. Manual for Field Studies*. Wageningen Academic Publishers, Wageningen.

Journal of the American Dietetic Association 2010: the January volume, **110(1)**, is a special issue on innovations in dietary assessment technology.

Serra-Majem, L., Ngo, J., and Roman Viñas, B. (2009) Micronutrient intake assessment in Europe: best evidence and practice. *Br J Nutr* **101**(Suppl 2), S1–S112.

Tucker, K.L. (2007) Assessment of usual dietary intake in population studies of gene–diet interaction. *Nutr Metab Cardiovasc Dis* **17**, 74–81.

[文　献]

Abbot, J.M., Thomson, C.A., and Ranger-Moore, J. (2008) Psychosocial and behavioral profile and predictors of self-reported energy underreporting in obese-middle-aged women. *J Am Diet Assoc* **108,** 114–119.

Allen, L.H. (2009) Limitations of current indicators of micronutrient status. *Nutr Rev* **67,** S21–23.

Baxter, S.D. (2009) Cognitive processes in children's dietary recalls: insight from methodological studies. *Eur J Clin Nutr* **63**(Suppl 10), S19–32.

Beaton, G.H. (1994) Approaches to analysis of dietary data: relationship between planned analyses and choice of methodology. *Am J Clin Nutr* **59,** 253S–261S.

Beaton, G.H., Burema, J., and Ritenbaugh, C. (1997) Errors in the interpretation of dietary assessments. *Am J Clin Nutr* **65,** 1100S–1107S.

Beaton, G.H., Milner, J., Corey, P. *et al.* (1979) Sources of variance in 24-hour dietary recall data: implications for nutrition study design and interpretation. *Am J Clin Nutr* **32,** 2546–2559.

Bingham, S.A., Cassidy, A., and Cole, J.T. (1995) Validation of weighed records and other methods of dietary assessment using the 24 h urine nitrogen technique and other biological markers. *Br J Nutr* **73,** 531–533.

Burke, B. (1947) The dietary history as a tool in research. *J Am Diet Assoc* **23,** 1041–1046.

Cameron, M.E. and van Staveren, W.A. (1988) *Manual on Methodology for Food Consumption Studies*. Oxford University Press, New York.

Carroll, R.J., Ruppert, D., Stefanski, L.A., *et al.* (2006) *Measurement Error in Nonlinear Models: A Modern Perspective*, 2nd Edn. Chapman & Hall, London.

Conway, J.M., Ingwersen, L.A., Vinyard, B.T., *et al.* (2003) Effectiveness of the US Department of Agriculture 5-step multiple-pass method in assessing food intake in obese and nonobese women. *Am J Clin Nutr* **77,** 1171–1178.

de Vries, J.H.M., de Groot, L.C.P.G.M., and van Staveren, W.A. (2009) Dietary assessment in elderly people: experiences gained from studies in the Netherlands. *Eur J Clin Nutr* **63,** S69–S74.

Den Hartog, A.P., van Staveren, W.A., and Brouwer, I.D. (2006) *Food Habits and Consumption in Developing Countries. Manual for Field Studies*. Wageningen Academic Publishers, Wageningen.

Domel, S.B., Thompson, W.O., Baranowski, T., *et al.* (1994) How children remember what they have eaten. *J Am Diet Assoc* **94,** 1267–1272.

Emmett, P. (2009) Workshop 2: The use of surrogate reporters in the assessment of dietary intake. *Eur J Clin Nutr* **63,** S78–S79.

Feunekes, G.I.J., van't Veer, P., van Staveren, W.A., *et al.* (1999) Alcohol intake assessments: the sober facts. *Am J Epidemiol* **150,** 105–112.

Greenfield, T.K. and Kerr, W.C. (2008) Alcohol measurement methodology in epidemiology: recent advances and opportunities. *Addiction* **103,** 1082–1099.

Illner, A., Nöthlings, U., Wagner, K., *et al.* (2010) The assessment of individual usual food intake in large-scale prospective studies. *Ann Nutr Metab* **56,** 99–105.

Kaaks, R., Plummer, M., Riboli, E., *et al.* (1994) Adjustment for bias due to error in exposure assessments in multicenter cohort studies on diet and cancer: a calibration approach. *Am J Clin Nutr* **59,** 245S–250S.

Kipnis, V., Subar, A.F., Midthune, D., *et al.* (2003) The structure of dietary measurement error: results of the OPEN biomarker study. *Am J Epidemiol* **158,** 14–21.

Kumanyika, .S.K., Tell, G.S., Shemanski, L., *et al.* (1997) Dietary assessment using a picture approach. *Am J Clin Nutr* **65,** 1123S–1129S.

Livingstone, M.B. and Black, A.E. (2003) Markers of the validity of reported energy intake. *J Nutr* **133**(Suppl 3), 895S–920S.

Lytle, L.A., Nichaman, M.Z., Obarzanek, E., *et al.* (1993) Validation of 24-hour recalls assisted by food records in third-grade children. *J Am Diet Assoc* **93,** 1431–1436.

Molag, M.L., de Vries, J.H., Duif, N., *et al.* (2010) Selecting informative food items for compiling food-frequency questionnaires: comparison of procedures. *Br J Nutr* **104,** 446–456.

Molag, M.L., de Vries, J.H., and Ocké, M.C. (2007) Design characteristics of food frequency questionnaires in relation to their validity. *Am J Epidemiol* **166,** 1468–1478.

Nydahl, M., Gustafsson, I.B., Mohsen, R., *et al.* (2009) Comparison between optical readable and open ended weighed food records. *Food Nutr Res* **53**. PMID 19262685.

Ocké, M.C., Bueno de Mesquita, H.B., Pols, M.A., *et al.* (1997) The Dutch EPIC food frequency questionnaire. II Relative validity and reproducibility for nutrients. *Int J Epidemiol* **26,** 49S–58S.

Patterson, R.E., Neuhouser, M.L., White, E., *et al.* (1998) Measurement error from assessing use of vitamin supplements at one point in time. *Epidemiology* **9,** 567–569.

Pietiläinen, K.H., Korkeila, M., Bogl, L.H., *et al.* (2010) Inaccuracies in food and physical activity diaries of obese subjects: complementary evidence from doubly labeled water and co-twin assessments. *Int J Obes (Lond)* **34,** 437–445.

Serra Majem, L. (ed.) (2009) Dietary assessment methods for micronutrient intake: a systematic review. *Br J Nutr* **102**(Suppl 1), S1–S149.

Slimani, N., Deharveng, G., Charrondiere, R.U., *et al.* (1999) Structure of the standardized computerized 24-h recall interview used as reference method in the 22 centres participating in the EPIC project. European Prospective Investigation into Cancer and Nutrition. *Comput Methods Programs Biomed* **58,** 251–266.

Subar, A.F. (2010) Assessment of the accuracy of portion size reports using computer-based food photographs aids in the development of an automated self-administered 24-hour recall. *J Am Diet Assoc* **110,** 55–64.

Thompson, F.E. and Subar, A.F. (2008) Dietary assessment methodology. In A. Coulston and C. Boushey (eds), *Nutrition in the Prevention and Treatment of Disease*, 2nd edn. Elsevier, Amsterdam.

Thompson, F.E., Subar, A.F., Loria, C.M., *et al.* (2010) Need for technological innovation in dietary assessment. *J Am Diet Assoc* **110,** 48–51.

Tucker, K.L. (2007) Assessment of usual dietary intake in population studies of gene–diet interaction. *Nutr Metab Cardiovasc Dis* **17,** 74–81.

Wahlqvist, M.L., Lee, M.S., and Kouris-Blazos, A. (2009) Demographic and cultural differences in older people's food choices and patterns. In M. Raats, L. de Groot, and W. van Staveren (eds), *Food for the Ageing Population.* Woodhead Publishing, Cambridge, pp. 20–43.

Waling, M.U. and Larsson, C.L. (2009) Energy intake of Swedish overweight and obese children is underestimated using a diet history interview *J Nutr* **139,** 522–527.

Weiss, R., Stumbo, P.J., and Divakaran, A. (2010) Automatic food documentation and volume computation using digital imaging and electronic transmission. *J Am Diet Assoc* **110,** 42–44.

Willett, W.C. (1998) *Nutritional Epidemiology*, 2nd Edn. Oxford University Press, New York.

World Health Organization (2003) Diet, nutrition and the prevention of chronic diseases. Report of a Joint WHO/FAO Expert Consultation. Technical Report Series 916. WHO, Geneva.

Yetley, E.A. (2007) Multivitamin and multimineral dietary supplements: definitions, characterization, bioavailability and drug interactions. *Am J Clin Nutr* **85**(Suppl), 269S–276S.

Zimmerman, T.P., Hull, S.G., and McNutt, S. (2009) Challenges in converting an interviewer-administered food probe database to self-administration in the National Cancer Institute Automated Self-administered 24-Hour Recall (ASA24). *J Food Comp Anal* **22**(Suppl 1), S48–S51.

60
味と食品の選択

Adam Drewnowski and Pablo Monsivais

要　約

食品の“味”の概念には味覚や嗅覚，食感だけでなく，食品から得られる快感も含まれる。味は重要な要因であるが，食品の選択は価格，利便性，栄養などの要因によっても変化しうる複雑なものである。味覚と嗅覚は食品の特徴の認識に関与し，中枢神経系は食消費に関連する食品の報酬価値を決定する。近年の研究では，食品に関する快感にかかわっている特定の脳領域と，その薬理学的経路が同定された。味の嗜好性は年齢や性別，栄養や生理状態，またはその食品に対する期待感によっても変化しうる。味覚感受性と嗜好性のみで食品が選択され，それにより将来の健康状態が決まるという考えはあまりにも狭い考えであり，味覚機能と食品の選択，およびその結果としての健康の間に存在する多くの段階を無視している。集団の食事を改善するための公衆衛生プログラムは，食嗜好と食消費の関係に影響する人口動態や社会経済と同様に，年齢による食嗜好や文化的背景からくる食事パターンの影響を考慮すべきである。

はじめに

味は価格や利便性，健康価値，重量，食のバラエティなどの要因よりも食品の購入（Glanz *et al*., 1998）に影響を与えうる最も重要な要因といわれている（Logue, 2004）。“味”の一般的な概念は味，におい，食感の生理学的な感覚（Drewnowski, 1997a）と，食品に対する神経性の快感に基礎をおいている（Drewnowski, 1997a, 1998）。本章ではいかに味覚が食品の好みや消費パターンに影響するかを理解するために，はじめに味覚とは何かについて言及する。

味覚は慣例的に甘味，酸味，塩味，苦味，うま味の5つの基本味に分けられる。それら5つの基本味に関与するメカニズムは大きく分けてイオンチャネル（塩味と酸味）を介する経路と，Gタンパク質共役型受容体（甘味，苦味，うま味）を介する経路の2種類がある。スクロース（甘味），塩酸（酸味），塩化ナトリウム（塩味），キニーネ（苦味）などの味物質は，味覚反応を引き起こすためには水に溶ける必要がある。プロピルケオカルバミド（propylthiocarbamide：PTC）と6-*n*-プロピルチオウラシル（6-*n*-propylthiouracil：PROP）という2つのユニークな化合物は，ある特定のヒトには苦味を感じさせるが，それ以外のヒトにはまったく無味である。これらの2種類の化合物は，苦味の知覚に関する遺伝子を探索するマーカーとして長らく用いられてきた。

味覚は検出閾値（最小検出量）や，より高濃度の味溶液における評価系で測定することができる。検出閾値の測定と高濃度溶液での測定では，どちらとも味物質に対する好き嫌いを予測することはできない。一般的に，ヒトは甘味が好きで，酸味，塩味，苦味が嫌いであるが，味覚の鋭さや快感の程度は個々人によってさまざまである。

いくつかの研究では，個々人の味覚反応と食品の消費パターンや慢性病のリスクに関連があるかどうかを探索してきた。その根本的な仮説は，味覚反応は食事探索行動に影響を与え，エネルギーと栄養摂取量を決定し，その結果慢性病のリスクに影響を与えるというものである。しかしながら現実的には，食品の選択は味覚だけでなく，文化，社会，経済などの無数の要因によって影響を受ける。

実際には，個々人の味覚プロファイルと食品の選択および慢性病のリスクの間には多くの段階が存在する（Drewnowski, 1997a, 1998）。はじめに，限られた少数の研究において，味覚反応と食嗜好，栄養素摂取について同一の集団で検証された。その結果，味覚機能と健康状

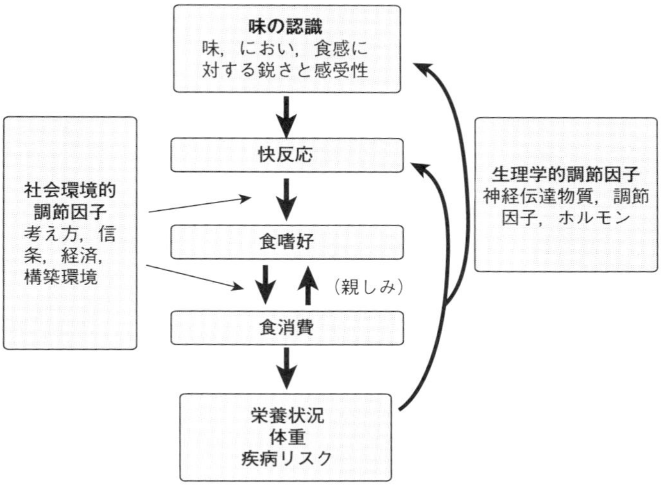

図60.1　味の認識，食品消費，および栄養状況の間に介在する要因の仮説図

味刺激に対する感受性，栄養状況，体重，疾病リスクの間には少なくとも3段階のステップがある。それらのつながりの強さはさまざまな要因の影響を受ける。味覚反応，快反応，そして嗜好性は多くの要素からのフィードバックを受ける。

態の間には直接的な関連性は見いだされなかった。また，長期的なデータの欠如により，因果関係はみつからなかった。二番目に，集団の食習慣は年齢，性別，エネルギー要求量，人口統計学的要因，社会経済の要因によって影響を受け，それらの多くの要因が味覚の多様性と，健康状態の因果関係を結びつけるのを困難にしていることがわかった。三番目に，味覚反応は不変なものではなく，1日のうちだけでなく1時間の間においても変動するという新しい見解もあり，それらの変動の一部は栄養状態や神経内分泌系の活動の結果によってもたらされる。

味覚と食嗜好に影響を与える要因はさまざまな層を成しており，分子生物学から経済までの多くの影響を受ける（図60.1）。砂糖や脂肪の食感に対する反応は生理的な要因に影響を受けるかもしれないが（Mattes, 2005），比較的低価格で砂糖や脂肪が手に入る現代の食品供給体制により，そのような食品の消費が促進されることは疑いようがない（Drewnowski, 1998）。そのような味と食品の選択の因果関係についての研究が本レビューの題材である。

味覚反応の計測

味覚反応の評価では味の嗜好性と同様に味の知覚についても測定する。味の知覚は，検出と認識の閾値により決定される味の鋭さおよび濃縮した味刺激の強度尺度による味の感受性を含んでいる（Drewnowski, 2003）。栄養や味覚心理物理学における最も多くの研究が，甘味，酸味，塩味，苦味の4つの基本味の検出と知覚に焦点を当てている。典型的な刺激物として，単糖類（甘味），塩化ナトリウム（塩味），クエン酸あるいは塩酸（酸味），カフェインあるいはキニーネ（苦味）の水溶液がある。グルタミン酸塩のうま味は，一時，味のエンハンサーとされていたが，今日では注目すべき五番目の味であると認められている（Beauchamp, 2009）。

苦味を除くと，極めて低濃度の味を検出する能力は，閾値以上のレベルでのその味に対する嗜好を予想できない。結果として，味と食べ物の選択に関する研究は，閾値を超える溶液の強度尺度（Bartoshuk, 1993），および快反応分析に集中してきた。数ある方法のなかでも，強度尺度に使用される方法は，9点領域法，視覚的アナログ尺度（visual analog scales：VAS），標識マグニチュード推定法（the leveled magnitude estimation scale：LMS），マグニチュード推定法，その他比例尺度法であった（Mattes *et al*., 2005）。味覚心理物理学において記録される強度比率は，対数スケールで表す。これは，味が他の感覚システム同様，数オーダーにわたる範囲の大きさの濃度の刺激に対して感受性を有するからである。

味の感受性の測定は，味刺激に対する許容や快適さを測定する快反応の場合とは異なる。強度と快感のスコアは同じ味刺激であっても，異なる心理物理学的曲線を描く。研究室では一般的に単純な食品や飲料水への快感の大きさを検証している。例えば糖溶液である甘いレモネード，塩気のあるスープやトマトジュース，クリームと砂糖の入ったミルクなどである。民間の感覚評価研究所等で行われるような産業研究においては，より複雑な食品の味許容の試験は，通常，製品に対する総合的な許容はもちろん，香り，色，食感の評価を被験者に尋ねる（Clydesdale, 1993）。これまで，快楽嗜好尺度として広く知られてきた9点快尺度が，食品の嗜好性の測定の鍵となってきた（Drewnowski, 1997a）。

味　覚

反応閾値，認識閾値，および快反応によって測定される味覚反応には，先天性と後天性の両方がある。甘さに対する人々の多様性の大半が遺伝的である（Keskitalo *et al*., 2007）一方で，味覚反応はまた生涯にわたって進化し，われわれの食習慣によって変わりうる。

成長中の子供は，おいしさと甘さが一致しており，最も甘い食品と最もエネルギー豊富な食品を選択的に消費している（Birch, 1999）。甘さは食品のエネルギーを示し，少なくとも熟した果実のような天然の甘い食品もまた，栄養を含んでいる信号となっている。苦味は食品の危険を示す（Drewnowski, 2001a）ため，苦い野菜や果実がよく子供や妊婦に拒まれる。他の味は他の栄養的な質を示唆すると考えられる。例えば，アミノ酸であるグルタミン酸塩によって引き起こされるようなおいしそうなうま味は，食品のタンパク質の量を示している。

甘　味

甘い食品や飲料はすべての文化圏のすべての年齢層で，普遍的に好まれている（Drewnowski, 1997a, 1998）。糖濃度を増加させた場合の快反応評価の結果は，非常に多様であり，年齢と強く相関する。子供は典型的に甘さの増強に伴って快比率の単調な増加を示す一方，成人は高濃度の甘さでの快比率の度合いは年齢と逆比例し減少する傾向がある。たいていの成人は10％糖水溶液が理想的で最適な甘さである。対照的に，３～５歳の幼い子供はショ糖に対して，成人に特徴的な最適の甘味濃度を持たず，20％に至るまで最も強い甘味溶液を選んだ。最適な甘味の濃度は，青年期に低下する傾向があり，加齢とともに甘味に対する嗜好性はさらに低下した。味を感じる機能は依然として維持されているにもかかわらず，成人の砂糖消費量は若齢者に比べて半分以下である。

子供にとって甘さは食品や飲料の最も際立った特徴のひとつである。実際に幼児はなじみのものか甘いものかによって食品を分類していた（Birch, 1999）。極端に甘い食品や飲料に対する子供の好みは，彼らが高いエネルギーを必要とすることに起因しており，消費される食品の報酬価値を増している。この考えは，体のエネルギーと栄養の必要性が味感受性や嗜好性にダイナミックに現れるというある境界の概念に根ざしている。この概念を確かめるため，多数の有力な研究が甘さに対する嗜好性とエネルギーバランスや体重とを関連づけることを試みた。

多くの試みにもかかわらず，甘味濃度を上げたときの味覚反応の分析では，体重またはBMI（body mass index, $=\mathrm{kg/m^2}$）との関連は決して示されなかった。同様に，甘さの味覚反応は食事の自制とまったく相関していなかった。食事の自制は，生理学的な体重のセットポイントからの距離を測定することができるひとつの指標である。

被験者に糖溶液を与え，その後の甘さに対する嗜好性の抑制を評価する方法は，食欲制御のひとつの測定法として使われてきた。肥満の人は200mLの甘いブドウ糖溶液を飲んだ後でさえ甘味に対する好みを減らせないことが示唆された。この研究（Cabanac and Duclaux, 1970）は，肥満の人が甘味に非常に強く反応をしたり，空腹かどうかを判断できないという議論を支持するのに使われた。しかしながら，肥満の人が甘さを認識したり，甘さに反応したりすることが苦手であるという考えは，肥満の人と痩せた人の甘さに対する味感受性がおおよそ同等であることを証明した研究により否定された（Thompson *et al*., 1976）。甘いソフトドリンクやチョコレートミルクシェイクのようなショ糖溶液を使った研究において，甘さに対する好みと体重の間に相関がないことがわかった。これらの研究は，ほとんどが1970年代と1980年代に示されていて，“甘いもの好き”が人々の肥満の主な原因であるという概念を導くことに失敗したのである。

さらに近年の研究では，甘味がホルモンと他のシグナル分子によって調節されうることが示されてきている。甘味受容体を持つ細胞はCB-1カンナビノイド受容体を持つことがわかり，内因性のカンナビノイドであるアナンダミドによるCB-1受容体の活性化は，甘味に対する生理学的反応を増加させた（Yoshida *et al*., 2010）。甘味閾値はセロトニンによっても下げられる（Heath *et al*., 2006）。この効果と反対に，甘味受容体は脂肪細胞によって生成され循環しているペプチドホルモンであるレプチンに反応する。レプチンは，甘さに対する反応を減少させることがわかった（Jyotaki *et al*., 2010）。

苦　味

生来ヒトは潜在的な食の危険を知らせる普遍的なシグナルである苦味物質が嫌いであり，摂取を拒否する（Drewnowski, 1985, 2001a；Birch, 1999）。苦味のする毒に対して脆弱な乳児や幼い子供，妊婦は，苦味の感受性が最も強い。より激しい苦味刺激に対しては，そのほとんどが拒絶される（Drewnowski, 2001a）。苦味の許容には長い時間の学習が必要である。近年の研究では，酸溶液と苦味溶液に対する新生児の拒絶反応は，１歳を過ぎてから部分的に受け入れられることがわかった（Schwartz *et al*., 2009）。そうではあるけれども，幼い子供はビターチョコレートが嫌いで，その代わりにすべての苦味物質を取り除いたホワイトチョコレートを好む。成人は人生の後半において苦味に耐えうることを学習する。とりわけ苦味が脂肪（チョコレート），カフェイン（コーヒー），アルコール（ビール）と一緒になった場合において顕著である（Drewnowski, 2001a）。

苦味に対する遺伝的感受性はフェニルチオカルバミド（phenylthiocarbamid）と6-*n*-プロピルチオウラシル（PROP）という2種類の苦味物質を用いて体系的に研究されている。それぞれの物質に対する個々の味感受性は遺伝的基盤によって規定される遺伝形質である（Kim *et al*., 2003）。フェニルチオカルバミドとPROPの味を感じられる能力は苦味物質を高感度に選択できる能力やある種の苦い食べ物を嫌悪する能力に関係している（Tepper, 2008）。苦味をもたらすPROPに対する遺伝的感受性を調べることで，食選択や食習慣について予測することができるかどうかがこれまで論争の的となってきた（Duffy and Bartoshuk, 2000；Duffy, 2004；Drewnowski *et al*., 2007；Tepper *et al*., 2009）。

アブラナ科やその他の野菜が豊富に含まれている植物性の食事は，抗癌作用があるといわれているが，その有効物質である植物化合物は大体のものが苦く，刺激性があり，かつ収斂味（渋味）がする（Barratt-Fornell and Drewnowski, 2002；Drewnowski and Gomez-Carneros, 2000）。タンニン，リグナン，フラボノイド，イソフラボン，グルコシノレートなどの発癌予防ポリフェノールは，多くの野菜や果物で感知できるほどの苦味をもたらす（Drewnowski and Gomez-Carneros, 2000）。Drewnowski とRock（1995）は，遺伝的味マーカーが，癌患者が治療のために摂取する苦い野菜や果物の食事コンプライアンスに影響を及ぼす可能性を初めて示唆した。以前の研究（Fischer *et al*., 1963；Glanville and Kaplan, 1965）に基づくと，芽キャベツやキャベツ，ホウレンソウ，ケールなどの苦いアブラナ属の野菜は最も嫌われていた（Drewnowski and Gomez-Carneros, 2000）。

さまざまな研究が苦い食べ物に対する反応や食べ物の好みとPROPの味覚反応とが関連している可能性を示す一方で，食消費のパターンや病気のリスクとの関連性はみつかっていない。PROPを“超高感度で感じるヒト”は，乳製品の脂質の食感がおそらく嫌いであるので，心臓病のリスクが低いという意見があるが（Duffy, 2004），その意見は脂質消費の疫学研究において観察されるデータでは支持されてこなかった。近年の女性を対象にした研究では，PROPを感じる人に比べてPROPを感じない人は多くの脂質を摂取するわけではないこと，しかしながら，ビュッフェスタイルではより多くのカロリーを摂取してしまうことが示された（Tepper *et al*., 2011）。しかし，食事パターン，バイオマーカー，BMIの関連を350人以上の女性で検証した他の研究においては，PROPを感じる人と，栄養と，健康状態には関連性がなかった（Drewnowski *et al*., 2007）。PROP感受性と食習慣の間に一定の相関がないことは，多くの要因が味覚と食探索行動との間に干渉することを示唆している（Tepper *et al*., 2009）。また，PROPに対する高い感受性を持つ人は，その他の味や食感の刺激に対して高い感受性を持つことが多いという報告もある（Lim *et al*., 2008；Reed, 2008）。

塩　　味

ナトリウムは正常な生理機能を発揮するうえで必須のものである。塩からい味を求めるのは，部分的には常に環境中に排泄されているナトリウムに対する恒常性維持の要求からである。塩化ナトリウムに対する味覚反応は，食事からのナトリウム摂取を抑制した場合に変化しうる。治療や食事の影響でナトリウム欠乏が引き起こされると，通常では嫌悪するような高濃度の塩味刺激を好むようになる（Johnson, 2007）。薬物や運動によって欠乏させても塩からい食品を好むようになるし（Beauchamp *et al*., 1990），塩味と関連のある新規の風味に対する嗜好形成が促進される（Wald and Leshem, 2003）。塩味に対する嗜好は生理学的欲求によってダイナミックに変化するようである。

より長期的な研究において，1日当たりの塩の摂取量を1,600mg/日に限定すると，塩味のしない食品に対する快反応が増大し，塩味スープに対する快反応が減少することが報告されている（Blais *et al*., 1986）。同じ報告において，ナトリウム制限はスープに添加する食卓塩の量を累進的に減少させることが示された。そのような塩味に対する好みの変化は，塩刺激に対する検出閾値や認識閾値を変化させることなく起こりうる（Blais *et al*., 1986；Mattes, 1997；Lucas *et al*., 2011）。

塩味に対する個々の感受性や快反応は，健康に関して密接な関係がある。例えば，塩味検出閾値の高さと，高血圧と2型糖尿病への罹患率は相関している（Isezuo *et al*., 2008；Michikawa *et al*., 2009）。しかし，ナトリウムの認識閾値は必ずしも塩味の好みやナトリウム消費量と相関がない（Lucas *et al*., 2011）。その他の研究では，塩味を高度に好むことが原因となって高血圧のリスクが高まる，という事実はないことが支持されている（Mattes, 1997）。

塩味の好みはフレキシブルで，食事からのナトリウム摂取レベルによって調節されるという発見は，2010年の食事ガイドラインに対し，加工食品に含まれる塩分を体系的かつ徐々に減少させることがナトリウム摂取量を低下させるための集団ベースの方策になると示唆するに至った。そのようなナトリウム摂取量の減少策は，高血圧及びその他の慢性病を制御し，抑制することにつながる包括的な集団ヘルスプログラムになるであろう（Cook *et al*., 2007；Dötsch *et al*., 2009）。現行の2010年食事ガイドラインでは，1日当たりのナトリウム摂取量を1,500mg/日にすることを要求している。そのガイドラインは時間をかけて徐々に実行されるので，その間に食品産業界は低塩食の創出を目指し，アメリカ政府は今後流通する低ナトリウム食品に対する国民の味覚嗜好性を変容させる必要があるであろう。

うま味

塩味と同様に，うま味は食物の風味に貢献する。100年以上もの間，グルタミン酸ナトリウム（monosodium glutamate：MSG）を含むグルタミン酸塩はうま味を惹起するものとして使われ，ある種の風味のよい食べ物の感受性を増強することがわかっていた（Bellisle, 1999）。わずかこの10年の間にこの味のGタンパク質共役型受容体が同定され（Nelson *et al*., 2002），独立した味経路としてうま味の感覚があることがわかった。研究室レベルの官能試験では，MSGは食物の風味を増強させ，全体的に快反応を向上させることを示唆している（Bellisle *et al*., 1991；Roininen *et al*., 1996；Okiyama and Beauchamp, 1998；Schiffman, 2000；Ball *et al*., 2002；Carter *et al*., 2011a）。

うま味は食物の栄養特性を伝達するのに重要かもしれない。グルタミン酸塩は食物タンパク質の一部分であるグルタミン酸と関連があるが，タンパク質中のグルタミン酸はうま味を感じさせない。しかし，発酵や熟成の過程でタンパク質の加水分解が起こり，遊離のグルタミン酸塩を放出しうる。例えば醤油，熟成チーズ，トマトや貝などの新鮮な食品でさえ，遊離のグルタミン酸塩は豊富に含まれている。タンパク質や遊離のグルタミン酸塩が豊富な食品は，MSGに対する感受性が高い人には好まれるかもしれない（Luscombe-Marsh *et al*., 2008）。

MSGとその他の遊離グルタミン酸塩の風味増強効果は，食品の消費量を促進する可能性があるが，MSGが過度のエネルギー摂取と関連性があるという根拠には矛盾したものがいくつかある。短期間の実験では，MSG摂取後の空腹度とその後のエネルギー摂取量に有意な差はなかった（Rogers and Blundell, 1990）。その他の研究においては，食事にMSGを添加すると，添加した食品の摂取量は増えるが，全体としてのエネルギー摂取量は変化しないことが報告されている（Bellisle, 2008）。また他の研究では，MSG添加は次の食事におけるエネルギー摂取量を増やすという報告もあれば（Luscombe-Marsh *et al*., 2009），そのような作用はないという報告もある（Carter *et al*., 2011b）。今後さらなるMSG摂取と体重に関する研究が必要であろう。これまでに，MSG摂取と体重には負の相関関係があるという報告もあれば（Essed *et al*., 2007；Kondoh and Torii, 2008；Shi *et al*., 2010），MSG摂取と体重増加に関係があると指摘している報告もある（Hirata *et al*., 1997；Hermanussen *et al*., 2006；He *et al*., 2008）。

酸味

酸刺激や酸味がする食物は，苦味のように，本能的に嫌悪感があり（Desor *et al*., 1975），酸を感知する能力には強い遺伝的要素がある（Wise *et al*., 2007）。食物中の酸味は酸含有量と相関があり，食物中に高含有されていると吐き出される。したがって，酸味に対する嫌悪感は防御特性とみなしうる。しかし，必須栄養素が豊富な新鮮な食物も酸味がする。酸味が非常に好きな子供は新鮮な果物の摂取量が多いことが報告されている（Liem *et al*., 2006）。好んで酸味を受容することには明らかな健康利益があるので，研究者は酸味への嗜好を向上させる方策を研究した。しかし，8日間に及ぶ継続的な酸刺激への曝露は，酸飲料に対する嗜好性を向上させなかったが（Lim and de Graaf, 2004），酸溶液への砂糖の添加は酸味に対する嫌悪を低下させるようである（Capaldi and Privitera, 2008）。その他，子供が非常に強い酸味を好きなことには，新規で激しい刺激に対して広範囲に受容する性格が部分的に関与している可能性が少なからずあると思われる（Liem *et al*., 2004）。

油脂に対する神経応答

油脂は，食物に油脂の特徴的な味と食感を与え，食品の全体的なおいしさに貢献している。油脂の最初の感覚反応は，油脂に溶解性で揮発性を持つフレーバー分子が鼻や口腔を介して認識されることによってもたらされる。油脂の口腔内認識は，噛んだり嚥下する間に口蓋によって認識される食品の食感の感度で説明されてきた。この脂質認識の様式は，圧力や痛みに対して神経末端が反応する体性感覚と同種の反応である（Mattes, 2009）。油脂の化学受容のメカニズムもいくつか提示されており，Gタンパク質共役型受容体，脂質トランスポーター，遊離の多価不飽和脂肪酸によって抑制されるカリウムチャネルが関与しているとされている（Gilbertson *et al*., 2005；Kahn and Besnard, 2009）。

油脂によって励起される口腔感覚は，食材によって異なる。乳製品では，油脂はエマルジョンの形を取っており，なめらかでクリーミーな感覚を与える。油脂に対する水の結合状態はステーキの軟らかさやジューシーさ，ケーキやその他の焼き菓子の湿り気に影響を与える主要因である。油脂による高温での熱伝導は，カリカリ感，ザクザク感，もろさなど，食品の食感を上昇させるのに役立つ。食品の油脂量によって影響を受ける食感の性質として，硬さ，軟らかさ，ジューシーさ，こし，脂っぽさ，粘性，スムーズ感，クリーミーさ，ザクザク感，カリカリ感，もろさなどがある。一般的に，食品中の油脂含量が高いと食品の付加価値が高まることから，油脂量はしばしば高品質と関係している。塩味の嗜好と同様に，食品中に含まれる油脂の嗜好は，日常の食事で摂取する脂肪量にある程度影響を与えることが示唆されている（Cooling and Blundell, 1998）。

油脂と甘味物質の相互作用

油脂は，甘味に対する快楽反応を増強させる。油脂含量と砂糖の量を変え，甘さの異なる20種類の乳製品を用いた実験で，快楽反応の相乗効果があることがわかった。快楽反応の最大活性は20％油脂含量（wt/wt）と８％スクロース（wt/wt）で得られ，この濃度はホイップクリームの濃度に相当する（Drewnowski and Greenwood, 1983）。それらの研究では，応答曲面法と，快感の応答曲面の三次元投影を利用した。これらの油脂と糖質の快楽反応の相乗効果の発見は，後日甘味を増強させたクリームチーズ，フレンチクリーミーホワイトチーズフロマージュブラン，ケーキフロスト，アイスクリームにおいても確認された。

砂糖と油脂の間の知覚相互作用は，感覚神経の表現型に依存する。砂糖溶液で知覚される甘味は，添加する砂糖の量と正の結びつきがあるが，脂質量との結びつきもある。砂糖が一定の量の溶液において，水から牛乳，ヘビークリームへと基本となる溶液をシフトさせ脂質量を増やすと，甘味が増強され，また，その効果はPROPに対して最も苦味を感じる人において最も顕著になる（Hayes and Duffy, 2007）。より最近の研究では，砂糖と油脂の混合物の理想的な組合わせは口腔と神経の表現型と関連していた。甘くて高脂肪である乳製品と砂糖の組合わせは，一般的にすべてのグループにわたって好まれた一方で，PROPとキニーネの苦味に最も感受性の高かった人は，油脂のクリーミーさを強く感じており，他のグループよりも少量の油脂と砂糖で理想的な快楽を得られる傾向があった（Hayes and Duffy, 2008）。

味の好みと食選択

研究室での砂糖溶液で測定される甘味に対する嗜好性は，実生活での甘い食品や飲料の好みや消費量を予測すると考えられる。しかし，甘味と塩味の溶液の嗜好性は，甘い食品と塩からい食品の好みを予測するよい指標とはならないとする報告もある（Mattes *et al*., 2005）。もちろん，食品の好き嫌いに関する多くの研究は実際の食事ではなく，メニュー表を用いて実施されてきた。そのような方法では，与えられた食事に対する回答者の回答時の態度がほとんどわからない。なぜならその食事そのものが決して被験者の前に出されず，実際に消費されないからである。２つの評価軸について最も信頼性のある結果が得られるのは，味刺激が目的の食品に非常に近い場合である。例えば，砂糖溶液に対する嗜好性は，同じ被験者のコーラや果物ジュースに対する嗜好性を予測するかもしれないが，ドーナッツやキャンディに対する嗜好性に関しては予測できないかもしれない。

味覚嗜好性や食選択は一生の間で変容し，かつわれわれの生理状態に影響を受ける。好みと嫌悪感は成長・成熟・ホルモン状態によって変化しうる。味覚嗜好性と食選択は，さらに経験則とそれに伴う学習によって形作られる。苦味（カフェイン），アルコール，辛いスパイスのような嫌悪する味覚に対する嗜好性は，すべて食事後の望ましい結果が伴うことによって形成されるといわれている（Logue, 2004）。以前は普通であった味，もしくは好まない味は，好む味に変化しうる。そのように好む味に変化するためには，適切な報酬メカニズムが関与している。

子供における味と食選択

就学前の子供についての研究では，人生の早期における食の好みは，その食品に対するなじみと甘さという２つの要因によって決定されると報告されている（Birch, 1999）。油脂に対する好みは人生の早期において求められる。つまり子供は高エネルギー量と油脂量に関連したにおいを好ましく思うように学習する。油脂と砂糖はピーナッツバター，ジェリーサンドイッチ，チョコレートキャンディ，クッキー，アイスクリームなどの主たる成分である。

甘味の好みと砂糖の消費量はともに思春期と成人になる間の期間において低下する（Bowman, 1999）。子供たちの食の好みはしばしば味そのものによって導かれるのに対し（Birch, 1999），成人の食選択は，栄養への考え方や，体重と食事に対する考え方によって影響を受ける傾向がある（Logue, 2004）。しかし，味の好み，食事に関する考え，食事摂取について同一の被験者グループで実験をした研究は皆無であり，直接的な証明にはならない。その他の研究では高脂肪食に対する子供の好みには，家族の影響があることが示されている。３～５歳以降の子供の研究では，子供の油脂に対する好みと消費量はともに両親のBMIと関連があると報告されている（Fisher and Birch, 1995；Wardle *et al*., 2001）。

また，子供たちは苦い食品に対して嫌悪感を示す（Drewnowski, 2001a；Logue, 2004）。典型的に嫌いな食品は，苦味のするもの，三叉神経を（鋭く）刺激するもの，そして好ましくない食感を持つものである。コーヒー，ビール，アルコール，そして辛いトウガラシなどに対する後天的な好みは，主に年齢とともに学習して変容しうる食の好みである。

加齢による味と食選択

加齢による味とにおいの消失は，食の楽しみを減少させることで食品摂取量を低下させ，低栄養状態と病気につながるとされている(Morley, 2001；Hays and Roberts, 2006)。しかし，この見解を支持する根拠には矛盾がある。多くの高齢者が嗅覚欠損に罹患しているのに対し，味覚欠損の罹患は少なく(Murphy, 2008)，したがって，食選択，栄養，健康に対して味とにおいがどの程度のインパクトを持つのかは明らかではない。高齢者では神経系の制御による満腹感は低下することがあり（Rolls, 1999)，より均一の食習慣になるとされている。しかし，高齢者ではしばしば若齢成人に比べて食事が多様になるという報告もある（Rolls, 1999)。

味と加齢についての多くの研究では，楽しみや快楽の度合いよりもむしろ，味覚の鋭さや感受性について着目されてきた。初期の研究では，味覚欠損に罹患した高齢者は甘味と塩味刺激を好み，そのために多くの砂糖と塩を摂取するという仮説が導かれていた。いくつかの研究ではスクロース，塩化ナトリウム，クエン酸溶液に対する快楽の度合いは加齢によって増大すると報告されているが，その他の研究ではそのような加齢による快楽反応の増大は認められていない。味覚機能は比較的強力であり，口腔全体の味覚は老年期に入ったとしても正常でありうる。少なくとも１つの報告では，高齢者はスクロースと塩化ナトリウム溶液に対する味感覚と快楽反応の様式に障害はないことを示している（Drewnowski *et al*., 1996)。同じ報告では，塩味刺激に対する好みは塩の摂取量にまったく影響を与えないことを示唆している。

高齢者の摂食量を増やすために，食品のにおいを増強させるという方策が提案された（Rolls, 1999)。高齢者が消費する食品の中に風味増強剤を入れた介入試験では，ポジティブな結果（Mathey *et al*., 2001）とネガティブな結果（Essed *et al*., 2007）の両方が報告されている。高齢者の食事は多様性に欠けるが（Marshall *et al*., 2001)，その多様性のなさを感覚の問題とするのは困難である。歯の状態がよくないといったその他の要因や(Marshall *et al*., 2002；Sahyoun *et al*., 2003)，抑うつ，孤独，死別，社会的支援を含む心理社会学的な変動も食習慣に大きな影響を与えている（Ahmed and Haboubi, 2010)。

肥満における味と食選択

多くの研究は，肥満者の味覚反応が不健康な摂食パターンや体重増加に対してどのように影響しているかに着目していた。甘味と油脂に対する知覚と快反応は最も注意を集めた。その理由として，肥満者の食事はエネルギー過多の傾向があり，比較的精製された穀物，砂糖，および油脂の摂取量が多かったからである(Miller *et al*., 1990；Bolton-Smith and Woodward, 1994)。砂糖と油脂の原料が大陸と文化によって違いがある一方で，おいしくて高エネルギーな食品を好むのは全世界共通のヒトの特性である。

一連の研究において，肥満の子供と成人の甘味と油脂に対する味覚の鋭さが検証された（Pasquet *et al*., 2007)。甘味に対する検出閾値は痩せと肥満の成人で同一だったのに対し（Malcolm *et al*., 1980)，砂糖と油脂の混合物に対する関係性は異なっていた。

官能試験において，肥満女性は油脂が豊富な味刺激を選択し，彼女らの好みの食品のリストにはドーナッツ，ケーキ，クッキー，アイスクリーム，チョコレート，パイ，その他のデザートなどの高脂肪食品があげられた。反対に，正常な体重を下回っている拒食症の女性においては，すべてにおいて低い嗜好性を示し，それらは比較的甘く，実質的には無脂肪の刺激を選択する傾向があった（Drewnowski, 1989)。肥満女性と，痩せたばかりの女性は，エネルギーが高い砂糖と油脂の混合物に対して最も快反応を示した（Drewnowski *et al*., 1985)。そのようなかつて肥満者だった人は，体重のリバウンドが生じる期間において葛藤がある。それらの発見は，BMI が食事からの脂肪摂取量と正の相関関係があることを示した研究と一致している（Ahluwalia *et al*., 2009)。

風味のある食品や塩気のある食品の知覚と嗜好性が，体重と関連性があるかどうかについてはあまりわかっていない。塩に対する閾値は肥満の成人で低下しており（Pasquet *et al*., 2007)，成人の BMI は塩気のある食品と脂っこい食品の好みと正の相関がある（Keskitalo *et al*., 2008)。肥満女性は MSG に対する感受性が低く，通常の体重の女性よりも有意に濃いだしを好む（Pepino *et al*., 2010)。肥満男性はステーキ，焼き肉，ハンバーガー，フレンチフライドポテト，ピザを好むことが報告されている（Drewnowski, 1997a，b)。これらの発見は肥満の大人が高エネルギー食や塩気のある食品を過剰摂取する傾向にあることを明らかにした摂食実験の結果(Cox *et al*., 1999）と一致するものである。

いくつかの研究では，味の好みのプロファイルは体重増加の危険因子となることが示唆されている。例えば，より甘い食品，高脂肪食品，乳製品を好む人は体重増加のリスクが高いことがピマインディアンの研究で示唆されている(Salbe *et al*., 2004)。高脂肪食や甘い食品を好む日本人成人は，そのような嗜好性を示さない人に比べてより体重が増加することが示唆されている(Matsushita *et al*., 2009)。また，外科手術による体重の減少は，味の知覚と嗜好性を変化させるようである。肥満症治療手術を受けた肥満患者は，甘味に対する感受性が増大することが示唆されている（Miras and le Roux, 2010)。その手術はおいしい食品に対する肥満成人の食欲を減少させることも示唆されている（Schultes *et al*., 2010)。

味と食欲における神経生物学

ヒトは，エネルギーバランスを維持し，栄養の必要量を満たすために食べる。エネルギー不足に対して反応する強い食欲は，視床下部や脳の薬理学的な経路など，いくつかの脳領域で制御されている（Kalra and Kalra, 2004；Wurst *et al*., 2007）。しかし，食べることは人の人生における最大の楽しみのひとつであり，味覚は空腹とは独立した食の楽しみをも与える（Lowe and Butryn, 2007）。食べることで得られる快楽のメカニズムには，おいしい飲食物を食べたいという期待（欲求/渇望）や報酬（好き）が関与しており（Berridge, 1996；Barbano and Cador, 2007a），それらの動機は恒常性制御のシグナルよりも強く，過度のエネルギー摂取を促進し，肥満にさせる。快楽のメカニズムを制御している神経生物学的基質，薬理学的経路は，食欲の恒常性制御機構といくらかの共通性はあるが，異なる部分もあることは明らかである（Barbano and Cador, 2007b；Kenny, 2011）。

渇望と欠乏感

食渇望に関する研究は，セロトニン作動系，内因性オピエートペプチド，エンドカンナビノイドが関与している可能性を示唆してきた。セロトニン作動系は食渇望と摂食に関与していることが，臨床的に抑うつと診断された患者において初めて報告された（Pelchat, 2002；Pelchat, 2009）。セロトニンは第一に炭水化物に対する渇望と関連しており，それは恒常性制御機構によるものと考えられている。すなわち，セロトニンレベルが低いと炭水化物摂取が促進される。炭水化物はセロトニンの前駆体であるL-トリプトファンの濃度を増やすことができる（Pelchat, 2002；Yanovski, 2003）。

内因性のオピエートやエンドルフィンは，油脂や甘味に対する渇望に関与していることが示唆されている（Drewnowski *et al*., 1995）。オピエートはミュータイプのオピオイド受容体を活性化させ（Kelley *et al*., 2002），ヒトの甘味の反応を増大させ，ラットの甘味溶液の摂取量を増大させる（Pecina and Berridge, 2005）。さらに，ラットの油脂摂取量はオピエートアゴニストであるモルヒネとブトルファノール投与によって増大する。内因性のオピエートは好みの食品に対する快反応も仲介する（Levine *et al*., 2003）。ナロキソンやナルトレキソン，ナルメフェンのようなオピエートアンタゴニストはある種の食品に対する嗜好性を低下させることによって摂食量を低下させるようである。好みでない食品の消費は，ナロキソン投与後で一定であるのに対し，甘味溶液に対する嗜好性は低下する（Hetherington, 2001）。類似の結果は別のオピエートアンタゴニストのナルメフェンを用いた結果でも得られている（Yeomans and Wright, 1991）。

植物由来もしくは合成カンナビノイドは，癌患者やエイズ患者の吐き気を取り除き，摂食量を増やすために永らく使われてきた。1990年代におけるエンドカンナビノイドの発見は，脂肪酸由来の神経伝達物質の生理機能研究の発展によりもたらされた。エンドカンナビノイドの食欲促進効果は，視床下部や前脳の辺縁系にあるエンドカンナビノイド受容体に作用してもたらされるものと考えられている。エンドカンナビノイドの量は絶食によって増大する。前述したように，エンドカンナビノイドは末梢組織にも作用し，食欲促進効果をもたらす。甘味受容体を発現している味細胞はCB-1受容体を発現しており，それらが活性化されることにより甘味刺激に対する反応が増強される（Jyotaki *et al*., 2010；Yoshida *et al*., 2010）。オピエート受容体の抑制とは異なり，エンドカンナビノイド受容体のひとつであるCB-1受容体の薬理学的な抑制は好きな食品と嫌いな食品の両方の摂取量を低下させる（Di Marzo and Matias, 2005）。そのような処置により体重減少に導くことが可能であるが，そのメカニズムとしてはエネルギー摂取量の低下と，エネルギー消費量や脂質酸化量の増大が関与している（Addy *et al*., 2008）。

食品の好みと報酬

食べることは線条体の報酬系と関連した脳経路によって駆動されており（Stricker and Woods, 2004），そこでは摂食は中脳からのドーパミン作動性神経の投射により強化されていると考えられている（Wang *et al*., 2001, 2004；Epstein and Leddy, 2006）。オピエートやエンドカンナビノイドと異なり，ドーパミンの放出は食刺激の快感と関連がないと報告されている（Volkow *et al*., 2002）。報酬系の異常は肥満と関連があるとされてきた。ヒト脳のイメージングにより，線条体にあるD2タイプのドーパミン受容体の量と被験者のBMIが負の相関関係にあることが示された（Wang *et al*., 2001；Volkow *et al*., 2008）。機能的磁気共鳴脳イメージングを用いた最近の研究では，6か月以上にわたって体重増加をした女性は体重が一定の女性と比較して線条体の活動が弱いことが示唆されている（Stice *et al*., 2010）。その結果は，報酬経路の感受性の低下は食品の過剰摂取を促進し，その過剰摂取がさらなる報酬系の反応性を減弱させうることを示唆している。

最近の研究では，食品の報酬中枢はエネルギー恒常性と関連がある薬理学的経路によって制御されうることがわかった。動物実験では，エネルギー恒常性に関与しているインスリンとレプチンの2つのホルモンが，中脳のドーパミン作動性神経とオピオイドシグナル伝達系の機能に影響を与えうることが示唆されている（Figlewicz and Benoit, 2009）。これらの実験はインスリンとレプチンが食品の報酬行動を減少させることも示している。その他の研究においては，2つの消化管ペプチドも，食品の報酬行動に関与しているエネルギーバランス調節脳部位に作用していることが示唆されている（Fulton,

2010）。グレリン受容体は脳のドーパミン作動性神経回路に発現しており，そこには中脳の腹側被蓋領域（ventral tegmental area：VTA）神経も含まれている（Guan *et al*., 1997）。VTAではグレリンがドーパミン作動性神経の活動を高めることができる（Abizaid *et al*., 2006）。イメージング研究により，線条体と中脳のVTAにおいて，グレリンは食品の画像に対する反応性を高めることが示唆されている（Malik *et al*., 2008）。類似の研究では，ペプチドYY（Peptide YY：PYY）の投与はVTAと線条体前部を活性化するようである。また，（食後のように）PYYの量が多い時においては，摂食量は摂食の恒常性に関与している視床下部センターよりもむしろ眼窩前頭皮質（快感の発動に関与している経路の一部）の活動と関係があるようである（Batterham *et al*., 2007）。

過食と食依存症

本章の前半でとりあげた神経回路と薬理学的経路の病理学は，過食の基礎となると考えられる。過食とは摂食異常の現象であり，過度の食品の摂取，とりわけおいしい食品の過度の摂取であり，下痢（神経性過食症を伴うような）や食欲不振では補償されないものである（Spitzer *et al*., 1992）。過食の概念は，渇望や報酬といった食品摂取にかかわる動機の不健康な状態として説明できる可能性もある（Pelchat, 2009）。過食症と薬物依存には，過食と制御不能という類似点があるとわかってきている。この共通点を描くことは，過食症の患者は食品に対する中毒症状にかかっているのかどうかという議論に拍車をかける（Pelchat, 2009）。

薬理学的に，薬品およびアルコール中毒と過食症には共通点がある。内因性のオピエートペプチドはアルコール渇望を仲介すると考えられているし，長く効果が持続するオピエートアンタゴニストのナルトレキソンは，アルコール依存症患者におけるそのような渇望に歯止めをかけることに使われてきた。モルヒネやメタドンなどのオピエートに対する中毒症状は，甘味への食欲を高めることに関連しており，オピエートの禁断症状はアイスクリームやチョコレートなどにより緩和される（Drewnowski *et al*., 1995）。それらの効果はオピエートアンタゴニストがおいしい食品に対する快反応を減少させたことを示した他の研究と一致している（Nathan and Bullmore, 2009）。

過食症には，中脳辺縁系のドーパミン作動性神経回路が関与しているかもしれない。動物実験では油脂または砂糖（両方ともおいしい食品に含まれる典型的な栄養素）の過食は過度のドーパミンを放出させることを示唆しており（Avena *et al*., 2009），ドーパミン受容体の補償変化をもたらすかもしれない。機能的イメージング研究により，肥満と薬物依存の両方に罹患した被験者において，利用できるD2タイプのドーパミン受容体が不足していることがわかった（Wang *et al*., 2004）。それらの発見は，そのような経路が，中毒の食品と薬物の両方に対する行動に関与する，解剖学的に共通の基盤となることを示唆している。

おいしさと満腹

満腹は，エネルギーバランスを制御する多くのメカニズムのうちのひとつである。おいしさと満腹は，食品摂取にとって反対の効果である。おいしさが食欲や食品摂取を増やす一方，満腹感は食べ物の大きさを小さくすること，あるいは，次の食べ物に手を伸ばすことを遅らせることによって，摂取を制限している。そのようにして，おいしさと満腹感の両方が，エネルギー要求量にみあったエネルギー摂取量になるよう調節するのを助けている。しかし，実験研究では，おいしさと満腹感の両方が食品の消費量で計測される傾向にあった。結果として，過剰に食べられた食品は，最もおいしく，そして最小の満腹感をもたらすものと定義づけられる。

おいしさの標準的な測定には，与えられた食品に対して認識される喜び，食べようとする意図，もしくは食品の消費量などが用いられる。満腹感の標準的な測定には，空腹感の減少，膨満感，食事や軽食を食べようとする意思の減少，もしくは実際の食品摂取量などが用いられる。何人かの研究者は，満腹と飽食の間に違いを見いだした（Mattes *et al*., 2005）。飽食が，与えられた食品の摂取を終わらせ，食べる大きさを小さくすることに責任を持つ一方，体内の満足感として定義される満腹感は，次に食べるタイミングの開始を遅らせ，次の食べ物の量を減らすものである。満腹感の増大は，おいしさの減少によっても測定されてきた。感覚特異的な満腹感は，他の食品と比較して，今ちょうど消費した食品のおいしさを減少させるものとして特別に定義されている。

満腹感をあまりもたらさないような，エネルギー豊富で，甘くて，高脂肪な食品は，とりわけ慎重に選び出されてきた（Holt *et al*., 1995；Erlanson-Albertsson, 2005）。何人かの研究者は，標準的な満腹信号を覆し，過食と過体重に導く砂糖のおいしさについて議論してきた（Green *et al*., 1994）。他には，高脂肪食が“抵抗なく過食”されることから，油脂には満腹にする力が弱いと指摘した者もいる（Blundell *et al*., 1993）。ひとつの疑問として，おいしくて高脂肪な食品が，高エネルギーのために過食されるのか，あるいはその油脂量のために過食されるのかどうかがあげられる（Blundell *et al*., 1993）。もし満腹が，主要栄養素によりもたらされるのであれば，油脂は同一のエネルギー量の炭水化物やタンパク質よりも満腹感に与える影響が小さいため，過食されるのかもしれない。おいしいうえ，非常に満腹になる食品をつくるという，体重減少産業の公然のゴールは，両立が難しいかもしれない。

嗜好と食習慣

食品の嗜好性は食品の摂取量を予測するといわれている。しかし，人々はすでに食べたことのある食品に対して積極的な姿勢を示す可能性があるので，食品の嗜好性はすでに存在している食習慣をただ単に反映しているだけかもしれない。例えば，就学児の研究では，野菜と果物に対する嗜好性は，高い消費量と関連があることがわかっている（Brug *et al*., 2008）。それは，高い摂取量が高い嗜好性の報告を導いているのかもしれない（Aldridge *et al*., 2009）。

食品の嗜好性と実際の食品の利用との間における関係性は，食品摂取評価に影響する。食品摂取頻度調査（food frequency questionnaires：FFQs）は大規模調査研究において食品の摂取量を評価するのに使われ，100，もしくはそれ以上の食品や食品群の名前がリストされたものから構成されている（Willett, 1998）。回答者は固定された9ポイントのカテゴリーから成るスケールを用いて，個々の通常の摂食頻度や摂食量を回答する。そのスケールは，“まったく食べないもしくは1か月当たり1回以下”というところから“1日当たり5回”という範囲までで構成されている（Willett, 1998）。自己回答の食品摂取頻度調査は，記憶と思い出しの両方により，過去の食行動を測定するものと考えられてきた（Willett, 1998）。FFQ質問紙を改善しようとする試みでは，回答者の過去の食品利用の記憶の思い出しを助けたりする方策や，認知に関するインタビューなどが考えられてきた（Subar *et al*., 1995；Willett, 1998）。

しかしながら，食品摂取頻度調査は，当該食品を想像して，積極的に消費しているのか消極的な消費なのか，といった一般的な姿勢を測定するだけである。一方で，食嗜好のチェックリストは食品の名称の長いリストであり，回答者に“1＝極端に嫌い”から“9＝極端に好き”までの9ポイントから構成されるカテゴリースケールで，嗜好の度合いを示してもらうものである。自己回答の食嗜好と食利用の頻度の関係性の調査では，その食品が嫌いであるとほとんど摂取しないという関連があることが示されている（Drewnowski *et al*., 2000）。FFQ質問紙は，典型的な食事中の脂肪量を評価するには，食嗜好チェックリストに及ばない（Drewnowski, 2001b；Kristal *et al*., 2005）。

食選択行動の経済学

消費者の食品の選択は，味覚反応，報酬価値，収入，時間の制約，それと理解している食品の栄養的な価値によってなされ，最終的には経済的な判断となる。味覚反応あるいは食品の嗜好性の情報だけでは，購入意図や現実の消費者行動をいつも予想できるとは限らない。消費パターンもまた，金額，便利さ，安全や栄養に関することによって影響を受ける（Glanz *et al*., 1998；Sobal and Bisogni, 2009）。他にも，人口統計学的要因や文化的または社会経済の要因もまた，味覚反応と食品選択の間の関係に影響を及ぼす。

味と離れて，食品の金銭的コストは，食品の選択を導く主要な要因であり，とりわけ社会経済的地位の低層の人々の食生活の質に影響する主な要因である（Beydoun and Wang, 2008）。いくつかの経済研究は，食品にかける金銭と時間コストの減少と肥満率の増加が関連していることを示してきた（Philipson, 2001；Lakdawalla and Philipson, 2009）。これらの研究は，おいしくてエネルギー豊富な脂っこい食品の利用の広がりと，労働力として女性が参入してきたこと，および仕事における身体活動の低下を指摘した（Philipson, 2001；Cutler *et al*., 2003）。

しかし，すべての食品が安価になっているわけではない。そこには，精製穀物，糖添加，脂肪添加を基にした低コストでエネルギー豊富な食品と，脂肪の少ない赤身肉，乳製品，全粒穀物，新鮮野菜や果物などの高価で栄養豊富な食品との間にある価格差は広がり続けている（Monsivais and Drewnowski, 2007；Monsivais *et al*., 2010）。さらに，健康的な食品は，経済的に不利な地域では常に利用できるわけではない（Jetter and Cassady, 2006；Larson *et al*., 2009）。食品の準備や消費にあてる時間が取れないことも影響しているが，健康的な食品の入手における格差が，健康における格差を生んでいると説明できるかもしれない（Wiig and Smith, 2009；Davis and You, 2010）。

食事の質とコストの関係の本質は，さまざまな社会経済レベルで，食事と疾病リスクの研究において重要な意味を持っている。よりお金をかけても健康的な食事が保証されない一方で，事実上，食品のコスト減少がある一定の限度を下回れば，直線的に食事が栄養の乏しいものになるということは明らかである（Darmon *et al*., 2002）。ひとつの重要な問いかけは，おいしくて，低コストで，エネルギー豊富な食事は，全体として高エネルギー消費と関連性があるかどうかである。他の言葉でいい換えると，共変量で調整した後に，BMI値は，食品の価格や食事のコストと直接的に相関しているのかということである。いくつかの研究は，この関連性を示唆している（Powell and Bao, 2009；Sturm and Datar, 2008）が，これらの質問への答えは，ほとんど明確なものとはなっていない。

将来の方向性

公的な健康栄養運動は，おいしくてエネルギー豊富な食品を，おいしくないが確実に健康的である選択肢に置き換えるよう消費者に説得させることに重点を置いている（Ashfield-Watt *et al*., 2007）。食事の質を改善することを目指す栄養学教育の戦略は，味覚反応や快反応にではなく，ほとんど食品の栄養学的な質にのみ焦点を当ててきた。しかしヒトは，優れた味わいのエネルギー豊富な食品を生まれながらに好んでいて，そういった食品は魅力的で，おいしく，使い勝手よく，安価であり，多様な形態で利用できる。味の嗜好性はまた，人口統計学的，経済的，社会的，そして文化的な変化と関連している。それらの変化要因が食品消費の個人および集団レベルでのパターンを形作ることについてどの程度関連しているのかを明らかにすることは，新しくて重要な研究領域である。それらの研究結果は，食品の選択における味の役割を直接的に説明する栄養指導や栄養介入の発展をもたらすのに重要となるであろう。

（川端二功訳）

推奨文献

Darmon, N. and Monsivais, P. (2010) Economic influences on food behaviour. In S.E. Colby (ed.), *Why We Eat What We Eat*. Kendall Hunt, Dubuque, IA, pp. 65–94.

Drewnowski, A. (2007)The real contribution of added sugars and fats to obesity. *Epidemiol Rev* **29,** 160–171.

Mattes, R.D. (2006) Orosensory considerations. *Obesity* **14**(Suppl 4), 164S–167S.

Reed, D.R., Tanaka, T., and McDaniel, A.H. (2006) Diverse tastes: genetics of sweet and bitter perception. *Physiol Behav* **88,** 215–226.

[文　献]

Abizaid, A., Liu, Z.W., Andrews, Z.B., *et al.* (2006) Ghrelin modulates the activity and synaptic input organization of midbrain dopamine neurons while promoting appetite. *J Clin Invest* **116,** 3229–3239.

Addy, C., Wright, H., Van Laere, K., *et al.* (2008) The acyclic CB1R inverse agonist taranabant mediates weight loss by increasing energy expenditure and decreasing caloric intake. *Cell Metab* **7,** 68–78.

Ahluwalia, N., Ferrières, J., Dallongeville, J., *et al.* (2009) Association of macronutrient intake patterns with being overweight in a population-based random sample of men in France. *Diabetes Metab* **35,** 129–136.

Ahmed, T. and Haboubi, N. (2010) Assessment and management of nutrition in older people and its importance to health. *Clin Interv Aging* **5,** 207–216.

Aldridge, V., Dovey, T.M., and Halford, J.C.G. (2009) The role of familiarity in dietary development. *Develop Rev* **29,** 32–44.

Andrieu, E., Darmon, N., and Drewnowski, A. (2006) Low-cost diets: more energy, fewer nutrients. *Eur J Clin Nutr* **60,** 434–436.

Ashfield-Watt, P.A., Welch, A.A., Godward, S., *et al.* (2007) Effect of a pilot community intervention on fruit and vegetable intakes: use of FACET (Five-a-day Community Evaluation Tool). *Public Health Nutr* **10,** 671–680.

Avena, N.M., Rada, P., and Hoebel, B.G. (2009) Sugar and fat bingeing have notable differences in addictive-like behavior. *J Nutr* **2** 139, 623–628.

Ball, P., Woodward, D., Beard, T., *et al.* (2002) Calcium diglutamate improves taste characteristics of lower-salt soup. *Eur J Clin Nutr* **56,** 519–523.

Barbano, M.F. and Cador, M. (2007a) Opioids for hedonic experience and dopamine to get ready for it. *Psychopharmacology (Berl)* **191,** 497–506.

Barbano, M.F. and Cador, M. (2007b) Neurobiology of nutrition and obesity. *Nutr Rev*, **65,** 517–534.

Barratt-Fornell, A. and Drewnowski, A. (2002) The taste of health: nature's bitter gifts. *Nutr Today* **37,** 144–150.

Bartoshuk, L.M. (1993) The biological basis of food perception and acceptance. *Food Qual Pref* **4,** 21–32.

Batterham, R.L., Ffytche, D.H., Rosenthal, J.M., *et al.* (2007) PYY modulation of cortical and hypothalamic brain areas predicts feeding behaviour in humans. *Nature* **450,** 106–109.

Beauchamp, G.K. (2009) Sensory and receptor responses to umami: an overview of pioneering work. *Am J Clin Nutr* **90,** 723S–727S.

Beauchamp, G.K., Bertino, M., Burke, D., *et al.* (1990) Experimental sodium depletion and salt taste in normal human volunteers. *Am J Clin Nutr* **51,** 881–889.

Bellisle, F. (1999) Glutamate and the UMAMI taste: sensory, metabolic, nutritional and behavioural considerations. A review of the literature published in the last 10 years. *Neurosci Biobehav Rev* **23,** 423–438.

Bellisle, F. (2008) Experimental studies of food choices and palatability responses in European subjects exposed to the Umami taste. *Asia Pac J Clin Nutr* **17**(Suppl 1), 376–379.

Bellisle, F., Monneuse, M.O., Chabert, M., *et al.* (1991) Monosodium glutamate as a palatability enhancer in the European diet. *Physiol Behav* **49,** 869–873.

Berridge, K.C. (1996) Food reward: brain substrates of wanting and liking. *Neurosci Biobehav Rev.* **20,** 1–25.

Beydoun, M.A. and Wang, Y. (2008) How do socio-economic status, perceived economic barriers and nutritional benefits affect quality of dietary intake among US adults? *Eur J Clin Nutr* **62,** 303–313.

Birch, L.L. (1999) Development of food preferences. *Annu Rev Nutr* **19,** 41–62.

Blais, C.A., Pangborn, R.M., Borhani, N.O., *et al.* (1986) Effect of dietary sodium restriction on taste responses to sodium chloride: a longitudinal study. *Am J Clin Nutr* **44,** 232–243.

Blundell, J.E., Burley, V.J., Cotton, J.R., *et al.* (1993) Dietary fat and the control of energy intake: evaluating the effects of fat on meal size and postmeal satiety. *Am J Clin Nutr* **57**(5 Suppl), 772S–777S; Discussion 777S–778S.

Bolton-Smith, C. and Woodward M. (1994) Dietary composition and fat to sugar ratios in relation to obesity. *Int J Obes Relat Metab Disord* **18,** 820–828.

Bowman, S.A. (1999) Diets of individuals based on energy intakes from added sugars. *Family Econ Nutr Rev* **12,** 31–38.

Brug, J., Tak, N.I., te Velde, S.J., *et al.* (2008) Taste preferences, liking and other factors related to fruit and vegetable intakes

among schoolchildren: results from observational studies. *Br J Nutr* **99**(Suppl 1), S7–S14.
Cabanac, M. and Duclaux, R. (1970) Obesity: absence of satiety aversion to sucrose. *Science* **168,** 496–497.
Capaldi, E.D. and Privitera, G.J. (2008) Decreasing dislike for sour and bitter in children and adults. *Appetite* **50,** 139–145.
Carter, B.E., Monsivais, P., and Drewnowski, A. (2011a) The sensory optimum of chicken broths supplemented with calcium di-glutamate: a possibility for reducing sodium while maintaining taste. *Food Qual Pref* **22,** 699–703.
Carter, B.E., Monsivais P., Perrigue, M.P., *et al.* (2011b) Supplementing chicken broth with monosodium glutamate reduces hunger and desire to snack but does not affect energy intake in women. *Br J Nutr* **106,** 1441–1448.
Clydesdale, F.M. (1993) Color as a factor in food choice. *Crit Rev Food Sci Nutr* **33,** 83–101.
Cook, N.R., Cutler, J.A., Obarzanek, E., *et al.* (2007) Long term effects of dietary sodium reduction on cardiovascular disease outcomes: observational follow-up of the trials of hypertension prevention (TOHP). *BMJ* **334**, 885.
Cooling, J. and Blundell, J. (1998) Are high-fat and low-fat consumers distinct phenotypes? Differences in the subjective and behavioural response to energy and nutrient challenges. *Eur J Clin Nutr* **52,** 193–201.
Cox, D.N., Perry, L., Moore, P.B., *et al.* (1999) Sensory and hedonic associations with macronutrient and energy intakes of lean and obese consumers. *Int J Obes Relat Metab Disord* **23,** 403–410.
Cutler, D.M., Glaeser, E.L., and Shapiro, J.M. (2003) Why have Americans become more obese? *J Econ Perspect* **17,** 93–118.
Darmon, N., Ferguson, E.L., and Briend, A. (2002) A cost constraint alone has adverse effects on food selection and nutrient density: an analysis of human diets by linear programming. *J Nutr.* **132,** 3764–3771.
Davis, G.C. and You, W. (2010) The Thrifty Food Plan is not thrifty when labor cost is considered. *J Nutr* **140,** 854–857.
Desor, J.A., Maller, O., and Andrews, K. (1975) Ingestive responses of human newborns to salty, sour, and bitter stimuli. *J Comp Physiol Psychol.* **89,** 966–970.
Di Marzo, V. and Matias, I. (2005) Endocannabinoid control of food intake and energy balance. *Nature Neurosci* **8,** 585–589.
Dötsch, M., Busch, J., Batenburg, M., *et al.* (2009) Strategies to reduce sodium consumption: a food industry perspective. *Crit Rev Food Sci Nutr* **49,** 841–851.
Drewnowski, A. (1989) Taste responsiveness in eating disorders. *Ann NY Acad Sci* **575,** 399–408; Discussion 408–409.
Drewnowski, A. (1997a) Taste preferences and food intake. *Annu Rev Nutr* **17,** 237–253.
Drewnowski, A. (1997b) Why do we like fat? *J Am Diet Assoc* **97**(7 Suppl), S58–62.
Drewnowski, A. (1998) Energy density, palatability, and satiety: implications for weight control. *Nutr Rev* **56,** 347–353.
Drewnowski, A. (2001a) The science and complexity of bitter taste. *Nutr Rev* **59,** 163–169.
Drewnowski, A. (2001b) Diet image: a new perspective on the food-frequency questionnaire. *Nutr Rev* **59,** 370–372.
Drewnowski, A. (2003) Genetics of human taste perception. In R.L. Doty (ed.), *Handbook of Olfaction and Gustation*, 2nd Edn. Marcel Dekker, New York, pp. 847–860.
Drewnowski, A. and Gomez-Carneros, C. (2000) Bitter taste, phytonutrients, and the consumer: a review. *Am J Clin Nutr* **72,** 1424–1435.
Drewnowski, A. and Greenwood, M.R. (1983) Cream and sugar: human preferences for high-fat foods. *Physiol Behav* **30,** 629–633.
Drewnowski, A. and Rock, C.L. (1995) The influence of genetic taste markers on food acceptance. *Am J Clin Nutr* **62,** 506–511.
Drewnowski, A. and Specter, S.E. (2004) Poverty and obesity: the role of energy density and energy costs. *Am J Clin Nutr* **79,** 6–16.
Drewnowski, A., Brunzell, J.D., Sande, K., *et al.* (1985) Sweet tooth reconsidered: taste responsiveness in human obesity. *Physiol Behav* **35,** 617–622.
Drewnowski, A., Hann, C., Henderson, S.A., *et al.* (2000) Both food preferences and food frequency scores predict fat intakes of women with breast cancer. *J Am Diet Assoc* **100,** 1325–1333.
Drewnowski, A., Henderson, S.A., and Cockroft, J.E. (2007) Genetic sensitivity to 6-n-propylthiouracil has no influence on dietary patterns, body mass indexes, or plasma lipid profiles of women. *J Am Diet Assoc* **107,** 1340–1348.
Drewnowski, A., Henderson, S.A., Driscoll, A., *et al.* (1996) Salt taste perceptions and preferences are unrelated to sodium consumption in healthy older adults. *J Am Diet Assoc* **96,** 471–474.
Drewnowski, A., Krahn, D.D., Demitrack, M.A., *et al.* (1995) Naloxone, an opiate blocker, reduces the consumption of sweet high-fat foods in obese and lean female binge eaters. *Am J Clin Nutr* **161,** 1206–1212.
Duffy, V.B. (2004) Associations between oral sensation, dietary behaviors and risk of cardiovascular disease (CVD). *Appetite* **43,** 5–9.
Duffy, V.B. and Bartoshuk, L.M. (2000) Food acceptance and genetic variation in taste. *J Am Diet Assoc* **100,** 647–655.
Erlanson-Albertsson, C. (2005) How palatable food disrupts appetite regulation. *Basic Clin Pharmacol Toxicol* **97,** 61–73.
Epstein, L.H. and Leddy, J.J. (2006) Food reinforcement. *Appetite.* **46,** 22–25.
Essed, N.H., van Staveren, W.A., Kok, F.J., *et al.* (2007) No effect of 16 weeks flavor enhancement on dietary intake and nutritional status of nursing home elderly. *Appetite* **48,** 29–36.
Figlewicz, D.P. and Benoit, S.C. (2009) Insulin, leptin, and food reward: update 2008. *Am J Physiol Regul Integr Comp Physiol* **296,** R9–R19.
Fischer, R., Griffin, F., and Kaplan, A.R. (1963) Taste thresholds, cigarette smoking, and food dislikes. *Med Exp Int J Exp Med* **9,** 151–167.
Fisher, J.O. and Birch, L.L. (1995) Fat preferences and fat consumption of 3- to 5-year-old children are related to parental adiposity. *J Am Diet Assoc* **95,** 759–764.
Fulton, S. (2010) Appetite and reward. *Front Neuroendocrinol* **31**(1), p. 85–103.
Gilbertson, T.A., Liu, L., Kim, I., *et al.* (2005) Fatty acid responses in taste cells from obesity-prone and -resistant rats. *Physiol Behav* **86,** 681–690.
Glanville, E.V. and Kaplan, A.R. (1965) Food preference and sen-

sitivity of taste for bitter compounds. *Nature* **205,** 851–853.

Glanz, K., Basil, M., Maibach, E., *et al.* (1998) Why Americans eat what they do: taste, nutrition, cost, convenience, and weight control concerns as influences on food consumption. *J Am Diet Assoc* **98,** 1118–1126.

Green, S.M., Burley, V.J., and Blundell, J.E. (1994) Effect of fat- and sucrose-containing foods on the size of eating episodes and energy intake in lean males: potential for causing overconsumption. *Eur J Clin Nutr* **48,** 547–555.

Guan, X.-M., Yu, H., Palyha, O.C., *et al.* (1997) Distribution of mRNA encoding the growth hormone secretagogue receptor in brain and peripheral tissues. *Brain Res Mol Brain Res* **48,** 23–29.

Hayes, J.E. and Duffy, V.B. (2007) Revisiting sugar–fat mixtures: sweetness and creaminess vary with phenotypic markers of oral sensation. *Chem Senses* **32,** 225–236.

Hayes, J.E. and Duffy, V.B. (2008) Oral sensory phenotype identifies level of sugar and fat required for maximal liking. *Physiol Behav* **95,** 77–87.

Hays, N.P. and. Roberts, S.B (2006) The anorexia of aging in humans. *Physiol Behav.* **88,** 257–266.

He, K., Zhao, L., Daviglus, M.L., *et al.* (2008) Association of monosodium glutamate intake with overweight in Chinese adults: the INTERMAP Study. *Obesity (Silver Spring)* **16,** 1875–1680.

Heath, T.P., Melichar, J.K., Nutt, D.J., *et al.* (2006) Human taste thresholds are modulated by serotonin and noradrenaline. *J Neurosci* **26,** 12664–12671.

Hermanussen, M., García, A.P., Sunder, M., *et al.* (2006) Obesity, voracity, and short stature: the impact of glutamate on the regulation of appetite. *Eur J Clin Nutr* **60,** 25–31.

Hetherington, M.M. (2001) *Food Cravings and Addiction.* Leatherhead Food Research Association, Leatherhead.

Hirata, A.E., Andrade, I.S., Vaskevicius, P., *et al.* (1997) Monosodium glutamate (MSG)-obese rats develop glucose intolerance and insulin resistance to peripheral glucose uptake. *Braz J Med Biol Res.* **30,** 671–674.

Holt, S.H., Miller, J.C., Petocz, P., *et al.* (1995) A satiety index of common foods. *Eur J Clin Nutr* **49,** 675–690.

Isezuo, S.A., Saidu, Y., Anas, S., *et al.* (2008) Salt taste perception and relationship with blood pressure in type 2 diabetics. *J Hum Hypertens* **22,** 432–434.

Jetter, K.M. and Cassady, D.L. (2006) The availability and cost of healthier food alternatives. *Am J Prev Med* **30,** 38–44.

Johnson, A.K. (2007) The sensory psychobiology of thirst and salt appetite. *Med Sci Sports Exerc* **39,** 1388–1400.

Jyotaki, M., Shigemura, N., and Ninomiya, Y. (2010) Modulation of sweet taste sensitivity by orexigenic and anorexigenic factors. *Endocr J* **57,** 467–475.

Kalra, S.P. and Kalra, P.S. (2004) Overlapping and interactive pathways regulating appetite and craving. *J Addict Dis* **23,** 5–21.

Kelley, A.E., Bakshi, V.P., Haber, S.N., *et al.* (2002) Opioid modulation of taste hedonics within the ventral striatum. *Physiol Behav* **76,** 365–377.

Kenny, P.J. (2011) Reward mechanisms in obesity: new insights and future directions. *Neuron* **69,** 664–679.

Keskitalo, K., Tuorila, H., Spector, T.D., *et al.* (2007) Same genetic components underlie different measures of sweet taste preference. *Am J Clin Nutr* **86,** 1663–1669.

Keskitalo, K., Tuorila, H., Spector, T.D., *et al.* (2008) The Three-Factor Eating Questionnaire, body mass index, and responses to sweet and salty fatty foods: a twin study of genetic and environmental associations. *Am J Clin Nutr* **88,** 263–271.

Khan, N.A. and Besnard, P. (2009) Oro-sensory perception of dietary lipids: new insights into the fat taste transduction. *Biochim Biophys Acta* **1791,** 149–155.

Kim, U.K., Jorgenson, E., Coon, H., *et al.* (2003) Positional cloning of the human quantitative trait locus underlying taste sensitivity to phenylthiocarbamide. *Science* **299,** 1221–1225.

Kondoh, T. and Torii, K. (2008) MSG intake suppresses weight gain, fat deposition, and plasma leptin levels in male Sprague-Dawley rats. *Physiol Behav* **95,** 135–144.

Kristal, A.R., Peters, U., and Potter, J.D. (2005) Is it time to abandon the food frequency questionnaire? *Cancer Epidemiol Biomarkers Prev* **14,** 2826–2828.

Lakdawalla, D. and Philipson, T. (2009) The growth of obesity and technological change. *Econ Human Biol* **7,** 283–293.

Larson, N.I., Story, M.T., and Nelson, M.C. (2009) Neighborhood environments: disparities in access to healthy foods in the U.S. *Am J Prev Med* **36,** 74–81.

Levine, A.S., Kotz, C.M., and Gosnell, B.A. (2003) Sugars: hedonic aspects, neuroregulation, and energy balance. *Am J Clin Nutr* **78,** 834S–842S.

Liem, D.G. and de Graaf, C. (2004) Sweet and sour preferences in young children and adults: role of repeated exposure. *Physiol Behav* **83,** 421–429.

Liem, D.G., Bogers, R.P., Dagnelie, P.C., *et al.* (2006) Fruit consumption of boys (8–11 years) is related to preferences for sour taste. *Appetite* **46,** 93–96.

Liem, D.G., Westerbeek, A., Wolterink, S., *et al.* (2004) Sour taste preferences of children relate to preference for novel and intense stimuli. *Chem Senses* **29,** 713–720.

Lim, J., Urban, L., and Green. B.G. (2008) Measures of individual differences in taste and creaminess perception. *Chem Senses* **33,** 493–501.

Logue, A.W. (2004) *The Psychology of Eating and Drinking.* Brunner-Routledge, New York.

Lowe, M.R. and Butryn, M.L. (2007) Hedonic hunger: a new dimension of appetite? *Physiol Behav* **91,** 432–439.

Lucas, L., Riddell, L., Liem, G., *et al.* (2011) The influence of sodium on liking and consumption of salty food. *J Food Sci* **76,** S72–S76.

Luscombe-Marsh, N.D., Smeets, A.J., and Westerterp-Plantenga, M.S. (2008) Taste sensitivity for monosodium glutamate and an increased liking of dietary protein. *Br J Nutr* **99,** 904–908.

Luscombe-Marsh, N.D., Smeets, A.J., and Westerterp-Plantenga, M.S. (2009) The addition of monosodium glutamate and inosine monophosphate-5 to high-protein meals: effects on satiety, and energy and macronutrient intakes. *Br J Nutr* **102,** 1-9.

Malcolm, R., O'Neil, P.M., Hirsch, A.A., *et al.* (1980) Taste hedonics and thresholds in obesity. *Int J Obes* **4,** 203–212.

Malik, S., McGlone, F., Bedrossian, D., *et al.* (2008) Ghrelin modulates brain activity in areas that control appetitive behavior. *Cell Metab* **7,** 400–409.

Marshall, T.A., Stumbo, P.J., Warren, J.J., *et al.* (2001) Inadequate nutrient intakes are common and are associated with low diet variety in rural, community-dwelling elderly. *J Nutr* **131,** 2192–2196.

Marshall, T.A., Warren, J.J., Hand, J.S., *et al.* (2002) Oral health, nutrient intake and dietary quality in the very old. *J Am Dent Assoc* **133,** 1369–1379.

Mathey, M.F., Siebelink, E., de Graaf, C., *et al.* (2001) Flavor enhancement of food improves dietary intake and nutritional status of elderly nursing home residents. *J Gerontol A Biol Sci Med Sci* **56,** M200–M205.

Matsushita, Y., Mizoue, T., Takahashi, Y., *et al.* (2009) Taste preferences and body weight change in Japanese adults: the JPHC Study. *Int J Obes (Lond)* **33,** 1191–1197.

Mattes, R.D. (1997) The taste for salt in humans. *Am J Clin Nutr* **65**(2 Suppl), 692S–697S.

Mattes, R.D. (2005) Fat taste and lipid metabolism in humans. *Physiol Behav* **86,** 691–697.

Mattes, R.D. (2009) Is there a fatty acid taste? *Annu Rev Nutr* **29,** 305–327.

Mattes, R.D., Hollis, J., Hayes, D., *et al.* (2005) Appetite: measurement and manipulation misgivings. *J Am Diet Assoc* **105**(5 Suppl 1), S87–97.

Michikawa, T., Nishiwa, Y, Okamura, T., *et al.* (2009) The taste of salt measured by a simple test and blood pressure in Japanese women and men. *Hypertens Res* **32,** 399–403.

Miller, W.C., Lindeman, A.K., Wallace, J., *et al.* (1990) Diet composition, energy intake, and exercise in relation to body fat in men and women. *Am J Clin Nutr* **52,** 426–430.

Miras, A.D. and le Roux, C.W. (2010) Bariatric surgery and taste: novel mechanisms of weight loss. *Curr Opin Gastroenterol* **26,** 140–145

Monsivais, P. and Drewnowski, A. (2007) The rising cost of low-energy-density foods. *J Am Diet Assoc* **107,** 2071–2076.

Monsivais, P., McLain, J., and Drewnowski, A. (2010) The rising disparity in the price of healthful foods: 2004–2008. *Food Policy* **35,** 514–520.

Morley, J.E. (2001) Decreased food intake with aging. *J Gerontol A Biol Sci Med Sci* **56,** 81–88.

Murphy, C. (2008) The chemical senses and nutrition in older adults. *J Nutr Elder* **27,** 247–265.

Nathan, P.J. and Bullmore, E.T. (2009) From taste hedonics to motivational drive: central mu-opioid receptors and binge-eating behaviour. *Int J Neuropsychopharmacol* **12,** 995–1008.

Nelson, G., Chandrashekar, J., Hoon, M.A., *et al.* (2002) An amino-acid taste receptor. *Nature* **416,** 199–202.

Okiyama, A. and Beauchamp, G.K. (1998) Taste dimensions of monosodium glutamate (MSG) in a food system: role of glutamate in young American subjects. *Physiol Behav* **65,** 177–181.

Pasquet, P., Frelut, M.L., Simmen, B., *et al.* (2007) Taste perception in massively obese and in non-obese adolescents. *Int J Pediatr Obes* **2,** 242–248.

Pecina, S. and Berridge, K.C. (2005) Hedonic hot spot in nucleus accumbens shell: where do mu-opioids cause increased hedonic impact of sweetness? *J Neurosci* **25,** 11777–11786.

Pepino, M.Y., Finkbeiner, S., Beauchamp, G.K., *et al.* (2010) Obese women have lower monosodium glutamate taste sensitivity and prefer higher concentrations than do normal-weight women. *Obesity (Silver Spring)* **18,** 959–965.

Pelchat, M.L. (2002) Of human bondage: food craving, obsession, compulsion, and addiction. *Physiol Behav* **76,** 347–352.

Pelchat, M.L. (2009) Food addiction in humans. *J Nutr* **139,** 620–622.

Philipson, T. (2001) The world-wide growth in obesity: an economic research agenda. *Health Econ* **10,** 1–7.

Powell, L.M., Bao, Y. (2009) Food prices, access to food outlets and child weight. *Econ Hum Biol* 7(1), 64–72.

Reed, D.R. (2008) Birth of a new breed of supertaster. *Chem Senses* **33,** 489–491.

Rogers, P.J. and Blundell, J.E. (1990) Umami and appetite: effects of monosodium glutamate on hunger and food intake in human subjects. *Physiol Behav* **48,** 801–804.

Roininen, K., Lahteenmaki, L., and Tuorila, H. (1996) Effect of umami taste on pleasantness of low-salt soups during repeated testing. *Physiol Behav* **60,** 953–958.

Rolls, B.J. (1999) Do chemosensory changes influence food intake in the elderly? *Physiol Behav* **66,** 193–197.

Rose, D. (2007) Food stamps, the Thrifty Food Plan, and meal preparation: The importance of the time dimension for US Nutrition Policy. *J Nutr Educ Behav* **39,** 226–232.

Sahyoun, N.R., Lin, C.-L., and Krall, E. (2003) Nutritional status of the older adult is associated with dentition status. *J Am Dent Assoc* **103,** 61–66.

Salbe, A.D., DelParigi, A., Pratley, R.E., *et al.* (2004) Taste preferences and body weight changes in an obesity-prone population. *Am J Clin Nutr* **79,** 372–378.

Schiffman, S.S. (2000) Intensification of sensory properties of foods for the elderly. *J Nutr* **130**(4S Suppl), 927S–930S.

Schultes, B., Ernst, B., Wilms, B., *et al.* (2010) Hedonic hunger is increased in severely obese patients and is reduced after gastric bypass surgery. *Am J Clin Nutr* **92,** 277–283.

Schwartz, C., Issanchou, S., and Nicklaus, S. (2009) Developmental changes in the acceptance of the five basic tastes in the first year of life. *Br J Nutr* **102,** 1375–1385.

Shi, Z., Luscombe-Marsh, N.D., Wittert, G.A., *et al.* (2010) Monosodium glutamate is not associated with obesity or a greater prevalence of weight gain over 5 years: findings from the Jiangsu Nutrition Study of Chinese adults. *Br J Nutr* **104,** 457–463.

Sobal, J. and Bisogni, C.A. (2009) Constructing food choice decisions. *Ann Behav Med* **38**(Suppl 1), S37–46.

Spitzer, R.L., Devlin, M., and Walsh, B.T. (1992) Binge eating disorder: A multisite field trial of the diagnostic criteria. *Int J Eating Dis* **11,** 191–203.

Stice, E., Yokum, S., Blum, K., *et al.* (2010) Weight gain is associated with reduced striatal response to palatable food. *J Neurosci* **30,** 13105–13109.

Stricker, E.M. and Woods, S.C. (2004) *Neurobiology of Food and Fluid Intake*. Available from http://libraries.ou.edu/access.aspx?url=http://dx.doi.org/10.1007/b111152.

Subar, A.F., Thompson, F.E., Smith, A.F., *et al.* (1995) Improving food frequency questionnaires–a qualitative approach using cognitive interviewing. *J Am Diet Assoc* **95,** 781–788.

Sturm, R. and Datar, A. (2008) Food prices and weight gain during elementary school: 5-year update. Public Health.

Tepper, B.J. (2008) Nutritional implications of genetic taste variation: the role of PROP sensitivity and other taste phenotypes. *Annu Rev Nutr* **28,** 367–388.

Tepper, B.J., Neilland, M., Ullrich, N.V., *et al.* (2011) Greater energy intake from a buffet meal in lean, young women is associated with the 6-n-propylthiouracil (PROP) non-taster phenotype. *Appetite* **56,** 104–110.

Tepper, B.J., White, E.A., Koelliker, Y., *et al.* (2009) Genetic variation in taste sensitivity to 6-n-propylthiouracil and its relationship to taste perception and food selection. *Ann NY Acad*

Sci **1170,** 126–139.

Thompson, D.A., Moskowitz, H.R., and Campbell, R.G. (1976) Effects of body-weight and food-intake on pleasantness ratings for a sweet stimulus. *J Appl Physiol* **41,** 77–83.

Volkow, N.D., Wang, G.J., Fowler, J.S., *et al.* (2002) "Nonhedonic" food motivation in humans involves dopamine in the dorsal striatum and methylphenidate amplifies this effect. *Synapse* **244,** 175–180.

Volkow, N.D., Wang, G.J., Telang, F., *et al.* (2008) Low dopamine striatal D2 receptors are associated with prefrontal metabolism in obese subjects: Possible contributing factors. *Neuroimage* **42,** 1537–1543.

Wald, N. and Leshem, M. (2003) Salt conditions a flavor preference or aversion after exercise depending on NaCl dose and sweat loss. *Appetite* **40,** 277–284.

Wang, G.-J., Volkow, N.D., Logan, J., *et al.* (2001) Brain dopamine and obesity. *Lancet* **357,** 354–357.

Wang, G.J., Volkow, N.D., Thanos, P.K., *et al.* (2004) Similarity between obesity and drug addiction as assessed by neurofunctional imaging: a concept review. *J Addict Dis* **23,** 39–53.

Wardle, J., Guthrie, C., Sanderson, S., *et al.* (2001) Food and activity preferences in children of lean and obese parents. *Int J Obes Relat Metab Disord* **25**, 971–977.

Wiig, K. and Smith, C. (2009) The art of grocery shopping on a food stamp budget: factors influencing the food choices of low-income women as they try to make ends meet. *Public Health Nutr* **12**(10), 1726–1734.

Willett, W. (1998) *Nutritional Epidemiology*, 2nd Edn. Oxford University Press, New York.

Wise, P.M., Hansen, J.L., Reed, D.R., *et al.* (2007) Twin study of the heritability of recognition thresholds for sour and salty taste. *Chem Senses* **32,** 749–754.

Wurst, F.M., Rasmussen, D.D., Hillemacher, T., *et al.* (2007) Alcoholism, craving, and hormones: the role of leptin, ghrelin, prolactin, and the pro-opiomelanocortin system in modulating ethanol intake. *Alcohol Clin Exp Res* **31,** 1963–1967.

Yanovski, S. (2003) Sugar and fat: Cravings and aversions. *J Nutr* **133,** 835S–837S.

Yeomans, M.R. and Wright, P. (1991) Lower pleasantness of palatable foods in nalmefene-treated human volunteers. *Appetite* **16,** 249–259.

Yoshida, R., Ohkuri, T., Jyotaki, M., *et al.* (2010) Endocannabinoids selectively enhance sweet taste. *Proc Natl Acad Sci USA* **107,** 935–939.

61

エネルギー摂取，肥満，摂食行動

Alexandra M. Johnstone

要　　約

肥満が急速に蔓延している現代においては，摂取総カロリー中の食事組成や食事パターンの役割と，体重調節への理解を深めて，成人の体重をコントロールするための食戦略を展開していくことが重要である。多数の栄養因子や非栄養因子が，エネルギー摂取（energy intake：EI）や食行動に影響を与えることが知られている。非栄養因子としては，食の嗜好性，ポーションサイズ（１皿分の盛り付け量），感覚の多様性，食事パターン（例えば間食）などが含まれる。非栄養因子は，少なくとも短期的にはカロリーの過剰摂取に関係しており，食の報酬価値の重要な要因となっている。栄養因子としては，主要栄養素の組成やエネルギー密度（energy density：ED）が含まれる。ヒトは，生理学的に空腹を感じる時だけ摂食しているのではないため，食行動に影響する一般的な心理学的要素について論じる。また肥満に関するさまざまな問題に取り組む研究者に，食行動やエネルギー摂取を制御することの理解を深めてもらうための将来の展望についても論じる。

はじめに

肥満の増加は公衆衛生上の主要な懸案事項であり，現代におけるわれわれの食環境が体重を増加させる要因となっていることに関心が高まっている。われわれは，“肥満になりやすい環境”，つまり，肥満を進行させるような食行動や身体活動が選択されたライフスタイルで生活している。肥満の定義と分類は，第45章「健康リスクとしての肥満」に概説されている。肥満の対策は大きな課題であり，食，エネルギー，栄養素が食行動に与える役割を理解することが，肥満の対策や予防の食戦略を展開するために必須である。

摂食や食の選択には社会経験がかかわること，そして食行動の報酬性や快感は代謝や体重をコントロールするべき生理学的過程よりも優位になってしまうことから，より解釈が複雑になっている。

本章では，第60章「味と食品の選択」で論じられている子供の食嗜好を引用しつつ，成人を対象として論じている。子供，若齢者，成人，高齢者に対して生活様式に介入した研究はほとんどなく，今後の研究課題となっている。また，エネルギー摂取は，エネルギー平衡方程式の片方向だけを指していることから，エネルギー収支のすべてを考慮する必要がある。食欲や体重制御における運動の役割は，Hopkins ら（2010）によって概説されており，そのなかでは，体重を減少させるための運動の有効性に加えて，さまざまな可変性や多様性についても取り上げられている。

エネルギー摂取，肥満，摂食行動に与える栄養的影響

栄養的因子，非栄養的因子の両方が摂食に影響することが明らかになっている。主な栄養的因子は，主要栄養素の組成とエネルギー密度である。これらが，短期的・中期的にどのように摂食行動やカロリー摂取に影響するのかについて論じる。

食欲制御の定義

本章内に紹介する多くの研究では，食欲（appetite）について述べられているため，食欲に関連して共通に使われる用語は以下に示すように定義する。食欲の制御と方法論的側面は，Blundell ら（2010）が栄養機能表示をするための食品の評定について記した概説のなかに示されている。摂食行動は生理学的な現象と関連しており，その主要なメカニズムは学習過程である。摂食行動，空

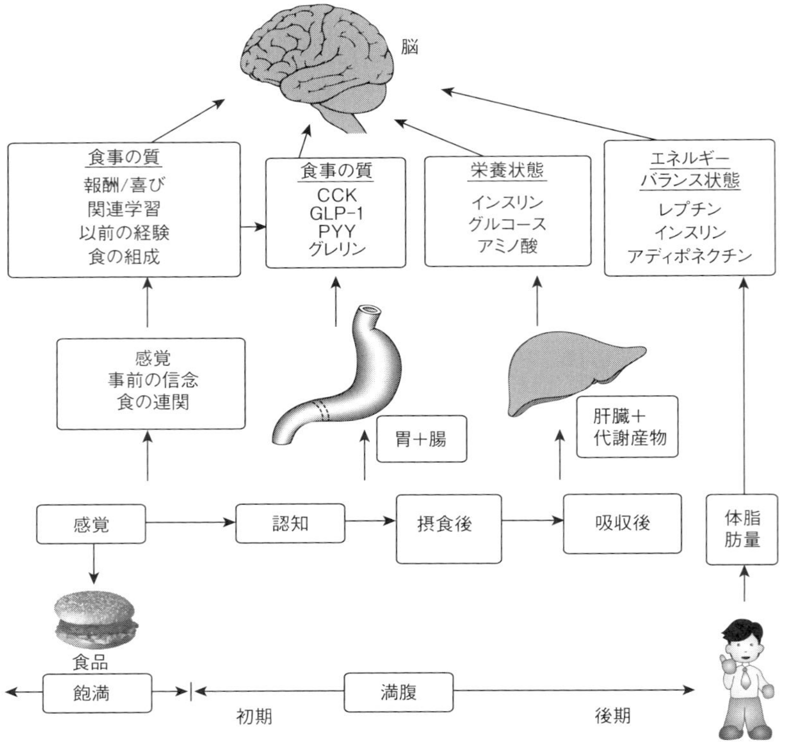

図61.1 "満腹カスケード"の例

Blundell *et al*., 2010より改変。

腹，満腹のメカニズムを理解するためには，摂食行動と生理学的，感覚的，栄養的，状況的，そして他の学習合図と関係する行動変容メカニズムを理解する必要がある。これに関した学習の形式は，嗜好，食欲，満腹の関連条件づけと呼ばれている（Blundell *et al*., 2010）。

空腹（hunger）は，食べたいという衝動を説明する動機づけの構成概念で，直接測定できるものではなく，食べたいという心理的衝動を反映する客観的条件や意識的感覚から推論されるものである。簡単にいうと，空腹は，われわれに食の探索へ行き，食べることを自身に命令していると認識するように学習された合図である。空腹の合図は，われわれに何を食べるべきか，どの程度食べるべきかを指示するのではなく，単純に摂食を開始することを告げる。これは，多くの内因性の生理学的因子（例えば，血糖値の減少，空腹による胃の痛みなど）や生理的要因以外の外因性因子（例えば，1日における時間帯，社会の条件づけ）によって影響される。空腹は，無条件の生理学的シグナルによって直接的に生じた結果というよりもむしろ，学習による多くの予測的構成要素から成る。

食欲（appetite）は，「ある特定された食品を食べたいという欲望，またはその性質」として定義されている。この用語は，日常語として，"何か甘いもの""何かおいしいもの"への食の欲求を表現するために使われている。食欲は食の嗜好性に影響を与える味やテクスチャー，温度などの感覚的な要素により増強される。食欲は感覚特性であり，学習された要素を多く含む。食欲は生理学的シグナルにより大きく影響されるが，生理的シグナルそのものによって厳密に規定されるのではない。

Blundellは満腹が起こる段階を20年前に提唱しており（Blundell, 1991），飽満（食べるという行為からその終わりまでをもたらす過程）や満腹（食後にさらなる摂食を阻害する過程）の過程に，食がどのように影響するかを調査する概念的な枠組みを提供している。これについては図61.1に示した（Blundell *et al*., 2010）。

満腹（satiety）は動機づけを構成するひとつであり，一般的に「食べるのを阻害する状態」として用いられる。簡単にいうと，これは食事と食事の間隔と考えられており，食後の生理学的または中枢神経系の作用により大きく影響される。例えば，食後すぐに起こる胃の膨満感や胃からの排出，ホルモンの分泌，さらにその後，小腸粘膜を通りグルコース，脂肪酸，アミノ酸が吸収され，血流に入り，中枢神経系に作用する過程などに関係している。食後，われわれはある一定の間，食事を食べることはなく，これは満腹を反映している。

飽満（satiation）は，「食べることを終わらせることに先行させる過程」として定義づけられる。これは，食の終了の過程，あるいは食を止めさせるものであり，満腹の感覚の一種として表現されている。食の終わりは，初期の頭相応答と同様に，精神的な出来事や行動に影響される。これらは，短期的には，食を阻害するにおいや味，温度，食感により生じる感覚知覚である。食についてわれわれが認識している事項は，短期的に食を阻害するのかもしれない。

食組成の役割

肥満には遺伝的な要因が大きく影響するが（Vimaleswaran and Loos, 2010），肥満の発症がここ20年の間に急激に増加していることには，遺伝的な要素以外の環境や行動要因の影響が示唆されている。研究のなかには，エネルギー摂取の過多が原因とする説や（Hill, 2006），あまり体を動かすことがない生活様式が増加したためにエネルギー消費量が減少し体重が増加したとする説もある（Levine, 2003）。エネルギー摂取と消費の関連のメカニズムは詳細には明らかにされていないが，食欲（食の摂取を促進または阻害する感覚）がエネルギーバランスや体重の維持に中心的な役割を果たしているというのは論理にかなっている。微量栄養素（ビタミン，ミネラル，微量必須元素）やフィトケミカルが食欲や摂食量に与える影響の研究は発展している領域であるが，本章では扱わない。

食事の主要栄養素とは，エネルギーを供給するものであるタンパク質，脂質，炭水化物，そしてアルコールのことである。食事の組成は，実験的な条件下（Poppitt *et al*., 1998），または自由な生活の状況下（de Castro, 2006）のいずれにおいても，任意のエネルギー摂取に強く影響し，そのなかでもタンパク質が最も満腹効果が得られる主要栄養素であることが一般に知られている（Halton and Hu, 2004）。同じエネルギー密度の食品摂取でも，タンパク質は最も満腹効果が得られるものとされている（Johnstone *et al*., 1996；Stubbs *et al*., 1996）。一方，これと同じ条件下で炭水化物と脂肪の間の差は明確ではない。

最近の知見では，タンパク質の摂取量を増加させることで，①増加した食事誘導性の熱産生に関連する満足感の増加，②熱産生に与える効果，③体の組成，④エネルギー効率の減少などをとおして，体重の維持に重要な役割を果たすことが示唆されている（Westerterp-Plantenga and Lejeune, 2005）。これらのメカニズムと一致して，高タンパク質食を摂取する人は，比較的大幅な体重減少と，その後の体重維持が可能であるとされている。一方，体重を減少させるための高タンパク質食摂取の安全性とその効果については，Eisensteinら（2002）による実験的・臨床的なデータなどを根拠に疑問視されている。タンパク質摂取による満足感は急速に現れ，1回の食事でタンパク質からのエネルギー摂取が25〜81％であると，その後のエネルギー摂取が減少する。同様のことは，高タンパク質食の自由摂取の期間が14日（Johnstone *et al*., 2008）から6か月（Skov *et al*., 1999）まで続くことも示されている。

炭水化物は，脂肪よりも急性の満腹効果を発揮する傾向にある（Raben *et al*., 1996）。炭水化物が食欲の調節やエネルギーバランスの調節に与える効果について関心が高まっており，短期間では食欲の調節を行うとの報告があり（Stubbs *et al*., 2001），これについてはMattesら（2005）によって概説されている。炭水化物の量や種類は，多数の摂食過程に影響する。炭水化物を含有する食品のグリセミックインデックス値に基づく仮説では，食品に応じて分泌されるインスリンは低値，高値どちらでも空腹やエネルギー摂取を促進させることを示している（Flint *et al*., 2007）。食欲の制御に食の栄養素の酸化が与える役割は，Stubbs（1995）によって論じられており，栄養素の酸化の優先順位と，食欲を制御する潜在的な効果とは関連がある。例えば脂肪より炭水化物，炭水化物よりタンパク質がより満腹感が強いことがあげられる。

脂肪の摂取とエネルギーバランスの関連性は，Westerterp-Plantenga（2004）によって概説されている。脂肪の摂取と満腹を考慮すると，矛盾は明らかである（Blundell *et al*., 1995）。生体は脂肪の摂取をトリガーとして生理的に応答しようとするが，高脂肪食を摂取する人は（実験的な条件下でも，個々の自由選択の状況下でも），エネルギー過多になる傾向にあることが多くの研究で示されており，受動的過剰消費（passive overconsumption）と呼ばれている。げっ歯類を用いた研究では，小腸（十二指腸や空腸）に運ばれた脂肪は満腹シグナルを生成する。一方，高脂肪食への曝露は受動的過剰摂取を引き起こすことから，脂肪は満腹感に対しては弱い効果しか持っていないことが示唆される（満腹へのフィードバックが弱い）。高脂肪食を摂取する人は，中または低脂肪食を摂取している人よりもエネルギー摂取が増え，体重が増加する（Blundell and Stubbs, 1999）。これは，口腔からの脂肪の摂取が小腸に到達するまでに時間を要するため，そのネガティブフィードバック作用が他の栄養素により弱められていることで説明できるのかもしれない。脂肪は摂取を促進させる強力な口腔内刺激を生じる（ポジティブフィードバック）。これは，高脂肪食が通常高いエネルギー密度を有していることから，脂肪誘導性の満腹シグナルが開始される前に多量の脂肪を摂取してしまうことを意味している。満腹シグナルは多量の食の摂取を防ぐには明らかに遅すぎる（Blundell and Macdiarmid, 1997）。

アルコール摂取に関しては例外的であり，エネルギー摂取を刺激し，反代償的摂食行動を誘導する（Yeomans,

2010)。アルコールは中枢神経系に抑制効果を有する薬剤でもあることを考えると，驚くべきことではない。アルコール摂取と肥満に関連性があるかについては，議論の余地があるが（Suter, 2005），全体的なエネルギー摂取への寄与率に関して論じると，多量のアルコール飲料の摂取は，全エネルギー摂取を増加させる傾向にあり，その結果，肥満に関係すると考えられる。アルコールは間食やエネルギー摂取を増やすかもしれないが，これは代償されない。

エネルギー密度の役割

エネルギー密度（ED）は，ある食品の単位重量におけるエネルギーの量（kJ/kg）である。食事のエネルギー密度は，食後の満腹や満足感に影響を与え，一定の割合で摂食行動に作用する傾向にある（Rolls, 2009）。エネルギー密度は食品の水分含量（カロリーが伴わない重さの付加），食物繊維の含量（限られたカロリーで量を増やす），主要栄養素の組成，特に1g当たりのエネルギーが高い脂肪含量などに影響される。エネルギー密度がどのように満腹や摂食に影響するかについて，食事前にスープをベースとした食事を提供したところ，その後の食事におけるエネルギー摂取が減少したという古典的な研究がある（Himaya and Louis-Stylvestre, 1998）。興味深いことに，食事前の水の提供は，満腹感に同様の効果を持たなかった。これは，水が食品に取り入れられ低いエネルギー密度になったことによるものであるとされており（Rolls *et al*., 1999），腸内における粘度の役割も示唆されている。

エネルギー密度の低い食品は，エネルギー不足を誘導する。これは，食品が消化・吸収される率（経時的な量）によって決められる。これを利用すると，体重を減少させるための戦略として役に立つ可能性がある。エネルギー密度を減少させるひとつの食事戦略として，フルーツや野菜など水分含量が多い食品の摂取を増加させ，摂取エネルギーは減少するが，食事量としては満足感を与えさせる方法がある。この方法を取り入れると，その後の体重減少が達成されることが，臨床試験のデータから明らかにされている（Yao and Roberts, 2001）。逆にいえば，エネルギー密度の高い食品は，過剰摂取を引き起こすと考えられる。人が摂取する食品の量は，一定に調節・管理されており，過剰なエネルギー摂取に対しては弱い防衛機能しか有していないからである（Rolls, 2010）。エネルギー密度の高い食品の摂取は受動的な過剰摂取のリスクを増加させ，体重増加につながっているのかもしれない。一般的に，それぞれの食品の脂質含量，または摂取する食事全体の脂質含量を減少させると，その食事のエネルギー密度が減少する。主要栄養素（脂質，炭水化物，タンパク質）の組成を同じに保ったままエネルギー密度を変えた食事を被験者に摂取させると，栄養素の組成に関係なくほぼ同じ重量の食事を摂取するため，高いエネルギー密度を有する食事ではエネルギーを過剰に摂取してしまうことが研究で明らかになっている（Stubbs *et al*., 1998a, b）。逆に，被験者に同じエネルギー密度で脂質の含量が異なる食事を摂取させても，同程度の重量を摂取するために，エネルギー摂取量はほとんど変化がない（Stubbs, 1995；Bell *et al*., 1998）。しかし，これらの研究は組成を明確にさせるため主要栄養素やエネルギー密度が厳密に構成されたものであり，一般的な食事を反映しているとはいえない。またこれは，食事のエネルギー密度が脂質含量に大きく影響され，全体のエネルギー消費にも大きく寄与するものであることを示唆している。

これまでの研究ではエネルギー密度と食品の関連が中心であったが，飲料の摂取もエネルギー摂取量に大きく影響する。オーストラリアでは飲料によるエネルギー摂取が，日常の全エネルギー摂取の16.3％を占める（McLennan and Podger, 1998）。アメリカでは，ソフトドリンクの消費が1977年から1998年の間に60％以上も増加している（アメリカ農業経済研究局，1999）。近年，液体飲料から摂取する炭水化物が肥満の増加の一端を担っているという興味深い報告がある。通常の生活をしている18〜75歳の成人では，エネルギーを含む飲料（炭酸飲料，アルコール，ミルク，ジュース）の摂取により，1日のエネルギー摂取量が以前より増加しており，飲料摂取によって食事摂取量が代償的に減少することなく，余分なカロリーの摂取につながっていると示されている（De Castro, 1993）。Mattes と Campbell（2009）の実験室でも，同様な結果が得られており，エネルギーを含む飲料は固形食に比べ，それ以降の食事を代償する効果が小さいことを示唆している。さらに，甘味飲料（高フルクトースコーンシロップ）の代表的な成分であるフルクトースは食欲や摂食量を刺激する（Bray *et al*., 2004）。これはインスリンやレプチンの分泌量の不足やグレリンが抑制されることに関係していると考えられている（Melanson *et al*., 2008）。

食物繊維の役割

心血管疾患（cardiovascular disease：CVD），代謝障害（高脂血症や糖尿病）を有する患者を対象にしたグリセミックインデックス（glycemic index：GI）やグリセミックロード（glycemic load：GL）に関する多数の研究により，食事に含まれる食物繊維は心疾患などの慢性的な病気の予防に重要な成分であることが示されている。これは，摂取する炭水化物の種類や量を変化させて検証されている。CVD のリスク特性は大麦のような全粉粒の消費により改善するが，これはおそらく全粉粒のβグルカン含有量が高いために，その抗炎症作用によるものであるとされている（Kallio *et al*., 2008）。食物繊維の摂取は，エネルギー摂取低下への適応を促進することで，肥満の治療に役立つ可能性がある（Rigaud *et al*., 1987；Astrup *et al*., 1990）。食物繊維はまた，以下に示すいくつかの点で満腹感に影響するかもしれない：食物繊維は食物の量を増加させる，エネルギー密度を減少させる，胃内での量を増加させる，胃排出を遅延させ初期段階の満腹感のシグナルを最大限にさせる，消化管における満腹に関連するホルモン類にも影響を与える。その一方，体重が維持できている時は，食物繊維の摂取を増加させても体重の制御にはほとんど効果がない（Aston *et al*., 2008）。

異なるタイプの食物繊維が満腹感に与える影響について調べられている。特に食品の粘度を増加させる効果がある可溶性の食物繊維は，満腹感を増加させることが示されている（Dikeman and Fahey 2006）。粘度の高い食物繊維は中・低粘度の食物繊維よりその後の食事摂取量を減少させることが報告されており（Vuksan *et al*., 2009），消化管内で粘度のあるゲルマトリックスを形成することによって胃排出を遅らせ満腹感のシグナルを引き起こしていると考えられている（Howarth *et al*., 2001；Hoad *et al*., 2004）。粘度のある食物繊維は小腸内でグルコースの吸収を阻害し，食後のグリセミック-インスリン応答を緩やかにする（Behall *et al*., 2006；Casiraghi *et al*., 2006）。これらのメカニズムは満腹感の増加によると考えられている。不溶性の食物繊維は，胃排出や小腸における吸収にほとんど影響しないが，大腸においては部分的に発酵される可能性がある。難消化性でんぷん（resistant starch：RS）と満腹感の関連性については，見解が一致していない（Raben *et al*., 1994；de Roos *et al*., 1995；Nilsson *et al*., 2008）。難消化性でんぷんの種類や量は，小腸のホルモン，グルカゴン用ペプチド-1（glucagon-like peptide-1：GLP-1）やペプチドYY（peptide YY：PYY）などのレベルを増加させることで，満腹シグナルに影響するかもしれない。難消化性でんぷんは大腸における発酵や，胃排出速度を変化させて，満腹感に影響するとの報告もある（Nilsson *et al*., 2008）。大腸における発酵（呼吸水素で測定される）は，満腹と正の相関関係を示し，胃排出とは逆相関になるとされている。

非栄養成分がエネルギー摂取，肥満摂食行動に与える影響

摂食行動に影響する非栄養素成分の研究では，われわれが何を食べるか（食の選択）に焦点を絞ったものが多く，われわれがどのくらいの量を食べるか（摂取エネルギーや摂食量など）について生理学的・代謝的側面に焦点を当てているものは少ない。食の感覚的側面（におい，食感，味，外観）は，少なくとも短期間においてはわれわれの食の選択に大きく影響する。感覚，または快のパラメータは食行動の報酬系に影響し，多くの研究では1つのパラメータの変化に応答するものを評価することに関心が注がれている。Finlaysonらは近年，食の“嗜好（liking）”と“欲望（wanting）”を定量する方法を開発した。嗜好は，ある特定の食を味わう時の快の評価で（喜びや認識），欲望は，ある特定の食を本当に食べたいという欲望として述べられている。欲望は嗜好より，摂食に直接的な効果を有している（Finlayson *et al*., 2007）。

嗜好の役割

食のおいしさ（palatability）は，その食品の摂取を刺激する感覚受容として考えられている（Mela and Rogers, 1998）。この定義では，食のおいしさは食の本質（におい，味，食感，状態），被験者の感覚的能力，代謝状態，食品と被験者両方に作用する環境によって総合的に決められるとされている。そのため，おいしさは安定したものではない。実際に，食のおいしさは以下に述べるように食の摂取が進むにつれて減少していく。これは，感覚特異的満腹と呼ばれている（Le Magnen, 1971；Rolls *et al*., 1981a）。食のおいしさは摂食が進むにつれて減少していき，一方，試食していない食べ物は好ましさが変化しないことから（O'Doherty and Rolls, 2000），満腹は食品に関連した特異的な感覚であるといわれている。つまり，一度ある量の食事を摂取すると，それに対するおいしさは別の食品よりも減少する。これにより，別の食品を選択することを促し，さまざまな食品を摂取することができると考えられている。これに関連して，ある特定の食品の好ましさがそれを摂食するにつれ減少していく原因を正確に検証することが重要である。食品の食感は，おいしさやカロリーの摂取に大きく影響を与える。ヒトやげっ歯類では，自由摂取の状況下で，固形食よりも液体食のほうが摂取量が多くなる。これは半固形に比べて液体物で摂食率が高いことに関連している。例えば，500 gのリンゴを摂取するのに17分が必要とされる一方で，同量のリンゴジュースは1.5分で摂取してしまう（Flood-Obbagy and Rolls 2009）。しかし，ゆっくりと摂食することが，より低い摂食量に必ずしも結びつくわけでないことは記しておく。

一般的に手に入る食品は，感覚や食事の特性を最大限に引き出すように設計されており，消費者の要求や繰り返しの購買を促進させるようアピールしている。このような食品は体重増加を促進させる。一方で，食品会社は消費者の要求に応じて食品を生産する。長期間における嗜好性と摂食量の重要性について，また減量中に食の嗜好性を最大限に維持しながら食品の加工を変化させる方法について，さらに知見を得ることが将来の研究領域として重要である。

感覚多様性の役割

要約すると，短期間の研究（1日内の研究）では感覚多様性の増加は，摂食量の増加につながることが示されている（Rolls *et al*., 1981a，b）。食の多様性の増加は，その後あるいは短期間（すなわち1回の食事内）における摂食量を増加させることが示されている（Bellisle and Le Magnen 1981；Rolls *et al*., 1981b；Rolls, 1985；Spiegel and Stellar, 1990）。類似する食に多様性を持たせると，1回の食事における摂食量は単一のものを与えられる時よりも増加する（Bellisle and Le Magnen 1981；Rolls *et al*., 1981b, Rolls, 1985）。Spiegel と Steller ら（1990）は痩せまたは過体重の女性被験者を対象にこれを検証している。彼らは，1回の食事のなかで多様な食事を同時に提示されると，それを順次提示された時よりも食の摂食量が増加することを示した。

Rolls は，異なる食品の間で類似性がないものを増加させると，短期間の摂食量にさまざまな刺激効果を持つことを報告している（Rolls, 1985）。これは“感覚特異的満腹”の現象によって説明される。ある食品を消費している間，特定の感覚シグナルが何度も同じ刺激に曝されることで，報酬値が減少していく。これは，単純にある特定の食品の味に対する飽きの増加によるものとされている。

Blundell のグループは，脂肪と砂糖の複合物に関連した感覚特性の組合わせはある特定の摂食時におけるエネルギー摂取に大きな影響を与えることを報告している（Green and Blundell, 1996）。これは，エネルギー摂取量の増加が食品の感覚特性の組合わせによって促進されることを示している。他の人が一緒にいるとより多くの食品を摂取する現象は，“エネルギー摂取の社会的促進効果”として社会的な摂食の側面にある現象として言及されている（De Castro, 1997）。

痩せあるいは過体重の男性被験者を対象にした1週間にわたる長期研究で，自由摂取の状況下において，栄養学的には類似であるが感覚的に異なる食品の多様性が摂食量に与える効果について検証された（Stubbs *et al*., 2001）。1日に5，10，15の食品を与えると，痩せの被験者では摂食量や食品摂取が増加する。これらは，感覚的に異なるが栄養的に類似している食品の多様性が摂取量を増加させることを示している。また被験者は提示された食の多様性に応じて摂食量を増加させることから，多様性はエネルギー摂取やエネルギーバランスに強い効果があると考えられる。この効果が長期（数週間あるいは数か月）にわたり持続するのかについては明確にされていない。

摂食パターンの役割―間食や食事頻度

食事頻度と肥満の間に強い関係はない。肥満している人は，そうでない人に比べるとより高いエネルギーを摂取することから，食事の量が肥満の人に過食をもたらたす要因であると考えられている。しかし，食事と間食の組合わせが過食に与える影響に関しては，いまだに議論が続いている。間食がエネルギー摂取や体重にどのように影響するかについては2つの仮説がある（Johnstone *et al*., 2008）。①間食は要求に応じた摂取量になるように食事時のエネルギー摂取を調整するのに役立っている，②間食でカロリーのある飲料やスナックを習慣的に摂取することで，エネルギー摂取は増加し，体重が増加する（Booth, 1988）。その例として間食する人は間食しない人に比べてより高いエネルギーを摂取するという報告がある（McCrory *et al*., 2002）が，これらの被験者は肉体的により活動的でエネルギー摂取を調節するために間食を利用しているのかもしれない。“間食”は，1日における時間（例えば，食事と食事の間），量（“小さな食事”），または栄養学的特性（食品のグループ），または構造（例えば，固形，液体）などに共通の定義がされていないため，解釈が複雑になっている。食事パターン，食欲，エネルギー摂取，体重などに関するエビデンスは間接的・断片的である。横断的研究によると，食事頻度と体格指数（body mass index：BMI）の間には関連性がない，または負の相関であるとされている（Fábry *et al*., 1964；Fábry and Tepperman, 1970）。その一方で，間食の増加はテレビの視聴時間と関連性があること，そしてテレビの視聴時間は脂肪細胞の増加と関連性があることが示されている（Jackson *et al*., 2009）。Bellisle ら（1997）は，自由生活環境下における間食とエネルギーバランスの関連性を調べ，食事や間食の分類ミスや報告ミスなどによって，かなりの欠陥があることを言及している。

間食や一般に入手できるスナック菓子などの食品の摂取は，エネルギー摂取を増加させると考えられている（Drummond *et al*., 1996；Gatenby., 1997；Grogan *et al*., 1997）。これは一般に入手できる食品（いわゆるスナック菓子と呼ばれるもの）の摂取が，食欲やエネルギー摂取に影響しないことを意味するのではない。スナック食品は，エネルギー密度，摂食時の快応答に影響すると考えられている口腔内感覚特性や主要栄養素が他の食品とは異なっている。頻繁に間食する人は，少ない回数で食事からエネルギーの多くを摂取している被験者に比べると，ある特定の食事のエネルギー含量の変化を補償する能力が高いことを示す研究もある（Westerterp-Plantenga *et al*., 1994）。実験室で管理された研究では，食事の量や食事間のスナックの回数の変化が1日の食事の量やエネルギー摂取量に影響するかについて調べているが，これには少しの介入が行われている（Fábry *et al*., 1964）。短期間の実験では，間食をすると，与えられた食事期間におけるエネルギー摂取量は増加するという報告がある（Green and Blundell, 1996）。一方で，痩せの若い被験者を対象としたより現実に近い生活環境下のデータでは（Lawton *et al*., 1998），数日の期間において，食事パターンそのものの変化は，エネルギー摂取量に大きくは影響しないことが示されている。これらのデータは，エネルギー摂取量の一時的な分配の変化は体重増加には関係しないことを示している。しかし，被験者によって異なる応答を示すことも報告がされている。Westerterp-Plantenga ら（1994）は，習慣的に食事をする人はある特定の食事のエネルギー密度の変化を十分には補償しないが，習慣的に間食をする人はより正確に補償することを示している。食事組成や感覚的特徴がエネルギー摂取に影響するように，食事の組成のエネルギー密度も，ある特定の被験者グループにおいては同様に影響するのかもしれない。

朝食を抜く習慣のある成人ではBMIが高いこと（Keski-Rahkonen *et al*., 2003），そして朝食の摂取は体重の維持に関係していることが示されている（Wing and Phelan, 2005）。しかし，ある1回の食をターゲットとして介入実験を行っても体重のコントロールは成功しないことが示されている（Giovannini *et al*., 2010）。コントロールされた実験研究で，小さいサイズの食事検体（nibbling），または同一のカロリーでより大きいサイズの検体（gorging）を用いて，食事の頻度，エネルギーや栄養代謝調節について調べて，いずれの検体でも代謝への利点はないことが報告されている（例：Verboeket-van de Venne an Westerterp 1993）。

食事サイズの役割

1970年代から一般に入手可能な食品や飲料の1人分のサイズは増加しており，レストラン，スーパーマーケット，あるいは家庭環境を含め，その基準の多様性が報告されている（Rolls, 2010）。実験室の研究では，1回の食事における1人分のサイズの増加はエネルギー摂取量を増加させることが示されている。取り分けられた量と摂取量は，たとえ被験者本人がそれを取り分けた時でも明確な関係性がある。“底がないスープボール実験”というものがあるが，これは被験者が隠されたチューブでトマトスープを与えられるというもので，スープボールへ直接おかわりとして注がれるものに比べると73%も多い量のスープ（113 kcal）を摂取する。（Wansink *et al*., 2005）。別の研究ではこの効果が4日も持続することが報告されている（Kelly *et al*., 2009）が，これは体重増加をもたらす長期間で調べる必要がある。より自然な環境における実験では，カフェテリア形式のレストランや職場における1か月にわたる研究で，50%の食事サイズの増加は明確な代償的減少を示すことなく摂食量が増加することが報告されている（Diliberti *et al*., 2004）。摂食量に関する自己申告の研究では，増加した食事量は，ほとんど調節することができないことを示している（Bray *et al*., 2004）。男性，女性それぞれの被験者に11日間1回分の食事量を19.4MJ余分（16%のエネルギー摂取量増加）摂食させると，0.5kgの体重が増加すると報告されている（Rolls *et al*., 2007）。現代の食行動の特徴として，特にメディアなどによって取り上げられている“特大サイズ”が注目されており，子供や成人で肥満の増加に寄与していることが非難されている。1999〜2000年の調査では，約41%のアメリカ人は1週間に3回以上市販の出来合いの食事を摂取すると報告されている（Kant and Graubard, 2003）。長期間にわたり簡便に利用できる低価格で量が多くエネルギー密度の高い食事の摂取によって，エネルギーバランスが過剰な状態になる。しかし，1回分の食事のサイズが大きくなることが肥満の原因であるという証明はされておらず，食事サイズを減らすことが体重コントロールに効果的であるかについては，現段階では明らかではない。消費者はよい品質の大きなサイズと，十分ではないと感じられる小さなサイズを同等な価値で考えるため，ダイエットのため1人分の量を減少させたり，食のマーケティングを考えたりすることは簡単なことではない。政策立案者は将来の課題として，“肥満となるような”食環境下で食品の供給を制御するために，販売の段階で栄養情報に関する消費者の関心を改善させたり，食品会社にさまざまなサイズを提供するように改善させることを考える必要がある。

エネルギー摂取，肥満，食行動に与える心理的影響

被験者がさまざまな栄養的課題に対して異なる行動を示すことが明らかになってきている。これらは介入研究で“レスポンダー（応答者）”と“非レスポンダー（非応答者）”と呼ばれている。応答に対する違いは，生理学的なもの（例えば，体の大きさ，年齢），遺伝的なもの（例えば，レプチン抵抗性），表現型（遺伝子-栄養の相互関係），または心理的影響によるものと考えられる。摂食行動に影響する多くの心理学には共通のカテゴリーがあり，以下に議論していく。

抑制された摂食行動

食事制限は，体重をコントロールするために食事の摂取量を制限する傾向として参照されている。研究者は一般に，食事制限をしている被験者を分類するために，オランダ式食行動質問表（Dutch Eating Behavior Questionnaire：DEBQ, van Strien *et al*., 1986），または，3要因摂食リスト（three-factor eating inventory：TFEI, Stunkard and Messick, 1985）などの質問票を利用する。食事制限者は，“脱抑制”，つまり過食を抑制する機能を失い，結果的に過食をしてしまうことにも関係している。食事制限者が，研究結果に影響しうるという例は，

Westerterp-Plantenga ら（1997, 1998）によって導入された２つの研究で示されている。この研究では，食事制限をしている女性被験者に事前に知らせることなく脂肪代替物（オレストラ）によってエネルギーを減少させた食事を与えるとエネルギー減少に応じた量は補償されないが，食事制限をしていない痩せの女性では44％のエネルギー摂取が補償されることを示している。別の応答の違いとしては，食事制限をしている女性のエネルギー摂取は実際に（または自己申告において），制限していない痩せの女性より低いことがあげられている。

情動的・外的要因の摂食行動

DEBQ やエネルギー摂取量の質問票を用いて，外因性の環境要因，内因性の情動的側面による摂食への影響の程度について同定することができる。Schachter らは，1960年代にヒトの肥満の外因性理論を研究している（Schachter *et al*., 1968）。この研究では，肥満している人は痩せている人に比べて外因性の食関連シグナルに対して強く反応し，内因性の空腹感や満足感に対しては感受性が低いと報告している。これは散歩途中にパン屋を通り過ぎた時，間食を摂る予定がなくてもケーキやペストリーを買って食べてしまう現象に関連している。体重増加の度合いが個人によって差があるのは，容易に肥満になるような環境のなかで外的な誘引物への個々の応答が多様であることと一部関係しているのかもしれない。食物渇望（food craving；ある特定の食べ物を強く食べたいと思うこと）の現象，特に高脂肪に関する渇望（Waters *et al*., 2001）は，食欲のコントロールに影響する重要な因子であることが示されている。Burton ら（2007）は，男女のさまざまな年代に対して食物渇望と外因性摂食スコアの関連性を同定した。全体的な食物渇望と高脂肪食に対する食物渇望には関連があり，BMIの分散の８～20％を食物渇望で説明できる。摂食行動，外因性要素，食物渇望の関係性が肥満のリスク要因となるかに関しては明確にされておらず，この分野はさらに研究することが重要である。

情　動　説

摂食は環境に大きく影響しうる。ほとんどの人は食-環境関連の習慣を有しており，例えばコーヒーは朝，甘いものは不安を和らげる，などがある。感情の状態は摂食行動に大きく影響し，過食したり，あるいは抑制したりする。体重に関連する情動的摂食を報告した総説がある（例：Allison and Heshka 1993）。その多くは肥満者または健常人に対して，負の感情，例えば，抑うつ状態や恐怖を調べており，負の心理状態では肥満者が過食になることを示したものが多い。心身相関の解釈では，負の感情に応答した肥満者による摂食は，負の状態を減少させるために学習された行動であるとされている（Kaplan and Kaplan 1957）。Geliebter と Aversa（2003）は，痩せの人，通常の人，過体重の人のそれぞれに質問票研究を行い，過体重のグループでは他のグループよりも負の感情や負の状況で過食の傾向にあり，一方，痩せの人は正の感情や状況で摂食が増えることを明らかにした。驚くことに，痩せの人は負の状況下では摂食量が減少し，これが痩せにつながっている可能性が示唆されている。環境と食の関連性は，個人や集団レベルで今後，議論が続けられるであろう。

ストレスと摂食行動

ストレスは現代社会につきものであるが，ストレスと摂食の関連は複雑であり，ストレスを受けている間または受けた後に摂食量が増加することもあれば減少することもあり，摂食行動の性質や個人の特性によるものであると考えられる。ストレス/日常問題と，食事（間食）時の高脂肪や高糖質食の摂取増加には関連があることが報告されている（Wallis and Hetherington, 2009）。ストレスが摂食行動に与える影響は，経験したストレスの種類や性質，摂食行動のパターンにより大きく変化する。O'Connor ら（2008）は，仕事に関連した自我に対する脅威や人間関係のストレスは間食を増加させ，肉体的なストレスは間食を減少させると報告している。慢性的なストレスは，肥満の蔓延の原因となっているのかもしれない。また，摂食量を増加させたり減少させたりする観点から考察すると，食事の抑制や食事の脱抑制はストレスへの応答を変化させると考えられる（Haynes *et al*., 2003）。摂食とストレスの間の関係は，性別，肥満，摂食行動（例えば，感情的な摂食，日常的な抑制など）で変化する（Wardle *et al*., 2000）。

エネルギー摂取，肥満，摂食行動に与える生理学的影響

摂食すると，エネルギー含量や主要栄養素含量，構造などに応じて生理学的・心理学的応答が引き起こされる。主要栄養素の組成によってカロリー，消化性，消化管内での食事の通過率が決められ，また，消化管からのペプチドホルモンの分泌にも影響する。これらのホルモンは，脳の中心へフィードバックシグナルを送り，摂食行動や代謝，エネルギー利用率を制御する。食事を消化する間，消化管は最近になって新規に同定された多くのホルモンを分泌し，さらなる摂食抑制を引き起こすシグナルを送る。消化管のペプチド濃度などの生理学的な変化は，食欲評価や摂食に関連しており，食欲のバイオマーカーとして用いられる。しかし，食欲の調節は複雑であり，多数の制御システムが存在することは驚くべきことではない。満腹感や満腹バイオマーカーの総説が de Graaf ら（2004）によって述べられており，共通の血漿マーカー

には以下にあげるものがある。

グルコース（glucose）は短期間における食欲調節理論の中心となっており，これは1950年代に糖定常説として提案されている（Mayer 1995）。この理論では自発的な食の欲求は通常，血液のグルコース利用率が一過性に減少することに先行して起こるとされている（Van Itallie, 1990）。そのため，グルコースは食欲バイオマーカーの候補として提案されている。しかし，グルコースが一過性に欠乏する前にも食欲は起こるので，食事を開始させるための強力な基準ではないと考えられる。事実，正常な体重の人はインスリン濃度の変化が食欲のバイオマーカーとして同定されている（Flint *et al*., 2007）。

最近同定された摂食開始のタンパク質性のバイオマーカーとして，消化管ペプチドであるグレリンがある。グレリンは任意の摂食を強く誘引する因子であり，腹腔内に投与されると濃度の違いで被験者の空腹率を反映していることが示されており（Wren *et al*., 2001），肥満や痩せの被験者でも同様な結果が得られている（Druce *et al*., 2005）。

コレシストキニン（chorecystokinin：CCK）は満腹感に関して最も研究が進んでいる消化管ホルモンで，特に脂肪の摂取に関係している（Moran., 2000）。CCK は消化された食品が消化管内の特定の部位で作用することにより分泌され，胆嚢収縮を刺激し，膵臓ホルモンを分泌させ，胃排出速度を阻害し，食欲を抑制するといったさまざまな機能を発揮する。CCK は消化過程を刺激するポジティブフィードバックとして作用し，1回の食事のなかではその食事量を制限するようなネガティブフィードバックとして作用する（Beglinger and Degen, 2004）。

食欲抑制に適した薬として考えられるものは，末梢の満腹ペプチドシステム GLP-1（glucagon like peptide-1）などがある（Halford *et al*., 2010）。GLP-1 は主に回腸で分泌され，消化管内蠕動運動に影響することにより食欲を調節するのかもしれない（Holst, 2007）。この作用の性質から，GLP-1 や GLP-1 レセプターアゴニストは2型糖尿病の治療のために評価されている。

ペプチド YY（peptide YY：PYY）は，主に結腸から分泌され，視床下部にあるレセプターのアゴニストとして作用する。Batterham ら（2002）の研究では，痩せの人と肥満の被験者では発現パターンが異なっており，短期間における食欲の抑制に関係することが示唆されている。これを新規のバイオマーカーとして用いるには，異なった食事の組成やエネルギー負荷を与えて，さらに研究する必要がある。

インスリン（insulin）は長期のエネルギーバランスに関係していることから，短期の満腹シグナルとしてのバイオマーカーではないようである。健常な被験者では，インスリンは末梢組織におけるグルコースの取込みを刺激し，肝臓からのグルコースの産生を抑制することで，血液中の糖分を安定化させている（de Graaf *et al*., 2004）。代謝性の健康におけるインスリンの役割は，第45章「健康リスクとしての肥満」で詳細に述べられている。

レプチン（leptin）は *ob* 遺伝子の産物であり，主に脂肪組織によって合成され，視床下部へ脂肪の貯蔵の利用状態について情報を伝えている。ヒトが正常なエネルギーバランスでない状況，例えば飢餓などでは，レプチンのバイオマーカーとしての効果は，強力である。一方で，レプチンは短期においては，満腹感の感度のよいマーカーではない。脂肪組織の役割や炎症マーカーの発現は，本章では扱わないが，第45章「健康リスクとしての肥満」などで述べられている。

グルコース依存性インスリン様ポリペプチド（glucose-dependent insulinotropic polypeptide：GIP）は，グルコースや脂肪の摂取により分泌される。痩せまたは肥満の被験者を用いて短期間（1日のなかで）の介入実験では，食欲の割合との関連性は弱く，食欲のバイオマーカーとしては重要ではないと考えられる。

将来の方向性

食欲，エネルギー摂取，肥満の進行を制御する方法を理解していくためには，多様な研究グループが携わった大きなプロジェクトにより達成されるのが最善である。今後5年間にわたり新規のデータを提供するとされる欧州連合（European Union）の財政的支援を受けている研究の動向について紹介する。

肥満と職場

多くの成人は多くの時間を仕事に費やしており，1日に少なくとも1回は職場で食事をするが，仕事がデスクワークなど動かない状況にある場合は，健康的な職場環境は重要である。従業員の肥満が蔓延していると，病気や欠勤などにより生産性が低下し，間接的に経済に影響する。これは，ストレスによって誘導される摂食量の増加とそれによる体重調節に与える影響についてわれわれの理解を深めていくために，政策立案者が特に注目する課題となる。職場においてストレスを減少させる構想は，現在のところほとんどない。カロリー摂取量や体重をコントロールするために，摂食に悪影響を与える出来事を減少させ，健康的な身体活動様式を促進させるような職場環境を作っていくためには，エビデンスに基づいた研究が必要とされる。特に，現代生活において，どのような種類のストレスが，特定の食品に偏った嗜好を生み，不利益な摂食様式を引き起こしていくのかを明らかにしていく研究が必要とされる。

食への依存？

現代における環境の特徴は，安全でエネルギー密度の高い食が豊富にあることである。共通に食を得て，与えることができるという社会的な状況は重要であるが，嗜好性の高い食品を消費することは極めて報酬性が高い。このことを考慮しない公衆衛生の戦略は，集団不履行により失敗するであろう。食の報酬と選択の神経心理学，食欲調節ネットワーク，食行動，食嗜好の関連性は明らかにされていない。今後は，神経解剖学と食との相互作用に焦点を当て，食品には本当に“依存性”があるのかに取り組み，食の“報酬”に関与する経路を研究する必要がある。さらにこの理解によって健康的な食の代替製品で体重をコントロールできるかについて挑戦していくことが重要になるであろう。

生涯にわたるエネルギーの脳–腸による調節

空腹は，脳や腸管にも関連する心理的・生理的なシステムとの複雑な相互作用を含む（Badman and Flier, 2005）。エネルギー摂取を調節するには以下の３つの主要な要素がある。すなわち，栄養素，エネルギーそして物理的な組成である食物，多様なフィードバックシグナルの起点である腸，そして脳である。それらは，食–腸–脳の軸を形成しており，過剰摂取における主要な共通の経路である。初期新生児の期間に視床下部の神経投射が発達することで，末梢の消化管ホルモンを含むさまざまなホルモンシグナルに対する感受性が高くなる。この発達のプログラムは，成人した時の肥満や慢性の病気のかかりやすさに影響しているのかもしれない。若齢者を対象に食の計画や適切な食の種類について伝えるためには，発達初期における栄養がどのようにその後の食行動に影響するかを正確に理解することが重要である。人生の終わりに近づくと別の問題が浮上する。高齢者では神経や神経内分泌物質の処理過程の不具合が食欲を失わせ，それに続く消耗が罹患率を上昇させ 人生の質（quality of life：QOL）を損なわせる。このような集団を対象に食欲を効果的に刺激するような食品の開発がより必要となってくるであろう。

体重をコントロールするための食事誘発性の満腹メカニズムを理解すること

カロリー制限や主要栄養素の調節に基づく食事の介入，そして運動によるエネルギーの欠乏は，体重の減少を促進させる。理論的には体重の減少は簡単で，カロリー摂取が消費より少なくなることで成し遂げられる。しかし実際には，肥満している人にとって中・長期的にこれを達成するのは難しい。失敗の主な原因はダイエットを行うことに空腹を伴うからである。われわれは生涯を通じ，エネルギー欠乏時（運動やダイエットなどによる）における食の嗜好性や空腹/満腹の心理学的・行動学的なパラメータの多様性を理解しておらず，このような操作がどのように消化管ホルモンや神経の活性化，エネルギー代謝と関係しているのかもわかっていない。心理学的・行動学的・内分泌・神経学的な効果や，年齢，性別，それぞれの特性を通した適用の可能性については，まだ明らかにされていない。

（眞鍋康子訳）

推奨文献

Blundell, J., de Graaf, C., Hulshof, T., *et al.* (2010) Appetite control: methodological aspects of the evaluation of foods. *Obes Rev* **11,** 251–270.

de Graaf, C., Blom, W.A., Smeets, P.A., *et al.* (2004) Biomarkers of satiation and satiety. *Am J Clin Nutr* **79,** 946–961.

de Krom, M., Bauer, F., Collier, D., *et al.* (2009) Genetic variation and effects on human eating behavior. *Annu Rev Nutr* **29,** 283–304.

Delzenne, N., Blundell, J., Brouns, F., *et al.* (2010) Gastrointestinal targets of appetite regulation in humans. *Obes Rev* **11,** 234–250.

Hetherington, M.M. (2002) The physiological–psychological dichotomy in the study of food intake. *Proc Nutr Soc* **61,** 497–507.

Jebb, S.A. (2007) Dietary determinants of obesity. *Obes Rev* **8**(Suppl 1),93–97.

［文　献］

Allison, D.B. and Heshka, S. (1993) Emotion and eating in obesity? A critical analysis. *Int J Eating Dis* **13,** 289–295.

Aston, L.M., Stokes, C.S., and Jebb, S.A. (2008) No effect of a diet with a reduced glycaemic index on satiety, energy intake and body weight in overweight and obese women. *Int J Obes (Lond)* **32,** 160–165.

Astrup, A., Vrist, E., and Quaade, F. (1990) Dietary fibre added to very low calorie diet reduces hunger and alleviates constipation. *Int J Obes* **14,** 105–112.

Badman, M.K. and Flier, J.S. (2005) The gut and energy balance: visceral allies in the obesity wars. *Science* **307,** 1909–1914.

Batterham R.L., Cowley M.A., Small C.J., *et al.* (2002) Gut hormone PYY(3–36) physiologically inhibits food intake. *Nature* **418,** 650–654.

Beglinger, C. and Degen, L. (2004) Fat in the intestine as a regulator of appetite – role of CCK. *Physiol Behav* **83,** 617–621.

Behall, K.M., Scholfield, D.J., Hallfrisch, J.G., *et al.* (2006) Consumption of both resistant starch and beta-glucan improves postprandial plasma glucose and insulin in women. *Diabetes Care* **29,** 976–981.

Bell, E.A., Castellanos, V.H., Pelkman, C.L., *et al.* (1998) Energy density of foods affects energy intake in normal-weight women. *Am J Clin Nutr* **67,** 412–420.

Bellisle, F. and Le Magnen, J. (1981) The structure of meals in humans: eating and drinking patterns in lean and obese subjects. *Physiol Behav* **27,** 649–658.

Bellisle, F., McDevitt, R., and Prentice, A.M. (1997) Meal frequency and energy balance. *Br J Nutr* **77**(Suppl 1), S57–70.

Blundell, J. (1991) Pharmacological approaches to appetite suppression. *Trends Pharmacol Sci* **12,** 147–157.
Blundell, J., de Graaf, C., Hulshof, T., *et al.* (2010) Appetite control: methodological aspects of the evaluation of foods. *Obes Rev* **11,** 251–270.
Blundell, J.E. and Macdiarmid, J.I. (1997) Passive overconsumption fat intake and short-term energy balance. *Ann NY Acad Sci* **827,** 392–407.
Blundell, J.E. and Stubbs, R.J. (1999) High and low carbohydrate and fat intakes: limits imposed by appetite and palatability and their implications for energy balance. *Eur J Clin Nutr* **53**(Suppl 1), S148–165.
Blundell, J.E., Cotton, J.R., Delargy, H., *et al.* (1995) The fat paradox: fat-induced satiety signals versus high fat overconsumption. *Int J Obes Relat Metab Disord* **19,** 832–835.
Booth, D.A. (1988) Mechanisms from models – actual effects from real life: the zero-calorie drink-break option. *Appetite* **11**(Suppl 1), 94–102.
Bray, G.A., Nielsen, S.J., and Popkin, B.M. (2004) Consumption of high-fructose corn syrup in beverages may play a role in the epidemic of obesity. *Am J Clin Nutr* **79,** 537–543.
Burton, P., Smit, H.J., and Lightowler, H.J. (2007) The influence of restrained and external eating patterns on overeating. *Appetite* **49,** 191–197.
Casiraghi, M.C., Garsetti, M., Testolin, G., *et al.* (2006) Postprandial responses to cereal products enriched with barley beta-glucan. *J Am Coll Nutr* **25,** 313–320.
De Castro, J.M. (1993) The effects of the spontaneous ingestion of particular foods or beverages on the meal pattern and overall nutrient intake of humans. *Physiol Behav* **53,** 1133–1144.
De Castro, J.M. (1997) Socio-cultural determinants of meal size and frequency. *Br J Nutr* **77**(Suppl 1), S39–54.
de Castro, J.M. (2006) Macronutrient and dietary energy density influences on the intake of free-living humans. *Appetite* **46,** 1–5.
de Graaf, C., Blom, W.A., Smeets, P.A., *et al.* (2004) Biomarkers of satiation and satiety. *Am J Clin Nutr* **79,** 946–961.
de Roos, N., Heijnen, M.L., de Graaf, C., *et al.* (1995) Resistant starch has little effect on appetite, food intake and insulin secretion of healthy young men. *Eur J Clin Nutr* **49,** 532–541.
Dikeman, C.L. and Fahey, G.C. (2006) Viscosity as related to dietary fiber: a review. *Crit Rev Food Sci Nutr* **46,** 649–663.
Diliberti, N., Bordi, P.L., Conklin, M.T., *et al.* (2004) Increased portion size leads to increased energy intake in a restaurant meal. *Obes Res* **12,** 562–568.
Druce, M.R., Wren, A.M., Park, A.J., *et al.* (2005) Ghrelin increases food intake in obese as well as lean subjects. *Int J Obes (Lond)* **29,** 1130–1136.
Drummond, S., Crombie, N., and Kirk, T. (1996) A critique of the effects of snacking on body weight status. *Eur J Clin Nutr* **50,** 779–783.
Economics Research Service, US Department of Agriculture (1999) *America's Eating Habits: Changes and Consequences.* USDA/ERS, Washington, DC.
Eisenstein, J., Roberts, S.B., Dallal, G., *et al.* (2002) High-protein weight-loss diets: are they safe and do they work? A review of the experimental and epidemiologic data. *Nutr Rev* **60,** 189–200.
Fábry, P. and Tepperman, J. (1970) Meal frequency – a possible factor in human pathology. *Am J Clin Nutr* **23,** 1059–1068.
Fábry, P., Hejl, Z., Fodor, J., *et al.* (1964) The frequency of meals. Its relation to overweight, hypercholesterolemia, and decreased glucose-tolerance. *Lancet* **2,** 614–615.
Finlayson, G., King, N., and Blundell, J.E. (2007) Liking vs. wanting food: importance for human appetite control and weight regulation. *Neurosci Biobehav Rev* **31,** 987–1002.
Flint, A., Gregersen, N.T., Gluud, L.L., *et al.* (2007) Associations between postprandial insulin and blood glucose responses, appetite sensations and energy intake in normal weight and overweight individuals: a meta-analysis of test meal studies. *Br J Nutr* **98,** 17–25.
Flood-Obbagy, J.E. and Rolls, B.J. (2009) The effect of fruit in different forms on energy intake and satiety at a meal. *Appetite* **52,** 416–422.
Gatenby, S.J. (1997) Eating frequency: methodological and dietary aspects. *Br J Nutr* **77**(Suppl 1), S7–20.
Geliebter, A. and Aversa, A. (2003) Emotional eating in overweight, normal weight, and underweight individuals. *Eating Behav* **3,** 341–347.
Giovannini, M., Agostoni, C., and Shamir, R. (2010) Symposium overview: Do we all eat breakfast and is it important? *Crit Rev Food Sci Nutr* **50,** 97–99.
Green, S.M. and Blundell, J.E. (1996) Effect of fat- and sucrose-containing foods on the size of eating episodes and energy intake in lean dietary restrained and unrestrained females: potential for causing overconsumption. *Eur J Clin Nutr* **50,** 625–635.
Grogan, S.C., Bell, R., and Conner, M. (1997) Eating sweet snacks: gender differences in attitudes and behaviour. *Appetite* **28,** 19–31.
Halford, J.C., Boyland, E.J., Blundell, J.E., *et al.* (2010) Pharmacological management of appetite expression in obesity. *Nat Rev Endocrinol* **6,** 255–269.
Halton, T.L. and Hu, F.B. (2004) The effects of high protein diets on thermogenesis, satiety and weight loss: a critical review. *J Am Coll Nutr* **23,** 373–385.
Haynes, C., Lee, M.D., and Yeomans, M.R. (2003) Interactive effects of stress, dietary restraint, and disinhibition on appetite. *Eat Behav* **4,** 369–383.
Hill, J.O. (2006) Understanding and addressing the epidemic of obesity: an energy balance perspective. *Endocr Rev* **27,** 750–761.
Himaya, A. and Louis-Sylvestre, J. (1998) The effect of soup on satiation. *Appetite* **30**, 199–210.
Hoad, C.L., Rayment, P., Spiller, R.C., *et al.* (2004) In vivo imaging of intragastric gelation and its effect on satiety in humans. *J Nutr* **134,** 2293–2300.
Holst, J.J. (2007) The physiology of glucagon-like peptide 1. *Physiol Rev* **87,** 1409–1439.
Hopkins, M., King. N.A., and Blundell, J.E. (2010) Acute and long-term effects of exercise on appetite control: is there any benefit for weight control? *Curr Opin Clin Nutr Metab Care* **13,** 635–640.
Howarth, N.C., Saltzman, E., and Roberts, S.B. (2001) Dietary fiber and weight regulation. *Nutr Rev* **59,** 129–139.
Jackson, D.M., Djafarian, K., Stewart, J., *et al.* (2009) Increased television viewing is associated with elevated body fatness but not with lower total energy expenditure in children. *Am J Clin Nutr* **89,** 1031–1036.
Johnstone, A.M., Horgan, G.W., Murison, S.D., *et al.* (2008) Effects of a high-protein ketogenic diet on hunger, appetite,

and weight loss in obese men feeding ad libitum. *Am J Clin Nutr* **87,** 44–55.

Johnstone, A.M., Stubbs, R.J., and Harbron, C.G. (1996) Effect of overfeeding macronutrients on day-to-day food intake in man. *Eur J Clin Nutr* **50,** 418–430.

Kallio, P., Kolehmainen, M., Laaksonen, D.E., *et al.* (2008) Inflammation markers are modulated by responses to diets differing in postprandial insulin responses in individuals with the metabolic syndrome. *Am J Clin Nutr* **87,** 1497–1503.

Kant, A.K. and Graubard, B.I. (2003) Predictors of reported consumption of low-nutrient-density foods in a 24-h recall by 8–16 year old US children and adolescents. *Appetite* **41,** 175–180.

Kaplan, H.I. and Kaplan, H.S. (1957) The psychosomatic concept of obesity. *J Nerv Ment Dis* **125,** 181–201.

Kelly, M.T., Wallace, J.M., Robson, P.J., *et al.* (2009) Increased portion size leads to a sustained increase in energy intake over 4 d in normal-weight and overweight men and women. *Br J Nutr* **102,** 470–477.

Keski-Rahkonen, A., Kaprio, J., Rissanen, A., *et al.* (2003) Breakfast skipping and health-compromising behaviors in adolescents and adults. *Eur J Clin Nutr* **57,** 842–853.

Lawton, C.L., Delargy, H.J., Smith, F.C., *et al.* (1998) A medium-term intervention study on the impact of high- and low-fat snacks varying in sweetness and fat content: large shifts in daily fat intake but good compensation for daily energy intake. *Br J Nutr* **80,** 149–161.

Le Magnen, J. (1971) Advances in studies on the physiological control and regulation of food intake. In E. Stellar and J.M. Sprague (eds), *Progress in Physiological Psychology*. Academic Press, New York, pp. 203–261.

Levine, J.A. (2003) Non-exercise activity thermogenesis. *Proc Nutr Soc* **62,** 667–679.

Mattes, R.D. and Campbell, W.W. (2009) Effects of food form and timing of ingestion on appetite and energy intake in lean young adults and in young adults with obesity. *J Am Diet Assoc* **109,** 430–437.

Mattes, R.D., Hollis, J., Hayes, D., *et al.* (2005) Appetite: measurement and manipulation misgivings. *J Am Diet Assoc* **105**(Suppl 1), S87–97.

Mayer, J. (1955) Regulation of energy intake and the body weight: the glucostatic theory and the lipostatic hypothesis. *Ann NY Acad Sci* **63,** 15–43.

McCrory, M.A., Suen, V.M., and Roberts, S.B. (2002) Biobehavioral influences on energy intake and adult weight gain. *J Nutr* **132,** 3830S–3834S.

McLennan, W. and Podger, A. (1998) National Nutrition Survey. Nutrient Intakes and Physical Measurements Catalogue No. 4805.0. Australian Bureau of Statistics, Canberra.

Mela, D.J. and Rogers, P.J. (1998) *Food, Eating and Obesity. The Psychobiological Basis of Appetite and Weight Control.* Chapman & Hall, London

Melanson, K.J., Angelopoulos, T.J., Nguyen, V., *et al.* (2008) High-fructose corn syrup, energy intake, and appetite regulation. *Am J Clin Nutr* **88,** 1738S–1744S.

Moran, T.H. (2000) Cholecystokinin and satiety: current perspectives. *Nutrition* **16,** 858–865.

Nilsson, A.C., Ostman, E.M., Holst, J.J., *et al.* (2008) Including indigestible carbohydrates in the evening meal of healthy subjects improves glucose tolerance, lowers inflammatory markers, and increases satiety after a subsequent standardized breakfast. *J Nutr* **138,** 732–739.

O'Connor, D.B., Jones, F., Conner, M., *et al.* (2008) Effects of daily hassles and eating style on eating behavior. *Health Psychol* **27** (1 Suppl), S20–31.

O'Doherty, J. and Rolls, E.T. (2000) Sensory-specific satiety-related olfactory activation of the human orbitofrontal cortex. *NeuroReport* **11,** 399–403.

Poppitt, S.D., McCormack, D., and Buffenstein, R. (1998) Short-term effects of macronutrient preloads on appetite and energy intake in lean women. *Physiol Behav* **64,** 279–285.

Raben, A., Holst, J.J., Christensen, N.J., *et al.* (1996) Determinants of postprandial appetite sensations: macronutrient intake and glucose metabolism. *Int J Obes Relat Metab Disord* **20,** 161–169.

Raben, A., Tagliabue, A., Christensen, N.J., *et al.* (1994) Resistant starch: the effect on postprandial glycemia, hormonal response, and satiety. *Am J Clin Nutr* **60,** 544–551.

Rigaud, D., Ryttig, K.R., Leeds, A.R., *et al.* (1987) Effects of a moderate dietary fibre supplement on hunger rating, energy input and faecal energy output in young, healthy volunteers. A randomized, double-blind, cross-over trial. *Int J Obes* **11**(Suppl 1), 73–78.

Rolls, B.J. (1985) Experimental analyses of the effects of variety in a meal on human feeding. *Am J Clin Nutr* **42** (5 Suppl), 932–939.

Rolls, B.J. (2009) The relationship between dietary energy density and energy intake. *Physiol Behav* **97,** 609–615.

Rolls, B.J. (2010) Plenary lecture 1: Dietary strategies for the prevention and treatment of obesity. *Proc Nutr Soc* **69,** 70–79.

Rolls, B.J., Bell, E.A., and Thorwart, M.L. (1999) Water incorporated into a food but not served with a food decreases energy intake in lean women. *Am J Clin Nutr* **70,** 448–455.

Rolls, B.J., Rolls, E.T., Rowe, E.A., *et al.* (1981a) Sensory specific satiety in man. *Physiol Behav* **27,** 137–142.

Rolls, B.J., Rowe, E.A., Rolls, E.T., *et al.* (1981b) Variety in a meal enhances food intake in man. *Physiol Behav* **26,** 215–221.

Schachter, S., Goldman, R., and Gordon, A. (1968) Effects of fear, food deprivation and obesity on eating. *J Pers Soc Psychol* **10,** 91–97.

Skov, A.R., Toubro, S., Rønn, B., *et al.* (1999) Randomized trial on protein vs carbohydrate in ad libitum fat reduced diet for the treatment of obesity. *Int J Obes Relat Metab Disord* **23,** 528–536.

Spiegel, T.A. and Stellar, E. (1990) Effects of variety on food intake of underweight, normal-weight and overweight women. *Appetite* **15,** 47–61.

Stubbs, R.J. (1995) Macronutrient effects on appetite. *Int J Obes Relat Metab Disord* **19**(Suppl 5), S11–19.

Stubbs, R.J., Johnstone, A.M., Harbron, C.G., *et al.* (1998a) Covert manipulation of energy density of high carbohydrate diets in 'pseudo free-living' humans. *Int J Obes Relat Metab Disord* **22,** 885–892.

Stubbs, R.J., Johnstone, A.M., Mazlan, N., *et al.* (2001) Effect of altering the variety of sensorially distinct foods, of the same macronutrient content, on food intake and body weight in men. *Eur J Clin Nutr* **55,** 19–28.

Stubbs, R.J., Johnstone, A.M., O'Reilly, L.M., *et al.* (1998b) The effect of covertly manipulating the energy density of mixed diets on ad libitum food intake in 'pseudo free-living' humans. *Int J Obes Relat Metab Disord* **22,** 980–987.

Stubbs, R.J., van Wyk, M.C., Johnstone, A.M., *et al.* (1996) Breakfasts high in protein, fat or carbohydrate: effect on within-day appetite and energy balance. *Eur J Clin Nutr* **50,** 409–417.

Stunkard, A.J. and Messick, S. (1985) The three-factor eating questionnaire to measure dietary restraint, disinhibition and hunger. *J Psychosom Res* **29,** 71–83.

Suter, P.M. (2005) Is alcohol consumption a risk factor for weight gain and obesity? *Crit Rev ClinLab Sci* **42,** 197–227.

Van Itallie, T.B. (1990) The glucostatic theory 1953–1988: roots and branches. *Int J Obes* **14**(Suppl 3), 1–10.

van Strien, J.E., Frijters, J.E.R., Bergers, G.P.A., *et al.* (1986) The Dutch Eating Behaviour Questionnaire (DEBQ) for assessment of restrained, emotional, and external eating behavior. *Int J Eating Dis* **5,** 295–313.

Verboeket-van de Venne, W.P. and Westerterp, K.R. (1993) Frequency of feeding, weight reduction and energy metabolism. *Int J Obes Relat Metab Disord* **17,** 31–36.

Vimaleswaran, K.S. and Loos, R.J. (2010) Progress in the genetics of common obesity and type 2 diabetes. *Exp Rev Mol Med* **26.** PMID 20184785.

Vuksan, V.,Panahi, S., Lyon, M., *et al.* (2009) Viscosity of fiber preloads affects food intake in adolescents. *Nutr Metab Cardiovasc Dis* **19,** 498–503.

Wallis, D.J. and Hetherington, M.M. (2009) Emotions and eating. Self-reported and experimentally induced changes in food intake under stress. *Appetite* **52,** 355–362.

Wansink, B., Painter, J.E., and North, J. (2005) Bottomless bowls: why visual cues of portion size may influence intake. *Obes Res* **13,** 93–100.

Wardle, J., Steptoe, A., Oliver, G., *et al.* (2000) Stress, dietary restraint and food intake. *J Psychosom Res* **48,** 195–202.

Waters, A., Hill, A., and Waller, G. (2001) Bulimics' response to food cravings: is binge eating a product of hunger or emotional state? *Behav Res Ther* **39,** 866–877.

Westerterp-Plantenga, M.S. (2004) Fat intake and energy-balance effects. *Physiol Behav* **83,** 579–585.

Westerterp-Plantenga, M.S. and Lejeune, M.P. (2005) Protein intake and body-weight regulation. *Appetite* **45,** 187–190.

Westerterp-Plantenga, M.S., Wijckmans-Duijsens, N.E., ten Hoor, F., *et al.* (1997) Effect of replacement of fat by nonabsorbable fat (sucrose polyester) in meals or snacks as a function of dietary restraint. *Physiol Behav* **61,** 939–947.

Westerterp-Plantenga, M.S., Wijckmans-Duysens, N.A., and ten Hoor, F. (1994) Food intake in the daily environment after energy-reduced lunch, related to habitual meal frequency. *Appetite* **22,** 173–182.

Westerterp-Plantenga, M.S., Wijckmans-Duijsens, N.E.G., Verboeket-van de Venne, W.P.G., *et al.* (1998) Energy intake and body weight effects of six months' reduced or full fat diets, as a function of dietary restraint. *Int J Obes Relat Metab Disord* **22,** 14–22.

Wing, R.R. and Phelan, S. (2005) Long-term weight loss maintenance. *Am J Clin Nutr* **82** (1 Suppl), 222S–225S.

Wren, A.M., Seal, L.J., Cohen, M.A., *et al.* (2001) Ghrelin enhances appetite and increases food intake in humans. *J Clin Endocrinol Metab* **86,** 5992.

Yao, M. and Roberts, S.B. (2001) Dietary energy density and weight regulation. *Nutr Rev* **59,** 247–258.

Yeomans, M.R. (2010) Alcohol, appetite and energy balance: is alcohol intake a risk factor for obesity? *Physiol Behav* **100,** 82–89.

62

減量の促進と体重維持のための食生活と運動習慣変容の戦略

Rena R. Wing, Amy Gorin, and Deborah F. Tate

要　約

本章では，体重コントロールという明確な目標のために，食生活と運動習慣の変容につながる行動科学的アプローチに焦点を当てる。はじめに，行動療法の歴史と，行動変容プログラムのなかで教わる基本的な戦略について概観した後，食事摂取量と身体活動量を変容させるための最も効果的な方法についての研究を強調する，すなわち，エネルギー摂取量と身体活動量の推奨レベルや，これらの推奨値に対するアドヒアランス（訳注：患者自身が病気の状態や治療の目的などを理解したうえで，責任を持って治療法を守ること）を高めるための戦略について学ぶ。本章ではまた，この分野における新しい方向性について述べる，すなわち社会的支援を充実させて行動変容を促すための戦略や，メディアを利用してお金をかけずに行動変容プログラムを普及させるための方法，さらに，いかに長期間にわたって行動変容を維持するかという極めて重要な問題に焦点を当てる。

はじめに

アメリカにおける疾病と死亡の第一の要因である冠動脈疾患と腫瘍には，生活習慣上の問題が深くかかわっている。食生活と運動習慣を変えて禁煙することによって，これらの疾病の患者数は劇的に減少すると考えられる。本章の目的は，生活習慣を変えるために有効な行動療法戦略の概観を提示することである。どのような種類の健康習慣を変化させる時にも，行動理論を応用することができるが，本章では主に肥満に焦点を当てて，肥満の治療と予防の両方に役立つ行動療法戦略について述べる。

行動変容による減量プログラムの歴史

行動療法の根本的な拠り所は行動分析学であり，“A-B-C”モデルとして知られている。行動分析学では，変容させるべき行動（肥満の場合なら食と運動習慣），環境中の誘発要因，行動に影響を与える強化因子（行動結果）を見定める。行動学者は，誘発要因と強化因子を変えることによって，行動変容が可能であると述べている。

Antecedent	→	Behavior	←	Conseguences
誘発要因 （きっかけ）		行動		行動結果 （強化因子，報酬）

行動理論が肥満（BMI 30以上）の問題に応用された最も初期の研究は，1960～1970年代に行われた。8名の過体重（訳注：BMI 25以上）の女性に対するStuartの注目すべき初期の研究（1967）を除くと，これらの初期の典型的な行動療法減量プログラムは軽度肥満者の集団で行われた約10週間のものであった。主要な標的とされた“行動”は，食事パターン（食事の時間や場所）の変容であり，総摂取エネルギーではなかった。同様に，患者は大まかに行動パターン，例えばエレベーターの代わりに階段を使うなど，を変えるように指導された。しかし，身体活動によるカロリー消費量について明確な目標は指示されなかった。これらの初期の研究は，8～10週間の治療計画で3.8kgを減少させる成果を生み，他のアプローチ，例えば栄養教育や心理療法よりも効果があることが示された。

次の世代の行動療法減量プログラムは，1980～1990年代に行われ，エネルギー摂取量と消費量に重点が置かれた。食行動，運動に対して，最初は中程度の目標が与えられたが，次第により厳しい食事療法や，身体活動を行うことが推奨された。意識を変容することにも注意が払われるようになり，肥満再発防止という概念が導入され，また徐々に処方プログラムが長くなった。1990年代の終わりまでに，およそ24週間以上のプログラムによって，8.5～10kg の減量が一般的になった（Wing, 2008）。

減量初期の体重減少については一定の成果が得られたために，その体重減少を維持することに関心が移った。本章の後半で議論する予定であるが，体重のリバウンドを減少させるためには肥満を慢性疾患として治療するモデルが必要であり，継続的な治療が施されなければならないことがすぐに明らかになった。そのために行動療法プログラムの期間は長くなり，さまざまな方法の継続的な治療方法が処方された。その結果，標準的な行動療法プログラムは徐々に長く，強力に，効率的になっていった。図62.1では，1990年から2000年にかけての行動療法プログラムによる体重減少を示しており，これらの研究での平均的な体重減少は6か月の時点で10.37kg（12例），12か月では10.35kg（8例），18か月で8.2kg（7例），24か月で7.1kg（2例）であった。

減量初期の体重減少と長期間にわたる体重減少が改善されると，減量が健康増進に及ぼす影響について検討できるようになった。いくつかの治験では，生活習慣に対する介入によって，高血圧の発症リスクが減少し，高血圧の治療成績が改善されたことが示された（Trials of Hypertension Prevention Collaborative Research Group, 1997：Whelton *et al*., 1998）。2002年に行われた糖尿病予防プログラムの結果，生活習慣への介入によって糖尿病発症リスクが対照群と比べて58%以上も減少することが明らかになり，病気を予防するという点においては，メトホルミンの2倍効果的であった（Knowler *et al*., 2002）。さらに最近，減量のための行動療法プログラムに基づく介入の結果，過体重/肥満の女性における失禁の減少（Subak *et al*., 2009），非アルコール性の肝硬変の改善（Promrat *et al*., 2010），変形関節症の改善（Christensen *et al*., 2007），2型糖尿病患者における血糖コントロールと心臓血管のリスク改善が明らかになった（Look AHEAD Research Group, 2007）。精神状態と生活の質の改善もまた，これらのプログラムによって改善された（Williamson *et al*., 2009）。

行動変容の戦略

本項では，減量プログラムに用いられる行動療法において中心となる戦略について概観する。どのような種類の栄養学的な行動を変容させる際にも，同種の基礎的な戦略を適用することができる。

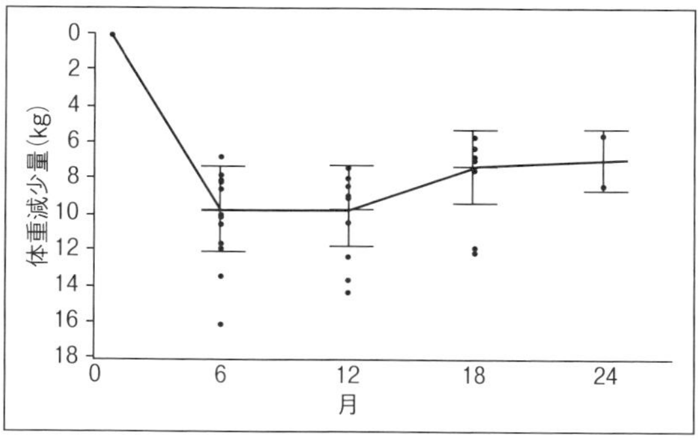

図62.1　1990年から2000年までの行動療法による体重減少
Wing, 2008の許可を得て改変。

変容すべき行動の特定

行動介入の最初の段階は，変容すべき特定の行動を明確にすることである。例えば，体重減少をターゲットにするのであれば，患者のエネルギーバランス（摂取カロリーと消費カロリーの量）に関連している行動が，鍵となる行動であり介入の対象になる。血清コレステロール値を低下させることを行動原理と定めるならば，鍵となる行動は飽和脂肪酸とコレステロールの摂取低減であろう。同様に，血圧低下のための介入であれば食塩摂取の低減が行動変容の焦点になる。

達成目標の設定

行動変容に際しては，達成可能な目標を個別に設定することが重要である。多くの場合，行動変容の目標と生理学的目標（成果）が設定される。例えば，減量プログラム参加者の場合は，摂取カロリーが1,200kcal/日（5,023kJ/日）を超えないようにする，あるいは，少なくとも1,000kcal/週（4,186kJ/週）の運動をする，すなわち，週に2ポンド（約1kg）の体重を減らすという目標がよく用いられる。行動変容を促すためには，長期間の目標よりも短期間の目標を設定するほうがより効果的である（Bandura and Simon, 1977）。開始時点では容易な達成目標が設定されるが，その後，参加者の進展状況に応じて個別の達成目標を高めていく（目標のレベルアップ）ことが行われる。身体活動量のレベルアップの例として，目標は週に1,000kcal（4,186kJ）の身体活動量を増やすことであっても，参加者はまず週に250kcal（1,046kJ）または500kcal（2,093kJ）の身体活動量を増やすように促される。

自己モニタリング法

肥満行動療法の中心となる戦略は，自己モニタリング法として知られた技法であり，参加者に自分自身の食行動と身体活動を観察し，記録することを教える方法である。種々の情報，例えば，食べた食物の種類と量，各食物のエネルギー量，摂取脂肪量，食事状況や食前の雰囲気などの食に関連した事柄が記録の対象になる。同様に，身体活動の種類と量についても，運動時間あるいは消費エネルギー量として記録の対象になる。参加者は，毎日の食事摂取状況を記録するように指導され，グループミーティングに自己モニタリングの記録簿を持参し，グループリーダーや他の参加者からの評価・コメントを受ける。自己モニタリングは普通，肥満行動療法の開始後6か月間は毎日，その後の維持期間では定期的に行われる。いくつかの研究は自己モニタリング法の有効性を支持しており，自己モニタリングの完成度および継続性と体重減少量の間に強い関連性を見いだしている（Burke *et al*., 2008）。

インターネットや携帯デバイス（スマートフォン，携帯情報端末，電子手帳）などのテクノロジーは，身体活動量測定機器（加速度計，万歩計など）と同様に，伝統的な紙媒体の日記やエネルギー記録簿に取って代わるものである。パソコンからインターネット上の日記サイトにアクセスすれば，利用者はデータベースで食品のエネルギー量を検索して，その食品をオンラインの記録簿に保存することができる。インターネットに接続できる携帯情報端末やスマートフォンのソフトウエアでも同様のことができるうえに，持ち運びが可能という利便性があるため，食事をしている時に自己モニタリングを行うことができる。最近の研究では，携帯情報端末を用いると自己モニタリングに対するアドヒアランスが改善された（Burke *et al*., 2008）。最新の身体活動量測定機器は加速度や歩数を記録するだけでなく，ユーザーのデータをインターネット上のサイトにアップロードすることができる。

刺激コントロール法

行動変容の中心となる考え方は，個人の行動様式は環境によって影響を受けているということである。それゆえに，取り巻く環境を変化させることによって，参加者が行動変容に成功する可能性が上昇する。行動療法プログラム参加者は，不適切な食物摂取につながる要因を減らし，適切な食事と運動につながる要因が増える環境を再構築するように教育される（Stuart, 1967）。例えば，参加者は高脂肪の食品の購入を制限するように教えられ，もし購入しても目に触れないように保管するように指導される。反対に，より多くの果物と野菜類を購入して目につきやすい適切な場所に保管し，頻繁に視野に入れるように勧められる。また参加者は身体活動を推進するために，頻繁に目にする場所に運動に関連した器具を設置するように勧められる。他の刺激コントロール戦略としては，例えば設定した場所だけで食事をすることや，他の活動（例えばテレビを見る，読書など）との“ながら”での食事の排除が食事行動に影響する誘発要因を改善するうえで有効である。刺激コントロール法は，他のタイプの食行動を変化させる目的でも利用することができる。例えば，血圧を下げようとしている人に対しては，食卓から食塩の容器を取り除くように指導されるであろう。

問題解決法

恒久的に生活習慣を変化させようとする時，参加者は数多くの障害に直面する。行動療法プログラムには，うまくこの障害を回避できるように援助するための問題解決技術のトレーニングが含まれている。参加者は，①減量のための努力を妨害している特定の問題を明らかにすること，②問題の解決策を可能な限り多く考えること，③解決策の実現可能性を判断して1つを選択すること，④選択した解決策を実行すること，⑤成果を評価して必要であれば問題解決プロセスを繰り返すこと，を教わる。人によって，夕食を調理する際に食べすぎを抑えられないとか，レストランで食べすぎるのを抑えられないなど，抱えている問題は異なっているが，問題解決技法を利用すれば対応することができる。Perri ら（2001）は，体重減少のための行動変容プログラムの維持期間において，問題解決技法を教えることが重要であることを示している。

認知の再構成法

行動変容プログラムに最近，認知再構成法が加わった。認知再構成法は，過食と運動不足に関与する不適切な思考を特定して改善することに関与している。これらの不適切な思考にはいくつかの形がある。例えば，白黒思考（悉無律思考）（例えば，「もし30分間運動することができなければ，他のこともすべて達成できないのではないだろうか」）や，自己正当化（例えば，「ストレスの多い日だったので，その代償にケーキを1つ食べてもよいだろう」）である。人は，思考が行動に強い影響を与えていることにしばしば気づかない。認知再構成法は，不適切な思考に気づきを与え，疑問を抱かせる方法であり，参加者自身に思考が行動に影響することを意識させて，行動変容につなげる方法である。

再発予防法

減量の過程におけるちょっとした間違いに対して患者が備え，計画できるようにするためのサポートも行動療法プログラムに含まれている。行動療法による減量プログラムにおいて，再発予防法は Marlatt と Gordon による依存症に関する研究（1985）の延長線上にあり，参加者に過食の結果として生じる数々の問題点を予測させ，間違いを克服するための戦略を教えることから構成されている。参加者は一度のうっかりした，あるいは間違った過食が，本格的な過食に発展しないために計画を整えるように促されている。

維持期間における再発予防に焦点を当てることが，長期間の行動変容プログラムの成績を改善している例もあるが(Perri *et al*., 1984)，そうではない研究もある(Perri *et al*., 2001)。

食行動の変化

上述のように，減量を目的とする種々の行動は，エネルギーの収支に関係がある行動である。しかしながら，これらの行動変容を達成する最善の方法は，依然として不明である。実際，これらの行動の極めて基礎的な局面において，例えば，彼らに対してどれだけのエネルギー摂取量を指示するのが最もよいのか，あるいはどの主要栄養素を推奨するべきかについての情報はほとんどない，以下の項では，これらのテーマに取り組んだ行動療法研究のいくつかを紹介したい。飽和脂肪，食塩の摂取低減，食物繊維，果物，野菜の摂取増加に関する行動変容についての詳細に興味を持つ読者は，Kumanyika ら (2000) の優れた総説を参照されたい。

エネルギー摂取量

行動療法による減量プログラムでは，一般的に１日約1,200～1,500kcal（5,023～6,278kJ）の低カロリー食を用いて，１週間当たり１～２ポンドの体重減少を目指している。こうした療法は，異なるエネルギーレベルの食事を比較した経験に基づく研究である。例えば，1980年代と1990年代初期には，行動療法プログラムの導入期間において，VLCD（超低カロリーダイエット）の使用に非常に関心が寄せられた（Wadden and Stunkard, 1986；National Task Force on the Prevention and Treatment of Obesity, 1993)。VLCD は400～800kcal/日の食事で，典型的に液体のフォーミュラ，あるいは脂肪のない肉，魚，鶏肉が与えられる。この種の食事療法では，導入期間の体重減少は12週間ほどの間に平均20kgと大きい。しかしながら，これらの食事を中止した際に，体重のリバウンドが起こるので，研究者はVLCDを導入期間に利用することは役に立つが，長期間にわたって体重減少を維持するためには，これらの食事を行動療法技術と併用することを提案している。いくつかの研究では，VLCD と行動変容技術の組合わせについて検討している(Wing *et al*., 1991, 1994；Wadden *et al*., 1994)。残念ながらどの研究でも，行動変容戦略を教わってきた場合でも，参加者はVLCDを終えた後，体重がすぐに元に戻っていた。それゆえに，長期間にわたっての減量では，これらの厳しい摂取エネルギー制限は，より穏やかなエネルギー制限と比較して利点はなく，結果として減量指導の現場では，1日のエネルギー摂取量は，1,200～2,000kcal の推奨に戻った。

主要栄養素組成

２つ目の問題は，食事の主要栄養素組成(タンパク質，脂肪，炭水化物のバランス）に関するものである。かつては，行動学者は主に熱量に重点を置いて，摂取される食物の組成にはあまり注目してこなかった。しかし，疫学研究や代謝研究によると，脂肪摂取量と体重との間には関連があり（Tucker and Kano, 1992)，研究者たちは，次第に脂肪の摂取制限が長期間の体重減少の成果をもたらすかどうか研究するようになった。患者たちに摂取エネルギーと脂肪摂取量の両方を減らすように指導した行動療法による減量プログラムは，どちらか一方を対象としたプログラムよりも効果があることが示され，それによってこの分野の研究において，栄養素組成に着目するようになった(Schlundt *et al*., 1993；Jeffery *et al*., 1995；Pascale *et al*., 1995)。

最近になって，低炭水化物食（例えばAtkins食またはSouth Beach食）が関心を集めている。このダイエットは，タンパク質と脂質の摂取量には制限を加えずに，炭水化物の摂取量を極端に制限するというものである。短期間においては，この食事療法は体重減少を引き起こすが，長期間においてはそれほどの効果が認められない。例えば，Dansinger ら（2005）は，ランダムに160名の過体重/肥満の参加者に対して，以下の４種類の食事療法の１種を割り当てた：Atkins 食(低炭水化物食)，Zone食（バランス食；炭水化物，タンパク質，脂質のバランスを４：３：３にした食事をする)，Weight Watchers(低脂肪のポイント方式食；食事に点数を割り振り，自分の持ち点以内で食べるものを選択するダイエット法，低脂肪の食事は点数が低い)，Ornish 食（超低脂肪食；低脂肪食や食物繊維の多い食品を中心に摂取する)。４グループの間に，１年間の体重減少に差は認められなかった（４グループとも，１年間で2.1～3.2kg の体重が減少した)。しかし，ダイエット方法の違いよりも，アドヒアランスの高さのほうが，体重減少に対する影響が大きいことがわかった。この発見，すなわち栄養素の組成よりも，アドヒアランスの大切さを重視するということは，他の最近の研究でも確認されている（Alhassan *et al*., 2008；Sacks *et al*., 2009)。

食事の提供としっかりとした食事計画案

多くの行動学者は，食行動に影響する因子として家庭環境の改善の重要性を長い間認識し，家庭環境を変えるための刺激コントロール法を強調してきた。最近，行動学者は，患者が食べるべき適切な盛り付け量の食事を提供することによって，家庭での食環境を大きく変化させられることを提案した。一連の研究で，Jeffery と Wingらは，参加者らが食事のカロリー目標を与えられて自分自身で食事計画案を作るよりも，食べるべき食事を実際に提供されたほうがアドヒアランスが向上し，体重減少という点で優れた結果が得られることを示した（Jeffery *et al*., 1993；Wing *et al*., 1996）。ポジティブな結果は，いくつかの他の研究でも得られた．すなわち，参加者に食事を提供した研究（Pi-Sunyer *et al*., 1999）や，Slim-Fast^{TM}（訳注：極端な低カロリーで必要な栄養素を充足させるダイエット用食品）（Ditschuneit *et al*., 1999）を１日１～２食と健康的な低脂肪の夕食を提供した研究である。これらの研究は，個人に対して，適切な食事という確立したモデルを提供することによって食行為を単純化すれば，食事療法に対するアドヒアランスが向上する可能性を提案している。それゆえに，上述のように，食事療法のなかで最も重要なことはアドヒアランスの向上であり，（食事計画に基づいた）食事を提供する技術は，減量を行ううえで有効であると結論づけることができる。

運動習慣を変化させる

減量を長期間にわたり維持できるかどうかを決める唯一の最も優れた因子が，身体活動である（Pronk and Wing, 1994）。運動を長期間続けている人は，減量の維持に最も成功している人である。行動学者にとっては，過体重の人をどのようにして運動プログラムに参画させ継続させるかが大きな課題である。一般的に，減量のための行動療法プログラムでは，活発な歩行や，その他の類似の中等度の身体活動を減量の第一歩として勧めている。身体活動量を週に200分（週に５回，１回40分）まで徐々に増やすことが推奨されている。

家庭での運動と施設内指導による運動の比較

患者を施設の指導のもとで運動させる方法は，研究者が運動強度や運動時間を調節し，患者にウォーミングアップ，クールダウンなどを教えるなど，運動の質を高くすることができるという意味で優れている。しかし，施設まで移動することは，参加者にとって余分の労力であり，継続して続けるためのアドヒアランスを消失させる可能性がある。いくつかの研究では，施設内指導プログラムと家庭におけるライフスタイル介入プログラムを，長期間の参加率と体重減少という点について比較している（Perri *et al*., 1997；Andersen *et al*., 1998）。Andersen らの研究（1998）では，施設内指導グループは週に３クラスの有酸素運動クラスに出席し，ライフスタイル介入グループでは家庭内で運動を行った。減量期間初期の体重減少量は同等であったが，ライフスタイル介入グループのほうが体重のリバウンドが少ない傾向にあった。Perri ら（1997）もまた，ライフスタイル介入グループと施設内指導グループで初期の体重減少は同じであることを見いだした，しかし，15か月目において，ライフスタイル介入グループでは平均11.65kg の体重減少であったのに対して，施設内指導グループでは平均7.01kg の減少であった。このことは，長期間にわたる減量の維持という点では，家庭での運動が有効な方法であることを示している。

短時間頻回運動と長期間単回運動の比較

上述の施設内指導とライフスタイル介入プログラムの比較という点では，運動の実践場所の違いと合わせて，運動方法の違いもある。先に引用した研究では，施設内指導の運動条件として，参加者は１週間当たり３～５日ごとに１日１回の運動を実施した。ライフスタイル介入プログラムでは，毎日“積算して”30分間の運動をするように指導が行われた。プログラム参加者は毎日１回の連続した運動，または数回に分けた短時間運動を実施した。時間のないことが運動の実施に最大の障害となることから，参加者にとれば１回40分間の運動を行うよりも，複数の短時間運動（10分間の運動を４回）を行うほうが実行しやすい可能性がある。この仮説について調べるために，Jakicic らは２つの減量研究を実施し（1995, 1999），ほぼ同じライフスタイル介入プログラムのなかで，１週間に５日の頻度で毎日40分間の運動を１回行う場合と，10分間の運動を４回行う場合を比較した。最初の研究では，短時間頻回運動のほうが６か月を超えての運動習慣の継続性が高く，より良好な体重減少が達成された（Jakicic *et al*., 1995）。２つ目の研究（Jakicic *et al*., 1999）においても，研究開始後の数週間の体重減少は短時間頻回運動のほうが良好であったが，運動プログラム開始後６～18か月になると両方の運動方式の違いは小さくなった。これら２つのグループの患者は，運動への参加率，短期（－3.7kg）と長期（－5.8kg）の体重減少量，長期的な健康状態の改善において同等であった。それゆえに，短時間頻回運動は，減量プログラムの初期段階ではとりわけ有効であるが，長期間では２つの運動様式はどちらも同じように身体活動を推進する有効な取組みであると考えられる。

家庭への運動器具の設置

運動を継続させるための別の取組みとして，患者の家に運動用具を設置する方法がある。その種の用具は，時間の経過とともにほとんど使用されなくなると考えられているが，この戦略について実験的に研究した例はほとんどない。Jakicic ら（1997）によると，家庭における運動用具の数と身体活動量との間には相関性がある。概念的には，運動用具の提供は，（食物を提供するように）適切な行動を実現する手助けであり，運動施設までの距離，施設での運動に必要な金額などの障壁を取り除く働きをすると考えられる。Jakicic ら（1999）は，行動変容プログラムに参加している過体重の女性に運動用具設置の効果を試みている，１つのグループは短時間頻回運動を実践するように指導され，他のグループは同じ運動を処方されるとともに家庭用のトレッドミルを提供された。運動用具を供与されたグループでは，プログラムの13〜18か月の間で，より高い運動量が維持され，18か月時点での体重減少（−7.4kg）は，運動用具を支給されないグループ（−3.7kg）より効果があった。結論としては，長期間の運動継続と体重減少のためにこの戦略は有効である。

非活動時間の短縮

いくつかの研究では，全体的な身体活動量を増加して肥満に対処あるいは予防する方策として，運動時間を増加することよりもむしろ非活動時間を短縮することを企図している。今日では，この取組みは主として子供たちに応用されている。Epstein らは，8〜12歳の肥満児童の治療について研究しており，最近では非活動時間（テレビ，テレビゲーム）の短縮と運動量の増加，その両方を実践する組合わせについて比較した（Epstein *et al*., 1995）。非活動時間の短縮に集中したグループでは4か月後と1年後に体重減少率が最も大きかった（非活動時間短縮群：−18.7%，組合わせ群：−10.3%，活動時間増加グループ）。非活動時間の短縮を指導されたグループではまた，自発的に身体活動量を増加させようとする嗜好が最も大きかった。すべてのグループで健康状態が改善されていた。

肥満予防の方法として，テレビ鑑賞時間の短縮が192名の児童（平均9歳）を用いて学校規模で試験された（Robinson, 1999）。同じ学校に在籍する児童たちは，テレビ鑑賞時間を減少するために企画された18通りのレッスンから構成された6か月にわたるカリキュラムに無作為に振り分けられた。テレビ，テレビゲーム，ビデオを鑑賞している時間が自己モニタリング法で調査され，10日間はテレビもテレビゲームもやらない“スイッチオフ”の期間を設けられた。最終的には，児童たちは1週間当たり7時間を目標として，非活動時間を短縮させるように取り組んだ。家庭のテレビセットには計測器が設置されて，テレビ鑑賞時間がモニターされるとともに，視聴上限時間が設定された。

児童たちのテレビ視聴時間とテレビの前での飲食は，介入によって有意に減少した。試験期間中の介入グループのBMIの増加（18.38から18.67）は，7か月の研究期間を通じて，対照グループのBMIの増加（18.1から18.81）より小さかった。

児童を対象として非活動時間の短縮についての試験が行われる一方で，同じ方法で成人を対象とした小規模なランダム化対照試験が実施された。Otten らの研究（2009）では，1日3時間以上テレビを見ている36名の成人を対象として，テレビ視聴時間を50%または対照グループと同レベルまで減らすように介入した。3週間後，テレビ視聴を減少させたグループでは，対照グループに対して有意なエネルギー消費量の増加（119kcal/日）と，エネルギー摂取量の減少（−95kcal）が認められた。したがって，非活動時間の短縮法は，成人を対象としても効果が発揮できる方法と考えられる。

運動の量

行動療法による体重減少プログラムでは，一般的に参加者に対して1,000kcal/週（4,186kJ/週）を到達目標として，徐々に運動量を増すように推奨してきた。このエネルギー消費量は，体重150ポンド(68kg)の人の場合，10マイル(16km)/週，あるいは週5日間2マイル(3.2km)歩くことによって達成できる。しかし，この運動量が減量とその維持に十分な量なのかよくわかっていない。全米体重管理登録（National Weight Control Registry）が収集したデータによって，長期にわたる理想的な減量維持には，より高い水準の運動量が必要という考えが提示された（Klem *et al*., 1997）。このデータベースは，少なくとも30ポンド（13kg），平均66ポンド（30kg）の減量を，最低1年（平均6年）間にわたり維持した6,000人以上のデータで構成されている。このデータベースから抽出した784名（629名の女性，155名の男性）のデータからは，彼らが平均2,829kcal/週（11,841kJ/週）を身体活動によって消費していることがわかる（Klem *et al*., 1997）。より最近の研究でも，減量を維持し続けている人を対象として加速度計による身体活動量測定を行ったところ，先のデータベースと同様の高いレベルの身体活動量が確認されている（Phelan *et al*., 2007）。

身体活動量と減量に関する研究の post-hoc テスト（事後比較）によって，減量とその維持のためには高いレベルの運動が必要であることがますます明らかになりつつある（Jakicic *et al*., 2008）。患者（170名）は自己申告した身体活動レベルに応じてカテゴリー分けされた。身体活動レベルと減量の間には強い相関性が認められた。2,000kcal/週を超える身体活動量を報告した参加者グループにおいて，減量とその維持が最も良好であった。

これらのデータに基づいて，Jeffery らは，標準的な1,000kcal/週の体重減少プログラム（4,186kJ/週）の処方と，2,500kcal/週（10,464kJ/週）の処方を比較するためのランダム化臨床試験を実施した（Jeffery *et al*., 2003）。12〜18か月後，高いレベルの身体活動量を処方されたグループでは，体重減少量が標準的な身体活動量のグループと比較して3〜4kg多かった。30か月まで追跡調査を行ったところ，たいていの参加者が高レベルの身体活動量を維持しておらず，それゆえにランダム化したグループ間では30か月目の体重減少量に差は認められなかった（Tate *et al*., 2007）。しかし，2,500kcal/週あるいはそれ以上の身体活動レベルを維持していた人たちでは，それ以下の活動レベルの人たちよりも体重減少量が多かった（12kg 対 0.8kg）。

Jakicic ら（2008）は最近，重要な疑問，すなわち体重減少と維持に最適な身体活動の量と強度について試験を行った。24か月のランダム化比較試験において参加者は4グループ，すなわち少量（1,000kcal/週）または多量（2,000kcal/週）の運動を，それぞれ中強度（最大心拍数の50～65％）または高強度（最大心拍数の70～85％）で行うグループのいずれかに組み入れられた。すべてのグループで標準的なエネルギー摂取制限を指示され，行動療法による減量プログラムが対面指導によって処方された。12か月後に，運動強度と量によって減量の程度に違いがないことが明らかになった。同様に，24か月時点ですべてのグループで体重が増加し，有意な体重減少はなくなった。この研究を行ったグループは，運動が施設内指導でなかったために，参加者の運動強度に対するアドヒアランスが低下し，グループ間の運動量に違いが生まれず，このような結果になったと推察している。しかし，この研究においても他の研究と同様に，2,000kcal/週以上を報告している人においては良好な体重減少と減量の維持が認められた。

健康的な食生活および運動習慣の支援

食習慣および運動習慣を変容させる時，人はしばしば周囲の人々の行動や言葉に影響を受ける。最近の研究によると，肥満と減量のいずれもが社会的なネットワークによって拡散するとされている（Christakis and Fowler, 2007；Gorin *et al*., 2008）。いくつかの研究では，処方を受けている人の配偶者，家族や友人による効果について評価している。これらの文献のメタアナリシス（Black *et al*., 1990）の結果，配偶者の関与によって，わずかにポジティブな効果が見いだされた。より最近のレビュー（McLean *et al*., 2003）によると，家族の関与は，子供や成人に対しては中程度の影響力があるが，未成年に対しては影響が少ないことがわかった。

巧妙にデザインされた研究によって，Wing と Jeffery（1999）は，社会的支援に対する2つの新たなアプローチを評価した。彼らは減量プログラムの参加者を募集し，一緒にプログラムに参加したい過体重の友人3名を選びチームで減量するよう求めた。友人3名を選んだ参加者と選んでいない参加者（選べない，選びたくない，あるいは他人の参加を求められなかった）とを比較した（本試験では，この点について無作為に割り付けていない）。この自然発生的な社会的支援の他に，人為的操作による社会的支援を加えて，2×2の研究デザインで社会的支援の影響について検討した。人為的操作による社会的支援とは，参加者に減量が維持できた程度に応じて報酬を与え，競争を促進するというものであり，この操作には，グループ内の協力とグループ間の競争の要素が含まれている。最大の効果は，友人とともに参加し，人為的操作による介入を受けた参加者グループにおいて得られた。10か月間の試験期間中に脱落しなかった者は95％であったが，標準的行動グループ（単独で参加かつ人為的操作による介入なし）のうち，試験期間を満了したのはわずか76％であった。また，他人とともに参加し，人為的操作による介入を受けた参加者の66％ではプログラム4か月目から10か月目の全期間を通じて減量を維持することができたが，標準的行動グループでは同期間を通じて減量を維持できたのは，わずか24％であった。

Kumanyika ら（2009）は最近，SHARE 試験の結果を報告している。これは，アフリカ系アメリカ人の成人という特定の文化的な人間関係のなかで，Wing と Jeffery の初期の研究と同様の2×2の研究デザインにのっとって実施したものである。減量については，社会的サポートの有意な影響は認められなかった。Post hoc テストでは，家族や友人との体重減少プログラムへの参加は，サポートパートナー自身がプログラムに参加していて，体重が減少している場合にのみ認められた。健康的な生活習慣に向けての行動変容において，社会的なネットワークの力を引き出すための方法についてはさらに研究が必要である。

メディアを利用した減量プログラム

従来から，減量のための行動療法プログラムは，健康に関する専門家との対面指導を受けながら実施されてきた。しかし，肥満の問題が非常に蔓延しているので，研究の焦点は対面指導がより少ない，あるいはまったくない処方，すなわち，より容易に一般に広めることのできる方法を開発する方向に向かいつつある。

電話による指導は，一般的に行われている病院を拠点として行う減量プログラムの一環として用いられてきた。電話による指導は，セラピストがプログラム参加者と連絡を取り続けることができるという利点があるものの，徐々に対面指導の回数が減少するという欠点がある。電話による指導を含む自主的な教育プログラムは，対照グループ（自主的な教育プログラムのみを行う）よりも優れていることが明らかにされており（Van Wormer *et al*., 2009），電話による指導を毎週，次第に隔週の頻度で行う際には，同じ頻度で行う対面指導と同様の効果があり，これより低い頻度で電話による指導を行うと効果が減少した（Digenio *et al*., 2009）。

インターネットを利用した介入は，過去10年ほどで爆発的に増加しており，今や対面指導を完全に，または対面指導の一部を置き換える手法とみなされている。インターネットの最大の将来性は，低コストで資料を配布できる点と双方向コミュニケーションが可能である点に秘められている。初期の研究では，行動療法のツール（自己モニタリング，毎週の行動のガイドライン，フィードバックなど）をウェブサイトでの情報提供と組み合わせることによって，ウェブサイトでの情報提供のみのグループよりも体重減少量が大きいことが示され（Tate *et al*., 2001），さらに，電子メールやチャットを用いた継続的なフィードバックとカウンセリングによるサポートを行うと，よりいっそう体重減少が促進されることが示された（Tate *et al*., 2003；Harvey-Berino *et al*., 2004）。

Tate ら（2006）は，コンピュータによる自動フィードバックシステムが，減量初期の体重減少を促進する効果を持つことを明らかにした。参加者は，自主的にインターネット教材に取り組むグループ，教材に加えて毎週，自己モニタリングと体重減少の進捗状況についてコンピュータによる自動フィードバックを受け取るグループ，あるいは教材に加えて，毎週，体重減少カウンセラーからの電子メールによるカウンセリングアドバイスを受け取るグループの３つに分けられた。３か月後，自主的にインターネット教材に取り組んだグループよりも，コンピュータによる自動フィードバックグループとカウンセラーによる電子メールを受け取ったグループは体重減少量が大きく，その効果は同程度であった。６か月後，電子メールによるカウンセリンググループでの体重減少量が最も大きくなったが，コンピュータによる自動フィードバックグループでも，プログラム開始前に比べて５％の体重減少を維持していた。このことは，コンピュータによる自動フィードバックシステムによって，継続的なフィードバックを安価に実施できることを示唆している。

インターネットを用いた体重コントロール研究は，体重減少を通じて健康上の利点をもたらすものの，対面指導によるカウンセリングの効果を超えるとはみなされていない。最近，大規模なランダム化臨床試験によって，この推察が正しいことが確認された。Harvey-Berino ら（2010）は481名の過体重の成人を，インターネット教材のみ，対面指導のみ，両方の併用（インターネット教材と月に１回，人とミーティング）にランダムに割り当てた。体重減少量は，対面指導グループのほうがインターネット教材グループよりも有意に大きかった。興味深いことに，両方のプログラムを併用しても，インターネット教材による体重減少量をさらに促進させることはなかった。この知見は，インターネット教材を用いた減量のための行動療法プログラムに加えて毎月のミーティングを行っても，減量効果は増加しないという先行研究の結果を支持するものであった（Micco *et al*., 2007）。

携帯電話や携帯情報端末が急速に普及したおかげで，インターネットへのアクセスにノートパソコンやデスクトップパソコンが必要でなくなり，時間や場所を問わずに減量プログラムやツールにアクセスし利用できるようになった。研究の規模はまだかなり小規模であるが，こうしたモバイルテクノロジーのおかげで，減量プログラムが普及する可能性について述べた研究がいくつかある。ある研究では，最初に栄養や行動療法に関する知識を印刷したプリントをバインダーにとじて渡し，その後，毎日（２～５回），電子メールで個人別にメッセージを届け，毎月１回はカウンセラーが電話をかけるプログラムを実施したグループでは，４か月で平均３％の体重減少を認め，一方，毎月印刷物を届けるだけの対照グループでは１％の体重減少にとどまることを示した（Patrick *et al*., 2009）。Turner-McGrievy ら（2009）はランダム化試験を実施し，体重コントロール用のポッドキャスト（訳注：携帯用音楽プレイヤーやパソコンでの視聴者を対象として定期的に配信される動画・音声ファイル）を週に２回配信し，対照グループには視聴時間と頻度が同じになるように社会認識理論に関するポッドキャストを配信した。体重コントロール用のポッドキャストを配信されたグループでは12週間後に３％の体重減少を認めたが，対照グループでは体重減少は認められなかった。したがって，インターネットを通じて配信されるプログラムと同様に，携帯情報端末で利用するプログラムであっても，適切な行動変容理論に基づいているか，しっかりと構成されたフィードバック，あるいは個々の対象者に応じたフィードバックを備えているものは，自主的な教育プログラムよりも優れていることが明らかになった。

減少した体重を維持する

減量プログラムの初期に体重を落とすことに成功しても，体重のリバウンドが起こるのが普通である。減量に成功した人の95％が３～５年以内にリバウンドすることが報告されているために，減量の維持の成功はありうるのかという疑問が生じ，減量を処方の目標にすることには意味がないのではないかという疑問を持つ人さえ出てきた。全米体重管理登録のデータベースには，6,000名以上の減量に成功した人々が登録されている。彼らは，30ポンド（約13.6kg）以上減量し，１年以上それを維持した人であり，減量の維持が可能であるという根拠を提供している。平均すると，登録メンバーは72.8ポンド（33kg）減量し，約６年間これを維持している（Wing and Phelan, 2005）。登録メンバーの行動から提起される重要な戦略をボックス62.1に記した（Klem *et al*., 1997；Wyatt *et al*., 2002；Gorin *et al*., 2004；Raynor *et al*., 2004, 2006；Phelan *et al*., 2006, 2007, 2009；Butryn *et al*., 2007）。減量を維持するためには，低カロリー・低脂肪食を摂取し続ける（Klem *et al*., 1997；Phelan *et al*., 2006）。大部分の人が，朝食を毎日摂り（Wyatt *et al*., 2002），平日と週末に決まったもの（食事の多様性を少なくする）を食べる（Gorin *et al*., 2004）。登録メンバーはまた，身体活動レベルが高かった（Klem *et al*., 1997；Phelan *et al*., 2007；Catenacci *et al*., 2008）。これらの減量維

ボックス62.1　全米体重管理登録のデータベースによる行動療法

低カロリー，低脂肪食を摂取する
身体活動レベルを高める
テレビ視聴時間を制限する
毎日体重を測定する
平日，週末を通じて規則正しい食事を行う
いろいろな食品を食べるのを控える
毎日朝食を食べる
ファストフードの摂取を抑える
食事中の脂肪や糖類には代替物を用いる（低エネルギー甘味料など）

持者の成功の鍵は，食事，運動，体重に常に注意を払い続けることである（Butryn *et al*., 2007）。例えば，報告者の44%が毎日体重を測定しており，それ以外の31%は，少なくとも毎週，体重を測定している。この成功グループのなかでも，数ポンドのちょっとした体重のリバウンドは起こっており，数ポンドのリバウンドをなくすのは難しい（Phelan *et al*., 2003）。肥満を慢性的疾患として，長期間にわたって取り扱うモデルを導入し，体重コントロールを容易に行うためのサポートを提供する必要があると主張されている。

減量プログラム初期の取組みを単に延長するのではなく，減量の維持に特化してデザインされた介入が最近，開発されてきた。STOP Regain trial（Wing *et al*., 2006）には，どのような方法でもよいので，自分自身で一定量の減量を行った参加者が参加した。減量を維持するために，参加者は自分をコントロールする方法，すなわち体重を毎日測定して，目標体重（減量維持プログラムの最初の体重）と比較すること，目標体重との違いに応じて食事や運動習慣の調整を行うこと，自己強化を行うことを指導された。参加者には体重，カロリー，運動時間を，毎週，電話または電子メールで報告することを求め，体重維持に成功している参加者に対しては，体重維持を強化するために，ちょっとしたプレゼントを与えた。参加者に対する介入は，２通りの手法，すなわちインターネットと対面指導で実施し，ニュースレターを受け取るだけの対照（非介入）グループと比較した。18か月後に５ポンド（2.3kg）以上のリバウンドをした参加者割合は，対面指導グループの46%，インターネットグループの52%に対して，対照グループでは72%であった。また，対面指導グループでは対象グループと比べて，体重増加量が50%程度に留まった。介入を行った両方のグループにおいて，毎日体重を測定した参加者は減量の維持に最も成功している人たちであり，体重測定の頻度が少なかった参加者に比べて，80%以下の体重増加量に留まった。

減量維持試験（Weight Loss Maintenance Trial, Svetkey *et al*., 2008）において，対面指導などの体重維持を目的とした処方は，リバウンドの防止に有効であった。成人を対象として６か月の減量期間の間に少なくとも４kgの減量を行った後，ランダムに自己管理を中心として最小のコンタクトを取る対照グループ，インターネットによる介入グループ，対面指導グループに割り付けられた。インターネットによる介入グループでは，参加者は研究用のウェブサイトに週に１回はログインし，体重を入力し，目標設定と問題解決のためのコミュニケーションツールを利用するように促された。対面指導グループでは，毎月ケースマネージャーと電話によるコンタクトを取り，４か月ごとに実際に面談を行った。30か月時点で，対面指導グループが1.5kgのリバウンドという優れた結果を示しており，これは対照グループやインターネットによる介入グループよりも1.2kg少ない体重増加量であった。STOP Regain trialにおける知見と合わせて考えると，長期間にわたって行う対面指導は減量維持を成功させる手法と思われる。

長期間の指導の内容がどうあるべきかについては明らかではない。最近報告されたPRIDE研究（West *et al*., 2011）では，減量維持の方法として，２通りの異なる対面指導による介入方法が比較されている。第一のグループは，標準的な技法に基づくグループであり，行動をみなおしてよりよい行動を行うことに注意が払われた。もうひとつのグループは，健康維持にとってよい習慣や食事以外の活動（運動など）においてもモチベーションを高く保つことに焦点が置かれた。その方法としては，参加者に対して進捗状況に応じて満足感を与えること，減量に成功している人という自覚（アイデンティティ）を与えること，長期間にわたる行動変容を維持し，自らをコントロールできるようにサポートすることであった。積極的な介入を行ったどちらのグループでも，減量に関する一般的な情報だけを与えられた対照グループよりも減量が有意に大きく，18か月の体重減少量は同程度であった（モチベーショングループが−5.48%，標準的抜法グループが−5.55%，対照グループが−1.51%の減少）。さまざまなフィールドでの実践的研究が進むにつれて，減量に関する理論的なモデルが発展して，初期の減量のみならず減量維持のための行動変容に必要なプロセスを新たに見いだして，減量維持に有効な情報を提供することができるであろう（Rothman, 2000）。

将来の方向性

行動療法は，初期の減量を成功させ，健康増進において有効な方法であることが示されてきた。現在では，減量の維持にもっと有効な介入方法を見いだすことに焦点が置かれている。食習慣と運動習慣の行動変容を起こすことが長期間の体重コントロールに重要であることがわかっている一方で，健康的な行動習慣を長期にわたって定着させるための方法に関する基本的な情報が不足している。肥満の疫学という見地からは，個人に対する介入をもっとお金をかけずに行うことができる方法をみつける必要がある。最後に，肥満の予防に関する研究の重要性は高く，例えば，幼い子供たちの間で食習慣や運動習慣がどのように形成されていくかを明らかにする研究や，これらのよい習慣を育むための家庭と家庭外の環境の役割を明らかにする研究が重要である。健康的な食習慣・運動習慣を育み，維持することの重要性をさらに深く理解することは，肥満の蔓延が抑えられるだけでなく，高血圧，高脂血症，ある種の癌の治療と予防につながる。

謝　辞：本章を作成するにあたっては，Dr. Rena Wingに授与されたNIHグラントDK056992とHL090864の一部の支援を受けた。

（石原健吾訳）

推奨文献

Jakicic, J.M., Marcus, B.H., Lang, W., *et al.* (2008) Effect of exercise on 24-month weight loss maintenance in overweight women. *Arch Intern Med* **168,** 1550–1559; Discussion 1559–1560.

Knowler, W.C., Barrett-Connor, E., Fowler, S.E., *et al.* (2002) Reduction in the incidence of type 2 diabetes with lifestyle intervention or metformin. *N Engl J Med* **346,** 393–403.

Sacks, F.M., Bray, G.A., Carey, V.J., *et al.* (2009) Comparison of weight-loss diets with different compositions of fat, protein, and carbohydrates. *N Engl J Med* **360,** 859–873.

Wing, R.R. (2008) Behavioral approaches to the treatment of obesity. In G. Bray and C. Bouchard (eds), *Handbook of Obesity: Clinical Applications*, 3rd Edn. Informa Healthcare, New York, pp. 227–248.

Wing, R. and Phelan, S. (2005) Long-term weight loss maintenance. *Am J Clin Nutr* **82,** 222S–225S.

［文　献］

Alhassan, S., Kim, S., Bersamin, A., *et al.* (2008) Dietary adherence and weight loss success among overweight women: results from the A TO Z weight loss study. *Int J Obes (Lond)* **32,** 985–991.

Andersen, R., Frankowiak, S., Snyder, J., *et al.* (1998) Effects of lifestyle activity vs. structured aerobic exercise in obese women: a randomized trial. *JAMA* **281,** 335–340.

Bandura, A. and Simon K.M. (1977) The role of proximal intentions in self-regulation of refractory behavior. *Cog Therap Res* **1,** 177–193.

Black, D.R., Gleser, L.J., and Kooyers, K.J. (1990) A meta-analytic evaluation of couples weight-loss programs. *Health Psychol* **9,** 330–347.

Burke, L.E., Sereika, S.M., Music, E., *et al.* (2008) Using instrumented paper diaries to document self-monitoring patterns in weight loss. *Contemp Clin Trials* **29,** 182–193.

Butryn, M.L., Phelan, S., Hill, J.O., *et al.* (2007) Consistent self-monitoring of weight: a key component of successful weight loss maintenance. *Obesity (Silver Spring)* **15,** 3091–3096.

Catenacci, V.A., Ogden, L.G., Stuht, J., *et al.* (2008) Physical activity patterns in the National Weight Control Registry. *Obesity (Silver Spring)* **16,** 153–161.

Christakis, N.A. and Fowler, J.H. (2007) The spread of obesity in a large social network over 32 years. *N Engl J Med* **357,** 370–379.

Christensen, R., Bartels, E.M., Astrup, A., *et al.* (2007) Effect of weight reduction in obese patients diagnosed with knee osteoarthritis: a systematic review and meta-analysis. *Ann Rheum Dis* **66,** 433–439.

Dansinger, M.L., Gleason, J.A., Griffith, J.L., *et al.* (2005) Comparison of the Atkins, Ornish, Weight Watchers, and Zone diets for weight loss and heart disease risk reduction: a randomized trial. *JAMA* **293,** 43–53.

Digenio, A.G., Mancuso, J.P., Gerber, R.A., *et al.* (2009) Comparison of methods for delivering a lifestyle modification program for obese patients: a randomized trial. *Ann Intern Med* **150,** 255–262.

Ditschuneit, H.H., Flechtner-Mors, M., Johnson, T.D., *et al.* (1999) Metabolic and weight-loss effects of a long-term dietary intervention in obese patients. *Am J Clin Nutr* **69,** 198–204.

Epstein, L.H., Valoski, A.M., Vara, L.S., *et al.* (1995) Effects of decreasing sedentary behavior and increasing activity on weight change in obese children. *Health Psychol* **14,** 109–115.

Gorin, A.A., Phelan, S., Wing, R.R., *et al.* (2004) Promoting long-term weight control: does dietary consistency matter? *Int J Obes Relat Metab Disord* **28,** 278–281.

Gorin, A.A., Wing, R.R., Fava, J.L., *et al.* (2008) Weight loss treatment influences untreated spouses and the home environment: evidence of a ripple effect. *Int J Obes (Lond)* **32,** 1678–1684.

Harvey-Berino, J., Pintauro, S., Buzzell, P., *et al.* (2004) Effect of internet support on the long-term maintenance of weight loss. *Obes Res* **12,** 320–329.

Harvey-Berino, J., West, D., Krukowski, R., *et al.* (2010) Internet delivered behavioral obesity treatment. *Prev Med* **51,** 123–128.

Jakicic, J.M., Marcus, B.H., Lang, W., *et al.* (2008) Effect of exercise on 24-month weight loss maintenance in overweight women. *Arch Intern Med* **168,** 1550–1559; Discussion 1559–1560.

Jakicic, J.M., Wing, R.R., Butler, B.A., *et al.* (1995) Prescribing exercise in multiple short bouts versus one continuous bout: effects on adherence, cardiorespiratory fitness, and weight loss in overweight women. *Int J Obes Relat Metab Disord* **19,** 893–901.

Jakicic, J.M., Wing, R.R., Butler, B.A., *et al.* (1997) The relationship between presence of exercise equipment in the home and physical activity level. *Am J Health Promot* **11,** 363–365.

Jakicic, J., Wing, R., and Winters, C. (1999) Effects of intermittent exercise and use of home exercise equipment on adherence, weight loss, and fitness in overweight women. *JAMA* **282,**

1554–1560.

Jeffery, R.W., Hellerstedt, W.L., French, S., *et al.* (1995) A randomized trial of counseling for fat restriction versus calorie restriction in the treatment of obesity. *Int J Obes Relat Metab Disord* **19,** 132–137.

Jeffery, R.W., Wing, R.R., Sherwood, N.E., *et al.* (2003) Physical activity and weight loss: does prescribing higher physical activity goals improve outcome? *Am J Clin Nutr* **78,** 684–689.

Jeffery, R.W., Wing, R.R., Thornson, C., *et al.* (1993) Strengthening behavioral interventions for weight loss: a randomized trial of food provision and monetary incentives. *J Consult Clin Psychol* **61,** 1038–1045.

Klem, M.L., Wing, R.R., McGuire, M.T., *et al.* (1997) A descriptive study of individuals successful at long-term maintenance of substantial weight loss. *Am J Clin Nutr* **66,** 239–246.

Knowler, W.C., Barrett-Connor, E., Fowler, S.E., *et al.* (2002) Reduction in the incidence of type 2 diabetes with lifestyle intervention or metformin. *N Engl J Med* **346,** 393–403.

Kumanyika, S.K., Van Horn, L., Bowen, D., *et al.* (2000) Maintenance of dietary behavior change. *Health Psychol* **19,** 42–56.

Kumanyika, S.K., Wadden, T.A., Shults, J., *et al.* (2009) Trial of family and friend support for weight loss in African American adults. *Arch Int Med* **169,** 1795–1804.

Look AHEAD Research Group (2007) Reduction in weight and cardiovascular disease risk factors in individuals with type 2 diabetes: one-year results of the look AHEAD trial. *Diabetes Care* **30,** 1374–1383.

Marlatt, G.A. and Gordon, J.R. (1985) *Relapse Prevention: Maintenance Strategies in Addictive Behavior Change.* Guilford, New York.

McLean, N., Griffin, S., Toney, K., *et al.* (2003) Family involvement in weight control, weight maintenance, and weight-loss interventions: a systematic review of randomized trials. *Int J Obes Relat Metab Disord* **27,** 987–1005.

Micco, N., Gold, B., Buzzell, P., *et al.* (2007) Minimal in-person support as an adjunct to internet obesity treatment. *Ann Behav Med* **33,** 49–56.

National Task Force on the Prevention and Treatment of Obesity (1993) Very-low-calorie diets. *JAMA* **270,** 967–974.

Otten, J.J., Jones, K.E., Littenberg, B., *et al.* (2009) Effects of television viewing reduction on energy intake and expenditure in overweight and obese adults: a randomized controlled trial. *Arch Int Med* **169,** 2109–2115.

Pascale, R.W., Wing, R.R., Butler, B.A., *et al.* (1995) Effects of a behavioral weight loss program stressing calorie restriction versus calorie plus fat restriction in obese individuals with NIDDM or a family history of diabetes. *Diabetes Care* **18,** 1241–1248.

Patrick, K., Raab, F., Adams, M.A., *et al.* (2009) A text message-based intervention for weight loss: randomized controlled trial. *J Med Internet Res* **11,** e1.

Perri, M.G., Martin, A.D., Leermakers, E.A., *et al.* (1997) Effects of group- versus home-based exercise in the treatment of obesity. *J Consult Clin Psychol* **65,** 278–285.

Perri, M.G., McKelvey, W.F., Renjilian, D.A., *et al.* (2001) Relapse prevention training and problem-solving therapy in the long-term management of obesity. *J Consult Clin Psychol* **69,** 722–726.

Perri, M.G., Shapiro, R.M., Ludwig, W.W., *et al.* (1984) Maintenance strategies for the treatment of obesity: an evaluation of relapse prevention training and posttreatment contact by mail and telephone. *J Consult Clin Psychol* **52,** 404–413.

Phelan, S., Hill, J.O., Lang, W., *et al.* (2003) Recovery from relapse among successful weight maintainers. *Am J Clin Nutr* **78,** 1079–1084.

Phelan, S., Lang, W., Jordan, D., *et al.* (2009) Use of artificial sweeteners and fat-modified foods in weight loss maintainers and always-normal weight individuals. *Int J Obes Relat Metab Disord (Lond)* **33,** 1183–1190.

Phelan, S., Roberts, M., Lang, W., *et al.* (2007) Empirical evaluation of physical activity recommendations for weight control in women. *Med Sci Sports Exerc* **39,** 1832–1836.

Phelan, S., Wyatt, H.R., Hill, J.O., *et al.* (2006) Are the eating and exercise habits of successful weight losers changing? *Obesity* **14,** 710–716.

Pi-Sunyer, F., Maggio, C., McCarron, D., *et al.* (1999) Multicenter randomized trial of a comprehensive prepared meal program in type 2 diabetes. *Diabetes Care* **22,** 191–197.

Promrat, K., Kleiner, D.E., Niemeier, H.M., *et al.* (2010) Randomized controlled trial testing the effects of weight loss on nonalcoholic steatohepatitis. *Hepatology* **51,** 121–129.

Pronk, N.P. and Wing, R.R. (1994) Physical activity and long-term maintenance of weight loss. *Obes Res* **2,** 587–599.

Raynor, D.A., Phelan, S., Hill, J.O., *et al.* (2006) Television viewing and long-term weight maintenance: results from the National Weight Control Registry. *Obesity* **14,** 1816–1824.

Raynor, H.A., Jeffery, R.W., and Wing, R.R. (2004) Relationship between changes in food group variety, dietary intake, and weight during obesity treatment. *Int J Obes Relat Metab Disord* **28,** 813–820.

Robinson, T. (1999) Reducing children's television viewing to prevent obesity. *JAMA* **282,** 1561–1567.

Rothman, A.J. (2000) Toward a theory-based analysis of behavioral maintenance. *Health Psychol* **19**(1 Suppl), 64–69.

Sacks, F.M., Bray, G.A., Carey, V.J., *et al.* (2009) Comparison of weight-loss diets with different compositions of fat, protein, and carbohydrates. *N Engl J Med* **360,** 859–873.

Schlundt, D.G., Hill, J.O., Pope-Cordle, J., *et al.* (1993) Randomized evaluation of a low fat ad libitum carbohydrate diet for weight reduction. *Int J Obes Relat Metab Disord* **17,** 623–629.

Stuart, R.B. (1967) Behavioral control of overeating. *Behav Res Ther* **5**, 357–365.

Subak, L.L., Wing, R., West, D.S., *et al.* (2009) Weight loss to treat urinary incontinence in overweight and obese women. *N Engl J Med* **360,** 481–490.

Svetkey, L.P., Stevens, V.J., Brantley, P.J., *et al.* (2008) Comparison of strategies for sustaining weight loss: the weight loss maintenance randomized controlled trial. *JAMA* **299,** 1139–1148.

Tate, D.F., Jackvony, E.H., and Wing, R.R. (2003) Effects of internet behavioral counseling on weight loss in adults at risk for type 2 diabetes. *JAMA* **289,** 1833–1836.

Tate, D.F., Jackvony, E.H., and Wing, R.R. (2006) A randomized trial comparing human e-mail counseling, computer-automated tailored counseling, and no counseling in an internet weight loss program. *Arch Int Med* **166,**

1620–1625.

Tate, D.F., Jeffery, R.W., Sherwood, N.E., *et al.* (2007) Long-term weight losses associated with prescription of higher physical activity goals. Are higher levels of physical activity protective against weight regain? *Am J Clin Nutr* **85,** 954–959.

Tate, D.F., Wing, R.R., and Winett, R.A. (2001) Using internet technology to deliver a behavioral weight loss program. *JAMA* **285,** 1172–1177.

Trials of Hypertension Prevention Collaborative Research Group (1997) Effects of weight loss and sodium reduction intervention on blood pressure and hypertension incidence in overweight people with high-normal blood pressure: The Trials of Hypertension Prevention, Phase II. *Arch Intern Med* **157,** 657–667.

Tucker, L.A. and Kano, M.J. (1992) Dietary fat and body fat: a multivariate study of 205 adult females. *Am J Clin Nutr* **56,** 616–622.

Turner-McGrievy, G.M., Campbell, M.K., Tate, D.F., *et al.* (2009) Pounds Off Digitally study: a randomized podcasting weight-loss intervention. *Am J Prev Med* **37,** 263–269.

VanWormer, J.J., Martinez, A.M., Benson, G.A., *et al.* (2009) Telephone counseling and home telemonitoring: the Weigh by Day Trial. *Am J Health Behav* **33,** 445–454.

Wadden, T.A. and Stunkard, A.J. (1986) Controlled trial of very low calorie diet, behavior therapy, and their combination in the treatment of obesity. *J Consult Clin Psychol* **54,** 482–488.

Wadden, T.A., Foster, G.D., and Letizia, K.A. (1994) One-year behavioral treatment of obesity: comparison of moderate and severe caloric restriction and the effects of weight maintenance therapy. *J Consult Clin Psychol* **62,** 165–171.

West, D.S., Gorin, A.A., Subak, L.L., *et al.* (2011) Motivation-focused weight loss maintenance intervention is as effective as a behavioral skills-based approach. *Int J Obes Relat Metab Disord* **35,** 259–269.

Whelton, P.K., Appel, L.J., Espeland, M.A., *et al.* (1998) Sodium reduction and weight loss in the treatment of hypertension in older persons: a randomized controlled trial of nonpharmacologic interventions in the elderly (TONE). *JAMA* **279,** 839–846.

Williamson, D.A., Rejeski, J., Lang, W., *et al.* (2009) Impact of a weight management program on health-related quality of life in overweight adults with type 2 diabetes. *Arch Intern Med* **169,** 163–171.

Wing, R.R. (2008) Behavioral approaches to the treatment of obesity. In G. Bray and C. Bouchard (eds), *Handbook of Obesity: Clinical Applications.*, 3rd Edn. Informa Healthcare, New York, pp. 227–248.

Wing, R.R. and Jeffery, R. (1999) Benefits of recruiting participants with friends and increasing social support for weight loss and maintenance. *J Consult Clin Psychol* **67,** 132–138.

Wing, R.R. and Phelan, S. (2005) Long-term weight loss maintenance. *Am J Clin Nutr* **82,** 222S–225S.

Wing, R.R., Blair, E., Marcus, M., *et al.* (1994) Year-long weight loss treatment for obese patients with type II diabetes: does including of an intermittent very-low-calorie diet improve outcome? *Am J Med* **97,** 354–362.

Wing, R.R., Jeffery, R.W., Burton, L.R., *et al.* (1996) Food provision vs. structured meal plans in the behavioral treatment of obesity. *Int J Obes Relat Metab Disord* **20,** 56–62.

Wing, R.R., Marcus, M.D., Salata, R., *et al.* (1991) Effects of a very-low-calorie diet on long-term glycemic control in obese type 2 diabetic subjects. *Arch Int Med* **151,** 1334–1340.

Wing, R.R., Tate, D.F., Gorin, A.A., *et al.* (2006) A self-regulation program for maintenance of weight loss. *N Engl J Med* **355,** 1563–1571.

Wyatt, H.R., Grunwald, G.K., Mosca, C.L., *et al.* (2002) Long-term weight loss and breakfast in subjects in the National Weight Control Registry. *Obes Res* **10,** 78–82.

63

栄養と健康の評価における疫学研究の方法

Susan E. Steck

要　　約

栄養疫学は多様な試みから成る。それらは，集団の食事摂取や栄養状態のモニタリング，栄養と健康アウトカムに関連する仮説を支持あるいは却下するエビデンスへの寄与，健康的な食習慣を推進する介入のデザインである。栄養と健康の関連を疫学的方法で研究する場合，健康の決定要因として食事摂取が持つ独特な特徴のため，考慮しなければならない問題が多数ある。例えば，食事は複雑な曝露であり，集団はたいてい狭い範囲の摂取量で食事要因を摂取する。この結果，比較の範囲が狭く，関連を観察することが難しくなる。本章では，栄養と健康の研究に用いられる疫学研究デザインの種類について，文献からの例をもとに議論する。各研究デザインの課題と強み，また，研究結果を解釈する際のバイアス，交絡，外的妥当性といった疫学に固有の問題に焦点を当てる。本章で提示されるいくつかの概念を説明するために，観察研究と臨床試験の両者において研究されてきた，ある特定の栄養と疾患の関連を議論する。最後に，栄養と健康に関する疫学研究を向上させるための将来の方向性について提案する。

はじめに

疫学は「ある特定の集団における健康関連の状態あるいはイベントの発生や分布を研究するもので，そのような状態に影響する要因に関する研究や，この知識を健康問題のコントロールに適用することを含む」と定義される（Porta, 2008）。栄養と健康において適用する場合，健康の決定要因として食事摂取が持つ独特な特徴に照らして，考慮すべき問題が多数ある。例えば，食事は複雑な曝露であると同時に，ありふれたものである。関心のある多くの食事要因について，たいていの人々は多少の量を摂取するが，このことが，喫煙や非ステロイド性抗炎症剤の使用のような他の生活習慣要因では可能な非曝露群と曝露群の比較をしばしば不可能にする。多くの食事要因は相互に関連しており，ある特定の食事要因による独立した影響を明らかにしようとする試みを困難にする。さらに，集団はしばしば狭い範囲の摂取量で食事要因を摂取するため，コントラストが小さく，研究対象の集団での関連を観察することを困難にする。通常，疫学研究で決定される食事要因の相対危険度は大きくないが（0.5～2.0程度），曝露の広がりが大きいことから，公衆衛生的観点からは大きな意味を持つ。

栄養疫学には，集団の食事摂取や栄養状態のモニタリング，栄養と健康のアウトカムに関連する仮説を支持あるいは却下するエビデンスへの寄与，健康的な食習慣を推進する介入のデザインなど，いくつかの活動が含まれる。本章は，栄養と健康のアウトカムを，疫学的方法を使って評価する際の研究デザインや方法論的考察に焦点を当てる。疫学研究デザインには固有の限界とバイアスの可能性があるため，食事要因が健康のアウトカムを引き起こしたり予防したりする決定的なエビデンスを1つの疫学研究だけで提供することはできない。ある曝露と疾患の関連の便益を明らかにする場合，疫学研究の文献は，試験管内や動物モデルの実験研究による一連のエビデンスだけでなく，他の疫学研究の結果を勘案し評価されるべきである。ヒトの食事評価にはさまざまな方法があり，これらは栄養疫学研究の重要な要素であるが，それらは本書の他の章で述べられるため，本章では議論しない。

疫学研究において食事は，食事パターンから食品群や個人の食事摂取のように非常に広いレベルから，個々の栄養素やフィトケミカルの摂取のように，より特定されたレベルに至るまでさまざまなレベルにおいて研究される。栄養素やフィトケミカルの摂取量の推定では，報告された摂取食品を栄養素やフィトケミカルに変換するための食品成分データベースが必要である。そのため，このことは，食品成分表に収載されたある食品の栄養素量が，研究対象者が実際に摂取したものとは非常に異なるかもしれないという潜在的な測定誤差の層を追加することになる。食品の摂取全体あるいは食事パターンの分析は，食品成分データベースに頼らなくてよいという利点があり，さらなる誤差の発生源を排除することができる。

栄養と健康の研究における全体的アプローチ（食事パターンや食品群）と還元主義的アプローチ（個別の栄養素やフィトケミカル）の特性を比較する議論が続いている。個別の栄養素やフィトケミカルの研究は，疫学研究で観察された関連を，食品中の活性物質やその生物学的特性を室内実験・実験室的モデルを用いて検証できるため，生物学的なメカニズムを理解するのに役立つ。その一方で，食品群あるいは食事パターンの研究は，全食品中の栄養素・フィトケミカルの組合わせが最も有益であり，公衆衛生的勧告に容易に翻訳できるため，公衆衛生への適用の可能性がより高い。もちろん，健康における栄養の役割に関するわれわれの理解を向上させるには，多様なレベルの分析が必要である。

疫学研究のデザイン

疫学には大きく分けて2つのタイプがある。①疾患の分布を場所，時間，人により記述する記述疫学であり，これには生態学的研究と移民研究が含まれる，②曝露と疾患の関連に関する特定の仮説を検証する分析疫学で，これには症例対照研究，コホート研究，臨床試験，メタアナリシスが含まれる。ここからの数項では，これら主要な研究デザインについて述べ，それぞれの長所と短所を議論し，それらを栄養と健康の研究に適用した実例を提供する。

生態学的研究と国際相関研究

生態学的研究は，個人レベルではなく集団レベルでの曝露と疾患のアウトカムの関連を研究するものである。栄養と健康に関する研究では，ある食品の1人当たり摂取量が国別集計値から推定され，さまざまな国間（国内の異なる集団間で食事習慣の違いが存在すれば一国内の地域間）における疾患率と相関がみられる。食事中の脂肪と乳癌の関連や肉類の摂取と大腸癌の関連（Willett, 1998）のように，国際的な疾患の率と国別食事摂取との相関をみた研究によって，いくつかの重要な仮説が生み出されている。

生態学的方法のひとつの長所は，異なる国々や文化の間でみられる食事の異質性のために，同質性の強い集団における観察研究で得られるのより大きな食事摂取量の違いを調べることができる点である。例えば，大豆の摂取量はアジアの国々で多いが，アメリカでは多くない。そのため，大豆の摂取量と健康のアウトカムの関連の研究をアメリカで行うことは，この集団における摂取量が狭い範囲にあるため限られたものとなる。実際に，効果が観察される以前に高いレベルの摂取量が必要な場合，アメリカにおける研究は，大豆摂取量と乳癌のリスクの関連（Gammon *et al*., 2008）について議論されたように，関連を見いだせない可能性が高い。摂取量の範囲が狭いため，関連を観察する能力が制限された他の例には，脂肪と乳癌の関連（Hebert and Wynder, 1987）がある。その関連は，生態学的研究では直線的な関連が支持されたが，特定の集団における多くの観察研究では関連が認められなかった。異なる種類の脂肪が及ぼす異なる効果に関する研究と同様，個人の食事に基づく研究では摂取量の範囲が狭いことが，このような矛盾する結果の一部を説明できるかもしれない。

生態学的研究のもうひとつの長所は，他の種類の疫学研究と比べて，比較的素早く，安価に実施できることである。しかし，生態学的研究の主な限界は，食事要因と健康のアウトカムの関連に交絡するかもしれない他の要因（例えば，食事摂取と疾患のアウトカムの両者に関連しうる交絡要因の定義を満たす喫煙，身体活動，社会経済状態）に関する情報が欠けていることである。これら潜在的な交絡要因を適切に測定し，コントロールしなければ，実際には原因物質が食事要因と疾患のアウトカムの両者に関連する他の要因であるかもしれない場合に，因果関係が誤って食事要因に帰せられうる。このため，因果関係は生態学的研究から推論されるべきではない。また，生態学的研究は国別の集計値を用いるため，得られた結果を他の研究で再現することができない。疫学研究において，結果の再現性と一貫性は曝露とアウトカムの因果関係を確立する重要な要素である。そのため，国家間あるいは文化間の比較は栄養と健康の科学を発展させるために依然として重要な役割を果たしているものの，その役割は因果関係の推論ではなく，仮説の生成に限られる。

移民研究

移民研究は，疾患の成因に関する食事と他の環境あるいは生活習慣要因の主な役割に対して，最も重要なエビデンスのいくつかを提供する。例えば，多くの研究が，人々が新たな国へ移住した時，まもなく（一世代あるいは二世代のうちに）その新しいホスト国における罹患率で癌を発症することを観察している。これらの関連は，特に移住先と母国における疾患の率に著しいコントラストがある場合，例えば，胃癌罹患率が歴史的にアメリカより日本においてはるかに高いというような場合に，顕著なものとなる。日本で生まれた日系アメリカ人では胃癌罹患率は母国と同様であるが，日系二世のアメリカ人では胃癌罹患率はアメリカ人に近いものとなる（Tominaga, 1985；Kamineni *et al*., 1999）。この種の研究は，疾患の原因としては，遺伝的特徴あるいは遺伝的感受性だけでなく，生活習慣や環境も非常に重要であるというエビデンスを提供している。このように，移民研究は，特定の食事習慣や関連する生物学的メカニズムを同定するわけではないが，健康のアウトカムにおける食事や他の環境要因の相対的重要性に関するわれわれの知識に大いに貢献している。

症例対照研究

症例対照研究は，疫学における観察研究の一種であり，個人レベルでデータを収集し，疾患や健康のアウトカムのリスクを推定するものである。このような研究では，研究者は症例群（疾患あるいは健康のアウトカムを有する人々）と対照群（症例群が発生したのと同じ集団内において疾患あるいは健康のアウトカムを有さない人々）を集め，疾患のリスクと関連する可能性のある曝露について比較を行う。例えば，アブラナ科野菜の摂取量と乳癌の関連に関する研究では，研究者は乳癌と診断された女性（症例群）と乳癌のない女性（対照群）を同定しておいて，アブラナ科野菜の摂取量を評価するため，ある期間の食事摂取を思い出すように依頼する。その後，研究者は統計的手法を用いて，この集団においてアブラナ科野菜の摂取量の多いことが乳癌のリスクの低下と関連しているかを調べる。アブラナ科野菜の摂取量と乳癌リスクの両者に関連する可能性のある他の要因（すなわち，潜在的な交絡要因）も評価され，症例群と対照群をその要因でマッチングさせる（例えば，年齢のマッチングは症例対照研究でしばしば行われる）か，統計モデルでそれらの要因を調整するかによってコントロールする。

症例対照研究は，個人レベルで行われる他の種類の疫学研究（例えば，以下に述べるコホート研究や臨床試験）と比べて経費や時間がかからないことから，疫学論文において優勢な傾向にある。症例対照研究にはまた，まれな疾患を比較的容易に研究でき，１つの研究で多くの異なるリスク要因を評価できるという長所がある。コホート研究と同様に，潜在的な交絡要因に関するデータが集められ，これらはマッチングや多変量解析を用いた統計学的手法といった研究のデザインによりコントロールされる。

しかし，症例対照研究においては，結果の解釈で考慮しなければならないいくつかの潜在的なバイアスが存在する。それらは，選択バイアスと情報バイアスである。選択バイアスは，曝露と関心のある疾患について観察される関連を変えてしまうような方法で対象者を選ぶことをいう。選択バイアスは，いくつかのルートで研究に入る可能性がある。古典的な例は病院対照の利用であり，対照群の対象者が，症例群が治療される病院から選ばれる。もし，関心のある曝露が，病院対照において一般集団より多かったり少なかったりすれば（例えば，それがまた入院の理由とも関連しているという理由により），誤った結果を導く可能性がある。

対照群が一般集団から選ばれる場合も，異なった社会経済状態や健康状態にある参加者を除外するような方法で対照群を募集すれば選択バイアスが起こりうる。例えば，無作為番号ダイアル法で対照群を募集すると，電話を持たない（低い社会経済状態の指標となる）対象者が除外されることになる（Langseth, 1996）。あるいは，アメリカ自動車局から運転免許証の交付を受けた対照群を募集すると，自動車の運転をしない人々（おそらく低い識字率と不健康の指標となる）が除外されることになる。さらに，研究に志願する対照群は，対照の集団からの参加率が低い場合は特に，一般集団より健康に気をつける人々であり，対照の集団食事が一般集団よりはるかに健康的であるという結果を招き，誤った結果を導く。このように，対照の集団から特定のグループを除外することは研究結果にバイアスをもたらすため，研究の対象者の募集方法や選択基準を決定する際に，このような潜在的なバイアス源を最少化することが必要である。

情報バイアスは症例対照研究のもうひとつの潜在的な限界である。情報バイアスは，対照群とは異なる方法で症例群のデータが集められた時に起こり，誤った結果が導かれる。情報バイアスのひとつのかたちであるが，食事と疾患の症例対照研究で特に問題となるのが思い出しバイアスである。症例群が診断後に募集されるため，彼らは疾患の診断前の食事摂取について思い出すように依頼される。もし，疾患の診断が症例群の想起を系統的に歪めるなら，実際には因果関係がなくても誤った関連が現れるかもしれない。この例としては，結腸癌と診断された女性が，赤身肉のせいで疾患の状態になったと考えたために，実際に摂取した量より多くの赤身肉を摂取したと思い出したり，糖尿病と診断された人々が診断後すぐに食事を変更し，診断前ではなく診断後の食事を報告したり，口腔癌の場合のように，おそらく疾患の症状自体のせいで，診断に至るまでの数か月間，食事を変更せざるをえず，症状発生前の食事ではなく，より最近の食事を思い出したりすることがあげられる。理由は何であれ，症例群が対照群とは系統的に異なった方法で食事を想起する場合，思い出しバイアスが起こり，誤った結果が生じる。

また，別のタイプの情報バイアスは，面接者が参加者の疾患の状態（症例群か対照群か）を知っており，その知識のためインタビューを異なる方法で実施してしまう面接者バイアスである。最後に，曝露の測定として栄養素の客観的な生体指標を用いても，生体指標が疾患の経過によって影響を受ける場合，情報バイアスが生まれることがある。食事と疾患の関連の相対危険度が比較的小さいような場合，バイアスによって生じた小さな測定誤差でも症例対照研究の結果に影響を与えることがあり，個々の研究でこのような潜在的なバイアス源を完全になくすことは困難である（Willett, 1998）。このような限界のため，食事要因と疾患のアウトカムに関する症例対照研究は矛盾した結果を生み出し，コホート研究で得られた結果としばしば正反対なものとなる。

コホート研究

前向きコホート研究では，参加者はある研究対象集団から，疾患の発症前に募集され，集団中の誰が関心のある疾患の診断を受けるのかを明らかにするために一定の期間追跡される。食事摂取量の評価がベースライン時に行われるが，多くの研究でこれは追跡期間中，時々繰り返される。このように，疾患の予防や原因にかかわる栄養の役割は，疾患の診断より前に曝露した人々における疾患の頻度を，曝露していない（あるいは，曝露の少ない）人々における頻度とを比較することにより明らかにされる。そのため，曝露の評価のタイミングが疾患の診断後である結果として生じる症例対照研究のバイアス（思い出しバイアスや面接者バイアスなど）の多くは，コホート研究では排除されるか，軽減される。他の利点は，コホート研究では食事の経時的な測定が可能であり，その結果，食事の変化が評価され，疾患の成因に関連づけて研究することが可能となる。さらに，コホート研究は，1つの研究でさまざまな疾患のアウトカムを調べることが可能である。

しかし，コホート研究にはいくつかの短所がある。ある種の臓器癌のように，慢性疾患のいくつかはまれなため，懸案の仮説を研究するために必要な疾患のアウトカムを得るには，多くの人数（通常，数万人）の参加者を登録して長期間追跡する必要がある。研究から脱落する参加者が，研究にとどまる参加者と何か重要な点で異なることがあれば，誤った関連を導く可能性があり，問題である。このようにコホート研究は，研究への参加を維持するため，多大な保持努力を必要とする。このような理由から，コホート研究は典型的に症例対照研究よりはるかにより高価で時間がかかる。

コホート研究の他の問題は，外的妥当性である。外的妥当性とは，ある研究の結果を，研究に参加していない異なる集団あるいはグループに一般化できるか否かのことである。コホート研究は，症例対照研究のように関心のある疾患によってではなく，関心のある曝露（例えば，農薬に曝露した農業従事者）あるいは決まった研究地域，人口特性，職業〔例として，European Investigation in Nutrition and Cancer（Riboli and Kaaks, 1997），Women's Health Initiative（1998），Nurses' Health Study（Colditz *et al*., 1997）〕に基づいて参加者を募集しがちであるため，結果の一般化があるグループの人々に限定されるかもしれない。このことはまた，研究対象の集団が非常に均質で，食事摂取量の変動が十分に大きくない場合，その研究で関連を検出できない可能性がある。

ネステッド症例対照研究と呼ばれる特別な種類の症例対照研究は，コホート内で実施することができるため，まったく新しくコホート研究を開始するより費用も時間もかからず，従来の症例対照研究と比べてバイアスを最小にできる。ネステッド症例対照研究では，研究者は関心のある仮説を調べるため，全コホートから一部を選ぶ。症例対照研究のように，ある疾患の診断を受けた人々を選び，比較のため，疾患を有さない対照群をコホートから選ぶ。その後，（疾患の発生前に測定された）曝露の頻度を症例群と対照群の間で比較する。これは，特に，生体指標を用いた研究では，コホート全体ではなくコホートの一部で検査を行うことで費用を抑えられ，生物試料が疾患の診断前に収集されていることから情報バイアスを最小にできるため都合がよい。このように，ネステッド症例対照研究は，症例対照研究とコホート研究の長所を取り込み，短所を最小にできるため，研究デザインの効率を上げることができる。

臨床試験

無作為化比較試験あるいは介入研究は，食事の思い出しや曝露の検査に頼るのではなく，関心のある曝露をコントロールできることから，しばしば疫学研究デザインのゴールドスタンダードと考えられている。無作為化比較試験では，参加者はプラセボ（対照）群か治療（介入）群に無作為に割り付けられ，一定の期間追跡され，対照群に比べて介入群で疾患のアウトカムが少ないかどうかが調べられる。これらは，研究者も参加者も研究の割付けについて知らない二重盲検法，あるいは参加者は研究の割付けについて知っているが，研究者は知らない単純盲検法の場合がある。単一の物質を扱う臨床試験は，食事要因をカプセルに入れてプラセボのカプセルと見た目，におい，味もまったく同じようにできるため，しばしば二重盲検法で実施される。しかし，明らかに管理・運営上の理由から，食事全体への介入は，摂取する食事の変化に参加者が気づかないようにすることは不可能なため，二重盲検法では実施できない。カプセルの形態のサプリメントの投与は容易であり，介入群と対照群の間に大きなコントラストを生み出すことができるが，本当に関心があるのは食品全体であったり食事パターンであったりするので，臨床試験に向かないことがある。

無作為化比較臨床試験の大きな利点は，他の要因による交絡を減らせることである。無作為化が正しく行われた場合，これら他の要因が介入群と対照群でランダムに分布するため，栄養と疾患に関連するかもしれない潜在的な交絡要因の効果を減らせる。臨床試験は一般的に，曝露と疾患あるいは健康のアウトカムとの因果関係を直接調べられると考えられている。この研究デザインはまれな曝露について研究する場合に有用であり，単一の物質の補助食品による場合は，観察研究で得られるより大きなコントラストを生み出すことができる。

しかし，無作為化比較試験には，食事についての研究の場合に，特に，本研究デザインの倫理的あるいは物流上の問題により，関心のある仮説に取り組むわれわれの能力を制限する短所がいくつかある。疾患のリスクを上昇させると考えられる曝露を人々に無作為に割り付けることは非倫理的であるため，介入では明らかに，疾患を引き起こすのではなく，予防すると考えられる食事要因のみを調べることができる。さらに，介入に効果があるというエビデンスは，研究を実施する費用と努力を保証するのに相当に十分でなくてはならない。しかし，同時に対照群で介入を差し控えることが非倫理的とならないほどあまり大きくないほうがよい。

食事全体への介入を採用する研究（低脂肪食あるいは高果物・野菜食の介入など）では，多くの場合，関心のある疾患への効果を観察するのに十分な差を両群間に生み出すことは難しく，特に，研究される食事要因や食事パターンがメディアの大きな注目を浴びているような場合は，対照群に情報汚染が起こりうる。介入群と対照群による食事へのコンプライアンスを注意深く観察する必要がある。さらに，臨床試験は，1つの研究で1つあるいは2～3の食事要因の効果しか評価できないという限界がある。

多くの慢性疾患は長い潜伏期間を有するため，介入は長期間実施されなければならない。食事要因に関する大規模試験では，研究の期間を最小にし，疾患の診断までの時間をずっと短縮するために，例えば，βカロテンと肺癌の試験における喫煙者と石綿作業者（Alpha-Tocopherol Beta Carotene Cancer Prevention Study Group, 1994；Omenn *et al*., 1996）のように，しばしばハイリスクの対象者が登録され，あるいは，食事とポリープの再発に関する研究においては過去にポリープを除去した人々を登録して（Schatzkin *et al*., 2000），中間的なエンドポイントが採用された。これらの研究では，（多くの場合）効果がないか，βカロテンと肺癌の研究（Lippman *et al*., 1998；Byers, 1999；Davies *et al*., 2006；Bjelakovic *et al*., 2007のレビュー）のように，（まれに）介入による予期しないリスク（癌の発症あるいは死亡）の増加の予想外の上昇がみられるなど，しばしば予想できない結果が得られることとなった。これらの予測できない結果について，多くの理由が議論されている（Forman *et al*., 2004；Meyskens and Szabo, 2005；Prentice, 2007；Rock, 2007）。もし，われわれが，食事を通して公衆衛生を向上させようとするのであれば，これらの教訓を新しく・革新的な研究デザインに生かすことが不可欠である。これら多くの研究，特に，βカロテンと肺癌の試験では，疫学のエビデンスではサプリメントに含まれる量より少ない栄養素量を食品から摂取していることをしばしば支持していたにもかかわらず(Mayne, 1996)，補助食品として大量の単一の物質が介入試験に用いられた。最近では，果物と野菜の摂取量を増やしたり，脂肪の摂取量を減らし食物繊維の摂取量を増やしたりする（あるいはこれらの組合わせ）大規模食事介入試験が，癌の発症，生存，あるいは前癌病変の再発に効果がないことを示している（Schatzkin *et al*., 2000；Prentice *et al*., 2006；Pierce *et al*., 2007）。食事の介入の効果がみられないことに関して考えられる理由は，「将来の方向性」の項で詳細に議論する。

メタアナリシスとプール研究

各疫学研究デザインがかかえる課題と，ここまで述べたような1つの研究のみ，あるいは1つの集団のみから結論を引き出すことには限界があるため，メタアナリシスやプール解析のプロジェクトが近年増加している（Smith-Warner *et al*., 2006）。メタアナリシスとプール研究は，特定の健康のアウトカムに対する食事要因の効果を要約するために，複数の研究や多数の集団からのデータを統合する方法のことである。メタアナリシスは文献の系統的レビューであり，過去の研究結果を統合して効果の要約推定値を決定するものであるが，一方，プール研究では，複数の研究における実際のデータが集められ，大きな標本サイズ（に加えて，おそらく食事摂取量の大きな変動）をもとに再解析がなされる。

メタアナリシスは文献をレビューし，要約する系統的な方法を提供するが，栄養のデータを扱う場合には課題に直面する。疫学研究では，食事要因の摂取量はしばしば数量の分位値でカテゴリー化されている。その分位値の数（三分位や四分位，五分位など）が研究によって異なるため，その分位値を決める区分値（これらの区分値は不幸なことに，常に報告されるとは限らない）や，モデルに含まれる交絡変数も異なる。そのため，効果に関連する食事要因の量を明らかにするのは簡単ではなく，どのように要約すればよいか決定するのは容易なことではない。一方，プール解析のプロジェクトでは，多くの研究から元のデータを入手するため，すべてのデータを使って新たに分位値を設定することができ，共変量，アウトカム変数，分析の種類を標準化することができる。メタアナリシスと同様，プール解析のプロジェクトでは，さまざまな研究が異なる食事評価法および各種の食品成分データベースを用いているために，摂取量の単位が潜在的に多様であり，共通の単位に変換しなければならず，栄養素や食事要因によっては摂取量の推定値の正確性がばらついてしまう事実に対処しなければならない。このように，この種の研究には数（研究の数あるいは集団の標本サイズ）の強みがあり，狭い範囲の摂取量に関連する前述の問題のいくつかを最小化する一方，外的妥当性や，限られた曝露あるいはまれな疾患の場合の低い検出力，結果の正確性は，依然として要約の対象となる研究で用いられたデータ収集方法の質に依存している。大きなプール解析のプロジェクトの例は，現在進行中の Pooling Project of Prospective studies of Diet and Cancer であり，それは1991年に開始され，16の前向きコホート研究のデータを統合している（Smith-Warner *et al*., 2006）。このデータを用いて多数の論文が発表されており，特に本プロジェクトは，大きな標本サイズのおかげで過去の研究より大きな検出力を有しており，食事要因と膵臓癌，腎細胞癌，卵巣癌といったまれな疾患との関連を研究することを可能にした（Koushik *et al*., 2005；Genkinger *et al*., 2009；Lee *et al*., 2009）。

複数の疫学研究デザインで研究された食事と疾患の関連の例

葉酸と結腸癌

栄養疫学の真の成功物語は，多くの種類の研究デザインを通じて，葉酸のサプリメントを投与することで神経管欠損症の発症を減少させたこと（Wolff *et al*., 2009）（第21章も参照）を見いだしたことに疑いはない。この結論をもとに，1998年にアメリカとカナダで強制的な葉酸強化が実施され，他の多くの国々も同様の措置を講じた結果，これに付随して，いくつかの国で神経管欠損症の発症率の低下が報告された（Honein *et al*., 2001；Ray *et al*., 2002；Chen and Rivera, 2004；Hertrampf and Cortes, 2004；De Wals *et al*., 2007）。しかし，大腸癌に対する葉酸の効果は神経管欠損症ほど明らかではない（Ulrich and Potter, 2006；Kim, 2008）。

複数の観察研究によると，葉酸多量摂取は大腸癌のリスクの低下と関連している。症例対照研究とコホート研究は，食事中の葉酸量や赤血球中の生体指標としての葉酸を測定して，この関連を支持している（Giovannucci, 2002；Kim, 2008；Kim *et al*., 2010；Lee *et al*., 2011）。また，いくつかの小規模な臨床試験は，葉酸の補助食品が（大腸癌の前駆病変である）腺種性ポリープの再発を低下させるというエビデンスを提供しているが（Paspatis and Karamanolis, 1994；Jaszewski *et al*., 2008），他の試験では腺種の再発に対して有意な効果（予防的もしくはその逆）を認めていない（Logan *et al*., 2008；Wu *et al*., 2009）。しかし，アメリカとカナダでの時間的傾向を調べた生態学的研究によると，この国々において強制的な葉酸強化が開始された後に，大腸癌の発生が増加したことが認められている（Mason *et al*., 2007）。生態学的誤謬の可能性があるため，このことが因果関係を証明するわけではないが，1つの臨床試験で，葉酸の補助食品でプラセボと比較したところ，進行した腺種のリスクの上昇を観察している（Cole *et al*., 2007）。この結果に対する説明は，葉酸の抗癌効果に関する生物学的メカニズムに関するわれわれの知識にゆだねられている。葉酸は DNA の合成と DNA のメチル化に関与しており，発癌を予防する効果を有するであろうが，腫瘍細胞の増殖を高めて前癌病変を促進する役割も持っているかもしれない。このように，単一の食事要因でさえ健康効果のエビデンスは極めて複雑であり，ある健康のアウトカムに有益な食事要因が，他の健康のアウトカムには有害であることがある。

遺伝学とエピジェネティクスの将来の研究は，トータルな健康を増進するための，葉酸の最も有益な適用法を同定する一助となるかもしれない。例えば，葉酸の代謝に関連する酵素である5，10-メチレンテトラヒドロ葉酸還元酵素（5，10-methylenetetrahydrofolate reductase：MTHFR）をコードする遺伝子多型のうち，MTHFR（C677T）の一塩基多型（single nucleotide polymorphism：SNP）はこの酵素に機能的変化をもたらすが（TT および CT の遺伝子型を有するヒトは CC 遺伝子型を有するヒトより酵素活性が低い），この多型が大腸癌のリスクと関連していることを疫学研究のメタアナリシスは一貫して示している（Huang *et al*., 2007；Hubner and Houlston, 2007；Taioli *et al*., 2009）。ヒトの疾患のアウトカムとの関連について，栄養素の代謝に関する候補遺伝子の SNP は，栄養素と疾患との因果関係に対してさらなるエビデンスの提供が可能である。

さらに，遺伝子と食事の交互作用の研究は，食事だけあるいは遺伝子だけの疫学研究で観察された矛盾した結果を説明してくれよう（Nowell *et al*., 2004；Hunter, 2005）。特定の食事要因と疾患との関連は，疾患の経過あるいは食事要因の活性や代謝と関連した遺伝子のある変異型を持つ人々においてのみ明らかになるのかもしれない。その結果は，食事要因の生物学的効果について強固な実験データが存在するなかで，遺伝学を考慮していない疫学研究で関連が観察されないことに対して何らかの説明を提供しよう。葉酸と MTHFR の例では，MTHFR の TT 遺伝子型の効果は，葉酸の状態により修飾されると考えられ，低葉酸の条件下では有益な効果は消失する（Bailey, 2003）。他の遺伝子や環境要因は，これらの関連に影響を与えうる〔例えば，アルコールも葉酸が大腸癌のリスクへ及ぼす効果を修飾し，MTHFR 中の他の多くの SNP や他の遺伝子が，ある役割を果たす一炭素代謝に関与している（Bailey, 2003；Steck *et al*., 2008）〕ため，複数の交互作用（大きな標本サイズが必要となる）を含む大きく複雑なデータセットを分析できるか否かが，遺伝子と食事の交互作用の研究分野における今日の課題である。全ゲノム関連解析のデータは，さらに大規模に遺伝子と環境の交互作用を調べるために，現在，環境曝露のデータとの結合がなされつつある。DNA の配列の変化だけでなく，DNA のメチル化（葉酸が直接関与する）やヒストン修飾（すなわち，エピジェネティック要因である）のような他の遺伝要因が疾患の成因に重要であることが知られており，そのような遺伝的要因も栄養の影響を受けるので，栄養と健康に関する疫学研究に取り込まれ始めている（Waterland and Michels, 2007；Ulrich and Grady, 2010）。

将来の方向性

これまで議論したように，食事と健康の関連をみるうえで，臨床試験はしばしば実施可能でなかったり，倫理的でなかったりする。実際に，本当は食事と健康のアウトカムの間に関連が存在する場合に，いくつかの理由により，食事の介入効果が観察されないことの説明ができる（Hebert and Miller, 1988；Jeffery and Keck, 2008）。それらは，次のとおりである。①試験における介入群と対照群の食事の違いが，両群間の疾患発生の違いを観察できるほど十分に大きくない。その理由は，(a) 介入として間違った食品あるいは食事パターンを対象としていないか，(b) 健康に関心の高い人々が試験に参加するという自己選択や介入群でのコンプライアンス不良，あるいは対照群における代償的変化がみられ，対照群が介入群とよく似た食事をしていないかである。②すべての対象者をひとまとめにした分析では，真の効果がみられるような感受性のある一部の集団の遺伝的異質性を覆い隠してしまう。③介入の目標となる時点が研究対象疾患の経過と関連がない，あるいは適切でない（例えば，若年での介入が必要な研究集団に高齢者が含まれていたり，効果が現れるには介入期間が短すぎたりする）。④介入の効果があるのは，そもそも食事が不足あるいは不十分な人々であり，臨床試験に参加する健康に関心のある典型的な人々ではない。臨床試験のこのような限界のため，食事と疾患に関する仮説を支持したり却下したりするエビデンスを提供するために，観察研究は不可欠であり続けるし，これらの研究を強化する方法をみつけることは将来の方向性のひとつである。

食事の測定を向上させることは，栄養と健康に関する疫学研究を改善させるひとつの方法である。インターネットや携帯端末（PDA），携帯電話を用いた実施など，食事評価の技術の開発が進行中であり，栄養疫学の重要な最新のニーズであると認識されている（Guillén *et al*., 2009；Ngo *et al*., 2009；Arab *et al*., 2010；Six *et al*., 2010；Subar *et al*., 2010；Thompson *et al*., 2010）。さらに，これまで議論したように，集団における食事の不十分な変動は，疫学的方法で研究されてきた多くの食事と疾患の関連における制限要因であった。これは大規模コホート研究をプールすることで対処されており，その結果，食事の大きな変動と多数の疾患のアウトカムが得られ，これまで議論したような過去の研究で矛盾した結果を生み出した仮説に関する研究が行われている（Smith-Warner *et al*., 2001；Cho *et al*., 2004；Smith-Warner *et al*., 2006）。

さらに，食事の曝露の時期は，癌のように長い潜伏期間を有する疾患において，特に重要な意味を持つと考えられる（Michels, 2003a；Steck *et al*., 2007；Gammon *et al*., 2008）。このように，人生の早期での曝露やライフコースを通じての曝露の評価を疫学研究に取り込む方法をみつけることは，食事と疾患の関連に関するわれわれの理解に大きく貢献するであろう（Michels, 2003b）。さらに，周辺構造モデルのような時間依存的なデータを取り扱う新しい分析方法が，食事と健康に関する疫学研究に採用され始めている（Robins *et al*., 2000；Bodnar *et al*., 2004）。周辺構造モデルは，交絡要因がアウトカムとその後の曝露に関連している場合や，過去の曝露が交絡要因のレベルに関連している場合，時間依存的な交絡について調整が可能である。この例としては，出生前の鉄剤補助と出産時の貧血の関連であり，鉄剤補助の量は，対象者の副作用や鉄分の状態の生体指標に関する時間依存的な共変量として時間とともに変化している（Bodnar *et al*., 2004）。貧血に対する鉄剤補助の効果に関する方向性は，通常のロジスティック回帰モデルを用いた時の悪影響から，周辺効果モデルを用いた時の逆相関へと，分析方法によって方向性が逆転することがある。これは，食事と健康に関する疫学研究に関して適切な説明を得るためには，妥当な分析方法を採用する重要性を強調している。

臨床試験の限界のいくつかは，長い潜伏期間を有する慢性疾患の進展のように，ヒトの研究で克服することは論理的に不可能である。この例としては，個人に早期に介入して，真の健康のアウトカムが得られるまで追跡するのは通常実施不可能であることがあげられる。しかし，遺伝的感受性が食事要因の修飾効果かもしれないという考えに基づき，疾患の生物学的メカニズムに関してわれわれが増加させている知識を使い，小規模で短期間の介入研究をデザインすることによって，よりよく理解されるかもしれない（Lampe, 2004；Prentice *et al*., 2004）。ヒトゲノムに関するわれわれの知識や，新興の“オミクス”技術（例えば，ニュートリゲノミクス，エピゲノミクス，プロテオミクス，メタボノミクス）を栄養分野に適用する（Stover, 2004；Zeisel *et al*., 2005；Jenab *et al*., 2009）ことは，研究分野の革新につながるはずであり，それは食事と疾患に関連する生物学的プロセスについてのわれわれの理解を深め，特定の食品に疾患の病因を関連づける圧倒的多数の生態学的・観察的・実験的なエビデンスに臨床試験のデータを一致させることができる。このような理解は，食事要因が有益で大きな効果を持つ個人や社会に結果を翻訳するうえで，非常に実用的な意味がある。

（西　信雄訳）

推奨文献

Langseth, L. (1996) *Nutritional Epidemiology: Possibilities and Limitations*. ILSI Europe Concise Monograph Series. International Life Sciences Institute, Washington, DC.

Mackerras, D. and Margetts, B.M. (2005) Nutritional epidemiology. In W. Ahrens and I. Pigeot (eds), *Handbook of Epidemiology*. Springer, Berlin, pp. 999–1042.

Margetts, B.M. and Nelson, M. (1997) *Design Concepts in Nutritional Epidemiology*. Oxford University Press, New York.

Willett, W. (1998) *Nutritional Epidemiology*. Oxford University Press, New York.

[文　献]

Alpha-Tocopherol Beta Carotene Cancer Prevention Study Group (1994) The effect of vitamin E and beta carotene on the incidence of lung cancer and other cancers in male smokers. *N Engl J Med* **330,** 1029–1035.

Arab, L., Wesseling-Perry, K., Jardack, P., *et al.* (2010) Eight self-administered 24-hour dietary recalls using the internet are feasible in African Americans and Whites: the Energetics Study. *J Am Diet Assoc* **110**, 857–864.

Bailey, L.B. (2003) Folate, methyl-related nutrients, alcohol, and the MTHFR 677C →T polymorphism affect cancer risk: intake recommendations. *J Nutr* **133,** 3748S–3753S.

Bjelakovic, G., Nikolova, D., Gluud, L.L., *et al.* (2007) Mortality in randomized trials of antioxidant supplements for primary and secondary prevention: systematic review and meta-analysis. *JAMA* **297,** 842–857.

Bodnar, L.M., Davidian, M., Siega-Riz, A.M., *et al.* (2004) Marginal structural models for analyzing causal effects of time-dependent treatments: an application in perinatal epidemiology. *Am J Epidemiol* **159,** 926–934.

Byers, T. (1999) What can randomized controlled trials tell us about nutrition and cancer prevention? *CA Cancer J Clin* **49,** 353–361.

Chen, L.T. and Rivera, M.A. (2004) The Costa Rican experience: reduction of neural tube defects following food fortification programs. *Nutr Rev* **62,** S40–43.

Cho, E., Smith-Warner, S.A., Spiegelman, D., *et al.* (2004) Dairy foods, calcium, and colorectal cancer: a pooled analysis of 10 cohort studies. *J Natl Cancer Inst* **96,** 1015–1022.

Colditz, G.A., Manson, J.E., and Hankinson, S.E. (1997) The Nurses' Health Study: 20-year contribution to the understanding of health among women. *J Womens Health* **6,** 49–62.

Cole, B.F., Baron, J.A., Sandler, R.S., *et al.* (2007) Folic acid for the prevention of colorectal adenomas. *JAMA* **297,** 2351–2359.

Davies, A.A., Davey Smith, G., Harbord, R., *et al.* (2006) Nutritional interventions and outcome in patients with cancer or preinvasive lesions: systematic review. *J Natl Cancer Inst* **98,** 961–973.

De Wals, P., Tairou, F., Van Allen, M.I., *et al.* (2007) Reduction in neural-tube defects after folic acid fortification in Canada. *N Engl J Med* **357,** 135–142.

Forman, M.R., Hursting, S.D., Umar, A., *et al.* (2004) Nutrition and cancer prevention: a multidisciplinary perspective on human trials. *Annu Rev Nutr* **24,** 223–254.

Gammon, M.D., Fink, B.N., Steck, S.E., *et al.* (2008) Soy intake and breast cancer: elucidation of an unanswered question. *Br J Cancer* **98,** 2–3.

Genkinger, J.M., Spiegelman, D., Anderson, K.E., *et al.* (2009) Alcohol intake and pancreatic cancer risk: a pooled analysis of fourteen cohort studies. *Cancer Epidemiol Biomarkers Prev* **18,** 765–776.

Giovannucci, E. (2002) Epidemiologic studies of folate and colorectal neoplasia: a review. *J Nutr* **132,** 2350S–2355S.

Guillén, S., Sanna, A., Ngo, J., *et al.* (2009) New technologies for promoting a healthy diet and active living. *Nutr Rev* **67,** S107–S110.

Hebert, J.R. and Miller, D.R. (1988) Methodologic considerations for investigating the diet-cancer link. *Am J Clin Nutr* **47,** 1068–1077.

Hebert, J.R. and Wynder, E.L. (1987) Dietary fat and the risk of breast cancer. *N Engl J Med* **317,** 165–166.

Hertrampf, E. and Cortes, F. (2004) Folic acid fortification of wheat flour: Chile. *Nutr Rev* **62,** S44–48; Discussion, S49.

Honein, M.A., Paulozzi, L.J., Mathews, T.J., *et al.* (2001) Impact of folic acid fortification of the US food supply on the occurrence of neural tube defects. *JAMA* **285,** 2981–2986.

Huang, Y., Han, S., Li, Y., *et al.* (2007) Different roles of MTHFR C677T and A1298C polymorphisms in colorectal adenoma and colorectal cancer: a meta-analysis. *J Hum Genet* **52,** 73–85.

Hubner, R.A. and Houlston, R.S. (2007) MTHFR C677T and colorectal cancer risk: a meta-analysis of 25 populations. *Int J Cancer* **120,** 1027–1035.

Hunter, D.J. (2005) Gene–environment interactions in human diseases. *Nat Rev Genet* **6,** 287–298.

Jaszewski, R., Misra, S., Tobi, M., *et al.* (2008) Folic acid supplementation inhibits recurrence of colorectal adenomas: a randomized chemoprevention trial. *World J Gastroenterol* **14,** 4492–4498.

Jeffery, E.H. and Keck, A.S. (2008) Translating knowledge generated by epidemiological and in vitro studies into dietary cancer prevention. *Mol Nutr Food Res* **52**(Suppl 1), S7–17.

Jenab, M., Slimani, N., Bictash, M., *et al.* (2009) Biomarkers in nutritional epidemiology: applications, needs and new horizons. *Hum Genet* **125,** 507–525.

Kamineni, A., Williams, M.A., Schwartz, S.M., *et al.* (1999) The incidence of gastric carcinoma in Asian migrants to the United States and their descendants. *Cancer Causes Control* **10,**

77–83.

Kim, D.H., Smith-Warner, S.A., Spiegelman, D., *et al.* (2010) Pooled analyses of 13 prospective cohort studies on folate intake and colon cancer. *Cancer Causes Control* **21,**1919–1930.

Kim, Y.-I. (2008) Folic acid supplementation and cancer risk: point. *Cancer Epidemiol Biomarkers Prev* **17,** 2220–2225.

Koushik, A., Hunter, D.J., Spiegelman, D., *et al.* (2005) Fruits and vegetables and ovarian cancer risk in a pooled analysis of 12 cohort studies. *Cancer Epidemiol Biomarkers Prev* **14,** 2160–2167.

Lampe, J.W. (2004) Nutrition and cancer prevention: small-scale human studies for the 21st century. *Cancer Epidemiol Biomarkers Prev* **13,** 1987–1988.

Langseth, L. (1996) *Nutritional Epidemiology: Possibilities and Limitations.* ILSI Europe Concise Monograph Series. International Life Sciences Institute, Washington, DC.

Lee, J.E., Mannisto, S., Spiegelman, D., *et al.* (2009) Intakes of fruit, vegetables, and carotenoids and renal cell cancer risk: a pooled analysis of 13 prospective studies. *Cancer Epidemiol Biomarkers Prev* **18,** 1730–1739.

Lee, J.E., Willett, W.C., Fuchs, C.S., *et al.* (2011) Folate intake and risk of colorectal cancer and adenoma: modification by time. *Am J Clin Nutr* **93,** 817–825.

Lippman, S.M., Lee, J.J., and Sabichi, A.L. (1998) Cancer chemoprevention: progress and promise. *J Natl Cancer Inst* **90,** 1514–1528.

Logan, R.F., Grainge, M.J., Shepherd, V.C., *et al.* (2008) Aspirin and folic acid for the prevention of recurrent colorectal adenomas. *Gastroenterology* **134,** 29–38.

Mason, J.B., Dickstein, A., Jacques, P.F., *et al.* (2007) A temporal association between folic acid fortification and an increase in colorectal cancer rates may be illuminating important biological principles: a hypothesis. *Cancer Epidemiol Biomarkers Prev* **16,** 1325–1329.

Mayne, S.T. (1996) Beta-carotene, carotenoids, and disease prevention in humans. *FASEB J* **10,** 690–701.

Meyskens, F.L., Jr and Szabo, E. (2005) Diet and cancer: the disconnect between epidemiology and randomized clinical trials. *Cancer Epidemiol Biomarkers Prev* **14,** 1366–1369.

Michels, K.B. (2003a) Early life predictors of chronic disease. *J Womens Health (Larchmt)* **12,** 157–161.

Michels, K.B. (2003b) Nutritional epidemiology – past, present, future. *Int J Epidemiol* **32,** 486–488.

Ngo, J., Engelen, A., Molag, M., *et al.* (2009) A review of the use of information and communication technologies for dietary assessment. *Br J Nutr* **101**(Suppl S2), S102–S112.

Nowell, S.A., Ahn, J., and Ambrosone, C.B. (2004) Gene–nutrient interactions in cancer etiology. *Nutr Rev* **62,** 427–438.

Omenn, G.S., Goodman, G.E., Thornquist, M.D., *et al.* (1996) Effects of a combination of beta carotene and vitamin A on lung cancer and cardiovascular disease. *N Engl J Med* **334,** 1150–1155.

Paspatis, G.A. and Karamanolis, D.G. (1994) Folate supplementation and adenomatous colonic polyps. *Dis Colon Rectum* **37,** 1340–1341.

Pierce, J.P., Natarajan, L., Caan, B.J., *et al.* (2007) Influence of a diet very high in vegetables, fruit, and fiber and low in fat on prognosis following treatment for breast cancer: the Women's Healthy Eating and Living (WHEL) randomized trial. [See Comment]. *JAMA* **298,** 289–298.

Porta, M. (2008) *A Dictionary of Epidemiology.* Oxford University Press, New York.

Prentice, R.L. (2007) Observational studies, clinical trials, and the Women's Health Initiative. *Lifetime Data Anal* **13,** 449–462.

Prentice, R.L., Caan, B., Chlebowski, R.T., *et al.* (2006) Low-fat dietary pattern and risk of invasive breast cancer: the Women's Health Initiative Randomized Controlled Dietary Modification Trial. *JAMA* **295,** 629–642.

Prentice, R.L., Willett, W.C., Greenwald, P., *et al.* (2004) Nutrition and physical activity and chronic disease prevention: research strategies and recommendations. *J Natl Cancer Inst* **96,** 1276–1287.

Ray, J.G., Meier, C., Vermeulen, M.J., *et al.* (2002) Association of neural tube defects and folic acid food fortification in Canada. *Lancet* **360,** 2047–2048.

Riboli, E. and Kaaks, R. (1997) The EPIC Project: rationale and study design. European Prospective Investigation into Cancer and Nutrition. *Int J Epidemiol* **26**(Suppl 1), S6.

Robins, J.M., Hernan, M.A., and Brumback, B. (2000) Marginal structural models and causal inference in epidemiology. *Epidemiology* **11,** 550–560.

Rock, C.L. (2007) Primary dietary prevention: is the fiber story over? *Recent Results Cancer Res* **174,** 171–177.

Schatzkin, A., Lanza, E., Corle, D., *et al.* (2000) Lack of effect of a low-fat, high-fiber diet on the recurrence of colorectal adenomas. Polyp Prevention Trial Study Group. *N Engl J Med* **342,** 1149–1155.

Six, B.L., Schap, T.E., Zhu, F.M., *et al.* (2010) Evidence-based development of a mobile telephone food record. *J Am Diet Assoc* **110,** 74–79.

Smith-Warner, S.A., Spiegelman, D., Ritz, J., *et al.* (2006) Methods for pooling results of epidemiologic studies. *Am J Epidemiol* **163,** 1053–1064.

Smith-Warner, S.A., Spiegelman, D., Yaun, S.S., *et al.* (2001) Intake of fruits and vegetables and risk of breast cancer: a pooled analysis of cohort studies. *JAMA* **285,** 769–776.

Steck, S.E., Gaudet, M.M., Eng, S.M., *et al.* (2007) Cooked meat and risk of breast cancer–lifetime versus recent dietary intake. *Epidemiology* **18,** 373–382.

Steck, S.E., Keku, T., Butler, L.M., *et al.* (2008) Polymorphisms in methionine synthase, methionine synthase reductase and serine hydroxymethyltransferase, folate and alcohol intake, and colon cancer risk. *J Nutrigenet Nutrigenomics* **1,** 196–204.

Stover, P.J. (2004) Nutritional genomics. *Physiol Genomics* **16,** 161–165.

Subar, A.F., Crafts, J., Zimmerman, T.P., *et al.* (2010) Assessment of the accuracy of portion size reports using computer-based food photographs aids in the development of an automated self-administered 24-hour recall. *J Am Diet Assoc* **110,** 55–64.

Taioli, E., Garza, M.A., Ahn, Y.O., *et al.* (2009) Meta- and pooled analyses of the methylenetetrahydrofolate reductase (MTHFR) C677T polymorphism and colorectal cancer: a HuGE-GSEC review. *Am J Epidemiol* **170,** 1207–1221.

Thompson, F.E., Subar, A.F., Loria, C.M., *et al.* (2010) Need for technological innovation in dietary assessment. *J Am Diet Assoc* **110,** 48–51.

Tominaga, S. (1985) Cancer incidence in Japanese in Japan, Hawaii, and western United States. *Natl Cancer Inst Monogr* **69,** 83–92.

Ulrich, C.M. and Grady, W.M. (2010) Linking epidemiology to epigenomics – where are we today? *Cancer Prev Res* **3,** 1505–1508.

Ulrich, C.M. and Potter, J.D. (2006) Folate supplementation: too much of a good thing? *Cancer Epidemiol Biomarkers Prev* **15,** 189–193.

Waterland, R.A. and Michels, K.B. (2007) Epigenetic epidemiology of the developmental origins hypothesis. *Annu Rev Nutr* **27,** 363–388.

Willett, W. (1998) *Nutritional Epidemiology.* Oxford University Press, New York.

Wolff, T., Witkop, C.T., Miller, T., *et al.* (2009) Folic acid supplementation for the prevention of neural tube defects: an update of the evidence for the U.S. Preventive Services Task Force. *Ann Intern Med* **150,** 632–639.

Women's Health Initiative (1998) Design of the Women's Health Initiative clinical trial and observational study. The Women's Health Initiative Study Group. *Controlled Clin Trials* **19,** 61–109.

Wu, K., Platz, E.A., Willett, W.C., *et al.* (2009) A randomized trial on folic acid supplementation and risk of recurrent colorectal adenoma. *Am J Clin Nutr* **90,** 1623–1631.

Zeisel, S.H., Freake, H.C., Bauman, D.E., *et al.* (2005) The nutritional phenotype in the age of metabolomics. *J Nutr* **135,** 1613–1616.

64
アメリカにおける栄養モニタリング

Ronette R. Briefel and Margaret A. McDowell

要　　約

アメリカにおける栄養モニタリングプログラムは，国や州レベルでの個人や家庭の調査，保健記録システム，食品やサプリメントの成分に特化したデータベース，環境汚染物質，食品の入手可能性（アベイラビリティ）で構成されている。全国健康栄養調査（National Health and Nutrition Examination Survey：NHANES）は，アメリカ人について今もなお最も包括的な健康と栄養に関するデータを収集しているが，国や州レベルの他の調査やデータベースも増えてきており，一般市民や栄養リスクのあるサブグループに対する食生活や健康に関する知識，態度や行動，食物摂取，栄養ならびに健康に関する情報に貢献している。

2000年以降，多様なデータソースが増え，食事摂取量，栄養状態，栄養に関連した健康状態（例えば，肥満，高血圧，糖尿病，骨粗鬆症およびう歯）に関する，アメリカの動向のモニター，栄養支援プログラム，強化食品，食品表示の政策，食品の安全性の評価，さらには，栄養の基準や食事と健康との関係性にかかわる研究にも使用されるようになった。今日，食品選択や食事の質に関する食環境の役割（例えば，店舗との近接性，食品価格の構造，コミュニティ特性）が広く認識されていることは明らかである。

はじめに

栄養モニタリングは，「集団において栄養問題に対する政策や計画を立て，その効果を分析し，将来の動向を予測するために，社会経済的な視点から定義されたサブグループに特別な注意を払い，その集団のその時点の栄養状態を記載することである」と定義されている（Mason *et al*., 1984）。本章では，アメリカの将来の課題に対処するために栄養モニタリングおよび関連研究（National Nutrition Monitoring and Related Research Program：NNMRRP）の歴史的な背景や，栄養モニタリングデータの活用状況，2000年以降のモニタリング活動，そして，栄養モニタリング研究について述べる。

NNMRRPは，アメリカおよび州政府の共同事業として行われ，アメリカ国民全体の食生活および栄養の実態，また個人の食生活および栄養状況に影響を及ぼすアメリカ内の社会状況，ならびに食事と健康との関連について情報を提供している（Briefel, 2006；Briefel and Bialostosky, 2008）。栄養は大きな社会生態学的モデルの概念のひとつであり，個人はその家族や地域，政府や州，自治体レベルのプログラムや政策によって影響されることを説明している（図64.1）（Glanz *et al*., 2005）。食品と健康との関連を，中核をなす5つのNNMRRP調査項目に整理し，概念的に描いたものが図64.2であり，過去の報告に記載された5つのNNMRRP評価領域を配置したものである。①食品供給の決定，②食品や栄養の摂取，③食品成分や栄養素データベース，④知識，態度，行動アセスメント，⑤栄養および関連の健康指標（US Department of Health and Human Services（HHS）and US Department of Agriculture（USDA），1993；Life Sciences Research Office（LSRO），1995；Briefel, 2006）。本章の改訂では，食品へのアクセスと構築環境を組み込むために，6つ目の評価領域として環境要因を追加した（Brownson *et al*., 2009）。このモニタリングプログラムは食品と健康との関連を理解し，アメリカ国民の栄養状態を向上させるため，アメリカ政府および各州政府からのデータをまとめる役割も担っている。

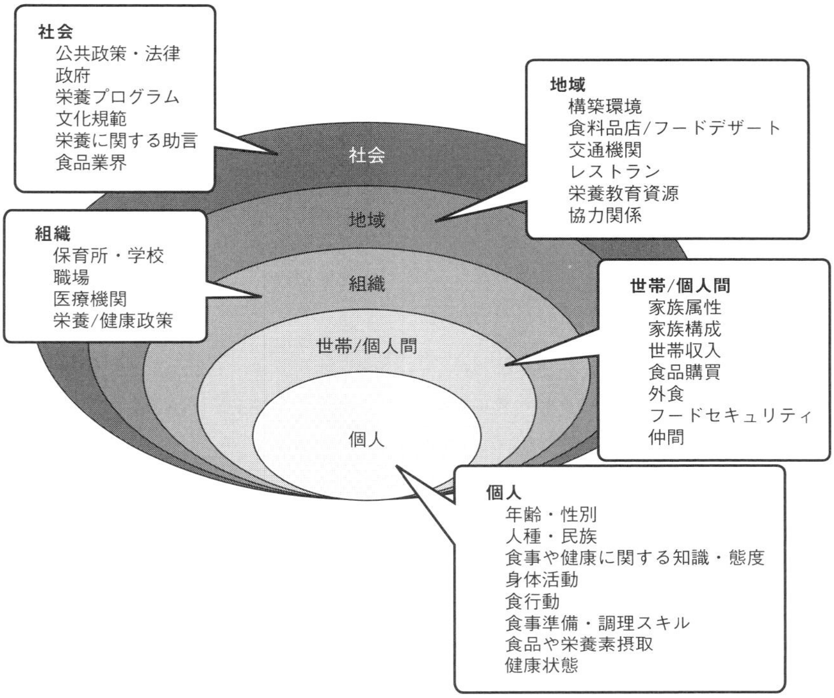

図64.1　栄養・健康モニタリングのための社会生態学的モデル

個人の栄養や健康状態は個人間，組織，地域，社会的な要因によって影響され，包括的な栄養モニタリングプログラムでは，このモデルに示された個々の要因やレベルをアセスしなければならない。アメリカ疾病管理・予防センター（2010）より改変。

歴史および最近の成果・活動

栄養モニタリングシステムは，1977年に食品と農業に関する法律（the Food and Agriculture Act；Pub. L. 95-113）が可決した際に初めて制定された。栄養調査を調整するための政府の関与を高めるための主な法律上の取り組みは，1970年代後半から1980年代にかけて起こり，アメリカ栄養モニタリングおよび関連研究に関する法律（the National Nutrition Monitoring and Related Research Act 1990；Pub. L. 101-445）は，1990年についに制定された。この法律は，栄養モニタリングにかかわる国および州，地方政府の各機関の調整や連携を保証するための仕組みを生み出した。それには，栄養モニタリングに関する年間予算報告書作成のための連絡協議会の設立や，科学的な研究成果の進捗状況や政策的意義の隔年の報告，また定期的に刊行される科学的な報告書にアメリカ国民の栄養状態やそれに関連する健康状態を記述することなどが含まれる。アメリカ栄養モニタリング顧問委員会は，連絡協議会に対して科学的および技術的な指導を行うだけでなく，情報普及の向上や，リスクの高いサブグループの把握，データ利用者のニーズの把握，ならびにアメリカ・州・私的機関におけるデータのニーズの把握などの課題に着目するなど，重要な貢献を果たしてきた。

“10か年総合計画（Ten-Year Comprehensive Plan）”は，1992年から2002年にかけて，栄養モニタリングに関する政府の施策の方向づけをしてきた（US Department of Health and Human Services（HHS）and US Department of Agriculture, 1993）。この計画では，よく調整された包括的な栄養モニタリングプログラム全体の成功に不可欠な，以下の３つの国家的目標を特定した。①継続的でよく調整されたデータ収集により包括的なプログラムを提供すること，②プログラム全体を通じてデータの比較可能性や質を向上すること，③栄養モニタリングのための研究基盤を向上させること。1992年から1997年にかけて，アメリカ政府は栄養調査実施のための協力体制および方法の改善，研究の推進，そして栄養調査で得られた情報の普及に力を注いだ（Dwyer *et al.*, 2003a；Briefel, 2006）。研究目標のひとつの達成を目指し，国民全体およびリスクの高いサブグループにおける飢餓の率や食料不足の実態を追跡するための18項目にわたる食料の安定供給に関する指標が作成された（Hamilton *et al.*, 1997）。この指標は全国調査および栄養援助プログ

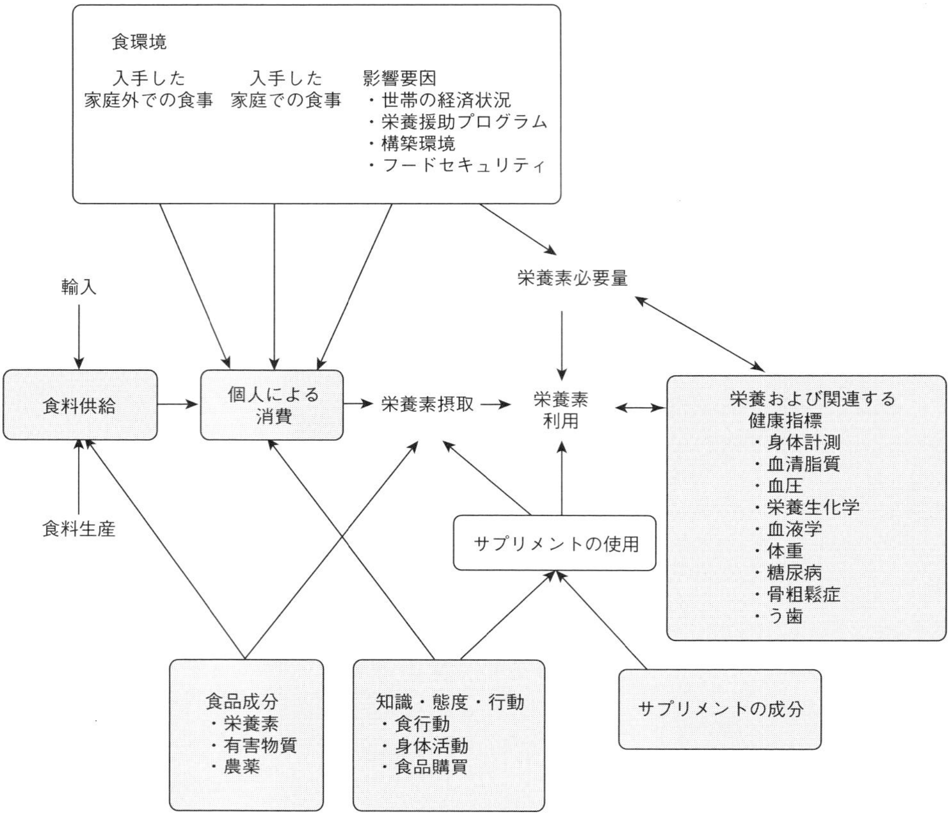

図64. 2　食物と健康との関連

包括的な栄養モニタリングプログラムでは，食環境，食料供給，食品や栄養補助食品の成分，個人の食事摂取，栄養素摂取，知識・態度・行動，栄養・健康状態の特徴や相互作用を評価しなければならない。これらの構成要素は，健康への食物の関係を反映している。

Life Sciences Research Office, 1995より改変。

ラムの評価や低所得層を対象とした他の研究評価に用いられている。

2000年以降の主な活動や成果は，２つの全国規模の栄養調査〔全国健康栄養調査（National Health and Nutrition Examination Survey：NHANES）と農務省の個人別食物摂取継続調査（Continuing Survey of Food Intakes by Individuals：CSFII）〕を１つに統合したことに関連している（Murphy, 2003；Woteki, 2003）。特殊な食品やサプリメントの成分，食環境，食品安全，食物供給データベースを含む食事と健康情報に関する情報網の拡大は，モニタリングや研究活動を支援するために発展した。また，栄養モニタリングデータは，医療制度改革に関する法律を支援するためや，子供や成人の支援プログラムを広げるため，また学校の栄養基準を改善するために用いられた。

栄養モニタリングは，科学的・専門的な組織においても関心が高い。1990年に制定された法律の再承認を得るために，2002年に上程されたという観点から，1999年にはアメリカ科学アカデミー（National Academy of Sciences：NAS）は，栄養モニタリングの将来性に関するシンポジウムを主催した。この会合の目的は，NNMRRPデータの活用について，アメリカ政府，研究機関，産業界，メディア，ならびに消費者の注目を集め，またプログラムの今後の課題について議論するためであった。このシンポジウムや，アメリカ栄養科学作業部会学会（American Societies for Nutritional Sciences Working Group）からの報告（Woteki *et al*., 2002），また他の団体による再承認に向けた支援の増加を目指した取り組みなどがあったにもかかわらず，栄養モニタリング法は2002年に再承認されなかった。その結果，モニタリング活動は継続するが，連絡協議会による正式の指導や行政命令はなくなった。2002年には栄養モニタリング関係者によるワークショップが開かれ，統合された調査を用いて，政策や研究に対応できるデータを得る最善の方法に関する勧告が出された（Dwyer *et al*., 2003a, b, c, d）。2004年，アメリカ研究審議会（US National Research

Council）の委員会は，食料・栄養プログラム，研究や政策決定を支援するインフラに関する概説を刊行し，それらを目的とするデータを改善するための勧告を行った（National Research Council：NRC, 2004, 2005）。この2005年の報告書は，栄養モニタリング活動における最新情報を提供したが，10年以上前の2000年要覧がカバーするプログラムの全容を網羅していなかった（Interagency Board for Nutrition Monitoring and Related Research：IBNMRR, 2000）。

2005年以降，栄養モニタリングデータの主なソースは，特定のテーマや研究の必要性を示すアメリカ政府や州政府機関からの報告書，雑誌の論文，アメリカ政府が関与した特別報告であった。例えば，Logan らによる報告書（2002）では，食料援助プログラムへの参加と栄養・健康アウトカムとの関係について評価するには，どの全国規模の調査やサーベイランスが利用できるかを要約している。1984年と2000年の間に行われた省庁間の協働による報告やデータの統合は廃止された（LSRO, 1995；IBNMRR, 2000；Woteki *et al*., 2002；Briefel, 2006）。これらの協働の努力は，コミュニケーションと標準化を高め，作業の重複を減らすことで，連携を改善することに役立ったが，一方で，スタッフに加えて，労働集約や政治的要素が必要であった。その代わりに，個々の機関が主導した広範囲な研究や報告が自発的に行われてきた。例えば，国立癌研究所（National Cancer Institute）は，集団の食事調査，サーベイランス，食事を評価するための分析方法，栄養状態，身体活動についての情報を提供するウェブサイトを開設している（http://riskfactor.cancer.gov/）。全国栄養モニタリングのための安定した財源を確保し，将来的に健全な NNMRRP を保証するためには，引き続き議会の支援が必要である（Woteki *et al*., 2002；NRC, 2005）。

栄養モニタリングデータの目的および利用

栄養モニタリングは，栄養関連の政策決定や研究に不可欠である（US Congress, 1990；LSRO, 1995；Office of Science and Technology Policy, 1996）。モニタリングは，公共施策の設定や研究課題の優先性を明らかにするために必要な情報やデータベースを提供している。栄養学研究は，政策決定や栄養モニタリングに必要なデータに関する情報を提供している。ボックス64.1に，政策決定や科学研究目的のために，栄養モニタリングがいかに使われたかの実例を示している。栄養モニタリングは，次のような栄養教育プログラム政策決定に必要な情報を提供している。それには，アメリカ人のための食生活指針（*Dietary Guidelines for Americans*）（USDA and HHS, 2010），マイピラミッド（現在は，マイプレートと呼ばれる）（USDA, 2011），ファイブ・ア・デイプログラム（5 A Day）（CDC, 2008），コレステロール教育プログラム（National Cholesterol Education Program：NCEP）（NCEP Expert Panel, 2002），高血圧教育プログラム（National High Blood Pressure Education Program）（National Heart, Lung, and Blood Institute, 2004），学校給食や WIC プログラム（Special Supplemental Nutrition Program for Women, Infants, and Children：WIC）などのアメリカ政府による食料援助プログラム（Logan *et al*., 2002；Woteki *et al*., 2002；Fox *et al*., 2004），農務省の食事計画（Carlson *et al*., 2007a, b），また低脂肪や低カロリー食品の開発などの食料生産およびマーケティングなどがある。

モニターしたデータは，アメリカのヘルシーピープル2010や2020の長期的目標値に対する達成度の評価に利用されている（US Department of Health and Human Services, 2000）。ヘルシーピープルからわかったことは，政策立案に情報を提供し，将来の栄養学研究の領域を明らかにし，国民に向けた食事や健康に関する指針を評価するのに利用されている。NHANES の身長・体重データは，子供の成長や体重を評価するための成長曲線を作成するために用いられた（Kuczmarski *et al*., 2000）。

NHANES で収集された食事摂取量やバイオマーカーデータの特別な利用としては，アメリカ医学研究所（IOM）が招集した専門グループによって勧告された食事摂取基準（Dietary Reference Intakes）の作成や評価に用いられる集団中の食事摂取量や血清中の栄養素レベルの評価（Institute of Medicine：IOM, 2000, 2010a, b），アメリカ食品医薬品局（Food and Drug Administration：FDA）による栄養強化政策の評価（Lewis *et al*., 1999；Center for Disease Control and Prevention：CDC, 2000；Woteki, 2003；Bailey *et al*., 2010），国民のサプリメントの使用状況（Heimbach, 2001），環境保護庁（Environmental Protection Agency：EPA, 1997）による食品に含まれる栄養素や非栄養素量の曝露量の推定にも用いられている。このデータは子供や成人における食事からの曝露の基準範囲の設定や，環境的曝露による健康への影響に関する公衆衛生的な視点からのイニシアチブの評価に用いられる（CDC, 2009）。

多くの企業が，栄養モニタリングデータを市場調査や研究のために活用している。食品業界は，アメリカ食品消費データを利用してブランド商品ロイヤルティを調べたり，あるいはマーケティング活動に用いたり，スープや鉄強化シリアルなど特定の商品が，食全体や栄養状態に占める割合などを理解するのに用いている。製薬業界は，NHANES を用いて，どのくらいの割合の国民が特定の薬品を使っているのか，さまざまな健康状態に対する薬の治療状況はどうか（Dodd *et al*., 2009），コレステロール降下薬の投与と心血管疾患発症のリスクとの関連性について費用対効果を検証している。物流業者は，

ボックス64.1　栄養モニタリングデータの利用

公共政策

モニタリングとサーベイランス

- 公衆衛生分野における介入プログラムや食物援助プログラムを積極的に推進するために，栄養関連の問題を有するハイリスク集団あるいは地理的エリアを確認・明示する。
- アメリカの食料供給における栄養学的な質および健康に影響を及ぼす可能性のある農業政策上の変遷を評価する。
- ヘルシーピープル2010やアメリカ人のための食生活指針における栄養・健康目標達成へ向けての進捗状況を評価するために，食行動，栄養状態，健康に関する傾向を追跡する。
- 栄養・健康状態にかかわる予防，発見，ならびに管理に関するガイドラインを勧告する。
- 栄養状態の参照基準を作成する。
- 食品摂取からの環境曝露を評価する。
- 食料生産と市場のモニタリングをする。

規制

- 食品表示政策を策定する。
- 栄養強化政策の必要性を実証し，モニターを実施する。
- 食品の安全性に関するガイドラインを確立する。

栄養関連の諸問題

- 栄養教育および食生活指針（アメリカ人のための食生活指針，マイプレートなど）を作成する。
- 食物援助プログラムを計画・評価する。
- 栄養介入プログラムおよび公衆衛生プログラムを計画・評価する。

科学研究

- 生涯を通じた栄養必要量（食事摂取基準など）を確定する。
- 食生活と健康の関係や，食行動や健康行動につながる知識・態度の関係を研究する。
- 食事，健康行動，栄養状態のバイオマーカーを開発する。
- 国内あるいは国際的な栄養モニタリング研究を助成・実施する。
- 食品成分分析を実施する。
- 食品摂取の経済上の側面を研究する。
- 通常の栄養素摂取に対するサプリメントの寄与を評価する。

サプリメント使用に関する国の調査データを利用して，サプリメント使用者の特徴や栄養学的効果を検討している。また，消費者や専門家もアメリカ栄養データを用いて，食事と健康について，食事，栄養および健康に対するサプリメントの影響，さらに減量の実践に対する効果などを理解するのに利用している。

栄養モニタリングデータは，公衆衛生上の意義の観点から，食品と栄養学研究の優先性を明確にするために利用されている。アメリカ医学研究所は，NHANESの食事と生化学データを用いて，カルシウム，ビタミンDの食事摂取基準を評価し，2003～2006年のNHANESの高血圧と食事に関するデータは，アメリカにおけるナトリウム摂取量を減らすための戦略の勧告に利用された（Institute of Medicine, 2010a, b）。国民の食生活状況に基づくエネルギーや食品，栄養素摂取に関する動向は，食生活の変遷と国民の肥満増加および健康状態との関連を理解するためにも用いられている（Logan *et al*., 2002；Briefel and Johnson, 2004；Fox *et al*., 2004；Briefel, 2007）。州レベルのデータは，健康・栄養教育プログラムを計画するために用いられている。例えば，ニューヨーク州は，行動リスク要因サーベイランスシステム（Behavioral Risk Factor Surveillance System：BRFSS）の全乳飲用に関するデータを用いて，市民の低脂肪牛乳の摂取を促すキャンペーンを計画した。またアーカンソー州では，同調査データを用いて，黒人女性を対象とした身体活動と高血圧に対する教育介入プログラムを企画した。

アメリカ栄養モニタリングの要素

背　　景

最初の全国規模の食事調査は1930年代に実施された。それ以降，国の機関や研究者，その他のデータ利用者のニーズに応えるために，35以上の調査，サーベイランスシステム，ならびにデータベースが開発・進化されてきた。過去の栄養モニタリング調査・活動に関する年次順の一覧が刊行されている（US Department of Health and Human Services and US Department of Agriculture, 1993；LSRO, 1995；NRC, 2005；Briefel, 2006）。本項では，図64.2に示した食品と健康との関連の図に示された枠組みの要因ごとに現在行われている栄養モニタリング活動について説明する。さらに，食物消費パターンに関連する生態学的要因への関心の高まりを反映し，環境データ資源に関するセクションが新しく追加された（French *et al*., 2001；McKinnon *et al*., 2009）。表64.1には，2000年以降にアメリカ政府が資金援助している世帯，個人，食料支援プログラム受給者にかかわる調査およびサーベイランス活動に関する調査についての情報をまとめた。表64.2には，全国栄養モニタリングで用いられている食物供給や入手に関する情報，環境に関するデータベース，ならびに技術的データベースを要約した。本章の最後には，表64.1と表64.2に含まれるデータソースについて，ウェブサイトの情報を示した。

国民1人当たりの食品供給と食品入手に関するデータシステム

1909年から，農務省の経済調査局（Economic Research Service：ERS）によって，年間1人当たりの栄養素摂取量や全国の食品供給の推計が報告されている（表64.2）。食品供給データは，消費可能な食品や栄養素量を反映し，消費可能な食品のトレンドを示したものであり，個人や世帯の実際の摂取量ではない。食品供給データは，主に以下の目的に用いられている。それは，①アメリカにおける食品供給能力が国民の栄養必要量を満たすものであるか否かを評価するため，②技術革新やマーケティングの変化が食品供給にどのような影響を与えているかを調べるため，③食品・栄養素の入手が，栄養と疾病との関連にどのようにかかわっているかを示すため，④政府による市場マーケティング，食品援助，栄養教育，食品の栄養素添加と強化に関する政策を促進させることである。食品摂取データシステム（Food Availability Data System）は，第9版の本章作成以降拡張され，1人当たりの損失を調整した食品入手（loss-adjusted food availability：LAFA）と栄養素の入手に関する情報を含んでいる。LAFAの情報は，食品の腐敗とその他の損失を調整して，実際により近い1人当たりの摂取量となり，食品ごとに1人当たりの量（1日当たりのエネルギー量やマイピラミッド（現在はマイプレート）の相当数（USDA, 2011））を推定できる。栄養素摂取に関する情報は，アメリカ内で供給されるエネルギー，27の栄養素や食品成分（例えば，タンパク質，炭水化物，脂質，ビタミン，ミネラル）について，1日1人当たりの摂取量の推定値を提供する。他の食品入手に関する情報源には，1990年以降，アメリカ海洋漁業局（National Marine Fisheries Service）が報告している魚の入手状況が含まれる，毎年1人当たりの魚や甲殻類の消費量は，食品流通システム“消失量”に基づいて推定されている。

環境要因：食品分布と食品選択・食事の質の決定要因に関するマクロレベルの情報

数多くの環境因子は，食品の分布や生活圏が近接する人々の食品の入手状況に影響を与える。収入の低いコミュニティに住む人々は，フードデザート（食の砂漠）を経験し，手頃な値段で健康によい食品（新鮮な果物，野菜，低脂肪牛乳など）を入手できないことがある（Beaulac *et al*., 2009）。全国世帯食品入手・購買調査（the National Household Food Acquisition and Purchase Survey：FoodAPS）では，USDA経済研究サービス補助金のもとを，現在，2012年における低所得から高所得の世帯の食品入手と消費ならびに食事の質を評価するためのデータ収集が行われている（表64.1）。この調査には，食品についての7日間の購入日誌の記録，小売店から購入された食品バーコードの家庭でのスキャン，購買行動・世帯収入および栄養援助プログラムへの参加に関する面接が含まれている。

以前の食品消費や食品購買にかかわる研究は，消費者購買調査（Consumer Expenditure Survey：CES）および企業が占有するデータベースの入手に依存していた。A.C.ニールセン社（1985年以降）が独占する月次・年次の販売データを購入すれば，食料品店におけるスキャンできる包装食品すべての売上げを集計できる（NRC, 2005）。ニールセン社のスーパーマーケットスキャンデータ（SCANTRACK）は，スーパーマーケット，レストラン，他の食品直販店での果物や野菜，あるいは調理済み食品については反映していない。世帯の購入情報に関する他のデータ源は，ニールセン社のホームスキャン消費者パネルデータである。消費者は，生鮮食品を含め，購入品のスキャンデータを週1回，電話回線を通じて送信する。他の企業が独占するデータベースには，スキャンデータ，食品価格，世帯における購買が含まれるが，小売店で購買された食品だけであり，レストランでの食事は含まれない（NRC, 2004, 2005）。FoodAPSは，小売店で購入された食品のスキャンデータを収集し，学校給食やレストランを含め，入手・購買されたすべての食品を記録することにより，以上のような制限事項を克服しようとしている。

フードセキュリティ

1995年以降，アメリカ人口統計局によって実施される人口調査（Current Population Survey：CPS）を毎年補完する特別調査は，低所得世帯における人々の食料不足や飢餓の程度を把握するために当てられている（Hamilton *et al*., 1997）。18項目から成るフードセキュリティの尺度は，NHANES，CPSならびに学校栄養・食事評価（School Nutrition Dietary Assessment：SNDA）研究に取り入れられてきた。2005年には，国立研究協議会のパネルは，無回答項目および世帯・個人を評価するために用いられる食料不足の指標について明らかにする調査を追加するように勧告している（NRC, 2006；Nord and Hopwood, 2007）。

個人の食品および栄養素摂取量の推定

NHANESは，小児および成人における食事思い出しや，サプリメントの摂取に関する情報を収集する国全体を代表する唯一の調査である。2002年に，NHANESとUSDA CSF II調査プログラムが統合され，食事データの拡充がなされた。すべてのNHANESの調査参加者に

表64.1　政府出資による主な栄養モニタリング調査，サーベイランスシステム，ならびに活動（2000–2011）

調査名	省庁（機関）	実施時期（最初の年）	標本・デザイン（推定）	対象集団	標本の大きさ	調査内容，指標，外部情報リンク
〈個人レベルのデータ収集と報告〉						
全国健康栄養調査(NHANES)	HHS（CDC/NCHS） 「われわれがアメリカで食べるもの（What We Eat in America）」 資金出資：USDA/ARS	断続 1971～1974年 1976～1980年 1982～1984年 1988～1994年 継続，毎年 1999～現在	横断（全国）	一般市民，世帯，1999年以降全年齢	年間数：毎年5,000人程度を面接および調査	世帯ごとの面接，身体測定，ならびに事後測定項目 食事調査：2002年以降，1人当たり2回の思い出し；フードセキュリティ，サプリメントの使用，食行動，健康に関する質問票。身長・体重計測；生化学検査；臨床検査（年ごとに異なる）など NHANESリンク先：http://www.cdc.gov/nchs/nhanes.htm USDA「われわれがアメリカで食べるもの（WWEIA）」表：http://www.ars.usda.gov/Services/docs.htm?docid=13793
柔軟な消費者行動調査（NHANESの一部）	HHS（CDC/NCHS） 資金出資：USDA/ERS	特別なモジュール（2005～2010年）	横断（全国）	NHANESのサブサンプル（1歳以上）	対面・電話による面接方式	コアとなる質問はNHANESの世帯ごとの面接に含まれている；事後調査は電話による面接。 家族および個人レベルのデータのリンク先：http://www.ers.usda.gov/Briefing/DietQuality/flexible.htm
全国健康面接調査（NHIS）	HHS（CDC/NCHS）	毎年（1957年）	横断（全国，選択された州，推定は複数年単位で）	一般市民，世帯，全年齢	全年齢（標本の大きさは異なる），2010年の標本：34,329世帯の89,976人	対面での世帯単位の面接調査。項目は基本的な健康や属性に関するコアの質問と最新の健康テーマに関する特別モジュール（項目やテーマは変わる） リンク先：http://www.cdc.gov/nchs/nhis/about_nhis.htm
健康と食生活に関する調査（HDS）	HHS（FDA/CFSAN）	定期的（1982年以降）	横断	ランダムな番号に電話をかける（RDD），電話による調査	2008年の標本：18歳以上の成人2,584人	消費者の食品やサプリメントに関する知識，態度，行動を追跡調査。 リンク先：http://www.fda.gov/ForConsumers/ConsumerUpdates/ucm202611.htm
生活行動危険因子サーベイランスシステム（BRFSS）	HHS（CDC/NCCDPHP）	毎年（1984年）	横断（全国および州）	一般市民，電話を有する世帯；18歳以上。 標本抽出の枠：50州，ワシントンDC，プエルトリコ，バージン諸島，およびグアム	2010年は451,075人の成人がBRFSSに協力した	電話による面接調査。コアとなる質問と州独自の質問により調査 現場での作業は，CDCが提供するガイドラインに沿って，州の健康局が運営する リンク先：http://www.cdc.gov/brfss/technical_infodata/surveydata/2010.htm

表64.1 (つづき)

調査名	省庁(機関)	実施時期(最初の年)	標本・デザイン(推定)	対象集団	標本の大きさ	調査内容,指標,外部情報リンク
青少年危険行動調査(YRBSS)	HHS(CDC/NCCDPHP)	隔年(1991年)	横断(全国および州)	学校に通う9～12年生の青少年;12～21歳	学校を通じた全国調査の標本:2009年は47州とワシントンDCおよび20の地方自治体から12～21歳の16,410人	青少年や若い成人の間の優先度の高い健康リスク行動,および肥満やぜん息の有病率 リンク先:http://www.cdc.gov/HealthyYouth/yrbs/index.htm
全国予防接種調査(NIS)	HHS(CDC/NCIRDとCDC/NCHS)	毎年および定期的(1994年)	横断(全国および州)	19～35か月の子供(毎年);13～17歳の子供(2006年以降追加,NIS-Teen);2007年は成人を対象とした調査実施	2010年のNISは19～35か月の子供25,948人。 2008年のNIS-Teenは19,257人を調査	ランダムな番号に電話をかける(RDD)調査の後,郵送法による調査を実施。2001年以降母乳育児に関する調査を実施 リンク先:http://www.cdc.gov/breastfeeding/data/NIS_data/index.htm
州・地方地域統合電話調査(SLAITS)	HHS(CDC/NCHS)およびアメリカ政府機関とNPO法人の支援	定期的(1997年)	横断(全国および州)	ランダムな番号に電話をかける(RDD)方法による:NISの標本の枠を用いる。これまでの協力者は子供および成人	標本の大きさは異なる。2007年子供の健康全国調査(HRSA実施)では,生後まもない乳児から17歳の子供91,642人についての情報を収集した	全国,州,地方レベルによって健康に関するデータのテーマは異なる 2011年の調査は,生後まもない乳児から17歳の子供までの91,800人の情報を収集する予定である。 リンク先:http://www.cdc.gov/nchs/slaits.htm
家族の成長に関する全国調査(NSFG)	HHS(CDC/NCHS)	定期的なサイクル(1973～2002年) 継続,2006年以降は毎年	横断(全国)	アメリカの世帯	対象年齢:15～44歳。面接調査は,年間約4,400件	家族歴,結婚,離婚,妊娠,不妊,避妊具の使用,母乳育児,男性と女性の健康に関する情報 リンク先:http://www.cdc.gov/nchs/nsfg.htm
妊婦危険評価モニタリングシステム(PRAMS)	HHS(CDC/NCCDPHP)	毎年(1987年)	横断(州)	最近出産した女性	出生証明書をもとに無作為抽出;調査に参加した州ごとに1,300～1,400人の母親	複数の方法の組合わせ(郵送法,必要に応じて電話)。データは母親や子供の健康指標の変化をモニタリングするために使用される リンク先:https://www.cdc.gov/prams/
乳幼児養育調査(IFPS)	HHS(FDA/CFSAN)および複数のアメリカ政府機関	定期的 IFPS Ⅰ:1992～1993年 IFPS Ⅱ:2005～2007年	縦断(全国に分散)	妊婦およびその子供;標本は大規模な消費者意見パネルから	出生後12か月まで妊婦とその子供を追跡。IFPS Ⅱでは,約4,000人の妊婦と約2,000人の母親が調査を完了した	簡単な電話による面接調査と複数回の郵送法による質問票調査で,出産前後の食事と健康,食事の与え方と子供の健康,育児法,およびWICについて把握する リンク先:http://www.cdc.gov/ifps/

表64.1 （つづき）

調査名	省庁（機関）	実施時期（最初の年）	標本・デザイン（推定）	対象集団	標本の大きさ	調査内容，指標，外部情報リンク
早期小児縦断研究プログラム（ECLS）	DoEd（NCES）	3つのコホート	縦断	出生後まもない乳児から8歳の子供まで	ECLS-Brith：2001年に生まれた14,000人の子供 ECLS-Kindergarten class 1998～1999年：幼稚園から8年生 ECLS-Kindergarten class 2010～2011年：5年生まで（継続中）	子供の成長，学校に入る準備，早期学校の経験を評価。身長・体重測定。食物摂取頻度調査票により食物摂取を評価（家庭および学校） リンク先：http://www.nces.ed.gov/ecls/ ECLS-Kリンク先：http://nces.ed.gov/ecls/kinderdataprocedure.asp コードブック：http://sodapop.pop.psu.edu/codebooks/ecls/k5userpart1.pdf
現在人口調査（CPS），フードセキュリティに関する補完調査（FSS）	DOL（BLS）国勢調査局が実施	フードセキュリティに関する補完調査（FSS）データは1995年以降収集されている	横断（全国）	毎月のCPSに補完して実施 FSSの標本の大きさ：2008年は約44,000世帯を対象とした	FSSでは，フードセキュリティ，食費，食品や栄養支援プログラムの利用について確認する	CPS-FFSは，世帯のフードセキュリティや州レベルの食料不足に関する統計であり，農務省の年報の出典源である リンク先：http://www.ers.usda.gov/Data/foodsecurity/cps/
アメリカの国民生活時間調査（ATUS），CPSの食事や健康（EH）モジュール	DOL（BLS）はCPSを実施 国勢調査局がCPSを導入 EHモジュールはUSDA/ERSとNIH/NCIが資金出資	3つのEHモジュールが公開された（2006～2008年）	横断（全国）	全国の世帯を構成する個人	CPSの調査対象世帯から15歳以上の個人を対象	データの使用：生活時間のパターンと食生活パターン，栄養，肥満の関係について，食品と栄養支援プログラムについて，食品のショッピングと食事準備について リンク先：http://www.bls.gov/tus/ehdatafiles_2008.htm http://www.bls.gov/tus/ehmquestionnaire.pdf
食品の安全性に関する調査	HHS（FDA），USDA（FSIS）	定期的 2006年（1988年）	横断（全国）	50州とワシントンDCから，電話のある世帯の個人	ランダムな番号に電話をかける（RDD）法により，18歳以上の個人2,275人	食品の取り扱い，食物アレルギー，食中毒，潜在的に安全でない食品の摂取について リンク先：http://www.fda.gov/Food/ScienceResearch/ResearchAreas/ConsumerResearch/ucm080374.htm
〈栄養支援プログラムとプログラム対象者に関する調査〉						
女性・乳幼児・小児（WIC）参加者のための特別補助栄養プログラム	USDA（FNS）	隔年 1992年以降（複数調査）	横断	WIC参加者	調査により異なる	母乳育児，食物摂取，食事の与え方，プログラムへの参加，WICフードパッケージについて リンク先：http://www.fns.usda.gov/ora/menu/Published/WIC/WIC.htm

表64.1 （つづき）

調査名	省庁（機関）	実施時期（最初の年）	標本・デザイン（推定）	対象集団	標本の大きさ	調査内容，指標，外部情報リンク
小児および成人フードケアに関する調査（CACFP）	USDA（FNS）	小児ケアフードプログラムは1968年に開始され，1990年に名称変更	CACFPによるデイケアプログラム	CACFPのデイケアサービスを受ける子供と成人	18歳までの子供と成人	CACFPでは，認定サービス提供者に対して，利用者に対する食事と軽食などの提供に対して払い戻しする リンク先：http://www.fns.usda.gov/cnd/care/default.htm
学校栄養・食事評価研究（SNDA）	USDA（FNS）	定期的（1991～1992年） SNDA-Ⅲ：2004～2005年 SNDA-Ⅳ：2010年	横断（全国）	全国を代表する地区，学校，ならびに生徒（SNDA-Ⅲ） 全国を代表する地区および学校（SNDA-Ⅳ）	SNDA-Ⅲの全国標本：287校から1年生から12年生までの公立校の児童生徒2,314人 SNDA-Ⅳ：学校食品局600施設と900学校に対して郵送法とウェブによる調査	データ：面接，思い出し法（習慣的な栄養摂取），身長・体重測定，給食の献立内容と学校内で入手できる競合する食品に関する情報。学校給食の栄養素構成をUSDAの基準に突き合わせる。生徒の食事は食事摂取基準を用いて評価する リンク先：http://www.fns.usda.gov/ora/menu/Published/CNP/cnp.htm
高齢者に対する栄養プログラムに関する評価研究	HHS（AOA）	2011年（1993～1995年）	横断（全国）	集団または家庭的な環境下の60歳以上の成人を対象	約2,000人のプログラム参加者・非参加者を対象とした対面による面接調査：およそ100の加齢に関する機関	高齢者法のⅢC条に基づく予算による。結果には，24時間思い出し法による栄養素摂取量，メディケアの記録を基にしたヘルスアウトカム，1食当たりの食事のコストを含む リンク先：http://www.aoa.gov/aoaroot/aoa_programs/hcltc/nutrition_services/index.aspx#purpose http://www.aoa.gov/AoARoot/Program_results/Program_Evaluation.aspx
〈世帯レベルデータ収集および報告〉						
消費者支出調査（CES）	DOL	10年ごと（調査1980年以前），1984年以降毎年	横断（全国）	2つの全国規模の世帯サンプル： 年4回の面接と州ごとの日記のサンプル すべてのサンプル世帯への複数回にわたる訪問調査	標本：年4回の食事調査は3,200世帯，年4回の面接調査は15,000世帯	世帯および家族の支出，収入，および世帯特性。日記と面接調査の質問票は異なる リンク先：http://www.bls.gov/cex/
全国世帯食品入手・購買調査（FoodAPS）	USDA（ERS）	2012年	横断（全国）	補助栄養援助プログラム（SNAP）受給者，低収入世帯の非受給者，ならびに高収入世帯の非受給者の全国規模の標本	標本の大きさ：5,000世帯（3,500の低所得世帯，1,500の高所得世帯）	世帯の全構成員による7日間のすべての食品・飲料の入手と購買・支出，ショッピング行動，ならびに食事の質 リンク先：http://www.ers.usda.gov/Briefing/DietQuality/food_aps.htm

表64.1 （つづき）

調査名	省庁（機関）	実施時期（最初の年）	標本・デザイン（推定）	対象集団	標本の大きさ	調査内容，指標，外部情報リンク
〈記録に基づく調査システム〉						
小児栄養サーベイランスシステム（PedNSS）[a]	HHS（CDC/NCCDPHP）	1973年以降毎年	サーベイランスの記録	標本：低所得の子供	2009年の標本：46州，アメリカ属州，6の部族機関，ならびにコロンビア特別区：5歳未満の900万人の子供たちが参加	現存のWIC，初期および定期的なスクリーニング・診断・治療（EPSDT）プログラム，ならびに母子健康（MCH）プログラムのデータが使用された。出生時体重・身長，体重の状態，貧血，ならびに母乳栄養 リンク先：http://www.cdc.gov/pednss/what_is/pednss/index.htm
妊婦栄養サーベイランスシステム（PNSS）[a]	HHS（CDC/NCCDPHP）	1979年以降毎年	サーベイランスの記録	標本：低所得の妊婦	2008年の標本：30州，コロンビア特別区，ならびに6の部族機関；130万人の記録	公衆衛生サーベイランスシステム；母子保健（WIC）やMCHプログラムを含むアメリカ政府がサポートする公衆衛生プログラムに参加する低所得の妊婦において，乳児死亡や望ましくない出生時転帰に関連するリスク因子に関して，モニターする WICやMCHプログラムからの現存データを使用 リンク先：http://www.cdc.gov/pednss/what_is/pnss/
人口動態統計システム（NVSS）	HHS（CDC/NCHS）	1915年以降毎年	記録	アメリカ人すべて	各州は，NCHSに協力し，標準的な報告様式を用いている	アメリカの法律によれば，国は，出生と死亡（死産を含む），婚姻および離婚などの他の人口動態について，全国データを収集し，刊行することを義務づけている リンク先：http://www.cdc.gov/nchs/nvss/about_nvss.htm
NCHS連結死亡ファイル	HHS（CDC/NCHS）		記録の連結			NCHSは，全国ナショナル・デス・インデックスからの死亡診断記録と，いくつかの調査を連結させている リストに関するリンク先：http://www.cdc.gov/nchs/data_access/data_linkage/mortality.htm

[a]CDCは，2011年にPedNSSおよびPNSSのデータ収集を中止することを計画している。その代わりに，USDAによるWIC参加者に関する研究のなかで，データは追跡される予定である（栄養支援プログラムとプログラム対象者に関する調査の見出しのなかのWICの項目を参照のこと）。

AOA：Administration on Aging, ARS：Agricultural Research Service, BLS：Bureau of Labor Statistics, CB：Census Bureau, CDC：Centers for Disease Control and Prevention, CFSAN：Centr for Food Safety and Nutrition, DOC：Department of Commerce, DoEd：Department of Education, DOL：Department of Labor, ERS：Economic Research Service, FDA：Food and Drug Administration, FNS：Food and Nutrition Service, FSIS：Food Safety Inspection Service, HHS：Department of Health and Human Services, HRSA：Health Resources and Services Administration, NCCDPHP：National Center for Chronic Disease Prevention and Health Promotion, NCHS：National Center for Health Statistics, NCI：National Cancer Institute, NCIRD：National Center for Immunization and Respiratory Diseases, NIH：National Institutes of Health, USDA：US Department of Agriculture.

表64.2 全国栄養モニタリングを支える食料供給対策および技術的データベース

データベース名	省庁	データの刊行年	内容
〈食料供給および食環境データベース〉			
アメリカにおける食料供給と利用可能性，ならびに栄養素摂取（1人当たり）	USDA（ERS）	食品の入手については，1909年から追跡され，2008年まで作表 1970年以降は，ロスを調整した結果が利用できる	異なるがしかし関連する3つの一連のデータ：食品グループごとの1人当たりの食料供給量，生およびロスを調整した結果，ならびに1人当たりの栄養素利用可能量。これらのデータは，実際の個人の消費に関する代理指標として活用できる リンク先：http://www.ers.usda.gov/Data/FoodConsumption/
水産業供給消費データ	DOC（NMFS）	1910年以降毎年	輸出量を調整した，国内および輸入による魚介類の記録データ。可食部重量が報告されている。2009年の年次報告「アメリカの漁業」は，1人当たりの消費データを含んでいる リンク先：http://www.st.nmfs.noaa.gov/st1/fus/fus09/index.html
食環境アトラス	USDA （ERS）	2010年刊行	コミュニティにおける健康的な食品へのアクセスに関する空間的な概観図を提供している。食環境指標に関する統計は，店舗や飲食店への近接性，食品の価格，食物・栄養援助プログラム，ならびに地域特性など食品選択や食事の質と関連している リンク先：http://www.ers.usda.gov/foodatlas/
〈食品成分〉			
アメリカ標準栄養素データベース（NNDSR）	USDA（ARS/NDL）	リリース22（2009年9月）；7,538食品および143栄養素・食品成分についてのデータ	アメリカ標準栄養素データベースは，いくつかの関連データベースファイルによって構成されている。食品成分値は，FNDDS ファイルや他の多数のアメリカにおける食品成分データベースや表の基礎となる食品成分値である。データは定期的に更新される リンク先：http://www.ars.usda.gov/Services/docs.htm?docid=8964
食事調査のための食品・栄養素データベースシステム（FNDDS）	USDA（ARS/FSRG）	FNDDS ver.4.1は，2007～2008年のNHANESデータに適用された	食品の栄養素データ，典型的な食品ポーションとその重量（g）を含む一連のデータファイルである。NNDSR ファイルは，NHANES/WWEIA における食事面接データの処理や報告に用いられる。基礎となる栄養素データは，NNDSR に由来する リンク先：http://www.ars.usda.gov/Services/docs.htm?docid=12089
マイピラミッド等価データベース（MPED）	USDA（ARS/FSRG）	2008 MPED ver.2は，NHANES 2003～2004に適用されている （2006 MPED ver.1は，NHANES 1994～2002 USDA 調査食品コードに適用）	食事摂取データとマイピラミッドの相当量を推定値を関連づけるためのUSDAの食品コードデータベース中の食品のオンスおよびカップに相当するデータを含む。MPED ver.2は，32の主要な食品グループとサブグループのおのおのについて，マイピラミッド相当量の数値を含み，FNDDS 2.0およびWWEIA，NHANES 2003～2004で摂取が報告されているすべての食品とその調整品100g当たりの数値として示されている リンク先：http://www.ars.usda.gov/Services/docs.htm?docid=8498 http://www.ars.usda.gov/Services/docs.htm?docid=17558
トータルダイエットスタディ（Total Diet Study）	HHS（FDA）	1961年以降継続中	マーケットバスケット調査：約280食品がアメリカの各地からサンプリングされ，消費するかたちに調理され，化学分析がなされる。放射性活性物質の混入レベル，残留農薬，工業的な化学物質，ならびに有害ないし栄養成分が測定される リンク先：http://www.fda.gov/Food/FoodSafety/FoodContaminantsAdulteration/TotalDietStudy/default.htm

表64.2 （つづき）

データベース名	省庁	データの刊行年	内容
食品表示および包装に関する調査	HHS（FDA）	2006～2007年（1976～1978年以降，定期的に）	2005年のニールセン社のアメリカ食品店データベースより抽出された食品小売店から，1,227の加工・包装食品（表示）の代表的なサンプルが収集される。データは，ニールセン社の販売データと結合され，栄養表示，健康強調表示，ならびに食品安全の表示をしている製品の推計に用いられる リンク先：http://www.fda.gov/Food/LabelingNutrition/ConsumerInformation/ucm122084.htm
〈サプリメント製品〉			
サプリメント成分統合データベース（DSID）	USDA（ARS/NDL）	リリース1（2009年）	115の不特定の成人向けマルチビタミンおよびマルチミネラルサプリメント（MVM）製品についての代表的なサンプルの化学的分析により，18のビタミンおよびミネラル成分の推定値が得られている リンク先：http://dietarysupplementdatabase.usda.nih.gov/
サプリメント表示データベース	HHS（NIH/NLM）	データは，サプリメント・オンラインデータベース（DSOL）（@2005-2009De-Lima共同）のために蓄積された2005～2009年の表示に関する情報を反映している	表示の成分に関する情報は，4,000以上のブランドのサプリメントに関するものである リンク先：http://dietarysupplements.nlm.nih.gov/dietary/
〈食品安全〉			
フードネット（FoodNet）	HHS（CDC, FDA），USDA，ならびにアメリカ各地の新興感染症プログラムの10のサイトが参加している。	毎年，ウェブサイトでリストが発表される	CDCの新興感染症プログラム（EIP）中の主要な食品由来の疾患のカテゴリーに含まれる。フードネットは，CDC，10のEIPのサイト，USDA，ならびにFDAの共同プロジェクトである。年次報告，MMWR刊行物，ならびに表が作成される リンク先：http://www.cdc.gov/foodnet/
アウトブレークネット（OutbreakNet）	HHS（CDC）	1998～2007年にオンラインに掲示された	ほとんどのデータは，アウトブレークの調査を実施している州，地方，属州，あるいは少数部族局からの，アメリカアウトブレーク報告システム（NORS）への報告データにより構成されている リンク先：http://wwwn.cdc.gov/foodborneoutbreaks/

ARS：Agricultural Research Service, CDC：Centers for Disease Control and Prevention, DOC：Department of Commerce, ERS：Economic Research Service, FDA：Food and Drug Administration, FSRG：Food Surveys Research Group, HHS：Department of Health and Human Services, MMWR：Morbidity and Mortality Weekly Report, NDL：National Data Laboratory, NIH：National Institutes of Health, NLM：National Library of Medicine, NMFS：National Marine Fisheries Service, USDA：US Department of Agriculture.

対して，２種類（対面（１日目）および電話インタビュー（２日目））の食事思い出しが行われている（Murphy, 2003；Raper *et al*., 2004）。USDA の自動化マルチパス法（automated multiple-pass method：AMPM）および食事インタビューシステム，ならびに NHANES の食事思い出しデータの収集とそのプロセスで用いられてきた USDA 調査栄養素データベースは，2002年の NHANES に統合された（Dwyer *et al*., 2003a, b；Moshfegh *et al*., 2008）。NHANES における食事およびサプリメントの摂取量は，同一の個人における健康状態に関連しており，民族/人種にかかわる健康の決定要因として注目されている（Briefel, 2007）。

農務省の栄養・食料援助プログラムの評価は定期的に実施され，プログラム参加者〔低所得かつ（または）恵まれない集団が該当することが多い〕における，食事摂取や栄養・健康にかかわる行動についての情報を提供している（Logan *et al*., 2002；Fox *et al*., 2004）（表64.1）。代表的なプログラムのひとつである WIC に参加することが栄養や健康にどのような影響を及ぼすかを評価し，WIC プログラムの現参加者およびプログラムの特徴を把握するために，これまで多くの研究が実施されている。学校栄養・食事評価（School Nutrition Dietary Assessment：SNDA）研究は，1992年に初めて，アメリカの児童・生徒における食事を評価し，全栄養素摂取に対して学校給食プログラム（National School Lunch Program）がどれほど寄与したかを評価している。2005年の３回目の調査では，児童・生徒の身長・体重と，日常の栄養素摂取量および平均的な食品摂取量が推定され，給食業務，給食の質，自動販売機・構内の売店・アラカルト食品・飲料についての情報が収集された。SNDA 研究から得られたデータは，小児期の肥満の観点から，食事の質を高め，過剰なエネルギーを減らすために，学校給食の規定の改定の取組みに役立ってきた（Institute of Medicine, 2005）。

全国的な調査プログラムに加えて，全国規模の調査では十分に対応されていない軍人，アメリカン・インディアン，小児，低所得者，あるいは妊婦・授乳婦などのサブグループに対しても，定期的に食品・栄養素摂取についての評価が行われている。アメリカ食品医薬品局による第２回乳幼児養育調査（Infant Feeding Practices Survey Ⅱ）では，妊婦および新たに母親となった女性の食事，ならびにその子供の養育方法について調査が行われている（表64.1）。

食物摂取と食品およびサプリメントからの栄養素

USDA/ARS，CDC/NCHS ならびに他の多くのグループは，食品からの平均的・習慣的な栄養素摂取量および食品やサプリメントからの総摂取量の推移を報告している（Dwyer *et al*., 2003a, b；Murphy, 2003；Woteki, 2003；Briefel and Johnson, 2004；Bailey *et al*., 2010）。それらの結果は，母乳栄養以外の集団およびさまざまな社会経済的因子と関連しているようなサブ集団における，食品・栄養素摂取量を調べるのに活用されている（Logan *et al*., 2002；Woteki, 2003）。習慣的な食品や栄養素の総摂取量を推定するために統計学的な分析手法が改良され，NHANES データの利用者もその手法を利用できるようになり，栄養素摂取量推定の質と完全性が改善してきている（Carriquiry, 2003；Tooze *et al*., 2006）。

NHANES の食事データは，他のアメリカ政府の食品・栄養素サーベイランスと報告システムにもリンクしている。それには，FDA の Total Diet Study，環境保護庁の農薬・環境毒物データベース，ならびに USDA の商品データベースが含まれる（表64.2）。このような調査データの連結は，健康・栄養データが健康モニタリングやサーベイランスに極めて重要な役割を果たしていることを示している。例えば，全国規模の食事データは，食品からの農薬や水銀への曝露量の推定に用いられている（EPA, 1997；CDC, 2009）。

食品からの栄養素摂取量を推定するために用いられる食品成分データベース

1892年以来，農務省（USDA）はアメリカで消費される6,000以上の食品と80に及ぶ成分について代表性のある栄養素データを得るために，National Nutrient Database for Standard Reference（NNDSR）を管理している（表64.2）。これらのデータは，食品業界，農務省が依託した分析および科学的文献から集められ，分析方法の変更や食料供給の変化に応じて更新されている（Dwyer *et al*., 2003c），この数値は，市販の食事分析プログラムなどの特別な用途のために，アメリカで開発されたほとんどの栄養素データベースのコアとして利用されている。農務省は，NHANES（What We Eat in America）の分析のために，個々の食品のエネルギー量および60の栄養素・成分値を含む食事調査のために，食品・栄養素データベース（Food and Nutrient Database for Dietary Studies）を作成している。農水省は，アメリカ栄養素データバンク（National Nutrient Database：NNDB）から得られる最新情報を用いて，このデータベースを定期的に更新しているが，栄養素摂取パターンを追跡できるように，従前の食品成分データベースにさかのぼって，修正ないし新規の食品成分データを適用できるようになっている（Anderson *et al*., 2001；Ahuja *et al*., 2006）。農務省では特に関心の高いデータベース（例：フッ素，コリン）も発表している。

アメリカ食品医薬品局のトータルダイエットスタディ（Total Diet Study：TDS）では，NHANES において最も高い頻度で消費されている食品に基づいて，各年の食品成分分析を行っている。トータルダイエットラボラトリー（Total Diet Laboratory）においては，小売市場で代表的な食品が収集され，実際に摂取されるかたちに加工され，栄養素や他の食品成分に関する分析が行われ，特定の栄養素（例：葉酸），残留農薬などの有機物や無機物などの汚染物質の摂取量の推定がなされる。食品表示および包装に関する調査（Food Label and Package Survey）は，（アメリカ）国内の食品製造会社による食品表示を監視している。その調査には監視プログラムが含まれ，製品の栄養成分表示と栄養素の分析値を比較して，表示の正確度を評価している。

サプリメントの成分についてのデータベース（表示と分析）

アメリカ衛生研究所サプリメント部，農務省ならびに保健統計情報局は協働して，サプリメント食品成分に関するデータベースの開発と管理の支援を行っている（Dwyer *et al*., 2003c）。アメリカ医療図書館サプリメント表示データベース（the Dietary Supplements Labels Database of the National Library Medicine）は，DeLima 共同社による2005～2009年サプリメント・オンラインデータベースに基づいている。そのデータベースは，アメリカで販売されている4,000製品以上のサプリメント成分情報を含み，製品に固有の表示や製造業者のウェブ上の情報を含め，公開されている利用可能な情報から得られている。

USDA/ARS の栄養素データ研究室（Nutrient Data Laboratory：NDL）は，NNS/NIH のアメリカ衛生研究所サプリメント部，ならびに他のアメリカ政府機関と協働し，サプリメント成分データベース（Dietary Supplement Ingredient Database：DSID）を構築した（第73章を参照）。DSID-1 は，成人のマルチビタミンやミネラル（multivitamin/minerals：MVMs）中の栄養素レベルを分析した情報を提供している。製品のデータは，製品名ではなく，栄養素レベルに基づいて分類されている。統計学的な回帰モデルを用いて，８種類のビタミンおよび10種類のミネラルの分析値と各ラベル表示値との間の平均的な差異（パーセント）に加え，特定の栄養素レベルの変動が推定された。DSID のデータは，個々の製品を評価するのではなく，集団の栄養素摂取の研究を行うのに適している。

栄養と食事の知識・態度・行動の評価

1980年代はじめに，食事と栄養，またそれらが健康とどのように結びつくかについての知識・態度・食行動を調べるためのアメリカ政府および州政府の調査は，栄養モニタリングプログラムに加えられ，それ以降その調査範囲および数は拡大している。調査は，例えば，購買行動，減量の実践，食事と健康の知識，授乳，食品の取り扱い方法，ならびにそれらに関する国の健康目標の進行状況などといった特定の事項について実施されてきた。

消費者の行動

新しく USDA により実施・予算処置された消費者の知識と行動に関する調査には，NHANES の一部分である2005～2010年フレキシブル消費者行動調査（Flexible Consumer Behavior Survey）と FoodAPS（表64.1）が含まれている。フレキシブル消費者行動調査では，世帯経済（例：収入，栄養プログラムへの参加），家庭での利用可能な食品の種類，外食の頻度，ならびに各種行動（例：食品表示を読むか，食料品店での買い物行動）に関する情報が収集された。FoodAPS 研究では，消費者の購買行動や外食に関する情報が収集される。

成人の行動

NHANES は，成人の健康と栄養にかかわる行動（サプリメントの使用，減量行動，身体活動，母乳栄養，喫煙など）についての情報を集めている。身体活動を測定するために，2003～2004年の NHANES においては，加速度計が導入された（Tudor-Locke *et al*., 2010）。1984年から開始された BRFSS は成人に対する電話インタビュー方式で行われ，食事摂取，身体活動，適正体重の維持ならびに健康診断の実践などに関する個人情報が集められている（表64.1）。BRFSS のデータは州の保健局によるヘルスプロモーションおよび疾病予防プログラムの計画・実行・維持に用いられ，その進捗状況を評価することにも利用されている。BRFSS では，過体重・肥満を推定するために自己申告による身長および体重データを収集しているが，州政府は定期的に食事状況についても追加調査をしている。調査項目には，果物や野菜，高脂肪および高コレステロール食品の摂取状況，多量飲酒，身体活動，サプリメント（特に葉酸）の使用などがある。2002年から BRFSS データは，大都市部および小都市の統計地区における有病率の推計に用いられ，アメリカ疾病管理・予防センター（CDC）が郡レベルでの評価を行い，地方の公衆衛生企画者や評価者への支援ができるようになった。一般に，FDA による健康・食事調査（Health and Diet Survey）は，食事と慢性疾患リスクとの関連に対する人々の気づきや，健康にかかわる知識や態度に焦点を当てている。その調査は，消費者の食品表示の利用，減量行動，アメリカコレステロール教育プログラムの効果について調べている。

若年者の行動

NHANES は，子供たちの母乳栄養，乳児期の栄養，食事摂取，サプリメントの使用，減量行動，身体活動ならびに喫煙についての情報を収集している（Woteki, 2003；Briefel, 2007）。2003～2006年の NHANES では，身体活動に関する質問に対する回答者の回答に加え，身体活動モニター計が導入された。それにより，従来，本人の回答や親の申告に頼っていた身体活動の測定が改善された。青少年危険行動サーベイランスシステム（Youth Risk Behavior Surveillance System：YRBSS）には，高校生に対しては，州・地方・地域の健康および教育機関による学校ごとの調査に加え，全国規模で学校ごとの調査がある。生徒の喫煙，食生活，減量ならびに身体活動を含む健康に関する危険行動の情報が収集されている。CDCは，50州およびコロンビア特別区において，2年ごとに，代表制のある9～12年生の生徒を対象とした全国調査を実施している。

母親および乳幼児の健康

アメリカ疾病管理・予防センターの妊婦リスク評価モニタリングシステム（Pregnancy Risk Assessment Monitoring System）は，29の州において母子の有害な転帰に関する特定の母親の態度，行動，ならびに経験などを観察するために，実施されている。第2回乳児栄養行動調査（Infant Feeding Practices Survey）は，妊婦，新しい母親の食事を評価し，母乳栄養児とその他の栄養児の追跡を行っている。母乳栄養に関する情報は，NHANES，アメリカ家族の成長調査（National Survey of Family Growth：NSFG），アメリカ予防接種調査（National Immunization Survey：NIS），ならびに州のサーベイランスシステムである妊婦栄養サーベイランスシステム（Pregnancy Nutrition Surveillance System）や小児栄養サーベイランスシステム（Pediatric Nutrition Surveillance System）を含めた他の調査データが収集されている（表64. 1）。

食品安全

FDAは，消費者の食品の取り扱い行動や，微生物危害への認識を評価するための研究を実施し，栄養ファクト表示の特性や消費者の使いやすさに関して評価を行っている（表64. 1）。食品安全調査（Food Safety Survey）は，食品安全や危険の可能性がある食品の摂取に関する消費者の知識・行動・認知について，モニターしている。フードネット（FoodNet）とは，食中毒の監視および食中毒菌に起因する疾病に関する疫学研究を行うために，CDC新興感染症プログラム（Emerging Infections Program），アメリカ食品医薬品局ならびに農務省の食品安全検査局（Food Safety and Inspection Service）が共同で設立したサーベイランスである（表64. 2）。フードネット（FoodNet）には，実験室での分析，医師や集団に対する調査が含まれ，12か月ごとの集団調査は，下痢症および曝露を評価するために実施されている。

アメリカ国民の栄養状態と健康の評価

栄養と関連する健康データは，政策，研究，健康・栄養教育ならびにヘルスケアの利用とその評価に対して，さまざまなかたちで支援している。CDCにより行われている集団ベースの調査と記録に基づく調査は，集団の推移を評価し，個人や集団の健康・栄養状態を評価するために用いられている（表64. 1）。健康に関するインタビューおよび医学検査によって得られる全国集団の基準データを提供することに加え，NHANESの結果は，疾病やリスク因子についての国レベルの有病率や多年にわたる栄養と健康状態の推移をモニターするために用いられる。NHANES追跡調査研究は，栄養や健康状態が死亡や障害にどのように関連するかを調べている。1999年に開始された継続的NHANESは，毎年新たな標本抽出をしている。調査設計としては，ヒスパニック，アフリカ系アメリカ人，高齢者ならびに低収入の白人について過剰サンプリングがなされている。2011年からは，アジア人種について過剰サンプリングがなされているが，増大するアジアの人口集団に関し，民族・人種間の健康状態やリスク因子を比較するうえで，信頼性の高い推定値を得るためである。

全国健康面接調査（National Health Interview Survey）では，自己申告による身長・体重や健康状態の調査が毎年行われ，ビタミン・ミネラルサプリメントの使用や若者のリスク行動，加齢，食に関するプログラムへの参加状況，食・栄養に関する知識，癌，障害，ならびに調理など，栄養と健康に関する特別なトピックについては定期的に調査が行われている（表64. 1）。他に，国家の健康目標の進行管理を把握するための特別な調査も補助的に行われている。サンプルサイズが大きいと，年齢・性や所得レベルだけでなく，アメリカの人種のサブグループにおけるデータも報告できる。

州・地方都市統合電話調査（State and Local Area Integrated Telephone Survey：SLAITS）は，全国規模のデータを州および地方都市のデータで補完するために開発された。この調査は，全国予防接種調査（National Immunization Survey：NIS）と同じ調査枠のサンプルを利用した電話方式の調査である。以前のトピックには，2007年の幼少期の健康に関する全国調査がある（Blumberg *et al*., 2009）。

CDCが中心になって実施している多数のサーベイランスシステムは，特に公共団体の財源による健康・栄養および食物支援プログラムに参加している州の低所得の妊婦，女性，乳児・小児における栄養関連の健康情報（身長・体重，ヘモグロビン，ヘマトクリットなど）に関与している（表64. 1）。妊婦栄養サーベイランスシステム（Pregnancy Nutrition Surveillance System）は，主にWICプログラム参加者のなかで，出産前妊婦の高い低出生体重リスクと関連する栄養関連問題や行動上のリスク要因をモニターしている。小児栄養サーベイランスシステム（Pediatric Nutrition Surveillance System）は，低所得家庭の幼児・小児における主要な栄養指標を調べている。主にWICプログラムに参加している子供から，貧血，体重，出生時体重，母乳栄養ならびにテレビ・ビデオ視聴に関する情報が集められている。

国立健康統計局（National Center for Health Statistics）は，栄養関連疾病による死亡の追跡など，数多くの記録調査を実施している（表64.1）。家族の成長に関する全国調査（National Survey of Family Growth）は，母乳栄養や妊婦ケアなど，母子の健康に関するデータを集めている。継続的に栄養や健康に関するデータを収集している調査やサーベイランスシステムは，経年変化を調べたり，国の健康目標に対する到達状況を追跡したり，基準値の分布を作るために重要である。

データの入手

NNMRRP のデータは，いくつかのフォーマットで入手できる。多くの調査データセットおよび技術的なデータベースは，アメリカの機関のウェブサイトに掲載されている。さらに，調査の詳細な記述，簡潔な報告，集計表，統計ガイド，データ分析の指導書やガイドならびに質問票も，オンラインで入手できる。データの利用者は，データの公開，関係者やデータ利用者の会合などに関連する最新の情報を機関のメーリングリストから購読できる。ピアレビューを経て刊行された文献は，PubMed に収録されることも多く，キーワードを用いて興味あるデータ源を検索できる。主な調査やサーベイランスシステムのウェブサイトは，本書における参考文献としても加えられている。小児肥満研究に関連するデータを提供する現存のサーベイランスシステムのカタログは，Robert Wood Johnson 財団と，CDC，NIH（National Institutes of Health）ならびに USDA との連携により，2001年に設立された（National Collaborative on Childhood Obesity Research, 2012）。

研究者向けの統計解析ツール

多数の調査プログラムに関して，インターネットに掲示されているが，それには，調査デザインや方法，統計ガイドライン，データ分析のために推奨されるソフトウエア，データ分析を計画しているデータ利用者を支援するサンプルプログラムや手引き書，データファイルへのアクセス，統計解析プログラムデータの確認や記録に関するものなどが含まれる。NHANES のための総合的なウェブベースの手引き書には，NCI（National Cancer Institute），国立健康統計局（National Center for Health Statistics：NCHS）ならびに農務省農業研究庁（Agricultural Research Service：ARS/USDA）が共同で作成した食事調査データ分析に関する独立した手引き書が含まれるが，CDC のウェブサイト（http://www.cdc.gov/nchs/tutorials/Nhanes/）から入手できる。食事摂取および身体活動の測定に関する追加的な情報は，NCI のウェブサイト（http://riskfactor.cancer.gov/studies/nhanes/）で閲覧できる。

将来の方向性

目的を絞った包括的な栄養モニタリングプログラムには，データの収集や解釈に関する方法を改良すること，タイミングよくデータを処理し公表すること，調査対象となるサブグループのカバー範囲を広げること，今日の栄養問題や公衆衛生問題に取り組む研究を行うことが含まれている。1990年代初めにアメリカ大統領の科学担当顧問は，健康増進・疾病予防ならびに医療費削減を最終目的として，ヒト栄養に関する研究の必要性を説いた（Office of Science Technology and Policy, 1996）。モニタリングプログラムへのニーズが高まるにつれ，今日の栄養モニタリング研究は，①集団のカバー率の課題や技術の利用を含むデータ収集方法の改善，②身体計測，食事調査，臨床検査ならびに食事や栄養状態を反映する生体指標を用いた栄養状態のアセスメント，③食事と健康にかかわる行動や経済的な側面の理解，④食品成分の分析を行うことを目指している。将来の方向性を下記に要約する。

人口のサブグループのカバー範囲

NNMRRP の多くの調査は，低収入集団やマイノリティ集団など，さまざまなサブグループの情報を得るために計画されている。しかし，現段階では，ホームレスやアメリカ先住民などに関するデータに限られている。全国規模下の特定の調査を用いると，これらの集団や他のマイノリティ集団を，安い費用で調査することができる。栄養リスクの高いサブグループにおいて，適切な方法（調査票，インタビュー手法，身体計測，生物学的指標など）に基づく研究も必要である。

州・地方のモニタリング

州または地方の栄養情報を得るには，サブグループのカバー範囲を上げることに加え，より広範囲の地域をカバーすることが必要である。全国調査の結果は，アメリカ全体と主要な地域を代表しているが，それらは各州・郡・市も代表するデータではない。CDC のサーベイランスシステムのデータは，全国規模のデータを補完するものとして調査対象州のデータを示しているが，各地域の健康や福祉に取り組むための州・地方のデータを収集することへの関心が高まっている。2004年に，ニューヨーク市の保健・精神衛生部は，CDC からの技術的支援を得て，ニューヨーク市健康・栄養調査（New York City HANES）を実施した（New York City Department of Health and Mental Hygiene, n.d.）。国レベルの方法が小さな集団の調査に適用されたのである。約2,000人のニューヨーク市民が標本抽出されたが，肥満，糖尿病，高血圧，高コレステロール，タバコ・農薬・重金属への曝露の有病率(割合)を推定するための健康診断を受け，うつやリスク行動を評価するためのインタビューを受けた。これらの統計データは，ニューヨーク市HANESのウェブサイトからアクセス可能である。

科学技術の活用

研究者は，個別および電話によるインタビューを補強するために，他のデータ収集方法の活用を検討している。例えば，自動化された自記式の24時間思い出し法（ASA 24™）は，AMPM法をベースにして国立癌研究所によって開発され，NHANESにおける食事思い出しの収集に利用されたが，公的利用を目的とした場合には，研究者や臨床実践者でも利用できる(Subar *et al*., 2007, 2010)。NHANESのような調査では，デリケートな内容や未成年を対象とした調査においては，対象者が自分自身でコンピュータに入力する方法を導入している。新しい手法をみつけ，その開発に焦点を当てた研究を行うべきでありコンピュータ技術の利用は，アメリカ国民の栄養状態のモニタリングを向上させ，利用者に対するタイミングのよい情報解釈や情報提供をサポートできる。総栄養素摂取量や習慣的食物摂取量の推定にかかわるデータ収集や分析技術の標準化は，集団レベルでの食事の測定に関する課題を研究者に伝えるNHANESの手引き書や刊行物の発行（Carriquiry, 2003；Tooze *et al*., 2006）および利用可能なデータベース（例：マイピラミッドに対応するデータベース）の活用につながった（表64.2参照）。

州および地方のモニタリングシステムでは，電子データ転送の新しい技術を大いに活用すべきである。BRFSSでは，将来インターネット上でデータ収集ができるか検討している。これは科学技術とイントラネット（訳注：インターネット技術を用いて構築された企業内ネットワーク）を活用しており，電話やインターネットを有さないリスク集団を評価するためにはさらなる調整が必要である。

バイオマーカー

NHANESなどの調査に利用されているような生体サンプル(例：血液，尿，唾液，毛髪)を使ったバイオマーカーの開発や利用は，栄養モニタリングにおける重要な研究領域である。生体指標は個々人および組織サンプルから得られる物質であり，曝露，病気への感受性あるいはヘルスアウトカムなどに関連している（NRC, 2008)。長期的曝露や栄養状態を反映する生化学的検査は，長期間の食事摂取量の記録と同様の不正確さやバイアスはないが，食品や栄養素への曝露状況の評価およびハイリスクグループを特定する目的に応じて，それぞれのバイオマーカーの感度や特異度は評価されなければならない。例えば，アメリカでのナトリウム摂取量を低減させるための戦略に関するIOMパネルの勧告に従い，将来のNHANESでは，尿中ナトリウム測定を組み込むことが計画されている（Institute of Medicine, 2010a)。栄養施策に当たり，NNMRRPデータの有用性を最大限にすべく，栄養・健康に関する研究に使う栄養状態や食事摂取量測定に対するよりよいバイオマーカー開発のために，さらなる研究が必要である。基準値や実験的方法に関して現在進められている評価は，経年変化のデータを解釈するためにも重要である（Yetley *et al*., 2011)。

食事と健康の行動および経済的な側面

知識・態度・行動に関する妥当で信頼性のある推定値を得るために，質問票を開発・標準化する研究は，アメリカ・州・地方のレベルにおいて，栄養状態を改善し，健康を増進し，栄養関連疾病を予防する公衆衛生戦略を展開する一助となろう。社会経済的要因との関連性を検討するために，食や健康行動に関する質問を調査に加えることで，食と健康との関連性に関する情報を増強することができる。例えば，人口調査（CPS）から抽出されたサンプルを対象に実施されるアメリカ人の時間の使い方に関する調査（the American Time Use Survey）の対象者は，時間を記録した日誌をつけ，身長・体重を報告する。食品と食行動にかかわるモジュールには，間食，テレビの視聴ならびに食品の加工・調理が含まれている。

諸外国における栄養モニタリング

発展途上国および先進国における栄養サーベイランス活動には，食料需給表の活用，世帯別家計調査，個人別食事摂取量調査，消費者支出調査ならびに国民の栄養・健康状態の定期的調査などがあげられる（World Health Organization, 2011b)。食料需給表は他の調査法と比較して入手しやすく費用がかからないことから，発展途上国での調査によく用いられている。先進国におけるモニタリングには，栄養状態の測定，鉛の血中濃度といった環境中の化学物質や毒物の生物学的モニタリングが含まれることが多い（Board on Environmental Studies and Toxicology, 2006)。アメリカのNHANESに加えて，栄養・健康調査のなかに，オーストラリア，カナダ，イギリスならびにニュージーランドで実施されている生物医学的試料が取り入れられた（Department of Health and Ageing, 2011)。例えば，イギリスでは食事摂取量を推測するために秤量記録法が用いられており，栄養・健康状態を評価するために血液・尿検査，血圧測定ならびに身体計測が採用されている。イギリスでは2001年に，外食の利用に関して推計精度を高めるために，消費および食品調査（Expenditure and Food Survey）が行われ，全国食事調査（National Food Survey）では，食事曝露を調べるための方法が改善された（Rimmer, 2001)。アメリカにおいては，学校栄養・食事アセスメント調査

(SNDA) と類似の方法を用い，学校栄養にかかわる政策が研究されている (Nelson *et al*., 2004)。

栄養指標やアウトカムの定義の標準化によって，各国間におけるデータの比較が推進されている。例えば，世界保健機関 (World Health Organization：WHO) の BMI データベースは，諸外国の栄養状況を把握するのに使われている (WHO, 2011a)。また，FAO (Food and Agriculture Organization) は，1996年の世界食料サミット (World Food Summit) の追跡調査として，世界中の食料供給の不安定性に関するモニターを行っている (FAO, 2004)。

国際的な栄養への関心事には，微量栄養素不足 (特に著しいのがヨウ素，ビタミン A，葉酸，鉄)，小児発育や栄養不良，母乳育児ならびに肥満・慢性疾患の予防がある。WHO は参加国に技術的・財政的支援を行い，各国で栄養アクションプランを作成・強化・実行するように働きかけている (WHO, 2011a, b)。アメリカのいくつかの機関は，諸外国から栄養調査方法やデータ解析方法などの専門的な相談を受け，各国の栄養モニタリング・サーベイランスシステムの取組みを支援している。例えば CDC では，世界中における微量栄養素不足の予防に対する支援を行っており (CDC, 2011)，農務省農業研究庁 (ARS/USDA) ではカナダと食事摂取データ収集方法を共有し，コミュニティ健康調査 (Community Health Survey) に活用している。NHANES のスタッフは，ニュージーランド，オーストラリア，韓国，カナダならびに欧州連合の保健衛生行政担当者に対して，健康・栄養調査に関する専門的助言を行ってきた (CDC, 2009)。これらの協力により，各国間のデータの標準化が図られ，データやアイデアを国際的に交換する重要なルートとなっている。

公衆衛生上の意味

1990年代初頭に始まった10か年総合計画の基本的な目的は，①継続的で適切に調整され，時宜を得た，信頼性が高く，データ収集および結果の報告における比較性のある方法により，質の高いデータを収集すること，②適切な研究を行うこと，③効率的かつ効果的にデータ利用者との情報普及や交換を行うこと，を通じて，包括的な栄養モニタリングおよび関連研究プログラムを確立することであったが，20年後の今もその目的は変わらない。国の財源は限られ，予算が制限され，需要の競合があるが，その時の特定の国家的ニーズと競合しながらも NNMRRP の成果は評価されるであろう。アメリカにおける効率的な栄養モニタリングプログラムを拡大・強化し，進歩を続け，研究を行うには，努力と資源が不可欠である。

栄養モニタリングデータが，国家の疾病予防計画に適合しているか，肥満の流行に取り組んでいるかについて，経過を追跡する必要がある (Institute of Medicine, 2005)。栄養モニタリングプログラムは，21世紀の主要な研究や政策上の疑問に答えを出さなければならない。その問題とは，食生活や運動を含む健康習慣と増加している過体重・肥満の有病率との関係，民族・人種や社会経済状態の異なる集団の間での慢性疾患の負担や健康格差，経済不況下でのフードセキュリティ，消費者行動，特に影響を受けやすいグループ (子供，高齢者，免疫力の低下した人) における食品安全，栄養素と遺伝子の相互関係，栄養と健康状態に関連した生体指標に関することなどである。将来の政策的なニーズに対応できるかどうかは，研究と信頼性の高い現行の全国規模の栄養データの活用にかかっている。

(林　芙美・吉池信男訳)

推奨文献

Briefel, R.R. (2007) The changing consumption patterns and health and nutritional status in the United States: evidence from national surveys. In E. Kennedy and R. Deckelbaum (eds), *The Nation's Nutrition*. ILSI Press, Washington, DC, pp. 11–27.

Briefel, R.R. and Bialostosky, K. (2008) Interpretation and use of data from the National Nutrition Monitoring and Related Research Program. In E.R. Monsen and L. Van Horn (eds), *Research: Successful Approaches*, 3rd Edn. American Dietetic Association, Chicago, Chapter 10.

National Research Council (2005) Panel on Enhancing the Data Infrastructure in Support of Food and Nutrition Programs, Research, and Decision Making. Committee on National Statistics, Division of Behavioral and Social Sciences and Education. *Improving Data to Analyze Food and Nutrition Policies*. National Academies Press. Washington, DC.

National Research Council (2008) Committee on Advances in Collecting and Utilizing Biological Indicators and Genetic Information in Social Science Surveys. In M. Weinstein, J.W. Vaupel, and K.W. Wachter (eds), *Biosocial Surveys*. National Academies Press. Washington, DC.

Saelens, B.E. and Glanz, K. (2009) Work group I: Measures of the food and physical activity environment: instruments. *Am J Prev Med* **36**(4 Suppl), S166–170.

[文　献]

Ahuja, J., Goldman, J., and Perloff, B. (2006) The effect of improved food composition data on intake estimates in the United States of America. *J Food Comp Anal* **19,** S7–S13.

Anderson, E., Perloff, B., Ahuja, J.K.C., *et al.* (2001) Tracking nutrient changes for trends analysis in the United States. *J Food Comp Anal* **13,** 287–294.

Bailey, R., McDowell, M.A., Dodd, K.W., *et al.* (2010) Total folate and folic acid from foods and dietary supplements of US children aged 1–13 y. *Am J Clin Nutr* **92,** 353–358.

Beaulac, J., Kristjansson, E., and Cummins, S. (2009) A systematic review of food deserts, 1966–2007. *Prev Chronic Dis* **6,** A105.

Blumberg, S.J., Foster, E.B., Frasier, A.M., *et al.* (2009) Design and operation of the National Survey of Children's Health, 2007. National Center for Health Statistics, *Vital Health Stat* 1. <ftp://ftp.cdc.gov/pub/Health_Statistics/NCHS/slaits/nsch07/2_Methodology_Report/NSCH_Design_and_Operations_052109.pdf>

Board on Environmental Studies and Toxicology (2006) US and international biomonitoring efforts. *Human Biomonitoring for Environmental Chemicals.* National Academies Press, Washington, DC, Chapter 2

Briefel, R.R. (2006) Nutrition monitoring in the United States. In B. Bowman and R. Russell (eds), *Present Knowledge in Nutrition,* 9th Edn. ILSI Press, Washington, DC, pp. 838–858.

Briefel, R.R. (2007) The changing consumption patterns and health and nutritional status in the United States: evidence from national surveys. In E. Kennedy and R. Deckelbaum (eds), *The Nation's Nutrition.* ILSI Press, Washington, DC, pp. 11–27.

Briefel, R.R. and Bialostosky, K. (2008) Interpretation and use of data from the National Nutrition Monitoring and Related Research Program. In E.R. Monsen and L. Van Horn (eds), *Research: Successful Approaches,* 3rd Edn. American Dietetic Association, Chicago, Chapter 10.

Briefel, R.R. and Johnson, C.L. (2004) Secular trends in dietary intake in the United States. *Ann Rev Nutr* **24,** 401–431.

Brownson, R., Hoehner, C., Day, K., *et al.* (2009) Measuring the built environment for physical activity: state of the science. *Am J Prev Med* **36,** S99–S123.

Carlson, A., Lino, M., and Fungwe, T. (2007a) *The Low-cost, Moderate-cost, and Liberal Food Plans, 2007* (CNPP-20). US Department of Agriculture, Center for Nutrition Policy and Promotion, Alexandria, VA.

Carlson, A., Lino, M., Juan, W., *et al.* (2007b) *Thrifty Food Plan, 2006.* Center for Nutrition Policy and Promotion, US Department of Agriculture, Alexandria, VA.

Carriquiry, A.L. (2003) Estimation of usual intake distributions of nutrients and foods, *J Nutr* **133,** 601S–8S.

Centers for Disease Control and Prevention (2000) Folate status in women of childbearing age – United States, 1999, *Morb Mortal Wkly Rep* **49,** 962–925.

Centers for Disease Control and Prevention (2008) *5 A Day,* Centers for Disease Control and Prevention, Atlanta, GA. http://www.cdc.gov/nccdphp/dnpa/5aday/.

Centers for Disease Control and Prevention (2009) Report of the NHANES Review Panel to the NCHS Board of Scientific Counselors. http://www.cdc.gov/nchs/data/bsc/NHANES ReviewPanelReportrapril09.pdf.

Centers for Disease Control and Prevention (2010) The Social-Ecological Model: A Framework for Prevention http://www.cdc.gov/ncipc/dvp/social-ecological-model_dvp.htm.

Centers for Disease Control and Prevention (2011) IMMPaCT. International micronutrient malnutrition prevention and control program: projects and tools: CDCynergy for micronutrients. http://www.cdc.gov/immpact/.

Department of Health and Ageing (2011) National monitoring in public health nutrition, viewed 1 June 2011, http://www.health.gov.au/nutritionmonitoring.

Dodd, A.H., Colby, M., Boyd, K., *et al.* (2009) Treatment approach and HbA1c control among US adults with type 2 diabetes, NHANES 1999–2004, *Curr Med Res Opin* **25,** 1605–1613.

Dwyer, J., Picciano, M., and Raiten, D. (2003a) Future directions for the integrated CSFII-NHANES: What We Eat In America-NHANES, *J Nutr* **133,** 576S–581S.

Dwyer, J., Picciano, M.F., Raiten, D.J., *et al.* (2003b) Collection of food and dietary supplement intake data: What We Eat In America – NHANES, *J Nutr* **133,** 590S–600S.

Dwyer, J., Picciano, M.F., Raiten, D.J., *et al.* (2003c) Estimation of usual intakes: What We Eat In America – NHANES. *J Nutr* **133,** 609S–623S.

Dwyer, J., Picciano, M.F., Raiten, D.J., *et al.* (2003d) Food and dietary supplement databases for What We Eat In America-NHANES. *J Nutr* **133,** 624S–634S.

Environmental Protection Agency, Office of Air Quality Planning and Standards and Office of Research and Development (1997) *Mercury study report to Congress, EPA-452/R-97-003,* Environmental Protection Agency, Washington, DC.

Food and Agriculture Organization (2004) *Monitoring progress towards the World Food Summit and millennium development goals.* The state of food security in the world.: Food and Agriculture Organization, Rome. <http://www.fao.org/docrep/007/y5650e/y5650e00.htm>.

Fox, M.K., Hamilton, W., and Lin, B.-H. (2004) Effects of food assistance and nutrition programs on nutrition and health. Food Assistance and Nutrition Research Report No. 19-4. Economic Research Service, US Department of Agriculture, Washington, DC.

French, S.A., Story, M., and Jeffery, R.W. (2001) Environmental influences on eating and physical activity, *Annu Rev Public Health* **22,** 309–335.

Glanz, K., Sallis, J.F., Saelens, B.E., *et al.* (2005) Healthy nutrition environments: concepts and measures. *Am J Health Prom* **19,** 330–333.

Hamilton, W.L., Cook, J.T., Thompson, W.W., *et al.* (1997) *Household food security in the United States in 1995: summary report of the Food Security Measurement Project.* US Department of Agriculture, Food and Consumer Service, Alexandria, VA.

Heimbach, J.T. (2001) Using the National Nutrition Monitoring System to profile dietary supplement use. *J Nutr* **131,** 1335S–1338S.

Institute of Medicine (2000) *Dietary Reference Intakes: Applications in Dietary Assessment.* National Academy Press, Washington, DC.

Institute of Medicine (2005) *Preventing Childhood Obesity: Health in the Balance.* National Academies Press, Washington, DC.

Institute of Medicine (2010a) *Strategies to Reduce Sodium Intake in the United States, A Report of the Committee on Strategies to Reduce Sodium Intake.* National Academies Press, Washington, DC.

Institute of Medicine (2010b) *Dietary Reference Intakes for Vitamin D and Calcium.* Institute of Medicine, Washington, DC. <http://www.iom.edu/Activities/Nutrition/DRIVitD Calcium.aspx>.

Interagency Board for Nutrition Monitoring and Related Research (2000) *Nutrition Monitoring in the United States: The Directory of Federal and State Nutrition Monitoring and Related Research Activities* National Center for Health Statistics, Hyattsville,

MD.

Kuczmarski, R.J., Ogden, C.L., Grummer-Strawn, L.M., *et al.* (2000) CDC growth charts: United States. *Adv Data* No. 314.

Lewis, C.J., Crane, N.T., Wilson, D.B., *et al.* (1999) Estimated folate intakes: data updated to reflect food fortification, increased bioavailability, and dietary supplement use. *Am J Clin Nutr* **70,** 198–207.

Life Sciences Research Office, Federation of American Societies for Experimental Biology (1995) *Third Report on Nutrition Monitoring in the United States*, vols 1 and 2. US Government Printing Office, Washington, DC.

Logan, C., Fox, M.K., and Lin, B.-H. (2002) Effects of food assistance and nutrition programs on nutrition and health, vol. 2, Food Assistance and Nutrition Research Report No. 19-2. US Department of Agriculture, Washington, DC.

Mason, J.B., Habicht, J.P., Tabatabai, H., *et al.* (1984) *Nutritional Surveillance*. WHO, Geneva.

McKinnon, R.A., Reedy, J., Morrissette, M.A., *et al.* (2009) Measures of the food environment: a compilation of the literature, 1990—2007. *Am J Prev Med* **36,** S124–133.

Moshfegh, A.J., Rhodes, D.G., Baer, D.J., *et al.* (2008) The US Department of Agriculture automated multiple-pass method reduces bias in the collection of energy intakes. *Am J Clin Nutr* **88,** 324–332.

Murphy, S.P. (2003) Collection and analysis of intake data from the integrated survey. *J Nutr* **133,** 585S–589S.

National Cholesterol Education Program (2002) Expert Panel on Detection, Evaluation, and Treatment of High Blood Cholesterol in Adults (Adult Treatment Panel III) Third Report of the National Cholesterol Education Program (NCEP) Expert Panel on Detection, Evaluation, and Treatment of High Blood Cholesterol in Adults (Adult Treatment Panel III). *Circulation*, vol. **106**, no. 25, pp. 3143–421.

National Collaborative on Childhood Obesity Research (2012) Catalogue of surveillance systems. <http://www.nccor.org/css.html>.

National Heart, Lung, and Blood Institute (2004) Seventh Report of the Joint National Committee on Prevention, Detection, Evaluation, and Treatment of High Blood Pressure (JNC 7). HHS Publication No. 04-5230, US Department of Health and Human Services, Washington, DC.

National Research Council, Committee on National Statistics (2004) In J. Casey and J.K. Scholz (eds), *Summary of Workshop on Food and Nutrition Data Needs*. National Academy Press, Washington, DC.

National Research Council Panel on Enhancing the Data Infrastructure in Support of Food and Nutrition Programs, Research, and Decision Making, Committee on National Statistics, Division of Behavioral and Social Sciences and Education (2005) *Improving Data to Analyze Food and Nutrition Policies*. National Academies Press, Washington, DC.

National Research Council, Committee on National Statistics, Panel to Review the US Department of Agriculture's Measurement of Food Insecurity and Hunger (2006) *Food Insecurity and Hunger in the United States: an Assessment of the Measure*. National Academies Press, Washington, DC.

National Research Council, Committee on Advances in Collecting and Utilizing Biological Indicators and Genetic Information in Social Science Surveys (2008) In M. Weinstein, J.W. Vaupel, and K.W. Wachter (eds), *Biosocial Surveys*. The National Academies Press, Washington, DC.

Nelson, M., Bradbury, J., Poulter, J., *et al.* (2004) *School Meals in Secondary Schools in England*. Research Report 557. Department for Education and Skills, London.

New York City Department of Health and Mental Hygiene n.d., *New York City Health and Nutrition Examination Survey (NYC HANES)*, New York City Department of Health and Mental Hygiene, New York. <http://www.nyc.gov/html/doh/html/hanes/hanes.shtml>.

Nord, M. and Hopwood, H. (2007) Recent advances provide improved tools for measuring children's food security. *J Nutr* **137,** 533–536.

Office of Science and Technology Policy, Executive Office of the President (1996) *Meeting the Challenge: a Research Agenda for America's Health, Safety, and Food*. US Government Printing Office, Washington, DC.

Raper, N., Perloff, B., Ingwersen, L., *et al.* (2004) An overview of USDA's dietary intake data system, *J Food Comp Anal* **17,** 545–555.

Rimmer, D.J. (2001) An overview of food eaten outside the home in the United Kingdom National Food Survey and the new Expenditure and Food Survey. *Public Health Nutr* **4,** 1173–1175.

Subar, A.F., Crafts, J., Zimmerman, T.P., *et al.* (2010) Assessment of the accuracy of portion size reports using computer-based food photographs aids in the development of an automated self-administered 24-hour recall. *J Am Diet Assoc* **110,** 55–64.

Subar, A.F., Thompson, F.E., Potischman, N., *et al.* (2007) Formative research of a quick list for an automated self-administered 24-hour dietary recall. *J Am Diet Assoc* **107,** 1002–1007

Tooze, J.A., Midthune, D., Dodd, K.W., *et al.* (2006) A new method for estimating the usual intake of episodically-consumed foods with application to their distribution. *J Am Diet Assoc* **106,** 1575–1587.

Tudor-Locke, C., Brasher, M.M., Johnson, W.D., *et al.* (2010) Accelerometer profiles of physical activity and inactivity in normal weight, overweight, and obese US men and women. *Int J Behav Nutr Phys Act* **7,** 1–11.

US Congress (1990) *National Nutrition Monitoring and Related Research Act 1990*. US Department of Health and Human Services and US Department of Agriculture, Washington, DC.

US Department of Agriculture (2011) Choose MyPlate. <http://www.choosemyplate.gov/>.

US Department of Agriculture and US Department of Health and Human Services (2010) *Dietary Guidelines for Americans, 2010*, 7th Edn. US Government Printing Office, Washington, DC.

US Department of Health and Human Services (2000) *Healthy People 2010*, 2nd Edn. With *Understanding and Improving Health and Objectives for Improving Health*, 2 vols. US Government Printing Office, Washington, DC.

US Department of Health and Human Services and US Department of Agriculture (1993) Ten-year comprehensive plan for the National Nutrition Monitoring and Related Research Program. *Fed Reg* **58,** 32752–32806.

US Environmental Protection Agency, Office of Air Quality Planning and Standards and Office of Research and Development 1997, *Mercury study report to Congress, EPA-452/R-97-003*, Environmental Protection Agency, Washington, DC.

World Health Organization (2011a) Global database on body mass index. An interactive surveillance tool for monitoring nutrition transition. <http://apps.who.int/bmi/index.jsp

World Health Organization (2011b) Global database on national nutrition policies and programmes. <http://www.who.int/nutrition/databases/policies/en/index.html>.

Woteki, C.E. (2003) Integrated NHANES: uses in national policy. *J Nutr* **133,** 582S–584S.

Woteki, C.E., Briefel, R.R., Klein, C.J., *et al.* (2002) Nutrition monitoring: summary of a statement from an American Society for Nutritional Sciences Working Group. *J Nutr* **132,** 3782–3783.

Yetley, E.A., Coates, P.M., and Johnson, C.L. (2011) Overview of a roundtable on NHANES monitoring of biomarkers of folate and vitamin B-12 status: measurement procedure issues. *Am J Clin Nutr* **94,** 297S–302S.

[参照 URL]

Administration on Aging (2010) *AoA Program Evaluations and Related Reports*, Administration on Aging, Washington, DC, viewed 16 September 2010. <http://www.aoa.gov/AoARoot/Program_results/Program_Evaluation.aspx>.

Administration on Aging (2010) *Nutrition Services (OAA Title IIIC): the Purpose of the Program and How It Works*, Administration on Aging, Washington, DC, viewed 16 September 2010. <http://www.aoa.gov/aoaroot/aoa_programs/hcltc/nutrition_services/index.aspx#purpose>.

Agricultural Research Service (2009) *ARS* Human Nutrition National Program: Food Composition and Nutrition Data Links, US Department of Agriculture, Washington, DC, viewed 7 September 2010. <http://www.ars.usda.gov/Aboutus/docs.htm?docid=6300>.

Agricultural Research Service (2009) *FoodLink*, US Department of Agriculture, Washington, DC, viewed 16 September 2010. <http://www.ars.usda.gov/Services/docs.htm?docid=8498>.

Agricultural Research Service (2010) *Food and Nutrient Database for Dietary Studies*, US Department of Agriculture, Washington, DC, viewed 16 September 2010. <http://www.ars.usda.gov/Services/docs.htm?docid=12089>.

Agricultural Research Service (2010) *MPED*, US Department of Agriculture, Washington, DC, viewed 16 September 2010. <http://www.ars.usda.gov/Services/docs.htm?docid=17558>.

Agricultural Research Service (2010) *USDA National Nutrient Database for Standard Reference*, US Department of Agriculture, Washington, DC, viewed 16 September 2010. <http://www.ars.usda.gov/Services/docs.htm?docid=8964>.

Agricultural Research Service (2010) *What we Eat in America (WWEIA)*, US Department of Agriculture, Washington, DC, viewed 16 September 2010. <http://www.ars.usda.gov/Services/docs.htm?docid=13793>.

Center for Nutrition Policy and Promotion (2010) *Nutrient Content of the US Food Supply*, Center for Nutrition Policy and Promotion, Alexandria, VA, viewed 7 September 2010. <http://www.cnpp.usda.gov/USFoodSupply.htm>.

Centers for Disease Control and Prevention (2007) *The Social–Ecological Model: a Framework for Prevention*, Centers for Disease Control and Prevention, Atlanta, GA, viewed 14 September 2010. <http://www.cdc.gov/ncipc/dvp/social-ecological-model_dvp.htm>.

Centers for Disease Control and Prevention (2008) *5 A Day*, Centers for Disease Control and Prevention, Atlanta, GA, viewed 13 September 2010. <http://www.cdc.gov/nccdphp/dnpa/5aday/>.

Centers for Disease Control and Prevention (2009) *FoodNet Surveillance*, Centers for Disease Control and Prevention, Atlanta, GA, viewed 7 September 2010. <http://www.cdc.gov/foodnet/surveillance.htm>.

Centers for Disease Control and Prevention (2009) *Infant Feeding Practices Study II: introduction*, Centers for Disease Control and Prevention, Atlanta, GA, viewed 16 September 2010. <http://www.cdc.gov/ifps/>.

Centers for Disease Control and Prevention (2009) *Infant Feeding Practices Study II*, Centers for Disease Control and Prevention, Atlanta, GA, viewed 7 September (2010) <http://www.cdc.gov/breastfeeding/data/infant_feeding.htm>.

Centers for Disease Control and Prevention (2009) *National Health Interview Survey*, Centers for Disease Control and Prevention, Atlanta, GA, viewed 16 September 2010. <http://www.cdc.gov/nchs/nhis/about_nhis.htm>.

Centers for Disease Control and Prevention (2009) *NCHS Data Linked to Mortality Files*, Centers for Disease Control and Prevention, Atlanta, GA, viewed 16 September 2010. <http://www.cdc.gov/nchs/data_access/data_linkage/mortality.htm>.

Centers for Disease Control and Prevention (2009) *OutbreakNet—Foodborne Outbreak Online Database*, Centers for Disease Control and Prevention, Atlanta, GA, viewed 16 September 2010. <http://wwwn.cdc.gov/foodborneoutbreaks/>.

Centers for Disease Control and Prevention (2009) *What Is PedNSS?* Centers for Disease Control and Prevention, Atlanta, GA, viewed 16 September 2010. <http://www.cdc.gov/pednss/what_is/pednss/index.htm>.

Centers for Disease Control and Prevention (2010) *About the National Vital Statistics System*, Centers for Disease Control and Prevention, Atlanta, GA, viewed 16 September 2010. <http://www.cdc.gov/nchs/nvss/about_nvss.htm>.

Centers for Disease Control and Prevention (2010) *Behavioral Risk Factor Surveillance System: Turning Information into Health*, Centers for Disease Control and Prevention, Atlanta, GA, viewed 7 September 2010. <http://www.cdc.gov/brfss/>.

Centers for Disease Control and Prevention (2010) *Breastfeeding Among US Children Born 1999—-2007, CDC National Immunization Survey*, Centers for Disease Control and Prevention, Atlanta, GA, viewed 16 September 2010. <http://www.cdc.gov/breastfeeding/data/NIS_data/index.htm>.

Centers for Disease Control and Prevention (2010) *BRFSS Annual Survey Data*, Centers for Disease Control and Prevention, Atlanta, GA, viewed 16 September 2010. <http://www.cdc.gov/brfss/technical_infodata/surveydata/2009.htm>.

Centers for Disease Control and Prevention (2010) *FoodNet—Foodborne Diseases Active Surveillance Network*, Centers for Disease Control and Prevention, Atlanta, GA, viewed 16 September 2010. <http://www.cdc.gov/foodnet/>.

Centers for Disease Control and Prevention (2010) *National Health and Nutrition Examination Survey*, Centers for Disease Control and Prevention, Atlanta, GA, viewed 16 September 2010. <http://www.cdc.gov/nchs/nhanes.htm>.

Centers for Disease Control and Prevention (2010) *National Survey of Family Growth*, Centers for Disease Control and Prevention, Atlanta, GA, viewed 16 September 2010. <http://www.cdc.gov/nchs/nsfg.htm>.

Centers for Disease Control and Prevention (2010) *Pediatric and Pregnancy Nutrition Surveillance System*, Centers for Disease Control and Prevention, Atlanta, GA, viewed 7 September 2010. <http://www.cdc.gov/pednss/>.

Centers for Disease Control and Prevention (2010) *Pregnancy Risk Assessment Monitoring System (PRAMS): Home*, Centers for Disease Control and Prevention, Atlanta, GA, viewed 16 September 2010. <http://www.cdc.gov/prams/>.

Centers for Disease Control and Prevention (2010) *State and Local Area Integrated Telephone Survey*, Centers for Disease Control and Prevention, Atlanta, GA, viewed 16 September 2010. <http://www.cdc.gov/nchs/slaits.htm>.

Centers for Disease Control and Prevention (2010) *YRBSS: Youth Risk Behavior Surveillance System*, Centers for Disease Control and Prevention, Atlanta, GA, viewed 16 September 2010. <http://www.cdc.gov/HealthyYouth/yrbs/index.htm>.

Economic Research Service (2008) *Food Availability (Per Capita) Data System*, US Department of Agriculture, Washington, DC, viewed 16 September 2010. <http://www.ers.usda.gov/Data/FoodConsumption/>.

Economic Research Service (2009) *Diet Quality and Food Consumption: Flexible Consumer Behavior Survey (FCBS)*, US Department of Agriculture, Washington, DC, viewed 16 September 2010. <http://www.ers.usda.gov/Briefing/Diet Quality/flexible.htm>.

Economic Research Service (2009) *Diet Quality and Food Consumption: the National Household Food Acquisition and Purchase Survey (FoodAPS)*, US Department of Agriculture, Washington, DC, viewed 16 September 2010. <http://www.ers.usda.gov/Briefing/DietQuality/food_aps.htm>.

Economic Research Service (2009) *Food Security in the United States: Current Population Survey Food Security Supplement (CPS-FSS)*, US Department of Agriculture, Washington, DC, viewed 16 September 2010. <http://www.ers.usda.gov/Data/foodsecurity/cps/>.

Economic Research Service (2009) *Food Security in the United States*, US Department of Agriculture, Washington, DC, viewed 7 September 2010. <http://www.ers.usda.gov/Briefing/FoodSecurity/>.

Economic Research Service (n.d.) *Your Food Environment Atlas*, US Department of Agriculture, Washington, DC, viewed 16 September 2010. <http://www.ers.usda.gov/foodatlas/>.

Food and Drug Administration (2008) *Total Diet Study*, Food and Drug Administration, Silver Spring, MD, viewed 16 September 2010. <http://www.fda.gov/Food/FoodSafety/FoodContaminantsAdulteration/TotalDietStudy/default.htm>.

Food and Drug Administration (2010) *Consumer Nutrition and Health Information: Food/Nutrition Research and Surveys*, Food and Drug Administration, Silver Spring, MD, viewed 13 September 2010. <http://www.fda.gov/Food/Labeling Nutrition/ConsumerInformation/default.htm>.

Food and Drug Administration (2010) *Food Label and Package Survey 2006–2007*, Food and Drug Administration, Silver Spring, MD, viewed 16 September 2010. <http://www.fda.gov/Food/LabelingNutrition/ConsumerInformation/ucm122084.htm>.

Food and Drug Administration (2010) *Health and Diet Survey*, Food and Drug Administration, Silver Spring, MD, viewed 7 September 2010. <http://www.fda.gov/Food/Labeling Nutrition/ucm202775.htm>.

Food and Drug Administration (2010) *Survey Shows Gains in Food-Label Use, Health/Diet Awareness*, Food and Drug Administration, Silver Spring, MD, viewed 16 September 2010. <http://www.fda.gov/ForConsumers/ConsumerUpdates/ucm202611.htm>.

Food and Nutrition Service (2010) *Child and Adult Care Program*, US Department of Agriculture, Washington, DC, viewed 16 September 2010. <http://www.fns.usda.gov/cnd/care/default.htm>.

Food and Nutrition Service (2010) *Child Nutrition*, US Department of Agriculture, Washington, DC, viewed 16 September 2010. <http://www.fns.usda.gov/ora/menu/Published/CNP/cnp.htm>.

Food and Nutrition Service (2010) *WIC Studies*, US Department of Agriculture, Washington, DC, viewed 16 September 2010. <http://www.fns.usda.gov/ora/menu/Published/WIC/WIC.htm>.

Lando, A. and Verrill, L. (2009) *2006 FDA/FSIS Food Safety Survey Topline Frequency Report*, Food and Drug Administration, Silver Spring, MD, viewed 16 September 2010. <http://www.fda.gov/Food/ScienceResearch/ResearchAreas/ConsumerResearch/ucm080374.htm>.

National Cancer Institute (2010) *Automated Self-Administered 24-Hour Dietary Eecall (ASA24Ô)*, National Cancer Institute, Rockville, MD, viewed 17 September 2010. <http://riskfactor.cancer.gov/tools/instruments/asa24/>

National Cancer Institute (2010) *Usual Dietary Intakes: Food Intakes, US Population, 2001–2004*, National Cancer Institute, Rockville, MD, viewed 15 September 2010. <http://riskfactor.cancer.gov/diet/usualintakes/pop/#results>.

National Center for Education Statistics (2006) *Combined User's Manual for the ECLS-K Fifth-Grade Data Files and Electronic Codebooks*, National Center for Education Statistics, Washington, DC, viewed 16 September 2010. <http://sodapop.pop.psu.edu/codebooks/ecls/k5userpart1.pdf>.

National Center for Education Statistics (n.d.) *Early Childhood Longitudinal Study (ECLS): Overview*, National Center for Education Statistics, Washington, DC, viewed 16 September 2010. <http://nces.ed.gov/ecls/>.

National Center for Education Statistics (n.d.) *Early Childhood Longitudinal Study (ECLS): Data Collection Procedures*, National Center for Education Statistics, Washington, DC, viewed 16 September 2010. <http://nces.ed.gov/ecls/kinderdataprocedure.asp>.

National Center for Health Statistics (2009) *National Health Interview Survey*, Centers for Disease Control and Prevention, Atlanta, GA, viewed 7 September 2010. <http://www.cdc.gov/nchs/nhis/htm>.

National Center for Health Statistics (2010) *National Health and Nutrition Examination Survey*, Centers for Disease Prevention and Control, Atlanta, GA, viewed 7 September 2010. <http://cdc.gov/nchs/nhanes.htm>.

National Library of Medicine (2010) *Dietary Supplements Labels Database*, National Library of Medicine, Rockville, MD, viewed 16 September 2010. <http://dietarysupplements.nlm.nih.gov/dietary/>.

National Marine Fisheries Service, Office of Science and Technology (2009) *Fisheries of the United States—2009*, National Marine Fisheries Service, Silver Spring, MD, viewed 16 September 2010. <http://www.st.nmfs.noaa.gov/st1/fus/fus09/index.html>.

Nutrient Data Laboratory (2009) *Dietary Supplement Ingredient Database*, Nutrient Data Laboratory, Beltsville, MD, viewed 16 September 2010. <http://dietarysupplementdatabase.usda.nih.gov/>.

US Bureau of Labor Statistics (2009) *Consumer Expenditure Survey*, US Bureau of Labor Statistics, Washington, DC, viewed 16 September 2010. <http://www.bls.gov/cex/>.

US Bureau of Labor Statistics (2010) *2008 Eating and Health Module microdata files*, US Bureau of Labor Statistics, Washington, DC, viewed 16 September 2010. <http://www.bls.gov/tus/ehdatafiles_2008.htm>.

US Bureau of Labor Statistics (2010) *American Time Use Survey Eating and Health Module Questionnaire*, US Bureau of Labor Statistics, Washington, DC, viewed 16 September 2010. <http://www.bls.gov/tus/ehmquestionnaire.pdf>.

US Bureau of Labor Statistics (n.d.) *American Time Use Survey*, US Bureau of Labor Statistics, Washington, DC, viewed 7 September 2010. <http://www.bls.gov/tus/home.htm>.

65

食事摂取基準とガイドライン：諸国間の類似点と相違点

Johanna T. Dwyer

要　約

栄養素基準値と食生活指針は，栄養科学および政策立案に不可欠な二大食事基準である。栄養素基準値は，すべてのヒトに共通するものであり，一般的に国による違いは少なく，栄養素の必要量を示した食事基準である。食生活指針は，健康的な体重や良好な健康状態を促進し，食関連疾患を予防し軽減する食事パターンに関する各国固有の根拠に基づく勧告である。それらは，国によって差異がある。栄養素基準値は，徐々に同じ方向にまとまるべきであり，また諸国間においてその方向で調整が進められている。一方，食生活指針は，食文化，料理法，習慣，経済状況および食糧生産能力の違いのために，各国の独自性が残っている。いくつかの国々における，これら二大基準の類似点と相違点の理由について解説し，期待される今後の方向性を示した。本章では特に，欧米型食習慣を有する高度先進工業国の政府によって英語で公表された基準について焦点を当てた。食事基準値と食生活指針に関する有用な将来的方向性については，本章の結論として要約した。

はじめに

食事摂取基準値と食生活指針は，栄養施策ツールとして不可欠な二大食事基準である。これらの食事基準の特徴と目的は，国ごとにまったく異なる。したがって，グローバル化が進む栄養の世界において，栄養学者と政策立案者は，それらの概念や異なっている点，適切な活用方法について理解する必要がある。本章で示すように，欧米諸国においてそれぞれ異なる意味で用いられている推定必要量の意味を明確にすることは，基準値と専門家の間で生じている本質的な相違点と単なる意味上の違いとを，区別するために有用であると考えられる。

食事摂取基準

定　義

食事・栄養素摂取基準値は，ヒトにおける必須栄養素の普遍的な必要量について記述し，値を示したものである。食事基準値を策定する理由は，ヒトにおける栄養素必要量に関する均一で根拠に基づいた定量的データを提供することである。この情報は，個人の摂取量の診断・評価や，特定集団の推定栄養素摂取量が適切かどうか評価するために，栄養調査結果を検討・解釈することなどを含む，多くの目的に使用することができる。さらに，基準値は個人の食事計画，食品表示，食事プログラムや集団給食の基準の立案，その他の栄養介入にも用いられる。摂取基準値が適切に使用された場合，国内および各国間において栄養素を基準とした食事評価・計画立案を調和させるのに役立つ。

栄養素基準値とその意味

表65.1に，各国で使用されている栄養素基準の用語の定義とその概要を示した。使用されている栄養素の基準値は，それぞれの国で名称が異なるが，一般的にそれらの用語は類似の概念を指し，策定するために類似の枠組みを用いている。表65.2では，欧米各国の専門家グループによって使用されている用語を比較した。今後，栄養素摂取値は，推奨値の客観性と透明性を改善し，その差異を均てん化するために，調和されることが望まれる（King and Garza, 2007）。

表65.1　各種専門機関で栄養素基準値を説明するために使用された用語

用語	略称	説明	コメント
Adequate intake （目安量）	AI	RDA または PRI が策定・決定できない場合に推定される値	アメリカ IOM/カナダ保健省で使用されている用語 EFSA では，適切な摂取をしていると仮定される集団で観察された平均摂取量として AI を定義している
Acceptable macronutrient distribution range （主要栄養素分布範囲）	AMDR		アメリカ IOM/カナダ保健省で使用されている用語
Average nutrient requirement （平均栄養素必要量）	ANR	平均生理学的必要量を満たす平均摂取量	アメリカ IOM/カナダ保健省の EAR に類似した用語
Average requirement （平均必要量）	AR		アメリカ IOM/カナダ保健省の EAR に類似した用語
Dietary reference intake （食事摂取基準）	DRI		アメリカ IOM/カナダ保健省で使用されている用語
Dietary reference value （食事基準値）	DRV		イギリスで使用されている用語
Estimated average requirement （推定平均必要量）	EAR		アメリカ IOM/カナダ保健省で使用されている用語
Estimated values （推定値）		ヒトの栄養素必要量を望ましい精度で策定できない場合，適切で安全な摂取のために実験的結果に基づく値	ヨーロッパ DACH*諸国で使用
Guiding values （参照値）		健康のために摂取量の調整が必要となる場合の方向性を示したもの（例：水分，フッ化物，食物繊維の下限，または脂肪，コレステロール，アルコール，食塩の上限）	ヨーロッパ DACH*諸国で使用
Individual nutrient level (x= percentile chosen) （個人別栄養素量，x＝選択されたパーセンタイル値）	INLx		UNU/WHO/FAO で使用されている用語
Lower reference nutrient intake （栄養素摂取量下限基準）	LRNI		UNU/WHO/FAO で使用されている用語
Lower threshold intake （摂取下限値）	LTI	母集団もしくは集団のほとんどすべての個人が選択された判定基準を適用すると代謝調節を維持することができない摂取量。（例：2.55 パーセンタイル；平均－2SD）	EU，EFSA の食品化学委員会で提唱された用語
Nutrient intake value （栄養素摂取値）	NIV		
Population reference intake level （集団基準値）	PRI	母集団もしくは集団のほとんどすべての健康な人の必要量を満たす摂取量（97.5パーセンタイル）	EU の食品化学委員会で使用されている用語
Recommended dietary allowance （推奨量）	RDA		アメリカ IOM/カナダ保健省で使用されている用語
Recommendation （推奨値）		平均必要量を 2SD 増やした量，または，値が正規分布を示さない場合，平均必要量を 20～30％増やした量（変動係数を10～15％と仮定）	ヨーロッパ DACH*諸国で使用されている用語

表65. 1 （つづき）

用語	略称	説明	コメント
Recommended intake（推奨摂取量）		特定の集団の平均必要量を示す栄養素摂取量（EAR に類似）	北欧で推奨値（recommendation）で使用
Reference intake range for macronutrients（主要栄養素摂取基準範囲）	RI	健康維持のため，特定の慢性疾患リスク低下のために適切な摂取量として示された主要栄養素のための摂取範囲	EFSA,EU の定義
Reference nutrient intake（基準栄養素摂取量）	RNI		
Upper tolerable nutrient intake level（耐容上限量）	UL	ESA が示したもので，健康障害のリスクを生じないためのすべての摂取源からの日常的な栄養素摂取量レベル	
Upper nutrient level（上限栄養素量）	UNL		

訳注：*：DACH とは，ドイツ語圏のドイツ（Deutshland），オーストリア（Austria），およびスイス（Confoederatio Helvetica）を示す。

表65. 2 各種グループが策定した食事・栄養素基準値（dietary standard nutrient values）で使用された用語の比較

	国連大学	アメリカ/カナダ	イギリス	EU/EFSA	WHO/FAO	オーストラリア/ニュージーランド
Dietary reference intake（食事摂取基準）	NIV	DRI	DRV			
Average requirement（平均的な必要量）	ANR	EAR	EAR	AR		EAR
Recommended intake level for individuals（個人の推奨摂取量）	INLx	RDA	RNI	PRI	RNI	RDI
Lower reference nutrient intake（栄養素摂取量下限基準）			LRNI	LTI		
Safe intake（安全な摂取量）		AI	Lower end of safe intake range（安全摂取範囲の下限）	Lower end of safe intake range（安全摂取範囲の下限）		AI
Upper level of safe intake（安全な摂取の上限量）	UNL	UL	Upper end of safe intake range（安全摂取範囲の上限）	Upper end of safe intake range（安全摂取範囲の上限）	UL	UL
Acceptable macronutrient distribution range（主要栄養素分布範囲）		AMDR		RI minimum and maximum population ranges（RI 最小値と最大値の母集団範囲）	Population-mean intake goals（母集団平均摂取目標量）	

AI：adequate intake, ADMR：acceptable macronutrient distribution range, ANR：average nutrient requirement, AR：average requirement, DRI：dietary reference intake, DRV：dietary reference value, EAR：estimated average requirement, INLx：individual nutrient level, x＝percentile chosen, LRNI：lower reference nutrient intake, LTI：lower threshold intake, NIV：nutrient intake value, PRI：population reference intake, RDA：recommended dietary allowance, RDI：reference daily intake/recommended daily intake, RNI：reference nutrient intake UL：tolerable upper intake level.

King ら（2007）より改変。

国家間の類似点

現在，栄養素必要量を策定する方法は国を超えて受け入れられ，調和されつつあるため，以前に比べるとよりいっそう似たような値にまとまりつつある。食事基準の基になるデータは，通常，各国間で類似している。それらは，ヒトを対象とした臨床データや実験データ（例えば，枯渇−充足試験，用量反応試験，出納試験），疫学研究，動物研究を含んでいる。食事基準の策定に使用される方法には，通常，懸案となっている栄養素に関する専門家による文献レビューと提言を含む。

現在，推奨値を策定しているほとんどの専門家グループは，旧来の栄養素必要量の値に加え，新たに食関連疾患リスクを低減させるための食事関連因子に関する章も設定している。そのような疾患は，１ないし２～３の食事成分だけでなく，多くの要因によって生じるため，慢性疾患のリスク低減を目的とした基準値策定はやりがいのある課題である。慢性疾患に関して実験研究を行うことが可能な場合，通常は短期間の高用量試験および長期間にわたる低用量摂取と慢性疾患転帰から推測された代替指標を用いたものである。したがって，リスクを低減させる値は通常，実験的には決定されてはいない。むしろそれらは，主として因果関係の推定の妨げとなる残余の交絡要因を含んだ観察疫学研究に基づいている。

年齢，性，ライフステージが類似した個人であっても，栄養素必要量にはばらつきがある。したがって，統計学的概念は，栄養素必要量推定の算出・解釈に必須である。ヒトの栄養素必要量はすべて確率分布を示すため，確率論的に扱うべきである。したがって，確率的アプローチと確率モデルを用いた統計学的手法の適用は，ヒトの栄養素必要量の算出に不可欠である（Rand, 1990）。個人については，個人の栄養素必要量は正確にはわからないため，値は確率的な用語で表される。

栄養素基準値を策定している事実上すべての専門家グループは，各栄養素の機能に関する必要量分布の中点を決定するために，また，必要量の標準偏差（standard deviation：SD）の推定値を算出するために，現在，類似の統計手法を用いている。さらに，基準策定の専門家グループは，大多数の個人の健康状態を保証できる値として，平均必要量を上回る点（例えば，2SD）を当てはめるなど確率論を使用している。現時点ではデータがしばしば不足しているものの，栄養素の耐容上限量（ULs）を策定する根拠として，過剰摂取リスクにかかわる第２の分布が用いられている。

多くの専門家グループは，栄養素の機能に関連した重要な生体指標を用いた判定基準に基づいて栄養素必要量を策定している（Yates, 2007）。選択された指標または機能は，栄養素必要量を決定するので重要である。望ましい判定基準は，用量反応性を示し，単一栄養素の不足または過剰には反応し，日々の不足・適切・過剰摂取には急激な反応を示さず，簡易に測定できるか非侵襲的手法で評価でき，栄養素摂取以外の環境変化には反応しないものである（King and Garza, 2007）。慢性疾患のエンドポイントを反映する実用的基準は，多くの場合，最も適切なものである。しかし多くの場合，その基準を用いるデータは手に入らない（Trumbo, 2008）。

食事の評価・計画において栄養素基準値を活用する方法も普及し，統一されてきている。そのような活用の一例として，後述する食生活指針の策定があげられる。

相　違　点

上述した類似点があるにもかかわらず，各国間において推奨値の策定プロセスや栄養素必要量の算出において，いまだに多くの相違点が存在する。

栄養素必要量が多くの専門家グループにより同一に定義されているにもかかわらず，策定に用いられる概念のフレームワークには依然として矛盾がある。そのため，専門家による報告書の間の違いが真の違いよりはるかに大きいと仮定する誤った結論を不用意に導いてしまう可能性がある。栄養素必要量の推定値が異なる理由には，根拠の違い（ヒト疫学研究か実験研究か，ヒト以外の種を対象とした研究か）や，選択した実用的基準に対する重みづけの違いがあげられる。また，レビューを実施した際に入手可能であった文献によっても違いを生じる。さらに，食事組成（栄養素の吸収や生体利用率に影響を及ぼす），使用した基準体位（例えば参照した身長，体重，体格，成長速度），参照集団の定義（年齢，健康状態，職業，収入），リスクを有する集団（早産児，高齢者，喫煙者など），気候，標高，気温などの仮定の違いの結果としても相違が生じる。さらに，基準値は選択した実用的基準，栄養素生体利用率の基礎的前提，および特定のライフステージに対するエビデンスがない場合の外挿方法によっても変わる。

また，基準値策定プロセスの再現性や客観性の程度も各国で異なる。いくつかの国々では，基準値策定に資する関連データのレビュープロセスの透明性・厳密性を促すために系統的文献ビューがなされている。新たな根拠が報告されると，基準値のアップデートがなされる（Russell, 2008）。系統的レビューは，食事基準値策定プロセスの透明性を高め，そのプロセスを明確にする（Thuraisingam *et al*., 2009）。しかしながら，この目的を達成するには若干の修正が必要である（Lichtenstein *et al*., 2008；Russell *et al*., 2009）。食事摂取基準策定のために系統的レビューを用いる際の課題として，重要なリサーチクエスチョンと研究の質を明確化し優先順位をつけること，そして臨床的・実用的に直接関連する栄養素摂取の研究が欠落している場合に，使用できる生体指標または中間（代替）アウトカムをみつけることがあげら

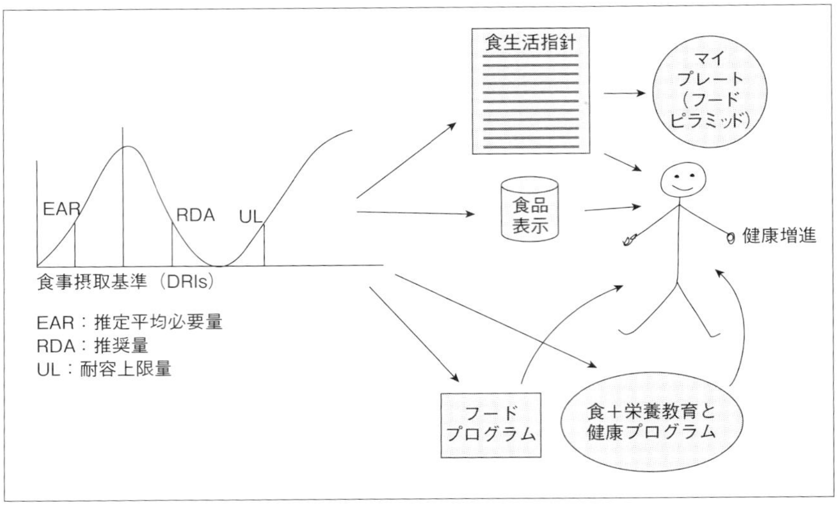

図65.1　食事基準，食生活指針，関連教育活動と健康の関係

れる。それにもかかわらず，ビタミンAを例としてあげると，そのプロセスはそれを使用しない場合に比べ，栄養素基準値算定の透明性と客観性を高めることが期待できると判断された（Russell *et al*., 2009）。ビタミンDとカルシウムに関して，アメリカ Institute of Medicine（IOM）とカナダ保健省は，栄養素基準値をアップデートするプロセスに系統的文献レビューを組み込んだ（Chung *et al*., 2009, 2010）。独立した専門家委員会は，情報科学の専門家が主要課題とアウトカムを優先順位づけし，選択する作業を支えた。既存の系統的レビューを使用する方法は，必要量に関連した主要課題を決定するために改良された。そして，懸案の問題を解決するために企画されたものではない研究から，結果を解釈するために質の評価を行うツールと方法が開発され活用された（Chung *et al*., 2010）。

栄養素摂取量の計画・評価を目的として，栄養素必要量を活用する方法は，専門家グループ間で異なっている。さらに，環境が似ているヒト同士でも摂取量にはかなりの違いがあることを，食事の評価・計画においては考慮しなければならず，日常の食物摂取状況調査の調整を行うこれらの処理には統計の活用が必要である。これらの方法は最近の論文で簡潔に述べられ（Murphy and Vorster, 2007），そして食事の評価・計画の専門書籍で広範に記載されている（Institute of Medicine, 2000, 2003）（図65.1）。

各国における栄養素の食事摂取基準の例

アメリカ/カナダの食事摂取基準（dietary reference intakes：DRIs）

アメリカおよびカナダで使用されているDRIsは他書で詳細に示されているため，本章では簡潔に記載する（Murphy, 2005；Barr, 2006b；Institute of Medicine, 2008）。重要なDRIsは以下に示すように定義されている。

推定平均必要量（estimated average requirement：EAR）

EARは，特定の年齢，性別，ライフステージ，または生理的状態（妊娠・授乳期など）の集団において，半数の者が必要量の基準を満たす栄養素量である。適正量を満たすために必要な栄養素量は一人ひとり異なるので，平均値か中央値が用いられる。栄養素必要量は一般的に正規分布を示すか，数学的に正規分布に変換することができるため，これはおおよその量として有用である。ほとんどの栄養素について，必要量策定のために多くのさまざまな実用的基準が選択される。したがって，特定の判定基準を選択した根拠を示すことが重要である。EARは集団の平均必要量であり，かなりのばらつきがあるため，EARは個人の栄養素摂取量が適切かどうかを評価するためには使えない。EARでは，集団の半数は必要量を下回り，半数は必要量を満たす。日常の摂取量がEARに満たない個人は，不足のリスクが50～100%である。一般大衆に対して食事のアドバイスをする際には，できるだけ多くの個人がEARより多く，ULより少ない日常摂取量になるよう促すべきである。

推奨量（recommended dietary allowance：RDA）

RDAは，特定の性別，年齢，ライフステージのほとんどすべて（97～98％）の健常な個人の栄養素必要量を満たす平均的な1日の食事摂取量の値である。それは個人の食事計画における栄養素摂取量の目標である。RDAを計算するためには，必要量が正規分布し，そして母集団のほとんどの人（EARの2SDとして統計的に定義される）をカバーする栄養素必要量が算出されることが前提となる。SDが利用できない場合には，変動係数(coefficient of variation：CV）が用いられる。変動係数（CV）は，通常，既存の栄養素データを根拠として，10％(EARの1.2倍）または15％（EARの1.3倍）としている。個人の摂取量がRDAよりも少なく，EARよりも多い場合には，不足のリスクは2～3％と50％の間にあると考えられる。摂取量がRDAより少ない場合は，確かに不足するというより，不足のリスクが上がるといえる。RDAは，個人の食事計画において，目指すべき適切な目標である。しかしながら，RDAは個人の食事を評価するためには適していない。なぜなら，RDAを下回る摂取量でも，その個人の栄養素必要量を十分に上回っているからである。RDAは集団の約2～3％の人を除くすべての人の真の必要量を上回っているため，集団の摂取量を評価するための基準としては多すぎるので，この目的には使用できない。栄養素の安全な摂取レベルや推奨摂取レベルを知りたい方には，オンライン双方向型ツールが，現在 http://ods.od.nih.gov/health_information/dietary_reference_intakes.aspx（訳注：現存しない）で利用できる。

目安量（adequate intake：AI）

いくつかの栄養素のEARsは，最適な実用的基準が不明であるため，統計理論を用いてRDAを算出することができない。しかしながら，多くの場合，適正に健康を維持できる栄養素摂取量に関して，推奨値を策定するための情報は十分にある。そのような状況下では，もっと情報が得られるまでの間，AIが，個人の栄養素摂取量の暫定的目標値として策定されている。根拠が限られているため，値は高めに設定される傾向がある。定義は多少異なる場合があるが，多くの場合，すべての人が当該栄養素必要量を満たしていると仮定される健康な集団の平均値または中央値である。AIは必要量ではないため，AIを満たさないことは欠乏を意味しない。AIが最も使われるのは，健常な乳児の集団の平均摂取量を基にした年少乳児の基準値である。

主要栄養素分布範囲（acceptable macronutrient distribution ranges：AMDR）

AMDRは，個人の主要栄養素の分布の許容範囲であり，一般的に総食事摂取量の割合として示される。その範囲は，タンパク質，脂質（ω-3脂肪酸，ω-6脂肪酸）および炭水化物に対して示されている。AMDRの値は，長期にわたって慢性疾患発症の可能性を最小限にでき，そして同時に必須栄養素とエネルギーが不足しない摂取量の推定値である。コレステロール，トランス脂肪酸，および飽和脂肪酸摂取量については，栄養学的に満たされた食事を摂取しつつ，できるだけ少なくすることが推奨される。砂糖の推奨値は，エネルギー摂取量25％を超えないように抑えることである。しかしながら，このような制限は非常に活動的な個人にのみ当てはまる場合が多い。ほとんど体を動かさない多くのアメリカ人にとって，エネルギー必要量は非常に少ないので，アメリカ人のための食生活指針2005および2010で推奨する食事パターンに従い，その他の栄養素必要量を満たした後に，砂糖からのエネルギー％を適正に維持するには25％よりもはるかに低くなければならないであろう。さらに，アメリカ心臓病学会は，食事由来の砂糖と心臓血管疾患の関連のレビュー結果に基づいて，より厳しい上限量を勧め，砂糖からの摂取エネルギー比率を13％に近づけるよう勧告した（Johnson *et al*., 2009）。

耐容上限量（upper intake level：UL）

（訳注：正確にはtolerable upper intake level：UL）

食事基準値における比較的最近の改正点は許容できる，あるいは安全な栄養素の上限量の策定である。RDAをはるかに上回る摂取量は，健康障害を引き起こす可能性もある。ULは，母集団のほとんどのヒトに健康への悪影響のリスクを引き起こさない，日々の習慣的な栄養素摂取量の最高値である。摂取量がULを超えると，健康への悪影響の可能性が高まる。通常，UL策定に使用される実用的基準は，健康障害を生じる恐れがあり，それに関する十分なデータがある場合である。残念ながら，現段階では非常にわずかなデータしか存在しないため，多くの栄養素でULsを策定することができない。しかしながら，ULが策定されていないことは，健康への悪影響のリスクが存在しないことを意味するものではない。

推定エネルギー必要量（estimated energy requirement：EER）

エネルギー摂取のわずかな過剰であっても，徐々に体重の増加を生じさせる。さらに，エネルギー消費に関しては多くの知見があり，エネルギー消費量と摂取量を極めて正確に計算できることが明らかとなっている。EARとRDAは，エネルギーに対しては用いられない。代わりに，エネルギー必要量が個人の最低平均必要量として示される。EERは，特定の性別，年齢，身長，体重，身体活動レベルの，標準体重（成人のBMI18.5～25.0）の健常な個人のエネルギー必要量に関する実験データから得られた式から算出される。EERを求めるために，そして体重減少を望むヒトを対象としたEERのために，これらのデータに基づいた計算プログラムは，http://www.mypyramid.gov（訳注：現存しない）で利用できる。

総エネルギー消費量（total energy expenditure：TEE）

TEEは，現在の体重と身体活動レベルを維持するために必要な総エネルギー消費量の推定値である。

水摂取（water intake）

水のための基準値も，水の栄養学的必要性に関する根拠に基づいて策定されている。

基準一日摂取量または推奨一日摂取量（reference daily intake or recommended daily intake：RDI）と一日量（daily value：DV）

上述した食事基準に加え，多くの国では，食品表示等の種々の活用を促すために補足的な基準値が策定されている。アメリカとカナダで一般的に用いられるこれらの用語のいくつかを以下にリストアップした。これらの用語はDRIsではないが，関連する基準値である。RDIは，男女別の各ライフステージにおける，ほとんど（97～98%）の健常人の必要量を満たすために十分であると定義された当時の1日当たりの栄養素摂取量である。RDIは，アメリカ，カナダ，オーストラリアで食品ラベルに表示される一日量（daily value：DV）を策定するのに使用されている。現在，最新の食事摂取基準（DRIs）が公表されているが，これらのDVsのうちいくつかは，1968年に始まったアメリカの古いRDAsに基づいている。RDAとEARのどちらを食品表示に使用すべきかの議論があるが，現在のところ，RDAがよりよい選択肢であると思われる（Murphy *et al*., 2006a）。また，いずれの栄養情報を食品パッケージの前面に表示すべきか，また，そのような情報が利用可能な場合，それは消費者の購買決定に影響を及ぼすか否かについて，多くの議論がある（Wartella *et al*., 2010）。

世界保健機関/国連食糧農業機関/国連大学（WHO-FAO-UNU）

3つの国連機関が共同で公表した食事基準は，事実上すべての国において適切な調整を加えたうえで使用可能なエネルギーや栄養素必要量の値である（Taylor *et al*., 2005）。特定の栄養素必要量と栄養素摂取量の推奨値を策定するために，専門家グループが召集された。すべての栄養素をひとまとめとしてではなく，類似の栄養素をまとめたかたちで，栄養素必要量の定量的推定値が，通常，個別のモノグラフとして発表されている。

2007年に国連大学は，推奨栄養素摂取値（nutrient intake values：NIVs）の策定に関する統一用語，および汎用的な枠組みを提案した（King and Garza, 2007；King *et al*., 2007）。これには，特定集団における栄養素必要量の中央値を反映した平均栄養素必要量（average nutrient requirement：ANR）が含まれる。個人別栄養素量（individual nutrient level：INL）は，集団内におけるすべての健常なヒトのための栄養素摂取推奨レベルを示す。したがってこの値は，平均必要量よりある程度高く（例えば，平均必要量＋2SD），ある集団における98%のヒトが満たされる値であり，INL98として示される。しかし，この値が事実上集団のほぼ全員の必要量を満たす必要はないと判断された場合には，平均＋2SDでないレベルを設定することもできる。最後に，特定のライフステージにおけるほぼすべての個人において健康への悪影響の危険がないと考えられる一日栄養素摂取量の上限を示した上限栄養素量（upper nutrient level：UNL）が設定されている。

WHO/FAOがレビューを行った微量栄養素は，ヒトで健康問題が生じるものに焦点が置かれている。カルシウム，アスコルビン酸，ビタミンD，ビタミンB_{12}，葉酸，鉄，および微量元素について長年検討がなされた。ビタミンA，鉄，ビタミンB_{12}，葉酸，および微量元素における必要量の設定にあたり，専門家グループは，当初，ある栄養素が明らかに有するすべての機能を維持する必要量という意味で基礎要求量という術語を用いていた。基準要求量は，望ましいレベルの組織内貯蔵および適応力を十分に維持する量よりも高く設定された。今日，国連大学が推奨するより新しい術語が，代わりに，徐々に採用されている。

WHO/FAOの方法では，エネルギー必要量は，子供を除きエネルギー消費量に基づいている。エネルギー必要量は，平均必要量として示されるため，半分の人々においては高く，残りの半分の人々においては低い必要量となる。

集団における栄養素摂取の第一目標として，ある国のすべての住民が自分の要求量を満たすために，手ごろな価格で食品を手に入れられることを保証するという，普遍的合意がある。過去10年間に，WHO研究グループは，集団における健康の維持と，食関連疾患の有病率を低く保つことの両方に適う集団栄養素摂取量の目標値を策定した。推奨値は，食事と身体活動に起因する非伝染性疾患の危険要因を減らすことと，これらの要因が及ぼす健康影響への認識を高めるために設定された。集団における栄養素摂取量の目標値は，食糧供給および他の多くの要因に左右され，各国によって異なるので，範囲で示すことが一般的に最善であるとされる。表65.3にWHO/FAOやその他の権威ある機関によって策定された栄養素摂取目標値の範囲を示す。これらの範囲が公開されて以来，いくつかの補足的専門家グループにより，それらのさらなる精度向上が行われた。

タンパク質と主要栄養素の必要量については，摂取量

表65.3 各種機関において設定された特定の栄養素摂取量の範囲（特記しない限りエネルギー％）

栄養素もしくは食事因子	WHO2003目標値	EFSA2010	アメリカ/カナダ2002（主要栄養素分布範囲，acceptable macronutrient distribution range）
総脂質	15～30％	20～35％	20～35％
飽和脂肪酸	＜10％	低ければ低いほど	低ければ低いほど
多価不飽和脂肪酸（PUFAs）	6～10％	記載なし	—
n-6 PUFAs	5～8％	リノレン酸4％，αリノレン酸0.5％	リノール酸5～10％
n-3 PUFAs	1～2％	EPA＋DHA250mg	0.6～1.2％
トランス脂肪酸	1％	低ければ低いほど	低ければ低いほど
一価不飽和脂肪酸（MUFAs）	他の脂肪酸の差引分	記載なし	—
総炭水化物	55～75％	45～60％	45～65％
糖類（すべての単糖および食事に添加された糖，ならびにハチミツ，シロップやフルーツジュースに含まれる天然糖）	＜10％	記載なし	＜25％
タンパク質	10～15％		10～35％
コレステロール	＜300mg/日	記載なし	低ければ低いほど
食塩（ナトリウム）	＜5g/日（＜2g/日）	議論なし	
果物と野菜	＞400g/日	議論なし	
総食物繊維	食事から	25g	25～38g（14g/1,000kcal）
非でんぷん性多糖類（NSP）	食事から（果物，野菜，穀類など）		
食塩（ナトリウム）g/日	＜5（2）		

EFSA：European Food Safety Authority 欧州食品安全機関，WHO：World Health Organization 世界保健機関。
Taylor（2005）より許可を得て掲載。

および必要量の正規分布の最高値付近が示されており，この値は“安全な摂取量レベル”と呼ばれる。脂質，油脂，および炭水化物についてもレビューが行われた。必須脂肪酸の栄養素必要量が記述されているが，脂質による生活習慣病のリスク上昇もあるので，集団の平均的な摂取量の推奨範囲については，良好な健康状態の維持も兼ね合わせて示された。術語としては，推定平均必要量（estimated average requirement：EAR）と主要栄養素分布範囲（acceptable macronutrient distribution range：AMDR）が用いられており，後者については，信頼区間の上限と下限に対応する下限値（lower：L-AMDR）と上限値（upper：U-AMDR）が示されている。最後に上限量（upper level：UL）がある。脂肪酸の場合，ULはトランス脂肪酸のみ示した。ULは，悪影響を確認するための生化学的指標が必要な場合，その発生確率が測定可能な場合に示されている。最新の推奨値では，脂質の種類と量，総炭水化物，複合炭水化物と遊離糖，タンパク質，食物繊維，塩分，そして果物や野菜（有益な生理活性成分の供給源とみなされている）が含まれる（World Health Organization, 2003a）。

最近報告されたWHO/FAO/UNU他の技術レポートのなかで，ヒトのエネルギー必要量に関する専門家協議の報告モノグラフ（Report of the Joint FAO/WHO/UNU Expert Consultation, 2004）として，『慢性疾患予防のための食事』（World Health Organization, 2003b），『ビタミン/ミネラル必要量』（Joint FAO/WHO Expert Consultation on Human Vitamin and Mineral Requirements, 2004），『タンパク質とアミノ酸必要量』（Joint WHO/FQO/UNU Expert Consultation, 2007），『成人（Elmadfa and Komsteiner, 2009）・子供（Uuay and Dangour, 2009；Uuay *et al*., 2009）の脂質および脂肪酸必要量に関するサイエンティフィックアップデート情報』，『食生活指針における脂質の推定値の適用基準』（Smit *et al*., 2009），『トランス脂肪酸の健康影響』（Koletzko, 2008；

Uauy *et al*., 2009),『脂質，脂肪酸および炭水化物に関するFAO/WHO専門家諮問委員会から総脂質と脂肪酸に関する食事推奨値に関する中間報告書』(Mann *et al*., 2007；Nishida and Martinez Nocito, 2007)がある。国連大学はまた，食事基準値の適用を補助する栄養素摂取量の上限値を含む資料を出版した(Joint FAO/WHO Technical Workshop on Nutrient Risk Assessment, 2006)。

イギリス

イギリスでは食事基準値（dietary reference value：DRV）という用語が用いられ，エネルギーと33栄養素について「食品政策の医学的側面に関する委員会」(Committee on Medical Aspects of Food and Nutrition Policy：COMA)（Panel on Dietary Reference Values of the Committee on Medical Aspects of Food Policy, 1991, 2006）より示された推奨摂取量を報告している。DRVは4つの指標が個人ではなく集団を対象とした値として示されている。EARは，集団における必要量の50%を満たす値である。これは，特定の栄養素やエネルギーに関する平均必要量である。この値は，アメリカ/カナダにおけるDRIのEARと類似している。基準栄養素摂取量（reference nutrient intake：RNI）は，ほぼすべての個人（集団の97.5%に当たる）を満たす栄養素量である。RNIは，以前のイギリスの推奨量(recommended daily amount：RDA）の値に相当する。これは，アメリカ/カナダDRIにおける推奨量(RDA)と類似している。RNIは成人と5歳以上の子供のビタミンA，ビタミンB_1（チアミン），ビタミンB_2（リボフラビン），ビタミンB_3（ナイアシン），ビタミンC，ビタミンD，葉酸，カルシウム，鉄，リン，マグネシウム，カリウム，および亜鉛について設定されている。栄養素摂取量下限基準(lower reference nutrient intake：LRNI）は人々のわずか下位2.5%の者しか満たされない栄養素量としている。したがって，ほとんどの人がこの値より高い摂取を必要とする。安全な摂取とは，ほとんどすべての人々の必要量を満たし，それ以上になると有益ではなく，有害であるかもしれない摂取範囲である。これは，より正確な値を設定するための情報が不足している栄養素について用いられる。この値は，アメリカ/カナダDRIsにおけるAIのようなものである。イギリスにおけるDRVも，それ以上摂っても有益でないばかりか，有害であるかもしれない高摂取量という値を設定している。これはアメリカ/カナダDRIにおけるULに相当する。エネルギーおよび数種のビタミンやミネラルに加え，総脂質，脂肪酸，でんぷん，糖質，および食物繊維（非でんぷんの多糖類，またはNSPなど）のDRVは，毎日のエネルギー摂取量のエネルギーパーセントが設定されている。総脂質，飽和脂質，糖，およびでんぷんの望ましい摂取量は，エネルギーのEARに占める割合として示されている。エネルギー推定値については，睡眠や休息中の安静時エネルギー消費量に加え，身体活動で消費されるエネルギー量から算出されている。妊娠・授乳中のエネルギー必要量についても報告書に記載されている。

その他，イギリスには必要量の設定以外の目的のための食事基準がある。消費者が栄養表示を理解し，栄養目標を達成できるように，脂質・飽和脂肪酸・その他の栄養素にかかわる国の栄養表示に使用される目標値としては，DRVではなく1日の食事ガイドライン（guideline daily amounts：GDAs）が用いられる。このGDAsは，イギリスまたはこの用語を使用する他の国におけるさまざまな食事基準値に基づき設定されている。

欧州連合（EU）

初期の取組み　最近まで，EU諸国の多くでは，それぞれ独自の食事基準を策定しており，食事の質や食計画を各国間で比較するのは複雑で困難であった。子供を対象としたさまざまなヨーロッパ諸国の基準値と，それらの類似点，相違点について，最近報告されている(Prentice *et al*., 2004)。1993年に，EU食品科学委員会は，3つの基準値の定義を行った。5つの北欧諸国(デンマーク，フィンランド，アイスランド，ノルウェー，スウェーデン）は長年にわたり共同して北欧版の栄養素推奨値を出版してきた（Becker *et al*., 2004)。ヨーロッパのドイツ語圏のオーストリア，ドイツ，スイスから成るDACHコンソーシアムも，共同で独自の推奨値を出版している(German Nutrition Society, 2000)。DACHは 現在，ハンガリー，スロベニア，およびチェコスロバキアも含むようになった。DACHでは，推奨値をアメリカIOM/カナダ保健省のRDAに相当するものとし，AIに相当するものを推定値（estimated value）とし，主要栄養素およびアルコールのAMDRに相当するものは参照値(guiding values）としている。RDAとEARは，フッ素，水，食物繊維に使用されている。

EURECCA　2006年，欧州連合の栄養素必要量の策定および評価に関する欧州委員会の共同作業を改善すべく，EU各国の栄養専門家は集結した(Pijls *et al*., 2009)。推奨値の定義が異なり，特に，小児期および青年期における年齢階級区分に差異があり，栄養素の必要量を評価するための目標値の設定にも違いがあり，食事必要量も各国で異なっており，調和は困難であった（Pavlovic *et al*., 2007)。微量栄養素の概念，定義，および集団の定義はかなり類似していたが，適正量評価の基準や推定法，微量栄養素の推奨値設定に用いられたエビデンスの種類には，各国間で明らかに差異がみられた。

このような各国間の違いは近年EURECCAコンソーシアムからの報告書にまとめられている（Doets *et al*., 2008)。例えば，50歳のビタミンDの推奨値は大きく異なっており，中央値は5μg/日であったが，四分位範囲は5～8μg/日とばらつき，一国では推奨値が設定されていなかった。70歳の場合も，中央値は10μg/日であったが，同様に，ばらつきは大きく，その幅は5～10μg/日であった。同様にビタミンAの場合，50歳と70歳の両方で中央値は900μg/日レチノール当量であったが，四分位範囲は700～1,000μg/日の間であった（Doets *et al*., 2008）。ヨーロッパの専門家はまた，微量栄養素に対する系統的レビューを行い，ヨーロッパ全体で，微量栄養素推定に対して異なった方法が使われていたため，微量栄養素欠乏の異なった有病率の推定につながったことを明らかにした（Tabacchi *et al*., 2009）。欠乏の割合を推定するために，推奨されている平均必要量をカットポイントもしくは確率的アプローチ法を使用している国はほとんどなかった。こうしたさまざまな基準で葉酸摂取不足の成人女性の割合を推定すると約25％であったが，推定平均必要量320μg/日をカットポイント値として用いると，約75％の女性が不足していると推定された。ヨーロッパにおける調和作業はまだ進行中ではあるが，適切な葉酸摂取量の推定にヨーロッパ諸国でばらつきがあることから，必要量と適正摂取量を推定するための統一した方法の確立が求められると考えられた。それがないので，各国間の比較は不可能である。欧州連合を母体とする欧州食品安全機関（European Food Safety Authority：EFSA）は食事基準値を策定している。最近，炭水化物，食物繊維，脂質，および水についての推奨値を設定し，現在，ビタミンやミネラルについて取り組んでいる（European Food Safety Authority, 2008, 2010a, b；EFSA Panel on Dietetic Products, 2010b, c）。表65.3にEFSA2010年版推奨値のいくつかの事例を示す（EFSA Panel on Dietetic Products, 2010a, b, c）。

オーストラリアおよびニュージーランド

オーストラリアとニュージーランドは，アメリカIOM/カナダ保健省およびイギリス保健省が使ったものと類似の方法を用いて，共同して栄養素基準値を求め出版している（Australian National Health and Medical Research Council and New Zealand Ministry of Health, 2006）。人口特性と食文化（食料生産と消費に関連する文化的，社会的，そして経済的な慣行など）が英語圏の北米と類似していることから，推奨値はそれらの国のものと，特に近似している。オーストラリア/ニュージーランドガイドラインの興味深い特徴は，慢性疾患のリスクを軽減するための推奨値の要約が，当該分野の専門家によるエビデンスのレビューに基づいていることである。推奨目標量が提示された栄養素としては，ビタミンA，ビタミンC，ビタミンE，葉酸，ナトリウム，カリウム，食物繊維，および長鎖ω-3脂肪酸がある。主要栄養素分布範囲がタンパク質，脂質，リノール酸，αリノレン酸，および炭水化物について，慢性疾患のリスクを軽減し，適切な微量栄養素レベルを確保するために設けられている。

その他の国々

発展途上国の多くの国々はWHO/FAO食事基準か，母集団・環境が類似した近隣諸国の基準を採用している。日本，韓国，シンガポールなどの先進国では，一部は当該国のデータ，一部は前述した国々のデータに基づき，独自の値を確立している。東南アジア各国では，当該地域で数値を調和する取組みがなされている（Barba and Cabrera, 2008）。

食生活指針

定　義

食生活指針とは，栄養素必要量を満たし，健康的な体重と健康を促進し，食事関連疾患のリスクの低減に役立つ食事や食事パターンに関するエビデンスに基づく勧告を示したものである。これらは，それぞれの国における政策立案者および消費者が，指針を実践するのを支援するために作られている。これらはまた，政府の栄養方針や栄養教育，業界や保健専門家による消費者サービスの基盤を形成している。

食生活指針は，消費者は食という行為を栄養素ではなく，食品や食事パターンであると捉えていることから，必要なものである。人々は栄養素ではなく食事を摂っているのであり，栄養素の健康レベルに関する推奨値を，食品に置き換えて示す必要がある。

栄養素基準値 対 食生活指針

栄養素基準は，いくつかの点で食生活指針とは異なる。栄養素基準は，特定の栄養素の摂取必要量推定に基づくが，特定の食品の必要量は存在しない。通常，栄養素摂取必要量の値は，文化的に許容可能な食生活を提示した食生活指針に示された望ましい値（通常，必要量とは異なる）よりも低く設定されている（Hegsted, 1975）。食生活指針には，栄養素必要量を含む量（もしくは，それ以上の量）の勧告と，健康状態を維持し，生活習慣病を予防しうる主要栄養素の集団における平均摂取量の範囲の推奨量だけでなく，タンパク質，脂質，炭水化物，食塩，食物繊維と，果物や野菜，乳製品，タンパク質が豊富な食品，穀物の種類と量に関する勧告も含まれている。一般に，栄養素必要量の設定の場合に比べ，食生活指針の設定には，疫学的エビデンスがより大幅に使われている。また，栄養素必要量は，実質的にすべての人に共通である一方，食生活指針は文化を反映したものである。最後に，国際的な団体よりも各国政府当局のほうが，自国の人々のために食生活指針を策定するのにふさわしい立場にある。確かに，普遍的な栄養ニーズを反映する食生活指針の側面のいくつかは，各国間で類似している（Smitasiri and Uauy, 2007）。しかし，国特有の食生活指針は，利用可能な食品の種類，栄養成分，入手しやすさを含む食環境がそれぞれの国で異なることから，より現実的かつ実用的である。加えて，各国間では食文化，生活習慣，公衆衛生における優先順位，経済，および文化的，社会的，政治的課題，通信技術といった点に大きな違いがある。食事や栄養素基準を，食品ベースの食生活指針に翻訳することは，食品や食事パターンが非常に深く文化に根ざしていることと，社会的・文化的な感覚が重要であることから，国内での努力が主なものである。

食生活指針の開発

WHO と FAO は，1990年代に，栄養素摂取の定量的推奨値を食事選択に転換するような，国レベルでの一般向け食品ベースの助言としての食生活指針の開発を介して，世界的な取組みを主導してきた（Taylor *et al.*, 2005）。その努力のおかげで，多くの国が各国固有の食品ベースの食生活指針をアップデートし，精度向上させてきた。食品ベースの食生活指針開発のプロセスは，ボックス65.1のまとめや，他に，より詳細に報告されているように，段階的なアプローチを採用している（World Health Organization, 2003a；Ashwell *et al.*, 2008）。よくできた指針は，他の栄養情報や教育ツールとうまく統合されている。例えば，食べることやエネルギー摂取といったインプットだけでなく，エネルギー消費と身体活動といったアウトプットも考慮に入れている。モデルとなる食事パターンや栄養素構成を栄養専門職が作成することは容易であるが，一般的な食品に対応させることは簡単ではない。うまくいっている食生活指針は，食品組成や入手しやすさの変化を配慮している。このような改変がなければ，多くの人々にとって受け入れ難い食生活指針となろう。

諸国間の食生活指針の類似点

食品ベースの食生活指針のいくつかの特徴は多くの国々で似通っている。食生活指針には，健康的な体重の維持，多様な食品の摂取促進，果物・野菜摂取量の増加が含まれる。ほとんどの食生活指針は身体活動量の増加と，食塩および砂糖の摂取量減少も奨励している。また，国によっては，特定の脂質の種類（一価不飽和脂肪酸および多価不飽和脂肪酸），他の脂質（飽和脂肪酸/トランス脂肪酸とコレステロール）の摂取抑制，炭水化物の種類（複合 対 総量，もしくは加糖），タンパク質源（植物 対 動物由来）と，穀物（全粒粉 対 精製穀物）が明記されており，水とアルコール摂取についての指針も含まれている。他ではまた，特定栄養素に言及したり，鉄，ビタミン A，ヨウ素の摂取不足のような特定の問題に対処している。その他，食品の安全性に言及しているものもある。勧告では，時に，栄養素と健康に間接的な影響がある健康的かつ積極的な行動を勧奨する記述がなされている。それには，社会的機会としての食事に配慮すること，食事を楽しむこと，家族での役割と健康が重要なこと，伝統的もしくは地元食材を消費することが含まれる（Taylor *et al.*, 2005）。しかし，後者の勧告内容について言及した食生活指針は少ない。

ボックス65.1　食生活指針の策定における主要ステップ

明らかにすべきこと：

- **食事と健康の関連**―食事と健康の関連についてのエビデンスは，国内外の機関において定期的に行われているレビューから得られる
- **その国固有の食事に関する問題**―公衆衛生的意義の観点から栄養問題について明らかにし，優先順位をつけるために，特異的な食事関連の健康パターン，疾患，死亡率について検証すべきである
- **公衆衛生における重要度の高い栄養素**―食事調査に基づく習慣的摂取量と食事基準値を比較し，また，身体計測値や生化学的な指標を用いて，特定ポピュレーション（集団）における栄養素の過不足を明らかにする
- **食品ベースの食生活指針（FBDG）に関連した食品**―食事摂取のパターンに基づいて，公衆衛生学的に重要な栄養素の供給源となる食品や，ある栄養素の摂取推奨値を満たしている群とそうでない群の差異を説明する食品摂取について明らかにする必要がある。健康に対する影響が確立されている食品群の摂取（例：果物と野菜）についても同様に推定されるべきである
- **食事摂取パターン**―栄養素の摂取推奨値を満たすと考えられる集団における食事摂取パターンについて明らかにする。加えて，それぞれのパターンにおける集団の特性について明らかにすることも重要である。食品ベースの食生活指針は，集団における特異的なニーズも考慮に入れて勧告を決定すべきである

諸国間の食生活指針の相違点

FAO は，世界中の国々における食生活指針に関する詳細な情報をみごとなウェブサイトで提供を行っている http://www.fao.org/ag/agn/humannutrition/nutritioneducation/fbdg。注目すべきことは，食事基準は各国間でますます調和されているというなかで，食生活指針はより各国特有のものになってきているということである。その理由としては，食事摂取と健康状態に関する国内調査の普及・拡大がなされ，各国内の特有の栄養関連問題への理解が深まっているからである。さらに，各国政府では，食事勧告がよって立つ文化的，経済的な要因が，それぞれの国に特有なものであるとの認識が高まっている。

食生活指針の例

アメリカ人のための食生活指針（Dietary Guidelines for Americans）

アメリカ人のための食生活指針は，アメリカの食事指針や公衆栄養活動において中核を成すものである（Dietary Guidelines Advisory Committee, 2005；Murphy, 2005；US Department of Health and Human Services and US Department of Agriculture, 2005；Dietary Guidelines Advisory Committee on the Dietary Guidelines for Americans, 2011）。食生活指針を含む政策文書は，アメリカのすべての栄養施策，教育，食糧支援プログラムにおける礎石の役割を果たしている。また，一般人向けに作成されたアメリカ政府作成の食事指針は，アメリカ人のためのエビデンスに基づく食生活指針と符合していることが求められる。そうすれば，政府は整合性・一貫性をもって表明できる。アメリカ人のための食生活指針に基づく消費者への支援活動および教材は，http://www.health.gov/dietaryguidelines にて入手することが可能である。

アメリカ人のための食生活指針2010年版の諮問委員会では，食生活指針策定において生じた課題に関連する最新の科学的知識をレビュー，統合，分析するための系統的レビューにあたり，アメリカ農務省の最新の Nutrition Evidence Library を使用した。その系統的レビューは，それ以前の指針策定の際よりも可能な限り広範囲にわたり実施された。子供の肥満者が過去30年間で３倍にも膨れ上がっていることから，食生活指針2010年版諮問委員会の報告書における総合テーマは，“アメリカにおける肥満の流行（特に子供）への挑戦”であった。報告書では重要度の高い項目として，以下の４つの行動項目を推奨している（Dietary Guidelines Advisory Committee on the Dietary Guidelines for American, 2011）：

1. 全体的にエネルギー摂取量を減らし，身体活動量を増やすことで過体重者および肥満者を減少させること。
2. 野菜，調理された乾燥豆，エンドウ，果物，全粒穀物，種実類等，植物性食品中心の食事摂取へ変えること。また，魚介類や無脂肪・低脂肪の牛乳・乳製品の摂取を増やし，赤身の肉，鶏肉，卵はほどほどに摂ること。
3. 添加砂糖や固形脂肪を含む食品は，過剰なエネルギーを供給し，栄養素含量が少ない（あっても，少量である）ため，これらの食品の摂取量を大幅に減らすこと。また，ナトリウム摂取量を減らすこと。精製穀物，特に砂糖や固形脂肪，ナトリウムが添加された食品の摂取は少なくすること。
4. アメリカ人のための運動指針2008を守ること（Office of Disease Prevention and Health Promotion, 2008）。

マイピラミッド（MyPyramid）〔現在はマイプレート（MyPlate）〕

マイピラミッドは，食事や生活習慣について消費者を教育するための最新のツール（アイコン）であり，内容はアメリカ人のための食生活指針に準じている。マイピラミッドは，それ以前に出されていた食品群のピラミッドに代わるアイコンであり，身体活動，節度ある摂取，および各食品群をバランスよく摂ることを強調している。マイピラミッドの開発は記述され（Britten *et al*., 2006），構造の詳細も概説されている（Murphy, 2005）。マイピラミッドには６つの食品群があり，健康のためにさまざまな食品群を毎日摂取することが必要とされている。食品群は以下のとおりである：野菜（特に緑黄色野菜，乾燥豆，エンドウ），果実類（さまざまな種類を摂るようにし，果汁を摂りすぎないことが強調されている），牛乳・乳製品，肉・豆類（豆類，エンドウ，ナッツ，種実類に加え，魚のように脂肪が少ない肉），穀類（少なくとも半分は全粒穀類とすること），油脂類（特に植物，ナッツ，魚由来のもの）。さらに，ピラミッドの頂点には，任意に摂取されるエネルギー源（菓子類，アルコール，他の食品群からの食品）が示されている。マイピラミッドの食品群の帯の幅は，個人が摂取すべき食品の比率および量を示している。食品群の帯が底辺から頂点にかけて狭まっているのは，節度ある摂取を表現している。帯が広くなっているピラミッドの底辺には，固形脂肪，添加砂糖，その他，エネルギーがある甘味料をまったく含まない，またはわずかに含む食品が示されており，これらの食品は栄養豊富なため，より頻回に選択すべきことを示している。現在のマイピラミッドでは，エネルギー必要量に合わせた12種類のパターンが用意されており，性別，年齢，身体活動レベルに応じた個人向けのアドバイスも得ることができる。現バージョンのマイプレートと他のさまざまなツールについては，http://www.cnpp.usda.gov の個人用バージョンで見ることが可能である。

DASH

アメリカ人のための食生活指針のなかで，適切と示唆される代替食事パターンはナトリウムの摂取量を減らした Dietary Approaches to Stop Hypertension（DASH）食である。DASH 食は果物，野菜，全粒穀物，低脂肪の乳製品も豊富に摂取する食事プランで，肉類，魚類，鶏肉，ナッツ，豆類も含み，一方，砂糖の添加された食品や飲料，赤身の肉，添加脂肪の摂取は制限する食事プランである。DASH 食は，収縮期血圧および拡張期血圧への改善効果が認められた臨床研究を基にしている（Appel *et al*., 1997；Sacks *et al*., 2001）。

アメリカ職能団体の疾患ガイドライン

過去数十年にわたり，北米や世界各地で数多くの疾患協会がさまざまな慢性疾患の予防および治療のためのガイドラインを発表してきた。疾患ガイドラインはマイピラミッドに盛り込まれている勧告とあらゆる点で似ている（Krebs-Smith and Kris-Etherton, 2007）。これら疾患ガイドラインは政府の計画に直接影響を与えるものではないが，個人および職能団体の方針に影響を与えうる。通常，招集委員会が課題となる疾患の専門家集団を招集し，招集された専門家は文献レビューを行い，専門家としての意見を述べる。レビューが非常に詳細なものからかなり大雑把なものまで多種多様であるのと同様，専門家の客観性の程度もさまざまである。すべての関連情報が集められ，関連するデータのすべてが示されていることを保証するために，より詳細なレビューには系統的レビューが用いられる。コクラン共同計画，アメリカ保健福祉省の医療研究品質庁等の組織には，最近のレビューをまとめたウェブサイトがあり，利用できよう。選択されたトピックに関する特異性の度合いについても非常にさまざまである。例えば，アメリカ癌研究機関（AICR）/世界癌研究基金は，癌に関するガイドラインを公表する前に，さまざまな部位の癌について，エビデンスに基づく詳細な系統的レビューを実施した（World Cancer Research Foundation and American Institute for Cancer Research, 2009）。一方，他の専門家集団はそれより大雑把なレビューおよび意見を出すに留めている（American Heart Association Nutrition Committee *et al*., 2006；Gidding *et al*., 2006, 2009；Kushi *et al*., 2006；Johnson *et al*., 2009）。疾患ガイドラインは，主に，特定の疾患のリスクを下げることに焦点が当てられ，その疾患リスクを特異的に削減する勧告を含む。その他，そのようなガイドラインを作成している組織には，アメリカ糖尿病学会（American Diabetes Association, 2008, 2010），アメリカ癌学会（Kushi *et al*., 2006），アメリカ心臓協会（American Heart Association Nutrition Committee *et al*., 2006；Gidding *et al*., 2006, 2009；Johnson *et al*., 2009）がある。現在のところ，これらのガイドラインを順守することで，一般的な指針に沿うよりも慢性疾患のリスクが低下することを示したデータはない。

カナダのフードガイド

健康的な食事のためのカナダの食生活指針（Canada's Guidelines for Healthy Eating）は，ボックス65.2に示したように，健康的な食事を促進することを目的とした明確かつシンプルなメッセージから成る指針である（Katamay *et al*., 2007）。カナダのフードガイドは2007年に大幅な改訂が行われ，カナダの健康施策において不可欠なものとなっている（Bush *et al*., 2007；Health Canada, 2007；Tarasuk, 2010）。カナダのフードガイドは6つの食品群から構成されている：野菜・果物，穀物食品，牛乳（Barr, 2006b；Bush *et al*., 2007）およびその代替食品，肉類およびその代替食品，油脂類，飲料である。カナダのフードガイドには，身体活動に関するアドバイスや年代別のアドバイス（子供，50歳以上の男女），特定のライフステージの人へのアドバイス（出産可能年齢の女性）も含む。

ボックス65.2　健康的な食事のためのカナダの食生活指針

1．さまざまな種類の食品を食べることを楽しみましょう
2．穀類，パン，その他の穀物製品，野菜，果物をしっかり摂りましょう
3．低脂肪の乳製品，脂肪の少ない肉類，無脂肪または脂肪をほとんど使用していない食品を選ぶようにしましょう
4．定期的な身体活動，健康的な食事を楽しむことで，健康的な体重を達成し維持しましょう
5．食塩，アルコール，カフェインの摂取は控えましょう

カナダ保健省では，カナダ人の食事について以下の勧告も推奨している

- 体重を推奨範囲内に維持するためのエネルギー量を摂りましょう
- 必須栄養素はRNIsに示された量を摂りましょう
- 脂肪エネルギー比は30％（33g/1,000kcal，39g/5,000kJ），飽和脂肪酸のエネルギー比は10％（11g/1,000kcal，13g/5,000kJ）程度に留めましょう
- 炭水化物のエネルギー比は55％とし（138g/1,000kcal，165g/5,000kJ），さまざまな食品から炭水化物を摂りましょう
- ナトリウムの摂取量を減らしましょう
- アルコールからのエネルギー摂取量は，総エネルギー摂取量の5％程度，または毎日2杯まで，どちらか少ないほうにしましょう
- カフェイン摂取量は，1日4杯のレギュラーコーヒー程度に留めましょう
- 地域の供給飲料水中のフッ化物が1mg/Lに満たない場合は，その量に達するまでフッ素を添加するようにしましょう

データ：Katamay *et al*.（2007）

ここで留意すべきなのは，アメリカとカナダで作成された北米の食生活指針は，基本的な内容は似ているということである。なぜなら，この2つの国の人口，文化，経済的・環境的状況が類似しているからである。アメリカとカナダ，どちらの国でも食品ベースのアプローチを推奨しており，積極的に摂るべき，また避けるべき食品や成分も同じである。大きな違いはその提示方法や言語（カナダの指針はフランス語と英語版がある），公表の時期（カナダの指針の最新アップデートは2007年であったのに対し，アメリカの指針は2010年であった），勧告の

要点を伝えるポンチ絵（カナダの指針は虹であるのに対し，アメリカの指針はピラミッドである）である。食事パターンを決めるための策定過程や選択した食品は2つの指針で若干異なるが，最終的な結果は基本的には類似している。栄養補助食品の利用効果については，どちらの国の立案者も指針勧告に入れていないようである。

世界保健機関/国連食糧農業機関による食品ベースの食生活指針勧告

WHO/FAOは，各国における食品ベースの食生活指針作成を支援するため，1990年代に大規模なプロジェクトに着手した（FAO/WHO, 2006）。WHO/FAOにより，国ごとの指針の作成方法の要点が説明され，一連の作業を手助けするためにワークショップが開催された。それと同時に，すべての国々に共通すると国際機関が明言した包括的な食生活指針が公表された。しかし2000年からは，WHO/FAOの努力により，多くの国々において各国独自の食生活指針が作成されるようになった（Food and Agriculture Organization of the United Nations, 2009）。国によって直面している問題や，その問題対処のために利用できる資源，国民の豊かさが異なるため，各国の指針はまったく違うものとなっている。

イギリス

イギリスの食品基準庁によって作成された，健常な人々を対象にした食品ベースの食生活指針をボックス65.3に示した（Food Standards Agency, 2006）。その指針には，イギリスの「食品政策の医学的側面に関する委員会」（Committee on Medical Aspects of Food and Nutrition Policy：COMA）や栄養素に関する科学委員会（Scientific Advisory Committee on Nutrition：SACN）の指針をベースに作成された栄養素摂取に関する勧告が反映されている。指針の考案には食事基準値（dietary reference values：DRVs）に関する保健省の1991年の報告書が用いられている。イギリスの食生活指針は，公表前に消費者テストが実施されている（Hunt, 2007；Hunt *et al*., 2007）。『食品ベース食生活指針（The Balance of Good Health）』は，イギリスの年長の子供や成人向けに，摂るべき食品群の摂取比率を図示したものである。

オーストラリア/ニュージーランド

ボックス65.4には，オーストラリアおよびニュージーランドの食生活指針を示した。オーストラリアとニュージーランドの食生活指針は，系統的レビューやエビデンスのグレーディングのプロセスを経て2003年に作られている（Baghurst, 2003；Australian National Health and Medical Research Council and New Zealand Ministry of Health, 2006）。

ボックス65.3 イギリスの食品基準庁による食品ベースの食生活指針

すべての健常な人は，以下のものを摂取しましょう：

- 米，パン，パスタ，いも類等，でんぷんを多く含む食品をたくさん摂りましょう（できれば全粒穀物を選びましょう）
- さまざまな種類の果物や野菜を毎日たくさん摂りましょう（少なくとも5ポーション）
- 肉類，魚類，卵，またはその代替食品であるナッツや豆類など，タンパク質を多く含む食品を適量摂りましょう
- 牛乳・乳製品は低脂肪のものを選び，普通脂肪のものを少量摂るか，頻回に摂取するのを控えるなどして適量摂りましょう
- 飽和脂肪酸，食塩，砂糖の摂取量は控えましょう。栄養素に関する科学委員会の2003年の特別報告書では，食塩摂取量は1日6g程度に留めることを推奨しています
- 大半は健康的でバランスの取れた食事から必要な栄養素摂取量を摂ることができると思われますが，ポピュレーション中の特定の集団においては，場合によっては以下のものを含む栄養補助食品を使用する必要があります
  - 妊婦および妊娠の可能性がある女性は，妊娠12週目までに葉酸を1日400μg摂る必要があり，そのため，緑葉野菜，玄米，葉酸が強化された朝食シリアルなど葉酸が豊富に含まれる食品を摂る必要があります
  - 妊婦や授乳婦の女性は1日10μgのビタミンDの栄養補助食品を摂る必要があります
  - 5歳未満で食事をあまり食べない子供には，場合によってはビタミンA，D，Cを含む栄養補助食品を摂ることが必要となります。食欲があり，果物や野菜を含むさまざまな食品を食べる子供に関してはその必要はありません
  - アジア系の人，ほとんど外出せず，家に籠りがちな人，外出する際に肌をすべて隠すような洋服を着る人，肉類や脂の多い魚をまったく食べない人は，1日10μgのビタミンDの栄養補助食品を摂ることを考える必要があります

欧州連合（European Union：EU）

EUは2000年にWHOの『世界各国の包括的非伝染性疾患インターベンション戦略（countrywide integrated non-communicable disease intervention strategy）』を公表した（World Health Organization, 2000）。ボックス65.5に示したように，その介入戦略では身体活動の重要性と食事のパターンに関する12項目の勧告が示されている。これは食生活指針作成の基盤となったが，食習慣や入手可能な食品が国によって大きく異なるため，多くのヨーロッパ諸国では自国に合う食生活指針を作成した（World Health Organization, 2003a；EFSA Panel on Dietetic Products, 2010a）。欧州食品情報会議（European Food Information Council：EUFIC）では，ヨーロッパのほとんどの国における食生活指針やポンチ絵の一覧を

ボックス65.4 オーストラリア，ニュージーランドの食生活指針

栄養のあるさまざまな食品を食べることを楽しみましょう。
- 野菜，豆類，果物をたくさん食べましょう
- 穀類（パン，米，パスタ，麺類を含む），できれば全粒穀物をたくさん食べましょう
- 脂身の少ない赤身の肉，魚，鶏肉，代替食品を食べましょう
- 牛乳，ヨーグルト，チーズ，代替食品を食べましょう。できれば低脂肪のものを選びましょう
- 水をたくさん飲みましょう

注意すべきこと
- 飽和脂肪酸の摂取は控え，総脂質摂取量は適量摂りましょう
- 食塩含量が少ない食品を選びましょう
- アルコールを飲む時は，飲む量を控えましょう
- 砂糖や添加砂糖を含む食品の摂取は少しにしましょう
- 体重増加を防ぎましょう：活発に動き，自分にみあったエネルギー量を摂りましょう
- 食べる食品に気をつけましょう：安全に処理し，保存しましょう
- 母乳育児を推奨し，支援しましょう

収集し，それらを包括してまとめた(European Food Information Council, 2009)。また，WHOのヨーロッパ事務所は，ヨーロッパにおける食品ベースの食生活指針に関する報告書を提供した（World Health Organization, 2003a)。欧州食品安全機関(European Food Safety Authority：EFSA）は，近年，ヨーロッパにおける食品ベースの食生活指針作成を推奨する科学的意見を公表している(European Food Safety Authority, 2008, 2010b；EFSA Panel on Dietetic Products, 2010a)。

将来の方向性

食事基準値

異なる基準値の調整および早急な調和努力

アメリカIOM/カナダ保健省，WHO/FAO，EURECCA，ヨーロッパのドイツ語圏の国々，オーストラリア/ニュージーランドによる食事基準値の調和作業が現在進行している。過度の重複を避けるため，今後10年の間にこれらの国々・組織間でより多くの話し合いや協力が行われることが望ましい。現在，国連大学/WHO/FAO，EURECCAでは調和のための努力がなされているところであり，東南アジア，アメリカ，カナダ保健省，北欧諸国，ヨーロッパのドイツ語圏の国々では開始されたところである。

ボックス65.5 欧州連合の食事のパターンに関する12項目の勧告〔欧州連合による世界各国の包括的非伝染性疾患インターベンション戦略（countrywide integrated non-communicable disease intervention strategy）の一部〕

1. 動物由来ではなく，主に植物由来のさまざまな食品を使用した栄養豊富な食事をしましょう
2. パン，穀物，パスタ，米，いも類を1日数回食べましょう
3. さまざまな種類の野菜や果物，特に新鮮でその土地で採れたものを1日数回食べましょう(少なくとも1日に400g)
4. 中等度の身体活動をできれば毎日行うことにより，体重を推奨される範囲（BMI20～25）に維持しましょう
5. 脂質摂取量をコントロールし（脂肪エネルギー比は30%程度に留める），飽和脂肪酸の代わりに不飽和脂肪酸を含む植物性の油やソフトタイプマーガリンを使いましょう
6. 脂肪の多い肉類や肉加工品の代わりに，豆類，レンズ豆，魚，鶏肉，脂肪の少ない肉を食べましょう
7. 低脂肪，低塩の牛乳および乳製品（ケフィア，サワーミルク，ヨーグルト，チーズ）を使いましょう
8. 砂糖含量の少ない食品を選び，精製された砂糖は控えめに，砂糖の多く入った飲料や菓子の摂取を控えましょう
9. 食塩含量の少ない食事を選びましょう。1日当たりの食塩摂取量は，パン，加工食品，塩漬けの食品，保存食品に含まれる食塩も含み，1スプーン（6g）程度に留めましょう（ヨウ素欠乏が多くみられる地域では，食塩にヨウ素を添加しましょう）
10. アルコール飲料を飲む場合には，2杯程度に留めましょう（1杯当たり10gのアルコール量として）
11. 安全かつ衛生的な方法で調理しましょう。蒸す，焼く，煮る，電子レンジの調理では，加える油の量を減らすことができます
12. もっぱら母乳栄養を勧奨し，安全で適切な補助食品を生後6か月くらいから導入しましょう。ただし，生後4か月以前で，母乳栄養が続いている間は補助食品を使用するのは控えましょう

UL，AI，非栄養性の生物活性物質のモデルなどの概念の精度向上と改善

ULの値は，比較的乏しいデータを基に策定されていることが多く，臨床的にあまり意味がなく，統計学的に扱うのが難しい実用的基準を含むこともある。WHO/FAO合同委員会により提案された，ULを扱う栄養リスクアセスメントモデルが期待されている（Aggett, 2007)。また，ポリフェノールのような食品中の非栄養性の生物活性成分に対する推奨値策定上の概念的枠組みを考えることも必要であると考えられる。

集団における栄養素摂取の目標値の精度向上

集団に対する摂取量の目標値と，個人に対する摂取量の目標値は同じではない。なぜなら集団の目標値は，その集団における摂取量の分布に依存しているためである。例えば，集団の平均脂肪エネルギー比が30%となることを目標とした場合，個人の目標値はその値よりかなり低いはずである。というのは，集団のなかには，まったく目標値を守らない人が必ず何人かおり，彼らの脂肪エネルギー比は集団の平均摂取量を超えると考えられるためである。このことは，指針や目標値の策定の際に広く誤解されていることであり，明確にしておく必要がある。

国ごとに異なる食事や宿主要因が，栄養必要量に及ぼす影響を明らかにする

習慣的な食事は国によって大きく異なり，カルシウム，マグネシウム，鉄，亜鉛，タンパク質，葉酸，ビタミンA，カロテノイドを含む多くの微量栄養素の生物活性に影響を与える。個人ごとの要因もまた国ごとに異なり，栄養素必要量の生体利用効率に影響を与えうる宿主要因には，腸管因子（例えば，塩酸，胃酸の分泌，内因性因子，その他腸管粘膜の透過性の変化など）や，全身性要因（急性・慢性的な感染症に加え，宿主，年齢，性別，民族，遺伝子型，妊娠・授乳のようなライフステージ）がある。これらの要因は食事必要量にも影響を与える可能性があるため，これらの要因を考慮した，それぞれの国に特化した推奨値が必須となるかもしれない（Gibson, 2007）。

栄養素必要量を精度向上するために必要なデータの欠損を補うこと

栄養素必要量にかかわるデータの欠損は，特定の年齢層やライフステージ，特に乳児，離乳期の幼児，高齢者において多くみられる。また，用量反応データも，これらの人々やその他の年齢/性別/ライフステージの集団において存在しないことが多い。データが不足している場合，外挿や内挿の方法を用いなければならず，それがいっそうの不確実性を生んでいる。データ不足部分に関するさらなる研究の必要性については，委員会の勧告で言及されていることが多い。しかし，いったん報告書が公表されると，研究議事録は無視されがちである。推奨値をアップデートする際には，それに関連した研究がなされないことが多い。体系的な手法で必要な研究を統合し，研究者に注意喚起するなどの努力は，将来的に作業を前進させることになるであろう（Suitor and Meyers, 2007）。

栄養素基準値の修正およびアップデートのために適切な時期を選ぶ

食事基準値に関しては，これまですべての栄養素を一斉にアップデートをする国が多かった。この作業は費用や時間のかかる作業であり，個々の栄養素を担当する専門家の数も少なくなることを意味している。そこで近年，選択的アップデートが行われるようになってきた。選択的アップデートは，栄養素の必要量に影響を与えると考えられる相当な量の新たなデータが現存する場合に行われる。選択的アップデートにより，その時点において公衆衛生上重要であると考えられる栄養素に重点的に焦点を当てることが可能となる。また，焦点を当てる栄養素を絞ることで，科学諮問委員会においてその栄養素に関して多くの助言が得られるとともに，多大な費用がかかるため一度には実施できない全栄養素に関する系統的レビューの準備が可能となる。

食事摂取基準策定の手順の精度向上

アメリカIOM/カナダ保健省によって現在採用されているDRIs策定の手順は，エビデンスに基づく系統的文献レビューによって重点課題を提案した資金提供者に依存する。系統的レビューは費用も時間もかかり，そのうえ，食事基準値や指針の質向上のためには，公共セクターから資金援助を受けなければならない。なぜなら他のセクターはその重点課題に興味がないからである。レビューは網羅的に検索を行う情報学の専門家，およびコンテンツに関する専門家と組んで行われる。系統的レビューの結果はその後専門委員会に提出され，データおよび他のエビデンスに関する再検討が行われ，そして最終的な値の策定が行われる。DRIの手順の精度向上については以下の文献にまとめられている（Institute of Medicine, 2008）。

慢性疾患に関する実用的基準をみつける

栄養素必要量策定の際，実用的基準として慢性疾患のエンドポイントを利用することへ関心が非常に高まっている。しかし，微量栄養素（カルシウムを含む）によってはデータの多くが欠損しているため，慢性疾患をエンドポイントとして用いることが可能かどうかは不明である（Trumbo, 2008）。AMDRsは，疫学データから得られた慢性疾患のエンドポイントを用いて策定されているが，それらは実験的に決定されたデータに基づくものではなく，そもそも実験的に決定できるものでもない。したがって，AMDRsを策定するためのエビデンスの標準は，微量栄養素の必要量推定に使われるものよりもはるかに低いといえる。

遺伝子に関する最新の知見に基づき，個人に適した栄養素量と実用的基準を結びつける

栄養素代謝にかかわる遺伝子の一塩基多型（SNPs）の網羅的解析に基づく個人の栄養素必要量を用いて，栄養素必要量や食生活指針を策定するという考えが，DNA損傷を最小限にし，遺伝的に，ひいては人々の健康を最大限にしうるということで提案されている。また，代謝の非効率性を生み出すSNPsが，人種や民族によって分布が異なるのかについても関心が持たれている。なぜなら，特定の大集団において影響に差異があるからである。もしそうであれば，その集団に対する特定の栄養素や食事摂取基準値がかなり違う可能性がある。10年か20年後にはその真偽のほどが明らかになるかもしれないが，現時点では，さまざまなSNPsによる栄養素必要量および慢性疾患にかかわる意味合いについてのコンセンサスはほとんど得られていない。また，DNA損傷を評価する基準や，栄養素を用いてDNA損傷を最小限にする方法についてもまだ標準化されておらず，適用できるほど信頼性の高いものではない（Fenech, 2010）。

食事評価や食事計画において適正な活用を行う

過去10年の間に，習慣的な摂取量を把握する手法や，DRIの評価や計画に用いる方法が利用できるようになってきている（Barr, 2006a）。これらの手法は，アメリカ，カナダなどの国々の食事の妥当性に関する研究で多く用いられている。これらの手法は比較的新しいため，それを利用する人は，個人や集団を評価する際に生じうる落とし穴に注意する必要がある（Murphy, 2008；Murphy and Vorster, 2007；Murphy *et al*., 2006b）。学術雑誌の編集委員会では，食事の評価および計画に適切な解析手法が採用されることを要求するために，出版基準の精度向上を行うことが重要である。栄養摂取の妥当性評価のために実施された調査の質はさまざまであり，これが得られた結果に影響を与える可能性がある（Garcia-Alvarez *et al*., 2009）。このことは，食事基準値に不備があるのか，本当に不足が存在するのかを確定する際に問題となる。例えば，アメリカ国民健康・栄養調査の摂取量データによれば，アメリカではほとんどの国民においてビタミンEが不足していることになるが，それにより臨床的・実用的に有害影響が生じているかどうかについては明らかとなっていない。基準値の調整が必要かどうか見極めるため，そのような観察が，さらなる研究を行うきっかけとなっている。

食生活指針

食生活指針の策定にエビデンスに基づくレビューを用いる

食生活指針の策定に系統的レビューが用いられる場合，指針の策定過程において生じる課題の多くは，大量の文献を収集し，統合するという困難で時間のかかる作業を必要とするということである。しかし，食生活指針策定におけるエビデンスに基づく手法の有用性は，2005年にアメリカで証明されており（Dietary Guidelines Advisory Committee, 2005；King and Dietary Guidelines Advisory Committee, 2007），今やその手法はアメリカ人のための食生活指針の策定プロセスとして制度化されている。しかし指針策定の際，文献の多くは，最も関心のある事項に直接的に関連していないものが多く，利用できるエビデンスは質が低いこともあるため（Marantz *et al*., 2008），指針策定における重要事項に直接関連した研究が今後もっと多く実施されるべきことを示している。

食生活指針に組み込むトピックを考えること

食生活指針において，どのように扱うべきか，今日でも議論がなされているトピックがいくつか存在する。強化食品についてはまったく扱われないか，扱われたとしてもわずかであることが多い。また，多くの国では，あるライフステージの人々が特定の栄養素摂取量の大部分を栄養補助食品から摂取しているのにもかかわらず，食品を基盤にした食生活指針では栄養補助食品についてふれられていないことが多い。さらに，現在の食事の不足を評価するためのモデル事業においても，栄養補助食品の寄与については通常対象外とされている。しかし，高齢者におけるビタミンB_{12}や，出産可能な年齢で質の低い食事をしている女性における葉酸のように，食事からの摂取のみでは栄養素の必要量を満たすのに十分でないケースがあることはよく知られている。したがって，これらの問題について認識し，対処することが必要である。“加工食品”，“有機食品”，“自然食品”もまた，意見の分かれるトピックである。これらの用語の定義や意味は曖昧であるが，“未精製食品”よりも好ましくないものとみなされることもある。したがって，それぞれの食品を定義し，もし可能であれば，その理論的な論拠も必要となる。実際，食品加工は食品の安全性を高め，無駄を減らすことにおいて好ましい役割を果たしている（Frisch and Elmadfa, 2007）。また，食品生産セクターは製品を食生活指針にマッチさせることにかかわっており，必須である（Roodenburg *et al*., 2008）。その他の課題として，バイオテクノロジー製品・遺伝子組換え食品，クローンサーモンのようなクローン化された動物の食品，ナノテクノロジーを適用した食品などを食生活指針の勧告に含めるかどうかがあげられる。近年のエビデンスによると，これらの食品は健康や安全面の懸念をもたらすものではなく，むしろ個人的な好みの問題のほうが大きいことが示唆されている。また，アルコールは解決が難しい課題である。なぜなら，アルコールは食品であるとともに薬物でもあり，多くの国々の多くの階層の人々により，アルコールの飲用はモラルの問題であると考えられてい

るからである。また，少量のアルコールで，行動に悪影響が出なくとも，まったく耐えられない人がいる。HDL コレステロール値の上昇など，適量のアルコール摂取は人によっては健康によい影響を与えることもあるが，一方で乳癌のリスクなど，健康リスクを高めることもある。したがって，アルコールに関する指針は，諮問委員会によって注意深く策定される必要がある。

食生活指針で推奨される食事パターン実践に必要な費用について考慮する

食生活指針で推奨された食事パターンが対象集団にとって経済的で現実的なものであることは重要である。エネルギー密度の低い食品は金銭的に高くつく可能性があり（Cassady *et al*., 2007；Monsivais and Drewnowski, 2007），BMI が低い人々は食事に多くのお金をかけているという報告がある（Schroder *et al*., 2006）。したがって，指針の実行可能性に関する試験の実施や，食糧政策について考慮する必要がある。

食生活指針と生産部門，農業部門，保健部門，教育部門との連携強化

もし今まさに，食生活指針と現状との乖離や不足を明らかにし，それを改善するための計画を立案するということであれば，国の食品や食糧供給の現状を踏まえ，食生活指針の実行可能性を勘案しなければならない（Duxbury and Welch, 1999）。しかし残念ながら，食生活指針の多くは主に保健部門において使用されており，食糧農業部門，教育部門，部門をまたぐ政策決定部門ではほとんど注目されていないのが現状である（Albert., 2007）。

個人にマッチした食生活指針

個人にベストマッチした指針をどのように策定するかということに関しては，今後の課題として残っている。妊婦，超高齢者や虚弱者など，リスクのある特定の集団に属する個人に対しては，それに合わせた食生活指針が必要であろう。ベジタリアンなど，特殊な食習慣を持っているため，それに対応した食生活指針を必要とする集団もある（Jacobs *et al*., 2009）。現代の通信技術の利用により，今や消費者や健康の専門家は個々にマッチした性別，年齢別の食生活指針をオンライン上のウェブアプリケーションからダウンロードすることが可能となっており，このようなツールは数か国で利用することができる（Stehle, 2007）。アメリカでは，http://www.MyPyramid.gov（訳注：現存しない）にて個人に合った食事プランを作成することが可能である。

食生活指針を地域の他の取組みと一体化する

食生活指針は栄養とかかわる幅広い環境とマッチしたものでなければならない。食生活指針は多くの栄養情報ツール，教育ツールのなかのひとつにすぎない。食生活指針を栄養表示やその他の補助教材と調和させることは，これらの効果を高めるうえで重要である。

食糧資源の持続可能性や，食生活指針で示された食品の“二酸化炭素排出量”などの問題に関心を持つよう求める専門家もいる。これらの問題は政府の政策においてますます重要な部分を占めるようになりつつある（Yeatman, 2008）。

食生活指針をうまく伝える

食生活指針策定における大きな課題のひとつが，行動変容の確かな動機づけとなるようなメッセージを作成する，ということである。しかしたいていはそうなっていない。“栄養密度が高く，エネルギー密度の低い食品を食べましょう”といった指針は，科学的に正しくても伝えるのが難しいメッセージである（Miller *et al*., 2009）。また，食生活変容が期待される以上に，極端に治療的な食事に走る危険性がある（Fitzpatrick, 2006）。そのため，食生活指針は消費者と，関連する政策立案者の両者に幅広く伝えていく必要がある（Albert, 2007）。専門のコミュニケーターや栄養士の支援を行うことで，食生活指針を確かに伝達することが可能となる（Brown, 2005）。

食生活指針の順守状況を評価する

食生活指針や他の勧告の順守状況を評価するための食事の質の評価指標はいくつか存在し，なかでも最もよく知られているのが，Healthy Eating Index（HEI）である（Guenther *et al*., 2007；Fransen and Ocke, 2008）。しかし，エネルギー摂取量が考慮されていないことが多いこと，構成要素が恣意的な方法でスコア化されること，それらのスコアが健康のアウトカムと関連するのかどうか，またどのように関連するのか明らかでないこともあるため，食事の質の指標は批判されてきた。それに代わる評価指標も存在するが，HEI より高いパフォーマンスがあるか否かについては明らかではない（Fogli-Cawley *et al*., 2006）。HEI の最新バージョンとスコア化に関する情報については以下の URL でみることが可能である http://www.cnpp.usda.gov/HealthyEatingIndex.htm（訳注：現存しない）。残念ながら，長年にわたって食生活指針が出されてきたにもかかわらず，アメリカの食糧供給は劇的に健康的なものになっていない（Krebs-Smith *et al*., 2010）。

食生活指針の効果を測定する

食生活指針の効果は，さまざまな方法で評価されてきている。アメリカでは，食生活指針は政府にとって主要な政策ツールのひとつであり，消費者に伝達する栄養教育ツールとしてのサービングと同様，多くの政府プログラムの可否の評価に使用されてきた。消費者が食生活指

針を守って健康を改善することが期待される一方で，それに関するエビデンスはほとんど存在しない。そこで，食生活指針に沿った食事をしている人々が，食生活指針に沿っていない人々よりも健康面で優れているかを評価する試みが，疫学研究の後向きコホート研究の解析モデルを使って行われている。

食生活指針改訂のためのきっかけを作る

アメリカなど多くの国々では，食生活指針は5～10年の間隔で定期的に改訂されている。食生活指針を改訂するにあたり，他の基準を開発することが必要であるかもしれない。このことはDRIではすでに行われているが，食生活指針に関しても有用であろう。

（瀧本秀美，笠岡（坪山）宜代，坪田（宇津木）恵，中出麻紀子訳）

推奨文献

Ashwell, M., Lambert, J.P., Alles, M.S., *et al.* (2008) How we will produce the evidence-based EURECCA toolkit to support nutrition and food policy. *Eur J Nutr* **47**(Suppl 1), 16.

Bermudez, O.K., Dwyer, J.T., Yu, W., *et al.* (2007) Dietary guidelines in three regions of the world. In C Berdanier and J.T. Dwyer (eds), *Handbook of Food and Nutrition*, 2nd Edn. CRC Press, Boca Raton, FL, pp. 429–450.

Dietary Reference Intakes of the Institute of Medicine/Health Canada can be accessed at http://fnic.nal.usda.gov.

Dwyer, J. (2005) Dietary Guidelines–National Perspectives. In Shils, M.E. *et al.* (ed.), Modern Nutrition in Health and Disease. Lippincott, Williams and Wilkins, Philadelphia, pp. 1673–1686.

European Food Based Dietary Guidelines, including an historical and developmental overview and a table of all countries and graphics from EU member states, are available from http://www.eufic.org/article/en/expid/food-based-dietary-guidelines-in-europe.(European Food Information Council, 2009).

Miraglia, M.L. and Dwyer, J.T (2011) New dietary guidelines and physical activity guidelines for Americans. *Am J Lifestyle Med* **5**, 144–155.

[文　献]

Aggett, P.J. (2007) Nutrient risk assessment: setting upper levels and an opportunity for harmonization. *Food Nutr Bull* **28,** S27–37.

Albert, J. (2007) Global patterns and country experiences with the formulation and implementation of food-based dietary guidelines. *Ann Nutr Metab* **51,** 2–7.

American Diabetes Association (2008) Nutrition recommendations and interventions for diabetes: a position statement of the American Diabetes Association. *Diabetes Care* **31,** S61–S78.

American Diabetes Association (2010) Executive summary: standards of medical care in diabetes – 2010. *Diabetes Care* **33,** S4–S10.

American Heart Association Nutrition Committee, Lichtenstein, A.H., Appel, L.J., *et al.* (2006) Diet and lifestyle recommendations revision 2006: a scientific statement from the American Heart Association Nutrition Committee. *Circulation* **114,** 82–96.

Appel, L., Moore, T., Obarzanek, E., *et al.* (1997) A clinical trial of the effects of dietary patterns on blood pressure. *N Engl J Med* **336,** 1117–1124.

Ashwell, M., Lambert, J.P., Alles, M.S., *et al.* (2008) How we will produce the evidence-based EURRECA toolkit to support nutrition and food policy. *Eur J Nutr* **47**(Suppl 1), 2–16.

Australian National Health and Medical Research Council and New Zealand Ministry of Health (2006) *Nutrient Reference Values for Australia and New Zealand Including Recommended Dietary Intakes.* http://www.nhmrc.gov.au/_files_nhmrc/file/publications/synopses/n35.pdf

Baghurst, K.I. (2003) Dietary guidelines: the development process in Australia and New Zealand. *J Am Diet Assoc* **103,** S17–21.

Barba, C.V. and Cabrera, M.I. (2008) Recommended dietary allowances harmonization in Southeast Asia. *Asia Pac J Clin Nutr* **17**(Suppl 2), 405–408.

Barr, S.I. (2006a) Applications of Dietary Reference Intakes in dietary assessment and planning. *Appl Physiol Nutr Metab* **31,** 66–73.

Barr, S.I. (2006b) Introduction to dietary reference intakes. *Appl Physiol Nutr Metab* **31,** 61–65.

Becker, W., Lyhne, N., Pedersen, A.N., *et al.* (2004) Nordic nutrition recommendations 2004 – integrating nutrition and physical activity. *Scand J Nutr* **48,** 178–187.

Britten, P.L., Weaver, J., Kris-Etherton, C., *et al.* (2006) MyPyramid food intake pattern modeling for the Dietary Guidelines Advisory Committee. *J Nutr Educ Behav* **38,** S143–S152.

Brown, D. (2005) New dietary guidelines need dietetic interpretation. *J Am Diet Assoc* **105,** 1356–1357.

Bush, M., Martineau, C., Pronk, J.A., *et al.* (2007) Eating Well with Canada's Food Guide: "A tool for the times". *Can J Diet Pract Res* **68,** 92–96.

Cassady, D., Jetter, K.M., and Culp, J. (2007) Is price a barrier to eating more fruits and vegetables for low-income families? *J Am Diet Assoc* **107,** 1909–1915.

Chung, M., Balk, E.M., and Brendel, M.E.A. (2009) Vitamin D and calcium: a systematic review of health outcomes. *Evidence Report No. 183, AHRQ publication no. 09-E105.* Agency for Healthcare Research and Quality, Rockville, MD.

Chung, M., Balk, E.M., Ip, S., *et al.* (2010) Systematic review to support the development of nutrient reference intake values: challenges and solutions. *Am J Clin Nutr* **92,** 273–276.

Dietary Guidelines Advisory Committee(2005) *The Report of the Dietary Guidelines Advisory Committee on Dietary Guidelines for Americans, 2005.* http://www.health.gov/dietaryguidelines/dga2005/report/default.htm.

Dietary Guidelines Advisory Committee on the Dietary Guidelines for Americans (2011) *Report of the Dietary Guidelines Advisory Committee on the Dietary Guidelines for Americans, 2010,* Washington, DC.

Doets, E.L., De Wit, L. S., Dhonukshe-Rutten, R.A., *et al.* (2008)

Current micronutrient recommendations in Europe: towards understanding their differences and similarities. *Eur J Nutr* **47**(Suppl 1), 17–40.

Duxbury, A.J. and Welch, R.M. (1999) Agriculture and dietary guidelines. *Food Policy* **24,** 197–209.

EFSA Panel on Dietetic Products, Nutrition, and Allergies (2010a) Scientific Opinion on establishing food-based dietary guidelines. *EFSA J* **8,** 1460. http://www.efsa.europa.eu/en/efsajournal/scdoc/1460.htm.

EFSA Panel on Dietetic Products, Nutrition, and Allergies (2010b) Scientific Opinion on Dietary Reference Values for fats, including saturated fatty acids, polyunsaturated fatty acids, monounsaturated fatty acids, trans fatty acids and cholesterol. *EFSA J* **8,** 1461. http://www.efsa.europa.eu/de/efsajournal/pub/1461.htm.

EFSA Panel on Dietetic Products, Nutrition, and Allergies (2010c) Scientific Opinion on Dietary Reference Values for carbohydrates and dietary fiber. *EFSA J* **8,** 1462. http://www.efsa.europa.eu/en/efsajournal/pub/1462.htm.

Elmadfa, I. and Komsteiner, M. (2009) Fats and fatty acid requirements for adults. *Ann Nutr Metab* **55,** 56–75.

European Food Information Council (2009) *EUFIC Review 10/2009: Food-Based Dietary Guidelines in Europe.* http://www.eufic.org/article/en/expid/food-based-dietary-guidelines-in-europe/.

European Food Safety Authority (2008) *Public Consultation of the Scientific Panel on Dietetic Products, Nutrition and Allergies on a Draft Opinion Related to Food-Based Dietary Guidelines.* http://www.efsa.europa.eu/EFSA/efsa_locale-1178620753812_1211902045161.htm.

European Food Safety Authority (2010a) EFSA sets European dietary reference values for nutrient intakes. http://www.efsa.europa.eu/en/press/news/nda100326.htm.

European Food Safety Authority (2010b) Outcome of the Public Consultation on the Draft Opinion of the Scientific Panel on Dietetic Products, Nutrition, and Allergies (NDA) on Establishing Food-Based Dietary Guidelines *EFSA Journal* **8,** 1506. www.efsa.europa.eu/en/scdocs/scdoc/1506.htm.

FAO/WHO (2006) *FAO/WHO Technical Consultation on National Food-based Dietary Guidelines report.* FAO, Cairo.

Fenech, M.F. (2010) Dietary reference values of individual micronutrients and nutriomes for genome damage prevention: current status and a road map to the future. *Am J Clin Nutr* **91,** 1438S–1454S.

Fitzpatrick, M. (2006) Dietary dogma. *Br J Gen Pract* **56,** 63.

Fogli-Cawley, J., Dwyer, J., Saltzman, E., *et al.* (2006) The 2005 Dietary Guidelines for Americans Adherence Index: development and application. *J Nutr* **136,** 2908–2915.

Food and Agriculture Organization of the United Nations (2009) *Food-Based Dietary Guidelines: Food Guidelines by Country.* http://www.fao.org/ag/humannutrition/nutritioneducation/fbdg/en/.

Food Standards Agency (2006) *FSA Nutrient and Food Based Guidelines for UK Institutes.* Food Standards Agency, London.

Fransen, H.P. and Ocke, M.C. (2008) Indices of diet quality. *Curr Opin Clin Nutr Metab Care* **11,** 559–565.

Frisch, G. and Elmadfa, I. (2007) Impact of food processing on the implementation of dietary guidelines. *Ann Nutr Metab* **51,** 50–53.

Garcia-Alvarez, A., Blanquer, M., Ribas-Barba, L., *et al.* (2009) How does the quality of surveys for nutrient intake adequacy assessment compare across Europe? A scoring system to rate the quality of data in such surveys. *Br J Nutr* **101**(Suppl 2), S51–63.

German Nutrition Society, Austrian Nutrition Society, Swiss Society for Nutrition Research, *et al.* (2000) *Reference Values for Nutrient Intake (D-A-CH).* Umshau/Braus, Frankfurt am Main.

Gibson, R. (2007) The role of diet- and host-related factors in nutrient bioavailability and thus in nutrient-based dietary requirement estimates. *Food Nutr Bull* **28,** S 77–S100.

Gidding, S.S., Dennison, B.A., Birch, L.L., *et al.* (2006) Dietary recommendations for children and adolescents: a guide for practitioners. *Pediatrics* **117,** 544–559.

Gidding, S.S., Lichtenstein, A.H., Faith, M.S., *et al.* (2009) Implementing American Heart Association pediatric and adult nutrition guidelines: a scientific statement from the American Heart Association Nutrition Committee of the Council on Nutrition, Physical Activity and Metabolism, Council on Cardiovascular Disease in the Young, Council on Arteriosclerosis, Thrombosis and Vascular Biology, Council on Cardiovascular Nursing, Council on Epidemiology and Prevention, and Council for High Blood Pressure Research. *Circulation* **119,** 1161–1175.

Guenther, M., Reedy, J., Krebs-Smith, S., *et al.* (2007) *Development and Evaluation of the Healthy Eating Index – 2005: Technical Report.* Center for Nutrition Policy and Promotion, US Department of Agriculture, Washington, DC.

Health Canada (2007) *Eating Well with Canada's Food Guide: A Resource for Educators and Communicators.* Health Canada, Ottawa.

Hegsted, D.M. (1975) Dietary standards. *J Am Diet Assoc* **66,** 13–21.

Hunt, P. (2007) Commentary on Hunt, P., Gatenby, S. and Rayner, M. (1995) The format for the National Food Guide: performance and preference studies. *J Human Nutr Diet* **8,** 335–351. *J Hum Nutr Diet* **20,** 227–228.

Hunt, P., Gatenby, S., and Raynert, M. (2007) The format for the National Food Guide: performance and preference studies. *J Hum Nutr Diet* **20,** 210–226.

Institute of Medicine (2000) *Dietary Reference Intakes: Applications in Dietary Assessment.* National Academy Press, Washington, DC.

Institute of Medicine (2003) *Dietary Reference Intakes: Applications in Dietary Planning.* National Academies Press, Washington, DC.

Institute of Medicine (2008) *The Development of DRIs 1994–2004: Lessons Learned and New Challenges – Workshop Summary.* National Academies Press. Washington, DC.

Jacobs, D.R., Jr, Haddad, E.H., Lanou, A.J., *et al.* (2009) Food, plant food, and vegetarian diets in the US dietary guidelines: conclusions of an expert panel. *Am J Clin Nutr* **89,** 1549S–1552S.

Johnson, R.K., Appel, L.J., Brands, M., *et al.* (2009) Dietary sugars intake and cardiovascular health: a scientific statement from the American Heart Association. *Circulation* **120,** 1011–1020.

Joint WHO/FAO/UNU Expert Consultation (2007) Protein and amino acid requirements in human nutrition. *World Health Organization Tech Rep Ser* 1–265.

Joint FAO/WHO Expert Consultation on Human Vitamin and Mineral Requirements (2004) *Vitamin and Mineral Requirements in Human Nutrition*, 2nd Edn. Report of a Joint FAO/WHO Expert Consultation, Bangkok, Thailand, 21–30 September 1998. World Health Organization, Geneva.

Joint FAO/WHO Technical Workshop on Nutrient Risk Assessment (2006) *A Model for Establishing Upper Levels of Intake for Nurients and Related Substances*. World Health Organization, Geneva.

Katamay, S.W., Esslinger, K.A., Vigneault, M., *et al.* (2007) Eating well with Canada's Food Guide (2007): development of the food intake pattern. *Nutr Rev* **65,** 155–166.

King, J.C. and Dietary Guidelines Advisory Committee (2007) An evidence-based approach for establishing dietary guidelines. *J Nutr* **137,** 480–483.

King, J.C. and Garza, C. (2007) Harmonization of nutrient intake values. *Food Nutr Bull* **28,** S3–12.

King, J.C., Vorster, H.H., and Tome, D.G. (2007) Nutrient intake values (NIVs): a recommended terminology and framework for the derivation of values. *Food Nutr Bull* **28,** S16–S26.

Krebs-Smith, S.M. and Kris-Etherton, P. (2007) How does MyPyramid compare to other population-based recommendations for controlling chronic disease? *J Am Diet Assoc* **107,** 830–837.

Krebs-Smith, S.M., Reedy, J., and Bosire, C. (2010) Healthfulness of the U.S. food supply: little improvement despite decades of dietary guidance. *Am J Prev Med* **38,** 472–477.

Kushi, L.H., Byers, T., Doyle, C., *et al.* (2006) American Cancer Society Guidelines on Nutrition and Physical Activity for cancer prevention: reducing the risk of cancer with healthy food choices and physical activity. *CA Cancer J Clin* **56,** 254–281; Quiz 313–314.

Lichtenstein, A.H., Yetley, E.A., and Lau, J. (2008) Application of systematic review methodology to the field of nutrition. *J Nutr* **138,** 2297–2306.

Mann, J., Cummings, J.H., Englyst, H.N., *et al.* (2007) FAP/WHO scientific update on carbohydrates in human nutrition: conclusions. *Eur J Clin Nutr* **61**(Suppl 1), S132–S137.

Marantz, P.R., Bird, E.D., and Alderman, M.H. (2008) A call for higher standards of evidence for dietary guidelines. *Am J Prev Med* **34,** 234–240.

Miller, G.D., Drewnowski, A., Fulgoni, V., *et al.* (2009) It is time for a positive approach to dietary guidance using nutrient density as a basic principle. *J Nutr* **139,** 1198–1202.

Monsivais, P. and Drewnowski, A. (2007) The rising cost of low-energy-density foods. *J Am Diet Assoc* **107,** 2071–2076.

Mozaffarian, D., Aro, A., and Willett, W.C. (2009) Health effects of trans-fatty acids: experimental and observational evidence. *Eur J Clin Nutr* **63,** S5–S21.

Murphy, S.P. (2005) Dietary standards in the United States. In B.A. Bowman and R.M. Russell (eds), *Present Knowledge in Nutrition*, 9th Edn. ILSI Press, Washington, DC.

Murphy, S.P. (2008) Using DRIs for dietary assessment. *Asia Pac J Clin Nutr* **17**(Suppl 1), 299–301.

Murphy, S.P. and Vorster, H.H. (2007) Methods for using nutrient intake values (NIVs) to assess or plan nutrient intakes. *Food Nutr Bull* **28,** S51–S60.

Murphy, S.P., Barr, S.I., and Yates, A.A. (2006a) The Recommended Dietary Allowance (RDA) should not be abandoned: an individual is both an individual and a member of a group. *Nutr Rev* **64,** 313–315; Discussion 315–318.

Murphy, S.P., Guenther, P.M., and Kretsch, M.J. (2006b) Using the dietary reference intakes to assess intakes of groups: pitfalls to avoid. *J Am Diet Assoc* **106,** 1550–1553.

Nishida, C. and Martinez Nocito, F. (2007) FAO/WHO scientific update on carbohydrates in human nutrition: introduction. *Eur J Clin Nutr* **61,** S1–14.

Office of Disease Prevention and Health Promotion (2008) *Physical Activity Guidelines for Americans*. US Department of Health and Human Services, Washington, DC.

Panel on Dietary Reference Values of the Committee on Medical Aspects of Food Policy (1991) *Dietary Reference Values for Food Energy and Nutrients for the United Kingdom*. HMSO, London.

Panel on Dietary Reference Values of the Committee on Medical Aspects of Food Policy. (2006) *Dietary Reference Values for Food Energy and Nutrients for the United Kingdom*. Department of Health, London.

Pavlovic, M., Prentice, A., Thorsdottir, I., *et al.* (2007) Challenges in harmonizing energy and nutrient recommendations in Europe. *Ann Nutr Metab* **51,** 108–114.

Pijls, L., Ashwell, M., and Lambert, J. (2009) EURRECA – a Network of Excellence to align European micronutrient recommendations. *Food Chem* **113,** 748–753.

Prentice, A., Branca, F., Decsi, T., *et al.* (2004) Energy and nutrient dietary reference values for children in Europe: methodological approaches and current nturitional recommendations. *Br J Nutr* **92**(Suppl 2), S83–S146.

Rand, W.M. (1990) The probability approach to nutrient requirements. *Food Nutr Bull* **12,** 1–8.

Report of the Joint FAO/WHO/UNU Expert Consultation (2004) *Human Energy Requirements*. United National University, World Health Organization, Food and Agriculture Organization of the United Nations, Rome.

Roodenburg, A.J.C., Feunekes, G.I.J., Leenen, R., *et al.* (2008) Food products and dietary guidelines: how to align? *Trends Food Sci Technol* **19,** 165–170.

Russell, R., Chung, M., Balk, E.M., *et al.* (2009) Opportunities and challenges in conducting systematic reviews to support the development of nutrient reference values: vitamin A as an example. *Am J Clin Nutr* **89,** 728–733.

Russell, R.M. (2008) Current framework for DRI development: what are the pros and cons? *Nutr Rev* **66,** 455–458.

Sacks, F.M., Svetkey, L.P., Vollmer, W.M., *et al.* (2001) Effects on blood pressure of reduced dietary sodium and the Dietary Approaches to Stop Hypertension (DASH) diet. *N Engl J Med* **344,** 3–10.

Schroder, H., Marrugat, J., and Covas, M.I. (2006) High monetary costs of dietary patterns associated with lower body mass index: a population-based study. *Int J Obes (Lond)* **30,** 1574–1579.

Smit, L.A., Mozaffarian, D., and Willett, W. (2009) Review of fat and fatty acid requirements and criteria for developing dietary guidelines. *Ann Nutr Metab* **55,** 44–55.

Smitasiri, S. and Uauy, R. (2007) Beyond recommendations: implementing food-based dietary guidelines for healthier populations. *Food Nutr Bull* **28,** S141–151.

Stehle, P. (2007) Dissemination of nutritional knowledge in Germany – nutrition circle, 3D food pyramid and 10 nutrition guidelines. *Ann Nutr Metab* **51,** 21–25.

Suitor, C. and Meyers, L. (2007) *Dietary Reference Intakes: Research Synthesis Workshop Summary*. National Academies Press, Washington, DC.

Tabacchi, G., Wijnhoven, T.M., Branca, F., *et al.* (2009) How is the adequacy of micronutrient intake assessed across Europe? A systematic literature review. *Br J Nutr* **101**(Suppl 2), S29–36.

Tarasuk, V. (2010) Policy directions to promote healthy dietary patterns in Canada. *Appl Physiol Nutr Metab* **35,** 229–233.

Taylor, C.L., Albert, J., Weisel,L.R., *et al.* (2005) International Dietary Standards: FAO and WHO. In B.A. Bowman and R.M. Russell (eds), *Present Knowledge in Nutrition*, 9th Edn. ILSI Press, Washington, DC.

Thuraisingam, S., Riddell, L., Cook, K., *et al.* (2009) The politics of developing reference standards for nutrient intakes: the case of Australia and New Zealand. *Public Health Nutr* **12,** 1531–1539.

Trumbo, P.R. (2008) Challenges with using chronic disease endpoints in setting dietary reference intakes. *Nutr Rev* **66,** 459–464.

US Department of Health and Human Services and US Department of Agriculture (2005) *Dietary Guidelines for Americans, 2005.* US Government Printing Office. Washington, DC. http://www.health.gov/dietaryguidelines/dga2005/document/default.htm.

Uuay, R. and Dangour, A.D. (2009) Fat and fatty acid requirements and recommendations for infants of 0–2 years and children of 2–18 years. *Ann Nutr Metab* **55,** 76–96.

Uuay, R., Aro, A., Clarke, R., *et al.* (2009) WHO Scientific Update on *trans* fatty acids: summary and conclusions. *Eur J Clin Nutr*, **63,** S68–S75.

Wartella, E, Lichtenstein, A.H., and Boon, C.S. (eds) (2010) *Examination of Front of Package Nutrition Rating Systems and Symbols: Phase 1 Report.* National Academies Press, Washington, DC.

World Cancer Research Foundation and American Institute for Cancer Research (2009) *Food, Nutrition, Physical Activity and the Prevention of Cancer: a Global Perspective.* http://www.dietandcancerreport.org/.

World Health Organization (2000) *CINDI (Countrywide Integrated Noncommunicable Disease Intervention) Dietary Guide - EUR/00/5018028.* http://www.paho.org/english/AD/DPC/NC/cindi-diet.pdf.

World Health Organization (2003a) *Food-Based Dietary Guidelines in the WHO European Region.* WHO Regional Office for Europe, Copenhagen.

World Health Organization (2003b) *Diet, Nutrition and the Prevention of Chronic Diseases. Report of a Joint WHO/FAO Expert Consultation.* World Health Organization, Geneva.

Yates, A.A. (2007) Using criteria to establish nutrient intake values (NIVs). *Food Nutr Bull* **28,** S38–S50.

Yeatman, H. (2008) Window of opportunity – positioning food and nutrition policy within a sustainability agenda. *Aust N Z J Public Health* **32,** 107–109.

66

国際的な食事摂取基準設定における国際連合機関の役割

Robert Weisell and Janice Albert

要　約

ヒトの栄養必要量（nutrient requirement）に関する情報は，適切な食料供給を確保し，食品や栄養素の不足を予防するために不可欠である。この情報はまた，いくつかの栄養素の過剰摂取を予防するためにも必要である。食品をベースにした食事ガイドラインは，栄養必要量の食事標準を示す国の政策の例である。

本章では，栄養必要量に関連した国際連合食糧農業機関や世界保健機関の役割について説明する。国際連合機関（United Nations）によって作られた必須栄養素の摂取量の推奨値は，国々の多様性に配慮し，健康的な食事パターンを促進するために使用されている。コーデックス食品規格委員会が食品表示に特定の栄養情報を示すためのガイドラインを提供してきたことについても論じる。時間の経過とともに，科学的な助言に基づき意思決定する過程を強化する努力とともに，利用可能なデータの種類や質は進化している。

はじめに

最も実用的な意味では，ヒトの栄養必要量に関する知識は，食料供給が当該集団の栄養必要量に対して十分適切かどうかを評価するのに必須である。

本章で示されている見解は著者らのものであって，FAO の見解を必ずしも反映するものではない。

*著者らの注意：本章は，第 9 版第64章を更新したものである。したがって，新しい情報も含まれているが，前版の正確かつ重要な情報は残している。

次に，この情報により，地球，地域，あるいは国において，どのくらいの人々に食料・栄養素不足があるのか，あるいは栄養のリスクがあるのかを推定することができる。このような知識はまた，栄養必要量にみあった食料生産や食品の栄養強化などの栄養介入を計画する能力の基盤となる。最近になって，疾病のリスクを低減させると考えられる食品の選択のみならず，栄養素の過剰摂取にも関心が払われるようになってきた。食品をベースにした食事ガイドラインと食品のラベルに栄養情報を提供する努力は国の政策の一例であり，いずれも消費者がよりよい食品を選択する手助けとなっており，同時に，栄養に関連した保健プログラムの実施を支援している。これらの栄養介入は栄養勧告が基盤となっている。

本章では栄養必要量に関連する国際連合機関の役割や実際の応用について説明する。主要な点は国際連合食糧農業機関（FAO）や世界保健機関（WHO）に置くが，場合によっては，国際連合大学（UNU）や国際原子力機関（IAEA）など他の国際連合機関との共同作業まで広範囲に及ぶ。FAO/WHO の活動は，主に定期的に定量化される食品基準や補完的な任務に関連する活動，次に，国々の多様性を配慮した必須栄養素の摂取に関する推奨値，健康的な食事パターンのための実用的なガイダンスを奨励し，行動を促進するものである。さらに，食品のラベルに特定の栄養情報を表示するためのガイドラインを提供してきた FAO/WHO 合同食品規格プログラム〔通称，国際食品規格委員会（Codex Alimentarius Commission（CAC）*[1]，以下，コーデックス〕の役割についても説明する。ただし，その内容は個別の見出しのもとに記載されている。これらの機関は継続的に頻繁にオーバーラップし合い，実際の取組みは相互に補完しあって行われていることを覚えておく必要がある。

さまざまなレビューの過程で参照された用語の範囲に

ついて注意が払われている。例えば，専門委員会，専門家会議，技術的ワークショップ，サイエンティフィック・アップデートなどがあるが，それぞれのレビューには独自の手順や手続規則があり，それらの規則は絶えず改訂されている。同時に，その手続きは組織の役割を果たすうえでのさまざまなフォーラムにつながっている。

学会や研究機関の専門家は，常にレビューの中心となって貢献している。さらに，国の機関の報告書は，会合における背景文書となることが多い。時々，これらの報告書の勧告は，慎重に検討され議論された後に，国際連合機関の報告書の勧告の全部もしくは一部になることがある。最近の報告書と現在の作業における重要な進展のひとつには，エビデンスの強さを説明する場合，また，エビデンス全体の科学的レビューに基づいて結論を導き出す際，より系統的な基準の適用があげられる。したがって，時間の経過とともに，科学的な助言に基づき意思決定をする過程を強化するための努力が払われ，利用可能なデータの種類や質は改善されている。

栄養素推奨摂取量

長い年月の間，人間社会はある食品の摂取と健康の維持または疾病回避との関連性について観察してきた。しかし，ヒトの健康には，さまざまな特定の栄養素について決められた量をしっかり摂取することが求められているという今日のような栄養の概念は200年を経ていない。20世紀に多くの国々は，当該国の集団の公衆衛生ニーズに対処し，消費者に重要な栄養必要量やその他の情報に関する科学的な助言を提供するために，専門家委員会を設立した。

食品や栄養の問題に関する取組みは，1930年代においては国際連盟（League of Nations）の事業のひとつに含まれ（League of Nations, 1936），1948年当初，国際連合機関は，この任務を引き受けた。その年，FAOに新たに設置された常設諮問委員会は，「人類にとってのエネルギーと栄養素の必要量を最大限正確に評価することは，FAOにとって基本的で重要な課題である」という考えを示した（FAO, 1950）。その後，栄養必要量に関する科学的・技術的な勧告は，FAOとWHOにより設立された専門家委員会によってなされている。1949年，FAOとWHOが栄養に関する取組みを共同で始めた時，栄養の全分野にわたる技術的な助言を両機関の事務総長に対して定期的に行うために，FAO/WHO栄養専門家委員会が設置された（WHO, 1950）。これらの委員会の議論で得られた成果は，国際的に幅広く利用されている。

エネルギーとタンパク質

FAO/WHOにより招集された専門家グループにより，広範囲の栄養問題が検討されてきたが，長年にわたって最も注目を浴びてきたのは主要栄養素，特に，エネルギーとタンパク質であった。これは1950年代以前に始まり今日まで続いている飢餓と食料不足がかなり懸念されているからである。最近になって，微量栄養素や過剰栄養（特に，エネルギー摂取量）について多くの関心が持たれるようになってきた。従来，どの栄養素を研究テーマとして選択するかに関して明確なプロセスがなかったため，主としてその時点での目前の課題を取り上げてきた。

以前，“calorie needs”といわれていたが，エネルギー必要量のみに焦点を当てた報告書は，1950年，1957年，2004年に発行された（FAO, 1950, 1957a, 2004）。タンパク質必要量に関する報告書は，1957年，1964/1965年，2007年に入手可能になった（FAO, 1957b, 1964；WHO, 1965, 2007）。FAOとWHOが合同委員会の報告書を発行するとき，それぞれの出版シリーズに基づくため，同年に発行とならないことがある。以下に事例を示す。FAO（1964）とWHO（1965），FAO（1973）とWHO（1973a），FAO（2002）とWHO（2004b）。1973年と1985年に発行された報告書では，エネルギーとタンパク質の推奨量が合同で考察されている（FAO, 1973；WHO, 1973a, 1985）。1973年の報告書で示された課題を契機に，緊急な課題について議論するために1975年と1979年に2つの非公式の専門家の集まりが開かれ（FAO, 1975；WHO, 1979），1981年に開催された次の専門家委員会の準備をし，1985年に報告書が発行された。

これら初期の専門家委員会で審議された内容の多くは，今日においてもなお適切なものである。専門家委員会で設定された必要量は，個人よりも集団を意図したものであることに留意する必要があり，平均必要量は個人の必要量と直接比較することはできないということが明確に示された。

エネルギー

1981年に行われた会議の報告書において（WHO, 1985），専門家は1973年に発行された報告書について一部修正を加え（FAO, 1973；WHO, 1973a），男女の基準体位の値は非常に限定的であり，広い範囲の体格や身体活動パターンを反映していないという理由で否定した。男女の基準体位は実際の体重に置き換えられ，理想体重だけでなく，これも広く使用されるようになってきた。

エネルギーについては，必要量を算出するための新しい方法が提示された。それはさまざまな活動や生活様式

[*1]：国際食品規格委員会（コーデックス）とその委員会は，食品の質，食品の安全，貿易の問題など幅広い範囲を扱っている。本章で説明している栄養に関する仕事は，主に食品の質に関することである。最近では，貿易ベースの標準から消費者ベースの標準へと，ガイドラインの変遷がみられる（Randell, 2010 and CAC, 2006参照）。

にみあった総エネルギー消費量（total energy expenditure：TEE）の値や，世界中のさまざまな集団にみあった体重の代表値，および基礎代謝量（basal metabolic rate：BMR）を計算するためのいくつかの推定式に基づいている。このアプローチでは，エネルギー必要量の推定は，可能な限り，TEE の推定に基づくべきであるとしている。なぜなら，広く利用されている方法（エネルギー摂取量からの推定）には，昔から（今日においても）問題があり，同時に，食品へのアクセスがエネルギーニーズを決定するという堂々巡りの議論を助長していたためである。しかしながら，専門家は，特に子供のエネルギー消費に関するデータには限界があることに気づき，世界中の幅広い集団からデータを収集するために，信頼度が高く，広く利用できる方法がないことも確認している。このデータギャップに即時に取り組むことを勧奨している。さらに，エネルギー必要量を求めるためには BMR の重要性を明らかにし，BMR の値に関するデータベースを得るための研究が必要であることを示唆しており，会議の後，すぐにその活動が始められた（Schofield *et al*., 1985）。

2000年までには，アミノ酸のみならず，エネルギー必要量とタンパク質は，それぞれ独立した検討が必要であり，科学的に理解しなければならないという段階にまで進展した。２つの専門家会議（エネルギーとタンパク質）を設置するために，一連の作業部会は重要な課題に取り組み，その結果を背景論文として発表した。

エネルギー必要量に関する専門家会議は2001年に開催され，その報告書（FAO, 2004）には，特に，乳幼児と高齢者におけるものが最も顕著であるが，改訂された TEE データに基づく必要量などにかなり新規の情報が含まれている。最も重要で新しい概念と勧告は，以下に示すとおりである。

- 全年齢階級のエネルギー必要量の計算は，総エネルギー消費量の測定と推定に基づき，また，成長，妊娠，授乳のためのエネルギーニーズに基づくべきである。
- 乳幼児・子供と思春期のエネルギー必要量と推奨摂取量は，新しいデータに照らし修正すべく（以前，前者は過大評価，後者は過小評価があった）改訂された。
- ６歳ごろから，習慣的な身体活動量別に，集団のエネルギー必要量を区別することが提案された。
- 基礎代謝量の倍数で表されるエネルギー消費量に基づいて，成人のエネルギー必要量を再評価すべきである。
- 身体活動レベルの分類は，習慣的な身体活動レベルに基づくことが考案された。これは，長期間健康を維持し，座位中心の生活習慣に関連する疾病リスクの低減，健康的な体重を維持することとマッチしている。
- 妊娠と授乳によるエネルギーニーズは，新しく開発された要因加算法に基づく。
- 妊娠期のエネルギー付加量は中期と末期に提示されるべきである。

この会議に続いて，技術的な面についてのワークショップが開催され，推奨量にみあうエネルギーを供給する食品が明らかになった時に初めて，至適エネルギー必要量を満たす推奨摂取量が実用段階となることから，“食品のエネルギー”という特定の問題に関する討議がなされた。食品の消化・代謝に対する理解が深まり，分析技術が向上してくると，食品のエネルギー価を表示するのに必要な標準化，調和を図るうえでのさまざまなオプションが利用可能となる。このワークショップの報告書は2003年に発行された（FAO, 2003）。

炭 水 化 物

ヒトの栄養における炭水化物に関する勧告は，1980年に初めて発行された（FAO, 1980）。1998年には２回目の専門家会議が開催され，報告書が発行された（FAO, 1998）。後者（1998年）の報告書は，1980年に始められた議論を継承しているが，健康の維持と慢性疾患のリスク低減における炭水化物の役割にも焦点を当てている。さらに，炭水化物含有食品の選択に関する目標とガイドラインの項も含んでいる。

1998年の報告書に記載されているいくつかの重要項目については，表66.1に示した。この報告書は炭水化物成分に関する学術用語・分類体系を明示し，根菜類や豆類の生産と摂取を奨励している。健康の維持や疾病リスクの低減だけではなく，食品の血糖値への影響をみるために潜在的に有効な指標とみなされているグリセミックインデックスにも焦点を当てて議論している。さらにこの報告書は，ショ糖，他の糖類・でんぷんが生活習慣病の直接の病因であるかという科学的根拠はないとしている。

1997年の専門家会議に続いて，炭水化物に関する勧告を更新するための最良のアプローチを決定するための議論が始まった。これは進展だけでなく，勧告（2002年に開催された食事，栄養，慢性疾患の予防に関する WHO/FAO の専門家会議などを含み，中間期間に作成されたもの）にとって必要と考えられた（WHO, 2003）。結果として，FAO と WHO は，ヒトの栄養上の炭水化物に関連する重要な項目について，科学的更新をすることに同意した。これらの項目には，グリセミックインデックスやグリセミックロードのみならず，専門用語や分類，測定方法，生理機能，炭水化物と炭水化物関連疾病（肥満，糖尿病，心疾患，癌など）が含まれることを確認した（Nishida *et al*., 2007）。

サイエンティフィック・アップデートはさまざまな結

表66.1 炭水化物に関する勧告の最重要点（合同専門家会議 1997年）

論点	勧告
炭水化物の定義	炭水化物とは，ポリヒドロキシアルデヒド，ケトン，アルコール，酸，これらの単純誘導体，アセタール型の結合を持つポリマーである。炭水化物はポリマー化の程度によって，まず分類され，最初に糖類，少糖類，多糖類の３つの基本群に分類される
健康の維持における役割	２歳未満の子供を除く全年齢階級の人々にとって，総エネルギーのうち少なくとも55%をさまざまな炭水化物より摂取するのが至適食事である。脂肪の摂取量は，２歳未満の子供については特に制限すべきではない。至適食事は，２歳の初めごろから徐々に導入していくべきである
疾病リスクの低減における役割	摂取する炭水化物含有食品の大部分は，非でんぷん性多糖類が豊富で，グリセミックインデックス（glycemic index：GI）が低いものがよい。適切に加工された穀類，野菜類，豆類，果実類を選択することは特に望ましい どのような食品であっても過剰なエネルギーの摂取は体脂肪の蓄積を引き起こす。高脂肪食品の過剰摂取が肥満を生ずるほどではないにしても，エネルギー消費量を増加させなければ，低脂肪食品を過剰に摂取した場合でも肥満を引き起こす。糖類の過剰摂取は微量栄養素密度に影響するので，避けるべきである

FAO（1998）より改変。

論をもたらし，いくつかの項目については，1997年の専門家会議の内容を支持した。食物繊維の定義の改訂についても示し，健康上の便益は十分に確立されており，必要量を摂取すべきであるとした。専門家は議論を深め，食物繊維は植物細胞壁多糖類として定義され，分析の方法もこの定義に適合させるべきであることを提案した。サイエンティフィック・アップデートは2002年に開催されたWHO/FAOの合同専門家会議（WHO, 2003）を支持するものであり，過体重や肥満のリスクを低減させるために，砂糖を多く含む飲料の抑制や砂糖の総摂取量を制限している。この勧告は1997年の専門家会議の内容よりもかなり強調されている（FAO, 1998）。一方，1997年の専門家会議では，炭水化物含有食品の質のガイドラインとしてグリセミックインデックスの低い食品の摂取を推奨したが，サイエンティフィック・アップデートはそれを唯一の拠りどころとして依存することに注意を促した。サイエンティフィック・アップデートは，炭水化物に関するその後の専門家会議につながるようなさまざまな科学分野の研究や議論の喚起をして終えている。

タンパク質とアミノ酸

タンパク質の必要量に関する最新の会議は2002年に開催され，その報告書は2007年に発行された（WHO, 2007）。そのなかでは，前回の報告書のように（WHO, 1985），タンパク質とアミノ酸の必要量は，健康であり，体重を一定に維持し，タンパク質とアミノ酸出納のバランスが保たれている人々で観察された窒素出納試験に基づいている。タンパク質の出納に関する窒素出納試験を実施する際に，窒素平衡（ゼロ窒素出納）が０の時に最小摂取量（minimum protein requirement：MPR）を定義することができる。窒素平衡の摂取量は，窒素平衡を検討した研究のメタアナリシスの直線回帰の値に由来する（Rand *et al*., 2003）。

2007年の報告書は，個人と集団の安全摂取量の点で，以前の報告書と異なる。個人においては，以前の報告書では，個人の安全摂取量は，個人の必要量分布の97.5パーセンタイル値と定義されていた。つまり平均値＋1.96SDである。しかしながら，集団においては，安全摂取量（不足のリスクが＜2.5%）は論理的に計算されるが，個人の必要量だけでなく安全摂取量の分布もまた考慮する必要がある。ほとんどすべての状況において，集団の安全摂取量は，個人の安全摂取量より多くなる。集団の不足は，おおむね平均必要量未満の割合である。耐容上限量（tolerable upper limit：TUL）であるが，報告書では，高タンパク質食による危害や毒性のエビデンスについて検討されたが，個人の安全摂取量の３～４倍摂取しても明らかな危害はなかったことから，以前の報告書で想定された安全摂取量の２倍よりはるかに高いのではないかということで設定されなかった。

表66.2には，報告書に記載されているすべてのタンパク質必要量について，採用された方法および必要量の構成要素の観点から要約している：すなわち，平均必要量を計算するための維持必要量と利益効率〔個人における必要量の変動係数（CV）と安全摂取量〕である。

窒素出納試験の方法は採用されたが，2007年の報告書では，２つの大きな問題点（十分な精度のもと適正に測定することに困難があること，それが結果の解釈に影響を及ぼすこと）の主な限界について幅広くレビューされている。主な懸念は，観察された出納反応曲線の形が，高品質のいろいろなタンパク質を与えられた栄養状態のよい成人で予測されるものと一致しないことである。理論上の曲線と異なることはある程度予測されたが，出納試験の結果は，理論上のレスポンスとほとんど一致せず，出納試験で求めた必要量の個人差は非常に大きく，0.34～

表66.2 さまざまな人口集団におけるタンパク質必要量（合同専門家会議 2002年）

人口集団	方法		タンパク質要求量 g/kg/日	維持必要量	平均必要量 g/kg/日	変動係数%	安全なレベル g/kg/日
乳幼児（0～6か月）	要因加算法：タンパク質維持必要量と成長に伴い蓄積されるタンパク質蓄積量，牛乳と卵の窒素出納実験からのタンパク質維持必要量（0.58g タンパク質/kg/日）：全身カリウム（TBK）測定に基づく成長に伴うタンパク質蓄積量		0.385＋蓄積量	0.66：維持と成長	1.41～0.98	8～13%	1.77～1.14
子供（6か月～18歳）	要因加算法：タンパク質維持必要量と成長に伴い蓄積されるタンパク質蓄積量，成人のタンパク質維持必要量（0.66g タンパク質/kg/日），6か月～12歳の子供の窒素出納実験より維持必要量で調整した（0.58）タンパク質の全身カリウム研究に基づく成長に伴うタンパク質蓄積量		0.30＋蓄積量	0.47：維持 0.58：成長	1.12～0.66（女子） 1.12～0.69（男子）	8.9～12%	1.31～0.82（女子） 1.31～0.85（男子）
成人，全年齢階級，男女	窒素出納法（メタアナリシス）：線形回帰：$n=235$ 個人別多段階の検討：要求量＝切片，維持必要量＝勾配		0.30（～48.1mg N/kg）	0.47	0.654	＞12%	0.83
妊婦	要因加算法：体重の増加に伴うタンパク質維持必要量の増加による要求量（0.5, 3.2, 7.3g/日），健康な妊婦の全身カリウムの増加量 13.8kg（0, 1.9, 7.4 g/日）。10代の初産における窒素出納実験による維持必要量	三半期/時間	g/日		g/日		g/日
		初期	0.5＋0		0.5	12%	0.7
		中期	3.2＋1.9	0.42＋蓄積量	7.7	12%	9.6
		末期	7.3＋7.4	0.42＋蓄積量	24.9	12%	31.2
授乳婦	要因加算法：栄養状態が良好な女性が母乳のみを与え（産後6か月），その次に一部母乳を与えた（次の6か月）母乳タンパク質の平均産生相当量（総窒素量から非タンパク性窒素を減じた）による要求量。授乳をしていない成人における窒素出納実験による維持必要量	0～6か月	6.79～7.60	0.47：母乳タンパク質産生	14.3～16.2	12%	17.9～20.2
		6～12か月	4.69	0.47：母乳タンパク質産生	10	12%	12.5

WHO（2007）より改変。

2.8g/kg/日であった。

さらに，窒素平衡法の気がかりな点は，要因加算法を子供や妊婦に適応すると，食事性タンパク質の利用効率が過小評価されるため，それに基づくとタンパク質必要量が過大評価される可能性があることにまで及んでいる。一方，乳幼児や子供にとっての必要量の過大評価は，危害を加える結果にはならないが，報告書は，妊娠期におけるタンパク質の過剰摂取が妊娠転帰に悪影響を及ぼすというエビデンスをレビューし，妊娠期におけるいかなるタンパク質の付加については，高タンパク質サプリメントではなく，通常の食品から構成されるべきであると助言している。

アミノ酸の必要量については，1985年より大きな論議がなされており（WHO, 1985），特に，小麦やその他の穀類中の制限アミノ酸であるリジンについて議論されている。1985年の報告書では，1971年以降の専門家会議で幅広くレビューされてきたことであるが（FAO, 1973；WHO, 1973a），窒素出納試験の結果に基づきアミノ酸の必要量のパターンが定義され，タンパク質源や食事に含まれるタンパク質の質は，消化やアミノ酸スコア〔後の，タンパク質消化吸収率補正アミノ酸スコア（protein digestibility corrected amino acid score：PDCAAS）〕の観点から評価することが推奨されている。(FAO, 1991)。1985年の報告書では，成人の評点パターンに微量な必須アミノ酸が取り上げられたが，タンパク質の質は，消化吸収性は別として，成人における問題ではなくなった。過去の窒素出納試験の再評価に加えて，安定同位体を用いた新しい研究がかなり行われており，報告書のなかで検討され，成人のタンパク質維持のための新しいアミノ酸スコアパターンの開発が可能になった。この新しいパターンの特徴は全必須アミノ酸（indispensable amino acids：IAA）の値がかなり高いことである。ヒスチジン，硫黄アミノ酸，トリプトファンは例外であるが，1985年の報告書の値の2倍近いものとなっている（WHO, 1985）。18歳未満の評点パターンについては，成人のタンパク質維持パターンと組織タンパク質のアミノ酸パターンにより捻出された。

2007年の勧告の意義

当初のリアクションであるが，乳幼児や学童期前の子供に対して新しく設定されたタンパク質必要量は低かったので，発展途上国を含めた当事者の懸念を和らげた。しかしながら，この新しい必要量に関する長期の研究は報告されていないため，注意が必要である。

成人においてタンパク質必要量を10%増加させることの影響を評価することは困難である。報告書で説明されているタンパク質欠乏に関するリスク評価の研究では（WHO, 2007），不適切な量と質のタンパク質摂取量の問題は，発展途上国における典型的な食事において最も重大であり，先進国においては典型的な菜食主義者の集団，そして範囲は限定されるが典型的な雑食を摂っている集団でも散見される。しかしながら，リスク上の仮定や不確かさのため，報告書は，示唆されている動物性タンパク質の供給過多に対するリスク管理の検討を行うことには慎重な考えを示している（Young *et al*., 1998）。主な不確かさは，タンパク質の摂取量と必要量には相関関係があり，不足のリスクを著しく低減させるというタンパク質必要量の代謝的要求モデルに関連している（Milward and Jackson, 2004）。政策立案上，タンパク質必要量の背景である前提は重要なので，報告書ではタンパク質の習慣的摂取量で健康が達成できる過程と機序について引き続き研究が必要であるとしている。

脂肪（と油脂）と脂肪酸

脂肪，油脂，脂肪酸に関する栄養のニーズについては，1977年（FAO, 1977），1993年（FAO, 1994），2008年（FAO, 2010）に取り組まれている。すべての専門家のグループは，十分な脂肪が不足している食事をしている貧しい集団，また，脂肪の過剰摂取による健康リスクを経験しうる豊かな集団を考慮した勧告を開発することが必要であるとした。

直近の2008年の諮問委員会は，1994年の報告書以来起こっている食事と生活習慣の劇的な変化の認識が契機となっている。これらの変化の大部分ではないが，一部は特に，大規模な社会経済の変化が起こっている発展途上国における産業化，都市化，経済発展，市場のグローバル化による。不健康な食事パターンや不十分な身体活動は増加し，その結果，すべての社会経済グループで，食事に関連した慢性疾患の有病が増加し，現在，これらは世界的な死因や障害の主要な原因となっている（WHO, 2011）。

加えて，この分野ではたくさんの主要な進展があるため，情報の更新が必要とされる。これらの発展は主に，多くの地域住民を対象としたコホート研究やランダム化比較試験から得られた脂肪や特定の異なった脂肪酸による健康影響の結果による。健康やよい栄養状態を決定する特定の脂肪酸の役割に関する知見がアップデートされている。体内でどのように代謝されるか，遺伝子転写と発現がどのようにコントロールされるか，それらはどのように相互作用するかについてより詳細にわかってきている。さらに現在では，脂肪や脂肪酸は後年の栄養に関連した慢性疾患のみならず，初期の成長や発育に影響を与える重要な栄養素として認識されている。これらの栄養素が及ぼす健康上の影響は熱量としての役割をはるかに超えている。特定のn-3系，n-6系脂肪酸は必須の栄養素であるが，一方，他の脂肪酸は心疾患，糖尿病，癌の有病と重症度，年齢が関係する機能低下などに影響を与える。これらは必要量の定義や勧告の過程を複雑にしている。したがって，それぞれの脂肪酸の役割，年齢や生理的な状態によってニーズがどれくらい異なるかに焦点を当てる必要がある。

1993年の委員会の勧告（FAO, 1994）に対して，2008年の委員会では，ある特定の脂肪酸群に重点を置いている。例えば，長期的な健康維持やある種の慢性疾患の予防のみならず，新生児や乳幼児の精神発達における長鎖多価不飽和脂肪酸の確かな役割である。飽和脂肪酸の高摂取やトランス脂肪酸の摂取増加は血中脂質の変化や心疾患の発生に悪影響をもたらしている。富裕層において多くの命を奪い，先進国や発展途上国の成人の主要死因でもある。2008年の委員会では，また，n-3系PUFAとn-6系PUFAは単一ではなく，各脂肪酸それぞれ固有の性質を持つことがわかっているが，特に食品表示における包括的定義は精度を欠いている。成人への勧告の報告書の要約については表66.3に掲載し，乳幼児と子供については表66.4に要約を掲載している。

トランス脂肪酸

トランス脂肪酸（*trans* fatty acids：TFAs）に関するWHOのサイエンティフィック・アップデート（Nishida and Uauy, 2009）は，2008年のヒト栄養における脂肪と脂肪酸の専門家委員会に先立ち，2007年の10月後半に行われた。このサイエンティフィック・アップデートの結論は2008年の専門家委員会の審議に大きく貢献した。

以前招集された1993年のヒト栄養における脂肪と油脂に関するFAO/WHO合同専門家委員会（FAO, 1994），肥満−世界的な流行の予防と管理に関するWHO専門家委員会（WHO, 2000），食事，栄養と慢性疾患の予防に関するFAO/WHO合同専門家委員会（WHO, 2003）では，トランス脂肪酸の摂取による危害に関するエビデンスが増大しているという警告を発した。2007年までに，十分に新しいデータをレビューしアップデートが行われた。サイエンティフィック・アップデートの結果について以下に示す。

- トランス脂肪酸が疾病アウトカムに及ぼす影響に関する証拠は，ヒトへの食品供給から部分水素添加食物油（partially hydrogenated vegetable oil：PHVO）を排除すべきことを強く支持している。
- 臨床試験および観察研究による証拠は，PHVO由来のトランス脂肪酸の摂取が心血管疾患発症にかかわる多様なリスク要因を増強し，冠動脈心疾患（CHD）の発症を有意に増やすことを示している。
- 臨床試験および観察研究は，特に，例えば，インスリン抵抗性を持ち，内臓脂肪症または身体活動が低いなどのリスク因子を抱えるヒトにおいて，トランス脂肪酸がインスリン抵抗性を悪化させる可能性を示唆している。
- ヒトでの体重の増加や糖尿病罹患に対するトランス脂肪酸の明らかな影響を確認するにはさらなる研究が必要である。
- 反すう動物由来のトランス脂肪酸とPHVOとが，健康に及ぼす悪影響は異なるとはいい難いが，今日，前者の通常の摂取量とCHDとの関連を支持する決定的な証拠はない。
- PHVOに由来するトランス脂肪酸は，健康への便益がなく，明確な健康リスクを有する，工業的な食品添加物とみなすべきである。n-3系やn-6系の多価不飽和脂肪酸（polyunsaturated fatty acids：PUFA）や1価不飽和脂肪酸（monounsaturated fatty ac-

表66.3　総脂肪量と脂肪酸の摂取量に関する推奨食事摂取量：成人（合同専門家会議　2008年）

脂肪/脂肪酸	基準（略記については，表66.4の脚注を参照のこと）	数値
総脂肪量	AMDR	20〜35%エネルギー
	U-AMDR	35%エネルギー
	L-AMDR	15%エネルギー
飽和脂肪酸	U-AMDR	10%エネルギー
1価不飽和脂肪酸	AMDR	差による[a,b]
総多価不飽和脂肪酸	AMDR（LA＋ALA＋EPA＋DHA）	6〜11%エネルギー
	U-AMDR	11%エネルギー
	L-AMDR	6%エネルギー
	AI	2.5〜3.5%エネルギー
n-6系多価不飽和脂肪酸	AMDR（LA）	2.5〜9%エネルギー
	EAR	2%エネルギー（標準偏差0.5%）
	AI	2〜3%エネルギー
n-3系多価不飽和脂肪酸	AMDR（n-3[c]）	0.5〜2%エネルギー
	L-AMDR（ALA）	≥0.5%エネルギー
	AMDR（EPA＋DHA）	0.250〜2[d]g/日
トランス脂肪酸	UL〔総トランス脂肪酸（反すう動物由来のもの＋工業的に生産されたもの）〕	＜1%エネルギー

[a]：総脂肪量［%エネルギー］－飽和脂肪酸［%エネルギー］－多価不飽和脂肪酸［%エネルギー］－トランス脂肪酸［%エネルギー］

[b]：総脂肪摂取量により，15〜20%エネルギーまで増やすことができる。

[c]：（αリノレン酸＋長鎖n-3系多価不飽和脂肪酸）

[d]：冠動脈疾患の二次予防を目的としたもの

FAO（2010）より改変。

表66.4 総脂肪量と脂肪酸の摂取に関する推奨食事摂取量：乳幼児（0～24か月）と子供（2～18歳）（合同専門家会議 2008年）

脂肪/脂肪酸	年齢階級	基準	数値
総脂肪量	0～6か月	AMDR	40～60%エネルギー
		AI	母乳の総脂肪の割合組成を基本とする
	6～24か月	AMDR	徐々に減少させる，身体活動により，35%エネルギー[a]
	2～18歳	AMDR	25～35%エネルギー
飽和脂肪酸	2～18歳	U-AMDR	8%エネルギー 家族性脂質代謝異常症（高LDLコレステロール血症）を家族に持つ子供は，飽和脂肪酸の摂取量を抑えるが，総脂肪量は減少させない。
1価不飽和脂肪酸	2～18歳	AMDR	総脂肪量［%エネルギー］－飽和脂肪酸［%エネルギー］－多価不飽和脂肪酸［%エネルギー］－トランス脂肪酸［%エネルギー］
総多価不飽和脂肪酸	6～24か月	U-AMDR	<15%エネルギー
	2～18歳	U-AMDR	11%エネルギー
リノール酸とαリノレン酸	0～24か月	コメント	必須
n-6系多価不飽和脂肪酸	0～6か月	AI	0.2～0.3%エネルギー
アラキドン酸	0～6か月	AI	母乳の総脂肪の%エネルギーの組成
リノール酸	6～12か月	AI	3.0～4.5%エネルギー
	6～12か月	U-AMDR	<10%エネルギー
	12～24か月	AI	3.0～4.5%エネルギー
	12～24か月	U-AMDR	<10%エネルギー
n-3系多価不飽和脂肪酸			
αリノレン酸	0～6か月	AI	0.2～0.3%エネルギー
	6～12か月	AI	0.4～0.6%エネルギー
	6～12か月	U-AMDR	<3%エネルギー
	12～24か月	AI	0.4～0.6%エネルギー
ドコサヘキサエン酸	12～24か月	U-AMDR	<3%エネルギー
	0～6か月	AI	0.1～0.18%エネルギー
	0～6か月	U-AMDR	母乳の0.75%エネルギーの範囲の上限を超えない
	0～6か月	コメント	ALAからの生成は限られているため，条件つきで必須
	6～12か月	AI	10～12mg/kg
イコサペンタエン酸+ドコサヘキサエン酸	12～24か月	AI	10～12mg/kg
	0～24か月	コメント	網膜と脳の発達に重要な役割
	2～4歳	AI	100～150mg（慢性疾患の予防のため，年齢を調整した値である）
トランス脂肪酸	4～6歳	AI	150～200mg（乳幼児の値10mg/kgに基づき設定）
	6～10歳	AI	200～250mg（成人の値を10歳の年齢に割り当てた）
	2～18歳	UL	<1%エネルギー（総トランス脂肪酸=反すう動物由来のもの+工業的に生産されたもの）

[a]：6～12か月の乳児に対して，%エネルギーとして提案された脂肪の摂取量は，1994年の報告書で推奨された値よりも低くなった。その主要な理由は，肥満率の上昇を懸念し，後の乳児期よりスリムな成長を示す。母乳栄養児を基本として再定義された標準成長(growth standard）による（WHO MGRS, 2006）。

%エネルギー，AI：目安量（範囲として示されている），EAR：推定平均必用量；AMDR：主要栄養素分布範囲，L-AMDR：主要栄養素分布範囲の下限，U-AMDR：主要栄養素分布範囲の上限，UL：耐容上限量；この基準は，発生確率が計算できる時。例えば，悪影響があるか否かを確認するための生化学的指標が必要とされる場合に開発される。脂肪酸の場合，トランス脂肪酸にのみ適用される。

L-AMDRとU-AMDRはAMDRの上限と下限の範囲を示し， これは信頼区間の上限と下限を示すUCIとLCIの使い方によく似ている。

FAO（2010）より改変。

ids：MUFA）を多く含むものと代替することで，健康上の大きな便益が得られ，集団全体にとって最大の健康増進が達成されよう。

上記に基づき，サイエンティフィック・アップデートの作業委員会に参加した専門家は，平均的な集団が摂取するトランス脂肪酸に関する「PHVOの摂取量を，エネルギー比率1％以下にすべきである」という現行の勧告をレビューする必要性を認めた。この勧告を改定することを支持する十分な疫学的，実験的な証拠があり，それは集団の平均的なヒトだけでなく集団の大部分を包含し，多くの人々がPHVOを多量摂取するのを予防できる。これはヒトの食品供給からPHVOを排除することにより達成できる（いくつかの国や市では実施されている）。このサイエンティフィック・アップデートの成果は，この目標を達成するために，農業や食料生産，関連医療専門家，国や国際機関の食品規制当局，市民社会，民間セクターのみならず栄養や健康を含めた国際科学アカデミアでの議論を活性化するエビデンスと科学的基盤を提供したものである。

ビタミンとミネラル

ビタミン，ミネラル，微量元素に関するヒト必要量については，FAO/WHOのいくつかの専門家会議の主題であった。カルシウムは1961年にレビューされた（FAO, 1962）。その後，ビタミンA，チアミン，リボフラビン，ナイアシンに関して1965年に専門家会議が開催され（FAO, 1967），続いて1969年の会議ではアスコルビン酸，ビタミンD，ビタミンB_{12}，葉酸，鉄に焦点が置かれた（FAO, 1970）。ビタミンA，鉄，葉酸，ビタミンB_{12}については，1985年に再びレビューが行われた（FAO, 1988）。前二者は重要な公衆栄養問題であり，後二者は貧血と密接な関係にあるからである。

1973年に，WHOは微量元素に関する最初の専門家グループを招集した（WHO, 1973b）。1990年までに，多くの微量元素の役割と重要性に関する追加の情報が明らかにされ，微量元素に関する2回目の専門家委員会は，国際原子力機関（IAEA）に加えて，FAOとWHOの共催で開催された（WHO, 1996）。このグループは，多くの懸案の栄養素の分析や提示方法に関して合理的な範囲での統一を試みた。注目すべき結論は，微量元素の必要量は，摂取する食品の種類や量，他の栄養素との相互作用，個人の栄養状態によって変わるということである。

ヒトのビタミンとミネラルの必要量に関するFAO/WHOの合同専門家会議は1998年に開催された（FAO, 2002；WHO, 2004b）。この専門家グループは，ヒトの食事におけるすべてのビタミンとミネラルについて審議し，栄養素推奨摂取量（recommended nutrient intakes：RNIs）に関する勧告を設定するために招集された。これらの値は可能な限り科学的エビデンスに基づいたものであったが，しばしばあるようにデータの解釈が困難な栄養素があり，その問題点は未解決のまま残ってしまった。

さらに，この会議の報告書では，ビタミンとミネラルの推奨摂取量の変更が，栄養素の生化学的な役割についてよりいっそう科学的な知識と理解に基づいているかどうか，また，必要量を設けるための基準が変わったかどうかに関する疑問に焦点を当てている。報告書ではさらに，ビタミンとミネラルのRNIsは，集団の97％以上の人々の基本的な栄養素のニーズにみあうという理解のもとで第一義的に確立されたが，工業先進国における栄養素の基本的基準は，それらの集団を特徴づけ，大幅に増加している疾病を“予防”しうる根拠を与える役割である。後者へのアプローチは，推奨摂取量に対する“至適栄養量”の概念を意味する。さらに，報告書は，推奨摂取量を確立するために開発されたアプローチが発展途上国の集団にも適用できるかどうかという疑問も提示している。さらに，国際的な視点から，多くの栄養素ではないが，葉酸，ビタミンA，セレンなどのいくつかの微量栄養素のRNIsに関して，重要な追加データが現れたら，直ちに再評価されるべきであるとしている。

この会議の産物として，いくつかの栄養素の推定平均必要量（estimated average requirements：EARs）に加えて，ミネラル，水溶性および脂溶性ビタミンのRNIsについては一覧表が報告され，それらについては報告書を参照することができる（FAO, 2002；WHO, 2004b）。

FAO/WHOは，ビタミンとミネラルの必要量を更新する仕事を継続している。2002年には，FAOは，栄養と特別用途食品に関するコーデックス委員会に報告書を提出したが（CAC, 2003），この委員会はコーデックス（食品規格基準の国際機関）の委託を受けていた。この報告書は，以前，コーデックスが委託していた事項に対して応えるものである。FAO/WHOは，コーデックスに対して科学的助言を提供するように要請を受けているが，将来，栄養素推奨摂取量を開発する際に，ビタミンとミネラルの上限量も示すよう求められていた。FAOの報告書は，特定のビタミンとミネラルの上限量と安全性に取り組むにあたり，原則の概要を示した一般的な技術的文書を提供している。

栄養素の関連物質と上限量

2004年，FAO/WHOは，栄養素と関連物質の上限量を確立する枠組み作りの共同作業をするというコーデックスからの要請に応えた（WHO, 2006）。ワークショップの参加者は，国際的にも適用できる栄養素リスクアセスメントの科学的評価プロセスを明確にするアプローチ（もしくは，“モデル”）の開発を求められた。そのようなモデルは，将来，栄養素と関連物質の上限量を特定するために使用できる。ワークショップの作業では，特定の摂取量レベルを明らかにするのではなく，もし，栄養素および関連物質と危害リスクとの間に関係があった場合，そのリスクを科学的に正当な評価をするアプローチの確立のための重要な第一段階に焦点が当てられた。ワークショップは栄養素のリスク評価の過程に関連した科学的な決定にかかわることに取り組んだ。なお，栄養素のリスク管理の決定と政策策定の活動は考慮に入っていなかった。

栄養素摂取量の調和（ハーモナイゼーション）

国際連合大学の食品と栄養のプログラムは，FAO，WHO，UNICEF と共同して，栄養素に基づく食事のスタンダードを開発するための手法の調和（ハーモナイゼーション）をレビューするために，2005年12月に国際的な専門家を招集した。専門家のグループは栄養素に関する数値の設定は扱わず，栄養素摂取量の設定のための理論的な枠組みの開発に取り組んだ。報告書は *Food and Nutrition Bulletin* に公開された（King and Garza, 2007）。この会合により推奨された専門用語を下記に示す。

- **栄養素摂取値（nutrient intake values：NIV）**：勧告一式の総称〔食事摂取基準（DRI）（アメリカ）または食事摂取基準値（DRV）（イギリス）に類似〕。
- **平均栄養必要量（average nutrient requirement：ANR）**：特定の基準のもと，特定の年齢や性別の必要量の統計的分布から推定された必要量の平均値または中央値〔推定平均必要量（EAR）（アメリカ，イギリス）に類似〕。
- **個人の栄養量（individual nutrient level：INL*x*）**：特定の集団におけるすべての健康な個人における推奨値。ほとんどの個人（x）の栄養量をカバーする。なお，x は INL をセットする際に，必要量の変動係数に基づくパーセンタイルである〔推奨量（RDA）（アメリカ）および（RNI）（イギリス）に類似〕。
- **上限量（upper nutrient level：UNL）**：一般集団におけるほとんどすべての個人に対して，健康への悪影響をもたらす可能性はないと考えられる習慣的な栄養素摂取量の最大値〔耐容上限量（UL）（アメリカ），安全な摂取量の範囲の上限（upper end of safe intake range）（イギリス）に類似〕。

栄養勧告の公衆衛生への適用

FAO/WHO の勧告は，常に，公衆衛生を改善する政府当局の活動に向けて通知される。本項では，一般的に政府当局の主導により実施される公衆衛生上の2つの試みである食事ガイドラインと栄養表示について論じる。これら2つの戦略に焦点を当ててはいるが，消費者が健康的な食生活を創造するための食品選択ができるように消費者情報を改善する革新的なアプローチに関する広範な議論があることに留意すべきである。消費者情報の他の形態も現れており，食品をベースにした食事ガイドラインや栄養表示を増強している。

食品をベースにした食事ガイドライン

栄養素摂取の定量的な勧告は，集団の健康を保証するために必要な栄養の目標を提供している。しかしながら，消費者が食品を選択し，食事の計画を立てる時に，この情報を適用することは難しい。したがって，その定量的な推奨量を，食事を選択するための一般的な助言へ“変換する”必要がある。

栄養のニーズに関する国際的な勧告は，食事ガイドラインの開発に重要な情報を提供してくれるが，国際的な共通のガイドラインの設定は可能ではないし，実用的でもない。入手できる食品は地域や国により異なり，食品中の栄養素含有量も異なる。食品の利用や入手に大きな差があり，生活習慣，文化，公衆衛生の優先度における差もあるので，国の政府当局は，国民と食料供給のために適切な食事ガイドラインを確立するうえで，最適な立場にある。このようなことから，FAO/WHO のような国際機関は，国や地域が食品をベースにした食事ガイドライン（food-based dietary guidelines：FBDGs）の開発の支援を目標としている。本章でのディスカッションでは，一般の人々を対象とするガイドラインに焦点を絞っているが，自己免疫疾患，高血圧，糖尿病等の疾患を有する人に加えて乳幼児と小児など特定の栄養素に配慮が必要な人々には，特にその集団に対する個別の食事ガイドラインが開発されている。

簡単に述べると，FBDGs の目的は，対象集団が栄養や健康に関する勧告を実践できるように支援することである。そのようなガイドラインには，一般の人々が容易に理解できる言葉や表象を用いて情報を提供すべきである。それらは通常，一般的な食品，ポーションサイズ，食行動に焦点を絞っている。FBDGs 開発の副次的な目的には，保健・医療従事者，教師，ジャーナリスト，生涯教育機関，そして一般の人々と直接働く人々が使用できる栄養教育のツールを提供するということがある。

FAO/WHO は，20年間近く，FBDGs の概念を推進してきた。1992年，国際栄養学会議（International Conference on Nutrition：ICN）が開催されたが，このハイレベル政府間会合の期間中，159か国が“世界栄養宣言・行動計画（World Declaration and Plan of Action for Nutrition）”を採択した。これは適切な食事と健康的な生活習慣の推進を政府に呼びかけるものであった（FAO/WHO, 1992）。1995年，キプロスにおいて，FAO/WHO は FBDGs の策定と利用に関する専門家委員会を後援し（WHO, 1998），FBDGs の開発のためのこれまでの経験をレビューし，開発プロセスを詳細に述べた。その委員会の後，FAO/WHO は，地域事務局や団体，技術協力プロジェクトを通じて，FBDGs の開発を推進した。

FBDGs の主な特徴

各国の FBDGs は，しばしば同じようにみえるかもしれないが，それらはたいてい，その国の集団における特定のニーズに合うように，また，文化的・社会的・経済的背景に適合するよう開発されてきた。FBDGs に関連した食品グラフィックは大いに宣伝されることで，国の栄養情報共有と栄養教育の戦略において重要な表象となりうる。

世界各国の既存の FBDGs には，一定の共通項目がある。それらを下記に示す。

- すべての人々が，さまざまな食品を摂取することを勧奨する。
- すべての人々が，健康的な体重を維持することを勧奨する。
- すべての人々が，果物と野菜の摂取量を増加させることを奨励する。
- ほとんどの人々に，食塩やナトリウムの摂取量を減少させることを奨励する。
- ほとんどの人々に，砂糖の摂取量を減少させることを奨励する。
- ほとんどの人々に，身体活動を奨励する。
- 人によっては脂肪酸の種類を特定し，飽和脂肪酸の摂取を思いとどまらせる。
- 人によっては炭水化物を特定し，全粒穀物製品の摂取を奨励する。
- 人によっては水の摂取量を増加させることを奨励する。
- 人によっては特定の栄養素について言及する。

鉄，ビタミン A ないしヨウ素の欠乏症が日常的にみられる国々においては，これらの栄養問題についてガイドラインで取り扱われよう。国によっては，FBDGs に社会的価値観を反映する勧告がガイドラインに含まれており，積極的な行動の動機づけを意図し，食事と健康に間接的な影響を及ぼすかもしれない。例えば，ある FBDGs では，社交上の食事を推奨している。他の FBDGs では地域特有ないし伝統的な食品の摂取を推奨している。多くの FBDGs では，禁煙というような否定的なメッセージを含んでおり，アルコール摂取はほどほどにすることを奨励していることも共通している。あるガイドラインでは，食品の調理や食品の安全に関する情報を含んでいる。

さまざまな食品を摂取することの重要性を，栄養専門家は容易に理解できるが，消費者の間ではさまざまなという概念がしばしば誤解されている。多くの国では，さまざまなという概念を伝えるために，FBDGs の一部としてイラストを用いてきた。グラフィックでは，食品の文化的認識に沿い，食品の種類，食品の比率，ポーションサイズを特定している。FBDGs のグラフィックの例は，FAO Food and Nutrition のウェブサイトで閲覧することができる（http://www.fao.org/ag/humannutrition/nutritioneducation/49741/en/）。

グラフィックには，適宜，さまざまな形を用いており，通常，その集団にとって社会的に重要なものが使用されている。その例に，国の表象がある。本文とグラフィックは一緒に使用するようデザインされているが，包装やポスターに FBDGs のグラフィックのみが表示されることもある。したがって，グラフィックが消費者に正確に理解されているかを確認するために消費者テストを実施すべきである。

FBDGs の開発過程

FBDGs は，通常，勧告が平均的な消費者に理解でき，実行できるものか，また，さまざまな政府当局，専門職能団体，食品産業や消費者団体によって幅広く支持されるものであるかなどを保証するための方法を含め，包括的な過程を経て創り出される。FBDGs の開発には一連の段階があり，それぞれの段階で多様な種類の活動や専門知識が要求される。FBDGs の開発には数年かかり，以下の活動を含むべきである。

- マルチセクターから成る委員会とともに計画を立てる
- 対象集団の特徴の把握
- 栄養と健康に関する目標の設定
- 技術的ガイドラインの作成
- 勧告の実行可能性の検証
- FBDGs の作成
- 勧告と食品グラフィックの妥当性
- 実施
- 評価

包装食品における栄養表示とコーデックス

栄養表示は，消費者が持つ特定の健康ニーズや嗜好に沿い，食品を選択することを支援するものである。食料政策の観点からいえば，製品に特定の栄養品質を求める法規に比べて，栄養表示の規制は厳しくないと考えられている。市場においては，栄養表示は，消費者が望む栄養品質を有する食品を入手できるように，食品生産者が取り組むための動機づけをしている。例えば，ナトリウム，砂糖，飽和脂肪酸を避けたい消費者に対しては，食品選択に必要な情報が提供される。同時に，ナトリウム，砂糖，飽和脂肪酸を多く含む食品を望む消費者は，そのような食品を入手できる。

過去20年の間に栄養表示は急速に発展し，多くの国々で複雑な議論がなされている。1990年にアメリカでは栄養成分表示教育法（Nutrition Labeling and Education

Act of 1990）が実施され，大部分の包装食品に栄養表示（nutrition fact label）がされるようになったが，他の多くの国々(例：カナダ，オーストラリア，ニュージーランド，ブラジル，チリ，ウルグアイ，マレーシア）でも包装の側面もしくは背面に，栄養情報記載パネルを求めるなど同様の政策が実施されている(Hawkes, 2010)。単純なグラフィックを包装の前面に表示するなど他の栄養表示方法について，多くの国々で議論されている。食品包装に表示する情報に加えて，食品小売店での販売時における栄養情報の提供についても検討されている。

表示が任意であろうと義務であろうと，政府は消費者を誤解させるような栄養表示を防ぐことに努めなければならない。不正な表示は他の生産者にとって不公平であり，消費者の食品への信頼を損なうことになる。政府や民間組織は，消費者が表示を読むことができ，製品を比較することができるように，栄養素表示の標準的フォーマットを確立すべきである。

WHO の食事，運動，健康に関する世界戦略では，公衆衛生の改善施策を実施するにあたり，政府当局と他の社会的活動組織を活性化するために，栄養に関する科学的な勧告と国際連合機関主導を組み合わせた連携の例を示している。WHO は『World Health Report 2002』と『Reducing Risks, Promoting Healthy Life（WHO, 2002)』を発行したが，そのなかで，多くの国において，わずかな主要危険因子によって罹患や死亡の大部分を説明できるということを報告している。報告書では，不健康な食事と不活発な身体活動が３つの主要な非感染性疾患（心疾患，糖尿病，ある種の癌）の主要な原因であると述べている。2002年に開催された世界保健機関総会における加盟諸国の決議による要求に応じて（WHA 55. 23)，WHO は食事，運動，健康に関する世界戦略を開発した。それは，2004年に開催された世界保健機関総会における決議57. 17を通じて承認された(WHO, 2004a)。

その戦略では，集団や個人が次のことを行えるよう，明確な勧告をしている。①食事や身体活動に起因する非感染性疾患のリスク要因の減少を支援する，②健康における食事や身体活動の影響についての意識を高める，③適切な政策の開発を奨励する，④食事や身体活動に関する科学的データと影響をモニターする。WHO の戦略のなかで，コーデックスは，食事に関連した慢性疾患のリスクを低減させるという目的を達成するうえで重要な役割を担っている。食品規格の作業は，食品の栄養の質および消費者が情報に基づいて食品を選択する能力に明確な影響をもたらしている。FAO/WHO はコーデックスが WHO の世界戦略を支援する具体的な行動を提案しており，栄養表示の向上はその提案に含まれている。

コーデックスには，コーデックス食品表示部会（the Codex Committee on Food Labelling：CCFL）と，コーデックス栄養・特殊用途食品部会（Codex Committee on Nutrition and Foods for Special Dietary Uses：CCNFSDU）の主要な委員会があるが，その活動を通じて，コーデックスは食事に関連した慢性疾患に取り組んでいる。これらの委員会が技術的な作業を終えた後，その勧告は広くコーデックス総会の審議にかけられる。コーデックスによる基準の変更は，世界中の食品の栄養の質に影響を与える。

2010年の食品表示部会第38回セッションにおいて，委員会は現行の栄養表示に関するコーデックスガイドラインの改定を提案した。委員会は，栄養宣言は必須な宣言で構成されることを決めた。つまり，委員会は，栄養強調表示がなされた場合は，以前から義務化されているエネルギー，タンパク質，利用可能な炭水化物および脂肪に加えて，飽和脂肪酸，糖類，ナトリウムを義務表示とするとした（CAC, 2010a)。委員会はさらに，表示の形式，数値（表示単位)，デザイン要素を扱うために「栄養表示の読みやすさの原則と適用」を定めた(CAC, 2010a)。

現行の表示に関するコーデックスガイドラインでは，ビタミンやミネラルについては推奨量が設定されている場合，および（または)，当該国においてその栄養素が重要である場合に表示してよいとしている。栄養宣言がなされた時，相当量のビタミンとミネラルが含まれていた場合に限り，栄養表示がなされるべきであるとしている（脚注には，原則として，推奨量の５％が相当量であるという記述がある)。ビタミンやミネラルの数値情報はメートル法で，および(または)，栄養参照量(nutrient reference value：NRV）の割合として表示しなければならない。現行の栄養参照量はガイドラインに一覧があり，タンパク質，ビタミン A，ビタミン D，ビタミン C，チアミン，リボフラビン，ナイアシン，ビタミン B_6，葉酸，ビタミン B_{12}，カルシウム，マグネシウム，鉄，亜鉛，ヨウ素の値が含まれている。しかしながら，CCNFSDU は，現在，一般の集団における食品の栄養表示の用途のために，栄養参照量（NRVs）のガイドラインをレビューしている（CAC, 2010b)。

将来の方向性

21世紀において，世界は，FAO や WHO が設立された60年前とは大きく異なっている。多くの国，主にアフリカやアジアの国は独立していなかった。FAO や WHO の加盟国は約50であり，そのほとんどが先進国であった。それぞれの国の人々はまだ，その国の食事と考えられるものを消費していた。取引される食品の量や種類は少なく，栄養に関する科学的な情報発信も少なかった。

FAO と WHO の運営方法も今日とはまた異なっていた。科学的なレビューの分野および基準，勧告やコードの設立，そのプロセスの大部分は内部で行われてきた。

各組織の長官・総長は，通常，FAOについては農務省を通じて，WHOについては保健省を通じて，加盟諸国と協議した。その後，外部の専門家を交えた研究や会合が頻回に開始され，専門家は個々の能力に応じて，特定の問題に関して行政機関の長に助言した。これらの研究に関する報告書は，多くの外部組織にとって興味深かったが，彼らは，自身の仕事を実施するために，もっぱら彼らの組織を支援した。また，国際連合のシステムは現在よりも小さく，さほど複雑ではなく，UNICEFや世界食糧計画（World Food Programme）は存在しなかった。今日，これらの機関は，低栄養にかかわる重要な役割を担っている。

栄養のコミュニティは大きくなったが，一方で，諸国間の類似性により世界が小さくみえるようになった。FAOやWHOの仕事に関心を持つ関係者の範囲は広がり，これらの関係者は仕事に参画することを求めている。もともと，FAOやWHOと世界との連絡は，加盟諸国を通じてのみ行われていた。現在，非政府組織（non-governmental organizations：NGOs），消費者団体，産業界も含まれることが期待され，一部は大きな役割を担うであろう。科学的な勧告をどのように開発するかも含めて，国際機関がどのように機能しているかについて透明性を求める声が多くあがっている。各国の規制は国際基準や合意の影響を受ける。このことから，FAOやWHOの栄養に関する科学的な勧告が与える影響は広範囲に及び，重要であることに疑いの余地はない。

謝　辞：タンパク質とアミノ酸の項にご協力いただいたD.J. Millward氏に感謝を申し上げる。

（野末みほ訳）

推奨文献

読者は推奨の参考文献を参照していただきたい。
最新のヒトの栄養必要量に関するFAO/WHOの報告書，過去および最近のFAO/WHO専門家会議の一覧は，どちらの機関のウェブサイトでも閲覧できる（http://www.fao.org/ag/humannutrition/nutrition/en）。

［文　献］

CAC (Codex Alimentarius Commission) (2003) *Report of the 24th Session of the Codex Committee on Nutrition and Foods for Special Dietary Uses*, 26th Session of the Joint FAO/WHO Food Standards Programme Codex Alimentarius Commission. ALINORM 03/26A, Rome. http://www.codexalimentarius.net/web/archives.jsp?year=03; select Alinorm 3/26A at paragraph 119. Accessed September 17, 2010.

CAC (Codex Alimentarius Commission) (2006) *Understanding the Codex Alimentarius*, 3rd Edn. WHO and FAO, Rome. ftp://ftp.fao.org/codex/Publications/understanding/Understanding_EN.pdf. Accessed May 2, 2011.

CAC (Codex Alimentarius Commission) (2010a) *Report of the 38th Session of the Codex Committee on Food Labelling, Quebec City, Canada, 3–7 May 2010*. Joint FAO/WHO Food Standards Programme Codex Alimentarius Commission, Thirty-third Session, Geneva, 5–9 July 2010. ALINORM 10/33/22.

CAC (Codex Alimentarius Commission) (2010b) *Report of the 31st Session of the Codex Committee on Nutrition and Foods for Special Dietary Uses, Dusseldorf, Germany, 2–6 November 2009*. Joint FAO/WHO Food Standards Programme Codex Alimentarius Commission, 33rd Session, Geneva, 5–9 July 2010. ALINORM 10/33/26.

FAO (1950) *Calorie Requirements: Report of the Committee on Calorie Requirements*. FAO Nutritional Studies No. 5. Food and Agriculture Organization, Rome.

FAO (1957a) *Calorie Requirements: Report of the Second Committee on Calorie Requirements*. FAO Nutritional Studies No. 15. Food and Agriculture Organization, Rome.

FAO (1957b) *Protein Requirements: Report of the FAO Committee*. FAO Nutritional Series No 16. Food and Agriculture Organization, Rome.

FAO (1962) *Calcium Requirements: Report of an FAO/WHO Expert Group*. FAO Nutrition Meetings Report Series No. 30. Food and Agriculture Organization, Rome.

FAO (1964) *Protein Requirements: Report of a Joint FAO/WHO Expert Group*. FAO Nutrition Meeting Report Series No. 37. Food and Agriculture Organization, Rome.

FAO (1967) *Requirements of Vitamin A, Thiamine, Riboflavin and Niacin: Report of a Joint FAO/WHO Expert Group*. FAO Nutrition Meetings Report Series No. 41. Food and Agriculture Organization, Rome.

FAO (1970) *Requirements of Ascorbic Acid, Vitamin D, Vitamin B12, Folic Acid and Iron: Report of a Joint FAO/WHO Expert Group*. FAO Nutrition Meeting Report Series No. 47. Food and Agriculture Organization, Rome.

FAO (1973) *Energy and Protein Requirements; Report of the Joint FAO/WHO Ad Hoc Expert Committee*. FAO Nutrition Meeting Report Series No. 52. Food and Agriculture Organization, Rome.

FAO (1975) Energy and protein requirements: recommendations by a joint FAO/WHO informal gathering of experts. *Food Nutr* **1,** 11–19.

FAO (1977) *Dietary Fats and Oils in Human Nutrition: a Joint FAO/WHO Report*. FAO Food and Nutrition Paper 3. Food and Agriculture Organization, Rome.

FAO (1980) *Carbohydrates in Human Nutrition: Joint FAO/WHO Report*. FAO Food and Nutrition Paper 15. Food and Agriculture Organization, Rome.

FAO (1988) *Requirements of Vitamin A, Iron, Folate and Vitamin B_{12}: Report of a Joint FAO/WHO Expert Consultation*. FAO Food and Nutrition Series No. 23. Food and Agriculture Organization, Rome.

FAO (1991) *Protein Quality Evaluation in Human Diets: Report of a Joint FAO/WHO Expert Consultation*. FAO Food and Nutrition Paper No. 51, Food and Agriculture Organization, Rome.

FAO (1994) *Fats and Oils in Human Nutrition: Report of a Joint Expert Consultation*. FAO Food and Nutrition Paper 57. Food and Agriculture Organization, Rome.

FAO (1998) *Carbohydrates in Human Nutrition: Report of the Joint FAO/WHO Expert Consultation*. FAO Food and Nutrition

Paper 66. Food and Agriculture Organization, Rome.

FAO (2002) *Human Vitamin and Mineral Requirements: Report of a Joint FAO/WHO Expert Consultation.* FAO/WHO non-series publication. Food and Agriculture Organization, Rome.

FAO (2003) *Food Energy – Methods of Analysis and Conversion Factors: Report of a Technical Workshop.* FAO Food and Nutrition Paper 77. Food and Agriculture Organization, Rome.

FAO (2004) *Human Energy Requirements: Report of a Joint FAO/WHO/UNU Expert Consultation.* FAO Food and Nutrition Technical Report Series No. 1, Food and Agriculture Organization, Rome.

FAO (2010) *Fats and Fatty Acids in Human Nutrition: Report of a Joint FAO/WHO Expert Consultation.* FAO Food and Nutrition Paper 91. Food and Agriculture Organization, Rome.

FAO/WHO (1992) *World Declaration on Nutrition and Plan of Action for Nutrition; Final Report of the International Conference on Nutrition.* Food and Agriculture Organization, Rome.

Hawkes, C. (2010) Government and voluntary policies on nutrition labeling: a global overview. In J. Albert (ed.), *Innovations in Food Labelling.* Food and Agriculture Organization of the United Nations, Rome, and Woodhead Publishing Limited, Oxford, pp. 37–58.

King, J.C. and Garza, C. (2007) Harmonization of nutrient intake values. *Food Nutr Bull* **28,** S1–S153.

League of Nations (1936) *The Problem of Nutrition,* Vol. **2**. Technical Commission on Nutrition, League of Nations, Geneva.

Millward, D.J. and Jackson, A. (2004) Protein:energy ratios of current diets in developed and developing countries compared with a safe protein:energy ratio: implications for recommended protein and amino acid intakes. *Public Health Nutr* **7,** 387–405.

Nishida, C., Martinez Nocito, F., and Mann, J. (2007) Joint FAO/WHO scientific update on carbohydrates in human nutrition. *Eur J Clin Nutr* **61**(Suppl. 1), S1–S137.

Nishida, C. and Uauy, R. (2009) WHO scientific update on trans fatty acids (TFA). *Eur J Clin Nutr* **63**(Suppl 2), S1–S75. Please also look at the remainder of the supplement S5–S75.

Rand, W.M., Pellett, P.L., and Young, V.R. (2003) Meta-analysis of nitrogen balance studies for estimating protein requirements in healthy adults. *Am J Clin Nutr* **77,** 109–127.

Randell, A. (2010) The Codex Alimentarius and Food Labelling: delivering consumer protection. In J. Albert (ed.), *Innovations in Food Labelling.* Food and Agriculture Organization of the United Nations, Rome, and Woodhead Publishing, Oxford, pp. 5–16.

Schofield, W.N., Schofield, C., and James, W.P.T. (1985) Basal metabolic rate – review and prediction, together with an annotated bibliography of source material. *Human Nutr Clin Nutr* **39C**(Suppl 1), 5–96.

WHO (1950) *Report of the First Joint FAO/WHO Expert Committee on Nutrition.* World Health Organization, Geneva.

WHO (1965) *Protein Requirements: Report of a Joint FAO/WHO Expert Group.* WHO Technical Report Series No. 301. World Health Organization, Geneva.

WHO (1973a) *Energy and Protein Requirements: Report of the Joint FAO/WHO Ad Hoc Expert Committee.* WHO Technical Report Series No. 522, World Health Organization, Geneva.

WHO (1973b) *Trace Elements in Human Nutrition: Report of a WHO Expert Committee.* WHO Technical Report Series No. 532, World Health Organization, Geneva.

WHO (1979) Protein and Energy Requirements: A Joint FAO/WHO Memorandum. *Bull World Health Organ* **57,** 65–79.

WHO (1985) *Energy and Protein Requirements: Report of a Joint FAO/WHO/UNU Expert Consultation.* WHO Technical Report Series 724. World Health Organization, Geneva.

WHO (1996) *Trace Elements in Human Nutrition: A Report of a Joint FAO/WHO/IAEA Expert Consultation.* WHO Technical Report Series. World Health Organization, Geneva.

WHO (1998) *Preparation and Use of Food-based Dietary Guidelines: Report of a Joint FAO/WHO Consultation.* WHO Technical Report Series 880. World Health Organization, Geneva.

WHO (2000) *Obesity: Preventing and Managing the Global Epidemic: Report of a WHO Expert Consultation.* World Health Organization Technical Report Series 894. World Health Organization, Geneva.

WHO (2002) *The World Health Report 2002 – Reducing Risks, Promoting Healthy Life.* World Health Organization, Geneva. http://www.who.int/whr/2002/en/. Accessed September 17, 2010.

WHO (2003) *Diet, Nutrition and the Prevention of Chronic Diseases: Report of a Joint WHO/FAO Expert Consultation.* World Health Organization Technical Report Series 916. World Health Organization, Geneva.

WHO (2004a) WHA 57. 17 Global Strategy on Diet, Physical Activity and Health. Fifty-Seventh World Health Assembly, Resolutions and Decisions Annexes. 17–22 May 2004, pp. 38–55. http://www.who.int/dietphysicalactivity/strategy/eb11344/strategy_english_web.pdf. Accessed 17 September 2010.

WHO (2004b) *Human Vitamin and Mineral Requirements: Report of a Joint FAO/WHO Expert Consultation,* 2nd Edn. FAO/WHO Non-series Publication. World Health Organization, Geneva. http://whqlibdoc.who.int/publications/2004/9241546123.pdf. Accessed September 17, 2010.

WHO (2006) *A Model for Establishing Upper Levels of Intake for Nutrients and Related Substances: Report of a Joint FAO/WHO Technical Workshop on Food Nutrient Risk Assessment.* World Health Organization, Geneva. http://www.who.int/ipcs/methods/nra/en/index.html. Accessed 17 September 2010.

WHO (2007) *Protein and Amino Acid Requirements in Human Nutrition: Report of a Joint FAO/WHO/UNU Expert Consultation.* WHO Technical Report Series No. 935. World Health Organization, Geneva.

WHO (2011) *Global Status Report on Noncommunicable Diseases.* World Health Organization, Geneva.

Young, V.R., Scrimshaw, N.S., and Pellett, P.L. (1998) Significance of dietary protein source in human nutrition: animal and/or plant proteins? In J.C. Waterlow, D.G. Armstrong, L. Fowden, *et al.* (eds), *Feeding a World Population of More than Eight Billion People: A Challenge to Science.* Oxford University Press, New York, pp. 205–221.

67

発展途上国における食事関連慢性疾患の出現

Barry M. Popkin

要　約

過去20年間において，世界中の人々の食・飲・行動のスタイルが変わってきている。これに関連してエネルギーの不均衡および肥満が世界中で増加している。食事，身体活動などの生活習慣および肥満の変化は，高血圧や糖尿病，そして循環器疾患ならびにほとんどの癌の増加に関連づけられる。本章の重要なポイントは下記のとおりである。

・根底にある原因としては，技術の活用・有用度の変化，食品・飲料の加工，流通，マーケティングの大きな変化およびマスメディアの変化があげられる。
・人々の動きや食事に影響を与えた技術的変化について考察する。主な例は，食用油，甘味料添加，スーパーマーケットへのアクセス，そして生産から消費者が購入するまでの流通ライン全体の中でのスーパーマーケットの役割である。本章の後半で，主要な変化の例を紹介する。
・多くの現地企業が存在する複雑な経済環境のなかで出現した多国籍企業の影響について考察する。
・食・飲・行動の最新技術にみられる大きな変化とは対照的な，われわれの嗜好と飢餓・喉の渇き・飽食に関連するメカニズムと生態のミスマッチについて考察する。
・肥満の国際情勢について検討する。過体重と肥満の分布ならびに年齢・社会階級などの関連データを紹介する。

はじめに

過去20年間で，人々の食・飲・行動のスタイルは世界的にめざましく変化を遂げた。その結果，顕著なエネルギー摂取の増加や体重増加のみならず，慢性疾患のパターンに深刻な影響を及ぼす食事への大きな変化がみられている。本章では，われわれが発展途上国と呼んでいる国々で起こっている変化に焦点をおいて解説する。これらの発展途上国には，ハイチやサハラ以南のアフリカ諸国のような最貧国，ブラジル，中国，インドのように地球規模の超大国として浮上してきた経済転換期にある国々も含むが，ここでは貧しい食生活のなかで栄養関連慢性疾患（nutrition-related noncomunicable diseases：NR-NCDs）の頻度が高い特殊な特徴を持つ旧ソ連は除外する。

人々の食・飲・行動の変化は何千年もの歴史のなかで起こってきたことであるが，過去20～25年間の発展途上国における栄養転換のなかでみられるような変化はこれまで前例がない（Popkin, 2002, 2006a）。何十億人もの人々が，基本的には栄養不良と飢饉を征服した国々に住んでおり，これらの国々では望ましいエネルギーバランスに向かう一方で一部地域・集団に栄養不良がみられる。これら変化に伴う食生活および活動パターンの変化は，栄養関連慢性疾患の急速な増加，そして時に最新技術および食料・飲料への不公平なアクセスにつながる。栄養問題の二重負担（double burden of malnutrition）と肥満という複雑な現象は，多くの国において世帯レベルおよび国レベルでみられるが，より急速に変化を遂げ，栄養不良の頻度を最小限にした国もある。

本章では，上述した問題をすべて取り上げ，まず，食生活の変遷の根本にある社会的・技術的・経済的影響について考察する。さらに，食料・飲料を提供し，身体的動作と労力を減少させる技術と生態との深刻なミスマッチにつながる問題について検討を行う。

食生活の変遷の世界的背景：経済的・人口的・社会的・技術的・社会的勢力のグローバル化

食生活の変遷とは，マクドナルド，ペプシ，ウォルマートが，世界の人々がどのように食べる/飲むかを変えたかという話ではない。むしろ，ここでは，①余暇や移動，勤務中のエネルギー消費量に影響を及ぼす技術革新の世界規模の貿易，②（多くの場合，世界の食の西洋化に関連している）最新の食品加工技術，マーケティングおよび流通技術のグローバル化，③世界のマスメディアの膨大な拡大，④世界経済の開放の増加による影響として解釈できる他の変化，などの要因を含む（Popkin, 2006b）。グローバル化により，物品，技術，サービスの貿易および最新のマスメディアの普及という観点では世界の相互関係は強化された。これらの変化は20世紀後半から始まったが，その後，物品，サービス，技術のより開放的な市場を目指した高所得国からの圧力により加速した。この時期に，国際機関（例：国際通貨基金，世界銀行）および多くの高所得国は，途上国の苦難に対する解決策として“自由貿易”を推進した。本章の焦点は，グローバル化の特徴である各因子の相互関係あるいは各因子がサービス，日用品，加工製品，技術，投資の貿易増加にどのように影響を及ぼすかについて解説することではなく，むしろ，技術などの転換がどのように世界中の食生活，身体活動，肥満に影響を及ぼすかを理解することにある。現時点では，既存のデータベースを用いてグローバル化の各因子と食生活，身体活動，肥満に正確に関連づけることはできないが，地球規模の変化に明らかに関連する一連の変化を報告することは可能である。

第二次世界大戦後，出生間隔の拡大と晩婚化，ひいては合計特殊出生率の低下という人口転換を開始した国々（最初にアジア，続いてラテンアメリカ，中東，そして最後にサハラ以南のアフリカ）では，都市化と目立った人口動態の変化がみられた。同時に，経済的・社会的圧力から都市部への人口移動が不可避となった。これらの変化については途上国で均一に起こったものではなく，Kingsley をはじめとして多くの人口統計学者が詳細に報告している（Davis, 1945）。

均等に広範囲にみられる疫学上の推移においても，特殊出生率，罹病率，死亡率の複雑な変化のなかで人口動態の変化がみられた（Omran, 1971）。同時に，人口の年齢分布も大きく変化しており，これらは人類の歴史のなかで前代未聞の人口動態の変化に関連していた。

これら変化だけではなく，都市化は社会的・経済的・技術的影響力にも同様に関連しており，例えば，農村部で（都市部の人々に供給するために）過剰な食料が生産されるようになり，よりよい教育機会が提供され，経済的福祉が急速に発展途上国に行きわたった。これら変化は2世紀前にヨーロッパで起こった変化に酷似しており，発展途上国では急速に起こったのである（United Nations, 2002）。これら根底にある経済的・技術的・社会的変化は人口推計と複雑に絡みあっており，われわれがいかに食べて，飲んで，行動するかを理解するのに重要である。

動作に関連する技術

1980年代以降，あらゆる動作に伴う身体活動および都市部における勤務中のエネルギー消費量に関連する技術革新における広範な変化が至る所で生じ，同様の変化が農村部でも急速にみられるようになっている。世界的にみてサービス産業の仕事の割合が増加し，仕事に求められる労力の減少などの変化が起こっているなかで，各職種において消費するエネルギー量の変化が最も重要となる（Popkin, 2008b）。われわれは家事にかかわる技術の重要な変化と，この技術変化の結果としてのエネルギー消費量の減少についても報告しており，同様のことが余暇の動作に伴う身体活動についてもいえる。

食品システム

世界のマクドナルド化やコカコーラ化と呼ぶ人がいるかもしれないが，これらは変化のうちの氷山の一角であり，大勢の人が議論しているほど重要な問題ではない。ウォルマート，そしてコーラやケンタッキーフライドチキンが発展途上国に出現するより前に，多くの食事関連の革命が起こっていた。その一部を以下に紹介する。

食用油の歴史

食用植物油の話は，その効果がかなり大きかったことから，特に重要である。戦後10年までは，人々が消費する油脂の大部分は動物性脂肪，牛乳，バター，肉であった。その後，油糧種子由来油脂の製造・加工に革命が起こった。主要な植物油としては，大豆，ヒマワリ，ナタネ，ヤシ，ピーナッツがあげられる。生産性の高い油糧種子の開発および高品質の植物油の精製における技術的な躍進によって，植物性脂肪，マーガリン，バターのようなスプレッド，サラダ油，そして動物由来製品に関連する調理油による調理コストが減少した（Williams, 1984）。動物性脂肪の摂取とコレステロールに関する健康への関心から，植物性脂肪に対する世界の需要が高まってきた。さらに，多くの経済・政策イニシアチブのもと，ヨーロッパやアメリカのみならず，東南アジア（ヤシ油），ブラジルならびにアルゼンチン（大豆油）において，油糧作物が開発されるようになった。正味の効果としては，1945～1965年の間にアメリカにおける動物性脂肪製品は11％増加したのみであったが，植物油の生産量は約４倍増加した(US Department of Agriculture, 1966)。

発展途上国における最も早期の高脂肪食への移行は，肉や牛乳の輸入の増加よりも，むしろ油糧種子と植物油の国内生産高と輸入の増加により開始したものである。この段階では，植物油のほうが肉や動物性脂肪より人々の食料供給におけるエネルギーの貢献度が大きかった(Morgan, 1993)。ピーナッツ油を除くと，世界における植物油（大豆，ヒマワリ，ナタネ，ヤシ）の入手可能性は，1961～1990年の間に３倍に増加した。今では，大豆油が世界中の植物油の消費量の大部分を占めている。これら加工油の多くは十分に規制されていないことから，新たな食用油や食品のなかには極めて病原性の高いものもありうることに留意することが重要である（Wallingford *et al*., 2004)。

加糖への革命

世界で供給されている食料を甘くする傾向がどのようにして出てきたかを理解することは難しいが，あらゆる加工食品企業が加工食品に加えるさまざまな食品由来の添加糖の種類も量も増加させ，砂糖は次第に安価な世界的製品となった（Popkin and Nielsen, 2003)。

動物性食品への革命

Delgadoらは，牛肉，豚肉，鶏肉，乳製品，そして(これらより少ない程度であるが）魚介類の世界の生産と消費の大きな変化について報告した（Delgado, 2003a)。多くの農業学者は，この変化が，動物性食品の生産に関連するものへの助成の増加に世界的に影響を及ぼした欧米で展開された食と農業へのアプローチに起因していることを報告している（Gardner, 2002)。なお，著者は先行文献で，これら変化の歴史と動物性食品のアメリカおよび世界における価格と消費パターンについて報告している（Popkin, 2008b，2011)。

食品システムの変化

ここまでで概説した変化と同時に，食品の加工・流通・販売の方法に大きな革命が起こった。主な影響のひとつとして，ウォルマートおよび近代的なマスメディアに特徴づけられる最新の食品流通システムがあげられる。

世界の食品システムにおける重要な変化は，食品流通に起こっている。食品流通の変化に伴う食事摂取パターンへの影響について分析した研究はこれまでにないが，途上国における主な食料供給の場である生鮮市場〔“ウェットマーケット”（東南アジア）または屋外市場〕は消滅し，大規模な多国籍企業，多くは世界的チェーンを展開するカルフール，テスコ，ウォルマートなどの現地店舗に替わってきている。南アフリカや中国のように，国内チェーン店が世界的チェーンのように機能し，世界の大企業にまで成長した国もある。このように，メガストアが増加してきている。例えば，ラテンアメリカでは，食料品の全小売売上高のうちスーパーマーケットが占めるシェアは，1990年から2000年にかけて15％から60％に増加した（Balsevich *et al*., 2003)。これに対して，アメリカでは，食料品の小売売上高の80％が，スーパーマーケットにおける売上である。ラテンアメリカにおけるスーパーマーケットの役割は，10年間で，アメリカにおける半世紀間での成長と同じレベルにまで拡大したのである。スーパーマーケットの利用は，大国または小国，都市部または農村部，上中流家庭または労働階級を問わず，拡大している（Hu *et al*., 2004)。アジア，東ヨーロッパ，アフリカにおいても，国によって変化のスピードや段階は異なるが，同様の変化が起こっている（Minten and Reardon, 2008)。

このような食品システムの現象が起こるのには，さまざまな要因がある（Wilkinson, 2004)。発展途上国においては加工食品，そしてより安全な食品への消費者の需要が増加している。さらに，国の近代化に伴い，女性が家事労働から解放され自由に使える時間が増加し，時間節約のための調理済み食品を購入できるマーケットの構築がより重要になってきている。交通手段および冷蔵庫のような技術へのアクセス確保も，スーパーマーケットへの需要が生じ，活用につながる役割を果たしている。この他，海外直接投資の自由化，貿易規制緩和，欧米市場の飽和による成長企業の他の地域への分散化，さらに，スーパーマーケットの物流管理と調達システムの改善により，途上国における典型的な販売経路（果物・野菜などの“家族経営”の食料品店およびウェットマーケット）との価格競争が可能となったことも要因としてあげられる。

スーパーマーケットは，発展途上国における加工食品，高脂肪食品，加糖食品，高塩分食品の大供給源となっているが，他にもさまざまなものを提供している。例えば，スーパーマーケットは，①牛乳の長期保存が可能となり，ひいては全所得層にとって安全な牛乳を提供できる超高温処理システムの開発，②食品安全基準の策定に寄与している（Balsevich *et al*., 2003)。最も重要なことは，スーパーマーケットが，動物性食品（乳製品，牛肉，豚肉，鶏肉，魚介類）の衛生維持のためのコールドチェーンを確保したことである。

市場が巨大スーパーマーケットに変化することによって，人々の食生活および食品摂取量にどのような影響をもたらすかについては知られていない（Minten and Reardon, 2008)。新たな食品市場が，どのように全体価格および異なる食品群の相対価格に影響を及ぼすかについての研究が求められている。また，新たな食品市場によって，精製炭水化物または複合炭水化物，加糖食品，動物性食品，果物・野菜の消費量がどのように変わるかについての研究にも取り組む必要がある。

マスメディアの変化

食生活および身体活動パターンに影響を及ぼす因子として，これまでほとんど議論されず理解されてこなかったのが近代的なマスメディアの役割である。発展途上国全体において，テレビ所有率の顕著な増加によりテレビ番組および CM 広告が浸透し，より直近ではパソコンと携帯電話を通じてメディアが浸透してきた。これに伴って，最新の雑誌が増え，欧米の映画の DVD に容易にアクセスできるようになってきた。この現象と健康とのかかわりはほとんど知られていないが，これら変化を示すために中国の事例が用いられる。小児肥満の原因を，エネルギー消費量減少およびテレビにおける食品の宣伝の両方の観点からテレビ鑑賞に直接関連づけさせている学者は多いが，発展途上国における厳密な因果関係については今後の検討課題である。

コカコーラとマクドナルドに責任はあるか？

研究者のなかには，アメリカのファストフード業界と清涼飲料産業が発展途上国における健康的な食事を減少させているという視点を持つ人もいる（Zimmet, 2000；Lobstein *et al*., 2004）。アメリカの食品企業は確実に全世界に広がっている。コカコーラは200か国以上で販売されており，マクドナルドの売上げの半分以上がアメリカ国外における売上げである。他にも多くの例によって，マクドナルド，ピザハット，ケンタッキーフライドチキンの店舗が急速に全世界に広がっていることが示されている。これら店舗をモデルとして，同じメニューを同様に衛生的かつ効率的に提供する点まで真似する現地のチェーン店によって，急速に追随され，さらには追い抜かれることもある（Popkin, 2008b）。

ここで，以下の疑問点がでてくる。これらの企業は，発展途上国の食生活に影響を及ぼすために何をしているのか。これらの企業は，人々を健康によい伝統食から家庭外で作られている高脂肪食品・高加糖食品に移行するように誘導しているのか。世界中のポーションサイズを，アメリカで用いられているサイズにしようとしているのか。対象とする国によって，あるいはどのようにデータを調べるかによって，答えは“イエス”かもしれないし“ノー”かもしれない。われわれは，4か国を対象とした先行研究において，外食およびファストフード店での食品消費量の割合に大きな分散がみられたことを示した（Adair and Popkin, 2005）。

生態のミスマッチ

本章の著者を含めた多くの学者が，われわれの進化した生物特性と現代の食料・飲料ならびに販売・流通技術がミスマッチであることを検討してきた（Trevantham *et al*., 1999；Gluckman and Hanson, 2004）。この観点のもとでは，痩せていることではなく太っていることが自己選択されたものであり，肥満が生存に重要な選択的適応であると議論している。しかし，下記に示した項目がエネルギー不均衡の重大な問題となっている。著者は先行研究のなかで，現代の食料・飲料の消費とエネルギー消費量のミスマッチが進化した生物特性にそぐわず，全体的なエネルギー不均衡に影響を及ぼす4つの主要な分野を特定している。

進化した生物特性	*現代技術*
・甘味への嗜好	・安価な甘味料，食品加工における砂糖の使用
・喉の渇き・飢餓と飽食のメカニズムがリンクされていない	・高カロリー飲料への革命
・高脂肪食品への嗜好	・食用油の革命，安価な食用油
・肉体的労作を低下させたい気分	・肉体的動作にかかわる技術

最近，最もよく議論するトピックは，飲料の代償についてである。Richard Mattes らは，身体が異なる成分を有する食料・飲料に対してどのように反応するかについてわれわれの解釈に革命を起こした（DiMeglio and Mattes, 2000；DellaValle *et al*., 2005；Flood *et al*., 2006；Mattes, 2006；Mourao *et al*., 2007）。飲料の歴史を振り返ると，水からカロリーのある飲料に移行したのはごく最近である（Wolf *et al*., 2008）。そのなかで，加糖飲料やカロリーのある飲料を摂取する代償として，なぜ食品摂取量を減らそうとしないのかよくわからないが，実際に食品摂取量を減らしていないことが報告されている。加糖飲料，ジュースおよびその他の高糖質で甘い飲料の現代の生産・販売の結果として，世界的に高カロリー飲料の摂取増加が起こっている。

生態のミスマッチが起こる他の分野について当該分野の学者が発表しているが，本章では触れないこととする（Eaton and Konner, 1985；Eaton *et al*., 1988, 1997；Trevantham *et al*., 1999；Cordain *et al*., 2000, 2002, 2005；Gluckman and Hanson, 2004；Jönsson *et al*., 2006；Power and Schulkin, 2009）。

世界的な食行動のシフト

世界的にみると，食事内容においては，エネルギー密度が高く，甘くなっており，同時に高繊維食品から加工食品への移行がみられる。世界でみられる食事パターンはかなり多様であるが，広範なテーマについては多くの国にあてはまる。低所得国および中所得国における食事内容の変化に関する研究および文献はわずかしかない。

データ不足，主要栄養素ならびに食品群の摂取パターンの単純な記述統計を超えた集計スキルを有する研究者の不足，変化の傾向についての厳密な研究不足からギャップが生じている。

食事のエネルギー密度の世界的な変化を文献化することは難しい。しかし，特定の国において24時間思い出し法により十分に繰り返し実施した食事調査によって食用油と動物性食品の消費増加を報告することは可能である（Du *et al*., 2002；Popkin and Du, 2003）。しかしながら，概して，国連食糧農業機関（FAO）が公表していた食料消失データに頼らないといけない研究がほとんどであった（Drewnowski and Popkin, 1997）。これらデータでは，消費量および残食率のわずかな変化を正確には取り上げておらず（Crane *et al*., 1992），食用油の消費量変化は万国共通であるとした。食料消失データを用いて1960年代と1990年代で食用油の摂取パターンを比較した解析では，特に低所得国において入手できる食用油の量が顕著に増加したと報告している（Guo *et al*., 2000）。われわれが思い出し法と直接観察法を組み合わせて食事調査を行った国，例えば中国における１日当たりの食用油の平均摂取量をみると，かなり高い摂取量を示している。例えば，2006年における２歳以上のすべての中国人の食用油の１人当たり平均消費量は総カロリー摂取量の約12.9％であった（Popkin, 2008a）。

動物性食品についても同様にめざましく変化している（Delgado *et al*., 2001；Delgado, 2003b；Catelo *et al*., 2008）。例えば，われわれは中国における調査で動物性食品の摂取量が大きく増加したことを報告した（Popkin and Du, 2003；Popkin, 2008a）。中国では卵，鶏肉，牛肉，豚肉の消費が急速に増加し，近年は牛乳の摂取量も増加し始めている。現在，中国人の平均的な成人は豚肉，鶏肉，牛肉，羊肉，魚，卵および乳製品から１日1,300kcal以上を摂取している。われわれは先行文献において，中国における摂取パターンの変化の特徴として，所得の増加に比例して成人の動物性食品の摂取量が増加していることを報告している（Guo *et al*., 2000；Popukin and Du, 2003；Du *et al*., 2004）。

カロリーのある甘味料の利用へのシフトも同時に起こっている。加糖食品に関する研究を報告している国はほとんどなく，このうち２か国がアメリカと南アフリカである（Steyn *et al*., 2003；Duffey *et al*., 2007；Popkin, 2010）。アメリカでは，加糖飲料（例：清涼飲料，果物ジュース）が過去数十年間のカロリー添加甘味料の増加の半分以上を占めており，このパターンは南アフリカとメキシコではより幅広くみられている（Barquera *et al*., 2008）。

食物繊維の摂取量と加工食品への変化についてこれまでに行われた研究は，より不完全である。欧米の食事における食物繊維の摂取量低下が，健康問題の主な原因として検討された最初のものであったため，世界における食物繊維の摂取量の変化についての系統的レビューはほとんどなく，一部の国が雑穀から精製雑穀への移行を報告しているのみである。

同様に，果物と野菜の摂取量に関する研究においても，多くの国・地域で摂取量低下が報告されているが，この低下を系統的に検討した研究はない（Popkin *et al*., 2001a，b）。一方で，スペイン，ギリシャ，韓国のように果物・野菜の摂取量がかなり高い状況を維持している国もある（Kim *et al*., 2000；Lee *et al*., 2002；Moreno *et al*., 2002）。

食事と間食の頻度，そして加工のタイプと調理との関連について検討した研究がある。Carlos Monteiro らは，彼曰く“憂慮すべき”傾向，すなわち，部分的に加工された食品ではなく，超加工食品へのシフトの増加傾向について報告している（Monteiro, 2009）。

間食とその頻度についての研究は，いくつかの国で報告されている。中国では，かつては１日２食または３食のみで，食事の間には茶または水しか飲まなかった人口集団において間食がみられるようになっている。同国における未発表データによると，2004年から2006年の間に間食の頻度が３倍になっており，2009年データではさらに増加していることが想定される。このような変化は都市部と農村部を問わず，すべての所得層にみられる。

中国に関してわれわれが報告した２つ目の変化は，消費量と調理法の両方の点での揚げ物の増加である（Wang *et al*., 2008）。他国ではこのトピックに関連した研究は行われていないが，中国では食用油の消費量増加によって煮物や焼物の代わりに揚げ物志向に大きく変化したといえる。

肥満の世界情勢

UNC の学者たちは44か国の発展途上国における出産可能な女性を対象とした全国調査の解析プロジェクトを完了した。20～49歳のすべての女性の体重を同じ体重計で測定し，過体重の判定（BMI≧25kg/m^2）においては先行文献と同じ方法を用いた。（Popkin *et al*., 2011）

各国で，過去20年間に２～５回繰り返して実施され（Jones-Smith *et al*, 2011），体重と身長の直接測定ならびに生年月日，性別および他の社会人口学的データの収集において同一のサンプリング法とプロトコルを用いた一連の調査である。これらデータは，国レベルの代表値を得るための収集方法，サンプリング，体重測定に相当する高レベルで管理された測定値のデータセットである。

世界分布

図67.1では，42か国を１人当たり国内総生産（GDP）によってランクづけし，各国における現在の肥満の分布

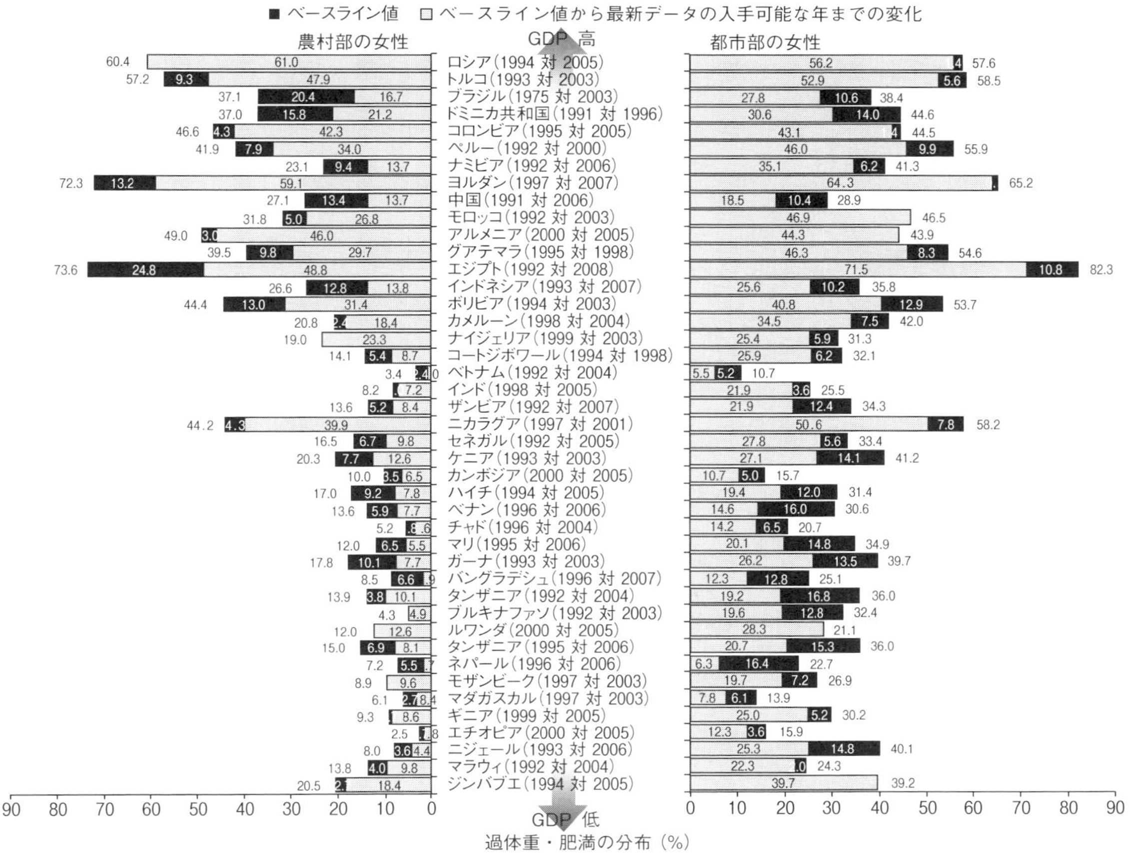

図67. 1　1人当たり国内総生産（GDP）によりランクづけした42か国の都市部と農村部の女性の過体重と肥満（BMI≥25）の分布

データ：Jones-Smith *et al*. (2011) and Popkin *et al*. (2012)

データを示している。主に過去3～5年内に実施された最新で正確なアセスメントによって得られた数値である。都市部では，42か国のうち過体重・肥満の分布が20.0%未満であったのは4か国（ベトナム10.7%，カンボジア15.7%，マダガスカル13.9%，エチオピア15.9%）のみである。8か国では同分布が20～29%の間であり，残りの30か国すべてが30%以上の高い分布を示している。

農村部では，多くの国々で低い分布を示している。18か国が過体重と肥満を合わせると20%以上の分布を示しているが，大国のなかにはより高い分布を示す国も多い。これらの結果は先行文献でより詳細に報告しているが，体重と身長の直接測定ならびに生年月日，性別および他の社会人口学的データの収集において同一のサンプリング法とプロトコルを用いた一連の調査である（Jones-Smith *et al*., 2011）。

小児期および青年期の過体重を系統的に検討するために必要な6～18歳の児童のデータを有する国はほとんどないが，われわれは一部の発展途上国における小児の過体重の傾向についてレビューを行った（Popkin *et al*., 2006）。就学前児童を対象とした研究もあったが，これらは身長別体重のzスコア1以上を過体重としていた（Martorell *et al*., 2000）。われわれがデータを有している国は，中国（6～18歳児童の13.0%，2006年），ベトナム（6～18歳児童の1.2%，2002年），バングラデシュ（10～17歳児童の4.4%，20007年），ザンビア（10～17歳児童の9.6%，2007年）を含めた数か国である。これらすべての国が国際肥満タスクフォース（IOTF）が定めた基準を用いている（Cole *et al*., 2000）。

成人の傾向

2つの時点における肥満の有病率の絶対的変化を2時点間の年単位の長さで割ると，絶対年間変化率（%ポイントで表す）を算出できる。有病率の変化を年率換算することは，特に当初の成人の有病率がかなり低い場合に有用である。この結果を図67. 2に示す。ここでは，都市部ではルワンダのみが，農村部ではナイジェリア，ブルキナファソ，ルワンダ，モザンビークのみが過体重と肥

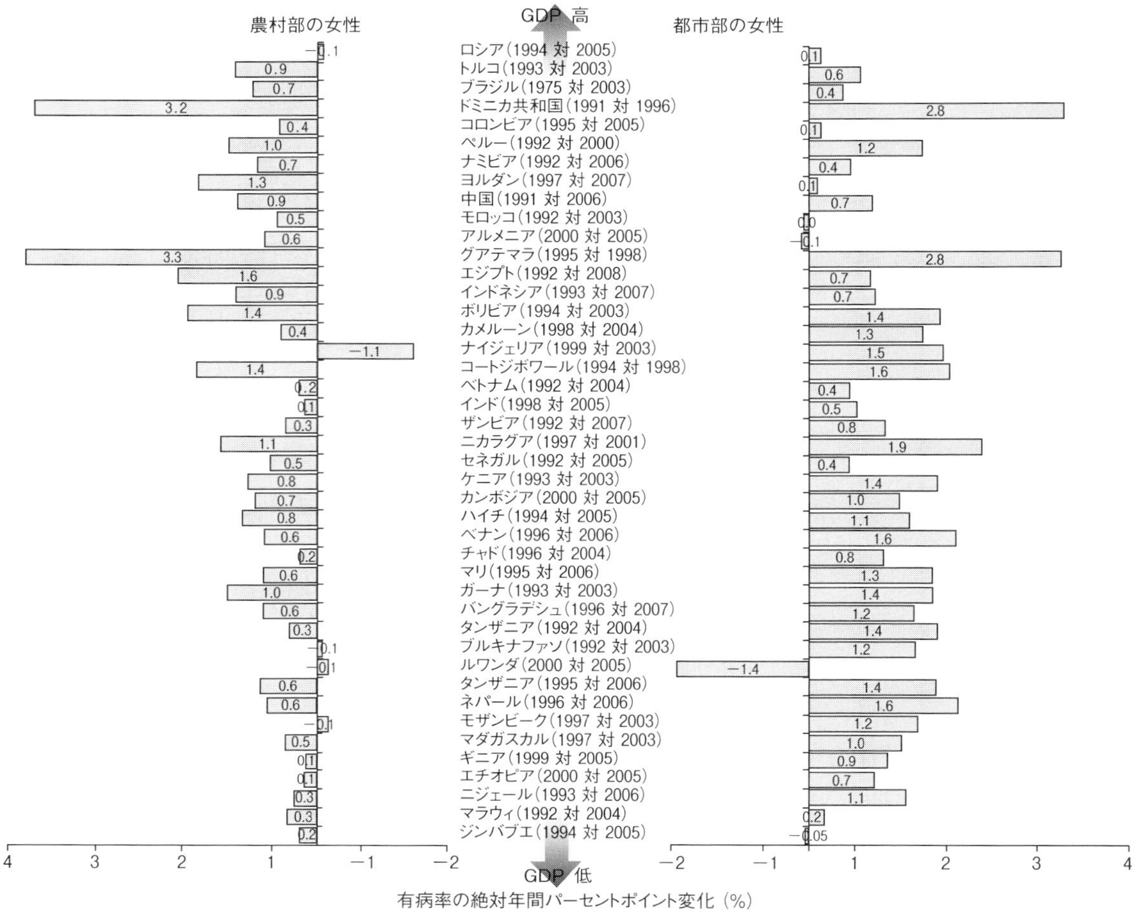

図67.2　1人当たり国内総生産（GDP）によりランクづけした42か国の途上国の女性の有病率の絶対年間パーセントポイント変化
データ：Jones-Smith *et al*. (2011) and Popkin *et al*. (2012)

満の有病率の合計が減少していることがわかる。全体の結果として，都市部では過体重と肥満の有病率の平均変化率は約1.0%であり，農村部ではかなり分散しているが，平均変化率は0.9%である。

貧困層への負担の移行

38か国で実施された横断研究では，1人当たり国民総生産（GNP）が2,500ドル以上の国および貧困国の半数において富裕層より貧困層に過体重の分布が高いことが明らかになった(Monteiro *et al*., 2002, 2004a, b, 2007)。ブラジルで実施されたMonteiroらの研究は重要であるが，主に横断的なスナップショットに焦点を置いたものである。富裕層における過剰な体重増加が貧困層に比べて減少しているのは，国レベルでの1人当たり国民総生産または個人レベルでの1人当たり所得の増加によるものかについては示唆していない。

新たな研究（Jones-Smith *et al*., 2011）でも同様のテーマを取り上げ，社会経済状況が高い集団と低い集団のどちらが肥満・過体重の分布が高いかを検討している。この研究は同じ国のなかでの傾向を検討したものであり，41か国において国レベルの横断調査を2～5回実施，18～49歳の女性556,352人を対象とした。依然として所得および教育レベルが最も高いグループが，過体重・肥満の年齢調整有病率も最も高い国も多かった(111か国中97か国)。しかしながら，約半数の国(41か国中21か国)において最も社会経済状況が低い集団のほうが(高い集団に比べて) 年数経過のなかで有病率の増加が大きいことが明らかになった（Jones-Smith *et al*., 2011)。

低栄養と過剰栄養の二重負担

最初にDoakによって，続いて他の研究者によって報告されてきた現象が，同じ家庭内における肥満，そして同時に存在する低栄養の二重の負担である（Doak *et al*., 2002, 2005；Garrett and Ruel, 2005；Custodio *et al*., 2010；Motlagh *et al*., 2011)。これらの論文は，非常に貧困な国々において，収入増加と新技術の導入とともに，急性栄養不良と肥満（ともにBody mass indexによる判定）の両方が家庭内に存在する世帯の割合が増加したことを報告している。Doakら（2005）は，7か国のデータを報告しており，二重の負担を有する世帯の割合はキルギスタン（15.5%）とインドネシア（11.0%）で最も高く，これらは当時GNPによる分類で低中所得国に分類されていた国である。これら二重の負担を有する世帯の割合が最も低かったのは，1人当たりGNPが最も低い水準の国と最も高い水準の国の両方であり，それぞれベトナム（3.7%）とアメリカ（5.4%）であった（Doak *et al*., 2005)。Ruelらは，本テーマの対象者を慢性的栄養不良（stunted）の小児と過体重の母親のペアに広げて研究を実施した（Garrett and Ruel, 2005)。

いろいろな意味で，初期の研究は幅広い現象の一部として本テーマを取り上げたものであったが，現在は低栄養と過体重の人口集団が共存する国で詳細に研究されている。これは幅広い社会的な健康問題である。この重要なテーマに取り組んだ最も初期の研究のひとつにインドで実施された研究がある(Griffiths and Bentley, 2001)。

多くの人々が栄養不良である一方で，過体重になる人々が増加している人口集団は非常に心配である。われわれは先行文献で，発展途上国全体で都市部・農村部を問わず，母親に栄養不良より肥満が多く発生していることを報告した（Mendez *et al*., 2005)。図67.1と図67.2で示したように，これらの国々で過体重が増加しているが，一方で，ハイチ，インドおよびサハラ以南のアフリカのほとんどの国で大部分の就学前児童と（就学前児童より低い分布の）他の年齢層の小児，青年，成人，高齢者が栄養不良に陥っている。

これは重要な世界的問題である。世界の栄養不良の小児と低出生体重児の半数近くを有し，同国の成人の1/4以上がBMI 17未満であるインドについて考えてみよう。糖尿病と同時に心疾患や他の関連疾患が共存するのは，過剰な内臓脂肪および比較的低いBMI 22～24に関連する代謝の問題が原因である(Shetty, 2002；Yajnik *et al*., 2002；Yajnik, 2004；Ghosh, 2005)。Reddyはインドにおける本課題について，多くの論文のなかで批評している（例：Reddy, 2002, 2004；Chow *et al*., 2007)。

各国政府にとって，新興の肥満および栄養関連慢性疾患に取り組みながら低栄養に焦点を置くことは，かなり複雑である。さらに，飢餓に取り組む政策は目立つが，肥満に関してはそうではない。

高血圧，糖尿病，循環器疾患による死亡，癌

これまで多くの研究で，発展途上国全体で糖尿病と高血圧の脅威が高まっており，心疾患および多くの癌の負担が大きくなっていることが報告されている。癌の分野では，世界がん研究基金(World Cancer Research Foundation：WCRF）とアメリカがん研究協会が発展途上国におけるさまざまな癌の増加，そして肥満と内臓脂肪の癌の発生・有病率と生存率への寄与に関する詳細な研究を実施した（WCRF, 2007)。循環器の分野では，アメリカ医学研究所による新刊で本課題の検討が行われた（Fuster *et al*., 2010；Institute of Medicine, 2010)。また，多くの論文で高血圧の増加(Gu *et al*., 2005；Kearney *et al*., 2005）や糖尿病の増加（Zimmet *et al*., 1997；King *et al*., 1998；Wild *et al*., 2004）が報告されている。例えば，約6.6%の成人が糖尿病，7.9%の成人が耐糖能異常である。糖尿病診断のための新たなガイドラインを用いた世界的な調査はいまだ行われていない。

上述した先行研究において，インドと中国の糖尿病の新たな患者数は他のすべての国における総数より多いことを指摘しており，成人の糖尿病有病者数が多い上位10か国のうち，ブラジル，パキスタン，インドネシア，メキシコは有病率の高さにおいても，インド，中国と並んで上位10位に入ることを報告している。

このような慢性疾患の急増について曖昧な面も多い。筆頭は，（他の地域の人口集団より）低いBMI値でも糖尿病にかかりやすいアジア，中近東，ラテンアメリカの人々である。また，太平洋諸国のかなり高いBMI値を有する人々の慢性疾患のリスクがアメリカの非ヒスパニック系白人がより低いBMI値で有するリスクと同じであることもある（WHO Expert Consultation, 2004)。しかし，同じBMI値でも疾患リスクがより高い集団は内臓脂肪率が高いことが報告されている。他の人口集団より糖尿病にかかりやすい人口集団（南アジア），高血圧および脳卒中にかかりやすい人口集団（東アジア）もある(Carter *et al*., 1996；Eastern Stroke and Coronary Heart Disease Collaborative Research Group, 1998；Ramachandran *et al*., 2001；Lee *et al*., 2007)。

われわれはこの現象の遺伝的・非遺伝的側面についてよく理解していないが，南アジア人の内臓脂肪の多さを理解する鍵として，他の地域が妊娠・出産するにはより高いBMIが必要とされているが，同地域の女性はBMI 16.5～17.0でも妊娠・出産可能であることがあげられている。

理由は何であれ，メキシコと他の南アメリカの国々で2型糖尿病のリスクが，中国で高血圧が，インドと中東にて糖尿病が急速に増加している。循環器疾患と癌の中心が低中所得国に移行してきている。

控えめに見積もって，2010年時点で世界保健機関（WHO）は世界で6.6%の人が糖尿病，7.9%の人が耐糖能異常にかかっていると推定している。さらに重要なのは，WHOと国際糖尿病連合は，20～79歳の糖尿病患者

数の上位10か国の中で，アメリカは3,600万人で３位，インドと中国はそれぞれ8,700万人，6,260万人で１位と２位であり，この他，パキスタン，ブラジル，インドネシア，メキシコ，バングラデシュ，ロシア，エジプトが上位10か国を占めていることである。

糖尿病だけでなくすべての栄養関連慢性疾患に目を向けると，低中所得国におけるほとんどの癌と循環器疾患の新規症例およびこれら疾患による死亡ともに，主な原因として食事と肥満が浮上している。中国では，成人の死亡増加の原因が主に癌と循環器疾患であることが報告されている（Popkin, 2008a）。中国では，感染症による死亡が急速に低下した後，数十年の間に男女ともに死亡が増加しているが，喫煙，貧しい食事，肥満が主な原因となっている。インドでは，今後数十年の間にでてくるであろう１億人の糖尿病患者への対応が検討の焦点であるが，糖尿病による循環器への負担も甚大である（Institute of Medicine, 2010）。

将来の方向性

低中所得国では，栄養関連慢性疾患による障害，罹病，死亡の大きな変化に対応する準備ができていない。基礎科学的な疑問点も理解していく必要があるが，プログラムおよび政策面での課題も多い。

まず，科学的な観点から，人種・民族・国・地域によって異なる（疾病の）感受性をより理解する必要がある。なぜ，南アジアの人々はBMI 20～22で過剰な内臓脂肪を有し，糖尿病にかかりやすいのか。彼らの食生活および活動パターンから，これを説明できるのか。世代間の栄養不良，慢性栄養不良，胎児期発症起源説の研究でよく議論されているあらゆる栄養問題を共有してきたアジア大陸特有の歴史的背景による結果なのか。同様に，東アジアの人々はなぜ高血圧や脳卒中にかかりやすいのか。食事の問題なのか，あるいはこれらリスクを減少させるために検討するべき因子は他にあるのか。ヒスパニック系，中東，アラビア湾の周辺国，サハラ以南のアフリカ諸国の人々についての疑問点も多い。

低栄養と過剰栄養の二重の負担は，これまで十分に解明されてこなかった研究課題を提示している。中国やメキシコのように栄養不良が小さく集約した問題となると対象者を絞ったプログラムで対応できるが，低栄養と過剰栄養の両方が公衆衛生上で大きな影響を及ぼし，人口集団の10～40％に達するとターゲット化では対応できない。それでは，一方を悪化させることなく両方の問題に取り組むにはどのようなプログラムや政策があるのか。

これらの国では，資源の制約から予防活動を展開することが多い。どのような活動なのか。健康的な食事と身体活動を推進しながら，カロリー摂取を減少させるためにはわれわれは何ができるのか。国レベルの効果的な予防施策に関する事例報告はない。効果がある価格政策，規制およびマクロ経済オプションはあるのか。このなかで，人々への教育はどこに入るのか。

プログラムや政策研究のニーズの根底にあるのは，詳細な個人レベルの食事摂取量データの不足である。世帯における食品の消費と購入が，異なる性別・年齢層の個人レベルの食事内容とあまり関連しないようになった時，詳細な食事摂取量データを系統的に集めるのは１～２か国のみである。これらの国々では，ダイナミックシフトおよびその原因とこれに対応するプログラムを理解するために必要な個々の食品レベルのデータを解析するスキルを持つ人はほとんどいない。さらに，最新の食品成分表がない。これら食品成分表をアップデートするのにどのような低価格の方法があるのか。公共政策研究に求められる次世代の学者を育成する資源をどのように創出するか。次世代のための公衆衛生学の大学・大学院に投資しているインドでは，国をあげてこの課題に取り組んでいる。

各国・各地域に特有の課題に加えて，もちろん共通した基礎科学的な疑問点もある。しかし，栄養分野では農業も包括する大規模な国立機関・多国籍機関が存在しないなかで，基礎科学だけではなく，各国特有の環境と遺伝的特徴に適応させる方法も至急に検討する必要がある。

（三好美紀訳）

推奨文献

低中所得国における食事関連慢性疾患について調べた幅広いデータに基づく研究やテキストはほとんどない。概して，小規模の事例研究や同じ国のなかでの変化を調べた研究は別として，複数の国について検討したのはCarlos MonteiroとBarry Popkinのみである。下記の論文集とテキストは全体像を把握するのに重宝する。これら以外にも，読者は本トピックを学習するために本章で引用された文献を参考にすることを勧めたい。

Caballero, B. and Popkin, B.M. (eds) (2002) *The Nutrition Transition: Diet and Disease in the Developing World*. Academic Press, London.

Popkin, B.M. (2008) *The World Is Fat: The Fads, Trends, Policies, and Products That Are Fattening the Human Race*. Avery-Penguin, New York.

Public Health Nutrition **5**(Suppl) (2002) Includes a series of case studies and broad articles.

［文　献］

Adair, L.S. and Popkin, B.M. (2005) Are child eating patterns being transformed globally? *Obes Res* **13,** 1281–1299.

Balsevich, F., Berdegue, J.A., Flores, L., *et al.* (2003) Supermarkets and produce quality and safety standards in Latin America.

Am J Agric Econ **85,** 1147–1154.

Barquera, S., Hernandez-Barrera, L., Tolentino, M.L., *et al.* (2008) Energy intake from beverages is increasing among Mexican adolescents and adults. *J Nutr* **138,** 2454–2461.

Carter, J.S., Pugh, J.A., and Monterrosa, A. (1996) Non-insulin-dependent diabetes mellitus in minorities in the United States [Comment]. *Ann Intern Med* **125,** 221–232.

Catelo, M.A.O., Narrod, C.A., and Tiongco, M. (2008) *Structural Changes in the Philippine Pig Industry and Their Environmental Implications.* IFPRI, Washington, DC.

Chow, C., Cardona, M., Raju, P.K., *et al.* (2007) Cardiovascular disease and risk factors among 345 adults in rural India – the Andhra Pradesh Rural Health Initiative. *Int J Cardiol* **116,** 180–185.

Cole, T.J., Bellizz, M.C., Flegal, K.M., *et al.* (2000) Establishing a standard definition for child overweight and obesity worldwide: international survey. *BMJ* **320,** 1240–1243.

Cordain, L., Eaton, S.B., Miller, J.B., *et al.* (2002) The paradoxical nature of hunter-gatherer diets: meat-based, yet non-atherogenic. *Eur J Clin Nutr* **56,** S42–S52.

Cordain, L., Eaton, S.B., Sebastian, A. *et al.* (2005) Origins and evolution of the Western diet: health implications for the 21st century. *Am J Clin Nutr* **81,** 341–354.

Cordain, L., Miller, J.B., Eaton, S.B., *et al.* (2000) Plant–animal subsistence ratios and macronutrient energy estimations in worldwide hunter–gatherer diets. *Am J Clin Nutr* **71,** 682–692.

Crane, N., Lewis, C., and Yetley, E. (1992) Do time trends in food supply levels of macronutrients reflect survey estimates of macronutrient intake? *Am J Publ Health* **82,** 862–866.

Custodio, E., Descalzo, M.A., Roche, J., *et al.* (2010) The economic and nutrition transition in Equatorial Guinea coincided with a double burden of over- and under nutrition. *Econ Hum Biol* **8,** 80–87.

Davis, K. (1945) The world demographic transition. *Ann Am Acad Polit Soc Sci* **237,** 1–11.

Delgado, C.L. (2003a) A food revolution: rising consumption of meat and milk in developing countries. *J Nutr* **133,** 3907S–3910S.

Delgado, C.L. (2003b) Rising consumption of meat and milk in developing countries has created a new food revolution. *J Nutr* **133,** 3907S–3910S.

Delgado, C.L., Rosegrant, M.W., and Meijer, S. (2001) Livestock to 2020: the revolution continues. *Paper presented at the annual meetings of the International Agricultural Trade Research Consortium (IATRC).* Auckland.

DellaValle, D.M., Roe, L.S., and Rolls, B.J. (2005) Does the consumption of caloric and non-caloric beverages with a meal affect energy intake? *Appetite* **44,** 187–193.

DiMeglio, D.P. and Mattes, R.D. (2000) Liquid versus solid carbohydrate: effects on food intake and body weight. *Int J Obes Rel Metab Dis* **24,** 794–800.

Doak, C., Adair, L., Bentley, M., *et al.* (2002) The underweight/overweight household: an exploration of household sociodemographic and dietary factors in China. *Publ Health Nutr* **5,** 215–221.

Doak, C.M., Adair, L.S., Bentley, M., *et al.* (2005) The dual burden household and the nutrition transition paradox. *Int J Obes* **29,** 129–136.

Drenowski, A. and Popkin, B. (1997) The nutrition transition: new trends in the global diet. *Nutr Rev* **55,** 31–43.

Duffey, K. and Popkin, B.M. (2007) Shifts in patterns and consumption of beverages between 1965 and 2002. *Obesity* **15,** 2739–2747.

Duffey, K.J., Gordon-Larsen, P., Jacobs D.R., Jr, *et al.* (2007) Beverage intake patterns and the metabolic syndrome: a 20-year CARDIA study. Chapel Hill.

Du, S., Lu, B., Zhai, F., *et al.* (2002) A new stage of the nutrition transition in China. *Publ Health Nutr* **5,** 169–174.

Du, S., Mroz, T.A., Zhai, F., *et al.* (2004) Rapid income growth adversely affects diet quality in China – particularly for the poor! *Soc Sci Med* **59,** 1505–1515.

Eastern Stroke and Coronary Heart Disease Collaborative Research Group (1998) Blood pressure, cholesterol, and stroke in eastern Asia. *Lancet* **352,** 1801–1807.

Eaton, S.B. and Konner, M. (1985) Paleolithic nutrition: a consideration on its nature and current implications. *N Engl J Med* **312,** 283–289.

Eaton, S.B., Eaton, S.B., 3rd, and Konner, M.J. (1997) Paleolithic nutrition revisited: a twelve-year retrospective on its nature and implications. *Eur J Clin Nutr* **51,** 207–216.

Eaton, S.B., Shostak, M., and Konner, M. (1988) *The Paleolithic Prescription: a Program of Diet and Exercise and a Design for Living.* Harper & Row, New York.

Flood, J., Roe, L., and Rolls, B. (2006) The effect of increased beverage portion size on energy intake at a meal. *J Am Diet Assoc* **106,** 1984–1990.

Fuster, V., Chockalingam, A., De Quadros, C.A., *et al.* (2010) *Promoting Cardiovascular Health in the Developing World: A Critical Challenge to Achieve Global Health.* National Academies Press, Washington, DC.

Gardner, B.L. (2002) *American Agriculture in the Twentieth Century: How It Flourished and What It Cost.* Harvard University Press, Cambridge, MA.

Garrett, J.L. and Ruel, M.T. (2005) Stunted child-overweight mother pairs: prevalence and association with economic development and urbanization. *Food Nutr Bull* **26,** 209–221.

Ghosh, A. (2005) Factor analysis of metabolic syndrome among the middle-aged Bengalee Hindu men of Calcutta, India. *Diabetes Metab Res Rev* **21,** 58–64.

Gluckman, P.D. and Hanson, M.A. (2004) Living with the past: evolution, development, and patterns of disease. *Science* **305,** 1733–1736.

Griffiths, P.L. and Bentley, M.E. (2001) The nutrition transition is underway in India. *J Nutr* **131,** 2692–2700.

Gu, D., Reynolds, K., Wu, X., *et al.* (2005) Prevalence of the metabolic syndrome and overweight among adults in China. *Lancet,* **365,** 1398–1405.

Guo, X.G., Mroz, T.A., Popkin, B.M., *et al.* (2000) Structural change in the impact of income on food consumption in China, 1989–1993. *Econ Devel Cult Change* **48,** 737–760.

Hu, D., Reardon, T., Rozelle, S., *et al.* (2004) The emergence of supermarkets with Chinese characteristics: challenges and opportunities for China's agricultural development. *Devel Policy Rev* **22,** 557–586.

Institute of Medicine (2010) *Promoting Cardiovascular Health in the Developing World: A Critical Challenge to Achieve Global Health.* National Academies Press, Washington, DC.

Jones-Smith, J.C., Gordon-Larsen, P., Siddigi, A., *et al.* (2011) Is the Burden of Overweight Shifting to the Poor Across the Globe? Time Trends Among Women in 39 low- and middle-income countries (1991–2008). *Int J Obes.* DOI: 10.1038/

ijo.2011.179.
Jones-Smith, J., Gordon-Larsen, P., Siddiqi, A., *et al.* (2011) Cross-national comparisons of time trends in overweight inequality by socioeconomic status among women using repeated cross-sectional surveys from 37 developing countries (1989–2007). *Am J Epidemiol* **173,** 667–675.

Jönsson, T., Ahren, B., Pacini, G., *et al.* (2006) A Paleolithic diet confers higher insulin sensitivity, lower C-reactive protein and lower blood pressure than a cereal-based diet in domestic pigs. *Nutr Metab (Lond)* **3,** 39.

Kearney, P.M., Whelton, M., Reynolds, K., *et al.* (2005) Global burden of hypertension: analysis of worldwide data. *Lancet* **365,** 217–223.

Kim, S., Moon, S., and Popkin, B.M. (2000) The nutrition transition in South Korea. *Am J Clin Nutr* **71,** 44–53.

King, H., Aubert, R.E., and Herman, W.H. (1998) Global burden of diabetes, 1995–2025: prevalence, numerical estimates, and projections. *Diabetes Care* **21,** 1414–1431.

Lee, C.M., Huxley, R.R., Lam, T.H., *et al.* (2007) Prevalence of diabetes mellitus and population attributable fractions for coronary heart disease and stroke mortality in the WHO South-East Asia and Western Pacific regions. *Asia Pac J Clin Nutr* **16,** 187–192.

Lee, M.J., Popkin, B.M., and Kim, S. (2002) The unique aspects of the nutrition transition in South Korea: the retention of healthful elements in their traditional diet. *Public Health Nutr* **5,** 197–203.

Lobstein, T., Baur, L., and Uauy, R. (2004) Obesity in children and young people: a crisis in public health. *Obes Rev* **5**(Suppl 1), 4–104.

Martorell, R., Kettel Khan, L.K., Hughes, M.L., *et al.* (2000) Overweight and obesity in preschool children from developing countries. *Int J Obes Relat Metab Disord* **24,** 959–967.

Mattes, R. (2006) Fluid calories and energy balance: the good, the bad, and the uncertain. *Physiol Behav* **89,** 66–70.

Mendez, M.A., Monteiro, C.A., and Popkin, B.M. (2005) Overweight exceeds underweight among women in most developing countries. *Am J Clin Nutr* **81,** 714–721.

Minten, B. and Reardon, T. (2008) Food prices, quality, and quality's pricing in supermarkets versus traditional markets in developing countries. *Appl Econ Perspect Policy* **30,** 480–490.

Monteiro, C.A. (2009) Nutrition and health. The issue is not food, nor nutrients, so much as processing. *Publ Health Nutr* **12,** 729–731.

Monteiro, C.A., Conde, W.L., Lu, B., *et al.* (2004a) Obesity and inequities in health in the developing world. *Int J Obes Rel Metab Dis* **28,** 1181–1186.

Monteiro, C.A., Conde, W.L., and Popkin, B.M. (2002) Is obesity replacing or adding to undernutrition? Evidence from different social classes in Brazil. *Public Health Nutr* **5,** 105–112.

Monteiro, C.A., Conde, W.L., and Popkin, B.M. (2007) Income-specific trends in obesity in Brazil: 1975–2003. *Am J Publ Health* **97,** 1808–1812.

Monteiro, C.A., Moura, E.C., Conde, W.L., *et al.* (2004b) Socioeconomic status and obesity in adult populations of developing countries: a review. *Bull World Health Organ* **82,** 940–946.

Moreno, L.A., Sarria, A., and Popkin, B.M. (2002) The nutrition transition in Spain: a European Mediterranean country. *Eur J Clin Nutr* **56,** 992–1003.

Morgan, N. (1993) World vegetable oil consumption expands and diversifies. *Food Rev* **16,** 26–30.

Motlagh, M.E., Kelishadi, R., Amirkhani, M.A., *et al.* (2011) Double burden of nutritional disorders in young Iranian children: findings of a nationwide screening survey. *Public Health Nutr* **14,** 605–610.

Mourao, D., Bressan, J., Campbell, W. *et al.* (2007) Effects of food form on appetite and energy intake in lean and obese young adults. *Int J Obes (Lond)* **31,** 1688–1695.

Omran, A.R. (1971) The epidemiologic transition. A theory of the epidemiology of population change. *Milbank Mem Fund Quart* **49,** 509–538.

Popkin, B.M. (2002) An overview on the nutrition transition and its health implications: the Bellagio meeting. *Public Health Nutr* **5,** 93–103.

Popkin, B.M. (2006a) Global nutrition dynamics: the world is shifting rapidly toward a diet linked with noncommunicable diseases. *Am J Clin Nutr* **84,** 289–298.

Popkin, B.M. (2006b) Technology, transport, globalization and the nutrition transition. *Food Policy* **31,** 554–569.

Popkin, B.M. (2008a) Will China's nutrition transition overwhelm its health care system and slow economic growth? *Health Affairs (Millwood)* **27,** 1064–1076.

Popkin, B.M. (2008b) *The World Is Fat – The Fads, Trends, Policies, and Products That Are Fattening the Human Race.* Avery-Penguin Group, New York.

Popkin, B.M. (2010) Patterns of beverage use across the lifecycle. *Physiol Behav* **100,** 4–9.

Popkin, B.M. (2011) Agricultural policies, food and public health. *EMBO Rep* **12,** 11–18.

Popkin, B.M. and Du, S. (2003) Dynamics of the nutrition transition toward the animal foods sector in China and its implications: a worried perspective. *J Nutr* **133,** 3898S–3906S.

Popkin, B.M. and Nielsen, S.J. (2003) The sweetening of the world's diet. *Obes Res* **11,** 1325–1332.

Popkin, B.M., Adair, L.S., and Ng, S.W. (2011) Then and now: global nutrition transition and the pandemic of obesity in developing countries. *Nutr Rev* **70,** 3–21.

Popkin, B.M., Adair, L.S., and Ng, S.W. (2012) Global nutrition transition and the pandemic of obesity in developing countries. *Nutr Rev* **70**(1): 3–21.

Popkin, B.M., Conde, W., Hou, N., *et al.* (2006) Is there a lag globally in overweight trends for children compared with adults? *Obesity (Silver Spring)* **14,** 1846–1853.

Popkin, B.M., Horton, S., and Kim, S. (2001b) The nutrition transition and prevention of diet-related chronic diseases in Asia and the Pacific. *Food Nutr Bull* **22,** 1–58.

Popkin, B.M., Horton, S., Kim, S.W., *et al.* (2001a) Trends in diet, nutritional status, and diet-related noncommunicable diseases in China and India: the economic costs of the nutrition transition. *Nutr Rev* **59,** 379–390.

Power, M.L. and Schulkin, J. (2009) *The Evolution of Obesity.* Johns Hopkins University Press, Baltimore, MD.

Ramachandran, A., Snehalatha, C., Kapur, A., *et al.* (2001) High prevalence of diabetes and impaired glucose tolerance in India: National Urban Diabetes Survey. *Diabetologia* **44,** 1094–1101.

Reddy, K.S. (2002) Cardiovascular diseases in the developing countries: dimensions, determinants, dynamics and directions for public health action. *Public Health Nutr* **5,** 231–237.

Reddy, K.S. (2004) Cardiovascular disease in non-Western countries. *N Engl J Med* **350,** 2438–2440.

Shetty, P.S. (2002) Nutrition transition in India. *Public Health Nutr* **5,** 175–182.

Steyn, N.P., Myburgh, N.G., and Nel, J.H. (2003) Evidence to support a food-based dietary guideline on sugar consumption in South Africa. *Bull World Health Organ* **81,** 599–608.

Trevantham, W., Smith, E.O., and McKenna, J.J. (eds) (1999) *Evolutionary Medicine*. Oxford University Press, New York.

US Department of Agriculture (1966) 1996 US fats and oils statistics. *US Department of Agriculture Statistical Bulletin No. 376.* ERS, Washington, DC.

United Nations (2002) *World Urbanization Prospects, 2001*. United Nations, New York.

Wallingford, J.C., Yuhas, R., Du, S., *et al.* (2004) Fatty acids in Chinese edible oils: evidence for unexpected impact in changing diet. *Food Nutr Bull* **25,** 330–336.

Wang, Z., Zhai, F., Shufa, D. *et al.* (2008) Dynamic shifts in Chinese eating behaviors. *Asia Pac J Clin Nutr* **17,** 123–130.

WCRF (2007) *Food, Nutrition, Physical Activity and the Prevention of Cancer: a Global Perspective*. Washington DC World Cancer Research Fund in association with the American Institute for Cancer Research, Washington, DC.

WHO Expert Consultation (2004) Appropriate body-mass index for Asian populations and its implications for policy and intervention strategies. *Lancet* **363,** 157–163.

Wild, S., Roglic, G., Green, A., *et al.* (2004) Global prevalence of diabetes: estimates for the year 2000 and projections for 2030. *Diabetes Care* **27,** 1047–1053.

Wilkinson, J. (2004) Globalisation, food processing and developing countries: driving forces and the impact on small farms and firms. *Electr J Agric Devel Econ* **1,** 184–201.

Williams, G. (1984) Development and future direction of the world soybean market. *Q J Int Agric* **23,** 319–337.

Wolf, A., Bray, G.A., and Popkin, B.M. (2008) A short history of beverages and how our body treats them. *Obes Rev* **9,** 151–164.

Yajnik, C.S. (2004) Obesity epidemic in India: intrauterine origins? *Proc Nutr Soc* **63,** 387–396.

Yajnik, C.S., Lubree, H.G., Rege, S.S., *et al.* (2002) Adiposity and hyperinsulinemia in Indians are present at birth. *J Clin Endocrinol Metab* **87,** 5575–5580.

Zimmet, P. (2000) Globalization, coca-colonization and the chronic disease epidemic: can the Doomsday scenario be averted? *J Intern Med* **247,** 301–310.

Zimmet, P.Z., McCarty, D.J., and De Courten, M.P. (1997) The global epidemiology of non-insulin-dependent diabetes mellitus and the metabolic syndrome. *J Diabetes Complications* **11,** 60–68.

68

食料不安，飢餓，低栄養

David L. Pelletier, Christine M. Olson, and Edward A. Frongillo

要　約

食料不安や飢餓，低栄養は貧困にかかわる問題で，程度の差はあれ，世界中のすべての人に影響を与えている。2010年には開発途上国の９億2,500万人近くの人（16%）が“低栄養”であると推測された。ただし，この推測方法では世帯当たり，あるいは個人当たりの食料の安定性を正確に見積もることはできない。開発途上国の就学前児童の33%に慢性の低栄養（発育阻害）が認められ，19%に低体重が認められた。アメリカは低所得国とはかなり異なった定義を用いているが，2009年にはアメリカの全世帯の14.7%が食料不安で，その約１/３（5.7%）は極めて不安であるという推測をしている。数十年にもわたって研究が進み，それぞれの国や国際機関の関心が高まってきているにもかかわらず，こうした問題と，それらの問題をなくするための最も効果的な政策や計画，政治的な手法との関係は明らかになっていない。開発途上国でも栄養に関連した慢性病が出現していることを考えると，食料不安や飢餓，低栄養の解消はさらに複雑な問題になってきている。

はじめに

この数十年で科学の世界や政治の世界での食料不安や飢餓，低栄養の捉えかたが根本的に変化してきた。かつて，これら３つの問題は因果関係を持った，長期間連続する問題として捉えられてきた。すなわち，食料不安は社会的あるいは経済的な状況のために食料を適切に入手できない状況を表し，飢餓とは食料の摂取が不十分なために起こる急性の生理学的な兆候を表し，低栄養は慢性的あるいは急性的に食料の摂取が不十分であったことの身体面での結果と考えられていた。こうした見方によって，食料不安等の問題をどのように定量化するか，こうした問題がどのくらいの範囲で広がっているか，こうした問題の原因は何か，結果はどうなるのか，どのような政策を立案するのが適切か，ということに対する多様な考え方が提示された。本章では，これら３つの問題の本質についての現在の理解や，問題相互間の関係，問題がどのくらい広がっているか，原因はなにか，どのような結果をもたらすのか，政策への影響などについてわかっていることが何かについて述べる。都合上，開発途上国および開発国における食料安全保障の状況については別の章（第69章）で扱うこととする。

豊かな国における食料不安と飢餓：実例としての合衆国

問題の本質

長きにわたって，食料不安や飢餓は世界の貧しい国での栄養問題であったが，アメリカのように食料が豊富な国においてもこうした問題がふたたび浮かび上がってきた。本項では，アメリカにおける食料不安やその測定法，食料不安の広がりについて簡潔に述べ，その結果を概説する。

1989年に，生命科学研究機構のアメリカ栄養学研究所が招集した専門家は，食料不安と飢餓が，個人の栄養状態の中核となる指標であるとした（Anderson, 1990）。この専門家グループは，食料不安と飢餓の定義について一次合意案を提案した。食料不安とは，「栄養学的に適切で安全な食料の入手が限定的ないし不確実か，許容できる質の食品を社会的に許容される方法で手に入れる可能性が限定的ないし不確実であること」である。飢餓は食料不足のなかでも深刻な形態で，「意に反してしばしば食料が欠如することによって引き起こされる，つらい，あるいは落ち着かない感覚」のことをいう。飢餓が続けば栄養不足となり，必ずそうなるとは限らないが，飢餓

表68.1　食料安定度の範囲を標記するための新旧の表示

全般的な区分（新旧の表示法は違わない）	詳細な区分		
	旧表示	新表示	世帯状況の記述
食料安定	食料安定	食料安定度高い	食料入手に問題や限定があるという兆候の報告がない
		食料安定度ぎりぎり	典型的な例としては，食料の充足についての不安感や世帯内での食料不足であるが，兆候の報告が1ないし2件ある。食物や食料摂取にはまったく，あるいはほとんど変化がない
食料不安	飢餓を伴わない食料不安	食料安定度低い	食物の質，多様性，望ましさの減少に関する報告。食料摂取の減少はほとんど，あるいはまったくない
	飢餓を伴う食料不安	食料安定度極めて低い	摂食パターン崩壊および食物摂取の減少についての複数の兆候の報告

は食料不安の結果であることが多い（Anderson, 1990）。食料不安を経験するのは，基本的に2つの異なったレベル，すなわち世帯あるいは家族と個人とである。飢餓という言葉は，一般的には個人レベルでの食料不足の経験を記述する時に用いる。

食料不安の概念と構成要素とを定義しようとする初期の研究でRadimerら（1992）は食料不安や飢餓を，管理されている過程として記述した。世帯での食料の管理者は，アメリカでは一般には1人の女性であるが，食料不安のさまざまな要素を経験し，家族のなかで誰がどういう順番で食料不足の要素を経験するかという一連の順序をある程度管理する。世帯のなかでも成人と子供は食料不足の異なった要素を，異なった時に，異なった程度に経験する。にもかかわらず，現象には一般的な順序がある。食料供給の不足と不安による世帯レベルでの食料不安が最初で，次に女性の食物摂取の量と質ならびに世帯レベルでの食料供給の質が影響を受け，最後に子供の食物摂取の量と質が影響を受ける。食料不足という現象の順序の基本的な理解が，この問題の計測方法に取り込まれてきた。

2004年，アメリカ農務省は全米アカデミーズの全米統計委員会に専門家のパネルを招集して，アメリカにおける食料不安と飢餓を計測する方法論の概念を再検討するように求めた。パネルに課せられた責任のなかで特に重要な概念面での論点は，「飢餓を食料不安の重篤な範囲としてとらえることの妥当性」であった（National Research Council, 2006, p.2）。この専門家パネルの結論は，「飢餓は食料不安とは異なる概念で，食料不安の深刻さを計測するのには有用である飢餓そのものが重要な概念で，食料不安という状況のもとで，しかし食料不安とは異なったレベルで計測されるべきである」というものであった。（Wunderlich and Norwood, 2006）。全米統計委員会のパネルは，飢餓は食料の欠乏によるつらいあるいは落ち着かない感覚という以上のものである，ということを示した。飢餓は長期間の意に反した食料欠乏の結果で，不快，病気，虚弱，重度の苦痛をもたらす。さらに，食料不足のより深刻なレベル，特に飢餓を伴う食料不足については，アメリカ農務省がこれまでとは別の表示法を用いるように，このパネルは勧告した。表68.1は，アメリカ農務省が食料不安の範囲を記述するために用いている改訂版の表示法である。

計測方法

アメリカ栄養調査および関連研究プログラムの包括10年計画は，アメリカの人々に食料不安や飢餓がどれほど広がっているかを毎年査定するために利用できる食料不安および飢餓の指標を作出するために，政府機関や学会，民間の一連の共同作業を設定した（US Department of Health and Human Services, 1993；Food and Consumer Service, 1995）。こうした指標を開発する過程は栄養学の文献に詳細に記載されている（Carlson *et al*., 1999）。食料研究行動センターが資金を提供している地域児童飢餓識別プロジェクト（Wehler *et al*., 1992）と，コーネル大学の栄養科学科（Kendall *et al*., 1995）の2つの研究機関による質問用紙の項目の開発と検証は指標を開発する過程にとって極めて重要であった。1995年4月，アメリカ国勢調査局は定期的な人口現勢調査の際に18項目の食料安定度尺度（food-security scale）を45,000世帯に配布した。この調査のデータと項目・反応理論に基づく方法（ラッシュモデル；Rasch modeling）によって，尺度はさらに洗練され，現象の深刻さの程度を区別するための尺度のなかの境界点が設定され，食物不安のさまざまな程度を示す反応の区分法が画定された（Carlson *et al*., 1999）。

アメリカ世帯食料安定度調査モジュールは12か月間を対象とする18項目の尺度である（Bickel *et al*., 2000）。子供のいる世帯についての信頼度係数が0.81，全世帯についての信頼度係数が0.74（信頼度係数を誇張するような特異値は除外している）であったことから，この尺度は良好な信頼度を持つことが示された（Hamilton *et al*., 1997）。また，人口現勢調査の諸項目への反応は，少数人種あるいは少数民族を含む多様な住民の標本と同様な分布に従っていた（Frongillo, 1999）。この尺度の得点は貧困所得比（貧困最低線に対する収入の割合）〔訳注：貧困最低線（poverty line）とは，最低限度の生活を維持するのに必要な所得水準のこと〕や週ごとの食料支出と予測通りの有意な相関があり，この方法の妥当性を示している（Hamilton *et al*., 1997）。

かくして，アメリカ世帯食料安定度調査モジュールは，アメリカ国勢調査局が行う人口現勢調査の参加者に，14年間（1995～2008年）にわたって届けられた。全米統計委員会のパネルは，アメリカの住民の食料不安の計測を継続することの重要性を確認し，「アメリカ農務省は，世帯調査において食料不安の定期的な計測と監視を継続すべきである」という推奨を行った（Wunderlich and Norwood, 2006, p.49）。このパネルはほかにも，調査における計測項目や項目反応理論（item response theory），住民の食料不安の計測に利用しうる他の調査媒体についての推奨も行った。

ここに述べた以外の食料不安の計測に関する進歩は，アメリカ農務省経済研究事業のウェブサイトの「食料不安概要報告室」(www.ers.usda.gov/Briefing/FoodSecurity）で紹介されている。特筆すべき進歩は，子供の食料安定度尺度が開発されたことである（Nord and Hopwood, 2007）。

食料不安の広がり

2009年には，アメリカの世帯の14.7％に食料不安があった。食料不安があった世帯の1/3すなわち5.4％の世帯では，食料の安定度が極めて低かった（Nord *et al*., 2010）。1,710万人の子供を含む約5,000万人が，食料不安のある世帯で暮らしていた。食料安定度が極めて低い世帯は，1年間に7か月，毎月数日は食料不安を経験していた。

食料不安は世帯の特徴によってさまざまである。2009年，公的な貧困最低線以下の所得の世帯のうち食料不安があったのは43.0％で，全国平均の3倍に近かった。子供がいる世帯で食料不安があった割合（23.1％）は子供がいない世帯の場合（11.4％）の倍以上であった。黒人およびヒスパニックの世帯で食料不安があった割合はそれぞれ24.9％および26.9％で，母子世帯では36.6％であった。

1995年から2000年にかけて，アメリカにおける世帯レベルでの食料不安は低下する傾向にあった。2000年から2004年にかけて，食料不安は10.1％から11.9％へと漸増し，2005年には11％に減少して，その後2008年まで横ばいであった。2009年には，1995年の食料不安調査開始以来，食料不安の広がりが最も多くなった（Nord *et al*., 2010）。

食料不安の結果

Radimerら（1992）の初期の研究の示すところによると，世帯の構成員は食料不安の感じ方がそれぞれ異なっており，成人のほうが子供よりも食物の量的・質的な変化を早く経験する。既報はこの仮説を支持しており，特に母親は子供たちを養うために自らの栄養状況を犠牲にする（Rose and Olivera, 1997；McIntyre *et al*., 2003；Olson, 2005）。

食料が豊かな国での食料不安については多くの文献があるが，ほとんどの研究は横断研究なので，原因と結果の因果関係を明らかにするのは難しい。近年，いくつかの縦断研究が行われ，食料不安とそのさまざまな結果について検討している。この種の研究は因果関係を明らかにできるので，本章では食料不安の結果についての縦断的研究のみを扱うことにする。横断的研究についての総説もいくつか引用することとする。

本書第9版を含む複数の総説が，食料不安のある世帯で暮らす成人は必須栄養素や特定の食品群，特に果物と野菜が乏しい食事を摂取していることを示している（Olson, 2005；Holben, 2006；Pelletier *et al*., 2006）。加えて，食料不安がある世帯の成人は，健康状態や身体機能が貧弱なことが多く，慢性的な健康リスクが大きく，こうした状況を解決できていないことが多い。成人に関する縦断的研究がいくつかあって，食料不安が健康状態の悪化をもたらしているという因果関係を示しているが，これらの要因がどのように関連しているかを明らかにすれば，こうした因果関係の確からしさを補強できよう。

上述の一般論に対する例外は，体重増および肥満の健康上の結果である。成人女性に関する縦断的研究がいくつかあって，ひとつはアメリカの女性の全国標本を用いたもの，他に都市の女性の研究と田舎の女性の研究があるが，いずれも開始時の食料不安と，体重増あるいは約2年間の追跡期間中に肥満になるリスクの間に有意な関係はなかった（Jones and Frongillo, 2007；Whitaker and Sarin, 2007；Olson and Strawderman, 2008）。しかし，OlsonとStrawderman（2008）の研究では，研究開始時の食料不安と肥満との間に相互作用があり，開始時に妊娠初期で食料不安があり，かつ肥満であった女性は分娩後2年間に体重が明らかに増加するというリスクが大きいことが明らかになり，両者と関連する第三の要因の可能性を指摘した。にもかかわらず，これらの著者は，肥満が食料不安に導くという考え方を食料不安が肥満に導くという考え方よりも支持した。アメリカ国内の標本で，

JonesとFrongillo（2007）は，体重が増加しつつある過体重の女性では，食糧不安がある人のほうが体重増加が有意に少ないことを見いだした。この関係は適正体重の女性や肥満の女性ではみられなかった。さらに，アメリカ全国の女性を対象にした研究で，JonesとFrongillo（2006）は，食料不安の女性は体重増加が少ないが，食料スタンププログラムにずっと参加した場合には食料不安の体重変化に対する影響がなかったことを明らかにした。以上をまとめて考えると，成人女性において，食料不安が大幅な体重増加や肥満をもたらすという強い因果関係を支持する研究はない，ということになる。

2008年にはアメリカの子供の22.5%が食料不安がある世帯で暮らしており，1.5%の子供が食料安定度の極めて低い世帯で暮らしていたことが，子供の食料不安に関する指標の統計に示されている（Nord *et al*., 2010）。これらの統計は，アメリカの子供のかなりの割合が，食料不安への曝露によって影響を受けている可能性があることを示している。いくつかの総説が紹介している横断的研究，および少数の短期間の縦断的研究によると，世帯の不安定さや子供の食料不安は，貧弱な栄養状態や，成長，健康，精神的および心理的能力，認知能力や学業成績の悪化と関連していることを示している（Ashiabi and O'Neal, 2008；Cook and Frank, 2008；Kursmark and Weitzman, 2009）。

アメリカ，カナダ，イギリスからの3編の縦断研究は，就学前から思春期の子供において，食料不安が健康および発達について有害な結果をもたらすことを報告している（Jyoti *et al*., 2005；Belsky *et al*., 2010；Kirkpatrick *et al*., 2010）。幼児学齢前期縦断研究−幼稚園同齢コホート（Early Childhood Longitudinal Study−Kindergarten Cohort）のデータを用いて，Jyotiら（2005）は，幼稚園時代に若干食料不安があった世帯に暮らした子供たちは第三学年での社会的あるいは数学的な技能が有意に劣ることを見いだした。子供たちを10年間追跡したカナダ全国子供・若者縦断調査（Canadian National Longitudinal Survey of Children and Youth）のデータによれば，1項目の質問で計測した飢餓は，全般的な健康状態が悪化するリスクを，就学前に調査対象になった同齢集団の2.5倍に増加させる（Kirkpatrick *et al*., 2010）。これらの子供たちでは，飢餓と6つの慢性的な健康状況あるいはぜん息の診断との有意な関係はなく，より年齢が高いコホートでも飢餓と健康の有意な関連はなかった。年齢の低い同齢集団では，2回以上の飢餓エピソードの体験が，全般的な健康状態が悪化するリスクを5倍近く増大させていた。Belskyら（2010）は環境リスク双子縦断研究（Environmental Risk Longitudinal Twin Study：E−Risk）と呼ばれる研究で，双子を持つイギリスの1,116家族の同齢集団を研究した。子供たちが7～10歳の時の食料不安をアメリカ世帯食料安定度調査モジュールの7項目を用いて計測し，2項目以上が該当した場合に食料不安と判定した。子供たちが12歳になった時に発達を計測した。食料不安がある世帯で育った子供はIQが低く，行動あるいは感情の問題の程度が大であった。しかし，世帯収入，母親の性格，世帯の経営などの影響を除外すると，食料不安の影響があったのは感情の問題だけであった。認知の発達に影響があったのは世帯の収入だけであり，行動の発達に影響があったのは母親の性格と子供の要求に関連する世帯の経営のみであった。感情への影響に関する彼らの知見について著者は，「この知見は，食料不安が，世帯の貧困や混乱，子供に対する無関心が食料の状況を破綻させるだけでなく，子供たちの精神衛生に影響するという強い証拠を形成している」と結論づけている（Belsky *et al*., 2010, p.5）。このように，食料不安は子供たちの身体面や感情面の健康に影響するという，縦断研究からのかなり強い証拠がある。

食料不安と子供の体重変化を調べた縦断研究が4つある（Jyoti *et al*., 2005；Rose and Bodor, 2006；Bronte−Tinkew *et al*., 2007；Bhargava *et al*., 2008）。このうち3つは，アメリカの幼児学齢前期縦断研究のデータを用いており，1～5年の観察期間とさまざまな体重変化の指標を採用している（Jyoti *et al*., 2005；Rose and Bodor, 2006；Bhargava *et al*., 2008）。食料不安の度合いには，アメリカ世帯食料安定度調査モジュールの尺度を用いて，連続評点が1以上であった項目が3項目以上で陽性と判定した。これら3つの研究から一貫した結果は得られていない。食料不安と体重変化の関係について，1つの研究では正の関連，別の研究では負の関連，もう1つの研究では関連がないという結果であった。4つ目の研究は，アメリカ幼児学齢前期縦断研究の同齢集団の9か月および24か月調査のデータを用いている（Bronte−Tinkew *et al*., 2007）。食料不安と幼児の過体重の直接的および間接的関連を調べるために構造方程式モデルを用い，食料不安が直接的に過体重に影響を与えることはないことを明らかにした。食料不安は，育児や幼児に食物を与えることを介して，間接的に過体重に影響している。全体をながめると，世帯の食物不安が子供の過体重を引き起こしているという強い因果関係を指示する証拠はない。

この何年間かで，食料が豊かにある国での食料不安と飢餓に関する研究がかなりの進歩をとげた。概念，指標，国家規模での調査・研究で用いる計測手法を概観すると，食料不安という概念の妥当性と有用性を指示しているが，以前は飢餓と呼ばれていた，より重度の食料不安についてのさらなる研究が必要なことも明らかになった。さらに，食料不安が健康と発達に影響を与える機序の解明についてもかなりの進歩があった。ただし，食料不安の原因についての成果は少なく，食料不安を防止するための大規模介入試験はほとんどない。これは，将来の成果が期待される研究領域である。

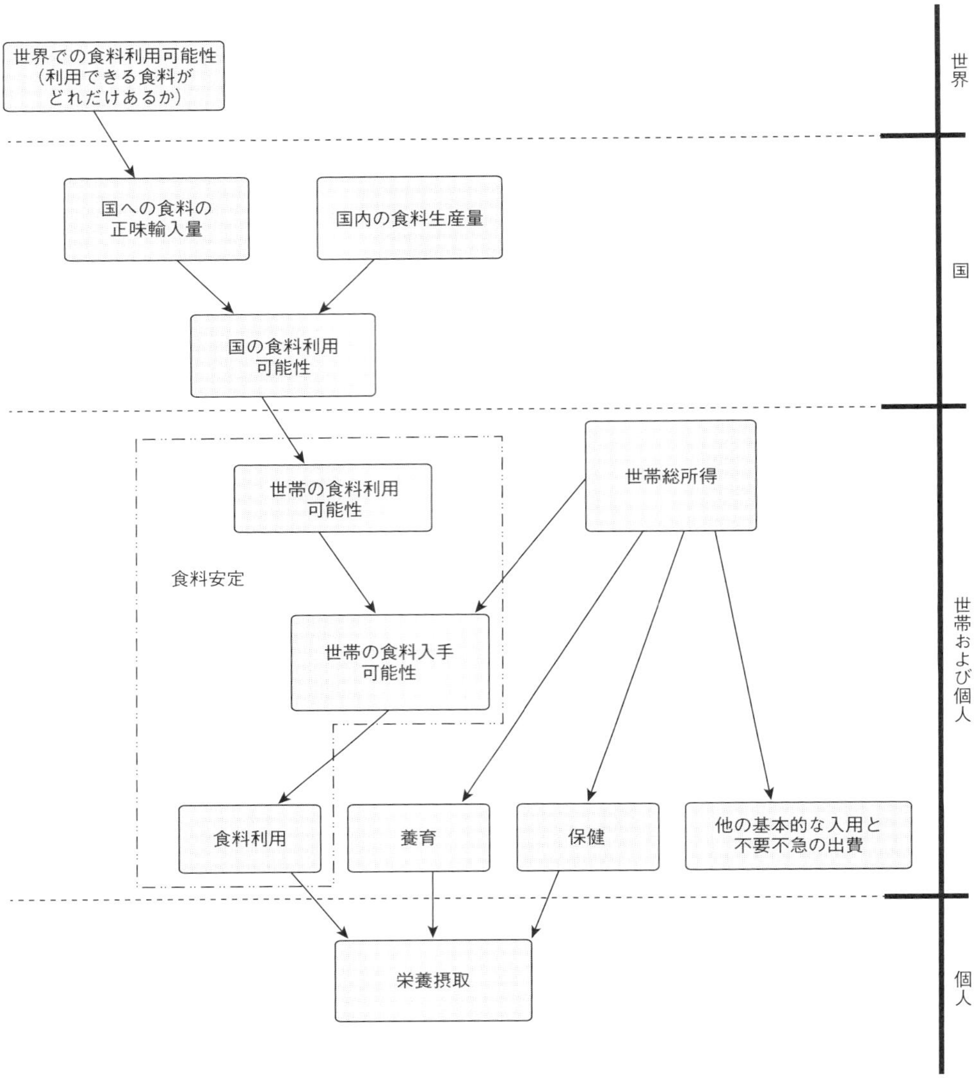

図68.1　世界から，国，世帯，個人での食料安定の概念的な枠組み
Smith (1998) より改変。

貧しい国における食料不安と飢餓

問題の本質

食料安定という概念は1974年の世界食糧会議で注目を集めた (Maxwell, D., 1996)。最も一般的に引用されている定義は「すべての人が積極的で健康な生活のためにいつでも十分な食料を入手できること」というものである (World Bank, 1986)。この定義は，食料安定は各個人に関連していて，個人の食物についての権利という意味を含み，十分で持続的な食料の入手が必要であり，食料安定には結果が伴なうということを強調している。食料安定の複雑さ (Maxwell and Frankenberger, 1992) は，過去30年間に，①世界あるいは国のレベルから世帯ないし個人のレベルへ，②食料供給の視点から暮らしの視点へ，③客観的理解から主観的理解へ，と変化してきたことからもわかる (Maxwell, D., 1996)。

食料安定は，世界全体，世界の各地域，国，州や県など，生活地域，世帯，個人のレベルでそれぞれ特徴がある (図68.1)。世界全体および国のレベルでは，食料安定は食料の入手可能性にかかわっており，国レベルでは食料の生産と輸入の結果ということになる。世帯レベルの食料安定は，世帯にとって食料をどれだけ入手しやすいかにかかわっており，これは世帯での食料生産や，市場や生活地域の他の人からどれだけ食料を手に入れられるかにかかっている。個人のレベルの食料安定は食料の利用あるいは摂取にかかわっており，これは世帯にとっての食料の入手可能性や世帯内での分配にかかわっている（Riley *et al*., 1997）。「ある個人の食料摂取が十分で確実な時に，その人は食料安定の状態にあるといえる」（Smith, 1998）。

個々人が生存し，社会に積極的に関与するために必要な栄養素を入手する手だてがなくてはならないという意味で，食料は基本的な需要といえる。しかし，食料は人々が満たそうとする需要のひとつにすぎない。“家計の安定（livelihood security）”という用語は，世帯は生産と生殖の単位として長期間持続するために，妥協をすることがあるという理解を含んでいる（Maxwell, D., 1996）。家計の安定とは，基本的な需要を満たし，リスクをしのぎ，衝撃を和らげ，不測の事態に対処するための，固定的および流動的な資産と資金を指している。（Maxwell and Frankenberger, 1992；Davies, 1996）。人々は将来の暮らしのための資産を残そうとして飢餓を選ぶことがある。将来の作付に備えて種子を残すためや将来利用したい家畜を残しておくために，現時点では穀物や家畜を食べずに我慢するということもあろう（Maxwell, D., 1996）。家計の安定には，これ以外の妥協，すなわち病気治療の薬を買うために食料を切り詰めるということも含まれる。

食料不安は欠乏のひとつの形で，欠乏の状態と欠乏感覚の双方を指している（Maxwell, S., 1996）。これまでの傾向は，食料安定が食料あるいは栄養素の客観的な妥当性のみを意味すると考えるものであったが，現在の理解は個人の主観的な経験が中心におかれている。こうした理解は，前述のアメリカでの食料不安についての考察と一致するもので，世帯の行動が外部からの要因によって決まる場合は別として，食料安定はそれぞれの世帯や個人によって実際に認知され，表現されるものであって，研究者や政策立案者が決めるものではない（Maxwell, S., 1996）。食料不安という感覚に影響されて起こる行動の重要なカテゴリーには，投資（例：生産資産や教育，子供への投資），リスクの回避（例：新しい農業技術や管理方法の導入を考えること），生存戦略（例：田舎・都会間の移住，家計戦略の多様化）がある。

食料不安を考えるうえでのこれら3つのカテゴリーから，貧しい国での現在の食料不安の性質を理解することができる。この理解は，食料安定をどのように計測するか，食料安定を改善するためにどのような努力をすればよいかを考える時の重要な材料となる。

計測方法

世界レベルおよび国レベルでは，「エネルギー要求に見合うだけの十分なカロリーを食料から摂取できない人の数」を推測して，食料安定を計測してきた（Food and Agriculture Organization, 1969）。FAO はこうした人々を栄養不良としている。FAO の方法は国レベルでの食料の供給を反映しており，個人の食料入手可能性を適切に反映してはいない（Smith, 1998）。したがって，仮に国の食料供給可能性として定義されていれば，この方法は国レベルでの食料安定の直接的な指標をもたらす。（図68.1参照）しかし，FAO の方法は，世帯レベルあるいは個人レベルでの食料安定の正確な指標とはならない。この指標が食料の入手可能性や利用を正確に反映することはないからである。

FAO の食料不安・食料脆弱性情報マッピングシステム（The Food Insecurity and Vulnerability Information and Mapping System）は，地球レベルおよび国レベルでの食料安定に関する情報をもたらす。このシステムは収穫予測や早期警報システム，世帯の食料安定と栄養情報のシステム，脆弱性評価などの既存の情報を基にしている（Food and Agriculture Organization, 1969；Anon., 2000）。

世帯レベルおよび個人レベルの食料安定は，さまざまな方法で，しばしば間接的に計測されてきた。食料安定は食物摂取に影響し，最終的には栄養状態や身体の健康，その他の結果に影響する。個人の食物摂取の計測は，エネルギー不足や栄養素の不足といった食物安定の一面についての評価は可能であるが，（“不安”として表現される）不確実さに対する認知や情動や受け入れがたさ，持続不可能さを評価することはできない。例えば，現在の食物摂取が十分でも，将来の食物摂取が心配な場合には，食物不安を感じることがある。一方で，近い将来の食料供給が確保されていれば，現在の食物摂取が不十分でも将来に対する食料不安はない。成長状態も指標として用いられるが，これも食料安定の大部分の要素を評価することはできず，健康状態や育児状態の影響を受ける。

食料安定は，利用可能な経済的および社会的資源に関連する。所得や支出総額のような前徴はエネルギー充足度と相関があるが，これらは食物不安の一面しか捉えることができず，しかも間接的である（Haas *et al*., 1992）。食料に関係する管理戦略あるいは対処戦略が，食料不安の程度を評価するために用いられた（Maxwell, D., 1996；Maxwell, *et al*., 1999）。管理戦略は食料不安の経験の結果であると同時に，食料不安に影響を及ぼす。また，管理戦略は将来の食料不安の早期の指標としても有用であろう。ただし，特定の管理戦略の有無は食料安定の指標とはならず，管理戦略の手だてが食料不安の経験のすべての要素を含んでいるものでもない。

対象とする現象により直接的に関連しているほど計測は正確になるであろうから，対象地域での食料不安の鍵となる要素をもれなく含めて，食料不安そのものの経験を計測することが重要である（Frongillo, 1999）。食料不安の経験は，世帯を長期間にわたって詳細に観察することによって，客観的かつ明確に計測することができよう（Frongillo, 1999；Hamelin *et al*, 1999)。こうしたアプローチは多数の世帯の調査には適していないが，食料の入手可能性や使用の評価だけでなく，一人ひとりがこうしたことをどう感じているか(例：不安や心配など)や何を考えているか（例：認識，社会的な受け入れやすさ）などの評価によって，食料不安の経験の計測が可能になる。このような情報ははっきりしているので，これらをまとめれば，食料不安を普遍的な方法で直接的に計測することが可能になる。

こうした要素を含みつつ，これまでの計測を補完するような直接計測法を開発するひとつのやり方は，世帯レベルでの食料不安の経験の深い理解に基づくものである（Eilerts, 1999；Wolfe and Frongillo, 2000)。このアプローチは最初アメリカで用いられたが，現在では多くの低所得国，中所得国で用いられている（Studdert *et al*., 2001；Frongillo *et al*., 2003，Pérez-Escamilla *et al*., 2004；Coates *et al*., 2006b；Frongillo and Nanama, 2006；Melgar-Quinonez *et al*., 2006；González *et al*., 2008)。さらに，食料栄養技術支援プロジェクト（Food and Nutrition Technical Assistance Project）は新しい計測法の開発（Frongillo *et al*., 2004）および国際的な専門家の総意によって開発し，試験された包括的な質問表の導入（Coates *et al*., 2007）のための技術的な手引きを開発した。この研究によって，①経験に基づく計測はある時点での，または経時的な変化を伴う世帯の分類に有効で，②こうした計測法の開発が段階的なプログラムを進めていくという状況には適しており，③すべてではないが食料不安の経験の多くの視点は地域や文化を越えて共通であることが明らかになった（Coates *et al*., 2006a）。

食料不安の広がり

世界・地域・国レベルでの食料不安の広がりに関する情報はFAOの栄養不良の推測から基本的に入手可能である。この推測によると，開発途上国の9億2,500万人近く，すなわち16%の人が栄養不良である（表68.2；http：//www.fao.org/publications/sofi/en/)。アジアは際立って人口が多いので，栄養不良の人はアジアが一番多い。栄養不良の人の割合が一番多いのはサハラ以南のアフリカで，30%に達する。すでに説明したように，こうした推測は世界や地域，国のレベルでの食料入手可能性を妥当に反映している可能性が高いが，世帯や個人の食料安定を反映しているわけではない。

食料不安の結果

食料不安は，さまざまな形で幸福に害を及ぼす。こうした影響を及ぼす機構には，栄養素摂取の減少による生物学的なものもあるし，社会的あるいは行動学的な機構もある。後者の例としては，自分自身あるいは被扶養者の世話をする時間やエネルギーや注意が減少することによって食料不安が影響を及ぼすことがあげられる。食料不安の悪影響としては，出生体重の減少，死亡リスクの増加，子供の認知および神経系の発達阻害による学習能力の低下や成績の低下，成人の労働生産性の低下，そして食料安定をもたらす能力の低下などがある。これらの成人には子供たちがいるので，このサイクルは回り続ける（Tweeten *et al*., 1992)。ほかの結果としては，不確実さに対するさまざまな行動反応（投資，リスク回避，生存戦略を含む)，ストレス，疎外，喪失の経験，家族関係や社会関係の悪化などがあり（Hamelin *et al*., 2002)，アメリカに関する項で前述したように，こうした状況は貧しい国の子供たちに影響を与えていると考えられる。

表68.2　途上国での低栄養の広がり

地域	全人口中の低栄養者（2010）	
	人数（百万人）	割合（%）
アジア・太平洋	578	16
ラテンアメリカ・カリブ海	53	8[a]
近東・北アフリカ	37	8[a]
サハラ以南のアフリカ	239	30
すべての開発途上国	925	16

[a]：暫定値。
データ：国際連合食料農業機構（2010)。

低　栄　養

問題の性質

開発途上国における低栄養の性質・原因・解決方法の科学的な理解は，新しい証拠や経験，考え方，イデオロギーの結果，この50年間に明らかに変化してきた（Jonsson, 2010)。20世紀中盤から1960年代にかけて，主な焦点はタンパク質不足であった。Williams（1933）のクワシオルコルの記述，栄養欠乏パラダイムの広がり，栄養諸科学の潮流に基づいて，途上国のさまざまな生理状況や健康状態の人のタンパク質や個々のアミノ酸の要求量の推測に精力が注がれた。同時に，他の研究領域（例：畜産学，農学，食品学）や開発支援組織や政府が，開発途上国の食料供給や食物中の動物性タンパク質や必須アミノ酸を増やすための工学的あるいは食料に基づく方法を開発し，実施しようとした。このようなタンパク質時代は，少なくとも専門家委員会としては1970年代に例外的な速さで終わりを迎え，タンパク質要求量は下方に改訂された（World Health Organization, 1973）が，タンパク質に対する注目は今日でも多くの国の考え方や食料栄養政策に影響を与え続けている。このエピソードは科学界や開発にかかわる人々のコミュニティーによくない影響を与えた。すなわち，栄養学者はいったんタンパク質不足に注目を向けさせて，他の領域の科学者や諸機関がタンパク質不足を埋めるために努力の方向性を変えた後で心変わりしたという，今だに残っている印象を与えたのである。

他にも考え方が変化した例があって，1960年代，1970年代のエネルギー供給とエネルギー所要量の差（Food and Agriculture Organization, 1969；Reutlinger and Selowsky, 1976）や，複数の分野による栄養計画，応用栄養学プログラム，1970年代，1980年代の栄養動向調査（Levinson, 1995），1990年代から現在に至る微量栄養素不足（World Bank, 1994；Micronutrient Initiative, 2009）などである。1990年代以来，国際栄養学に関してさまざまな問題と原因（例：成長遅滞，低出生体重，母親の低栄養，ヨウ素やビタミンA，鉄，亜鉛の欠乏，下痢やヒト免疫不全ウイルス（HIV）などの感染性疾患，不適切な子供の養育，女性の時間のなさ，世帯の所得と農業生産の低さ，食料不安，環境破壊，都市化）および，さまざまな部分的解決策（例：成長動向調査，補助食の給与，母乳だけでの哺育，補完食，栄養教育，行動変容の情報伝達，経口補液，出産間隔の拡大，ビタミン，鉄，複数の微量元素のサプリメントの強化，所得の創出，食料補助，家庭菜園，農業の強化）が議論されてきた。一方，近年になって，これまでとは違った方向への変化が出てきている。すなわち，調理・加工済み食品の可能性や成分強化補助食，脂質主体のサプリメントや，重症の急性栄養不良や場合によっては軽症の栄養不良に対処するための，医療機関用ではなく，コミュニティでの使用を想定した栄養剤などについての関心が高まってきた（Briend *et al*., 2006；Nackers *et al*., 2010）。

このような栄養学の異なる考え方は，諸機関の間での利害の対立や対抗心によってさらにばらばらなものになり，政策決定者や資金援助者に栄養学の問題は複雑すぎるという認識を与え，国際機関や政府諸機関の試みをばらばらにし，問題の優先度や行動，戦略に関する意見の一致が進むことを阻害した（Morris *et al*., 2008；Pelletier, 2008b）。このような状況に対応する努力のひとつとして，1990年代初期に国連児童基金の栄養部門は科学的な知識と経験を整理し，共通の理解を育み，これらを伝えるための一貫した戦略を開発するための包括的な概念的枠組みをつくり，奨励した（図68.2）。この枠組みは栄養不良のもとになる3つの原因（食料，健康，養育）の相対的な重要さは，世帯によって，コミュニティによって，国によって異なるということを明白に認めている。この概念は，普遍的な原因も解決法も存在せず，複数の制約の結びつきを，それぞれの国のあるいは地域の状況に従って査定し，行動する必要があるということを示している。こうした取組みの効果は，後にタイ，インドネシア，ベトナムでも繰り返された，タンザニアのIringa栄養プログラムによく現れている（United Nations Standing Committee on Nutrition, 1996；Sternin *et al*., 1999）。しかし，特定の科学者や専門家あるいは機関が，栄養プログラムの文脈では他の取組みのほうが妥当なことを示している場合でさえも，栄養プログラムのうちで自分の関心や予定に合う部分だけを取り出して奨励することに対抗するためには，より多くの努力が必要である（Pelletier, 2000；Morris *et al*., 2008）。

低栄養の計測とひろがり

原因と解決法についての考え方がさまざまであるのに対して，人体計測学的指標が就学前児童の一般的な栄養不良の世界レベル，国レベル，地方レベルでの広がりと傾向の十分な基礎となるということについては長年の合意がある（WHO, 1995）。人体計測学的指標は，子供の生活における栄養不良の蓄積的な影響を示す対年齢身長比，最近（典型的には数週間から数か月）の栄養摂取状況を示す対身長体重比，最近の状況と長期的な状況の複合効果を反映する対年齢体重比を含んでいる。これらの指標は図68.2に示したように，直接のあるいは潜在的な原因によって変化すると考えられるが，例えば食料不安とか感染性疾患，不適切な子供の養育といった原因を特定することはできない。

2007年には，開発途上国全体で就業前児童の19.3%が低体重（対年齢体重比が低い，表68.3）で，32.5%が成長遅滞（対年齢身長比が低い，表68.4）であった。サハラ以南のアフリカでは，2007年の低体重（19.6%）と成長遅滞（38.5%）は1990年から実質的に変わっていない。アジアとその周辺地域ではめざましい改善があり，低体重と成長遅滞は1990年から半減した。しかし，人口密度が高い南アジアから中央アジアでは，2007年においても低体重と成長遅滞は多い（低体重32.5%，成長遅滞30.6%）。中南米およびカリブ海では，1990年の成長遅滞は23.7%であったが，2007年には15.7%に減少した。

低栄養の結果

一連の証拠によると，低栄養にはヒトの目標達成能力，健康，生存に対する広範な影響がある（United Nations Standing Committee on Nutrition, 2002；World Bank, 2006）。こうした影響には罹病率（Lanata and Black, 2001）や死亡率（Pelletier *et al*., 1995），子宮内での成長（Kramer, 1987），認知能力や性的な発達（Pollitt *et al*., 1993；Grantham-McGregor, 1995），学校教育（Victoria *et al*., 2008），成人の肉体労働能力（Haas *et al*., 1996），成人になってから発症する慢性病（Victoria *et al*., 2008），経済的生産性（Haddad and Bouis, 1990；Victoria *et al*., 2008），経済成長（Fogel, 1994）に対する影響を含む。低栄養は，開発途上国の5歳未満の子供の総死亡の35%の原因となっていると見積もられており（Black *et al*., 2008），新生児の疾患や下痢，肺炎，マラリアによる原因

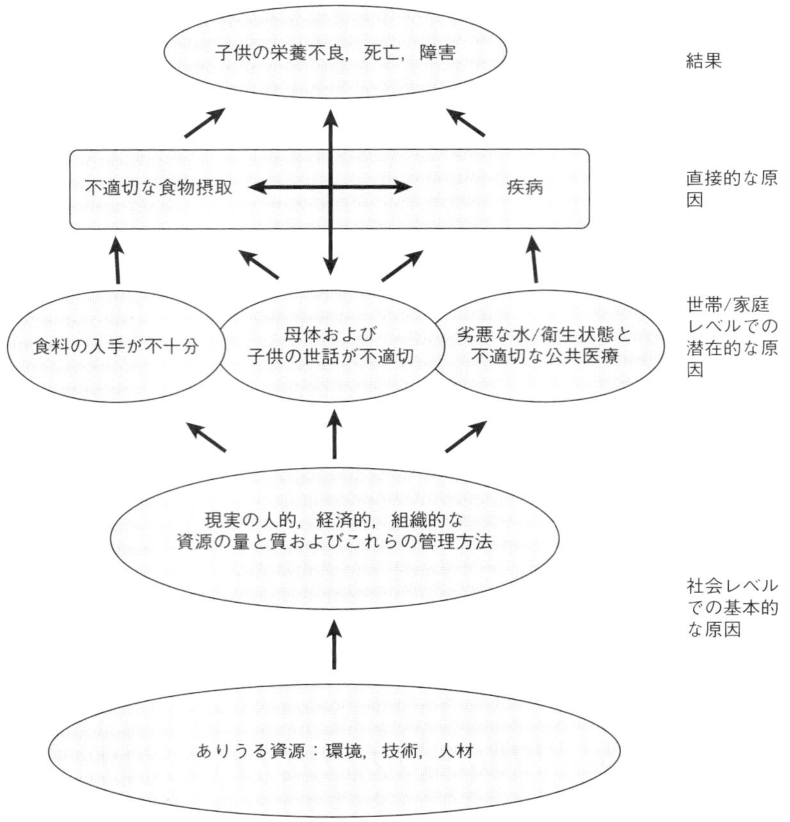

図68. 2　栄養不良の諸原因を考察するための国連児童基金（UNICEF）の概念的枠組み
UNICEF（1991）より改変。

表68. 3　地域ごとの就学前児童[b]での低栄養[a]（%）（1990～2007）

国際連合による地域区分	1990	1995	2000	2007
全アフリカ	21.5	21.1	20.5	19.6
北アフリカ	10.8	10.0	9.2	8.2
東アフリカ	25.6	24.6	23.6	22.3
西アフリカ	25.1	24.4	23.6	22.5
中部アフリカ	24.3	23.3	22.3	21.0
南アフリカ	11.7	12.1	12.5	13.2
全アジア	33.8	30.0	26.4	21.6
東アジア	16.2	11.5	8.1	4.8
南・中央アジア	49.9	44.6	39.4	32.5
東南アジア	30.6	26.5	22.9	18.3
西アジア	12.8	10.7	9.0	7.0
中南米およびカリブ海	7.5	6.2	5.0	3.8
全領域	28.7	25.7	22.8	19.3

[a]：低栄養の定義は，対年齢体重比がWHOの国際標準基準値の中位値より2標準偏差以上低いこと。
[b]：0～5歳。
データ：国際連合栄養常設委員会（2010）。

表68.4　地域ごとの就学前児童[b]での成長遅滞[a]（%）（1990～2007）

国際連合による地域区分	1990	1995	2000	2007
全アフリカ	40.3	39.8	39.3	38.5
北アフリカ	29.4	27.4	25.5	23.0
東アフリカ	48.1	47.4	46.7	45.7
西アフリカ	38.1	38.1	38.1	38.1
中部アフリカ	45.3	43.8	42.3	40.3
南アフリカ	35.4	34.7	34.1	33.3
全アジア	48.6	43.1	37.7	30.6
東アジア	35.9	28.2	21.7	14.4
南・中央アジア	60.7	54.6	48.4	39.9
東南アジア	47.0	41.5	36.2	29.4
西アジア	28.2	25.9	23.7	20.9
中南米およびカリブ海	23.7	20.9	18.1	14.8
全領域	44.4	40.1	36.1	32.5

[a]：成長遅滞の定義は，対年齢身長比がWHOの国際標準基準値の中位値より2標準偏差以上低いこと。
[b]：0～5歳。
データ：国際連合栄養常設委員会（2010）。

特異的死亡率を上昇させている（Caulfield *et al*., 2004）。

最近の政策の発達

新しい1000年期に入ってから，開発途上国での食料不安と栄養不良についての重要な出来事がいくつも出現した。このなかには，2000年に国際連合がまとめ，その後190以上の加盟国が批准した8項目のミレニアム開発目標（Millennium Development Goals）（United Nations Development Programme, 2003）のなかで食料不安と栄養不良が輝かしい役割を与えられたことや，栄養介入はすべての国際的な開発のなかで最も経費効率が高いもののひとつであるというコペンハーゲン合意の結論（Lomborg, 2007），有名なLancetのChild Survival Series（Black *et al*., 2003）やChild Nutrition Series（Black *et al*., 2008）が栄養不良の甚大な影響について述べたこと，世界銀行が栄養学に大きな関心を示したこと（World Bank, 2006），2008年の世界的な食糧危機の後でG8国が資金を出して設立した世界食料安全保障局（L'Aquila Food Security Initiative, 2009），主要な多国間および2国間ないし民間団体による行動のための枠組みへの収束（Bezanson and Isenman, 2010）などがある。このような出来事や新規構想はこれまでにない注意を喚起し，政策過程での重要段階を示すものとして食料不安と栄養不良をあげる基盤をつくったが，これらの最終的な成功は関与や収束，国レベルでの能力の構築に依存することになる（Pelletier *et al*., 2011）。

将来の方向性

本章では飢餓，食料不安，低栄養は開発国でも開発途上国でも起こり，類似していることを示そうと試みてきた。しかし実際には，研究や政策や計画が，これらの間の重要な共通性を無視する傾向が続いた。本項では，これらのいくつかに光を当て，これらの問題についてのわれわれの科学的な理解と，これらの問題を政策や計画という形を借りての提示は，これらの問題やその他の共通性に注目を集めることによって強められるであろうということを強調する。

開発国および開発途上国において，低栄養と食料不安は肥満と慢性疾患を持つ人たちと同じ集団に同時に存在することが多い。こうした共存には生物学的・社会的・行動的な原因があり，こうした原因は生活のしかたの違い，異世代間の変化，遺伝，発生上の遺伝子機能変化などを通じて作用する。例えば，妊娠中の低栄養は視床下部・脳下垂体・副腎軸の感受性の変化による食欲や身体活動の変化を通じて，あるいは母親の食事成分の胎児の遺伝子発現に対する作用によって，肥満と慢性疾患の生物学的なリスクを増やす（Victoria *et al*., 2008）。低栄養と食料不安は，食物の質的・量的悪化や行動に影響するような心理的なストレスによって，肥満や慢性疾患のリスクを増大させるであろう（Jyoti *et al*., 2005）。低栄養および食料不安と，肥満や慢性疾患とが共存することから，2つの種類の研究が必要となる。ひとつは，世帯，コミュニティ，国のレベルでの“2つの重荷”の要因，条件，経過をよりよく理解するための研究である。いまひとつは，これら2つの問題を同時にないし一方の問題（例：食料不安あるいは低栄養）を，他方の問題（例：肥満）を軽率に悪化させることなく扱う政策や計画的な戦略を開発し評価することである。この件については，概念的な検討がいくつかあるが（Hamm and Bellows,

2003；Rayner *et al*., 2006；Dixon *et al*., 2007），さまざまな提案の実施可能性や効果については今後の検討課題である。この件については，原因や介入の選択肢はレベルによって異なるため，複数のレベル（個人，世帯，コミュニティ，国）での研究が必要である。

統合的な，あるいは分野の境界を越えた研究と理論の発展が，サハラ以南のアフリカ，南米，ヨーロッパ，アメリカや，他の世界中の開発国および開発途上国の巨大都市や町，田舎といったさまざまに異なる状況で，科学的な知識を効果的な大規模活動へと移行させるために必要である。ここで考察される問題は，飢餓から肥満まで，また低栄養から慢性疾患まで，それぞれが疫学的には複雑で，“本当に実効性がある”科学的知識が大きく欠けていることによって難しくなっている。これは小規模な場合はもちろん，大規模な場合にはより難しい。これに加えて，社会文化面や経済面，環境面の多様性があり，効果的な活動を大規模に適用する際の行政面および組織面での能力にも大きなばらつきがある。政治学や政策科学，経営科学，社会学その他の学問領域に，これらの多様な状況でも効果的な大規模活動を開発し，適用するための指針となりうる数多くの理論や枠組みがある（Parsons, 1995；Sibeon, 1997；Vasu *et al*., 1998；Clark, 2002）。しかし，このような理論や枠組みを，本章の焦点となっている問題や，より一般的な公衆衛生に関連する研究や政策に応用することは，いまだ一般的ではない（Walt and Gilson, 1994；Pelletier, 2008a；Breton and de Leeuw, 2010）。栄養学が，主に実験科学，臨床科学，疫学の領域を主とする現在の状態よりも成熟するにつれて，集団衛生を改善するためのこうした理論や枠組みの応用やさらなる開発が重要な機会および挑戦となる。

具体化科学（implimentation science）への新たな興味は栄養学の領域の成熟化を刺激してきた（Alegria, 2009；Satterfield *et al*., 2009）。今のところはまだ“具体化科学”の境界や内容，オペレーションズリサーチ（訳注：基礎研究の成果から有望な知見を選び出し，新しい政策や活動などの開発に活用する橋渡し研究，利用できる資源の最適割り当てに関する複雑な問題のモデルの設計や問題を解決する数学的手法の応用を研究する），医療制度研究のような関連用語についての広く共有される理解は存在しない。このような目的に有益な，広めの定義は，「エビデンスに基づいた介入や実施ガイドライン，科学知識，現実社会の知識によって，政策形成の過程や政策や計画の実施，実施の質や効果の向上に向けた努力に資するような社会，文化，行動，経済，経営，政治に関する要因の研究」ということになる。この定義は，本章で考察した諸問題に有用である。というのも，この定義はさまざまな文脈上の要因の重要さを認めており，複数の尺度（臨床，コミュニティ，国，世界）にも適切で，政策形成や政策実施に明らかな試練を投げかけ，地域の保健，農業，社会保護，教育などの健康管理の外郭の政策や介入にも応用可能であることを認めているからである。基本的に統合的かつ学際的な努力である具体化科学（Satterfield *et al*., 2009）の概念の開発と実社会への応用は，今後の食料不安や低栄養，肥満，栄養が関連する慢性疾患を理解するためには最優先である。

最後に，上述の研究面でのトピックは食料不安や低栄養，肥満を特に扱う効果的な介入や計画，政策の設計に活気を与えるのに重要であるが，これらの問題に対する巨視的な力の影響を考えることも重要である。こうした力には気候変動，世界規模での食料および経済危機，水と耕地の不均等分配，多国籍食料会社の増大する影響，食料システムの持続性，健康管理システム，社会保護プログラム，こうした問題を扱うための国あるいは世界の統治能力が弱い状態が含まれる。こうした力は個々に，あるいはまとまって，食料安定や集団の栄養状態に脅威を投げかけ，栄養介入の足もとを掘り崩し，しかも年を追って厳しくなりがちである。栄養にかかわるコミュニティは，この問題に関して，研究や，問題提起と解決のための活動，政策の開発において，他の機関と仲間になることによって，重要な役割を果たすことが可能である。

（坂田　隆訳）

推奨文献

Bezanson, K. and Isenman, P. (2010) Scaling up nutrition: a framework for action. *Food Nutr Bull* **31,** 178–186.

Coates, J., Frongillo, E.A., Houser, R., *et al.* (2006) Commonalities in the experience of household food insecurity across cultures: what are measures missing? *J Nutr* **136,** 1438S–1448S.

Dinour, L.M., Bergen, D., and Yeh, M.C. (2007) The food insecurity–obesity paradox: a review of the literature and the role food stamps may play. *J Am Diet Assoc* **107,** 1952–1961.

Hamelin, A.M., Beaudry, M., and Habicht, J.P. (2002) Characterization of household food insecurity in Quebec: food and feelings. *Social Sci Med* **54,** 119–132.

Jonsson, U. (2010) The rise and fall of paradigms in public health nutrition [Commentary]. *World Nutr* **1,** 128–158.

Larson, N.I. and Story, M.T. (2011) Food insecurity and weight status among U.S. children and families: a review of the literature. *Am J Prev Med* **40,** 166–173.

Maxwell, S. (1996) Food security: a post-modern perspective. *Food Policy* **21,** 155–170.

Melchior, M., Caspi, A., Howard, L.M., *et al.* (2009) Mental health context of food insecurity: a representative cohort of families with young children. *Pediatrics* **124,** e564–e572.

World Bank (2006) *Repositioning Nutrition as Central to Development: A Strategy for Large Scale Action.* World Bank, Washington, DC.

[文 献]

Alegria, M. (2009) AcademyHealth 25th Annual Research Meeting chair address: From a science of recommendation to a science of implementation. *Health Serv Res* **45,** 5–14.

Anderson, S. (1990) Core indicators of nutritional status for difficult-to-sample populations. *J Nutr Educ* **120,** 1559–1600.

Anon. (2000) Food Insecurity and Vulnerability Mapping System. http://www.fivims.net/.

Ashiabi, G.S. and O'Neal, K.K. (2008) A framework for understanding the association between food insecurity and children's developmental outcomes. *Child Development Perspectives* **2,** 71–77.

Belsky, D.W., Moffitt, T.E., Arseneault, L., *et al.* (2010) Context and sequelae of food insecurity in children's development. *Am J Epidemiol* **1,** 809–818.

Bezanson, K. and Isenman, P. (2010) Scaling up nutrition: a framework for action. *Food Nutr Bull* **31,** 178–186.

Bhargava, A., Joliffe, D., and Howard, L.L. (2008) Socio-economic, behavioural and environmental factors predicted body weight and household insecurity scores in the Early Childhood Longitudinal Study-Kindergarten. *Br J Nutr* **100,** 438–444.

Bickel, G., Nord, M., Price, C., *et al.* (2000) *Guide to Measuring Household Food Security.* USDA Food and Nutrition Service, Alexandria VA.

Black, R.E., Allen, L.H., Bhutta, Z.A., *et al.* (2008) Maternal and child undernutrition: global and regional exposures and health consequences. *Lancet* **371,** 243–260.

Black, R.E., Morris, S., and Bryce, J. (2003) Where and why are 10 million children dying each year? *Lancet* **361,** 2–10.

Breton, E. and de Leeuw, E. (2010) Theories of the policy process in health promotion research: a review. *Health Promot Int* **26,** 82–90.

Briend, A., Prudhon, C., Weise Prinzo, Z., *et al.* (2006) Putting the management of severe malnutrition back on the international health agenda. *Food Nutr Bull* **27**(Suppl), S3–S6.

Bronte-Tinkew, J., Zaslow, M., Capps, R., *et al.* (2007) Food insecurity works through depression, parenting and infant feeding to influence overweight and health in toddlers. *J Nutr* **137,** 2160–2165.

Carlson, S.J., Andrews, M.S., and Bickel, G.W. (1999) Measuring food insecurity and hunger in the United States: development of a national benchmark measure and prevalence estimates. *J Nutr Educ* **129,** 510S–516S.

Caulfield, L., de Onis, M., Blössner, M., and Black, R. (2004) Undernutrition as an underlying cause of child deaths associated with diarrhea, pneumonia, malaria, and measles. *Am J Clin Nutr* **80,** 193–198.

Clark, T.W. (2002) *The Policy Process: A Practical Guide for Natural Resource Professionals.* Yale University Press, New Haven, CT.

Coates, J., Frongillo, E.A., Houser, R., *et al.* (2006a) Commonalities in the experience of household food insecurity across cultures: What are measures missing? *J Nutr* **136,** 1438S–1448S.

Coates, J., Swindale, A., and Bilinsky, P. (2007) Household Food Insecurity Access Scale (HFIAS) for Measurement of Household Food Access: Indicator Guide (v. 3), Food and Nutrition Technical Assistance Project, Academy for Educational Development, Washington, DC.

Coates, J., Wilde, P.E., Webb, P., *et al.* (2006b) Comparison of a qualitative and a quantitative approach to developing a household food insecurity scale for Bangladesh. *J Nutr* **136,** 1420S–1430S.

Cook, J.T. and Frank, D.A. (2008) Food security, poverty, and human development in the United States. *Ann NY Acad Sci* **1136,** 193–209.

Davies, S. (1996) *Adaptable Livelihoods: Coping with Food Insecurity in the Malian Sahel.* Macmillan Press, London.

Dixon, J., Omwega, A., Friel, S., *et al.* (2007) The health equity dimensions of urban food systems. *J Urban Health* **84,** 118–129.

Eilerts, G. (1999) Food security measurement in the United States: new ideas for third-world assessments? Food Insecurity and Vulnerability Information and Mapping Systems, Food and Agriculture Organization, United Nations, Rome.

Fogel, R. (1994) Economic growth, population theory, and physiology: the bearing of long-term processes on the making of economic policy. *Am Econ Rev* **84,** 369–395.

Food and Agriculture Organization (1969) *Manual on Food and Nutrition Policy.* FAO, Rome.

Food and Agriculture Organization (2010) *State of Food Insecurity in the World.* FAO, Rome.

Food and Consumer Service and National Center for Health Statistics (1995) Papers and proceedings. In *Conference on Food Security Measurement and Research.* USDA, Alexandria, VA.

Frongillo, E.A., Jr (1999) Validation of measures of food insecurity and hunger. *J Nutr Educ* **129**(2 Suppl), 506S–509S.

Frongillo, E.A. and Nanama, S. (2006) Development and validation of an experience based measure of household food insecurity within and across seasons in northern Burkina Faso. *J Nutr* **136,** 1409S–1419S.

Frongillo, E.A., Chowdhury, N., Ekström, E.C., *et al.* (2003) Understanding the experience of household food insecurity in rural Bangladesh leads to a measure different from that used in other countries. *J Nutr* **133,** 4158–4162.

Frongillo, E.A., Nanama, S., and Wolfe, W.S. (2004) Technical guide to developing a direct, experience based measurement tool for household food insecurity. Food and Nutrition Technical Assistance, Academy for Educational Development.

González, W., Jiménez, A., Madrigal, G., *et al.* (2008) Development and validation of measure of household food insecurity in urban Costa Rica confirms proposed generic questionnaire. *J Nutr* **138,** 587–592.

Grantham-McGregor, S. (1995) A review of the studies of the effect of severe malnutrition on mental development. *J Nutr Educ* **125,** 2233S–2238S.

Haas, J.D., Murdoch, S., Rivera, J.M.R., *et al.* (1996) Early nutrition and later physical work capacity. *Nutr Rev* **54,** S41–48.

Haas, J.W., Sypher, B.D., and Sypher, H.E. (1992) Do shared goals really make a difference? *Manage Comm Q* **6,** 166–179.

Haddad, L. and Bouis, H. (1990) The impact of nutritional status on agricultural productivity: wage evidence from the Philippines. *Oxf Bull Econ Stat* **53,** 45–68.

Hamelin, A.M., Beaudry, M., and Habicht, J.P. (2002) Characterization of household food insecurity in Quebec: food and feelings. *Social Sci Med* **54,** 119–132.

Hamelin, A.M., Habicht, J.P., and Beaudry, M. (1999) Food insecurity: consequences for the household and broader social implications. *J Nutr Educ* **129,** 525S–528S.

Hamilton, W.L., Cook, J.T., and Thompson, W.W. (1997) Household food insecurity in the United States in 1995: summary report of the Food Security Measurement Project.

Food and Consumer Service, USDA, Alexandria, VA.

Hamm, M.W. and Bellows, A.C. (2003) Community food security and nutrition educators. *J Nutr Educ Behav* **35,** 37–43.

Holben, D.H. (2006) Position of the American Dietetic Association: food insecurity and hunger in the United States. *J Am Diet Assoc* **106,** 446–458.

Jones, S.J. and Frongillo, E.A. (2006) The modifying effects of Food Stamp Program participation on the relation between food insecurity and weight change in women. *J Nutr* **136,** 1091–1094.

Jones, S.J. and Frongillo, E.A. (2007) Food insecurity and subsequent weight gain in women. *Public Health Nutr* **10,** 145–151.

Jonsson, U. (2010) The rise and fall of paradigms in public health nutrition [Commentary]. *World Nutr* **1,** 128–158.

Jyoti, D.F., Frongillo, E.A., and Jones, S.J. (2005) Food insecurity affects school children's academic performance, weight gain, and social skills. *J Nutr* **135,** 2831–2839.

Kendall, A., Olson, C.M., and Frongillo, E.A.J. (1995) Validation of the Radimer/Cornell measures of hunger and food insecurity *J Nutr Educ* **125,** 2793–2801.

Kirkpatrick, S.I., McIntyre, L., and Potestio, M.L. (2010) Child hunger and long-term adverse consequences for health. *Arch Pediatr Adolesc Med* **164,** 754–762.

Kramer, A. (1987) Determinants of low birth weight: methodological assessment and meta-analysis. *Bull World Health Organ* **65,** 663–737.

Kursmark, M. and Weitzman, M. (2009) Recent findings concerning childhood food insecurity. *Curr Opin Clin Nutr Metab Care* **12,** 310–316.

Lanata, C.F. and Black, R.E. (2001) Diarrheal and respiratory diseases. In R. Semba and M. Bloem (eds), *Nutrition and Health in Developing Countries.* Humana Press, Totowa, NJ, pp. 93–129.

L'Aquila Food Security Initiative (2009) http://www.g8italia2009.it/static/G8_Allegato/LAquila_Joint_Statement_on_Global_Food_Security%5B1%5D,0.pdf.

Levinson, J. (1995) Multisectoral nutrition planning: a synthesis of experience. In P. Pinstrup-Andersen, D.L. Pelletier, and H. Alderman (eds), *Enhancing Child Nutrition: An Agenda for Action.* Cornell University Press, Ithaca, NY.

Lomborg, B.E. (2007) *Solutions for the World's Biggest Problems.* Cambridge University Press, Cambridge.

Maxwell, D. (1996) Measuring food insecurity: the frequency and severity of "coping strategies." *Food Policy* **21,** 291–303.

Maxwell, D., Ahiadeke, C., and Levin, C. (1999) Alternative food-security indicators: revisiting the frequency and severity of "coping strategies." *Food Policy* **24,** 411–429.

Maxwell, S. (1996) Food security: a post-modern perspective. *Food Policy* **21,** 155–170.

Maxwell, S. and Frankenberger, T. (1992) *Household Food Security: Concepts, Indicators, Measurements. A Technical Review.* United Nations Children's Fund and International Fund for Agricultural Development, New York.

McIntyre, L., Glanville, N.T., Raine, K.D., *et al.* (2003) Do low-income lone mothers compromise their nutrition to feed their children? *CMAJ* **168,** 686–691.

Melgar-Quinonez, H.R., Zubieta, A.C., MkNelly, B., *et al.* (2006) Household food insecurity and food expenditure in Bolivia, Burkina Faso, and the Philippines. *J Nutr* **136,** 1431S–1437S.

Micronutrient Initiative (2009) *A United Call to Action on Vitamin and Mineral Deficiencies: Global Report 2009.* Micronutrient Initiative, Ottawa.

Morris, S.S., Cogill, B., and Uauy, R. (2008) Effective international action against undernutrition: why has it proven so difficult and what can be done to accelerate progress? *Lancet* **371,** 608–621.

Nackers, F., Broillet, F., Oumarou, D., *et al.* (2010) Effectiveness of ready-to-use therapeutic food compared to a corn/soy-blend-based pre-mix for the treatment of childhood moderate acute malnutrition in Niger. *J Trop Pediatr* **56,** 407–413.

Nord, M. and Hopwood, H. (2007) Recent advances provide tools for measuring children's food security. *J Nutr* **137,** 533–536.

Nord, M., Coleman-Jensen, A., Andrews, M., *et al.* (2010). *Household Food Security in the United States, 2009.* USDA/ERS Economic Research Report No. 108. USDA Research Service, Washington, DC.

Olson, C.M. (2005) Food insecurity in women: a recipe for unhealthy trade-offs. *Top Clin Nutr* **20,** 321–328.

Olson, C.M. and Strawderman, M.S. (2008) The relationship between food insecurity and obesity in rural childbearing women. *J Rural Health* **24,** 60–66.

Parsons, W. (1995) *Public Policy: An Introduction to the Theory and Practice of Policy Analysis.* Edward Elgar Publishing, Aldershot.

Pelletier, D.L. (2000) Toward a common understanding of malnutrition: assessing the contributions of the UNICEF conceptual framework. In *World Bank/UNICEF Assessment of Contributions to Nutrition Policy.* World Bank, Washington.

Pelletier, D.L. (2008a) Beyond partial analysis. In R.D. Semba and M.W. Bloem (eds), *Nutrition and Health in Developing Countries,* 2nd Edn. Humana Press, Totowa, NJ.

Pelletier, D.L. (2008b) Commitment, consensus and capacity: an evidence-based agenda. Paper presented to the 36th Session of the UN Standing Committee on Nutrition, Hanoi.

Pelletier, D., Frongillo, E., Gervais, S., *et al.* (2011) Nutrition agenda setting, policy formulation and implementation: lessons from the mainstreaming nutrition initiative. *Health Policy Plan* PMID 21292709.

Pelletier, D.L., Frongillo, E.A., Jr, and Habicht, J-P. (1993) Epidemiologic evidence for a potentiating effect of malnutrition on mortality. *Am J Public Health* **83,** 1130–1133.

Pelletier, D.L., Frongillo, E.A., Jr, Schroeder, D.G., *et al.* (1995) The effects of malnutrition on child mortality in developing countries. *Bull World Health Organ* **73,** 443–448.

Pelletier, D.L., Olson, C.M., and Frongillo, E.A. (2006) Food insecurity, hunger, and undernutrition. In B.A. Bowman and R.M. Russell (eds), *Present Knowledge in Nutrition,* 9th Edn. International Life Sciences Institute, Washington, DC, pp. 906–922.

Pérez-Escamilla, R., Segall-Corrêa, A.M., Kurdian Maranha, L., *et al.* (2004) An adapted version of the U.S. Department of Agriculture food insecurity module is a valid tool for assessing household food insecurity in Campinas, Brazil. *J Nutr* **134,** 1923–1928.

Pollitt, E., Gorman, K.S., and Engle, P.L. (1993) Early supplementary feeding and cognition. *Monogr Soc Res Child Dev* **58,** 1–122.

Radimer, K.L., Olson, C.M., and Greene, J.C. (1992) Understanding hunger and developing indicators to assess it in women and children *J Nutr Educ* **24**(Suppl), 36S–45S.

Rayner, G., Hawkes, C., Lang, T., *et al.* (2006) Trade liberalization and the diet transition: a public health response. *Health Promot Int* **21,** 67S–74S.

Reutlinger, S. and Selowsky, M. (1976) Malnutrition and poverty: magnitude and policy options. World Bank staff occasional papers. Johns Hopkins University Press, Baltimore, MD.

Riely, F., Mock, N., and Cogill, B. (1997) Food security indicators and framework for use in the monitoring and evaluation of food aid programs Food Security and Nutrition Monitoring (IMPACT) Project, for the US Agency for International Development, Arlington, VA.

Rose, D. and Bodor, J.N. (2006) Household food insecurity and overweight status in young school children: results from the Early Childhood Longitudinal Study. *Pediatrics* **117,** 464–473.

Rose, D. and Oliveira, V. (1997) Nutrient intakes of individuals from food-insufficient households in the United States. *Am J Public Health* **87,** 1956–1961.

Satterfield, J.M., Spring, B., Brownson, R.C., *et al.* (2009) Toward a transdisciplinary model of evidence-based practice. *Milbank Q* **87,** 368–390.

Sibeon, R. (1997) *Contemporary Sociology and Policy Analysis.* Tudor Business Publishing, San Diego.

Smith, L. (1998) Can FAO's measure of chronic undernourishment be strengthened? *Food Policy* **23,** 425–445.

Sternin, M., Sternin, J., and Marsh, D. (1999) Scaling up a poverty alleviation and nutrition program in Vietnam. In T.J. Marchione (ed.), *Scaling Up, Scaling Down: Overcoming Malnutrition in Developing Countries.* Gordon and Breach Publishers, Singapore.

Studdert, L.J., Frongillo, E., and Valois, P. (2001) Measuring household food insecurity in Java during Indonesia's economic crisis. *J Nutr* **131,** 2685–2691.

Tweeten, L., Mellor, J., Reutlinger, S., *et al.* (1992) Food security discussion paper. Prepared for US Agency for International Development International Science and Technology Institute, Washington, DC.

UNICEF (1991) Strategy for improved nutrition of children and women in developing countries. UNICEF Policy Review. http://www.ceecis.org/iodine/01_global/01_pl/01_01_other_1992_unicef.pdf.

United Nations Development Programme (2003) *Human Development Report, 2003. Millenium Development Goals: A Compact among Nations to End Human Poverty.* Oxford University Press, New York.

United Nations Standing Committee on Nutrition (1996) How nutrition improves. United Nations Administrative Committee on Coordination, Subcommittee on Nutrition (ACC/SCN), Geneva.

United Nations Standing Committee on Nutrition (2002) *Nutrition: A Foundation for Development.* United Nations SCN, Geneva.

United Nations Standing Committee on Nutrition (2010) *Sixth Report on the World Nutrition Situation.* United Nations SCN, Geneva.

US Department of Health and Human Services, US Department of Agriculture (1993) Ten year comprehensive plan for the National Nutrition Monitoring and Related Research Program. *Federal Register* **58,** 322–772.

Vasu, M.L., Stewart, D.W., and Garson, G.D. (1998) *Organizational Behavior and Public Management.* Marcel Dekker, New York.

Victoria, C.G., Adair, L., Fall, C., *et al.* (2008) Maternal and child undernutrition: consequences for adult health and human capital. *Lancet* **371,** 340–357.

Walt, G. and Gilson, L. (1994) Reforming the health sector in developing countries: the central role of policy analysis. *Health Policy Plan* **9,** 353–370.

Wehler, C.A., Scott, R.I., and Anderson, J.J. (1992) The Community Childhood Hunger Identification Project: a model of domestic hunger demonstration project in Seattle, Washington. *J Nutr Educ* **24,** 29S–35S.

Whitaker, R.C. and Sarin, A. (2007) Change in food security status and change in weight are not associated in urban women with preschool children. *J Nutr* **137,** 2134–2139.

Williams, C. (1933) A nutritional disease of childhood associated with a maize diet. *Arch Dis Child* **8,** 423–433.

Wolfe, W.S. and Frongillo, E.A.J. (2000) Building household food security measurement tools from the ground up. Food and Nutrition Technical Assistance (FANta) Project, Academy for Educational Development, Washington, DC.

World Bank (1986) *Poverty and Hunger: Issues and Options for Food Security in Developing Countries.* World Bank, Washington, DC.

World Bank (1994) *Enriching Lives: Overcoming Vitamin and Mineral Malnutrition in Developing Countries.* World Bank, Washington, DC.

World Bank (2006) *Repositioning Nutrition as Central to Development: A Strategy for Large Scale Action.* World Bank, Washington, DC.

World Health Organization (1973) Energy and protein requirements Report of a Joint FAO/WHO Ad Hoc Expert Committee. WHO Technical Report 522. FAO/WHO, Geneva.

World Health Organization (1995) The use and interpretation of anthropometry. WHO Technical Report 854. FAO/WHO, Geneva.

Wunderlich, G.S. and Norwood, J.L. (2006) *Food Insecurity and Hunger in the United States, An Assessment of the Measure.* (p. 48) Panel to Review the US Department of Agriculture's Measurement of Food Insecurity and Hunger, Committee on National Statistics, Division of Behavioral and Social Sciences and Education, National Research Council of the National Academies of Science. National Academies Press, Washington, DC.

69

人道危機における公衆栄養

Helen Young, Kate Sadler, and Annalies Borrel

要　約

人道危機によって人々は，栄養失調，微量栄養素欠乏症などの栄養的なリスクにさらされることが増す。人道危機における栄養には普通，公衆衛生や食料安全保障上の優先順位があり，栄養的なリスクを低下することや，直面する栄養素欠乏に対処するために，多部門の対応を必要とする。

本章では，以下の方向性が示された戦略を含む，5つの広範な公衆栄養介入について述べている。

・ある人口集団の栄養素の要求性について，食料安全保障，生計のプログラム，一般的な食品の配給，そして公衆衛生プログラムの取組み
・栄養上での脆弱性に関するニーズへの取組み
・微量元素欠乏症の予防と治療
・中等度の急性期栄養失調の予防と治療
・重度の急性期栄養失調の治療

本章では目的，プログラムのデザイン，そしてこれらそれぞれの対象となる集団について書かれており，さらに残されている課題について議論されている。より広い政治情勢下でのコミットメントや関連する政策での増加する主文や成功事例に反映されてきているように，このセクターの重要性は著しく増大してきている。これまでに，さまざまな地域で，将来のために有効な進展があり，政策とプログラムガイダンスをさらに強化するためにどのような業務を提供すべきかについて事例が拡充された。

はじめに

パキスタンの突然の洪水から，ニジェールでしばしば発生する干ばつに関連した食料不安に至るまで（Gronewold, 2010；Khristof, 2010），緊急事態はニュースヘッドラインを占拠している。ニュース報道は連続性がなく，注目を浴びる目につきやすい緊急事態には焦点を絞るが，もっと慢性的かつ長期化した危機については無視する。この危機についてはあまり多くが記録されておらず，これまで“静かなる危機”（Eriksson, 2007）といわれてきた。

本章では，自然災害や複合的な緊急事態において発生する特徴的な栄養問題，およびこれらを定義し評価するための進展と課題について概説する。そして，緊急事態において核となる公的な栄養介入を総括し，公衆栄養*[1]のアプローチの重要な役割を考察する。

多くの緊急事態の事情は不安定な紛争国家に関連しており，戦争と紛争が一貫して飢餓の主要因となっている（United Nations ESC/ECA, 2009）。同時に，過去30年間にわたる傾向をみると，自然災害*[2]の発生回数と頻度

*[1]：公衆栄養は，複合的緊急事態における栄養失調に向けた栄養的なリスクおよび脆弱性の分析と，政治，プログラム，能力開発を含んだ活動指向の戦略を組み合わせた広範囲にわたる，問題解決型のアプローチのことである。

*[2]：自然界のハザードは，“遅発型”（例えば，干ばつ）あるいは“突発型”（洪水，熱帯サイクロン，津波，強風，高潮，森林火災，地すべり，砂あるいは粉塵の嵐）に分類されてもよい。

が増していることがわかり（EM-DAT, 2009），その悪影響は紛争と危険な状態あるいは政治経済的不安定によって増幅されるかもしれない。食料不安に直面し緊急事態の援助を必要としているアフリカ諸国の数は年々増加しており，2001年以前は15だったものが25以上（UNESC/ECA, 2009）にのぼる。危機によって影響を受ける人口集団には，戦争や干ばつ，あるいはそれら両方の複合状態により影響を受けた人々の先祖の場所に残された人々と同様に，国境から強制移住された人々（窮屈な状況や宿主の人口集団に統合されて居住する難民*3）や，彼ら自身の国々の内部で退去させられている人々が含まれている。

国際的な緊急事態の対応は，しばしば国際的な"人道的活動"と呼ばれており，それには物質的支援にみあう人道援助の提供と同様，人道保護も含んでいる。人道保護は，緊急の危害からの安全確保と，権利を守ったり支持したりすることを考慮する広範な保護を意味する。人道的活動は国際人道法のもとに強い法的根拠を有し，人間性の核となる人道的原則を持ち，公平性，中立性そして，このことから由来する独立性を持っている（IASC, 2002）。

気候変動の状況のなかで，危機への対応は同様に，災害の危険性を減少させるさらに新しい概念によって適切にまとめられており，それは社会全体の危険や脆弱性を減少させることになるであろう政策や実践の発展に関連している。それは，これまでにも国際連合のシステムによって広く採択されており，国際連合自体が持つ地球規模の基盤と構想を持っている（Schipper and Pelling, 2006）。移行と回復のための基金設立を目的とし，強力な能力開発の構成要素を含んでいる，より広範な安定政策の課題の一部として設定する紛争の早期回復に対して，最近の数年間でさらに注目されてきた（Bailey and Pavanello, 2009）。短期においては，人道的原則には優先順位が必要かもしれないが，可能な限り地域のシステムを構築するあるいは強化するべきである。自然災害や複合的な緊急事態の特質とは関係なく，本章では緊急事態における栄養に対する包括的なアプローチが書かれており，それが広範なベストプラクティスと参考文献に反映されている。

緊急事態における栄養失調

5歳齢未満の子供の身長に対する体重のzスコアで測定される急性期の栄養失調の蔓延は，緊急事態の深刻さと適切な対応に関する計画を評価するための指標として，最も広く用いられている。急性期の栄養失調は，一般的に東アフリカとサハラ砂漠に隣接する国々における緊急事態において高い頻度で，そして南部アフリカとアジアでは比較的低い頻度で記録されてきた。しかしながら，常に例外として，バングラデシュとネパールにおいては高い頻度で急性期の栄養失調が報告されている。最近の例を表69.1に示した。極度の危機では通常，紛争や強制移住，そして不安定と関連しており，例えば1998年の飢饉では南スーダンの50％超で急性期栄養失調が蔓延した（Borrel and Salama, 1999）。過去10年間で，類似したこのような頻発例は報告されていない。これはより効果的かつ効率的な国際的な応答で表されるかもしれない（ダルフール，ニジェール，パキスタンを含む多数の急性期の危機がある）が，長期化した"静かなる危機"の特徴的なデータが相対的に不足した結果であるともいえよう。

急性期の栄養失調の蔓延は季節を基本としていたり，1年のうちの決まった時期であったり，あるいは地域特性もあったりする（Young and Jaspars, 2009）などさまざまであるものの，世界保健機関によって用いられている緊急事態の広がりのカットオフ値は15％（WHO, 2000）である。長期化する危機では，地球規模の急性期の栄養失調（global acute malnutrition：GAM）はもともとの危機が発生した後何十年もとまではいかないものの，ここ数年間受け入れがたいほど高いレベルを維持されているようである。例えば，表69.1では北部ダルフールの2009年中ごろにおける栄養失調の発生頻度を示しているが，そこでは緊急事態の閾値を超えていた。さらに強調したい点はその特徴的な背景を持った傾向である。とりわけ，そこではベースラインの栄養失調者の割合が当初は低い。したがって緊急事態の広がりのカットオフ値に至るまでには劇的な変化を遂げているのであろう。

すべての緊急事態は急性期の栄養失調が増加することで特徴づけられるばかりではなく，ある状況においては，微量栄養素欠乏症（micronutrient deficiency diseases：MDDs）のほうが急性期の栄養失調よりも公衆衛生上優先順位が高く置かれるかもしれない。例えば，北部ウガンダの難民では，貧血の割合は54％から79％（表69.1）の間にあるにもかかわらず，急性期の栄養失調は依然として5％を下回り続けている。Dye（2007）はそのレビューのなかで，微量栄養素欠乏が世界中の難民のなかで蔓延していることを指摘しており，著しい微量栄養素欠乏が日常的に発生し続けていると結論づけている。急性期の栄養失調の評価に比較して，緊急事態時の微量栄養素欠乏が蔓延していることを記述した研究報告は比較的わずかである（Dye, 2007；Seal and Prudhon, 2007；Seal *et al*., 2007）。

*3：難民とは，事実に基づいた迫害の恐怖のために，国籍国外にいる人のことをいう（1951 Refugee Convention, http://www.unhcr.org/pages/49da0e466.html）。対照的に，国内で強制立ち退きを強いられている人々（internally displaced person：IDP）が，自国外への強制移住を強いられてきた。

表69.1　最近の緊急事態からみた急性期栄養失調の蔓延と他の指標の例

国	地域	日付	内容	GAM	特記事項
エチオピア南東部	Metta Woreda, East Hararghe zone	2009/10	慢性的な食料不安が問題	11.4（8.6〜14/2）[a]	発育不良26.5%（20.6〜32.4）
ケニア北東部	Mandera East and West Districts	2009/03	干ばつから回復した住民–長期雨季前に調査終了	20.5%（16.6〜24.4）から32.3%（28.2〜36.4）[a]	食事の多様性が低いことも報告されている
ソマリア	国家規模の干ばつと紛争に関連した不安定の問題	2010	南部と中央部が最も影響を受けた	国平均の GAM は16%[a]	42%の国民が援助を必要としている
スーダン	北ダルフール地方	2009/05–07	立ち退き者と住民	16.9%から34.5%[b]	紛争と干ばつに関連した食料不安
コンゴ民主共和国	Lubunga, Oriental Province	2009	権力者の抵抗軍の攻撃による立ち退き	8.7%（6.1〜11.4）[a]	大多数の置き去りにされた私生児
ウガンダ	北ナイル北部地域	2009/08	避難民の移住	＜5%[a]	貧血の割合が54〜79%（6〜59か月齢と妊娠可能年齢女性）
アフガニスタン	Jawsan 地方	2009/05	住民	6.8（5.2〜8.8）[a]	発育不良割合55.3%（50.8〜59.7）
ハイチ	Port-au-Prince と近隣都市	2009	2010/01の地震	危機の前の GAM4.5%	期待値よりも GAM 増加

[a]：WHO の成長基準，[b]：NCHS の参照集団，GAM：global acute malnutrition（地球規模の急性期栄養失調）。
SCN，NICS（2010）の許可を得て作成。

栄養学的リスクと緊急事態における栄養失調の原因

大部分の緊急事態の結果として，強制移住，過密，清潔な水の不適切な供給と不衛生な状態に関連する栄養学的リスクが増加するようである。これらはすべて，感染症の発症増加に関連している。同時に，食料不安，制限された食料供給，そして子供の行動に悪影響を与える社会混乱によって脆弱性が高まる。これは，食料，健康，ケアと関連している栄養失調の原因として内在する，3つのすべてのクラスターが悪化していることを象徴している。“トリプル A”のアプローチ（UNICEF, 1990）の一部として，内在する栄養失調の原因分析についての UNICEF による初期の概念的な枠組みが，政策や緊急事態についてのグッドプラクティスのガイドラインとして広く採用されてきた。それは意思決定者が栄養失調の主たる要因を認識し理解することに役立たせるために使用されてきた（Young and Jaspars, 2006）。それほど深刻ではない状況下では食料，健康あるいはケアのなかの優先順位づけのためにセクター間でしばしば議論がなされるのであるが，最も深刻な緊急事態では，要因が内在する3つのグループすべての突然の悪化が，急速な蔓延と栄養失調のいわば“ホットスポット”の発生を説明する（Young and Jaspars, 2006）。ある長期化した危機では，緊急事態を突発させた衝撃や危険は明らかなものがなにもなく，むしろ経済的政治的危機，そしておそらくは紛争と不安定な栄養の組合わせがある。そしてその組合わせは栄養を損ねるのである。

緊急事態における栄養の評価と分析

子供の栄養状態の評価

身長に対する体重の指標は，最近の栄養と消耗を反映している緊急事態を背景とした栄養状態の指標として使用されており，おそらく難しいとされる年齢の正確な評価を必要としない。子供個々人の身長に対する体重の z スコアは国際基準や基準値の測定の比較によって計算される。2006年，WHO は子供の成長の基準のセットを紹介し，それは調査において，身長に対する体重の1977 NCHS/WHO 成長基準値と段階的に取って代わられている（Seal and Kerac, 2007；SCN, 2009）。成長基準値は，いかに子供が成長すべきかを定義するための規範基準に基づいている。これには価値，あるいは規範的判断が関連している（de Onis *et al*., 2007a）。

重篤な急性期の栄養失調（severe acute malnutrition：SAM）のカテゴリーは SAM の−3z スコア以下か栄養性

浮腫を含んでいる。GAM のカテゴリーは−2 z スコア以下と栄養性浮腫を含んでいる。中程度の栄養失調（MAM）患者と分類される子供はその２つの間に収まる。すなわち，z スコアが−2 より小さく，−3 より大きく，栄養性浮腫を呈しないということである。

NCHS 基準から WHO 基準に変更したことは，広がりの見積もりと栄養摂取プログラムへ移行すべき数を含意する。数ある研究が示すところでは，GAM の包括的な広がり（消耗および/あるいは浮腫）の変化は比較的少ないが，SAM の広がりは有意に増加している。換言すれば，これは治療的な栄養摂取プログラムを受けるために入院すべき子供の数が増加していることを意味する（Seal and Kerac, 2007；SCN, 2009）。比較を考慮すると，SCN のような情報システムである NICS 報告は，結果的に NCHS 基準値と WHO 基準の両方に関連していることがわかる。

１歳から５歳の間の子供の中上腕部周囲径（mid-upper-arm circumference：MUAC）測定値は栄養的なスクリーニングのために用いられ，治療的かつ補足的な摂取プログラムの開始基準として使用が増加しているツールである。乳児と幼児の腕部周囲径は５歳に至るまでに平均１～２ cm 増加する。これは，11.5cm というカットオフの基準値を用いると，比例的により若齢の幼児が治療的摂取にふさわしいことを意味する（WHO and UNICEF, 2009）。より若齢の子供が高い致死率に苦しんでいるということから，これは望ましいかもしれない。MUAC は治療的な摂取プログラムにふさわしい子供の数を評価するための調査において用いられるかもしれないが，包括的な GAM の評価には用いられない。なぜならば，結果は身長に対する体重の評価法とは一致しないからである（Myatt *et al*., 2009）。

成人と若年者の栄養状態の評価

成人における低体重は，しばしば慢性的な栄養不足として言及されるが，1992年のソマリア（Collins and Myatt, 2000），2000年のエチオピア（Salama *et al*., 2001），1998年の南スーダン（Borrel and Salama, 1999）の例にあるように，これまでに緊急事態における公衆衛生上の問題として報告されてきた。どのような指標を使用すべきか（MUAC 対 BMI），カットオフの点，そして解釈の議論は続いている。最近のレビューによれば，15歳から49歳までの女性の非妊娠女性で WHO と WFP（世界食糧計画）で使用されている低 BMI（18.5未満）が勧告され，そして最近の地球規模のメタアナリシス（Black *et al*., 2008）において，低 BMI は食料安全保障と人道危機の指標として含めるべきであると勧告している（Young and Jaspars, 2009）。いくつかの課題が，体型の調整の必要性や加齢に伴う身長の減少，適応，そして季節的な増減を含む BMI のデータの解釈に影響を与えている（Young and Jaspars, 2006）。体型調整は，日常的に実践されるものではない（Busolo, 2002）が，Cormic Index（Collins, 2001）を用いることで採用できる。

高齢者における急性期の栄養失調の定義に統一されたものはない。仮に MUAC のような身体計測手法が使用されても，HelpAge International は，社会背景的臨床基準や，高齢者における栄養失調状態の鍵となる決定因子につながる危険因子と併用して，カットオフの点において WHO 基準を勧告している（Wells, 2005）。指極と膝関節高は，異なる人種のグループにおける身長との関連性が確立されていないものの，高齢者においては身長に代用されうる（Busolo, 2002）。

MUAC は，異なる MUAC のカットオフの機能的なアウトカムは不明であるものの，臨床的な基準（立位，浮腫，脱水に対する対応能力）と併用して，成人や高齢者の迅速な評価手法として使用されてきた。子供の急性期栄養失調は貧弱な健康状態，食料不足，ケア手法の不足などの複合的な指標であるが，集団レベルの成人における慢性的な栄養不足は，より直感的に食料不安に直結するものであり，したがって緊急事態において潜在的に使用価値が高い指標であるといえる。しかしながら，HIV 感染の蔓延は，とりわけアフリカのある地域において重度に消耗した成人の数が増加していることを示唆している。

若齢者では，初潮発来に対する年齢の変化は栄養状態の測定を複雑にする。WHO は，年齢ごとの BMI と年齢ごとの身長，５～19歳当たりの身長，および５～10歳当たりの体重から成る，学齢児童と若年者のための WHO 2007基準を発刊した（de Onis *et al*., 2007b）。緊急事態時では，WHO は年齢当たりの BMI をこの集団を目標としたプログラムをもとに使用されるべきであることを勧告している。

集団の栄養状態の評価

緊急事態においては，２つのステージから成る30のクラスターの栄養調査が，５歳児よりも幼若な子供の急性期の栄養失調の広がりを評価するよく確立された基準ツールとなっている（SCF UK, 2004）。このアプローチは大部分の状況においては正確であり受容できるレベルであったが，あるケースでは，背景に特異的なサンプルサイズが計算されている（Kaiser *et al*., 2006；Bilukha, 2008）。

栄養調査は他の栄養素と粗死亡率（crude mortality rate：CMR）および５歳未満死亡率を含む健康上の指標を含んでいる可能性がある（Cairns *et al*., 2009）。他の有用な指標には，ワクチン接種率，ビタミン A 配布率，あるいは清潔な水資源の利用が含まれている（Coates *et al*., 2007）。食料安全保障の指標には，より広い家庭調査の一部として普通は集められているものの，配給物の受領，食事摂取頻度，そして食品の多様性が含まれている。

解釈；分類システムと意思決定の枠組み

過去10年間にわたる調査方法と分析に関する基準は，結果的により信頼のおけるデータにつながった。しかしながら，解釈と妥当性のある結論に到達することについては，依然として課題が残っている。２つのアプローチとツールが栄養指標の解釈で開発されてきた。初めに，人道的緊急事態あるいは食料安全保障の状況の重大度をモニターするのに意図された分類システムの一部として，ベンチマークの利用が述べられている（ケーススタディー１参照）。２つ目は，最も適切な直接的栄養介入の優先順位化を支援するためにデザインされる，意思決定の枠組みである。

栄養指標のベンチマークと“増悪因子（死亡率，罹患率，食料に対するアクセス）”を組み合わせた意思決定の枠組みが，提案され実践者に最適な介入を助言するために使用されてきた。しかしながら，この枠組みの実用性はある状況においては限定的になるかもしれない。例えば，急性期の栄養失調の広がりがベンチマークよりも一貫して高いかもしれない（例えば，表69.1のダルフールを参照）。この枠組みがさらに限界とされるのは，規範的であることであり，集団の栄養状態にポジティブに影響を与えるかあるいはさらにそれぞれの事情に適合したより革新的な介入を促すかもしれないような，可能性のある食事以外の介入を認めないということである。

ケーススタディー１

食料不安と人道危機の重度分類のための統合された食料安全保障のフェーズ分類システムの一部としての栄養調査

栄養の指標は飢餓と複合的緊急事態を評価するために半世紀近く使われてきた。その利用を基準化するためにかなりの努力が払われてきた。それには，食料不安と人道危機の特定のステージに対応する参照レベルについての合意形成などが含まれる。国連機関，NGO そして篤志機関のパートナーシップは，合同で地球規模に応用可能な食料不安の重度スケールを開発し，それは統合食料安全保障フェーズ分類（the Integrated Food Security Phase Classification：IPC, http://www.ipcinfo.org/）と呼ばれている。IPC は，よく知られている国際的な指標に基づいた参照アウトカムに応じた，食料安全保障分類の共通した技術的アプローチを供給することを目的としている。2004年の開始以来，発育不良，慢性期栄養失調，そして死亡率は，IPC のなかでは“鍵となる参照アウトカム指標”として盛り込んでいる。各指標の参照レベル（閾値）は，５つのフェーズ分類（一般的食料安全保障状態から飢餓/人道的破滅）に基づく。フェーズ５の人道的破滅/飢餓は急性期栄養失調が30％超まで蔓延している状態であり，一方，フェーズ４の人道的緊急事態は，それが15％超の状態あるいは通常よりも GAM が多いか増加している状態である。このようなスケールは，国家間での比較を促進し，そのうち適切な政策，プログラム，そして資源配分についての意思決定のための比較を促進することにつながる。IPC はアフリカとアジアのいくつかの国々に紹介され，各国政府間，国際連合，NGO そして篤志機関の間で，活性化し続けている。

栄養調査と国際的なトラッキングシステム

栄養調査は，問題の特定や支援運動，時宜を得た警告と介入，資源の配分と対象の選定，そしてプログラムのモニタリングといった目的で，栄養失調時の変化と時間を経た集団の栄養状態を監視する。緊急事態時には，次の３つの方法論のアプローチから１つかそれ以上が使用される。これらには以下のものが含まれる，すなわち，２～12か月ごとに実施される代表的な栄養調査（Johnecheck and Holland, 2007），臨床をベースとした調査データ（存在する成長のモニタリングデータに基づく），そして保護地域における食料安全保障と栄養調査システム（Myatt, 2009）である。これらのアプローチにはすべて長所と欠点がある。通常実施される栄養調査は，相対的に調査経費に依存するが妥当性があり信頼できるデータを提供する。臨床をベースとした調査データは，潜在的にデータ自体は代表的ではないかもしれないし，あるいは時宜にかなったものではないかもしれないが，存在するクリニックの能力を強化するものである。保護地域における調査は，時宜を得た関連性の高いデータを提供するが，より広い集団を推定することはできない。

栄養状態を早期の警告の指標として使用することには限界がある。なぜならば，一般的に栄養状態の劣化は後期指標とみなされているからである。それにもかかわらず，傾向分析によって一般的なパターンからの偏差を明らかにできる。

国際的には，緊急事態における栄養状態をモニターするためにデザインされたシステムが数多く存在する。これらには，危機時栄養情報〔the Nutrition Information in Crisis Situations（以前は難民栄養情報システム，the Refugee Nutrition Information System：RNIS）の定期刊行物（http://www/unscn.org/en/publications/nics/で利用可能）〕，健康と栄養に関するトラッキングシステム〔the Health and Nutrition Tracking System（Health and Nutrition Tracking Service：HNTS），2009〕そして CRED（CE DAT, 2010）が含まれる。

食料安全保障と生計のアセスメント

食料安全保障と生計に関する緊急事態のインパクトに関する評価には，特殊なアプローチと方法が使用される（Seaman *et al*., 2000；Young *et al*., 2001；WFP/VAM, 2005）。多くの食料安全保障評価アプローチは，

ボックス69.1 緊急事態時の食料安全保障プロジェクトの例

定義：食料安全保障は，健康的で活動的な生活を目的としてすべての人々がすべての時間に肉体的かつ経済的に充足した安全で栄養のある食料を摂取できる状態に存在する。(World Food Summit Plan of Action, パラグラフ1，1996：FAO, 1996)

農業製品

1．種，ツール，肥料の配分
2．種のバウチャーと市場
3．関連スキルの訓練教育
4．家畜の介入：動物の健康サービス；緊急時の在庫調整；家畜の補充；家畜飼料と栄養サプリメントの分配；代替の水資源の供給
5．魚網と道具類，あるいは漁の装置の分配
6．食品製造，製粉，強化の促進
7．地方の農業のエクステンションと獣医サービス

セイフティーネット

8．Cash or Food-for-Work (CFW) は，食料不安定な家庭へ，彼ら自身とコミュニティにとって利益をもたらす仕事の機会を提供する
9．収入を上げるスキームは，人々を小規模で個人事業のビジネススキームを通じて収入源を多様化することを許すことにつながる

マーケットの介入

10．市場のインフラストラクチャーの支援，例えば生産者が遠くの市場から利することを許すための輸送
11．在庫調整：家畜は通常，干ばつの折に遊牧民たちから購入している
12．公正価格の店：物品の，制御されたあるいは補助金を出した結果としての価格での販売
13．バウチャー：ある特定であらかじめ決められた範囲の物品ならびにサービスを購入したり弁済したりするのに用いられる
14．資金送金：現金の供給であり，無条件のあるいは特定のタイプに関連した消費のいずれにおいても用いられる

マイクロファイナンスプロジェクト

15．クレジットと預金のスキーム：グラント，ローン，仔ウシや他の家畜銀行，企業の預金口座のアカウント

方法自体は栄養調査のツールと比較して基準化が弱い傾向にあるものの，同様の食料安全保障に関する概念的理解を共有し，類似したデータ収集のツールを使用している。一般的に，これら評価アプローチは，異なる生活あるいは食料経済学的集団を対象とした情報を特定したり分析したりし，食料安全保障の状況を調査するための質的な情報を使用する。考慮される食料安全保障の要素には，食料へのアクセス，食料の入手可能性，そしてある状況下では食物利用が含まれる。食料安全保障と生活に関する傾向分析と最近の変化は，状況の理解と適切な対応のために必須の役割を果たす。

集団の一般的栄養要求に関する取組み

緊急事態において起こる栄養に関する複合的なリスクに対する取組みのため，幅の広い戦略が必要となる。その介入の選択は，評価プロセス，分析，優先順位化に基づき，そして多くのケースでは所与の状況下で個別の選択となるであろう。

食料安全保障の介入と生計保護

食料安全保障と生活保護の取組みは，複合的な緊急事態における栄養的な取組みとして，よく知られる要素となった (Sphere Project, 2004；Jaspars, 2006)。なぜならば，これらは間接的な経路を経るにもかかわらず，栄養を維持したり補給したりするのに極めて重要だからである。人々の食物の必要性や，収入，彼らの資産保護に対しての援助となる，食料安全保障の適用範囲は広がっている。それらはボックス69.1に要約した (Maxwell *et al*., 2010)。例えば，発展途上国をまたぐ遊牧民の子供の栄養状態を維持させるのに必要な，生計の重要性についての認識は長く認められており (Sadler *et al*., 2009)，現在では，干ばつの期間における主要な資源確保の目的や，栄養的に脆弱な集団に対して牛乳や動物製品の利用を維持させるため，さらには干ばつを基本とした介入のコストベネフィットを改善することを目的として，生活関連の応急的介入を活用することに関心がますます注がれている (Catley, 2008；Catley *et al*., 2009)。

異なる状況は，必要とされる戦略をどのようなものとすべきかを決めることにつながる。強制移住者ではない集団にとって，彼らの生活は失われたものは比較的少なく，ボックス69.1で述べられた介入は適切なものかもしれない。反対に，キャンプに移住を余儀なくされている人々，すなわち難民や国内避難民双方にとって，そのような革新的な介入の機会は，土地の不足や就業機会の不足，そして機能しているマーケットの不足の結果として，制限されるかもしれない。異なる介入の優先順位化のプロセスは，生命を保護し，死亡率を下げるための (一般

的な食料援助対策のような）比較的トップダウン型の短期間の取組みと，人々の生計の保護と支援のための長期間をかけての対策との間のバランスにある。そして，そうすることによって間接的に生命が保護され，人々の尊厳が確保されることにつながるのである。この概念と，概念と関連づけられる課題とが，ダルフールにおける進行中の危機的状況に対する国際的な対応として，それらをよく例示している（Young, 2007）。

食料援助のツールボックス

一般的な食物配給では，食料援助を必要としていると判断される世帯に対して乾燥食料を供給する。緊急事態に影響を受けている人々の栄養要求にみあうように担保されている最も共通した戦略が長く実行されており，それは依然として緊急事態に対する対応として最大の支援カテゴリーのひとつである（Harvey *et al*., 2010b）。さらに最近では，人々の食料安全保障と栄養状態の維持ならびに/あるいは改善のための食料援助の適切な代替手段あるいは補足としての，バウチャーや送金の使用に特別に焦点を当てた食料援助のツールボックスのなかで，どのような種類の介入がふさわしいかの議論が活発になっている。これは，例えばWFP（世界食糧計画）による「食料援助は栄養の脆弱な人々の食料の要求に向けて使用される，ツールのセットになっている。そのツールには一般的に，現物支給の食料援助，バウチャー，そして送金が含まれる」（WFP, 2008b）など，修正された政治的立場に反映され，実用的には，危機が拡大している時の対応として資金が使用されている（Harvey, 2007）。

一般的な食料の配給

確立された最善の措置は，計画立案，配給，そしてHIV患者が高頻度で存在している集団に対するものも含まれる，栄養的に適切な食料供給のために存在する（UNHCR *et al*., 2002；WFP, 2002；FANTA/WFP, 2007）。栄養学的に適切な配給は，１人当たりのエネルギー要求の平均値を基本として計算されている。最初の設計上の数字は，１人当たり１日2,100kcal（8.8MJ）である。これは危機の特殊状況下に適合されるべく調整されている。それには例えば，気温，人口構成のプロファイル，活動レベル，集団の健康状況などが含まれる。配給食料の総脂肪とタンパク質の推奨量は，エネルギーの10～12％はタンパク質から得て，17％は脂肪から摂るべきであるというように，供給されるエネルギーの百分率に基づいて計算されている。栄養学的に適切な配給は，微量元素の供給源も提供しなければならない（本章で後述）。それに加えて，一般に食料配給は，文化的に受容可能なもので，かつヒトが消費するのに安全で，子供が消化でき，燃費効率がよく貯蔵や調理がしやすい，さまざまな食品から成り立っているべきである。

これらの基準を満たすために，配給食料は通常，ソルガムやトウモロコシ，小麦，あるいは米などのシリアル，豆類，そしていくらかの油脂から成っている。これらはバルク単位で供給され，そしてそれが物流と食料供給を促進する。注目を浴びる急性期の危機時には，緊急事態対応にそぐわない食材の寄付を呼び込み続け，それには例えば米軍のready to eatの需品パック（US military ready-to-eat ration packs：MREs）や高タンパク質ビスケット，そして乳児用食品のように，それらを実際的に

ケーススタディー２

乳生産と子供の栄養に関する家畜への介入の影響の理解

エチオピアのSomali Regionのthe Shinile and Liben zonesにおける最近の研究は，動物の乳が遊牧民の幼若な子供への食事摂取に大いに貢献している点を2009年に報告した。乳を利用できる時，母親は大部分の補助食品に乳を加えた。通常の雨季，１歳児の平均乳摂取量により，この年齢の子供の要求量に対してエネルギーの２/３を，そしてタンパク質を100％供給できている。干ばつの年には，母親は以下のことを見積もっている。すなわち，幼若な子供の乳摂取量は無視できる量まで減少し，すべてのケースにおいて調理された穀物に取って代わられ，水を除いてほとんど別なものは摂取しない。乳摂取量が著しく減少するということは，幼若な子供が消費する良質なタンパク質，脂肪酸，微量栄養素の量を減少することにつながり，食事の質に著しく悪影響を与えた。

2008年のエチオピアの別のプログラムであるSave the Chidlren USAは，Borana zoneでの動物への補足給餌プロジェクトを実行した。給餌センターのうち２つでは，給餌センターにいるにもかかわらず，仔ウシが生まれた後の乳生産の回復あるいは開始は48.6％（393頭のうちの191頭）と見積もった。これらの結果は，哺乳が終了した，給餌センターの外にいるウシの乳生産能力と比較された。あるセンターでは，ウシは給餌センターで給餌されていたにもかかわらず，平均１日乳生産量は0.7L（95％信頼区間 0.44L–0.97L；$n=46$），見積り総乳生産量は2,276Lであり，他のセンターでは，平均１日乳生産量は0.9L（95％信頼区間 0.64L–1.22L；$n=63$），見積りの総乳生産量は3,364Lであった。情報提供者は，この乳は子供たちに与えられたと発言した。

これらのような研究は，牧畜農家自身は家畜の健康と生産，乳の供給，そしてヒトの健康と栄養についての論理的な関連性を作っていることを示した。しかしながら，子供と栄養についての視点を通した家畜への介入をデザインするための緊急事態時の生計プロジェクトのための機会はたくさん残されている。そのようなプロジェクトの影響についての報告は，子供の栄養状態を守る牧畜地域における最も適切で効果的な反応を，よりよく理解できるための何かしらの方向性を提供できているのであろう。

Bekele and Tsehay（2008）とSadler and Catley（2009）より改変

利用するか，あるいは廃棄するかの問題が存在する。

WFPとUNHCR（国連難民高等弁務官事務所）の方針では，危機の最初の対応として製粉した穀類や製粉機を提供することとなっている。製粉は幼若の子供と高齢者にとって穀類の消化性を著しく向上させ，調理の際に燃費効率が高くなる。子供や妊婦・授乳婦のような虚弱な集団における栄養失調を防ぐことが優先的になる場合，通常は強化混合食（fortified blended food：FBF）が供給される。アメリカ政府はFBFを1960年代に開発し，発展途上国における就学前の子供たちに適切に栄養補給を行うために，タンパク質が豊富で微量栄養素の密度が高い補足食品とした。最近の総説では，これら食品の配合は，異なる栄養的に脆弱な集団に対する栄養要求性にみあうように，より最適化されていることが示唆されている（de Pee and Bloem, 2009；Fleige *et al*., 2010）。さらにこれらの食品には，特別に高い栄養要求性を持つ（幼若の子供と妊婦・授乳婦のような）集団に対する配給で使用されることが検討されている，新規の脂肪をベースとした栄養補給物（LNS）のように，他の高度な強化食品がより多く使用されているようである（Chaparro and Dewey, 2009）。燃料を買ったり，製粉したり，提供されない食品を利用するために，往々にして配給品が売られたり交換されたりしているのであろう。

対象選択の方法と配布メカニズムを計画するためには，食料が被災共同体に最も効率よく効果的に届くように配慮すべきである。対象選択の際は，最も被災した地域および/あるいは最も悪影響を受けた人々を選定するようにする。これは被害のアセスメントプロセスと密接に関連する。とりわけ地理的に接近が制限されるエリアでは，特定のグループを選びそこを目がけて援助するのは容易なことではない。複合的な緊急事態の共通した特徴である（ケーススタディー3参照）。

> **ケーススタディー3**
>
> **急性期から長期化した危機：2010年のダルフールにおけるプログムアプローチの転換**
>
> ダルフールの複合的緊急事態が引き金となった内戦の勃発と大量の強制移住以来7年間，強制移住地から元の場所へ恒久的に戻ることができたという証拠はほとんどなかった。代わりに，紛争と不安定が動きを制限し，近づくことを制限し続け，長期の強制移住は，新しい住処で自分たちの生計を適応することを探させた。しかし，これらの適応にもかかわらず，長期の強制移住は慢性的に脆弱のままであり，地球規模の急性期栄養失調の緊急事態レベルは共通している。執筆時点では，紛争によって影響を受けた300万人もの人々が，食料援助を必要としている唯一の最大のセクターとして残っているのである。
>
> 世界食料計画（The World Food Programme）とその実行パートナーは，状況を変化させるためのプログラムを調整するために，いくつかの戦略的ステップを取った。最初に，彼らは年間の食料安全保障と栄養評価をより適切な保護地域の食料安全保障モニタリングシステムに変更した。食料配送プログラムにおいて，彼らは，“包含される誤り”を減少することを探ってきた，すなわち，食料不安をさらに標的とすることによって，食料を安全保障することは必要としない人々には流れないのである。配給の様式も同様に，個人に対する配給から，共同体をベースとした共同体によって指名された代表から成るFood Relief Committee（FRC）によるグループへの配給に変化した。FRCはWFPの政策と一致して，食料援助の実際の配送と標的においてより共同体の参画を促すことを意図されたものである。FRCの導入は2009年に13のINGOを政府が排除する前に起こり，この困難な時期を通して，彼らの存在はWFPが食料の配送を継続することを可能にした。
>
> 2009年，継続中の一般の食料配送プログラムを補完するためにWFPは，急性期の栄養失調の緊急事態レベルにある地域の5歳未満の子供を有する全世帯に対しての，（強化混合食の配送を行う）セイフティーネットプログラムを導入した。同時に，挑戦として2010年に，WFPはバウチャーのスキームのスケールアップを導入した。このような戦略は，急性期の人道危機に応答するための能力は維持される必要があるものの，急性期の危機における緊急事態プログラムから，長期化した緊急事態により適合したアプローチへの移行を反映している。
>
> Young and Maxwell （2009）より改変

現金とバウチャー

現金とバウチャー提供の計画に関して，最近は比較的経験があるものの，すでに数多くの最善の措置のガイドラインと政策提言が存在している（Creti and Jaspars, 2006；ACF, 2007；WFP, 2008b；Harvey *et al*., 2010a）。このカテゴリーについて最も共通した介入は，かつて危機によって悪影響を受けた人々の栄養要求に焦点が当てられたものであった。具体的には，

- 送金：現金の供給であり，それは無条件あるいは特定の支出を目的として利用が制限されたものである。
- バウチャー：一般に証票を意味し，それを提示することで特定の品物やサービスを受け取ることができる。

一般的に送金は，強固で身近なマーケットや銀行のシステムが存在している，安定的あるいは平和な状態に最も適した方法である。これらの状況は危機の後期のステージにおいて最も頻繁に適用される（Harvey, 2007）。バウチャーには，対象地域における業者が明らかであり，交換に関する合意が形成されていることが必要である。これまでに，対象となる集団の栄養状態に関しての現金やバウチャーが直接的なインパクトを与えたという根拠となる報告には限りがあるものの，バウチャーはある特

定の栄養学的な目的を達成する点において，現金よりもより効果的であるかもしれない（WFP, 2008b）。これには，女性は一般的に，食品の購入には現金とは対照的にバウチャーを使用するという，気質によるものかもしれないし，現金は，栄養関連とは直接的には関連性のない要求に対して使用されるかもしれないという事実によるものかもしれない。現金とバウチャーは，食料安全保障と栄養失調を解消するために相互に目的を補強しながら，食料の移送と生産的に組み合わされる。

公衆衛生上の介入

栄養失調は疾病によって引き起こされるか，症状の悪化につながるかもしれない。したがって，健康の促進と保護のためにはさまざまな公衆衛生の戦略が必要とされる。緊急事態のフェーズにおいて，以下の優先度が高くなる。すなわち，初期のアセスメント，公衆衛生のサーベイランス，感染症と伝染拡大の統御（下痢を随伴する疾病，はしか，呼吸器系感染症，マラリア），水と衛生設備，シェルターと設置計画（Salama and Roberts, 2005）である。栄養に関して直接的に関連する他の特定の課題には，治癒に向けてのヘルスケア，子供のヘルスケア，HIV/AIDS，社会心理学的かつメンタルヘルスに関するサービスが含まれる。アフリカ南部において感染が蔓延しているHIV/AIDSについては，飢餓からの回復はまだ不確実である。なぜなら，HIV/AIDSは食料安全保障の観点から最も生産的である健康な肉体を持つ成人に直接的に栄養低下をもたらすからである（de Waal and Whiteside, 2003）。緊急事態時に優先されるべき基本的な介入に関しての知識の進展にはめざましいものがあるが，地球規模の安心のシステムに関する総括からは，継続的に中絶が発生していることを示唆している（Checchi *et al*., 2007）。これは，かなり大規模な地理的なエリアや著しく貧困なインフラ，そして紛争が含まれる人道的緊急事態において頻繁に認められる，出産に関するかなり大きな問題を反映したものである。

生理学的にリスクのある集団へのアプローチ

人道的緊急事態における栄養学的脆弱性は，しばしばある集団の栄養状態を悪化させる。なぜならば，彼らには特別な栄養要求性があることや，直面している生理学的なリスクが存在するからである。それらには乳児や幼若な子供，高齢者，妊娠可能な年齢層の女性，そしてHIV/AIDSなどのような特別な健康状態を有する人々が含まれる。栄養学的に脆弱な集団にはしばしば見受けられるものとして，彼らの特定の栄養要求に対しては，例えば特定の集団に対して，あるいは広範なセイフティーネットのプログラムに適応した集団に対するさらなるプログラムを導入することがふさわしいのかもしれない。そういった集団のなかでの個人の特定には，介入によってベネフィットを得られるであろう個人の特定と登録を可能とするシステムが必要である。この並行プログラムのタイプは，それほど大きくない危機に直面している人々にアプローチする際に，潜在的に特別な援助の資源を削減できることで魅力的であるが，必ずしもコスト的に有利であったり実現可能性の高いものであったりするわけではない。

広範囲のセイフティーネットプログラムの適用

セイフティーネットプログラムは栄養的な脆弱性を保護すること，およびフードスタンプやバウチャー，助成金，送金，公共事業などによって，貧困や食料不安に陥らないことを目的として模索している。広範囲のセイフティーネットプログラムは，栄養学的に脆弱な人々の要求性にさらにみあうように適用されており，これら対象とする集団に対するさらなる並行プログラムが必要としている点を緩和するのに役立つ。例えば，国際赤十字（the International Committee of the Red Cross：ICRC）は何年もの間，追加の栄養プログラムの必要性を除くために，一般的な配給を他の国際機関のそれらよりも増やす（他の機関が1人当たり1日2,100kcalの勧告値に対し，2,400kcal）という政策を実行してきた（Navarro-Colorado *et al*., 2008）。食料援助よりもむしろ送金が，脆弱な，とりわけ長期化した人道危機を支援する方法として，考慮されることが増えている。送金は，社会経済学的な基準に基づいてその対象が決められている一方，妊娠可能年齢の女性を対象として栄養教育の実行と組み合わせる時，これらのプログラムは家計所得を増加させることを通じて，女性自身とその子供の付加的な栄養要求量を満たすことを可能にする。家庭内の食料の配分ならびに/あるいは栄養教育と啓蒙は，最も生理学的に脆弱な人々に対して，確実に便益を与えることを保障するために必要とされるかもしれない。

栄養介入で特別な年齢グループを対象とすること

6か月間もっぱら母乳哺育を持続することによって，子供の死亡率や有病率は低下する（WHO, 2002）。人道危機は母乳哺育を受けていない乳児のリスクを高めることがわかっている。不衛生と過密状態，そして感染症の流行，母乳代替物（breast milk substitute：BMS）の安全な調製のための清潔な水と燃料が入手できないこと，そしてBMSを日常的に供給されないこと，これらはいずれも母乳哺育ではない乳児のリスクをむしろ増大させる（Kelly, 1993）。世界保健総会（World Health Assembly：WHA）の法律に対する指示は頻繁に損なわれ，そして，BMSが勝手に寄付されるケースがしばしば報告されている（Borrel *et al*., 2001），そこには中国における最近の大惨事が含まれている（Coutsoudis *et al*.,

2009)。いくつもの機関相互，そして機関独自の政策とガイドラインが，人道危機における母乳哺育の保護，促進，支援に向けられている（Seal *et al*., 2001)。しかしながら，機関のリーダーシップと調整に失敗することと同様に，組織に蓄積された記録や利用可能な専門知識に欠けていることで，これらの政策の実施自体はしばしばできの悪いものとなったり，制約のあるものになったりしている（Borrel *et al*., 2001)。

母乳哺育の実践が以前よりうまくいっていない国々において，効果的なプログラムや政策を企てることと関連している，よく知られている業績がある。例えば，人道危機では個人的なカウンセリングを通した実践による変化は必ずしも起こらないかもしれない。なぜならば，共同体の健康関連従事者のスキルがなく，対象とする集団に対して簡単には接近できないからである。ジンバブエの最近の実例は，サポートを受ける女性の夫や義母，そして他の影響力のある共同体メンバーからのサポートを確保することの重要性に光が当てられた。家族内のポジティブな態度の変容は，例えば対象集団中の高比率に届く地方巡回のように，革新的で実現可能かつ効果的な介入を通して実現される(Jenkins *et al*., 2011)。HIV/AIDSの蔓延は新たな課題をもたらし，過去のHIV陽性の女性に対する明白かつ首尾一貫したガイダンスが欠如していたことで，広範囲の集団に対してマイナスの影響を与え，完全母乳哺育の実践をむしばんでいった。現在では，HIVに感染したことがわかった母親に対しては，6か月齢までは完全母乳哺育をすべきで，その後は適切な補助食品を導入し，12か月齢までは母乳哺育を継続すべきであると勧告されている（WHO, 2009)。HIV陽性であることがわかっている母親で母乳哺育をしたいという女性に対しては，母乳哺育期間中は抗レトロウイルスの予防薬を母親と乳児に投薬されることが勧告されている。HIV感染がわかっている母親には“暫定的な方法”として，搾乳後に熱処理をした母乳を与えることを考慮してもよいかもしれない。人道危機において共通していることとして自分が感染者かどうかわからない状況があるが，そのような母親に対しては，生後6か月間は完全母乳哺育を推進し，母親に対しHIV感染検査を助言することが勧告されている（Leyenaar, 2004)。

妊娠期および授乳期における女性の栄養要求性は同平均年齢の非妊娠女性の栄養要求量よりも高い（WHO, 2000)。結果的に，マクロ栄養素と微量栄養素（鉄と葉酸）が通常妊娠期および出産後6か月齢までの母乳哺育をしているすべての女性に対して，緊急供給補給プログラム（SFPs）あるいは母親と子供の健康クリニック（mother-and-child health clinics）を通じて供給されている。もしも食料供給がままならない場合には，MUACが21～23cmを下回る妊婦および授乳婦にのみ，食料供給のターゲットとなる（WHO, 1995)。この短期間における マクロおよび微量の各栄養素を提供することによる効果は限定されている。効果を得難いのは，家庭内における食料配給のパターンの結果によるものかもしれないし，測定されるアウトカムの曖昧さによるのかもしれないし，妊娠前の栄養状態を改善させるための機会に乏しいことによるのかもしれないし，そして，他の公衆衛生のプログラムと一緒に，栄養介入を統合すること自体，可能性が制限されていることによるのかもしれない。

高齢者が通常直面する栄養的なリスクは，人道危機において悪化するようである。なぜならば，家族が離散することや私的公的な社会的なネットワークの崩壊により，サポートの仕組みが，人道危機において喪失するからである。さらに，高齢者の栄養要求性は急性期の危機におけるそれよりも長期的局面で拡大するかもしれない。例えば，ミャンマーでのサイクロンの後に，高齢者は適切な食料供給を受けたが，長期的な食料安全保障上の要求が同様に求められた（HelpAge International, 2009)。高齢者における低栄養リスクが増加することは，ヘルスケアの利用がなくなること，および寒さへの曝露，生理学的ストレス，そして食料の調理についての制限（Vespa and Watson, 1995)，あるいは自動車の不足，限定された雇用機会，土地，食料，そして基本的なサービスを利用することの不足，そして心理学的なトラウマ（Pieterse and Ismail, 2003）によるのかもしれない。しかしながら，高齢者というのは依然として栄養評価の対象になることはまれであるし，食料援助の要求に対する決定もめったになく，プログラムを計画することもまれである。結果として，こういったプログラムには高齢者がしばしば含まれていないし，彼らの要求は反映されていない。

身体障害者やHIV，結核のような慢性疾患によって影響を受けた人々

食料の補足はしばしば，身体障害者個人や，慢性疾患を患う人々，結核療養中の人，そして増加傾向の，HIV/AIDSの治療を受けている人々に対して向けられている。この状況における栄養の目的は，通常複合的で，家族内の食料安全保障の強化，特定の付加的要求性にみあうこと，二次的な急性期の栄養失調からの回復の促進，そして治療のコンプライアンスの改善である。人道危機は必ずしもHIVの蔓延で増加することはない（Samuels, 2009）が，地域的国家的な食料安全保障がおびやかされることには，しばしばHIV/AIDSの感染拡大が関与している。個人レベルでは，栄養失調とHIV/AIDSは密接不可分である。食事摂取が減少する栄養失調や微量栄養素欠乏は，HIV/AIDSをより急速に病態を進展させることに関与している。栄養の介入は潜在的にHIVに関連したアウトカムについて幅広く改善させるか，その改善の度合いは，介入の種類や，介入の期間，感染した患者の

根本的な脆弱度合いによって異なる。介入は，適切な母乳哺育のサポートから始まり，栄養関連教育，マクロ栄養素や微量栄養素の補充，二次性の急性期の栄養失調の治療のための照会，そして家庭内の食料確保を強化するための介入に至るまでさまざま存在する。HIV に影響を受けた人々は，個人が成人か子供か，無症候性か症候性か，そして体重減少を経験しているかそうでないかなどによって，一般のエネルギー摂取量の20～100％強を消費するべきである（Ivers *et al*., 2009）。さらに，複数の微量栄養素のサプリメントがHIV に影響を受けた子供と成人の死亡率に対して有益な効果をもたらすことが示され，治療方法に対する補助的介入として複数の微量栄養素のサプリメント使用が勧告されている（Fawzi *et al*., 2005）。しかしながら，栄養の補足だけでは不十分であり，カウンセリングやケア，そして食料の確保などを組み合わせることが必要となる。栄養失調の HIV 陽性の子供は，ART（抗レトロウイルス薬による治療）の治療を受けているこれらの子供たちのための照会システムを強化する機会ともなりうる（Fergusson, 2009）とされる，通常の共同体を基本とした急性期の栄養失調に対するマネジメント（CMAM）において，その治療プロトコルによく適応することを示す証拠が多くあげられている。HIV/AIDS の検査と治療の欠如した状態では，これらを組み合わせた介入の標的には，依然として課題が残っている。HIV/AIDS 関連の食事補助に関する有用なガイドラインは増加している（FANTA/WFP, 2007；World Bank, 2007；WFP, 2008a）一方で，効果的な戦略に関する文書や組織的活動は限られている。

結論として，大部分の人道危機においては，広範囲を基本としたアプローチと特定の集団をターゲットとした並行したプログラムを両方実践することを通して，付加的な要求量に到達するような栄養プログラムをいかに考えるかが必要である。慢性的に長期化した危機においては，広範囲を基本としたセイフティーネットのプログラムに適用することは非常に重要である。

微量栄養素欠乏関連の疾病の予防と治療

危機的状態にさらされている集団において，突発する微量栄養素欠乏関連の疾病（MDDs）は，共通したリスクファクターとしていくつか存在する。これらには，一般的な食料の割当量の信頼，一般的に多様な食料を利用することをサポートするであろう市場や生計の経済システム，そして公衆衛生環境が乏しいことによる下痢のような感染症への曝露の増加などがあげられる。その結果として，緊急事態における状況とりわけ避難民の間で，何年もの間，微量栄養素欠乏が報告されてきた。避難民に関しては最も頻繁に評価されている（Seal and Prudhon, 2007）。最も共通して報告されている MDDs には，ペラグラや壊血病，そして脚気に特異的な他の MDDs と同様に，ビタミン A，鉄，ヨウ素欠乏症のような発展途上国にまたがる風土病が含まれる（Cheung *et al*., 2003；Seal *et al*., 2005, 2007）。

これらの発生の結果としてここ20年来，国際連合の機関や NGO によって，最小のエネルギー要求量しか満たしていないことだけではなく，微量栄養素欠乏を予防することを防ぐべきであることが同意されることが増えている（Webb *et al*., 2005）。これは特に，幼若な子供や妊婦・授乳婦のような栄養学的に脆弱な集団にとって重要である。それはすなわち，要求量が増加するということである。この状況を満たすために必要に応じて，MDDs を治療する目的としてさまざまな戦略がとられている。そのなかには，微量栄養素を多く含む食品を摂取させることによる改善，強化食品の提供，そして補足があげられる。

微量栄養素が豊富な食品の摂取による改善

多様な食品の摂取が，微量栄養素の要求量を満たすための方法として最も好ましい。一般的な食料の配給物において，豆類，塊根類，赤ヤシ油，果物類，野菜類のような，微量栄養素を１つかそれ以上を豊富に含む新鮮な食物を提供することは，１つあるいはそれ以上の欠乏を予防する戦略となりうる（Malfait *et al*., 1993）のであるが，コスト面と配送面とでこれは難しく，その結果としてあまり実行されていない。WFP による，直接的に食料を補給することの代わりとしてバウチャーの使用や送金を増加させる一連の戦略は先に述べた。市場が機能しかつ身近であり，食品の供給が安定的である正しい状況下では，これら２つの介入方法は，フードバスケット（the food basket）（WFP, 2008b）に新鮮な食品を含むように，高いコストをかけることなしに栄養素密度の高い食品を利用できるように家庭を改善することができる。家計に対する介入の利用は，緊急事態時に影響を受けやすい集団に対して，微量栄養素が豊富な動物由来の食品を提供できる方法にもなる。しかしながら，これらの介入の栄養状態に対する効果についての根拠となるような報告はまれである。

食品の強化

緊急事態において，食品の強化は，強化食品の提供や共同体を基本とした穀類の強化を通して，最も共通して応用される方法である。WFP の政策には，ビタミン A が添加された野菜油，ヨウ素，複数の微量栄養素を強化した混合小麦粉を含んだ food-aid basket に入っているいくつかの食品を使用することを明記している（WFP, 2004）。さらに最近では，避難民のキャンプで，特注で設計された製粉機と栄養の強化設備を使用したシリアルの強化を行うべく，たくさんの努力が注がれてきた。このことは，実行可能でありある集団においては微量元素の生体内における状態が改善されることを示すという根拠がいくつか示されている（Seal *et al*., 2008）。ケーススタディー4を参照されたい。しかしながら，そこでは強化穀類ならびに/あるいは強化小麦が提供されているものの，高度に微量栄養の要求性が高い集団においては，その集団の要求度合いにみあわないかもしれないとの報告もある（Chaparro and Dewey, 2010）。これらの集団で，FBFの提供は不可能であり，家庭を基本とした強化物と脂質をベースとした栄養補給剤（あるいは調理済みの食品）の提供はさらに共通した対策となっていくであろう。

家庭を基本とした強化物（例えば，Sprinkles™）は粉末状で微量栄養素を含んでいる使いきりの小袋の形を取っており，家庭で調理した食品の上に簡単にふりかけられるようになっている。これらの製品は身体的に脆弱な集団の微量栄養素の状態に効果があり，貧血のようなMDDの蔓延を減らすことができ（Zlotkin *et al*., 2005），人道的期における実行可能な介入方法である（de Pee *et al*., 2007）。脂質をベースとした栄養補給剤（lipid-based nutrient supplement：LNS）は一般的に，調理済みの治療食品（ready-to-use therapeutic food：RUTF）のような製品を含む，高度に強化されたさまざまな食品に使用され，これまでに重度の急性期栄養失調の外来治療に広く適用されてきた（次項参照）。一般的な配給物の提供と組み合わせながら，より少量のLNSを使用して，幼若な子供のような栄養的に脆弱な集団の（マクロおよび微量各栄養素の）栄養摂取の勧告値にみあうことを助けることについて，現在多くの興味が持たれている（Caparro and Dewey, 2010）。

補　足

微量栄養素の補足を幅広く行うことが緊急事態に影響を受ける集団におけるMDDの発生の対処として重要であり，それが短期の栄養的に脆弱な集団の高度な栄養要求にみあうものとしてMDDの惹起の予防に用いることができる（WHO/UNHCR, 1999a, b；Cheung *et al*., 2003）。WHO，WFP，UNICEFは現在では，特に栄養的に脆弱であることを理由に以下のことを勧告している。すなわち，緊急事態に影響を受けるすべての妊婦と授乳婦そして幼若な子供に対しては，緊急事態が収束し栄養が豊富な食事を口にすることができるようになるまで，毎日摂取する複合微量栄養素のサプリメントを与えられることである（WHO *et al*., 2007）。ビタミンAの補足は，通常6か月齢から59か月齢までのすべての子供に対して，4～6か月ごとに提供されており，そのこと自体は，とりわけ人道的緊急事態において死亡率上昇やはしかの合併症のリスクを低減することが知られている（Salama and Roberts, 2005）。ビタミンAの補足はしばしば，はしかや他のワクチンのキャンペーンとともに実行されている。

ケーススタディー4

ザンビアにおける難民キャンプでの食品の強化

2002年，WFP，CARE-Zambia そして Micronutrient Initiative（MI）は，ザンビアの遠隔地の難民キャンプにおいて，移動式の製粉強化ユニット（milling and fortification units：MFUs）を使用した，現場での製粉のパイロットプログラムを確立した。このプログラムの目的は，そのような介入の実現可能性評価と人々の微量栄養素の充足状態への影響評価である。

開始当初，UNHCR，WFP，ザンビア政府，そして2つのNGOの代表から成るタスクフォースが設立された。新しいMFUsには，必要量を満たし受容性と基準の点において質の生産にも十分な生産レベルを有すること，そして簡単にメンテナンスができることが必要とするであろうという点で，各代表者は一致した。微量栄養素欠乏症の評価を含む栄養調査が，難民の共同体評価と同様に実施された。難民の共同体評価は，製粉機の使用（以前の経験から，製粉機はしばしば故障するとみていた）と強化プロセスに著しい懐疑を強調した。結果的に，人々を啓発するために有意義な投資がなされ，それには，当該国のほかの地域で確立された強化プログラムを訪問するための支援や，共同体の開発従事者によって使用される，広範な教育ならびにコミュニケーション材料の開発が含まれる。

強化プロセスの利点は即座に明らかになることである。強化トウモロコシ粉はテクスチャーと味の面で広く受け入れられている。難民はもはや，製粉するために長期間待たされることがなかった。設置されたMFUsの監視ならびに管理についての新しいスキルのトレーニングおよび提供のための投資がなされた。フォローアップ調査によれば，貧血の割合は47.7%から24.3%へ減少，ビタミンA欠乏症の割合は46.3%から20.3%へ減少した。難民の共同体は概して，彼らの健康状態がプログラムを開始して以降著しく向上してきたことと理解している。

このプログラムは，MFUsを使用した現場での強化は栄養状態，とりわけ微量栄養素の栄養状態に良好なインパクトを与える実現可能な介入法であると示した。開始時に比較的低投資コストで，更新のコスト（強化物と維持の）はさらに低くなるなど，このアプローチは，とりわけ隔絶された地域において，配給物の栄養強化を行うための実現可能なアプローチであると考えられた。

van den Briel *et al*.（2006）より改変

中程度の急性期栄養失調の予防と対処

補助給食プログラム（supplementary feeding programs：SFPs）は，GAMが高度に幅広く蔓延することに向けられる，基準となる緊急事態対応戦略として通常確立されている。これらは通常の食事に付加される良質の食品サプリメントを提供すべく計画されている。これが効果的なものとなるためには，追加の食品が，基本となる食事に対して代替されるものでなく，付加されなくてはならない（Sphere Project, 2004）。

SFP（補助給食プログラム）の種類と目的

SFPには2つの主要な種類が存在する。それはすなわち，対象を明確にしたSFPと，包括的な給食である。対象を明確にしたSFPは典型的には，MAMの症状から個人を回復させる，とりわけ子供や妊婦・授乳婦などの栄養的に脆弱な集団における給食を目的としていること，ならびに重篤な急性期栄養失調から回復させる個人を増やすことを目的としている。対象を明確にしたSFPは，GAMを減少すること，ならびに過剰な死亡率を減らすあるいは予防することも共通した目的にしている。包括的なSFPでは，その定義づけられた脆弱な集団にいるすべての個人に対して食品を補助する。このSFPは通常，GAMのレベルが高度な場合に，あるいは一般的な食料配給がまだうまく確立されていない場合に実行される。SFPは，広範な食料安全保障が確実になるまで，上記のような脆弱な集団の栄養の状態の悪化を防ぐためのいわば“引き伸ばし作戦”として使用されており，一般的な栄養の補助の擁護が，このプログラムの要諦となる（Sphere Project, 2004）。

プログラムのデザイン

SFPの実行には通常，例えばヘルスセンターのような既存の建造物やサービスを利用できるかもしれない，複合的かつ分散的なプログラムの実行現場が必要となる。最も一般的な自宅持ち帰り型の乾燥配給物は，毎週あるいは2週間ごとに提供されており，それらは調理と摂取のために自宅に持ち帰らせる。含水タイプの配給物を現場で補給する際には，毎日訪れることを要求し，その場で摂取させるために，毎日1～4種類の調理された食事を必要とする。乾燥タイプは大部分の環境下で歓迎される。なぜならば，この方法はそれほど資源集約的ではなく，プログラムでの受益者に対する機会コストが安く済み，そして感染性疾病の伝染のリスクが減るからである（WHO, 2000）。WHOで発刊されたものも含め，大部分のガイダンスは，補助のための配給には受益者1日当たり500～700kcalを提供すべきであり，タンパク質を15～20g含むべきであると勧告している。さらに，サプリメントのなかには家族の他のメンバーと共有されるものも想定されるために，自宅持ち帰り型の乾燥物についてその量は2倍とすべきであると勧告している。SFPにおいて配給される食品はさまざまであるが，その大部分はトウモロコシや大豆を混合（corn–soy blend：CSB）したFBFが含まれている。

課題と代替のデザイン

強化混合粉末を使用した食品の補助プログラムの効果に関しては，過去25年間にわたり度重なる疑念が指摘されてきた（Briend and Prinzo, 2009）。これらのプログラムは明らかに不明瞭な結果しか出さないことについてのたくさんの理由が，これまでに提示されてきた。例えば，不適切なデザイン（すなわち，プログラムの参加により得られる便益を上回る，参加者に対しての機会コスト），提供される給食の入手が難しいこと，衰弱の治療のためのFBFの効果に対する疑問などである。このようなサプリメントはしばしば，栄養のプロファイル（すなわち，高タンパク質，低脂肪，高食物繊維，そして抗栄養素の含量）を持っており，栄養失調の子供の急速な成長を促すのに，最適には設計されていないようである（de Pee and Bloem, 2009）。MAMの治療のための，FBFと脂質をベースとした新規栄養サプリメント（lipid–based nutrient supplements：LNSs）を比較した最近の研究やプログラムは，概してLNSには，SFPにおける体重増加や回復の速度よりも改善させることを潜在的に有していることが示されている（Matilsky *et al*., 2009；Nackers *et al*., 2010）。これらの新規な食品は同様に，栄養的に脆弱な集団，とりわけ毎年高度のレベルを経験する子供の消耗に対する予防を目的としたプログラムへの移行という領域に入ったことも意味している。例えばMédecins Sans Frontières（MSF）では，RUTFを少量，3か月間，ニジェールのある地域の子供すべてに対して飢餓の季節の前に与えたところ，急性期の栄養失調の発生と蔓延が減少したことがわかった（Defourny *et al*., 2009）。しかしながら，このアプローチではコスト面での課題が残り，MAMと重篤な急性期栄養失調（severe acute malnutrition：SAM）を防ぐ可能性を持つ，他の子供の生存に関する介入に対する便益についても課題がある（Schaetzel and Nyaku, 2010）。

重篤な急性期栄養失調への対処

SAMを患う子供が多くいる場合，治療給食プログラム（therapeutic feeding programs：TFPs）が通常確立されている。これらSAMを患う子供は（栄養が充足している子供に比較して），有意に死亡のリスクが高い。

TFP（治療給食プログラム）の種類と目的

最近まで，緊急事態におけるSAMの治療は，治療給食センター（therapeutic feeding centers：TFCs）あるいは病院にいて，患者として治療を受けている人に限られていた（WHO, 1999）。このアプローチは，発展途上国に存在する多くの貧しい人々から，治療を受けるために越えなければならない多くの障壁には目を向けていなかった（Collins, 2001）。結果として，このプログラムはSAMを患う多くの個人を網羅できないことや，これらの人々を世間に知らしめることが遅くなることと関係した。知られることが遅れた個人には，しばしばSAMと関連する多くの合併症が認められる。すなわち，低血糖症，低体温症，重篤な感染症，リフィーディング症候群などであり，これらはSAMの治療を成功させることをはるかに困難にさせる。最近10年間に報告された証拠が示すには，患者に近づきより早く知ることを支持するための障壁を減らすことによって，SAMを患う多くの子供たちが院内に入院することなしに外来で治療されうるのである（Collins *et al*., 2006b）。この，現在では重篤な急性期栄養失調の共同体をベースとした治療方針（community-based management of severe acute malnutrition：CMAM）として知られている治療アプローチは，緊急事態とそれ以外におけるSAMの治療として最適な戦略であるとして，WHO，WFP，UN SCN，UNICEFによって支持されている（WHO/WFP/UN SCN/UNICEF, 2007）。そしてこの治療方針は，緊急事態においてSAMを患う子供たちを広範囲にカバーでき，回復率を高めることができるのである（Collins *et al*., 2006a；Sadler *et al*., 2007）。

TFPの（TFCあるいはCMAMプログラムを通すかどうかの）典型的な目的は，対象となる集団の急性期の栄養失調を治療することと，過剰な死亡率を抑制することである。

プログラムデザイン

CMAMのプログラムは，代謝や免疫の状態が重度に損なわれ，入院治療を余儀なくされる前に，SAMの早期の状態を発見し治療することに主眼を置いている。これを実現するため，そして患者個人や個人の家族にとって少ないコストで治療を受けられることを保証するため，プログラムは障壁を最小化すべくデザインされている。治療サービスは分散し，対象となる集団が居住している地域に近接し，補足的な給与を配給するように，可能な限り同じ場所から供給を受ける。理想的には，対象となる共同体が利用できるサービスを理解し，プログラムの計画に参画し，そしてプログラムを実行することを，プログラムが保証する（Guerrero *et al*., 2010）。

いったん患者であることが認識されると，子供たちは症状の重篤度に応じて分類される。医学的な合併症を有するSAM患者はTFCのような院内での治療を必要とし，F75やF100といった調製乳を用いたWHOのプロトコルに従って治療される（WHO, 1999）。食欲が回復すると，患者はただちにTFCから退院し外来治療に移る。入院治療開始後，これには平均2～5日間を要する。RUTFはF100ミルクと栄養学的に同等になるように設計されており，ある研究では，RUTFは重篤な栄養失調から子供を回復させ，F100よりも急速に体重増加が起こることが報告されている（Diop *et al*., 2003）。この食品は，重篤な栄養失調患者を家庭内で安全に治療する

ケーススタディー5

エチオピアにおける国のサービス提供へのCMAMの統合

エチオピアの多くの地域では，慢性的に高レベルの急性期栄養失調がみられることから，Concern's National CMAM（N-CMAM）プログラムは，通常の保健提供の一部分としてSAMを取り扱うためのサービスを提供するために保健省（MoH）を支援することに焦点を絞った。以前は，緊急事態プログラムの垂直的な性質は，MoHが初めての場所ではそのプログラムの責任をこれまで“自己責任”としてこなかったとみなすことをしばしば難しくさせることを意味した。

N-CMAMプログラムは，パートナーシップのアプローチを用いて実行され，MoHによる“当事者意識”についてしっかりと焦点を絞ったものとなっている。その目的は，プログラムが“通常時”に必要とされるサービスを確立することであり，同様に，危機の際に即座にスケールアップされるべきサービスから能力の基本を提供することでもある。プログラムはMoHに対して，トレーニング（設立，OJT，トレーナーのトレーニング），共同管理，ワークショップ，経験の共有を目的とした訪問，そして共同体移動支援から成る“最小支援”のパッケージを提供した。プログラムは，アプローチを定期的に洗練し適応させるために，学びと革新を強調した。国のSAMガイドラインとNational Nutrition Program StrategyにおけるCMAMの要因を確立するために，政府レベルでMoHにかなりの支援が提供された。

最小支援パッケージは重要である一方で，プログラムの最重要面はパートナー間での対話の“性質”であった。懸念は，必要とされる支援の提供と，常に責任ある状態の保証，これら両者をほどよくバランスさせるということだった。この方法において，CMAMサービスの質を提供することができる能力についての自信を着実に得ているMoHのすべてのレベルで，強固なパートナーシップが確立された。2008年，食料危機が国中を襲った際に，MoHは（UNICEFの支援を受けて）CMAMサービスを即座に分散的にスケールアップし，必要とされる政策の変更を実施した。これまでの間，約30%の保健機関を提供しており，広大な国土において大きな業績を得ている。

このケーススタディーでは，栄養サービスを国の保健システムに統合するための可能な環境を創造することに関与する多くの鍵となる局面を示している。これらには，MoHの技術的なリーダーシップとの協力，調和されたサービスの維持，促進，強化のための強力なツールである国のガイドラインの作成，そして篤志団体あるいはINGOの能力開発と供給に関するINGOのパートナーシップによる長期にわたる献身が含まれる。

Emily Mates, Health and Nutrition Advisor, Concern Worldwide Ethiopiaより寄稿

ことを実現可能にした。外来の治療において使用されるRUTFは150～220kcal/kg/日を量的に供給する。医学的合併症のないSAM患者には入院治療の必要がなく，CMAMプロトコルに則った外来治療を直接的に受けられる（Valid International/Concern Worldwide, 2006）。

特別な集団

SAMの乳児と成人とでは，これら集団に関連するたくさんの課題はあるものの，治療に対しては同様によく反応できることを示す証拠が増えてきている。緊急事態のプログラムにおいて，急性期の栄養失調の6か月齢未満の乳児に対する治療についての最近の総説では，概してガイダンスが不足していること，プログラムをまたいだ治療アプローチにおいて幅が広くなってしまうことに光が当てられた（Kerac *et al*., 2010）。SAM患者の乳児が入院治療によって改善する潜在的な戦略には，ルーチンのカンガルーケア，“補足的吸啜テクニック”[*4]のサポートや6か月齢未満の児に対する，熟練した母乳哺育サポートのある母乳哺育コーナー，あるいは個別対応を基本とした社会心理学的な刺激ないしは支援が得られるなどがあげられる。MAMやSAMを使用した6か月齢未満の効果的な外来によるケア戦略としては，共同体をベースとした母乳哺育支援，社会心理学的な支援プログラム，そして女性団体のプログラムがあげられる。スーダン，ソマリア，アンゴラにおいて，比較的コンプライアンスが悪く強制移住の人口集団の増加のリスクが高く，さらにHIVのような慢性疾患が高率であるにもかかわらず，治療的な摂取プログラムによって重篤な栄養失調の成人の回復率が向上したという報告がこれまでになされている（Collins *et al*., 1998；Bahwere *et al*., 2009）。SAM治療とHIV診断テスト，母子間垂直感染予防（prevention of mother-to-child transmission：PMTCT）プログラムをよりよく統合するというプログラムもある。なぜならば，SAMはHIVと密接に関連しているからである。

政策立案，ベストプラクティス，そして能力開発

過去20年間にわたり，広範な政策的環境が良好な方向にシフトすることによって，緊急事態の栄養セクターに影響を与え，強化もなされてきた。栄養のセクターは，包括的には高い視野と，大部分はミレニアム開発目標（MDGs）の地球規模の取組みの結果としてのプロファイルを楽しんできた。そこでは，栄養不良を減らすことがMDG1を成し遂げることが中心課題であること，そして栄養不良こそが，多くの他のMDGの構造を支えている鍵となる要因であることが広く認識されてきた。さらには，ランセット誌で報じられた包括的レビューのシリーズでは，エビデンスをベースとした栄養介入を，高いインパクトで述べていた（Bhutta *et al*., 2008；Bryce *et al*., 2008）。この報告のシリーズや他では栄養失調に目を向けずに，健康関連の実践と経済的コストについて焦点が当てられた（World Bank, 2006；Black *et al*., 2008；Victoria *et al*., 2008）。このことは，課題の確認と解決の実行を目的として，世界銀行を含む多くの機関による栄養セクターへの大きなコミットメントを導いた（Horton *et al*., 2008）。

次に，人道危機における栄養に向けられた国連機関のパブリックコメントが構築され，栄養に関する各機関の説明責任がより定義づけられてきたことである。例えば，UNICEFが最近改訂した人道的活動における子供への核となるコミットメント（Core Commitments for Children in Humanitarian Action）（UNICEF, 2010）では，コーディネーションのメカニズム，迅速な評価，ビタミンAサプリメントの施策，乳児と幼若な子供のサポート，結果をベースとした明確な介入による重篤な栄養失調の治療を促進するための，彼らのコミットメントについて言及している。類似したものとして，WFPは，微量栄養素欠乏に対する強化の役割なども含めて，彼らの食料援助の範囲内における栄養の役割について再び断言した（WFP, 2004）。人道的改革議題，これは機関間常設委員会（the Inter-Agency Standing Committee：IASC）によって1995年に提出されたものであるが，この目的は，セクターの熟練した人的資源能力強化はもとより，より強力な説明責任，準備の改善，モニタリングメカニズムを含めた，基準の確立とベストプラクティスを通した人道的対応の影響を改善することである（IASC Global Nutrition Cluster, 2010）。とりわけ人道的改革は，一貫してすべてのパートナーの間で計画立案と優先順位化のためのプロセスを共有化することを保証する機会を提供し，セクター内でよりよい結果を得ることにつながる。UNICEFが主導した栄養クラスターは緊急時の栄養セクターを統合し，強化するための多くの努力をなした。例えば，栄養評価法と国内の調整，そしてスケジュールの改善と熟練した職業人の育成を目的に，これまでさまざまな活動が企てられ，ガイドラインの統合と能力開発の長期的アプローチをもたらした。しかしながら，残存する課題もある。例えば，しっかりと定義づけられ，首尾一貫し，長期的なビジョンを持った栄養クラスターがなく，短期の資金しか存在せず，長期的な組織化された構想というよりはむしろ，短期的な時限的プロジェクトに対するコミットメントに限定されている点である。

第三に，人道支援セクターと開発セクターとの間の分断を説得する架け橋となるべく，さらなる努力と機構が

[*4]：乳児のSAM治療と一度止まった母乳哺育の再開を同時に行うことが目的である。

現在では確立されているということである。これは政策やコミットメント，そして人道活動家の反応の初めから（栄養を含む）セクターの早期回復支援の努力を明確にする活動によって反映されている。実際面においては，このことは，国内政策のシステムや能力を強調し，単に救命サービスを運ぶだけではない点を強調することにつながっている。例えばモザンビークでは，急性の洪水危機の後，クラスターは政府の優先順位に基づきながら，準備と能力開発に特に焦点を絞って"変化"した。しかしながら，例えばスーダンの一部でみられるような，紛争と不安定な状況が絶えない状況下にある特に脆弱な国家では，実行に移す点において課題が残っている。

第四に，災害援助に関する最低基準（Sphere Project, 2004）のセットを開発し，国際的人道支援共同体を移動させるスフィアプロジェクト構想を構築（ケーススタディー6を参照）し，結果をベースとしたモニタリングが，援助の際の各種機関の政策や，説明責任と質に関するマネジメントの最も高度な基準とすべく改定された，各種政策やガイドラインにおいて，多く用いられている点である（HAP, 2010；UNICEF, 2010）。

第五に，栄養に関する地球規模の構築についても，ゆっくりではあるが進化しており，他のセクターと同様，栄養食料セクターが明らかに関連づけられる，複数のセクターのアプローチに向かっているという点である。最近の地球規模の食料危機から生じた，高レベルな国際連合および機関相互の戦略は，栄養に関する複数のセクターによるアプローチの必要性を再認識した*[5]。広範な当事者意識を有する機関相互構想は，国家レベルでの栄養戦略と栄養における鍵となる国のステークホルダーは，"3つのOne"すなわち，「すべてのパートナーを機能させるべく連携させるための原則を提供するための1つ（One）の合意された枠組みと，広範な複数のセクターにまたがる責任を持った1つの調整権力機関，そして1つの合意された国家レベルのモニタリングと評価のシステム」に当てはまるべきであるという勧告を出した（Bezanson and Isenman, 2010）。この政策はまだ限られたインパクトしか与えていないが，この全体のでき上がりつつある構造は，より広範なセクターのなかで大いなる説明責任を有し，とりわけ，気候変動やHIV/AIDS，そして持続している地球規模の経済危機のような，長期化した持続的危機による文脈における，異なるセクターによる，よりよい当事者意識を持った，緊急事態時の栄養についての新規の潜在的機会を創造するかもしれない。

人道危機は，新しい国家の法整備や政策の開発に好影響をもたらす価値のある機会を提供できる。例えば，アフガニスタン（Islamic Republic of Afghanistan：MOPH, 2008）やイラクのような早期の政策改訂（Tolvanen and Kumar, 2003），あるいはバングラデシュのサイクロンの後のような既存政策の再強化などである（Bangladesh Breastfeeding Foundation, 2007）。

緊急事態時における栄養セクターの運用実践も，政策開発や実行に意義深い影響を与える（Heikens *et al*., 2008）。例えば，重度の栄養失調の共同体をベースとした管理は，大規模なスケールの人道支援栄養プログラムがよく研究された経験に基づいているが，このことは国際政策に影響を与えた。さらに，共同体をベースとした重度栄養失調の管理は，国家組織の政府の政策において組織化されたものが増えてきている。

政策に影響を与えた他のベストプラクティスとして，栄養調査の基準化とMUACのような死亡リスクに基づいた入院基準をあげる。このように幅広くベストプラクティスがあり，すばらしい政策が確かに存在するものの，しかしながら，実行と順守はいくつもの理由によって一貫しないことがある。異なる機関間における特定のガイドラインの相違，組織のスタッフの入れ替わりが早いことによる政策知識の一般的な不足，政策や基準を遵守することを保証する組織化された機構の欠如，そして，国家資本における投資の失敗である。

能力開発が単なるトレーニングよりもはるかに広範囲

ケーススタディー6

スフィアプロジェクト：食料安全保障，食料援助，栄養のための最低基準

スフィアプロジェクトとは，過去10年間にわたり，人道支援活動を改善してきた重要な機関間構想である。地球規模での諮問プロセスを通して，スフィアプロジェクトは食料安全保障，栄養，食料援助に関する最低基準と主要な指標を設定した。このプロジェクトは国際人道法，国際人権法，難民法の基本である人道憲章を基盤としている。人道憲章は，被災した人々が尊厳ある人生をおくる権利を有することを改めて主張している。最低基準とその関連指標は，人道支援活動において，これらの権利が何を意味するのかを実際的に解釈するためのものである。例えば，人道と実践活動の基準を結びつけることを目的としている。スフィアプロジェクト（2004）の最新改訂版は，人権の諸原則と価値とを，尊厳のある人生をおくる権利，無差別，公平無私，参加を含む人道憲章に反映されているように，スフィア基準に盛り込むことを試みている。この最低基準は，透明性と実行責任のためのメカニズムを確立することもできるかもしれない。しかし，実施を確実なものにするためには，実行責任のメカニズムと実践方法をよりよく検討することが必要である。スフィアプロジェクトは現在，人道危機の際に発展的な課題に対応すべく改訂作業が進行中である（Sphere Project, 2011）。

*[5]：この複数のセクターにまたがったアプローチは，DFID'sのような特別な援助供与者の政策によっても再強化される。DIFD, 2010参照。

に及ぶことは広く知られるところである。全体として緊急事態時の栄養セクターを強化するために必要な，広範囲にわたった組織化された戦略を包含するような，重要な能力開発の枠組みは依然として存在しない一方で，より包括的なアプローチを推進するいくつかの取組みがあげられる。例えば，IASC クラスターは能力開発に関する補完的な戦略を認識している，すなわち，準備，栄養の基盤強化，そしてリアルタイムの学びである（IASC Global Nutrition Cluster, 2007）。緊急事態時の栄養における重要なトレーニングの戦略はスケールアップされ，存在し続ける大きな課題に対する取組みを始めている（Nutrition Works, 2010）。これらの課題の第一は，トレーニングが特別なものとなるように継続され，着手される段になると，そのトレーニングは栄養における効果的なリーダーシップと変化のための機能的かつ重要な核となるスキルに方向づけられたものであるというよりは，むしろ過度にテクニカルなスキルを強調することに焦点が当てられている。しかも，トレーニングは複数のセクターにまたがるプロフェッショナルというよりはむしろ，健康と栄養のプロフェッショナルに的が絞られ続けている。第二の課題は，プロの栄養士養成のための大学のカリキュラムには，栄養調査のデザイン能力のように，しばしば人道危機において効果的に機能させる必要であると考えられる，ならびに，食料援助介入開発のための，そして共同体をベースとした急性期栄養失調のマネジメント（Community-based Management of Acute Malnutrition：CMAM）を実行するための，それぞれの関連スキルや関連知識が含まれていない。プロフェッショナルのトレーニング戦略はもはや，運用機関自体のなかにおける特別なトレーニング戦略として残されることはなく，とりわけ危機に影響を受けた国自体におかれた国レベルのトレーニングと大学機関のなかで，大学のカリキュラムの中に組織的に取り込まれていく必要がある。

将来の方向性

最近の10年における新規栄養サプリメントの開発スピードには目を見張るものがある。その間，政策と計画のガイダンスは後れを取り続け，結果として，これらサプリメントの使用に関して“賛成”と“反対”という偏向した見方となっている。これら新製品の利用は今後も成長し続けるであろう。エビデンスを基本としたガイダンスに関する広範に渡るステークホルダーの間でのコンセンサスづくりが，プログラムの計画と資源配分双方に関して重要となるであろう。

食料援助について栄養的な質を高めることへの集中と，市場で新規の栄養サプリメントを大規模に売ることは，臨床的な状況としての栄養の焦点を狭めることにつながり，また，原因分析やリスク減少，予防といった集団レベルでの課題に目を向けた公衆栄養的アプローチというより，むしろ個人の治療目的のモデルに向かっているように，注意すべき内容が変化していることを意味している。振り子がまさに今，社会において広く栄養的な課題への関心が高まる方向や，より統合されたアプローチの一部として栄養に影響を及ぼすために必要とされる介入の広範な視野に向かって振り始めている。

一連のベストプラクティスと，かなりの国際的な基準化を維持発展させるという観点から，セクター内で進歩が成し遂げられてきた。IASC 栄養クラスターの出現と，スフィアプロジェクト，FANTA プロジェクトなどのような，質を向上するための早期の持続的努力，そして国際連合機関による緊急事態時の栄養に対する新たな献身により，現在は十分に試行されたツールとアプローチの幅広い合意・認知・応用がある。

重要かつ継続的な課題は依然として残っている。それは影響と成果に関する文書化された根拠が不足していることである。この知識に関するギャップは，それぞれの種類の介入において大きな課題であり，さらに前進するための主要な障害である。何が働いているかについて文書化された根拠が改善されることは，将来にわたってこのセクターを強化することに役立つであろう。

過去には，子供の間で急性期の栄養失調は複合的な緊急事態の最も共通した特徴であると広く認識されているが，栄養失調の他の形（成長阻害，低体重，そして MDDs）と他の年齢集団における栄養的なリスクは今後ますます重要であると認識される。そして結果的には，疫学のデータと質に関する研究の両方を必要とする上記３つの根本原因すべてを組み込むための，栄養的な脆弱性とリスクの概念を広めるために，分析的な枠組みが必要となる。さらに，栄養失調が複数の原因の性質の結果として，本章で述べた直接的な栄養介入が独立した統合された健康と食料安全保障プログラムとして実施されることは，まれでなければならない。

複合的緊急事態において，デザインと食料配送，そして栄養介入はしばしば政治，市民社会，そして共同体ネットワークを含む地域のインフラの特徴的な分解によって強いられる。人道支援機関も同様に，とりわけ脆弱性が単に生理学的だけではなく，複合的な決定因子によって影響を受けている，最も脆弱な集団を同定し評価することの困難さに直面している。安全保障が脅かされている状態や，影響を受ける人口集団への接触が困難な状態，急速に変化していく状態，時宜を得ることがなく適切な意思決定のための典型的な情報もない状態は，適切な栄養の応答性をデザインする際にすべて重要な課題となる。

技術的・政治的ドメイン両方において，国の能力に対する促進や支援，危機に直接的な影響を受ける国々のプロフェッショナルなリーダーシップを開発するための促進や支援は，将来の栄養の危機に対する最も効果的な対応とするために重要となるであろう。

謝 辞：Emily Mates, Concern Worldwide Ethiopia, Lena Nguyen，タフツ大学による貢献に感謝する。

（長田昌士訳）

推奨文献

Field Exchange, Emergency Nutrition Network, http://www.ennonline.net/.

One Response, The Global Nutrition Cluster. http://oneresponse.info/GlobalClusters/Nutrition/Pages/default.aspx.

SCN NICS (2010) *Nutrition Information in Crisis Situations*. United Nations System Sub-Committee on Nutrition, Geneva.

[文 献]

ACF (2007) *Implementing Cash Based Interventions: a Guideline for Aid Workers*. Action Contre la Faim, Paris.

Bahwere, P., Sadler, K., and Collins, S. (2009) Acceptability and effectiveness of chickpea sesame-based ready-to-use therapeutic food in malnourished HIV-positive adults. *Patient Prefer Adherence* **3,** 67–75.

Bailey, S. and Pavanello, S. (2009) Untangling early recovery. *HPG Policy Brief.* Humanitarian Policy Group, London.

Bangladesh Breastfeeding Foundation (2007) Breastfeeding protects children in emergencies. Joint statement by BFF, UNICEF and WHO. http://www.ennonline.net/pool/files/ife/bangladesh-infant-feeding-in-emergencies-statement-dec-07.pdf.

Bekele, G. and Tsehay, A. (2008) Livelihoods-based drought response in Ethiopia: Impact Assessment of Livestock Feed Supplementation. Pastoralist Livelihoods Initiative. Addis Ababa: Feinstein International Center, Tufts University, and Save the Children USA.

Bezanson, K. and Isenman, P. (2010) Policy brief. Scaling up nutrition: a framework for action. *Food Nutr Bull* **31,** 178–186.

Bhutta, Z.A., Ahmed, T., Black, R.E., *et al.*, 2008. What works? Interventions for maternal and child undernutrition and survival. *Lancet* **371,** 417–440.

Bilukha, O. (2008) Old and new cluster designs in emergency field surveys: in search of a one-fits all solution. *Emerg Themes Epidemiol* **5,** 7.

Black, R., Allen, L., Bhutta, Z., *et al.* (2008) Maternal and child undernutrition: global and regional exposures and health consequences. *Lancet* **371,** 243–260.

Borrel, A. and Salama, P. (1999) Public nutrition from an approach to a discipline: Concern's nutrition case studies in complex emergencies. *Disasters* **23,** 326–342.

Borrel, A., Taylor, A., McGrath, M., *et al.* (2001) From policy to practice: challenges in infant feeding in emergencies during the Balkan crisis. *Disasters* **25,** 149–163.

Briend, A. and Prinzo, Z.W. (2009) Dietary management of moderate malnutrition: time for a change. *Food Nutr Bull* **30,** S265–266.

Bryce, J., Coitinho, D., Darnton-Hill, I., *et al.* (2008) Maternal and child undernutrition: effective action at national level *Lancet* **371,** 510–526.

Busolo, D. (2002) Assessment of adults and older people in emergencies: approaches, issues and priorities. *USAID SMART Workshop*. HelpAge International, Washington, DC.

Cairns, L., Woodruff, B., Myatt, M., *et al.* (2009) Cross-sectional survey methods to assess retrospectively mortality in humanitarian emergencies. *Disasters* **33,** 503–521.

Catley, A. (2008) Livelihoods, Drought and Pastoralism: the Costs of Late Response. Feinstein International Center of Tufts University, Addis Ababa.

Catley, A., Abebe, D., Admassu, B., *et al.* (2009) Impact of drought-related vaccination on livestock mortality in pastoralist areas of Ethiopia. *Disasters* **33,** 665–685.

CE DAT (2010) CE DAT Complex Emergency Database [online]. Center for Research and the Epidemiology of Disasters (CRED). Available from http://www.cedat.be/.

Chaparro, C. and Dewey, K. (2009) Use of lipid-based nutrient supplements (LNS) to improve the nutrient adequacy of general food distribution rations for vulnerable sub-groups in emergency settings. FANTA-2, Washington, DC.

Chaparro, C.M. and Dewey, K.G. (2010) Use of lipid-based nutrient supplements (LNS) to improve the nutrient adequacy of general food distribution rations for vulnerable sub-groups in emergency settings. *Matern Child Nutr* **6**(Suppl 1), 1–69.

Checchi, F., Gayer, M., Grais, R., *et al.* (2007) Public health in crisis-affected populations. A practical guide for decision-makers. *HPG Report No. 61.* Humanitarian Policy Group, Overseas Development Institute, London.

Cheung, E., Mutahar, R., Assefa, F., *et al.* (2003) An epidemic of scurvy in Afghanistan: assessment and response *Food Nutr Bull* **24,** 247–255.

Coates, J., Rogers, B., Maxwell, D., *et al.* (2007) Dietary diversity measures in emergencies. Report submitted to The Strengthening Emergency Needs Assessment Capacity (SENAC) Project. World Food Programme, Rome.

Collins, S. (2001) Changing the way we address severe malnutrition during famine. *Lancet* **358,** 498–501.

Collins, S. and Myatt, M. (2000) Short-term prognosis in severe adult and adolescent malnutrition during famine. *JAMA* **284,** 621–626.

Collins, S., Dent, N., Binns, P., *et al.* (2006a) Management of severe acute malnutrition in children. *Lancet* **368,** 1992–2000.

Collins, S., Myatt, M., and Golden, B. (1998) The dietary treatment of severe malnutrition in adults. *Am J Clin Nutr* **68,** 193–199.

Collins, S., Sadler, K., Dent, N., *et al.* (2006b) Key issues in the success of community-based management of severe malnutrition. *Food Nutr.Bull* **27,** S49–S82.

Coutsoudis, A., Coovadia, H., and King, J. (2009) The breastmilk brand: promotion of child survival in the face of formula-milk marketing. *Lancet* **374,** 423–425.

Creti, P. and Jaspars, S. (2006) *Cash-Transfer Programming in Emergencies: a Practical Guide*. Oxfam, Oxford.

de Onis, M., Garza, C., Onyango, A., *et al.* (2007a) Comparison of the WHO child growth standards and the CDC 2000 growth charts. *J Nutr* **137,** 144–148.

de Onis, M., Onyango, A.W., Borghi, E., *et al.* (2007b) Development of a WHO growth reference for school-aged children and adolescents. *Bull World Health Organ* **85,** 660–667.

de Pee, S. and Bloem, M.W. (2009) Current and potential role of specially formulated foods and food supplements for preventing malnutrition among 6- to 23-month-old children and for treating moderate malnutrition among 6- to 59-month-old children. *Food Nutr Bull* **30,** S434–463.

de Pee, S., Moench-Pfanner, R., Martini, E., *et al.* (2007) Home fortification in emergency response and transition programming: experiences in Aceh and Nias, Indonesia. *Food Nutr Bull* **24,** 247–255.

de Waal, A. and Whiteside, A. (2003) New variant famine: AIDS and food crisis in Southern Africa. *Lancet* **362,** 1234–1237.

Defourny, I., Minetti, A., Harczi, G., *et al.* (2009) A large-scale distribution of milk-based fortified spreads: evidence for a new approach in regions with high burden of acute malnutrition. *PLos One* **4,** e5455.

DFID (2010) *The Neglected Crisis of Undernutrition.* DFID's strategy. http://www.parliament.uk/deposits/depositedpapers/2010/DEP2010-0651.pdf.

Diop, E., Dossou, N., Ndour, M., *et al.* (2003) Comparison of the efficacy of a solid ready-to-use food and a liquid, milk-based diet for the rehabilitation of severely malnourished children: a randomized tria. *Am J Clin Nutr* **78,** 302–307.

Dye, T.D. (2007) Contemporary prevalence and prevention of micronutrient deficiencies in refugee settings worldwide. *J Refugee Studies* **20,** 108–119.

EM-DAT (2009) *Natural Disaster Trends 1975–2009.* Université Catholique de Louvain Brussels. www.emdat.be.

Eriksson, A. (2007) Special report: silent disasters. *Nursing Health Sci* **9,** 243–245.

FANTA/WFP (2007). *Food Assistance Programming in the Context of HIV.* FANTA/AED, Washington, DC.

FAO (1996) Report on the World Food Summit, 13–17 November 1996. WFS 96/REP. http://www.fao.org/righttofood/kc/downloads/vl/en/details/214905.htm.

Fawzi, W., Msamanga, G., Spiegelman, D., *et al.* (2005) Studies of vitamins and minerals and HIV transmission and disease progression. *J Nutr* **135,** 938–944.

Fergusson, P. (2009) Improving survival of children with severe acute malnutrition in HIV-prevalent settings. *Int Health* **1,** 10–16.

Fleige, L.E., Moore, W.R., Garlick, P.J., *et al.* (2010) Recommendations for optimization of fortified and blended food aid products from the United States. *Nutr Rev* **68,** 290–315.

Gronewold, N. (2010) Flood disaster may require largest aid effort in modern history. *New York Times* August 20.

Guerrero, S., Myatt, M., and Collins, S. (2010) Determinants of coverage in community-based therapeutic care programs: towards a joint quantitative and qualitative analysis. *Disasters* **34,** 571–585.

HAP (2010) The 2010 HAP Standard in Accountability and Quality Management. Humanitarian Accountability Partnership, Geneva. http://www.hapinternational.org/pool/files/2010-hap-standard-in-accountability.pdf.

Harvey, P. (2007) Cash-based responses in emergencies. HPG Report No. 24. Humanitarian Policy Group, Overseas Development Institute, London.

Harvey, P., Haver, K., Hoffman, J., *et al.* (2010a) Delivering Money: Cash Transfer Mechanisms in Emergencies. Cash Learning Partnership, London.

Harvey, P., Proudlock, K., Clay, E., *et al.* (2010b) Food aid and food assistance in emergency and transitional contexts: a review of current thinking. Humanitarian Policy Group, London.

Health and Nutrition Tracking Service (2009) Main Conclusions of the First Expert Reference Group (ERG) Meeting: Meeting Minutes. World Health Organization, Geneva.

Heikens, G., Amadi, B., Manary, M., *et al.* (2008) Nutrition interventions need improved operational capacity. *Lancet* **371,** 181–182.

HelpAge International (2009) The situation of older people in cyclone-affected Myanmar: nine months after the disaster. HelpAge International, London.

Horton, S., Alderman, H., and Rivera, J. (2008) *Hunger and Malnutrition.* Copenhagen Consensus Center, Copenhagen.

IASC (2002) *Growing the Sheltering Tree: Protecting Rights Through Humanitarian Aciton.* IASC, Geneva.

IASC Global Nutrition Cluster (2007) *Capacity Development for Nutrition in Emergencies – An IASC Nutrition Cluster Strategy.* IASC Global Nutrition Cluster, Rome.

IASC Global Nutrition Cluster (2010) *Nutrition Cluster Overview.* http://oneresponse.info/globalclusters/nutrition/Pages/default.aspx.

Islamic Republic of Afghanistan MOPH (2008) National Infant and Young Child Feeding Policy 2009–2013. Ministry of Public Health, Kabul.

Ivers, L., Cullen, K., Freedberg, K., *et al.* (2009) HIV/AIDS, undernutrition, and food insecurity. *Clin Infect Dis* **49,** 1096–1102.

Jaspars, S. (2006) From food crisis to fair trade: livelihoods analysis, protection and support in emergencies. *ENN Special Supplement Series.* Emergency Nutrition Network, Oxford.

Jenkins, A.L., Tavengwa, N.V., Chasekwa, B., *et al.* (2011) Addressing social barriers and closing the gender knowledge gap: exposure to road shows is associated with more knowledge and more positive beliefs, attitudes and social norms regarding exclusive breastfeeding in rural Zimbabwe. *Matern Child Nutr* PMID 21972843.

Johnecheck, W. and Holland, D. (2007) Nutritional status in post-conflict Afghanistan: evidence from the National Surveillance System Pilot and National Risk and Vulnerability Assessment. *Food Nutr Bull* **28,** 3–17.

Kaiser, R., Woodruff, B., Bilukha, O., *et al.* (2006) Using design effects from previous cluster surveys to guide sample size calculation in emergency settings. *Disasters* **30,** 199–211.

Kelly, M. (1993) Infant feeding in emergencies. *Disasters* **17,** 110–121.

Kerac, M., McGrath, M., and Seal, A. (2010) *Management of Acute Malnutrition in Infants (MAMI) Project.* Technical Review, Centre for International Health and Development and the Emergency Nutrition Network, University College London, London

Khristof, N.D. (2010) A famine looms in Niger. *New York Times* August 9.

Leyenaar, J. (2004) Human immuno-deficiency virus and infant feeding in complex humanitarian emergencies: priorities and policy considerations. *Disasters* **28,** 1–15.

Malfait, P., Moren, A., Dillon, J., *et al.* (1993) An outbreak of pellagra related to changes in dietary niacin among Mozambican refugees in Malawi. *Int J Epidemiol* **22,** 504–511.

Matilsky, D.K., Maleta, K., Castleman, T., *et al.* (2009) Supplementary feeding with fortified spreads results in higher recovery rates than with a corn/soy blend in moderately wasted children. *J Nutr* **139,** 773–778.

Maxwell, D., Webb, P., Coates, J., *et al.* (2010) Fit for purpose? Rethinking food security responses in protracted humanitarian

crises. *Food Policy* **35,** 91–97.
Myatt, M. (2009) Guidelines for a sentinel-site surveillance system for monitoring growth, dietary diversity, and meal frequency in children aged between six and twenty-four months using small cohorts. Draft v 0.3.
Myatt, M., Duffield, A., Seal, A., *et al.* (2009) The effect of body shape on weight-for-height and mid-upper arm circumference based case definitions of acute malnutrition in Ethiopian children. *Ann Hum Biol* **36,** 5–20.
Nackers, F., Broillet, F., Oumarou, D., *et al.* (2010) Effectiveness of ready-to-use therapeutic food compared to a corn/soy-blend-based pre-mix for the treatment of childhood moderate acute malnutrition in Niger *J Trop Pediatr* **56,** 407–413.
Navarro-Colorado, C., Mason, F., and Shoham, J. (2008) Measuring the effectiveness of Supplementary Feeding Programs in emergencies. Network Paper 63. Humanitarian Policy Network, Overseas Development Institute, London.
NutritionWorks (2010) Pilot project to strengthen emergency nutrition training in preservice and in-service training courses. NutritionWorks/ENN, Kenya.
Pieterse, S. and Ismail, S. (2003) Nutritional risk factors for older refugees. *Disasters* **27,** 16–36.
Sadler, K. and Catley, A. (2009) Milk matters: the role and value of milk in the diets of Somali pastoralist children in Liben and Shinile, Ethiopia. Feinstein International Center of Tufts University, Addis Ababa.
Sadler, K., Kerven, C., Calo, M., *et al.* (2009) Milk matters: a literature review of pastoralist nutrition and programming responses. Feinstein International Center, Medford, MA.
Sadler, K., Myatt, M., Feleke, T., *et al.* (2007) A comparison of the programme coverage of two therapeutic feeding interventions implemented in neighbouring districts of Malawi. *Public Health Nutr* **10,** 907–913.
Salama, P. and Roberts, L. (2005) Evidence-based interventions in complex emergencies. *Lancet* **365,** 1848.
Salama, P., Assefa, F., Talley, L., *et al.* (2001) Malnutrition, measles, mortality, and the humanitarian response during a famine in Ethiopia. *JAMA* **286,** 563–571.
Samuels, F. (2009) HIV and emergencies: one size does not fit all. ODI Briefing Papers 50. Overseas Development Institute, London.
SCF UK (2004) *Emergency Nutrition Assessment: Guidelines for Field Workers.* Save the Children UK, London.
Schaetzel, T. and Nyaku, A. (2010) *The Case for Preventing Malnutrition through Improved Infant Feeding and Management of Childhood Illness: Infant and Young Child Nutrition Project.* http://www.path.org/files/IYCN_the_case_prev_mal.pdf.
Schipper, L. and Pelling, M. (2006) Disaster risk, climate change and international development: scope for, and challenges to, integration. *Disasters* **30,** 19–38.
SCN (2009) Fact sheet on the implementation of 2006 WHO Child Growth Standards for emergency nutrition programs for children aged 6–59 months. IASC Global Nutrition Cluster and Standing Committee on Nutrition (SCN) Task Force on Assessment, Monitoring, and Evaluation, Washington, DC.
SCN NICS (2010) *Nutrition Information in Crisis Situations.* United Nations System Sub-Committee on Nutrition. Geneva.
Seal, A. and Kerac, M. (2007) Operational implications of using 2006 World Health Organization growth standards in nutrition programs: secondary data analysis. *BMJ* **334,** 733.
Seal, A. and Prudhon, C. (2007) Assessing micronutrient deficiencies in emergencies: current practice and future directions. *Nutrition Information in Crisis Situations.* UN Standing Committee on Nutrition, Geneva.
Seal, A., Kafwembe, E., Kassim, I.A., *et al.* (2008) Maize meal fortification is associated with improved vitamin A and iron status in adolescents and reduced childhood anaemia in a food aid-dependent refugee population. *Public Health Nutr* **11,** 720–728.
Seal, A., Taylor, A., and Gostelow, L. (2001) Review of policies and guidelines on infant feeding in emergencies: common ground and gaps. *Disasters* **25,** 136–148.
Seal, A.J., Creeke, P.I., Dibari,F., *et al.* (2007) Low and deficient niacin status and pellagra are endemic in postwar Angola. *Am J Clin Nutr* **85,** 218–224.
Seal, A.J., Creeke, P.I., Mirghani, Z., *et al.* (2005) Iron and vitamin A deficiency in long-term African refugees. *J Nutr* **135,** 808–813.
Seaman, J., Clark, P., Boudreau, T., *et al.* (2000) *The Household Economy Approach: A Resource Manual for Practitioners.* Save the Children, London.
Sphere Project (2004) *Humanitarian Charter and Minimum Standards in Disaster Response.* Sphere Project, Geneva.
Sphere Project (2011) *Humanitarian Charter and Minimum Standards in Humanitarian Response, 2011 Edition.* Sphere Project, Geneva.
Tolvanen, M. and Kumar, S. (2003) Policy on the use of infant formula in Iraq. Nutrition Co-ordination Sector for Iraq, Baghdad.
UN ESC/ECA (2009) The status of food security in Africa. United Nations Economic and Security Council. Economic Commission for Africa. Committee on Food Security and Sustainable Development Sixth Session. E/ECA/CFSSD/6/4.
UNHCR, UNICEF, WFP, *et al.* (2002) *Food and Nutrition Needs in Emergencies.* United Nations High Commissioner for Refugees, United Nations Children's Fund, World Food Programme, and World Health Organization, Geneva.
UNICEF (1990) *Strategy for Improved Nutrition of Children and Women in Developing Countries.* UNICEF, New York
UNICEF (2010) *Core Commitments for Children in Humanitarian Action.* UNICEF, New York.
Valid International/Concern Worldwide (2006) *Community-based Therapeutic Care (CTC): A Field Manual.* Valid International/Concern Worldwide, Oxford.
van den Briel, T., Cheung, E., Zewari, J., *et al.* (2006) Fortifying food in the field to boost nutrition: case studies from Afghanistan, Angola and Zambia. Occasional Paper 16. World Food Programme.
Vespa, J. and Watson, F. (1995) Who is nutritionally vulnerable in Bosnia-Hercegovina? *BMJ* **311,** 652–654.
Victora, C., Adair, L., Fall, C., *et al.* (2008) Maternal and child undernutrition: consequences for adult health and human capital. *Lancet* **371,** 340–357.
Webb, P. (2009)How nutrition is framed in the Consolidated Appeals Process (CAP): a review of 1992 to 2009. Report Prepared for the Inter Agency Standing Committee's Global Cluster on Nutrition. http://oneresponse.info/GlobalClusters/Nutrition/Documents/CAP%20review%20FINAL%20%28Webb%20%20May%207%202009%29.pdf.

Webb, P., Darnton-Hill, I., Harvey, P.W.J., *et al.* (2005) Micronutrient deficiencies and gender: social and economic costs. *Am J Clin Nutr* **81,** 1198S–1205S.

Wells, J. (2005) Protecting and assisting older people in emergencies. Network Paper 53. Humanitarian Policy Network, Overseas Development Institute, London.

WFP (2002) *Emergency Field Operations Pocketbook*. World Food Programme, Rome.

WFP (2004) *Micronutrient Fortification: WFP Experiences and Ways Forward. Policy Issues*. WFP, Rome.

WFP (2008a) *Food Assistance in the Context of HIV: Ration Design Guide*. WFP, Rome.

WFP (2008b) *Vouchers and Cash Transfers as Food Assistance Instruments: Opportunities and Challenges*. WFP, Rome.

WFP/VAM (2005) *Emergency Food Security Assessment Handbook*, 2nd Edn. WFP/VAM, Rome.

WHO (1995) Maternal anthropometry and pregnancy outcomes. A WHO Collaborative Study. *Bulletin WHO* **73**(Suppl).

WHO (1999) *Management of Severe Malnutrition, A Manual for Physicians and Other Senior Health Workers*, World Health Organization, Geneva.

WHO (2000) *The Management of Nutrition in Major Emergencies*. World Health Organization, United Nations High Commissioner for Refugees, International Federation of Red Cross and Red Crescent Societies, World Food Programme, Geneva.

WHO (2002) *Infant And Young Child Nutrition: Global Strategy on Infant and Young Child Feeding*. 55th World Health Assembly. WHO, Geneva.

WHO (2009) *Rapid Advice: HIV and Infant Feeding – Revised Principles and Recommendations*. WHO, Geneva.

WHO and UNICEF (2009) WHO child growth standards and the identifications of severe acute malnutrition in infants and children: a joint statement by the World Health Organization and the United Nations Children's Fund. WHO and UNICEF, Geneva.

WHO, WFP, and UNICEF (2007) Preventing and controlling micronutrient deficiencies in populations affected by an emergency: joint statement by the World Health Organization, the World Food Programme and the United Nations Children's Fund. World Health Organization, Geneva.

WHO/UNHCR (1999a) *Pellagra and Its Prevention and Control in Emergencies*. World Health Organization, Geneva.

WHO/UNHCR (1999b) *Thiamine Deficiency and Its Prevention and Control in Major Emergencies*. World Health Organization, Geneva.

WHO/WFP/UN SCN/UNICEF (2007) Community-based management of severe acute malnutrition: a joint statement by the World Health Organization, the World Food Program, the United Nations Standing Committee on Nutrition and the United Nations Children's Fund. World Health Organization, Geneva.

World Bank (2006) *Repositioning Nutrition as Central to Development: A Strategy for Large-Scale Action*. World Bank, Washington, DC.

World Bank (2007) *HIV/AIDs, Nutrition, and Food Security: What Can We Do? A Synthesis of International Guidance*. World Bank, Washington, DC.

Young, H. (2007) Looking beyond food aid to livelihoods, protection and partnerships: strategies for WFP in the Darfur states. *Disasters* **31**(Suppl 1), S40–56.

Young, H. and Jaspars, S. (2006) *The Meaning and Measurement of Acute Malnutrition in Emergencies: a Primer for Decision-Makers*. Humanitarian Policy Network, Overseas Development Institute, London.

Young, H. and Jaspars, S. (2009) Review of Nutrition and Mortality Indicators for the Integrated Food Security Phase Classification (IPC) Reference Levels and Decision-Making. A study commissioned by the SCN Task Force on Assessment, Monitoring and Evaluation, and the Integrated Food Security Phase Classification (IPC) Global Partners, Rome. http://www.ipcinfo.org/attachments/IPC_NutMortalityIndicatorsReview.pdf.

Young, H. and Maxwell, D. (2009) *Targeting and Distribution: Darfur Case-Study*. Feinstein International Center of Tufts University, Medford, MA.

Young, H., Borrel, A., Holland, D., *et al.* (2004a) Public nutrition in complex emergencies. *Lancet* **365,** 1899.

Young, H., Jaspars, S., Brown, R., *et al.* (2001) Food-security assessments in emergencies: a livelihoods approach. Humanitarian Policy Network, Overseas Development Institute, London.

Young, H., Taylor, A., Way, S.-A., *et al.* (2004b) Linking rights and standards: the process of developing "rights-based" minimum standards on food security, nutrition and food aid. *Disasters* **28,** 142–159.

Zlotkin, S.H., Schauer, C., Christofides, A., *et al.* (2005) Micronutrient sprinkles to control childhood anaemia. *PLoS Med* **2,** e1.

70

食品起因性感染症と食品の安全性

Robert V. Tauxe, and Marguerite A. Neill

要　約

われわれの食品の供給は，世界中の何百万の農場からきており，何千もの梱包施設，屠殺場や缶詰工場で加工され，何百万の厨房で調理されたものである。食品，原材料，料理，加工技術の変化は新しい食品安全の課題を生じるようなダイナミックなシステムである。そのプロセス中，食品や食品組成物は，最終消費者に危害を及ぼす種々の病原体に汚染される。汚染された食品を食することによる感染はよくあることである。アメリカで毎年4,800万の症例の原因となっていると推定され，128,000人が入院し，3,000人が死亡していると推算されている。多くの病原体は食品によって媒介され，さまざまな症候群の原因となる。いくつかは食用動物のなかに保菌動物が存在し，それらの動物から製造される食品を汚染する。他のものは環境中に存在し，いくつものルートにより食品を汚染する。他にもヒトが保菌しているものがあるので，下水を通して間接的に，あるいは感染したヒトに直接触れることにより食品を汚染する。一定のレベルの汚染は避けられないが，多くの食品起因性疾患は予防することができる。食品起因性疾患の予防は，農場から食卓までに生じる，リスクをより低くする一連の対策に依存している。汚染の防止のためにフードチェーンの各段階に細心の注意を払うことが食品を安全にする。最もリスクの高い食品や病原体に対して，加熱処理缶詰の技術や殺菌のような決定的に病原体を低減する手段が，深刻な危害を長らく防いできた。食品産業の多くのメンバー，行政官や公衆衛生の専門家，そして消費者自身すべてが食品安全を構築する役割を果たすことが重要である。

はじめに

微生物や微生物が生成する毒素に汚染された食品による食品起因性疾患は，安全で栄養のある食品供給のための追求を長らく混乱させてきた。これら微生物の大部分にとってヒトは偶発的な宿主であり，われわれが摂取する動物や，われわれが食物を調達したり収穫したりする環境のなかで循環している微生物が存在する機会により疾病を引き起こす。腸チフス，コレラや細菌性下痢などの原因となる微生物にとってわれわれヒトは主要な保菌者であり，汚染された食品や水は，ある宿主から次の宿主へ移動するための経路である。一般に，おそらくヒトが都市に集中するようになり，畜産業が増大し，農場から食卓までの距離が長くなったことにより，この数世紀にわたり食品起因性の微生物の伝播は増大している。食品の安全性もまた著しく変化している。20世紀の初め，都市の飲料水や下水処理システムの改善は，腸チフスやコレラを大幅に低減させた。最近の農場の疾病管理の努力や殺菌の繰返しは，ブタからの旋毛虫病や，ミルクを通して伝播するブルセラ病や仔ウシ結核を排除し，より清潔な屠殺方法は *E. coli* O157 感染の頻度を減少させた。しかしながら，われわれはわれわれが口にする食品を汚染する感染のリスクを背負っている。食品供給のグローバル化，消費者の食習慣の変化，および微生物の変異は，長きにわたり管理されてきたことにさえ，より新しい課題が浮上してくることを意味する。本章では食品起因性疾患についての臨床的，および公衆衛生的観点でまとめている。

食品がヒトの疾病原因となるという概念は古代まで遡る。1800年代の終わりごろ以降，食品が病原細菌の増殖と生存を阻止することによって安全に製造できるとするコンセプトに対して，微生物病原体の細菌学的な同定がその基礎を築いた。20世紀の間に，アメリカやその他の

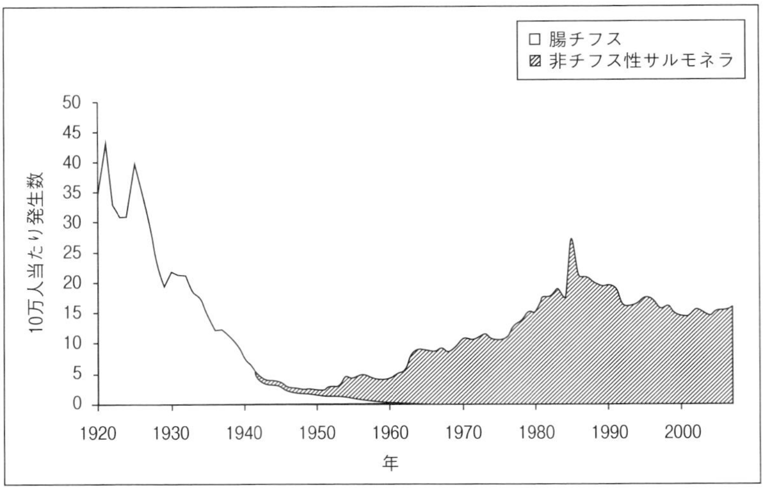

図70.1　サルモネラ感染報告の増減

アメリカにおけるサルモネラ血清型チフス菌（腸チフス）と非チフス性サルモネラ血清型（サルモネラ症）（1920～2007）。

Nationally reportable disease surveillance（Bureau of the Census, 1976；CDC, 2009a）.

Centers for Disease Control and Prevention（2009a）公表情報より作成。

工業化された国において，浄水の改善，よりよい家畜飼育技術，ミルクの殺菌，冷蔵技術の普及などは，仔ウシ結核，赤痢，腸チフスなどの食品起因性疾患の著しい減少に貢献した（CDC, 1999；Tauxe and Esteban, 2006）（図70.1）。

しかしながら，これらの成果に引き続いて，最近の30年間で食品安全にまったく異なる一連の問題が生じてきた。新規に出現した細菌性病原体やこれまで報告されていなかったウイルスや寄生虫などを含む，広範な一連の病原体は，食品起因性疾患の重大な要因として認識されるようになった。いくつかの非下痢性ヒト疾病は，起源が食品起因性である感染性病因を持つことが示されている。食品安全の分析の自然な進歩では，これらの概念的枠組みがよりダイナミックになり，現時点でそのような評価が目指すものは，リスクの許容レベルを定義することである。

本章では，食品起因性疾患に関し，拡大するヒト疾病スペクトルや最近報告されている原因性物質，食品起因性疾患疫学の変化，予防における現時点の進捗などのより最近の発達に焦点を当てる。本章では，臨床症状，診断と措置に関する包括的説明は範囲外としており，読者は他を参考にされたい（Butterton and Calderwood, 2008；Sodha, *et al.*, 2010）。

原因病原体

種々の病原体は下痢やヒトの食品起因性疾患のさまざまな病態の原因になる可能性がある（表70.1）。細菌，

表70.1　食品起因性疾患の病因物質の分類

感染性
細菌
ウイルス
寄生虫
プリオン
非感染性
非細菌性毒
化学物質
毒キノコ
重金属

ウイルスや寄生虫を含む感染媒体は，自然界でそれぞれにそれ自体の生態学的環境適所を有している。これら媒介者は動物の胃腸器官や土壌，水生態系などに普通に存在する。多くの病原体にとって第一の宿主はヒトであり，その他のケースでは動物が保菌者となっている。ヒトにとってそれらの病原性特性は，多くの場合，宿主動物や環境で選択的な生存上の利点を与える進化・変化に偶発的な結果をもたらす。

プリオン（タンパク質性感染粒子）は，核酸を含まない新しい種類の伝染性物質である。プリオンは感染性スポンジ状脳症（transmissible spongiform encephalopathies：TSEs）として知られる病気の原因となる。動物ではTSEsは特異的なプリオンタンパク質によって経口感染により伝播する。イギリスでのウシスポンジ脳症（BSE，狂牛病）の疫学は，ヒトの致命的な退行性神経病や，BSEに汚染された食品を食べることに関連して

表70.2　食品起因性疾患における疾病の臨床的スペクトルと一般的な病原体の例

疾病の種類	病原体の例
急性腸炎	
6時間以内の吐き気・嘔吐	黄色ブドウ球菌（*Staphylococcus aureus*），*Bacillus cereus*
嘔吐と下痢	ロタウイルス，ノロウイルス
下痢と胃部痙れん	ETEC，EPEC，*Clostridium perfringens*
下痢と発熱	非チフス性サルモネラ（*Salmonella*），ビブリオ
出血性下痢	*Escherichia coli* O157:H7，*Campylobacter jejuni*，*Shigella* spp *Viblio parahemolyticus*
腸チフス	*Salmonella* Typhi，ブルセラ（*Brucella*）
急性敗血症	*V. vulnificus*
急性肝炎	A型肝炎ウイルス
急性偽虫垂炎	*Yersinia enterocolitica*，*Y. pyseudotuberculosis*
急性神経症	
麻痺	ボツリヌス，麻痺性貝毒 ギランバレー症候群
感覚異常	サバ，シガテラ
髄膜炎	*Listeria monocytogenes*
脳炎	*Cronobacter sakazakii*
慢性腸炎	
3週間以上の下痢	*Giardia*,*Cryptosporidium*, *Cyclospora*，ブレイナード下痢症候群
慢性神経症	
発作（神経嚢虫症）	*Taenia solium*
先天異常	*Toxoplasma gondii*
脳炎（AIDS患者）	*T. gondii*
慢性貧血	鉤虫
ビタミンB_{12}欠乏	*Diphyllobothrium latum*

いるとされる新種クロイツフェルト・ヤコブ病（nvCJD）のヒトでの増加につながっている。

感染性微生物に加えて，他の成分が食品起因性疾患の原因になりうるのである。渦鞭毛藻により生成される非細菌性毒素は麻痺性貝毒とシガテラ中毒の原因になる。食品起因性疾患の原因になる化学物質は，サバ魚毒の原因物質のヒスタミンを含む。毒キノコを食することで深刻な臨床的疾患をもたらす。臨床症状は幻覚から肝機能不全，腎機能不全を伴う胃腸炎まで広範囲である。アマトキシンやファロトキシンを産生するキノコの種が後者の病態の原因になる。銅，亜鉛，鉛，カドミウムといった重金属は，これらが混入した食品を摂食した1時間以内に急性の吐き気，嘔吐や腹部痙れんの原因となる。

残念なことに，病原体と特定の臨床的所見とは一対一には対応していない。患者の病態の病因についての考察をする際，カテゴリー間の重なりが相当ある。この分類の有用性は，重大な接触があったのかどうかについて確かめるために適切な質問を患者に問う確実な手段として，可能性のある食品起因性症状を伴う臨床的疾患のすべての原因を臨床医に気づかせることにある。

疾病の種類

下痢と嘔吐は，ほとんどの場合，食品起因性疾患の主なる症状と考えられる。しかし，今日ではもっと広範囲のヒト疾病の病態をみることができると認識されている。食品起因性疾患は嘔吐，下痢，敗血症，黄疸，麻痺などの急性症状，または継続的下痢，神経学的所見，慢性貧血などの慢性症状が主症状である（表70.2）。これらの異なる病状に共通するのが胃腸器官の粘膜表面で起こる病因の第一段階であることである。これは病原性細菌の付着と集落性形成から，腸壁を形成する細胞内でのウイルス複製，非細菌性毒素の吸収までに及ぶ。

汚染食品を摂取することに続く急性腸疾患の特徴は，多種多様である。診断の手がかりは，症状の種類と，病態の前後関係のなかで比較的支配的であるものをその程度とともに見分けることである。食後1～6時間以内に吐き気がしたり，嘔吐をしている患者は，黄色ブドウ球菌（*Staphylococcus aureus*）または枯草菌（*Bacillus cereus*）のどちらかが生成した毒素に汚染された食品を摂取している可能性が高い。嘔吐は急激で強烈に数時間続くが，特別な治療をしなくても1日のうちに回復する。下痢は通常症状に含まれない。黄色ブドウ球菌食中毒は20世紀中ごろに認識された食品起因性疾患の主要なものであった。

腹部痙れんを伴わない嘔吐と下痢による病態は通常ノロウイルスやロタウイルスによるものである。ロタウイルス感染症は通常幼児が罹患するものであるが，成人でも発症する場合がある。ノロウイルス感染の地域社会全体での大流行は冬季特定の課題である。

例外はあるが発熱はなく，腹部痙れんを伴う水様便は大腸菌，すなわち下痢性*E. coli*〔毒素原性大腸菌（ETEC），腸管病原性大腸菌（EPEC），またはウェルシュ菌（*Clostridium perfringens*）〕によるものである（Nataro and Kaper, 1998）。ETECは世界の下痢症状の主要原因であり，旅行者の下痢に最も頻繁に関与する病原体である。EPECは1940年代に保育園で大流行した原因病原体として初めて検出されており，今日先進国世界では一般的ではなくなった。新興世界では依然として乳児，特に離乳時の下痢の重要原因である。

腹部痙れんを伴う発熱と下痢は炎症性，あるいは侵襲性下痢を示唆する。下痢が出血を伴わない時，先進世界ではこれは通常非チフス性サルモネラ（*Salmonella*）中毒に関連している（Goldberg and Rubin, 1988）。中等度の痙れん，および/または腹痛が関連した出血性下痢は深刻な感染症を示し，緊急医療による治療を施すべきである。先進世界では，病原体として*Campylobacter jejuni*（Allos and Blaser, 1995）と*E. coli* O157：H7（Tarr *et al*., 2005）を含む。*Vibrio parahemolyticus*感染は日本やアメリカの沿岸部では一般的である（Daniels *et al*., 2000）。新興世界では，その他の出血性下痢の感染源として*Shigella flexneri*，*Shigella dysenteriae*と*Entamoeba histolytica*がある。

腸チフスは頭痛，不快感，貧血と脾腫を伴う数日間の発熱で特徴づけられる病気として指定されている。病原体がサルモネラ血清型チフス菌である時，病気は腸チフスとして調べられる。ブルセラ（*Brucella*）は類似した症候群の原因になる。腸チフスは今日アメリカでは極めてまれであるが，発展途上国ではまだ一般的なものとして残っており，現在報告されるほとんどのケースが海外旅行を通したものである。一部の非チフス性サルモネラ血清型は免疫不全のヒトに似た病態の原因となる（Levine *et al*., 1991）。

敗血症（発熱，悪寒，低血圧）は，食品起因性疾患としては極めてまれである。基礎肝臓疾患，とりわけアルコール性肝硬変を持つヒトへの*Vibrio vulnificus*の感染からの敗血症が特殊なケースである。

吐き気と食欲不振を伴う黄疸は急性感染性肝炎の症状であるとみることができる。食品起因性疾患として，これはA型肝炎ウイルスの感染によるものと思われる。先進国におけるA型肝炎の全発生率は新興国，あるいは経済が移行期にある国と比べてかなり低い。予防接種が定期的に行われる地域では急速に減少している（CDC, 2009a）。幼児期の早期での感染は，しばしば無症候性，あるいは黄疸のみの発症であり，生涯免疫を与える。成人してからの感染はさらに頻繁に臨床的症状を示し，通常はとても深刻である。A型肝炎は最も一般的に旅行に関連する病気であり，ワクチンにより予防できる。

局部的な腹痛と発熱，偽虫垂炎は，しばしば*Yersinia enterocolitica*の感染，または*Y. pseudotuberculosis*の存在によるものであり，アメリカでは珍しいが，ヨーロッパではより一般的に報告されている（Ostroff *et al*., 1992；Nuorti *et al*., 2003；Long *et al*., 2010）。

種々の急性神経疾患は食品起因性感染症の症状である。横腹の麻痺に繋がる筋力低下はボツリヌス，または麻痺性貝毒が原因である可能性がある（Underman and Leedman, 1993）。ギランバレー症候群はよく似た症例である。この後者の実体は今日では，*Campylobacter jejuni*感染の感染後合併症として多くのケースとして認識されている（Mishu *et al*., 1993）。感覚異常（皮膚のちくちくとした痛み）はサバ中毒（ヒスタミン魚中毒）によって引き起こされる。感覚異常は魚を摂食した後，数時間で発症し，口内の熱感と冷感の逆転，および腹部痙れん，嘔吐を伴い，また下痢の場合はシガテラ中毒が示唆される（Underman and Leedmon, 1993）。この病気の際立った特徴は急性症状の後，四肢の痛みが数か月から数年続くことである。

急性髄膜炎（発熱，頭痛，頸部硬直，羞明）が症状である食品起因性疾患は，*Listeria monocytogenes*が原因の疾病である（Lorber, 1997）。すでに言及した多くの微生物との対比では，*L. monocytogenes*は日和見病原体であり，主に免疫不全に影響を及ぼす。このような免疫不全は，（妊娠に関連した）生理的なもの，年齢（乳児，高齢者），悪性腫瘍（すでに診断を受けて処置を受けているか，あるいは未診断），あるいはヒト免疫不全ウイルス（HIV）感染症に起因する。いくつかのリステリア症アウトブレイクでは，正常な個体での発熱性下痢病が指摘されている。しかしながら，下痢の原因となるリステリア症の全体的な頻度はまだよく知られていない。*Cronobacter sakazakii*（以前は*Enterobacter sakazakii*として知られていた）は，新生児の壊滅的脳炎の原因となる。多くのケースは，粉ミルクに関連している（Bowen and Braden, 2006）。

3週間以上下痢が続いているような腸疾患の慢性型は，特定の病原体からの食品起因性疾患にみられるものである。*Giardia*に加えて，2つの寄生虫，*Cryptosporidium*と*Cyclospora*は，感染前ずっと健常であったヒトの慢性的下痢の原因になる（Guerrant and Bobak, 1991；Herwaldt, 2000）。ブレイナード下痢として知られる長期間続く下痢症は，かつては生乳の飲用や，より頻繁に

表70.3 細菌性食品起因性疾患における感染のメカニズム

メカニズム	病原体
あらかじめ生成した毒素	黄色ブドウ球菌（*Staphylococcus aureus*），*Bacillus cereus* *Clostridium botulinum*
大腸内での毒素分泌	*Escherichia coli* O157：H7，およびその他 シガ毒素生成大腸菌 腸管毒素原性*Escherichia coli* *Vibrio cholerae O1，O139*
細胞浸透	*Campylobacter jejuni*，*Salmonella*
細胞浸潤	*Shigella*，*Yersinia enterocolitica*
付着，およびシグナル伝達	*Enteropathogenic E. coli*

は未処理の水の摂取に関連づけられていたが，病因はまだよくわかっておらず，独特の衰弱症状の原因となる。

最初の感染から数か月，または数年間の慢性的神経病は食品起因性感染から起こる。発作は，中枢神経にブタサナダムシ，*Taenia sorium* が嚢胞を形成することで起きる。神経嚢虫症は，世界中の最も一般的な発作の原因である（Carpio, 2002）。さまざまな先天異常（失明，小頭症，精神遅滞）は，先天性トキソプラズマ症に関連づけられる。脳炎の型は，*T. gondii* の潜在的嚢胞の形成の再活性化の結果として AIDS 患者にみられる。

感染の仕組み

食品起因性疾患が進行するメカニズムは細菌に起因するものとして的確に特徴づけられている。現在，4つの主なメカニズムが，細菌性腸病原体を病因とするということで理解されているが，最近の進歩は5つ目のメカニズムを示唆している（表70.3）。ある種の病原体は食品中で毒素を作り続ける増殖期の後に病気を引き起こす。このあらかじめ形成された毒素の摂取が食後直ちに，*S. aureus* や *B. cereus* などの混入による激しい嘔吐，あるいはボツリヌス中毒などでの麻痺を引き起こす。あるいは摂取された病原体が腸内器官の特定部位へ付着，集落化に続いて毒素を分泌する。ETEC は *Vibrio cholerae* からのコレラ毒素に密接に関連した毒素を生成する。両方の毒素は水と電解質の分泌を引き起こし，水様便に至る。一方，*E. coli* O157：H7 は細胞死の原因となり，出血性下痢を引き起こすシガ毒素（*Shigella dysenteriae* type1 によって産生される毒素に密接に関連している）を産生する。

毒素産生以外に，他に2つの病気を誘導するメカニズムが同様に知られている。サルモネラと *C. jejuni* は細胞死を起こすことなく胃腸器官の粘膜層に侵入することができる。粘膜層に侵入し，細胞死をもたらす病原体としては *Shigella* と *Yersinia enterocolitica* がある。出血性下痢はこの後者の作用メカニズムを持つ病原体が一般的である。

病原性の基礎を解明する最近の研究は，EPEC が関与する下痢がこれまでに詳述したメカニズムとは異なることを示唆している。EPEC はいくつかの分泌タンパク質を含む特定の吸着因子を生成することが示されている。細胞表面の受容体とのこれらタンパク質との相互作用は，シグナル伝達が関与する一連のイベントの始まりとして現れる。これは，胃腸器官内腔への電解質水溶液の分泌による細胞内イオンの流れの変化を引き起こす。

ある細菌性病原体は病原性メカニズムがオーバーラップしている。種のすべてが，同じ下痢の原因メカニズムを持つわけではない。にもかかわらず，作用メカニズムによる生体の分類は，第一に新たな病原体の分類のための既存フレームワークとしての機能を持たせるため，第二に多様な細菌種間の遺伝的関係を識別するため，そして第三には新しい治療法の治療的有用性を予測するための基礎として使うためといった，多数の目的を有している。

疫　　学

食品起因性疾患に関する疫学は，病原体の病原性形質の発現，宿主感受性，汚染食品の物理的性質，地理学的な場所，および季節要因などの複雑な相互関係である。ある病原体は特定の食品に偏っており，通常その生態的地位と，収穫，および/またはその食品の加工環境との複合作用の結果である（表70.4）。生肉，生の家禽肉や貝は，サルモネラ，*Campylobacter*，*E.coli* O157：H7，ビブリオやトキソプラズマなど動物の保菌病原体により汚染されている典型である。これらは，不十分な調理やその他の食品が肉や家禽から直接的・間接的に二次汚染されることにより病気の原因となる。ピーナッツバター，サラミソーセージ，一般向けポットパイなどの加工食品は，乾燥した原料やその加工現場に生存するサルモネラや *Listeria monocytogenes* のような病原体に汚染される。サラダやサンドウィッチのような殺菌処理なく食される前に広範囲に取り扱われる食品は，ヒトが主な保菌者として，ノロウイルスやA型肝炎，*Shigella* に感染

表70.4 食品起因性疾患アウトブレイクの食品，季節，および地理的偏りによる病因

病因	食品	季節	地理的偏り
細菌			
Salmonella	牛肉，家禽肉，卵，乳製品，加工食品	夏，秋	ない
Staphylococcus aureus	ハム，家禽肉，卵サラダ，ペストリー	夏	ない
Campylobacter jejuni	家禽肉，生乳	春，夏	カルフォルニア，ハワイの高地
Clostridium botulinum	野菜，果実，魚，蜂蜜（乳児）	夏，秋	ない
Clostridium perfringens	牛肉，家禽肉，肉汁，メキシカンフード	秋，冬，春	ない
Shigella	卵サラダ，レタス	夏	ない
Vibrio parahemolyticus	貝	春，夏，秋	沿岸部
Bacillus cereus	炒飯，炒肉，炒野菜	年中	ない
Yersinia enterocolitica	牛乳，豆腐，ブタ小腸	冬	わかっていない
Vibrio cholerae O1	貝	不定	熱帯，湾岸，ラテンアメリカ
V. cholerae non-O1	貝	わかっていない	熱帯，湾岸
シガ毒素産生大腸菌	牛肉，生乳，生鮮食品	夏，秋	北部
ウイルス			
ノルウォーク様物質	貝，サラダ	年中	ない
化学物質			
シガテラ	カマス，フエダイ，カンパチ，ハタ	春，夏（フロリダ）	熱帯礁
ヒスタミン魚毒（サバ）	マグロ，サバ，カツオ，マヒマヒ	年中	沿岸部
キノコ中毒	キノコ	春，秋	温帯
重金属	酸性飲料	年中	ない
グルタミン酸ナトリウム	中華料理	年中	ない
麻痺性貝毒	貝	夏，秋	温帯沿岸部
神経毒貝毒	貝	春，秋	亜熱帯

Fry *et al*.（2005）より許可を得て引用。

した食品取扱者から病原体を伝播する。

20世紀後半，アメリカにおいて食品起因性疾患の疫学で大きな変化が起こった。1900年代初期にはミルク中毒性結核，黄色ブドウ球菌食中毒や腸チフスが食中毒病の主なものであった（Tauxe and Esteban, 2006）。今日，原因病原体のスペクトル，腸管感染症のリスク因子，および関連する食品の型はまったく異なっている（Hedberg *et al*., 1994；Tauxe, 2002）。食用動物への抗生物質の使用は，増加するカンピロバクター（*Campylobacter*）やサルモネラなどの抵抗性株に対して選択される（Anderson *et al*., 2003）。アメリカにおける食品摂取の変化は飽和脂肪酸に富んだ食品と慢性的心血管疾患との関係を明らかにした。それは多くのアメリカ人を1950年代の伝統的な肉とジャガイモ主体の食事から遠ざけ，新鮮な果物や野菜，穀類や魚，家禽類を中心とした食品に向かわせた。食品流通システムの変化は，多くの新鮮な果実や野菜の季節感をなくさせた。以前は外国のものと思われていた商品も今ではアメリカのほとんどの食料品店で日常的に利用できる。それらは世界のどこかで収穫または加工され，数日のうちに届けられている。商業的施設から提供される調製され，下ごしらえされた，または調理済みの食品の消費は増加しており，これらの食品はノロウイルスに著しく頻繁に触れている食品取扱者から，あるいは手が触れる必要のある冷蔵食品として輸送されるといった状況下にある。特定の病原体に敏感になっているヒトの数が増えるなど，重大な人口構成の変化もまた起こっている。

サーベイランス

食品起因性疾患のサーベイランスの目的は，長期間における疾病の傾向をモニターすること，拡大のコントロールのための介入の有効性を提供およびモニターすること，アウトブレイクを察知することである。疾病報告は通常，検査室ベースであり，臨床的微生物検査室での病原体の分離と検出によって行われる。通常，実際の疾病のほんの一部分が切り取られて報告されるだけであるが，病気の重篤度や検査室検査へのアクセスの状況によって病原体の間で相当異なる（Hedberg *et al*., 1994）。サルモネラ感染症では，人口集団と検査データのFoodNet 調査から直接推測される。受診や報告1件につき，38の症例があると推定される（Voetsch *et al*., 2004）。いくつかの病原体（例えば *Trichinella spiralis*）は，もっぱら食品を通して伝播される。一方，その他のものでは，食品を介するのはまれであり，水を介して（例えば *Giardia*）やヒトからヒトへ（例えば *Shigella*）の伝播が最も頻繁であるものもある。2010年，アメリカの保健に対する食品起因性の疾患負担の算定基準の考察に多く推計式が採用された（Scallan *et al*., 2011a, b）。その推計ではアメリカ人のおおよそ46人に1人が毎年，食品

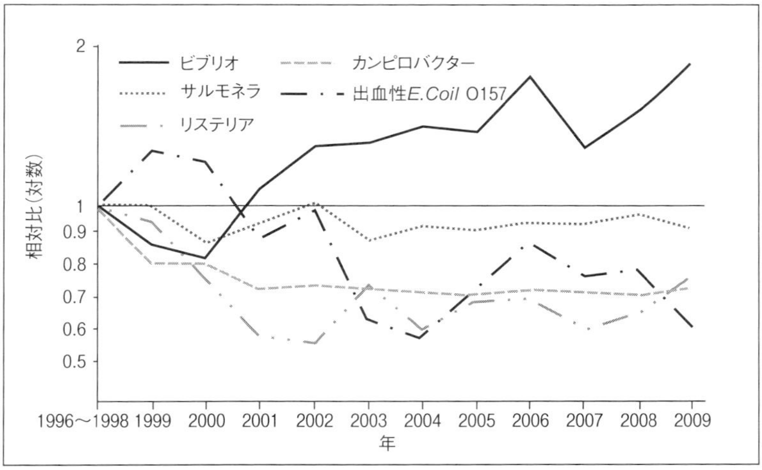

図70.2　1996〜1998年を基準とした2010年までのFoodNetの足跡としての5つの感染症の相対的発生率

0.5の減少は，基準時と比較して50%減少したことを示す。
Centers for Disease Control and Prevention（2011）公表情報より作成。

起因性疾患になっており，3,000人が死亡していると試算されている。サルモネラ，リステリア（*Listeria*），ノロウイルス，およびトキソプラズマは，既知の病原体による死亡の82%を占めるとScallanら（2011a）が詳述している，この分析からの大胆な試算では，31の病原体が疾病や死亡の大部分としてカウントされていない。これらの疾病はいくつかの仮定で構成されるいくつかの情報源からの，それぞれの病原体に対する疾病の総数や食中毒の病原体の伝播の割合，未知の要因による急性胃腸炎の発生を含む，データをベースに試算されている。サーベイランスの継続的改善は，これらの仮説の妥当性を検証すると推定される。食品起因性感染に対する積極的なサーベイランス〔a program of the Centers for Disease Control and Prevention（Scallan, 2007）〕のための監視側サイトであるFoodNetは，発生率の人口ベースの予測と，既知の食品起因性感染の原因菌のトレンドを追跡する。FoodNetサイトはサーベイランスネットワーク内にアメリカの人口の14%を抱え，そして1996年のFoodNetの開始以降14年間も重要な感染症トレンドを警告して続けている（Scallan, 2007；CDC, 2010）。当初高い発生率を示した病原体であったカンピロバクターは関連サイトの間で数値上著しく相異がある。最近の2010年のデータ（CDC, 2011）では，カンピロバクター感染は1996年以降27%の発生減少を示し，サルモネラよりも少なくなっている。同様に*E. coli* O157感染は100,000人に1人の割合にまで減り，2010年の国家目標に達している。リステリア（*Listeria*），および*Yersinia enterocolitica*感染の発生もまた調査期間において減少している。これらの現象は“農場から食卓へ”のフードシステムに沿った複数のチェックポイントで目標とした今日の疾病予防努力の成功を示している（図70.2）。ほとんどの減少は最初の10年間で起こっており，この数年の変化はわずかであり，サルモネラ中毒はまったく減っていないので，より低い2020年の達成目標の到達にはさらなる努力が明らかに必要である（CDC, 2011）。1996〜1998年以降ビブリオ（*Vibrio*）感染は増加しており，生貝に関連したリスクに焦点を当てたさらなる予防努力の必要性が示されている。FoodNetの限界は，人口統計とリスク因子の期間におけるアメリカの人口の変化をいかに上手く捉えるかを含んでいる。システムは，提出されるヒトの診断結果と臨床検査室で繰り返し同定される病原体の情報のみが集められているのが事実である。しかしながらFoodNetは，異なる州から比較可能な情報を提供する伝統的な公衆衛生サーベイランスから飛躍的な進歩を示し，特徴的な食中毒病原体からの疾病負担をより信頼性の高い推定値を提供する。

疾病管理予防センター（CDC）が支援して開発されたPulseNetは食品起因性細菌感染症の検査室ベースの電子監視システムであり，1996年に導入された（Gerner-Smidt *et al*., 2006）。*E.coli* O157，リステリアやサルモネラが疾病患者より分離された後，細菌株は州の公衆衛生検査室に送られ，パルス磁場電気泳動（PFGE）での分析が行われる。保管された細菌株のPFGEフィンガープリントは，国のフィンガープリントデータベースで電子情報をもとに比較分析される。PulseNetは，このように多くの地理的に分散したアウトブレイクを特定・調査する装置である。標本収集とPFGE分析に要する時間は通常14〜16日，またはそれ以上である（Hedberg *et al*., 2008）ため，PulseNetはある程度の遅れを伴って作動されるのであるが，このシステムは，そうしなければもっと拡大するまで見逃してしまうアウトブレイクの検出と，疫学的対策の構築において臨時的に有用であることを証明している（Tauxe, 2006）。食品医薬品管理局（FDA）と農務省（USDA）の食品検査室はネットワークを結び，疾病患者から分離した類系を食品から分離した類系に関連づけることを可能にしている。カナダ，ヨーロッパ，日本その他の地域で同じ検査手順書を採用することは，国際的アウトブレイクの特定と対策をより容易にする（Swaminathan *et al*., 2006）。

検査室のサブタイピングを基礎とした監視は，地理的に分散したアウトブレイクの認識を大幅に向上させた。この数年の，広大な複数の州にまたがるアウトブレイクは，ベビーホウレンソウの袋詰めや，ファストフードのタコスに使われるレタスの裁断，生のクッキー生地などに遡る（Grant *et al*., 2008；CDC, 2009c；Sodha *et al*., 2011）。サルモネラ症の広大な全国規模のアウトブレイクはピーナッツバター，他のピーナッツ風味製品，子供向けベジタリアンスナックに使われるブロッコリーフレーク，輸入コショウ，生鮮トマトに繋がっている（CDC, 2007a, b, 2008a, 2009b；Gupta *et al*., 2007）。これらのアウトブレイクは，PulseNetなしでは，その特定もタイムリーな対策もできなかった（Tauxe, 2006）。分子サブタイピングにより，同じ原因から時間を経て再発したアウトブレイクの発見を可能にしている。2000年のリステリア症のアウトブレイクは，12年前に発生した死亡例と同じ七面鳥加工工場に遡った同じ株が原因であった（Olsen *et al*., 2005）。2007年の乾燥穀物関連感染は，1998年にアウトブレイクしたサルモネラ血清型Agonaの同じ株によるものであり，同じ工場に繋がっている（CDC, 2008b）。サルモネラ血清型ニューポート感染のアウトブレイクの再発は2002年と2005年にバージニア州の東岸部からのトマトに繋がっていた（Greene *et al*., 2008）。これらのすべての関連づけは，サブタイピングなしには明らかにされない保菌者と微小環境における微生物の生存性に関する重要な挑戦課題を例証している。

CDCは，流行傾向を追跡するために現地，および州の公衆衛生局からアウトブレイク調査の報告書を集めており，食品起因性アウトブレイクの発生源を正確に把握している。およそ1,200件の食品起因性のアウトブレイクが，20,000～40,000の関連ケースとともに，毎年報告されている（CDC, 2006）。これらの大部分は地域の保健所による調査である。

一方，サーベイランスの課題として，バイオテロリストへの防衛第一線とみなす必要性もある。今日，食品加工は，集中的な生産と広域流通の傾向が強まっており，経済的優位であるが一方で食品供給を脆弱化させている。バイオテロリズムへの備えに関する議論は，空気媒介物質（例：炭疽菌）にしばしば集中されてきており，食品供給も含めたシナリオの考察が加えられている。テロリストからの攻撃は，意図的ではないアウトブレイクとよく似ているかもしれない。標準的な公衆衛生過程により特定され，調査される可能性が高い。農業分野でのバイオセキュリティは，バイオテロリズムへの準備ポートフォリオの構成因子を必要とするだろう。効果的なサーベイランスシステムを有する強い公衆衛生の基幹施設が，自然界で発生する伝染病とバイオテロリズムに関連した事件に対する最も効果的な防壁になる。公衆衛生と国家安全保障への関心の両方を支えている堅牢な公衆衛生監視の重要性はいくら強調してもいいすぎではない。

特殊集団への挑戦

アウトブレイクの疫学調査は，食品起因性疾病の原因物質として，新しく，そして/または緊急度の高い病原体の輪郭を示してきたため，新たなリスク要因は過剰に感染の獲得を定義してきた。曝露後臨床的疾患へ移行するリスクを有するグループの特定は，食品起因性疾患疫学の最も注目するべき動向のひとつである（表70.5）。増大するリスクの大きさと病原性スペクトルはこれらのグループのなかでも異なっている。乳児は成人が口にする食物は食べないので，とりわけ腸での感染のリスクがある。*Yersinia enterocolitica* 感染は，どのように間接的曝露が起こっているかのモデルを提供している。保護者がブタの腸を洗っていれば，哺乳瓶のミルクは感染する。保護者の洗っていない手から哺乳瓶に病原体が伝播しているのである（Lee *et al*., 1990）。60歳を超える高齢者は，悪性腫瘍のような他のリスク因子に関係のない感染にまでより敏感になっている。年配の女性はサルモネラ症に対して特に敏感であるように思われる（Reller *et al*., 2008）。アメリカの人口の高年齢化は西欧やいくつかの国々とともに，安全な食品供給を確保する必要性を強調するなかで明確な公衆衛生への影響を有している。臨床医療の進歩は，以前には存在しなかった，例えば臓器移植患者と免疫抑制剤を服用する患者を作り出し

表70.5　食品起因性病原体からの感染，および臨床的疾病リスクの高いグループ

乳児
妊婦
60歳以上の高齢者
HIV感染者
アルコール依存症
被移植者（骨髄，臓器）
化学療法を受けている癌患者
ステロイドを含む免疫抑制剤の投与を受けている患者

た。HIV 感染の流行は，数々の側面から現代社会を決定的に変えた。食品起因性病原体の曝露に関連し，HIV 感染患者はより病気になりやすく，より深刻な病気を患い，腸管以外でも異常な臨床症状を示す。

これらのリスクを抱える人々は，以前は全人口の10〜20％で構成されると推算されていたが，今日，人口構成はさらに高くなっていると考えられる。これらの分類に入る多くのヒトは食品起因性疾患への増大するリスクを認識しないか，ごく限られた認識しか持っていない。教育的努力は，疾病予防に対する理にかなったアプローチであると思われるが，これはしばしば“言うは易く，行うは難し”となっている。いくつかの教育努力は，ターゲットを限定したり，文化的な考慮を払っても，残念な結果に終わる（Mouzin *et al*., 1997）。教育的努力だけではリスク低減には不十分であり，またある人口に対し一病原体の感染量を表すことができるのであるから，追加の保護対策を食品供給のなかに構築することが必要である。農場から食卓までの食品安全を作ることは食品産業と行政と消費者の責任と役割を繋ぎ合わせることである。ミルクの殺菌や野菜のレトルト缶詰などの技術の適用は食品安全を構築する重要な役割を長く演じてきた。放射線照射や高圧処理は，食品安全を強化する新しい補足的な技術である（Osterholm and Potter, 1997；Tauxe, 2001；Torres and Velazquez, 2005）。

新しい感染性物質

20世紀の最後の10年間に，いくつかの感染性物質が食品起因性疾患の病原体のリストに書き加えられている。それら“発見”に共通するのは臨床的疾病の明敏な認識と，集中的な検査室での調査にバックアップされた粘り強い疫学的調査との組合わせの巧妙な技術によるものであった。この組合わせ的アプローチの成果は，“古い”病原体（リステリア伝播の食品感染性）の新しい情報から，真の新しい病原体の発見 （例：*E. coli* O157：H7）まで多岐にわたっている。

Escherichia coli O157：H7は，1982年にヒト病原体として発見された。今では北米や西ヨーロッパにおける出血性下痢の一般的原因として認識され，臨床的，および公衆衛生予算を圧迫するかつてない規模のアウトブレイクの原因となっている。溶血性尿毒症症候群（HUS）はこの感染の合併症として発症する。*E. coli* O157：H7が原因であるHUSは，子供の急性腎不全の最も一般的な原因である。生焼けの牛挽肉，アルファルファの芽，未殺菌のジュース，未殺菌の牛乳やレタスなどを含む多様な食品の運搬はこの感染を伝播する（Rangel *et al*., 2005）。

サルモネラはさまざまな症状や食品のなかに出現する。1980年代のサルモネラ血清型腸炎の世界的流行では，感染は今日までの継続の始まりであった。この流行は，特に卵に関連している。この型のサルモネラは，雌鶏の卵巣に集落しており，菌に汚染されて産み落とされた卵の内部に含まれる（Braden, 2006）。1990年代後半，2つの比較的抵抗性が高いサルモネラ菌株，タイプ104と定義されたサルモネラ血清型チフス（DT104）と多薬剤抵抗性AmpC遺伝子を持つサルモネラ血清型ニューポート（MDRAmpC）がアメリカで畜牛とヒトに出現した。それらが種々の食品を経て伝播している間に，それらはウシやウシから取れた赤身の挽肉や未殺菌の牛乳などの食品に最も強く関連するようになった（Glynn *et al*., 1998；Gupta *et al*., 2003）。これら2つの菌株はアメリカのヒトサルモネラ症の11％を占め，現在の措置ではコントロールできないのである。

新しい原虫による食品起因性疾患原因として *Cryptosporidium* と *Cyclospora* の2つが述べられている。もともと，動物病病原体と考えられていた *Cryptosporidium* は，1980年より前には，唯一まれな例としてヒト病原体としての報告がなされている。HIV 流行の出現により，CD4リンパ球数が極めて低くなったHIV感染患者において，*Cryptosporidium* 感染によって激しく絶え間ない水様性下痢に至ることから，この病原体は少なからず変化した。汚染された食品より，汚染された水がこの病原体伝播の大部分を占める（Roy *et al*., 2004）。1993年にミルウォーキーにて発生し40万人以上を襲った水起因性感染症は，いくつかの自治体の上水供給の脆弱性を示した（MacKenzie *et al*., 1994）。

1996年にアメリカとカナダに多くの下痢を発生させたのはグアテマラからの汚染されたラズベリーが原因であった。非常に高い発生率（80％を超える高い頻度）と，特に激しい下痢症状により，発生の検出は容易になった。まだこれらの臨床症状は，糞便サンプルの検出せずの診断検査と対立関係にあったが，より集中的な検査室検査が最終的に原因物質は *Cyclospora* と同定した（Herwaldt, 2000）。

新規の食品起因性疾患は，まだ病原性物質の理解が完全ではないなかで述べられている。ブレナード下痢は，もともとミネソタ州のブレナードで起こった慢性的下痢症候群として認定されている。疾病は生乳の摂食に関連づけられ，多くの患者では1年以上，激しく長期にわたる下痢症状であった（Mintz, 2003）。

新変種クロイツフェルト・ヤコブ病（nvCJD）は認知症から最終的に死に至る病気であり，1990年代後半にイギリスにおいて健常な若年または中年成人に発生した（Will *et al*., 2000）。これらの患者の脳の病的変化と患者におけるプリオンの特性評価はnvCJDがBSEを形成することを示した（Bruce *et al*., 1997）。ヒトのnvCJDの例は，およそ6年前の，イギリスでのBSEの流行の後認識された。BSEプリオン体の存在により，伝染性を残しうる肉や骨粉の処理方法を変化させるであろうし，これらを飼料として使ったときウシへの連続的な食物感染症伝播を確実にするであろう。その繋がりは，BSE体は種の障壁を越え，ヒトのnvCJDの例がBSEに汚染した牛肉やウシ由来の食品の摂食を通した感染によりもたらされた結果からであると考えられる（Brown *et al*., 2001）。

食品製造における異なるリスク

20世紀初期と比べて，今日の食料生産の実務には顕著な違いがある。農産物や食用動物は比較的小さい集団のなかで興され，食品は通常季節的に収穫され，近隣の人たちが利用していた。今では当たり前になった食品技術（例えば水耕栽培や日持向上剤など）は存在すらしなかった。今日，食品産業における生産規模はめざましく増大した。例えば，ハンバーガーは数千kgの単位で挽かれている。最終製品は地域の境界を越えて配送される。原料でさえ考えられる距離を超えて，バルク輸送されている。サルモネラ中毒の大規模発生は，サルモネラに汚染された生卵を輸送した後すぐに殺菌済みのアイスクリームプレミックスを輸送したタンクローリーによるものであった。その後，汚染したアイスクリームがアメリカ大陸全体に配送されたのである（Hennessy *et al*., 1996）。材料が汚染された時，結果としてのアウトブレイクは大きく，かつ複雑になる。2009年に1つの小さな工場から出荷された，サルモネラで汚染されたピーナッツバターとペーストは国規模のアウトブレイクへと発展し，3, 900種類の製品の回収となった（CDC, 2009b）。

生鮮食品の消費が増え，製品が利用可能になった世界中から輸入されるようになった最近30年の生鮮製品のめざましい増大からも食品起因性疾患は発生している（Sivapalsingham *et al*., 2004）。これは，アメリカの消費者の健康が今やフィールドワーカーの衛生状態や多くの国の食品安全システムに直接的にリンクしていることを意味する。

食品への低い程度の汚染もアウトブレイクの原因になるが，広い地域に分散し比較的少件数であるため検出されにくい。新しい食品や原料は，かつてはまれで，地理的に制限されていた病原体を導き入れるかもしれない。低湿度環境下でも生存し，あるいは冷蔵庫の温度でも増殖する病原体は加工現場の隙間に生き延びているかもしれない。新しい収穫技術や加工技術は微生物学的視点での十分な評価もなく実用化され，汚染の新しい機会を誘導している。食品の安全を増強する努力には，それらの継続的な進化を可能にする仕組みを組み入れなければならない。なぜなら，新しい感染源，新しい輸送手段，および新しいリスク因子からの挑戦が継続して起こってくることは疑いないからである。

ワクチンの展望

微生物体は通常食品によって媒介されると認識されているが，A型肝炎，サルモネラ血清型チフスと*Vibrio cholerae* O1の3つだけには，その予防に効果的で，許可されたヒトワクチンがある。チフスとコレラは，ワクチン接種が保証されていないアメリカでも極めて低い発生率であるが，高リスクの国への旅行者へはチフスの予防注射するように指導される。A型肝炎では，局所的な発生，あるいは高い発生率での複数の州にまたがったより広い発生のコントロールのために，ワクチン接種は増えている。いくつかの研究機関や商業施設では，食品取扱者やその他食品調理に携わる人へのA型肝炎ワクチンの提供を選択している。

E. coli O157：H7に対しする実験的なヒトワクチンとしてO157のリポ多糖への抗体の誘導が開発されている。ワクチン構築は，*Shigella*やサルモネラに対しても開発中であり，動物モデルで試験されている。それらの安全性と効果を示すために実施すべき多くの仕事が残っている。

ワクチン開発における探求のための他の道は，動物ワクチンの開発である。多くの食品起因性病原体は動物の消化器官に集落している。ウシの消化管中に棲息する*E. coli* O157：H7やETEC，家禽消化管中のサルモネラやカンピロバクターなどである。ニワトリへのサルモネラワクチン接種はイギリスの産卵鶏のサルモネラ血清型腸炎の劇的な減少に大きな役割を果たしているし，アメリカでの利用も増えている。ウシのための2つの商用ワクチンも今では許可され，*E. coli* O157に対して使用されている。これらワクチンの最適使用と，動物へのワクチン接種と収穫前管理制御とをいかにうまく組み合わせるかは活発な研究分野である。ヒトに対してか動物に対してかのいずれであっても，ワクチンの究極の成功は免疫を持つ標的グループを明確にすること，一貫したそのグループへの接触，そしてワクチン高接種率への向上が課題である。

予　　防

食品起因性疾患のサーベイランスは予防取組みのための究極の礎石になっている。近年，発生調査の重要な焦点は，どのように食品が汚染されたのか，原料か加工の間か，あるいはその後なのか，根本の原因を突き止めるサーベイランスによって開始されている。調査結果は，病原体汚染の問題の削減と排除のための，その後の対処法管理戦略に利用される。ほとんどの公衆衛生の専門家のモニタリングには，サーベイランスは時間のかかる紙ベースによる成果から，ダイナミックで相互に情報交換できる，増大しつつあるウェブベースに転換している。

同様に予防の領域は，食品産業が最終消費者に届く前の食品汚染低減の必要性を食品産業が受け入れてきたように，ここ数年で急激な進歩が認められてきている。食品加工装置産業は，今や彼らの設計には微生物学的な研究成果が日常的に取り入れられてきている。そして，微生物学的に安全で，おいしく栄養があって，経済的な食品を作るために，製造プロセスそのものが見直され改善されるようになっている。

多くの食品起因性疾患は，農場から食卓までの間の汚染を低減するための複数の段階により予防することが可能である。食品起因性疾患防止の多くは，食品が調理され給仕される前に起こっている。汚染の最小化は，農場，畑や水産現場で始まるものであり，優れた工程作業は収穫前でさえ汚染の可能性を低減している。収穫後，現代の産業化された食品供給は汚染の削減と排除することを可能にする多くのポイントを有している。安全なエンジニアリングはこれらのポイントを識別し，それらが有効に使われ，食品産業の多くにとっての新しい規格になっている保証のために場所の管理を設定することにアプローチしている。このアプローチ，危害分析重要管理点（HACCP）は，すでに起こった汚染を監視するよりも，起こる前に汚染を防ぐことを対象としている（Doores, 1999）。病原体負荷を低減するレトルト缶詰，殺菌，高圧処理，放射能照射などと同様に，HACCP プログラムは病原体の混入，生存，および派生物を防止するために重要な食品加工の各ステップ，例えば加熱や酸性化などの継続的モニタリングのうえに成り立っている。記録するべき管理として重要と考えたパラメータ測定の書類化が基本である。プロセス管理の許容されるパラメータの偏差が，これ自体も書類化しなければならない是正処置を求める。HACCP は加工食品が十分な殺菌工程にさらされることを定めている。HACCP は，肉牛や家禽，魚介類などの加工工場にて実行されている。2011年1月4日に署名された FDA の Food Safety Modernization Act は，多くのその他の重要な変化に囲まれたその他の食品に実行される類似のアプローチを義務づけしている（Government Printing Office, 2011）。

厨房での食品取扱いの間違いは疾病を引き起こす。そして調理の点での食品安全に関する食品取扱者や消費者の教育はそのような失敗の発生防止の手助けになる。食中毒を起こしたレストランとそうでないレストランとの比較研究では，食品安全の認証を受けたサービス管理者の存在が，アウトブレイク発生がないことと有意に関連していた（Hedberg *et al*., 2006）。いくつかの管轄署はスタッフの上にそのような管理者を置き，さらにレストランの監査基準を満たすことを要求している。家庭の台所では，“料理は清潔，冷却，分離”という教訓に基づく細心の注意で食品起因性疾患のリスクを下げることができる（www.fightbac.org/safe-food-handling, accessed Februaly 28, 2011）。これが意味するのは，牛肉や食用鶏肉の十分な料理を確実にするのは温度計の使用であること，手や食品の処理表面を頻繁に洗うこと，残りものは冷蔵庫で4.4℃（40°F）まで急速冷蔵すること，生の牛肉や食用鶏肉に触れた器具や手と他の食材との交叉汚染を防ぐため細心の注意を持って，購入や保蔵，調理の間，生ものと調理後の食品を分けて置いておくこと，である。

将来の方向性

予測できないが，確実に新しい食品起因性疾患は出現し続けるであろう。絶えまない食品供給の変化は，新しく思いもよらない経路を通ってわれわれに感染する病原体に機会を提供している。強化された公衆衛生の警戒，アウトブレイクのサーベイランス，そして微生物学的，食品科学的研究は，食品安全の重要な課題であり続けるであろう。食品供給のグローバル化は，世界中に拡大する共同調査ネットワークによって，また多くの国が特定されたハザードに対処することのコミットメントによって，一致することが必要となる。サーベイランスはますますヒト病原体と動物や植物，食品中に含まれるそれらの間との循環のモニタリングを包含するようになり，それらを動かす環境の総合的見解を提供するであろう。農業において生長を助け疾病を予防するための抗生物質の不適切な使用は減少するであろう。また抗生物質による食品起因性病原体の抗生物質耐性株の脅威は低減されるべきであろう。動物レベル，ヒトレベルでのプロバイオティクス科学の進歩は，外部病原体の定着に対する腸内菌叢の抵抗力の強化により広範囲の感染予防への期待をもたらす。

食品安全の未来は，消費者，食品取扱者，公衆衛生専門家，および政府との共同努力に依存している。この方向への大きな一歩は“畑から食卓まで”連続しているということの認識である。安全な食品供給を確保することは，連続体全体の努力に依存している。改善された消費者教育では，特定の人々，および/または食品の取り扱いを標的とすることを必要としている。一貫性のある長期的な行動の変化の結果であるが，それだけでは不十分である。より安全な加工は，動物のと殺や食品製造プラントにおける処理が重要である。そして，殺菌や放射能照射，高圧処理などにより重点を置いた病原体管理技術が致死性病原体に汚染されるような食品に必要とされる。畜産や新鮮野菜の生産，漁業などへのより安全な作業工程の導入が公衆衛生に長期間の便益をもたらす。購入契約への安全性規格の導入が，消費者ともともとの生産者へトレースバックできるすべての方法を承知している小売業者との関係を急速に作ることができる。食品産業と政府の専門家は，国境に関係なく，トレーサビリティの考え方をグローバル市場と病原体に適応することが必要とされている。食品感染病の重荷の大部分が防止することができるのであるから，科学を基盤とした努力が負担を著しく低減すること，ヒトの健康を改善することができるということは，十分期待に値する。

（本多純哉訳）

推奨文献

Morris, J.G., Jr (2011) How safe is our food? *Emerg Infect Dis* **17,** 127–128.

Scallan, E., Griffin, P.M., Angulo, F.J., *et al.* (2011) Foodborne illness acquired in the United States – unspecified pathogens. *Emerg Infect Dis* **17,** 16–22.

Scallan, E., Hoekstra, R.M., Angulo, F.J., *et al.* (2011) Foodborne illness acquired in the United States – major pathogens. *Emerg Infect Dis* **17,** 8–15.

Tauxe, R.V. (2006) Molecular subtyping and the transformation of public health. *Foodborne Pathog Dis* **3,** 4–7.

Tauxe, R.V. and Esteban, E. (2006) Advances in food safety to prevent foodborne diseases in the United States. In J.W. Ward and C. Warren (eds), *Silent Victories: The Practice of Public Health in Twentieth Century America*. Oxford University Press, Oxford, pp. 18–43.

［文　献］

Allos, B.M. and Blaser, M.J. (1995) *Campylobacter jejuni* and the expanding spectrum of related infections. *Clin Infect Dis* **20,** 1092–1101.

Anderson, A.D., Nelson, J.M., Rossiter, S., *et al.* (2003) Public health consequences of use of antimicrobial agents in food animals in the United States. *Microb Drug Resist* **9,** 373–379.

Bowen, A.B. and Braden, C.R. (2006) *Enterobacter sakazakii* infection in infants. *Emerg Infect Dis* **12,** 1185–1189.

Braden, C.R. (2006) *Salmonella enterica* serotype Enteritidis: A national epidemic in the United States. *Clin Infect Dis* **43,** 512–517.

Brown, P., Will, R.G., Bradley, R., *et al.* (2001) Bovine spongiform encephalopathy and variant Creutzfeldt-Jakob disease: background, evolution, and current concerns. *Emerg Infect Dis* **7,** 6–16.

Bruce, M.E., Will, R.G., Ironside, J.W., *et al.* (1997) Transmissions to mice indicate that "new variant" CJD is caused by the BSE agent. *Nature* **389,** 498–501.

Bureau of the Census (1976) *Historical Statistics of the United States: Colonial Times to 1970. Bicentennial Edition*, Vol. 1. US Government Printing Office, Washington, DC.

Butterton, J.R. and Calderwood, S.B. (2008) Acute infectious diarrheal diseases and bacterial food poisoning. In A.S. Fauci, E. Braunwald, D.L. Kasper, *et al.* (eds), *Harrison's Principles of Internal Medicine*, 17th Edn. McGraw-Hill, New York, pp. 813–818.

Carpio, A. (2002) Neurocysticercosis: an update. *Lancet Infect Dis* **2,** 751–762.

CAST (1994) *Foodborne Pathogens: Risks and Consequences: Task Force Report*. Council for Agricultural Science and Technology, Ames, IA.

CDC (1999) Safer and healthier foods. *Morb Mortal Wkly Rep* **48,** 905–913.

CDC (2006) Surveillance for foodborne disease outbreaks – United States, 2006. *Morb Mortal Wkly Rep* **58,** 609–615.

CDC (2007a) Salmonellosis outbreak – February 2007. Posted on March 7, 2007, at www.cdc.gov/ncidod/dbmd/diseaseinfo/salmonellosis_2007/030707_outbreak_notice.htm. Accessed May 9, 2010.

CDC (2007b) *Salmonella* Wandsworth outbreak investigation, June–July 2007. Posted July 18, 2007, at http://www.cdc.gov/salmonella/wandsworth.htm. Accessed May 9, 2010.

CDC (2008a) Outbreak of *Salmonella* Saintpaul infections associated with eating multiple produce items–United States, 2008. *Morb Mortal Wkly Rep* **57,** 929–934

CDC (2008b) Investigation of outbreak caused by *Salmonella* Agona. Posted on May 14, 2008, at www.cdc.gov/salmonella/agona/. Accessed May 9, 2010.

CDC (2009a) Centers for Diseases Control and Prevention. Summary of Notifiable Diseases – United States, 2007. *Morb Mortal Wkly Rep* **56,** 1–94

CDC (2009b) Investigation update: outbreak of *Salmonella typhimurium* infections 2008–2009. Posted on March 17, 2009, at http://www.cdc.gov/salmonella/typhimurium/update.html. Accessed May 9, 2010.

CDC (2009c) Multistate outbreak of *E. coli* O157:H7 infections linked to eating raw refrigerated, prepackaged cookie dough. Posted June 20, 2009, at www.cdc.gov/ecoli/2009/0630.html. Accessed May 9, 2010.

CDC (2010) Preliminary FoodNet data on incidence of pathogens commonly transmitted through foods – 10 sites, United States, 2009. *Morb Mortal Wkly Rep* **59,** 418–422.

CDC (2011) Vital signs: incidence and trends of infection with pathogens transmitted commonly through food – Foodborne Diseases Active Surveillance Network,10 U.S. Sites, 1996--2010. *Morb Mortal Wkly Rep* **60,** 749–755.

Daniels, N.A., MacKinnon, L., Bishop, R., *et al.* (2000) *Vibrio parahaemolyticus* in the United States, 1973–1998. *J Infect Dis* **181,** 1661–1666.

Doores, S. (1999) *Food Safety: Current Status and Future Needs*. American Society for Microbiology Press, Washington, DC, pp. 1–28.

Gerner-Smidt, P., Hise, K., Kincaid, J., *et al.* (2006) PulseNet USA: a five-year update. *Foodborne Pathog Dis* **3,** 9–19.

Glynn, M., Bopp, C., Dewitt, W., *et al.* (1998) The emergence of multidrug resistant *Salmonella enterica* serotype Typhimurium DT104 infections in the United States. *N Engl J Med* **328,** 1333–1338.

Goldberg, M.B. and Rubin, R.H. (1988) The spectrum of *Salmonella* infections. *Infect Dis Clin North Am* **2,** 571–598.

Government Printing Office (2011) FDA Food Safety Modernization Act. Public Law 111-353. Accessed February 28, 2011, at http://www.gpo.gov/fdsys/pkg/PLAW-111publ353/pdf/PLAW-111publ353.pdf.

Grant, J., Wendleboe, A.M., Wendel, A., *et al.* (2008) Spinach-associated *Escherichia coli* O157:H7 outbreak, Utah and New

Mexico. *Emerg Infect Dis* **14,** 1633–1636.

Greene, S.K., Daly, E.R., Talbot, E.A., *et al.* (2008) Recurrent multistate outbreak of *Salmonella* Newport associated with tomatoes from contaminated fields, 2005. *Epidemiol Infect* **136,** 157–165.

Guerrant, R.L. and Bobak, D.A. (1991) Bacterial and protozoal gastroenteritis. *N Engl J Med* **325,** 327–340.

Gupta, A., Fontana, J., Crowe, C., *et al.* (2003) The emergence of multidrug-resistant *Salmonella enterica* serotype Newport resistant to expanded-spectrum cephalosporins in the United States. *J Infect Dis* **188,** 1707–1716.

Gupta, S.K., Nalluswami, K., Snider, C., *et al.* (2007) Outbreak of *Salmonella* Braenderup infections associated with Roma tomatoes, northeastern United States, 2004: a useful method for subtyping exposures in field investigations. *Epidemiol Infect* **135,** 1165–1173.

Hedberg, C.W., MacDonald, K.L., and Osterhom, M.T. (1994) Changing epidemiology of foodborne disease: a Minnesota perspective. *Clin Infect Dis* **18,** 671–682.

Hedberg, C.W., Smith, J.S., Kirkland, E., *et al.* (2006) Systematic environmental evaluations to identify food safety differences between outbreak and nonoutbreak restaurants. *J Food Prot* **69,** 2697–2702.

Hedberg, C.W., Greenblatt, J.F., Matyas, B., *et al.* (2008) Timeliness of enteric disease surveillance in 6 US states. *Emerg Infect Dis* **14,** 311–313.

Hennessy, T.W., Hedberg, C.W., Slutsker, L., *et al.* (1996) A national outbreak of *Salmonella enteritidis* infections from ice cream. *N Engl J Med* **334,** 1281–1286.

Herwaldt, B.L. (2000) *Cyclospora cayetanensis:* a review, focusing on the outbreaks of cyclosporiasis in the 1990s. *Clin Infect Dis* **31,** 1040–1057.

Lee, L.A., Gerber, A.R., Longsway, D.R., *et al.* (1990) *Yersinia enterocolitica* O:3 infections in infants and children, associated with the household preparation of chitterlings. *New Engl J Med* **322,** 984–987.

Levine, W.C., Buehler, J.W., Bean, N.H., *et al.* (1991) Epidemiology of nontyphoidal *Salmonella* bacteremia during the human immunodeficiency virus epidemic. *J Infect Dis* **164,** 81–87.

Long, C., Jones, T.F., Vugia, D.J., *et al.* (2010) *Yersinia pseudotuberculosis* and *Y. enterocolitica infections*, FoodNet 1996–2007. *Emerg Infect Dis* **16,** 566–567.

Lorber, B. (1997) Listeriosis. *Clin Infect Dis* **24,** 1–11.

MacKenzie, W.R., Hoxie, N.J., Proctor, M.E., *et al.* (1994) A massive outbreak in Milwaukee of *Cryptosporidium* infection transmitted through the public water supply. *N Engl J Med* **331,** 161–167.

Mintz, E.D. (2003) Brainerd diarrhea turns 20: a riddle wrapped in a mystery inside an enigma. *Lancet* **362,** 2037–2038.

Mishu, B., Ilyas, A.A., Kosli, C.L., *et al.* (1993) Serologic evidence of previous *Campylobacter jejuni* infections in patients with the Guillain Barré syndrome. *Ann Intern Med* **118,** 947–953.

Mouzin, E., Mascola, L., Tormey, M.P., *et al.* (1997) Prevention of *Vibrio vulnificus* infections: assessment of regulatory educational strategies. *JAMA* **278,** 576–578.

Nataro, J.P. and Kaper, J.B. (1998) Diarrheagenic *Escherichia coli*. *Clin Microbiol Rev* **11,** 142–201.

Nuorti, P.J., Niskanen, T., Hallanvuo, S., *et al.* (2003) A widespread outbreak of *Yersinia pseudotuberculosis* O:3 infection from iceberg lettuce. *J Infect Dis* **189,** 766–774.

Olsen, S.J., Patrick, M., Hunter, S.B., *et al.* (2005) Multistate outbreak of *Listeria monocytogenes* infection linked to delicatessen turkey meat. *Clin Infect Dis* **40,** 962–967.

Osterholm, M.T. and Potter, M.E. (1997) Irradiation pasteurization of solid foods: taking food safety to the next level. *Emerg Infect Dis* **3,** 575–577.

Ostroff, S.M., Kapperud, G., Lassen, J., *et al.* (1992) Clinical features of *Yersinia enterocolitica* infections in Norway. *J Infect Dis* **166,** 812–817.

Rangel, J.M., Sparling, P.H., Crowe, C., *et al.* (2005) Epidemiology of *Escherichia coli* O157:H7 outbreaks in the United States, 1982–2002. *Emerg Infect Dis* **11,** 603–609.

Reller, M.E., Tauxe, R.V., Kalish, L.A., *et al.* (2008) Excess salmonellosis in women in the United States: 1968–2000. *Epidemiol Infect* **136,** 1109–1117.

Roy, S.L., Delong, S.M., and Stenzel, S.A. (2004) Risk factors for sporadic cryptosporidiosis among immunocompetent persons in the United States from 1999 to 2001. *Clin Infect Dis* **42,** 2944–2951.

Scallan, E. (2007) Activities, achievements and lessons learned during the first 10 years of the Foodborne Diseases Active Surveillance Network, 1996–2005. *Clin Infect Dis* **44,** 318–325.

Scallan, E., Griffin, P.M., Angulo, F.J., *et al.* (2011a) Foodborne illness acquired in the United States – unspecified agents. *Emerg Infect Dis* **17,** 16–22.

Scallan, E., Hoekstra, R., Angulo, F.J., *et al.* (2011b) Foodborne illness acquired in the United States – major pathogens. *Emerg Infect Dis* **17,** 7–15.

Sivapalasingam, S., Friedman, C.R., Cohen, L., *et al.* (2004) Fresh produce: a growing cause of outbreaks of foodborne illness in the United States. *J Food Prot* **67,** 2342–2353.

Sodha, S.V., Griffin, P.M., and Hughes, J.M. (2010) Foodborne disease. In G.L. Mandell, J.E. Bennett, and R. Dolin (eds), *Principles and Practice of Infectious Diseases*, 7th Edn. Churchill-Livingstone, Philadelphia, pp. 1413–1427.

Sodha, S.V., Lynch, M., Wannemuehler, K., *et al.* (2011) Multistate outbreak of *Escherichia coli* O157:H7 infections associated with a national fast-food chain, 2006: a study incorporating epidemiological and food source traceback results. *Epidemiol Infect* **139,** 309–316.

Swaminathan, B., Gerner-Smidt, P., and Ng, L-K. (2006) Building PulseNet International: an interconnected system of laboratory networks to facilitate timely public health recognition and response to foodborne disease outbreaks and emerging foodborne diseases. *Foodborne Pathog Dis* **3,** 36–50.

Tarr, P.I., Gordon, C.A., and Chandler, W.L. (2005) Shiga-toxin-producing *Escherichia coli* and haemolytic uraemic syndrome. *Lancet* **365,** 1073–1086.

Tauxe, R.V. (2001) Food safety and irradiation: protecting the public from foodborne infections. *Emerg Infect Dis* **7**(Suppl 7), 516–521.

Tauxe, R.V. (2002) Emerging foodborne pathogens. *Int J Food Microbiol* **78,** 31–41.

Tauxe, R.V. (2006) Molecular subtyping and the transformation of public health. *Foodborne Pathog Dis* **3,** 4–8.

Tauxe, R.V. and Esteban, E.J. (2006) Advances in food safety and the prevention of foodborne diseases in the United States. In J.W. Ward and C. Warren (eds), *Silent Victories: The Practice of Public Health in Twentieth Century America*. Oxford University Press, Oxford, pp. 18–43.

Torres, J.A. and Velazquez, G. (2005) Commercial opportunities and research challenges in the high pressure processing of foods. *J Food Eng* **67,** 95–112.

Underman, A.E. and Leedom, J.M. (1993) Fish and shellfish poisoning. *Curr Clin Top Infect Dis* **13,** 203–225.

Voetsch, A.C., Van Gilder, J., Angulo, F.J., *et al.* (2004) FoodNet estimate of the burden of illness caused by nontyphoidal *Salmonella* infections in the United States. *Clin Infect Dis* **38**(Suppl 3), S127–S134.

Will, R.G., Zeidler, M., Stewart, G.E., *et al.* (2000) Diagnosis of new variant Creutzfeldt-Jakob disease. *Ann Neurol* **47,** 575–582.

71 食物アレルギーと不耐症

Steve L. Taylor and Joseph L. Baumert

要　　約

食物アレルギーや不耐症に悩まされている人々はかなりの割合にのぼる。軽微な不快感に留まるものから生命を脅かす重篤なものまで，その症状は多様である。ごく少量でも重篤な症状を起こす恐れのある食物アレルギーは，最もリスクが高い。食物アレルギーや不耐症の患者にとって，原因食物の除去が唯一の管理戦略であるが，食物アレルギー患者が安全かつ効果的に食物除去を行うのは容易なことではない。

はじめに

数世紀も前にLucretiusは「ある人にとっての食物は，別のある人にとって苦い毒になる」と記している。食物アレルギーや過敏症は，集団のなかのある特定の人だけがかかわる疾患であることから「*特定の人*に起こる食物による不利益な反応」ともいわれている。これらの疾患は，しばしば“食物アレルギー”という包括的な表題でひとくくりにされるが，いくつもの異型が含まれる。症状や重症度，罹患率，原因が多様な食物による不利益な反応において，いくつかの異型では必ずしもすべての医師がその存在を認識していないものもある。ましてや消費者にとっては，食物による不利益な反応の定義や分類など，混乱するばかりであろう。消費者は“食物アレルギー”の頻度は高いと思っているが（Sloan and Powers, 1986），自己診断による“食物アレルギー”の多くは，特定の疾患を誤って食物に関連づけたものや，食後の微妙な不快感をアレルギーだと思い込んだものである。

分　　類

表71.1は，食物の摂取に関連して特定の人々にだけみられるさまざまな疾患を分類したものである。特定の人々にしかみられない食物による不利益な反応は，食物アレルギーと食物不耐症の2つに大別することができる。食物アレルギーは免疫反応の異常によるものであるが，食物不耐症はそれと異なる。免疫学的な機序による食物アレルギーと免疫学的機序によらない食物不耐症の違いを認識することは非常に重要である。典型的な食物アレルギーは場合によっては非常に微量の原因食物の摂取によっても誘発されるが，不耐症ではしばしばかなりの量の原因食品摂取にも耐えられることがある。食物アレルギーは食品や食品成分に対する異常な免疫反応であり，通常は天然のタンパク質に対する反応である（Taylor and Hefle, 2001）。この異常な免疫反応には2つの異型が知られている。ひとつは抗体を介した即時型過敏反応であり，もうひとつは細胞を介した遅延型過敏反応である。

それとは対照的に，食物不耐症は異常な免疫反応に伴うものではない（Taylor and Hefle, 2001）。食物不耐症にはアナフィラキシー様反応，食物代謝異常，および食

表71.1　食物に対する不利益な反応の分類

分類	例
典型的食物アレルギー	
液性免疫による食物アレルギー	IgEを介した食物アレルギー（ピーナッツ，牛乳など） 運動誘発性食物アレルギー
細胞性免疫による食物アレルギー	セリアック病 その他の遅延型過敏反応
食物不耐症	
アナフィラキシー様反応	
代謝性疾患	乳糖不耐症
特異体質反応	亜硫酸塩誘発性ぜん息

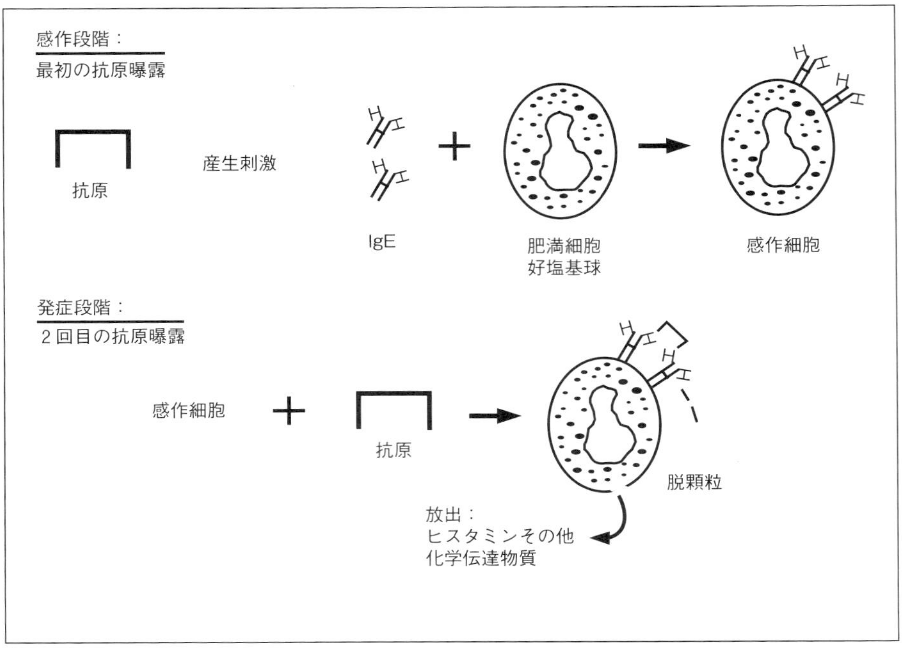

図71.1　IgE を介した食物アレルギーの機序

物特異体質の3つのカテゴリーが知られている。

IgE 依存性食物アレルギー

機　　序

即時型過敏反応は，アレルゲン特異的 IgE 抗体によって惹起される（図71.1）。IgE 依存性食物アレルギーでは，アレルゲンに曝露されることで誘導される免疫学的な刺激によって，B 細胞がアレルゲン特異的 IgE 抗体を産生する（Burks and Ballmer-Weber, 2006）。食物アレルゲンは通常，食品中に存在する天然のタンパク質である（Breiteneder and Mills, 2008）。アレルゲン特異的 IgE 抗体は，組織中の肥満細胞表面や血液中の好塩基球表面に結合する。これがアレルギー反応における感作の段階であり，この段階ではまだ症状はみられない。それに引き続く特異的なアレルゲン食品の曝露により，アレルゲンが肥満細胞や好塩基球上に結合した2分子以上の IgE 抗体を架橋すると，この相互作用が引き金となって肥満細胞や好塩基球膜の脱顆粒が起こり，強力な各種生理活性物質が血流や組織中に放出される。肥満細胞や好塩基球中の顆粒には，アレルギー反応における重要なメディエーターの多くが含まれている。これら強力なメディエーターが，即時型過敏反応に決定的な役割を果たしている。アレルギー反応で肥満細胞や好塩基球から放出されるヒスタミンは，おそらく最も重要なメディエーターであろう。ヒスタミンは炎症や瘙痒感を引き起こし，血管や腸管，気道の平滑筋を収縮させる（Taylor and Hefle, 2001）。その他，種々のロイコトリエンやプロスタグランジンなどが重要なメディエーターである。ロイコトリエンは，ぜん息発作における遅発相のような IgE 依存性食物アレルギーのなかで遅れて現れるいくつかの症状に関与している。このような IgE を介した反応は，花粉やカビの胞子，動物のフケ，ハチ毒といった環境中の物質に対しても認められ，これらは単にアレルゲンが異なるだけで同様の機序によるものである。

曝露された食品タンパク質に対してアレルゲン特異的 IgE 抗体を産生するのが感作であるが，通常はアレルギー素因のある人であっても食品タンパク質に対する曝露で IgE を産生することはない。健常人では，食品タンパク質に曝露されると消化管において経口免疫寛容が誘導され，そのタンパク質に特異的な IgG や IgM, IgA が産生されるか，あるいは免疫反応がいっさいみられない（クローナルアナジー）（Ko and Mayer, 2005）。素因のある人が食物アレルギーなどの IgE 依存性アレルギーを発症するのは，遺伝やその他の生理学的因子が大きく関係している（Hourihane *et al*., 1996）。一卵性と二卵性の双生児による研究から遺伝が最も重要な因子であることが示されており，一卵性双生児では遺伝によって同じ食物，例えばピーナッツのようなものに対してアレルギーを起こしやすいということさえ示唆されている（Sicherer *et al*., 2000）。臨床症状のあるアレルギー患者のおよそ

65%では，一親等の血縁者にアレルギーを持つ者がいる（Hourihane *et al*., 1996）。また，ウイルス性胃腸炎や早産，嚢胞性線維症などで小腸粘膜のタンパク質透過性が高まった状態も，食物アレルギー発症のリスクが高まるようである。

症　　状

これらの反応の発症時間は，原因食品の摂取後数分から数時間である。IgE 依存性食物アレルギーの症状は，軽微な不快感から生命にかかわる重篤なものまでさまざまである（表71.2）。IgE 依存性食物アレルギーでは，ある1人の患者に表71.2に記したすべての症状が現れるというものではなく，また個々の患者においても，ある発症エピソードで現れた症状がいつも同じように現れるとは限らない。症状の種類や重症度はまた，原因食品の摂取量や曝露されている時間によっても変化してくる。原因食品の摂取によって，例えば口腔の瘙痒感のような軽微な症状しか起こしたことのない患者でも，次の摂取ではより重篤な症状を発症する可能性もあり，特に原因食物の摂取を日常的に避けていたりした場合にはそのようなことが起こりうる。

消化器症状と皮膚症状が，IgE 依存性食物アレルギーでよくみられる症状である。呼吸器症状がみられることはまれではあるが，生命にかかわる重篤なこともある。鼻炎のような軽微な呼吸器症状は，環境アレルゲンに対する曝露，例えば空中に漂う花粉や動物のフケを直接吸入したような時にもみられる。しかしながら，食物アレルギーによる呼吸器症状は時に重篤（ぜん息や喉頭浮腫）である。重篤な呼吸器症状を経験したことのあるこれら少数の患者は，意図しない原因食品の摂取が生命にかかわるエピソードになりうるリスクと隣り合わせにある（Sampson *et al*., 1992）。IgE 依存性食物アレルギーにみられる多くの症状のうち，全身性のアナフィラキシーが最も重篤なものである。全身性アナフィラキシーはまたアナフィラキシーショックとも呼ばれ，多臓器にわたってさまざまな症状を伴う。その症状は消化管，呼吸器，皮膚，心血管系にも及ぶことがあり，呼吸器と心血管系の合併症状に伴う極度の血圧低下によって死亡することもある。アナフィラキシーショックは，IgE を介した食物アレルギーによる偶発的な死亡事故で最も頻度の高い原因である（Yunginger *et al*., 1988；Sampson *et al*., 1992；Bock *et al*., 2007；Pumphrey and Gowland, 2007）。IgE 依存性食物アレルギーによる死亡者数が記録されている国はほとんどないが，アメリカでは毎年100以上の死亡事故があると考えられる（Sampson, 2003）。

口腔アレルギー症候群

口腔アレルギー症候群は，最も軽微で頻繁にみられるIgE依存性食物アレルギーのひとつである（Wang, 2008）。この症候群では，原因食品—しばしば生の果実や野菜—の摂取によって，口や咽頭に瘙痒感やじん麻疹，血管浮腫のような軽微な症状が現れる。生の果実や野菜に含まれるアレルゲンタンパク質は比較的微量であるが，口腔アレルギー症候群は確かに特定のタンパク質に対するIgE を介した反応である（Wang, 2008）。これら生の果実や野菜に含まれるアレルゲンは消化管内で酵素によって速やかに分解されてしまうため（Taylar and Lehrer, 1996），全身反応はまれであると考えられている。また，加熱処理によってその反応性は消失してしまうことから，これらのアレルゲンは熱に不安定であると考えられる（Taylar and Lehrer, 1996）。口腔アレルギー症候群の患者では，まず環境中の花粉アレルゲンに感作されることがそのきっかけとなるが，カバノキやヨモギによる感作の頻度が高く，単独感作の場合もあれば複数感作の場合もある（Wang., 2008）。いったん花粉アレルゲンに感作された患者は，それ以降，その花粉と交差反応性のある食品中のタンパク質に対して反応するようになる。

表71.2　IgE 依存性食物アレルギーが関与する症状

種類	症状
消化器	吐き気
	嘔吐
	下痢
	腹部痙れん
皮膚	じん麻疹
	皮膚炎または湿疹
	血管浮腫
	瘙痒感
呼吸器	鼻炎
	ぜん息
	喉頭浮腫
全身	アナフィラキシーショック

運動誘発性食物アレルギー

運動誘発性食物アレルギーも，食物による即時型過敏反応のひとつである。アレルゲン特異的 IgE が関与しているが，運動と一緒に食品を摂取した場合にだけ発症する（Williams and Simon, 2008）。貝類，小麦，セロリ，モモなど非常にさまざまな食品がこの疾患に関係している。他の食物アレルギーと同様に，その症状は患者ごとに多様であり変動的である。運動誘発性アレルギーはまた，食品摂取が関与しなくても発症することがある（Williams and Simon, 2008）。この疾患のメカニズムはよくわかっていないが，IgE 抗体が関与していることは間違いない。最近では，国家が身体活動奨励の取組みを進めていることもあり，この症例の報告が増加しているようである。

罹 患 率

アメリカにおける全年齢層でのIgE依存性食物アレルギーの総合的な罹患率は，おそらく3.5～4.0％程度であろう。しかしながら，罹患率に関する最近の調査によれば，その根拠となるエビデンスは極めて薄弱である（Rona *et al*., 2007）。例えば，IgE依存性食物アレルギーの確定診断を行っている疫学研究で，典型的な成人集団を対象にしたものはほとんどない。成人のIgE依存性食物アレルギーの罹患率に関する臨床研究の大半は，医療機関の患者を対象としたものである。そのような選択を受けた成人の集団は人口全体を反映したものではなく，このような集団での罹患率は，一般の人々よりは高くなると考えられる。IgE依存性食物アレルギーの罹患率について，大規模な疫学研究がオランダで行われた（Neistijl Jansen *et al*., 1994）。この研究では，オランダの成人の10％以上が自分では食物による不利益な反応を起こしたことがあると信じていたものの，ブラインドによる食品負荷試験でそれが確認できたのは２％に過ぎなかった（Neistijl Jansen *et al*., 1994）。乳児や若齢小児ではIgE依存性食物アレルギーの罹患率はもっと明確であり，成人の値よりかなり高いと考えられている（Sampson, 1990）。任意抽出した乳児の集団を対象にした臨床研究では，IgE依存性食物アレルギーの罹患率は４～８％程度と見積もられている（Bock *et al*., 1978；Sampson, 2004）。成人を対象とした臨床疫学研究がない一方で，アメリカやカナダ，イギリスで行われた最近の調査によれば，自分がピーナッツアレルギーであると認識している人は全年齢で0.5～0.8％いることが示されている（Emmett *et al*., 1999；Ben-Shoshan *et al*., 2010；Sicherer *et al*., 2010）。アメリカの調査では，自己診断でナッツ類，魚類，甲殻類のアレルギーがあると答えた人は各々0.5％，0.4％，1.9％であり，そのような人たちは確かにそれらに対する食物アレルギーを持っているものと考えられる（Sicherer *et al*., 2004, 2010）。これらの調査ではピーナッツ，ナッツ類，魚類，甲殻類に対してそれぞれ申告者が確かにアレルギーを起こすか否かを臨床的に観察してはいないが，このような食品に対するアレルギーはかなり明確なので，自己申告による過剰評価はおそらく小さい。仮にこれら４種の食品に対するアレルギーの罹患率が3.4％，乳児におけるすべての食物アレルギーの罹患率が４～８％であるとすると，IgE依存性食物アレルギーが全体で3.5～4.0％という見積もりは妥当なものと思われる。

疾患の持続性

乳児期の食物アレルギーの多くは，感作を受けた後の数か月から数年で寛解する（Sampson, 1996）。牛乳のような食品に対するアレルギーは，ピーナッツのような食品に対するアレルギーに比べると一般に寛解しやすい。最近の臨床研究で，特に生後のごく早い時期に罹患した例では寛解することがあるということが示されるまでは，ピーナッツアレルギーは生涯継続すると考えられていたし，実際に寛解する例もまれである（Skolnick *et al*., 2001）。牛乳や卵のアレルギーはピーナッツアレルギーに比べると寛解しやすいが，最近の研究では卵や牛乳のアレルギー患者のなかにも難治例が増えていることが示されている（Savage *et al*., 2007：Skripak *et al*., 2007）。特定の食物に対する感受性低下のメカニズムは正確にはわかっていないが，免疫寛容が起こっていることは間違いない（Ko and Mayer, 2005）。

感 作 予 防

IgE依存性食物アレルギーは，何らかのアレルギー疾患（花粉，カビ胞子，動物のフケ，ハチ毒，食物など）を持つ親から生まれたハイリスクな乳児において，最も高頻度に発症する。このような乳児における食物アレルギーの発症予防は大きな関心事であり，さまざまな戦略が研究されている。妊娠中の母親の食事制限（ピーナッツのような一般的なアレルゲン食品の除去）は，乳児のアレルギー予防には効果がなさそうである（Lack and Du Toit, 2008）。これらの知見は，子宮内では感作が起こらないということを示唆している。母乳哺育の延長はIgE依存性食物アレルギーの発症を遅らせることはあっても予防することはなく（Zeiger and Heller, 1995），母乳を介して曝露された食物アレルゲンに乳児が感作されることもある（Van Asperen *et al*., 1983）。消化を免れた食品中のアレルゲンタンパク質は，わずかではあるが小腸から吸収され，母乳中に分泌されて感作を誘導すると考えられる。授乳中の母親の食事から一般的なアレルゲン食品を除くことは，母乳を介した感作を防ぐのに役立つであろう。ハイリスク児の場合，母親の食事からピーナッツを除去することはしばしば推奨されるが，通常，牛乳や卵は栄養学的に重要なため，授乳婦の食事から除去するべきでないと考えられている。授乳中のプロバイオティクスの使用もまた，アレルゲンの感作を起こしにくくすると思われる（Kirjavainen *et al*., 1999）。低アレルゲン化された育児用ミルクは，すでに感作を受けた児が症状を誘発しないために使用されることが多いが，ハイリスク児の食物アレルギーも予防するであろう（Businco *et al*., 1993）。牛乳タンパク質をそのまま使用した育児用ミルクに比較して軽度に分解したものではより感作が抑えられることから，乳清タンパク質軽度分解乳の使用が推奨されている（Vandenplas *et al*., 1995）。ハイリスク児はまた，固形食の導入によっても，食物アレルギーを発症する可能性がある（Zeiger and Heller, 1995）。

共通性の高いアレルギー食品と国際リスト

世界的にみて，乳，卵，魚，甲殻類（エビ，カニ，ロブスター，他），ピーナッツ，大豆，ナッツ類（ウォールナッツ，アーモンド，ヘーゼルナッツ，他），小麦の8食品（あるいは食品群）がIgE依存性食物アレルギーの原因となる頻度が特に高いが（FAO, 1995），地域差も存在する。他の地域に比べて特定の地域で頻繁にみられる食物アレルギーの例として，ヨーロッパのセロリアレルギー（Wuthrich *et al*., 1990），世界数か所にみられるゴマアレルギー（Kanny *et al*., 1996；Sporik and Hill, 1996），日本のソバアレルギー（Ebisawa *et al*., 2003）があげられる。このような地域的な特徴は，その地域の食品の嗜好性や，時には花粉アレルギーとの共存（例えば，セロリアレルギーの患者はヨモギの花粉に感作されている）が関係している。主要8食品（あるいは食品群）以外にも，160を超える食品がIgE依存性食物アレルギーの原因になることが報告されている（Hefle *et al*., 1996）。食物アレルゲンはタンパク質なので，タンパク質を含む食品ならどのようなものでも，少なくともまれにはアレルゲンとして感作を引き起こす。アレルゲンとなる最も主要な8食品（あるいは食品群）は，タンパク質を比較的多く含み，広く一般に食されているものである。しかしながら，その他いくつかの一般に食されている高タンパク質食品，例えば牛肉，豚肉，鶏肉，七面鳥などは，アレルゲンとなることはまれである。

共通性の高いアレルギー食品から調製された食品原材料も，そこに素材由来のタンパク質がある程度残留している場合にはアレルゲンとなる。食品原材料関連で最も頻繁に問題となるのは食用油脂，タンパク質分解物，レシチン，香料，ゼラチン，スパイスおよび色素である。「食品アレルギー表示と消費者保護法（FALCPA）」（2004年）の成立によって，わずかな例外（高度に精製された油脂，およびアメリカ食品医薬品局への届出申請によって免除が許可された食品原材料）を除き，共通性の高いアレルゲンから調製された食品原材料にはアレルギー表示が義務づけられるようになった。同じような原材料表示制度は，欧州連合（European Union：EU），カナダ，オーストラリアやニュージーランドなど世界の他の地域にも存在するが，国や地域によって共通性の高いアレルギー食品のリストには相違がみられる。

高温溶媒抽出による脱色や脱臭のような処理を経て高度に精製された食用油脂では，実際には原料中のタンパク質は完全に除去されている。負荷試験によってピーナッツ，大豆あるいはヒマワリの種に対するアレルギーが確認された患者に対しても，これらの原料に由来する高度に精製された油脂は安全に負荷できることが臨床研究によって示されている（Crevel *et al*., 2000）。ゴマやナッツ類などを原料とする油脂は処理の程度が低く，アレルゲンの残存がある（Kanny *et al*., 1996；Teuber *et al*., 1997）。低温で圧搾した油脂もまたアレルゲンが残存している（Hoffman and Collins-Williams, 1994）。

タンパク質分解物はしばしば，大豆，小麦，牛乳あるいはピーナッツのような共通性の高いアレルゲン原料から調製される。これらの分解物の調製では，酸加水分解や酵素加水分解のようなプロセスが用いられる。分解物中に含まれるタンパク質の分解程度は，その用途における機能，原料，分解方法によってさまざまである。タンパク質が軽度にしか分解されていない場合は，そのアレルゲン性が残存している。それが高度に分解されていれば，たいていのアレルギー患者にとって安全な素材にもなりうる。しかしながら，低アレルゲン化調製乳に含まれる高度に分解したカゼインであっても，極度に牛乳に感作された乳児に対してはアレルギー症状を引き起こすことがある（Nilsson *et al*., 1999）。ましてや乳清タンパク質の軽度分解物を使用した育児用ミルクでは，牛乳アレルギーの乳児がアレルギーを起こす可能性はさらに高い（Businco *et al*., 1989）。

レシチンは大豆や卵，コメ，ヒマワリの種子から調製されるが，圧倒的に大豆が主要な原料である。流通している大豆レシチンは，微量の大豆タンパク質を含んでいる。レシチンに残存する大豆タンパク質にはIgE結合タンパク質が含まれるが（Müller *et al*., 1998），その量は大半の大豆アレルギー患者がアレルギー反応を起こさないほど低い。多くの大豆アレルギー患者はレシチンを避けていない。

ほとんどの香料製剤はタンパク質を含んでおらず，アレルギー性の原料に由来する成分が含まれた製剤もほとんどない（Taylor and Dormedy, 1998）。香料によるアレルギー反応が証明されることは極めてまれである（Gern *et al*., 1991；Taylor and Dormedy, 1998）。

ゼラチンはたいてい牛肉や豚肉を原料としているが，それを摂食してアレルギーを起こすとは通常考えられていない。また，ゼラチンには魚を原料としたものもあるが，魚ゼラチンが魚アレルギー患者の反応を惹起することは疑わしい（Hansen *et al*., 2004）。

スパイスがアレルギー反応の原因となることはまれである（Niinimaki *et al*., 1989）が，マスタード（Rance *et al*., 2001）やカレー粉のフェヌグリーク（Faeste *et al*., 2009）など，いくつかのスパイスは場合によってはアレルギー反応の原因物質となる。食事から特定のスパイスを除去することは非常に困難である。

食品に使用される色素で，共通性の高いアレルゲンを原料にしたものはない。しかしながら，カルミンやアナトーといった天然色素はタンパク質を含んでおり，どちらもまれにアレルギー反応の原因になることがある（Lucas *et al*., 2001）。

その他，例えば大豆由来の植物ステロールやビタミン

Eやイソフラボン，牛乳由来の乳糖やバターアシッドやバターエステル，魚由来のアイシングラス（にべ：魚の浮き袋からつくる膠）や魚油など，共通性の高いアレルゲン原料に由来するさまざまな食品原材料がある。FALCPAやそれに相当する他国の法規では，これら食品原材料のすべてにおいて，その由来を表示することが義務づけられている。このような食品原材料ではアレルゲン性が消失しているという臨床的エビデンスの大半は役に立たないものではあるが，これら食品原材料によって，それが由来する食品にアレルギーを持つ患者が危害を受けたということは報告されていない。したがって，このような食品原材料の由来表示は，食物アレルギーを持つ消費者にとって商品選択の幅をいっそう狭めることになってしまう。

食物アレルゲン

食物アレルゲンの大半は天然のタンパク質である（Breiteneder and Mills, 2008）。食品中に含まれるタンパク質は数十万種に及ぶが，アレルゲンとして知られているのはその一部に過ぎない。共通性の高いアレルギー食品のほとんどから主要なアレルゲンが同定，精製され，解析が行われている（Breiteneder and Mills, 2008）。共通性の高いアレルギー食品のいくつかには複数のアレルゲンが存在し，主要アレルゲンとマイナーアレルゲンの両方が含まれるものもある。主要アレルゲンとは，特定の食物に対するアレルギー患者の50％以上において血清IgEと結合するタンパク質と定義されている。例えば，牛乳にはカゼイン，βラクトグロブリン，αラクトアルブミンの3種の主要アレルゲンが存在するが（Wal, 2002），これらは牛乳の主要なタンパク質でもある。牛乳にはまた，臨床的な関連性を示すエビデンスは十分ではないが，ウシ血清アルブミンのようなマイナーアレルゲンもいくつか含まれている（Baldo, 1984）。ピーナッツには少なくとも3つの主要アレルゲンが含まれ，*Ara h* 1，*Ara h* 2，*Ara h* 3と命名されている（Breiteneder and Mills, 2008）。ピーナッツはまた，多数のマイナーアレルゲンを含んでいる（Bannon *et al*., 2008）。それとは対照的に，タラ（*Gad c* 1），ブラジルナッツ（*Ber e* 1），エビ（*Pen a* 1）では主要アレルゲンは1種類しか含まれていない（Breiteneder and Mills, 2008）。

治療―薬物療法，免疫療法および除去食療法

薬物療法的なアプローチ（エピネフリンや抗ヒスタミン剤）は，アレルギー反応による症状の対処には有効である（Wang and Sampson, 2007）。抗ヒスタミン剤は，食物アレルギーによる軽度から中等度の症状の治療にしばしば用いられる。一方，エピネフリンは食物による重篤なアナフィラキシー反応の治療で選択される薬剤である。免疫療法的なアプローチは開発段階であり，いくつかの有効例はあるがまだ実験的である。初期の免疫療法的アプローチは抗IgE抗体の投与によるものであったが（Leung *et al*., 2003），最近では経口または舌下の免疫療法による有効例が認められてきている（Burks *et al*., 2008）。しかしながら，現在でも除去食療法がアレルギー反応を防ぐアプローチの中心である（Taylor *et al*., 1999）。例えば，ピーナッツアレルギーなら，あらゆる食物から完全にピーナッツを避けるのである。

閾　　値

原因食品の微量な曝露によっても不利益な反応が惹起されることは，日常的な経験からも明らかである。裏づけに乏しい報告ではあるが，調理器具や食器の共有，原因食品を食べた人との接吻，原因食品の包装の開封，あるいは原因食品の蒸気を吸入しただけといった微量の曝露によっても反応が起こることが示されている。これらの事象は十分に検証されたものではないが，このような状況で摂取される原因食品は極めて微量である。その他，より確かな検証がなされたエピソードとしては，ピーナッツバター製造で使用した設備で調製されたヒマワリ油スプレッドに含まれるピーナッツタンパク質（Yunginger *et al*., 1983），アイスクリームの調製に使用した設備で製造されたソルベに含まれる牛乳タンパク質（Laoprasert *et al*., 1998），あるいはアイスクリームの調製で使用した設備で製造された豆乳アイスに含まれる牛乳タンパク質（Gern *et al*., 1991）でもアレルギー反応は発生している。アレルギー患者にとって完全除去を続けることは不可欠であるが，閾値は患者がそれまで反応を起こしたことのある量よりも低いところにある（Taylor *et al*., 2002, 2010）。最近のエビデンスによれば，ピーナッツのED_{10}（ピーナッツアレルギー患者の10％に反応を惹起する最低量）はピーナッツそのもので14.4mgであり，その閾値は数ミリグラム程度と示唆されている（Taylor *et al*., 2010）。最も敏感な患者はわずか0.4mgのピーナッツに反応し，患者によってその閾値には数桁を超える幅がある（Taylor *et al*., 2010）。アレルゲン食品によってもその閾値は異なる可能性があるが，これはまだ完全には解明されていない。

交差反応性

安全で効果的な除去食を行おうとすると，しばしば近縁の食品類も除去すべきか否かということが問題になってくる。いくつかの食品では，近縁の食品との間で交差反応が起こることが知られている。例えば，エビアレルギー患者は概してカニやロブスターなどの他の甲殻類にも感作されている（Daul *et al*., 1993）。同様に，異なる種類の鳥の卵同士（Langeland, 1983）や，牛乳とヤギ乳の間（Bernard *et al*., 1999）でも，一般に交差反応が起こることが知られている。一方，ピーナッツアレルギー

患者のなかには大豆など他の豆類に反応する人もいる（Herian *et al*., 1990）が，このようなことは一般的ではない。ピーナッツや大豆など，ある特定の豆類に対する臨床的過敏症状では，負荷試験によってそれぞれの豆類に対するアレルギーが証明されない限り，食事中から豆類全般を除去する根拠は見当たらない（Bernhisel-Broadbent and Sampson, 1989）。しかしながら，豆類の交差反応が深刻な事態を招く例もいくつか存在する。その最も典型的な例はハウチワマメとピーナッツの交差反応である（Moneret-Vautrin *et al*., 1999）。

特定の植物の花粉と食物の間でも交差反応が知られている。ブタクサ花粉とメロン，ヨモギ花粉とセロリ，ヨモギ花粉とヘーゼルナッツ，さらにカバノキ花粉とニンジン，リンゴ，ヘーゼルナッツ，ジャガイモなどの食物がその例である（Van Ree, 2004）。

交差反応は天然ゴムのラテックスアレルギーとバナナ，栗，アボカドや特にキウイとの間でも起こることが知られている（Blanco *et al*., 1994）。

加工処理がアレルゲン性に及ぼす影響

食物アレルゲンタンパク質は，食品加工処理に対して非常に安定である（Taylor and Lehrer, 1996；Mills and Mackie, 2008）。前述のとおり，アレルギー性の原料からタンパク質を除去して製品を製造することができるが，その最もよい例が高度に精製された食用油脂である。ほとんどの食物アレルゲンタンパク質は加熱に対して非常に安定で，通常の加熱処理の条件では最終製品のアレルゲン性はなんら影響を受けない（Taylor and Lehrer, 1996）。いくつかの例外はある種の果実や野菜のアレルゲンで，これらは熱に感受性がある（Jankiewicz *et al*., 1997）。また魚アレルゲンは缶詰にすると破壊されるが，その他の加熱処理には安定である（Bernhisel-Broadbent *et al*., 1992）。食物アレルゲンはまた分解に対しても安定な傾向があり（Bannon *et al*., 2002），そのため消化されずに免疫学的に活性のある状態のまま腸管に達する。タンパク質消化に対して耐性があるということは，全体的であれ部分的であれ，アレルゲンが保持されることを意味しており，アレルゲン性が消失する程度までの酸あるいは酵素による加水分解がタンパク分解物の調製に用いられる（Taylor and Lehrer, 1996）。

農業バイオテクノロジーの影響

バイオテクノロジーによって開発された食品のアレルゲン性についても関心が高まっている（Goodman *et al*., 2005）。遺伝子組換えによって，ひとつあるいは複数の遺伝子がある生物種から他の生物種へと移行するが，これらの遺伝子は特定のタンパク質をコードしている。食品アレルゲンは通常タンパク質であることから，このような新しいタンパク質は新たなアレルゲンとなる可能性を含んでいる。食品中も含めて自然界には無数のタンパク質が存在するが，アレルゲンとなるものはその一部にすぎないことから，アレルゲン性のあるタンパク質が組換え食品に転移する可能性は非常に低い。遺伝子操作された食品中の新規なタンパク質について，そのアレルゲンとしての可能性を評価するのにいくつかの戦略が立てられている（Goodman *et al*., 2005）。確かに，アレルゲン性が知られている作物から遺伝子を移入した場合には，アレルゲンが転移する確率は高くなる。大豆のメチオニン含量を高める目的で組み込んだブラジルナッツの遺伝子が主要アレルゲン*Ber e* 1（Nordlee *et al*., 1996）をコードするものであったことが明らかとなり，このようなアレルゲン性評価の戦略が信頼性の高いものであることが示されている。この評価によって各種の組換え大豆の商品化が直ちに中止された。

細胞依存性アレルギー

遅延型過敏反応は細胞依存性アレルギーであり，特定の食品成分に感作された組織中のTリンパ球によって反応が惹起される（Taylor and Hefle, 2001）。これらの反応はしばしば局所的な組織炎症をもたらす。このような反応では，原因食品の摂取後6～24時間してから症状が発生する。

セリアック病

セリアック病（セリアックスプルー，非熱帯性スプルー，グルテン過敏性腸疾患としても知られている）は，感作された患者が小麦，ライ麦，大麦，ライ小麦，スペルト小麦，あるいはカムート小麦を摂取した場合に生じる吸収不良症候群である（Taylor and Hefle, 2001；Rubio-Tapia and Murray, 2008）。セリアック病は，穀物やそのタンパク質を含む穀物製品の摂取に起因する小腸の粘膜傷害を特徴とし（Rubio-Tapia and Murray, 2008），その粘膜傷害によって栄養吸収不良がもたらされる。炎症の進行に伴う吸収機能の低下は，下痢や腫脹，体重減少，貧血，骨痛，慢性倦怠感，虚弱，筋れん縮，また小児においては体重増加不良や成長遅延を引き起こす（Taylor and Hefle, 2001）。セリアック病における炎症では小腸上皮内のT細胞の関与を示唆するエビデンスがある（Maiuri *et al*., 1996）が，本疾患における腸管T細胞の正確な役割はまだ明らかになってはいない。

セリアック病は，複数の遺伝子が関与する遺伝的形質である（Taylor and Hefle, 2001）。セリアック病患者の一親等内での同病発症率は5％程度であり，一卵性双生児では一方がセリアック病の場合75％程度で他方にも同様の症状がみられる（Holtmeier *et al*., 1997）。クラスII組織適合抗原（histocompatibility locus antigen：HLA）遺伝子がセリアック病に関連する主要な遺伝子であるが，同胞間でセリアック病をともに発症する確率は，HLA ハプロタイプの一方あるいは両方が一致している場合でも25～40%である。つまり，HLA 以外にこの疾患の感受性にかかわるまだ明らかになっていない役割を持つ遺伝子が存在すると考えられる。

セリアック病の正確な有病率には議論がある。世界各地で推定された有病率は，それぞれ異なった診断基準に基づいているために複雑である。セリアック病のなかには，潜在性あるいは無症候性で，時々症状が現れるという患者もいるようである（Duggan, 1997；Rubio-Tapia and Murray, 2008）。セリアック病はヨーロッパの特定地域とオーストラリアで有病率が高いと考えられ（Logan, 1992），それらの地域ではおよそ250人に1人が発症している。ヨーロッパ全体ではセリアック病の有病率にはかなりのばらつきがある（Logan, 1992）。アメリカでセリアック病の症状がみられるのは3,000人に1人（Taylor and Hefle, 2001）であるが，133人に1人が発症のリスクを持っている可能性もある（Fasano *et al*., 2001）。最近，アメリカではグルテンフリー食品が一般に普及してきており，そのことでセリアック病が増加しているのではないかという認識が広まっている。消費者の多くはセリアック病の確定診断なしに，あるいはセリアック病の発症リスクを示す血清学的指標だけで，グルテンフリー食品を購入している。実際，有病率には変化がないが，疾患の認知度と確定診断例は増加している。

セリアック病は，小麦のグルテンや他の穀類のプロラミン関連タンパク質の摂取によってもたらされる（Taylor and Hefle, 2001）。小麦のプロラミン画分はグルテンとして知られており，セリアック病は以前グルテン過敏性腸炎とも呼ばれていた。セリアック病患者では粘膜におけるグルテンのプロセシング機能が欠如しており，そこで産生された有害なペプチドがT細胞の異常応答とそれに引き続く炎症反応を誘導する（Inman-Felton, 1999）。どのようなメカニズムがセリアック病にかかわっているのか，そこでグリアジンがどのような役割を担っているのかなど，正確なことはまだわかっていない。

小麦，ライ麦，大麦やその他穀類のセリアック病患者で，耐性獲得した例は知られていない。セリアック病の反応閾値は患者ごとに明らかに幅があるため，日常の食事で摂取する量の穀物では問題が生じない潜在的なセリアック病患者もいるようである。多くのセリアック病患者は，これら穀物から調製された多様でありふれた食品原材料も含めて，これら穀物由来のすべてを避けようとする（Taylor, 2009）。オーツ麦がセリアック病を惹起することには異論があるが，ほとんどの患者はオーツ麦も除去しているし（Janatuinen *et al*., 1995），商業的に取り扱われているオーツ麦にはしばしば小麦の混入があるので，ある程度の注意はやはり必要であろう。スペルト小麦とカムート小麦についてのエビデンスは乏しいが，基本的に小麦の一種であることから，敏感な患者ではセリアック病を惹起することがあるようである。

セリアック病が直接の原因となって死に至るリスクは低いが（Corrao *et al*., 2001），長期間セリアック病に罹患している患者ではT細胞リンパ腫が発生するリスクが高くなる（Meijer *et al*., 2004）。セリアック病患者はまた，疱疹状皮膚炎や甲状腺疾患，アジソン病，悪性貧血，自己免疫性血小板減少症，サルコイドーシス，インスリン依存性糖尿病，IgA 腎症など，その他さまざまな自己免疫疾患に罹患しやすいともいわれている（McGough and Cummings, 2005；Rubio-Tapia and Murray, 2008）。

食物不耐症

食物アレルギーとは対照的に，食物不耐症は非免疫学的メカニズムによる疾患のひとつである。食物アレルギーと不耐症の鑑別は，そのメカニズムと同様にその治療においても重要である。食物不耐症の患者の多くでは，ある程度の量の原因食品は摂取できるのが普通である。それとは対照的に，典型的な食物アレルギーでは原因食品の反応閾値が極めて低い。つまり食物不耐症の管理は食物アレルギーに比較すると容易である。いくつかの重要な例外はあるが，食物不耐症に関する研究は少なく，多くの場合，原因食品や食品原材料の摂取と不利益な反応との因果関係について入念な検証は行われていない。

アナフィラキシー様反応

アナフィラキシー様反応は，肥満細胞あるいは好塩基球のIgEを介さない脱顆粒である（Taylor and Hefle, 2001）。IgE を介した典型的な食物アレルギーと同様なメカニズムであることから，その症状は非常に類似している。アナフィラキシー様反応は薬剤に対する不利益な反応として確認されているが，食物に対しても起こることは証明されていない。

食物代謝性疾患

食物代謝性疾患は，食品中の特定の物質，特に食品中に発生した化学物質に感受性を高めるような遺伝的な代謝障害の結果として発症する（Taylor and Hefle, 2001）。食物代謝性疾患の一例が乳糖不耐症である（Taylor and Hefle, 2001）。フェニルケトン尿症のような先天性異常は，その一部が食事制限に効果があるという点でこの場で取り上げることもできるが，フェニルケトン尿症のような状態は乳糖不耐症よりも深刻であり，特別な医学的管理を必要とするので，本章ではこれ以上の議論は行わない。

乳糖不耐症は，消化管酵素であるβガラクトシダーゼ（ラクターゼ）を欠損するために，牛乳その他乳製品中の乳糖を代謝できなくなることである（Suarez and Savaiano, 1997）。乳糖不耐症の症状は，消化管に限定された穏やかなものであり，腹部の不快感や腹部膨満，泡状の下痢を呈する（Suarez and Savaiano, 1997）。乳糖不耐症は，全世界的に多くの人々が罹患しており，黒人，アメリカ先住民，ヒスパニック，アジア人，ユダヤ人，アラブ人では60～90％とその頻度が高い（Taylor and Hefle, 2001）。対照的に，北アメリカの白人では，せいぜい６～12％である。乳糖不耐症に対する一般的な対処は，乳糖を含む乳製品を避けることであるが，乳糖不耐症患者は食事中のある程度の乳糖は耐容することができ（Taylor and Hefle, 2001），ほとんどの患者は235mL（牛乳１カップ）に含まれる量の乳糖を摂取しても実質的に何も症状はない（Taylor and Hefle, 2001）。さらに，例えばヨーグルトや酸乳などはβガラクトシダーゼ活性を持つ微生物が含まれているので，他の乳製品よりも耐容されやすい（Taylor and Hefle, 2001）。したがって，乳糖不耐症の管理は比較的容易である。

食物特異体質

食物特異体質は，食品あるいは食品原材料に対する不利益な反応であるが，その機序は不明である。特異体質による反応の最もよい例は，亜硫酸塩によって誘発されるぜん息である（Taylor *et al*., 2008）。亜硫酸塩誘発性ぜん息はその因果関係が明らかであるが，その他の食物特異体質でははっきりしていない。心身症もこの範疇に含まれる。

亜硫酸塩はありふれた食品添加物であり，特に発酵食品のような食品には天然でも少量含まれている物質である（Taylor *et al*., 2008）。亜硫酸塩の過敏性が関与する疾患で因果関係が明確なのはぜん息だけであるが，ぜん息患者のうちで亜硫酸塩に過敏性を持つものはわずかしかいない（Taylor *et al*., 2008）。症状のコントロールにステロイドを必要とするような重症ぜん息患者は亜硫酸塩過敏性の最もリスクの高いグループであるが，そのような患者で亜硫酸塩に過敏性を持つものは５％にすぎない（Taylor *et al*., 2008）。亜硫酸塩によって誘発されるぜん息は重篤化し，死に至る可能性もあることが報告されている（Taylor *et al*., 2008）。食品添加物として使用された亜硫酸塩は製品上への表示が義務づけられているので，除去食を行うことは比較的容易である（Taylor *et al*., 2008）。亜硫酸塩に過敏性のあるぜん息患者でも，それが添加された食品の種類（エビやマッシュポテトなど）によっては，少量の亜硫酸塩を摂取することができる（Taylor *et al*., 1988）。亜硫酸塩誘発性ぜん息はその患者にとって大きなリスクではあるが，その認識さえあれば管理は可能である。

その他にもさまざまな食品添加物に対する特異体質がある。タートラジン（汎用的な食品色素でアメリカ食品・医薬品・化粧品法のイエロー５としても知られている）によるぜん息や慢性じん麻疹，その他の食品色素による慢性じん麻疹，グルタミン酸ナトリウム（汎用的な調味料）によるぜん息やグルタミン酸ナトリウム症候群（チャイニーズレストランシンドロームとも呼ばれる），アスパルテームによる偏頭痛やじん麻疹がその例である（Bush and Taylor, 2009）。タートラジンがぜん息や慢性じん麻疹を誘発することは数10年前からいわれていたが，臨床研究のデザインに対する批判もあがっている（Bush and Taylor, 2009）。ぜん息や慢性じん麻疹はしばしば予期せず増悪する慢性的な疾患であり，患者の多くは症状をコントロールするためにさまざまな薬剤を継続的に使用している。臨床研究では負荷試験前にこれら薬剤の休止期間が設けられており，負荷試験も常にブラインドで実施されているわけではない。したがって，症状が増悪すると観察者はタートラジンに反応したと結論するが，単に重要な薬剤を中止したために症状が増悪したという説明も可能である。薬剤を継続したまま実施された研究では，タートラジンの負荷による影響は何も認められていない（Bush and Taylor, 2009）。

グルタミン酸ナトリウム症候群は軽度の自覚症状であり，二重盲検プラセボ対照食物負荷では証明されていない（Kenny, 1986；Bush and Taylor, 2009）。そのためアメリカ実験生物学会の専門家等は，この疾患の誘発におけるグルタミン酸ナトリウムの役割について，とりわけ３g未満では立証されていないと結論づけている（Raiten *et al*., 1995）。グルタミン酸ナトリウムはまたぜん息の原因要素にも関連づけられているが，ぜん息に関するその臨床研究はタートラジンについて触れた批判と同様の問題を含んでいる（Bush and Taylor, 2009）。

将来の方向性

近年，食物アレルギーに関する研究は増加しているが，不明なことも多く残っている。最近終了したEuroPrevallと呼ばれるEUの取組みによって，それらの地域における罹患率の解明が進むものと期待されるが，食物アレルギーの罹患率はアメリカを含めた多くの国々でよくわかっていない。さらに注目に値するのは感作に関係する因子である。普通なら食品タンパク質に対して経口免疫寛容が成立するのに，なぜ特定の人では寛容が起こらないのか，なぜ特定のタンパク質がアレルゲンになりやすいのか，あるいは感作予防における食事療法の役割などもまだよくわかっていない。IgE依存性食物アレルギーの罹患率がみかけ上増加しているということは，その増加をもたらしている因子を理解することの重要性が高まっているということである。IgE依存性食物アレルギーの患者に反応を惹起させる最低閾値については，さらに深い理解が必要である。閾値は患者間でかなりの幅があり，アレルギー食品の種類によっても違いがある。食物アレルギーの消費者を保護するための確かな助言を述べるには，一人ひとりの患者やその集団における閾値について，より完全な理解が求められている。すでに多くの食物アレルゲンの正体が明らかになってはいるが，遺伝子組換え食品のような新しい食品に導入した新規なタンパク質について，それがアレルゲンとなるか否かを判断する適切な方法が求められている。さまざまな食物不耐症に関していえば，亜硫酸塩誘発性ぜん息の機序のような基礎データは他に応用できるものではなく，食品添加物と食物不耐症の因果関係についてもさらなる解明が必要である。

（岩本　洋訳）

推奨文献

Adkinson, N.F., Busse, W.W., Bochner, B.S., *et al.* (eds) (2009) *Middleton's Allergy – Principles and Practice*, 7th Edn. Mosby, St. Louis, MO.

Freeman, H.J., Chopra, A., Clandinin, M.T., *et al.* (2011) Recent advances in celiac disease. *World J Gastroenterol* **17,** 2259–2272.

Metcalfe, D.D., Sampson, H.A., and Simon, R.A. (eds) (2008) *Food Allergy – Adverse Reactions to Foods and Food Additives*, 4th Edn. Blackwell Science, Malden, MA.

[文　献]

Baldo, B.A. (1984) Milk allergies. *Aust J Dairy Technol* **39,** 120–128.

Bannon, G.A., Besler, M., Hefle, S.L., *et al.* (2008) Peanut (*Arachis hypogaea*). *Int Symp Food Allergens* **2,** 87–122.

Bannon, G.A., Goodman, R.E., Leach, J.N., *et al.* (2002) Digestive stability in the context of assessing the potential allergenicity of food proteins. *Comments Toxicol* **8,** 271–275.

Ben-Shoshan, M., Harrington, D.W., Soller, L., *et al.* (2010) A population-based study on peanut, tree nut, fish, shellfish, and sesame allergy prevalence in Canada. *J Allergy Clin Immunol* **125,** 1327–1335.

Bernard, H., Creminon, C., Negroni, L., *et al.* (1999) IgE cross-reactivity with caseins from different species in humans allergic to cows' milk. *Food Agric Immunol* **11,** 101–111.

Bernhisel-Broadbent, J. and Sampson, H.A. (1989) Cross-allergenicity in the legume botanical family in children with food hypersensitivity. *J Allergy Clin Immunol* **83,** 435–440.

Bernhisel-Broadbent, J., Strause, D., and Sampson, H.A. (1992) Fish hypersensitivity. II. Clinical relevance of altered fish allergenicity caused by various preparation methods. *J Allergy Clin Immunol* **90,** 622–629.

Blanco, C., Carrillo, T., Castillo, R., *et al.* (1994) Latex allergy: clinical features and cross-reactivity with fruits. *Ann Allergy* **73,** 309–314.

Bock, S.A., Lee, W.Y., Remigio, L.K., *et al.* (1978) Studies of hypersensitivity reactions to foods in infants and children. *J Allergy Clin Immunol* **62,** 327–334.

Bock, S.A., Munoz-Furlong, A., and Sampson, H.A. (2007) Further fatalities caused by anaphylactic shock, 2001–2006. *J Allergy Clin Immunol* **119,** 1016–1018.

Breiteneder, H. and Mills, E.N.C. (2008) Food allergens: molecular and immunological characteristics. In D.D. Metcalfe, H.A. Sampson, and R.A. Simon (eds), *Food Allergy: Adverse Reactions to Foods and Food Additives*, 4th Edn. Blackwell Publishing, Malden, MA, pp. 43–61.

Burks, W. and Ballmer-Weber, B.K. (2006) Food allergy. *Mol Nutr Food Res* **50,** 595–603.

Burks, A.W., Laubach, S., and Jones, S.M. (2008) Oral tolerance, food allergy, and immunotherapy: implications for future treatments. *J Allergy Clin Immunol* **121,** 1344–1350.

Bush, R.K. and Taylor, S.L. (2009) Adverse reactions to food and drug additives. In N.F. Adkinson, W.W. Busse, B.S. Bochner, *et al.* (eds), *Middleton's Allergy: Principles and Practice*, Vol. 2, 7th Edn. Mosby, St. Louis, MO, pp. 1169–1187.

Businco, L., Cantani, A., Longhi, M., *et al.* (1989) Anaphylactic reactions to a cow milk whey protein hydrolysate (Alfa-Re Nestlé) in infants with cow's milk allergy. *Ann Allergy* **62,** 333–335.

Businco, L., Dreborg, S., Einarsson, R., *et al.* (1993) Hydrolysed cow's milk formulae. Allergenicity and use in treatment and prevention. An ESPACI position paper. *Pediatr Allergy Immunol* **4,** 101–111.

Corrao, G., Corazza, G.R., Bagnardi, V., *et al.* (2001) Mortality in patients with celiac disease and their relatives: a cohort study. *Lancet* **358,** 356–361.

Crevel, R.W.R., Kerkhoff, M.A.T., and Koning, M.M.G. (2000) Allergenicity of refined vegetable oil. *Food Chem Toxicol* **38,** 385–393.

Daul, C.B., Morgan, J.E., and Lehrer, S.B. (1993) Hypersensitivity reactions to crustacea and mollusks. *Clin Rev Allergy* **11,** 201–222.

Duggan, J.M. (1997) Recent developments in our understanding of adult coeliac disease. *Med J Aust* **166,** 312–315.

Ebisawa, M., Ikematsu, K., Imai, T., *et al.* (2003) Food allergy in Japan. *Allergy Clin Immunol Int* **15,** 214–217.

Emmett, S.E., Angus, F.J., Fry, J.S., *et al.* (1999) Perceived prevalence of peanut allergy in Great Britain and its association with other atopic conditions and with peanut allergy in other household members. *Allergy* **54,** 380–385.

Faeste, C.K., Namork, E., and Lindvik, H. (2009) Allergenicity and antigenicity of fenugreek (*Trigonella foenum-graecum*) proteins in foods. *J Allergy Clin Immunol* **123,** 187–194.

Fasano, A., Berti, I., Gerarduzzi, T., *et al.* (2001) Prevalence of celiac disease in at-risk and not-at- risk groups in the United States. *Arch Intern Med* **163,** 286–292.

Food and Agricultural Organization of the United Nations (1995) *Report of the FAO Technical Consultation on Food Allergies.* FAO, Rome, November 13–14.

Gern, J.E., Yang, E., Evrard, H.M., *et al.* (1991) Allergic reactions to milk-contaminated "non-dairy" products. *N Engl J Med* **324,** 976–979.

Goodman, R.E., Hefle, S.L., Taylor, S.L., *et al.* (2005) Assessing genetically modified crops to minimize the risk of increased food allergy: a review. *Int Arch Allergy Immunol* **137,** 153–166.

Hansen, T.K., Poulsen, L.K., Skov, P., *et al.* (2004) A randomized, double-blind, placebo-controlled oral challenge study to evaluate the allergenicity of commercial, food-grade fish gelatin. *Food Chem Toxicol* **42,** 2037–2044.

Hefle, S.L., Nordlee, J.A., and Taylor, S.L. (1996) Allergenic foods. *Crit Rev Food Sci Nutr* **36,** S69–S89.

Herian, A.M., Taylor, S.L., and Bush, R.K. (1990) Identification of soybean allergens by immunoblotting with sera from soy-allergic adults. *Int Arch Allergy Appl Immunol* **92,** 193–198.

Hoffman, D.R. and Collins-Williams, C. (1994) Cold-pressed peanut oils may contain peanut allergen. *J Allergy Clin Immunol* **93,** 801–802.

Holtmeier, W., Rowell, D.L., Nyberg, A., *et al.* (1997) Distinct δ T cell receptor repertoires in monozygotic twins concordant for coeliac disease. *Clin Exp Immunol* **107,** 148–157.

Hourihane, J.O'B., Dean, T.P., and Warner, J.O. (1996) Peanut allergy in relation to heredity, maternal diet, and other atopic diseases: results of a questionnaire survey, skin prick testing, and food challenge. *BMJ* **313,** 518–521.

Inman-Felton, A.E. (1999) Overview of gluten sensitive enteropathy (celiac sprue). *J Am Diet Assoc* **99,** 352–362.

Janatuinen, E.K., Pikkarainen, P.H., Kemppainen, T.A., *et al.* (1995) A comparison of diets with and without oats in adults with celiac disease. *N Engl J Med* **333,** 1033–1037.

Jankiewicz, A., Baltes, W., Bogl, K., *et al.* (1997) Influence of food processing on the immunochemical stability of celery allergens. *J Sci Food Agric* **75,** 357–370.

Kanny, G., de Hauteclocque, C., and Moneret-Vautrin, D.A. (1996) Sesame seed and sesame seed oil contain masked allergens of growing importance. *Allergy* **51,** 952–957.

Kenney, R.A. (1986) The Chinese restaurant syndrome: an anecdote revisited. *Food Chem Toxicol* **24,** 351–354.

Kirjavainen, P.V., Apostolou, E., Salminen, S.J., *et al.* (1999) New aspects of probiotics – a novel approach in the management of food allergy. *Allergy* **54,** 909–915.

Ko, J. and Mayer, L. (2005) Oral tolerance: lessons on treatment of food allergy. *Eur J Gastroenterol Hepatol* **17,** 1299–1303.

Lack, G. and Du Toit, G. (2008) Prevention of food allergy. In D.D. Metcalfe, H.A. Sampson, and R.A. Simon (eds), *Food Allergy: Adverse Reactions to Foods and Food Additives*, 4th Edn. Blackwell Publishing, Malden, MA, pp. 470–481.

Langeland, T. (1983) A clinical and immunological study of allergy to hen's egg white. VI. Occurrence of proteins cross-reacting with allergens in hen's egg white as studied in egg white from turkey, duck, goose, seagull, and in hen egg yolk, and hen and chicken sera and flesh. *Allergy* **39,** 339–412.

Laoprasert, N., Wallen, N.D., Jones, R.T., *et al.* (1998) Anaphylaxis in a milk-allergic child following ingestion of lemon sorbet containing trace quantities of milk. *J Food Prot* **61,** 1522–1524.

Leung, D.Y.M., Sampson, H.A., Yunginger, J.W., *et al.* (2003) Effect of anti-IgE therapy in patients with peanut allergy. *N Engl J Med* **348,** 986–993.

Logan, R.F.A. (1992) Descriptive epidemiology of celiac disease. In D. Branksi, P. Rozen, and M.F. Kagnoff (eds), *Gluten-Sensitive Enteropathy, Frontiers in Gastrointestinal Research*, Vol. 19. Karger, Basel, pp. 1–14.

Lucas, C.D., Taylor, S.L., and Hallagan, J.B. (2001) The role of natural color additives in food allergy. *Adv Food Nutr Res* **43,** 195–216.

Maiuri, L., Picarella, A., Boirivant, M., *et al.* (1996) Definition of the initial immunologic modifications upon in vitro gliadin challenge in the small intestine of celiac patients. *Gastroenterology* **110,** 1368–1378.

McGough, N. and Cummings, J.H. (2005) Coeliac disease: a diverse clinical syndrome caused by intolerance to wheat, barley, and rye. *Proc Nutr Soc* **64,** 434–450.

Meijer, J.W., Mulder, C.J., Goerres, M.G., *et al.* (2004) Coeliac disease and (extra)intestinal T-cell lymphomas: definition, diagnosis, and treatment. *Scand J Gastroenterol Suppl* **241,** 78–84.

Mills, E.N.C. and Mackie, A.R. (2008) The impact of processing on allergenicity of food. *Curr Opin Allergy Clin Immunol* **8,** 249–253.

Moneret-Vautrin, D.A., Guerin, L., Kanny, G., *et al.* (1999) Cross-allergenicity of peanut and lupine: the risk of lupine allergy in patients allergic to peanut. *J Allergy Clin Immunol* **104,** 883–888.

Müller, U., Weber, W., Hoffmann, A., *et al.* (1998) Commercial soybean lecithins: a source of hidden allergens? *Z Lebensm Unters Forsch* **207,** 341–351.

Neistijl Jansen, J.J., Kardinaal, A.F.M., Huijbers, G., *et al.* (1994) Prevalence of food allergy and intolerance in the adult Dutch population. *J Allergy Clin Immunol* **93,** 446–456.

Niinimaki, A., Bjorksten, F., Puukka, M., *et al.* (1989) Spice allergy: results of skin prick tests and RAST with spice extracts. *Allergy* **44,** 60–65.

Nilsson, C., Oman, H., Hallden, G., *et al.* (1999) A case of allergy to cow's milk hydrolysate. *Allergy* **54,** 1322–1326.

Nordlee, J.A., Taylor, S.L., Townsend, J.A., *et al.* (1996) Identification of Brazil nut allergen in transgenic soybeans. *N Engl J Med* **334,** 688–692.

Pumphrey, R.S.H. and Gowland, H. (2007) Further fatal allergic reactions to foods in the United Kingdom, 1999–2006. *J Allergy Clin Immunol* **119,** 1018–1019.

Raiten, D.J., Talbot, J.M., and Fisher, K.D. (1995) *Analysis of Adverse Reactions to Monosodium Glutamate (MSG)*. Life Sciences Research Office, Federation of American Societies for Experimental Biology, Bethesda, MD.

Rance, F., Abbal, M., and Dutau, G. (2001) Mustard allergy in children. *Pediatr Pulmonol* **23,** 44–45.

Rona, R.J., Keil, T., Summers, C., *et al.* (2007) The prevalence of food allergy: a meta analysis. *J Allergy Clin Immunol* **120,** 638–646.

Rubio-Tapia, A. and Murray, J.A. (2008) Gluten-sensitive enteropathy. In D.D. Metcalfe, H.A. Sampson and R.A. Simon (eds), *Food Allergy: Adverse Reactions to Foods and Food Additives*, 4th Edn. Blackwell Publishing, Malden, MA, pp. 211–222.

Sampson, H.A. (1990) Food allergy. *Curr Opin Immunol* **2,** 542–547.

Sampson, H.A. (1996) Epidemiology of food allergy. *Pediatric Allergy and Immunol* **7**(Suppl 9), 42–50.

Sampson, H.A. (2003) Anaphylaxis and emergency treatment. *Pediatrics* **111,** 1601–1608.

Sampson, H.A. (2004) Update on food allergy. *J Allergy Clin Immunol* **113,** 805–819.

Sampson, H.A., Mendelson, L., and Rosen, J. (1992) Fatal and near-fatal anaphylactic reactions to foods in children and adolescents. *N Engl J Med* **327,** 380–384.

Savage, J.H., Matsui, E.C., Skripak, J.M., *et al.* (2007) The natural history of egg allergy. *J Allergy Clin Immunol* **120,** 1413–1417.

Sicherer, S.H., Furlong, T.J., Maes, H.H., *et al.* (2000) Genetics of peanut allergy: twin study. *J Allergy Clin Immunol* **106,** 53–56.

Sicherer, S.H., Munoz-Furlong, A., Godbold, J.H., *et al.* (2010) US prevalence of self-reported peanut, tree nut, and sesame allergy: 11-year follow-up. *J Allergy Clin Immunol* **125,** 1322–1326.

Sicherer, S.H., Munoz-Furlong, A., and Sampson, H.A. (2004) Prevalence of seafood allergy in the United States by a random telephone survey. *J Allergy Clin Immunol* **114,** 159–165.

Skolnick, H., Conover Walker, M.K., Barnes-Koerner, C, *et al.* (2001) The natural history of peanut allergy. *J Allergy Clin Immunol* **107,** 367–374.

Skripak, J.M., Matsui, E.C., Mudd, K., *et al.* (2007) The natural history of IgE-mediated cow's milk allergy. *J Allergy Clin Immunol* **120,** 1172–1177.

Sloan, A.E. and Powers, M.E. (1986) A perspective on popular perceptions of adverse reactions to foods. *J Allergy Clin Immunol* **78,** 127–133.

Sporik, R. and Hill, D. (1996) Allergy to peanuts, nuts, and sesame seed in Australian children. *BMJ* **313,** 1477–1478.

Suarez, F.L. and Savaiano, D.A. (1997) Diet, genetics, and lactose intolerance. *Food Technol* **51,** 74–76.

Taylor, S.L. (2009) Gluten-free ingredients. In E.K. Arendt and F. Dal Bello (eds), *The Science of Gluten-Free Foods and Beverages*. American Association. of Cereal Chemists International, St. Paul, MN, pp. 83–87.

Taylor, S.L. and Dormedy, E.S. (1998) The role of flavoring substances in food allergy and intolerance. *Adv Food Nutr Res* **42,** 1–44.

Taylor, S.L. and Hefle, S.L. (2001) Food allergies and other food sensitivities. *Food Technol* **55,** 68–83.

Taylor, S.L. and Lehrer, S.B. (1996) Principles and characteristics of food allergens. *Crit Rev Food Sci Nutr* **36,** S91–118.

Taylor, S.L., Bush, R.K., and Nordlee, J.A. (2008) Sulfites. In D.D. Metcalfe, H.A. Sampson, and R.A. Simon (eds), *Food Allergy: Adverse Reactions to Foods and Food Additives*, 4th Edn. Blackwell Publishing, Malden, MA, pp. 353–368.

Taylor, S.L., Bush, R.K., Selner, J.C., *et al.* (1988) Sensitivity to sulfited foods among sulfite-sensitive asthmatics. *J Allergy Clin Immunol* **81,** 1159–1167.

Taylor, S.L., Hefle, S.L., Bindslev-Jensen, C., *et al.* (2002) Factors affecting determination of threshold doses for allergenic foods: how much is too much? *J Allergy Clin Immunol* **109,** 24–30.

Taylor, S.L., Hefle, S.L., and Munoz-Furlong, A. (1999) Food allergies and avoidance diets. *Nutr Today* **34,** 15–22.

Taylor, S.L., Moneret-Vautrin, D.A., Crevel, R.W.R., *et al.* (2010) Threshold dose for peanut: risk characterization based upon diagnostic oral challenges of a series of 286 peanut-allergic individuals. *Food Chem Toxicol* **48,** 814–819.

Teuber, S.S., Brown, R.L., and Haapanen, L.A.D. (1997) Allergenicity of gourmet nut oils processed by different methods. *J Allergy Clin Immunol* **99,** 502–507.

Van Asperen, P.P., Kemp, A.S., and Mellis, C.M. (1983) Immediate food hypersensitivity reactions on the first known exposure to food. *Arch Dis Child* **58,** 253–256.

Van Ree, R. (2004) Clinical importance of cross-reactivity in food allergy. *Curr Opin Allergy Clin Immunol* **4,** 235–240.

Vandenplas, Y., Hauser, B., Van den Borre, C., *et al.* (1995) The long-term effect of a partial whey hydrolysate formula on the prophylaxis of atopic disease. *Eur J Pediatr* **154,** 488–494.

Wal, J.M. (2002) Cows' milk proteins/allergens. *Ann Allergy Asthma Immunol* **89**(Suppl), 3–10.

Wang, J. (2008) Oral allergy syndrome. In D.D. Metcalfe, H.A. Sampson, and R.A. Simon (eds), *Food Allergy: Adverse Reactions to Foods and Food Additives*, 4th Edn. Blackwell Publishing, Malden, MA, pp. 133–143.

Wang, J. and Sampson, H.A. (2007) Food anaphylaxis. *Clin Exp Allergy* **37,** 651–660.

Williams, A.N. and Simon, R.A. (2008) Food-dependent exercise- and pressure-induced syndromes. In D.D. Metcalfe, H.A. Sampson, and R.A. Simon (eds), *Food Allergy: Adverse Reactions to Foods and Food Additives*, 4th Edn. Blackwell Publishing, Malden, MA, pp. 584–595.

Wuthrich, B., Stager, J., and Johansson, S.G.O. (1990) Celery allergy associated with birch and mugwort pollenosis. *Allergy* **45,** 566–571.

Yunginger, J.W., Gauerke, M.B., Jones, R.T., *et al.* (1983) Use of radioimmunoassay to determine the nature, quantity and source of allergenic contamination of sunflower butter. *J Food Prot* **46,** 625–628.

Yunginger, J.W., Sweeney, K.G., Sturner, W.Q., *et al.* (1988) Fatal food-induced anaphylaxis. *JAMA* **260,** 1450–1452.

Zeiger, R.S. and Heller, S. (1995) The development and prediction of atopy in high-risk children: follow-up at seven years in a prospective randomized study of combined maternal and infant food allergy avoidance. *J Allergy Clin Immunol* **95,** 1179–1190.

72

食品の生物学的栄養強化：野菜の栄養素および大豆の油脂分品質改良のための育種と遺伝子組換え方法

Prasad Bellur, Shantala Lakkanna, Jaya Joshi, Joseph Cornelius, Federico Tripodi, and Sekhar Boddupalli

要　約

過去20年にわたり，世界中で肥満や糖尿病が劇的に増加している。有病率とこの世界的な食生活関連病の流行の増加は，一般的に高カロリー・低栄養食と高齢人口の増加とデスクワークの多いライフスタイルのせいである。野菜の消費の増加は慢性の食生活関連病のリスクを下げるという十分な科学的な裏づけがある。特有の栄養価と消費を高めることの必要性にもかかわらず，野菜の消費はその味やみた目の悪さや使いにくさのため，十分ではない。野菜中の必須栄養素の前駆体や植物栄養素を増やすことは，高栄養価を実現するとともに消費者の知覚に魅力的な影響を与えるであろう。満たされない消費者のニーズに応え，世界的な農業の生産性向上に応えるための重要な機会が，育種，バイオテクノロジー，ハイスループット分析と分子栄養学的手段の進歩の統合にある。さまざまな消費者特性と農業特性のための遺伝資源の多様性が，全ゲノム配列，分子マーカー，生化学的経路の洞察，そしてハイスループットの表現パターンの検査を使うことで消費向上と作物の生産性を確実にする急速な新規作物品種の革新を可能にする。本章で著者らは，栄養価と消費者アピールに結びつく野菜中のいくつかの必須栄養素と生化学的に活性のある植物栄養素増強のための遺伝学的・バイオテクノロジー的なアプローチを概説したい。飽和脂肪酸の減少，シェルフライフの向上，有益なω-3脂肪酸の飛躍的増加による大豆油の品質向上の進展についてもまた簡単に述べる。

はじめに

疫学研究は，果物や野菜を豊富に摂ることは食物関連と加齢に関する慢性疾患を減らすことを示唆している。人口当たりの果物や野菜の消費は世界中で推奨されている量と比べて非常に少ない（訳注：アメリカの話であるが日本はそれよりさらに少ない）。アメリカ農務省はアメリカ国民の90～97％は食物繊維やビタミンE，カリウムなどよく知られている栄養素の摂取が不十分であると推定している。2050年までに世界人口は90億人になると予測されているが，十分な量の栄養に富んだ作物を生産する必要がある。そのため，世界的な肥満の増加および，発展途上国に存続する栄養不良を軽減し，高収量で栄養強化された作物品種を緊急に開発する必要があり，関心も高まっている（Connolly, 2008）。

必須栄養素は，一般的に生体の成長と生存に影響を与える食物中の物質であるとされている。最近の研究では，必須栄養素はその基本的なニーズを超えた役割，つまり全身性炎症や酸化的ストレスによる慢性疾患に関する生化学的なプロセスに影響を与える役割を果たすことが示唆された。例えば，葉酸はヌクレオチド合成とヒト細胞でのアミノ酸合成に不可欠である（Basset *et al*., 2005；Rébeillé *et al*., 2006）。食事由来の葉酸不足の影響には1炭素代謝の揺らぎが含まれ，これは赤血球の代謝回転の低下（巨赤芽球性貧血），先天性欠損症（神経管欠損症［NTD］），および血漿ホモシステイン値上昇（血管疾患の新しいリスクファクター）の原因のひとつとなる

(Scott *et al*., 2000；Jang *et al*., 2005)。食事の栄養強化に加えて，主要作物や野菜の生物学的栄養強化は生鮮食料品からのこの必須栄養素の高摂取の要求にも合致するものとなるであろう。

似たような線で，カルシウムの欠乏は高齢者の人口が増えるため世界的に重要な問題である。長期のカルシウム欠乏は骨量の減少と骨粗鬆症による身体障害を導く。果物や野菜中のカルシウムの生物学的強化は食事での摂取レベルの増加だけでなく，生体利用効率や骨代謝に影響を与える作物中の他の相乗的な植物栄養素にも影響を与える。

慢性の酸化的ストレスや炎症は心疾患や神経疾患，癌，白内障，炎症性疾患，加齢による黄斑変性症などの病気の発生と進行にかかわる（Bramley *et al*., 2000)。αトコフェロールは一般的に抗酸化物質ビタミンEとして認識されている。最近の科学的証拠は大豆やトウモロコシに豊富なγトコフェロールは主に抗炎症作用を持ち，αトコフェロールと比べて低い抗酸化作用を保持していることが示唆されている。作物中のビタミンE同族体の質と量の変更はバイオテクノロジーと育種により著しい進展がもたらされた。

野菜は必須栄養素の豊かな源であるだけでなく，リコペンやアントシアニン，有益な作用を持つグルコシノレートのような生理活性を持った植物栄養素も含んでいる。これらの成分のいくつかは，その想定される健康効果のために単離して研究されている。最新の研究で，疫学的研究，細胞試験，そして前臨床動物試験が，アントシアニンは抗酸化や抗炎症活性の結果として，心疾患や糖尿病，関節炎，癌のリスク低減に役割を果たすことを明らかにした（Middleton, 1998)。したがって，これらの植物栄養素や生理活性成分の主な作用機作は，組織が慢性症状にかかりやすくする加齢に伴い増加する炎症の速度を低減させるかもしれないと考えられる。この仮説は動物モデルと，わずかではあるがヒト介入試験の作用機構研究により支持されている。育種とバイオテクノロジー技法を使った，必須栄養素とともに植物栄養素を組み合わせた植物品種の開発は，抽出した栄養素での効果よりむしろ全食事の系におけるヒトの健康への影響の評価を可能とする。

栄養と健康に加えて，βカロテンやリコペン，フラボノイド，アントシアニンのような栄養素や植物栄養素のいくつかは（みかけの）色や香味への効果による消費者アピールの向上をもたらす。カロテノイド派生の揮発性物質は果物に関係する好ましい芳香の生成に関与している。さらに，緑色の葉物やアブラナ科の野菜の好ましくない匂いを除去するという可能性もある。例えば，普通のレタスは最もよく食べられている野菜のひとつであるが，ビタミンAとCのような栄養素は少ししかない。その匂いを変えずにレタスの品種の栄養含量を改善することで公衆の健康に対し大きく寄与することができる。対照的に，栄養分に富んだロメインレタス品種の苦み成分はその消費を抑制する。ブロッコリーのようなアブラナ科の野菜の多い食事は健康に結びついていて，特にある種の癌の発生を低減する。ブロッコリーはスルホラファンの食事由来源である植物栄養素のグルコラファニンを大量に蓄積している。スルホラファンは酸化的ストレスや炎症からのダメージの軽減を助ける第Ⅱ相の抗酸化酵素の強力な誘発剤であるとの重要な科学的根拠がある。抗酸化酵素のビタミンA，C，Eの活性を増強し維持する役割を示す膨大な生化学的根拠がある。遺伝子マーカーを使って，ブロッコリーの味に影響を与えずに高濃度のグルコラファニンを含むブロッコリー品種の開発に大きな進展があった。今後，先進的メタボロミクス法は分子マーカー法との組合わせで，必須栄養素と植物栄養素を，香味・みかけの改善とともに高めた果物や野菜の発見や開発のチャンスを提供する。

生物学的栄養強化とは従来の育種と分子育種，遺伝子組換えによる植物の栄養強化を指す（図72.1）。多様な遺伝資源へのアクセスはしっかりしたハイスループットな作物分析法とあいまって，生物学的栄養強化の基礎を形作る。ひとたび望む特性を持つ遺伝資源が同定されると，期待に添う農業形質と向上した消費者利益のための適切な育種戦略が採用される。従来の育種で複数の特性の選抜を行うことは難しく，時間がかかる。マーカー支援育種とハイスループット表現型検査を配備した現代の植物育種戦略は，植物育種プロセスを加速させる。育種技術を使った製品開発は，しばしば多様な特性を持つ育種遺伝資源の入手が困難なために限界がある。このような場合に，最近のゲノム配列の進展と生合成系の理解，対象遺伝子の詳細な機能性と連動したバイオテクノロジーのアプローチが新たな特性の作物への取込みを可能にする。

本報告において著者らは，葉酸やビタミンE，カルシウムのような栄養素とアントシアニンやリコペン，グルコラファニンのような生理活性植物栄養素の生合成系と遺伝子制御の解明における理解の進歩について述べたい。野菜に豊富なこれらの微量栄養素に加えて，食用油脂のような主要栄養素は消費者の総合的な健康に大きな影響を与える。大豆の飽和脂肪酸を減らし，健康によいω-3脂肪酸の前駆体であるステアリドン酸（SDA）を組み込むバイオテクノロジーと育種の展開で大きな進展がなされた。大豆油の高品質特性の開発と市場化進展の具体的な事例も述べる。

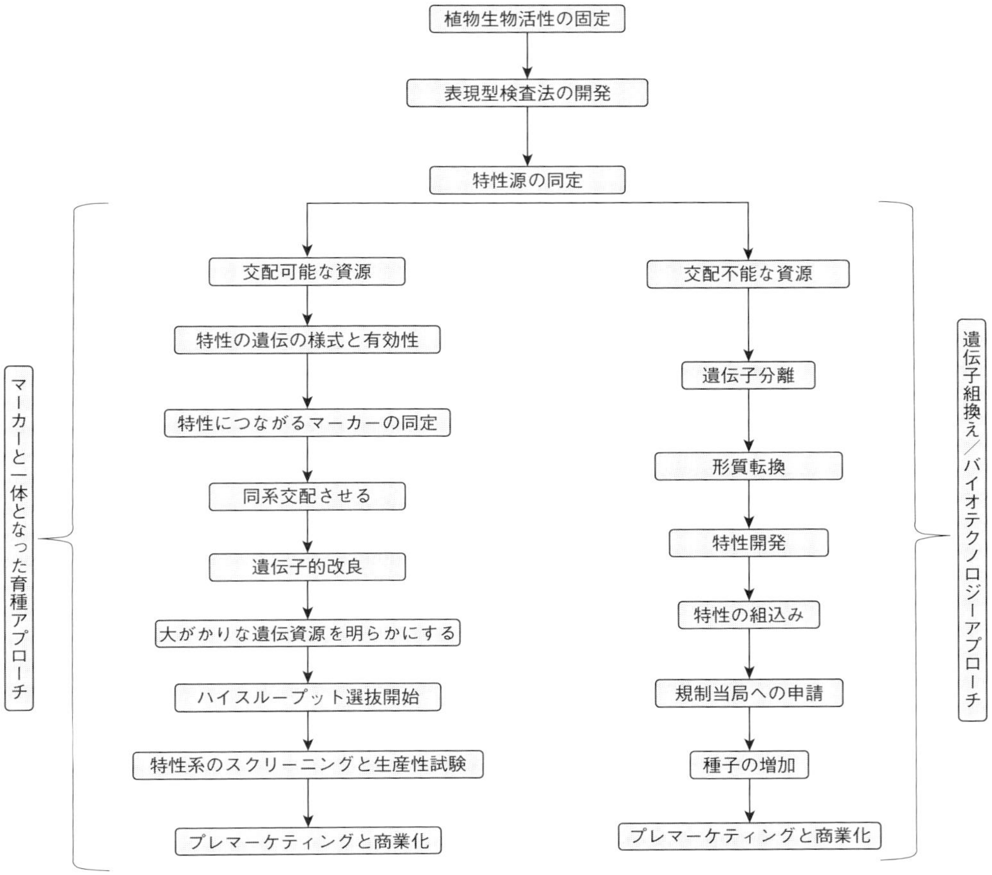

図72.1　植物で生成された生理活性物質の強化のアプローチの概覧

必須栄養素を含む作物の生物学的強化

葉　　酸

葉酸（ビタミンB_9）はテトラヒドロ葉酸（THF）に由来する分子群を表す総称である（第21章参照）。THFとその誘導体つまり“葉酸”はヌクレオチド生合成やアミノ酸代謝に欠かせない1炭素転移反応の必須補助因子である（Basset *et al*., 2005；Rébeillé *et al*., 2006）。葉酸は植物と微生物で合成される。そのため，ヒトと動物は葉酸を食料からの供給に依存している（Scott *et al*., 2000）。葉酸の推奨量（recommended dietary allowance：RDA）は成人では1日当たり400μg，妊娠女性で1日当たり600μgである（DellaPenna, 2007）。臨床および疫学的根拠は，葉酸の摂取は世界のほとんどの人々で最適値以下であることを示している。不十分な食事での葉酸摂取はC1（ワンカーボン）代謝を不安定にする。これは赤血球の代謝回転の低下（巨赤芽球性貧血）や血漿ホモシステイン値上昇（血管疾患の新しいリスクファクター），先天性欠損症（神経管欠損症：NTD），循環器疾患のリスク増大，異常なDNAメチレーションパターン（Scott *et al*., 2000；Jang *et al*., 2005），いろいろな神経変性疾患（Stover, 2004）の一因となる。

葉酸は，プテリジン，パラアミノ安息香酸（PABA），グルタミン酸という3つの異なった成分から組み立てられた複合分子である。微生物では葉酸合成は細胞質ゾルで行われるが，植物では細胞質ゾルに加えて色素体やミトコンドリアでも行われる。葉酸のプテリジン部分は細胞質ゾルでグアノシン三リン酸（GTP）から形成され，PABA部分は色素体でコリスミ酸から形成される。プテリジンとPABAはミトコンドリアに運ばれ，そこで2つは結合し，グルタミン酸が添加されて還元され，THFが生成される。1つのグルタミン酸を持ったTHF（THF-Glu1）はミトコンドリアで合成され，他の細胞コンパートメントに葉酸トランスポーターを通して移される。次にγ位で結合したグルタミン酸の短い鎖がミトコンドリアや色素体，細胞質ゾルで加えられ，葉酸ポリグルタミン酸（THFGlun）が産生される。シロイヌナズナ（*Arabidopsis*）では，ミトコンドリア，細胞質ゾル，葉緑体そ

表72.1　選択した野菜での葉酸の強化のための遺伝子組換え過剰発現研究

作物	遺伝子	遺伝資源	プロモーター	増加の大きさ	文献
トマト	GCH–1	哺乳類	Fruit specific (E8)	果実　葉酸 2倍に増加	Diaz de la Garza *et al*. (2004)；Garza *et al*. (2007)
	ADCS	シロイヌナズナ	Fruit specific (E8)	差なし	Garza *et al*. (2007)
	ADCS と GCH1	交配 シロイヌナズナの ADCS と哺乳類の GCH–1	Fruit specific (E8)	25倍増加	Garza *et al*. (2007)
レタス	folE (GCH1)	ニワトリ	35S CaMV プロモーター	2.1～8.5倍増加	Nunes *et al*. (2009)

れぞれに存在する葉酸ポリグルタミン酸合成酵素（FPGS）のアイソザイムをコーディングする３つの遺伝子が同定されている（Ravanel *et al*., 2001）。

作物植物には葉酸生合成遺伝子の遺伝子地図に関する論文で利用できる情報はない。野菜における葉酸増強のための遺伝子組換えのアプローチについては表72.1にまとめてある。哺乳類から採ったGTP–シクロヒドロラーゼ1（GCH–1）とシロイヌナズナから採ったアミノデオキシコリスミ酸合成酵素はトマトにおいて果物特異的なプロモーター H8 のコントロール下で過剰発現された。哺乳類の遺伝子を持った組換えトマトは葉酸のレベルが２倍の増加を示したが，シロイヌナズナの遺伝子では葉酸のレベルは変わらなかった。*GCHI*$^{+}$/*AtADCS*（ダブル組換え）遺伝子を持つものの交配で得られた植物体は野生型植物と比べ25倍の葉酸を蓄積していた。このダブル組換えの葉酸レベルは葉物野菜の葉酸，および妊娠女性のための推奨量と同等である。同様に，ニワトリから採ったGCH1 を過剰発現させたレタスは8.5倍の葉酸レベル増加を示した。これらの結果は，野菜への葉酸増強において遺伝子組換えアプローチが成功していることを支持するものである。

ビタミンE

ビタミンEはαトコフェロール活性を持ち，もっぱら植物と酸素発生型の光合成生物によって合成される代表的な脂溶性ビタミンの天然に存在する化合物の一般名である（Bramley *et al*., 2000）（第14章参照）。トコフェロールとトコトリエノールはそれぞれα，β，δ，γと名づけられた４つの誘導体を持ち，これらは環のメチル基の数と位置で異なっている。それらは野菜油脂の酸化的安定性と作物植物の栄養品質に重要な役割を担う。天然のαトコフェロールは合成トコフェロールより高い生物活性を持つ。しかしながら，すべてのトコフェロールは細胞膜のフリーラジカルを抑制し，多価不飽和脂肪酸を守る能力を持っている（Brigelius–Flohe and Traber, 1999；Hunter and Cahoon, 2007）。酸化LDLレベルはアテローム性動脈硬化では増加し，高いレベルは心臓血管系イベントを予見する。ビタミンEは生体内でも人々への補給でもLDL酸化を阻害する。フリーラジカルの細胞組織ダメージは心疾患や神経疾患，癌，白内障，炎症性疾患，加齢黄斑変性症にかかわる（Bramley *et al*., 2000）。野菜のなかで，ブロッコリー（*Brassica oleracea* var *italica*）の茎組織は花や葉より高いトコフェロール含量を保持している（Guo *et al*., 2001）。推奨食事レベルでの普通のブロッコリー摂取は，血漿中のαトコフェロール（もしくはβカロテン）に影響を与えることなく血漿中のγトコフェロール（とルテイン）の濃度を高める（Granado *et al*., 2006）。

植物でのトコフェロール生合成系はトコフェロールの分子の頭部，ホモゲンチジン酸（HGA）の合成に細胞質ゾルの芳香族アミノ酸代謝を，疎水性の尾部の合成には色素体のデオキシキシラロース–5–リン酸系を利用している。生合成系は速度を制御する上流部分と合成を制御する下流部分に分けられる。最初の潜在的速度制御ポイントはヒドロキシフェニルピルビン酸ジオキシゲナーゼ（HPPD）とゲラニルゲラニル二リン酸還元酵素（GGDPR）が含まれ，これらはそれぞれ芳香族の頭部前駆体HGAと尾部前駆体のフィチル二リン酸（PDP）を合成する。他の重要な速度制御酵素はホモゲンチジン酸フィチルトランスフェラーゼ（HPT，VTE2とも呼ばれる）である。この酵素はHGAとPDPを縮合して，最初のプレニルキノン中間体，メチルフィチルベンゾキノン（MPBQ）を形成する反応を触媒する。MPBQはさらに2–メチル–6–フィチル–1,4–ベンゾキノールメチルトランスフェラーゼ（VTE3）の働きでDMPBQ（2,3–ジメチル–6–フィチル–1,4–ベンゾキノール）に変換される。DMPBQはトコフェロールシクラーゼ（VTE1）によりγトコフェロールへと変換される。VTE4（γトコフェロールメチ

表72.2　選ばれた野菜のビタミンE強化のための遺伝子組換え過剰発現研究

作物	遺伝子	遺伝資源	プロモーター	増加強度	文献
レタス	HPT/VTE2とトコフェロールシクラーゼ（TC/VTE1）	シロイヌナズナ	CaMV 35Sプロモーター	＞2倍	Lee *et al*. (2007)
レタス	γ-TMT	シロイヌナズナ	CaMV 35Sプロモーター	2倍	Cho *et al*. (2005)
ジャガイモ	HPPD, HPT	シロイヌナズナ	構造的に過剰発現	2倍	Crowell *et al*. (2008)

ルトランスフェラーゼ）はδトコフェロールをβトコフェロールに，γトコフェロールをαトコフェロールに，基質によって変換する。

ビタミンEはモデル植物と商業化作物の両方で育種とバイオテクノロジーのアプローチにより強化された。モデル植物のシロイヌナズナではQTL（量的形質座位）は種子のトコフェロールのレベルのためにLandsberg *erecta*（Ler）とColumbia（Col）またはCape Verde Islands（Cvi）の近交系統から開発した組換え近交系を使って同定された。VTE4もまたビタミンEのための量的形質座位のQVE3に位置づけられた。ビタミンEは育種によりいくつかの植物で強化されたが，野菜ではできていない。

ビタミンEはいくつかの野菜で遺伝子組換えのアプローチで強化された（表72.2）。シロイヌナズナのVTE4の種子特異的な過剰発現は種子のαトコフェロール含量を80倍に増強し，その基質のγトコフェロールを相当量減少させた（Shintani and DellaPenna, 1998）。シロイヌナズナで増加したHPPDの発現は，コントロールと比較して葉のトコフェロールレベルは37％にまで増加し，種子のトコフェロールレベルは28％増加するという結果になった（Tsegaya *et al*., 2002）。そのため，VTE4とHPPDでの対立遺伝子変異は潜在的にαトコフェロールレベルに影響を及ぼすかもしれない。ビタミンEレベルの変化は，異なった植物器官でのその蓄積量による。最も高いレベルでの存在は種子である。プロモーターの選択もまたビタミンE増強のための遺伝子組換えの提供に重要である。

カルシウム

ほとんどの果物と野菜は体内に吸収されるカルシウムの主要な供給源ではない（Morris *et al*., 2007）。食事のカルシウムの約70％は牛乳と乳製品に由来する。少数の緑色野菜と乾燥フルーツだけがカルシウムのよい供給源である一方，ミネラルウォーターを含む飲料水は毎日の食事で要求されるカルシウムの6～7％を供給する（Guéguen and Pointillart, 2000）。牛乳で供給されるカルシウムの栄養的有効性には疑問の余地がないが，牛乳が他の供給源より生物学的によいカルシウムを供給しているかどうかについてはいまだに論争がある。

カルシウム不足は世界的に人類の重要な問題である（第28章参照）。長期のカルシウム不足は骨量の減少と骨粗鬆症につながる。カルシウムの食事摂取基準は体内のカルシウムの望ましい貯留に関連づけたレベルで設定される。高い骨密度は骨折の発生と骨粗鬆症の可能性を下げるので，1人1日当たり1,300mgが推奨されている。骨粗鬆症は男女ともに発生するが，女性のほうが多い。高い骨密度に到達する重要な要因は吸収・貯留を通じてカルシウムの最高値を維持することである。果物や野菜中の体内に吸収されるカルシウムの濃度を高めることは，カルシウムの摂取を高める可能性があり，したがってカルシウム不足による疾患を減らすかもしれない。

植物におけるカルシウム/H^+対向トランスポーターは大容量で低親和性のトランスポーターであり，それはシグナル伝達事象中細胞質ゾルのカルシウム濃度が上がった時，効果的に大量のカルシウムを捕捉する（Hirschi, 2001）。細胞質ゾルのカルシウムが急に飛び出した後，植物液胞膜と原形質膜のトランスポーターは正確に細胞質ゾルのカルシウムレベルをリセットする。細胞内のカルシウムレベルは細胞質ゾルからカルシウムを取り除く能動排出トランスポーターによって部分的に調整される。PタイプのカルシウムATPaseはさまざまな役割を果たす。それには，シグナル伝達事象の後の細胞質ゾルのカルシウム濃度を休止のレベルに復元すること，内部のカルシウム貯蔵の補充，カルシウムの有害な濃度への抑制を含む（Sanders *et al*., 1999；Sze *et al*., 1999）。

シロイヌナズナは12もの他の想定されるCAX（*CAlcium eXchanger*）遺伝子と呼ばれるカチオン/H^+対向トランスポーターを持つことが報告されている。シロイヌナズナのCAX1とCAX2は酵母変異体（*vcx1 pmc1*）でカルシウム過敏性の抑制での機能性が証明された（Hirschi *et al*., 1996）。シロイヌナズナCAX遺伝子sCAX1（CAX1の短い変異形）とsCAX2A（CAX2Aの短い変異形），CAX4は異なった作物植物（トマト，レタ

表72.3　シロイヌナズナのCAX遺伝子を使った野菜中のカルシウム増強のための遺伝子組換え研究

作物	遺伝子	プロモーター	増加の強度	文献
ニンジン	sCAX1	35S CaMV CDC	1.4～1.6倍 根	Park *et al*. (2004)；Morris *et al*. (2008)
ジャガイモ	sCAX1	35S CaMV CDC	1.5～3.0倍 塊茎と 1.2～1.7倍 葉	Park *et al*. (2005b)
トマト	sCAX1 CAX4	35S CaMV CDC	1.2～1.5倍 果実	Park *et al*. (2005a)
レタス	sCAX1	35S CaMV CDC	1.27～1.29倍 葉	Park *et al*. (2009)
トマト	sCAX2A	35S CaMV	～1.5倍 果実	Chung *et al*. (2010)

ス，ニンジン，ジャガイモ）で発現した。これらのなかでsCAX1は最も研究されており（表72.3），ニンジンでの発現は生体利用性カルシウムを増加させた。カルシウムレベルの増加に加え，CAX遺伝子はトマトの尻腐れ病の減少と品質保持期間の延長のような付加的な利点をもたらすことも報告されている。

作物の植物栄養素の生物学的強化

アントシアニン

アントシアニンは液胞の水溶性色素で，pHに応じて赤や紫，青を発色する。それらはフラボノイドと呼ばれる分子の種類に属している。一般的にアントシアニンはアグリコンのアントシアニジンの3位に炭水化物（糖，通常はグルコース）をエステル化して持っている。約17のアントシアニジンが天然に見いだされており，官能基に従って分類されている。これらのうちシアニジン（Cy）とデルフィニジン（Dp），ペチュニジン（Pt），ペオニジン（Pn），ペラルゴニジン（Pg），マルビジン（Mv）と名づけられた6つのアントシアニジンが広く存在する。アントシアニジンの抗酸化作用は主にデルフィニジンに帰属し，シアニジン，ペラルゴニジン，クロマニン，カリステフィンがこれに続く。シアニジンやデルフィニジンのようなアグリコンは日常の食事中の最も豊富なアントシアニンで，*in vitro* ではマイクロモーラーの濃度でヒト癌細胞の生育を阻害する能力を持っている（Meiers, 2001）。疫学研究は，その抗酸化作用や抗炎症活性の効果としての循環器疾患や糖尿病，関節炎，癌のリスク低減におけるアントシアニンの役割を明らかにした（Middleton, 1998）。

アントシアニンはフェニルプロパノイド経路の誘導体である。アントシアニンはフラボノイド経路の分岐部分から派生し，これにカルコン合成酵素が1分子の*p*-クマロイルCoAと3分子のマロニルCoAを縮合してテトラヒドロキシカルコンを生成することで最初の関与段階を提供する。C環を閉じてフラバノンを形成するのはカルコンイソメラーゼ（CHI）によって行われる。フラバノンはフラボノイド経路で中央の枝分かれポイントを提供し，B環の3′と5′の位置に-OH基を導入する酵素またはジオキシゲナーゼであるフラバノン3-水酸化酵素（F3H）でC環を水酸化するための基質としての機能を果たすことができる。ジヒドロフラバノール　4-レダクターゼ（DFR）はアントシアニン生合成の入り口を提供する。それは3つあると考えられるジヒドロフラバノール（ジヒドロミリセチン，ジヒドロケンフェロール，ジヒドロケルセチン）の1つまたはすべての基質として使われる。これは対応するロイコアントシアニジンを形成することで，アントシアニンの生合成格子の構造として提供する。ロイコアントシアニジンはロイコアントシアニジンジオキシゲナーゼ/アントシアニジン合成酵素（LDOX/ANS）の働きで相当するアントシアニジンに変換される（Grotewald, 2006）。アントシアニジンはまたプロアントシアニジン形成の鍵となる酵素であるアントシアニジン還元酵素の基質として働く（Xie *et al*., 2003）。アントシアニン経路の次のステップは，ANSによる触媒作用である。ANSはF3H，フラボン合成酵素（FNSI），フラボノール合成酵素（FLS）に似ている。それは，ロイコアントシアニジンを相当するアントシアニジンに変換する酵素で非ヘム鉄および2-オキソグルタレート（2OG）依存性オキシゲナーゼの仲間のメンバーである（Nakajima *et al*., 2001；Grotewald, 2006）。

アントシアニン増強トマトは遺伝子組換え（Mol *et al*., 1998；Brown *et al*., 2003；Jones *et al*., 2003；Koes *et al*., 2005；Torres *et al*., 2005；Willits *et al*., 2005；Mes *et al*., 2008）でも，育種でも（Willits *et al*., 2005）作られた。いくつかの研究はR2R3 MYBタイプとbHLHタイプ転写因子がアントシアニン生成に関与していることを示した（Goff *et al*., 1992；Borevitz *et al*., 2000；Ramsay and Glover, 2005；Tohge *et al*., 2005；Gonzali *et al*., 2009）。

ペチュニアCHIのトマトでの異種発現は果皮でのより高いレベルでのケルセチングリコシドの結果となった（Muir *et al*., 2001）。ANT1（Aintegumenta1）（Matthews *et al*., 2003）とDET1（*DE-ETIOLATED1*）（Davuluri *et al*., 2005）の内因性調節遺伝子の調節発現は，紫の

表72.4 トマト中のアントシアニン増強のための遺伝子組換えアプローチ

遺伝子	起源	プロモーター	戦略	増加の強度	文献
DET1	トマト	Fruit-specific (P119, 2A11と TFM7)	抑制 (RNAi)	約3倍	Davuluri *et al*. (2005)
Del と Ros 1	キンギョソウ	Fruit-specific プロモーター (E8)	過剰発現	3倍	Butelli *et al*. (2008)
Lc と C1 (TFs)	トウモロコシ	Fruit-specific プロモーター (E8)	過剰発現	2～3倍増加	Bovy *et al*. (2002)
CHI	ペチュニア	CaMV double 35S プロモーター	過剰発現	78倍 果皮	Muir *et al*. (2001)
ANT1	トマト	構成的プロモーター	過剰発現	500倍増加	Mathews *et al*. (2003)
Del	キンギョソウ	35S プロモーター	過剰発現	10倍増加	Mooney *et al*. (1995)

トマト果実を生じさせた。キンギョソウ転写因子（TFs）の，Del（Delia, a bHLH TF）とRos1（Rosea1, an R2R3 MYB-type TF）の果物特異的E8プロモーターの制御下における発現は，アントシアニンの豊富なトマト果実を得る結果となった（Butelli *et al*., 2008）。*Del* と *Ros1* はアントシアニンの蓄積に必須な，フェニルアラニンアンモニアリアーゼ（PAL），CHI，フラボノイド3050水酸化酵素（F3050H）を含む生合成経路に含まれるほとんどの構造遺伝子の転写を促進する（表72.4）。アントシアニンの集積はあるがカロテノイドのレベルは変わらないままに残る。この高アントシアニントマトを食事に補給して飼育したマウスの癌感受性群は，普通のトマト補給群より平均生存期間の有意な伸長を示した（Butelli *et al*., 2008）。赤と緑のキャベツにおける比較転写解析では，赤キャベツでのBoMYB2とBoTT8（Transparent Testa8）遺伝子の上方調節とBoMYB3発現の下方調節が明らかになった。これゆえ，これらはおそらくキャベツのアントシアニンの候補遺伝子であろうと特定された（Yuan *et al*., 2009）。

リコペン

リコペンは天然で赤く，脂溶性のカロテノイドで，植物および微生物で合成されるが，動物では合成されない。これはβカロテンのプロビタミンA活性のない非環状の異性体である。これは高度に不飽和で，11の共役二重結合と2つの非共役二重結合を含む直鎖のヒドロカーボンである。光もしくは熱エネルギー，化学反応でシス-トランスの異性化を受ける。抗酸化の特性に加え，リコペンは心臓保護，抗炎症性，抗変異原性，抗発癌性，および化学発癌抑制作用を示す（Bhuvaneswari and Nagini, 2005）。

リコペンは主にトマトやニンジン，スイカ，ピンクグレープフルーツ，アプリコット，パパイヤ，ピンクグアバのような果物や野菜から得られる。トマトやリコペンを含むトマト製品を食事により摂取することは，癌や循環器疾患のような慢性病のリスクを軽減することと関係している。骨粗鬆症や神経変性疾患，高血圧にも効能があるとの仮説もある（Bánhegyi, 2005）。カロテノイドは色素体；光合成組織の葉緑体や熟した果物，花の有色体で生合成される。トマトにおけるカロテノイドの生合成（図72.2）とその制御はFraserら（2009）により報告された。ゲラニルゲラニルピロリン酸（GGPP）はカロテノイド形成で広く存在するイソプレノイド前駆体である。フィトエンシンターゼにより2分子のGGPPが縮合してフィトエンが形成される。15-シス幾何異性体フィトエンは3つの共役二重結合を持っている。フィトエンデサチュラーゼがフィトエン分子の9′位に二重結合を導入し15, 9′-ジ-シス-フィトフルエンを作る。次に別の二重結合が9位に導入され，9, 15, 9′-トリ-シス-ζ-カロテンを形成する。7つの共役二重結合を持ったこの分子は黄/緑に着色している。9, 9′-ジ-シス-ζ-カロテンを得るためのさらなる不飽和化と異性化のための酵素反応の関与については研究が必要である。9, 9′-ジ-シス-ζ-カロテンの形成に続いて，ζ-カロテンデサチュラーゼにより7, 9, 9′-トリ-シス-ニューロスポーレンを経由して7, 9, 7′, 9′-テトラ-シス-リコペン（プロリコペン）へと不飽和化される（Isaacson *et al*., 2004）。リコペンの環化はそれぞれβシクラーゼとεシクラーゼを使ってβカロテンかαカロテンを形成する。

トマトでは熟した果実の赤色の強度を変更する16の量的形質座位（QTLs）が同定されている（Liu *et al*., 2003）。高い色素レベルの変異体もまたよく特徴づけられている（Mustilli *et al*., 1999；Liu *et al*., 2004）が，これらの変異体の一部は茎が弱く生命力が乏しいので商業利用には

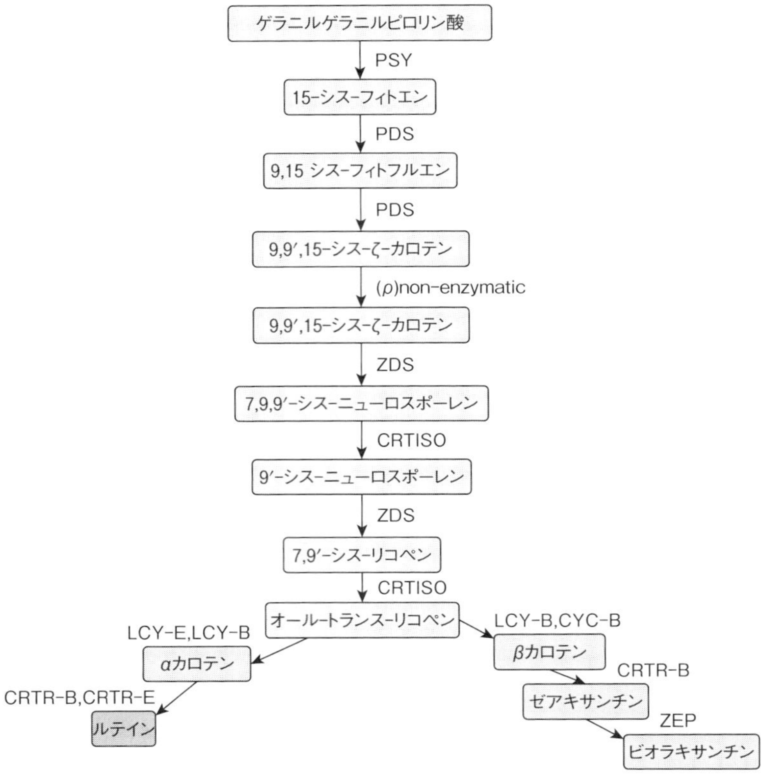

図72.2　カロテノイド生合成経路

PSY：フィトエンシンターゼ，PDS：フィトエンデサチュラーゼ，ZDS：ζカロテンデサチュラーゼ，CRTISO：カロテンイソメラーゼ，LCY-E：リコペンεシクラーゼ，CRTR-B＋CRTR-E：εリングヒドロキシラーゼ，LCY-B，CYCB：リコペンβシクラーゼ，CRTR-B：βリングヒドロキシラーゼ，ZEP：ゼアキサンチンエポキシダーゼ。

向いていない（Liu *et al*., 2004；Kolotilin *et al*., 2007）。ニンジンでは，カロテノイド生合成系に含まれる24の遺伝子がクローン化され，連鎖群にマッピングされた（Santos and Simon, 2002；Just *et al*., 2007）。スイカでは，*LCYB*（リコペンβシクラーゼ）のcDNAの全長の配列比較が，カナリア色（黄色）と赤色の間での*LCYB*のコーディング領域で3つの単一ヌクレオチド多形（SNPs）が確認された。これらのSNPsは果肉の表現型の色との完全な同時分離を示した。SNPsのひとつは進化的に保存されたPhe226をValにするアミノ酸置換を導入し，この置換は*LCYB*の触媒活性を損なう可能性がある。このSNPは果肉の色を完全に分ける多形の配列を分割・説明する（CAPS）マーカーの開発に使われる（Clotault *et al*., 2008）。

育種によるリコペンの制御に加え，いくつかの野菜でリコペンを制御するための遺伝子組換えの取組みがなされている。微生物や酵母，シロイヌナズナ，トウガラシ，トマトから採ったカロテノイド遺伝子はカロテノイドのレベルを変化させた組換えトマトやニンジンを得るために発現された（表72.5）。

潜在的な健康効果に加え，リコペンはトマトの芳香の元となる香気物質産生の前駆体である（Vogel *et al*., 2010）。したがって，リコペンレベルの変更は色の現れ方だけでなくトマトの味覚と好みにも影響を与える。

グルコラファニン（スルホラファン前駆体）

グルコシノレート（GSLs）はフウチョウソウ目と他のわずかな科にみられるS-とN-含有の二次代謝物である。GSLsはスルホン化オキシムから成るコア構造とβチオグルコース残基，可変の側鎖を持つ120個までの陰イオン性の植物代謝物のグループである。グリコン部分とアグリコン部分の両方は草食動物の相互作用にかかわるところで重要である（Giamoustaris and Mithen, 1996）。ヒトではそれらはアブラナ科の野菜の香味物質の出発物質として重要である。組織のダメージに従って脂肪族GSLsはミロシナーゼによって加水分解され，グ

表72.5　選択した野菜中の遺伝子工学によるカロテノイド強化のまとめ

遺伝子	遺伝子の起源	プロモーター	戦略	増加の強度	文献
トマト					
Dxs（1-deoxy-D-xylulose-5-phosphate synthase）	大腸菌	CaMV 35S と fibrillin from pepper	過剰発現	2倍増加　フィトエンと他のカロテノイド	Enfissi *et al*.（2005）
CrtB	*Erwinia uredovora*	Polygalacturonase（PG）トマトから	過剰発現	＞2倍増加　フィトエン，リコペンとβカロテン	Fraser *et al*.（2009）
PSY-1	トマト	CaMV 35S	過剰発現	1.5倍増加　βカロテン	Fray *et al*.（1995），Fraser *et al*.（2007）
Crtl（phytoene desaturase）	*Erwinia uredovora*	CaMV 35S	過剰発現	3倍増加　βカロテン リコペン・フィトエン減少	Römer *et al*.（2000）
LCYB	*Erwinia herbicola* and from daffodil	PDS トマト シクラーゼから	過剰発現	50%増加　カロテノイド	Apel and Bock（2009）
LCY-B	*Arabidopsis thaliana*	Pds トマトから	過剰発現	7倍　βカロテン リコペン減少なし	Rosati *et al*.（2000）
LCY-B	トマト	CaMV 35S	過剰発現	31.7倍　βカロテン リコペン減少	D'Ambrosio *et al*.（2004）
Crty	トマト	色素体 atpl プロモーター	過剰発現	4倍　βカロテン リコペン減少なし	Wurbs *et al*.（2007）
LCY-B	トマト	Pds トマトから	アンチセンス	1.3倍　リコペン	Rosati *et al*.（2000）
CYC-B	トマト	CaMV 35S	アンチセンス	リコペン増加	Ronen *et al*.（2000）
LCY-B と CHY-B	*Arabidopsis* とトウガラシ	Pds トマトから	過剰発現	12倍　βカロテン	Dharmapuri *et al*.（2002）
CRY-2	トマト	CaMV 35S		2倍　カロテノイド	Giliberto *et al*.（2005）
DET-1	トマト	Ripening enhanced promoters（p119 TFM7 and 2A11）	RNAi	2倍増加　リコペン 10倍　βカロテン	Davuluri *et al*.（2005）
COP1LIKE	トマト	CaMV 35S	過剰発現	2倍増加　カロテノイド	Liu *et al*.（2004）
CUL4	トマト	Ripening enhanced（TFM7）	過剰発現	2倍　カロテノイド	Wang *et al*.（2008）
ySAMdc	酵母	E8, fruit-specific ripening enhanced	過剰発現	3倍　リコペン	Mehta *et al*.（2002）
Fibrillin	トマト	Tomato fibrillin		2倍　カロテノイド	Simkin *et al*.（2007）
ニンジン					
Crt	*Erwinia herbicola*	CaMV 35S	過剰発現	2から5倍増加　カロテノイド	Hauptmann *et al*.（1997）

ルコースと硫酸エステル，イソチオシアネートを主な成分とする複合混合物の生成物を生じる。植物では120種類のGSLが同定されたが，それぞれの植物種はわずかに数種の主なGSLsを持つだけである。アブラナは主に脂肪族（メチオニンから派生）とインドール（トリプトファンから派生）GSLsを含む（Li and Quiros, 2003）。

GSLsの形成は3つの相に分けられる。最初に，ある種の脂肪族と芳香族アミノ酸が側鎖にメチレン基を挿入することにより伸延する。次にアミノ酸部分がGSLのコア構造をつくるための再配置が続く。次にGSLの二次的な変化の形成が続く。グルコシノレートの生化学と生合成はHalkierとGersherzon（2006）によって報告されている。

MAM（メチルチオアルキルリンゴ酸）遺伝子はGSL生合成でアミノ酸鎖の伸延に関与する（Kroymann *et al*., 2001）。4つのMAM遺伝子（MAM1, MAM2/MAML, MAML3とMAML4）がシロイヌナズナで報告されている。コアグルコシノレート構造の生合成にはアミノ酸からアルドキシム，アルドキシムからチオヒドロキシム酸，チオヒドロキシム酸からGSLの変換が含まれる。アミノ酸からアルドキシムへの変換にはチトクローム P450遺伝子が含まれ（Hansen *et al*., 2001；Kroymann *et al*., 2001；Reintanz *et al*., 2001；Wittstock and Halkier, 2002；Li and Quiros, 2003），一方，チオヒドロキシム酸の形成にはCYP83B1（Barlier *et al*., 2000；Bak *et al*., 2001；Hansen *et al*., 2001；Smolen and Bender, 2002）やCYP83A1（Bak and Feyereisen, 2001；Hemm *et al*., 2003；Naur *et al*., 2003），*C-S* リアーゼ（Mikkelsen *et al*., 2004），UGT74B1とAtST5a（Grubb *et al*., 2004）が含まれる。二次的な変化に含まれる遺伝子の一部は *AOP2*，*AOP3*（Li *et al*., 2001；Gao *et al*., 2004），2-ODD（2-オキソグルタレート依存性のジオキシゲナーゼ）（Hall *et al*., 2001），FMO（フラビン-モノオキシゲナーゼ）（Hansen *et al*., 2007）である。これに加えて，脂肪族グルコシノレート経路の上流の調節遺伝子（MYB28，MYB29とMYB76）も同定されている（Gigolashvili *et al*., 2007a, b；Hirai *et al*., 2007）。シロイヌナズナの遺伝子配列との相同性に基づき，ブロッコリーやカリフラワーのような野菜種からGSL生合成遺伝子は分離された（Mithen *et al*., 1995；Li and Quiros, 2002）。

GSL生合成経路の遺伝子間の遺伝的および機能的相互作用はシロイヌナズナで証明された（Kliebenstein, 2009）。GSL蓄積を制御している6つのQTLは遺伝的相互作用を示した（Kliebenstein *et al*., 2005）。GSL不飽和化遺伝子，*BoGLS-ALK* はL1連鎖群のマーカーSRAP 133から1.4cMのところにうまく位置づけられた（Li and Quiros, 2001）。

グルコシノレートプロファイルの代謝工学は1つもしくはより多くのCYP79酵素の発現を変えることを含む（Mikkelsen *et al*., 2000）。シロイヌナズナのGSL生合成遺伝子は別の作物で過剰発現された。野菜のなかでシロイヌナズナのMAM1やCYP79F1，CYP83A1をカリフラワーモザイクウイルス35Sプロモーターとともに過剰発現したハクサイは，グルコナピンとグルコブラシカナピンが優位に増加し，グルコシノレート増強の最高値となった（Zang *et al*., 2008）。

ブロッコリーは最も健康的な野菜のひとつである。ビタミンA，C，葉酸，食物繊維の好適で優れた供給源であることに加えて，ブロッコリーはスルホラファン（前駆体グルコシノレート，グルコラファニンの代謝物）の主な食事源でもある。増加する科学的証拠は，スルホラファンはフリーラジカルや環境汚染物質による有害な影響により生じた酸化ストレスや炎症から体を守ることを助ける酵素を自然に強化することを示している。Sarikamisら（2006）は原種 *B. villosa* から遺伝子切片の遺伝子移入を行い，グルコラファニンとグルコイベリンのレベルを高めたハイブリッドブロッコリーを開発した。グルコラファニンとグルコイベリンの全体のレベルは主にQTL1の *B. villosa* の対立遺伝子の存在に依存するが，これらのGSLの比率は染色体2と5に存在するQTL1とQTL2での遺伝子型に依存する。図72.3は脂肪族グルコシノレートの生合成系を示す。

高グリコラファニンブロッコリー種を使った臨床研究は普通のブロッコリーと比べて第Ⅱ相抗酸化酵素の高レベルの発現とスルホラファンの高血中濃度を示した。抗酸化酵素は環境汚染物質の解毒に関与し，抗酸化ビタミンAやC，Eの再生に関与する。さまざまなレベルでの脂肪族グルコシノレートを持つブロッコリー種の味覚の認知に与える影響について報告がある。加熱調理したブロッコリーの高いグルコラファニンのレベルは好みとは関係していなかった（Baik *et al*., 2003）。

遺伝子組換えにより誘導された大豆の特性

大豆に対する遺伝子組換え技術の開発努力は，増大する世界的規模での食料・飼料の必要量に対応するために食料・飼料で使用可能な栄養組成の改良や収量を向上することに焦点を絞って継続されている。1996年以降，農業分野でのバイオテクノロジーは世界的には大豆生産で顕著なインパクトがあり，アメリカで生産される大豆の90%，全世界では70%を超える大豆の生産は遺伝子組換え，特に除草剤ラウンドアップレディー（Roundup Ready®）耐性の品種である。

栄養的に強化された大豆製品は，油脂の栄養的な価値を高めることによって消費者に直接的な利益をもたらす機会を提供する。2009年度の世界における食品中の植物油の需要量は概略110MMTで，2020年には170MMTを超えると予想されている。大豆油は全世界で生産された植

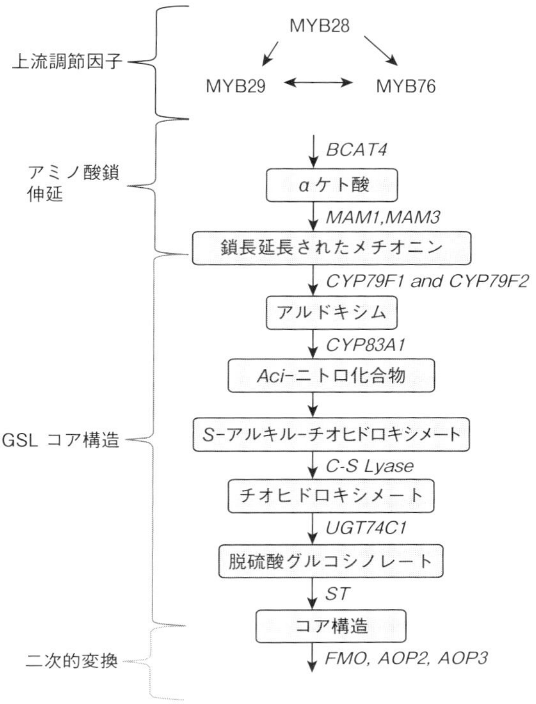

図72.3 脂肪族グルコシノレート生合成系

上流調節因子は脂肪族グルコシノレートの調整にかかわる転写因子。アミノ酸鎖伸延は側鎖にメチレン基を挿入することで起こる脂肪族アミノ酸や芳香族アミノ酸の伸延。グルコシノレートコア構造はグルコシノレートのコア構造形成のためのアミノ酸部分の再配置。二次的変換は最初に形成されたグルコシノレートの修飾。

物油の約30%を占めており，中国，インド，EU，アメリカにおける植物油の最大の消費量である（Goldbitz, 2005–2008, Mielke, 2006；USDA, 2009）。脂肪は食事中で最大の熱量給源である。油脂中の脂肪酸の構造と機能はヒトの栄養，食品の保存安定性と風味に影響を与える（International Food Information Council, 2006）。

ヒトの健康維持のためには日々の摂取熱量のうち，飽和脂肪からの熱量は10%以下にするように推奨されている。食品中の飽和脂肪を不飽和脂肪に置き換えることにより，心臓疾患のリスク要因であるLDL含量を低下させることができる。アメリカ人のための食事ガイドライン（DHSS and USDA, 2005）では，摂取全カロリー当たりの全脂肪由来の摂取カロリーは20～35%以内に抑え，多くの脂肪は魚，ナッツ，植物油のような多価不飽和脂肪酸と1価不飽和脂肪酸由来の油脂を推奨している。水素添加された油脂は食品の系で組織と安定性に大きく関与している。しかしながら油脂への水素添加は結果としてトランス脂肪酸の生成を誘導する。アメリカの医学アカデミーは，血漿LDLに及ぼす影響に関連して，トランス脂肪酸は飽和脂肪や食事性のコレステロール同様に心臓の健康によくないと結論づけている。加えて，いくつかの研究は，トランス脂肪の摂取はHDL濃度を低下させ，善玉コレステロールも低下させることを示唆している。2006年にアメリカ食品医薬品局は，食品の表示にトランス脂肪酸量を義務づけた。このことは，多くの食品のレシピ変更を促した。いくつかの地方行政局や州ではトランス脂肪を禁止したため，フードサービス産業界にトランス脂肪代替油脂への転換を早める効果をもたらした（International Food Information Council, 2009）。アメリカにおける全脂肪の平均摂取量は摂取カロリーの32～34%である。また，アメリカの成人における飽和脂肪の摂取量はカロリーの11～12%である。

ω-3脂肪酸はヒトの健康に必須であるが人体では生合成できないため，必須脂肪酸と考えられている。何人かの研究者たち〔例えば，Burrら（1989），GISSI–Prevenzine研究者ら（1999）〕は，長鎖のω-3脂肪酸が食事に取り入れられると冠動脈疾患患者における心臓血管系の死亡率が劇的に減少することを報告した。アメリカ心臓協会（AHA）は心臓疾患患者に対して，1g/日の長鎖ω-3脂肪酸の摂取を推奨しており，健常成人に対しては週当たり脂肪含量の高い魚を2サービング（魚の種類によるが概略500mg/日に相当）摂取するように推奨している。残念なことに，現状の長鎖ω-3脂肪酸の摂取量は大部分のアメリカ人で上記の推奨量を大きく下回っている（Harris *et al*., 2008）。

長鎖ω-3脂肪酸は心臓の健康を含め健康の維持に重要な役割を果たしている。現実問題として，長鎖ω-3脂肪酸は魚に含まれるが，多くの消費者にとっては，日常の食事に脂肪含量の高い魚を取り入れるには高価すぎる。他の課題として，水銀などの重金属による魚の汚染と天然資源であるという圧力がある。近年，必須のω-3脂肪酸の再生産可能な陸上の供給源としてステアリドニック酸（stearidonic acid：SDA）を含むω-3強化大豆の開発に向けた産業化の努力が進展してきている。αリノレン酸（α–linolenic acid：ALA）を含むω-3必須脂肪酸の通常の供給源は，キャノーラ油，大豆油，他の植物油，アマニ油，ウォールナッツ，魚と海草である。ALAからさらに望ましい長鎖脂肪酸のEPA（eicosapentaenoic acid），DHA（docosahexaenoic acid）への転換に関与するδ6デサチュラーゼの酵素活性が人体では十分でないことが多くの研究で示されてきている（Burdge *et al*., 2002, 2003；Whelan, 2009）。14～20gのALAからわずか1gのEPAしか生成されないことを研究は示している（Harris *et al*., 2008）。

SDAはALAからEPAに生合成される過程の中間代謝物であり，EPA転換に必要なδ6デサチュラーゼを必要としない。結果的に，SDAのEPAの転換はALAからEPAへの転換より効率的である。これら鍵となる酵素を担う遺伝子の植物や菌由来原料を使用することによって，大豆では通常含まれないSDAを表出するように大豆が遺伝子改変されてきた。これらの大豆から抽出される油脂は20％のSDAを含んでいる。SDAは複数のヒト試験に供されてきている。Jamesら（2003）は，食事に1,500mgのSDAを加えることによって赤血球中のEPA濃度を有意に高めうることを見いだした。SDAはこの研究でEPAの約1／3の有用性を保持していることがわかった。ヒトの臨床研究で，16週間にわたりSDA大豆油を投与したところ，Harrisら（2008）は赤血球のEPA濃度の有意な増加を観察したが，一方，適切な摂取量以上のω-3脂肪酸をALAの状態で含有する通常の大豆油を投与された被験者においてはそのようなことは観察されなかった。これらの結果は252名の健常な被験者を用いた大規模研究で確認されている（Lemke *et al*., 2010）。

SDAを濃縮した大豆油を通常のプロセス法を適用して調製した場合，風味上問題はなかった。食品としての保存性や消費者の嗜好に対する影響を調べるために，日々の食事における適応レベルでのSDA濃縮大豆油の食品への応用研究が実施されてきている。多くの食品形態，例えばグラノーラバー，スプレッド，ベーカリー食品，クラッカー，菓子，ドレッシング，スープとマヨネーズの系で，保存期間を通じて対照とした通常の大豆油使用製品となんら変わらない風味を維持していた。

将来の方向性

植物や脂肪種子などの穀物は基本的な多量および微量の必須栄養素と植物性機能成分の供給源である。これら有益な食事成分の強化と有用性に対する基本的理解は相当前進してきている。研究の大部分は，単離した食物成分の相対的な生物学的有用性，吸収，代謝，有益性に関連して栄養素と食物成分の相互作用の重要な側面を概観することを報告してきている。そのような知識の欠如は単離状態の食物成分の摂取と介入研究との間にデータの不一致を生じさせる。植物栄養素を修飾した，あるいはしない穀物の有用性は，通常の品種と対比して生物学的に増強された穀物の影響を評価するためによく計画された食事介入研究を可能にする。そのような生産物の例として，本章ではグルコラファニンを高濃度に含むブロッコリーとSDAを濃縮した大豆を取り上げた。分子育種とバイオテクノノロジーの両方の進歩は，新種の穀物種の急速な発見と展開を可能にする生合成経路の理解と“オミクス”技法との組合わせでもたらされてきている。通常の育種技術と分子育種と表現系ツールを用いて開発された製品は，低コストで市場への対応の早さに特徴がある。バイオテクノロジーは遺伝資源の多様性と種の給源の制限による限界なしに新規な特性を植物に持ち込みうるという利点がある。加えて，穀物における候補の生合成遺伝子の確認と同定がマーカー支援された育種に対するチャンスを提供できる。遺伝子組換え穀物創出のスケールと速度に関しては，本章でレビューした葉酸とカルシウムの事例で強調したように，候補遺伝子を確認するためにバイオテクノロジーはすばらしい力を提供してくれる。植物へのビタミンE増強に関してはいまだ十分な業績が集積されていない。モデル植物におけるビタミンE生合成経路と標的遺伝子が同定されれば，育種/バイオテクノロジー的アプローチの適用はビタミンE増強のさらなる実現可能性を高めるであろう。次なる栄養素としては，遺伝子組換えアプローチを採用してのアントシアニン増強のためのデータがある。しかしながら，これら新品種の商業的生産は法規制の承認と合わせ，消費者の受容性によって制限を受けるであろう。育種と遺伝子組換えアプローチによるトマトへのリコペン強化に関する数報の研究がある。分子育種によるリコペンレベルの増加は，消費者への栄養価の増加と合わせて風味と外観のより高い訴求の結果としてトマトの消費を拡大する可能性がある。

消費者と食品産業に利益をもたらすこれらの情報の結果として，近い将来において新規な製品が産業化されると想定される。次の10年，生物学，農業とヒト栄養学間の交差は消費者へ新種の穀物の訴求と栄養価の強化のための新しい回答を継続して創出し続けなければならない。

謝　辞：著者らはMonsanto Vegetables DivisionのDr. Don James, Monsanto Research Centre（Bangalore）のDrs. Padmini SudarshanaとVijay Paranjapeの貴重なチェックと入力に対し，深謝する。

（橋本昭栄，桑田　有訳）

推奨文献

Readers are directed to the References for recommended reading.

[文　献]

Ajjawi, D. and Shintani, D. (2004) Engineered plants with elevated vitamin E: a nutraceutical success story. *Trends Biotechnol* **22,** 104–107.

Apel, W. and Bock, R. (2009) Enhancement of carotenoid biosynthesis in transplastomic tomatoes by induced lycopene-to-provitamin A conversion. *Plant Physiol* **151,** 59–66.

Baik, H.Y., Juvik, J., Jeffery, E.H., *et al.* (2003) Relating glucosinolate content and flavor of broccoli cultivars. *J Food Sci* **68,** 1043–1050.

Bak, S. and Feyereisen, R. (2001) The involvement of two P450 enzymes, CYP83B1 and CYP83A1, in auxin homeostasis and glucosinolate biosynthesis. *Plant Physiol* **127,** 108–118.

Bak, S.F., Tax, E., Feldmann, K.A., *et al.* (2001) CYP83B1, a cytochrome P450 at the metabolic branch point in auxin and indole glucosinolate biosynthesis in *Arabidopsis*. *Plant Cell* **13,** 101–111.

Bánhegyi, G. (2005) Lycopene – a natural antioxidant. *OrvHetil* **146,** 1621–1624.

Barlier, I., Kowalczyk, M., Marchant, A, *et al.* (2000) The SUR2 gene of *Arabidopsis thaliana* encodes the cytochrome P450 CYP83B1, a modulator of auxin homeostasis. *Proc Natl Acad Sci USA* **97,** 14819–14824.

Basset, G.J.C., Quinlivan, E.P., Gregory, J.F., III, *et al.* (2005) Folate synthesis and metabolism in plants and prospects for biofortification. *Crop Sci* **45,** 449–453.

Bergmüller, E., Porfirova, S., and Dörmann, P. (2003) Characterization of an *Arabidopsis* mutant deficient in gamma-tocopherol methyltransferase. *Plant Mol Biol* **52,** 1181–1190.

Bhuvaneswari, V. and Nagini, S. (2005) Lycopene: a review of its potential as an anticancer agent. *Curr Med Chem-Anti-Cancer Agents* **5,** 627–635.

Borevitz, J.O., Xia, Y., Blount, J., *et al.* (2000) Activation tagging identifies a conserved MYB regulator of phenylpropanoid biosynthesis. *Plant Cell* **12,** 2383–2394.

Bovy, A., de Vos, R., Kemper, M., *et al.* (2002) High-flavonol tomatoes resulting from the heterologous expression of the maize transcription factor genes LC and C1. *Plant Cell* **14,** 2509–2526.

Bramley, P.M., Elmadfa, I., Kafatos, A., *et al.* (2000) Vitamin E. *J Sci Food Agric* **80,** 913–938.

Brigelius-Flohe, R.M. and Traber, G. (1999) Vitamin E: function and metabolism. *FASEB J* **13,** 1145–1155.

Brown, C., Wrolstad, R., Durst, R., *et al.* (2003) Breeding studies in potatoes containing high concentrations of anthocyanins. *Am J Potato Res* **80,** 241–249

Burdge, G.C., Finnegan, Y.E., Minihane, A.M., *et al.* (2003) Effect of altered dietary n-3 fatty acid intake upon plasma lipid fatty acid composition, conversion of [13C]alpha-linolenic acid to longer-chain fatty acids and partitioning towards beta-oxidation in older men. *Br J Nutr* **90,** 311–321.

Burdge, G.C., Jones, A.E., and Wootton, S.A. (2002) Eicosapentaenoic and docosapentaenoic acids are the principal products of alpha-linolenic acid metabolism in young men. *Br J Nutr* **88,** 355–363.

Burr, M.L., Fehily, A.M., Gilbert, J.F., *et al.* (1989) Effects of changes in fat, fish, and fibre intakes on death and myocardial reinfarction: diet and reinfarction trial (DART). *Lancet* **334,** 757–761.

Butelli, E., Titta, L., Giorgio, M., *et al.* (2008) Enrichment of tomato fruit with health-promoting anthocyanins by expression of select transcription factors. *Nat Biotechnol* **26,** 1301–1308.

Cho, E.A., Lee, C.A., Kim, Y.S., *et al.* (2005) Expression of g-tocopherol methyltransferase transgene improves tocopherol composition in lettuce (*Lactuca sativa* L.). *Mol Cells* **19,** 16–22.

Chung, M., Han, J.S., Giovannoni, J., *et al.* (2010) Modest calcium increase in tomatoes expressing a variant of *Arabidopsis* cation/H+ antiporter. *Plant Biotechnol Rep* **4,** 15–21.

Clotault, J., Peltier, D., Berruyer, R., *et al.* (2008) Expression of carotenoid biosynthesis genes during carrot root development. *J Exp Bot* **59,** 3563–3573.

Connolly, E.L. (2008) Raising the bar for biofortification: enhanced levels of bioavailable calcium in carrots. *Trends Biotechnol* **26,** 401–403.

Crowell, E., McGrath, J., and Douches, D. (2008) Accumulation of vitamin E in potato (*Solanum tuberosum*) tubers. *Transgenic Res* **17,** 205–208.

D'Ambrosio, C., Giorio, G., Marino, I., *et al.* (2004) Virtually complete conversion of lycopene into β-carotene in fruits of tomato plants transformed with the tomato *lycopene β-cyclase* (*tlcy-b*) cDNA. *Plant Sci* **166,** 207–214.

Davuluri, G.R., van Tuinen, A., Fraser, P.D., *et al.* (2005) Fruit-specific RNAi-mediated suppression of DET1 enhances carotenoid and flavonoid content in tomatoes. *Nat Biotechnol* **23,** 890–895.

DellaPenna, D. (2007) Biofortification of plant-based food: enhancing folate levels by metabolic engineering. *Proc Natl Acad Sci* **104,** 3675–3676.

Dharmapuri, S., Rosati, C., Pallara, P., *et al.* (2002) Metabolic engineering of xanthophyll content in tomato fruits. *FEBS Lett* **519,** 30–34.

DHSS and USDA (2005) *Dietary Guidelines for Americans, 2005*, 6th Edn. US Government Printing Office, Washington, DC. http://www.health.gov/dietaryguidelines/dga2005/document/default.htm.

Díaz de la Garza, R., Quinlivan, E.P., Klaus, S.M., *et al.* (2004) Folate biofortification in tomatoes by engineering the pteridine branch of folate synthesis. *Proc Natl Acad Sci USA* **101,** 13720–13725.

Enfissi, E.M., Fraser, P.D., Lois, L.M., *et al.* (2005) Metabolic engineering of the mevalonate and non-mevalonate isopentenyl diphosphate-forming pathways for the production of health-promoting isoprenoids in tomato. *Plant Biotechnol J* **3,** 17–27.

Fraser, P.D., Enfissi, E.M.A., and Bramley, P.M. (2009) Genetic engineering of carotenoid formation in tomato fruit and the potential application of systems and synthetic biology approaches. *Arch Biochem Biophys* **483,** 196–204.

Fraser, P.D., Enfissi, E.M., Halket, J.M., *et al.* (2007) Manipulation of phytoene levels in tomato fruit: effects on isoprenoids, plastids, and intermediary metabolism. *Plant Cell* **19,** 3194–3211.

Fray, R.G., Wallace, A., and Fraser, P.D., *et al.* (1995) Constitutive expression of a fruit phytoene synthase gene in transgenic tomatoes causes dwarfism by redirecting metabolites from the gibberellin pathway. *Plant J* **8,** 693–701.

Gao, M., Li, G., Yang, B., *et al.* (2004) Comparative analysis of a *Brassica* BAC clone containing several major aliphatic glucosinolate genes with its corresponding *Arabidopsis* sequence. *Genome* **47,** 666–679.

Garza, J.F., Gregory, A.D., and Hanson, A.D. (2007) Folate biofortification of tomato fruit. *Proc Natl Acad Sci* **104,** 4218–4222.

Giamoustaris, A. and Mithen, R. (1996) Genetics of aliphatic glucosinolates. IV. Side-chain modification in *Brassica oleracea*. *Theor Appl Genet* **93,** 1006–1010.

Gigolashvili, T., Berger, B., Mock, H.P., *et al.* (2007a) The transcription factor HIG1/MYB51 regulates indolic glucosinolate biosynthesis in *Arabidopsis thaliana*. *Plant J* **50,** 886–901.

Gigolashvili, T., Yatusevich, R., Berger, B., *et al.* (2007b) The R2R3-MYB transcription factor HAG1/MYB28 is a regulator of methionine-derived glucosinolate biosynthesis in *Arabidopsis thaliana*. *Plant J* **51,** 247–261.

Giliberto, L., Perrotta, G., Pallara, P., *et al.* (2005) Manipulation of the blue light photoreceptor cryptochrome 2 in tomato affects vegetative development, flowering time, and fruit antioxidant content. *Plant Physiol* **137,** 199–208.

Gilliland, L.U., Magallanes-Lundback, M., Hemming, C., *et al.* (2006) Genetic basis for natural variation in seed vitamin E levels in *Arabidopsis thaliana. Proc Natl Acad Sci USA* **103,** 18834–18841.

GISSI Investigators (1999) Dietary supplementation with n-3 polyunsaturated fatty acids and vitamin E after myocardial infarction: results of the GISSI-Prevenzione trial. *Lancet* **354,** 447–455.

Goff, S.A., Cone, K.C., and Chandler, V.L. (1992) Functional analysis of the transcriptional activator encoded by the maize B gene: evidence for a direct functional interaction between two classes of regulatory proteins. *Genes Devel* **6,** 864–875.

Goldbitz, P. (ed.) (2005–2008) Statistics. In *Soya and Oilseed Bluebook 2005.* Soyatech, Manitoba, p. 335.

Gonzali, S., Mazzucato, A., and Perata, P. (2009) Purple as a tomato: towards high anthocyanin tomatoes. *Trends Plant Sci* **14,** 237–41.

Granado, F., Olmedilla, B., Herrero, C., *et al.* (2006) Bioavailability of carotenoids and tocopherols from broccoli: in vivo and in vitro assessment. *Exp Biol Med* **231,** 1733–1738.

Grotewold, E. (2006) The genetics and biochemistry of floral pigments. *Annu Rev Plant Biol* **57,** 761–780.

Grubb, C.D., Zipp, B.J., Ludwig-Müller, J., *et al.* (2004) *Arabidopsis* glucosyltransferase UGT74B1 functions in glucosinolate biosynthesis and auxin homeostasis. *Plant J* **40,** 893–908.

Guéguen, L. and Pointillart, A. (2000) The bioavailability of dietary calcium. *J Am Coll Nutr* **19,** 119S–136S

Guo, J.T., Lee, H.L., Chiang S.H., *et al.* (2001) Antioxidant properties of the extracts from different parts of broccoli in Taiwan. *J Food Drug Anal* **9,** 96–101.

Halkier, B.A. and Gershenzon, J. (2006) Biology and biochemistry of glucosinolates. *Annu Rev Plant Biol* **57,** 303–333.

Hall, C., McCallum, D., Prescott, A., *et al.* (2001) Biochemical genetics of glucosinolate modification in *Arabidopsis* and *Brassica. Theor Appl Genet* **102,** 369–374.

Hansen, B.G., Kliebenstein, D.J., and Halkier, B.A. (2007) Identification of a flavin-monooxygenase as the S-oxygenating enzyme in aliphatic glucosinolate biosynthesis in *Arabidopsis. Plant J* **50,** 902–910.

Hansen, C.H., Wittstock, U., Olsen, C.E., *et al.* (2001) Cytochrome P450 CYP79F1 from *Arabidopsis* catalyzes the conversion of dihomomethionine and trihomomethionine to the corresponding aldoximes in the biosynthesis of aliphatic glucosinolates. *J Biol Chem* **276,** 11078–11085

Harris, W., Lemke, S.L., Hansen, S.N., *et al.* (2008) Stearidonic acid-enriched soybean oil increased the omega-3 index, an emerging cardiovascular risk marker. *Lipids* **43,** 805–811.

Hauptmann, R., Eschenfeldt, W.H., English, J., *et al.* (1997) Enhanced carotenoid accumulation in storage organs of genetically engineered plants. *US Patent* 5618988.

Hemm, M.R., Ruegger, M.O., and Chapple, C. (2003) The *Arabidopsis* ref2 mutant is defective in the gene encoding CYP83A1 and shows both phenylpropanoid and glucosinolate phenotypes. *Plant Cell* **15,** 179–194.

Hirai, M.Y., Sugiyama, K., Sawada, Y., *et al.* (2007) Omics-based identification of *Arabidopsis* Myb transcription factors regulating aliphatic glucosinolate biosynthesis. *Proc Natl Acad Sci* **104,** 6478–6483.

Hirschi, K.D. (2001) Vacuolar H+/Ca2+ transport: who's directing the traffic? *Trends Plant Sci* **6,** 100–104.

Hirschi, K.D., Zhen, R.G., Cunningham, K.W., *et al.* (1996) CAX1, an H+/Ca2+ antiporter from *Arabidopsis. Proc Natl Acad Sci USA* **93,** 8782–8786.

Hunter, S.C. and Cahoon, E.B. (2007) Enhancing vitamin E in oilseeds: unraveling tocopherol and tocotrienol biosynthesis. *Lipids* **42,** 97–108.

International Food Information Council (2006) Dietary fats and fat replacers backgrounder. In *Foundation Media Guide on Food Safety and Nutrition.* http://ific.org/nutrition/fats/index.cfm.

International Food Information Council (2009) *2009 Food and Health Survey: Consumer Attitudes Toward Food, Nutrition and Health.* IFIC, Washington, DC.

Isaacson, T., Ohad, I., Beyer, P., *et al.* (2004) Analysis in vitro of the enzyme CRTISO establishes a poly-cis-carotenoid biosynthesis pathway in plants. *Plant Physiol* **136,** 4246–4255.

James, M.J., Ursin, V.M., and Cleland, L.G. (2003) Metabolism of stearidonic acid in human subjects: comparison with the metabolism of other n-3 fatty acids. *Am J Clin Nutr* **77,** 1140–1145.

Jang, H., Mason, J.B., and Choi, S.-W. (2005) Genetic and epigenetic interactions between folate and aging in carcinogenesis. *J Nutr* **135,** 2967S–2971S.

Jones, C.M., Mes, P., and Myers, J.R. (2003) Characterization and inheritance of the anthocyanin fruit (Aft) tomato. *J Hered* **94,** 449–456.

Just, B., Santos, C.A., Fonseca, M.E., *et al.* (2007) Carotenoid biosynthesis structural genes in carrot (*Daucus carota*): isolation, sequence-characterization, single nucleotide polymorphism (SNP) markers and genome mapping. *Theor Appl Genet* **114,** 693–704.

Kliebenstein, D. (2009) Advancing genetic theory and application by metabolic quantitative trait loci analysis. *Plant Cell* **21,** 1637–1646.

Kliebenstein, D.J., Kroymann, J., and Mitchell-Olds, T. (2005) The glucosinolate–myrosinase system in an ecological and evolutionary context. *Curr Opin Plant Biol* **8,** 264–271.

Koes, R., Verweij, W., and Quattrocchio, F. (2005) Flavonoids: a colorful model for the regulation and evolution of biochemical pathways. *Trends Plant Sci* **10,** 236–242.

Kolotilin, I., Koltai, H., Tadmor, Y., *et al.* (2007) Transcriptional profiling of high pigment-2dg tomato mutant links early fruit plastid biogenesis with its overproduction of phytonutrients. *Plant Physiol* **145,** 389–401.

Kroymann, J., Textor, S., Tokuhisa, J.G., *et al.* (2001) A gene controlling variation in *Arabidopsis* glucosinolate composition is part of the methionine chain elongation pathway. *Plant Physiol* **127,** 1077–1088.

Lee, K., Lee, S.M., Park, S.-Y., *et al.* (2007) Overexpression of *Arabidopsis* homogentisate phytyltransferase or tocopherol cyclase elevates vitamin E content by increasing gamma-tocopherol level in lettuce (*Lactuca sativa* L.). *Mol Cells* **24,** 301–306.

Lemke, S.L., Vicini, J.L., Su, H., *et al.* (2010) Dietary intake of stearidonic acid-enriched soybean oil increases the omega-3 index: randomized, double-blind clinical study of efficacy and safety. *Am J Clin Nutr* **92,** 766–775.

Li, G. and Quiros, C.F. (2001) Sequence-related amplified polymorphism (SRAP), a new marker system based on a simple PCR reaction: its application to mapping and gene tagging in *Brassica*. *Theor Appl Genet* **103,** 455–461.

Li, G. and Quiros, C.F. (2002) Genetic analysis, expression and molecular characterization of BoGSL-ELONG, a major gene involved in the aliphatic glucosinolate pathway of Brassica species. *Genetics* **162,** 1937–1943.

Li, G. and Quiros, C.F. (2003) In planta side-chain glucosinolate modification in *Arabidopsis* by introduction of dioxygenase *Brassica* homolog BoGSL-ALK. *Theor Appl Genet* **106,** 1116–1121.

Li, G., Riaz, A., Goyal, S., *et al.* (2001) Inheritance of three major genes involved in the synthesis of aliphatic glucosinolates in *Brassica oleracea*. *J Am Soc Hort Sci* **126,** 427–431.

Liu, Y.-S., Gur, A., Ronen, G., *et al.* (2003) There is more to tomato fruit colour than candidate carotenoid genes. *Plant Biotechnol J* **1,** 195–207.

Liu, Y., Roof, S., Ye, Z., *et al.* (2004) Manipulation of light signal transduction as a means of modifying fruit nutritional quality in tomato. *Proc Natl Acad Sci USA* **101,** 9897–9902.

Mathews, H., Clendennen, S.K., Caldwell, C.G., *et al.* (2003) Activation tagging in tomato identifies a transcriptional regulator of anthocyanin biosynthesis, modification, and transport. *Plant Cell* **15,** 1689–1703.

Mehta, R.A., Cassol, T., Li, N., *et al.* (2002) Engineered polyamine accumulation in tomato enhances phytonutrient content, juice quality, and vine life. *Nat Biotechnol* **20,** 613–618.

Meiers, S. (2001) The anthocyanidins cyanidin and delphinidin are potent inhibitors of the epidermal growth-factor receptor. *J Agric Food Chem* **19,** 958–962.

Mes, P.J., Boches, P., Myers, J.R., *et al.* (2008) Characterization of tomatoes expressing anthocyanin in the fruit. *J Am Soc Hort Sci* **133,** 262–269.

Middleton, E., Jr (1998) Effect of plant flavonoids on immune and inflammatory cell function. *Adv Exp Med Biol* **439,** 175–182.

Mielke, T. (2006) Ten oilseeds. *Oil World Annual*. ISTA Mielke, Hamburg.

Mikkelsen, M.D., Hansen, C.H., Wittstock, U., *et al.* (2000) Cytochrome P450 CYP79B2 from *Arabidopsis* catalyzes the conversion of tryptophan to indole-3-acetaldoxime, a precursor of indole glucosinolates and indole-3-acetic acid. *J Biol Chem* **275,** 33712–33717.

Mikkelsen, M.D., Naur, P., and Halkier, B.A. (2004) *Arabidopsis* mutants in the C–S lyase of glucosinolate biosynthesis establish a critical role for indole-3-acetaldoxime in auxin homeostasis. *Plant J* **37,** 770–777.

Mithen, R., Clarke, J., Lister, C., *et al.* (1995) Genetics of aliphatic glucosinolates. III. Side chain structure of aliphatic glucosinolates in *Arabidopsis thaliana*. *Heredity* **74,** 210–215.

Mithen, R., Faulkner, K., Magrath, R., *et al.* (2003) Development of isothiocyanate-enriched broccoli, and its enhanced ability to induce phase 2 detoxification enzymes in mammalian cells. *Theor Appl Genet* **106,** 727–734.

Mol, J., Grotewold, E., and Koes, R. (1998) How genes paint flowers and seeds. *Trends Plant Sci* **3,** 212–217.

Mooney, M., Desnos, T., Harrison, K., *et al.* (1995) Altered regulation of tomato and tobacco pigmentation genes caused by the *delila* gene of *Antirrhinum*. *Plant J* **7,** 333–339.

Morris, J., Hawthorne, K., Hotze, M.T., *et al.* (2008) Nutritional impact of elevated calcium transport activity in carrots. *Proc Natl Acad Sci USA* **105,** 1431–1435.

Morris, J., Nakata, P., McConn, M., *et al.* (2007) Increased calcium bioavailability in mice fed genetically engineered plants lacking calcium oxalate. *Plant Mol Biol* **64,** 613–618.

Muir, S.R., Collins, G.J., Robinson, S., *et al.* (2001) Overexpression of petunia chalcone isomerase in tomato results in fruit containing increased levels of flavonols. *Nature Biotechnol* **19,** 470–474.

Mustilli, A.C., Fenzi, F., and Ciliento, R. (1999) Phenotype of the tomato high pigment-2 mutant is caused by a mutation in the tomato homolog of DEETIOLATED1. *Plant Cell* **11,** 145–157.

Nakajima, J.-I., Tanaka, Y., Yamazaki, M., *et al.* (2001) Reaction mechanism from leucoanthocyanidin to anthocyanidin 3-glucoside, a key reaction for coloring in anthocyanin biosynthesis. *J Biol Chem* **276,** 25797–25803.

Naur, P., Petersen, B.L., Mikkelsen, M.D., *et al.* (2003) CYP83A1 and CYP83B1, two nonredundant cytochrome P450 enzymes metabolizing oximes in the biosynthesis of glucosinolates in *Arabidopsis*. *Plant Physiol* **133,** 63–72.

Nunes, A.C., Kalkmann, D.C., and Aragão, F.J. (2009) Folate biofortification of lettuce by expression of a codon optimized chicken GTP cyclohydrolase I gene. *Transgenic Res* **18,** 661–669.

Park, S., Cheng, N.H., Pittman, J.K., *et al.* (2005a) Increased calcium levels and prolonged shelf life in tomatoes expressing *Arabidopsis* H+/Ca2+ transporters. *Plant Physiol* **139,** 1194–1206.

Park, S., Elless, M.P., Park, J., *et al.* (2009) Sensory analysis of calcium-biofortified lettuce. *Plant Biotechnol J* **7,** 106–117.

Park, S., Kang, T.S., Kim,C.K., *et al.* (2005b) Genetic manipulation for enhancing calcium content in potato tuber. *J Agric Food Chem* **53,** 5598–5603.

Park, S.H., Kim, C.-K., Pike, L.M., *et al.* (2004) Increased calcium in carrots by expression of an *Arabidopsis* H+/Ca2+ transporter. *Mol Breed* **14,** 275–282.

Ramsay, N.A. and Glover, B.J. (2005) MYB-bHLH-WD40 protein complex and the evolution of cellular diversity. *Trends Plant Sci* **10,** 63–70.

Ravanel, S., Cherest, H., Jabrin, S., *et al.* (2001) Tetrahydrofolate biosynthesis in plants: molecular and functional characterization of dihydrofolate synthetase and three isoforms of folylpolyglutamate synthetase in *Arabidopsis thaliana*. *Proc Natl Acad Sci USA* **98,** 15360–15365.

Rébeillé, F., Ravanel, S., Jabrin, S., *et al.* (2006) Folates in plants: biosynthesis, distribution, and enhancement. *Physiol Plant* **126,** 330–342.

Reintanz, B., Lehnen, M., Reichelt, M., *et al.* (2001) bus, a bushy *Arabidopsis* CYP79F1 knockout mutant with abolished synthesis of short-chain aliphatic glucosinolates. *Plant Cell* **13,** 351–367.

Römer, S., Fraser, P.D., Kiano, J.W., *et al.* (2000) Elevation of the provitamin A content of transgenic tomato plants. *Nature Biotechnol* **18,** 666–669.

Ronen, G., Carmel-Goren, L., Zamir, D., *et al.* (2000) An alternative pathway to β-carotene formation in plant chromoplasts discovered by map-based cloning of beta and old-gold color mutations in tomato. *Proc Natl Acad Sci USA* **97,** 11102–11107.

Rosati, C., Aquilani, R., Dharmapuri, S., *et al.* (2000) Metabolic engineering of beta-carotene and lycopene content in tomato fruit. *Plant J* **24,** 413–419.

Sanders, D., Brownlee, C., and Harper, J.F. (1999) Communicating with calcium. *Plant Cell* **11,** 691–706.

Santos, C. and Simon, P.W. (2002) QTL analyses reveal clustered loci for accumulation of major provitamin A carotenes and lycopene in carrot roots. *Mol Genet Genomics* **268,** 122–129.

Sarikamis, G., Marquez, J., MacCormack, R., *et al.* (2006) High glucosinolate broccoli: a delivery system for sulforaphane. *Molec Breeding* **18,** 219–228.

Scott, J., Rébeillé, F., and Fletcher, J. (2000) Folic acid and folates: the feasibility for nutritional enhancement in plant foods. *J Sci Food Agric* **80,** 795–824.

Shintani, D. and DellaPenna, D. (1998) Elevating the vitamin E content of plants through metabolic engineering. *Science* **282,** 2098–2011.

Simkin, A.J., Gaffé, J., Alcarez, J.P., *et al.* (2007) Fibrillin influence on plastid ultrastructure and pigment content in tomato fruit. *Phytochemistry* **68,** 1545–1556.

Smolen, G. and Bender, J. (2002) *Arabidopsis* cytochrome P450 cyp83B1 mutations activate the tryptophan biosynthetic pathway. *Genetics* **160,** 323–332.

Stover, P. (2004) Physiology of folate and vitamin B12 in health and disease. *Nutr Rev* **62,** S3–12.

Sze, H., Li, X., and Palmgren, M.G. (1999) Energization of plant cell membranes by H^+ pumping ATPases: regulation and biosynthesis. *Plant Cell* **11,** 677–690

Tohge, T., Nishiyama, Y., and Hirai, M.Y., *et al.* (2005) Functional genomics by integrated analysis of metabolome and transcriptome of *Arabidopsis* plants over-expressing an MYB transcription factor. *Plant J* **42,** 218–235.

Torres, C.A., Davies, N.M., Yañez, J.A., *et al.* (2005) Disposition of selected flavonoids in fruit tissues of various tomato (*Lycopersicon esculentum* Mill.) genotypes. *J Agric Food Chem* **53,** 9536–9543.

Traka, M., Gasper, A.V., Smith, J.A., *et al.* (2005) Transcriptome analysis of human colon Caco-2 cells exposed to sulforaphane. *J Nutr* **135,** 1865–1872.

Tsegaye, D., Shintani, K., and DellaPenna, D. (2002) Overexpression of the enzyme p-hydroxyphenolpyruvate dioxygenase in *Arabidopsis* and its relation to tocopherol biosynthesis. *Plant Physiol Biochem* **40,** 913–920.

USDA (2009) USDA Projections to 2018. Long-term Projections Report OCE-2009-1. http://www.ers.usda.gov/Publications/OCE091/OCE091.pdf.

Vogel, J.T., Tieman, D.M., Sims, C.A., *et al.* (2010) Carotenoid content impacts flavor acceptability in tomato (*Solanum lycopersicum*). *J Sci Food Agric* **90,** 2233–2240

Wang, S., Liu, J., Feng, Y., *et al.* (2008) Altered plastid levels and potential for improved fruit nutrient content by downregulation of the tomato DDB1-interacting protein CUL4. *Plant J* **55,** 89–103.

Whelan, J. (2009) Dietary stearidonic acid is a long chain (n-3) polyunsaturated fatty acid with potential health benefits. *J Nutr* **139,** 5–10.

Willits, M.G., Kramer, C.M., Prata, R.T., *et al.* (2005) Utilization of the genetic resources of wild species to create a nontransgenic high flavonoid tomato. *J Agric Food Chem* **53,** 1231–1236.

Wittstock, U. and Halkier, B.A. (2002) Glucosinolate research in the *Arabidopsis* era. *Trends Plant Sci* **7,** 263–270

Wurbs, D., Ruf, S., and Bock, R. (2007) Contained metabolic engineering in tomatoes by expression of carotenoid biosynthesis genes from the plastid genome. *Plant J* **49,** 276–288.

Xie, D.-Y., Sharma, S.B., Paiva, N.L., *et al.* (2003) Role of anthocyanidin reductase, encoded by BANYULS in plant flavonoid biosynthesis. *Science* **299,** 396–399.

Yuan, Y., Chiu, L.-W., and Li, L. (2009) Transcriptional regulation of anthocyanin biosynthesis in red cabbage. *Planta* **230,** 1141–1153.

Zang, Y.X., Kim, J.H., Park, Y.D., *et al.* (2008) Metabolic engineering of aliphatic glucosinolates in Chinese cabbage plants expressing *Arabidopsis* MAM1, CYP79F1, and CYP83A1. *BMC Reports* **41,** 472–478.

73

健康増進に役立つ食品およびサプリメント配合生理活性成分

Paul M. Coates, Holly Nicastro, and John A. Milner

要　約

食習慣およびサプリメントの使用と健康状態との関連性が，多くの疫学試験，前臨床試験，臨床試験から出てきている。残念ながら，これらの研究結果が一致していないために，反応に関連した因子，活用できる証拠が一般的なヒトに，ましてや個人に対し推奨できるものかどうかということが重大な懸念となっている。これら結果に不一致が生じる原因のひとつとして，健康への影響を調べる栄養介入試験における試験デザインの多様性がある。また，健康が多因子で複雑な性質であることと食事成分を食事として摂取した場合，あるいはサプリメントとして摂取した場合の特異性や相互作用が，そういった矛盾を反映している。最良の介入戦略を明確にしようとする挑戦は，成長・発達および病気への抵抗性に関係する細胞プロセスを変えうる多種多様な因子によって強調される。ゲノミクス，プロテオミクス，メタボロミクス，食事成分の相互関係についての情報が増えたことで，なぜ応答に差異が生じるのかが解明され始めた。食品成分が望ましい応答を示す量や特異性に関する理解が進むのに加えて，これら差異に対する注目が高まることは，確実にレスポンダーとノンレスポンダーを識別する一助となっている。最終的には，そういった知見が食事推奨量の基礎となるデータ提供の研究を推進する。

はじめに

食品およびその成分の薬理作用は新しい概念ではなく，代々伝えられてきたものである。約2,500年前，ヒポクラテスは「汝の食物を汝の医薬とせよ，汝の医薬は食物とせよ」と提案した。今日の消費者は，食品または食品成分が健康や慢性疾患リスクを改変するという主張を多く受けている。身体機能および認知機能を改善したり，慢性疾患のリスクを低減したりすることを目的に，ヒトの“遺伝的潜在能力”を最適化するために食品や栄養補助食品を利用するという戦略は，特にヘルスケア費用が高騰している現代においては紛れもなく推奨でき適切である。食品と食品成分の最も効果的な使用方法を明確にすることは簡単ではないが，個人を特定化したアプローチが実行可能であると思える多くの科学的な根拠が存在している。

注：述べられている意見は著者のものであり，アメリカ国立衛生研究所の公式見解ではない。

なぜ食品とサプリメントか

生理活性成分の推定される健康増進効果は，しばしば特定の食物を好んで食べる人々の観察研究や生態学的研究により確認されている。この例として，魚油を多く摂取する集団で心血管疾患が少なかったり，大豆を多く摂取する集団で癌発生率が低かったりといった観察が含まれる。これらの知見が得られると，効果に寄与する物質について調べるために *in vitro* 試験や動物実験が行われる—上述の例ではそれぞれ長鎖多価不飽和脂肪酸とイソフラボンである（Sarkar and Li, 2003；Schmidt *et al*., 2005）。しばしば，有効成分が単離され，特徴づけられると，次に食品としてではなく，その物質のメカニズム解析を行うためにさまざまな前臨床試験モデルを用いて研究される。単離された成分の多くは栄養補助食品（サプリメント）として売り出されている。例えばアメリカでは，サプリメントの普及率は非常に高く，50％以上のアメリカ人が日常的にサプリメントを摂取している。アメリカのサプリメント市場では，ビタミン，ミネラル，その他栄養素のサプリメントが限りなく大きな構成要素ではあるが，植物性のサプリメント（例えばエキネシア，ニンジン，イチョウ）も普通に摂取されている。

いくつかの例では，単一成分がサプリメントとして使用される場合，食品の一部として個々の成分の健康効果が裏づけられている。しかし他のケース，例えばトマトの場合では望ましい効果を発揮するために重要な複数の成分が存在している（Kim *et al*., 2004）。必ずしもそうではないが，食品成分の健康への有用性は，１つあるいはそれ以上のサプリメントとして摂取することで実現される。一般的に，消費者は健康増進や慢性疾患のリスク低減のために食品やサプリメントを選ぶ時，長期間の食経験があるので，製品が安全であること，有効性が証明されていること，バッチ（batch）が異なっていても長期にわたって品質が一定であることなど，いくつかの特徴が適切であることを期待する。特にサプリメントに関連する場合，これら課題について調査が必要とされる。

根拠に基づいた論文へのアプローチ

どのようにして栄養素の健康への有用性やリスクを実証するかという点について，いくつかの疑問が生じる。特定の食事摂取パターンの健康上の有用性や有害なリスクの低減との関連を明らかにした生態学的な研究は，集団や個人への食習慣の変更を提案するのに十分であろうか。無作為化，対照化された二重盲検臨床試験が最も適切なのであろうか。遺伝子が食品成分に対する反応を変えることがますます認識されていることから，無作為化された試験よりハプロタイプ特異的な試験のほうが健康効果を評価するには，よりよい方法であろうか。われわれは病気の進行や慢性疾患の代替エンドポイントとなる信頼できるバイオマーカーを持っているであろうか。根拠に基づいたアプローチの最終目標は，関連する有用な論文を系統的に入れ替え（図73.1），全体的な根拠に基づいて研究者，政策担当者，臨床医と最後に消費者が健康増進にかかわる生理活性成分の役割についての意思決定をするための手助けをすることである。例えば根拠に基づいた総説は，いろいろなタイプの下痢の治療に対するプロバイオティクスサプリメントである *Saccharomyces boulardii* の有効性と安全性を評価したり（McFarland, 2010），α リノレン酸の潜在的な心臓保護作用の可能性を評価したりする（Geleijnse *et al*., 2010）のに用いられている。

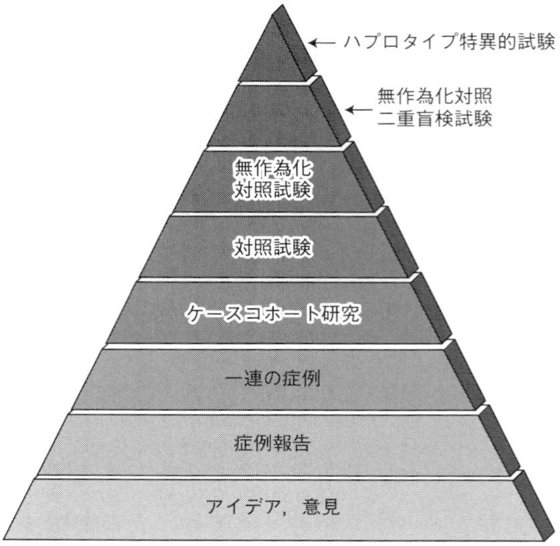

図73.1　エビデンスのピラミッド

食品中の生体調節成分と生体反応

近年，食品中の生理活性物質のメリットとリスクに関する多くの総説が発表されている（Kim *et al*., 2009；Astrup *et al*., 2010；Davis *et al*., 2010；Messina, 2010）。推定25,000の植物化合物が評価され，およそ5,000の物質が同定されているが，残りは不明である（Liu, 2003；Heber, 2004）。まとめると，500以上の食事成分がヒトの健康に影響を与える可能性がある。動物製品由来のズーケミカル，キノコ由来のファンゴケミカル，細菌由来のバクテロケミカルとともに，必須および非必須な植物由来のアレロケミカルは健康に関連する生理学的生体調節成分かもしれない。ミネラル，アミノ酸，炭水化物，脂肪酸，カロテノイド，ジチオールチオン，フラボノイド，グルコシノレート，イソチオシアネート，硫化アリルなど多様なカテゴリーを包括する化合物は成長・発達，病気への抵抗性に関連する多くの経路に影響する。例えば，ニンニク（*Allium sativum*）は何世紀もの間その薬理的な特徴が評価されてきた。ニンニクには心疾患や癌のリスクを低減しうること（Khanum *et al*., 2004；Blomhoff, 2005），抗酸化作用を発揮して組織のダメージを減らすこと（Banerjee *et al*., 2003），免疫能（Kyo *et al*., 2001）やおそらく精神機能に影響を及ぼすこと（Yamada *et al*., 2004）が示唆されている。そのようなデータは，食品中の生理活性物質の持つ健康的意義は非常に広範で，ひとつの細胞メカニズムでは説明できないことを示している。

集団と個人の試験デザイン

遺伝栄養学の研究は，食品中のどの成分がポジティブな作用をもたらすかやネガティブな作用をもたらすかを決定的にしたり，それらの作用機序を明らかにしたり，そして最も重要なのは，それらが成長や発達や疾患リスク低減を最適化する時に力を発揮する（Davis and Milner, 2004）。なぜ食事がいろいろな表現型を取るかは個人の遺伝的背景（遺伝栄養学），遺伝子発現（エピゲノミクス，トランスクリプトミクス），タンパク質の量と活性の変化（プロテオミクス），小分子量物質へのシフト（メタボロミクス），腸内菌叢の多様性（マイクロバイオミクス），つまり「なんとかミクス（-omics）」と呼ばれるものに依存しているという知識は，レスポンダーとノンレスポンダーを区別する鍵となる。

遺伝子多型

タンパク質をコードする21,000あまりのヒトの遺伝子が現在認識されている（HUPO, 2010）。遺伝子配列に存在する一塩基多型（SNPs）はアミノ酸置換を起こし，それゆえタンパク質の生理機能を変える可能性があるため特に興味深い。例えば，ヒトのLDLレセプターをコードしている配列に存在するSNPは，370番目のアデニンがチミンに置換され（A37OT），結果的にアルギニンがセリンに変わる。この変化は，血中コレステロールの上昇および心血管疾患の発症リスク増加と関係している。遺伝子多型は約1,200塩基に1つの割合で存在するため，ヒトの遺伝子には1,000万以上のSNPが存在すると推定される。ヒトやマウスの遺伝子データ（SNP，配列タグ発現，遺伝子発現パターン，クラスターアッセンブリを含む）と細胞遺伝学的情報は，多くのデータベースを通して利用できる状況にある。これらデータベースは，食品成分に対するヒトの成長・発達，行動および健康における反応の多様性を説明する因子として遺伝子の価値を見極める機会を与える。それらデータベースを運用しているウェブサイトの例として以下のものがある：hapmap.ncbi.nlm.nih.gov；www.gmod.org；www.genome.gov；www.ebi.ac.uk；www.nugo.org。

ますます，遺伝子多型が食品や食品成分に対する反応を決める役割を果たしていると考えられている。この領域に注目が高まっているが，残念ながら遺伝子多型が直接結果に結びついているかは不明のままである。それにもかかわらず，食品成分の健康効果に関する試験間でみられる結果の不一致に遺伝子多型が寄与しているということは確かにもっともらしい。例えばαトコフェロール，βカロテン癌予防研究（α-Tocopherol, β-Carotene Cancer Prevention Study, ATBC Study）では，ランダムに選ばれた被験者において，活性化（Phase Ⅰ）酵素であるCYP1A1（0.07）とCYP2E1（0.02）をコードしている遺伝子に多型がみられると罹患率が低く，解毒（Phase Ⅱ）酵素であるGSTM1（0.40）とNQO1（0.20）をコードしている遺伝子に多型がみられると罹患率が高いことが（Woodson *et al*., 1999）結果および結論に影響を与えた。さらに，ATBC Studyのコホート内症例対照研究では，過酸化水素の解毒に関連するセレン依存酵素であるグルタチオンペルオキシダーゼⅠ（hGPX1）の198番目のコドンに対応するプロリンがロイシンに置き換わる多型がみられた。この多型によって，ホモ接合体の野生型と比較して，ヘテロ接合体の変異型では肺癌の相対リスクが1.8倍に，ホモ接合体の変異型では2.3倍になった（Ratnasinghe *et al*., 2000）。

メチレンテトラヒドロ葉酸還元酵素（*MTHFR*）遺伝子の多型を含む，いくつかの共通の遺伝子多型も葉酸代謝に影響することで癌や心疾患のリスクに影響している。*MTHFR* 遺伝子の677番目のシトシンをチミンに置換（C667T）した結果，5,10-メチレンテトラヒドロ葉酸から血漿中に循環する5-メチレンテトラヒドロ葉酸への変換が減少した。TT遺伝子型の女性は，血漿中葉酸濃度が低い場合扁平上皮癌のリスクが高まることが報告されている（Han *et al*., 2007）。もうひとつの共通の多型は，1,298番目のアデニンがシトシンに置換（A1298C）したもので，グルタミンがアラニンに置き換わるため，野生型と比較して軽度の高ホモシステイン血症になったり，血漿中の葉酸濃度が高くなったりする（Boccia *et al*., 2009）。*MTHFR* SNP A1298Cは，関節リウマチ患者の心疾患リスク増加に関連している（Palomino-Morales *et al*., 2010）。結果は混在しているものの，*MTHFR* あるいは，それ以外の多型が乳癌や大腸癌など，さまざまな癌のリスクと関連している（Hazra *et al*., 2010）。結果が不一致である一部として，葉酸摂取量だけではなくビタミン，メチル供与体およびDNAの安定性に影響する他の要因が関係している。

ビタミンD受容体（VDR）の遺伝子多型は，ある種の癌のリスクだけでなく骨の健康にも関係している。イントロン8とエクソン9のBsmI, TaqIおよび遺伝子の3′末端のPoly-A部位などに共通の多型がある。VDR多型BsmIで，ホモ接合型の優性遺伝子型（BB）と比較して劣性遺伝子型（bb）では，子供において大腿骨と椎骨のミネラル密度が高い。同様に，VDR遺伝子の3′末端に存在するBsmI Bおよびshort poly-A多型は乳癌のリスクが高く，数の増加に伴って乳癌のリスクが増加する傾向にある（Ingles *et al*., 2000）。2つの大きな患者対照研究データから，CDX2多型は結腸癌や直腸癌と相互に関係していることが明らかとなった。しかし，ハプロタイプを決めるアデニンあるいはグアニンがCDCX2アレルの場合，bLFAハプロタイプは結腸癌のリスクを増加させ，BSfGハプロタイプは直腸癌のリスクを増加させ，BSFA ハプロタイプは直腸癌のリスクを低減させる（Slattery *et al*., 2007）。

文献上ではヒトの遺伝子には数100万の SNPs が存在しているため，１つの塩基の違いで多くの慢性疾患の説明ができるわけではない。しかし，遺伝子変異はしばしばほとんどのヒトが共有しているハプロタイプと呼ばれる DNA 断片と一緒に受け継がれるため，遺伝子の変異は病気に感受性の高い人を他の人々から区別するのに有用である。同様にどのようにして食事が感受性に影響を与えるかを決定するのに有用である。The International HapMap Project（http://www.hapmap.org/）およびgenome-wide association studies（GWAS）（Ferguson, 2010）は，特定の食品や食品成分に対する反応を決定する遺伝的相違に関する情報を引き出すのに特に有用である。GWAS では病態と特に関係する可能性のある100万以上の遺伝子多型をカバーしている全ゲノムをスキャンできるし，候補遺伝子を選択する際に生じるバイアスを除くことができる。最近の GWAS は食事を考慮に入れ始めた。肉，魚，ミルク摂取量，仕事や遊びでの身体活動度を含んだ GWAS モデルを使うことで，調査員は総コレステロールレベルと関連のある SLC2A1 と HP 遺伝子にある新規感受性遺伝子座を同定することができた（Igl *et al*., 2010）。もうひとつの研究では，調査員は血漿中のホモシステイン，ビタミン B_{12}，ビタミン B_6 と関連する前からの候補遺伝子を確認し，新規の候補 SNPs も同定した（Hazra *et al*., 2009）。

エピゲノミクスと食事曝露

エピゲノミクスによる修飾は，遺伝子配列を変えることなく遺伝子の発現と活性を調節する。メカニズムとしては DNA のメチル化，ヒストン修飾，マイクロ RNA による遺伝子発現抑制および染色体安定性がある（Davis and Milner, 2007；Davis and Ross, 2007, 2008）。DNA メチル化による転写抑制が多くの病態において重要な役割を果たすというエビデンスがすでに存在する（Ross, 2003）。細胞周期制御，DNA 修復，血管新生およびアポトーシスに関与する遺伝子はすべて 5′ CpG アイランドの高メチル化によって不活性化される。E-カドヘリン，パイクラスグルタチオン *S*-トランスフェラーゼ，癌抑制のサイクリン依存性キナーゼ（CDKN2）およびホスファターゼ遺伝子（PTEN），ヒストンアセチル化と脱アセチル化を標的としたインスリン様成長因子（IGF-Ⅱ）を含む鍵となる制御遺伝子は DNA の高メチル化の影響を受ける。葉酸摂取量は DNA メチル化パターンに影響する一方，セレンのような他の栄養素も影響力を持つ（Davis and Uthus, 2003）。適度なメチル化からの回復は選択した栄養素が遺伝子発現に影響を及ぼす本質的な過程であることを示している。ゲニステイン，エピガロカテキンガレート（EGCG）または他の生理活性成分は，さまざまな組織で高メチル化を回復させ，メチル化抑制遺伝子を再活性化できることが，いくつかの最近の研究によって証明された（Fang *et al*., 2005；King-Batoon *et al*., 2008；Li and Tollefsbol, 2010）。

リン酸化，アセチル化，メチル化，ユビキチン化あるいはビオチニル化などのヒストン後部の共有結合修飾は，クロマチンの構造を変化させることで遺伝子発現を調節している。マイクロ RNAs は，mRNA の相補的配列に結合することでターゲット遺伝子の発現を抑制する。これらエピジェネティック修飾は食事成分による調節も受ける。酪酸，アブラナ科の野菜に含まれるスルホラファンおよびニンニクに含まれるジアリルジスルフィドはヒストン脱アセチル化酵素（histone deacetylase：HDAC）阻害剤として機能する（Myzak and Dashwood, 2006；Myzak *et al*., 2006）。これは細胞周期阻害物質である *P21* の抑制を解除することで細胞周期を乱し，アポトーシスを起こす *BAX* を抑制することでアポトーシスを誘導する。葉酸はマイクロ RNA 発現の有望な調節因子である。頭部や頸部の扁平上皮癌患者では，葉酸摂取量が多い患者と比較して少ない患者では発癌性のマイクロ RNA である miR-222が過剰発現している（Marsit *et al*., 2006）。食事成分がどの程度ヒストン修飾やマイクロ RNA 発現を制御しているか，そしてどのようにして病気の経過を制御しているかを決定するには，さらなる研究が必要である。

生理活性成分とトランスクリプトミクス

食品中の生理活性成分の基本となっている作用は，遺伝子発現や遺伝子産物を調節する役割を果たすことである。典型的には，食品成分による曝露が強く，そして長期になれば影響を受ける遺伝子の数は増える（Prima *et al*., 2004；El-Bayoumy and Sinha, 2005）。したがって，曝露される用量と期間がマイクロアレイ実験から得られる知見を解釈する際の考慮されるべき基本的な事柄となる。Lin ら（2007）は，前立腺全摘手術を行った患者が低脂肪/低炭水化物の食事を摂取した際の遺伝子発現変化を決定するためにトランスクリプトミクスの手法を用いた。介入終了時において，対照群では有意に変化した cDNA は存在しなかったのに対して，試験群では23の cDNA の発現が有意に変化していた。ほとんどの研究では重要な可能性のある標的を決める手がかりとなる遺伝子発現の変化を垣間見るだけであるが，本来の生物学的な可変性に注意して解釈しなければならない（Barnes, 2008）。

分 子 標 的

分子栄養の時代の到来により，食品成分の特異的作用部位の理解が高まるばかりでなく，不健康さや致死的状

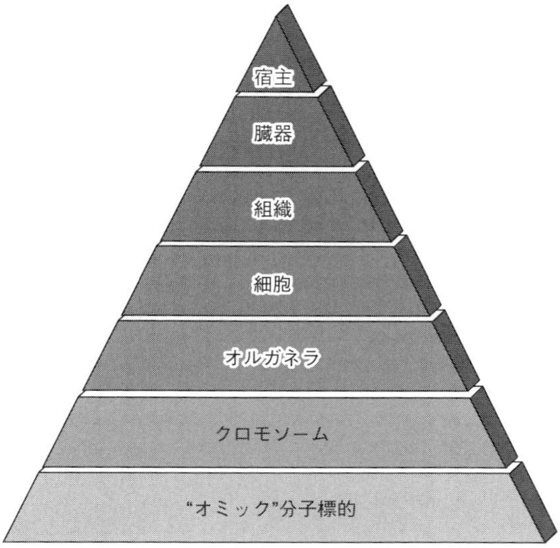

図73.2 生物活性成分に反応する予測分子標的

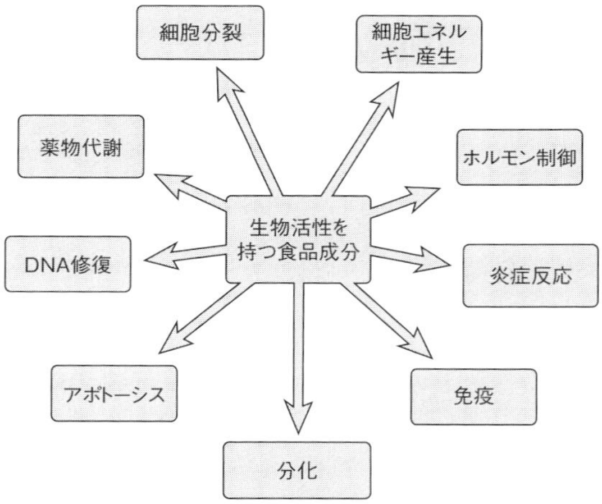

図73.3 食事はいくつもの健康に関連した過程に影響する

態へと導く過程の初期化と進行過程において生理的活性を持った食品成分を取り込もうとする“先駆的栄養”戦略の発展が期待できる。この戦略の成功は全体的な表現系の変化（健康状態）よりも食品成分に対する反応をいち早く予測できる指標（バイオマーカー）にかかっている。食事指導に用いるUSDAフードピラミッドと同様に，初期の予測生物指標は観察が遅い不健康が進行した爛熟期ではなく，先制戦略のために特異的でタイムリーであるという点に焦点を置いているようである。分子生物学指標（-omic 手法）は食事摂取の評価をするための，また，特異的分子標的の動きに対し計り知れないほど貴重な情報を与えるための感度と信頼性がある（Milner, 2004）。このような生物指標は容易に利用でき，簡単で信頼性の高い検査ができ，正常と病的状態の差を明らかにでき，病気の進行と直結し，修正可能でなければならず，一番重要なのは予測可能なものでなければならないことである（図73.2）。栄養摂取，効果，感受性を示す生物指標の将来はレスポンダーとノンレスポンダーを区別するのに役立つ分子工学をよりいっそう利用することにある。

補足的で重複する機序は食品や補助食品に含まれる生理活性を持った成分に対する反応を説明できる（図73.3）。これらの生物反応は抗酸化物質の広範な機能，すなわち解毒酵素活性の促進，ホルモン恒常性の変化，細胞エネルギーに対する影響，細胞分裂や分化の制御などを網羅している。反応は同時に起こるので何が健康変化を決定づけているかを決めるのは難しい。図73.3は食事成分が健康効果に影響を与えるいくつかのもっともらしい作用を示している。いくつかの栄養素は同じ，あるいは多くの生物学的過程に影響を与えるので，拮抗的であったり相乗的であったりする。そして，これは食品間でも食品内でも起こりうる（Kensler *et al*., 2000；Ikeda *et al*., 2003）。

DNA の不安定性

多くの因子がDNAの不安定性や究極的には細胞増殖に影響を与える。正常な細胞呼吸で生じるメチル化種，活性酸素種を含む内因性物質はDNAに傷害を起こす。不飽和脂肪酸や鉄のような栄養素は傷害物質の産生を促進することで，この過程に影響を与える。一方，他の成分（いくつかのフラボノイドや葉酸など）は内因性の修飾機能を促進するように働く（Fenech, 2005）。伏見トウガラシの水分画はUV惹起によるヒト線維芽細胞におけるシクロブタンピリミジン二量体に対し修飾を促進するという観察が，このことを支持している（Nakamura *et al*., 2000）。他のデータは正常なDNA合成や修飾の維持に葉酸が必要であることを示している（Beetstra *et al*., 2005；Friso and Choi, 2005）。多くの研究がベリーやアントシアニンのような個々の成分がフリーラジカルの消去，傷害惹起金属のキレート作用，DNA修復遺伝子の発現増加などによってDNAダメージを抑制することを示している（Duthie, 2007；Aiyer *et al*., 2008）。アルコールに曝露されると代謝物がDNA修復酵素と付加体を形成することが示されているので，いくつかの食品成分の修復もまた無駄になるかもしれない（McKillop and Schrum, 2009）。まぎれもなくDNA複製は細胞の成長・発達，組織や臓器形成の中心となっている。複製機構の理解の分野における最近の進歩が酵母からヒトへのDNA複製過程に関与している成分の驚くべき保護機構を明らかにしたことにより，栄養素の作用部位を試験するために，いくつかのモデルを用いる可能性が提唱された（Mathers, 2004）。

細胞増殖と細胞死

細胞の恒常性は増殖，生死，分化，アポトーシス（プログラム細胞死）の微妙なバランスで制御されている。ビタミンAは分化に繰り返しかかわっているが，他の栄養成分であるビタミンDもかかわっている（Dong *et al*., 2005）。多くの食品や食品成分はいろいろなメカニズムで細胞周期の進行を促進する。例えばアブラナ科の野菜から取れるインドール3カルビノールはエラスターゼを阻害し，サイクリンEが細胞増殖と関連する低分子群に分裂するのを減少させる（Nguyen *et al*., 2008）。アポトーシスの規制がきかなくなると，しばしば癌，神経変性，自己免疫疾患，心疾患などの一連の病気を生じる。多くの栄養素，例えば植物コレステロール，セレン，発酵性繊維から生成する酪酸でさえもアポトーシスを促進する（Awad and Fink, 2000；McEligot *et al*., 2005）。

炎症と免疫栄養

免疫システムは病原菌，非自己成分や癌細胞の侵入に対し一次防御の役割を果たす。炎症は感染，刺激あるいは他の傷害に対し生体が反応する基となる過程であり，非特異的な免疫反応として認識される。前炎症性サイトカインの遊離，活性酸素や窒素種の生成などを含む炎症反応は，この過程を推進する重要な因子であり，多くの食品成分により影響を受ける。前炎症作用は通常即座に抗炎症反応を伴うが，過度の前炎症性サイトカイン産生は慢性炎症につながる。亜鉛，エピガロカテキンガレートおよびω-3脂肪酸などの生理活性を持った食品はユニークな分子標的を介しているようである（Li *et al*., 2004；Philpott and Ferguson, 2004；Calder, 2005；Cunninghum-Rundles *et al*., 2005）。

免疫システムは抗原に対し反応する特異的な抗体を産生することにより感染を防御する。ワクチン特異的な血清抗体産生，遅延型過敏反応，ワクチン特異的あるいは唾液中の総分泌型IgA，そして病原菌を減弱させる反応は食習慣により影響を受ける古典的マーカーである。ナチュラルキラー細胞の細胞傷害性，貪食細胞の酸化的爆発，リンパ球の増殖，そして産生したサイトカインパターンは免疫能力の予測の有力な判断材料にもなる。いかなるマーカーも1つでは全体の免疫システムを変化させる食事の働きについての確固とした結論を導くことはできないので，マーカーを組み合わせることが好ましい戦略である。いくつかの栄養を過度に摂ることは，免疫システムを亢進させることができる一方，他の食品成分は有害な効果を持っているということも明らかである（Calder and Kew, 2002）。

血管新生

栄養素の利用はまた血管新生にも影響を与える。脂肪組織では血管内皮細胞は脂肪細胞が成長するために酸素や栄養素を供給する。実際，既存の血管からの新しい血管形成は脂肪細胞の新生に先行して起こる。どのようにして食品成分が血管新生を変化させるかを考察することは，地球的規模で増えている肥満に対応するには特に有用である。同様に，癌の成長や転移における血管新生の重要性と合わせ食事の効果を示すためのさらなる証明を提供することになる。血管内皮細胞の増殖，遊走，毛細血管形成はω-6脂肪酸から生合成されるイコサノイドと同様，いくつかの血管新生因子により刺激されることは知られている（Rose and Connolly, 2000）。ω-6脂肪酸代謝により産生されるリポキシゲナーゼやシクロオキシゲナーゼ産物は *in vitro* 試験で血管新生作用を示す。これらの酵素の活性はブドウに含まれるレスベラトロールや魚に含まれるω-3脂肪酸の摂取により抑制される（Rose and Connolly, 2000；Kaga *et al*., 2005）。同様に，ゲニステイン，セレン，クルクミン，緑茶ポリフェノールは血管新生に影響することが報告されている（Bhat and Singh, 2008）。

分子標的の要約

包括的で圧倒的な証拠により，多くの栄養素が鍵となる多くの細胞内標的に作用するということが示された。癌の成長を変化させるには，どの標的が一番重要であるかを決めることは簡単な作業ではない。同様に，栄養素や食品の成分と重要な現象との多くの関連性を解明しようとする挑戦はくじけてしまう。最終的に，おそらく遺伝子多型を反映する個人間の違いは化合物の反応を覆い隠し，ほとんどこの分野の研究への着手を困難にしている。にもかかわらず，食事の役割を解明することは健康を最適化するための基本となる。この情報を利用することは文献間の不一致を解決するのに役に立ち，個人個人が健康になるための開発戦略にも役立つ。

生物指標と長期介入

科学的な介入試験は栄養指導を確立するための基礎とみられている。不幸にも，生理活性を持つ食品成分を適切に規定する必要がある多くの長期介入試験は知見の発見速度や費用という意味では実際的ではない。誰が利益を受け，誰がリスクにさらされ，また，目的とした反応をもたらすために必要な最小限の食品や成分の性質を決定するのに役に立つ，有効で感度のよい生物指標を利用する代替法を開発する必要がある。アメリカ政府機関と民間企業が提携した生物指標コンソーシアムが，定量的な生物指標を決定し，正当化することを目的として2006年に設立された。現在までにコンソーシアムは癌，心血管疾患，関節リウマチ，アルツハイマー病，糖尿病，他の慢性疾患の有力な生物指標を研究している。この研究により2型糖尿病の予測生物指標としてアディポネクチンの特定に至った（Wagner *et al*., 2009）。

食品やその成分が生理学的作用を持つかどうかを評価するためには，厳格な試験デザインが必要であり，対照群の妥当性，被験者のランダム化，盲検性，統計的検出力，バイアスの存在，脱落率，交絡因子（例えば体重変化や栄養状態）の制御，統計的検査法や対照群の妥当性などが含まれる。これらの因子のそれぞれが，すべての臨床評価の柱にならなければならない。これら同様な因子は前臨床試験の評価においても考慮されなければならない。

これらの食事成分の通常の摂取が効果をもたらすに十分かどうか，どのくらいの頻度でこれらの食事成分を摂るべきなのかという疑問が生じる。Combs と Gray（1998）は，以下のことを強調している。すなわち，抗酸化，薬物代謝，細胞増殖状態における反応は（この場合セレンであるが），全摂取量と曝露量に特に依存している。それゆえ，"使用目的"に合うモデルの開発は社会の一部のヒトの健康増進に役立つ食品成分の量を決定するための論理的アプローチを意味しているが，一方では個々人に対して同じタイプの栄養戦略を行うメリットはないという信念も打ち立てている。個々人は食事制限に慣れて順応するために，生物反応が一定でないという証拠もある（Young *et al*., 1987）。薬剤抵抗性はしばしば誘導という機序も含むことは知られており，反応の減弱や消失も起こる（Kohno *et al*., 2005）。生物活性を持った成分は分子標的を持っており，少なくともその一部は特異性のある薬剤と同一である。それゆえ，その生物学的結果が同様になるために加減が存在することを見込むことも理にかなっている。

多様なフルーツ・野菜，全粒粉の消費増大を毎日続けていくことは，健康状態を最適にし，慢性疾患のリスクを減らすための実戦略として支持されるべきである。食品を混合して摂ることの優位性についても多くのフルーツを混ぜて食べるほうが単独で食べることよりも抗酸化活性が増強することから明らかである（Liu, 2004）。混合食品を食べると多くの生物学的プロセスを変えることにより相乗的反応も起こる。例えば，ケルセチンとゲニステインは細胞周期の異なった相を阻害するので，両方を用いることで単独で用いるよりもヒトの卵巣癌の成長を抑制するのに，より効果的である（Shen and Weber, 1997）。これはサプリメントにおいても顕著であり，どこに個々の成分の影響があるのか，それらの組合わせについてと同様食品成分以外についても注意深く検討する必要がある。

例としてのω-3脂肪酸

25年以上の間，多価不飽和脂肪酸（PUFAs），特にω-3脂肪酸を摂取することの多大な健康上の利益に関するデータが臨床試験で得られてきた。食事中のω-3脂肪酸は魚，魚油〔主にイコサペンタエン酸（EPA）とドコサヘキサエン酸（DHA）〕，αリノレン酸を含むキャノーラ油，クルミ油，大豆油，亜麻仁油などの植物原料，つい最近では EPA や DPA の含量が多い，いくつかの遺伝子改変植物に由来する（Miller *et al*., 2008）。

長鎖のω-3脂肪酸摂取は心血管疾患，脳卒中，ある種の癌，免疫不全，ぜん息，神経疾患など多くの病気のリスクを低減させせることが多くの研究結果から示唆されている。まれにではあるが，因果関係も立証されている。最近の，証拠に基づいたω-3脂肪酸の健康効果についての一連の報告は RAND Southern California, Tufts-New England Medical Center にある Evidence-Based Practice Centers と Tufts 大学の科学者によってなされた（http://ods.od.nih.gov./FactSheets/Omega3FattyAcidsandHealth.asp#ref を参照）。これらの報告の主な目的は心血管疾患の予防や治療をもたらす食事やサプリメントからω-3脂肪酸摂取に関連する証拠の本質と特質を評価することである。この報告にはいくつもの審査を受けた証拠（エビデンス）が体系的にまとめられている。ω-3脂肪酸の心血管疾患のリスク因子（Balk *et al*., 2004；Jordan *et al*., 2004；Wang *et al*., 2004）に対する効果の無作為化比較試験の体系的レビューは，治療効果にかなりのばらつきがあることを示している。これらのことや他の報告から，以下のことは明らかである。すなわち，生理活性を持った成分群は全体の反応に影響を与える他の食事・環境因子と多くの相互作用をしていることを考慮しなければならない。例えばω-3脂肪酸はすべて同じように生物学的反応を起こさないし，ω-6脂肪酸摂取総量と一緒になって反応の強さに影響を与えることが認識されている（Luan *et al*., 2001；Gago-Dominguez *et al*., 2003；Leitzmann *et al*., 2004）。

どのリスク因子が一番重要か

ω-3脂肪酸には，一般的に重点的に研究されている血漿中性脂肪に対する強く，一貫した，用量依存的な有益効果（10～30％低下）がある（Balk *et al*., 2004）。さらに，収縮期血圧や拡張期血圧に対する少ないが有意な有益効果（2 mmHg 低下）がある。血管形成後の冠動脈の再狭窄，冠動脈硬化症患者の運動に有益な効果があり，心拍数変動では，最近心筋梗塞を起こした患者に特に有益な効果があり，有意ではないが LDL コレステロールと HDL コレステロールの上昇があり，また，頸動脈内中膜の厚さ，血中アポリポタンパク質，リポタンパク質(a)，ヘモグロビン A1c，グルコース，インスリン，C 反応性タンパク質レベル，何らかの恒常性の指標に対する矛盾した効果がある。これらを解析した結論は以下のようになる。もしω-3脂肪酸が心血管リスク因子に効果があると仮定し，全体的な有益性がいくつもの因子（例えば中性脂肪，血圧など）に対するわずかな効果の積み重ねでないとしたら，ω–3 脂肪酸の効果を試験した心血管リスク因子でうまく説明することは難しい。さらに，どのような評価基準を用いてもすべての個人が同じ介入戦略に同等に反応しないということは明らかである。

予防と治療に対する一般情報

基本的な疑問が残っている。病態の評価は何が普通に起こるかを反映する（Prentice *et al*., 2004)。無作為な集合から ω–3 脂肪酸の心血管リスク因子に対する作用（一次予防）を以前に発症した患者に対する予防データ（二次予防）から外挿することは妥当である。特段選択しない被験者の一次予防に関するデータは少し信頼性が弱いが，現在まで心筋梗塞で苦しんだ患者における ω–3 脂肪酸の摂取は，付随して起こる心血管イベントや原因を問わずに死亡率を軽減できる。

同様にひとつの病態における ω–3 脂肪酸の潜在的役割は，他の病態における重要性を判断するには不十分である。例えば 2 型糖尿病において，ω–3 脂肪酸は血清中性脂肪を下げるが，総コレステロール，HDL コレステロールや LDL コレステロールには作用しない。すなわち，インスリン抵抗性を改善する効果を結論づけるには証拠が不十分である。関節リウマチではひとつの測定項目（動く関節の数）が改善しても，他の臨床症状には明らかな効果はない。ω–3 脂肪酸が有用であるといわれている多くの他の適応症においても（炎症性腸疾患，腎臓病，骨密度，骨折のような)，しっかりした結論を引き出すには不十分である（MacLean *et al*., 2004)。

いろいろな遺伝子背景を持ったいろいろなヒトに対し情報を一般化するには疑問がある。個人個人が ω–3 脂肪酸の摂取に対し好ましい，あるいは好ましくない反応をするかどうかに関しては必須脂肪酸代謝の遺伝子多型がかかわっていることが最近の研究で示された（Simpoulos, 2010)。例えば，2 つの 5–リポキシゲナーゼ対立遺伝子多型を持ったヒトが海産物由来の ω–3 脂肪酸を摂取すると，動脈硬化の指標である冠動脈の内中膜肥厚を逆に引き起こす（Dwyer *et al*., 2004)。1 価不飽和脂肪酸の摂りすぎや不足は内中膜肥厚を増加させる。通常の対立遺伝子を持ったヒトでは観察されない。数は知られていないが，そのような栄養と遺伝子の相互作用は病気の予防や治療に対する ω–3 脂肪酸の無作為化比較試験におけるばらつきを説明できる。それゆえ，脂肪酸の摂取を広範な人々に勧めるのは難しい。

モデルとしての ω–3 脂肪酸の健康への結論

ω–3 脂肪酸の例は生理活性を持った成分の健康効果実証に対する挑戦である。概して，魚や食事サプリメントに含まれる ω–3 脂肪酸は以前に罹患した患者において心血管イベントのリスクの軽減にはかなりの効能があるが，一次予防という点ではあまり確かではない。たとえいくつかの処置が有効であったとしても，データはかなり不均一である。このことは疑いようもなく試験デザイン（背景となる食事や形状，介入用量，摂取期間，被験者の基準や除外基準など）の違いを反映しているが，患者間の遺伝的相違，本章の初めで扱ったトピックも反映している。いずれにしても証拠に基づいたアプローチが研究の方向や戦略に明瞭な線引きをしてくれる。例えば，ω–3 脂肪酸の場合，うまくデザインした一次予防試験を行うにあたっては，形態（例えば食事かサプリメントか)，用量，摂取期間，健康効果が評価できる被験者の選択などを決める多くの試験が必要である。他の試験により ω–3 脂肪酸の有用性を，より多く評価することが必要である。この用量は ω–3 脂肪酸がこれらの試験で効果がないということを示すのではなく，確固たる推奨を行うには不十分であることを示している。

ω–3 脂肪酸について論じた同じような出版物は他の栄養素や生物活性のある食品成分にも無理なく応用できる。個々の成分に関する詳細な議論は，本章の範囲を超えているが，カロテノイド，ビタミン D，フラボノイドのような多くの化合物は他の章で非常に詳細に論じられている（それぞれ第12，13，27章)。

将来の方向性

食品やダイエットサプリメントの健康効果において，効果は非常に小さいもので，おそらく長期にわたって摂取しなければわからないということを覚えておくことが重要である。このことが，疫学研究においてみられる食品成分（例えば ω– 3 脂肪酸）の推測される効果の有用性を介入試験で示すことが何故難しいのかを証明している。多くの報告は少数の被験者が短期間摂取しただけのものである。用いられている介入試験，測定される効果にはかなりのばらつきがあった。しかしながら，まれな現象の検出に対して十分ではない試験であるにもかかわらず，重篤な副次事象の指摘はほとんどない。妥当な解析ツールを用いた文献の体系的レビューは科学の状態を判断したり，曖昧な効果を検出したり（有効と無効両方)，推奨するのかを判断するには価値がある。推奨されたもののさらなる研究は何なのか，継続するに最適な試験デザインは何なのかを包括しており，健康増進の食習慣やサプリメント摂取に関する一般の人々へのメッセージも含んでいる。

栄養と健康における研究は，生理活性成分が細胞過程に影響を与える基礎的な分子メカニズムについて理解することを目的としていた。栄養科学者，分子生物学者，遺伝学者，統計学者，臨床癌研究者を含む科学者間で，よくコントロールされた，多くの専門分野の活動が栄養や健康への分子アプローチに必要である。例えば，1 つの分子標的や多くの標的により評価された栄養効果は反応を予測するためには同時に行わなければならないのか，生理活性を持った食品成分の反応を変化させるのはどのような相互作用が一番重要なのか，全体的反応には曝露時間，摂取期間も重要であることにさらなる注意が必要である。科学を推進する鍵は摂取，効果，感受性を評価するのに用いることができる生物学的指標の同定と検証である。

栄養や健康へのアプローチを強調する成功裏な学際的努力の開発と実施にはモチベーション，専心，特別なトレーニングが必要である。この研究への挑戦は途方もないが，健康改善という多大な報酬がある。

（内田勝幸訳）

推奨文献

Balk, E., Horsley, T., Newberry, S., *et al.* (2007) A collaborative effort to apply the evidence-based review process to the field of nutrition: challenges, benefits, and lessons learned. *Am J Clin Nutr* **85,** 1448–1456.

Institute of Medicine (2010) *Evaluation of Biomarkers and Surrogate Endpoints in Chronic Disease*. May 12. National Academy of Sciences, Washington, DC.

Kussman, M., Krause, L., and Siffert, W. (2010) Nutrigenomics: where are we with genetic and epigenetic markers for disposition and susceptibility? *Nutr Rev* **68**(Suppl 1), S38–47.

Simopoulos, A.P. (2010) Genetic variants in the metabolism of omega-6 and omega-3 fatty acids: their role in the determination of nutritional requirements and chronic disease risk. *Exp Biol Med (Maywood)* **235,** 785–795.

[文　献]

Aiyer, H.S., Vadhanam, M.V., Stoyanova, R., *et al.* (2008) Dietary berries and ellagic acid prevent oxidative DNA damage and modulate expression of DNA repair genes. *Int J Mol Sci* **9,** 327–341.

Astrup, A., Kristensen, M., Gregersen, N.T., *et al.* (2010) Can bioactive foods affect obesity? *Ann NY Acad Sci* **1190,** 25–41.

Awad, A.B. and Fink, C.S. (2000) Phytosterols as anticancer dietary components: evidence and mechanism of action. *J Nutr* **130,** 2127–2130.

Balk, E., Chung, M., Lichtenstein, A., *et al.* (2004) Effects of omega-3 fatty acids on cardiovascular risk factors and intermediate markers of cardiovascular disease. *Evid Rep Technol Assess (Summ)*, 1–6.

Banerjee, S.K., Mukherjee, P.K., and Maulik, S.K. (2003) Garlic as an antioxidant: the good, the bad and the ugly. *Phytother Res* **17,** 97–106.

Barnes, S. (2008) Nutritional genomics, polyphenols, diets, and their impact on dietetics. *J Am Diet Assoc* **108,** 1888–1895.

Beetstra, S., Thomas, P., Salisbury, C., *et al.* (2005) Folic acid deficiency increases chromosomal instability, chromosome 21 aneuploidy and sensitivity to radiation-induced micronuclei. *Mutat Res* **578,** 317–326.

Bhat, T.A. and Singh, R.P. (2008) Tumor angiogenesis – a potential target in cancer chemoprevention. *Food Chem Toxicol* **46,** 1334–1345.

Blomhoff, R. (2005) Dietary antioxidants and cardiovascular disease. *Curr Opin Lipidol* **16,** 47–54.

Boccia, S., Boffetta, P., Brennan, P., *et al.* (2009) Meta-analyses of the methylenetetrahydrofolate reductase C677T and A1298C polymorphisms and risk of head and neck and lung cancer. *Cancer Lett* **273,** 55–61.

Calder, P.C. (2005) Polyunsaturated fatty acids and inflammation. *Biochem Soc Trans* **33,** 423–427.

Calder, P.C. and Kew, S. (2002) The immune system: a target for functional foods? *Br J Nutr* **88**(Suppl 2), S165–177.

Combs, G.F. Jr and Gray, W.P. (1998) Chemopreventive agents: selenium. *Pharmacol Ther* **79,** 179–192.

Cunningham-Rundles, S., McNeeley, D.F., and Moon, A. (2005) Mechanisms of nutrient modulation of the immune response. *J Allergy Clin Immunol* **115,** 1119–1128; quiz, 1129.

Davis, C.D. and Milner, J. (2004) Frontiers in nutrigenomics, proteomics, metabolomics and cancer prevention. *Mutat Res* **551,** 51–64.

Davis, C.D. and Milner, J.A. (2007) Biomarkers for diet and cancer prevention research: potentials and challenges. *Acta Pharmacol Sin* **28,** 1262–1273.

Davis, C.D. and Ross, S.A. (2007) Dietary components impact histone modifications and cancer risk. *Nutr Rev* **65,** 88–94.

Davis, C.D. and Ross, S.A. (2008) Evidence for dietary regulation of microRNA expression in cancer cells. *Nutr Rev* **66,** 477–482.

Davis, C.D. and Uthus, E.O. (2003) Dietary folate and selenium affect dimethylhydrazine-induced aberrant crypt formation, global DNA methylation and one-carbon metabolism in rats. *J Nutr* **133,** 2907–2914.

Davis, C.D., Emenaker, N.J., and Milner, J.A. (2010) Cellular proliferation, apoptosis and angiogenesis: molecular targets for nutritional preemption of cancer. *Semin Oncol* **37,** 243–257.

Dong, X., Lutz, W., Schroeder, T.M., *et al.* (2005) Regulation of relB in dendritic cells by means of modulated association of vitamin D receptor and histone deacetylase 3 with the promoter. *Proc Natl Acad Sci USA* **102,** 16007–16012.

Duthie, S.J. (2007) Berry phytochemicals, genomic stability and cancer: evidence for chemoprotection at several stages in the carcinogenic process. *Mol Nutr Food Res* **51,** 665–674.

Dwyer, J.H., Allayee, H., Dwyer, K.M., *et al.* (2004) Arachidonate 5-lipoxygenase promoter genotype, dietary arachidonic acid, and atherosclerosis. *N Engl J Med* **350,** 29–37.

El-Bayoumy, K. and Sinha, R. (2005) Molecular chemoprevention by selenium: a genomic approach. *Mutat Res* **591,** 224–236.

Fang, M.Z., Chen, D., Sun, Y., *et al.* (2005) Reversal of hypermethylation and reactivation of p16INK4a, RARbeta, and MGMT genes by genistein and other isoflavones from soy. *Clin Cancer Res* **11,** 7033–7041.

Fenech, M. (2005) The Genome Health Clinic and Genome Health Nutrigenomics concepts: diagnosis and nutritional treatment of genome and epigenome damage on an individual basis. *Mutagenesis* **20,** 255–269.

Ferguson, L.R. (2010) Genome-wide association studies and diet. *World Rev Nutr Diet* **101,** 8–14.

Friso, S. and Choi, S.W. (2005) Gene–nutrient interactions in one-carbon metabolism. *Curr Drug Metab* **6,** 37–46.

Gago-Dominguez, M., Yuan, J.M., Sun, C.L., *et al.* (2003) Opposing effects of dietary n-3 and n-6 fatty acids on mammary carcinogenesis: The Singapore Chinese Health Study. *Br J Cancer* **89,** 1686–1692.

Geleijnse, J.M., De Goede, J., and Brouwer, I.A. (2010) Alpha-linolenic acid: is it essential to cardiovascular health? *Curr Atheroscler Rep* **12,** 359–367.

Han, J., Colditz, G.A., and Hunter, D.J. (2007) Polymorphisms in the MTHFR and VDR genes and skin cancer risk. *Carcinogenesis* **28,** 390–397.

Hazra, A., Fuchs, C.S., Kawasaki, T., *et al.* (2010) Germline polymorphisms in the one-carbon metabolism pathway and DNA methylation in colorectal cancer. *Cancer Causes Control* **21,** 331–345.

Hazra, A., Kraft, P., Lazarus, R., *et al.* (2009) Genome-wide significant predictors of metabolites in the one-carbon metabolism pathway. *Hum Mol Genet* **18,** 4677–4687.

Heber, D. (2004) Vegetables, fruits and phytoestrogens in the prevention of diseases. *J Postgrad Med* **50,** 145–149.

HUPO (2010) A gene-centric human proteome project: HUPO–the Human Proteome organization. *Mol Cell Proteomics* **9,** 427–429. http://www.mcponline.org/content/9/2/427.full.pdf+html?sid=7940440d-5566-48a1-ad41-8148d526687d.

Igl, W., Johansson, A., Wilson, J.F., *et al.* (2010) Modeling of environmental effects in genome-wide association studies identifies SLC2A2 and HP as novel loci influencing serum cholesterol levels. *PLoS Genet* **6,** e1000798.

Ikeda, N., Uemura, H., Ishiguro, H., *et al.* (2003) Combination treatment with 1alpha,25-dihydroxyvitamin D3 and 9-cis-retinoic acid directly inhibits human telomerase reverse transcriptase transcription in prostate cancer cells. *Mol Cancer Ther* **2,** 739–746.

Ingles, S.A., Garcia, D.G., Wang, W., *et al.* (2000) Vitamin D receptor genotype and breast cancer in Latinas (United States). *Cancer Causes Control* **11,** 25–30.

Jordan, H., Matthan, N., Chung, M., *et al.* (2004) Effects of omega-3 fatty acids on arrhythmogenic mechanisms in animal and isolated organ/cell culture studies. *Evid Rep Technol Assess (Summ)*, 1–8.

Kaga, S., Zhan, L., Matsumoto, M., *et al.* (2005) Resveratrol enhances neovascularization in the infarcted rat myocardium through the induction of thioredoxin-1, heme oxygenase-1 and vascular endothelial growth factor. *J Mol Cell Cardiol* **39,** 813–822.

Kensler, T.W., Curphey, T.J., Maxiutenko, Y., *et al.* (2000) Chemoprotection by organosulfur inducers of phase 2 enzymes: dithiolethiones and dithiins. *Drug Metabol Drug Interact* **17,** 3–22.

Khanum, F., Anilakumar, K.R., and Viswanathan, K.R. (2004) Anticarcinogenic properties of garlic: a review. *Crit Rev Food Sci Nutr* **44,** 479–488.

Kim, Y., DiSilvestro, R., and Clinton, S. (2004) Effects of lycopene-beadlet or tomato-powder feeding on carbon tetrachloride-induced hepatotoxicity in rats. *Phytomedicine* **11,** 152–156.

Kim, Y.S., Young, M.R., Bobe, G., *et al.* (2009) Bioactive food components, inflammatory targets, and cancer prevention. *Cancer Prev Res (Phila)* **2,** 200–208.

King-Batoon, A., Leszczynska, J.M., and Klein, C.B. (2008) Modulation of gene methylation by genistein or lycopene in breast cancer cells. *Environ Mol Mutagen* **49,** 36–45.

Kohno, K., Uchiumi, T., Niina, I., *et al.* (2005) Transcription factors and drug resistance. *Eur J Cancer* **41,** 2577–2586.

Kyo, E., Uda, N., Kasuga, S., *et al.* (2001) Immunomodulatory effects of aged garlic extract. *J Nutr* **131,** 1075S–1079S.

Leitzmann, M.F., Stampfer, M.J., Michaud, D.S., *et al.* (2004) Dietary intake of n-3 and n-6 fatty acids and the risk of prostate cancer. *Am J Clin Nutr* **80,** 204–216.

Li, R., Huang, Y.G., Fang, D., *et al.* (2004) (-)-Epigallocatechin gallate inhibits lipopolysaccharide-induced microglial activation and protects against inflammation-mediated dopaminergic neuronal injury. *J Neurosci Res* **78,** 723–731.

Li, Y. and Tollefsbol, T.O. (2010) Impact on DNA methylation in cancer prevention and therapy by bioactive dietary components. *Curr Med Chem* **17,** 2141–2151.

Lin, D.W., Neuhouser, M.L., Schenk, J.M., *et al.* (2007) Low-fat, low-glycemic load diet and gene expression in human prostate epithelium: a feasibility study of using cDNA microarrays to assess the response to dietary intervention in target tissues. *Cancer Epidemiol Biomarkers Prev* **16,** 2150–2154.

Liu, R.H. (2003) Health benefits of fruit and vegetables are from additive and synergistic combinations of phytochemicals. *Am J Clin Nutr* **78,** 517S–520S.

Liu, R.H. (2004) Potential synergy of phytochemicals in cancer prevention: mechanism of action. *J Nutr* **134,** 3479S–3485S.

Luan, J., Browne, P.O., Harding, A.H., *et al.* (2001) Evidence for gene–nutrient interaction at the PPARgamma locus. *Diabetes* **50,** 686–689.

MacLean, C.H., Mojica, W.A., Morton, S.C., *et al.* (2004) Effects of omega-3 fatty acids on lipids and glycemic control in type II diabetes and the metabolic syndrome and on inflammatory bowel disease, rheumatoid arthritis, renal disease, systemic lupus erythematosus, and osteoporosis. *Evid Rep Technol Assess (Summ)*, 1–4.

Marsit, C.J., Eddy, K., and Kelsey, K.T. (2006) MicroRNA responses to cellular stress. *Cancer Res* **66,** 10843–10848.

Mathers, J.C. (2004) The biological revolution – towards a mechanistic understanding of the impact of diet on cancer risk. *Mutat Res* **551,** 43–49.

McEligot, A.J., Yang, S., and Meyskens, F.L., Jr (2005) Redox regulation by intrinsic species and extrinsic nutrients in normal and cancer cells. *Annu Rev Nutr* **25,** 261–295.

McFarland, L.V. (2010) Systematic review and meta-analysis of *Saccharomyces boulardii* in adult patients. *World J Gastroenterol* **16,** 2202–2222.

McKillop, I.H. and Schrum, L.W. (2009) Role of alcohol in liver carcinogenesis. *Semin Liver Dis* **29,** 222–232.

Messina, M. (2010) A brief historical overview of the past two decades of soy and isoflavone research. *J Nutr* **140,** 1350S–1354S.

Miller, M.R., Nichols, P.D., and Carter, C.G. (2008) n-3 Oil sources for use in aquaculture–alternatives to the unsustainable harvest of wild fish. *Nutr Res Rev* **21,** 85–96.

Milner, J.A. (2004) Molecular targets for bioactive food components. *J Nutr* **134,** 2492S–2498S.

Myzak, M.C. and Dashwood, R.H. (2006) Histone deacetylases as targets for dietary cancer preventive agents: lessons learned with butyrate, diallyl disulfide, and sulforaphane. *Curr Drug Targets* **7,** 443–452.

Myzak, M.C., Dashwood, W.M., Orner, G.A., *et al.* (2006) Sulforaphane inhibits histone deacetylase in vivo and suppresses tumorigenesis in Apc-minus mice. *FASEB J* **20,** 506–508.

Nakamura, Y., Tomokane, I., Mori, T., *et al.* (2000) DNA repair effect of traditional sweet pepper Fushimi-togarashi: seen in suppression of UV-induced cyclobutane pyrimidine dimer in human fibroblast. *Biosci Biotechnol Biochem* **64,** 2575–2580.

Nguyen, H.H., Aronchik, I., Brar, G.A., *et al.* (2008) The dietary phytochemical indole-3-carbinol is a natural elastase enzymatic inhibitor that disrupts cyclin E protein processing. *Proc Natl Acad Sci USA* **105,** 19750–19755.

Palomino-Morales, R., Gonzalez-Juanatey, C., Vazquez-Rodriguez, T.R., *et al.* (2010) A1298C polymorphism in the MTHFR gene predisposes to cardiovascular risk in rheumatoid arthritis. *Arthritis Res Ther* **12,** R71.

Philpott, M. and Ferguson, L.R. (2004) Immunonutrition and cancer. *Mutat Res* **551,** 29–42.

Prentice, R.L., Willett, W.C., Greenwald, P., *et al.* (2004) Nutrition and physical activity and chronic disease prevention: research strategies and recommendations. *J Natl Cancer Inst* **96,** 1276–1287.

Prima, V., Tennant, M., Gorbatyuk, O.S., *et al.* (2004) Differential modulation of energy balance by leptin, ciliary neurotrophic factor, and leukemia inhibitory factor gene delivery: microarray deoxyribonucleic acid-chip analysis of gene expression. *Endocrinology* **145,** 2035–2045.

Ratnasinghe, D., Tangrea, J.A., Andersen, M.R., *et al.* (2000) Glutathione peroxidase codon 198 polymorphism variant increases lung cancer risk. *Cancer Res* **60,** 6381–6383.

Rose, D.P. and Connolly, J.M. (2000) Regulation of tumor angiogenesis by dietary fatty acids and eicosanoids. *Nutr Cancer* **37,** 119–127.

Ross, S.A. (2003) Diet and DNA methylation interactions in cancer prevention. *Ann NY Acad Sci* **983,** 197–207.

Sarkar, F.H. and Li, Y. (2003) Soy isoflavones and cancer prevention. *Cancer Invest* **21,** 744–757.

Schmidt, E.B., Arnesen, H., De Caterina, R., *et al.* (2005) Marine n-3 polyunsaturated fatty acids and coronary heart disease. Part I. Background, epidemiology, animal data, effects on risk factors and safety. *Thromb Res* **115,** 163–170.

Shen, F. and Weber, G. (1997) Synergistic action of quercetin and genistein in human ovarian carcinoma cells. *Oncol Res* **9,** 597–602.

Simopoulos, A.P. (2010) Genetic variants in the metabolism of omega-6 and omega-3 fatty acids: their role in the determination of nutritional requirements and chronic disease risk. *Exp Biol Med (Maywood)* **235,** 785–795.

Slattery, M.L., Herrick, J., Wolff, R.K., *et al.* (2007) CDX2 VDR polymorphism and colorectal cancer. *Cancer Epidemiol Biomarkers Prev* **16,** 2752–2755.

Wagner, J.A., Wright, E.C., Ennis, M.M., *et al.* (2009) Utility of adiponectin as a biomarker predictive of glycemic efficacy is demonstrated by collaborative pooling of data from clinical trials conducted by multiple sponsors. *Clin Pharmacol Ther* **86,** 619–625.

Wang, C., Chung, M., Lichtenstein, A., *et al.* (2004) Effects of omega-3 fatty acids on cardiovascular disease. *Evid Rep Technol Assess (Summ)*, 1–8.

Woodson, K., Ratnasinghe, D., Bhat, N.K., *et al.* (1999) Prevalence of disease-related DNA polymorphisms among participants in a large cancer prevention trial. *Eur J Cancer Prev* **8,** 441–447.

Yamada, N., Hattori, A., Hayashi, T., *et al.* (2004) Improvement of scopolamine-induced memory impairment by Z-ajoene in the water maze in mice. *Pharmacol Biochem Behav* **78,** 787–791.

Young, V.R., Gucalp, C., Rand, W.M., *et al.* (1987) Leucine kinetics during three weeks at submaintenance-to-maintenance intakes of leucine in men: adaptation and accommodation. *Hum Nutr Clin Nutr* **41,** 1–18.

索　引

【い】

【う】

【え】

【き】

【く】

【け】

【こ】

【さ】

【し】

【す】

【せ】

【そ】

【て】

【と】

【な】

【ふ】

【み】

【む】

【め】

【も】

【や】

【ゆ】

【よ】

【ら】

【る】

【れ】

【ろ】

【わ】

原書執筆者

Peter J. Aggett
School of Health and Medicine
Physics Building
Lancaster University
Lancaster LA1 4YD
UK

Janice Albert
Nutrition and Consumer Protection Division
Food and Agriculture Organization of the United Nations
Viale delle Terme di Caracalla
Rome 00153
Italy

Lindsay H. Allen
USDA-ARS Western Human Nutrition Research Center
University of California, Davis
430 W. Health Sciences Drive
Davis, CA 95616
USA

John J.B. Anderson
Department of Nutrition
Gillings School of Global Public Health
University of North Carolina
Chapel Hill, NC 27599-7461
USA

Arne Astrup
Faculty of Science
University of Copenhagen
Rolighedsvej 30
DK-1958 Frederiksberg
Denmark

Thiane G. Axelsson
Department of Clinical Science, Intervention and Technology
Divisions of Baxter Novum and Renal Medicine
Karolinska Institutet
Karolinska University Hospital
Huddinge
Stockholm 141 86
Sweden

Lynn B. Bailey
Department of Foods and Nutrition
University of Georgia
273 Dawson Hall
Athens, GA 30602
USA

Joseph L. Baumert
Department of Food Science and Technology
University of Nebraska
237 Food Industry Building
Lincoln, NE 68585-0919
USA

Prasad Bellur
Monsanto Research Centre
#44/2A, Vasants Business Park
Bellary Road NH 7, Hebbal
Bangalore 560092
India

Claire E. Berryman
Department of Nutritional Sciences
110 Chandlee Laboratory
The Pennsylvania State University
University Park, PA 16802
USA

Lucien Bettendorff
University of Liège–GIGA-Neurosciences
Av. de l'Hôpital 1 B36
Liège 4000
Belgium

Sekhar Boddupalli
Monsanto Vegetable Seeds
Woodland, CA 95695
USA

Annalies Borrel
UNICEF Office of Emergency Programmes-Humanitarian Policy and Advocacy
New York
USA

Jennie Brand-Miller
Boden Institute of Obesity, Nutrition, Exercise, and Eating Disorders
University of Sydney
Sydney, NSW 2006
Australia

Ronette R. Briefel
Mathematica Policy Research
1100 1st Street NE, 12th Floor
Washington, DC 20002-4221
USA

Alan L. Buchman
Department of Medicine
Feinberg School of Medicine
Northwestern University
Chicago, IL 60611
USA

Louise M. Burke
Australian Institute of Sport – Sports Nutrition
PO Box 176
Leverrier Crescent
Belconnen
ACT 2617
Australia

Leah E. Cahill
Department of Nutrition
Harvard School of Public Health
Building 2
655 Huntington Avenue
Boston, MA 02115
USA

Philip C. Calder
Institute of Human Nutrition
University of Southampton Faculty of Medicine
IDS Building MP887 Southampton General Hospital
Tremona Road
Southampton SO16 6YD
UK

Robert Carter, III
Military Nutrition Division
US Army Research Institute of Environmental Medicine
42 Kansas Street
Natick, MA 01760-5007
USA

Krista Casazza
Department of Nutrition Sciences
The University of Alabama at Birmingham
1675 University Blvd, WEBB 439
Birmingham, AL 35294-3360
USA

Marie A. Caudill
Division of Nutritional Sciences
Cornell University
228 Savage Hall
Ithaca, NY 14853
USA

Samuel N. Cheuvront
Military Nutrition Division
US Army Research Institute of Environmental Medicine
42 Kansas Street
Natick, MA 01760-5007
USA

Michal Chmielewski
Department of Nephrology, Transplantology and Internal Medicine
Medical University of Gdansk
ul. Debinki 7
20-811 Gdansk
Poland

Dallas L. Clouatre
Glykon Technologies Group, LLC
1112 Montana Avenue #541
Santa Monica, CA 90403
USA

Paul M. Coates
Office of Dietary Supplements
National Institutes of Health
6100 Executive Blvd, Room 3B01, MSC 7517
Bethesda, MD 20892-7517
USA

Stephen Colagiuri
Boden Institute of Obesity, Nutrition, Exercise, and Eating Disorders
University of Sydney
Sydney, NSW 2006
Australia

Karen D. Corbin
UNC Nutrition Research Institute
Department of Nutrition
University of North Carolina at Chapel Hill
500 Laureate Way, Rm 2218
Kannapolis, NC 28081
USA

Joseph Cornelius
Monsanto Company
800 North Lindbergh Blvd
St. Louis, MO 63167
USA

Vanessa R. da Silva
Department of Foods and Nutrition
University of Georgia
273 Dawson Hall
Athens, GA 30602
USA

Sai Krupa Das
Jean Mayer USDA Human Nutrition Research Center on Aging
Tufts University
711 Washington Street
Boston, MA 02111-1524
USA

Jeanne H.M. de Vries
Division of Human Nutrition
WU Agrotechnology & Food Sciences
Wageningen University
Bomenweg 2 # 307/214
6703HD Wageningen
The Netherlands

Alan M. Diamond
Department of Pathology
University of Illinois at Chicago
840 S. Wood Street, Suite 130 CSN
Chicago, IL 60612
USA

Kelly A. Dougherty
Department of Pediatrics
Gastroenterology, Hepatology, and Nutrition
The Children's Hospital of Philadelphia
University of Pennsylvania, Perelman School of Medicine
Philadelphia, PA 19104
USA

Adam Drewnowski
School of Public Health & Community Medicine
University of Washington
Box 353410
Seattle, WA 98195-3410
USA

Johanna T. Dwyer
Jean Meyer Human Nutrition Research Center on Aging
Tufts University
Box 783 Tufts Medical Center
800 Washington Street
Boston, MA 02111-1524
and Office of Dietary Supplements
National Institutes of Health
Bethesda, MD
USA

Ahmed El-Sohemy
Department of Nutritional Sciences
University of Toronto
150 College Street, Room 350
Toronto, Ontario M5S 3E2
Canada

Guylaine Ferland
Université de Montréal
Centre de recherche
Institut universitaire de gériatrie de Montréal
4565 chemin Queen-Mary
Montréal, Québec H3W 1W5
Canada

James C. Fleet
Department of Foods and Nutrition
Purdue University
700 West State Street
West Lafayette, IN 47906-2059
USA

Michael R. Flock
Department of Nutritional Sciences
110 Chandlee Laboratory
The Pennsylvania State University
University Park, PA 16802
USA

Edward A. Frongillo
Department of Health Promotion, Education, and Behavior
University of South Carolina, Columbia
800 Sumter Street
Columbia, SC 29208
USA

Amy Gorin
Department of Psychology
University of Connecticut
406 Babbidge Road, Unit 1020
Storrs, CT 06269-1020
USA

Jesse F. Gregory, III
Food Science and Human Nutrition Department
University of Florida
PO Box 110370
Gainesville, FL 32611-0370
USA

Kristina A. Harris
Department of Nutritional Sciences
110 Chandlee Laboratory
The Pennsylvania State University
University Park, PA 16802
USA

Robert P. Heaney
Creighton University Medical Center
601 North 30th Street – Suite 4841
Omaha, NE 68131
USA

William C. Heird
Department of Pediatrics
USDA-ARS Children's Nutrition Research Center
Baylor College of Medicine
1100 Bates Street
Houston, TX 77030-2600
USA

Helen L. Henry
Department of Biochemistry
University of California
Riverside, CA 92521
USA

Daniell B. Hill
Department of Medicine
Center for Translational Research
University of Louisville
505 South Hancock Street
Louisville, KY 40292
USA

Simone D. Holligan
Department of Nutritional Sciences
110 Chandlee Laboratory
The Pennsylvania State University
University Park, PA 16802
USA

Roberta R. Holt
Department of Nutrition
University of California, Davis
One Shields Avenue,
Davis, CA 95616
USA

Lindsay M. Jaacks
Department of Nutrition
UNC Gillings School of Global Public Health
2212 McGavran-Greenberg Hall
135 Dauer Drive
Chapel Hill, NC 27599
USA

Wei Jia
Department of Nutrition
University of North Carolina at Greensboro
North Carolina Research Campus
500 Laureate Way
Kannapolis, NC 28081
USA

Elizabeth J. Johnson
Jean Mayer USDA Human Nutrition Research
Center on Aging
Tufts University
711 Washington Street
Boston, MA 02111-1524
USA

Ian T. Johnson
Institute of Food Research
Norwich Research Park
Colney, Norwich NR4 7UA
UK

Carol S. Johnston
Nutrition Program
College of Nursing and Health Innovation
Arizona State University
500 North 3rd Street
Phoenix, AZ 85004
USA

Alexandra M. Johnstone
Rowett Institute of Nutrition and Health
Greenburn Road
Bucksburn
Aberdeen AB21 9SB
UK

Peter J.H. Jones
Richardson Centre for Functional Foods
University of Manitoba
Smartpark Research and Technology Park
196 Innovation Drive
Winnipeg, Manitoba R3T 6C5
Canada

Jaya Joshi
Monsanto Research Centre
#44/2A, Vasants Business Park
Bellary Road NH 7, Hebbal
Bangalore 560092
India

Carl L. Keen
Department of Nutrition
University of California, Davis
One Shields Avenue
Davis, CA 95616
USA

Robert W. Kenefick
Military Nutrition Division
US Army Research Institute of Environmental Medicine
42 Kansas Street
Natick, MA 01760-5007
USA

James B. Kirkland
Department of Human Health and Nutritional Sciences
College of Biological Sciences
University of Guelph
Guelph, Ontario N1G 2W1
Canada

Penny M. Kris-Etherton
Department of Nutritional Sciences
110 Chandlee Laboratory
The Pennsylvania State University
University Park, PA 16802
USA

Toshinobu Kuroishi
Department of Nutrition and Health Sciences
University of Nebraska–Lincoln
316 Ruth Leverton Hall
Lincoln, NE 68583-0806
USA

Shantala Lakkanna
Monsanto Research Centre
#44/2A, Vasants Business Park
Bellary Road NH7, Hebbal
Bangalore 560092
India

Alice H. Lichtenstein
Jean Mayer USDA Human Nutrition Research Center on Aging
Tufts University
150 Harrison Avenue
Boston, MA 02111
USA

Bengt Lindholm
Department of Clinical Science, Intervention and Technology
Divisions of Baxter Novum and Renal Medicine
Karolinska Institutet
Karolinska University Hospital
Huddinge
Stockholm 141 86
Sweden

Brian L. Lindshield
Department of Human Nutrition
Kansas State University
208 Justin Hall
Manhattan, KS 66502
USA

Joanne R. Lupton
Department of Nutrition and Food Science
Texas A&M University, College Station
213 Kleberg Center
2253 TAMU
College Station, TX 77843-2253
USA

Asim Maqbool
Department of Pediatrics
Gastroenterology, Hepatology, and Nutrition
The Children's Hospital of Philadelphia
University of Pennsylvania, Perelman School of Medicine
Philadelphia, PA 19104
USA

Luis Marsano
Department of Medicine
Center for Translational Research
University of Louisville
505 South Hancock Street
Louisville, KY 40292
USA

Elizabeth J. Mayer-Davis
Department of Nutrition
UNC Gillings School of Global Public Health and School of Medicine
2212 McGavran-Greenberg Hall
135 Dauer Drive
Chapel Hill, NC 27599
USA

Craig J. McClain
Department of Medicine
Center for Translational Research
University of Louisville
505 South Hancock Street
Louisville, KY 40292
USA

Stephen A. McClave
University of Louisville School of Medicine
401 East Chestnut Street, Ste 310
Louisville, KY 40202
USA

Donald B. McCormick
Department of Biochemistry and Program in Nutrition and Health Science
Rollins Research Center
Emory University
Atlanta, GA 30322
USA

Margaret A. McDowell
National Institute of Health
Division of Nutrition Research Coordination
Two Democracy Plaza, Rm 629
6707 Democracy Blvd, MSC 5461
Bethesda, MD 20892-5461
USA

Joshua W. Miller
Department of Pathology and Laboratory Medicine
University of California Davis Medical Center
Research III
4645 2nd Avenue
Suite 3200A
Sacramento, CA 95817
USA

John A. Milner
Nutritional Sciences Research Group
National Cancer Institute
6130 Executive Blvd, Suite 3164 EPN
Rockville, MD 20852
USA

Pablo Monsivais
UKCRC Centre for Diet and Activity Research
Box 296
Cambridge Institute of Public Health
Forvie Site
Cambridge, CB2 0SR
UK

Scott J. Montain
Military Nutrition Division
US Army Research Institute of Environmental Medicine
42 Kansas Street
Natick, MA 01760-5007
USA

Tim R. Nagy
Department of Nutrition Sciences
The University of Alabama at Birmingham
1675 University Blvd, Webb 439
Birmingham, AL 35294-3360
USA

Marguerite A. Neill
The Warren Alpert Medical School
Brown University
Box G-A1
Providence, RI 02912
USA

Holly Nicastro
Nutritional Sciences Research Group
National Cancer Institute
6130 Executive Blvd, Suite 3164 EPN
Rockville, MD 20852
USA

Forrest H. Nielsen
Grand Forks Human Nutrition Research Center
USDA-ARS-NPA
2420 2 Avenue N, Stop 9034
Grand Forks, ND 58202-9034
USA

Anthony W. Norman
Department of Biochemistry and Division of Biomedical Sciences
University of California
Riverside, CA 92521
USA

Marga C. Ocké
The National Institute for Public Health and Environment
PO Box 1
3720 BA Bilthoven
The Netherlands

Thomas M. O'Connell
LipoScience Inc.
2500 Sumner Blvd
Raleigh, NC 27616
USA

Christine M. Olson
Division of Nutritional Sciences
Cornell University
376 Martha Van Rensselaer Hall
Ithaca, NY 14853
USA

Andrea A. Papamandjaris
Nestlé Inc.
Medical and Scientific Unit
North York, Ontario M2N 6S8
Canada

Elizabeth P. Parks
Department of Pediatrics
Gastroenterology, Hepatology, and Nutrition
The Children's Hospital of Philadelphia
University of Pennsylvania, Perelman School of Medicine
Philadelphia, PA 19104
USA

Sue D. Pedersen
LMC Endocrinology Centre
Suite 102
5940 MacLeod Tr SW
Calgary, Alberta T2H 2G4
Canada

David L. Pelletier
Division of Nutritional Sciences
Cornell University
212 Savage Hall
Ithaca, NY 14853
USA

W. Todd Penberthy
Department of Molecular Biology and Microbiology
University of Central Florida College of Medicine
Orlando, FL 32816
USA

Paul B. Pencharz
Departments of Paediatrics and Nutritional Sciences
Research Institute
The Hospital for Sick Children
University of Toronto
Toronto, Ontario M5G 1X8
Canada

Barry M. Popkin
Department of Nutrition
Carolina Population Center
University of North Carolina at Chapel Hill
University Square, CB# 8120
123 W. Franklin Street
Chapel Hill, NC 27516-3997
USA

Harry G. Preuss
Department of Biochemistry
Georgetown University Medical Center
Washington, DC 20057
USA

Joseph R. Prohaska
Department of Biomedical Sciences
University of Minnesota Medical School Duluth
1035 University Drive
Duluth, MN 55812
USA

Charles J. Rebouche (Retired)
Department of Pediatrics
University of Iowa
Iowa City, IA 52242
USA

Patrick Ritz
Gérontopôle de Toulouse
Unité de Nutrition
CHU Larrey
TS 30030
31059 Toulouse
France

Susan B. Roberts
Jean Mayer USDA Human Nutrition Research Center on Aging
Tufts University
711 Washington Street
Boston, MA 02111-1524
USA

Robert B. Rucker
Department of Nutrition
University of California, Davis
One Shields Avenue
3415 Meyer Hall
Davis, CA 95616-8575
USA

Katelyn A. Russell
Food Science and Human Nutrition Department
University of Florida
PO Box 110370
Gainesville, FL 32611-0370
USA

Kate Sadler
Friedman School of Nutrition Science and Policy
Feinstein International Center
Tufts University
200 Boston Avenue
Medford, MA 02155
USA

Lisa M. Sanders
Kellogg Company
Battle Creek, MI
USA

Thomas A.B. Sanders
Diabetes & Nutritional Sciences Division
School of Medicine
King's College London
4.43 Franklin-Wilkins Building
150 Stamford Street
London SE1 9NH
UK

Michael N. Sawka
Military Nutrition Division
US Army Research Institute of Environmental Medicine
42 Kansas Street
Natick, MA 01760-5007
USA

Marion Secher
Gérontopôle de Toulouse
Unité de Nutrition
CHU Larrey
TS 30030
31059 Toulouse
France

Anders Sjödin
Faculty of Science
University of Copenhagen
Rolighedsvej 30
DK-1958 Frederiksberg
Denmark

Noel W. Solomons
Center for Studies of Sensory Impairment
Sensory Impairment, Aging and Metabolism (CeSSIAM)
17a Avenida #16-89, Zona 11
Guatemala City 01011
Guatemala

Sally P. Stabler
Division of Hematology
University of Colorado School of Medicine
12700 E. 19th Avenue
Denver, CO 80045
USA

Virginia A. Stallings
Department of Pediatrics
Gastroenterology, Hepatology, and Nutrition
The Children's Hospital of Philadelphia
University of Pennsylvania, Perelman School of Medicine
Philadelphia, PA 19104
USA

Susan E. Steck
Department of Epidemiology and Biostatistics
University of South Carolina–Columbia
915 Greene Street, Rm 236
Columbia, SC 29208
USA

Paolo M. Suter
Clinic and Policlinic of Internal Medicine
University Hospital
Rämistrasse 100
8091 Zurich
Switzerland

Deborah F. Tate
Department of Health Behavior and Nutrition
Gillings School of Global Public Health
University of North Carolina at Chapel Hill
Chapel Hill, NC 27599
USA

Robert V. Tauxe
Division of Foodborne, Waterborne and Environmental Diseases
National Center for Emerging and Zoonotic Infectious Diseases
Centers for Disease Control and Prevention
Mailstop C-09
Atlanta, GA 30333
USA

Steve L. Taylor
Department of Food Science & Technology
University of Nebraska
255 Food Industry Bldg
Lincoln, NE 68585-0919
USA

Emily N. Terry
Department of Pathology
University of Illinois at Chicago
840 S. Wood St, Suite 130 CSN
Chicago, IL 60612
USA

Maret G. Traber
School of Biological and Population Health Sciences
Linus Pauling Institute
Oregon State University
307 Linus Pauling Science Center
Corvallis, OR 97331-6512
USA

Federico Tripodi
Monsanto Company
800 North Lindbergh Blvd
St. Louis, MO 63167
USA

Janet Y. Uriu-Adams
Department of Nutrition
University of California, Davis
One Shields Avenue
Davis, CA 95616
USA

Wija A. van Staveren
Division of Human Nutrition
WU Agrotechnology & Food Sciences
Wageningen University
Bomenweg 4 #309/2004
6703HD Wageningen
The Netherlands

Bruno Vellas
Gérontopôle de Toulouse
Unité de Nutrition
CHU Larrey
TS 30030
31059 Toulouse
France

Rohini Vishwanathan
Jean Mayer USDA Human Nutrition Research Center on Aging
Tufts University
711 Washington Street
Boston, MA 02111-1524
USA

Stella Lucia Volpe
Department of Nutrition Sciences
Drexel University College of Nursing and Health Professions
245 N. 15th Street
Bellet Building–Room 521
Mail Stop 1030
Philadelphia, PA 19102
USA

Li Wang
Department of Nutritional Sciences
110 Chandlee Laboratory
The Pennsylvania State University
University Park, PA 16802
USA

Robert A. Waterland
Departments of Pediatrics and Molecular & Human Genetics
USDA/ARS Children's Nutrition Research Center
Baylor College of Medicine
Houston, TX 77030-2600
USA

Connie M. Weaver
Department of Nutrition Science
Purdue University
1264 Stone Hall
700 W State Street
West Lafayette, IN 47907-2059
USA

Robert Weisell (Retired)
Food and Agriculture Organization of the United Nations
Viale delle Ginestre 8
Ariccia (RM) 00040
Italy

Subhashinee S.K. Wijeratne
Department of Nutrition and Health Sciences
University of Nebraska–Lincoln
316 Ruth Leverton Hall
Lincoln, NE 68586-0806
USA

Gary Williamson
School of Food Science and Nutrition
University of Leeds
Woodhouse Lane
Leeds, LS2 9JT
UK

Rena R. Wing
The Miriam Hospital
Alpert Medical School
Brown University
Providence, RI 02903
USA

Judith Wylie-Rosett
Department of Epidemiology and Population Health
Albert Einstein College of Medicine
Jack and Pearl Resnick Campus
1300 Morris Park Avenue
Belfer Building, Room 1307
Bronx, NY 10461
USA

Parveen Yaqoob
Food and Nutritional Sciences
University of Reading
2-55 Food Biosciences
Reading, RG6 6AH
UK

Helen Young
Friedman School of Nutrition Science and Policy
Feinstein International Center
Tufts University
200 Boston Avenue
Medford, MA 02155
USA

Steven H. Zeisel
UNC Nutrition Research Institute
Department of Nutrition
University of North Carolina at Chapel Hill
500 Laureate Way, Rm 2218
Kannapolis, NC 28081
USA

Janos Zempleni
Department of Nutrition and Health Sciences
University of Nebraska–Lincoln
316 Ruth Leverton Hall
Lincoln, NE 68583-0806
USA

Vivian M. Zhao
Nutrition and Metabolic Support Service and Department of Pharmaceutical Services
Emory University Hospital
1364 Clifton Road NE
Atlanta, GA 30322
USA

Thomas R. Ziegler
Emory University Hospital
Nutrition and Metabolic Support Service *and*
Emory University School of Medicine
1648 Pierce Drive NE
Atlanta, GA 30307
USA

Michael B. Zimmermann
Laboratory for Human Nutrition
Swiss Federal Institute of Technology Zürich
Schmelzbergstrasse 7
LFV E19
Zürich CH-8092
Switzerland

翻　訳　者

〔翻訳監修者〕

木村　修一（きむら　しゅういち）　東北大学名誉教授　農学博士
昭和女子大学名誉教授
国際生命科学研究機構（ILSI Japan）会長
古野　純典（この　すみのり）　独立行政法人国立健康・栄養研究所理事長　医学博士

〔翻訳編集委員〕

小川　佳宏（おがわ　よしひろ）　東京医科歯科大学大学院医歯学総合研究科教授　医学博士
桑田　有（くわた　たもつ）　人間総合科学大学大学院人間総合科学研究科教授　農学博士
株式会社明治顧問
駒井　三千夫（こまい　みちお）　東北大学大学院農学研究科教授　農学博士
武田　英二（たけだ　えいじ）　徳島大学特命教授　医学博士
徳島健祥会福祉専門学校校長
徳留　信寛（とくどめ　しんかん）　社会福祉法人青山里会介護総合センターかんざき
伏木　亨（ふしき　とおる）　京都大学大学院農学研究科教授　農学博士
渡邊　敏明（わたなべ　としあき）　兵庫県立大学環境人間学部教授　医学博士・理学博士

〔翻　訳　者〕

生城　浩子（いくしろ　ひろこ）　大阪医科大学医学部講師　博士（学術）
池原　賢代（いけはら　さとよ）　大阪医科大学医学部講師　博士（医学）
石神　昭人（いしがみ　あきひと）　東京都健康長寿医療センター研究所分子老化制御研究部長　薬学博士
石川　桂二郎（いしかわ　けいじろう）　九州大学大学院医学研究院　医学博士
石塚　梓（いしづか　あずさ）　国立循環器病研究センター　高血圧・腎臓科
石橋　達朗（いしばし　たつろう）　九州大学大学院医学研究院教授　医学博士
石原　健吾（いしはら　けんご）　椙山女学園大学生活科学部准教授　博士（農学）
石見　佳子（いしみ　よしこ）　独立行政法人国立健康・栄養研究所食品保健機能研究部長　歯学博士
磯　博康（いそ　ひろやす）　大阪大学大学院医学系研究科教授　医学博士
伊藤　美紀子（いとう　みきこ）　兵庫県立大学大学院環境人間学研究科准教授　博士（栄養学）
伊藤　善也（いとう　よしや）　日本赤十字北海道看護大学看護学部教授　医学博士
井上　真理子（いのうえ　まりこ）　独立行政法人国立健康・栄養研究所臨床栄養研究部室長　医学博士
岩本　洋（いわもと　ひろし）　森永乳業株式会社栄養科学研究所栄養機能研究部
上原　譽志夫（うえはら　よしお）　共立女子大学家政学部教授
内田　勝幸（うちだ　まさゆき）　株式会社明治研究本部　薬学博士
江原　達弥（えはら　たつや）　森永乳業株式会社栄養科学研究所栄養機能研究部　医学博士
榎原　周平（えばら　しゅうへい）　兵庫県立大学環境人間学部助教　農学博士
大島　裕司（おおしま　ゆうじ）　九州大学大学院医学研究院講師　医学博士
大貫　宏一郎（おおぬき　こういちろう）　近畿大学産業理工学部准教授
笠岡(坪山)　宜代（かさおか(つぼやま)　のぶよ）　独立行政法人国立健康・栄養研究所栄養疫学研究部室長　博士（医学）
神山　伸（かみやま　しん）　新潟県立大学人間生活学部講師　博士（農学）

亀井　康富（かめい　やすとみ）　京都府立大学生命環境科学研究科教授　農学博士
河野　雄平（かわの　ゆうへい）　国立循環器病研究センター高血圧・腎臓科部長　医学博士
川端　二功（かわばた　ふみのり）　九州大学高等研究院助教　博士（農学）
清瀬　千佳子（きよせ　ちかこ）　神奈川工科大学応用バイオ科学部教授　博士（学術）
久保　佐智美（くぼ　さちみ）　大阪大学大学院医学系研究科
久保田　芳美（くぼた　よしみ）　公益財団法人先端医療振興財団先端医療センター研究所研究員　博士(医学)
桑田　有（くわた　たもつ）　人間総合科学大学大学院人間総合科学研究科教授　農学博士
株式会社明治顧問
好田　裕史（こうだ　ひろふみ）　サントリーグローバルイノベーションセンター株式会社　医学博士
後藤　知子（ごとう　ともこ）　東北大学大学院農学研究科助教　博士（農学）
小林　義行（こばやし　よしゆき）　九州大学大学院医学研究院
齋藤　京子（さいとう　きょうこ）　横浜市立大学医学部助教　博士（医学）
酒井　一樹（さかい　かずき）　尚絅大学生活科学部助教
坂田　隆（さかた　たかし）　石巻専修大学学長　農学博士
佐藤　恭介（さとう　きょうすけ）　熊本大学大学院生命科学研究部助教　博士（医学）
澤村　弘美（さわむら　ひろみ）　兵庫県立大学環境人間学部助手
白川　仁（しらかわ　ひとし）　東北大学大学院農学研究科准教授　博士（農学）
新開　省二（しんかい　しょうじ）　東京都健康長寿医療センター研究所研究部長　医学博士
鈴木　裕行（すずき　ひろゆき）　東北生活文化大学家政学部教授　農学博士
曽根　英行（そね　ひでゆき）　新潟県立大学人間生活学部准教授　博士（農学）
高橋　真由美（たかはし　まゆみ）　大阪女子短期大学生活科学科教授　農学博士
髙橋　勇二（たかはし　ゆうじ）　東京薬科大学生命科学部教授　農学博士
高増　哲也（たかます　てつや）　神奈川県立こども医療センターアレルギー科医長
瀧本　秀美（たきもと　ひでみ）　独立行政法人国立健康・栄養研究所栄養疫学研究部長　医学博士
竹谷　豊（たけたに　ゆたか）　徳島大学大学院ヘルスバイオサイエンス研究部准教授　博士（栄養学）
田鶴谷(村山)　恵子(たづや(むらやま)　けいこ)　第一薬科大学薬学部教授　薬学博士
田村　沙織（たむら　さおり）　共立女子大学大学院家政学研究科
坪田(宇津木)　恵(つぼた(うつぎ)　めぐみ)　独立行政法人国立健康・栄養研究所栄養疫学研究部　医学博士
寺尾　純二（てらお　じゅんじ）　徳島大学大学院ヘルスバイオサイエンス研究部教授　農学博士
豊村　研吾（とよむら　けんご）　福岡歯科大学心療内科助教　博士（医学）
長尾　匡則（ながお　まさのり）　獨協医科大学医学部助教　博士（医学）
中川　公恵（なかがわ　きみえ）　神戸薬科大学衛生化学研究室准教授　薬学博士
中路　重之（なかじ　しげゆき）　弘前大学大学院医学研究科教授
長田　昌士（ながた　まさし）　株式会社明治　博士（農学）
中武　俊二（なかたけ　しゅんじ）　九州大学大学院医学研究院
中出　麻紀子（なかで　まきこ）　独立行政法人国立健康・栄養研究所栄養疫学研究部　博士（保健学）
中西　由季子（なかにし　ゆきこ）　人間総合科学大学人間科学部教授　博士（農学）
中間　崇仁（なかま　たかひと）　九州大学大学院医学研究院
南里　明子（なんり　あきこ）　国立国際医療研究センター疫学予防研究部室長　医学博士
西　信雄（にし　のぶお）　独立行政法人国立健康・栄養研究所国際産学連携センター長　博士（医学）
二科　安三（にしな　やすぞう）　元熊本大学大学院生命科学研究部教授　博士（医学）
西山　宗六（にしやま　そうろく）　尚絅大学生活科学部教授　医学博士
野末　みほ（のずえ　みほ）　独立行政法人国立健康・栄養研究所国際産学連携センター　博士（栄養学）
橋本　昭栄（はしもと　しょうえい）　国際生命科学研究機構(ILSI Japan)バイオテクノロジー研究部会長　農学博士
長谷川　英一（はせがわ　えいいち）　九州大学大学院医学研究院　医学博士
濵田　康弘（はまだ　やすひろ）　徳島大学大学院ヘルスバイオサイエンス研究部特任教授　博士（医学）
林　芙美（はやし　ふみ）　千葉県立保健医療大学健康科学部講師　博士（医学）
羽山　実奈（はやま　みな）　公益財団法人大阪府保健医療財団大阪がん循環器病予防センター医員
廣村　信（ひろむら　まこと）　第一薬科大学薬学部准教授　博士（薬学）
福岡　秀興（ふくおか　ひでおき）　早稲田大学総合研究機構研究院教授　医学博士
福元　仁（ふくもと　じん）　厚生労働省医薬食品局食品安全部基準審査課課長補佐　博士（医学）

福渡　努（ふくわたり　つとむ）	滋賀県立大学人間文化学部教授　博士（農学）
古庄　律（ふるしょう　ただす）	東京農業大学短期大学部教授
星　清子（ほし　せいこ）	尚絅学院大学総合人間科学部教授　博士（農学）
細野　朗（ほその　あきら）	日本大学生物資源科学部教授　博士（農学）
本多　純哉（ほんだ　じゅんや）	上野製薬株式会社 R&D センター
正木　恭介（まさき　きょうすけ）	宮城学院女子大学学芸学部教授　農学博士
松元　圭太郎（まつもと　けいたろう）	鹿児島純心女子大学看護栄養学部准教授　博士（農学）
眞鍋　康子（まなべ　やすこ）	首都大学東京人間健康科学研究科准教授　博士（農学）
丸山　広達（まるやま　こうたつ）	愛媛大学大学院医学系研究科特任講師　博士（医学）
丸山　皆子（まるやま　みなこ）	大阪大学大学院医学系研究科特任助教　博士（医学）
溝上　哲也（みぞうえ　てつや）	国立国際医療研究センター臨床研究センター部長　医学博士
明神　沙弥香（みょうじん　さやか）	九州大学大学院医学研究院
三好　美紀（みよし　みき）	独立行政法人国立健康・栄養研究所国際産学連携センター室長
武藤　知衣（むとう　ちえ）	神奈川工科大学応用バイオ科学部助手　博士（生活科学）
室田　佳恵子（むろた　かえこ）	近畿大学理工学部准教授　博士（農学）
屋代　彰子（やしろ　あきこ）	九州女子大学家政学部教授　農学博士
屋代　正範（やしろ　まさのり）	福岡教育大学名誉教授　農学博士
山口　清次（やまぐち　せいじ）	島根大学医学部教授　医学博士
山崎　英恵（やまざき　はなえ）	龍谷大学法学部准教授　博士（農学）
山田　惠子（やまだ　けいこ）	元札幌医科大学准教授（現非常勤講師）　医学博士
山田　正二（やまだ　しょうじ）	北海道教育大学名誉教授　農学博士
山中　珠美（やまなか　たまみ）	大阪大学大学院医学系研究科
山本　浩範（やまもと　ひろのり）	仁愛大学人間生活学部准教授　博士（栄養学）
山元　誉子（やまもと　やすこ）	第一薬科大学薬学部助教　博士（薬学）
横井　克彦（よこい　かつひこ）	聖徳大学大学院人間栄養学研究科教授　博士（医学）
横山　徹爾（よこやま　てつじ）	国立保健医療科学院生涯健康研究部　博士（医学）
横山　友里（よこやま　ゆり）	東京都健康長寿医療センター研究所研究員
吉池　信男（よしいけ　のぶお）	青森県立保健大学大学院健康科学研究科教授
吉田　宗弘（よしだ　むねひろ）	関西大学化学生命工学部教授　農学博士・医学博士
吉村　和也（よしむら　かずや）	中部大学応用生物学部准教授　博士（農学）
和田　昭盛（わだ　あきもり）	神戸薬科大学生命有機化学研究室教授
渡邊　敏明（わたなべ　としあき）	兵庫県立大学環境人間学部教授　医学博士・理学博士

最新栄養学〔第10版〕―専門領域の最新情報―

定価（本体25,000円＋税）

2014年（平成26年）5月30日　初版発行

翻訳監修　木村修一
　　　　　古野純典

発行者　筑紫恒男

発行所　株式会社 建帛社 KENPAKUSHA

112－0011　東京都文京区千石4丁目2番15号
TEL（03）3944－2611
FAX（03）3946－4377
http://www.kenpakusha.co.jp/

ISBN 978-4-7679-6175-0　C3047　　亜細亜印刷／ブロケード
Printed in Japan